CB019621

Tratado de Dor Neuropática

Sociedade Brasileira para Estudo da Dor (SBED)

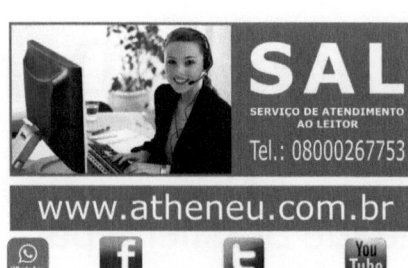

Tratado de Dor Neuropática

Sociedade Brasileira para Estudo da Dor (SBED)

Editora-Chefe
Mariana Camargo Palladini

Editoras
Anita Perpetua Carvalho Rocha de Castro
Lia Rachel Chaves do Amaral Pelloso

Editor Institucional
Paulo Renato Barreiros da Fonseca

Coeditores
Alexandra Tavares Raffaini
Aline Cristina Gonçalves
André Marques Mansano
Carlos Marcelo de Barros
Hazem Adel Ashmawi
José Oswaldo de Oliveira Júnior

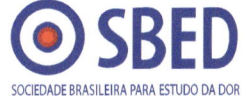

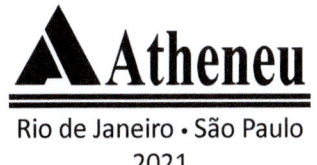

Rio de Janeiro • São Paulo
2021

EDITORA ATHENEU

São Paulo	—	Tel.: (11)2858-8750
		E-mail: atheneu@atheneu.com.br
Rio de Janeiro	—	Rua Bambina, 74
		Tel.: (21)3094-1295
		E-mail: atheneu@atheneu.com.br

PRODUÇÃO EDITORIAL/CAPA: Equipe Atheneu
DIAGRAMAÇÃO: Know-How Editorial

CIP-BRASIL. CATALOGAÇÃO NA PUBLICAÇÃO
SINDICATO NACIONAL DOS EDITORES DE LIVROS, RJ

T698

Tratado de dor neuropática : Sociedade Brasileira para Estudo da Dor (SBED) / editora chefe Mariana Camargo Palladini ; editoras Anita Perpetua Carvalho Rocha de Castro, Lia Rachel Chaves do Amaral Pelloso ; editor institucional Paulo Renato Barreiros da Fonseca ; coeditores Alexandra Tavares Raffaini ... [et al.]. - 1. ed. - Rio de Janeiro : Atheneu, 2021.

1176 p. : il. ; 28 cm.

Inclui bibliografia e índice
ISBN 978-65-5586-297-3

1. Sistema nervoso. 2. Dor crônica. 3. Sistema nervoso - Doenças - Diagnóstico. 4. Dor crônica - Prevenção. 5. Dor crônica - Tratamento. I. Palladini, Mariana Camargo. II. Castro, Anita Perpetua Carvalho Rocha de. III. Pelloso, Lia Rachel Chaves do Amaral. IV. Fonseca, Paulo Renato Barreiros da. V. Raffaini, Alexandra Tavares.

21-72290	CDD: 616.0472
	CDU: 616.8-009.7

Camila Donis Hartmann - Bibliotecária - CRB-7/6472

28/07/2021   28/07/2021

PALLADINI, M. C.
Tratado de Dor Neuropática – Sociedade Brasileira para Estudo da Dor (SBED)

Editora-Chefe

Mariana Camargo Palladini

Médica Anestesiologista. Título de Especialista em Anestesiologista/Sociedade Brasileira de Anestesiologia (TEA/SBA). Área de Atuação em Dor pela Associação Médica Brasileira/Sociedade Brasileira de Anestesiologia (AMB/SBA). Médica Fundadora e Responsável do Centro Paulista de Dor. Responsável Científica pelo Comitê de Dor Neuropática da Sociedade Brasileira para Estudo da Dor (SBED). Membro Ativo da Neuropathic Pain (NeuPSIG) (Comitê Internacional de Dor Neuropática da International Association for the Study of Pain – IASP). Docente da Pós-Graduação de Dor e de Medicina Intervencionista em Dor do Hospital Israelita Albert Einstein (HIAE).

Editoras

Anita Perpetua Carvalho Rocha de Castro

Médica Anestesiologista e Especialista em Dor pela Associação Médica Brasileira/Sociedade Brasileira de Anestesiologia (AMB/SBA). Mestre e Doutora pela Universidade Estadual Paulista "Professor Júlio de Mesquita Filho" (UNESP/Botucatu). Supervisora da Residência de Dor da Santa Casa da Bahia. Coordenadora do Itaigara Memorial Clínica da Dor. Coordenadora do Comitê de Dor Neuropática.

Lia Rachel Chaves do Amaral Pelloso

Anestesiologista com a Área de Atuação em Dor pela Associação Médica Brasileira/Sociedade Brasileira de Anestesiologia (AMB/SBA). Estágio de Terapia Antálgica e Cuidados Paliativos na Universidade Estadual Paulista "Júlio de Mesquita Filho" (UNESP/Botucatu). Especialização em Medicina Intervencionista da Dor e em Intervenção em Dor Guiada por Ultrassonografia – Singular Campinas. Doutorado em Ciências pela Universidade de São Paulo (USP). *Fellow of Interventional Pain Practice* (FIPP) – World Institute of Pain (WIP). Professora-Associada da Universidade Federal do Mato Grosso (UFMT). Coeditora da *Brazilian Pain of Journal*. Membro do Comitê de Dor Neuropática da Sociedade Brasileira para Estudo da Dor (SBED).

Editor Institucional

Paulo Renato Barreiros da Fonseca

Médico Anestesiologista com Área de Atuação em Dor – AMB/SBA *Fellow Interventional Pain Practice* – FIPP/WIP. Presidente da Sociedade Brasileira para Estudo da Dor (SBED-2020/2021). Professor Coordenador da Pós-Graduação em Dor do Ensino Einstein (Rio de Janeiro) e Professor Coordenador da Pós-Graduação em Terapias Intervencionistas do Singular Cursos.

Coeditores

Alexandra Tavares Raffaini

Médica Anestesiologista com Área de Atuação em Dor. *Fellow of Interventional Pain Practice*. (FIPP). Coordenadora da Pós-Graduação de Medicina Intervencionista da Dor do Hospital Israelita Albert Einstein – HIAE.

Aline Cristina Gonçalves

Graduação pela Faculdade de Medicina do ABC (FMABC). Residência Médica em Anestesiologia – CET Integrado da FMABC. Pós-Graduação no Tratamento em Pacientes com Dor – Hospital Sírio-Libanês (HSL). Especialista em Dor pela Associação Médica Brasileira (AMB). Pós-Graduação em Tratamento Intervencionista da Dor – Hospital Israelita Albert Einstein (HIAE).

André Marques Mansano

Médico Intervencionista da Dor no Hospital Israelita Albert Einstein (HIAE). Área de Atuação em Dor pela Associação Médica Brasileira (AMB). Título Internacional – *Fellow of Interventional Pain Practice* (FIPP) – World Institute of Pain (WIP). Título Internacional – *Certified of Interventional Pain Sonologist* (CIPS) – WIP. Área de Atuação em Dor pela Associação Médica Brasileira (AMB). Título Superior em Anestesiologia pela Sociedade Brasileira de Anestesiologia (SBA). Doutor em Anestesiologia pela Faculdade de Medicina da Universidade Estadual Paulista (UNESP). Presidente do Capítulo Brasileiro do World Institute of Pain. Membro do Comitê de Educação do WIP.

Carlos Marcelo de Barros

Médico Anestesiologista com Área de Atuação em Dor e Cuidados Paliativos. Título de Área de Atuação em Dor pela Associação Médica Brasileira (AMB). Título de Atuação em Cuidados Paliativos pela AMB. *Fellow of Interventional Pain Practice* (FIPP) pelo World Institute of Pain (WIP). Editor-Chefe do Tratado de Dor Oncológica Sobramid (Editora Atheneu). Professor e Coordenador da Pós-Graduação em Dor do Hospital Israelita Albert Einstein (Unidade Belo Horizonte/MG) (HIAE). Professor de Anestesiologia, Dor e Cuidados Paliativos – Faculdade de Medicina – Universidade Federal de Alfenas (UNIFAL). Doutorando em Ciências Farmacêuticas– Unifal.

Hazem Adel Ashmawi

Médico Anestesiologista. Supervisor da Equipe de Controle de Dor da Divisão de Anestesia do Hospital das Clínicas da Faculdade de Medicina da Universidade de São Paulo (HCFMUSP). Supervisor do Programa de Residência Médica em Dor – Anestesiologia da FMUSP. Professor Livre-Docente em Anestesiologia pela FMUSP.

José Oswaldo de Oliveira Júnior

Médico pela Faculdade de Medicina da Universidade de São Paulo (FMUSP). Neurocirurgião do Hospital das Clínicas (HC) da FMUSP e da Associação Médica Brasileira (AMB). Neurocirurgião Funcional do HCFMUSP e da Sociedade Brasileira de Neurocirurgia Funcional e Estereotaxia (SBENF) – Área de Atuação em Dor pela Sociedade Brasileira de Nefrologia (SBN) e Associação Médica Brasileira (AMB). Doutor em Ciências pelo Programa de Pós-Graduação da Anestesiologia da FMUSP. Professor da Disciplina de Dor Oncológica do AC Camargo Cancer Center. Presidente da SBENF. Vice-Presidente da Sociedade Brasileira para Estudo da Dor (SBED). Responsável pela Unidade de Neurocirurgia Funcional do Hospital do Servidor Público Estadual de São Paulo (IAMSPE). Diretor da Central da Dor e Estereotaxia do AC Camargo Cancer Center. Responsável pela Unidade de Neurocirurgia dos Transtornos do Movimento do Hospital Moriah – São Paulo.

Colaboradores

Alessandro Queiroz de Mesquita

Médico Ortopedista pela SES/DF. Cirurgião de Mão no HCFMRP/USP. Médico da Dor – APM/USP. Mestre em Ciências da Saúde Aplicadas ao Aparelho Locomotor – HCFMRP/USP.

Alexandre Lopes

Doutor em Anestesiologia em Enfermagem pela Universidade Estadual Paulista "Professor Júlio de Mesquita Filho" (UNESP/Botucatu). Especialista em Urgência e Emergência e Docência no Ensino Superior. Enfermeiro de Qualidade e Núcleo de Segurança do Paciente, Complexo Hospitalar Unimed de Botucatu – SP.

Alexandre Mio Pos

Médico Anestesiologista e Preceptor da Residência do Hospital das Clínicas da Universidade Federal de Minas Gerais (UFMG). Especialização em Dor pelo Instituto Sírio-Libanês de Ensino e Pesquisa (IEP-HSL). Mestrado em Dor Oncológica pela Faculdade de Ciências Médicas de Minas Gerais. Coordenador da Clínica de Dor Multiprofissional – REGENERAR (Brasília-DF). Coordenador da Pós-Graduação em Terapia da Dor da Faculdade da Saúde e Ecologia Humana – FASEH/BH. Diretor da empresa Innovation for Pain – Ensino e Educação.

Alexandre Slullitel

Médico Anestesiologista. Doutorando em Ciências pela Faculdade de Medicina da Universidade de São Paulo (FMUSP).

Alexandro Roberto Galassi

Médico Neurocirurgião pelo Santa Casa da Misericórdia de Santos. Especialista em Dor e Cirurgia Funcional pela Escola de Cancerologia Celestino Bourroul – AC Camargo Cancer Center. Assistente do Departamento de Terapia Antálgica, Cirurgia Funcional – AC Camargo.

Amelie Gabrielle Vieira Falconi

Médica Anestesiologista com Área de Atuação em Dor. *Fellow of Interventional Pain Practice.*

Ana Carolina Braz Lima

Título de Especialista em Anestesiologia pela SBA (2011). Área de Atuação em Dor – AMB (2018). Pós-Graduação em Dor pelo Hospital Israelita Albert Einstein (2013-2014). *Fellowship* em Medicina Intervencionista da Dor – Singular (2015-2016). *Fellow of Interventional Pain Practice* – FIPP/WIP (2017). Certified of Interventional Pain Sonologist – CIPS/WIP – WAPMU (2018). *Pain MSK Ultrasound Certified* – PMUC/ASRA (2018).

Ana Carolina Lopes Pinheiro

Médica Anestesiologista. Título de Especialista com Área de Atuação em Dor pela AMB. *Fellowship* em Anestesiologia Pediátrica – Hospital Pequeno Príncipe. Supervisora da Equipe de Anestesiologia Hospital Glória D'Or. Instrutora dos Cursos de Anestesia Regional e Point of Care Guiado por USG do Instituto de Desenvolvimento ao Ensino da Anestesiologia (IDEA). Coordenadora da Pós-Graduação de Dor e Intervenção em Pediatria da Cetrus. Membro da Sociedade Americana de Dor Pediátrica. Membro do Comitê de Dor Pediátrica da Sociedade Brasileira para Estudo da Dor (SBED).

Ana Cássia Baião de Miranda

Fisioterapeuta formada pela Escola Bahiana de Medicina e Saúde Pública. Mestre em Saúde, Ambiente e Trabalho pela Universidade Federal da Bahia. Especialista em Fisiologia do Exercício, Reabilitação Cardiorrespiratória e Saúde Pública. Ergonomista. Membro do Centro de Inovação em Prevenção da Incapacidade. Instrutora Avançada da Universidade Corporativa do Estado da Bahia. Formação em Neuromodulação pela Universidade de São Paulo. Por fim, uma apaixonada pelo estudo da dor.

Ana Laura Albertoni Giraldes

Médica Anestesiologista com Área de Atuação em Dor pela Escola Paulista de Medicina da Universidade Federal de São Paulo (EPM-UNIFESP). Doutora em Ciências pela EPM-UNIFESP. Médica do Setor de Dor da Disciplina de Anestesiologia, Dor e Medicina Intensiva pela EPM-UNIFESP.

Ana Lucila Moreira

Neurologista, Neurofisiologista Clínica e Neurossonologista. CENEC – Neurofisiologia Clínica, Campinas. Presidente do DC de Neurofisiologia Clínica da Academia Brasileira de Neurologia. Ex-Presidente da Sociedade Brasileira de Neurofisiologia Clínica (SBNC) (2017-2019). Secretária-Geral da International Society of Peripheral Neurophysiological Imaging (ISPNI).

Ana Márcia Rodrigues da Cunha

Anestesiologista com Mestrado em Anestesia e Área de Atuação em Tratamento da Dor pela Sociedade Brasileira para Estudo da Dor (SBED) e Associação Médica Brasileira (AMB). Participa da Coordenação da Clínica da Dor – Hospital de Base – FUNFARME/FAMERP. Atua na Dor – Anestesia do Hospital de Base – CET FAMERP/FUNFARME São José do Rio Preto – SP.

Ana Paula de Souza Vieira Santos

Médica Anestesiologista com Área de Atuação em Dor pela Sociedade Brasileira de Anestesiologia/Associação Médica Brasileira (SBA/AMB). Mestrado e Doutorado pela Faculdade de Ciências Médicas da Santa Casa de Misericórdia de São Paulo (FCMSCSP). Pós-Graduação em Cuidados Paliativos pelo Instituto Pallium Latinoamérica – Buenos Aires, Argentina. Pós-Graduanda em Psiquiatria pela FCMSCSP.

André Cicone Liggieri

Médico Ortopedista pela Sociedade Brasileira de Ortopedia e Traumatologia (SBOT). Diretor do Comitê de Dor da SBOT. Médico Assistente do Centro de Dor do Hospital das Clínicas da Faculdade de Medicina da Universidade de São Paulo (FMUSP). Diretor do Comitê de Biomecânica e Regeneração Tecidual – Sociedade Brasileira de Regeneração Tecidual (SBRET).

André Wan Wen Tsai

Docente do Centro de Acupuntura do Instituto de Ortopedia e Traumatologia do Hospital das Clínicas da Faculdade de Medicina da Universidade de São Paulo (HCFMUSP). Supervisor do Programa de Residência Médica em Acupuntura do HCFMUSP. Presidente do Colégio Médico de Acupuntura de São Paulo (CMAeSP) (gestão 2015-2021). Presidente da Comissão da Área de Atuação em Dor da Sociedade Brasileira de Ortopedia e Traumatologia (SBOT) (gestão 2015-2018). Presidente do CMAeSPC (gestão 2021-2023). Vice-Presidente do Comitê de Dor da Sociedade Brasileira de Ortopedia e Traumatologia – Associação Brasileira da Dor Ortopédica (SBOT/ABDOR) (gestão 2021-2022).

Ângela Maria Souza

Médica Anestesiologista. Coordenadora do Serviço de Dor do Instituto do Câncer do Estado de São Paulo (ICESP).

Ankur A. Patel

Department of Physical Medicine and Rehabilitation. New York-Presbyterian Hospital. Columbia University Irving Medical Center. Weill Cornell Medical Center. New York, NY, USA.

Anna Carolina Passos Waknin

Graduação pela Faculdade Federal do Estado do Rio de Janeiro (UNIRIO). Especialista em Ortopedia e Traumatologia pela Sociedade Brasileira de Ortopedia e Traumatologia (SBOT). Pós-Graduação em Dor pelo Hospital Israelita Albert Einstein (HIAE). Área de Atuação em Dor pela Associação Médica Brasileira (AMB). *Fellow International Pain Practice* (FIPP/WIP).

Antonio Argolo Sampaio Filho

Ex-Professor de Anestesiologia da Universidade Federal da Bahia (UFBA). Chefe da Clínica de Dor do Hospital São Rafael – Salvador, Bahia. Título Superior em Anestesiologia/Sociedade Brasileira de Anestesiologia (TSA/SBA). Doutor em Medicina. Especialista em Medicina do Trabalho. Título de Área de Atuação em Dor pela Sociedade Brasileira de Anestesiologia/Associação Médica Brasileira (SBA/AMB). Acupunturiatra pela Sociedade Médica Brasileira de Acupuntura (SMBA). Responsável pela Comissão de Ensino e Treinamento/Dor/Sociedade Brasileira de Anestesiologia (CET/SBA) do Hospital São Rafael – Rede D'Or São Luiz. Corresponsável pelo CET/SBA em Anestesiologia do Complexo HUPES – Hospital Universitário Professor Edgard Santos/UFBA. Coordenador do Curso (*Lato Sensu*) de Especialização em Dor (CDHSR/NOB).

Arpit A. Patel

Excel Pain and Spine. Florida, USA.

Beatriz Jalbut Jacob Milani

Formada pela Faculdade de Medicina de Jundiaí com Residência Médica em Anestesiologia no CET – Hospital Vera Cruz, Campinas. Título de Especialista em Anestesiologia e Título de Especialista em Dor. Curso de Especialização em Cuidados ao Paciente com Dor do Instituto de Ensino e Pesquisa do Hospital Sírio-Libanês (HSL).

Benedito Domingos Amorim Filho

Médico Neurocirurgião. Especialista em Neurocirurgia Funcional e Tratamento de Dor – AMB. Professor no Curso de Pós-Graduação em Dor pelo Hospital Israelita Albert Einstein (HIAE). Membro da Associação Internacional para Estudo da Dor. Membro da Sociedade Brasileira para Estudo da Dor (SBED). Membro da International Neuromodulation Society.

Bernardo Assumpção de Mônaco

Neurocirurgião Funcional. Clínica de Dor e Funcional (CDF) – SP. Hospital das Clínicas da Faculdade de Medicina da Universidade de São Paulo (HCFMUSP). Associação de Assistência à Criança Deficiente (AACD – SP).

Bernardo Augusto da Silveira

Anestesiologista pela Sociedade Brasileira de Anestesiologia (SBA). Área de Atuação em Dor pela Associação Médica Brasileira. *Fellow of Interventional Pain Practice/World* (FIPP/WIP).

Bianca Figueiredo Barros

Título de Especialista em Geriatria pela Sociedade Brasileira de Geriatria e Gerontologia (SBGG) e Universidade Federal de São Paulo (UNIFESP). Certificação em Dor pela Associação Médica Brasileira (AMB). Secretária Científica da Comissão de Dor do Idoso da Sociedade Brasileira para Estudo da Dor (SBOT). Comissão de Dor da SBGG.

Breno Jardim Grossi

Anestesiologista TEA/SBA com Área de Atuação em Dor pela AMB/SBA. Professor do Curso de Medicina da Universidade do Oeste de Santa Catarina (UNOESC). Coordenador da Equipe de Dor da SEDAR – Serviço de Anestesiologia e Dor. Coordenador da Equipe de Dor do Hospital Universitário Santa Terezinha (HUST). Pós-Graduação em Medicina Intervencionista da Dor pelo Hospital Israelita Albert Einstein (HIAE). Membro Titular da Sociedade Brasileira para Estudo da Dor (SBED). Membro do Comitê de Dor Neuropática da SBED.

Bruno Emanuel Oliva Gatto

Graduação e Residência Médica pela Faculdade de Medicina da Universidade de São Paulo (FMUSP). Título Superior em Anestesiologia.

Bruno José de Pinho Miranda

Médico com Especialização em Radiologia pela Universidade Federal Fluminense (UFF). Pós-Graduação em Tratamento da Dor pelo Hospital Sírio-Libanês (HSL). Especialização em Medicina Intervencionista da Dor pela Clínica Singular. Pós-Graduando em Medicina Esportiva pela Faculdade Paulista de Ciências da Saúde (FPCS). Pós-Graduando em Medicina Regenerativa pela Unimax/Orthoregen. *Fellow of International Pain Practice* (FIPP). Membro do Colégio Brasileiro de Radiologia (CBR), Sociedade Brasileira para Estudo da Dor (SBED), Sociedade Brasileira dos Médicos Intervencionistas em Dor (SOBRAMID), Sociedade Brasileira de Regeneração Tecidual (SBRET) e Sociedade Brasileira de Terapias por Ondas de Choque (SMBTOC).

Bruno Oliveira Almeida

Acadêmico de Medicina pela Universidade Federal da Bahia (UFBA).

Caio Carvalho dos Santos Souza

Ortopedista e Traumatologista. Médico da Dor. *Fellowship* em Cuidados Paliativos. Chefe do Serviço de Dor Oncológica e Cuidados Paliativos do Hospital Santa Rita (Maringá). Preceptor da Residência de Ortopedia e Traumatologia.

Camila Lobo Ferreira

Médica pela Universidade Estadual do Pará (UEPA). Anestesiologista pelo Hospital do Servidor Público Estadual de São Paulo (Iamspe). Médica de Dor pela Universidade Federal de São Paulo (UNIFESP). *Fellow* em Internação em Dor pela Singular – Centro de Controle da Dor. Anestesiologista do Serviço de Anestesiologia, Medicina Perioperatória, Dor e Terapia Intensiva – SAMMEDI. Preceptora da Residência Médica em Anestesiologia do Centro de Ensino e Treinamento HSPE/IAMSPE.

Camila Sato Campana

Especialista em Anestesiologia pelo Hospital das Clínicas da Faculdade de Medicina da Universidade de São Paulo (FMUSP). Especialista em Dor pelo Hospital das Clínicas (HC) da FMUSP.

Carla Ceres Villas Miranda

Residência em Neurocirurgia pela Universidade Federal Fluminense (UFF). Treinamento em Dor e Neurocirurgia Funcional na Central da Dor Hospital AC Camargo. Título de Especialista em Dor pela Associação Médica Brasileira (AMB). Membro da SBN, SBED, INS, ABNC e Sobramid.

Carla Leal Pereira

Título de Especialista em Anestesiologia pela Sociedade Brasileira de Anestesiologia (SBA). Acreditação em Dor pela Associação Médica Brasileira (AMB). Supervisora Técnica do Serviço de Dor do São Luiz/Rede D'Or (Unidade Brasil). Assistente do Serviço de Residência Médica em Anestesiologia – Hospital Ipiranga. Conselho Fiscal da SBED.

Carlos Eduardo Romeu de Almeida

Graduação em Medicina pela Faculdade de Medicina da Universidade Federal da Bahia (UFBA). Residência Médica em Neurocirurgia pela Santa Casa de Belo Horizonte. *Fellowship* em Neurocirurgia Funcional na Santa Casa de Belo Horizonte. Título de Especialista em Neurocirurgia pela Sociedade Brasileira de Neurocirurgia (SBN). Membro da Sociedade Brasileira para Estudo da Dor (SBED). Preceptor da Residência Médica em Neurocirurgia no Hospital Geral Roberto Santos.

Carmen Paz Santibañez Hoyuela

Doutoranda da Disciplina de Reumatologia da Escola Paulista de Medicina da Universidade Federal de São Paulo (EPM/UNIFESP. Mestra em Ciências pelo Programa de Ciências da Saúde Aplicadas à Reumatologia da UNIFESP. Especialista em Disfunção Temporomandibular e Dor Orofacial pela UNIFESP.

Carolina Aparecida de Faria Almeida

Mestre em Ciências Farmacêuticas.

Carolina Besser Cozac Kobayashi

Médica Clínica Geral e Reumatologista com Área de Atuação em Dor. Pós-Graduação em Dor pelo Centro de Dor do Hospital das Clínicas da Faculdade de Medicina da Universidade de São Paulo (HCFMUSP). Colaboradora do Centro de Dor da USP.

Carolina Francisco Guimarães

Formação no Centro Universitário Metodista IPA.

Cecília Daniele de Azevedo Nobre

TEA/SBA. Área de Atuação em Dor (FIPP/WIP).

Charles Amaral de Oliveira

Anestesiologista e Médico Intervencionista de Dor do Singular – Centro de Controle da Dor, Campinas/SP e do Complexo Hospitalar São João de Deus – Divinópolis/MG. *Fellow of Interventional Pain Practice* – WIP, *Certified Interventional Pain Sonologist* – WIP, ASRA – PMUC.

Cintia Tavares Cruz

Médica Formada pela Universidade Estadual de Campinas (Unicamp). Residência em Pediatria pelo Hospital das Clínicas da Faculdade de Medicina da Universidade de São Paulo (HCFMUSP). Especialização em UTI Pediátrica pelo HCFMUSP. Especialização em Cuidados Paliativos pelo Hospital Sírio-Libanês (HSL). Especialização em Avaliação e Tratamento da Dor pelo HCFMUSP. Pediatra Paliativista na Equipe de Suporte e Cuidados Paliativos do Hospital Infantil Sabará e na Equipe de Cuidados Paliativos do Hospital e Maternidade Sepaco. Médica Intensivista na Unidade de Terapia Intensiva Pediátrica do Hospital Infantil Sabará. Médica Voluntária da Unidade de Dor e Cuidados Paliativos do Instituto da Criança (ICr) do HCFMUSP. Tutora do Curso de Pós-Graduação em Cuidados Paliativos Pediátricos do HSL. Atuou na Equipe da UTI do ITACI (ICr-HCFMUSP) de abril de 2014 a agosto de 2020, sendo Diarista da UTI de agosto de 2017 a agosto de 2020.

Clarice Teixeira Correia de Oliveira

Médica Anestesiologista pela Sociedade Brasileira de Anestesiologia (SBA). Certificado de Área de Atuação em Dor pela Associação Médica Brasileira (AMB).

Cláudia Carneiro de Araújo Palmeira

Doutora em Ciências pela Faculdade de Medicina da Universidade de São Paulo (FMUSP). Coordenadora do Grupo de Controle da Dor do Hospital São Camilo Oncologia. Médica da Equipe de Controle de Dor da Divisão de Anestesia do Instituto Central do Hospital das Clínicas (HC) daFMUSP.

Cláudia Cristina Ferreira Vasconcelos

Médica Especializada em Neurologia. Mestre e Doutora em Neurologia. Professora Adjunta de Neurologia da Universidade Federal do Estado do Rio de Janeiro (UNIRIO).

Cláudia Panossian Cohen

Título Superior de Anestesiologia/TSA. Título de Terapia em Dor/AMB. Membro do Comitê de Dor Oncológica da Sociedade Brasileira para Estudo da Dor (SBED). Corresponsável da Residência de Anestesiologia Hospital Sírio-Libanês (HSL) – Serviço Médico de Anestesiologia (SMA).

Claudio Fernandes Corrêa

Mestre e Doutor em Neurocirurgia pela Escola Paulista de Medicina da Universidade Federal de São Paulo (UNIFESP) e Coordenador do Centro da Dor e Neurocirurgia Funcional do Hospital 9 de Julho.

Clement Hamani

Médico Neurocirurgião, Cientista Sênior do Sunnybrook Research Institute. Professor de Neurocirurgia na University of Toronto – Canadá.

Cleonisio Leite Rodrigues

Neurologista pela Faculdade de Medicina da Universidade de São Paulo (FMUSP). Doutor em Ciências pela FMUSP. Neurofisiologista Clínico pela Sociedade Brasileira de Neurofisiologia Clínica (SBNC). Coordenador do Ambulatório de Neuropatias Periféricas do Hospital Geral de Fortaleza (HGFCE).

Daniel Benzecry Almeida

Médico pela Universidade Federal do Pará. Residência em Neurocirurgia pela Universidade Federal de São Paulo (UNIFESP). Mestre em Medicina pela UNIFESP. Neurocirurgião Funcional do Instituto de Neurologia de Curitiba (INC). Coordenador do Grupo de Tratamento da Dor do INC. Presidente da Sociedade Brasileira de Neuromodulação (SBNM) (2019-2021).

Daniel Ciampi de Andrade

Livre-Docente do Departamento de Neurologia da Universidade de São Paulo (USP). Coordenador do Centro de Dor – Departamento de Neurologia da USP. Supervisor do Programa de Residência em Neurologia e Neurocirurgia. Área de Atuação em Dor.

Danielle Mazetto Cadide

Título Especialista em Anestesiologia – SBA/AMB. Título de Área de Atuação em Dor – SBED/AMB. Pós-Graduada em Dor e Cuidados Paliativos – Uningá. *Fellow* em Intervencionismo em Dor – FMRPUSP. *Observeship* em Anestesia e Dor Pediátrica in The Hospital for Sick Children – University of Toronto, Canadá. Especialização em Intervencionismo em Dor por Ultrassonografia pela Singular Cursos – Campinas/SP.

Denise Varella Katz

Médica pela Universidade Federal de São Paulo (UNIFESP). Mestre em Medicina pela Faculdade de Medicina da Universidade de São Paulo (FMUSP). Título de Especialista em Pediatria pela Sociedade Brasileira de Pediatria (SBP). Título de Especialista em Terapia Intensiva Pediátrica pela Associação de Medicina Intensiva Brasileira (AMIB). Título de Área de Atuação em Dor pela Sociedade Brasileira para Estudo da Dor/Associação Médica Brasileira (SBED).

Denison Santos Silva

Médico Reumatologista. Graduado em Medicina pela Universidade Federal de Sergipe (UFS). Título de Especialista em Reumatologia pela Sociedade Brasileira de Reumatologia (SBR). Título de Especialista em Terapia Intensiva pela Associação de Medicina Intensiva Brasileira (AMIB). Título de Especialista em Terapia da Dor pela Associação Médica Brasileira (AMB). Mestrando em Ciências da Saúde pela UFS.

Diego do Monte Rodrigo Seabra

Especialização e Residência Médica pela Pontifícia Universidade Católica do Paraná (PUC/PR). Título de Neurocirurgia pelo Hospital Universitário Cajuru (HUC) – Bolsista do Ministério da Saúde. Graduação em Medicina pela Universidade do Estado do Amazonas (UEA). Ensino Médio (2º grau) pelo Centro Federal de Educação Tecnológica do Amazonas (CFETA) – Manaus, Brasil com curso de curta duração em estágio de Neurocirurgia Pediátrica pelo Hospital Infantil Pequeno Príncipe (AHPIRC) – Curitiba. Curso de curta duração em Programa de Suporte Avançado de Vida Cardiovascular (ACLS – carga horária: 16h) pelo Hospital Nossa Senhora do Pilar – PILAR, Brasil – Bolsista do(a) ANIMALIFE pelo Hospital Nossa Senhora do Pilar (2018). Extensão Universitária em Programa de Treinamento em Urgência e Emergência Pronto Atendimento (carga horária: 240h) pela Fundação de Medicina Tropical Doutor Heitor Vieira Dourado (FMTHVD) – Manaus, Brasil – Bolsista da Fundação de Medicina Tropical Doutor Heitor Vieira Dourado (2011). Extensão Universitária em Programa de Treinamento em Urgência e Emergência Pronto Atendimento pela Fundação de Medicina Tropical Doutor Heitor Vieira Dourado (FMTHVD) – Manaus, Brasil (2009-2010).

Diego Toledo Reis Mendes Fernandes

Médico Fisiatra. Especialista em Dor. Doutorando em Dor pela Hospital das Clínicas da Faculdade de Medicina da Universidade de São Paulo (HCFMUSP). Integrante da Diretoria de Dor da Associação Brasileira de Medicina Física e Reabilitação (ABMFR) e do Comitê de Dor Urogenital da Sociedade Brasileira para Estudo da Dor (SBED).

Dirce Maria Navas Perissinotti

Psicóloga. Pós-Doutorado pelo Departamento de Psiquiatria da Escola Paulista de Medicina da Universidade Federal de São Paulo (EPM/UNIFESP). Doutorado e Mestrado pelo Departamento de Neurologia da FMUSP. Títulos de Especialista em Avaliação Neuropsicológica e Reabilitação Neuropsicológica, Psicoterapia Psicanalítica, Análise Fenomenológica-existencial, Gestalt, Hipnose, *Bio/Neurofeedback* e Processos Psicofisiológicos.

Durval Campos Kraychete

Professor-Associado do Departamento de Anestesiologia e Cirurgia da Universidade Federal da Bahia (UFBA). Coordenador do Serviço de Dor do Complexo Hospital Universitário Professor Edgard Santos.

Edison Iglesias de Oliveira Vidal

Médico Especialista em Geriatria com Área de Atuação em Medicina Paliativa. Mestre e Doutor em Saúde Coletiva pela Universidade Estadual de Campinas (UNICAMP). Livre-Docente em Geriatria pela Universidade Estadual Paulista "Júlio de Mesquita Filho" (UNESP). Professor-Associado da Disciplina de Geriatria da Faculdade de Medicina – Campus Botucatu da Universidade Estadual Paulista (UNESP).

Eduardo Grossmann

Pós-Doutorado em Cirurgia e Traumatologia Buco-Maxilo-Facial pela Universidade Estadual de Maringá (UEM). Professor Titular, responsável pela Disciplina de Dor Craniofacial aplicada à Odontologia da Universidade Federal do Rio Grande do Sul (UFRGS). Professor e Orientador do Programa de Pós-Graduação em Cirurgia da Faculdade de Medicina da UFRGS. Líder do Grupo de Pesquisa em Técnicas Intervencionistas, Imaginologia e Dor, CNPQ. Diretor do Centro de Dor e Deformidade Orofacial (CENDDOR/RS).

Emiliana Kelly da Silva Vasconcelos

Médica Anestesiologista com Certificado de Atuação em Dor pela Associação Médica Brasileira (AMB).

Érica Brandão de Moraes

Enfermeira e Doutora em Ciências pela Escola de Enfermagem da Universidade de São Paulo (EEUSP). Docente da Escola de Enfermagem da Universidade Federal Fluminense (UFF) e Coordenadora do Comitê de Dor e Segurança da Sociedade Brasileira para Estudo da Dor (SBED).

Esthael Cristina Querido Avelar

Médica Anestesiologista pela Santa Casa de Misericórdia de São Paulo. Preceptora da Residência de Anestesiologia na Santa Casa de Misericórdia de São Paulo. Médica Especialista em Dor pela UNIFESP. Preceptora da Residência em Dor na UNIFESP. *Fellow* de Anestesia Regional na UNIFESP. Pós-Graduação de Medicina Tradicional Chinesa pela Associação Médica Brasileira de Acupuntura (AMBA).

Fábio Carlos Pinto

Médico Ortopedista. Cirurgião de Mão e Acupunturista. Preceptor da Residência Médica de Ortopedia do Conjunto Hospitalar do Mandaqui – São Paulo. Médico Colaborador do Grupo de Dor do Hospital das Clínicas da Faculde de Medicina da Universidade de São Paulo (HCFMUSP).

Fabíola Cristianne e Silva Araújo Pereira

Anestesiologista pela Sociedade Brasileira de Anestesiologia (SBA), com Área de Atuação em Dor pela Associação Médica Brasileira (AMB). Especialização em Dor pela Universidade de São Paulo (USP). Especialização em Intervencionismo em Dor Guiado por Ultrassom pela Singular Cursos. Corpo Clínico da Equipe de Dor do Serviço Médico de Anestesiologia (SMA) do Hospital Alemão Oswaldo Cruz – SP. Corpo Clínico da Equipe de Dor do Hospital Beneficência Portuguesa – SP. Corpo Clínico e Sócia-Fundadora da Clínica Unio – SP

Fabíola Peixoto Minson

Anestesiologista com Área de Atuação em Dor pela Associação Médica Brasileira (AMB). Coordenadora do Centro Integrado de Tratamento da Dor. Coordenadora do Curso de Especialização em Dor do Instituto Israelita de Ensino e Pesquisa Albert Einstein (IIEP). Autora do Livro "Ufa! Chega de Dor".

Fabricio Dias Assis

Anestesiologista com Área de Atuação em Dor AMB/SBA. Médico Intervencionista em Dor do Singular-Centro de Controle da Dor – Campinas, SP. *Fellow of Interventional Pain Practice* pelo World Institute of Pain (FIPP/WIP).

Fabrício Fernandes Almeida

Graduado em Psicologia pela Universidade de Brasília (UnB). Formação em Dor Aguda e Crônica pela Associação Médica de Brasília (AMB-DF) e UnB. Pós-Graduado em Neuropsicologia pelo Hospital das Clínicas da Faculdade de Medicina da Universidade de São Paulo (HCFMUSP). Mestre em Processos de Desenvolvimento Humano e Saúde pelo Instituto de Psicologia da UnB, tendo a Psicologia da Saúde e a Dor como áreas de concentração. Membro da Sociedade Brasileira de Neuropsicologia (SBNp), da Sociedade Brasileira para Estudo da Dor (SBED) e Fundador da Iniciativa @sobre.a.dor. Ex-Vice-Presidente da Sociedade para os Estudos da Dor do Distrito Federal (SED-DF) (2016-2020). Professor do Curso de Pós-Graduação em Psicologia Hospitalar e da Saúde da União de Estudos e Pós-Graduação pela União de Estudos e Pós-Graduação (UNEPOS). Psicólogo Especialista em Saúde pela Secretaria de Estado de Saúde do Distrito Federal (SES/DF), com foco em Cognição, Dor e Exercício Profissional do Psicólogo na Saúde Pública.

Fânia Cristina dos Santos

Professora da Disciplina de Geriatria e Gerontologia (DIGG) na Universidade Federal de São Paulo (UNIFESP). Mestrado e Doutorado pela UNIFESP. Especialista em Geriatria pela Sociedade Brasileira de Geriatria e Gerontologia (SBGG) e Dor pela Sociedade Brasileira para Estudo da Dor (SBED). Chefe do Serviço de Dor e Doenças Osteoarticulares da DIGG-UNIFESP. Membro da Comissão de Dor da SBGG e do Comitê de Dor no Idoso da SBED.

Felipe Audi Bernardino

Médico Anestesiologista do Hospital Universitário Júlio Müller da Universidade Federal do Mato Grosso (HUJM/UFMT). Título de Especialista em Anestesiologia TEA/SBA. Título de Especialista/ Área de Atuação em Dor pela Associação Médica Brasileira (AMB).

Felipe Chiodini Machado

Médico Anestesiologista com Área de Atuação em Dor. Doutorado em Ciências pela Universidade de São Paulo (USP), com linha de pesquisa em Dor. Membro do Grupo de Dor do Hospital das Clínicas (HC) da USP. Coordenador do Grupo de Dor do Hospital BP – A Beneficência Portuguesa de São Paulo – e Hospital São Luiz – Jabaquara. Coordenador da Pós-Graduação em Medicina Intervencionista da Dor do Hospital Israelita Albert Einstein (HIAE) – São Paulo.

Felipe Millen Azevedo

Médico Anestesiologista do Hospital das Clínicas da Universidade Federal de Minas Gerais (HC-UFMG). Título de Especialista em Anestesiologia pela Sociedade Brasileira de Anestesiologia (SBA). Área de Atuação em Dor pela Associação Médica Brasileira (AMB). Pós-Graduado em Psiquiatria pela Faculdade de Ciências Médicas – IPEMED.

Fernanda Bono Fukushima

Professora-Assistente Doutora do Departamento de Especialidade Cirúrgicas e Anestesiologia da Faculdade de Medicina de Botucatu – Universidade Estadual Paulista "Júlio de Mesquita Filho" (UNESP). Especialista em Anestesiologia pela Associação Médica Brasileira e Sociedade Brasileira de Anestesiologia (AMB/SBA). Área de Atuação em Dor – AMB/SBA. Área de Atuação em Cuidados Paliativos – AMB/SBA.

Fernanda de Faria Mariano

Anestesiologista. Especialização em Dor pelo Centro de Tratamento da Dor Prof. Josefino Fagundes do Hospital das Clínicas da Universidade Federal de Minas Gerais (HC-UFMG).

Flavia do Val de Paula Tescari

Anestesiologista dos Serviços Médicos de Anestesia (SMA) – Hospital Samaritano. Coordenadora da Equipe de Tratamento de Dor do SMA – Hospital Samaritano.

Flavia Pereira Fleming

Otorrinolaringologista pela Universidade do Estado do Rio de Janeiro (UERJ). Título de Especialista em Otorrinolaringologia pela Associação Brasileira de Otorrinolaringologia e Cirurgia Cérvico-Facial (ABORL-CCF/Associação Médica Brasileira (AMB).

Francisco Carlos Obata Cordon

Anestesiologista com Área de Atuação em Dor – SBA/AMB. Instituto Transdisciplinar de Estudo, Pesquisa e Tratamento da Dor (INTEDOR). SEMDOR – Grupo de Dor Rede D'Or Regional Leste. Professor do Curso de Pós-Graduação em Dor – Instituto Israelita de Ensino e Pesquisa (IIEP)Albert Einstein. Coordenador do Curso de Pós-Graduação em Dor pelo INTEDOR. Cursos/Faculdade CTA.

Francisco de Assis Bravim de Castro

Médico Anestesiologista com Área de Atuação em Terapia de Dor reconhecido pela Sociedade Brasileira de Anestesiologia (SBA), Associação Médica Brasileira (AMB) e Conselho Regional de Medicinal (CRM/MG). Especialização em Dor e Cuidados Paliativos pela Faculdade de Ciências Médicas da Santa Casa de São Paulo (FCMSCSP). Pós-Graduação Médica *Lato Sensu* em Psiquiatria pelo Instituto de Pesquisa e Ensino Médico (IPEMED) reconhecido pelo Ministério de Educação (MEC) – em formação. Coordenador da Medicina da Dor e da Orthopain da Rede MaterDei de Saúde de Belo Horizonte.

Francisco Morato Abreu

Graduação em Medicina pela Faculdade de Medicina (FAMED) da Universidade Federal de Uberlândia (UFU – 2015). Residência Médica em Anestesiologia no CET do Hospital Santa Genoveva e Uberlândia Medical Center (UMC – 2020). *Fellow* em Medicina Intervencionista da Dor pelo Singular – Centro de Controle da Dor (início em 03/2020, em andamento). Experiência profissional no Exército Brasileiro (/2015-2016) como Oficial Médico (Clínico Geral) com atuação no 36° BIMtz (hoje 36° BIMec) de Uberlândia em Atendimentos de Rotina e Exercícios de Treinamento da Tropa, além da Operação São Francisco (Rio de Janeiro – RJ); na FUNDASUS Uberlândia/MG (2015) como Plantonista em Pronto-Socorro de Clínica Médica (Clínico Geral) na UAI Tibery; no Hospital Orthomed Uberlândia/MG (2018-2020) como Plantonista em Enfermaria Cirúrgica e Avaliação e Manejo de Dor Pós-Operatória; no Complexo Hospitalar Ouro Verde Campinas/SP como Anestesiologista (2020-) e Coordenador do Serviço de Anestesiologia (2020). Formação Complementar pelo Advanced Spine on Park Avenue (Dr. Sudhir Diwan, MD, DABIPP, FIPP); pelo International Visiting Fellowship Program (2020); ACLS (2021); como Monitor da Disciplina de Técnica Operatória (Curso de Medicina da Universidade Federal de Uberlândia (UFU) (2012); como Monitor Bolsista do Programa de Educação pelo Trabalho para a Saúde (PET – Saúde); pelo Ministério da Saúde, na UFU (2010-2012), com Atuação na Área de Saúde da Família e Comunidade; e como Monitor da Disciplina de Anatomia Humana – FAMED/UFU (2010). Membro da Liga Acadêmica de Trauma e Atendimento Pré-Hospitalar – FAMED/UFU com atividades nas Frentes de Ensino, Pesquisa e Extensão (2011-2012), com Atuação Supervisionada na Área de Pronto-Socorro e Cirurgia-Geral.

Gabriel de Luê Lima

Bacharel em Fisioterapia. Especialista em Dor pelo Hospital Israelita Albert Einstein (HIAE). Título de Fisioterapeuta Especialista em Quiropraxia pelo Conselho Federal de Fisioterapia e Terapia Ocupacional (COFFITO). Diretor-Fundador do Instituto Prumo – Ensino, Pesquisa e Tratamento da Dor. Mestre em Ciências da Saúde na Área de Neurociência pelo Instituto Sírio-Libanês de Ensino e Pesquisa (IEP-HSL). Tem experiência clínica em Fisioterapia e Quiropraxia com foco em Fisioterapia, Quiropraxia e Neuromodulação.

Gabriel Longuini

Médico pela Faculdade São Lucas. Título de Especialista em Ultrassonografia Geral pela Associação Médica Brasileira (AMB) e em Dor pelo Hospital Israelita Albert Einstein (HIAE). Medicina Intervencionista em Dor Guiada por Ultrassom pela Singular. Aperfeiçoamento em Medicina Intervencionista em Dor pela Semmelweis University, Budapeste, Hungria. Fundador e Diretor Clínico do Pain Center/Centro de Diagnóstico da Dor.

Gabriel Soares

Médico pela Universidade Federal do Rio de Janeiro (UFRJ). Residência em Anestesiologia/ Serviços Médicos de Anestesia pelo Hospital Sírio-Libanês (HSL). Especialização em Cuidados ao Paciente com Dor pelo HSL. Membro do Grupo de Dor do HSL.

Gabriel Taricani Kubota

Neurologista com Área de Atuação em Dor. Título de Especialista em Neurologia pela Academia Brasileira de Neurologia (ABN). Coordenador do Programa de Complementação Especializada em Dor e Cefaleia do Hospital das Clínicas da Faculdade de Medicina da Universidade de São Paulo (HCFMUSP).

Gabriela Laureti

Graduada em Medicina pela Faculdade de Medicina de Ribeirão Preto – Universidade de São Paulo (FMRPUSP). Residência Médica em Anestesiologia e Dor pela The Victory University of Manchester, Inglaterra, obtendo grau de Master in Science pela mesma instituição em 1992. Professora Colaboradora da Medical School – The Victory University of Manchester, Inglaterra (*Research Assistant*) (1992). Especialização em Dor Crônica no North Manchester General Hospital, Manchester – Inglaterra (1989-1992). Médica e Chefe de Assistentes em Anestesiologia no Hospital das Clínicas – FMRPUSP (1993). Docente da FMRPUSP (1994). Doutora em Medicina pela FMRPUSP (1995). Professora-Associada pela FMRPUSP (2002). Chefe da Disciplina de Anestesiologia – FMRPUSP (2003) e Chefe Responsável da Clínica para o Tratamento da Dor – HCFMRPUSP (2003). Títulos de Especialista em Anestesiologia e Dor pela Sociedade Brasileira de Anestesiologia (SBA). Presidente da Comissão de Padronização de Medicamentos HCFMRPUSP (2002-2009). Professora Colaboradora e Responsável por Intercâmbios em Especialização em Dor na University of San Diego (EUA), Wake Forest University – Carolina do Norte (EUA) e University of Iowa (EUA). Tutora para a Criação de Serviço de Dor Crônica – Hospital Santa Marcelina/SP. Membro dos Comitês de Ética Médica e Ética em Pesquisa do HCFMRPUSP. Parecerista para as Fundações FAPESP e CNPq. Assessora *Ad hoc* das revistas científicas: *Journal of Clinical Anesthesia, Anesthesiology, Anesthesia & Analgesia, European Journal of Anesthesiology, Brazilian Journal of Medical and Biological Research.*

George Miguel Góes Freire

Hospital Israelita Albert Einstein (HIAE). Médico Assistente da Equipe de Controle de Dor da Disciplina de Anestesia do Hospital das Clínicas da Faculdade de Medicina da Universidade de São Paulo (HCFMUSP). Médico corresponsável pelo Centro de Ensino e Treinamento do HCFMUSP. Coordenador Pós-Graduação do Curso de Medicina Intervencionista em Dor do Hospital Israelita Albert Einstein (HIAE). Coordenador do Curso do Programa de Educação Continuada em Fisiopatologia e Terapêutica da Dor da Disciplina de Anestesia do HCFMUSP.

Gisela Magalhães Braga

Anestesiologista com Área de Atuação em Dor pela SBA/AMB. *Fellow of Interventional Pain Practice* (FIPP). Membro da Equipe de Medicina Intervencionista da Dor da Rede MaterDei de Saúde.

Gisela Zancanari

Fisioterapeuta. Especialista em Dor pelo Hospital das Clínicas da Faculdade de Medicina da Universidade de São Paulo. Possui Experiência Clínica, tendo como principais interesses os tópicos de Dor Crônica, Reabilitação de Coluna e Terapia com Ênfase no Sistema Miofascial, como o *Rolfing*.

Glaucia Cerioni

Expertise em Práticas Integrativas e Complementares em Saúde (PICS). Graduada em Gestão Hospitalar. Coordenadora (2020-2021) do Comitê COMPICS – Sociedade Brasileira para Estudo da Dor (SBED). Professora, Reiki, Idealizadora da Escola Reikilibrar® e do Método Lúdico de Reiki para Crianças. Professora de Professores EMF Balancing Technique® (EUA). Pesquisadora da Energia Tachyon. Profissional da Técnica Superluministic (Alemanha). Técnico em Bioeletrografia (EPI/GDV) (Rússia).

Gleiviane Matos do Nascimento

Fisioterapeuta. Graduada em Fisioterapia pela Universidade Tiradentes. Pós-Graduada em Ortopedia pelo Instituto Israelita de Ensino e Pesquisa Albert Einstein (IIEP). Pós-Graduada em Terapia Manual e Postura pelo Instituto Salgado e Centro Universitário de Maringá (Unicesumar). Formação Internacional no Método Pilates pelo Refrofit e The Pilates Process – Toronto/CA.

Grace Haber Dias Pires

Médica Anestesiologista com Área de Atuação em Dor pela Associação Médica Brasileira (AMB). Médica Anestesiologista e Clínica da Dor do Instituto Nacional do Câncer/RJ. Médica Clínica da Dor do Américas Medical City/RJ.

Grace Kelly Lessa de Lima Fernandes

Graduada em Farmácia pela Universidade Gama Filho (UGF). Título: Farmacêutica Generalista. Pós-Graduada em Homeopatia pela Fundação Homeopática Benoit Mure em Florianópolis, SC. Pós-Graduada em Cosmetologia Clínica IPUPO/SBE pela CESVA – Centro de Ensino Superior de Valença, RJ. Diretora Técnica e Responsável pela Qualidade, Pesquisa e Inovação da Scienza Farmácia de Manipulação, Porto Alegre, RS.

Guilherme Antônio Moreira de Barros

Professor-Associado do Departamento de Especialidades Cirúrgicas e Anestesiologia da Faculdade de Medicina da Universidade Estadual Paulista "Júlio de Mesquita Filho" (UNESP). Responsável pelo Serviço de Dor e Cuidados Paliativos do Hospital das Clínicas da UNESP.

Gustavo de Moura Peixoto

Fellowship em Dor Crônica Intervencionista pela USP/Ribeirão Preto. Pós-Graduação em Medicina Intervencionista da Dor pelo Hospital Israelita Albert Einstein/SP. Título de Especialista em Dor pela AMB/SBA. Anestesiologista pela USP/Ribeirão Preto. Título de Especialista em Anestesiologia pela AMB/SBA. Membro Titular da Sociedade Brasileira para Estudo da Dor (SBED).

Gustavo Henrique Nunes de Aquino

Neurocirurgião pela Faculdade de Medicina da Universidade Estadual Paulista "Júlio de mesquita Filho" (UNESP) – Campus Botucatu-SP. Área de Atuação em Dor pela AMB. *Fellow of Interventional Pain Practice* (FIPP). Professor da Pós-Graduação em Medicina Intervencionista da Dor do Hospital Israelita Albert Einstein (HIAE).

Gustavo Rodrigues Costa Lages

Anestesiologista com Certificado de Área de Atuação em Dor. Membro da Comissão de Ensino e Treinamento Profissional da Sociedade Brasileira para Estudo da Dor (SBED). Professor do Departamento de Cirurgia da Faculdade de Medicina da Universidade Federal de Minas Gerais (UFMG). Coordenador da Clínica de Dor e Intervenção da Rede MaterDei de Saúde. Diretor Clínico do Instituto ClinD'Or de Tratamento Multidisciplinar da Dor. Médico do Núcleo de Dor no Trauma do Hospital João XXIII, Belo Horizonte. Médico do Centro de Tratamento da Dor Prof. Josefino Fagundes do Hospital das Clínicas da UFMG.

Henrique Bonotto Lampert

Residência Médica em Ortopedia e Traumatologia pelo Hospital Ortopédico de Passo Fundo (HO), Passo Fundo – RS. Especialização em Cirurgia da Coluna Vertebral pelo Hospital Pequeno Príncipe e Hospital Evangélico de Curitiba, Curitiba – PR. Formação em Medicina Intervencionista da Dor pela Clínica Singular, Campinas – SP. Pós-Graduação em Dor pelo Hospital Israelita Albert Einstein, São Paulo – SP. *Fellow in Interventional Pain Practice* (FIPP) pelo World Institute of Pain (WIP).

Herculano Ferreira Diniz

Graduação em Medicina com Especialização em Nefrologia pela Beneficência Portuguesa de São Paulo. Título de Especialista em Nefrologia pela Sociedade Brasileira de Nefrologia (SBN). Título de Especialista em Clínica Médica pela Sociedade Brasileira de Clínica Médica (SBCM). Área de Atuação em Dor.

Ida Fortini

Doutora em Neurologia pela Faculdade de Medicina da Universidade de São Paulo (FMUSP). Chefe do Grupo de Cefaleia do Hospital das Clínicas (HC) da FMUSP.

Irimar de Paula Posso

Médico Anestesista no Hospital Israelita Albert Einstein (HIAE). Professor aposentado da Faculdade de Medicina da Universidade de São Paulo (FMUSP). Instrutor corresponsável do Centro de Ensino e Treinamento em Anestesiologia Integrado da Faculdade de Medicina do ABC (FMABC).

Irina Raicher

Formação e Residência em Neurologia pelo Hospital das Clínicas da Faculdade de Medicina da Universidade de São Paulo (HCFMUSP). Doutora em Ciências pela FMUSP. Título de Especialista em Neurologia pela Associação Médica Brasileira (AMB). Certificado de Atuação na Área de Dor pela AMB. Membro Titular da Academia Brasileira de Neurologia (ABN).

Ivete Zoboli

Pediatra da Unidade de Dor e Cuidados Paliativos do Instituto da Criança do Hospital das Clínicas da Faculdade de Medicina da Universidade de São Paulo (ICr-HCFMUSP). Vice-Presidente do Departamento de Cuidados Paliativos e Dor da Sociedade de Pediatria de São Paulo (SPSP). Área de Atuação em Dor pela Associação Médica Brasileira (AMB) e Sociedade Brasileira de Pediatria (SBP). Pós-Graduanda em Cuidados Paliativos pelo Instituto Pallium Latinoamérica.

Jamir João Sardá Junior

Psicólogo. Mestre. Ph.D. em Medicina pela University of Sydney – Austrália. Professor do Curso de Psicologia e Mestrado pela Universidade do Vale do Itajaí (UNIVALI). Psicólogo Clínico da Neuron Dor.

Jedson dos Santos Nascimento

TSA/SBA. Mestre e Doutor em Anestesiologia. Responsável pelo CET Santa Casa de Misericórdia da Bahia. Conselheiro do Conselho Regional de Medicina. Presidente da Comissão Estadual da Residência Médica do Estado da Bahia. Diretor Secretário-Geral da Coopanest – BA.

João Batista Alves Segundo

Médico Neurologista e Especialista em Dor pela Faculdade de Medicina de Ribeirão Preto (FMRP) da Universidade de São Paulo (USP). Aprimoramento em Neuromodulação pela USP. Coordenador do Comitê de Terapias Integrativas da Sociedade Brasileira de Cefaleia (SBCe). Membro da Sociedade Brasileira para Estudo da Dor (SBED) e Sociedade Brasileira de Cefaleia (SBCE). Membro da International Headache Society.

João Batista Santos Garcia

Professor da Disciplina de Dor e Cuidados Paliativos da Universidade Federal do Maranhão (UFMA). Responsável pelos Serviços de Dor e Cuidados Paliativos do Hospital Universitário da UFMA e do Hospital de Câncer do Maranhão. Presidente da Federação Latinoamericana de Associações para o Estudo da Dor (FEDELAT) (2017-2021). Vice-Presidente da Academia Nacional de Cuidados Paliativos (ANCP) (2021-2022).

João Marcos Rizzo

Médico Anestesiologista com Área de Atuação em Dor (SBA/AMB/CFM). Pós-Graduado em Tratamento da Dor e Cuidados Paliativos pela Universidade Federal do Rio Grande do Sul (UFRGS). Coordenador do Projeto Educa Dor. Médico da Clínica de Dor do Hospital Moinhos de Vento de Porto Alegre – RS.

Jorge Dornellys da Silva Lapa

Graduação em Medicina pela Universidade Federal de Sergipe (UFS). Residência em Neurocirurgia pela Fundação de Beneficência Hospital de Cirurgia (FBHC). Residência em Dor-Neurologia pelo Hospital das Clínicas da Faculdade de Medicina da Universidade de São Paulo (HCFMUSP). *Fellowship* em Neurocirurgia Funcional pelo HCFMUSP.

Jorge Taqueda Neto

Médico Anestesiologista. Terapia Intervencionista da Dor. *Fellow of International Pain Practice* pelo World Institute of Pain (FIPP/WIP). Certificação em Área de Atuação em Dor pela Associação Médica Brasileira (AMB).

José Antônio Garbino

Especialista em Neurofiosiologia Clínica, Hansenologia e Medicina de Reabilitação. Doutor em Ciências na Área de Infectologia em Saúde Pública. Coordenador do Programa de Ensino em Neurofisiologia Clínica do Instituto Lauro de Souza Lima.

José Luiz de Campos

Fellow Interventional Pain Practice (FIPP), *Certified Interventional Pain Sonologist* (CIPS). Médico responsável pelo CET/SBA Dor do Hospital Vera Cruz. Médico Chefe do Ambulatório de Dor e Intervencionista em Dor do Hospital Vera Cruz. Médico Anestesiologista. Diretor do Grupo Care Anestesia (GCA). Diretor Médico da Clínica Adora.

Júlia Castro Bienert Mattedi

Graduação pela Universidade Federal do Espírito Santo (UFES). Residência em Anestesiologia pelo (CET/SBA) AFECC – Hospital Santa Rita de Cássia (Vitória/ES). Coordenadora do Serviço de Anestesiologia do São Bernardo Apart Hospital (Colatina/ES). Anestesiologista da Clínica de Dor do São Bernardo Apart Hospital.

Juliana Barcellos de Souza

Fisioterapeuta. Mestre em Ciências do Movimento Humano – Biomecânica pela Universidade Federal de Santa Catarina (UFSC). Doutora em Ciências Clínicas – Dor pela Université de Sherbrooke/Canadá. Pós-Doutora em Saúde Comunitária pela Université de Sherbrooke/ Canada. Pós-Doutora em Saúde Coletiva – Epidemiologia pela UFSC. Sócia Idealizadora da Clínica e do Conceito Educa a Dor.

Karen Santos Braghiroli

Especialista em Dor pela Associação Médica Brasileira/Sociedade Brasileira de Anestesiologia (AMB/SBA). Título Internacional de Intervencionismo em Dor Guiado por Escopia (FIPP) World Institute of Pain (WIP). Título Internacional de Intervencionismo em Dor Guiado por Ultrassom (CIPS) pelo WIP. *Observer Fellowship* em Dor com Dr. Sudhir Diwan no Manhattan Spine and Pain Institute, Nova York (EUA). Mestre e Doutora em Anestesiologia pela Faculdade de Medicina da Universidade Estadual Paulista "Júlio de Mesquita Filho" (UNESP) – Campus Botucatu. Professora nas Pós-Graduações de Intervenção em Dor do Hospital Sírio-Libanês (HSL) e do Hospital Israelita Albert Einstein (HIAE). Membro do WIP, da Sociedade Brasileira de Médicos Intervencionistas em Dor (SOBRAMID) e da Sociedade Brasileira para Estudo da Dor (SBED). Corpo Clínico da Equipe de Dor do Serviço Médico de Anestesiologia (SMA) do Hospital Alemão Oswaldo Cruz. Corpo Clínico e Sócia-Fundadora da Clínica Unio-SP.

Karina Velloso Braga Yazbek

Doutora pelo Departamento de Cirurgia da Faculdade de Medicina Veterinária e Zootecnia da Universidade de São Paulo (FMVZ-USP). Coordenadora do Curso de Especialização em Medicina Intensiva e de Anestesiologia Veterinária da ANCLIVEPA-SP. Sócia Proprietária do All Care Vet Terapia Intensiva Veterinária.

Karol Bezerra Thé

Médica Geriatra pela Sociedade de Geriatria e Gerontologia (SBGG). Área de Atuação em Dor pela Associação Médica Brasileira (AMB). Coordenadora do Comitê de Dor no Idoso pela Sociedade Brasileira para Estudo da Dor (SBED).

Kleber Carlos de Azevedo Junior

Subespecialização em Neurocirurgia Funcional pelo Instituto de Psiquiatria da Universidade de São Paulo (IPq/USP). Residência Médica em Neurocirurgia pela Faculdade de Medicina – Campus Botucatu – da Universidade Estadual Paulista "Júlio de Mesquita Filho" (UNESP). Graduação em Medicina pela Universidade Federal de Minas Gerais (UFMG).

Laís Kozminski Akcelrud Durão

Graduação em Biomedicina pela Universidade Positivo. Graduação em Medicina pela Université 5 Paris René Descartes, França. Pós-Graduação em Dor pelo Hospital Israelita Albert Einstein (HIAE). Pós-Graduação em Gestão em Saúde pelo HIAE. Chefe de Divisão na Superintendência de Atenção à Saúde da Secretaria de Saúde do Paraná.

Laura Moreno de Barros

Título de Especialista em Acupuntura Médica pela Associação Médica Brasileira (AMB) e Colégio Médico Brasileiro de Acupuntura (CMBA). Título de Especialista de Área de Atuação em Dor pela Sociedade Brasileira para Estudo da Dor (SBED). Membro Titular do CMBA, da SBED e da Sociedade Brasileira de Médicos Intervencionistas da Dor (SOBRAMID). Corpo Clínico do Hospital Sírio-Libanês (HSL). Residente em Anestesiologia da Santa Casa de São Paulo.

Leandro Mamede Braun

Presidente da Sociedade Brasileira de Médicos Intervencionistas em Dor (SOBRAMID) (2019-2021). Título de Área de Atuação em Dor pela Associação Médica Brasileira (AMB). *Fellow Interventional Pain Practice* pelo World Institute of Pain (FIPP/WIP). Residência em Anestesiologia no Hospital das Clínicas da Universidade de São Paulo (HCFMUSP). Título Superior de Anestesiologia pela Sociedade Brasileira de Anestesiologia (SBA). Especialização em Dor no Departamento de Neurologia no HCFMUSP.

Leonardo Ávila

Doutorando em Neurociências pela Universidade Federal de Santa Catarina (UFSC). Membro do Laboratório de Neurobiologia da Dor e Inflamação (LANDI-UFSC). Graduado e Mestre em Fisioterapia pela Universidade do Estado de Santa Catarina – Centro de Educação Física e Desportos (UDESC/CEFID). Professor da Pós-Graduação em Dor – Albert Einstein. Proprietário e Clínico no Centro Especializado em Dor e Coluna – Florianópolis/SC. Vice-Presidente da Associação Catarinense para o Estudo da Dor – (ACED – gestão 2020/2021).

Leonardo Rafael Takahashi

Médico pela Faculdade de Ciências Médicas da Santa Casa de São Paulo (FCMSCSP). Especialista em Neurocirurgia pela Sociedade Brasileira de Neurocirurgia (SBN). Área de Atuação em Dor pela Associação Médica Brasileira (AMB). Médico Assistente do Grupo Central da Dor do Hospital AC Camargo Cancer Center. Médico Assistente do Hospital Alemão Oswaldo Cruz e Hospital Moriah.

Lia Alves

Médica do Grupo de Dor do Instituto Brasileiro de Controle do Câncer. Médica do Grupo de Dor do Hospital das Clínicas da Faculdade de Medicina da Universidade de São Paulo (HCFMUSP). Médica Anestesista do Instituto de Ortopedia e Traumatologia (IOT) do HCFMUSP. Título de Área de Atuação em Dor pela Associação Médica Brasileira (AMB). Residência Médica em Dor pela USP. Título de Especialista em Anestesiologia pela AMB e Sociedade Brasileira de Anestesiologia (SBA). Residência Médica em Anestesiologia pela Santa Casa da Misericórdia de Santos. Graduação em Medicina pelo Centro Universitário Christus. Hospital de Ensino: Santa Casa de Misericórdia de Fortaleza (ensino através da Metodologia Ativa Centrada no Estudante – PBL [Aprendizagem Baseada em Problemas]) durante os oito primeiros semestres. Atuação em todos os níveis de Atenção à Saúde. Curso Método CIS Alta Performance em Desempenho Pessoal e Profissional através da Inteligência Emocional. pela Federação Brasileira de Coaching Integral Sistêmico (FEBRACIS – Brasil).

Liliana Lourenço Jorge

Médica Fisiatra do Hospital Israelita Albert Einstein (HIAE) e do Instituto de Reabilitação Lucy Montoro. Doutorado em Neuroimagem Funcional pelo Laboratório de Ressonância Magnética em Neurorradiologia da Faculdade de Medicina da Universidade de São Paulo (LIM44/FMUSP) e Mestrado pelo Programa de Ciências da Saúde Aplicadas ao Aparelho Locomotor da Faculdade de Medicina de Ribeirão Preto da Universidade de São Paulo (FMRP/USP).

Lin Tchia Yeng

Médica Fisiatra. Mestre e Doutora pela Faculdade de Medicina da Universidade de São Paulo (FMUSP). Responsável pelo Grupo de Dor do Instituto de Ortopedia e Traumatologia do Hospital das Clínicas (HC) da FMUSP. Coordenadora do Curso Interdisciplinar de Dor da USP.

Lívia Agostinho Teixeira

Farmacêutica-Bioquímica pela Universidade de São Paulo (USP). Doutoranda do Departamento de Anestesiologia da Faculdade de Medicina de Botucatu da Universidade Estadual Paulista "Júlio de Mesquita Filho" (UNESP).

Livia Beraldo de Lima Basseres

Médica Graduada pela Universidade para o Desenvolvimento do Estado e Região do Pantanal (UNIDERP). Psiquiatra pela Faculdade de Medicina do ABC (FMABC) e Medicina Paliativa pelo Instituto Pallium Latinoamérica. Coordenadora da Disciplina de Sintomas Psiquiátricos do Instituto Paliar Latinoamérica. Assistente da Enfermaria de Controle de Impulsos do Instituto de Psiquiatria (IPq) da Faculdade de Medicina da Universidade de São Paulo (FMUSP). Psiquiatra no Hospital Sírio-Libanês (HSL).

Lívia de Sousa Albergaria

Médica Anestesiologista com Certificado de Atuação em Dor pela Associação Médica Brasileira (AMB). *Fellow of Interventional Pain Practice* pelo World Institute of Pain (FIPP/WIP).

Luana Vanessa Marotti Aparicio

Médica Psiquiatra formada pela Faculdade de Medicina do ABC (FMABC). Pós-Graduada pela Faculdade de Medicina da Universidade de São Paulo (FMUSP). *Observer Fellow* em EMT pela Harvard Medical School. Pesquisadora do Núcleo Sin/EMT da FMUSP.

Luci Mara França Correia

Odontóloga pela Universidade Federal do Paraná (UFPR). Mestre em Disfunção Temporomandibular e Dor Orofacial. Especialista em Ortopedia Funcional dos Maxilares, Ortodontia e Acupuntura. Coordenadora da Liga Interdisciplinar para Estudo da Dor (LIED). Diretora Científica da Sociedade Brasileira para Estudo da Dor (SBED). Coordenadora da Equipe Interdisciplinar do Koya Desenvolvimento Humano e Saúde. Membro do Grupo Interdisciplinar de Cefaleia e Dor Orofacial do Instituto de Neurologia de Curitiba.

Luciana Dotta

Médica Fisiatra. Secretária-Geral da Associação Brasileira de Medicina Física e Reabilitação (ABMFR). Membro Titular da Comissão de Dor da Associação Médica Brasileira (AMB).

Luciana Leite de Amorim Conte

Médica Anestesiologista. Área de Atuação em Dor pela Associação Médica Brasileira (AMB). *Fellow of Interventional Pain Practice* (FIPP). *Certified Interventional Pain Sonologist* (CIPS).

Luciana Paula Bailak

Médica Anestesiologista TEA/SBA. Área de Atuação em Dor pela AMB/SBA. Coordenadora do Ambulatório de Dor do Centro Médico Hospitalar – ARES. Pós-Graduação em Medicina Intervencionista da Dor pelo Hospital Israelita Albert Einstein (HIAE). *Fellowship* em Interventional Pain HCUSP/Ribeirão Preto. Membro da Sociedade Brasileira para Estudo da Dor (SBED). Membro Titular da SBED. Membro Titular da Sociedade Brasileira de Anestesiologia (SBA). Preceptora da Residência Médica de Anestesiologia do Hospital São Lucas de Cascavel. Graduada em Medicina pela Universidade do Sul de Santa Catarina (UNISUL).

Luciane Fachin Balbinot

Médica Fisiatra e Neurofisiologista Clínica. Professora Convidada da Disciplina de Reumatologia da Faculdade de Medicina da Universidade Federal de Ciências da Saúde de Porto Alegre (UFCSPA). Coordenadora do Capítulo de Termografia da Associação Brasileira de Medicina Física e Reabilitação (ABMFR). Vice-Presidente e Membro Titular da Associação Brasileira de Termologia (ABRATERM).

Lúcio César Hott Silva

Coordenador da Clínica de Dor do São Bernardo Apart Hospital (Colatina-ES). Prêmio de Excelência em Prática de Dor pelo Instituto Mundial de Dor (EPP/WIP). Certificação Internacional em Intervencionismo em Dor Guiado por Fluoroscopia pelo Instituto Mundial de Dor (WIP) – FIPP. Certificação Internacional em Intervencionismo em Dor Guiado por Ultrassom pela Academia Mundial de Medicina da Dor por Ultrassonografia (WAPMU/WIP) – CIPS. Certificação Internacional em Medicina da Dor pela Sociedade Americana de Anestesia Regional e Dor – ASRA-PMUC. Título de Especialista.

Lúcio Gusmão

Médico Ortopedista com Título de Especialista pelo MEC e Sociedade Brasileira de Ortopedia e Traumatologia (SBOT). Título da Área de Dor pela Associação Médica Brasileira (AMB). Professor da Pós-Graduação em Dor – APM/GO. Coordenador da Pós-Graduação em Dor – I4PAIN-FASEH-MG. Presidente do Comitê de Dor Aguda da Sociedade Brasileira para Estudo da Dor (SBED). Membro do Comitê de Dor da SBOT. Membro do Comitê de Acreditação da Sociedade Brasileira de Médicos Intervencionistas da Dor (SOBRAMID). Formação em US Musculoesquelético, Especialização em Medicina Regenerativa pela Universidade Estadual de Campinas (UNICAMP/IOC) e Especialização em Termologia Médica pela Faculdade de Medicina da Universidade de São Paulo/Associação Brasileira de Termologia Médica (FMUSP/ABRATERM).

Luís Josino Brasil

Professor Chefe da Disciplina de Anestesiologia e Tratamento da Dor da Universidade Federal de Ciências da Saúde de Porto Alegre (UFCSPA). Responsável pela Residência em Medicina da Dor da UFCSPA. Chefe do Centro de Tratamento da Dor do Complexo Hospitalar Santa Casa de Misericórdia de Porto Alegre. Mestre em Farmacologia pela Fundação Faculdade Federal de Ciências Médicas de Porto Alegre (FFFCMPA). Doutor em Medicina – Ênfase em Anestesiologia pela Escola Paulista de Medicina da Universidade Universidade Federal de São Paulo (EPM/UNIFESP).

Luisa Paiva

Médica Anestesiologista com Área de Atuação em Dor.

Manoel Jacobsen Teixeira

Neurocirurgião. Professor Titular da Disciplina de Neurocirurgia do Departamento de Neurologia da Faculdade de Medicina da Universidade de São Paulo (FMUSP). Diretor da Divisão de Neurocirurgia do Instituto Central do Hospital das Clínicas (HC) da FMUSP.

Marcelo Silvestrini Cecchini

Graduação em Medicina pela Pontifícia Universidade Católica de Campinas (PUC-Campinas). Residência Médica em Clínica Médica pelo Hospital Israelita Albert Einstein (HIAE). Corpo Clínico da Rede D'Or São Luiz-SP.

Marcelo Vaz Perez

Médico pela Universidade Federal de Uberlândia (UFU). Anestesiologista e Especialista em Tratamento da Dor pela Universidade de São Paulo (USP/Ribeirão Preto). Doutor em Medicina e Clínica Cirúrgica pela USP. Pós-Graduado em Cuidados Paliativos do Instituto Pallium Lationamérica – Associação Argentina de Medicina e Cuidados Paliativos. Certificado pela Escola de Pós-Graduação da Faculdade de Medicina da Universidad del Salvador – Argentina e pelo Oxford International Centre for Palliative Care – Inglaterra. Professor-Assistente da Faculdade de Ciências Médicas da Santa Casa de São Paulo (FCMSCSP) e responsável pela Disciplina de Tratamento da Dor Crônica e Aguda. Diretor Internacional da Latin American Society of Regional Anesthesia (LASRA). Diretor de Comunicação da Sociedade de Anestesiologia de São Paulo (SAESP). Professor Convidado do Curso de Pós-Graduação em Avaliação e Tratamento Interdisciplinar de Dor (USP) e Médico Assistente da Universidade Federal de São Paulo (UNIFESP).

Marcia Carla Morete Pinto

Enfermeira. Doutora pela Faculdade de Medicina da Universidade de São Paulo (FMUSP). Especialista em Dor e Cuidados Paliativos. Certificada em "Muldisciplinary Pain Management" pela University of Sidney, Austrália. Certificada em "Evaluating and Treatment Pain" pela Harvard Medical School, Boston. Membro da Associação Internacional para Estudo da Dor (IASP). Membro da Sociedade Brasileira para Estudo da Dor (SBED). Membro da American Society for Pain Management Nursing (ASPMN).

Marco Antônio Nihi

Residência Médica em Neurologia no Instituto de Neurologia de Curitiba (INC). *Fellowship* em Dor e Funcional do INC). Preceptor do Grupo Interdisciplinar para Tratamento da Dor do INC). Membro Titular da Academia Brasileira de Neurologia (ABN).

Marcos Leal Brioschi

Pós-Doutor em Medicina pelo Departamento de Neurologia da FMUSP. Mestre e Doutor em Cirurgia pela Universidade Federal do Paraná (UFPR). Doutor em Engenharia (Grupo de Biotermodinâmica) pela UFPR. Médico Pesquisador do Centro de Dor do Instituto de Ortopedia e Traumatologia (IOT) do Hospital das Clínicas da Faculdade de Medicina da Universidade de São Paulo (HCFMUSP) (Grupo de Termografia). Coordenador da Pós-Graduação em Termologia Clínica e Termografia da FMUSP e Associação Brasileira de Termologia Médica ABRATERM. Presidente da ABRATERM. Especialista em Cirurgia Geral pelo Hospital Universitário da Pontifícia Universidade do Paraná (PUCPR). Especialista em Medicina Legal pela ABML. Área de Atuação em Cirurgia do Trauma pela Associação Médica Brasileira (AMB). Certificação em Dor pela Sociedade Brasileira para Estudo da Dor (SBED). Médico da Equipe de Termografia do Hospital Sírio Libanês (HSL). Médico da Equipe de Termografia do Hospital 9 de Julho – SP.

Marcos Masayuki Ishi

Médico Ortopedista Especialista em Coluna. Graduado em Medicina pela Faculdade de Ciências Médicas da Santa Casa de São Paulo (FCMSCSP). Especialista em Cirurgia da Coluna. Certificado pela Sociedade Brasileira de Ortopedia e Traumatologia (SBOT) e Cirurgião de Coluna e Certificado pela Sociedade Brasileira de Coluna (SBC). Pós-Graduado em Dor pelo Hospital das Clínicas de São Paulo. Membro da AO Alumni. Membro Titular da SBC. Membro Titular da SBOT. Vice-Presidente da SBOT – SE.

Marcos Vinícius Tonante Lobo

Faculdade de Medicina de Pouso Alegre. CET/SBA de Pouso Alegre – Anestesiologia. Médico Anestesiologista no Hospital Santa Helena (Unimed São Paulo). Médico Anestesiologista no Hospital Israelita Albert Einstein (HIAE). Médico Anestesiologista no Hospital Alemão Oswaldo Cruz. Médico Anestesiologista no Hospital Santa Catarina. Médico Anestesiologista no Hospital e Maternidade São Luís. Médico Anestesiologista no Hospital Sírio-Libanês (HSL).

Marcus Vinicius Magno Gonçalves

MD, Ph.D. Departamento de Neurologia Univille – Joinville, Brasil.

Marcus Yu Bin Pai

Doutorado em Ciências pela Universidade de São Paulo (USP). Médico Especialista em Fisiatria e Acupuntura, com Área de Atuação em Dor. Diretor de Comunicação do Colégio Médico Brasileiro de Acupuntura (CBMA). Médico Colaborador do Grupo de Dor do Departamento de Neurologia do Hospital das Clínicas (HC) da Faculdade de Medicina da USP. Membro da Câmara Técnica de Acupuntura do Conselho Regional de Medicina do Estado de São Paulo (CREMESP). Secretário do Comitê de Acupuntura da Sociedade Brasileira para Estudo da Dor (SBED).

Maria Belén Salazar Posso

Graduação, Mestrado e Doutorado pela Escola de Enfermagem da Universidade de São Paulo (EEUSP). Licenciatura em Enfermagem pela Pontifícia Universidade Católica de São Paulo (PUC-SP). Especialista em Metodologia de Pesquisa pela Universidade de Mogi das Cruzes (UMC) e Associação Brasileira de Enfermagem (ABEn). Professor Titular aposentado da Universidade de Taubaté (UNITAU). Professor Emérito da Faculdade de Medicina do ABC (FMABC). Membro dos Comitês de Práticas Integrativas e Complementares em Saúde, de Enfermagem e Dor e de Espiritualidade e Dor da Sociedade Brasileira para Estudo da Dor (SBED). Membro do Conselho de Administração da SOBECC (Associação Brasileira de Enfermeiros de Centro Cirúrgico – Recuperação Anestésica e Centro de Material e Esterilização). Professora Especialista do Conselho Estadual de Educação do Estado de São Paulo. Membro do Conselho Editorial de revistas de Enfermagem e de Saúde nacionais e internacionais. Membro *Ad hoc* da LILACS.

Maria Teresa de Mello Rego Souto

Médica Veterinária Anestesista e Intervencionista da Dor em Equinos. Doutora e Mestre em Ciências pela Faculdade de Medicina Veterinária e Zootecnia da Universidade Estadual Paulista "Júlio de Mesquita Filho" – Campus Botucatu (FMVZ-UNESP).

Maria Teresa Rolim Jalbut Jacob

Título de Especialista em Anestesiologia, Dor e Acupuntura. Pós-Graduanda em Endocanabinologia e Cannabis Medicinal pela Universidad Nacional de Rosario – Argentina. Membro da IASP, EFIC, SBED, IMS, IAMC e SCC.

Mariana Cozer Siviero

Graduada pela Pontifícia Universidade Católica do Paraná (PUCPR). Residência Médica em Medicina de Família pelo Hospital Universitário Cajuru (HUC). Pós-Graduação em Medicina da Dor pelo Hospital Israelita Albert Einstein (HIAE). Especializando em Acupuntura pelo Centro de Estudos de Acupuntura do Paraná (CESAC-PR). Membro do Comitê de Educação em Dor da Sociedade Brasileira para Estudo da Dor (SBED) e do Grupo de Trabalho em Dor da Sociedade Brasileira de Medicina de Família e Comunidade (SBMFC).

Mariana Mafra de Oliveira Junqueira

Anestesiologia e Medicina da Dor. Diretora Científica São Vicente (Rede D'Or São Luiz). *Fellowship in Pain Medicine* – Children's National.

Mariana Moraes Pereira das Neves Araújo

Anestesiologista pela Universidade Federal do Rio de Janeiro (UFRJ). Título em Anestesiologia pela Sociedade Brasileira de Anestesiologia/Associação Médica Brasileira (SBA/AMB). Pós-Graduação em Dor pela UFRJ. e pelo Instituto Sírio-Libanês. Pós-Graduação em Medicina Intervencionista de Dor pelo Centro de Controle da Dor – Singular. Área de Atuação em Dor (AMB). Título Internacional de Intervencionismo em Dor Guiado por Escopia – *Fellow of Interventional Pain Practice*. Mestre em Ciências Cirúrgicas pela UFRJ. *Fellowship* em Anestesiologia em Hôpital Saint-Antoine – Paris, França. Responsável pelo Serviço de Dor do Hospital Universitário da Universidade Federal de Juiz de Fora (UFJF). Vice-Presidente da Sociedade Mineira para o Estudo da Dor (SOMED – 2020-2021).

Mariana Musauer

Chefe do Serviço de Clínica da Dor Hospital Universitário Gaffrée e Guinle – Universidade Federal do Estado do Rio de Janeiro (HUUGG-UNIRIO). Coordenadora da Equipe de Dor do Americas Medical City. Médica da Clínica da Dor e Anestesia do Instituto Nacional de Traumato Ortopedia (INTO). CIPS (*Certified Interventional Pain Sonologist*).

Mariana Schettini Magalhães Dias

Graduação em Medicina pela Escola Bahia de Medicina e Saúde Pública. Residência Médica em Anestesiologia – Hospital São Rafael. Programa de Especialização em Clínica da Dor Aguda e Crônica – Hospital São Rafael.

Mauro Brito de Almeida

Neurocirurgia com Especialização em Medicina da Dor e Cirurgia Funcional. Mestrado em Neurociências pela Universidade Federal do Pará (UFPA).

Mauro Rodrigues Araújo

Médico Anestesiologista do Hospital Porto Dias. Área de Atuação em Dor pela Sociedade Brasileira de Anestesiologia/Associação Médica Brasileira (SBA/AMB). Coordenador da Câmera Técnica Dor & Fibromialgia da Sociedade Brasileira de Estudo de Cannabis (SBEC). Consultor e Prescritor de Produtos à base da Cannabis.

Miles Day

MD, DABA, FIPP, DABIPP. Traweek-Racz Endowed Professor in Pain Research. Medical Director – The Pain Center at Grace Clinic. Pain Medicine Fellowship Director. Texas Tech University HSC. Lubbock, TX, USA.

Mirlane Guimarães de Melo Cardoso

Anestesiologista com Certificado de Área de Atuação em Dor e Medicina Paliativa. Doutora em Farmacologia e Professora-Associada da Universidade Federal do Amazonas (UFAM). Responsável pelo Serviço de Terapia da Dor e Cuidados Paliativos da Fundação Centro de Controle de Oncologia do Amazonas. Presidente da Comissão de Treinamento em Medicina Paliativa da Sociedade Brasileira de Anestesiologia (SBA).

Monique Lalue Sanches

Doutoranda do Programa de Biologia Estrutural e Funcional da Universidade Federal de São Paulo (UNIFESP). Mestra em Ciências pelo Programa de Biologia Estrutural e Funcional da UNIFESP. Especialista em Dentística Restauradora pela Faculdade de Odontologia de Bauru da Universidade de São Paulo (FOB-USP). Especialista em Disfunção Temporomandibular e Dor Orofacial pela UNIFESP. Especialista em Informática em Saúde pela UNIFESP. Professora Titular da Faculdade de Odontologia da Universidade Santa Cecília (UNISANTA). Professora Assistente do Curso de Odontologia do Colégio de Ciências da Saúde da Universidade Metodista de São Paulo (UMESP).

Narel Moita Carneiro

Graduação em Medicina pela Universidade Estadual do Piauí (UESPI). Residência Médica em Neurologia – Hospital de Base do Distrito Federal. Pós-Graduação *Lato Sensu* em Dor pelo Instituto de Ensino e Pesquisa do Hospital Sírio-Libanês. Título de Especialista em Dor pela Associação Médica Brasileira (AMB).

Neil Doctor

Pain Fellow. Department of Anesthesiology. Texas Tech University HSC, Lubbock, TX, USA.

Norma Regina Pereira Fleming

Mestre em Neurologia pela Universidade Federal Fluminense (UFF). Membro Titular da Academia Brasileira de Neurologia (ABN). Membro da International Association for the Study for Pain (IASP). Fundadora do Ambulatório de Cefaleia da Clínica de Dor da Universidade do Estado do Rio de Janeiro (UERJ).

Orlando Carlos Gomes Colhado

Doutor em Medicina pela Faculdade de Medicina de Ribeirão Preto (FMRP) da Universidade de São Paulo (USP). Professor-Doutor dos Cursos de Medicina da Universidade Estadual de Maringá (UEM) e da UNINGÁ. Preceptor da Residência Médica em Anestesiologia do Hospital Universitário de Maringá. Médico Especialista em Dor.

Patrícia Falcão Pitombo

Anestesiologista do Hospital Santa Izabel (Santa Casa da Bahia). Doutora em Anestesiologia pela Universidade Estadual Paulista "Júlio de Mesquita Filho" – Campus de Botucatu. Especialização em Anestesia Regional guiada por US Sírio-Libanês.

Patrícia Santos Reis

Acadêmica de Medicina pela Universidade Federal da Bahia (UFBA).

Patrick Raymond Nicolas Andre Ghislain Stump

Médico Fisiatra do Centro de Dor do Hospital das Clínicas da Faculdade de Medicina da Universidade de São Paulo (HCFMUSP). Médico Fisiatra do Instituto de Ortopedia e Traumatologia do HCFMUSP.

Paula Jaegger

Pós-Graduação em Dor Crônica pelo Hospital Sírio-Libanês (HSL). Título de Especialista em Dor pela Associação Médica Brasileira (AMB). *Fellow of Interventional Pain Practice* pelo World Institute of Pain (FIPP/WIP). *Certified Interventional Pain Sonologist* pelo World Institute of Pain (CIPS/WIP). Pós-Graduação em Medicina Regenerativa – Orthoregen/Unimax.

Paula Regina Gusson Bianchin

Médica Anestesiologista (TEA/SBA). Especialização em Dor – Título AMB. Membro das Sociedades: SAESP, SBA, SBED, SOBRAMID e IASP. Coordenadora do Grupo de Dor do Hospital e Maternidade São Luiz Anália Franco, Hospital Villa Lobos e Hospital Aviccena.

Paulo Roberto Santos Mendonça

Neurocirurgião Funcional. Membro da Sociedade Brasileira de Neurocirurgia (SBN). Membro da Sociedade Brasileira para Estudo da Dor (SBED).

Paulo Roberto Wille

Doutor em Radiologia pela Johannes Gutenberg-Universität Mainz, Alemanha. Professor Adjunto, responsável pela cadeira de Imagenologia da Universidade da Região de Joinville (UNIVILLE). Radiologista. Membro Titular do Colégio Brasileiro de Radiologia (CBR). Neurorradiologista Intervencionista. Membro Titular da Sociedade Brasileira de Neurorradiologia (SBNR). *Fellow* em Neurorradiologia Diagnóstica na Uniklinik Mainz – Alemanha. *Fellow* em Neurorradiologia Terapêutica no Alfried Krupp Krankenhaus – Essen, Alemanha.

Paulo Sergio Feliz

Título de Especialista em Ortopedia e Traumatologia – Sociedade Brasileira de Ortopedia e Traumatologia (SBOT). Acreditação em Dor – Sociedade Brasileira para Estudo da Dor (SBED). Assistente do Serviço de Dor – São Luiz/Rede D'Or (Unidade Brasil). Diretor de Pronto-Socorro – Hospital Heliópolis.

Pedro Henrique Martins da Cunha

Graduação na Faculdade de Medicina da Universidade Federal de Juiz de Fora/MG. Residência em Neurocirurgia – Hospital Felício Rocho e Hospital João XXIII, Belo Horizonte. *Observership* em Neurocirurgia Geral em Chicoutimi, Quebec – Canadá. *Observership* em Cirurgia de Epilepsia com Dr. Dennis Spencer, Yale, New Haven, EUA. *Observership* em Cirurgia de Epilepsia na London Health Science Centre, com Dr. David Steven, London, Ontário – Canadá. Pós-Graduação em Dor pela Escola de Educação Permanente/Faculdade de Medicina da Universidade de São Paulo. Residência em Dor e Especialização em Neurocirurgia Funcional no Hospital das Clínicas da Faculdade de Medicina da Universidade de São Paulo (HCFMUSP). Pós-Graduando em Neuromodulação Não Invasiva pelo NAPEN/HCFMUSP. Médico do Grupo de Dor e Pesquisador do Centro de Dor/Neurologia do HCFMUSP. Membro da Sociedade Brasileira de Neurocirurgia (SBN). Membro da Sociedade Brasileira para Estudo da Dor (SBED).

Philip Peng

MBBS, FRCPC. Fundador da revista *Pain Medicine*. Professor do Departamento de Anestesia e Dor da University Helath Network and University of Toronto – Toronto, Canadá.

Priscila Juscen

Médica. Formação Médica pela Faculdade de Medicina de Ribeirão Preto (FMRP) da Universidade de São Paulo (USP). Residência Médica em Clínica Médica no Hospital da Sagrada Família. Residência Médica em Clínica da Dor no Hospital Santa Izabel e na Santa Casa da Bahia. Pós-Graduada em Saúde Pública – Centro Universitário São Camilo. Pós-Graduanda em Cuidados Paliativos pelo Instituto Pallium Latinoamérica – Buenos Aires, Argentina. Certificação em Tratamento por Ondas de Choque – Sociedade Médica Brasileira de Tratamento por Ondas de Choque (SMBTOC). Membro Titular da Sociedade Brasileira para Estudo da Dor (SBED).

Ramon D'Ângelo Dias

Graduação pela Faculdade de Medicina de Ribeirão Preto (FMRP) da Universidade de São Paulo (USP). Neurologista. Anestesiologista.

Rayanne Luiza Tajra Mualem Araújo

Enfermeira. Pós-Graduanda em Cuidados Paliativos pela Universidade Estadual do Ceará (UECE). Aluna de Doutorado do Programa de Pós-Graduação em Ciências da Saúde da Universidade Federal do Maranhão (UFMA).

Raquel Amorim Correia

Médica Anestesiologista pela Santa Casa de Misericórdia da Bahia (SCMBA). Área de Atuação em Dor pela Associação Médica Brasileira (AMB). Certified Interventional Pain Sonologist (CIPS) pelo World Institute of Pain (WIP). Pain and MSK Interventional Ultrasound Certificate (ASRA-PMUC) pela American Society of Regional Anesthesia and Pain Medicine (ASRA).

Renata Ribeiro Alban

Médica Anestesiologista com Certificado de Atuação na Área de Dor pela Sociedade Brasileira de Anestesiologia (SBA) e pela Associação Médica Brasileira (AMB). Médica Assistente do Ambulatório de Dor do Hospital Universitário Professor Edgard Santos da Universidade Federal da Bahia (HUPES/UFBA).

Renato Luiz Bevilacqua de Castro

Médico Ortopedista. Especialista em Cirurgia do Joelho e em Cirurgia do Ombro e Cotovelo. Presidente da Sociedade Brasileira de Regeneração Tecidual (SBRET). Presidente do Centro de Estudos em Regeneração Tecidual (CERT). Membro da Comissão de Regeneração Tecidual da (Sociedade Brasileira de Ortopedia e Traumatologia (SBOT).

Ressala Castro Souza

Anestesiologista com Certificado de Área de Atuação em Dor. Responsável pelo Ambulatório de Dor Neuropática do Centro de Tratamento da Dor Prof. Josefino Fagundes do Hospital das Clínicas da Universidade Federal de Minas Gerais (HC-UFMG). Médica do Instituto Clind'Or de Tratamento Multidisciplinar da Dor.

Ricardo Fernandes Waknin

Graduado pela Universidade Iguaçu (UNIG). Especialista em Ortopedia pelo Instituto Nacional de Traumato-Ortopedia/Ministério da Saúde (INTO/HTO-RJ). Membro Titular da Sociedade Brasileira de Ortopedia e Traumatologia (SBOT). Pós-Graduação e Especialização em Dor – Hospital Israelita Albert Einstein (HIAE). Membro da Sociedade Brasileira para Estudo da Dor (SBED). Membro da Sociedade Brasileira dos Médicos Intervencionistas em Dor. Título pela AMB – Área de Atuação em Dor. Membro do Comitê de Dor da SBOT. Curso de Extensão Anual na Clínica Singular. Curso de Extensão Anual Orthoregen – Unicamp de Medicina Regenerativa. Médico do Ambulatório de Coluna e Dor – Rede D'Or (São Luiz) São Paulo e ABC. Médico do Corpo Clínico do Hospital Sírio-Libanês (HSL). Médico do Corpo Clínico do Hospital HIAE – Morumbi. Médico do Corpo Clínico do Hospital Le Fortê Morumbi (Ambulatório de Coluna e Dor).

Ricardo Kobayashi

Médico Ortopedista e Acupunturista com Área de Atuação em Dor. Pós-Graduação em Dor pelo Centro de Dor do Hospital das Clínicas da Faculdade de Medicina da Universidade de São Paulo (HCFMUSP). Doutor em Ciências pela FMUSP. Colaborador do Centro de Dor do HCFMUSP. Ex-Presidente do Comitê de Dor da SBOT (2019-2020).

Ricardo Morad Bassetto

Título de Especialista em Clínica Médica – Sociedade Brasileira de Clínica Médica/Associação Médica Brasileira (SBCM/AMB). Título de Especialista em Acupuntura – Colégio Médico Brasileiro de Acupuntura/Associação Médica Brasileira (CMBA/AMB). Mestre em Ciências da Saúde – Laboratório de Biologia do Estresse – Universidade Federal de São Paulo/Campus Baixada Santista (UNIFESP/BS). Diretor do Colégio Médico de Acupuntura do Estado de São Paulo (CMAESP).

Rioko Kimiko Sakata

Professora Associada da Disciplina de Anestesiologia, Dor e Medicina Intensiva. Coordenadora do Setor de Dor. Supervisora do Programa de Residência em Dor.

Rita Tiziana Verardo Polastrini

Enfermeira Pediatra. Especialista em Administração Hospitalar pela Faculdade de Saúde Pública da Universidade de São Paulo (FSP/USP). Diplomada em Cuidados Paliativos pela Asociación Pallium Latinoamérica, Universidade Del Salvador – Buenos Aires – Argentina, com chancela de Oxford/UK. Curso de Capacitação EPEC Pediatria. Enfermeira da Unidade de Dor e Cuidados Paliativos do Instituto da Criança do Hospital das Clínicas da Faculdade de Medicina da Universidade de São Paulo (HCFMUSP).

Roberta Cristina Risso

Médica Anestesiologista e Especialista no Tratamento de Dor, com título pela Associação Médica Brasileira (AMB). Especialização em Cuidados Paliativos, Acupuntura e Ultrassonografia Musculoesquelética. Coordenadora da Equipe de Tratamento de Dor do Serviço Médico de Anestesiologia (SMA) do Hospital Alemão Oswaldo Cruz. Mestranda da Universidade Federal de São Paulo (UNIFESP). Curso de Gestão em Saúde e Curso de Liderança de Equipes.

Rodrigo Machado Saldanha

TSA/SBA. CAAD/AMB. FIPP/WIP. Coordenador do Programa de Residência Médica da Santa Casa de Misericórdia de Juiz de Fora.

Rodrigo Mencalha

Médico Veterinário Anestesiologista e Especializado no Tratamento da Dor Aguda e Crônica em Cães e Gatos. Professor Adjunto de Anestesiologia da Universidade Federal do Acre (UFAC). Mestre e Doutor pela Universidade Federal Rural do Rio de Janeiro (UFRRJ). Pós-Graduado em Dor e Cuidados Paliativos pelo Instituto Albert Einstein. Autor do livro *Abordagem e Tratamento da Dor Crônica em Cães e Gatos*.

Rubens Correia Filho

Cirurgião Dentista formado pela Universidade Federal do Paraná (UFPR). Especialista em Ortopedia Funcional dos Maxilares e em Implantodontia. Analista Transacional Certificado para Área Organizacional. Mentor Integrativo Relacional e Mentor-Formador.

Sanderland Tavares Gurgel

Mestre e Doutor em Anestesiologia pela Universidade Estadual Paulista "Júlio de Mesquita Filho" (UNESP). Portador do Título Superior em Anestesiologia (TSA). Certificado na Área de Atuação em Dor e Medicina Paliativa.

Sandra Caires Serrano

Médica Pediatra e Neurologista Infantil no Departamento de Terapia Antálica, Cirurgia Funcional e Estereotaxia. Responsável Pelo Serviço de Cuidados Paliativos no AC Camargo Cancer Center. Área de Atuação em Medicina Paliativa pela Associação Médica Brasileira (AMB). Mestre em Ciências da Saúde com Área de Concentração em Oncologia. Assistente de Ensino de Emergência Pediátrica no Hospital Santa Marcelina Itaquera (HSM).

Sandra Mastrocinque

Médica Veterinária, Doutora pelo Departamento de Cirurgia da Faculdade de Medicina Veterinária e Zootecnia da Universidade Estadual Paulista – Campus Botucatu – UNESP. Docente da Disciplina de Anestesiologia da Universidade Barão de Mauá.

Sandra Miranda Goraieb

Médica Anestesiologista (TEA/SBA), Intensivista (TETI/AMIB), FIPP (WIP).

Sara Reis de Paula

Médica pela Universidade Federal de Alfenas (UNIFAL-MG). Atualmente Residente de Ortopedia pela Universidade Estadual Paulista "Júlio de Mesquita Filho" (UNESP).

Sérgio Silva de Mello

Anestesiologista TSA/SBA. Área de Atuação em Dor AMB. *Certified Interventional Pain Sonologist* – WIP. Especialização em Anestesia Regional/Dor IEP – Sírio-Libanês. Coordenador da Clínica de Dor CAIO – Instituto Orizonti.

Sílvia Maria de Macedo Barbosa

Médica Pediatra. Doutora em Ciências da Saúde. Chefe da Unidade de Dor e Cuidados Paliativos do Instituto da Criança do Hospital das Clínicas da Faculdade de Medicina da Universidade de São Paulo (ICr-HCFMUSP). Presidente do Departamento Científico de Medicina Paliativa e Medicina da Dor da Sociedade de Pediatria de São Paulo. Área de Atuação em Dor pela SBP/AMB.

Sílvia Maria Machado Tahamtani

Médica Anestesiologista. Membro da Equipe de Dor do Instituto do Câncer do Estado de São Paulo (ICESP).

Simone Martinelli Reis

Médica Ortopedista pela Universidade Federal de Uberlândia (UFU). Pós-Graduação em Dor pelo Centro de Dor do Hospital das Clínicas da Faculdade de Medicina da Universidade de São Paulo (HCFMUSP). Título pela Associação Médica Brasileira (AMB) de Área de Atuação em Dor. *Fellow of Interventional Pain Practice* (FIPP) pelo WIP. Membro da SBOT, SBED e SMBTOC.

Sudhir Diwan

MDS, MD, FIPP, DABIPP.

Suelen Morais Sirio Rocha

Médica Anestesiologista. *Fellow* em Dor pelo Hospital das Clínicas da Faculdade de Medicina da Universidade de São Paulo (HCFMUSP). Mestrado pelas Faculdades Integradas de Aracruz (FAACZ) em parceria com a Universidade de São Paulo de Ribeirão Preto.

Taís Mazzini Setti

Residência Médica em Anestesiologia pelo CET/SAJ – Hospital Municipal São José, Joinville – SC. Atuação em Dor pela Associação Médica Brasileira (AMB). Formação em Medicina Intervencionista da Dor pela Clínica Singular, Campinas – SP. Pós-Graduação em Dor pelo Hospital Israelita Albert Einstein, São Paulo – SP.

Talita Pavarini Borges de Souza

Doutora pela Universidade de São Paulo (USP). Docente da Faculdade de Ciências Médicas da Santa Casa de São Paulo (FCMSCSP). Coordenadora Científica do Comitê de Práticas Integrativas e Complementares da Sociedade Brasileira para Estudo da Dor (SBED). Enfermeira em Práticas Integrativas atuando com Massagem, Aromaterapia e Auriculoterapia nas Síndromes Genéticas, Paciente e Família. Criadora do Podcast NURSECAST Brasil.

Telma Regina Mariotto Zakka

Doutora em Ciências pelo Departamento de Neurologia da Faculdade de Medicina da Universidade de São Paulo (FMUSP). Colaboradora, Pesquisadora e Coordenadora do Núcleo de Estudos em Dor Pélvica do Centro Interdisciplinar de Dor da Clínica Neurológica do Hospital das Clínicas (HC) da FMUSP. Título de Especialista em Acupuntura, Ginecologista com Área de Atuação em Dor pela Associação Médica Brasileira (AMB). Presidente do Comitê de Dor da APM, Membro e Coordenadora do Comitê de Dor Urogenital da SBED.

Thais Khouri Vanetti

Anestesiologista com Área de Atuação em Dor pela Associação Médica Brasileira (AMB). *Fellow of Interventional Pain Practice* (FIPP/WIP). Médica Intervencionista da Dor do Singular – Centro de Controle da Dor – Campinas – SP. Médica Intervencionista da Dor do Hospital Centro Médico de Campinas – Campinas – SP. Médica Intervencionista da Dor do Hospital 22 de Outubro – Mogi Mirim – SP.

Thalita Marqueze

Anestesiologista Santa Casa de Misericórdia de Jaú/SP. Especialista em Dor pela Universidade Estadual Paulista "Júlio de Mesquita Filho" (UNESP) – Campus Botucatu. *Fellowship* em Procedimentos Intervencionistas para Tratamento da Dor do Singular – Centro de Controle da Dor – Campinas/SP.

Thatila Marcello Rodrigues

Médica Pediatra pela Escola Paulista de Medicina da Universidade Federal de São Paulo (EPM/UNIFESP). Pós-Graduação em Dor pela Faculdade de Medicina da Universidade de São Paulo (FMUSP). Nutrologia pela Associação Brasileira de Nutrologia (ABRAN). Acupuntura pelo Center Ao/UNIFESP/EPM. Docente da Faculdade de Medicina da Uninove.

Thiago Kreutz Grossmann

Médico formado pela Universidade Federal de Ciências da Saúde de Porto Alegre (UFCSPA). Ex-Bolsista CNPq/CAPES – Holanda, onde complementou seu estudo em Medicina pela Universidade Livre de Amsterdam entre 2015 e 2016, com Graduação do tipo Sanduíche. Realizou Estágios nos seguintes locais entre 2016 e 2018: Universidade de Columbia – Serviço de Cirurgia Plástica e Reconstrutiva, em Nova York na Universidade de Oxford, Inglaterra, no Departamento de Cirurgia e, finalmente, em 2018, na Universidade de Heidelberg, Alemanha. Foi Membro Coordenador de Ensino da Liga da Dor da UFCSPA pelo período de dois anos. Membro do Grupo de Pesquisa em Técnicas Intervencionistas, Imaginologia e Dor, CNPQ. Cirurgião-Geral formado pelo Grupo Hospitalar Conceição.

Thiago Ramos Grigio

Anestesiologista (Santa Casa de São Paulo e ICESP). Supervisor da Residência Médica de Anestesiologia da Santa Casa de São Paulo. Mestrado em Pesquisa em Cirurgia pela Santa Casa de São Paulo. Doutorando em Anestesiologia pela Universidade de São Paulo (USP). Diretoria da Latin America Society of Regional Anesthesia (LASRA) (2019-2021). Coordenador do Núcleo de Dor e Cuidados Paliativos da Sociedade de Anestesiologia do Estado de São Paulo (SAESP).

Thiago Setti

Área de Atuação em Dor – Associação Médica Brasileira (AMB). Pós-Graduação em Dor pelo Albert Einstein. *Fellow of Interventional Pain Practice* – World Institute of Pain (FIPP/WIP).

Tiago da Silva Freitas

Universidade Federal de Goiás (UFG). Residência de Neurocirurgia no Hospital de Base do Distrito Federal. Área de Atuação em Dor pela AMB (Associação Médica Brasileira). Neurocirurgia Funcional – *Cleveland Clinic Foundation*, Ohio – EUA e Hospital das Clínicas da Universidade de São Paulo (HCFMUSP). Mestre e Doutor em Ciências da Saúde pela Universidade de Brasília (UnB). *Fellow of Interventional Pain Procedures* – World Institute of Pain (FIPP/WIP). Professor e Coordenador da Pós-graduação em Cuidados em Paciente com Dor do Hospital Sírio-Libanês, Brasília.

Tiago Marques Avelar

Graduação em Medicina pela Universidade Federal do Piauí (UFPI). Residência Médica em Neurocirurgia na Santa Casa de São Paulo. Aperfeiçoamento (*Fellowship*) em Neurocirurgia Funcional no Hospital AC Camargo Cancer Center.

Valéria Martins Cavaco Barbosa

Médica Especialista em Acupuntura e Clínica da Dor pelo Colégio Médico Brasileiro de Acupuntura. Médica Acupunturiatra do Ambulatório de Acupuntura e Dor do Serviço de Neurologia do Hospital Universitário Gaffrée e Guinle – EBSERH.

Valesca Oliveira Paes Tanaka

Médica responsável pelo Ambulatório de Dor Pediátrica do Hospital Infantil Darcy Vargas/SP. Presidente da Comissão de Dor e Cuidados Paliativos do Hospital Infantil Darcy Vargas/SP. Secretária do Comitê de Dor Pediátrica da Sociedade Brasileira para Estudo da Dor (SBED). Especialista em Pediatria com Área de Atuação em Dor Pediátrica pela Associação Médica Brasileira (AMB).

Vania Maria de Araújo Giaretta

Doutora e Mestre em Engenharia Biomédica pela Universidade do Vale do Paraíba (UNIVAP). Especialista em Saúde Ocupacional pela Universidade de Taubaté (UNITAU). Professora no Departamento de Enfermagem e Nutrição. Coordenadora da Disciplina de Saúde do Adulto e do Idoso I e II – UNITAU. Coordenadora do Projeto de Extensão Ecocidadania e Saúde e da Oficina do Autocuidado do Programa de Atenção Integral ao Envelhecimento. Professora Membro do Projeto Saúde Integrativa na Pró-Reitoria de Extensão da UNITAU.

Victor Fontes Pacheco

Membro Titular da Sociedade Brasileira de Ortopedia e Traumatologia (SBOT). *Board Certified American American Academy of Regenerative Medicine*. Sócio Fundador da Associação Brasileira de Pesquisa em Medicina Regenerativa. Membro da Sociedade Brasileira de Regeneração Tecidual (SBRET). Membro da Sociedade Brasileira de Médicos Intervencionistas em Dor (SOBRAMID). Colaborador do Grupo de Dor – Universidade Federal de São Paulo (UNIFESP). Professor de Pós-Graduação *Orthoregen Internacional Course*. Professor Pós-Graduação em Dor pelo Instituto Israelita de Ensino e Pesquisa Albert Einstein (IIEP).

Victor Lopes de Melo

Médico Anestesiologista/SBA. Certificado de Área de Atuação em Dor/AMB.

Wivaldo Garcia de Almeida Neto

Anestesiologista – TEA. Área de Atuação em Dor/AMB e FIPP/WIP.

Dedicatórias

Dedico aos pacientes de dor neuropática... para que reduza o seu sofrimento...
Dedico ao meu pai, Ariberto Palladini, que continua sendo para mim o meu exemplo
em tudo que realizo. Um homem sem palavras para descrever. Minha mãe,
Mariza Camargo Palladini, maravilhosa e carinhosa e que esteve ao meu lado,
me apoiando em meus sonhos de expandir o meu conhecimento e dividir com todos
de interesse na área. Meu avô, Dr. Plinio Camargo, médico de Santos-SP, uma de
minhas fontes inspiradoras. Ao meu marido, Mauricio Miralha, dedico esta obra
por ter sempre me apoiado. Sem o seu apoio, não seria quem sou hoje!
E por fim, dedico a Gabriela, minha filha, determinada e razão do meu viver.

Mariana Camargo Palladini
MD em Anestesiologista e Medicina da Dor
São Paulo, SP, Brasil

Aos meus pais, Luiz e Therezinha, que sempre priorizaram o estudo em minha vida
e nunca mediram esforços para que eu alcançasse os meus objetivos.
À minha filha, Júlia, luz que brilha e ilumina a minha vida!
Que você realize sempre os seus sonhos!
Aos meus primeiros mestres, Dr. Lino Lemonica e
Dr. Guilherme Antonio Moreira de Barros, que despertaram em mim
a paixão pela dor e mudaram o rumo da minha vida.
Ao Dr. Irimar de Paula Posso, meu eterno mestre.
Ao Dr. Fabrício Assis, que com sua imensa generosidade
me guiou no caminho da intervenção.
Às minhas queridas amigas de jornada na construção deste Tratado,
Dra. Mariana Camargo Palladini e Dra. Anita Perpetua Carvalho Rocha de Castro,
minha eterna gratidão.

Lia Rachel Chaves do Amaral Pelloso
MD, PHD, FIPP
Cuiabá, Mato Grosso, Brasil

A todos aqueles que contribuíram para que eu me tornasse o que sou hoje,
não apenas do ponto de vista profissional, mas pessoal.
Que através dos diferentes olhares me ensinaram o quanto é importante
perseguir os nossos sonhos. Esta é a única forma de torná-los realidade.
Aos meus pais, Antonio Miranda Rocha e Maria Perpetua Carvalho Rocha
que souberam ser exemplo de amor, dedicação e disciplina.
Ao meu esposo, Pedro Augusto Costa Rebouças de Castro, e aos meus filhos,
Pedro Carvalho Rocha de Castro e Rafael Carvalho Rocha de Castro,
que souberam compreender a ausência e, apesar desta, sempre
me incentivaram a seguir em frente naquilo que realmente acreditei.
Às minhas amigas, Mariana Camargo Palladini e Lia Rachel Chaves do Amaral Pelloso,
que me escolheram para estamos juntas nesta jornada.
Hoje e sempre, o meu muito obrigada!

Anita Perpetua Carvalho Rocha de Castro
MD em Anestesiologia e Medicina da Dor
Salvador, BA, Brasil

Agradecimentos

"Não tem como realizar sonhos sem apoio."

O *Tratado de Dor Neuropática* é um sonho que cultuo de longa data. Desde quando o Dr. Mauricio Nunes Nogueira plantou a sementinha do estudo da dor em mim, a dor neuropática se tornou um objetivo de estudo por ser tão complexa e apaixonante. Não tem como não agradecê-lo em primeiro lugar.

Era pra ser algo mais sucinto, porém, com a união da saberoria das minhas amigas Lia e Anita, acabamos estendendo a obra no intuito de deixá-la mais completa. Longas e intermináveis reuniões nos últimos dois anos, enquanto a pandemia nos consumia como médicas, não poupamos esforços para fazer com que mantivéssemos o nosso compromisso de lançar o *Tratado de Dor Neuropática* no 15° Congresso Brasileiro de Dor da SBED (Sociedade Brasileira para Estudo da Dor).

Paulo Renato, presidente da SBED, e mais que isso, meu amigo, desde que contei desse meu desejo em termos um tratado de dor neuropática robusto, não mediu esforços para a realização deste sonho. Sem o seu apoio, nada teria sido possível.

Agradeço ao diretor científico da SBED, Dr. José Oswaldo e a equipe dos queridos funcionários da SBED. Meus agradecimentos ao Prof. Irimar, que apoiou a publicação pela Editora Atheneu que tão bem nos acolheu e comprou essa ideia, ajudando-nos na concretização do projeto. Agradeço à equipe da Know-How, pela dedicação e esforços para o cumprimento de prazos desafiadores. A todos que participaram na produção editorial e gráfica do livro, meu muito obrigado.

Aos envolvidos na escrita deste Tratado, saibam que a participação de vocês foi escolhida a dedo, pela competência, capacidade de escrever e transmitir os seus conhecimentos e pela paixão pelo tema.

Não posso deixar de lado a Fátima, minha secretária no Centro Paulista de Dor, que como uma amiga e fiel escudeira, está sempre ao meu lado, me dando forças para seguir em frente, ouvindo as minhas lamúrias, quando preciso desabafar e sendo esta pessoa tão especial para meus pacientes.

Esse é meu presente para a SBED, após tantos anos na Diretoria do Comitê de Dor Neuropática, deixo neste Tratado uma marca do meu amor pelo estudo da dor.

Mariana Camargo Palladini
MD em Anestesiologia e Medicina da Dor
São Paulo, SP, Brasil

Apresentação

A dor neuropática é conceituada como aquela que ocorre como consequência direta de uma doença ou lesão que afeta o sistema somatossensitivo. Esta tem uma prevalência de 8% na população geral e tem um impacto negativo na qualidade de vida dos pacientes, representando um grande desafio para os profissionais de saúde. Mediante tais observações, surgiu a necessidade do *Tratado de Dor Neuropática*, o qual foi construído no intuito de trazer informações atualizadas a respeito do tema, que pudessem ser compartilhadas com todos. Este Tratado contém conceitos relacionados com a dor neuropática, seu diagnóstico, prevenção e tratamento, voltados para o contexto dos pacientes adultos e pediátricos, sejam eles portadores de dor benigna ou oncológica. É importante ressaltar que houve também a preocupação de trazer aspectos relacionados com a condução da dor neuropática no âmbito da medicina veterinária, uma vez que cada um dos grupos citados possui particularidades que exigem uma atenção diferenciada.

O *Tratado de Dor Neuropática* tem a chancela da Sociedade Brasileira para Estudo da Dor, encontra-se dividido em 19 seções e 122 capítulos, contando com a participação de autores nacionais e internacionais renomados. Tem por editora-chefe Dra. Mariana Camargo Palladini, como editoras Dra. Anita Perpetua Carvalho Rocha de Castro e Dra. Lia Raquel Chaves do Amaral Pelloso, como editor institucional Dr. Paulo Renato Barreiros da Fonseca e como coeditores Dra. Alexandra Tavares Raffaini, Dra. Aline Cristina Gonçalves, Dr. André Marques Mansano, Dr. Carlos Marcelo de Barros, Dr. Hazem Adel Ashmawi e Dr. José Oswaldo de Oliveira Júnior.

Estar fazendo parte deste projeto grandioso é algo maravilhoso! Gostaria de agradecer a todos os envolvidos, em especial a Dra. Mariana Camargo Palladini, Dra. Lia Rachel Chaves do Amaral Pelloso e ao Dr. Paulo Renato Barreiros da Fonseca, pela oportunidade e confiança.

Anita Perpetua Carvalho Rocha de Castro
MD em Anestesiologia e Medicina da Dor
Salvador, BA, Brasil

Prefácio

A dor neuropática acomete cerca de 8% da população mundial e em determinadas patologias a sua dor é excruciante.

A busca incessante para o alívio da dor e do entendimento do seu sofrimento fez com que trabalhássemos juntas para alcançarmos uma meta no conhecimento e tratamento das principais patologias que causam a dor neuropática.

O *Tratado de Dor Neuropática* foi idealizado para contribuir no conhecimento a todos que se interessam pelo tema, um livro moderno, atualizado e bem estruturado para que todos possam apreciar sua leitura.

Agradecemos imensamente o trabalho dos autores nacionais e internacionais na sua construção que abrilhantaram para que esta obra estivesse com padrão de excelência.

Ao ler o Tratado, você encontrará os principais temas para pesquisa nas áreas que tratam a dor. Ele foi planejado e executado com muita dedicação, aproveite para se aprofundar no primeiro tratado que aborda este tema. Estamos extremamente orgulhosas em poder lançar um livro que proporcionará um amplo entendimento da matéria e, assim, colaborando para reduzir o sofrimento e proporcionar uma melhor qualidade de vida aos que mais precisam de nós, os nossos pacientes!

Lia Rachel Chaves do Amaral Pelloso
MD, PHD, FIPP
Cuiabá, Mato Grosso, Brasil

Sumário

SEÇÃO **1** Conceitos Básicos em Dor Neuropática

1. Taxonomia da Dor Neuropática – termos e definições, 3
   Durval Campos Kraychete | Patrícia Santos Reis | Bruno Oliveira Almeida

2. Epidemiologia da Dor Neuropática, 11
   João Batista Santos Garcia | Érica Brandão de Moraes | Rayanne Luiza Tajra Mualem Araújo

3. Aspectos Genéticos Relacionados à Dor Neuropática, 17
   Camila Sato Campana | Cláudia Carneiro de Araújo Palmeira

SEÇÃO **2** Diagnóstico da Dor Neuropática

4. O Que Devo Valorizar na História Clínica do Paciente com Dor Neuropática, 27
   Wivaldo Garcia de Almeida Neto | Felipe Audi Bernardino

5. A Importância dos Questionários de Avaliação da Dor na Abordagem do Paciente com Dor Neuropática, 33
   Luís Josino Brasil

6. Exame Físico e Testes Clínicos no Paciente com Dor Neuropática, 41
   Jorge Dornellys da Silva Lapa | Gabriel Taricani Kubota | Manoel Jacobsen Teixeira | Daniel Ciampi de Andrade

SEÇÃO **3** Exames Complementares

7. O Papel da Eletroneuromiografia no Diagnóstico de Dor Neuropática, 49
   Cleonisio Leite Rodrigues

8. Exames de Imagem na Dor Neuropática, 61
   Bruno José de Pinho Miranda | Paulo Roberto Wille | Marcus Vinicius Magno Gonçalves

9. Termografia no Auxílio Diagnóstico e Acompanhamento das Dores Neuropáticas, 67
   Marcos Leal Brioschi | Luciane Fachin Balbinot | Manoel Jacobsen Teixeira

SEÇÃO **4** Anatomia e Fisiopatologia da Dor Neuropática

10. Anatomia da Dor Neuropática, 81
    Carla Ceres Villas Miranda | Mauro Brito de Almeida | Mauro Rodrigues Araújo

11. Sensibilização Periférica na Dor Neuropática, 93

Alexandre Mio Pos | José Luiz de Campos | Felipe Millen Azevedo

12. Sensibilização Central e Dor Neuropática, 107

Manoel Jacobsen Teixeira | Lin Tchia Yeng

13. O Papel dos Canais Iônicos na Dor Neuropática, 123

Hazem Adel Ashmawi

14. Receptores Envolvidos na Fisiopatologia da Dor Neuropática, 127

Gustavo Rodrigues Costa Lages | Ressala Castro Souza | Fernanda de Faria Mariano

15. Dor Neuropática *versus* Glia, 137

João Batista Alves Segundo | Narel Moita Carneiro

16. A Contribuição das Células da Glia na Dor Neuropática, 139

Lívia de Sousa Albergaria | Emiliana Kelly da Silva Vasconcelos

17. Dor Neuropática Aguda – o papel do *nervi nervorum* na distinção entre dores agudas nociceptiva e neuropática, 147

Pedro Henrique Martins da Cunha | Gabriel Taricani Kubota | Manoel Jacobsen Teixeira | Daniel Ciampi de Andrade

S E Ç Ã O **5** Síndromes Dolorosas Específicas no Contexto da Oncologia

18. Dor Neuropática de Origem Tumoral, 153

Carlos Marcelo de Barros | Sara Reis de Paula | Caio Carvalho dos Santos Souza | Carolina Aparecida de Faria Almeida

19. Dor Neuropática Pós-Radioterapia, 163

Mirlane Guimarães de Melo Cardoso

20. Síndrome de Dor Pós-Radioterapia, 171

Grace Haber Dias Pires | Mariana Mafra de Oliveira Junqueira | Mariana Musaue

21. Síndrome de Dor Pós-Mastectomia, 179

Ângela Maria Sousa | Alexandre Slullitel | Sílvia Maria Machado Tahamtani

22. Dor Neuropática nos Pacientes Oncológicos Sobreviventes, 185

Antônio Argolo Sampaio Filho | Mariana Schettini Magalhães Dias

23. Dor Neuropática no Paciente Portador de Tumor de Cabeça e Pescoço, 193

Jorge Taqueda Neto | Denison Santos Silva | Marcos Masayuki Ishi | Gleiviane Matos do Nascimento

SEÇÃO **6** Dor Neuropática no Paciente Não Oncológico

24. Lesões de Plexos e Raízes Nervosas, 207

Benedito Domingos Amorim Filho | Paulo Roberto Santos Mendonça |
Gisela Zancanari

25. Neuropatia por Diabetes *Mellitus*, 217

Alexandre Mio Pos | Francisco de Assis Bravim de Castro | José Luiz de Campos

26. Neuralgia Pós-Herpética, 233

Cecília Daniele de Azevedo Nobre | Felipe Audi Bernardino

27. Covid-19 e o Impacto na Dor Neuropática, 249

Mariana Camargo Palladini | Anita Perpetua Carvalho Rocha de Castro |
Lia Rachel Chaves do Amaral Pelloso

28. Neuropatia Alcoólica, 257

Hazem Adel Ashmawi | Cláudia Carneiro de Araújo Palmeira

29. Polineuropatia Medicamentosa, 261

Carla Leal Pereira | Paulo Sergio Feliz | Herculano Ferreira Diniz

30. Neuralgia Intercostal, 271

Lia Rachel Chaves do Amaral Pelloso | Gisela Magalhães Braga | Rodrigo Machado Saldanha

31. Neuropatias Dolorosas Associadas a *Entrapment Syndrome*, 279

Karen Santos Braghiroli | Ana Carolina Braz Lima | Mariana Moraes Pereira das Neves Araújo

32. Dor Neuropática Pós-Operatória, 293

Guilherme Antônio Moreira de Barros | Alexandre Lopes

33. Dor no Doente Amputado e Dor no Membro ou Órgão Fantasma, 297

Lin Tchia Yeng | Manoel Jacobsen Teixeira | Fábio Carlos Pinto

34. Dor Pélvica Crônica de Origem Neuropática, 327

Telma Regina Mariotto Zakka | Lin Tchia Yeng | Diego Toledo Reis Mendes Fernandes |
Manoel Jacobsen Teixeira

35. Dor Neuropática na Gestação, 333

Telma Regina Mariotto Zakka | Diego Toledo Reis Mendes Fernandes | Manoel Jacobsen Teixeira |
Lin Tchia Yeng

36. Dor Neuropática no Paciente Ortopédico, 341

André Cicone Liggieri | Thatila Marcello Rodrigues | Ricardo Kobayashi

37. Dor Axial com Componente Neuropático, 347

Ricardo Kobayashi | Carolina Besser Cozac Kobayashi | André Cicone Liggieri

38. Síndrome Dolorosa Miofascial no Paciente com Dor Neuropática, 355

Maria Teresa Rolim Jalbut Jacob | Beatriz Jalbut Jacob Milani

39. Síndrome da Amplificação Dolorosa e Fibromialgia, 363

Lívia Agostinho Teixeira | Fernanda Bono Fukushima

40. Especificidades do Tratamento da Dor Neuropática no Idoso, 375

Karol Bezerra Thé | Fânia Cristina dos Santos | Bianca Figueiredo Barros

SEÇÃO **7** Neuropatias Craniofaciais Atípicas

41. Neuralgia do Nervo Intermédio ou Geniculada, 385

Gabriel Taricani Kubota | Ida Fortini

42. Neuralgia Vagal, 391

José Oswaldo de Oliveira Júnior | Tiago Marques Avelar

43. Neuralgia Occipital, 403

Anna Carolina Passos Waknin | Francisco Carlos Obata Cordon | Ricardo Fernandes Waknin

44. Neuralgia do Glossofaríngeo, 409

Eduardo Grossmann | Thiago Kreutz Grossmann

45. Neuralgia do Nervo Laríngeo Superior, 419

Claudio Fernandes Corrêa | Gustavo Henrique Nunes de Aquino

46. Dor Facial Idiopática Persistente, 425

Norma Regina Pereira Fleming | Flavia Pereira Fleming

47. Neuralgia do Gânglio Esfenopalatino, 429

José Luiz de Campos | Leandro Mamede Braun | Alexandre Mio Pos

48. SUNCT/SUNA, 439

Norma Regina Pereira Fleming | Flavia Pereira Fleming

49. Síndrome da Ardência Bucal, 445

Carmen Paz Santibañez Hoyuela | Monique Lalue Sanches | Eduardo Grossmann

50. Neuropatias Sintomáticas – dores cranianas persistentes de origem neurogênica, 451

Ida Fortini | Gabriel Taricani Kubota

51. Neuralgia do Trigêmeo, 457

André Marques Mansano

SEÇÃO **8** Neuropatias Centrais

52. Dor Neuropática na Esclerose Múltipla, 467

Cláudia Cristina Ferreira Vasconcelos | Valéria Martins Cavaco Barbosa

53. Neuropatia na Síndrome de Guillain Barré, 479

Ramon D'Ângelo Dias

54. Dor Neuropática após Lesão Raquimedular, 483

Carlos Eduardo Romeu de Almeida

55. Dor Neuropática Central após Acidente Vascular Cerebral, 489

José Oswaldo de Oliveira Júnior | Leonardo Rafael Takahashi | Alexandro Roberto Galassi | Tiago Marques Avelar | Diego do Monte Rodrigo Seabra

56. Dor Neuropática na Hanseníase, 503

Patrick Raymond Nicolas Andre Ghislain Stump | Irina Raicher | José Antônio Garbino

SEÇÃO **9** Síndrome Dolorosa Complexa Regional

57. Síndrome Complexa de Dor Regional, 513

Rioko Kimiko Sakata | Esthael Cristina Querido Avelar | Ana Laura Albertoni Giraldes

SEÇÃO **10** Aspectos Gerais no Tratamento da Dor Neuropática

58. Princípios do Tratamento de Dor Neuropática, 519

Priscila Juscen | Renata Ribeiro Alban

59. O Papel da Equipe Multiprofissional no Tratamento da Dor Neuropática, 529

Marcia Carla Morete Pinto | Gabriel Longuini

60. A Importância da Analgesia Multimodal no Tratamento da Dor Neuropática, 535

Esthael Cristina Querido Avelar | Rioko Kimiko Sakata | Ana Laura Albertoni Giraldes

SEÇÃO **11** Tratamento Medicamentoso da Dor Neuropática

61. Antidepressivos, 543

Aline Cristina Gonçalves | Luana Vanessa Marotti Aparicio | Marcos Vinícius Tonante Lobo

62. Anticonvulsivantes, 551

Paula Regina Gusson Bianchin | Mariana Camargo Palladini | Francisco Carlos Obata Cordon

63. Neurolépticos, 557

Roberta Cristina Risso | Flavia do Val de Paula Tescari

64. Opioides, 561

Mariana Camargo Palladini | Breno Jardim Grossi | Luciana Paula Bailak

65. Canabidiol, 569

Mauro Rodrigues Araujo

66. Toxina Botulínica no Tratamento da Dor Neuropática, 575

Felipe Chiodini Machado

67. Cetamina, 579

Irimar de Paula Posso | Bruno Emanuel Oliva Gatto | Ana Márcia Rodrigues da Cunha

68. Alfa-2-Adrenérgicos para Dor Neuropática, 587

Breno Jardim Grossi | Gustavo de Moura Peixoto

69. Anestésico Local e Bloqueio Simpático Venoso (BSV), 593

George Miguel Góes Freire | Lia Alves | Suelen Morais Sirio Rocha

70. Analgésicos Tópicos, 603

João Marcos Rizzo | Grace Kelly Lessa de Lima Fernandes | Carolina Francisco Guimarães

71. Proloterapia, 609

Victor Fontes Pacheco

SEÇÃO 12 Tratamento Não Medicamentoso da Dor Neuropática

72. Acupuntura em Dor Neuropática, 619

André Wan Wen Tsai | Marcus Yu Bin Pai | Ricardo Morad Bassetto

73. Fisioterapia e Reabilitação Física no Tratamento de Dor Neuropática, 623

Juliana Barcellos de Souza | Gabriel de Luê Lima

74. Tratamento Psicológico e Dor Neuropática, 629

Dirce Maria Navas Perissinotti | Fabrício Fernandes Almeida

75. Como a Nutrição Interfere na Dor Neuropática, 635

Cláudia Panossian Cohen | Gabriel Soares

76. Dor Neuropática e as Práticas Integrativas e Complementares em Saúde, 641

Maria Belén Salazar Posso | Vania Maria de Araújo Giaretta | Talita Pavarini Borges de Souza | Glaucia Cerioni

SEÇÃO 13 Tratamento Intervencionista na Dor Neuropática

77. Uso Propedêutico e Terapêutico da Ultrassonografia em Dores Neuropáticas, 657

Charles Amaral de Oliveira | Ana Lucila Moreira | Sérgio Silva de Mello | Philip Peng

78. Bloqueio Peridural, 671

Paula Jaegger | Luciana Leite de Amorim Conte | Bernardo Augusto da Silveira

79. Bloqueio Subaracnóideo, 691

Anita Perpetua Carvalho Rocha de Castro | Lia Rachel Chaves do Amaral Pelloso

80. Bloqueio de Membros Superiores (plexo braquial e seus componentes), 697

Patrícia Falcão Pitombo | Raquel Amorim Correia

81. Bloqueios em Membros Inferiores, 713
Lúcio César Hott Silva | Júlia Castro Bienert Mattedi

82. Bloqueios de Parede Torácica Anterior e Posterior, 733
Ana Carolina Braz Lima | Clarice Teixeira | Mariana Neves Araújo

83. Bloqueios do Abdômen, 745
Thiago Ramos Grigio | Laura Moreno de Barros | Marcelo Vaz Perez

84. Bloqueio Gânglio Estrelado, 753
Thiago Setti | Taís Mazzini Setti | Henrique Bonotto Lampert

85. Bloqueio Simpático Torácico, 761
Ana Carolina Braz Lima | Mariana Neves Araújo | Victor Lopes de Melo

86. Bloqueio do Plexo Celíaco, 769
Thais Khouri Vanetti | Sandra Miranda Goraieb | Charles Amaral de Oliveira

87. Bloqueio Simpático Lombar, 773
Gustavo Henrique Nunes de Aquino

88. Bloqueio do Plexo Hipogástrico Superior e Ímpar, 783
Alexandra Tavares Raffaini | Amelie Gabrielle Vieira Falconi | Luisa Paiva

89. Bloqueio Axial Cervical, 789
Lia Rachel Chaves do Amaral Pelloso | Bruno José de Pinho Miranda | Amelie Gabrielle Vieira Falconi | Simone Martinelli Reis

90. Bloqueio Axial Torácico, 799
Fabricio Dias Assis | Francisco Morato Abreu | Thalita Marqueze | Camila Lobo Ferreira

91. Bloqueio Axial Lombossacro, 815
Karen Santos Braghiroli | Fabíola Cristianne e Silva Araújo Pereira | Marcelo Silvestrini Cecchini

92. Neuroestimulação Medular na Síndrome Pós-Laminectomia, 833
Leandro Mamede Braun | José Luiz de Campos | Alexandre Mio Pos | Lúcio Gusmão

93. Estimulação Cerebral Profunda para Dor – indicações e técnicas, 847
Jorge Dornellys da Silva Lapa | Pedro Henrique Martins da Cunha | Bernardo Assumpção de Mônaco | Clement Hamani

94. Estimulação da Medula Espinhal no Tratamento da Dor Neuropática, 851
Sudhir Diwan | Ankur A. Patel | Arpit A. Patel

95. Procedimentos no Gânglio da Raiz Dorsal, 861
Fabricio Dias Assis | Thalita Marqueze | Francisco Morato Abreu | Camila Lobo Ferreira

96. Estimulação de Nervos Periféricos para Tratamento da Dor Neuropática, 873
Tiago da Silva Freitas | Bernardo Assumpção de Mônaco

97. Implantes de Sistemas de Liberação de Fármacos no Sistema Nervoso, 883

Bernardo Assumpção de Mônaco | Jorge Dornellys da Silva Lapa | Tiago da Silva Freitas

98. Radiofrequência Pulsada no Tratamento da Dor Neuropática, 893

Miles Day | Neil Doctor

99. Tratomia de Lissauer e Lesão do Corno Posterior da Medula Espinhal (CPME) ou Lesão da Zona de Entrada das Raízes Dorsais (DREZ), 907

Kleber Carlos de Azevedo Junior

SEÇÃO **14** Dor Neuropática na Veterinária

100. Dor Neuropática em Animais de Pequeno Porte, 917

Rodrigo Mencalha

101. Dor Neuropática em Equinos, 925

Maria Teresa de Mello Rego Souto | Sandra Mastrocinque | Karina Velloso Braga Yazbek

SEÇÃO **15** Pesquisa Clínica na Dor Neuropática

102. Modelos Animais de Dor Neuropática. O Que Há de Novo? O Que Estamos Procurando?, 939

Orlando Carlos Gomes Colhado | Sanderland Tavares Gurgel

SEÇÃO **16** Prevenção da Dor Neuropática e Prognóstico do Paciente com Dor Neuropática

103. Prevenção da Dor Neuropática, 949

Anita Perpetua Carvalho Rocha de Castro | Ana Cássia Baião de Miranda | Jedson dos Santos Nascimento

104. Prognóstico do Paciente com Dor Neuropática, 957

Fabíola Peixoto Minson | Daniel Benzecry Almeida | Marco Antônio Nihi

105. Qualidade de Vida Associada à Dor Neuropática, 969

Luci Mara França Correia | Laís Kozminski Akcelrud Durão | Rubens Correia Filho

106. A Importância do Tratamento dos Distúrbios do Sono no Paciente com Dor Neuropática, 975

Mariana Camargo Palladini | Aline Cristina Gonçalves

107. Estratégias de Enfrentamento no Paciente com Dor Neuropática, 983

Dirce Maria Navas Perissinotti | Fabrício Fernandes Almeida

108. Espiritualidade e Dor Neuropática, 989

Fernanda Bono Fukushima | Edison Iglesias de Oliveira Vidal

S E Ç Ã O **17** Dor Neuropática em Pediatria

109. Avaliação da Dor Neuropática em Pediatria, 997
Rita Tiziana Verardo Polastrini

110. Dor Crônica em Pediatria – a interface com a dor neuropática,1003
Sílvia Maria de Macedo Barbosa | Ivete Zoboli

111. Dor Neuropática Relacionada a Lesões Medulares, 1007
Luciana Dotta | Liliana Lourenço Jorge

112. Neuropatias Periféricas em Pediatria, 1017
Sandra Caires Serrano | Valesca Oliveira Paes Tanaka

113. Dor Neuropática na Anemia Falciforme, 1023
Denise Varella Katz | Cintia Tavares Cruz

114. Tratamento Intervencionista da Dor Neuropática em Pediatria, 1039
Ana Carolina Lopes Pinheiro | Danielle Mazetto Cadide

115. Síndrome Dolorosa Regional Complexa em Crianças, 1049
Mariana Mafra de Oliveira Junqueira

116. Dor Neuropática em Oncologia Pediátrica, 1059
Valesca Oliveira Paes Tanaka | Sandra Caires Serrano

117. Dor Neuropática Pós-Operatória, 1067
Ana Paula Santos

118. Estimulação Craniana na Dor Neuropática em Pediatria, 1071
Danielle Mazetto Cadide | Ana Carolina Lopes Pinheiro | Gabriela Laureti

119. Dor Neuropática em Pediatria – um olhar sob a perspectiva de saúde mental, 1079
Livia Beraldo de Lima Basseres

S E Ç Ã O **18** Medicina Regenerativa e Dor Neuropática

120. Avanços da Medicina Regenerativa na Dor Neuropática, 1085
Renato Luiz Bevilacqua de Castro | Lúcio Gusmão | Alessandro Queiroz de Mesquita

S E Ç Ã O **19** Educação e Dor Neuropática

121. A Formação da Equipe de Saúde, 1099
Luci Mara França Correia | Rubens Correia Filho | Laís Kozminski Akcelrud Durão

122. Intervenções Psicoeducativas ou Educativas no Tratamento de Pessoas
com Dor – um pilar do tratamento terapêutico, 1105
Jamir João Sardá Junior | Leonardo Ávila | Mariana Cozer Siviero

Indice Remissivo, 1115

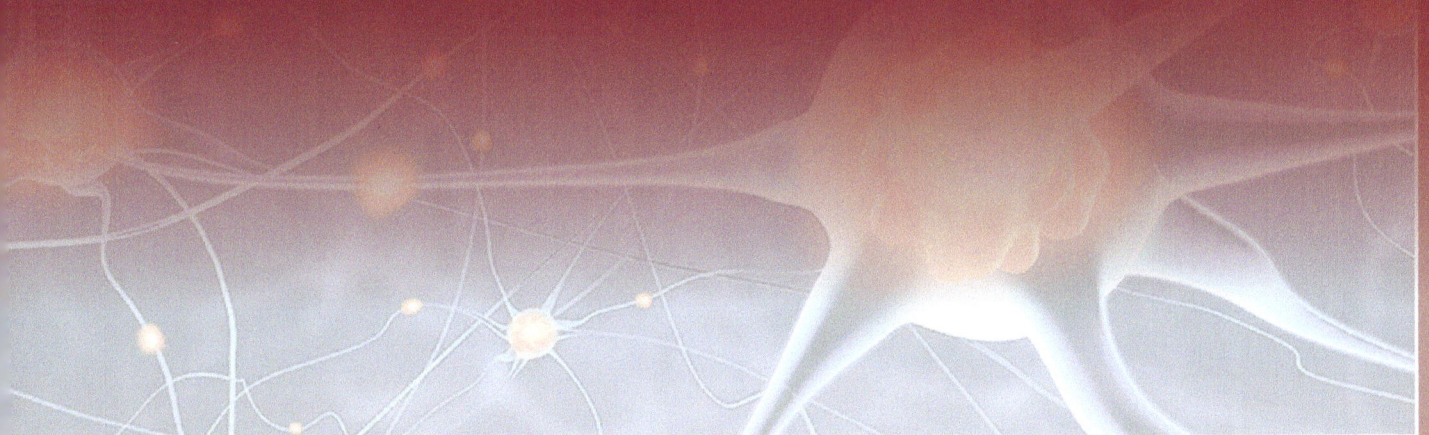

SEÇÃO 1

Conceitos Básicos
em Dor Neuropática

Taxonomia da Dor Neuropática –
Termos e Definições

Durval Campos Kraychete | Patrícia Santos Reis | Bruno Oliveira Almeida

Introdução

A dor neuropática (DN) é definida como dor decorrente de lesão ou de doença do sistema somatossensitivo, desde sua atualização em 2011 pela Associação Internacional para o Estudo da Dor (IASP).[1] No conceito anterior, publicado em 1994 e utilizado por 17 anos, a dor neuropática foi descrita como causada por lesão ou disfunção do sistema nervoso.

A evolução na definição representou um ganho no entendimento dessa entidade complexa, com a substituição dos termos "disfunção" e "sistema nervoso" por "doença" e "sistema somatossensitivo". Assim, o termo "doença" introduz a compreensão da alteração da plasticidade neural, envolvendo os complexos mecanismos relacionados à sensibilização central e periférica. Todavia, o termo "sistema somatossensitivo" direciona a localização anatômica da dor. Não obstante essa modificação, ainda existem críticas ao conceito atual e sugere-se a continuidade dos estudos para que o conceito de dor neuropática possa agregar as diversas possibilidades etiológicas que a constituem.[2]

A dor neuropática, ainda subdiagnosticada e tratada inadequadamente, apresenta características multifatoriais, heterogeneidade clínica de sinais e sintomas, diversidade de fatores desencadeantes e também é a que mais compromete a qualidade de vida dos pacientes, sendo um importante problema de saúde pública. Entre as possíveis causas da alta morbidade na dor neuropática, estão a ausência de diagnóstico preciso, estudos de intervenção farmacológica com falha de metodologia e resultados superestimados, resposta imprevisível à terapia medicamentosa, o uso inadequado de medicamentos na prática clínica e a variedade de mecanismos fisiopatológicos dependendo da etiologia da doença.[3]

A Taxonomia, do grego *taxis*, ordem/classificação e *nomia*, norma/lei, é um campo da ciência que engloba identificação, descrição, nomenclatura e classificação.[4] No campo das ciências médicas, o estabelecimento de definições e classificações permite identificar e agregar padrões, determinar critérios, reconhecer diagnósticos e, portanto, contribui para o direcionamento de terapias mais eficazes a cada caso.

Na dor neuropática, são comuns termos como dor aguda ou contínua, dor espontânea, sensibilização central e periférica, alodínia, hiperalgesia, hipoestesia, analgesia, parestesia, disestesia, dor radicular, radiculopatia, que devem ser compreendidos na abordagem do sintoma pelo profissional de saúde. O entendimento dessas terminologias é imprescindível para a caracterização adequada da dor, compreensão dos seus mecanismos e escolha da melhor conduta terapêutica.

Taxonomia da dor neuropática

No conceito de dor descrito pelo IASP, "a dor é uma experiência sensitiva e emocional desagradável associada ou semelhante àquela associada a dano real ou potencial de um tecido".[5] O mecanismo relacionado à dor pode ser dividido em nociceptivo, neuropático, nociplástico ou misto.

A dor neuropática, diferentemente da dor nociceptiva, pode ocorrer na ausência de estímulo nocivo ativo ou como uma resposta desproporcional ao estímulo agressivo ao tecido.[6] A localização anatômica da lesão ou doença de base tem sido utilizada tradicionalmente para caracterizar a DN, entretanto, a associação com a descrição da dor do paciente, o exame físico detalhado e os fatores psicossociais e psicológicos parecem sustentar as evidências mais recentes sobre categorização dos pacientes e escolha de terapias mais específicas. Isso enfatiza a ideia de que as manifestações clínicas e a fisiopatologia da doença têm variabilidade individual.[7] Apesar da falta de conhecimento sobre a relação entre os mecanismos subjacentes da dor e os resultados de tratamento, bem como a heterogeneidade de sinais e sintomas individuais, algumas linhas de pesquisas sugerem o estabelecimento de fenótipos clínicos de DN para direcionar terapias mais eficazes.[8]

Localização da lesão e sintomas e sinais da dor neuropática

Os sintomas da dor neuropática podem se desenvolver no nível da lesão (abrangendo os dermátomos correspondentes a até três dermátomos abaixo) ou abaixo do nível da lesão. Os danos às raízes e aos nervos no nível da lesão ou em torno, principalmente em estágios agudos, provocam dor referida no mesmo nível.[9] Entretanto, pacientes com lesões medulares completas frequentemente exibem dor também abaixo da lesão, tendo associação maior com hipersensibilidade ao frio, ao toque e à picada de agulha.[10]

O exame das funções somatossensitivas é importante na investigação da DN. Alterações do tato, vibração, frio, calor e variações da sensibilidade podem ser verificados nas proximidades da estrutura nervosa afetada ou no local de sua inervação.[11,12]

O Quadro 1.1, publicado pela IASP (International Association for the Study of Pain) evidencia alguns conceitos importantes no diagnóstico.[13]

Quadro 1.1 – Conceitos.	
Dor	Uma experiência sensorial e emocional desagradável associada a ou semelhante àquela associada a dano real ou potencial ao tecido
Alodínia	Dor decorrente de um estímulo que normalmente não provocaria dor
Analgesia dolorosa	Dor em uma área ou região que está anestesiada
Causalgia	Síndrome de dor em queimação sustentada, alodínia e hiperpatia após uma lesão nervosa traumática, frequentemente combinada com disfunção vasomotora e sudomotora e alterações tróficas posteriores
Disestesia	Uma sensação anormal desagradável, espontânea ou evocada
Hiperalgesia	Dor aumentada devido a um estímulo que normalmente provocaria dor de menor intensidade
Hiperestesia	Maior sensibilidade à estimulação, excluindo os sentidos especiais
Hiperpatia	Síndrome dolorosa caracterizada por uma reação anormalmente dolorosa a um estímulo, especialmente um estímulo repetitivo, bem como um limiar aumentado
Hipoalgesia	Dor diminuída em resposta a um estímulo normalmente doloroso
Hipoestesia	Diminuição da sensibilidade à estimulação, excluindo os sentidos especiais
Neuralgia	Dor na distribuição de um ou mais nervos
Neurite	Inflamação de um ou mais nervos
Dor neuropática	Dor causada por uma lesão ou doença do sistema nervoso somatossensitivo
Dor neuropática central	Dor causada por uma lesão ou doença do sistema nervoso somatossensitivo central
Dor neuropática periférica	Dor causada por uma lesão ou doença do sistema nervoso somatossensitivo periférico
Neuropatia	Perturbação da função ou alteração patológica em um nervo (mononeuropatia); em vários nervos (mononeuropatia múltipla); ou difusa e bilateral (polineuropatia)
Nocicepção	O processo neural de codificação de estímulos nocivos
Neurônio nociceptivo	Neurônio central ou periférico do sistema nervoso somatossensitivo que é capaz de codificar estímulos nocivos
Dor nociceptiva	Dor que surge de dano real ou ameaçador ao tecido não neural e é devido à ativação de nociceptores
Estímulo nociceptivo	Um evento real ou potencialmente prejudicial ao tecido, traduzido e codificado por nociceptores
Nociceptor	Receptor sensitivo de alto limiar do sistema nervoso somatossensitivo periférico que é capaz de traduzir e codificar estímulos nocivos
Dor nociplástica	Dor que surge da nocicepção alterada, apesar de não haver evidência clara de dano tecidual real ou ameaçador causando a ativação de nociceptores periféricos ou evidência de doença ou lesão do sistema somatossensitivo causando a dor
Estímulo nocivo	Um estímulo que danifica ou ameaça danificar os tecidos normais
Limiar da dor	A intensidade mínima de um estímulo que é percebido como doloroso
Nível de tolerância à dor	A intensidade máxima de um estímulo produtor de dor que um sujeito está disposto a aceitar em uma determinada situação
Parestesia	Uma sensação anormal, espontânea ou evocada
Sensibilização	Aumento da capacidade de resposta dos neurônios nociceptivos à sua entrada normal e/ou recrutamento de uma resposta a entradas normalmente subliminares
Sensibilização central	Aumento da responsividade dos neurônios nociceptivos no sistema nervoso central à sua entrada aferente normal ou subliminar
Sensibilização periférica	Aumento da responsividade e redução do limiar de neurônios nociceptivos na periferia à estimulação de seus campos receptores

Fonte: International Association for the Study of Pain.

Aspectos clínicos

Reconhece-se hoje que a DN não se constitui como uma doença única, mas como uma síndrome (SDN – síndrome dolorosa neuropática), composta de sinais e sintomas diversos com múltiplas etiologias potencialmente implicadas, o que deixa claro o caráter imprescindível da realização da história clínica e do exame neurológico completo.[14] Uma lesão de nervo periférico misto ou sensitivo ou de uma via somatossensitiva central comumente resulta no aparecimento de regiões com sintomas negativos, o que inclui hipoestesia ou anestesia mecânica, hipoestesia térmica, hipoalgesia à alfinetada e redução ou perda da sensibilidade vibratória. Também, pode haver hipersensibilidade e sensações anormais, que são sintomas positivos. As sensações anormais referem-se às parestesias (sensação de formigamento) ou às disestesias (sensibilidade alterada desconfortável), dor contínua espontânea (não induzida por estímulo) e paroxismos dolorosos (em que se refere sensação de dor de início súbito, em disparo, como choque elétrico). De todo modo, é necessário investigar a presença de alodínia, dor causada por estímulo usualmente não doloroso, como o simples toque; e de hiperalgesia, que se constitui em maior sensibilidade à dor por estímulo usualmente nociceptivo. Ambas aparecem como sensações dolorosas evocadas. Existe ainda a hiperpatia, que se caracteriza pela progressiva piora da dor com a repetição de estímulos dolorosos, com intervalo de, no máximo, 3 segundos.[15,16]

Um estudo de validação da ferramenta da avaliação de dor neuropática NPSI (Neuropathic Pain Symptoms Inventory) demonstrou que 70,5% dos pacientes com dor neuropática de diversas etiologias referem queimação como um de seus principais sintomas, seguida de dor evocada pela escovação e dor evocada por pressão (68,5% e 67,5%, respectivamente), com menores frequências para dor evocada por estímulo ao frio (42,5%).[17] Os seis descritores mais frequentemente usados por pacientes com dor neuropática foram choque elétrico, queimação, frio, alfinetada, formigamento e coceira. Além disso, os pacientes com SDN apresentavam significativamente mais alodínia, hiperalgesia (diminuição do PPT, *Pinprick Threshold*) ou aumento dos limiares de percepção à alfinetada (maiores PPT), observando também que existe associação significativa entre alodínia e hiperalgesia.[18] Em trabalho de validação do DN4 (*Douleur neuropathique 4 questions*) realizado com 89 pacientes com DN, houve diferença entre os descritores sensitivos quando comparados aos pacientes com dor nociceptiva, para queimação (68,3% × 30,4%, p < 0,001), frio doloroso (25,6% × 10,1%, p = 0,015), choques elétricos (64,6% × 17,4%, p < 0,001), formigamento (59,8% × 15,9%, p < 0,001), alfinetadas e agulhadas (65,9% × 17,4%, p < 0,001), coceira (29,3% × 5,8%, p < 0,001) e dormência (65,9% × 30,4%, p < 0,001). Quanto à frequência de alteração sensitiva, tais autores encontraram que, em relação àqueles com dor nociceptiva, os pacientes com DN apresentavam hipoalgesia ao toque (64,6%), à picada (69,5%), ao calor (70,7%) e ao frio (67,1%) e também dor aumentada pela escovação (41,5%), pelo contato com o frio (17,2%) e pelo contato com o calor (20,7%). Observa-se que não houve diferença, nos resultados dos itens e descritores referidos, entre dor neuropática de origem central ou periférica.[19]

Outro trabalho analisou 1.236 pacientes com diferentes etiologias de síndrome de dor neuropática. De maneira geral, foi encontrado que a intensidade de dor referida geralmente foi intensa com pontuações maiores que 5 (numa escala de 0 a 10). Do total de pacientes, 91,9% tinham alguma alteração de sensibilidade no QST (*Quantitative Sensory Testing* ou Teste Sensitivo Quantitativo), sendo que, dentro do grupo de pacientes sem anormalidades, havia 16,6% dos pacientes com polineuropatia e nenhum dos pacientes com neuralgia pós-herpética. Sinais sensitivos negativos (16,6%) foram mais frequentemente encontrados que positivos (9%). Quanto a estes, hiperalgesia foi mais frequentemente detectada para, em ordem decrescente, pressão profunda, alfinetada, calor e frio. A mistura de sinais sensitivos positivos e negativos foi encontrada em quase metade dos pacientes (máximo de 67%, dos pacientes com neuralgia pós-herpética, e mínimo de 21%, dos pacientes com polineuropatia), enquanto 26,1% tinham apenas sinais negativos (mais frequente em polineuropatia, 52,2% e dor central, 41,2%) e 19,7%, apenas sintomas positivos (mais em síndrome de dor regional complexa, 30%, e neuralgia do trigêmeo, 30%).[20]

Pacientes com polineuropatia diabética (PND) associaram seu quadro significativamente à dormência e dor irradiada e um padrão de dor persistente com leves flutuações e ataques de dor, sem dor entre estes, enquanto pacientes com neuralgia pós-herpética (NPH) referiram mais sensação de queimação (30,8%), alodínia mecânica dinâmica, hiperalgesia ao calor e alodínia somática profunda (dor à pressão), além de padrões de dor persistente com ataques de dor (38,6%) e ataques de dor com dor entre estes (16,1%).[21]

Neste mesmo trabalho, os autores dividiram os diversos padrões de dor e alterações somatossensitivas em cinco grupos com as características descritas no Quadro 1.2.

Quadro 1.2 – Padrões de dor e alterações somatossensitivas.	
Dor em queimor espontânea de moderada a intensa em combinação com alodínia mecânica dinâmica leve à moderada	Três vezes mais frequente em NPH (34%) que em PND (13%) ou radiculopatia dolorosa (RPD) (18%) [Mahn et al., 2011]
Ataques de dor intensa e clinicamente importantes	16% dos pacientes com PND, assim como em RPD e 11%, em NPH
Valores do perfil sensitivo principalmente concentrados em volta da linha zero, sem alterações, para todos os parâmetros	Grupo peculiar de pacientes que costuma produzir vieses e que, por isso, deve ser evitado
Alodinia mecânica dinâmica considerável e hiperalgesia somática profunda	Um quarto dos pacientes com NPH, mas em apenas 9% dos pacientes com PND
Dor em queimor considerável e parestesias, sem alodinia mecânica dinâmica significante, hiperalgesia térmica ou ataques de dor. Dormência é bastante importe neste grupo	PND (26%) e RPD (22%) apresentaram este padrão mais frequentemente que NPH (5%)

Fonte: Desenvolvido pela autoria do capítulo.

Outro estudo caracterizou um grupo por combinação de ataques de dor intensa e dor induzida por pressão, ao passo que dor espontânea, alodínia e hiperalgesia térmica estavam pouco presentes. Este padrão foi encontrado em 15% dos pacientes com RPD e em nenhum dos pacientes de NDD e NPH.[22]

É importante salientar que existem diferenças na clínica das diversas etiologias de dor neuropática: 1) crianças raramente desenvolvem dor neuropática secundária à avulsão de plexo braquial por trauma relacionada ao parto; 2) na lesão nervosa periférica, pacientes jovens e idosos desenvolvem menos sintomas severos; 3) na síndrome Guillain-Barré, em 75% dos casos, a dor neuropática é o sintoma mais precoce; 4) na doença de Fabry, neuropatia isolada de pequenas fibras é um sinal precoce, frequentemente doloroso, em pacientes adolescentes e adultos jovens.[23]

Em vista de dados como os citados, pode-se ter uma melhor perspectiva de como abordar um paciente com dor neuropática, lembrando sempre que etiologias diferentes de síndrome dolorosa neuropática podem tornar alguns sinais e sintomas mais expressivos que outros. Neste contexto, a Federação Europeia de Sociedades Neurológicas (EFNS, em inglês, European Federation of Neurological Societies) propôs alguns passos na avaliação da SDN, que consistem em: (A) história clínica capaz de identificar se o caráter e a distribuição da dor estão de acordo com os critérios de DN e se existe doença ou lesão significativa no sistema nervoso responsável por tal dor; (B) o exame físico deve determinar se há sinais sensitivos positivos (hiperalgesia ou alodínia) ou negativos (hipoestesia ou hiporreflexia); (C) exames complementares podem vir a confirmar a presença de doença neurológica específica ou lesão sensitiva com distribuição compatíveis com o quadro doloroso apresentado pelo paciente. Com base nisso, SDN é definida quando se pode completar o passo (A) com a presença dos passos (B) e (C); é provável quando se apresenta o passo (A) com apoio de (B), achados clínicos que sinalizem para compatibilidade na distribuição da dor ou de (C), achados de exames complementares que atestem doença capaz de gerar o notado quadro álgico; ou tem-se DN possível, no caso de se completar apenas o passo (A), sem a necessidade de confirmação com os outros passos.[24] O resumo para diagnóstico da dor neuropática, incluindo a localizada, está descrito a seguir.[25,26]

- ### Dor neuropática[25] (definida, provável e possível)

1. Distribuição topográfica da dor é neuroanatomicamente plausível.
2. História clínica sugere lesão ou doença relevante. (1 + 2 = Passo A).
3. Sinais neurológicos positivos ou negativos confinados aos territórios de inervação do tecido.
4. Testes diagnósticos confirmando a lesão ou a doença que expliquem a dor neuropática.

Definida: os quatro critérios estão presentes; **Provável:** 1 + 2 ou 3 ou 4; **Possível:** apenas o critério 1 + 2.

- ### Dor neuropática localizada[26]

Área circunscrita de dor associada a:

1. Sinais sensitivos positivos ou negativos.
2. Sintomas espontâneos característicos de dor neuropática.
3. Contexto de dor definida ou provável.
4. Solicitar ao paciente que delimite a região dolorosa. Deve ser menor ou igual ao tamanho de uma folha de papel A4.

Dor neuropática *versus* Dor nociplástica

A dor nociplástica reflete a plasticidade nociceptiva, sendo originada de nocicepção alterada, sem dano tecidual real ou potencial, bem como sem evidência de lesão ou doença no sistema somatossensitivo.[13] Um dos mecanismos importantes envolvidos neste tipo de dor é a sensibilização periférica ou central, quando ocorre aumento da resposta do neurônio nociceptivo, com hiperexcitabilidade da membrana nervosa e aumento da eficácia sináptica.[27] Além disso, a plasticidade neuronal pode induzir a diminuição da ação do sistema descendente inibitório (DNIC), favorecendo também a hipersensibilidade à dor. A diferenciação dos tipos de dores (neuropática, nociceptiva, nociplástica ou mista) é fundamental para uma terapêutica mais assertiva. Apesar disso, a terminologia "dor nociplástica" e sua identificação não são totalmente esclarecidas.[28]

A investigação diagnóstica da dor neuropática passa pela caracterização da dor, sua localização e impacto sobre as atividades da vida diária, incluindo sono e humor. Algumas ferramentas, como a aplicação de questionários específicos (p. ex., DN4), podem ser utilizadas para identificar o componente neuropático da dor, mesmo não estabelecendo um diagnóstico definitivo.

Os pacientes com DN podem apresentar uma combinação de sintomas de dor nociceptiva, neuropática e nociplástica, sendo que as características clínicas entre as duas últimas são sobrepostas muitas vezes. O mecanismo de sensibilização central na dor neuropática é diferente da dor nociplástica, pois é necessário, na DN, estar atrelado a uma lesão ou doença do sistema somatossensitivo.[28] Algoritmos como os apresentados no item Aspectos Clínicos fornecem elementos para identificação e diferenciação entre dor neuropática e nociplástica. Ademais, presença de território de dor difusa é sugerido como mais relacionado à dor nociplástica. Um exemplo típico de dor nociplástica é a fibromialgia, cujos distúrbios associados incluem cefaleia, disfunção da articulação temporomandibular, distúrbios funcionais digestivos e urinários, fadiga e distúrbio de humor. Apesar de a dor nociplástica e a dor neuropática apresentarem mecanismos fisiopatológicos diferentes, as características clínicas para os respectivos diagnósticos são de difícil diferenciação com base apenas em questionários utilizados na prática, sendo as duas condições, por vezes, relatadas como sobrepostas.[28,29] Por esse motivo, sugere-se a realização de exame clínico criterioso, em que o exame sensitivo é imprescindível.

A dor neuropática pode ser classificada em função da lesão ou doença subjacente e que se reflete na diferenciação da NP de origem central e periférica e suas diversas categorias diagnósticas como as listadas no CID-11 (Classificação Internacional das Doenças).[30] Alguns exemplos de dor neuropática de origem periférica incluem a neuralgia do trigêmeo, neuralgia pós-herpética e radiculopatia dolorosa, já a de origem central pode-se citar a dor central crônica pós-AVC (acidente vascular cerebral), dor central crônica associada à lesão da medula espinhal, entre outros. Não obstante essa classificação, a dor neuropática envolve respostas estruturais e funcionais mal adaptativas no sistema somatossensitivo, portanto a DN periférica resulta também de mecanismos centrais.[31]

A classificação da DN pode ser feita também de acordo com o fenótipo clínico, como descrito no início deste capítulo, abrindo a possibilidade futura de gerenciamento personalizado dessa síndrome.[32]

O desenvolvimento da dor neuropática envolve a interação de fatores psicossociais, genéticos, biológicos e clínicos. As etiologias também podem ser diversificadas, como nos casos de lesão do nervo periférico, cujos eventos são mais bem compreendidos que os centrais, podendo ter origem mecânica (p. ex., compressão, trauma), metabólica (p. ex., diabetes), hereditária, inflamatória (p. ex., HIV, herpes, *Mycobacterium leprae*), tóxica (p. ex., induzida por quimioterapia, álcool) e decorrente da radiação.[29]

Patogênese da dor neuropática e definições

O entendimento atual da patogênese da DN considera que a lesão na periferia provoca redução da transmissão do sinal para a medula espinhal, alterações na expressão genética e das propriedades dos canais iônicos envolvidos na transmissão sináptica. A interferência na transmissão provoca neurodegeneração que resulta em redução sensitiva. As fibras nervosas remanescentes podem gerar atividade espontânea, ectópica e contínua como resultado de um potencial de ação anormal nas vias nociceptivas (transmissão sináptica aumentada ou excitabilidade dos neurônios de segunda ordem aumentada) no local da lesão, ao longo do axônio e nos gânglios da raiz dorsal.[29] O potencial de ação ectópico tem sido associado ao aumento da expressão dos canais de sódio voltagem-dependentes e alterações nos canais de cálcio e potássio, resultando no aumento da excitabilidade. Além disso, a sensibilidade dos neurônios sensitivos pode estar aumentada para estímulos térmicos e químicos, gerando dor espontânea. A resposta inflamatória também tem sido sugerida como importante na patogênese da DN, bem como as células da glia no sistema nervoso central (SNC). Células inflamatórias e mediadores pró-inflamatórios parecem interferir na ativação de canais TRP (receptor potencial transitório) favorecendo o potencial necessário à ativação dos canais de sódio voltagem dependentes, diminuindo o limiar de ativação da célula e, portanto, tornando-a sensibilizada. O próprio dano neural provoca interações neuroimunes que favorecem a sensibilização neuronal e, portanto, a gênese da DN. Ao nível central, a patogênese da DN indica a ocorrência de alteração que promove amplificação da resposta, por meio da transmissão sináptica aumentada e desinibição espinhal, talâmica e cortical.[29]

■ Dor neuropática e estratificação

No geral, a dor neuropática acomete 6% a 8% da população.[33] Alguns estudos sugerem que a prevalência da dor neuropática é maior no contexto da dor crônica. Em estudo realizado em uma clínica multidimensional, comparou-se a prevalência de dor neuropática entre pacientes com dor crônica de diversas etiologias utilizando-se questionários de triagem e o novo sistema de classificação do IASP.[34] O estudo observou que 18% dos pacientes com dor crônica preenchiam critério de dor neuropática provável ou definitiva de acordo com o novo sistema de classificação do IASP. Destes, metade apresentava sintomas somatossensitivos com o questionário PainDETECT (PDQ) e 20% foram classificados como portadores de neuropatias, evidenciando que questionários de triagem não devem substituir a avaliação clínica. As discussões atuais sobre critérios diagnósticos para dor neuropática direcionam para a estratificação dos pacientes de forma a identificar subgrupos e orientar a conduta terapêutica adequada a cada caso.[35] Essa estratificação utiliza diversos meios por meio dos quais os pacientes podem ser agrupados, associando esses questionários de triagem com testes psicofísicos, análises de modulação da dor, medidas fisiológicas e análises psicossociais.[35] Os pacientes podem ser estratificados em função de:[35]

1) **Fenótipo somatossensitivo:** inclui questionários de avaliação da qualidade da dor, ferramentas para avaliar percepção sensitiva e modulação da dor.
   1.1) **Qualidade da dor:** a dor associada à lesão de nervo tem qualidade especiais. Algumas palavras, incluindo ou não alterações do exame neurológico, podem diferenciar dor neuropática da não neuropática. A associação, entretanto, de sintomas dolorosos com parestesia ou disestesia alcança grande especificidade e valor diagnóstico. O sintoma de disestesia foi o mais discriminatório que o de dor paroxística, podendo ocorrer 2 a 3 vezes mais disestesia ou alterações térmicas em pacientes com dor neuropática central ou periférica que dor intermitente ou paroxística. Dor paroxística, no entanto, está presente nas duas categorias. A qualidade da dor pode ser avaliada mediante questionários específicos de triagem para avaliar DN, tais como DN4, PainDETECT, *The Leeds Assessment of Neuropathic Symptoms and Signs* (LANSS) e *Neuropathic Pain Symptom Inventory* (NPSI). Esses questionários são autoadministrados e podem ser utilizados em grandes grupos de estudos, apresentando sensibilidade e especificidade em torno de 80%.
   1.2) **Teste sensitivo quantitativo (QST):** a avaliação e a caracterização dos fenótipos de dor em pacientes com síndromes de dor neuropática demandam a combinação de diferentes abordagens e medidas. Nesse sentido, o teste sensitivo quantitativo (QST) é considerado o padrão-ouro, pois é o único teste clínico não invasivo, que avalia quantitativamente a função

das fibras nociceptivas C e Aδ. O QST abrange um conjunto de métodos e fornece informações sobre a relação entre o estímulo e sua percepção (psicofísica) de forma controlada e sistemática, permitindo a avaliação quantitativa de sensibilidade e dor nos pacientes. Esse teste é, portanto, uma ferramenta cientificamente validada que contribui para o estabelecimento de protocolos clínicos criteriosos em estudos que avaliam dor e eficácia analgésica de tratamentos. O teste inclui teste sensorial de fibra pequena e de fibra grande, mediante testes de limiar da dor, vibração, entre outros. O QST permite que os fenótipos possam ser agrupados em categorias descritas como perda sensorial, perda térmica, hiperalgesia mecânica, hiperalgesia térmica.

1.3) **Modulação da dor condicionada (CPM):** protocolo psicofísico que avalia o processo de modulação da dor com diminuição da inibição. O teste qualifica a CPM como menos eficiente (resposta inibitória prejudicada) em quadros de dor neuropática.

2) **Medidas fisiológicas:** conjunto de técnicas neurofisiológicas utilizadas para avaliar condução nervosa, reflexos e evocação somatossensitiva potencial, permitindo confirmar a lesão no sistema somatossensitivo periférico ou central. A microneurografia e pulso *laser* são exemplos desse método

3) **Perfil molecular:** utilização da genômica na validação da patogênese da DN. Um gene bastante estudado e que tem importância na gênese de algumas anormalidades no processamento da dor é o SCN9A, que codifica o NaV1.7. O NaV1.7 é um canal de sódio controlado por voltagem e expresso em neurônios sensitivos, cuja ausência está associada à anosmia e à insensibilidade congênita à dor.

4) **Perfil psicológico e comorbidades:** refere-se à avaliação de atividades da vida diária que podem ter interferência do processo doloroso da DN, tendo em vista que pacientes com DN apresentam impactos negativos em diversos domínios de qualidade de vida, como humor, sono e capacidade de realizar tarefas diárias. Neste sentido, sugere-se a avaliação psicossocial no contexto da DN.

A estratificação a partir das modalidades citadas permite agrupar pacientes que compartilham perfis de sintomas sensitivos parecidos e ou genéticos, psicossociais, mesmo que etiologicamente diferentes. A intersecção entre essas modalidades pode ser interessante na pesquisa sobre a DN, correlacionando-se causas de heterogeneidade clínica entre pacientes.

Conclusão

A dor neuropática envolve conceitos complexos e mecanismos fisiopatológicos ainda sobre investigação clínica e experimental. O correto diagnóstico dessa síndrome é importante para o tratamento adequado e para a melhora da qualidade de vida do sujeito que sofre.

Referências bibliográficas

1. IASP. Terminology background. 2012. Disponível em: https://www.iasp-pain.org/Education/Content.aspx?ItemNumber=2051&navItemNumber=576.
2. Miranda CCV, Junior LFS, Pelloso LRCA. New physiological classification of pains: current concept of neuropathic pain. Rev. Dor. São Paulo. 2016;17(suppl. 1):s2-4.
3. Finnerup NB, Attal N, Haroutounian S et al. Pharmacotherapy for neuropathic pain in adults: a systematic review and meta-analysis. Lancet Neurol. 2015;14(2):162-73.
4. Michaelis. Modern portuguese language dictionary. São Paulo: Melhoramentos; 1998.
5. Raja SN, Carr DB, Cohen M et al. The revised International Association for the Study of Pain definition of pain: concepts, challenges, and compromises. Pain. 2020. doi: 10.1097/j.pain.0000000000001939.
6. Olesen AE, Andresen T, Staahl C, Drewes AM. Human experimental pain models for assessing the therapeutic efficacy of analgesic drugs. Pharmacol. Rev. 2012;64(3):722-79.
7. Widerström-Noga E. Neuropathic pain and spinal cord injury: phenotypes and pharmacological management. Drugs. 2017;77(9):967-984.
8. Bryce TN, Biering-Sørensen F, Finnerup NB et al. International spinal cord injury pain classification – Part I: background and description. March 6-7, 2009. Spinal Cord. 2012;50(6):413-7.
9. Finnerup NB, Norrbrink C, Trok K et al. Phenotypes and predictors of pain following traumatic spinal cord injury: a prospective study. J. Pain. 2014;15(1):40-8.
10. Vogel C, Rukwied R, Stockinger L et al. Functional characterization of at-level hypersensitivity in patients with spinal cord injury. J. Pain. 2017;18(1):66-78.
11. Haanpää M, Attal N, Backonja M et al. NeuPSIG guidelines on neuropathic pain assessment. Pain. 2011;152(1):14-27.
12. Woolf CJ. Central sensitization: implications for the diagnosis and treatment of pain. Pain. 2011;152(suppl. 3):s2-15.
13. IASP. Terminology. 2018. Disponível em: https://www.iasp-pain.org/Education/Content.aspx?ItemNumber=1698#Nociplasticpain.
14. Cruccu G, Sommer C, Anand P et al. EFNS guidelines on neuropathic pain assessment: revised 2009. Eur. J. Neurol. 2010;17(8):1010-8.
15. Calmels P, Mick G, Perrouin-Verbe B, Ventura M. Neuropathic pain in spinal cord injury: identification, classification, evaluation. SOFMER (French Society for Physical Medicine and Rehabilitation). Ann. Phys. Rehabil. Med. 2009;52(2):83-102.
16. Bouhassira D. Neuropathic pain: definition, assessment and epidemiology. Rev. Neurol. (Paris). 2019;175(1-2):16-25.
17. Bouhassira D, Attal N, Fermanian J et al. Development and validation of the neuropathic pain symptom inventory. Pain. 2004;108(3):248-5718.
18. Timmerman H, Wilder-Smith OH, Steegers MA, Vissers KC, Wolff AP. The added value of bedside examination and screening QST to improve neuropathic pain identification in patients with chronic pain. J. Pain. Res. 2018;11:1307-1318.
19. Bouhassira D, Attal N, Alchaar H et al. Comparison of pain syndromes associated with nervous or somatic lesions and development of a new neuropathic pain diagnostic questionnaire (DN4). Pain. 2005;114(1-2):29-36.
20. Maier C, Baron R, Tölle TR et al. Quantitative sensory testing in the German Research Network on Neuropathic Pain (DFNS): somatosensory abnormalities in 1236 patients with different neuropathic pain syndromes. Pain. 2010 Sep;150(3):439-50.

21. Baron R, Binder A, Wasner G. Neuropathic pain: diagnosis, pathophysiological mechanisms, and treatment. Lancet Neurol. 2010;9(8):807-19.

22. Mahn F, Hüllemann P, Gockel U et al. Sensory symptom profiles and co-morbidities in painful radiculopathy. PLoS One. 2011 May 9;6(5):e18018.

23. Walco GA, Dworkin RH, Krane EJ, Le Bel AA, Treede RD. Neuropathic pain in children: special considerations. Mayo Clin. Proc. 2010;85(suppl. 3):s33-41.

24. Treede RD, Jensen TS, Campbell JN et al. Neuropathic pain: redefinition and a grading system for clinical and research purposes. Neurology. 2008;29,70(18):1630-5.

25. Jensen TS, Baron R, Haanpää M et al. A new definition of neuropathic pain. Pain. 2011;152(10):2204-5.

26. Pickering G, Martin E, Tiberghien F, Delorme C, Mick G. Localized neuropathic pain: an expert consensus on local treatments. Drug Des. Devel. Ther. 2017;11:2709-2718.

27. Latremoliere A, Woolf CJ. Central sensitization: a generator of pain hypersensitivity by central neural plasticity. J. Pain. 2009;10:895-926.

28. Bailly F et al. Part of pain labelled neurophatic in reumathic disease might be rather nociplastic. RMD Open. 2020;6:001326.

29. Rosenberger DC, Blechschmidt V, Timmerman H, Wolff A, Treede RD. Challenges of neuropathic pain: focus on diabetic neuropathy. J. Neural. Transm. (Vienna). 2020 Apr;127(4):589-624.

30. Scholz J et al. The IASP classifcation of chronic pain for ICD-11: chronic neuropathic pain. Pain. 2019;160:53-59.

31. Jensen TS, Finnerup NB. Allodynia and hyperalgesia in neuropathic pain: clinical manifestations and mechanisms. Lancet Neurol. 2014;13:924-935.

32. Vollert J et al. Pathophysiological mechanisms of neuropathic pain: comparison of sensory phenotypes in patients and human surrogate pain models. Pain. 2018;159:1090-1102.

33. Torrance N, Smith BH, Bennett MI, Lee AJ. The epidemiology of chronic pain of predominantly neuropathic origin: results from a general population survey. J. Pain. 2006;7(4):281-289.

34. Vaegter HB, Andersen PG, Madsen MF, Handberg G, Enggaard TP. Prevalence of neuropathic pain according to the IASP grading system in patients with chronic non-malignant pain. Pain Med. 2014 Jan;15(1):120-7.

35. Themistocleous AC, Crombez G, Baskozos G, Bennett DL. Using stratified medicine to understand, diagnose, and treat neuropathic pain. Pain. 2018 Sep;159(suppl. 1):s31-s42.

capítulo 2

Epidemiologia da Dor Neuropática

João Batista Santos Garcia | Érica Brandão de Moraes | Rayanne Luiza Tajra Mualem Araújo

Introdução

A dor neuropática (DN) é decorrente de uma lesão ou doença que acomete diretamente o sistema somatossensitivo e torna-se crônica quando o tempo de permanência do quadro álgico for maior ou igual a 3 meses. Uma lesão ou doença que causa DN pode envolver estruturas periféricas ou centrais desse sistema.[1,2]

Clinicamente, as síndromes dolorosas com componente neuropático são caracterizadas pela combinação de fenômenos positivos associados a excesso de atividade neural (parestesias, disestesias, hiperalgesia, alodinia, dor espontânea) e negativos, que geralmente incluem déficits na área dolorosa (hipestesia, hipoalgesia, anestesia).[2,3] A DN pode estar associada a um grupo heterogêneo de condições clínicas que variam amplamente em sua etiologia. Seus mecanismos incluem: compressão de estruturas (como a síndrome do túnel do carpo, câncer); condições metabólicas (hipotireoidismo), infecciosas (HIV, HTLV), isquêmicas (diabetes), tóxicas (álcool, tabaco), traumáticas (lesão medular), entre outras.[4,5]

As repercussões da DN resultam em maiores índices de comprometimento físico, sofrimento emocional e espiritual, insônia, dor intensa, isolamento social e prostração. Isso se justifica em decorrência do subdiagnóstico e consequente subtratamento, que, por si, gera uma menor detecção da prevalência da dor neuropática, uma vez que determinar a sua etiologia é, muitas vezes, complexo, porém indispensável, para perscrutar os estudos de prevalência.[6]

A epidemiologia é um instrumento clínico importante na avaliação de estratégias de gestão e prevenção para a dor, porém faltam informações precisas disponíveis, o que impede se conhecer a prevalência exata de DN na população mundial e, de modo semelhante, não existem dados mais robustos sobre a prevalência desse tipo de dor entre os brasileiros.[4]

A escassez de dados de prevalência e de incidência decorre também da grande heterogeneidade dos estudos sobre DN, de diferentes definições e métodos de avaliação utilizados. Estimativas apontam uma prevalência mundial entre 1% e 10%, mas alguns estudos admitem que o componente neuropático possa estar presente em 35% de todas as síndromes dolorosas. Mulheres, idosos, pessoas com baixo nível de escolaridade, desempregados, trabalhadores manuais e moradores da área rural têm maior prevalência de DN nos estudos.[4,6]

Estudos no mundo

Foram selecionados artigos publicados nos últimos 10 anos sobre epidemiologia da DN encontrados nas bases de dados para a confecção deste capítulo. O resultado foi analisado por países e pela doença de base, independentemente do tamanho da amostra. Vale ressaltar que apenas 15% dos estudos foram realizados na população geral (dor não oncológica), 27% abordam a DN em pessoas com câncer e o restante (58%) em outras doenças, como diabetes, hanseníase, herpes-zóster, síndrome da imunodeficiência adquirida etc.

O instrumento mais utilizado nas pesquisas para identificar a presença de componente neuropático foi o DN4 – Doleur Neuropathic 4 questions –, que é uma escala avaliativa validada para a triagem da DN. Não foram encontrados artigos epidemiológicos de DN na América Central e Caribe e o continente com maior número de artigos publicados foi a Europa. A prevalência de DN entre os continentes variou de forma expressiva, conforme mostrado na Tabela 2.1, para o qual foram selecionados artigos de vários continentes. Houve uma diferença quanto ao número de pacientes estudados, ao método de análise, ao tempo de cronificação da dor (três ou seis meses), ao tipo de doença estudada, entre outros, com consequente heterogeneidade nos resultados.

Os dois maiores estudos populacionais da África foram realizados em pessoas com diagnóstico de dor crônica não oncológica (DCNO) e a prevalência de DN variou entre 6,3% e 19,6%.[7,8] Na população oncológica, há carência de dados. Apesar de o índice de infecção por HIV ser alto na África, há escassez de estudos epidemiológicos sobre DN, entretanto alguns autores avaliam a presença do componente neuropático na amostra estudada, mas esse dado é secundário, ou seja, não é o objetivo principal do estudo. Entre os trabalhos publicados, podemos destacar um artigo que avalia a DN em usuários de antirretrovirais, com estimativa de prevalência de DN em torno de 18%.[9]

TABELA 2.1 – Prevalência de DN nos mais variados países segundo alguns estudos.

Ano de publicação	Local de estudo	Amostra	Prevalência de DN	Grupo estudado
2010	Austrália, Nova Zelândia, Israel, Irlanda, Estados Unidos e Canadá	1.100	27%	Dor oncológica
2011	Índia	101	21,8%	DN pós-hanseníase
2012	China	275	45,8%	DN pós-hanseníase
2012	Brasil	174	52,9%	Dor oncológica
2012	Brasil	1597	10%	Dor não oncológica
2013	Austrália, Canadá, Itália, Alemanha, Suíça, Áustria, Reino Unido e Noruega	1.051	16,9%	Dor oncológica
2014	Benin	2.314	6,3%	Dor não oncológica
2015	Brasil, México e Argentina, Canadá, Taiwan, Coreia do Sul e Tailândia	702	21,1%	DN pós-herpes-zóster
2016	Brasil	260	85,1%	DN pós-hanseníase
2016	Brasil	195	54,8%	DN pós-hanseníase
2016	Líbia	1.212	19,6%	Dor não oncológica
2016	Reino Unido	139.933	8,5%	Dor não oncológica
2016	Itália	18.839	44,2%	Dor oncológica
2017	Japão	10.000	3,2%	Dor não oncológica
2017	América Latina (Argentina, Brasil e México)	383	38,6%	DN pós-herpes-zóster
2017	Turquia	811	6,2%	DN pós-transplante
2018	Brasil	146	49,3%	DN pós-herpes-zóster
2018	Chile	865	31,7%	Dor oncológica
2018	Brasil	42	60%	DN pós-hanseníase
2018	Reino Unido	60	55%	DN por glúten
2018	Brasil	267	53%	Dor oncológica
2018	África do Sul	184	18%	DN em portadores de HIV
2019	México	754	30,9%	Dor oncológica
2019	Brasil	801	22,1%	DN pós-herpes-zóster
2019	Brasil	2.118	14,5%	DN em portadores de dor crônica
2020	Colômbia	624	57,9%	DN por radiculopatia

Fonte: Desenvolvida pela autoria do capítulo.

Na Ásia, estudo realizado no Japão, em 2017, que avaliou a prevalência de DN na população geral (DCNO), apresentou um dos menores índices de prevalência do mundo: 3,2%.[10]

Outro dado interessante sobre a Ásia são as suas publicações sobre DN pós-hansênica, feitas na China e na Índia.[11,12] Esse dado é relevante, pois não foram encontrados estudos semelhantes em outros continentes, com exceção da América do Sul, mais especificamente no Brasil.

Na América do Norte, os estudos se concentram nos Estados Unidos e Canadá, enquanto o México teve seu primeiro estudo epidemiológico (individual) sobre dor crônica com característica neuropática publicado em 2019. O estudo avaliou a prevalência de DN induzida por quimioterapia, contou com uma amostra de 754 pacientes com câncer e prevalência de DN de 30,9%.[13] Outros dois estudos na população mexicana foram encontrados, ambos multicêntricos, com a neuralgia pós-herpética como objeto de estu-

do e que consideraram o país como pertencente à América Latina, e não à América do Norte.[14,15]

O continente europeu é o que apresenta maior número de publicações de artigos epidemiológicos em dor neuropática. Revisão sistemática sobre epidemiologia da DN no Reino Unido evidenciou prevalência de DN menor que 10% em uma amostra de 139.933 adultos com DCNO (dor crônica não oncológica), taxa considerada baixa.[16] Outro assunto interessante e pouco investigado é a presença de DN em pacientes submetidos a transplante. Em um estudo realizado na Turquia, foi observada prevalência de DN nesse público em torno de 6,2%.[17] Ainda na Europa, artigo publicado em 2018 e realizado no Reino Unido, abordou a neuropatia desencadeada pelo glúten, no qual 60 pacientes foram avaliados, com uma taxa de 55% de prevalência de DN.[18]

Revisão sistemática realizada na Itália, abordando DN em 50 centros de cuidados paliativos e em mais de 18 mil pacientes, mostrou que a prevalência de DN em pacientes portadores de doenças que ameaçam a continuidade da vida por câncer foi de 44,2%.[19]

Poucos estudos foram encontrados na Oceania, e os que têm maior amostra são multicêntricos e abordam a dor oncológica. Os países da Oceania que têm estudos epidemiológicos em DN são Nova Zelândia e Austrália, como se esperaria; os demais carecem de dados.[20,21]

Analisando a América do Sul, o Brasil é o país da América Latina que mais produziu publicações na área de dor crônica, entretanto dados populacionais amplos referentes à prevalência de DN em pacientes com dor crônica relacionada ou não ao câncer são ainda escassos no país.

Um artigo avaliou 174 mulheres submetidas à mastectomia, com resultado de prevalência de DN em 52,9%.[22] Em outro estudo transversal e prospectivo com 267 pacientes oncológicos maiores de 18 anos que apresentavam dor, e excluídos os pacientes diabéticos e portadores de dor crônica pregressa sem relação com a neoplasia atual, observou-se prevalência de DN de 53%, sem diferença significativa de ocorrência de dor neuropática entre os sexos, idade, tipo histológico do câncer e o tipo de tratamento.[23]

Quando se trata de prevalência de DN na população geral (não oncológica), o Brasil tem um estudo epidemiológico, realizado em São Luís (capital do estado do Maranhão), que apresentou uma média de 10% de DN na população geral. O estudo apresenta amostra robusta de 1.597 pessoas, considerou crônica aquela dor com pelo menos seis meses de duração, empregou todos os itens do DN4 e fez avaliação presencial.[24]

Vale a pena evidenciar um estudo multicêntrico realizado em três estados do Brasil (São Paulo, Ceará e Bahia), no ano de 2019, que mostrou prevalência de 14,5% de DN na população que tinha diagnóstico de dor crônica não oncológica.[25] Os sintomas mais amplamente relatados foram dormência e hiperalgesia, e os analgésicos para a dor mais comumente prescritos foram anti-inflamatórios, opioides e antiepilépticos. Quando se pesquisam publicações epidemiológicas especificando-se a doença de base, percebe-se que o Brasil tem frequentes estudos relacionados às neuropatias pós-herpética[15,16,26,27] e pós-hansênica.[28-30]

No Chile, estudo recente (2018) avaliou a prevalência de DN na população oncológica e apresentou uma taxa de DN de 31,7%.[31] Na Colômbia, foi realizado um estudo recente sobre a DN em pacientes com diagnóstico de radiculopatia lombossacra e observou prevalência de 57,9%.[32]

Impacto da dor neuropática

O impacto na qualidade vida das pessoas que convivem com DN está relacionado à dificuldade no diagnóstico, ao subtratamento e à prescrição inadequada de medicamentos para este tipo de dor. Ainda não está clara a fisiopatologia da DN em algumas doenças, o que também pode influenciar diretamente de forma negativa a qualidade de vida.[4,5,33]

Um estudo francês que avaliou 885 pacientes com diabetes encontrou prevalência de DN de 20,3%, porém destes, apenas 38,6% tiveram sua dor tratada de forma adequada, mostrando claramente que o tratamento otimizado desse tipo de dor é ainda uma necessidade não atendida, mesmo em países desenvolvidos do continente europeu.[34]

Vale ressaltar que o tratamento da DN tem custo elevado, pode ser demasiadamente prolongado e poucos são os serviços públicos que oferecem gratuitamente as medicações necessárias e tratamentos complementares não farmacológicos. A realidade no Brasil é a existência de filas intermináveis para acesso aos programas de reabilitação, bem como a falta constante dos medicamentos para tratar DN nas farmácias de distribuição gratuita, ocasionando a interrupção do tratamento, com consequente piora global dos sintomas. Por ser um tratamento longo, há também alto índice de descontinuidade do uso das medicações pelos pacientes.[4,33,35]

Estudo realizado nos Estados Unidos mostrou que a DN gera custo aproximado de 2,3 bilhões de dólares aos cofres públicos por ano. Em um estudo europeu, os autores observaram também que a DN está relacionada à baixa produtividade laboral e a maiores gastos, com custos correspondes a 9,305 euros na Itália e 14,446 euros na Alemanha, anualmente, por pessoa. Esses dados mostram a necessidade da exata compreensão da DN e do seu impacto, visando melhor tratamento, criação de políticas públicas para que haja expansão dos serviços, maior capacitação dos profissionais de saúde e mais educação para pacientes e familiares.[1,35,36]

Em estudo sobre a prevalência de dor crônica com e sem características neuropáticas realizado no Brasil, os autores mostraram que a dor está diretamente relacionada a maiores índices de labilidade emocional, insônia, pior qualidade de vida, maiores índices de dor e impacto direto nas atividades laborais, sociais e espirituais. Ainda, mostrou que há baixo conhecimento a respeito da existência de um médico ou equipe especializada em dor e que apenas a menor parte desses pacientes consegue ter sua dor controlada.[37] Em outro estudo realizado no Brasil, os autores mostraram que as DN pós-traumática e pós-cirúrgica estavam associadas a piores escores de qualidade de vida e a maior interferência nas atividades diárias.[25]

Outras pesquisas também mostram a interferência negativa da DN no sono, na deambulação, no bem-estar psíquico e social, sendo frequente sua associação com quadros de ansiedade e depressão.[4,37-41]

Conclusão

Após uma revisão ampla de estudos em DN, conclui-se que há uma lacuna ainda no conhecimento mais detalhado da prevalência desse tipo de dor na população geral e em grupos específicos, como pacientes com câncer. Essas carências podem ser observadas em nosso país e em todos os continentes, constituindo um fenômeno mundial, mesmo sendo a DN uma síndrome dolorosa de grande impacto na qualidade de vida dos indivíduos acometidos. Espera-se que, com a nova classificação de dor crônica pelo CID-11 e o seu reconhecimento como doença, novos estudos e medidas sejam direcionados no sentido de sanar a lacuna referida, melhorando os nossos dados epidemiológicos nos próximos anos.

Referências bibliográficas

1. Brunelli C, Bennett MI, Kaasa S, Fainsinger R, Sjøgren P, Mercadante S et al. Classification of neuropathic pain in cancer patients: a delphi expert survey report and EAPC/IASP proposal of an algorithm for diagnostic criteria. Pain. 2014;155(12):2707-13.

2. Bouhassira D. Neuropathic pain: definition, assessment and epidemiology. Rev. Neurol. 2019;175(1-2):16-25.

3. Kerstman E, Ahn S, Battu S, Tariq S, Grabois M. Neuropathic pain. Handb. Clin. Neurol. 2013;110:175-87.

4. Posso IP, Palmeira CCA, Vieira EBM. Epidemiologia da dor neuropática. Rev. Dor. 2016;17(1):11-14.

5. Yoon SY, Oh J. Neuropathic cancer pain: prevalence, pathophysiology, and management. Korean J. Intern. Med. 2018;33(6):1058-1069.

6. Colloca L, Ludman T, Bouhassira D, Baron R, Dickenson AH, Yarnitsky D et al. Neuropathic pain. Nat. Rev. Dis. Primers. 2017;3:1-45.

7. Adoukonou T, Gnonlonfoun D, Kpozehouen A, Adjien C, Tchaou B, Tognon-Tchegnonsi F et al. Prevalence and characteristics of chronic pain with neuropathic component at Parakou in northern Benin in 2012. Rev. Neurol. 2014;170(11):703-11.

8. Elzahaf RA, Johnson MI, Tashani OA. The epidemiology of chronic pain in Libya: a cross-sectional telephone survey. BMC Public Health. 2016;16(1):776-90.

9. Centner CM, Little F, Watt JJ, Vermaak JR, Dave JA, Levitt NS, Heckmann JM. Evolution of sensory neuropathy after initiation of antiretroviral therapy. Muscle Nerve. 2018;57(3):371-379.

10. Inoue S, Taguchi T, Yamashita T, Nakamura M, Ushida T. The prevalence and impact of chronic neuropathic pain on daily and social life: a nationwide study in a Japanese population. Eur. J. Pain. 2017;21(4):727-737.

11. Chen S, Qu J, Chu T. Prevalence and characteristics of neuropathic pain in the people affected by leprosy in China. Lepr. Rev. 2012;83(2):195-201.

12. Lasry-Levy E, Hietaharju A, Pai V, Ganapati R, Rice AS, Haanpää M, Lockwood DN. Neuropathic pain and psychological morbidity in patients with treated leprosy: a cross-sectional prevalence study in Mumbai. PLoS Negl. Trop. Dis. 2011;5(3):e981.

13. Coffeen U, Sotomayor-Sobrino MA, Jiménez-González A, Balcazar-Ochoa LG, Hernández-Delgado P, Fresán A et al. Chemotherapy-induced neuropathic pain characteristics in Mexico's National Cancer Center pain clinic. J. Pain Res. 2019;3(12):1331-39.

14. Rampakakis E, Pollock C, Vujacich C, Toniolo Neto J, Ortiz Covarrubias A, Monsanto H, Johnson KD. Economic burden of herpes zoster ("culebrilla") in Latin America. Int. J. Infect. Dis. 2017;58:22-26.

15. Kawai K, Rampakakis E, Tsai TF, Cheong HJ, Dhitavat J, Covarrubias AO, Yang L et al. Predictors of postherpetic neuralgia in patients with herpes zoster: a pooled analysis of prospective cohort studies from North and Latin America and Asia. Int. J. Infect. Dis. 2015;34:126-31.

16. Fayaz A, Croft P, Langford RM, Donaldson LJ, Jones GT. Prevalence of chronic pain in the UK: a systematic review and meta-analysis of population studies. BMJ Open. 2016;6(6):e010364.

17. Öcal R, Tanoğlu C, Kibaroğlu S, Derle E, Can U, Kirnap M et al. Prevalence and treatment of neuropathic pain in kidney and liver transplant recipients. Exp. Clin. Transplant. 2017;28:1-3.

18. Zis P, Sarrigiannis PG, Rao DG, Hadjivassiliou M. Gluten neuropathy: prevalence of neuropathic pain and the role of gluten-free diet. J. Neurol. 2018;265(10):2231-36.

19. Roberto A, Deandrea S, Greco MT, Corli O, Negri E, Pizzuto M, Ruggeri F. Prevalence of neuropathic pain in cancer patients: pooled estimates from a systematic review of published literature and results from a survey conducted in 50 Italian palliative care centers. J. Pain Symptom Manage. 2016;51(6):1091-1102.

20. Nekolaichuk CL, Fainsinger RL, Aass N, Hjermstad MJ, Knudsen AK, Klepstad P et al. The Edmonton Classification System for cancer pain: comparison of pain classification features and pain intensity across diverse palliative care settings in eight countries. J. Palliat. Med. 2013;16(5):516-23.

21. Fainsinger RL, Nekolaichuk C, Lawlor P, Hagen N, Bercovitch M, Fisch M et al. An international multicentre validation study of a pain classification system for cancer patients. Eur. J. Cancer. 2010;46(16):2896-904.

22. Alves NFE, Bergmann A, Silva BA, Ribeiro ACP, Abrahão KS, Ferreira MGCL et al. Post-mastectomy pain syndrome: incidence and risks. Breast. 2012;21(3):321-5.

23. Couceiro TCM, Lima LC, Pereira CJM, Mello PFLSO, Ferreira TMML, Firmino ALP. Prevalência da dor neuropática em pacientes com câncer. Br. JP. 2018;1(3):231-35.

24. Vieira EBM, Garcia JBS, Silva AA, Araújo RLTM, Jansen RC. Prevalence, characteristics, and factors associated with chronic pain with and without neuropathic characteristics in São Luís, Brazil. J. Pain Symptom Manage. 2012;44(2):239-51.

25. Udall M, Kudel I, Cappelleri JC, Sadosky A, King-Concialdi K, Parsons B et al. Epidemiology of physician-diagnosed neuropathic pain in Brazil. J. Pain Res. 2019;7(12):243-53.

26. Antoniolli L, Rodrigues C, Borges R, Goldani LZ. Epidemiology and clinical characteristics of herpes zoster in a tertiary care hospital in Brazil. Braz. J. Infect. Dis. 2019;23(2):143-45.

27. Toniolo Neto J, Psaradellis E, Karellis A, Rampakakis E, Rockett TY, Sampalis JS et al. Measuring herpes zoster disease burden in São Paulo, Brazil: a clinico-epidemiological single-center study. Clinics. 2018;19(73):e243.

28. Giesel LM, Pitta IJR, Silveira RC, Andrade LR, Vital RT, Nery JADC et al. Clinical and neurophysiological features of leprosy patients with neuropathic pain. Am. J. Trop. Med. Hyg. 2018;98(6):1609-13.

29. Santana JC, Santos VS, Gurgel RQ, Santana JC, Reis FP, Cuevas LE, Feitosa VL. Agreement between the douleur neuropathique in 4 questions and leeds assessment of neuropathic symptoms and signs questionnaires to classify neuropathic pain among patients with leprosy. Am. J. Trop. Med. Hyg. 2016;95(4):756-59.

30. Santos VS, Santana JC, Castro FD, Oliveira LS, Santana JC, Feitosa VL et al. Pain and quality of life in leprosy patients in an endemic area of northeast Brazil: a cross-sectional study. Infect. Dis. Poverty. 2016;7(5):18-21.

31. Bilbeny N, Miranda JP, Eberhard ME, Ahumada M, Méndez L, Orellana ME et al. Survey of chronic pain in Chile: prevalence and treatment, impact on mood, daily activities and quality of life. Scand. J. Pain. 2018;18(3):449-56.

32. Machado-Duque ME, Gaviria-Mendoza A, Machado-Alba JE, Castaño N. Evaluation of treatment patterns and direct costs associated with the management of neuropathic pain. Pain Res. Manag. 2020;30:1-8.

33. Van Hecke O, Austin SK, Khan RA, Smith BH, Torrance N. Neuropathic pain in the general population: a systematic review of epidemiological studies. Pain. 2014;155(4):654-62.

34. Bouhassira D, Letanoux M, Hartemann A. Chronic pain with neuropathic characteristics in diabetic patients: a French cross-sectional study. PLoS One. 2013;8(9):e74195.

35. Lema MJ, Foley KM, Hausheer FH. Types and epidemiology of cancer-related neuropathic pain: the intersection of cancer pain and neuropathic pain. Oncologist. 2010;15(2):3-8.

36. Tarride JE, Moulin DE, Lynch M, Clark AJ, Stitt L, Gordon A et al. Impact on health-related quality of life and costs of managing chronic neuropathic pain in academic pain centres: results from a one-year prospective observational Canadian study. Pain Res. Manag. 2015;20(6):327-33.

37. Souza A, Caumo W, Calvetti PU, Lorenzoni RN, Rosa GK, Lazzarotto AR, Dussan-Sarria JA. Comparison of pain burden and psychological factors in Brazilian women living with HIV and chronic neuropathic or nociceptive pain: an exploratory study. PLoS One. 2018;13(5):e0196718.

38. Rapti E, Damigos D, Apostolara P, Roka V, Tzavara C, Lionis C. Patients with chronic pain: evaluating depression and their quality of life in a single center study in Greece. BMC Psychol. 2019;7(1):86.

39. Rajaa SM, Carrb DB, Cohenc M, Finnerupd NB, Florf H, Gibsong S et al. Definição revisada de dor pela Associação Internacional para o Estudo da Dor: conceitos, desafios e compromissos. Autores da Força Tarefa da Associação Internacional para o Estudo da Dor (IASP). Revista Dor. 2020. [Disponível on-line].

40. Oosterling A, Te Boveldt N, Verhagen C, Graaf WT, Van Ham M, Drift M et al. Neuropathic pain components in patients with cancer: prevalence, treatment, and interference with daily activities. Pain Pract. 2016;16(4):413-21.

41. Vieira EBM, Garcia JBS, Silva AA, Araújo RLTM, Jansen RC, Bertrand AL. Chronic pain, associated factors, and impact on daily life: are there differences between the sexes? Cad. Saúde Pública. 2012;28(8):1459-67.

Aspectos Genéticos Relacionados à Dor Neuropática

Camila Sato Campana | Cláudia Carneiro de Araújo Palmeira

Introdução

A dor neuropática é uma condição clínica que acomete de 7% a 10% da população, com tendência a aumento de prevalência com o envelhecimento da população e o aumento da sobrevida em pacientes oncológicos.[1]

Sabe-se que a dor neuropática é consequência de uma doença ou lesão no sistema nervoso somatossensitivo. No entanto, nem todos os pacientes submetidos a essa lesão desenvolverão dor neuropática; além disso, há diferença no grau de dor referida pelos pacientes após esse fenômeno. Entre as hipóteses para essa variação, a mais provável visa a interação entre fatores de risco genéticos, clínicos e psicossociais de cada indivíduo.

Quais os fatores genéticos que contribuiriam para o surgimento e a potencialização da dor neuropática? Seriam os mesmos fatores para todos os tipos de dor, como a neuropatia do trigêmeo e uma lesão traumática aguda nervosa?[2]

Com o avanço tecnológico, estudos têm sido desenvolvidos para estudar os componentes genéticos que contribuem para a variação da sensibilidade à dor, a probabilidade de desenvolvimento de dor crônica e a resposta a abordagens analgésicas dos diferentes medicamentos, visando o melhor desenvolvimento de tratamentos e a melhor predição de riscos.

O objetivo deste capítulo é discorrer sobre os fundamentos da genética aplicados à dor, principalmente neuropática, e discutir as síndromes hereditárias em que genes já foram identificados.

Estudos genéticos em dor

Estudos em modelos animais

Estes estudos têm sido amplamente utilizados para realização de testes genéticos. Nestes tipos, o pesquisador tem como vantagem a facilidade em reproduzir linhagens consanguíneas e isogênicas ("clones") a partir de cruzamentos em um tempo relativamente curto. Após o sequenciamento do genoma, podem ser realizadas mutações específicas para cada característica genética que se deseja estudar, em um ambiente estritamente controlado.[3]

Estudos mostraram a provável semelhança no genoma das duas espécies (uma análise do cromossomo 16 mostrou que apenas 1,9% dos genes nos ratos não tinham homólogos no genoma humano), culminando na crença de que genes relacionados à dor em camundongos podem ter papel semelhante em seres humanos.[4]

Estudos genéticos em seres humanos

Por mais que estudos em animais tenham resultados promissores, eles apresentam limitações relacionados a translação, ou seja, da bancada do laboratório à realidade da prática médica diária. Uma delas é a obtenção de uma enorme quantidade de genes possivelmente associadosàa dor – cerca de centenas a milhares – sendo impraticável o desenvolvimento de terapêuticas com base em todos: houve diversos casos em que a eficácia em seres humanos não foi demonstrada, ou que foi vista toxicidade em testes clínicos após o desenvolvimento da medicação, acarretando enormes prejuízos.[5]

Não se deve esquecer também que o ser humano consegue descrever a dor de forma muito mais específica do que qualquer outro animal, além de associar sua percepção a fatores ambientais e emocionais, que também devem ser considerados no estudo da dor.

Nos estudos em seres humanos, são vistos três padrões de associação entre as características fenotípicas e os fatores genéticos: a ligada a um gene, a multifatorial ou a não genética. A doença ligada a um gene é induzida pela mutação de um gene específico e sua herança segue o modelo mendeliano, em que uma cópia do gene (caso a característica tenha padrão dominante) ou duas cópias (caso a característica tenha padrão recessivo) altera o fenótipo. Esse tipo de associação tem sido mais amplamente estudado, gerando exemplos mais conhecidos, como as neuropatias hereditárias sensitivas e autonômicas (NHSA), sobre as quais quais discorreremos adiante, e as migrâneas hemiplégicas familiares (MHF). Apesar de maior conhecimento atual no campo da doença ligada a um gene, imagina-se que a maioria das doenças tenha caráter multifatorial, com seus fenótipos sendo determinados por pequenas contribuições de muitos genes e da interação com o ambiente, o que torna a ciência por trás delas muito mais complexa.[5]

Estudos em gêmeos e hereditabilidade

O estudo em gêmeos, principalmente em monozigóticos, que têm exatamente o mesmo genótipo, são capazes de estimar a hereditabilidade de uma característica, ou seja, a proporção da característica que se deve a fatores genéticos. Estudos realizados e em neuropatia diabética mostraram, por exemplo, que a dor proveniente dessa comorbidade tem uma hereditariedade de 37%, mostrando um papel importante da genética no desenvolvimento da patologia. Muitas vezes, entretanto, pode ocorrer dificuldade em se caracterizar se essa hereditabilidade é responsável pelo desenvolvimento da doença ou por essa determinada doença se apresentar dolorosa.[5]

Outra desvantagem dos estudos em gêmeos é que eles não contemplam fenótipos de doenças raras não apresentados por nenhum deles ou eventos traumáticos como dor pós-operatória ou neuropatia pós-herpética.[3]

Um dos maiores objetivos dos pesquisadores envolvidos no estudo genético da dor é encontrar a hereditabilidade associada à analgesia; por meio da farmacogenicidade, busca-se entender por que os indivíduos apresentam respostas diferentes das terapêuticas adotadas no combate à dor ou a outra patologia. Há poucos estudos nesta área até o momento, mas certamente este é um campo que trará muito conhecimento ao manejo das dores neuropáticas.

Estudos genéticos em dor neuropática

Apesar dos avanços no sequenciamento genético, ainda há grandes desafios a ser enfrentados nos estudos relacionados à dor, principalmente a neuropática.

O primeiro obstáculo é o tamanho reduzido das amostras: a maioria dos estudos publicados sobre dor neuropática apresenta coortes pequenas, o que acarreta baixo poder estatístico. São, assim, necessários estudos genéticos amplos, como estudos de associação do genoma completo (GWAS) ou combinações entre estudos de diversas instituições para se atingir um número adequado de participantes. Um dos motivos pelos quais estas associações não ocorrem nos põe diante do segundo desafio: a falta de critérios unânimes para a classificação da dor neuropática e de seus subtipos nos estudos, impossibilitando a comparação das variantes genéticas.[2]

Tentando resolver esse problema, em 2014, o Grupo Especial de Interesse em Dor Neuropática (NeuPSIG) da Associação Internacional para o Estudo da Dor (IASP), liderou uma reunião de 28 especialistas em dor neuropática, em Versailles, para criar o *Neuropathic Pain Phenotyping by International Consensus* (NeuroPPICC) direcionado a estudos genéticos. A partir de uma revisão sistemática, o encontro visou a criação de um *guideline* que uniformizasse os critérios mínimos para a publicação de estudos para a dor neuropática, que são mostrados no Quadro 3.1.[6]

Em 2018, uma revisão sistemática e metanálise contemplando estudos de associação de genoma completo (GWAS) e de genes candidatos (CGAS) que analisavam variantes genéticas na dor neuropática identificou 28 genes associados a ela.[2]

Com base em seu mecanismo biológico (modulação de canais iônicos, neurotransmissão, metabolismo de substâncias, como o ferro, e ativação da resposta imune), os genes foram divididos em diferentes classes, mostradas na Figura 3.1.[2]

Quadro 3.1 – Critérios mínimos para inclusão em estudos genéticos para a dor neuropática em seres humanos.	
Estabelece a presença de dor neuropática "possível"	
Os resultados da ferramenta de *screening* valem mais do que a distribuição anatômica e a história clínica, que valem o mesmo	
1. Avaliação dos sintomas utilizando ferramentas de *screening* de dor neuropática	O sintoma compõe ao menos uma ferramenta validada de *screening* de dor neuropática (DN4, painDETECT, S-LANSS ou outra) As ferramentas de *screening* devem ser validadas: • na língua e cultura da população estudada • nas condições investigadas
2. Distribuição anatômica da dor	Um diagrama corporal ou *checklist* para especificar a região anatômica afetada pela dor
3. História clínica	• Duração da dor (data do início e idade do paciente no início, duração dos sintomas) • Intensidade da dor nas últimas 24 horas (p. ex., EVN 0-10 ou 100-mm na EVA) • Presença de alguma síndrome dolorosa crônica diagnosticada • Dados demográficos (idade, sexo, etnia, comorbidades médicas relevantes)

Fonte: Adaptado de Van Hecke O et al., 2015.

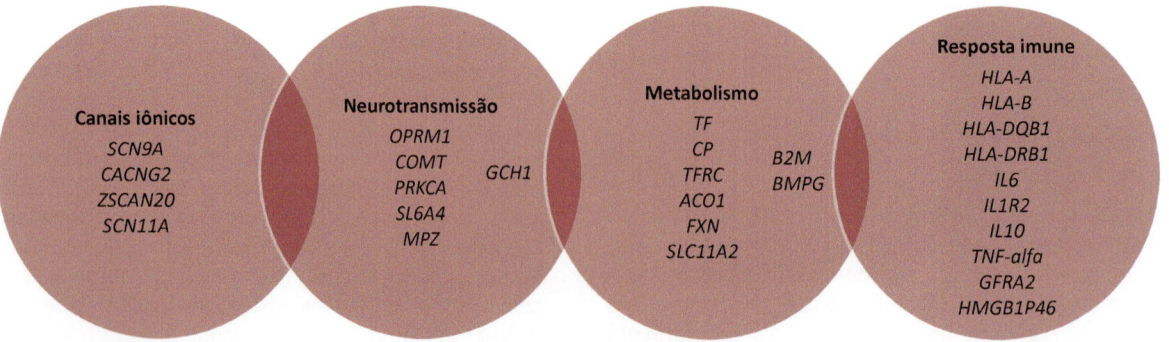

FIGURA 3.1 – Genes associados à dor neuropática e seus mecanismos biológicos.

Fonte: Adaptada de Calvo M et al., 2019.

Após isso, foram distribuídos segundo sua relação com os diferentes tipos de dor (Tabela 3.1).[7]

TABELA 3.1 – Lista de genes e sua provável influência na dor neuropática.

Gene	Tipo de dor neuropática	Estudos
OPRM1	Neuropatia periférica diabética, dor pós-operatória	3
COMT	Múltiplas etiologias, esclerose múltipla, CTS, dor ciática	5
SCN9A	Neuropatia periférica diabética	1
SLC6A4	Neuralgia do trigêmeo	1
CACNG2	Dor persistente pós-operatória	1
HLA-A	Neuralgia pós-herpética	5
HLA-B	Neuralgia pós-herpética	5
HLA-DQB1	Dor persistente pós-operatória	2
HLA-DRB1	Neuralgia pós-herpética, dor persistente pós-operatória	6
IL6	Dor ciática	1
IL1R2	Dor persistente pós-operatória	1
IL10	Dor persistente pós-operatória	1
TNF alfa	Dor persistente pós-operatória	1
B2M	Neuropatia periférica dolorosa distal	1
BMP6	Neuropatia periférica dolorosa distal	1
TF	Neuropatia periférica dolorosa distal	1
CP	Neuropatia periférica dolorosa distal	1
TFRC	Neuropatia periférica dolorosa distal	1
ACO1	Neuropatia periférica dolorosa distal	1
FXN	Neuropatia periférica dolorosa distal	1
GCH1	Dor persistente pós-operatória, dor por neuropatia relacionada ao HIV	2
SLC11A2	Neuropatia periférica dolorosa distal	1
GFRA2	Neuropatia periférica diabética	1
HMGB1P46	Neuropatia periférica diabética	1
ZSCAN20	Neuropatia periférica diabética	1
PRKCA	Dor persistente pós-operatória	1
TRPA1	Múltiplas etiologias	1
TRPV1	Múltiplas etiologias	1
TRPM8	Múltiplas etiologias	1
CYP2D6	Dor persistente pós-operatória	1
MMP1	Dor ciática	1
CACNA2D2	Dor persistente pós-operatória	1
GRIK3	Dor persistente pós-operatória	1
BDNF	Dor persistente pós-operatória	1

Fonte: Adaptada de Veluchamy, 2018.

Síndromes dolorosas neuropáticas

A seguir, discorreremos sobre as principais síndromes dolorosas neuropáticas com genes estudados até então.

Neuropatia diabética

O diabetes *mellitus* é a principal causa de dor neuropática – 50% a 60% dos pacientes diabéticos desenvolvem neuropatia diabética, e 10% a 26% apresentam dor neuropática. Além de fatores de risco como o descontrole glicêmico prolongado e a perda da microvasculatura nervosa, alguns genes têm sido associados a maior chance de desenvolvimento da dor.[8]

O gene SCN9A, já associado a diversos tipos de dor (osteoartrose, dor ciática, dor fantasma pós-amputação, pancreatite), apresenta relação importante com a dor por neuropatia diabética, codificando o canal de sódio NaV1.7. Este canal é expresso principalmente no gânglio da raiz dorsal da medula e causa a amplificação do estímulo doloroso e a geração de potencial nociceptivo.

Houve também associação com o polimorfismo no gene OPRM1 com o desenvolvimento de úlcera dolorosa no pré-diabético e um maior relato de dor em mulheres associada às duas variantes do receptor P2RX7 e àparticipação do ILR4, receptor da interleucina-4.[9]

Neuralgia pós-herpética (NPH)

A herpes-zóster decorre da reativação do vírus da varicela-zóster, que permanece latente nos gânglios sensitivos após a infecção primária que causa a varicela, normalmente na infância. É caracterizada por vesículas que normalmente respeitam dermátomo inervado por um gânglio em face, tronco e abdômen, acompanhadas de dor intensa e, caso a dor persista por mais de quatro semanas, é chamada de "neuralgia pós-herpética", que provoca dor intensa constante ou intermitente, alodínea e hiperpatia.

Os fatores de risco para o desenvolvimento da NPH são idade avançada e grau das erupções, além de fatores genéticos que vêm sido estudados. Na população japonesa, foi visto que os antígenos HLA-B*44 e HLA-A*33, os dois alelos mais herdados em pacientes com NPH, têm fraca afinidade pelos pepitídeos do VZV, não se ligando tão fortemente a essas variantes quanto às outras. Em contraste, houve alta afinidade dos peptídeos do VZV com os apelos HLA-A*02 e HLA-B*40, fortemente depletados em pacientes com NPH. Isso apoiaria a teoria de que uma das potenciais causas da neuralgia pós-herpética pode ser uma fraca ou tardia resposta CD8 à reativação do VZV. Há maior prevalência do alelo HLA*B44 em caucasianos, que também apresentam maior predisposição a desenvolver herpes-zóster. Mais estudos são necessários, porém, em outras etnias.[10,11]

Neuropatia dolorosa relacionada ao HIV

A neuropatia sensitiva relacionada ao HIV é a complicação mais comum dos pacientes com HIV (30% a 60% apresentam) e mantém-se altamente prevalente, com 90% dos pacientes apresentando dor neuropática, o que afeta sua saúde física, mental e qualidade de vida. Com uma incidência maior entre homens africanos, estudos têm sido realizados para identificar genes relacionados a essa comorbidade. O gene GCH1, que codifica uma enzima necessária para síntese de moléculas pró-nociceptivas, teve seu polimorfismo associado com dor radicular em europeus, mas não teve associação com a dor neuropatia associada ao HIV em estudos na África. Três haplotipos do gene KCNS1 foram associados à diminuição da dor neuropática, enquanto dois foram associados ao aumento dela. Já o gene bloqueador de TNFA foi associado ao aumento da dor.[12,13]

Neuralgia do trigêmeo

Dor na distribuição de um ou mais ramos do nervo trigêmeo, normalmente unilateral, episódica.

Os estudos são escassos, sugerindo polimorfismo no gene transportador de serotonina, SLC6A4, e no canal NaV1.6, codificado pelo SCN8A. A serotonina é um neuromodulador com papel importante em processos fisiológicos como divisão celular, migração neuronal, diferenciação e simpatogênese, e o polimorfismo de seu transportador já foi anteriormente associado à migrânea com aura em crianças. O polimorfismo está associado à possibilidade de desenvolver a neuropatia do trigêmeo, assim como à intensidade da dor e resposta à carbamazepina, tratamento mais utilizado atualmente para a patologia.[14]

Dor oncológica

Estima-se que 40% das dores oncológicas tenham um componente neuropático, que pode advir tanto da invasão tumoral como do tratamento, como cirurgias, radioterapia ou quimioterapia. Estudos mostraram a presença de polimorfismo em PTGS2, no fator de necrose tumoral TNF-beta, em NOS3, IL1B, TNFRSF1B e IL10RB; parece haver também a influência do sistema imune em virtude do polimorfismo encontrado em GCH1, envolvido na produção de óxido nítrico, além de variações nos genes COMT, ABCB1, MAPK e nos canais de potássio KCNS1, KCNJ3, KCNJ6 e KCNK9.[9]

Dor pós-operatória

A dor persistente pós-operatória se mantém de 2 a 6 meses após o evento cirúrgico, tendo como base o recrutamento de células imunes decorrente de lesão ou de dano neural e o estado de inflamação prolongado no período pós-operatório. Estudos em mastectomia, em que a incidência de dor pós-operatória pode atingir até 61%,[15] mostraram o papel de IL1R2, IL10 e P2RX7. Foram encontrados também genes envolvidos na neurotransmissão, como OPRM1, KCNS1 e CACNG2 e responsáveis pela modulação da dor (GCH1).[9]

Neuropatias hereritárias motoras e sensitivas

As neuropatias hereditárias, caracterizadas por mutações genéticas, foram alvo de um crescente número estudos genéticos nos últimos anos, podendo-se caracterizar hoje alguns genes envolvidos em seu desenvolvimento.

A neuropatia hereditária motora sensitiva primária, mais conhecida como "doença Charcot-Marie-Tooth" (CMT), é a enfermidade neuromuscular genética mais comum, com prevalência de 1:1213 a 1:2500 habitantes.

Apresenta-se tipicamente com função motora normal, mas com fraqueza e perda de sensibilidade distal simétrica de membros inferiores.

Na apresentação típica, há progressão lenta, com início entre a primeira a terceira década de vida, evoluindo com fraqueza em mãos e pés caídos. Ao exame, esses pacientes apresentam perda de força e sensibilidade distal, com reflexos globalmente diminuídos e, não raro, precisam de órtese de tornozelo para deambulação.

Há uma segunda apresentação em que há rápida instalação já na infância, com dificuldade para iniciar a deambulação (acima de 15 meses de idade) e *toe walking*; tais pacientes precisarão de andadores ou cadeiras de roda para se locomover. Por fim, existe uma terceira apresentação da doença, que se inicia na vida adulta, aproximadamente aos 40 anos, e tem progressão variável. A CMT pode ser dividida em classificações dependendo do padrão de acometimento do nervo.

CMT1

Predominantemente desmielinizante, sua fisiopatologia é baseada na condução neuronal lenta nas extremidades superiores. Na maioria das vezes, há uma mutação nos genes PMPP, MFN2, MPZ ou na *gap junction* do gene GJB1. No estudo eletrofisiológico, nota-se a condução lentificada do impulso nervoso, com velocidade menor que 38 m/s nas extremidades superiores, sem evidência de bloqueio da condução ou dispersão temporal, o que caracterizaria uma neuropatia diesmielinizante adquirida.

Entre as formas de CMT1, podemos ter:

- ▶ **CMT1A:** 80% a 90% dos casos, ocorre por duplicação da proteína da mielina periférica do 22 gene (PMP22) no cromossomo 17p11.2, expresso nas células de Schwann que produz a bainha de mielina nos nervos periféricos.
- ▶ **CMT1B:** 10% dos casos, ocorre pela mutação no gene MPZ, que resulta na superexpressão da proteína mielina estrutural.
- ▶ **CTM1X:** mutação no gene GJB1 no cromossomo X, condução de velocidade intermediária e herança ligada ao cromossomo X.

CMT2

A CMT2 se apresenta como uma polineuropatia predominantemente axonal, com velocidade de condução neuronal relativamente normal, mas diminuição proeminente da amplitude sensorial do nervo ou do potencial de ação, indicando perda axonal.

Na eletrofisiologia, temos uma velocidade normal, mas redução na amplitude do potencial de ação sensorial (SNAP), redução no potencial de ação muscular (CMAP) ou ambas. Vinte por cento dos casos resultam de mutações na mitofusina 2 gene (MFN2), caracterizando a CMT2A.

CMT3

Doença recessiva com muitos fenótipos, também conhecida como "doença de Dejerine-Sottas". Apresenta grande perda de fibras mielinizadas, velocidade de condução menor do que 10 m/s, e grave deficiência motora e distal sensitiva.

CMT4

Forme diesmielinizante autossômica recessiva, com quadro clínico normalmente mais grave, que se inicia na infância. Os pacientes podem apresentar escoliose importante, que pode preceder a perda de força e a perda sensitiva.

Os pacientes com CMT apresentarão anormalidades como pés cavos e dedos em martelo, que podem culminar em deformidades ósseas. Normalmente não há dor, mas eventualmente pode surgir uma dor neuropática, musculoesquelética ou ambas. Surdez, displasia de quadril e apneia do sono podem estar associadas ao quadro, além de estresse psicológico e uma queda na qualidade de vida.

O diagnóstico é feito por meio do teste específico para os possíveis genes mutados, baseados em história familiar (três ou mais gerações com presença de morte precoce, consanguinidade e problemas na deambulação) e características fenotípicas. Considera-se um caso provável caso haja fraqueza e perda sensitiva distal simétrica começando na infância, pés cavos ou dedos em martelo, estudos eletrofisiológicos mostrando diminuição na velocidade de condução dos nervos e história familiar positiva. No entanto, há também os casos não óbvios, em que o histórico familiar é desconhecido, pode haver mutação nova, há uma neuropatia axonal sem alterações na eletroneuromiografia e o início mais tardio. Constatado isto, alguns algoritmos existem para ser usados em pacientes suspeitos e, quando bem indicados, têm sensibilidade adequada para diagnosticar possíveis quadros genéticos.[15,16]

Por ora, não existe tratamento genético eficiente para as neuropatias hereditárias sensitivas e motoras. Embora tenham sido realizados estudos com vitamina C, esta mostrou-se sem efeito. O uso de sintomáticos e o cuidado multidisciplinar com neurologista, fisiatra, fisioterapia, terapeuta ocupacional e ortopedista são as alternativas disponíveis para o manejo adequado desta patologia.

Apesar de uma doença não tratável, os testes genéticos são aconselháveis, tanto para diferenciar a CMT das neuropatias hereditárias tratáveis como a por amiloidose ou doença de Fabri, como para esclarecer ao paciente a causa de sua doença e provê-lo da possibilidade de obter aconselhamento genético para um futuro planejamento familiar.

A Tabela 3.2 sintetiza a classificação da doença de Charcot-Marie-Tooth.

Neuropatias hereditárias sensitivas e autonômicas

As neuropatias hereditárias sensitivas ocorrem pela atrofia e degeneração axonal, afetando principalmente os neurônios sensitivos. Quando, além disso, há o envolvimento do sistema nervoso autônomo, são chamadas de "neuropatias hereditárias sensitivas e autonômicas" (NHSA).

TABELA 3.2 – Classificação da doença de Charcot-Marie-Tooth (CMT).

Tipo	Patologia/Fenótipo	Herança	% dos casos de CMT	Subtipo	Gene
CMT1	Anormalidades na mielina; fraqueza distal, atrofia, perda sensitiva; início: 5 a 20 anos; velocidade de condução do nervo motor < 38 m/s	Autossômica dominante	50 a 80	CMT1A CMT1B CMT1C CMT1D CMT1E CMT1F/2E	PMP22 MPZ LITAF EGR2 PMP22 NEFL
CMT2	Degeneração axonal; fraqueza e atrofia distal, envolvimento sensorial variável; velocidade de condução do nervo motor > 38 m/s; início variável	Autossômica dominante	10 a 15	CMT2A CMT2B CMT2C CMT2D CMT2E/1F CMT2F CMT2G CMT2H/2K CMT2I/2J CMT2L CMT2M CMT2N CMT2O CMT2P CMT2S CMT2T CMT2U	MFN2 RAB7A TRPV4 GARS NEFL HSPB1 12q12-q13 GDAP1 MPZ HSPB8 SYNM AARS DYNC1H1 LRSAM1 IGHMBP2 DNAJB2 MARS
Forma intermediária	Mielinopatia e axonal; velocidade de condução do nervo motor > 25 m/s e < 38 m/s	Autossômica dominante		DI-CMTA DI-CMTB DI-CMTC DI-CMTD DI-CMTF	Desconhecido DNM2 YARS MPZ GNB4
CMT4	Desmielinizante; recessiva; apresentações variáveis	Autossômica recessiva	Raro	CMT4A CMT4B1 CMT4B2 CMT4B3 CMT4C CMT4D CMT4E CMT4F CMT4G CMT4H CMT4J CMT2B1 CMT2B2	GDAP1 MTMR2 SBF2 SBF1 SH3C2 NDRG1 EGR2 PRX HK1 FGD4 FIG4 LMNA MED25
CMTX	Degeneração axonal com anormalidades da mielina	Ligado ao X	10 a 15	CMTX1 CMTX2 CMTX3 CMTX4 CMTX5 CMTX6	GJB1 Xp22.2 desconhecido AIFM1 PRPS1 PDK3

Fonte: Adaptada de Ramchandren S, 2017.

As NHSA caracterizam-se por perda da sensibilidade distal, ocasionando lesões indolores, úlceras e outras anormalidades na pele, fraturas espontâneas e artropatias, sendo às vezes necessárias amputações.

Há a mutação em 11 genes, cinco para a forma autossômicas dominantes e seis para as formas autossômicas recessivas. A NHSA normalmente é congênita, mas pode se desenvolver durante a adolescência ou na vida adulta.

A idade de início, modo de herança e fenótipo e histopatológico predominante justificam a classificação em cinco subtipos, descritos e resumidos na Tabela 3.3.

TABELA 3.3 – Classificação das neuropatias hereditárias sensitivas e autonômicas e sua relação genética.

Tipo	Herança	Lócus genético	Gene	Idade de início	Fenótipos e características
NHSA I	AD	9q21-q22	SPTLC1	Adolescência a adulta	Perda da sensação de dor e de temperatura, preservação da sensação vibratória, dor lancinante, envolvimento motor distal variável
	AD	3q13-q22	RAB7A	Adolescência a adulta	Predomínio de envolvimento motor distal, perda sensitiva difusa, complicações de acromutilações
	AD	14q24.3-q31	SPTLC2	Adulta	Predomínio de perda sensitiva, ulcerações nos pés
	AD	14q22.1	ATL1	Adulta	Predomínio de perda sensitiva, características de trato piramidal
	AD	19p13.2	DNMT1	Adulta	Predomínio de ataxia sensorial, úlceras nos pés, demência, perda auditiva
	AD	3p22-p24	–	Adulta	Predomínio de neuropatia sensorial com tosse e refluxo gastroesofágico, úlceras nos pés infrequentes
NHSA II	AR	12p13.33	HSN2/WNK1	Infância	HSN/HSAN; doença de Morvan, mutilações nas mãos e pés, perda sensitiva difusa, reflexos tendíneos diminuídos ou ausentes
	AR	5p15	FAM134B	Infância	HSN/HSAN; indistinguível de HSAN II por mutações em HSN2/WNK1
	AR	2q37.3	KIF1A	Infância	Similar à HSAN II por mutações em HSN2/WNK1
NHSA III	AR	9q31	IKABKAP	Nascimento/congênita	Disautonomia familiar, alterações autonômicas (gastrointestinais, cardiovasculares, ausência de lágrimas), hipotonia ao nascimento, ausência de papilas fungiformes na língua
NHSA IV	AR	1q21-q22	NTRK1	Nascimento/congênita	Insensibilidade congênita à dor e anidrose, episódios febris, lesões corneanas, deformidades articulares, força muscular e reflexos tendíneos preservados, deficiência intelectual, ausência de axônios desmielinizados, poucos neurônios finos mielinizados, densidade normal de fibras mielinizadas
NHSA V	AR	2q24.3	NGFB	Nascimento/congênita	Inteligência normal comparado à HSAN IV, diminuição seletiva das fibras finas mielinizadas e desmielinizadas
Doenças relacionadas	AR	2q24.3	SCN9A	Nascimento/congênita	Insensibilidade à dor associada à doença de canal; incapacidade congênita de sentir dor, todas as outras modalidades sensitivas preservadas, fraturas ou osteomielite não reconhecidas, mordida de lábios e língua, inteligência preservada, ausência de neuropatia motora ou sensitiva, biópsia de nervo normal. Reflexos tendíneos normais, ausência de sintomas de disfunção de sistema nervoso autônomo, sudorese normal, ausência de hiperpirexia
	AR	5p15	CCT5	Primeira infância	Como HSAN II adicionada de espasticidade de membros inferiores

AD: autossômica dominante, AR: autossômica recessiva

Fonte: Adaptada de Auer-Grumbach M (2013).

NHSA I

A NHSA tipo I apresenta envolvimento motor variável, mas autonômico mínimo, podendo às vezes se confundir com HMSN, ou seja, CMT síndrome. Ocorre normalmente entre a segunda e a quarta décadas de vida e tem herança autossômica dominante, com participação de cinco genes: SPTLC1, SPTLC2, RAB7A, ATL1, DNMT1. A fraqueza e a atrofia distal são comuns, tendo início com a perda sensorial normalmente nos membros inferiores. Esse quadro clínico enseja normalmente lesões não dolorosas que podem complicar para úlceras profundas em pés, osteomielite, osteonecrose e acromutilação, muitas vezes evoluindo para amputação. Em alguns casos, pode haver a presença de parestesias, cãibras ou dor lancinante espontânea, além de ser relatada surdez eventual.

NHSA II

A NHSA tipo II apresenta disfunção autonômica maior do que a NHSA tipo I, mas, mesmo assim, pequena. Inicia-se na infância e tem herança autossômica recessiva, na qual encontrou-se mutação em três genes: HSN2/WNK1, FAM124B, KIF1A. O paciente com NHSA tipo II apresenta parestesia distal em membros superiores e inferiores e perda sensorial em padrão de bota e luva, que se iniciam na infância; esse quadro evolui para perda de dor, temperatura e sensação de toque, às vezes envolvendo tronco. Pode ocorrer diminuição dos dos reflexos tendíneos, úlceras e amputações depois de lesões. Ao contrário do HSN1, a fraqueza e a atrofia musculares não são exuberantes, ao ponto em que os pacientes apresentam manifestações leves de hiper-hidrose, pupilas tônicas e incontinência urinária. Apresentam desenvolvimento mental normal.

NHSA III

Também conhecida como "disautonomia familiar" ou "síndrome de Riley-Day", a NHSA tipo III é uma doença de herança autossômica recessiva que cursa com um distúrbio do desenvolvimento e afeta neurônios finos mielinizados e desmielinizados, resultando em disfunção sensorial e autonômica. Manifesta-se desde o nascimento, sendo comuns a hipotonia e *poor suck*. Tem origem em mutações no gene IKBKAP. Há disfunção autonômica importante, com ausência de lágrimas, de reflexo tendíneos e de papilas fuginformes linguais. Ainda como disfunção autonômica, os pacientes apresentam incoordenação motora, labilidade cardiovascular, náusea, vômitos, hipersalivação e broncorreia, além de hipertensão, taquicardia e manchas eritematosas. Há a presença de anidrose, mas que poupa mãos e pés, diferentemente da NHSA IV.

NHSA IV

A NHSA tipo IV é a mais rara apresentação da insensibilidade congênita à dor, manifestando-se por distúrbios autonômicos proeminentes. Inicia-se ao nascimento, é relacionada a mutações nos genes NTRK1 e TRKA e tem como características principais a ausência de dor e a anidrose difusa.

Os pacientes apresentam perda sensorial profunda, já nascendo com a alteração da percepção de dor e de temperatura, além da ausência de suor. As primeiras características os levarão à automutilação de mucosa oral, da língua, dos lábios, dos dedos e a fraturas ósseas; já a incapacidade de produzir suor causa a febre episódica e hiperpirexia por falta de termorregulação, além de espessamento cutâneo. Apresentam força muscular e reflexos tendíneos preservados e, aos estudos eletrofisiológicos, não apresentam alterações em velocidade de condução motora e sensorial nem em potenciais somatossensoriais, visuais e evocados. No entanto, as respostas simpáticas na pele são ausentes por falta de fibras C. As crianças com NHSA IV apresentam desenvolvimento normal ou levemente atrasado, mas apresentam problemas de aprendizado e labilidade emocional.

NHSA V

A NHSA tipo V afeta somente as fibras neuronais finas mielinizadas e caracteriza-se pela perda da sensibilidade distal térmica e dolorosa. Pacientes com NHSA V, se diferenciam dos com tipo IV, pelo padrão de perda da fibra nervosa: há perda moderada de fibras mielinizadas, mas muito pouca nas desmielinizadas no NHSA V. Apresentam, assim, uma anidrose menos grave.

A velocidade de condução nervosa é normal. Assim, os pacientes apresentarão perda da percepção dolorosa, mas resposta normal a tato, vibração e estímulos térmicos, mantendo a maioria de suas funções intactas. Têm inteligência preservada e exame neurológico normal.

Existem algumas doenças que podem mimetizar a neuropatia sensorial autonômica, como:

- Neuropatia diabética;
- Neuropatia por toxicidade (álcool, drogas, toxinas);
- Distúrbios da medula espinhal (seringomegalia);
- Doenças dermatológicas (úlceras venosas e arteriais, tumores de pele);
- Infecções (hanseníase).[17,18]

Tratamento

Assim como para a doença de CMT, ainda não há terapia genética disponível para o tratamento das neuropatias hereditárias sensitivas autonômicas. O manejo atual baseia-se no uso de sintomáticos e de suporte adequado: prevenção de automutilação e de complicações ortopédicas, educação quanto à doença e detecção precoce de lesões na pele, hidratação de calos, medicações como anticonvulsivantes (bloqueadores do canal de sódio e cálcio) e antidepressivos para as dores neuropáticas, controle de hipertermia e acompanhamento conjunto por neurologistas, ortopedistas, fisiatras, dentistas.

Conclusão

Os estudos genéticos em dor têm mostrado como o avanço tecnológico pode auxiliar no entendimento da base de várias patologias, inclusive da dor neuropática. Espera-se que, com a evolução dos métodos e estudos, novas descobertas possam ajudar ainda mais o diagnóstico e o tratamento dos doentes com esta condição.

Referências bibliográficas

1. Van Hecke O, Austin SK, Khan RA, Smith BH, Torrance N. Neuropathic pain in the general population: a systematic review of epidemiological studies. Pain. 2014;155(4):654-662.

2. Calvo M, Davies AJ, Hébert HL, Weir GA, Chesler EJ, Finnerup NB et al. The genetics of neuropathic pain from model organisms to clinical application. Neuron. 2019;104(4):637-653.

3. La Croix-Fralish ML, Mogil JS. Progress in genetic studies of pain and analgesia. Annual Review of Pharmacology and Toxicology. 2009;49(1):97-121.

4. Mural RJ, Adams MD, Myers EW, Smith HO, Miklos GLG, Wides R et al. A comparison of whole-genome shotgun-derived mouse chromosome 16 and the human genome. Science. 2002;296(5573):1661-1671.

5. Mogil JS, Max MB, Belfa I. Genetics of pain. In: McMahon SB, Koltzenburg M, Tracey I, Turk D (ed.). Wall and Melzac's textbook of pain. 6th ed. Elsevier; 2013. p. 156-169.

6. Van Hecke O, Kamerman PR, Attal N, Baron R, Bjornsdottir G, Bennett DLH et al. Neuropathic Pain Phenotyping by International Consensus (NeuroPPIC) for genetic studies. Pain. 2015;156(11):2337-2353.

7. Veluchamy A, Hébert HL, Meng W, Palmer CNA, Smith BH. Systematic review and meta-analysis of genetic risk factors for neuropathic pain. Pain. 2018;159(5):825-848.

8. Li QS, Cheng P, Favis R, Wickenden A, Romano G, Wang H. SCN9A variants may be implicated in neuropathic pain associated with diabetic peripheral neuropathy and pain severity. The Clinical Journal of Pain. 2015;31(11):976-982.

9. Zorina-Lichtenwalter K, Parisien M, Diatchenko L. Genetic studies of human neuropathic pain conditions. Pain. 2017;1.

10. Sato M, Ohashi J, Tsuchiya N, Kashiwase K, Ishikawa Y, Arita H, Hanaoka K, Tokunaga K, Yabe T. Association of HLA-A*3303-B*4403 – DRB1*1302 haplotype, but not of TNFA promoter and NKp30 polymorphism, with postherpetic neuralgia (PHN) in the Japanese population. Genes Immun. 2002;3:477-81.

11. Tanaka BS, Zhao P. A gain-of-function mutation in NaV1.6 in a case of trigeminal neuralgia. Molecular Medicine. 2016;22(1):1.

12. Hendry L, Lombard Z, Wadley A, Kamerman P. KCNS1, but not GCH1, is associated with pain intensity in a black southern African population with HIV-associated sensory neuropathy. Journal of Acquired Immune Deficiency Syndromes (JAIDS). 2013;63(1):27-30.

13. Ngassa Mbenda HG, Wadley A, Lombard Z, Cherry C, Price P, Kamerman P. Genetics of HIV-associated sensory neuropathy and related pain in Africans. Journal of NeuroVirology. 2017;23(4):511-519.

14. Cui W, Yu X, Zhang H. The serotonin transporter gene polymorphism is associated with the susceptibility and the pain severity in idiopathic trigeminal neuralgia patients. The Journal of Headache and Pain. 2014;15(1).

15. Ramchandren S. Charcot-Marie-Tooth disease and other genetic polyneuropathies. Continuum: Lifelong Learning in Neurology. 2017;23(5):1360-1377.

16. Jani-Acsadi A, Krajewski K, Shy M. Charcot-Marie-Tooth neuropathies: diagnosis and management. Seminars in Neurology. 2008; 28(2):185-194.

17. Eggermann K, Gess B, Häusler M, Weis J, Hahn A, Kurth I. Hereditary neuropathies. Deutsches Aerzteblatt Online. 2018.

18. Auer-Grumbach M. Hereditary sensory and autonomic neuropathies. Peripheral Nerve Disorders. 2013:893-906.

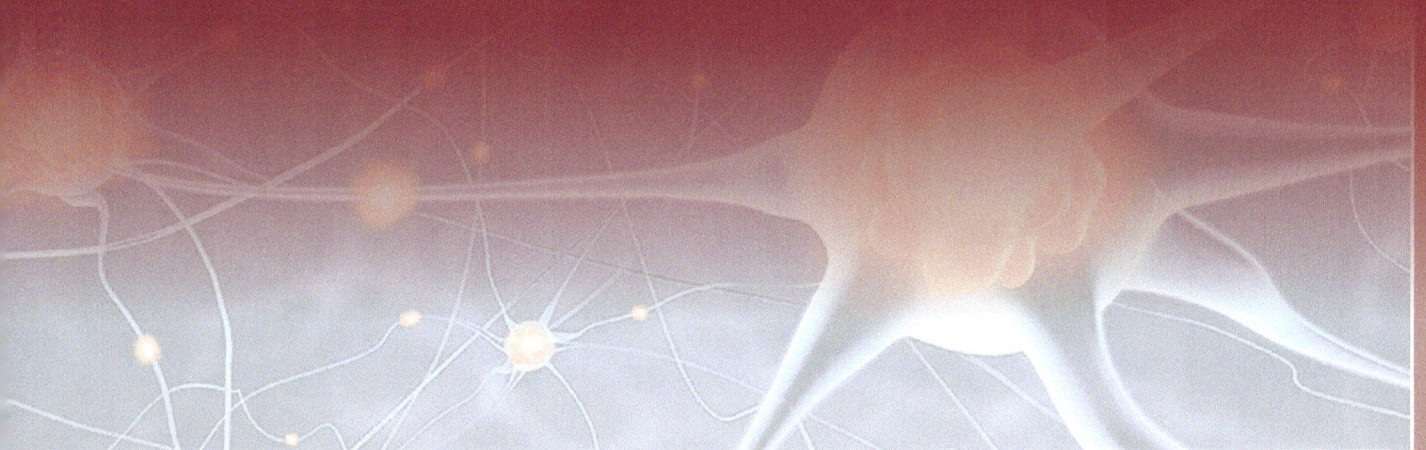

Diagnóstico da Dor Neuropática

O Que Devo Valorizar na História Clínica do Paciente com Dor Neuropática

Wivaldo Garcia de Almeida Neto | Felipe Audi Bernardino

Introdução

Fazer o diagnóstico de dor neuropática em um paciente com síndrome dolorosa crônica às vezes se torna um desafio. Quando o paciente tem um passado de trauma ou alguma doença neurológica em atividade, o médico generalista é induzido a classificar a dor como de origem neuropática. Quando este acometimento é silencioso, sem evidente lesão neurológica, a dor neuropática é tratada como não provável pela maioria dos médicos, e o diagnóstico feito como de exclusão, mesmo cientes de que este componente é frequentemente encontrado em doenças sistêmicas que cursam com dor, em situações de comprometimento por lesão repetitiva e esforço, infecções e às vezes como sintoma primário de acometimento das fibras nervosas. Isso acarreta subtratamento e sofrimento prolongado.

Um médico que trata e avalia dor deve sempre atentar para a história clínica do doente, de forma que alguns sinais, sintomas ou eventos relacionados à dor possam ser rastreados e, com isso, formar um diagnóstico mais certeiro, com provável melhora nos resultados.

Palavras preditoras de dor neuropática (DN)

Em 2008, a Associação Internacional para Estudos da Dor (IASP, do inglês International Association for the Study of Pain) redefiniu, por intermédio de seu grupo específico de interesse no estudo da dor neuropática (NeuPSIG), a DN como aquela causada por uma lesão ou doença no sistema somatossensorial. A DN pode ser classificada como de origem central (quando ocorre lesão cerebral ou medula espinhal) ou periférica (acometendo gânglio da raiz dorsal, plexos e estruturas neurais periféricas). Sua grande heterogeneidade de sintomas é decorrente da complexidade do sistema nervoso e depende da localização da lesão neural.

A prevalência da dor neuropática é variável entre os países e mais comum entre mulheres acima de 60 anos. Existem dois tipos de escala quando se fala em pesquisa de DN: as de rastreio e as específicas. Os descritores são palavras que o paciente utiliza para expressar a DN de maneira geral e não são patognomônicos da doença, mas servem para aumentar o nível de suspeição a fim de direcionar o raciocínio diagnóstico de maneira mais assertiva. Portanto, a anamnese é a base fundamental da boa prática médica, saber ouvir o paciente e extrair desta escuta dados objetivos é uma habilidade essencial e que demanda tempo e experiência.

Ao longo da anamnese, ater-se aos detalhes de como o paciente descreve a dor por ele sentida, a localização desta, seu tempo de início, aspectos que exacerbam ou melhoram a percepção dolorosa e como ela impacta as atividades diárias do paciente é essencial para o diagnóstico.

A DN acaba por ser uma dor projetada, percebida em um território específico de um determinado nervo periférico, sua aferência ou correspondente cortical, apesar de eventualmente ser difícil estabelecer esta correlação neuroanatômica. No Quadro 4.1 estão exemplificados os principais mecanismos de dor neuropática em cada local acometido do sistema nervoso.

Entre os questionários de rastreio, três se tornaram mais populares ao longo dos anos (Leeds Assessment of Neuropathic Symptoms and Sings (LANSS), questionário de dor neuropática-DN-4 e painDETECT) e foram validados para uso em diversos países. Com esta popularidade, aliados a excelentes sensibilidade e especificidade, os descritores de dor neuropática ficaram mais conhecidos no meio médico, melhorando a acurácia no diagnóstico, pesquisa e tratamento dos doentes.

A Figura 4.1 exemplifica como estes questionários de rastreio utilizando os descritores de DN podem ser úteis no caminho até a conclusão do diagnóstico.

Os descritores de DN são utilizados também nas escalas específicas como a Neuropathic Pain Symptom Inventory, com as quais, além de auxiliar na confirmação do diagnóstico, busca-se avaliar as intervenções terapêuticas nos subgrupos de pacientes mediante avaliação da média da intensidade da dor nas últimas 24 horas.

Quadro 4.1 – Mecanismos fisiopatológicos.	
Nível no sistema nervoso central	
Sistema nervoso periférico	
Nervo periférico **Gânglio da raiz dorsal**	• Liberação de mediadores inflamatórios • Aumento da sensibilidade aos receptores TRP nas fibras C lesadas • Alteração da síntese ou do funcionamento dos canais de sódio voltagem-dependentes e de potássio • Aumento da atividade no DRG • Aumento da síntese de citocinas inflamatórias no DRG • Infiltração por macrófagos ativados no DRG
Sistema nervoso central	
Neurônios espinhais **Vias cerebrais descendentes** **inibitórias de dor**	• Neuroplasticidade dos neurônios do corno da raiz dorsal da coluna • Aumento da liberação de glutamato e substância P • Aumento na expressão de NaV1.3 nos neurônios de segunda ordem do corno dorsal • Aumento da atividade dos canais de cálcio voltagem-dependentes • Mudanças intracelulares provocadas por ativação dos receptores NMDA • Ativação da micróglia • Perda de função das vias inibitórias • Reorganização funcional dos neurônios nociceptivos talâmicos e corticais pré-frontais e somatossensoriais)

TRP: receptor de potencial transitório; DRG: gânglio da raiz dorsal; NMDA: N-metil-D-aspartato; NaV1.3: canal de cálcio voltagem-dependente 1.3.

Fonte: Adaptado de Magrinelli F et al., 2013.

A clínica da DN tem um padrão de apresentação nas diversas etiologias e, entre os sinais e sintomas, conseguimos agrupar em dois grupos principais os sinais positivos e negativos como demonstrado na Figura 4.2. No grupo dos positivos, reúnem-se as características de respostas exacerbadas não fisiológicas, por exemplo a hiperalgesia, a hiperpatia e a alodínia. Nos sinais negativos, como o próprio nome sugere, são agrupados sinais de perda de percepção, como a hipoestesia ou a hipoalgesia. Além desta forma de classificação, podemos segregar também os sintomas pela maneira como eles se apresentam no paciente entre espontâneos, provocados e paroxísticos.

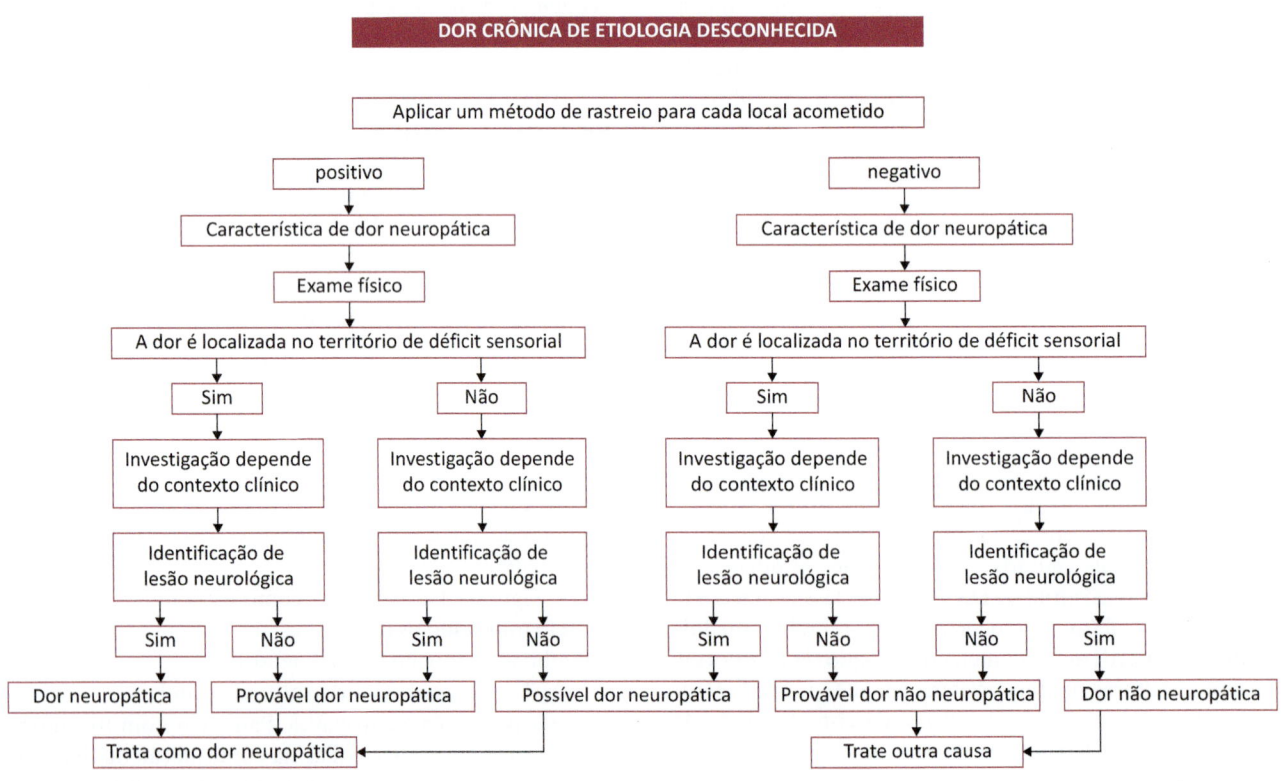

FIGURA 4.1 – Organograma – Classificação.

Fonte: Adaptada de Bouhassira et al., 2018.

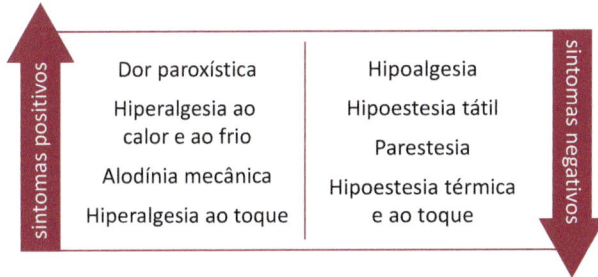

sintomas positivos	sintomas negativos
Dor paroxística	Hipoalgesia
Hiperalgesia ao calor e ao frio	Hipoestesia tátil
Alodínia mecânica	Parestesia
Hiperalgesia ao toque	Hipoestesia térmica e ao toque

FIGURA 4.2 – Características da dor neuropática.
Fonte: Adaptada de Magrinelli F et al., 2013.

O nexo temporal entre a lesão e o início dos sintomas, apesar de importante, nem sempre é possível, muitas vezes este acaba sendo a primeira manifestação de uma doença sistêmica.

Os pacientes de dor crônica em geral preferem utilizar palavras a frases para descrever como sentem a dor. Quase sempre utilizam mais de um descritor que normalmente estão relacionados a fenômenos sensoriais, em detrimento de descritores temporais, espaciais ou afetivos; mostrando a importância que os descritores sensoriais têm na expressão da experiência dolorosa.

A sensação de dor do tipo queimação é a mais descrita por pacientes com diagnóstico de DN, seguida de dor do tipo alfinetada e choque; já pacientes com dor nociceptiva relatam geralmente dor profunda e dolorida. Na Tabela 4.1 demonstramos, em porcentagem, quais descritores sensoriais são mais utilizados para diferenciar DN de dor nociceptiva.

TABELA 4.1 – Comparação da frequência dos descritores sensoriais entre os pacientes com dor.

	Dor não neuropática (%)	Dor neuropática (%)	Valor p
Queimação	30,4	68,3	< 0,001
Aperto	37,7	48,8	0,171
Dor com exposição ao frio	10,1	25,6	0,015
Choque elétrico	17,4	64,6	< 0,001
Lancinante	65,2	75,6	0,162
Formigamento	15,9	59,8	< 0,001
Pontada	17,4	65,9	< 0,001
Coceira	5,8	29,3	< 0,001
Dormência	30,4	65,9	< 0,001

Fonte: Adaptada de Bouhassira et al., 2018.

O conhecimento adquirido até o momento postula que as sensações dolorosas provenientes da DN invariavelmente têm relação direta com algum dano estrutural nas vias de percepção da dor. A dor em queimação, apesar de ser o descritor mais comum entre os pacientes com DN, não tem sua causa ainda bem estabelecida, mas provavelmente seja multifatorial e dependente da patologia de base. Estudos com potencial evocado por *laser* mostram forte correlação entre a intensidade de dor e o nível de atividade anormal das fibras periféricas tipo C. A atividade anormal da fibra lesionada causa excitabilidade neuronal periférica de nociceptores com outras finalidades, promovendo o fenômeno de sensibilização periférica. Esta dor em queimação é reflexo desta hiperexcitabilidade neuronal nos nociceptores irritados e brotos de regeneração neuronal. Apesar de esta ser uma das explicações para a origem da queimação, existem algumas doenças específicas que cursam com queimação, mas apresentam mecanismos próprios e diferentes de lesão neuronal como a neuropatia induzida por quimioterápicos e neuropatia causada pelo HIV.

A dor do tipo choque elétrico, muito comum em pacientes que sofrem de neuralgia do trigêmeo e neuropatia pós-herpética, tem forte associação com lesão de fibras tipo A-beta, de maior calibre e mielinizada. A perda da barreira de isolamento natural destas fibras deixa a região neural descoberta e propensa a súbitas e paroxísticas descargas elétricas interpretadas pelo paciente como dor do tipo choque.

Sinais clínicos de suspeição para dor neuropática

Frequentemente a dor neuropática não vem isolada, mas se acompanha também de disfunção sensitiva ou motora do território acometido. Os neurotransmissores e outros agentes envolvidos na manutenção da dor também são encontrados em outras desordens orgânicas. Este fato justifica que a dor neuropática frequentemente seja encontrada com outras patologias associadas. Na história do doente, algumas dicas de perda de habilidades físicas ou de surgimento de dificuldades motoras devem ser sempre valorizadas e questionadas. Entender a autonomia que o paciente tinha e, se hoje dependente de cuidados, como evoluiu para um estado de não autonomia física, é fundamental para entender a fisiopatologia e a evolução da dor.

Como o diagnóstico de dor neuropática envolve reconhecer lesão em algum local do sistema nervoso, seja ele central, seja periférico, é imperativo que a primeira observação seja acerca de sinais evidentes de lesão orgânica. Um passado com história de acidente vascular encefálico (AVE) e trauma com lesão nervosa, por exemplo, é facilmente correlacionado à dor quando em um mesmo segmento corporal. Observar alterações em trofismo muscular é uma consideração importante, que pode denotar lesão neurológica, mesmo quando o paciente não apresente queixas motoras.

A distribuição da dor é etapa fundamental para se iniciar o raciocínio em dor neuropática. A Figura 4.3 exemplifica o padrão de distribuição comum associado a patologias frequentemente encontradas.

Traumas menores, cirurgias e doenças, às vezes silenciosos, devem sempre ser questionados, mesmo quando o paciente aparenta ter um exame físico normal. Não é incomum a manifestação de dor apenas tempos depois do evento inicial traumático. A dor neuropática pós-operatória tem uma prevalência em 10% a 50% dos pacientes, dependendo do tipo de cirurgia. Séries de caso mostram que o desenvolvimento da dor como componente neuropático em pós-operatório tardio (entre 30 dias e 1 ano de evolução) de cirurgia de coluna chega a 17% dos pacientes que apresentaram dor. A dor central pós-AVE pode aparecer meses após o evento cardiovascular e tem prevalência de até 8% dos pacientes.

Síndrome dolorosa	Localização topográfica neuroanatômica	Ilustração da distribuição típica
Neuralgia do trigêmeo	Território do nervo	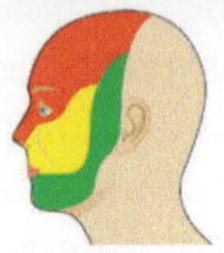
Neuralgia pós-herpética	Geralmente unilateral Respeita os dermátomos Pode acometer mais de um dermátomo	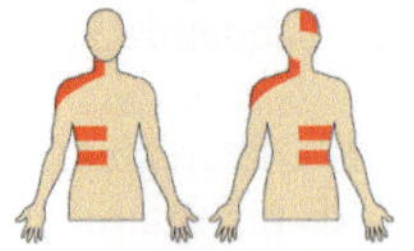
Lesão de nervo periférico	Território inervado pelo nervo lesionado Tipicamente distal a trauma, cirurgia ou compressão	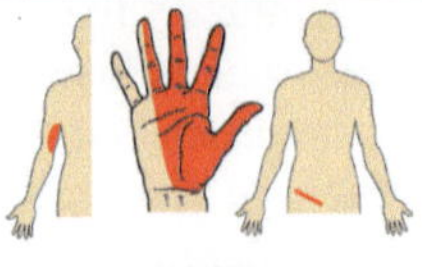
Dor pós-amputação	Dor no coto residual do membro amputado. Pode ocorrer associada ao fenômeno de membro fantasma	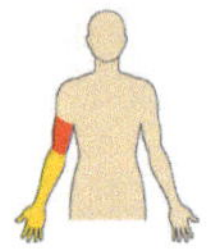
Polineuropatia dolorosa	Acometimento distal, geralmente distribuído em luvas e botas	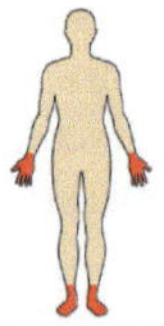
Radiculopatia dolorosa	Distribuição consistente com território inervado por uma raiz nervosa	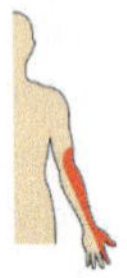
Dor neuropática associada à lesão medular	Dor no nível da lesão e/ou abaixo do nível medular lesionado	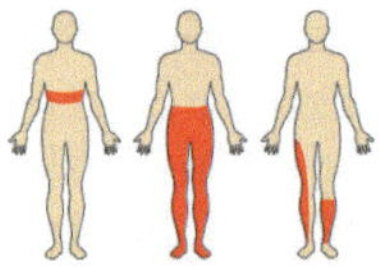
Dor central pós-acidente vascular cerebral	Contralateral ao AVE. Em casos de lesão de tronco, pode ocorrer dor ipsilateral na face	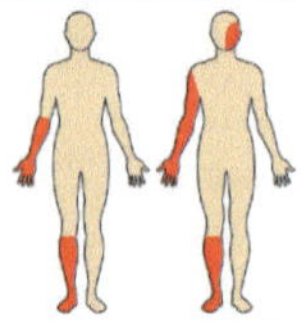

FIGURA 4.3 – Síndromes dolorosas comuns e distribuição neuroanatômica provável dos sinais e sintomas.

Fonte: Adaptada de Finnerup NB et al. Neuropathic pain: an updated grading system for research and clinical practice.

Grande parte das vezes, a alteração de sensibilidade e de propriocepção é refletida na história clínica como perda da coordenação motora fina, necessidade de acompanhamento visual para exercer tarefas antes realizadas naturalmente (como prender o cabelo, amarrar os cadarços dos sapatos, trocar a marcha do carro), e disabilidade de algumas tarefas cotidianas como abotoar a camisa. Para o paciente com idade mais avançada, estas queixas são correlacionadas ao processo de envelhecer, mas na verdade são sinais de lesão em fibras nervosas, que, quando associada à dor em um território compatível, gera a suspeita de dor neuropática.

Os fenômenos de alodínia e hiperpatia são frequentemente encontrados, e, durante uma anamnese cuidadosa, é possível percebê-los. A alodínia é a sensação de dor provocada por estímulo não doloroso. O paciente passa a evitar estímulos, mesmo que leves, na área acometida. A roupa passa a ser escolhida para não encostar nesta área, ou pode ser cortada, para contornar a região. O paciente deixa de usar relógios ou acessórios nesta região, se for pertinente, e tende a evitar contato físico para não ter dor. O fenômeno da hiperpatia representa dor, disestesia ou sensação de choque evocada após sucessivas estimulações do território acometido. Atividades como escovar os dentes, pentear o cabelo ou sensação evocada após toques repetitivos são a apresentação mais característica deste sinal clínico. Estes fenômenos são reflexo de reorganização dos neurônios aferentes e produzem suspeição forte de componente neuropático na geração da dor.

O prurido persistente na área dolorosa é outro sinal clínico de grande suspeição para dor de origem neuropática. O prurido se desenvolve, em geral, em uma área de pele aparentemente saudável, com excesso de aferência do tipo dolorosa e diminuição da via inibitória central. A fisiopatologia é parecida com a gênese da dor, então é frequente a coexistência de ambos os sintomas. Na história clínica, esta queixa também pode ser negligenciada pelo doente e deve ser ativamente questionada. Em situações mais graves e incomuns, podemos perceber marcas de escoriação de coçaduras repetitivas em uma mesma região do corpo, próxima ou sobreposta à área dolorosa.

Outra queixa comum de pacientes é que, mesmo havido tentado tratamento, não houve resposta. A dor neuropática tende a ser mais resistente e refratária a anti-inflamatórios não esteroidais (AINE), analgésicos simples e opioides, então o paciente conta que já usou várias medicações que não aliviaram a dor apresentada. Em pacientes com dor lombar, quase a metade não apresenta alívio significativo quando em uso de analgésicos e AINE. Isso faz pensar em um componente neuropático significativo para este quadro doloroso. Em lombalgia crônica, é possível que isso decorra do fenômeno de sensibilização central e de brotamentos de fibras C em direção ao disco vertebral, como ilustrado na Figura 4.4.

É importante rastrear também doenças que cursam com lesão no sistema nervoso autônomo. Este atua no corpo, de forma involuntária e inconsciente, através de fibras motoras aferentes e fibras sensitivas viscerais eferentes. Uma disfunção destas fibras pode resultar em mal funcionamento dos órgãos, como gastroparesia, e pode ser acompanhada de sensação de dor e queimação. As síndromes disautonômicas podem ser acompanhadas de fenômenos cardiovasculares, como hipotensão ortostática, arritmias, e também síncope. O médico assistente deve estar atento para queixas como sudorese noturna ou inapropriada, disfunção erétil, constipação, disúria e fadiga extrema.

Portanto, uma anamnese cuidadosa, que englobe mais que apenas o local da dor, é fundamental para que se inicie o diagnóstico de dor neuropática. Dar espaço para o paciente verbalizar espontaneamente, procurar nestas falas os termos preditores de dor e questionar sobre outros sintomas e sinais são etapas iniciais que se tornam o pilar do raciocínio clínico.

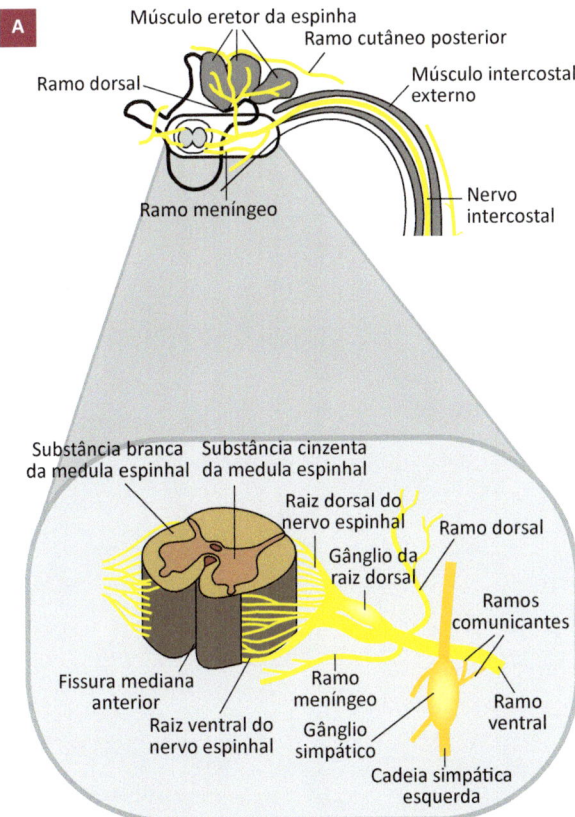

A

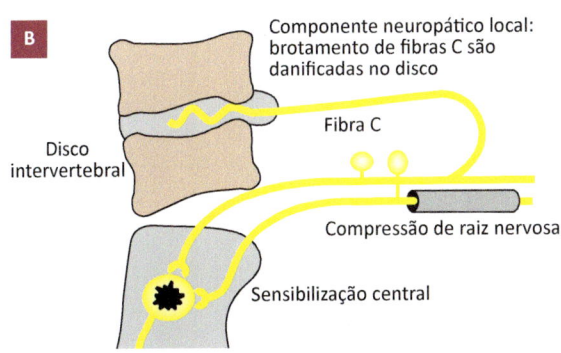

B

FIGURA 4.4 – Mecanismo de sensibilização central e brotamento de fibras C.

Fonte: Adaptada de Baron R, Binder A, Attal N, Casale R, Dickenson AH, Treede RD. Neuropathic low back pain in clinical practice.

Referências bibliográficas

1. Attal N, Bouhassira D, Baron R. Diagnosis and assessment of neuropathic pain through questionnaires. Lancet Neurol. 2018;17: 456-66. Disponível em: http://dx.doi.org/10.1016/S1474-4422 (18)30071-1.

2. Babos MB et al. Pathophysiology of pain. Disease-a-Month. 2013;59:330-358. Disponível em: http://dx.doi.org/10.1016/j.disamonth.2013.05.003.

3. Baron R, Binder A, Attal N, Casale R, Dickenson AH, Treede RD. Neuropathic low back pain in clinical practice. Eur. J. Pain. 2016 Jul;20(6):861-73. doi: 10.1002/ejp.838. [Epub 2016 Mar 2]. PMID: 26935254; PMCID: PMC: 5069616.

4. Baron R. Neuropathic pain: a clinical perspective. Handbook of Experimental Pharmacology. 194. doi: 10.1007/978-3-540-79090-7_1.

5. Berzero G, Lenglet T, Giry M, D'Anglejan J, Joubert B, Cohen F, Psimaras D. Neuropathic pain, dysautonomia, and nerve hyperexcitability: expanding the spectrum of LGI1 autoimmunity. Clinical Neurophysiology. 2018. doi: https://doi.org/10.1016/j.clinph.2018.11.017.

6. Boakye LAT, Fourman MS, Spina NT, Laudermilch D, Lee JY. Post-decompressive neuropathy: new onset post-laminectomy lower extremity neuropathic pain different from the preoperative complaint. Asian Spine J. 2018;12(6):1043-1052. doi: 10.31616/asj.2018.12.6.1043.

7. Bouhassira D et al. Development and validation of the neuropathic pain symptom inventory. Pain. 2004;108:248-257. doi: 10.1016/j.pain.2003.12.024.

8. Bouhassira D, Attal N. Diagnosis and assessment of neuropathic pain: the saga of clinical tools. Pain. 2011;152:74-83. doi: 10.1016/j.pain.2010.11.027.

9. Bouhassira D. Neuropathic pain: definition, assessment and epidemiology. Revue Neurologique. 2018. Disponível em: https://doi.org/10.1016/j.neurol.2018.09.016.

10. Bouhassira D. Neuropathic pain: definition, assessment and epidemiology. Rev. Neurol. (Paris) 2019 Jan-Feb;175(1-2):16-25. doi: 10.1016/j.neurol.2018.09.016. [Epub 2018 Oct 29]. PMID: 30385075.

11. Cohen SP, Mao J. Neuropathic pain: mechanisms and their clinical implications. BMJ. 2014 Feb 5;348:f7656. doi: 10.1136/bmj.f7656. Erratum in: BMJ. 2014;348:g2323. PMID: 24500412.

12. Editorial. Epidemiology of neuropathic pain: can we use the screening tools? Pain. 2007;132:12-13. doi: 10.1016/j.pain.2007.09.003.

13. Finnerup NB et al. Neuropathic pain: an updated grading system for research and clinical practice. Pain. 2016;157:1599-1606. Disponível em: http://dx.doi.org/10.1097/j.pain.0000000000000492.

14. Haanpää M. Clinical examination of a patient with possible neuropathic pain. Pain. 2014.

15. Jones III et al. Managing neuropathic. Pain. Med. Clin. N. Am. 2016;100:151-167. Disponível em: http://dx.doi.org/10.1016/j.mcna.2015.08.009.

16. Lin CP et al. Frequency of chronic pain descriptors: implications for assessment of pain quality. European Journal of Pain. 2011;15:628-633.

17. Magrinelli F, Zanette G, Tamburin S. Neuropathic pain: diagnosis and treatment. Pract. Neurol. 2013;13:292-307. Disponível em: http://dx.doi.org/10.1136/practneurol-2013-00053613.

18. Novak P. Autonomic disorders. Am. J. Med. 2019 Apr;132(4):420-436. doi: 10.1016/j.amjmed.2018.09.027. [Epub 2018 Oct 9]. PMID: 30308186.

19. Steinhoff M, Schmelz M, Szabó IL, Oaklander AL. Clinical presentation, management, and pathophysiology of neuropathic itch. Lancet Neurol. 2018 Aug;17(8):709-720. doi: 10.1016/S1474-4422(18) 30217-5. [Epub 2018 Jul 17]. PMID: 30033061.

20. Truini A, Cruccu G. How diagnostic tests help to disentangle the mechanisms underlying neuropathic pain symptoms in painful neuropathies. Pain. 2016;157:53-59. Disponível em: http://dx.doi.org/10.1097/j.pain.0000000000000367.

A Importância dos Questionários de Avaliação da Dor na Abordagem do Paciente com Dor Neuropática

Luís Josino Brasil

Introdução

A avaliação da dor é um pré-requisito fundamental para a classificação precisa da dor e deve incluir as dimensões sensoriais, afetivas e temporais da dor, além da localização e distribuição corporal do sintoma doloroso. O controle adequado da dor exige o uso de ferramentas confiáveis e validadas para sua avaliação completa. Entre essas ferramentas, as escalas de dor ocupam papel de destaque e auxiliam na quantificação da gravidade da condição dolorosa, no rastreamento da evolução longitudinal da dor além de contribuírem para a identificação dos mecanismos envolvidos. Além disso, as escalas de possibilitam a avaliação do impacto das terapêuticas instituídas por meio de estudos clínicos (principalmente ensaios randomizados, duplo-cego e controlados).

O fenômeno doloroso em geral e a dor neuropática (DN) em particular têm múltiplas dimensões passíveis de avaliação. Essas dimensões incluem a intensidade da dor (dimensão quantitativa), a qualidade da dor (aspecto descritivo), o domínio afetivo, as características espaciais e temporais, além da repercussão que a dor provoca na vida diária do indivíduo. Dados farmacológicos, eletrofisiológicos e de neuroimagem tendem a confirmar que os descritores e os sinais e sintomas do paciente com DN podem estar relacionados a diferentes mecanismos fisiopatológicos.

Algumas escalas ou questionários multidimensionais usados para identificar e avaliar a DN são inespecíficos enquanto outros são específicos para DN. Existem instrumentos que são utilizados para rastrear a existência de DN (ou seja, diferenciar a DN da não neuropática), enquanto outros servem para caracterizar a DN previamente diagnosticada. Uma avaliação específica da DN pode ser relevante para determinar os perfis de respostas sensoriais dos pacientes potencialmente responsivos a determinados tratamentos farmacológicos ou não farmacológicos.

Este capítulo discutirá a importância dos questionários de avaliação da dor no tratamento do paciente com DN. Serão descritos os principais questionários e escalas utilizados para o diagnóstico e avaliação desse tipo de dor, compa-rando-os conforme sua importância neste contexto. Embora a qualidade de vida e a presença de comorbidades estejam sendo cada vez mais avaliadas por meio de ensaios clínicos em pacientes com DN, vamos nos ater (neste capítulo) principalmente a instrumentos de medição relacionados com a sensação dolorosa neuropática em si.

Escalas e questionários de avaliação da dor no paciente com dor neuropática

A dor neuropática é geralmente caracterizada pela combinação de fenômenos positivos e negativos (ou seja, dor, parestesia e/ou disestesia e déficits sensoriais) com uma distribuição dermatomérica plausível.[1] A falta de critérios diagnósticos validados e aplicáveis continua sendo uma dificuldade neste campo, provavelmente contribuindo para o fato de que a DN é subdiagnosticada com frequência, subtratada ou resulta em um tratamento inadequado dessa condição.

Os esforços para o desenvolvimento e validação de ferramentas clínicas na forma de questionários têm sido, sem dúvida, um dos aspectos mais ativos e produtivos da pesquisa clínica em DN nos últimos 20 anos. Esses instrumentos clínicos podem ser usados tanto na prática diária como na pesquisa clínica, para identificar (triagem) ou medir a DN por meio de um número limitado de itens, principalmente relacionados à descrição das várias qualidades da dor (ou seja, descritores da dor). O grande sucesso e a rápida disseminação desses questionários demonstram a grande necessidade e a avidez que existiam anteriormente por esses tipos de ferramentas.

Escalas unidimensionais inespecíficas (intensidade)

A intensidade da dor é a dimensão avaliada com mais frequência tanto na prática clínica como em pesquisa. As três escalas mais usadas para avaliar a intensidade da dor são: 1) Escala Visual Analógica (EVA), 2) Escala Numérica (EN) e 3) Escala de Descritores Verbais (EDV).

Muitas pesquisas sobre dor em diferentes populações produziram resultados consistentes em relação às propriedades psicométricas dessas medidas que podem ser resumidas da seguinte forma:

1. Cada uma dessas medidas é adequadamente válida e confiável como medida de intensidade da dor na maioria das situações.

2. Para EVA e EN de 0 a 10, diminuições entre 30% e 35% parecem indicar mudança significativa na dor dos pacientes nas populações avaliadas.

3. Para EN de 0 a 10, a classificação escolhida tem um significado específico em termos do impacto da dor do ponto de vista funcional. Na maioria das amostras, uma classificação na faixa de 1 a 4 tem impacto funcional mínimo e pode ser vista como uma dor "fraca". Quando as classificações atingem 5 ou 6, os pacientes relatam que a dor tem um impacto maior na função; essas pontuações podem ser consideradas uma dor "moderada". Escores que variam de 7 a 10 sugerem que a dor tem maior repercussão funcional, sendo considerados indicadores de uma "dor forte".

4. Quando examinadas, as medidas de item único da intensidade da dor parecem ter estabilidade teste--reteste adequada por curtos períodos de tempo.

5. Existem diferenças bastante consistentes entre as medidas disponíveis em termos de suas taxas de falha. Os EVA geralmente mostram taxas de falha mais altas que EN e EDV, e EN tendem (quando diferenças são encontradas) a mostrar taxas de falha ligeiramente mais altas que as EDV, provavelmente relacionadas a maior complexidade de combinar uma sensação com o comprimento de uma linha *versus* um número ou descritor verbal.[2]

Flutuações na DN ao longo do tempo podem ser avaliadas medindo-se a dor média, a "pior" dor, a "menor" dor e a dor "agora", como no Inventário Breve da Dor (BID), que foi validado para DN. Por fim, é importante lembrar que os diferentes componentes de DN devem ser medidos separadamente (p. ex., dor espontânea, contínua e evocada).[2]

A Figura 5.1 sintetiza exemplos de escalas de dor unidimensionais.

Ferramentas multidimensionais específicas e inespecíficas

A dor neuropática é normalmente mais angustiante e de mais difícil controle do que outras formas de dor, estando associada a um comportamento mais frequente na busca pelos serviços de saúde.[3]

O controle da DN requer habilidades diagnósticas especializadas e métodos de tratamento específicos. Várias ferramentas de triagem foram desenvolvidas recentemente para identificar e diferenciar a DN de outros tipos de dor. Uma característica comum, a todas elas, é a dependência do autorrelato (principalmente verbal) das qualidades da dor (descritores de dor) para sua aplicação.[4] Elas podem ser especialmente úteis no atendimento primário, porém essas ferramentas não são projetadas para substituir exames e testes especializados. Ferramentas genéricas como o Questionário de Dor de McGill (MPQ) contêm algumas propriedades discriminativas, mas escalas específicas baseadas em descritores neuropáticos e achados de exames simples são preferidas para distinguir entre dor nociceptiva e neuropática.[4]

Ferramentas como a LANSS, DN4, PainDETECT e NPS são usadas para triagem de DN, no entanto, não há uma conclusão de qual delas é melhor na prática clínica.[3]

- **The leeds assessment of neuropathic symptoms and signs pain scale (LANSS) e versão (S-LANSS)**

The Leeds Assessment of Neuropathic Symptoms and Signs Pain Scale (LANSS) foi a primeira medida desenvolvida para diferenciar casos de DN de casos de dor não neuropática (rastreamento).[5] Esse instrumento baseia-se na análise da descrição da sensibilidade e na procura de déficits sensitivos. São avaliados cinco grupos de sintomas: disestesia, alodínia, dor paroxística, alterações autonômicas e sensação de queimação no local da dor. As respostas para esse questionário são binárias e fazem referência à dor sentida na última semana. O exame físico inclui testes de alteração do limiar de dor à picada de agulha e presença de alodínia para o toque com

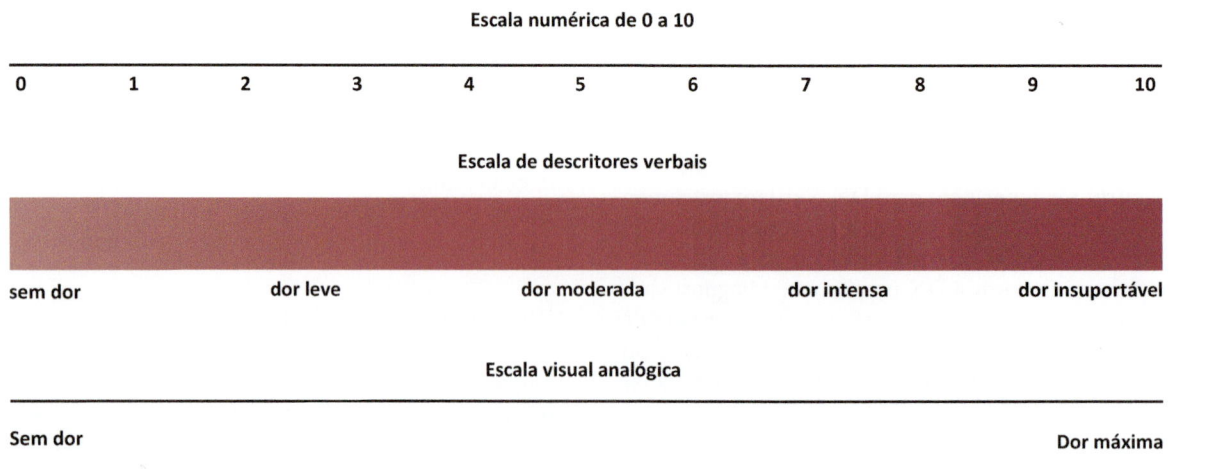

FIGURA 5.1 – Escala visual analógica, escala numérica e escala de descritores verbais.

Fonte: Whaley and Wong, 1987. Bieri et al., 1990.

um cotonete. Como controle para essa avaliação, utiliza-se a área contralateral à área dolorosa. O escore varia de zero a 24, sendo que escores menores que 12 sugerem que seja improvável a presença de mecanismos neuropáticos. Todavia, valores iguais ou superiores a 12 tornam provável que mecanismos neuropáticos contribuam para a dor do paciente.[5]

A LANSS tem várias vantagens, incluindo ampla disponibilidade, simplicidade de uso e tanto especificidade como sensibilidade consideradas altas.[6] A LANSS mostrou-se capaz de identificar 80% dos casos de DN, resultando numa sensibilidade de 85% e numa especificidade de 80% quando comparadas com o diagnóstico clínico.[6] Em uma população geral de pacientes com dor crônica, bem como em pacientes pós-cirúrgicos, a LANSS superou todas as outras ferramentas de triagem estudadas na identificação de pacientes com DN, demonstrando especificidade de 94%, que foi acima de qualquer valor relatado anteriormente.[6] A LANSS é útil também para identificar pacientes com síndrome da dor complexa regional e para diagnosticar neuralgia pós-herpética em pacientes com histórico de infecção por herpes-zóster.[6]

No entanto, quando usada especificamente para pacientes com câncer, fibromialgia, síndrome pós-laminectomia ou cervicobraquialgia, a escala apresentou precisão insuficiente. Como várias outras ferramentas de triagem, a LANSS não fornece uma avaliação quantitativa da gravidade da DN.[6] Essa escala recebeu críticas (refutadas pelos autores da escala) em virtude do longo tempo de aplicação (30 minutos), da dificuldade de sua aplicação em neuropatias simétricas e da utilização de agulha cortante (esse último fato iria contra as boas práticas médicas).[7] Outra limitação deste instrumento é o fato de que o paciente deve caracterizar apenas sua pior dor, o que poderia dificultar a identificação de alguns casos de DN menos intensas.

A versão em português da escala LANSS no Brasil é considerada confiável para utilização tanto na prática clínica como na pesquisa. No entanto, em razão da necessidade de treinamento para a aplicação dessa escala, poderia haver dificuldades no seu uso em algumas situações clínicas e de pesquisa. Com o objetivo de minimizar essa dificuldade, foi desenvolvida a *self-administered LANSS ou S-LANSS*,[8] que é uma versão modificada da LANSS na qual os pacientes realizam eles mesmos parte do exame.

Essa versão autoaplicável contém os mesmos cinco itens referentes à qualidade da dor. Os itens que se referem à avaliação da área de dor foram modificados para permitir que o próprio paciente se examine na pesquisa de alodínia. Na sua descrição inicial, a S-LANNS mostrou sensibilidade de 57% e especificidade de 69% na administração pelo correio. Quando administrada por telefone, apresentou sensibilidade de 52% e especificidade de 78% em comparação ao diagnóstico médico.[8]

■ Douleur neuropathique 4 questions (DN4)

Desenvolvido por Bouhassira et al., em 2005, e validado para a língua portuguesa por Santos et al., em 2010, o *Douleur Neuropathique 4 Questions* (DN4) é um instrumento simples, projetado para discriminar entre DN e não neuropática.[9] É composto por 10 itens (facilmente respondidos por "sim" ou

"não"), sendo sete obtidos pela entrevista e três por meio do exame físico. Os pontos com respostas positivas no DN4 têm todos valor igual a 1. O questionário é aplicado por um médico (não necessariamente especialista), que começa perguntando aos pacientes se eles experimentam a dor como queimação, frio doloroso ou eletricidade e qualidades de choque. Solicita-se aos pacientes que indiquem se têm ou não sensações de formigamento, picada, dormência ou coceira na mesma área da dor. Por fim, de forma semelhante ao LANSS, o exame físico determina se existe hipoestesia ao toque ou à picada de agulha na área dolorosa e se a escovação leve desta provoca dor. A presença de dor neuropática é considerada com uma nota de corte 4, tendo um valor preditivo de 86%, sensibilidade de 82,9% e especificidade de 89,9%.[9]

O DN4 pode ajudar a determinar a predominância da DN em um doente com dor mista ou alguém com sintomas atípicos. A validação da versão em português demonstrou sensibilidade de 100% e especificidade de 93,2%, mostrando-se capaz de identificar pacientes com DN.[9] O nível de evidência para a validade de construto, consistência interna e confiabilidade foi baixo ou muito baixo entre as diversas adaptações transculturais ou traduções. Contudo, a versão em português foi a mais satisfatória entre as versões não francesas. O questionário demonstrou ser a melhor ferramenta para avaliar DN em pacientes com lesão medular em decorrência de sua alta sensibilidade (89,9%) e especificidade (82,9%).[9] Quando comparado com outras ferramentas, o DN4 apresenta maior sensibilidade e especificidade para DN diabética e DN em pacientes com câncer de mama, apesar de não ter sido validado para essas populações.[10] Em estudo comparativo, o DN4 superou o sistema de classificação da IASP tanto em sensibilidade como em especificidade.[10]

■ McGill pain questionnaire (MPQ) e versões (SF-MPQ) (SF-MPQ-2)

O *McGill Pain Questionnaire* (MPQ) e sua versão reduzida com 15 itens (SF-MPQ) são os instrumentos multidimensionais de autoavaliação mais utilizados para avaliar a dor do ponto de vista qualitativo.

Embora essas ferramentas sejam consideradas inespecíficas para DN (apesar do SF-MPQ ter demonstrado pequena sensibilidade em ensaios clínicos), elas têm sido amplamente utilizadas para avaliar a eficácia de tratamentos para esse tipo de dor.[11]

O MPQ é uma ferramenta importante para avaliação da dimensão afetiva da dor. Além disso, seus descritores podem ser pontuados para avaliar a dor sensorial (10 categorias, como: dimensão temporal, pressão pontual e dor térmica, avaliada por 42 descritores), a evolução da dor (uma categoria, avaliada usando cinco descritores) e dores diversas (quatro categorias que não podem ser classificadas claramente em componentes sensoriais ou afetivos, avaliados usando 17 descritores).[11]

O *Short-Form McGill Pain Questionnaire* (SF-MPQ) foi desenvolvido para equilibrar a necessidade de avaliar a qualidade da dor de forma consistente com a necessidade de economizar tempo na sua aplicação.[11]

Essa ferramenta apresenta limitação na validade de conteúdo para avaliar a dor neuropática, pois alguns descritores comuns na dor neuropática (p. ex., choque elétrico, formigamento) não estão incluídos na medida.[12] Para enfrentar essa limitação, foi desenvolvido o *Revised Short-Form McGill Pain Questionnaire* (SF-MPQ-2), uma versão revisada do SF-MPQ. O SF-MPQ-2, que se mostrou capaz também de expandir a capacidade de resposta da ferramenta com o aumento de quatro para onze no número de níveis de intensidade da dor (ou seja, para 0 = "Nenhum" a 10 = "Pior possível"). Os descritores adicionados foram "dor de choque elétrico", "dor de congelamento", "perfurante", "dor causada por toque leve", "coceira", "formigamento ou alfinetes e agulhas" e "dormência".[12] O SF-MPQ-2 apresenta uma validade de conteúdo considerada adequada principalmente para avaliar qualidade da dor em pacientes com lesão medular ou esclerose múltipla (avaliando 13 dos 14 descritores identificados).[12]

■ Neuropathic pain questionnaire (NPQ) e versão (SF-NPQ)

O *Neuropathic Pain Questionnaire* (NPQ) é uma ferramenta de autorrelato que usa 12 questões (10 qualitativas e duas de avaliação sensorial) para identificar a presença de DN. As questões focalizam a qualidade dos sintomas e seus fatores de piora (incluindo o clima e a repercussão emocional da dor). As vantagens desta ferramenta incluem sua disponibilidade gratuita, aplicabilidade a uma ampla população de pacientes, facilidade de autoadministração e rapidez de aplicação.[13] O *Short Form-Neuropathic Pain Questionnaire* (SF-NPQ)[13] é uma forma resumida que usa três das 12 questões que foram consideradas as mais significativas na diferenciação entre a DN e a não neuropática. A saber: 1. Sua dor é em formigamento? 2. Sente dormência no local da dor? 3. A dor aumenta ao toque?

A ferramenta conseguiu demonstrar sensibilidade de 64,5%, especificidade de 78,6%, resultando em uma precisão total de 73,0%.[2] Infelizmente, o NPQ tem um dos menores índices de precisão relatados (sensibilidade de 66%, especificidade de 74%) entre as ferramentas de triagem disponíveis em virtude, talvez, da não contribuição do médico durante a avaliação.[2]

■ Pain detect questionaire (PDQ)

O *Pain Detect Questionaire* (PDQ)[13] foi criado com o objetivo de auxiliar médicos da atenção primária a determinar o grau de DN em pacientes com dor lombar. É particularmente adequado para pacientes com lombalgia e com sintomas radiculares, pois inclui a irradiação da dor como uma questão a ser considerada. Consiste em nove itens de autorrelato que avaliam sete qualidades sensoriais (queimação, formigamento, sensibilidade ao toque leve, sensação de choque elétrico, sensibilidade a mudanças de temperatura, dormência e sensibilidade à pressão leve), o padrão temporal da dor (p. ex., se persistente ou com pequenas flutuações) e o padrão espacial da dor (isto é, se irradia ou não).[2] As respostas são, então, ponderadas para produzir uma

pontuação que pode variar de 0 a 38. Escores de 19 ou mais classificam o entrevistado como tendo um provável componente neuropático na dor, pontuações de 12 ou menos sugerem ser improvável que ele apresente esse componente neuropático, finalmente pontuações de 13 a 18 são usadas para indicar um resultado ambíguo.[13] O método apresenta uma sensibilidade de 85% com uma especificidade e valor preditivo positivo em torno de 80%.[2]

As vantagens do PDQ incluem sua disponibilidade gratuita, sua capacidade de ser administrado rapidamente e seu método de pontuação fácil; no entanto, essa ferramenta é menos preditiva para DN em pacientes que não apresentam dor lombar.[2] Além disso, o método não é específico e/ou sensível o suficiente para ser usado em pacientes com câncer, síndrome pós-laminectomia ou com cervicobraquialgia.[2] A literatura mostra uma ampla gama de usos clínicos para o PDQ, inclusive para condições como lombalgia, artrite reumatoide, osteoartrite, síndrome pós-toracotomia, câncer e várias condições musculoesqueléticas. Há ainda evidências de que pode ser útil para avaliar a trajetória dos sintomas de dor ao longo do tempo, bem como no uso em pacientes com fibromialgia.[2]

■ Neuropathic pain symptom inventory (NPSI)

O *Neuropathic Pain Symptom Inventory* (NPSI) inclui 12 itens selecionados para avaliar quatro domínios de dor neuropática: dor espontânea contínua, dor espontânea paroxística, dor evocada e parestesias/disestesias. São 10 descritores diferenciando sintomas e dois itens avaliando dor espontânea e paroxística espontânea. Os entrevistados classificam a média de intensidade da dor nas últimas 24 horas usando uma escala verbal numérica que vai de zero (sem dor) a 10 (a pior dor imaginável). Dois itens adicionais avaliam as qualidades temporais da dor durante as últimas 24 horas: número de horas de dor espontânea e número de paroxismos. O resultado total do escore de intensidade de dor é calculado com a soma dos 10 descritores.[14]

O estudo que resultou no desenvolvimento inicial do método demonstrou alta estabilidade de teste-reteste entre a avaliação em curto prazo (3 horas) e em longo prazo (1 mês). Além disso, a validade dos itens de dor evocada ficou evidenciada pelas altas associações encontradas entre itens com escores clínicos relacionados à dor evocada por escovação, pressão e estímulos de frio.[14]

Estudos avaliaram a validade de conteúdo das medidas de qualidade da dor em relação aos descritores que os pacientes realmente usam para descrever sua dor. O NPSI avalia apenas 7 dos 14 descritores utilizados por pacientes com dor crônica por lesão medular e esclerose múltipla e apenas 5 dos 15 descritores utilizados por pacientes com lombalgia, fibromialgia ou dor de cabeça.[12] Essas considerações deixam clara a ineficiência da ferramenta para avaliar o grande número de descritores que muitos pacientes usam para descrever sua dor neuropática. No entanto o processo de validação do NPSI em português demonstrou que a versão é válida, confiável e sensível a mudanças na DN, tanto de origem central como periférica.[13]

Um dos pontos fortes das medidas de qualidade da dor, como o NPSI, é que elas tornam possível avaliar os efeitos do tratamento em situações específicas, analisando os itens individualmente e de forma seriada. É possível também identificar as qualidades específicas da dor que podem ser mais ou menos responsivas a diferentes tratamentos. Um estudo publicado por Freeman et al.[15] ilustrou como os itens do NPSI poderiam ser usados dessa forma. Eles identificaram que a terapia combinada (duloxetina com pregabalina) foi mais eficaz que a duloxetina isoladamente para reduzir a dor descrita como compressão, pressão além da dor aumentada por escovação, o que não ocorreu em outros aspectos qualitativos da dor.[15]

■ Neurophatic pain scale (NPS)

A *Neurophatic Pain Scale* (NPS), introduzida em 1997, foi o primeiro instrumento desenvolvido para avaliar a DN em termos qualitativos. Esse pioneirismo provavelmente é o principal motivo pelo qual a NPS dispõe de um grande arcabouço de pesquisa sustentando sua validade capaz de descrever as condições de dor neuropática, distinguir entre diferentes diagnósticos do tipo de dor, prever o resultado do tratamento sobre a dor (e sobre outros sintomas) e detectar efeitos do tratamento após a aplicação do mesmo.[2] A NPS apresenta um total de 10 itens (escala tipo Likert), sendo que dois deles avaliam as dimensões da dor (intensidade e desconforto) enquanto oito avaliam a qualidade da DN (facada, queimação, congelamento, maçante, sensível, coceira, dor profunda, e superficial). Os itens são avaliados utilizando a escala numérica de 0 a 10, por exemplo, "quente": onde 0 é não quente e 10 é muito quente ("pior sensação imaginável" para descrever a dor "muito quente").

Um 11º item permite que os pacientes relatem a natureza temporal da dor (constante, constante com aumentos intermitentes, intermitente ou constante com flutuações). Além disso, a NPS foi traduzida para 36 idiomas, o que a tornou útil para comparar a dor neuropática em diferentes condições, tratamentos e culturas. Outro ponto forte da NPS é sua brevidade, o que a torna potencialmente útil em ambientes em que a carga de avaliação pode ser um problema significativo. Curiosamente, a simplicidade, que é um ponto forte, também é sua principal limitação. Por ter apenas 10 itens, o NPS alcança validade limitada de conteúdo para avaliar a dor em diferentes condições de diagnóstico. Por exemplo, os itens do NPS avaliam apenas 5 de 14 dos descritores de dor mais usados em amostras de pacientes com lesão da medula espinhal e esclerose múltipla e apenas 6 dos 15 descritores de dor mais usados em amostras de pacientes com dor lombar, fibromialgia e dor de cabeça.[16] Assim, embora exista grande volume de estudos apoiando a confiabilidade e validade do NPS para avaliar os efeitos do tratamento em pacientes com dor neuropática, existe validade de conteúdo limitada para avaliar a qualidade da dor em populações de indivíduos com condições de dor não neuropáticas.

■ Pain quality assessment scale (PQAS) e versão (PQAS-R)

A *Pain Quality Assessment Scale* (PQAS) é um instrumento de autorrelato derivado da NPS. Foi desenvolvido para disponibilizar uma medida que mantenha os pontos fortes do NPS, mas que também contemple um conteúdo válido para avaliar dor neuropática e não neuropática. O PQAS usou os 10 itens originais do NPS adicionando outros 10 para criar uma medida capaz de avaliar as qualidades mais comuns da dor observadas em uma variedade de condições de dor crônica.[13] Seus 20 descritores avaliam 2 aspectos globais (intensidade e desconforto), 2 aspectos espaciais (superficial e profundo), e 16 domínios de qualidade: 1) pontada (agulhada, perfurante); 2) queimação (pegando fogo); 3) mal localizada; 4) frio (congelante); 5) sensível ao toque (como carne viva); 6) como ferida; 7) coceira (como "picada de mosquito)"; 8) fisgada; 9) dormência; 10) choque (relâmpago, faíscas); 11) formigamento; 12) cólica (espremer, aperto); 13) irradiando; 14) latejante; 15) dolorimento (como dor de dente); 16) dor em peso (pressão).[13] A PQAS manteve um item para diferenciar entre três padrões temporais primários de dor: intermitente (ou seja, dor variável com alguns períodos sem dor), variável (dor variável sem períodos sem dor) e estável (ou seja, dor constante com pouca variação). Cada item é avaliado por uma escala numérica verbal, onde 0 = "sem dor" ou "nenhuma sensação dolorosa" e 10 = "a maior sensação de dor imaginável". A escala de avaliação da qualidade da dor (PQAS) foi traduzida e adaptada culturalmente para o Brasil. A PQAS é um instrumento capaz de avaliar as qualidades ou domínios afetados pelo tratamento da dor e foi desenvolvida com objetivo de fornecer um instrumento para avaliar a qualidade da DN não avaliada pela escala NPS.[13] As instruções e itens do PQAS também foram desenvolvidos e testados para garantir que fossem claros e compreensíveis para os pacientes. Isso resultou em pequenas modificações de palavras nas instruções e alguns itens (mas nenhuma alteração nos domínios qualitativos específicos avaliados na dor), criando a *The Revised Pain Quality Assessment Scale* (PQAS-R). Todo o grande volume de dados que suporta a validade do NPS também suporta ambas as versões do PQAS porque os itens do NPS estão incluídos no PQAS. A literatura também fornece suporte para a validade dos novos itens incluídos.[2]

Ferramentas de medida da repercussão da dor na vida diária

São medidas que avaliam a extensão em que a dor interfere no funcionamento diário. As duas medidas de interferência da dor mais usadas são a escala de interferência da dor do *Brief Pain Inventory Pain Interference Scale* (BPI) e o banco de itens de interferência da dor do Sistema de Informações sobre Medidas de Resultados Relatados pelo Paciente (PROMIS).[2]

■ Brief pain inventory pain interference scale (BPI)

O BPI (inventário breve da dor em tradução livre), criado por Charles S. Cleeland em 1991, foi validado para pacientes no Brasil em 2010[17] e avalia o grau de interferência da dor nos seguintes itens; atividade geral, humor, capacidade de andar, trabalho normal (incluindo trabalho fora de casa e trabalho doméstico), relações com outras pessoas, sono e prazer da vida. Solicita-se aos entrevistados que classifiquem o grau de interferência da dor em cada atividade nas escalas numéricas de 0 (não interfere) a 10 (interfere completamente). As respostas aos sete itens são calculadas como média para formar o escore da escala de interferência da dor.[17] As análises fatoriais das respostas mostram que a escala apresenta excelente consistência interna quando pontuada dessa maneira.

Essa ferramenta também foi ligeiramente modificada para aumentar sua utilidade na avaliação da interferência da dor em pessoas com deficiência física.[17] Talvez a modificação mais importante tenha sido substituir o item que avalia a caminhada por pedir aos entrevistados que classifiquem o grau de interferência com "mobilidade" (capacidade de se locomover).[18]

O inventário breve da dor tem sido cada vez mais utilizado como medida de desfecho em ensaios clínicos. Evidências tem demonstrado mudanças no escore em resposta a intervenções terapêuticas, o que suporta seu uso para essa finalidade.[18] Em situações nas quais a brevidade da escala seja importante, o BPI original de sete itens poderá fornecer uma medida tão boa de impacto da dor quanto sua versão expandida de 10 ou 12 itens.[18]

■ *Patient-reported outcomes measurement information system pain interference item bank* (PROMIS *pain interference*)

Uma medida de repercussão da dor que tem sido avaliada de forma crescente pela literatura é a *Patient-Reported Outcomes Measurement Information System Pain Interference Item Bank* e sua versão resumida composta por 41 itens de um banco de itens.[19]

Como todas as Medidas PROMIS (<http://www.health-measures.net/explore-measurementsystems/promis>), os itens foram desenvolvidos e calibrados usando a teoria da resposta ao item (IRT). O foco da abordagem IRT é na pontuação final, e não nos itens que a compõem, pois assume que os itens têm igual dificuldade para resposta e, portanto, pesos iguais. Essa pontuação tem média de 50 e desvio padrão de 10 na amostra normativa e pode ser calculada como uma pontuação t de qualquer número ou qualquer combinação de itens do banco de itens.[19] As pontuações criadas a partir de itens diferentes do banco podem ser comparadas diretamente de forma significativa.

Um formulário abreviado de PROMIS Pain Interference também demonstrou responsividade ao tratamento da dor.[2] Como as pontuações do PROMIS podem ser calculadas usando-se um ou mais itens do banco (quanto mais itens, maior será a precisão), qualquer "adaptação" necessária pode ser realizada selecionando-se os itens específicos mais adequados para a população a ser estudada.[2] Tanto a escala BPI como a *PROMIS pain interference* apresentam consistência suficiente para afirmar suas confiabilidade e validade como medidas de repercussão da dor na vida diária.[2] Além disso, ambas as medidas são fáceis de administrar e pontuar. No entanto, um estudo que comparou as duas medidas diretamente constatou que a escala BPI é mais responsiva como medida de resultado do que a PROMIS em seu formato abreviado.

A Tabela 5.1 resume as ferramentas de avaliação e triagem de DN em adultos.

Seleção da medida mais adequada para determinada população

A maioria dos indivíduos em que se quer realizar a identificação (triagem) para DN ou avaliar uma DN já estabelecida é coberta pelas principais escalas e questionários descritos nesse capítulo. Porém, existem populações especiais que podem apresentar dificuldades cognitivas em situação fisiológica ou não que exigem alguns cuidados (p. ex., extremos etários, trauma cranioencefálico ou doenças demenciais). Uma maneira de determinar qual medida usar em qualquer paciente no cenário clínico, seria começar pedindo-lhe para fornecer a maior quantidade de informações, usando uma série de medidas diferentes (procurando cobrir o maior número de domínios da dor) em um período de tempo definido. As respostas do paciente às medidas podem, então, ser examinadas para determinar quais escalas mostram respostas mais consistentes. Estudos indicam que, mesmo em pacientes com demência grave, a maioria deles pode fornecer uma resposta válida a pelo menos um tipo de escala, embora a escala que seria mais útil para determinado paciente possa diferir entre os indivíduos.[2]

Embora esta indicação fuja do escopo deste capítulo (o leitor interessado poderá encontrar mais referências na literatura), duas estratégias simples podem ser sugeridas como auxílio nessa avaliação: 1) simplificar a avaliação a um nível que pode ser compreendido pelo paciente (p. ex., utilizando escalas unidimensionais mais simplificadas); ou 2) utilizar a observação de comportamentos conhecidos que possam refletir a experiência dolorosa (p. ex., como comportamentos evitativos ou de choro).[2] É importante, principalmente nessas populações, estar atento a tudo que o paciente diz, faz ou evita.

Considerações finais e perspectivas futuras

Avanços recentes nos métodos utilizados para triar e avaliar a DN desenvolveram bastante a pesquisa sobre a resposta ao tratamento desse tipo de dor. As ferramentas de triagem e avaliação têm demonstrado claramente que os pacientes com síndromes de dor neuropática apresentam descritores qualitativos universais que perpassam idiomas e culturas. Embora a avaliação da intensidade e alívio da DN continue sendo essencial, a caracterização dos descritores de qualidade da dor e dos sinais sensoriais frequentemente associados a ela é relevante porque pode fornecer indicações sobre os mecanismos subjacentes. Escalas específicas de medição validadas e baseadas em descritores de dor são relevantes para caracterizar os efeitos de tratamentos em sintomas ou dimensões distintas da dor e também devem ser usadas em ensaios futuros para tentar prever o resultado do tratamento.

TABELA 5.1 – Ferramentas de avaliação/triagem DN em adultos.[2,6,13,20]

Ferramenta e componentes	População-alvo/aplicabilidade	Vantagens e desvantagens
A) Escalas de intensidade		
EVA; EVN e ECV	Para avaliar a intensidade da dor na maioria das situações	Medidas válidas e confiáveis Estabilidade teste-reteste
B) Métodos multidimensionais		
S-LANSS 5 questões de sintomas 2 sinais de exame físico	Pacientes com: dor crônica geral; SDCR; dor aguda pós-operatória; neuralgia pós-herpética	Simples execução Alta sensibilidade (94%) Alta especificidade (91%) Não avalia a intensidade
Douleur neuropathique 4 (DN4) 7 questões de sintomas 3 sinais de exame físico	Pacientes com: lesão da medula espinhal; neuropatia diabética; hanseníase; câncer de mama	Disponível em vários idiomas Facilmente administrado Sensibilidade 89,9% Especificidade 82,9% Menos eficaz na dor não NP
SF-MPQ-2 7 questões de sintomas 4 subescalas de descritor	Para avaliar qualitativamente: a dor e a eficácia do tratamento Confiável em adultos com câncer	Derivado do MPQ (uso amplo) Autoadministrado Não gera pontuação composta
NPQ-S 3 questões de sintomas	Para identificar a DN Aplicabilidade a uma ampla população de pacientes	Utiliza autorrelato com rápida aplicação Baixa precisão relatada Sensibilidade 66% Especificidade 74%
Pain detect questionaire (PDQ) 7 questões de sintomas	Pacientes com dor nas costas (particularmente na dor irradiada) e candidatos a esteroide epidural	Rápido, fácil de usar e pontuar Não é tão confiável em populações que não na dor lombar Sensibilidade 85% Especificidade 80%
NPSI 12 questões de sintomas	Para caracterizar os sintomas em pacientes com condições de DN distintas e avaliar a eficácia do tratamento	Validado em vários idiomas Pouco tempo para aplicar Sem ponto de corte definido Não adequado para uso clínico
Neurophatic pain scale (NPS) 10 questões de sintomas 11º item evolução temporal da dor	Para descrever as condições de dor neuropática; distinguir entre diagnósticos de dor; prever o resultado do tratamento	Criado para DN Incorpora "coceira" como um possível sintoma Omite várias qualidades que são comumente descritas (p. ex., formigamento, dormência)
PQAS-R 20 questões de sintomas	Avaliação qualitativa complementar à escala NPS	Instruções claras e compreensíveis
C) Medidas de interferência		
Brief pain inventory pain (BID) 7 itens de interferência	Para avaliar o grau de interferência na vida diária e a repercussão das intervenções terapêuticas	Rápida aplicação; excelente consistência interna; para medir desfechos em ensaios clínicos
Pain interference (PROMIS) Utiliza um ou mais itens do banco de itens	Baseada na TRI Avalia a repercussão da dor na vida diária e os efeitos das medidas terapêuticas	Interesse na pesquisa e na clínica Pode-se selecionar os itens específicos mais adequados para a população a ser estudada

Fonte: Desenvolvida pela autoria do capítulo.

A escolha do instrumento de medida a ser utilizado deverá levar em consideração a sua validade de conteúdo, ou seja, se a ferramenta representa todos os componentes-chave do domínio de interesse. É importante lembrar que assim como nenhuma ferramenta pode substituir o exame físico, nenhuma ferramenta pode ser aplicada a todos os casos. De fato, uma combinação de ferramentas pode alcançar os melhores resultados, dependendo dos pontos fortes e fracos de cada uma. Qualquer que seja o método selecionado, é importante usar a mesma ferramenta de forma seriada com os indivíduos para permitir comparações de pontuação e, assim,

um cuidado e tratamento ideais. O investigador ou clínico deve optar pela menor extensão de avaliação necessária para avaliar os domínios da dor considerados fundamentais em determinada população ou indivíduo específico. Essa escolha, no entanto, deve levar em consideração um tempo adequado para ouvir o paciente e ao menos considerar todos os domínios possíveis de dor (intensidade, qualidade, características temporais e impacto ou interferência).

Os futuros estudos para desenvolvimento de novos instrumentos para avaliação da DN deverão se concentrar em limitações existentes ainda hoje, como a dependência do autorrelato e o viés de *recall*. O autorrelatório requer competências cognitivas, linguísticas e sociais que não estão presentes em populações especiais (p. ex., pacientes pediátricos ou com dificuldades cognitivas).

O fenômeno doloroso é de avaliação complexa, pois apresenta características biográficas, com respostas muito individuais como explicado pela teoria da neuromatriz (neuroassinatura), que fundamenta ainda hoje nossa compreensão da fisiopatologia da dor. Esse aspecto dificulta a padronização de instrumentos de medida e técnicas de avaliação.

Entretanto, a alta incidência de efeito placebo na avaliação dos tratamentos para dor, incluindo a dor neuropática, exige um acompanhamento desses pacientes por pelo menos médio prazo (meses) para comprovação dos desfechos, o que acarreta um aumento de custos significativo.

Talvez o futuro da avaliação da dor esteja na avaliação objetiva da resposta do sistema nervoso autônomo à experiência dolorosa. Atualmente essa avaliação inclui quantitativo sudomotor, teste do reflexo axonal, condutância da pele, ação facial e sistemas de codificação, além de potenciais evocados corticais ou pupilometria.[6]

Os instrumentos de medida discutidos nesse capítulo são indicadores psicofísicos (autorregistros e comportamentais), sendo ainda os mais confiáveis na avaliação da existência e da intensidade da dor incluindo a DN. Além disso, é possível que a esses instrumentos, em um futuro próximo, associem-se outros indicadores fisiológicos objetivos (como imageamento cerebral, potenciais evocados por *laser* para avaliar funcionalmente a via nociceptiva etc.)[6] para uma melhor compreensão dos pacientes e de suas experiências.

Referências bibliográficas

1. Bouhassira D, Attal N, Fermanian J et al. Diagnosis and assessment of neuropathic pain: the saga of clinical tools. Pain. 2011:74-83.
2. Bonica's management of pain. 5th ed. Wolters Kluwer Health; 2019.
3. Bendinger T, Plunkett N. Measurements in acute pain. BJA Ed. 2016;16(9):310-315.
4. Nadine A. Assessment of neuropathic pain in the setting of intervention trials. Clin. Invest. 2011;1(4):501-507.
5. Bennett M. The LANSS pain scale: the Leeds Assessment of Neuropathic Symptoms and Signs. Pain. 2001;92:147-157.
6. Morgan KJ, Anghelescu DL. A review of adult and pediatric neuropathic pain assessment tools. Clin. J. Pain. 2017;33:844-852.
7. Backonja MM. Need for differential assessment tools of neuropathic pain and the deficits of LANSS pain scale. Pain. 2002;98(1-2):229-30. Author reply 230-1.
8. Bennett MI, Bouhassira D. Epidemiology of neuropathic pain: can we use the screening tools? Pain. 2007;132(1-2):12-3.
9. Santos JG, Brito JO, Andrade DC, Kaziyama VM, Ferreira KA, Souza I et al. Translation to Portuguese and validation of the Douleur Neuropathique 4 Questionnaire. J. Pain. 2011;11(5):484-90.
10. Abdallah FW, Morgan PJ, Cil T et al. Comparing the DN4 tool with the IASP grading system for chronic neuropathic pain screening after breast tumor resection with and without paravertebral blocks: a prospective 6-month validation study. Pain. 2015;156:740-749.
11. Simpson DM, Schifitto G, Clifford DB. Pregabalin for painful HIV neuropathy: a randomized, double-blind, placebo-controlled trial. 1066 HIV Neuropathy Study Group. Neurology. 2010;74:413-420.
12. Lin CP, Kupper AE, Gammaitoni AR et al. Frequency of chronic pain descriptors: implications for assessment of pain quality. Eur. J. Pain. 2011;15(6):628-633.
13. Fabiola DE, Teixeira RA, Gouvêa AL. Neuropathic pain evaluation tools. Rev. Dor São Paulo. 2016;17(suppl. 1):s20-2.
14. Bouhassira D, Attal N, Fermanian J et al. Development and validation of the neuropathic pain symptom inventory. Pain. 2004;108:248-257.
15. Freeman R, Attal N, Bouhassira D et al. Sensory profiles of patients with neuropathic pain based on the neuropathic pain symptoms and signs. Pain. 2014;155:367-376.
16. Jensen MP, Johnson LE, Gertz KJ et al. The words patients use to describe chronic pain: implications for measuring pain quality. Pain. 2013;154:2722-2728.
17. Ferreira KA, Teixeira MJ, Mendonza TR, Cleeland CS. Validation of brief pain inventory to Brazilian patients with pain. Support Care Cancer. 2011;19:505-511.
18. Kroenke K, Theobald D, Wu J et al. Comparative responsiveness of pain measures in cancer patients. J. Pain. 2012;13:764-772.
19. Amtmann D, Cook KF, Jensen MP et al. Development of a PROMIS item bank to measure pain interference. Pain. 2010;150:173-182.
20. Kean J, Monahan PO, Kroenke K et al. Comparative responsiveness of the PROMIS pain interference short forms, brief pain inventory, PEG, and SF-36 bodily pain subscale. Med. Care. 2016;54:414-421.

capítulo 6

Exame Físico e Testes Clínicos no Paciente com Dor Neuropática

Jorge Dornellys da Silva Lapa | Gabriel Taricani Kubota | Manoel Jacobsen Teixeira | Daniel Ciampi de Andrade

Introdução

A dor neuropática (DN) decorre da lesão ou de doença do sistema nervoso somatossensitivo periférico ou central. A DN é identificada somente com base em critérios clínicos, já que não há biomarcadores de dor bem definidos. A dor nociceptiva por consequências secundárias a uma lesão neurológica, como a espasticidade (por lesão da via motora piramidal no sistema nervoso central), ou a síndrome dolorosa miofascial e a artropatia associada à polineuropatia periférica (resultante de denervação de músculo e articulações, ou a alteração da biomecânica da marcha) não deve ser confundida com DN. Da mesma forma, é importante ressaltar que nem toda lesão das vias neurológicas somatossensitivas provoca dor. Por exemplo, apenas um quinto dos pacientes com neuropatia diabética apresentam dor, e menos de 20% dos pacientes que sofrem herpes-zóster desenvolvem neuralgia pós-herpética.

Avaliação diagnóstica

A avaliação da DN deve incluir anamnese com história detalhada e direcionada para os descritores clássicos de dor neuropática (queimação, formigamento, frio doloroso, choque, prurido, dormência e/ou alfinetada), que pode ser realizada com questionários validados de rastreamento (*Leeds Assessment of Neuropathic Symptoms and Signs*, *Neuropathic Pain Questionnaire*, *painDETECT*, e o *Douleur Neuropathique 4 questions*). Este último é o DN4, um instrumento prático, rápido e validado para a língua portuguesa-brasileira. Quando a pontuação nesse questionário é ≥ 4, ele permite detectar a DN com acurácia de 96%, sensibilidade de 100% e especificidade de 93,2% (Figura 6.1). A DN pode ser espontânea (contínua ou paroxística) ou evocada.

Além dos seus descritores, deve-se avaliar a localização da dor. A DN deve se distribuir no território de inervação específico da estrutura nervosa lesionada. A presença de quadro ou histórico clínico compatível com uma doença que possa acometer o sistema nervoso periférico ou central (SNC) também favorece o diagnóstico de DN. Além da semiológica clínica propriamente dita, alguns exames complementares podem ser utilizados para corroborar a presença de uma lesão da via somatossensitiva capaz de provocar dor. Entre os testes mais utilizados para esse fim, estão: o teste quantitativo de sensibilidade, microneurografia, potencial evocado somatossensorial, potencial evocado a *laser*, reflexo trigeminal de dor, biópsia de pele e ressonância magnética funcional de encéfalo.

Na Figura 6.2 representa-se uma sequência de raciocínio e os critérios que estabelecem a probabilidade de dor neuropática.

Questionário para diagnóstico de Dor Neuropática – DN4

Por favor, nas quatro perguntas abaixo, complete o questionário marcando uma resposta para cada número:

Entrevista do Paciente
Questão 1: A sua dor tem uma ou mais das seguintes características?

	Sim	Não
1) Queimação		
2) Sensação de frio dolorosa		
3) Choque elétrico		

Questão 2: Há presença de um ou mais dos seguintes sintomas na mesma área da sua dor?

	Sim	Não
4) Formigamento		
5) Alfinetada e agulhada		
6) Adormecimento		
7) Coceira		

Exame do Paciente
Questão 3: A dor está localizada numa área onde o exame físico pode revelar uma ou mais das seguintes características?

	Sim	Não
8) Hipoestesia ao toque		
9) Hipoestesia à picada de agulha		

Questão 4: Na área dolorosa, a dor pode ser causada ou aumentada por:

	Sim	Não
10) Escovação		

Escore
0 – Para cada item negativo   1 – Para cada item positivo
Dor neuropática: escore total a partir de 4/10.
( ) Dor nociceptiva   ( ) Dor neuropática

FIGURA 6.1 – Versão do questionário *Douleur Neuropathique 4 questions – DN4*.

Fonte: Adaptada de Santos et al. para uso na população brasileira.

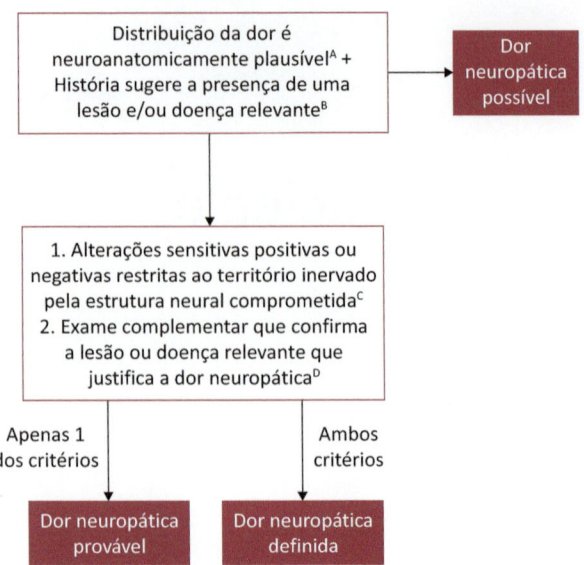

FIGURA 6.2 – Sistema para classificação quanto à probabilidade da presença de dor de mecanismo neuropático.

[A] Uma região que corresponde ao território de inervação de uma estrutura do sistema nervoso periférico ou central; [B] Doença ou lesão que justifique o comprometimento da estrutura neural em questão e que esteja associada à dor, tendo relação temporal com o seu início; [C] Essas alterações podem ser identificadas por meio do exame neurológico à beira-leito ou por exames mais objetivos (p. ex., teste sensorial quantitativo); [D] Os exames complementares podem variar de acordo com a lesão ou doença suspeita (p. ex., exames de neuroimagem, exames neurofisiológicos).

Fonte: Adaptada de Diagnosis and Classification of Neuropathic Pain (PAIN CLINICAL UPDATES) Haanpää & Treede, 2010 e Treede et al., 2009.

Neste capítulo, será realizada descrição de aspectos do exame neurológicos relevantes na avaliação da DN. O objetivo desse exame é identificar lesões neurológicas que possam provocar DN e identificar qual(is) estrutura(s) neurológica(s) está(ão) acometida(s) no paciente.

Exame clínico

O exame neurológico é parte fundamental da avaliação do doente com suspeita de DN. Considerando-se que a DN é resultado da lesão de vias somatossensitivas, a avaliação das modalidades sensoriais é o elemento mais importante desse exame para esse grupo de pacientes.

O exame de sensibilidade depende da atenção, compreensão e colaboração do doente, ou seja, é subjetivo. Por essa razão, a comunicação com o paciente deve ser clara e objetiva. Recomenda-se, por exemplo, sempre apresentar o estímulo-teste (p. ex., alfinetes no caso da nocicepção e diapasão para palestesia) em um local onde a sensibilidade está presumidamente preservada (p. ex., na fronte do doente) para que ele tenha parâmetro de normalidade e que possa relatar melhor diferenças quando o estímulo é aplicado em outras regiões do corpo. É importante ressaltar que a avaliação da sensibilidade não avalia a presença de dor, mas apenas sugere a presença de lesão de via somatossensorial que pode ou não provocar DN.

A avaliação da sensibilidade pode ser dividida em duas partes: avaliação das sensibilidades superficiais (dor/nocicepção, temperatura e tato) e das sensibilidades profundas (artrestesia e palestesia). Apesar de ambas dependerem da integridade do sistema nervoso periférico, elas cursam em vias neurológicas distintas no SNC. As sensibilidades superficiais relacionam-se com a via anterolateral-lemnisco lateral (porção anterolateral da medula espinhal e do tronco encefálico, tálamo e córtex cerebral parietal) (Figura 6.3A). Já as sensibilidades profundas dependem da via das colunas dorsais-lemnisco medial (fascículos grácil e cuneiforme, porção ventral do tronco encefálico, tálamo e córtex cerebral parietal) (Figura 6.3B).

Para a pesquisa da nocicepção, devem-se utilizar instrumentos pontiagudos não perfurantes, como alfinetes de clipes abertos, ou espátulas quebradas. Agulhas de injeção não devem ser usadas porque têm ponta biselada e podem perfurar facilmente a pele. Esses instrumentos devem ser ainda descartáveis para evitar a transmissão de doenças entre pacientes. O estímulo deve ser aplicado apenas uma vez em cada região com a mesma pressão a intervalos irregulares e não muito rápido. Durante o exame, deve-se avaliar inicialmente a região com menor sensibilidade e, a seguir, a com mais sensibilidade (Figura 6.4A).

A avaliação da sensibilidade térmica é realizada com dois tubos de ensaio (um contendo água a 10 °C e outro, a 40 °C), ou com objetos metálicos, como um diapasão resfriado e outro aquecido. Deve-se aplicar o objeto-teste à pele do indivíduo, comparando-se uma área com outra de modo não excessivamente rápido. Quando esta sensibilidade é preservada, o indivíduo é capaz de discernir variações de até 1 °C.

É importante enfatizar que a sensibilidade térmica é transmitida por vias neurológicas próximas às vias responsáveis pela transmissão da sensibilidade dolorosa. Dessa forma, a dissociação entre essas duas modalidades sensoriais é muito infrequente e, exceto em condições específicas como a moléstia de Hansen inicial (em que há comprometimento inicial de fibras sensoriais térmicas), sugere origem não orgânica do déficit.

O tato apresenta múltiplas vias sensoriais na medula e tronco encefálico, portanto, quando comparado a outras modalidades sensoriais, sua avaliação contribui menos para a localização de uma lesão nessas estruturas. No entanto, a sensibilidade tátil cutânea goza de grande precisão discriminativa. Por conseguinte, é uma modalidade interessante de se avaliar quando se procura delimitar uma área de déficit sensitivo por lesão de estruturas do sistema nervoso periférico. Existem instrumentos formais criados para a avaliação tátil, a saber, os filamentos de Semmes-Weinsten e os de Von Frey. Esses monofilamentos permitem a avaliação mais precisa do limiar de sensibilidade tátil da pele. Porém, são caros e pouco utilizados na prática clínica. Como alternativa, sugere-se o uso de algodão, papel higiênico ou toque leve do dedo do examinador. O instrumento de avaliação é aplicado sobre a pele levemente, com menor pressão possível. O paciente é solicitado a apontar a parte do corpo estimulado e avaliar a intensidade do estímulo em relação a um estímulo de referência.

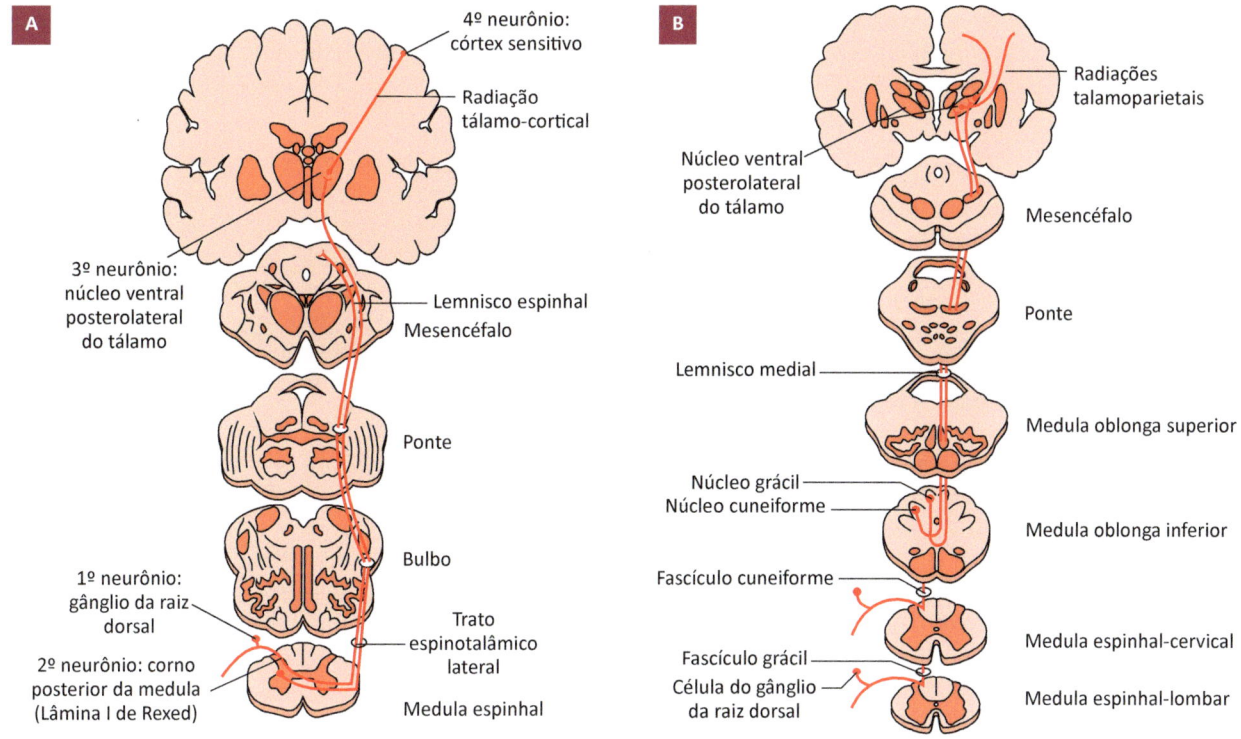

FIGURA 6.3 – Via anterolateral-lemnisco lateral (A) e colunas dorsais-lemnisco medial (B).
Fonte: Desenvolvida pela autoria do capítulo.

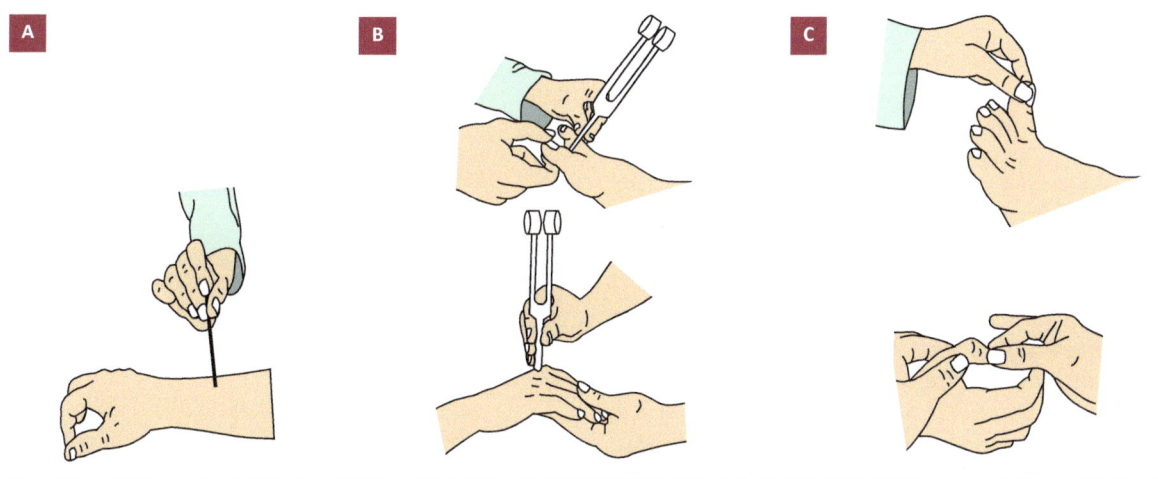

FIGURA 6.4 – Semiotécnica da avaliação da sensibilidade nociceptiva (A), palestésica (B) e artrestésica (C).
Fonte: Desenvolvida pela autoria do capítulo.

A palestesia é a capacidade de perceber vibração. Para sua avaliação à beira-leito, utiliza-se habitualmente um diapasão metálico com frequência conhecida de 128 a 256 Hz. O diapasão em vibração é colocado sobre uma eminência óssea, incluindo pododáctilos e quirodáctilos, maléolos mediais e laterais, tuberosidade da tíbia, cristas ilíacas, apófises espinhosas, processo estiloide, epicôndilos lateral e clavícula (Figura 6.4B). Deve-se questionar se o paciente está sentindo a vibração e quantificar o tempo que o paciente continua sentindo o diapasão vibrar. Pode-se comparar a sensação do paciente com seu segmento corpóreo homólogo no dimídio contralateral, ou com aquele do próprio examinador.

A artrestesia ou cinestesia é a percepção da posição dos segmentos do corpo no espaço. Para testá-la, o doente deve estar de olhos fechados. Então, movimenta-se passivamente a articulação interfalangiana de um quirodáctilo ou pododáctilo para cima e para baixo, fixando-se a falange proximal. Quando a artrestesia é preservada, o paciente consegue informar corretamente a posição final do dedo testado (se para cima ou para baixo). É importante que o dedo testado seja segurado pelas laterais (Figura 6.4C) para evitar que a pressão exercida pelo examinador sobre o dedo testado indique indiretamente a posição desse ao paciente.

Os achados do exame da sensibilidade podem ser negativos (déficit da percepção sensitiva) ou positivos (a percepção aumentada anormalmente ou distorcida). A terminologia utilizada para descrevê-los é apresentada no geral no Quadro 6.1. Algumas dessas alterações, no entanto, são mais frequentemente associadas à dor neuropática:

- **Hiperalgesia:** percepção aumentada da intensidade do estímulo doloroso. A hiperalgesia a estímulos dolorosos térmicos sugere fortemente acometimento de vias somatossensitivas. A hiperalgesia a estímulos dolorosos mecânicos pode decorrer tanto das lesões das vias somatossentivas como em lesões não neurológicas;
- **Hiperestesia:** percepção aumentada da intensidade do estímulo não doloroso;
- **Alodínia:** percepção dolorosa de estímulos habitualmente não dolorosos. Classifica-se em térmica ou mecânica, dependendo da modalidade sensitiva do estimulo que a evoca. Alodínia mecânica pode ser classificada como estática (quando o estimulo aplicado é estacionário) ou dinâmica (quando o estimulo é móvel, como quando se desloca levemente um fragmento de algodão sobre a pele a 2 cm/s);
- **Parestesias:** sensação anormal espontânea. Pode-se apresentar como formigamento, queimações, prurido, aperto, dormência dolorosas ou não;
- **Disestesia:** perversão da percepção de um estímulo sensitivo. Por exemplo, quando se toca a pele do paciente e ele relata sentir que o toque desencadeia formigamento local. A disestesia sempre tem conotação desagradável, mas nem sempre é dolorosa;
- **Hiperpatia:** caracteriza-se pela evocação de dor intensa e muitas vezes de reações anormais, geralmente explosivas, frente à estimulação dolorosa repetida na frequência de 0,3 a 1 Hz. Sua presença é fortemente sugestiva de presença de lesão de vias somatossensitivas;
- **Anestesia dolorosa:** consiste na percepção de dor espontânea em locais onde há evidência déficit da percepção das modalidades sensitivas.

O nervo trigêmeo é responsável por suprir a sensibilidade para a pele da face e porção anterior do escalpo (até o vértice) pelos ramos oftálmico (V1), maxilar (V2) mandibular (V3). O ramo mandibular (V3) do nervo trigêmeo também tem função motora importante, sendo responsável por inervar a musculatura mastigatória. O nervo trigêmeo não provê sensibilidade para a pele sobre o ângulo da mandíbula, sobre as porções posteriores do pavilhão auditivo e sobre o escalpo posterior ao vértice. O comprometimento sensitivo da face que inclui essas regiões sugere lesões de estruturas do SNC ou sintomas somatoformes.

A lesão das vias somatossensitivas que inervam a face pode causar três padrões de distribuição de anormalidades sensitivas: divisional, casca de cebola e dimidiado (Figura 6.5).

Quadro 6.1 – Terminologia das alterações do exame de sensibilidade.	
Sintomas negativos	
Anestesia/hipostesia	Ausência/diminuição de todas as modalidades sensitivas
Analgesia/ hipoalgesia	Ausência/diminuição da sensibilidade dolorosa
Termoanestesia/ termo-hipostesia	Ausência/diminuição da sensibilidade térmica
Topoagnosia	Dificuldade de localização de estímulo sensitivo
Isotermoagnosia	Percepção de estímulos frios e quentes como quentes
Artrestesia	Incapacidade de reconhecer a posição dos segmentos do corpo no espaço
Apalestesia/ hipopalestesia	Ausência/diminuição da sensibilidade vibratória
Estereoagnosia	Incapacidade de reconhecer um objeto por tato
Sintomas positivos	
Alodínia	Percepção de estímulo habitualmente não doloroso como doloroso
Hiperalgesia	Aumento da percepção/resposta de estímulo habitualmente doloroso
Disestesia	Perversão da percepção de um estímulo sensitivo, com conotação desagradável
Parestesia	Sensação anormal espontânea. Pode adquirir diferentes aspectos como formigamento, queimação, cócegas, aperto, dormência, entre outros
Hiperpatia	Dor muito intensa evocada com estímulos dolorosos subliminares repetidos

Fonte: Desenvolvido pela autoria do capítulo.

O padrão divisional (Figura 6.5A) decorre de lesão de uma ou mais divisões do nervo trigêmeo e gera anormalidades positivas ou negativas na distribuição da inervação sensitiva dessas divisões. O padrão casca de cebola (Figura 6.5B) decorre da lesão dos núcleos trigeminais localizados no tronco encefálico. Nesse caso, também pode haver dissociação sensitiva (a sensibilidade tátil pode preservar-se; e as dolorosas e térmica, acometidas e vice-versa). A distribuição dos déficits sensitivos pode não respeitar o território de inervação dos ramos do nervo trigêmeo. Ademais, sinais de projeção podem instalar-se ipsi ou contralateralmente aos déficits sensitivos. A lesão das vias somatossensitivas encefálicas supratentoriais pode causar anormalidades sensitivas em todo o hemicorpo contralateral, incluindo a face (padrão dimidiado – Figura 6.5C). Nesse caso, os sinais de projeção ocorrem de forma geral contralateral ao hemiencéfalo acometido.

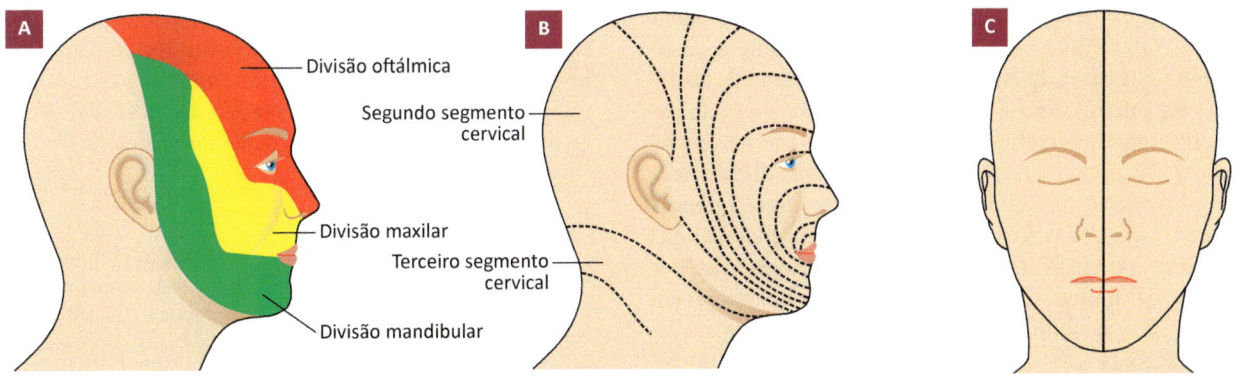

FIGURA 6.5 – Padrões das alterações da sensibilidade na face decorrentes de lesões neurológicas. (A) Padrão divisional. (B) Padrão em casca de cebola. (C) Padrão dimidiado.

Fonte: Desenvolvida pela autoria do capítulo.

Por último, para identificar a topografia de uma lesão que justifique as alterações de sensibilidade de um indivíduo, devemos levar em consideração as modalidades sensitivas comprometidas, distribuição dessas alterações e presença de dor ou outros sintomas positivos. Os principais parâmetros clínicos utilizados no raciocínio topográfico dos déficits sensitivos são descritos no Quadro 6.2.

Na avaliação de sensibilidade, alterações sensoriais de natureza funcional ou conversiva são muito frequentes e, infelizmente, não há sinais patognomônicos para transtornos funcionais. Dessa forma, o seu diagnóstico depende da avaliação e da interpretação criteriosa conjuntas de achados semiológicos encontrados. Há de se ressaltar também que é comum a ocorrência de transtornos funcionais em conjunto com patologias orgânicas. Ou seja, o diagnóstico de um transtorno funcional não exclui o diagnóstico de uma patologia orgânica, e vice-versa.

O principal achado sugestivo de transtorno conversivo é a inconsistência. Ela pode ser observada quanto à distribuição do déficit. Nesse caso, os limites dessa distribuição tendem a ser abruptos (o que é raro em lesões neurológicas) e podem variar no tempo de forma aleatória. Ainda, eles podem não respeitar os territórios de nervos e dermátomos, mas sim de limites anatômicos (linha de cabelo, dobra da axila, gola da camisa, dorso *versus* palma da mão). Quando há nível sensitivo, ele tende a ser horizontal nos transtornos conversivos, e não seguir a angulação natural dos dermátomos. Ainda, nos déficits de hemicorpo, há clara delimitação respeitando precisamente a linha média. Em decorrência da sobreposição de dermátomos de um dimídio com o seu homólogo do dimídio contralateral, isso é muito pouco frequente em transtornos orgânicos (com exceção de lesões talâmicas e déficits sensitivos na face). Inconsistências quanto

Quadro 6.2 – Características dos déficits de sensibilidade de acordo com a topografia.				
Topografia		**Modalidades acometidas**	**Distribuição do déficit**	**Presença de dor e outros sintomas positivos**
Neuropatia focal		Primárias	Zona autônoma do nervo[A]	+
Polineuropatia	Fibras finas	Primárias, principalmente dor/temperatura	Gradiente distal-proximal	+++
	Fibras grossas	Primárias, principalmente propriocepção		+
Radiculopatia		Primárias	Zona autônoma da raiz	++++
Medula espinhal	Lateral	Primárias, principalmente dor/temperatura	Nível sensitivo[B]	++
	Posterior	Primárias, principalmente propriocepção		+
Tronco encefálico	Lateral	Primárias, principalmente dor/temperatura	Hemicorpo contralateral ou síndrome Alterna	+
	Medial	Primárias, principalmente propriocepção		+
Tálamo		Primárias	Hemicorpo contralateral, com predomínio *cheiro-oral*[C]	++++
Projeções talamocorticais		Primárias	Hemicorpo contralateral	+
Córtex parietal		Primárias e secundárias	Hemicorpo contralateral, com predomínio *cheiro-pedo-oral*[D]	+

[A] Região da pele inervada exclusivamente pelo nervo em questão; [B] Comprometimento da sensibilidade de todo corpo ou hemicorpo abaixo de um dermátomo específico; [C] Cheiro-oral – predomínio em regiões de mão e perioral; [D] Cheiro-pedo-oral – predomínio em regiões mão, pé e perioral.

Fonte: Adaptado de Campbell 2021.

às modalidades sensitivas comprometidas também podem ocorrer. Por exemplo, pode haver dissociação entre a sensibilidade térmica e a dolorosa, o que é incomum em transtornos orgânicos, como já comentado. Além disso, pode haver comprometimento importante da artrestesia, sem sinais de ataxia sensitiva; ou, então, déficit importante do tato fino, com preservação da grafestesia (habilidade de reconhecer letras ou números escritos na pele). Por fim, inconsistências quanto à evolução temporal também são sugestivas. Por exemplo, nas polineuropatias comprimento-dependentes, a alteração de sensibilidade em bota-e-luva acomete membros superiores após atingir os membros inferiores no nível dos joelhos. Se o déficit de membros superiores ocorrer muito antes, sugere-se que os sintomas sejam funcionais.

Por fim, em todos os casos, é recomendável avaliar-se brevemente as demais etapas do exame neurológico: motricidade, coordenação motora, equilíbrio e marcha, além da função dos demais nervos cranianos. Apesar de as alterações encontradas nessas etapas de forma geral não se correlacionarem diretamente com lesões na via somatossensorial, elas permitem obter informações que podem ajudar no diagnóstico topográfico dessas lesões. Além do exame neurológico, é útil a pesquisa por anormalidades tróficas (p. ex., amiotrofia, distrofia cutânea, perda de pilificação, deformidades ósseas e articulares, xerostomia) e neurovegetativas (p. ex., hiperemia, cianose) que podem surgir em função da denervação dos tecidos decorrente de lesões do sistema nervoso periférico. Como a denervação muscular pode resultar em síndrome dolorosa miofascial, a qual, por si só, pode contribuir para dor local, recomenda-se a pesquisa de pontos gatilhos musculares, particularmente aqueles localizados em músculos inervados pela estrutura neurológica comprometida em questão.

Conclusão

Apesar do rápido desenvolvimento de técnicas avançadas de neuroimagem e de métodos complementares de avaliação neurofisiológica, o exame clínico neurológico ainda é alicerce fundamental na avaliação do doente com dor neuropática. Apesar de, por si só, não permitir a confirmação do diagnóstico de dor neuropática, ele corrobora essa hipótese ao identificar achados sugestivos de lesão nas vias neurológicas somatossensoriais. Ademais, ele também permite localizar a estrutura neurológica lesionada e, assim, favorece o diagnóstico da lesão e/ou da doença responsável pelos sintomas do doente.

Referências bibliográficas

1. Abbott CA, Malik RA, Van Ross ERE, Kulkarni J, Boulton AJM. Prevalence and characteristics of painful diabetic neuropathy in a large community-based diabetic population in the UK. Diabetes Care. 2011 Oct 1;34(10):2220-4.
2. Blumenfeld H. Neuroanatomy through clinical cases. Sinauer Associates; 2010.
3. Board E. Diagnosis and classification of neuropathic pain epidemiology and impact of neuropathic pain. Pain Med. 2010;18(7):1-6.
4. Bouhassira D, Attal N, Alchaar H, Boureau F, Brochet B, Bruxelle J et al. Comparison of pain syndromes associated with nervous or somatic lesions and development of a new neuropathic pain diagnostic questionnaire (DN4). Pain. 2005;114(1-2):29-36.
5. Bouhassira D. Neuropathic pain: definition, assessment and epidemiology. Rev. Neurol. (Paris). 2019;175(1-2):16-25.
6. Brazis P, Madeu J, Biller J. Localization in clinical neurology. 6th ed. Lippincott Williams & Wilkins; 2011. p. 665.
7. Campbell WW. De Jong's: the neurologic examination. 7th ed. Philadelphia, USA: Lippincott Williams & Wilkins; 2012.
8. Hobbes A. Classification of chronic pain, descriptions of chronic pain syndromes and definitions of pain terms. 2nd ed. Anaesthesia and Intensive Care; 1995. v. 23, p. 527. Book review.
9. La Cesa S, Tamburin S, Tugnoli V, Sandrini G, Paolucci S, Lacerenza M et al. How to diagnose neuropathic pain? The contribution from clinical examination, pain questionnaires and diagnostic tests. Neurol. Sci. 2015;36(12):2169-75.
10. Oxman MN, Levin MJ, Johnson GR, Schmader KE, Straus SE, Gelb LD et al. A vaccine to prevent herpes zoster and postherpetic neuralgia in older adults. N. Engl. J. Med. 2005 Jun 2;352(22):2271-84.
11. Santos JG, Brito JO, Andrade DC, Kaziyama VM, Ferreira KA, Souza I et al. Translation to Portuguese and validation of the Douleur Neuropathique 4 Questionnaire. J. Pain. 2010;11(5):484-90.
12. Simons D, Travell J. Travell & Simons myofascial pain and dysfunction: the lower extremities. Williams & Wilkins; 1999. p. 607.
13. Teixeira MJ. Fisiopatologia da dor. In: Fisiopatologia da dor. São Paulo: Artmed; 2009. p. 145-175.
14. Treede R, Jensen T, Campbell JN, Cruccu G, Dostrovsky J, Griffin JW et al. Neuropathic pain: redefinition and a grading system for clinical and research purposes. Neurology. 2009;72(14):1282-3.
15. Wong CSM, Hui GKM, Chung EKN, Wong SHS. Diagnosis and management of neuropathic pain. Pain Manag. 2014;4(3):221-31.

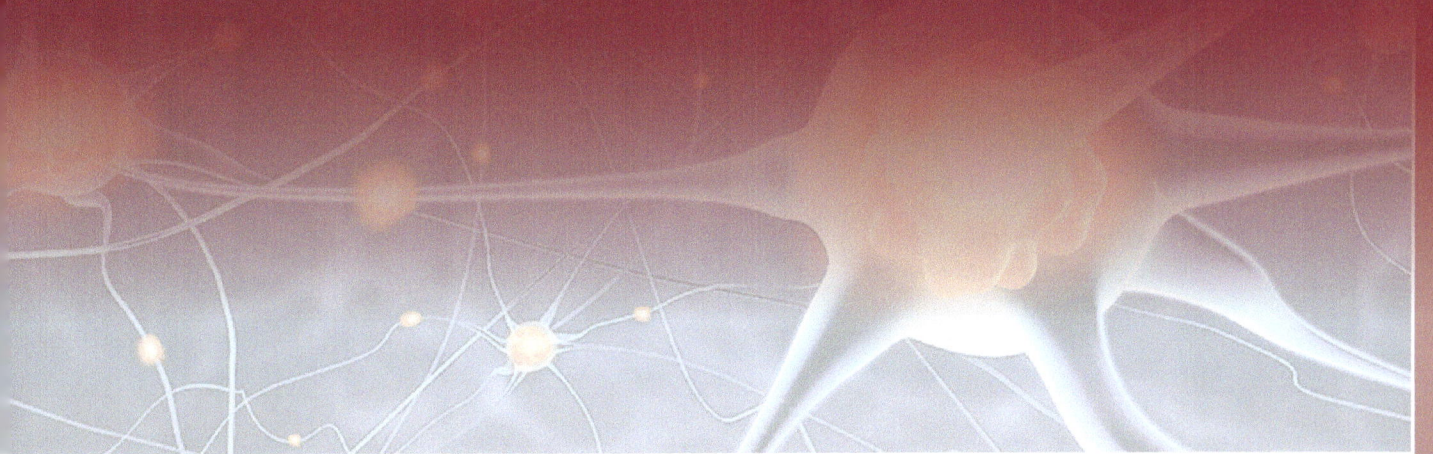

SEÇÃO 3

Exames Complementares

O Papel da Eletroneuromiografia no Diagnóstico de Dor Neuropática

Cleonisio Leite Rodrigues

Os estudos eletrodiagnósticos desempenham um papel fundamental na avaliação de pacientes com distúrbios do sistema nervoso periférico (SNP) e doenças neuromusculares. Desses estudos, a eletroneuromiografia (ENMG) é sem dúvida o exame complementar mais relevante, sendo capaz de confirmar ou mudar uma hipótese diagnóstica em até 50% dos casos e de mudar a conduta em torno de 60% das vezes nesse contexto. Ela deve ser analisada inicialmente como uma extensão do exame neurológico. Por isso, deve ser realizada de forma individualizada, com base nas informações clínicas disponíveis e diagnósticos diferenciais mais comuns, podendo inclusive ter seu protocolo inicial modificado no decorrer do exame a fim de aprofundar ainda mais as informações a serem obtidas pelo método. Trata-se, assim, de um exame complementar examinador-dependente, o qual fornece informações bastante específicas acerca das doenças do SNP que podem cursar com dor neuropática aguda ou crônica. No diagnóstico adequado e tratamento da dor neuropática, é muito importante a comprovação da disfunção do(s) nervo(s) em questão; sendo essa a função inicial do exame de ENMG na maioria desses casos.

A definição do diagnóstico topográfico (Tabela 7.1) entre os sítios do SNP é a informação mais valiosa obtida inicialmente pela ENMG, dentro de um raciocínio diagnóstico neurológico padrão (Fluxograma 7.1). Quando há caracterização de uma neuropatia periférica, a distribuição do acometimento, dos subtipos de fibras envolvidas e do padrão lesional (Tabela 7.2) é mais um dos primeiros passos indispensáveis para a classificação inicial do tipo de neuropatia, para na sequência serem auferidas informações relevantes complementares que subsidiarão diagnóstico nosológico (exemplos na Tabela 7.3). A partir daí, há um melhor direcionamento do diagnóstico etiológico e do prognóstico das lesões nervosas periféricas. Em várias situações da prática clínica, o estabelecimento do diagnóstico etiológico é fundamental para maior eficácia terapêutica, além da terapêutica sintomática, notadamente quando há necessidade de terapias com efeitos adversos mais importantes ou terapias de alto custo.

As informações obtidas pela ENMG são relevantes no contexto da abordagem do paciente com dor neuropática de origem periférica, em que há acometimento do funcionamento de vias nervosas do sistema nervoso periférico, sejam de fibras mielinizadas ou amielinizadas. Embora a ENMG priorize o estudo de fibras altamente mielinizadas, há algumas técnicas especiais que podem auxiliar no estudo de fibras pouco mielinizadas ou amielinizadas, as quais discutiremos na sequência do texto. Além disso, é muito comum na prática clínica que tanto as fibras mielinizadas como as amielinizadas estejam acometidas no momento do diagnóstico clínico de uma neuropatia.

TABELA 7.1 – Diagnóstico topográfico obtido com o auxílio complementar da ENMG.

Sítio envolvido	Diagnóstico topográfico
Neurônio motor inferior	Doença do neurônio motor inferior
Gânglio sensitivo	Ganglionopatia sensitiva
Raiz sensitiva/motora	Radiculopatia sensitiva/motora
Plexo cervical braquial/lombar/lombossacral	Plexopatia cervical braquial/lombar/lombossacral
Nervos periféricos	Neuropatias periféricas
Junção neuromuscular	Doenças da junção neuromuscular
Músculo	Miopatias

Fonte: Desenvolvida pela autoria do capítulo.

TABELA 7.2 – Subtipo de neuropatias periféricas de acordo com a distribuição, tipo de fibras envolvidas e padrão lesional de envolvimento primário.

Distribuição	Tipo de fibras envolvidas	Padrão de envolvimento primário
Mononeuropatias	Neuropatia sensitiva	Desmielinizante (mielínico)
Polineuropatias	Neuropatia motora	Axonal
Mononeuropatia múltipla	Neuropatia sensitivo-motora	Misto (axonal/desmielinizante)
Sistema nervoso autonômico	Neuropatia autonômica	Nodo de Ranvier (Nodopatia)
–	Neuropatia isolada de fibras finas	–

Fonte: Desenvolvida pela autoria do capítulo.

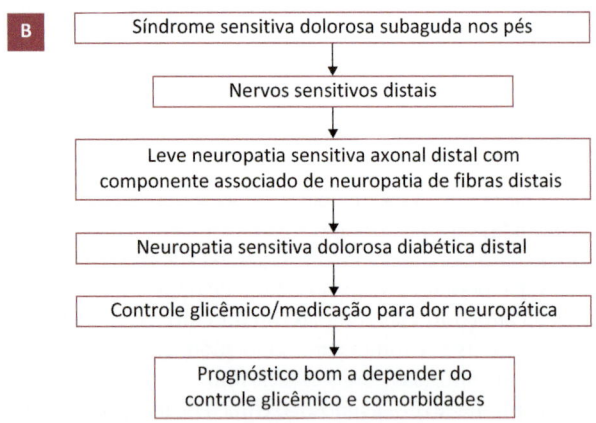

A

Diagnóstico sindrômico

↓

Diagnóstico topográfico

↓

Diagnóstico nosológico

↓

Diagnóstico etiológico

↓

Definição do tratamento

↓

Prognóstico

B

Síndrome sensitiva dolorosa subaguda nos pés

↓

Nervos sensitivos distais

↓

Leve neuropatia sensitiva axonal distal com componente associado de neuropatia de fibras distais

↓

Neuropatia sensitiva dolorosa diabética distal

↓

Controle glicêmico/medicação para dor neuropática

↓

Prognóstico bom a depender do controle glicêmico e comorbidades

FLUXOGRAMA 7.1 – (A) Sequência tradicional do raciocínio diagnóstico neurológico. A ENMG costuma auxiliar nas etapas do diagnóstico topográfico e nosológico nas doenças do SNP. Pode ajudar direta ou indiretamente na etapa etiológica e no prognóstico, notadamente nas lesões traumáticas. (B) Um exemplo prático dessa sequência.

Fonte: Desenvolvido pela autoria do capítulo.

Neste capítulo, optamos por fornecer várias informações por meio de tabelas práticas e figuras ilustrativas a fim de facilitar a leitura e eventual pesquisa, aproveitando os 15 anos de experiência do autor na área de ENMG e dor.

O exame de ENMG, *per se*, pode ser dividido em duas etapas essenciais, distintas e complementares entre si:

▶ **Estudo de condução nervosa (ECN):** utilizando estímulos elétricos e eletrodos de captação superficiais (Figuras 7.1 e 7.2), avalia o funcionamento das fibras nervosas sensitivas e motoras (ECN sensitiva e ECN motora) e compreende ainda outros estudos das chamadas respostas tardias, como ondas F e reflexo H, em que as vias nervosas proximais são analisadas. Essa parte do estudo costuma consumir usualmente cerca de 90 a 95% do tempo total do exame. Nessa etapa, obtêm-se por exemplo a determinação de lentificações focais em casos neuropatias focais, a subdivisão entre neuropatia primariamente axonal ou desmielinizante (Figura 7.3) ou plena normalidade de condução nervosa em casos de neuropatia isolada de fibras finas.

▶ **Eletromiografia (EMG):** utilizando um eletrodo de agulha inserido em amostra de músculos previamente escolhidos (Figura 7.4), são obtidas informações acerca de processos de desnervação, de reinervação, de doenças primárias do músculo (miopatias) ou de neurogênicas (advindas do neurônio motor e ou nervos periféricos). Essa parte do estudo costuma consumir usualmente cerca de 5 a 10% do tempo total do exame. Com o eletrodo de agulha, é possível avaliar a presença de sinais de desnervação e ou recrutamento neurogênico teoricamente em qualquer sítio muscular.

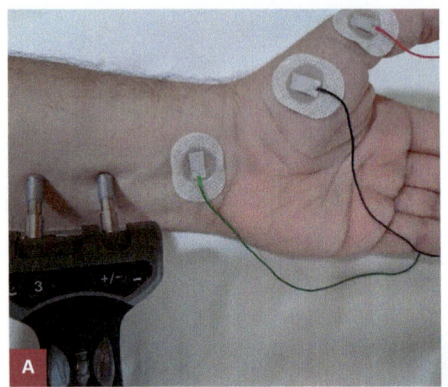
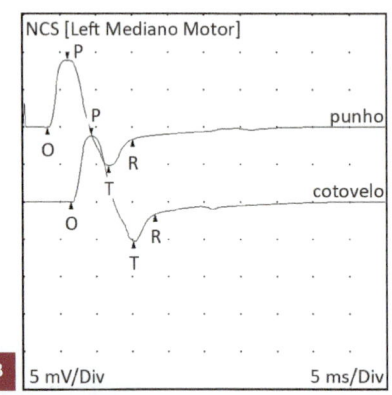
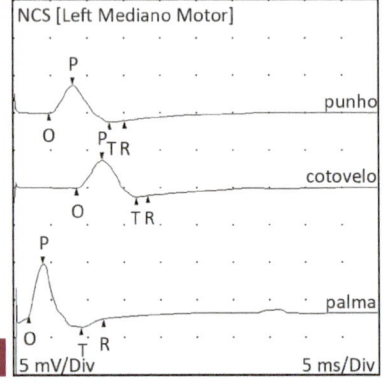

FIGURA 7.1 – (A) Observa-se o posicionamento dos três eletrodos utilizados: eletrodo preto (eletrodo de captação na topografia do m. tenar inervada pelo n. mediano), eletrodo vermelho (eletrodo de referência – posicionado distal ao eletrodo de captação) e o eletrodo verde (eletrodo terra entre o estimulador e o eletrodo de captação); observa-se o estimulador na face anterior do punho na topografia de nervo mediano. (B) O potencial de ação muscular composto (PAMC – potencial motor) gerado por esse estímulo. O PAMC superior gerado no estímulo do punho e o PAMC inferior gerado após estímulo na face anterior do cotovelo, medial ao tendão do bíceps braquial. (C) Exemplo de PAMC no nervo mediano esquerdo com moderada lentificação motora distal (latência distal de 5 ms), no contexto de síndrome do túnel do carpo, e com a presença de bloqueio de condução parcial (comprovado após estímulo distal ao túnel do carpo na palma com captação tenar) com PAMC obtido na palma cerca de 50% maior que o obtido no punho.

Fonte: Acervo da autoria do capítulo.

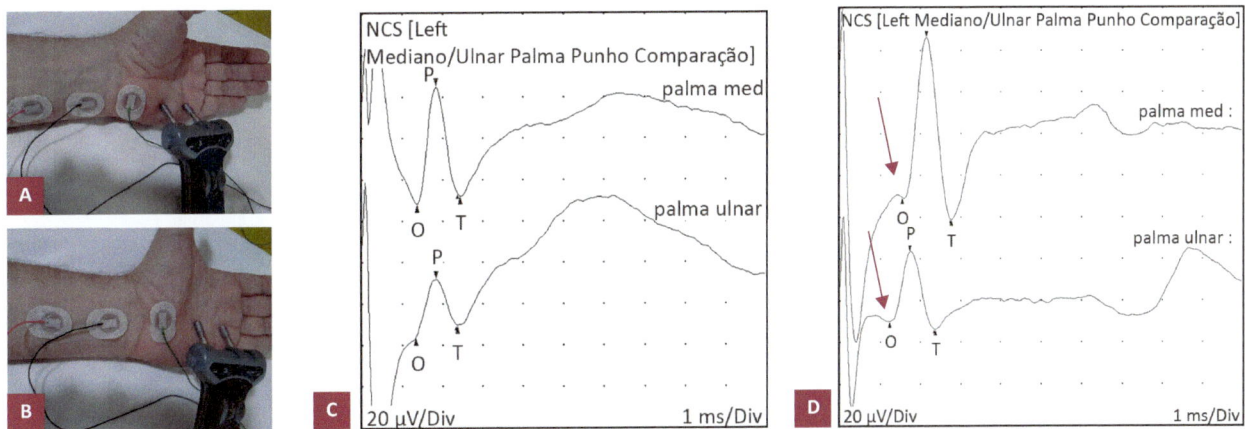

FIGURA 7.2 – (A) Estímulo na palma da mão com captação em topografia de nervo mediano, eletrodo terra de cor verde entre a captação e o estímulo. Segmento palma-punho – através do túnel do carpo – potencial de ação nervoso sensitivo (misto) ortodrômico ascendente pelo nervo mediano. (B) Estímulo na palma da mão com captação em topografia de nervo ulnar, eletrodo terra cor verde entre a captação e o estímulo. Segmento palma-punho – através do canal de Guyon – potencial de ação nervoso sensitivo (misto) ortodrômico ascendente pelo nervo ulnar através do canal de Guyon. (C) Exemplo de condução nervosa sensitiva normal nos segmentos palma-punho (mediano e ulnar). (D) Exemplo de condução nervosa numa síndrome do túnel do carpo (STC), com lentificação (atraso significativo) no segmento através do túnel do carpo (palma med) e normalidade no segmento através do canal de Guyon (palma ulnar). Esse estudo apresenta alta sensibilidade na detecção de lentificação de nervo mediano no punho, condição eletrofisiológica associada à STC.

Fonte: Acervo da autoria do capítulo.

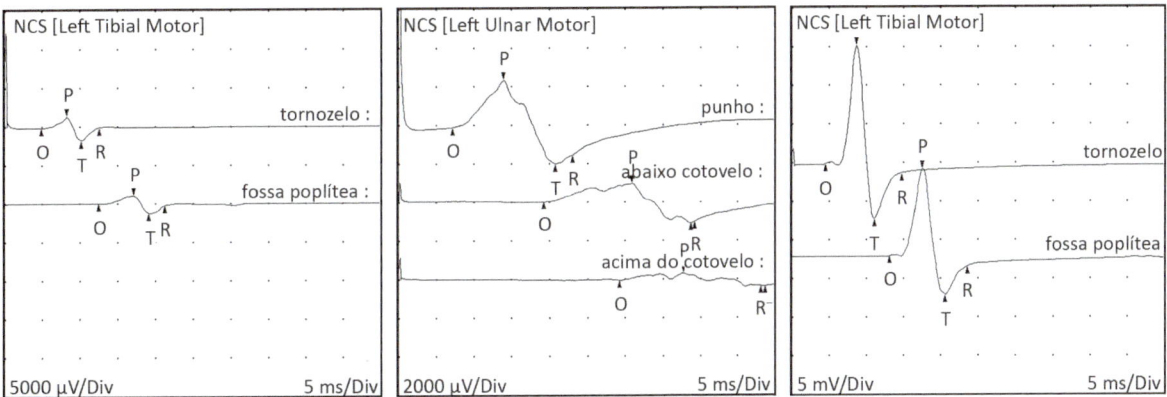

FIGURA 7.3 – Observa-se a redução de amplitudes motoras em uma neuropatia axonal tóxica (1º traçado) *versus* aumento de latências, aumento de durações e dispersão temporal em uma neuropatia desmielinizante autoimune (2º traçado) *versus* condução nervosa motora normal (3º traçado).

Fonte: Acervo da autoria do capítulo.

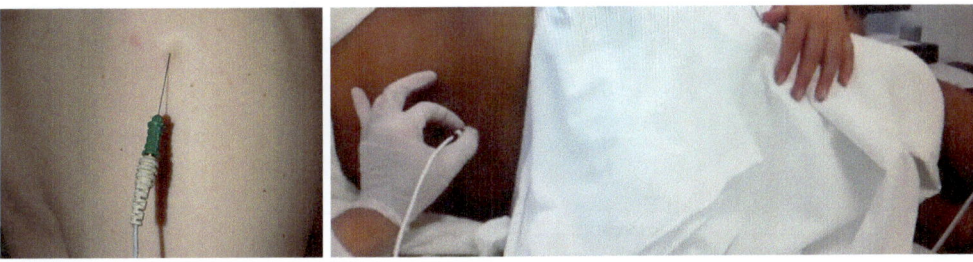

FIGURA 7.4 – Estudo eletromiográfico (EMG) com agulha concêntrica pode acessar teoricamente qualquer sítio muscular inervado pelos mais diversos nervos e raízes; a análise é feita durante a inserção, repouso e durante a contração voluntária avaliando o som produzido, a morfologia e o padrão de aparecimento dos potenciais. Embora haja algum grau de desconforto durante o exame, no geral, costuma ser bem tolerado pela grande maioria dos doentes, notadamente naqueles cientes da importância do teste para o seu caso. À direita, estudo de EMG paravertebral, muito importante na pesquisa de doenças proximais, como radiculopatias, doenças específicas do neurônio motor inferior (ponta anterior da medula) e alguns tipos de miopatia.

Fonte: Acervo da autoria do capítulo.

Durante o estudo EMG, no repouso podemos encontrar os chamados "sinais de desnervação" associados ou não com outros sinais EMG anormais, como fasciculações, descargas mioquímicas, descargas neurotônicas etc. Esses achados devem ser interpretados e correlacionados com os demais dados do exame ENMG (Figuras 7.4 a 7.7).

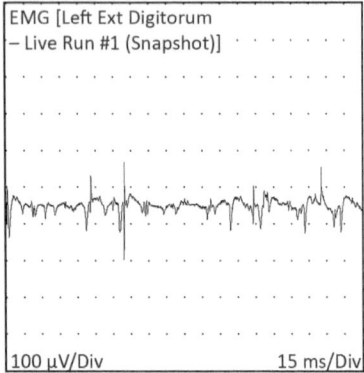

FIGURA 7.5 – Fibrilações e ondas positivas no repouso em um músculo desnervado.

Fonte: Acervo da autoria do capítulo.

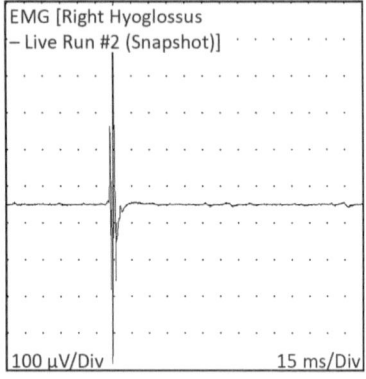

FIGURA 7.6 – Potencial de fasciculação, encontrado em um paciente com suspeita de doença do neurônio motor do tipo esclerose lateral amiotrófica.

Fonte: Acervo da autoria do capítulo.

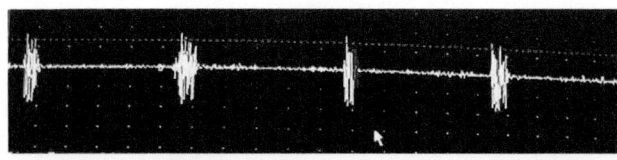

FIGURA 7.7 – Descargas mioquímicas encontradas em uma paciente com plexopatia lombar de etiologia actínica.

Fonte: Acervo da autoria do capítulo.

Na contração voluntária, o recrutamento motor durante a EMG pode ser interpretado como (Figura 7.8): normal; neurogênico; miopático.

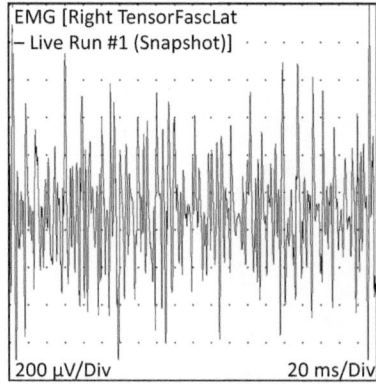

Recrutamento motor normal

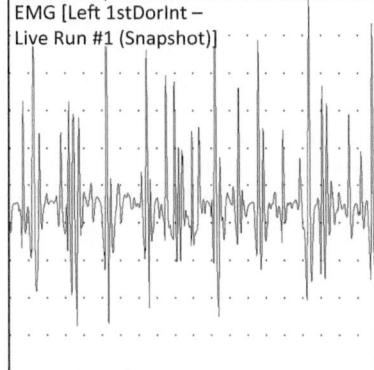

Neurogênico rarefeito e com potenciais gigantes

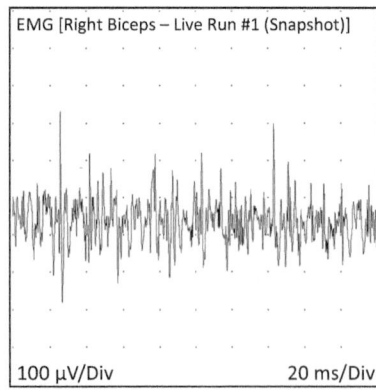

Recrutamento motor do tipo "miopático", do tipo precoce, com amplitudes diminuídas, excessor de *turns*

FIGURA 7.8 – Os três padrões básicos encontrados na EMG durante a contração voluntária.

Fonte: Acervo da autoria do capítulo.

A seguir, uma sequência de tabelas autoexplicativas mostrando a importância do estudo ENMG em situações práticas na definição da sequência diagnóstica neurológica explicada no início do capítulo (Tabela 7.3) e os achados ENMG em situações diagnósticas comuns com os diagnósticos diferenciais descartados pelo exame (Tabela 7.4). Os dados dessas tabelas devem ser revisitados sempre que necessário.

TABELA 7.3 – Exemplos de informações obtidas com auxílio essencial da ENMG em doenças que afetam as estruturas nervosas do SNP.*

Diagnóstico topográfico	Diagnóstico nosológico	Diagnóstico etiológico	Possibilidades terapêuticas
Nervo mediano no punho	Mononeuropatia de nervo mediano (sensitiva ou sensitivo-motora) desmielinizante focal no punho	Compressiva crônica – síndrome do túnel do carpo grau leve, moderado ou acentuado	Tratamento clínico Descompressão cirúrgica do nervo no punho
Nervo ulnar no cotovelo	Neuropatia de nervo ulnar (sensitiva ou sensitivo-motora) desmielinizante focal no cotovelo	Neuropatia ulnar sensitivo--motora desmielinizante no cotovelo por hanseníase	Esquema terapêutico medicamentoso para MH
Nervos sensitivos e motores de predomínio distal	Polineuropatia sensitivo-motora axonal crônica, de predomínio sensitiva distal e comprimento dependente	Neuropatia dolorosa distal tóxica por quimioterápico (QT)	Sintomáticos para dor neuropática Troca do esquema de QT
Nervos sensitivos e motores proximal e distal	Polirradiculoneuropatia (PRN) sensitivo--motora desmielinizante crônica, de predomínio motor, multifocal, proximal e distal	PRN desmielinizante inflamatória crônica (PDIC) – autoimunes	Pulsoterapia com solumedrol ou imunoglobulina EV
	PNP sensitivo-motora desmielinizante crônica uniforme e simétrica	Neuropatia genética hereditária de Charcot-Marie-Tooth tipo 1A	Tratamento sintomático/uso de ortoses Aconselhamento genético
Nervos sensitivos amielinizados	Neuropatia isolada sensitiva de fibras finas distal	Neuropatia de fibras finas dolorosa distal diabética	Medicações para dor neuropática/controle glicêmico
Plexo braquial	Plexopatia braquial sensitivo-motora axonal de tronco superior, sem acometimento de raízes cervicais	Plexopatia braquial traumática de tronco superior sem avulsão radicular cervical	Tratamento neurocirúrgico direcionado para as fibras acometidas
Gânglios sensitivos	Ganglionopatia sensitiva	Ganglionopatia sensitiva por síndrome de Sjogren	Tratamento da doença de base

* Usualmente, para definição final do diagnóstico etiológico, pode-se necessitar de informações definitivas da história/antecedentes clínicos e da realização de exames complementares direcionados pelo teste ENMG como exames laboratoriais específicos, biópsias, estudo do líquido cefalorraquidiano, estudos moleculares etc.

Fonte: Desenvolvida pela autoria do capítulo.

TABELA 7.4 – Exemplos de informações obtidas pela ENMG a fim de auxiliar na definição das etiologias mais prováveis e patologias avaliadas concomitantes à hipótese inicial.

Suspeita diagnóstica	Achados ENMG	Etiologias mais comuns	Principais diagnósticos diferenciais avaliados pela ENMG
Síndrome do túnel do carpo	• Lentificação sensitiva focal de nervo no punho • Lentificação motora de nervo mediano no punho • Bloqueio de condução parcial motor no punho • Degeneração axonal secundária • Desnervação na musculatura hipotenar	• Compressiva crônica • MH – Amiloidose adquirida ou hereditária	• Mononeuropatia ulnar (cotovelo ou punho) • Radiculopatia C6, C7 • Polineuropatia periférica
Síndrome do nervo unar no túnel cubital	• Lentificação motora focal no nervo ulnar no cotovelo • Bloqueio de condução parcial motor no cotovelo • Degeneração axonal sensitiva e/ou motora secundária • Desnervação na musculatura inervada pelo ulnar abaixo do cotovelo	• Compressiva crônica • Traumática • Paralisia tardia ulnar • MH • Vasculite • Neuropatia hereditária com paralisia por susceptibilidade à pressão (HNPP)	• Síndrome do túnel do carpo • Neuropatia de nervo ulnar no punho (canal de Guyon) • Lesão do fascículo medial • Lesão do tronco inferior do plexo braquial • Radiculopatia C8T1 • Doença do neurônio motor em fase inicial
Síndrome do túnel do tarso	• Lentificação motora e ou sensitiva focal de nervo tibial (ramo plantar medial e/ou lateral) no tornozelo medial • Bloqueio de condução parcial motor no tornozelo medial • Degeneração axonal sensitiva e/ou motora secundária • Desnervação na musculatura medial e/ou lateral do pé	• Compressiva crônica • MH • Vasculite • Diabética • Pós-traumática • Estiramento crônico associado com deformidade no pé	• Polineuropatia periférica • Peuropatia proximal de nervo ciático • Neuropatia dolorosa de Baxter • Neuropatia de fibras finas em MMII

(continua)

TABELA 7.4 – Exemplos de informações obtidas pela ENMG a fim de auxiliar na definição das etiologias mais prováveis e patologias avaliadas concomitantes à hipótese inicial. (*Continuação*)

Suspeita diagnóstica	Achados ENMG	Etiologias mais comuns	Principais diagnósticos diferenciais avaliados pela ENMG
Neuropatia de nervo fibular na cabeça da fíbula	• Lentificação motora no nervo fibular na cabeça da fíbula • Bloqueio de condução parcial ou total motor na cabeça da fíbula • Degeneração axonal descendente sensitiva e/ou motora secundária • Desnervação na musculatura inervada pelo nervo fibular abaixo do joelho	• Pós-traumática ou cirúrgica • Compressiva pós-emagrecimento • Diabética • MH • Vasculite • HNPP	• Polineuropatia periférica • Neuropatia de nervo ciático (proximal) • Plexopatia lombossacral • Radiculopatia L4, L5 • Doença do neurônio motor • Neuropatia motora multifocal com bloqueio de condução
Plexopatia braquial	• Degeneração axonal (sensitiva e/ou motora) em ramos nervosos descendentes do tronco superior, médio ou inferior do plexo braquial • Presença ou não de sinais de avulsão radicular	• Pós-traumática • Radioterapia • Autoimune • Idiopática • Infiltrado neoplásico	• Radiculopatia cervical • Polineuropatia periférica • Doença do neurônio motor
Síndrome dolorosa de Parsonage Tuner	• Sinais de degeneração axonal em territórios de alguns desses ramos nervosos (torácico longo, escapular dorsal, supraescapular, axilar, radial)	• Idiopática/imune	• Radiculopatia cervical • Neuropatia motora multifocal com bloqueio de condução • Neuropatias focais
Amiotrofia diabética	• Sinais ENMG de acometimento dos nervos do plexo lombar (nervos femorais, obturatórios, safenos, cutâneo lateral da coxa) • Acometimento dos nervos distais no caso de uma polineuropatia diabética associada • Acometimento EMG de músculos proximais com inervação L5, S1 e musculatura paravertebral (no caso de uma plexorradiculopatia)	• Diabética	• Neuropatia de ciático • Neuropatia de femoral • Meralgia parestésica • Polineuropatia diabética
Radiculopatia L5	• Sinais de desnervação nos músculos com inervação comum L5 (exs. m. peroneiro longo, tibial posterior)	• Diabética	• Neuropatia de ciático • Neuropatia de femoral • Meralgia parestésica • Polineuropatia diabética

Fonte: Desenvolvida pela autoria do capítulo.

A seguir, algumas situações práticas em que os achados ENMG mudam a conduta final na prática, dentro de uma suspeita inicial baseada em história clínica e exame físico, na experiência do autor do capítulo (Tabela 7.5).

Observa-se a seguir um exemplo de estudo de condução nervosa motora para pesquisa de neuropatia focal de nervo ulnar no cotovelo. O estudo de centimetragem no nervo ulnar no cotovelo permite a detecção de neuropatias dolorosas de nervo ulnar de leve intensidade nessa região. Deve ser incorporada às técnicas usuais sempre que necessário a fim de aumentar a sensibilidade do estudo eletrofisiológico nesses casos. A mesma técnica pode ser utilizada em casos de suspeita de neuropatia de nervo fibular no joelho, na região da cabeça da fíbula (Figura 7.9).

TABELA 7.5 – Exemplos de informações obtidas pela ENMG que mudam a conduta final com base apenas na história clínica e achados do exame físico.

Suspeita clínica inicial	Achados ENMG	Conduta baseada na correlação clínica-ENMG
Síndrome do túnel do carpo	Radiculopatia C6 C7	Fazer RM cervical
Síndrome do túnel do carpo com conduta cirúrgica	Síndrome do túnel do carpo grau eletrofisiológico discreto ou leve	Tratamento clínico e reavaliação clínica/ENMG em 3 meses
Radiculopatia C6 C7 sintomática	Síndrome do túnel do carpo moderada (sensitivo-motora)	Descompressão cirúrgica do nervo mediano no punho
Plexopatia braquial traumática	Presença associada de avulsão radicular	Evitar abordagem cirúrgica de reconstrução do plexo braquial
Radiculopatia C8 T1	Neuropatia ulnar no cotovelo	Descompressão cirúrgica do nervo ulnar ou pesquisa de MH

(*continua*)

TABELA 7.5 – Exemplos de informações obtidas pela ENMG que mudam a conduta final com base apenas na história clínica e achados do exame físico. (*Continuação*)

Suspeita clínica inicial	Achados ENMG	Conduta baseada na correlação clínica-ENMG
Radiculopatia lombar	Plexopatia lombar	Avaliar etiologias localizadas na região pélvica
Plexopatia lombossacral	Plexopatia lombossacral com descargas mioquímicas	Fechar diagnóstico de plexopatia actínica
Polineuropatia sensitiva dolorosa distal	Exame normal	Neuropatia isolada de fibras finas
Fasceíte dolorosa plantar	Neuropatia de Baxter ou síndrome do túnel do tarso	Descompressão cirúrgica do nervo tibial no tornozelo medial ou no calcâneo
Síndrome do túnel do tarso	Polineuropatia periférica sensitiva axonal distal	Evitar cirurgia e pesquisa de causas tóxico-metabólicas-carenciais
Radiculopatia lombar L2, L3	Neurite do nervo cutâneo lateral da coxa	Evitar cirurgia na coluna e fazer estudo de imagem na região pélvica
Polineuropatia periférica sensitivo-motora axonal	Polineuropatia periférica sensitivo-motora desmielinizante com achados multirradiculares (polirradiculoneuropatia sensitivo-motora desmielinizante)	Pesquisa de hiperproteinorraquia no LCR para pesquisa de Polineuropatia desmielinizante inflamatória crônica (PDIC) Iniciar tratamento endovenoso com imunoglobulina ou metilprednisolona
Polineuropatia periférica sensitivo-motora	Mononeuropatia múltipla periférica sensitivo-motora axonal com neuropatia ulnar desmielinizante no cotovelo	Pesquisa prioritária de hanseníase
Mielite aguda	Polineuropatia periférica sensitivo-motora desmielinizante aguda com achados multirradiculares (polirradiculoneuropatia sensitivo-motora desmielinizante)	Pesquisa de hiperproteinorraquia no LCR por suspeita de síndrome de Guillain-Barré Iniciar tratamento endovenoso com imunoglobulina ou realizar plasmaférese
Radiculopatia L5, S1	Neuropatia proximal de nervo ciático (síndrome piriforme)	Pesquisa de etiologias compressiva em região glútea
Síndrome do piriforme	Radiculopatia L5, S1	Neuroimagem da coluna lombar
Polirradiculopatia sensitiva	Ganglionopatia sensitiva	Pesquisar patologias como Sjogren, paraneoplasia e HIV

Fonte: Desenvolvida pela autoria do capítulo.

Local do estímulo	Amp (mV)	Latência (ms)	Duração	Variação de latência
Estudo de centimetragem no cotovelo (captação m. I interósseo dorsal)				
–6 cm	12.7	5.6	5.08	
–4 cm	13.0	5.9	5.16	0,3
–2 cm	10.9	6.1	5.47	0,2
cotovelo	1.1 #	7.9	5.70	1,8
+2 cm	1.6 #	8.3	5.39	0,4
+4 cm	1.8 #	8.5	5.16	0,2

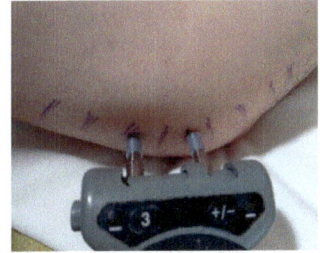

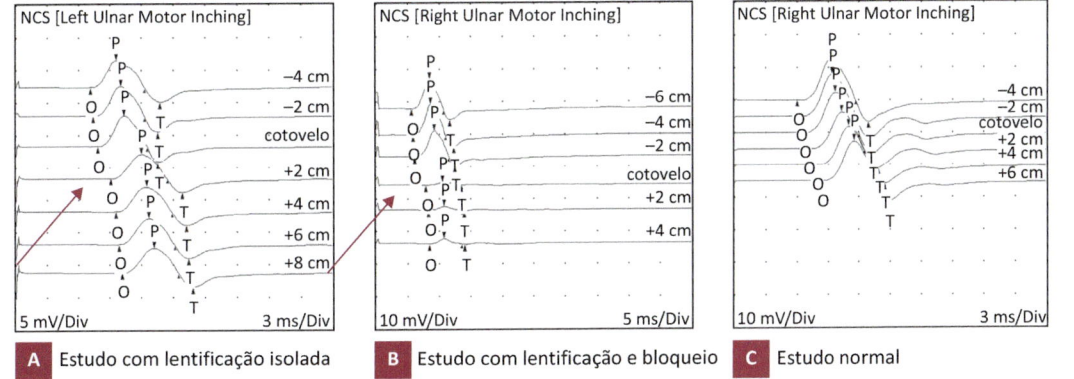

A Estudo com lentificação isolada **B** Estudo com lentificação e bloqueio **C** Estudo normal

FIGURA 7.9 – Estudo de centimetragem no nervo ulnar no cotovelo. Presença de bloqueio de condução nervosa motora no cotovelo justarretroepicondilar # com lentificação associada (variação de latência de 1,8 ms). Esse estudo aumenta bastante a sensibilidade de detecção de neuropatia ulnar no cotovelo, como visto em casos de MH e compressão focal nesse sítio.

Fonte: Acervo da autoria do capítulo.

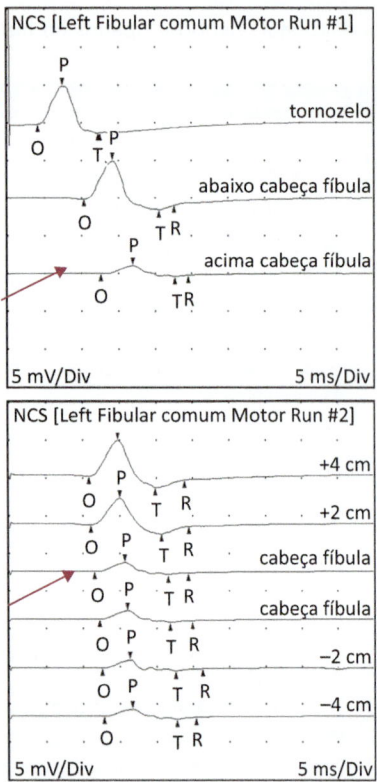

FIGURA 7.10 – Bloqueio de condução motor do nervo fibular em topografia da cabeça da fíbula em paciente com pé caído há alguns dias após libação alcoólica.

Fonte: Acervo da autoria do capítulo.

As lesões nervosas traumáticas periféricas têm o prognóstico e a terapêutica determinados de acordo com a classificação de Seddon como neurotmese, axonotmese e neuropraxia.

Nas lesões completas (neurotmese), os PAMC e PANS desaparecem por completo na condução nervosa, há francos sinais de desnervação na EMG sem nenhum sinal de reinervação durante a evolução. Nesses casos, há nítida necessidade de intervenção cirúrgica a fim de restaurar a função do nervo periférico afetado.

Nas neuropraxias, o achado eletrofisiológico típico é o de um bloqueio de condução que tende a se reverter espontaneamente após alguns dias ou semanas em correlação com a evolução clínica favorável. Tem bom prognóstico e a recuperação é espontânea.

Nas axonotmeses, lesão intermediária, há uma maior complexidade, pois ela pode ser mais leve (tendo comportamento evolutivo próximo da neuropraxia) ou mais grave (tendo comportamento evolutivo mais próximo de uma neurotmese). Exames ENMG seriados podem ajudar a definir de forma mais acurada esse grau lesional e auxiliar em eventual proposta cirúrgica.

Listamos a seguir as principais limitações do exame ENMG. Essas restrições devem e podem ser contornadas da melhor forma possível.

▶ Exame examinador-dependente, sujeito a variações de protocolos, de interpretações e conclusões. Infe-

lizmente, portanto, nem todos os exames são iguais. Essa limitação natural do método pode ser minimizada com uma boa formação de base na especialidade e experiência do médico neurofisiologista, por um conhecimento adequado da fisiopatologia das doenças examinadas e da história clínica do paciente, além da utilização de protocolos mais completos e orientados para cada paciente. Uma boa interação entre o médico assistente e o médico neurofisiologista pode contribuir na adequação do protocolo utilizado para o paciente em questão.

▶ Exame potencialmente desconfortável para alguns pacientes. A utilização de estímulos elétricos, embora de baixa intensidade, pode trazer desconforto para pacientes mais sensíveis, com síndrome de dor crônica não controlada e com distúrbios de ansiedade. A utilização de agulha no estudo EMG, embora gere algum desconforto no momento do exame, raramente atrapalha a conclusão adequada do mesmo. Na nossa experiência, esses desconfortos são plenamente superados quando há entendimento pelo paciente da importância do exame para definição e conduta do seu caso, além da explicação prévia sobre o exame em si e a lembrança da ausência de riscos dos estímulos e das picadas. Pacientes com dor crônica devem manter seu tratamento analgésico normal antes do exame, ou seja, a presença de dor no momento do exame não auxilia na sua realização e interpretação.

▶ Dificuldade de analisar patologias proximais puramente desmielinizantes ou de predomínio sensitiva. Por exemplo, radiculopatia sensitiva nos níveis C5, C8, T1, L2, L3, L4, neuropatia de ciático desmielinizante de predomínio sensitiva. Nesses casos, a utilização de métodos eletrofisiológicos mais sensíveis para regiões proximais (ondas F e reflexo H) e de exames de imagem pode ajudar na correlação clínica e ENMG (Figura 7.12).

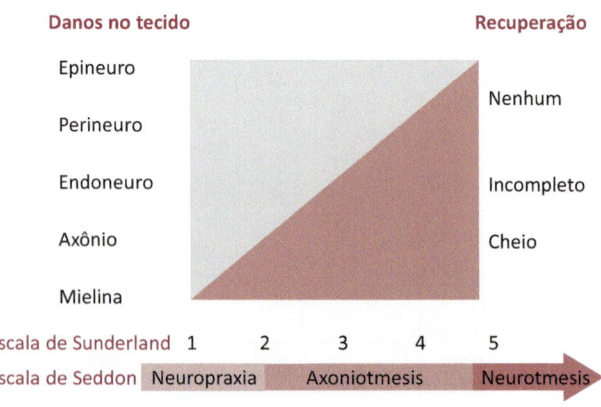

FIGURA 7.11 – Diagrama prático mostrando a classificação de injúrias de nervo periférico pela AANS.

Fonte: Adaptada de Neurosurg Focus© 2004 American Association of Neurological Surgeons.

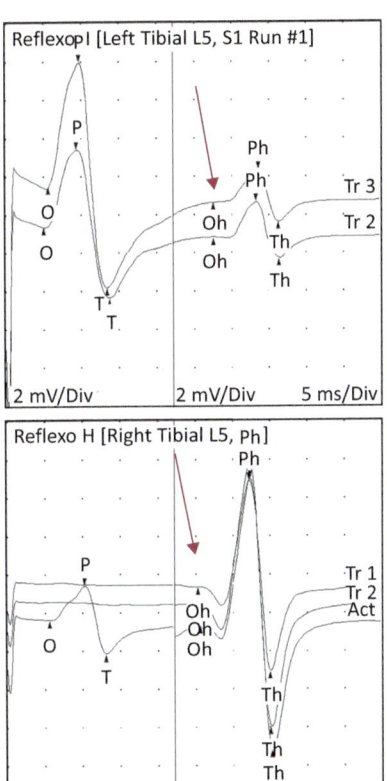

FIGURA 7.12 – Estudo do reflexo H L-5, S-1 em membros inferiores, com via aferente ascendente pelo nervo ciático (divisão tibial), raiz L-5, S-1 e via eferente descendente raiz L-5, S-1 e divisão tibial até a captação no m. gastrocnêmio medial. Essa paciente apresentava lombociatalgia esquerda aguda irradiando pela parte posterior da coxa e perna com reflexo aquileu assimétrico. Estudo EMG estava normal (exceto por diminuição de recrutamento no m. gastrocnêmio e glúteo máximo à esquerda) e sem desnervação. Observa-se o reflexo H com assimetria de amplitude (3 mV × 8,5 mV) e leve aumento de latência no membro inferior esquerdo em comparação ao lado direito (27,5 ms × 25 ms).

Fonte: Acervo da autoria do capítulo.

▶ Dificuldade de analisar patologias de transição do SNP com o sistema nervoso central. Nesses casos, exames de neuroimagem, líquido cefalorraquidiano (LCR), potenciais evocados somatossensitivos podem ser úteis de forma complementar à ENMG.

▶ Necessidade de estudos seriados em patologias agudas. Em casos de neuropatias agudas, o estudo ENMG aumenta sua sensibilidade e acurácia à medida que as transformações patológicas nos nervos vão evoluindo. Por exemplo, sinais de desnervação na EMG só costumam aparecer após 10 a 14 dias do início do quadro lesional axonal. Nesses casos, exames realizados de forma muito precoce podem não auxiliar de forma satisfatória o médico assistente; devendo, pois ser postergados ou realizados de forma seriada. Em casos de plexopatia traumática com provável indicação cirúrgica (que ocorre normalmente entre 90 e 120 dias do evento), por

exemplo, em caso de exame único, sugerimos a realização somente ao redor de 60 a 90 dias do trauma. Nesse momento, o prognóstico definitivo fica mais claro, já que lesões neuropráxicas terão desaparecido, lesões axonais menos graves terão se resolvido satisfatoriamente e as lesões axonais cirúrgicas se mostrarão mais nitidamente no exame ENMG.

▶ "Normalidade" do exame em casos de neuropatia isolada de fibras finas (NIFF). Nas NIFF, por conceito, o estudo de fibras mielinizadas deve vir normal. Em caso de anormalidade (mesmo que de leve intensidade), é provável que haja concomitância de afecção de fibras mielinizadas (esta em menor proporção) e de fibras amielinizadas (esta em maior proporção). Essa limitação do método pode ser encarada de duas formas: numa forte hipótese inicial de NIFF, a ENMG bem-feita auxilia na exclusão de quaisquer acometimento de fibras mielinizadas distais e, portanto, define indiretamente a presença de uma NIFF; em especial quando se leva em consideração a relativa dificuldade de disponibilidade de testes que avaliam exclusivamente fibras finas como teste sensorial quantitativo-QST e teste quantitativo do reflexo axonal sudomotor-QSART na prática clínica. Todavia, sabe-se que boa parte das etiologias de neuropatia de fibras finas ocasiona também, em algum momento, o acometimento de fibras mielinizadas (diabetes, Sjogren, amiloidose, vasculites, hanseníase); nesses casos, a ENMG serviria como um "estadiamento" da PNP. Outra forma de contornar essa limitação é utilizar-se de técnicas especiais como estudo de reatividade autonômica simpática cutânea mediada por fibras sudomotoras amielinizadas do tipo C (*sympathetic skin response*-SSR) e o estudo autonômico do intervalo RR (variabilidade de frequência cardíaca) que avaliam fibras amielinizadas. A SSR apresenta algumas limitações: pela relativa baixa sensibilidade em detectar as NIFF (em torno de 50%), limitações de interpretações em pacientes acima de 60 anos e necessidade de ser realizado por neurofisiologistas com experiência e acostumados com o método. Trata-se de um teste bastante acessível, rápido e que pode ser acoplado facilmente ao estudo ENMG tradicional (Figura 7.13). Estudos anormais em pacientes abaixo de 60 anos devem ser valorizados, dentro do contexto clínico. A ENMG, além de documentar a lesão periférica em casos de síndrome da dor complexa regional (SDCR) tipo II, associando-se ao estudo SSR, pode auxiliar a documentar a disfunção autonômica em casos de SDCR tipo I ou II.

O estudo autonômico cardiovagal do intervalo RR (variabilidade de FC) auxilia na avaliação da função autonômica parassimpática vagal. Costuma se mostrar anormal de forma precoce em várias patologias que cursam com PNP e dor neuropática, como neuropatia diabética, amiloidose, hanseníase e patologias do SNC que cursam com disautonomia como atrofia de múltiplos sistemas (Figura 7.14).

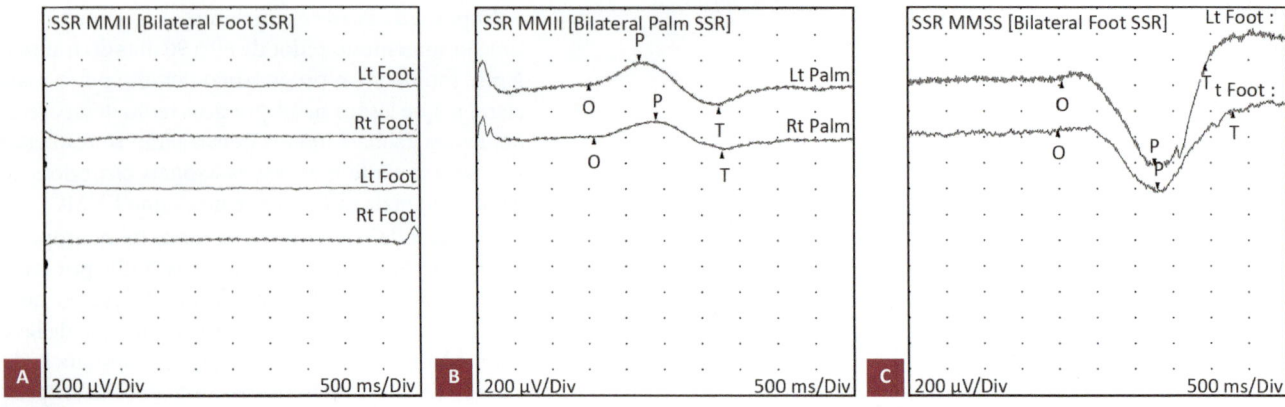

FIGURA 7.13 – Estudo de reatividade autonômica simpática cutânea mediada por fibras sudomotoras amielinizadas do tipo C (*sympathetic skin response*-SSR). (A) Respostas ausentes nos pés (após estímulo respiratório e elétrico) em uma paciente jovem com clínica sugestiva de neuropatia isolada de fibras finas (exame ENMG completo absolutamente normal) associada à doença inflamatória intestinal recentemente diagnosticada. (B) Respostas de amplitudes levemente diminuídas em mãos na mesma paciente (amplitudes de 300 uV e 230 uV). (C) Uma resposta normal em pés (amplitude > 200 uV). Esse teste deve ser apreciado com cautela em situações de eventual habituação das respostas e em indivíduos acima de 60 anos.

Fonte: Acervo da autoria do capítulo.

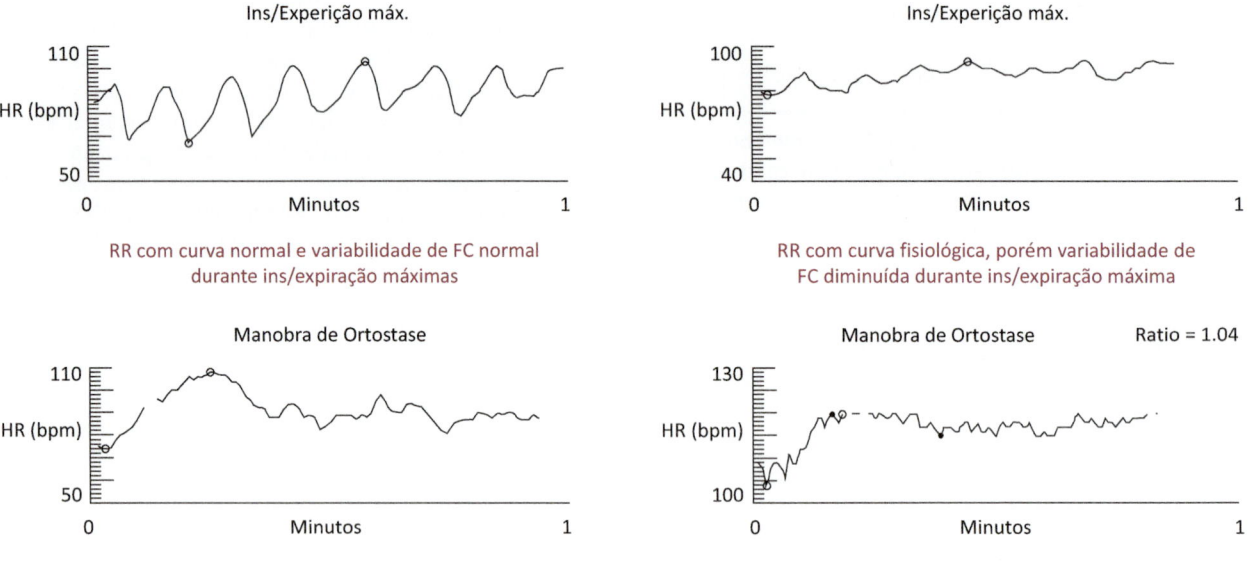

Ins/Experição máx.

RR com curva normal e variabilidade de FC normal durante ins/expiração máximas

Ins/Experição máx.

RR com curva fisiológica, porém variabilidade de FC diminuída durante ins/expiração máxima

Manobra de Ortostase

RR com curva normal e variabilidade de FC normal em ortostase

Manobra de Ortostase   Ratio = 1.04

RR com curva anormal e 30/15 diminuído, observam-se também a FC elevada de base e persistência dessa elevação após ortostase

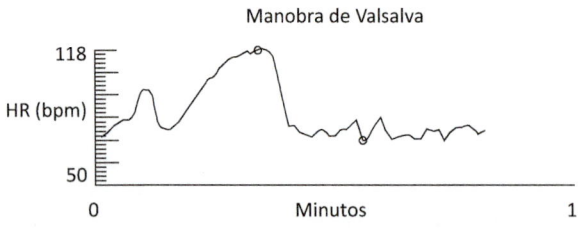

Manobra de Valsalva

RR com curva normal e variabilidade de FC normal durante manobra de Vasalva

FIGURA 7.14 – Amostra de traçados de um estudo autonômico cardiovagal do intervalo RR (variabilidade de FC) durante manobra de inspiração/expiração máxima, manobra de ortostase e manobra de Valsalva. Nesses casos, além da análise das curvas, são calculados vários índices, sendo os principais respectivamente: média da FC na ins/média da FC na expiração; índice 30/15 e o chamado valsalva *ratio*.

Fonte: Acervo da autoria do capítulo.

▶ Outras limitações do exame ENMG na prática

    ▶ **Limitação do exame de EMG em pacientes anticoagulados plenos.** Nesses casos, temos algumas opções: realizar apenas a parte da condução nervosa (algumas patologias podem não ser identificadas, como doença do neurônio motor e miopatias), suspender a anticoagulação 24 horas antes da realização do exame (retornando em seguida) ou postergar a realização do exame até que a anticoagulação não tenha mais indicação. Independentemente disso, o estudo EMG deve ser realizado com cautela nesses casos, notadamente quando da avaliação de músculos profundos não compressíveis (cintura pélvica, paravertebral, músculos da região cervical). Pacientes em uso de antiagregantes plaquetários não impõe limitações ao estudo EMG.

    ▶ **Limitação de avaliação proximal em membros superiores em pacientes com marca-passo.** Nesses casos, embora o risco seja mínimo de interferência no aparelho de marca-passo, optamos por realizar a condução nervosa apenas até o nível do cotovelo, não realizando testes na axila ou supraclavicular. O estudo EMG não apresenta limitações nesses casos.

Enfim, o papel da ENMG no diagnóstico da dor neuropática se baseia no potencial que o método tem de fornecer ou confirmar o diagnóstico topográfico e nosológico de boa parte das neuropatas periféricas em suas mais diversas apresentações; ampliando a avaliação, mediante um único exame, dos potenciais diagnósticos diferenciais e estreitando as possibilidades etiológicas, além de um papel prognóstico em várias situações, notadamente nas neuropatias pós-traumáticas.

Referências bibliográficas

1. AAEM Quality Assurance Committee. Practice parameter for electrodiagnostic studies in ulnar neuropathy at the elbow. Guidelines in electrodiagnostic medicine. 2015. Update from: AAEM – Practice parameter for electrodiagnostic studies in ulnar neuropathy at the elbow, summary statement. Muscle Nerve. 1999;22:408-11.

2. Al-Shekhlee A, Shapiro BE, Preston DC. Iatrogenic complications and risks of nerve conduction studies and needle electromyography. Muscle Nerve. 2003;27:517-526.

3. Cabalar M, Yayla V, Ulutas S, Senadim S, Oktar AC. The clinical & neurophysiological study of leprosy. Pak. J. Med. Sci. 2014;30(3):501-506.

4. Campbell WW, Pridgeon RM, Sahni SK. Short segment incremental studies in the evaluation of ulnar neuropathy at the elbow. Muscle Nerve. 1992;15:1050.

5. Conceição I, Costa J, Castro J, De Carvalho M. Neurophysiological techniques to detect early small-fiber dysfunction in transthyretin amyloid polyneuropathy. Muscle Nerve. 2014;49(2):181-186.

6. Donofrio PD, Albers JW. AAEM minimonograph n. 34 – Polyneuropathy: classification by nerve conduction studies and electromyography. Muscle Nerve. 1990;13:889.

7. Fisher MA. Electrophysiology of radiculopathies. Clin Neurophysiol. 2002;113(3):317-335.

8. Garcia-Larrea L. Objective pain diagnostics: clinical neurophysiology. Neurophysiol Clin. 2012;42(4):187-197.

9. Jablecki CK, Andary MT, Floeter MK et al. Practice parameter: electrodiagnostic studies in carpal tunnel syndrome. Report of the American Association of Electrodiagnostic Medicine, American Academy of Neurology, and the American Academy of Physical Medicine and Rehabilitation. Neurology. 2002;58:1589-1592.

10. Kothari MJ, Blakeslee MA, Reichwein R, Simmons Z, Logigian EL. Electrodiagnostic studies: are they useful in clinical practice? Arch. Phys. Med. Rehabil. 1998;79(12):1510-1511.

11. Lindstrom H, Ashworth NL. The usefulness of electrodiagnostic studies in the diagnosis and management of neuromuscular disorders. Muscle Nerve. 2018;58(2):191-196.

12. Olney RK, Miller RG. Conduction block in compression neuropathy: recognition and quantification. Muscle Nerve. 1984;7:662.

13. Ravits JM. AAEM minimonograph n. 48 – Autonomic nervous system testing. Muscle Nerve. 1997;20(8):919-937.

14. Robinson LR. How electrodiagnosis predicts clinical outcome of focal peripheral nerve lesions. Muscle Nerve. 2015;52:321-333.

15. Rommel O, Tegenthoff M, Pern U, Strumpf M, Zenz M, Malin JP. Sympathetic skin response in patients with reflex sympathetic dystrophy. Clinical Autonomic Research. 1995;5:205-10.

16. Srikanteswara PK, Cheluvaiah JD, Agadi JB, Nagaraj K. The relationship between nerve conduction study and clinical grading of carpal tunnel syndrome. J. Clin. Diagn. Res. 2016;10(7):13-18. doi: 10.7860/JCDR/2016/20607.8097.

17. Task Force of the European Society of Cardiology, North American Society of Pacing and Electrophysiology. Heart rate variability: standards of measurement, physiological interpretation, and clinical use. Eur. Heart J. 1996;17:354-381.

capítulo 8

Exames de Imagem na Dor Neuropática

Bruno José de Pinho Miranda | Paulo Roberto Wille | Marcus Vinicius Magno Gonçalves

Introdução

Os exames de imagem são ferramentas diagnósticas essenciais na investigação e acompanhamento dos pacientes com dor neuropática (DNP).[1] É de fundamental importância que o investigador saiba qual o melhor método investigativo de imagem e quais os achados mais frequentes conforme a hipótese clínica.[2]

Neste capítulo, abordaremos o papel de cada método de imagem – radiografia (RX), tomografia computadorizada (TC), ultrassonografia (US) e ressonância nuclear magnética (RNM) –, discutindo vantagens e limitações de cada ferramenta diagnóstica na investigação da dor neuropática.[3]

Métodos de imagem

Radiografia

A radiografia foi o primeiro exame de imagem disponível para uso médico. A descoberta creditada ao físico alemão Wilhelm Conrad Roentgen, em 1895, revolucionou a medicina diagnóstica. A radiografia como método investigativo apresenta vantagens como o baixo custo, possibilidade de boa avaliação imaginológica das estruturas ósseas e articulares e fácil acessibilidade. A principal desvantagem é a incapacidade em avaliar estruturas de partes moles. A radiografia, como ferramenta diagnóstica, desempenha papel importante na avaliação da deformidade óssea congênita, tumoral ou traumática, que possa estar influenciando na causa da DNP.

Na síndrome do túnel do carpo (STC), a radiografia raramente é utilizada, porém pode ser extremamente útil na avaliação morfológica dos limites ósseos do túnel carpiano.[4]

Anormalidades congênitas, fraturas ou osteonecrose, por exemplo, podem determinar redução do espaço no interior do túnel carpiano e ocasionar sintomas característicos da STC. As subluxações ou luxações dos ossos do carpo e da região metaepifisária do rádio são exemplos comuns entre as etiologias de DNP nesta localização, assim como a presença de material de osteossíntese.

Alterações osteo-hipertróficas secundárias à artrose e sinovites de diversas causas também podem estar relacionadas à DNP. A osteonecrose do semilunar (doença de Kienbock) pode determinar fragmentação óssea e gerar compressão secundária sobre o túnel do carpo.[5] Essas alterações podem ser facilmente identificadas com estudo radiográfico, sobretudo quando associadas a incidências específicas, como a incidência inferossuperior para túnel do carpo (Gaynor-Hart).[6]

Compressão nervosa por tumores ósseos podem ocorrer e são bem avaliadas na radiografia. O mais comum é o osteocondroma da cabeça da fíbula comprimindo o nervo ulnar; porém, osteocondromas em outros locais, como colo femoral comprimindo o nervo ciático e na escápula comprimindo o nervo supraespinhal, podem ser detectados com o estudo radiográfico.[7]

Dor neuropática relacionada ao trauma também não é infrequente. Inúmeras vezes é autolimitada e tem duração média de 3 meses; todavia, em um subgrupo de paciente, a dor neuropática pode permanecer por longa duração. Kato e Birch acompanharam 178 pacientes com dor neuropática relacionada ao trauma. Nesse estudo, os nervos afetados foram o radial (35%), fibular comum (17%), ulnar (15%), mediano (11%), ciático (5%) e tibial (2%). Dessa forma, a radiografia normalmente é o primeiro exame solicitado nos casos de trauma e pode, junto ao mecanismo do trauma e exame físico, identificar possível comprometimento nervoso.[8]

Ultrassonografia

A ultrassonografia (US) é um método extremamente útil para avaliação dos pacientes com dor neuropática. A US apresenta as vantagens de ser altamente disponível, de rápida realização, baixo custo, não utilizar radiação ionizante, excelente visualização de partes moles e possibilita uma avaliação dinâmica e em tempo real das estruturas. Não há restrição para sua realização em pacientes em uso de marca-passo ou demais dispositivos médicos. Os achados de imagem podem ser comparados imediatamente com o lado contralateral. As desvantagens são a não visualização adequada da estrutura óssea e fenda articular e de ser operador dependente.[9]

As indicações mais frequentes para o uso do US na avaliação da DNP são a avaliação de lesões relacionadas ao trauma, encarceramento relacionado a alterações congênitas ou cicatriciais, processos inflamatórios, autoimunes, desmielinizantes e tumorais.[10,11]

A escolha do transdutor e da frequência utilizada para obtenção das imagens vão depender da profundidade na qual o nervo se encontra, o que pode depender de sua localização anatômica e do biótipo do paciente. Para análise do nervo ciático, o transdutor convexo com baixa frequência pode ser útil. Na maioria das vezes, o transdutor linear será o de preferência em virtude da capacidade de alcançar altas frequências (7,5 a 18 MHz), melhorando a visualização de estruturas superficiais. A utilização do método Doppler deve ser realizada sempre que houver suspeita de processo inflamatório, infeccioso, tumor ou de alteração vascular adjacente.

A maioria dos nervos periféricos pode ser avaliada com a ultrassonografia, porém ramos sensitivos distais e o nervo ciático em pacientes obesos podem ser de difícil visualização. A avaliação ultrassonográfica se inicia geralmente em um local de referência e no plano axial do nervo-alvo. O aspecto ecográfico normal dos nervos no plano axial **é** de "favo de mel", no qual observamos uma membrana periférica hiperecogênica (epineuro e gordura perineural), **áreas** hipoecoicas e hiperecoicas internas representando os fascículos e a matriz colágena adjacente. No plano longitudinal, podemos observar estrutura tubular, hipoecoica, com aspecto fibrilar interno. Esse aspecto não deve ser confundido com as estruturas tendíneas adjacentes, as quais são mais hiperecogênicas e com fibrilado mais intenso e compacto.[12]

Em relação às neuropatias focais, temos como principal incidência as associadas às causas compressivas, como a síndrome do túnel do carpo e do túnel cubital. O aspecto mais comum da ultrassonografia é de hipoecogenicidade e aumento da espessura do nervo no local da compressão ou em suas margens. A ultrassonografia possibilita também algumas vezes a detecção da causa como na presença de cistos gangliônicos, tenossinovites, alterações congênitas do nervo, músculos acessórios ou tumor. A ultrassonografia também apresenta papel na avaliação das polineuropatias crônicas.[13]

A principal causa de polineuropatia crônica é o diabetes *mellitus*. O aumento do calibre de nervos periféricos pode ser observado ao exame ultrassonográfico nesta entidade.[14] Riazi et al. utilizaram um valor limite de 19 cm² para a área transversa do nervo tibial posterior, obtendo-se sensibilidade de 69% e especificidade de 77% para diagnóstico da polineuropatia diabética.[15] Outro estudo recente que avaliou 200 pacientes demonstrou o aumento do diâmetro dos nervos periféricos dos membros superiores e inferiores com sensibilidade e especificidade semelhante, 64 e 77% respectivamente.[16]

As lesões nervosas traumáticas podem ser vistas como transecções completas ou lesões parciais, assim como estiramentos ou compressões extrínsecas relacionadas a hematoma, fraturas, material de síntese ou cicatriz adjacente. O achado mais comum é de edema axonal difuso, o que pode durar meses e é visto como espessamento e hipoecogeni-

cidade de parte ou de todo o nervo proximal à lesão. Pode haver também formação de neuromas, principalmente após amputação de membros. Os neuromas são vistos como espessamento focal no trajeto do nervo ou como nodulação em sua margem terminal[17] (Figuras 8.1 e 8.2).

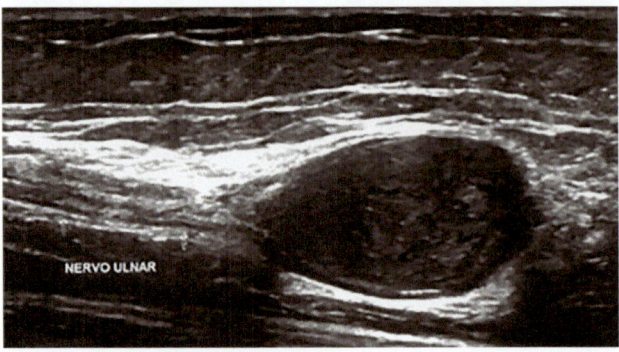

FIGURA 8.1 – Ultrassonografia demonstrando lesão nodular, bem definida e hipoecoica em contiguidade com o nervo ulnar, sugerindo Scwannoma.
Fonte: Acervo da autoria do capítulo.

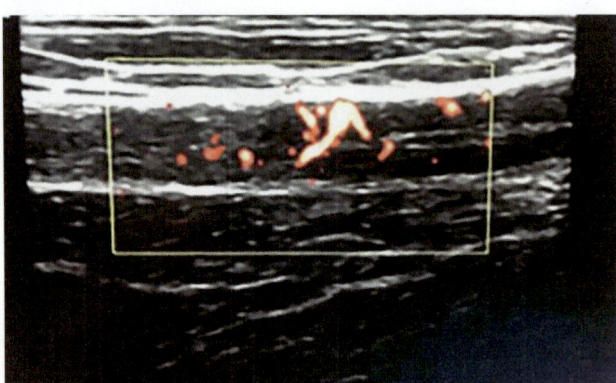

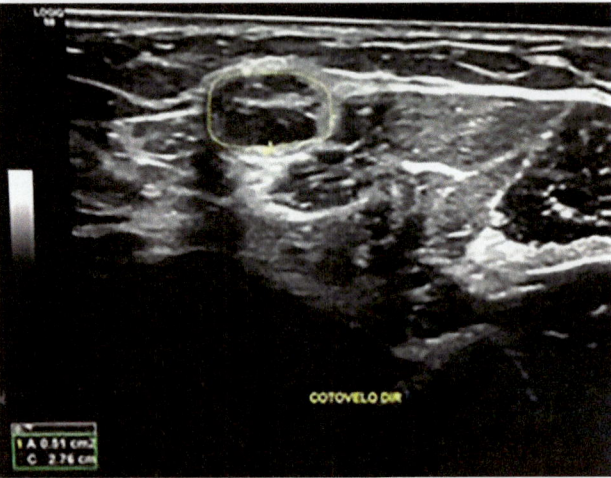

FIGURA 8.2 – Ultrassonografia com Doppler demonstrando espessamento difuso do nervo ulnar, associado à acentuação de sua vascularização, sugerindo neuropatia difusa, no caso, por hanseníase.
Fonte: Acervo da autoria do capítulo.

Tomografia computadorizada

A tomografia computadorizada (TC) é um método baseado na utilização de radiação ionizante, assim como a radiografia. Com o desenvolvimento de novas tecnologias, hoje em dia consegue-se realizar um exame em poucos minutos e com baixas doses de radiação. O método apresenta limitação quanto à diferenciação tecidual, dificultando diferenciar pequenos nervos de estruturas de partes moles adjacentes, como tendões, músculos e vasos. Tem a vantagem em relação à radiografia de prover uma avaliação tridimensional da estrutura óssea e avaliar com maior detalhe as estruturas viscerais.

Este pode ser o método inicial nas investigações de doenças neurológicas de causa vascular, neoplásica ou traumática. Sabe-se que eventos isquêmicos, principalmente na região talâmica, podem ser responsáveis por síndrome dolorosa em até 10% dos pacientes, sendo 3% comprometidos por dor neuropática de origem central.[18]

A dor neuropática central ou periférica também pode estar presente nos pacientes que sofreram traumatismo cranioencefálico com uma incidência similar ao descrito nos acidentes vasculares.[18]

A TC apresenta significativa utilidade na avaliação de dores neuropáticas de origem oncológica, como no caso de neoplasia pulmonar com invasão do plexo braquial (tumor de Pancoast) ou nas invasões de nervos intercostais, em que é possível por esta ferramenta avaliar os limites da lesão tumoral e sua relação com as estruturas adjacentes, facilitando o planejamento cirúrgico e radioterápico. Lesões neoplásicas abdominais e pélvicas de grande volume e sequelas relacionadas à cirurgia ou radioterapia também podem ser estudadas por este método.[19]

A TC também é bastante utilizada para programação de radioterapia, podendo ser realizada uma fusão de imagens com a ressonância magnética para mapeamento dos plexos nervosos com a finalidade de evitar lesão indiscriminada, sendo esta técnica bastante útil no tratamento do câncer de cabeça e pescoço.[20]

Uma frequentemente utilização da tomografia computadorizada é na avaliação de metástases no esqueleto axial, o que não raramente cursa com invasão de partes moles e dor neuropática secundária a comprometimento das raízes espinhais.[3]

O método se destaca na avaliação de irregularidades ósseas ou corpo estranho que possam estar determinando lesão nervosa com consequente dor neuropática. Nos casos de fraturas de arcos costais, de bacia e fraturas cominutivas de extremidades pode de haver secção ou compressão nervosa com consequente dor neuropática. No ferimento por arma de fogo ou demais corpos estranhos, a tomografia apresenta-se como excelente método para detecção de fragmentos residuais.[21]

Por meio da injeção de contraste no saco dural, tem-se a tomomielografia, a qual pode diagnosticar lesões expansivas, compressões extrínsecas e avulsão de raiz nervosa em casos de trauma (Figuras 8.3, 8.4 e 8.5).

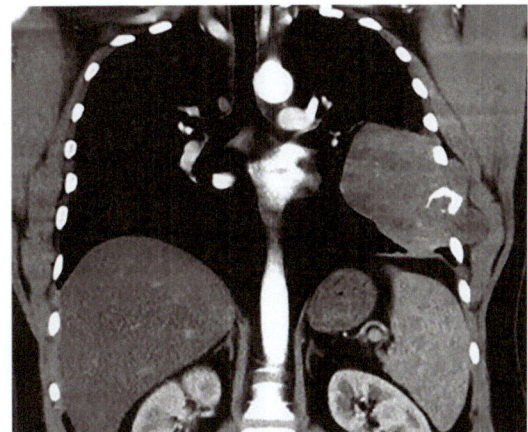
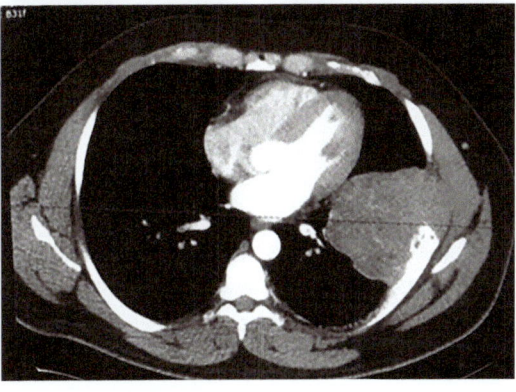

FIGURA 8.3 – Tomografia computadorizada de paciente com dor neuropática de origem oncológica por sarcoma invadindo a parede torácica esquerda.

Fonte: Acervo da autoria do capítulo.

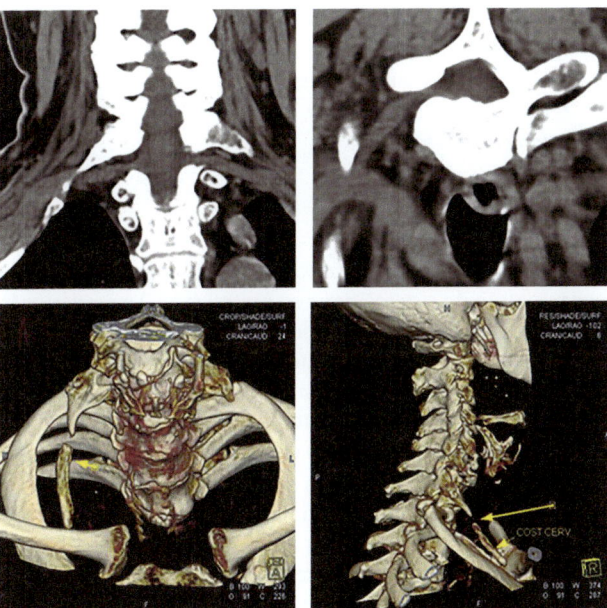

FIGURA 8.4 – Tomografia computadorizada demonstrando presença de proeminente costela cervical à direita comprimindo a raiz nervosa C8 deste lado.

Fonte: Acervo da autoria do capítulo.

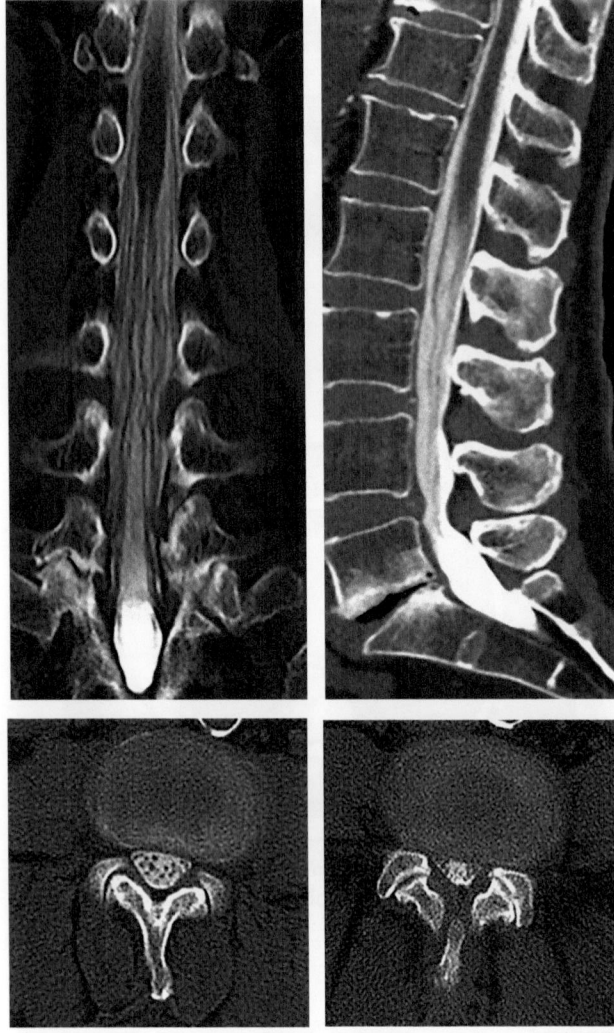

FIGURA 8.5 – Tomomielografia demonstrando a anatomia da cauda equina e a presença de estenose parcial do canal vertebral em L4-L5.

Fonte: Acervo da autoria do capítulo.

Ressonância magnética

A ressonância magnética (RM) é o método que oferece melhor resolução do sistema nervoso central (SNC) e periférico.[10] O exame apresenta custo mais elevado e demanda maior tempo de realização em relação aos anteriores descritos acima. A avaliação adequada de doenças desmielinizantes, vasculares, inflamatórias e neoplásicas do cérebro e medula é realizada mediante diversas técnicas de obtenção de imagem deste método.[21,22]

A RM é o melhor método de imagem também para detecção de lesões nos plexos braquial e lombar, em que protocolos específicos demonstram a anatomia e a relação anatômica com estruturas adjacentes, assim como a presença de alterações sutis, principalmente quando realizada técnica de funcionais como a difusão.[23] As alterações nos nervos periféricos podem ser vistas por ressonância magnética, assim como as alterações secundárias às neuropatias periféricas, como as alterações musculares. Dessa forma, a RM é o método preferido na avaliação da dor neuropática em virtude de excelente diferenciação das estruturas anatômicas e a sensibilidade para detectar pequenas alterações patológicas neurais.[21,23] Apresenta as desvantagens de custo mais elevado, demandar maior tempo de realização e algumas restrições relacionadas a marca-passo cardíaco, claustrofobia e dificuldade de permanecer imóvel por longos períodos.

Dor neuropática relacionada à compressão radicular deve ser pesquisada com RM quando não houver contraindicações. As protrusões e extrusões discais são facilmente individualizadas e suas relações com as raízes nervosas são vistas com excelente resolução. Estenoses do canal vertebral ou dos forames neurais são facilmente analisadas por este método, ajudando no planejamento terapêutico adequado.[21]

A síndrome do desfiladeiro torácico, caracterizada pela compressão do plexo nervoso braquial ou da artéria subclávia entre estruturas como os músculos escalenos, clavículas e arco costal ou na origem do músculo peitoral maior pode ser investigada com RM.[24]

Nas síndromes compressivas dos nervos periféricos, a RM é reservada aos casos atípicos, mesmo após um minucioso exame neurológico e eletroneuromiografia. As causas de compressão dos nervos periféricos podem ser divididas em causas mecânicas, ocorrendo em túneis osteofibrosos ou na presença de formações expansivas, ou compressões dinâmicas, relacionada a determinadas posições dos membros.[21,24]

As alterações relacionadas ao nervo supraescapular podem ser vistas diretamente pela RM, como na presença de cisto gangliônico na fossa espinoglenoide ou indiretamente mediante visualização da atrofia muscular secundária à denervação. Na presença do cisto, frequentemente há uma atrofia isolada do músculo infraescapular, enquanto nas compressões nervosas pelo ligamento na fossa supraescapular ou em neurites, como na síndrome de Personage-Turner, observa-se atrofia dos músculos supraespinhal e infraespinhal.[25]

As alterações relacionadas às síndromes compressivas envolvendo os nervos axilar, mediano, ulnar e radial também podem ser diagnosticadas por RM. É necessário conhecimento das principais síndromes e dos locais mais frequentes de compressão, para a pesquisa de espessamento e alteração de sinal do nervo, assim como a presença de alterações anatômicas ou formações expansivas em seus trajetos.[26]

Em relação aos nervos periféricos, nos membros inferiores a neuropatia do nervo fibular comum é a mais frequente mononeuropatia. As causas podem ser trauma direto, osteocondromas, cistos sinoviais, cirurgias, varizes, músculos acessórios e imobilização prolongada. A neuropatia do fibular pode ser subdividida topograficamente em seis tipos distintos: neuropatia tibial proximal, síndrome do túnel do tarso, neuropatia plantar medial, neuropatia plantar lateral, neuropatia interdigital (neuroma de Morton) e a neuropatia plantar digital medial (neuroma de Joplin).[26,27]

O nervo sural pode ser comprometido por trauma direto, estiramento do tendão de Aquiles, lesões dos músculos gastrocnêmios e lesões expansivas.[27]

Com a maior disponibilidade de equipamentos de alto campo como aparelhos de RM de três telas, novas sequências para análise dos nervos periféricos estão em desenvolvimento. Obtenção de imagens isométricas tridimensionais permitem a visualização das estruturas em diversos planos sem perda de resolução. Outras técnicas de imagem como tractografias, sequências de difusão ou mesmo perfusão podem ajudar no diagnóstico e planejamento terapêutico em diversas condições[28] (Figuras 8.6 e 8.7).

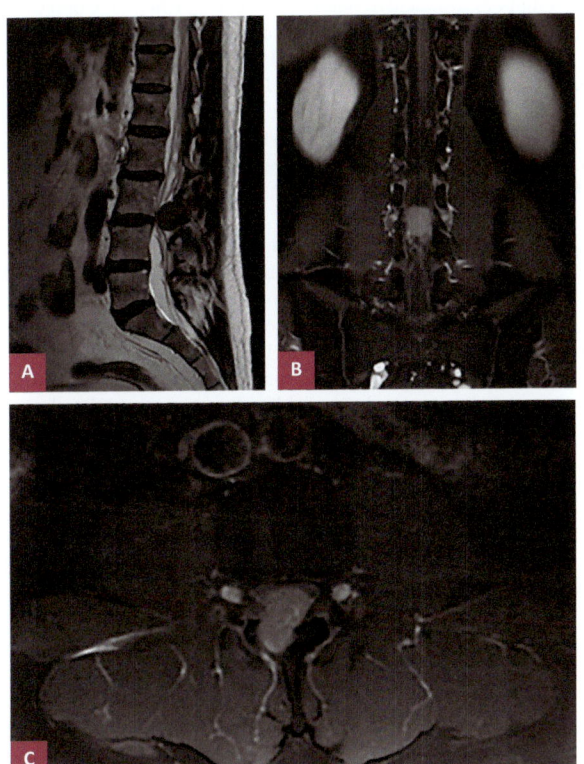

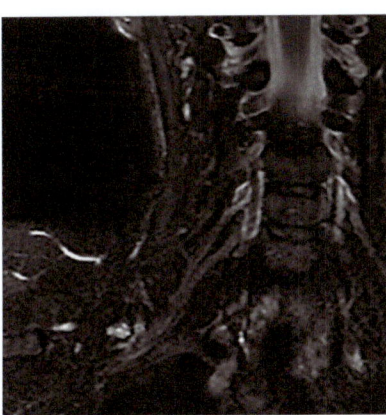

FIGURA 8.6 – Ressonância magnética demonstrando lesão expansiva sólida na cauda equina, apresentando hipossinal em T2 e realce homogêneo pelo meio de contraste. (A: sequência ponderada em T2 no plano sagital; B e C: sequências ponderadas em T1, com saturação adiposa, após a administração do contraste paramagnético, gadolíneo).

Fonte: Acervo da autoria do capítulo.

FIGURA 8.7 – Ressonância magnética do plexo braquial demonstrando a anatomia normal das raízes nervosas, com espessura, trajeto e intensidade de sinal preservado.

Fonte: Acervo da autoria do capítulo.

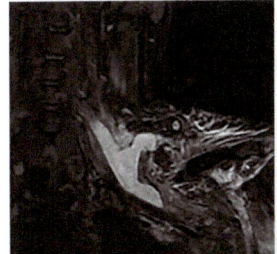
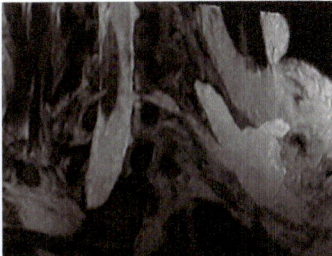
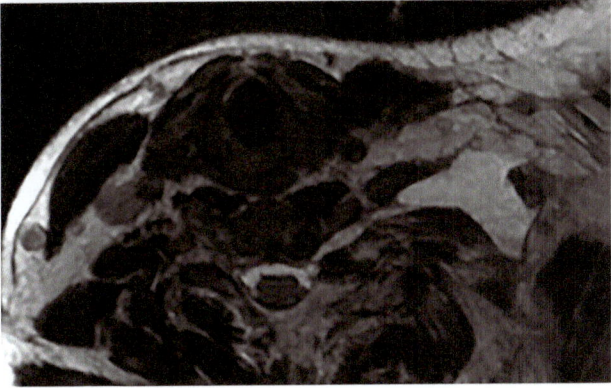

FIGURA 8.8 – Ressonância magnética do plexo braquial demonstrando importante avulsão da raiz C7 à esquerda, com formação de pseudomeningocele.

Fonte: Acervo da autoria do capítulo.

Novas modalidades de imagem com o uso de RM funcional e PET-RM estão cada vez mais sendo utilizadas e aperfeiçoadas em estudos clínicos para entendermos melhor os mecanismos de dor neuropática e otimizar seu tratamento.

Referências bibliográficas

1. Verdu B, Decosterd I. Neuropathic pain: tips and tools for specific and comprehensive pain management. Rev. Med. Suisse. 2008;4(162):1480-2, 4-6, 8-90.
2. Yang CW, Fuh JL. Screening tools for neuropathic pain. J. Chin. Med. Assoc. 2018;81(1):1-12.
3. Cruccu G, Truini A. Tools for assessing neuropathic pain. PLoS Med. 2009;6(4):e1000045.
4. Ibrahim I, Khan WS, Goddard N, Smitham P. Carpal tunnel syndrome: a review of the recent literature. Open Orthop. J. 2012;6:69-76.
5. Durant C, Barbarot S. Clinical image: digital necrosis due to severe carpal tunnel syndrome. Arthritis Rheum. 2011;63(4):1105.
6. Genova A, Dix O, Saefan A, Thakur M, Hassan A. Carpal tunnel syndrome: a review of literature. Cureus. 2020;12(3):e7333.
7. Cardelia JM, Dormans JP, Drummond DS, Davidson RS, Duhaime C, Sutton L. Proximal fibular osteochondroma with associated peroneal nerve palsy: a review of six cases. J. Pediatr. Orthop. 1995;15(5):574-7.
8. Kato N, Birch R. Peripheral nerve palsies associated with closed fractures and dislocations. Injury. 2006;37(6):507-12.
9. Wilhelm T. Use of ultrasonography in the context of interventional pain therapy. Schmerz. 2019;33(1):73.
10. Decard BF, Pham M, Grimm A. Ultrasound and MRI of nerves for monitoring disease activity and treatment effects in chronic dysimmune neuropathies: current concepts and future directions. Clin. Neurophysiol. 2018;129(1):155-67.

11. Stecco A, Meneghini A, Stern R, Stecco C, Imamura M. Ultrasonography in myofascial neck pain: randomized clinical trial for diagnosis and follow-up. Surg. Radiol. Anat. 2014;36(3):243-53.

12. Brown JM, Yablon CM, Morag Y, Brandon CJ, Jacobson JA. US of the peripheral nerves of the upper extremity: a landmark approach. Radiographics. 2016;36(2):452-63.

13. Merola A, Rosso M, Romagnolo A, Peci E, Cocito D. Peripheral nerve ultrasonography in chronic inflammatory demyelinating polyradiculoneuropathy and multifocal motor neuropathy: correlations with clinical and neurophysiological data. Neurol. Res. Int. 2016;2016:9478593.

14. Nodera H, Izumi Y, Takamatsu N, Kaji R. Cervical root sonography to differentiate multifocal motor neuropathy from ALS. J. Med. Invest. 2016;63(1-2):104-7.

15. Riazi S, Bril V, Perkins BA, Abbas S, Chan VW, Ngo M et al. Can ultrasound of the tibial nerve detect diabetic peripheral neuropathy? A cross-sectional study. Diabetes Care. 2012;35(12):2575-9.

16. Breiner A, Qrimli M, Ebadi H, Alabdali M, Lovblom LE, Abraham A et al. Peripheral nerve high-resolution ultrasound in diabetes. Muscle Nerve. 2017;55(2):171-8.

17. Kele H, Verheggen R, Bittermann HJ, Reimers CD. The potential value of ultrasonography in the evaluation of carpal tunnel syndrome. Neurology. 2003;61(3):389-91.

18. O'Donnell MJ, Diener HC, Sacco RL, Panju AA, Vinisko R, Yusuf S et al. Chronic pain syndromes after ischemic stroke: PRoFESS trial. Stroke. 2013;44(5):1238-43.

19. Marty P, Basset B, Marquis C, Merouani M, Rontes O, Delbos A. Fortuitous diagnosis of preexisting neuropathy during ultrasound-guided regional anesthesia performance: a case report. A A Case Rep. 2017;8(12):320-1.

20. Haninec P, Kaiser R, Mencl L, Waldauf P. Usefulness of screening tools in the evaluation of long-term effectiveness of DREZ lesioning in the treatment of neuropathic pain after brachial plexus injury. BMC Neurol. 2014;14:225.

21. Bouhassira D, Attal N. Diagnosis and assessment of neuropathic pain: the saga of clinical tools. Pain. 2011;152(suppl. 3):s74-83.

22. Filippi M, Rocca MA, Barkhof F, Bruck W, Chen JT, Comi G et al. Association between pathological and MRI findings in multiple sclerosis. Lancet Neurol. 2012;11(4):349-60.

23. Bowen BC, Pattany PM, Saraf-Lavi E, Maravilla KR. The brachial plexus: normal anatomy, pathology, and MR imaging. Neuroimaging Clin. N. Am. 2004 Feb;14(1):59-85, VII-VIII.

24. Bowen BC, Seidenwurm DJ. Expert panel on neurologic imaging. plexopathy. Am. J. Neuroradiol. (AJNR). 2008 Feb;29(2):400-2. PMID: 18272570.

25. Elsayes KM, Shariff A, Staveteig PT, Mukundan G, Khosla A, Rubin DA. Value of magnetic resonance imaging for muscle denervation syndromes of the shoulder girdle. J. Comput. Assist. Tomogr. 2005 May-Jun;29(3):326-9.

26. Kim S, Choi JY, Huh YM, Song HT, Lee SA, Kim SM, Suh JS. Role of magnetic resonance imaging in entrapment and compressive neuropathy: what, where, and how to see the peripheral nerves on the musculoskeletal magnetic resonance image – Part 2: upper extremity. Eur Radiol. 2007 Feb;17(2):509-22.

27. Donovan A, Rosenberg ZS, Cavalcanti CF. MR imaging of entrapment neuropathies of the lower extremity – Part 2: the knee, leg, ankle, and foot. Radiographics. 2010 Jul-Aug;30(4):1001-19.

28. Cho Sims G, Boothe E, Joodi R, Chhabra A. 3D MR Neurography of the Lumbosacral Plexus: obtaining optimal images for selective longitudinal nerve depiction. Am. J. Neuroradiol. (AJNR). 2016 Nov;37(11):2158-2162.

Termografia no Auxílio Diagnóstico e Acompanhamento das Dores Neuropáticas

Marcos Leal Brioschi | Luciane Fachin Balbinot | Manoel Jacobsen Teixeira

A termografia (imagem térmica, imagem infravermelha ou teletermografia) é um método diagnóstico de mensuração visual e registro por meio da temperatura da superfície corporal. Isto é, transforma a informação térmica da pele em uma imagem visual para análise, assim como a ultrassonografia transforma o som em imagem. As aplicações da termografia na medicina para o diagnóstico de diversos processos patológicos se expandiram nas últimas décadas coincidentemente com o avanço tecnológico do imageamento térmico e computacional de *hardware* e *softwares*. Esta técnica, não invasiva, é ideal como método diagnóstico uma vez que é completamente inócua, sem radiação, sem contato, não necessita de agulhas ou outros aparatos que possam causar dor ou outros estímulos durante a avaliação do paciente com dor, especialmente neuropatia dolorosa. O procedimento permite reproduzir em tempo real informações do padrão do fluxo sanguíneo de grandes áreas da pele, como toda extremidade, que não são prontamente obtidas por outros meios. Analisando-se estes padrões de temperatura e sua distribuição, o médico pode chegar a conclusões específicas em relação às queixas de seu paciente e, desta forma, contribuir para uma decisão terapêutica mais apropriada. É, portanto, um instrumento diagnóstico, particularmente utilizado para avaliação objetiva da dor neuropática.

Avaliação termográfica da dor neuropática: perspectiva histórica

O uso da termografia na avaliação da dor neuropática, especialmente relacionada à lombalgia e lombociatalgia, foi apresentado pela primeira vez em um simpósio de aplicações clínicas da termografia na New York Academy of Sciences, em 1964, por Albert (Albert, 1964) e Heinz (Heinz, 1964). Eles foram os primeiros a relatarem padrões térmicos infravermelhos específicos em casos de hérnias discais lombares. Em 1966, Goldberg et al. apresentaram sua experiência termográfica em casos neurológicos incluindo dor lombar baixa (Goldberg, 1966). Em 1968, Edeiken et al. chegaram a uma acurácia de 80% utilizando a termografia na avalia-

ção de hérnias discais lombares verificadas cirurgicamente, com boa correlação com os achados mielográficos (Edeiken, 1968). Em 1970, Karpman et al. relataram o uso da termografia na avaliação de lesões musculoligamentares do dorso (Karpman, 1970). Raskin et al., em 1976, relataram 71% de acurácia da termografia na detecção de hérnia discal lombar posteriormente comprovada por cirurgia (Raskin, 1976). Esse estudo também descreveu o padrão lombar normal em 85 indivíduos assintomáticos-controle. Tichauer comparou os achados termográficos em pacientes com dor lombar baixa com pacientes-controles assintomáticos (Tichauer, 1977). Ele encontrou padrão anormal estatisticamente significativo de dorso e glúteos em pacientes sintomáticos que não era visto nos controles. E concluiu que a termografia possibilitava corroborar as queixas subjetivas dos pacientes mesmo na ausência de sinais clínicos objetivos.

Esses estudos iniciais se limitaram a avaliar a região lombar. Em 1973, Duensing et al. foram os primeiros a relatar mudanças térmicas nas pernas consequente à hérnia discal lombar (Duensing, 1973). Essa observação foi expandida em 1978 por Ching e Wexler, que sugeriram que as extremidades inferiores deveriam ser incluídas rotineiramente em todo estudo termográfico lombar (Ching e Wexler, 1978). Essa recomendação, que se tornou a abordagem padrão, desencadeou uma série de estudos posteriormente. A partir dos anos 1980, seguiu-se um crescente número de publicações a partir do pioneirismo dos estudos de Wexler indicando o valor clínico da termografia na avaliação da dor cervical e lombar.

Estudos clássicos de Pochaczevsky et al. definiram padrões térmicos típicos observados em síndromes de compressão de raiz, particularmente nos níveis S1, L5, L4, C6, C7 e C8. Os autores observaram alto grau de precisão anatômica comparável ou melhor do que pode ser alcançado por eletroneuromiografia ou mielografia. A termografia pode servir para triagem de pacientes para estudos radiológicos, podendo complementá-los na identificação de anormalidades clinicamente significativas. A técnica de imagem se correlacionou bem com os achados clínicos e cirúrgicos e constituiu uma das primeiras tentativas, por meio de estudo concomitante dos dermátomos corporais, de documentar objetivamente a queixa subjetiva de dor neuropática (Pochaczevesky, 1982). Posteriormente, esses termátomos foram validados e aperfeiçoados para determinar o nível de protrusão discal pré-operatoriamente por um grupo coreano de neurocirurgiões, chegando a uma casuística de mais de 3 mil casos (Zhang, 1999; Zhang&Chin).

Pig e You estudaram 27 pacientes com lombociatalgia e demonstraram que a termografia infravermelha das extremidades inferiores pode ser um sinal objetivo na sinalização do processo de recuperação da irritação da raiz nervosa em pacientes com hérnia de disco lombar, o que pode ajudar o médico a verificar as respostas do paciente ao tratamento (Pig, 1993).

Em um estudo de Ra et al. (2013), avaliando 101 pacientes com sintomas clínicos e achados físicos indicativos de radiculopatia lombossacral unilateral, 86% apresentaram hérnia de disco à ressonância magnética, 43% anormalidades eletroneuromiográficas e 97% alteração significativa à termografia. A termografia nas radiculopatias lombossacrais foi relacionada aos achados clínicos de dor neuropática, achados de imagem por ressonância magnética e atrofia muscular.

Zaproudina et al. mostraram uma relação entre intensidade da dor lombar e assimetria térmica plantar. Quanto mais intensa a lombalgia, maior a assimetria térmica plantar. Casos assintomáticos a diferença não ultrapassaram 0,3 °C. Os autores registraram uma hiporradiação mais acentuada no membro afetado pela lombociatalgia associada a uma temperatura plantar média mais alta que o membro contralateral (Zaproudina, 2006).

Kim et al. demonstraram diminuição da temperatura da região lombar e dos membros associada com aquecimento da região plantar em pacientes com estenose de canal medular lombar que sofriam de claudicação neurogênica. A temperatura diminuiu 0,6 a 2,3 °C em 87,5% dos pacientes após teste de esforço com 10 minutos de caminhada (Kim, 2018).

Park et al. (2020) demonstraram que nem todos os pacientes com lombociatalgia apresentam resfriamento do membro inferior doloroso. Em cerca de 20% há uma hiper-radiação na fase aguda ou na dor radicular quando muito intensa; muito desses casos são de neuropatia diabética ou periférica combinada, radiculopatia espinal bilateral e cirurgia prévia da coluna.

Base fisiológica: avaliação da dor neuropática por termografia

Embora pareça simples, o uso da termografia para avaliação da dor neuropática envolve princípios fisiológicos bastante complexos. Um termograma anormal não é simplesmente uma "imagem da dor". A dor é uma experiência inteiramente subjetiva que requer uma interação de mudanças fisiológicas em um fundo psicológico. Em decorrência de sua natureza como uma experiência subjetiva, a dor não pode ser objetivamente desenhada ou mensurada. As anormalidades termográficas revelam as alterações fisiológicas que podem estar relacionadas à sensação de dor. Assim como a radiografia de uma fratura não necessariamente indica dor, mas uma boa possibilidade para queixa de dor do paciente. Da mesma forma, as anormalidades termográficas não necessariamente indicam dor. Um paciente que sofra fratura de cotovelo com lesão de nervo ulnar apresentará dormência e formigamento na porção medial da mão, incluindo quarto e quinto dedos. Embora não tenha dor, seu termograma será anormal com uma diferença de temperatura precisamente distribuída na porção ulnar. O ponto é que o resultado termográfico, como de qualquer outro exame diagnóstico, precisa ser analisado segundo o contexto e a apresentação clínica do paciente. Um estudo termográfico, particularmente com achados anormais, sem uma história médica adequada ou exame físico não tem muito valor.

Os principais mecanismos causadores de dor podem ser divididos em grandes categorias como: inflamatório, neuropático, obstrutivo vascular, visceral, lesão neuromuscular, disfuncional, oncológica e mista. A termografia é útil na avaliação de cada um desses problemas em virtude de sua habilidade de medir pequenas diferenças de temperatura cutânea em razão de anormalidades do fluxo sanguíneo. Neste capítulo trataremos apenas da dor neuropática. A anormalidade termográfica pode se apresentar como uma área de maior ou menor temperatura conforme a intensidade de radiação infravermelha térmica emitida pelo corpo. Portanto, o aumento de temperatura é denominado *hiper-radiação*; e de menor temperatura, *hiporradiação*.

Lesão neuromuscular

O uso mais comum da termografia em dor é na detecção da lesão neuromuscular resultante de trauma ou distúrbio metabólico. Uma vez que esse uso é mais complexo em seu mecanismo, é especialmente importante relembrar alguns aspectos funcionais da neuroanatomia do sistema nervoso simpático.

A pele, glândulas sudoríparas e a musculatura lisa dos vasos sanguíneos estão quase que inteiramente sob o controle do sistema nervoso neurovegetativo simpático. A estimulação simpática produz secreção das glândulas de suor. Além disso, a atividade nervosa simpática ativa o músculo da parede arterial diminuindo o diâmetro do vaso sanguíneo, causando vasoconstrição e redução do fluxo sanguíneo pela artéria. Em cada nível específico da medula espinal são encontradas essas fibras nervosas neurovegetativas simpáticas junto à raiz nervosa ventral. As raízes nervosas ventrais e dorsais se juntam em cada nível espinal para formar um único nervo espinal que contém misturadas fibras sensitivas, motoras e neurovegetativas. Esses nervos vão se redistribuir em plexos na região cervical e lombossacral e seguir seu curso para as extremidades superiores e inferiores.

Lesão de nervo periférico

Nos nervos periféricos, há uma relação muito próxima entre as fibras nervosas sensitivas e simpáticas. Embriologicamente, esses dois tipos se desenvolvem a partir da mesma origem, isto é, derivados da crista neural. Eles respondem muito semelhante e neuroquimicamente ao fator de crescimento neural, com estímulo ao crescimento preferencial tanto de nervos sensitivos como simpáticos (Levi-Montalcini, 1968).

Anatomicamente, essas fibras seguem umas próximas das outras pelos nervos periféricos e suprem a mesma área cutânea (Thomaz, 1993); as fibras nervosas sensitivas vêm de receptores da pele e as fibras simpáticas percorrem os vasos sanguíneos e glândulas sudoríparas da pele. O expressivo componente simpático dos nervos periféricos foi revelado no início dos anos 1920 (Richter, 1929) e, depois, no meio dos anos 1970 (Riley, 1975) por Richter, na John Hopkins University.

Ele demonstrou que a estimulação galvânica da pele produz uma resistência elétrica cutânea, em função da secreção da glândula sudorípara. Como já exposto, a secreção da glândula sudorípara, assim como o diâmetro do vaso sanguíneo, está sob o controle da inervação simpática. Richter foi capaz de demonstrar que a lesão de nervo periférico, por exemplo, do nervo ulnar (Richter, 1943), produz alterações de resistência elétrica na área cutânea correspondente ao dermátomo desse nervo. Ele também foi capaz de mapear dermátomos simpáticos lombares (Richter, 1945), que tinham semelhança com o padrão dos dermátomos sensitivos correspondentes. Mais recentemente, outros autores têm utilizado a mesma técnica (Cimbiz, 2014).

Utilizando teste de amido, Guttmann, em 1940, notou achados semelhantes comparando áreas sensitivas comprometidas com anormalidade da atividade de glândulas sudoríparas (Guttmann, 1940). Há pouco tempo Illigens e Gibbons (2009) descreveram a utilização desses testes de função sudomotora de forma mais aperfeiçoada para avaliação da dor neuropática, que incluem o teste termorregulatório do suor (TST), o teste quantitativo do reflexo do axônio sudomotor (QSART), a resposta simpática da pele às impressões de silicone (SSR), o teste de suor de acetilcolina e o teste quantitativo de reflexo axônio direto e indireto (QDIRT).

Estudos utilizando velocimetria por *laser* Doppler para medir o fluxo sanguíneo detectaram a presença de denervação simpática em neuropatias periféricas, como neuropatia diabética ou amiloide, por meio de mudanças do fluxo cutâneo nas áreas com perturbações de nervos periféricos (Low, 2005).

Leroy sugeriu o termo "termátomo" para indicar padrões segmentares térmicos específicos na extremidade (Leroy, 1984, 1985). A lesão nervosa simpática resulta em perda do tônus vasomotor, produzindo aumento do fluxo sanguíneo pela musculatura afetada com concomitante aumento da temperatura. Contrariamente, a irritação de fibras simpáticas resulta em vasoconstrição, com diminuição da temperatura cutânea. Wexler e Small relataram um caso odontológico de um paciente com lesão de nervo alveolar inferior, que é primariamente sensitivo, produzindo mudanças termográficas reproduzíveis em múltiplas ocasiões, precisamente na área de dormência e formigamento relatada pelo paciente (Wexler e Small, 1981). Em um estudo de caso com múltiplas compressões nervosas de membro superior, Nakano relatou que o estudo termográfico, em casos de nervos afetados que têm principalmente função sensitiva ou mista sensitivo-motora, produz anormalidades, mas síndromes de compressão puramente motoras não produzem alterações termográficas evidentes (Nakano, 1984). Brelsford e Uematsu demonstraram que o bloqueio de nervos periféricos com lidocaína em macacos Rhesus produz significativo aumento de temperatura (1 a 2 ºC) na área da pele inervada pelo nervo correspondente (Brelsford, 1985). Em outro trabalho muito elegante, Ochoa et al. relataram que a estimulação e o registro de nervos periféricos (fibras C simpáticas pós-ganglionares eferentes) com microeletrodos em humanos resultam em alterações termográficas na pele correspondente à área de projeção sensitiva daqueles feixes nervosos individuais, apesar de ser um instrumento invasivo, demorado e doloroso de pesquisa (Comstock, 1985). Portanto, a base anatômica e fisiológica para registrar anormalidades na imagem térmica de nervos periféricos lesados é bem definida.

Lesão de nervo espinal

A base fisiológica e anatômica para imagem térmica da disfunção da raiz nervosa é bem complexa. Ao contrário dos nervos periféricos de membros superiores e inferiores, o segmento da raiz nervosa lombossacral e cervical não tem fibras simpáticas associadas a eles.

A descarga simpática da medula espinal para os vasos e órgãos do corpo é um sistema de retransmissão de dois neurônios. A primeira porção da transmissão são fibras que se originam de áreas específicas da medula espinal, denominadas "nervos simpáticos pré-ganglionares". Essas fibras pré-ganglionares saem da medula espinal via raiz ventral somente na região torácica e nos dois níveis superiores da medula espinal lombar (L1, L2). De lá, elas fazem sinapse com a segunda parte da transmissão, os neurônios pós-ganglionares. As fibras pós-ganglionares têm seus corpos celulares (contendo o núcleo e o centro metabólico para a fibra nervosa) concentrado em estruturas discretas denominadas "gânglios nervosos" – de onde vêm os termos "pré-ganglionar" e "pós-ganglionar". Os gânglios são distribuídos ao longo de todo o comprimento da medula espinhal fora da coluna vertebral, bem como áreas específicas da cabeça e tronco. Os músculos lisos da parede dos vasos sanguíneos responsáveis pela vasoconstrição são controlados por fibras simpáticas pós-ganglionares. Portanto, como não há fibras cervicais pré-ganglionares, o controle simpático das extremidades superiores precisa ser via fibras pós-ganglionares da porção superior da região torácica. Elas se juntam aos nervos periféricos que passam juntos à formação dos nervos espinais. Da mesma forma, desde que a maior parte dos níveis lombossacrais (L3-L5, S1-S2), que inervam as extremidades inferiores não têm fibras pré-ganglionares associadas com raiz ventral, fibras pós-ganglionares dos níveis torácicos inferiores juntam-se aos nervos periféricos para inervar as glândulas sudoríparas e vasos sanguíneos na pele das extremidades inferiores.

Uma vez que as raízes nervosas cervicais e a maioria das lombares e sacrais não têm fibras simpáticas, poderia se questionar como a doença discal lombar, comprimindo uma raiz nervosa, produz alterações termográficas nas pernas. Como a irritação e o dano às raízes nervosas, que não contêm fibras simpáticas, produzem mudanças termográficas nas partes correspondentes do corpo fornecidas por essas raízes nervosas. A resposta a esta pergunta não é tão precisa quando comparada com as alterações dos nervos periféricos. Segundo Wexler, a explicação está relacionada aos nervos sinuvertebral (ou meníngeos recorrentes) (Wexler, 1985). Um estudo de dissecção muito cuidadoso realizado por Pederson et al. (1956) revelou que em cada nível cervical e lombar, ramificações da raiz do nervo dorsal sensitivo, bem como fibras simpáticas pós-ganglionares próximas, se unem para formar um nervo misto que volta para a coluna vertebral através de aberturas entre as vértebras denominadas "forames intervertebrais". Esses nervos, então, suprem o tecido mole das costas, incluindo os ligamentos, vasos sanguíneos e articulações (facetas) entre as vértebras, que são todas estruturas sensíveis à dor. Os nervos sinuvertebrais não apenas suprem as estruturas em níveis específicos, mas também se distribuem para cima e para baixo em um nível em cada direção e se cruzam para o lado oposto para suprir também essas estruturas. Essa distribuição generalizada pode explicar por que as alterações termográficas podem ocorrer em um nível acima, abaixo ou até mesmo no lado oposto da lesão anatômica real, como no caso do disco lombar herniado. Além disso, ao registrar as mudanças termográficas nas extremidades durante procedimento cirúrgico, neurocirurgiões observaram que esses tipos de mudanças ocorriam com estimulação específica da raiz do nervo (LeRoy e Christian, 1985; Hubbard, 1985).

Pode-se postular que as alterações sinuvertebrais simpáticas, que ocorrem em virtude de lesão causadora de dor, são refletidas nas extremidades uma vez que as fibras pós-ganglionares se unem aos nervos periféricos. Somando-se a isso, outros mecanismos para alterações radiculares nas imagens térmicas foram revisados e discutidos por Hamilton (1985) e incluem:

1. A temperatura da pele muda com o calor gerado pela atividade muscular subjacente na região lombar, mais intensamente no nível da lesão discal.
2. Vasodilatação dos vasos da pele por substâncias inflamatórias liberadas nas terminações nervosas sensitivas ocasionando a estimulação da raiz nervosa sensitiva (ou seja, reflexo axônio cutâneo com estimulação antidrômica, inflamação neurogênica).
3. Gânglios neurovegetativos (simpáticos ou parassimpáticos) localizados nos gânglios da raiz dorsal sensitiva.
4. Estimulação parassimpática produzindo vasodilatação com alterações hiper-radiantes em vez de vasoconstrição e alterações hiporradiantes.
5. Elevação da temperatura provocada por estimulação de sistemas vasodilatadores simpáticos.
6. Dermátomos simpáticos segmentares, conforme proposto por Richter.
7. Um "reflexo somatossimpático" por meio do qual estímulos dolorosos induzem tanto uma sensação de dor como uma estimulação simpática ao longo do dermátomo.

Maior número de estudos é necessário para elucidar melhor e mais a fundo todos esses mecanismos de ação. Mas é certo que:

1. Em um indivíduo assintomático, o padrão termográfico normal é o de simetria. Ou seja, os gradientes e a distribuição da temperatura em um lado do corpo são semelhantes aos do lado oposto, não ultrapassando diferenças de 0,3 ºC nas partes laterais mais distantes e 0,1 ºC nas regiões paravertebrais correspondentes.
2. As alterações termográficas são produzidas por estimulação ou lesão dos nervos, sobretudo por meio da disfunção do nervo simpático, conforme discutido anteriormente.
3. Os pacientes que têm envolvimento da raiz nervosa, conforme documentado por outros testes diagnósticos, têm alterações termográficas que se correlacionam bem com esses testes, bem como com a confirmação cirúrgica real.
4. Nos estudos termográficos que são anormais, é observada uma correlação muito alta entre a distribuição da anormalidade térmica e o sintoma subjetivo de dor.

Portanto, as alterações termográficas ocorrem com lesão da raiz nervosa e são um fenômeno real.

O conceito de dermátomo envolvendo fibras nervosas simpáticas para a pele, utilizado hoje no estudo termográfico, é apoiado pelos primeiros trabalhos de Richter na John Hopkins University (1943,1945). Ele usou o método de resistência elétrica da pele como um indicador da atividade simpática das glândulas sudoríparas da pele em 75 pacientes submetidos a 103 cirurgias nos gânglios simpáticos lombares por diversos motivos médicos. Richter determinou que, quando os gânglios simpáticos nos diferentes níveis eram excisados, ocorria um aumento na resistência elétrica da pele (diminuição da secreção de suor) na extremidade inferior e consequente aumento de temperatura. Além disso, a distribuição da mudança na resistência elétrica seguiu um padrão semelhante aos padrões dermatoméricos. Tal como acontece com as alterações termográficas dermatoméricas com a lesão da raiz nervosa, embora o mecanismo seja complexo, o fenômeno existe e é documentável por imagem térmica.

Dor neuropática central

Dor mielopática

A dor mielopática ocorre em casos de compressão da medula espinal com resfriamento segmentar a partir do nível da lesão e com recuperação térmica após o alívio da compressão, ou seja, a lesão medular causa padrão de vasoconstrição segmentar na área da lesão da estrutura medular. Matsuda et al. (1984) mostraram que, nos estágios precoces de lesão completa da medula cervical, a temperatura local e dos dedos não se altera quando estes são imersos em água fria.

Duas ou três semanas após a lesão no nível do segmento T7 ou rostral, ocorre hiperreflexia neurovegetativa resultante da estimulação, sob intenso reflexo vasoconstritor. A vasodilatação compensatória, em geral, ocorre rostralmente à lesão. Há, portanto, elevação da temperatura proximal à lesão e redução caudal a partir do nível de compressão.

O traumatismo raquimedular, a siringomielia, a atrofia medular, os tumores e as metástases podem ser avaliados com a termografia em relação à localização e extensão do comprometimento medular. Quando as lesões são limitadas ao segmento cervical, ocorre assimetria térmica apenas nas extremidades. Observam-se também assimetrias no tronco e na cabeça, de acordo com o nível e a extensão do comprometimento neurológico.

Einsiedel-Lechtape (1983) identificou uma resposta reflexa de hiper-radiação nas extremidades durante a descompressão da medular espinal, que melhorou no período pós-operatório. Leroy (1983; 1986) observou que a recuperação térmica é relacionada com melhor prognóstico.

Dor talâmica

Não só o hipotálamo posterior, mas também o próprio córtex cerebral regula a temperatura cutânea. Nos pacientes hemiplégicos por acidente vascular encefálico (AVE), tumor ou outras doenças graves do sistema nervoso central (SNC), todo dimídio contralateral à lesão cerebral torna-se primeiramente quente e, depois, se resfria. A imagem indica acometimento neurofuncional com disfunção de fibras do sistema nervoso neurovegetativo simpático (SNNVS) (Sim, 1998; Alfieri et al, 2016).

Avaliação da síndrome complexa de dor regional (SCDR)

A termografia é bastante sensível para identificar a SCDR, uma causa de dor mal compreendida, mas cada vez mais reconhecida. A SCDR geralmente começa com um trauma, que pode ser mínimo, e não é prontamente lembrado pelo paciente ou até mesmo de forma espontânea. Com o tempo, uma dor difusa e dolorida se desenvolve em toda a extremidade afetada, geralmente associada a inchaço e modificação de cor da pele. Esses pacientes, às vezes, são considerados como tendo dor psicogênica por seus médicos porque a dor não segue trajeto de uma raiz nervosa bem definida tampouco, tem distribuição nervosa. Por causa das formas bastante incomuns em que a SCDR pode aparecer clinicamente no início, o diagnóstico costuma ser esquecido e o paciente é encaminhado para aconselhamento psiquiátrico. Além disso, exceto para resultados positivos na cintilografia óssea, os testes laboratoriais são todos normais.

A detecção da SCDR por termografia tem revelado que vários pacientes identificados como histéricos ou simuladores têm uma base orgânica para suas queixas. Hendler et al. demonstraram que, de 224 pacientes encaminhados a uma clínica de dor por queixas consideradas totalmente psicogênicas, 19% tinham termogramas anormais, a maioria revelando problemas consequentes à dor neuropática por SCDR, mas também por radiculopatias e síndrome do desfiladeiro torácico (Hendler, 1982). Da mesma forma, Ecker relatou que, de 133 pacientes com dor crônica inexplicável, receberam diagnóstico psiquiátrico inadequado, utilizando a termografia, identificou 23,3% de casos de SCDR (Ecker, 1984). A alteração termográfica é normalmente de hiporradiação (1 a 3 °C) generalizada em todo o membro

afetado (Figura 9.1), embora o aumento da temperatura também possa ser visto especialmente no início de seu curso (Uematsu, Hendler, 1981). O mecanismo responsável pelo SCDR não está claro. Várias teorias incluem "curto-circuito" entre os nervos simpáticos e sensitivos no local da lesão (Bonica, 1979), brotamento nervoso ectópico, sensibilidade química dos nervos a agonistas alfa-adrenérgicos (catecolaminas) e à descarga de eferentes simpáticos com uma taxa crônica de descarga no local da lesão (Devor, 1983), e alterações vasculares e inflamatórias que produzem sensibilidade nervosa simpática e sensitiva (Ecker, 1984).

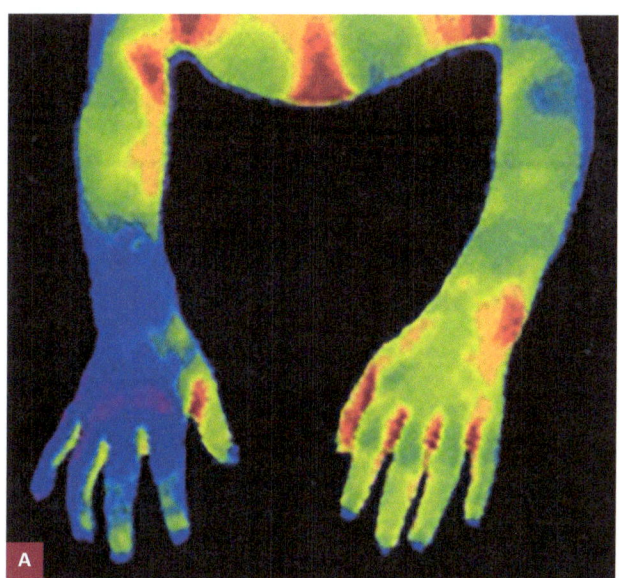

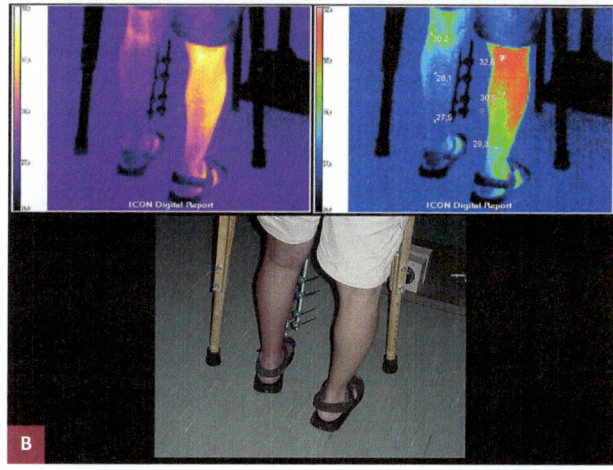

FIGURA 9.1 – Termografia de paciente com síndrome complexa de dor regional e de paciente com fixador externo. (A) Hiporradiação infravermelha em mão direita. (B) Hiporradiação em perna esquerda por imobilização prolongada.

Fonte: Acervo da autoria do capítulo.

Do ponto de vista médico, o reconhecimento da SCDR é importante porque é um problema tratável. A abordagem de tratamento pode ser clínica ou cirúrgica. O tratamento médico é variado e inclui drogas que bloqueiam as ações do nervo simpático como neurolépticos e anticonvulsivantes e medicamentos analgésicos e relaxantes musculares. A cirurgia envolve bloqueios e até a ablação ou remoção dos gânglios da cadeia simpática próximos à coluna vertebral. Antes de a cirurgia ser considerada, uma série de bloqueios simpáticos na cadeia simpática é realizada para determinar se a remoção resultará em alívio da dor neuropática. Agentes como álcool ou fenol podem ser injetados nos gânglios para destruir o tecido sem remoção cirúrgica ou podem ser aplicados procedimentos minimamente invasivos por radiofrequência. Esta simpatectomia não produz paralisia ou perda de sensibilidade à extremidade, mas causa aquecimento e ressecamento da extremidade em virtude de perda do tônus simpático desse membro. Outro método de tratamento é estimulação elétrica medular. Seja qual for a opção, a termografia poderá monitorar a efetividade pelo aumento imediato de temperatura intraoperatória, bem como pós-operatória em médio prazo destes procedimentos pela simetria térmica entre os membros (Oliveira, 2010).

Avaliação da dor neuropática de origem desconhecida

Um dos aspectos mais frustrantes da medicina é diagnosticar e tratar o paciente que parece estar com dor significativa, mas a causa da dor não é evidente. Além da pessoa com síndrome de conversão histérica ou dissimulação, essa dificuldade pode resultar de vários fatores. Em primeiro lugar, algumas síndromes de dor como SCDR não são facilmente diagnosticadas em virtude da natureza do problema. Além da SCDR, outros problemas diagnósticos que podem causar dor, detectados pela termografia, incluem certas doenças inflamatórias ósseas e articulares, polineuropatias simétricas, fraturas por estresse, lesão de tecidos moles, fibromialgia, síndrome do desfiladeiro torácico, neuropatia de fibras finas e doença facetária. A segunda razão para a dificuldade de diagnóstico é uma apresentação atípica de uma síndrome clínica. Ou seja, por uma série de fatores, os pacientes podem não estar relatando seus sintomas da maneira usual que são experimentados. Por exemplo, uma paciente que descreve "ondas de dor" difusas quando lava seu braço em vez de um padrão claro de radiculopatia C7. O terceiro motivo de dificuldade no diagnóstico é o próprio paciente, ou seja, o paciente que desenvolve um problema orgânico, mas, por causa de sua estrutura psicológica latente, generaliza e amplia o relato subjetivo de dor a ponto de não ser possível uma história precisa. Esse tipo de paciente é mais difícil de diagnosticar e ajudar, pois mesmo que o problema orgânico seja corrigido, as chances de alívio da dor podem não ser boas. Os sintomas de dor contínua são muito reais para o paciente e podem exigir aconselhamento psicológico ou intervenção psiquiátrica para lidar com os problemas emocionais subjacentes e ganhos secundários. Quarto, pacientes com síndrome fibromiálgica podem apresentar outras doenças associadas como neuropatias e lesões musculoesqueléticas subjacentes. Em decorrência da dor crônica difusa, fadiga, distúrbio do sono e sensibilidade exacerbada, a avaliação dessas outras doenças orgânicas é muito mais difícil de identificar e valorizar dentro do contexto clínico. A termografia é uma boa opção para auxiliar a distinguir as neuropatias e doenças inflamatórias associadas aos quadros de fibromialgia. Quinto, alguns estudos, como a eletroneuromiografia (ENMG), parecerão normais se realizados muito cedo no curso do processo. Além disso, uma causa orgânica pode estar presente, o que é suficiente para produzir sintomas, mas não um resultado de teste diagnóstico anormal inicialmente. Esses pacientes precisam ser acompanhados de perto e, se necessário, repetir estudos. A termografia permite identificação do quadro neuropático desde o início da sua instalação, isto é, do trauma e lesão ou doenças metabólicas e autoimunes.

Contudo, se o termograma é normal, com o restante da avaliação sendo normal, o estudo pode fornecer informações de suporte para uma impressão clínica de uma síndrome de conversão ou dissimulação. Novamente, a ênfase aqui é que um termograma indica a disfunção termorregulatória pela perda de calor da pele. Um termograma anormal não é uma "imagem de dor" e um termograma normal não significa que não haja dor. A imagem térmica apresenta informações sobre a existência ou não de uma base fisiológica para os comparativos de dor. Como em qualquer teste, os resultados precisam ser interpretados no contexto da apresentação clínica e do curso do paciente. Servindo, portanto, para avaliação pericial mais objetiva.

Avaliação da lesão nervosa sensitiva

A mononeuropatia periférica com envolvimento de fibras C (excitação nociceptiva aferente de fibras finas) produz hiper-radiação limitada ao território nervoso e preservação do reflexo vasoconstritor após teste de estímulo ao frio (*cold stress test*). Há liberação ortodrômica quanto antidrômica de substâncias vasodilatadoras pelas terminações nervosas, em especial a substância P (SP) e o peptídeo geneticamente relacionado à calcitonina (CGRP). Os efeitos vasodilatadores induzem o aumento da temperatura cutânea e mais emissão infravermelha. A hiper-radiação independente da atividade simpática localiza-se no território de inervação pelas fibras C (termátomo) correspondente ao nervo lesado.

Embora o dano a um nervo periférico geralmente não produza dor persistente, ele pode causar outros distúrbios sensoriais desagradáveis, como dormência e sensação de formigamento (parestesias). Na avaliação clínica do dano ao nervo periférico de uma extremidade, o médico confia em seu exame clínico para determinar a integridade dos reflexos tendinosos, força muscular e sensibilidade da pele. Como o relato da dor neuropática, o exame sensorial é totalmente subjetivo. O médico testa a sensação dos membros para determinar qualquer perda de sensação de dor, sensação de temperatura, percepção vibratória ou sensação de toque e pressão, conforme *relatado pelo paciente*. Às vezes, o exame sensorial pode ser uma experiência insatisfatória e frustrante em virtude de relatos inconsistentes do paciente ou achados que não fazem sentido neuroanatômico. Alguns testes laboratoriais objetivos são possíveis por meio da eletroneuromiografia (ENMG) e das respostas evocadas somatossensoriais; no entanto, essas técnicas são limitadas em sua aplicação, particularmente se o comprometimento sensorial invocar apenas um ramo do nervo periférico principal. Além disso, mesmo se a parte motora de um nervo estiver envolvida, qualquer anormalidade levará de 2 a 3 semanas para aparecer na ENMG.

A imagem infravermelha oferece uma capacidade única de demonstrar objetivamente a disfunção do nervo sensitivo, bem como a lesão precoce do nervo. Nakano demonstrou que, nos casos de neuropatias por aprisionamento em que apenas um ramo do nervo sensitivo ou um nervo misto sensitivo e motor são danificados, é que são vistas alterações termográficas que correspondem aos distúrbios sensoriais (Nakano, 1984). Wexler e Small relataram o caso de um paciente com lesão de nervo sensitivo alveolar inferior após procedimento odontológico que produziu uma anormalidade termográfica no queixo e lábio inferior, precisamente na região de dormência e parestesia (Wexler&Small, 1981). Gateless e Gilroy descreveram a eficácia da termografia na avaliação da meralgia parestésica, um problema de dormência na lateral da coxa por lesão do nervo sensitivo cutâneo femoral lateral (Gateless, 1984).

Em um elegante estudo combinando microestimulação de porções de fibras nervosas periféricas com exame termográfico, Ochoa et al. demonstraram que a distribuição das mudanças térmicas correspondia exatamente à região de mudança sensorial relatada pelo paciente (Comstock, 1985). Os autores concluíram que "a termografia é sensível o suficiente para detectar a mudança de temperatura da pele causada pela atividade alterada das fibras nervosas e é precisa para delinear objetivamente o território cutâneo afetado". Em uma série de dois artigos associados, Uematsu (Brelsford, 1985; Uematsu, 1985) descreveu seu trabalho envolvendo imagens térmicas de lesão de nervo sensitivo em animais e seres humanos. Em termos de trabalho com animais, Brelsford e Uematsu relataram que a injeção de anestésico local na região de um nervo periférico em macacos Rhesus produziu um bloqueio temporário do nervo, resultando também em mudanças de temperatura correspondentes à distribuição sensorial desse nervo (Brelsford, 1985). Em seres humanos com lesão nervosa periférica conhecida, Uematsu documentou alterações termográficas correspondentes à distribuição da perda sensorial conforme relatado pelo paciente (Uematsu, 1985). Ele conclui que "a imagem termográfica do segmento sensitivo cutâneo é uma técnica clinicamente útil e sensível que faz a avaliação objetiva do que antes era a expressão subjetiva da sensação do paciente".

Cerca de 40 a 70% das fibras do tronco medial do plexo braquial (nervo mediano) e do nervo ciático são constituídos por fibras do SNNVS. A termografia pode evidenciar a síndrome do túnel do carpo com 98% de sensibilidade e 100% de especificidade em comparação à ENMG; as mudanças súbitas de temperatura podem ser detectadas mesmo quando não há alterações na ENMG (Tchou et al., 1992).

Para lesões de nervos periféricos, como mediano, ulnar, femoral cutâneo lateral da coxa, o tibial posterior, o ileoinguinal, o padrão diagnóstico consiste de hiper-radiação no trecho cutâneo distal (dermatômero) na fase aguda ou em hiporradiação na fase de regeneração do nervo acometido (Gateless, 1984) (Figura 9.2).

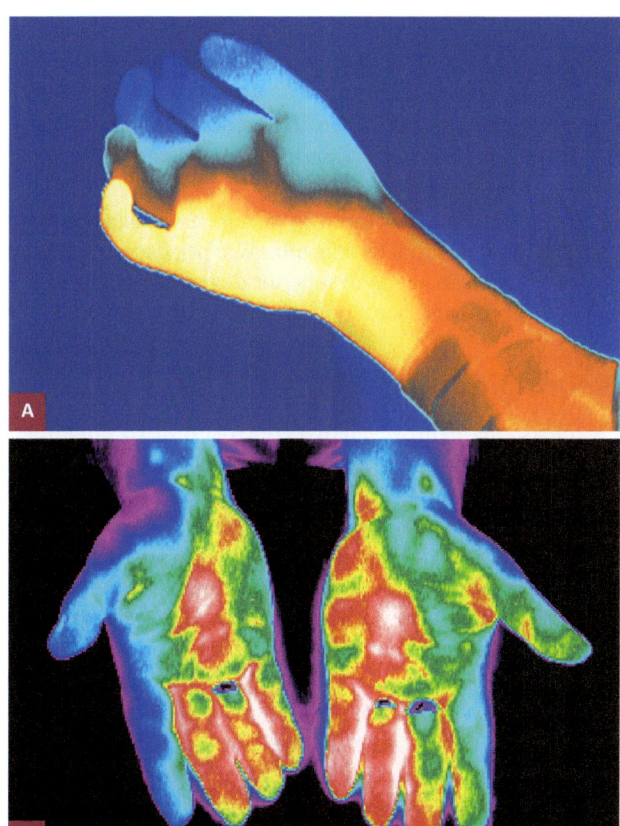

FIGURA 9.2. Termografia de pacientes com dor neuropática em mão decorrente de lesão de nervos periféricos. (A) Hiporradiação por compressão de nervo mediano da mão direita (síndrome do túnel do carpo). (B) Lesão total de nervo ulnar (trauma por arma branca).

Fonte: Acervo da autoria do capítulo.

Síndrome do desfiladeiro torácico (SDT)

O diagnóstico da SDT é difícil, sendo que a ENMG é positiva em apenas 45% dos casos. Já a termografia identifica as alterações anatômicas específicas envolvidas inicialmente com as neurológicas, e as vasculares, que aparecem mais tardiamente. Indivíduos com sinais clínicos, porém com resultado normal na ENMG, mas com termografia positiva, seguramente apresentam SDT. O exame termográfico tem sensibilidade de 100% e especificidade 91% em relação à ENMG e permite diagnóstico mais precoce (Schwartz, 2007). A termografia pode monitorar a melhora durante o tratamento clínico e cirúrgico, inclusive confirmando a descompressão no transoperatório (Ellis, Cheng, 2003).

Os critérios diagnósticos pela termografia são:
1. Hiporradiação na extremidade afetada (da axila à mão, predominantemente no antebraço e na mão) proporcional à dor e ao grau de compressão (1 a 2 °C):
   a. 70% – Hiporradiação no termatômero de C8/T1 (5º dedo).

b. 20% – Hiporradiação no termatômero de C7 (3º e 4º dedos).

c. 10% – Hiporradiação de toda a mão.

2. Hiper-radiação junto ao pescoço e ao ombro (escalenos) associada à hiporradiação do antebraço e da mão dolorosa.

3. Depressão do ombro envolvido, associada ou não à hiporradiação (atrofia muscular por desuso) e hiper-radiação na região superior dos músculos trapézio e serrátil anterior (contratura) do lado acometido.

Neuralgia trigeminal

O sistema neurovegetativo controla o fluxo sanguíneo cutâneo, determinando, assim, a quantidade de radiação infravermelha emitida. Diversos estudos demonstram a interação entre fibras neurovegetativas e vias aferentes. Desse modo, pacientes com dor craniofacial neuropática apresentam termografias craniocervicais anormais associadas a alterações vasomotoras cutâneas no dermátomo comprometido, como exemplo mais típico a neuralgia trigeminal.

A neuralgia trigeminal é um distúrbio neuropático do nervo trigêmeo com ataques paroxísticos de dor intensa com duração de uma fração de segundo a minutos, afeta uma ou mais divisões desse nervo, sendo que o ramo maxilar V2 é o mais frequentemente atingido. A dor tem pelo menos uma das seguintes características: intensa, súbita, superficial, precipitada por fatores-gatilho ou de áreas-gatilho como um toque leve ou pequenos movimentos, falar, beber, escovar os dentes, barbear-se, mastigar. Porém, uma alteração frequente, porém pouco valorizada, são as alterações vasomotoras neurovegetativas que acompanham o quadro clínico. A termografia craniocervical permite avaliar e estudar quantitativamente de forma inócua e sem contato esta disfunção neurovascular pela determinação da variação de temperatura durante as crises, bloqueio e no controle pós-operatório.

Estudo publicado por Lima, Brioschi e Teixeira (2013) documentaram alterações térmicas intraoperatórias em uma mulher de 78 anos submetida à compressão retrogasseriana por balão. A termografia craniocervical pré-operatória demonstrou diferença de temperatura (delta-ΔT) de 1,1 ºC na área acometida em comparação à hemiface esquerda sem dor. O exame intraoperatório permitiu constatar aumento de 0,6 ºC após compressão do gânglio trigeminal na área referida de dor e hiper-radiação em território de V1 e V2 (predominante), o que sinalizou ao cirurgião ter alcançado seu objetivo, a neuropraxia do ramo maxilar do V par craniano. Na reavaliação da paciente no 10º dia pós-operatório confirmou a melhora clínica (EVA= 0) e mostrou padrão termográfico simétrico da face sem diferença de temperatura nas áreas analisadas.

Neuropatia diabética

Precursora de ulcerações nos pés e sintomas dolorosos de intensidade variável, a neuropatia diabética tem incidência proporcional ao tempo da doença, presente em 35% dos pacientes com 20 anos de evolução, 45% com 30 anos e 75% com 40 anos. Apresenta forma heterogênea, podendo ser focal ou difusa, mas as formas mais comuns são a polineuropatia simétrica sensitivo-motora crônica e a neuropatia autonômica (ADA, 2008).

No pé neuropático, a temperatura da pele aumenta e é hiper-radiante em repouso como resultado do aumento do fluxo sanguíneo em consequência da disfunção da inervação simpática dos capilares.

Revisão de Flynn e Tooke (1995) resgatou diversos estudos que investigaram os efeitos da neuropatia diabética no aumento do fluxo sanguíneo pelas comunicações AV da microcirculação, dissipando calor resultante do aumento do índice metabólico (Leslie et al., 1986). Esse aumento do fluxo sanguíneo cutâneo decorre da dilatação das comunicações AV que normalmente estão sob controle SNNVS. Uma das consequências esperadas do aumento do fluxo sanguíneo cutâneo é o aumento da temperatura da pele. O reflexo simpático venoarteriolar regula o fluxo nos capilares e nas comunicações AV. A lesão dos nervos simpáticos resulta na perda deste reflexo (tônus vascular), promovendo a vasodilatação pré-capilar e o aumento do fluxo nas comunicações AV. Há, assim, um aumento da abertura de comunicações AV e, consequentemente, a passagem direta do fluxo sanguíneo da rede arterial para venosa, causando redução da nutrição dos tecidos. Um dos sinais clínicos avançados da neuropatia diabética é a anidrose, que torna a pele ressecada e com fissuras, que também serve de porta de entrada para infecções. A medida da temperatura média plantar em diabéticos com neuropatia é distinta; Archer, Roberts e Watkins (1984) observaram que a temperatura média plantar variou de 33,2 a 33,5 ºC nos diabéticos com neuropatia dolorosa ou não em comparação com 27,8 ºC nos diabéticos sem neuropatia; Rayman, Hassan e Tooke (1986) evidenciaram temperatura média plantar do hálux de 32,2 ºC em pacientes diabéticos com neuropatia e de 28,7 ºC naqueles sem neuropatia. Flynn et al. (1988) observaram em pacientes com neuropatia sensitiva e neurovegetativa que a temperatura média ungueal do hálux era de 32,6 ºC, e a do grupo sem neuropatia, de 31,5 ºC. Nos estágios iniciais da neuropatia diabética, as áreas afetadas aparecem como pontos plantares aquecidos (*hot spots*) que, em fases mais avançadas, podem tornar-se frias em virtude da lesão vascular (Bharara; Cobb; Claremont, 2006).

Sun, Jao e Cheng (2005) observaram que a temperatura média plantar foi de 27,6 ± 1,8 ºC em diabéticos com neuropatia e de 26,8 ± 2,2 ºC no grupo-controle, a temperatura normal foi significativamente diferente. Posteriormente, Sun et al. (2006) conseguiram separar termicamente os pacientes com neuropatia diabética com maior risco de ulceração. Eles encontraram temperatura média plantar de 30,2 ± 1,3 ºC, enquanto no grupo de menor risco o valor foi 27,9 ± 1,7 ºC. A temperatura média plantar nos diabéticos sem neuropatia foi de 27,1 ± 2 ºC e no grupo controle 26,8 ± 1,8 ºC.

A temperatura cutânea acima de 33 ºC em qualquer região do pé é considerada uma anormalidade (Norkitis et al., 1992), assim como a diferença com o pé contralateral superior a 2 ºC (Sanders; Frykberg, 1991). Deve-se atentar aos diagnósticos diferenciais com fratura de Charcot, infecção, celulite e dermatite. A temperatura normal ou baixa no pé neuropático é um marcador de angiopatia que confere risco aumentado de doença isquêmica do pé. No entanto, a avaliação pode ser sensibilizada com a aplicação de manobra provocativa com imersão dos pés acometidos em água fria a 15 ºC para avaliar a integridade do controle vasomotor pelas fibras finas simpáticas (*cold stress test*). A presença de anisotermia interdigital (diferencial térmico maior ou igual a 0,4 ºC entre os dedos dos pés) é também outro indicador precoce significativo de neuropatia de fibras finas, usualmente dolorosa, provocando a sensação de "pés queimantes" (Figura 9.3) (Balbinot et al., 2012, 2013).

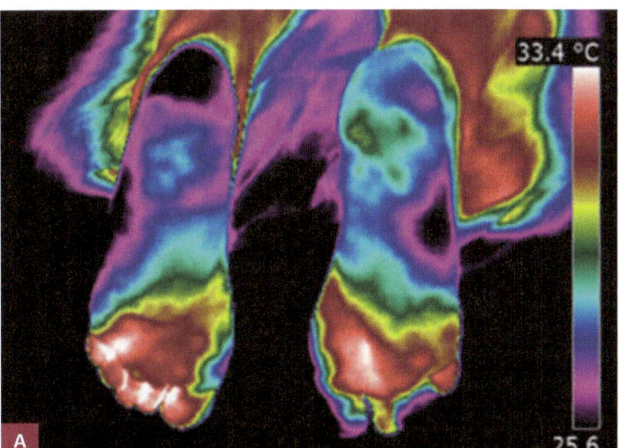

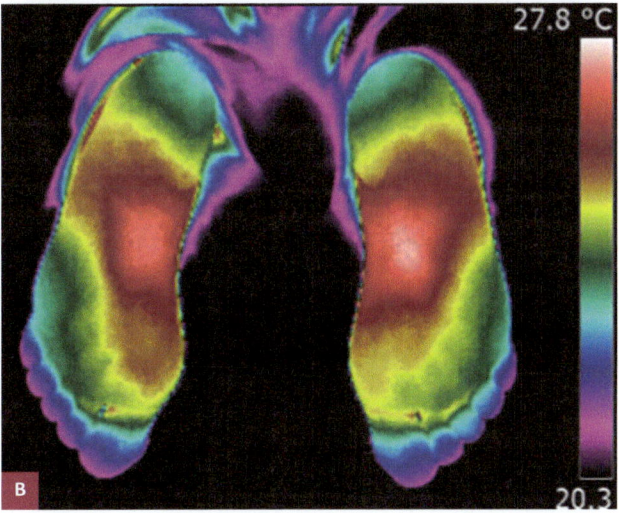

FIGURA 9.3 – Termografia plantar. (A) Neuropatia de fibras finas simpáticas vasomotoras, mostrando anisotermia interdigital. (B) Indivíduo sem anormalidades.

Fonte: Acervo da autoria do capítulo.

Seguimento pós-operatório

O termograma é um método útil para acompanhar um paciente após cirurgia cervical ou toracolombar por hérnia discal. Apesar de a imagem térmica do local operatório ser difícil de avaliar, uma vez que mudanças térmicas persistentes estão presentes por 1 a 6 meses ou mais em virtude da formação de cicatriz (LeRoy, Christian, 1985), na maio-

ria dos casos, um termograma de extremidade anormal reverterá para um padrão normal se o problema anatômico subjacente tiver sido corrigido adequadamente com o procedimento cirúrgico. Gillström relatou 11 pacientes que tiveram hérnia de disco lombar removida cirurgicamente, todos tiveram anormalidades termográficas pré-operatórias (Gillström, 1985). O termograma pós-operatório de acompanhamento em todos os casos voltou ao padrão normal, coincidente com a melhora clínica dos sintomas. Em uma série maior, Goldie relatou que, de 87 pacientes com dor lombar, 62 tinham queixas de ciática, com 58 desses pacientes apresentando alterações térmicas nas pernas. Nos pacientes com hérnia de disco tratados cirurgicamente, a alteração termográfica reverteu para um estudo normal no pós-operatório (Goldie, 1985). Lindholm et al. (1981) estudaram 174 pacientes com ciática por hérnia discal que foram operados. Todos apresentavam hiporradiação do membro doloroso. No acompanhamento de 29,4 meses de pós-operatório demonstrou correlação entre a normalização da temperatura e o alívio dos sintomas. Zhang et al. (Zhang&Chin1999) avaliaram 174 pacientes com síndrome pós-laminectomia e mostraram uma relação direta da intensidade de dor neuropática e assimetria térmica de pernas (Tabela 9.1).

TABELA 9.1. Diferença de temperatura entre as pernas de pacientes com síndrome pós-laminectomia e dor neuropática (p < 0,01).

Intensidade da dor	Número de pacientes	Diferença térmica (°C) média ± DP
Leve	29	0,26 ± 0,10
Moderada	57	0,39 ± 0,19
Forte	68	0,60 ± 0,26
Insuportável	20	0,98 ± 0,41
Total	174	0,51 ± 0,32

DP: desvio padrão

Fonte: Adaptada de Zhang et al., 1999 (Zhang e Chin).

Se um paciente com hérnia de disco lombar apresenta dor neuropática persistente na perna no período pós-operatório e o termograma está anormal, esse achado sugere a remoção incompleta ou recorrência do disco. É necessário, nesses casos, repetir o exame anatômico, seja ressonância magnética, seja tomografia computadorizada. Contudo, um paciente com dor neuropática persistente com um termograma normal provavelmente não tem disfunção significativa da raiz nervosa e, a menos que haja outras razões clínicas fortes, a exposição adicional a radiografias ou a exames dispendiosos não é indicada.

Considerações finais

Em pacientes com dor neuropática, a termografia pode ser útil como meio diagnóstico auxiliar na documentação por imagem das neuropatias periféricas dolorosas, sobretudo quando há comprometimento de fibras nervosas finas (vasomotoras simpáticas), na identificação de radiculopatias sensitivas, síndrome complexa de dor regional, na diferenciação da dor neuropática e nociceptiva, identificação da dor neuropática de origem central, como em casos de mielopatias ou pós-AVE e síndromes pós-laminectomias. É um método reprodutível e confiável que serve como medida objetiva de reconhecimento e avaliação funcional da eficácia de tratamentos instituídos na dor neuropática e seu seguimento.

Referências bibliográficas

1. Albert SM, Glickman M, Kallish M. Thermography in orthopedics. Ann. NY Acad. Sci. 1964;121:157-70.
2. Alfieri FM, Massaro AR, Filippo TR, Portes LA, Battistella LR. Evaluation of body temperature in individuals with stroke. NeuroRehabilitation. 2017;40(1):119-128.
3. American Diabetes Association (ADA) and American Academy of Neurology (AAN). Consensus Statements of Medical Care in Diabetes – 2008. Diabetes Care. 2008;31(suppl. 1):s12-54.
4. Archer AG, Roberts VC, Watkins PJ. Blood flow patterns in painful diabetic neuropathy. Diabetologia. 1984;27(6):563-7.
5. Balbinot LF, Canani LH, Robinson CC, Achaval M, Zaro MA. Plantar thermography is useful in the early diagnosis of diabetic neuropathy. Clinics. 2012;67(12):1419-25.
6. Balbinot LF, Robinson CC, Achaval M, Zaro MA, Brioschi Ml. Repeatability of infrared plantar thermography in diabetes patients: a pilot study. J. Diabetes Sci. Technol. 2013;7(5):1130-7.
7. Bharara M, Cobb JE, Claremont DJ. Thermography and thermometry in the assesment of diabetic neuropathic foot: a case for furthering the role of termal techniques. Int. J. Low. Extrem. Wounds. 2006;5(4):250-60.
8. Bonica JJ. Causalgia and other reflex sympathetic dystrophies. Postgrad. Med. 1973;53(6):143-8.
9. Brelsford KL, Uematsu S. Thermographic presentation of cutaneous sensory and vasomotor activity in the injured peripheral nerve. J. Neurosurg. 1985;62(5):711-5.
10. Ching C, Wexler CE. Peripheral thermographic manifestations of lumbar disc disease. Appl. Rad. 1978;100:53-58.
11. Cimbiz A, Sari M, Gulbandilar E. Analysis of skin resistance level on lumbar paravertabral area in low back pain patients. J. Qafqaz. Univ. 2014;2:139-45.
12. Comstock C, Marchettini P, Ochoa J. Thermographic mapping of skin of the human hand during intrafascicular nerve microstimulation. Paper presented at the Peripheral Nerve Study Group Meeting. Switzerland, September 1985.
13. Devor N. Nerve pathophysiology and mechanisms of pain in causalgia. J. Auton. Nerv. Syst. 1983;7(3-4):371-8.
14. Duensing F, Becker P, Rittmeyer K. Thermographisehe befunde bet lumbalen bandscheibenprolapsen. Arch. Psychiatr. Nervenk. 1973;217:53-70.
15. Ecker A. Reflex sympathetic dystrophy thermography in diagnosis: pscyhiatric considerations. Psychiatric Annals. 1984;14(11):787-793.
16. Edeiken J, Wallace JD, Curley RF et al. Thermography and herniated lumbar disks. Am. J. Roentgenol. Radium Ther. Nucl. Med. 1968;102:790-6.
17. Einsiedel-Lechtape. Caudal temperature cord compression. Twelfth Annual Meeting of the American Academy of Thermology. Baltimore, 1983.
18. Ellis W, Cheng S. Intraoperative thermographic monitoring during neurogenic thoracic outlet decompressive surgery. Vasc. Endovascular Surg. 2003;37(4):253-7.
19. Flynn MD, Edmonds ME, Tooke JE, Watkins PJ. Direct measurement of capillary blood flow in the diabetic neuropathic foot. Diabetologia. 1988;31(9):652-6.
20. Flynn MD, Tooke JE. Diabetic neuropathy and the microcirculation. Diabet. Med. 1995;12(4):298-301.
21. Gateless D, Gilroy J. Tight-jeans meralgia: hot or cold? JAMA. 1984;252(1):42-43.
22. Gillström P. Thermography in low back pain and sciatica. Arch. Orthop. Trauma Surg. 1985;104:31-36.
23. Goldberg HI, Heinz ER, Taveras JM. Thermography in neurological patients: preliminar experiences. Acta Radiol. (Diag). 1966;5:786-95.
24. Goldie I. Is thermography more than an adjuvant in orthopedic diagnostics? Orthopedics. 1985;8(9):1128-9.
25. Guttmann L. Topographic studies of disturbances of sweat secretion after complete lesions of peripheral nerves. J. Neurol. Psychiatry 1940;3(3):197-210.
26. Hamilton B. An overview of proposed mechanisms underlying thermal dysfunction. Thermology. 1985;1:81-87.
27. Heinz ER, Goldberg HI, Taveras JM. Experiences with thermography in neurologic patients. Ann. NY Acad. Sci. 1964;121:177-890.
28. Hendler N, Uematsu S, Long D. Thermographic validation of physical complaints in 'psychogenic pain' patients. Psychosomatics. 1982;23(3):283-7.
29. Hubbard JE, Hoyt C. Pain evaluation by electronic infrared thermography: correlations with symptoms, EMG, myelogram and CTscan. Thermology. 1985;1:26-35.
30. Illigens BM, Gibbons CH. Sweat testing to evaluate autonomic function. Clin. Auton. Res. 2009;19(2):79-87.
31. Karpman HL, Knebel A, Semel CJ, Cooper J. Clinical studies in thermography – Part 2: application of thermography in evaluating musculoligamentous injuries of the spine – A preliminary report. Arch. Environ. Health. 1970;20:412-417.
32. Kim TS, Hur JW, Ko SJ et al. Thermographic findings in patients with lumbar spinal stenosis before and after walking. Asian J. Pain. 2018;4(2):25-28.
33. Le Roy PL, Bruner WM, Christian CR et al. Thermography as a diagnostic aid in the management of chronic pain. In: Aronoff GM (ed.). Evaluation and treatment of chronic pain. Urban; 1985.
34. Le Roy PL, Brunner WM, Christian CR et al. In: Abernathy M, Uematsu S (ed.). Neurosurgical thermography: discussion of selected pre-operative, intra-operative and post-operative applications. Medical Thermology. 1986:302-7.
35. Le Roy PL, Christian CR, Filasky R. Diagnostic thermography in low back pain syndromes. Clin. J. Pain. 1985:4-13.
36. Le Roy PL. Intraoperative thermography. Twelfth Annual Meeting of the American Academy of Thermology. Baltimore, 1983.
37. Le Roy PL. Thermatome. Presented at the International Association for the Study of Pain. Seattle, Washington, August 31-September 5, 1984.
38. Leslie P, Jung RT, Isles TE, Baty J, Newton RW, Illingworth P. Effect of optimum glycemic control with continuous subcutaneous insulin infusion on energy expenditure in type 1 diabetes mellitus. Br. Med. J. 1986;293(6555):1121-6.
39. Levi-Montalcini R, Angeletti PU. Biological aspects of the nerve growth factor. In: Wolstenholme GEW, O'Connor M (ed.). Growth of the nervous system. Ciba Found. Symp. London: Churchill; 1968. p. 126-147.
40. Lima RPS, Brioschi ML,Teixeira MJ. Thermoguided trigeminal neuralgia surgery. 2nd Brazilian Clinical Thermology and Thermography Congress, 2013.
41. Lindholm RV, Myllylä T, Sarvaranta J. The cold foot symptom in sciatica: a clinical and thermographic study. Ann. Chir. Gynaecol. 1981;70(4):176-81.
42. Low P, Mathias CJ. Quantitation of autonomic impairment. In: Dyck P, Thomas PK (ed.). Peripheral Neuropathy. 4th ed. Saunders; 2005.
43. Matsuda H, Kondo M, Hashimoto T, Miyawaki Y, Sumada N, Yoshimura M, et al. The prediction of the surgical prognosis of the compression myelopathy. The study by the descending evoked spinal cord potential. Osaka City Med. J. 1984;30(2):91-112.

44. Nakano KK. Liquid crystal contact thermography (LCT) in the evaluation of patients with upper limb entrampment neuropathies. J. Neurol. Orthop. Surg. 1984;5:97-102.

45. Norkitis AJ, Young RM, Ulbrecht JS, Cavanagh PR. Normative values for skin temperature in the feet of diabetic patients. Phys. Ther. 1992:72-9.

46. Oliveira CA, Brioschi ML, Assis FD et al. Relato de bloqueio cirúrgico termoguiado na síndrome complexa de dor regional. Apresentado no Consenso Internacional e Diretrizes em Termografia Médica. Novembro, 2010.

47. Park TY, Son S, Lim TG. Hyperthermia associated with spinal radiculopathy as determined by digital infrared thermographic imaging. Medicine 2020;99:11.

48. Pedersen HE, Blunck CF, Gardner E. The anatomy of lumbosacral posterior rami and meningeal branches of spinal nerve (sinu-vertebral nerves), with an experimental study of their functions. J. Bone Joint Surg. Am. 1956;38-A(2):377-91.

49. Ping Z, You FT. Correlation study on infrared thermography and nerve root signs in lumbar intervertebral disk herniation patient: a short report. J Manipulative Physiol. Ther. 1993;16(3):150-4.

50. Pochaczevsky R, Wexler CE, Meyers PH et al. Liquid crystal thermography of the spine and extremities: its value in the diagnosis of spinal root syndromes. J. Neurosurg. 1982;56(3):386-95.

51. Ra JY, Na S, Lee GH et al. Skin temperature changes in patients with unilateral lumbosacral radiculopathy. Ann. Rehabil. Med. 2013;37(3):355-63.

52. Raskin MM, Martinez-Lopez M, Sheldon JJ. Lumbar thermography in discogenic disease. Radiology. 1976;119(1):149-52.

53. Rayman G, Hassan A, Tooke JE. Blood flow in the skin of the foot related to posture in diabetes mellitus. BMJ. 1986;292:87-90.

54. Richter CP, Katz DT. Peripheral nerve injuries determined by the skin resistance method – I. Ulnar nerve. JAMA. 1943;122:648-651.

55. Richter CP, Woodruff BG. Lumbar sympathetic dermatomes in man determined by the electrical skin resistance method. J. Neurophysiology. 1945;323-38.

56. Richter CP. Nervous control of the electrical resistance of the skin. Johns Hopk. Hosp. Bull. 1929;45: 56-74.

57. Riley Jr LH, Richter CP. Uses of the electrical skin resistance method in the study of patients with neck and upper extremity pain. Johns Hopkins Med. J. 1975;137(2):69-74.

58. Sanders LJ, Frykberg RG. The charcot foot. In: Frykberg RG (ed.). The high-risk foot in diabetes mellitus. New York: Churchill Livingstone; 1991. p. 325-35.

59. Schwartz RG. Infrared thermographic vasomotor mapping and differential diagnosis. In: Lee MH, Cohen JM (ed.). Rehabil. Med. Thermography. 2007.

60. Sim JH. Diagnostic significance of digital infrared thermographic imaging after cerebrovascular stroke. J. Korean Neurosurg. Soc. 1998;27(7):890-7.

61. Sun PC, Jao SH, Cheng CK. Assessing foot temperature using infrared thermography. Foot Ankle Int. 2005;26:847-53.

62. Tchou S, Costich JF, Burgess RC, Wexler CE. Thermographic observations in unilateral carpal tunnel syndrome: report of 61 cases. J. Hand. Surg. Am. 1992;17(4):631-7.

63. Thomas PK, Berthold C-H, Ochoa J. Microscopic anatomy of the peripheral nervous system. In: Dyck PJ, Thomas PK (ed.). Peripheral neuropathy. 3rd ed. Philadelphia: WB Saunders; 1993. p. 28-91.

64. Tichauer IR. The objective corroboration of back pain through thermograhy. J. Occup. Med. 1977;19(11):727-31.

65. Uematsu S, Hendler N, Hungerford D et al. Thermography and electromyography in the differential diagnosis of chronic pain syndromes and reflex sympathetic dystrophy. Electromyogr. Clin. Neurophysiol. 1981;21(2-3):165-82.

66. Uematsu S. Thermographic imaging of cutaneous sensory segment in patients with peripheral nerve injury. J. Neurosurg. 1985;62:716-720.

67. Wexler CE, Small RB. Thermographic demonstration of a sensory nerve deficit: a case report. J. Neurol. Orthop. Surg. 1981;3:73-75.

68. Wexler CE. Atlas of thermographic lumbar patterns. Thermographic Services Inc. Tarzana, CA; 1985.

69. Zaproudina N, Ming Z, Hänninen OOP. Plantar infrared thermography measurements and low back pain intensity. J. Manipulative Physiol. Ther. 2006;29(3):219-23.

70. Zhang HY, Chin DK, Cho YE et al. Correlation between pain scale and infrared thermogram in lumbar disc herniation. J. Korean Neurosurg. Soc. 1999;28:253-8.

71. Zhang HY, Kim YS, Cho YE. Thermatomal changes in cervical disc herniations. Yonsei Med. J. 1999;40:401-12.

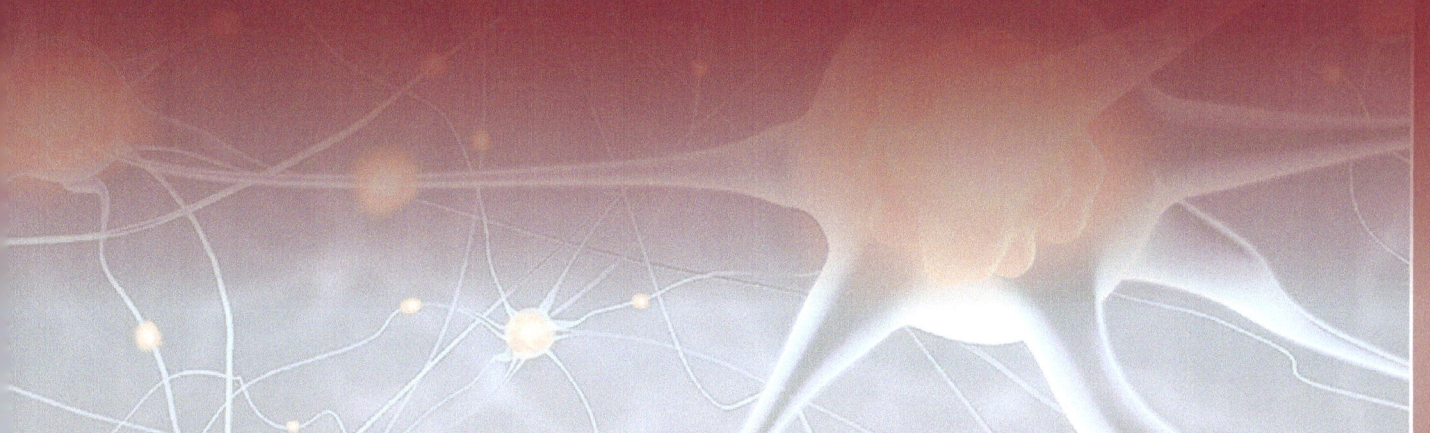

SEÇÃO 4

Anatomia e Fisiopatologia
da Dor Neuropática

Anatomia da Dor Neuropática

Carla Ceres Villas Miranda | Mauro Brito de Almeida | Mauro Rodrigues Araújo

Introdução

A importância do estudo das vias anatômicas da dor tem seu propósito na descoberta de tratamentos que possam interromper o fenômeno doloroso. A dor neuropática, sendo um estado patológico decorrente de alterações fenotípicas e de plasticidade neuronal, exige minúcias e imersão no assunto.

Os sistemas de aferência, percepção, eferência e modulação da dor foram e vêm sendo elucidados ao longo dos anos, pela evolução da tecnologia, por meio de exames de imagem funcionais, registro das atividades neuronais (matriz da dor ou *pain matrix*), descobertas de neurotransmissores excitatórios e inibitórios, marcadores neuronais, o que revela a complexidade do assunto. Resumidamente, as vias anatômicas da dor, em sequência na propagação do fenômeno doloroso, têm as seguintes estruturas na sua participação: 1) nociceptores; 2) gânglios dorsais espinhais e trigeminais; 3) medula (corno dorsal da medula espinhal CDME); 4) vias aferentes nociceptivas (tratos espinotalâmicos, espinorreticular, espinomesencefálico, via pós-sináptica da coluna dorsal, via trigeminotalâmica, córtex somatossensitivo; 5) vias descendentes modulatórias e inibitórias (medula cinzenta periaquedutal e rostroventromedial) (Figura 10.1).

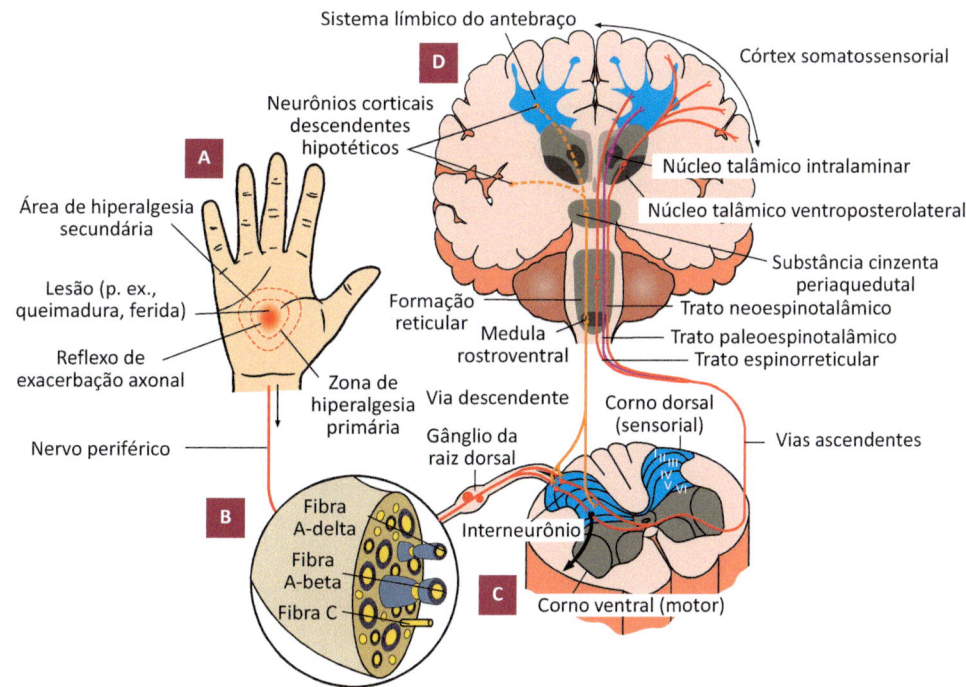

FIGURA 10.1 – Esquema das vias anatômicas da dor.

Fonte: Adaptada de www.medicinanet.com.br.

Nociceptores

Os nociceptores são neurônios de 1ª ordem, ou seja, são os protagonistas na aferência da dor, sendo os órgãos captadores dos estímulos nocivos. Estruturalmente são neurônios na maioria não encapsulados (terminações nervosas livres) tendo ampla distribuição pelo corpo, sobretudo na pele, como também nas mucosas, fáscias, músculos, vísceras e articulações; seus axônios podem ser mielinizados ou amielínicos.[1] Ainda sobre sua estrutura se apresentam como neurônios pseudounipolares, contendo um axônio periférico (captador do estímulo), com seus corpos celulares localizados nos gânglios sensitivos (raízes dorsais, trigeminal, nodoso e simpáticos viscerais) e um axônio central (em direção ao sistema nervoso central (SNC)).[2,3]

Podem ser classificados de acordo com o estímulo ao qual respondem em termoceptores (e, térmico), mecanoceptores (mecânico), quimioceptores (químico), polimodais (respondem a todos os tipos de estímulo) e "silentes" (aqueles que são inativos em circunstâncias normais e ativados em vigência de inflamação tornando-se sensibilizados à estimulação periférica)[4] (Figura 10.2)

Os nociceptores por apresentarem axônios mielinizados e não mielinizados têm diferenças no seu diâmetro e na velocidade com a qual o estímulo se propaga sendo: fibras C finas amielínicas com diâmetro 0, 1 a 1, 3 µm velocidade de condução entre 0, 6 a 2 m/seg); fibras A-delta, pouco mielinizadas diâmetro 1 a 5 µm e velocidade de 5 a 30 m/seg); fibras A-beta grossas, mielinizadas com 5 a 12 µm e velocidade de 30 a 70 m/seg)[1] (Figura 10.3).

As fibras C são, na maioria, terminações nervosas livres (polimodais) reagindo a estímulos de alto limiar mecânico, térmico e químico. É necessário que a energia despendida no estímulo seja muito alta para desencadear um potencial de ação que despolarize a membrana, ou seja, intensidade aversiva o bastante para conduzir o estímulo. Estas fibras conduzem o estímulo de forma mais lenta. Já as fibras A-delta reagem tanto a estímulos de alto como de baixo limiar e, por fim, as fibras A-beta nas quais são necessários estímulos de pequena intensidade, não aversivos, sendo fibras mais especializadas (p. ex., corpúsculos de Paccini – detectores de calor).[3] As fibras A-delta e A-beta conduzem impulsos de forma mais rápida à custa da condução saltatória pelos nódulos de Ranvier.[3] Participam da propagação do estímulo doloroso neurotransmissores excitatórios de diversas classes de aminoácidos, como o glutamato e aspartato, e peptídeos como a substância P, VIP (pepitídeo vasoativo intestinal), CGRP (pepitídeo relacionado ao gene da calcitonina), somatostatina, bombesina, galanina, CCK (colecistoquinina).[3] A qualidade da sensação da dor depende do tecido que esses agentes inervam, por exemplo: estimulação de nociceptores C cutâneos dá a sensação de dor em ardência e abafada; estimulação de cutâneos A-delta dá a sensação de dor aguda. A sensação de dor depende da ativação dos nociceptores e não da superativação de outros tipos de receptores e existem diferentes canais sensitivos para diferentes qualidades de dor. Um exemplo são as vísceras e articulações onde os mecanoceptores são a maioria, pois a distensão visceral e a rotação articular exagerada desencadeiam dor.[5]

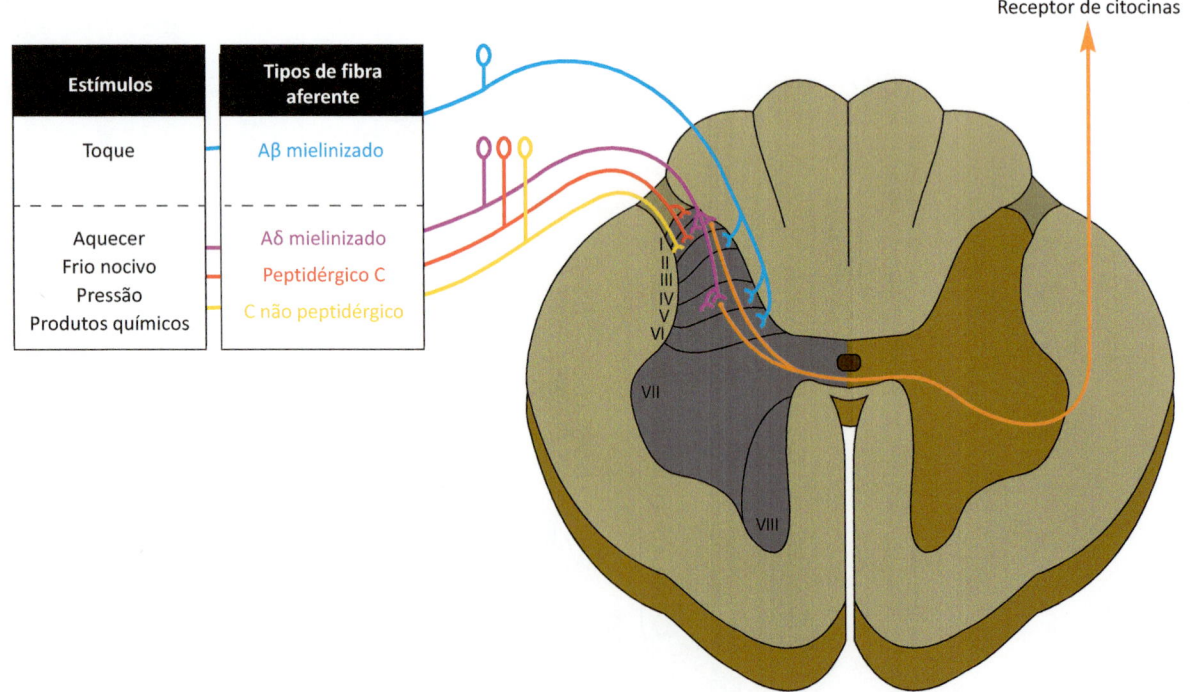

FIGURA 10.2 – Nociceptores.

Tipos de nociceptores: fibras finas amielínicas C (• e •); fibras pouco mielinizadas A-delta (•); fibras grossas mielinizadas A-beta (•) e receptor de citocinas (•).

Fonte: Adaptada de Burchiel KJ. Physiologic anatomy of nociception. Surgical management of pain. 2nd ed. p. 4.

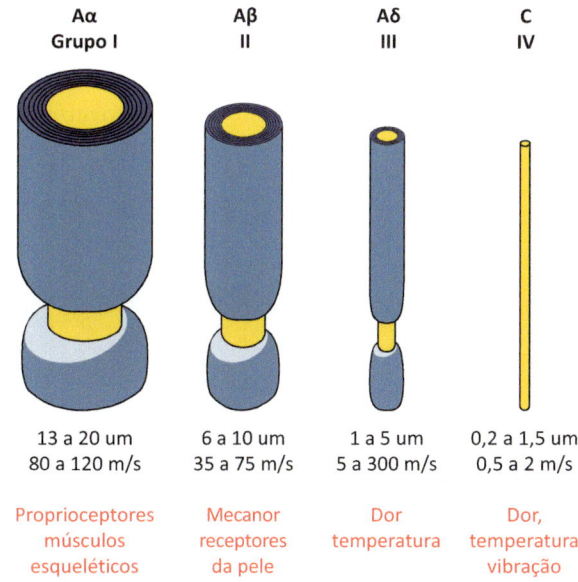

Aα Grupo I	Aβ II	Aδ III	C IV
13 a 20 um 80 a 120 m/s	6 a 10 um 35 a 75 m/s	1 a 5 um 5 a 300 m/s	0,2 a 1,5 um 0,5 a 2 m/s
Proprioceptores músculos esqueléticos	Mecano receptores da pele	Dor temperatura	Dor, temperatura vibração

FIGURA 10.3 – Alterações anatômocas: Calibre dos nociceptores e velocidade de propagação do estímulo.

Fonte: Adaptada de Neurofisiologia da dor. Curso de graduação – slide 12. http://www.nnc.ufmg.br.

Concluindo, estes neurônios são uma população de aferentes extremamente diversificados com diferenças anatômicas bioquímicas e fisiológicas, inclusive com subclasses, por meio de descobertas de marcadores (p. ex., NaV1, 8, TRPV1 etc.), mostrando sua funcionalidade heterogênea, porém sendo comuns a todos eles a codificação da intensidade do estímulo e sua sensibilização.[2] As alterações fenotípicas que acometem estes neurônios contribuem para a dor neuropática com alodínia mecânica dinâmica (um toque não nocivo provocando dor), que decorreria do estímulo dos aferentes de baixo limiar resultante de alterações do SNC, os quais mandariam informações diretas ao SNC, ou ou mesmo alterações de neurônios não nociceptores começarem a expressar substância P. Nesta etapa do processo doloroso, agem medicamentos de ação periférica (p. ex., capsaicina etc.), e podem ser realizados procedimentos como bloqueios analgésicos e neurolíticos[2] (Figura 10.3).

Corno dorsal da medula espinhal (CDME)

Após o tecido inervado pelo nociceptor específico (1º neurônio) ter recebido o estímulo nocivo, despolarizado membranas e criado um potencial de ação (transdução), ele será propagado para o SNC levando a informação do fenômeno doloroso para o 2º neurônio, localizado no corno dorsal da medula espinhal (CDME) (transmissão), o qual sofrerá influência de neurotransmissores (modulação) e ascenderá até o nível cortical (percepção).[2]

Histologicamente, o corno dorsal da medula espinhal (CDME) é dividido de acordo com o tipo de neurônios agrupados e suas funções, chamadas lâminas de Rexed.[3] A organização, a conectividade e a organização sináptica do corno dorsal da medula espinhal induzem processamentos neuro-

nais complexos que controlam o fluxo de impulsos aferentes para os neurônios que transferem as informações dessas estruturas para outros segmentos do SNC.[6]

Os prolongamentos centrais dos axônios pseudounipolares que se dirigem à medula se agrupam em radículas e entram pela raiz dorsal, sendo as fibras aferentes mais finas mais lateralmente e as grossas mielinizadas mais medialmente.[6] Denominada "zona de entrada da raiz dorsal" (DREZ), é importante no tratamento de dores neuropáticas de algumas patologias como a dor por avulsão de plexo braquial, na qual pode ser lesionada para o seu alívio.

Estes axônios que entram através das raízes dorsais podem atravessar vários segmentos da medula espinhal rostral e caudalmente no trato de Lissauer, localizado dorsalmente antes de entrar na substância cinzenta para o contato sináptico.[2] O CDME é a região da substância cinzenta da medula relacionada à sensação de dor e, na substância branca, são as colunas posteriores, os fascículos dorsolaterais e ventrolateral com suas subdivisões em tratos.[2]

O CDME tem seus neurônios que se agrupam em 10 lâminas (Rexed) e, relacionadas ao processo nociceptivo, temos mais particularmente as lâminas I, II, V, VI e X (Figura 10.4). A lâmina I ou zona marginal de Waldeyer recebe aferentes mielinizados na maior parte, mas também finos C e A∂. É composta por neurônios grandes e pequenos que entram na constituição dos tratos espinotalâmico contralateral, proprioespinhais homo e contralaterais e de Lissauer.[6] O limite entre as lâminas I e II de Rexed tem sua importância por ser o local de maior concentração dos neuropeptídios excitatórios e de uma marcação imuno-histoquímica grande de substância P e CGRP. A indução da Fos por resposta ao estímulo nocivo é reportada na lâmina I com a marcação duplicada de anticorpos proencefalinas, glutamato, dinorfina, NMDA, GABA, glicina, NK1, receptores glicocorticosteroides, estrogênio receptor alfa; a lâmina II ou substância gelatinosa tem, na sua maioria, neurônios pequenos e de várias morfologias, sendo dois desses neurônios mais importantes na nocicepção, denominados *stalked cells* (células de apoio, ou células de base), que têm seus corpos na borda externa da lâmina II e seus dendritos centrais e axônios fazendo conexão na lâmina I e as *islet cells* (células em ilhotas) com seus corpos fusiformes, extensos dendritos e arborização de axônios que contêm neurotransmissores inibitórios como ácido gama-amino butírico (GABA) e encefalina. Esta lâmina apresenta sinapses axodendríticas, dendrodentícas e axonicoaxônicas que participam intensamente do processo nociceptivo, tanto excitatório como inibitório, com a presença de noradrenalina e serotonina.[2] A lâmina V recebe fibras A-delta e C, assim como aferentes mielinizados de limiar baixo. Faz conexões com as lâminas I e II. Recebe impulsos somáticos, musculares eviscerais; a lâmina VI apresenta neurônios pequenos principalmente nas protuberâncias cervical e lombar e em grande parte ausente no resto da medula espinhal. Aferentes musculares de baixo limiar e cutâneos de alto e baixo limiar chegam a esta lâmina; e finalmente a lâmina X que, com seus neurônios ao redor do canal central da medula, recebe impulsos bilaterais de aferentes amielínicos ao redor do canal central da medula, recebe impulsos bilaterais de aferentes amielínicos e menos dos aferentes altamente mielinizados. São neurônios de médio tamanho com arborizações dendríticas. Impulsos noradrenérgicos e serotoninérgicos foram imuno-histoquimicamente identificados, à semelhante dos inibitórios como enzimas gabaérgicas e glicinérgicas[2,3] (Figura 10.4).

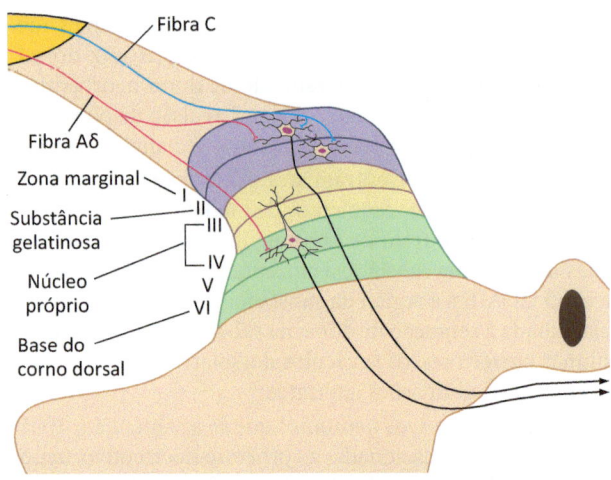

FIGURA 10.4 – Corno dorsal da medula espinhal.
Lâminas de Rexed: lâminas envolvidas na nocicepção.
Fonte: Adaptada de Anatomia e fisiologia da dor. http://www.slideshare.net.

Vias ascendentes

As vias nociceptivas que partem dos neurônios localizados nas lâminas de Rexed têm suas fibras agrupadas em diferentes tratos, que cursam ao longo da medula até diversas estruturas encefálicas e são denominadas didaticamente de acordo com sua origem e destino. Em que pese existirem peculiaridades, a complexidade dessas vias e sua grande inter-relação estrutural e funcional não permitem que sejam fisiologicamente consideradas como sistemas isolados, meros carreadores da informação nociceptivas. Ao contrário, é importante que sejam vistas como partes de uma rede bastante complexa que, além de transmitir, também participa de sua modulação.

Trato espinotalâmico

O trato espinotalâmico (Figura 10.5) consiste na principal via de transmissão da dor, temperatura e pressão profunda do sistema nervoso periférico para o cérebro.[7] Aproximadamente 80% dos seus neurônios estão associados à nocicepção,[7,8] em sua maioria de origem cutânea, e um grupo menor recebendo aferência muscular e visceral.[9] Este trato se origina a partir de fibras que se projetam de todas as lâminas de Rexed do corno posterior medular,[7,8] principalmente de neurônios localizados nas lâminas I, IV e V;[10] apresenta distribuição somatotópica; suas fibras que provêm dos membros inferiores estão posicionadas dorsolateralmente, enquanto as que provêm dos membros superiores têm localização ventromedial.[7] De acordo com sua relação anatomofuncional com o tálamo, pode ser divido em paleoespinotalâmico e neoespinotalâmico.[7,8] O

trato neoespinotalâmico se origina majoritariamente das lâminas I e V de Rexed, mas também com significativo contingente originário das lâminas IV, VI, IX e X.[8] Suas fibras se dirigem principalmente para os núcleos talâmicos ventrobasais posteriores, em especial o ventral posterolateral e o ventral-posterior inferior[8,11] (Figura 10.5).

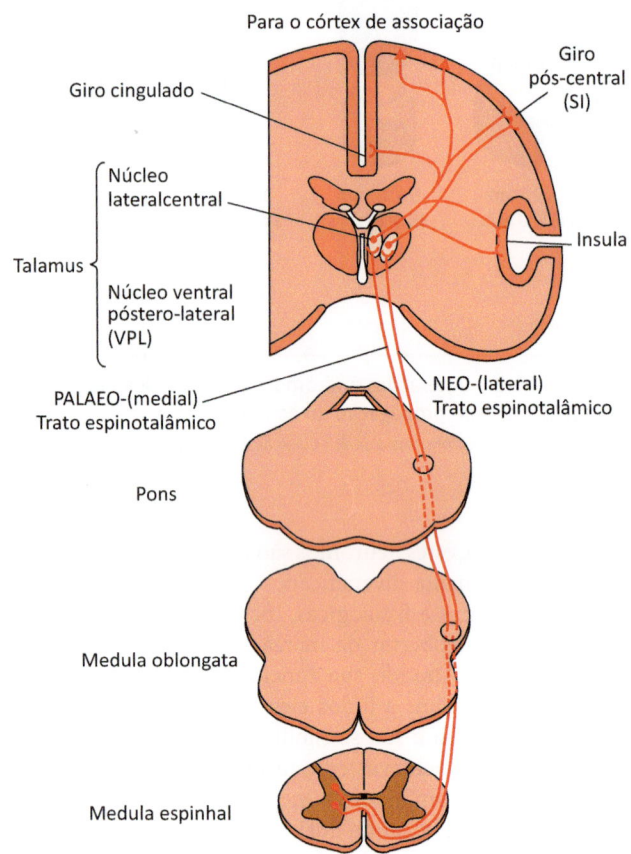

FIGURA 10.5 – Trato espinotalâmico.
Fonte: Adaptada de Mense S. Central nervous mechanisms of muscle pain: ascending pain pathways. 2010. https://doi.org/1007/978-3-540-85021-2_4.

Funcionalmente, está relacionado a componentes sensório-discriminativos da dor, é formado por neurônios de amplo alcance dinâmico (WDR) com grande velocidade de condução, resposta rápida com descargas proporcionais ao estímulo tanto em intensidade como em duração, além de terem campos receptores restritos.[9] Nem todo o trato neoespinotalâmico faz sinapse exclusivamente com os núcleos mencionados acima. Uma parte menos numerosa de suas fibras se projeta tanto para núcleos talâmicos laterais como para os mediais. Também partem predominantemente de neurônios WDR, tendo campos receptores idênticos e características eletrofisiológicas indistinguíveis. Sua importância provavelmente reside na integração de modulação de respostas a estímulos nocivos que envolvem participação do tálamo medial.[9] Por sua vez o trato paleoespinotalâmico se origina preferencialmente de lâminas medulares mais profundas, em especial de VI a VIII[7], a partir de neurônios que tendem a ser nociceptivos específicos, os quais comparativamente aos WDR têm menor velocidade de condução, respostas lentas, de menor intensidade e maior duração do que o estímulo e estão associados a campos receptores amplos e complexos.[9] Ao contrário do neoespinotalâmico, um contingente importante de fibras do paleoespinotalâmico emite colaterais, por vezes bilateralmente, ao longo de seu percurso,[8] as quais se destinam a vários núcleos da formação reticular ascendente do tronco cerebral, para a substância cinzenta periaquedutal e hipotálamo.[12] As fibras deste trato alcançam os núcleos mediais e intralaminares do tálamo medial, sobretudo o central lateral[12] (Figura 10.5) e se projetam amplamente para o sistema límbico, relacionando-se a aspectos afetivo-motivacionais da experiência dolorosa.[11]

Trato espinorreticular

Esta via multissináptica se origina principalmente de neurônios situados nas lâminas medulares VII e VIII,[13] mas em menor escala também parte de outros grupos celulares inclusive das lâminas I, V e X.[13] O trato espinorreticular é constituído tanto por neurônios WDR como por nociceptivos específicos de alto limiar cujos campos receptores podem ser amplos ou restritos. Estes neurônios costumam receber aferência tanto somática como visceral,[12] tal convergência está relacionada ao fenômeno da dor referida.[12] As fibras deste trato não têm distribuição somatotópica, elas tendem a cruzar a linha mediana, porém também há projeções ipso e bilaterais, e em seguida ascendem pelo quadrante anterolateral da medula espinhal medialmente ao trato espinotalâmico[12,13] (Figura 10.6). Entre seus alvos principais, estão a formação reticular bulbar ventrolateral e dorsal, os núcleos gigantocelular, paragigantocelular, caudal pontino, subcerúleo e parabraquial (Bonica). Finalmente, os neurônios da formação reticular onde o trato espinorreticular afere se projetam para núcleos mediais do tálamo, os quais se conectam amplamente com o sistema límbico, que nesse contexto integra respostas emocionais comportamentais e memória associada à dor.[11,13] Apesar de existirem algumas fibras que se dirigem ao tálamo lateral, a participação deste trato em aspectos discriminativos da dor é improvável, uma vez que seus neurônios têm campos receptores complexos e sofrem convergência de aferência somática e visceral. É mais plausível que esta associação tenha a finalidade de criar mecanismos de retroalimentação entre as vias que modulem a experiência álgica.[13] Curiosamente um grupo específico de fibras do trato espinorreticular, que se projeta para o núcleo parabraquial na transição pontomesencefálica, não se destina ao tálamo. Um grande aporte de fibras nociceptivas provenientes da lâmina I de Rexed é recebido por este núcleo, que se projeta para diversos destinos encefálicos, como o núcleo central da amígdala e o núcleo ventromedial e área retroquiasmática do hipotálamo. São formadas por neurônios nociceptivos específicos de baixa velocidade de condução e com campos receptores predominantemente amplos e complexos. Dados de estudos eletrofisiológicos sugerem que as vias espinobraquioamigdaloide e espinobraquio-hipotalâmica participem na integração de respostas autonômicas e comportamentais, em linha com as propriedades nociceptivas gerais do trato espinorreticular.[14]

Trato espinomesencefálico

Este trato, juntamente com o espinotalâmico e o espinorreticular, constitui as principais vias somatossensitivas do quadrante anterolateral da medula espinhal[15] (Figura 10.7). Ele se origina de todos os segmentos medulares, bem como do núcleo espinhal do trigêmeo, principalmente de células situadas nas lâminas medulares I, IV, V e VI[8,15] e também de contingente significativo oriundo das lâminas VII, VIII e X.[8] Os neurônios que formam o trato espinomesencefálico são em grande parte nociceptivos específicos relacionados tanto à percepção superficial como à profunda de estímulos nocivos, sejam de origem somática, sejam de origem visceral. É uma via predominantemente cruzada, porém também conta com fibras de projeção ipsilateral, bilateral e até mesmo descendente próprio espinhal. No mesencéfalo, seus principais destinos são a substância cinzenta periaquedutal e núcleos intercolicular, rubro, pretectal, de Edinger-Westphal, de Darkschewitsch e intersticial de Cajal (Figura 10.7), onde integram a percepção e a modulação, além respostas motoras e autonômicas à dor.[15]

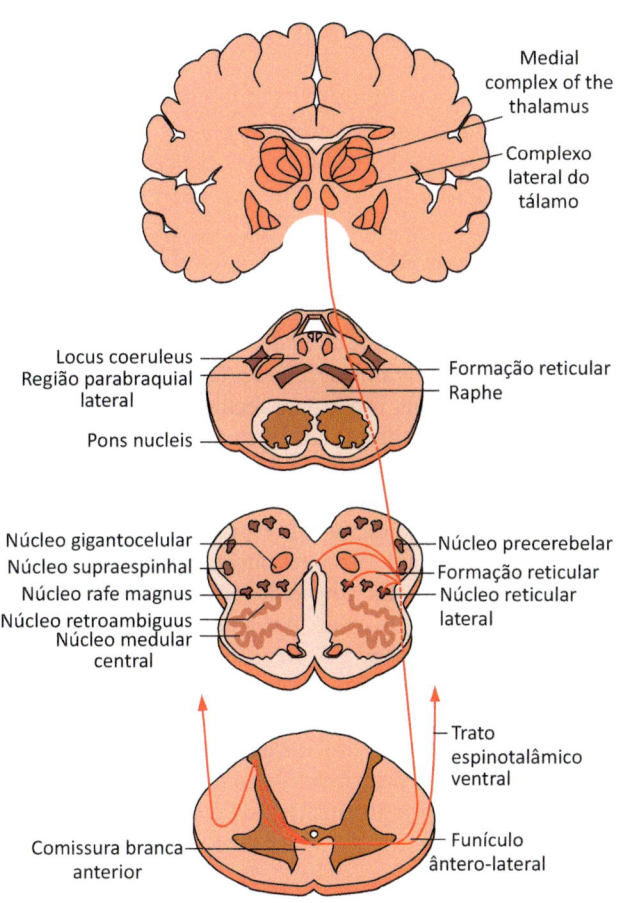

FIGURA 10.6 – Trato espinorreticular.

Fonte: Adaptada de Almeida TF, Roizenblatt S, Tufik S. Afferent pain pathways: a neuroanatomical review. Brain Research. 2004;1000:40-56.

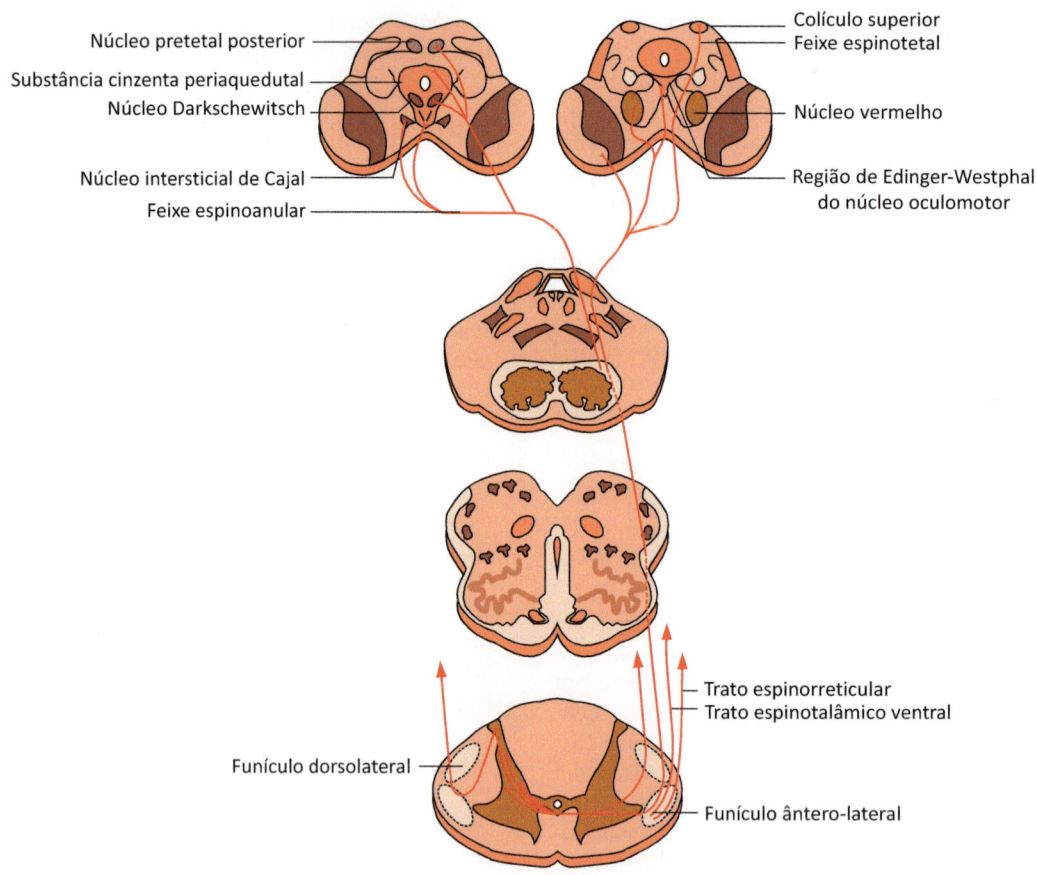

Núcleo pretetal posterior
Substância cinzenta periaquedutal
Núcleo Darkschewitsch
Núcleo intersticial de Cajal
Feixe espinoanular

Colículo superior
Feixe espinotetal
Núcleo vermelho
Região de Edinger-Westphal do núcleo oculomotor

Trato espinorreticular
Trato espinotalâmico ventral
Funículo dorsolateral
Funículo ântero-lateral

FIGURA 10.7 – Trato espinomesencefálico.

Fonte: Adaptada de Almeida TF, Roizenblatt S, Tufik S. Afferent pain pathways: a neuroanatomical review. Brain Research. 2004;1000:40-56.

Via pós-sináptica da coluna dorsal

A confirmação da existência e descrição desta via data da década de 1990, diante de evidências experimentais e clínicas que demonstraram que lesões próximas à linha mediana dorsal da medula produziam melhor analgesia visceral do que lesões do quadrante anterolateral.[7] Os neurônios que a originam situam-se em torno do canal central da medula especialmente na lâmina X.[8,15] Suas fibras trafegam próximas à linha média dorsal da medula espinhal com organização somatotópica (Figura 10.8). As fibras desta via ascendem até o núcleo grácil e daí, através do lemnisco medial, para o núcleo ventral posterolateral do tálamo[15] (Figura 10.8), cuja ativação por dor visceral foi corroborada por pesquisa com ressonância magnética funcional. Estudos eletrofisiológicos em animais revelaram que a ativação deste núcleo por estímulos nociceptivos viscerais é significativamente mais importante pela via pós-sináptica da coluna dorsal do que pelas vias do quadrante anterolateral da medula.[16]

Via trigeminotalâmica

Esta via se organiza até certo ponto de forma análoga ao trato espinotalâmico. O gânglio de Gasser se comporta como gânglio de raiz dorsal, seus neurônios pseudounipo-

lares emitem prolongamentos axonais periféricos, que formam os três ramos do 5º nervo craniano, e centrais que formam sua raiz nervosa sensitiva intracraniana[17] (Figura 10.9). As fibras nociceptivas desta raiz, depois de entrarem na ponte, se agrupam no trato espinhal do trigêmeo, este assume direção dorsocaudal e atravessa a porção inferior da ponte e o bulbo até chegar ao terceiro segmento da medula cervical[16] (Figura 10.9), fazendo sinapse com neurônios da subdivisão caudal do núcleo espinhal do trigêmeo. Este subnúcleo apresenta somatotopia (porção mais dorsal recebe fibras do território mandibular, lateral às fibras da divisão oftálmica, e região intermediária às maxilares.[16] Existe outra organização somatotópica do subnúcleo caudal em que seus neurônios rostrais recebem fibras provenientes das porções mais centrais da face, enquanto os laterais as recebem das regiões faciais periféricas.). A partir do núcleo caudal do trigêmeo, partem duas importantes vias nociceptivas: uma oligossináptica que parte para o núcleo talâmico lateral (ventral posterolateral e ventral posteromedial do tálamo), associada a aspectos sensoriodiscriminativos da dor orofacial e outra multissináptica, que se destina ao núcleo parabraquial na ponte partindo para o bulbo, amígdala, substância cinzenta periaquedutal, hipotálamo; e finalmente núcleos talâmicos mediais e sistema límbico.[16] Esta via participa de respostas afetivas e autonômicas da algia orofacial.[18]

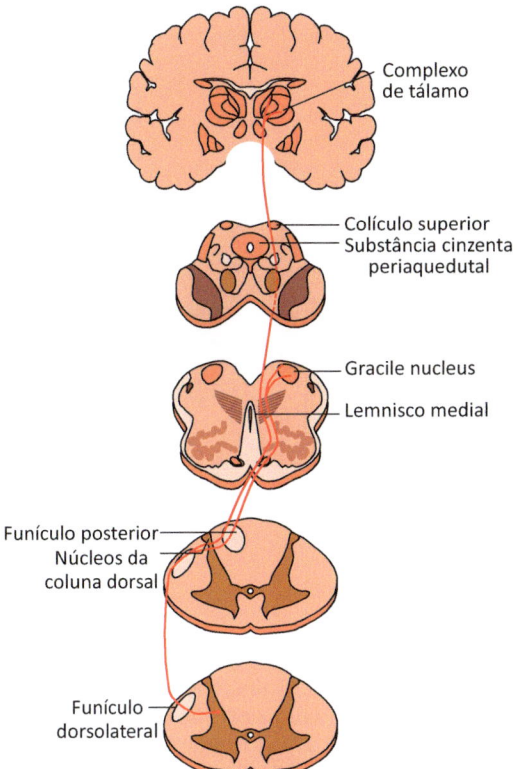

FIGURA 10.8 – Via pós-sináptica da coluna dorsal.

Fonte: Adaptada de Almeida TF, Roizenblatt S, Tufik S. Afferent pain pathways: a neuroanatomical review. Brain Research. 2004;1000:40-56.

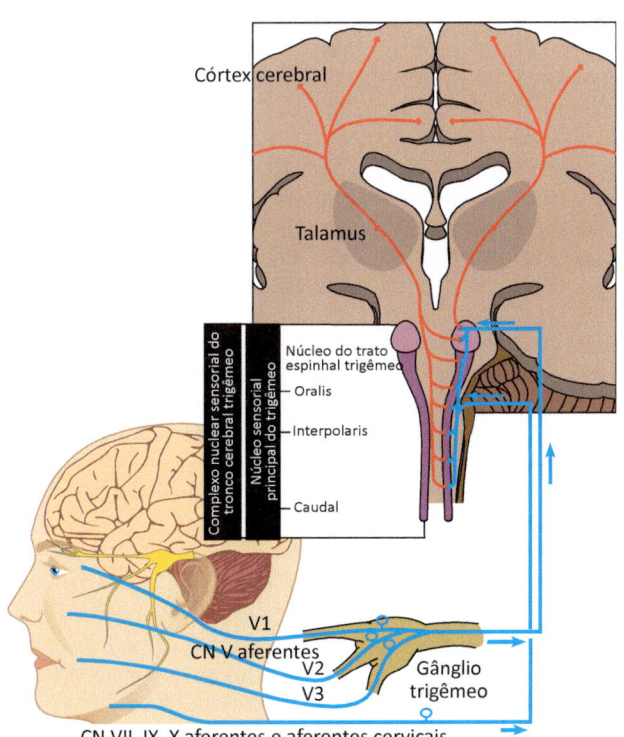

FIGURA 10.9 – Via trigeminotalâmica.

Fonte: Adaptada de Burchiel KJ. Craniofacial pain management. Surgical management of pain. 2nd ed. p. 155.

Córtex cerebral

Diversas áreas corticais recebem aferência de vias nociceptivas ascendentes que partem de estruturas do tronco cerebral e tálamo. O córtex somatossensitivo primário (SI) e o secundário (SII) recebem aferência em especial dos núcleos ventral posterolateral e ventral posteromedial do tálamo. Os neurônios dos núcleos mediais dirigem seus axônios principalmente para estruturas do sistema límbico[10] (Figura 10.10). O núcleo ventral medial posterior se projeta amplamente para a ínsula, enquanto o ventral medial dorsal se conecta preferencialmente ao córtex cingular anterior,[10] que também recebe aporte dos núcleos intralaminares[7] (Figura 10.10). As áreas somatossensitivas associativas e o córtex pré-motor também recebem parte importante de fibras do trato espinotalâmico, compatíveis com a participação intensa das vias nociceptiva,s não somente na percepção do estímulo nocivo, mas também na sua modulação e integração com diversas outras funções corticais envolvidas na experiência dolorosa.[7] O córtex insular e a ínsula têm suas relações com respostas afetivas e motivacionais da experiência dolorosa amplamente documentadas não somente por evidências experimentais. Pacientes com lesões cirúrgicas do cíngulo demonstram atenuação destas respostas, enquanto portadores de dor crônica apresentam sua exacerbação[19] (Figura 10.11).

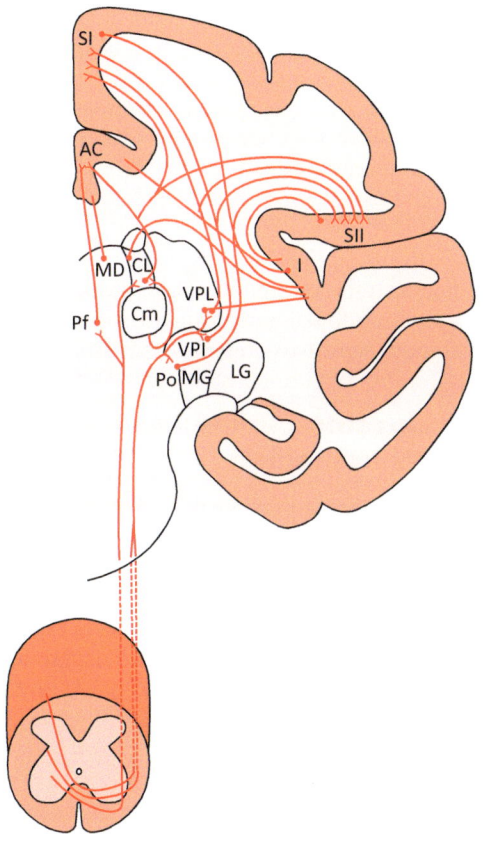

FIGURA 10.10 – Projeções talamocorticais.

Fonte: Adaptada de Lenz FA, Weiss N, Ohara S, Lawson C, Greenspan JD. Chapter 6 – The hole of the thalamus in pain: suplements to clinical neurophysiology [internet]. Elsevier; 2004. p. 50-61.

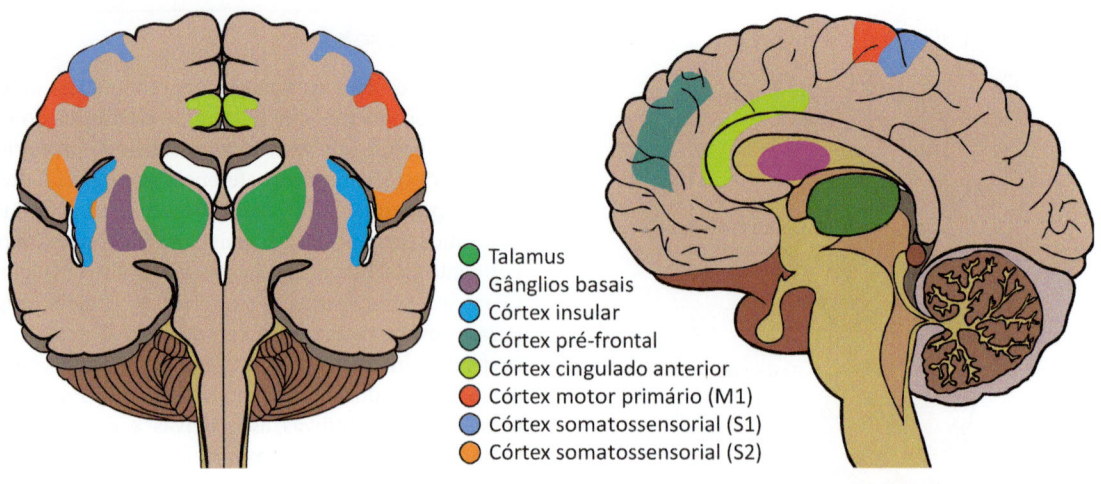

● Talamus
● Gânglios basais
● Córtex insular
● Córtex pré-frontal
● Córtex cingulado anterior
● Córtex motor primário (M1)
● Córtex somatossensorial (S1)
● Córtex somatossensorial (S2)

FIGURA 10.11 – "Pain Matrix" (Melzack). Áreas ativadas em vigência de dor evidenciadas em exames de imagem funcionais.

Fonte: Adaptada de Lenz FA, Weiss N, Ohara S, Lawson C, Greenspan JD. Chapter 6 – The hole of the thalamus in pain: suplements to clinical neurophysiology [internet] Elsevier; 2004. p. 50-61.

Vias descendentes

As vias descendentes apresentam uma importante função na modulação da dor, pois podem inibir ou facilitar a transmissão da informação nociceptiva.[20] O sistema descendente de modulação da dor é um complexo anatômico bem caracterizado, que envolve o trato espinomedularespinhal, com informação ascendente se projetando do quadrante ventrolateral da medula espinhal em direção a centros supraespinhais e projeções descendentes dos centros supraespinhais através do funículo dorsolateral da medula espinhal para neurônios do corno dorsal.[20] O sistema descendente inclui a substância cinzenta periaquedutal e várias outras estruturas, como córtex pré-frontal, córtex anterior do cíngulo, ínsula, amígdala, hipotálamo, núcleo cuneiforme e medula rostral ventromedial. Ele pode funcionar como um filtro, permitindo focar no estímulo doloroso e não em outros estímulos sensitivos presentes no mesmo local.[20]

Medula cinzenta periaquedutal e rostroventromedial

A medula cinzenta periaquedutal (PAG) é a primeira região cerebral a ser demonstrada explicitamente para ativar um sistema inibidor da dor endógena. A analgesia produzida por estimulação na PAG ou microinjeção de opioides é reversível à naloxona.[21,22] Agora está bem estabelecido que a PAG é uma fonte de inibição descendente mediada por opioides das entradas nociceptivas. A PAG influencia a modulação descendente da dor principalmente de suas conexões recíprocas com a medula rostroventromedial (RVM);[23] é portanto, bem localizada para modular entradas nociceptivas e percepção da dor mediante suas interações com projeções ascendentes e descendentes de inúmeros locais.[24] A RVM inclui o núcleo serotoninérgico *rafe magnus* (NRM), o núcleo reticular gigantocelular-pars-alfa e o núcleo paragiganto-*celularis lateralis*.[24] Além da PAG, a RVM também recebe insumos do tálamo, da região parabraquial

e do *locus coeruleus* noradrenérgico, e é considerada o relé comum final na modulação descendente da dor, projetando-se nos cornos dorsais espinhais no trigêmeo núcleo *caudalis*[24] (Figura 10.12). A RVM exerce um efeito modulador da dor bidirecional, inibindo e facilitando a dor. Os primeiros estudos identificaram "células" que aumentam sua atividade em resposta a estímulos nocivos (células ON), enquanto há "células" que cessam de disparar imediatamente antes do estímulo nocivo (células OFF).[25,26] Além disso, os opioides inibem as células *on-off*, e o último efeito é considerado necessário e suficiente para produzir analgesia.[25] A existência de células *on-off* com projeções descendentes para os cornos dorsais da coluna vertebral fornece um contexto neuronal para a modulação da dor positiva e negativa do sistema PAG/RVM.[26] Além disso, como este sistema recebe entradas de locais corticais mais altos, também fornece um mecanismo pelo qual as propriedades homeostáticas ou existenciais podem diminuir ou aumentar as entradas nociceptivas.[24] Por fim, também é sugerido que um desequilíbrio entre os sistemas moduladores da dor descendente e inibitório pode estar subjacente aos estados patológicos da dor.[26] Os sistemas descendentes se originam no tronco cerebral e no mesencéfalo, mas não são controlados pelos centros superiores e formam um circuito modulador endógeno. O cinza periaquedutal, situado no mesencéfalo, é uma área importante que recebe informações das áreas do cérebro e, por sua vez, modula as áreas do tronco cerebral, como a medula rostroventromedial (RVM), que se projetam para a medula espinhal. Ao lado da RVM, existem vias noradrenérgicas para a medula espinhal a partir do *locus coeruleus* (LC).[27] Essas vias permitem que centros superiores regulem a dor nas primeiras sinapses, nas vias da periferia para o SNC, e vale ressaltar que processos psicológicos podem modular esses sistemas. Os melhores exemplos vêm da imagem em humanos, em que o placebo e o nocebo, o primeiro por meio de sinalização opioide endógena, ativam inibições e facilitações descendentes, respectivamente.[28] Na porção posterior da substância cinzenta da medula espinhal, há a projeção de tratos descendentes da formação reticular do tronco cerebral que liberam neurotransmissores, como noradrenalina, serotonina, substância P e encefalina. Assim, a percepção da dor pode ser desinibida em virtude da diminuição da inibição endógena descendente, que tem a representação nos sistemas moduladores da dor que são: opioide, autonômico (serotoninérgico, dopaminérgico e noradrenérgico), aminoácido inibitório (colecistocinina, galinina, ácido gamabutírico), placebo e canabinoide.[28]

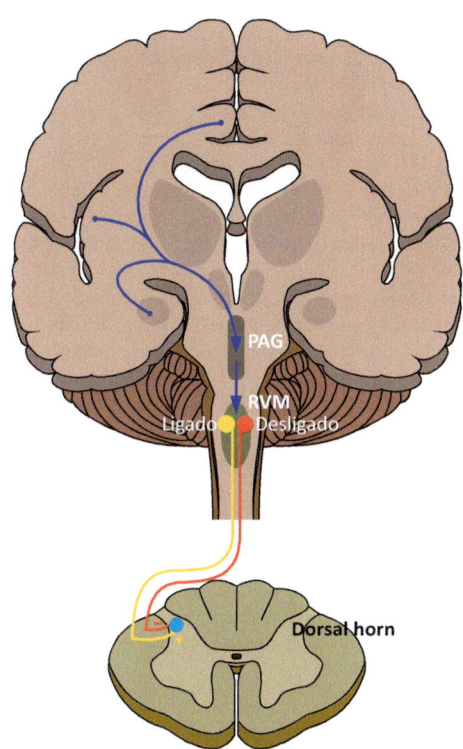

FIGURA 10.12 – Vias descendentes da dor.

Fonte: Adaptada de Burchiel KJ, MelzacK R. Physiologic anatomy of nociceptor. Surgical management of pain. 2nd ed. p. 9.

Modulação opioide endógena

A maioria dos opioides endógenos é derivada de três proteínas precursoras: pró-opiomelanocortina (POMC), pró-encefalina (PENK) e pró-dinorfina.[29].

O receptor mu opioide (MOPr) é um receptor acoplado à proteína G e, na via moduladora da dor descendente, que inclui o cinza periaquedutal ventrolateral (PAG), a medula ventromedial rostral (RVM) e o corno dorsal da medula espinhal, contribui para a antinocicepção induzida por opioides endógenos e o desenvolvimento de tolerância a opioides exógenos (Fang et al., 1989; Fairbanks e Wilcox 1997; Tortorici et al., 2001; Bobeck et al., 2009).

Modulação serotoninérgica

A RVM inclui os principais núcleos serotoninérgicos, o NRM e o NpGC, além de neurônios gabaérgicos e glicinérgicos, todos com projeções descendentes para a medula espinhal.[30,31] Existem evidências suficientes para indicar que

a ativação de projeções descendentes da RVM provoca liberação de serotonina na CDME, seja nos terminais das projeções diretas, seja nos interneurônios espinhais.[31]

Modulação noradrenérgica

Projeções noradrenérgicas descendentes para os cornos dorsais da coluna vertebral surgem do A5, do LC (A6) e do núcleo noradrenérgico pontino de Kolliker-Fuse (A7), e essas regiões se comunicam com a RVM e a PAG.[32] Assim, essas projeções noradrenérgicas formam um componente importante na modulação descendente da dor.

Modulação endocanabinoide

O sistema endocanabinoide (SEC) é composto por receptores canabinoides 1 (CB 1) e 2 (CB 2), ambos acoplados à proteína G associada à proteína inibitória Gi/o.[33] A distribuição destes receptores no SCP e SNC é bastante variada, com uma expressão de CB1 no hipocampo, gânglios da base, no córtex e cérebro.[33] Este sistema endocanabinoide tem ação por meio da interrupção da hiperatividade neuronal, sendo produzido em resposta aos altos níveis de estímulo e à resposta negativa no circuito por meio da interação com os receptores canabinoides pré-sinápticos. No trato responsável pela dor, essas ações promovem analgesia por inibir a transmissão dos sinais dolorosos.[26]

Modulação dopaminérgica

O efeito da dopamina na amígdala pode ensejar diferentes resultados comportamentais.[34]

Essa observação é consistente com a ação da dopamina como moderador indireto da dor. Triester et al.[35] usaram agonista inespecífico da dopamina apomorfina para mostrar uma ação direta da dopamina na modulação da dor.

Modulação por aminoácidos inibidores

A colecistoquinina (CCK) é um hormônio gastrointestinal liberado em resposta à ingestão de alimentos.[36] Cao et al.[37] estudaram o papel da CCK na memória da dor e na dor visceral e concluíram que a CCK ativa as fibras C aferentes vagais, culminando no "processo de memória afetiva da dor"; GABA é um neurotransmissor inibitório predominante no SNC.[38] A perda da inibição da inibição da nocicepção mediada por GABA pode ser um processo fundamental no desenvolvimento da dor inflamatória e neuropática.[38] É muito importante na modulação descendente da dor: a maioria das projeções modulatórias descendentes do SNC é glicinérgica ou gabaérgica; galamina é um neuropeptídeo capaz de facilitar e inibir a nocicepção.[38] Níveis de galamina no corno dorsal têm sido mostrados para aumentar a lesão do nervo periférico.[38]

Conclusão

As vias anatômicas da dor mostram-se como uma rede complexa de eventos que culminam com uma resposta protetiva ao nosso organismo. A descoberta crescente dos mecanismos que contribuem para sua facilitação ou inibição tem sido objeto de interesse dos cientistas com importância fundamental na interrupção deste processo em alguma etapa do seu caminho, sendo por uso de medicações, procedimentos ablativos e modulatórios, oferecendo alívio do quadro álgico com resgate do paciente para uma vida mais digna (Figuras 10.13 e 10.14).

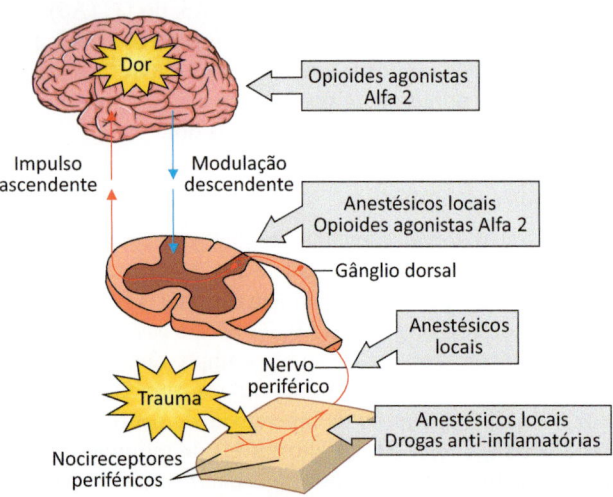

FIGURA 10.13 – Exemplos de locais de ação de medicações para alívio da dor.

Fonte: Adaptada de www.medicinanet.com.br.

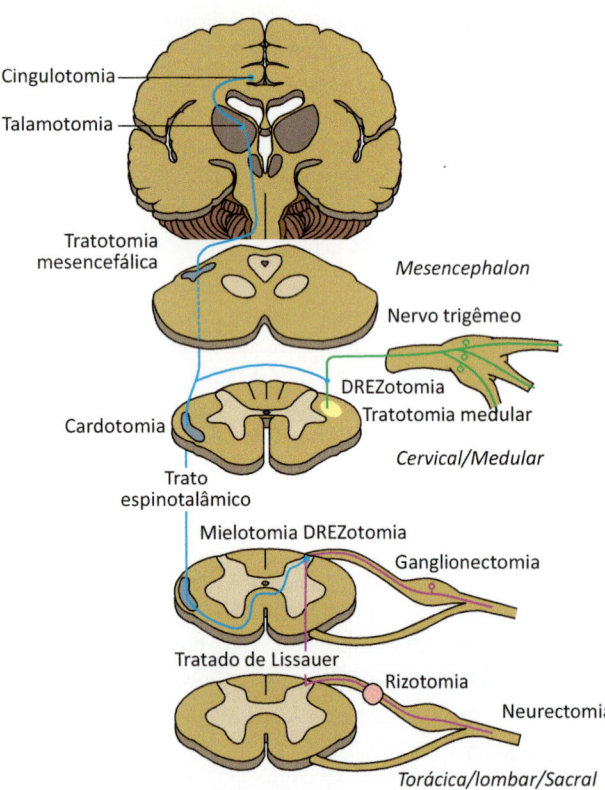

FIGURA 10.14 – Exemplos de interrupção das vias dolorosas. Métodos ablativos para alívio da dor.

Fonte: Adaptada de Burchiel KJ. Overview of destructive neurosurgical procedures of pain. Surgical management of pain. 2nd ed. p. 521.

Referências bibliográficas

1. Afifi Adel K, Bergman Ronald A. Neurohistologia. In: Neuroanatomia funcional. 2. ed. p. 11-17.
2. Gold Michael S, Gebhart Gerald F. Peripheral pain mechanisms and nociceptor sensitization. In: Bonica's management of pain. 4. ed. p. 24-73.
3. Yaksh Tony L, Luo Z David. Anatomy of the pain processing system. In: Waldmann pain of management; 2007. p. 11-15.
4. Purves D, Augustine GJ. Dor. In: Neurociências. 2. ed. p. 190-211.
5. Welis HD, Westlund KN. Journal of Clinical Neurophisiology. 1997:2-31.
6. Jacobsen MTT. Fisiopatologia da dor. In: Tratado de dor. SBED; 2017. p. 155-196.
7. Bourne S, Machado AG, Nagel SJ. Basic anatomy and physiology of pain pathways. Neurosurg. Clin. N. Am. 2014 Oct; 25 (4):629-38.
8. Deberry JJ, Randick A, Ness TJ. Substrates of spinal cord nociceptive processing. In: Ballantyne JC, Fishman SM, Rathmell JP (ed.). Bonica's management of pain. 5th ed. Philadelphia; 2019. p. 305-44.
9. Giesler GJ, Yezierski RP, Gerhart KD, Willis WD. Spinothalamic tract neurons that project to medial and/or lateral thalamic nuclei: evidence for a physiologically novel population of spinal cord neurons. J. Neurophysiol. 1981 Dec 1; 46 (6):1285-308.
10. Dostrovsky JO. Role of thalamus in pain. In: Progress in brain research [Internet]. Elsevier; 2000. p. 245-57. [citado 28 jun. 2020]. Disponível em: https://linkinghub. elsevier. com/retrieve/pii/ S0079612300290183.
11. Westlund KN. Pain pathways. In: Benzon H, Rathmell JP, Wu CL, Turk DC, Argoff CE, Hurley RW (ed.). Practical management of pain – Raj. Philadelphia; 2014. p. 83-97.
12. Foreman RD, Blair RW, Neal Weber R. Viscerosomatic convergence onto T2-T4 spinoreticular, spinoreticular-spinothalamic, and spinothalamic tract neurons in the cat. Exp. Neurol. 1984 Sep; 85 (3):597-619.
13. Kevetter GA, Haber LH, Yezierski RP, Chung JM, Martin RF, Willis WD. Cells of origin of the spinoreticular tract in the monkey. J. Comp. Neurol. 1982 May 1; 207 (1):61-74.
14. Bernard JF, Bester H, Besson JM. Chapter 14 – Involvement of the spino-parabrachio-amygdaloid and-hypothalamic pathways in the autonomic and affective emotional aspects of pain. In: Progress in brain research [Internet]. Elsevier; 1996. p. 243-55. [citado 23 jul. 2020]. Disponível em: https://linkinghub. elsevier. com/retrieve/pii/S0079612308618683.
15. Willis WD. Nociceptive pathways: anatomy and physiology of nociceptive ascending pathways. Philos. Trans. R. Soc. Lond. B. Biol Sci. 1985 Feb 19; 308 (1136):253-70.
16. Willis WD, Al-Chaer ED, Quast MJ, Westlund KN. A visceral pain pathway in the dorsal column of the spinal cord. Proc. Natl. Acad. Sci. 1999 Jul 6; 96 (14):7675-9.
17. Rosenow JM, Henderson JM. Anatomy and physiology of chronic pain. Neurosurg. Clin. N. Am. 2003 Jul; 14 (3):445-62.
18. Brito P. Nervo trigêmio: quinto nervo craniano [Internet]. Os pares cranianos. [citado 23 jul. 2020]. Disponível em: http://neurologiapaulobrito.com/pdf/pdf_programa_residencia/pares_cranianos/Nervo%20Trigemio. pdf.
19. Taylor KS, Seminowicz DA, Davis KD. Two systems of resting state connectivity between the insula and cingulate cortex. Hum. Brain Mapp. 2009 Sep 15; 30 (9):2731-45.
20. Hosobuchi G, Adams JE. Pain in relief by electrical stimulation of the central gray matter in humans and its reversal by naloxone. Science. 1977; 197:183-86.
21. Yeung JC, Yaksh TL. Concurrent mapping of brain sites for sensitivity to the direct application of morphine and focal electrical stimulation in the production of antinociception in the rat. Pain. 1997; 4:23-40.

22. Behbehani MM, Fields HL. Evidence that an excitatory connection between the periaqueductal gray and nucleus raphe magnus mediates stimulation produced analgesia. Brain Res. 1979; 170:85-93.

23. Vanegas H, Schaible HG. Descending control of persistent pain: inhibitory or facilitatory? Brain Res. Rev. 2004; 46:295-309.

24. Fields HL, Basbaum AL, Heinricher MM. Central nervous system mechanism of pain modulation. In: McMahon SB, Koltzenburg M (ed.). Textbook of pain. Edinburgh: Churchill Livingstone; 2005. p. 125-142.

25. Denk F, McMahon SB, Tracey I. Pain vulnerability: a neurobiological perspective. Nat. Neurosci. 2014; 17:192-200.

26. Kehlet H, Jensen TS, Woolf CJ. Persistent postsurgical pain: risk factors and prevention. Lancet. 367:1618-1625.

27. Eippert F, Bingel Ulrike, Schoell E, Yacubian J. Activation of the opioidergic descending pain control system underlies placebo analgesia. Neuron. 2009; 63 (4):533-543.

28. Busch M, Stein Christoph. Opioid receptors and opioid peptide-producing leukocytes aspects. Brain, Behavior and Immunity. 2009; 24 (5):638-694.

29. Stone K, Laura S, Tinna M. Spinal analgesic actions of the new endogenous opioid peptides endomorphin-1 and 2. Neuro. Report. 1997; 8 (14):3131-3135.

30. Kato G, Yasaka T. Direct GABAergic and glycinergic inhibition of the substantia gelatinosa from the rostral ventromedial medulla revealed by in vivo patch-clamp analysis in rats. J. Neurosci. 2006; 26:1787-1794.

31. Wei F, Dubner R, Zou S. Molecular depletion of descending serotonin unmasks its novel facilitatory role in the development of persistent pain. J. Neurosci. 2010; 30:8624-8636.

32. La Porta C, Bura SA, Negrete R. Involvement of the endocannabinoid system in osteoarthritis pain. Eur. J. Neurosci. 2014;39 (3):485-500.

33. La Mora M, Cari A, Garcia Y. Role of dopamine receptor mechanisms in the amygdaloid of fear and anxiety: structural and functional analysis. Progress in Neurobiology. 2010;90(2): 198-216.

34. Locke D, Gibson W, Moss P, Munyard K. Analysis of meaningful conditioned pain modulation effect in a pain: free adult population. The Journal of Pain. 2014; 5 (11):1190-1198.

35. Watanabi C. Mechanism of spinal pain transmission and its regulation. Yakugahi Zasshi. 2014; 134 (12):1301-1307.

36. Chenn L, Liu J, Zhang X, Guo Y. Down-regulation of NR2B receptors partially contributes to analgesic effects of gentiopicroside in persistent inflammatory pain. Neuropharmacology. 2008; 54 (8):1175-1181.

37. Marshall T, Herman D, Milnes T, Badghisi H. Activation of descending pain-facilitatory pathways from the rostral ventromedial medulla by cholecystokinin elicits release of prostaglandin-E2 in the spinal cord. Pain. 2012; 153 (1):86-94.

38. Munro G, Erichesen HK, Rae MG. A question of balance-positive versus negative allosteric modulation of GABA receptor subtypes as a driver of analgesic efficacy in rats models of inflammatory and neuropathic pain. Neuropharmacol. 61 (1-2):121-132.

capítulo 11

Sensibilização Periférica na Dor Neuropática

Alexandre Mio Pos | José Luiz de Campos | Felipe Millen Azevedo

Introdução

A capacidade do sistema somatossensorial de detectar estímulos nocivos potencialmente prejudiciais aos tecidos (ou seja, nocicepção) é uma importante característica protetora que envolve múltiplos mecanismos centrais e periféricos de interação. Além dos efeitos sensoriais, a percepção e a experiência da dor são multifatoriais e influenciadas por fatores genéticos, psicológicos e ambientais em cada indivíduo. A nocicepção e a dor aguda têm uma função protetora importante na prevenção dos danos aos tecidos. No entanto, a dor pode se tornar crônica quando alguns processos mal adaptativos são desencadeados por fatores fisiopatológicos específicos (como uma lesão neural, trauma, amputação, infecção viral, inflamação, tumor, exposição a neurotoxinas, doença autoimune, doenças vasculares, distúrbios metabólicos ou alterações relacionadas ao estresse) e são exacerbados desde o início por uma série de variáveis psicossociais. De fato, a dor crônica é uma das principais causas de sofrimento humano em todo o mundo, especialmente porque terapias eficazes, específicas e seguras ainda precisam ser desenvolvidas.[1]

Apesar de vários pontos em comum, as síndromes de dor crônica de diferentes etiologias podem ser mecanicamente distintas e mostrar diferentes manifestações clínicas. Os distúrbios inflamatórios crônicos envolvem um fluxo constante e contínuo de estímulos nociceptivos dos tecidos afetados para as vias nociceptivas centrais e periféricas. A dor neuropática crônica, todavia, está associada a um desequilíbrio da atividade nas vias que resulta da perda ou interrupção das entradas fisiológicas resultante de lesões em neurônios periféricos ou centrais. Várias patologias de dor envolvem clinicamente componentes inflamatórios e/ou neuropáticos.[1]

Um grande corpo de evidências convergentes sugere que a dor crônica não é simplesmente uma extensão temporal da dor aguda, mas envolve mecanismos distintos. A transição da dor aguda para um distúrbio crônico envolve algumas mudanças dependentes da atividade neuronal (isto é, da plasticidade funcional) em muitos níveis diferentes interconectados, variando do nível molecular ao nível central, em várias vias anatômicas e na via nociceptiva.[2] Essa interconectividade pode explicar por que mesmo pequenas mudanças moleculares, como uma mutação de ponto único, podem resultar em grandes mudanças nos níveis comportamentais ou clínicos, já que são causadas pela amplificação ao longo de múltiplas escalas de plasticidade. Os mecanismos que envolvem a plasticidade funcional foram estudados extensamente e revelaram uma ampla gama de fatores modulatórios que alteram os componentes sensoriais, emocionais e cognitivos da dor.[3] No entanto, dados recentes mostram que as mudanças de plasticidade funcional são acompanhadas por remodelação estrutural e reorganização de sinapses, células e circuitos que também podem ocorrer em várias escalas anatômicas e temporais, adicionando, assim, complexidade e uma grande faixa dinâmica, sendo potencialmente responsáveis pelo desenvolvimento da dor que se estende por longos períodos de tempo. A remodelação estrutural das conexões não foi estudada tão amplamente quanto a plasticidade funcional, e ainda não está claro se representa uma causa ou uma consequência da dor crônica.[2]

Dor neuropática

A dor neuropática é causada por um dano ou lesão ao sistema nervoso periférico ou central. A Associação Internacional de Estudo da Dor (IASP) define formalmente a dor neuropática como "dor causada por uma lesão ou doença do sistema nervoso somatossensorial".[4] A dor neuropática central é originada de lesões na medula espinhal ou no cérebro. Alguns estados de doença comuns implicados na dor neuropática central incluem lesões da medula espinhal, esclerose múltipla, mielite transversa e siringomielia. Em contraste, a dor neuropática periférica é causada por lesões nas fibras C não mielinizadas e nas fibras A mielinizadas. As neuropatias periféricas podem ser subdivididas posteriormente com base na distribuição. A maioria das neuropatias periféricas geralmente se enquadra em duas categorias: lesões periféricas focais/multifocais; e lesões periféricas generalizadas. Alguns exemplos de lesões focais e multifocais incluem síndromes de aprisionamento (*entrapment*), neuralgia pós-traumática, neuralgia pós-herpética e mononeuropatia diabética; as lesões generalizadas incluem as polineuropatias associadas ao diabetes *mellitus*, alcoolismo e HIV.

A prevalência estimada de dor neuropática é muito mais alta do que comumente se pensa e está na faixa de 7 a 10% da população.[5] Embora seja considerada uma causa de sintomas crônicos, a dor neuropática também pode se manifestar de forma aguda após trauma e cirurgia. A incidência foi estimada conservadoramente em 3% dos pacientes do serviço de dor aguda.[6] Da mesma forma, as condições médicas agudas podem se manifestar com dor neuropática. A lesão nervosa e alterações associadas na entrada aferente ou na hiperexcitabilidade associada à dor central podem induzir alterações estruturais e funcionais em vários pontos nas vias nociceptivas com complexas consequências psicobiológicas de longo prazo.[2]

As síndromes de dor disfuncional do sistema nervoso central (SNC), como enxaqueca, fibromialgia e dor pélvica crônica, apresentam cronicidade que muitas vezes não pode ser associada de forma confiável à fisiopatologia clínica no sistema somatossensorial. Historicamente, muitos termos têm sido usados para se referir à dor disfuncional do SNC clínica, incluindo "síndromes de dor funcional", "maldínia" ou "neuroplástica".[7] A IASP, no entanto, recentemente endossou a "dor nociplástica", definida como "dor que surge de nocicepção alterada, apesar de nenhuma evidência clara de dano real ou ameaça do tecido causando a ativação de nociceptores periféricos ou evidência de doença ou lesão do sistema somatossensorial causando a dor".[8] Este novo termo corresponde, no CID-11, à classificação "dor primária crônica".

Vários mecanismos foram propostos para o desenvolvimento da dor neuropática e uma melhor compreensão da sua fisiopatologia pode, por sua vez, ajudar a encontrar melhores opções de tratamento para os pacientes. As mudanças patológicas que causam a dor neuropática envolvem predominantemente as pequenas fibras sensoriais, incluindo fibras C amielínicas, A-beta mielinizada e fibra A-delta. Após a lesão de um nervo, os canais de sódio voltagem-controlados se acumulam ao redor do local lesionado e ao longo do comprimento do axônio, o que resulta em hiperexcitabilidade e potenciais de ação com descargas ectópicas. Assim, bloqueadores de canais de sódio e estabilizantes de membrana voltados para esse alvo específico podem ajudar a controlar o quadro. Tem sido demonstrado que o receptor para canais de potencial transitório vaniloide tipo 1 (TRPV1) desempenha um importante papel na dor neuropática.[9] Receptores TRPV1 são ativados por calor (> 42 C), baixo PH (< 6) e algumas moléculas lipídicas endógenas.[10] A lesão do nervo resulta na regulação negativa dos receptores TRPV1 no nervo lesado e na regulação positiva das fibras C não lesadas, resultando em atividade nervosa espontânea, que, por sua vez, pode ser experimentada como hiperalgesia ou sensação de calor com dor em queimação. A capsaicina é um vaniloide de ocorrência natural que ativa os receptores TRPV1, estimulando o influxo de cátions que resultam em dessensibilização. A lesão do nervo também pode induzir o surgimento de novas fibras no gânglio da raiz dorsal (GRD), que se apresenta como outro mecanismo para a dor neuropática e, mais especificamente, a dor mediada pelo simpático. Após uma lesão parcial do nervo, tanto os axônios danificados como os não danificados começam a expressar alfa-adrenorreceptores, tornando-os mais sensíveis a vários neurotransmissores de terminais simpáticos pós-ganglionares.[11] Em ambas as circunstâncias, a dor mediada pelo simpático pode, teoricamente, ser tratada por bloqueios simpáticos ou bloqueadores alfa-adrenérgicos. Alterações no sistema nervoso central (SNC) podem ocorrer após a lesão de um nervo periférico. Essa mudança inclui essencialmente uma alteração de controle inibitório na medula espinhal. A desinibição é orquestrada por vários mecanismos e, entre eles, os receptores opioide e de ácido gama-aminobutírico (GABA) que sofrem uma *down-regulation*.[7] A quantidade de GABA, um transmissor inibitório, é assim reduzido no corno dorsal, enquanto a expressão de colecistocinina, um receptor inibidor opiáceo, está regulado positivamente. Além disso, a morte de interneurônios inibitórios na lâmina II é também um mecanismo excitatório. A somação dessas mudanças desinibitórias ocasiona a ativação espontânea e uma resposta dolorosa exagerada. Dessa forma, os fármacos que têm como alvo os receptores GABA ou os fármacos que imitam a inibição descendente, como a clonidina, podem ter valor terapêutico no tratamento da dor neuropática.

Processamento primário da dor

Vias ascendentes da dor

A nocicepção, ou percepção da dor, ocorre por meio de entrada sensorial da vasta rede neuronal conhecida como sistema nervoso somatossensorial (SNSS). O SNSS não é apenas responsável pela nocicepção, como também detecta pressão, toque leve, discriminação tátil, vibração e posição corporal. O SSNS também codifica os estímulos para a grafestesia, estereognosia e a discriminação de dois pontos. A anatomia do SSNS é frequentemente discutida em termos de neurônios de 1ª, 2ª e 3ª ordens que são responsáveis pela recepção, integração e resposta coordenada ao estímulo doloroso, respectivamente.

Os neurônios de 1ª ordem são neurônios pseudounipolares periféricos que detectam a dor por meio de nociceptores especializados. Um nociceptor é um receptor em uma terminação nervosa livre associada ao ramo periférico do neurônio de 1ª ordem. Neurônios pseudounipolares têm corpos celulares no gânglio da raiz dorsal (GRD) e têm apenas um axônio que se bifurca em um ramo periférico, que termina em um receptor sensorial, e um ramo central que sai do GRD e se comunica com a medula espinhal. O GRD é uma estrutura formada por um grande agrupamento de corpos celulares de neurônios periféricos, outras células e neuromatriz. O GRD está localizado logo distal ao nervo espinhal fora do neuroforame na maioria dos níveis.

A complicada integração das vias ascendentes com o tálamo e o sistema límbico é um importante determinante da manifestação externa da dor. A dimensão cognitivoafetiva da dor pode determinar a plasticidade da resposta à dor.

Existem vários subtipos de receptores associados a um tipo de estímulo, e a transdução do sinal é retransmitida para um potencial de ação no neurônio unipolar para o corno dorsal.

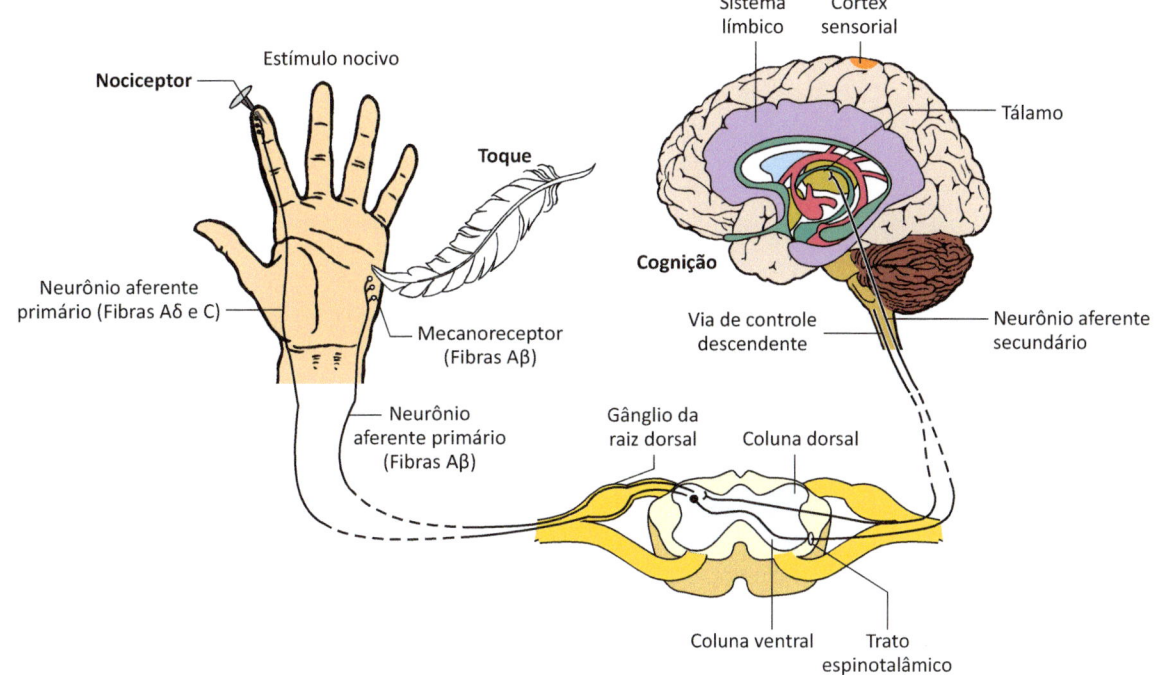

FIGURA 11.1 – Vias cognitivoafetivas.

Fonte: Desenvolvido pela autoria do capítulo.

Ativação do receptor

A recepção do estímulo nociceptivo envolve a transdução do estímulo na periferia da forma inicial de estímulo nocivo para um sinal neuronal que é transmitido rostralmente. Isso é realizado por meio de uma variedade de receptores na terminação do neurônio de 1ª ordem. As proteínas de membrana, como a família de canais iônicos do potencial receptor transiente (TRP), são um grupo bem caracterizado de nociceptores especializados. Os receptores TRP respondem a estímulos nocivos, químicos ou térmicos ou a mudanças no pH. O receptor TRP-1 é aquele identificado como sensível à capsaicina, às mudanças térmicas, bem como às mudanças de pH associadas a danos nos tecidos. O TRP-2 é ativado por elevações extremas de temperatura e o TRP-8 é conhecido por responder a estímulos frios. Outros receptores de canais iônicos incluem SCN9A, um receptor classificado como canais de sódio resistentes à tetrodotoxina. A deleção genética desse receptor é encontrada em pacientes completamente incapazes de sentir a dor. Alguns receptores são conhecidos por terem locais de ligação ionotrópica purinérgica (p. ex., adenosina/ATP) que sensibilizam os receptores após um dano tecidual.[13]

As propriedades fisiológicas dos nociceptores são determinadas pela expressão diferencial de um repertório de moléculas de transdução. A expressão particular desses transdutores determina quais modalidades são detectadas por cada conjunto de nociceptores. Por exemplo, o canal de potencial transiente do receptor (TRP) tipo vaniloide 1 (TRPV1) transduz temperaturas nocivas de 39 a 51 °C e gera potenciais de receptor elétrico em uma classe de fibras C polimodais.

Todos os axônios nociceptores têm terminações livres sem transdutores anatomicamente especializados, como os corpúsculos de Meissner e as células de Merkel usados pelos mecanorreceptores da pele. No entanto, sabe-se agora que os transdutores moleculares usados por neurônios mecanossensíveis, como Piezo1 e Piezo2, também são amplamente expressos por células não neuronais na pele e outros órgãos que podem interagir bidirecionalmente com terminais somatossensoriais, incluindo nociceptores. Os nociceptores no tecido visceral mostram diferenças em relação aos do tecido somático, mas são muito menos estudados.[14] Nas vísceras, os nociceptores específicos de alto limiar são incomuns e a maioria dos aferentes mecanossensíveis codifica a estimulação de maneira linear, podendo atingir a faixa nociva. Há uma grande proporção de nociceptores silenciosos nas vísceras, que não respondem em condições basais e respondem ao calor e a estímulos químicos na presença de inflamação.

Os nociceptores também podem ser classificados por sua relação com fatores tróficos. Alguns nociceptores de fibra C são dependentes do fator de crescimento do nervo (NGF) e expressam o receptor de tirosinaquinase (TrkA), que é um receptor de neurotrofina. A maioria desses nociceptores também expressa a substância P e o peptídeo relacionado ao gene da calcitonina (CGRP) e são classificados como peptidérgicos. Outra classe de fibras C não é peptidérgica, mas tem receptores da família do fator neurotrófico derivado da linha de células gliais (GDNF; GFR1 e GFR2). Uma grande proporção de genes expressos diferencialmente que definem classes e codificam canais iônicos de membrana e receptores funciona na transdução e transmissão de nociceptores.[14]

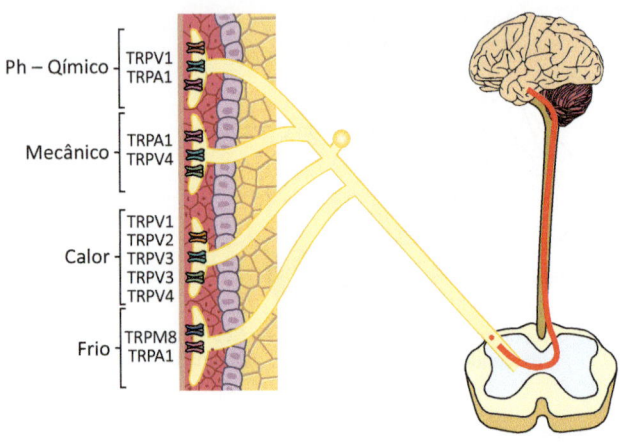

FIGURA 11.2 – Nociceptores periféricos do TRPA e famílias TRPV.
Fonte: Adaptada de Malinowski M. Deer's treatment of pain; 2019.

Neurônios de 1ª ordem

Neurônios nociceptivos de 1ª ordem (também conhecidos como "aferentes nociceptivos periféricos") podem ser divididos em duas classes: fibras A-delta ("condução rápida"); e fibras C ("condução lenta"). Dor "rápida" e dor "lenta" são frequentemente designadas temporariamente como a "primeira onda" e a "segunda onda" de um evento doloroso, respectivamente. Por exemplo, uma martelada no polegar pode ser inicialmente transmitida como um sinal agudo (primeira onda), mas as sensações lentas (segunda onda) podem ser percebidas como uma sensação de pulsação. Os aferentes nociceptivos primários são amplamente distribuídos por todo o corpo (pele, músculos, articulações, vísceras, meninges) e compreendem fibras A-delta ligeiramente mielinizadas de diâmetro médio e fibras C amielínicas de condução lenta e de pequeno diâmetro. Classes distintas de nociceptores são ativadas por estímulos nocivos, que incluem pressão intensa, temperaturas extremas (> 40 a 45 °C ou < 15 °C) e produtos químicos prejudiciais. A subclasse mais prevalente de nociceptor é o tipo polimodal de fibra C, que responde a estímulos mecânicos, térmicos e químicos, enquanto outras subclasses são de nociceptores mecânicos especializados, de calor ou frio.[15]

Os neurônios A-delta do tipo 1 respondem à dor rápida que é bem definida e localizada e respondem ao calor após exposição prolongada ou repetitiva, mas inicialmente respondem mal à sensação de temperatura. A resposta inicial ao calor é recebida pelos neurônios A-delta do tipo 2. Ao contrário, as fibras C são neurônios que transmitem "dor lenta" que não é bem localizada, geralmente como resultado de lesão do tecido. A dor lenta pode ser caracterizada como uma sensação difusa de queimação ou latejamento. As fibras C respondem a estímulos químicos, térmicos e mecânicos, embora possam ter papéis subespecializados, contendo mais de um tipo de receptor. As fibras do receptor C de alto limiar respondem a estímulos térmicos e/ou mecânicos nocivos (p. ex., "polimodal"). As fibras A-beta são um terceiro tipo de neurônio de 1ª ordem que merece menção

especial. Em condições normais, elas são responsáveis por sensações mecânicas que não são dolorosas. No entanto, as fibras A-beta podem ser responsáveis pela alodínia mecânica em condições patológicas associadas a lesões.[16]

Após a ativação, os neurônios de 1ª ordem transmitem o sinal para a substância cinzenta da medula espinhal conhecida como corno ou coluna dorsal (CD). Os aferentes nociceptivos primários associados a toque, vibração ou posição dos membros estão localizados nas colunas dorsais (CD) da medula espinhal em áreas específicas. O fascículo grácil é a área do CD que recebeu a entrada sensorial das regiões torácica média e caudal do corpo, enquanto o fascículo cuneiforme é a entrada-alvo das estruturas da região torácica média e cefálica. Esses aferentes se ramificam no corno dorsal à medida que sobem unilateralmente com o objetivo de propiciar os mecanismos de *feedback* no reflexo de dor.

As lâminas de Rexed são camadas anatômicas dentro da substância cinzenta da medula espinhal e, assim, cada camada parece conter uma variedade de células-alvo. Da mesma forma, é importante entender que cada lâmina não é exclusiva de um tipo de célula, pois ocorre a intercomunicação entre as camadas. Geralmente, a lâmina I recebe entrada predominantemente de fibras A-delta e algumas fibras C em resposta a estímulos nocivos, com alguns deles sendo especializados em alta temperatura (derivada da fibra C) ou estímulos mecânicos nocivos e não nocivos. A lâmina II (substância gelatinosa) recebe a entrada principalmente de fibras C com algumas fibras A-delta e contém uma mistura de interneurônios inibitórios e excitatórios que medeiam as entradas dolorosas e não dolorosas. A lâmina II também recebe informações de fibras A-beta. As lâminas III e IV geralmente não medeiam a entrada do estímulo doloroso, mas, em vez disso, recebem uma quantidade significativa de entrada dos aferentes primários A-beta, embora algumas fibras A-delta também estejam presentes. A entrada da fibra A-beta com sinapses das fibras A-delta e C ocorrem na lâmina V. As lâminas VII e VIII não estão bem definidas. Elas provavelmente recebem entrada inócua. A lâmina VII parece ser única por receber estímulos de qualquer um dos lados do corpo e pode estar associada a condições dolorosas bilaterais. A lâmina X recebe entrada de fibras C, fibras A-delta e aferentes viscerais não mielinizados. As lâminas II, III e IV são as únicas camadas que contêm entradas não nociceptivas com neurônios silenciosos que se comportam em uma capacidade binária (ligada ou desligada) ou neurônios de ampla faixa dinâmica (*Wide Dynamic Range* – WDR) que demonstram uma ampla capacidade. Os neurônios WDR respondem em uma resposta gradativa, em vez de uma resposta binária. Os neurônios WDR provocam uma resposta divergente à estimulação da fibra aferente primária, pois também recebem conexões múltiplas de uma fonte heterogênea de aferentes primários nocivos e inofensivos. Neurônios WDR são encontrados predominantemente nas lâminas IV, V e VI. Os aferentes nociceptivos primários liberam uma ampla variedade de neurotransmissores em alvos específicos do corno dorsal. Existem vários neurotransmissores como glutamato, substância P, peptídeo relacionado ao gene da calcitonina (CGRP), trifosfato de adenosina (ATP), óxido nítrico (NO) e prostaglandinas, entre outros.[16]

A resposta dentro da medula espinhal à ativação e transmissão dos aferentes nociceptivos primários depende não apenas das características do estímulo ou do tipo de neurotransmissor, mas também dos sistemas de segundos mensageiros envolvidos. Os sistemas de segundo mensageiro são conhecidos por serem respostas intracelulares mediadas pela proteína G que ensejam uma ampla variedade de resultados dentro da célula-alvo. Os sistemas de segundo mensageiro podem ser estimuladores ou inibidores específicos da proteína G, ocasionando a ativação ou inibição do segundo mensageiro intracelular ou de um canal iônico associado. Da mesma forma, os receptores podem estar associados a uma variedade de sistemas de segundos mensageiros específicos de cada tecido lesado. Assim, como exemplo, as fibras peptidérgicas C liberam o aminoácido excitatório glutamina, bem como outros neurotransmissores, como taquicininas, substância P (SP), neurocinina A e CGRP. Neurocininas A e SP podem ativar os receptores de neurocininas e estão associadas ao segundo sistema de mensageiro do tipo fosfolipase C (PLC). Em contraste, o CGRP está associado ao segundo mensageiro adenililciclase (AC). Tanto o glutamato como o aspartato ativam os receptores de glutamato que demonstram uma ampla capacidade pós-ativação (receptores metabotrópicos de glutamato *vs.* receptores de canais iônicos AMPA e NMDA). Os receptores de glutamato da subclasse NMDA são encontrados em abundância no corno dorsal e requerem glicina para ativar o receptor. Este receptor é um canal iônico para a permeabilidade do cálcio (Ca^{+2}) na membrana. Da mesma forma, os receptores de glutamato do tipo AMPA que existem predominantemente em neurônios nociceptivos através da medula espinhal apresentam menor afinidade com o glutamato, são cineticamente mais rápidos e transmitem íons sódio (Na^{+2}) em vez de Ca^{+2} por meio de seus canais. Alternativamente, os receptores metabotrópicos de glutamato têm vários subtipos de receptores e estão presentes em todas as vias do sistema somatossensorial. No corno dorsal, os subtipos de receptor mGLU1 e mGLU5 predominam na transmissão da entrada nociceptiva por meio de sistemas específicos de segundo mensageiro, como PLC e AC.[17]

A sinapse entre o aferente nociceptivo primeiro e o segundo neurônio é conhecida por demonstrar grande plasticidade sináptica. A plasticidade sináptica é conhecida como a capacidade dos neurônios de demonstrar autorregulação na junção sináptica. A plasticidade sináptica pode ocorrer pré ou pós-sinapticamente e pode resultar na facilitação ou inibição da liberação do neurotransmissor do terminal do axônio. Por exemplo, receptores pré-sinápticos NMDA em junções que liberam glutamato e SP podem demonstrar liberação pré-sináptica desses neurotransmissores. Em contraste, acredita-se que alguns subtipos de receptores mGLU pré-sinápticos suprimem sua própria liberação por meio de sistemas inibitórios de segundos mensageiros. Da mesma forma, tanto a facilitação pós-sináptica como a pré-sináptica podem ocorrer. Por exemplo, em algumas células, a SP não apenas ativa os receptores do tipo neurocininas pós-sinápticos, mas também pode facilitar sua própria liberação por meio de mecanismos pré-sinápticos. Em última análise, os efeitos de diferentes neurotransmissores sobre as células-alvo dependem do seu tipo, do tipo de aferente primário e das células de suporte (glia, interneurônios), da ampla variedade de tipos de receptores como células-alvo locais associadas e dos segundos sistemas de mensageiros envolvidos. No entanto, a transmissão sináptica dentro da medula espinhal é ainda mais complicada pela presença de uma vasta gama de células-alvo que inclui interneurônios e neurônios de projeção.[12]

Mecanismos de sensibilização periférica

Plasticidade do nociceptor

A sensibilização é uma característica dos nociceptores. Os fenótipos dos nociceptores mudam em resposta à lesão e inflamação do nervo e não são estáticos. Essa plasticidade neural dinâmica reduz o limiar de transdução dos nociceptores e contribui para a hiperalgesia primária, que é definida como uma intensidade anormal de dor em relação ao estímulo. A sensibilização é mais frequentemente produzida pelos sinais químicos de dano ao tecido que ocorrem em situações como durante uma infecção, inflamação ou isquemia; ruptura de células; degranulação de mastócitos; secreções de células inflamatórias; ou após indução de enzimas, tais como ciclooxigenase-2 (COX-2). A maioria dos mediadores químicos atua localmente no nociceptor, direcionando diretamente os canais iônicos ou indiretamente ativando a sinalização intracelular por meio de canais permeáveis ao cálcio ou receptores de membrana.

O TRPV1 é um exemplo de um transdutor do nociceptor que contribui para a sua sensibilização. Quando a sensibilidade térmica e química do TRPV1 é reduzida após uma modulação direta ou indireta de mediadores inflamatórios locais ou por produtos químicos ambientais nocivos, como a capsaicina (que causa a percepção de calor e dor provocada pela pimenta), ocorre a sensibilização. Assim, neuropeptídeos (substância P e CGRP) liberados de terminais periféricos ativados por meio de respostas axonais antidrômicas periféricas causam uma inflamação neurogênica ao promover vasodilatação e extravasamento de plasma. Isso promove o recrutamento de fatores séricos e células inflamatórias no local da lesão. Os anti-inflamatórios não esteroides (AINE) modulam a dor periférica reduzindo a síntese de prostaglandina E2 (PGE2) a partir de COX-2 induzida localmente. A inflamação também induz mudanças na síntese de proteínas no corpo celular dos neurônios nos gânglios da raiz dorsal (GRD) e nos gânglios trigêmeos, e altera a expressão e o transporte de receptores, como o TRPV1 e receptores opioides, para o terminal nervoso periférico. Este último ocorre subjacente à ação periférica dos agonistas opioides no tecido inflamado e pode permitir a modulação do nociceptor por células imunes. O NGF regula quantidades relativas de neuropeptídeos e o limiar de nociceptores, assim o número de receptores para NGF (TrkA) também é determinado pelas funções das células no GRD correspondentes.

Os aferentes primários viscerais têm uma proporção maior de células contendo TrkA em comparação com os neurônios aferentes primários somáticos. O NGF aumenta com a inflamação, liga-se ao TrkA, que causa fosforilação do TRPV1 e facilita os canais de sódio, assim ambos aumentam a atividade do nociceptor. Além disso, o complexo NGF-TrkA é transportado para o GRD, onde tem impacto no fenótipo, resultando em mudanças nos receptores e canais.[18]

Os canais de sódio, potássio, cálcio e cloreto também atuam na transdução e transmissão do nociceptor. Os canais de sódio são um pré-requisito para a condução dos potenciais de ação neuronal para o SNC. Uma corrente rápida de sódio de inativação rápida que é bloqueada pela tetrodotoxina está presente em todos os neurônios sensoriais. Este é o principal local de ação dos anestésicos locais, mas, como o canal está presente em todas as fibras nervosas, a condução nos neurônios simpáticos e motores também pode ser bloqueada. Subtipos de canais de sódio resistentes à tetrodotoxina de ativação e inativação lenta estão seletivamente presentes nas fibras nociceptivas. Após a lesão, as mudanças na cinética do canal de sódio e as alterações específicas na sua expressão (regulação positiva ou regulação negativa) contribuem para a hiperexcitabilidade, que ocorre em diferentes estados de dor e pode explicar parte do mecanismo de benefício dos anestésicos locais sistêmicos na dor aguda e crônica. A importância dos canais de sódio na sensibilidade à dor é refletida pelo impacto das mutações humanas no gene SCN9A que codifica o canal NaV1.7. A perda de sua função resulta em insensibilidade à dor, enquanto as mutações de ganho de função podem produzir eritromelalgia e outras dores intensas. Esses efeitos não se restringem aos canais de sódio; alterações funcionais e de expressão em outras classes de canais de cálcio, potássio e cloreto também contribuem para a transmissão nociceptiva e processamento por nociceptores.[19]

Mecanismos imunes

Está bem estabelecido que o processo de dor neuropática e inflamatória não envolve apenas as vias neuronais que transmitem os sinais do tecido periférico lesado para o cérebro através da medula espinhal, mas também envolve as células imunológicas que liberam e modulam uma variedade de mediadores inflamatórios. Curiosamente, as evidências sugerem que as citocinas pró-inflamatórias são capazes de atuar diretamente nos nociceptores na periferia, bem como no corno dorsal da medula espinhal, resultando em aumento da entrada aferente e subsequente sensibilização periférica e central, respectivamente. O sistema imunológico é composto por dois sistemas independentes, mas intrinsecamente conectados: o sistema imunológico inato; e o sistema imunológico adaptativo. O sistema imunológico inato está continuamente ativo e monitorando patógenos estranhos ou lesões para as quais gera uma resposta generalizada. Alternativamente, o sistema imune adaptativo é uma imunidade adquirida e específica que retém a memória de exposições anteriores. Evidências emergentes têm implicado esses dois sistemas no desenvolvimento e na manutenção da dor crônica.[20]

Lesões e inflamações dão origem à liberação de uma variedade de produtos que podem ativar componentes sensoriais do sistema imunológico inato, por meio de locais de reconhecimento como os receptores Toll-like (TLR). Embora classicamente expressos em células inflamatórias (macrófagos), percebeu-se que eles também estavam presentes na micróglia e astrócitos no neuroeixo. Além disso, esses receptores de sinalização estão presentes nos neurônios do GRD e, claro, nos macrófagos, que são amplamente expressos no GRD.[21] Os macrófagos ativados liberam mediadores inflamatórios, mais notavelmente o fator de necrose tumoral (TNF-a), interleucina-1b (IL-1b), fator de crescimento nervoso (NGF), óxido nítrico (NO) e prostanoides, bem como proteínas do complemento que iniciam a cascata inflamatória inata. Os neutrófilos são o tipo de célula predominante recrutada em uma resposta inflamatória aguda e precoce, causando efeitos pró-inflamatórios por meio da liberação de produtos da lipoxigenase, prostaglandinas, NO, citocinas e quimiocinas, bem como possíveis efeitos antinociceptivos por meio da expressão de opioides. Os mediadores inflamatórios liberados pelas células imunes inatas modulam a sensibilização periférica e central que contribui para a hipersensibilidade à dor.[20]

Evidências recentes sugerem que a imunidade adaptativa também pode desempenhar um papel na dor crônica; no entanto, esse papel é menos claro. O sistema imunológico adaptativo é composto por células B e T. Embora alguns dados recentes sugiram que as células B podem desempenhar um papel por meio da produção de anticorpos, a maior parte da literatura recente enfocou o envolvimento das células T na produção e resolução da dor crônica. Estudos descobriram que a infiltração de células T ocorre dias a semanas após a lesão, primeiro no local da lesão e na extremidade distal do nervo, depois dentro do GRD e, por último, no corno dorsal da medula espinhal. Descobriu-se que as células T suprimem e promovem a dor por meio de vários mecanismos e variações na expressão. As células T podem modular indiretamente a neuroinflamação por meio do reflexo anti-inflamatório. Em resposta à norepinefrina, as células T que expressam o receptor b2-adrenérgico liberam acetilcolina, que sinaliza aos macrófagos para passarem da produção de produtos pró-inflamatórios para anti-inflamatórios, causando um amortecimento do sistema imunológico. As células T presentes na periferia também expressam receptores para glutamato, substância P e CGRP, que regulam a adesão de células T, migração e fenótipo imunológico que impulsiona a neuroinflamação.[21]

Inflamação neurogênica e *nervi nervorum*

O dano tecidual que gera a dor está intimamente associado à inflamação neurogênica. A inflamação neurogênica refere-se à participação ativa dos terminais dos axônios sensoriais na expansão e intensificação de uma reação inflamatória associada ao dano tecidual. Classicamente, os axônios sensoriais ativados em tecidos inflamados enviam descargas de volta para o SNC. Em pontos de ramificação ao longo da árvore do axônio sensorial ativado, os axônios de conexão enviam descargas antidrômicas reversas (a direção reversa da ativação fisiológica do axônio) para baixo no axônio, onde liberam neuropeptídios. Como esses territórios são adjacentes àqueles originalmente associados à ativação sensorial terminal (territórios ramificados), a liberação desses neuropeptídios pode, assim, aumentar a resposta inflamatória. SP e CGRP são vasodilatadores potentes, enquanto SP também causa extravasamento de plasma dos vasos. Ambos podem atuar sobre os mastócitos, causando sua degranulação e liberação de histamina, serotonina e proteases.[22]

Por meio da inflamação neurogênica, os neuropeptídios locais contribuem para os sinais cardinais de inflamação nos tecidos, conforme elegantemente descrito por Lewis: dolor (dor), rubor (vermelhidão por aumento na baixa do sangue) e tumor (inchaço por extravasamento de plasma).[23] Os troncos nervosos periféricos, autoinervados pelos axônios mediante liberação de SP e CGRP em suas bainhas epineurais (*nervi nervorum*), também sofrem esse tipo de inflamação intensificada. É possível que as neuropatias inflamatórias possam gerar dor neuropática por meio desse mecanismo sem a presença de dano evidente ao axônio.[24]

A inflamação neurogênica hiperativa também pode contribuir para as síndromes dolorosas, como as síndromes dolorosas regionais complexas I e II (SDCR I e II). A SDCR I, por definição, não inclui lesão real do nervo, ao passo que o SDCR II inclui. "Distrofia simpática reflexa" (DSR) é um termo anteriormente aplicado à SDCR; supõe-se que a hiperatividade adrenérgica esteja envolvida em sua patogênese. A evidência de envolvimento adrenérgico proeminente, entretanto, tem sido limitada e outros mecanismos podem ser responsáveis por suas características, como a ativação crônica de SP e CGRP contendo nociceptores de fibras C que pode explicar melhor a vermelhidão e o inchaço que acompanham a SDCR.[24]

Moléculas algésicas

Na vizinhança de um axônio de um nervo periférico lesado, uma série de moléculas recém-expressas são capazes de facilitar as descargas ectópicas que resultam em dor. Essas moléculas são denominadas "algésicas". O potássio extracelular, liberado de células mortas ou morrendo, ajuda a despolarizar os axônios próximos. Da mesma forma, pode haver acúmulo de íons de hidrogênio em tecidos lesados acidóticos isquêmicos que ativam canais de íons sensíveis a ácido e canais de TRPV. Várias moléculas algésicas provavelmente influenciam a excitabilidade dos axônios danificados por interações sinérgicas ou alterando as propriedades da via comum final mediada por canais iônicos expressos nos axônios.

As combinações de moléculas algésicas liberadas de macrófagos e leucócitos locais constituem uma "sopa inflamatória" que gera dor neuropática: incluem fator de necrose tumoral α (TNF α), óxido nítrico (NO), interleucina-1 (IL-1), proteases que atuam nos receptores PAR2, entre outros. As moléculas algésicas estão relacionadas com a geração de comportamento de dor em modelos animais experimentais. A histamina está associada ao desenvolvimento de sintomas sensoriais intimamente relacionados, incluindo dor e coceira.

O fator de crescimento nervoso (NGF) é uma substância algésica potente que causa sensações de dor profunda quando injetado por via subcutânea ou intramuscular.[25]

Neuropeptídeos, tais como a SP e o CGRP, são liberados pelos axônios sensoriais nos tecidos durante a lesão. É possível que eles reativem os axônios sensoriais que os liberaram originalmente para amplificar as sensações de dor. Mais bem descrito, entretanto, é uma via na qual SP e CGRP atuam nos mastócitos para liberar histamina e serotonina como moléculas algésicas diretas. A bradicinina é uma molécula algésica que surge do produto da clivagem proteolítica do quininogênio durante a inflamação. A bradicinina atua nos receptores B1 e B2, ambos regulados positivamente nos gânglios sensoriais após uma lesão periférica. Os receptores B2 aumentam precocemente, dentro de 48 horas após a lesão, enquanto os receptores B1 aumentam mais tarde, em 14 dias. Ambos contribuem para o comportamento de dor, conforme demonstrado por inibidores farmacológicos de qualquer receptor de bradicinina que atenuam a dor neuropática em ratos.[26] A bradicinina, um potente agente produtor de dor no homem, tem sido frequentemente empregada para ativar neurônios aferentes nociceptivos. Na pele há um bom grau de seletividade para unidades C-PMN. Concentrações de bradicinina na faixa de 10 nM a 10 J-LM ativam 50% dos C-PMN quando aplicados à superfície interna da pele de ratos *in vitro*. A injeção arterial de bradicinina pode ativar muitos aferentes nociceptivos, tanto A quanto C, das articulações e do músculo esquelético. Por esta via é mais potente do que a serotonina ou histamina. Além de sensibilizar de forma direta os nociceptores, a bradicinina também os sensibiliza a outros estímulos, incluindo o calor. A aplicação repetida de bradicinina gera uma redução acentuada nas respostas ao estímulo, o que é chamado de "taquifilaxia". No entanto, a sensibilização das respostas ao calor mostra redução nesse fenômeno da taquifilaxia. As respostas à bradicinina são potencializadas pelo pré-tratamento com serotonina. A substância taquicinina P, em contraste com a bradicinina, é apenas uma excitante fraca de nociceptores de fibra C. Além disso, a breve aplicação dessa substância não causa sensibilização, embora a exposição prolongada a este agente pode causar respostas aumentadas a outros irritantes[27] (Figura 11.3).

O ATP atua como uma molécula algésica por meio de receptores purinérgicos específicos que incluem P2X3, P2X2/3, P2X4, P2X7 e P2Y. Alternativamente, os antagonistas P2X3 são analgésicos. Os receptores P2X são canais catiônicos não seletivos permeáveis ao cálcio, sódio e potássio com ações a jusante na via MAPK. Enquanto P2X3, P2X2/3 e P2Y ativam neurônios diretamente, P2X4 e P2Y podem ativar neurônios indiretamente por meio da ativação da micróglia próxima. P2Y também pode modular os receptores TRPV1 e aumentar sua sensibilidade. Outra amina envolvida nas reações teciduais às lesões, a serotonina (5-HT), ativa aferentes nociceptivos da pele, articulações e músculo esquelético. Como mencionado anteriormente, ela também sensibiliza os aferentes para as ações excitatórias da bradicinina. Eicosanoides como a prostaglandina E2 e leucotrienos não sensibilizam diretamente nociceptores, mas podem tornar a pele mais sensível ao tato e ao calor.[28]

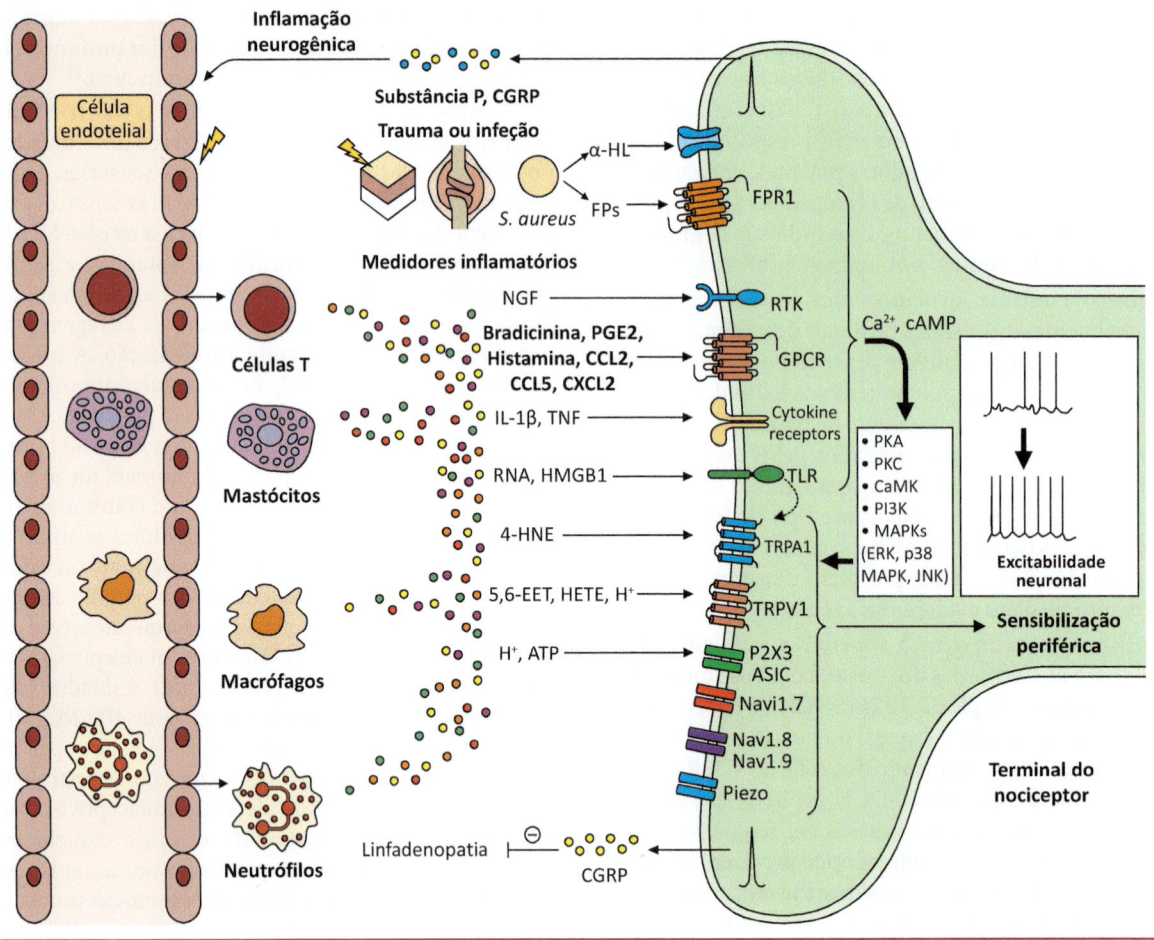

FIGURA 11.3 – A inflamação provoca dor por meio da liberação de mediadores inflamatórios e da sensibilização periférica.

4-HNE = 4-hidroxinonenal; Ácido 5,6-EET = 5,6-epoxieicosatrienóico; ASIC = canal de íons para a detecção de ácido; FPR1 = receptor 1 do formil peptídeo; HETE = ácido 5-hidroxieicosatetraenóico; HMGB1 = proteína B1 do grupo de alta mobilidade; P2X3 = receptor purinérgico 3 de P2X; PGE2 = prostaglandina E2; RTK = receptor tirosina quinase.

Fonte: Desenvolvida pela autoria do capítulo.

A lesão do tecido e a infecção causam inflamação via extravasamento de plasma e infiltração de células imunes, como macrófagos, células T e neutrófilos no tecido danificado. As células imunes infiltradas e as células residentes, incluindo mastócitos, macrófagos e os queratinócitos, liberam vários mediadores inflamatórios, como bradicinina, prostaglandinas, H⁺, ATP, fator de crescimento neural (NGF), citocinas pró-inflamatórias como o fator de necrose tumoral (TNF), interleucina-1β (IL-1β) e IL-6 e quimiocinas pró-inflamatórias como a CCL2 (ligante 2 de quimiocina CC), CXCL1 e CXCL5 (ligante de quimiocina 1CXC). Os neurônios nociceptores expressam os receptores para todos esses mediadores inflamatórios, que atuam em seus respectivos receptores nas fibras nervosas nociceptoras periféricas. Esses receptores incluem receptores acoplados à proteína G (GPCR), receptores ionotrópicos e receptores de tirosina-quinase, e seus segundos mensageiros que resultam na ativação e geração de Ca2 + e AMP cíclico, que ativam várias alcinases, tais como proteinase A e C (PKA e PKC), proteína quinase-dependente de cálcio/calmodulina (CaMK), fosfoinositídeo-3-quinase (PI3K) e as proteínas quinase-ativadas por mitogênio (MAPK), quinase regulada por sinal extracelular (ERK), p38 MAPK e quinase JUN N-terminal (JNK). A ativação dessas quinases causa hipersensibilidade e hiperexcitabilidade de nociceptores (conhecida como "sensibilização periférica") por meio da modulação de moléculas de transdução-chave, como o potencial receptor transitório do canal catiônico, subfamília A, membro 1 (TRPA1), TRPV1 e canais Piezo (um canal iônico ativado por estiramento), bem como as moléculas principais de condução, como os canais de sódio dependentes de voltagem NaV1.7, NaV1.8 e NaV1.9. Os neurônios nociceptores também expressam receptores Toll-like (TLR; especificamente, TLR3, TLR4 e TLR7), que podem ser ativados por ligantes exógenos (conhecidos como padrões moleculares ativados por patógenos, que incluem componentes virais e bacterianos) e ligantes endógenos (conhecidos como padrões moleculares ativados pela lesão – RNA). Certos microRNA (p. ex., let-7b) retroalimentam a cadeia e servem como novos mediadores de dor ativando nociceptores via TLR7, que é acoplado ao TRPA1 (o acoplamento é ainda mais intenso quando o TLR7 é ativado pela let-7b). A infecção bacteriana pelo

Staphylococcus aureus também ativa diretamente os nociceptores e induz a hiperexcitabilidade neuronal ao liberar peptídeos bacterianos N-formilados (FPs) e com a formação da toxina formadora de poros α-hemolisina (α-HL). A ativação de nociceptores também libera substância P (SP) e peptídeo relacionado ao gene da calcitonina (CGRP), que estão envolvidos na geração de inflamação neurogênica. O CGRP também regula negativamente a linfadenopatia após a inflamação.[1]

Moléculas analgésicas

Os nervos periféricos lesados também expressam mediadores analgésicos que amortecem a sensação de dor. Os opioides endógenos são os mais proeminentes. Por exemplo, endorfina e metencefalina são expressas por células inflamatórias nos locais de lesão e esta forma de expressão pode atenuar a dor, alterando a liberação de moléculas algésicas de células inflamatórias que se infiltram no nervo lesado. Além disso, os opioides endógenos podem atuar diretamente nos receptores opioides locais expressos pelos axônios, incluindo os bulbos terminais.[29]

A nociceptina (orfanina FQ) é uma molécula analgésica que atua nos receptores do tipo receptor opioide 1 (ORL1). Tanto o ligante como o receptor são expressos pelos neurônios sensoriais do GRD e sua expressão aumenta após estímulos inflamatórios periféricos. Parte de sua ação analgésica decorre da supressão dos mediadores da dor inflamatória.[29]

Os canabinoides são análogos do 9-tetra-hidro-canabinol (THC), o ingrediente ativo da maconha, e operam como analgésicos agindo em dois receptores separados, identificados como CB1 e CB2. Os receptores CB1 são encontrados no sistema nervoso central e periférico, onde inibem o fluxo de cálcio e aumentam os canais de potássio de lentificação interna. Em contraste, os receptores CB2 estão amplamente localizados em queratinócitos e células imunes (mastócitos, células T, células B, células NK, células microgliais e macrófagos, além de monócitos e PMN). A expressão também pode ser encontrada nas células microgliais do corno dorsal da medula espinhal que são ativadas após a lesão do nervo. A expressão do receptor CB2 após a lesão do nervo é extensamente regulada positivamente nos neurônios sensoriais primários. Assim, teoricamente a inibição de receptores CB1, receptores CB2 ou de ambos pode atenuar a dor neuropática, mas a inibição de CB1 também pode causar alguns efeitos colaterais indesejáveis por causa de suas ações não relacionadas nos neurônios.[30]

Citocinas anti-inflamatórias, como IL-4 e IL-10, não apenas neutralizam as citocinas pró-inflamatórias, mas também parecem ter uma ação analgésica intrínseca. No geral, essas moléculas são coordenadas dentro de um perfil de citocinas sistêmicas anti-inflamatórias que atenua a dor neuropática em humanos com neuropatia periférica.[31]

Galanina é um neuropeptídio que também pode influenciar o comportamento da dor. A ativação de seus receptores GALR1 inibe a nocicepção, enquanto seus receptores GALR2 são excitatórios. Ao bloquear a ação de SP e CGRP e aumentar as ações da morfina, sua ação predominante durante a lesão do nervo periférico ou a inflamação é analgésica. Finalmente, a molécula neurotrófica NT-3 atua para reduzir a hiperalgesia térmica ao regular negativamente a expressão dos canais do TRPV1.[32]

Inflamação, degeneração Walleriana, degeneração *Walleriana-like*

Após a lesão do nervo, axônios e neurônios são expostos a mediadores de dor inflamatória ou moléculas álgicas e, portanto, pode-se esperar que distúrbios inflamatórios específicos de nervos periféricos, como uma vasculite, atraiam um grande número de linfócitos e macrófagos para o endoneuro. Após lesões simples do axônio, no entanto, como a transecção ou esmagamento, uma cascata inflamatória também ocorre. Augustus Waller descreveu uma sequência de alterações patológicas que se desenvolvem nas transecções nervosas distais agudas, conhecidas como degeneração Walleriana (DW). A degeneração do tipo Walleriana (WLD) se refere a uma sequência quase idêntica de eventos em axônios distais que podem ocorrer após um esmagamento ou mesmo ocorrer em outras neuropatias.[33]

Após 1 a 2 dias da lesão, um edema axonal se desenvolve nos axônios do coto proximal. Seu papel potencial na elaboração de neuropeptídeos e na expressão de canais de sódio foi abordado anteriormente. Mais tarde, cerca de 3 a 5 dias após a lesão do nervo, há um influxo de macrófagos na área periférica lesada do nervo, que é acompanhado por citocinas, quimiocinas, NGF, NO e outras moléculas. Estudos anteriores delinearam o cronograma de expressão de citocinas e quimiocinas durante a DW com aumentos iniciais em alguns mediadores e aumentos posteriores em outros. Uma hipótese de trabalho sugere que a dor neuropática pode ser desencadeada e mantida em função da intensidade do meio inflamatório próximo. Em condições como diabetes, em que o início e a eliminação da inflamação são retardados, a dor neuropática pode ser prolongada. Durante a regeneração e a eliminação dos produtos da DW, a dor neuropática diminui. A única ressalva a esse conceito é que o brotamento em regeneração pode exibir mecanossensibilidade e pode promover, *per se*, alguns tipos de dor neuropática durante a recuperação.[34]

Alterações nos gânglios da raiz dorsal sensorial e seus terminais

Os gânglios da raiz dorsal sensorial (GRD) que abrigam os corpos celulares, ou perikarya, dos neurônios sensoriais participam do desenvolvimento da dor neuropática. Normalmente, os neurônios do GRD podem ser segregados em vários tipos, dependendo de seu tamanho, conteúdo de peptídeo e outras propriedades. Neurônios sensoriais pequenos são classicamente associados à nocicepção, expressam SP, CGRP e também expressam receptores TrkA que são ligados por NGF. Uma segunda população de pequenos neurônios sensoriais é conhecida como não peptidérgica. Esses neurônios são responsivos ao GDNF, expressam o GDNF e os receptores de neurturina GFR1 e GFR2, respectivamente, e têm um local de ligação para a lectina da planta *Griffonia simplicifolia* IB4. Esses neurônios se projetam para a lâmina III (porção interna da lâmina II) e são denominados "pequenos aferentes não responsivos de NGF". Assim, esses neurônios diferem dos neurônios TrkA que se projetam para as lâminas I e II. Após as lesões do axônio, os neurônios do GRD mudam seu fenótipo de várias maneiras, facilitando as descargas de dor e permitindo que atuem como geradores independentes de descargas ectópicas. Assim, após uma lesão axonal periférica, descargas ectópicas podem surgir não apenas de axônios danificados no local da lesão, mas também de seus neurônios GRD pais. Os neurônios GRD assumem propriedades semelhantes a um marca-passo, gerando descargas ectópicas espontâneas que se correlacionam com a intensidade da dor.[35]

As alterações nos neurônios do GRD associadas à lesão axônica e à dor neuropática envolvem a expressão de subtipos específicos de canais iônicos. Ambos, aumento e redução em canais específicos, foram descritos: redução em NaV1.9 (NaN/SNS2; resistente a TTX, encontrado em neurônios de pequeno a médio porte), NaV1.8 (SNS/PN3; resistente a TTX; encontrado em neurônios pequenos), IKIR (retificação interna) e Kv1.4 (canal de potássio transitório rápido, neurônios pequenos) e aumento em NaV1.3 (canal de sódio, subunidade Naβ3 em neurônios pequenos) e KCNQ2,3,5 (relacionado a canais de potássio e associado a correntes M). Ainda outras mudanças são descritas em grandes neurônios sensoriais do GRD, mas sua associação com a dor neuropática é incerta, por exemplo, redução em Kv1.1,1.2, T Ca^{+2}, Kv2.1 e IKIR. Algumas mudanças no canal iônico em neurônios grandes e pequenos diferem quando os gânglios estão inflamados ou expostos ao NGF.[36]

Em especial, as alterações em canais NaV1.7 (PN1 ou hNE9), também expressas em neurônios sensoriais do GRD, são de considerável interesse. Por exemplo, a falta de um canal NaV1.7 funcional está associada à insensibilidade à dor, mas, paradoxalmente, também a uma síndrome de dor conhecida como "eritromelalgia". O canal mutado tem propriedades alteradas que promovem a hiperexcitabilidade dos neurônios. Pacientes com eritromelalgia descrevem as características principais da dor neuropática, incluindo as sensações crônicas de queimação nos membros.[37] Uma síndrome de dor adicional conhecida como transtorno de dor paroxística extrema (PEPD) está associada a uma mutação distinta e separada de NaV1.7. A expressão inesperada de NaV1.7 foi identificada nos axônios de neuromas humanos, onde ele pode contribuir para descargas ectópicas e dor neuropática.[38] A colaboração com o NaV1.8, quase exclusivamente expressa em neurônios sensoriais do DRG, também está envolvida nas síndromes de dor ligadas aos canais NaV1.7 mutantes. O NaV1.8 também pode ser um participante crítico em outros tipos de dor neuropática. O canal de cátions ativado por hiperpolarização e ativado por nucleotídeo cíclico (HCN2) em nociceptores que expressam NaV1.8 parece ser crítico para a irrigação desses neurônios após lesão nervosa e na inflamação. As funções de NaV1.9 e NaV1.3 são menos claras.[39]

Os neurônios sensoriais também expressam canais de K + do tipo A que atenuam a dor. Dois subtipos conhecidos como K$_v$3.4 e K$_v$4.3 se distinguiram; quando esses subtipos são suprimidos por oligodesoxinucleotídeos, os ratos desenvolvem hiperalgesia mecânica sem hiperalgesia térmica.[40] Existem alterações na expressão e na função do canal de cálcio, incluindo sua interação com os receptores adrenér-

gicos após a lesão do axônio. Um exemplo notável é a subunidade do canal de cálcio α2δ-1, superexpressa após a lesão do axônio e agora conhecida por ser o alvo dos compostos analgésicos pregabalina e gabapentina.[41] Os canais de cálcio do tipo N (CaV2.2) podem ser particularmente importantes na geração de dor neuropática e crônica. Amplamente distribuídos no sistema nervoso, esses canais exibem expressão de alta densidade nos neurônios do GRD e nos terminais sinápticos do corno dorsal, lâminas I e II.[42] No corno dorsal da medula espinhal, os canais do tipo N controlam o glutamato e a liberação de SP. Os peptídeos isolados de caramujos, como ω-conotoxina-MVIIA e ω-conotoxina-GVIA, que bloqueiam os canais de cálcio do tipo N, são moléculas analgésicas potentes. Além disso, existem duas isoformas de canais de cálcio do tipo N, denominados "e37a" e "e37b", que têm propriedades diferentes. O E37a é expresso em 55% dos neurônios nociceptivos sensíveis à capsaicina e contribui para a liberação de SP. O bloqueio do canal E37a bloqueia a nocicepção térmica e mecânica basal, a hiperalgesia inflamatória térmica e mecânica testada usando o teste de formalina na pata de ratos e a hiperalgesia térmica no modelo de dor neuropática de constrição crônica (CCI). O E37b tem menos efeitos gerais, mas altera a alodínia tátil.[43] A inibição da ligação da proteína 2 mediadora da resposta da colapsina (CRMP-2) ao CaV2.2 diminuiu a liberação de neuropeptídeos dos neurônios do GRD e reduziu a transmissão sináptica excitatória no corno dorsal da medula espinhal.[44]

Além dos canais iônicos, há um amplo repertório de mudanças moleculares nos neurônios sensoriais do GRD que sofreram uma lesão em seus axônios. Alguns estão associados ao desenvolvimento de dor, enquanto outros preparam os neurônios para a atividade regenerativa (RAG ou genes associados à regeneração). Mudanças morfológicas acompanham as alterações dos RAG, conhecidas como "reação do corpo celular" (ou "reação do axônio": cromatólise central e deslocamento dos núcleos para a periferia da célula). Aferentes sensoriais de médio diâmetro, que expressam SP, iniciam a transmissão da informação da dor. Após a axonotomia, pequenos neurônios regulam positivamente a galanina, um peptídeo analgésico potencial, regulam negativamente os receptores opioides μ, os peptídeos SP e CGRP, o receptor TrkA NGF e os receptores purinérgicos P2X3.[45]

Após a lesão, neurônios de fibras grossas aumentam a regulação de BDNF, TNFα, NPY e receptores α2 adrenérgicos. Em contraste com a regulação negativa dos receptores opioides após a lesão já descrita, um modelo de lesão parcial do nervo mostrou aumentos nos receptores opioides μ (MOR) expressos pelos neurônios sensoriais ipsilaterais à lesão. A inflamação periférica também gera aumentos no CGRP, SP e BDNF nos neurônios do GRD que contrastam com as reduções observadas após a lesão[46] (Figura 11.4).

Os neurônios do GRD expressam receptores opioides κ e δ, às vezes colocalizados, que influenciam a transmissão da dor e que podem mudar durante a inflamação. Neurônios finos do GRD expressam receptores δ-opioides (DOR) que, como os MOR, são analgésicos. A nociceptina e seu receptor ORL1 são expressos em maior número de neurônios GRD após lesões inflamatórias periféricas.[47]

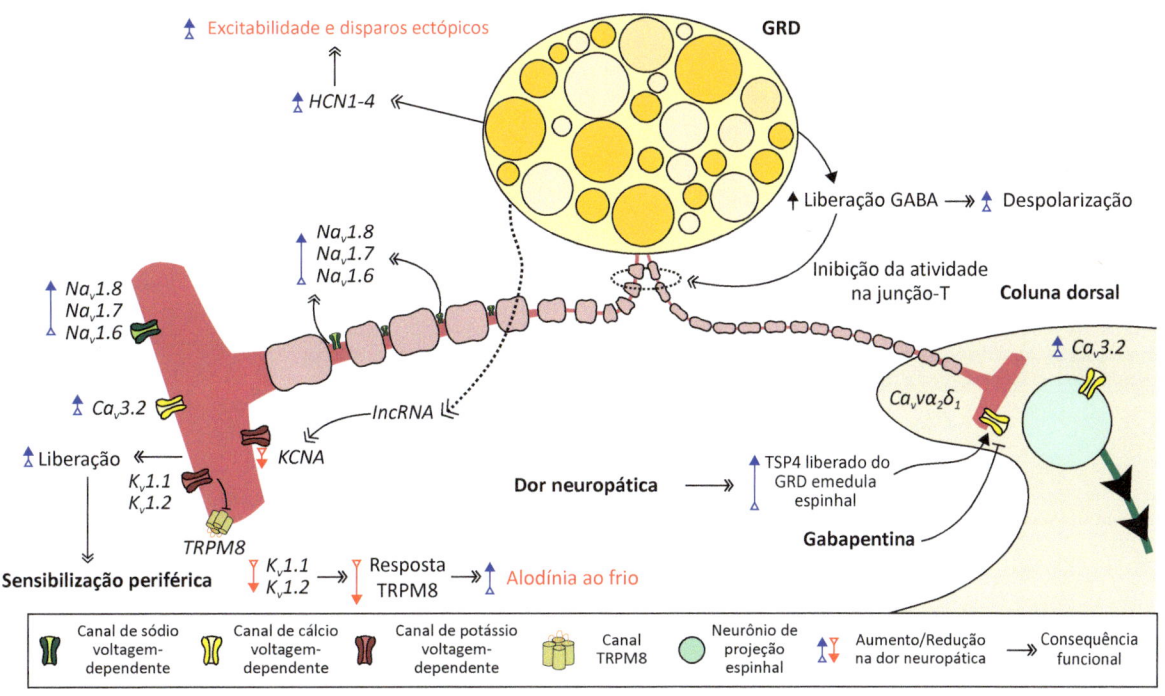

FIGURA 11.4 – Desregulação dos canais iônicos em circuitos sensório-espinhais na dor neuropática.

Fonte: Desenvolvida pela autoria do capítulo.

Os neurônios sensoriais que não são primariamente lesados, mas estão alojados no mesmo GRD dos vizinhos, podem alterar seu fenótipo de forma a promover a dor neuropática. Este interessante fenômeno pode surgir de interações de axônios *en passant* intactos com mediadores inflamatórios associados aos vizinhos lesados, ou por meio de interações dentro do próprio DRG. Exemplos de neurônios que mudam seu fenótipo quando não são diretamente lesados são aqueles que contêm CGRP e P2X3. Os receptores P2X3 são canais catiônicos ativados por ATP, localizados exclusivamente no GRD e neurônios sensoriais do trigêmeo e eles podem facilitar a neurotransmissão da dor.[48]

A regulação positiva, o aumento da densidade e a função de canais de íons pró-excitatórios, incluindo canais de sódio dependentes de voltagem (Navs), canais de cálcio dependentes de voltagem (Cavs) e os canais de nucleotídeos cíclicos ativados por hiperpolarização (HCN), aumentam a liberação de neurotransmissores, a excitabilidade e o disparo ectópico de neurônios sensoriais periféricos. Este mecanismo é ainda potencializado pela regulação negativa dos canais de potássio, como na supressão de KCNA por RNA não codificador longo (lncRNA) e a redução de potencial do receptor transiente de transdutor ao frio melastatina 8 (TRPM8) por canais de potássio dependentes de voltagem (Kvs). As trombospondinas (Tsp1–4), agindo por meio das subunidades alfa2delta1 de Cav, medeiam a sinaptogênese aprimorada em resposta à atividade no GRD (gânglio da raiz dorsal).[2]

Em suma, a dor crônica pode resultar de um estímulo de dor persistente em decorrência de uma lesão ou doença, mas também pode persistir após a cicatrização da lesão original. No entanto, a dor neuropática é acompanhada pela persistência de mecanismos de plasticidade da dor análogos à memória e/ou à falha em interromper a plasticidade da dor induzida pela lesão incitante original. Nesse contexto, a dor crônica pode ser conceituada como a consequência de mudanças plásticas no circuito limbicocortical, ocasionando um novo aprendizado e plasticidade desadaptativa reforçada análoga a mecanismos de memória que não podem ser extintos em virtude de associações emocionais com estímulos dolorosos.

A neuroinflamação resultante de interações neurogliais e neuroimunes não serve apenas como uma força motriz para a dor crônica, mas também está implicada em outras doenças neurológicas e psiquiátricas, como doença de Alzheimer, doença de Parkinson, esclerose múltipla, autismo, depressão maior e esquizofrenia. A dor crônica é comumente associada a depressão, ansiedade e distúrbios do sono, e a prevalência de dor crônica é especialmente alta nas populações de rápido crescimento de pessoas idosas e mulheres com condições de dor crônica sobrepostas. Mecanisticamente, a neuroinflamação culmina na dor crônica generalizada por meio da sensibilização central e periférica, que pode ser induzida e mantida por citocinas, quimiocinas e outros mediadores produzidos pela glia que circulam no líquido cefalorraquiano (LCR) (Figura 11.5). Portanto, aumentar a precisão com que as drogas podem atingir a neuroinflamação no SNC, nomeadamente aumentando o acesso à medula espinhal e ao cérebro, e desenvolver a capacidade de medir com precisão as alterações neuroinflamatórias em evolução no SNC, particularmente no LCR, será de grande importância. Ao desenvolver perfis neuroinflamatórios específicos, a criação dessas drogas também pode revelar novos biomarcadores e meios para identificar estados de dor crônica.

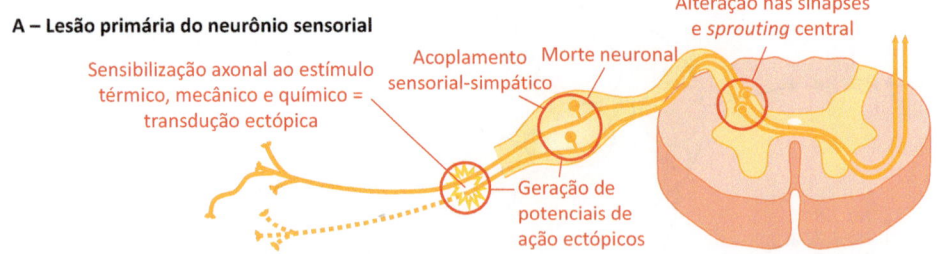

A – Lesão primária do neurônio sensorial

Sensibilização axonal ao estímulo térmico, mecânico e químico = transdução ectópica

Acoplamento sensorial-simpático

Morte neuronal

Alteração nas sinapses e *sprouting* central

Geração de potenciais de ação ectópicos

Amplificação periférica e atividade espontânea mediada por:
Alteração na síntese de neurotransmissores e sinalização;
Aumento da excitabilidade da membrana;
Crescimento axonal periférico e central.

Acionado por:
Perda de fatores neurotróficos periféricos;
Atividade espontânea e medida por receptor;
Sinalização retrógrada;
Sinais de células imunes e células de Schwann desnervadas.

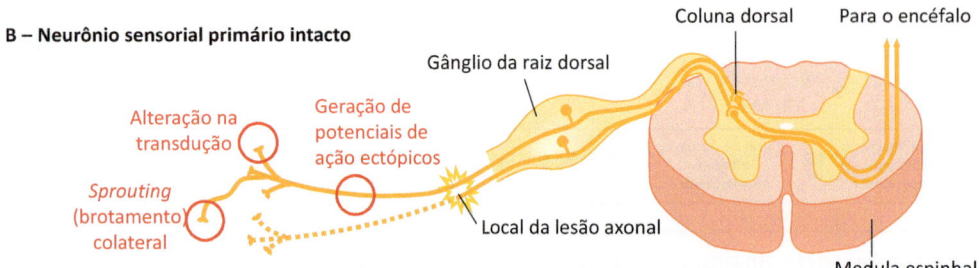

B – Neurônio sensorial primário intacto

Coluna dorsal

Para o encéfalo

Gânglio da raiz dorsal

Alteração na transdução

Geração de potenciais de ação ectópicos

Sprouting (brotamento) colateral

Local da lesão axonal

Medula espinhal

Amplificação periférica e atividade espontânea mediada por:
Alteração na expressão e facilitação nos canais iônicos;
Alteração no limiar e cinética de canais iônicos;
Crescimento axonal colateral.

Acionado por sinais de:
Fatores neurotróficos;
Sinais de células imunes periféricas e células de Schwann desnervadas.

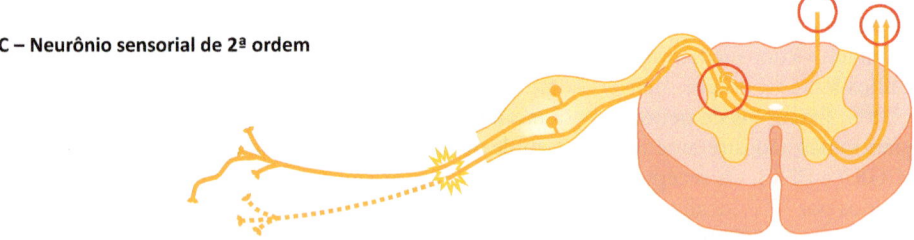

C – Neurônio sensorial de 2ª ordem

Amplificação central mediada por:
Facilitação homo e heterosináptica;
Desinibição;
Conectividade sináptica alterada;
Alteração nos circuitos centrais nociceptivos.

Acionado por sinais de:
Aferentes primários lesados ou intactos;
Vias descendentes dos núcleos centrais;
Conectividade sináptica alterada;
Células imunes periféricas, micróglia e astrócitos.

FIGURA 11.5 – Resumo dos principais mecanismos subjacentes à dor neuropática periférica, sua localização e os gatilhos responsáveis por sua ativação.

Fonte: Adaptada de Costigan M, Scholz J, Woolf CJ. Neuropathic pain: a maladaptive response of the nervous system to damage. Annu. Rev. Neurosci. 2009;32:1-32.

Referências bibliográficas

1. Ji RR, Xu ZZ, Gao YJ. Emerging targets in neuroinflammation-driven chronic pain. Nat. Rev. Drug. Discov. 2014;13(7):533-48.
2. Finnerup NB, Kuner R, Jensen TS. Neuropathic pain: from mechanisms to treatment. Physiol. Rev. 2021;101(1):259-301.
3. Scholz J, Woolf CJ. The neuropathic pain triad: neurons, immune cells and glia. Nat. Neurosci. 2007;10(11):1361-8.
4. Scholz J, Finnerup NB, Attal N, Aziz Q, Baron R, Bennett MI et al. The IASP classification of chronic pain for ICD-11: chronic neuropathic pain. Pain. 2019;160(1):53-9.
5. Van Hecke O, Austin SK, Khan RA, Smith BH, Torrance N. Neuropathic pain in the general population: a systematic review of epidemiological studies. Pain. 2014;155(4):654-62.
6. Hayes C, Browne S, Lantry G, Burstal R. Neuropathic pain in the acute pain service: a prospective survey. Acute Pain. 2002;4(2):45-8.
7. Baron R, Binder A, Wasner G. Neuropathic pain: diagnosis, pathophysiological mechanisms, and treatment. Lancet Neurol. 2010;9(8):807-19.
8. Kosek E, Cohen M, Baron R, Gebhart GF, Mico JA, Rice ASC et al. Do we need a third mechanistic descriptor for chronic pain states? Pain. 2016;157(7):1382-6.

9. Palazzo E, Rossi F, Maione S. Role of TRPV1 receptors in descending modulation of pain. Mol. Cell. Endocrinol. 2008;286(1-2 suppl. 1):s79-83.

10. Woller SA, Eddinger KA, Corr M, Yaksh TL. An overview of pathways encoding nociception. Clin. Exp. Rheumatol. 2017;35 suppl. 107(5):40-6.

11. Totsch SK, Sorge RE. Immune system involvement in specific pain conditions. Mol. Pain. 2017;13:1744806917724559.

12. Malinowski M. Deer's treatment of pain. 2019.

13. Gunthorpe MJ, Chizh BA. Clinical development of TRPV1 antagonists: targeting a pivotal point in the pain pathway. Drug Discov. Today. 2009;14(1-2):56-67.

14. Mayer E, Bushnell M. Functional pain syndromes: presentation and pathophysiology. IASP; 2009.

15. Arcourt A, Gorham L, Dhandapani R, Prato V, Taberner FJ, Wende H et al. Touch receptor-derived sensory information alleviates acute pain signaling and fine-tunes nociceptive reflex coordination. Neuron. 2017;93(1):179-93.

16. Baron R, Maier C, Attal N, Binder A, Bouhassira D, Cruccu G et al. Peripheral neuropathic pain: a mechanism-related organizing principle based on sensory profiles. Pain. 2017;158(2):261-72.

17. Baskozos G, Dawes JM, Austin JS, Antunes-Martins A, McDermott L, Clark AJ et al. Comprehensive analysis of long noncoding RNA expression in dorsal root ganglion reveals cell-type specificity and dysregulation after nerve injury. Pain. 2019;160(2):463-85.

18. Bennett DL, Clark AJ, Huang J, Waxman SG, Dib-Hajj SD. The role of voltage-gated sodium channels in pain signaling. Physiological Reviews. 2019;99(2):1079-151.

19. Bennett GJ. What is spontaneous pain and who has it? J. Pain. 2012;13(10):921-9.

20. Bruno K, Woller SA, Miller YI, Yaksh TL, Wallace M, Beaton G et al. Targeting toll-like receptor-4 (TLR4)-an emerging therapeutic target for persistent pain states. Pain. 2018;159(10):1908-15.

21. Cline MA, Ochoa J, Torebjörk HE. Chronic hyperalgesia and skin warming caused by sensitized C nociceptors. Brain. 1989;112(pt 3):621-47.

22. Lewis T. Nocifensor system of nerves. British Medical Journal. 1937;1(3973):431-5.

23. Holzer P. Local effector functions of capsaicin-sensitive sensory nerve endings: involvement of tachykinins, calcitonin gene-related peptide and other neuropeptides. Neuroscience. 1988;24(3):739-68.

24. Calvo M, Davies AJ, Hébert HL, Weir GA, Chesler EJ, Finnerup NB et al. The genetics of neuropathic pain from model organisms to clinical application. Neuron. 2019;104(4):637-53.

25. Vale ML, Marques JB, Moreira CA, Rocha FArC, Ferreira SH, Poole S et al. Antinociceptive effects of interleukin-4, -10, and -13 on the writhing response in mice and zymosan-induced knee joint incapacitation in rats. Journal of Pharmacology and Experimental Therapeutics. 2003;304(1):102-8.

26. Boada MD, Gutierrez S, Aschenbrenner CA, Houle TT, Hayashida K, Ririe DG et al. Nerve injury induces a new profile of tactile and mechanical nociceptor input from undamaged peripheral afferents. J. Neurophysiol. 2015;113(1):100-9.

27. Stein C, Hassan AH, Przewłocki R, Gramsch C, Peter K, Herz A. Opioids from immunocytes interact with receptors on sensory nerves to inhibit nociception in inflammation. Proceedings of the National Academy of Sciences. 1990;87(15):5935-9.

28. Truong W, Cheng C, Xu QG, Li XQ, Zochodne DW. Mu opioid receptors and analgesia at the site of a peripheral nerve injury. Ann. Neurol. 2003;53(3):366-75.

29. Chen Y, Sommer C. Activation of the nociceptin opioid system in rat sensory neurons produces antinociceptive effects in inflammatory pain: involvement of inflammatory mediators. Journal of Neuroscience Research. 2007;85(7):1478-88.

30. Guindon J, Hohmann AG. Cannabinoid CB2 receptors: a therapeutic target for the treatment of inflammatory and neuropathic pain. Br. J. Pharmacol. 2008;153(2):319-34.

31. Uçeyler N, Rogausch JP, Toyka KV, Sommer C. Differential expression of cytokines in painful and painless neuropathies. Neurology. 2007;69(1):42-9.

32. Wiesenfeld-Hallin Z, Xu XJ, Crawley JN, Hökfelt T. Galanin and spinal nociceptive mechanisms: recent results from transgenic and knock-out models. Neuropeptides. 2005;39(3):207-10.

33. Waller AV, Owen R. XX. Experiments on the section of the glossopharyngeal and hypoglossal nerves of the frog, and observations of the alterations produced thereby in the structure of their primitive fibres. Philosophical Transactions of the Royal Society of London. 1850;140:423-9.

34. Dyck P, Thomas PK. Peripheral neuropathy. 4. ed. In: Lawson S (ed.). Philadelphia: Saunders Company; 2005.

35. Cummins TR, Sheets PL, Waxman SG. The roles of sodium channels in nociception: implications for mechanisms of pain. Pain. 2007;131(3):243-57.

36. England JD, Gamboni F, Ferguson MA, Levinson SR. Sodium channels accumulate at the tips of injured axons. Muscle Nerve. 1994;17(6):593-8.

37. Faber CG, Hoeijmakers JG, Ahn HS, Cheng X, Han C, Choi JS et al. Gain of function Nav1.7 mutations in idiopathic small fiber neuropathy. Ann. Neurol. 2012;71(1):26-39.

38. Emery EC, Young GT, Berrocoso EM, Chen L, McNaughton PA. HCN2 ion channels play a central role in inflammatory and neuropathic pain. Science. 2011;333(6048):1462-6.

39. Chien LY, Cheng JK, Chu D, Cheng CF, Tsaur ML. Reduced expression of A-type potassium channels in primary sensory neurons induces mechanical hypersensitivity. J. Neurosci. 2007;27(37):9855-65.

40. Abdulla FA, Moran TD, Balasubramanyan S, Smith PA. Effects and consequences of nerve injury on the electrical properties of sensory neurons. Can. J. Physiol. Pharmacol. 2003;81(7):663-82.

41. Sills GJ. The mechanisms of action of gabapentin and pregabalin. Curr. Opin. Pharmacol. 2006;6(1):108-13.

42. Smith MT, Cabot PJ, Ross FB, Robertson AD, Lewis RJ. The novel N-type calcium channel blocker, AM336, produces potent dose-dependent antinociception after intrathecal dosing in rats and inhibits substance P release in rat spinal cord slices. Pain. 2002;96(1-2):119-27.

43. Brittain JM, Duarte DB, Wilson SM, Zhu W, Ballard C, Johnson PL et al. Suppression of inflammatory and neuropathic pain by uncoupling CRMP-2 from the presynaptic Ca^{2+} channel complex. Nat. Med. 2011;17(7):822-9.

44. Lieberman AR. The axon reaction: a review of the principal features of perikaryal responses to axon injury. Int. Rev. Neurobiol. 1971;14:49-124.

45. Zhang X, Bao L. The development and modulation of nociceptive circuitry. Curr. Opin. Neurobiol. 2006;16(4):460-6.

46. Ji RR, Zhang Q, Law PY, Low HH, Elde R, Hökfelt T. Expression of mu-, delta-, and kappa-opioid receptor-like immunoreactivities in rat dorsal root ganglia after carrageenan-induced inflammation. J. Neurosci. 1995;15(12):8156-66.

47. Tsuzuki K, Kondo E, Fukuoka T, Yi D, Tsujino H, Sakagami M et al. Differential regulation of P2X(3) mRNA expression by peripheral nerve injury in intact and injured neurons in the rat sensory ganglia. Pain. 2001;91(3):351-60.

48. Costigan M, Scholz J, Woolf CJ. Neuropathic pain: a maladaptive response of the nervous system to damage. Annu. Rev. Neurosci. 2009;32:1-32.

capítulo 12

Sensibilização Central e Dor Neuropática

Manoel Jacobsen Teixeira | Lin Tchia Yeng

Introdução

De acordo com a Associação Internacional para o Estudo da Dor (IASP, na sigla em inglês para International Association for the Study of Pain), sensibilização central é definida como "aumento da responsividade dos neurônios nociceptivos do sistema nervoso central (SNC) aos estímulos aferentes normais ou sublimiares".[1-2] De acordo com Woolf (2001), sensibilização central consiste da "amplificação da sinalização no SNC que resulta em hipersensibilidade à dor".[3] Sensibilização é termo neurofisiológico que inclui a redução dos limiares das reações supralimiares da atividade neuronal e aumento dos campos receptivos das unidades nociceptivas inferidos clinicamente como hiperalgesia e alodínia[4] ou como dor generalizada. Esses achados frequentemente associam-se a outros sintomas comuns à nocicepção e às anormalidades estruturais, celulares, subcelulares, imunológicas, ou da conectividade e neuroquímica da neuromatriz e dos circuitos nociceptivos e não nociceptivos, antinociceptivos, presentes no SNC relacionados ao processamento das sensibilidades, destacando-se os presentes nas lâminas I e V do corno dorsal da substância cinzenta da medula espinal (CDME),[5] *pars caudalis* do núcleo do trato espinal do nervo trigêmeo, tálamo, amígdala, cíngulo anterior, núcleo parabraquial, na substância cinzenta periaquedutal mesencefálica, colículo superior, córtex pré-frontal, etc.[6] A definição apresentada pela IASP de que a sensibilização central é fundamentada na identificação de hiperalgesia e alodínia parece ser insatisfatória, pois outros fenômenos adicionais, como o *wind-up*, potencialização de longo prazo, aumento dos campos receptivos, resultados do teste reflexo de flexão nociceptiva ou inventários de sensibilização central não são considerados.[6]

Sensibilização central significa amplificação dos mecanismos nociceptivos, fenômeno inerente ao SNC. Decorre do recrutamento dos estímulos aferentes subliminares destinados aos neurônios nociceptivos e do aumento da sua reatividade aos potenciais de ação, ou seja, do estado de facilitação, potencialização e amplificação dos sinais que contribuem para a hipersensibilidade à dor e para as reações sensitivas eliciadas pelos estímulos aferentes, mesmo os que evocam sensações inócuas em condições normais. Resulta em intensificação da atividade dos neurônios e dos circuitos nervosos nociceptivos que induzem hiperexcitabilidade da membrana neuronial, aumento da eficácia sináptica e da atividade facilitatória induzida nos neurônios nociceptivos e de 2ª ordem presentes no CDME e redução dos mecanismos inibitórios endógenos centrais, presentes na neuromatriz encefálica. É mecanismo adaptativo e manifestação da intensa plasticidade do sistema nervoso somatossensitivo como reação à ativação, inflamação e ou lesão neural. Coopta novas conexões das vias nociceptivas no SNC, incluindo-se as que habitualmente não processam estímulos nociceptivos, como as de baixo limiar e que geram muitas alterações temporais, espaciais e do limiar das sensibilidades regionais e remotas traduzidas como hipersensibilidade à dor e como aumento da reatividade sensitiva eliciada por estímulos aferentes, incluindo os que evocam alodínia mecânica dinâmica e a hipexcitabilidade do reflexo de flexão nociceptivo (reflexo NFR ou RIII).[3] O aumento da reatividade dos neurônios de 2ª ordem, envolve alterações da permeabilidade da membrana ao Ca^{++}, hiperexpressão de receptores, alterações na configuração das sinapses, hiperativação da micróglia que, por sua vez, libera substâncias mediadoras da dor,[7] desequilíbrio entre os mecanismos rostrocaudais supraespinhais e segmentares facilitatórios e a inibitórios[8] e a plasticidade cortical, subcortical e espinal desadaptativa.[9]

A sensibilização central justifica muitas das alterações temporais, espaciais e dos limiares da sensibilidade dolorosa incluindo a hipersensibilidade à dor e o aumento da reatividade eliciada por estímulos inócuos. Difere da sensibilização periférica quanto aos mecanismos moleculares e celulares. Como resulta da modificação das propriedades dos neurônios do SNC, a dor passa a não mais depender da presença, intensidade ou duração dos estímulos nociceptivos periféricos, mantém-se quando o evento causal desaparece e não há lesão periférica identificável[3] e passa a ser processada adicionalmente por unidades e vias neuroniais normalmente não relacionadas aos estímulos nociceptivos, como as fibras mecanoceptivas mielinizadas Aβ de baixo limiar. Em muitas síndromes clínicas, a dor deixa de ser protetora, surge espontaneamente, pode ser desencadeada por estímulos não nociceptivos (alodínia), torna-se exagerada e prolongada após a aplicação de estímulos nociceptivos (hiperalgesia) e expande-se para além do local onde ocorreu da lesão (hiperalgesia secundária). A sensibilização central é induzida com latência curta (segundos) por estímulos aferentes nociceptivos intensos, repetidos ou sustentados e dura dezenas de minutos a várias horas, mesmo na ausência de potenciais de ação oriundos dos nociceptores.[10] Neurotransmissores liberados pelos aferentes A e C, mas não necessariamente pelos aferentes Aβ, são necessários para desencadear o processo de sensibilização em condições normais. A indução e a manutenção da sensibilização central depende da ação do aspartato e do glutamato nos seus receptores inotrópicos de N-metil-d-aspartato (NMDAr),[11] AMPAr e metabotrópicos mGlur e da modificação das propriedades dos canais iônicos.[3] Receptores da substância P (sP), assim como do peptídeo geneticamente relacionado à calcitonina (CGRP), bradicinina, fator trófico derivado do cérebro (BDNF) e óxido nítrico (NO) atuam isolada ou conjuntamente entre si e ativam várias vias de sinalização intracelular que geram a hiperexcitabilidade neuronal que desencadeia a sensibilização central. Galanina, sP, nociceptina/orfanina (FQ) e fator de crescimento nervoso (FCN) exercem efeitos pró e antinociceptivos em diferentes modelos animais de hiperalgesia e de alodínia.[12] Exercem atividade pró-nociceptiva, a sP, as neurocininas A e B, o CGRP, a dinorfina A, a galanina, nociceptina/orfanina FQ, a bradicinina, a adrenomedulina, a glicoproteína gp, a trombina, a fibronectina, a proteína secretora de Bv8, o TNF-α, as interleucinas 1β (IL-1β) e IL-6, o interferon-γ, a fractalcina (CX3CL1), a proteína quimioatrativa de monócitos-1 (CCL2), as prostaglandinas (PGs) E1, E2, D2, F2α, o BDNF, o fator de crescimento nervoso (FCN), o fator de ativação plaquetário, os lipopolissacarídeos etc.[13] A ativação e a hiperexpressão dos canais de Ca^{++} dependentes de voltagem aumentam o influxo de Ca^{++} do meio extra para o intracelular nos neurônios do CDME que, somado à liberação das reservas microssômais intracelulares de Ca^{++}, é essencial para desencadear a sensibilização central dependente da atividade dos aferentes nociceptivos.[14] Os íons Ca^{++}, ativam a proteinacinase-C (PKC) e outras vias intracelulares como as das cinases reguladas pelos sinais extracelulares (ERK) e a proteinacinase ativada pelo mitogênio (MAPK), que, por sua vez, aumentam as correntes dos receptores AMPAr e NMDAr e reduzem as correntes de K^+. A PKA e a Src, independentemente da ERK, modulam os receptores ionotrópicos, interagem com os canais iônicos e contribuem para a manutenção da sensibilização central. A geração das correntes internas aumenta rapidamente a eficácia sináptica.[15] A fosforilação dos receptores AMPAr e NMDAr durante a sensibilização central aumenta a atividade e a densidade dos receptores e causa hiperexcitabilidade pós-sináptica nos neurônios do CDME;[16] esta, por sua vez, ativa os mecanismos da memória da dor.[17] A sP coliberada com o glutamato pelos aferentes nociceptivos contribuiu para a sensibilização central ao ligar-se ao receptor de neurocinina-1 (NK1) acoplado à proteína G expressada

nos neurônios espinotalâmicos, espinoparabraquiais e espinomesencefálicos,[18] causar despolarização prolongada da membrana neuronal e contribuir para a somação temporal dos potenciais sinápticos vinculados pelas fibras C e para a sinalização intracelular.[19] Evidenciou-se, nas fibras aferentes oriundas das áreas onde ocorre dor, mas não nas das sem dor, regulação ascendente do CGRP, neurotransmissor presente nos neurônios nociceptivos, que potencializa os efeitos da sP e participa da sensibilização central ao atuar nos receptores pós-sinápticos CGRP1, ativar a PKA e a PKC e aumentar a liberação do BDNF.[20] O BDNF liga-se com alta afinidade pelo receptor trkB, aumenta as reações evocadas pela atividade das fibras C mediadas pelo NMDAr e ativa várias vias de sinalização dos neurônios do trato espinotalâmico, incluindo a ERK e a PKC.[21] A bradicinina atua no receptor B2 acoplado à proteína G, aumenta a força sináptica e ativa a PKC, a PKA e o ERK.[22] O ERK também é ativado pela liberação de 5-HT pelo trato serotoninérgico rostrocaudal que libera 5-HT no receptor ionotrópico 5-HT3 e possivelmente no receptor 5-HT7 acoplado à proteína G.[23] A sensibilização central pode decorrer da potenciação homossináptica, em que o condicionamento (estimulação de aferentes nociceptivos) restringe-se às sinapses ativadas; e da potenciação heterossináptica, em que a aferência dos estímulos nociceptivos amplifica as reações a outros estímulos nociceptivos e não nociceptivos das fibras não estimuladas.[3] Adicionalmente, ocorre a conversão de neurônios nociceptivos específicos em neurônios amplamente dinâmicos, que, além de reagirem aos estímulos aos nociceptivos, passam também a apresentar aumento progressivo das reações eliciadas pelos estímulos inócuos repetidos (*windup* temporal) e expansão espacial das aferências, anormalidades que se prolongam além da duração da estimulação. Além da sensibilização segmentar, ocorre sensibilização neuronial no tálamo, substância cinzenta periaquedutal mesencefálica (SCPM), córtex ínsular, cingulado e somatossensitivo etc. em decorrência aumento da concentração de neurotransmissores excitatórios (glutamato) e da conectividade aberrante da rede neuronial entre as áreas pró-nociceptivas, assim como da redução dos neurotransmissores inibitórios (GABA) da atividade dopaminérgica e da disponibilidade do receptor opioide.[13] Com o transcorrer do tempo, essas anormalidades morfofuncionais estruturam-se.

As alterações da matriz da dor e o grau da hiperconectividade relacionam-se à gravidade da dor, enquanto a ativação da ínsula e da amígdala, regiões envolvidas nos aspectos afetivos e motivacionais do processamento nociceptivo, correlacionam-se aos sintomas depressivos.[13]

Sensibilização central e a dor neuropática periférica

Para a ocorrência de dor em doentes com neuropatia periférica, existe a participação de mecanismos centrais além dos periféricos,[24] uma vez que a dor neuropática frequentemente manifesta-se em regiões alocadas além do território de distribuição das estruturas nervosas lesadas e onde não há anormalidades demonstráveis, prolonga-se após o término da estimulação tecidual, intensifica-se durante a estimulação repetitiva, pode ser induzida por estímulos de baixa intensidade, mesmo aqueles que normalmente não evocam dor (alodínia), geralmente não desaparece após o bloqueio anestésico dos troncos nervosos periféricos e pode ser gerada pela ativação e estimulação repetitiva das fibras periféricas Aβ de baixo limiar (hiperpatia).[25] Foram evidenciados sinais de sensibilização central em doentes com síndrome complexa de dor regional tipo II, dor no membro fantasma, polineuropatia diabética, neuroma doloroso, neuralgia pós-herpética etc., com a aplicação de testes para avaliar o *wind-up* (resposta exagerada a estímulos seriados), a hiperalgesia secundária (aumento da sensibilidade dolorosa nas regiões circundantes às da área lesada) e a inibição endógena rostrocaudal condicionada (CPM).[13] Adicionalmente, demonstraram-se aumento de citocinas no líquido cefalorraquidiano (LCR) e modificações da atividade e da conectividade nas regiões do SNC envolvidas no processamento e modulação da dor características de dor neuropática.[26]

Sensibilização neuronial periférica relacionada à sensibilização neuronial central

A dor neuropática crônica é parcialmente gerada pela amplificação anormal da aferência nociceptiva no SNC. Após a lesão nervosa, vários mecanismos contribuem para a excitabilidade e a redução da inibição neuronial no SNC. As fibras nervosas aferentes danificadas passam a gerar potenciais de ação ectópicos espontaneamente,[27] e as células satélites dos gânglios das raízes dorsais e os corpos celulares dos neurônios sensitivos lesados e, menos intensamente, dos não lesados sofrem intensas alterações transcricionais que resultam em alteração das propriedades das membranas neuroniais, incluindo-se as dos canais iônicos e dos receptores e da natureza e da quantidade de transmissores e de fatores neurotróficos que induzem brotamento nervoso.[13] Os potenciais da ação gerados nas fibras C desencadeiam e mantêm atividade dependente da sensibilização central no CDME.[28] Havendo lesão nervosa parcial, as terminações sensitivas rapidamente tornam-se silenciosas mas, após a aplicação de estímulos elétricos ou estímulos suaves, geram disparos breves e atividade prolongada.[29] Ao mesmo tempo em que se instala ritmicidade intrínseca, ou seja, as terminações sensitivas tornam-se fonte de potenciais ectópicos. A mesma fenomenologia ocorre ao longo dos aferentes nociceptivos e das fibras aferentes Aβ. Nos locais onde ocorrem ramificações ou desmielinização dos troncos nervosos, a duração da propagação dos potenciais de ação prolonga-se; quando a duração do período refratário absoluto alonga-se, ocorrem reexcitação da membrana neuronial e reverberação e geração de potenciais extraordinários.[30] A atividade ectópica observada nas terminações nervosas ou ao longo dos axônios gera dor espontânea e é determinante da instalação da alodínia. Os potenciais de ação gerados e veiculados pelas fibras C e Aδ via liberação de glutamato e neurocininas sensibilizam os neurônios do CDME. O peptídeo vasoativo intestinal (PVI) eleva-se nos gânglios das raízes sensitivas correspondentes às regiões da medula espinal em que outros neuropeptídeos são depletados quando ocorre neuropatia periférica.[31]

Sensibilização neuronial na medula espinal

Eletrogênese e eletrodinâmico

A alteração do padrão de organização dos potenciais de ação, o aumento dos potenciais ectópicos no CDME relacionados à hipersensibilidade segmentar por desnervação e a instalação da atividade neuronial ectópica ao longo do tempo em várias regiões do SNC contribuem para a sensibilização central. Após a lesão das raízes sensitivas e dos nervos periféricos, os neurônios desaferentados do CDME passam a apresentar atividade espontânea.[32] O recrutamento dos potenciais de ação, subliminares ou não, espontâneos ou evocados, oriundos dos neuromas das fibras aferentes A-delta e C, reduz os limiares e sensibiliza os neurônios do CDME. A desaferentação não é pré-requisito para a atividade ectópica contínua nos neurônios do CDME que ocorre após a axoniotomia, pois esta pode ser gerada nos neuromas e nos gânglios das raízes sensitivas.[33] Logo após a transecção nervosa periférica, ocorre défice dos potenciais aferentes no CDME.[34] O limiar e a reatividade das fibras A e C dos neurônios do CDME à estimulação elétrica da extremidade proximal do nervo seccionado não se alteram imediatamente após a axonotomia.[35,36] Dois a dez dias após a lesão nervosa, ocorre hiperatividade neuronial espontânea ou evocada de elevada frequência associadamente a surtos intermitentes de atividade aberrante nos neurônios internunciais ou naqueles que originam os tratos de projeção rostral para o tálamo e córtex cerebral, atividade que se mantém durante meses ou indefinidamente.[38] A atividade neuronial decorrente da estimulação nociceptiva ou da estimulação mecânica soma-se à da pós-descarga prolongada nos neurônios do CDME, do que resultam somação temporal e comportamento de retirada prolongada da pata dos animais com neuropatia periférica.[39] Os neurônios do SNC predominantemente ativados pelos estímulos nociceptivos passam também a reagir a estímulos de baixa intensidade de modo progressivamente mais intenso, horas ou dias após a lesão nervosa. A potencialização prolongada envolve fibras nervosas, interneurônios, neurônios de projeção, micróglia e astróglia e amplifica a ativação neuronial gerada pela dor.[40]

Os potenciais ectópicos repetitivos de elevada frequência oriundos dos aferentes primários induzem alterações pós-sinápticas prolongadas (potenciação prolongada) que, por sua vez, exercem papel significativo na instalação da hiperalgesia e da dor crônica neuropática crônica, para as quais a ativação dos receptores NMDAr é essencial. A facilitação da transmissão sináptica caracteriza-se como potenciação de duração prolongada (LTP) da sequência de trens de estímulos curtos nas fibras C.[41] A força sináptica não é estática, pois pode reforçar-se ou deprimir-se prolongadamente. A fosforilação e as alterações da permeabilidade dos receptores ionotrópicos e metabotrópicos de glutamato no CDME incrementam a frequência e a amplitude dos potenciais excitatórios pós-sinápticos (EPSP) de animais que sofrem neuropatia periférica dolorosa experimental.[42] O aumento da atividade pós-sináptica e da amplitude dos EPSP deve-se às alterações na homeostase do glutamato resultante do aumento da expressão dos transportadores vesiculares de glutamato na superfície e profundidade do CDME (Vglut2) (Vglut3).[43]

Neuroplasticidade decorre parcialmente do aumento da eficácia sináptica no CDME e caracteriza-se como aumento da atividade neuronial induzida pela neuropatia. Plasticidade neuronial é definida como alterações das propriedades e funções dos neurônios ou redes neuronais que se prolongam além do período da estimulação causadora dessas anormalidades.[11] Nos doentes com neuropatia periférica, desenvolvem-se várias modalidades de plasticidade neuronial e glial no SNC, especialmente quanto aos contatos sinápticos entre fibras nociceptivas e neurônios do CDME.[13] O acometimento das fibras mielinizadas ou não e a extensão da lesão nervosa alteram as propriedades dos neurônios do CDME que incluem expansão dos campos receptivos, recrutamento neuronial decorrente da ativação de sinapses inativas, redução do limiar de ativação pelos estímulos periféricos, reatividade aumentada aos estímulos supralimiares, aumento progressivo das reações eliciadas pelos estímulos inócuos repetidos que passam a se prolongar além do período da estimulação[44] e alterações comportamentais evocadas pela estimulação aplicada no local da lesão nervosa.[45] A plasticidade decorre de, pelo menos, dois mecanismos subjacentes, brotamento de novos axônios ou de dendritos além das fronteiras somatotópicas e do aumento da eficácia das sinapses fracas ou silenciosas preexistentes.[35] A ativação dos receptores NMDAr reduz o limiar, aumenta as descargas neuronais e as pós-estimulação e expande os campos receptivos dos neurônios do CDM. Decorrentes das alterações estruturais, fenotípicas e químicas e da liberação de neurotransmissores,[42,46] as fibras grossas passam a expressar e a liberar transmissores que habitualmente não sintetizam, como a sP e o BDNF, assim como enzimas que sintetizam a tetra-hidrobiopterina, cofator essencial para a sintetase de óxido nítrico (NOS), ou seja, de moléculas que geram sensibilização central.[47] São efetores da plasticidade as modificações do limiar e da regulação ascendente e da cinética dos receptores NMDAr e AMPAr na membrana neuronial, as alterações dos canais iônicos que aumentam o influxo e o efluxo de eletrólitos nos neurônios e nas células gliais e o comprometimento da atividade supressora do GABA e da glicina no CDME.[11,13]

Após a constrição nervosa periférica crônica, ocorre aumento do conteúdo de glutamato, do aspartato e de Ca^{++} nos neurônios do CDME, fenômeno relacionado às alterações nos transportadores espinais de glutamato que ativam os receptores NMDAr e induzem correntes transitórias de Ca^{++} na substância gelatinosa de roedores.[48] Após a axotomia, os estímulos excitatórios ativam os receptores AMPAr e mGlur e aumentam a concentração do peptídeo vasointestinal (PVI) e do peptídeo ativador da adenilatociclase hipofisária nos neurônios sensitivos do CDME.[49] Após a axoniotomia ou constrição nervosa, ocorre redução da sP e do CGRP no CDME e surgem ou apresentam atividade aumentada o neuropetí-

deo Y (NPY), a galanina e o NPY. O FCN modifica a transmissão sináptica entre os aferentes primários e os neurônios de 2ª ordem presentes nas lâminas I e II do CDME e modifica a liberação pelos aferentes primários de neuropeptídeos, como o BDNF via canal iônico glutamatérgico NMDA.[50] Adicionalmente, o FCN gera hiperalgesia térmica mediada pela sensibilização dos receptores NMDAr na região medial e lateral da substância gelatinosa e no corno anterior da substância cinzenta da medula espinal. O BDNF desempenha papel essencial no desenvolvimento do *wind up* e na sensibilização central, mecanismos que contribuem para a instalação dos sinais sensitivos que traduzem a facilitação neuronial que se manifesta após a lesão e a sensibilização neuronais. Em condições habituais, o BDNF expressa-se constitutivamente em neurônios pequenos e médios dos gânglios sensitivos, é transportado anterogradamente para os neurônios do CDME e liberado pré-sinapticamente quando a estimulação é intensa e modula pós-sinapticamente o receptor TrkB. A ligação BDNF-TrkB nos neurônios de 2ª ordem ativa cinases de proteínas intracelulares e induz a fosforilação do receptor ionotrópico AMPAr, que, por sua vez, contribui para a sensibilização central, particularmente quando atua em associação com os neuropeptítídeos, que se ligam aos receptores pós-sinápticos enriquecidos com a regulação ascendente dos receptores de sP e de CGRP. Os aminoácidos excitatórios e os neuropeptídeos fosforilam os receptores NMDAr e AMPAr[51] e aumentam a expressão dos canais de Na^+ dependentes de voltagem e a subunidade $\alpha2\delta$-1 do canal de Ca^{++} dependente de voltagem.[52] Ocorre ativação de várias proteinacinases no CDME, incluindo-se a PKA, a PKC, a p38 MAPK, a Src, a ERK e a CaMKII em modelos animais de lesão nervosa periférica.[53] Essas alterações geram hiperexcitabilidade neuronial, que, por sua vez, reduz o limiar de ativação dos neurônios nociceptivos de 2ª ordem frente aos estímulos das fibras aferentes mecanossensitivas Aδ e Aβ de modo que estímulos táteis habitualmente inofensivos passam a ser interpretados como dolorosos. Consequentemente à expansão dos campos receptivos, alguns dias ou semanas decorridos da lesão nervosa, os neurônios do CDME passam a responder à estimulação cutânea aplicada nas regiões vizinhas às desaferentadas.[10]

Inflamação e neuroplasticidade

A degeneração axonial e das suas projeções no SNC e a hiperatividade neuronial periférica alteram a anatomia microscópica e subcelular dos neurônios do CDME e das projeções centrais dos aferentes primários.[54] Em animais saudáveis, a estimulação das fibras C desencadeia a expressão de c-fos nos neurônios pós-sinápticos das lâminas superficiais e profundas do CDME, o que não ocorre com a estimulação das fibras Aβ intactas. O aumento da concentração intracelular dos ions Ca^{++} induz a expressão da c-fos e relaciona-se ao controle da transcrição dos genes que codificam a síntese das encefalinas e das dinorfinas. As alterações fenotípicas dos aferentes Aβ justificam a dor neuropática na geração da dor no modelo de neuroma em animais;[55] havendo lesão nervosa, a estimulação das fibras Aβ induz a expressão de c-fos.[56] A ectopia das fibras Aβ participa do mecanismo de sensibilização central em doentes com dor crônica inflamatória ou neuropática.[57] Após a axotomia, os aferentes Aβ passam a expressar e a liberar sP, CGRP e BDNF no CDME, ou seja, os mesmos neuropeptídeos presentes nos nociceptores que medeiam a dor conduzida pelas fibras C e a sensibilização central.[58] Os potenciais das fibras Aβ lesadas desencadeiam sensibilização central decorrente da ação direta destes neurotransmissores nos neurônios, nas células gliais e da abertura da barreira hematoneural.[59] Evidenciou-se regulação ascendente do CGRP nas fibras aferentes oriundas das áreas onde ocorre dor, mas não nas sem dor. Após a lesão nervosa periférica, neurônios das lâminas I e II do CDME podem ser ativados seletivamente com a estimulação das fibras Aβ.[56] O défice dos potenciais pré-sinápticos e os estímulos para o brotamento axonial intrínseco como reação à regeneração dos neurônios lesados e as modificações no ambiente molecular induzem o brotamento das fibras mielinizadas Aβ a partir das lâminas III-IV nas lâminas I-II do CDME, onde passam a fazer sinapse com neurônios nociceptivos específicos.[60]

O brotamento das fibras Aβ na superfície neuronial que recebe aferências de fibras C e Aδ justifica parcialmente a alodínia mecânica observada em doentes com dor neuropática. A magnitude do brotamento axonial não é proporcional ao grau de hiperpatia ou de alodínia que ocorre em vários modelos animais. A baixa atividade do FCN contribui para o brotamento anômalo das fibras Aβ nos neurônios localizados nas lâminas superficiais do CDME. As fibras ativadas pelos receptores de baixo limiar passam então a fazer contato com os neurônios nociceptivos localizados nas lâminas I e II e alteram o processamento sensitivo, fenômeno confirmado em estudos eletrofisiológicos que revelaram que 54% das reações à estimulação com elevado limiar e latência prolongada, características da lamina II, são substituídas por reações de latência curta e limiares mais baixos, ao passo que neurônios predominantemente ativados por estímulos nociceptivos passam também a reagir aos estímulos de baixa intensidade nestas eventualidades. Entretanto, o brotamento neuronial no CDME no ser humano parece ter pequeno significado e, provavelmente, limita-se à pequena população de aferentes primários e de axônios do SNC, pois somente poucas fibras aferentes Aβ penetram no segmento interno da lâmina II após lesão nervosa,[60] o que torna questionável o significado do brotamento anatômico na geração da dor neuropática. A sensibilização central decorre também parcialmente da conversão de neurônios nociceptivos específicos em neurônios amplamente dinâmicos que passam também a ser ativados por estímulos inócuos além dos nociceptivos.

As proteínas do citoesqueleto, as moléculas de sinalização, os receptores e as proteínas do arcabouço da membrana neuronial reorganizam funcionalmente as sinapses, modificam a eficácia pós-sináptica, alteram a densidade dos receptores na membrana neuronial e modificam a atividade dos canais iônicos.[61] As anormalidades das proteínas do citoesqueleto e o bloqueio dos locais de ligação dos neurotransmissores e dos íons reduzem a plasticidade sináptica, pois as proteínas contribuem a transcrição e pós-transdução, desencadeiam as cascatas de sinalização que ativam os fatores de transcrição, transportam receptores recém-sintetizados para o citoesqueleto e direcionam as cinases e as fosfatases para receptores específicos de modo dependente dos estímulos. A produção de mediadores inflamatórios pelos neurônios lesados e células gliais ativadas desencadeiam muitas das alterações observadas no SNC nos doentes com dor neuropática. Os mecanismos moleculares e celulares envolvidos na sensibilização central relacionam-se à atividade, à inflamação e à gravidade da lesão nervosa.[62] Os neurônios apresentam íntima interação glial no CDME, interação esta também relacionada ao mecanismo da sensibilização neuronial. A lesão dos nervos periféricos, além de ativar as células gliais, causa infiltração de células periféricas imunocompetentes no CDME, notadamente macrófagos e células T.[63] As células T produzem citocinas específicas, como o IFN-γ, que reduzem as correntes GABAérgicas via ativação dos receptores de IFN-γ e ativação e recrutamento microglial.[64] A ativação glial pode decorrer de vários processos incluindo-se a ação de bactérias e de vírus que se ligam a receptores específicos expressados na micróglia e nos astrócitos do CDME e a liberação pelas fibras A-δ e C na medula espinal da sP, aminoácidos excitatórios, NO, PG, fractalcina (quimiocina expressada em neurônios e com receptor presente apenas na micróglia) e ATP liberados pré-sinapticamente, incluindo-se as células que desinibem os neurônios nociceptivos do CDME.[65] A produção e a liberação dos fatores tróficos e dos neurotransmissores como o ATP e o NO pelos neurônios e de citocinas, quimiocinas e espécies reativas de oxigênio pelas células T, microgliócitos e astrócitos ativados sensibilizam os neurônios do CDME[63] e são essenciais para a instalação da dor após a lesão nervosa. O ATP, o NO, as citocinas e as quimiocinas ativam e recrutam outros microgliócitos.[67] O aumento da liberação e a produção de NOS pelas terminações pré-sinápticas espinais facilitam a transmissão sináptica dos aferentes primários no CDME, fenômeno que contribui para a sensibilização neuronial espinal e para a hiperalgesia ao induzir hiperexcitabilidade nos neurônios nociceptivos e aumentar a liberação de aminoácidos excitatórios e de sP pelas terminações pré-sinápticas dos aferentes primários, alterações estas facilitadas pela liberação de aminoácidos excitatórios, NO, PG, citocinas pró-inflamatórias (IL-1 e IL-6), TNF e FCN.[68] Ocorre aumento da concentração de citocinas pró-nociceptivas no LCR de doentes com dor neuropática, incluindo-se o TNF-α, a IL-6, a IL-8 e a IL-1β, bem como redução das concentrações da IL-10, molécula inibidora da dor. As citocinas veiculadas retrogradamente pelo fluxo axonial e pelas vias não axoniais (circulação sistêmica) para os gânglios das raízes sensitivas e neurônios e elementos celulares perivasculares do CDME estão envolvidas na plasticidade sináptica e na hiperexcitabilidade neuronial que resultam em dor prolongada.[69] A micróglia altera funcionalmente a atividade das vias nociceptivas que, da medula espinal, projetam-se nos centros encefálicos. Havendo lesão nervosa periférica ou central, a micróglia ativada libera vários moduladores inflamatórios que mantêm a dor neuropática.[70] A microglia reage a diferentes estímulos e assume fenótipo apropriado para determinados estímulos, incluindo a proliferação e as reações migratórias e fagocíticas associadas à expressão de moléculas pró e anti-inflamatórias após a apresentação de antígenos e o recrutamento das células T.[71] A microglia ativada, libera BDNF e NO que, por sua vez, causam desinibição segmentar[72] e morte neuronial como consequência da produção de ROS, molécula pró-apoptótica, e de citocinas, como o TNF e redução da captura de glutamato.[73]

Foi postulado que produtos da degradação neuronial durante o processo de degeneração e proliferação das células gliais alteram a constituição bioquímica do CDME[74] e que ocorre redução do número dos receptores nas terminações centrais dos aferentes primários, achados que contribuem para a hiperatividade neuronial segmentar em doentes com neuropatia periférica.[35,36] A ativação dos astrócitos e da micróglia da medula espinal e do encéfalo pode gerar e facilitar a manutenção da dor decorrente das lesões nervosas periféricas. A lesão nervosa acentua a atividade, a hipertrofia e a proliferação, microglial e astroglial no CDME, a regulação ascendente de marcadores gliais (CD11), da proteína ácida fibrilar glial (GFAP) e dos receptores P2X4, a ativação da proteinacinase ativada pelo mitogênio p38 (MAPK) e da c-Jun-N-terminal-cinase (JNK) que, em conjunto, aumentam a produção de moléculas pró-inflamatórias, ou seja, de citocinas e quimiocinas (fator de necrose tumoral TNF-α, IL-1β, CCL2) e de fatores tróficos (BDNF), moléculas que geram hiperexcitabilidade dos neurônios nociceptivos do CDME. Os neurônios do CDME passam também a apresentar expressão elevada de quimiocinas.[75]

A micróglia do CDME apresenta receptores de muitos neurotransmissores[76] e fatores neurogênicos pró-inflamatórios, e sua proliferação relaciona-se ao mecanismo degenerativo transganglionar. O interferon-γ transforma a micróglia espinal quiescente no fenótipo que expressa o P2X4R. A expressão do P2X4R é essencial para o desenvolvimento da dor e para a manutenção da alodínia induzida pela lesão nervosa periférica neuropática.[77] O ATP é liberado pelos neurônios lesados do CDME e os receptores purinérgicos microgliais ativados induzem proliferação da micróglia e dor neuropática. O ATP na presença do Ca++ extracelular abre o canal não seletivo permeável a cátions do P2X4R. O influxo de Ca++ via estimulação do P2X4R da microglia espinal é essencial para a síntese e liberação do BDNF.[78] Ocorre expressão fenotípica e regulação ascendente do receptor P2X4R na micróglia induzida pela lesão nervosa periférica. A modulação da expressão do P2X4R é desencadeada por moléculas da matriz extracelular (fibronectina),[79] citocinas, quimiocinas (CCL21), famílias de proteases, infiltração das células T[79] etc. A liberação do BDNF, impulsionada pela ativação do P2X4R, é necessária para o desenvolvimento da dor neuropática. A micróglia é a fonte do BDNF, molécula que induz regulação descendente das concentrações de KCC2.[80] A micróglia altera adicionalmente a atividade das vias nociceptivas que, da medula espinal, projetam-se nos centros encefálicos. As proteinacinases ativadas pelo mitogênio (MAPK) são mediadores intracelulares.[7] Após a lesão nervosa, o MAPK p38 medeia a ativação[79] e medeia intracelularmente a sinalização do P2X4R-fator neurotrófico (BDNF) da micróglia.[78] A atividade microglial, entretanto,

reduz-se nas fases ulteriores da dor neuropática experimental, fenômeno que sugere que sua participação é mais importante no início da instalação de hipersensibilidade e na promoção da transição para a dor crônica.[13] Os astrócitos são ativados mais lentamente pela lesão nervosa periférica, mas a ativação perdura durante curso de tempo mais prolongado e de modo mais significativo e contínuo do que a micróglia.[81] A ativação astrocitária é essencial para a instalação da dor neuropática.[13] Astrócitos residentes e células T CD4+ infiltram-se no CDME e secretam IL-17. A resultante expressão de IL-1β e IL-6 conjuntamente com o TNF-α é importante na manutenção da dor neuropática.[13]

A alodínia associa-se ao aumento da concentração da interleucina (IL-6) sintetizada pelos astrócitos e microgliócitos nas regiões medial e lateral da substância gelatinosa e no corno anterior da substância cinzenta da medula espinal como reação à IL-1 e ao TNF.[13] A IL-6 ativa astrócitos e participa do mecanismo da hiperatividade nociceptiva e da hipoatividade das unidades neuroniais segmentares inibitórias e dos sistemas rostrocaudais que contêm monoaminas.[13] Citocinas pró-inflamatórias, como o interferon-γ, ativam a microglia espinal, processo subjacente a muitas modificações induzidas pela neuropatia nos neurônios do CDME, incluindo-se a hiper-responsividade de neurônios amplamente dinâmicos (WDN) e a ativação de aferências nociceptivas convergentes.[13] A ativação dos nociceptores evoca reação e proliferação microglial, mecanismos que geram hipersensibilidade mecânica.[82]

Desinibição neuronial

Contribui para a hiperatividade neuronial a hipoatividade das unidades inibitórias segmentares e das fibras rostrocaudais contendo monoaminas.[13] A transmissão de informações sensitivas dos aferentes primários para os neurônios do CDME sofre controle inibitório e excitatório pré e pós-sináptico modulado pelos aferentes sensitivos, interneurônios e tratos rosrocaudais longos. A redução da síntese, a liberação e a atuação dos transmissores inibitórios geram desinibição neuronial que reforça a atividade sináptica e aumenta a excitabilidade da membrana neuronial.[83] A lesão neuropática resulta em atenuação do tono inibitório dos circuitos nociceptivos da medula espinal, incluindo a desestruturação do mecanismo inibitório do íon Cl⁻ mediado pelas correntes GABAérgicas.[84] O BDNF liberado pela micróglia ativada atua na microglia, fosforila o GluN2B, inibe pré-sinapticamente os receptores GABA-A, reduz a inibição pré-sináptica, aumenta a atividade espontânea dos neurônios da lâmina I do CDME que originam os tratos de projeção rostral assim como a responsividade aos estímulos nociceptivos aferentes e a retransmissão dos estímulos aferentes mecânicos inócuos.[13] Ocorre redução dos gradientes dos ânions Cl⁻ mantidos pela ação antagônica entre o co-transportador de K⁺ e exportador 2 Cl⁻ (KCC2) do que resulta efluxo extracelular dos íons Cl⁻ e K⁺, e pelos canais do exportador 1 de Na⁺-K⁺-Cl⁻ (NKCC1), que causam influxo de Na⁺, K⁺ e Cl⁻. Esse mecanismo altera a eficácia da inibição proporcionada pelo GABA em um subconjunto de neurônios das lâminas superficiais do CDME e induz gradiente de concentração de Cl⁻ em estado estacionário; a abertura dos canais de Cl⁻, como a proporcionada pelos receptores GABA-A, resulta no influxo intraneuronial dos íons Cl⁻ e em hiperpolarização dos neurônios do CDME, de modo que a ativação dos receptores GABA-A pelo GABA deixa de limitar o influxo intraneuronial do Cl⁻ e causa desinibição dos neurônios nociceptivos.[85] Ocorre redução da eficácia do sistema opioide endógeno em casos de desaferentação;[86] a lesão nervosa periférica reduz os receptores opioides μ e δ nas terminações centrais dos aferentes primários e dos interneurônios do CDME. A concentração do receptor opioide MOR (μ) reduz-se principalmente nas terminações dos aferentes primários no CDME ipsilateral e no tálamo contralateral em modelos animais de dor neuropática periférica ou mielopática experimental,[87] enquanto a do receptor canabinoide (CB1), de colecistocinina, de sP e de CGRP aumenta. A antinocicepção opioide depende da modulação por vários sistemas antiopioides e inclui a ativação dos receptores NMDAr[88] e de peptídeos como o CCK e a dinorfina, moléculas mediadoras da dor neuropática;[89] ocorre acoplamento entre a atividade dos receptores opioides δ e a liberação de neuropeptídeos pró-nociceptivos nesta eventualidade. A regulação descendente dos canais exportadores de K⁺ e de Cl⁻, a redução das correntes inibitórias dos interneurônios excitatórios da lâmina II, a redução pré-sináptica da expressão de GIRK nos canais de K⁺ e da inibição pós-sináptica induzida pelos aferentes A nas correntes inibitórias glicinérgicas bilateral, mas principalmente ipsilateralmente no CDME,[90] modificam o gradiente aniônico transmembrana e resultam em excitação, ao contrário da inibição dos neurônios nociceptivos do CDME[91] e de 2ª ordem do CDME. Apesar das controvérsias[92] em decorrência da excitotoxicidade induzida pelo glutamato liberado no NMDAr, a lesão nervosa parcial induz apoptose dos interneurônios GABAergicoseopiodérgicos,[93] fenômenos que resultam em desinibição dos neurônios nociceptivos do CDME.[91,94] A axoniotomia também reduz a magnitude do potencial da raiz dorsal.[95] A transferência das informações dos círculos nociceptivos da medula espinal para os tratos caudorrostrais é submetida a intenso controle inibidor e facilitador segmentar e supraespinal. A atividade modulatória facilitatória rostrocaudal pode contribuir para o aumento da excitabilidade neuronial. Esta, por sua vez, pode ser influenciada pela atividade no tronco encefálico ou das anormalidades psicológicas relacionadas à ansiedade, pensamentos catastrofizantes ou estresses decorrentes ou não da dor e que facilitam a atividade contínua do sistema nociceptivo.[96] A modificação dos controles excitatórios e inibitórios proporcionada pelos tratos rostrocaudais originados no bulbo rostral ventromedial após a lesão nervosa periférica[97] relaciona-se à plasticidade espinal que ocorre após lesão nervosa parcial e modifica a reação à estimulação tetânica das fibras A. Ocorre ativação do receptor ionotrópico da serotonina 5-HT3 do CDME ativado pelos tratos facilitatórios rostrocaudais serotonérgicos oriundos do bulbo rostral-ventromedial, condição associada à liberação de citocinas pró-inflamatórias e à ativação glial que contribuem para a manutenção da sensibilização central.[68] A desinibição das vias nociceptivas e a hipoatividade do mecanismo modulatório supressor da dor aumentam a percepção do estímulo nociceptivo e reproduzem o que ocorre em situações em que há bloqueio da ação do GABA ou da glicina ou após a administração de estricnina, o que sugere a existência de atividade inibitória tônica intensa no CDME, que é ativada por estímulos aferentes de vários limiares. A atividade do sistema inibitório intrínseco atenua-se na maioria das condições de dor crônica.[13] A hipoatividade dos sistemas inibitórios monoaminérgicos rostrocaudais e o aumento da atividade excitatória dos tratos modulatórios rostrocaudais alocados no bulbo rostral ventromedial muito contribuem para exacerbar a dor neuropática via desinibição neuronial.[97,98] A desregulação dos sistemas supressores resulta na interpretação de o estímulo ser ou não nociceptivo.[99] Os aferentes A-δ e C mantêm sua capacidade de ativar os neurônios de 2ª ordem do CDME, mas há redução da inibição segmentar e modificação da quantidade de neurotransmissores liberados pelas terminações aferentes[100] e da atividade dos aferentes do tipo A que modulam os interneurônios inibitórios GABAérgicos e colinérgicos segmentares. A abolição desse controle pode resultar no desenvolvimento da alodínia mediada pela ativação de fibras Aβ.[99]

Hiperalgesia e alodínia

A hiperalgesia e a alodínia podem ser induzidas mesmo na ausência de estímulos sensitivos. Mecanismos centrais exercem papel marcante no desenvolvimento e manutenção da hiperalgesia térmica em casos de lesões nervosas periféricas.[101] A lesão nervosa periférica causa degeneração transináptica das terminações centrais das fibras C na lâmina II.[102] A ectopia das fibras C lesadas e o brotamento dos colaterais das fibras não lesadas contribuem para a instalação da alodínia e da dor neuropática, mas sua magnitude é insuficiente para gerar a sensibilização central. A hiperalgesia pode ser evocada quando as aferências sensitivas calibrosas são interrompidas. A sensibilização central induzida pela lesão nervosa e a alodínia persistem em animais em que a maioria dos nociceptores C é banida com neurotoxinas, ao passo que a supressão isolada da ectopia das fibras Aβ axoniotomizadas alivia a alodínia táctil. As anormalidades celulares desencadeadas pela inflamação e pela axotomia tornam a participação dos aferentes de Aβ essenciais para o mecanismo responsável pela alodínia.[34] Pelo menos nos estágios iniciais da dor neuropática e coincidentemente com a instalação da alodínia táctil em modelos animais de neuropatia traumática, ocorre atividade ectópica espontânea predominantemente nos aferentes Aβ.[74] Ocorrem alterações fenotípicas nas fibras Aβ relacionadas à sensibilização central em modelos animais de dor neuropática e de dor inflamatória.[103]

Após a lesão nervosa periférica, os neurônios da lâmina I inativos na ausência de estímulos nociceptivos passam a apresentar intensa atividade neuronial e a responder à estimulação táctil de baixo limiar em virtude de desmascaramento da conectividade polissináptica no CDME,[104] à redução da inibição e ao desenvolvimento de atividade excitatória dos interneurônios que sofrem redução do limiar de excitabilidade ou transformam-se em interneurônios excitatórios.[84] Há evidências de que a alodínia decorre do comprometimento da atividade do GABA e da glicina; após a administração de antagonistas do GABA ou dos receptores de glicina, os potenciais veiculados pelas fibras Aβ passam a ser recrutados para neurônios da superfície do CDME; a alodínia desaparece após a interrupção das aferências dolorosas, ao passo que a hiperalgesia pode ser evocada quando as aferências sensitivas calibrosas são interrompidas, o que demonstra o papel inibitório mediado possivelmente pelo GABA e pela glicina liberados quando da ativação das fibras de grosso calibre.[105] A desinibição neuronial compromete as interfaces somatotópicas e a individualidade das qualidades sensitivas e induz dor e alodínia. A desinibição dos neurônios do CDME relacionados às fibras nociceptivas polimodais C ativadas pelo calor, picada ou frio decorrente da perda das fibras Aδ parece participar da instalação da alodínia ao frio em doentes com dor neuropática periférica ou central.[106] Os potenciais de ação veiculados pela fibras finas são importantes para o desencadeamento da alodínia; a preservação das vias térmicas e dolorosas em vez das grossas é mais comum em doentes com neuropatia periférica e alodínia mecânica dinâmica,[107] que, por sua vez, é mediada pelas fibras mielínicas mecanossensitivas de baixo limiar e Aβ.[105,108] A alodínia estática geralmente é de curta duração e confinada às regiões onde se instala hiperalgesia primária, enquanto a hiperalgesia dinâmica e puntata estende-se para além desta (hiperalgesia secundária). A alodínia puntata e a hiperalgesia presentes no território de inervação de um nervo manifestam-se em áreas maiores do que a alodínia mecânica dinâmica e dependem das repercussões da ativação das fibras Aδ e, menos intensamente, das fibras C no SNC,[109] ao contrário do observado quando ocorre alodínia mecânica dinâmica.[110] Há evidências de que a disfunção dos canais de K⁺, de Ca⁺⁺ e de Na⁺ como o NaV1.7, o TRPA1, TRPV1 relacionem-se à alodínia ao frio e à hiperalgesia. A potenciação e a desinibição prolongadas são duas possibilidades de plasticidade neuronial que contribuem para a hiperalgesia.

Repercussões e contribuições encefálicas para a ocorrência da dor neuropática

A dor agrava-se em decorrência das anormalidades psicológicas relacionadas à ansiedade, pensamentos catastrofizantes ou estressantes.[99] Além da hipersensibilidade aos estímulos dolorosos, muitos doentes com sensibilização central apresentam hipersensibilidade aos estímulos não dolorosos, incluindo-se os auditivos e visuais,[13] ou seja, apresentam estado generalizado de amplificação sensitiva no SNC, que, por sua vez, pode atuar na patogênese da dor crônica. Ocorrem anormalidades encefálicas nos doentes com dor neuropática periférica e central traduzidas como modificações anatômicas e funcionais nas vias rostrocaudais e caudorrostrais presentes na medula espinal e nos neurônios do tronco encefálico e do tálamo, redução do fluxo sanguíneo talâmico e ativação do giro do cíngulo direito.[99] De acordo com estudos de imagem funcional, a ínsula, que atua na integração multissensitiva torna-se hiperativa nos

doentes que apresentam sensibilização central.[111] Durante atos neurocirúrgicos, a estimulação dos neurônios do complexo ventrobasal do tálamo, mesencéfalo, radiação talâmica e córtex sensitivo evoca sensações dolorosas e queimor nos territórios desaferentados quando os doentes apresentam dor neuropática.[112]

Ocorrem redução da atividade dos neurônios supressores de dor presentes no bulbo rostral-ventromedial e mediada parcialmente pela atividade do córtex somatossensitivo,[113] facilitação descendente da dor relacionada à ativação das células gliais[114] e aumento da concentração de glutamato no *locus coeruleus*,[115] fenômenos que comprometem o mecanismo da analgesia endógena após lesão nervosa[116] e resultam em desinibição neuronial na medula espinal e no tronco encefálico.[99]

A sensibilização dos neurônios espinotalâmicos e corticais relacionados à alodínia e à hiperalgesia ao frio compatilham os mesmos mecanismos moleculares espinais envolvidos na alodínea e na hiperalgesia mecânicas. Anormalidades relacionadas aos neurônios presentes na formação reticular mesencefálica (SCPAM, núcleo cuneiforme) são essenciais para a ocorrência da alodínia mecânica observada após a lesão de nervos periférica. Foi observadaa nos doentes com dor neuropática atividade oscilatória anormal no núcleo do trato espinal do nervo trigêmeo, nos núcleos sensitivos e reticulares talâmicos e no córtex somatossensitivo primário consistente com propagação localizada da atividade neural pelos astrócitos sugestiva de: "disritmia" talamocortical autossustentável;[117] hiperexcitabilidade dos neurônios amplamente dinâmicos e nociceptivos específicos do núcleo ventroposterior do tálamo em modelos animais de dor neuropática;[118] ativação microglial no tálamo, o córtex sensitivo e amígdala;[119] aumento do número de vesículas com transportador de glutamato Vglut2 no tálamo, SCPAM e amígdala;[120] aumento expressão da GFAP (marcadora de astrócitos) no córtex cingulado anterior relacionado às alterações induzidas pela neuropatia na concentração de glutamato e na expressão dos canais de Na⁺ dependentes de voltagem;[121] regulação ascendente do canal de Cav3.2 dependente de voltagem no cingulado anterior;[122] e comprometimento dos potenciais de longo prazo no hipocampo e no córtex somatossensitivo primário[123] decorrente da atividade do TNFα e ativação da micróglia.

O estresse, o medo, a ansiedade e a duração da dor interferem na modulação da dor.[99] As endorfinas, as encefalinas e outros neurotransmissores envolvidos na supressão da dor são liberados quando a dor é muito intensa e quando há estresse associado.[124] Quando a dor torna-se crônica, o comportamento do indivíduo modifica-se e instalam-se alterações na fisiologia de vários órgãos e sistemas que podem agravá-la.[125] O aumento da atenção e a hipervigilância caracterizam a sensibilização cognitivoemocional.[126] A dor e as disfunções delas decorrentes alteram o estilo de vida daqueles que dela padecem e resultam em anormalidades comportamentais e psiquiátricas, incluindo-se a depressão, a ansiedade, anormalidades do sono, o abuso de drogas, os comportamentos doentios anormais etc., que agravam a dor neuropática.[127]

Não há, entretanto, elementos clínicos, morfológicos, bioquímicos, genéticos ou epigenéticos que permitam distinguir as neuropatias dolorosas e das não dolorosas. Parece haver diferença genética entre os indivíduos determinando maior ou menor excitabilidade dos receptores e a ocorrência com maior ou menor frequência de dor em doentes com neuropatia periférica.[128]

Dor decorrente da lesão das raízes nervosas

A lesão das raízes sensitivas espinais e trigeminais resulta em degeneração das suas projeções axonais no SNC. Alguns meses, após a lesão, ocorre aumento na distribuição espacial das terminações dos aferentes intactos nos locais desaferentados, ou seja, aumento do campo receptivo fenômeno atribuído ao mecanismo de brotamento e à melhor eficácia das conexões sinápticas entre os aferentes oriundos das regiões vizinhas às desaferentadas em virtude de sensibilização central e de hipoatividade das unidades inibitórias segmentares que possibilitam que estímulos nociceptivos oriundos de áreas distantes excitem neurônios desaferentados do CDME e do núcleo cervical lateral.[129,130] Essas alterações resultam no aumento da dimensão dos corpos neuroniais no CDME e do número de receptores e das dimensões das sinapses das fibras nervosas remanescentes,[131] desorganização sináptica, brotamento nervoso,[131] proliferação e ampliação da distribuição espacial das terminações centrais dos aferentes intactos nas regiões desaferentadas no CDME, hipersensibilidade neuronial, etc.[132] Após a rizotomia, ocorre redução seguida de elevação do PIV no CDME e redução da concentração da sP nas lâminas I, II e V do CDME seguida de retorno aos valores pregressos em cerca de 4 semanas, fenômeno provavelmente decorrente da presença de sP nos interneurônios e do brotamento das fibras nervosas residuais.[133,134] A colecistocinina, o GABA, a neurotensina e a bombesina não se alteram nessa eventualidade.[135] A rizotomia não altera a concentração da leucina-encefalina e da metionina-encefalina no CDME,[136] o que sugere que estejam localizadas em neurônios internunciais ou proprioespinais, mas reduz a concentração dos receptores opioides, achado que sugere que a ação desses neuromoduladores realize-se mediante contatos axoaxoniais pré-sinápticos dos aferentes primários presentes nas lâminas II e III.[137] Após a gangliectomia, ocorre recuperação da atividade da colecistocinina e da sP, mas não da somatostatina.[99] Esses achados sugerem que a atividade excitatória da sP e a ausência da atividade inibitória das encefalinas que atuam pré-sinapticamente nas lâminas I e II do CDME e pós-sinapticamente na lâmina V, aliadas à redução da atividade da somatostatina que exerce ação inibitória nas lâminas II e V, resultem em hiperatividade por desnervação nas lâminas I, II e V de onde emergem as fibras que originam os tratos de projeção suprassegmentares;[133] as encefalinas exercem atividade antinociceptiva[137] e as dinorfinas atuam nos neurônios de projeção espinal e podem inibir o desencadeamento da dor via *feedback* negativo.[138] As alterações da concentração dos neurotransmissores do CDME são parcialmente revertidas após a aplicação do FCN na extremidade proximal da estrutura nervosa seccionada. A normalização da concentração de alguns neurotransmissores é atribuída à reorganização dos sistemas neuroniais intrínsecos ao CDME.[99] A compressão crônica das raízes nervosas aumenta a expressão de c-fos na medula espinal, ou seja, dos pró-oncogenes envolvidos nas reações prolongadas dos neurônios espinais frente aos estímulos nociceptivos.

Dor no amputado

O amputado pode apresentar dor no coto de amputação, que fisiopatologicamente decorre da mesma fisiopatologia presente em doentes com dor neuropática troncular periférica e dor no órgão fantasma. São contrários às teorias periféricas sobre a dor no órgão fantasma os fatos de: a rizotomia ou o bloqueio radicular e da cadeia simpática não aliviar a dor; de a dor não guardar relação com a distribuição dermatomérica dos nervos seccionados; de manifestar-se com menor frequência antes dos 6 anos de idade;[140] de ocorrer indefinidamente, de as zonas de gatilho dispersarem-se para regiões sadias do corpo; e de ser abolida após a apresentação de estímulos discriminativos, o que sugere haver participação do SNC na sua gênese.[141] De acordo com Livingston (1938),[142] o traumatismo da amputação gera hiperatividade anormal nos circuitos neurais autoexcitatórios do CDME, que é conduzida ao encéfalo. A atividade reverberante difunde-se para a substância cinzenta dos cornos anterior e lateral da medula espinal, acarreta fenômenos motores (espasmo no coto de amputação) e neurovegetativos referidos no órgão amputado. Quando a atividade neuronial torna-se independente, a retirada dos focos periféricos de geração dos potenciais não mais bloqueia a dor. De acordo com Gerard (1951),[143] a lesão dos nervos periféricos compromete a atividade dos neurônios internunciais supressores do CDME, fenômeno que possibilita o recrutamento de circuitos neuroniais adicionais ao longo da substância cinzenta da medula espinal que seria incrementado por estímulos diferentes daqueles que originam a dor e pela estimulação elétrica do núcleo ventroposterior do tálamo. Admite-se atualmente que ocorre aumento da excitabilidade neuronial no CDME após a lesão nervosa decorrente da amputação. A dor prolongada resulta da persistência da atividade neuronial segmentar aberrante, do recrutamento de unidades neuronais adjacentes e da instalação de numerosos focos de anormalidades neuronais no SNC.[99]

A cascata de eventos que ocorre na medula espinal desloca-se rostralmente e modifica a atividade neuronial das estruturas corticais e subcorticais e justifica as qualidades perceptivas complexas, a modificação da percepção da dor no membro fantasma pela atenção, distração, estresse etc. e a plasticidade funcional do córtex somatossensitivo primário,[144] condições que podem ser revertidas com o bloqueio dos plexos nervosos[145] ou com a administração da morfina.[146] As anormalidades segmentares sofrem influência dos neurônios encefálicos, o que justifica a modificação da expressão da síndrome álgica frente a modificações do estado emocional dos doentes. Ocorre redução do volume da substância cinzenta talâmica relacionada ao período de tempo após a amputação.[147] A redução do GABA e da glicina, moléculas que habitualmente inibem os neurônios de 2ª ordem, também participa do fenômeno da alodínea. Neurônios talâmicos que normalmente não reagem à estimulação passam a responder com mapas somatotópicos ampliados nos amputados.[148] Doentes que sofrem amputação ou secção completa da medula espinal podem perceber regiões do corpo anestesiadas. As amputação não apenas privam regiões do encéfalo de suas aferências como também rompem o padrão de atividade neuronal que, em grande parte, é determinado em etapas precoces do desenvolvimento embrionário e é responsável pela percepção sensitiva e do esquema corporal.[149] A hipoatividade dos tratos inibitórios rostrocaudais originados no tronco encefálico contribui para a ocorrência da dor no órgão fantasma; a ausência dos estímulos sensitivos oriundos do órgão amputado reduz a inibição tônica e possibilita a atividade nociceptiva autoalimentadora.[150] O esquema corporal é condicionado geneticamente e desenvolve-se no córtex cerebral como resultado de estímulos periféricos de diferentes modalidades;[149] como não se altera com a amputação, instala-se o fenômeno fantasma. A dor no órgão fantasma caracteriza-se como incorporação da sensação dolorosa na imagem do membro fantasma.[151]

Dor decorrente da avulsão das raízes nervosas

A fonte geradora da dor nos doentes com avulsão de raízes plexulares localiza-se, pelo menos parcialmente, nos neurônios hiperativos desaferentados do CDME. A dor em queimor ou em choque lancinante decorre de anormalidades localizadas no local de penetração da raiz nervosa e nas lâminas I e II do CDME.[99] Foram evidenciadas modificações anatômicas, eletrofisiológicas e neuroquímicas marcantes nas unidades celulares nociceptivas que compõem o CDME e nas unidades rostrocaudais e segmentares supressoras de dor de animais que sofrem avulsão plexular.[133] A avulsão radicular resulta em lesão do trato de Lissuer e do CDME e em modificação da fisiologia e da anatomia subcelular dos neurônios espinais que recebem projeções dos aferentes primários e originam os tratos espinorreticulares e espinotalâmicos,[99] assim como de neurônios do tronco encefálico que sofrem sensibilização e ampliação dos campos receptivos. A disfunção neuronal observada no CDME decorre da reorganização, da ampliação dos campos receptivos das unidades neuronais espinais; do desbalanço entre as influências facilitadoras e inibitórias do trato de Lissuer; do comprometimento dos mecanismos inibitórios segmentares e suprassegmentais; e da hiperatividade dos neurônios da lâmina V, fenômenos que, em conjunto, proporcionam o desenvolvimento e a ampliação da atividade ectópica no CDME.[152] Imediatamente após a avulsão, ocorre redução da expressão dos canais de Na+ nos corpos celulares e da concentração da metionina-encefalina nas terminações nervosas presentes nas lâminas I e II do CDME, da somatostatina na lâmina II e da sP nas lâminas I, II e V; 16 semanas após a lesão, ocorre discreta elevação da concentração de somatostatina na lâmina II e da sP nas lâminas I e V, mas não das encefalinas nas lâminas I, II e V.[137] Ocorre também desaparecimento quase completo da sP na lâmina V e redução da

β-encefalina e da sP nas terminações nervosas presentes nas lâminas I e II e da somatostatina na lâmina II, fenômeno que se acentua na semana subsequente à lesão.[99,133] É possível que a ausência da hiperatividade neuronial observada no CDME em alguns doentes com dor decorrente da avulsão plexular relacione-se às anormalidades funcionais de estruturas supraespinais.[99]

Dor mielopática

Mecanismos neuropáticos centrais e periféricos relacionam-se à gênese da dor neuropática medular. A desinibição e a sensibilização neuronial interagem entre si para a ocorrência da dor central mielopática.[153] Sensibilização neuronial, modificação na morfologia das sinapses diante de perda das conexões sinápticas normais, o aumento do número de receptores da membrana neuronal, o aumento das dimensões dos botões remanescentes, aumento do volume dos neurônios do CDME, desorganização da chegada dos potenciais de ação ao CDME, o aumento do número de potenciais ectópicos, o comprometimento anatômico e funcional das vias sensitivas curtas e longas da medula espinal; a degeneração das projeções centrais dos aferentes primários e, provavelmente, dos neurônios que originam os tratos sensitivos caudorrostrais, associados às modificações do processamento e da transferência das informações da medula espinal decorrentes da lesão dos tratos rostrocaudais oriundos do tronco encefálico supressores de dor localizados no quadrante póstero-lateral da medula espinal e a interrupção do trato de Lissauer, com a consequente desaferentação dos circuitos inibitórios no CDME segmentar, contribuem para a ocorrência da mielopática.[150] A lesão da medula espinal resulta em coletânea de anormalidades que inclui excitotoxicidade, anormalidades, neuroquímicas, inflamatórias e anatômicas que aumentam a atividade excitatória glutamatérgica nos receptores NMDAr e não NMDAr,[154] redução da concentração de catecolaminas e aumento da concentração da sP no CDME e défice da inibição nociceptiva endógena proporcionado pelos neurônios inibitórios GABAérgicos e encefalinérgicos e da concentração de opioides endógenos, glicina e monoaminas.[155] Contribui para a instalação e manifestação da dor associada à mielopatia a geração de potenciais ectópicos que, originados nos locais próximos aos das lesões, são transmitidos pelo trato espinotalâmico para o encéfalo.[156] Mecanismos excitatórios ativam cascatas de sinalização intracelulares que contribuem para a sensibilização neuronial,[157] paralelamente à reorganização sináptica do CDME incluindo a remodelação estrutural das terminações centrais dos aferentes primários e a ativação microglial.[158] Após a secção transversal da medula espinal, ocorre ampliação dos campos receptivos, hiperatividade dos neurônios do CDME[159] e a duração das respostas pós-estimulatórias com estímulos periféricos torna os estímulos nociceptivos mais intensos e prolongados e justifica a instalação da alodínia e da hiperpatia nos doentes com dor mielopática, o que reforça o significado das conexões dos tratos moduladores rostrocaudais e das aferências inibitórias contralaterais, na hipersensibilidade segmentar por desnervação.[160]

A lesão dos tratos supressores rostrocaudais resulta em expansão do campo receptivo dos neurônios da lâmina V do CDME e em redução da proporção dos neurônios que reagem aos estímulos não nociceptivos decorrente de interrupção dos estímulos facilitadores rostrocaudais nas unidades inibitórias segmentares.[160] Nestas condições, a estimulação do núcleo magno da rafe excita os neurônios do CDME desaferentados. A dor evocada resulta da estimulação de receptores periféricos que, por sua vez, acionam as unidades de processamento central comprometidas, incluindo o trato espinotalâmico, ao passo que a dor constante ou intermitente resistente à interrupção das vias de condução das sensibilidades, mas que pode melhorar com a estimulação das unidades neuronais discriminativas, decorre da desaferentação dos neurônios presentes no CDME traumatizado onde se formam microneuromas e cicatrizes, liberam-se moléculas excitatórias, e instalam-se correntes efáticas e hiperatividade celular.[161] A interrupção do quadrante anterolateral da medula espinal seria a causa das disestesias. A atividade excitatória prolongada originada em áreas distantes e com inervação normal e as zonas de gatilho dolorosos indicam existir reorganização sináptica e ampliação da área de projeção dos aferentes nociceptivos no CDME.[162] A alteração da atividade dos canais sensitivos, comprometimento funcional dos interneurônios supressores da dor, o comprometimento do tono inibitório espinal e a modificação das propriedades das membranas neuronais que, por sua vez, resultam em despolarização prolongada, resultam em atividade ectópica generalizada no SNC.[163] A dor neuropática segmentar justaposta ao nível da lesão relaciona-se à atividade neuronal do CDME e à lesão do trato de Lissauer e do CDME e, geralmente, não ao traumatismo da raiz nervosa.[163] A dor neuropática paroxística resulta da propagação dos potenciais ectópicos para os tratos espinotalâmico e espinorreticular.

Muitos doentes desenvolvem dor mielopática quando a lesão é incompleta e há preservação do cordão posterior e comprometimento do trato espinotalâmico. A preservação de tratos de fibras na medula espinal é importante para o desenvolvimento da dor neuropática distal ao nível da lesão.[164] Doentes com dor central apresentam comprometimento da sensibilidade dolorosa e térmica e, muitas vezes, preservação da sensibilidade vibratória e cineticopostural, o que significa que, para ocorrer dor mielopática, deve haver comprometimento do trato neoespinotalâmico.[156]

As anormalidades supraespinais também contribuem para o desenvolvimento da dor mielopática,[165,166] pois esta modifica-se com o bloqueio espinal, e da cadeia simpática periférica e após a secção cirúrgica dos segmentos rostrais da medula espinal. Durante atos cirúrgicos de doentes com dor neuropática, a estimulação do complexo ventrobasal do tálamo, mesencéfalo, radiação talâmica e córtex sensitivo evoca sensações dolorosas e queimor nos territórios desaferentados.[165] Instalam-se também modificações anatômicas e funcionais nas vias rostrocaudais e caudorrostrais da medula espinal e nos neurônios do tronco encefálico e do tálamo.[167] Em roedores submetidos à lesão medular, ocorre hiperatividade e talâmica associadamente à alodínia me-

cânica.[168] Em modelos animais, demonstrou-se que a lesão do trato espinotalâmico resulta em aumento das respostas neuronais espontâneas incluindo surtos frequentes de espículas espontâneas e evocadas no tálamo,[169] em cujos núcleos ocorrem ativação microglial[170] e aumento da expressão dos canais de Na^+ e da atividade do receptor NMDAr.[169] Constataram-se correlações entre a intensidade da dor e as concentrações talâmicas de N-acetil-aspartato de mio-inositol, achados que sugerem perda ou disfunção neuronal regional.[171] Ocorre reorganização do córtex somatossensivo correlacionada com a intensidade da dor nos doentes com dor mielopática distal ao nível de lesão espinal torácica.[172]

Dor decorrente de lesões encefálicas

Havendo lesão encefálica, fenômenos de desinibição e de hipo e hipersensibilidade da rede sináptica desorganizam e deformam a "neuromatriz".[149] É característica essencial para a ocorrência da dor central a lesão do sistema de transmissão espinolâmico que resulta em perda parcial ou completa das aferências no SNC e no desenvolvimento dos fenômenos sensitivos negativos correspondentes.[173] As lesões no SNC alteram os mecanismos excitatórios e inibitórios à distância da lesão original como produtos das alterações quantitativas e qualitativas que ocorrem nos receptores alocados nas membranas neuronais.[174]

A dor central surge em decorrência de foco irritativo criado no local da lesão encefálica especialmente quando localizada nos núcleos talâmicos.[175] Ocorre desorganização da percepção, integração e velocidade da condução das informações nociceptivas e dos padrões de atividade nos neurônios do SNC adjacentes às zonas de lesão[176] e hiperatividade de neurônios talâmicos.[119] A microestimulação elétrica do núcleo ventroposterior do tálamo evoca dor em doentes com dor central encefálica, mas não nos sem dor.[177] A expressão dos receptores NMDA e a ação do glutamato contribuem para a ocorrência da dor central encefálica: o comprometimento dos neurônios corticais inibidores que se projetam no núcleo ventrolateral do tálamo; o défice da atuação do filtro talâmico das aferências sensitivas e da modulação inibitória da sensibilidade nociceptiva decorrente da interrupção das vias neoespinotalâmicas leminiscais, e espinomesencefálicas consequentemente com a sobrecarga da atividade hipotalâmica e disfunção do sistema inibidor de nocicepção presente no tronco encefálico; a desinibição da atividade neuronal dos núcleos centromediano e intralaminar do tálamo; e a desorganização e sobrecarga dos mecanismos de integração funcional das unidades neuronais sensitivas.[100,165,179] A desaferentação decorrente da lesão das unidades neoespinotalâmicas resulta na liberação das unidades espinorreticulotalâmicas não discriminativas relacionadas às reações de alerta, neurovegetativas, neuroendócrinas e psicocomportamentais da experiência dolorosa.[173]

O desequilíbrio entre a atividade glutamatérgica e gabaérgica nos núcleos ventroposteriores, zona de convergência das aferências somatossensitivas, e gabaérgicas intratalâmicas e corticotalâmica, atua na gênese da dor central. Os núcleos reticulares talâmicos exercem inibição gabaérgica nos neurônios de projeção; os neurônios dos núcleos reticulares hiperpolarizam os neurônios de projeção que, então, passam a atuar no modo de disparo e geram potenciais espontâneos, que são transmitidos para córtex parietal.[180] Os neurônios de projeção cortical e os interneurônios gabaérgicos inibem localizadamente a nocicepção com padrão de disparo quando a membrana celular é hiperpolarizada, e padrão de espículas isoladas quando a membrana é despolarizada. Neurônios corticais projetam-se nos núcleos reticulares talâmicos, configurando parte do circuito córtico talamocortical.[181] A hiperatividade glutamatérgica e dos receptores NMDAr relacionam-se ao mecanismo de sensibilização dos neurônios talâmicos nos doentes com dor central.[182] A dor central depende da concentração e da atividade dos receptores presentes nas unidades espinotalamocorticais, assim como nas da modulação caudorostral ou rostrocaudal. O súbito desaparecimento da dor central após o infarto parietal subcortical sugere que a dor decorre de mecanismos oscilatórios anormais entre o tálamo e o córtex parietal.[183]

Participam também da patogênese da dor central encefálica a desinibição termossensitiva e as vias do sistema espinotalâmico medial e dos circuitos límbicos nos centros moduladores da dor alocados no tronco encefálico, como o núcleo parabraquial, a SCPAM, o tálamo medial e o córtex cíngulo anterior.[184]

Conclusão

As profundas mudanças que ocorrem no SNC após a lesão do sistema nervoso contribuem para a sensibilização central. A instalação da atividade neuronial espontânea, a amplificação dos sinais neuronais nociceptivos periféricos e centrais, a neuroplasticidade neuronial, as alterações fenotípicas evidenciadas nos neurônuios do SNC e as anormalidades dos circuitos antinociceptivos são o cerne da sensibilização central em doentes com dor neuropática.

Referências bibliográficas

1. Loeser JD, Treede RD. The Kyoto protocol of IASP basic pain terminology. Pain. 2008;137:473-477.
2. Merskey H, Bogduk N. Updated from "Part III – Pain terms: a current list with definitions and notes on usage". In: Merskey H, Bogduk N (ed.). Classification of chronic pain. 2nd ed. IASP Task Force on Taxonomy. Seattle: IASP Press; 1994.
3. Woolf CJ. Central sensitization: implications for the diagnosis and treatment of pain. Pain. 2011;152 (suppl. 3):s2-15.
4. Hansson P. Translational aspects of central sensitization induced by primary afferent activity: what it is and what it is not. Pain. 2014;155:1932-4.
5. Cook AJ, Woolf CJ, Wall PD. Prolonged C-fibre mediated facilitation of the flexion reflex in the rat is not due to changes in afferent terminal or motoneurone excitability. Neurosci. Lett. 1986;70:91-96.
6. Van Den Broeke EM. Central sensitization and pain hypersensitivity: some critical considerations. F1000 Res. 2018;7:1325.
7. Ji RR, Suter MR. P38 MAPK: microglial signaling, and neuropathic pain. Mol. Pain. 2007;3:33.
8. Gebhart GF. Descending modulation of pain. Neurosci. Biobehav. Rev. 2004;27:729-37.
9. Flor H. Central mechanisms of phantom pain: treatment implications. Eur. J. Pain. 2007;11:27.
10. Woolf CJ. What to call the amplification of nociceptive signals in the central nervous system that contribute to widespread pain? Pain. 2014;155:1911-2.
11. Woolf CJ, Salter MW. Neuronal plasticity: increasing the gain in pain. Science. 2000;288:1765-1769.
12. Mogil JS, Pasternak GW. The molecular and behavioral pharmacology of the orphanin FQ/nociceptin peptide and receptor. Family Pharmacol. Rev. 2001;53:381-415.
13. Latremoliere A, Woolf CJ. Central sensitization: a generator of pain hypersensitivity by central neural plasticity. J. Pain. 2009;10:895-926.
14. Larsson M, Broman J. Translocation of GluR1-containing AMPA receptors to a spinal nociceptive synapse during acute noxious stimulation. J. Neurosci. 2008;28:7084-7090.
15. Mayer ML, Westbrook GL, Guthrie PB. Voltage-dependent block by Mg2+ of NMDA responses in spinal cord neurones. Nature. 1984;309:261-263.
16. Brenner GJ, Ji RR, Shaffer S, Woolf CJ. Peripheral noxious stimulation induces phosphorylation of the NMDA receptor NR1 subunit at the PKC-dependent site, serine-896, in spinal cord dorsal horn neurons. Eur. J. Neurosci. 2004;20:375-384.
17. Ji RR, Kohno T, Moore KA, Woolf CJ. Central sensitization and LTP: do pain and memory share similar mechanisms? Trends Neurosci. 2003;26:696-705.
18. Afrah AW, Fiska A, Gjerstad J, Gustafsson H, Tjolsen A, Olgart L, Stiller CO, Hole K, Brodin E. Spinal substance P release in vivo during the induction of long-term potentiation in dorsal horn neurons. Pain. 2002;96:49-55.
19. Dougherty PM, Willis WD. Enhancement of spinothalamic neuron responses to chemical and mechanical stimuli following combined micro-iontophoretic application of N-methyl-D-aspartic acid and substance P. Pain. 1991;47:85-93.
20. Sun RQ, Lawand NB, Willis WD. The role of calcitonin gene-related peptide (CGRP) in the generation and maintenance of mechanical allodynia and hyperalgesia in rats after intradermal injection of capsaicin. Pain. 2003;104:201-208.
21. Kawasaki Y, Kohno T, Zhuang ZY, Brenner GJ, Wang H, Van Der Meer C, Befort K, Woolf CJ, Ji RR. Ionotropic and metabotropic receptors, protein kinase A, protein kinase C, and Src contribute to C-fiber-induced ERK activation and cAMP response element-binding protein phosphorylation in dorsal horn neurons, leading to central sensitization. J. Neurosci. 2004;24(38):8310-21.
22. Kohno T, Wang H, Amaya F, Brenner GJ, Cheng JK, Ji RR, Woolf CJ. Bradykinin enhances AMPA and NMDA receptor activity in spinal cord dorsal horn neurons by activating multiple kinases to produce pain hypersensitivity. J. Neurosci. 2008;28:4533-4540.
23. Kayser V, Elfassi IE, Aubel B, Melfort M, Julius D, Gingrich JA, Hamon M, Bourgoin S. Mechanical, thermal and formalin-induced nociception is differentially altered in 5-HT1A-/-, 5-HT1B-/-, 5-HT2A-/-, 5-HT3A-/-and 5-HTT-/-knock-out male mice. Pain. 2007;130:235-248.
24. Basbaum AI. Effects of central lesions on disorders produced by multiple dorsal rhizotomy in rats. Exp. Neurol. 1974;42:490-501.
25. Woolf CJ, Thompson SW, King AE. Prolonged primary afferent induced alterations in dorsal horn neurones, an intracellular analysis in vivo and in vitro. J. Physiol. (Paris). 1988;83:255-66.
26. Apkarian AV et al. Chronic back pain is associated with decreased prefrontal and thalamic gray matter density. J. Neurosci. 2004;24:10410-5.
27. Djouhri L, Koutsikou S, Fang X, McMullan S, Lawson SN. Spontaneous pain, both neuropathic and inflammatory, is related to frequency of spontaneous firing in intact C-fiber nociceptors. J. Neurosci. 2006;26:1281-1292.
28. Koltzenburg M, Wahren LK, Torebjork HE. Dynamic changes of mechanical hyperalgesia in neuropathic pain states and healthy

subjects depend on the ongoing activity of unmyelinated nociceptive afferents. Pflugers Arch. 1992;420:R452.

29. Gottrup H, Nielsen J, Arendt-Nielsen L, Jensen TS. The relationship between sensory thresholds and mechanical hyperalgesia in nerve injury. Pain. 1998;75:321-29.

30. Amir R, Michaelis M, Devor M. Membrane potential oscillations in dorsal root ganglion neurons: role in normal electro genesis and neuropathic pain. J. Neurosci. 1999;19:8589-96.

31. Hokfelt T, Zhang X, Xu ZQ, Rong JJ, Shi T, Corness J, Kerekes N, Landry M, Rydh-Rinder M, Broberger C, Wiesen-feld-Hallin Z, Bartfai T, Elde R, Ju G. Cellular andsynaptic mechanisms in transition of pain from acute to chronic. In: Jensen TS, Turner JA, Wiesenfeld-Hallin Z. Proceedings of the 8th World Congress on Pain. Progress in Pain Res. Manag. Seattle: IASP Press; 1997. v. 8, p. 133-153.

32. Campbell JN, Meyer RA. Mechanisms of neuropathic pain. Neuron. 2006;52:77-92.

33. Pertovaara A, Keski-Vakkuri U, Kalmari J, Wei H, Panula P. Response properties of neurons in the rostroventromedial medulla of neuropathic rats: attempted modulation of responses by [1DMe] NPYF, a neuropeptide FF analogue. Neuroscience. 2001;105:457-468.

34. Devor M. Ectopic discharge in A beta afferents as a source of neuropathic pain. Exp. Brain Res. 2009;196:115-128.

35. Devor M, Wall PD. Plasticity in the spinal cord sensory map following peripheral nerve injury in rats. J. Neurosci. 1981;1:679-84.

36. Devor M, Wall PD. Effect of peripheral nerve injury on receptive fields of cells in the cat spinal cord. J. Comp. Neurol. 1981;199:277-91.

37. Wall PD, Egger MD. Formation of new connections in adult brains after partial deafferentation. Nature. 1971;232:542-45.

38. Loeser JD, Ward AA. Some effects of deafferentation on neurons of the cat spinal cord. Arch. Neurol. 1967;17:629-36.

39. Yakhnitsa V, Linderoth B, Meyerson BA. Spinal cord stimulation attenuates dorsal horn neuronal hyperexcitability in a rat model of mononeuropathy. Pain. 1999;223-33.

40. Woolf CJ, Thompson SW, King AE. Prolonged primary afferent induced alterations in dorsal horn neurones, an intracellular analysis in vivo and in vitro. J. Physiol. (Paris). 1988;83:255-66.

41. Liu CN, Devor M, Waxman SG, Kocsis JD. Subthreshold oscillations induced by spinal nerve injury in dissociated muscle and cutaneous afferents of mouse DRG. J. Neurophysiol. 2002;87:2009-17.

42. Devor M. Ectopic discharge in A beta afferents as a source of neuropathic pain. Exp. Brain Res. 2009;196:115-128.

43. De Novellis V, Siniscalco D, Galderisi U, Fuccio C, Nolano M, Santoro L, Cascino A, Roth KA, Rossi F, Maione S. Blockade of glutamate mGlu5 receptors in a rat model of neuropathic pain prevents early over-expression of pro-apoptotic genes and morphological changes in dorsal horn lamina II. Neuropharmacology. 2004;46:468-479.

44. Woolf CJ. Central sensitization: uncovering the relation between pain and plasticity. Anesthesiology. 2007;106:864-867.

45. Laird JM, Bennett GJ. An electrophysiological study of dorsal horn neurons in the spinal cord of rats with and experimental peripheral neuropathy. J. Neurophysiol. 1993;69:2072-85.

46. Noguchi K, Kawai Y, Fukuoka T, Senba E, Miki K. Substance P induced by peripheral nerve injury in primary afferent sensory neurons and its effect on dorsal column nucleus neurons. J. Neurosci. 1995;15:7633-7643.

47. Costigan M, Befort K, Karchewski L, Griffin RS, D'Urso D, Allchorne A, Sitarski J, Mannion JW, Pratt RE, Woolf CJ. Replicate high-density rat genome oligonucleotide microarrays reveal hundreds of regulated genes in the dorsal root ganglion after peripheral nerve injury. BMC Neurosci. 2002;3:16.

48. Isaev D, G Gerber, SK Park, J M Chung, M Randik. Facilitation of NMDA-induced currents and Ca2+ transients in the rat substantia gelatinosa neurons after ligation of L5-L6 spinal nerves. Neuroreport. 2000;11:4055-61.

49. Dickinson T, Fleetwood-Walker SM. Neuropeptides and nociception: recent advances and therapeutic implications. Trends Pharmacol. Sci. (TIPS). 1998;19(9):346-8.

50. Bennett DL, French J, Priestley JV, Mc Mahon SB. NGF but not NT-3 or BDNF prevents the A fiber sprouting into lamina II of the spinal cord that occurs following axotomy. Mol. Cell. Neurosci. 1996;8:211-20.

51. Ultenius C, Linderoth B, Meyerson BA, Wallin J. Spinal NMDA receptor phosphorylation correlates with the presence of neuropathic signs following peripheral nerve injury in the rat. Neurosci. Lett. 2006;399:85-90.

52. Hains BC, Saab CY, Klein JP, Craner MJ, Waxman SG. Altered sodium channel expression in second-order spinal sensory neurons contributes to pain after peripheral nerve injury. J. Neurosci. 2004;24:4832-39.

53. Meacham K, Shepherd A, P Mohapatra DP, Haroutounian S. Neuropathic pain: central vs. peripheral mechanisms. Curr. Pain. Headache Rep. 2017;21:28.

54. Devor M, Ward AA. Some effects of deafferentation on neurons of the cat spinal cord. J. Comp. Neurol. 1981;199:227.

55. Nitzan-Luques A, Minert A, Devor M, Tal M. Dynamic genotype-selective "phenotypic switching" of CGRP expression contributes to differential neuropathic pain phenotype. Exp. Neurol. 2013;250:194-204.

56. Shortland P, Kinman E, Molander C. Sprouting of A-fibre primary afferents into lamina II in two rat models of neuropathic pain. Eur. J. Pain 1997;1:215-227.

57. Devor M, Seltzer Z. Pathophysiology of damaged nerves in relation to chronic pain. Edinburg: Churchill Livingstone; 1999.

58. Noguchi K, Kawai Y, Fukuoka T, Senba E, Miki K. Substance P induced by peripheral nerve injury in primary afferent sensory neurons and its effect on dorsal column nucleus neurons. J. Neurosci. 1995;15:7633-7643.

59. Pitcher GM, Henry JL Nociceptive response to innocuous mechanical stimulation is mediated via myelinated afferents and NK1 receptor activation in a rat model of neuropathic pain. Exp. Neurol. 2004;186:173-197.

60. Lan Bao, Hui Fredrik Wang, Hai-Jiang Cai, Yong-Guang Tong, Shan-Xue Jin, Ying-Jin Lu, Gunnar Grant, Tomas Hökfelt, Xu Zhang. Peripheral axotomy induces only very limited sprouting of coarse myelinated afferents into inner lamina II of rat spinal cord. Eur. J. Neurosci. 2002;16:175-85.

61. Okabe S. Molecular anatomy of the postsynaptic density. Mol. Cell. Neurosci. 2007;34:503-518.

62. Lee VH. The painful hand. In: Moran CA (ed.). Hand Rehabilitation Clinics in Physical Therapy. New York: Churchill Livingstone; 1986. v. 9, p. 147-157.

63. Cao L, De Leo JA. CNS-infiltrating CD4+ T lymphocytes contribute to murine spinal nerve transection-induced neuropathic pain. Eur. J. Immunol. 2008;38:448-458.

64. Vikman K, Robertson B, Grant G, Liljeborg A, Kristensson K. Interferon-gamma receptors are expressed at synapses in the rat superficial dorsal horn and lateral spinal nucleus. J. Neurocytol. 1998;27:749-759.

65. Wieseler FJ, Maier SF, Watkins LR. Central proinflammatory cytokines and pain enhancement. Neurosignals. 2005;14:166-174.

66. Romero-Sandoval EA, Horvath RJ, De Leo JA. Neuroimmune interactions and pain: focus on glial modulating targets. Curr. Opin. Investig. Drugs. 2008;9:726-734.

67. Duan Y, Sahley CL, Muller KJ. ATP and NO dually control migration of microglia to nerve lesions. Dev. Neurobiol. 2009;69:60-72.

68. Kohno T, Wang H, Amaya F, Brenner GJ, Cheng JK, Ji RR, Woolf CJ. Bradykinin enhances AMPA and NMDA receptor activity in spinal cord dorsal horn neurons by activating multiple kinases to produce pain hypersensitivity. J. Neurosci. 2008;28:4533-4540.

69. Streit WJ. Microglial-neuronal interactions. J. Chem. Neuroanat. 1993;6:261-6.
70. Milligan ED, Watkins LR. Pathological and protective roles of glia in chronic pain. Nat. Rev. Neurosci. 2009;10:23-36.
71. Hanisch UK, Kettenmann H. Microglia: active sensor and versatile effector cells in the normal and pathologic brain. Nat. Neurosci. 2007;10:1387-1394.
72. Coull JA, Beggs S, Boudreau D, Boivin D, Tsuda M, Inoue K, Gravel C, Salter MW, De Koninck Y. BDNF from microglia causes the shift in neuronal anion gradient underlying neuropathic pain. Nature. 2005;438:1017-1021.
73. Huang Y, Erdmann N, Peng H, Zhao Y, Zheng J. The role of TNF related apoptosis-inducing ligand in neurodegenerative diseases. Cell. Mol. Immunol. 2005;2:113-122.
74. Basbaum AI, Bautista DM, Scherrer G, Julius D. Cellular and molecular mechanisms of pain. Cell. 2009;139:267-84.
75. Luo X et al. Crosstalk between astrocytic CXCL12 and microglial CXCR4 contributes to the development of neuropathic pain. Mol. Pain. 2016;1279.
76. Jennifer M Pocock, Helmut Kettenmann. Neurotransmitter receptors on microglia. Trends Neurosci. 2007;30(10):527-35.
77. Beggs S, Liu XJ, Kwan C, Salter MW. Peripheral nerve injury and TRPV1-expressing primary afferent C-fibers cause opening of the blood-brain barrier. Mol. Pain. 2010;6:74.
78. Trang T, Beggs S, Wan X, Salter MW. P2X4-receptor-mediated synthesis and release of brain-derived neurotrophic factor in microglia is dependent on calcium and p38-mitogen-activated protein kinase activation. J. Neurosci. 2009;29:3518-3528.
79. Tsuda M, ShigemotoMogami Y, Koizumi S, Mizokoshi A, Kohsaka S, Salter MW, Inoue K. P2X4 receptors induced in spinal microglia gate tactile allodynia after nerve injury. Nature. 2003;424:778-783.
80. Coull JA, Beggs S, Boudreau D, Boivin D, Tsuda M, Inoue K, Gravel C, Salter MW, De Koninck Y. BDNF from microglia causes the shift in neuronal anion gradient underlying neuropathic pain. Nature. 2005;438:1017-1021.
81. Gao YJ, Zhang L, Samad OA, Suter MR, Yasuhiko K, Xu ZZ, Park JY, Lind AL, Ma Q, Ji RR. JNKinduced MCP-1 production in spinal cord astrocytes contributes to central sensitization and neuropathic pain. J. Neurosci. 2009;29:4096-4108.
82. Hathway GJ, Vega-Avelaira D, Moss A, Ingram R, Fitzgerald M. Brief, low frequency stimulation of rat peripheral C-fibres evokes prolonged microglial-induced central sensitization in adults but not in neonates. Pain. 2009;144(1-2):110-118.
83. Sivilotti L, Woolf CJ. The contribution of GABAA and glycine receptors to central sensitization: disinhibition and touch-evoked allodynia in the spinal cord. J. Neurophysiol. 1994;72:169-179.
84. Coull JA, Boudreau D, Bachand K, Prescott SA, Nault F, Sik A, De Koninck P, De Koninck Y. Transsynaptic shift in anion gradient in spinal lamina I neurons as a mechanism of neuropathic pain. Nature. 2003;424:938-942.
85. Miletic G, Miletic V. Loose ligation of the sciatic nerve is associated with TrkB receptor-dependent decreases in KCC2 protein levels in the ipsilateral spinal dorsal horn. Pain. 2008;137:532-539.
86. Zajac JM, Lombard MC, Peschanski M, Besson JM, Roques BP. Autoradiographic study of mu and delta opioid binding sites and neutral endopeptidase-24.11 in rat after dorsal root rhizotomy. Brain Res. 1989;477(1-2):400-3.
87. Pol O, Murtra P, Caracuel L, Valverde O, Puig MM, Maldonado R. Expression of opioid receptors and c-fos in CB1 knockout mice exposed to neuropathic pain. Neuropharmacology. 2006;50:123-132.
88. Mao J, Price DD, Hayes RL, Lu J, Mayer DJ, Frenk H. Intrathecal treatment with dextrorphan or ketamine potently reduces pain-related behaviours in a rat model of peripheral mononeuropathy. Brain Res. 1993;605:164-168.
89. Gardell LR, Vanderah TW, Gardell SE, Wang R, Ossipov MH, Lai J, Porreca F. Enhanced evoked excitatory transmitter release in experimental neuropathy requires descending facilitation. J. Neurosci. 2003;23:8370-8379.
90. Sugimoto T, Bennett GJ, Kajander KC. Transsynaptic degeneration in the superficial dorsal horn after sciatic nerve injury: effects of a chronic constriction injury, transection, and strychnine. Pain. 1990;42(2):205-13.
91. Moore KA, Kohno T, Karchewski LA, Scholz J, Baba H, Woolf CJ. Partial peripheral nerve injury promotes a selective loss of GABAergic inhibition in the superficial dorsal horn of the spinal cord. J. Neurosci. 2002;22:6724-6731.
92. Hosl K, Reinold H, Harvey RJ, Muller U, Narumiya S, Zeilhofer HU. Spinal prostaglandin E receptors of the EP2 subtype and the glycine receptor alpha3 subunit, which mediate central inflammatory hyperalgesia, do not contribute to pain after peripheral nerve injury or formalin injection. Pain. 2006;126:46-53.
93. Scholz J, Broom DC, Youn DH, Mills CD, Kohno T, Suter MR, Moore KA, Decosterd I, Coggeshall RE, Woolf CJ. Blocking caspase activity prevents transsynaptic neuronal apoptosis and the loss of inhibition in lamina II of the dorsal horn after peripheral nerve injury. J. Neurosci. 2005;25:7317-7323.
94. Moore KA, Kohno T, Karchewski LA, Scholz J, Baba H, Woolf CJ. Partial peripheral nerve injury promotes a selective loss of GABAergic inhibition in the superficial dorsal horn of the spinal cord. J. Neurosci. 2002;22:6724-31.
95. 95. Laird JM, Bennett GJ. An electrophysiological study of dorsal horn neurons in the spinal cord of rats with and experimental peripheral neuropathy. J. Neurophysiol. 1993;69:2072-85.
96. Gebhart GF. Descending modulation of pain. Neurosci. Biobehav. Rev. 2004;27:729-37.
97. D'Mello R, Dickenson AH. Spinal cord mechanisms of pain. Br. J. Anaesth. 2008;101:8-16.
98. Zimmermann M. Pathobiology of neuropathic pain. Eur. J. Pharmacol. 2001;429:23-37.
99. Teixeira MJ. Caracterização e tratamento da dor em doentes com avulsões plexulares [tese de livre-docência]. São Paulo: Faculdade de Medicina, Universidade de São Paulo; 2005.
100. Tasker R. Pain resulting from nervous system pathology (central pain). In: Bonica JJ (ed.). The management of pain. Philadelphia: Lea & Febiger; 1990. p. 264-80.
101. Jensen T, Finnerup N. Allodynia and hyperalgesia in neuropathic pain: clinical manifestations and mechanisms. Lancet Neurol. 2014;13:924-35.
102. Kapadia SE, La Motte CC. Deafferentation-induced alterations in the rat dorsal horn – I: Comparison of peripheral nerve injury vs. rhizotomy effects on presynaptic, postsynaptic, and glial processes. J. Comp. Neurol. 1987;266:183-197.
103. Ma QP, Woolf CJ. Progressive tactile hypersensitivity: an inflammation-induced incremental increase in the excitability of the spinal cord. Pain. 1996;67:97-106.
104. Baba H, Ji RR, Kohno T, Moore KA, Ataka T, Wakai A, Okamoto M, Woolf CJ. Removal of GABAergic inhibition facilitates polysynaptic A fiber-mediated excitatory transmission to the superficial spinal dorsal horn. Mol. Cell. Neurosci. 2003;24:818-830.
105. Miraucourt LS, Moisset X, Dallel R, Voisin DL. Glycine inhibitory dysfunction induces a selectively dynamic, morphine-resistant, and neurokinin 1 receptor-independent mechanical allodynia. J. Neurosci. 2009;29:2519-2527.
106. Jensen T, Finnerup N. Allodynia and hyperalgesia in neuropathic pain: clinical manifestations and mechanisms. Lancet Neurol. 2014;13:924-35.
107. Koltzenburg M, Torebjörk HE, Wahren LK. Nociceptor modulated central sensitization causes mechanical hyperalgesia in acute chemogenic and chronic neuropathic pain. Brain. 1994;117:579-91.
108. Liljencrantz J, Björnsdotter M, Morrison I et al. Altered C-tactile processing in human dynamic tactile allodynia. Pain. 2013;154:227-34.

109. LaMotte RH, Shain CN, Simone DA, Tsai EF. Neurogenic hyperalgesia: psychophysical studies of underlying mechanisms. J. Neurophysiol. 1991;66:190-211.

110. Kilo S, Schmelz M, Koltzenburg M, Handwerker HO. Different patterns of hyperalgesia induced by experimental inflammation in human skin. Brain. 1994;117:385-96.

111. Wager TD, Lauren Y. Atlas, Martin A. Lindquist, Mathieu Roy, Choong-Wan Woo, Ethan Kross. An fMRI-based neurologic signature of physical pain. N. Engl. J. Med. 2013;368:1388-1397.

112. Tasker RR, Organ LW, Hawrylyshyn P. Deafferentation and causalgia. In: Bonica JJ (ed.). Pain. New York: Raven Press; 1980. p. 305-329.

113. Sagalajev B et al. Descending antinociception induced by secondary somatosensory cortex stimulation in experimental neuropathy: role of the medullospinal serotonergic pathway. J. Neurophysiol. 2017. p. jn.00836.2016.

114. Ni HD et al. Glial activation in the periaqueductal gray promotes descending facilitation of neuropathic pain through the p38 MAPK signaling pathway. J. Neurosci. Res. 2016;94:50-61.

115. Viisanen H, Pertovaara A. Antinociception by motor cortex stimulation in the neuropathic rat: does the locus coeruleus play a role? Exp. Brain. Res. 2010;201:283-96.

116. Kimura M et al. Impaired pain-evoked analgesia after nerve injury in rats reflects altered glutamate regulation in the locus coeruleus. Anesthesiology. 2015;123:899-908.

117. Zambreanu L et al. A role for the brainstem in central sensitisation in humans. Evidence from functional magnetic resonance imaging. Pain. 2005;114:397-407.

118. Patel R, Dickenson AH. Neuronal hyperexcitability in the ventral posterior thalamus of neuropathic rats: modality selective effects of pregabalin. J. Neurophysiol. 2016;116:159-70.

119. Taylor AM et al. Topography of microglial activation in sensory and affect-related brain regions in chronic pain. J. Neurosci. Res. 2016.

120. Wang ZT et al. Changes in VGLUT2 expression and function in pain-related supraspinal regions correlate with the pathogenesis of neuropathic pain in amouse spared nerve injury model. Brain Res. 2015;1624:515-24.

121. Masocha W. Gene expression profile of sodium channel subunits in the anterior cingulate cortex during experimental paclitaxelinduced neuropathic pain in mice. PeerJ. 2016;4:e2702.

122. Shen FY et al. Alleviation of neuropathic pain by regulating Ttype calcium channels in rat anterior cingulate cortex. Mol. Pain. 2015;11:7.

123. Ni HD et al. Glial activation in the periaqueductal gray promotes descending facilitation of neuropathic pain through the p38 MAPK signaling pathway. J. Neurosci. Res. 2016;94(1):50-61.

124. Terman GW, Shavit Y, Lewis JW, Cannon JT, Liebeskind JC. Intrinsic mechanisms of pain inhibition: activation by stress. Sience. 1984;236: 231-235.

125. Wall PD. Introduction. In: Wall PD, Melzack R (ed.). Textbook of pain. Edinburgh: Churchill Livingstone; 1989. p. 1-18.

126. Brosschot JF. Cognitive-emotional sensitization and somatic health complaints. Scand. J. Psychol. 2002;43:113-21.

127. Fishbain DA. Approaches to treatment decisions for psychiatric comorbidity in the management of the chronic pain patient. Med. Clin. North. Am. 1999;83:737-60.

128. Devor M, Wall PD. Plasticity in the spinal cord sensory map following peripheral nerve injury in rats. J. Neurosci. 1981;1:679-684.

129. Wall PD, Egger MD. Formation of new connections in adult brains after partial deafferentation. Nature. 1971;232:542-45.

130. Woolf CJ, Wall PD. Chronic peripheral nerve section diminishes the primary afferent A-fibre mediated inhibition of rat dorsal horn neurons. Brain Res. 1982;242:77-85.

131. Devor M, Wall PD. Effect of peripheral nerve injury on receptive fields of cells in the cat spinal cord. J. Comp. Neurol. 1981;199:277-91.

132. Loeser JD, Ward AA, White IE. Chronic deafferentation of human spinal cord neuron. J. Neurosurg. 1968;29:48-50.

133. Blumenkopf B. Neuropharmacology of the dorsal root entry zone. Neurosurgery. 1984;15:900-3.

134. Blumenkopf B. Neurochemistry of the dorsal horn. Appl. Neurophysiol. 1988;51:89-103.

135. Nashold Jr BS. Deaferentation pain in man and animals as it relates to the DREZ operation. Can. J. Neurol. Sci. 1988;15:5-9.

136. Hohmann AG, Herkenham M. Regulation of cannabinoid and mu opioid receptors in rat lumbar spinal cord following neonatal capsaicin treatment. Neurosci. Lett. 1998;252:13-6.

137. Vaught JL, Rothman RB, Westfall TC. Mu and delta receptors: their role in analgesia in the differential effects of opioid peptides on analgesia. Life Sci. 1982;30:1443-55.

138. Hylden JL, Nahin RL, Traub RJ, Dubner R. Effects of spinal kappa-opioid receptor agonists on the responsiveness of nociceptive superficial dorsal horn neurons. Pain. 1991;44:187-93.

139. Fitzgerald M, Wall PD, Goedert M, Emson PC. Nerve growth factor counteracts the neurophysiological and neurochemical effects of chronic sciatic nerve injury. Brain Res. 1985;332:131-41.

140. Devor M. Neural mechanisms of phantom limb pain. Eur. J. Pain. 2007;11:27.

141. Flor H. Central mechanisms of phantom pain: treatment implications. Eur. J. Pain. 2007;11:27.

142. Livingston WK. Post-traumatic pain syndromes: an interpretation of the underlying pathological physiology – Division I. West J. Surg. Obst. Gynec. 1938;46:341-3.

143. Gerard RW. The physiology of pain: abnormal neuron states in causalgia and related phenomena. Anesthesiology. 1951;12:1-13.

144. Flor H et al. Phantom-limb pain as a perceptual correlate of cor-tical reorganization following arm amputation. Nature. 1995;375(6531):482-4.

145. Birbaumer N, Lutzenberger W, Montoya P, Larbig W, Unertl K, Töpfner S, Grodd W, Taub E, Flor H. Effects of regional anesthesia on phantom limb pain are mirrored in changes in cortical reorganization. 17:5503-8.

146. Huse E, Larbig W, Flor H, Birbaumer N. The effect of opioids on phantom limb pain and cortical reorganization. Pain. 2001;90:47-55.

147. Draganski B, Moser T, Lummel N, Gänssbauer S, Bogdahn U, Haas F et al. Decrease of thalamic gray matter following limb amputation. Neuroimage. 2006;31:951-957.

148. Davis RW. Phantom sensation phantom pain and stump pain. Arch. Phys. Med. Rehabil. 1993;74:79-91.

149. Melzack R. Phantom limbs and the concept of a neuromatrix. Trends Neurosci. 1990;13:88-92.

150. Teixeira MJ. A lesão do trato de Lissauer e do corno posterior da substância cinzenta da medula espinal e a estimulação elétrica do sistema nervoso central para o tratamento da dor por desaferentação [tese de doutorado]. São Paulo: Faculdade de Medicina da Universidade de São Paulo; 1990.

151. Buchannan DC, Mandel AR. The prevalence of phantom limb experience in amputes. Rehabil. Psyc. 1986;31:183-8.

152. Fujioka H, Shimoji K, Tomita M, Denda S, Hokari T, Tohyama M. Effects of dorsal root entry zone lesion on spinal cord potentials evoked by segmental, ascending and descending volleys. Acta Neurochir. (Wien). 1992;117:135-42.

153. Teixeira MJ, Teixeira WGJ, Yeng LT. Dor mielopática. In: Teixeira MJ, Figueiró JB, Yeng LT, Andrade DCA (org.). Dor para o clínico. São Paulo: Atheneu; 2019. cap. 23, p. 366-370.

154. Yezierski RP, Liu S, Ruenes GL, Kajander KJ, Brewer KL. Excitotoxic spinal cord injury: behavioral and morphological characteristics of a central pain model. Pain. 1998;75:141-155.

155. Eide PK. Pathophysiological mechanisms of central neuropathic pain after spinal cord injury. Spinal Cord. 1998;36:601-12.

156. Tasker RR, De Carvalho GTC. Central pain of spinal cord origin. In: Levy RM (ed.). Neurosurgical management of central pain; 1997. p. 110-116.

157. Crown ED, Ye Z, Johnson KM, Xu GY, McAdoo DJ, Westlund KN, Hulsebosch CE. Upregulation of the phosphorylated form of CREB in spinothalamic tract cells following spinal cord injury: relation to central neuropathic pain. Neurosci. Lett. 2005;384:139-144.

158. D'angelo R, Morreale A, Donadio V, Boriani S, Maraldi N, Plazzi G, Liguori R. Neuropathic pain following spinal cord injury: what we know about mechanisms, assessment and management. European Review for Medical and Pharmacological Sciences. 2013;17:3257-3261.

159. Loeser JD, Ward AA. Some effects of desafferentation on neurons of the cat spinal cord. Arch. Neurol. 1967;17:629-36.

160. Ovelmen-Levitt J, Gorecki J, Nguyen K, Iskandar B, Nashold Jr BS. Spontaneous and evoked dysesthesias observed in the rat after spinal cordotomies. Stereotact. Funct. Neurosurg. 1995;65:157-160.

161. Beric A. Post-spinal cord injury pain states. Pain. 1997;72:295-8.

162. Besson JM, Oliveras JL. Analgesia induced by electrical stimulation of the brain stem in animals: involvement of serotoninergic mechanisms. Acta Neurochir. (Wien). 1980;30(suppl.):201-17.

163. Yezierski RP. Pain following spinal cord injury: the clinical problem and experimental studies. Pain. 1996;68:185-94.

164. Wasner G, Lee BB, Engel S, Mclachlan E. Residual spinothalamic tract pathways predict development of central pain after spinal cord injury. Brain. 2008;131:2387-2400.

165. Tasker RR, Dostrovsky FO. Deafferentation and central pain. In: Wall PD, Melzack R (ed.). Textbook of pain. Edinburgh: Churchill Livingstone; 1989. p. 154-180.

166. Melzack R, Loeser JD. Phantom body pain in paraplegics: evidence for a central "pattern generating mechanism" for pain. Pain. 1978;4:195-210.

167. Hains BC, Everhart AW, Fullwood SD, Hulsebosch CE. Changes in serotonin, serotonin transporter expression and serotonin denervation supersensitivity: involvement in chronic central pain after spinal hemisection in the rat. Exp. Neurol. 2002;175:347-362.

168. Gerke MB, Duggan AW, Xu L et al. Thalamic neuronal activity in rats with mechanical allodynia following contusive spinal cord injury. Neuroscience. 2003;117:715-722.

169. Weng HR, Lee JI, Lenz FA et al. Functional plasticity in primate somatosensory thalamus following chronic lesion of the ventral lateral spinal cord. Neuroscience. 2000;101:393-401.

170. Zhao P, Waxman SG, Hains BC. Modulation of thalamic nociceptive processing after spinal cord injury through remote activation of thalamic microglia by cysteine chemokine ligand 21. J. Neurosci. 2007;27:8893-8902.

171. Pattany PM, Yezierski RP, Widerstrom-Noga EG et al. Proton magnetic resonance spectroscopy of the thalamus in patients with chronic neuropathic pain after spinal cord injury. American Journal of Neuroradiology. 2002;23:901-905.

172. Wrigley PJ, Press SR, Gustin SM et al: Neuropathic pain and primary somatosensory cortex reorganization following spinal cord injury. Pain. 2009;141:52-59.

173. Adas R, De Oliveira RAA, Andrade DC, Machado AGG, Teixeira MJ. Central poststroke pain: somatosensory abnormalities and the presence of associated myofascial pain syndrome. BMC Neurology. 2012;12:89. Disponível em: http://www.biomedcentral.com/1471-2377/12/89.

174. Casey KL, Lorenz J, Minoshima S. Insights into the pathophysiology of neuropathic pain through functional brain imaging. Exp. Neurol. 2003;184(suppl. 1):s80-8.

175. Dejerine J, Roussi G. Le syndrome thalamique. Rev. Neurol. (Paris). 1906;14:521-32.

176. Jeanmonod D, Magnin M, Morel A. A thalamic concept of neurogenic pain. In Gebhart GF, Hammond DL, Jensen TS (ed.). Proceedings of the 7th Congress on Pain. Seattle: IASP Press; 1994. p. 767-787.

177. Lenz FA, Seike M, Richardson RT, Lin YC, Baker FH, Khoja I, Jaeger CJ, Gracely RH. Thermal and pain sensation evoked by microestimulation in the area of human ventrocaudal nucleus. J. Neurophysiol. 1993;70:200-12.

178. Canavero S, Bonicalzi V. The neurochemistry of central pain: evidence from clinical studies, hypothesis and therapeutic implications. Pain. 1998;74:109-14.

179. Boivie J. Central pain. In: Wall PD, Melzack R (ed.). Textbook of pain. New York: Raven Press; 1994. p. 871-902.

180. Sherman SM, Koch C. Thalamus. In: Shepherd GM (ed.). Synaptic organization of the brain. 3rd ed. New York: Oxford University Press; 1990. p. 246-278.

181. Lenz FA, Dougherty PM. Pain processing in the human thalamus. In: Steriade M, Jones EG, McCormick DA (ed.). Thalamus – Vol. II: experimental and clinical aspects. Amsterdam: Elsevier; 1997. p. 617-652.

182. Salt TE. The possible involvement of excitatory amino acids and NMDA receptors in thalamic pain mechanisms and central pain syndromes. Am. Pain Soc. J. 1992;1:52-4.

183. Canavero S. Dynamic reverberation: a unified mechanism for central and phantom pain. Med. Hypotheses.1994;42:203-7.

184. Craig AD. A new version of the thalamic disinhibition hypothesis of central pain. Pain Forum. 1998;7:1-14.

capítulo 13

O Papel dos Canais Iônicos na Dor Neuropática

Hazem Adel Ashmawi

A dor neuropática é definida como aquela causada por doença ou lesão do sistema nervoso somatossensitivo (International Association for the Study of Pain, 2017), que inclui as fibras nervosas periféricas (fibras C, Aβ e Aδ) e neurônios centrais. As dores neuropáticas afetam em torno de 7 a 10% da população geral e representam uma sobrecarga aos sistemas de saúde das diversas sociedades. As estimativas de incidência e prevalência não são simples em função da falta de um critério diagnóstico simples e em função de variações nas pesquisas epidemiológicas maiores. Os principais tipos de dores neuropáticas são a polineuropatia diabética dolorosa, neuralgia pós-herpética, neuropatia de fibras finas, neuropatia hansênica, pós-trauma medular, acidente vascular cerebral (AVC) e dor oncológica, entre outros.

Os mecanismos fisiopatológicos envolvidos na gênese e manutenção das dores neuropáticas têm sido estudados ao longo das últimas décadas e, a partir da descoberta dos canais iônicos responsáveis pela transdução do estímulo doloroso, tem-se questionado o papel destes canais na dor neuropática. Canais iônicos têm grande importância na transdução e no processamento da informação dolorosa. Os canais iônicos responsáveis pela transdução do estímulo dolorosos estão presentes nos aferentes primários da nocicepção, os nociceptores, que têm seus corpos celulares presentes nos gânglios das raízes dorsais e nos gânglios trigeminais. Os aferentes primários inervam tecidos e órgãos e projetam-se centralmente para a medula espinhal e pelo tronco encefálico. A alodínia, uma das características mais marcantes da dor neuropática, e a hiperalgesia estão ligadas a fenômenos de sensibilização neuronal, e a sensibilização neuronal está ligada à ação dos transdutores de estímulos dolorosos.

Os canais iônicos relacionados à transdução do estímulo nociceptivo foram descritos nos anos 1990, com a caracterização do receptor vaniloide, posteriormente denominado "receptor de potencial transitório vaniloide 1" (TRPV1, do inglês *transient receptor potential vanilloid 1*). Os TRP são divididos em algumas subfamílias: TRPV (vaniloide); TRPA (anquirina); TRPC (canônico); TRPP (policistina); TRPM (melastatina); e TRPML (melastatina). Todos são canais catiônicos não seletivos, mono ou bivalentes, que permitem a entrada de Ca^{++} e Na$^+$, com maior seletividade aos íons Ca^{++}, presentes nos nociceptores e que transduzem diversos tipos de estímulos. Os estímulos transduzidos pelos TRP são de diversos tipos, podendo ser estímulos nociceptivos, como calor, frio e ácido em intensidade que cause lesão, ou estímulos não nociceptivos. Os canais iônicos da família TRP que transduzem estímulos nociceptivos são o TRPV1, TRPA1 e TRPM8.

Todos os canais TRP têm estrutura e sequência parcialmente comuns, são receptores localizados na membrana plasmática, ligando o espaço extracelular ao intracelular (transmembrana), cada receptor é composto de quatro subunidades conjuntas e, cada subunidade, composta de seis domínios transmembrana, dois deles formando o poro do canal. A sua ativação aumenta o influxo de cátions, alterando a concentração intracelular de cálcio. Estão presentes em diversos tecidos e, entre eles, nos aferentes primários sensitivos, onde participam do processamento da informação dolorosa, principalmente a transdução do estímulo nociceptivo em sinal neuronal.

A descoberta do mecanismo da transdução dos estímulos nociceptivos ocorreu há 24 anos, em 1997, quando foi clonado o gene do receptor vaniloide (TRPV1), receptor ativado pela capsaicina, por estímulo térmico com temperatura maior que 43 °C e por pH menor que 6. Após esta descoberta, foi possível entender como o estímulo nociceptivo leva à alterações no potencial de membrana ao nível das terminações nervosas livres até a geração do potencial de ação.

O TRPV1, receptor de potencial transitório vaniloide 1, é o transdutor nociceptivo mais estudado. É ativado por temperatura alta e baixo pH, assim como pela capsaicina. É um canal voltagem dependente. O TRPV1 é sensibilizado por mediadores pró-inflamatórios liberados em situações de lesão tecidual ou infecção, e, desta maneira, o limiar de ativação do TPRPV1 diminui quando da exposição do canal a substâncias como prostaglandina E2 (PGE2), bradicinina (BK) e fator de crescimento neural (NGF). Este processo de sensibilização é a marca registrada do aumento da excitabilidade do nociceptor, que é subjacente ao desenvolvimento da hiperalgesia e alodínia que também estão presentes na dor neuropática. Em modelos de dor neuropática como ligadura de nervo espinhal, lesão parcial de nervo espinhal, a expressão de TRPV1 está aumentada, ocasionando o aumento da hiperalgesia térmica.

Em modelos de dor neuropática induzida por hiperglicemia, modelo experimental de diabetes, há o aumento da expressão de TRPV1 na fase de alodínia e hiperalgesia mecânica, que melhoram com a administração de antagonistas de TRPV1. A sensibilização de canais TRPV1 ocorre na hipóxia ou na hiperglicemia, presente na fase inicial da neuropatia diabética dolorosa, e, posteriormente, há diminuição da expressão gênica de TRPV1, na fase em que ocorre a perda da sensibilidade. Também em modelos de dor neuropática induzida por quimioterápicos, ocorre aumento da expressão de TRPV1 após administração de paclitaxel ou oxiliplatina.

O TRPA1, receptor de potencial transitório anquirina 1, presente na membrana plasmática do aferente primário, é muito sensível a alterações no estado de oxirredução do meio interno, sendo ativado por substâncias reativas como ROS, RNS e RCS (oxigênio, nitrogênio e carbonil), que estão aumentadas em locais com lesão tecidual ou inflamação. O uso de antagonistas desse receptor causa diminuição nos comportamentos dolorosos em diferentes modelos de dor. Na dor neuropática, a neuroinflamação tem sido associada como mecanismo gerador da dor, com presença de macrófagos responsáveis pela produção de reações de oxirredução e formação de substâncias reativas, que ativam o canal

TRPA1, que estão presentes no aferente primário e nas células de Schwann. A neuroinflamação sustentada também pode resultar em degeneração walleriana, com dano estrutural aos neurônios.

O TRPM8, receptor de potencial transitório melastatina 8, receptor de mentol, está associado à transdução do estímulo frio doloroso, e há evidências de que esse receptor esteja ligado aos processos relacionados à alodínia causada por estímulo frio, observada em alguns pacientes com dor neuropática. A expressão de TRPM8 está aumentada no gânglio de raiz dorsal em modelo de lesão de nervo isquiático e em modelo de neuropatia por quimioterápico (oxiliplatina), há participação deste canal na hipersenbilização observada com hiperalgesia e alodínia ao frio em camundongos.

A Figura 13.1 mostra um resumo do envolvimento dos receptores TRPV1, TRPA1 e TRPM8 na dor neuropática causadas por lesão traumática de nervo, diabetes e quimioterápicos.

Há outro grupo de canais iônicos ligados ao processamento da informação dolorosa, são os receptores purinérgicos da família P2X, ativados, principalmente, por ATP. Trata-se de canais também importantes no processamento da informação dolorosa. São canais catiônicos, que permitem a entrada de íons Ca^{++} e Na^{+}, cálcio e saída de K^{+}. A família é composta pelos canais P2X1, P2X2, P2X3, P2X4, P2X5, P2X6 e P2X7 e, também, podem formar heterodímeros como P2X2/3. Os canais ligados à nocicepção são os P2X3, P2X2/3, P2X4 e P2X7. Os canais P2X3 e P2X2/3 estão presentes nos aferentes primários, enquanto os P2X4 e P2X7 não estão presentes no tecido nervoso do sistema nervoso periférico, mas nas células da glia, presentes no sistema nervoso central (SNC).

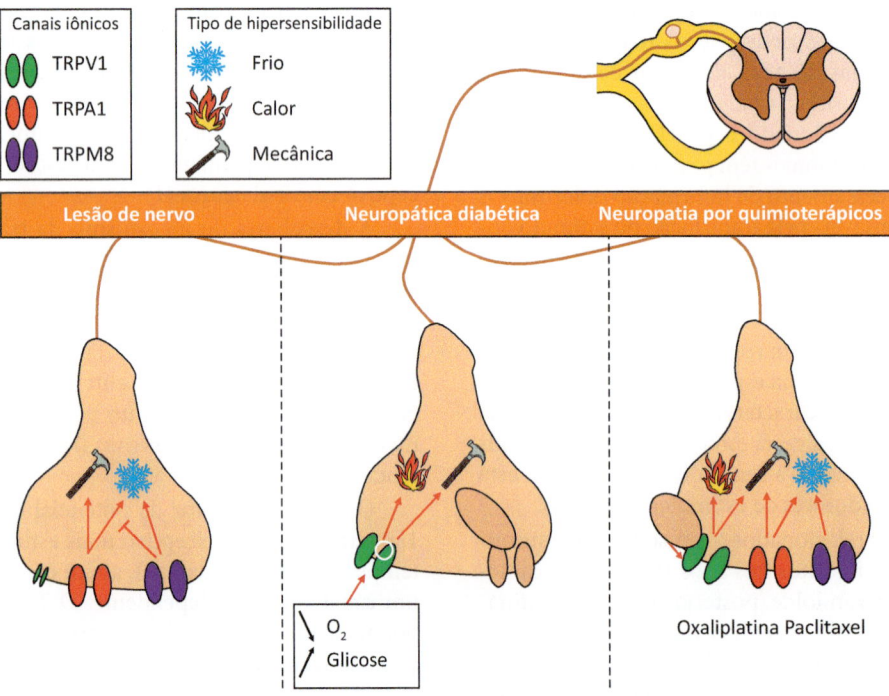

FIGURA 13.1 – Ação dos receptores de potencial transitório TRPV1, TRPA1 e TRPM8 em diferentes modelos de dor neuropática.

Fonte: Adaptada de Basso L, Altier C. Curr. Opin. Pharmacol. 2017;32:9-15.

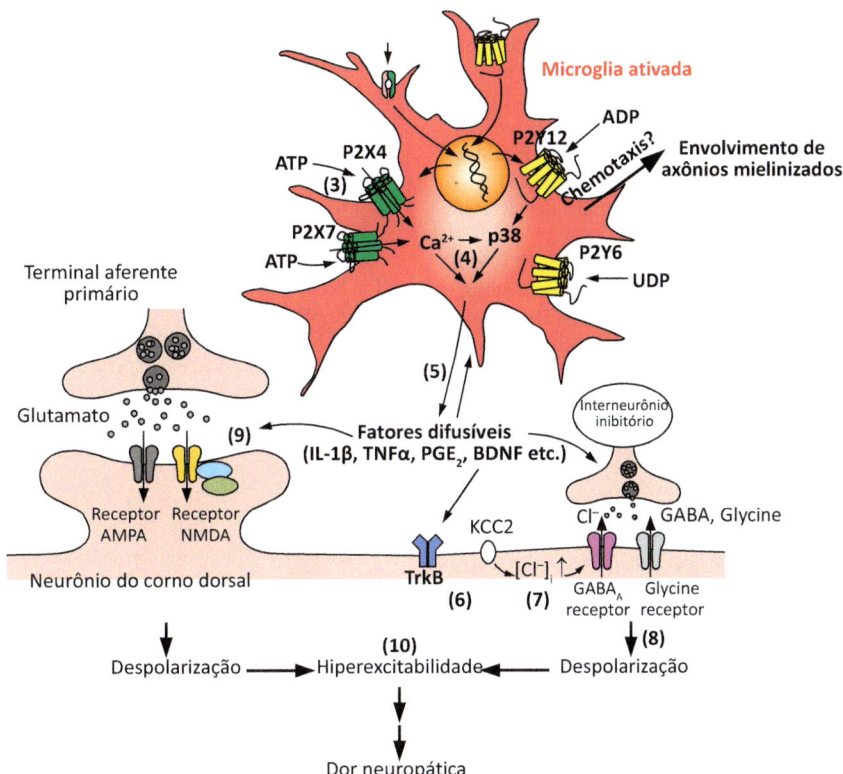

FIGURA 13.2 – Atuação dos canais purinérgicos P2X4 e P2X7 sobre o neurônio de 2ª ordem e interneurônios no corno da medula dorsal.

Fonte: Desenvolvida pela autoria do capítulo.

O canal P2X4 está ligado à dor neuropática, sua expressão está aumentada no corno dorsal da medula, nas micróglias, em diferentes modelos de dor neuropática, como de constrição de nervo isquiático, de polirradiculopatia inflamatória desmielinizante e de neuralgia pós-herpética, e o uso intratecal de antagonistas do receptor P2X4 provoca a diminuição de comportamentos dolorosos, como a alodínia mecânica. O canal P2X7 também está presente nas células imunocompetentes, na periferia em macrófagos e mastócitos e nas micróglias, no SNC. As micróglias são ativadas após lesão de nervos periféricos (lesão de nervo espinhal ou constrição de nervo isquiático), e esta ativação está associada à alodínia mecânica. Os canais purinérgicos P2X7 participam da regulação da ativação, proliferação microglial e da liberação de mediadores pró-inflamatórios no corno dorsal da medula. A ação ocorre por meio da ação da micróglia ativada, com produção e liberação de quimiocinas e citocinas inflamatórias que agem sobre o neurônio de 2ª ordem, interneurônios no corno da medula dorsal, induzindo a hipersensibilização neuronal central, conforme mostrado na Figura 13.2.

A Figura 13.2 mostra a participação de canais iônicos de transdução de estímulo nociceptivo e de canais purinérgicos na patogênese e manutenção de estados que ocasionam a dor neuropática é cada vez mais conhecida e abre a possibilidade de se agir especificamente sobre transdutores de estímulos nociceptivos, possibilidade esta bastante sedutora, sendo uma maneira de agir sobre o estímulo noci-

ceptivo próximo de sua geração, ou especificamente sobre receptores ligados à amplificação da resposta neuronal. A produção de antagonistas desses receptores tem sido realizada nas últimas duas décadas, mas, ainda, seu uso clínico não é liberado em decorrência de efeitos adversos relacionados ao seu uso. No processo evolucionário, foi comum que um mesmo canal ou substância tenha funções diferentes em diferentes células, que compõem tecidos, órgãos e sistemas, principalmente para diminuir o número de genes transmitidos de uma geração para a seguinte. Cabe aos cientistas estudar e propor soluções que levem em consideração esse problema potencial.

Referências bibliográficas

1. Antoniazzi CTD, Nassini R, Rigo FK, Milioli AM, Bellinaso F, Camponogara C et al. Transient receptor potential ankyrin 1 (TRPA1) plays a critical role in a mouse model of cancer pain. Int. J. Cancer. 2019;144(2):355-365.

2. Bautista DM, Siemens J, Glazer JM, Tsuruda PR, Basbaum AI, Stucky CL, Jordt SE, Julius D. The menthol receptor TRPM8 is the principal detector of environmental cold. Nature. 2007;448(7150):204-8. doi: 10.1038/nature05910.

3. Burnstock G. Purinergic receptors and pain. Curr. Pharm. Des. 2009;15(15):1717-35. doi: 10.2174/138161209788186335.

4. Caterina MJ, Schumacher MA, Tominaga M, Rosen TA, Levine JD, Julius D. The capsaicin receptor: a heat-activated ion channel in the pain pathway. Nature. 1997;389:816-24.

5. Colloca L, Ludman T, Bouhassira D, Baron R, Dickenson AH, Yarnitsky D, Freeman R, Truini A, Attal N, Finnerup NB, Eccleston

C, Kalso E, Bennett DL, Dworkin RH, Raja SN. Neuropathic pain. Nat. Rev. Dis. Primers. 2017;3:17002. doi: 10.1038/nrdp.2017.2.

6. Basso L, Altier C. Transient receptor potential channels in neuropathic pain. Curr. Opin. Pharmacol. 2017;32:9-15. doi: 10.1016/j.coph.2016.10.002.

7. Chen K, Zhang ZF, Liao MF, Yao WL, Wang J, Wang XR: Blocking PAR2 attenuates oxaliplatin-induced neuropathic pain via TRPV1 and releases of substance P and CGRP in superficial dorsal horn of spinal cord. J. Neurol. Sci. 2015;352:62-67.

8. Chessell IP, Hatcher JP, Bountra C, Michel AD, Hughes JP, Green P, Egerton J, Murfin M, Richardson J, Peck WL, Grahames CBA, Casula MA, Yiangou Y, Birch R, Anand P, Buell GN. Disruption of the P2X7 purinoceptor gene abolishes chronic inflammatory and neuropathic pain. Pain. 2005;114:386-396.

9. Cui YY, Xu H, Wu HH, Qi J, Shi J, Li YQ. Spatio-temporal expression and functional involvement of transient receptor potential vanilloid 1 in diabetic mechanical allodynia in rats. PLoS One. 2014;9:e102052.

10. Dalgarno R, Leduc-Pessah H, Pilapil A, Kwok CH, Trang T. Intrathecal delivery of a palmitoylated peptide targeting Y382-384 within the P2X7 receptor alleviates neuropathic pain. Mol. Pain. 2018;14:1744806918795793. doi: 10.1177/1744806918795793.

11. De Logu F, Nassini R, Materazzi S, Carvalho Gonçalves M, Nosi D, Rossi Degl'Innocenti D et al. Schwann cell TRPA1 mediates neuroinflammation that sustains macrophagedependent neuropathic pain in mice. Nat. Commun. 2017;8(1):1887.

12. Descoeur J, Pereira V, Pizzoccaro A, Francois A, Ling B, Maffre V, Couette B, Busserolles J, Courteix C, Noel J et al. Oxaliplatin-induced cold hypersensitivity is due to remodelling of ion channel expression in nociceptors. EMBO Mol. Med. 2011;3:266-278.

13. Ding Y, Cesare P, Drew L, Nikitaki D, Wood JN. ATP, P2X receptors and pain pathways. J. Auton. Nerv. Syst. 2000;81(1-3):289-94. doi: 10.1016/s0165-1838(00)00131-4.

14. Fukuoka T, Tokunaga A, Tachibana T, Dai Y, Yamanaka H, Noguchi K. VR1, but not P2X(3), increases in the spared L4 DRG in rats with L5 spinal nerve ligation. Pain. 2002;99:111-120.

15. Honore P, Donnelly-Roberts D, Namovic MT, Hsieh G, Zhu CZ, Mikusa JP, Hernandez G, Zhong C, Gauvin DM, Chandran P, Harris R, Medrano AP, Carroll W, Marsh K, Sullivan JP, Faltynek CR, Jarvis MF. A-740003 [N-(1-{[(cyanoimino)(5-quinolinylamino) methyl]amino}-2,2-dimethylpropyl)-2-(3,4-dimethoxyphenyl) acetamide]: a novel and selective P2X7 receptor antagonist, dose-dependently reduces neuropathic pain in the rat. J. Pharmacol. Exp. Ther. 2006;319:1376-1385.

16. Hudson LJ, Bevan S, Wotherspoon G, Gentry C, Fox A, Winter J. VR1 protein expression increases in undamaged DRG neurons after partial nerve injury. Eur. J. Neurosci. 2001;13:2105-2114.

17. Inoue K. Role of the P2X4 receptor in neuropathic pain. Curr. Opin. Pharmacol. 2019;47:33-39. doi: 10.1016/j.coph.2019.02.001.

18. International Association for the Study of Pain. IASP taxonomy. Pain terms: neuropathic pain. [Updated 2017 dec. 14]. Disponível em: http://www.iasp-pain.org/Taxonomy#Neuropathicpain.

19. Kallenborn-Gerhardt W, Schroder K, Del Turco D, Lu R, Kynast K, Kosowski J, Schmidtko. A NADPH oxidase-4 maintains neuropathic pain after peripheral nerve injury. J. Neurosci. 2012;32(30):10136-10145.

20. Knowlton WM, Daniels RL, Palkar R, McCoy DD, McKemy DD. Pharmacological blockade of TRPM8 ion channels alters cold and cold pain responses in mice. PLoS One. 2011;6:e25894.

21. Matsumura Y, Yamashita T, Sasaki A, Nakata E, Kohno K, Masuda T, Tozaki-Saitoh H, Imai T, Kuraishi Y, Tsuda M, Inoue K. A novel P2X4 receptor-selective antagonist produces anti-allodynic effect in a mouse model of herpetic pain. Sci. Rep. 2016;6:32461.

22. Moilanen LJ, Laavola M, Kukkonen M, Korhonen R, Leppanen T, Hogestatt ED et al. TRPA1 contributes to the acute inflammatory response and mediates carrageenan induced paw edema in the mouse. Sci. Rep. 2012;2(380):380.

23. Narayanaswamy H, Facer P, Misra VP, Timmers M, Byttebier G, Meert T, Anand P. A longitudinal study of sensory biomarkers of progression in patients with diabetic peripheral neuropathy using skin biopsies. J. Clin. Neurosci. 2012;19:1490-1496.

24. Nassini R, Materazzi S, Benemei S, Geppetti P. The TRPA1 channel in inflammatory and neuropathic pain and migraine. Rev. Physiol. Biochem. Pharmacol. 2014;167:1-43.

25. Nilius B, Appendino G, Owsianik G. The transient receptor potential channel TRPA1: from gene to pathophysiology. Pflugers Arch. 2012;464(5):425-58. doi: 10.1007/s00424-012-1158-z.

26. Pabbidi RM, Yu SQ, Peng S, Khardori R, Pauza ME, Premkumar LS. Influence of TRPV1 on diabetes-induced alterations in thermal pain sensitivity. Mol. Pain. 2008;4:9.

27. Ristoiu V, Shibasaki K, Uchida K, Zhou Y, Ton BH, Flonta ML, Tominaga M. Hypoxia-induced sensitization of transient receptor potential vanilloid 1 involves activation of hypoxiainducible factor-1 alpha and PKC. Pain. 2011;152:936-945.

28. Tsuda M, Shigemoto-Mogami Y, Koizumi S, Mizokoshi A, Kohsaka S, Salter MW, Inoue K. P2X4 receptors induced in spinal microglia gate tactile allodynia after nerve injury. Nature. 2003;424:778-783.

29. Tsuda M, Tozaki-Saitoh H, Inoue K. Pain and purinergic signaling. Brain Res. Rev. 2010;63(1-2):222-32. doi: 10.1016/j.brainresrev.2009.11.003.

30. Ulmann L, Hatcher JP, Hughes JP, Chaumont S, Green PJ, Conquet F, Buell GN, Reeve AJ, Chessell IP, Rassendren F. Up-regulation of P2X4 receptors in spinal microglia after peripheral nerve injury mediates BDNF release and neuropathic pain. J. Neurosci. 2008;28:11263-11268.

31. Zhang Z, Zhang ZY, Fauser U, Schluesener HJ. Mechanical allodynia and spinal up-regulation of P2X4 receptor in experimental autoimmune neuritis rats. Neuroscience. 2008;152:495-501.

Receptores Envolvidos na Fisiopatologia da Dor Neuropática

Gustavo Rodrigues Costa Lages | Ressala Castro Souza | Fernanda de Faria Mariano

A dor neuropática continua sendo uma das mais desafiadoras doenças neurológicas. É entendida como uma resposta mal adaptada do sistema nervoso frente à lesão, marcada por diversas alterações na sinalização sensorial normal no nível da periferia, da medula e do encéfalo (tálamo e córtex), ensejando mudanças na expressão genômica, manifestas por hiperexcitabilidade periférica e central.[1]

De um lado, o conhecimento da fisiopatologia da dor neuropática e dos receptores envolvidos é de grande importância para o entendimento dessa impactante classe de dor crônica e para a compreensão do mecanismo de ação das drogas em uso para essa síndrome, assim como para o desenvolvimento de novas drogas com receptores alvos específicos. Por outro lado, os numerosos, paralelos e independentes processos fisiopatológicos na periferia, medula e centros supraespinhais dificultam o desenvolvimento de tais drogas com expectativa de significativa efetividade.[1]

Embora haja muito a se progredir nesse campo, nas últimas décadas houve um importante avanço no conhecimento da fisiopatologia da dor neuropática, com a maioria dos estudos se concentrando na dor neuropática causada por lesão de nervo periférico.[1]

Sensibilização periférica

Embora, anteriormente, a dor neuropática tenha sido pensada como uma doença de natureza puramente neuronal, vários estudos pré-clínicos indicam que os mecanismos na base do seu desenvolvimento e manutenção envolvem contribuições substanciais das células não neuronais do sistema nervoso periférico (SNP) e do sistema nervoso central (SNC), em uma forte interação entre neurônios e células imunes.[2,3]

Os mecanismos periféricos são os responsáveis pelas mudanças imediatas induzidas por danos teciduais na transmissão da dor. A lesão do nervo periférico causa degradação do axônio e da bainha de mielina, desencadeando importante reação inflamatória. As células de Schwann lesadas ativam substâncias (ERK, MAP – interessante potencial alvo a ser bloqueado para o tratamento da dor neuropática), que desencadeiam a expressão de mediadores inflamatórios e o recrutamento de células imunes (sobretudo neutrófilos que em seguida recrutarão macrófagos e células T – pico de infiltração neutrofílica nas primeiras horas da lesão, declinando após o 3º dia), por intermédio, inicialmente, da degranulação de mastócitos (histamina, serotonina, NGF, leucotrienos). A estabilização dos mastócitos com cromoglicato de sódio reduz a infiltração neutrofílica e o desenvolvimento de hipersensibilidade térmica e mecânica. De forma semelhante, o uso de anticorpos antineutrofílicos no momento da lesão atenua significativamente a hipersensibilidade, assim como com o uso de lipossomos contendo clodronato e a consequente redução do número de macrófagos circulantes.[3]

Entretanto, a resposta inflamatória também tem funções adaptativas que permitem o reparo do nervo. A recuperação funcional depende, por exemplo, da expressão de IL-1 e TNF-α e a ablação completa de macrófagos prejudicaria a regeneração de axônios. Portanto, a terapia analgésica que visa a resposta inflamatória deve ter como objetivo reduzir a inflamação excessiva em vez de eliminá-la.[3]

Os mediadores inflamatórios liberados no local da lesão culminam em alterações nos aferentes primários (atividade e expressão de canais iônicos, TRP, balanço de cálcio intracelular etc.), deixando-os com a excitabilidade aumentada, manifesta como atividade independente ectópica. Essa hiperexcitabilidade ectópica dos axônios sensoriais resulta na condução anômala do estímulo, e descargas evocadas induzem alterações sobre a organização sensorial na medula espinhal, fenômeno conhecido como "sensibilização central".[1]

A resposta inflamatória se estende aos gânglios da raiz dorsal (GRD). Os neutrófilos invadem o gânglio da raiz dorsal ipsilateral 7 a 14 dias após lesão do nervo periférico. Há também infiltração significativa de células T no GRD em torno do 7º dia pós-lesão e infiltrado de macrófagos em torno dos neurônios do 3º ao 7º dia, estendendo-se por várias semanas. Aqui, os corpos celulares sensibilizados podem causar alterações plásticas.[3]

Além da liberação de mediadores inflamatórios pelas células imunes, os terminais nervosos sensitivos liberam neuropeptídeos como a substância P (sP) e peptídeo relacionado ao gene da calcitonina (CGRP) por intermédio de condução antidrômica do impulso. Tais neuropeptídeos promovem o aumento da permeabilidade vascular, favorecendo a resposta inflamatória, além de sensibilizar os aferentes primários.[3]

Esses mediadores (sP, CGRP), entre outros (IL-1β), potencializam também a resposta de alguns nociceptores como o receptor transitório vaniloide tipo 1 (TRPV1), altamente expresso nas fibras Aδ e C, cuja atividade e expressão são aumentadas em modelos de dor neuropática.[2]

Receptor vaniloide de potencial transitório 1 (TRPV1)

Os canais TRP (*transiente receptor potencial* – canais potenciais de receptores transitórios ou canais de receptores transientes de potencial) são canais catiônicos assim denominados, pois, quando ativados, permitem o influxo de cargas positivas para as células, gerando despolarização, não na forma de um potencial de ação, mas sim de um potencial receptor transitório que pode ou não gerar um potencial de ação. Os canais contêm seis domínios transmembrana que se montam como homo ou heterotetrâmeros para formar canais seletivos de cátions, sendo a maioria permeáveis ao Ca^{2+}.[4]

Apesar das similaridades topográficas entre os canais TRP e os sensíveis à voltagem, existem algumas diferenças entre eles, como os resíduos de aminoácidos carregados positivamente, uma característica dos canais voltagem-dependentes, que não estão preservados na maioria dos membros da família de canais TRP. Embora todos os canais TRP conhecidos sejam catiônicos seletivos, sua permeabilidade para diferentes cátions monovalentes e divalentes varia entre seus subtipos.[5]

O TRPV1 é uma das cinco subfamílias do grupo 1 dos TRP. O nome desse subtipo (vaniloide) vem do fato de serem ativados por compostos contendo o grupo vanil, como a capsaicina e a vanila, expresso em todos os gânglios sensoriais (DRG, TG, Vagal) e em pequenas fibras sensoriais C e Aδ, que podem conter vários neuropeptídeos, incluindo o sP e/ou o peptídeo relacionado ao gene da calcitonina (CGRP). O TRPV1 também é encontrado no SNC e em tecidos não neuronais, como queratinócitos, mastócitos, folículos capilares, músculo liso, bexiga, fígado, rim, baço e pulmões, exercendo diversas funções como hemostasia do cálcio nos rins, visão e dor.[4]

O canal TRPV1 tem seis domínios transmembrana, formando um canal de poro com mecanismo de passagem dupla composto por um filtro de seletividade formado pelo poro em alça S5-S6, localizado próximo à superfície externa do canal, e um segundo portão inferior formado por partes da hélice S6. Ambos os portões são acoplados alostericamente. Agonistas como a toxina da aranha DkTx se ligam mais superficialmente e ativam o portão superior, enquanto os agonistas hidrofóbicos capsaicina e resiniferatoxina se ligam e ativam o portão inferior mais profundamente dentro da membrana.[4] O receptor é ativado também por diversas outras substâncias como calor nocivo (> 43 °C), baixo pH (< 5,2), voltagem, vários lipídios e outros pungentes compostos como zingerone, piperina e aqueles encontrados no alho e cebola, como alicina.[6]

A inflamação neurogênica é caracterizada por edema, hiperalgesia térmica e mecânica, vasodilatação e dor inflamatória causada pela superestimulação dos terminais nociceptores periféricos subsequentes à lesão. O aumento da inervação da fibra imunorreativa para TRPV1 foi observado em tecidos inflamados, como: trato gastrointestinal; pele humana; e vulva. Acredita-se, assim, que a regulação positiva de TRPV1 possa contribuir para a patogênese de várias doenças, como doença inflamatória do intestino, doença do refluxo gastroesofágico, síndrome do intestino irritável, prurigo nodular e alodinia vulvar. A expressão aumentada de TRPV1 também se correlaciona com hiperalgesia inflamatória.[6]

O aumento da expressão do TRPV1 se dá por modificação pós-translacional do canal que resulta em alterações de sua cinética e limiar de ativação, ensejando aumento na sensibilidade e excitabilidade do terminal nociceptor. Assim, a ativação da proteinaquinase C (PKC) causa aumento da inserção do canal TRPV1 na membrana plasmática e aumento da sensibilidade aos prótons, ao calor e ao agonista endógeno anandamida. A ativação do segundo mensageiro também resulta na ativação de fatores de transcrição, como cAMP, que ocasiona mudanças de longo prazo na expressão de neurotransmissores, peptídeos e proteínas do canal iônico.[4]

Em modelos de nocicepção patológica e hiperalgesia térmica, um bloqueador TRPV1 seletivo, A-425619, produz efeitos antinociceptivos. No modelo de hiperalgesia secundária induzida por capsaicina em rato, o antagonista TRPV1 oral SB-705498 atua para reduzir a hiperalgesia e a alodínia. Além disso, este composto também foi testado em humanos, nos quais os efeitos do SB-705498 na dor evocada pelo calor e na sensibilização da pele induzida por capsaicina ou irradiação UVB foram avaliados. Foi descoberto que a droga aumentou a tolerância ao calor e à dor no local da inflamação evocada por UVB. Do exposto, nota-se que há um grande potencial para antagonistas de TRPV1 no tratamento de condições dolorosas.[6]

A dor neuropática também se associa à superexpressão dos canais de sódio dependentes de voltagem e aumenta as correntes de sódio, originando descargas espontâneas de fibras Aδ e C.[2]

A sensibilização periférica também está associada ao aumento dos canais de Ca^{+2} dependentes de voltagem. O aumento do Ca^{+2} intracelular eleva a liberação sP e de glutamato, exacerbando a transmissão da dor.[2]

Sensibilização central espinhal

Além das alterações desencadeadas no âmbito periférico, várias alterações celulares e moleculares no plano medular estão envolvidas no desenvolvimento dos sintomas neuropáticos da dor, como hiperalgesia térmica e mecânica e alodínia tátil.[3]

A interação lesão neuronal e células imunes se propaga da periferia (terminal nervoso, GRD) ao corno dorsal da medula. Há lesão da barreira "hematoespinhal" permitindo influxo das células imunes da periferia. Tal processo é mediado pela proteína quimiotática de monócitos-1 (MCP-1) – também conhecida como CCL2, pela glicoproteína, fator estimulador de colônia (CSF1) e, especialmente, pelo ATP. Este ativa os receptores purinérgicos P2X4 e

P2X7 da micróglia, promovendo a liberação de BDNF, catepsina S e IL1-β.[3,7]

Há uma profunda resposta inflamatória envolvendo células imunes locais (micróglia – macrófagos do SNC – e astrócitos), que constituem 70% das células do SNC e têm papel central na formação de síndromes dolorosas persistentes.

Em condições fisiológicas, a micróglia cuida da homeostasia local. Após lesão de nervo periférico, seu fenótipo se altera para pró-inflamatório ou efetor, no qual se prolifera e aumenta sua motilidade e suas propriedades fagocíticas, passa a expressar novos receptores como o ionotrópico purinérgico P2X4, aumenta a imunorreatividade do receptor do complemento c3 (CD11b) e passa a liberar mediadores pró-inflamatórios, incluindo citocinas e proteases. Essa ativação microglial pós-lesão de nervo periférico é vista também em centros superiores do SNC como hipotálamo e substância cinzenta periaquedutal.[2,3]

A participação da inflamação e da micróglia na dor neuropática é mais intensa na lesão traumática de nervos periféricos (incluindo cirúrgica), na resposta imune aberrante periférica ou central (Guillain-Barré e esclerose múltipla, respectivamente), passando pela neuropatia diabética e sendo bem menos intensa nas lesões por antirretrovirais e quimioterápicos (embora tenha sido bem demonstrada com vincristina).[3]

A inibição da atividade da micróglia pode, portanto, reduzir a hipersensibilidade nos estados de dor neuropática e, por isso, os sinais responsáveis pela comunicação entre neurônio-micróglia e/ou astrócitos estão sendo extensamente investigados, pois podem representar novos alvos para o tratamento da dor crônica. Um estudo em ratos[8] usando minociclina (tetraciclina de 2ª geração) preveniu o desenvolvimento de hipersensibilidade em resposta à lesão ao bloquear mediadores-chaves para a transformação da micróglia em fenótipo efetor. Tal medida, assim como em outro estudo, se demonstrou efetiva para a prevenção, mas não para a reversão nos casos de hiperalgesia já instalada. O bloqueio do receptor P2X4 reverteu dor estabelecida. Outros estudos não demonstraram a efetividade da droga.[3]

A complexa comunicação entre aferentes primários, neurônios do corno dorsal da medula, astrócitos e micróglia que resultam no aumento da transmissão excitatória se dá por um processo ativo que se inicia pela sinalização do nervo lesado. Muitos mecanismos e agentes foram propostos para essa interação.

Receptor da tropomiosinaquinase B (TrkB)

O fator neurotrófico derivado do cérebro (BDNF) é uma proteína membro da família das neutrofinas. Liberado pela micróglia, o BNDF altera a expressão (reduz) de um transportador-chave de Cl⁻, o KCC2, o qual regula o gradiente transiônico por intermédio das membranas neuronais, ensejando o acúmulo intracelular de Cl⁻. Logo, há uma alteração do gradiente afetando a ação fisiológica de hiperpolarização do GABA, reduzindo a ação inibitória do sistema gabaérgico ativado.[1,3]

A administração de micróglia ativada ou a aplicação de BDNF produz alteração do balanço aniônico. Assim, blo-

queando a sinalização entre BDNF e seu receptor (TrkB), reverteria alodínea.[1]

A ativação do TrkB também potencializa o receptor N-metil-D-aspartato (NMDA) via fosforilação da GluN2B, importante subunidade desse receptor no processo de plasticidade do SNC e da sensibilização central.[1]

Receptor CX3CR1

A fractalquina (FKN, CX3CL1) é o único membro da subfamília de quimiocinas CX3C, é expressa constitutivamente na medula espinhal e nos neurônios sensoriais do GRD. A FKN neuronal (ligada à membrana) é clivada pela catepsina S (CatS), uma enzima proteolítica que é sintetizada e liberada pela micróglia ativada. A FKN "ativada", por sua vez, ativa a micróglia, promovendo a liberação de IL1-β, que deixa o receptor NMDA facilitado, formando uma alça de *feedback* positivo.[7,9]

O receptor da FKN, o CX3CR1, é expresso exclusivamente por células da micróglia e, após lesão nervosa periférica, é amplamente regulado na micróglia ativada. A FKN produz um comportamento nociceptivo ativando o CX3CR1 nas vias mediadas pela micróglia e pela proteinaquinase ativada por mitógenos p38 (MAPK). Apesar de a via CX3CL1/CX3CR1 representar um processo não adaptativo pró-nociceptivo, parece desempenhar também uma ação neuroprotetora em doenças neurodegenerativas.[2,3]

Receptor CCR2

Outra quimiocina implicada na comunicação neurônio-glia (quimiotaxia para células gliais) é o ligante 2 da quimiocina (motivo C-C) (CCL2), também conhecido como "proteína de quimioatração de monócito 1" (MCP1), expressa pelos neurônios sensoriais precocemente, cerca de 1 dia após a lesão periférica, e tem como receptor o CCR2.

Assim como outros receptores da subfamília CC da quimiocina, como o CC 5 (CCR5), o CCR2 faz parte da família de receptores acoplados à proteína G ligados à membrana (GPCRs).[2]

Uma vez liberado, o CCL2 ativa a micróglia por meio da interação com os receptores CCR2. O envolvimento do receptor CCR2 na dor neuropática foi demonstrado por estudo realizado em ratos, sendo que aqueles que não possuíam receptores CCR2 exibiram uma redução na alodínia tátil induzida por lesão nervosa. A ação do CCL2 (no nível da coluna vertebral) também foi demonstrada pela administração intratecal de um anticorpo neutralizador de CCL2, que se mostrou capaz de inibir os sintomas de dor neuropática.[2]

Os receptores de quimiocinas são amplamente expressos em leucócitos e, portanto, regulam diferentes funções leucocitárias homeostáticas e inflamatórias mediante interação com suas quimiocinas endógenas. Em geral, um tipo específico de receptor das quimiocinas interage com múltiplas quimiocinas endógenas, como CCL2, CCL7 e CCL8 no caso do receptor CCR2, e CCL3, CCL4 e CCL5 no caso do receptor CCR5. Além disso, a maioria das quimiocinas pode interagir com vários receptores de quimiocinas, permitindo um sistema muito complexo e ajustado. A desregulação deste sistema foi associada ao desenvolvimento de várias condições fisiopatológicas. Por exemplo, tanto o CCR2 como o CCR5 têm sido implicados em muitas doenças inflamatórias e imunológicas, como artrite reumatoide, esclerose múltipla, aterosclerose, diabetes *mellitus* e psoríase. Dessa forma, vários estudos têm sido realizados a fim de corroborar o uso de antagonistas desses receptores na prática clínica.[2]

Receptor CSF1R

Após a indução da dor neuropática em modelo animal (ratos), nota-se uma sobrerregulação de RNA codificador de fator estimulador de colônia 1 (CSF1), uma citocina envolvida na diferenciação e proliferação de macrófagos e micróglia. O CSF1 parece ter papel central na ativação da micróglia. A ação do CSF1 no receptor CSF1R, o qual é restrito à micróglia, sobrerregula os níveis de BNDF e CatS.[7] A deleção do gene CSF1, em modelos experimentais, preveniu a ativação microglial seguida de lesão nervosa periférica. Foi também demonstrado que a administração intratecal de CSF1 em ratos sem lesão ativou micróglia e induziu dor crônica.[10]

Receptores purinérgicos

Outra molécula importante para a comunicação neuronal-microglial é o ATP, produzido pelos neurônios e também pelas células da glia. O ATP exerce seu efeito na micróglia ativando os receptores ionotrópicos purinérgicos P2X4 e P2X7, bem como os receptores metabotrópicos P2Y6 e P2Y12, que são regulados para cima e/ou para baixo em várias condições. A estimulação do canal P2X4 parece estar envolvida no desenvolvimento da dor neuropática ao induzir a liberação do fator neurotrófico derivado do cérebro (BDNF). Acredita-se que esse mecanismo seja responsável pelo aparecimento da alodínia tátil ao inverter o gradiente iônico dos interneurônios GABAérgicos após a regulação negativa do transportador de cálcio KKC2.[2]

A ativação do receptor P2X4 ocorre mais cedo que a do canal P2X7 em virtude de maior afinidade do ATP em se ligar ao receptor P2X4. De fato, o P2X7 está envolvido na manutenção da ativação microglial. O receptor P2X7 parece ser um receptor ionotrópico funcionalmente exclusivo entre a família de receptores P2X, pois sua ativação é capaz de estimular a liberação da citocina pró-inflamatória interleucina-1β (IL-1β), além de uma variedade de outras citocinas pró-inflamatórias.[2]

Estudos recentes revelaram que o P2Y12R também é crucial na indução e manutenção da dor neuropática. Verificou-se que a expressão do mRNA e proteína P2Y12R é aumentada de forma significativa na medula espinhal ipsilateralmente à lesão do nervo espinhal ou à ligação parcial do nervo periférico. A localização celular desse receptor na medula espinhal era restrita à micróglia e recentemente foi proposto que ela esteja envolvida na motilidade dos corpos e processos das células microgliais. Portanto, é possível que a atividade do P2Y12R na micróglia afete sua capacidade de estender os processos ramificados em direção aos neurônios vizinhos da matriz da dor, os quais, por sua vez, podem interferir nas comunicações entre as micróglias e os neurônios.[2]

Receptores PX

A adenosina 50-trifosfato extracelular (ATP) ativa os receptores P2X e P2Y da superfície celular. Os receptores P2X são canais de íons de membrana preferencialmente permeáveis ao sódio, potássio e cálcio que se abrem em milissegundos após a ligação do ATP. Na arquitetura molecular, eles formam uma família estrutural única. O receptor é um trímero. A ligação do ATP entre as subunidades as faz se flexionarem juntas dentro do ectodomínio e se separarem na região que abrange a membrana, de modo a abrir um canal central.[11]

Os receptores P2X têm uma ampla distribuição nos tecidos. Em algumas células musculares lisas, os receptores P2X medeiam o potencial de junção excitatória rápida que resulta na despolarização e contração. No SNC, a ativação dos receptores P2X permite que o cálcio entre nos neurônios e isso pode evocar respostas neuromodulatórias mais lentas, como o tráfego de receptores para o neurotransmissor glutamato. Nos nervos aferentes primários, os receptores P2X são críticos para o início dos potenciais de ação quando respondem ao ATP liberado pelas células sensoriais, como papilas gustativas, quimiorreceptores ou urotélio. Nas células do sistema imunológico, a ativação dos receptores P2X desencadeia a liberação de citocinas pró-inflamatórias, como a interleucina 1b. O desenvolvimento de bloqueadores seletivos de diferentes receptores P2X ensejou ensaios clínicos sobre sua eficácia no tratamento de tosse, dor, inflamação e certas doenças neurodegenerativas. Esses estudos indicaram que os receptores P2X foram expressos de forma muito mais ampla por meio dos tecidos de vertebrados do que havia sido previsto com base em estudos funcionais. Exemplos notáveis foram a expressão predominante das subunidades P2X2, P2X4 e P2X6 no SNC, a abundância de receptores P2X4 e P2X7 no tecido glandular e células imunes e a distribuição muito limitada de subunidades P2X3 em um subconjunto de neurônios sensoriais envolvidos no paladar, enchimento da bexiga, barorrecepção e certas modalidades de dor.[11]

A micróglia expressa principalmente o receptor P2X7. Nos neurônios do hipocampo, os receptores P2X4 estão localizados na periferia da densidade pós-sináptica. Evidências recentes sugerem que o ATP liberado dos astrócitos pode ativar esses receptores e ocasionar uma redução no tráfego de receptores a-amino-3-hidroxi-5-metilisoxazol-4-propionato (AMPA) para a sinapse.[11]

O receptor P2X4 tem uma permeabilidade ao cálcio relativamente alta que, ao contrário do receptor NMDA, permite a entrada de cálcio nos potenciais de membrana hiperpolarizados e despolarizados. Esta entrada de cálcio parece inibir o tráfego do receptor AMPA por um mecanismo que envolve a quinase II dependente de calmodulina e/ou uma fosfatase dependente de cálcio.[11]

Foi demonstrado que o tratamento com morfina aumenta a expressão do receptor ionotrópico P2X4 na micróglia e liberação de BNDF, sendo um dos mecanismos do desenvolvimento de hiperalgesia associado a essa droga. E que o bloqueio do receptor P2X4 tem potencial para reverter a dor.[12]

A ativação dos receptores P2X7 pelo ATP é uma etapa fundamental na liberação de citocinas inflamatórias pela micróglia. A expressão desses receptores em uma ampla gama de células do sistema imunológico resultou em um estudo intensivo de seu papel na inflamação. Os receptores P2X7 foram os mais intensamente investigados e muitas empresas farmacêuticas sintetizaram pequenas moléculas que são bloqueadores potentes e seletivos do receptor humano. Como a ativação dos receptores P2X7 pelo ATP é uma etapa fundamental na liberação de citocinas inflamatórias da micróglia preparada com lipopolissacarídeo bacteriano, os receptores P2X têm sido considerados como possíveis alvos terapêuticos na dor inflamatória.[11]

Receptores P2Y

Os receptores P2Y são farmacologicamente subdivididos em vários grupos: (1) P2Y1, P2Y12 e P2Y13 são receptores P2Y que preferem ADP; (2) P2Y11 é um receptor P2Y com preferência por ATP; (3) P2Y2 e P2Y4 são receptores P2Y que reconhecem UTP; (4) P2Y6 é um receptor P2Y que prefere UDP; e (5) P2Y14 é um receptor P2Y com preferência por açúcar UDP. Em geral, diferentes subtipos de receptores P2Y exibem diferentes distribuições e funções nas células.[13]

Receptores P2Y6

Os receptores P2Y6 são expressos em muitos órgãos e tecidos (baço humano, placenta, timo e leucócitos sanguíneos) e participam de várias vias de regulação no corpo humano, especialmente no sistema imunológico e no sistema nervoso. O receptor P2Y6 está relacionado à ativação da sinalização lipídica inositol da fosfolipase C (PLC) e ao cálcio intracelular e está acoplado à proteína Gq/11.[13]

A contribuição dos receptores P2Y6 para o processamento da dor neuropática é menos estudada em comparação com outros receptores P2Y. Syhr demonstrou que o receptor P2Y6 foi expresso nos terminais centrais dos neurônios aferentes primários da medula espinhal do camundongo, e sua expressão foi aumentada após lesão de nervo periférico.[14]

Os receptores P2Y6 também são expressos nas células da micróglia e em algumas células do sistema imunológico do cérebro. Quando os neurônios neuronais são danificados, os receptores P2Y6 são ativados e regulados via UDP difusível na micróglia. Vários estudos mostraram que os antagonistas dos receptores P2Y6 reduziram a alodínia tátil em ratos que tiveram experimentalmente algum nervo espinhal lesado.[13]

Receptores P2Y12

O receptor P2Y12 humano foi clonado em 2001, sendo inicialmente descoberta sua ação antiplaquetária, o que sugere que os receptores P2Y12 participam do tratamento de doenças cardiovasculares. Os receptores P2Y12 acoplam-se ao Gi e respondem ao ADP. Dois potenciais locais de glicosilação ligada a N modulam sua atividade.[13]

A expressão dos receptores P2Y12 foi aumentada na micróglia no mRNA e os níveis de proteína na medula espinhal ipsilateral em modelos animais de lesão nervosa.[13]

O gene P2Y12 regula muitos outros tipos de dor neuropática. Um dos relatórios mais recentes indicou que o shRNA P2Y12 pode ser usado para aliviar a dor neuropática induzida pela glicoproteína 120 do HIV (gp120) e induzida pelo gp120 + ddC (2', 3'-didesoxicitidina) em ratos. Esse resultado foi uma nova descoberta para o tratamento da dor neuropática relacionada ao HIV. Os estudos também mostraram que o receptor P2Y12 ativou células gliais satélites (SGC) no DRG. Estudos também mostraram níveis aumentados de expressão do receptor P2Y12 em modelos de neuropatia diabética dolorosa em ratos.[13]

O glutamato e neuropeptídios como a substância P e o peptídeo relacionado ao gene da calcitonina (CGRP) mediam a neurotransmissão entre aferentes primários e neurônios de 2ª ordem. O glutamato interage com os receptores ácido α-amino-3-hidroxi-5-metil-4-isoxazol propiônico (AMPA) e N-metil D-aspartato (NMDA).[1]

O glutamato e a sP liberados por fibras aferentes primárias nociceptivas ativadas são capazes de ativar a micróglia. O glutamato ativa a micróglia estimulando os receptores NMDA, e provavelmente também por outros mecanismos que envolvam os receptores metabotrópicos de glutamato (mGluR), uma vez que foi demonstrado que os mGluR são expressos nas células microgliais.[2]

Receptores N-metil-D-aspartato (NMDA)

Os receptores NMDA fazem parte do grupo de receptores ionotrópicos de glutamato (iGluR). Os iGluR são canais de cátions controlados por ligante divididos em três principais classes funcionais estruturalmente distintas: os receptores de ácido α-amino-3-hidroxi-5-metil-4-isoxazol propiônico (AMPA), os receptores de cainato e os receptores NMDA.[15]

Várias propriedades únicas distinguem os receptores NMDA de outros receptores de glutamato, incluindo bloqueio dependente de voltagem por Mg^{+2} extracelular, alta permeabilidade ao Ca^{2+} e a necessidade de ligação de dois coagonistas, como o glutamato e a glicina (ou d-serina), para ativação do canal. Essas características têm um impacto profundo nas funções fisiológicas dos receptores NMDA e, portanto, têm sido o tema de intensa investigação.[15]

Em repouso, o poro do receptor NMDA é fortemente bloqueado de maneira dependente da voltagem pelo Mg^{2+} extracelular, mas esse bloqueio pode ser liberado pela despolarização que acompanha a ativação rápida dos receptores AMPA, particularmente quando há uma série de eventos sinápticos bem espaçados. Assim, a corrente mediada pelos receptores NMDA depende tanto do potencial de membrana como da frequência de liberação sináptica, tornando esses receptores detectores de coincidência que respondem exclusivamente à liberação pré-sináptica simultânea de glutamato e despolarização pós-sináptica com uma corrente sináptica lenta que permite um influxo substancial de Ca^{2+} externo para a coluna dendrítica. Esse aumento no Ca^{2+} intracelular serve como um sinal que ocasiona várias mudanças no neurônio pós-sináptico, algumas, em última análise, produzindo alterações de curto ou longo prazo na força sináptica.[15]

Descobertas recentes de análises genéticas que ligam os receptores NMDA a condições específicas de doença, a evidência emergente dos efeitos antidepressivos dos antagonistas do receptor NMDA e a identificação acelerada de novos moduladores seletivos de subunidade revigoraram o interesse de longa data nos receptores NMDA como alvos terapêuticos. O campo agora parece pronto para alcançar novos níveis de compreensão dos papéis funcionais dos receptores NMDA na fisiologia e na doença, instigando o refinamento de novos conhecimentos sobre os papéis fisiológicos de diferentes subtipos de receptor NMDA di-heteromérico e tri-heteromérico em locais subcelulares distintos e populações neuronais. Esses avanços convergentes na farmacologia do receptor NMDA, a compreensão mecanicista da função do receptor e a base das doenças do SNC envolvendo disfunção do receptor NMDA já estão catalisando o desenvolvimento de novas estratégias terapêuticas.[15]

A substância P, por sua vez, atua principalmente ativando os receptores da micróglia neuroquinina-1 (NK1).

Receptores neuroquinina-1 (NK1)

A substância P das taquicininas e a neuroquinina A são liberadas dos neurônios nociceptivos primários em resposta a estímulos nocivos. Estudos usando camundongos com interrupções do gene que codifica a substância P e o receptor da neuroquinina A mostraram que esse sistema contribui para a nocicepção.[16]

Em modelos animais experimentais de dor neuropática, muitos estudos sugerem que a lesão do nervo periférico regula positivamente os sistemas neurotransmissores pronociceptivos no corno dorsal da medula espinhal, incluindo a sP/neuroquinina-1 (NK-1). De fato, vários estudos indicam que o receptor NK-1 contribui para a sinalização de dor neuropática em roedores. A administração intratecal de antagonistas NK-1 ou a destruição seletiva de receptores NK-1 reduziu muito a hiperalgia térmica ou alodínia mecânica. No entanto, experimentos após a mutação de deleção do sistema receptor SP/NK-1 em camundongos produziram resultados pouco claros e, em alguns casos, contraditórios. Tais discrepâncias na literatura apontam para a necessidade de maiores informações a respeito do controle da expressão do gene do receptor NK-1 após lesão nervosa.[16]

Embora os ensaios clínicos até o momento não tenham demonstrado um efeito analgésico dos antagonistas do receptor NK-1 para a dor neuropática, continua sendo possível que a sinalização SP/NK-1 contribua para a dor neuropática. Por exemplo, um número considerável de estudos com animais indica que as interrupções na sinalização SP/NK-1 (antagonistas do receptor NK-1, modelos de deleção do receptor NK-1, estratégias de saporina SP) estão associadas a aspectos diminuídos do processamento nociceptivo. Além disso, os dados clínicos negativos estão sujeitos a considerável controvérsia e advertências, como o uso de antagonistas do receptor NK-1, por exemplo o LY303870, que exibem atividade fraca em modelos animais apropriados e provavelmente não cruzam a barreira hematoencefálica.[16]

Grande parte dos pacientes com dor neuropática relata alodínia mecânica.[16] A destruição seletiva de neurônios contendo NK-1 no corno dorsal com SP-saporina reverteu não apenas a alodínia mecânica, mas também a hiperalgesia térmica associada à lesão de nervo periférico. Esses dados reforçam que uma ligação mecanicista entre o desenvolvimento de hipersensibilidade térmica e o recrutamento de mecanismos SP/NK-1 contribui para a fisiopatologia da dor neuropática periférica.[16]

Outro grande campo de interesse na medicina por esses receptores é a profilaxia de náuseas e vômitos, em especial no contexto de quimioterapia e pós-operatório, estando, atualmente, bem documentada a efetividade dos antagonistas NK-1 nesse contexto.[17]

Dados recentes sugerem que o receptor metabotrópico de adenosina A2A também está envolvido na retração do processo de micróglia que ocorre durante a ativação desta. A regulação positiva do receptor A2A da adenosina acoplada à proteína Gs na micróglia ativada parece ocorrer concomitantemente à regulação negativa do receptor P2Y12 acoplado à proteína Gi.

Receptor metabotrópico de adenosina A2A

O receptor de adenosina A2A (A2AR) é um receptor metabotrópico de alta afinidade acoplado à proteína Gs, que induz a síntese de cAMP. Os níveis de adenosina aumentam durante as condições inflamatórias, uma vez que o distúrbio do suprimento sanguíneo do tecido evocado pela inflamação resulta na hipóxia local, que regula positivamente o acúmulo extracelular de adenosina. A2AR é o subtipo de receptor de adenosina predominante em células imunes, onde sua ativação desencadeia a sinalização imunossupressora mediada por cAMP, que inibe a ativação de células T e os efeitos induzidos por células T ativando mecanismos mediados por proteinaquinases dependentes de cAMP (PKA).[18]

Os efeitos da ativação do A2AR protegem os tecidos dos danos inflamatórios colaterais durante diversas doenças, como: asma; pneumonia autoimune; aterosclerose; isquemia cerebral, isquemia miocárdica, pulmonar, renal ou hepática; glomerulonefrite diabética ou nefropatia; regulando negativamente a expressão de citocinas pró-inflamatórias em células imunes hiper-reativas. Assim, há um interesse atual no uso dos agonistas A2AR disponíveis como drogas anti-inflamatórias e os resultados da ativação da interação dos agonistas A2AR com o domínio de ligação do ligante A2A.[18]

Sensibilização central supraespinhal

O sistema modulador descendente da dor sofre alterações morfofuncionais após lesão do SNP ou do SNC, contribuindo para o desenvolvimento e manutenção da dor neuropática. Os centros moduladores da dor incluem áreas do tronco encefálico, como substância cinzenta periaquedutal (PAG), *locus cœruleus* (LC) e medula rostral ventromedial (RVM).[2]

A PAG é reconhecida como a principal fonte de controle inibitório da dor: sua ativação produz hipoalgesia ao inibir o processamento sensorial nociceptivo dentro do corno dorsal da medula espinhal. A analgesia induzida pela PAG é produzida por meio da ativação da RVM que consiste na *rafe magnus* e seus núcleos reticulares adjacentes. Diferentes populações de células que respondem à dor são encontradas em RVM: ON "pró nociceptivas", OFF "antinociceptivas" e células neutras. Essas células apresentam reações diferentes a estímulos nociceptivos, como excitação, inibição ou irresponsividade, respectivamente.[2]

Uma mudança funcional entre a atividade das células *ON* e *OFF*, de modo que a atividade das células ON predomine sobre as *OFF*, pode ser responsável pela influência facilitadora da RVM nos neurônios espinhais levando à hipersensibilidade neuropática.[2]

Além disso, uma contribuição de neurônios serotonérgicos, considerado um subconjunto de células neutras, na modulação nociceptiva foi evidenciada em estados anormais de dor.[2] Assim, as mudanças na atividade das células RVM podem ser consideradas um tipo de sensibilização dos neurônios RVM durante a dor neuropática como consequência de entradas periféricas alteradas associadas ao processamento espinhal.[2]

Uma reorganização morfofuncional complexa foi observada dentro da PAG após a indução da dor neuropática. Durante um estudo controle realizado em ratos (Pallazo, et al.; 2012), em que foi induzida dor neuropática, o agonista do receptor canabinoide (WIN 55,212-2) foi microinjetado localmente na PAG ventrolateral (VL) dos animais. O resultado foi antinocicepção e inibição da atividade das células *ON*, enquanto aumentava a atividade das células *OFF* (compatível com fármacos analgésicos de ação central) em doses duas vezes maiores do que em ratos controle. Além disso, foi demonstrada a redução da expressão do receptor canabinoide tipo 1 (CB1), o qual pode também estar associado às condições de neuropatia crônica.[2]

Resumidamente, a dor neuropática provoca um estado de aumento dos endocanabinoides. Isso gera uma regulação negativa do sistema endocanabinoide na PAG ventrolateral e consequente exacerbação das respostas à dor por meio de um controle alterado do circuito PAG-RVM nos neurônios nociceptivos espinhais.[2]

Receptor canabinoide tipo 1 (CB1)

Os receptores canabinoides são receptores acoplados à proteína Gi/o, ancorados na membrana celular. Estruturalmente, eles consistem em sete hélices transmembranares dobradas com alças intra e extracelulares, funcionalmente envolvidas na transdução do sinal. O receptor CB2 está localizado sobretudo no sistema imunológico, mas foi encontrado em outros locais, como nos queratinócitos. Por outro lado, o receptor CB1, que é o receptor canabinoide mais estudado tem níveis elevados no cérebro, mas também níveis mais baixos no tecido nervoso periférico e espinhal (incluindo áreas importantes para a percepção da dor). Os receptores CB1 também estão disseminados em vários outros tecidos não nervosos, como células endoteliais, útero e outros.[19]

Os receptores CB1 mostraram níveis de expressão particularmente elevados no córtex, gânglios da base, hipocampo e cerebelo e baixos níveis de expressão nos núcleos do tronco cerebral. Eles estão presentes em áreas do cérebro envolvidas na percepção nociceptiva, como o tálamo e a amígdala. Os receptores CB1 também são expressos nas células da substância cinzenta periaquedutal do mesencéfalo (PAG) e na substância gelatinosa da medula espinhal (recebendo entrada nociceptiva de neurônios aferentes primários), que são locais-chaves para modular a informação nociceptiva. Na medula oblonga e medula espinhal, estruturas envolvidas no processamento de sinais de dor, concentrações mais densas de receptores CB1 são detectadas no corno dorsal superficial e no funículo dorsolateral da medula espinhal.[19]

Finalmente, os receptores CB1 são encontrados em apenas uma pequena porcentagem de fibras C, enquanto a maioria está em axônios de neurônios de maior diâmetro com fibras A mielinizadas. A distribuição anatômica descrita dos receptores CB1 é consistente com sua função de modular a percepção da dor nos níveis periférico e central (espinhal e supraespinhal).[19]

Farmacologia dos canabinoides

Os receptores CB1 ativados acoplam-se à proteína Gi/o para inibir a adenilatociclase, diminuir a condutância de Ca^{2+}, aumentar a condutância de K^+ e aumentar a atividade da proteinaquinase ativada por mitogênio. A localização pré-sináptica dos receptores CB1 indica que os canabinoides modulam a liberação do neurotransmissor dos terminais dos axônios. O efeito dos canabinoides na função sináptica consiste na inibição da liberação de uma variedade de neurotransmissores e também na inibição da atividade elétrica por um fenômeno de despolarização.[19]

Os neurotransmissores cuja liberação é inibida pela ativação de receptores canabinoides incluem L-glutamato, GABA, noradrenalina, dopamina, serotonina e acetilcolina. Portanto, dependendo da natureza do terminal pré-sináptico, os endocanabinoides induzem a supressão da inibição ou a supressão da excitação, ou seja, supressão da inibição induzida pela despolarização (DSI) ou da excitação (DSE).[19]

Eficácia analgésica de canabinoides

A administração de agonistas de receptores canabinoides naturais ou sintéticos tem demonstrado valor terapêutico para uma série de condições médicas importantes, incluindo dor (particularmente contra dor de origem neuropática). No que diz respeito à dor, é bem conhecido que os agonistas dos receptores canabinoides têm efeitos antinociceptivos e anti-hiperalgésicos nos níveis periférico e central (espinhal e supraespinhal), como foi demonstrado em modelos de dor aguda e crônica.[19]

Os receptores de canabinoides e endocanabinoides estão presentes nos circuitos da dor, desde as terminações nervosas sensoriais periféricas até o cérebro. Os agonistas dos receptores canabinoides modulam os limiares nociceptivos regulando a atividade neuronal, mas também aliviam a dor agindo em tecidos não nervosos.[19]

O receptor CB1 está envolvido na atenuação da transmissão sináptica, e uma proporção do efeito analgésico periférico dos endocanabinoides pode ser atribuída a um mecanismo neuronal que atua por meio de receptores CB1 expressos por neurônios aferentes primários. No entanto, descobertas recentes sugerem que os receptores CB1 também estão presentes nos mastócitos e podem participar de alguns efeitos anti-inflamatórios. Assim, os receptores CB1 ativados presentes nos mastócitos induzem a elevação sustentada do cAMP, que, por sua vez, suprime a desgranulação.[19]

Embora os receptores CB2 tenham sido tradicionalmente relacionados aos efeitos periféricos dos canabinoides (em especial modulação das respostas imunológicas), eles também contribuem para a antinocicepção ao inibir a liberação de fatores pró-inflamatórios por células não neuronais próximas a terminais de neurônios nociceptivos. Os receptores CB2 são expressos em vários tipos de células inflamatórias e células imunocompetentes. Por essa razão, a ativação dos receptores CB2 periféricos gera uma resposta antinociceptiva em situações de hiperalgesia inflamatória e dor neuropática.[19]

Os possíveis mecanismos desse efeito mediado pelo CB2 incluem a atenuação da degranulação de mastócitos induzida por NGF e o acúmulo de neutrófilos, ambos processos conhecidos por contribuir para a geração de hiperalgesia inflamatória. Portanto, uma vez que a ativação dos receptores CB1 está associada a efeitos colaterais centrais, incluindo ataxia e catalepsia, os agonistas seletivos do receptor CB2 têm o potencial de tratar a dor sem provocar os efeitos colaterais mediados centralmente.[19]

Dessa forma, os efeitos antinociceptivos do sistema endocanabinoide parecem ser mediados principalmente pelo receptor CB1, mas alguns dados também sugerem um papel da antinocicepção mediada pelo receptor CB2 tanto na dor aguda como na neuropática.[19]

Também dentro da VL PAG, foi demonstrado o envolvimento de mediadores pronociceptivos, como o receptor da prostaglandina EP1, cuja ativação tem papel facilitador da dor. O bloqueio/estimulação foram capazes de inibir/facilitar, respectivamente as respostas à dor e a atividade das células ON e OFF, como observado nos animais controle.[2]

Receptores da prostaglandina EP1

Os receptores EP são receptores do tipo rodopsina acoplada à proteína G que se ligam a várias formas de prostaglandinas. Existem quatro subfamílias do receptor: EP1; EP2; EP3; e EP4. Os receptores EP têm uma grande diversidade de funções biológicas, incluindo contração e relaxamento do músculo liso e modulação da liberação de neurotransmissores. Os receptores EP1 medeiam a contração do músculo liso pela mobilização de cálcio dos estoques intracelulares e, em alguns casos, via entrada de cálcio extracelular também. A série específica de proteína G à qual os receptores EP1 acoplados ainda precisa ser estabelecida. Estudos de modelos animais implicaram EP1 em várias respostas fisiológicas e patológicas.[20]

Em estudo realizado em ratos e publicado em 2001, constatou que a regulação negativa dos receptores EP1 está associada tanto à redução em 50% da resposta de sensibilidade à dor como à redução da pressão arterial sistólica, a qual é acompanhada por aumento da atividade da renina-angiotensina, especialmente em homens, sugerindo um papel desse receptor na homeostase cardiovascular. Assim, o receptor EP1 para PGE2 desempenha um papel direto na mediação da algesia e na regulação da pressão sanguínea.[20]

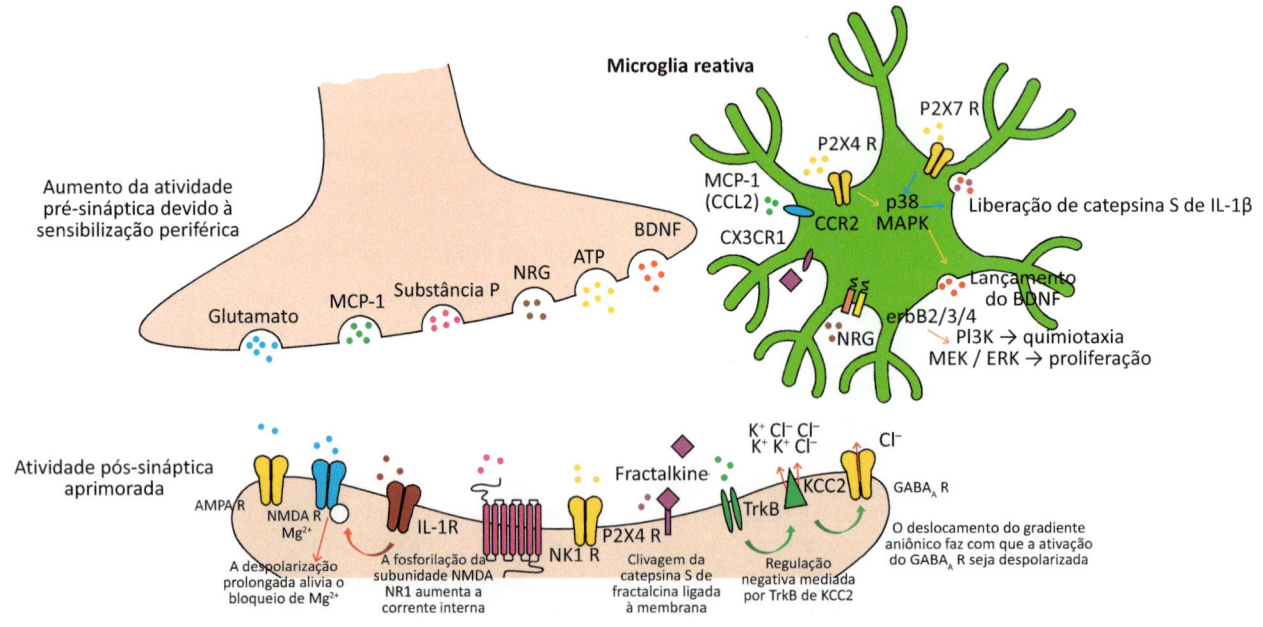

FIGURA 14.1 – Síntese da interação da periferia (neurônio aferente primário) e medula no processo de dor neuropática com ênfase nos receptores envolvidos.

Fonte: Adaptada de Ellis, Bennett; 2013.

A lesão periférica ocasiona resposta inflamatória com a liberação de diversos mediadores na periferia e consequente aumento do influxo de cálcio intracelular, aumentando a atividade pré-sináptica do aferente primário. A maior liberação de neurotransmissores resulta em prolongamento da atividade do glutamato sobre os receptores AMPA e NMDA (libera o bloqueio do receptor pelo Mg frente à estimulação prolongada) e dos peptídeos SP e CGRP sobre os receptores metabotrópicos como o NK1. Há alterações mediadas por segundo mensageiro (p. ex., por ativação de receptores TARV1). A expressão neuronal para MCP1 (quimiocina quimioatrativa para micróglia) também está aumentada e, ao agir no receptor microglial CCL2, promove proliferação microglial, quimiotaxia e liberação de citocinas. O ATP liberado no terminal pré-sináptico age nos receptores purinérgicos pós-sinápticos P2X4 e microglial P2X7 e P2X4, culminando na ativação do p38 MAPK (proteinaquinases ativadas por mitogênio P38) e a consequente liberação de IL1-β, catepsina S e BNDF. Catepsina S cliva a fractalquina (FKN) ligada à membrana neuronal, liberando-a em sua forma solúvel (ativa) que se ligará ao seu receptor, CX3CR1, também ativando a micróglia. O BNDF, por sua vez, liga-se ao receptor TrkB pós-sináptico, ocasionando sub-regulação do transportador K⁻Cl⁻, resultando em uma inversão do gradiente iônico e consequente redução da hiperpolarização da membrana, repercutindo negativamente na ação inibitória gabaérgica.

Conclusão

O conhecimento da fisiopatologia e dos receptores de mediadores inflamatórios e neurotransmissores envolvidos na dor neuropática é de fundamental importância para o entendimento dessa impactante síndrome dolorosa e para a compreensão das diversas possibilidades terapêuticas potenciais e em desenvolvimento com alvo nesses receptores para o tratamento da dor neuropática.

Referências bibliográficas

1. Alles SRA, Smith PA. Etiology and pharmacology of neuropathic pain. Pharmacol. Rev. 2018;70:315-347.
2. Maione S, Palazzo E, Guida F, Luongo L, Siniscalco D, Marabese I et al. New insights on neuropathic pain mechanisms as a source for novel therapeutical strategies. 2013. [capítulo na Internet]. [Acesso em 31 jul. 2020]. Disponível em: https://www.researchgate.net/publication/299805655_New_Insights_on_Neuropathic_Pain_Mechanisms_as_a_Source_for_Novel_Therapeutical_Strategies.
3. Ellis A, Bennett DLH. Neuroinflammation and the generation of neuropathic pain. BJA. 2013;111(1):26-37.
4. Voolstra O, Huber A. Post-translational modifications of TRP channels. Cells. 2014;3(2):258-287.
5. Clapham DE. TRP channels as cellular sensors. Nature. 2003;426:517-524.
6. Jara-Oseguera A, Simon SA, Rosenbaum T. TRPV1: on the road to pain relief. Curr. Mol. Pharmacol. 2008;1(3):255-269.
7. Malcangio M. Microglia and chronic pain. Pain. 2016;157:1002-03.
8. Ledeboer A, Sloane EM, Milligan ED, Frank MG, Mahony JH, Maier SF et al. Minocycline attenuates mechanical allodynia and proinflammatory cytokine expression in rat models of pain facilitation. Pain. 2005;115:71-83.
9. Montague-Cardoso K, Mrozkova P, Malcangio M. The role of spinal cord CX3CL1/CX3CR1 signalling in chronic pain. Curr. Tissue Microenviron. Rep. 2020;1:23-29.
10. Thuault S. A peripheral messenger for chronic pain. Nature. 2016;91:9.
11. North RA. P2X receptors. Philos. Trans. R. Soc. Lond. B Biol. Sci. 2016;371(1700):1-7.
12. Tsuda M, Shigemoto-Mogami Y, Koizumi S, Mizokoshi A, Kohsaka S, Salter MW et al. P2X4 receptors induced in spinal microglia gate tactile allodynia after nerve injury. Nature. 2003;424:778-83.
13. Zhang X, Li G. P2Y receptors in neuropathic pain. Pharmacol. Biochem. Behav. 2019;186:172788.
14. Syhr KMJ, Kallenborn-Gerhardt W, Lu R, Olbrich K, Schmitz K, Männich J, et al. Lack of effect of a P2Y6 receptor antagonist on neuropathic pain behavior in mice. Pharmacol. Biochem. Behav. 2014;124:389-395.
15. Hansen KB, Yi F, Perszyk RE, Furukawa H, Wollmuth LP, Gibb AJ et al. Structure, function, and allosteric modulation of NMDA receptors. The Journal of General Physiology. 2018;150(8):1081-1105.
16. Taylor B, McCarson K. Neurokinin-1 receptor gene expression in the mouse dorsal horn increases with neuropathic pain. The Journal of Pain. 2004;5:71-6.
17. Murakami C, Kakuta N, Satomi S, Nakamura R, Miyoshi H, Morio A et al. Antagonistsas do receptor da neurocinina-q no tratamento de náusea e vômito no pós-operatório: revisão sistemática e meta-análise. Braz. J. Anesthesiol. 2020;70(5):508-19.
18. Santos CBR, Santos KLB, Cruz JN, Leite FHA, Borges RS, Taft CA et al. Molecular modeling approaches of selective adenosine receptor type 2A agonists as potential anti-inflammatory drugs. J. Biomol. Struc. Dyn. 2020 May 6:1-13. Advance online publication. [Acesso em 31 jul. 2020]. Disponível em: https://doi.org/10.1080/07391102.2020.1761878.
19. Manzanares J, Julian M, Carrascosa A. Role of the cannabinoid system in pain control and therapeutic implications for the management of acute and chronic pain episodes. Current Neuropharmacology. 2020;4(3),239-57.
20. Watts S, Kanagy NL, Lombard JH. Receptor-mediated events in the microcirculation. In: Tuma RF, Duran WN, Ley K (ed.). Handbook of physiology – Microcirculation. 2ⁿᵈ ed. 2008. p. 285-348.

capítulo 15

Dor Neuropática *versus* Glia

João Batista Alves Segundo | Narel Moita Carneiro

A dor neuropática é decorrente de lesão ou de doença no sistema somatossensitivo. A glia, neste contexto, parece ter um papel central no estabelecimento e manutenção da dor neuropática, uma vez que secreta citocinas pró-inflamatórias e fatores neurotrópicos que resultam na excitabilidade neuronal e na desinibição dos neurônios do corno dorsal da medula, alterando a função neuronal.

Um crescente corpo de evidências aponta para a ocorrência de processos patológicos no sistema nervoso central (SNC), que são mediados por interações complexas entre neurônios e células gliais.

As células da glia representam mais de 70% da população total de células do SNC e são classificadas em astrócitos, oligodendrócitos e micróglia. As células microgliais são conhecidas como macrófagos residentes no SNC, que derivam de macrófagos primitivos no saco vitelino.

No caso da neuropatia periférica dolorosa, a micróglia medular reage à injúria neuronal, ocasionando a produção de citocinas inflamatórias, que exercem importante papel na sensibilização central e pode contribuir para alodinia e hiperalgesia.

Além disso, evidências têm mostrado que a hiperexcitabilidade induzida por injúria no nervo periférico pode não ser uma consequência apenas de mudanças nos neurônios; mas, sim, de múltiplas alterações nas células da glia, como as microglias, as células imunológicas do SNC.

A liberação de citocinas induz respostas celulares: suprarregulação de receptores de glicocorticosteroides e glutamato, provocando excitação espinhal e mudanças neuroplásticas.

A rápida ativação da micróglia do corno posterior da medula espinhal já fora, por exemplo, demonstrada em modelos de neuropatia diabética. As características morfológicas da ativação microglial são hipertrofia do corpo celular, espessamento e retraimento dos processos ramificados da célula microglial, aumento no número de células microgliais e aumento no nível de coloração de marcadores microgliais, como CD11b e molécula adaptadora de ligação de cálcio ionizado-1.

Os ativadores de micróglias são ATP, fator estimulador de colônias-1 (CSF1), quimiocinas (CCL2, CX3CL1) e proteases, que podem se originar de neurônios sensitivos lesionados. Em paralelo, a expressão dos receptores para ATP e CX3CL1 (P2X4, P2X7, P2Y12, CX3CR1) está aumentada seletivamente na micróglia espinhal em resposta à lesão nervosa.

Depois de instalada a neuropatia dolorosa, receptores purinérgicos P2X4 (canais catiônicos não seletivos ativados por ATP) têm expressão aumentada na micróglia na região espinhal dependente dos fatores de transcrição reguladores de interferon 8 e 5, ambos expressos na micróglia após lesão de nervo periférico.

A expressão do receptor P2X4 na superfície celular da micróglia também é regulada no nível pós-tradução por sinalização da quimiocina CC por meio do receptor 2 de citocinas quimiotáticas. Além disso, a micróglia espinhal em resposta à ativação de receptores de superfície celular por ligantes extracelulares resulta em uma cascata por moléculas de sinalização intracelulares, tais como proteinaquinases ativadas por mitogênio, p38 e proteína regulada por sinal extracelular quinase.

Uma molécula de sinalização derivada do neuronal que pode ser importante para a ativação microglial ainda precisa ser determinada, mas vários candidatos foram relatados. Estes incluem proteína quimioatraente de monócitos-1 (MCP-1 ou CCL2) e metaloproteinase-9 (MMP-9), cujas expressões são marcadamente aumentadas em neurônios ganglionares da raiz dorsal após lesão no nervo periférico. Por um lado, camundongos sem receptor 2 de citocina quimiotática, que é um receptor para MCP-1, ou camundongos deficientes em MMP-9 mostraram uma redução da ativação da micróglia causada por lesão no nervo periférico.

Por outro lado, a administração intratecal de MCP-1 ou MMP-9 em ratos normais produziu ativação microglial e alodínia. Substratos de MMP-9 para ativação microglial não são claros, mas fractalcina, interleucina-1b (IL-1b) e fator de necrose tumoral (TNF) podem ser candidatos potenciais.

A microglia ativada mostra mudanças dramáticas na expressão de vários genes, incluindo receptores de superfície celular para neurotransmissão (p. ex., de receptores purinérgicos), moléculas de sinalização intracelular, por exemplo, proteinaquinases ativadas por mitogênio ([MAPKs) e fatores difusíveis bioativos, como citocinas pró-inflamatórias e fatores neurotróficos).

É importante ressaltar que a inibição da função ou expressão de tais moléculas suprime a excitabilidade aberrante dos neurônios do corno dorsal e a dor neuropática. Essas descobertas mostram que a micróglia espinhal é um mediador central nos mecanismos de dor neuropática e pode ser um alvo potencial para tratar o estado de dor crônica.

Em síntese, após lesão de nervo, a micróglia ativada mostra expressão aumentada de IRF8 (fator regulatório de interferon 8), que, por sua vez, resulta na indução da expressão de IRF5. Este induz a expressão de P2X4R, ligando-se diretamente à região do promotor de tal gene, que é ativado por trifosfato de adenosina extracelular (ATP, provavelmente liberado por neurônios ou células gliais) e, por sua vez, libera fatores difusíveis bioativos, como o fator neurotrófico derivado do cérebro (BDNF). O BDNF regula negativamente o transportador de cloreto de potássio, KCC2, por meio da quinase B relacionada à tropomiosina, causa um aumento no Cl^- intracelular e culmina no colapso do gradiente aniônico transmembrana nos neurônios do corno dorsal, que, por seu turno, induz a despolarização, em vez de hiperpolarização, desses neurônios após a estimulação por ácido gama-aminobutírico e glicina (que pode ser liberado em resposta à estimulação da fibra Ab). A hiperexcitabilidade resultante na rede de dor do corno dorsal induzida por fatores microgliais pode ser responsável pela dor neuropática.

A ativação de TLR4 (receptores Toll-like) nas microglias espinhais e astrócitos contribui de forma crítica para o desenvolvimento e manutenção da dor inflamatória e neuropática, bem como da hiperalgesia induzida por opioides, por induzir a síntese de TNF-α e IL-1β. A secreção dessas citocinas interage com os neurônios nociceptivos no circuito da dor na medula espinhal.

Fármacos que modulam a micróglia, como minociclina, pentoxifilina e propentofilina, mostraram alguma eficácia em modelos pré-clínicos de dor neuropática, mas não se mostraram eficazes em contexto clínico.

Importante ressaltar o papel central da ativação glial cerebral na gênese da sensibilização central na dor crônica. Esta pode ter sido desencadeada por exposições recorrentes a estresse intenso e/ou distúrbios do sono. A superativação glial (córtex pré-frontal, amígdala e hipocampo) resulta de um estado neuroinflamatório de baixo grau caracterizado por altos níveis de BDNF, IL1-beta, TNF-alfa, que por sua vez aumenta a excitabilidade dos neurônios do SNC.

Opioides podem estimular as células da micróglia a produzir citocinas inflamatórias como a IL-1. Eles podem interagir com as células imunes periféricas, pois estas expressam receptores opioides, de forma a induzir alterações na sinalização imunológica. A morfina induz ativação microglial por agir no TLR 4 expresso na micróglia, causando a liberação de citocinas como a IL-1-beta, que têm um importante papel a longo prazo na sustentação da neuroinflamação central e redução do efeito analgésico do próprio opioide. Portanto, a ativação das células gliais na medula espinhal desempenha um papel importante na tolerância aos opioides.

Espera-se que uma maior compreensão das funções das moléculas expressas pelas células da glia nos forneça percepções estimulantes sobre os mecanismos da dor e que esses dados permitam o desenvolvimento de novos agentes terapêuticos para o tratamento da dor neuropática.

Referências bibliográficas

1. Abdo H, Calvo-Enrique L, Lopez JM, Song J, Zhang MD, Usoskin D, El Manira A, Adameyko I, Hjerling-Leffler J, Ernfors P. Specialized cutaneous Schwann cells initiate pain sensation. Science. 2019 Aug 16;365(6454):695-699.

2. Block L. Glial dysfunction and persistent neuropathic postsurgical pain. Scand. J. Pain. 2016 Jan;10:74-81.

3. Cairns BE, Arendt-Nielsen L, Sacerdote P. Perspectives in pain research 2014 – Neuroinflammation and glial cell activation: the cause of transition from acute to chronic pain? Scand. J. Pain. 2015 Jan 1;6(1):3-6.

4. Cohen SP, Mao J. Neuropathic pain: mechanisms and their clinical implications. BMJ. 2014 Feb 5;348:f7656. doi: 10.1136/bmj.f7656. Erratum in: BMJ. 2014;348:g2323.

5. Feldman EL, Nave KA, Jensen TS, Bennett DLH. New horizons in diabetic neuropathy: mechanisms, bioenergetics, and pain. Neuron. 2017 Mar 22;93(6):1296-1313.

6. Jensen TS, Finnerup NB. Allodynia and hyperalgesia in neuropathic pain: clinical manifestations and mechanisms. Lancet Neurol. 2014 Sep;13(9):924-35.

7. Jiang BC, Cao DL, Zhang X, Zhang ZJ, He LN, Li CH, Zhang WW, Wu XB, Berta T, Ji RR, Gao YJ. CXCL13 drives spinal astrocyte activation and neuropathic pain via CXCR5. J. Clin. Invest. 2016 Feb;126(2):745-61.

8. Ji RR, Berta T, Nedergaard M. Glia and pain: is chronic pain a gliopathy? Pain. 2013 Dec;154 suppl. 1(01):s10-28.

9. Ji RR, Chamessian A, Zhang YQ. Pain regulation by non-neuronal cells and inflammation. Science. 2016 Nov 4;354(6312):572-577.

10. Ji RR, Donnelly CR, Nedergaard M. Astrocytes in chronic pain and itch. Nat. Rev. Neurosci. 2019 Nov;20(11):667-685.

11. Lin B, Wang Y, Zhang P, Yuan Y, Zhang Y, Chen G. Gut microbiota regulates neuropathic pain: potential mechanisms and therapeutic strategy. J. Headache Pain. 2020 Aug 17;21(1):103.

12. Lolignier S, Eijkelkamp N, Wood JN. Mechanical allodynia. Pflugers Arch. 2015 Jan;467(1):133-9. doi: 10.1007/s00424-014-1532-0. Epub 2014 May 22.

13. Nijs J, Loggia ML, Polli A, Moens M, Huysmans E, Goudman L, Meeus M, Vanderweeën L, Ickmans K, Clauw D. Sleep disturbances and severe stress as glial activators: key targets for treating central sensitization in chronic pain patients? Expert Opin. Ther. Targets. 2017 Aug;21(8):817-826.

14. Sandkühler J. Models and mechanisms of hyperalgesia and allodynia. Physiol. Rev. 2009 Apr;89(2):707-58.

15. Tsuda M, Masuda T, Tozaki-Saitoh H et al. Microglial regulation of neuropathic pain. J. Pharmacol. Sci. 2013;121:89-94.

16. Tsuda M, Masuda T, Tozaki-Saitoh H et al. P2X4 receptors and neuropathic pain. Front. Cell. Neurosci. 2013;7:19.

17. Tsuda M, Toyomitsu E, Komatsu T et al. Fibronectin/integrin system is involved in P2X(4) receptor up regulation in the spinal cord and neuropathic pain after nerve injury. Glia. 2008;56:579-585.

18. Tsuda M, Toyomitsu E, Kometani M et al. Mechanisms underlying fibronectin-induced upregulation of P2XR expression in microglia: distinct roles of PI3K-Akt and MEKERK signaling pathways. J. Cell. Mol. Med. 2009;13:3251-3259.

19. Tsuda M, Tozaki-Saitoh H, Masuda T et al. Lyn tyrosine kinase is required for P2X(4) receptor upregulation and neuropathic pain after peripheral nerve injury. Glia. 2008;56:50-58.

20. Tsuda M. Microglia in the spinal cord and neuropathic pain. J. Diabetes Investig. 2016;7(1):17-26.

21. Yamasaki R, Fujii T, Wang B, Masaki K, Kido MA, Yoshida M, Matsushita T, Kira JI. Allergic inflammation leads to neuropathic pain via glial cell activation. J. Neurosci. 2016 Nov 23;36(47):11929-11945.

22. Zhang ZJ, Jiang BC, Gao YJ. Chemokines in neuron-glial cell interaction and pathogenesis of neuropathic pain. Cell. Mol. Life Sci. 2017 Sep;74(18):3275-3291.

capítulo 16

A Contribuição das Células da Glia na Dor Neuropática

Lívia de Sousa Albergaria | Emiliana Kelly da Silva Vasconcelos

Introdução

A dor neuropática (DN) representa doença ou lesão do sistema somatossensitivo, segundo a definição de 2011 da Associação Internacional para Estudos da Dor (IASP, na sigla em inglês de International Association for the Study of Pain). Aquela "dor que surge como consequência direta de uma lesão ou doença que afeta o sistema somatossensorial".[1]

Abrange uma série de etiologias e tem variável apresentação clínica. O crescimento de pesquisas sobre os mecanismos envolvidos na modulação da dor pode auxiliar em uma maior compreensão da DN e mudar, a partir daí, as perspectivas do tratamento e o bem-estar dos doentes.

A incidência de DN está relacionada ao envelhecimento populacional e a algumas doenças como o diabetes *mellitus* e o câncer. Pode ter etiologia associada à toxicidade de alguns agentes quimioterápicos e do álcool, a traumas físicos, com doenças metabólico-isquêmicas, doenças infecciosas, doenças sistêmicas inflamatórias, doenças invasivas ou compressivas e com algumas doenças hereditárias como a eritromelalgia e a doença de Charcot-Marie-Tooth.

A prevalência de DN estimada é de 6,9 a 10%, desde que a implementação de questionários preditivos de DN foram validados, como o LANSS e o DN4.[2]

A DN permanece até então, com moroso diagnóstico, ainda que considerando os questionários validados, existem: a possibilidade de variações anatômicas de um território nervoso; as baixas sensibilidade e especificidade do exame físico; o mapa dermatomérico; e a baixa especificidade de alguns exames complementares que podem dificultar o diagnóstico e mascarar condições de lesão do sistema somatossensitivo.[3]

As consequências da DN são o consumo elevado de medicações analgésicas e um grande número de visitas anuais dos pacientes aos serviços de saúde. Além desses aspectos, pode estar associada a manifestações clínicas em alguma medida multiforme, partindo desde apresentações mais clássicas, como alodínia e hiperalgesia, a uma vasta heterogeneidade de sintomas. Quando a dor neuropática é comparada a outras causas de dor crônica, detém talvez uma maior tendência à cronificação da dor, usualmente associada a grande prejuízo em qualidade de vida e bem-estar do indivíduo.

Mecanismo modulatório

Um estímulo nóxico pode suscitar uma série de eventos na modulação da DN, desde o momento inicial do estímulo até o processamento da dor nas projeções talamocorticais. A ativação de nociceptores pode ocasionar uma exagerada resposta ao estímulo nóxico, resultando em uma superativação das vias aferentes. A partir de uma lesão periférica, desencadeada por estímulo mecânico, térmico ou de pressão, são lançados alguns mediadores pró-inflamatórios na circulação. Durante o processo de cronificação da DN, transcorre mudança estrutural e funcional cerebral, o rearranjo cerebral adaptativo.

Numerosos são os mecanismos que podem contribuir para a complexa plasticidade neuronal, desde a ocorrência de inflamação neurogênica com a participação direta do sistema imunológico, o sistema opioide endógeno, o sistema noradrenérgico, o sistema serotoninérgico, o sistema canabinoide, o controle inibitório nociceptivo difuso e uma interação entre micróglia e astrócitos, aspectos cognitivos e emocionais, além de uma série de moléculas e fatores genéticos envolvidos neste processo. Os mecanismos para a cronificação da DN, apesar de muito pesquisados, permanecem ainda pouco compreendidos. O tratamento não costuma fazer distinção entre a fase da fisiopatologia da DN ou atuar precisamente nos possíveis alvos relacionados.

Um estado inflamatório periférico pode induzir um processo de neuroinflamação, inclusive no âmbito do sistema nervoso central (SNC), isso porque, a partir de uma lesão periférica, ocorre a liberação de mediadores pró-inflamatórios como oxido nítrico, prostaglandinas, bradicinina e fatores teciduais.

Durante uma resposta inflamatória, mediadores inflamatórios como a interleucina1-beta (IL-1β) e fator de necrose tumoral-alfa (TNF-α) são liberados pela corrente sanguínea e alcançam a barreira hematoencefálica, ocasionando aumento de sua permeabilidade. Uma vez no

SNC, os mediadores atuam e contribuem na ativação da micróglia e, a partir desta, ocorre liberação de outras citocinas pró-inflamatórias que, por sua vez, ativam os astrócitos. Toda esta sequência de eventos resulta em um estado de neuroinflamação.[4]

A neuroinflamação pode resultar no adoecimento do sistema somatossensitivo resultando em DN.[5]

Está demonstrado que níveis plasmáticos de matriz de metaloproteinases, principalmente as metaloproteinases MMP-9 e MMP-2, podem estar alteradas a depender do tempo de doença em estudos pré-clínicos. Aparentemente o MMP-9 está relacionado a uma fase mais precoce da ativação microglial espinhal e o desenvolvimento da dor neuropática por envolvimento de IL-1β. Por sua vez, o MMP-2 estaria relacionado a uma ativação mais tardia do astrócito. As metaloproteinases estão relacionadas diretamente com neuroinflamação, pois realizam clivagem de proteínas de matriz extracelular, quimiocininas e de citocinas, em especial da IL-1β, importante citocina pró-inflamatória.[6,7]

Importante destacar que até 70% das células do SNC são constituídas por células da glia, que compreendem astrócitos e micróglia. As células da glia guardam um importante papel na modulação da dor e interagem diretamente com o sistema imune.

Uma vez ativados, os astrócitos podem lançar glutamato no SNC ao mesmo tempo que aumentam a expressão de receptores glutaminérgicos, favorecendo, assim, a transmissão sináptica. Os astrócitos têm uma localização muito íntima às células endoteliais. Cada astrócito é capaz de realizar até 100 mil sinapses. Expressam-se a partir da ativação de canais de cálcio, sua ativação pode regular a transmissão sináptica a partir do controle de liberação glutaminérgica. Eles têm importante papel na moderação da transmissão sináptica desde o controle da liberação de glutamina, excitabilidade neuronal e na morte neuronal mediada pela produção de glutamato e glutamina.[8,9]

A micróglia é provavelmente o primeiro tipo de células a produzir inflamação no SNC. São células que apresentam uma grande capacidade adaptativa e proliferativa. São capazes de transmutarem mediante alterações em seu formato e liberarem citocinas pró-inflamatórias como o TNF-α, IL1-β e interleucina 6 (IL-6). São também muito importantes no processo de estabilização e eliminação de sinapses.[10]

O fenômeno de ativação da micróglia espinhal ainda permanece sem explicação, no entanto estudos pré-clínicos em roedores sugerem que a quimiocinina CCL2 estaria envolvida no recrutamento da micróglia e de macrófagos, e que esta quimiocinina não se expressaria em estados não dolorosos. Mais estudos são necessários para compreender o relevante papel da CCL-2 em induzir a ativação de micróglia espinhal a partir de uma lesão periférica em humanos.[11]

Estaria ainda envolvido na ativação da micróglia e no envolvimento da manifestação da alodínia, a participação do receptor P2X4, um tipo de receptor ionotrópico, que teria a sua expressão aumentada após uma lesão ou doença do sistema nervoso, a ligação a este receptor coincidiria supostamente com a ativação de micróglia espinhal a partir da coluna dorsal em estudos pré-clínicos.[12]

O estado de hiperexcitabilidade é, então, instalado a partir de estímulos repetidos e em consequência de resposta má adaptativa, que resulta em fenômeno de sensibilização central.

A descarga de atividade neuronal ectópica espontânea fica evidenciada desde o início do processo a partir de uma lesão ou doença do sistema nervoso. Ocorre também aumento de atividade neuronal no corno dorsal da medula nervosa, região de transição entre o neurônio de 1ª ordem e neurônio de 2ª ordem das aferências sensitivas de membros e corpo ou dos núcleos trigeminais aferentes da cabeça. A partir daí, ocorre fosforilação de receptores de glutamato associado ao aumento de seu transporte, o que favorece a transmissão da dor.

Transcorre aumento de atividade neuronal por ativação repetitiva de fibras aferentes, resultando em descarga pós-sináptica de neurotransmissores e o fortalecimento da transmissão nociceptiva. Decorre redução do limiar de sensibilidade de fibras A-beta e A-delta e a ativação de neurônios de 2ª ordem.[13]

Acontece no processo de cronificação um desbalanço entre via de estimulação e via inibitória. Um neurônio doente, uma vez lesionado, perdura a liberação de citocinas pró-inflamatórias que ativam ainda mais as células da glia, no SNC.

A atividade excitatória nociceptiva aferente contribui na origem do decurso, no entanto participa da manutenção e modulação da dor em todo o curso de cronificação.[13]

Não se sabe ao certo em qual ponto do SN ocorre a sensibilização central. Sabe-se que existe um aumento dia excitabilidade cerebral, assim como mudanças na representação somatossensitiva.[13] Exames funcionais de imagem cerebral já demonstraram alterações corticais em modelos experimentais.

Subsiste uma expressiva alteração da via descendente modulatória, desde o tronco cerebral incluindo a medula espinhal, o que pode delinear e contribuir também para o fenômeno de sensibilização central associado à Teoria de Controle da Comporta (The Gate Control Theory), de Melzack e Wall em 1965.

A capacidade modulatória descendente varia individualmente. Apesar do excesso de transmissão nociceptiva, ocorre também uma disfunção da via descendente inibitória da dor e a perda da regulação de interneurônios inibitórios.[14]

Notáveis avanços no entendimento da função cerebral foram feitos mediante pesquisas em neurociência utilizando o mapeamento de atividade cerebral por meio de exames de imagem funcionais não invasivos. Pode-se avaliar a função cerebral com tomografia por emissão de pósitron (PET), ressonância magnética cerebral (fMRI) e pela encefalografia magnética (MEG). Esses exames podem em conjunto apontar mudanças metabólicas e vasculares por intermédio do conceito de gasto energético e fluxo cerebral.

Em estudo clínico, foi demonstrado que, em indivíduos com DN durante um estímulo provocado pela escovação, calor ou capsaicina, ocorre ativação marcante cortical de algumas estruturas contralaterais do córtex somatossensitivo primário, córtex parietal, córtex frontal inferior contralateral e de estruturas bilaterais ativadas no córtex sensitivo secundário e ínsula.[15]

Os estudos de neuroimagem também são importantes em demonstrar o porquê de nem todos os indivíduos desenvolverem dor crônica apesar de apresentarem os mesmos fatores de risco. Os exames funcionais de neuroimagem demonstram acontecer uma interação corticolímbica com o sistema de recompensa, aprendizado e motivacional atrelados ao tronco encefálico e justificaria em alguns indivíduos o desenvolvimento de dor crônica.

A complexa relação emoção-dor ou emoção-doença é tema profusamente debatido em pensamentos de grandes filósofos e em neurociência. É inescusável compreender a emoção além de uma perspectiva de sentimento e que tem potencial de interferir em doenças neuropsiquiátricas e no processamento de plasticidade da dor crônica.

Segundo Baruch de Spinoza, "... a substância pensante e a substância extensa são uma mesma substância, ora compreendida como um atributo, ora como outro". A doença, razão e emoção podem se relacionar e pertencer a uma mesma natureza.

Há características motivacionais e emocionais que explicam a dor. O cérebro potencializa mecanismos de aprendizado associados a partir de uma condição dolorosa. A amígdala desempenha importante papel na dimensão afetiva e emocional da dor porque esta estrutura límbica participa do processamento cortical da dor. Fibras nociceptivas aferentes realizam sinapse no corno dorsal da medula, axônios da medula decussam na comissura branca anterior e percorrem através do trato espinotalâmico ou do trato amigdaloespinoprabraqueal para diferentes regiões cerebrais. Acontece uma integração de aspectos cognitivos da dor com o sistema límbico e região do córtex pré-frontal, os aspectos afetivo-emocionais são então processados e conectados na amígdala, considerada o cerne do sistema límbico.[16]

Os núcleos basolateral e lateral, central e celular intercalado formam um circuito amigdaliano na modulação da dor e comportamento. A partir da região cortical e talâmica, os núcleos central e lateral recebem informações sensitivas polimórficas, que são posteriormente carreadas para o núcleo central. Esta transmissão inclui projeções excitatórias ou inibitórias para divisões dos neurônios laterais e capsulares do núcleo central. O núcleo central integraliza a informação nociceptiva trazida pelo trato espinotalâmico e trato amigdaloespinoprabraqueal com as informações processadas na amígdala e gera respostas emocionais ou afetivas que participam da modulação da dor.[16]

A modulação da dor de cada doente também parece ser influenciada pelas suas expectativas, desejos e suas crenças quanto ao tratamento e à doença.

Num experimento foi demonstrado que o efeito placebo possa ter ação analgésica na dor neuropática pela redução tanto da hiperalgesia como da sensibilização central.[17]

Talvez seja interessante compreender mais o papel e significado do humor e comportamento no controle da sensação dolorosa, e se intervenções psicológicas, comportamentais e de resiliência podem afetar a neuroplasticidade, tornando-se um importante alvo do tratamento, considerando-se a complexa interação entre corpo e mente.

Modulação opioide endógena

O sistema opioide desempenha papel fundamental na experiência dolorosa e no alívio da dor. Este sistema consiste em neurônios amplamente dispersos que produzem três opioides: β-endorfina; met e leu-encefalinas; e dinorfinas. Esses opioides atuam como neurotransmissores e neuromoduladores em três classes principais de receptores, denominados μ, δ e κ, e produzem analgesia.[18]

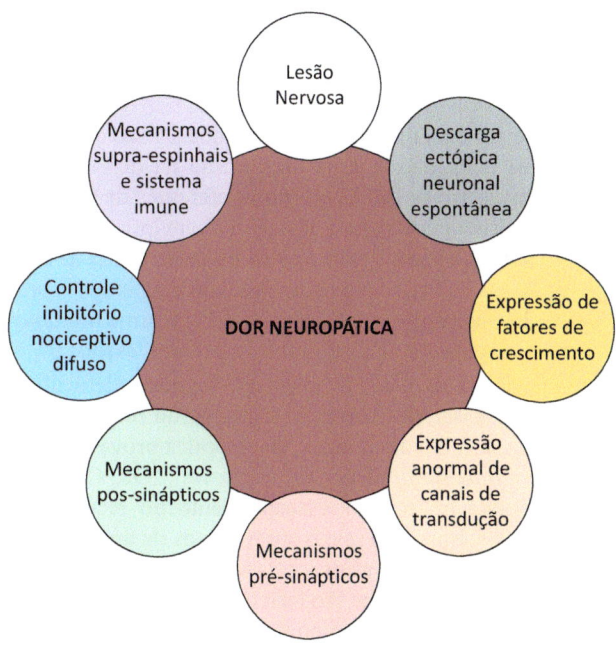

FIGURA 16.1 – Mecanismos envolvidos na dor neuropática.
Fonte: Desenvolvida pela autoria do capítulo.

Esses receptores pertencem à família de receptores acoplados à proteína G transmembrana e modulam a dor inibindo os canais de cálcio dependentes de voltagem e/ou abrindo os canais de potássio, que resultam na inibição da excitabilidade neuronal.[19] Estudos farmacológicos acumularam evidências moleculares da existência dos subtipos μ1, μ2, μ3, δ1, δ2, κ1, κ2 e κ3.[18-20] Apenas três subtipos de receptores foram clonados até o momento (designados MOR-1, DOR-1 e KOR-1), no entanto a sugestão de múltiplos subtipos de receptores continua sendo um foco de pesquisa. Foi sugerido também que a localização desses receptores está relacionada com a função que eles exercem. Com base em estudos farmacológicos para analgesia e técnicas de mapeamento molecular, os subtipos μ1, δ1 e κ3 parecem ser supraespinhais; o receptor μ2 parece ser medular; e os receptores δ2 e κ1, bem como um subtipo de μ3, são espinhais e supraespinhais.[20]

O corno posterior da medula espinhal (CPME), onde desembocam as fibras dos neurônios aferentes sensitivos, é um importante local de ação dos opioides endógenos. As lâminas I, II (substância gelatinosa) e V são ricas em neurônios encefalinérgicos, enquanto os neurônios dinorfinérgicos são restritos principalmente à lâmina I.[21] Somado a isso, muitos dos aferentes primários contêm encefalina que pode ser liberada no CPME ao propagar o estímulo nociceptivo, tanto na dor aguda como na persistente.[18]

Estudos comportamentais de animais e dados eletrofisiológicos indicam que os receptores opioides estão localizados em neurônios, axônios e dendritos intrínsecos à medula espinhal e nos terminais das fibras aferentes primárias, ensejando duas principais conclusões.[21] Primeiro, a dor causa a liberação de peptídeos opioides no CPME e, segundo, a morfina pode atuar diretamente nos receptores opioides que inibem a transmissão nociceptiva dos neurônios aferentes primários às vias ascendentes da coluna vertebral, ou podem inibir outros neurônios inibitórios, um processo conhecido como "desinibição", que de fato contribui para a transmissão do estímulo doloroso.

Pesquisas em animais mostraram que a lesão de nervos periféricos culmina em uma diminuição na expressão do RNA mensageiro do MOR em fibras aferentes de pequeno calibre e consequentemente na ação pré-sináptica dos agonistas MOR. A lesão nervosa resulta ainda em perda da ação pós-sináptica sobre os canais de potássio acoplados à proteína G dos neurônios superficiais do CPME; uma mudança restrita ao segmento de término dos aferentes lesados.[22]

A perda da atividade agonista MOR pode refletir diminuição da transcrição, tradução e tráfego do receptor para a membrana. A queda da ação pré-sináptica provavelmente representa uma diminuição em receptores MOR. Contudo, também pode haver um desacoplamento do receptor de proteínas G, bem como níveis aumentados de antagonistas endógenos do MOR. Alguns reguladores da família de sinalização da proteína G, que são fortemente expressos no gânglio da raiz dorsal (DRG), atenuam a sinalização via receptores acoplados à proteína G, incluindo MOR.[23]

A regulação negativa do RNAm do MOR nos neurônios do DRG pode refletir uma dependência tônica para sua transcrição constitutiva de um fator de crescimento derivado de um alvo, como fator de crescimento neural (NGF) ou a família do GNDF (fator neurotrófico derivado de linhagem de célula glial – *glial cell line-derived neurotrophic factor*) de fatores de crescimento, que são interrompidos pela lesão nervosa, ou podem refletir a exposição, após a lesão, a um sinal positivo que ativa um repressor MOR ou altera a estabilidade do RNAm do MOR.[24]

Somado a esses fatores, o aumento de colecistocinina após quebra da integridade do nervo aparentemente pode diminuir a ação opioide por agir como antagonista MOR.[25]

Apesar de os estudos científicos trazerem esclarecimentos importantes sobre o funcionamento do sistema opioide endógeno nas lesões nervosas, ainda permanece pouco elucidado como alguns modelos de neuropatia, a exemplo de neuralgia pós-herpética e neuropatia diabética, podem ter algum benefício com uso de opioide oral.[22]

Modulação noradrenérgica

Os receptores α_2-adrenérgicos são acoplados à proteína G inibitória (Gi), que inibe os canais de cálcio pré-sináptico dependentes de voltagem no corno dorsal da medula espinhal, inibindo a liberação de neurotransmissores excitatórios das fibras aferentes primárias. Ao mesmo tempo, os canais de potássio acoplados à proteína G, quando ativados, são abertos nas células do corno dorsal da medula espinhal pós-sináptica, as membranas celulares são então hiperpolarizadas, diminuindo, a vista disso, a excitabilidade.

Em estudos com animais e com lesão nervosa, os receptores α_2-adrenérgicos expressos nos interneurônios colinérgicos da medula espinhal são associados à proteína G excitatória pela ação do fator neurotrófico derivado do cérebro (BDNF) por meio do receptor TrkB e a acetilcolina é liberada por estimulação dos receptores α_2-adrenérgicos. Como resultado, os receptores muscarínicos, que induzem a liberação de ácido gama-aminobutírico (GABA), contribuem para os efeitos inibitórios da ativação do receptor α_2-adrenérgico na dor neuropática. Assim, o alívio da dor mediado pela noradrenalina no corno dorsal da medula espinhal é mais eficaz para a dor neuropática do que para a dor nociceptiva em virtude de alterações plásticas dos receptores α_2-adrenérgicos.[26]

O *locus coeruleus* (LC) é o principal produtor de noradrenalina do SNC. Em condições de DN, os axônios noradrenérgicos parecem ativar os autorreceptores α_2-adrenérgicos dos neurônios do LC. Consequentemente, a ativação dos receptores α_2-adrenérgicos inibitórios reduz a hipersensibilidade neuropática, desinibindo as vias noradrenérgicas descendentes originadas no LC, promovendo consequentemente a ativação dos adrenoceptores α_2 espinhais.

Modulação serotoninérgica

As vias de serotonina no cérebro se originam predominantemente nos núcleos da rafe, localizados na linha mediana da medula ao mesencéfalo. Destes, as projeções descendentes do *magnus* da rafe fornecem a principal inervação serotoninérgica da medula espinhal, enquanto o núcleo dorsal da rafe do mesencéfalo fornece inervação serotonérgica ascendente.[27]

Estudos experimentais em animais demonstraram que a serotonina tem um papel complexo e relevante no controle da dor que pode variar de pró à antinocicepção, dependendo, entre outras circunstâncias, do tipo de receptor 5-HT que medeia a resposta, da estrutura neural e da condição fisiopatológica.

Em relação aos tipos de receptores 5-HT cerebrais estudados no controle da dor humana, foi relatado que o receptor 5-HT2A tem ações pró-nociceptivas no corno dorsal espinhal de animais experimentais, enquanto o receptor 5HT1A espinhal é mais comumente relacionado à antinocicepção.[28]

Estudos que avaliaram separadamente as correlações de disponibilidade dos receptores 5HT1A da linha de base com a capacidade sensitivo-discriminativa do sujeito (fator sensorial) e o critério de resposta (fator não sensorial), por estímulo térmico e por estímulo mecânico, corroboram a hipótese de que os receptores 5-HT1A do cérebro têm um efeito comportamental geral que influencia a atitude em relação à dor, em vez de uma ação modulatória específica no processamento sensorial da dor.[29]

Numa avaliação da disponibilidade cerebral do receptor 5-HT2A com a resposta dolorosa, sugeriu-se que este tem um papel na avaliação cognitiva e no processamento emocional da dor. Os autores também apontaram que, diferentemente do receptor inibitório 5-HT1A pré e pós-sinapticamente localizado, o receptor 5HT2A é excitatório e localizado apenas pós-sináptico, o que supostamente explica a correlação da intensidade da dor tônica com a disponibilidade do receptor 5-HT1A negativo.[27,30]

Modulação canabinoide

Existem pelo menos dois tipos de receptores canabinoides conhecidos: CB_1; e CB_2. O CB_1 é encontrado em abundância no SNC e está mais relacionado aos efeitos psicotrópicos, enquanto o CB_2 se expressa majoritariamente no sistema imunológico e em algumas condições patológicas de dor crônica. São receptores acoplados à proteína G que, quando ativados, causam inibição da adenilciclase com queda dos níveis de AMP-cíclico.[31] Esses receptores estão espalhados em estruturas centrais e periféricas envolvidas no processamento doloroso, tais como tálamo, tronco cerebral, medula espinhal e neurônios sensoriais periféricos.[31,32]

As evidências da existência de receptores canabinoides foi seguida pela descoberta de ligantes endógenos desses receptores: N-araquidonolo-etanolamina (anandamida); e 2-araquidonolo-glicerol (2-AG). Ambos são sintetizados a partir de fosfolipídios de membrana celular pós-sináptica, e sob demanda em resposta a elevações de cálcio intracelular. Existem ainda o Δ^9-tetra-hidrocanabidiol (THC), composto canabinoide sintético, derivado da *Cannabis sativa*.

Estudos em modelos animais comprovaram haver aumento da expressão dos receptores canabinoides em roedores que foram submetidos a lesões neuropáticas. Demonstrou-se melhora do controle álgico provavelmente à custa deste aumento.[32]

Embora os mecanismos de analgesia estejam relacionados à ativação dos receptores CB_1 e CB_2 em vários níveis do complexo sináptico envolvido da nocicepção, estudos recentes sugerem participação do sistema de receptores opioides e noradrenérgicos na função analgésica e relacionada ao comportamento doloroso.[33]

No estudo de Gregorio et al., que usou um modelo de dor neuropática em roedores, avaliou-se o efeito do tratamento com canabidiol (CBD) sobre a alodínia mecânica e o comportamento semelhante na ansiedade, foi confirmada a atividade do CBD nos neurônios 5-HT por intermédio dos receptores 5-HT1A e TRPV1 e descartou-se envolvimento direto dos receptores CB_1. Além disso, o tratamento com baixas doses de CBD foi capaz de prevenir a alodínia mecânica predominantemente mediante a ativação do receptor TRPV1 e, parcialmente, mediante a ativação do receptor 5 HT1A. E ainda mostrou benefícios na melhora do comportamento semelhante à ansiedade induzida pela dor por mecanismos mediados pelo receptor 5-HT1A.[34]

A avaliação de 13 ensaios clínicos numa revisão sistemática sugeriu que os canabinoides podem fornecer analgesia em condições de DN refratária a outros tratamentos. No entanto, mais estudos são necessários para avaliar o impacto na duração do tratamento, semelhante ao melhor modelo de administração de medicamentos.[35]

Controle inibitório nociceptivo difuso

O tronco cerebral é o local de maior agrupamento de neurônios relacionados à modulação nociceptiva, constituindo o sistema modulador descendente da dor.[36] Os neurônios nociceptivos de 2ª ordem, localizados no CPME, projetam seus axônios aos centros superiores por diferentes vias:

- ▶ **Via espinotalâmica:** tálamo;
- ▶ **Via espinobulbar:** formação reticular ventrolateral; núcleo reticular dorsal; núcleo do trato solitário; medula ventromedial rostral (RMV);
- ▶ **Via espinopontina:** núcleos parabranquiais e *locus coeruleus* (LC);
- ▶ **Via espinomesencefálicas:** substância cinzenta periaquedutal (PAG).

A RMV e o LC recebem projeções da PAG que carregam informações de estruturas do cérebro anterior (córtex, hipotálamo e amigdala).[36]

Tanto a via espinobulbar como a espinopontina fazem sinapses com a RMV e o LC, respectivamente, mediante a liberação de glutamato que se liga a receptores NMDA, provocando um influxo de íons sódio e causando despolarização do neurônio. No corno dorsal, os neurônios MRV liberam serotonina, enquanto os neurônios LC liberam noradrenalina (NE) sobre o mesmo neurônio. A serotonina causa hiperpolarização dos terminais aferentes da fibra nociceptiva e dos neurônios de projeção do CPME ao interagir com os receptores 5-HT1 e 5-HT2 e produz excitação nos interneurônios espinhais GABAérgicos ao interagir com os receptores 5-HT3. Da mesma forma, a noradrenalina causa uma hiperpolarização dos neurônios de projeção ao interagir com os receptores α_2, e sobre os terminais das fibras aferentes primárias quando interage com os receptores α_2B/C, enquanto induz a excitação dos receptores interneurônios inibitórios do corno dorsal via α_1.[28]

Estudos eletrofisiológicos mostraram que existem dois tipos de neurônios no MRV: as células *ON*-MRV que exercem um efeito pró-nociceptivo com um disparo de atividade iniciando-se logo após a retirada de um estímulo nocivo; e as células *OFF*-MRV, que produzem um efeito antinociceptivo, com um padrão de disparo oposto, fazendo uma pausa durante a retirada de calor nocivo.[37]

As células *ON*-MRV apresentam uma grande variedade de receptores tais como receptores opioides μ, receptores de colecistocinina B, receptores NMDA/AMPA, receptores NK1, receptores TrK-B e receptores TRPV1. Em condições fisiológicas, os estímulos ascendentes estimulam os neurônios da PAG e os neurônios *ON/OFF*-MRV. O estímulo proveniente da PAG enseja a liberação de β-endorfina sobre os neurônios *ON*-MRV, causando hiperpolarização via receptor opioide μ, e a descida da facilitação de neurônios *ON*-MRV é inibida. Além disso, neurônios da PAG também estimulam interneurônios GABAérgicos localizados no MRV e inibem os neurônios *ON* (Pallazo 2010). Ainda sob condições fisiológicas os neurônios PAG liberam glutamato sobre os neurônios *OFF*-RVM, causando sua despolarização via receptores NMDA/AMPA. Em consequência, os neurônios *OFF*-RVM produzem um efeito antinociceptivo nos neurônios CPME.

Em condições de DN ou inflamatória, ocorre uma superexpressão dos receptores NMDA/AMPA, Trk-B e NK1, tanto nos neurônios *ON*-MRV como nos neurônios da PAG, provocando uma sensibilização dos neurônios *ON*-MRV, ora pela alta estimulação das entradas ascendentes com aumentadas quantidades de glutamato, SP e dinorfina, ora pela diminuição do estímulo inibitório proveniente da PAG que experimenta não apenas uma queda da expressão de receptores μ como também um aumento da expressão de glutamato e fator neutrófico derivado do cérebro.[36]

Algumas evidências apontam aumento da reatividade da micróglia e dos astrócitos do MRV, o que pode resultar em um aumento da liberação de mediadores que facilitam a excitação dos neurônios ON-MRV' e seu respectivo efeito excitatório nos neurônios do corno dorsal.[38]

No que diz respeito às alterações imprimidas sobre os neurônios OFF-MRV' em situações de DN e/ou inflamatória, ocorre um aumento da expressão de receptores GABA-A e opioide κ, tornando-os mais sensíveis à ação GABA proveniente dos interneurônios da MRV e as β-endorfinas liberadas pelos neurônios da PAG. Desta forma, os neurônios OFF-RVM são hiperpolarizados e seu efeito antinociceptivo no CPME é reduzido.

As alterações moleculares que ocorreram nos neurônios da PAG e do MRV após DN e resultam em um fortalecimento da via excitatória descendente mediada por neurônios ON-MRV e uma inibição da via inibitória descendente da dor, mediada por neurônios OFF-MRV.[36]

Conclusão

A experiência dolorosa é um fenômeno complexo com um vasto campo de conexões periféricas e centrais, que interligam informações sensitivas, cognitivas e emocionais. O entendimento dessa ampla rede de sinapses, e seu funcionamento, é a chave para o desenvolvimento de uma terapêutica eficaz no tratamento da dor das mais variadas naturezas.

Apesar do grande montante de pesquisa dedicada ao esclarecimento dos diversos caminhos possíveis na via nociceptiva, ainda persiste um amplo aspecto de sua fisiopatologia pouco elucidada. A partir desse entendimento, tratamentos mais eficazes e direcionados aos alvos relacionados aos mecanismos de dor neuropática podem prover alívio da dor e do sofrimento de quem padece.

Referências bibliográficas

1. Jensen TS, Baron R, Haanpaa M, Kalso E, Loeser JD, Rice AS et al. A new definition of neuropathic pain. Pain. 2011;152(10):2204-5.
2. Van Hecke O, Austin SK, Khan RA, Smith BH, Torrance N. Neuropathic pain in the general population: a systematic review of epidemiological studies. Pain. 2014;155(4):654-62.
3. Finnerup NB, Haroutounian S, Kamerman P, Baron R, Bennett DL, Bouhassira D et al. Neuropathic pain: an updated grading system for research and clinical practice. Pain. 2016;157(8):1599-606.
4. De Leo JA, Tanga FY, Tawfik VL. Neuroimmune activation and neuroinflammation in chronic pain and opioid tolerance/hyperalgesia. Neuroscientist. 2004;10(1):40-52.
5. Vallejo R, Tilley DM, Vogel L, Benyamin R. The role of glia and the immune system in the development and maintenance of neuropathic pain. Pain Pract. 2010;10(3):167-84.
6. Kawasaki Y, Xu ZZ, Wang X, Park JY, Zhuang ZY, Tan PH et al. Distinct roles of matrix metalloproteases in the early and late-phase development of neuropathic pain. Nat. Med. 2008;14(3):331-6.
7. Pan C, Wang C, Zhang L, Song L, Chen Y, Liu B et al. Procyanidins attenuate neuropathic pain by suppressing matrix metalloproteinase-9/2. J. Neuroinflammation. 2018;15(1):187.
8. Oberheim NA, Goldman SA, Nedergaard M. Heterogeneity of astrocytic form and function. Methods Mol. Biol. 2012;814:23-45.
9. Hertz L, Zielke HR. Astrocytic control of glutamatergic activity: astrocytes as stars of the show. Trends Neurosci. 2004;27(12):735-43.
10. Taves S, Berta T, Chen G, Ji RR. Microglia and spinal cord synaptic plasticity in persistent pain. Neural Plast. 2013;2013:753656.
11. Thacker MA, Clark AK, Bishop T, Grist J, Yip PK, Moon LD et al. CCL2 is a key mediator of microglia activation in neuropathic pain states. Eur. J. Pain. 2009;13(3):263-72.
12. Tsuda M, Shigemoto-Mogami Y, Koizumi S, Mizokoshi A, Kohsaka S, Salter MW et al. P2X4 receptors induced in spinal microglia gate tactile allodynia after nerve injury. Nature. 2003;424(6950):778-83.
13. Baron R, Hans G, Dickenson AH. Peripheral input and its importance for central sensitization. Ann. Neurol. 2013;74(5):630-6.
14. Colloca L, Ludman T, Bouhassira D, Baron R, Dickenson AH, Yarnitsky D et al. Neuropathic pain. Nat. Rev. Dis. Primers. 2017;3:17002.
15. Maihofner C, Schmelz M, Forster C, Neundorfer B, Handwerker HO. Neural activation during experimental allodynia: a functional magnetic resonance imaging study. Eur. J. Neurosci. 2004;19(12):3211-8.
16. Thompson JM, Neugebauer V. Amygdala plasticity and pain. Pain Res. Manag. 2017;2017:8296501.
17. Petersen GL, Finnerup NB, Grosen K, Pilegaard HK, Tracey I, Benedetti F et al. Expectations and positive emotional feelings accompany reductions in ongoing and evoked neuropathic pain following placebo interventions. Pain. 2014;155(12):2687-98.
18. Holden JE, Jeong Y, Forrest JM. The endogenous opioid system and clinical pain management. AACN Clin. Issues. 2005;16(3):291-301.
19. Waldhoer M, Bartlett SE, Whistler JL. Opioid receptors. Annu. Rev. Biochem. 2004;73:953-90.
20. Abbadie CPG. Opioid receptors. In: Quirion ABT, Hokfelt R (ed.). Handbook of chemical neuroanatomy: peptide receptors – Part II. Amsterdam: Elsevier; 2003. p. 1-29.
21. Cesselin FBJ-J, Bourgoin S, Collin E, Pohl M, Hamon M. Spinal mechanisms of opioid analgesia. In: Stein C (ed.). Opioids in pain control: basic and clinical aspects. Cambridge: Cambridge Univesity; 1999. p. 70-95.
22. Kohno T, Ji RR, Ito N, Allchorne AJ, Befort K, Karchewski LA et al. Peripheral axonal injury results in reduced mu opioid receptor pre and post-synaptic action in the spinal cord. Pain. 2005;117(1-2):77-87.
23. Garnier M, Zaratin PF, Ficalora G, Valente M, Fontanella L, Rhee MH et al. Up-regulation of regulator of G protein signaling 4 expression in a model of neuropathic pain and insensitivity to morphine. J. Pharmacol. Exp. Ther. 2003;304(3):1299-306.
24. Cahill CM, Dray A, Coderre TJ. Intrathecal nerve growth factor restores opioid effectiveness in an animal model of neuropathic pain. Neuropharmacology. 2003;45(4):543-52.
25. Xu XJ, Puke MJ, Verge VM, Wiesenfeld-Hallin Z, Hughes J, Hokfelt T. Up-regulation of cholecystokinin in primary sensory neurons is associated with morphine insensitivity in experimental neuropathic pain in the rat. Neurosci. Lett. 1993;152(1-2):129-32.
26. Obata H. Analgesic mechanisms of antidepressants for neuropathic pain. Int. J. Mol. Sci. 2017;18(11).
27. Martikainen IK, Hagelberg N, Jaaskelainen SK, Hietala J, Pertovaara A. Dopaminergic and serotonergic mechanisms in the modulation of pain: in vivo studies in human brain. Eur. J. Pharmacol. 2018;834:337-45.
28. Millan MJ. Descending control of pain. Prog. Neurobiol. 2002;66(6):355-474.
29. Martikainen IK, Hirvonen J, Pesonen U, Hagelberg N, Laurikainen H, Tuikkala H et al. Differential associations between brain 5-HT(1A) receptor binding and response to pain versus touch. J. Neural. Transm. (Vienna). 2009;116(7):821-30.
30. Kupers R, Frokjaer VG, Naert A, Christensen R, Budtz-Joergensen E, Kehlet H et al. A PET [18F]altanserin study of 5-HT2A recep-

tor binding in the human brain and responses to painful heat stimulation. Neuroimage. 2009;44(3):1001-7.

31. Pertwee RG, Howlett AC, Abood ME, Alexander SP, Di Marzo V, Elphick MR et al. Cannabinoid receptors and their ligands: beyond CB(1) and CB(2). International Union of Basic and Clinical Pharmacology. LXXIX. Pharmacol. Rev. 2010;62(4):588-631.

32. Siegling A, Hofmann HA, Denzer D, Mauler F, De Vry J. Cannabinoid CB(1) receptor upregulation in a rat model of chronic neuropathic pain. Eur. J. Pharmacol. 2001;415(1):R5-7.

33. Walker JM, Huang SM. Cannabinoid analgesia. Pharmacol. Ther. 2002;95(2):127-35.

34. De Gregorio D, McLaughlin RJ, Posa L, Ochoa-Sanchez R, Enns J, Lopez-Canul M et al. Cannabidiol modulates serotonergic transmission and reverses both allodynia and anxiety-like behavior in a model of neuropathic pain. Pain. 2019;160(1):136-50.

35. Boychuk DG, Goddard G, Mauro G, Orellana MF. The effectiveness of cannabinoids in the management of chronic nonmalignant neuropathic pain: a systematic review. J. Oral Facial Pain Headache. 2015;29(1):7-14.

36. Boadas-Vaello P, Castany S, Homs J, Alvarez-Perez B, Deulofeu M, Verdu E. Neuroplasticity of ascending and descending pathways after somatosensory system injury: reviewing knowledge to identify neuropathic pain therapeutic targets. Spinal Cord. 2016;54(5):330-40.

37. Carlson JD, Maire JJ, Martenson ME, Heinricher MM. Sensitization of pain-modulating neurons in the rostral ventromedial medulla after peripheral nerve injury. J. Neurosci. 2007;27(48):13222-31.

38. Wei F, Guo W, Zou S, Ren K, Dubner R. Supraspinal glial-neuronal interactions contribute to descending pain facilitation. J. Neurosci. 2008;28(42):10482-95.

Dor Neuropática Aguda –
O papel do *nervi nervorum* na distinção entre dores agudas nociceptiva e neuropática

Pedro Henrique Martins da Cunha | Gabriel Taricani Kubota | Manoel Jacobsen Teixeira | Daniel Ciampi de Andrade

Dor nociceptiva *versus* dor neuropática

A compreensão dos mecanismos geradores de dor e a elaboração da melhor estratégia para seu tratamento têm como alicerce fundamental a identificação da(s) síndrome(s) dolorosa(s) subjacente(s) a ela. As duas síndromes dolorosas primeiramente reconhecidas foram a nociceptiva e a neuropática. Essa dualidade dominou por muito tempo os estudos no campo de dor, até que apenas mais recentemente a dor nociplástica e a dor mista foram definidas e reconhecidas como entidades clínicas.

A dor nociceptiva é a síndrome dolorosa mais comum na prática clínica. Ela é definida pela Associação Internacional para o Estudo da Dor (IASP, na sigla inglês de International Association for the Study of Pain) como aquela que decorre da lesão real ou potencial do tecido não nervoso e resulta da ativação de nociceptores. A IASP define dor neuropática como resultante de lesão ou doença do sistema nervoso somatossensitivo periférico ou central. Nesse caso, a doença provoca alterações estruturais e/ou funcionais das vias neurológicas somatossensitivas que resultam em atividade anômala e patológica destas e, portanto, em dor. São exemplos de alterações patológicas que contribuem para a dor neuropática: brotamento anormal de terminações nervosas; formação de neuromas e microneuromas; surgimento de focos ectópicos geradores de potencial de ação; fibrose endoneural; hiperatividade simpática; aumento da expressão de canais de sódio na superfície neuronal; e redução do seu limiar de ativação; hiperatividade de transdutores de estímulos nociceptivos.

Tendo isso em mente, é natural assumir que toda dor resultante da lesão aguda de troncos nervosos seria, por definição, neuropática. No entanto, a experiência clínica e evidências de estudos com modelos animais apontam que a dor no contexto de lesões agudas do sistema nervoso periférico é um fenômeno complexo, no qual tanto mecanismos nociceptivos como neuropáticos propriamente ditos têm seu papel.

O papel dos *nervi nervorum* da dor aguda dos nervos

Enquanto o encéfalo é uma estrutura essencialmente desprovida de inervação direta, o mesmo não é verdade para o sistema nervoso periférico. Os nervos periféricos recebem fibras nervosas amielínicas e pouco mielinizadas provenientes tanto dos plexos nervosos dos *vasa vasorum* (vasos que irrigam os nervos) como do próprio tronco nervoso em questão. Essas fibras distribuem-se pelo epineuro, perineuro e endoneuro e constituem uma fina camada plexular de terminações nervosas livres. Pelo menos alguns dos *nervi nervorum* exercem função nociceptiva frente à estimulação mecânica, química e térmica. A maioria dos *nervi nervorum* é sensível ao estiramento longitudinal excessivo ou localizado e à compressão localizada, mas não pelo alongamento dentro dos limites normais do movimento.

Dessa forma, estímulos químicos e mecânicos, da mesma forma que resultam na ativação de nociceptores localizados em terminações nervosas da pele, músculos, ossos e vísceras, podem também produzir a ativação de nociceptores dos *nervi nervorum*. Essa ativação, por sua vez, produziria um componente essencialmente nociceptivo para a dor aguda de nervos periféricos. Assim, a dor produzida por um herpes-zóster não seria apenas resultante de um mecanismo neuropático propriamente dito, mas também da ativação de quimioceptores dos *nervi nervorum* por mediadores inflamatórios. Também, a dor originária de compressão de raízes nervosas por hérnias discais teria como contribuinte a ativação de mecanoceptores dessas terminações nervosas.

A contribuição dos *nervi nervorum* para um componente nociceptivo da dor aguda de nervos periféricos ainda pode justificar a razão pela qual doenças que comprometem nervos desprovidos de fibras somatossensitivas podem provocar dor. Exemplos comuns dessa situação incluem a paralisia de Bell (comprometimento do nervo facial) e a neurite óptica (comprometimento do nervo óptico). Os nervos facial e o óptico não apresentam fibras nervosas que transmitam informações somatossensoriais e, portanto, a respectiva lesão não poderia causar dor neuropática. No entanto, ambas as doenças cursam frequentemente com dor, que, nesse caso, seria de natureza essencialmente nociceptiva em virtude da ativação dos nociceptores dos *nervi nervorum*.

Outro ponto importante a ser discutido é o fato de que, da mesma forma como ocorre para outras terminações nervosas periféricas, a ativação persistente dos *nervi nervorum* pode ensejar mecanismos de sensibilização periférica. De fato, as terminações nervosas dos *nervi nervorum* contêm CGRP, substância P e outros peptídeos vinculados à transmissão nociceptiva. Quando ativadas, essas terminações poderiam ocasionar liberação desses peptídeos, que, além de ativarem diretamente quimioceptores, também produzem vasodilatação, extravasamento plasmático e inflamação neurogênica. Isso provoca a sensibilização e a hiperatividade dos próprios *nervi nervorum*, inicialmente no local da lesão, mas que pode se propagar por toda a extensão do tronco nervoso em questão. O resultado é a alodínia mecânica. Nesse caso, compressões e tração do tronco nervoso habitualmente indolores (p. ex., percussão do tronco nervoso durante a pesquisa do sinal de Tinel, e flexão de quadril com extensão da perna durante a avaliação do sinal de Lasègue) podem desencadear dor, a qual se propaga ao longo da extensão do nervo.

Um exemplo disso é a compressão ou traumatismo da raiz nervosa no forame intervertebral da coluna vertebral, após a qual instalam-se sintomas radiculares e déficits neurológicos. Toda a extensão do tronco do nervo torna-se sensibilizada quando uma raiz lombossacra relacionada a ele é traumatizada. Após a sensibilização dos *nervi nervorum*, a tensão aplicada pode provocar dor ao longo do comprimento do nervo ou compressão direta do tronco nervoso que, em condições normais, é indolor à estimulação mecânica não nociva. A propagação da sensibilização dos *nervi nervorum* é atribuída à inflamação neurogênica. Esta justifica os casos de radiculopatias cervicais ou lombares não apresentarem dor ou parestesias nas regiões de distribuição das raízes nervosas acometidas em quase 50% dos casos. Ela também gera a mecanossensibilidade do tecido nervoso observada nos testes de evocação de dor, como o sinal de Lasègue.

Por fim, o estabelecimento de mecanismos de sensibilização periférica mediados pelos *nervi nervorum* também pode contribuir para a cronificação da dor neuropática *per se*. De fato, doenças infecciosas, inflamatórias, compressivas ou traumáticas podem lesar os *nervi nervorum*, promover o brotamento anormal de suas terminações, induzir liberação de substâncias algiogênicas, edema e hiper-reatividade neuronal. Isso, por sua vez, contribui para a instalação, agravamento e manutenção das diversas alterações estruturais e funcionais supracitadas que ensejam a dor neuropática.

A dor nas lesões agudas de nervos periféricos

Levando-se em consideração o descrito até aqui, fica evidente que a dor no contexto de lesões agudas de nervos periféricos pode apresentar mais de um componente. Três tipos de dor podem ocorrer após a lesão aguda de um nervo periférico (Quadro 17.1), e o quadro clínico pode auxiliar a diferenciá-los.

É importante notar-se que, apesar de mais de um componente de dor poder estar presente durante a lesão aguda de nervos periféricos, pode haver predomínio de um desses componentes.

Conclusão

A dor no doente com lesão aguda das estruturas nervosas periféricas (sistema nervoso periférico) pode apresentar tanto um componente neuropático propriamente dito (em geral dor crônica) como elementos nociceptivos (em geral, dor aguda ou agudizada). Esses últimos são resultado da atividade dos *nervi nervorum*, fibras nervosas distribuídas no próprio nervo periférico, e com papel nociceptivo provável. Além da transdução e transmissão de estímulos nociceptivos, os *nervi nervorum*, quando persistentemente ativados, participam também de mecanismos de sensibilização periférica. Esses mecanismos resultam na hipersensibilidade mecânica (que pode justificar ao menos em parte achados comuns do exame físico, como o sinal de Tinel e sinais de

Quadro 17.1 – Tipos de dor após lesão aguda de um nervo periférico.		
Tipo de dor	**Mecanismo**	**Quadro clínico**
Nociceptiva localizada	Aumento da atividade de nociceptores anormais sensibilizados química ou mecanicamente	Sensação de facada ou dolorimento Localizada onde houve a lesão do nervo em questão, dor profunda de difícil caracterização verbal
Neuropática propriamente dita	Lesão dos axônios aferentes nociceptivos	Queimor, ardor, formigamento ou eletricidade, alodínia e sensações de choques, facadas ou pontadas Localizada no território de inervação de um nervo sensitivo ou misto, particularmente em áreas onde há déficits sensitivos
Nociceptiva referida	Hiperatividade dos nociceptores sensibilizados mecânica e quimicamente dos *nervi nervorum* (no interior das bainhas nervosas, com projeções convergentes e projeção central no CDME)	Localizado em planos profundos, acompanhando o curso do tronco nervoso e agravada com a movimentação, estiramento ou palpação nervosa

CDME – Corno dorsal da medula espinhal

Fonte: Desenvolvido pela autoria do capítulo.

estiramento nervoso, como o sinal de Lasègue) e contribuírem para alterações estruturais e funcionais relacionadas à dor neuropática propriamente dita.

As características clínicas da dor podem permitir a distinção dos componentes principais de dor, em cada um dos doentes. É possível que essa distinção auxilie no direcionamento do melhor tratamento farmacológico e na reabilitação do doente.

No entanto, ainda são necessários mais estudos clínicos e translacionais para melhor elucidar os mecanismos subjacentes de cada um dos componentes de dor na lesão aguda dos nervos periféricos, bem como para se estabelecer a melhor estratégia terapêutica e de reabilitação para cada um deles.

Referências bibliográficas

1. Bove GM, Light AR. The nervi nervorum: missing link for neuropathic pain? Pain Forum. 1997;6(3):181-90.
2. Campbell JN, Meyer RA. Mechanisms of neuropathic pain. Neuron. 2006 Oct 5;52(1):77.
3. Freynhagen R, Arevalo Parada H, Calderon-Ospina CA, Chen J, Rakhmawati Emril D, Villacorta FF et al. Current understanding of the mixed pain concept: a brief narrative review. Curr. Med. Res. Opin. 2018 Nov 27;1-16.
4. IASP. IASP Terminology [Internet]. [citado 12 fev. 2021]. Disponível em: https://www.iasp-pain.org/Education/Content.aspx?ItemNumber=1698.
5. Kosek E, Cohen M, Baron R, Gebhart GF, Mico J-A, Rice ASC et al. Do we need a third mechanistic descriptor for chronic pain states? Pain. 2016;157(7):1382-6.
6. Raicher I, Andrade DCA, Baptista AF, Sá KN, Machado LR, Teixeira MJ. Dor em doença de Hansen. In: Teixeira MJ. Dor: manual para o clínico. p. 27.
7. Teixeira MJ, Almeida DB, Yeng LT. Concept of acute neuropathic pain. The role of nervi nervorum in the distinction between acute nociceptive and neuropathic pain. Revista Dor [Internet]. 2016;17. [citado 9 fev. 2021]. Disponível em: http://www.gnresearch.org/doi/10.5935/1806-0013.20160038.
8. Vardeh D, Mannion RJ, Woolf CJ. Toward a mechanism-based approach to pain diagnosis. J. Pain. 2016 Sep;17(suppl. 9):t50-69.
9. Vilensky JA, Gilman S, Casey K. Sir Victor Horsley and Mr. John Marshall – The nervi nervorum, and pain: more than a century ahead of their time. Arch. Neurol. 2005 Mar;62(3):499-501.

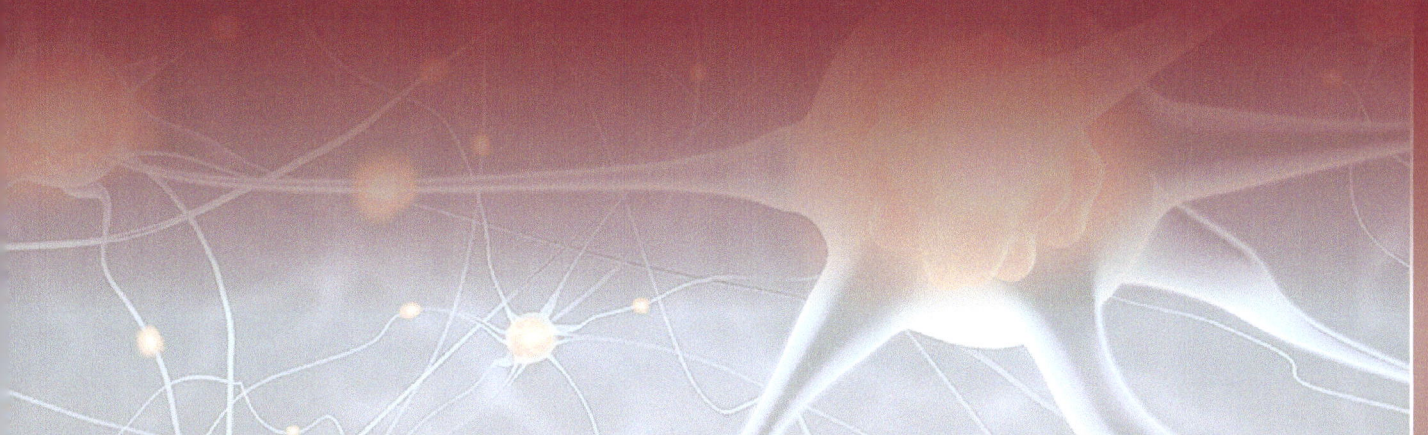

Síndromes Dolorosas Específicas no Contexto da Oncologia

capítulo 18

Dor Neuropática de Origem Tumoral

Carlos Marcelo de Barros | Sara Reis de Paula | Caio Carvalho dos Santos Souza | Carolina Aparecida de Faria Almeida

Introdução

A dor neuropática é definida como dor resultante de uma lesão ou de doença que afeta o sistema somatossensorial. É considerada uma das dores mais excruciantes, causando graves limitações e impacto negativo de grande significância na qualidade de vida dos pacientes. Acomete de 6% a 8% da população e é responsável por um quinto das dores crônicas. Apresenta maior frequência no sexo feminino, em pessoas de baixa renda e em paciente com mais de 60 anos de idade. Pode ser classificada como central, periférica e quanto à área de acometimento. Central, quando acomete medula, tronco cerebral e tálamo; periférica, quando acomete nervo e gânglio da raiz dorsal; e localizada ou difusa conforme o grau de acometimento.[1-7]

A prevalência da dor neuropática em pacientes com câncer está em torno de 40%. Essa dor quando causada por invasão tumoral é considerada mista por ser parte nociceptiva e parte neuropática. Quando causada por um tratamento anticâncer, ela é exclusivamente neuropática.[1-7]

A avaliação da dor nesses pacientes deve ser cuidadosa, sempre se caracterizando a queixa da dor, levando-se em consideração a evolução da doença, esclarecendo a dor em termos de causa, síndrome, fisiopatologia e sempre com atenção a detalhes sobre outros fatores que possam contribuir para a causa da dor.[1-7]

Fisiopatologia

Seu mecanismo ocorre geralmente após uma sensibilização periférica dos nociceptores que ocasionará uma redução de seu limiar de ativação. Ocorre aumento dos canais de sódio que proporcionarão uma elevação exacerbada de descargas espontâneas nas membranas neuronais e corpo neural. Essas alterações periféricas causam crescimento neuronal anormal que aumentam a transmissão dos sinais de dor. Além dos neurônios lesados, os neurônios adjacentes, até então íntegros, passam a fazer disparos espontâneos. Essa atividade persistente dos nervos lesados é o fator desencadeante da sensibilização central medular e cortical que acarretarão alterações neuroplásticas nas sinapses.[1-7]

O aumento dos neurotransmissores no corno posterior da medula produz despolarização prolongada que ativa os receptores NMDA, que geralmente estão bloqueados pelo íon magnésio e permanecerão abertos, ensejando uma hiperexitação neural e uma resposta aumentada aos estímulos repetitivos das fibras C, causando o fenômeno de Wind-Up. A lesão neuronal também estimula o sistema imunológico que liberará citocinas inflamatórias, substâncias citotóxicas, provocando exacerbação da excitabilidade neural e causando alterações neuroplásticas. Essas alterações inibem o sistema descendente noradrenérgico e serotoninérgico.[1-7]

A dor neuropática no câncer pode ser subdividida em direta e indireta. Sua forma direta é causada pelo próprio tumor causando compressão (p. ex., metástase epidural ou espinhal, leptomeningea ou envolvimento de plexos). Sua forma indireta está relacionada aos tratamentos com quimioterapia e radioterapia; 90% dos pacientes que fazem quimioterapia apresentarão dor neuropática periférica.[1-7]

Características clínicas

A dor neuropática relacionado ao câncer é crônica, mas apresenta exacerbações agudas, que pioram várias vezes ao dia. Essas exacerbações costumam ser espontâneas, porém podem ser acionadas. Algumas dores podem estar associadas com áreas de anormalidade sensorial (hiper/hipossensibilidade, alodínia, hipo/hiperalgesia). A dor espontânea pode ser contínua, tendo sua intensidade variada com momentos de maior durabilidade e outros momentos de flutuação. Outras alterações não incomuns são áreas com parestesia e áreas de disestesia. A dor neuropática referida pelo paciente com câncer pode ser caracterizada pelo paciente como uma dor do tipo queimação, calor, choques elétricos, dormência, agulhadas, alfinetadas, câimbras, aperto.[1-7]

Síndromes de dor neuropática em pacientes oncológicos

Neuralgias cranianas podem ocorrer a partir de metástases envolvendo a base de crânio, seios da face, leptomeninges ou tecidos moles da cabeça e do pescoço. Essas síndromes podem mimetizar neuralgias não malignas.

Metástases em base de crânio

As metástases de base de crânio estão associadas a diversas síndromes já descritas na literatura (orbital, parasselar, da fossa média, do forame jugular e do côndilo occipital). Estão comumente associadas a neoplasias de mama, pulmão e próstata. Entre as lesões mais comuns que se desenvolvem na base de crânio, estão os tumores de fossa craniana posterior (raiz do trigêmeo), tumores de fossa craniana média (gânglio gasseriano e divisões do trigêmeo), e tumores de cabeça e pescoço (divisões do trigêmeo e ramos distais). A clínica geralmente envolve dor, associada ao acometimento ósseo, e acometimento progressivo das funções dos nervos cranianos. O paciente, quase sempre, evolui com dor retro-orbitária, ptose palpebral, alteração visual, oftalmoparesia e papiledema.[2,8,9]

▶ **Síndrome da fossa craniana média/neuralgia trigeminal dolorosa:** esta síndrome faz parte da variedade de tumores que provocam a dor facial. Nesse sentido, tanto os tumores da fossa posterior (isto é, meningiomas petroclivais, schwannomas vestibulares) como os da fossa média (isto é, schwannoma do trigêmeo) provocam uma compressão mecânica direta da raiz do trigêmeo, sendo considerados os geradores primários da dor. Os sintomas incluem formigamento facial, parestesia e disestesia no trajeto do 2º e 3º ramos do nervo trigêmeo. Podem vir associados à dor mandibular e à fraqueza nos músculos masseter e temporal ou ainda à paralisia do abducente. A neuralgia trigeminal dolorosa pode ser um sintoma da síndrome da fossa craniana ou apresenta-se isoladamente. O carcinoma de células escamosas originário da pele facial ou da mucosa nasofaríngea é considerado um dos tipos de câncer mais frequentes que acometem com invasão perineural, pois pode ter acesso aos segmentos proximais tanto do trigêmeo como dos nervos faciais, representando 2% até 5% dos casos.[2,8-10]

▶ **Síndrome do forame jugular/neuralgia do glossofaríngeo:** os tumores glomus jugulares são as lesões mais comuns do forame jugular. Entretanto, outros tumores podem ocorrer na região como paragangliomas, meningiomas, schwannomas dos nervos cranianos inferiores, condrossarcomas, carcinomas e sarcomas. A clínica pode se apresentar como neuralgia do glossofaríngeo. A dor pode ainda se distribuir pela orelha (ou região mastoide ipsilateral) e irradiar para o pescoço e os ombros. Como déficits associados, podemos citar síndrome de Horner e paresia do palato, cordas vocais e dos músculos esternoclei-domastóideo e trapézio. Foram também descritos na literatura pacientes com ligeira perda auditiva, plenitude no ouvido ipsilateral, zumbido, instabilidade ligeira e episódios de vertigem e casos de asfixia e imperícia da língua. Quando se trata especificamente da neuralgia do glossofaríngeo, a dor é, em geral, paroxística mas pode ser constante em toda a região de orelha/mastoide, podendo vir acompanhada de síncope. Agudizações podem ser desencadeadas por deglutição, mastigação, tosse, bocejo, fala, certos gostos. Os pacientes referem a dor como excruciante e em fisgadas, facadas ou tiros.[2,8,11,12]

▶ **Síndrome do côndilo occipital:** em geral, é causada por um tumor lateral ao forame magno e se apresenta com dor occipital unilateral e rigidez do pescoço. Possivelmente também se associa à atrofia/ paralisia unilateral da língua e disartria por paralisia do XII par craniano. Além disso, a síndrome pode mimetizar a arterite de células gigantes em virtude tanto da dor irradiada como da dor à palpação na região temporal.[13,14]

▶ **Síndrome ocular:** caracterizada por dor retro-orbital, proptose, diplopia, distorção visual e quemose do olho envolvido. Podem ocorrer também oftalmoparesia e papiledema ipsilateral.[2]

▶ **Síndrome parasselar:** pode ocorrer dor retro-orbital e frontal associada à oftalmoparesia com diplopia.[2]

Metástases leptomeníngeas

Estão associadas a câncer (CA) de mama, pulmão, linfoma e leucemia. Podem se apresentar com uma clínica sugestiva de meningite infecciosa. O que chama atenção é a disfunção neurológica progressiva e incessante. A maioria dos pacientes apresenta sintomas sem localização específica que, muitas vezes, podem estar relacionados à pressão intracraniana elevada. A dor é o sintoma mais prevalente (80%) e pode ser referida no pescoço ou como cefaleias tipo enxaqueca ou tensional. Além disso, pode vir associada de síndromes medulares, com dor em um padrão espinhal, radicular ou meníngeo. Os sintomas localizados incluem neuropatias cranianas, mononeurite, radiculopatia, incontinência urinária e distúrbio visual. Esse tipo de metástases resulta da disseminação de células cancerígenas tanto para o compartimento das leptomeninges (pia e aracnoide) como do líquido cefalorraquidiano (LCR) e o diagnóstico pode ser indicado por punção lombar ou por ressonância magnética. Outras manifestações de disfunções do hemisfério cerebral são alterações do estado mental, confusão, demência, convulsões e hemiparesia. O nervo craniano VI é o mais frequentemente afetado, seguido dos nervos cranianos III e IV. Outros achados comuns são a diplopia, perda sensorial ou motora do trigêmeo, a perda auditiva e a neuropatia óptica. Em relação aos sinais e sintomas espinais, podemos incluir fraqueza (extremidades inferiores mais frequentemente do que superiores), perda sensorial dermatomal ou segmentar, além da dor com padrão radicular. Outro tipo de câncer menos frequente que provoca metástases a leptomeninges é o câncer de próstata, conforme descrito na literatura.[15-17]

Dor muscular e tecidos moles

Dor local é muito comum em sarcoma ou metástases de músculos, gorduras e tecidos fibrosos. A dor pode ser causada por lesão neural como radiculopatias ou plexopatias. Quando localizada no nível torácico e tem distribuição bilateral, a dor pode ser referida como uma sensação em faixa estreita entre tórax e abdome; nesses casos, deve-se pensar na possibilidade de doença epidural associada.[1-7]

■ Plexopatias

▶ **Plexopatia cervical:** causada por invasão do plexo cervical por lesão local ou metástase. O paciente apresenta dor ou queimação na região periauricular, pós-auricular, região anterior do pescoço ou na região lateral da face, cabeça e ombros.[1-7]

▶ **Plexopatia braquial:** a infiltração do plexo braquial tem maior frequência em câncer de pulmão, mama e linfoma. Os sinais e sintomas refletem a localização da lesão. O acometimento do plexo inferior (c7, c8 e T1) geralmente está ligado ao tumor de Pancoast (ápice pulmonar) e acarreta dor de forte intensidade que precede outros sinais por meses e é referida em cotovelo, antebraço medial e quarto e quinto dedos. A síndrome de Honer está frequentemente presente, é caracterizada por dor intensa, associada à disestesia constante ao longo da região ulnar do antebraço. Fraqueza e alterações sensitivas ocorrem na distribuição do plexo inferior, começando na mão e região medial do braço. Na plexopatia braquial superior, a dor é mais intensa em região de ombros e região superior do braço. A dor precede em meses o desenvolvimento de fraqueza muscular nos ombros e perda sensitiva no ombro e braço. Com a progressão do tumor, a síndrome de dor pode ocasionar uma pamplexopatia, com dor e anormalidades neurológicas que afetam toda a extremidade superior. Existe ainda a plexopatia induzida por radiação, que é menos dolorosa do que a neoplásica e, frequentemente, vem associada a parestesias relativamente intensas e alterações de radiação na pele e em outros tecidos moles, como poiquilodermia, telangiectasias, atrofia, hiperpigmentação e linfedema.[1-7]

▶ **Plexopatia lombossacra:** câncer colorretal, cervical, mama, sarcoma e linfoma são os tumores mais comum associados à plexopatia lombossacra. A dor neuropática precede o aparecimento de sinais neurológicos, e ambos os sintomas e sinais apontam para o local de envolvimento anatômico. Pacientes com doença da parede lateral apresentam tipicamente plexopatias superiores, que causam dor em região inguinal e na coxa na sua face medial e anterior. Quando a lesão é medial ou paraespinhal, o paciente apresenta dor e fenômenos relacionados na perna distal, pé e face posterior da coxa. Com o desenvolvimento do tumor, o paciente pode apresentar um pamplexopatia, causando intensa dor neuropática com envolvimento de todo o membro inferior. Tumores pélvicos podem lesionar o plexo sacral causando dor perineal e sinais de disfunção urinária e intestinal.[1-7]

■ Radiculopatias

Qualquer processo maligno que comprime, inflama ou distorce as raízes nervosas pode causar uma radiculopatia dolorosa ou polirradiculopatia. Uma radiculopatia dolorosa pode resultar de metástases leptomeníngeas, tumor intradural como meningioma, neurofibroma, ependinoma, ou tumor no espaço epidural. A dor radicular pode ser contínua, intermitente, dolorida, aguda ou disestésica (queimação ou tipo elétrica).[1-7]

Síndromes neurológicas paraneoplásicas e a neuropatia periférica

O termo "síndromes paraneoplásicas" refere-se a um conjunto de sinais e sintomas resultado de danos a órgãos ou tecidos que estão distantes do local de uma neoplasia maligna ou de suas metástases. Inicialmente, as síndromes neurológicas paraneoplásicas (SNP) foram definidas como síndromes neurológicas de causa desconhecida que frequentemente se associam ao câncer. Além disso, nas últimas duas décadas, a descoberta de que muitas SNP estão associadas a anticorpos contra neurônios ou antígenos expressos pelo tumor (anticorpos onconeurais) sugeriu que uma parcela importante das SNP são imunomediadas. Dessa forma, a detecção de anticorpos onconeurais tem sido um facilitador para indicar a presença de um tumor e definir uma determinada síndrome neurológica como paraneoplásica. Entretanto, a SNP pode ocorrer sem a presença desses anticorpos onconeurais, e os anticorpos podem ocorrer sem uma síndrome neurológica. Diante disso, sua presença não deve ser a única condição para definir uma síndrome neurológica como paraneoplásica.[18-21]

Diante da falta de critérios internacionalmente aceitos de SNP, em novembro de 2002, um painel internacional de neurologistas começou a estabelecer diretrizes para fornecer critérios diagnósticos mais rigorosos para essa patologia. O objetivo era auxiliar os neurologistas no diagnóstico e classificação do SNP, para permitir a comparação entre séries de pacientes de diferentes centros, facilitando ensaios clínicos e permitindo melhores investigações científicas.[19]

Síndrome clássica

O termo "síndrome clássica" se aplica às síndromes neurológicas que na maioria das vezes estão associadas ao câncer. A presença de uma síndrome clássica idealmente deve ocasionar a investigação de um tumor oculto, independentemente da presença ou não dos anticorpos. Além disso, se, durante o processo investigativo for encontrado um tumor não comumente associado à síndrome, a recomendação é continuar a busca ativa por um segundo tumor mais típico. Se a SPN e o tumor "incomum" estiverem associados a anticorpos onconeurais, deve haver tentativas para mostrar que o antígeno também é expresso no tumor.[19,22,23]

Síndromes do sistema nervoso central	**Síndromes do sistema nervoso periférico**
Encefalomielite	Neuronopatia sensorial subaguda
Encefalite límbica	Neuropatia sensório-motora aguda
Encefalite de tronco cerebral	Síndrome de Guillain-Barré
Degeneração cerebelar subaguda	Neurite braquial
Opsoclonus-myoclonus	Neuropatias sensório-motoras subagudas/crônicas
Neurite óptica	Neuropatia e paraproteinemia
Retinopatia associada ao câncer	Neuropatia com vasculite
Retinopatia associada ao melanoma	Neuropatias autônomas
Síndrome de Stiff-Person	Pseudo-obstrução gastrointestinal crônica
Mielopatia necrosante	Pandisautonomia aguda
Doenças do neurônio motor	

Síndromes da junção neuromuscular e muscular

Miastenia grave
Síndrome miastênica de Lambert-Eaton
Neuromiotonia adquirida
Dermatomiosite
Miopatia necrosante aguda

FIGURA 18.1 – As patologias assinaladas em vermelho representam as síndromes clássicas das SNP.
Fonte: Adaptada de Graus, 2004.

Presença de oncogenes

Os anticorpos onconeurais podem ser encontrados em pacientes com câncer e diferentes tipos de SNP. Entretanto existem limitações em relação ao uso de sua presença como critério diagnóstico. Isso se dá porque alguns deles foram descritos por um único grupo de pesquisadores ou relatados em apenas alguns pacientes. Além disso, embora a maioria dos anticorpos onconeurais descritos pareça ser específica para o SNP, alguns pacientes nunca desenvolvem câncer após um acompanhamento de vários anos. Dessa

forma, foi decidido que, na ausência de foco tumoral, apenas anticorpos onconeurais bem caracterizados (anti-Hu, Yo, CV2, Ri, Ma2, anfifisina) deveriam ser usados para classificar o distúrbio associado como SNP definida. Tais anticorpos são considerados bem caracterizados por apresentarem padrões reconhecíveis na imuno-histoquímica, pelo número de casos relatados associados a tumores, pela sua associação com síndromes conhecidas, por sua identificação inequívoca em diferentes estudos e por sua frequência em pacientes sem neoplasia.[18-21]

SNP definitiva	**SNP possível**
1. Síndrome clássica e câncer que se desenvolvem dentro de 5 anos após o diagnóstico do distúrbio neurológico	1. Uma síndrome clássica, sem anticorpos onconeurais, sem câncer, mas com alto risco de ter um tumor subjacente
2. Uma síndrome não clássica que se resolve ou melhora significativamente após o tratamento do câncer sem imunoterapia concomitante, desde que a síndrome não seja suscetível à remissão espontânea	2. Uma síndrome neurológica (clássica ou não) com anticorpos onconeurais parcialmente caracterizados e sem câncer
3. Síndrome não clássica com anticorpos onconeurais (bem caracterizados ou não) e câncer que se desenvolve em até 5 anos após o diagnóstico do distúrbio neurológico	3. Uma síndrome não clássica, sem anticorpos onconeurais e câncer presente dentro de 2 anos após o diagnóstico
4. Uma síndrome neurológica (clássica ou não) com anticorpos onconeurais bem caracterizados (anti-Hu, Yo, CV2, Ri, Ma2 ou anfifisina) e sem câncer	

FIGURA 18.2 – Critérios diagnósticos para síndrome neurológica paraneoplásica (SNP).
Fonte: Adaptada de Graus, 2004.

Principais síndromes dos nervos periféricos e da GRD

A maioria das doenças que atingem o nervoso periférico de pacientes sem câncer também pode ocorrer como uma síndrome paraneoplásica, incluindo neuronopatia sensorial subaguda (ganglionite da raiz dorsal), neuropatia periférica sensorial, neuropatia periférica sensório-motora (axonal ou desmielinizante), neuropatia autonômica, neuropatia paraproteinêmica, neuropatia vasculítica (apresentando-se como mononeurite múltipla) e uma neuropatia motora pura.[20,24,25]

▶ **Neuronopatia sensorial subaguda:** a neuronopatia sensorial subaguda é o subtipo mais comum de neuropatia periférica paraneoplásica e geralmente está associada ao câncer de pulmão de pequenas células. Os sintomas geralmente se iniciam antes da descoberta do câncer. Podem ser caracterizados como dor disestética e dormência nas extremidades distais ou no rosto ou tronco. Os sintomas podem ser assimétricos no início, mas geralmente progridem envolvendo todos os membros, causando uma ataxia sensorial grave. A dor é um sintoma proeminente. Os reflexos de alongamento muscular geralmente são perdidos, mas a função motora é preservada. Podem ocorrer alterações patológicas no GRD como infiltrados inflamatórios linfocíticos, bem como redução na densidade das fibras mielinizadas. Em estudos de condução nervosa, os potenciais de ação nervosa sensorial estão diminuídos ou ausentes e os potenciais de ação muscular compostos são normais. O diagnóstico de neuronopatia sensorial clássica deve ser considerado se todos os seguintes critérios estiverem presentes: início subagudo com uma pontuação de Rankin de pelo menos 3 antes de 12 semanas de evolução, início de dormência e, comumente, dor e assimetria marcada de sintomas iniciais, envolvimento dos braços, perda proprioceptiva nas áreas afetadas e estudos eletrofisiológicos demonstrando envolvimento importante das fibras sensoriais com ausência de potenciais de ação nervosa sensorial em pelo menos um dos nervos estudados. Essas síndromes ocorrem geralmente associadas a ao câncer pulmonar de pequenas células e anticorpos anti-Hu ou CV2 positivos.[19,20,26]

▶ **Neuropatia sensório-motora subaguda:** trata-se de uma polineuropatia simétrica distal que é mais acentuada nas extremidades inferiores do que nas extremidades superiores. Pode ser definida por fraqueza, comprometimento sensorial de meias e luvas em todas as modalidades e uma perda dos reflexos de alongamento muscular. Quando essa neuropatia enseja o desenvolvimento de uma paralisia, geralmente ela é decorrente de uma síndrome paraneoplásica. Alguns pacientes podem seguir o curso remitente e recidivante típico da polineuropatia desmielinizante inflamatória crônica, respondendo à terapia com corticosteroides. Em termos patológicos, o LCR é tipicamente acelular com concentração proteica normal ou ligeiramente elevada; há degeneração axonal bem como desmielinização

proeminente. Os estudos de condução nervosa são consistentes com uma neuropatia axonal, com baixa amplitude ou potenciais de ação nervosa sensorial ausentes e velocidades de condução nervosa motora normais ou diminuídas. Uma neuropatia sensorial paraneoplásica relativamente pura (não neuronopatia) ocorre com uma variedade de doenças malignas, mas não pode ser distinguida de outras causas de neuropatia sensorial. Quando nenhuma causa de neuropatia sensorial é identificada, o câncer geralmente é encontrado como a etiologia em cerca de um terço dos pacientes. O tempo médio para o diagnóstico de câncer após o distúrbio neurológico é de mais de 2 anos.[20,27]

▶ **Neuropatia autonômica paraneoplásica:** trata-se de uma síndrome rara que pode ocorrer isoladamente ou em conjunto com uma neuronopatia sensorial. Os pacientes, em geral, apresentam início subagudo de hipotensão postural, anormalidades pupilares e bexiga neurogênica. A constipação grave pode ser o único sintoma desse distúrbio paraneoplásico.[3,15]

Particularidades clínicas das síndromes paraneoplásicas

As SNP têm, entre suas características mais importantes, a possibilidade de preceder a presença de neoplasias em até 5 anos. Estão mais comumente relacionadas ao carcinoma de pequenas células do pulmão (até 90%) e a outras neoplasias como câncer de mama, de ovário e linfomas. Também já foram descritas, apesar de raramente, em câncer colorretal. Sendo assim, diante da presença de neuropatias sem fator causal provável, cabe ao especialista em dor cogitar uma síndrome paraneoplásica nos diagnósticos diferenciais. Além disso, e de muita importância, as neuropatias paraneoplásicas podem indicar a presença de uma metástase à distância ou ainda de uma recidiva local. Vale ressaltar que esse fato pode ocorrer sem a presença de evidência radiológica ou de marcadores tumorais. Já foi descrita neuropatia periférica paraneoplásica como sinal de recidiva tumoral 6 meses antes do aumento do CEA e na ausência de sinais de neoplasia nos exames de imagem.[4,17]

Tratamento da dor neuropática oncológica

Continua sendo um desafio o tratamento da dor neuropática causada pelo câncer. As drogas usadas normalmente apresentam taxa de resposta limitada e os pacientes muitas vezes experimentam apenas redução parcial da dor nas doses toleráveis. Normalmente, o tratamento costuma ser sintomático e, em alguns casos, pode-se tratar a causa subjacente (com corticosteroide para compressão da medula ou nervo periférico).

▶ **Tratamento medicamentoso:** baseado em medicamentos adjuvantes cuja atuação principal é no bloqueio de canais de sódio no nervo periférico afetado, na inibição das vias descendentes e nas vias do glutamato. Quando a dor é nociceptiva, em 80% dos casos conseguimos o controle com o uso da escala analgésica da Organização Mundial da Saúde (OMS), porém o tratamento da dor neuropática relacionada ao câncer permanece uma barreira, tanto em termos do grau de analgesia como da carga de efeitos colaterais. Os pacientes com câncer têm um equilíbrio delicado, em virtude de múltiplos fatores que podem interferir no tratamento, como o estado geral do paciente e a natureza da dor. Vale ressaltar que o paciente oncológico geralmente é idoso, fragilizado, e apresenta dor mista e polifarmácia.[1,28]

▶ **Gabapentina e pregabalina:** atuam nos canais de cálcio voltagem-dependente em local pré-sináptico. Apresentam NNT variado de 4,2 a 6,4. Apresentam boa função nas lesões espinhais e dor neuropática causadas pelo câncer. O paciente geralmente refere alívio da dor na 1ª ou 2ª semana e muitas vezes associado com melhora da qualidade do sono. Apresenta também efeito ansiolítico. Não apresenta interação medicamentosa conhecida e tem como principais efeitos colaterais: edema periférico; ganho de peso; náusea; vertigem; astenia; boca seca; e ataxia. Esses efeitos podem desaparecer com o tempo.[29-31]

▶ **Carbamazepina e oxacarbamazepina:** atuam bloqueando o canal de sódio, são 1ª linha para o tratamento da neuralgia do trigêmeo. Ambas apresentam efeitos colaterais e medicamentosos semelhantes, porém não são consideradas 1ª linha de escolha para o tratamento da dor neuropática do câncer.[29-31]

▶ **Antidepressivos:** têm seu efeito benéfico bem estabelecido para vários estados de dor neuropática. Os mais usados são os tricíclicos (amitriptilina e imipramina) e os inibidores da receptação da serotonina e norepinefrina (duloxetina e venlafaxina). Os efeitos analgésicos são independentes dos efeitos antidepressivos, no entanto, em razão desse efeito duplo, podem ser utilizados como 1ª escolha para o tratamento de depressão e dor neuropática. Apresentam efeitos anticolinérgicos: boca seca; constipação; retenção urinária; sudorese; e visão turva. Sonolência e confusão podem ser uma dificuldade ao iniciar o tratamento. Apresenta como contraindicação pacientes epilépticos, insuficiência cardíaca e alterações de condução cardíaca.[29-31]

▶ **Lidocaína tópica:** apresenta efeito comprovado principalmente em paciente com neuralgia pós-herpética e neuralgia periférica associada à alodínia. Funciona como um tratamento complementar para pacientes com câncer e dor neuropática, especialmente em áreas que apresentem alodínia. Tem como efeito colateral a irritação da pele e é contraindicada em pacientes que usam anti arrítmico.[29-31]

▶ **Opioides:** apresentam efeito semelhante ao dos gabapentinoides. Não existem diferenças comprovadas de eficácia entre um opioide e outro para dor neuropática, porém não existem grandes estudos comparativos especificamente para a dor oncológica. Na prática clínica, muitos médicos defendem o uso prioritário do tramadol e da metadona consequentemente à ação nos receptores NMDA e da buprenorfina, em decorrência de características anti-hiperalgésicas intrínsecas desse fármaco (possivelmente por ser antagonista do receptor k, ou via bloqueio de canais de sódio dependentes de voltagem). Apesar disso, os opioides apresentam recomendação fraca no tratamento da dor neuropática e geralmente são usados em associação na dor oncológica em virtude da possibilidade de dor mista.[29,31,32]

▶ **Antagonistas NMDA:** a cetamina oral ou parenteral permanece uma droga com importante função terapêutica para o tratamento de dor neuropática de difícil controle relacionada ao câncer. São drogas úteis para qualquer dor relacionada ao câncer que apresentem fenômeno de Wind-Up. Esses tipos de medicações devem ser reservados para dores resistentes aos tratamentos.[29-31]

▶ **Canabinoides:** apresentam efeito na melhoria da dor causada pelo câncer. São geralmente bem tolerados com o aumento gradual das dores. Apresentam efeito associado antiemético e melhoram o apetite. Há forte suspeita que podem ser úteis na dor neuropática resistente relacionada ao câncer, mas faltam estudos de qualidade sobre o tema. Apresentam como principais efeitos colaterais tontura, sonolência, função psicomotora prejudicada, boca seca.[29-31]

▶ **Combinação de tratamentos:** é sabido que a associação de medicações pode melhorar o controle álgico, além de diminuir o efeito colateral das medicações. Pacientes com dor neuropática relacionada ao câncer em uso de gabapentina (400 mg) associado à imipramina (20 mg) como terapia adjuvante obtiveram maior redução da dor em comparação a pacientes que recebiam apenas uma das medicações. A adição de um antiepiléptico ou antidepressivo a um opioide mostrou melhora no alívio da dor. É importante que o médico tenha domínio dos efeitos sinérgicos e dos efeitos colaterais das medicações para potencializar e individualizar o tratamento para cada tipo de paciente e sua patologia.[29-31]

▶ **Tratamentos não farmacológicos:** a fisioterapia apresenta função muito importante em pacientes com dor neuropática para aliviar complicações relacionadas à imobilidade ou outros efeitos da doença. A atuação do psicólogo tem função fundamental para a melhora da dor total e do bem-estar do paciente. Terapias alternativas como massagem, acupuntura e cromoterapia também podem ser usadas como adjuvantes para o alívio da dor.[29-31]

▶ **Tratamento intervencionista:** no passado, o tratamento intervencionista era conhecido como "quarto degrau da escada da OMS" e utilizado apenas como última alternativa nos tratamentos da dor. Hoje a maioria das intervenções são recomendadas em estágios iniciais, possivelmente até no estágio em que o tratamento medicamentoso com opioides está sendo recomendado pela primeira vez. As técnicas podem ser divididas em duas categorias: 1 – administração de fármacos intratecal, epidural e trasndérmico; 2 – bloqueios de nervos direcionados específicos como cordotomia, bloqueio de plexos, bloqueio de gânglios, estimulação espinhal e bloqueio de nervos periféricos.[29-31]

Administração peridural e intratecal de medicamentos

Visa diretamente os receptores ou a transmissão da dor via medula espinhal. É proposto principalmente quando a terapia oral ou transdérmica têm efeito insuficiente ou produz efeitos colaterais inaceitáveis.[7]

Cordotomia

É utilizada quando o paciente apresenta dor unilateral situada abaixo do ombro ou dermátomo de C5 (p. ex., pancost, mesotelioma pleural, invasão braquial) e teve falha de outras técnicas. A técnica de cordotomia envolve lesão do trato espinotalâmico no nível de C1 e C2 e tem como objetivo aliviar a dor localizada unilateralmente abaixo do nível do dermátomo de C5.[7]

Bloqueios de gânglios

Podem ser utilizados com paciente que apresenta dor visceral que pode estar associada com dor neuropática compressiva. Como exemplo, temos os bloqueios do gânglio de Gasser, esplâncnico, celíaco, torácico, ímpar, hipogástrio superior, estrelado.

▶ **Bloqueio do gânglio de Gasser:** apresenta como indicação mais frequente neuralgias trigeminais secundárias, paliação da dor relacionada ao câncer, cefaleias em salvas refratárias, dor facial atípica e anestesia cirúrgica. O gânglio é cercado medialmente pelo seio cavernoso, superiormente pela parte inferior do lobo temporal e posteriormente pelo tronco cerebral. O primeiro ramo é o nervo oftálmico, o segundo é o ramo maxilar e o terceiro, ramo mandibular. O procedimento com radiofrequência ou balão é realizado por meio de fluoroscopia. O paciente é colocado em decúbito dorsal e o arco C é posicionado para uma visão submentoniana e inclinada em direção ao lado afetado até que o forame oval seja visualizado. Uma vez que a agulha ou o balão atravesse o forame oval na cavidade de Meckel, a estimulação pode ocorrer.[7]

▶ **Bloqueio do gânglio estrelado:** bloqueio muito útil no diagnóstico e tratamento de uma variedade de condições dolorosas que abrangem pescoço, cabeça, pescoço, a maioria das extremidades superiores e dermátomos torácicos superiores. As indicações incluem dor de origem neuropática, neuralgia trigeminal, síndrome de dor complexa regional, neurite pós-radiação, dor de lesões do sistema nervoso central, herpes-zóster. O gânglio estrelado encontra-se anterior ao processo transverso das vértebras de C7, logo acima da primeira costela de cada lado e posterior à origem da artéria vertebral. É uma estrutura tridimensional limitada medialmente pelo músculo longo do colo, lateralmente pelo músculo escaleno e anteriormente pela artéria subclávia.[6]

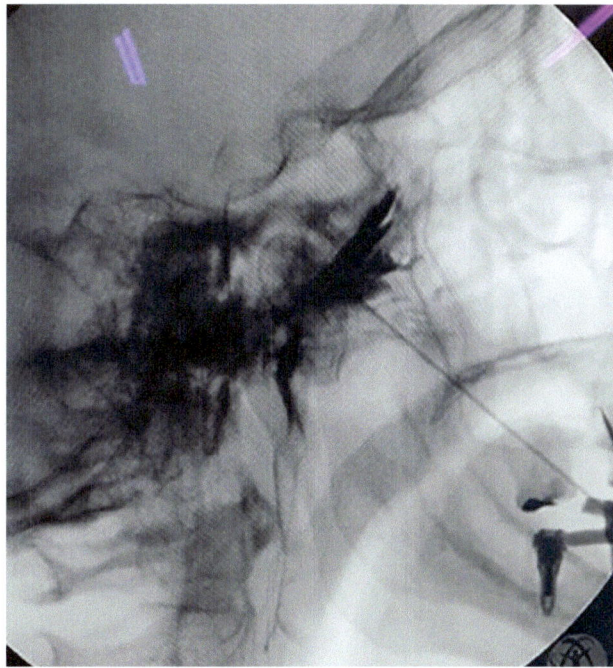

FIGURA 18.3 – Bloqueio do gânglio de Gasser.
Fonte: Acervo da autoria do capítulo.

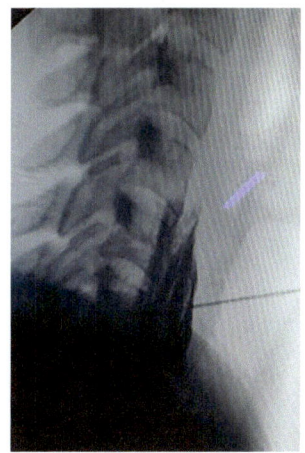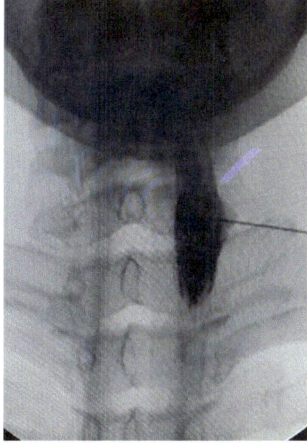

FIGURA 18.4 – Bloqueio do gânglio estrelado.
Fonte: Acervo da autoria do capítulo.

▶ **Bloqueio do gânglio esplâncnico e bloqueio do plexo celíaco:** são usados para paliação diagnóstica e terapêutica intra-abdominal superior. São fontes de melhoria na qualidade de vida dos pacientes que têm dor abdominal. Após bloqueio, teste positivo pode ser utilizado com técnicas neurolíticas para prolongar eficácia e duração do procedimento. O bloqueio é extremamente eficaz para o tratamento de dores do câncer em abdome superior, câncer de pâncreas, fígado, estômago, esôfago distal e cólon transverso médio, não sendo muito eficiente para melhora da dor de vísceras pélvicas e cólon descendente.[6]

▶ **Bloqueio do gânglio ímpar:** gânglio solitário retroperitoneal formado pela terminação de pares das cadeias simpáticas na região sacral. Inerva períneo, reto distal, ânus, uretra distal, vulva e terço distal da vagina. Pode ser utilizado com a técnica guiada por ultrassonografia ou radioscopia para bloqueio, fenolização ou radiofrequência do gânglio.[6,7,33]

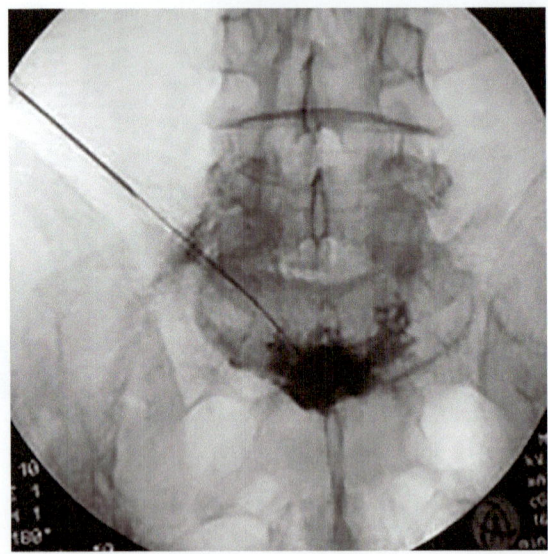

FIGURA 18.5 – Bloqueio do plexo hipogástrico.
Fonte: Acervo da autoria do capítulo.

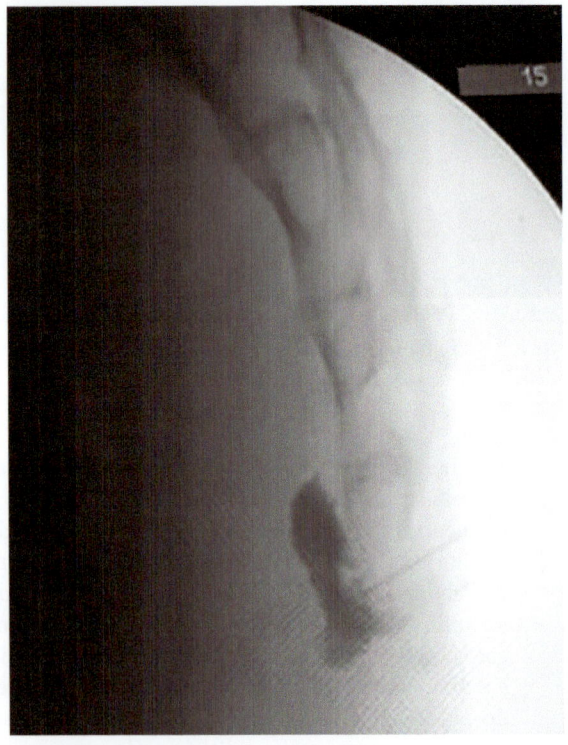

FIGURA 18.6 – Bloqueio do gânglio ímpar.
Fonte: Acervo da autoria do capítulo.

Tratamento das síndromes paraneoplásicas

As síndromes paraneoplásicas são consideradas imunomediadas; dessa forma, é convencionada a existência de duas formas de tratamento: a remoção da fonte do antígeno pelo tratamento do tumor subjacente; e a supressão da resposta imune. Entretanto, para a maioria delas, a primeira abordagem é o único tratamento eficaz. Em alguns casos, de acordo com a síndrome, é possível que exista algum tipo de resposta terapêutica à supressão por meio da ciclofosfamida, rituximabe, tacrolimus e micofenolato. Como a patogênese de muitos distúrbios paraneoplásicos é desconhecida e a imunidade humoral e mediada por células podem desempenhar algum papel, pode ser apropriado suprimir ambos os braços do sistema imunológico. No entanto, não existem *guidelines* específicos para essas formas de tratamento. Vale ressaltar que o manejo da dor neuropática resultante da síndrome paraneoplásica deve ser realizada com as mesmas classes medicamentosas já utilizadas na prática clínica; porém, acredita-se que a resposta ao tratamento possa ser menos eficiente quando comparada à das doenças benignas.[1,3,4]

Referências bibliográficas

1. Vissers KCP, Besse K, Wagemans M, Zuurmond W, Giezeman MJMM, Lataster A et al. 23 – Pain in patients with cancer. Pain Pract. 2011 Sep;11(5).
2. Portenoy RK, Ahmed E. Cancer pain syndromes. Hematol. Oncol. Clin. North Am. 2018 Jun;32(3).
3. Cohen SP, Mao J. Neuropathic pain: mechanisms and their clinical implications. BMJ. 2014 Feb 5;348(feb05 6).
4. Zimmermann M. Pathobiology of neuropathic pain. Eur. J. Pharmacol. 2001 Oct;429(1-3).
5. Fallon MT. Neuropathic pain in cancer. Br. J. Anaesth. 2013 Jul;111(1).
6. Manchikanti, Laxmaiah, Singh V. Interventional techniques in chronic non-spinal pain. 1st ed. Paducah, KY: ASIPP Publishing; 2009. X-Y.
7. Van Zundert J, Hartrick C, Patijn J, Huygen F, Mekhail N, Van Kleef M. Evidence-based interventional pain medicine according to clinical diagnoses. Pain Pract. 2011 Sep;11(5).
8. Martin LA, Hagen NA. Neuropathic pain in cancer patients: mechanisms, syndromes, and clinical controversies. J. Pain Symptom. Manage. 1997 Aug;14(2).
9. Reddy GD, Wagner K, Phan J, De Monte F, Raza SM. Management of skull base tumor-associated facial pain. Neurosurg. Clin. N. Am. 2016 Jul;27(3).
10. Leibovitch I, Huilgol SC, Selva D, Hill D, Richards S, Paver R. Cutaneous squamous cell carcinoma treated with Mohs micrographic surgery in Australia II: perineural invasion. J. Am. Acad. Dermatol. 2005 Aug;53(2).
11. Chao CK, Sheen TS, Lien HC, Hsu MM. Metastatic carcinoma to the jugular foramen. Otolaryngol. Neck Surg. 2000 Jun;122(6).
12. Ciavarro G, Bozzetti F, Falcioni M. Jugular foramen metastasis from lung cancer: a case of "a mass without his syndrome." J. Int. Adv. Otol. 2019 Dec 27;15(3).
13. Capobianco DJ, Brazis PW, Rubino FA, Dalton JN. Occipital condyle syndrome. Headache J. Head Face Pain. 2002 Feb;42(2).
14. Chua ACL, Venkataraman K, Whittle SL. Occipital condyle syndrome mimicking giant cell arteritis as the first manifestation of disseminated malignancy. Intern. Med. J. 2018 Sep;48(9).
15. Kesari S, Batchelor TT. Leptomeningeal metastases. Neurol. Clin. 2003 Feb;21(1).
16. Taillibert S, Chamberlain MC. Leptomeningeal metastasis. 2018.

17. Koie T, Hashimoto Y, Suzuki Y, Hatayama Y, Kimura F. Leptomeningeal metastases in a patient with castration-resistant prostate cancer. Case Rep. Urol. 2020 Sep 14;2020.

18. Darnell RB, Posner JB. Paraneoplastic syndromes involving the nervous system. N. Engl. J. Med. 2003 Oct 16;349(16).

19. Graus F, Delattre J, Antoine J, Dalmau J, Giometto B, Grisold W et al. Recommended diagnostic criteria for paraneoplastic neurological syndromes. J. Neurol. Neurosurg. Psychiatry. 2004 Aug 1;75(8).

20. Darnell RB, Posner JB. Paraneoplastic syndromes affecting the nervous system. Semin. Oncol. 2006 Jun;33(3).

21. Zis P, Paladini A, Piroli A, McHugh PC, Varrassi G, Hadjivassiliou M. Pain as a first manifestation of paraneoplastic neuropathies: a systematic review and meta-analysis. Pain Ther. 2017 Dec 1;6(2).

22. Graus F, Keime-Guibert F, Reñe R, Benyahia B, Ribalta T, Ascaso C et al. Anti-Hu-associated paraneoplastic encephalomyelitis: analysis of 200 patients. Brain. 2001 Jun 1;124(6).

23. Farrugia ME. Negative-antibody paraneoplastic syndrome complicating small cell carcinoma. Scott. Med. J. 2001 Aug 25;46(4).

24. Winkler AS, Dean A, Hu M, Gregson N, Ray Chaudhuri K. Phenotypic and neuropathologic heterogeneity of anti-Hu antibody-related paraneoplastic syndrome presenting with progressive dysautonomia: report of two cases. Clin. Auton. Res. 2001 Apr;11(2).

25. Giometto B, Grisold W, Vitaliani R, Graus F, Honnorat J, Bertolini G et al. Paraneoplastic neurologic syndrome in the PNS Euronetwork database. Arch. Neurol. 2010 Mar 1;67(3).

26. Oki Y, Koike H, Iijima M, Mori K, Hattori N, Katsuno M et al. Ataxic vs painful form of paraneoplastic neuropathy. Neurology. 2007 Aug 7;69(6).

27. Vigliani MC, Magistrello M, Polo P, Mutani R, Chiò A. Risk of cancer in patients with Guillain-Barré syndrome (GBS). J. Neurol. 2004 Mar 1;251(3).

28. Kiylioglu N, Meydan N, Barutca S, Akyol A. Sub-acute sensory neuronopathy as a preceding sign of recurrence in colon carcinoma. Int. J. Gastrointest. Cancer. 2003;34(2-3).

29. Von Roenn JH, Paice JA, Preodor ME. Current diagnóstico e tratamento. Rio de Janeiro: McGraw-Hill Interamericana do Brasil; 2008.

30. Cangiani LM, Carmona MJC, Torres MLA, Bastos CO, Ferez D, Silva ED et al. Tratado de anestesiologia – SAESP, vols. 1-2. São Paulo: Sociedade de Anestesiologia do Estado de São Paulo; 2017.

31. Posso IP, Grossmann E, Fonseca PRB, Perissinotti DMN, Oliveira Junior JO, Souza JB et al. Tratado de dor, vols. 1-2. Sociedade Brasileira Para Estudo da Dor (SBED); 2017.

32. Hakl M. Transdermal buprenorphine in clinical practice: a multicenter, postmarketing study in the Czech Republic, with a focus on neuropathic pain components. Pain Manag. 2012 Mar;2(2).

33. Sir E, Eksert S. Comparison of block and pulsed radiofrequency of the ganglion impar in coccygodynia. Turkish J. Med. Sci. 2019 Oct 24;49(5).

Dor Neuropática Pós-Radioterapia

Mirlane Guimarães de Melo Cardoso

Introdução

Nas últimas décadas, terapias anticâncer inovadoras têm sido utilizadas de forma mais ampla. A detecção precoce de tumores e a alta taxa de sucesso no tratamento antitumoral contribuíram para aumentar o número de sobreviventes do câncer. Todavia, com o uso crescente de drogas antitumorais, sabidamente citotóxicas, a prevalência de efeitos secundários graves causados por esses fármacos tornou-se efetivamente um fator que compromete a capacidade funcional e a qualidade de vida dos pacientes em tratamento e os sobreviventes do câncer.

A neuropatia periférica induzida por quimioterapia (NPIQ) é a manifestação de neurotoxicidade mais frequente. Clinicamente, manifesta-se como uma dor neuropática caracterizada como uma neuropatia sensorial, podendo ser acompanhada por alterações motoras e autonômicas de intensidade e duração variáveis, representadas por episódios de dor intensa envolvendo alodínia tátil e térmica, hiperalgesia e dor espontânea. Os agentes antineoplásicos associados à NPIQ incluem drogas à base de platina (carboplatina, cisplatina e oxaliplatina), taxanos (paclitaxel e docetaxel), epotilonas (ixabepilona), alcaloides de vinca (vincristina e vinblastina), inibidores de proteassoma (bortezomibe) e imunomoduladores (talidomida).[1]

Embora a patogênese da NPIQ tenha sido estudada por décadas, ela não é completamente compreendida. A evidência acumulada indica que o início e a progressão estão intimamente relacionados com vários fatores, que incluem: comprometimento das fibras nervosas intraepidérmicas (FNIEs);[2] estresse oxidativo;[3] descarga espontânea anormal; ativação de canais iônicos;[4] regulação positiva de várias citocinas pró-inflamatórias; e a ativação do sistema neuroimune.[5,6]

Assim, o cenário que se apresenta é de um grupo de pacientes que sofrem por lesões nervosas progressivas, duradouras, frequentemente irreversíveis e dose-dependentes e, em virtude de sua alta prevalência e do impacto negativo na qualidade de vida no paciente oncológico, a NPIQ constitui um grande problema tanto para os pacientes em tratamentos como para os sobreviventes do câncer e para os profissionais de saúde, especialmente porque, até o momento, não existe um método único e eficaz preventivo e as possibilidades de tratamento são muito limitadas, já que a eficácia dos medicamentos analgésicos é significativamente menor do que a observada em outros tipos de dor neuropática. Além disso, novas terapias eficazes em animais não se reproduzem em humanos, o que requer investigação adicional e tempo para confirmar eficácia e segurança dessas novas terapias.

Segundo a Organização Mundial de Saúde (OMS), o doente com câncer apresenta uma média de dez sintomas concomitantes, alguns relacionados aos tratamentos antitumorais, como a NPIQ. Mesmo não sendo o sintoma mais frequente, a dor oncológica mista, pelo seu caráter multifatorial e incapacidade gerada, é o que significativamente afeta a qualidade de vida dos doentes com câncer, constituindo-se num fator importante do sofrimento relacionado à doença e ao seu tratamento, mesmo quando comparada à expectativa de morte, cenário este já descrito por Cecily Saunders, fundadora do movimento Hospice, em 1967, quando propôs o conceito de Dor Total, para referir-se à natureza multidimensional da dor no câncer.[7]

Prevalência e fatores de risco

Os dados epidemiológicos apresentados pela OMS indicam que o câncer é a segunda principal causa de morte no mundo após as doenças cardíacas. Atualmente, observa-se que as taxas de sobrevivência aumentaram em 35%, de 13,7 milhões em 2012 para 18 milhões em 2022.[8] Embora esses sobreviventes possam ter vencido o câncer, muitos deles experimentam dor neuropática, por muito tempo depois de concluir o tratamento.

A prevalência de NPIQ depende do antineoplásico, com taxas variando de 19% a mais de 85%. A mais elevada está associada a agentes à base de platina (70% a 100%), seguidos dos taxanos (11% a 87%), talidomida (20% a 60%) e ixabepilona (60% a 65%). A toxicidade pode ocorrer em dose única alta ou após exposição cumulativa. Estima-se que cerca de

70% dos pacientes que recebem quimioterapia desenvolvem NPIQ durante o primeiro mês de tratamento, e aproximadamente 20% a 30% cronificam mesmo após a interrupção da terapia. Estudos recentes colocam a prevalência de NPIQ em aproximadamente 68,1% quando medido no primeiro mês após a quimioterapia, 60% em 3 meses e 30% após 6 meses.[9]

É importante ressaltar que a NPIQ tende a ocorrer tanto em adultos como em pacientes mais jovens e os sintomas parecem estar relacionados à idade. Acredita-se que isso resulte da neurobiologia distinta do sistema nervoso periférico em crianças e adultos. O diâmetro, a densidade e a mielinização dos axônios no gânglio da raiz dorsal mudam significativamente durante a infância para atingir a maturação completa, e isso pode ter uma forte influência no risco de desenvolvimento e gravidade de NPIQ. Dados da literatura anteriores demonstraram que a vincristina e a platina causam déficits motores com mais frequência em pacientes pediátricos do que em adultos, o que é esperado, uma vez que outros quimioterápicos indutores de NIPC não são usados rotineiramente nesta população. A razão para isso parece ser obscura, e vários mecanismos potenciais, incluindo o uso de doses mais altas, farmacocinética alterada, biologia neuronal diferente e a falta de detecção precoce de sintomas neurotóxicos, devem ser considerados.

O controle dos sintomas da NPIQ, a recuperação e os efeitos tardios da quimioterapia também podem variar entre as populações adulta e pediátrica. É importante ressaltar que os medicamentos comumente usados para tratar a dor neuropática em pacientes adultos (por exemplo, duloxetina) não foram amplamente estudados em crianças. Além disso, as terapias físicas não foram avaliadas em crianças que receberam drogas indutoras. Portanto, tanto os sintomas da NPIQ como os métodos para aliviá-los podem ser diferentes entre essas duas populações.

Vários outros fatores de risco potenciais para o desenvolvimento de NPIQ foram identificados, além da idade. Isso inclui a dose cumulativa de quimioterápico à base de platina, taxanos, ixabepilona e talidomida, considerados os mais neurotóxicos; fatores genéticos; antecedentes de neuropatia antes do início da quimioterapia (por exemplo, neuropatia diabética dolorosa ou neuropatia devido a infecções virais); função renal prejudicada com depuração de creatinina reduzida e histórico de tabagismo e atividades manuais artesanais e artísticas.[9,10]

Manifestações clínicas e avaliação estratégica

Em geral, as características, o tempo de aparecimento e a duração dos sintomas dependem do antineoplásico e da dose cumulativa administrada. Mais frequentemente, esses sintomas aparecem após três a quatro ciclos de quimioterapia; exceto para paclitaxel e oxaliplatina, que causam neuropatia aguda durante ou imediatamente após a infusão. A dor e as anormalidades sensoriais podem persistir por meses ou mesmo anos após o término da quimioterapia, frequentemente associada a sintomas de ansiedade, depressão, transtornos do sono, deficiências cognitivas, fadiga e náusea.[1]

Clinicamente, a NPIQ se manifesta como déficits nas funções sensoriais, motoras e/ou autonômicas de intensidade variável. Os sintomas sensoriais se desenvolvem primeiro, incluindo dormência, formigamento, sensação de toque alterada, parestesias e disestesias induzidas pelo toque e temperaturas quentes ou frias em ambos os pés e mãos, identificada como uma neuropatia típica de "luva e bota". Além disso, queimação espontânea, dor tipo choque elétrico, alodinia ou hiperalgesia mecânica ou térmica.[11] Em casos graves, esses sintomas podem progredir para uma perda de percepção sensorial.

Os sintomas motores ocorrem com menos frequência do que os sensoriais e, como regra, assumem a forma de fraqueza distal, distúrbios do equilíbrio e da marcha com acentuado impacto na qualidade de vida e segurança dos pacientes, muitas vezes subestimados, já que os pacientes com câncer que desenvolvem NPIQ têm três vezes mais probabilidade de queda. Em casos graves, pode ocasionar paresia, imobilização completa do paciente e incapacidade grave. Os sintomas autonômicos ocorrem com menos frequência e geralmente envolvem hipotensão ortostática, constipação e alteração da função sexual ou urinária.

Quando comparados a pacientes com outras neuropatias, como a polineuropatia diabética dolorosa, os pacientes com NPIQ podem apresentar sintomas mais fulminantes com uma progressão mais rápida. De acordo com estudos eletrofisiológicos, a NPIQ pode ser caracterizada como uma neuropatia sensório-motora axonal, enquanto a neuropatia diabética dolorosa pode ser classificada como uma neuropatia mista.

Alguns pacientes experimentam piora paradoxal e/ou intensificação dos sintomas após a interrupção do tratamento, fenômeno conhecido como *coasting*, em que a neuropatia leve piora ou novos quadros de NPIQ se desenvolvem. Essa situação representa um desafio para os oncologistas, uma vez que, no curso da quimioterapia, nenhum sinal ou indicação justifica a redução da posologia para atenuar os sintomas de NPIQ.[1]

Na avaliação da dor, a possibilidade de o paciente discorrer sobre ela por meio de um autorrelato é o ponto de partida para o registro da dor como quinto sinal vital e para o diagnóstico sindrômico, implementação terapêutica e posterior avaliação de sua eficácia. A excelência na comunicação da equipe com o paciente e seu núcleo familiar é essencial na discussão de metas de atendimento e planejamento para controle da dor neuropática precocemente já que estão atrelados ao tratamento do câncer.

Podemos lançar mão de uma série de instrumentos disponíveis na literatura para avaliar aspectos discriminativos e psicossociais presentes em pacientes que sofrem com NPIQ. Além disso, a investigação da sensibilidade é fundamental, pois a presença de fenômenos positivos (alodínia mecânica e térmica ao frio, hiperpatia, hiperalgesia mecânica e sinais de irritação radicular) ou negativos (hipoparestesia, hipoalgesia e hipoestesia tátil e térmica ao frio) sobre a área de dor, em território topograficamente relacionado a uma lesão do sistema somatossensitivo é a base do diagnóstico da dor neuropática, que pode ser confirmado com exames de imagem e neurofisiológicos, mas isso é um critério médico que deverá se adequar às prioridades desses doentes visando a sobrevida e a qualidade de vida remanescente.[11,12]

Aspectos fisiopatológicos e perspectivas de farmacoterapia

Os mecanismos de ação dos antineoplásicos na indução da morte celular e na inibição da proliferação celular são diversos, mas muito bem definidos. No entanto, não está totalmente claro se esses mecanismos também são responsáveis pelos danos aos neurônios sensoriais que fundamentam o desenvolvimento da NPIQ. Os estudos disponíveis indicam que, além dos efeitos citotóxicos induzidos diretamente nos alvos moleculares, os antitumorais induzem efeitos fora do alvo que também podem contribuir para o desenvolvimento de NPIQ, que passamos a discutir.

Estresse oxidativo

Uma das ações dos antineoplásicos é a produção de espécies reativas a oxigênio para induzir a apoptose em células cancerosas. Foi relatado que o aumento do estresse oxidativo neuronal gasta antioxidantes endógenos, afeta o metabolismo bioenergético por destruição das mitocôndrias, organela responsável pela produção de energia celular, envolvidas na regulação e morte celular. Essa disfunção mitocondrial neuronal é considerada um dos contribuintes mais importantes para o desenvolvimento da neurodegeneração e a NPIQ. Além disso, o estresse oxidativo ativa canais iônicos e promove a ocorrência de eventos inflamatórios. Essas alterações patológicas resultam em apoptose neuronal e danos estruturais nos nervos, incluindo ruptura microtubular e desmielinização.[13,14]

A oxaliplatina demonstrou se ligar ao DNA mitocondrial e formar adutos que prejudicam a replicação e a transcrição do DNA mitocondrial, resultando na alteração da síntese proteica e no comprometimento da função da cadeia respiratória. Já a vincristina desregula as mitocôndrias neuronais, o que provoca a excitabilidade neuronal alterada e a disfunção das células gliais, que sofrem influência da homeostase do cálcio intracelular. O paclitaxel não afeta diretamente o DNA mitocondrial, mas induz mitocôndrias vacuoladas em axônios sensoriais mielinizados e não mielinizados, e essas mudanças são acompanhadas por aumento da produção de espécies reativas de oxigênio no sistema nervoso.

Antioxidantes

A amifostina é um antioxidante citoprotetor que atua acelerando o reparo do DNA e suprimindo a apoptose mediada por Fas/FasL. Ela exerce um efeito protetor contra a nefrotoxicidade, neurotoxicidade e ototoxicidade. O pré-tratamento de pacientes submetidos à quimioterapia com carboplatina/paclitaxel com amifostina demonstrou papel protetor contra a neuropatia sensorial quando comparado com um placebo. Além disso, uma remissão significativa na neuropatia clínica grave induzida pelo paclitaxel e cixplatina após seis ciclos de tratamento foi demonstrada. Hipocalcemia, hipotensão, vômitos, espirros e náuseas são os efeitos adversos mais comuns do tratamento com amifostina.[13]

O agente de contraste mangafodipir é utilizado clinicamente para a ressonância magnética de fígado sem efeitos adversos. Ele é considerado um antioxidante em razão de sua atividade mimética da superóxido dismutase resultante da ligação do quelato. Esta propriedade confere ao mangafodipir um efeito citoprotetor contra a quimioterapia. Também foi demonstrado que, em comparação com um placebo, a administração intravenosa de mangafundipir antes do tratamento com oxaliplatina reduziu significativamente os eventos de neuropatia grave. Estes dados sugerem que o mangafodipir pode desempenhar um papel fundamental na prevenção e tratamento NPIQ. No entanto, a toxicidade do manganês limita o uso clínico do mangafodipir.[13]

Mudanças na excitabilidade neuronal

Além do comprometimento morfológico, o tratamento com quimioterápicos resulta em excitabilidade aumentada e limiares reduzidos em nociceptores periféricos. Evidências acumuladas indicam que a ativação dos canais de íons de sódio, potássio e cálcio voltagem-dependente, bem como da família dos receptores de potencial transitório (TRP), desempenha um papel crítico na gênese da NPIQ.[15] Foi relatado que uma regulação positiva do TRPV1, TRPA1 e do canal de sódio NaV1.6 após a exposição ao quimioterápico é responsável pela resposta à dor evocada pelo calor/frio. Em contraste, a inibição de TRPV4 e de canais de cálcio voltagem-dependentes resultou em alodínia mecânica atenuada em modelos animais de NPIQ.[16]

Esta via neurotóxica dependente de cálcio é particularmente importante para a oxaliplatina, da qual o oxalato, um quelante de cálcio bem conhecido que contribui para o desenvolvimento da forma aguda de NPIQ, igualmente para a vincristina e paclitaxel que causam despolarização mitocondrial rápida e liberação de cálcio em células neuronais e não neuronais, por meio da alteração da fosforilação do receptor do trifosfato de inositol (IP3) e do fluxo de cálcio intracelular. Adicionalmente, ativam a calpaína, uma protease dependente de cálcio, que contribui também para degeneração axonal.

Terapia para canais iônicos

A lidocaína e a mexiletina são compostos antiarrítmicos com estruturas e propriedades eletrofisiológicas semelhantes. Ambas bloqueiam os canais de sódio voltagem-dependente e, experimentalmente, foi demonstrada uma reversão significativa da alodínia mecânica e térmica por oxaliplatina e vincristina.[17] Além disso, a lidocaína intravenosa (1,5 mg/kg em 10 minutos seguido por 1,5 mg/kg/hora em 5 horas) demonstrou efeito antialodínico transitório em oito dos nove pacientes com NIPQ e efeito analgésico persistente (23 dias) em cinco pacientes.

A infusão de cálcio e magnésio (Ca/Mg) é uma das estratégias mais promissoras para a prevenção da NPIQ, mas deve ser examinada mais detalhadamente, pois os dados ainda são controversos. A administração intravenosa de cálcio e magnésio, aumentando sua concentração extracelular, facilita a ação nos canais de sódio, bloqueando-os. Em um grande estudo de fase III envolvendo 720 pacientes com câncer colorretal avançado, 551 pacientes receberam uma infusão de Ca/Mg (2,25 mmol de glubionato de cálcio e 4 mmol de MgCl em 100 mL de glicose a 5%) antes da quimioterapia. A infusão diminuiu significativamente a incidência da neurotoxicidade sensorial induzida pela oxaliplatina.[17] No entanto, em um estudo duplo-cego de fase III envolvendo 353 pacientes com câncer de cólon, Ca/Mg intravenoso não demostrou nenhum benefício em relação à incidência de sintomas de neurotoxicidade aguda induzida por oxaliplatina.[18]

A gabapentina e a pregabalina são anticonvulsivantes, que exibem um efeito antinociceptivo por meio do bloqueio dos canais de cálcio voltagem-dependentes nos terminais pré-sinápticos e da regulação negativa de neurotransmissores excitatórios. Foi relatado um poderoso efeito analgésico da gabapentina e da pregabalina na neuropatia periférica induzida por paclitaxel. No entanto, a gabapentina (2.700 mg/dia) não afetou a alodínia induzida pela vincristina em comparação com o placebo e causou efeitos adversos como sonolência, fadiga e tontura importantes. Em contraste, o efeito da pré-gabalina foi demonstrado com sucesso, com efeitos adversos semelhantes aos da gabapentina. A administração oral de pregabalina (150 mg/dia) reduziu significativamente a gravidade da neuropatia sensorial induzida pela oxaliplatina. No entanto, em um estudo de fase III envolvendo 143 pacientes, a pré-administração de pregabalina oral (doses diárias flexíveis de 150 a 600 mg), durante a infusão de oxaliplatina, não melhorou a dor crônica, bem como a qualidade de vida dos pacientes com câncer. Assim, a eficácia da gabapentina e da pregabalina contra NPIQ deve ser ainda confirmada.[17,18]

Degeneração axonal

Embora a maioria dos agentes quimioterápicos não permeie a barreira hematoencefálica, eles penetram na barreira hematonervosa de forma menos eficiente e podem se acumular preferencialmente nos neurônios do gânglio da raiz dorsal (DRG) e terminais nervosos. As altas concentrações dessas drogas resultam no aumento da expressão de um marcador de lesão axonal, o do fator de transcrição de ativação 3 (ATF-3), uma diminuição da densidade das FNIE e alteração na VCN.[2] Acredita-se que o dano combinado de fibras não periféricas, axônios e bainhas de mielina esteja intimamente ligado à gênese da NPIQ. Estudos em animais e humanos comprovam esses achados no uso dos derivados da platina, paclitaxel, vincristina e bortezomibe. A perda de mielina e mudanças no citoesqueleto axonal podem alterar a estrutura e prejudicar a função dos nervos periféricos, culminando no desenvolvimento de neuropatia periférica sensorial e motora e na percepção alterada da dor. A oxaliplatina causa degeneração axonal moderada e perda de fibras nervosas intraepidérmicas, enquanto a cisplatina induz degeneração axonal de grandes fibras mielinizadas e ruptura da mielina.[18] A degeneração dos axônios sensoriais distais, a desmielinização e a perda de fibras nervosas também foram observadas com a vincristina, bortezomib e paclitaxel.

Experimentalmente, foi demonstrado que o placlitaxel interfere na regulação positiva da metaloproteinase na pele e promove dano epitelial que ainda precede a degeneração axonal, que ocorre por perda de nicotinamida-adeninadi-nucleotídeo (NAD⁺) por meio da via sinalizadora SARM1. A vincristina e o bortezomibe ativam essa via e causam a depleção de NAD⁺, que é seguida por colapso metabólico local, fragmentação e degeneração axonal. É importante notar que as ações da vincristina e do bortezomibe envolvem mecanismos diferentes, ou seja, a degeneração walleriana ocorre após a administração da vincristina, enquanto o bortezomibe induz a apoptose.[13]

Terapias protetoras do nervo

A eritropoietina (EPO) é uma citocina produzida no rim envolvida na regulação da hematopoiese que demonstrou propriedades neuroprotetoras e neurotróficas, aumentando a regeneração e promovendo a recuperação funcional após lesão do nervo periférico. Estudos anteriores mostraram que a EPO previne parcial, mas significativamente, a redução da perda da VCN e de FNIE induzida pela cisplatina e pelo docetaxel em roedores. No entanto, como a EPO recombinante está associada ao crescimento de células tumorais, seu uso como tratamento NPIQ deve ser feito com cautela.[13]

A N-acetilcisteína, um antioxidante, ativa a glutatio-naperoxidase, resultando em aumento na concentração de glutationa no sangue. A neuroproteção mediada por glutationa envolve a prevenção do acúmulo de adutos de platina nos gânglios da raiz dorsal, por meio de sua alta afinidade por metais pesados e a prevenção da apoptose induzida por platina por meio da inibição da ativação da via de sinalização do p53. O tratamento com oito ciclos de glutationa (1.500 mg/m²) antes da administração de oxaliplatina reduziu significativamente a incidência de neuropatia moderada a grave em comparação com um grupo de placebo. Assim, a glutationa e seu precursor, a N-acetilcisteína, parecem opções promissoras para prevenir o desenvolvimento de neurotoxicidade induzida por drogas à base de platina.[1,18]

Ativação do sistema imunológico e neuroinflamação

Os antitumorais modulam o sistema imunológico e constituem um dos mecanismos mais importantes subjacentes à destruição das células tumorais. Simultaneamente, a ativação do sistema imunológico, o recrutamento de células imunológicas e a neuroinflamação são considerados potenciais contribuintes significativos para o desenvolvimento de NPIQ.

Aumento nos níveis periféricos de citocinas pró-inflamatórias, mudanças nas vias de sinalização imunológica e forte correlação entre inflamação e neuropatia periférica causada pela quimioterapia foram observados em vários estudos. Recentemente, foi demonstrado, de modo experimental em animais, que a vincristina, a oxaliplatina e a cisplatina influencia a expressão de genes implicados em patologias inflamatórias e neuropáticas e que a infiltração de leucócitos no sistema nervoso periférico e a ativação de células gliais centrais também foram observadas em animais com NPIQ.[19] Essas alterações demonstraram ser dose-dependentes do quimioterápico utilizado, do esquema de tratamento e duração da terapia. Há, no entanto, evidências ainda limitadas para tais fenômenos nos estudos em humanos.

O aumento da produção e liberação de citocinas como IL-1β, IL-6, IL-8, fator de necrose tumoral α (TNFα) e interferon γ (IFN-γ)] e quimiocinas (CCL2 e CXCL12, CCL11, CCL3 e CCL4) e a diminuição da expressão de citocinas anti-inflamatórias (IL-10 e IL-4) foram observados após a administração de paclitaxel, cisplatina e vincristina. IL-1, TNFα e IL-6 não apenas causam dano axonal, mas também facilitam a comunicação neurônio-imune e aumentam a liberação de bradicinina, serotonina e histamina. Esses mediadores são capazes de potencializar os processos pró-inflamatórios e atuar como sensibilizadores para os nociceptores, desempenhando um papel crucial na progressão da NPIQ. Concentrações aumentadas de citocinas e quimiocinas nos gânglios da raiz dorsal e medula espinhal induzem alterações nas células de Schwann dos axônios periféricos, células satélites nos gânglios da raiz dorsal e astrócitos na medula espinhal, que contribuem para o desenvolvimento de NPIQ.[1,13]

Recentemente, usando-se modelos de NPIQ induzidos por paclitaxel e oxaliplatina, foi demonstrado que a via de sinalização da IL-8 está envolvida na neuroinflamação que resulta em uma sensibilização neural progressiva.[19] Uma correlação agora com os níveis elevados de IL-6 e de seu receptor em mulheres após o tratamento do câncer de mama com a persistência dos sintomas dolorosos, podendo este fato ter implicações potenciais para o manejo dos sintomas CIPN.

Em conjunto, esses achados experimentais e clínicos sugerem que o mecanismo de desenvolvimento da neuropatia induzida por oxaliplatina se assemelha ao da dor inflamatória.[18] É bem conhecida a ocorrência de interferência entre o sistema nervoso e o sistema imunológico durante a quimioterapia, e a regulação positiva das quimiocinas é um fenômeno-chave que modula esse efeito. As quimiocinas, que foram originalmente identificadas como reguladoras do tráfego de células imunológicas periféricas, são expressas em neurônios e células gliais no sistema nervoso central. Como tal, são consideradas contribuintes importantes para a sinalização da dor na NPIQ. A expressão de quimiocinas e de seus receptores (por exemplo, CX3CL1/CX3CR1, CCL2/CCR2, CXCL1/CXCR2, CXCL12/CXCR4 e CCL3/CCR5) é alterada na NPIQ induzida em paclitaxel, vincristina[1,19] e oxaliplatina.[13]

Outro importante receptor envolvido com a inflamação neurogênica são os receptores Toll-like (TLR), que são proteínas transmembrana amplamente expressas em células do sistema imunológico, enterócitos, neurônios sensoriais e células gliais. Quando ativados, eles modulam as respostas inflamatórias nos tecidos corporais para detectar vários patógenos. TLR4 é especializado para detectar patógenos bacterianos e TLR3 detecta patógenos virais. O TLR4 também é ativado em muitos estados de dor neuropática, incluindo aqueles associados ao paclitaxel,[20,21] oxaliplatina,[18] cisplatina e vincristina.[19] A ativação de TLR4 por quimioterápicos é responsável pelo aumento da expressão de citocinas pró-inflamatórias nos sistemas nervosos periférico e central. Da mesma forma, camundongos nocaute para TLR4 ou TLR3 não desenvolvem hiperalgesia após o tratamento com cisplatina.

Terapias anti-inflamatórias

O fator de necrose tumoral alfa (TNFα), interleucina 1-beta (IL-1β), IL-6, IL-8 e quimiocina (CCL2) são os mais notavelmente relacionados com a NPIQ. O TNFα e a IL-1β afetam diretamente as fibras A e C e causam descarga espontânea e dor aguda e crônica induzida por paclitaxel e vincristina. O tratamento com drogas anticitocinas e bioefetores como anticorpos contra TNFα ou CCL2, bem como a regulação positiva de anti-inflamatórios IL-1ra e IL-10, notavelmente melhoraram a alodínia induzida por bortezomibe e paclitaxel. Curiosamente, essa progressão patológica envolve não apenas células neurais, mas também células imunes não neurais; agentes quimioterápicos são conhecidos por resultar em infiltração de macrófagos, recrutamento de linfócitos T, ativação de células de Schwann e aumento na comunicação entre essas células e células satélites em torno dos neurônios DRG.[1,17]

A metformina é um fármaco antidiabético amplamente utilizado que ativa a via da proteína-quinase ativada por monofosfato de adenosina (AMPK), bloqueando a nocicepção por diminuir as citocinas pró-inflamatórias (TNFα e IL-6) e suprimir a resposta do macrófago. Recentemente, foi demostrado o efeito anti-hipernociceptivo da metformina na NPIQ, tanto em animais em resposta à lesão de nervo periférico induzido por cisplatina e paclitaxel,[22] como em estudos clínicos ao reduzir efetivamente a dor neuropática em pacientes com dor por radiculopatia lombar.[23] Esses achados estimulam a inclusão de uma avaliação sistemática de neuropatia em ensaios usando metformina em pacientes com câncer.

Já a minociclina é um derivado semissintético de amplo espectro e meia-vida longa da tetraciclina de 2ª geração, que experimentalmente inibiu a ativação de monócitos, diminuiu a liberação de citocinas pró-inflamatórias e preveniu a hiperalgesia mecânica em animais tratados com oxaliplatina e paclitaxel. Esses dados não foram comprovados nos estudos clínicos, mas a minociclina diminuiu significativamente o escore médio de dor e fadiga quando comparada ao placebo. Além disso, os pesquisadores demonstraram que a minociclina exibe efeitos anti-inflamatórios, antiapoptóticos e de eliminação de radicais livres e também tem potencial antitumorigênico.[24] Portanto, a minociclina pode ser um candidato promissor para a prevenção e tratamento de NPIQ.

Neurotransmissão central

Sabe-se que os neurotransmissores monoamínicos serotonina e norepinefrina participam da via inibitória descendente da nocicepção e desempenham um papel importante na analgesia supraespinhal mediada por opioides. Dados recentes demonstraram um efeito antinociceptivo mais forte da norepinefrina do que da serotonina, e um aumento tanto na norepinefrina como na serotonina resulta em um efeito analgésico maior do que um aumento em qualquer uma delas isolada.[25]

■ Terapia baseada na neurotransmissão central

Esses dados anteriores sugerem que a serotonina e a norepinefrina como alvo potencial na estratégia eficiente no tratamento da NPIQ. É necessário avaliar o efeito dos inibidores da recaptação da monoamina mais comumente usados, incluindo os inibidores da recaptação da serotonina/norepinefrina e os inibidores seletivos da recaptação da serotonina, sobre o NPIQ.

A venlafaxina, que inibe a serotonina mais fortemente em doses mais baixas e inibe a norepinefrina em doses mais altas, tem sido usada como estratégia preventiva contra NPIQ. Em um ensaio de fase III randomizado, duplo-cego, controlado por placebo, a venlafaxina junto com a infusão de oxaliplatina reduziu significativamente a incidência de neuropatia periférica em comparação a um placebo. Embora a venlafaxina tenha apresentado atividade clínica contra toxicidade neurossensorial aguda sintomática induzida por oxaliplatina, seus efeitos adversos, incluindo náusea (43,1%) e astenia (39,2%), não devem ser ignorados.[26]

Ao contrário da venlafaxina, a inibição da serotonina e da norepinefrina pela duloxetina é relativamente equilibrada, e a duloxetina tem sido recomendada para tratar em vez de prevenir NPIQ na clínica. Recentemente, a duloxetina foi o assunto de um grande ensaio clínico para determinar seu efeito na dor induzida pela quimioterapia. Duzentos e trinta e um pacientes foram divididos em dois grupos: aqueles que receberam duloxetina durante o período de tratamento inicial e um placebo durante o período cruzado como um grupo, e a ordem de administração oposta como o outro. No final do período inicial, em comparação com o grupo do placebo, o grupo da duloxetina relatou uma diminuição maior na dor e qualidade de vida em virtude da dor, em 41% dos pacientes. Curiosamente, um benefício maior foi observado em pacientes tratados com platina do que em pacientes tratados com taxanos em termos de analgesia. Além disso, em comparação com a venlafaxina, menos efeitos adversos foram relatados após a administração de duloxetina.[27] Todos esses dados sugerem que a duloxetina pode melhorar a terapia para NPIQ em relação à venlafaxina.[28]

A amitriptilina e nortriptilina são antidepressivos tricíclicos que atuam pela via serotonina/norepinefrina. Dados da literatura tanto experimentais como clínicos não demostraram benefício da terapia. Além disso, os antidepressivos tricíclicos podem pelo seu efeito anticolinérgico, anti-histaminérgico e antiadrenérgico, provocar efeitos adversos sistêmicos, incluindo boca seca, sonolência, ganho de peso e ortostatismo, que limitam a adesão ao tratamento.[29] Esses dados sugerem que as terapias para prevenir ou mesmo tratar a NPIQ são mais complexas do que outras síndromes de dor neuropática, e os antidepressivos tricíclicos isoladamente não são suficientes para a terapia analgésica.

Recomendações

Atualmente as questões principais relacionadas ao tratamento da NPIQ são como gerenciar pacientes tratados com antineoplásicos potencialmente neurotóxicos e se é possível prevenir e/ou aliviar os sintomas da NPIQ, sem limitar a quimioterapia com potencial curativo. O uso de quimioterápicos antitumorais neurotóxicos deve ser monitorado de perto e, no caso da ocorrência de NPIQ com regressão do câncer, as doses devem ser reduzidas ou combinadas com outros agentes antitumorais menos neurotóxicos.

A ideia de prevenir NPIQ por pré-tratamento com agentes indicados para reduzir a incidência ou gravidade seria a opção ideal e vários fármacos foram testados especificamente para esse propósito. Certos compostos mostraram-se inicialmente promissores, mas nenhum deles é aplicado ou recomendado.

As diretrizes promulgadas pela American Society of Clinical Oncology (ASCO) não recomendam nenhum agente para a prevenção de NIPC. Uma recomendação moderada foi feita para duloxetina e uma recomendação mais fraca, para um gel tópico contendo baclofeno, amitriptilina e cetamina.[30,31]

Dadas a elevada prevalência e as possibilidades limitadas do tratamento NPIQ, melhor entendimento de seus mecanismos é necessário para facilitar o desenvolvimento de novas estratégias eficazes de tratamento. Da mesma forma que melhor compreensão dos fatores de risco, incluindo os fatores genéticos, pode ajudar a identificar os pacientes mais suscetíveis a desenvolver a NPIQ.

Referências bibliográficas

1. Czkowska RZ, Kocot-Kepska M, Leppert W, Wrzosek A, Mika J, Wordliczek J. Mechanisms of chemotherapy-induced peripheral neuropathy. Int. J. Mol. Sci. 2019;20:1451.
2. Koskinen MJ, Kautio AL, Haanpää ML, Haapasalo HK, Kellokumpu-Lehtinen PL, Saarto T, Hietaharju AJ. Intraepidermal nerve fibre density in cancer patients receiving adjuvant chemotherapy. Anticancer Res. 2011;31(12):4413-4416.
3. Butturini E, Carcereri de Prati A, Chiavegato G, Rigo A, Cavalieri E, Darra E, Mariotto S. Mild oxidative stress induces S-glutathionylation of STAT3 and enhances chemosensivity of tumoural cells to chemotherapeutic drugs. Free Radic. Biol. Med. 2013;65:1322-1330.
4. Zhang H, Dougherty PM. Enhanced excitability of primary sensory neurons and altered gene expression of neuronal ion channels in dorsal root ganglion in paclitaxel-induced peripheral neuropathy. Anesthesiology. 2014;120(6):1463-1475.
5. Sisignano M, Baron R, Scholich K, Geisslinger G. Mechanism based treatment for chemotherapy-induced peripheral neuropathic pain. Nat. Rev. Neurol. 2014;10(12):694-707.
6. Makker PG, Duffy SS, Lees JG, Perera CJ, Tonkin RS, Butovsky O, Park SB, Goldstein D, Moalem-Taylor G. Characterisation of immune and neuroinflammatory changes associated with chemotherapy-induced peripheral neuropathy. PLoS One. 2017;12(1).
7. Cardoso MGM. Estratégias no manejo da dor total. In: Mattos SLL, Azevedo MP, Cardoso MGM, Nunes RR (ed.). Dor e cuidados paliativos. 1. ed. Sociedade Brasileira de Anestesiologia. Rio de Janeiro; 2018. p. 173-182.
8. Kent EE, Forsythe L, Scoppa S, Hachey M, Rowland JH. Cancer survivors in the United States: prevalence across the survivorship trajectory and implications for care. Cancer Epidemiol. Biomark. Prev. 2013;22:561-570.
9. Seretny M, Currie GL, Sena ES, Ramnarine S, Grant R, MacLeod MR, Colvin LA, Fallon M. Incidence, prevalence, and predictors of chemotherapy-induced peripheral neuropathy: a systematic review and meta-analysis. Pain. 2014;155:2461-2470.
10. Kerckhove N, Collin A, Condé S, Chaleteix C, Pezet D, Balayssac D. Long-term effects, pathophysiological mechanisms, and risk factors of chemotherapy-induced peripheral neuropathies: a comprehensive literature review. Front. Pharmacol. 2017;8:86.
11. Flatters SJL, Dougherty PM, Colvin LA. Clinical and preclinical perspectives on chemotherapy-induced peripheral neuropathy (CIPN): a narrative review. Br. J. Anaesth. 2017;119:737-749.

12. Park SB, Goldstein D, Krishnan AV, Lin CS, Friedlander ML, Cassidy J, Koltzenburg M, Kiernan MC. Chemotherapy-induced peripheral neurotoxicity: a critical analysis. CA Cancer J. Clin. 2013;63:419-437.

13. Sałat K. Chemotherapy-induced peripheral neuropathy – Part 1: current state of knowledge and perspectives for pharmacotherapy. Pharmacological Reports. 2020;72:486-507.

14. Brandolini L, D'Angelo M, Antonosante A, Cimini A, Allegretti M. Chemokine signaling in chemotherapy-induced neuropathic pain. Int. J. Mol. Sci. 2019;20:2904.

15. Alessandri-Haber N, Dina OA, Yeh JJ, Parada CA, Reich-Ling DB, Levine JD. Transient receptor potential vanilloid 4 is essential in chemotherapy-induced neuropathic pain in the rat. J. Neurosci. 2004;24(18).

16. Kawakami K, Chiba T, Katagiri N, Saduka M, Abe K, Utsunomiya I, Hama T, Taguchi K. Paclitaxel increases high voltage--dependent calcium channel current in dorsal root ganglion neurons of the rat. J. Pharmacol. Sci. 2012;120(3):187-195.

17. Lang YH, Wen LM, Gen CW, Yan QW, Qi LMY. Prevention and treatment for chemotherapy-induced peripheral neuropathy: therapies based on CIPN mechanisms. Current Neuropharmacology. 2019;17:184-196.

18. Sałat K. Chemotherapy-induced peripheral neuropathy – Part 2: focus on the prevention of oxaliplatin-induced neurotoxicity. Pharmacological Reports. 2020;72:508-527.

19. Starobova H, Mueller A, Deuis JR, Carter DA, Vetter I. Inflammatory and neuropathic gene expression signatures of chemotherapy-induced neuropathy induced by vincristine, cisplatin, and oxaliplatin in C57BL/6J mice. J. Pain. 2019.

20. Cardoso MGM. Paclitaxel potencia a hipernocicepção inflamatória: evidências da participação de citocinas e receptor Toll tipo 4 (TLR-4) [tese de doutorado]. Departamento de Fisiologia e Farmacologia, UFC; 2009.

21. Yan X, Maixner DW, Yadav R, Gao M, Li P, Bartlett MG et al. Paclitaxel induces acute pain via directly activating toll like receptor 4. Mol. Pain. 2015.

22. Huang NL, Chiang SH, Hsueh CH, Liang YJ, Chen YJ, Lai LP. Metformin inhibits TNF-alpha-induced IkappaB kinase phosphorylation, IkappaB-alpha degradation and IL-6 production in endothelial cells through PI3K-dependent AMPK phosphorylation. Int. J. Cardiol. 2009;134(2):169-175.

23. Taylor A, Westveld AH, Szkudlinska M, Guruguri P, Annabi E, Patwardhan A, Price TJ, Yassine HN. The use of metormin is associated with decreased lumbarradiculopathy pain. J. Pain Res. 2013;6:755-763.

24. Boyette-Davis J, Dougherty PM. Protection against oxaliplatin--induced mechanical hyperalgesia and intraepidermal nerve fiber loss by minocycline. Exp. Neurol. 2011;229(2):353-357.

25. Hall FS, Schwarzbaum JM, Perona MT, Templin JS, Caron MG, Lesch KP, Murphy DL, Uhl GR. A greater role for the norepinephrine transporter than the serotonin transporter in murine nociception. Neuroscience. 2011;175:315-327.

26. Durand JP, Deplanque G, Montheil V, Gornet JM, Scotte F, Mir O, Cessot A, Coriat R, Raymond E, Mitry E, Herait P, Yataghene Y, Goldwasser F. Efficacy of venlafaxine for the prevention and relief of oxaliplatin-induced acute neurotoxicity: results of EFFOX, a randomized, double-blind, placebo-controlled phase III trial. Ann. Oncol. 2012;23(1):200-205.

27. Bellingham GA, Peng PW. Duloxetine: a review of its pharmacology and use in chronic pain management. Reg. Anesth. Pain Med. 2010;35(3):294-303.

28. Smith EM, Pang H, Cirrincione C, Fleishman S, Paskett ED, Ahles T, Bressler LR, Fadul CE, Knox C, Le Lindqwister N, Gilman PB, Shapiro CL. Effect of duloxetine on pain, function, and quality of life among patients with chemotherapy-induced painful peripheral neuropathy: a randomized clinical trial. JAMA. 2013;309(13): 1359-1367.

29. Zhao Z, Zhang HT, Bootzin E, Millan MJ, O'Donnell JM. Association of changes in norepinephrine and serotonin transporter expression with the long-term behavioral effects of antidepressant drugs. Neuropsychopharmacology. 2009;34(6):1467-1481.

30. Hershman DL, Lacchetti C, Dworkin RH, Lavoie-Smith EM, Bleeker J, Cavaletti G, Chauhan C, Gavin P, Lavino A, Lustberg MB et al. Prevention and management of chemotherapy-induced peripheral neuropathy in survivors of adult cancers: American Society of Clinical Oncology clinical practice guideline. J. Clin. Oncol. 2014;32:1941-1967.

31. Hou S, Huh B, Kim HK, Abdi S. Treatment of chemotherapy induced peripheral neuropathy: systematic review and recommendations. Pain Physician. 2018;21:571-592.

capítulo 20

Síndrome de Dor Pós-Radioterapia

Grace Haber Dias Pires | Mariana Mafra de Oliveira Junqueira | Mariana Musauer

Introdução

A dor neuropática relacionada ao tratamento do câncer é penosa e impacta negativamente a qualidade de vida e a funcionalidade de muitos indivíduos sobreviventes da doença. Esse problema, apesar de crescente, ainda é pouco investigado, com poucas referências na literatura que nos permitam ter as respostas sobre a terapia farmacológica que poderia ser empregada. Os sintomas relacionados ao tratamento do câncer que impactam em piora da qualidade de vida são: dor; fadiga; insônia; neuropatia periférica; alterações cognitivas; queda da funcionalidade e da mobilidade; e linfedema. Com a evolução dos tratamentos e melhora do prognóstico do câncer, os danos relacionados tornaram-se problemas de saúde pública. A dor, como uma das complicações, tem alto impacto na qualidade de vida dos sobreviventes do câncer e está presente em 60% dos pacientes após 3 meses de tratamento, e em 10% a 15% dos pacientes pós radioterapia.

Os fatores que aumentam o risco para o desenvolvimento de dor pós-radioterapia são múltiplos e estão relacionados ao tratamento, ao paciente e ao próprio tumor, entre eles a dose total do tratamento, a dose por fração, a dose irradiada, como também a história de cirurgia abdominal prévia. A dor neuropática aguda pós-radioterapia pode evoluir para dor neuropática crônica, com mais de 3 meses de duração. O exato mecanismo que resulta na cronificação da dor não é completamente elucidado, entretanto sabe-se que diversas sinalizações nas vias de dor e mudanças estruturais e principalmente funcionais acontecem no sistema nervoso central (SNC). Os dois principais sintomas que se manifestam em pacientes com dor neuropática indicando sensibilização central são a alodínia e a hiperalgesia.

Epidemiologia

Em um estudo realizado na Espanha em 2011, incluindo 19 unidades de radioterapia do país, 31% dos pacientes que estavam em tratamento radioterápico apresentavam dor neuropática quando rastreados com o questionário DN4 (*Douleur Neuropathique 4 Questions Questtionaire*) e, entre os tumores mais comuns em tratamento, estavam os de mama e de pulmão.

A dor neuropática é altamente prevalente na população de pacientes que estão em tratamento radioterápico. A radioterapia pode ser empregada como tratamento principal do tumor, como terapia adjuvante e também como analgésica. Dependendo da área irradiada, a radioterapia pode induzir dano neuronal e, consequentemente, a dor neuropática.

Importante salientar que a dor neuropática pós-radioterapia é multifatorial e não se caracteriza por uma doença de fisiopatologia única. As neuropatias induzidas por radiação são caracterizadas por sintomas heterogêneos e por diferentes evoluções do quadro. Os sinais e sintomas dependerão da área irradiada, da dose e dos nervos envolvidos nessa área, como plexos, troncos, nervos periféricos e raízes nervosas.

As complicações que se iniciam durante ou logo após o tratamento são majoritariamente transitórias e duram por poucos meses. No entanto, as complicações tardias são, em sua maioria, progressivas e de pior prognóstico. As lesões actínicas podem ser progressivas, anos após o tratamento por radioterapia. A dor neuropática crônica pós-radioterapia pode surgir em algum momento entre 6 meses e 17 anos após o término do tratamento. A plexopatia braquial tardia no tratamento do câncer de mama, onde houve a irradiação da área axilar, pode ser citada como exemplo, podendo aparecer anos após a radioterapia e apresentar-se progressivamente incapacitante.

Fisiopatologia

A fisiopatologia da lesão induzida por radioterapia (RT) não é completamente elucidada, mas é possível fazer um diagnóstico diferencial adequado e direcionar o tratamento, entendendo-se a fase da lesão. A fisiopatologia da dor de início precoce pós-tratamento e a de início tardio apresentam suas peculiaridades. A fibrose induzida pela radioterapia tem um papel predominante nas manifestações tardias, é um processo dinâmico, baseado na proliferação de fibroblastos quiescentes e na destruição da matriz celular, causando um desequilíbrio induzindo por aumento da produção de fatores de crescimento, como fator de transformação e crescimento beta (TGF-β). Há três diferentes fases evolutivas, da inflamação à densificação da fibrose.

A inicial pré-fibrose é uma fase inflamatória, caracterizada por inflamação crônica com papel preponderante das células endoteliais. A segunda fase é caracterizada pela fibrose, destacando-se a reação inflamatória com papel preponderante dos fibroblastos. A terceira fase é a de densificação da fibrose, que se torna, então, estável, por remodelamentos sucessivos da matriz extracelular. Há uma produção excessiva de radicais livres de oxigênio durante a evolução do quadro. Além disso, ocorre compressão das fibras nervosas pela fibrose e alterações nos próprios tecidos neuronais, que são altamente sensíveis à radiação.

As lesões dos nervos acontecem por diferentes ações da radiação. Há lesão direta axonal e das células de Schwann, que formam a bainha de mielina. A radiação causa lesão dos *vasa nervorum*, atingindo diretamente os vasos sanguíneos que irrigam os nervos, sendo, além de uma lesão das células de Schwann, uma lesão isquêmica da bainha do nervo, podendo haver uma compensação com posterior neovascularização. A fibrose gerada pode causar uma compressão dos nervos e encarceramento destes no tecido fibrótico. Outro fator importante na fisiopatologia é a lesão direta da radiação sobre as fibras musculares, com as células satélites sendo atingidas com doses de 5Gy, induzindo um mecanismo de apoptose e estresse oxidativo. Além do dano neurológico, a lesão muscular contribui para o déficit motor que os pacientes apresentam nas neuropatias pós-radioterapia.

A fisiopatologia da dor causada pelas lesões actínicas é complexa, e os mecanismos envolvidos são múltiplos. O entendimento detalhado da fisiopatologia é essencial para guiar o tratamento de forma adequada, visando oferecer tratamentos farmacológicos ou intervencionistas da dor que possam atuar no alívio do sofrimento.

Fatores de risco relacionados ao desenvolvimento da dor neuropática pós-radioterapia

Os fatores de risco para a dor neuropática pós-radioterapia estão ligados ao indivíduo, ao próprio protocolo de radioterapia e aos outros tratamentos concomitantes.

Fatores de risco relacionados à radioterapia

Os fatores de risco relacionados ao tratamento dependem não só da área irradiada, mas também da dose utilizada e da presença de zonas quentes, *hot spots*, ou zonas que compreendem campos concomitantes de radiação. Em um tecido irradiado, ocorrem inicialmente dois tipos de efeitos biológicos: a quebra do DNA por lesão direta em sua estrutura por meio da passagem de radiação (energia ou partículas) e o efeito indireto, em que a radiação provoca a quebra da molécula de água presente nos tecidos, gerando radicais livres capazes de oxidar e causar dano indireto ao DNA. Este último corresponde

a dois terços do efeito da radioterapia nos tecidos humanos. O dano ao DNA, seja ele direto ou indireto, causa a morte clonogênica da célula, ou seja, a célula perde sua capacidade reprodutiva, sendo este o objetivo do tratamento.

O oxigênio presente nos tecidos permite a fixação do dano ao DNA, dificultando, assim, seu reparo e aumentando as taxas de resposta até atingir um platô. Os tumores sólidos, principalmente aqueles mais volumosos, apresentam regiões com gradientes de oxigenação diferentes, na dependência da distância da rede vascular, exibindo regiões oxigenadas, hipóxicas e anóxicas; desta forma, apresentando maior ou menor radiossensibilidade ao dano causado pela radiação. A reoxigenação das porções hipóxicas ao longo do tratamento fracionado permite maior sensibilização das células ao dano radioinduzido e, por conseguinte, maior taxa de morte celular.

Da mesma forma em que a célula tumoral sofre o efeito da radiação, o tecido saudável é inerentemente afetado, e pode também levar à morte celular com os indesejados efeitos de toxicidade aos tecidos sadios. Isso pode ser parcialmente contornado com tratamentos mais conformacionais, em que se expõe o tecido saudável, ou "órgãos de risco", à menor dose em relação ao tecido tumoral. Outro mecanismo é o fracionamento, em que, entre uma fração e outra do tratamento, o tecido saudável mantém mecanismos intactos de reparo ao dano de DNA (recombinação homóloga, recombinação não homóloga) e pode ser reparado mais eficientemente por estes mecanismos, permitindo sua repopulação, enquanto, no tecido tumoral, estes mecanismos já são em parte inativados ou defeituosos.

Cada tecido do nosso corpo tem uma dose conhecida de tolerância à radiação. Em cada planejamento de um tratamento de radioterapia, são calculadas as doses no alvo terapêutico e também em cada órgão adjacente sadio, ao qual denominamos "órgão de risco". É gerada uma curva dose-volume, e existem protocolos muito rígidos que limitam um certo volume de tecido a uma dose de radiação. Sabe-se que seguindo à risca as doses de tolerância, o risco de um dano tardio é de menos de 5% em 5 anos. Porém, apesar de todos os cuidados, um percentual de pacientes desenvolverá dores crônicas. O tecido envolvido nisto, na maior parte dos casos, é a medula.

São descritas duas síndromes relacionadas a danos tardios medulares. A primeira ocorre entre 6 e 18 meses após o tratamento e é causada por desmielinização e necrose da substância branca. No segundo caso, ocorre um dano vascular tardio, e a lesão medular se desenvolve após 4 anos em média. A dose de tolerância da medula, para um risco menor de 5% em 5 anos, é de aproximadamente 50 Gy, porém doses acima de 35 Gy podem causar uma conhecida desmielinização transitória da medula, denominada "síndrome de Lhermitte", que se desenvolve alguns meses a 1 ano após o tratamento e dura alguns meses. Apesar de reversível, é uma causa comum de dor irradiada após um tratamento de Radioterapia. Com os avanços nas técnicas de tratamento, estes efeitos vêm se tornando cada vez mais raros.

A quimioterapia, quando associada ao tratamento de radioterapia, pode atuar como radiossensibilizante, auxiliando na fixação do dano ao DNA, potencializando, assim, os efeitos terapêuticos e também efeitos colaterais aos tecidos sadios. Exemplos como os taxanos, alcaloides da vinca e cisplatina aumentam o risco de neurotoxicidade pela radioterapia.

Ainda deve-se levar em consideração a associação do tratamento da radioterapia com cirurgias que causam lesões das fibras nervosas ou lesões ganglionares, como em cirurgias da mama no plexo braquial e cirurgias pélvicas ou abdominais que podem lesar os gânglios lombossacros.

Fatores de risco relacionados ao paciente

Os principais fatores de risco relacionados ao desenvolvimento de dor neuropática crônica relacionada ao câncer e ao seu tratamento são idade jovem, sexo feminino, alto índice de massa corporal (IMC), doença em estágio avançado, invasão perineural, quimioterapia e radioterapia, polimorfismos genéticos associados com maior sensibilidade a dor, depressão, ansiedade, distúrbios de sono, baixo nível socioeconômico, cirurgias altamente invasivas, dor perioperatória intensa e múltiplas áreas dolorosas. Além disso, um mecanismo ineficiente de modulação condicionada da dor (*condionated pain modulation* – CPM), também é um preditor do desenvolvimento de dor neuropática crônica não oncológica e deve ser considerado um fator de risco para dor neuropática relacionada ao câncer. Seria uma falta de capacidade do mecanismo central analgésico ou inato do cérebro para inibir ou atenuar o processamento de dor na medula espinhal por meio dos neurotransmissores serotonina e noradrenalina. Uma falha desse mecanismo antes do início do tratamento oncológico é um importante preditor do desenvolvimento de dor neuropática crônica relacionada ao tratamento. O comportamento catastrófico ou catastrofização, ou seja, a crença de que a dor é muito ruim e não terá melhora, é mais um fator preditor do desenvolvimento de dor crônica.

Pacientes que apresentam diabetes descompensado, neuropatia diabética, doença vascular periférica e dislipidemia apresentam maior risco de desenvolvimento de dor neuropática pós-radioterapia. A presença de uma neuropatia periférica anterior ao tratamento pode estar relacionada à piora do quadro após o tratamento.

Fatores de risco relacionados ao tumor

Pacientes submetidos à radioterapia analgésica para tumores que já causavam dor com componente neuropático apresentam melhor resposta analgésica à radioterapia. A localização do tumor está relacionada ao maior risco de lesões dolorosas causadas pela radioterapia. Os pacientes com tumores de cabeça e pescoço submetidos à radioterapia podem evoluir com mucosite, uma das causas comuns de dor aguda pós-radioterapia. A mucosite aparece em torno de 2 a 4 semanas após o início do tratamento de radioterapia.

A dor pode surgir em muitas localizações dependendo da área irradiada, como cavidade oral, faringe, cavidade nasal, seios paranasais, olhos, cefaleia, ouvido, face e pescoço. A dor pode ser autolimitada e não estar presente após 3 meses. Entretanto, alguns pacientes ainda podem apresentar dor por 6 a 12 meses pós-radioterapia.

Apesar de ainda não estar claro pela literatura quais seriam os fatores de risco para um grupo de pacientes evoluir com dor crônica, aquela de duração superior a 3 meses, um estudo retrospectivo americano publicado na *Pain Research and Management* avaliou 53 pacientes com tumores de cabeça e pescoço irradiados. Esse estudo publicou dados diferentes de estudos anteriores, com uma prevalência de dor crônica em dois terços dos pacientes irradiados para tumores de cabeça e pescoço. A dor crônica foi relacionada a maior número de áreas dolorosas. A prevalência de dor crônica está diretamente relacionada à dose, mas não foi observada essa correlação nesse estudo porque não foi usada a dose máxima de 7.000 cGy.

O risco do desenvolvimento de dor crônica pós-mastectomia também foi relacionado à radioterapia como parte do tratamento, tanto na mama como a radioterapia na região axilar. A plexopatia lombossacra pode acontecer após o tratamento de tumores abdominais baixos e pélvicos com radioterapia como em sarcomas, câncer colorretal, tumores testiculares e de colo de útero. A mielopatia pós-radioterapia pode acontecer dentro de 3 anos após o tratamento.

Manifestações clínicas

Pacientes que foram submetidos à RT podem apresentar dor neuropática com sinais e sintomas diversos a depender do campo de radiação e dos nervos envolvidos neste campo.

O grau de acometimento neurológico depende de fatores de risco relacionados aos pacientes e à radiossensibilidade de diversas estruturas do tecido nervoso (corpos celulares de neurônios periféricos, axônios e mielina). Entre os fatores de risco, podemos relacionar o uso de máquinas de baixa energia (Cobalt SSD 60 cm), doses altas maiores que 50 Gy em plexos, dose alta por fração e radiação que abrange uma grande quantidade de fibras nervosas.

No Brasil ainda se usam máquinas antigas de Cobalto 60, principalmente em doentes paliativos na rede do Sistema Único de Saúde (SUS) e em regiões brasileiras com poucos recursos, o que pode ensejar maiores efeitos não desejáveis da RT. Atualmente as máquinas mais modernas como aceleradores lineares, usam técnicas de RT de intensidade modulada (IMRT) e a técnica conformacional 3D que tem por objetivo máximo preservar os órgãos ou tecidos de risco adjacentes saudáveis. O surgimento destas máquinas com tecnologias modernas resultou em drástica diminuição dos efeitos adversos da RT em comparação ao passado.

Quando a radiação for aplicada próximo à medula espinhal, local onde as raízes nervosas emergem, o paciente pode apresentar radiculopatias.

Dor neuropática pós-RT em tumores cranianos de cabeça e pescoço

A dor é comum em pacientes que apresentam câncer de cabeça e pescoço. Pode ser de natureza nociceptiva ou neuropática, pode ser atribuída ao câncer em si ou decorrer do tratamento. A dor pode ser consequência a um dano tecidual decorrente de diversos mecanismos, como injúria tecidual, compressão nervosa e invasão de tumor em tecidos adjacentes.

A mucosite oral (Figura 20.1) após a radioterapia é uma causa comum de dor aguda, esta dor pode apresentar algumas características neuropáticas e normalmente dura de 2 a 4 semanas após término da RT, outros sintomas incluem xerostomia, hipossalivação, disgeusia e disfagia, resultando em anorexia e dificuldade de fala. Alguns estudos apontam que aproximadamente 85% a 100% dos pacientes submetidos à RT ou quimioterapia desenvolvem o quadro em graus variados, dependendo da dose de radiação recebida e o regime de aplicação. Apresenta-se inicialmente como uma área de vermelhidão, seguida de ulcerações recobertas com pseudomembrana. A dor pode ser tão intensa que impede o paciente de se alimentar.

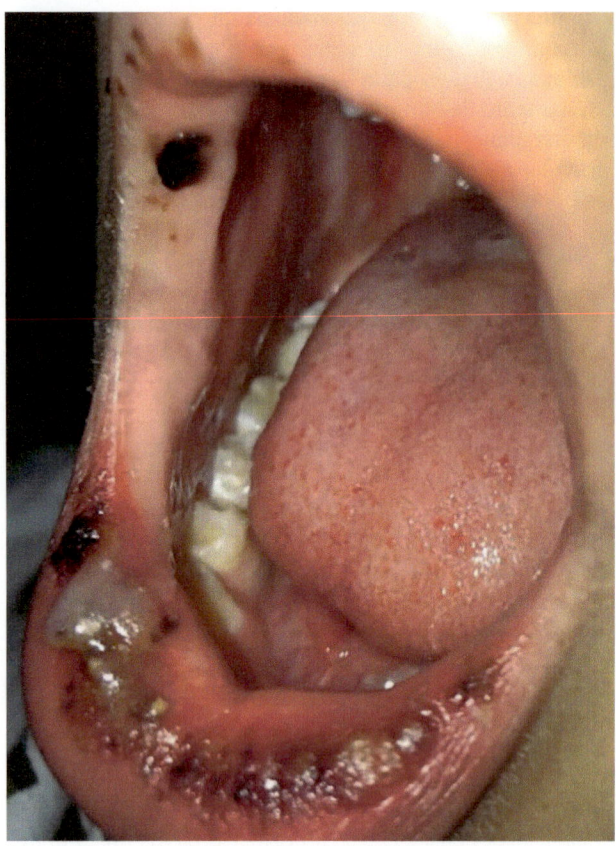

FIGURA 20.1 – Mucosite oral.
Fonte: Acervo da autoria do capítulo.

Alguns pacientes apresentam dor 6 a 12 meses após a RT principalmente na região do pescoço, com características neuropáticas como parestesias e alodínia. A radioterapia induz a fibrose e também afeta o sistema linfático, causando edema que perpetua a dor, outro mecanismo envolvido na gênese da dor seria que o tecido irradiado desenvolve aumento da permeabilidade vascular, que enseja a deposição de fibrina e subsequente formação de colágeno e fibrose, o que pode danificar nervos periféricos e causar a dor neuropática.

A plexopatia braquial também pode estar presente após RT em casos de carcinomas de nasofaringe e quando presentes metástases em gânglios cervicais de cadeias baixas, costu-

ma ocorrer em média após 4 anos do início do tratamento. O quadro clínico se manifesta inicialmente com sintomas de parestesia, seguida de dor neuropática, fraqueza, fasciculação e atrofia muscular. O achado de investigação por eletroneuromiografia revela acometimento do plexo braquial nos troncos superiores e médios. Na ressonância magnética do plexo braquial, podemos observar hipersinal em T1, T2.

A neuropatia trigeminal pode se manifestar após RT de tumor de *sinus* cavernoso, meningioma e cordomas. Apresenta diminuição da sensibilidade facial, parestesia e dor com características neuropáticas.

Uma complicação comum da RT em cabeça e pescoço e também em tumores de mama e pelve é a radiodermatite (Figura 20.2). Um estudo brasileiro, em 2017, identificou que todos os pacientes (100%) que foram submetidos à RT para tumores de cabeça e pescoço apresentaram algum grau de radiodermatite, com tempo médio de ocorrência de 11 dias. Pode ser classificada em aguda, quando a toxicidade surge durante o tratamento ou até 3 meses após o término e se manifesta com eritema inicial, edema progressivo, hipercromia, descamação, ulceração e hemorragia; a crônica, que ocorre de 3 meses a anos após o término do tratamento, tem como sinais isquemia, alterações pigmentares, espessamento, telangiectasia, ulceração e fibrose. O paciente pode apresentar dor tanto na fase aguda como na crônica, principalmente quando ocorrem fibrose tecidual e necrose com úlceras crônicas da pele. A dor frequentemente está associada à descamação e com características neuropáticas, como queimação intensa e profunda, associada à alodínia. Em estudo realizado no Instituto Nacional de Câncer José Alencar Gomes da Silva, o grau de severidade da radiodermatite em RT para tumores de cabeça e pescoço mostrou-se associado ao tipo de aparelho usado, pois pacientes tratados por Cobalto 60 tiveram seis vezes mais chance de desenvolver radiodermatite severa do que os pacientes tratados com acelerador linear, assim como pacientes tratados com técnica 2D tiveram também seis vezes mais chance no desenvolvimento de radiodermatite severa quando comparados com técnicas de IMRT ou técnica de arcoterapia volumétrica modulada.

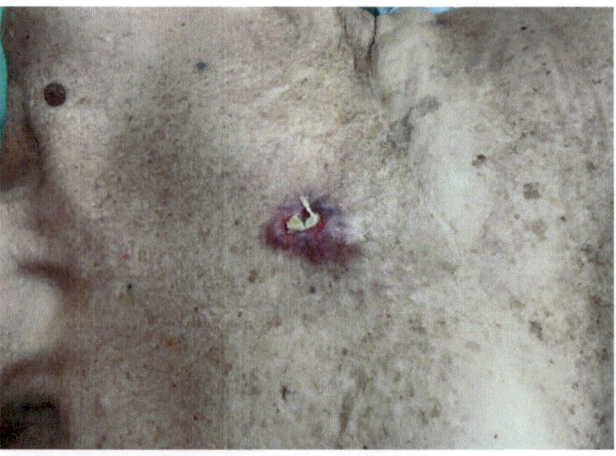

FIGURA 20.2 – Radiodermatite.
Fonte: Acervo da autoria do capítulo.

Dor neuropática pós-RT em tumores de mama, mediastino, pulmão e cadeia linfonodal

■ Plexopatia braquial induzida por radioterapia (PBIR)

A incidência de dor crônica pós-mastectomia pode variar de 25% a 60% dos casos, muitas vezes resulta em incapacidade e distúrbios psicológicos; na maioria dos casos, essa dor crônica é multifatorial e neuropática e grande fator de risco para DN é o tratamento adjuvante ou neoadjuvante com radioterapia.

Existem várias técnicas de tratamento com RT, alguns estudos compararam diferentes protocolos. A AWBI (*accelerated whole breast irradiation*) em diferentes dosagens foi avaliada e, na dosagem de 40 Gy/10 frações por 5 dias, foi associada à menor dor induzida pela RT quando comparada com 42 Gy/10 frações por 5 dias. Na RT hipofracionada, também há relato de menor dor pós-RT quando comparada com RT convencional, porém é um assunto controverso.

A PBIR pode se apresentar de forma tardia e progressiva ou precoce e transitória, que é rara e deve ter como diagnóstico diferencial a recidiva do câncer.

• PBIR tardia e progressiva

A radiação empregada nas áreas de linfonodos supraclaviculares e axilares pode ensejar a PBIR, que é progressiva e se caracteriza por uma injúria nervosa. O tempo que leva para o aparecimento desta manifestação varia de meses a décadas. No passado, a incidência variava entre 1,8% e 2,9%, mas atualmente é de 1% a 2% quando se usam doses menores que 55 Gy em 2 Gy de fração diária.

Os sintomas variam em acordo com a área irradiada e a técnica usada. É comum queixa de dor com características neuropáticas em território de nervo mediano que progride gradativamente para partes proximais do membro superior. Esta evolução do quadro doloroso pode levar de meses a anos, assim como o acometimento motor, que pode resultar em paralisia de todo o membro superior. Quando o acometimento motor se instala de forma rápida, geralmente está associado a algum trauma, que causou tração deste membro afetado.

• PBIR precoce e transitória

É extremamente rara e tem como diagnóstico diferencial a recidiva tumoral. Geralmente ocorre no primeiro ano após o tratamento. Na literatura encontramos poucos casos após câncer de mama e linfoma de manto. Os sinais e sintomas se apresentam como parestesias e dor proximal que pode apresentar características neuropáticas, pode estar presente também o acometimento motor.

Dor neuropática pós-RT em linfoma, câncer testicular, sarcomas, tumor de próstata, colo de útero, reto e bexiga

■ Plexopatia lombossacral induzida por radioterapia (PLSIR)

O acometimento de membros inferiores é menos comum e pode ocorrer em dois cenários:

▶ **Radiculoplexopatia lombossacral:** radioterapia de baixa dose, porém extensa para câncer testicular e linfoma, apresentando-se como radiculoplexopatia lombossacral envolvendo raízes de L2 à S2.

▶ **Neuropatia por injúria de troncos nervosos:** radioterapia de alta dose para sarcomas.

A radioterapia intraoperatória pode também provocar neuropatia lombossacral, afetar nervo ciático ou femorais e ocasionar a dor neuropática.

Assim como a PBIR, a PLSIR se apresenta de duas formas:

• Radiculoplexopatia lombossacral tardia e progressiva dos membros inferiores

Podem ocorrer várias décadas após radioterapia dos testículos ou para tratamento de linfoma. Nos casos de linfoma, quando a dose total aplicada em campo extenso apesar de moderada (40 a 50 Gy com fração de 2 Gy), pode ser uma dose suficiente para toxicidade. A radiculoplexopatia lombossacral ocorre tardiamente em casos de câncer pélvico ginecológico; é rara, mas é uma complicação extremamente séria. A frequência pode variar entre 1,3% e 6,67% e o curso clínico está associado a diferentes graus de dores bilaterais em membros inferiores, dormência, fraqueza, paresia e paralisia, mais raramente pode apresentar incontinência fecal e urinária. O intervalo entre a radioterapia e o aparecimento dos sintomas pode ser de 1 a 30 anos.

A radiculoplexopatia lombossacral apresenta-se precocemente após alta dose em campos médios e tardiamente quando são empregadas doses moderadas em campos largos. Embora a irradiação seja aplicada de forma simétrica, os déficits neurológicos, em geral, são bilaterais e assimétricos, possivelmente por dano unilateral. O aparecimento de sinais neurológicos é insidioso e predominantemente motor, sintomas sensitivos, como parestesias, podem ser notados tardiamente ou podem estar ausentes. A debilidade motora é progressiva e grave, e o uso de cadeira de rodas é muitas vezes necessário ao longo dos anos. A dor está presente em apenas 10% dos pacientes, mas, ultimamente em estudos recentes, tem sido observada em até 50% dos pacientes. A incidência de dor inicial é menor do que a da plexopatia braquial. Essa dor inicial é descrita em vários termos; ardor, puxão, câimbra e lancinante; entretanto, a dor raramente é um grande problema. O surgimento de déficit neurológico associado à dor lombar neuropática ou não pode indicar compressão vertebral ou medular.

• Plexopatia lombossacral transitória aguda

Pode ocorrer após irradiação de doses moderadas (25 Gy) em campo entre T12 e L5 usada para tumores de testículos. Apresenta-se com sintomas sensitivos de parestesias bilaterais com duração de 3 a 6 meses. Pode também ser evidenciado acometimento motor com doses de 36 Gy a 40 Gy, que pode durar de 1 a 6,5 anos. A fisiopatologia parece ser similar à da desmielinização focal.

Alguns poucos casos, após radiação pélvica e lombar, apresentaram paralisia de membros inferiores depois de 4 a 5 meses do tratamento com radioterapia. Os sintomas regrediram após alguns meses, permanecendo fraqueza residual.

Os danos de troncos nervosos podem ocorrer em casos de radioterapia que afetam região dos nervos ciático e femoral quando se irradia coxa e região inguinal podendo levar à paresia por compressão nervosa causado pela cicatriz tecidual. Alguns casos de neuropatia são descritos quando se emprega tratamento conservador de sarcomas de extremidades com a utilização de implantes para braquiterapia, assim como quando se utiliza técnica de radioterapia intraoperatória.

Em casos de radioterapia da próstata, pode-se notar dor neuropática ciática acompanhada de incontinência urinária de causa neurogênica decorrente de dano distal de troncos nervosos que inervam a bexiga e reto.

Retite actínica

Caracterizada por uma inflamação na mucosa do reto induzida por RT. O principal mecanismo da doença é a endoarterite obliterante e consequente isquemia. Em resposta à isquemia, ocorre substituição de vasos normais por vasos tortuosos e dilatados. A proximidade do reto aos órgãos pélvicos, e por ser o reto fixo, torna-o mais susceptível a dano decorrente da RT. É classificada em aguda ou crônica. A retite aguda se estabelece nos primeiros 3 meses, em aproximadamente 13% dos pacientes, é autolimitada. O quadro clínico se manifesta com diarreia, urgência, tenesmo, dor em cólica. Os achados endoscópicos revelam ulceração da mucosa, edema, eritema e sangramento.

A retite crônica ocorre em 5% a 20% dos pacientes, como progressão do quadro agudo ou após 3 meses da RT. Os pacientes podem apresentar: sangramento retal; diarreia; dor em cólica; tenesmo; muco; dor retal tipo neuropática com queimação e ardência; dor no lado esquerdo do abdome.

Cistite actínica

Trata-se de lesão endotelial tardia induzida por radiação, que costuma ocorrer 1 a 3 anos após o tratamento, está associada à fibrose perivascular, que causa isquemia e arterite terminal obliterante, que pode produzir sintomas agudos e crônicos, piorando a qualidade de vida do paciente. A cistite actínica faz parte do diagnóstico diferencial de dor pélvica crônica. É caracterizada por uma série de manifestações pós-radioterapia pélvica, como hematúria, dor à micção, dor suprapúbica, incontinência urinária, hidronefrose, diminuição na capacidade de armazenamento vesical e propensão a infecções urinárias.

Diagnóstico

Como discutido previamente, o tratamento com RT em pacientes oncológicos pode ocasionar lesão em nervos periféricos e no sistema nervoso central dependendo de diversos fatores como dose utilizada, local irradiado, susceptibilidade genética, duração do tratamento, exposição prévia à radiação, presença concomitante de neurotoxicidade pela quimioterapia, entre outros.

A apresentação do quadro clínico é normalmente tardia, a partir de 6 meses até 10 anos ou mais após o trata-mento, acometendo principalmente os sobreviventes do câncer. Contudo, a apresentação chamada precoce e transiente pode ocorrer comumente em 6 semanas e até 6 meses após o tratamento. O diagnóstico deve ser considerado em pacientes que tenham sido tratados nesta modalidade e apresentem dor neuropática. O principal diagnóstico diferencial a ser considerado é a recidiva tumoral, que pode se apresentar com dor muito mais intensa do que no caso da neuropatia pós-radiação, esta última cursando com dor em aproximadamente 30% dos casos. Torna-se imprescindível a diferenciação entre a dor causada pela invasão tumoral e pela radioterapia para que o tratamento seja adequado e bem direcionado.

A tomografia por emissão de pósitrons (PET-SCAN) é uma importante ferramenta no diagnóstico diferencial da dor neuropática pós-radiação *versus* a dor ocasionada por recidiva tumoral ou progressão de doença.

Durante a avaliação do paciente com suspeita de neuropatia pós-radioterapia, a topografia dos sintomas neurológicos deve ser correlacionada com o local e tipo de tratamento radioterápico prévio. Existe uma variedade clínica na apresentação dos sintomas que podem ser divididos em quadros de plexopatias, radiculopatias, mielopatias ou neuropatias periféricas. Entre as neuropatias consideradas periféricas, podemos destacar os quadros de dores neuropáticas secundárias ao linfedema, por lesão das terminações nervosas de pele, ou ainda de mucosas (mucosite induzida por radiação). Como discutido anteriormente, os mecanismos principais são lesão direta do tecido neural, indução de fibrose adjacente e isquemia por distorção da vascularização.

Quadro 20.1 – Diagnóstico diferencial da plexopatia pós-radiação ou recorrência tumoral.		
	Plexopatia pós-radiação	**Recidiva tumoral**
Curso clínico	Progressivo (meses, anos)	Rápido (semanas)
Sintomas precoces	Parestesia	DOR
Sintomas sensoriais	Moderados	Intensos
Sinais motores	Tardios, progressivos	Precoces, intensos
Sinal de Horner	< 10%	30% a 50%
Mioquimia	Frequente (60%)	Ausente
Neurorradiologia (PET-SCAN, RM)	Fibrose	Massa tumoral

Fonte: Pradat PF, Delanian S. Late radiation injury to peripheral nerves. Handbook of Clinical Neurology.

A plexopatia é um dos quadros clínicos de maior importância neste contexto, sendo caracterizada clinicamente por um conjunto de sinais e sintomas neurológicos de déficits sensoriais e motores, além da dor de característica neuropática, envolvendo um dos quatros principais plexos nervosos do corpo – cervical, braquial, lombar e sacrococcígeo. Os sintomas sensoriais normalmente se iniciam com parestesia e disestesia e evoluem para hipoestesia ou anestesia. A dor pode ser considerada incomum e de moderada intensidade, sendo de forte intensidade somente quando há invasão do plexo braquial pelo tumor. O acometimento motor é visto em fases mais tardias e geralmente é progressivo e pode ser acompanhado de atrofia muscular, fasciculações e mioquimias, auxiliando no diagnóstico diferencial (Quadro 20.1).

A plexopatia braquial é a de maior incidência, seguida da lombossacral. O acometimento do plexo braquial deve ser considerado quando há história de tratamento radioterápico para o câncer de mama (neste caso, sendo descrito desde a década de 1950), linfoma de Hodking, tumores de cabeça e pescoço ou de ápice pulmonar. A mioquimia (contração involuntária, localizada, em ondas, rápida e espontânea de um *ou* mais músculos) pode estar presente em até 60% dos pacientes, sendo evidenciada pela eletroneuromiografia. A ressonância magnética (RM) do plexo nervoso pode contribuir para o diagnóstico, em que se distingue na sequência T2 que o sinal das raízes e dos tecidos adjacentes é hiperintenso, demonstrando edema difuso na plexopatia aguda e hipointenso ou isointenso nas sequências T1 e T2 na neuropatia crônica, evidenciando tecido fibrovascular cicatricial e distorção adjacente por fibrose e, por vezes, atrofia das raízes.

A mielopatia induzida por radiação se caracteriza pelo acometimento do sistema nervoso central (medula), mais comumente nas regiões cervical e torácica, sendo um quadro raro e de evolução catastrófica. O tipo agudo ou transiente é clinicamente manifestado por parestesias em choque e dormência, precipitadas pela flexão do pescoço (sinal de Lhermitte), ocorre geralmente 3 a 4 meses após o tratamento e apresenta resolução espontânea em 3 a 6 meses. A apresentação tardia é também denominada irreversível e tipicamente surge em 20 a 30 meses após o término do tratamento, não aparecendo antes do primeiro ano. Os sintomas são progressivos ao longo dos meses podendo iniciar como uma síndrome de Brown-Séquard ou como mielite transversa, com evolução para paraparesia ou tetraparesia. O diagnóstico é de exclusão, levando-se em consideração a história de tratamento prévio em doses suficientemente lesivas, o nível dos sintomas abaixo do nível irradiado e a investigação negativa de progressão tumoral. Não há exame diagnóstico patognomônico para o quadro. A RM pode demonstrar áreas hipercaptantes na sequência T2 com áreas de captação de contraste. O quadro apresenta alta taxa de morbimortalidade.

O envolvimento de raízes nervosas ou nervos isoladamente pós-tratamento com radioterapia é raro. Já foi descrito acometimento do tronco dos nervos femoral e ciático, de difícil diagnóstico diferencial com a recidiva tumoral. Além disso, casos de neuropatias em membros superiores foram descritos em crianças irradiadas distalmente para tratamento de sarcomas.

A mucosite oral constitui um quadro clínico incapacitante de dor neuropática em mucosas, frequentemente associada à irradiação de tumores de cabeça e pescoço do trato respiratório e digestivo. O diagnóstico envolve avaliação de diversos sintomas e aspectos da cavidade oral como voz, deglutição, aspecto dos lábios, língua e mucosa quanto à presença de úlcera, aspecto dos dentes e gengivas (sangramento).

Tratamento

O tratamento da neuropatia secundária à exposição à radiação é predominantemente sintomático, não havendo tratamento curativo proposto até o momento. A abordagem multidisciplinar envolvendo aspectos psicológicos e a fisioterapia deve ser sempre preferida. O tratamento da dor e dos sintomas sensitivos desagradáveis se enquadra no tratamento geral das dores neuropáticas, visto com detalhes em capítulos próprios. As medicações comumente utilizadas são os analgésicos não opioides, anticonvulsivantes, antidepressivos (tricíclicos e duais) e benzodiazepínicos. Em um estudo recente, Jingru Jiang et al. descreveram a superioridade da pregabalina *versus* placebo para o tratamento da dor neuropática pós radioterapia em cabeça e pescoço. Entre os opioides fortes, a metadona pode ser preferida pelo seu suposto efeito em receptores NMDA, sendo reservados para casos de dor intensa e refratária. A administração de lidocaína venosa também já foi descrita para alívio da dor nestes casos. A dor ocasionada pela mucosite pode ser tratada como já descrito para dores neuropáticas, ou ainda com diversas intervenções tópicas. Entre as medicações tópicas utilizadas, destacam-se as misturas com pelo menos três das seguintes substâncias, conhecidas como *magic mouth wash*: anestésico local (p. ex., lidocaína); corticosteroides; anti-histamínico ou anticolinérgico; antifúngico; antibiótico; e um antiácido (p. ex., hidróxido de alumínio). O uso de solução tópica de morfina 2% pode aliviar a dor. Além disso, protocolos com o uso de *laser* de baixa energia para a prevenção já estão bem descritos na literatura.

O uso tópico de diversos agentes também foi descrito nos quadros de radiodermatite (lesão por injúria direta da base da epiderme por radioterapia em altas doses), entre eles, amitriptilina, cetamina e lidocaína, com boa resposta. A radiodermite constitui quadros de dor nociceptiva e neuropática, envolvendo o tratamento medicamentoso segundo escada analgésica da Organização Mundial de Saúde.

Diversas técnicas minimamente invasivas em bloqueios e neurólises para controle de dor podem ser consideradas em associação à terapia medicamentosa nos casos de dor de difícil controle, como bloqueios simpáticos, bloqueios de plexos e nervos periféricos ou ainda bloqueios em neuroeixo.

Além do controle de sintomas, o tratamento consiste nas etapas de modulação da inflamação aguda e de administração de agentes denominados "modificadores de doença", que interferem na vascularização do tecido acometido ou na fibrose/atrofia. Os corticosteroides vêm sendo utilizados há mais de 50 anos como potentes drogas anti-inflamatórias na suspeita de inflamação aguda pós-tratamento (neuropatia de início precoce) e também na tentativa de atenuar os efeitos fibróticos tardios. A oxigenoterapia hiperbárica pode reduzir o edema local e estimular angiogênese, porém aumentar propriedades fibróticas paradoxalmente. Por causa das alterações vasculares associadas com a isquemia, medicações anticoagulantes como heparina e varfarina também vêm sendo utilizadas com o objetivo de impedir a evolução da radionecrose. A associação de medicações antioxidantes pentoxifilina-tocoferol já foi descrita há mais de duas décadas como redutora da fibrose radioinduzida.

A abordagem cirúrgica pode ser considerada quando o tratamento conservador falhar. Já foram descritas a descompressão e a neurólise das fibras nervosas e lise do tecido fibrótico com enxertia de tecido adiposo de pele ou omento na tentativa de evitar a recidiva da fibrose, em casos de acometimento do plexo braquial. Há também relato da utilização da cirurgia de lesionamento da região de entrada do gânglio da raiz dorsal (DREZ) para controle de dor em plexopatias.

As condutas que restrinjam o agravamento dos sintomas são de extrema importância e envolvem controle adequado de comorbidades como diabetes *mellitus* e hipertensão arterial, evitar uso de álcool, evitar novos traumas locais ou nova dose de radiação, evitar uso de medicações fibrogênicas e estatinas.

Contudo, sabe-se que a abordagem mais eficaz é a busca da prevenção, realizada principalmente pela restrição ao volume total de radioterapia e pela utilização de baixas doses fracionadas.

Não se pode esquecer que é imprescindível o tratamento multidisciplinar de pacientes com dor crônica incapacitante como no caso da dor neuropática, devendo envolver terapias não medicamentosas, comportamentais e técnicas de automanejo da dor.

Conclusão

As neuropatias pós-RT constituem um conjunto diverso de complicações, podendo acometer todo o sistema nervoso periférico e, em alguns casos, também o central. Com o aumento gradativo da sobrevida secundário à evolução dos tratamentos oncológicos, o tema vem ganhando relevância. O conhecimento vem crescendo ao longo do tempo, porém são necessários novos e mais detalhados estudos sobre sua fisiopatologia, diagnóstico, tratamento e prevenção, com o objetivo de diminuir sua incidência por meio da modernização dos tratamentos que utilizam radiação ionizante e impedir a progressão para quadros irreversíveis em casos já instalados, garantindo qualidade de vida e bem-estar aos sobreviventes do câncer.

Referências blibliográficas

1. Anderson KG, Duriaud HM, Jensen HE, Kroman N, Kehlet H. Predictive factors for the development of persistent pain after breast cancer surgery. Pain. 56(12):2413-2422.
2. Bajarovic A, Rades D, Fehlauer F et al. Is there a life-long risk of brachial plexopaty after radiotherapy of supraclavicular lymph nodes in breast cancer patients. Radiother. Oncol. 2004;71:297-301.
3. Bennett MH, Feldmeier J, Smee R, Milross C. Hyperbaric oxygenation for tumor sensitisation to radiotherapy. Cochrane Database of Systematic Reviews – Art. n.: CD0050072018. 2018(issue 4). doi: 10.1002/14651858.CD005007.pub4.
4. Bentzen Søren M et al. An introduction to the scientific issues. In: QUANTEC. International Journal of Radiation Oncology Biology Physics. 76(issue 3):3-9.
5. Bomtempo PMS. Ocorrência de radiodermatite em pacientes submetidos a radioterapia [dissertação]. Brasília DF: Programa de Pós-Graduação em Enfermagem da Universidade de Brasília; 2017.
6. Brown MRD, Ramirez JD, Farquhar-Smith P. Pain in cancer survivors. British Journal of Pain. 2014 Aug. Disponível em: https://doi.org/10.1177/2049463714542605.
7. Cardozo A, Simões F, Santos V, Portela L, Silva R. Radiodermatite severa e fatores de risco associados em pacientes com câncer de cabeça e pescoço. Texto & Contexto – Enfermagem. 2020;29.
8. Davila L, Delattre JY, Said G et al. An experimental model of radiation-induced neurophathy and plexophaty. Neurology. 1990;40:277.
9. Delanian S, Balla-Mekias S, Lefaix JL. Striking regression of chronic radiotherapy damage in a clinical trial of combined pentoxifylline and tocopherol. J. Clin. Oncol. 1999 Oct;17(10):3283-90. doi: 10.1200/JCO.1999.17.10.3283. PMID: 10506631.
10. Delanian S, Lefaix J, Pradat P. Radiation-induced neuropathy in cancer survivors. Radiotherapy and Oncology. 2012;105:273-282.
11. Epstein JB, Wilkie DJ, Fischer DJ. Kim YO, Villines D. Neuropathic and nociceptive pain in head and neck cancer patients receiving radiation therapy. Head and Neck Oncology. 2009;1:26. doi: 10.1186/1758-3284-1-26.
12. Flickkinger JC, Pollock BE, Kondzioka D et Al. Does increased nerve lengh within the treatment volume improve trigeminal neuralgia radiosurgery? Int. J. Oncol. Biol. Phys. 2001;51:449-454.
13. Garg R, Bhatnagar S. Neuropathic pain in cancer survivors. Pain Management. 2014;4(4):309-316.
14. Hall E. Radiobiology for the radiologist. Clinical response for normal tissues. 5th ed. Ed. Lippincott Williams & Wilkins. ch. 19, p. 339-361.
15. Jiang J, Li Y, Shen Q et al. Effect of Pregabalin on radiotherapy-related neuropathic pain in patients with head and neck cancer: a randomized controlled trial. J. Clin. Oncol. 2019;37(2):135-143. doi: 10.1200/JCO.18.00896.
16. Kallurkar A, Kulkarni S, Delfino K, Ferraro D, Rao K. Characteristics of chronic pain among head and neck cancer patients treated with radiation therapy: a retrospective study. Pain Research and Management. 2019;1-8. Disponível em: https://doi.org/10.1155/2019/9675654.
17. Manãs A, Monroy JL, Ramos A, Cano C, Lopez-Gomes V, Masramón X et al. Prevalence of neuropathic pain in radiotherapy oncology units. Int. J. Radiation Oncology Biol. Phys. 2011;81(2)511-520.
18. Mutahir T, Mushabbab A, Bayoumi Y, Balbaid A, Al-Hameed M, Stanciu G et al. Lumbosacral plexus delineation, dose distribution, and its correlation with radiation-induced lumbosacral plexopathy in cervical cancer patients. Onco Targets and Therapy. 2015;8:21-27.
19. Powell S, Cooke J, Parsons C. Radiation-induced brachial plexus injury: follow up of two different fractionation schedules. Radiother. Oncol. 1990;18:213-257.
20. Pradat PF, Delanian S. Late radiation injury to peripheral nerves. Handbook of Clinical Neurology. 2013;115:743-758.
21. Pradat PF, Maisonobe T, Psimaras D, Lenglet T, Porcher R, Lefaix JL, Delanian S. Neuropathies post-radiques: un dommage collatéral chez les patients cancéreux long-survivants. Revue Neurologique. 2012;(168):939-950.
22. Smith EM, Bridges CM, Kanzawa G et al. Cancer treatment-related neuropathic pain syndromes – Epidemiology and treatment: an update. Curr. Pain Headache Rep. 2014;18(11):459. doi: 10.1007/s11916-014-0459-7.
23. Tabaja L, Sidani S. Management of radiation proctitis. Digestive Diseases and Sciences. 2018;18:5163-5168.
24. Wang K, Yee C, Tam S, Drost L, Chan S, Zaki P et al. Prevalence of pain in patients with breast cancer post-treatment: a systematic review. The Breast. 2018;42:113-127.
25. Zhaoxi C, Yi L, Zhen H, Ruying F, Xiaoming R, Rong W et al. Radiation-induced brachial plexopaty in patients witn nasopharyngeal carcinoma: a retrospective study. Oncotarget. 2016;7 (14):18887-18895.
26. Zwaans B, Lamb L, Bartolone S, Nicolai H, Chancellor M, Klaudia SW. Cancer survivorship issues with radiation and hemorrhagic cystitis in gynecological malignancies. Int. Urol. Nephrol. 2018;50(10):1745-1751.

capítulo 21

Síndrome de Dor Pós-Mastectomia

Ângela Maria Sousa | Alexandre Slullitel | Sílvia Maria Machado Tahamtani

Introdução

O câncer de mama continua sendo a doença maligna mais comum no sexo feminino, em todo o mundo. O tratamento cirúrgico é indicado na maioria das pacientes. Em nosso país, são estimados 66.280 casos novos para cada ano do triênio 2020-2022. Esse número corresponde a uma previsão de 61,61 casos novos a cada 100 mil mulheres, segundo o Instituto Nacional do Cancer. É importante ressaltar que 41% dessas mulheres serão submetidas à mastectomia.

Epidemiologia

A síndrome de dor pós-mastectomia (SDPM) é o sintoma mais preocupante após cirurgias de mama, resultando em incapacidade e sofrimento psicológico, notavelmente resistentes ao tratamento. Essa síndrome foi relatada pela primeira vez em 1978 e o fenômeno passou a receber diferentes definições na literatura (Quadro 21.1). Essa síndrome surgiu como complicação de cirurgias de mama, com frequência entre 4% e 100% a depender do estudo. O termo "dor crônica pós-mastectomia" também pode ser usado quando se trata de dor em pacientes submetidas a cirurgias conservadoras, como quadrantectomias e nodulectomias.

Definições

A SDPM está inserida no Código Internacional de Doenças (CID-11) como "dor pós-cirúrgica" ou "pós-traumática crônica", em uma mesma categoria, que a define como "dor que se desenvolve ou aumenta de intensidade após um procedimento cirúrgico ou lesão tecidual que persiste além do processo de cicatrização, pelo menos 3 meses após o evento inicial, está localizada no campo cirúrgico ou na área de lesão, e é projetada no território de inervação de um nervo situado nesta área ou referida a determinado território (após cirurgia/lesão de tecidos somáticos profundos e viscerais)". No entanto, a definição mais ampla de síndrome de dor pós-mastectomia é "dor que ocorre após qualquer cirurgia de mama; de gravidade pelo menos moderada; possui qualidades neuropáticas; está localizada na mama ou na parede torácica ipsilateral, axila e/ou braço; dura pelo menos 6 meses após a cirurgia; ocorre pelo menos 50% do tempo; e pode ser exacerbada por movimentos da cintura escapular".

Quadro 21.1 – Definições de dor crônica após cirurgia de mama.			
Autor	**Ano**	**Termo**	**Definição**
Wood	1978	Síndrome de encarceramento do nervo intercostobraquial	Complicação de cirurgia de mama. Síndrome reproduzida pela pressão sobre um ponto logo abaixo da segunda costela, próximo à linha axilar anterior
Granek, et al.	1984	Síndrome de dor pós-mastectomia	Síndrome distinta de dor e anormalidades sensitivas após mastectomia
Jung, et al.	2003	Dor neuropática pós-mastectomia	Classificada em quatro categorias: 1) Dor na mama fantasma; 2) Neuralgia intercostobraquial resultante de lesão do nervo intercostobraquial; 3) Dor em neuroma na região da cicatriz na mama, tórax e/ou braço; 4) Outra dor de lesão do nervo peitoral medial ou lateral, torácico longo, ou toracodorsal
Vilholm, et al.	2008	Síndrome de dor crônica pós-mastectomia	Dor localizada na área da cirurgia ou no braço ipsilateral, presente pelo menos 4 dias por semana e com intensidade média de pelo menos 3 em uma escala de classificação numérica de 0 a 10

(continua)

Quadro 21.1 – Definições de dor crônica após cirurgia de mama. (*Continuação*)			
Autor	**Ano**	**Termo**	**Definição**
Andersen, et al.	2013	Dor crônica após tratamento de câncer de mama	Dor neuropática na região e ao redor da área da cirurgia, com duração maior que 3 meses após a cirurgia
International Association for Study of Pain (IASP)	1986	Dor crônica pós-mastectomia (DCPM)	Dor crônica na face anterior do tórax, axila e/ou metade superior do braço após a mastectomia ou quadrantectomia e persistindo por mais de 3 meses após a cirurgia
Belfer, et al.	2013	Dor persistente pós-mastectomia (DPPM)	Níveis persistentes de dor na mama nos primeiros 6 meses após a cirurgia
Waltho, et al.	2016	Síndrome de dor pós-mastectomia (SDPM)	Dor que ocorre após qualquer cirurgia de mama; intensidade pelo menos moderada; com características de dor neuropática; localizada na mama/parede torácica ipsilateral, axila e braço; duração mínima de 6 meses ocorrendo em pelo menos 50% do tempo; pode ser exacerbada pelo movimento da cintura escapular

Fonte: Wood KM. Intercostobrachial nerve entrapment syndrome.

Fisiopatologia

A etiologia da dor pós-mastectomia é complexa e mal compreendida, mas sugere-se que a lesão de fibras neuronais no período intraoperatório seja a principal causa do sintoma. Os nervos mais envolvidos em lesões durante a mastectomia são o intercostobraquial, os peitorais medial e lateral, o toracodorsal, o torácico longo e os intercostais (Figura 21.1). A neuralgia do intercostobraquial é a causa mais comum de SDPM. Esse nervo é um ramo lateral cutâneo que se origina na altura da segunda vértebra torácica (T2), emerge através do músculo serrátil anterior e fornece sensibilidade à axila e à face interna do braço. Danos ao nervo intercostobraquial estão associados a vários mecanismos de lesão durante a dissecção axilar, incluindo franca transecção, estiramento ou compressão durante a retração tecidual. Acredita-se que a fisiopatologia subjacente resulte de atividade neural ectópica originada no local da lesão do nervo e no gânglio da raiz dorsal, resultando em aumento da sensibilidade a estímulos químicos ou mecânicos e subsequentes sensações de dor.

Quadro clínico

A dor tem início mais frequentemente após a cirurgia, embora possa haver piora dos sintomas após a terapia neoadjuvante, como quimioterapia ou radioterapia. A sensação dolorosa tipicamente afeta a região axilar ipsilateral à cirurgia da mana, a caixa torácica anterolateral e a parte interna do braço. Sintomas típicos de síndrome de dor complexa regional (SDCR), como alodínia, choque elétrico, queimação, edema, fraqueza e alterações sensitivas, podem afetar a extremidade superior ipsilateral. Outros sintomas, como dor fantasma na mama, sensação de mama fantasma e dor no ombro, também foram descritos na literatura. Hipoestesia e alodínia mecânica também podem estar presentes no local da dor (Quadro 21.2).

Para muitas pacientes submetidas à mastectomia, a dor pós-operatória compromete as atividades da vida diária, interfere no cuidado com os filhos, no lazer, na vida sexual e impacta na qualidade de vida (QV). QV envolve, além da saúde psicológica, a saúde física, as crenças pessoais e as relações sociais, sendo, portanto, a representação mais holística da situação real em que os pacientes vivem.

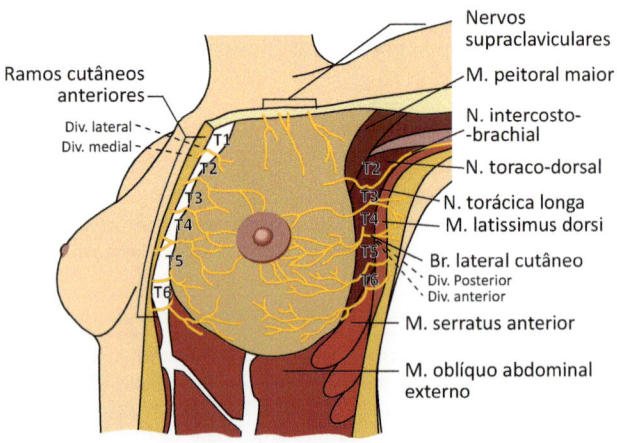

FIGURA 21.1 – Inervação da mama.

Fonte: Adaptada de Woodworth GE, Ivie RMJ, Nelson SM, Walker CM, Maniker RB. Perioperative breast analgesia: a qualitative review of anatomy and regional techniques. Reg. Anesth. Pain Med. 2017;42:609-631.

Quadro 21.2 – Características comuns da dor pós-operatória crônica.	
Elementos	**Características**
Distribuição	Axila, mama, parede torácica, extremidade superior medial
Descritores	Tiro, punhalada, puxando, em aperto, queimando, doendo
Fatores exacerbantes	Movimento, esforço, erguer o membro, clima frio
Mecanismos potenciais	Neuropatia, linfedema, neuromuscular, mecânico
Comorbidades	Deficiência física, qualidade de vida, sofrimento emocional

Fonte: Adaptado de Tait et al.

Fatores de risco

A etiologia da dor crônica pós-mastectomia é multifatorial, porém podem-se identificar alguns fatores de risco perioperatórios. Lesões de nervos na topografia da axila e da parede torácica, dissecção de linfonodos axilares e o controle inadequado da dor perioperatória (Figura 21.2) são os fatores mais citados. No entanto, há fatores sociodemográficos, idade, raça e etnia, além de fatores genéticos.

Os avanços no tratamento cirúrgico, como a preservação do mamilo e outras abordagens de preservação da mama, reduzem sequelas pós-cirúrgicas que afetam a imagem corporal ou a intimidade sexual, mas, em consequência, há um maior número de pacientes submetidas à cirurgia e com possibilidades de dor pós-operatória.

Um estudo recente encontrou correlação entre idade ≤ 35 anos, estadiamento do tumor, história de dor crônica prévia, mastectomia total e dissecção dos linfonodos axilares com SDPM. Embora a razão para idade mais jovem predizer dor crônica não seja clara, a idade ≤ 35 anos, assim como história de dor crônica, mastectomia total e dissecção axilar foram os fatores de risco independentes SDPM. Outro estudo anterior descreveu radioterapia e fatores psicológicos, a exemplo de ansiedade pré-operatória, como fatores de risco para SDPM.

Pacientes pertencentes às minorias e em condições socioeconômicas desfavoráveis apresentam risco aumentado de SDPM, provavelmente decorrente de diagnóstico mais avançado da doença, cirurgias mais extensas e maior necessidade de tratamento adjuvante. A existência de alguma condição dolorosa antes da cirurgia pré-operatória é outro fator de risco independente para SDPM, com risco relativo de 1,29 (IC 95% = 1,01-1,64) entre mulheres com dor pré-operatória. O risco de SDPM é maior quando existe dor pré-operatória na área a ser operada. Os mecanismos prováveis não são claros, embora a sensibilização central ou maior sensibilidade à dor possam predispor essas pacientes à dor crônica pós-operatória.

Pacientes com níveis elevados de ansiedade e catastrofização da dor apresentam mais risco de SDPM. Um estudo de coorte transversal que acompanhou 611 pacientes encontrou ansiedade, catastrofização, distúrbios do sono e somatização como fatores de risco independentes para SDPM. Embora a depressão seja um pouco menos estudada do que a ansiedade, a pesquisa mostrou que ela também pode ser um fator de risco para SDPM. A resiliência, entretanto, é um fator protetor para SDPM.

Impacto na qualidade de vida

Pacientes com SDPM relatam prejuízo significativo no funcionamento do papel de mulher, esposa e mãe, bem como os efeitos negativos da dor sobre a saúde física e mental. Além disso, a dor pode afetar atividades do dia a dia que antes eram concluídas com pouco esforço. Há pacientes com linfedema de membro superior, que, além do medo de aumento do volume do linfedema, referem maior intensidade de dor com as suas funções diárias. O apoio do cônjuge pode atenuar a perda da funcionalidade e menores níveis de deficiência nas atividades diárias. Infelizmente, 26% das mulheres mastectomizadas vivem sozinhas e, portanto, não têm a possibilidade de apoio de um parceiro.

Alterações do sono e fadiga podem ocorrer em 60% a 99% dos pacientes em tratamento de câncer. A dor na mama ou no membro superior, bem como restrição aos movimentos do ombro prejudicam o sono. O impacto negativo sobre o prejuízo do sono na qualidade de vida e a interferência nas atividades diárias podem persistir por anos após a conclusão do tratamento.

Há muitos relatos de efeitos deletérios da mastectomia na imagem corporal da mulher, bem como as mudanças negativas na sexualidade de mulheres mastectomizadas. Mulheres mais jovens são especialmente vulneráveis à disfunção sexual e a preocupações com a imagem corporal, que pioram quando o tratamento envolve não apenas a cirurgia, mas também quimioterapia e radiação.

Tratamento

A dor pós-mastectomia envolve outras questões além do domínio físico. A avaliação psicossocial e funcional deve ser feita rotineiramente, de modo a permitir a detecção e o tratamento precoce da síndrome. O tratamento consiste em uso de medicamentos para tratar a dor neuropática, tratamento com equipe multiprofissional e procedimentos invasivos. O Quadro 21.3 resume as propostas de tratamento farmacológico e não farmacológico.

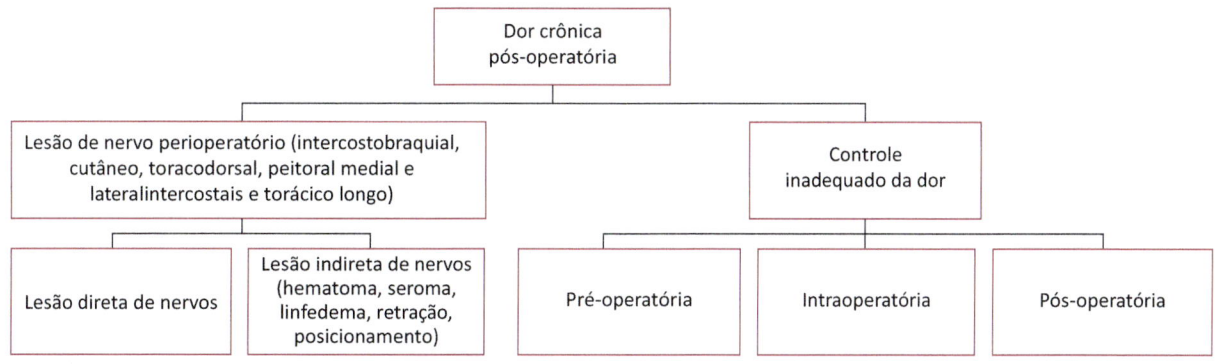

FIGURA 21.2 – Fatores de risco de dor crônica pós-operatória.

Fonte: Desenvolvida pela autoria do capítulo.

Uma nova abordagem de cuidado pós-operatório, denominada "modelo de transição" (Serviço de Transição da Dor). envolve médicos especialistas em dor, enfermeiros, psicólogos, farmacêuticos e fisioterapeutas que atuam em equipe para melhorar o gerenciamento da dor após a cirurgia e após a alta hospitalar. O objetivo é reduzir a administração de opioides após a alta e, assim, reduzir o risco de dor pós-cirúrgica crônica.

Procedimentos intervencionistas

Ensaios clínicos randomizados relataram resultados bem-sucedidos de bloqueios de nervos periféricos guiados por ultrassom para a prevenção e tratamento da SDPM. O estudo demonstrou que o bloqueio do plano paravertebral e do serrátil para mastectomia radical modificada com dissecção axilar reduziu o consumo de morfina e prolongou a analgesia. Quando comparado ao bloqueio do plano do serrátil, o bloqueio paravertebral reduziu o consumo de morfina em 33%. O Quadro 21.4 mostra a inervação da parede torácica, a abordagem cirúrgica e os tipos de procedimentos possíveis.

Intervenção mais bem indicada para o sintoma correspondente

Dor na face medial do braço medial com ou sem dor na axila: distribuição do nervo intercostobraquial. Duas abordagens comuns para direcionar a região intercostobraquial: bloqueio de campo perto da axila; e bloqueio do plano anterior do serrátil profundo. Pode ser realizado bloqueio do plano profundo do serrátil na altura da segunda ou terceira costelas imediatamente anterior à linha axilar média.

Parede anterolateral do tórax ou dor profunda na mama: o bloqueio do plano profundo do serrátil na altura da quarta ou quinta costelas na linha axilar média tende a aliviar essa dor.

Dor na parede torácica axilar ou média axilar (com ou sem radiação para a axila ipsilateral): bloqueio do nervo torácico longo e nervo toracodorsal entre o grande dorsal e o músculo serrátil anterior para neuromas.

Dor na linha média da parede torácica ou dor esternal: lateral ao esterno, entre o nível do segundo e quarto espaços intercostais, o músculo peitoral maior e o músculo intercostal externo são visualizados. O alvo é o feixe neurovascular torácico interno, que fica superficial ao músculo intercostal externo.

Dor na parede torácica anterossuperior, acima da mama: PEC I ou PEC II. No bloqueio do nervo peitoral (PEC) I e II, o anestésico é depositado entre os músculos peitorais maior e menor (PEC I) ou entre o peitoral menor e o serrátil anterior, na altura da terceira e quarta costelas (PECS II).

Dor difusa na parede torácica ipsilateral com características de SDCR ou dor da mama fantasma: bloqueio paravertebral na altura de T4 ou T5. O bloqueio paravertebral das raízes nervosas torácicas pode reduzir o fluxo simpático para a parede torácica anterior.

A Figura 21.3 resume as propostas de tratamento minimamente invasivas para tratamento de dor pós-mastectomia.

Quadro 21.3 – Propostas de tratamento de sintomas da SDPM.		
	Não farmacológico	**Farmacológico**
Linfedema	• Perda de peso (se necessário) • Terapia ocupacional e fisioterapia • Cirurgião especialista em linfedema (casos refratários)	Nenhum
Depressão e ansiedade	• Terapia cognitiva comportamental • Hipnose • Meditação (Yoga)	Inibidor seletivo da recaptação de serotonina e norepinefrina (ISRSN) (duloxetina, venlafaxina) Inibidor seletivo de serotonina (ISRS) (escitalopram, paroxetina)
Fadiga	• Encaminhar para o especialista em saúde mental • Tratar outros fatores contribuintes (anemia, disfunção da tireoide) • Incentivar a atividade física aeróbica conforme tolerado ou considerar a prática de ioga	
Dor e neuropatia	• Encorajar atividade física se tolerada • Massoterapia • Acupuntura	Acetominofen, anti-inflamatório não esteroidal (AINE) Duloxetina Opioides geralmente não indicados
Saúde sexual	• Lubrificantes não hormonais à base de água • Hidratantes para secura vaginal • Apoio psicoeducacional (terapia de grupo, aconselhamento sexual ou conjugal)	
Menopausa precoce	• Mudança no estilo de vida e ambiental	• Inibidores seletivos de recaptação de serotonina-norepinefrina (ISNS) • Antidepressivos duais (venlafaxina, desvenlafaxina) • Inibidores seletivos da recaptação da serotonina (ISRS/paroxetina) • Gabapentina, pregabalina

Fonte: Desenvolvido pela autoria do capítulo.

Quadro 21.4 – Indicações de analgesia em cirurgias de mama.

	Inervação cutânea e subcutânea				Inervação muscular			
	Nervos intercostais			Plexo cervical	Plexo braquial			
Nervos	Intercostobraquial	Cutâneo lateral	Cutâneo anterior	Supraclavicular	Nervo peitoral lateral C5-7	Nervo peitoral medial C7-T1	Nervo toracodorsal C6-8	Nervo torácico Longo C5-7
Inervação	Axila e braço superior	Metade lateral do seio	Metade medial do seio	Porção cranial do seio	Peitoral maior	Peitoral menor e maior	Latíssimo dorsal	Serrátil anterior
Procedimento cirúrgico	Se biópsia de gânglio sentinela	Linfadenectomia Mastectomia parcial Prótese subglandular Mastopexia e mamoplastia redutora						
	Se ressecção de linfonodoaxilar	Mastectomia radical modificada					Se dissecção de linfonodo axilar	
							Enxerto latíssimo dorsal	
		Prótese submuscular ou expansor tecidual						Prótese submuscular ou expansor tecidual
Procedimentos anestésicos	Infiltração com anestésico local							
		Bloqueio intercostal						
	Bloqueio peridural							
	Bloqueio paravertebral							
				Bloqueio interescalênico	Bloqueio parcial		Bloqueio interescalênico	
	Bloqueio infraclavicular				Bloqueio infraclavicular			
	PECS II				PECS II			
					PECS I			
	Bloqueio do plano do serrátil						Bloqueio do plano do serrátil	
			Bloqueio do ramo cutâneo anterior					

Fonte: Desenvolvido pela autoria do capítulo.

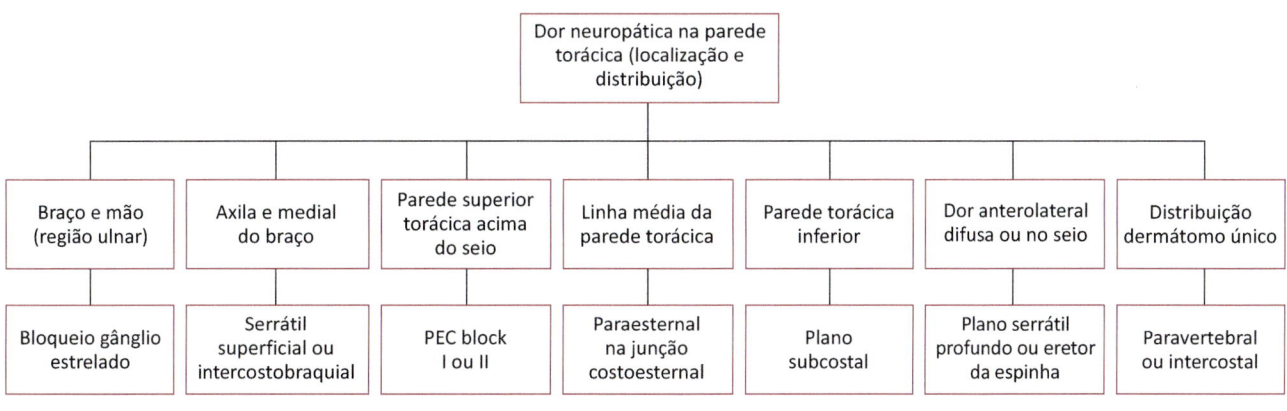

FIGURA 21.3 – Algoritmo intervencionista para tratamento de SDPM.

Fonte: Yang A, Nadav D, Legler A, Chen GH, Hingula L, Puttanniah V, Gulati A. An interventional pain algorithm for the treatment of postmastectomy pain syndrome: a single-center retrospective review.

Conclusão

Em razão da magnitude do problema, são necessários esforços perioperatórios com o objetivo de reduzir a gravidade da dor pós-operatória e, potencialmente, o risco subsequente de desenvolvimento de dor crônica. A abordagem dessas pacientes demanda acompanhamento pré e pós-cirúrgico intenso e de qualidade.

É necessário dar maior atenção ao cuidado centrado no paciente visando a "prevenção secundária" e reduzindo os impactos negativos do DCPM no humor, funcionalidade e qualidade de vida. A presença de uma equipe multidisciplinar é mandatória para que se possa identificar as pacientes que apresentam fatores de risco, diagnosticar precocemente a síndrome dolorosa pós-mastectomia e proporcionar o tratamento adequado visando melhor qualidade de vida para tal população específica.

Referências bibliográficas

1. Andersen KH, Kehlet H. Persistent pain after breast cancer treatment: a critical review of risk factors and strategies for prevention. J. Pain. 2011;12:725-46.
2. Belfer I, Schreiber KL, Shaffer JR, Shnol H, Blaney K, Morando A, Englert D, Greco C, Brufsky A, Ahrendt G, Kehlet H, Edwards RR, Bovbjerg DH. Persistent post-mastectomy pain in breast cancer survivors: analysis of clinical, demographic and psychosocial factors. J. Pain. 2013;14:1185-95.
3. Burckhardt CS, Jones KD. Effects of chronic widespread pain on the health status and quality of life of women after breast cancer surgery. Health Qual. Life Outcomes. 2005;28(3):30.
4. Capuco A, Urits I, Orhurhu V, Chun R, Shukla B, Burke M, Kaye RJ, Garcia AJ, Kaye AD, Viswanath O. A comprehensive review of the diagnosis, treatment, and management of postmastectomy pain syndrome. Curr. Pain Headache Rep. 2020;24:41.
5. Chappell AG, Bai J, Yuksel S, Ellis MF. Post-mastectomy pain syndrome: defining perioperative etiologies to guide new methods of prevention for plastic surgeons. World J. Plast. Surg. 2020;9:247-253.
6. Gong Y, Tan Q, Qin Q, Wei C. Prevalence of postmastectomy pain syndrome and associated risk factors: a large single-institution cohort study. Medicine (Baltimore). 2020;99:e19834.
7. Granek I, Ashikari R, Foley K. The post-mastectomy pain syndrome: clinical and anatomical correlates. Proc. Am. Soc. Clin. Oncol. 1984;3(1):122.
8. Gupta K, Srikanth K, Girdhar KK, Chan V. Analgesic efficacy of ultrasound-guided paravertebral block versus serratus plane block for modified radical mastectomy: a randomised controlled trial. Indian J. Anaesth. 2017;61:381-6.
9. https://www.inca.gov.br/publicacoes/livros/estimativa-2020-incidencia-de-cancer-no-brasil.
10. International Association for the Study of Pain (IASP). Classification of chronic pain: description of chronic pain syndromes and definitions of pain terms. The International Association for the Study of Pain, Subcommittee on Taxonomy. Pain. 1986;3:51-226.
11. Jung BF, Ahrendt GM, Oaklander AL, Dworkin RH. Neuropathic pain following breast cancer surgery: proposed classification and research update. Pain. 2003;104(1-2):1-13.
12. Katipamula R, Degnim AC, Hoskin T, Boughey JC, Loprinzi C, Grant CS, Brandt KR, Pruthi S, Chute CG, Olson JE, Couch FJ, Ingle JN, Goetz MP. Trends in mastectomy rates at the Mayo Clinic Rochester: effect of surgical year and preoperative magnetic resonance imaging. J. Clin. Oncol. 2009;27:4082-4088.
13. Kehlet H, Jensen TS, Woolf CJ. Persistent postsurgical pain: risk factors and prevention. Lancet. 2006;367:1618-25.
14. Kokosis G, Chopra K, Darrach H, Dellon AL, Williams EH. Revisiting post-breast surgery pain syndrome: risk factors, peripheral nerve associations and clinical implications. Gland Surg. 2019;8:407-415.
15. Kudel I, Edwards R, Raja S, Heinberg LJ, Haythornthwaite J. The association of perceived partner-related social support with self-reported outcomes in women post-mastectomy. J. Health Psychol. 2008;13:1030-9.
16. Nugraha B, Gutenbrunner C, Barke A, Karst M, Schiller J, Schäfer P, Falter S, Korwisi B, Rief W, Treede RD. The IASP classification of chronic pain for ICD-11: functioning properties of chronic pain. IASP Task Force for the classification of chronic pain. Pain. 2019 Jan;160(1):88-94.
17. Tait RC, Zoberi K, Ferguson M, Levenhagen K, Luebbert RA, Rowland K, Salsich GB, Herndon C. Persistent post-mastectomy pain: risk factors and current approaches to treatment. J. Pain. 2018 Dec;19(12):1367-1383.
18. Treede RD, Rief W, Barke A, Aziz Q, Bennett MI, Benoliel R, Cohen M, Evers S, Finnerup NB, First MB, Giamberardino MA, Kaasa S, Kosek E, Lavand'Homme P, Nicholas M, Perrot S, Scholz J, Schug S, Smith BH, Svensson P, Vlaeyen JW, Wang SJ. A classification of chronic pain for ICD-11. Pain. 2015;156:1003-760.
19. Urits I, Lavin C, Patel M, Maganty N, Jacobson X, Ngo AL, Urman RD, Kaye AD, Viswanath O. Chronic pain following cosmetic breast surgery: a comprehensive review. Pain Ther. 2020;9:71-82.
20. Vilholm OJ, Cold S, Rasmussen L, Sindrup SH. The postmastectomy pain syndrome: an epidemiological study on the prevalence of chronic pain after surgery for breast cancer. Br. J. Cancer. 2008;99(4):604-10.
21. Waltho D, Rockwell G. Post-breast surgery pain syndrome: establishing a consensus for the definition of post-mastectomy pain syndrome to provide a standardized clinical and research approach: a review of the literature and discussion. Can. J. Surg. 2016 Sep;59(5):342-50.
22. Wang L, Guyatt GH, Kennedy SA, Romerosa B, Kwon HY, Kaushal A, Chang Y, Craigie S, Almeida CPB, Couban RJ, Parascandalo SR, Izhar Z, Reid S, Khan JS, McGillion M, Busse JW. Predictors of persistent pain after breast cancer surgery: a systematic review and meta-analysis of observational studies. CMAJ. 2016;188:352-361.
23. Wood KM. Intercostobrachial nerve entrapment syndrome. South Med. J. 1978;71(6):662-663.
24. Woodworth GE, Ivie RMJ, Nelson SM, Walker CM, Maniker RB. Perioperative breast analgesia: a qualitative review of anatomy and regional techniques. Reg. Anesth. Pain Med. 2017;42:609-631.
25. Yang A, Nadav D, Legler A, Chen GH, Hingula L, Puttanniah V, Gulati A. An interventional pain algorithm for the treatment of postmastectomy pain syndrome: a single-center retrospective review. Pain Med. 2020. Online ahead of print.

capítulo 22

Dor Neuropática nos Pacientes Oncológicos Sobreviventes

Antônio Argolo Sampaio Filho | Mariana Schettini Magalhães Dias

Introdução

Estatísticas apontam que a dor oncológica de maneira geral atinge 58% a 87% dos pacientes com neoplasia. Dores moderadas a intensas estão presentes em 30% a 40% dos pacientes nos estágios neoplásicos intermediários. Nas fases avançadas da doença, cerca de 87% dos indivíduos apresentam dor. Entre crianças, as dores estão presentes em 50% dos pacientes ainda nas consultas hospitalares e elevam-se para 80%, durante os procedimentos terapêuticos e diagnósticos no câncer. A dor neuropática, identificada no paciente que já passou por um processo tumoral ou neoplásico, depende de alguns fatores e do grau de comprometimento da doença inicial. O fato de ter ultrapassado e vencido a neoplasia, mesmo temporalmente, não isenta o paciente de se expor aos fatores que a permeiam, criando uma série de situações que podem agravar ou minimizar a dor. Sua prevalência é de 53% no paciente oncológico[1] que se submeteu a tratamento, porém existem três possibilidades dolorosas no paciente com câncer: com dor, em função da doença principal; com dor, independentemente da doença neoplásica; e sem dor. Notadamente, em média, 30 a 40% dos pacientes com câncer chegam com algum tipo de dor identificável na consulta[2] ambulatorial. A dor aguda nociceptiva passa a ser dominante, entre os casos de neoplasia nas fases iniciais, porém, à medida que o tumor avança ou o tratamento se faz, ocorre modificação do quadro doloroso, passando a ser de natureza mista ou neuropática a situação dolorosa dominante no indivíduo com câncer.[1,3,4] Note-se que o acometido pela doença pode estar em uso de um ou mais fármacos com algum potencial analgésico, ou especificamente para essa finalidade. Se já está em uso de um medicamento e este consegue reduzir os fatores geradores de dor ou minimizá-los, após o tratamento, haverá redução ainda maior do quadro doloroso. Se isso não for conseguido, somar-se-ão à dor preexistente os possíveis episódios gerados pela abordagem (ou tratamento) do tumor, podendo haver situações ou fases em que a dor poderá ser aumentada[5] enormemente. Via de regra, a dor neoplásica não é linear, e sim variável, com períodos de remissão e recrudescimento. Também é verdade que a dor inicial pode decrescer, se não houver fator gerador prévio. Se não existia dor anteriormente, certamente algum episódio será dependente do tratamento proposto ou da abordagem a que o indivíduo se exporá: tratamento paliativo sintomático; radioterapia; cirurgia ou quimioterapia.[6] O quadro clínico prévio, portanto, determinará o grau de dor preexistente e contribuirá para os episódios de remissão, se for o caso. Essa variabilidade dolorosa ao longo do tempo é que contribui para a necessidade de individualização do tratamento, além dos fatores demográficos.[6,7]

Fisiopatologia

Em um indivíduo com câncer, a geração da dor congrega três causas: a primeira, que corresponde a cerca de 78%, resulta da presença física do tumor, já que, por um lado, ele cresce, comprime estruturas vizinhas, vasos, nervos, ossos e vísceras, causando isquemia ou neurites regionais, além de distorcer a anatomia local, obstruindo vasos-chave nutridores de órgãos. Por outro lado, pode deslocar estruturas neurais contra tecidos mais rígidos preexistentes. Isso modifica a anatomia local, gerando quadros dolorosos significativos. O crescimento desordenado e rápido do tumor, muitas vezes, não é acompanhado da necessária neovascularização, podendo gerar alteração isquêmica intratumoral que resultará em nutrição focal ou global deficitária, seguida de necrose centrotumoral, com posterior absorção das escórias celulares e excretas ali liberadas pelas estruturas saudáveis adjacentes. Os vasos e tecidos, ao entrarem em contato com esse produto necrótico e resíduo inflamatório, absorvem-no e contribuirão para a sensibilização dos terminais neurais próximos ou distais, causando a diminuição do limiar excitatório dos nociceptores, sendo acionados e despolarizados. Esse caldo inflamatório local compromete o pH da região, juntando-se ao teor de potássio alterado e à liberação da substância P do endotélio vascular local, gerando condições, então, para o acionamento neuronal. As interleucinas liberadas, notadamente a 1 e a 6, causam alteração do metabolismo, modificando o padrão de sensibilização dos terminais axonais adjacentes, motivando, assim, a possibilidade de desencadear processos dolorosos por excessiva sensibilização neural, além do aumento da condutância do sinal gerador da dor.[2,6-8]

O tratamento oncológico, por sua vez, representa a segunda grande possibilidade de geração de dor e corresponde a cerca de 18% das razões dolorosas nesses pacientes, podendo motivar um sofrimento de difícil resolução no período imediato à sua ocorrência. Estudo brasileiro constatou que 35,5% dos pacientes que realizaram quimioterapia tinham, durante ou após esta, dor neuropática.[1] Já um outro, britânico, relatou neuropatia periférica induzida por quimioterapia em até 90% dos pacientes neoplásicos, com manifestação de dor de grande intensidade.[4] A dor neuropática no câncer demanda maior utilização e diversidade de fármacos do que a dor nociceptiva.[9,10] A existência de um processo doloroso pode ocorrer em função de cirurgias ablativas, únicas ou múltiplas, da tentativa de correção das distorções anatômicas causadas pela presença tumoral, ou como consequência da actínia e aderências teciduais após a radioterapia. Aqui, ocorre retração cicatricial e alteração condutiva dos sinais neurais nas estruturas vizinhas, além do acionamento dos nociceptores de forma frequente, gerando dores de natureza variável e com localização imprecisa. A alteração anatômica causada pelas intervenções retira a estabilidade das terminações axonais, seja por lesão direta, seja por indireta, acarretando alterações ou destruições das raízes neurais mais finas, ou até mesmo das mais calibrosas. Ocorre, então, distorção do padrão de transmissão neural, criando uma ação elétrica local desordenada, com ou sem aumento das cininas plasmáticas, gerando quadros álgicos cada vez mais intensos.[2,6,8] O tipo de dor varia de acordo com o tecido envolvido e com o padrão de retração existente. Varia também com a modificação do metabolismo local ou da alteração da percepção neural. Punções, implantes de cateteres vasculares de permanência, passagens de tubos e drenos, quimioterapias variadas com substâncias quelantes e tóxicas (cuja aplicação nas diversas vias exige proteção extra do pessoal de enfermagem) podem gerar dores neuropáticas intensas ou estados de insensibilidade local, mesmo que de curta duração.[1,3,4] Note-se que o objetivo final da quimioterapia é inviabilizar o crescimento e a nutrição do tecido tumoral. Para isso, deve ocorrer um sacrifício maior ou menor de tecidos saudáveis, adjacentes ou distais, incluindo o tecido nervoso vizinho ou envolvido pela região tumoral comprometida.

A terceira situação geradora de dor no paciente oncológico não depende diretamente do quadro tumoral em si, nem do tratamento, ela resulta de causas supervenientes, que correspondem a cerca de 4% das razões de dor nesses pacientes. Podem ser geradas por doenças ou ocorrências que podem estar presentes, independentemente do tumor. Aqui, teríamos: infecções urinárias baixas ou néfricas, dolorosas; neurites virais com mialgias difusas; tromboses; glaucoma; infartos dos mais diversos; doenças metabólicas ou degenerativas; enfermidades ósseas com formação de osteófitos; edema cartilaginoso em grandes articulações; bursites; tendinites; compressões de estruturas dentro e fora do neuroeixo; entre inúmeras outras situações. Essas condições podem

não ter relação com o tumor em si, porém contribuem para o agravamento ou a existência de um quadro doloroso, que requer intervenção. Representam, portanto, a terceira grande causa de sofrimento álgico, de maneira geral, nos pacientes com câncer.[11] A dor oncológica inicial é, pela sua própria natureza, de característica nociceptiva, exceto para alguns tumores primários do sistema nervoso central (SNC), porém, à medida que envolve estruturas neurais e prossegue no processo de cronificação, a dor passa a ser de natureza neuropática, e essa modificação existe mesmo quando não há evidência de lesão neural perceptível por exames de imagem. A dor nociceptiva ocorre geralmente na fase inicial da doença, porém, conforme prosperam as lesões ou metástases, ela se manifesta mais livremente e com intensidade.[2] Um exemplo de dor nociceptiva é a que ocorre na fratura patológica, em que há comprometimento da estrutura óssea, edema e modificação do metabolismo osteoclástico, havendo desequilíbrio entre a formação e a degradação óssea. Neste caso, pode ocorrer modificação da estrutura óssea, que está lesada, gerando comprometimento nociceptivo e neural adjacente. Aqui são acionados os nociceptores locais motivando a dor, porém, geralmente, não há explicação clara para justificar a ocorrência da dor óssea. Quando se observam as imagens, de *per se*, pode não ser perceptível alteração importante, exceto mudança da coloração ou da densidade cálcica no osso. Ainda assim, previamente a uma fratura patológica, muitas vezes não há uma deformidade que determine a alteração das estruturas vizinhas, mas o indivíduo experimenta dor intensa. Um exemplo disso é a dor que ocorre no corpo vertebral, quando de alguns processos neoplásicos, ou no mieloma múltiplo, que precede o rico quadro clínico trazido pela doença. Muitas vezes, não se percebe uma modificação ou deformação da imagem do corpo vertebral, além da mudança da coloração. Outras vezes, não há evidência de compressão medular, mas ocorre dor neuropática intensa, por comprometimento de estruturas neurais intraósseas.[12] Estudiosos encontraram a incidência de dor neuropática em 53,3% de 267 pacientes com câncer, independentemente do sexo, idade e tipo do tumor.[1] Esses autores aplicaram o teste DN4 como apoio diagnóstico, identificando a existência de dor neuropática de intensidade moderada a intensa, indistintamente. A dor não se associou ao tipo de tratamento, se quimioterapia, cirurgia ou radioterapia. Alguns pacientes haviam sido submetidos a mais de uma forma de abordagem investigativa e terapêutica. Quando se faz o atendimento a um desses pacientes, que apresentem tumor ósseo, a radioterapia associada ao corticosteroide melhora muito o quadro doloroso, quase que imediatamente. A radioterapia freia a proliferação celular e a neovascularização, enquanto o corticosteroide reduz a área inflamada, estabiliza a membrana dos lisossomas, minimizando a liberação e o derramamento das cininas que sensibilizariam os nociceptores. Quando se tenta analisar os estados dolorosos nesses pacientes, várias situações geradoras de dor se mostram. Observando-se a curva de evolução tumoral nos diversos tipos de neoplasias, na próstata, mama, estômago, pâncreas ou fígado, por exemplo, durante um período relativamente longo, não há dor, e a progressão da doença muitas vezes é silenciosa. Aqui, poucas situações possibilitam a evidência e a identificação de um processo neoplásico em evolução. Isso se explica pela liberação de substâncias produzidas pelo tumor. Alguns estados dolorosos associados a alterações fisiológicas podem ser identificados como síndromes paraneoplásicas, em que o indivíduo manifesta dor atípica, sem serem claros os motivos ou causas. Em princípio, nem sempre está à vista a lesão ou alteração. Mesmo que se pesquise todo o corpo, habitualmente a situação não é tão fácil de ser explicitada.[1,2] Na medida em que ocorre progressão tumoral e aparecem as metástases com comprometimento de gânglios, pode advir o aumento do volume ou edema das áreas envolvidas, e a nutrição local ou circunvizinha fica comprometida, sendo liberadas substâncias neuromoduladoras como a interleucina-1, interleucina-6 e interleucina-10. Estas, associadas aos íons e outros produtos presentes no espaço intersticial, acionam o terminal axonal, deflagrando a despolarização e levando até o corno posterior medular a sensação dolorosa. Depois dessa fase, muitas vezes ocorre acalmia e o processo doloroso se reduz. Em outras situações, há o recrudescimento dos quadros álgicos, que se propagam e prolongam-se até o efetivo tratamento, muitas vezes durando até a alta hospitalar ou o óbito do paciente. A compressão tumoral pode modificar ou abolir o trajeto dos vasos linfáticos e venosos adjacentes, causando dificuldade para o retorno sanguíneo, com geração de edema focal. Como os episódios se sucedem, ocorre modificação do quadro inicial e o acionamento progressivo das terminações neurais. Se foi iniciada uma radioterapia e as estruturas neurais forem atingidas pela irradiação localizada, ocorrerá uma verdadeira queimadura, superficial ou profunda, produzindo alteração inflamatória regional, mais aderências. Mesmo sem a retirada cirúrgica do tumor e dos vasos adjacentes, a retração cicatricial provoca inativação dos vasos venosos e linfáticos de retorno. O aumento da pressão subcutânea e intersticial, em função do retorno linfático comprometido, pode gerar uma sensação de ardor cutâneo, evidenciando a existência de uma estimulação e modificação neural, sendo ali percebidas alodínia, hiperestesia, disestesia e hiperpatia.[5] Essas sensações fazem o indivíduo se queixar de dor externa prolongada, muitas vezes numa área superior à da região comprometida pelo tumor. Isso corresponderá à região comprometida e atingida pela radioterapia, que poderá ser mapeada, identificando-se a borda e os territórios inervados por raízes mais afetadas. Há, por vezes, uma região de transição entre a margem distal e a área tumoral irradiada. Esse tecido é, às vezes, extremamente doloroso, e aqui se manifestam alodínia, disestesia e hiperpatia, que proporcionam ao indivíduo um grande sofrimento. O simples roçar da roupa ou a água caindo sobre a pele geram uma sensação nociva, muito intensa. A isso denominamos "dor neuropática actínica".[4] Apesar de bastante desagradável, pode responder aos anticonvulsivantes orais e a adesivos de lidocaína colocados sobre a região cutânea mais intensamente dolorida.[9,10] Atente-se para o fato de que a dor experimentada por um indivíduo que fez cirurgia ablativa, muitas vezes, é similar à de outro, que fez radioterapia, em que houve retração cicatricial e lesão neurológica. Ou seja, apesar do tratamento ser diferente, a dor experimentada pode ser similar. Outra situação identificada é quando há sensibilidade cutânea exagerada em área de colocação de um acesso vascular, ou em locais de implante de dispositivos para administração de opioide. Muitas vezes, ocorrem alodínia e hiperestesia, adjacentes ao local da inserção do cateter. Acrescente-se o fato de que, muitas vezes, o paciente está sendo submetido à quimioterapia, com intervalos reduzidos, aqui, esta funcionará como uma fonte alimentadora da dor. A quimioterapia após a radioterapia pode representar uma razão intermitente de dor.[13] Gera irritação das terminações neurais periféricas, afetando também alguns nervos mais calibrosos. Isso causa uma sensação desagradável, que se traduz sob a forma de queimor, e pode ser sentida em todo o corpo. O indivíduo se queixa de uma sensação desagradável difusa, mal definida, intensa, similar à que ocorre quando há uma virose.[10] Se por acaso ocorre a concomitância de uma arbovirose (chikungunya, zika ou dengue) associada à neoplasia, o indivíduo pode manifestar sensação de dor, do tipo queimação, parecida com a da quimioterapia, porém não resultará dela. Dos diversos tratamentos antitumorais à disposição ou indicados, a radioterapia pode ser feita também por contiguidade, compreendendo a inserção de peças radioativas em cavidades naturais, visando a emissão de radioisótopos e destruição tecidual, por proximidade.[14] Essas técnicas são comumente utilizadas mediante algumas condições: no colo do útero; nas proximidades da próstata; ou em outras estruturas. Como sequela, pode ser gerada uma sensação de queimor local, que se propaga até o reto ou a uretra, e as funções fisiológicas se tornam extremamente dolorosas. Até para se sentar ou deambular, o indivíduo apresentará dor importante. Mesmo o enchimento habitual da bexiga ou da ampola retal, causará sensação de queimor sacral ou perineal, gerando a impressão de uma bexiga repleta persistente, mesmo quando vazia. Para quem se submeteu à radioterapia da próstata ou do colo do útero, a lesão radioterápica poderá tornar dolorosa a defecação. A estratégia a ser feita abrange estabelecerm os limites da área atingida e fazer uso de anticonvulsivantes. Na urgência miccional dolorosa, impõe-se o mesmo tipo de tratamento que fazemos quando inibimos o estímulo das terminações nervosas do reto e do trato urinário inferior. Instalar um *portocath* ou um dreno intercostal é uma atitude bastante simples, porém o local do acesso escolhido, após a distorção anatômica cicatricial, numa linfangite, amputação ou neuroma, ou na proximidade da clavícula, costela ou de uma raiz nervosa, aumentará a chance de que uma estrutura neural possa ser atingida, tornando-se fator gerador de dor neuropática.[11]

Quadro clínico e diagnóstico

A dor persistente após o tratamento do câncer faz o indivíduo sofrer duplamente e soma-se às limitações que lhe foram impostas pela doença. Para o diagnóstico e o correto tratamento, deve ser separada a dor neuropática da dor nociceptiva, porventura ainda existente. Esta, será intensa, rica em reações neurovegetativas, com resposta simpática exuberante, localização, intensidade, irradiação e repercussões bastante definidas. Já a dor neuropática se mostrará surda, ou difusa, com choques, queimor, ou ardor localizado, ou adjacente à área comprometida, com ou sem modificações cutâneas. Um exame físico bem-feito, incluindo-se um exame neurológico básico (ou avançado), poderá estabelecer o limite do comprometimento dos órgãos, estruturas e funções. Se a dor é do tipo mista, o indivíduo experimenta as reações normais da dor nociceptiva, acrescida das reações da dor neuropática.[1,8,11] Habitualmente na dor neuropática persiste uma localização mal delimitada, que se mostra bastante incomodativa e, às vezes, com resposta desproporcional à aparência da lesão. O paciente não consegue se acomodar, quando dos surtos. Na dor nociceptiva, após o uso dos analgésicos, há melhoria significativa dependendo da intensidade e do tipo de analgesia. Na dor neuropática, frequentemente não ocorre essa melhoria imediata com esses analgésicos, o que funciona como um teste diagnóstico e separativo de um ou do outro tipo de dor.[15,16] Auxílio importante no diagnóstico é a utilização de um questionário bastante simples, nestes casos: o DN4. Este deve ser aplicado toda vez que duvidarmos da característica e da existência de dor neuropática.[17] O exame físico mostrará ou não alterações cutâneas, sejam as causadas pela radioterapia, sejam aquelas residuais das lesões neuronais ablativas, ou ainda, as resultantes da compressão e cicatrização residual. Mesmo sendo resultante da lesão neoplásica, do tratamento, ou de situação superveniente, deve ser mapeada a área da região primária comprometida, identificada pela exuberância da sensação de queimor, choque ou dormência. Da mesma forma, deve-se identificar a margem secundária, onde existe atividade neural desagradável, porém sem a intensidade da região primária. Uma estratégia é delimitar a região principal com um lápis de uma cor, e a secundária com outro de cor diferente, ou com outro tipo de marcação, fotografando o mapa obtido, e repetindo essa conduta ao longo do tratamento, para ver a sua eficácia e evolução. No exame neurológico, buscar-se-á o grau de comprometimento motor e a sensibilidade tátil, térmica e dolorosa, se conservada ou alterada, bem como as repercussões simpáticas cutâneas.[17-19] Muitas vezes, há necessidade de se investigar complementarmente com imagens tomográficas ou testes neurais. A imaginologia, nas últimas décadas, se revelou de singular importância para facilitar o diagnóstico de lesões residuais, ou da distorção anatômica resultante da radioterapia. Servirá também para aquilatarem-se as modificações teciduais e as novas relações anatômicas, após uma ablação cirúrgica. A ressonância (com complementação angiográfica ou funcional), *opetscan*, a tomografia, a cintilografia óssea, a termografia e a ultrassonografia são armas utilizadas para a investigação da área comprometida, definindo-se o que foi lesado. Muitas vezes, há necessidade de se lançar mão de reconstruções gráficas como as tomografias em 3D, que poderão mostrar a existência de lesões metastáticas ainda não identificadas ou preexistentes, e a antevisão da correção de distorções, como a de uma lesão óssea, por exemplo. A eletroneuromiografia pode mostrar o grau de comprometimento radicular, se periférico ou central. Enquanto a cintilografia de corpo inteiro, ou de estruturas isoladas, como da tireoide, do rim, ou dos ossos, nos orientará no diagnóstico, às vezes diferente do inicial. Após estabelecido o comprometimento neural, deverão ser propostos os caminhos com o tratamento escolhido, bem como o prognóstico mais provável. Se a área é difusa e sistêmica, o tratamento deverá ser diferente do de uma área limitada e localizada, de acordo com a intensidade da dor. Se há comprometimento do neuroeixo, deve ser feita uma investigação laboratorial do líquido cefalorraquiano (LCR), e estudos com imagens, mais amplos, inclusive com o *petscan*. A ultrassonografia tem um potencial de identificação diagnóstica muito grande, especialmente nos comprometimentos do abdome e de articulações, apesar de sua simplicidade. As radiografias mostram com exatidão as estruturas ósseas saudáveis, as comprometidas, a presença de artefatos e osteossíntese, além das relações anatômicas. Estas podem ser mais bem compreendidas observando-se a reconstrução em 3D.[20] Somando-se um perfil laboratorial a essas investigações diagnósticas quando se suspeita de alguma condição não pensada anteriormente, ou mesmo nas descompensações de quadros preexistentes, a reconstrução em 3D funcionará como um auxiliar valioso. Juntando-se essa pesquisa ao exame físico, será possível propor uma hipótese diagnóstica e qual caminho ou tratamento deverá ser escolhido. Diante do diagnóstico firmado, colocar-se-ão as opções: dor nociceptiva (somática ou visceral); neuropática (central ou periférica); ou mista, com componente nociplástico. A dor com mais de 3 meses de doença deixará de ser aguda, motivando repercussões psíquicas importantes, com interferência talâmica e límbica, seguida de alterações da serotonina e noradrenalina. A partir daí, quadros depressivos ou de ansiedade poderão agravar o contexto neoplásico, também por conta da alteração imunitária que se seguirá à disfunção psíquica crônica.[2]

Tratamento

Note-se que o caminho do impulso álgico se iniciou na área comprometida, com geração de prostaglandina E2 e sensibilização dos nociceptores locais. Daí, o sinal alcança o corno posterior da medula passando pelas lâminas I, II e V, alcançando os receptores NMDA e, posteriormente, através dos feixes espinotalâmico lateral e medial, se dirigirá para o tálamo. Daí, irá ao córtex somestésico I e II.[2] Nesse longo trajeto, pode ser tentada toda terapêutica possível, iniciando-se com um AINE, se a área comprometida tiver padrão inflamatório ou nociceptivo importante. Acrescente-se um opioide, fraco ou forte, de acordo com a escada analgésica da Organização Mundial da Saúde (OMS), mais um ou mais de um adjuvante, conforme a necessidade.[15,16] Contudo, quando o predomínio é de dor neuropática, a opção do AINE não é uma boa escolha porque será ineficaz. Após a definição do grau do comprometimento neuropático, pode ser iniciado o tratamento com um anticonvulsivante e um antidepressivo. Se estes forem insuficientes, associar-se-á um opioide com ação antineuropática, para a qual três fármacos se prestam com bons resultados: o tramadol, o tapentadol e a metadona. Claro que podem ser tentados outros opioides como a morfina, a buprenorfina, a oxicodona ou o fentanil, porpem o potencial antineuropático destes últimos não é superior ao dos três primeiros.[21,22] O anticonvulsivante, atuando em canais de sódio, cloro ou de cálcio, possibilitará o bloqueio ou a redução do influxo neural desses íons, estabilizando a membrana axonal, reduzindo a capacidade de despolarização, bem como a excitação neuronal. O antidepressivo terá dois objetivos: primeiro, o aumento dos níveis de serotonina e de noradrenalina, que rá dificultará a progressão do impulso doloroso, por inibição descendente, possibilitando assim a melhoria da analgesia espinhal; a segunda ação é a atuação talâmica reduzindo o quadro depressivo. Resultado: melhoria do quadro doloroso e do humor. Muitas vezes, há necessidade de se ampliar o padrão da analgesia e isso pode ser feito acrescentando-se um anestésico local, que bloqueará os canais de sódio, reduzindo ainda mais a excitabilidade neuronal terminal periférica.[23] Pode-se também acrescentar um fármaco que facilite o bloqueio do receptor NMDA, no caso a cetamina. Esta é uma droga da década de 1960, porém somente com uso difundido no final dos anos de 1970 por conta dos efeitos psicodislépticos que apresenta. É considerada, por isso, uma droga dissociativa. Com o conhecimento mais aprofundado do uso desse medicamento, reconheceu-se que é um potente analgésico e anestésico geral, além de ter um potencial antidepressivo interessante. Atua bloqueando o receptor NMDA, além de aumentar o teor de serotonina e de noradrenalina. Os seus efeitos colaterais vão desde sialorreia, passando por alucinações, confusão mental, tonturas, náuseas e vômitos, até o aumento da pressão arterial e da agitação psicomotora. Inicialmente, foi contraindicada para pacientes com alterações psíquicas, porém, hoje, passa a ser de especial escolha na depressão refratária, contribuindo para a melhoria significativa dos pacientes com dor e depressão.[6,24] Já foi preconizada a sua administração por diversas vias: parenteral; cutânea; intranasal; e oral.[25,26] Isolada, ou associada a opioides, porém com limitações do seu efeito, por relatos de ineficiência. A capacidade de estimulação psíquica desse medicamento tem sido explorada durante experimentos recreativos ou médicos, sendo considerado uma droga estupefaciente pela Food and Drug Administration (FDA) e com controle restrito em alguns países. Se não houver melhoria do quadro doloroso neuropático, ou se ainda existir algum grau de padrão nociceptivo, terá indicação um opioide. Da mesma forma, se houver efeito colateral inaceitável que inabilite o uso de algum anticonvulsivante ou antidepressivo, terá lugar a indicação de um opioide. Entre os opioides com ação antineuropática marcante, o cloridrato de tramadol passa por uma escolha natural. O outro, muito parecido, é o tapentadol. Aliás, eles pertencem à mesma família, diferenciando-se apenas pelos efeitos colaterais, menos pronunciados no tapentadol. Não se comportam como opioides clássicos, pois não são integralmente antagonizados pela naloxona, o que sugere uma ação suprassegmentar espinhal, com atuação antineuropática. Liberam serotonina e, por vezes, noradrenalina. Atuam sobre os receptores opioides e canais de cálcio, agindo com padrão questionável e variável.[22] O tapentadol é muito similar ao tramadol e, como o primeiro, tem dose limite, ação opioide e não opioide, com a vantagem de menor efeito colateral. Apresenta um quinto da potência da oxicodona e tem funcionado bem na neuralgia periférica. Como efeitos colaterais, podem apresentar hipertensão e náuseas.[21] O opioide seguinte, com características antineuropáticas interessantes, é a metadona, um fármaco bastante conhecido, que age em diversos níveis, atuando sobre os receptores Um, Kappa e

NMDA. Se dada em dose baixa, funciona como analgésico relativamente eficaz, porém com doses muito altas pode causar sonolência excessiva, chegando a deprimir o sistema nervoso, especialmente quando associada a outros fármacos. Outros opioides podem ter atuação analgésica importante nos pacientes que ultrapassaram a neoplasia, são: a oxicodona; a hidromorfona; a buprenorfina; e o fentanil. A escolha de um deles dependerá da via de administração, do tempo necessário para o efeito e da meia-vida do fármaco. Se há um impedimento para o uso oral ou dificuldade para obtenção de uma via parenteral, há opioides que foram estruturados para a utilização transdérmica, atuando satisfatoriamente como antinociceptivos e antineuropáticos, são: o fentanil; e a buprenorfina. Este último é bastante eficaz tanto para dor nociceptiva como para a dor neuropática. As doses variam de 10 a 70 mg, porém sem um efeito teto, podendo ser aumentada na medida das necessidades e dos efeitos colaterais.[6,22,27,28] Existem medicamentos que ainda não tiveram o mecanismo de ação devidamente esclarecido, como o viminol, que poderia ser considerado um analgésico alternativo, com um bom potencial antiálgico, situado entre a codeína e o tramadol. Tem especial indicação quando os efeitos colaterais impedirem o uso destes. Pode ser feito por via oral e as interações conhecidas são mínimas, sabendo-se que há um potencial de dependência física e, como o tramadol, não é inteiramente antagonizado pela naloxona.[29]

Esses seriam os fármacos principais, entretanto podemos acrescentar drogas auxiliares ou adjuvantes. Na dor neuropática, os adjuvantes mais utilizados são: lidocaína; cetamina; clonidina; ondansetron; benzodiazepínicos; fenotiazínicos (clorpromazina e prometazina); butirofenonas (haloperidol e droperidol). Os AINE, de maneira geral, não são usados na dor neuropática e sim na dor nociceptiva, poréem como o câncer evolui de forma dinâmica e imprevisível em grande parte dos casos, é possível que, em algum momento, haja necessidade do seu uso[15]. Em algumas circunstâncias, os inibidores da Cox1 e 2; da Cox2 seletivamente, ou da Cox3 (há controvérsias neste conceito)[16,23] podem melhorar o quadro doloroso nociceptivo. Os primeiros, são inibidores não seletivos (cetoprofeno, cetorolaco, diclofenaco, nimesulida, ibuprofeno, etodolaco e loxoprofeno, entre outros, fazem parte desse grupo) e atuam mais na periferia, no sítio da lesão inflamatória, mas podendo ter ações medulares. O seu defeito principal é a inibição indistinta das prostaglandinas, a constitutiva (Cox1) e a indutiva (Cox2), gerando alteração da camada protetora da mucosa gástrica e, por isso, podendo causar sangramentos diversos no aparelho digestivo. Os inibidores específicos da Cox2 (celecoxib, parecoxib, etoricoxibe, valdecoxibe e lumiracoxibe) têm uma atuação bastante reduzida sobre a prostaglandina constitutiva gástrica, reduzindo, assim, a capacidade de causar sangramento; entretanto, podem proporcionar chance aumentada de trombose em diversos níveis, inclusive coronariana. Os inibidores da controversa Cox3 (paracetamol e dipirona) tem um comportamento anti-inflamatório baixo; todavia, com menor potencial de agressão renal, gástrico e trombogênico. Dos dois representantes dessa família, o paracetamol é bastante indicado no hemisfério norte, mas, apesar de não agredir o rim, o estômago, ou alterar a coagulação sanguínea, tem uma capacidade hepatotóxica acentuada se usado em doses altas (mais de 3 g ao dia) e por tempo prolongado, o que não ocorre com a dipirona, que é essencialmente livre de efeitos danosos sobre o rim, fígado, estômago e a coagulação. Ambos são analgésicos discretos. A dipirona é um medicamento muito usado no Brasil, Alemanha, Espanha e no norte da Europa, porém não é usada no Norte da América. É uma droga interessante do ponto de vista de versatilidade, tendo duas características básicas: extremamente barata; e não interfere na função hepática, na mucosa gástrica, na função renal, nem na coagulação. Não gera inibição das prostaglandinas constitutivas, de maneira a interferir na vasodilatação renal. Não altera a coagulação sanguínea e é relativamente inócua em relação a outros AINE. Não antagoniza outros fármacos. Difundiu-se o relato de que ela poderia interferir no processo hematopoiético, gerando agranulocitose, o que não se confirmou, exceto em casos excepcionais, em que o indivíduo apresenta discrasia plaquetária de per si, e alteração da coagulação severa. O grande problema em relação à dipirona é a alergia, que pode ser de grande gravidade, chegando a causar síndrome de Stevens Johnson ou mesmo a necrólise epidérmica tóxica (síndrome de Lyell), gerando a necessidade de medidas assistenciais complexas. A incidência de alergias importantes com esse fármaco é de um caso em cada 300 mil pacientes.[32,33]

Para os anestésicos locais, se optarmos por usar a lidocaína, esta poderá ser feita por meio de infiltração na área comprometida, de bloqueio de nervos regionais ou locorregionais ou, ainda, por meio de infusão venosa. Pode também ser feita por via transdérmica, colocando-se um adesivo com 5% desse fármaco na região ou articulação comprometida, durante 12 horas a cada 24 horas. Outro medicamento interessante é a cetamina, que bloqueia o receptor NMDA e atua com padrão dissociativo, liberando serotonina e noradrenalina, melhorando a depressão refratária. Esta droga age com vantagens como analgésico potente em praticamente todos os casos de dor. Pode ser administrada como auxiliar da lidocaína, na infusão, reduzindo a intensidade da dor neuropática ou nas crises desta.[30] A cetamina já teve bons e maus momentos, durante a sua trajetória, nos últimos 40 anos no nosso meio. Surgiu como um preparado racêmico, porém se descobriu que seus componentes, levógiro ou dextrógiro, poderiam atuar com vantagens sobre a capacidade dissociativa, no sistema nervoso autônomo (SNA), com um bom padrão antineuropático. A dextrocetamina (dextrogiro) tem características que a põem como um fármaco mais potente, de potência cerca de duas a quatro vezes maior do que a do original racêmico e com menos efeitos colaterais. Os cuidados com esses fármacos se concentram na sua interação com outros medicamentos ou substâncias, em algumas situações clínicas e com o uso concomitante inadvertido de psicoestimulantes, como a cocaína.[25]

Durante a radioterapia das áreas tumorais ou nas quimioterapias, a simultânea utilização de corticosteroides pode acarretar aumento do peso corpóreo, retenção de líquidos, elevação do sódio plasmático, aumento do volume de distribuição, da pressão arterial e da glicemia, além de redução da imunidade. Apesar dos efeitos indesejáveis, essa conduta alivia sobremaneira o quadro doloroso de determi-

nados pacientes. O fato de se usar ou prescrever-se um anticonvulsivante impacta na ação dele não só em relação ao nervo, mas também em relação ao sistema nervoso e fígado, dependendo da classe do fármaco, do metabolismo e da dose, podendo haver uma agressão maior ou menor. Isso faz o padrão de metabolismo, que depende do citocromo p450 e da função hepática, reduzir a proteína plasmática e a capacidade de fixação do fármaco à proteína circulante ou, simplesmente, alterar a coagulação.[6,11,31] Diante de um paciente com dor após o tratamento do câncer, no período de recuperação de uma cirurgia tumoral ou radioterapia, temos e incrementar a associação de fármacos à analgesia, percebendo que esse tratamento pode gerar dor prolongada e intensa.[18] É importante salientar que muitas vezes temos de adequar o medicamento e o tratamento ao poder aquisitivo e à situação particular de cada paciente. Sempre existe um tratamento possível para todas as situações. Deve-se agir com inteligência e sensibilidade, escolhendo o tratamento mais adequado e específico, para que se faça uma analgesia plena. Às vezes, temos de lançar mão de degraus mais elevados do que o 3º degrau da escada de dor, quando ainda não se conseguiu resolver a parte dolorosa.

Outros fármacos interessantes que podem ser utilizados como drogas principais ou como coadjuvantes na dor neuropática são os gabapentinoides: a gabapentina; e a pregabalina. Funcionam primariamente como anticonvulsivantes, atuando sobre os ligantes alfa-2-delta dos receptores pré-sinápticos, reduzindo a liberação de neurotransmissores excitatórios, dessensibilizando os neurônios, diminuindo a entrada de cálcio e minimizando ou bloqueando a dor neuropática. Eles não atuam sobre o GABA, não se ligam a proteínas plasmáticas, não induzem o metabolismo hepático e apresentam poucos efeitos colaterais. Entretanto, provocam tontura, sonolência e edema dos membros inferiores por relaxamento dos vasos de capacitância. Podem interferir no teor de testosterona e causar hipersensibilidade cutânea.[23] Outros fármacos interessantes com um grande potencial antineuropático são os canabinoides, que podem agir como coadjuvantes na dor após o câncer. Existem cerca de 144 diferentes canabinoides identificados, e os mais importantes são o canabidiol, o delta-9-tetra-hidrocanabinol, o canabigerol, o nabiximol, entre outros. Essas substâncias se ligam aos receptores canabinoides, podendo aumentar os níveis de dopamina e serotonina no núcleo *accumbens*, ligando-se também aos receptores B1, causando sensação de euforia, podendo potencializar a atuação de anticonvulsivantes, inclusive reduzindo a dor neuropática e a neuroespasticidade.[34] O CBD pode oferecer uma opção para o controle da dor de diferentes características, incluindo a dor crônica neuropática. O *European Journal of Pain* mostrou que essa substância, quando aplicada na superfície cutânea, pode ajudar a diminuir a dor e a inflamação causadas pela artrite.[35] Outro estudo propôs o mecanismo pelo qual o CBD inibiria a dor inflamatória e a neuropática, dois dos tipos de dor crônica mais frequentes no paciente oncológico: podem funcionar como ansiolíticos e antieméticos. Seu papel ainda não está totalmente esclarecido como droga antineuropática, apesar de serem amplamente estudados.[36-38] Mais estudos estão sendo feitos sobre esse tema para consubstanciar as afirmações dos proponentes do CBD no controle da dor. Os efeitos colaterais dessa droga incluem náusea, fadiga e irritabilidade. O CBD pode aumentar o nível sanguíneo de cumarínico, atuando sinergicamente com outros fármacos que interfeririam na coagulação[38].

Dispositivos implantáveis

Se as técnicas descritas e as drogas utilizadas pelas diversas vias não forem efetivas na redução da dor neuropática, poderemos lançar mão de técnicas invasivas, como a passagem de cateteres espinhais, implantes de sistemas de administração controlada e programada de opioides ou de outros medicamentos. No neuroeixo, por via espinhal (peridural ou subaracnóidea), pode-se administrar morfina, fentanil, sufentanil, baclofeno, clonidina, neostigmine, anestésicos locais, isoladamente ou em associação, mediante análise e planejamento prévio para cada caso específico. Para tal, é necessário fazer-se um teste terapêutico com um cateter transitório, e a administração do analgésico em doses pequenas, inicialmente; depois, ministram-se doses mais generosas. Via de regra, usamos um cateter como teste, durante 5 dias, com o paciente internado, retirando-se os demais analgésicos para a análise da eficácia do método e, por via espinhal, administramos os fármacos passíveis de utilização em doses equivalentes às orais ou parenterais, com os necessários acréscimos. Se positivo, indicamos a passagem definitiva do dispositivo e o implante do reservatório, que poderá ser programável ou não.[39] Se há em associação à dor neuropática uma espasticidade localizada ou sistêmica, associamos ao opioide o cloridrato de baclofeno, que é um relaxante muscular de ação central, vantajoso. Podemos associar também o fentanil, que, pelo seu caráter hidrofílico, age em faixa, sendo útil para dores localizadas próximas à ponta do cateter. Para uma ação mais sistêmica, usamos a morfina, que é primariamente hidrofílica, pelo cateter, porém sua dispersão é maior. Se não for positiva a ação desses opioides no neuroeixo, optaremos por estimular eletricamente a medula, implantando um cateter com eletrodos na sua extremidade, instalado por via percutânea no interior do canal vertebral. Na outra extremidade, colocada fora do corpo para o teste, conectamos um eletroestimulador programável que deverá durar pelo menos 48 horas. Se positiva a analgesia gerada pela eletroestimulação, retirar-se-á o programador provisório e proceder-se-á ao implante de um gerador definitivo, ao qual se conectarão os cabos dos eletrodos já funcionantes e exteriorizados. No caso de uma dor neuropática localizada, pode haver vantagens em função da possibilidade de uma programação especial para cada caso.[40] Se não funcionarem essas técnicas, poderemos lançar mão de procedimentos neuroablativos. Aqui teríamos a neurotomia, a cordotomia, a neurólise espinhal e a girucingulotomia, entre muitas outras medidas neurocirúrgicas. O entrave nestes casos é a proximidade de um desenlace fatal do caso clínico e a dificuldade de liberação do procedimento, em função disso, por parte do seguro de saúde do paciente.[41]

Referências bibliográficas

1. Couceiro TCM, Lima LC, Coutinho Júnior MP, Mello PFLSO, Ferreira TMML, Firmino ALP. Prevalência da dor neuropática em pacientes com câncer. Br. JP. 2018;1(3):231-235. doi: 10.5935/2595-0118.20180045.

2. NetoOnofre.Farmacoterapiadador–Dor:princípiosepráticas.Docsity. 2009. [Acesso em 31 jan. 2021]. Disponível em: https://www.docsity.com/pt/dor-principios-e-praticas-2009-onofre-neto/4881046.

3. Bates D, Schultheis B, Hanes M et al. A comprehensive algorithm for management of neuropathic pain. Pain Med. Malden Mass. 2019;20:2-12. doi: 10.1093/pm/pnz075.

4. Fallon MT. Neuropathic pain in cancer. BJA Br. J. Anaesth. 2013;111(1):105-111. doi: 10.1093/bja/aet208.

5. Miranda CCV. New physiological classification of pains: current concep to neuropathic pain. Artigos de revisão. 2:116.

6. Wiermann EG. Brazilian Cancer Pain Management Consensus. 2014;10(38):12.

7. Glare PA, Davies PS, Finlay E et al. Pain in cancer survivors. J. Clin. Oncol. 2014;32(16):1739-1747. doi: 10.1200/JCO.2013.52.4629.

8. Costa CA, Santos C, Alves P, Costa A. Dor oncológica. Rev. Port. Pneumol. 2007;13(6):855-867. doi: 10.1016/S0873-2159(15)30380-9.

9. Moulin D, Boulanger A, Clark AJ et al. Pharmacological management of chronic neuropathic pain: revised consensus statement from the Canadian Pain Society. Pain Res. Manag. 2014;19(6):328-335. doi: 10.1155/2014/754693.

10. O'Connor AB, Dworkin RH. Treatment of neuropathic pain: an overview of recent guidelines. Am. J. Med. 2009;122(suppl. 10):s22-32. doi: 10.1016/j.am j med.2009.04.007.

11. Dor no doente com câncer: características e controle. [Acesso em 31 jan. 2021]. Disponível em: https://rbc.inca.gov.br/site/arquivos/n_43/v01/artigo2_completo.html.

12. Dor óssea oncológica. [Acesso em 31 jan. 2021]. Disponível em: http://petdocs.ufc.br/index_artigo_id_417_desc_Oncologia_pagina_subtopico_40_busca.

13. Khosravi Shahi P, Del Castillo Rueda A, Pérez Manga G. Manejo del dolor oncológico. An. Med. Interna. 2007;24(11):554-557.

14. Davies AN, Dickman A, Reid C, Stevens AM, Zeppetella G. Breakthrough cancer pain. Science Committee of the Association for Palliative Medicine of Great Britain and Ireland. BMJ. 2008;337:a2689. doi: 10.1136/bmj.a2689.

15. Hilário MOE, Terreri MT, Len CA. Non steroid anti-inflammatory drugs: cyclooxygenase 2 inhibitors. J. Pediatr. Rio de Janeiro. 2006;82(8):206-212. doi: 10.2223/JPED.1560.

16. Non opioid drugs in the treatment of cancer pain. Journal of Clinical Oncology. [Acesso em 31 jan. 2021]. Disponível em: https://asco pubs.org/doi/full/10.1200/JCO.2013.52.8356.

17. Eckeli FD, Teixeira RA, Gouvêa ÁL, Eckeli FD, Teixeira RA, Gouvêa ÁL. Neuropathic pain evaluation tools. Rev. Dor. 2016;17:20-22. doi: 10.5935/1806-0013.20160041.

18. Faria SL, Fo JAO, Garcia AR, Amalfi C. Concomitant chemotherapy and radiotherapy in the adjuvant treatment of breast cancer. L.:6.

19. Radioterapia oncológica: hematologia e oncologia. Manuais MSD – Edição para profissionais. [Acesso em 31 jan. 2021]. Disponível em: https://www.msdmanuals.com/pt/profissional/hematologia-e-oncologia/princ%C3%ADpios-da-terapia-para-c%C3%A2ncer/radioterapia-oncol%C3%B3gica?query=Les%C3%B5es%20do%20sistema%20nervoso%20por%20radioterapia.

20. Chojniak R. Imagem em oncologia no CBR. Radiol. Bras. 2011; 44(3):V-V.

21. Tapentadol: o que todo médico precisa saber sobre esse novo fármaco. Sanar Medicina. [Acesso em 31 jan. 2021]. Disponível em: https://www.sanarmed.com/tapentadol-o-que-todo-medico-precisa-saber-sobre-esse-novo-farmaco.

22. Canadian guideline for opioid use for pain. [Acesso em 31 jan. 2021]. Disponível em: https://national pain centre.mcmaster.ca/opioid_2010.

23. Barbosa JAA, Belém LF, Sette IMF, Carmo ES, Pereira GJS, Silva Júnior ED. Farmacoterapia adjuvante no tratamento da dor oncológica. Rev. Bras. em Promoção Saúde. [Publicação online]. 2008:112-120. doi: 10.5020/18061230.2008.p112.

24. Adding ketamine to opioid for opioid-resistant cancer pain. doi: 10.1002/14651858.CD003351.pub3.

25. Ishizuka P, Garcia JBS, Sakata RK, Issy AM, Mülich SL. Avaliação da S(+) cetamina por via oral associada à morfina no tratamento da dor oncológica. Rev. Bras. Anestesiol. 2007;57(1):19-31. doi: 10.1590/S0034-70942007000100003.

26. Tonet C, Sakata RK, Issy AM, Garcia JBS, Marcelino ANM. Avaliação da cetamina oral para dor neuropática. Rev. Bras. Med. (RBM). [Publicação online]. 2008. [Acesso em 31 jan. 2021]. Disponível em: https://pesquisa.bvsalud.org/portal/resource/pt/lil-491372.

27. Mercadante S. Opioid rotation for cancer pain. Cancer. 1999;86(9):1856-1866. doi: https://doi.org/10.1002/(SICI)1097-0142(19991101)86:9<1856:AID-CNCR30>3.0.CO;2-G.

28. Group BMJP. Fortnightly review – Morphine in cancer pain: modes of administration. BMJ. 1996;312(7034):823-826. doi: 10.1136/bmj.312.7034.823.

29. Chiarino D, Della Bella D, Jommi G, Veneziani C. Stereochemistry of viminol: a novel central analgesic. Arzneimittelforschung. 1978;28(9):1554-1561.

30. Lidocaína em cirurgia oncológica: o papel do bloqueio dos canais de sódio dependentes de voltagem. Revisão narrativa. Science Direct. [Acesso em 31 jan. 2021]. Disponível em: https://www.sciencedirect.com/science/article/pii/S0034709420304037.

31. Riechelmann RSP. Risco de interações medicamentosas em pacientes com câncer e recebendo cuidados de suporte exclusivo. [Publicação online]. 2009. [Acesso em 31 jan. 2021]. Disponível em: http://oatd.org/oatd/record?record=oai%5C%3Abdtd.unifesp.br%5C%3A315.

32. Hennemann-Krause L. Aspectos práticos da prescrição de analgésicos na dor do câncer. Rev. Hosp. Univ. Pedro Ernesto (título não-corrente). 2012;11(2). [Acesso em 31 jan. 2021]. Disponível em: https://www.e-publicacoes.uerj.br/index.php/revistahupe/article/view/8941.

33. Criado PR, Criado RFJ, Vasconcellos C, Ramos RO, Gonçalves AC. Reações cutâneas graves adversas a drogas: aspectos relevantes ao diagnóstico e ao tratamento – Parte I: anafilaxia e reações anafilactóides, eritrodermias e o espectro clínico da síndrome de Stevens-Johnson e necrólise epidérmica tóxica (Doença de Lyell). An. Bras. Dermatol. 2004;79(4):471-488. doi: 10.1590/S0365-05962004000400009.

34. Argueta DA, Ventura CM, Kiven S, Sagi V, Gupta K. A balanced approach for cannabidiol use in chronic pain. Front. Pharmacol. 2020;11:561. doi: 10.3389/fphar.2020.00561.

35. Urits I, Borchart M, Hasegawa M, Kochanski J, Orhurhu V, Viswanath O. An update of current cannabis-based pharmaceuticals in pain medicine. Pain Ther. 2019;8(1):41-51. doi: 10.1007/s40122-019-0114-4.

36. Pisanti S, Malfitano AM, Ciaglia E et al. Cannabidiol: state of the art and new challenges for therapeutic applications. Pharmacol. Ther. 2017;175:133-150. doi: 10.1016/j.pharmthera.2017.02.041.

37. Cannabinoids suppress inflammatory and neuropathic pain by targeting α3 glycine receptors. [Acesso em 31 jan. 2021]. Disponível em: https://www.ncbi.nlm.nih.gov/pmc/articles/PMC3371734.

38. Cannabinoid pharmacology. 1st ed. v. 80. [Acesso em 31 jan. 2021]. Disponível em: https://www.elsevier.com/books/cannabinoid-pharmacology/kendall/978-0-12-811232-8.

39. Assis Brasil ES, Guedes GHBF, Bellaver G, Aquino RB. Métodos anestésicos intervencionistas no tratamento da dor oncológica. Acta Méd. Porto Alegre. [Publicação online]. 2018:202-213.

40. Cruccu G, Aziz TZ, Garcia-Larrea L et al. EFNS guidelines on neurostimulation therapy for neuropathic pain. Eur. J. Neurol. 2007;14(9):952-970. doi: https://doi.org/10.1111/j.1468-1331.2007.01916.x.

41. Rangel O, Telles C. Tratamento da dor oncológica em cuidados paliativos. Rev. Hosp. Univ. Pedro Ernesto (título não-corrente). 2012;11(2). [Acesso em 31 jan. 2021]. Disponível em: https://www.e-publicacoes.uerj.br/index.php/revistahupe/article/view/8928.

capítulo 23

Dor Neuropática no Paciente Portador de Tumor de Cabeça e Pescoço

Jorge Taqueda Neto | Denison Santos Silva | Marcos Masayuki Ishi |
Gleiviane Matos do Nascimento

Os tumores de cabeça e pescoço (TCP) englobam diversos tipos de tumores benignos e malignos que surgem na cavidade oral e no pescoço, nas áreas da laringe, faringe, lábios, boca, seios da face e nas glândulas salivares.[1] A maioria, cerca de 90% dos casos, é de carcinomas de células escamosas que revestem a boca e a garganta.[1,2] É possível perceber nas literaturas nacional e internacional que não há consenso sobre os limites anatômicos e regionais que compõem a definição. Dessa forma, é comum os tumores em cérebro, tireoide e esôfago não serem abordados nos estudos científicos e classificados nessa categoria, pois diferem destes pela sintomatologia, indicação e condução do tratamento.[3,4]

O desenvolvimento desses tipos de tumores não está entre os mais predominantes e suas taxas de incidência variam entre os países.[3] Nos Estados Unidos (EUA), de acordo com o centro de estatísticas da American Cancer Society, entre os anos de 2012 e 2016, a taxa de incidência de câncer de cavidade oral foi de 11,7%, já a taxa de câncer de laringe foi de 3,3%. A estimativa para 2020 é que surjam cerca de 53.260 novos casos de câncer de cavidade oral e 12.370 novos casos de câncer de laringe nos EUA.[2] No Brasil, dados do Instituto Nacional de Câncer (INCA) estimam para o triênio de 2020-2022 a ocorrência de 11.180 novos casos em homens e 4.010 novos casos em mulheres de câncer de cavidade oral, além de 6.470 novos casos em homens e 1.180 novos casos em mulheres de câncer de laringe.[4]

Quanto às características, no que se refere ao gênero e à idade, esses tumores se mostram duas vezes mais comuns em homens do que em mulheres, com maior indício de ocorrerem nos indivíduos acima de 55 anos.[2,4] Destacam-se como os principais fatores de risco para o desenvolvimento de câncer de cabeça e pescoço, o consumo de tabaco e álcool. Este torna-se maior quando ambos os fatores estão presentes concomitantemente.[2,4] Outra condição de risco é o Papilomavírus Humano (HPV). Nos Estados Unidos, o HPV é fator causal em aproximadamente 70% dos casos de câncer orofaríngeo, e o consumo de álcool e de tabaco é a condição de risco prevalente em 75% dos tumores de cabeça de pescoço.[3]

Apesar de os tumores de cabeça e pescoço serem relativamente infrequentes, as consequências traduzidas em incapacidades e morbidades superam em demasia a sua baixa incidência atual de acometimento, que é de 5% da população mundial.[5,6,7] Por diversos motivos, esses pacientes apresentam queixas constantes relativas ao prejuízo de sua saúde física, psíquica e emocional.[3,6,7] São singulares os problemas enfrentados pelos sobreviventes do TCP, o que gera o crescente dever de orientação com relação ao atendimento de qualidade a eles.[3]

Uma das repercussões mais temidas pelos pacientes de TCP é a possibilidade de dor intensa e não controlável, sobretudo nos casos mais avançados.[8] Nessa situação, as condutas não são direcionadas somente para o tratamento do câncer, mas também para todos os sintomas e complicações que podem surgir. A dor costuma ser uma complicação frequente, e um plano terapêutico para o controlá-la é necessário para minimizar os prejuízos à qualidade de vida dos pacientes.[3,6,7]

O Centro Nacional de Recursos para Sobrevivência ao Câncer nos Estados Unidos expõe em suas diretrizes recomendações para assistência e aponta a necessidade de uma intervenção para tratar a dor, em particular nos casos de distonia cervical, neuropatia e disfunção do ombro.[3] Todavia, a etiologia da dor associada aos tumores de cabeça e pescoço é ainda subestimada, mal compreendida, e com caracterização difícil, principalmente nos casos mais avançados em que a dor pode ter várias etiologias e causas.[1,9]

A dor relativa ao TCP pode decorrer do tratamento oncológico, do próprio tumor, ou de fatores não relacionados a ele.[1,9] Para o tratamento oncológico do TCP, são empregadas a cirurgia, a quimioterapia e a radioterapia, utilizadas como terapias únicas ou multimodais. A escolha terapêutica tem como base as considerações anatômicas e o estágio tumoral. Apesar da inquestionável importância, o tratamento contra o câncer pode ter como consequência a ocorrência de dor.[3,8] Já quando as manifestações dolorosas estão relacionadas ao tumor, estas são provenientes da lesão na mucosa, da invasão no tecido somático (pele, músculos, ossos) e da infiltração ou compressão nervosa.[8,10]

De fato, a queixa de dor se apresenta de maneira comum e persistente nos pacientes com TCP. Por intermédio dos avanços nas modalidades de tratamento do câncer, a sobrevida desses pacientes tem aumentado, o que possibilita a observação com mais cuidado das sequelas decorrentes da doença ou tratamento. Dessa forma, a dor se tornou mais evidente nas avaliações médicas.[1,8,9,11] Sua análise é complexa e está associada à anatomia desta região que apresenta diversas estruturas que perpassam espaços restritos, ricamente inervados, tornando o local muito sensível à manifestação de dor.[1,11]

Os pacientes com TCP experimentam, durante o curso da doença e do tratamento oncológico, diferentes tipos de dor – dor nociceptiva, neuropática e mista –, de forma constante ou intermitente. No entanto, há o predomínio da dor neuropática nessa população, quando comparado com outros tipos de cânceres.[1,8,12] A dor neuropática é definida pela Associação Internacional para o Estudo da Dor (IASP) como aquela que ocorre em consequência direta de uma lesão ou de doença que afeta o sistema somatossensitivo, podendo causar a transmissão alterada e desordenada de sinais sensoriais para a medula espinhal e o cérebro.[13,14] Tem como características sintomas desagradáveis, como dor em queimação, dormência, alterações sensitivas e experiências sensoriais por vezes difíceis de serem descritas.[13] Em síntese, a dor neuropática compreende os desequilíbrios entre os sinais somatossensoriais excitatórios e inibitórios e as alterações na modulação da dor no sistema nervoso central (SNC).[14]

Como relatado, nos pacientes com TCP, a dor neuropática é usual, podendo surgir não somente durante a fase aguda do câncer, mas também de maneira crônica em seus sobreviventes.[8] Na pesquisa conduzida por Epstain et al. (2009), constatou-se que 79% dos 124 pacientes participantes do estudo relataram dor contínua, localizada na cabeça, pescoço e cavidade oral. O estudo também verificou que o sintoma neuropático frequente foi a dor em queimação, com maior relato de causa associado ao tratamento. Outros descritores de dor neuropática que geralmente os pacientes com TCP relatam é a dor em tiro, em pontada, lancinante, com dormência, que está eventualmente conectada com os fenômenos da alodínia e da hiperalgesia.[15]

Dor neuropática relacionada ao tumor

A presença de dor neuropática em pacientes com TCP pode estar associada às condições do câncer, como a região primária de acometimento, o estágio tumoral, e o tamanho do tumor. É sugerido que quando a dor decorre do tumor, os mecanismos de lesão são a invasão direta ou a compressão nervosa. Mas as pesquisas científicas sobre essas correlações ainda são insuficientes para entender as relações de causa e efeito. Mesmo assim, no que concerne à presença de dor, parece haver um predomínio de dor intensa nos pacientes com tumor de cavidade oral quando comparados aos pacientes com tumores orofaríngeos e de laringe.[1] Quanto ao estágio, os tumores classificados como avançados (estágios T3 e T4) aparentam apresentar piores níveis de dor quando comparados a estágios menos graves (estágios T1 e T2).

Pouquíssimas pesquisas buscaram correlacionar o tamanho do tumor com a dor, demonstrando evidências insuficientes e incertas sobre essa relação.[1]

Entretanto, é possível encontrar alguns estudos de caso em que as características do tumor mostraram-se determinantes para o grau e tipo de dor, tais possibilidades ocorrem possivelmente nos casos de neuralgias cranianas trigeminal e glossofaríngeas, ou em plexopatias e radiculopatias braquiais.[16] No estudo de Morris et al. (2020), é relatado um caso retrospectivo de carcinoma com infiltração no seio cavernoso e disseminação perineural ao longo do nervo trigêmeo. Os sintomas característicos foram a dor neuropática intensa e a anestesia de face, decorrentes da compressão nervosa.[17] Apesar de infrequentes, parece que os casos de dor neuropática do trigêmeo secundários a tumores malignos de cabeça e pescoço com disseminação perineural tendem a produzir dor do tipo em queimação, constante e com parestesia facial.[16,18]

Já a plexopatia braquial é consequência frequentemente citada como colateral à radioterapia, mas não exclusiva. Dessa forma, um diagnóstico diferencial deve ser conduzido para plexopatia induzida pela radiação ou plexopatia decorrente do tumor. Em um estudo recente de McNeish et al. (2020), foram revisados relatórios de plexopatia braquial em sobreviventes de câncer. Após a análise, os autores sugeriram que a localização primária do tumor poderia prevê o tipo de plexopatia. Assim, parece haver maior probabilidade de os tumores supraclaviculares (como ocorre nos TCP) provocarem a plexopatia em tronco superior. Da mesma forma, os tumores infraclaviculares teriam maior probabilidade de provocar a plexopatia de tronco inferior. O que indicaria que a plexopatia independe do mecanismo de lesão relativo à radioterapia.[19]

Sob essa perspectiva, parece que o melhor entendimento a respeito da dosimetria da radioterapia tem avançado. O que possibilita determinar e quantificar a tolerância do plexo braquial à radiação. Assim, a dose da radioterapia pode ser ajustada para prevenir a lesão da raiz nervosa e sua resultante dor neuropática.[19,20] Todavia, mais pesquisas são necessárias para consolidar o pressuposto.

Dor neuropática relacionada à cirurgia

O procedimento cirúrgico também é citado como possível causa para a manifestação da dor neuropática nos pacientes com TCP. Contudo, por vezes a dor perioperatória nessa população não é avaliada isoladamente, estando alocada com outras complicações decorrentes do tratamento oncológico e vista como um dos parâmetros das avaliações direcionadas à qualidade de vida desses pacientes, o que torna difícil um entendimento profundo e específico das questões pertinentes à dor.[7]

Todavia, ao que parece, a intensidade de dor é mais alta nos pacientes com TCP tratados primeiramente com a modalidade cirúrgica.[1,7] As estratégias cirúrgicas comumente incluem a ressecção primária do tumor e o esvaziamento cervical. A maioria dos estudos prevê aumento de dor pós-operatória, acompanhada de perda da função, sobretudo naqueles que realizaram esvaziamento cervical.[21] Particularmente o tipo de procedimento cirúrgico, com preservação ou ressecção dos ramos da raiz cervical, tem efeito sobre a incidência de dor no ombro e pescoço, já que a prevalência de dor é maior nos pacientes que realizaram o procedimento com preservação. O que indica que a avaliação e as recomendações clínicas para reduzir a dor pós-operatória nos pacientes com TCP demandam maiores detalhamentos.[7,22]

Dor neuropática induzida pela quimioterapia

Os agentes quimioterápicos mais comuns são os agentes de platina, os taxanos e os alcaloides da vinca (vincristina). Um dos possíveis efeitos colaterais da quimioterapia é a dor neuropática, que advém do efeito colateral cumulativo e depende da exposição à dose terapêutica. Além da presença de dor, outros sintomas podem se manifestar como a perda sensorial, parestesia, disestesia e por vezes fraqueza muscular, o que piora a qualidade de vida, ocasionando fadiga, insônia e depressão.[9,23]

O paclitaxel (agente taxano) usado no tratamento de diferentes cânceres, entre estes, o de cabeça e pescoço, está associado a dois tipos de dor neuropática. Uma é de origem aguda que pode ser resolutiva e outra é uma forma de dor neuropática mais grave com efeitos crônicos que se desenvolve posteriormente. Os casos de neuropatia induzida pela quimioterapia trazem outro importante problema. Além do sofrimento gerado pela própria dor, existe a possibilidade de alguns pacientes cursarem sem remissão da dor neuropática mesmo após a suspensão do uso do agente químico, o que pode decorrer por anos. Tal fato é preocupante pelas consequências do uso crônico de opioides aos quais os pacientes estão expostos.[9,23]

Dor neuropática induzida pela radioterapia

A neuropatia dolorosa é uma das complicações crônicas de ocorrência possível em pacientes com câncer de cabeça e pescoço tratados com radioterapia. Apesar dos esforços para reduzir os efeitos indesejados, o dano tardio ao sistema nervoso no limite do campo de radiação tende a ser frequente.[24] Ainda que os mecanismos subjacentes não estejam totalmente compreendidos, é mencionado que a dor neuropática pode resultar da compressão nervosa pela fibrose dos tecidos adjacentes ou mesmo do dano direto e desmielinizante das raízes, tronco ou plexos nervosos, que, associados à lesão microvascular, desencadeiam também um processo de fibrose induzida pela radiação no próprio tecido nervoso. Este processo é longo, com piora gradualmente progressiva em anos, de início assintomático, e com posterior instalação de fibrose retrátil e alteração na sensibilização dessas estruturas à percepção dos estímulos dolorosos.[25,26]

Outro efeito colateral comum à radioterapia é a dor causada pela mucosite oral, citada como sintoma angustiante com elevada intensidade de dor nas semanas que se seguem durante a administração da modalidade terapêutica e que persiste por período longo após a irradiação.[8,27,28] A dor, a princípio nociceptiva, pode desempenhar um papel na exacerbação de dor neuropática, em razão dos mediadores inflamatórios (p. ex., fator de necrose tumoral alfa [TNF-α]), que são considerados pró-hiperalgésicos e ocasionam alterações no processamento das informações sensórias emitidas ao SNC.[8,29]

Outras condições envolvidas na dor neuropática

Os pacientes com TCP que apresentaram dor nociceptiva ou dor neuropática anterior ao câncer por diferentes causas (p. ex., a cervicalgia) estão propensos a desenvolver dor mais intensa na presença do tumor e de seu tratamento, seja esse unimodal, seja multimodal. A soma entre a dor causada pelo câncer e o seu tratamento juntamente com a dor pré-existente ocasiona um estado de cronicidade por meio do fenômeno de sensibilização central.[8,30] Da mesma forma, os pacientes com diagnóstico de ansiedade e depressão também estão propensos a apresentar sensação álgica alterada, intensa e com tendência à cronificação.[31,32] Assim, na presença desses fatores, aparenta ser coerente a ideia de conduzir um tratamento para a dor antes mesmo do início da terapia oncológica, com a finalidade de melhorar o controle da dor pós-tratamento.[30]

Outro fenômeno usual aos pacientes oncológicos é conhecido como *breakthrough pain* ou dor incidental, definida como um aumento transitório da intensidade da dor, de início rápido, com curta duração e que acontece de forma episódica nos pacientes com dor crônica estável, ou seja, com controle da dor basal pelo uso de opioides.[33,34] A etiologia sugere que essa dor pode ter características neuropáticas e é desencadeada espontaneamente (sem causa aparente) pelo movimento corporal e por perda da eficácia da medicação ao final da dose terapêutica (prescrição com doses e intervalos inadequados). Estima-se que entre 40% e 80% dos casos de câncer cursam com presença desse tipo de dor, e a identificação desse evento nos pacientes com TCP é relevante para definir e planejar o controle álgico.[33-35]

A Figura 23.1 sistematiza as patologias relativas à dor neuropática no paciente com tumor de cabeça e pescoço.

Aspectos epidemiológicos

São insuficientes os dados disponíveis acerca da incidência e prevalência de dor neuropática nos casos de TCP. Não somente estes, mas também são poucos e heterogêneos os dados acerca da dor em pacientes com câncer. Assim, as informações obtidas nos estudos disponíveis, mesmo que significativos, podem não determinar com exatidão a real situação e o cenário epidemiológico. Foi relatada que a dor oncológica está presente em mais de 50% dos pacientes, com maior prevalência (cerca de 70%) nos pacientes com câncer de cabeça e pescoço.[36] Entre os casos, cerca de 30% a 39% apresentam dor neuropática. Contudo, ao distinguir a dor neuropática em suas formas pura ou mista (com envolvimento nociceptivo), os valores declarados como dor puramente neuropática decaem para 20% dos casos.[37,38]

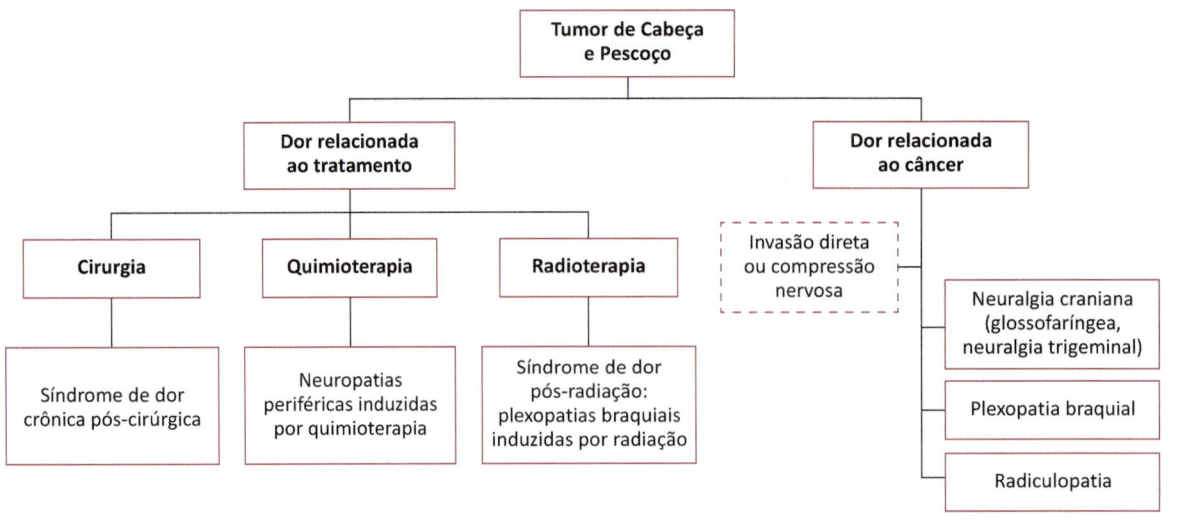

FIGURA 23.1 – Fluxograma das patologias relativas à dor neuropática no paciente com tumor de cabeça e pescoço.

Fonte: Desenvolvida pela autoria do capítulo.

Couceiro et al. (2018) conduziram um estudo com 267 pacientes brasileiros com queixa de dor oncológica e apresentou taxa superior em comparação a outros estudos sobre dor oncológica. Na pesquisa de Couceiro a prevalência de dor neuropática na população estudada foi de 53%, sendo moderado ou intenso o nível de dor relatado pela maioria dos pacientes.[39] Epstein et al. (2010) apresentaram revisão sistemática sobre a dor orofacial em paciente com TCP e identificaram que aproximadamente 50% dos pacientes apresentavam queixa de dor antes de realizarem qualquer tratamento oncológico. Ainda na mesma revisão, detectaram que 81% dos pacientes relataram dor durante a terapia, 70% ao fim da terapia e, após 6 meses, 36% ainda apresentavam queixa de dor.[40]

Pimenta et al. (1997) verificaram que 30,7% dos pacientes de seu estudo apresentavam queixa dolorosa na região de cabeça e pescoço, nessa amostra um terço dos pacientes era portador de TCP, que é potencialmente mais propenso a níveis mais altos de dor em virtude de sua fisiopatologia, a anatomia regional e a tipologia celular de acometimento. No mesmo estudo, a dor estava presente de forma crônica na maioria dos pacientes, cerca de 63,2% relatavam sentir dor há mais de 6 meses e 21,1% há mais de 1 ano.[41] É sabido que tanto a doença como a toxicidade do tratamento dos tumores de cabeça e pescoço trazem graves consequências aos pacientes. Assim, a falta de informações sobre incidência e prevalência nos faz questionar se as taxas de dor neuropática são maiores nos casos de tumor de cabeça e pescoço do que em outros tipos de câncer.

Fatores predisponentes

Os fatores que predispõem os pacientes com TCP a desenvolverem dor do tipo neuropática, antes, durante e após o tratamento são múltiplos e pouco elucidados. Entre as poucas referências obtidas, o estudo de Crammer et al. (2018) conseguiu identificar que a terapia oncológica trimodal (ci-

rurgia, quimioterapia e radioterapia) foi o único fator associado à pior intensidade de dor entre os sobreviventes de TCP. Outro fator citado é a presença de ansiedade e de depressão que pode influenciar e favorecer o aparecimento de dor em qualquer fase da doença e inferir nas questões de qualidade de vida.[42]

Sobre essa perspectiva, Shuman et al. (2012) apontaram que a presença de dor intensa, em 1 ano após o tratamento, foi associada com o relado de dor preexistente, a xerostomia, o esvaziamento cervical, uso de sonda de alimentação prolongada (por mais de 1 ano), uso excessivo de medicação analgésica, sintomas depressivos, má qualidade do sono, redução do nível de atividade física e menor grau de instrução educacional.[43] Astrup et al. (2015) acharam resultados semelhantes e igualmente relataram que a presença de comorbidades, a redução funcionalidade física, distúrbios do sono, fadiga e disfagia são preditores para o desenvolvimento de dor mais intensa nos pacientes com TCP.[44]

Já Terrel et al. (2004) identificaram que os mesmos fatores – como o uso de sonda de alimentação e o esvaziamento cervical – também podem predizer a piora da qualidade de vida nos pacientes com TCP.[45] Outro possível gatilho para o desenvolvimento de dor neuropática nessa população é o pós-operatório recente "mal administrado", já que a dor aguda pode progredir para dor crônica, com consequente cronificação que altera as propriedades funcionais dos neurônios no SNC, favorecendo o fenômeno da sensibilização central. No entanto, ainda que os estudos tenham abordado pacientes com TCP, nenhum deles fez referência ao tipo de dor, podendo os preditores citados ter relação com a dor nociceptiva, mista ou neuropática.[36]

Aspectos particulares da sua fisiopatologia

A percepção da dor é um processo bidirecional e consiste na transmissão ascendente e descendente da informação álgica que transita pelas vias do sistema nervoso. Na dor neuropática, observa-se que existem alterações ou falhas na condução dessa informação. Esse tipo de dor, quando presente nos pacientes com TCP e sobreviventes, decorre de possível injúria das estruturas neurais – causada pelo tumor ou tratamento –, mas também pode provir de manifestações dolorosas crônicas, não havendo, assim, dano tecidual aparente. Nesta última, a dor neuropática decorre das mudanças nas propriedades funcionais dos neurônios no SNC, que aumentam a magnitude das aferências nociceptivas, permitindo que estímulos normalmente não dolorosos passem a gerar dor, favorecendo a sensibilização central. Em ambos os casos, ocorre uma disfunção nas vias de transmissão da dor.[9,14,46,47]

A dor neuropática no TCP usualmente é de origem periférica e apresenta-se dentro das seguintes categorias: lesão nervosa periférica focal e multifocal (traumática, isquêmica ou inflamatória); neuropatia periférica (tóxica); e distúrbios neuropáticos (síndrome complexa dolorosas regionais – SCDR). Normalmente, esses pacientes tendem a apresentar dor puramente neuropática nos casos de neuropática periférica induzida pela quimioterapia (tóxica), sendo a descrição regional da dor nesse distúrbio frequentemente focada nas extremidades distais (mãos e pés).[9,14,47]

Na dor neuropática de origem periférica, surgem alterações nas propriedades elétricas dos nervos sensitivos – fibras C amielínicas e fibras A mielinizadas (fibras Aβ e Aδ) –, que causam desequilíbrio entre a sinalização central excitatória e inibitória, de modo que os interneurônios inibitórios e o sistema de controle descendente são prejudicados. Essas alterações fazem as estruturas periféricas, medula espinhal e cérebro aumentarem a excitação e facilitação com redução da inibição, ocasionando um estado de hiperexcitação das vias sensoriais, que, com o tempo, pode contribuir para um quadro de dor neuropática crônica. Os eventos fisiológicos contidos no estado de hiperexcitabilidade da dor neuropática são: as mudanças na função do canal iônico; as mudanças na função neuronal nociceptiva de 2ª ordem; as mudanças na função interneuronal inibitória; e a modulação da dor pelo SNC.[9,14,47]

Mudanças na função do canal iônico

A excitação ou inibição da sensação de dor é mediada pela função dos canais iônicos. Dessa forma, observa-se que a lesão do nervo é acompanhada pelo aumento da expressão e função dos canais (sódio, cálcio e potássio), no nível da medula espinhal dos nervos sensoriais, que ocasiona o aumento da excitabilidade neural, transdução e liberação de neurotransmissores, exacerbando a sensação de dor. Porém, o fenômeno por vezes não se limita às estruturas lesionadas e fibras adjacentes não lesionadas por pertencerem a um mesmo nervo ou fascículo da estrutura lesada, mas também podem desenvolver aumento da sensibilidade, amplificando os potenciais de ação e despertando a atividade neural espontânea. Coexiste ainda a possibilidade de influência do sistema nervoso simpático, que age na redução do limiar para início do potencial de ação, ocasionando as síndromes dolorosas. Em consequência, é possível o paciente sentir dor contínua e evocada decorrente do aumento da função dos canais iônicos e da entrada alterada do sinal na medula espinhal, resultando no aumento da liberação de neurotransmissores e no aumento da transmissão sináptica excitatória no circuito nociceptivo.[14,48]

Mudanças na função neuronal nociceptiva de segunda ordem

As descargas contínuas de fibras aferentes primárias resultam em alterações pós-sinápticas dos neurônios de 2ª ordem. Dessa forma, os neurônios de 2ª ordem, que são responsáveis por transmitir informações sensoriais ao cérebro, são, nesse cenário, ativados pelas fibras Aβ e Aδ – mecanossensíveis de baixo limiar –, que têm sua resposta aumentada aos estímulos sensitivos por causa do aumento da excitabilidade dos neurônios espinhais (de 1ª ordem), produzindo a expansão do campo receptivo a um nível em que determinado estímulo excite um número maior de neurônios de 2ª ordem, provocando o fenômeno de sensibilização central. Essas mudanças explicam o evento da alodínia física e são refletidas por uma atividade neuronal sensorial talâmica aumentada.[14,49]

Mudanças na função interneuronal inibitória

Após a lesão do nervo, pode existir redução da expressão de interneurônios inibitórios (GABAérgicos), favorecendo os mecanismos facilitadores de sensibilização neuronal. Nesses casos, os interneurônios inibitórios e os sistemas de controle modulatório descendente são disfuncionais; em termos simples, a neuropatia promove mudanças na excitação das estruturas que atuam de forma dominante. São previstas alterações nos canais iônicos com diminuição da expressão de canais de potássio e aumento de canais de cloro que, se abertos, causam inibição dos neurônios GABAérgicos.[14,48,49]

Consequentemente, o cérebro recepciona as mensagens sensoriais de forma alterada e anormal, assim as projeções alteradas direcionadas para o tálamo, córtex e vias paralelas e enviadas às regiões límbicas são responsáveis por altos índices de dor, ansiedade, depressão e problemas de sono, que são transmitidos como mensagens dolorosas que dominam a função límbica.[14,49]

Modulação da dor pelo sistema nervoso central

A maneira como a mensagem de dor é modulada no SNC pode diferir entre os indivíduos. Alguns pacientes com dor neuropática demonstram intensidade moderada já outros relatam dor severa, além de apresentarem variabilidade de respostas frente ao tratamento farmacológico e não farmacológico. Esse fenômeno pode ser explicado pela forma como a dor é modulada pelo SNC em cada pessoa. Após a passagem pelo corno dorsal da medula espinhal, a sinalização de dor pode ser aumentada ou diminuída no seu trajeto até o córtex cerebral. As diversas experiências, vias e inferências podem, inclusive, modificar a correlação assumida pelo SNC entre a extensão da injúria periférica e a extensão da percepção de dor. Contudo, a maioria dos pacientes com dor neuropática apresenta um perfil a favor da modulação da dor pró-nociceptiva, ou seja, neles as mensagens de dor são aumentadas no SNC.[14,49]

Algumas pesquisas têm buscado mostrar a relação entre o perfil de modulação de dor com o desenvolvimento e extensão da dor, O que demonstra relevância para hipotetizar o benefício que os tratamentos medicamentos trazem para determinado perfil de paciente. Assim, talvez o paciente pró-nociceptivo facilitador se beneficie de medicações que reduzam a facilitação (como a gabapentina), e já os pacientes pró-nociceptivo inibitório podem ser tratados com medicamentos que aumentam a capacidade inibitória (p. ex., inibidores da recaptação da serotonina-noradrenalina). Entender como a modulação de dor se processa é importante uma vez que ela pode ser altamente influenciada pela analgesia induzida pela expectativa, em razão da qual as crenças e os desejos dos pacientes podem afetar a resposta ao tratamento para a dor neuropática.[14]

Quanto ao diagnóstico

É difícil mensurar, delimitar e entender as sensações e queixas do paciente. Por seu caráter subjetivo e fisiopatologia complexa, avaliar a dor não é uma tarefa simples. No entanto, nos pacientes oncológico, avaliar o aumento, a redução, intensidade e gravidade da dor é fundamental uma vez que podem indicar estados de urgência e servir como parâmetro para monitorar e gerenciar o tratamento.[7] Diversas ferramentas multidimensionais podem ser empregadas não somente para identificar a intensidade e características da dor, como também para registrar a experiência sensorial do paciente. Na suspeita de dor neuropática, é proposto um sistema de classificação em três níveis: 1 – durante a anamnese, caso a história sobre a dor do paciente faça alusão à presença de lesão ou doença neurológica e se a distribuição da dor for neuroanatomicamente plausível, denomina-se "dor neuropática possível"; 2 – caso seja identificada a presença de sinais e sintomas sensoriais, obtidos mediante exame físico, correlacionados à distribuição da dor, estamos diante de uma "dor neuropática provável"; 3 – já a "dor neuropática definitiva" é confirmada por teste de diagnóstico objetivo – por exemplo, testes neurofisiológicos e biopsia de pele –, que confirme lesão ou doença do sistema nervoso sensorial.[9,14]

Exame físico

A dor neuropática costuma apresentar diversos descritores que caracterizam e constatam a presença dos sinais de alterações sensoriais: "dor em queimação espontânea"; "dor ao toque"; "sensação de picada em agulha"; "sensibilidade térmica ao frio" ou "sensibilidade térmica ao calor"; "dor lancinante"; "dor irradiada" são alguns dos termos descritos pelos pacientes após a aplicação de um estímulo específico e reprodutível dos sintomas.[14,47,49] É conveniente conduzir um exame sensorial completo à beira do leito com ênfase na dor e em alterações sensoriais, mas também devemos avaliar o tônus e força muscular, reflexos, bem como a atividade vasomotora. No estudo de Epstein, o termo "dor em queimação" foi o mais descrito pelos pacientes com TCP, com padrão temporal de dor constante. Portanto, as características da dor devem ser avaliadas, e a abordagem deve verificar local, início, caráter, tempo, intensidade, fatores associados, fatores de exacerbação, bem como fatores de alívio. Assim, a verificação dos estímulos dolorosos provocará respostas que devem ser registradas como normais, diminuídas, ou aumentadas e, por vezes, classificadas em hiperalgesia e alodínia.[14,47]

O Quadro 23.1 resume os questionários avaliativos usados para a dor neuropática.

Questionários avaliativos

Quadro 23.1 – Questionários avaliativos usados para a dor neuropática: características e indicação.		
Instrumento	Características	Indicação
LANSS	Baseia-se na análise da descrição da sensibilidade e no exame dos défices sensitivos. É composto de cinco itens de sintomas e dois itens de exame físico. A versão em português da escala LANSS é considerada confiável para utilizar na prática clínica e na pesquisa	Diferenciar casos de dor neuropática de outros tipos de dor
DN4	Composto por sete itens referentes a sintomas e mais três itens para exame físico. Foi traduzido e validado em português com o objetivo de incluir um instrumento confiável no cenário clínico	O objetivo é rastrear e distinguir a dor neuropática da nociceptiva
NPSI	Composto de 10 descritores de dor espontânea contínua, dor paroxística, dor evocada e disestesia/parestesia. A validação em português demonstrou que a versão autoaplicável é válida, confiável e sensível às apresentações da dor neuropática, tanto de origem central como periférica	Indicado para avaliar os sintomas de dor neuropática, definir subgrupos de pacientes e analisar o efeito das respostas ao tratamento

Fonte: Desenvolvido pela autoria do capítulo.

Em virtude da natureza multifatorial, os pacientes com TCP e sobreviventes, quando relatam dor, costumam ter a apresentação álgica mista – com componente neuropático e nociceptivo. Diversos questionários buscam diferir a dor neuropática de dor nociceptiva e podem ser empregados nessa população. O Leeds Assessment of Neuropathic Symptoms and Signs (LANSS), o Douleur Neuropathique em 4 Questions (DN4), e o Neuropathic Pain Symptom Inventory (NPSI) são instrumentos que podem ser utilizados para a triagem clínica.[15] Questionários de avaliação padrão ou mesmo um sistema de classificação da dor neuropática oncológica não estão estabelecidos e determinados.[9,14,47]

Teste diagnóstico objetivo

Os testes diagnósticos objetivos podem ser empregados mediante suspeita de lesão neural. A eletroneuromiografia (EMG) e o estudo de estimulação nervosa (NCS) podem ser conduzidos para definir a região acometida. Se ainda assim não for possível identificar a área lesionada, e quando o exame físico não é claro quanto à presença de dor neuropática, é admitido fazer uso do bloqueio diagnóstico de nervos para definir com mais precisão a origem da dor, da imagem de ressonância magnética (IRM) para excluir lesões centrais ou biópsia de pele para identificar neuropatia de pequenas fibras. Quanto a esta última, apesar de ser uma ferramenta sensível para o diagnóstico de neuropatias de fibras finas, não está claramente determinada a relação entre dados de biópsia de pele e dor neuropática.[14,50]

Quanto ao tratamento

Tratamento farmacológico

A Organização Mundial da Saúde (OMS) publicou, em 1986, um guia com recomendações para o tratamento da dor neoplásica que propunha a escada analgésica (Figura 23.2) como método de direção para o alívio da dor. Alvo de elogios e críticas, esse livro tornou-se referência e implantou as bases para o manejo da dor no câncer empregadas atualmente. A escada analgésica foi fundamentada com cinco princípios: 1) "pela boca", a administração da medicação deve ser feita preferencialmente por via oral; 2) "pelo relógio", respeitando os intervalos da administração da medicação e levando em consideração a meia-vida de cada fármaco; 3) "pela escada analgésica"; 4) "segundo a pessoa", considerando a individualidade de cada paciente; 5) "atenção aos detalhes", monitorando e reavaliando frequentemente os efeitos, a fim de reajustar a dose de acordo com a evolução do quadro.[47,51]

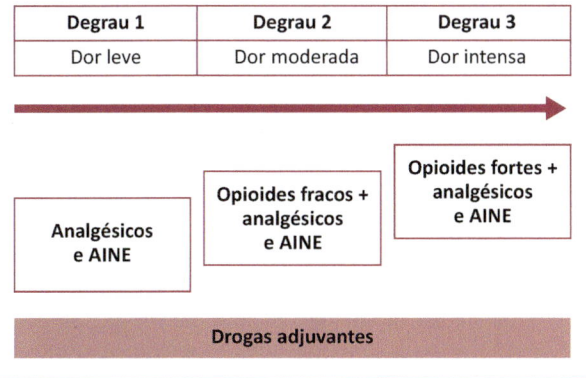

FIGURA 23.2 – Escada analgésica da OMS.

Fonte: Desenvolvida pela autoria do capítulo.

A escada analgésica foi inicialmente composta por três degraus que sugerem as classes de medicamentos, e não a indicação de drogas específicas para o tratamento da dor. O primeiro degrau recomenda o uso de analgésicos e anti-inflamatórios associados a drogas adjuvantes para dores de baixa intensidade. O segundo degrau sugere o uso de analgésicos com adição de opioides fracos e drogas adjuvantes para dores de moderada intensidade. O terceiro degrau aponta a utilização de analgésicos associados a opioides fortes e drogas adjuvantes para dores de elevada intensidade.[47,51] A administração de medicação analgésica e adjuvante com base nas diretrizes da OMS – escada analgésica – é eficaz para tratar as queixas dolorosas dos pacientes com TCP. Contudo, parece haver limitações no que se refere à necessidade de medidas de longo prazo para os pacientes sobreviventes destes. Tal fato pode estar relacionado às consequências da cronicidade da dor nesses pacientes.[47,51,52]

A via preferível de administração das medicações para dor é a oral, por ser mais segura e menos invasiva; ademais, apresenta boa tolerabilidade e satisfaz as necessidades de analgesia a baixo custo.[53] Entretanto, os pacientes com TCP podem apresentar complicações originadas do tratamento quimioterápico e radioterapêutico que dificultam ou impossibilitam a administração por essa via. Entre estas, a mucosite bucal é a complicação mais frequente nesses pacientes. As prováveis repercussões orais podem incluir a presença de dor oral ou facial, disfagia e ulceração da mucosa oral, o que torna desagradável o uso desta via para administração de medicações. Outras condições que inviabilizam esta via são a presença de náusea, vômito, obstrução intestinal, delírio, sedação e dispneia grave.[54,55]

Mediante o exposto, outras vias de administração alternativa devem ser consideradas. No tratamento da dor oncológica, podem ser empregadas as vias intravenosa, intramuscular, subcutânea, transdérmica, retal, peridural e intratecal. A via de escolha será aquela que se apresente mais vantajosa de acordo com as condições clínicas do paciente, as características de administração do fármaco, as características do tumor e o custo-benefício.[53] Os opioides parenterais podem ser administrados por via intravenosa (IV), subcutânea (SC), intramuscular (IM), transdérmica ou mesmo peridural. A via IM propicia rápida absorção de fármacos, mas pode ser desconfortável e dolorosa. Já a via peridural pode apresentar riscos associados à inserção do cateter.[52] A via SC apresenta-se como satisfatória para administração de opioides, apesar de os níveis séricos não serem estáveis, pois dependem da absorção e da perfusão local, mas podem ser uma opção mediante a indisponibilidade da via IV. A via transdérmica pode ser menos propensa a causar efeitos colaterais (como a constipação) quando comparada à medicação via oral.[56]

O tratamento inicial para dor oncológica, de acordo com a escada analgésica da OMS, preconiza o uso de analgésicos e anti-inflamatórios não hormonais (AINE), opioides fracos e fortes, associados ou não a drogas adjuvantes, sendo a indicação realizada mediante análise do nível de dor correlacionado aos níveis da escada analgésica. As drogas analgésicas e AINE são normalmente o primeiro tipo de tratamento indicado e estão inclusas em todos os níveis da escada. Na classe dos analgésicos, o paracetamol pode ser utilizado nos casos de dor oncológica leve, caso não haja a necessidade ou exista hesitação para o usar de opioides. Os limites de dose diária dessa medicação devem considerar a idade e função hepática subjacente do paciente, para evitar a hepatotoxicidade. No entanto, se o controle da dor não for alcançado com o uso de paracetamol, os médicos devem considerar a substituição pelo regime com opioides.[57]

Os AINE têm propriedades anti-inflamatória, analgésica e antipirética. Seu principal mecanismo de ação é a inibição específica da ciclooxigenase (COX). Nos casos mais amenos, essas drogas são benéficas para tratar a dor somática – principalmente a de caráter inflamatório –, a dor pós-operatória, as cefaleias e as mialgias. A maioria dos AINE costuma apresentar efeitos colaterais relativos ao trato gastrointestinal, aos sistemas renal, cardiovascular e hematológico, dessa forma sua indicação exige prudência, pois alguns pacientes apresentam risco maior de complicações.[47,57]

A prescrição de opioides está indicada nos quadros de dor moderada a intensa, e podem ser usados concomitantemente com os analgésicos e AINE e outras medicações adjuvantes.[36,47,54,57] Contudo, o manejo adequado relacionado à dor oncológica exige a compreensão da farmacologia dos opioides, para que o gerenciamento seja realizado com segurança. Portanto, o médico deve ser capaz de titular a dose adequada quando uma ação prolongada for necessária e prevenir os efeitos adversos.[57] Os opioides se ligam a receptores opioides no SNC (receptores mu-μ, kappa-κ, delta-δ) e podem ser agonistas, antagonistas, agonistas-antagonistas mistos ou agonistas parciais. São classificados quanto ao seu potencial terapêutico e elencados em fracos (como a codeína e tramadol) e fortes (p. ex., da morfina, metadona, oxicodona, buprenorfina e fentanil).[36,53,58] A morfina, juntamente com a oxicodona são os opioides de 1ª indicação para tratar a dor nos pacientes em tratamento oncológico, em razão de sua eficácia.[53,56]

Os opioides fortes normalmente apresentam um bom controle da dor em cerca de 75% dos pacientes, diminuindo a intensidade média da dor de 6 para 3 em uma escala de dor de 0 a 10. A orientação internacional, sobre essa classe de drogas para dor oncológica, sugere que o tratamento de 1ª linha seja conduzido com morfina, oxicodona, fentanil transdérmico ou buprenorfina transdérmica.[56] Contudo, apesar de sua eficácia nos casos de dor oncológica que surgem em decorrência do tratamento, o uso de opioides apresenta pontos a serem considerados, sobretudo nos pacientes sobreviventes que cursam, muitas vezes, com dor neuropática. Para estes, a eficácia em longo prazo é incerta, e há o aumento dos efeitos adversos decorrentes do uso prolongado – como constipação refratária, neurotoxidade, mudanças no estado mental e cognitivo, sedação excessiva, alterações endócrinas e imunológicas e depressão respiratória, entre outras.[53,56,59]

As drogas adjuvantes, que podem ser usadas em todos os níveis da escada da OMS, diferem dos analgésicos e AINE tradicionais, e dos opioides pelo seu mecanismo de ação. Sua recomendação é direcionada principalmente para as dores neuropáticas, com a indicação de uso de antidepressivos e anticonvulsivantes que atuam como agonistas GABA e bloqueadores ácido N-metil-D-aspártico (NMDA).[47] A inclusão das drogas adjuvantes pode ajudar a reduzir o crescente uso de opioides, além de tratar componentes neuropáticos que não são solucionados com essa medicação.[60]

Os antidepressivos alcançam eficácia analgésica por atuarem de forma inibitória no controle modulatório descendente da dor, pois promovem o bloqueio dos canais de sódio e receptores de glutamato, inibem a recaptação de serotonina e noradrenalina (IRSN) e reduzem a hiperalgesia pelo bloqueio dos NMDA. Os antidepressivos mais utilizados no tratamento da dor neuropática dos pacientes com TCP são os tricíclicos (TCA) e os inibidores da recaptação de serotonina e noradrenalina (IRSN).[59,61]

A amitriptilina é o TCA frequentemente mais estudado, apesar de ter indicação para dor neuropática, uma revisão Cochrane sugeriu que ela pode não ser benéfica nos casos de dor neuropática induzida pelo tratamento oncológico.[62] Ainda assim, sua indicação pode ser feita ao se considerarem casos individuais, como exemplo os pacientes que têm neuropatia por diversos fatores (como diabetes e outros), e não somente pelo câncer e seu tratamento.[57,62] Já a duloxetina e a venlafaxina (IRSN) têm se mostrado eficientes nos casos de neuropatias induzidas pela quimioterapia (NIQ), promovendo entre 60% e 75% de alívio nos sintomas, reduzindo a dor em queimação e pontada e secundariamente às sensações de dormência e de formigamento.[57] Os efeitos colaterais mais comuns dessas medicações incluem sonolência, constipação, náuseas ou mesmo hipotensão postural, o que pode aumentar o risco de quedas.[47,59,61]

Os anticonvulsivantes são grupos heterogêneos de drogas, também utilizadas contra a dor neuropática, e estão bem indicados para os casos de dor lancinante, em choque, fisgada ou queimação.[47] Estão principalmente relacionados com a diminuição na sensibilização central e transmissão nociceptiva por meio da ação sobre a subunidade alfa-2-delta dos canais de cálcio voltagem-dependentes pré-sinápticos, regulando a entrada de cálcio no neurônio pré-sináptico, diminuindo a liberação de neurotransmissores excitatórios na fenda sináptica.[59,61] Nessa perspectiva a gabapentina e a pregabalina são consideradas droga de 1ª linha, sendo empregadas com sucesso contra dor neuropática.

O uso de gabapentina parece ajudar na redução do uso de opioides nos pacientes com síndrome da dor neuropática na mucosite induzida por radiação em TCP.[60] Todavia, parece que, nos casos de dor neuropática de origem oncológica – principalmente relacionadas ao tratamento –, a pregabalina apresenta-se superior à gabapentina.[62] No estudo randomizado conduzido por Jiang et al. (2020), os pacientes tratados com pregabalina para dor neuropática relacionada à radioterapia em tumores de cabeça e pescoço apresentaram maior alívio da dor, melhora do humor e maior qualidade de vida em comparação com os pacientes do grupo placebo.[63] No fim, essas medicações são comumente bem toleradas, têm um bom perfil de segurança sem interação medicamentosa, e os possíveis efeitos colaterais comuns incluem sonolência, tontura e ganho de peso.[60,62,63]

Tratamento intervencionista

O tratamento intervencionista para dor tem sido considerado o quarto degrau da escada analgésica. O tratamento compreende diversas técnicas minimamente invasivas, realizadas por meio da aplicação de técnicas percutâneas do tipo neuroablativa e neuromoduladora.[50] Sua inclusão pode ser feita em qualquer fase do tratamento da dor oncológica, mas podem ser especialmente úteis nos casos de controle inadequado da dor. Por muitas razões, dentro do cenário da dor oncológica, cerca de 10% a 15% dos pacientes podem não responder satisfatoriamente ao tratamento medicamentoso.[47,61]

Sendo assim, os procedimentos intervencionistas podem ser indicados e necessários, a exemplo dos bloqueis de nervos periféricos, neurólises químicas e uso de analgésicos epidurais ou intratecais. Comumente são empregados dois tipos de técnicas: as neuroablativas que abordam o sistema nervoso com o objetivo de interromper a condução da dor pelas vias nociceptivas, para isso são utilizados meios cirúrgicos, químicos ou térmicos, não sendo preservada a estrutura nervosa; e as técnicas neuromoduladoras que buscam promover a inibição dinâmica das vias nociceptivas mediante aplicação de fármacos, ou de técnicas de estimulação.[47,64]

Nos casos de TCP, as técnicas intervencionistas podem melhorar significativamente a qualidade de vida dos pacientes, uma vez que estes apresentam níveis elevados de dor com envolvimento neuropático. O momento ideal para a abordagem intervencionista deve ser avaliado cuidadosamente, considerando-se o curso da doença. No entanto, um ensaio clínico randomizado mostrou que intervenções mais precoces propiciaram que os pacientes usassem menos analgésicos orais e apresentassem melhor controle da dor.[47,64,65]

Em um estudo piloto recente, conduzido por Sharbel et al., foi investigada a eficácia da analgesia regional pré-operatória usando o bloqueio do gânglio estrelado previamente à cirurgia do câncer de cabeça e pescoço, e quatro dos nove pacientes envolvidos não precisaram fazer uso de nenhum opioides pós-operatório. Apesar de a pesquisa inicial apresentar resultados promissores com a utilização prévia dessa intervenção analgésica, são necessários mais estudos prospectivos, randomizados e controlados para solidificar as indicações e recomendações.[65]

Um caso relatado por Kim et al. (2013) de neuralgia do trigêmeo com quadro de dor unilateral, intensa e lancinante originada de tumor parafaríngeo foi tratado satisfatoriamente com bloqueio da raiz do nervo mandibular direito.[18] Outro estudo publicado recentemente utilizou o procedimento de neurólise química para tratar dor refratária relacionada ao TCP, e em mais de 70% dos pacientes alcançou-se cerca de 75% de redução dos níveis de dor no 1º mês após o procedimento, com o benefício persistindo em até 9 semanas. Contudo, efeito adverso após a neurólise foi relatado por 9,1% dos pacientes.[66]

Outra possível opção de tratamento intervencionista para essa população é a neuroestimulação (implante de eletrodo medular). Mesmo com as condutas e tratamento para o controle da dor, alguns pacientes não conseguem atingir nível álgico satisfatório para manter uma boa qualidade de vida.[50]

Assim, a European Federation of Neurological Societies (EFNS) e o National Institute of Health and Care Excellence (NICE), em suas diretrizes e recomendações, indicam o uso de estimulação medular como opção de tratamento para os pacientes adultos com dor neuropática por mais de 6 meses, após insatisfação e falha no tratamento padrão.[50,67-69]

Tratamento não farmacológico

Além do tratamento farmacológico e do intervencionista, os pacientes com TCP com quadro de dor neuropática podem se beneficiar com inclusão de outras estratégias não farmacológicas para o manejo da dor e melhora da qualidade de vida. Destaca-se aqui a atuação de diferentes profissionais que contribuem para um tratamento multidisciplinar.[47,61] As intervenções psicológicas são importantes para auxiliar no entendimento e controle da dor, como também no gerenciamento das consequências adversas que podem surgir no curso da doença. A terapia psicológica pode ser conduzida em qualquer fase do tratamento, sendo indispensável aos pacientes com TCP acima de tudo porque apresentam elevada incidência de desenvolverem quadros depressivos. Nessa perspectiva, uma das técnicas que têm recebido destaque nos estudos científicos é a terapia cognitivo-comportamental (TCC), mas diversas intervenções psicoterápicas podem ser instituídas. Independentemente do método, os fatores como pensamento catastrófico, aceitação para mudar e educação em dor são relevantes e podem ser abordados no processo.[14,47]

Entre as condutas fisioterapêuticas direcionadas para o tratamento desta população, destacam-se a terapia por exercícios, terapia manual e estimulação elétrica transcutânea (TENS).[47] O mecanismo pelo qual essas técnicas influenciam a redução da dor neuropática diz respeito à ativação do sistema inibitórios descendentes com o aumento da liberação dos opioides endógenos e a influência na regulação e redução da excitabilidade central, bem como na expressão de neurotransmissores excitatórios na medula espinhal e tronco encefálico.[61] As medidas odontológicas e a suplementação nutricional podem ajudar a prevenir e controlar os problemas decorrentes da quimiorradioterapia como disfagia, xerostomia, trismo, problemas salivares, mucosite, dor oral e diminuição de peso. Assim, medidas como adequação bucal, orientação sobre higienização, gerenciamento nutricional e outras podem promover melhora nas condições gerais e na qualidade de vida.[47,61]

Referências bibliográficas

1. Macfarlane TV, Wirth T, Ranasinghe S, Ah-See KW, Renny N, Hurman D. Head and neck cancer pain: systematic review of prevalence and associated factors. J. Oral Maxillofac. Res. 2012;3(1):1-20e1.

2. American Cancer Society. Oral cavity (mouth) and oropharyngeal (throat) cancer. [Acesso em 05 out. 2020]. Disponível em: https://www.cancer.org/cancer/oral-cavity-and-oropharyngeal-cancer.htm.

3. Cohen EEW, La Monte SJ, Erb NL, Beckman KL, Sadeghi N, Hutcheson KA. In: American Cancer Society – Head and neck cancer survivorship care guideline. CA Cancer J. Clin. 2016;66(3):203-39.

4. Instituto Nacional de Câncer, José Alencar Gomes da Silva. Estimativa 2020: incidência de câncer no Brasil. Rio de Janeiro: INCA; 2019.

5. Jemal A, Bray F, Center MM, Ferlay J, Ward E, Forman D. Global cancer statistics. CA Cancer J. Clin. 2011;61(2):69-90.

6. Bossi P, Ghiani M, Argenone A, Depenni R. Is pain part of a systemic syndrome in head and neck cancer? Support. Care Cancer. 2020;28(2):451-59.

7. Bossi P, Giusti R, Tarsitano A, Airoldi M, Sanctis VD, Caspiani O et al. The point of pain in head and neck cancer. Crit. Rev. Oncol. Hematol. 2019;138:51-9.

8. Epstein JB, Wilkie DJ, Fischer DJ, Kim Y, Villines D. Neuropathic and nociceptive pain in head and neck cancer patients receiving radiation therapy. Head Neck Oncol. 2009;1(26):1-12.

9. Yoon SY, Oh J. Neuropathic cancer pain: prevalence, pathophysiology, and management. Korean J. Intern. Med. 2018;33(6):1058-69.

10. Woolf CJ, Mannion RJ. Neuropathic pain: aetiology, symptoms, mechanisms, and management. Lancet. 1999;353(9168):1959-64.

11. Chua KSG, Reddy SK, Lee M, Patt RB. Pain and loss of function in head and neck cancer survivors. J. Pain Symptom Manage. 1999;18(3):193-202.

12. Jain PN, Chatterjee A, Choudhary AH, Sareen R. Prevalence, etiology, and management of neuropathic pain in an Indian Cancer Hospital. J. Pain Palliat. Care Pharmacother. 2009;23(2):114-9.

13. International Association for the Study of Pain. Global year against neurophatic pain. 2014.

14. Colloca L, Ludman T, Bouhassira D, Baron R, Dickenson AH, Yarnitsky D, Freeman R. Neuropathic pain. Nat. Rev. Dis. Primers. 2017;3:17002.

15. Reyes-Gibby CC, Wang J, Yeung SJ, Chaftari P, Yu RK, Hanna EY. Genome-wide association study identifies genes associated with neuropathy in patients with head and neck cancer. Sci. Rep. 2018;8(1):8789.

16. Phan J, Pollard C, Brown PD, Guha-Thakurta N, Garden AS, Rosenthal DI. Stereotactic radiosurgery for trigeminal pain secondary to recurrent malignant skull base tumors. J. Neurosurg. 2018;130(3):812-21.

17. Morris TW, Hundley KN, Thomas KO, Lockhart EC, Rodriguez A, John DD. Decompression of cavernous sinus for trigeminal neuropathic pain from perineural spread of tumor: 2-dimensional operative video. Oper. Neurosurg. 2020;19(3):e304-5.

18. Boerman RH, Maassen EM, Joosten J, Kaanders HA, Marres HA, Overbeeke J. Trigeminal neuropathy secondary to perineural invasion of head and neck carcinomas. Neurology. 1999;53(1):213-6.

19. McNeish BJ, Zheutlin AR, Richardson JK, Smith SR. Primary cancer location predicts predominant level of brachial plexopathy. Muscle Nerve. 2020;62(3):386-9.

20. Yan M, Kong W, Kerr A, Brundage M. The radiation dose tolerance of the brachial plexus: a systematic review and meta-analysis. Clin. Transl. Radiat. Oncol. 2019;18:23-31.

21. Comino LO, Lao CF, Martín C, Lozano ML, Villanueva IC, Morales MA. Myofascial pain, widespread pressure hypersensitivity, and hyperalgesia in the face, neck, and shoulder regions, in survivors of head and neck cancer. Support. Care Cancer. 2020;28(6):2891-8.

22. Gane EM, Michaleff Z, Cottrell MA, McPhail SM, Hatton LA, Panizza BJ. Prevalence, incidence, and risk factors for shoulder and neck dysfunction after neck dissection: a systematic review. Eur. J. Surg. Oncol. 2017;43(7):1199-1218.

23. Majithia N, Loprinzi CL, Smith TJ. New practical approaches to chemotherapy-induced neuropathic pain: prevention, assessment, and treatment. Oncology. 2016;30(11):1020-9.

24. Epstein JB, Thariat J, Bensadoun R, Barasch A, Murphy BA, Kolnick L. Oral complications of cancer and cancer therapy: from cancer treatment to survivorship. CA Cancer J. Clin. 2012;62(6):400-22.

25. Delanian S, Lefaix J, Pradat P. Radiation-induced neuropathy in cancer survivors. Radiother. Oncol. 2012;105(3):273-82.

26. Edwards HL, Mulvey MR, Bennett MI. Cancer-related neuropathic pain. Cancers (Basel). 2019;11(3):373.

27. Epstein JB, Emerton S, Kolbinson DA, Le ND, Phillips N, Stevenson-Moore P. Quality of life and oral function following radiotherapy for head and neck cancer. Head Neck. 1999;21(1):1-11.

28. Epstein JB, Emerton S, Kolbinson DA, Le ND, Phillips N, Stevenson-Moore P. Quality of life and oral function following radiotherapy for head and neck cancer. Head Neck. 1999;21(1):1-11.

29. Lindenlaub T, Sommer C. Cytokines in sural nerve biopsies from inflammatory and non-inflammatory neuropathies. Acta Neuropathol. 2003;105(6):593-602.

30. Buchakjian MR, Davis AB, Sciegienka S, Pagedar NA, Sperry SM. Longitudinal perioperative pain assessment in head and neck cancer surgery. Ann. Otol. Rhinol. Laryngol. 2017;126(9):646-53.

31. Zwahlen RA, Dannemann C, Grätz KW, Studer G, Zwahlen D, Moergeli H. Quality of life and psychiatric morbidity in patients successfully treated for oral cavity squamous cell cancer and their wives. J. Oral Maxillofac. Surg. 2008;66(6):1125-32.

32. Chan JYK, Lua LL, Starmer HH, Sun DQ, Rosenblatt ES, Gourin CG. The relationship between depressive symptoms and initial quality of life and function in head and neck cancer. Laryngoscope. 2011;121(6):1212-8.

33. Boceta J, Torre A, Samper D, Farto M, Rosa RS. Consensus and controversies in the definition, assessment, treatment and monitoring of BTcP: results of a Delphi study. Clin. Transl. Oncol. 2016;18(11):1088-97.

34. Nogueira RTE, Vieira EBM, Sousa LHA, Garcia JBS. Difficult situation in cancer pain: breakthrough pain. Rev. Dor (São Paulo). 2014;15(1):41-7.

35. Caraceni A, Shkodra M. Cancer pain assessment and classification. Cancers (Basel). 2019;11(4):510.

36. Bianchini C, Maldotti F, Crema L, Malagò M, Ciorba A. Pain in head and neck cancer: prevalence and possible predictive factors. J. Buon. 2014;19(3):592-7.

37. Roberto A, Deandrea S, Greco MT, Corli O, Negri E, Pizzuto M. Prevalence of neuropathic pain in cancer patients: pooled estimates from a systematic review of published literature and results from a survey conducted in 50 Italian palliative care centers. J. Pain Symptom Manage. 2016;51(6):1091-102.

38. Yoon SY, Oh J. Neuropathic cancer pain: prevalence, pathophysiology, and management. Korean J. Intern. Med. 2018;33(6):1058-69.

39. Couceiro TCM, Lima LC, Júnior MPC, Mello PFLSO, Ferreira TMML, Firmino ALP. Prevalence of neuropathic pain in patients with cancer. Br. J. Pain (São Paulo). 2018;1(3):231-5.

40. Epstein JB, Hong C, Logan RM, Barasch A, Gordon SM, Oberlee-Edwards L. A systematic review of orofacial pain in patients receiving cancer therapy. Support. Care Cancer. 2010;18(8):1023-31.

41. Pimenta CAM, Koizumi MS, Teixeira MJ. Dor no doente com câncer: características e controle. Rev. Bras. Cancerol. 1997;43(1).

42. Cramer JD, Johnson JT, Nilsen ML. Pain in head and neck cancer survivors: prevalence, predictors, and quality-of-life impact. Otolaryngol. Head Neck Surg. 2018;159(5):853-8.

43. Shuman AG, Terrell JE, Light E, Wolf GT, Bradford CR, Chepeha D. Predictors of pain among patients with head and neck cancer. Arch. Otolaryngol. Head Neck Surg. 2012;138(12):1147-54.

44. Astrup GL, Rustøen T, Miaskowski C, Paul SM, Bjordal K. Changes in and predictors of pain characteristics in patients with head and neck cancer undergoing radiotherapy. Pain. 2015;156(5):967-79.

45. Terrell JE, Ronis DL, Fowler KE, Bradford CR, Chepeha DB, Prince ME. Clinical predictors of quality of life in patients with head and neck cancer. Arch. Otolaryngol. Head Neck Surg. 2004;130(4):401-8.

46. Ashmawi HA, Freire GMG. Sensibilização periférica e central. Rev. Dor. 2016;17(1):s31-4.

47. Vale IT, Filho MWAP. Dor no câncer. In: Neto OA, Issy AM (ed.). Dor: princípios e prática. Porto Alegre: Artmed; 2009. p. 792-804.

48. Schmidt AP, Schmidt SRG. Behavior of ion channels controlled by electric potential difference and of Toll-type receptors in neuropathic pain pathophysiology. Rev. Dor. 2016;17(1):s43-5.

49. Kraychete DC, Gozzani JL, Kraychete AC. Neuropathic pain: neurochemical aspects. Rev. Bras. Anestesiol. 2008;58(5):492-505.

50. Bates D, Schultheis BC, Hanes MC, Jolly SM, Chakravarthy KV, Deer TR. A comprehensive algorithm for management of neuropathic pain. Pain Medicine. 2019;20(1):2-12.

51. Scarborough BM, Smith CB. Optimal pain management for patients with cancer in the modern era. CA Cancer J. Clin. 2018;68(3):182-196.

52. Bruera E. Alternate routes for home opioid therapy. Pain Clinical Updates. 1993;2(1):1-4.

53. Pozzobon JL, Ortiz FR, Braun K, Unfer B. Complicações bucais dos tratamentos de câncer de cabeça e pescoço e de malignidades hematológicas. RFO. 2011;16(3):342-6.

54. Trotter PB, Norton LA, Loo AS, Munn JI, Voge E, Ah-See KW, Macfarlane TV. Pharmacological and other interventions for head and neck cancer pain: a systematic review. J. Oral Maxillofac Res. 2013;3(4):e1.

55. Bennett M, Paice JA, Wallace M. Pain and opioids in cancer care: benefits, risks, and alternatives. Am. Soc. Clin. Oncol. Educ. Book. 2017;37:705-13.

56. Wiffen PJ, Cooper TE, Anderson A, Gray AL, Grégoire MC, Ljungman G. Opioids for cancer-related pain in children and adolescents. Cochrane Database Syst. Ver. 2017;7(7):CD012564.

57. Moore RA, Derry S, Aldington D, Cole P, Wiffen PJ. Amitriptyline for neuropathic pain in adults. Cochrane Database Syst. Rev. 2015;2015(7):CD008242.

58. Attal N, Bouhassira D. Pharmacotherapy of neuropathic pain: which drugs, which treatment algorithms? Pain. 2015;156(1):s104-14.

59. Hennemann-Krause L, Sredn S. Systemic drug therapy for neuropathic pain. Rev. Dor. 2016;17(1):s91-4.

60. Milazzo-Kiedaisch CA, Itano J, Dutta PR. Role of gabapentin in managing mucositis pain in patients undergoing radiation therapy to the head and neck. Clin. J. Oncol. Nurs. 2016;21(1):623-8.

61. Scarborough BM, Smith CB. Optimal pain management for patients with cancer in the modern era. CA Cancer J. Clin. 2018;68(3):182-96.

62. Mishra S, Bhatnagar S, Goyal GN, Rana SPS, Upadhya SP. A comparative efficacy of amitriptyline, gabapentin, and pregabalin in neuropathic cancer pain: a prospective randomized double-blind placebo-controlled study. Am. J. Hosp. Palliat. Care. 2012;29(3):177-82.

63. Jiang J, Li Y, Shen Q, Rong X, Huang X, Li H. Effect of pregabalin on radiotherapy-related neuropathic pain in patients with head and neck cancer: a randomized controlled trial. J. Clin. Oncol. 2019;37(2):135-43.

64. Minson FP, Assis FD, Vanetti TK, Junior JS, Mateus WP, Giglio AD. Procedimentos intervencionistas para o manejo da dor no câncer. Einstein. 2012;10(3):292-5.

65. Sharbel D, Singh P, Blumenthal D, Sullivan J, Dua A, Albergotti WG. Preoperative stellate ganglion block for perioperative pain in lateralized head and neck cancer: preliminary results. Otolaryngol. Head Neck Surg. 2020;162(1):87-90.

66. Khawaja SN, Scrivani SJ. Utilization of neurolysis in management of refractory head and neck cancer-related pain in palliative patients: a retrospective review. J. Oral Pathol. Med. 2020;49(6):484-9.

67. Cruccu G, Aziz TZ, Garcia-Larrea L, Hansson P, Jensen TS, Lefaucheur JP. Diretrizes EFNS sobre terapia de neuroestimulação para dor neuropática. Eur. J. Neurol. 2007;14(9):952-70.

68. NICE. Neuropathic pain overview. [Acesso em 8 nov. 2020]. Disponível em: http://pathways.nice.org.uk/pathways/neuropathic-pain.

69. Spinal cord stimulation for chronic pain of neuropathic or ischaemic origin – Technology appraisal guidance. Publicado em 22 de outubro de 2008. Atualizado em fevereiro de 2014. Disponível em: www.nice.org.uk/guidance/ta159.

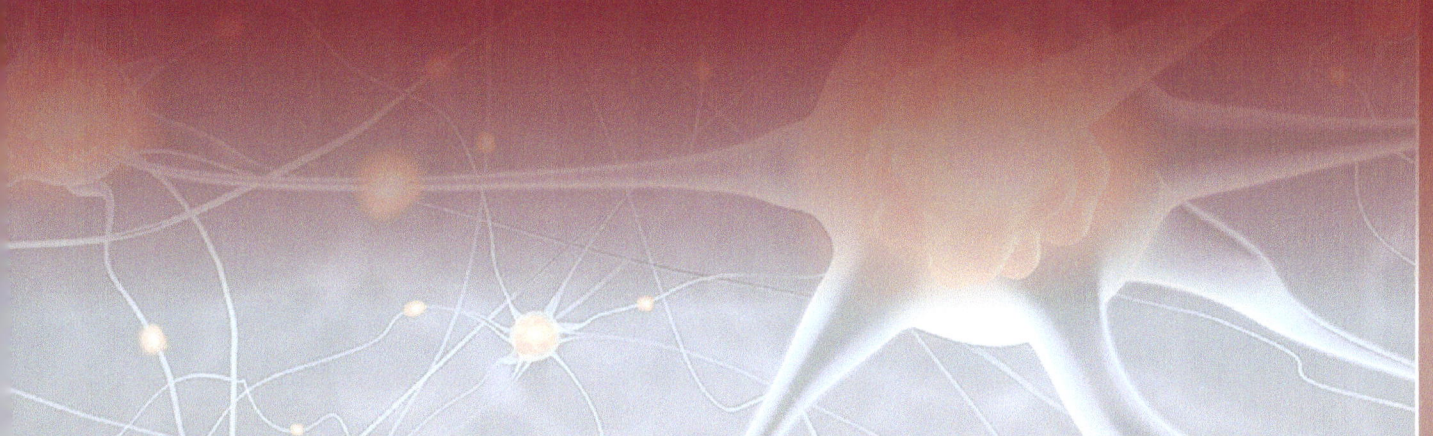

Dor Neuropática no Paciente Não Oncológico

capítulo 24

Lesões de Plexos e Raízes Nervosas

Benedito Domingos Amorim Filho | Paulo Roberto Santos Mendonça | Gisela Zancanari

Introdução

A lesão de plexos e raízes decorre de qualquer tipo de trauma com energia suficiente para tracionar, comprimir ou rompê-los.

Em um breve relato histórico, a primeira descrição clínica de uma lesão de plexo braquial, resultando em paralisia, ocorreu em 1768 por meio de registros do obstetra Willian Smellie.[1] Mais tarde, em 1870, Duchene de Boulogne descreveu uma série de casos com crianças apresentando lesão de plexo braquial ao nascimento, criando o termo "paralisia obstétrica". No mesmo período, em 1874, Erb correlacionou os dados clínicos da paralisia alta com lesão das raízes cervicais de C5 e C6, surgindo a conhecida paralisia de Erb-Duchenne. Onze anos depois, em 1885, a médica francesa Augusta Klumpke descreveu a lesão do plexo inferior, sendo conhecida como "paralisia de Klumpke".[1] A primeira reconstrução cirúrgica foi realizada por Kennedy em 1903.[2]

O avanço sobre os estudos de lesões nervosas periféricas se deu, principalmente, com as guerras, em especial com a Segunda Grande Guerra, em que Mitchell resumiu suas observações clínicas a respeito das lesões nervosas periféricas e incluiu suas descrições de causalgia, ou dor em queimadura. Sir Herbert Seddon e Barnes Woodhall estudaram as cirurgias realizando enxertos de ponte em lesões nervosas periféricas e, após a Segunda Guerra Mundial, Sir Sidney Sunderland resumiu a anatomia interna detalhada dos nervos.[3]

Diferentemente do plexo braquial, a avulsão traumática do plexo lombossacro é rara, sendo as raízes mais acometidas a L5, S1 e L4, em ordem decrescente de ocorrência e, diferentemente das lesões do plexo braquial, a lesão do plexo lombossacro não ocorre na emergência das raízes na medula, mais distante dessa. Sua primeira descrição ocorreu em 1955, com Nosik[1] e, desde então, poucos casos foram relatados na literatura.[1,4] Esse tipo de lesão geralmente está associado a traumas múltiplos ou a fraturas da cintura pélvica. Essa raridade de lesão se explica pela estabilidade da cintura pélvica, com seu grande arcabouço muscular e ósseo, protegendo efetivamente as raízes nervosas.[5,6]

A gravidade da lesão é determinada pelo tipo de dano ao nervo. Existem vários sistemas de classificação diferentes para determinar a gravidade das lesões nervosas e do plexo braquial. A maioria dos sistemas tenta correlacionar o grau de lesão com sintomas, patologia e prognóstico. A classificação de Seddon, criada em 1975, continua a ser uma das mais usadas na prática clínica, baseando-se em três tipos principais de lesão de fibra nervosa, e se há continuidade do nervo:[7]

1. **Neuropraxia:** forma mais branda da lesão do nervo. Envolve interrupção da condução do nervo sem perda da continuidade do axônio. A recuperação se dá sem degeneração walleriana.
2. **Axoniotmese:** envolve a degeneração axonal, com perda da relativa continuidade do axônio e sua cobertura de mielina, mas com preservação da estrutura de tecido conectivo do nervo (o tecido de encapsulamento, o epineuro e o perineuro estão preservados).
3. **Neurotmese:** forma mais grave de lesão de nervo, em que este é completamente interrompido pela tração, contusão ou laceração. Não só o axônio, mas também o tecido conjuntivo encapsular perde sua continuidade. O grau mais extremo é a transecção.[7]

As síndromes dolorosas decorrentes das lesões de raízes e plexos apresentam componente neuropático predominante, podendo ocorrer dor espontânea nas áreas deaferentadas, em virtude da modificação na função ou na anatomia das terminações nervosas e troncos nervosos periféricos, ou das vias de condução e processamento central da informação sensitiva. Em casos de paralisia perinatal, não é comum a evolução para dor neuropática.[8]

Epidemiologia

As lesões de plexo são encontradas tanto em crianças como em adultos, mas existe diferença entre ambas. Na criança, geralmente ocorre durante o parto, sendo a maioria decorrentes de lesão de tração, tendo maior propensão para aquelas que nascem de genitoras diabéticas, cujos bebês pesam mais de 4,5 kg no nascimento, ocorrendo em 0,38 a 1,56 por 1.000

nascimentos. Em adultos, maioria dos casos, ganham destaque os traumas causados por acidentes de trânsito ou acidentes domésticos. Estes, em suas mais diversas formas, se constituem em uma das maiores causas de morbimortalidade no mundo atual, sendo o principal fator de risco para lesão de plexos e raízes.[2] No mundo contemporâneo, os acidentes com motocicletas, seguidos dos acidentes automobilísticos e atropelamentos, que acabam por comprometer indivíduos em sua fase mais produtiva, têm enorme peso estatístico e acarretam grande dano social.[1,2] A lesão de plexo braquial é mais comumente encontrada em jovens adultos saudáveis, entre as idades de 14 e 63 anos, sendo que 50% dos casos estão entre os 19 e 34 anos, resultando em grande impacto social e econômico para as sociedades.[2] Predomina no sexo masculino, correspondendo a cerca de 89% do total.[1] Somem-se a estes, ainda, os ferimentos penetrantes por arma de fogo ou arma branca, e acidentes de trabalho. A taxa de comprometimento de nervo seguindo fraturas pélvicas é relatado variar de 0,75% a 12%,[5] podendo ocasionar lesões de plexo lombossacro.

Como causas iatrogênicas, podemos citar os eventos decorrentes de trauma cirúrgico, ou paralisias pós-anestésicas resultante de distensão ou compressão do plexo durante cirurgias longas.[1] Causas posicionais mantidas por períodos prolongados também são descritas, estando relacionadas a etilismo e uso de drogas.[5]

Entre outras causas, podem ser citados ainda as malformações, como a síndrome do desfiladeiro torácico, malformações ou fístulas arteriovenosas e hematomas comprimindo o plexo.[1]

Entre as causas oncológicas, o câncer de mama, de pulmão e neoplasias pélvicas podem ensejar invasão das estruturas nervosas, com comprometimento funcional. Há ainda as lesões decorrentes do próprio nervo, que podem comprimi-lo, provocando déficit motor e sensitivo. Os tratamentos com radioterapia decorrentes das lesões oncológicas também contribuem para disfunções, com comprometimento motor e sensitivo; e dor.

Anatomia dos plexos

Plexo braquial e nervos terminais

O plexo braquial tem uma anatomia complexa. Forma-se pelas divisões primárias do 5º ao 8º nervos cervicais, e do 1º torácico. Uma alça comunicante do 4º ao 5º nervos cervicais, e do 2º ao 1º torácico, em geral, também contribuem para sua constituição.[1,9,10]

As raízes do plexo braquial são divisões primárias anteriores dos segmentos supracitados, que, por sua vez, resultam na formação de troncos e recebem denominação de acordo com sua posição relativa entre eles. Assim, temos o tronco superior formado pela união do 5º e 6º nervos cervicais, o tronco médio formado apenas pela 7ª raiz cervical e o tronco inferior, formado pela união do 8º nervo cervical e 1º torácico. Estes, após curtos percursos, se bifurcam em divisões anteriores e posteriores para formar os fascículos, que, de acordo com sua posição, são denominados de "lateral", "medial" e "posterior". O fascículo lateral é formado pelas divisões anteriores dos troncos superior e médio. A divisão anterior do tronco inferior forma o fascículo medial, e as divisões poste-

riores dos três troncos unem-se no fascículo posterior. Destes fascículos, vão se originar os nervos terminais.[1,9,10]

A sua contribuição simpática advém de ramos comunicantes cinzentos da cadeia simpática. Os 5º e 6º nervos recebem fibras do gânglio cervical médio; o 6º, 7º e 8º do gânglio cervical inferior; assim como o 1º e o 2º nervos torácicos que também podem receber do 1º e 2º gânglios torácicos.[1]

Ao longo dos nervos cervicais e fascículos, nervos são originados, até se chegar aos ramos terminais.[9]

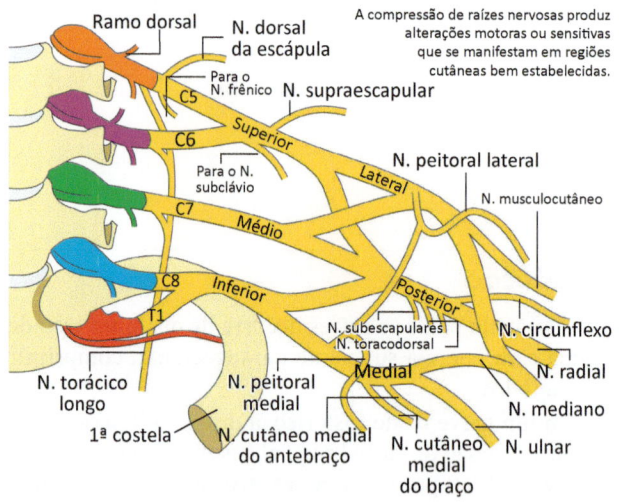

FIGURA 24.1 – Composição do plexo braquial, com seus nervos, troncos, fascículos e ramos terminais.

Fonte: Desenvolvida pela autoria do capítulo.

TABELA 24.1 – Composição dos nervos oriundos dos nervos cervicais.

Ramos dos nervos cervicais	
Para o nervo frênico	C5
Para o longo da cabeça e pescoço	C5, 6, 7, 8
Frênico acessório	C5

Fonte: Desenvolvida pela autoria do capítulo.

TABELA 24.2 – Composição dos nervos oriundos das raízes cervicais.

Ramos das raízes	
Dorsal da escápula	C5
Torácico longo	C5, 6, 7

Fonte: Desenvolvida pela autoria do capítulo.

TABELA 24.3 – Composição dos nervos oriundos dos troncos dos nervos cervicais.

Ramos dos troncos	
Nervo para o subclávio	C5, 6
Supraescapular	C5, 6

Fonte: Desenvolvida pela autoria do capítulo.

TABELA 24.4 – Composição dos nervos oriundos dos fascículos.

Ramos dos fascículos	
Peitoral	C5, 6, 7, 8 e T1
Subescapular	C5, 6
Toracodorsal	C6, 7, 8
Axilar	C5, C6
Cutâneo medial do braço	C8, T1
Cutâneo medial do antebraço	C8, T1

Fonte: Desenvolvida pela autoria do capítulo.

TABELA 24.5 – Nervos terminais do plexo braquial.

Nervos terminais	
Músculo cutâneo	C5, 6, 7
Mediano	C6, 7, 8 e T1
Ulnar	C8 e T1
Radial	C5, 6, 7, 8 e T1

Fonte: Desenvolvida pela autoria do capítulo.

O nervo mediano, um dos ramos terminais do plexo braquial, fornece ao longo de seu trajeto ramos articulares, para a articulação do cotovelo, e ramos musculares, que inervam todos os músculos superficiais da face anterior do antebraço, como o pronador redondo, flexor radial do carpo, palmar longo e flexor superficial e profundo dos dedos, flexor longo do polegar e o pronador quadrado. Fornece ainda ramos musculares para as mãos, inervando o adutor curto do polegar, o oponente do polegar e o feixe superficial do flexor curto do polegar, além dos nervos digitais palmares comuns.[9]

O nervo ulnar, outro ramo terminal, inerva músculos e pele da borda ulnar do antebraço e mão. Também fornece ramos articulares para a articulação do cotovelo. Entre os músculos inervados, temos o flexor ulnar do carpo e a metade ulnar do flexor profundo dos dedos. Fornece ainda os nervos digitais dorsais e palmar.[9]

O nervo radial, maior ramo terminal do plexo braquial, sendo continuação do fascículo posterior, inerva os músculos extensores do braço e antebraço, bem como a pele que os cobre. Entre os músculos, há o tríceps e o ancôneo, o braquiorradial, o extensor radial longo do carpo e parte do braquial. Fornece ainda ramos para o extensor radial curto do rádio e supinador, extensor dos dedos, extensor ulnar do carpo, extensor do índex e abdutor longo do polegar.[9]

Plexo lombossacro

"Plexo lombossacro" é o nome dado a todas as divisões primárias ventrais dos nervos lombossacrais e coccígeos. Inervam os membros inferiores, além do períneo, através dos nervos pudendos; e a região coccígea, através do plexo coccígeo.[9,10]

■ Plexo lombar

O plexo lombar é formado pelas divisões primárias ventrais dos três primeiros nervos lombares, a maior parte do 4º, recebendo ainda uma contribuição do 12º torácico, que, em geral, se junta ao 1º lombar.

Este, juntamente com as fibras do 12º torácico, dividem-se em um ramo cranial, que forma o ílio-hipogástrico e o ilioinguinal, e um ramo caudal, que se une com fibras de 2º nervo lombar para formar o nervo genitofemoral. As partes restantes do 2º, 3º e 4º nervos dividem-se em uma porção ventral e dorsal. As primeiras contribuem para a formação do nervo obturatório, enquanto as porções dorsais dão origem aos nervos femoral e cutâneo lateral da coxa.[9]

TABELA 24.6 – Composição dos nervos do plexo lombar.

Plexo lombar	
Ílio-hipogástrico	L1, (T12)
Ilioinguinal	L1
Genitofemoral	L1, L2
Cutâneo lateral da coxa	L2, L3
Obturatório	L2, L3, L4
Obturatório acessório	L3, L4
Femoral	L2, L3, L4

Fonte: Desenvolvida pela autoria do capítulo.

■ Plexo sacral

O plexo sacral é formado pelo tronco lombossacral dos 4º e 5º nervos lombares e pelos 1º, 2º e 3º nervos sacrais. Quando entram no plexo, os nervos dividem-se em porções ventral e dorsal, e os ramos que delas se originam são mencionados na Tabela 24.7 e na Figura 24.3.

TABELA 24.7 – Composição dos nervos oriundos do plexo sacral.

		Porções ventrais	Porções dorsais
Nervo para o quadrado do fêmur		L4, L5, S1	
Nervo para o obturatório interno e gêmeo superior		L5, S1, S2	
Nervo para o piriforme			S1, S2
Glúteo superior			L4, L5, S1
Glúteo inferior			L5, S1, S2
Cutâneo posterior da coxa		S2, S3	S1, S2
Cutâneo perfurante			S2, S3
Isquiático	Tibial	L4, L5, S1, S2, S3	L4, L5, S1 e S2
	Fibular comum		
Pudendo		S2, S3, S4	

Fonte: Desenvolvida pela autoria do capítulo.

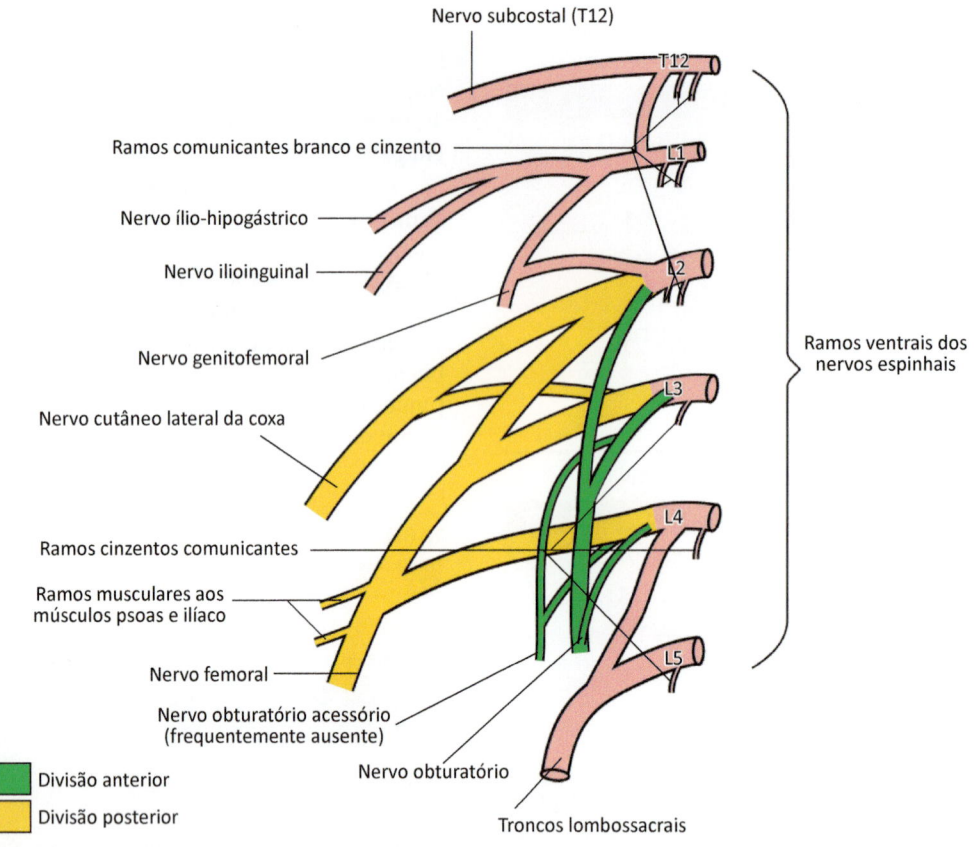

Nervo subcostal (T12)

Ramos comunicantes branco e cinzento

Nervo ílio-hipogástrico

Nervo ilioinguinal

Nervo genitofemoral

Nervo cutâneo lateral da coxa

Ramos cinzentos comunicantes

Ramos musculares aos músculos psoas e ilíaco

Nervo femoral

Nervo obturatório acessório (frequentemente ausente)

Ramos ventrais dos nervos espinhais

Divisão anterior

Divisão posterior

Nervo obturatório

Troncos lombossacrais

FIGURA 24.2 – Composição do plexo lombar, com seus nervos.

Fonte: Desenvolvida pela autoria do capítulo.

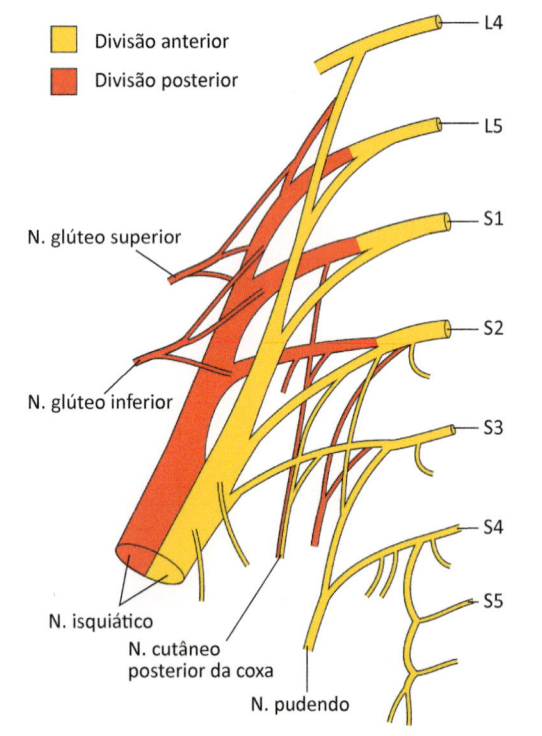

Divisão anterior

Divisão posterior

N. glúteo superior

N. glúteo inferior

N. isquiático

N. cutâneo posterior da coxa

N. pudendo

L4
L5
S1
S2
S3
S4
S5

FIGURA 24.3 – Ilustração do plexo lombossacro e seus ramos.

Fonte: Desenvolvida pela autoria do capítulo.

Vale destacar como ramo terminal deste plexo o nervo isquiático, que se constitui no maior nervo do corpo. Ele inerva a pele do pé, a maior parte da perna, os músculos posteriores da coxa, todos os músculos da perna e pé, além de contribuir com fascículos para todas as articulações do membro inferior. Origina-se de L4, L5, S1, S2 e S3. No terço distal da coxa, ele se parte em duas grandes divisões terminais, os nervos tibial e fibular comum.[9]

Fisiopatologia e quadro clínico

Com a avulsão do plexo ou raiz, inicia-se um processo degenerativo do segmento distal à lesão denominado "degeneração Walleriana"[11,12] e, consequentemente, os tecidos-alvo inervados por este segmento deixam de receber os estímulos nervosos deste e seguem alterações tróficas do tecido muscular com perda funcional daquele grupo de músculos ou órgãos-alvo. A sequência de eventos que se inicia tem repercussões, tanto distais como proximais ao nervo comprometido.

Normalmente as lesões por avulsão de plexo ou raiz manifestam-se agudamente por um quadro de perda de força ou fraqueza muscular de início agudo (pós-traumática principalmente), perda de sensibilidade ou parestesias no território de inervação da raiz em questão, além da dor que já pode ocorrer de início e esta prejudicar a avaliação motora. Essa dor, originalmente neuropática, costuma ser de forte intensidade, podendo ser referida como choque, queimação, agulhadas, fisgadas e são bastante limitantes do ponto de vista funcional. A dor por avulsão pode ocorrer em lesões por estiramento de raiz, compressão ou esmagamento, sendo que as lesões por estiramento são as mais comuns. Podem, ainda, essas lesões ser por rotura pré-ganglionar ou pós-ganglionar e envolver mecanismos de sensibilização central e periférica.[13] Vale ressaltar que as lesões de plexo ou raízes são comumente associadas a outras lesões musculoesqueléticas ou tendíneas, o que torna as limitações funcionais ainda maiores do que simplesmente a dor.[14] Essas lesões podem ainda ocorrer com exposição traumática do tecido lesionado ou não. Nos traumas em que há perda tecidual e exposição tecido lesionado, as complicações subjacentes provocadas por reação inflamatória local ou infecções impõem danos e comorbidade adicional à própria lesão em si.

A seguir, vamos falar sobre os mecanismos de sensibilização periférica e central que ocorrem na gênese da dor por avulsão de plexo.

Mecanismos da dor na periferia e medula espinhal

As lesões por avulsão de plexo ou raízes geralmente são acompanhadas de alterações no trato de Lissauer e no corno posterior da medula, onde as fibras aferentes fazem sua primeira sinapse com os neurônios de 2ª ordem.[15] Estas fibras, ao chegarem pelo ramo dorsal, costumam transitar em direção cranial e caudal pelo trato de Lissauer por um ou mais segmentos antes de fazer sinapse com o neurônio de 2ª ordem.[16] Estas fibras que transitam pelo trato de Lissauer podem reunir-se em dois grupos, um lateral e outro medial, sendo que este último é composto por fibras nociceptivas.[17] No entanto, ambos participam da modulação nociceptiva que ocorre na medula. Normalmente, as fibras da porção lateral do trato de Lissauer têm ação inibitória sobre as fibras mediais e, quando há uma lesão da raiz ou do plexo, há uma perda dessa ação inibitória, resultando na facilitação de toda informação nociceptiva.

Além dessa atividade facilitadora que ocorre no trato de Lissauer, observa-se também hiperatividade espontânea aumento do campo receptivo em um grupo específico de neurônios nas lâminas de IV à VI do corno posterior da medula. Esse conjunto de alterações exerce uma função importante na dor neuropática por avulsão.

Com base nisso, a cirurgia de tratotomia de Lissauer ou lesão da substância gelatinosa dorsal visa controlar a dor por meio da lesão por termoablação por radiofrequência das fibras laterais do trato de Lissauer, ocasionando a melhora importante da dor nesses pacientes.

Muitos pacientes podem apresentar também zonas de gatilho próximas ao dermátomo atingido pela avulsão e isso ocorre, geralmente, por hiperatividade de neurônios presentes em lâminas profundas do corno posterior da medular em áreas preservadas da zona de deaferentação.[18]

Mecanismos corticais

Alguns pacientes vítimas de avulsão de plexo ou raízes relatam sensação de movimento no membro afetado ou dor.[19] Essas sensações se assemelham às que o paciente vítima de amputação pode relatar. Na verdade, o paciente com avulsão acaba, em boa parte das vezes, desenvolvendo um quadro de dor fantasma. Esta dor pode afetar de 54% a 85% dos amputados e constitui um tipo de dor neuropática bastante limitante na maioria deles.[20,21] Esse fenômeno de dor fantasma ocorre na avulsão de plexo ou raiz, em lesões medulares e em cerca de 20% das crianças com aplasia congênita de membros, mas não é encontrado em outras lesões de nervos periféricos.

A dor fantasma costuma ocorrer por diferentes mecanismos, mas a desinibição talâmica é um dos principais. Além disso, na dor fantasma, podemos verificar uma reorganização da atividade neuronal cortical das áreas de representação da região acometida. Essas áreas, geralmente, em estado de facilitação por desinibição, acabam ensejando manifestação de sensação de movimento e/ou dor.

Alguns autores observaram que alguns grupos de pessoas estariam mais suscetíveis à manifestação de dor fantasma: pessoas com dor presente naquele membro previamente à lesão, lesões nos membros superiores, maior incidência em mulheres, pico de incidência maior da dor no 1º e no 6º mês após a lesão.[22] Além disso, foi observada uma predisposição genética para dor fantasma além de fatores ambientais envolvidos.

Essas alterações centrais que ocorrem na dor por avulsão fazem dos procedimentos cirúrgicos, cujos alvos terapêuticos envolvem estruturas medulares ou corticais, os que oferecem melhor resultado no controle da dor em longo prazo, como veremos a seguir.

Tratamento

O tratamento da dor por avulsão segue, normalmente, os princípios de tratamento de dor crônica de padrão neuropático. É fundamental que o tratamento envolva uma equipe multidisciplinar, pois são casos em que o paciente apresenta incapacidade funcional decorrente do déficit motor além da dor e de todas as demandas inerentes a esta situação. O apoio das equipes de saúde mental, terapia ocupacional e fisioterapia são de grande valor e aumentam o engajamento do paciente à terapia, o que facilita chegar a resultados efetivos. À frente, veremos como a reabilitação pode ajudar nesses casos e, aqui, falaremos sobre o tratamento farmacológico e intervencionista.

Com relação à farmacoterapia, costumam-se utilizar opioides além de antidepressivos, anticonvulsivantes e canabinoides.[23] Os opioides que apresentam ação modulatória glutamatérgica, preferencialmente de receptores NMDA como a metadona, são os mais indicados.[24] É claro que a terapia deve seguir as orientações segundo a escada analgésica da OMS.[25]

Com relação ao tratamento cirúrgico, a opção de neurorrafia e reinervação do segmento de avulsão é factível. Alguns autores têm observado que, além de melhora funcional parcial do membro, há o alívio da dor fantasma e a reorganização da imagem corporal cortical e da excitabilidade cortical.[26] E é claro que quanto mais precocemente se faz a correção cirúrgica da avulsão, melhores são os resultados.

Quando a correção cirúrgica da avulsão não é possível, outras intervenções podem ser realizadas. Estas vão desde bloqueios anestésicos até cirurgias ablativas ou neuromodulatórias. Como visto anteriormente, boa parte da fisiopatologia da dor é de origem central e bloqueios periféricos podem não oferecer grande alívio no controle da mesma. No entanto, o bloqueio simpático venoso é uma opção, pois a infusão intravenosa de cetamina a 0,1 a 0,2 mg/kg em 1 hora associada à lidocaína 3 a 5 mg/kg em 30 minutos é capaz de oferecer alívio da dor, e a cetamina nesta dose é capaz de modular o componente límbico da dor tendo efeito, inclusive, antidepressivo como alguns trabalhos comprovam.[27-29]

Havendo falha no controle da dor por todas as técnicas descritas, há a indicação de técnicas modulatórias ou ablativas centrais. A técnica mais indicada para o tratamento desse tipo de dor é a tratotomia de Lissauer ou coagulação da substância gelatinosa dorsal ou lesão da zona de entrada da raiz dorsal cuja sigla em inglês é DREZotomy (*dorsal root entry zone* – DREZ). A cirurgia de DREZ ainda é considerada a opção de maior e mais prolongada eficácia no controle da dor. Nesta cirurgia, realiza-se a termocoagulação da substância gelatinosa acompanhando o bordo lateral de entrada das raízes no sulco posterolateral da medula (Figura 24.4). Lembre-se que, neste local, ficam as fibras que estão em estado de excitabilidade sobre as que se encontram medialmente e que chegam pela raiz dorsal (fibras nociceptivas) (Figura 24.1). As lesões realizadas em DREZ devem se estender por um ou mais segmentos acima do nível da avulsão para que consigam atingir os neurônios que transitam pelo trato de Lissauer.[30-32]

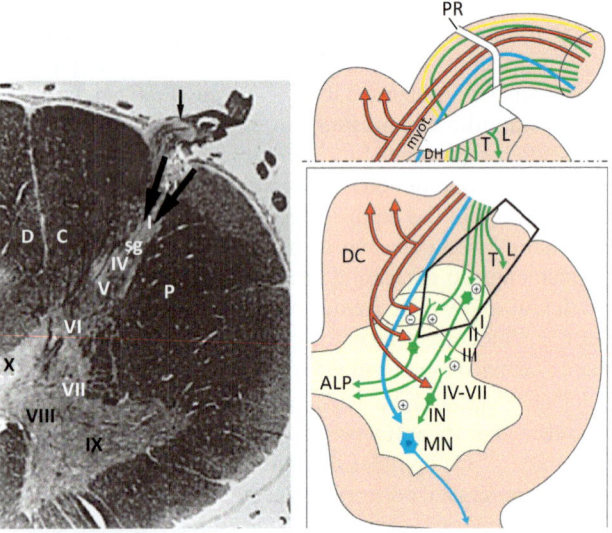

FIGURA 24.4 – Representação da área onde é realizada a lesão térmica da substância gelatinosa.

Fonte: Adaptada de Sindou MP (2009). Surgical dorsal root entry zone lesions for pain. In: Lozano AM, Gildenberg PL, Tasker RR (ed.).

Alguns autores sugerem que a dor paroxística está mais associada a estes neurônios hiperexcitáveis no corno dorsal da medula, enquanto a dor de caráter mais contínuo estaria

relacionada mais a estruturas supraespinhais e outras técnicas poderiam oferecer maior alívio.[31,33]

Quando pensamos em estruturas supraespinhais, um alvo possível de abordagem é o córtex motor e a estimulação elétrica desta área é uma alternativa para dor por avulsão e dor fantasma. Possivelmente, a estimulação de córtex motor ocasiona a estimulação de vias descendentes de controle da dor pelas vias opioides endógenas e vias modulatórias.

Outra alternativa, quando há falha no controle da dor com a DREZotomia, é a estimulação medular cervical alta. Alguns trabalhos têm mostrado controle aceitável da dor, mas sua indicação é secundária em relação à DREZotomia.[34,35]

Com relação aos procedimentos periféricos de controle de dor, não há evidências de que estes promovam controle efetivo da dor e não são considerados opção primária no controle desta.

Reabilitação dos pacientes com lesão de plexo/raízes

A dor é uma das principais queixas em pacientes adultos com avulsão de plexos ou lesão por tração. Essas dores têm sintomas intermitentes e duram a maior parte do dia.[36,37] Fatores como o frio, doenças, distúrbios emocionais e depressão pioram a dor, enquanto uma distração no trabalho e alguma recreação podem aliviá-la. A intensidade da dor está comprovadamente relacionada ao número de raízes avulsionadas.[8] A dor após avulsão do plexo braquial envolve componentes periféricos e centrais, assim é caracterizada como uma síndrome de dor neuropática mista.[38] A dor neuropática após avulsão de raízes é uma preocupação em pacientes adultos porque ela pode ser debilitante e tornar o paciente resistente ao tratamento. Pacientes com dor intratável geralmente apresentam resultados ruins e comprometimento da qualidade de vida. A dor é um grande obstáculo na reabilitação e não existe consenso na literatura sobre os melhores resultados para tratar estes pacientes.

Pacientes com avulsão de plexos e raízes devem ser encaminhados para um programa de reabilitação precoce e prolongado e os principais objetivos são: prevenção da atrofia muscular; prevenção de deformidades secundárias; controle da dor; e educação em dor. A fisioterapia extensiva, fornecida como parte de um programa de reabilitação individual, é indicada entre os tratamentos de 1ª linha para prevenir a dor e ou para aliviá-la.

O desenvolvimento de atrofia muscular nestes pacientes resulta em desequilíbrio muscular e deformidades secundárias dos membros. Os músculos desnervados sofrem diversas alterações estruturais, neurofisiológicas e de contractilidade.

A primeira abordagem para limitar o desenvolvimento de atrofia é o alongamento muscular passivo. Um estudo feito em ratos mostrou que a análise histoquímica nos músculos revelou uma área da secção transversal do músculo sóleo desnervado após o alongamento repetitivo e era significativamente maior do que os do grupo-controle.[39]

Foi demonstrado que uma abordagem de reabilitação com o objetivo de retornar o paciente ao trabalho e atividades recreativas é eficaz para distrair o paciente da dor.[40]

■ TENS

A estimulação elétrica transcutânea (TENS) tem sido aplicada em várias condições dolorosas, por ser uma intervenção analgésica simples, barata e não invasiva.[41]

A terapia com TENS é adequada somente apenas para lesões pós-ganglionares ou no caso de lesões com preservação de algumas fibras. Na base do efeito TENS, existe a teoria das comportas e, portanto, a estimulação nervosa não poderia funcionar se as fibras das colunas dorsais estiverem degeneradas ou rompidas como é o caso de lesões por avulsão. A seleção de combinações de parâmetros (intensidade, frequência e local de estimulação) e o tipo de modelo experimental de dor são fundamentais para a obtenção de efeitos analgésicos. Considerando a relação custo/benefício como favorável, a TENS ainda é uma opção terapêutica em pacientes com dor neuropática. Os efeitos da TENS de alta frequência em estudos randomizados, controlados com placebo, mostram redução da dor em repouso e alodínia quando comparados ao placebo.[42,43]

■ Terapia manual

A terapia manual consiste em técnicas passivas para o manejo de problemas musculoesqueléticos atuando em estruturas de partes moles e articulares do sistema locomotor. A seleção de técnicas depende naturalmente do objetivo do tratamento.

Estudos sobre dor miofascial relacionada com lesões por avulsão de plexo são escassos, mas sabe-se que a síndrome dolorosa miofascial é frequentemente associada à dor neuropática. É caracterizada por uma doença muscular em que os músculos estão contraídos com o aumento do tônus e rigidez e formação de pontos-gatilho.[44] A dor miofascial decorre de focos de irritação muscular frequentemente referida como bandas de tensão e pontos-gatilho, desencadeada por lesão muscular, imobilização prolongada ou desuso, postura mantida por longos períodos, o uso excessivo e repetido da musculatura e por problemas emocionais.

Nas lesões por avulsão de raiz, a dor miofascial pode estar presente em função da hipoatividade muscular decorrente da lesão, ocasionando sobrecarga de outros músculos. Outras causas possíveis são a dor neurogênica, com a hiperalgesia secundária ao processo doloroso e as alterações posturais presentes nestes indivíduos. O desequilíbrio decorrente destas lesões pode cursar com hiperatividade ou hipoatividade de alguns músculos. Este quadro clínico poderia desencadear dor, cefaleia, espasmos, fadiga muscular, rigidez de movimento e restrição de mobilidade nestes pacientes. Técnicas de massoterapia ou liberação miofascial para alívio dos sintomas podem ser benéficos para este grupo de pacientes.

Uma técnica usada como tratamento é a mobilização neural que tem como objetivo restaurar a dinâmica de estruturas nervosas buscando o seu equilíbrio dinâmico entre os movimentos relativos dos tecidos neurais e estruturas mecânicas circundantes. Novamente os estudos trazem limitadas evidências sobre a eficácia da técnica, apesar de aparente benefício terapêutico.[45]

■ Reeducação sensorial

A reeducação sensorial, também conhecida como "terapia de dessensibilização", depende de estímulos controlados com o objetivo de dessensibilizar o membro afetado. Os estímulos graduados são aplicados à área alodínica do membro afetado, começando com estímulos suaves como um algodão, e aumentando para um estímulo áspero como uma lixa. Um estudo de alta qualidade suporta o uso de reeducação sensorial para reduzir alodínia.[46] Este método foi efetivo para melhorar a discriminação tátil e a sensibilidade usando objetos de textura diferentes. Houve incremento da atividade motora e mudanças na representação cortical correspondente.[47,48]

Jerosch-Herold et al. reviram técnicas de reeducação para recuperação da sensibilidade da mão após lesão do nervo periférico. Eles descobriram que métodos clássicos (retreinamento da gnose tátil usando diferentes formas e texturas) eram geralmente usados com mais frequência do que técnicas como a terapia do espelho.[49]

A terapia do espelho consiste em movimentar o membro afetado dentro de uma caixa de espelho para fornecer *feedback* visual da mão afetada para substituir a da mão não afetada (refletida). Um estudo mostrou que a dor foi reduzida em pessoas com síndrome de dor reflexa regional aguda ou crônica após o tratamento com terapia do espelho quando comparada ao tratamento padrão. Houve também a diminuição associada no consumo de analgésicos, redução do inchaço e melhora da escala de dor neuropática.[50,51] Esta técnica também foi eficaz para pacientes com dor no membro fantasma.[51,52]

■ Terapia de movimento induzido por restrição (TMIR)

Tem como objetivo reduzir a supressão comportamental da atividade motora no membro afetado. O uso do membro não afetado é limitado pelo uso de uma luva ou tipoia, em casos de lesão do plexo braquial e atividades intensivas do membro afetado podem ser associados a um treinamento repetitivo durante 6 horas por dia de duas a três vezes na semana.[53]

Os estudos sobre TMIR foram realizados inicialmente em macacos e, depois, aplicados em humanos, com foco em pacientes com comprometimento dos membros superiores após acidente vascular cerebral (AVC).[54] Os mecanismos propostos para explicar a eficácia da TMIR são as mudanças nas abordagens comportamentais e a consequente reorganização cortical.[53]

■ Cinesioterapia

Um programa de cinesioterapia visa recuperar a função, aumentar a força e o trofismo muscular, aumentar a propriocepção, a restauração da flexibilidade articular e, com a participação da equipe de terapia ocupacional, evitar a síndrome do desuso. Usamos exercícios ativos, passivos, ativos assistidos, isométricos e resistidos.

A terapia com exercícios deve ser empregada para ajudar a restaurar a função em pacientes com dor neuropática. Vários estudos incluíram exercícios como parte do protocolo para tratamento da dor neuropática, no entanto faltam trabalhos científicos avaliando a eficácia para tratamento da dor.

Os pacientes que tendem a negligenciar os membros lesados precisam cuidar deles e evitar traumas e desuso. Movimentos passivos combinados com órteses podem contribuir para evitar a rigidez e o comprometimento da amplitude de movimento.

A hidroterapia e seus movimentos no meio aquático reúnem os exercícios ativos com o calor da água no tratamento mostrando controle da dor, melhora da fadiga, melhora da depressão e aumento da qualidade de vida em pacientes com esclerose múltipla[55] Piskorz et al. examinaram 41 pacientes com diabetes tipo 2 e dor neuropática e concluíram que houve mudanças estatisticamente significativas na avaliação da dor antes e depois da hidroterapia. De acordo com os autores, o efeito em longo prazo da hidroterapia é desconhecida e requer mais pesquisa.

Um programa de exercícios ativos globais pode ser considerado um treino de exposição gradual à dor composto por exercícios com carga progressiva, juntamente com uma abordagem sobre o comportamento de medo e recusa ou cinesiofobia em pacientes com dor crônica.[56]

■ Termoterapia

Pacientes com quadros de dor neuropática geralmente apresentam fenômenos sensoriais exacerbados, como aumento da atividade simpática, que impedem o acesso de qualquer dispositivo para a troca de temperatura corporal como resfriamento e o aquecimento doloroso pela alodínia térmica.

A criomassagem foi testada em pacientes com dor neuropática secundária à síndrome da imunodeficiência adquirida, apesar de discreta melhora da dor não ter tido significância clínica ou estatística.[57]

■ Acupuntura

A dor neuropática pela avulsão de plexos e raízes é um dos tipos de dor mais intratáveis em dor crônica.[58] Estudos demonstram que a atividade cerebral anormal é um aspecto importante da sua ocorrência e persistência e pode estar associada à sua gravidade.[59] Intervenções que mudam a plasticidade do cérebro podem ser benéficas para aliviar a dor neuropática.

A acupuntura é uma das práticas clínicas mais antigas em medicina tradicional chinesa para o tratamento de muitos sintomas e distúrbios, como AVC, doença de Alzheimer e dor crônica. Seu uso associado a uma saída elétrica está cada vez mais sendo aplicado no tratamento de dor.[60]

Wang et al. sugeriram que a eletroacupuntura reduz os efeitos da atividade elétrica dos neurônios relacionados à dor em hipocampo de ratos com dor neuropática.[58,61]

Bei'Bei Huo et al. concluíram em seu estudo que existe um efeito benéfico da eletroacupuntura para alívio da dor neuropática com avulsão de plexo braquial induzida em ratos. A intervenção da eletroacupuntura foi realizada 30 minutos/dia, 5 dias por semana durante 11 semanas. Avaliaram que estes efeitos podem persistir por 4 semanas após a interrupção do tratamento.

Poucos estudos de qualidade englobam acupuntura no tratamento de dor neuropática pós-avulsão de plexos e raízes.

Estes se concentram mais na abordagem de outros tipos de dor neuropática. Mais estudos são necessários para entendermos a real eficácia do método.

■ Terapia ocupacional

Na terapia ocupacional, as atividades laborativas e as simulações das atividades de vida diária estimulam a recuperação de força, a coordenação e a destreza dos segmentos acometidos. Na reabilitação, os pacientes devem ser educados para exercer as atividades que executarão durante o retorno ao trabalho, tendo como parâmetro a capacidade funcional.

Não havendo condições físicas para o retorno às funções originais, a readaptação para a execução de outras atividades profissionais deve ser realizada por meio de dispositivos auxiliares, úteis porque permitem melhorar a função com menor exigência dos músculos responsáveis por sua execução. O emprego de órteses e próteses pode se mostrar eficaz na redução da dor em um membro com dor fantasma.[62]

■ Programas de educação em dor

Toda a equipe multiprofissional envolvida no tratamento do paciente com quadro de dor crônica pós-avulsão de plexo precisa fornecer informações ao paciente sobre aspectos biológicos da dor, principalmente ao que se refere às crenças de que a dor sempre é um sinal de alerta/perigo, medo e evitação a fim de evitar a catastrofização. No geral, pacientes em condições de dor crônica respondem a intervenções psicológicas incluindo terapia cognitivo comportamental, relaxamento e educação sobre habilidade de enfrentamento.[63]

Conclusão

A dor por avulsão é uma condição bastante limitante que compromete de modo importante a vida de cerca de 71% a 78% dos pacientes que sofrem avulsão de plexo e, em cerca de 67% deles, a dor é de padrão neuropático. A correção cirúrgica inicial das raízes que sofreram avulsão pode ajudar a restaurar parte da funcionalidade do membro e controlar boa parte das dores, mas, infelizmente, os candidatos a este tipo de procedimento são poucos e o controle da dor acaba sendo grande parte do objetivo do tratamento. A reabilitação e a assistência multiprofissional são fundamentais e o acompanhamento com um especialista é importante para oferecer conforto e ajudar o paciente a conquistar uma qualidade de vida próxima do ideal dentro de suas limitações.

Referências bibliográficas

1. Bastos Pinheiro JÁ, Andrade FD, Ribeiro CH. Avulsão traumática de raízes do plexo lombossacro: relato de caso. Arq. Bras. Neurocir. Brazilian Neurosurg. 2005.
2. Smania N, Berto G, La Marchina E, Melotti C, Midiri A, Roncari L et al. Rehabilitation of brachial plexus injuries in adults and children. Eur. J. Phys. Rehabil. Med. 2012.
3. Diao E, Vannuyen T. Techniques for primary nerve repair. Hand Clinics. 2000.
4. Chin CH, Chew KC, Howe CC. Lumbosacral nerve root avulsion. Injury. 1997.

5. Kao CL, Yuan CH, Cheng YY, Chan RC. Lumbosacral plexus injury and brachial plexus injury following prolonged compression. J. Chinese Med. Assoc. 2006.

6. Maillard JC, Zouaoui A, Bencherif B, Bouayed N, Chedid G, Marsault C. Imaging in the exploration of lumbosacral plexus avulsion: two cases. J. Neuroradiol. 1992.

7. Siqueira R. Lesões nervosas periféricas: uma revisão. Rev. Neurociências. 2007.

8. Berman JS, Birch R, Anand P. Pain following human brachial plexus injury with spinal cord root avulsion and the effect of surgery. Pain. 1998.

9. Netter FH Netter – Atlas de anatomia humana. Masson; 2015.

10. Staubesand J. Sobotta – Atlas de anatomia humana. Journal of Chemical Information and Modeling. 2013.

11. Wang JT, Medress ZA, Barres BA. Axon degeneration: molecular mechanisms of a self-destruction pathway. Journal of Cell. Biology. 2012.

12. Conforti L, Gilley J, Coleman MP. Wallerian degeneration: an emerging axon death pathway linking injury and disease. Nature Reviews Neuroscience. 2014.

13. Teixeira MJ, Paz MGS, Bina MT, Santos SN, Raicher I, Galhardoni R et al. Neuropathic pain after brachial plexus avulsion: central and peripheral mechanisms. BMC Neurology. 2015.

14. Carvalho GA, Nikkhah G, Matthies C, Penkert G, Samii M. Diagnosis of root avulsions in traumatic brachial plexus injuries: value of computerized tomography myelography and magnetic resonance imaging. J. Neurosurg. 1997.

15. Powers SK, Adams JE, Edwards MS, Boggan JE, Hosobuchi Y. Pain relief from dorsal root entry zone lesions made with argon and carbon dioxide microsurgical lasers. J. Neurosurg. 1984.

16. Light AR. Normal anatomy and physiology of the spinal cord dorsal horn. Stereotact Funct. Neurosurg. 1988.

17. Guenot M, Bullier J, Rospars JP, Lansky P, Mertens P, Sindou M. Single-unit analysis of the spinal dorsal horn in patients with neuropathic pain. J. Clin. Neurophysiol. 2003.

18. Ovelmen-Levitt J, Johnson B, Bedenbaugh P, Nashold BS. Dorsal root rhizotomy and avulsion in the cat: a comparison of long term effects on dorsal horn neuronal activity. Neurosurgery. 1984.

19. Parry CBW. Pain in avulsion lesions of the brachial plexus. Pain. 1980.

20. Ehde DM, Czerniecki JM, Smith DG, Campbell KM, Edwards WT, Jensen MP et al. Chronic phantom sensations, phantom pain, residual limb pain, and other regional pain after lower limb amputation. Arch. Phys. Med. Rehabil. 2000.

21. Jensen TS, Krebs B, Nielsen J, Rasmussen P. Immediate and long-term phantom limb pain in amputees: incidence, clinical characteristics and relationship to pre-amputation limb pain. Pain. 1985.

22. Dijkstra PU, Geertzen JHB, Stewart R, Van Der Schans CP. Phantom pain and risk factors: a multivariate analysis. J. Pain Symptom Manage. 2002.

23. Maldonado R, Baños JE, Cabañero D. The endocannabinoid system and neuropathic pain. Pain. 2016.

24. Finnerup NB, Sindrup SH, Jensen TS. The evidence for pharmacological treatment of neuropathic pain. Pain. 2010.

25. WHO. WHO's cancer pain ladder for adults. World Heal. Organ. 2016.

26. Kachramanoglou C, Carlstedt T, Koltzenburg M, Choi D. Long-term outcome of brachial plexus reimplantation after complete brachial plexus avulsion injury. World Neurosurg. 2017.

27. Dtsch Medizinische Wochenschrift (DMW). Ketamin als antidepressivum. 2016.

28. Schwarzer A, Zenz M, Maier C. Therapy of phantom limb pain. Anästhesiologie Intensivmed Notfallmedizin Schmerztherapie (AINS). 2009.

29. EUCTR2010-023414-31-DE. Ketamine in treatment resistant major depression (TRD). 2012. Disponível em: http://www.who.int/trialsearch/Trial2.aspx?TrialID=EUCTR2010-023414-31-DE.

30. Samii M, Bear-Henney S, Lüdemann W, Tatagiba M, Blömer U. Treatment of refractory pain after brachial plexus avulsion with dorsal root entry zone lesions. Neurosurgery. 2001.

31. Sindou MP, Blondet E, Emery E, Mertens P. Microsurgical lesioning in the dorsal root entry zone for pain due to brachial plexus avulsion: a prospective series of 55 patients. J. Neurosurg. 2005.

32. Nashold BS, Ostdahl RH. Dorsal root entry zone lesions for pain relief. J. Neurosurg. 1979.

33. Sindou MP, Mertens P. Surgery in the dorsal root entry zone for pain. Seminars in Neurosurgery. 2004.

34. Lai HY, Lee CY, Lee ST. High cervical spinal cord stimulation after failed dorsal root entry zone surgery for brachial plexus avulsion pain. Surg. Neurol. 2009.

35. Piva B, Shaladi A, Saltari R, Gilli G. Spinal cord stimulation in the management of pain from brachial plexus avulsion. Neuromodulation. 2003.

36. Stewart RL, Black GB. Snowmobile trauma: 10 years, experience Manitoba's tertiary trauma centre. Canadian Journal of Surgery. 2004.

37. Htut M, Misra P, Anand P, Birch R, Carlstedt T. Pain phenomena and sensory recovery following brachial plexus avulsion injury and surgical repairs. J. Hand Surg. Am. 2006.

38. Yoshikawa T, Hayashi N, Tajiri Y, Satake Y, Ohtomo K. Brain reorganization in patients with brachial plexus injury: a longitudinal functional MRI study. Sci. World J. 2012.

39. Agata N, Sasai N, Masumi IM, Kawakami K, Hayakawa K, Kobayashi K et al. Repetitive stretch suppresses denervation-induced atrophy of soleus muscle in rats. Muscle and Nerve. 2009.

40. Kato N, Htut M, Taggart M, Carlstedt T, Birch R. The effects of operative delay on the relief of neuropathic pain after injury to the brachial plexus: a review of 148 cases. J. Bone Jt. Surg. – Ser. B. 2006.

41. Sluka KA, Walsh D. Transcutaneous electrical nerve stimulation: basic science mechanisms and clinical effectiveness. Journal of Pain. 2003.

42. Kumar D, Alvaro MS, Julka IS, Marshall HJ. Diabetic peripheral neuropathy: effectiveness of electrotherapy and amitriptyline for symptomatic relief. Diabetes Care. 1998.

43. Cheing GL, Hui-Chan CW. Transcutaneous electrical nerve stimulation: nonparallel antinociceptive effects on chronic clinical pain and acute experimental pain. Arch. Phys. Med. Rehabil. 1999.

44. Wheeler AH, Aaron GW. Muscle pain due to injury. Current Pain and Headache Reports. 2001.

45. Ellis RF, Hing WA. Neural mobilization: a systematic review of randomized controlled trials with an analysis of therapeutic efficacy. J. Man. Manip. Ther. 2008.

46. Oud T, Beelen A, Eijffinger E, Nollet F. Sensory re-education after nerve injury of the upper limb: a systematic review. Clinical Rehabilitation. 2007.

47. Singh G, Wilen SN, Boswell MV, Janata JW, Chelimsky TC. The value of interdisciplinary pain management in complex regional pain syndrome type I: a prospective outcome study. Pain Physician. 2004.

48. Pleger B, Tegenthoff M, Ragert P, Förster AF, Dinse HR, Schwenkreis P et al. Sensorimotor returning in complex regional pain syndrome parallels pain reduction. Ann. Neurol. 2005.

49. Jerosch-Herold C. Sensory relearning in peripheral nerve disorders of the hand: a web-based survey and Delphi consensus method. J. Hand Ther. 2011.

50. McCabe CS, Haigh RC, Ring EFJ, Halligan PW, Wall PD, Blake DR. A controlled pilot study of the utility of mirror visual feedback in the treatment of complex regional pain syndrome (type 1). Rheumatology. 2003.

51. Moseley GL. Graded motor imagery for pathologic pain: a randomized controlled trial. Neurology. 2006.

52. Ramachandran VS, Rogers-Ramachandran D, Cobb S. Touching the phantom limb. Nature. 1995.

53. Hoare BJ, Wasiak J, Imms C, Carey L. Constraint-induced movement therapy in the treatment of the upper limb in children

with hemiplegic cerebral palsy. Cochrane Database of Systematic Reviews. 2007.

54. Smania N, Gandolfi M, Paolucci S, Iosa M, Ianes P, Recchia S et al. Reduced-intensity modified constraint-induced movement therapy versus conventional therapy for upper extremity rehabilitation after stroke: a multicenter trial. Neurorehabil. Neural Repair. 2012.

55. Piskorz J, Wojcik G, Pisz K, Nalepa D, Skalska-Izdebska R, Bulikowski W. Hydrotherapy as a treatment method of supporting of neuropathic pain in diabetes: preliminary reports. Acta Balneol. 2015.

56. Van De Meent H, Oerlemans M, Bruggeman A, Klomp F, Van Dongen R, Oostendorp R et al. Safety of "pain exposure" physical therapy in patients with complex regional pain syndrome type 1. Pain. 2011.

57. Practice guidelines for chronic pain management: an updated report by the American Society of Anesthesiologists. Task Force on Chronic Pain Management and the American Society of Regional Anesthesia and Pain Medicine. Anesthesiology. 2010.

58. Simon NG, Franz CK, Gupta N, Alden T, Kliot M. Central adaptation following brachial plexus injury. World Neurosurgery. 2016.

59. De Ridder D, Vanneste S, Van Laere K, Menovsky T. Chasing map plasticity in neuropathic pain. World Neurosurgery. 2013.

60. Ciaramitaro P, Padua L, Devigili G, Rota E, Tamburin S, Eleopra R et al. Prevalence of neuropathic pain in patients with traumatic brachial plexus injury: a multicenter prospective hospital-based study. Pain Med. (United States). 2017.

61. Wang JY, Chen R, Chen SP, Gao YH, Zhang JL, Feng XM et al. Electroacupuncture reduces the effects of acute noxious stimulation on the electrical activity of pain-related neurons in the hippocampus of control and neuropathic pain rats. Neural Plast. 2016.

62. Flor H, Denke C, Schaefer M, Grüsser S. Effect of sensory discrimination training on cortical reorganisation and phantom limb pain. Lancet. 2001.

63. Haythornthwaite JA, Larson LMB. Psychological assessment and treatment of patients with neuropathic pain. Current Pain and Headache Reports. 2001.

capítulo 25

Neuropatia por Diabetes *Mellitus*

Alexandre Mio Pos | Francisco de Assis Bravim de Castro | José Luiz de Campos

Introdução

O diabetes é um distúrbio metabólico crônico caracterizado por níveis elevados de glicose no sangue, decorrentes de deficiência absoluta ou relativa de insulina, no contexto de disfunção das células β, resistência à insulina ou ambas. Embora o diabetes seja classicamente dividido em uma forma autoimune de início precoce (diabetes tipo 1; DM1) e uma forma não autoimune de início tardio (DM2), existem subtipos adicionais clinicamente reconhecíveis, como o diabetes monogênico (p. ex., o diabetes de início no jovem ou diabetes neonatal), o diabetes gestacional e possivelmente uma forma autoimune de início tardio (diabetes autoimune latente do adulto). Apesar dessa heterogeneidade, todas essas formas de diabetes têm um notável componente genético e o maior estudo de sequenciamento genômico em DM2 até o momento é uma metanálise de 32 coortes europeias com mais de 74 mil casos e aproximadamente 824 mil casos-controle. Este estudo identificou 243 *loci* alcançando significância em todo o genoma, incluindo 403 sinais de associação distintos, que explicam cerca de 17% da variância fenotípica vista na clínica. Embora as pontuações poligênicas atuais, que agregam o risco genético para DM2 em vários loci genéticos, não sejam melhores do que os marcadores clínicos para prever a doença, os indivíduos no topo da distribuição da pontuação poligênica (2,5%) apresentam 3,4 vezes e 9,4 vezes um risco aumentado de ter DM2 quando comparado com a mediana e os 2,5% inferiores da distribuição, respectivamente, destacando assim o potencial da genética na medicina de precisão para DM2.[1]

Na verdade, o rótulo de DM2 é essencialmente aplicado a qualquer forma de diabetes que não seja de natureza autoimune ou monogênica, e hoje já sabemos que ela pode representar um conglomerado de vários estados fisiopatológicos. Estudos usando abordagens por cluster com biomarcadores clínicos ou genéticos identificaram subtipos de DM2, que são clinicamente muito distintos e associados a complicações diabéticas. Esses estudos mostraram haver um risco aumentado de perda da função renal entre os indivíduos com resistência à insulina, um risco aumentado de retinopatia diabética entre os pacientes com deficiência clínica grave de insulina e um risco aumentado de doença arterial coronariana (DAC) entre os pacientes com a função reduzida das células β e distribuição de gordura semelhantes à lipodistrofia. Além disso, o dano vascular pode ocorrer por meio de mecanismos não hiperglicêmicos, alguns dos quais também são, na verdade, comorbidades do diabetes, como a hipertensão arterial e a obesidade, complicando ainda mais a pesquisa genética, o diagnóstico e o tratamento potencial do dano microvascular induzido pela hiperglicemia.[2,3] Embora os mecanismos precisos de danos vasculares induzidos pela hiperglicemia sejam complexos e não totalmente compreendidos, acredita-se que níveis elevados de glicose intracelular aumentem a produção de espécies reativas de oxigênio, alterando uma série de vias críticas, incluindo o fluxo da via de poliol, a formação e a ativação do produto final da glicação, a ativação da proteína-quinase C e o fluxo da via da hexosamina.[3]

Embora a neuropatia diabética apresente maior risco de se desenvolver ao longo da vida como qualquer complicação do diabetes, afetando cerca de 30% dos indivíduos com diabetes em geral e aproximadamente 50% dos indivíduos com diabetes com mais de 50 anos, ela ainda é uma das complicações menos estudadas do diabetes, pois é difícil de se medir sua ocorrência de forma direta e precisa e o tratamento depende quase exclusivamente da sua prevenção, com o controle da glicemia, da dor e outros sintomas. Provavelmente, pela necessidade de um grande tamanho amostral e por limitações fenotípicas, nenhum esforço de sequenciamento genético em grande escala foi realizado para neuropatia diabética.[4]

O diabetes e suas complicações são condições multifatoriais complexas, com componentes ambientais e genéticos importantes que serão discutidos logo adiante, com foco na síndrome dolorosa associada à neuropatia diabética.

Neuropatia diabética

O diabetes é uma das principais causas de neuropatia, particularmente para os nervos periféricos mais longos que inervam os membros inferiores. Em geral, as neuropatias diabéticas podem ser divididas em vários subtipos: polineuropatia simétrica distal (forma mais comum); neuropatias autonômicas; neuropatias atípicas; e as neuropatias não diabéticas comuns no diabetes. Além da dor e da diminuição da qualidade de vida associada à neuropatia diabética, os indivíduos com diabetes têm um risco ao longo da vida de 15% a 25% de ulcerações nos pés e um risco 15 vezes maior de amputação de membros inferiores em comparação com indivíduos sem diabetes.[5]

Semelhante a outras complicações vasculares do diabetes, a neuropatia diabética é uma condição multifatorial associada a vários fatores de risco, como níveis de HbA1c, hipertensão, tabagismo e do Índice de Massa Corporal (IMC). Depois que um estudo inicial com um *cluster* familiar demonstrou um risco 2,2 vezes maior de desenvolver neuropatia diabética em famílias cujo integrante estudado tinha neuropatia diabética, os estudos de sequenciamento genético estimaram a hereditariedade da dor neuropática diabética e úlceras nos pés em 15% e 6%, respectivamente.[6]

Epidemiologia

O diabetes é uma das doenças mais comuns e de crescimento mais rápido em todo o mundo, com projeção de afetar 693 milhões de adultos em 2045, com um aumento de mais de 50% em sua prevalência quando comparado ao ano de 2017.[7] Atualmente cerca de 12% dos gastos globais com saúde, ou cerca de US$ 727 bilhões, são direcionados ao tratamento do diabetes e de suas complicações e esses gastos continuam a aumentar a uma taxa insustentável. As complicações vasculares do sistema macrovascular (doença cardiovascular) e do sistema microvascular (insuficiência renal, retinopatia e neuropatia) são a principal causa de morbidade e mortalidade em indivíduos com diabetes, gerando uma grande desigualdade no acesso ao tratamento entre os países desenvolvidos e em desenvolvimento decorrente do enorme encargo financeiro gerado ao sistema de saúde.

Geralmente, as neuropatias diabéticas podem ser divididas em vários subtipos como a polineuropatia simétrica distal, as neuropatias autonômicas, as neuropatias atípicas e também as neuropatias não diabéticas comuns no diabetes. Vários estudos avaliaram a prevalência e/ou incidência de neuropatia, embora a definição de neuropatia usada seja diferente em cada estudo. Estima-se que a incidência da neuropatia clínica e subclínica dependa efetivamente dos critérios diagnósticos e das populações de pacientes examinadas. Assim, em um estudo com mais de 4.400 pacientes com diabetes que foram avaliados ao longo de 25 anos, o início da neuropatia se correlacionou positivamente com a duração do diabetes e, em 25 anos, 50% dos pacientes apresentavam neuropatia.[8] No estudo multicêntrico transversal conduzido com 6.487 pacientes diabéticos no Reino Unido, a prevalência geral de neuropatia diabética foi de apenas 28,5%, mas houve uma correlação com a duração da doença de tal forma que a prevalência atingiu 44% em pacientes entre 70 e 79 anos de idade.[9] Quando os pacientes foram avaliados e a investigação diagnóstica foi conduzida por um neurologista, a causa da neuropatia foi atribuída ao diabetes em mais da metade dos casos.[10] Na Holanda, a incidência de neuropatia aumenta dramaticamente com a idade, de menos de 50 casos por 100 mil pessoas/ano naquelas com menos de 50 anos de idade a cerca de 300 por 100 mil pessoas/ano naquelas com mais de 75 anos de idade, sendo a diabetes responsável por 32% de todos os casos.[11]

Além da intensidade da dor e da diminuição da qualidade de vida associada à neuropatia, os indivíduos com diabetes têm um risco ao longo da vida de 15% a 25% de ulcerações nos pés e um risco 15 vezes maior de amputação de membros inferiores em comparação com indivíduos sem diabetes. Embora a neuropatia diabética seja a complicação com o maior risco de se desenvolver ao longo da vida do paciente, ela persiste sendo uma das complicações do diabetes menos estudadas, pois é difícil de se medir sua prevalência de forma direta e precisa, e o tratamento depende quase exclusivamente da prevenção com controle adequado da glicemia, controle da dor e dos sintomas associados.[12]

Fatores de risco

A duração do diabetes e os níveis de hemoglobina A1c (HbA1c) são os principais preditores de neuropatia diabética.[12] Esses dois preditores comumente se associam a outros fatores metabólicos que se correlacionam com a neuropatia diabética, principalmente no DM2, como resistência à insulina e hipertensão. A obesidade é um fator comum em pacientes com neuropatia encontrado em estudos de base populacional em vários países, incluindo Estados Unidos,[12] Dinamarca,[13] China[14] e Holanda.[15] Independentemente dos níveis de HbA1c, o número de componentes da síndrome metabólica, como hipertrigliceridemia, hipertensão, obesidade abdominal e níveis baixos de lipoproteína de alta densidade (HDL), está consistentemente associado à neuropatia diabética em pacientes com DM2 e em coortes selecionadas de DM1. Outros fatores de risco independentes para o desenvolvimento de neuropatia diabética incluem tabagismo, abuso de álcool e idade avançada.[13]

Classificação

A neuropatia diabética é classificada em síndromes clínicas distintas. Existe um conjunto característico de sintomas e sinais para cada síndrome, dependendo do componente do sistema nervoso periférico (SNP) que é afetado. As neuropatias mais frequentemente encontradas incluem a polineuropatia simétrica distal, a neuropatia autônoma, as polirradiculopatias torácicas e lombares e as mononeuropatias focais (afetam especialmente o nervo oculomotor e o mediano) e as mononeuropatias múltiplas (Figura 25.1).[16]

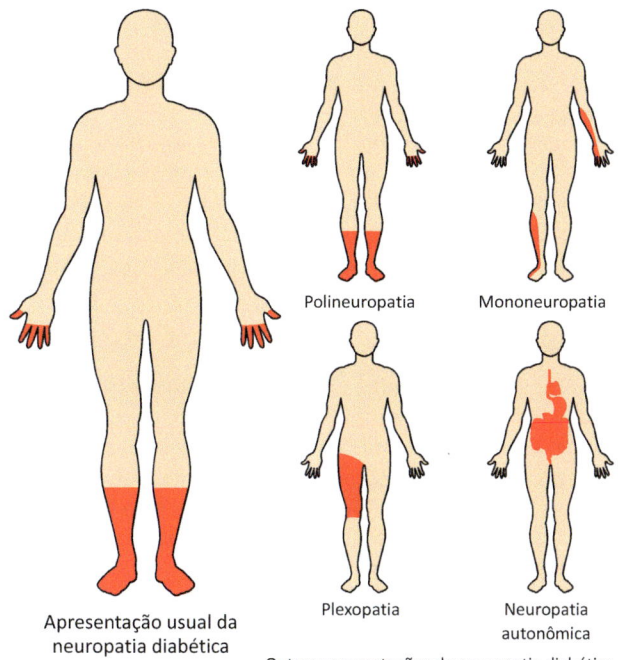

Polineuropatia

Mononeuropatia

Apresentação usual da
neuropatia diabética

Plexopatia

Neuropatia
autonômica

Outras apresentações da neuropatia diabética

FIGURA 25.1 – Formas de apresentação clínica da neuropatia diabética.

Fonte: Adaptada de Gonçalves NP, Vægter CB, Andersen H, Østergaard L, Calcutt NA, Jensen TS. Schwann cell interactions with axons and microvessels in diabetic neuropathy.

No estudo de Rochester, 66% dos pacientes com DM1 tinham alguma forma de neuropatia, sendo que aproximadamente 50% dos pacientes tinham polineuropatia simétrica distal documentada e cerca de 14% apresentaram sintomas e alguns tiveram dificuldade para caminhar. Outras neuropatias incluíram mononeuropatia do mediano (25%), neuropatia autônomica (7%) e outras neuropatias (3%), incluindo polirradiculopatia torácica, lombar e as mononeuropatias cranianas.[17]

Polineuropatia simétrica

A polineuropatia sensorial e motora simétrica distal é o tipo mais comum de neuropatia diabética e é frequentemente considerada sinônimo do termo "neuropatia diabética". É caracterizada por uma perda progressiva da sensibilidade distal que se correlaciona com a perda de axônios sensoriais, seguida, em casos graves, por fraqueza motora e perda axonal motora. A clássica perda sensorial em "meia e luva" é típica nesse distúrbio.

Gastroparesia – Neuropatia autonômica

A neuropatia autonômica diabética é uma complicação comum do diabetes. É um diagnóstico de exclusão e pode passar despercebido em virtude do início insidioso e do envolvimento de vários órgãos. Pode, entretanto, causar disfunção com hipotensão postural, gastroparesia e enteropatia com constipação ou diarreia. O Gastroparesis Clinical Research Consortium (GpCRC) estimou que até 5 milhões de indivíduos nos Estados Unidos são afetados por esta condição. Um estudo transversal recente dos Estados Unidos, de base populacional, relatou que a prevalência de gastroparesia é de 4,3% no diabetes tipo 1 (DM1), 1,3% no diabetes tipo 2 (DM2) e 0,16% na população geral. Embora os pacientes com DM1 apresentem 3,5 vezes mais probabilidade de ter gastroparesia do que com DM2, o número geral de pacientes com gastroparesia é maior no DM2 em virtude da prevalência substancialmente maior desta última condição.[18] A gastroparesia está associada com a hipomotilidade antral, redução do tônus gástrico proximal em jejum e diminuição da acomodação pós-prandial do fundo gástrico; o último pode contribuir para a sensação de distensão abdominal em pacientes com gastroparesia. A contratilidade pilórica pode estar anormalmente aumentada em alguns pacientes com diabetes e contribuiria para o retardo do esvaziamento gástrico.

Polirradiculopatias

O termo "neuropatia proximal assimétrica" foi inicialmente usado para descrever uma lesão ao membro proximal e suas raízes nervosas. Por causa da apresentação pleiotrópica deste tipo de neuropatia diabética, vários outros termos apareceram na literatura, mais comumente a amiotrofia diabética e polirradiculopatia torácica diabética. É provável que essas formas de neuropatia diabética sejam subtipos da polirradiculopatia diabética.

O diabetes frequentemente lesa as raízes nervosas em um ou mais níveis torácicos ou lombares com subsequente degeneração axonal e extensão contralateral, cefálica ou caudal frequente. Os vários subgrupos de polirradiculopatia apresentam-se como síndromes distintas, mas também compartilham certas características em comum. Os pacientes afetados são geralmente mais velhos, têm polineuropatia periférica coexistente e apresentam fraqueza e atrofia na distribuição de uma ou mais raízes nervosas contíguas com expansão territorial frequente.

Amiotrofia diabética ou polirradiculopatia lombar

A amiotrofia diabética é o tipo mais comum de polirradiculopatia diabética. Ela não é uma plexopatia lombossacral pura porque afeta tanto as raízes como os nervos periféricos. A etiologia é debatida e diversos mecanismos fisiopatológicos (isquêmicos, metabólicos e/ou inflamatórios) têm sido propostos, sendo que a causa mais provável é a lesão isquêmica com uma microvasculite não sistêmica. As características tradicionais da amiotrofia diabética incluem o início agudo, assimétrico e focal da dor seguido por fraqueza envolvendo a perna proximal, com insuficiência autônomica associada e perda de peso. A progressão ocorre ao longo de meses e é seguida por recuperação parcial na maioria dos pacientes. O mesmo processo pode ocorrer na perna contralateral, imediatamente após ou muito mais tarde do ataque inicial. O diagnóstico de amiotrofia diabética baseia-se sobretudo na presença de características clínicas sugestivas em um paciente com diabetes *mellitus* conhecido ou recém-diagnosticado. Investigações laboratoriais apropriadas, particularmente estudos neurofisiológicos e de neuroimagem em pacientes selecionados, são úteis para excluir outras etiologias do sistema nervoso central (SNC) e periférico como a causa dos sinais e sintomas neurológicos. Nenhum tratamento é comprovado como eficaz para a amiotrofia diabética. Existem dados limitados e conflitantes sobre o benefício de terapias imunossupressoras, incluindo prednisona oral, metilprednisolona intravenosa, imunoglobulina intravenosa, ciclofosfamida e plasmaférese.[19]

Polirradiculopatia torácica

Embora menos comum do que a polirradiculopatia diabética lombar, a polirradiculopatia torácica pode causar sintomas acentuados. Os pacientes afetados apresentam dor abdominal intensa, às vezes em padrão de faixa, e frequentemente são submetidos a extensos estudos de diagnóstico gastrointestinal na tentativa de identificar a etiologia de sua dor. O envolvimento torácico e dos membros superiores também foi observado como parte da síndrome de amiotrofia diabética em uma minoria de pacientes. Alguns apresentam sinais e sintomas que sugerem uma radiculopatia torácica, uma plexopatia braquial ou mononeuropatias dos nervos ulnar e mediano. A maioria dos sintomas dos membros superiores ocorre em associação com o envolvimento do plexo lombossacral.

Caquexia neuropática diabética

Outra síndrome rara, mas identificável, é a polirradiculopatia diabética difusa sobreposta à neuropatia periférica grave. Esta síndrome está associada à perda de peso não intencional e à depressão e é conhecida como "caquexia neuropática diabética". Ela ocorre com mais frequência em homens com DM2 em uso de hipoglicemiantes orais, de meia-idade ou mais. A maioria dos pacientes melhora espontaneamente em 12 a 24 meses, embora alguns tenham déficits neurológicos residuais. Não há terapia específica e o manejo é de suporte.

Mononeuropatias

Existem basicamente dois tipos de mononeuropatias associadas ao diabetes: craniana; e periférica.

■ Mononeuropatia craniana

As mononeuropatias cranianas mais comuns ocorrem nos nervos que irrigam os músculos extraoculares, especialmente os nervos cranianos III (oculomotor), VI (abducente) e IV (troclear). Pacientes com oftalmoplegia diabética geralmente apresentam dor unilateral, ptose e diplopia, com preservação da função pupilar.[20]

A mononeuropatia do facial (paralisia de Bell) ocorre mais frequentemente em pacientes diabéticos do que em não diabéticos. Esta observação sugere que a patologia pode ser relevante em alguns pacientes.

■ Mononeuropatia periférica

A mononeuropatia periférica mais comum em pacientes diabéticos é a mononeuropatia do mediano. Embora as estimativas variem, é provável que pelo menos um terço a um quarto dos pacientes desenvolvam mononeuropatia mediana sintomática ou assintomática. A mononeuropatia ulnar, tanto no cotovelo como, menos comumente, no punho também pode ocorrer. Nas extremidades inferiores, as mononeuropatias fibulares com compressão no túnel fibular são uma complicação do diabetes bem conhecida, assim como a paralisia peroneal comum, por exemplo, que pode resultar em pé caído. As mononeuropatias femorais isoladas são raras no diabetes, mas muitos desses pacientes, após cuidadoso exame clínico e de eletrodiagnóstico, apresentam um quadro de radiculopatia lombar associada (amiotrofia diabética).

Fisiopatologia da neuropatia diabética

A neuropatia diabética é uma doença neurodegenerativa única do SNP cujo alvo preferencial são os axônios sensitivos, axônios autonômicos e, posteriormente, em menor extensão, os axônios motores. A neuropatia diabética progressiva envolve retração e "retrocesso" dos axônios sensitivos terminais na periferia, com a preservação relativa dos seus corpos celulares. Seu padrão de envolvimento em "meia e luva" reflete a lesão primária aos axônios sensitivos mais longos e, por esse motivo, a neuropatia diabética é considerada dependente do comprimento do nervo.

Embora a neuropatia diabética não seja considerada primariamente uma neuropatia desmielinizante, os casos mais graves incluem características de desmielinização, pois o dano às células de Schwann podem resultar em várias alterações no funcionamento do axônio. As células de Schwann têm papel fundamental na regulação das propriedades do citoesqueleto dos axônios, incluindo a posição das proteínas nos nódulos de Ranvier e os parâmetros de tráfego de informação dos axônios. A incapacidade das células de Schwann em dar suporte aos axônios pode envolver uma estrutura citoesquelética inadequada, deficiência de fatores tróficos ou até mesmo uma falha na transferência do complexo célula de Schwann-axônio que suporta a translação intra-axonal do RNAm nos axônios distais. Em momentos de dano axonal e estresse, parece que esta transferência, que ocorre ativamente por ribossomos, alcança maior importância nas interações axônio-células de Schwann.[21]

Estudos demonstraram que a progressiva degeneração centrípeta do axônio começa distalmente e é observada, de modo predominante, na neuropatia diabética sensorial. Uma diminuição nos axônios mielinizados e não mielinizados aparece antes mesmo de ocorrer uma diminuição nas grandes fibras mielinizadas, e as biópsias do nervo sural de pacientes com neuropatia diabética leve revelaram anormalidades paranodais, desmielinização segmentar e remielinização sem degeneração axonal, sugerindo que as anormalidades das células de Schwann precedem a degeneração axonal.[22] Já as biópsias de pacientes de meia-idade exibiam atrofia axonal distal primária precoce com degeneração e destruição das bainhas de mielina associada com anormalidades vasculares, incluindo redução da espessura da membrana basal, hiperplasia de células endoteliais, degeneração de pericitos e *shunt* arteriovenoso, que sugerem a ocorrência de dano isquêmico na neuropatia diabética. Estudos patológicos e morfométricos de fibras dos nervos surais sugeriram que estas anormalidades patológicas microvasculares estavam associadas às lesões nervosas (Figura 25.2).[23,24]

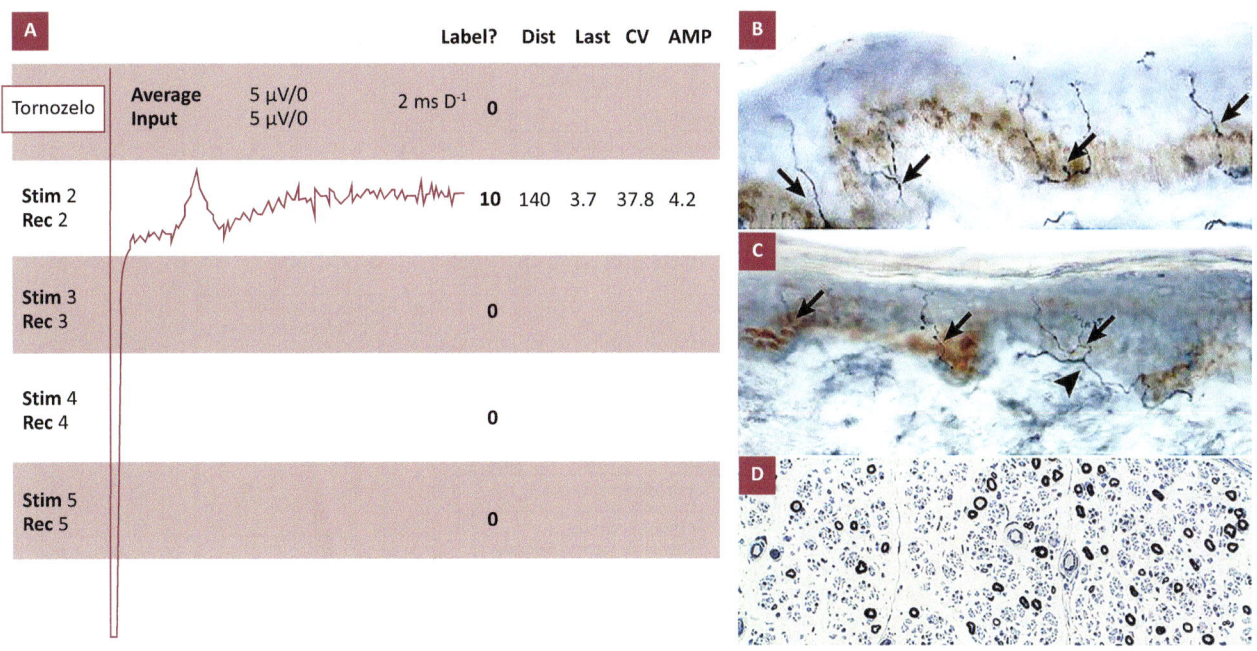

FIGURA 25.2 – Biópsia de nervo sural na neuropatia diabética.

Registro anormal do nervo sural de um paciente com neuropatia diabética, mostrando uma diminuição da amplitude do potencial de ação do nervo sensorial (normal maior 6 μV) e velocidade de condução do nervo sensorial sural lenta (normal maior 39 ms; (A). Fibras nervosas intraepidérmicas (setas) e fibras ramificadas (ponta de seta) em uma amostra de biópsia de pele de um indivíduo saudável (B) e de um paciente com neuropatia de fibras finas (C). Uma amostra de biópsia do nervo sural exibindo evidências de perda axonal de nervos de pequeno e grande diâmetro na neuropatia diabética (D). Imagem (ampliação de 20 ×) de uma seção com 0,5 μm de espessura, corada com azul de toluidina (D).

Fonte: Adaptada de Diabetic neuropathy. Nat. Rev. Dis. Primers. 2019;5(1):41.

Hiperatividade da via do poliol

Os distúrbios metabólicos são a principal causa da neuropatia diabética. A hiperglicemia, induzida pela diminuição da secreção de insulina ou pela resistência periférica à insulina, é a responsável pelo aumento da atividade da via do poliol. A primeira enzima limitante da taxa desta via é a aldoserredutase que catalisa a formação de sorbitol a partir da glicose, com a oxidação da nicotinamida-adenina-dinucleotídeo de fosfato (NADPH) em NADP+. O sorbitol é, então, oxidado à frutose pela sorbitoldesidrogenase, que está associada à redução da nicotinamida-adenina-dinucleotídeo (NAD+) para NADH, o que ocasiona diminuição na redução e regeneração da glutationa, bem como aumento da produção de produtos finais de glicação avançada e ativação das isoformas de diacilglicerol e proteína-quinase C (PKC). O esgotamento da glutationa pode ser a principal causa do estresse oxidativo e estar relacionado ao acúmulo de espécies tóxicas. Durante os estados hiperglicêmicos, a afinidade da aldoserredutase para a glicose está aumentada, gerando estresse osmótico intracelular em virtude do acúmulo de sorbitol, uma vez que sorbitol não atravessa as membranas celulares.[25]

Tomando como base o envolvimento da via do poliol, a percepção da neuropatia diabética como uma complicação microvascular do diabetes foi sustentada por estudos imunocitoquímicos que mostraram a localização da aldoserredutase nas células endoteliais dos vasos sanguíneos epineurais, no gânglio da raiz dorsal e no perivascular de axônios do simpático.[26] Dados recentes implicam a atividade da aldoserredutase também na produção de sinais endoteliais pró-inflamatórios e pró-trombóticos, mas dentro do endoneuro, a aldoserredutase está restrita às células de Schwann dos nervos somáticos e às células gliais satélites nos gânglios da raiz dorsal. Essas disfunções metabólicas têm o potencial de causar lesão neuronal e vascular experimental, enquanto a inibição da aldoserredutase consegue evitar as alterações na expressão da via. Os aumentos induzidos por hiperglicemia no fluxo da via do poliol em células de Schwann podem, portanto, ser um mecanismo patogênico primário que prejudica seu suporte estrutural, metabólico e trófico de axônios e vasos sanguíneos antes (ou sem) precipitar a desmielinização franca.[27]

Os inibidores da aldoserredutase (*Aldose Reductase Inhibitors* – ARI) são altamente eficazes em modelos animais de neuropatia diabética, mas seu desenvolvimento clínico como terapia em humanos estagnou como resultado de vários estudos inconclusivos ou negativos. No entanto, a aprovação no Japão do ARI *epalrestat* é o único exemplo de um medicamento licenciado para tratar a neuropatia diabética e, em um ensaio recente em pessoas com neuropatia leve a moderada, os achados anteriores de que essa abordagem terapêutica pode atenuar algumas manifestações da neuropatia diabética foram confirmados (Figura 25.3).[28]

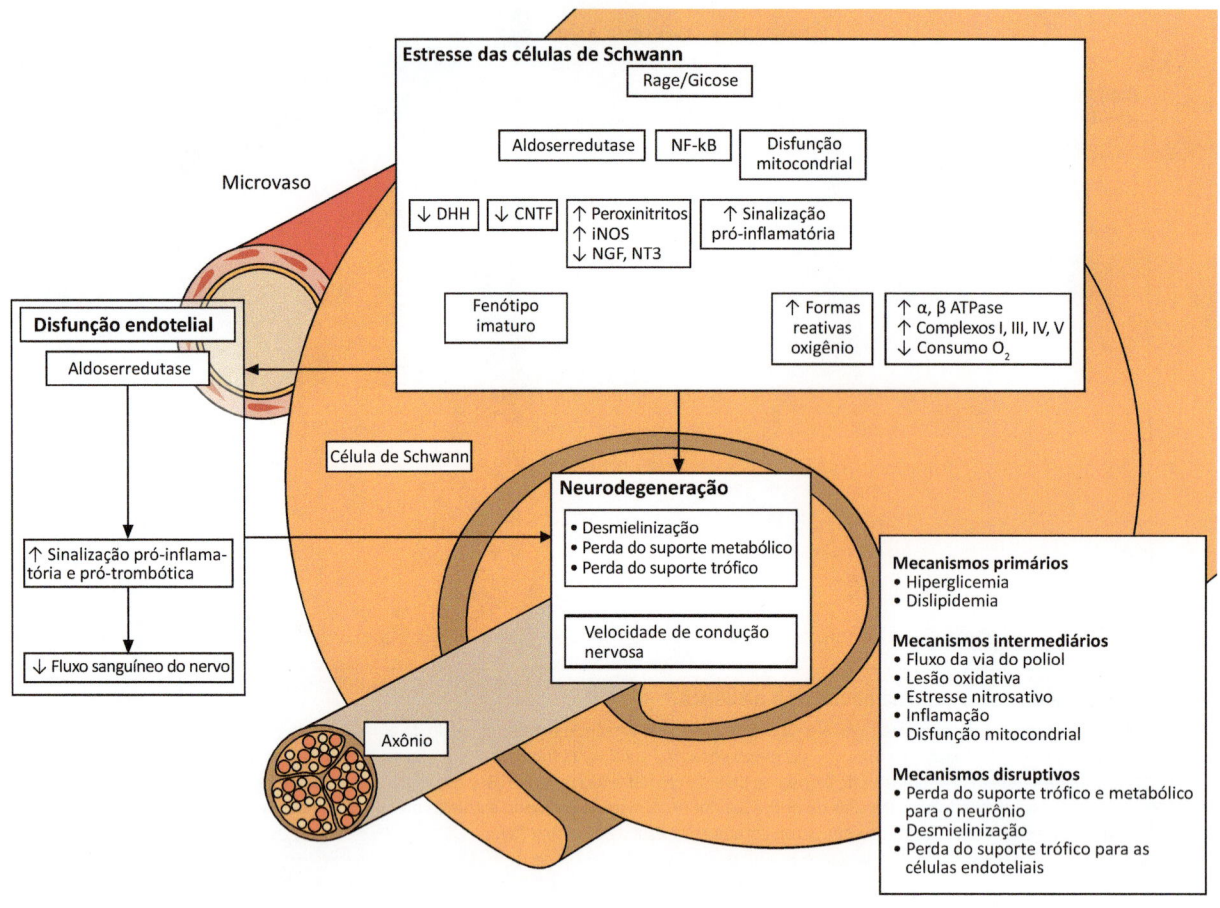

FIGURA 25.3 – Fisiopatologia da neuropatia diabética.

A hiperglicemia e a dislipidemia resultam, em última análise, na redução do suporte neuronal das células de Schwann e de microvasos. Nas células de Schwann, a sinalização de RAGE (Receptor for Advanced Glycosylation End Products – receptor para produtos finais de glicosilação avançada) enseja o aumento do metabolismo da glicose pela aldoserredutase, que gera dano oxidativo local, causa inflamação e ocasiona um fenótipo imaturo para as células. Também afeta a função mitocondrial, o que aumenta o consumo de oxigênio e afeta a função das células endoteliais. As células endoteliais também expressam a aldoserredutase, e o fluxo aumentado da via do poliol ativa as vias pró-inflamatórias e pró-trombóticas que reduzem o fluxo sanguíneo nervoso. A interrupção do suporte neuronal pelas células de Schwann e pelo sistema vascular contribui para a neuropatia, em conjunto com os efeitos diretos do diabetes nos próprios neurônios.

Fonte: Adaptada de Schwann cell interactions with axons and microvessels in diabetic neuropathy.

Alterações microvasculares

A neuropatia diabética dolorosa está frequentemente associada ao comprometimento microvascular. Em estudos clínicos e pré-clínicos, verificou-se que a perfusão periférica está reduzida, não apenas no tecido nervoso, mas também na pele, sendo esta uma importante evidência fisiológica de alteração da microvasculatura. Como resultado, ocorre isquemia do nervo, causada pelo aumento da espessura da parede e hialinização da lâmina basal dos vasos que nutrem os nervos periféricos, juntamente com a redução do calibre luminal. Essas alterações são causadas pela fuga de proteínas plasmáticas da membrana capilar para o endoneuro, promovendo edema e aumento da pressão intersticial nos nervos, acompanhada por pressão capilar mais elevada, deposição de fibrina e desenvolvimento de trombo.[29]

A hiperglicemia *per se* pode provocar hipóxia, principalmente nos nervos sensitivos, por meio da alteração da sua estabilidade elétrica, causando progressiva perda neural nos segmentos proximal e distal, com redução da densidade das fibras nervosas intraepidérmicas. Também é importante ressaltar que a função endotelial está alterada, já que a vasodilatação induzida pela acetilcolina (isto é, a resposta dependente do endotélio) nos vasos dérmicos de pacientes diabéticos é bastante reduzida em comparação com voluntários saudáveis. Acredita-se que uma possível causa destas alterações microvasculares possa ser o estresse oxidativo, uma vez que o tratamento com agentes antioxidantes pode manter a perfusão regular, restaurando a transmissão sensorial no modelo de DM1.[30]

Brotamento (*Sprouting*) de canais iônicos

As próprias terminações nervosas lesadas contribuem para a formação de dor na neuropatia diabética. Mudanças na expressão do canal iônico nas fibras periféricas são consequências diretas da lesão do nervo, gerando hiperexcitabilidade, que está muito ligada à dor neuropática. A hipótese mais aceita afirma que os potenciais de ação disfuncionais podem ser produzidos por terminações nervosas danificadas, sendo interpretados pelo SNC como dor ou disestesias. A regulação positiva dos canais de sódio controlados por voltagem (NaV) foi amplamente demonstrada em modelos de dor neuropática. Esses canais estão envolvidos na geração e transmissão do potencial de ação, podendo ser classificados em sensíveis (TTXS) ou resistentes (TTXR) à tetrodotoxina. Existem vários relatos de que os canais TTXS NaV1.3, cuja função primária é retransmitida durante o desenvolvimento embrionário e NaV1.7, que é constitutivamente expresso em neurônios sensoriais periféricos, são ambos regulados positivamente no gânglio da raiz dorsal (DRG) de animais diabéticos.[31]

Em pacientes com neuropatia diabética dolorosa, foi descrito que a hiperglicemia evoca correntes de Na^+ TTXR de intensidade mais alta, de maneira dependente do tempo e da concentração, demonstrando uma relação direta entre os níveis de glicose e as alterações biofísicas, bem como um aumento nas correntes nodais de Na^+ quando comparados a pacientes com neuropatia diabética sem dor, o que também parece contribuir para a hiperexcitabilidade em nervos periféricos.[32]

Um novo conceito proposto por Hoeijmakers et al. liga o início da falha das células betapancreáticas e DNP com interrupções genéticas nos canais NaV1.7. Uma vez que as células betapancreáticas e os neurônios periféricos expressam os canais NaV1.7, um fundo genético suscetível poderia facilitar a geração de mutações NaV1.7, ensejando ganho de função que evoca lesões de células beta e, posteriormente, diabetes e hiperexcitabilidade nos neurônios. Segundo esses autores, essa teoria poderia explicar por que alguns pacientes têm neuropatia antes do início do diabetes.[33]

Os canais de cálcio também podem sofrer alteração de função com um aumento no influxo de cálcio nos neurônios sensitivos, o que pode deflagrar tanto a liberação de substância P como a de glutamato. Foi verificado em dois modelos animais diferentes de DM1 que as amplitudes de corrente de Ca^{2+} ativada por alta voltagem e a atividade dos canais T (Cav3.2) foram aumentadas em neurônios de pequeno diâmetro, o que poderia ser normalizado pelo bloqueio deste canal de cálcio. No entanto, não houve tradução desses resultados para os pacientes em ensaios clínicos.[34]

Ativação microglial

O diabetes tem impacto em todas as células gliais da medula espinhal, uma vez que a ativação microglial é persistente e foi associada a alterações sensoriais com regulação positiva dos canais de sódio NaV1.3 no GRD. Além disso, o diabetes também está associado a uma redução na proteína fibrilar ácida de astrócitos ativados na medula espinhal, o que pode afetar o suporte funcional e o papel das células astrocíticas no tecido nervoso, como a depuração de neurotransmissores dentro da fenda sináptica.

As células gliais desempenham um papel importante na patogênese de muitas doenças do sistema nervoso, incluin-

do estados de dor crônica. A glia compreende a macróglia (incluindo astrócitos, células radiais e oligodendrócitos) e células da micróglia, que são principalmente responsáveis por manter a homeostase, formar a mielina e fornecer suporte e proteção para neurônios do SNC e SNP. Normalmente, as células microgliais compreendem menos de 20% das células da glia espinhal, mas a resposta do GRD e da medula espinhal após a lesão do nervo deflagra a proliferação e a ativação destas células com a produção de vários mediadores inflamatórios como citocinas, quimiocinas e substâncias citotóxicas (óxido nítrico e radicais livres), gerando um ambiente pró-inflamatório medular[35] (Figura 25.4).

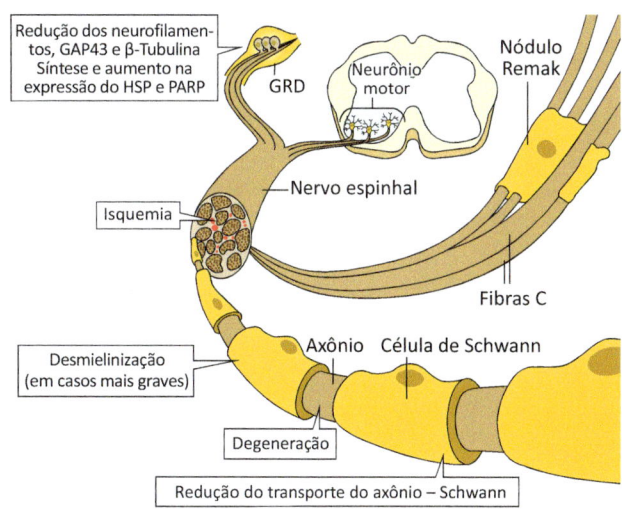

FIGURA 25.4 – O sistema nervoso periférico e as alterações na neuropatia diabética.

Os neurônios sensitivos transmitem informações de seus terminais nervosos para o corno dorsal da medula espinhal. Os corpos celulares desses neurônios sensitivos estão localizados nos gânglios da raiz dorsal (GRD). Por outro lado, os corpos celulares dos neurônios motores residem no corno ventral da medula espinhal e transmitem informações para a periferia. Axônios sensitivos finos e amielínicos (fibras C ou fibras finas) são agrupados por células de Schwann nos feixes de Remak e representam uma grande parte dos neurônios do sistema nervoso periférico. Em comparação, outros axônios sensitivos são mielinizados por células de Schwann associadas, que têm um papel importante na preservação da função axonal. A ordem precisa da lesão celular (se, por exemplo, o dano às células de Schwann ou axônios ocorre antes do dano aos corpos celulares neuronais) no diabetes é atualmente desconhecida. Essas mudanças incluem alterações no transporte de axônio-células de Schwann, alterações na expressão de proteínas no GRD, desmielinização e degeneração.

GAP43: proteína 43 associada ao crescimento; HSP: proteína de choque térmico; PARP: poli (ADP-ribose) polimerase.

Fonte: Adaptada de Feldman EL, Callaghan BC, Pop-Busui R, Zochodne DW, Wright DE, Bennett DL et al. Diabetic neuropathy. Nat. Rev. Dis. Primers. 2019;5(1):41.

Diagnóstico

A neuropatia diabética é definida como a presença de sinais e/ou sintomas de disfunção dos nervos periféricos em pacientes com diabetes, após a exclusão de outras etiologias. Para a grande maioria dos pacientes, o diagnóstico de neuropatia diabética é baseado unicamente na história clínica e no exame físico e nenhum teste adicional é necessário. O teste confirmatório objetivo é mais usado no ambiente de pesquisa ou como parte da investigação diagnóstica de pacientes com apresentações clínicas atípicas.

Os sintomas da neuropatia diabética são dormência, formigamento, dor, fraqueza e instabilidade, começando distalmente (nos dedos dos pés) e se espalhando em sentido proximal e, então, para os dedos dos membros superiores, normalmente quando os sintomas dos membros inferiores atingem os joelhos. Os pacientes costumam apresentar neuropatia predominantemente de fibra fina no início do curso da neuropatia diabética ou quando diagnosticados com pré-diabetes, com sintomas dolorosos distais de queimação e dor lancinante que são maiores em repouso. As lesões de fibra grossa, em geral, e ocorrem mais tardiamente no curso da doença.

Os achados clínicos da neuropatia diabética são uma redução da sensibilidade à picada de agulha, temperatura (em especial, frio), vibração e propriocepção em uma distribuição de "meia e luva". Essas modalidades sensitivas são testadas inicialmente pela aplicação do estímulo a uma região onde são esperadas respostas normais, como a testa. Em seguida, o estímulo é aplicado ao dedão do pé e, em seguida, movido proximalmente para cima no membro, até o nível em que a sensação é considerada normal. A sensação de picada de agulha é testada usando-se um objeto pontiagudo, como um alfinete, que é descartado após cada uso, enquanto a temperatura é testada usando-se um material frio, como um objeto metálico. A vibração é testada pela aplicação de um diapasão vibratório na proeminência óssea no dorso do dedão do pé e, então, determinando quando a vibração para; e a propriocepção é examinada por pequenos movimentos da articulação interfalangiana distal do dedão do pé. Sensações de picada de agulha e temperatura são mediadas por fibras finas, enquanto a sensação de vibração e propriocepção são mediadas por fibras nervosas grossas.

A perda dos reflexos do tornozelo ocorre no início da neuropatia diabética; portanto, o exame inicial deve incluir o teste de reflexo. Mais tarde, a fraqueza dos pequenos músculos do pé e dorsiflexores são observados. Embora muitos pacientes notem fraqueza sintomática, a fraqueza importante no exame físico só é observada em estágios avançados de neuropatia diabética. A disfunção neurológica precoce nos membros superiores deve levantar a suspeita de uma mononeuropatia ou um diagnóstico alternativo.

Os sintomas e sinais clínicos da neuropatia diabética podem ser combinados em escalas, como no *Toronto Clinical Neuropathy Score*[36] no *Toronto Clinical Neuropathy Score*[37] modificado ou no *Michigan Diabetic Neuropathy Score*,[38] que definiram valores de corte para a presença de neuropatia. Outras escalas incluem apenas sinais ou uma combinação de sinais e testes auxiliares.

Em ambientes de pesquisa, um diagnóstico de neuropatia diabética confirmada geralmente requer testes objetivos. Os estudos de condução nervosa (ENMG) são realizados com técnicas de estimulação e registro de superfície que testam as fibras nervosas motoras e sensitivas dos membros superiores e inferiores. Mudanças na ENMG de pacientes com neuropatia diabética incluem amplitudes diminuídas, velocidades de condução diminuídas e respostas F prolongadas. As mudanças na amplitude das fibras nervosas motoras geralmente seguem as mudanças na amplitude das fibras nervosas sensitivas, mas as mudanças nos membros inferiores precedem as mudanças nos membros superiores.

A ENMG aparece como normal em pacientes com neuropatia principalmente de fibra fina e esses pacientes normalmente também têm um exame clínico quase normal. O padrão-ouro para o diagnóstico de neuropatia de fibras finas é a medida da densidade das fibras nervosas intraepidérmicas (IENFD) por biópsia cutânea, mas essa abordagem invasiva raramente é necessária no diagnóstico de rotina e é usada principalmente para fins de pesquisa. Outros testes de confirmação de lesão a fibras nervosas finas e que são mais comumente usados para fins de pesquisa incluem o limiar térmico sensorial quantitativo para detecção de limiares de resfriamento reduzido ou limiares de calor elevados e a microscopia confocal corneana para medir o comprimento da fibra nervosa na camada de Bowman da córnea, que é reduzida na neuropatia diabética. No entanto, a validade desses testes não é tão bem definida quanto para a ENMG, e esses testes não têm um papel claro no diagnóstico clínico de rotina.

Se um paciente com dormência, formigamento, dor e/ou fraqueza muscular apresentar características atípicas, como apresentação aguda ou subaguda da neuropatia, dependência de comprimento nervoso insuficiente, predominância motora e/ou assimetria de sinais e/ou sintomas neuropáticos, uma consulta neurológica e testes adicionais devem ser solicitados. Testes adicionais dependem da apresentação clínica, mas geralmente incluem a dosagem dos níveis séricos de vitamina B12, testes de função tireoidiana, eletroforese de proteínas séricas com imunofixação e marcadores de doenças autoimunes. O exame do líquido cefalorraquidiano (LCR) com punção lombar para avaliar os níveis de proteínas, teste genético e ressonância magnética de raízes nervosas e nervos periféricos é frequentemente necessário para o diagnóstico correto em apresentações clínicas atípicas. Raramente, a biópsia do nervo sural é necessária.

Tratamento

A neuropatia diabética continua a representar um desafio terapêutico, pois os tratamentos farmacológicos, com exceção daqueles direcionados ao controle glicêmico, são apenas sintomáticos, limitados pelos efeitos colaterais dos fármacos e pelo desenvolvimento de tolerância.

As abordagens atuais para o manejo da neuropatia diabética se concentram na melhoria do controle glicêmico (sobretudo em pacientes com DM1), modificações no estilo de vida (principalmente em pacientes com DM2) e no controle da dor neuropática. A abordagem terapêutica ideal para pacientes com DM2 inclui intervenções no estilo de vida, especificamente dieta e exercícios, em adição ao controle otimizado de lipídios e da pressão arterial. O controle glicêmico com uma meta de HbA1c menor do que 6 aumenta a mortalidade em pacientes com DM2 e tem pouco efeito sobre a neuropatia diabética, portanto não é recomendado como tratamento padrão. Em vez disso, um bom controle glicêmico como parte de uma abordagem mais holística e personalizada para o tratamento do DM2 é a escolha ideal.[39]

Uma grande variedade de medicamentos, usados isoladamente ou em combinação, demonstrou reduzir de forma significativa a dor neuropática em comparação com o placebo em ensaios clínicos randomizados, mas o alívio da dor permanece inadequado para a maioria dos pacientes. Geralmente, em ensaios clínicos, o tratamento é considerado bem-sucedido se os pacientes obtiverem apenas 50% de redução no nível de dor associada a alguns efeitos benéficos adicionais no sono, fadiga, depressão e qualidade de vida. Assim, o manejo dessa condição consiste basicamente em excluir outras causas de neuropatia periférica dolorosa, melhorar o controle glicêmico como terapia profilática e usar medicamentos para o alívio da dor (Figura 25.5).[40]

Controle glicêmico

Uma metanálise publicada em 2014 com DM1 foi dominada principalmente pelo estudo *Diabetes Control and Complications Trial* (DCCT), que respondeu por 1.186 dos 1.228 pacientes na metanálise e demonstrou uma diferença de risco anual de –1,84 (IC 95% –2,56 a –1,11) em favor dos pacientes com um controle glicêmico aprimorado.[41] A metanálise de DM2 foi dominada principalmente pelos estudos ACCORD e VADT, que representaram 6.568 dos 6.669 pacientes e relataram uma diferença de risco anual de –0,58 (IC de 95% –1,17 a 0,01) em favor dos pacientes com controle glicêmico rigoroso, embora esse valor não tenha alcançado significância estatística.[42,43] Analisados em conjunto, os dados atuais indicam que o controle aprimorado da glicose tem um grande efeito na prevenção da neuropatia diabética em pacientes com DM1, enquanto o efeito no DM2 é muito menor, embora provavelmente ainda seja importante.

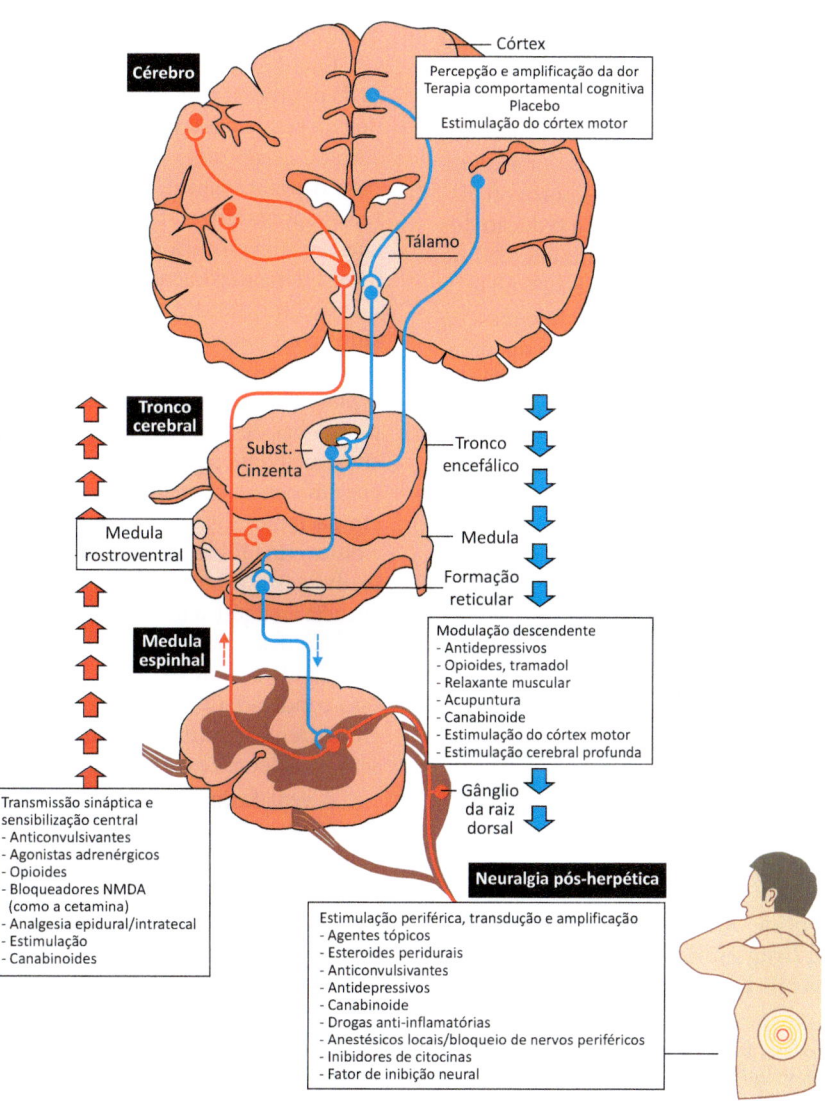

FIGURA 25.5 – Diagrama mostrando o local de ação de várias classes de analgésicos.

NMDA: N-metil-D-aspartato.

Fonte: Adaptada de Cohen SP, Mao J. Neuropathic pain: mechanisms and their clinical implications.

O exercício físico está emergindo como uma estratégia de prevenção promissora na neuropatia diabética. Um estudo demonstrou um aumento do IENFD da perna distal em 1,5 fibras mm^{-1} em pacientes com diabetes (sem neuropatia) que receberam um programa de exercícios estruturado e supervisionado semanalmente, mas o IENFD permaneceu inalterado em pacientes que receberam aconselhamento sobre estilo de vida (–0,1 fibras mm – 1; P = 0,03). Este estudo indica o potencial do exercício físico para prevenir a lesão nervosa e até promover a sua regeneração, embora o estudo não tenha sido randomizado e o efeito sobre os resultados da neuropatia ainda não esteja claro. Atualmente, os exercícios de rotina são recomendados a todos os pacientes com diabetes, mas nenhuma recomendação firme pode ser feita com relação ao papel do exercício e a prevenção da neuropatia.[44]

Terapia modificadora da doença

Foi demonstrado que o ácido α-lipoico melhora os sintomas na neuropatia diabética. O ensaio ALADIN III multicêntrico, duplo-cego e controlado por placebo demonstrou melhora significativa no *Neuropathy Impairment Score* (NIS), mas nenhuma melhora significativa no *Total Symptom Score* (TSS).[45] Além disso, no estudo SYDNEY 2, 181 pacientes com neuropatia diabética receberam uma dose oral diária de 600 mg, 1.200 mg ou 1.800 mg de ácido α-lipoico ou placebo por 5 semanas. O desfecho primário foi a redução dos sintomas medidos por meio do TSS, que diminuiu 51% no grupo de 600 mg, 48% no grupo de 1.200 mg e 52% no grupo de 1.800 mg em comparação com 32% no grupo placebo (P < 0,05); assim uma dose de 600 mg uma vez ao dia parece fornecer a relação risco-benefício ideal. O maior e mais longo estudo (duração de 4 anos), Nathan I, um ensaio multicêntrico, randomizado e duplo-cego avaliou a eficácia e a segurança de 600 mg de ácido α-lipoico em pacientes com neuropatia diabética leve a moderada. Nenhuma diferença significativa no desfecho primário (NIS) foi observada entre o tratamento com ácido α-lipoico e o placebo. No entanto, subescores clínicos que avaliam os componentes da neuropatia, como fraqueza muscular distal, ou uma combinação de fraqueza, reflexos e mudanças sensoriais nos braços e pernas, mostraram alguma melhora no grupo de intervenção. Além disso, mais pacientes mostraram uma melhora clínica e menos apresentaram progressão do NIS com ácido α-lipoico do que com placebo. A avaliação global da tolerabilidade ao tratamento não diferiu entre os grupos.[46]

Anticonvulsivantes

A pregabalina foi o primeiro anticonvulsivante a receber aprovação da Food and Drug Administration (FDA) para o tratamento de neuralgia pós-herpética, neuropatia diabética e dor neuropática central após lesão da medula espinhal. A pregabalina é um análogo de GABA que se liga seletivamente a canais de cálcio controlados por voltagem pré-sináptica contendo a subunidade α2δ no cérebro e medula espinhal, causando inibição da liberação de neurotransmissores excitatórios. Além disso, as subunidades α2δ1 são responsáveis por aumentar a expressão funcional desses canais, como

consequência do aumento do tráfego. Assim, a ação analgésica da pregabalina também é proposta como resultado de um bloqueio da subunidade α2δ1, com uma consequente expressão diminuída de canais de cálcio funcionais. Vários ensaios clínicos que avaliaram a pregabalina em neuropatia diabética dolorosa mostraram eficácia no manejo dessa condição com um número necessário para tratar (NNT) de 6,3.[47]

Além de seus efeitos analgésicos, a pregabalina apresenta atividade ansiolítica e tem efeito benéfico no sono e na qualidade de vida, contribuindo, portanto, para melhorar o estado geral dos pacientes. Os efeitos colaterais incluem tonteira, sonolência, edema periférico, dor de cabeça e aumento de peso. Algumas diretrizes também recomendam gabapentina para tratar neuropatia diabética dolorosa. Além da pregabalina, a gabapentina é o único outro anticonvulsivante que demonstrou eficácia no tratamento dessa condição com um NNT de 5,8. A gabapentina e a pregabalina têm mecanismo de ação semelhante.[48]

Antidepressivos

Os antidepressivos representam a 1ª linha no tratamento da neuropatia diabética dolorosa. A duloxetina, um inibidor da recaptação da serotonina e da norepinefrina, é classificado como nível A de eficácia e foi aprovado pela FDA para o tratamento dessa condição. Além disso, alguns estudos apontaram a eficácia da duloxetina em outras condições de dor crônica, como a fibromialgia e a dor musculoesquelética crônica. Os resultados de uma meta-análise que incluiu estudos randomizados, duplo-cegos e controlados com placebo em pacientes com neuropatia diabética dolorosa mostraram a superioridade da duloxetina sobre o placebo na redução da intensidade da dor e na impressão global de melhora do paciente, bem como uma eficácia semelhante à gabapentina e à pregabalina.[49] Além disso, em um ensaio clínico aberto e randomizado de 2 semanas, em pacientes diabéticos com baixa resposta à gabapentina, a duloxetina foi capaz de reduzir o escore de dor a níveis semelhantes aos alcançados com pregabalina. Além disso, a eficácia analgésica da duloxetina no tratamento da neuropatia diabética dolorosa é mantida por um período de 6 meses, reforçando sua importância como opção de tratamento para essa condição. O NNT para a duloxetina varia de 1,3 a 5,1 em pacientes que experimentam mais frequentemente náuseas, sonolência e tonturas como efeitos colaterais.[50]

A venlafaxina também é um inibidor seletivo da recaptação da serotonina e noradrenalina, que inibe predominantemente a recaptação da serotonina em doses baixas e noradrenalina em doses mais altas. A venlafaxina também demonstrou ser eficaz na redução da intensidade da dor em pacientes diabéticos neuropáticos, com um NNT entre 2,2 e 5,1 e um número necessário para causar dano (NNH) de 9,6, para efeitos adversos menores, e de 16,2, para efeitos adversos maiores.[51]

Antidepressivos tricíclicos também podem ser uma alternativa para tratar a neuropatia diabética dolorosa. A amitriptilina mostrou ser tão eficaz quanto a gabapentina em um estudo de metanálise direto e como a duloxetina em um estudo duplo-cego, randomizado e cruzado. Da mesma forma, a nortriptilina foi relatada como tão eficaz quanto a gabapentina na atenuação de dor neuropática em um estudo duplo-cego cruzado envolvendo pacientes diabéticos.

Estima-se que os antidepressivos tricíclicos tenham um NNT de 1,3 e um NNH de 4,2 a 10,7. Os efeitos colaterais mais comuns relacionados ao uso dessas drogas são boca seca, hipotensão postural, arritmias, comprometimento cognitivo, constipação e retenção urinária, que são mais frequentemente observados após o tratamento com amitriptilina do que com nortriptilina.[52]

Opioides

Embora existam evidências da eficácia dos opioides no alívio da dor, esses medicamentos estão associados a um alto risco de dependência e a uma grande preocupação para com a segurança; assim, a declaração mais recente da American Diabetes Association (ADA) não recomenda o uso de opioides como terapia de 1ª ou mesmo de 2ª linha para o tratamento da dor neuropática associada à neuropatia diabética. O guideline da Academia Americana de Neurologia (AAN) e as diretrizes do Centro de Controle e Prevenção de Doenças (CDC) recomendaram grande cautela no uso de opioides para dor crônica não oncológica, incluindo dor neuropática diabética.[53,54]

O tapentadol demonstrou eficácia na neuropatia diabética dolorosa em dois estudos de fase III embora uma revisão sistemática com metanálise do Grupo de Interesse Especial em Dor Neuropática (NeuPSIG) tenha constatado que a evidência era inconclusiva para a eficácia do tapentadol na redução da dor neuropática. O tramadol tem um modo de ação semelhante à do tapentadol, e dois grandes estudos demonstraram a eficácia do tramadol para a neuropatia diabética dolorosa e ainda que esse efeito pode ser duradouro. A oxicodona melhorou os escores de dor em dois estudos, em pacientes com neuropatia diabética dolorosa; no entanto, em um ensaio, o tamanho amostral era muito pequeno.[55]

Também há evidências de que o efeito anti-hiperalgésico dos opioides é melhorado com a associação de antidepressivos como amitriptilina, moclobemida e reboxetina. Em linha com essa ideia, novas moléculas que integram mecanismos adicionais ao agonismo do receptor opioide têm se mostrado eficazes na redução do comportamento nociceptivo em modelos animais de neuropatia diabética dolorosa como o cebranopadol, um peptídeo FQ de nociceptina/orfanina e agonista do receptor opioide.[55]

O papel, se houver, de outros opioides não está claro, mas essas drogas provavelmente devem ser evitadas na maioria, senão em todos os pacientes, dadas as crescentes evidências de graves riscos. Inúmeros efeitos adversos estão associados aos analgésicos opioides, mas os mais preocupantes são o abuso, o vício e o aumento da mortalidade.

Outros agentes

Spray de isossorbida

O dinitrato de isossorbida é um vasodilatador dependente de óxido nítrico com efeitos em artérias e veias. A melhora da dor e da sensação de queimação pode estar associada ao aumento da geração de óxido nítrico, melhorando o fluxo sanguíneo microvascular. Em um ensaio clínico com pacientes diabéticos, o spray de dinitrato de isossorbida reduziu a dor neuropática geral e a sensação de queimação em cerca de 50% dos pacientes, que também relataram melhora na qualidade de vida, com melhora do sono, mobilidade e humor.[56]

Creme tópico de capsaicina

Os agentes tópicos podem estar associados a eventos adversos clinicamente menos significativos do que os agentes sistêmicos. Além disso, as possibilidades de interações medicamentosas são acentuadamente reduzidas com o uso de tratamentos locais, que representam boas opções para pacientes com múltiplos problemas médicos. A capsaicina é o componente pungente da pimenta e um agonista do receptor transitório vaniloide tipo 1. Este receptor é um canal catiônico não seletivo expresso predominantemente nas fibras nervosas C amielínicas, que, após exposição repetida à capsaicina tópica, esgota o conteúdo de substância P e outros neurotransmissores. A depleção e dessensibilização das fibras C reduzem a transmissão de estímulos dolorosos dos nervos periféricos para o SNC. Alguns ensaios clínicos demonstraram a eficácia do creme de capsaicina em baixa concentração (de 0,025% a 0,075%) na dor neuropática associada à neuropatia diabética. Alguns efeitos adversos incluem coceira, ardência, eritema, sensação de queimação transitória e dor inicial no local da aplicação, que diminui com o uso repetido, fazendo muitos pacientes abandonarem o tratamento.[57]

Lidocaína

Os adesivos de lidocaína atuam como analgésicos periféricos com absorção sistêmica mínima e são usados em combinação com outros analgésicos. A lidocaína bloqueia os canais de sódio e neutraliza a hiperexcitabilidade dos receptores nociceptivos periféricos que contribuem para a dor neuropática. O bloqueio reduz as descargas ectópicas e aumenta o limiar de descarga dos neurônios sensoriais periféricos. Os poucos ensaios clínicos na dor neuropática associada à neuropatia diabética que compararam a lidocaína tópica com outras intervenções relevantes sugeriram que os efeitos na redução da dor são comparáveis a outros medicamentos, como capsaicina, gabapentina, amitriptilina e pregabalina. Os efeitos colaterais mais comuns incluem a coceira, irritação local e dermatite de contato.[58]

Tratamentos futuros

O transplante de células para neuropatia diabética foi amplamente conduzido em estudos em animais envolvendo uma ampla gama de células precursoras e células-tronco, como células progenitoras endoteliais (CPE), células-tronco mesenquimais (CM), células-tronco da polpa dentária (CPDs, células-tronco embrionárias (CE) e células-tronco pluripotentes induzidas (CPi). As células foram transplantadas para os músculos esqueléticos dos membros posteriores em modelos murinos de diabetes e aumentaram significativamente o fluxo sanguíneo e a velocidade de condução nervosa motora e sensorial. O transplante de células mononucleares derivadas de células-tronco ou de medula óssea melhorou distúrbios sensoriais como hipoalgesia e hiperalgesia. A diminuição da densidade das fibras nervosas intraepidérmicas da pele na neuropatia diabética foi recuperada pelo transplante de células-tronco.[59]

Vários estudos demonstraram que células-tronco transplantadas se diferenciam em células semelhantes a células de Schwann nos locais de transplante, com diferenciação em células endoteliais vasculares.[60] No entanto, a taxa de diferenciação em células de Schwann foi muito baixa em comparação com o número de células-tronco transplantadas, independentemente da diminuição no número de células-tronco transplantadas residuais ao longo do tempo.[61] Estes estudos também revelaram que os sobrenadantes de CPD em cultura aumentaram a proliferação de células de Schwann e a produção de proteína relacionada à mielina, MP0, que é crucial para o desenvolvimento de células de Schwann e formação de mielina periférica. Porém, a eficácia terapêutica do transplante de células para a neuropatia diabética decorre, principalmente, de efeitos parácrinos de fatores secretados abundantemente pelas células-tronco transplantadas. Células progenitoras ou células-tronco, como CPE, CM e CPD, produzem abundantes fatores angiogênicos, fatores neurotróficos e fatores imunomoduladores, mesmo após o transplante.[62]

Conclusão

Nossa compreensão da neuropatia diabética continua a avançar, embora a um ritmo mais lento do que o necessário para enfrentar a crise de saúde iminente. Estudos clínicos atuais e bem conduzidos mudaram nossos parâmetros de prática e ocasionaram para a medicina para uma abordagem mais personalizada no tratamento da neuropatia diabética. Os avanços em nossa compreensão da apresentação clínica e do manejo terapêutico ideal da neuropatia diabética formam a base para essa atual mudança de paradigma. Compreender os aspectos do metabolismo global e do uso de energia pelo SNP é nossa única chance de desenvolver terapias significativas para a neuropatia diabética. Os custos sociais da neuropatia diabética são superados em número apenas pelos custos individuais para cada paciente, incluindo dor, incapacidade para o trabalho, baixa qualidade de vida, múltiplas hospitalizações por úlceras e até mesmo amputações.

Apesar de muitas das complicações da diabetes poderem ser reduzidas com melhor controle da glicemia e outras intervenções no estilo de vida, como parar de fumar e reduzir o consumo de álcool, a eficácia dessas medidas, bem como dos tratamentos farmacológicos, ainda não é previsível. Os medicamentos classificados como nível A com base em sua eficácia são capazes de reduzir a dor e melhorar alguns aspectos da qualidade de vida dos pacientes, mas não são capazes de eliminar totalmente a dor ou prevenir/reverter a neuropatia. Mesmo sua combinação não resulta em controle satisfatório da dor, sendo a melhora da dor restrita a 50% de alívio para a maioria dos pacientes. Considerando-se as opções farmacológicas disponíveis, o tratamento da dor neuropática associada à neuropatia diabética deve ter como base principalmente as características fenotípicas e a intensidade da dor, bem como a tolerância do paciente aos efeitos colaterais (Tabela 25.1).[63]

TABELA 25.1 – Evidências para uma farmacoterapia baseada nos mecanismos de dor neuropática.

Mecanismos	Sintomas	Alvos	Tratamento	Evidência
Fosforilação do TRPV-1 pela proteína-quinase C	**Hiperalgesia, queimação e outros tipos de dor espontânea**	TRPV-1	Capsaicina	Fortes evidências em dor neuropática periférica
Liberação de citocinas pró-inflamatórias das células imunes	**Dor espontânea, hiperalgesia, inflamação**	Citocinas, como TNF-α, IL-1β, IL-6 e outras interleucinas	Inibidores de citocinas (como etanercepte, infliximabe)	Evidência forte para inflamação artrite; resultados conflitantes em estudos humanos para dor neuropática
Liberação do fator de crescimento e outros fatores neurotróficos dos mastócitos	**Hiperalgesia, queimação e outros tipos de dor espontânea, inflamação**	Fator de crescimento neural e seus receptores (trkA/p75)	Inibidores do fator de crescimento nervoso (como tanezumabe)	Evidência clínica moderada para dor inflamatória (como artrite), evidência para dor neuropática em estudos pré-clínicos
Liberação da substância P no corno posterior da medula	**Hiperalgesia**	Receptor NK1	Antagonistas do receptor NK1 (como aprepitant)	Evidência pré-clínica, mas não em estudos clínicos
Proliferação e distribuição dos canais de sódio	**Dor espontânea, sinal de Tinel**	Canais de sódio sensíveis/ resistentes à tetrodotoxina	Estabilizadores de membrana (como carbamazepina, lamotrigina) e antiarrítmicos (como lidocaína sistêmica, mexiletine)	Evidência moderada a forte para dor neuropática periférica
Aumento da expressão de receptores canabinoides no sistema nervoso central e periférico e na célula da glia	**Hiperalgesia**	CB1 e CB2	Canabinoides naturais e sintéticos (como cannabis, dronabinol)	Fortes evidências pré-clínicas e um efeito modesto clínico para dor neuropática periférica, central e para dor inflamatória

(continua)

TABELA 25.1 – Evidências para uma farmacoterapia baseada nos mecanismos de dor neuropática. (*Continuação*)

Mecanismos	Sintomas	Alvos	Tratamento	Evidência
Ativação dos receptores espinhais NMDA	**Hiperalgesia, tolerância aos opioides**	Receptor NMDA	Antagonistas do receptor NMDA (como cetamina, dextrometorfano, memantina)	Forte evidência em ensaios pré-clínicos e clínicos para dor neuropática periférica e central; resultados conflitantes para redução da tolerância a opioides
Expressão aumentada da voltagem nos canais de cálcio bloqueados na raiz dorsal dos gânglios e terminais pré-sinápticos	**Dor espontânea, hiperalgesia**	Canais de cálcio tipo-N, tipo-L e tipo-T	Antagonistas do canal de cálcio (como gabapentina, pregabalina, ziconotida)	Evidências fortes para dor neuropática central e periférica
Aumento da liberação de CGRP do neurônio aferente primário	**Hiperalgesia, dor espontânea, inflamação**	Inibidores CGRP	Antagonistas do receptor CGRP (como olcegepant e telcagepant)	Evidências em estudos pré-clínicos; nos estudos clínicos, forte evidência apenas para enxaqueca
Aumento da expressão e sensibilidade dos receptores adrenérgicos e brotamento simpático	**Dor espontânea, dor exacerbada por frio e estresse**	Gânglios simpáticos, sistema nervoso simpático	Fentolamina, clonidina, bloqueio simpático	Evidência fraca para efeito de curto prazo em dor neuropática periférica
Inibição descendente reduzida/transmissão facilitada	**Hiperalgesia, dor espontânea e ansiedade**	Receptores opioides, receptor CB2, recaptação de serotonina e norepinefrina, adenosina	Agonistas opioides μ, agonistas GABA, antidepressivos e serotonina/inibidores de recaptação de norepinefrina, inibidores de recaptação de adenosina	Fortes evidências de opioides e antidepressivos. Evidência fraca, negativa ou evidências conflitantes para outras classes de drogas usadas em dor neuropática
Inibição espinhal diminuída	**Hiperalgesia, dor espontânea e ansiedade**	Receptores GABA e glicina	Antagonistas GABA A e GABA B (como benzodiazepínicos, baclofen)	Sem evidências ou fracamente positivas (balacofeno) em estudos clínicos
Ativação da célula da glia	**Hiperalgesia, tolerância aos opioides**	Enzima fosfodiesterase	Inibidores da fosfodiesterase (como pentoxifilina, propentofilina, ibudilast)	Evidência pré-clínica, mas não clínica em estudos para dor neuropática
Ativação da proteinacinase mitógeno p38 ativado/ativação microglial	**Hiperalgesia, tolerância aos opioides**	Proteína P38 ativada por mitogênio quinase	Inibidores microgliais, como dilmapimod, losmapimod	Evidências em estudos pré-clínicos, mas principalmente sem evidências em ensaios clínicos

Fonte: Adaptada de Diabetic peripheral neuropathy: epidemiology, diagnosis, and pharmacotherapy.

Referências bibliográficas

1. Mahajan A, Taliun D, Thurner M, Robertson NR, Torres JM, Rayner NW et al. Fine-mapping type 2 diabetes loci to single-variant resolution using high-density imputation and islet-specific epigenome maps. Nat. Genet. 2018;50(11):1505-13.

2. Udler MS, Kim J, Von Grotthuss M, Bonàs-Guarch S, Cole JB, Chiou J et al. Type 2 diabetes genetic loci informed by multi-trait associations point to disease mechanisms and subtypes: a soft clustering analysis. PLoS Medicine. 2018;15(9):e1002654.

3. Ahlqvist E, Storm P, Karajamaki A, Martinell M, Dorkhan M, Carlsson A et al. Novel subgroups of adult-onset diabetes and their association with outcomes: a data-driven cluster analysis of six variables. Lancet Diabetes Endocrinol. 2018;6:361-69.

4. Singh N, Armstrong DG, Lipsky BA. Preventing foot ulcers in patients with diabetes. JAMA. 2005;293:217-28.

5. Humphrey LL, Palumbo PJ, Butters MA, Hallett Jr JW, Chu CP, O'Fallon WM et al. The contribution of non-insulin-dependent diabetes to lower-extremity amputation in the community. Arch. Intern. Med. 1994;154(8):885.

6. Monti MC, Lonsdale JT, Montomoli C, Montross R, Schlag E, Greenberg DA. Familial risk factors for microvascular complications and differential male-female risk in a large cohort of American families with type 1 diabetes. J. Clin. Endocrinol. Metab. 2007;92(12):4650-5.

7. Centers for Disease Control and Prevention. Prediabetes: your chance to prevent type 2 diabetes. CDC. [Acesso em 21 jun. 2020]. Disponível em: https://www.cdc.gov/diabetes/basics/prediabetes.html.

8. Pirart J. Diabetes mellitus and its degenerative complications: a prospective study of 4,400 patients observed between 1947 and 1973. Diabete. Metab. 1977;3(2):97.

9. Young MJ, Boulton AJ, MacLeod AF, Williams DR, Sonksen PH. A multicentre study of the prevalence of diabetic peripheral neuropathy in the United Kingdom hospital clinic population. Diabetologia. 1993;36(2):150.

10. Callaghan BC, Kerber KA, Lisabeth LL, Morgenstern LB, Longoria R, Rodgers A et al. Role of neurologists and diagnostic tests on the management of distal symmetric polyneuropathy. JAMA Neurol. 2014;71(9):1143-9.

11. Visser NA, Notermans NC, Linssen RS, Van Den Berg LH, Vrancken AF. Incidence of polyneuropathy in Utrecht, Netherlands. Neurology. 2015;84:259-64.

12. Tesfaye S, Chaturvedi N, Eaton SE, Ward JD, Manes C, Ionescu-Tirgoviste C et al. Vascular risk factors and diabetic neuropathy.

EURODIAB – Prospective Complications Study Group. N. Engl. J. Med. 2005;352(4):341-50.

13. Andersen ST, Witte DR, Dalsgaard EM, Andersen H, Nawroth P, Fleming T et al. Risk factors for incident diabetic polyneuropathy in a cohort with screen-detected type 2 diabetes followed for 13 years: ADDITION-Denmark. Diabetes Care. 2018;41(5):1068-75.

14. Lu B, Hu J, Wen J, Zhang Z, Zhou L, Li Y et al. Determination of peripheral neuropathy prevalence and associated factors in Chinese subjects with diabetes and pre-diabetes. Shanghai Diabetic Neuropathy Epidemiology and Molecular Genetics Study (SH-DREAMS). PLoS One. 2013;16;8(4):e61053.

15. Hanewinckel R, Drenthen J, Ligthart S, Dehghan A, Franco OH, Hofman A et al. Metabolic syndrome is related to polyneuropathy and impaired peripheral nerve function: a prospective population-based cohort study. J. Neurol. Neurosurg. Psychiatry. 2016;87(12):1336-42.

16. Gonçalves NP, Vægter CB, Andersen H, Østergaard L, Calcutt NA, Jensen TS. Schwann cell interactions with axons and microvessels in diabetic neuropathy. Nat. Rev Neurol. 2017;13(3):135-47.

17. Dyck PJ, Kratz KM, Karnes JL, Litchy WJ, Klein R, Pach JM et al. The prevalence by staged severity of various types of diabetic neuropathy, retinopathy, and nephropathy in a population-based cohort: the Rochester Diabetic Neuropathy Study. Neurology. 1993;43(4):817-24.

18. Syed AR, Wolfe MM, Calles-Escandon J. Epidemiology and diagnosis of gastroparesis in the United States: a population-based study. J. Clin. Gastroenterol. 2020;54(1):50-4.

19. Bastron JA, Thomas JE. Diabetic polyradiculopathy: clinical and electromyographic findings in 105 patients. Mayo Clin. Proc. 1981;56(12):725.

20. Brown MR, Dyck PJ, McClearn GE, Sima AA, Powell HC, Porte Jr D. Central and peripheral nervous system complications. Diabetes. 1982;31(suppl. 1 pt 2):65.

21. Feldman EL, Nave KA, Jensen TS, Bennett DLH. New horizons in diabetic neuropathy: mechanisms, bioenergetics, and pain. Neuron. 2017;93:1296-1313.

22. Malik RA, Newrick PG, Sharma AK, Jennings A, Ah-See AK, Mayhew TM et al. Microangiopathy in human diabetic neuropathy: relationship between capillary abnormalities and the severity of neuropathy. Diabetologia. 1989;32:92-102.

23. Malik RA, Tesfaye S, Newrick PG, Walker D, Rajbhandari SM, Siddique I et al. Sural nerve pathology in diabetic patients with minimal but progressive neuropathy. Diabetologia. 2005;48:578-85.

24. Feldman EL, Callaghan BC, Pop-Busui R, Zochodne DW, Wright DE, Bennett DL et al. Diabetic neuropathy. Nat. Rev. Dis. Primers. 2019;5(1):41.

25. Sheetz MJ, King GL. Molecular understanding of hyperglycemia's adverse effects for diabetic complications. JAMA. 2002;288:2579-88.

26. Iang Y, Calcutt NA, Ramos KM, Rames KM, Mizisin AP. Novel sites of aldose reductase immunolocalization in normal and streptozotocin-diabetic rats. J. Peripher. Nerv. Syst. 2006;11:274-85.

27. Tentolouris N, Alexiadou K, Makrilakis K, Liatis S, Jude E, Boulton AJ. Standard and emerging treatment options for diabetic neuropathy. Curr. Pharm. Des. 2014;20(22):3689-704.

28. Polydefkis M, Arezzo J, Nash M, Bril V, Shaibani A, Gordon RJ et al. Safety and efficacy of ranirestat in patients with mild-to-moderate diabetic sensorimotor polyneuropathy. Ranirestat Study Group. J. Peripher. Nerv. Syst. 2015;20(4):363-71.

29. Jelicic Kadic A, Boric M, Vidak M, Ferhatovic L, Puljak L. Changes in epidermal thickness and cutaneous innervation during maturation in long-term diabetes. J. Tissue Viability. 2014;23:7-12.

30. Inkster ME, Cotter MA, Cameron NE. Treatment with the xanthine oxidase inhibitor, allopurinol, improves nerve and vascular function in diabetic rats. Eur. J. Pharmacol. 2007;561:63-71.

31. Ogata N, Ohishi Y. Molecular diversity of structure and function of the voltage-gated Na+ channels. Jpn. J. Pharmacol. 2002;88:365-77.

32. Singh JN, Jain G, Sharma SS. In vitro hyperglycemia enhances sodium currents in dorsal root ganglion neurons: an effect attenuated by carbamazepine. Neuroscience. 2013;232:64-73.

33. Hoeijmakers JG, Faber CG, Merkies IS, Waxman SG. Channeopathies, painful neuropathy, and diabetes: which way does the causal arrow point? Trends Mol. Med. 2014;20:544-50.

34. Mendis S, Kumarasunderam R. The effect of daily consumption of coconut fat and soya-bean fat on plasma lipids and lipoproteins of young normolipidaemic men. Br. J. Nutr. 1990;63:547-52.

35. Crown ED. The role of mitogen activated protein kinase signaling in microglia and neurons in the initiation and maintenance of chronic pain. Exp. Neurol. 2012;234:330-39.

36. Bril V, Perkins BA. Validation of the Toronto Clinical Scoring System for diabetic polyneuropathy. Diabetes Care. 2005;25:2048-52.

37. Bril V, Tomioka S, Buchanan RA, Perkins BA. Reliability and validity of the modified Toronto Clinical Neuropathy Score in diabetic sensorimotor polyneuropathy. The mTCNS Study Group. Diabet. Med. 2009;26:240-46.

38. Feldman EL, Stevens MJ, Thomas PK, Brown MB, Canal N, Greene DA. A practical two-step quantitative clinical and electrophysiological assessment for the diagnosis and staging of diabetic neuropathy. Diabetes Care. 1994;17(11):1281-9.

39. Gerstein HC, Miller ME, Byington RP, Goff Jr DC, Bigger JT, Buse JB et al. Action to control cardiovascular risk in diabetes study group: effects of intensive glucose lowering in type 2 diabetes. N. Engl. J. Med. 2008;358(24):2545-59.

40. Cohen SP, Mao J. Neuropathic pain: mechanisms and their clinical implications. BMJ. 2014;348:f7656.

41. Martin CL, Albers JW, Pop-Busui R. Neuropathy and related findings in the diabetes control and complications trial/epidemiology of diabetes interventions and complications study. DCCT/EDIC Research Group. Diabetes Care. 2014;37(1):31-8.

42. Duckworth W, Abraira C, Moritz T, Reda D, Emanuele N, Reaven PD, Zieve FJ, Marks J, Davis SN, Hayward R, Warren SR, Goldman S, McCarren M, Vitek ME, Henderson WG, Huang GD. Glucose control and vascular complications in veterans with type 2 diabetes. VADT Investigators. N. Engl. J Med. 2009;360(2):129-39.

43. Ismail-Beigi F, Craven T, Banerji MA, Basile J, Calles J, Cohen RM et al. Effect of intensive treatment of hyperglycaemia on microvascular outcomes in type 2 diabetes: an analysis of the ACCORD randomised trial. ACCORD Trial Group. Lancet. 2010;376(9739):419-30.

44. Charles M, Ejskjaer N, Witte DR, Borch-Johnsen K, Lauritzen T, Sandbaek A. Prevalence of neuropathy and peripheral arterial disease and the impact of treatment in people with screen-detected type 2 diabetes: the ADDITION-Denmark study. Diabetes Care. 2011;34(10):2244-9.

45. Ziegler D, Ametov A, Barinov A, Dyck PJ, Gurieva I, Low PA. Oral treatment with alpha-lipoic acid improves symptomatic diabetic polyneuropathy: the Sydney 2 trial. Diabetes Care. 2006;29(11):2365-70.

46. Ziegler D, Low PA, Litchy WJ, Boulton AJ, Vinik AI, Freeman R et al. Efficacy and safety of antioxidant treatment with α-lipoic acid over 4 years in diabetic polyneuropathy: the Nathan 1 trial. Diabetes Care. 2011;34(9):2054-60.

47. Moore RA, Wiffen PJ, Derry S, Toelle T, Rice AS. Gabapentin for chronic neuropathic pain and fibromyalgia in adults. Cochrane Database Syst. Rev. 2014;4:CD007938.

48. Moore A, Wiffen P, Kalso E. Antiepileptic drugs for neuropathic pain and fibromyalgia. JAMA. 2014;312:182-3.

49. Quilici S, Chancellor J, Löthgren M, Simon D, Said G, Le TK et al. Meta-analysis of duloxetine vs. pregabalin and gabapentin in the treatment of diabetic peripheral neuropathic pain. BMC Neurol. 2009;9:6.

50. Tanenberg RJ, Irving GA, Risser RC, Ahl J, Robinson MJ, Skljarevski V, Malcolm SK. Duloxetine, pregabalin, and duloxetine plus gabapentin for diabetic peripheral neuropathic pain management in patients with inadequate pain response to gabapentin: an open-label, randomized, noninferiority comparison. Mayo Clin. Proc. 2011;86:615-26.

51. Cegielska-Perun K, Bujalska-Zadrozny M, Tatarkiewicz J, Gasińska E, Makulska-Nowak HE. Venlafaxine and neuropathic pain. Pharmacology. 2013;91:69-76.

52. Chou R, Carson S, Chan BK. Gabapentin versus tricyclic antidepressants for diabetic neuropathy and post-herpetic neuralgia: discrepancies between direct and indirect meta-analyses of randomized controlled trials. J. Gen. Intern. Med. 2009;24:178-88.

53. Franklin GM. Opioids for chronic noncancer pain: a position paper of the American Academy of Neurology. Neurology. 2014;83(14):1277-84.

54. McNicol ED, Midbari A, Eisenberg E. Opioids for neuropathic pain. Cochrane Database Syst. Rev. 2013;2013(8):CD006146.

55. Chou R, Fanciullo GJ, Fine PG, Adler JA, Ballantyne JC, Davies P et al. Clinical guidelines for the use of chronic opioid therapy in chronic noncancer pain. American Pain Society, American Academy of Pain Medicine Opioids Guidelines Panel. J Pain. 2009;10(2):113-30.

56. Yuen KC, Baker NR, Rayman G. Treatment of chronic painful diabetic neuropathy with isosorbide dinitrate spray: a double-blind placebo-controlled cross-over study. Diabetes Care. 2002;25:1699-1703.

57. Groninger H, Schisler RE. Topical capsaicin for neuropathic pain #255. J. Palliat. Med. 2012 Aug;15(8):946-7.

58. Casale R, Mattia C. Building a diagnostic algorithm on localized neuropathic pain (LNP) and targeted topical treatment: focus on 5% lidocaine-medicated plaster. Ther. Clin. Risk Manag. 2014;10:259-68.

59. Hata M, Omi M, Kobayashi Y, Nakamura N, Tosaki T. Transplantation of cultured dental pulp stem cells into the skeletal muscles ameliorated diabetic polyneuropathy: therapeutic plausibility of freshly isolated and cryopreserved dental pulp stem cells. Stem Cell Res. Ther. 2015;6:162.

60. Okawa T, Kamiya H, Himeno T, Kato J, Seino Y, Fujiya A. Transplantation of neural crest-like cells derived from induced pluripotent stem cells improves diabetic polyneuropathy in mice. Cell Transplant. 2013;22(10):1767-83.

61. Takaku S, Yako H, Niimi N, Akamine T, Kawanami D, Utsunomiya K et al. Establishment of a myelinating co-culture system with a motor neuron-like cell line NSC-34 and an adult rat Schwann cell line IFRS1. Histochem. Cell Biol. 2018;149(5):537-543.

62. Omi M, Hata M, Nakamura N, Miyabe M, Ozawa S, Nukada H et al. Transplantation of dental pulp stem cells improves long-term diabetic polyneuropathy together with improvement of nerve morphometrical evaluation. Stem Cell Res. Ther. 2017;8(1):279.

63. Iqbal Z, Azmi S, Yadav R, Ferdousi M, Kumar M, Cuthbertson DJ et al. Diabetic peripheral neuropathy: epidemiology, diagnosis, and pharmacotherapy. Clin. Ther. 2018;40(6):828-49.

Neuralgia Pós-Herpética

Cecília Daniele de Azevedo Nobre | Felipe Audi Bernardino

Introdução

A neuralgia pós-herpética (NPH) é uma condição dolorosa crônica, consequente à infecção humana pelo vírus varicela-zóster (VZV). Frequentemente, o paciente é encaminhado ao especialista em dor meses ou anos após o estabelecimento da doença, dificultando o manejo adequado relacionado à terapia antiviral específica precoce e ao tratamento do estado neuroinflamatório. Abordaremos neste capítulo opções para o tratamento da fase crônica desta doença tão temida, as tendências de novos tratamentos disponíveis e opções de prevenção já existentes.

Fisiopatologia

O vírus varicela-zóster (VZV) ou herpes vírus humano 3 (HHV-3) é um alfa-herpesvírus neurotrópico humano com predileção pelo sistema nervoso sensorial, sendo responsável por duas apresentações clínicas que traduzem diferentes fases da mesma doença: a varicela (primoinfecção) e o herpes-zóster ("cobreiro"), que é a reativação após evasão da imunidade celular. Entre ambas, há o período de latência clínica com atividade imunológica persistente, quando o vírus tipicamente se aloja por décadas em estrutura ganglionar craniana, somática ou autonômica, ao longo do

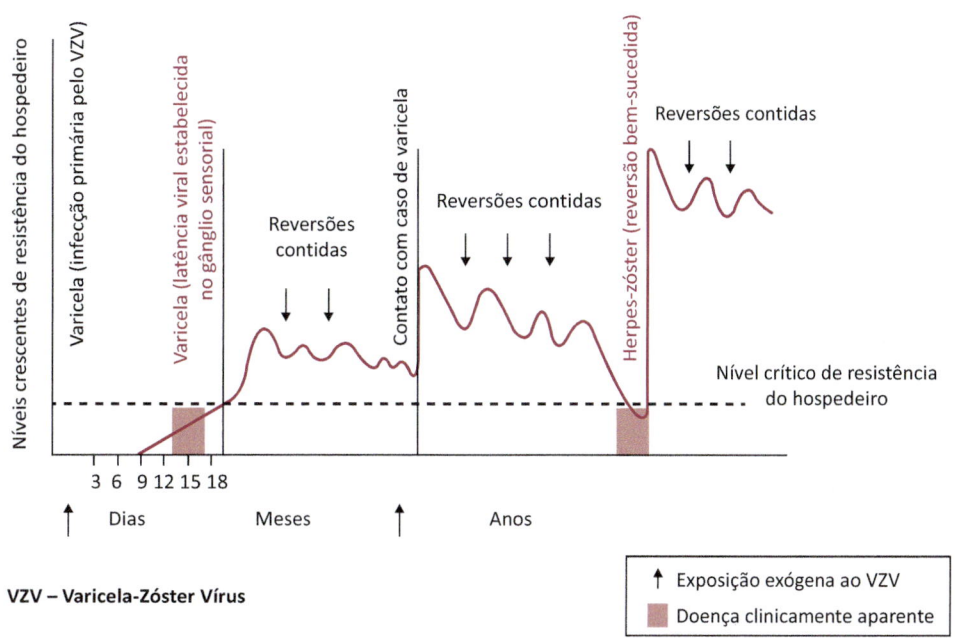

FIGURA 26.1 – Patogênese do herpes-zóster sugerindo que, a cada exposição e estímulo, a resistência do hospedeiro aumenta, mas em períodos de queda há a manifestação clínica da doença.
Fonte: Adaptada de Proc. R. Soc. Med. 1965;58:9-20.

neuroeixo. O herpes-zóster se apresenta em função de imunossenescência ou de imunossupressão (doenças oncológicas e autoimunes, estresse e medicamentos como corticosteroides e quimioterápicos).

Suas bases fisiopatológicas inflamatórias e elétricas estão interligadas. Sabe-se que as células gliais ocupam posição de destaque, traduzindo um estado neuroinflamatório crônico.

Herpes-zóster (HZ) pode ser definido como uma doença neurodermatológica, apresentando-se inicialmente como *rash* maculovesicular eritematoso doloroso (erupção cutânea pode estar ausente em 10% a 20% dos casos, condição conhecida como *zoster sine herpete*), geralmente unilateral, dermatomérico, anunciado por sintomas prodrômicos (dor, prurido, parestesia, mal estar, sintomas gripais). As vesículas são contagiosas, apesar de terem cerca de um terço da infectividade quando comparadas às da infecção primária (varicela), mantendo esta capacidade até que se formem crostas.

A dor pode ser identificada como queimação, facada, fisgada, pontada, choque, sendo constante e/ou paroxística, estando associada ou não a alterações de sensibilidade térmica e mecânica do dermátomo acometido, além de sensação de prurido. Há várias formas de apresentação da doença, com sintomas positivos (prurido, hiperestesia, hiperpatia, alodínia térmica e alodínia mecânica), negativos (anestesia e hipoestesia) e diferentes combinações entre eles, sendo atribuído pior prognóstico à associação entre sintomas negativos e alodínia mecânica, por vezes em área de extensão maior do que o *rash* prévio. Ocorre mais frequentemente nos dermátomos torácicos, cervicais e trigeminal (sobretudo correspondendo a V1 – ramo oftálmico do nervo trigêmeo). Sua prevalência depende da idade, sendo encontrada em 20% dos indivíduos acima de 60 anos, estimando-se que cerca de 50% da população acima de 85 anos apresentará HZ em algum momento de sua vida.

Apesar de ser identificada como sua complicação tardia mais comum, ocorrendo em cerca de 10% a 30% de todos os pacientes que apresentaram HZ, a neuralgia pós-herpética (NPH) é, na verdade, uma perpetuação deste quadro doloroso cerca de 3 meses após o início do *rash* herpético, não havendo quadro patognomônico e podendo mesmo ocorrer período indolor na fase em que há evolução de vesículas para crostas. Estima-se que 75% dos pacientes acima de 70 anos com HZ evoluirão com dor crônica. A NPH pode desaparecer com o passar do tempo; contudo, em cerca de 20% dos casos, pode ter duração acima de 1 ano ou perdurar por toda a vida, mantendo as mesmas características do quadro doloroso inicial ou sofrendo alterações ao longo dos anos.

Considerada uma das neuropatias de abordagem mais desafiadora, a NPH pode ser incapacitante, causando impacto negativo na qualidade de vida, na produtividade e no *status* funcional do paciente. Os fatores de risco para neuralgia pós-herpética são: idade avançada; imunossupressão; dor moderada a intensa desde o início do quadro; *rash* cutâneo extenso e duradouro; e acometimento oftálmico, pois estão associados à redução da imunidade celular e à resposta inflamatória extensa.[1]

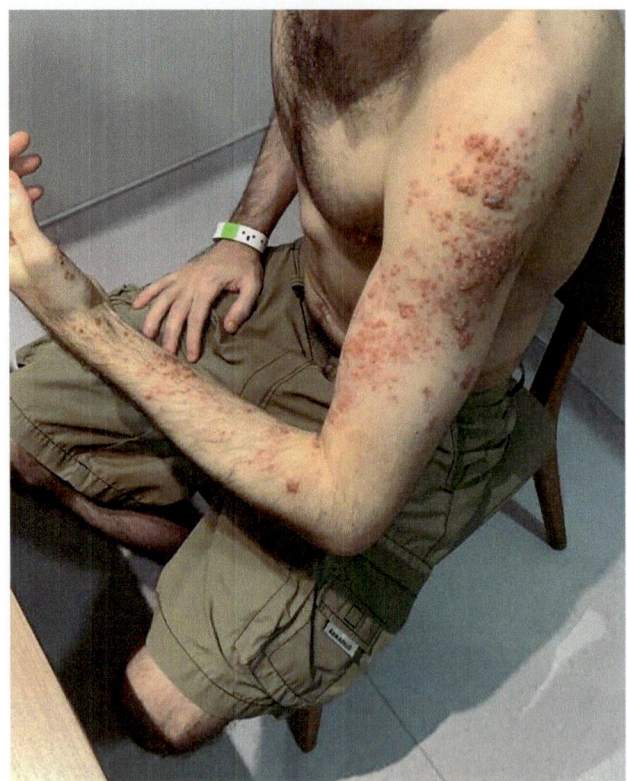

FIGURA 26.2 – Herpes-zóster em dermátomos cervicais.
Fonte: Acervo da autoria do capítulo, com consentimento do paciente.

O VZV apresenta comportamento específico no ser humano, e durante décadas a investigação de gânglios da raiz dorsal nos domínios celular, molecular e eletroquímico foi realizada por intermédio de modelos animais e *in vitro*, não se conseguindo reproduzir corretamente a atividade viral ocorrida no hospedeiro natural. As diferenças significativas entre estes modelos reforçaram a necessidade da avaliação de gânglios humanos para obter respostas mais fidedignas e capazes de gerar abordagem terapêutica mais eficaz. Com este objetivo, foram reunidos dados anatômicos cadavéricos, análises de tecidos doados e avaliações de estudos clínicos de gânglios da raiz dorsal (GRD).

No GRD, foram identificados tipos específicos de células gliais, as células satélites, envolvendo corpos celulares dos neurônios sensoriais primários, e com eles formando uma unidade funcional, sendo capazes de alterar o microambiente neuronal por meio da captação e da liberação de moléculas, sem entretanto apresentarem características de barreira.[2] Podem existir cerca de 100 mil neurônios em um único GRD. Há ainda fibras simpáticas que podem se enovelar às fibras neuronais, formando os ninhos de Dogiel.

O GRD abriga ainda células endoteliais e células musculares lisas constituintes de pequenos vasos sanguíneos, que formam extensa rede de arteríolas e capilares para satisfazer o aporte de energia necessário ao extenso metabolismo e à expressiva demanda de oxigênio solicitada pelos neurônios sensoriais, cujos processos podem ter o comprimento de 1 metro.[3,4]

Os capilares são fenestrados e, na ausência da barreira hematoencefálica, muitas moléculas e microrganismos provenientes da corrente sanguínea podem entrar diretamente no GRD e interagir com seu conteúdo celular, que abriga, além das células mencionadas, macrófagos, monócitos e linfócitos T e B, sendo estes em menor número. Portanto, o GRD é alvo fácil para o estabelecimento do VZV.[5]

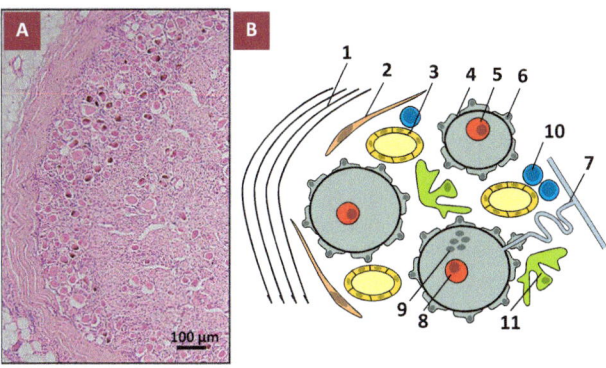

FIGURA 26.3 – Estrutura do gânglio da raíz dorsal (GRD).

(A) A seção de micrografia HE de um GRD humano ampliado mostra elevado número de corpos neuronais de tamanhos diferentes na periferia do GRD, próximo à camada de tecido conectivo. (B) Representação esquemática da figura da micrografia HE destacando a variedade de diferentes estruturas e tipos de células no GRD humano. Camadas de tecido conjuntivo (Reina et al., 1996) (1), fibroblastos (2), capilares (Kutcher et al., 2004) (3), membrana basal (Johnson, 1983) (4) entre as células nervosas (5) e células satélites (Ilanani, 2005) (6). O processo pseudounipolar (Rudomin, 2002) (7) se origina de neurônios sensoriais com núcleos proeminentes contendo um núcleo singular (Berciano et al., 2007) (8) e às vezes lipofuszina (Moreno-Garcia et al., 2018) (9). Células não neuronais no GRD incluem linfócitos T e B (10) e macrófagos (11) (Graus et al., 1990a).

Fonte: Adaptada de Haberberger RV et al. Human dorsal root ganglia.

O período de latência é definido pela presença do genoma viral como episoma no núcleo celular do hospedeiro sem produção de progênie, não havendo manifestação clínica. Portanto, o vírus precisa criar mecanismo estratégico de controle fino, garantindo sua sobrevivência no neurônio infectado, evitando o silêncio irreversível do episoma viral, bem como prevenindo sua eliminação pelo sistema imune do hospedeiro. Os mecanismos de latência e reativação ainda persistem enigmáticos, porém alguns aspectos relacionados já foram esclarecidos mediante estudos utilizando células-tronco embrionárias humanas derivadas de neurônios.[6]

Foram identificados os seguintes fenômenos em pesquisas que podem se tornar alvos terapêuticos: a inibição da via da *c-Jun N-terminal kinase* (JNK) bloqueia a replicação viral, resultando numa redução da reativação viral,[7] a aplicação tópica de pequenos RNA não codificados (sn-cRNAs23 – *small noncoding* RNA) limita a replicação viral[8] e os transcriptos VLT (VZV *latency-associated transcript*) e ORF63 (*open reading frame* 63) são indicadores consistentes da fase de latência, precedendo a replicação viral, portanto sua repressão impediria este evento.[9]

Estudos em cadáveres humanos que apresentavam NPH demonstraram inflamação, hemorragia e fibrose ganglionares, bem como brotamento axonal e atrofia do corno posterior da medula. Esta atrofia foi identificada no segmento correspondente ao dermátomo acometido pelo *rash* vesicular, bem como em segmentos medulares adjacentes, pois aferentes primários se ramificam superficialmente no trato de Lissauer e enviam colaterais a alguns segmentos rostral e caudalmente antes de penetrar no corno posterior medular. Consequentemente, mais de um segmento sofre desaferentação e se torna vulnerável à degeneração transináptica, desmielinização, perda de fibras mielinizadas, fibrose e brotamento axonal.

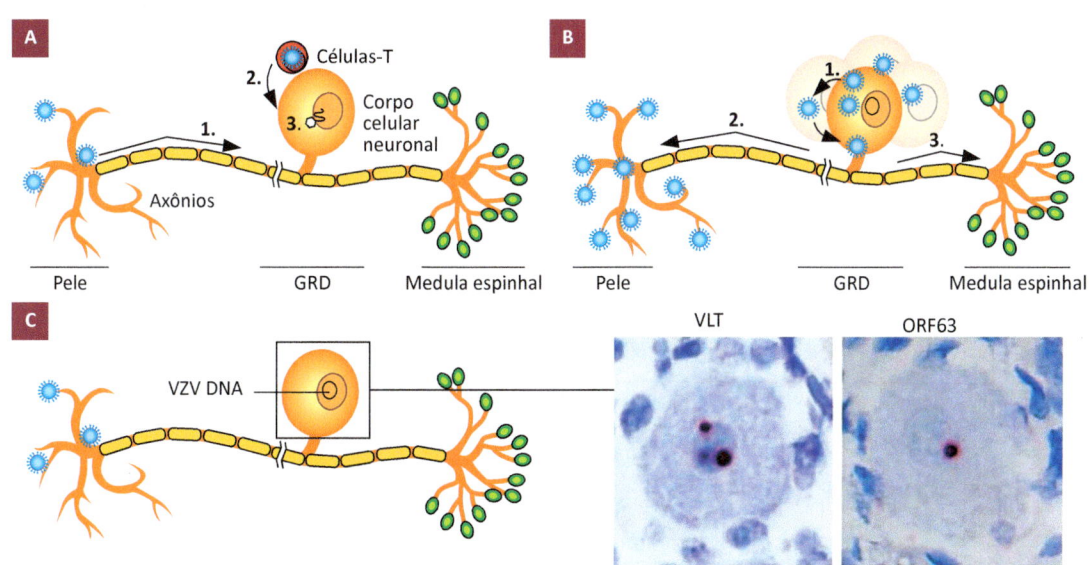

FIGURA 26.4 – Modelo esquemático de fases da infecção pelo vírus varicela-zóster. (A) Infecção ganglionar. (B) Reativação. (C) Latência.
Fonte: Adaptada de Depledge DP et al. Molecular aspects of varicella-zoster virus latency.

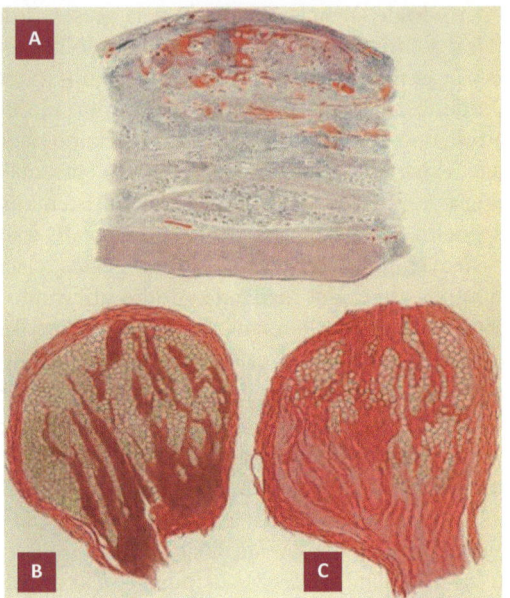

FIGURA 26.5 – (A) Zóster agudo com inflamação hemorrágica em gânglio da raiz dorsal. (B) Gânglio da raiz dorsal normal. (C) Fibrose em gânglio da raiz dorsal extraído de dermátomo relacionado à neuralgia pós-herpética.

Fonte: Imagens extraídas de um trabalho clássico publicado por Campbell em 1900.

Ao nível periférico, há perda de ramos axonais da derme, notadamente fibras C, com ocorrência de brotamento de outras fibras (p. ex., fibras beta). O limite estimado para dor seria a perda de ramos terminais neuronais acima de 650 unidades/mm² por área de superfície da pele.

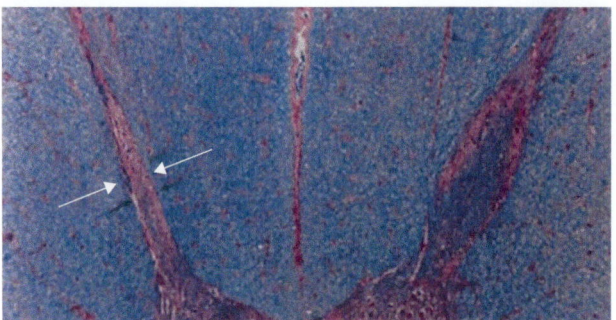

FIGURA 26.6 – Atrofia do corno dorsal da medula em paciente com neuralgia pós-herpética.[11]

Fonte: Acervo da autoria do capítulo.

Considerando-se mecanismos fisiopatológicos elétricos, foram identificados dois processos: hiperexcitabilidade ectópica; e sensibilização central. A hiperexcitabilidade neuronal é comum às neuropatias dolorosas, traduzindo uma falta de regulação da excitabilidade neuronal em um ou mais pontos do circuito de processamento da dor. A ectopia se refere à localização da eletrogênese, que se estabelece em local diferente do normal (terminação ou região sensorial especializada), ocorrendo em qualquer ponto do trajeto sensorial, em diferentes áreas axonais, no gânglio infectado ou gânglio saudável adjacente e na proximidade do corno posterior medular. Os processos celulares e moleculares responsáveis são difíceis de serem isolados e incluem alterações na expressão genética de proteínas (canais e receptores de membrana), desregulação do trânsito axonal de moléculas excitatórias produzidas no corpo neuronal (dentro do gânglio da raiz dorsal) até a membrana axonal e alterações na resposta a estes mediadores inflamató-

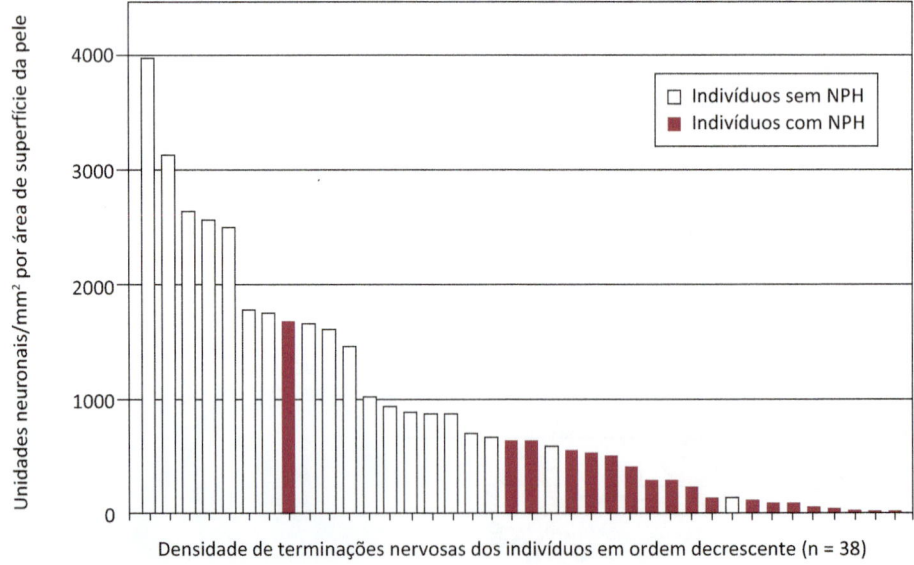

FIGURA 26.7 – Análise da densidade de terminações nervosas epidérmicas obtidas do torso de pacientes com história de herpes-zóster 3 meses antes revelando sensibilidade 95% e especificidade 89% de limiar para neuralgia pós-herpética de aproximadamente 650 unidades neuronais por mm².

Fonte: Desenvolvida pela autoria do capítulo.

rios. Estes "marca-passos ectópicos" são sensíveis a concentrações mais baixas de anestésicos locais e drogas estabilizadoras de membrana e a caracterização da dor (queimação, choque, pontada) reflete o tipo de fibra acometido por este processo.[13]

A sensibilização central é um estado reversível que, entretanto, pode durar anos na neuralgia pós-herpética, sendo induzido em consequência a estímulos periféricos, envolvendo potenciação sináptica, perda da inibição medular, expressão de peptídeos relacionados ao gene da calcitonina e ativação de astrócitos e da micróglia medulares.

Há um mecanismo integrado de comunicação entre neurônios, células gliais e células imunes para modulação da excitabilidade neuronal nas vias nociceptivas nos sistemas nervoso periférico (SNP) e central (SNC). Células não neuronais produzem mediadores pró-nociceptivos (TNF, IL1b – 33 –17, ATP, IFN, glutamato, TGF – B, LE, CCL2, CXCL1, MMP2) e anti-nociceptivos (IL-10, SPM – lipoxinas, resolvinas e proteti-nas, IL-4, IFN-α), demonstrando que estas células participam por meio de sinalização em diferentes fases da resposta inflamatória, desde o início até a reparação/regeneração. Alvos terapêuticos têm sido estudados, um exemplo é a neuroproteti-na D1, eficaz no controle de neuroinflamação e dor conforme estudos experimentais, bem como células-tronco originárias da medula óssea do próprio paciente.[14]

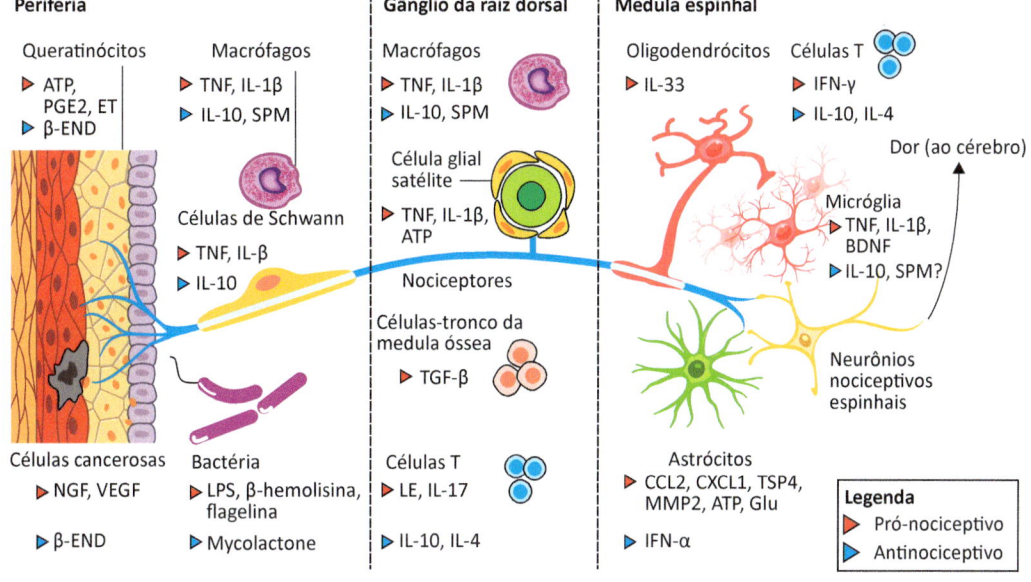

FIGURA 26.8 – Interação entre partes distintas do nociceptor e diferentes tipos celulares.

Fonte: Adaptada de Ji RR, Chamessian A. Pain regulation by non-neuronal cells and inflammation.

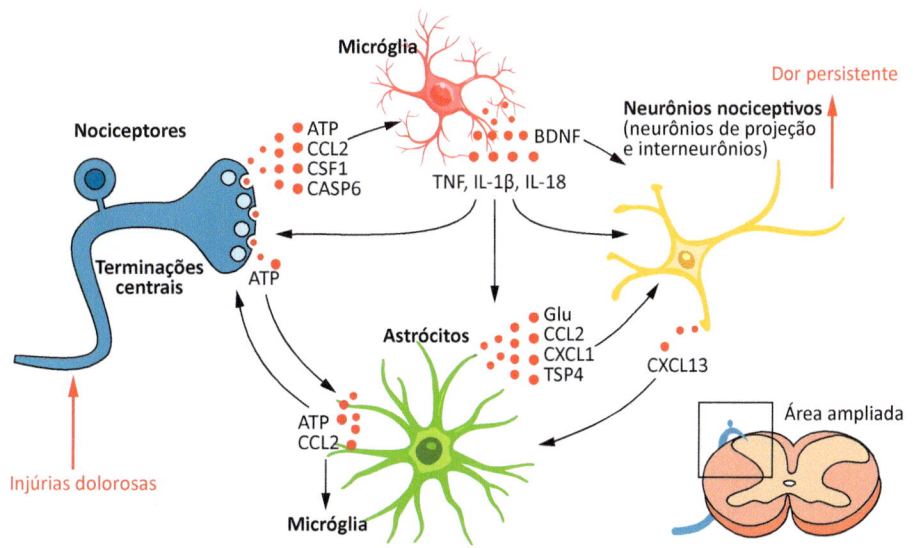

FIGURA 26.9 – Interação neurônio-glia na medula espinhal e amplificação da dor.

Fonte: Adaptada de Ji RR, Chamessian A. Pain regulation by non-neuronal cells and inflammation.

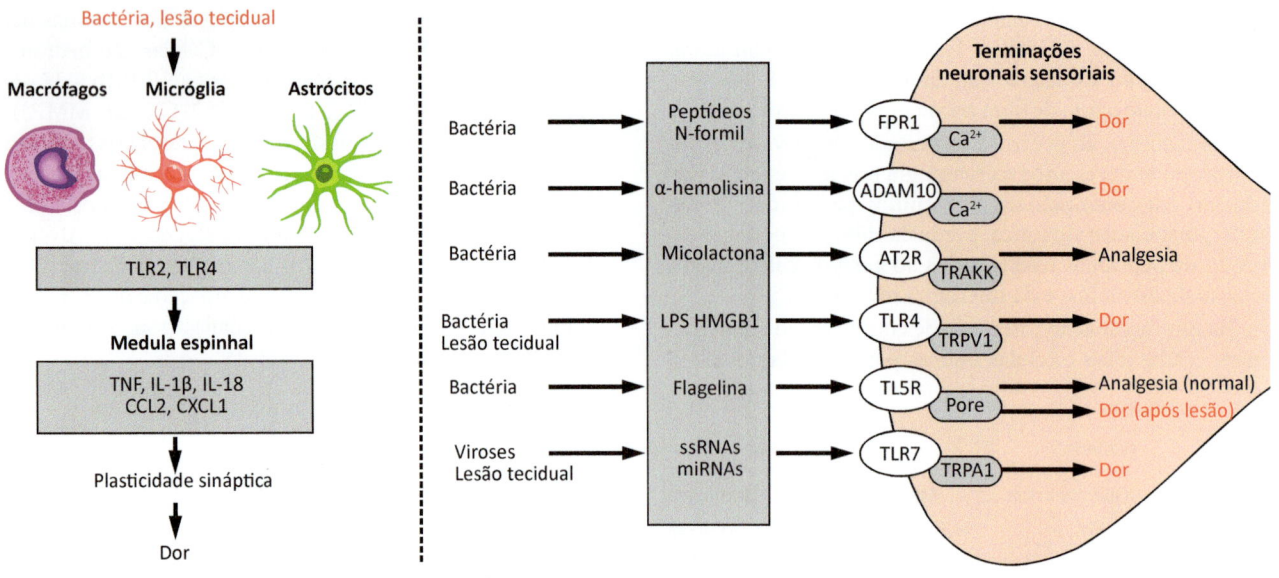

FIGURA 26.10 – Infecções e injúria tecidual regulando a dor via mecanismos neuronais e não neuronais através de receptores *toll-like* ("pedágio").

Fonte: Adaptada de Ji RR, Chamessian A. Pain regulation by non-neuronal cells and inflammation.[14]

Estudos recentes sobre vias do metabolismo do triptofano têm demonstrado associação entre alterações enzimáticas e dor crônica, principalmente dor neuropática. Processos inflamatórios por meio das interleucinas 6 e 1 beta, interferon gama e fator de necrose tumor são capazes de ativar principalmente as enzimas indoleamina 2,3 dioxigenase 1 (IDO-1) e quinurenina 3-monoxigenase (QMO), desviando a via formadora de serotonina para a via das qui-nureninas, aumentando metabólitos neutóxicos no SNC (ácido quinolínico). Este evento também está associado a doenças como depressão, ansiedade, distúrbios alimentares, Alzheimer e doenças desmielizinantes. Novos alvos terapêuticos estão sendo investigados em modelos experimentais, a partir de inibição enzimática dessas vias e uso de seus metabólitos, por meio da injeção transforaminal e intratecal de fármacos.[15-17]

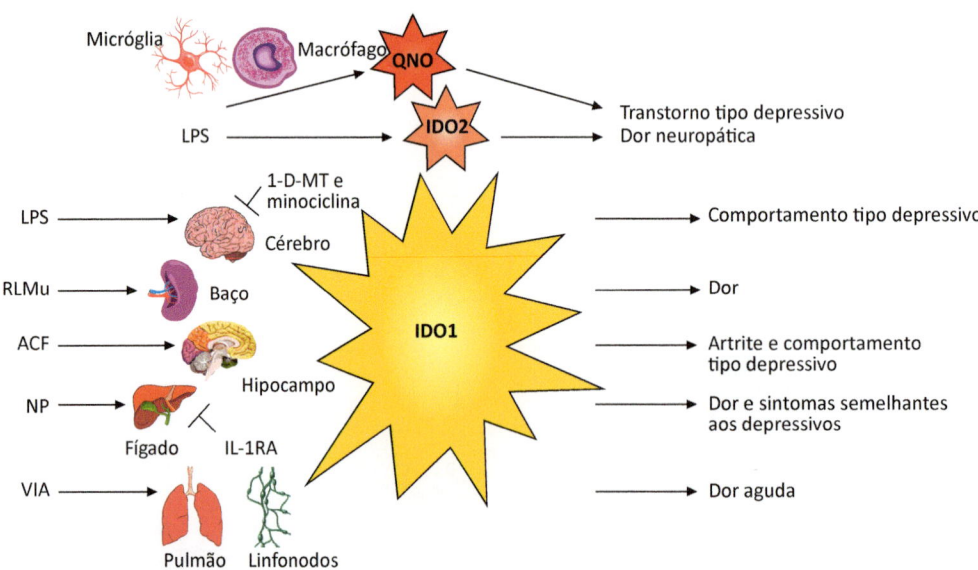

FIGURA 26.11 – Descrição esquemática dos efeitos de diferentes estímulos nas funções biológicas das principais enzimas da via da quinurenina (IDO-1, IDO-2, QNO).

ACF: adjuvante completo de Freund; VIA: vírus Influenza A; IDO-1: indoleamina 2,3-dioxigenase 1; IDO-2: indoleamina 2,3-dioxigenase 2; QNO: quinurenina 3-monooxigenase; LPS: lipopolissacarídeo; RLMu: retrovírus de leucemia murina; NP: nervo poupado.

Fonte: Adaptada de Jovanovic F, Candido KD. The role of the kynurenine signaling pathway in different chronic pain conditions and potential use of therapeutic agents.

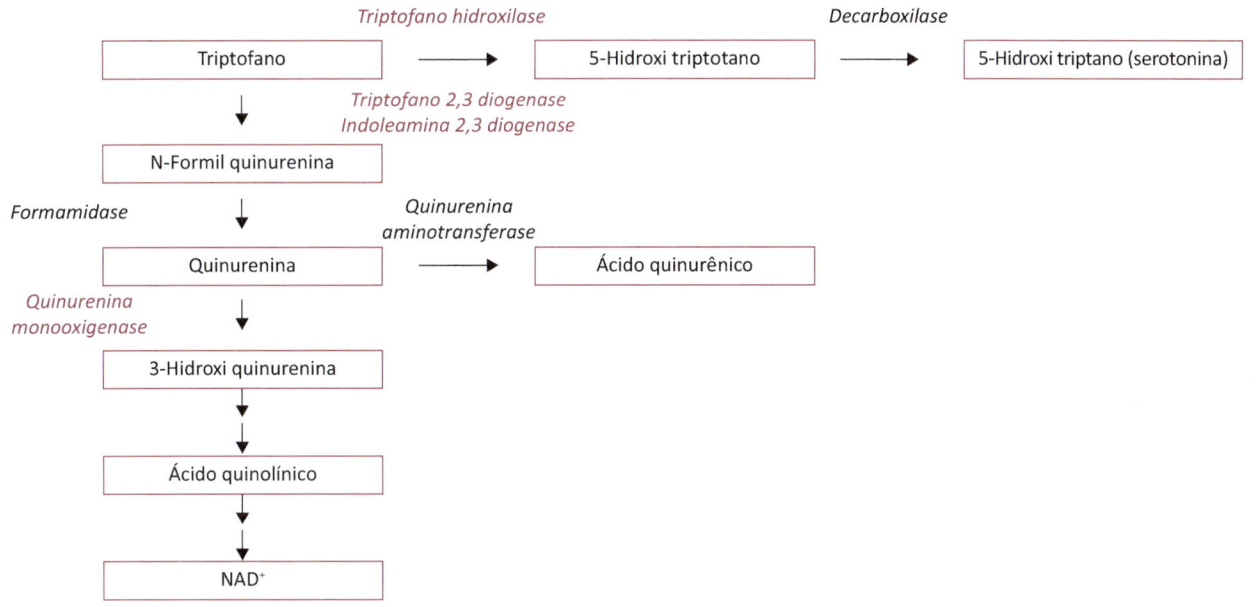

FIGURA 26.12 – Representação esquemática das vias metabólicas do triptofano, quinurenina e serotonina. As enzimas cuja atividade é modulada pela inflamação estão escritas em vermelho. Vias representadas por duas setas envolvem vários metabólitos e reações enzimáticas.

Fonte: Adaptada de Dantzer R. Role of the kynurenine metabolism pathway in inflammation-induced depression: preclinical approaches.[17]

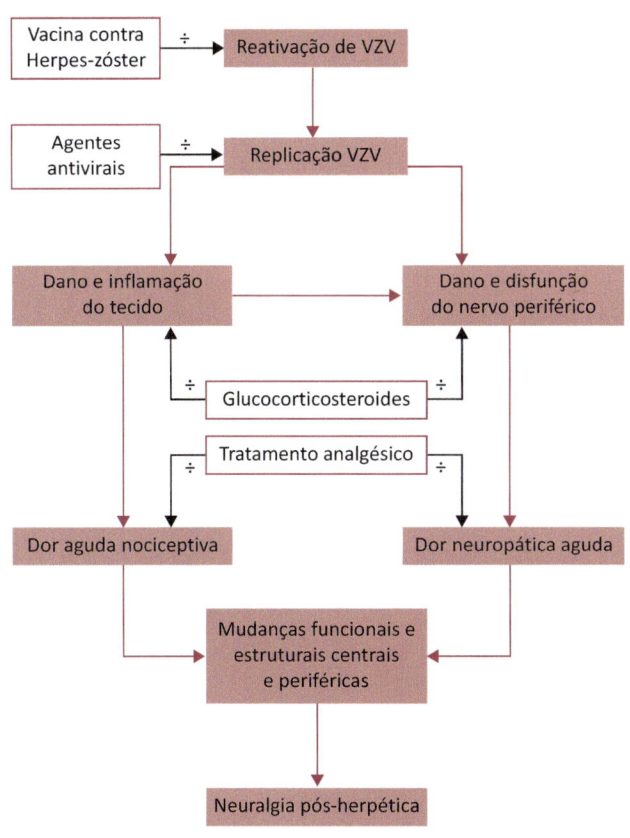

FIGURA 26.13 – Esquema tradicional de abordagem proposta para reduzir o risco e a gravidade da neuralgia pós-herpética, entretanto não são eficazes em todos os casos.

Fonte: Adaptada de Dworkin RH. Prospects for the prevention of postherpetic neuralgia in herpes zoster patients.[18]

Tratamento

O tratamento da neuralgia pós-herpética deve ser orientado conforme o quadro clínico do paciente. Dependendo da extensão da doença, se predomina o componente periférico, o ganglionar ou central medular, haverá diferentes respostas ao tratamento utilizado. Nos casos em que predominam componentes ganglionar e central, há geralmente resposta terapêutica frustra, estando relacionado a pior prognóstico.

O paciente com NPH apresenta um quadro sintomático longo e, por isso, requer tratamento por período indeterminado. Frequentemente, o médico se depara com quadro refratário, que necessita de ajuste individualizado da terapia e de altas doses de medicações. Os efeitos colaterais das medicações se tornam comuns sobretudo em idosos. Por isso é importante conhecer as linhas de tratamento clínico e intervencionista que possam auxiliar na abordagem.

A 1ª linha de tratamento (Tabela 26.1) é composta de gabapentinoides e antidepressivos tricíclicos (ADT). A escolha de qual medicação será iniciada primeiro deve ser individualizada de acordo com o perfil clínico do paciente, levando-se em consideração os efeitos colaterais comuns e contra indicações.

O tratamento inicial com gabapentinoides é recomendado para pacientes com dor, inicialmente em doses baixas, e titulados até controle do sintoma. Deve-se ter cuidado com portadores de insuficiência renal. Efeitos colaterais comuns incluem sonolência, tontura, edema de membros inferiores e, o que deve ser informado aos pacientes, principalmente aos idosos e aos demais pacientes com risco de queda. A gabapentina pode ser titulada até 3.600 mg/dia divididos em 3 tomadas. Doses diárias entre 1.200 e 3.600 mg de gabapentina mostraram benefício com tendência de alívio de 50% da intensidade da dor, em 32% dos pacientes, com um NNT de 6.7.[19] Ainda não disponível no Brasil, a gabapentina de liberação prolongada promete menor intensidade de efeitos colaterais e o benefício prático de uma tomada diária.

Pregabalina é outra opção de gabapentinoide disponível para o tratamento da NPH. A dose habitual é de 300 mg diários, divididos em duas tomadas. Pacientes que apresentaram melhora parcial da dor e não apresentaram efeitos colaterais intensos podem se beneficiar de um aumento gradual e criterioso da dose inicial de 25 a 50 mg por dia até 600 mg por dia. Se necessário descontinuar a medicação, deve ser feita uma suspensão gradativa, por pelo menos 1 semana, para evitar sintomas de retirada.[20]

Os ADT podem ser iniciados em pacientes que não apresentaram melhora da dor com o uso dos gabapentinoides, que não toleraram seus efeitos colaterais, ou simultaneamente a estes como em casos de dor inicial de forte intensidade. Podem ser ainda utilizados como 1ª linha, caso o paciente já faça uso da medicação. Esta classe deve ser evitada em pacientes cardiopatas graves, em doenças isquêmicas, epilepsia e glaucoma. Também é necessário cuidado com pacientes idosos, com demência ou comprometimento cognitivo, pelos seus efeitos anticolinérgicos centrais. O protótipo deste grupo é a amitriptilina, antidepressivo mais estudado no tratamento da dor. Esta é uma opção comum e difundida no Brasil com baixo custo de tratamento e disponível na rede básica de saúde. Em doses iniciais de 10-12,5 mg, pode ser titulada até o máximo de 150 mg ao dia, porém à custa de efeitos colaterais frequentes, como sonolência, sedação, boca seca, constipação e ganho de peso. Quando comparado o tratamento de pacientes em grupos usando gabapentinoides *versus* antidepressivos tricíclicos, a eficácia é similar, porém o grupo em uso de gabapentinoides tendem a tolerar melhor os efeitos colaterais.[21] Outras opções disponíveis de ADT são nortriptilina, clomipramina, imipramina, desipramina e maprotilina. A falha terapêutica com esta classe de medicação é considerada após 3 semanas de terapia com doses otimizadas.

TABELA 26.1 – 1ª linha de medicamentos para NPH.

Medicação	Classe farmacológica	Dose máxima
Gabapentina	Gabapentinoides	3.600 mg/dia
Pregabalina	Gabapentinoides	600 mg/dia
Amitriptilina	ADT	150 mg/dia
Nortriptilina	ADT	150 mg/dia
Imipramina	ADT	300 mg/dia
Maprotilina	ADT	150 mg/dia

Fonte: Adaptada de Huygen F. Evidence-based interventional pain medicine according to clinical diagnoses: update 2018.

Os opioides podem ser considerados adjuvantes no tratamento de pacientes que apresentaram resposta inadequada às medicações da 1ª linha. Em geral, têm um NNT em um intervalo entre 2,07 e 3,77, sendo o tramadol o opioide mais utilizado a longo prazo (NNT 4.8).[22] O quadro de NPH é crônico e requer tratamento por tempo indefinido, portanto o médico assistente deve sempre considerar o risco de abuso e de dependência que esta classe de medicação carrega. Em pacientes idosos, que não toleraram doses adequadas de outras medicações, é uma opção terapêutica a ser considerada, mas sempre sob vigilância próxima. Os estudos científicos que testaram o uso de opioides em NPH são poucos, pequenos e não consistentes, tendo sido mais utilizado tramadol, por seu efeito em receptores Mu e pela sua ação na recaptação de noradrenalina e serotonina.

Outros anticonvulsivantes como carbamazepina, lamotrigina e ácido valproico são estudados para outros tipos de dor neuropática e, por extrapolação, podem ter algum papel adjuvante no tratamento da NPH. Contudo, as evidências que suportariam estas indicações são de baixa qualidade. As indicações para uso em pacientes que não toleraram outras terapias orais devem ser individualizadas, e não atitude rotineira no acompanhamento do paciente com NPH.

Apesar de grande interesse atual no sistema endocanabinóide no controle da dor neuropática, e de estudos de derivados canabinoides no controle de algumas síndromes dolorosas, até o momento não foram publicados dados específicos em relação à NPH.

A suplementação de vitamina B12 tem se mostrado efetiva em metanálise recente para controle de NPH, como terapia complementar. Com mecanismo conhecido de promover a regeneração nervosa, inibir impulsos ectópicos espontâneos e melhorar a velocidade de condução do estímulo, a cianocobalamina pode auxiliar na terapia. A suplementação estava associada a uma redução da intensidade da dor e melhora na qualidade de vida dos pacientes, comparada com o placebo.[23] A dose habitual estudada é de 1.000 mcg via parenteral. Contudo, a suplementação oral também aparenta ter bons resultados.

Terapias locais em NPH

O uso de medicações locais para NPH parte do pressuposto que o paciente tenha um quadro de dor em um território corporal pequeno e localizado, ou que durante a terapia sistêmica alguma área corporal necessite de tratamento complementar. Um exemplo disso são NPH que evoluem com alodínia em território de mãos ou pés. Em casos de intolerância às medicações orais, a terapia tópica pode também bém indicada para controle do quadro.

Apesar de amplamente utilizada, poucos estudos comprovam a eficácia da capsaicína tópica em NPH, com um NNT apontado de 3,3. Ela pode ser encontrada em loção ou creme com concentração padrão de 0,25 mg/mL e 0,75 mg/mL (0,025% e 0,075%) ou em forma manipulada. Efeitos locais comuns de sensação de queimação, eritema e agulhadas/ferroadas são esperados e, por isso, essa opção nem sempre é tolerada em longo prazo. É necessário orientar o paciente quanto aos cuidados com aplicação para evitar contato com mucosas, que pode resultar em queimaduras.

Existe uma opção de adesivo de capsaicina de alta concentração a 8% (não disponível no Brasil), que deve ser aplicada sob supervisão médica e por tempo limitado. Alguns estudos limitados sugerem que esta opção ofereça um controle melhor quando comparado às baixas concentrações da mesma medicação.[24]

A lidocaína tópica (adesivo padrão de 5%) é útil no alívio dos sintomas locais em NPH (portanto, na ausência de lesões cutâneas ativas), porém não existem evidências de que o seu uso prolongado atue no controle em longo prazo dos sintomas dolorosos.[25]

A injeção de toxina botulínica tipo A (5 unidades por cm^2) tem ganhado destaque em estudos recentes como forma de tratamento da dor neuropática localizada. É advogado que, após a injeção intradérmica, a toxina é captada pelas terminações nervosas e transportada de forma ascendente até o GRD, em que tem um papel no controle da dor. A toxina botulínica promove redução do acúmulo local de glutamato e redução da liberação da substância P e CGRP, atuando também com um papel anti-inflamatório. As evidências atuais apontam, com moderada qualidade, que esta seja uma opção promissora de tratamento, mas ainda não existem seguimentos de longo prazo destes pacientes.[26]

Intervenções em NPH – fase crônica

A medicina intervencionista da dor tem se firmado como opção para pacientes refratários ou intolerantes aos tratamentos sistêmicos e naqueles que apresentem dor moderada a intensa desde o início do quadro. A NPH tem como caráter o difícil manejo clínico, muitas vezes com resultados insatisfatórios mesmo estando as terapias otimizadas. Estes pacientes são candidatos a tratamentos intervencionistas para controle da dor.

As recomendações atuais se baseiam em estudos pequenos, com número de pacientes limitados e seguimento por curto período. A grande maioria das técnicas disponíveis é de moderada ou baixa qualidade de evidência, conforme as Tabelas 26.2 e 26.3.

TABELA 26.2 – Recomendações de terapias intervencionistas em neuralgia pós-herpética (fase aguda).

Tratamento	Nível de evidência	Recomendações (2018)
Injeção de corticosteroides com anestésico local via epidural	2B+	Moderada
Injeção de corticosteroides com anestésico local via paravertebral	2B+	Moderada
Injeção de corticosteroides com anestésico local e epinefrina via epidural seriada	2B+	Fraca
Bloqueio de gânglio estrelado	2C+	Fraca

Fonte: Adaptada de Huygen F. Evidence-based interventional pain medicine according to clinical diagnoses: update 2018.

TABELA 26.3 – Recomendações de terapias intervencionistas em neuralgia pós-herpética (fase crônica).

Tratamento	Nível de evidência	Recomendações (2018)
Injeção de corticosteroides via epidural ou midazolam intratecal	0	Fraca
Bloqueio simpático de nervos	2C+	Fraca – (não recomendado)
Estimulação medular	2C+	Muito fraca
Radiofrequência pulsada no nervo intercostal	2C+	Moderada
Radiofrequência pulsada no GRD	2C+	Moderada
Corticoide intratecal		Não recomendado
Bloqueio simpático lombar		Muito fraca

Fonte: Adaptada de Huygen F. Evidence-based interventional pain medicine according to clinical diagnoses: update 2018.

A estimulação de nervos periféricos também foi demonstrada como terapia factível em revisão de literatura, porém com número pequeno de pacientes, em um seguimento de mais de 20 meses. Em estudos mais recentes (após 2018), a estimulação medular aparenta ser uma opção de tratamento para pacientes com NPH de difícil controle. Para aqueles que respondem ao teste, existe uma tendência de melhora de 50% do VAS em 41% dos pacientes em seguimento de longo prazo, e menor necessidade de opioides ou outras terapias de resgate.[27] Provavelmente, em próximas publicações, a força de evidência e recomendação para esta técnica serão revistas.

A injeção intratecal de anestésicos ou corticosteroides mostrou resultados inconsistentes na literatura e não é recomendada. A lesão da substância gelatinosa no corno posterior da medula (DREZ) e a nucleotomia do Caudato conseguiram altas taxas de melhora de dor, mas à custa de complicações e sequelas motoras importantes em grande parte dos pacientes, portanto devem ser consideradas terapia de excessão.[27]

Considerando-se as evidências atuais, não é possível determinar uma única ou melhor opção de intervenção. De acordo com o risco, os efeitos colaterais e a invasibilidade dos métodos disponíveis, a aplicação de toxina botulínica, o bloqueio e a estimulação de nervos periféricos podem ser considerados alternativas iniciais, seguidos de intervenções mais invasivas, como os bloqueios paravertebral e intercostal e subsequentemente à radiofrequência pulsada. A opção derradeira seria a estimulação medular, cuja indicação prematura traduz a ainda limitada produção científica no domínio intervencionista.[28]

Tratamento precoce intervencionista da dor

Ao longo das décadas, tem se discutido em que momento deve ser proposto tratamento intervencionista da dor. Hoje alguns estudos apontam que abordagem precoce (menos de 15 dias de início do quadro de herpes zoster agudo) em casos extensos e/ou com dor moderada a intensa pode reduzir o risco de neuralgia pós-herpética. Entretanto, mais estudos são necessários para corroborar esta observação clínica.[29] Usualmente são realizados bloqueios com anestésicos locais e corticosteroides, que podem funcionar como teste, localizando a fonte geradora de dor e como tratamento, reduzindo a intensidade da dor ao tratar a inflamação ainda presente ou neuromodular descargas ectópicas. O racional para esta abordagem seria inicialmente localizar a origem da ectopia e, em seguida, administrar neste local citocinas e quimiocinas (pesquisas em andamento) de forma a estabilizar membrana neuronal suprimindo a eletrogênese ectópica. Seguindo nesta estratégia teórica, a realização de bloqueios seriados com anestésico local poderia identificar a fonte de eletrogênese ectópica, iniciando-se a partir da periferia com direcionamento progressivamente central. A resposta negativa em determinado bloqueio é atribuída a estímulo gerado a partir de uma localização acima do nível abordado.

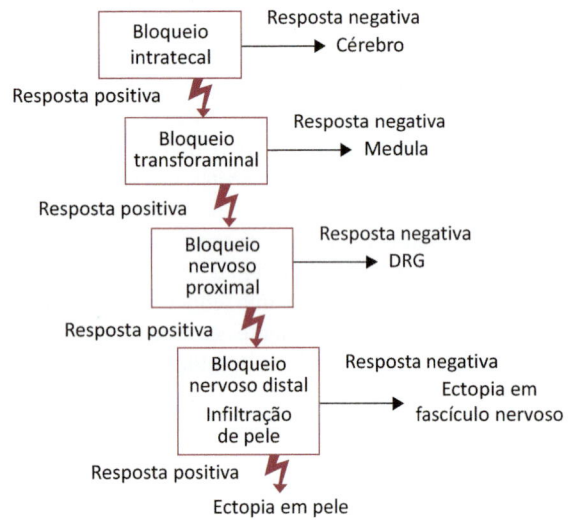

FIGURA 26.14 – Esquema racional de como localizar a topografia da atividade ectópica nervosa de acordo com o local de bloqueios realizados.

Fonte: Desenvolvida pela autoria do capítulo.

O bloqueio nervoso permite a atenuação do fenômeno de sensibilização central, interrompendo a transmissão dos impulsos aferentes nociceptivos para o SNC e minimizando a lesão neural por melhora do fluxo sanguíneo local durante o processo de desaferentação.[30]

Atualmente, muito se pensa em acurácia quando se opta por um tratamento intervencionista. Logo, localizar a provável topografia da lesão geradora da dor é usar de uma estratégia segura para controle do sintoma, com redução de riscos ao pacientes. Com auxílio de métodos de imagens, podemos localizar as estruturas-alvo para a intervenção por intermédio do ultrassom, da radioscopia ou da tomografia computadorizada, administrando com precisão uma menor quantidade de injetado. Um bloqueio diagnóstico com redução em 50% a 70% da intensidade da dor corresponde à adequada localização da ectopia. Conforme recomendações recentes, os tratamentos intervencionistas que apresentam evidência moderada para tratamento de herpes-zóster agudo são injeções

epidurais interlaminares ou transforaminais e paravertebrais de anestésico local e corticosteroide, podendo ser seguidos por neuromodulação com radiofrequência pulsada.[31]

Profilaxia

Criado em 1973, o Programa Nacional de Imunização oferece gratuitamente à população o total de 27 vacinas recomendadas pela Organização Mundial da Saúde (OMS) e recebe colaboração da Sociedade Brasileira de Imunizações (SBIm), entidade científica sem fins lucrativos, que disponibiliza desde 1998 informações e serviços para divulgação da vacinação adequada no país. A SBIm apresenta site próprio onde estão disponíveis calendários vacinais e orientações conforme idade e necessidades especiais.

A vacina contra varicela faz parte do calendário vacinal infantil, disponível gratuitamente na rede pública até a idade de 9 anos, em duas doses, podendo ser combinada à vacina tríplice viral, constituindo a tetra viral. Para pacientes sem imunização prévia, com idade entre 10 e 59 anos, esta vacina passa a ser disponível apenas nas clínicas privadas.[32]

Em nosso país, desde 2016 está disponível apenas em rede privada a vacina em dose única contra o herpes-zóster (Zostavax – ZVL), estando recomendada para indivíduos saudáveis a partir dos 60 anos e licenciada a partir dos 50 anos, sendo sua recomendação nesta idade subordinada à decisão médica. Trata-se de vacina contendo vírus vivo atenuado, apresentando 14 vezes mais antígenos vacinais do que aquela contra varicela, sendo, portanto, contraindicada para idosos frágeis e paciente com qualquer indício de imunodepressão. Esta vacina reduz em cerca de 50% o risco da apresentação de herpes-zóster e 67% de evolução para neuralgia pós-herpética, porém há redução da eficácia de sua proteção ao longo dos anos.

Nos Estados Unidos da América, a vacina ZVL foi largamente utilizada de 2006 a 2017, quando passou a ser recomendada a vacina recombinante (RZV – Shingrix). Neste período, foram observados casos de *rash* vesicular nas proximidades da aplicação da vacina ZVL, havendo risco de contaminação, além de reações alérgicas cutâneas e respiratórias, o que estimulou a criação de uma vacina mais segura e eficaz, que pudesse ser administrada mais amplamente na população, inclusive em pacientes com imunosenescência e imunodepressão.

Desde 2017 passou a ser recomendada a vacina recombinante RZV, administrada em duas doses (com intervalo de 2 a 6 meses), em pacientes a partir dos 50 anos de idade, apresentando eficácia acima de 90% para prevenção contra herpes-zóster e neuralgia pós-herpética.[33] Esta vacina recombinante ainda não está disponível no Brasil.

A varicela e o herpes-zóster são conhecidas desde a Antiguidade. Entretanto, a hipótese do pediatra húngaro Bokai, de que estas duas manifestações são espectro de uma mesma doença, só foi possível em meados do século XX. Em pleno século XXI, oscilamos entre a fascinação pela fisiopatologia viral, que vem sendo desvendada pelos avanços da tecnologia, e a frustração decorrente de resultados imprecisos, reféns de tratamentos ainda em fase de estudos. Diante disso, a opção de vacinação universal ganha importância como profilaxia aos imensuráveis transtornos físicos, emocionais e econômicos causados pela infecção do vírus da varicela-zóster.

Calendário de Vacinação SBIm Idoso
Recomendações da Sociedade Brasileira de Imunizações (SBIm) – 2020/2021
60+ anos
Os comentários devem ser consultados.

Idoso

Vacinas	Quando indicar	Esquemas e recomendações	Comentários	Disponibilização das vacinas	
				Gratuitas nas UBS*	Clínicas privadas de vacinação
Influenza (gripe)	Rotina.	Dose única anual	Os maiores de 55 anos fazem parte do grupo de risco aumentado para as complicações e óbitos por influenza. Desde que disponível, a vacina influenza 4V é preferível à vacina influenza 3V, por conferir maior cobertura das cepas circulantes. Na impossibilidade de uso da vacina 4V, utilizar a vacina 3V.	SIM, para maiores de 55 anos	SIM, 3V e 4V
Pneumocócicas (VPC13) e (VPP23)	Rotina.	Iniciar com uma dose da VPC13 seguida de uma dose de VPP23 6 a 12 meses depois, e uma 2ª dose de VPP23 5 anos após a 1ª.	• Para aqueles que já receberam uma dose de VPP23, recomenda-se o intervalo de 1 ano para a aplicação de VPC13. A 2ª dose de VPP13 deve ser feita 5 anos após a 1ª, mantendo intervalo de 6 a 12 meses com a VPC13. • Para os que já receberam duas doses de VPP23, recomenda-se uma dose de VPC13, com intervalo mínimo de 1 ano após a última dose de VPP23. Se a 2ª dose de VPP13 foi aplicada antes dos 60 anos, está recomendada uma 3ª dose depois dessa idade, com intervalo mínimo de 5 anos da última dose.	NÃO	SIM
Herpes-zóster	Rotina.	Uma dose.	• Vacina recomendada mesmo para aqueles que já desenvolveram a doença. • Nesses casos, aguardar intervalo mínimo de 1 ano, entre o quadro agudo e a aplicação da vacina. • Em caso de pacientes com história de herpes-zóster oftálmico, não existem ainda dados suficientes para indicar ou contraindicar a vacina. • O uso em imunodeprimidos deve ser avaliado pelo médico (consulte os *Calendários de vacinação SBIm pacientes especiais*).	NÃO	SIM
Tríplice bacteriana acelular do tipo adulto (difteria, tétano e coqueluche) – dTpa ou dTpa-VIP Dupla adulto (difteria e tétano) – dT	Rotina.	Atualizar dTpa independentemente de intervalo prévio com dT ou TT. **Com esquema de vacinação básico completo:** reforço com dTpa a cada 10 anos. **Com esquema de vacinação básico incompleto:** uma dose de dTpa a qualquer momento e completar a vacinação básica com uma ou duas doses de dT (dupla bacteriano do tipo adulto) de forma a totalizar três doses de vacina contendo o componente tetânico. **Não vacinados e/ou histórico vacinal desconhecido:** uma dose de dTpa e duas doses de dT no esquema 0- 2- 4 a 8 meses.	• A vacina está indicada mesmo para aqueles que tiveram a coqueluche, já que a proteção conferida pela infecção não é permanente. • Considerar antecipar reforço com dTpa para 5 anos após a última dose de vacina contendo o componente *pertussis* para idosos contactantes de lactentes. • Para idosos que pretendem viajar para países nos quais a poliomielite é endêmica, recomenda-se a vacina dTpa combinada à pólio inativada (dTpa-VIP). • A dTpa-VIP pode substituir a dTpa, se necessário.	SIM, dT	SIM dTpa e dTpa-VIP

FIGURA 26.15 – Calendário vacinal do idoso 2020.

Fonte: SBIm.

(continua)

Vacinas	Quando indicar	Esquemas e recomendações	Comentários	Gratuitas nas UBS*	Clínicas privadas de vacinação
Hepatites A e B	**Hepatite A**: após avaliação sorológica ou em situações de exposição ou surtos.	Duas doses, no esquema 0-6 meses.	Na população com mais de 60 anos, é incomum encontrar indivíduos suscetíveis. Para esse grupo, portanto, a vacinação não é prioritária. A sorologia pode ser solicitada para definição da necessidade ou não de vacinar. Em contactantes de doentes com hepatite A, ou durante surto da doença, a vacinação deve ser recomendada.	NÃO	SIM
	Hepatite B: rotina.	Três doses, no esquema 0- 1- 6 meses	—	SIM	SIM
	Hepatite A e B: quando recomendadas as duas vacinas.	Três doses, no esquema 0- 1- 6 meses	A vacina combinada para as hepatites A e B é uma opção e pode substituir a vacinação isolada para as hepatites A e B.	NÃO	SIM
Febre amarela	Para idosos não previamente vacinados e residentes em áreas de vacinação, após avaliação de risco/benefício.	Não há consenso sobre a duração da proteção conferida pela vacina. De acordo com o risco epidemiológico, uma 2ª dose pode ser considerada pelo risco de falha vacinal.	• Embora raro, está descrito risco aumentado de eventos adversos graves na primovacinação de indivíduos maiores de 60 anos. Nessa situação, avaliar risco/benefício. • O uso em imunodeprimidos deve ser avaliado pelo médico (consulte os *Calendários de vacinação SBIm pacientes especiais*).	SIM	SIM
Meningocócicas conjugadas ACWY/C	Surtos e viagens para áreas de risco.	Uma dose. A indicação da vacina, assim como a necessidade de reforços, dependerá da situação epidemiológica.	Na indisponibilidade da vacina meningogócica conjugada ACWY, substituir pela vacina meningocócica C conjugada.	NÃO	SIM
Tríplice viral (sarampo, caxumba e rubéola)	Situações de risco aumentado.	Uma dose. A indicação da vacina dependerá do risco epidemiológico e da situação individual de suscetibilidade.	Na população com mais de 60 anos, é incomum encontrar indivíduos suscetíveis ao sarampo, caxumba e rubéola. Para esse grupo, portanto, a vacinação não é rotineira. Porém, a critério médico (em situações de surtos, viagens, entre outros), pode ser recomendada. Contraindicada para imunodeprimidos.	NÃO	SIM

21/01/2020 • Sempre que possível, preferir vacinas combinadas • Sempre que possível, considerar aplicações simultâneas na mesma visita • Qualquer dose não administrada na idade recomendada deve ser aplicada na visita subsequente • Eventos adversos significativos devem ser notificados às autoridades competentes.

Algumas vacinas podem estar especialmente recomendadas para pacientes portadores de comorbidades ou em outra situação especial.
Consulte os *Calendários de vacinação SBIm pacientes especiais*.
*UBS – Unidades Básicas de Saúde

FIGURA 26.15 – Calendário vacinal do idoso 2020. (*Continuação*)

Fonte: SBIm.

Calendário de Vacinação SBIm Adulto

Recomendações da Sociedade Brasileira de Imunizações (SBIm) – 2020/2021

20-59 anos

Os comentários devem ser consultados.

Para recomendações de vacinação para gestantes, consulte o Calendário de vacinação SBIm gestante.

Vacinas	Esquemas e recomendações	Comentários	Disponibilização das vacinas		
			Gratuitas nas UBS*	Clínicas privadas de vacinação	
Tríplice viral (sarampo, caxumba e rubéola)	Duas doses da vacina acima de 1 ano de idade, com intervalo mínimo de 1 mês entre elas. Para adultos com esquema completo, não há evidências que justifiquem uma 3ª dose como rotina, podendo ser considerada em situações de risco epidemiológico, como surtos de caxumba e/ou sarampo.	• Para gestantes: consulte o *Calendário de vacinação SBIm gestante*. • O uso em imunodeprimidos deve ser avaliado pelo médico (consulte os *Calendários de vacinação SBIm pacientes especiais*).	SIM, duas doses até 29 anos; uma dose entre 30 e 49 anos.	SIM	
Hepatites A, B ou A e B	**Hepatite A:** duas doses, no esquema 0- 6 meses.	• Indivíduos não imunizados anteriormente para as hepatites A e B devem ser vacinados.	NÃO	SIM	
	Hepatite B: três doses, no esquema 0- 1- 6 meses.	• A vacina combinada para as hepatites A e B é uma opção e pode substituir a vacinação isolada para as hepatites A e B.	SIM	SIM	
	Hepatite A e B: três doses, no esquema 0- 1- 6 meses.	• Para gestantes: consulte o *Calendário de vacinação SBIm gestante*.	NÃO	SIM	
HPV	Três doses: 0-1 a 2-6 meses. Duas vacinas estão disponíveis no Brasil: HPV4, licenciada para meninas e mulheres de 9 a 45 anos de idade e meninos e homens de 9 a 26 anos; e HPV2, licenciada para ambos os sexos a partir dos 9 anos de idade.	• Sempre que possível, preferir a HPV4 por ampliar a proteção. • Indivíduos mesmo que previamente expostos podem ser vacinados. • Para gestantes: consulte o *Calendário de vacinação SBIm gestante*.	NÃO	SIM	
Tríplice bacteriana acelular do tipo adulto (difteria, tétano e coqueluche) – dTpa ou dTpa-VIP Dupla adulto (difteria e tétano) – dT	Atualizar dTpa independentemente do intervalo prévio com dT ou TT. **Com esquema de vacinação básico completo:** reforço com dTpa a cada 10 anos. **Com esquema de vacinação básico incompleto:** uma dose de dTpa a qualquer momento e complementar à vacinação básica com dT (dupla bacteriana do tipo adulto) de forma a totalizar três doses de vacina contendo o componente tetânico. **Não vacinados e/ou histórico vacinal desconhecido:** uma dose de dTpa e duas doses de dT no esquema 0-2 a 8 meses. **Para indivíduos que pretendem viajar para países nos quais a poliomielite é endêmica:** recomenda-se a vacina dTpa combinada à pólio inativada (dTpa-VIP). A dTpa-VIP pode substituir a dTpa.	• A dTpa está recomendada mesmo para aqueles que tiveram a coqueluche, já que a proteção conferida pela infecção não é permanente. • O uso da vacina dTpa, em substituição à dT, objetiva, além da proteção individual, a redução da transmissão da *Bordetella pertussis*, principalmente para suscetíveis com alto risco de complicações, como os lactentes. • Considerar antecipar o reforço com dTpa para 5 anos após a última dose de vacina contendo o componente *pertussis* em adultos contactantes de lactentes. • Para gestantes: consulte o *Calendário de vacinação SBIm gestante*.	SIM dT	SIM dTpa e dTpa-VIP	
Varicela (catapora)	**Para suscetíveis:** duas doses com intervalo de 1 a 2 meses.	• Para gestantes: consulte o *Calendário de vacinação SBIm gestante*. • O uso em imunodeprimidos deve ser avaliado pelo médico (consulte os *Calendários de vacinação SBIm pacientes especiais*).	NÃO	SIM	
Influenza (gripe)	Dose única anual.	• Desde que disponível, a vacina influenza 4V é preferível à vacina influenza 3V, por conferir maior cobertura das cepas circulantes. Na impossibilidade de uso da vacina 4V, utilizar a vacina 3V. • Para gestantes: consulte o *Calendário de vacinação SBIm gestante*.	SIM, 3V para maiores de 55 anos e grupos de risco em qualquer idade	SIM, 3V e 4V	

FIGURA 26.16 – Calendário vacinal do adulto 2020.

Fonte: SBIm.

(continua)

Vacinas	Esquemas e recomendações	Comentários	Disponibilização das vacinas	
			Gratuitas nas UBS*	Clínicas privadas de vacinação
Meningocócicas conjugadas ACWY/C	Uma dose. A indicação da vacina, assim como a necessidade de reforços, dependerá da situação epidemiológica.	• Na indisponibilidade da vacina meningocócica conjugada ACWY, substituir pela vacina meningocócica C conjugada. • Para gestantes: consulte o Calendário de vacinação SBIm gestante.	NÃO	SIM
Meningocócica B	• A indicação dependerá da situação epidemiológica. • Duas doses com intervalo de 1 a 2 meses. Não se conhece a duração da proteção conferida e, consequentemente, a necessidade de dose(s) de reforço como rotina.	• Recomendar uma dose de reforço 3 anos após esquema para grupos de alto risco: pessoas vivendo com HIV, portadores de asplenia anatômica ou funcional, deficiência de complemento ou pessoas em uso de biológicos que interferem na via do complemento. • Licenciada até os 50 anos de idade. O uso acima dessa idade é off label. • Para gestantes: consulte o Calendário de vacinação SBIm gestante.	NÃO	SIM
Febre amarela	Não há consenso sobre a duração da proteção conferida pela vacina. De acordo com o risco epidemiológico, uma 2ª dose pode ser considerada pela possibilidade de falha vacinal.	• Contraindicada para mulheres amamentando bebês menores de 6 meses de idade. • O uso em imunodeprimidos deve ser avaliado pelo médico (consulte os Calendários de vacinação SBIm pacientes especiais e/ou Calendário de vacinação SBIm gestante).	SIM	SIM
Pneumocócicas	A vacinação entre 50 e 59 anos com VPC 13 fica a critério médico.	• Esquema sequencial de VPC13 e VPP23 é recomendado rotineiramente para indivíduos com 60 anos ou mais (consulte o Calendário de vacinação SBIm idoso). • Esquema sequencial de VPC13 e VPP23 é recomendado para indivíduos portadores de algumas comorbidades (consulte os Calendários de vacinação SBIm pacientes especiais). • Para gestantes: consulte o Calendário de vacinação SBIm gestante.	NÃO	SIM
Herpes-zóster	Uma dose. Licenciada a partir dos 50 anos, ficando a critério médico sua recomendação a partir dessa idade.	• Recomendada para indivíduos a partir de 60 anos de idade (consulte o Calendário de vacinação SBIm idoso), mesmo para aqueles que já desenvolveram a doença. Nesses casos, aguardar o intervalo de 1 ano, entre o quadro agudo e a aplicação da vacina. • Em caso de pacientes com história de herpes-zóster oftálmico, ainda não existem dados suficientes para indicar ou contraindicar a vacina. • O uso em imunodeprimidos deve ser avaliado pelo médico (consulte os Calendários de vacinação SBIm pacientes especiais). • Para gestantes: consulte o Calendário de vacinação SBIm gestante.	NÃO	SIM
Dengue	• Licenciada para adultos até 45 anos. • Recomendada para adultos soropositivos. • Esquema de três doses com intervalo de 6 meses (0 – 6 – 12 meses).	• Contraindicada para adultos soronegativos, imunodeprimidos, gestantes e nutrizes.	NÃO	SIM

17/09/2020 • Sempre que possível, preferir vacinas combinadas • Sempre que possível, considerar aplicações simultâneas na mesma visita • Qualquer dose não administrada na idade recomendada deve ser aplicada na visita subsequente • Eventos adversos significativos devem ser notificados às autoridades competentes.

Algumas vacinas podem estar especialmente recomendadas para pacientes portadores de comorbidades ou em outra situação especial. Consulte os Calendários de vacinação SBIm pacientes especiais.

*UBS – Unidades Básicas de Saúde

Adulto

FIGURA 26.16 – Calendário vacinal do adulto 2020. (*Continuação*)

Fonte: SBIm.

Referências bibliográficas

1. Forbes HJ, Thomas SL, Smeeth L, Clayton T, Farmer R, Bhaskaran K, Langan SM. A systematic review and meta-analysis of risk factors for postherpetic neuralgia. Pain. 2016 Jan;157(1):30-54. doi: 10.1097/j.pain.0000000000000307. PMID: 26218719; PMCID: PMC4685754.

2. Hanani M. Satellite glial cells in sensory ganglia: from form to function. Brain Res. Rev. 2005;48:457-476. doi: 10.1016/j.brainresrev.2004.09.001.

3. Kutcher ME, Klagsbrun M, Mamluk R. VEGF is required for the maintenance of dorsal root ganglia blood vessels but not neurons during development. FASEB J. 2004;18:1952-1954. doi: 10.1096/fj.04-2320fje.

4. Kubicek L, Kopacik R, Klusakova I, Dubovy P. Alterations in the vascular architecture of the dorsal root ganglia in a rat neuropathic pain model. Ann. Anat. 2010;192:101-106. doi: 10.1016/j.aanat.2010.01.005.

5. Haberberger RV, Barry C, Dominguez N, Matusica D. Human dorsal root ganglia. Front. Cell. Neurosci. 2019 Jun 19;13:271. doi: 10.3389/fncel.2019.00271. PMID: 31293388; PMCID: PMC6598622.

6. Laemmle L, Goldstein RS, Kinchington PR. Modeling varicella zoster virus persistence and reactivation: closer to resolving a perplexing persistent state. Front. Microbiol. 2019 Jul 24;10:1634. doi: 10.3389/fmicb.2019.01634. PMID: 31396173; PMCID: PMC6667558.

7. Kurapati S, Sadaoka T, Rajbhandari L, Jagdish B, Shukla P, Ali MA, Kim YJ, Lee G, Cohen JI, Venkatesan A. Role of the JNK pathway in varicella-zoster virus lytic infection and reactivation. J. Virol. 2017 Aug 10;91(17):e00640-17. doi: 10.1128/JVI.00640-17. PMID: 28637759; PMCID: PMC5553188.

8. Journal of Virology. 2017 Dec;91(issue 24).

9. Depledge DP, Sadaoka T, Ouwendijk WJD. Molecular aspects of varicella-zoster virus latency. Viruses. 2018 Jun 28;10(7):349. doi: 10.3390/v10070349. PMID: 29958408; PMCID: PMC6070824.

10. Bennett GJ, Watson CP. Herpes zoster and postherpetic neuralgia: past, present and future. Pain Res. Manag. 2009 Jul-Aug;14(4):275-82. doi: 10.1155/2009/380384. PMID: 19714266; PMCID: PMC2734513.

11. Watson CP, Morshead C, Van Der Kooy D, Deck J, Evans RJ. Postherpetic neuralgia: post-mortem analysis of a case. Pain. 1988 Aug;34(2):129-38. doi: 10.1016/0304-3959(88)90158-3. PMID: 3174152.

12. Oaklander AL. The density of remaining nerve endings in human skin with and without postherpetic neuralgia after shingles. Pain. 2001 May;92(1-2):139-45. doi: 10.1016/s0304-3959(00)00481-4. Erratum in: Pain. 2001 Dec;94(3):325. PMID: 11323135.

13. Devor M. Rethinking the causes of pain in herpes zoster and postherpetic neuralgia: the ectopic pacemaker hypothesis. Pain Rep. 2018 Nov 7;3(6):e702. doi: 10.1097/PR9.0000000000000702. PMID: 30706041; PMCID: PMC6344138.

14. Ji RR, Chamessian A, Zhang YQ. Pain regulation by non-neuronal cells and inflammation. Science. 2016 Nov 4;354(6312):572-577. doi: 10.1126/science.aaf8924. PMID: 27811267; PMCID: PMC5488328.

15. Jovanovic F, Candido KD, Knezevic NN. The role of the kynurenine signaling pathway in different chronic pain conditions and potential use of therapeutic agents. Int. J. Mol. Sci. 2020 Aug 22;21(17):6045. doi: 10.3390/ijms21176045. PMID: 32842609; PMCID: PMC7503462.

16. Davis I, Liu A. What is the tryptophan kynurenine pathway and why is it important to neurotherapeutics? Expert Rev. Neurother. 2015;15(7):719-21. doi: 10.1586/14737175.2015.1049999. Epub 2015 May 24. PMID: 26004930; PMCID: PMC4482796.

17. Dantzer R. Role of the kynurenine metabolism pathway in inflammation-induced depression: preclinical approaches. Curr. Top. Behav. Neurosci. 2017;31:117-138. doi: 10.1007/7854_2016_6. PMID: 27225497; PMCID: PMC6585430.

18. Dworkin RH, Perkins FM, Nagasako EM. Prospects for the prevention of postherpetic neuralgia in herpes zoster patients. Clin. J. Pain. 2000 Jun;16(suppl. 2):s90-100. doi: 10.1097/00002508-200006001-00016. PMID: 10870747.

19. Wiffen PJ, Derry S, Bell RF, Rice AS, Tölle TR, Phillips T, Moore RA. Gabapentin for chronic neuropathic pain in adults. Cochrane Database Syst. Rev. 2017 Jun 9;6(6):CD007938. doi: 10.1002/14651858.CD007938.pub4. PMID: 28597471; PMCID: PMC6452908.

20. Derry S, Bell RF, Straube S, Wiffen PJ, Aldington D, Moore RA. Pregabalin for neuropathic pain in adults. Cochrane Database Syst. Rev. 2019 Jan 23;1(1):CD007076. doi: 10.1002/14651858.CD007076.pub3. PMID: 30673120; PMCID: PMC6353204.

21. Chandra K, Shafiq N, Pandhi P, Gupta S, Malhotra S. Gabapentin versus nortriptyline in post-herpetic neuralgia patients: a randomized, double-blind clinical trial – The GONIP trial. Int. J. Clin. Pharmacol. Ther. 2006 Aug;44(8):358-63. doi: 10.5414/cpp44358. PMID: 16961166.

22. Wang JY, Wu YH, Liu SJ, Lin YS, Lu PH. Vitamin B12 for herpetic neuralgia: a meta-analysis of randomised controlled trials. Complement. Ther Med. 2018 Dec;41:277-282. doi: 10.1016/j.ctim.2018.10.014. Epub 2018 Oct 21. PMID: 30477853.

23. Derry S, Rice AS, Cole P, Tan T, Moore RA. Topical capsaicin (high concentration) for chronic neuropathic pain in adults. Cochrane Database Syst. Rev. 2017 Jan 13;1(1):CD007393. doi: 10.1002/14651858.CD007393.pub4. PMID: 28085183; PMCID: PMC6464756.

24. Derry S, Wiffen PJ, Moore RA, Quinlan J. Topical lidocaine for neuropathic pain in adults. Cochrane Database Syst. Rev. 2014 Jul 24;2014(7):CD010958. doi: 10.1002/14651858.CD010958.pub2. PMID: 25058164; PMCID: PMC6540846.

25. Shackleton T, Ram S, Black M, Ryder J, Clark GT, Enciso R. The efficacy of botulinum toxin for the treatment of trigeminal and postherpetic neuralgia: a systematic review with meta-analyses. Oral Surg. Oral Med. Oral Pathol. Oral Radiol. 2016 Jul;122(1):61-71. doi: 10.1016/j.oooo.2016.03.003. Epub 2016 Mar 15. PMID: 27260275.

26. Texakalidis P, Tora MS, Boulis NM. Neurosurgeons: armamentarium for the management of refractory postherpetic neuralgia: a systematic literature review. Stereotact. Funct. Neurosurg. 2019;97(1):55-65. doi: 10.1159/000499476. Epub 2019 Apr 17. PMID: 30995653.

27. Lin CS, Lin YC, Lao HC, Chen CC. Interventional treatments for postherpetic neuralgia: a systematic review. Pain Physician. 2019 May;22(3):209-228. PMID: 31151330.

28. Xing X, Sun K, Yan M. Delayed initiation of supplemental pain management is associated with postherpetic neuralgia: a retrospective study. Pain Physician. 2020 Jan;23(1):65-72. PMID: 32013280.

29. Kim HJ, Ahn HS, Lee JY, Choi SS, Cheong YS, Kwon K, Yoon SH, Leem JG. Effects of applying nerve blocks to prevent postherpetic neuralgia in patients with acute herpes zoster: a systematic review and meta-analysis. Korean J. Pain. 2017 Jan;30(1):3-17. doi: 10.3344/kjp.2017.30.1.3. Epub 2016 Dec 30. PMID: 28119767; PMCID: PMC5256258.

30. Huygen F, Kallewaard JW, Van Tulder M, Van Boxem K, Vissers K, Van Kleef M, Van Zundert J. Evidence-based interventional pain medicine according to clinical diagnoses: update 2018. Pain Pract. 2019 Jul;19(6):664-675. doi: 10.1111/papr.12786. Epub 2019 May 2. PMID: 30957944; PMCID: PMC6850128.

31. Sociedade Brasileira de Imunização. Disponível em: https://sbim.org.br/calendarios-de-vacinacao.

32. Control Disease Centre (CDC). Disponível em: https://www.cdc.gov/vaccines/schedules/index.html.

33. Huygen F, Kallewaard JW, Van Tulder M, Van Boxem K, Vissers K, Van Kleef M, Van Zundert J. Evidence-based interventional pain medicine according to clinical diagnoses: update 2018. Pain Pract. 2019 Jul;19(6):664-675. doi: 10.1111/papr.12786. Epub 2019 May 2. PMID: 30957944; PMCID: PMC6850128.

capítulo 27

Covid-19 e o Impacto na Dor Neuropática

Mariana Camargo Palladini | Anita Perpetua Carvalho Rocha de Castro |
Lia Rachel Chaves do Amaral Pelloso

Introdução

Os primeiros casos da doença coronavírus (Covid-19) foram notificados em 2019, causando grave síndrome respiratória aguda por coronavírus 2 (SARS-CoV-2). O início das contaminações foram na cidade de Wuhan, em Hubei, província da China. A doença começou a se espalhar rapidamente para vários países e em 11 de março de 2020, a Organização Mundial da Saúde (OMS) declarou tratar-se de **pandemia** pelo SARS-CoV-2.

Pouco se sabia sobre esse vírus, seu ciclo, outras formas de contágio, como tratar a doença e como evitar que os casos se agravassem. Não existia vacina e o mundo científico se uniu tentando buscar a melhor estratégia para minimizar os problemas gerados por esse vírus que se mostrava tão cruel.

Ainda é muito cedo para prever como a pandemia da doença pelo coronavírus 2019 (Covid-19) afetará a dor crônica na sociedade como um todo ou em indivíduos que se recuperam de uma infecção. Diariamente novos estudos são publicados, porém a grande maioria deles se constitui de relatos de casos e por isso não é cientificamente robusto. No entanto, a dor crônica pode aumentar como resultado da pandemia, em virtude de alterações nos sistemas nervoso ou musculoesquelético (sarcopenia), aumento de estressores na população, interrupções nos cuidados de saúde ou outras mudanças na vida diária. Ainda existem pacientes que se descompensaram pela falta de atividade física, muitos tiveram de trabalhar em sistema de *home office*, (devido distanciamento social), mudando completamente sua rotina e tendo de melhorar a ergonomia de trabalho dentro das suas casas por problemas de coluna ou outros, e aqueles pacientes internados por longo prazo com sequelas desde sarcopenia até alterações neurológicas, além das sequelas da própria doença causada pela Covid-19.[1]

A Covid-19 impactou os cuidados com a saúde de pacientes em geral, incluindo aqueles com dor crônica. No início da pandemia, a avaliação e o tratamento da dor crônica foram, em sua maioria, triados como questões não urgentes, de modo que muitos atendimentos foram adiados. As preocupações com a transmissão do vírus provocaram a rápida expansão dos serviços de telemedicina e virtuais, em vez de visitas presenciais. As visitas virtuais oferecem o potencial para melhorar o acesso a uma gama mais ampla de especialidades multidisciplinares de tratamento da dor crônica, especialmente para pacientes que requerem consultas de acompanhamento frequentes, como visitas de saúde comportamental.[2]

Embora evitar o contato físico possa aumentar a segurança, superar problemas logísticos relacionados à pandemia e, potencialmente, melhorar o acesso dos pacientes ao serviço médico, não se conhecem todas as implicações do atendimento virtual em vez de presencial. Diretrizes de melhores práticas estão sendo formuladas para prestadores de cuidados primários, tratamento de saúde mental e manejo da dor.[3,4]

O tratamento da dor crônica depende de uma avaliação precisa da causa da dor e do tipo de síndrome da dor. Em particular, a dor neuropática deve ser diferenciada da dor nociceptiva e nociplástica e as condições de dor associadas à sensibilização central devem ser reconhecidas. O tratamento direcionado deve ser realizado sempre que possível. Por exemplo, se a função do nervo for prejudicada pela compressão (p. ex., síndrome do túnel do carpo, neuralgia do trigêmeo), aliviar a causa da compressão, o quanto antes, pode ser determinante do prognóstico.

Dor neuropática periférica pós-Covid-19[5]

A pandemia da Covid-19 tem impactado a vida e a saúde da população mundial, e com efeitos que estão por vir e que ainda não sabemos. A convivência com a pandemia rompeu a vida diária em todos os segmentos, atingindo indivíduos que já apresentavam dores crônicas, aqueles que foram infectados pelo SARS-Cov2 e apresentaram síndrome respiratória aguda e aqueles que permaneceram fisicamente saudáveis. O "preço" pago pela pandemia vai além da doença física, inclui também importantes fatores estressores psicossociais, que abrangem distanciamento interpessoal prolongado, isolamento, medo da doença, futuro incerto e tensão financeira.

As principais consequências podem ser a dor nociplástica, neuropática ou nociceptiva. Podendo ocorrer:

1. Dor crônica como parte da síndrome pós-viral ou resultado do dano orgânico como resultado da associação viral.
2. Piora da dor crônica decorrente de exacerbação de dor física pré-existente ou queixas mentais.
3. Dor crônica recentemente iniciada em indivíduos não infectados pelo coronavírus pela exarcebação de fatores de risco (sono pobre, inatividade, medo, ansiedade e depressão).

Dor crônica deve ser considerada no contexto biopsicossocial, cujos sintomas são resultados de uma interação complexa e dinâmica entre os fatores sociais, psicológicos e biológicos; além de fatores predisponentes como genéticos, experiência dolorosa, eventos traumáticos que podem ser físicos ou emocionais. As dores crônicas podem ser desencadeadas por estressores psicossociais ou fatores biológicos orgânicos específicos. A pandemia da Covid-19 tem muitas características que potencialmente aumentam a prevalências de dor crônica, sobretudo com fatores estressores que perduram por muitos meses.[6]

Alguns pacientes com Covid-19 experimentam uma fase de convalescença prolongada e continuam a ter sintomas por vários meses após o início da infecção. Estudos observacionais sugerem uma síndrome semelhante à encefalomielite miálgica/síndrome da fadiga crônica (EM/SFC). O termo "Covid longa" tem sido usado para descrever estas síndromes, outros as descrevem como "sintomas pós-agudos", termos usados para os sintomas que duram mais do que 3 semanas.

A encefalomielite miálgica/síndrome da fadiga crônica (EM/SFC) é uma doença multissistêmica complexa e está associada a vários fatores constitucionais e neurocognitivos, com prevalência de 0,17% a 0,89% na população geral, além de outros fatores predisponentes tais como a idade, doença psiquiátrica preexistente e condições socioeconômicas; e, embora sua patogenia não esteja bem estabelecida, é sabido que doenças infecciosas podem ser gatilhos para o seu desenvolvimento. Naess et al., em um amplo estudo retrospectivo com 837 pacientes, encontraram sintomas de infecção aguda (febre), infecção do trato respiratório superior, doença semelhante à gripe ou à gastroenterite precedendo o quadro de EM/SFC em 77% dos pacientes.

O Instituto de Medicina caracterizou, em 2015, a EM/SFC como um espectro de cinco sintomas centrais: fadiga; mal-estar pós-esforço (fator importante que a diferença de outras doenças crônicas como a fibromialgia, depressão ou alterações primárias do sono); mudanças cognitivas (prejuízo na memória, concentração e processamento de informação); distúrbio do sono (sono não reparador, alteração do ritmo circadiano); e intolerância ortostática. Outros sintomas secundários tais como dor, anormalidades sensório-motoras, sintomas gastrointestinais (náusea, inchaço e bexiga irritável), sintomas urinários (urgência, frequência), dor de garganta e linfadenopatia (cervical e/ou axilar) estão incluídos em alguns critérios, mas não obrigatórias para o diagnóstico. Os sintomas não podem ser aliviados pelo repouso e devem persistir por mais de 6 meses na ausência de qualquer achado clínico ou laboratorial significante para serem considerados integrantes da EM/SFC.

Grupos de doenças semelhantes à EM/SFC foram observados ao longo do século 20 após surtos infecciosos institucionais ou epidêmicos. Padrões de sintomas seguindo estes surtos incluem fadiga crônica, letargia, mal-estar, distúrbio do sono e falta de concentração e muitas vezes exacerbados pelo esforço físico ou estresse, sintomas altamente sugestivos de EM/SFC pós-infecciosa.

Hickie et al., em um estudo prospectivo com 301 adolescentes com diagnóstico do vírus Epstein Barr, encontraram que 13% tiveram critérios para EM/SFC após 6 meses e 4% não se recuperaram após 24 meses.

Depois da pandemia de influenza, em 1918, até 40% dos sobreviventes permaneceram cronicamente doentes com uma variedade de sintomas, incluindo fadiga, letargia, dificuldade de concentração, agravada pela atividade física.

EM/SFC pós-infecciosa tem sido frequentemente considerada um distúrbio inflamatório em que um patógeno infeccioso desencadeia uma resposta imune sistêmica anormal que persiste mesmo após a eliminação da infecção. Os mecanismos propostos, ligando a infeção aguda e o sistema imunológico crônico e desregulação do sistema, incluem função celular imune alterada, vias de sinalização anormais, inflamação crônica e fenômenos autoimunes.

Strawbridge et al. sugerem que a desregulação das redes de citocinas pode desempenhar um papel na EM/SFC, uma metanálise recente encontrou níveis alterados de fator de necrose tumoral alfa (TNF-α), fator de crescimento transformador beta, interleucina 2 (IL-2) e IL-4 em comparação com controles saudáveis.

Entretanto, diferenças importantes nos níveis de citocinas são altamente inconsistentes entre os estudos. Os agentes infecciosos ativam e alteram a função do sistema imunológico, gerando inflamação crônica, aumento da sinalização de citocinas pró-inflamatórias e função anormal de vários tipos de células, incluindo Th1, Th17, T regulatórias e células natural-killers. Mecanismos autoimunes e moleculares mimetizam e ativam células autorreativas na infecção aguda, os agentes neuroinvasivos podem causar danos inflamatórios e isquêmicos nas células e tecidos do sistema nervoso central (SNC), resultando em degeneração neuronal, desmielinização e comprometimento funcional subsequente; também podem causar danos às mitocôndrias, diminuindo a produção de energia com metabolismo alterado e função antioxidante reduzida. Existem evidências de que a sinalização de citocinas e as conexões de rede são mais significativas do que a circulação de citocinas isoladamente.

A evidência de EM/SFC pós-infecciosa não é tão forte quanto para outros vírus, embora a fadiga persistente esteja extensivamente descrita nos estudos de sintomas pós-Covid-19, a grande dificuldade se encontra nos critérios de diagnóstico.

Alguns sintomas observados na Covid-19 pós-aguda podem ocorrer como consequência da própria doença ou como um efeito colateral de tratamento, por exemplo com o uso de esteroides.

Muitos sintomas agudos pós-Covid-19 assemelham-se à EM/SFC, e a gravidade da doença aguda não se correlaciona com os sintomas persistentes. Monitoramento em longo prazo e triagem para comorbidades são essenciais e mais pesquisas são necessárias para estabelecer a Covid-19 como gatilho infeccioso para a EM/SFC, bem como definir fatores de risco, prevalência, história natural e possíveis estratégias de intervenção para o tratamento.[7]

A neuropatia do nervo cutâneo femoral lateral é causada por compressão deste nervo no nível da espinha ilíaca anterossuperior ou ligamento inguinal, comumente associado a diabetes *mellitus*, obesidade e uso de roupas mais apertadas, podendo ser iatrogênica durante o posicionamento de uma cirurgia de coluna, ou posicionamento para a ventilação durante síndrome do desconforto respiratório agudo. A posição prona é frequentemente usada para melhorar a oxigenação dos pacientes com Covid-19, podendo causar sintomas de neralgia parestésica nestes pacientes, que pode ser evitada usando colchão caixa de ovo entre o quadril e a cama, para obter uma pressão mais uniformemente distribuída e evitar a compressão do nervo. Esse contexto mostra como é importante tomar medidas preventivas, pois a neuropatia pode ser grave, causando muita dor e prolongada.[8]

Ellul et al. publicaram recentemente uma revisão das manifestações neurológicas da Covid-19, apontando anosmia e ageusia como características comuns e bem conhecidas da doença. Outras manifestações graves incluem doenças do SNC (encefalite e encefalomielite aguda disseminadas) e doença cérebro vascular (acidente vascular cerebral isquêmico (AVCi), hemorragia intracerebral e trombose venosa cerebral), doença do sistema nervoso periférico (síndrome de Guillain-Barré). No entanto, a proporção de pacientes com sintomas neurológicos periféricos permanece ainda pequena comparada ao pulmonar e a outros extrapulmonares.

A síndrome de Guillain-Barré (SGB) e a polieneuropatia/miopatia são as duas principais neuropatias periféricas descritas associadas à Covid-19, a SGB é uma doença imunomediada, que pode ser pós-infecciosa na sua etiologia, normalmente tem um início agudo ou subagudo, apresentando dor e fraqueza em algumas horas ou semanas, em geral ambos os lados são afetados, podendo ser fatal se a respiração estiver comprometida; sua recuperação pode ser muito prolongada. Vários subtipos são reconhecidos, entre eles o que se apresenta com fraqueza motora com ou sem anormalidades, fraqueza limitada aos músculos da faringe e a síndrome de Muiller Fisher que se apresenta com ataxia, oftalmoplegia e arreflexia, mas sem fraqueza nos membros.[9]

A SGB é uma polirradiculopatia aguda caracterizada por acometimento progressivo e simétrico, fraqueza, arreflexia ao exame e, em alguns pacientes, fraqueza facial. No trabalho de Ellul et al.,[10] há relato de 19 pacientes com SGB e suas variantes e a Covid-19, com uma média de idade de 63 anos, cujos sintomas neurológicos começaram em 7 dias após a doença.

No geral, a proporção de pacientes com doenças neurológicas é pequena se comparada à doença respiratória, no entanto a pandemia continua e existe a expectativa de que 50% a 80% da população seja infectada antes que a imunidade de rebanho se desenvolva, sugerindo que o número total de pacientes com doenças neurológicas pode aumentar. As complicações neurológicas, particularmente a encefalite e AVC, podem causar deficiência para a vida toda, com necessidade de cuidado a longo prazo.[11]

A localização superficial do tronco superior do plexo braquial na área supraclavicular o torna suscetível a lesões por compressão ou tração. Exemplos de plexopatias braquiais no tronco superior são a paralisia da mochila e a paralisia pós-operatória. Os procedimentos cirúrgicos na posição prona podem causar neuropatias iatrogênicas, um fator de risco para plexopatia braquial nesses pacientes é o posicionamento cirúrgico incorreto, agravado por perda de tônus muscular relacionada à anestesia. Rotação externa e abdução do braço maior do que 90° e rotação e flexão lateral do pescoço para o lado oposto são os fatores de risco mais frequentemente associados, pois, nessa posição, a tração ou a compressão nervosa entre a clavícula e a primeira costela são responsáveis pela plexopatia. Diabetes *mellitus*, estresse cirúrgico e neurotoxicidade aumentam o risco, mecanismos inflamatórios adicionais podem estar associados, uma vez que a inflamação linfocítica perivascular epineural pode também desencadear a plexopatia. Existem poucos casos relatados de plexopatia braquial após posicionamento prono e de pacientes de UTI não cirúrgicos. Todavia, quando a plexopatia braquial ocorre, pode causar dor, necessitando de tratamento e reabilitação. Para evitar que isso ocorra, os membros superiores devem ser colocados ao lado do corpo e deve-se fazer um acolchoamento na testa, no tórax, nos joelhos e na crista ilíaca e a cabeça e o pescoço devem ser virados para a direita ou esquerda a cada 2 horas.

Dor neuropática central pós-Covid-19

Em geral, a barreira hematoencefálica assume o papel de defesa natural contra microrganismos patogênicos, atenuando o risco de infecção intracraniana. Entretanto, já é conhecida a capacidade do coronavírus humano de acometer o SNC. Pacientes com Covid-19 apresentam alterações clínicas decorrentes do acometimento do SNC. Acredita-se que o SARS-CoV-2 possa afetar o SNC por diferentes mecanismos, sejam eles decorrentes da ação do próprio vírus, sejam pela resposta imune por ele desencadeada, sejam como consequência das anormalidades cardiorrespiratórias ou metabólicas resultantes da infeção viral.

A incidência e a prevalência dos sintomas neurológicos envolvendo o SNC são bastante variáveis. Entre os quadros mais comuns, observam-se tontura, confusão mental, dor de cabeça, anosmia e ageusia, um conjunto que representa sintomas de pequena gravidade e de boa evolução. Distúrbios neurológicos de maior impacto têm sido descritos e são representados por AVC), crise convulsiva, meningite, encefalopatia e SBG, entre outros.[12]

Tontura, confusão mental e dor de cabeça

Pacientes com Covid-19 apresentam tontura (16,8%), confusão mental (7,5%) e dor de cabeça. Embora esta última seja um sintoma menos conhecido da Covid-19, ela representa um sinal precoce da doença. Dor de cabeça tem sido relatada em até 40% dos pacientes com essa infecção.[13]

Cerca de 15% dos pacientes com Covid-19 a relatam como sintoma único. A dor de cabeça relacionada à Covid-19, frequentemente, é bilateral, de moderada a grande intensidade e descrita como pulsátil ou como uma sensação de apunhalada ou pressão. A dor de cabeça, nesses pacientes, dura de 3 a 5 dias e geralmente é resistente aos analgésicos comuns. Alguns pacientes a apresentam por períodos mais prolongados, entretanto, nestes casos, ela costuma ser intermitente e diminui gradualmente com o tempo.[14]

Um artigo publicado em maio de 2020 trouxe um olhar diferente. Segundo o autor, a cefaleia parece ser o quinto sintoma mais frequente da Covid-19, depois de febre, tosse, mialgia/fadiga e dispneia. Belvis et all que as dores de cabeça relacionadas à Covid-19 podem ser classificadas nas duas fases da doença: a cefaleia aguda, presente na fase inicial, atribuída à infecção viral sistêmica; e a cefaleia de início mais retardado, com início entre o 7° e o 10° dia de doença, atribuída à hipóxia. A cefaleia aguda atribuída à infecção viral sistêmica é uma cefaleia primária com tosse. Cefaleia do tipo tensional *e* cefaleia atribuída à *heteroforia* podem aparecer na primeira fase da doença e são semelhantes àquela observada na infecção por *influenza*. Já a *cefaleia* observada na segunda fase da doença tem relação com linfo-histiocitose hemofagocítica secundária, uma síndrome hiperinflamatória caracterizada por hipercitocinemia. Ela se manifesta com febre persistente, citopenia, hiperferritinemia e síndrome do desconforto respiratório agudo. Uma típica tempestade de citocinas ocorre com o aumento de interleucinas 2, 6, 7 e 10, FNT-α, fator estimulador de granulócitos, proteína-10 induzível por interferon-ϒ, proteína-1 quimioatraente de monócitos e proteína-1α inflamatória de macrófagos. Essa cefaleia, portanto, pode ser provocada por uma tempestade de citocinas, a qual desencadearia uma reação meníngea asséptica.

Anosmia

A anosmia representa a perda do olfato, podendo ser causada por lesão do nervo olfativo, obstrução das fossas nasais ou por patologias específicas como infecção do trato respiratório superior, demências, renite alérgica, tumores como pólipos, glioma e meningioma, entre outros. No caso específico dos pacientes portadores de Covid-19, acredita-se que a anosmia ocorra em função de danos ao epitélio olfatório causados pelo SARS-CoV-2.[15]

Entretanto, alguns pacientes com rinometria acústica normal não recuperam o olfato, fato que sugere que a inflamação nasal e a obstrução relacionada não são os únicos elementos envolvidos na disfunção olfatória na infecção viral. A invasão do bulbo olfatório e do SNC pelo SARS-CoV-2 é um mecanismo provável e que merece ser estudado. Do ponto de vista molecular, o vírus poderia infectar neurônios periféricos e ser transportado até o SNC.[16]

A anosmia tem ocorrido em 30% a 66% dos pacientes com Covid-19 e geralmente é um sintoma precoce da doença, resolvendo-se em algumas semanas.[17]

Ageusia

Pacientes com Covid-19 apresentam ageusia, a qual é conceituada como a perda das funções gustativas do paladar, como a capacidade de identificar sabores amargos, doces, cítricos, salgados. Apesar da opção por separar os sintomas de anosmia e ageusia, é importante observar que o sentido do paladar está muito ligado ao do olfato, uma vez que a língua só pode indicar textura e diferenciar gostos amargos, doces, ácidos, salgados e umamis; o olfato ajuda o paladar a sentir os demais sabores.

A ageusia tem sido associada a diferentes causas, entre elas destacam-se infecção do trato respiratório, traumatismo craniano, síndrome da ardência bucal e uso de alguns medicamentos. Mais recentemente, a ageusia foi observada em pacientes portadores de Covid-19. Lechien JR et al. observaram 417 pacientes com Covid-19 e identificaram alteração gustativa em 88% deles. A ageusia, neste contexto, é de início súbito e de duração variável, 2 semanas ou mais. Os mecanismos fisiopatológicos que resultam na ageusia são desconhecidos.[18]

Acidente vascular cerebral (AVC)

Alguns pacientes com Covid-19 exibem manifestações neurológicas generalizadas, com diagnóstico de AVC. AVCi agudo, hemorragia intracraniana e trombose do seio venoso cerebral têm sido relatados em pacientes com Covid-19. Vários processos fisiopatológicos estão sendo responsabilizados por uma maior predisposição a AVC nos pacientes com Covid-19. Entre estes, destaca-se a coagulopatia associada à Covid-19, a qual é decorrente da infecção aguda pelo SARS-CoV-2 e consequentes inflamação e liberação de citocinas inflamatórias. Além disso, sabe-se que o SARS-CoV-2 pode diminuir a regulação da enzima conversora da angiotensina 2 (ECA2) e, por sua vez, superativar o eixo clássico do sistema renina-angiotensina (SRA) e diminuir a ativação da via alternativa do SRA no cérebro. O consequente desequilíbrio na vasodilatação, a neuroinflamação, o estresse oxidativo e a resposta trombótica podem contribuir para a fisiopatologia do AVC durante a infecção por SARS-CoV-2. A ECA2 está envolvida com a internalização do SARS-CoV-2 nas membranas celulares e encontra-se expressa em vários tecidos, incluindo células alveolares do pulmão, tecido gastrointestinal e cérebro.[19]

Alguns pacientes com Covid-19 têm apresentado AVC como complicação de cardioembolismo ou aterosclerose de grandes vasos. Mecanismos de hipercoagulação e de inflamação, incluindo a participação de anticorpos antifosfolípides, contribuem para o surgimento de fenômenos troboembólicos. Covid-19 aumenta as moléculas pró-inflamatórias, incluindo IL-1 e IL-6. Esta resposta inflamatória pode resultar em ruptura ou erosão de placas ateroscleróticas, desestabilizando doenças cardíacas previamente assintomáticas como doença arterial coronariana. Além disso, pacientes com Covid-19 podem cursar com falência cardíaca decorrente de dano cardíaco agudo e miocardite. Sabe-se que miocardite e vasculite viral favorecem o desenvolvimento de AVC.[17]

Crise convulsiva e *status* epiléptico não convulsivo

Pacientes com Covid-19 podem apresentar crise convulsiva e *status* epiléptico não convulsivo. Lin L et al. observaram 197 pacientes com Covid-19 encaminhados para eletroencefalograma (EEG) em nove centros participantes. Os testes de EEG realizados demonstraram a presença de convulsão em 9,6% dos pacientes, incluindo *status* epiléptico não convulsivo (5,6%), alguns dos quais não tinha problemas neurológicos anteriores. Esse dado é preocupante, pois sabe-se que *status* epiléptico não convulsivo pode danificar o SNC e agravar o prognóstico do paciente. Pacientes com Covid-19 grave podem ter hipóxia, insuficiência de múltiplos órgãos, alterações metabólicas e eletrolíticas, que implicam na necessidade de estratégias terapêuticas mais modernas, as quais podem mascarar crise convulsiva ou *status* epiléptico não convulsivo. Nesse contexto, deve-se considerar a realização de EEG. Pacientes que tiveram convulsões precisaram ser hospitalizados por mais tempo e tinham quatro vezes mais probabilidade de morrer no hospital do que pacientes sem convulsões, o que sugere que complicações neurológicas podem ser um contribuinte importante para a morbidade e a mortalidade associadas à Covid-19. Esses dados sugerem que os pacientes com Covid-19 devem ser monitorados de perto para convulsão e para *status* epiléptico não convulsivo.[20]

Meningite

Além dos sintomas como febre, fadiga e sintomas respiratórios leves, meningite também tem sido descrita como apresentação inicial de Covid-19. Naz S et al. relataram um caso clínico de um paciente de 21 anos, sem comorbidades conhecidas, com 2 dias de cefaleia frontal associada à febre e rigidez de nuca. Inicialmente pensou-se no diagnóstico de meningite bacteriana, entretanto os exames subsequentes demonstraram tratar-se de meningite viral num paciente com diagnóstico de Covid-19.[21]

Meningite é uma doença neurológica caracterizada pela inflamação das membranas protetoras do cérebro. A infecção viral representa a principal causa de meningite aguda, sendo os enterovírus os agentes mais frequentes. No entanto, outros vírus também têm sido envolvidos neste processo. Entre eles destacam-se os arbovírus, o vírus da caxumba, vírus linfocítico, da coriomeningite, herpes-zóster, vírus do herpes tipo 6, vírus da gripe e, mais recentemente, o SARS-CoV-2. O início da meningite viral geralmente é repentino e acompanhado de febre. Outros sintomas podem incluir anorexia, vômito, dor de cabeça, mialgia, queixas respiratórias e dor abdominal.[22] Ao exame físico, o paciente apresenta rigidez de nuca e sinais de irritação meníngea, traduzidos pela presença de teste de Brudzinski e Kerning positivos.

Encefalite/encefalomielite disseminada aguda

Em função de o potencial do coronavírus causar encefalite e a encefalomielite disseminada aguda, estas patologias despertam preocupação em pacientes com Covid-19. Apesar de abordadas no mesmo tópico, é importante res-

saltar que a encefalite é uma inflamação do parênquima do encéfalo, decorrente da ação direta do vírus, enquanto a encefalomielite disseminada aguda representa a inflamação do encéfalo e da medula espinhal decorrente de uma reação de hipersensibilidade a um vírus ou a uma proteína estranha ao organismo. Alguns estudiosos têm discutido o potencial do SARS-CoV-2 de causar encefalite ou encefalomielite disseminada aguda e concluem que mais estudos são necessários para definir a fisiopatologia destas lesões.

Em um estudo em Hunan, na China, no período de maio de 2014 a abril de 2015, foram observadas 183 crianças hospitalizadas por encefalite aguda. Destas, 22 (12%) tinham infecção por coronavírus.[23] Embora o subtipo de coronavírus não tenha sido identificado, este dado é preocupante, uma vez que a mortalidade por encefalite viral oscila entre 4,6% e 29%, e quase 50% dos sobreviventes apresentam alto risco de desenvolver distúrbios neurológicos.

A encefalomielite disseminada aguda também pode ocorrer como consequência da infecção por coronavírus. Apesar disso, até o momento, não há casos clássicos de encefalomielite disseminada aguda descritos em associação ao SARS-CoV-2, embora tenha sido relatado o caso clínico de um homem gravemente doente de 66 anos, o qual desenvolveu mielite torácica aguda no auge da doença com infecção por SARS-CoV-2.[24]

Sabe-se que o efeito da infecção pelo coronavírus é influenciado por vários fatores, incluindo os ambientais, os genéticos e os processos imunomediados. As citocinas são amplamente reconhecidas como importantes mediadores da resposta inflamatória. Alguns mediadores inflamatórios já forma abordados anteriormente. Em pacientes com infecção do SNC pelo coronavírus, os níveis de IL-6, IL-8, MCP-1 e fator estimulador de colônia de granulócitos macrófagos (GM-CSF) no liquor foram significativamente maiores quando comparados ao controle. A IL-6 é uma citocina pró-inflamatória que induz a diferenciação terminal de células B em proliferação em células plasmáticas, estimula a secreção de anticorpos e aumenta as respostas de linfócitos T em órgãos linfoides secundários. A IL-8 é uma quimiocina CXC que funciona como um potente agente quimiotático para células polimorfonucleares e linfócitos e está associada à quebra da barreira hematoencefálica. MCP-1 é uma quimiocina CC que pode iniciar a migração de monócitos através da barreira hematoencefálica. Vários estudos demonstraram que IL-6, IL-8 e MCP-1 contribuem para a progressão da doença respiratória grave em infecções por SARS. Estudos recentes sugerem que o GM-CSF tem funções pró-inflamatórias e desempenha papéis determinantes no desenvolvimento de doenças autoimunes e inflamatórias, como encefalomielite autoimune. A compreensão desses dados contribui para o melhor entendimento dos mecanismos autoimunes envolvidos no acometimento do SNC pelo coronavírus.[23]

Encefalopatia necrosante aguda

Estudos realizados no início da pandemia demonstraram encefalopatia necrosante aguda em ressonância magnética (RM) de pacientes com Covid-19. Imagens de ressonância magnética de crânio demonstraram presença de hemorragia em diferentes áreas cerebrais. O mecanismo exato desta lesão não foi esclarecido, entretanto aventou-se a possibilidade de o vírus se ligar ao receptor da enzima conversora de angiotensina-2 por meio da proteína S, a qual ajuda o genoma do vírus a entrar na célula epitelial humana. Isso implicaria aumento da pressão arterial, com consequente hemorragia cerebral. Outra observação importante é que os pacientes com Covid-19 apresentam coagulopatia, demonstrada pelo aumento do tempo de protrombina e do D-dímero.

A encefalopatia necrotizante aguda é um quadro grave que geralmente resulta da ação direta de alguns vírus. Estudos demonstram que o SARS-CoV-2 tem potencial para penetrar no liquor. Essa observação deu origem a outra teoria: a presença do vírus desencadearia uma reação exagerada do sistema imunológico, com consequente tempestade de citocinas, quebra da barreira hematoencefálica e encefalopatia necrotizante aguda.[25]

Tratamento

A dor neuropática e a dor central pós-Covid-19 podem ser tratadas com tratamentos semelhantes aos utilizados para tratar a DN de outras etiologias. Frequentemente, utilizam-se diferentes classes farmacológicas combinadas, incluindo abordagens não medicamentosas (p. ex., terapia cognitivo-comportamental, ativação física) e tratamentos com medicamentos (p. ex., antidepressivo tricíclico ou inibidor da recaptação da serotonina norepinefrina [SNRI], ou um gabapentinoide).

Terapia farmacológica para dor neuropática

Para a maioria dos pacientes com dor neuropática crônica, o tratamento inicial envolve antidepressivos selecionados (ou seja, antidepressivos tricíclicos [TCA] ou inibidores da recaptação de serotonina-norepinefrina [SNRI]) ou medicamentos antiepilépticos (ou seja, gabapentina ou pregabalina), com terapia tópica adjuvante (p. ex., lidocaína tópica, adesivo de capsaicina a 8%) quando a dor é localizada.[26-28]

A escolha entre os tratamentos deve ser individualizada com base na condição da dor (se conhecida), características específicas do paciente, comorbidades, perfil de efeitos colaterais do medicamento, custo e valores e preferências do paciente. Na prática, comorbidades e medicamentos concomitantes muitas vezes favorecem uma classe de medicamentos ou outra (p. ex., começar com um antidepressivo se o paciente também estiver deprimido ou ansioso, ou um gabapentinoide quando as interações medicamentosas ou os efeitos colaterais dos antidepressivos forem problemáticos). A escolha mais restrita dentro de uma classe também é influenciada pelo quadro clínico do paciente, por preferências em relação à frequência de dosagem, efeitos colaterais e considerações de custo/formulário.

A terapia combinada com antidepressivos e antiepilépticos costuma ser necessária porque menos da metade dos pacientes com dor neuropática responderá a um único agente. No entanto, as evidências são escassas em relação à eficácia de combinações específicas e à segurança do tratamento combinado.[29,30]

Os opioides podem ser considerados opção de 2ª ou 3ª linhas, especialmente quando existe a possibilidade de serem prescritos em longo prazo. Os opioides podem ser considerados no início do tratamento de pacientes selecionados, como aqueles com dor intratável de alta gravidade, exacerbações episódicas de dor intensa ou dor neuropática do câncer.[31]

A eficácia dos opioides para a dor neuropática é incerta. Em uma revisão de 2013, de 31 ensaios clínicos randomizados de opioides para dor neuropática, entre pacientes tratados por vários dias a 12 semanas, 57% dos pacientes experimentaram 33% de alívio da dor com opioides, em comparação com 34% dos pacientes que receberam placebo, mas risco de viés nos estudos incluídos foi alto.[32]

Conclusão

O tema é muito amplo e sintetizamos um pouco do que sabemos até agora. A pandemia mundial de Covid-19 está agora ainda em atividade, com novas infecções, novas cepas de infecções, novas cepas vêm sendo descobertas, novas formas de tratamento vêm sendo testadas e as vacinas estão sendo utilizadas. Seria muito ingênuo de nossa parte, como médicos e cientistas, não imaginar que essa "virose" não deixaria suas marcas para sempre na nossa população, afinal outras tantas viroses anteriores deixaram sequelas. Dor crônica regional e outros sintomas somáticos podem seguir outros tipos de infecção aguda. Em uma metanálise, Halvorson et al. observaram que aproximadamente 10% dos indivíduos desenvolverão síndrome do intestino irritável pós-infeccioso depois de um episódio de gastroenterite viral ou bacteriana aguda, com problemas psicológicos pré-mórbidos e/ou estressores psicossociais reconhecidos como fatores de risco. Um episódio de infecção urinária aguda é evidente em uma proporção substancial de mulheres que desenvolvem cistite intersticial/síndrome da bexiga dolorosa.[5]

Esperamos que em breve tudo isso se resolva, mas a triste realidade é que a dor neuropática é um fato consequente a essa pandemia.

Referências bibliográficas

1. Clauw DJ, Häuser W, Cohen SP, Fitzcharles MA. Considering the potential for an increase in chronic pain after the Covid-19 pandemic. Pain. 2020;161:1694.
2. Tauben DJ, Langford DJ, Sturgeon JA et al. Optimizing telehealth pain care after Covid-19. Pain. 2020;161:2437.
3. Cohen SP, Baber ZB, Buvanendran A et al. Pain management best practices from multispecialty organizations during the Covid-19 pandemic and public health crises. Pain Med. 2020;21:1331.
4. Eccleston C, Blyth FM, Dear BF et al. Managing patients with chronic pain during the Covid-19 outbreak: considerations for the rapid introduction of remotely supported (eHealth) pain management services. Pain. 2020;161:889.
5. Cluw et al. Considering the potential for an increase in chronic pain after the Covid-19 pandemic. Pain. 2020 Aug;161(8):1694-1697.
6. Poenaru S, Abdallah SJ et al. Covid-19 and post-infectious myalgic encephalomyelitis/chronic fatigue syndrome: a narrative review. Therapeutic Advances in Infectious Disease. 2021;8:1-16.

7. Zhou L, Siao P. Lateral femoral cutaneous neuropathy caused by prone positioning to treat Covid-19 associated acute respiratory distress syndrome. Muscle and Nerve. 2021 Jun;63(issue 6).

8. Bahouth S, Chuang K, Olson L et al. Covid-19 related muscle denervation atrophy. Skeletal Radiol. 2021. Disponível em: https://doi.org/10.1007/s00256-021-03721-y.

9. Ellul et al. Neurological associations of Covid-19. The Lancet Neurology. 2020 Sep;19(issue 19):767-783.

10. Ellul et al Neurological associations of Covid-19. The Lancet Neurology. 2020 Sep;19(issue 19):767-783.

11. Soblechero AS et al. Upper trunk brachial plexopathy as a consequence of prone positioning due SARS-Cov-2 acute respiratory distress syndrome. Muscle and Nerve. 2020 Nov;62(issue 5).

12. Berger JR. Covid-19 and the nervous system. J. Neurovirol. 2020;33:1-6.

13. Ding Q, Lu P, Fan Y, Xia Y, Liu M. The clinical characteristics of pneumonia patients coinfected with 2019 novel coronavirus and influenza virus in Wuhan, China. J. Med. Virol. 2020;92(9):1549-1555.

14. Belvis R, Relvis R. Headaches during Covid-19: my clinical case and review of the literature. Headache. 2020;15. doi: 10.111/head.13841.

15. Seiden AM. Post-viral olfactory loss. Otolaryngol. Clin. North Am. 2004;37(6):1159-66.

16. Lechien JR, Chiesa-Estomba CM, De Siati DR, Horoi M, Le Bom SD, Rodriguez A et al. Olfatory and gustatory dysfunctions as a clinical presentation of mild-to-moderate forms of the coronavirus disease (Covid-19): a multicenter European study. European Archives of Oro-Rhino-Laryngology. 2020;277:2251-2261.

17. Berger JR. Covid-19 and the nervous system. J. Neurovirol. 2020;33:1-6.

18. Lechien JR, Chiesa-Estomba CM, De Siati DR, Horoi M, Le Bom SD, Rodriguez A et al. Olfatory and gustatory dysfunctions as a clinical presentation of mild-to-moderate forms of the coronavirus disease (Covid-19): a multicenter European study. European Archives of Oro-Rhino-Laryngology. 2020;277:2251-2261.

19. Divani AA, Andalib S, Napoli MD, Lattanzi S, Hussain MS, Biller J et al. Coronavirus disease 2019 and stroke: clinical manifestations and pathophysiological insights. J. Stroke Cerebrovasc. Dis. 2020;29(8):104941.

20. Lin Lu, Al-Faraj A, Ayub N, Bravo P, Das S, Ferlini L et al. Electroencephalographic abnormalities are common in Covid-19 and are associated with outcomes. Ann. Neurol. 2021;89:872-883.

21. Naz S, Hanif M, Haider MA, Ali MJ, Ahmed MU, Saleem S. Meningitis as an initial presentation of Covid-19: a case report. Front. Public Health. 2020;8:474.

22. Yousefi K, Poorbarat S, Abasi Z, Rahimi S, Khakshour A. Viral meningitis associated with Covid-19 in a 9-year-old child: a case report. The Pediatric Infectious Disease Journal. 2021;40(2):87-88.

23. Li Y, Li H, Fan R et al. Coronavirus infections in the central nervous system and respiratory tract show distinct features in hospitalized children. Intervirology. 2016;59:163-169.

24. Zhao K et al. Acute myelitis after SARS-CoV-2 infection: a case report. Pré-impressão do editor. 2020.

25. Jahanshahlu L, Rezaei N. Central nervous system involvement in Covid-19. Archives of Medical Research. 2020:IMSS – (0188-4409/$ – see front matter. Copyright 2020 IMSS). Published by Elsevier Inc. Disponível em: https://doi.org/10.1016/j.arcmed.2020.05.016.

26. Finnerup NB, Attal N, Haroutounian S et al. Pharmacotherapy for neuropathic pain in adults: a systematic review and meta-analysis. Lancet Neurol. 2015;14:162.

27. Wiffen PJ, Derry S, Moore RA et al. Antiepileptic drugs for neuropathic pain and fibromyalgia: an overview of Cochrane reviews. Cochrane Data-base Syst. Rev. 2013:CD010567.

28. Gilron I, Baron R, Jensen T. Neuropathic pain: principles of diagnosis and treatment. Mayo Clin. Proc. 2015;90:532.

29. Chaparro LE, Wiffen PJ, Moore RA, Gilron I. Combination pharmacotherapy for the treatment of neuropathic pain in adults. Cochrane Database Syst. Rev. 2012:CD008943.

30. Dworkin RH, O'Connor AB, Audette J et al. Recommendations for the pharmacological management of neuropathic pain: an overview and literature update. Mayo Clin. Proc. 2010;85:S3.

31. Dworkin RH, O'Connor AB, Backonja M et al. Pharmacologic management of neuropathic pain: evidence-based recommendations. Pain. 2007;132:237.

32. McNicol ED, Midbari A, Eisenberg E. Opioids for neuropathic pain. Cochrane Database Syst. Rev. 2013:CD006146.

capítulo 28

Neuropatia Alcoólica

Hazem Adel Ashmawi | Cláudia Carneiro de Araújo Palmeira

O álcool (etanol) é, das substâncias que podem causar dependência e vício, aquela que, provavelmente, é a mais usada no mundo. Na maior parte do mundo, seu uso é liberado. Entre as consequências de seu uso crônico, estão as complicações neurológicas, que ocorrem tanto no sistema nervoso central (SNC) como no periférico. No sistema nervoso periférico (SNP), o álcool pode induzir neuropatia quando ingerido cronicamente.[1] A neuropatia induzida pelo álcool está associada a fatores de risco como desnutrição, deficiência de tiamina, tipo e quantidade de álcool consumido, história familiar de alcoolismo e alterações nas funções hepáticas.

Prevalência da neuropatia induzida pelo álcool

Os dados de prevalência da neuropatia alcoólica variam, mas estudos mostram que, em alcoolistas americanos, a neuropatia induzida pelo álcool está presente entre 25% e 66% dos mesmos.[2,3] Os principais fatores associados ao desenvolvimento da neuropatia induzida pelo álcool são o tempo de uso e a quantidade de álcool consumido, sendo mais comum em usuários frequentes e que ingerem grandes quantidades de álcool,[2] também é mais comum nas mulheres do que nos homens.[3] Com relação às outras neuropatias periféricas, a polineuropatia alcoólica representa de 6% a 10% dos portadores de neuropatias periféricas,[4,5] e a prevalência diminui em faixas etárias mais elevadas, chegando a 1,4% em idosos acima de 85 anos.[6]

Fisiopatologia da neuropatia induzida por álcool

Ainda há debate sobre a fisiopatologia da neuropatia induzida por álcool, se os fatores de risco listados anteriormente, como desnutrição, déficit de tiamina, insuficiência hepática são os causadores da neuropatia, ou se o álcool, diretamente, pode causar lesão no tecido nervoso. Sabe-se que o uso crônico de álcool diminui a absorção de tiamina no intestino, diminui o estoque hepático da vitamina e dificul-

ta fosforilação de tiamina em sua forma ativa. Isso gerou a discussão se a neuropatia induzida pelo álcool seria, em verdade, causada pelo déficit de tiamina em vez de diretamente pelo álcool. Entretanto, na neuropatia induzida pelo álcool há predomínio de lesão axonal de fibras finas, enquanto a lesão axonal na neuropatia por déficit de tiamina ocorre mais em fibras mais grossas; desmielinização e posterior remielinização são mais frequentes na neuropatia induzida por álcool, e o edema subperineurial é mais frequente no déficit crônico de tiamina.[7]

O mecanismo exato da lesão pelo álcool não é ainda bem conhecido, mas algumas hipóteses têm sido propostas, como ativação de microglias medulares,[8] ativação de receptores de glutamato metabotrópicos (mGlu5),[11] liberação de citocinas pró-inflamatórias ativando proteína-quinase C[9,10] e aumento do estresse oxidativo com produção de citocinas pró-inflamatórias,[9,10] todos ocasionando lesão em tecido do sistema nervoso. A neuropatia parece ser provocada pela combinação entre o efeito direto do álcool e de seus metabólitos e pode ser exacerbada por deficiências nutricionais, principalmente de tiamina, mas os mecanismos exatos das lesões ainda não são claros.

Quadro clínico

O curso clínico da neuropatia induzida pelo álcool é lento, ocorrendo ao longo de meses,[12] com o aparecimento de alterações sensitivas, motoras, simétricas, bilaterais, acometendo, inicialmente, os membros inferiores em suas porções distais, podendo evoluir na direção proximal, desencadeando problemas de marcha.[13] Os pacientes podem apresentar dor, que está presente em 42% dos portadores de neuropatia. O descritor utilizado mais comum pelos pacientes é o de dor em queimor, a dor pode ser de forte intensidade com descrições como "parece que a carne está sendo arrancada do osso",[12] são comuns as descrições de hiperestesia e de adormecimento nas regiões acometidas. No exame físico, são achados comuns hiperalgesia e alodínia, e pode ocorrer diminuição da força muscular e dos reflexos tendinosos.

Ao longo do tempo, o quadro clínico do paciente com doença não tratada progride, e os sintomas e sinais tendem a acometer os membros inferiores, afetando a marcha, e acometem os membros superiores. Os achados eletrofisiológicos e patológicos mostram neuropatia axonal e diminuição da densidade das fibras finas amelinizadas e finamente mielinizadas.

Tratamento

No tratamento da neuropatia induzida pelo álcool, o aspecto mais importante é diminuir a progressão das lesões nos nervos periféricos para o retorno ao funcionamento normal. Assim, a abstinência ao álcool é de extrema importância. Visto ser comum a associação a déficit de vitaminas do complexo B, as suplementações por meio de dieta equilibrada ou exógena devem ser realizadas. O tratamento da dor deve seguir as diretrizes de tratamento de dores neuropáticas[14,15] e será abordado a seguir.

A cessação do consumo de álcool e abstinência posterior podem ocasionar a melhora dos sintomas sensitivos em poucos dias e melhora da força muscular em semanas ou meses na maior parte dos casos mais intensos. Entretanto, pode não haver reversão completa da neuropatia bilateral, sendo comum a permanência de diminuição da sensibilidade vibratória e ao estímulo doloroso com agulha nos pés e tornozelos e manutenção da hiporreflexia de reflexo aquileu.[16]

A suplementação de vitaminas tem sido usada em pacientes com neuropatia induzida pelo álcool e suplementos ou dietas ricas em tiamina, ácido nicotínico, ácido pantotênico, piridoxina, ácido fólico e vitamina B12 mostraram-se benéficas. No estado atual do conhecimento, a suplementação vitamínica é considerada adequada no tratamento da neuropatia induzida pelo álcool. O mecanismo envolvido não é bem conhecido, acreditando-se que a melhora ocorra mais em função de outros déficits vitamínicos que podem exacerbar a neuropatia alcoólica.[17] Outras opções sugeridas para o tratamento são o ácido alfalipoico, a acetil L-carnitina, vitamina E, mioinositol e n-acetilcisteína.[12]

O tratamento dos sintomas dolorosos segue as diretrizes do tratamento das dores neuropáticas, em que duas classes de medicações são recomendadas como 1ª linha de tratamento, anticonvulsivantes gabapentinoides e alguns antidepressivos, principalmente. As medicações das duas classes são usadas, inicialmente, isoladas, podendo, entretanto, haver a associação de antidepressivos e anticonvulsivantes. Os anticonvulsivantes gabapentinoides – gabapentina e pregabalina – são eficazes em diversos tipos de dores neuropáticas como neuropatia diabética dolorosa e neuralgia pós-herpética, sendo que o número necessário de pacientes para tratar (NNT) com gabapentinoides varia entre 4,2 e 6,4 nestas condições de dor neuropática.[14,18,19] Não há estudos específicos com gabapentinoides no tratamento de neuropatia induzida por álcool.

Antidepressivos tricíclicos apresentam efeito analgésico em diversas condições de dores neuropáticas, apresentando NNT de 2,1 e 2,8 em neuropatia diabética dolorosa e neuralgia pós-herpética. Os principais antidepressivos tricíclicos usados são a amitriptilina e nortritptilina. Os antidepressivos duais, também conhecidos como "inibidores da receptação de serotonina e noradrenalina", apresentam ação sobre a dor neuropática, duloxetina, venlafaxina e milnaciprano são antidepressivos deste grupo, e, principalmente, duloxetina e venlafaxina têm sido usadas no tratamento de dores neuropáticas e podem ser alternativa aos antidepressivos tricíclicos.[19] A lidocaína a 5%, na forma de adesivo para administração transdérmica, pode ser usada em caso de dores neuropáticas mais localizadas.[20] Em caso de falha terapêutica, passa-se aos medicamentos de 2ª escolha como tramadol e tapentadol, opioides fracos com ação sobre a receptação de serotonina e noradrenalia, ou metadona, opioide forte. Ambos apresentam efeito em alguns tipos de dores neuropáticas.[19] Em seguida, estão os medicamentos de 3ª e 4ª linhas, como canabinoides, outros anticonvulsivantes, opioides fortes agonistas μ.[19,20]

É importante ser colocado que ensaios clínicos específicos de eficácia clínica dos fármacos, anteriormente citados, em portadores de neuropatia induzida pelo álcool não foram realizados até o momento, e o tratamento da dor nestes pacientes deve seguir as diretrizes de tratamento de outras dores neuropáticas periféricas.

Referências bibliográficas

1. Zahr NM, Pohl KM, Pfefferbaum A, Sullivan EV. Central nervous system correlates of "objective" neuropathy in alcohol use disorder. Alcohol. Clin. Exp. Res. 2019;43:2144-2152. doi: 10.1111/acer.14162.
2. Monforte R, Estruch R, Valls-Solé J, Nicolás J, Villalta J, Urbano-Marquez A. Autonomic and peripheral neuropathies in patients with chronic alcoholism: a dose-related toxic effect of alcohol. Arch. Neurol. 1995;52:45-51.
3. Ammendola A, Gemini D, Iannaccone S, Argenzio F, Ciccone G, Ammendola E, Serio L, Ugolini G, Bravaccio F. Gender and peripheral neuropathy in chronic alcoholism: a clinical-electroneurographic study. Alcohol. 2000;35:368-71.
4. Lin KP, Kwan SY, Chen SY, Chen SS, Yeung KB, Chia LG, Wu ZA. Generalized neuropathy in Taiwan: an etiologic survey. Neuroepidemiology. 1993;12:257-61.
5. Mygland AMP. Chronic polyneuropathies in Vest-Agder, Norway. Eur. J. Neurol. 2001;8:157-165.
6. Verghese J, Bieri PL, Gellido C, Schaumburg HH, Herskovitz S. Peripheral neuropathy in young-old and old-old patients. Muscle & Nerve. 2001;24:1476-81.
7. Koike H, Iijima M, Sugiura M, Mori K, Hattori N, Ito H, Hirayama M, Sobue G. Alcoholic neuropathy is clinicopathologically distinct from thiamine-deficiency neuropathy. Ann. Neurol. 2003;54:19-29. doi: 10.1002/ana.10550.
8. Narita M, Miyoshi K, Suzuki T. Involvement of microglia in the ethanol-induced neuropathic pain-like state in the rat. Neurosci. Lett. 2007;414:21-5.
9. Dina OA, Barletta J, Chen X, Mutero A, Martin A, Messing RO, Levine JD. Key role for the epsilon isoform of protein kinase C in painful alcoholic neuropathy in the rat. J. Neurosci. 2000;20:8614-9.
10. Dina OA, Gear RW, Messing RO, Levine JD. Severity of alcohol-induced painful peripheral neuropathy in female rats: role of estrogen and protein kinase (A and C epsilon). Neuroscience. 2007;145:350-6.
11. Miyoshi K, Narita M, Takatsu M, Suzuki T. mGlu5 receptor and protein kinase C implicated in the development and induction of

neuropathic pain following chronic ethanol consumption. Eur. J. Pharmacol. 2007;562:208-11.

12. Chopra K, Tiwari V. Alcoholic neuropathy: possible mechanisms and future treatment possibilities. Br. J. Clin. Pharmacol. 2012;73:348-62.

13. McIntosh C, Chick J. Alcohol and the nervous system. J. Neurol. Neurosurg. Psychiatry. 2004;75:16-21. doi: 10.1136/jnnp.2004.045708.

14. Attal N, Cruccu G, Baron R, Haanpää M, Hansson P, Jensen TS, Nurmikko T; European Federation of Neurological Societies. EFNS guidelines on the pharmacological treatment of neuropathic pain: 2010 revision. Eur. J. Neurol. 2010;17:1113-e88.

15. Mu A, Weinberg E, Moulin DE, Clarke H. Pharmacologic management of chronic neuropathic pain: review of the Canadian Pain Society consensus statement. Can. Fam. Physician. 2017;63:844-852.

16. Hawley RJ, Kurtzke JF, Armbrustmacher VW, Saini N, Manz H. The course of alcoholic-nutritional peripheral neuropathy. Acta Neurol. Scand. 1982;66:582-9.

17. Julian T, Glascow N, Syeed R, Zis P. Alcohol-related peripheral neuropathy: a systematic review and meta-analysis. J. Neurol. 2019;266:2907-19. doi: 10.1007/s00415-018-9123-1.

18. Attal N, Cruccu G, Baron R et al. EFNS guidelines on the pharmacological treatment of neuropathic pain: 2010 revision. Eur. J. Neurol. 2010;17:1113-23.

19. Finnerup NB, Sindrup SH, Jensen TS. The evidence for pharmacological treatment of neuropathy pain. Pain. 2010;150:573-81.

20. Bates D, Schultheis BC, Hanes MC, Jolly SM, Chakravarthy KV, Deer TR, Levy RM, Hunter CW. A comprehensive algorithm for management of neuropathic pain. Pain Med. 2019;20(suppl. 1):2-12. doi: 10.1093/pm/pnz075.

capítulo 29

Polineuropatia Medicamentosa

Carla Leal Pereira | Paulo Sergio Feliz | Herculano Ferreira Diniz

A polineuropatia é definida como um distúrbio dos nervos periféricos. Normalmente, é caracterizada por fraqueza, perda sensorial (dormência) e/ou sintomas sensoriais positivos, como parestesia, dor ou sensação de queimação.

Os termos "polineuropatia", "neuropatia periférica" e "neuropatia" são frequentemente usados alternadamente, mas são distintos.

▶ **Polineuropatia:** termo específico que se refere a um processo generalizado, relativamente homogêneo, que afeta nervos periféricos de forma mais proeminente.

▶ **Neuropatia periférica:** termo menos preciso, frequentemente usado como sinônimo de polineuropatia, mas também pode se referir a qualquer distúrbio do sistema nervoso periférico (SNP), incluindo radiculopatias e mononeuropatias.

▶ **Neuropatia:** que novamente é usada como sinônimo de neuropatia periférica e/ou polineuropatia, pode se referir ainda mais geralmente a distúrbios do sistema nervoso central (SNC) e periférico.

▶ As polineuropatias devem ser distinguidas de outras doenças do SNP, incluindo as mononeuropatias e mononeuropatia múltipla (neuropatia multifocal), e de alguns distúrbios do SNC.

▶ **Mononeuropatia:** refere-se ao envolvimento focal de um único nervo, geralmente resultante de uma causa local, como trauma, compressão ou encarceramento. A síndrome do túnel do carpo é um exemplo comum de mononeuropatia.

▶ **Mononeuropatia múltipla:** refere-se ao envolvimento simultâneo ou sequencial de troncos nervosos não contíguos. Usado livremente, este termo pode se referir a múltiplas mononeuropatias compressivas. No entanto, em seu significado mais específico, ele identifica múltiplos infartos de nervos em razão de um processo vasculítico sistêmico que afeta os *vasa nervorum*.

▶ **Doenças do sistema nervoso central:** como tumor cerebral, acidente vascular cerebral ou lesão da medula espinhal ocasionalmente apresentam sintomas que são difíceis de distinguir da polineuropatia.

Etiologia

A polineuropatia tem uma ampla variedade de causas, desde as comuns, como diabetes *mellitus*, abuso de álcool e infecção por HIV, até as raras, como algumas formas incomuns da doença de Charcot-Marie-Tooth (CMT). Geralmente ocorre como efeito colateral de medicamentos ou como manifestação de doença sistêmica. A taxa de progressão da polineuropatia em conjunto com seu caráter (axonal ou desmielinizante) pode ajudar a identificar sua etiologia.

Os nervos periféricos são suscetíveis a uma variedade de fatores tóxicos, inflamatórios, hereditários, infecciosos e parainfecciosos que podem prejudicar sua saúde e função, resultando no distúrbio clínico da polineuropatia. Infelizmente, não há regras simples a serem aplicadas que possam distinguir com segurança o tipo de polineuropatia (p. ex., desmielinizante *versus* axonal, crônica *versus* aguda, sensorial *versus* motora) produzida por essas categorias de doenças.

Muitas neuropatias tóxicas, como aquelas resultantes do álcool, exposição à quimioterapia e a maioria dos metais pesados, produzem um distúrbio predominantemente axonal que pode ser agudo, subagudo ou crônico, dependendo do nível e da gravidade da exposição. No entanto, é incorreto simplesmente classificar todas as neuropatias tóxicas como axonais, uma vez que existem muitas exceções. Como exemplo, a exposição ao n-hexano ocasiona a neuropatia que apresenta um componente desmielinizante substancial.

Além de drogas quimioterápicas, uma variedade de medicamentos comumente usados tem sido implicada em neuropatias tóxicas (Tabela 29.1). Os exemplos incluem antimicrobianos (p. ex., dapsona, fluoroquinolonas, isoniazida, metronidazol, nitrofurantoína), antirretrovirais (p. ex., didanosina, estaduvina), amiodarona, colchicina, dissulfiram, fenitoína, piridoxina e inibidores do fator de necrose tumoral (p. ex., inflimabima). Em muitos casos, a magnitude do risco é relativamente baixa e o reconhecimento do efeito adverso pode exigir um alto índice de suspeita, especialmente para medicamentos comumente usados, como as fluoroquinolonas.

TABELA 29.1 – Polineuropatia associada a drogas ambientais.

Drogas e toxinas	Nível de evidência
Drogas	
Amiodarona	+++
Aurotioglucose	++
Bortezomib	+++
Colchicina	+++
Dapsone	+++
Dideoxinucleosídeos (didanosina, estavudina)	+++
Disulfiram	+++
Etambutol	+
Fluoroquinolonas (ciprofloxacino, levofloxacino, moxifloxacino)	++
Isoniazida	+++
Leflunomida	++
Metronidazol	+++
Nitrofurantoína	+++
Óxido nitroso	+
Fenitoína	+++
Derivados de platina (cisplatina, oxaliplatina)	+++
Piridoxina	+++
Estatinas	+
Suramin	+
Taxanos (docetaxel, paclitaxel)	+++
Talidomida	+++
Inibidores do fator de necrose tumoral (por exemplo, infliximabe)	++
Vincristina	+++

+++: forte; ++: moderado; +: fraco.

Fonte: Desenvolvida pela autoria do capítulo.

A polineuropatia é caracterizada por perda sensorial distal simétrica, sensação de queimação ou fraqueza. Pacientes com polineuropatia muito leve ou assintomática ocasionalmente são identificados no exame sensorial detalhado das extremidades inferiores. Um paciente pode ser submetido a teste de eletrodiagnóstico para um problema não relacionado à neuropatia, como exemplo a síndrome do túnel do carpo, e anormalidades leves podem ser sugestivas de polineuropatia. Casos mais avançados, no entanto, geralmente se apresentam com sintomas sugestivos de doença dos nervos periféricos, que podem ou não ser achados no exame físico.

A apresentação de pacientes com polineuropatia varia significativamente dependendo da fisiopatologia subjacente.

▶ **As polineuropatias axonais crônica (p. ex., diabetes *mellitus* ou uremia):** são as mais comuns das polineuropatias. A lesão tende a estar relacionada ao comprimento do axônio; assim, axônios mais longos são afetados primeiro, resultando em sintomas que começam nas extremidades inferiores. Os sintomas sensoriais geralmente precedem aos sintomas motores. Os pacientes, quase sempre, apresentam perda sensorial lentamente progressiva e disestesias, como dormência, sensação de queimação e dor nos pés e anormalidades leves na marcha. Conforme a síndrome progride, há uma leve fraqueza na parte inferior das pernas e sintomas nas mãos também podem aparecer, resultando na clássica distribuição de perda sensorial. A parestesia pode continuar a se estender proximalmente em casos graves, afetando os nervos intercostais (as próximas fibras nervosas mais longas após os braços) e causando perda sensorial sobre o esterno.

▶ **As polineuropatias axonais aguda, como as produzidas por exposições tóxicas (p. ex., quimioterapia) ou porfiria:** pacientes podem apresentar sintomas semelhantes ao das axonais crônicas, porém, extremamente fulminantes. A dor costuma ser um componente predominante, embora possa estar nitidamente ausente. A polineuropatia tende a piorar em 2 a 3 semanas, após as primeiras sensações e estabilizar e regredir ao longo de meses. Embora muitas vezes relacionadas à dose, algumas neuropatias tóxicas podem ocorrer alguns dias após a exposição ao medicamento e parecem ser idiossincráticas, como na neuropatia associada à fluoroquinolona.

▶ **Fluoroquinolona:** as fluoroquinolonas são antibióticos altamente eficazes com muitas propriedades farmacocinéticas vantajosas, incluindo alta biodisponibilidade oral, grande volume de distribuição e atividade antimicrobiana de amplo espectro. Inibem diretamente a síntese de DNA bacteriano. Os efeitos neurológicos estão entre os efeitos adversos mais comuns. A maioria deles é leve, como cefaleia, tontura ou mudança transitória no humor ou nos padrões de sono. Também podem ocorrer efeitos adversos mais sérios como delírio, alucinações e convulsões com apenas uma única dose, mas basta apenas suspender a medicação para os efeitos cessarem. O SNP também pode ser afetado pela neuropatia periférica. Pode ocorrer a qualquer momento do tratamento com uma fluoroquinolona e pode durar meses a anos após a suspensão do medicamento ou ser permanente. A sintomatologia é de início rápido, geralmente em poucos dias, pode incluir dor, queimação, parestesia, alodínia, fraqueza muscular ou alterações de luminosidade, temperatura e mudanças espaciais. Se os sintomas de neuropatia periférica se desenvolverem durante o tratamento com a fluoroquinolona, então, deve-se interrompê-lo e trocá-lo por um antibiótico de uma classe diferente, a menos que o benefício de continuar com a fluoroquinolona supere o risco. Geralmente, o tratamento da neuropatia periférica associada à fluoroquinolona é semelhante ao tratamento de outras neuropatias induzidas por drogas, que inclui interromper o agente agressor e fornecer cuidados sintomáticos.

▶ **As polineuropatias desmielinizantes aguda, principalmente síndrome de Guillain-Barré, a apresentação costuma ser distinta da maioria das polineuropatias axonais:** a síndrome de Guillain-Barré tende a afetar predominantemente as fibras nervosas motoras; assim, fraqueza, em vez de perda sensorial, é geralmente um dos primeiros sinais da doença. Eventualmente, a maioria dos pacientes se queixará de algumas disestesias distais nas pernas ou braços. Dificuldades de marcha ou falta de equilíbrio secundária à propriocepção reduzida.

▶ **As polineuropatias desmielinizantes inflamatória crônica:** caracterizadas por fraqueza e perda sensorial generalizada (CIDP).

▶ **Pacientes com polineuropatias hereditárias:** geralmente não se queixam de sintomas positivos, como parestesias ou dor. Frequentemente, nem os pacientes nem suas famílias apresentam déficits neurológicos acentuados ou atrofias generalizadas, uma vez que a progressão da doença é lenta e insidiosa. A maioria dos distúrbios dos nervos periféricos em crianças é hereditária. No entanto, muitas doenças sistêmicas, drogas e toxinas também podem prejudicar o SNP em crianças (Figura 29.1).

A história é importante para distinguir entre polineuropatia e mononeuropatia múltipla. Ocasionalmente, os pacientes com o primeiro apresentam sintomas que começam em um pé pouco antes do outro ou são mais pronunciados em um pé. A mononeuropatia múltipla, em sua forma aguda, geralmente se apresenta com mononeuropatias múltiplas com envolvimento de nervos não relacionados, como o nervo mediano no braço e o nervo ciático na perna. No entanto, os pacientes podem ocasionalmente apresentar sintomas sensoriais e motores mais simétricos que afetam ambas as pernas, que podem ser difíceis de diferenciar em bases clínicas de uma polineuropatia subaguda grave. No exame detalhado, a preservação relativa de um nervo (p. ex., tibial posterior) em comparação com outro (p. ex., fibular) pode ser identificada.

Abordagem diagnóstica para polineuropatia

A maioria dos distúrbios dos nervos periféricos em crianças é hereditária (Figura 29.1). No entanto, muitas doenças sistêmicas, drogas e toxinas também podem prejudicar o SNP em crianças (Tabela 29.1).

Recursos clínicos

A maioria dos distúrbios dos nervos periféricos tem curso gradual e lentamente progressivo. No entanto, trauma, exposição tóxica ou condições inflamatórias podem gerar apresentações agudas.

A maioria das neuropatias periféricas se manifesta com envolvimento bilateral, simétrico e predominantemente distal, embora neuropatias focais ocorram em crianças por várias causas, como trauma. A gravidade das lesões nervosas difusas está diretamente relacionada ao comprimento do axônio; assim, axônios mais longos são afetados primeiro, resultando em sintomas que geralmente têm uma apresentação mais precoce e são mais proeminentes nas extremidades distais inferiores.

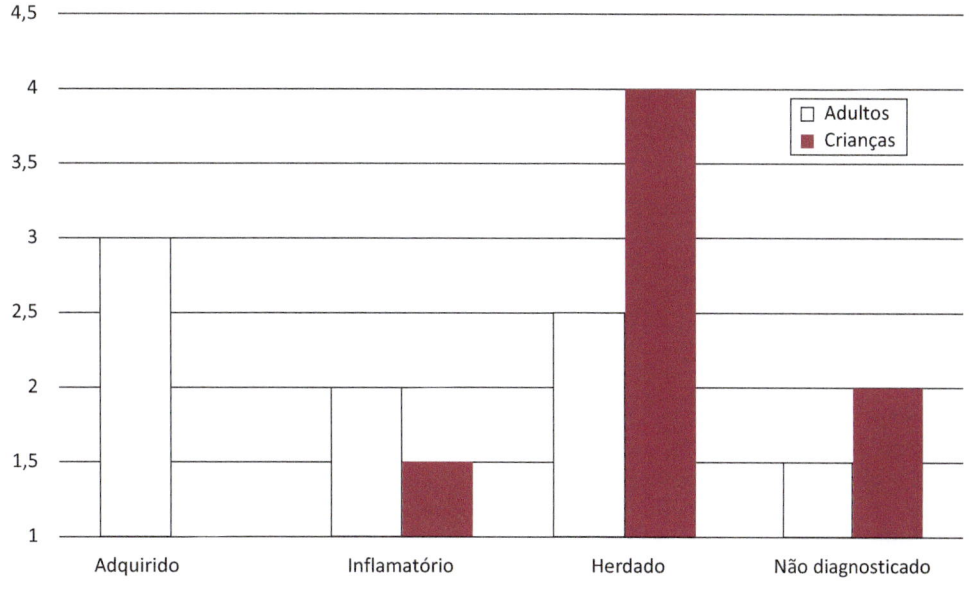

FIGURA 29.1 – Comparação das diferentes causas de neuropatia periférica em adultos e crianças.

Fonte: Desenvolvida pela autoria do capítulo.

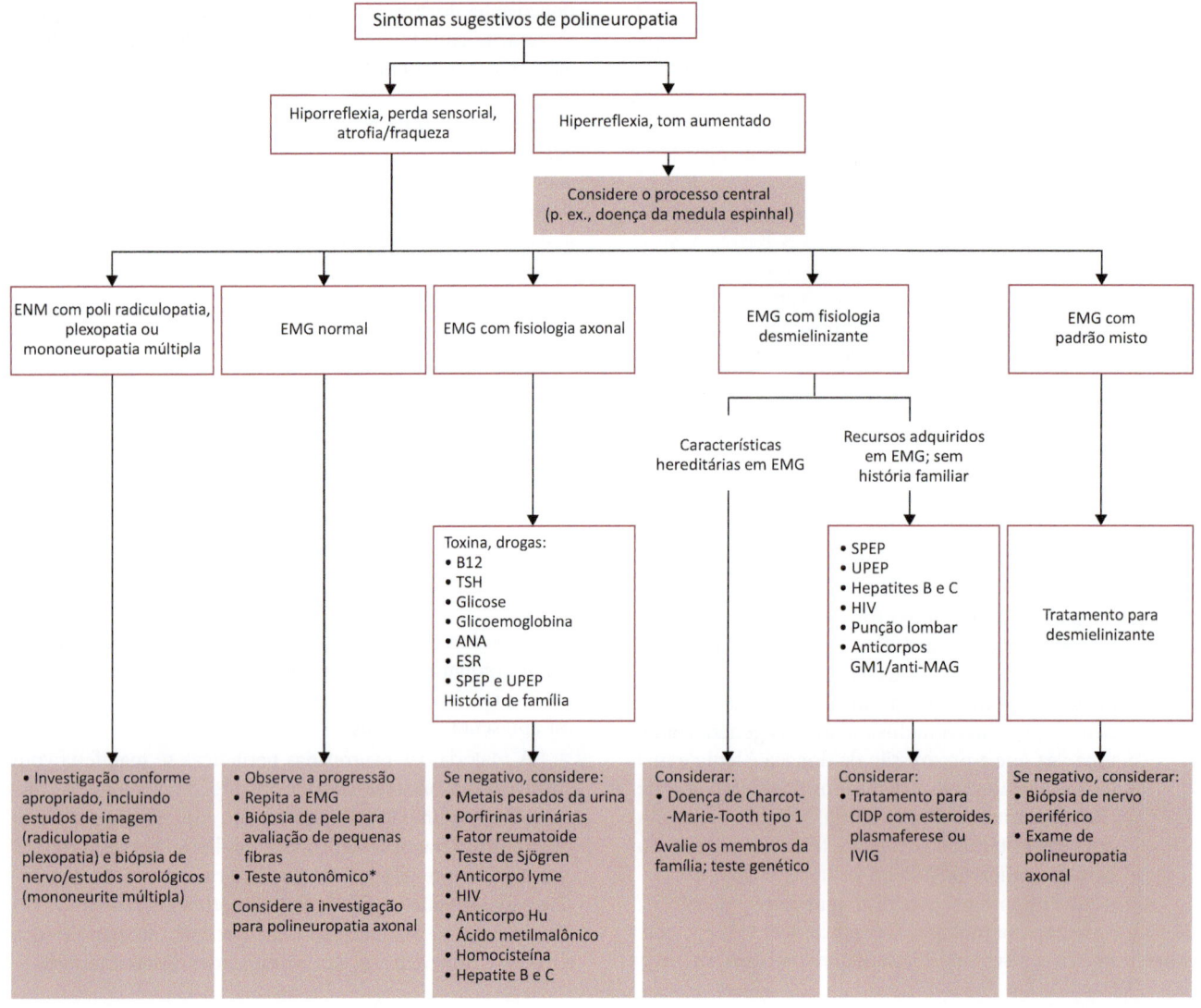

FIGURA 29.2 – Avaliação da etiologia da polineuropatia.

Provavelmente, testes diagnósticos extensivos não são necessários em um paciente com sintomas leves que têm uma causa subjacente conhecida de neuropatia (p. ex., diabetes *mellitus*, abuso de álcool ou quimioterapia). No entanto, uma avaliação diagnóstica é necessária em pacientes sem etiologia clara ou nos quais os sintomas são graves ou rapidamente progressivos. Além disso, uma avaliação diagnóstica completa deve ser realizada em pacientes com características atípicas, incluindo assimetria, não dependência de comprimento, predominância motora, início agudo ou envolvimento autonômico proeminente.

EMG: eletromiografia; ESR: taxa de sedimentação de eritrócitos; SPEP: eletroforese de proteínas séricas; TSH: hormônio estimulador da tireoide; ANA: anticorpos antinucleares; UPEP: eletroforese de proteínas na urina; HIV: vírus da imunodeficiência humana; CIDP: polineuropatia desmielinizante inflamatória crônica; IVIG: imunoglobulina intravenosa.

* Incluindo resposta simpática da pele, mesa de inclinação, teste de intervalo RR, manobra de Valsalva.

Em pacientes com B12 sérica normal limítrofe.

Fonte: Desenvolvida pela autoria do capítulo.

A maioria das neuropatias tem um envolvimento sensorial e motor combinado. No entanto, alguns distúrbios apresentam apenas anormalidades motoras ou sensoriais. O sintoma motor mais comum é a fraqueza. Pode se manifestar como falta de jeito, dificuldade para correr ou subir escadas ou habilidades motoras finas prejudicadas, como escrever, abotoar roupas, abrir frascos ou amarrar sapatos. Ataxia, ou dificuldade de equilíbrio, é outro sintoma motor associado à neuropatia. Os sintomas sensoriais podem incluir dormência ou sintomas sensoriais positivos, como parestesia, dor ou sensação de queimação.

A neuropatia autonômica pode ocorrer isoladamente ou acompanhar uma neuropatia mais disseminada. Sintomas autonômicos, como sudorese anormal, arritmias cardíacas, hipotensão ou disfunção intestinal e da bexiga, podem acompanhar a neuropatia periférica. O SNC pode estar envolvido em alguns distúrbios, mas isso ocorre mais frequentemente com doenças neurodegenerativas hereditárias.

Diagnóstico

A caracterização de um distúrbio do nervo periférico envolve uma história cuidadosa e exame neurológico. A avaliação às vezes se beneficia do exame de membros da família (para detectar uma condição hereditária). A avaliação de uma suspeita de neuropatia na infância é frequentemente aumentada por estudos de condução nervosa (NCS) e eletromiografia de agulha (EMG). A abreviatura "EMG" é frequentemente usada para se referir ao NCS e à eletromiografia de agulha coletivamente, pois essas são duas partes de uma avaliação eletrodiagnóstica completa. Os estudos de condução nervosa podem ser realizados em uma variedade de nervos motores e sensoriais das extremidades superiores e inferiores.

Os estudos de condução nervosa sensorial são comumente realizados nos nervos mediano, ulnar, sural, fibular superficial (anteriormente conhecido como fibular superficial) e plantar medial em crianças. O estudo plantar medial é especialmente útil em bebês, pois a resposta do nervo sural costuma ser difícil de se obter nessa faixa etária. Os estudos da condução nervosa motora são comumente realizados nos nervos mediano, ulnar, tibial e fibular (anteriormente conhecido como fibular) em crianças de todas as idades. O EMG de agulha pode ser realizado em qualquer músculo acessível por meio do eletrodo de agulha. Para avaliações de neuropatias potenciais, o exame dos músculos distais costuma ser mais útil.

Os estudos eletrodiagnósticos podem ajudar a determinar se os sintomas são causados por um distúrbio nervoso (neuropatia) ou distúrbio muscular (miopatia). NCS/EMG também pode ajudar a diferenciar se uma neuropatia é axonal ou de caráter desmielinizante.

As características eletrodiagnósticas de doenças desmielinizantes incluem:

- Velocidades de condução nervosa lentas.
- Dispersão temporal de potenciais de ação motora compostos após estimulação proximal.
- Bloqueio de condução (diminuição da amplitude dos potenciais de ação do composto muscular na estimulação proximal em comparação com a estimulação do nervo distal).
- Prolongamento acentuado das latências distais.
- Latências de resposta F prolongadas ou respostas F ausentes. É importante notar que as respostas F fibulares (fibulares) às vezes podem ser difíceis de eliciar em indivíduos normais, portanto as respostas F ausentes isoladamente podem ser difíceis de interpretar.
- Estudos de EMG de agulha normais ou sutilmente anormais (padrões de recrutamento reduzidos isoladamente podem ser observados).

Em contraste, as neuropatias axonais são caracterizadas por amplitudes reduzidas de potenciais de ação motora compostos (em estímulos distais e proximais) e/ou potenciais de ação do nervo sensorial com preservação relativa das velocidades de condução nervosa e latências distais. As neuropatias axonais crônicas também são caracterizadas por padrões de reinervação no exame EMG com agulha; características desnervadoras são observadas em doenças neurogênicas e miopáticas.

Determinar se a neuropatia afeta os nervos sensoriais ou motores e é principalmente um distúrbio de desmielinização ou degeneração axonal pode ajudar a gerar um diagnóstico diferencial da doença primária ou exposição tóxica. Mais testes podem ser necessários para estabelecer a causa.

Diagnóstico diferencial

As principais causas de neuropatias periféricas adquiridas e suas características clínicas gerais são descritas aqui. Distúrbios específicos são discutidos em mais detalhes separadamente, conforme observado a seguir.

Deficiência ou excesso de vitamina

A deficiência ou excesso de vitaminas pode resultar em neuropatia periférica. Os sintomas geralmente desaparecem com a correção da deficiência ou eliminação do excesso de vitamina.

- **Deficiência de vitamina B1 (tiamina):** a tiamina, anteriormente conhecida como "vitamina B1", atua como um catalisador na conversão do piruvato em acetil CoA e está envolvida em muitas outras atividades metabólicas celulares. A tiamina tem um papel na iniciação da propagação do impulso nervoso que é independente de suas funções de coenzima.
  A deficiência de B1 geralmente é observada em áreas onde o arroz polido é a maior parte da dieta. Bebês amamentados por mães com deficiência de tiamina podem desenvolver encefalopatia, convulsões, diarreia e cardiomiopatia.
  A deficiência de tiamina resulta em beribéri, uma síndrome cardíaca fulminante com cardiomegalia, taquicardia, um grito agudo e agudo, cianose, dispneia e vômitos e anormalidades neurológicas, incluindo *sensorium* alterado, rouquidão causada por paralisia do nervo laríngeo e considerada um sinal clássico e neuropatia periférica. Este último pode ser obscurecido pelo SNC e sintomas sistêmicos. Se a deficiência for prolongada, uma neuropatia desmielinizante irregular pode se desenvolver.
- **Deficiência de vitamina B2 (riboflavina):** a riboflavina é um componente essencial das coenzimas envolvidas em várias vias metabólicas celulares, incluindo as vias respiratórias produtoras de energia. A deficiência ocorre com mais frequência em pacientes com síndromes de má absorção, anorexia nervosa, erros inatos na síntese de riboflavina e uso prolongado de fenobarbital (que pode prejudicar a função da riboflavina) e naqueles que evitam laticínios (uma boa fonte de riboflavina). Também pode ocorrer em países em desenvolvimento se o acesso aos alimentos for limitado.

Os sinais de deficiência significativa de B2 incluem dor de garganta, hiperemia das membranas mucosas da faringe, edema das membranas mucosas, queilite, estomatite, glossite, anemia normocítico-normocrômica e dermatite seborreica. Como a deficiência de riboflavina geralmente é acompanhada por deficiências de outras vitaminas solúveis em água que podem causar sintomas semelhantes, é incerto se estes resultam apenas da deficiência de riboflavina. A neuropatia sensorial e sensório-motora decorrente de deficiência nutricional de tiamina e riboflavina compreendeu 10% de uma série de 358 casos de neuropatia periférica em nigerianos.

- ▶ **Deficiência de vitamina B6 (piridoxina):** a piridoxina desempenha um papel no metabolismo de aminoácidos, gliconeogênese, conversão de triptofano em niacina, biossíntese de esfingolipídios, síntese de neurotransmissores, função imunológica e modulação de hormônios esteroides.
- ▶ **Deficiência de piridoxina na dieta é rara:** as características clínicas incluem dermatite seborreica, glossite e estomatite. Uma anemia hipocrômica microcítica é comum. A neuropatia periférica pode ocorrer em adolescentes, embora não em crianças mais novas. Estas últimas desenvolvem encefalopatia com convulsões.

A neuropatia foi investigada em um modelo experimental de ratos alimentados com uma dieta deficiente em B6. Os ratos deficientes desenvolveram padrões anormais de caminhada, que se resolveram com a suplementação de B6. A análise morfométrica dos nervos ciático e tibial posterior nos animais deficientes mostrou um número total normal de fibras nervosas mielinizadas, densidade de fibra nervosa significativamente diminuída e razão axônio/mielina aumentada, em comparação com os controles.

A isoniazida, usada para tratar a tuberculose, inibe a piridoxina. Como resultado, a suplementação de piridoxina pode ser necessária para prevenir a neuropatia nesses pacientes.

- ▶ **Toxicidade da vitamina B6 (piridoxina):** doses excessivas de piridoxina podem causar neuropatia periférica. Alguns casos de neuropatia periférica, dermatoses, fotossensibilidade, tontura e náusea foram relatados com o uso em longo prazo de grandes doses de piridoxina. Os casos de intoxicação aguda tipicamente se apresentam com parestesias, perda sensorial generalizada e disfunção autonômica, sem fraqueza. O quadro clínico é semelhante ao de modelos animais de toxicidade da piridoxina e pode ser causado por uma neuronopatia ganglionar sensorial. Em um paciente tratado com isoniazida e piridoxina em alta dose que desenvolveu uma neuropatia sensorial grave, a biópsia do nervo sural mostrou perda de grandes fibras mielinizadas.
- ▶ **Deficiência de vitamina B12 (cobalamina):** a deficiência de cobalamina (vitamina B12), um cofator para a síntese de DNA, pode ocorrer em bebês amamentados exclusivamente de mães vegetarianas ou em bebês com distúrbios genéticos, como transporte ileal de cobalamina defeituoso. A deficiência de cobalamina produz anemia megaloblástica e alterações neurológicas.

Os sintomas de neuropatia associados à deficiência de B12 incluem arreflexia e perda de vibração e sensação de posição, mas são difíceis de detectar em crianças pequenas. Bebês afetados desenvolvem irritabilidade, anorexia e deficiência de crescimento, com regressão do desenvolvimento e baixo crescimento do cérebro. Letargia e coma podem ocorrer em casos graves. Em geral, anormalidades do SNC e neuropatia periférica acompanham a anemia ou macrocitose, embora a doença neurológica possa ocorrer sem achados hematológicos.

- ▶ **Deficiência de vitamina E (tocoferol):** a vitamina E é um termo genérico para um grupo de compostos solúveis em gordura, dos quais o alfatocoferol é o mais importante. Esses compostos funcionam como eliminadores de radicais livres no nível celular. A deficiência de vitamina E é incomum em humanos, exceto em circunstâncias infrequentes resultantes da abundância de tocoferóis em nossa dieta. A deficiência pode ocorrer em pacientes com má absorção de gordura e esteatorreia e naqueles com certos distúrbios genéticos, incluindo a betalipoproteinemia.

As principais características da deficiência de vitamina E são miopatia esquelética, ataxia espinocerebelar e retinopatia pigmentada com perda de visão. A neuropatia sensório-motora ocorre no final do curso da deficiência de vitamina E e se manifesta por perda de vibração e sensação de posição, perda de reflexos e fraqueza generalizada. Os achados patológicos na biópsia do nervo incluem acúmulo de lipofuscina no citoplasma das células de Schwann periféricas e perda seletiva de grandes fibras mielinizadas.

O curso progressivo do distúrbio neurológico na deficiência de vitamina E foi descrito em uma série de crianças com formas crônicas de colestase neonatal intra-hepática ou atresia biliar extra-hepática. Todos os pacientes apresentavam função neurológica normal antes de completar 1 ano de idade. Entre aqueles com deficiência de vitamina E, as anormalidades neurológicas ocorreram em metade entre 1 e 3 anos de idade e em todos após os 3 anos. A arreflexia foi a primeira anormalidade observada e ocorreu antes que os pacientes completassem 4 anos de idade; ataxia troncular e de membros, neuropatia periférica e oftalmoplegia desenvolveram-se quando tinham entre 3 e 6 anos. A maioria das crianças tornou-se deficiente por disfunção neurológica por volta dos 8 aos 10 anos de idade.

Medicamentos

A neuropatia periférica é um efeito colateral de muitos medicamentos (Tabela 29.1). As associações mais comuns estão listadas aqui.

- ▶ **Antibióticos:** os agentes antibióticos têm sido associados a distúrbios dos nervos periféricos. Esses agentes incluem penicilina, sulfonamida, cloranfenicol, metronidazol e isoniazida. Os sintomas consistem em parestesias, fraqueza motora e/ou anormalidades sensoriais.
- ▶ **Agentes antirretrovirais:** o tratamento do HIV com agentes antirretrovirais (p. ex., zidovudina, estavudina, lamivudina) pode resultar em neuropatias tóxicas. Esses distúrbios são caracterizados predominantemente por sintomas sensoriais que incluem dor espontânea ou evocada e seguem um curso subagudo ou crônico. As características patológicas

incluem degeneração de axônios longos em regiões distais, perda de fibras amielínicas e infiltração de macrófagos em nervos periféricos e gânglios da raiz dorsal. Acredita-se que o mecanismo seja a interferência com a síntese de DNA mitocondrial e a toxicidade mitocondrial.

- **Agentes quimioterápicos:** a neuropatia periférica é uma complicação importante dos agentes quimioterápicos, incluindo vincristina, cisplatina, citarabina, bortezomibe, talidomida e paclitaxel. Em alguns casos, essa toxicidade pode limitar o uso dessas drogas. No entanto, dados retrospectivos sugerem que a maioria das crianças com neuropatia periférica induzida por quimioterapia tem um desfecho favorável, com melhora clínica durante a fase de manutenção ou após o término da terapia.

- **Fenitoína:** a neuropatia periférica associada ao uso de fenitoína foi bem descrita. Em um relatório, estudos de condução nervosa foram anormais em 15 de 21 crianças com epilepsia recebendo terapia de longo prazo com fenitoína. As anormalidades mais frequentes foram diminuição da velocidade de condução motora dos nervos ulnar e tibial posterior e diminuição da velocidade de condução sensorial do nervo sural. A dose total e a duração da terapia com fenitoína se correlacionaram com a redução da velocidade de condução motora no nervo tibial posterior.

- **Talidomida:** a talidomida, que inibe o fator de necrose tumoral e a angiogênese, tem sido usada em doenças incluindo doença de Crohn, doença do enxerto contra hospedeiro, complicações do HIV e mieloma múltiplo. Além de seus efeitos sedativos e embriopáticos, a talidomida pode causar uma neuropatia periférica tóxica irreversível. Esta neuropatia foi documentada em crianças. O risco em crianças parece aumentar com a dosagem cumulativa e a duração da terapia, embora a gravidade da neuropatia pareça estagnar em algumas crianças, apesar da terapia em andamento. O monitoramento clínico e neurofisiológico regular para neuropatia é garantido para crianças recebendo talidomida.

Toxinas

Toxinas que causam neuropatia periférica incluem metais pesados e substâncias industriais ou ambientais (Tabela 29.1). Essas toxinas afetam principalmente o axônio com envolvimento secundário da mielina. A exposição crônica geralmente é necessária, embora possam ocorrer anormalidades após a exposição aguda. O diagnóstico é confirmado pela identificação da substância tóxica no sangue, urina ou tecidos corporais (p. ex., cabelo ou unhas).

- **Arsênico:** a exposição tóxica ao arsênio pode resultar de fontes ambientais, como água contaminada ou ingestão acidental de pesticidas, sobretudo veneno para formigas. A exposição crônica é rara e geralmente é o resultado de envenenamento deliberado. A exposição ao arsênio e a toxicidade são discutidas em detalhes separadamente.

As características clínicas do envenenamento por arsênio incluem alterações na pigmentação da pele, hiperceratose palmar e plantar e estrias brancas das unhas (linhas de Mees ou leuconíquia transversa). Os sinais sistêmicos incluem anemia, sintomas gastrointestinais (vômitos, diarreia com sangue e dor abdominal) e doença hepática. A neuropatia periférica normalmente se desenvolve após 1 a 3 semanas e é caracterizada por uma neuropatia sensorial-motora distal. Parestesia e dormência ocorrem nos dedos das mãos e dos pés e sobem proximalmente. Os sintomas autonômicos, como sudorese, taquicardia e hipotensão, ocorrem de modo precoce.

- **Chumbo:** a toxicidade do chumbo pode ocorrer após exposição aguda ou crônica. As manifestações neurológicas características do envenenamento por chumbo variam de atraso no desenvolvimento e perda de marcos até encefalopatia. A neuropatia ocorre raramente e os sintomas sensoriais são mínimos.

A neuropatia, quando ocorre, geralmente se apresenta em crianças como fraqueza distal do tornozelo com pé caído. Em contraste, os braços têm maior probabilidade de serem afetados em adultos, que frequentemente desenvolvem a queda do punho. A neuropatia periférica é causada pela degeneração axonal das grandes fibras mielinizadas.

- **Mercúrio:** a toxicidade pode ocorrer pela exposição a mercúrio orgânico (p. ex., comer peixe contaminado) ou inorgânico (p. ex., soluções antissépticas, exposições ocupacionais). Os principais sistemas orgânicos afetados pelo envenenamento por mercúrio são o SNC e os rins.

Neuropatia motora periférica, caracterizada por fraqueza e arreflexia, pode resultar de toxicidade aguda. Os achados sensoriais podem incluir parestesias distais. Os déficits neurológicos residuais podem persistir muitos anos após a exposição inicial.

- **N-hexano (cheirar cola):** o N-hexano é uma neurotoxina que causa alterações axonais gigantes. Produtos como solventes, colas, tintas em *spray*, revestimentos e silicones contêm n-hexano, um destilado de petróleo e hidrocarboneto alifático. A toxicidade pode resultar da exposição industrial ou inalação viciante.

A neuropatia periférica causada pelo n-hexano se apresenta como fraqueza distal e atrofia muscular, principalmente nas mãos e nos pés. Os sintomas sensoriais são mínimos e consistem em dormência. Outros solventes como 2, 5-hexanodiona e metil-n-butilcetona causam uma neuropatia semelhante. Após a eliminação da exposição, a recuperação é lenta e pode ser incompleta.

- **Ésteres organofosforados:** a intoxicação por ésteres organofosforados pode ocorrer por meio de seu uso em inseticidas. No entanto, a exposição a inseticidas causa sintomas em menos de 10% dos casos e raramente resulta em neuropatia periférica.

A intoxicação aguda resulta da inibição da acetilcolinesterase. Os efeitos muscarínicos incluem salivação, lacrimejamento, broncoconstrição, sudorese, cólicas abdominais, diarreia, pupilas contraídas, confusão mental e cãibras musculares com fasciculações. Os efeitos nicotínicos podem ser observados na fase subaguda, com fraqueza muscular afetando os músculos proximais e respiratórios secundários ao bloqueio neuromuscular pós-sináptico.

Uma síndrome específica conhecida como polineuropatia retardada induzida por organofosforados (OPIDP) pode ocorrer após a exposição industrial ou contaminação de alimentos, bebidas ou óleo de cozinha com tri-orto-cresil fosfato, usado na fabricação de plásticos e como um lubrificante de alta temperatura. Cãibras nas pernas e disestesias em queimação nos pés e nas mãos ocorrem aproximadamente 3 semanas após a exposição. Fraqueza distal, pé caído, espasticidade, hiperreflexia e ataxia geralmente ocorrem. Não existe tratamento para esta condição.

▶ Tálio: o tálio é usado em rodenticidas e inseticidas em alguns países, apesar da recomendação contra seu uso pela Organização Mundial da Saúde. A intoxicação pode ocorrer por inalação, ingestão ou introdução pela pele. As características clínicas incluem alopecia, depósitos pretos na base dos cabelos, glossite e linhas de Mees (linhas brancas nas unhas). Dor abdominal com náuseas e vômitos ocorrem na fase aguda.

Uma neuropatia periférica dolorosa, rapidamente progressiva e, em geral, ascendente quase sempre começa 2 a 5 dias após a exposição aguda e domina o quadro clínico na 2ª ou 3ª semanas. Os achados motores incluem fraqueza distal afetando principalmente as extremidades inferiores. Os achados sensoriais incluem parestesias e dor nas extremidades inferiores e dormência dos dedos das mãos e dos pés. As fibras nervosas mostram degeneração axonal e desmielinização.

Outras anormalidades neurológicas incluem tremor, ataxia, convulsões e coma. A atrofia do nervo óptico pode resultar em alterações visuais.

O tratamento consiste em hexacianoferrato férrico oral (azul da Prússia), que liga o tálio e evita a reabsorção. Os agentes quelantes não são eficazes. As taxas de letalidade por envenenamento por tálio variam de 0 a 40%.

Referências bibliográficas

1. Belman AL, Iyer M, Coyle PK, Dattwyler R. Neurologic manifestations in children with North American Lyme disease. Neurology. 1993;43:2609.
2. Bodofsky EB, Carter GT, England JD. Is electrodiagnosic testing for polyneuropathy overutilized? Muscle Nerve. 2017;55:301.
3. Callaghan B, McCammon R, Kerber K et al. Tests and expenditures in the initial evaluation of peripheral neuropathy. Arch. Intern. Med. 2012;172:127.
4. Callaghan BC, Price RS, Feldman EL. Distal symmetric polyneuropathy: a review. JAMA. 2015;314:2172.
5. Dellon AL, Dellon ES, Tassler PL et al. Experimental model of pyridoxine (B6) deficiency-induced neuropathy. Ann. Plast. Surg. 2001;47:153.
6. Dyck PJ, Grant IA, Fealey RD. Ten steps in characterizing and diagnosing patients with peripheral neuropathy. Neurology. 1996;47:10.
7. England JD, Gronseth GS, Franklin G et al. Distal symmetric polyneuropathy: a definition for clinical research: report of the American Academy of Neurology, the American Association of Electrodiagnostic Medicine, American Academy of Physical Medicine and Rehabilitation. Neurology. 2005;64:199.
8. Eriksson T, Björkman S, Höglund P. Clinical pharmacology of thalidomide. Eur. J. Clin. Pharmacol. 2001;57:365.
9. Etminan M, Brophy JM, Samii A. Uso oral de fluoroquinolona e risco de neuropatia periférica: um estudo farmacoepidemiológico. Neurology. 2014;83:1261.
10. Fleming FJ, Vytopil M, Chaitow J et al. Thalidomide neuropathy in childhood. Neuromuscul. Disord. 2005;15:172.
11. Graham SM, Arvela OM, Wise GA. Long-term neurologic consequences of nutritional vitamin B12 deficiency in infants. J. Pediatr. 1992;121:710.
12. Guggenheim MA, Ringel SP, Silverman A, Grabert BE. Progressive neuromuscular disease in children with chronic cholestasis and vitamin E deficiency: diagnosis and treatment with alpha tocopherol. J. Pediatr. 1982;100:51.
13. Halliwell RF, Davey PG, Lambert JJ. Antagonismo dos receptores GABAA por 4-quinolonas. J. Antimicrob. Chemother. 1993;31:457.
14. Hanewinckel R, Drenthen J, Van Oijen M et al. Prevalence of polyneuropathy in the general middle-aged and elderly population. Neurology. 2016;87:1892.
15. Hanewinckel R, Ikram MA, Van Doorn PA. Peripheral neuropathies. Handb. Clin. Neurol. 2016;138:263.
16. Hughes R. Investigation of peripheral neuropathy. BMJ. 2010:c6100.
17. Kang PB. Pediatric nerve conduction studies and electromyography. In: Blum AS, Rutkove SB (ed.). The clinical neurophysiology primer. Totowa: Humana Press Inc.; 2007. p. 369-389.
18. Kuwabara S, Kai MR, Nagase H, Hattori T. n-Hexane neuropathy caused by addictive inhalation: clinical and electrophysiological features. Eur. Neurol. 1999;41:163.
19. Leijten FS, De Weerd AW, Poortvliet DC et al. Critical illness polyneuropathy in multiple organ dysfunction syndrome and weaning from the ventilator. Intensive Care Med. 1996;22:856.
20. Lindenbaum J, Healton EB, Savage DG et al. Neuropsychiatric disorders caused by cobalamin deficiency in the absence of anemia or macrocytosis. N. Engl. J. Med. 1988;318:1720.
21. Mackenzie IL, Donaldson Jr RM, Trier JS, Mathan VI. Ileal mucosa in familial selective vitamin B12 malabsorption. N. Engl. J. Med. 1972;286:1021.
22. Makkar RK, Kochar DK. Somatosensory evoked potentials (SSEPs): sensory nerve conduction velocity (SNCV) and motor nerve conduction velocity (MNCV) in chronic renal failure. Electromyogr. Clin. Neurophysiol. 1994;34:295.
23. Matthews DM, Linnell JC. Cobalamin deficiency and related disorders in infancy and childhood. Eur. J. Pediatr. 1982;138:6.
24. McCloud JG, Walsh JC. Peripheral neuropathy associated with lymphomas and other reticuloses. In: Dyck PJ, Thomas PK, Lambert EH, Bunge R (ed.). Peripheral Neuropathy. 2nd ed. Philadelphia: WB Saunders; 1984. v. 2, p. 2192.
25. McCombe PA, Klestov AC, Tannenberg AE et al. Sensorimotor peripheral neuropathy in rheumatoid arthritis. Clin. Exp. Neurol. 1991;28:146.
26. Mochizuki Y, Suyehiro Y, Tanizawa A et al. Peripheral neuropathy in children on long-term phenytoin therapy. Brain Dev. 1981;3:375.
27. Morales D, Pacurariu A, Slattery J et al. Associação entre neuropatia periférica e exposição à fluoroquinolona oral ou terapia com amoxicilina-clavulanato. JAMA Neurol. 2019;76:827.
28. Morrison B, Chaudhry V. Medication, toxic, and vitamin-related neuropathies. Continuum (Minneap Minn). 2012;18:139.

29. Pardo CA, McArthur JC, Griffin JW. HIV neuropathy: insights in the pathology of HIV peripheral nerve disease. J. Peripher. Nerv. Syst. 2001;6:21.

30. Petersen B, Schneider C, Strassburg HM, Schrod L. Critical illness neuropathy in pediatric intensive care patients. Pediatr. Neurol. 1999;21:749.

31. Priolo T, Lamba LD, Giribaldi G et al. Childhood thalidomide neuropathy: a clinical and neurophysiologic study. Pediatr. Neurol. 2008;38:196.

32. Purser MJ, Johnston DL, McMillan HJ. Chemotherapy-induced peripheral neuropathy among paediatric oncology patients. Can. J. Neurol. Sci. 2014;41:442.

33. Renault F, Verstichel P, Ploussard JP, Costil J. Neuropathy in two cobalamin-deficient breast-fed infants of vegetarian mothers. Muscle Nerve. 1999;22:252.

34. Schaumburg H, Kaplan J, Windebank A et al. Sensory neuropathy from pyridoxine abuse. A new megavitamin syndrome. N. Engl. J. Med. 1983;309:445.

35. Sladky JT. Neuropathy in childhood. Semin. Neurol. 1987;7:67.

36. Snider Jr DE. Pyridoxine supplementation during isoniazid therapy. Tubercle. 1980;61:191.

37. Snodgrass SR. Vitamin neurotoxicity. Mol. Neurobiol. 1992;6:41.

38. US Food and Drug Administration. Comunicação de segurança de medicamentos da FDA: a FDA exige mudanças no rótulo para alertar sobre o risco de dano possivelmente permanente aos nervos por medicamentos antibacterianos de fluoroquinolona VO ou injetável. Disponível em: http://www.fda.gov/downloads/Drugs/DrugSafety/UCM365078.

39. Werlin SL, Harb JM, Swick H, Blank E. Neuromuscular dysfunction and ultrastructural pathology in children with chronic cholestasis and vitamin E deficiency. Ann. Neurol. 1983;13:291.

capítulo 30

Neuralgia Intercostal

Lia Rachel Chaves do Amaral Pelloso | Gisela Magalhães Braga | Rodrigo Machado Saldanha

Introdução

A neuralgia intercostal pode ser resultante de trauma ou compressão dos nervos intercostais.[1] Graças à proximidade dos nervos em relação à porção inferior das costelas, qualquer anormalidade relacionada a elas pode resultar em neuralgia intercostal.[1] Ocorre comumente após toracotomias,[2] porém pode ser vista também após cirurgias de mama,[3] fraturas de costelas,[4] lipoma,[5] gravidez[6] e infecção.[7,8]

A manifestação usual é disestesia intensa. A dor é caracterizada como em agulhadas, superficial, em queimação ou lancinante. Pode piorar com a respiração e movimentos da parede torácica, mimetizando a apresentação de lesões pleuríticas.[1]

Nenhuma modalidade de tratamento é eficaz de forma isolada; as modalidades terapêuticas devem incluir medicações sistêmicas, terapia tópica e/ou tratamento intervencionista.[9]

O Quadro 30.1 sistematiza as causas de neuralgia intercostal.

Quadro 30.1 – Causas de neuralgia intercostal.
Compressão ou lesão secundária a tumores ou fraturas de costelas
Trauma externo (p. ex., feridas por arma branca ou arma de fogo)
Neuropatia intercostal pós-infecciosa (p. ex., herpes-zóster)
Dor persistente pós-operatória (p. ex., pós-toracotomia, pós-mastectomia)

Fonte: Adaptado de Bonica's management of pain. 5th ed. 2019. p. 3690.

Epidemiologia

A neuralgia intercostal é mais comum no sexo feminino, com média de idade entre 40 e 50 anos, podendo ocorrer também em crianças e adolescentes.[10] O tempo médio de apresentação dos sintomas até o diagnóstico foi de 32 meses e, em, e em um estudo com 46 participantes, os sintomas estavam presentes há cerca de 2 anos em metade dos pacientes.[11]

Dor torácica é relativamente rara, 3 a 22% dos pacientes encaminhados a centros especializados em dor apresentam dor torácica. A prevalência na população geral é em torno de 15%.[9] Um trabalho retrospectivo que avaliou 5.560 eletroneuromiografias realizadas de 1991 a 2004, em um centro especializado no Brasil, encontrou uma prevalência de mononeuropatia intercostal de 0,25%.[12] As etiologias prováveis mais comumente encontradas foram toracotomia e infecção por herpes-zóster em 43% e 28% dos casos respectivamente.[12] Causas menos frequentes incluíram neurite intercostal, neoplasias e radiculopatia.

A prevalência de dor crônica persistente pós-cirurgias torácicas pode chegar a 40%[9] e, em pelo menos metade dos casos, o componente neuropático é predominante e, destes, a neuralgia intercostal é a forma mais comum.

Quadros de dor abdominal também podem ser decorrentes de neuralgia intercostal e de compressões de ramos cutâneos terminais dos nervos intercostais. Cerca de 2% dos pacientes admitidos em serviços de emergência com queixa de dor abdominal aguda tiveram como diagnóstico a síndrome do aprisionamento do ramo cutâneo anterior (ACNES – *anterior cutaneous nerve entrapment syndrome*).[10] De 3 a 30% dos pacientes com queixa de dor abdominal crônica têm na parede abdominal a fonte para sua dor.

Fisiopatologia

O termo neuralgia se refere à "dor no trajeto de um ou mais nervos", podendo acometer um ou mais nervos intercostais, o nervo subcostal ou os ramos terminais cutâneos. A dor usualmente começa na linha axilar posterior e irradia anteriormente na topografia do nervo intercostal acometido.

Pode ocorrer por diversas causas, como compressão, neuroma traumático ou iatrogênico, zóster ou irritação persistente do nervo.[9]

A patogênese da neuralgia intercostal aguda envolve múltiplas etiologias, como lesão da pele e músculos, luxação costocondral, lesão do ligamento costovertebral, neuralgia pós-herpética, dor pós-toracotomia, neurite intercostal.[9]

A fisiopatologia da dor aguda envolve ativação dos nociceptores periféricos que são estimulados com a liberação de citocinas liberadas do tecido lesado ou de células inflamatórias.

A fisiopatologia da neuralgia intercostal crônica é complexa e envolve a combinação de mecanismos periféricos, centrais e psicológicos.

Anatomia das costelas e dos nervos intercostais

Existem 12 pares de costelas conectadas posteriormente à coluna. Uma costela típica é um osso longo, achatado e curvo. A borda superior é arredondada enquanto a inferior é afilada e contém o sulco costal, que envolve os vasos e nervos intercostais, dispostos de cranial para caudal na seguinte ordem: veia, artéria e nervo.

Os ramos anteriores dos primeiros 11 nervos espinhais torácicos formam os nervos intercostais. O ramo anterior do 12º nervo se localiza na parede abdominal e é denominado "nervo subcostal". Os ramos comunicantes conectam os nervos intercostais com a cadeia simpática. O ramo lateral cutâneo corre na pele e se divide em ramos anterior e posterior. O ramo cutâneo anterior é a porção terminal dos nervos intercostais na linha axilar anterior. Ramos musculares suprem os músculos intercostais. Ramos pleurais suprem a pleura. Ramos peritoneais do 7º a 11º nervos intercostais suprem o peritônio parietal. O 1º nervo intercostal tem participação no plexo braquial, e o 2º, juntamente com o ramo cutâneo medial do braço, forma o nervo intercostobraquial. O espaço intercostal é composto de três camadas musculares, os intercostais externos, intercostais internos e intercostal íntimo, em íntima relação com a pleura parietal. Os nervos intercostais correm entre os músculos intercostal interno e o intercostal íntimo no sulco costal.

Os primeiros sete pares de costelas são conectadas anteriormente ao esterno pelas cartilagens costais e são por isso denominadas "costelas verdadeiras".[1] As 8ª, 9ª e 10ª costelas são conectadas à 7ª costela pela cartilagem costal, sendo denominadas "costelas falsas".[1] Elas são móveis e por isso mais susceptíveis ao trauma dos intercostais, o que originou o termo de "costela deslizante" como causa de dor.[10] As 11ª e 12ª costelas não têm ligação anterior e são denominadas "costelas flutuantes".[1] Hipermobilidade e irritação dos intercostais nas costelas flutuantes estão associadas à dor no flanco e à "síndrome da 12ª costela".

Os nervos intercostais de T7 a T12 são responsáveis pela inervação sensitiva da parede abdominal e flanco através dos ramos cutâneos anteriores, laterais e posteriores. Estes ramos cutâneos são susceptíveis a compressões quando penetram na fáscia muscular na borda lateral do músculo retoabdominal anteriormente, no músculo serrátil anterior e nos músculos intercostais lateralmente, ou nos músculos paravertebrais posteriormente.[10]

Manifestação clínica e diagnóstico

A dor torácica unilateral é a queixa principal do paciente com neuralgia intercostal, sendo essa dor de característica neuropática, descrita como "profunda", "em pontada" ou "queimação", constante ou episódica, e muitas vezes acompanhada de paroxismos, alodínia ou disestesia. A dor usualmente começa na linha axilar posterior e irradia para a anterior seguindo a inervação dos nervos intercostais ou subcostais, podendo às vezes piorar com movimentação do tórax, tosse ou inspiração profunda.[13] Atenção especial deve ser prestada à presença de *red flags*, como febre e perda

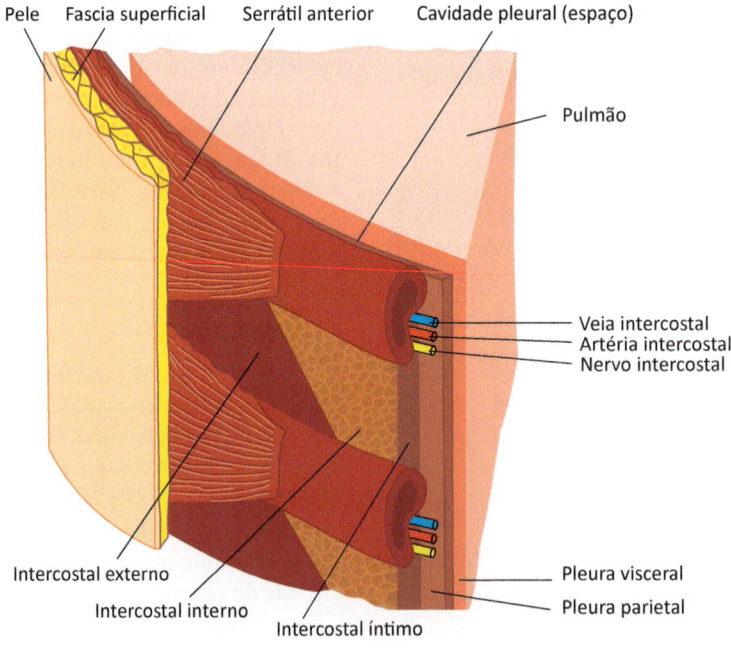

FIGURA 30.1 – Espaço intercostal, seus limites e conteúdo.

Fonte: Adaptada de Bonica's management of pain. 5th ed. 2019. p. 3685.

ponderal, que ensejem uma suspeita de malignidade ou doença metastática.[9] Quando há o acometimento do nervo subcostal ou de níveis inferiores, o paciente pode se queixar de dor ou disestesia no abdome.[13]

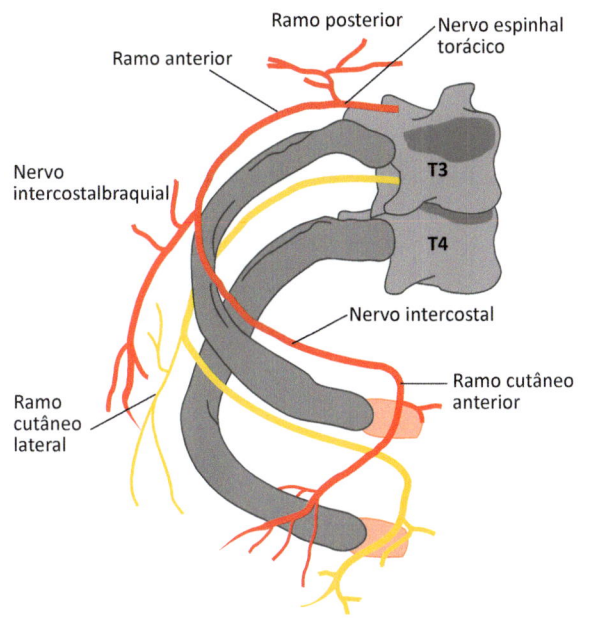

FIGURA 30.2 – Distribuição de dois nervos intercostais para a caixa torácica.

Fonte: Adaptada de Bonica's management of pain. 5th ed. 2019. p. 3685.

O exame físico é focado na exclusão de outras causas, sendo de especial importância excluir a dor cardíaca ou visceral de outras origens. Sensibilidade ao toque é incomum na dor visceral, enquanto sintomas constitucionais como febre, dispneia e sudorese são infrequentes na neuralgia intercostal. A neuralgia intercostal é comum após toracotomias; entretanto, a dor que retorna após um período sem dor pode ser explicada pela recorrência tumoral.[14]

Uma vez excluídas as causas viscerais, o diagnóstico diferencial (Quadro 30.2) passa a cogitar outras causas neuro-musculoesqueléticas. História de trauma, equimoses, crepitação ou hipersensibilidade local pode sugerir contusão ou fratura de costela, cujas dores costumam responder a analgésicos comuns ou a anti-inflamatórios não hormonais (AINH), ao contrário da neuralgia intercostal, que costuma ser refratária a esses fármacos. A coluna torácica deve ser examinada, verificando-se sua amplitude de movimentos para excluir radiculopatia torácica. História de erupções e vesículas caracterizam o herpes-zóster e sua neuralgia associada. Em caso de passado de toracotomia, a palpação cuidadosa da incisão pode revelar a presença de um neuroma (com sinal do Tinel positivo); alguns são maiores (1 a 2 cm) e visíveis à ressonância magnética. Pode haver perda sensorial associada. A síndrome de Tietze (hipertrofia dolorosa da cartilagem costocondral superior associada à infecção viral) é outro diagnóstico diferencial.[13]

Exames complementares, quando indicados, também têm o objetivo de excluir outros diagnósticos. Testes cardíacos, como eletrocardiograma (ECG) ou dosagens enzimáticas, para excluir cardiopatias. Exames de imagem da coluna torácica, para excluir radiculopatia em virtude de herniação discal. Radiografias das costelas em caso de trauma, para excluir fraturas. Radiografia, tomografia e broncoscopia em caso de história de doença maligna, para excluir recorrência tumoral.

Quadro 30.2 – Diagnósticos diferenciais.	
Dor referida visceral	• **Cardíaca:** infarto, angina, pericardite, dissecção de aorta • **Pulmonar:** pneumonia, pneumotórax, embolia pulmonar, tumor • **Gastrointestinal:** úlcera péptica, colecistite, pancreatite, doenças do esôfago • **Renal:** nefrolitíase, pielonefrite
Radiculopatia torácica	• Herniação discal, fratura vertebral, cirurgia sobre coluna torácica
Neoplasia (primária ou metastática)	
Fratura ou contusão de costelas	
Herpes-zóster	
Costocondrite, síndrome de Tietze	

Fonte: Desenvolvida pela autoria do capítulo.

Tratamento clínico

São poucos os estudos com testes de eficácia de fármacos especificamente para o tratamento da neuralgia intercostal: princípios gerais do tratamento da dor neuropática são extrapolados para esses pacientes.[14] Em contraste com a dor nociceptiva, a dor neuropática responde mal a analgésicos comuns, AINE e opioides em baixas doses; em casos de dor leve ou moderada, esses agentes podem ser tentados inicialmente.

Agentes tópicos podem ser efetivos quando há alodínia ou disestesia significativas.[14] Cremes de capsaicina requerem aplicação frequente (três a quatro vezes ao dia) e podem causar uma exacerbação da dor inicialmente, até que a substância P seja depletada. Lidocaína tópica ou em *patch* é uma outra alternativa.

Antidepressivos tricíclicos são usados há décadas para o tratamento da dor neuropática, em doses menores do que as usadas para depressão. O início do efeito pode demorar dias ou semanas, e o mecanismo de ação proposto é a modulação do sistema inibitório descendente pela inibição da recaptação de serotonina ou norepinefrina. Seus efeitos anticolinérgicos, como boca seca, constipação, tontura, confusão, aumento de risco de quedas e retenção urinária, limitam seu uso em pacientes idosos, portadores de glaucoma, disritmias cardíacas e prostatismo.[13] Os inibidores duais (recaptação de serotonina e norepinefrina), como a duloxetina, são uma opção mais segura nesses pacientes; náusea é o efeito adverso mais comum.

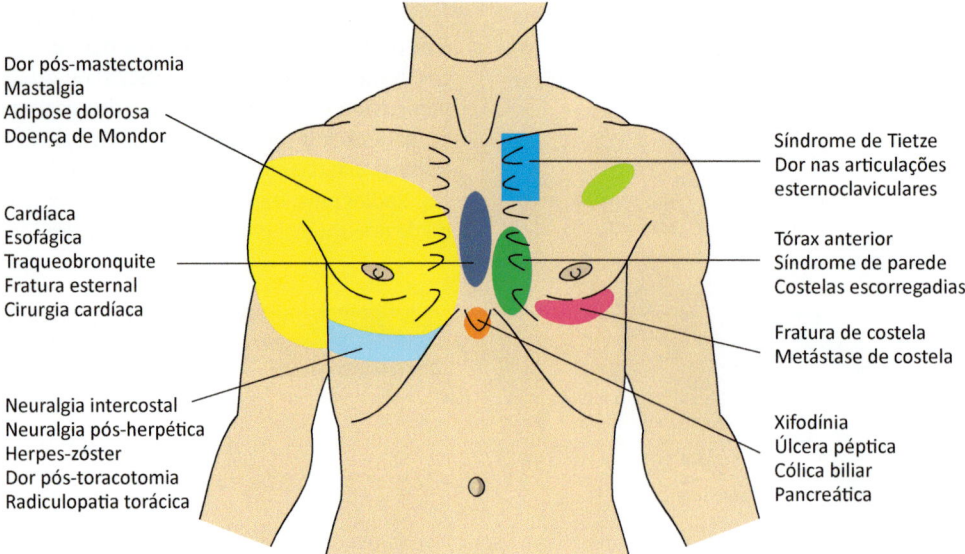

FIGURA 30.3 – Dor torácica anterior, localização relacionada a estruturas da parede ou à dor referida.

Fonte: Adaptada de Bonica's management of pain. 5th ed. 2019. p. 3685.

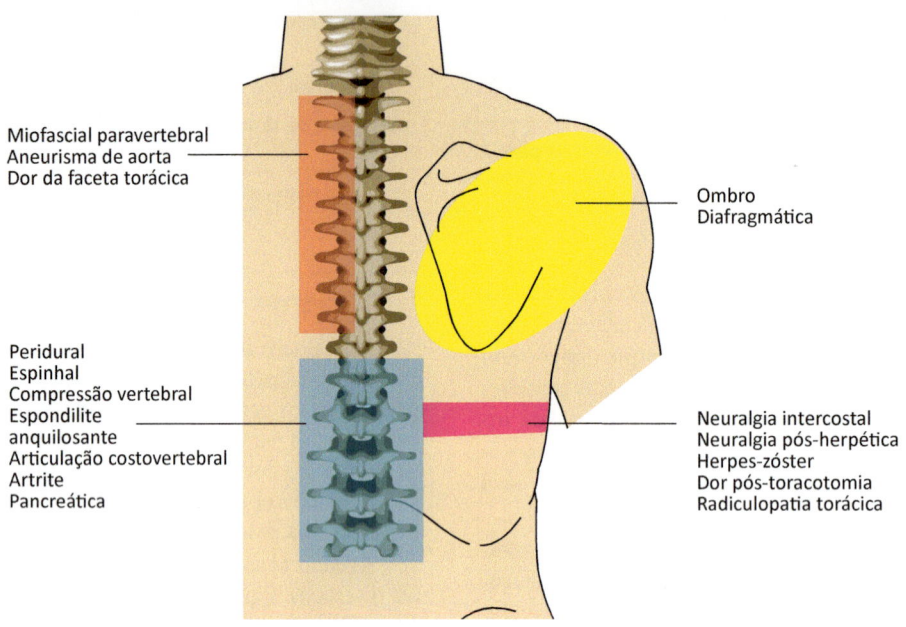

FIGURA 30.4 – Dor torácica posterior, localização relacionada a estruturas da parede ou à dor referida.

Fonte: Adaptada de Bonica's management of pain. 5th ed. 2019. p. 3685.

Outra classe de fármacos muito usada para o tratamento da dor neuropática são os anticonvulsivantes. Agentes como carbamazepina e fenitoína podem ser usados, mas têm um índice terapêutico baixo, além de risco de eventos adversos sérios. Os gabapentinoides são mais prescritos em virtude de seu perfil mais favorável, eficácia e menos interações com outras drogas. Tipicamente, iniciam-se com doses baixas à noite (gabapentina 300 mg, pregabalina 50 mg), aumentando-se a cada 2 dias de forma titulada de acordo com eficácia e efeitos colaterais, entre estes, sonolência, tontura, edema e *rash* cutâneo são os mais descritos. Sua retirada também deve ser feita de forma gradual.[9,14] O topiramato foi outra droga testada para a síndrome.

Opioides são prescritos, às vezes, para proporcionar analgesia que permita ao paciente realizar sua reabilitação, mas devemos lembrar do potencial de adição dessa classe de fármacos.[14] É preciso ressaltar que em caso de doença progressiva sem melhora, deve-se reavaliar o diagnóstico e considerar a hipótese de um tumor oculto. Clonidina (alfa-2-agonista) e cetamina (antagonista NMDA) podem ser prescritos em casos refratários.

A Tabela 30.1 sintetiza o tratamento farmacológico da neuralgia intercostal.

Reabilitação

Em casos graves, o paciente com neuralgia intercostal desenvolve cinesiofobia e o descondicionamento resultante prejudica ainda mais a reabilitação. Fisioterapia e terapia ocupacional são fundamentais, com técnicas de dessensibilização (calor, frio, TENS) e encorajando as atividades do paciente.[14] Psicoterapia e técnicas de relaxamento são especialmente úteis em pacientes com ansiedade e depressão relacionadas à dor. *Biofeedback* e acupuntura têm eficácia relatada.

Tratamento intervencionista

Alguns dos tratamentos disponíveis para a neuralgia intercostal são bloqueios nervosos, crioablação e ablação por radiofrequência. Para casos refratários ao tratamento clínico, procedimentos intervencionistas se mostram como boas opções no tratamento.

Bloqueio intercostal, infiltração de neuromas com anestésico local e corticosteroide ou mesmo analgesia peridural têm sido utilizados.[9]

Apesar de todas a opções disponíveis, a neuralgia intercostal permanece difícil para se tratar, e nenhuma modalidade única ou combinação de modalidades tem se mostrado consistente no alívio adequado da dor.

Bloqueio intercostal

O bloqueio de nervos intercostais é um procedimento relativamente simples que pode produzir um alívio dramático na dor. Desde 1945, o bloqueio de nervos intercostais tem sido utilizado para aliviar a dor secundária a trauma torácico.[15] Durante a Segunda Guerra Mundial, o bloqueio às cegas de nervos intercostais tratava a dor secundária à fratura de costelas ou ferimentos torácicos por arma de fogo, com melhora evidente no toalete pulmonar.[15] A proximidade dos nervos intercostais com a pleura, entretanto, exige grande atenção à técnica empregada.

O procedimento pode ser realizado por meio da palpação e referência anatômica, guiado por ultrassonografia ou radioscopia.[9]

Paciente posicionado em decúbito ventral, lateral ou mesmo assentado.

O sucesso do bloqueio depende da administração do anestésico local no sulco intercostal, fora da pleura parietal. Por meio da palpação, a agulha é direcionada ao meio da costela, na linha axilar posterior, onde a palpação é mais confiável. Ao atingir a costela, a agulha é direcionada caudalmente até encontrar o seu limite inferior, quando então ela é avançada 1 a 3 mm no sentido cranial. Às vezes, sente-se um "pop" no momento em que a fáscia do músculo intercostal interno é atingida. Após aspiração negativa, 3 a 5 mL de anestésico é injetado por nível.[16]

A punção guiada por ultrassonografia diminui a chance de injeção intravascular e pneumotórax. A pleura pode ser vista facilmente e de forma dinâmica durante a injeção com uso do ultrassom.[17] Além disso, o ultrassom tem como vantagem ser um equipamento de menor custo e maior portabilidade quando comparado com intensificador imagens.[18] Outro ponto a ser destacado é que a punção pode ser realizada mais próximo à linha média, que aumenta a chance do bloqueio incluir o ramo lateral, que é necessário para se atingir todo o dermátomo neste nível.

Em trabalho retrospectivo que comparou bloqueio intercostal guiado por radioscopia e ultrassonografia na neuralgia intercostal não encontrou diferença no efeito na dor ou na duração do efeito analgésico (tempo médio de 2 semanas).[18] A técnica por radioscopia, assim como por referência anatômica e palpação, está associada a maior risco de pneumotórax, além da exposição à radiação ionizante.[18]

TABELA 30.1 – Tratamento farmacológico da neuralgia intercostal.[9]

Medicamentos	Dose	Efeitos adversos
Antiepilépticos		
Gabapentina	300 mg à noite. Aumentar 100 a 300 mg a cada 2 dias até dose de 300 a 800 mg 3 vezes ao dia, de acordo com tolerância	Edema, *rash*, sonolência, fadiga, tonteira, prejuízo cognitivo
Pregabalina	50 mg à noite, aumentar dose tituladamente até 150 mg 2 vezes ao dia	Sonolência, tonteira
Antidepressivos tricíclicos **Amitriptilina** **Nortriptilina** **Imipramina**	10 a 25 mg a noite. Aumentar 25 mg a cada 2 a 4 semanas até resposta adequada ou dose 150 mg ao dia	Sedação, boca seca, constipação, sudorese, tonteira, disritmias cardíacas, confusão, ganho de peso
Inibidores duais **Duloxetina**	30 a 120 mg ao dia	Náuseas
Agentes tópicos **Capsaicina (creme a 0,025%, 0,075% ou 8%)**	Aplicar no local doloroso 3 a 4 vezes ao dia, após 60 minutos de pré-aplicação de creme de lidocaína	Eritema, prurido e queimação localizados
Lidocaína gel 5%	Aplicar na área afetada a cada 4 a 12 horas	Irritação local
Lidocaína *patch* a 5%	1 a 3 *patches* com intervalo de 12 horas	Irritação local

Fonte: Desenvolvida pela autoria do capítulo.

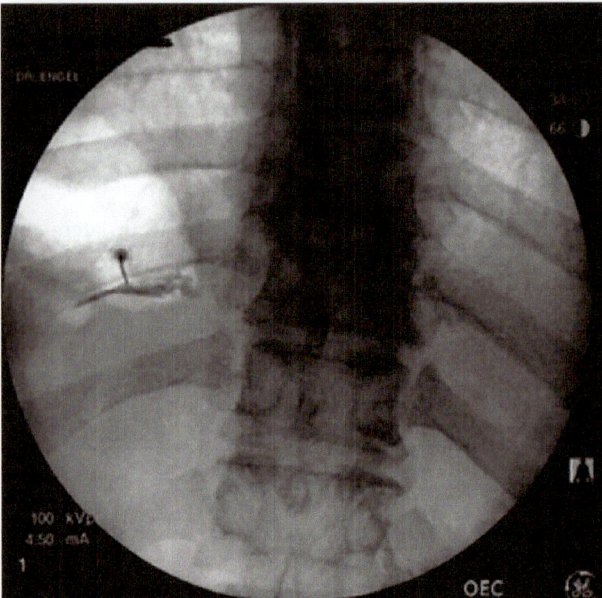

FIGURA 30.5 – Dispersão do contraste em um bloqueio intercostal, diagnóstico guiado por radioscopia.

Fonte: Acervo da autoria do capítulo.

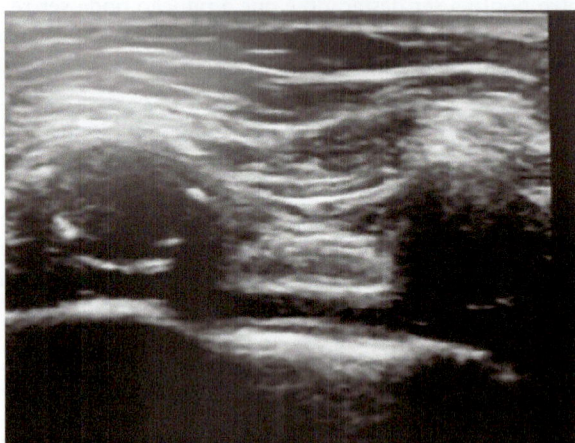

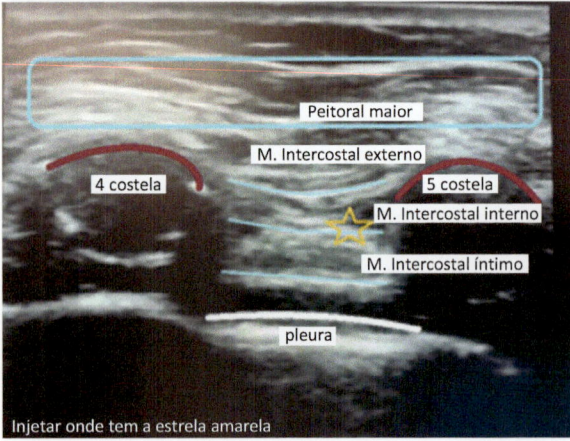

FIGURA 30.6 – Imagem ultrassonográfica demonstrando local correto para administração do anestésico local (estrela amarela).

Fonte: Rosa Lopez-Rincon, MD.

Bloqueio paravertebral

O bloqueio do espaço paravertebral permite, com uma injeção única, a anestesia dos nervos intercostais e do tronco simpático ipsilateral em vários níveis.[19] Descrita inicialmente como uma técnica para analgesia pós-operatória, demonstrou-se também efetiva para o tratamento de condições dolorosas agudas e crônicas, como a neuralgia intercostal.

A técnica pode ser realizada de forma contínua – com a passagem de um cateter – com eficácia comparável à da analgesia peridural, considerada padrão-ouro. A punção pode ser feita com o paciente sentado, em decúbito lateral, ou decúbito ventral.[19] Durante muito tempo foi realizada com sucesso empregando-se referenciais anatômicos: 3 cm lateral à linha mediana, palpada no processo espinhoso, avançando-se agulha cerca de 1,5 cm após tocar o processo transverso da vértebra, desviando deste cranial ou caudalmente e, dessa forma, penetrando o ligamento costotransverso superior.[9] O uso da ultrassonografia, com visualização do agulhamento e da dispersão da solução anestésica, aumentou a segurança e a eficácia da técnica. Os autores recomendam um volume injetado de 20 mL para uma dispersão por cinco dermátomos, podendo ser utilizados anestésicos locais (como lidocaína a 1%, ou ropivacaína a 0,375%) associados ou não a um corticosteroide.[20] Outro advento da ultrassonografia foi a descrição de novas técnicas de bloqueio onde o anestésico se difunde para o espaço paravertebral indiretamente, como o bloqueio do plano dos eretores da espinha e o bloqueio do plano dos serráteis: são bloqueios de fácil execução e baixo índice de complicações.[20]

Radiofrequência

A radiofrequência térmica, ou também denominada "convencional", tem como mecanismo de ação a geração de uma corrente elétrica na ponta ativa da agulha que é convertida em calor e este induz a morte celular. Ela, portanto, expõe alvos nervosos ou tecidos a estímulo elétrico contínuo e faz ablação das estruturas mediante elevação da temperatura ao redor da ponta da agulha. Inicialmente, os nervos a serem lesados são definidos por meio de um bloqueio teste com anestésico local, que deverá produzir alívio da dor pelo período de tempo mínimo condizente com a meia-vida do anestésico local utilizado. Com isso, determina-se qual ou quais nervos serão alvo da subsequente radiofrequência térmica.[21]

A radiofrequência pulsada, por sua vez, tem como mecanismo de ação a formação de um campo elétrico e liberação de calor nos nervos ou tecidos-alvo sem, entretanto, danificar estas estruturas. Em contraste com a radiofrequência convencional, na radiofrequência pulsada aplica-se um estimulo elétrico breve, seguido por uma fase de descanso, e por isso não produz calor suficiente para causar dano estrutural (a temperatura do tecido é mantida a/ou abaixo de 42 °C). Vários pesquisadores têm trabalhado para revelar o exato mecanismo de ação do efeito analgésico promovido pela radiofrequência pulsada, porém este ainda não está completamente elucidado. Revisão recente mostrou que a radiofrequência pulsada pode ser um tratamento benéfico sem complicações graves para algumas dores neuropáticas periféricas. Em 63 estudos revisados, nenhuma complicação maior foi relatada.[22]

■ Técnica

Na radiofrequência do(s) nervo(s) intercostal(is), a junção da linha axilar posterior e a costela a ser bloqueada são identificadas. Uma agulha de radiofrequência 22 G/54 mm, com uma ponta ativa de 4 mm, é avançada visando o meio da costela. Após encontrar o osso, a agulha sai da borda inferior da costela e avança aproximadamente 2 mm profundamente para estar próxima ao sulco costal. É realizado, então, estímulo sensitivo a 50 HZ para certificar a parestesia ao longo da distribuição do nervo intercostal que será lesionado. Idealmente, a parestesia é identificada a menos de 0,5 V, podendo ser considerada até o limite de 1V.[15] Procede-se, então, ao estímulo motor utilizando-se estímulo de 2 HZ, com teste até o limite de 2V, identificando-se apenas contração local. Para a radiofrequência convencional e pulsada, existem vários protocolos com os parâmetros de temperatura, frequência de pulso e duração do pulso utilizados. Trabalho publicado em 2012 envolvendo seis pacientes com neuralgia intercostal submetidos à radiofrequência térmica, foram realizadas duas lesões de 80 graus durante 90 segundos em cada nível, seguidas pela administração de corticosteroide. Todos os seis pacientes tiveram alívio álgico após o procedimento.[15] Em outra série de casos, publicada com três pacientes submetidos à radiofrequência pulsada por 120 segundos, dois ciclos na temperatura de 42 ºC, obtiveram alívio após 30 minutos com efeito sustentado na dor durante 6 meses.[17] Outro estudo prospectivo duplo-cego, envolvendo 50 pacientes com neuralgia pós-herpética em dermátomo torácico, comparou a realização de radiofrequência pulsada de intercostais associada a tratamento clínico com apenas tratamento clínico isolado.[23] O grupo associado da radiofrequência apresentou menores escores de dor e menor necessidade de medicamentos de forma sustentada em todo o período de acompanhamento do estudo.[23]

Crioterapia

Outra maneira de interromper a transmissão do nervo periférico é o congelamento deste. Embora a crioneurólise tenha se mostrado efetiva em reduzir a dor aguda pós-operatória e o consumo de anestésicos opioides, seus resultados a longo prazo foram desanimadores em virtude de alta incidência de disestesias e dores neuropáticas.[24] Ainda assim, tem sido usada nos casos de neuromas de nervo intercostal.[9]

Estimulação medular

Tem sido implantada para a neuralgia intercostal com menos sucesso dopara a dor neuropática em razão de neuropatia periférica diabética e causalgia.[9]

Toxina botulínica tipo A

Tem sido amplamente usada em várias patologias, entre elas a migrânea e a distonia cervical. O seu uso, entretanto, na dor neuropática, tem efeito antinociceptivo emergente e sua efetividade no tratamento da dor neuropática implica uma ação direta nos neurônios sensitivos e ação central indireta.[9]

Potenciais complicações das intervenções

A complicação mais prevalente do tratamento de intervenção é a dor pós-procedimento. A dor local surge após alguns dias após a maioria dos procedimentos.

As maiores complicações do bloqueio do nervo intercostal são o pneumotórax e a injeção intravascular de anestésicos locais. Monitorização pós-procedimento é necessária para detectar estas complicações. A incidência de pneumotórax clínico significante tem sido relatada menos que 0,1%. Injeção intravascular de anestésico local acidental durante o bloqueio intercostal é incomum, mas potencialmente grave. Os níveis séricos de anestésico local após o bloqueio intercostal são significativamente maiores do que aqueles realizados na anestesia regional, adicionando epinefrina ao anestésico local e aspirando sangue antes da administração, bem como injeção de contraste não iônico sob a fluoroscopia, são passos importantes que podem minimizar a injeção intravascular dos anestésicos locais. Outras raras complicações do bloqueio intercostal são infecção, hemotórax, hemoptise, hematoma, necrose tecidual, neurite, insuficiência respiratória, bloqueio subaracnóideo, falha de bloqueio e reação alérgica aos anestésicos locais. Se contraste não iônico é usado, reação anafilactóidea pode ocorrer, embora rara, deve ser evitado por regime de pré-tratamento com prednisona, difenidramina e ranitidina.[9]

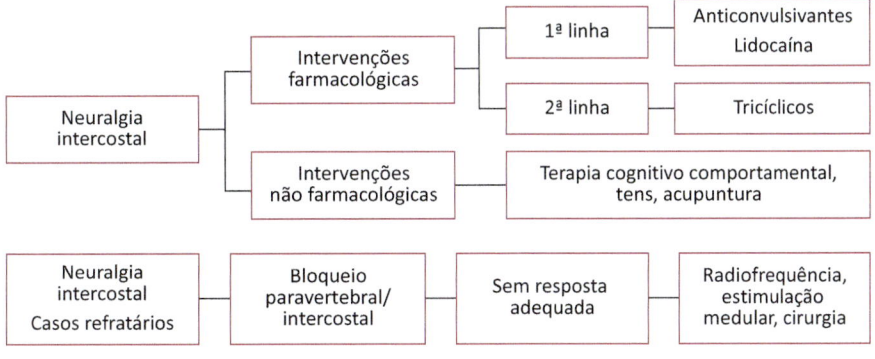

FIGURA 30.7 – Esquema para tratamento da neuralgia intercostal.

Fonte: Adaptada de Dureja et al.[9]

A radiofrequência convencional está associada à queixa de dor em cerca de 20% dos pacientes, com duração usualmente por poucas semanas. Os principais efeitos adversos da radiofrequência são relacionados à punção propriamente dita, são eles: infecção; sangramento; e punção do pulmão, resultando em pneumotórax. A lesão do nervo pode, por sua vez, ocasionar a formação de neuroma, que pode levar meses para ocorrer,[21] ou mesmo dor por desaferentação.[15]

Conclusão

Neuralgia intercostal é uma causa comum de dor da parede torácica. O diagnóstico correto é imperativo para que a condição dolorosa seja adequadamente tratada e que doenças abdominais e/ou torácicas que apresentem tratamento específico não sejam negligenciadas. Tratamento farmacológico e reabilitação podem produzir adequado alívio álgico. Se necessário, bloqueio dos nervos intercostais ou paravertebral é tecnicamente simples e pode produzir grande alívio, mas a proximidade do nervo intercostal com o espaço pleural exige cuidado com a técnica. Em caso de persistência da dor, radiofrequência (RF) ou radiofrequência pulsada (RFP) do gânglio espinhal devem ser consideradas.[9]

Referências bibliográficas

1. Ballantyne J, Fishman S, Rathmell JP. Bonica's management of pain. 5th ed. Philadelphia: Wolters Kluwer Health; 2019.
2. Karmakar MK, Ho AM. Post-thoracotomy pain syndrome. Thorac. Surg. Clin. 2004;14(3):345-52.
3. Broyles JM, Tuffaha SH, Williams EH, Glickman L, George TA, Lee Dellon A. Pain after breast surgery: etiology, diagnosis, and definitive management. Microsurgery. 2016;36(7):535-8.
4. Barthakur A, Harden KA. Entrapment neuropathy of intercostal nerve: a case report. J. Natl. Med. Assoc. 1961;53(5):493-5.
5. Kim HK, Choi YH, Cho YH, Sohn YS, Kim HJ. Intercostal neuralgia caused by a parosteal lipoma of the rib. Ann. Thorac. Surg. 2006;81(5):1901-3.
6. Samlaska S, Dews TE. Long-term epidural analgesia for pregnancy-induced intercostal neuralgia. Pain. 1995;62(2):245-8.
7. Trejo-Gabriel-Galan JM, Macarron-Vicente JL, Lázaro L, Rodriguez-Pascual L, Calvo I. Intercostal neuropathy and pain due to pleuritis. Pain Med. 2013;14(5):769-70.
8. Divella M, Vetrugno L, Russo G, Bove T. Invasive pulmonary aspergillosis with intercostal neuropathy and paroxysmal dyspnea. Minerva Anestesiol. 2019;85(8):914-5.
9. Dureja GP. Intercostal neuralgia: a review. J. Neurol. Transl. Neurosci. 2017;5(1):107.
10. Frumkin K, Delahanty LF. Peripheral neuropathic mimics of visceral abdominal pain: can physical examination limit diagnostic testing? Am. J. Emerg. Med. 2018;36(12):2279-85.
11. Eastwood NB. Slipping-rib syndrome. Lancet. 1980;2(8198):809.
12. Santos PS, Resende LA, Fonseca RG, Lemônica L, Ruiz RL, Catâneo AJ. Intercostal nerve mononeuropathy: study of 14 cases. Arq. Neuropsiquiatr. 2005;63(3B):776-8.
13. Waldman SD. Atlas of common pain syndromes. 3th ed. Elsevier; 2012.
14. Frontera WR, Silver JK, Rizzo TD. Essentials of physical medicine and rehabilitation. 4th ed. Elsevier; 2019.
15. Engel AJ. Utility of intercostal nerve conventional thermal radiofrequency ablations in the injured worker after blunt trauma. Pain Physician. 2012;15(5):e711-8.
16. Baxter CS. Intercostal nerve block. In: Fitzgerald BM (ed.). NCBI Bookshelf. A service of the National Library of Medicine, National Institutes of Health. StatPearls [Internet]. Treasure Island (FL): StatPearls Publishing; 2020 Jan.
17. Akkaya T, Ozkan D. Ultrasound-guided pulsed radiofrequency treatment of the intercostal nerve: three cases. J. Anesth. 2013; 27(6):968-9.
18. Shankar H, Eastwood D. Retrospective comparison of ultrasound and fluoroscopic image guidance for intercostal steroid injections. Pain Pract. 2010;10(4):312-7.
19. Thiruvenkatarajan V, Cruz Eng H, Adhikary SD. An update on regional analgesia for rib fractures. Curr. Opin. Anaesthesiol. 2018;31(5):601-7.
20. Pawa A. Paravertebral blocks: anatomical, practical and future concepts. In: Thomas Wojcikiewicz AB, Kariem El-Boghdadly (ed.). Current Anesthesiology Reports. 2019:263-70.
21. Abd-Elsayed A, Lee S, Jackson M. Radiofrequency ablation for treating resistant intercostal neuralgia. Ochsner J. 2018;18(1):91-3.
22. Chang MC. Efficacy of pulsed radiofrequency stimulation in patients with peripheral neuropathic pain: a narrative review. Pain Physician. 2018;21(3):225-34.
23. Makharita MY, El Bendary HM, Sonbul ZM, Ahmed SES, Latif MA. Ultrasound-guided pulsed radiofrequency in the management of thoracic postherpetic neuralgia: a randomized, double-blinded, controlled trial. Clin. J. Pain. 2018;34(11):1017-24.
24. Gerner P. Post-thoracotomy pain management problems. Anesthesiol. Clin. 2008;26(2):355-67, VII.

Neuropatias Dolorosas Associadas a *Entrapment Syndrome*

Karen Santos Braghiroli | Ana Carolina Braz Lima | Mariana Moraes Pereira das Neves Araújo

Introdução e epidemiologia

Os *entrapments* neurais são definidos como a compressão neural, que pode ocorrer em qualquer segmento do corpo, mas surge principalmente em nervos periféricos. Geralmente, os *entrapments* estão associados com a presença de dor e/ou sintomas e sinais neurológicos relacionados com a área de inervação correspondente àquele nervo.

Eles podem ocorrer agudamente, após traumas ou cirurgias, mas a grande maioria são crônicos, relacionados às atividades repetitivas da vida diária ou a diferentes patologias associadas.

As causas para sua ocorrência podem ser endógenas ou exógenas. As causas exógenas são a presença de um corpo estranho ou de implantes ortopédicos. As endógenas podem ser resultantes de tumores, esporões ósseos, fáscias ou retináculos corporais espessados.

O nervo periférico pode sofrer *entrapment* em basicamente quatro estruturas anatômicas: 1) nervo passando por um túnel fibro-ósseo; 2) nervo passando por uma arcada fibrotendínea; 3) nervo pinçando a sua própria fáscia ao passar pela camada subcutânea; 4) nervo dentro de um túnel intramuscular.

A incidência e a prevalência dessa patologia não são conhecidas, pois é subdiagnosticada. A maioria dos estudos na literatura descreve a síndrome do túnel do carpo, pois é a neuropatia mais comum e mais diagnosticada entre os *entrapments* neurais. Apresenta prevalência global de 8% e incidência de 23 por 1.000 pessoas-ano.[1] Nos Estados Unidos, alcança prevalência de 7,8% entre os trabalhadores braçais.[2]

Os nervos periféricos têm fibras autonômicas, sensitivas e motoras. As fibras tipo A, maiores e mielinizadas, com fibras sensitivas e motoras aferentes e eferentes, e apresentam alta velocidade de condução. As fibras do tipo B são menores, têm condução mais lenta do que as fibras tipo A e são fibras pré-ganglionares autonômicas. As fibras do tipo C são as mais finas e são amielínicas, com fibras somáticas, viscerais e fibras pós-ganglionares autonômicas.

As fibras são agrupadas em fascículos, e estes são rodeados de vasos sanguíneos e tecido conectivo para formar o nervo. Existem três camadas de tecido conectivo, a mais interna é o endoneuro. O endoneuro reveste os axônios e as células de Schwann e são resistentes à lesão por estiramento. Essa camada é composta principalmente de fibras de colágeno tipos 1 e 2, e também de fibras do tipo 4. A camada intermediária é o perineuro, mantém as fibras nervosas agrupadas dentro de cada fascículo, preservando a barreira neural e fisiológica do meio-ambiente neural. O perineuro é composto de camadas múltiplas concêntricas de células do tipo epitelial, entremeadas em camada circunferencial de tecido conectivo com fibras colágenas e de elastina. A camada mais externa é o epineuro, provê suporte estrutural aos fascículos, protege contra compressão e está em grande quantidade em locais onde os nervos cruzam articulações (Figura 31.1). O epineuro é formado por tecido conectivo denso e irregular, composto de fibras colágenas e de elastina.[3-5]

Os casos de *entrapments* neurais têm alta incidência e variedade de apresentações, porém são subdiagnosticados. Para possibilitar aos pacientes um diagnóstico mais precoce e com maior acurácia e um plano de tratamento adequado, deve-se saber detalhadamente a anatomia topográfica, correlacionar com as manifestações clínicas e com os exames específicos como estudos eletrofisiológicos e a ultrassonografia neuromuscular.

Este é o objetivo deste capítulo: possibilitar o conhecimento desta patologia relacionada a diferentes síndromes dolorosas da nossa prática diária.

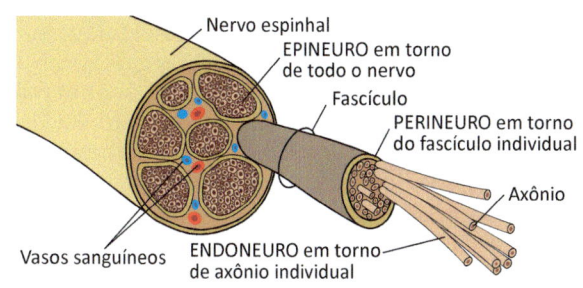

FIGURA 31.1 – Revestimento neural.

Fonte: Desenvolvida pela autoria do capítulo.

Fisiopatologia

Os *entrapments* neurais podem decorrer de compressões em túneis fibrosos ou fibro-ósseos, como consequência de efeito de massa por gânglios neurais adjacentes e também resultar de anormalidades biomecânicas como hipermobilidade e tração ou relacionados a movimentos repetitivos que surgem durante atividades esportivas ou laborais.

O nervo pode sofrer danos advindos de compressão direta do nervo ou do prejuízo no aporte sanguíneo neural. Estudos realizados em coelhos demonstraram que aumentos de 20 mmHg na pressão ao redor do nervo tibial provoca estase venosa e edema extraneural subsequente. Entre 60 e 80 mmHg, ocorre redução importante no fluxo capilar e arterial. Com pressões acima de 80 mmHg, o fluxo sanguíneo intraneural é interrompido, e o nervo sofre isquemia intensa.[6] A interrupção do fluxo também ocorre quando um nervo sofre um estiramento maior do que 8% do seu comprimento.[7] Após a interrupção do fluxo sanguíneo neural, instala-se um processo gradativo de fibrose neural, piorando o edema endoneural, causando maior compressão. Essa pressão mantém-se em virtude de barreira exercida pelo perineuro, ocasionando uma síndrome compartimental no nervo. A hipóxia resultante gera inflamação, fibrose, desmielinização e, por fim, degeneração axonal (Figura 31.2).

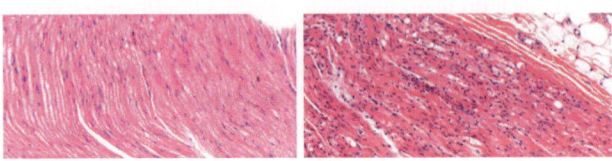

FIGURA 31.2 – Corte histológico de nervo normal à esquerda e após degeneração walleriana à direita.

Fonte: Acervo da autoria do capítulo.

Um estudo histológico e imuno-histoquímico do nervo mediano na síndrome do túnel do carpo, mostrou que nos *entrapments* é comum o achado de fibrose do tecido conectivo subsinovial, que é composto por fibras de colágeno laminadas. Também foi descrito um aumento de TGF beta nos fibroblastos e aumento de fibras colágenas tipo 3.[8]

A resposta imune tem papel principal no estabelecimento da dor neuropática crônica após a lesão de um nervo periférico. Os mastócitos aumentam em quantidade logo após a lesão e liberam mediadores inflamatórios como citocinas, proteases e histamina. Os macrófagos aumentam em quantidade, recrutados por neutrófilos. Os macrófagos e as células de Schwann desempenham importante papel na cronificação da neuropatia, por meio da liberação de mediadores que modulam a atividade neuronal para responder e adaptar-se àquela lesão ocorrida.[9]

A imagem de um nervo no escaneamento ultrassonográfico no eixo axial (*cross-sectional*) é descrita com uma aparência de favo de mel em virtude do epineuro hiperecóico e dos fascículos hipoecóicos do perineuro. No eixo sagital, é visto como faixas paralelas de epineuro e perineuro. Diferentemente da imagem de músculos e tendões, a imagem dos nervos é caracterizada por apresentar menor anisotropia.

A primeira descrição ultrassonográfica de nervos periféricos foi em 1988, por Fornage. Em 1991, Buchberger et al. foram os primeiros a demonstrar a acurácia no uso da ultrassonografia neuromuscular para diagnóstico de patologias neurais, quando a utilizaram para diagnóstico da síndrome do túnel do carpo.[10,11]

Os nervos que sofrem *entrapment* podem apresentar, na visualização com ultrassom, um aumento de espessura próximo ao local de compressão, podendo ser resultado do edema e inflamação (Figuras 31.3 e 31.4).[12] Deve-se realizar escaneamento neural proximal e distalmente à região de compressão para encontrar o ponto máximo do aumento de espessura. Outros achados de imagem desses nervos podem ser: a presença de hipoecogenicidade (perda da imagem em favo de mel), menor mobilidade neural (principalmente com movimentos articulares), estar em locais anatômicos diferentes do habitual (principalmente na presença de cirurgias ou traumas), e aumento da vascularização intraneural ao Doppler.[13]

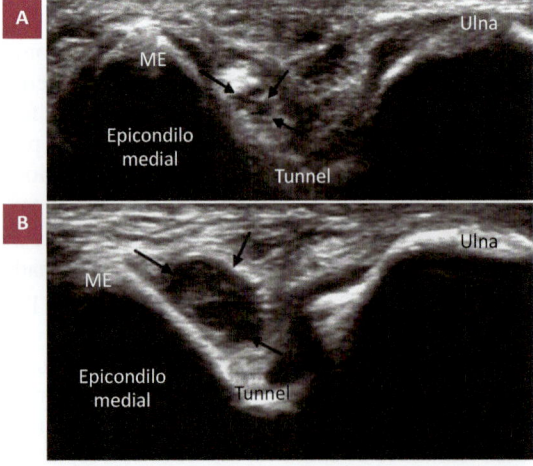

FIGURA 31.3 – (A) Nervo ulnar com área normal na região do túnel cubital e hipercogênico. (B) Nervo ulnar com aumento de área no corte axial e hipoecoico, indicando edema neural (neuropatia compressiva ulnar).

Fonte: Acervo da autoria do capítulo.

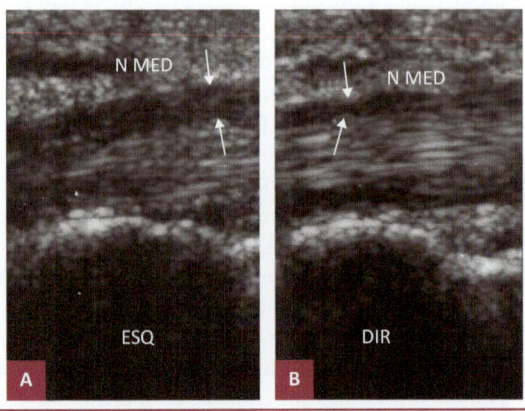

FIGURA 31.4 – Nervo mediano. (A) Imagem normal. (B) Nervo com espessamento no corte longitudinal e hipoecogênico.

Fonte: Acervo da autoria do capítulo.

Deve-se realizar um escaneamento ao redor do local de *entrapment* para pesquisar as possíveis causas do quadro, como a presença de tumorações, neuromas traumáticos, schwanomas, hamartomas lipofibromatosos, cistos gangliônicos, abcessos e tofos gotosos compressivos.

No escaneamento com ultrassom, além da localização do nervo, sua forma, ecogenicidade, mobilidade, vascularização e tamanho, também deve ser observada a musculatura ao redor e realizar-se o escaneamento neural de distal para proximal. Quando ocorre denervação crônica muscular, o aspecto ultrassonográfico será de fibras musculares hiperecoicas e atróficas.[14,15] Para se avaliar também o grau de espessamento neural no local de *entrapment*, avalia-se a área neural (Figura 31.5). Os pontos de corte mais utilizados para definir o aumento da área neural no corte axial são: tamanho de área maior que duas vezes acima do valor médio de referência e uma área 1,5 vezes maior que uma porção normal do mesmo nervo.[16]

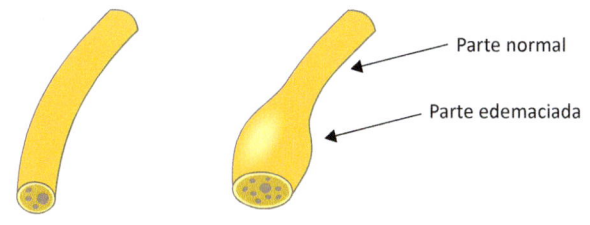

Parte normal

Parte edemaciada

FIGURA 31.5 – *Entrapment* neural.
Fonte: Desenvolvida pela autoria do capítulo.

Quadro clínico

Existem quatro mecanismos que contribuem com a propagação de dor no *entrapment*: a ocorrência de denervação; a atividade ectópica neural; sensibilização periférica; e central.[17]

Isso é explicado pelo mecanismo do *entrapment*, em que a lesão neural provoca danos em vias aferentes, gerando atividades ectópicas no gânglio da raiz dorsal. Os nociceptores também podem ser sensibilizados pelas citocinas inflamatórias liberadas na região do *entrapment*. Essa sensibilização periférica persistente enseja a sensibilização central, causando hiperalgesia na região.[18,19] A degeneração axonal ocorre inicialmente na fase mais aguda do *entrapment*, enquanto na fase crônica já é evidente clinicamente a atrofia muscular. No estágio crônico, ocorrem a desmielinização e diminuição na condução neural.[20]

O paciente geralmente relata dor com características neuropáticas, do tipo em queimação, em pontadas, com sensação de choques ou fisgadas e geralmente associada à dormência e parestesia. Os sintomas são classicamente descritos obedecendo a distribuição anatômica da inervação correspondente, porém dois terços dos pacientes apresentam dor que não se correlaciona com um dermátomo definido. Isso pode ser explicado pela grande sobreposição dos territórios de inervação, além de sintomas originados de estruturas pro-

fundas (miótomos, esclerótomos), que não coincidem com os dermátomos superficiais. Esses mecanismos, no entanto, não explicam a ampla distribuição da dor frequentemente relatada. Pacientes com síndrome do túnel do carpo podem reportar dor em toda a mão e dor que se distribui até a região mais proximal do braço. Acredita-se que mecanismos inflamatórios e imunológicos podem explicar essa distribuição extraterritorial dos sintomas. A reação neuroinflamatória que ocorre no gânglio da raiz dorsal, além da ativação de células gliais e dos centros encefálicos de dor, parece estar envolvida na ampla disseminação territorial dos sintomas. Como exemplo, a resposta imune e inflamatória pode se disseminar para o gânglio da raiz dorsal contralateral e promover a dor em espelho. Especula-se que os sintomas da síndrome do túnel do carpo bilateral desapareçem, com frequência, após a abordagem cirúrgica unilateral por este motivo. Assim, sintomas que não obedecem claramente a distribuição do território de inervação do nervo acometido não devem excluir a possibilidade de um *entrapment* neural.[21]

Na história, é comum piora dos sintomas à noite quando o membro fica na mesma posição por um período prolongado. Inicialmente, a dor pode ser intermitente, mas com o tempo se torna constante e intensa, podendo ser descrita como lancinante. É frequente o relato de melhora temporária da dor com a mudança de posição ou o ato de chacoalhar o membro. Sintomas concomitantes como dor lombar associada a sintomas no membro inferior ou dor cervical associada a sintomas no membro superior podem ser uma dica para o diagnóstico.[22] Além disso, deve-se ter em mente que uma lesão pode predispor a outra a jusante da primeira ou pode existir uma patologia extraneural em múltiplos locais, favorecendo o fenômeno denominado *double crush*.[23]

No quadro clínico do paciente com *entrapment* de nervos puramente sensitivos ocorrerão hiperalgesia e alodínea em virtude do aumento da excitabilidade neural. Nos pacientes com *entrapment* de nervos sensitivos e motores, ocorrem diminuição na funcionalidade da extremidade correspondente e hipersensibilidade da região, o que provoca cinesiofobia (medo do movimento).

Durante a consulta médica do paciente com suspeita de *entrapment* neural, deve-se realizar uma série de questionamentos para melhor elucidação diagnóstica:[22]

1. Qual o local da sua dor (local inicial e irradiação)?
2. Onde e quando começou a sua dor?
3. Quais os fatores de piora? Quais os fatores de melhora?
4. Existe alguma fraqueza ou alteração na sensibilidade?
5. Existe alguma alteração na aparência ou função do membro acometido?
6. Alguma história de traumas antigos ou recentes?
7. Alguma história de condições médicas que aumentam chance de dano neural (ganho de peso recente, gravidez, diabetes, doenças tireoidianas, malignidades, imunodepressão)?
8. Ocorre algum movimento repetitivo no seu trabalho ou na prática de *hobbies*?

O exame físico deve focar na procura por distúrbios neurológicos por meio do exame clínico padrão avaliando sensibilidade, força muscular e reflexos. No entanto, algumas vezes o exame pode não apresentar anormalidades, pois é centrado nas fibras largas e mielinizadas que constituem apenas 20% de um nervo periférico. A relevância clínica desses testes surgiu de experimentos animais demonstrando que lesões neurais ocasionam a degeneração predominante dessas fibras, enquanto a condução de fibras não mielinizadas parece ser resistente à compressão neural aguda. Porém, estudos recentes avaliando compressões leves e progressivas, semelhantes ao quadro de neuropatia por *entrapment*, sugerem uma degeneração preferencial de fibras finas. Além disso, essa precoce degeneração de fibras finas é mostrada em biópsias pela diminuição da densidade de inervação da pele e também pela alteração no limiar térmico. Esses achados precedem as alterações das fibras largas mielinizadas, o que mostra que buscar somente por alterações dessas estruturas pode não ser suficiente para a avaliação diagnóstica da neuropatia por *entrapment*. A função das fibras finas sensoriais pode ser avaliada pelo teste sensitivo-quantitativo que avalia a resposta à percepção de um estímulo externo. A sensibilidade mecânica é avaliada por filamentos que produzem pressão graduada (filamentos de Von Frey), por agulhas e vibrômetro eletrônico, e a sensibilidade térmica é medida pelo efeito termoelétrico com aparelhos.[21]

A história e exame clínico são importantes para o diagnóstico de uma neuropatia por *entrapment*, porém é recomendada uma avaliação básica para excluir a possibilidade de uma neuropatia periférica. O primeiro passo é a solicitação de exames laboratoriais para avaliar a função tireoidiana, os níveis glicêmicos, os níveis séricos de vitamina B12 e folato. Exames de imagem como ressonância magnética (RM), ultrassonografia e os estudos de condução neural podem ser uma ferramenta importante na elucidação diagnóstica, mas não substituem a história e o adequado exame físico.

Os exames diagnósticos que podem complementar a investigação do quadro de *entrapment* neural são: os bloqueios neurais (com papel de diagnóstico e ao mesmo tempo terapêuticos); a eletroneuromiografia (achado de presença de ondas positivas agudas, denervação de musculatura distal, fibrilação e recrutamento precoce de unidades motoras); os estudos de condução neural (para localizar e caracterizar a natureza da lesão neural, podem evidenciar redução na velocidade de condução ou bloqueio na condução, avaliam somente fibras mielinizadas grossas); a ultrassonografia neuromuscular; RNM (para diferenciação entre tecidos moles, tecido perineural e ossos). Nos casos agudos, pode-se ver sinal hiperintenso no músculo denervado e, nos casos crônicos, infiltração gordurosa e atrofia muscular. Atualmente, a associação da neurografia à ressonância (Figura 31.6) permite dar ênfase na resolução da estrutura neural, pois contrasta a imagem em T2.[24]

O aumento da intensidade do sinal em T2 é um sinal de degeneração axonal e de bainha nervosa que resultam em edema endoneural e perineural. Outro sinal de alteração é o padrão fascicular não uniforme, sendo bem definido em nervos mais largos como o ciático, porém pobremente visualizado em nervos distais pequenos. Na fase crônica, ocorre atrofia com degeneração gordurosa irreversível, que pode ser visualizada na sequência ponderada em T1.[25]

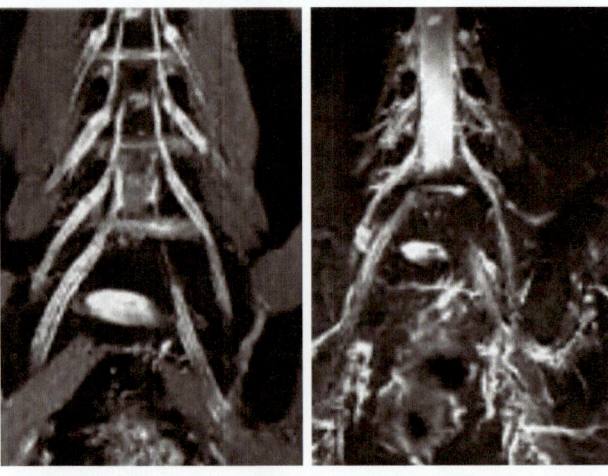

FIGURA 31.6 – Neurografia associada à ressonância.
Fonte: Acervo da autoria do capítulo.

Tratamento

Tratamento farmacológico

As recomendações para o tratamento farmacológico se amparam em evidências para o tratamento da dor neuropática, existindo poucos artigos com enfoque em condições dolorosas neuropáticas específicas. Assim, não há evidências de fármacos em particular para condições individuais.

Os antidepressivos tricíclicos, antidepressivos inibidores seletivos da receptação de noradrenalina e serotonina e os anticonvulsivantes inibidores dos canais de cálcio apresentam forte grau de recomendação sendo propostos como fármacos de 1ª linha. Entre os antidepressivos tricíclicos avaliados, o principal foi a amitriptilina com dose variando entre 25 e 150 mg/dia, sem evidência de efeito dose-resposta, e NNT combinado de 3,5. A duloxetina (20 a 120 mg/dia) e venlafaxina (150 a 225 mg/dia) apresentaram NNT combinado de 6,4. A pregabalina mostrou efeito dose-resposta com melhor resultado com 600 mg/dia comparada à dose de 300 mg/dia. Já a gabapentina é administrada em doses entre 900 mg e 3.600 mg/dia sem efeito dose-resposta. O NNT combinado é 7,7 e 6,3 respectivamente.[26]

Tramadol, *patches* de lidocaína e de capsaicina em altas concentrações são considerados fármacos de 2ª linha. O tratamento tópico pressupõe uma neuropatia periférica de localização conhecida. Em circunstâncias selecionadas como no tratamento de pacientes idosos, nos quais os efeitos colaterais das medicações propostas podem ser desvantajosos, a lidocaína tópica pode assumir um papel importante entre os fármacos de 1ª linha.

Os opioides fortes (particularmente oxicodona e morfina) e a toxina botulínica (necessária localização presumida da neuropatia) apresentam fraco grau de recomendação, sendo considerados fármacos de 3ª linha. Além disso, a prescrição de opioide forte exige controle rigoroso principalmente se forem usadas altas doses.

Tapentadol, outros anticonvulsivantes, clonidina tópica, creme de capsaicina, antagonistas dos receptores NMDA, antidepressivos inibidores seletivos da recaptação de serotonina e terapias combinadas apresentam resultados inconclusivos. A combinação pregabalina/gabapentina e antidepressivos tricíclicos/duais deve ser considerada para os pacientes que não respondem à monoterapia em vez de proceder ao aumento de doses.[26]

Tratamento intervencionista

As infiltrações guiadas por referências anatômicas não são indicadas, pois podem ensejar lesão neural ou injeção da medicação em local distante do ideal. Por isso, a ultrassonografia tem papel fundamental, tanto para o diagnóstico e escaneamento neural como para o tratamento dessa patologia.[27]

■ Hidrodissecção

É uma técnica utilizada para o tratamento de *entrapments* neurais, por meio da realização de infiltrações com grandes quantidades de volume, com solução de anestésico local, salina, ou fluido com dextrose. Esse volume é injetado na região perineural, na tentativa de romper e desfazer as traves fibrosas e aderências teciduais que podem estar relacionadas ao *entrapment*. Também conhecida como "hidroneurólise", a hidrodissecção pode ser mais útil em locais onde exista tecido cicatricial, como em *entrapments* pós-traumas ou pós-operatórios.[28,29]

A utilização de dextrose a 5% em um estudo *in vitro* mostrou que a sua utilização em baixas concentrações poderia modular os impulsos nociceptivos mediante inibição do receptor vaniloide.[30,31]

Para a realização dessa terapêutica, o nervo lesionado deve ser identificado com auxílio de ultrassom. A palpação do local da lesão é usualmente dolorosa e reproduz a dor do paciente. Um escaneamento dinâmico com ultrassom mostra perda relativa de movimento do nervo afetado em relação às estruturas adjacentes. A técnica em plano é a mais utilizada, sendo também a mais segura. Nela, tanto a agulha como o probe são colocados perpendicularmente ao eixo longo do nervo. Os tecidos abaixo e acima do nervo são hidrodissecados. No início do procedimento, a agulha é posicionada inferiormente ao nervo, com o seu bisel voltado para cima, com o intuito de abrir os tecidos moles adjacentes com a pressão da solução injetada. O mesmo processo é então repetido na parte superior do nervo, dessa vez com o bisel voltado para baixo. É importante lembrar que o princípio da hidrodissecção é que o fluido injetado, e não a agulha, é o agente da separação tecidual.

Em geral, utilizam-se soluções com grandes volumes de solução fisiológica 0,9% e pequenos volumes de corticosteroides e anestésicos locais. Os corticosteroides suprimem as citocinas pró-inflamatórias, atuando no cenário do *entrapment* por meio da redução do edema e da inflamação. Também auxiliam no controle da dor, não atuando com muita eficácia na melhora de sintomas como parestesias.[32] A dextrose 5% também pode ser utilizada. Um estudo comparando à injeção de 5 mL de dextrose 5% com 5 mL de salina para tratamento de síndrome do túnel do carpo demonstrou melhora significativa nos pacientes do grupo da dextrose.

O risco de lesão neural durante a realização do procedimento existe e não deve ser minimizado, apesar de ser raro em função da arquitetura polifascicular do nervo periférico. Deve-se evitar contato direto com o nervo, e a hidrodissecção sem o uso de anestésico local pode ser mais segura. Essa técnica requer habilidade avançada e não deve ser realizada por iniciantes.[33]

Regras para hidrodissecção:
1. Utilizar o ultrassom (realizar o procedimento guiado por imagem);
2. Escanear todo o trajeto do nervo (para detectar um ou mais pontos de compressão neural);
3. Doppler (para visualização da relação de nervos com suas veias e artérias);
4. Realizar no eixo axial (estabelecer a área neural);
5. Técnica de entrada da agulha em plano com a imagem do ultrassom (minimizando possíveis traumas ao nervo).

■ Radiofrequência pulsada (RFP)

Essa é a modalidade de radiofrequência utilizada para nervos periféricos, pois não lesiona a bainha de mielina. Pode ser realizada na sequência da identificação do nervo-alvo após bloqueio diagnóstico, com prévia seleção criteriosa dos pacientes. Na RFP, a temperatura tecidual não ultrapassa 42 ºC, evitando dano tecidual irreversível, pois os pulsos são alternados (Figura 31.7).[34] A RFP auxilia no controle e modulação da transmissão dolorosa por meio de alguns mecanismos, ainda não muito bem elucidados. A lesão da RFP provoca depressão prolongada da transmissão sináptica, inibindo os estímulos dolorosos ao sistema nervoso central (SNC). Aumenta a expressão de c-fos, ativando a inibição da via de dor. Diminui a atividade da micróglia, que expressa citocinas inflamatórias.[35]

A radiofrequência convencional (ou térmica) não é recomendada para realização em nervos periféricos, pois a coagulação das proteínas pode provocar anestesia dolorosa e formação de neuroma.

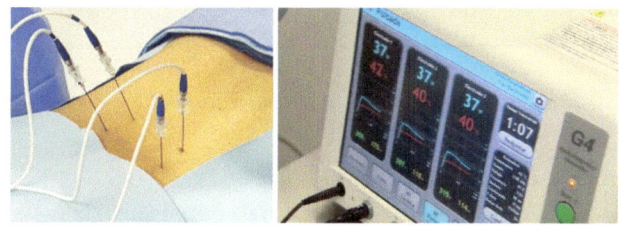

FIGURA 31.7 – Agulhas e aparelho para realização de RFP.

Fonte: Acervo da autoria do capítulo.

■ Neuromodulação

É um tratamento que visa modular as transmissões de sinais neurais, desde as vias periféricas até o SNC, com o objetivo de reduzir e/ou inibir os sinais dolorosos. Pode ser indicado em casos de dor neuropática intensa e refratária às medicações, à fisioterapia e aos tratamentos intervencionistas menos invasivos. Sempre é um desafio identificar o momento certo da sua indicação e a escolha do material a ser utilizado, existem diversos algoritmos disponíveis na literatura.

A estimulação medular (Figura 31.8) consiste na colocação de eletrodos no espaço peridural posterior, em contato com os cornos dorsais da medula. Podem ser percutâneos ou colocados por meio de laminotomia cirúrgica. A localização da dor determina o local de colocação dos eletrodos; são colocados na região cervical quando dores em membros superiores; na região torácica para dores lombares e de membros inferiores. Deve-se realizar um teste antes da colocação definitiva dos eletrodos no paciente. Após a colocação, o estímulo é gerado por ajustes feitos na intensidade, frequência e amplitude do pulso. O alívio da dor ocorre mediante estímulo de fibras de condução rápida A-beta, inibindo o sinal de fibras A-delta e C. Atualmente, existem diversos equipamentos disponíveis no mercado, com diferentes padrões de estimulação (alta frequência, *burst*) e também eletrodos *wireless* (sem necessidade de implantar o gerador).

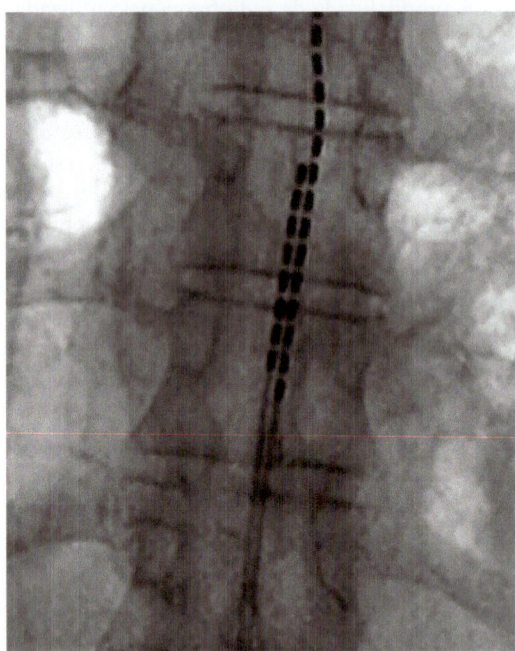

FIGURA 31.8 – Eletrodo de estimulação medular.
Fonte: Acervo da autoria do capítulo.

A estimulação dos gânglios de raiz dorsal também pode ser utilizada no contexto de *entrapment* neural. Consiste na colocação de eletrodos na região transforaminal, para estímulo do gânglio de raiz dorsal, conseguindo maior especificidade em relação ao local de dor. Estudos mostraram efetividade no tratamento de neuropatias ilioinguinais, pós-herpéticas, neuropatias em pé, entre outras.[36]

A estimulação de nervos periféricos é indicada quando a dor é específica da distribuição de um nervo. Consiste na colocação de eletrodos (Figura 31.9) de estimulação ao longo do trajeto de um nervo. Em alguns locais, a anatomia não é favorável para a sua colocação, como em locais de articulações. Para a sua colocação, faz-se uso do ultrassom. Falta evidência de qualidade na literatura em virtude da escassez de estudos controlados randomizados. A maioria dos estudos com nível de evidência moderada envolve sua recomendação para o tratamento de neuralgias occipitais, neuralgias trigeminais, cistite intersticial, dor pós-amputação, dor lombar, dor abdominal, neuralgia ilioinguinal, genitofemoral, dor pélvica.[37]

O mecanismo pelo qual o eletrodo de estimulação periférica alivia a dor é desconhecido, mas baseia-se na modulação do potencial transmembrana, causando despolarização ou hiperpolarização neuronal, induz a liberação de citocinas relacionadas com a via inibitória descendente, e recruta fibras axonais largas e mielinizadas primariamente.[38]

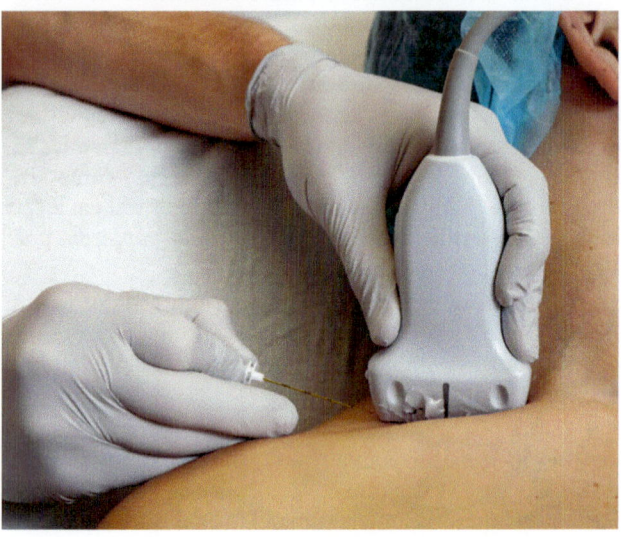

FIGURA 31.9 – Colocação de eletrodo de nervo periférico guiado por ultrassom.
Fonte: Acervo da autoria do capítulo.

Tratamentos multidisciplinares (fisioterapia; acupuntura)

O tratamento não farmacológico tem sido usado para abordagem da dor neuropática ao longo do tempo com massagens, manipulação, acupuntura, entre outros.[22]

A disfunção muscular e fascial, na conhecida síndrome miofascial, comumente encontra-se associada à dor neuropática. Infelizmente é uma condição pouco reconhecida e tratada. Além disso, a própria disfunção miofascial pode ensejar a compressão de estruturas próximas, incluindo nervos periféricos, o que resulta em dor irradiada e disestesia.

Seu reconhecimento e tratamento por meio da manipulação manual e por injeções podem ser vantajosos e relacionarem-se à menor necessidade de analgésicos e de procedimentos invasivos.

A educação do paciente em relação a hábitos posturais, ergonomia e atividades diárias é fundamental, pois muitas neuropatias por *entrapment* estão relacionadas a lesões por esforço repetitivo e alterações posturais.

A mobilização neural por meio de exercícios ativos e passivos melhora o movimento de nervos periféricos em relação ao tecido circundante. De forma similar, a manipulação articular pode melhorar a função da articulação e diminuir o estresse em estruturas miofasciais vizinhas.

A eletroacupuntura tem demonstrado superioridade em relação à acupuntura tradicional no tratamento de lesões em alguns nervos. Mais estudos ainda precisam ser realizados para maior entendimento do papel de tais técnicas.

A abordagem multidisciplinar da neuropatia por *entrapment* está relacionada à maior chance de cura em estágios precoces e à menor necessidade de procedimentos invasivos.

Neuropatias por *entrapment syndrome*

Neuropatia do nervo occipital maior (neuralgia occipital)

A ocorrência de lesões ou compressões desse nervo podem estar relacionadas às cefaleias cervicogênicas, também conhecida como "síndrome de dor occipital".

O nervo occipital maior origina-se de fibras do ramo dorsal primário de C2 e algumas fibras de C3. Realiza a inervação do couro cabeludo posterior, desde a região suboccipital até região do vértex cefálico. Após sua origem, ele cursa cefalicamente, medial à porção lateral da articulação atlantoaxial e da artéria vertebral e profundamente ao músculo oblíquo inferior. Depois, ele ascende sobre a superfície do músculo *rectus capitis* e atravessa o *semiespinalis*, para perfurar a fáscia formada pela aponeurose do esternocleidomastóideo e trapézio na sua região de inserção no osso occipital (Figura 31.10).

As cefaleias crônicas afetam grande número de pacientes no mundo todo e é uma das principais causas de morbidade, causando absenteísmo no trabalho, grandes gastos para a saúde e prejuízo na qualidade de vida desses pacientes.

O *entrapment* desse nervo pode ocorrer ao longo de diversas regiões do seu percurso. Um estudo de 2010 mostrou, mediante dissecções em cadáveres, que existem seis principais locais de compressão: o local mais proximal é o ponto de intersecção entre o oblíquo *capitis* inferior e o *semiespinalis capitis*.[39,40] O oblíquo *capitis* inferior origina-se no áxis de C2 e cursa de forma oblíqua, lateral e cranial para inserir-se no processo transverso de C1. Sua principal função é a rotação da cabeça e da articulação atlantoaxial. Durante a flexão cervical, ocorre estiramento do nervo na direção vertical, enquanto a extensão cervical permite o relaxamento do nervo na direção horizontal. Durante esses movimentos, o músculo oblíquo *capitis* inferior é imóvel, permitindo que o nervo estire e relaxe.

O nervo occipital maior tem uma trajetória típica de "gancho em J" ao redor do oblíquo *capitis* inferior em direção vertical para alcançar e perfurar o *semiespinalis* (extensor da cabeça). O nervo pode ser comprimido entre os dois músculos principalmente durante movimentos bruscos de flexão-extensão da cabeça no eixo vertical.

Uma das atividades que podem favorecer microtraumas nesse nervo é realizar atividades/trabalhos com o pescoço em hiperextensão por longos períodos (pintar paredes, permanecer olhando para telas de computador em locais mais altos). Outras causas da neuralgia occipital são: estresse físico no nervo; contrações cervicais repetitivas; e existência de tumores como osteocondromas ou metástases. A causa mais frequente é *entrapment* do nervo pelos músculos da região posterior cervical e do couro cabeludo. As regiões principais em que é possível ocorrer o *entrapment* são: 1) na região em que o nervo emerge do DRG de C2 entre o atlas e o áxis; 2) entre o oblíquo inferior e o *semiespinalis*; 3) onde o nervo atravessa o *semiespinalis*; 4) onde o nervo emerge da aponeurose do trapézio.

A neuralgia occipital caracteriza-se por dor unilateral ou bilateral, paroxística na base do crânio, com episódios de parestesias e dor em choque no dermátomo correspondente à inervação do occipital maior. A dor pode iniciar ou piorar ao se realizar a rotação com flexão lateral da coluna cervical e ao se realizar a palpação do nervo. O paciente pode cursar com disestesias na região. Ao exame físico, a dor pode ser reproduzida pela palpação da região dos occipitais, o sinal de Tinel pode ser positivo na região, a realização de extensão com rotação da cabeça e cervical pode aumentar a dor, o exame neurológico geralmente é normal. Pacientes com sintomas de início súbito devem ser submetidos a exames de imagem, de escolha a RNM de crânio e cervical.

O bloqueio do nervo auxilia no diagnóstico e também possibilita aliviar os sintomas do *entrapment*. Pode ser realizada RFP, crioneurólise e eletrodo de estimulação periférica nos casos de neuropatia crônica e refratária ao tratamento conservador.

Descrição do procedimento (Figuras 31.11 e 31.12): paciente é colocado sentado ou deitado e realiza-se uma flexão anterior da cervical, apoiando-se a região frontal da cabeça. Os pontos anatômicos para palpação são a protuberância occipital, a linha nucal superior, a artéria occipital, o processo mastóideo. O nervo occipital maior localiza-se no terço da distância entre a protuberância occipital e o processo mastóideo. Palpa-se a artéria occipital na altura da linha nucal superior e insere-se a agulha medialmente à artéria, no sentido perpendicular, até que ela encoste na parte óssea. O bloqueio guiado por ultrassom é realizado colocando-se o probe linear horizontalmente na linha nucal, procura-se a imagem do processo bífido de C2 e sua sombra acústica. Então, realiza-se um oblíquo com o probe, para que fique paralelo ao músculo oblíquo inferior, e o nervo poderá ser observado na fáscia entre esse músculo e o *semiespinalis*. Complicações: proximidade com artéria vertebral; medula e artéria occipital; alopecia na região; despigmentação; atrofia cutânea.

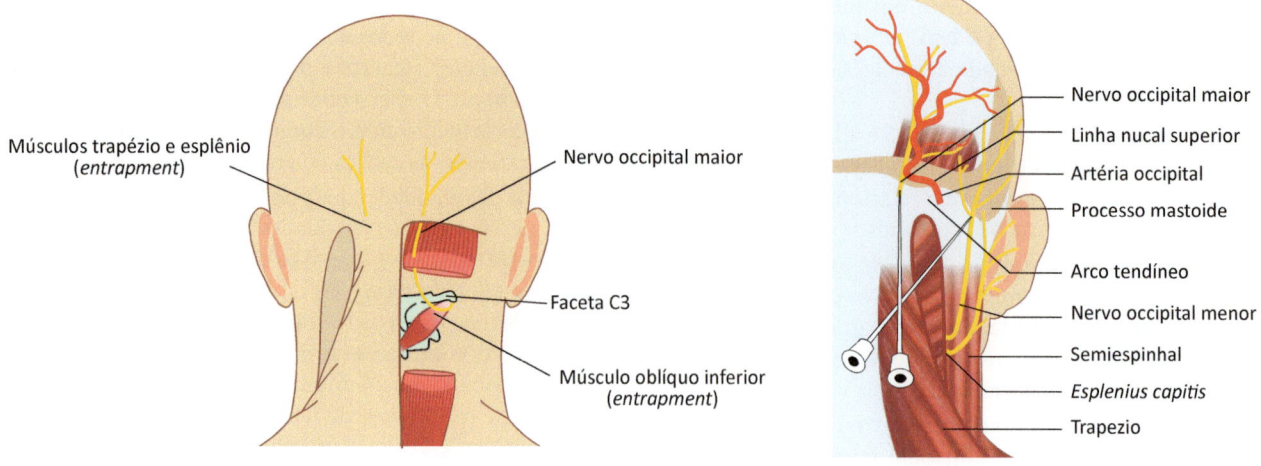

FIGURA 31.10 – Anatomia do nervo occipital maior.

Fonte: Desenvolvida pela autoria do capítulo.

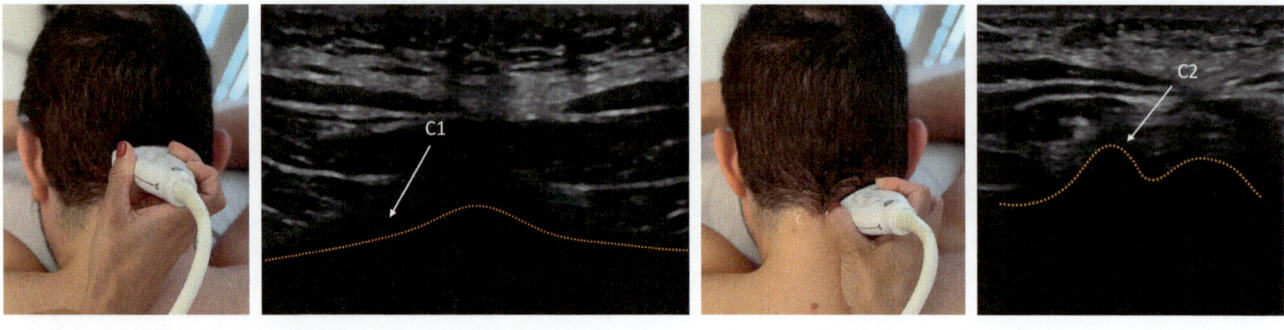

FIGURA 31.11 – Escaneamento guiado por ultrassom para bloqueio do nervo occipital maior.

Fonte: Acervo da autoria do capítulo.

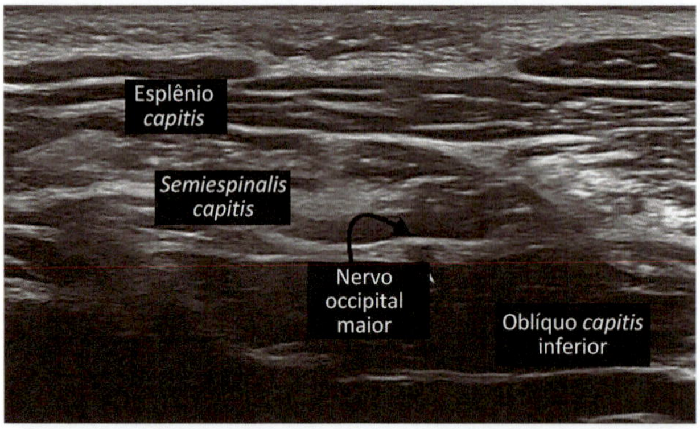

FIGURA 31.12 – Escaneamento guiado por ultrassom para bloqueio do nervo occipital maior.

Fonte: Acervo da autoria do capítulo.

Neuropatia do nervo pudendo

O nervo pudendo tem fibras sensitivas, motoras e autonômicas, podendo ser comprimido em diversos pontos ao longo do seu trajeto. As fibras sensitivas inervam pênis, saco escrotal, clitóris, lábios maiores; e as fibras motoras inervam o períneo e a musculatura do assoalho pélvico. O nervo origina-se do plexo sacral e é formado pelas raízes ventrais de S2-S4. Após deixar o forame sacral, os nervos juntam-se na face ventral do piriforme e formam o nervo pudendo, entre o piriforme e o músculo isquiococcígeo, percorre a região glútea ao lado da artéria pudenda interna e atravessa o forame isquiático maior (Figura 31.13). Na altura da espinha isquiática, o feixe neurovascular do pudendo encontra-se entre os ligamentos sacrotuberoso e sacroespinhoso e segue para o períneo através do canal de Alcock, na região do forame isquiático menor. O canal de Alcock localiza-se na região medial do obturador interno. Nessa região, originam-se os seus três ramos: nervo dorsal do pênis ou clitóris; nervo perineal; e nervo retal inferior. A dor pode ser consequência da inervação de qualquer um desses ramos, podendo estender-se desde a região do períneo até o clitóris. O nervo retal inferior inerva o esfíncter anal externo e a pele perianal. O nervo perineal inerva os músculos bulboesponjoso, isquiocavernoso, levantador do ânus e manda ramos sensitivos para a pele dos lábios maiores e saco escrotal. O nervo dorsal supre a região cutânea do clitóris ou do pênis.

O *entrapment* do pudendo pode ocorrer em qualquer ponto, desde a origem até sua bifurcação. Existem quatro possíveis e principais regiões de *entrapment*: tipo 1 – abaixo do piriforme na região que emerge pelo forame isquiático maior; tipo 2 – entre os ligamentos sacrotuberoso e sacroespinhoso (forma mais comum); tipo 3 – no canal de Alcock; tipo 4 – dos seus ramos terminais na fossa isquioretal.[41]

A suspeita diagnóstica é feita pela clínica do paciente e o bloqueio pode ser realizado tanto para diagnóstico como para tratamento. Pode ocorrer por causas mecânicas (compressão, estiramento, transecção) e não mecânicas (infecção por zóster ou HIV, esclerose múltipla, diabetes *mellitus* e outras).

A maior parte dos casos de *entrapment* do pudendo está relacionada à causa iatrogênica de insulto mecânico, como cirurgias ginecológicas e ortopédicas (histerectomia, colporrafia anterior, parto vaginal, artroscopia/artroplastia de quadril) ou por compressão (permanecer sentado longos períodos do dia, constipação crônica, praticar ciclismo de forma extenuante – pode ensejar microtraumas perineais crônicos, causando fibrose no canal do pudendo).[42,43]

Pacientes geralmente apresentam dor unilateral, que pode piorar com posição sentada por causa da compressão que ocorre entre os ligamentos sacrotuberoso e sacroespinhoso. O paciente apresenta alívio da dor ao se sentar no vaso sanitário. Também pode ensejar dor na região posterior do quadril, glúteos, coxa posterior, coxa medial, dor referida ciática. O paciente pode apresentar parestesia e disfunção no dermátomo correspondente do nervo pudendo como em órgãos genitais, reto, trato urinário. O paciente pode apresentar queixas de disfunção sexual, dispareunia, vulvodínia e impotência masculina, disfunção esfincteriana (disquezia, incontinência fecal ou urinária) e queixar-se de sensação constante da presença de um corpo estranho no ânus, reto, uretra ou vagina. Ao exame físico, os sintomas dependem do local de *entrapment*. Se for na região da espinha isquiática ou ligamento sacroespinhoso, causa dor na região medial do ísquio. Se na região do piriforme, o músculo fica espástico e com maior contratura. Na região do canal de Alcock, aumento da contratura e espasmo do obturador interno.

A incidência do *entrapment* de pudendo não é conhecida, pois costuma ser subdiagnosticada. Alguns estudos na literatura[44,45] reportaram incidência de 1% na população, mais comum em mulheres. Traz grande prejuízo à qualidade de vida e geralmente é subtratado. Os critérios de Nantes auxiliam no diagnóstico: 1) dor no dermátomo correspondente ao nervo pudendo; 2) dor predominantemente na posição sentada; 3) paciente não acorda pela dor durante a noite; 4) não há perda sensitiva no exame clínico; 5) alívio da dor após bloqueio anestésico de pudendo.

Descrição do procedimento (Figura 31.14): o bloqueio guiado por ultrassom alcança maior acurácia, além de permitir a identificação de diversas estruturas relacionadas com o *entrapment* neural. Com o paciente em posição prona, realiza-se escaneamento com probe linear transversalmente sobre a crista ilíaca. Realiza-se um escaneamento caudal e medial, até a região do forame isquiático maior, visualizando-se o ísquio como uma imagem mais profunda e curva. Continua o escaneamento caudal e o ísquio é visto como uma linha reta, correspondendo à região da espinha isquiática. Neste nível, liga-se o Doppler e localiza-se a artéria pudenda interna medialmente na ponta da espinha isquiática. Pode ser vista outra artéria mais lateralmente, acompanhando o ciático, é a artéria glútea inferior. Na região medial da espinha, localizam-se os

ligamentos sacrotuberoso e sacroespinhoso, o nervo pudendo está no plano entre esses ligamentos. Insere-se a agulha em plano, de lateral para medial até que a ponta esteja medialmente à artéria pudenda, no plano entre os ligamentos.

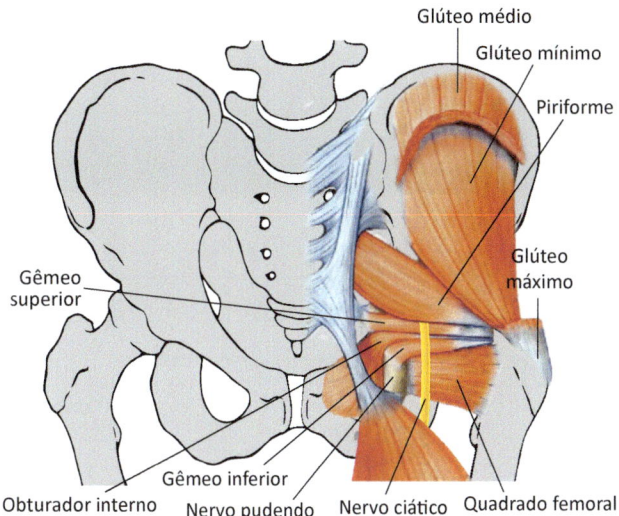

FIGURA 31.13 – Anatomia do nervo pudendo.

Fonte: Desenvolvida pela autoria do capítulo.

Neuropatia do nervo cutâneo anterior do abdômen

É comum a ocorrência de neuralgia dos nervos que inervam a parede abdominal, porém subdiagnosticada. Os ramos anteriores dos nervos intercostais inferiores podem sofrer um *entrapment* ao atravessar o músculo reto abdominal para chegar até a pele. O ramo anterior atravessa o músculo fazendo um trajeto com ângulo acentuado e segue por um túnel fibroso, que abriga o feixe vasculonervoso, situado na borda lateral do reto abdominal. Os fatores de risco mais comuns associados ao *entrapment* são: cirurgia prévia; trauma abdominal; e gravidez. Também pode ser desencadeado por infecções abdominais ou patologias viscerais.[46]

O nervo cutâneo anterior do abdômen origina-se do nervo espinhal torácico. Esse nervo divide-se em ramos ventral e dorsal. O dorsal caminha em direção posterior para inervar as articulações facetárias, músculos posteriores e pele. A divisão anterior é maior e tem trajeto lateral no sulco subcostal ao longo das costelas acompanhando a artéria e veia intercostal. Esse é o nervo intercostal que provê a inervação dos músculos, costelas, pleura parietal, peritônio parietal e pele. O 12º nervo intercostal é chamado de "nervo subcostal". O bloqueio do nervo cutâneo anterior do abdômen envolve os seis últimos nervos intercostais e 1º nervo lombar. O nervo passa em um plano fascial entre os músculos oblíquo interno e transverso onde pode ser facilmente abordado, guiado por ultrassonografia e se direciona anteriormente para o músculo retoabdominal. O ramo anterior perfura a fáscia da parede abdominal na borda lateral do músculo retoabdominal acompanhado da artéria e veia epigástrica para inervar a parede anterior do abdômen[47] (Figura 31.15).

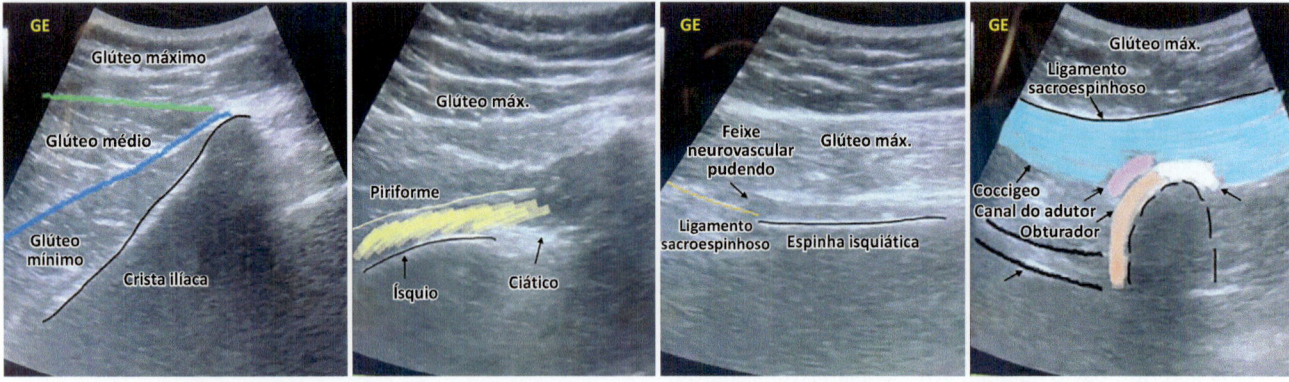

FIGURA 31.14 – Escaneamento guiado por ultrassom para bloqueio do nervo pudendo.

Fonte: Acervo da autoria do capítulo.

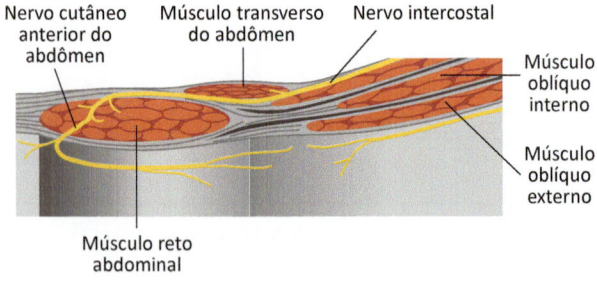

FIGURA 31.15 – Anatomia do nervo cutâneo abdominal anterior (ACNES).

Fonte: Desenvolvida pela autoria do capítulo.

A dor é o principal sintoma, podendo ser intensa, debilitante e apresentar irradiação para a região dos arcos costais correspondente ao nível do dermátomo acometido. A dor piora com tosse e movimentos que recrutem a musculatura abdominal. Podem ocorrer fenômenos pseudoviscerais como distensão abdominal, inchaço, perda de apetite, alteração do hábito intestinal e sintomas como sudorese e tontura. No exame físico, o teste de Carnett é positivo em 88% dos casos. Deve ser feita a palpação do ponto máximo de dor na borda do reto abdominal e deve-se confirmar a localização solicitando-se que o paciente faça a contração da musculatura abdominal. Depois, deve-se interromper a palpação e, logo após, realiza-se a palpação profunda da região. Na presença de *entrapment*, o paciente relatará dor nas duas fases do exame. Se o quadro corresponder à dor visceral, surgirá dor somente na primeira fase do exame. A sensibilidade local pode estar alterada, com a presença de hipoestesia, hiperestesia, hiperalgesia ou mudança de percepção ao frio.

Os exames de imagem não identificam o acometimento neurológico, porém devem ser realizados para excluir outras patologias. O tratamento segue o panorama apresentando neste capítulo. A infiltração do nervo cutâneo anterior do abdômen guiada por ultrassom tem papel importante no tratamento e diagnóstico.

Descrição do procedimento: para realizar este bloqueio, o paciente deve estar em posição supina e é importante iden-tificar o ponto principal de dor mediante palpação. O procedimento deve ser realizado com técnica asséptica e guiado por ultrassom, utilizando-se o probe linear. O probe do ultrassom deve ser posicionado no plano transverso sob o ponto doloroso. A pele, o tecido subcutâneo e o músculo reto abdominal devem ser identificados na imagem. Nem sempre o nervo é visualizado com facilidade e o uso do Doppler colorido pode ajudar a identificar a artéria que acompanha o nervo na borda lateral do músculo. Assim, a agulha deve ser inserida em plano, de medial para lateral, aproximando-se a ponta da agulha da localização do nervo, local em que deve ser realizada a injeção da solução desejada para a sua hidrodissecção (Figuras 31.16 e 31.17).

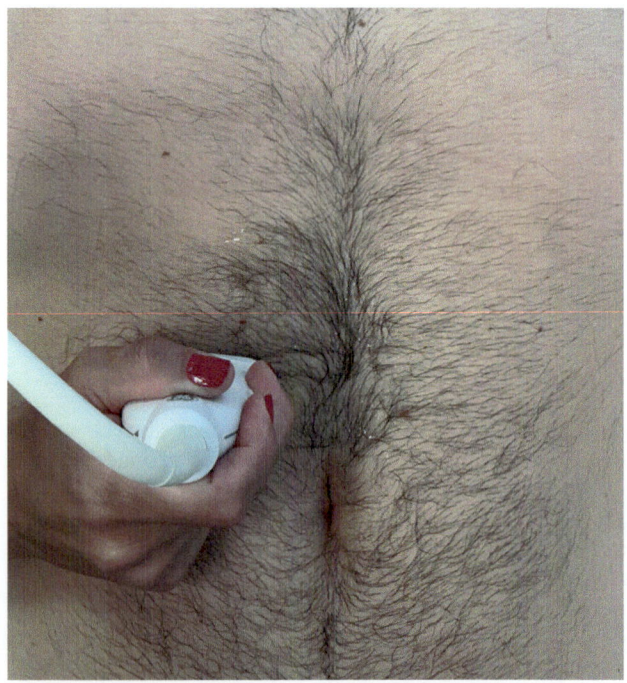

FIGURA 31.16 – Posição do ultrassom para realização da infiltração do ACNES.

Fonte: Acervo da autoria do capítulo.

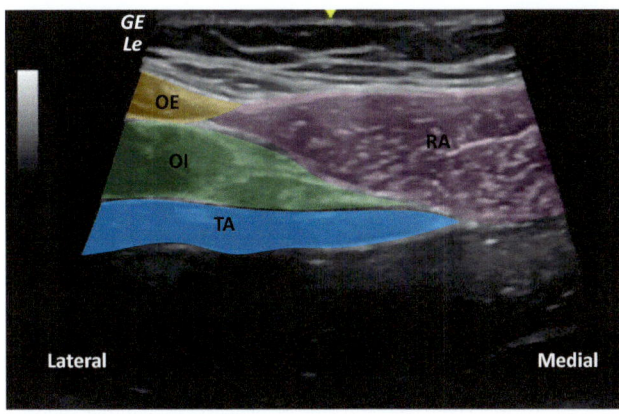

FIGURA 31.17 – Imagem de ultrassom para bloqueio do ACNES.

Fonte: Acervo da autoria do capítulo.

Neuropatia do mediano – síndrome do túnel do carpo

A síndrome do túnel do carpo é a neuropatia por *entrapment* mais comum nos membros superiores. Ocorre como resultado de uma compressão do nervo mediano no punho em razão do confinamento no espaço do túnel carpal que restringe o movimento dos tecidos. Dessa forma, aumentos de pressão externa ou interna resultam em impacto neurológico com dormência e formigamento ao longo da distribuição desse nervo.[48]

O mediano é um dos dois maiores nervos dos membros superiores e origina-se na fossa axilar com duas raízes, uma medial (C8-T1) e outra lateral (C5-C7). Essas raízes forma uma estrutura em forma de "garfo", que envolvem a artéria axilar. No braço, esse nervo acompanha a artéria braquial passando medialmente ao sulco bicipital para então percorrer distalmente a fossa cubital, abaixo da aponeurose do músculo bíceps braquial. A partir da fossa cubital, ele cursa entre as duas cabeças do músculo pronador redondo, posicionando-se entre o flexor profundo dos dedos e o superficial. No terço distal do antebraço, o nervo mediano se superficializa, sendo recoberto anteriormente pela fáscia do antebraço e pelo tendão do músculo palmar longo. Lateralmente a ele, encontramos o tendão do flexor radial do carpo, e o tendão do músculo flexor longo do polegar. Atravessando o túnel do carpo, o nervo encontra-se anterior e medialmente ao tendão do flexor longo do polegar e sua bainha. O túnel do carpo é margeado dorsalmente pelo ligamento transverso do carpo e ventralmente pelos ossos do carpo (Figura 31.18). Medialmente ao nervo mediano, podemos encontrar os tendões do flexor superficial e profundo dos dedos, recobertos pela bainha ulnar. Após emergir do retináculo dos flexores, na palma da mão, o nervo mediano dá origem a três ramos terminais, os nervos palmares digitais comuns.[49]

O nervo mediano realiza a inervação muscular da eminência tenar e dos primeiros dois músculos lumbricais e também realiza a inervação sensitiva da região palmar, da extremidade distal do polegar, dos dedos indicador e médio e da metade lateral do dedo anelar.

Os pacientes com síndrome do túnel do carpo podem apresentar dor na região do punho, parestesia dos dedos inervados por ele, fraqueza à abdução do polegar, parestesias noturnas, podendo despertar em razão dessa queixa.

Sua lesão pode ser decorrente de esforço manual repetitivo ou estar associada a condições como artrite reumatoide, gravidez, menopausa, acromegalia, diabetes *mellitus*, amiloidose, hipotireoidismo, edema mixoide, inflamações e degenerações tendíneas. Os tratamentos conservadores são preconizados inicialmente, como fisioterapia, uso de órtese, injeções com corticosteroides, diuréticos, vitamina B6. O tratamento cirúrgico é indicado em casos refratários ou severos com atrofia da musculatura tenar.[48]

Estudos demonstraram que após 1 semana da injeção de corticosteroides perineural, houve algum grau de diminuição da espessura e edema neural, evidenciado no ultrasom.[32] O uso do corticosteroide pode ajudar em casos de neuropatia do mediano pós-operatória resultante de aderências por cicatriz fibrótica. Também podem existir cistos ganglionares que exerçam efeito de massa, podendo ser causa de neuropatia do mediano ao nível do punho. Esses cistos surgem na região da articulação escafoide-lunar e são mais comuns em mulheres. A aspiração dos cistos pode ajudar a aliviar os sintomas.[50] A realização de hidrodissecção pode ajudar nas aderências.[51]

O seu diagnóstico é baseado na história clínica e no exame físico, com as manobras de Tinel e Phalen sendo altamente sugestivas desse diagnóstico. O estudo eletroneumiográfico é usualmente solicitado para se documentar a lesão, porém não é um método muito acessível e não costuma ser bem tolerado pelos pacientes. Ultimamente, métodos utilizando ultrassonografia com a medida da área do nervo mediano têm sido preconizados como alternativa à eletroneuromiografia. A medida da área do nervo mediano é realizada no túnel do carpo distal, na altura do pisiforme e da tuberosidade do escafoide, e não deve ser maior do que 9 mm².[52] Os achados ultrassonográficos da síndrome do túnel do carpo mais comuns são: aumento da espessura no corte axial (próximo ao ligamento transverso do carpo); redução da ecogenicidade; redução da mobilidade; e aumento da vascularização.

Descrição do procedimento: a técnica guiada por ultrassom permite a colocação precisa da agulha e permite ao profissional médico a injeção com segurança mesmo não estando familiarizado com a anatomia da superfície. Há duas abordagens principais: o eixo curto (fora de plano); e o eixo longo (em plano). O paciente é posicionado sentado ou em decúbito dorsal, com o antebraço em posição supina, a palma virada para cima e o pulso em leve extensão, com auxílio de um coxim. Após preparação estéril, o transdutor linear de alta frequência é colocado transversalmente na fossa antecubital, e o nervo mediano é traçado distalmente em direção ao punho, na entrada do túnel do carpo. Uma avaliação cuidadosa mostrará a transição do nervo de uma posição profunda para uma posição superficial, pouco antes de entrar no túnel do carpo (Figura 31.19).

Utilizando-se a abordagem no eixo curto (fora de plano), a solução é injetada perto do nervo mediano dentro do túnel do carpo, aproximando-se de proximal para distal. Utilizando-se a abordagem no eixo longo (em plano), a agulha é introduzida no sentido radial para ulnar.

Em outra técnica descrita, o transdutor é colocado em uma orientação mais ulnar e, após se identificarem o nervo ulnar e a artéria, a agulha passa superficialmente a estas estruturas, até que esteja próxima no lado ulnar do nervo mediano.

Uma parte dos casos da síndrome do túnel do carpo, principalmente no pós-operatório, tem como causa a presença de aderências dentro do retináculo. Durante a realização de hidrodissecção guiada por ultrassonografia, ocorre liberação das aderências entre o nervo mediano (no túnel do carpo), e os tecidos conjuntivos adjacentes, visualizando-se a solução injetada circundando todo o nervo.

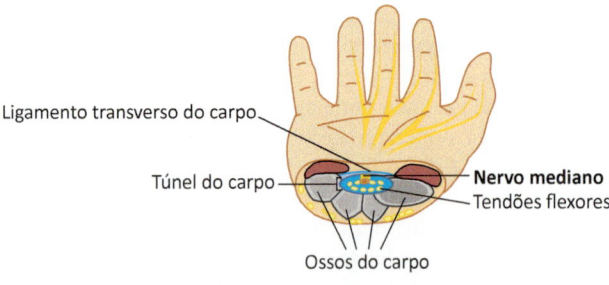

FIGURA 31.18 – Anatomia do túnel do carpo.

Fonte: Desenvolvida pela autoria do capítulo.

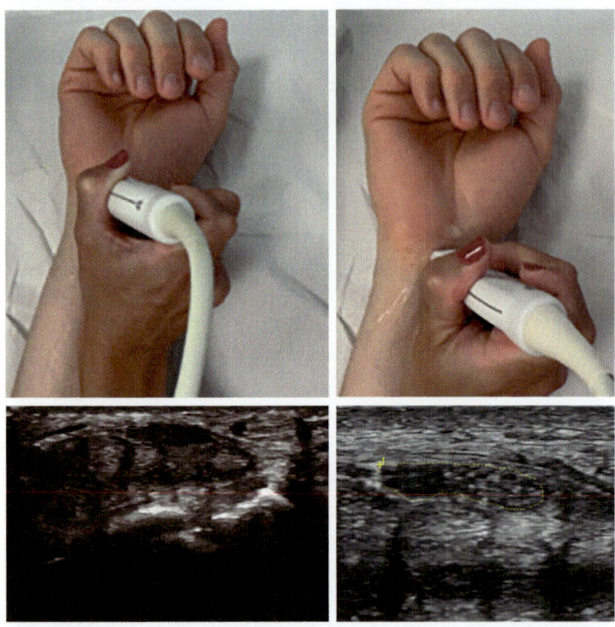

FIGURA 31.19 – Imagem de ultrassom do túnel do carpo (nervo mediano evidenciado na imagem).

Fonte: Acervo da autoria do capítulo.

Considerações finais

As neuropatias geradas por *entrapments* neurais são subdiagnosticadas, porém de detecção muito importante, pois estão relacionadas a diversas patologias e síndromes dolorosas.

Nesse contexto, o uso da ultrassonografia possibilita o auxílio no diagnóstico, complementando uma anamnese detalhada, exame físico minucioso e exames eletrodiagnósticos específicos, além de um prévio conhecimento da anatomia topográfica dos nervos pelo especialista médico.

A tendência é de maior entendimento dos *entrapments* neurais, possibilitando avanços no tratamento e o refinamento de diferentes técnicas para controle da dor e de sintomas associados relacionados a essa patologia.

Referências bibliográficas

1. Erickson M, Lawrence M, Stegink Jansen CW, Coker D, Amadio P, Cleary C. Hand pain and sensory deficits: carpal tunnel syndrome. J. Orthop. Sports Phys. Ther. 2019;49:1-85.
2. Dale AM, Harris-Adamson C, Rempel D et al. Prevalence and incidence of carpal tunnel syndrome in US working populations: pooled analysis of six prospective studies. Scand. J. Work Environ. Health. 2013;39:495-505.
3. Sunderland S. The connective tissues of peripheral nerves. Brain. 1965;88(4):841-54.
4. Shanthaveerappa TR, Bourne GH. Perineural epithelium: a new concept of its role in the integrity of the peripheral nervous system. Science. 1966;154(3755):1464-7.
5. Rosso G, Guck J. Mechanical changes of peripheral nerve tissue microenvironment and their structural basis during development. APL Bioeng. 2019;3(3):036107. [Acesso em jul. 2020]. Disponível em: https://doi.org/10.1063/1.5108867.
6. Rydevik B, Lundborg G, Bagge U. Effects of graded compression on intraneural blood blow: an in vivo study on rabbit tibial nerve. J. Hand Surg. Am. 1981;6:3-12.
7. Lundborg G, Rydevik B. Effects of stretching the tibial nerve of the rabbit: a preliminary study of the intraneural circulation and the barrier function of the perineurium. J. Bone Joint Surg. Br. 1973;55(2):390-401.
8. Ettema AM, Amadio PC, Zhao C, Wold LE, An KN. A histological and immunohistochemical study of the subsynovial connective tissue in idiopathic carpal tunnel syndrome. J. Bone Joint Surg. Am. 2004;86(7):1458-1466.
9. Griffin JW, George R, Ho T. Macrophage systems in peripheral nerves: a review. J. Neuropathol. Exp. Neurol. 1993;52:553-60.
10. Fornage BD. Peripheral nerves of the extremities: imaging with US. Radiology. 1988;167:179-182.
11. Buchberger W, Schon G, Strasser K, Jungwirth W. High-resolution ultrasonography of the carpal tunnel. J. Ultrasound Med. 1991;10:531-537.
12. Cartwright MS, Walker FO. Neuromuscular ultrasound in common entrapment neuropathies. Muscle Nerve. 2013;48(05):696-704.
13. Fowler JR, Munsch M, Tosti R, Hagberg WC, Imbriglia JE. Comparison of ultrasound and electrodiagnostic testing for diagnosis of carpal tunnel syndrome: study using a validated clinical tool as the reference standard. J. Bone Joint Surg. Am. 2014;96(17):e148.
14. Padua L, Aprile I, Pazzaglia C et al. Contribution of ultrasound in a neurophysiological lab in diagnosing nerve impairment: a one year systematic assessment. Clin. Neurophysiol. 2007;118(06):1410-16.
15. Baute V, Strakowski JA, Reynolds JW et al. Neuromuscular ultrasound of the brachial plexus: a standardized approach. Muscle Nerve. 2018;58(05):618-624.
16. Hobson-Webb LD, Massey JM, Juel VC, Sanders DB. The ultrasonographic wrist-to-forearm median nerve area ratio in carpal tunnel syndrome. Clin. Neurophysiol. 2008;119:1353-1357.
17. Vollert J, Magerl W, Baron R et al. Pathophysiological mechanisms of neuropathic pain: comparison of sensory phenotypes in patients and human surrogate pain models. Pain. 2018;159(6):1090-102.

18. O'Brien JP, Mackinnon SE, Maclean AR et al. A model of chronic nerve compression in the rat. Ann. Plast. Surg. 1987;19(5):430-5.

19. Mackinnon SE. Pathophysiology of nerve compression. Hand Clin. 2002;18(2):231-41.

20. Ludwin SK, Maitland M. Long-term remyelination fails to reconstitute normal thickness of central myelin sheaths. J. Neurol. Sci. 1984;64(2):193-8.

21. Schmid AB, Hailey L, Tampin B. Entrapment neuropathies: challenging common beliefs with novel evidence. J. Orthop. Sports Phys. Ther. 2018;48(2):58-62.

22. Trescot Andrea M. Peripheral nerve entrapments: clinical diagnosis and management. 1st ed. Springer; 2016.

23. Campbell WW. Diagnosis and management of common compression and entrapment neuropathies. Neurol. Clin. 1997;15(3):549-67.

24. Kollmer J, Baumer P, Milford D, Dombert T, Stauf F et al. T2 signal of ulnar nerve branches at the wrist in guyon's canal syndrome. PLoS One. 2012;7(10):e47295.

25. Kim S, Choi JY, Huh YM et al. Role of magnetic resonance imaging in entrapment and compressive neuropathy: what, where, and how to see the peripheral nerves on the musculoskeletal magnetic resonance image – Part 1: overview and lower extremity. Eur. Radiol. 2007;17(1):139-49.

26. Finnerup NB, Attal N, Haroutounian S et al. Pharmacotherapy for neuropathic pain in adults: a systematic review and meta--analysis. Lancet Neurol. 2015;14(2):162-73.

27. Martinoli C, Bianchi S, Gandolfo N, Valle M, Simonetti S, Derchi LE. US of nerve entrapments in osteofibrous tunnels of the upper and lower limbs. Radiographics. 2000;20(spec. n.:s 199-213), discussion: s213-217.

28. Fried SM, Nazarian LN. Ultrasound-guided hydroneurolysis of the median nerve for recurrent carpal tunnel syndrome. Hand (NY). 2019;14(3):413-21.

29. Wu YT, Chen SR, Li TY et al. Nerve hydrodissection for carpal tunnel syndrome: a prospective, randomized, double-blind, controlled trial. Muscle Nerve. 2019;59(2):174-180.

30. Wu YT, Ho TY, Chou YC et al. Six-month efficacy of perineural dextrose for carpal tunnel syndrome: a prospective, randomized, double-blind, controlled trial. Mayo Clin. Proc. 2017 Aug;92(8):1179-1189.

31. Wu YT, Ke MJ, Ho TY, Li TY, Shen YP, Chen LC. Randomized double-blinded clinical trial of 5% dextrose versus triamcinolone injection for carpal tunnel syndrome patients. Ann. Neurol. 2018;84(4):601-10.

32. Cartwright MS, White DL, Demar S, Wiesler ER, Sarlikiotis C, Chlros GD et al. Median nerve changes following steroid injection for carpal tunnel syndrome. Muscle Nerve. 2011;44:25-29.

33. Lam KHS, Hung CY, Chiang YP et al. Ultrasound-guided nerve hydrodissection for pain management: rationale, methods, current literature, and theoretical mechanisms. J. Pain Res. 2020;13:1957-68.

34. Vallejo R, Benyamin RM, Kramer J, Stanton G, Joseph NJ. Pulsed radiofrequency for the treatment of sacroiliac joint syndrome. Pain Med. 2006;7:429-434.

35. Sluijter ME, Cosman ER, Rittmann III WB, Van Kleef M. The effects of pulsed radiofrequency fields applied to the dorsal root ganglion: a preliminary report. Pain Clin. 1998;11:109-117.

36. Haque R, Winfree CJ. Transforaminal nerve root stimulation: a technical report. Neuromodulation. 2009;12(3):254-7.

37. Manchikanti L, Kaye AD, Falco FJE, Hirsch JÁ. Essentials of interventional techniques in managing chronic pain. 1st ed. Springer; 2018.

38. Bartsch T, Goadsby PJ. Central mechanisms of peripheral nerve stimulation in headache disorders. In: Slavin KV (ed.). Peripheral nerve stimulation. Basel: Karger; 2011. p. 203-9.

39. Ducic I, Moriarty M, Al-Attar A. Anatomical variations of the occipital nerves: implications for the treatment of chronic headaches. Plast. Reconstr. Surg. 2009;123:859-863.

40. Janis JE, Hatef DA, Ducic I et al. The anatomy of the greater occipital nerve – Part II: compression point topography. Plast. Reconstr. Surg. 2010;126:1563-1572.

41. Filler AG. Diagnosis and treatment of pudendal nerve entrapment syndrome subtypes: imaging, injections, and minimal access surgery. Neurosurg. Focus. 2009 Feb;26(2):e9.

42. Pailhe R, Chiron P, Reina N, Cavaignac E, Lafontan V, Laffosse JM. Pudendal nerve neuralgia after hip arthroscopy: retrospective study and literature review. Orthop. Traumatol. Surg. Res. 2013;99:785-90.

43. Leibovitch I, Mor Y. The vicious cycling: bicycling related urogenital disorders. Eur. Urol. 2005;47:277-87.

44. Kaur J, Singh P. Pudendal nerve entrapment syndrome. In: StatPearls. Treasure Island (FL): StatPearls Publishing; 2020 Mar 5.

45. Spinosa JP, De Bisschop E, Laurencon J, Kuhn G, Dubuisson JB, Riederer BM. Sacral staged reflexes to localize the pudendal compression: an anatomical validation of the concept. Rev. Med. Suisse. 2006;2:2416-8/2420-1.

46. Scheltinga MR, Roumen RM. Anterior cutaneous nerve entrapment syndrome (ACNES). Hernia. 2018;22(3):507-516.

47. Waldman SD. Comprehensive atlas of ultrasound-guided pain management injection techniques. 1st ed. Philadelphia: Lippincott Willians & Wilkins, a Wolters Kluwer Business; 2014.

48. Klokkari D, Mamais I. Effectiveness of surgical versus conservative treatment for carpal tunnel syndrome: a systematic review, meta-analysis and qualitative analysis. Hong Kong Physiother. J. 2018;38(2):91-114.

49. Mizia E, Tomaszewski K, Depukat P et al. Median nerve (anatomical variations) and carpal tunnel syndrome: revisited. Folia Med. Cracov. 2013;53(4):37-46.

50. Head L, Gencarelli JR, Allen M, Boyd KU. Wrist ganglion treatment: systematic review and meta-analysis. J. Hand Surg. Am. 2015;40:546-553-e8.

51. Evers S, Thoreson AR, Smith J, Zhao C, Geske JR, Amadio PC. Ultrasound-guided hydrodissection decreases gliding resistance of the median nerve within the carpal tunnel. Muscle Nerve. 2018;57:25-32.

52. Amaral e Castro A, Skare TL, Sakuma AK, Barros WH. Ultrassonografia no diagnóstico da síndrome do túnel do carpo (Ultrasonography as a tool in diagnosis of carpal tunnel syndrome). Rev. Bras. Reumatol. 2015;55(4):330-333.

Dor Neuropática Pós-Operatória

Guilherme Antônio Moreira de Barros | Alexandre Lopes

Introdução

A dor neuropática é um tipo de dor crônica desenvolvida por um dano no sistema nervoso central (SNC) ou periférico (SNP), geralmente associada a uma lesão ou doença que afeta o sistema somatossensorial. Esse tipo de dor não tem função protetora como a dor aguda nociceptiva. Esta última é evento comum após procedimento cirúrgico, geralmente tem curta duração, desaparecendo com a cicatrização tecidual, requerendo menor tempo de tratamento. Já eventos álgicos no período pós-operatório associados à dor neuropática têm predisposição para se tornarem crônicos, têm maior duração e necessitam de tratamento prolongado (segundo Associação Internacional para Estudos da Dor, IASP, sigla de International Association for the Study of Pain).

A dor neuropática pós-operatória (DNPO) surge principalmente após lesão nervosa que ocorre durante o procedimento cirúrgico. Essas lesões resultam em desaferentação de nervos localizados nas redondezas e que passam a não transmitir os impulsos de maneira esperada, interferindo no processo da percepção dolorosa.

Algumas cirurgias são mais propensas a produzirem lesão nervosa, como as mastectomias, toracotomias e amputações. As cirurgias em pacientes que sofreram trauma também têm grandes chances de induzirem o aparecimento de DNPO, graças às lesões nervosas consequentes dos acidentes automobilísticos e de trabalho, que produzem esmagamentos, fraturas, ferimentos com objetos perfurocortantes, atividades esportivas, entre outros.

Vale ressaltar que após serem submetidos a procedimentos cirúrgicos, cerca de 7 a 75% dos pacientes desenvolvem algum tipo de dor crônica pós-operatória (DCPO), de menor ou maior intensidade. Essas dores tornam os indivíduos mais vulneráveis à incapacidade, ao sofrimento, à redução da mobilidade e da qualidade de vida, além de aumentar a necessidade dos cuidados de saúde. Esse tipo de dor se desenvolve por diferentes mecanismos; no entanto, quando a sua origem é neuropática, ela tende a ser mais grave e de difícil tratamento (65% a 68% dos casos).

A identificação correta da origem da dor neuropática no período pós-operatório é complexa, mas se torna necessária para a tomada de decisão do profissional, pois existem diferentes metodologias e abordagens no tratamento e controle da dor que não estabelecem somente o emprego de analgésicos.

Já o diagnóstico da dor crônica pós-operatória inclui os seguintes critérios: dor desenvolvida após um procedimento cirúrgico ou com aumento de intensidade após ele; a dor deve durar pelo menos 3 a 6 meses e afetar significativamente a qualidade de vida do paciente; a dor é uma continuação da dor aguda pós-operatória ou se desenvolveu após um período assintomático; a dor está localizada na topografia cirúrgica, projetado para o território de inervação de um nervo localizado no local da incisão, ou referido a um dermátomo; outras causas de dor devem ser excluídas. Por essa definição, percebe-se o quanto a dor neuropática está presente na dor crônica pós-operatória.

Outros fatores de predisposição para dor neuropática

Além dos fatores que promovem alteração do SNP que ocorrem antes ou durante a cirurgia, também foram observadas diferentes situações que aumentam o risco da ocorrência de dor neuropática. Entre eles, podem ser citados a presença de dor crônica pré-operatória, em particular na mesma topografia cirúrgica; aos aspectos psicológicos e neurofisiológicos; a suscetibilidade genética; e a intensidade e a precocidade do aparecimento da dor nas primeiras 24 horas após a cirurgia.

Entre os aspectos psicossociais, o medo, a expectativa, a catastrofização e as experiências anteriores relacionadas à dor foram observados em pacientes que evoluíram com dor crônica pós-operatória. Além disso, esses fatores também contribuem para potencializar a percepção aumentada frente à dor aguda no período pós-operatório, que é tida como fator de predisposição para o desenvolvimento da DNPO.

Vale lembrar que a dor é uma experiência individual e, na maioria das vezes, influenciada por aspectos culturais, crenças, expectativas, humor, capacidade de lidar com situações adversas e experiências anteriores de dor. A dor pode ser um indicador de dano tecidual, mas também pode ser experimentada na ausência de uma causa identificada, especialmente quando se torna crônica. Da mesma forma, há variação individual em resposta aos métodos aplicados para aliviar a dor.

Conhecer os fatores de predisposição possibilita ao profissional interferir na ocorrência dessa doença, permitindo o uso de estratégias que visam prevenir esse tipo de evento, mesmo antes da cirurgia. Essas estratégias podem utilizar-se do reconhecimento dos fatores supracitados de forma precoce, emprego de medicamentos nos períodos pré e pós-operatório, bem como do uso de técnicas cirúrgicas menos invasivas ou que proporcionem menor grau lesivo tecidual.

Mecanismos da dor neuropática pós-operatória

Primeiramente é preciso compreender que a dor crônica desencadeada por um evento cirúrgico é aquela que persiste por período superior a 3 meses após a cicatrização tecidual total, independentemente do porte da cirurgia ou da extensão da incisão. Isoladamente, esse evento doloroso causa impacto muitas vezes negativo na qualidade de vida do indivíduo, vindo a tornar-se um problema de saúde pública.

A capacidade do sistema somatossensorial em detectar estímulos térmicos, químicos ou mecânicos, considerando-os potenciais agressões, tem função protetiva. Os seus mecanismos são múltiplos, apresentando um conjunto de terminações nervosas periféricas e centrais, interligadas e/ou livres. É importante reconhecer a existência dos processos de sensibilizações central e periférica que se seguem à agressão cirúrgica. A hiperalgesia primária ocorre quando há sensibilização de nociceptores periféricos, enquanto a hiperalgesia secundária é associada à sensibilização da medula espinhal e do SNC.

Quando ocorre um estímulo de dor prolongado ou intenso no local da lesão tecidual, promove-se a liberação de sustâncias da cascata inflamatória, que pode perdurar por períodos curtos (horas) ou longos (dias). No entanto, a persistência da lesão tecidual pode causar modificações no sistema nervoso, interferindo nas vias de processamento da dor.

No caso da dor proveniente do ato cirúrgico, deve-se considerar as mudanças na sensibilização das fibras nervosas periféricas. Com esse novo cenário, ocorrem aumento da atividade espontânea neural, redução do limiar de ativação nociceptiva e aumento da resposta a estímulos supraliminares. Na sensibilização periférica, pode ocorrer exacerbação da dor nociceptiva aguda elevando a sensação neuronal, resultando em condições dolorosas em que geralmente não se apresentam essas características, como a hiperalgesia e a alodínia. A alodínia mecânica decorre da liberação de sensibilizadores primários e secundários, como as PGE, os leucotrienos, a bradicinina, a histamina e a serotonina, que rebaixam o limiar de excitabilidade dos nociceptores, tornando-os sensíveis aos estímulos de menor intensidade.

A alodínia também é comumente observada em pacientes com dor neuropática não relacionada à cirurgia.

Com a excitação dos segundos neurônios, neurotransmissores como o glutamato e o aspartato (presentes na medula) produzem uma transmissão sináptica rápida com a ativação do AMPA, que sensibiliza o receptor NMDA, constituído pela remoção do íon magnésio, permitindo o influxo do cálcio. À medida que o cálcio intracelular se acumula, uma sequência de mudanças neuroquímicas e neurofisiológicas ocasiona despolarização espontânea rápida de neurônios da medula. Este processo é denominado *Wind up*, que é a excitação dos neurônios do corno dorsal não dependente da transcrição de genes específicos. Deste processo, acaba por resultar a potencialização da dor de longa duração, o que aumenta os potenciais excitatórios pós-sinápticos envolvidos na dor crônica.

A sensibilização central pode ocorrer de forma dependente ou independente da transcrição. A transcrição envolve a ativação de genes (transcrição do mRNA) com a síntese de proteínas modificadas, afetando não somente a medula espinhal, como outras áreas do SNC. Este tipo de sensibilização central é regulado por alterações definitivas com a participação de mediadores inflamatórios no corno dorsal, no gânglio da raiz dorsal e outras regiões do SNC. Ocorre *upregulation* do receptor de neuroquinina (NK1) e a ciclooxigenase 2 (COX-2), que estão envolvidos na sensibilização central, situação que colabora com a cronificação da dor. Os avanços no conhecimento dos mecanismos moleculares da dor ensejaram o desenvolvimento de analgesia multimodal e de novos medicamentos para tratamento da dor.

Em resumo, os pacientes operados apresentam lesão tecidual que libera mediadores químicos que alteram o limiar de despolarização e causa uma resposta hiperalgésica após o procedimento. As fibras C e Aδ são sensibilizadas, provocando dor não evocada (alodínia). A sensibilização resulta em aumento na eficácia da direção sináptica e na excitabilidade neuronal do SNC, gerando sensibilização central. Posteriormente, ocorre alteração da neuroplasticidade periférica e central, caracterizando-se o processo de cronificação da dor.

Identificação da dor neuropática pós-operatória

A DNPO é descrita com relatos de dor localizada na zona do corpo onde foi realizada a cirurgia ou ainda, exatamente no local da incisão, em virtude da estrutura nervosa comprometida. Caracteriza-se por sensação de queimação, picada ou pontada, choque, formigamento e irradiação da dor, podendo a dor ser contínua ou intermitente. No exame neurológico, os pacientes referem hiperalgesia, alodínia, hiperestesia e disestesia. Ainda, alguns indivíduos relatam hiper ou hipossensibilidade ao toque na região da cicatriz.

O uso de ferramentas específicas pode auxiliar na identificação desse tipo de dor, favorecendo o planejamento terapêutico adequado, apesar de elas não terem sido validadas especificamente para essa situação de dor. O *Doulour*

Neuropathique 4 Questions – DN4 (Figura 32.1) é um instrumento que identifica presença de características de dor neuropática, podendo ser aplicado a qualquer momento da evolução clínica.

É uma ferramenta de *screening* que busca detectar a dor neuropática com base na entrevista (sete questões) e exame físico (três questões) do acometido, este realizado por profissionais especialistas ou não em tratamento da dor. As sete questões estão relacionadas às características da dor referida pelo doente, por meio de termos descritivos, e os três itens restantes resultam no exame físico realizado pelo clínico, que busca identificar a presença de regiões com alteração de sensibilidade e/ou percepção dolorosa. Cada questão deve receber valor de 0 para ausência e 1 para a presença do componente analisado, sendo a pontuação total possível igual a 10. Para o diagnóstico de dor neuropática, é necessária a confirmação da presença de pelo menos quatro componentes.

Questionário para diagnóstico de Dor Neuropática – DN4

Por favor, nas quatro perguntas abaixo, complete o questionário marcando uma resposta para cada número:

Entrevista do Paciente
Questão 1: A sua dor tem uma ou mais das seguintes características

	Sim	Não
1) Queimação		
2) Sensação de frio doloroso		
3) Choque elétrico		

Questão 2: Há presença de um ou mais dos seguintes sintomas na mesma área da sua dor?

	Sim	Não
4) Formigamento		
5) Alfinetada e agulhada		
6) Adormecimento		
7) Coceira		

Exame do Paciente
Questão 3: A dor está localizada numa área onde o exame físico pode revelar uma ou mais das seguintes características?

	Sim	Não
8) Hipoestesia ao toque		
9) Hipoestesia à picada de agulha		

Questão 4: Na área dolorosa, a dor pode ser causada ou aumentada por:

	Sim	Não
10) Escovação		

Escore
0 – Para cada item negativo   1 – Para cada item positivo
Dor neuropática: Escore total a partir de 4
( ) Dor Nociceptiva   ( ) Dor Neuropática

FIGURA 32.1 – *Doulour Neuropathique 4 Questions* – DN4.
Fonte: Adaptada para a população brasileira por Santos et al. 2010.

Outro instrumento que pode ser utilizado é o *Leeds Assessment of Neuropathic Symptoms and Signs* (LANSS) *Pain Scale*, que visa identificar casos de dor neuropática entre os demais tipos de dor. É um instrumento mais elaborado e mais demorado para ser aplicado; no entanto, tem como fator positivo o percentual de acerto para a identificação de dor neuropática, que varia de 80% a 85% quando compara-

do ao diagnóstico clínico. A pontuação varia de zero a 24 pontos, em que escores menores de 12 pontos sugerem que a dor não tem como origem componentes neuropáticos.

Estratégia terapêutica

Da mesma forma que não há consenso quanto ao tratamento da dor crônica pós-operatória, não há consenso também para o tratamento da DNPO. Entretanto, sabe-se que o tratamento adequado da dor aguda pós-operatória é fundamental para a prevenção da DNPO. Uma equipe multidisciplinar pronta a agir, e que realize frequentes reavaliações, aborde os aspectos emocionais e ofereça tratamento individualizado é de suma importância para o sucesso terapêutico. Iniciativas como o Prospect (*Procedure Specific Postoperative Pain Managemen*t – https://esraeurope.org/prospect) e a ERAS (Enhanced Recovery After Surgery – https://erassociety.org) são excelentes fontes de consulta para as melhores recomendações de tratamento das dores relacionadas ao período pós-operatório.

É importante frisar que o uso indiscriminado de opioides está associado ao maior risco de cronificação de dor pós-operatória. Entretanto, o uso racional e em esquema multimodal desses analgésicos continua a ser indicado.

Para o tratamento da dor neuropática pós-operatória, as mesmas recomendações que se prestam ao tratamento genérico das dores neuropáticas podem ser observadas visto que não há guias específicos para essa situação.

Conclusão

A dor neuropática é componente comum na dor crônica pós-operatória. A melhor estratégia para impedir a sua ocorrência é, assim, o planejamento pré-operatório que impede que a dor aguda pós-operatória seja pobremente manejada. Apesar de não haver consenso de como essa dor deve ser tratada, podem ser aplicados a ela os princípios que regem o tratamento da dor neuropática genérica.

Referências bibliográficas

1. Attal N, Cruccu G, Baron R, Haanpää M, Hansson P, Jensen TS et al. EFNS guideline on the pharmacological treatment of neuropathic pain – 2010 revision. Eur. J. Neurol. 2010 Sep;17(9):113-e88.
2. Bennett M. The LANSS Pain Scale: the leeds assessment of neuropathic symptoms and signs. Pain. 2001;92(1-2):147-57.
3. Colloca L, Ludman T, Bouhassira D, Baron R, Dickenson AH, Yarnitsky D et al. Neuropathic pain. Nat. Rev. Dis. Primer. 2017 Feb 16;3:17002.
4. Finnerup NB, Attal N, Haroutounian S, McNicol E, Baron R, Dworkin RH et al. Pharmacotherapy for neuropathic pain in adults: a systematic review and meta-analysis. Lancet Neurol. 2015 Feb;14(2):162-73.
5. Fletcher D, Stamer UM, Pogatzki-Zahn E, Zaslansky R, Tanase NV, Perruchoud C et al. Chronic postsurgical pain in Europe: an observational study. Eur. J. Anaesthesiol. 2015;32(10):725-34.
6. Flor H. Psychological pain interventions and neurophysiology: implications for a mechanism-based approach. American Psychologist. 2014;69(2):188-196.

7. Fonseca PRB, Gatto BEO, Tondato VA. Neuropatia dolorosa pós--traumática e pós-operatória. Rev. Dor São Paulo. 2016;17(supl.1). Disponível em: https://doi.org/10.5935/1806-0013.20160050.

8. Haroutiunian S, Nikolajsen L, Finnerup NB, Jensen TS. The neuropathic component in persistent postsurgical pain: a systematic literature review. Pain [Internet]. 2013 Jan;154(1):95-102. Disponível em: http://journals.lww.com/00006396-201301000-00016.

9. http://dx.doi.org/10.1037/a0035254.

10. IASP. IASP Terminology [Internet]. [citado nov. 2020]. Disponível em: https://www.iasp-pain.org/Education/Content.aspx?itemNumber=1698#Nociceptivepain.

11. Kehlet H, Jensen TS, Woolf CJ. Persistent postsurgical pain: risk factors and prevention. Lancet [Internet]. 2006 May;367(9522):1618-25. Disponível em: https://linkinghub.elsevier.com/retrieve/pii/S014067360668700X.

12. Macrae WA. Chronic post-surgical pain: 10 years on. Br. J. Anaesth. [Internet]. 2008 Jul;101(1):77-86. Disponível em: https://linkinghub.elsevier.com/retrieve/pii/S000709121734271X.

13. Oliveira LAD, Rocha CAA, Silva LJ. Chronic postoperative pain: comprehending it to intervene. Arq. Bras. Neurocir. 2019 Oct 22. Disponível em: https://doi.org/10.1055/s-0039-3402489.

14. Sansone P, Pace MC, Passavanti MB, Pota V, Colella U, Aurilio C. Epidemiology and incidence of acute and chronic post-surgical pain. Ann. Ital. Chir. 2015;86(4):285-92.

15. Santos JG, Brito JO, Andrade DC, Kaziyama VM, Ferreira KA, Souza I et al. Translation to portuguese and a validation of the douleur neurophatique 4 questionnaire. J. Pain of J. Am. Pain Soc. 2010 May;11(5):484-90.

16. Schug SA, Pogatzki-Zahn EM. Chronic pain after surgery or injury. IASP Pain Clinical Updates. 2011. p. 5.

17. Steyaert A, Lavand'Homme P. Prevention and treatment of chronic postsurgical pain: a narrative review. Drugs [Internet]. 2018 Mar 29;78(3):339-54. Disponível em: http://link.springer.com/10.1007/s40265-018-0866-x.

capítulo 33

Dor no Doente Amputado e Dor no Membro ou Órgão Fantasma

Lin Tchia Yeng | Manoel Jacobsen Teixeira | Fábio Carlos Pinto

Introdução

De acordo com Bonica (1990), em 1575 Ambroise Paré descreveu o caso de dor em queimor crônica e intensa localizada no membro superior do rei Carlos IX da França, provocada por traumatismo nervoso ocorrido pela punção venosa durante ato de sangria terapêutica; de acordo com Vernadakis et al. (2003), Ambroise Paré descreveu ocorrência de dor no membro amputado traumaticamente em 1634; de acordo com Burchiel et al. (1993), contribuíram para o melhor conhecimento da dor no doente amputado ou amplamente desaferentado, as observações de Odier que, em 1811, demonstrou que o "coto bulboso" do nervo seccionado era sensível e, Wood, que, em 1828, realizou um dos primeiros estudos anatomopatológicos desta anormalidade, que cognominou de "neuroma". De acordo com Sharman et al. (2002), foi apenas no final do século XIX que se descreveu de modo mais completo e estabeleceu-se o conceito de dor no órgão amputado ou no doente amplamente desaferentado; de acordo com Richards (1967), em 1864, Mitchell et al. descreveram a ocorrência de dor relacionada à amputação em 86 vítimas da Guerra Civil Americana e cunharam o termo "dor fantasma", registrando sua incidência em até 90% dos amputados; de acordo com Meyer (1998), a paralisia braquial obstétrica foi descrita por Smillie em 1764; de acordo com Taylor (1962), a avulsão de raízes do plexo braquial não decorrente do traumatismo de parto foi relatada por Flaubert em 1827; e Déjerine e Roussy, em 1906, descreveram os primeiros casos de síndrome talâmica. Todas essas descrições e achados muito contribuíram para o melhor entendimento da dor observada nos doentes que sofrem amputação e ou desaferentação extensa.

O complexo sensitivo fantasma consiste da sensação da presença do membro, região ou órgão amputado ou desaferentado, ou seja, de qualquer sensação, da presença do membro, órgão ou região, dor no membro ou órgão ausente ou privado de sensibilidade. Adicionalmente, nos doentes amputados podem ocorrer dor, espasmo, alteração da cor, da temperatura e da transpiração no coto residual (Teixeira, 1999).

Dor neuropática pós-traumática é a dor em queimor, choque, aperto, câimbra ou pontadas, entre outras queixas, associada ou não a outros sinais ou sintomas neurológicos que se manifesta após o traumatismo de estruturas nervosas por acidentes, ferimentos cortantes, contusos ou cortocontusos, incluíndo-se os cirúrgicos etc. (Teixeira, 2005).

Dor no coto residual ou coto de amputação é aquela que se instala na extremidade ou no membro amputado (Pierce et al., 1997; Tintle et al., 2010; Hanley et al., 2009). Dor no membro ou órgão fantasma consiste do acoplamento da sensação dolorosa na imagem do órgão ou membro fantasma (Buchannan e Mandel, 1986; Sherman, 1997).

Epidemiologia

Desenvolve dor crônica no coto residual ou coto de amputação, 25% a 81% dos doentes amputados. A dor no coto de amputação é sentida imediatamente após a amputação em 50% a 57% dos amputados, percentagens que se reduzem para 21% 2 anos após a amputação (Sherman, 1997). A dor no coto de amputação manifestou-se em 57% dos casos de Jensen et al. (1983); em 6 meses, sua ocorrência reduziu-se para 22%. List et al. (2021) realizaram revisão sistemática e observaram que prevalência da dor do coto de amputação do membro inferior foi de 59% e a dos neuromas sintomáticos foi de 15%.

Quase todos os doentes que sofrem amputação ou ampla desaferentação desenvolvem sensações fantasmas, dolorosas ou não, imediatamente ou nos primeiros dias após a lesão. O fenômeno e a dor no membro ou órgão fantasma podem manifestar-se quando ocorre amputação ou desaferentação de membros, mamas, nariz, genitais, dentes, vísceras etc. ou desaferentação de amplas regiões do corpo, como ocorre nos doentes com secção completa da medula espinal ou da cauda equina, avulsão de raízes nervosas dos plexos braquial ou lombar, infartos talâmicos etc. (Melzack e Loeser, 1978; Teixeira, 2009; Sherman, 1997; Zorub et al., 1974), após bloqueios anestésicos de plexos nervosos (Paqueron et al., 2004) ou durante anestesia raquidiana (Mackenzie,

1983). As sensações fantasmas são mais frequentes do que a dor no membro ou órgão fantasma. As sensações fantasmas não dolorosas geralmente surgem nos primeiros dias após a amputação. Em um terço dos doentes, a sensação do órgão ou membro fantasma manifesta-se imediatamente após a amputação, em um terço durante as primeiras 24 horas e, em um terço, durante as semanas sequenciais à amputação. O amputado frequentemente acorda da anestesia, procedida durante a amputação, com a sensação de que o membro ou órgão amputado ainda está presente com forma, dimensões e volume semelhantes àquelas de antes de o membro ou órgão ser amputado. Em muitos casos, apenas nuances do fenômeno fantasma são sentidas. Geralmente, com o passar do tempo, as sensações fantasmas regridem e a integridade do fenômeno fantasma desaparece progressivamente meses ou anos após, mas pode permanecer a sensação fantasma nas extremidades do membro amputado e não se relaciona com a causa da amputação (Buchannan e Mandel, 1986). As sensações fantasmas raramente representam um problema clínico importante (Teixeira, 1999).

A dor no membro ou órgão fantasma, ou seja, acoplamento da sensação dolorosa na imagem fantasma da região amputada no esquema corporal, manifesta-se em 60% a 85,6% dos amputados; sua ocorrência geralmente reduz-se durante os primeiros 2 anos após a amputação (Buchannan e Mandel, 1986; Sherman e Sherman, 1983; Sherman, 1997; Herta, 2002). Instala-se precocemente na maioria dos doentes; 75% a 85% dos amputados queixam-se de dor durante os primeiros dias após a amputação e 61% ainda a apresenta 1 ano após (Sherman, 1997); sendo intensa, persiste em 5% a 10% dos doentes. Jensen et al. (1983) observaram que a dor no órgão fantasma manifestou-se em 72% dos seus doentes; em 6 meses, sua ocorrência reduziu-se para 67%. A dor no membro fantasma é menos frequente (3,7%) em crianças com agenesia congênita dos membros, condição em que sensação fantasma é observada em 17% dos casos (Melzack, 1971). As diferenças da prevalência entre as casuísticas explicam-se pelas variações das amostras estudadas (amputados dos membros superiores *versus* inferiores, populações mistas, etiologias variadas, países ou regiões em que a pesquisa é realizada, metodologias dos estudos etc.). Limakatso et al. (2020) realizaram uma revisão sistemática e metanálise sobre a prevalência e os fatores de risco de dor fantasma e observaram que, na maioria dos estudos (31 de 39), a prevalência variou de 50% a 85,6%, a média estimada foi de 64% e a prevalência combinada estimada foi de 66,5% nos países desenvolvidos e 54% nos países em desenvolvimento.

Apresenta dor no membro fantasma 5% a 50% dos doentes que sofrem avulsão das raízes do plexo braquial (Zorub et al., 1974; Wynn Parry, 1984; Teixeira, 2005) e 52% dos que sofrem de avulsão das raízes do plexo lombossacral (Moossy et al., 1987) e pode ser desencadeada pela amputação do membro paralisado (Krause e Balakrishnan, 1986). As sensações fantasmas são mais pronunciadas imediatamente após a ocorrência do traumatismo e desaparecem ou tornam-se mínimas ao longo do tempo (Berman et al., 1998; Teixeira, 2005).

Características e localização

A dor no coto de amputação geralmente é descrita como agulhada, choque, queimor, ardor, latejamento, formigamento etc. O exame da sensibilidade no coto pode revelar hiperpatia, alodínia e hiperalgesia (Buchannan e Mandel, 1986). Após a amputação ou a desaferentação, o membro ou órgão fantasmas podem ser percebidos como com as mesmas características morfológicas que apresentavam previamente à amputação, ou seja, conformação e dimensão semelhantes às do membro normal ou previamente doente. Em alguns doentes, as sensações fantasmas são muito vívidas e incluem sensação de movimentos e posturas, geralmente aberrantes; a imagem do membro fantasma pode ser fixa, imóvel, relaxada ou distorcida ou balançar ao longo do corpo. A mão e o pé fantasmas geralmente apresentam-se contraídos (fenômeno fantasma estático) ou sofrem movimentos virtuais voluntários ou involuntários (fenômeno fantasma dinâmico) (Riddoch, 1941; Roux et al., 2001). A dimensão do membro amputado usualmente reduz-se ao longo do tempo em cerca de um terço dos doentes. Muitos sofrem o processo de "telescopagem", em que, gradualmente, os segmentos distais do membro fantasma aproximam-se do coto proximal e podem ser sentidos, inclusive, no seu interior (Sherman, 1997; Sherman e Sherman, 1983), de modo que, muitas vezes, apenas a imagem pé, mão ou dígitos mantêm-se presentes no coto; a telescopagem manifesta-se em um terço dos amputados (Wilder-Smith et al., 2005). Nos lesados medulares, contrariamente ao que ocorre no amputado, não ocorre o efeito telescópico.

A dor no membro fantasma geralmente apresenta intensidade moderada ou intensa e é intermitente; poucos doentes queixam-se de dor contínua. A dor pode ser paroxística, intermitente ou contínua. De acordo com um estudo, as crises álgicas duram segundos ou alguns minutos em 43% dos amputados, vários minutos a horas em 20% e duração maior nos demais doentes. Muitos amputados apresentam dor no membro ou órgão fantasmas com as mesmas qualidades e localização das úlceras, escaras, cicatrizes, calos ou incisões cirúrgicas presentes no momento da amputação ou lesão neurológica. Frequentemente a dor é descrita como sensação de pontada, formigamento, dormência, queimor, agulhada e ou cãibra geralmente localizada na extremidade distal do membro ou órgão fantasma (dedos e mãos nos membros superiores, ou pés e tornozelos em casos de amputação do membro inferior ou avulsão plexular) (Teixeira 2005; Teixeira, 2009) ou região perineal e extremidade dos membros inferiores em casos de lesão da medula espinal (Teixeira, 1990). As expressões utilizadas para descrever a dor podem modificar-se ao longo do tempo (Teixeira, 2009). A dor no órgão ou membro fantasma pode modificar-se por vários fatores intrínsecos ou extrínsecos aos doentes como atenção, angústia, ansiedade, tosse, fadiga, manipulação do coto, atividade das vísceras ocas, modificação das condições meteorológicas, processos inflamatórios (ossificação heterotópica, infecção urinária), uso de prótese inadequada, anestesia espinal etc. (Buchannan e Mandel, 1986).

Fatores de risco

Os fatores de risco para a ocorrência de dor no órgão ou membro fantasma incluem sexo feminino, ocorrência da dor de membro no período precedente à amputação, dor pós-operatória intensa, estímulos intraoperatórios nociceptivos, dor residual no membro remanescente, momento da instalação da dor (no início, 1 mês, um ano após a amputação), estresse, ansiedade, depressão, outras anormalidades emocionais etc. (Buchannan e Mandel, 1986). A prevalência da dor não é influenciada pela idade nos adultos, lateralidade ou nível e causa (doença, traumatismo) da amputação. De acordo com o estudo retrospectivo de Dijkstra et al. (2002) envolvendo 536 amputados, os fatores de risco mais importantes para a instalação da dor no membro fantasma foram amputação bilateral e amputação de membro inferior. Ansiedade, enfrentamento passivo, catastrofização e traços de personalidade foram considerados contribuintes independentes para a ocorrência da dor pós-amputação persistente em um estudo. De acordo com a revisão sistemática e metanálise de Limakatso et al. (2020), os fatores de risco relacionadas ao desenvolvimento de dor fantasma são: amputação do membro inferior (associação moderada a forte); dor no coto residual (associação fraca a muito forte); presença de sensações fantasmas (associação forte a muito forte); amputação proximal (associação muito forte), diabetes *mellitus* (associação moderada a forte) e dor pré-amputação persistente (associação fraca a muito forte); a maior prevalência de dor no membro fantasma em amputados do membro inferior do que no superior resulta do fato de que muitas amputações do membro inferior decorrerem de complicações do diabetes *mellitus* e doenças isquêmicas que, entre outras, associam-se a mais fatores de risco para a cronificação e instalação da dor, como a dor pré-amputação e a depressão, fatores de risco geralmente ausentes em doentes amputados do membro superior e que são habitualmente saudáveis e sofrem amputação em decorrência de traumatismo. De acordo com estudos longitudinais, há relação entre o estresse, a instalação e a exacerbação de dor no membro fantasma, provavelmente mediada por atividade do sistema nervoso simpático e aumento da tensão muscular. Doentes que receberam menos suporte psicossocial previamente à amputação tendem a relatar mais dor no membro fantasma.

Fisiopatologia

Vários mecanismos podem coexistir para justificar a ocorrência da dor no coto de amputação e ou no membro ou órgão fantasmas. Estes mecanismos não são específicos para as doenças causais da amputação. A característica comum da dor neuropática é a lesão ou doença de algum componente das vias sensitivas presentes nos troncos nervosos periféricos, gânglios ou raizes sensitivas, corno dorsal da substância cinzenta da medula espinal (CDME), núcleos e sensitivos tratos sensitivos da medula espinal ou do encéfalo (Teixeira et al., 2005).

Mecanismos periféricos

Os neurônios sensitivos periféricos conduzem informações dos tecidos para várias estruturas do sistema nervoso central (SNC) envolvendo grau elevado de especialização regional. As terminações nervosas são especializadas em codificar as informações sensitivas e originar potenciais de geração e de ação nas fibras nervosas periféricas, que são conduzidos sem marcantes modificações qualitativas e quantitativas para o SNC. Portanto, as propriedades funcionais dos axônios e das unidades neuroniais sensitivas periféricas centrais devem ser preservados para que as informações sejam processadas adequadamente. Havendo modificações na função ou na anatomia das terminações e troncos nervosos periféricos ou nas unidades neuroniais ou vias de condução e de processamento central da informação sensitiva, pode instalar-se dor espontânea ou gerada por estímulos não nociceptivos resultante de sensibilização dos nociceptores e dos neurônios sensitivos presentes no SNC, desenvolvimento de focos ectópicos de potenciais de ação nas fibras nervosas periféricas, gânglios das raízes sensitivas, raízes nervosas e nos tratos e unidades neuroniais sensitivas centrais, desenvolvimento de correntes efáticas entre fibras nervosas com diferentes finalidades, modificação da atividade do sistema nervoso neurovegetativo simpático (SNNVS), sinaptogênese aberrante, desinibição neuronial e reações físicas, psíquicas, neuroendócrinas e neurovegetativas associadas à dor e à incapacidade (Teixeira et al., 2005; Teixeira, 2009).

Dor no coto residual ou de amputação

As causas da dor no coto são variadas e incluem a má-adaptação protética, a formação de neuromas, as anormalidades articulares, as dores miofasciais dos músculos regionais, a síndrome complexa de dor regional (SCDR), presença de tecidos anormais no coto (ossificação heterotópica, aderências cicatriciais, invasão tumoral), lesões cutâneas (dermatite, ulceração) etc. (Davis, 1993).

Ocorrendo lesão das estruturas do sistema nervoso periférico (SNP), os nociceptores modificam-se lentamente, gerando dor prolongada em decorrência da liberação de substâncias algiogênicas nos tecidos e das alterações morfofuncionais e anormalidades secundárias no SNP e SNC (Teixeira, 2005).

Os neuromas são a principal causa da dor no coto de amputação. Podem desenvolver-se na região do nervo lesado em decorrência da amputação, intervenções operatórias, procedimentos destinados ao tratamento de lesões nervosas ou remoção de neuromas prévios, transecção, laceração, estiramento, esmagamento, contusão, irritação, compressão ou estiramento das fibras nervosas periféricas, doenças monopáticas não traumáticas etc. (Henrot et al., 2008). O neuroma é processo natural da cicatrização e regeneração do tecido nervoso periférico e nem sempre é doloroso (Henrot et al., 2000; Stansbury et al., 2008; Sturm et al., 1975). Neuromas volumosos podem entrar em contato com o tecido cicatricial, estruturas ósseas ou tecidos moles, condições que favorecem sua lesão, irritação, mobilização e ou compressão extrínseca e causar ou agravar a dor neuropática (Geraghty e Jones, 1996). O neuroma pode causar dor espontânea contínua ou intermitente ou apenas quando estimulado. Quando localizado em região superficial, pode sensibilizar-se ou encarcerar-se no tecido cicatricial e impossibilitar o uso da prótese ou agravar a incapacidade do amputado (Souza et al., 2014).

Quando ocorre secção completa ou lesão parcial das fibras nervosas periféricas, os cotos proximais dos axônios seccionados ou lesados são selados, a bainha de mielina adjacente, bem como os axônios dos cotos proximal e distal sofrem intensa degeneração walleriana na extensão de alguns milímetros e degeneração disseminada com intensidade variada ao longo do segmento proximal das fibras acometidas (Light et al., 1979). Quanto mais grave a lesão, maior a magnitude da degeneração proximal. Ulteriormente, grupos de axônios estimulados por fatores neurotróficos brotam, emergem dos bulbos terminais proximais no cone de crescimento distal e, sob condições adequadas, alcançam as terminações nervosas dos tecidos-alvos (Boivie, 1994). Havendo alinhamento e coerência satisfatória entre os fascículos motores e sensitivos, a regeneração progride e resulta em recuperação funcional (Stoll e Muller, 1999). Quando não havendo aproximação dos cotos seccionados, não ocorre regeneração e os axônios proximais brotam intensamente sem direcionamento e formam um bulbo, ou seja, um neuroma, constituído de grupamento caótico e desorganizado de fibras nervosas orientadas aleatoriamente e circundadas de estroma de tecido conjuntivo que constituem cerca de 80% da sua face de corte (Cravioto e Battista, 1981; Fisher e Boswick,1983) e muito sensível aos estímulos mecânicos, térmicos ou químicos (Mackinnon, 2001). Quando a lesão é parcial e a regeneração interrompida a diferentes intervalos, surgem os microneuromas disseminados. As células de Schwann do segmento nervoso do distal ao local da amputação proliferam criando um túnel no interior do qual axônios proximais das fibras finas e grossas lesadas excitáveis elétrica e mecanicamente brotam distalmente terminam como dilatações repletas de organelas, "os bulbos terminais" (Cravioto e Battista, 1981). Os bulbos são evidenciados 6 a 10 semanas após o traumatismo, tornam-se bem evidentes 1 a 12 meses após a lesão e aumentam de volume em 2 a 3 anos (Jung et al., 2014; Watson et al., 2010). O "neuroma amputação" é um tumor não neoplásico localizado no coto distal ou ao longo de um nervo lesado. É constituído de células de Schwann e de axônios que brotam a partir da extremidade proximal das fibras nervosas lesadas que se incorporam ao tecido fibroso de suporte do nervo traumatizado, aos músculos, às fáscias e a outros elementos celulares adjacentes (Goldner, 1966). Os neuromas terminais localizam-se no coto proximal e, os em fuso, nos nervos parcialmente lesados. O neuroma pode aderir-se firmemente aos tecidos circundantes moles ou ósseos e gerar sensações desagradáveis traduzidas como parestesias ou disestesias no local estimulado e ao longo do dermatomiótomo original, espontaneamente ou quando tracionado, percutido, comprimido, aquecido, resfriado, isquemiado ou inflamado ou quando os doentes sofrem transtornos emocionais (Goldner, 1966).

Os neuromas contêm miofibroblastos, achado que constitui marcador histológico dos neuromas dolorosos (Baker et al.1981). O grau de maturidade das fibras nervosas regeneradas desempenha papel importante no desenvolvimento do neuroma traumático.

Muitas moléculas de sinalização e receptores estão implicados na sensibilização neuronial, incluindo-se os vários receptores de glutamato, os receptores de tirosinacinase B, a substância p (sP), as citocinas pró-inflamatórias e várias cinases (Basbaum et al., 2009). A infiltração das células imunitárias inatas e adaptativas no local da lesão nervosa periférica deflagra a fase precoce da dor neuropática (Austin e Moalem-Taylor, 2010). Após a lesão de estruturas do SNP, o local lesado é infiltrado por macrófagos e células T e ocorre liberação de citocinas pró-nociceptivas e quimiocinas a partir dos neurônios e das células não neuroniais. As células não neuroniais presentes ou atraídas para o local da lesão, assim como as presentes no CDME passam a secretar vários mediadores pró-inflamatórios que modulam a função nociceptiva. Os neutrófilos atraem monócitos para o local da lesão e estes diferenciam-se em macrófagos e as células de Schwann reagem e fagocitam resíduos da lesão celular e regeneram a bainha de mielina ao redor dos axônios lesados (Teixeira, 2005). Os macrófagos ativados e as células de Schwann sintetizam citocinas, incluindo-se os fatores tróficos envolvidos na regeneração nervosa. Os macrófagos liberam citocinas pró-inflamatórias, incluindo-se o fator de necrose tumoral-α (TNF-α, de *tumor necrosis factor*) e as interleucinas (ILs) IL-1 e IL-6, fenômeno que contribui para a hipersensibilidade à dor (Scholz e Woolf, 2007). Nas biópsias de nervos de doentes com neuropatia dolorosa, evidenciou-se aumento da imunoreatividade ao receptor TNF-α nas células de Schwann. As concentrações séricas dos receptores TNF solúvel 1 foram mais elevadas em doentes com alodínia e hiperalgesia pós-traumática (Devor, 1989). Apesar de o sistema imunológico participar intensamente da ocorrência da dor neuropática, incluindo a dor pós-amputação, não se evidenciou diferença das concentrações de IbA1 (macrófagos), peptídeo relacionado ao gene da calcitonina (CGRP) e sP no material de biópsia da pele do local amputado de 11 doentes amputados (Buch et al., 2019).

No microambiente do nervo lesado, ocorre regulação ascendente de neurotrofinas, moléculas de adesão de células neurais e citocinas, entre outros fatores solúveis. O coto proximal do nervo lesado gera potenciais de ação que alcançam os gânglios sensitivos onde são produzidos receptores, canais iônicos (TRPV1, BKN, canais de Na$^+$, Ca^{++} e K$^+$) e neurotransmissores (sP, CGRP, BDNF) ou seus precursores que, transportados para as terminações nervosas proximais e distais dos aferentes primários, sofrem regulação ascendente ou são armazenados em vesículas para serem liberadas no CDME ou nos tecidos periféricos, respectivamente (Wu e Chiu, 1999).

Há aumento do RNA mensageiro envolvido na síntese de FCN ao longo do segmento nervoso distal ao local da lesão e nos tecidos periféricos comprometidos (Hesse et al., 1987). O FCN é expressado e liberado pelos eosinófilos, linfócitos, mastócitos, macrófagos e células não inflamatórias (endotélio, ceratinócitos, fibroblastos, células T) e sofre regulação ascendente quando ocorre inflamação. O complexo FCN-TrkA é internalizado e transportado a partir das terminações periféricas para os gânglios sensitivos (Miller e Kaplan, 2001). A ligação FCN-TrkA atua nas cascatas de sinalização intracelular dos neurônios aferentes primários e resulta em sensibilização e em aumento da expressão de receptores e canais de membrana, incluindo-se o receptor de potencial transitório vaniloide-1 (TRPV1), os canais ativados pelos ions H^+ 2 e 3, os receptores de endotelina e de bradicinina, os canais de Na^+ e de Ca^{++} dependentes de corrente e de K^+ retificadores lentos de corrente e os mecanotransdutores putativos que contribuem para a hipersensibilidade imediata que se manisfesta após a inflamação. O FCN aumenta a síntese, o transporte axonal e o conteúdo de neuropeptídeos algésicos como a sP e o CGRP nas terminações nervosas periféricas e centrais dos aferentes primários e libera autocoides; em condições de desaferentação parcial, sensibiliza e causa hiperalgia térmica via ativação do receptor glutamatérgico N-metil-D-aspartato (NMDA), prolonga os potenciais de ação das fibras aferentes e gera brotamento de colaterais dos neurônios do SNNVS a partir das estruturas perivasculares que entram em contato com neurônios médios e grandes dos gânglios sensitivos, fenômeno envolvido no mecanismo da "dor mantida pelo simpático" (Li et al.,1999). O FCN induz a expressão de nociceptores peptidérgicos (TrkA+) nos nervos periféricos sensitivos e simpáticos. O FCN liga-se ao receptor TrkA dos mastócitos, desencadeia sua desgranulação e liberação de mediadores algogênicos, como a histamina, protraglandina E-2 (PGE2), serotonina (5-HT), radicais ácidos (H^+), bradicinina além do próprio FCN, ou seja moléculas que sensibilizam os nociceptores polimodais. O BDNF e a neurotrofina 4/5 ligam-se ao receptor TrkB e a neurotrofina, ao TrkC-3. As neurotrofinas também ligam-se com baixa afinidade e pouca especificidade ao receptor p75. A administração prolongada de anticorpos anti-FCN inibe a formação do neuroma, a geração e manutenção da dor (Mantyh et al., 2010) e a produção de FCN pelo estroma endógeno, células inflamatórias e imunitárias e aumenta significativamente as fibras nervosas TrkA+ (Skaper et al., 2001). O FCN e a TrkA relacionam-se à formação e ao brotamento dos neuromas (Ruiz et al., 2004). A inflamação que se instala após a lesão nervosa também ativa e induz a migração de macrófagos para os gânglios sensitivos. O complexo FCN-TrkA transportado retrogradamente para os gânglios sensitivos altera o fenótipo neuronal via ativação ou inibição de promotores genéticos, resultando em aumento da síntese de sP, CGRP, fator neurotrófico derivado do cérebro (BDNF) e canais iônicos específicos dos nociceptores (NaV1.8, CaV3.2, 3.3). A sP, por sua vez, aumenta a expressão de FCN nos ceratinócitos (Lindsay e Harmar, 1989).

As citocinas pró-inflamatórias (TNF, IL-1, IL-6) liberadas pelos macrófagos e células de Schwann e gliais geram hipersensibilidade e atividade neuronial espontânea aberrante, respectivamente, no SNP e SNC (Watkins et al., 1995). As citocinas e as quimiocinas alteram a plasticidade neuronial e a atividade dos microgliócitos e dos astrócitos e contri-

buem sensibilizar os neurônios do SNC (Clark et al., 2013). As reações homeostáticas induzem reação exagerada frente aos estímulos dolorosos nas células residentes (micróglia, astrócitos) do CDME caracterizada como alterações morfológicas e aumento da síntese e da liberação de substâncias algiogênicas (McMahon et al., 2009), associadamente à alteração imediata e temporária da integridade da barreira hematomedular nos locais onde as fibras lesadas aferentes projetam-se (Beggs et al., 2010), do que resulta infiltração de macrofagos e de linfócitos T periféricos no CDME (Echeverry et al., 2011).

Ao brotar, os nervos passam a apresentar sensibilidade aumentada à Nadr, aos bloqueadores dos canais de K^+, aos prostanóides e às citocinas (Petersen et al., 2000). As membranas axoniais contêm canais latentes que passam a ser atuantes durante a regeneração das estruturas nervosas periféricas (Teixeira, 2005). O traumatismo nervoso altera o fenótipo das unidades sensitivas, pois os nervos traumatizados sofrem regulação ascendente de canais de Na^+ (Hains et al., 2004), receptores adrenérgicos (Perl,1999) e receptores colinérgicos nicotínicos (Vincler et al., 2006), que, por sua vez, geram correntes despolarizantes e podem conferir efeito marca-passo semelhantemente ao que ocorre nos nociceptores. A regulação ascendente de canais iônicos e de receptores (canais de Na^+, TRPA1, CGRP, receptor α-1C, receptor de FCN) nas fibras aferentes sensitivas proximais contribui para o desenvolvimento da dor neuropática (Gold et al., 2003; Lai et al., 2004; Hagenacker et al., 2008; Zoga Vet al., 2010). Após o traumatismo, citocinas, fatores tróficos e outras substâncias algogênicas difundem-se na região onde se localiza o tecido lesado e modificam a permeabilidade da membrana axonial e a distribuição, a cinética e a atividade de canais iônicos específicos e inespecíficos de Na^+, K^+ e Ca^{++}, resultando no surgimento de marca-passos nos nervos periféricos lesados (Yaari e Devor, 1985) e em regulação ascendente e aumento da densidade de canais iônicos durante a remodelagem membrana axonial proximal à região de secção nervosa e nas células ganglionares das raízes sensitivas. Ocorre modificação do processo de *turnover* especialmente dos canais de Na^+ resistentes à tetrodotoxina (TTXr) e de alguns canais de Na^+ do tipo III sensíveis à TTX (TTXs), e redução da expressão de alguns canais de Na^+ TTXr nos gânglios sensitivos, particularmente das isoformas dos canais NaV1.3, NaV1.7 e NaV1.8, fenômeno relacionado à ocorrência de dor (England et al., 1996). As proteínas dos canais de Na^+ acumulam-se no axolema preterminal e nos neuromas em decorrência da combinação de fatores permissivistas (lesão da bainha de mielina) e de fatores promotores (ausência dos alvos normais à jusante); o acúmulo de canais de Na^+ é precursor da hiperexcitabilidade das fibras aferentes do nervo lesado (Devor et al., 1993). Seis subtipos de canais Na^+ foram identificados no local da lesão neuronial; os subtipos SNS / PN3 e SNS / NaN e A-III são específicos dos neurônios sensitivos (Cummins et al., 2000). Estes canais normalmente indetectáveis nas células ganglionares das raízes sensitivas recuperam-se rapidamente quando inativados e participam intensamente dos mecanismos de geração de potenciais ectópicos. Os canais de Na^+ dependentes de voltagem (VGSCs) presentes nos neurônios sensitivos são responsáveis pela instalação e manutenção da atividade ectópica no local da lesão nervosa. Os subtipos NaV1.7, 1.8 e 1.9, dos canais Na⁺ desempenham papel importante na indução e na manutenção da dor crônica (Mert, 2007). Apesar de o canal NaV1.7 participar da ocorrência da dor crônica, a relação direta entre sua expressão e as disestesias não é marcante. Os canais NaV1.8 e NaV1.9 estão presentes nos neuromas; há correlação significativa entre a expressão do canal NaV1.8 e os sintomas dolorosos (Bird et al., 2013). A expressão dos canais de Na⁺ TTXr relaciona-se às concentrações do fator trófico derivado de glia (GNDF). São também relacionados ao desenvolvimento dos potenciais de ação ectópicos os canais ativados pela hiperpolarização catiônica que, juntamente com os canais de Ca⁺⁺, são importantes para gerar padrões de disparos neuroniais repetitivos. Os canais de Ca⁺⁺ sensíveis à voltagem, particularmente os do subtipo N, desempenham papel importante na gênese das descargas anormais e da dor neuropática traumática; o aumento da subunidade alfa-2-delta do canal de Ca⁺⁺ dependente de voltagem nos gânglios sensitivos relaciona-se à magnitude e à duração da alodínea (Luo et al., 2001). A atividade espontânea decorrente da atividade destes canais contribui para manter a hiperexcitabilidade neuronial no SNC, a hiperalgesia e a alodínia. Os canais de Ca⁺⁺ dos tipos N e L contribuem para a liberar o CGRP das terminações nervosas lesadas *in vitro* (Kress et al., 2001). A redução da concentração intracelular de Ca⁺⁺ reduz o défice da propagação dos potenciais de ação nos entroncamentos nervosos, o influxo de Ca⁺⁺ nos neurônios sensitivos lesados induz comportamento indicativo de dor e o bloqueio dos canais de Ca⁺⁺ dos tipos N e P reduz a magnitude da dor neuropática experimental (Dogrul et al., 2003). O papel do receptor TRPM8 na ocorrência da dor neuropática humana é obscuro.

Há evidências de que a disfunção dos canais de Na⁺ como o NaV1.7, o TRPA1, TRPV1, de K⁺ e de Ca⁺⁺ relacionem-se à hiperalgia e à alodínia ao frio. A desinibição das fibras polimodais nociceptivas C, em virtude do défice das fibras A-delta, parece participar da alodínia ao frio em doentes com dor neuropática periférica ou central (Jensen e Finnerup, 2014). A lesão nervosa também induz regulação ascendente do receptor de potencial transitório V1 (TRPV1), fisiologicamente ativado com o calor nociceptivo em alguns subtipos das terminações nocicepivas periféricas; o receptor TRPV1 sofre regulação descendente nas fibras lesadas e regulação ascendente nas fibras C ilesas (Ma et al., 2005). A alteração na expressão do receptor TRPV1 e a sensibilização adicional ao calor resultantes de transdução dos sinais intracelulares podem aumentar a atividade nervosa espontânea induzida pela temperatura normal do corpo quando o limiar de ativação do recetor TRPV1 reduz-se para menos de 38 °C (Biggs et al., 2008). A lesão nervosa desencadeia atividade anormal ou expressão do receptor TRPM8 que é sensível ao frio; ambas contribuem para a atividade ectópica e para a alodínia e a hiperalgesia. A hiperalgesia ao calor pode ser mediada central ou perifericamente. A mutação do canal de NaV1.7 reduz o limiar de ativação e causa regulação descendente do canal TRPV1 e de sua expressão *de-novo* nas fibras Aδ e Aβ.

Os potenciais de ação ectópicos gerados nos nociceptores sensibilizados sensibilizam os neurônios do SNC, agravam e dispersam a sensação da dor para além do território de inervação do nervo lesado e contribuem para sua persistência mesmo após a interrupção da estimulação (Jensen e Finnerup, 2014). Imediatamente após a lesão axonial, surgem potenciais de ação de grande amplitude nos aferentes nociceptivos A-delta e C, aferentes A-β, raízes e gânglios sensitivos durante alguns segundos (Tal et al.,1999). A atividade ectópica pode também surgir quando os potenciais de ação dos aferentes primários prolongam-se além do período refratário absoluto e re-excitam a membrana neuronal. Durante o brotamento das fibras em regeneração, instala-se um centro gerador de impulsos anormais que são trasmitidos para o SNC que presumivelmente induz disestesias, descritas como formigamento, prurido ou sensação de choques elétricos. A excitabilidade anormal e as descargas neuroniais espontâneas desenvolvem-se em poucos dias nos brotos dos neuromas e são mais abundantes quando há isquemia tecidual e elevação regional da concentração de K⁺ e outros íons extracelulares ou peptídeos (Petersen et al., 2000). A atividade ectópica surge alguns dias após a lesão, aumenta durante a primeira semana e decai, progressivamente, e pode originar-se de várias fontes. Em condições normais, cerca de 10% das fibras A passam a apresentar oscilações dos potenciais de membrana durante o repouso e a despolarização; em modelos animais de dor neuropática, a percentagem eleva-se para 25% das fibras C e A-delta (Calvin et al., 1982; Meyer et al., 1985). Quando as oscilações tornam-se frequentes, os neurônios lesados passam a gerar potenciais ectópicos e o limiar de despolarização é alcançado mais precocemente; ao ativar fibras vizinhas, a atividade amplifica-se, configurando a excitação cruzada, que pode envolver tanto as fibras C como as A-delta (Seltzer e Devor, 1979; Amir et al., 1999). A atividade ectópica dos neuromas das fibras mielípicas eleva-se com o calor e reduz-se com o frio e, nas fibras amielínicas, reduz-se com o calor e eleva-se com o frio (Petersen et al., 2000). Ulteriormente, ocorre restauração da atividade normal dos receptores nociceptivos. A lesão neuronial compromete a "filtragem" na região do entroncamento e aumenta a condução dos potenciais de ação (Wall e Devor, 1983). Ocorrem correntes efáticas nos neuromas de amputação e nas fibras nervosas motoras, sensitivas e neurovegetativas em degeneração (Calvin et al.,1982) capazes de despolarizar as fibras nervosas vizinhas (Petersen et al., 2000). As descargas tônicas estimulam a regeneração e as sinaptogênese das fibras C.

O sistema neurovegetativo simpático (SNNVS) participa do mecanismo da geração da dor neuropática ao liberar Nadr que, por sua vez, atua nos receptores adrenérgicos α-1, excitando ou inibindo as descargas ectópicas (Wall e Gutnick, 1974). Os neuromas contêm fibras aferentes e eferentes simpáticas pós-ganglionares C que liberam Nadr e adrenalina (Adr). Havendo aumento da atividade simpática, instala-se sensibilidade elevada do broto em regeneração para a detecção de substâncias nociceptivas, como a bradicinina, a 5-HT, a histamina e a capsaicina, fenômeno associado à regulação ascendente dos nociceptores em casos de dor neuropática. O brotamento das fibras do SNNVS nos gânglios sensitivos resulta da liberação de citocinas e de fatores tróficos, como o FCN e o fator inibidor da leucemia (LIF). O aumento da liberação da Nadr e de PG nos gânglios sensitivos acentua a hiperatividade neuronial. A administração tópica de Nadr, o aumento da atividade simpática no eixo hipófise-adrenocortical e nos sistemas neuroimunológicos, os neuropeptídeos, a inflamação crônica assim como a atividade mental e reações emocionais aberrantes agravam a dor espontânea (Bossut et al., 1996) e a hiperalgesia mecânica dinâmica de doentes submetidos à amputação (Raja et al., 1996), achados que indicam haver acoplamento adrenérgico anormal entre as fibras pós-ganglionares do SNNVS e as fibras aferentes, assim como expressão de receptores adrenérgicos-α nas fibras aferentes cutâneas ou brotamento das fibras simpáticas nos gânglios sensitivos (McLachlan et al., 1993).

A lesão dos nervos periféricos gera modificações anatômicas e funcionais nos corpos celulares localizados nos gânglios das raízes sensitivas que resultam em aumento da síntese de proteínas responsáveis pela constituição dos canais iônicos, neutransmissores e receptores (Wall e Devor, 1983). Em condições normais, fatores tróficos, incluíndo-se o FCN, capturados pelas terminações nervosas a partir de suas células-alvo, são transportados pelos axônios para os gânglios sensitivos (Ro et al., 1999), fenômeno bloqueado após a secção nervosa (Cragg, 1970). No dia seguinte à neurotomia, o gene c-jun é induzido nos gânglios sensitivos (Zimmermann, 2001), fenômeno associado à redução da concentração de sP e CGRP e ao aumento de galanina e da sintase de NO (NOS) durante as semanas e meses seguintes à axoniotomia (Csillik et al., 2003). A NOS e a galanina colocalizam-se com a proteína c-Jun nos neurônios ganglionares (Brecht et al., 1997). Ocorrem também degeneração walleriana, redução na expressão de receptores opioides e aumento dos receptores de colecistocinina, sP e CGRP; associadamente ao aumento precoce da atividade neuronial espontânea nos gânglios sensitivos (Devor, 1989), que, por sua vez, constitui fonte adicional de potenciais anormais, que se somam àqueles gerados nos neuromas (Baron, 2000). O peptídeo vasoativo intestinal (PVI) eleva-se nos gânglios das raízes sensitivas correspondentes às regiões da medula espinal em que outros neuropeptídeos são depletados em doentes com neuropatia periférica. Os genes MAG, MBP e PMP22 são específicos para a síntese de mielina e promovem maturação e sofrem regulação ascendente nas células de Schwann durante o período de mielinização, enquanto o gene NCAM-1, presente nas células de Schwann imaturas, sofre regulação descendente. A RhoA é membro da superfamília das RAS-GTPases que atua como modificador molecular e contribui para a assimetria e a polaridade celular. No SNP, a RhoA-GTPase sofre regulação ascendente como reação à lesão e, no SNP e SNC, a sinalização RhoA-GTPase via Rho-quinase promove os cones crescimento e inibe o rebrotamento axonial (Yan et al., 2014).

Foi constatada abundância de macrófagos expressando IL-1, FGF e fator de transformação alfa (TGF-alfa) nas raízes nervosas após o traumatismo radicular agudo. A esti-

mulação mecânica dos gânglios sensitivos ou das raízes nervosas aumenta a concentração da sP nos corpos celulares dos gânglios sensitivos e na substância gelatinosa do CDME (Teixeira, 2015). A compressão crônica das raízes nervosas aumenta a concentração da sP e da CGRP nos gânglios sensitivos, reduz a concentração de sP e de somatostatina nas terminações nervosas na medula espinal e aumenta a das fibras aminérgicas e serotoninérgicas (Teixeira, 2015).

Há participação de mecanismos centrais, além dos periféricos, nos doentes com dor neuropática periférica (Basbaum, 1974), uma vez que, frequentemente, a dor manifesta-se em territórios distantes daqueles da distribuição das estruturas nervosas lesadas e o bloqueio anestésico dos troncos nervosos não controla o desconforto de muitos doentes (Gracely et al., 1992). Os potenciais ectópicos repetitivos de elevada frequência oriundos nos aferentes primários induzem alterações pós-sinápticas prolongadas (potenciação prolongada) nos neurônios do CDME que, por sua vez, exercem papel importante na ocorrência da hiperalgesia e da dor neuropática crônica, achado que significa que os receptores NMDA participam desse fenômeno. A facilitação da transmissão sináptica caracteriza-se como potenciação de duração prolongada (LTP) de trens curtos de estímulos das fibras C, que envolvem a ação do glutamato e dos receptores de neurocinina-1 (Liu et al., 2002). Os neurônios predominantemente ativados pelos estímulos nociceptivos também passam a reagir de modo progressivamente mais intenso, com o passar do tempo, aos estímulos de baixa intensidade horas ou dias após a desaferentação. Dois a dez dias após a lesão, ocorre hiperatividade espontânea ou evocada de elevada frequência nos neurônios que originam as vias de projeção rostral ou neurônios internunciais no CDME (Loeser e Ward, 1967), tálamo e córtex cerebral (Gorecki et al., 1989) associadamente a surtos intermitentes de atividade neuronial aberrante que se mantém durante meses ou indefinidamente. A hipersensibilidade neuronial caracteriza-se como hiperatividade celular, que perdura durante longos períodos de tempo na lâmina V do CDME após a secção de raízes espinais (Olvelmen-Levitt, 1988). O aumento do campo receptivo resultante da rizotomia decorre da melhor eficácia das conexões sinápticas entre os aferentes oriundos de regiões vizinhas às desaferentadas em decorrência da sensibilização central e da hipoatividade das unidades inibitórias segmentares e permite que estímulos nociceptivos de áreas distantes excitem neurônios desaferentados no CDME e no núcleo cervical lateral (Wall e Egger, 1971). Os aferentes A-delta e C mantêm a capacidade de ativação dos neurônios do CDME, mas há redução da inibição segmentar e modificação da quantidade de neurotransmissores liberados pelas terminações nervosas aferentes (Woolf e Wall, 1982) e da atividade dos aferentes de grosso calibre do tipo A, que excitam neurônios de 2ª ordem controlados por interneurônios GABAérgicos e colinérgicos. A abolição desse controle pode resultar no desenvolvimento da alodínia mediada pela ativação de fibras A-β (Teixeira, 2005).

Alterações pós-sinápticas contribuem para a instalação da alodínia, incluíndo-se o aumento da atividade dos receptores NMDA e α-ácido amino-3-hidroxi-5-metil-4-isoxa-zolpropiôico (AMPA) e dos receptores metabotrópicos de glutamato, de outros neuropetídeos e de várias cinases e outros sistemas de sinalização que aumentam a eficácia sináptica. Os potenciais de ação continuados das fibras nervosas aferentes liberam aminoácidos excitatórios e neuropeptídeos no CDME, que, por sua vez, alteram possinapticamente os neurônios nociceptivos de 2ª ordem, via fosforilação dos receptores NMDA e AMPA (Ultenius et al., 2006) e expressão dos canais de Na+ dependentes de voltagem (Hains et al., 2004). Estas alterações geram hiperexcitabilidade neuronial e esta, por sua vez, reduz o limiar de ativação dos neurônios nociceptivos de 2ª ordem frente aos estímulos das fibras aferentes mecanossensitivas Aβ e A-delta, de modo que os estímulos táteis habitualmente inofensivos passam a ser interpretados como dolorosos (Teixeira, 2005). A regulação descendente de exportadores de K+ e de Cl+ modifica o gradiente aniônico transmembrana, gerando excitação dos neurônios de 2ª ordem (Jensen e Finnerup, 2014).

A hiperatividade neuronial oriunda nos neuromas das fibras A-delta e C, a degeneração dos axônios e das suas projeções centrais modificam a anatomia microscópica e subcelular das projeções centrais e dos aferentes primários dos neurônios do CDME caracterizadas como aumento da dimensão das células nervosos e do número de receptores e das dimensões das sinapses das fibras nervosas remanescentes, desorganização sináptica, brotamento nervoso (Devor e Wall, 1981), ampliação da distribuição espacial das terminações dos aferentes intactos nos locais desaferentados, proliferação das terminações axoniais nas regiões desaferentadas etc. (Devor e Ward, 1981; Devor e Wall,1981a). A degeneração transináptica dos neurônios axoniotomizados que sofrem apoptose relaciona-se à indução de c-jun e à carência de FCN nos neurônios do CDME (Herdegen e Leah, 1998), fenômeno que também contribui para a instalação da dor e da hiperalgesia prolongada frente à estimulação térmica (Teixeira, 2005). Após alguns meses, ocorre aumento na distribuição espacial das terminações dos aferentes intactos nos locais desaferentados, fenômeno este atribuído ao mecanismo de brotamento (Devor e Wall, 1981b). No ser humano, o brotamento é de pequeno significado e, provavelmente, limita-se à pequena população de aferentes primários ou de axônios no SNC (Teixeira, 2005).

Após a axoniotomia ou constricção nervosa, ocorre redução da sP e do CGRP no CDME e surgem ou apresentam atividade aumentada, o neuropetídeo Y (NPY), a galanina e o PVI. É provável que aminoácidos excitatórios participem do mecanismo das alterações plásticas após a lesão nervosa periférica, uma vez que estão envolvidos na plasticidade sináptica e na morte celular que ocorrem após a estimulação neuronial excessiva (Teixeira, 2005). É também provável que as citocinas veiculadas pelo fluxo axonial e pela circulação sistêmica para o CDME alterem a plasticidade sináptica e a hiperexcitabilidade neuronial que resultam em dor prolongada (Baron, 2000). Após a rizotomia, há redução na concentração de sP nas lâminas I, II e V do CDME, seguida do retorno aos valores pregressos em cerca de 4 semanas em virtude da presença de sP nos interneurô-nios ou do brotamento das fibras nervosas residuais. Ocorre também redução, seguida de elevação, do PIV no CDME. Após a gangliectomia, a atividade da colecistocinina e da sP recupera-se, não sendo o mesmo observado em relação à somatostatina (Blumenkopf, 1984; Blumenkopf, 1988). Estes achados sugerem que a atividade excitatória da sP e a ausência da atividade inibitória das encefalinas que atuam pré-sinapticamente nas lâminas I e II do CDME e pós-sinapticamente na lâmina V, aliadas à redução da atividade da somatostatina que exerce ação inibitória na lâmina II e V, resultem em hiperatividade por desnervação nas lâminas I, II e V de onde emergem as fibras que originam os tratos de projeção suprassegmentar (Blumenkopf, 1984). A rizotomia não altera a concentração da leucina-encefalina e da metionina-encefalina no CDME (Blumenkopf, 1988), o que sugere estarem elas localizadas em neurônios internunciais ou proprioespinais, mas reduz a concentração dos receptores opioides, sugerindo que a ação desses neuromoduladores realize-se mediante contatos axoaxoniais pré-sinápticos e nos aferentes primários das lâminas II e III (Devor e Wall, 1981a; Devor e Wall, 1981b). A normalização das concentrações de alguns neurotransmissores é atribuída à reorganização dos sistemas neuroniais intrínsecos ao CDME (Teixeira, 2005).

As alterações na concentração dos neurotransmissores do CDME são parcialmente revertidas após a aplicação do FCN na extremidade proximal da estrutura nervosa seccionada (Fitzgerald et al., 1985). Após a reação inflamatória, o FCN altera a transmissão sináptica entre os aferentes primários e os neurônios de 2ª ordem nas lâminas I e II do CDME e aumenta a liberação de neuropeptídeos, como o BDNF e via receptor NMDA induz o desenvolvimento do *wind up* e a sensibilização central (Fitzgerald et al., 1985). O BDNF é transportado retrogradamente para as terminações periféricas, para os gânglios sensitivos e para as terminações centrais onde é liberado pressinapticamente quando a estimulação dos adeentes primários é intensa; após a liberação, o BDNF atua como modulador central do receptor TrkB. A ligação BDNF-TrkB nos neurônios de 2ª ordem ativa cinases de proteínas intracelulares e induz a fosforilação do receptor de glutamato AMPA, que também contribui para a sensibilização neuronial no CDME, particularmente quando há liberação de neuropeptitídeos que atuam nos receptores pós-sinápticos de sP e de CGRP, que, por sua vez, sofrem regulação ascendente. O FCN causa hiperalgesia térmica mediada pela sensibilização dos receptores NMDA na região medial e lateral da substância gelatinosa e no corno anterior da substância cinzenta da medula espinal nos doentes com neuropatia periférica. O aumento da produção e da liberação de NO nas terminações pré-sinápticas facilita a transmissão sináptica dos aferentes primários no CDME e contribui para a sensibilização neuronial espinal e para a hiperalgesia. A estimulação nociceptiva repetitiva aumenta a atividade do aspartato e do glutamato nos receptores NMDA e AMPA, gerando influxo intraneuronial de Ca++ e ativação da proteinacinase-C (PKC) no CDME.

Macrófagos, neutrófilos, endotélio musculatura lisa dos vasos, nervos periféricos e a micróglia, entre outras células, produzem óxido nítrico (NO). O NO liberado pelas estruturas nervosas não adrenérgicas e não colinérgicas causa vasodilatação, medeia a neurotransmissão nervosa no SNC, gera hiperalgesia, facilita a transmissão nervosa nos nervos periféricos, altera a atividade plaquetária, as reações imunitárias inespecíficas e a neurotoxicidade e libera o CGRP das terminações nervosas perivasculares (Teixeira, 2005). O ON é liberado no CDME após a ativação dos receptores de membrana pelo glutamato, bradicinina, 5-HT, acetilcolina (Acho), histamina, endotelina-1, sP e CGRP e ativa a guanilatociclase para gerar o monofosfato cíclico de guanosina e, consequentemente, reduzir o Ca^{++} intracelular, mecanismo que sensibiliza os neurônios sensitivos, medeia a hiperalgesia crônica quando há compressão de nervos periféricos (Teixeira, 2005).

As citocinas teciduais são transportadas retrogradamente pelo fluxo axonial ou por vias não axoniais até o SNC, acumulam-se nos gânglios das raízes sensitivas, nos neurônios do CDME e nas estruturas perivasculares e interferem na atividade neuronal (Streit, 1993). O RNA-mensageiro para as imunofilinas aumenta agudamente após a lesão do tecido nervoso, resultando em liberação de neurotransmissores induzidos pela despolarização. A sinaptocina-1, vesícula de fosfoproteína, é mais eficaz na presença de agentes estimulantes de imunofilina. Ocorre aumento da concentração da IL-6 sintetizada pelos astrócitos e micróglia nas regiões medial e lateral da substância gelatinosa e no corno anterior da substância cinzenta da medula espinal como reação à IL-1 e ao TNF quando ocorre alodínia (Milligan e Watkins, 2009). A IL-6 ativa os astrócitos e participa do mecanismo da hiperatividade nociceptiva e da hipoatividade neuronial inibitória segmentar e dos sistemas rostrocaudais contendo monoaminas. Havendo lesão nervosa periférica e central, a micróglia ativada libera vários moduladores imunológicos que mantêm a dor neuropática e contribui para a sensibilização periférica (Carson et al., 1998). A ativação dos astrócitos e da micróglia, no CDME e no encéfalo, gera e facilita a ocorrência da dor neuropática periférica ao induzir hiperexcitabilidade nos neurônios nociceptivos e aumentar a liberação de aminoácidos excitatórios e de sP pelas terminações centrais dos aferentes primários, anormalidades facilitadas pela liberação glial de NO, aminoácidos excitatórios, PG, citocinas proinflamatórias (IL-1, IL-6), FNT (Watkins et al., 2001). A ativação glial pode também decorrer da ação de bactérias e vírus que se ligam aos receptores específicos da micróglia e dos astrócitos, assim como da sP, aminoácidos excitatórios e ATP liberados pelas fibras A-δ e C, NO, PG, fractalcina microgliais e atividade dos tratos facilitatórios rostrocaudais (Wieseler et al. 2005). Postulou-se que o produto de degradação neuronial durante o processo de degeneração e proliferação as células gliais altere a constituição bioquímica no CDME (Basbaum et al., 2009) e a redução do número de receptores nas terminações centrais dos aferentes primários contribuem para a hiperatividade neuronial segmentar em doentes com neuropatia periférica (Devor e Wall, 1981b).

O desequilíbrio entre a concentração das citocinas pró e anti-inflamatórias no CDME contribui para a cronicidade da dor neuropática. As citocinas pró-inflamatórias intensificam a transmissão dos estímulos nociceptivos no CDME. A IL-1β relaciona-se aos mecanismos de dor neuropática; sua expressão aumenta intensamente na astróglia, na micróglia e nos neurônios do CDME (DeLeo et al., 1997) quando ocorre lesão nervosa periférica; é liberada pelas metaloproteases de matriz (MMP) (Kawasaki et al., 2008), sendo o grau de seus efeitos biológicos reflexo da expressão do receptor de IL-1 (IL-1R1) nas células-alvo (Clark et al., 2013); injetada no compartimento intratecal, a IL-1 aumenta a excitabilidade dos neurônios das lâminas I e II do CDME, induz a liberação de neurotransmissores (ácido glutâmico) pelos aferentes primários, a potenciação de longo prazo (LTP) nas fibras C e a fosforilação do receptor NMDA, reduz a inibição neuronial, ativa as vias de sinalização das células imunitárias e gera hipersensibilidade térmica e mecânica (Clark e Old, 2013). A IL-1 e o TNF-α relacionam-se à ocorrência da dor neuropática (Schafers et al., 2001). Ocorre rápida regulação ascendente da expressão do TNF nas células gliais e nos neurônios; o TNF liga-se aos receptores TNFR1 e TNFR12 e, administrado pela via intratecal, causa hipersensibilidades térmica e mecânica (Gruber et al., 2008). Há aumento da produção de IL-1 no plasma e fluido intersticial do SNC (micróglia, astrócitos) após o traumatismo nervoso periférico. A IL-6 é sintetizada pelos monócitos, células endoteliais, fibroblastos, micróglia, astrócitos e células de Schwann como reação à IL-1 e ao TNF, ativa os astrócitos e gera alodínia após a lesão de nervo periférico. A IL-10 é citocina anti-inflamatória que regula as reações imunitárias. Sua concentração reduz-se no líquido cefalorraquidiano (LCR) nos doentes com dor neuropática; há relação inversa entre a redução de IL-10 e os escores de dor (Backonja et al., 2008). A IL-10 liga-se ao receptor heterodimérico IL-10, ativa o transdutor de sinal Janus-cinase intracelular e ativador da transcrição JAK/STAT resultando em ação anti-inflamatória, em redução da atividade do fator nuclear κ-B e em atenuação da síntese das citocinas pró-inflamatórias, incluindo-se a IL-1 e o TNF. A citocina anti-inflamatória e antinociceptiva IL-4 secretada pelas células imunitárias atua via ativação da via JAK/STAT intracelular. A redução da atividade da IL-4 associa-se à hipersensibilidade mecânica (Alexander et al., 2007).

A quimiocina CX3CL1 (fractalcina) presente nas células microgliais do CDME atua como molécula de adesão, atrai monócitos, células *natural killer* e linfócitos T e B e medeia a comunicação neuronal-microglial quando ocorre dor neuropática (Réaux-Le et al., 2013). Proteases lisossomais mediadas pela P2X7 liberam CX3CL1 da micróglia, fosforilam as cinases ativadas pelo mitógeno-p38 e liberam mediadores pró-inflamatórios (IL-1, a IL-6, NO), que sensibilizam os neurônios. Após a lesão nervosa periférica, ocorre aumento da expressão de CCL2 (MCP-1) dos monócitos nos corpos celulares dos gânglios sensitivos e nas terminações dos aferentes primários nas lâminas superficiais do CDME, resultando em aumento da transmissão nociceptiva. O eixo CCL2/CCR2 regula o fluxo das células imunitárias, incluindo-se a infiltração de macrófagos e linfócitos T periféricos na medula espinal (Knerlich-Lukoschus et al., 2008).

Há evidências de que a alodínia decorra do comprometimento da atividade do GABA e da glicina. A alodínia desaparece após a interrupção das aferências dolorosas, enquanto a hiperalgesia pode ser evocada quando as aferências sensitivas veiculadas por fibras calibrosas são interrompidas, o que demonstra o papel inibitório mediado pelo GABA e pela glicina (Koltzenburg et al., 1994). A alodínia mecânica dinâmica pode também ser mediada por fibras mecanossensitivas amielínicas de baixo limiar (Liljencrantz et al., 2013). A alodínia estática geralmente é de curta duração e confinada às regiões onde ocorre hiperalgesia primária, enquanto a hiperalgesia dinâmica e puntata estende-se para além destas (hiperalgesia secundária) e depende de anormalidades induzidas pela ativação das fibras A-delta e, menos intensamente, das fibras C, ao contrário do observado quando ocorre alodínia mecânica dinâmica (LaMotte et al.,1991). A atividade ectópica espontânea observada nas terminações nervosas ou ao longo do axônio também pode ser determinante das reações alodínicas. A alodínia e a hiperalgesia ao frio decorrem da sensibilização dos nociceptores C e A-delta e dos nerônios do SNC e à desinibição central. Mecanismos centrais exercem atividade marcante no desenvolvimento e manutenção da hiperalgesia térmica em doentes com lesão nervosa periférica (Jensen e Finnerup, 2014). A sensibilização dos neurônios espinotalâmicos e corticais responsáveis pela alodínia e hiperalgesia ao frio compatilham os mesmos mecanismos moleculares envolvidos na alodínia e na hiperalgesia mecânicas. A magnitude do brotamento axonial não é proporcional ao grau de hiperpatia ou de alodínia. O brotamento neuronial que ocorre no CDME e seu direcionamento parecem depender de fatores neurotróficos como o FCN e pode envolver vários transmissores, dependendo da estrutura nervosa avaliada. A baixa concentração do FCN induz brotamento anômalo de fibras Aβ nos neurônios das lâminas superficiais do CDME. Deste modo, fibras dependentes dos receptores de baixo limiar de ativação passam a fazer contato com neurônios nociceptivos localizados nas lâminas I e II do CDME. Disso resulta alteração no processamento sensitivo, fenômeno confirmado por estudos eletrofisiológicos que revelaram que 54% das reações frente à estimulação do elevado limiar e com latência prolongada, características da lâmina II, são substituídas por reações de curta latência e limiar mais baixo; as unidades neuroniais, predominantemente ativadas pelos estímulos nociceptivos, passam também a reagir a estímulos de baixa intensidade nestas eventualidades. A reorganização das fibras Aβ parece ser responsável ao menos parcialmente pela alodínia que ocorre em doentes com dor neuropática. A alodínea mecânica dinâmica é mediada por fibras nervosas Aβ de baixo limiar (Jensen e Finnerup, 2014); o brotamento das fibras Aβ nas lâminas superficiais do CDME a que aferem as fibras C e A-delta justifica a alodínia mecânica observada em doentes com dor neuropática. A alodínia mecânica também decorre da transformação fenotípica das fibras Aβ que passam a expressar CGRP, sP e BDNF normalmente expressos apenas nas fibras finas do SNP (Nitzan-Luques et al., 2013).

Ocorre redução da eficácia do sistema opioide endógeno em casos de desaferentação (Zajac et al., 1989). As concentrações do receptor canabinoide (CB1) aumentam e as do receptor opioide MOR reduzem-se na medula espinal ipsilateral e no tálamo contralateral em modelos de neuropatia periférica experimental ou lesão experimental da medula espinal (Pol et al., 2006). Os receptores opioides MOR reduzem-se principalmente nas terminações dos aferentes primários no CDME e há aumento do número de receptores de colecistocinina, sP e CGRP. Após a lesão do nervo periférico, ocorre apoptose dos interneurônios inibitórios GABAérgicos no CDME (Moore et al., 2002). A redução do GABA e da glicina participa da instalação da alodínia. Portanto, hipoatividade das unidades inibitórias monoaminérgicos rostrocaudais e os mecanismos inibitórios segmentares tornam-se menos eficazes em doentes com dor neuropática (Zimmermann et al., 2001) e exacerbam a dor neuropática via desinibição neuronial (Teixeira, 2005).

A compressão crônica das raízes nervosas aumenta a expressão c-fos na medula espinal, ou seja, dos pró-oncogenes envolvidos nas reações prolongadas dos neurônios espinais frente aos estímulos nociceptivos. Imediatamente após a lesão de nervos periféricos, ocorre expressão dos genes imediatos c-fos, Krox-24, c-jun, jun-B, fos-B, MGS-1/A, MGF-1 e SRF em várias estruturas do SNC envolvidas no processamento nociceptivo e no fenômeno do *wind-up* e de outros mecanismos que acarretam hiperexcitabilidade central, incluindo-se a medula espinal, a substância periaquedutal mesencefálica (SPM), os núcleos parabraquiais do tronco encefálico e o tálamo (Hunt et al., 1987). Esses genes transcrevem o RNA-mensageiro que, liberado no citoplasma dos neurônios, codifica a ação enzimática que lisa as proteínas e estabelece a sequência dos neuropeptídeos e dos neurotransmissores, assim como a proliferação das terminações axoniais nas regiões desaferentadas. O aumento da concentração do Ca^{++} intracelular induz a expressão de c-fos (Ro et al., 2004); a proteína fos controla a transcrição dos genes que codificam a síntese das encefalinas e das dinorfinas (Hunt et al., 1987).

A atividade neuronial ectópica também ocorre em várias regiões do SNC nos doentes com neuropatia periférica além do CDME (Laird e Bennett, 1993). Ocorrem modificações celulares, subcelulares e funcionais nas vias rostrocaudais e caudorrostrais que alcançam a medula espinal e nos neurônios encefálicos, incluindo-se o tronco encefálico, o tálamo e o córtex cerebral nos doentes com neuropatia periférica. Após a lesão das raízes nervosas, instalam-se hiperatividade neuronial talâmica (Gorecki et al., 1989) e ampliação dos campos receptivos dos neurônios dos núcleos dos tratos dos funículos posteriores (Tasker, 1990) e do tálamo (Albe-Fessard et al., 1959). Durante atos cirúrgicos, a estimulação dos neurônios do complexo ventrobasal do tálamo, mesencéfalo, radiação talâmica e córtex sensitivo evoca sensações dolorosas e queimor nos territórios desaferentados de doentes com dor neuropática (Tasker, 1990). Há aumento do Ca^{++} citoplasmático nos neurônios talâmicos de animais que possivelmente apresentam dor após a rizotomia cervical e redução do fluxo sanguíneo no tálamo contralateral, ativação do giro do cíngulo direito e alteração do padrão de organização da chegada de potenciais de ação no CDME e aumento do número de potenciais ectópicos quando se instala hipersensibilidade segmentar por desnervação (Teixeira, 2005).

Mecanismos centrais também justificam a dor no órgão fantasma em doentes com mielopatia (Melzack e Loeser, 1978).

A dor, as disfunções e as incapacidade decorrentes da dor e dos défices funcionais alteram significativamente o estilo de vida daqueles que sofrem amputação e resultam em anormalidades comportamentais, incluindo-se a depressão, a ansiedade, as anormalidades do sono, o abuso de drogas, o comportamento doentio etc. (Fishbain, 1999).

Parece haver determinantes genéticos e epigenéticos relacionados à maior ou menor excitabilidade dos receptores ou ocorrência de dor em doentes com dor neuropática periférica (Teixeira, 2019).

Dor decorrente da avulsão de raízes nervosas

A avulsão radicular resulta em lesão do trato de Lissauer e em lesão e modificação na fisiologia e anatomia subcelular dos neurônios do CDME que recebem aferências sensitivas primárias e dos neurônios que recebem aferências dos tratos espinorreticulares e espinotalâmicos (Teixeira, 2005), do que resultam ampliação do campo receptivo e sensibilização neuronial no CDME, no tronco encefálico e no tálamo (Nashold, 1988). A fonte geradora da dor nestes casos localiza-se, pelo menos parcialmente, nos neurônios hiperativos desaferentados do CDME possivelmente localizados entre o local de penetração da raiz nervosa e na lâmina I e componente externo da lâmina II do CDME (Teixeira, 2005). Evidenciaram-se modificações anatômicas, eletrofisiológicas e neuroquímicas marcantes nas unidades celulares do CDME e nos centros supressoras de dor de animais que sofrem avulsão plexular (Blumenkopf, 1984). A disfunção neuronial observada no CDME decorre do desequilíbrio entre as influências facilitatórias e inibitórias do trato de Lissauer; o comprometimento do mecanismo inibitório segmentar proporcionaria o desenvolvimento ou a ampliação da atividade neuronial ectópica no CDME (Blumenkopf, 1984). A reorganização sináptica que ocorre no CDME, a hiperatividade dos neurônios da lâmina V e o aumento dos campos receptivos nas unidades neuronais do SNC concorrem para a ocorrência da dor nesta eventualidade (Fujioka et al., 1992). É possível que a ausência de hiperatividade neuronial observada no CDME de alguns doentes com dor decorrente da avulsão plexular relacione-se às anormalidades funcionais localizadas em estruturas supraespinais (Lombard et al., 1979). Ocorre redução da expressão dos canais de Na⁺ nos corpos celulares, redução da concentração de metionina-encefalina nas terminações nervosas nas lâminas I e II do CDME, da somatostatina na lâmina II e da sP nas lâminas I, II e V; após 16 semanas, ocorre discreta elevação da concentração de somatostatina na lâmina II e da sP nas lâminas I e V, mas não das encefalinas nas lâminas I, II e V (Blumenkopf, 1984). Ocorrem também redução da β-encefalina e da sP nas terminações nervosas nas lâminas I e II e da somatostatina na lâmina II, fenômeno que se acentua na semana subsequente à lesão, e desaparecimento quase completo da sP na lâmina V (Blumenkopf, 1984).

Dor no membro ou órgão fantasma

O esquema corporal é condicionado geneticamente e desenvolve-se no córtex cerebral como resultado de estímulos periféricos de diferentes modalidades (Kalaska et al., 1982). Como este esquema não se altera com a amputação, surge o fenômeno fantasma. A dor no órgão ou membro fantasmas caracteriza-se como incorporação da sensação dolorosa à imagem do membro ou órgão fantasmas (Buchannan e Mandel,1986). Esta pode relacionar-se à posição ou movimento e ser desencadeada ou agravada por vários eventos físicos ou psicológicos e é mais intensa nos segmentos distais do membro ou órgão fantasma. É provável que anormalidades periféricas localizadas na região do coto residual contribuam para a instalação da dor no órgão fantasma, incluindo-se entre elas, a formação dos neuromas, que se tornam fonte de atividade neuronial anormal que sensibiliza neurônios do SNC. A ocorrência de manifestações neurovegetativas (vasoconstricção, diaforese) na região do coto, o agravamento da dor em situações em que há hiperatividade visceral (micção, defecação) (Jensen et al., 1985), a associação de sua ocorrência com a formação do neuroma, abscesso ou tecidos cicatriciais (Falconer, 1953) ou irritação mecânica, química ou elétrica do coto residual e a melhora observada em alguns casos após a execução de bloqueios anestésicos (Postone, 1987) sugerem a participação de mecanismos periféricos na sua gênese. São contrários à teoria periférica os fatos de a rizotomia ou o bloqueio da cadeia simpática não aliviarem a dor, de a dor não guardar relação com a distribuição dermatomérica dos nervos seccionados e de manifestar-se com menor frequência antes dos 6 anos de idade (Melzack, 1971; Postone, 1987); fatos que não suportam teoria periférica da ocorrência da dor no órgão fantasma (Sherman et al., 1984). A percepção do membro fantasma é alterada por mecanismos supraespinais, incluindo atividade talâmica que modifica a atividade do córtex somatossensitivo. A possibilidade de a dor ocorrer indefinidamente, de as zonas de gatilho dispersarem-se para regiões sadias do corpo e de a dor ser abolida após a aplicação de estímulos discriminativos sugere haver participação do SNC na sua gênese (Flor, 2007), incluindo as anormalidades dos mecanismos supressores e sensibilizadores neuronais (Melzack, 1971).

Livingston (1938) inferiu que o traumatismo da amputação gera hiperatividade anormal nos circuitos neuroniais autoexcitatórios do CDME que é conduzida ao encéfalo. A atividade reverberante difundir-se-ia para a substância cinzenta dos cornos anterior e lateral da medula espinal, acarretaria eventos motores (espasmos no coto de amputação) e neurovegetativos referidos no órgão amputado. Quando a atividade neuronial torna-se independente, a retirada dos focos periféricos de geração de potenciais não mais bloquearia a dor. Gerard (1951) postulou que a lesão dos nervos periféricos compromete o controle da atividade dos neurônios internunciais do CDME. A atividade sincrônica dessas unidades recrutaria circuitos neuroniais adicionais que se deslocariam ao longo da substância cinzenta da medula espinal, seria incrementada por estímulos diferentes daqueles que a originaram e justificaria o fato de a estimulação elétrica do núcleo ventral posterior do tálamo evocar dor em doentes amputados com dor (Gorecki et al., 1989). A hipoatividade do sistema supressor da dor parece também contribuir para a ocorrência da dor no órgão fantasma; a ausência dos estímulos sensitivos oriundos do órgão amputado reduziria a inibição tônica e possibilitaria a ocorrência de atividade nociceptiva autoalimentadora (Teixeira,1990). A dor prolongada resultaria da persistência da atividade neuronal segmentar aberrante e do recrutamento de unidades neuronais adjacentes. Esses fenômenos segmentares sofrem a influência de centros nervosos encefálicos, o que justifica a contribuição de fatores psicológicos na ocorrência da dor no membro fantasma, já que as crises álgicas podem ser desencadeadas pela estimulação elétrica do núcleo ventral posterior do tálamo (Lenz et al., 1988) e por transtornos emocionais e aliviadas após a hipnose, a psicoterapia e o relaxamento (Melzack, 1971) e, em alguns casos, após a execução de procedimentos cirúrgicos realizados no SNP ou SNC (Postone, 1987). A hipoatividade do sistema supressor de dor parece também contribuir para a ocorrência da dor no órgão fantasma; a ausência das aferências sensitivas discriminativas oriundas naturalmente da região amputada reduz a inibição neuronal tônica e possibilita a hiperatividade autoalimentadora das unidades nociceptivas (Melzack, 1971).

A desnervação altera os campos receptivos dos neurônios nas áreas corticais relacionadas topograficamente à região desnervada e dos neurônios que reagem à estimulação das suas proximidades. Disso resulta o desenvolvimento de reorganização topográfica dos estímulos oriundos dos tecidos. As anormalidades evidenciadas poderiam relacionar-se às alterações corticais intrínsecas, mas provavelmente refletem a plasticidade em vários níveis do sistema somatossensitivo e envolvem mecanismos que incluem a desinibição e a facilitação da transmissão dos impulsos nas unidades neuronais e intracorticais que normalmente atuam em níveis subliminares ou que influenciam fracamente os neurônios corticais relacionados. Todo o sistema nervoso apresenta neuroplasticidade, especialmente o córtex cerebral (Schmid, 2000). A dor no membro fantasma constitui reação mal--adaptada, possivelmente relacionada à hiperexcitabilidade decorrente do prolongamento das unidades nociceptivas induzidas pela dor prévia à amputação e desequilíbrio entre a atividade das aferências nociceptivas e não nociceptivas que se manifestam após a desaferentação (Flor, 2007). Melzack (1971) postulou que a sensação do membro fantasma resultasse da anormalidade dos circuitos neuroniais cerebrais. Melzack (1990) postulou que o cérebro contém uma "neuromatriz", ou seja, uma rede de neurônios que proporciona os mecanismos de sensação do corpo e que é condicionada geneticamente e modificada pelas experiências sensitivas. De acordo com essa teoria, os estímulos moduladores oriundos das diversas regiões do corpo induziriam na "neuromatriz" padrão anormal de atividade interpretada como sensação de calor, queimor, cãibra e ou choque nas regiões desaferentadas ou amputadas. A "neuromatriz" constitui--se do tálamo e córtex somatossensitivo; núcleos que, via formação reticular do tronco encefálico alcançam o sistema límbico, por sua vez relacionado às reações emocionais

e motivacionais frente à dor; pela ampla rede neuronial dispersa no córtex cerebral e envolvida nas atividades cognitivas. Cohen et al. (1991) utilizaram a técnica de estimulação magnética transcraniana (EMT) para demonstrar que, após a amputação do membro superior, os potenciais motores evocados nos músculos localizados proximalmente ao coto tornaram-se maiores do que nos músculos homólogos contralaterais. Liaw et al. (1998), baseando-se nas imagens da tomografia de emissão de pósitrons isolados (SPECT), demonstraram que ocorreu aumento do fluxo sanguíneo encefálico nas regiões frontal, temporal e parietal nos momentos de manifestação de dor intensa no membro fantasma; estas anormalidades normalizaram-se ou reduziram-se quando a dor desapareceu. As propriedades do campo receptivo do córtex remapeado modificam-se gradualmente ao longo do tempo. O remapeamento deflagrado pela privação dos estímulos decorre das aferências sensitivas resultantes dos estímulos oriundos de regiões do corpo e envolve comportamentos compensatórios que orientam e moldam a organização do encéfalo. O comportamento adaptativo que substitui a representação do membro ausente pode direcionar o remapeamento cortical graças a comportamentos compensatórios no córtex do membro ausente. O córtex privado das aferências sofre reorganização da rede de conectividade funcional; o conectoma do córtex é programado para suportar a função do órgão amputado com aferências relacionadas à função. Por exemplo, após a amputação do membro superior, a região que representa a mão ausente no córtex somatossensitivo primário (S1) torna-se privada da sua aferência principal e sofre alteração dos limites do mapa corpóreo em S1. Este remapeamento, denominado "reorganização", é atribuído a vários mecanismos, incluindo a expressão das aferências previamente mascaradas. Os neurônios privados de suas aferências primárias tornam-se responsivos à estimulação que ativa as áreas corticais vizinhas da área privada de suas aferências. Esta modificação desloca os limites do mapa das regiões do corpo, mecanismo denominado de reorganização cortical (Makin e Flor, 2020). Demonstrou-se que a reorganização e a atividade do córtex somatossenssitivo primário (S1) e córtex motor (M1) relacionam-se aos movimentos na imagem da mão fantasma, o que sugere que a preservação da representação funcional do membro atua como processo complementar. Após a amputação, a região cortical que representa a região desaferentada invade o território cortical liberado. A representação do órgão ou membro desaferentado em doentes com dor no membro ou no órgão fantasma é preservada de modo mais intenso do que nos sem dor. Atividade mantida nos córtices S1/M1 da área desaferentada pelas aferências ectópicas ou erros de predição resultantes do fantasma da percepção da mão na ausência dos estímulos físicos pode tornar-se aberrante e induzir reorganização funcional em larga escala na rede neuronial, o que foi confirmado em estudos em que se utilizaram a estimulação transcraniana com corrente contínua (tDCS) e a estimulação magnética transcraniana (EMT) quando de observou correlação entre o alívio da dor e a redução da atividade S1/M1 (Kikkert et al., 2019). O uso de membros protéticos interfere no remapeamento cortical e na manifestação da dor no membro fantasma. Doentes com dor no órgão fantasma usam menos as próteses e seu membro protetizado, o que pode impactar diretamente a organização da área S1 ou atuar como fator moderador indireto da relação entre o remapeamento S1 e a dor no órgão fantasma. A telescopagem associa-se à dor, maior expressão do remapeamento da área S1, menor possibilidade do controle da dor e menor modificação da distância entre a área de representação cortical do membro amputado e as regiões preservadas do corpo após a terapia com espelho. A representação cortical das regiões do corpo no mapa cortical pode modificar-se dependendo dos requisitos das tarefas e dos focos de atenção; as características dos mapas corporais na área S1 são subdeterminadas até certo limite e podem adaptar-se dinamicamente às condições internas e externas em curtos períodos de tempo (Makin e Flor, 2020). Isso significa que os estímulos sensitivos reorganizam os mapas de representação cortical e subcortical das regiões do corpo. Isso significa que a dimensão das áreas corticais e subcorticais dos mapas que representam os segmentos corpóreos desaferentados sofrem redução e as vizinhas a eles e as que representam regiões a que aferem mais estímulos sensitivos expandem-se (Saadah e Melzack, 1994). A remodelação da arquitetura funcional do córtex constitui mecanismo adaptativo compensatório ao restaurar alguma atividade em regiões privadas de impulsos aferentes, mecanismo que constitui a base de recuperação funcional. É possível que a reorganização do esquema corporal decorra da remodelação sináptica nas zonas de projeção dos neurônios talamocorticais no córtex somatossensitivo adjacentes às áreas corticais que perderam suas aferências, mas que mantiveram suas fontes normais de impulsos. Esses estudos também revelaram que há relação positiva bastante intensa entre a intensidade da reorganização cortical após a amputação do membro ou órgão e a intensidade da dor fantasma (Liaw et al., 1998). Não foi observada alteração na atividade talâmica e nos gânglios da base em casos de dor no órgão ou membro fantasmas, o que justifica o papel pouco relevante das intervenções cirúrgicas que visam interromper o trato espinotalâmico destinadas ao alívio da dor (White e Sweet, 1969).

As sensações fantasmas podem manifestar-se como de cinestesia, ou seja, sensação de movimento experimentados pelos amputados quando tentam voluntariamente mover o membro fantasma, fenômeno associado à ativação dos neurônios motores corticais desnervados. A atividade evocada pelos movimentos da mão fantasma nos córtices S1/M1 correlaciona-se positivamente com a dor no membro fantasma; doentes com dor no membro fantasma mais intensa apresentam atividade cortical mais intensa quando movem a mão fantasma (Makin e Flor, 2020). Nem todos os amputados ativam a área de representação cortical do membro fantasma durante a terapia com espelho; ativam esta área, experimentam menos dor e normalizam o deslocamento da representação da área do membro amputado, achado correlacionado com a melhora observada após o tratamento. Doentes com telescopagem não se beneficiam significativamente do tratamento com a terapia de espelho, achado justificado pelo desacoplamento entre a mão intacta visibilizada no espelho e a percepção telescópica do membro fantasma, o que gera incompatibilidade perceptual. A ativação da região do córtex parietal inferior responsável pela manutenção da imagem corporal prediz a redução da intensidade da dor.

Há evidências de que a rede neuronial que se relaciona à percepção do membro fantasma apresenta tanto determinantes genéticos como influências de experiências individuais. O esquema corporal é condicionado geneticamente e desenvolve-se no córtex cerebral como resultado da estimulação sensitiva periférica, o que justifica a menor ocorrência do fenômeno fantasma em crianças com agenesia de membros (Weinstein e Sersen, 1964). É provável que os potenciais somatossensitivos induzam alterações prolongadas no SNC; estes associadamente às anormalidades cognitivo-avaliativas ocorridas no período pré-amputação poderiam ocasionar sensação de dor referida no membro fantasma.

A dor no membro fantasma não é meramente imagem ou rememoração cognitiva, mas experiência objetiva de dor e de outras sensações que se assemelham às dores originais quanto à localização, características sensitivas, afeto, ou seja, envolve todas as dimensões da experiência perceptual, propriedade funcional integrante da atividade cerebral. Há participação de sistemas de memória para indução dos padrões de impulsos nervosos que originam a experiência perceptual; vários especializam-se no processamento de alguns aspectos específicos da informação sensitiva. A manifestação afetivo-emocional que acompanha a experiência de memória da dor parece não reativar as representações armazenadas; provavelmente é gerada a cada momento em que ela se expressa. As reações afetivas dos doentes são moduladas pela intensidade, qualidade e localização da dimensão somatossensitiva das sensibilidades, significado pessoal da dor e outros fatores cognitivo-avaliativos que determinam a experiência dolorosa. É provável que as qualidades sensitivas da dor antes da amputação sejam originadas e amplificadas durante as manifestações isoladas ou múltiplas de ocorrências dolorosas. Essa representação presumidamente codifica o padrão espacial e temporal do padrão dos impulsos organizados de acordo com a intensidade, qualidade e localização da lesão no corpo, fenômeno que depende de mecanismos sensitivos ou não como a intensidade e as características temporais das sensações. A memória organizada pode ser ativada mesmo quando somente alguns estímulos sensitivos são apresentados. A ausência de impulsos aferentes normais pode liberar o fenômeno de inibição tônica que controla representação somatossensitiva pré-estabelecida (Katz e Melzack, 1990). Ocorre ampliação da representação cortical da estrutura acometida e deslocamento da área de representação da sensibilidade de áreas vizinhas nos doentes com dor nociceptiva prolongada. Ocorre marcante correlação positiva entre a intensidade da dor no membro fantasma e a magnitude da reorganização cortical no córtex somatossensitivo primário (Flor et al., 1997). As sensações fantasmas não dolorosas não apresentam correlação significativa com a magnitude da reorganização funcional da área S1. A persistência da representação corporal após a amputação relaciona-se à percepção de aspectos não dolorosos do membro fantasma. É provável que o córtex parietal posterior esteja relacionado à organização e à manutenção da representação do corpo e de seus componentes. É provável que a área cortical 5, que é ativada durante a movimentação passiva das articulações, albergue a codificação neuronial da posição e forma do corpo no espaço tridimensional, ou seja, que o córtex parietal posterior processe a percepção da imagem do corpo não relacionada à sensação fantasma dolorosa. Flor et al. (2000) observaram que a estimulação de áreas intactas do corpo relacionou-se ao aumento da atividade nas áreas parietais posteriores, mas não à reorganização do córtex somatossensitivo primário, o que corrobora a hipótese de que os estímulos induzidos por sensações fantasma não decorreriam da reorganização do córtex somatossensitivo primário, mas da ativação do córtex parietal posterior; evidenciaram redução da atividade neuronal na área SII associada às sensações fantasmas. A hiperatividade da área SII ipsilateral à amputação resultaria da desinibição da atividade do córtex parietal posterior e permitiria a percepção de sensações fantasmas não dolorosas. Concluíram que os substratos corticais, para haver o fenômeno do membro e da dor no órgão fantasma, são diferentes; a dor no membro fantasma originar-se-ia e envolveria o aumento da reorganização na área SI. O membro fantasma não doloroso relacionar-se-ia ao aumento da atividade no córtex frontal posterior à área SI e à redução da atividade na área SII.

Melzack et al. (1997) observaram que pelo menos 20% indivíduos que sofrem com agenesia de membros e 50% dos indivíduos que sofrem amputação antes dos 6 anos de idade apresentam fenômeno fantasma, achado que reforça o conceito de que as experiências fantasmas fazem parte da representação neuronial do corpo na "neuromatriz", que, em parte, é determinada geneticamente. Como este esquema não se altera após a amputação ou avulsão plexular, instala-se o fenômeno fantasma. Caso o esquema corporal não fosse condicionado geneticamente, as crianças com agenesia de membros não apreciariam fenômeno fantasma (Melzack et al., 1997). De acordo com Melzack (1999), as sensações do corpo são processadas pelas mesmas estruturas encefálica e pelos mesmos processos neuroniais ativados e modelados pelos estímulos corpóreos, mas podem ser ativados mesmo na ausência de tais estímulos. Além disso, todas as qualidades sensitivas, incluindo a dor, são percebidas mesmo na ausência de membros ou órgão, o que sugere que os padrões das qualidades das experiências sensitivas repousam na "neuromatriz", de modo que estímulos podem deflagrar padrões, mas não produzi-los. De acordo com Melzack (1992), a neuromatriz continuamente gera padrão característico de impulsos que sinalizam que o corpo está intacto e que pertence ao indivíduo que o sente, ou seja, que o corpo está incorporado ao esquema corporal de acordo com um padrão organizacional a que denominou "neuroassinatura". Na ausência de impulsos sensitivos oriundos do corpo, a "neuromatriz" pode gerar a sensação de que o indivíduo ainda apresenta o membro, mesmo quando ausente. Como o membro fantasma apresenta características das dimensões sensitivas-descriminativas, afetivas-motivacionais e cognitivas-avaliativas das sensibilidades próprias, a matriz relacionada às sensações fantasmas deve ser ampla e envolver, além da via sensitiva que alcança o tálamo e o córtex somatossensitivo, circuitos que utilizam a formação reticular do tronco encefálico para alcançar o sistema límbico e induzir no indivíduo reações emocionais e motivações assim como circuitos que alcançam as regiões relacionas ao reconhecimento do esquema corporal e à avaliação dos estímulos sensitivos. A região mais importante para contemplar tal mister localiza-se no lobo parietal, região essencial para a sensação do *self*. Segundo esse autor, as informações sensitivas alcançam simultaneamente os três sistemas envolvidos nas dimensões da sensibilidade e onde os sinais são analisados e convertidas em impulsos enviados para outras estruturas encefálicas. Em alguma região do encéfalo, ainda não adequadamente evidenciada, essas sensações são transformadas em percepções conscientes. A "neuromatriz" analisa a informação sensitiva e, na "neuroassinatura", imprime as características dos sinais de saída que veiculam as características dos impulsos aferentes e gera a sensação de que há a estimulação de alguma região do corpo. A "neuroassinatura" pode ser vinculada a conexões interneuronais e à magnitude das conexões sinápticas; quando os estímulos ativam simultaneamente neurônios sensitivos, as sinapses reforçam-se. A "neuromatriz" é determinada geneticamente e pode ser depois modificada pelas experiências individuais que possibilitam adicionar, eliminar, ampliar ou enfraquecer as sinapses preexistentes. É provável que o processamento das sensações sensitivas seja, entretanto, mais dinâmico do que o apresentado por Melzack (1990). Em condições normais, as qualidades sensitivas são apreciadas pelos indivíduos, os estímulos são analisados e as sensações discriminadas como experiências complexas de sensações e do esquema corporal por "neuromatrizes" pré-organizadas. Isso significa que, mesmo na ausência de estímulos externos, muitas sensações no mesmo espectro das experiências sensitivas podem ser geradas por outros sinais presentes na "neuromatriz" como os resultantes da atividade espontânea dos neurônios nela localizados ou originadas na medula espinal ou nos neuromas. Independentemente da fonte dos estímulos, ocorre dispersão rápida dos sinais através do local da "neuromatriz" que representa uma região do corpo mesmo quando ela está amputada de modo que qualquer impulso oriundo dos tecidos lesados vizinhos ou não aos desaferentados e processos psiconeuronais que alcançam os neurônios hiperativos podem deflagrar atividade anormal prolongada que induz dor intensa e persistente em áreas discretas do membro amputado ou desnervado de outras regiões do corpo. A "neuroassinatura" também é modulada por eventos cognitivos e psicológicos; fatores físicos ou psicológicos que podem atuar como sistemas regulatórios relacionados aos estresses e induzir dor. Esse conceito justifica a experiência multidimensional da dor induzida por várias eferências e que variam desde a arquitetura sináptica preexistente na "neuromatriz" e determinada geneticamente, a fatores sensibilizadores oriundos de estímulos aplicados em várias regiões do corpo ou em outras regiões do encéfalo.

A matriz genética influencia a arquitetura sináptica e pode determinar ou predispor o doente ao desenvolvimento de síndromes dolorosas crônicas. O desaparecimento do membro fantasma e da dor que ocorre ao longo do tempo decorreria do fato de os neurônios encefálicos privados de estímulos naturais deixarem de ser estimulados e passarem a desenvolver conexões fortes com regiões em que a sensibilidade mantém-se preservada. Entretanto, muitas vezes, as sensações fantasmas não desaparecem e podem recorrer até décadas após a amputação, o que indica que a "neuromatriz", mesmo modificada, retém suas características originais. Sem a estimulação sensitiva habitual, a "neuromatriz" gera surtos de atividade neuronal e origina sensações dolorosas interpretadas como queimor; quando o indivíduo imagina tensionar o membro não existente, a "neuromatriz" gera estímulos visando mover o órgão fantasma e sensações são interpretadas como cãibra.

A retroalimentação concruente com os estímulos visuais do membro não afetado projetada na imagem do membro fantasma com o uso de espelhos para reproduzir a função do membro amputado possibilitou reduzir a dor e a hipertonia muscular e ao indivíduo executar movimentos com o membro afetado sem ativar regiões do SNC que processam as situações mal-adaptativas. O processamento central dos estímulos visuais, que se originam no lado onde a dor e o membro disfuncionante localizam-se, restabelece as relações normais entre a dor e as qualidades sensitivas e os fenômenos motores intencionais, proporcionando, consequentemente, resolução rápida da sensação de dor. Na ausência de estímulos visuais induzidos pela imagem no espelho, os movimentos passam a gerar dor (McCabe et al., 2003). Nos doentes com dor no membro fantasma, o estímulo das zonas de gatilho pode gerar sensações referidas no membro fantasma, condição atribuída ao estado central de hiperexcitabilidade induzida pela interrupção nervosa, de modo que as sensações passam a ser referidas na imagem do órgão fantasma em decorrência de modificação da organização central do processamento sensitivo. Estas zonas de gatilho frequentemente são ipsilaterais e localizam-se nas proximidades ou nas zonas vizinhas às amputadas e também são evidenciadas em doentes que sofrem secção da medula espinal e ou lesões de nervos periféricos sensitivos. A sensação fantasma evocada pela estimulação das zonas de gatilho pode ser vaga quanto às suas qualidades, mas, com frequência, é precisa topograficamente e específica qualitativamente. Ademais, as alterações anatômicas representadas pelo brotamento axonal e sinaptogênese, em especial nas vias subcorticais, podem contribuir significativamente para reorganização sináptica em decorrência da atividade dos impulsos latentes, não mascarados. É provável que a percepção fantasma seja mediada pela atividade neuronal nas mesmas redes neuronais corticais e subcorticais que previamente originarem a experiência subjetiva da região corpórea que representa a imagem corporal. Esses circuitos presumivelmente incluem os córtices somatossensitivos e motores e várias áreas de associação, sobretudo o lobo parietal e regiões subcorticais, incluindo o tálamo. Se o fenômeno fantasma é vívido ou apresenta características semelhantes às do membro normal, os padrões de atividade na rede neuronal devem ser semelhantes àqueles do estado original e devem ser mantidos pela atividade cerebral endógena. Os impulsos sensitivos podem modificar marcadamente o padrão da atividade central e, desse modo, influenciar a percepção fantasma, mas essas aferências não são necessárias para a sua percepção. A sensação de membro fantasma pode

instalar-se assim que o doente desperta do choque e percebe o seu esquema corporal porque a rede neuronal central que medeia a percepção da região desaferentada mantém-se operacional, mas foi intensamente ativada pelos estímulos sensitivos induzidos pela lesão. As regiões de gatilho observadas em condições de amputação podem corresponder aos novos campos receptivos dos neurônios corticais que, estimulados, ativam áreas corticais habitualmente não acionadas em seres humanos. É possível que regiões tegumentares inervadas por fibras sensitivas que usualmente não exercem atividade excitatória nas áreas corticais relacionadas às desnervadas ganhem acesso efetivo a elas em decorrência de vários mecanismos de desmascaramento. É possível, que nas regiões das zonas de gatilho, existam neurônios que ativam a área SI correspondente à área amputada. É provável que o sistema somatossensitivo apresente capacidade considerável de ativar projeções inativas do córtex cerebral, uma vez que apresenta processos dinâmicos de mapeamento. Essa plasticidade não necessariamente implica modificação da função, ou seja, no significado da evocação da atividade neuronal. Após a amputação, ocorre reorganização de regiões corticais com outros componentes da rede neuronial que aparentemente não assumem a função de outras regiões, mas que parecem reter sua função original ou seu significado perceptual. A plasticidade encefálica, notavelmente aquela associada ao aprendizado e memória, pode proporcionar consequências positivas. Entretanto, a reorganização cortical que ocorre após a amputação pode tornar-se mal-adaptada e induzir o deslocamento de estímulos sensitivos para regiões que representam o órgão fantasma. Os componentes positivos ou negativos da plasticidade neuronial podem desenvolver-se por vias fisiológicas, farmacológicas ou comportamentais e ampliar ou restringir as sensações desagradáveis. A aparente ausência de reespecificação funcional que se segue à amputação pode contribuir para o comportamento adaptativo de manutenção da integridade e da estabilidade da rede neuronal cortical.

A reorganização cortical pode ser minimizada ou mesmo prevenida com o uso de próteses (Schmid, 2000). A reorganização do córtex cerebral reduziu-se paralelamente à dor no órgão fantasma em doentes submetidos a treinamento com *feedback* sensitivo envolvendo a discriminação da frequência ou da localização de estímulos elétricos não dolorosos aplicados na região do coto residual, o que sugere que a reorganização cortical pode alterar-se ao se modificar o comportamento (Flor et al., 2001). A reorganização cortical é intimamente relacionada à intensidade da dor, mas não do fenômeno fantasma (Flor et al., 1995); indivíduos com agenesia congênita de membros e sem fenômeno fantasma não apresentam reorganização da atividade neuronial cortical (Montoya et al., 1998). Cumpre salientar que o remapeamento do córtex sensitivo-motor pode refletir alterações subcorticais, ou seja, no tronco encefálico, núcleos da base ou cerebelo (Makin e Flor, 2020).

Há, obviamente, contribuição de fatores psicológicos para a ocorrência da dor no órgão ou membro fantasma, pois as crises podem ser desencadeadas por transtornos emocionais e ser aliviada com a hipnose, psicoterapia e relaxamento, mas não após a execução de procedimentos neurocirúrgicos funcionais ablativos (Melzack, 1971). As teorias psicogênicas baseiam-se no fato de os conflitos gerados pela mutilação e pela incapacidade serem mais evidentes em doentes que apresentam ansiedade e dificuldade para ajustar-se socialmente. Os doentes com dor no órgão ou membro fantasma não aceitariam a mutilação e apresentariam alucinações que se manifestam como sensação da presença do membro; a dor seria um sonho e o desejo da preservação da integridade anatômica do corpo expressados de modo distorcido (Postone, 1987). A teoria de que a dor no órgão ou membro fantasma seja essencialmente psicogênica não é sustentável, uma vez que pode ser aliviada em alguns casos com bloqueios nervosos e não é mais frequente em doentes com doenças psiquiátricas. Os transtornos emocionais observados ocorrem nos doentes com dor no membro fantasma, mas não são a principal causa da dor (Melzack, 1990).

Apesar das alterações funcionais e anatômicas que ocorrem no SNP e no SNC poderem contribuir para a gênese da dor no órgão fantasma (Jensen et al., 1985), tanto as teorias periféricas como as centrais não justificam sua instalação imediata em alguns doentes e a melhora que ocorre, às vezes, após a cordotomia (White e Sweet, 1969).

Diagnóstico

O diagnóstico da dor no coto de amputação e no membro e órgão fantasma deve ser realizado precocemente para prevenir sensibilização do SNC e o desenvolvimento de comportamentos dolorosos. É fundamentado na história clínica e no exame físico. Os doentes amputados geralmente queixam-se de hipoestesia na região da extremidade do coto residual e de dor em queimor ou formigamento contínuos e paroxismos, intensas sensações de choque, pontadas, facadas ou ferroadas, na distribuição dos nervos acometidos, que se acentuam ou são evocados com o toque, percussão ou pressão aplicada no coto proximal do nervo lesado ou durante a movimentação articular. Além da qualidade e da intensidade da dor, devem-se avaliar as condições que a agravam, atenuam ou desencadeiam seu impacto, assim como das incapacidades associadas na qualidade do sono, no humor, nas atividades de vida prática e diária, como também os resultados e adversidades das atitudes terapêuticas e de reabilitação adotadas previamente e a ocorrência de doenças relacionadas à amputação ou à desaferentação (diabetes *mellitus*, inflamação ou infecção crônica, neoplasias etc.) (Buysse et al., 1989).

O exame neurológico detalhado especialmente dedicado à avaliação da sensibilidade, da motricidade, das funções neurovegetativas e da dor é essencial (Yeng e Teixeira, 2005). Pode revelar anormalidades sensitivas na região do coto residual traduzidas como hipoestesia, parestesia, alodínia mecânica estática, puntata e ou dinâmica (Kehlet et al., 2006), hiperalgesia mecânica estática ou de impacto (Gottrup et al., 1998) e nos doentes que sofrem com avulsão de raízes plexulares, da medula espinal ou do encéfalo, défices motores, anormalidades reflexa, amiotrofia, distrofia cutânea e dos anexos da pele etc. (Kilo et al., 1994). A compressão do

local onde se situa o neuroma ou da extremidade do nervo lesado pode evocar sensação de formigamento ou choque localizado ou na região por ele inervado. O mesmo ocorre durante a percussão do neuroma, ou seja, durante a pesquisa do sinal de Tinel. É comum a ocorrência de pontos dolorosos ou gatilho característicos da síndrome dolorosa miofascial na região do coto residual e nas regiões proximais do membro amputado, como braço, ombro, cintura escapular e região cervical nos doentes que sofrem amputação do membro superiror, e dores miofasciais nas regiões lombossacrais, glúteas e coxa, nos doentes que sofrem amputação do membro inferior. Pode também ser evidenciada amiotrofia por desuso e distrofia cutânea e dos anexos da pele na rgião do coto residual (Teixeira, 2009).

O exame de ressonância magnética (RM) pode revelar aumento de volume do tecido nervoso e hiperintensidade nas imagens ponderadas em T2 (Singson et al.,1990). No exame de ultrassonografia, o neuroma apresenta-se como massa hipoanecoica ovalada bem definida ou irregular, maior do que o diâmetro do nervo em que se origina e espessamento e encarceramento nervoso no local da lesão (Provost et al., 1997). Os bloqueios nervosos diagnósticos com anestésicos locais das regiões próximas ou distantes da região suspeita podem elucidar a origem da dor, mas não são específicos. A injeção intradérmica com lidocaína na cicatriz apresenta valor diagnóstico; após a injeção, o doente deve referir alívio imediato geralmente de toda a área da dor, incluindo-se as áreas de distribuição de outros nervos (Lipinski e Spinner; 2014).

A amputação de um membro é experiência traumática; muitos amputados exibem uma gama de sintomas psicológicos como depressão, ansiedade, autopiedade e isolamento, outros escondem o membro amputado por constrangimento. Portanto, a avaliação psiquiátrica e psicológica são úteis para muitos doentes (Mackinnon, 2001).

Prevenção

A maioria dos métodos propostos para prevenir e tratar a dor no órgão ou membro fantasma proporciona resultados insatisfatórios. Entretanto, não há evidências de que ocorra prevenção da dor no órgão fantasma com a redução do traumatismo nervoso, evitação da manutenção do membro residual em posições estressantes ou anormais durante a amputação, bloqueios anestésicos precedendo a durante e após o ato da amputação (Bach et al.,1988; Elizaga et al., 1994; Huse et al., 2001; Jensen et al., 1985).

Para prevenir a dor no órgão fantasma sugeriram-se bloqueios anestésicos perineurais, peridurais ou subaracnóideos durante as operações destinadas à amputação, técnicas operatórias visando organizar o brotamento dos cotos nervosos e procedimentos de medicina física e reabilitação pós-operatórios. O emprego profilático de bloqueios anestésicos, uso intra e pós-operatório de analgésicos simples, analgésicos anti-inflamatórios não hormonais e opioides para prevenir a instalação da dor crônica no coto residual ou no órgão ou membro fantasma não se revelou eficaz, a não ser em relação à dor inflamatória aguda pós-amputação (Jensen et al., 2000). Para prevenir a dor no amputado, foram utilizados preventiva e pós-operatoriamente, bloqueios dos troncos nervosos, plexos, raízes e cadeia simpática, mas os resultados foram desapontadores. Embora o mecanismo exato do significado dos neuromas na ocorrência da dor neuropática não esteja completamente esclarecido, a prevenção da sua formação parece ser importante para preveni-la (Farley, 1965). É provável que o esclarecimento das situações e o suporte psicológico, pré e pós-operatórios são intervenções importantes para melhorar a reação dos doentes à amputação. Os sintomas depressivos são preditores significativos da intensidade da dor no órgão membro ou fantasma. As estratégias passivas de enfrentamento, especialmente as catastróficas, associam-se à ocorrência e gravidade da dor no órgão ou membro fantasmas. O suporte psicossocial também é importante para a ocorrência e magnitude da dor. A redução da dor pós-operatória com estratégias analgésicas multimodais, incluindo-se o uso de agentes poupadores de opioides como analgésicos anti-inflamatórios não hormonais, a dipirona, o acetaminofeno, os anticonvulsivantes e outros medicamentos adjuvantes parece para prevenir as anormalidades neuroplásticas plásticas e a sensibilização do SNC nos doentes amputados.

Várias técnicas operatórias foram descritas para minimizar a formação dos neuromas, incluindo o reparo primário do nervo lesado, o uso das barreiras fisiológicas e mecânicas, a ressecação e ou realocação do tecido nervoso ou do local onde se realiza a sutura dos cotos seccionados nos músculos distantes ou dos ossos para orientar o crescimento axonial (Sharman et al.,2002; Mathews, 1972). Estes são os procedimentos operatórios preferenciais para minimizar a formação as repercussões dos neuromas (Herndon et al., 1976).

Tratamento

O tratamento da dor no coto residual e no mebro e órgão fantasma deve ser multidisciplinar. Em muitos doentes, a dor melhora com o passar do tempo à medida que ocorre a regeneração nervosa. Portanto, o tratamento sintomático não invasivo da dor e a reabilitação devem ser as atitudes adotadas inicilmente. O tratamento depende da magnitude da dor, da gravidade do défice, do local e gravidade da lesão, das questões clínicas e dos fatores psicossociais dos doentes; deve basear-se inicialmente em métodos não invasivos, de baixo custo e pouco risco, visto que procedimentos ablativos podem agravar a dor neuropática. Cumpre salientar que a maioria dos métodos não se relaciona aos possíveis mecanismos da ocorrência de dor (Curtin e Carroll, 2009), proporciona resultados variados, imprevisíveis e geralmente insatisfatórios (Lewin-Ko et al., 2006; Wu e Chiu, 1999; Masear, 2011; Ro e Chang, 2005) e baseia-se em trabalhos descritivos, não encobertos e não controlados, envolvendo pequeno número de doentes e populações heterogêneas e períodos curtos de seguimento (Lipinski e Spinner, 2014). Cumpre salientar que o esclarecimento das situações e o suporte psicológico pré e pós-operatório são importantes para doentes que sofrem amputação (Bach et al.,1988; Elizaga et al., 1994; Huse et al., 2001; Jensen et al., 1985).

Tratamento farmacológico

O tratamento da dor no coto residual e da neuralgia pós-traumática fundamenta-se nas opções farmacológicas aplicadas para tratar outras neuralgias periféricas. Os anti-inflamatórios não hormonais (AINH) e os analgésicos simples não são aficazes (Teixeira, 2009). De acordo com Finnerup et al. (2010), há um trabalho controlado com placebo revelando que os antidepressivos tricíclicos reduzem significativamente mais do que 50% da dor resultante da neuropatia traumática, enquanto outro revelou que o tratamento foi ineficaz; há um trabalho em que os antidepressivos duais não foram eficazes; há um trabalho em que a gabapentina foi eficaz e dois em que não foi; há um trabalho em que a pregabalina foi eficaz, mas sem significância estatística; há um trabalho em que o levetiracetam não foi eficaz; há dois trabalhos em que os opioides foram eficazes (NNT = 5,1; 2,7-36); há um trabalho em que o tramadol foi eficaz; há dois trabalhos em que os inibidores do receptor NMDA foram ineficazes; há um trabalho em que os canabinoides foram eficazes; há um trabalho em que a lidocaína aplicada topicamente foi eficaz, enquanto outro revelou que não; há um trabalho em que a mexiletina foi eficaz e outro em que não; e há um trabalho em que a aplicação tópica de capsaicina foi eficaz e outro em que não.

Opioides podem proporcionar alívio da dor no membro residual e no membro fantama (Jacobson et al., 1990). Wilder-Smith et al. (2005) trataram aleatoriamente 94 doentes com dor no membro fantasma e coto de residual de origem traumática com doses tituladas individualmente de tramadol (dose média 448 mg), placebo (comparação duplo-cega) ou amitriptilina (comparação aberta) durante 1 mês e concluíram que a amitriptilina e o tramadol proporcionaram controle adequado de dor, sem ocorrência de eventos adversos significativos. De acordo com uma revisão de Bergmans et al. (2002), 10 a 20 mg/dia de metadona proporcionou redução de 50% a 90% da dor no doente amputado nas avaliações de 12 a 26 meses. De acordo com o estudo de Huse et al. (2001), a administração de 70 a 300 mg/dia de sulfato de morfina de ação prolongada, de acordo com estudo duplamente encoberto cruzado com placebo, feita a 12 doentes com dor no membro fantasma inferior ou superior proporcionou redução da dor superior a 50% em 42% dos doentes e redução de 25% a 50% em 8%, associadamente à redução da reorganização cortical de acordo com a avalição magnetoencefalográfica. De acordo com um estudo duplamente encoberto, cruzado controlado com placebo a morfina, mas não a mexiletina, reduziu a intensidade da dor pós-amputação, mas causou mais efeitos adversos e não melhorou a funcionalidade de doentes com dor pós-amputação. A infusão intratecal de fentanila foi mais eficaz do que a infusão de lidocaína no tratamento da dor pós-amputação (Jacobson et al., 1990).

Antidepressivos tricíclicos (Watson et al., 2010) como a amitriptilina (Robinson et al., 2004) podem ser eficazes no tratamento da dor no coto residual. Robinson et al. (2004) trataram 39 doentes com dor pós-amputação com duração superior a 6 meses com amitriptilina (até 125 mg/dia) ou placebo ativo durante 6 semanas e não observaram diferenças significativas entre os grupos. Kuiken et al. (2005) trataram quatro doentes com dor no membro fantasma, com 7,5 e 30 mg/dia mirtazapina e observaram melhora da dor de pelo menos 50% da sua intensidade, em todos eles, sendo maior o alívio nos que apresentavam anormalidades do sono. Dalkiran et al. observaram melhora significativa da dor de quatro doentes amputados com 30 mg/dia de duloxetina.

A carbamazepina pode melhorar os paroxismos de choques ou pontadas, mas não outros tipos de dor; entretanto, só há relatos de estudo de casos. O tratamento com gabapentinoides proporciona resultados controversos (Jensen, 2002; Nikolajsen et al., 2006). O tratamento de 19 doentes (14 completaram o estudo), com dose máxima de até 2.400 mg/dia de gabapentina por Bone et al. (2002) durante 6 semanas, foi mais eficaz do que o placebo no tratamento da dor no membro fantasma e no coto residual. Em dois estudos, os resultados do tratamento da dor no membro fantasma com gabapentina foram negativos; em um estudo, a gabapentina até a dose de 3.600 mg/dia, administrada durante 5 semanas a 24 doentes, não proporcionou mais alívio da dor no membro fantasma com dor fantasma e dor do coto residual de várias etiologias do que o placebo, apesar da melhora da funcionalidade. Nikolajsen et al. (2006) observaram que a gabapentina administrada a 41 doentes, nos primeiros 30 dias de pós-operatório após a amputação, não reduziu a incidência e a intensidade da dor pós-amputação. Harden et al. (2005) concluíram, com base em um estudo-piloto controlado, duplamente encoberto e randomizado, que o topiramato administrado a quatro doentes com dor no membro fantasma proporcionou redução de 70% a 80% da intensidade da dor.

A cetamina reduz a dor do coto residual evocada pela estimulação repetitiva do coto e a dor no membro fantasma (Fitzgibbon e Viola, 2005; Hayes et al., 2004). De acordo com o estudo de Nikolajsen et al. (1997), a administração por via oral de 50 mg de cetamina quatro vezes ao dia reduziu a área alodínica e aumentou o limiar de dor à pressão, e não ocorreram efeitos adversos ou desenvolvimento de tolerância durante período de tratamento que durou 3 meses. Nikolajsen et al. (1996) observaram redução da dor e da área alodínica e aumentou limiar de dor à pressão de 11 doentes com dor no coto residual e dor no membro fantasma com a infusão intravenosa de bólus com 0,1 mg/kg/5 minutos, seguida de infusão de 7 µg/kg/min de cetamina. Ocorreram efeitos adversos em nove doentes.

Jaeger et al. (1988) realizaram um estudo controlado com placebo envolvendo 21 doentes com dor no membro fantasma grave, em que a infusão intravenosa de calcitonina reduziu a mediana dos valores da dor de 7 para 4 instalada até o 7º dia de pós-operatório; após 1 semana, 19 doentes (90%) mantiveram mais de 50% de alívio da dor, 16 (76%) mantiveram-se sem dor e 15 (71%) nunca mais apresentou dor fantasma; 1 ano após, 8 (62%) dos 13 doentes sobreviventes usufríam mais de 75% de alívio de dor no membro fantasma; após 2 anos, cinco doentes (42%) apresentavam dor com intensidade inferior a 3 e os 12 doentes restantes apresentaram a intensidade da dor inalterada. Eichenberger et al. (2008) trataram 20 doentes com quatro infusões intravenosas com 200 UI de calcitonina, 0,4 mg/kg de cetamina (10 doentes), 200 UI de calcitonina associada a 0,4 mg/kg cetamina e solução salina a 0,9%, de acordo com estudo duplamente encoberto e randomizado, em que a intensidade de dor no membro fantasma foi registrada antes, durante, no final, e 48 horas após cada infusão e concluíram que a cetamina, mas não a calcitonina, reduziu dor fantasma, e que a associação não foi superior à cetamina utilizada isoladamente.

A memantina não se revelou eficaz no tratamento da dor no membro fantasma (Hayes et al., 2004). A intensidade da dor crônica não se reduziu significativamente com a administração de 30 mg/dia de memantina, durante 3 a 4 semanas, a doentes amputados em decorrência de traumatismo, de acordo com três estudos independentes (Alviar et al., 2016). Nikolajsen et al. (2000) realizaram randomizado, estudo duplamente encoberto e randomizado e controlado, envolvendo 19 doentes com dor decorrente de amputação traumática aguda do membro superior, e concluíram que 20 a 30 mg/dia de memantina possibilitou reduzir o uso de ropivacaína durante a 1ª semana após a amputação, assim como a prevalência e a intensidade de dor no membro fantasma em 4 semanas e 6 meses, mas não em 12 meses.

A infusão intravenosa de lidocaína proporcionou alívio da dor no membro residual da dor no coto da amputação e no membro fantama (Wu e Chiu, 1999).

A injeção de toxina botulínica proporciona relaxamento muscular no coto residual e modula a liberação de neurotransmissores (Ranoux et al., 2008). Kern et al. (2004) administraram uma dose total de 2.500 a 5.000 UI de toxina botulínica tipo B no coto residual e observaram redução prolongada da dor e da sua frequência no membro fantasma, melhora na alodínia do coto e redução dos movimentos involuntários no coto residual às custas da injeção dolorosa. A injeção de 100 UI de toxina botulínica A nos pontos-gatilho miofasciais do coto residual reduziu a dor no membro fantasma em cerca de 60% a 80% dos doentes. Jin et al. (2009) injetaram 500 UI de toxina botulínica A no coto residual orientada com eletromiografia e observaram resultado positivo. A injeção de lidocaína (Finnerup et al., 2015; Meier et al., 2003) no coto residual revelou-se no tratamento da dor no amputado. Wu et al. (2012) trataram 14 amputados com dor no coto residual e ou dor fantasma com uma injeção de toxina botulínica ou de lidocaína e metilprednisolona de acordo com estudo randomizado, duplamente encoberto e observaram que ocorreu melhora imediata da dor no coto de amputação durante todo o período de acompanhamento de 6 meses, mas não melhora da dor no membro fantasma em ambos os grupos.

A aplicação de creme de capsaicina (Ellison et al., 1997) pode ser eficazno tratamento da dor no coto residual e da dor no membro fantasma. De acordo com o estudo prospectivo observacional, durante 12 semanas de Kem et al. (2017), envolvendo 10 doentes com dor no membro fantasma, quatro com dor do coto residual e sete com dor no membro fantasma e no coto de amputação, uma única aplicação de adesivo de capsaicina a 8% reduziu significativamente a intensidade da dor. Após o período de observação, 80% dos doentes com dor no membro fantasma e 50% com dor no coto residual e dor no membro fantasma expressaram o desejo de serem retratados com com capsaicina a 8%.

A injeção perineural de etanercept (inibidor de TNF) proporcionou alívio significativo da dor e melhora funcional de doentes amputados durante até 3 meses (Dahl e Cohen, 2008). De acordo com Baron et al. (2010), há evidência em, pelo menos, um ensaio clínico aleatorizado controlado, de que a pregabalina é eficaz no tratamento da neuralgia pós--traumática e de que o tetra-hidrocarbinol também o é em doentes com dor decorrente de avulsão de raízes plexulares.

Os anticorpos anti-FCN, os inibidores da tirosinacinase (Sevcik et al., 2005), o tetra-hidrocarbinol (THC) e outros canabinoides, os bloqueadores da dinorfina e do eixo FCN/TrkA e a terapia genética são possibilidades iminentes para prevenir e tratar doentes com dor neuropática (Davis, 1993; Ruiz et al., 2004). A associação de várias drogas pode ser necessária em muitos casos.

Medicina física e reabilitação

Dependendo da causa da dor, o uso de protetores mecânicos para evitar-se o contato das regiões hipersensíveis com o meio exterior ou de órteses para reduzir temporariamente a amplitude dos movimentos com talas articulados nas proximidades da lesão, a redução do peso e a modificação das atividades podem ser em alguns casos úteis (Lipinski e Spinner, 2014). Os doentes devem evitar a lesão das regiões desaferentadas, ou seja, retirar objetos estranhos no interior de órteses ou próteses, usar a região danificada envolvendo distalmente o coto com tecido e protegê-lo contra traumatismos ou estímulos pressóricos (Mullins,1989). A utilização de vários métodos não farmacológicos como a cinesioterapia, a massoterapia do neuroma, a manipulação, a acupuntura e a reabilitação possibilita melhorar a funcionalidade e a dor dos indivíduos amputados (Grant, 1951). Dependendo da causa da dor, o uso de protetores mecânicos como tecidos para evitar o contato das regiões hipersensíveis com o meio exterior e proteger o local contra traumatismos e estímulos pressóricos, em conjunto com as orientações quanto ao ajuste do membro amputado, quando possível, como membro auxiliar, na realização das atividades do dia a dia, entre outras atividades, pode ser muito útil, pois assim diminui os efeitos nocivos da desaferentação. É comum a ocorrência de disestesias, cicatrizes dolorosas ou áreas de alodínia; procedimentos que visam à dessensibilização com materiais de diferentes texturas, escovas, entre outros, podem ser aplicados. Tecidos impregnados com biocerâmica podem podem aliviar a dor dos doentes com dor do coto residual.

A mobilização da cicatriz, a laserterapia, a aplicação de ultrassom (Jung et al., 2014; Lehman, 1982; Rubin et al., 1957) e a digitopressão buscam dessensibilizar as regiões disestésias, as cicatrizes dolorosas e as áreas onde há alodínia (Mullins,1989); a terapia com ondas de choque é alternativa à excisão dos neuromas (Fridman et al., 2009); a estimulação elétrica transcutânea (TENS) pode bloquear os potenciais de ação das fibras dolorosas (Lee, 1986); as correntes interferenciais geralmente são mais bem toleradas do que as correntes com baixa frequência do TENS (Kloth,1987); o bombardeamento com partículas podem dessensibilizar

os neuromas (Lehman, 1982); a percussão do neuroma com um martelo de borracha objetivando degenerar e induzir fibrose das fibras amielínicas; e a de pressão prolongada com a aplicação de pressão do ponto do encaixe da prótese no coto de amputação (Goldner, 1966) são possibilidades de tratamento da dor no coto residual. Faltam evidências sobre a eficácia da acupuntura. De acordo com uma revisão sistemática, apenas dois ensaios controlados não abrangentes foram publicados e apresentaram desfechos positivos quanto à sua eficácia da dor no membro fantasma, apesar do elevado risco de viés e da baixa qualidade metodológica. Entretanto, as técnicas de dessensibilização e os métodos físicos, em geral, proporcionam analgesia apenas momentaneamente. O tratamento das síndromes dolorosas miofasciais no coto residual ou no membro contralateral com acupuntura, fisioterapia e cinesioterapia é também recomendado.

Anestésicos locais com ou sem corticosteroides podem ser injetados no neuroma com finalidade analgésica. A injeção de corticosteroides nos neuromas dolorosos proporciona alívio apenas temporário da dor; injeções repetidas parecem prolongar e sustentar a melhora à custa de elevada taxa de recorrência e de complicações sistêmicas (Ernberg et al., 2003). O álcool e o fenol são os agentes neurolíticos mais utilizados para a ablação química dos neuromas de amputação (Gruber et al.,2008). Os bloqueios nervosos regionais ou espinais e os bloqueios simpáticos (com anestésicos locais ou guanetidina) proporcionam eficácia controversa na prevenção (Nikolajsen et al.,1997; Nikolajsen et al., 2010) e no controle da dor pós-amputação (Smith e Chong, 2000).

Dor no membro ou órgão fantasma

Sherman et al. (1980) enumeraram 68 métodos para tratar a dor no órgão ou membro fantasma e concluíram que apenas 43 propiciaram melhora em menos de 30% dos doentes. O tratamento deve basear-se em técnicas não invasivas, visto que procedimentos ablativos podem agravar a dor neuropática.

Há poucos estudos controlados para se avaliar a eficácia dos fármacos utilizados para tratar a dor no órgão fantasma. Sherman e Sherman (1983) demonstraram que o tratamento farmacológico melhora apenas em 1% dos doentes. Não há estudos controlados sobre a eficácia dos antidepressivos tricíclicos no tratamento da dor no órgão ou membro fantasma. Os antidepressivos duais e as benzodiazepinas, os analgésicos simples e os AINH são ineficazes. Os opioides são pouco eficazes; Huse et al. (2001) observaram que o tratamento com morfina de liberação controlada reduziu em mais de 50% a intensidade da dor em 42% dos doentes. A lamotrigina e a gabapentina (Knotkova et al., 2012) e a carbamazepina (Teixeira, 2009), são eficazes em alguns casos. Kessel e Worz (1987) observaram, de acordo com estudo prospectivo duplamente encoberto e controlado com placebo, que ocorreu alívio em nove de dez doentes com mais de 10 anos de história da dor no membro amputado com o tratamento com calcitonina durante o período pós-operatório precoce. A cetamina reduziu a dor e a hiperalgesia em 11 doentes (Hayes et al., 2004). De acordo com estudos de corte transversal, observou-se melhora com uso de acetaminofeno ou AINH e, de acordo com estudos controlados, a gabapentina, a pregabalina, a bipuvacaina, a morfina, a buprenorfina, a oxicodona e o tramadol são eficazes. De acordo com um estudo epidemiológico, a maioria dos doentes amputados com dor no membro fantasma utiliza insatisfatoriamente os recursos medicamentosos para tratar a dor, talvez porque crêem, assim como seus médicos, que o tratamento farmacológico é ineficaz (Sherman et al., 1980). A hipnose, a psicoterapia e o relaxamento proporcionam resultados incertos. A reflexologia e a hipnose necessitam ser mais bem avaliadas (Burchiel et al., 1993).

Há evidências preliminares de que os doentes com dor no órgão fantasma podem beneficiar-se com tratamento fisioterápico. O uso de próteses funcionais, especialmente as mioelétricas, reduz a dor, exceto quando a indicação é apenas cosmética (Sherman et al., 1980). A acupuntura proporciona resultados incertos. A estimulação elétrica transcutânea revelou-se ineficaz (Sherman et al., 1980). Há relatos de resultados favoráveis, mas não estudos controlados sobre o tratamento da dor no órgão fantasma com a estimulação magnética transcraniana (Topper et al., 2003). Exercícios podem proporcionar melhora (Ulger, 2009).

Há diversas modalidades terapêuticas que visam normalizar a reorganização cortical mal-adaptativa como métodos auxiliares de tratamento da dor no membro fantasma. As próteses funcionais tradicionais ou mioelétricas possibilitam utilizar de modo eficaz o coto e reduzir a dor; quando a prótese apenas exerce função estética, a melhora não ocorre. A estimulação, a experiência visual do membro e a utilização funcional do coto residual resultam em expansão da sua representação no córtex sensitivo-motor e em melhora do padrão da reorganização neuronal e reverte o processo de desorganização induzida pelo decréscimo das aferências resultantes da amputação, fenômeno relacionado às sensações dolorosas. A dor e os problemas relacionados ao tegumento do coto residual são, entre outros, limitantes para a reabilitação e utilização de próteses, mas, apesar de muitos doentes amputados utilizarem próteses, alguns não se satisfazem com o seu uso.

O tratamento com o *feedback* visual, que consiste em se solicitar que o doente olhe a projeção do membro intacto em movimento projetado na imagem do membro fantasma em uma câmara de espelho, pode ser útil no tratamento da dor no órgão fantasma (Chan et al., 2007). A terapia com espelho e imaginação guiada aplicada durante a reabilitação (Rosen e Lundborg, 2005) é procedimento cada vez mais utilizado para tratar a dor no membro fantasma. As terapias de *feedback* visual possibilitam que os doentes visibilizem e monitorem as modificações em tempo real da atividade da região acometida com o uso da terapia de espelho e realidades virtual ou aumentada e encorajamento para sincronizar o membro fantasma com os movimentos observados e exercícios terapêuticos para aumentar a atividade do córtex cerebral, reduzir a reorganização mal-adaptadas e melhorar a organização dos córtices sensitivo-motor primários. Em indivíduos com dor no membro fantasma, o estímulo visual predomina sobre o *feedback* somatossensitivo e a sensibilidade tátil comprometidos após a amputação. Essas terapias possibilitam melhorar o controle motor voluntário e o membro fantasma que, por sua vez, podem reduzir a dor no membro fantasma

e a dor do coto residual. Os *feedbacks* visuais podem resultar em vasodilatação e redução da tensão muscular no coto residual e podem ser eficazes em doentes em que eventos periféricos contribuem para a ocorrência da dor.

Os exercícios físicos melhoram a dor neuropática ao originar estímulos proprioceptivos, do mesmo modo que as manobras de dessensibilização. Nos indivíduos amputados, os atos de imaginar e realizar exercícios com o membro fantasma ativam as vias e os centros neuronais relacionados à realização dos movimentos reais. Ülger et al. (2009) desenvolveram exercícios fantasmas com base nos exercícios de imagem mental de MacIver (2008), que consistem na movimentação ativa e concomitante do membro normal e do membro fantasma, exatamente na postura dolorosa, seguida da movimentação de ambos os membros em direções opostas repetida até cessar ou reduzir a dor no membro fantasma durante o período de treinamento para o uso da prótese. Ao término de 4 semanas, os doentes que realizaram somente exercícios convencionais e os que realizaram o procedimento de realizar exercícios com o membro fantasma apresentaram melhora da dor, mas os que realizaram exercícios fantasmas usufruíram melhora mais expressiva da dor em relação aos do grupo-controle.

Moseley (2006) desenvolveu a técnica de programação imagética motora para doentes com dores crônicas, que pode ser promissora para reduzir a dor no membro fantasma; consiste da elaboração da imagem mental dos movimentos do membro fantasma engajando processos cognitivos, sensitivos e perceptivos. Bunelli et al. (2015) compararam os resultados do tratamento de doentes com dor no órgão e membro fantasma decorrente da amputação do membro inferior que participavam de um programa de reabilitação com terapia ocupacional e treinamento para o uso de prótese duas vezes por dia, durante 4 semanas que realizaram relaxamento muscular progressivo, exercícios com imagens mentais e imagens fantasmas com os que realizaram apenas exercícios com o membro residual e não observaram diferenças imediatas; 1 mês após o término do tratamento, os doentes do grupo experimental sofreram redução significativa da dor e da sensação fantasma, em relação aos do grupo controle.

De acordo com o trabalho randomizado e controlado envolvendo 40 amputados transtibiais na dor do membro fantasma de Anaforoğlu külünkoğlu et al. (2019), as terapias de espelho e de exercícios fantasmas proporcionaram melhora significativa da qualidade de vida e da depressão, antes, ao final do programa e no 3º e 6º meses subsequentes. Oil et al. (2018) trataram 45 doentes com amputação do membro inferior decorrente da explosão de minas terrestres e observaram que o tratamento tátil (dessensibilização) e associação das duas técnicas previamente descritas durante 4 semanas ocasionaram redução sustentada (durante 3 meses) e significativa de mais de 50% da dor. Ao que parece, a associação das técnicas proporcionou resultados melhores, apesar de não ser estatisticamente significante.

As intervenções de realidades virtual e aumentada são terapias recentemente aplicadas para tratar a dor no órgão ou membro fantasma. A realidade virtual introduz o indivíduo em um mundo virtual e a realidade aumentada adiciona elementos digitais, como a do membro ausente, para o ambiente real. Essas intervenções possibilitam que os amputados movam seus membros intactos e o membro fantasma independentemente, enquanto visibilizam o membro fantasma integrando e interagindo com o meio ambiente (Ortiz-Catalan et al., 2016). Não há evidência de qualidade que demonstre a eficácia das intervenções de realidade virtual e aumentada (Dunn et al., 2017). É possível que o benefício do teletratamento seja menos robusto do que o da terapia de espelho tradicional em alguns doentes em virtude da possível ausência de congruência e de incorporação da representação exibida do membro amputado no ambiente virtual. Rothgangel et al. (2018) trataram 75 doentes com dor no membro fantasma divididos aleatoriamente em três grupos, ou seja, de 4 semanas de terapia de espelho tradicional seguidas de 6 semanas de teletratamento com realidade aumentada com o uso de tablete, ou de 10 semanas de terapia de espelho tradicional, ou de exercícios de treinamento sensitivo-motor do membro intacto. Não ocorreu melhora significativa da média da intensidade da dor no membro fantasma nas 4 semanas com o uso da terapia de espelho, mas houve redução significativa da duração da dor no membro fantasma aos 6 meses em relação ao grupo de teletratamento e ao grupo de exercícios. O teletratamento não proporcionou efeitos adicionais em relação à terapia de espelho em 10 semanas e em 6 meses. Os autores concluíram que a terapia de espelho e o teletratamento com realidade aumentada não foram mais eficazes do que os exercícios de dessensibilização sensitivo-motora, embora houvesse melhora significativa em alguns subgrupos como mulheres, doentes com fenômeno de telescopagem e naqueles com componente motor (câimbra ou posturas anormais do membro fantasma).

De acordo com a metanálise exploratória de Pacheco-Barrios et al. (2020), há três ensaios randomizados e controlados em que se concluiu que a estimulação transcraniana com corrente contínua (ETCC), com o eletródio anódico aplicado sobre a área oe córtex motor primário (M1) e baixa intensidade de corrente (1 a 2 mA), proporciona melhora da dor no membro fantasma em curto e médio prazos. Ocorreu redução da sensação fantasma quando se utilizou o eletródoo catódico, mas não houve modificação da dor do coto residual ou do fenomeno de telescopagem. Kikkert et al. (2019) observaram que ocorreu alívio significativo da dor ao se realizar mentalmente alguma atividade com o membro fantasma, e os autores sugeriram que a inclusão concomitante de tarefas motoras durante uso de ETCC pode contribuir para reativar o córtex motor desaferentado (lado amputado).

Ahmed et al. (2011) observaram que a estimulação magnética transcraniana repetitiva (EMTr) real proporcionou melhora imediata significativa da dor, em comparação com a estimulação sham, após cinco tratamentos, a melhora persistiu durante até 2 meses após a estimulação. Malavera et al. (2016) observaram que houve melhora significativa da dor com 15 dias após o tratamento com EMTr em relação ao tratamento com placebo, mas não ocorreu efeito analgésico 30 dias após o término do tratamento.

Os bloqueios anestésicos dos troncos, plexos e raízes nervosas, assim como da cadeia simpática não proporcionam melhora evidente da dor no membro ou órgão fantasma (Walsh e Rogers, 2005). Ampla gama de técnicas de bloqueios anestésicos foi utilizada para tratar a dor no membro fantasma, incluindo injeções nos pontos-gatilho e no coto residual, bloqueios simpáticos, de nervos periféricos, peridurais e subaracnóideos. Entretanto, os estudos revelaram que apenas 14% dos doentes sentiram melhora temporária significativa e apenas 5% relataram melhora prolongada com os bloqueios (Sherman & Sherman 1983). Halbert et al. (2002) realizaram revisão sistemática e não evidenciaram ensaios que preenchessem os critérios de inclusão baseados em evidências; de acordo com um estudo de nível 3, a dor melhorou mais após a anestesia peridural do que com o bloqueio nervoso periférico até 14 meses após a cirurgia; há evidências de nível 4 de que há benefício com a administração de morfina e bupivacaína; há evidência de nível 3 de que haja eficácia de curto prazo com a administração subaguda contínua de anestesia perineural para prevenir o desenvolvimento da dor no membro fantasma; e evidências de nível 4 de que há benefício com a combinação de clonidina e de bupivacaína e da administração de ropivacaína pela via perineural.

Intervenções educativas interdisciplinares

As intervenções interdisciplinares educativas baseadas no ensino dos autocuidados, métodos domiciliares de dessensibilização, *biofeedback*, relaxamento e terapia em grupos de apoio podem também ser muito úteis (Lipinski e Spinner, 2014). Há um trabalho de qualidade moderada sobre a efetividade da hipnose aplicada a 20 doentes com dor no membro fantasma (Rickard, 2004); em curto prazo, os doentes tratados com hipnose usufruíram melhora significativa da dor em comparação aos do grupo-controle alocados na lista de espera.

Tratamento operatório

Dor no coto residual

Quando o tratamento conservador não controla satisfatoriamente a dor, devem ser realizados procedimentos operatórios visando à remoção ou à prevenção da recidiva do neuroma baseada na alocação do coto nervoso em ambientes em que se tornem menos vulneráveis aos estímulos físicos. A revisão do coto é recomendada quando há lesão no local do coto residual (infecção tegumentar, osteomielite, saliências ósseas etc.) (Munro e Mallory, 1959). O tratamento cirúrgico do neuroma doloroso baseia-se no fato de o SNP poder ser reconstruído quando se organiza o brotamento dos axônios em regeneração do coto (Guze e Moran, 2013). Aproximadamente 200 técnicas operatórias foram descritas para tratar e prevenir a instalação dos neuromas (Laborde et al., 1982; Mackinnon, 2001; Eberlin e Ducic, 2018). As cirurgias consistem da ressecação cirúrgica (Vernadakis et al., 2003; Wu e Chiu,1999), crioablação (Davies et al., 2000) ou ablação retrógrada com ricina (Wiley et al., 1982) dos neuromas; da transposição e mobilização do coto nervoso para regiões onde não há contato com o tegumento ou articulações

(Herndon et al., 1976; Laborde et al., 1982), ou seja, para o interior dos músculos (Krishnan et al., 2005), outros tecidos moles (Krishnan et al., 2005, Dellon et al., 1984; Koch et al., 2003) ou medula óssea (Mass et al., 1984); descompressão ou revestimento dos cotos com materiais autólogos, homólogos ou artificiais (Swanson et al., 1977; Herbert e Filan, 1998; Robbins, 1986; Gould et al., 2013), da ligadura fascicular; ou cauterização do coto nervoso com bisturi elétrico; e neurólise do coto nervoso proximal com fenol, álcool ou corticoesteroides (Battista et al., 1981; Goldner, 1966).

A remoção do neuroma e o deslocamento do coto de amputação para outros microambientes, como os musculares com excursão limitada, organiza a regeneração nervosa e a formação do neuroma (Dellon e Mackinnon, 1986; Dellon et al., 1984; Brooks et al., 2001). Mackinnon et al. (1985) observaram que 6 meses após o implante muscular, o tecido muscular envolveu completamente o tecido nervoso implantado, desenvolveu-se menos tecido cicatricial e as fibras nervosas passavam a apresentar diâmetro menor e tornaram-se menos densas do que quando se realizou apenas a secção nervosa proximal ou manutenção do coto nervoso proximal junto à ferida operatória.

A anastomose término-terminal (Aszmann et al., 2010) e a neurorrafia centro-central da extremidade de dois nervos presentes no coto residual (Barbera e Albert-Pamplo, 1993; Kon e Bloem, 1987; Lidor et al., 1996) são os tratamentos de escolha para tratar e prevenir a ocorrência dos neuromas traumáticos. Barbera e Albert-Pamplo (1993) realizaram anastomose término-terminal com interposição de enxertos nervosos autólogos em 23 doentes com neuroma decorrente da amputação do membro inferior e observaram que, após 1 ano de seguimento, a dor decorrente do neuroma desapareceu e a dor difusa residual persistiu em apenas quatro doentes; Wood e Mudge (1987) observaram redução de 80% a 90% da dor após a ressecação do neuroma de cinco doentes anastomosando as extremidades dos cotos nervosos entre si e seputando-os, a seguir, sob os músculos do antebraço. Martini e Fromm (1989) dissecaram fascículos nervosos individuais, cobriram com epineuro a região nervosa cruenta e selaram a região operada com cola em 68 neuromas dolorosos de 36 doentes e observaram que houve melhora ou alívio da dor em 33 dos doentes durante o período de seguimento médio de 17 meses.

A "reinervação muscular orientada" objetivando redirecionar o brotamento dos cotos nervosos para os nervos que suprem músculos peitorais maior e menor, grande dorsal, braquial, bíceps braquial, tríceps braquial e serrátil anterior do ombro ou as regiões proximais do membro superior amputado e ativar uma prótese mioelétrica e inibir a recorrência dos neuromas (Kuiken et al.2009; Dumanian et al., 2009). Doze dos 15 doentes de Souza et al. (2014) com dor decorrente do neuroma assim tratados apresentaram resolução completa da dor.

Apesar do progresso observado nas técnicas operatórias, geralmente os procedimentos cirúrgicos visando o tratamento dos neuromas proporcionam alívio da dor no coto residual durante curto período de tempo (Pierce, 1993; Whipple e Unsell, 1988; Guse e Moran, 2013) e pouco influenciam a ocorrência de dor no órgão ou membro fantasmas (Geraghty e Jones,1996).

As neurotomias, as rizotomias e a exérese dos neuromas, usualmente proporcionam benefícios apenas temporários (Teixeira,1990) e geralmente são ineficazes (Nikolajsen et al., 2010, Guse e Moran, 2013). A neurectomia com crioanalgesia proporcionou alívio da dor durante pelo menos 3 meses em 90% dos doentes de Neumann et al. (2008), percentagem que se reduziu gradualmente para 30% em 1 ano. Não há evidências robustas de que a neurectomia radiofrequência convencional ou pulsada proporcione melhora de doentes com neuroma doloroso (Restrepo-Garces et al., 2011; Tamimi et al., 2009; West e Wu, 2010). As rizotomias, a lesão do trato de Lissauer e do corno dorsal da medula espinal (Sami e Moringlane,1984; Teixeira, 1990), as cordotomias, as talamotomias e as cirurgias psiquiátricas proporcionam resultados inconsistentes (Chong e Bajwa, 2003). A hiperexcitabilidade nervosa e, consequentemente, a hipersensibilidade, podem ser controladas com a estimulação elétrica do coto nervoso proximal esqueletizado com eletródios implantáveis (Picaza,1976; Strege et al., 1994). A estimulação elétrica da medula espinal beneficia os doentes com dor no coto residual (Teixeira,1990), mas não os doentes com dor no membro fantasma; de acordo com um estudo, proporcionou melhora em 52,4% dos doentes em 2 anos de seguimento e em 39% em 5 anos.

Dor no órgão ou membro fantasma

A cordotomia proporciona inicialmente melhora em 75% a 91% dos doentes, mas os benefícios reduzem-se durante os primeiros 6 meses (Teixeira, 2009). Teixeira (1990) observou melhora em dois doentes tratados com lesão do trato de Lissauer e do corno dorsal da medula espinal. Este procedimento proporciona melhora imediata em 50% a 100% dos doentes e, em longo prazo, em 50% a 66,6% (Saris et al., 1988), mas não melhora a dor no coto residual. Saris et al. (1988) observaram que ocorreu melhora em apenas 36% dos doentes com dor no membro fantasma sofreram com avulsão de raízes nervosas e que haviam sido amputados e seguidos durante 6 a 48 meses. Dor no órgão fantasma desacompanhada de dor no coto de amputação e a ocorrência de avulsão de raízes nervosas da medula espinal indicam prognóstico cirúrgico favorável, enquanto idade superior a 50 anos e amputação resultante de doença oncológica ou isquêmica tornam o prognóstico pior. A talamotomia e a mesencefalotomia proporcionam melhora em menos de 50% dos doentes. A girectomia pós-central e a leucotomia frontal são pouco eficazes e acarretam numerosas complicações (Teixeira,1990). Eldabe et al. (2015) observaram que estimulação elétrica dos gânglios das raízes dorsais, executada em oito doentes com dor no membro fantasma, proporcionou alívio imediato de 50% da dor; dos sete doentes acompanhados, três referiram redução da analgesia ao longo do tempo. Dos 12 estudos incluídos na revisão sistemática realizada por Aiyer et al. (2017), sete proporcionaram resultados positivos quanto à eficácia da estimulação epidural para tratar a dor no membro fantasma. Entretanto, os parâmetros de estimulação não foram similares e havia pequeno número de doentes em todos os estudos. A estimulação elétrica da medula espinal não beneficia os doentes com dor no membro fantasma, mas apenas os com dor no coto de amputação (Teixeira,1990); de acordo com um estudo, ocorreu melhora em 52,4% dos doentes em 2 anos de seguimento, valor que se reduziu para 39% em 5 anos (Knotkova et al., 2012). A estimulação da substância cinzenta periquedutal mesencefálica e periventricular e dos núcleos talâmicos pode proporcionar melhora da dor no membro fantasma (Frizon et al., 2020). A estimulação elétrica dos núcleos talâmicos sensitivos proporciona melhora em 25% a 50% dos casos (Tsubokawa et al.,1985; Pereira et al., 2013)). A estimulação da substância cinzenta periquedutal mesencefálica ou periventricular proporciona resultados mais expressivos, especialmente quando combinada com a estimulação dos núcleos talâmicos (Bittar et al., 2005). A estimulação do córtex motor é eficaz quando há ampliação da região que representa a área desaferentada na área cortical SI nas avaliações realizadas com estimulação magnética trasnascraniana (Teixeira et al., 2007) e proporciona melhora em cerca de 53% dos doentes (Knotkova et al., 2012). A eletroconvulsoterapia parece proporcionar resultado satisfatório (Rasmussen e Rummans, 2000).

Avulsão radicular

A dor neuropática decorrente de avulsão das raízes dos plexos frequentemente é rebelde ao tratamento com analgésicos e adjuvantes. O tratamento farmacológico proporciona melhora em apenas 26% a 67% dos doentes, sem especificação de a dor ser ou não no membro fantasma (Teixeira, 2005). Os opioides podem ser parcialmente eficazes em alguns doentes (Teixeira, 2005); o valproato de sódio é pouco eficaz e a fenitoína, a carbamazepina e a gabapentina são eficazes em menos de 10% dos casos (Wynn, 1984; Teixeira, 2005); os antidepressivos tricíclicos podem melhorar a dor em cerca de dois terços dos doentes, particularmente quanto ao queimor e, menos intensamente, quanto à sensação de esmagamento (Wynn, 1984); as dibenzodiazepinas podem proporcionar alguma melhora (Teixeira, 2005). O uso regular de álcool em quantidade suficiente para induzir distração ou sono, o ato de fumar cigarro de maconha e os canabinoides podem proporcionar melhora da dor (Wynn, 1984). O relaxamento, a distração, a automanipulação e as terapias comportamentais podem resultar em esvaecimento gradual da dor com o passar do tempo (Teixeira, 1990). A acupuntura geralmente é ineficaz ((Wynn, 1984; Teixeira, 2005). A estimulação elétrica transcutânea pode proporcionar alívio da dor em alguns doentes (Wynn, 1984; Teixeira, 2005; 415. Bruxelle Jet al., 1988) e a terapia de câmaras de espelho pode proporcionar melhora da dor (Giraux e Sirigu, 2003).

Durante o período pós-traumático ou pós-operatório, a cinesioterapia, a estimulação elétrica transcutânea, o uso de órteses e a terapia ocupacional, entre outros recursos, devem ser utilizados para resgatar a funcionalidade e melhorar e ou manter o trofismo e a função do aparelho locomotor e das estruturas tegumentares e subtegumentares do membro acometido. A assistência psicossocial também deve ser proporcionada. É essencial o incentivo para retorno precoce às atividades sociais, domiciliares, escolares e profissionais para reduzirem-se os impactos biopsicossociais das lesões plexulares. Recomenda-se evitar períodos prolongados de afastamento do trabalho (Teixeira 2009).

A amputação do membro desaferentado é contraindicada (Wilkinson et al., 1993), enquanto a reconstrução cirúrgica do plexo lesado pode resultar em redução da dor (Azze,1991). Procedimentos neurocirúrgicos funcionais são necessários em 5% a 10% dos casos. A simpatectomia e a rizotomia sensitiva não melhoram a dor (Thomas e Kitchen, 1994), enquanto a cordotomia, a mesencefalotomia, a talamotomia, a mesencefalotomia e a cingulotomia podem beneficiar temporariamente alguns doentes à custa de elevada taxa de recidiva (Teixeira, 2005). Há relatos de melhora em poucos doentes tratados com mielotomia extralemniscal cervical (Teixeira, 1990). Ocorre excelente melhora imediata (resultados bons ou excelentes) em 64,7% a 100% dos doentes após a lesão do trato de Lissuer e do corno dorsal da substância cinzenta da medula espinal e melhora regular em 8,3% a 24%; ocorrem declínio dos resultados bons e excelentes para 50% a 81% e elevação do número de resultados regulares para 9,5% a 40% nos primeiros anos de acompanhamento (Teixeira, 2005).

A estimulação magnética transcraniana da área motora correspondente à representação do membro desaferentado pode proporcionar melhora (Teixeira, 2005). A estimulação elétrica da medula espinal revelou-se ineficaz em longo prazo (Teixeira, 2005); menos do que 20% dos doentes mantêm melhora significativa (Garcia-March et al., 1987). A estimulação encefálica profunda proporciona melhora inicial em 50% a 75% dos doentes da dor (Gybels e Kupers, 1990) mas, em longo prazo, apenas 36% a 52% dos doentes beneficiam-se (Hosobuchi et al., 1979). A estimulação do córtex cerebral motor alivia dor em até 80% dos casos (Nguyen et al., 2000). É mais eficaz quando a estimulação magnética transcraniana revela sensibilização da área cortical MS-I (Teixeira et al., 2007).

Conclusão

A dor no órgão ou membro fantasmas e no coto de amputação são frequentes em doentes amputados ou amplamente desaferentados. A dor pode ser intensa, pode causar muito sofrimento, dificultar a reabilitação e o uso de próteses e agravar os danos psicológicos já causados pela amputação ou pela desaferentação. Os mecanismos fisiopatológicos que justificam sua ocorrência ainda não foram totalmente elucidados. O desenvolvimento de técnicas para avaliação do funcionamento do córtex cerebral e o conhecimento dos processos que envolvem a reorganização do córtex somatossensitivo permitem vislumbrar novas fronteiras terapêuticas e deverão possibilitar, no futuro, o desenvolvimento e a aplicação de técnicas mais eficazes para seu tratamento. O apoio psicológico e a adoção de medidas de reabilitação e de reintegração dos doentes são úteis. Os psicotrópicos, os anticonvulsivantes e os carabinoides necessitam ser mais bem avaliados. Os opioides, entre outros fármacos, proporcionam melhora variável. Há algumas evidências limitadas da melhora com uso de hipnose e outras técnicas imaginológicos como as terapias de espelho e as terapias de realidade virtual podem ser úteis. A ressecação do neuroma, seguida da transferências em tensão do coto nervoso em um músculo vascularizado e distante das superfícies de contato e de movimenta, é o melhor método operatório para prevenir e tratar o neuroma traumático. A incorporação das recentes técnicas desenvolvidas para reparar o coto nervoso amputado parece reduzir a ocorência de melhora de potenciais ectópicos no coto proximal e, possivelmente, interromper o transporte retrógrado de moléculas para os gâglio sensitivos e CDME onde induzem sensibilização neuronal. Os enfoques de uma equipe interdisciplinar, com utilização de métodos farmacológicos e não farmacológicos, como métodos de medicina física e reabilitação, suporte psicossocial, de neuromodulação e, quando necessários, de tratamentos intervencionistas, podem ser necessárias no tratamento desses doentes.

Referências bibliográficas

1. Ahmed MA, Mohamed SA, Sayed D. Long-term antalgic effects of repetitive transcranial magnetic stimulation of motor cortex and serum beta-endorphin in patients with phantom pain. Neurol. Res. 2011;33:953-958.

2. Aiyer R, Barkin RL, Bhatia A, Gungor S. A systematic review on the treatment of phantom limb pain with spinal cord stimulation. Pain Manag. 2017;7:59-69.

3. Albe-Fessard DG, Berkley KJ, Kruger L, Rauston III HJ, Willis Jr WD. Diencephalic mechanisms of pain sensation. Brain Res. 1985;356:217-96.

4. Alexander GM, Perreault MJ, Reichenberger ER, Schwartzman RJ. Changes in immune and glial markers in the CSF of patients with Complex Regional Pain Syndrome. Brain Behav. Immun. 2007;21:668-676.

5. Alviar MJ, Hale T, Dungca M. Pharmacologic interventions for treating phantom limb pain. Cochrane Database Syst. Rev. 2016 Oct 14;10:CD006380.

6. Amir R, Michaelis M, Devor M. Membrane potential oscillations in dorsal root ganglion neurons: role in normal electro genesis and neuropathic pain. J. Neurosci. 1999;19:8589-96.

7. Anaforoğlu Külünkoğlu B, Erbahçeci F, Alkan A. A comparison of the effects of mirror therapy and phantom exercises on phantom limb pain. Turk. J. Med. Sci. 2019;49(1):101-9.

8. Aszmann OC, Moser V, Frey M. Treatment of painful neuromas via end-to-side neurorraphy. Handchir. Mikrochir. Plast. Chir. 2010;42(4):225-32.

9. Austin PJ, Moalem-Taylor G. The neuro-immune balance in neuropathic pain: involvement of inflammatory immune cells, immune-like glial cells and cytokines. J. Neuroimmunol. 2010;229:26-50.

10. Azze RJ. Tratamento microcirúrgico das lesões traumáticas do plexo braquial [tese de livre-docência]. São Paulo: Departamento de Ortopedia e Traumatologia São Paulo da Faculdade de Medicina da Universidade de São Paulo; 1991. p. 135.

11. Bach S, Noreng MF, Tjéllden NU. Phantom limb pain in amputees during the first 12 months following limb amputation, after preoperative lumbar epidural blockade. Pain. 1988;33:297-301.

12. Backonja MM, Coe CL, Muller DA, Schell K. Altered cytokine levels in the blood and cerebrospinal fluid of chronic pain patients. J. Neuroimmunol. 2008;195:157-163.

13. Baker JL, Chandler ML, Le Vier RR. Occurrence and activity of myofibroblasts in human capsular tissue surrounding mammary implants. Plast. Reconstr. Surg. 1981;68:905-12.

14. Barbera J, Albert-Pamplo R. Centrocentral anastomosis of the proximal nerve stump in the treatment of painful amputation neuromas of major nerves. J. Neurosurg. 1993;79:331-4.

15. Baron R. Peripheral neuropathic pain: from mechanisms to symptoms. Clin. J. Pain. 2000;16:12-20.

16. Baron R, Binder A, Wasner G. Neuropathic pain: diagnosis, pathophysiological mechanisms, and treatment. 2010 Aug 9. Disponível em: www.thelancet.com/neurology.

17. Basbaum AI. Effects of central lesions on disorders produced by multiple dorsal rhizotomy in rats. Exp. Neurol. 1974;42:490-501.

18. Basbaum AI, Bautista DM, Scherrer G, Julius D. Cellular and molecular mechanisms of pain. Cell. 2009;139:267-84.

19. Battista AF, Cravioto HM, Budzilovich GN. Painful neuroma: changes produced in peripheral nerve after fascicle ligation. Neurosurgery. 1981;9:589-600.

20. Beggs S, Liu XJ, Kwan C, Salter MW. Peripheral nerve injury and TRPV1-expressing primary afferent C-fibers cause opening of the blood-brain barrier. Mol. Pain. 2010;6:74.

21. Bekrater-Bodmann R, Reinhard I, Diers M et al. Relationship of prosthesis ownership and phantom limb pain: results of a survey in 2,383 limb amputees. 2021 Feb;162:630-640.

22. Bennett DL, French J, Priestley JV, McMahon SB. NGF but not NT-3 or BDNF prevents the A fiber sprouting into lamina II of the spinal cord that occurs following axotomy. Mol. Cell. Neurosci. 1996;8:211-20.

23. Bergmans L, Snijdelaar DG, Katz J et al. Methadone for phantom limb pain. Clin J. Pain. 2002;18(3).

24. Berman JS, Birch R, Anand P. Pain following human brachial plexus injury with spinal cord root avulsion and the effect of surgery. Pain. 1998;75:199-207.

25. Biggs JE, Yates JM, Loescher AR, Clayton NM, Robinson PP, Boissonade FM. Effect of SB-750364, a specific TRPV1 receptor antagonist, on injury-induced ectopic discharge in the lingual nerve. Neurosci. Lett. 2008;443:41-45.

26. Bird EV, Claire R Christmas, Alison R Loescher, Keith G Smith, Peter P Robinson, Joel A Black, Stephen G Waxman, Fiona M Boissonade. Correlation of NaV1.8 and NaV1.9 sodium channel expression with neuropathic pain in human subjects with lingual nerve neuromas. Mol. Pain. 2013;9:52.

27. Bittar RG, Kar-Purkayastha I, Owen SL, Bear RE, Green A, Wang S, Aziz TZ. Deep brain stimulation for pain relief: a meta-analysis. J. Clin. Neurosci. 2005;12:515-519.

28. Blumenkopf B. Neurochemistry of the dorsal horn. Appl. Neurophysiol. 1988;51:89-103.

29. Blumenkopf B. Neuropharmacology of the dorsal root entry zone. Neurosurgery. 1984;15:900-3.

30. Boivie J. Central pain. In: Wall PD, Melzack R (ed.). Textbook of pain. New York: Raven Press; 1994. p. 871-902.

31. Bonica JJ. Causalgia and other reflex sympathetic dystrophies: reflex sympathetic dystrophy. In: Bonica JJ (ed.). The management of pain. 2nd ed. Philadelphia: Lea and Febier; 1990. v. 1, p. 220-7.

32. Bossut DF, Shea VK, Perl ER. Sympathectomy induces adrenergic excitability of cutaneous C-fiber nociceptors. J. Neurophysiol. 1996;75:514-7.

33. Brecht S, Buschmann T, Grimm S, Zimmermann M, Herdegen T. Persisting expression of galanin in axo-tomized mamillary and septal neurons of adult rats labeled for c-Jun and NADPH-diaphorase. Brain Res. Mol. Brain Res. 1997;48:7-16.

34. Brooks D, Panthaki Z, Buncke HJ et al. Neuroma transposition and intramuscular implantation using the Mitek "soft-tissue anchor": a new technique. Ann. Plast. Surg. 2001;47:257-62.

35. Brown CA, Lido C. Reflexology treatment for patients with lower limb amputations and phantom limb pain: an exploratory pilot study. Complement. Ther. Clin. Pract. 2008;14:124-131.

36. Bruxelle J, Travers V, Thiebaut JB. Occurrence and treatment of pain after brachial plexus injury. Clin. Orthop. Rel. Res. 1988;237:87-95.

37. Buch NS, Nikolajsen L, Páll Karlsson P. Possible inflammatory pain biomarkers in postamputation pain. Scand. J. Pain. 2019;19:623-627.

38. Buchannan DC, Mandel AR. The prevalence of phantom limb experience in amputes. Rehabil. Psyc. 1986;31:183-8.

39. Burchiel KJ, Johans TJ, Ochoa J. The surgical treatment of painful traumatic neuromas. J. Neurosurg. 1993;78:714-719.

40. Calvin WH, Devor M, Howe J. Can neuralgias arise from minor demyelization? Spontaneous firing, mechanosensitivity, and after discharge from conduction axons. Exp. Neurol. 1982;75:755-63.

41. Carson MJ, Reilly CR, Sutcliffe JG, Lo D. Mature microglia resemble immature antigen-presenting cells. Glia. 1998;22-85.

42. Chan BL, Witt R, Charrow AP et al. Mirror therapy for phantom limb pain. N. Engl. J. Med. 2007;357:2206-2207.

43. Chong MS, Bajwa ZH. Diagnosis and treatment of neuropathic pain. J. Pain Symptom Manage. 2003;25:4-11.

44. Clark AK, Old EA, Malcangio M. Neuropathic pain and cytokines: current perspectives. J. Pain Res. 2013;6:803-814.

45. Cohen LG, Bandinelli S, Findley TW, Hallett M. Motor reorganization after upper limb amputation in man. Brain. 1991;114:615-27.

46. Cragg BG. What is the signal for chromatolysis? Brain Res. 1970;23:1-21.

47. Cravioto H, Battista A. Clinical and ultrastructural study of painful neuroma. Neurosurgery. 1981;8:181-90.

48. Csillik B, Janka Z, Boncz I, Kalman J, Mihaly A, Vecsei L, Knyihar E. Molecular plasticity of primary nociceptive neurons: relations of the NGF-c-jun system to neurotomy and chronic pain. Ann. Anat. 2003;185:303-14.

49. Cummins TR, Dib-Hajj SD, Black JA, Waxman SG. Sodium channels and the molecular pathophysiology of pain. Prog. Brain Res. 2000;129:3-19.

50. Curtin C, Carroll MI. Cutaneous neuroma physiology and its relationship to chronic pain. J. Hand Surg. Am. 2009;34(7):1334-1336.

51. Dahl E, Cohen SP. Perineural injection of etanercept as a treatment for postamputation pain. Clin. J. Pain. 2008;24:172-175.

52. Dalkiran M, Abdullah Genc, Besir Dikmen, Ilknur Yildirim, Senol Turan. Phantom limb pain treated with duloxetine: a case series. Klinik Psikofarmakoloji Bülteni-Bulletin of Clinical Psychopharmacology. 2016;26:409-412.

53. Davies E, Pounder D, Mansour S et al. Cryosurgery for chronic injuries of the cutaneous nerve in the upper limb: analysis of a new open technique. J. Bone Joint Surg. (Br.) 2000;82:413-5.

54. Davis RW. Phantom sensation, phantom pain and stump pain. Arch. Phys. Med. Rehabil. 1993;74:79-91.

55. Déjerine J, Roussy G. Le syndrome thalamique. Rev. Neurol. (Paris). 1906;14:521-532.

56. De Leo JA, Colburn RW, Rickman AJ. Cytokine and growth factor immunohistochemical spinal profiles in two animal models of mononeuropathy. Brain Res. 1997;759:50-57.

57. Dellon AL, Mackinnon SE, Pestronk A. Implantation of sensory nerve into muscle: preliminary clinical and experimental observations on neuroma formation. Ann. Plast. Surg. 1984;12:30-40.

58. Dellon AL, Mackinnon SE. Treatment of the painful neuroma by neuroma resection and muscle implantation. Plast. Reconstr. Surg. 1986;77:427-438.

59. Devor M, Ward AA. Some effects of deafferentation on neurons of the cat spinal cord. J. Comp. Neurol. 1981;199:227.

60. Devor M. The pathophysiology of damaged peripheral nerves. In: Wall PD, Melzack R (ed.). Textbook of pain. Edinburgh: Churchill Livingstone; 1989. p. 63-81.

61. Devor M. Neural mechanisms of phantom limb pain. Eur. J. Pain. 2007;11:27.

62. Devor M, Govrin-Lippmann R, Angelides K. Na+ channel immunolocalization in peripheral mammalian axons and changes following nerve injury and neuroma formation. J. Neurosci. 1993;13:1976-1992.

63. Devor M, Wall PD. Plasticity in the spinal cord sensory map following peripheral nerve injury in rats. J. Neurosci. 1981;1:679-84.

64. Devor M, Wall PD. Effect of peripheral nerve injury on receptive fields of cells in the cat spinal cord. J. Comp. Neurol. 1981;199:277-91.

65. Dijkstra PU, Geertzen JH, Stewart R. Phantom pain and risk factors: a multivariate analysis. J. Pain Symptom Manage. 2002;24:578-585.

66. Dogrul A, Gardell LR, Ossipov MH, Tulunay FC, Lai J, Porreca F. Reversal of experimental neuropathic pain by T-type calcium channel blockers. Pain. 2003;105:159-68.

67. Drucker WR, Hubbay CA, Holden WD, Burovnic JÁ. Pathogenesis of post-traumatic sympathetic dystrophy. Am. J. Surg. 1959;97:454-63.

68. Dumanian GA, Ko JH, O'Shaughnessy KD, Kim PS, Wilson CJ, Kuiken TA. Targeted reinnervation for transhumeral amputees: current surgical technique and update on results. Plast. Reconstr. Surg. 2009;124:863-869.

69. Dunn J, Yeo E, Moghaddampour P et al. Virtual and augmented reality in the treatment of phantom limb pain: a literature review. NeuroRehabilitation. 2017;40:595-601.

70. Eberlin KR, Ducic I. Surgical algorithm for neuroma management: a changing treatment paradigm. Plast. Reconstr. Surg. Glob. Open. 2018;16(6):e1952.

71. Echeverry S, Shi XQ, Rivest S, Zhang J. Peripheral nerve injury alters blood-spinal cord barrier functional and molecular integrity through a selective inflammatory pathway. J. Neurosci. 2011;31:10819-10828.

72. Eichenberger U, Neff F, Sveticic G et al. Chronic phantom limb pain: the effects of calcitonin, ketamine, and their combination on pain and sensory thresholds. Anesth. Anal. 2008;106:1265-1273.

73. Eldabe S, Burger K, Moser H, Klase D, Schu S, Wahlstedt A, Vanderick B, Francois E, Kramer J, Subbaroyan J. Dorsal root ganglion (DRG) stimulation in the treatment of phantom limb pain (PLP).Neuromodulation. 2015;18:610-6.

74. Elizaga A, Smith D, Sharar S, Edwards T, Hanson S. Continuous regional analgesia by intraneural block: effect on postoperative opioid requirements and phantom limb pain following amputation. J. Rehab. Res. Dev. 1994;31:179-87.

75. Ellison N, Loprinzi CL, Kugler J, Hatfield AK, Miser A, Sloan JA, Wender DB, Rowland KM, Molina R, Cascino TL, Vukov AM, Dhaliwal HS, Ghosh C. Phase III placebo-controlled trial of capsaicin cream in the management of surgical neuropathic pain in cancer patients. J. Clin. Oncol. 1997;15:2974-80.

76. England JD, Happel LT, Kline DG, Gamboni F, Thouron CL, Liu ZP, Levinson SR. Sodium channel accumulation in humans with painful neuromas. Neurology. 1996;47:272-6.

77. Ernberg LA, Adler RS, Lane J. Ultrasound in the detection and treatment of a painful stump neuroma. Skeletal. Radiol. 2003;32:306-309.

78. Falconer MA. Surgical treatment of intractable phantom-limb pain. Br. Med. J. 1953;1:299-304.

79. Farley HH. Painful stump neuroma-treatment of. Minn Med. 1965;48:347-350.

80. Finnerup NB, Attal N, Haroutounian S, McNicol E, Baron R, Dworkin RH, Gilron I, Haanpää M, Hansson P, Jensen TS, Kamerman PR, Lund K, Moore A, Raja SN, Rice AS, Rowbotham M, Sena E, Siddall P, Smith BH, Wallace M. Pharmacotherapy for neuropathic pain in adults: a systematic review and meta-analysis. Lancet Neurol. 2015;s1474-4422:70251-0.

81. Finnerup NB, Sindrup SH, Jensen TS. The evidence for pharmacological treatment of neuropathic pain. Pain. 2010;150:573-581.

82. Fishbain DA. Approaches to treatment decisions for psychiatric comorbidity in the management of the chronic pain patient. Med. Clin. North Am. 1999;83:737-60.

83. Fisher GT, Boswick Jr JA. Neuroma formation following digital amputations. J. Trauma. 1983;23:13642.

84. Fitzgerald M, Wall PD, Goedert M, Emson PC. Nerve growth factor counteracts the neurophysiological and neurochemical effects of chronic sciatic nerve injury. Brain Res. 1985;332:131-41.

85. Fitzgibbon EJ, Viola R. Parenteral ketamine as an analgesic adjuvant for severe pain: development and retrospective audit of a protocol for a palliative care unit. J. Palliat. Med. 2005;8:49-57.

86. Flor H. Central mechanisms of phantom pain: treatment implications. Eur. J. Pain. 2007;11:27.

87. Flor H, Denke C, Schaefer M, Grüsser S. Effect of sensory discrimination training on cortical reorganization and phantom limb pain. Lancet. 2001;375:1763-4.

88. Flor H, Elbert T, Knecht S, Wienbruch C, Pantev C, Birbaumer N, Larbig W, Taub E. Phantom-limb pain as a perceptual correlate of cortical reorganization following arm amputation. Nature. 1995;375:482-4.

89. Flor H, Mühlnickel W, Karl A, Denke C, Grüsser S, Kurt R, Taub E. A neural substrate for nonpainful phantom limb phenomena. Neuro Report. 2000;11(7):1407-11.

90. Fridman R, Cain JD, Weil Jr L. Extracorporeal shockwave therapy for interdigital neuroma: a randomized, placebocontrolled, doubleblind trial. J. Am. Podiatr. Med. Assoc. 2009;99:1913.

91. Frizon LA, Yamamoto EA, Nagel SJ, Simonson MT, Hogue O, Machado MG. Deep brain stimulation for pain in the modern era: a systematic review. Neurosurgery. 2020;86:191-202.

92. Fujioka H, Shimoji K, Tomita M, Denda S, Hokari T, Tohyama M. Effects of dorsal root entry zone lesion on spinal cord potentials evoked by segmental, ascending and descending volleys. Acta Neurochir. (Wien). 1992;117:135-42.

93. Garcia-March G, Sanchez-Ledesma MJ, Diaz P, Yague I, Anaya J, Gonçalves J, Broseta J. Dorsal root entry zone lesions versus spinal cord stimulation in the management of pain from brachial plexus avulsion. Acta Neurochir. (Wien). 1987;39(suppl.):155-8.

94. Gemes G, Andrew Koopmeiners, Marcel Rigaud, Philipp Lirk, Damir Sapunar, Madhavi Latha Bangaru, Daniel Vilceanu, Sheldon R Garrison, Marko Ljubkovic, Samantha J Mueller, Cheryl L Stucky, Quinn H Hogan. Failure of action potential propagation in sensory neurons: mechanisms and loss of afferent filtering in C-type units after painful nerve injury. Physiol. 2013;591.4:1111-1131.

95. Geraghty TJ, Jones LE. Painful neuromata following upper limb amputation. Prosthet. Orthot. Int. 1996;20:176-81.

96. Gerard RW. The physiology of pain: abnormal neuron states in causalgia and related phenomena. Anesthesiology. 1951;12:1-13.

97. Giraux P, Sirigu A. Illusory movements of the paralyzed limb restore motor cortex activity. Neuroimage. 2003;20(suppl. 1):107-11.

98. Gold MS, Weinreich D, Kim CS et al. Redistribution of NaV1.8 in uninjured axons enables neuropathic pain. J. Neurosci. 2003;23:158-166.

99. Goldner L. Amputation pain. J. Ass. Children's Prosthetic-Orthotic Clin. 1966;5:1-5.

100. Gorecki J, Hirayama T, Dostrovsky JO, Tasker RR, Lenz FA. Thalamic stimulation and recording in patients with deafferentation and central pain. Stereotact. Funct. Neurosurg. 1989;52:219-26.

101. Gottrup H, Nielsen J, Arendt-Nielsen L, Jensen TS. The relationship between sensory thresholds and mechanical hyperalgesia in nerve injury. Pain. 1998;75:321-29.

102. Gould JS, Naranje SM, McGwin Jr G, Florence M, Cheppalli S. Use of collagen conduits in management of painful neuromas of the foot and ankle. Foot Ankle Int. 2013;34:932-40.

103. Gracely RH, Lynch SA, Bennett GJ. Painful neuropathy: altered central processing maintained dynamically by peripheral input. Pain. 1992;51:175-94.

104. Gruber H, Glodny B, Kopf H et al. Practical experience with sonographically guided phenol instillation of stump neuroma: predictors of effects, success, and outcome. Am. J. Roentgenol. (AJR). 2008;190:1263-1269.

105. Guse DM, Moran SL. Outcomes of the surgical treatment of peripheral neuromas of the hand and forearm: a 25-year comparative outcome study. Ann. Plast. Surg. 2013;71:654-8.

106. Guttman L, Medawar PB. The chemical inhibition of fiber regeneration and neuroma formation in peripheral nerves. J. Neurol. Neurosurg. Psychiatry. 1942;5:130-5.

107. Gybels J, Kupers R. Deep brain stimulation in the treatment of chronic pain in man: where and why? Neurophysiol. Clin. 1990;20:389-98.

108. Hagenacker T, Ledwig D, Büsselberg D. Feedback mechanisms in the regulation of intracellular calcium (Ca2+) in the peripheral nociceptive system: role of TRPV-1 and pain related receptors. Cell. Calcium. 2008;43:215-227.

109. Hains BC, Saab CY, Klein JP, Craner MJ, Waxman SG. Altered sodium channel expression in second-order spinal sensory neurons contributes to pain after peripheral nerve injury. J. Neurosci. 2004;24:4832-39.

110. Halbert J, Crotty M, Cameron ID. Evidence for the optimal management of acute and chronic phantom pain: a systematic review. Clin. J. Pain. 2002;18:84-92.

111. Hanley MA, Ehde DM, Jensen M, Czerniecki J, Smith DG, Robinson LR. Chronic pain associated with upper-limb loss. Am. J. Phys. Med. Rehabil. 2009;88:742-752.

112. Harden RN, Houle TT, Remble TA et al. Topiramate for phantom limb pain: a time-series analysis. Pain Med. 2005;6:375-378.

113. Hayes C, Armstrong-Brown A, Burstal R. Perioperative intravenous ketamine infusion for the prevention of persistent post-amputation pain: a randomized, controlled trial. Anaesth. Intensive Care. 2004;32:330-338.

114. Henrot P, Stines J, Walter F, Martinet N, Paysant J, Blum A. Imaging of the painful lower limb stump. Radiographics. 2000;20(spec. n.):s21935.

115. Herbert TJ, Filan SL. Vein implantation for treatment of painful cutaneous neuromas: a preliminary report. J. Hand Surg. Br. 1998;23:220-224.

116. Herdegen T, Leah JD. Inducible and constitutive transcription factors in the mammalian nervous system: control of gene expression by Jun, Fos and Krox, and CREB/ATF proteins. Brain Res. Rev. 1998;28:370-490.

117. Herndon JH, Eaton RG, Littler JW. Management of painful neuromas in the hand. J. Bone Joint Surg. Am. 1976;58:369-73.

118. Flor H. Phantom-limb pain: characteristics, causes, and treatment. Lancet Neurol. 2002;1:182-189.

119. Hesse D, Davatelis G, Felsen D et al. Cachectin/tumor necrosis factor gene expression in Kupffer cells. J. Leuk. Biol. 1987;42:422.

120. Hosobuchi Y, Rossier J, Bloom FE, Guillemin R. Stimulation of human periaqueductal gray for pain relief increases immunoreactive beta-endorphin in ventricular fluid. Science. 1979;203:279-81.

121. Hunt SP, Pini A, Evan G. Induction of Fos-like protein in spinal cord neurons following sensory stimulation. Nature. 1987;328:632-4.

122. Huse E, Larbig W, Flor H, Birbaumer N. The effect of opiods on phantom limb pain and cortical reorganization. Pain. 2001;90:47-55.

123. Jacobson L, Chabal C, Brody MC et al. A comparison of the effects of intrathecal fentanyl and lidocaine on established postamputation stump pain. Pain. 1990;40:137-141.

124. Jaeger H, Maier C, Wawersik J. Postoperative treatment of phantom pain and causalgias with calcitonin. Anaesthesist. 1988;37:71-76.

125. Jensen TS. Anticonvulsants in neuropathic pain: rationale and clinical evidence. Eur. J. Pain. 2002;6(suppl. A):61-8.

126. Jensen T, Finnerup N. Allodynia and hyperalgesia in neuropathic pain: clinical manifestations and mechanisms. Lancet Neurol. 2014;13:924-35.

127. Jensen TS, Krebs B, Nielsen J et al. Immediate and long term phantom limb pain in amputees. Incidence, clinical characteristics and relationship to pre-amputation limb pain. Pain. 1985;21:267-278.

128. Jensen TS, Lone Nikolajsen. Pre-emptive analgesia in postamputation pain: an update. In: Sandkuhler J, Bromm B, Gebhart GF (ed.). Progress in brain research. Elsevier; 2000. v. 129, p. 493-503.

129. Jin L, Kollewe K, Krampfl K et al. Treatment of phantom limb pain with botulinum toxin type A. Pain Med. 2009;10:300-303.

130. Jung YJ, Won Yong Park, Jong Hyun Jeon, Jeong Hyeon Mun, Yoon Soo Cho, Ah Young Jun, Ki Un Jang, Cheong Hoon Seo. Outcomes of ultrasound-guided extracorporeal shock wave therapy for painful stump neuroma. Ann. Rehabil. Med. 2014;38:523533.

131. Kalaska J, Pomeranz B. Chronic peripheral nerve injuries alter the somatotopic organization of the cuneate nucleus in kittens. Brain Res. 1982;236:35-47.

132. Katz J, Melzack R. Pain "memories" in phantom limbs: review and clinical observations. Pain. 1990;43:319-36.

133. Kawasaki Y, Xu ZZ, Wang X et al. Distinct roles of matrix metalloproteases in the early and late-phase development of neuropathic pain. Nat. Med. 2008;14:331-336.

134. Kawasaki Y, Zhang L, Cheng JK, Ji RR. Cytokine mechanisms of central sensitization: distinct and overlapping role of interleukin-1beta, interleukin-6, and tumor necrosis factor-alpha in regulating synaptic and neuronal activity in the superficial spinal cord. J. Neurosci. 2008;28:5189-5194.

135. Kehlet H, Jensen TS, Woolf CJ. Persistent postsurgical pain: risk factors and prevention. Lancet. 2006;367:1618-1625.

136. Kem KU, Baust H, Hofmann W et al. Capsaicin 8% cutaneous patches for phantom limb pain. Results from everyday practice (non-intervational study) [in German]. Schmerz. 2017;28(4):374-383.

137. Kern U, Martin C, Scheicher S et al. Effects of botulinum toxin type B on stump pain and involuntary movements of the stump. Am. J. Phys. Med. Rehabil. 2004;83:396-399.

138. Kessel C, Worz R. Immediate response of phantom limb pain to calcitonin. Pain. 1987;30:79-87.

139. Kikkert S, Mezue M, O'Shea J, Slater DH, Johansen-Berg H, Tracey I, Makin TR. The neural basis of induced phantom limb pain relief. Ann. Neurol. 2019;85:59-73.

140. Kilo S, Schmelz M, Koltzenburg M, Handwerker HO. Different patterns of hyperalgesia induced by experimental inflammation in human skin. Brain. 1994;117:385-96.

141. Kloth L. Interference current. In: Nelson RM, Currier DP (ed.). Clinical electrotherapy. East Noiwalk: Appleton & Lange; 1987. p. 183-208.

142. Knerlich-Lukoschus F, Juraschek M, Blömer U, Lucius R, Mehdorn HM, Held-Feindt J. Force-dependent development of neuropathic central pain and time-related CCL2/CCR2 expression after graded spinal cord contusion injuries of the rat. J. Neurotrauma. 2008;25:427-448.

143. Knotkova H, Cruciani RA, Tronnier VM, Rasche D. Current and future options for the management of phantom-limb pain. J. Pain Res. 2012;5:39-49.

144. Koch H, Haas F, Hubmer M, Rappl T, Scharnagl E. Treatment of painful neuroma by resection and nerve stump transplantation into a vein. Ann. Plast. Surg. 2003;51:45-50.

145. Koltzenburg M, Torebjörk HE, Wahren LK. Nociceptor modulated central sensitization causes mechanical hyperalgesia in acute chemogenic and chronic neuropathic pain. Brain. 1994;117:579-91.

146. Kon M, Bloem JJ. The treatment of amputation neuromas in fingers with a centrocentral nerve union. Ann. Plast. Surg. 1987;18:506-10.

147. Krause BL, Balakrishnan V. Dorsal root entry zone radiofrequency lesion for pain relief in brachial plexus avulsion. N. Z. Med. J. 1986;813:851-3.

148. Kress M, Izydorczyk I, Kuhn A. N- and L- but not P/Q- type calcium channels contribute to neuropeptide release from rat skin in vitro. Neuroreport. 2001;12:867-70.

149. Krishnan KG, Pinzer T, Schackert G. Coverage of painful peripheral nerve neuromas with vascularized soft tissue: method and results. Neurosurgery. 2005;56:369-378.

150. Kuiken TA, Li G, Lock BA, Lipschutz RD, Miller LA, Stubblefield KA, Englehart KB. Targeted muscle reinnervation for real-time myoelectric control of multifunction artificial arms. JAMA. 2009;301:619-628.

151. Kuiken TA, Schechtman L, Harden RN. Phantom limb pain treatment with mirtazapine: a case series. Pain Pract. 2005;5:356-360.

152. Laborde KJ, Kalisman M, Tsai TM. Results of surgical treatment of painful neuromas of the hand. J. Hand Surg. 1982;7:190-193.

153. Lai J, Porreca F, Hunter JC et al. Voltage-gated sodium channels and hyperalgesia. Annu. Rev. Pharmacol. Toxicol. 2004;44:371-397.

154. Laird JM, Bennett GJ. An electrophysiological study of dorsal horn neurons in the spinal cord of rats with and experimental peripheral neuropathy. J. Neurophysiol. 1993;69:2072-85.

155. La Motte RH, Shain CN, Simone DA, Tsai EF. Neurogenic hyperalgesia: psychophysical studies of underlying mechanisms. J. Neurophysiol. 1991;66:190-211.

156. Lee VH. The painful hand. In: Moran CA (ed.). Hand rehabilitation clinics in physical therapy. New York: Churchill Livingstone; 1986. v. 9, p. 147-157.

157. Lehman JF. Therapeutic heat and cold. 3rd ed. Baltimore: Williams & Wilkins; 1982.

158. Lewin-Kowalik J, Marcol W, Kotulska K, Mandera M, Klimczak A. Prevention and management of painful neuroma. Neurol. Med. Chir. (Tokyo). 2006;46:62-67.

159. Li P, Wilding TJ, Kim SJ et al. Kainate-receptor-mediated sensory synaptic transmission in mammalian spinal cord. Nature. 1999;397:161-164.

160. Liaw M, You D, Cheng P, Kao P, Wong AM. Central representation of phantom limb phenomenon in amputees studied with single photon emission computerized tomography. Am. J. Phys. Med. Rehabil. 1998;77(5):368-75.

161. Lidor C, Hall RL, Nunley JA. Centrocentral anastomosis with autologous nerve graft treatment of foot and ankle neuromas. Foot Ankle Int. 1996;17:85-8.

162. Light AR, Trevino DL, Perl ER. Morphological features of functionally defined neurons in the marginal zone and substantia gelatinosa of the spinal dorsal horn. J. Comp. Neurol. 1979;244:53-71.

163. Liljencrantz J, Björnsdotter M, Morrison I et al. Altered C-tactile processing in human dynamic tactile allodynia. Pain. 2013;154:227-34.

164. Limakatso K et al. The prevalence and risk factors for phantom limb pain in people with amputations: a systematic review and meta-analysis. PLoS One. 2020;15(10):e0240431.

165. Lindsay RM, Harmar AJ. Nerve growth factor regulates expression of neuropeptide genes in adult sensory neurons. Nature. 1989;337:362-4.

166. Lipinski LJ, Spinner RJ. Neurolysis, neurectomy, and nerve repair/reconstruction for chronic pain. Neurosurg. Clin. N. Am. 2014;25:777-787.

167. List EB, Krijgh DD, Martin E et al. Prevalence of residual limb pain and symptomatic neuromas after lower extremity amputation: a systematic review and meta-analysis. Pain. 2021 Jan 18(volume articles in press – issue).

168. Liu CN, Devor M, Waxman SG, Kocsis JD. Subthreshold oscillations induced by spinal nerve injury in dissociated muscle and cutaneous afferents of mouse DRG. J. Neurophysiol. 2002;87:2009-17.

169. Livingston WK. Post-traumatic pain syndromes: an interpretation of the underlying pathological physiology – Division I. West J. Surg. Obst. Gynec. 1938;46:341-3.

170. Loeser JD, Ward AA. Some effects of deafferentation on neurons of the cat spinal cord. Arch. Neurol. 1967;17:629-36.

171. Lombard MC, Nashold Jr BS, Pelessier T. Thalamic recordings in rats hyperalgesia. In: Bonica JJ, Liebeskind D, Albe-Fessard D (ed.). Advances in pain research and therapy. New York: Raven Press; 1979. v. 3, p. 767-2.

172. Luo ZD, Chaplan SR, Higuera ES et al. Upregulation of dorsal root ganglion (alpha)2(delta) calcium channel subunit and its correlation with allodynia in spinal nerve-injured rats. J. Neurosci. 2001;21:1868-75.

173. Ma W, Zhang Y, Bantel C, Eisenach JC. Medium and large injured dorsal root ganglion cells increase TRPV-1, accompanied by increased alpha2C-adrenoceptor co-expression and functional inhibition by clonidine. Pain. 2005;113:386-94.

174. MacIver K, Lloyd DM, Kelly S, Roberts N, Nurmikko T. Phantom limb pain, cortical reorganization and the therapeutic effect of mental imagery. Brain. 2008;131:2181-2191.

175. Mackenzie N. Phantom limb pain during spinal anaesthesia. Anaesthesia. 1983;38:886-7.

176. Mackinnon SE. Nerve grafts. In: Goldwyn RM, Chohen MN (ed.). The unfavorable result in plastic surgery: avoidance and treatment. 3rd ed. New York: Lippincott, Williams & Wilkins; 2001. p. 134-60.

177. Mackinnon SE, Dellon AL, Hudson AR et al. Alteration of neuroma formation by manipulation of its microenvironment. Plast. Reconstr. Surg. 1985;76:345-53.

178. Maier C, Dertwinkel R, Mansourian N et al. Efficacy of the NMDA-receptor antagonist memantine in patients with chronic phantom limb pain-results of a randomized double-blinded, placebo-controlled trial. Pain. 2003;103:277-283.

179. Makin TR, Flor D. Brain (re)organisation following amputation: implications for phantom limb pain. Neuroimage. 2020;218:116943.

180. Malavera A, Silva FA, Fregni F et al. Repetitive transcranial magnetic stimulation for phantom limb pain in land mine victims: a double-blinded, randomized, sham-controlled trial. J. Pain. 2016;17(8):911-918.

181. Mantyh WG, Jimenez-Andrade JM, Stake JI, Bloom AP, Kaczmarska MJ, Taylor RN, Freeman KT, Ghilardi JR, Kuskowski MA, Mantyh PW. Blockade of nerve sprouting and neuroma formation markedly attenuates the development of late stage cancer pain. Neuroscience. 2010;171:588-98.

182. Martini A, Fromm B. A new operation for the prevention and treatment of amputation neuromas. J. Bone Joint Surg. (Br). 1989;71:379-82.

183. Masear VR. Nerve wrapping. Foot Ankle Clin. N. Am. 2011; 16:327-337.

184. Mass DP, Ciano MC, Tortosa R et al. Treatment of painful hand neuromas by their transfer into bone. Plast. Reconstr. Surg. 1984;74:182-5.

185. Mathews GJ, Osterholm JL. Painful traumatic neuromas. Surg. Clin. North Am. 1972;52:1313-24.

186. McCabe CS, Haigh RC, Ring EFJ, Halligan PW. A controlled pilot study of the utility of mirror visual feedback in treatment of complex regional pain syndrome (type 1). Bri. Soc. Rheumatology. 2003;42:97-101.

187. McLachlan EM, Jänig W, Devor M, Michaelis M. Peripheral nerve injury triggers noradrenergic sprouting within dorsal root ganglia. Nature. 1993;363:543-46.

188. McMahon SB, Malcangio M. Current challenges in glia-pain biology. Neuron. 2009;64:46-54.

189. Meier T, Wasner G, Faust M, Kuntzer T, Ochsner F, Hueppe M, Bogousslavsky J, Baron R. Efficacy of lidocaine patch 5% in the treatment of focal peripheral neuropathic pain syndromes: a randomized, double-blind, placebo-controlled study. Pain. 2003;106:151-8.

190. Melzack R. Phantom limb pain: implication for treatment of pathologic pain. Anesthesiology. 1971;35:409-19.

191. Melzack R. Phantom limbs and the concept of a neuromatrix. TINS. 1990;13:88-92.

192. Melzack R. Phantom limbs. Scientific Am. 1992;90-6.

193. Melzack R. From the gate to the neuromatrix. Pain. 1999:121-26.

194. Melzack R, Israel R, Lacroix R, Schultz G. Phantom limbs in people with congenital limb deficiency or amputation in early childhood. Brain. 1997;120:1603-20.

195. Melzack R, Loeser JD. Phantom body pain in paraplegics: evidence for a central "pattern generating mechanism" for pain. Pain. 1978;4:195-210.

196. Merskey H, Bogduk N. Part III: pain terms, a current list with definitions and notes on usage. IASP Task Force on Taxonomy [updated from 2014 October 06]. In: Merskey H, Bogduk N (ed.). Classification of chronic pain. 2nd ed. Seattle: IASP Press; 1994.

197. Mert T. Roles of axonal voltage-dependent ion channels in damaged peripheral nerves. Eur. J. Pharmacol. 2007;568:25-30.

198. Meyer R. Treatment of obstetrical palsy. In: Omer JRGEO, Spinner M, Van Beek AL (ed). Management of peripheral nerve problems. 2nd ed. Philadelphia: WB Saunders; 1998. p. 454-8.

199. Meyer RA, Raja SN, Campbell JN, Mackinnan SE, Dellon AL. Neural activity originating from a neuroma in the baboon. Brain Res. 1985;325:255-60.

200. Miller FD, Kaplan DR. On Trk for retrograde signaling. Neuron. 2001;32:767-70.

201. Milligan ED, Watkins LR. Pathological and protective roles of glia in chronic pain. Nat. Rev. Neurosci. 2009;10:23-36.

202. Montoya P, Ritter K, Huse E, Larbig W, Braun C, Topfner S, Lutzenberger W, Grodd W, Flor H, Birbaumer N. The cortical somatotopic map and phantom phenomena in subjects with congenital limb atrophy and traumatic amputees with phantom limb pain. Eur. J. Neurosci. 1998;10:1095-102.

203. Moore KA, Kohno T, Karchewski LA, Scholz J, Baba H, Woolf CJ. Partial peripheral nerve injury promotes a selective loss of GABAergic inhibition in the superficial dorsal horn of the spinal cord. J. Neurosci. 2002;22:6724-31.

204. Moossy JJ, Nashold BSJR, Osborne D, Friedman AH. Conus medullaris nerve root avulsions. J. Neurosurg. 1987;66(6):835-41.

205. Moseley GL. Graded motor imagery for pathologic pain: a randomized controlled trial. Neurology. 2006;67:2129-2134.

206. Mullins PAT. Management of common chronic pain problems in the hand. Phys. Ther. 1989;69:1050-1058.

207. Munro D, Mallory GK. Elimination of the so called amputation neuromas of derivative peripheral nerves. J. Med. 1959;260:358.

208. Nashold Jr BS. Deafferentation pain in man and animals as it relates to the DREZ operation. Can. J. Neurol. Sci. 1988;15:5-9.

209. Neumann V, O'Connor RJ, Bush D. Cryoprobe treatment: an alternative to phenol injections for painful neuromas after amputation. Am. J. Roentgenol. (AJR). 2008;191:w313.

210. Nguyen JP, Lefaucheur JP, Le GC, Eizenbaum JF, Nakano D, Carpentier A, Brugières P, Pollin B, Rostaing S, Keravel Y. Motor cortex stimulation in the treatment of central and neuropathic pain. Arq. Med. Res. 2000;31:263-5.

211. Nikolajsen L, Black JA, Kroner K et al. Neuroma removal for neuropathic pain: efficacy and predictive value of lidocaine infusion. Clin. J. Pain. 2010;26(9):788-93.

212. Nikolajsen L, Finnerup NB, Kramp S et al. A randomized study of the effects of gabapentin on postamputation pain. Anesthesiology. 2006;105:1008-1015.

213. Nikolajsen L, Gottrup H, Kristensen AG et al. Memantine (a N-methyl-D-aspartate receptor antagonist) in the treatment of neuropathic pain after amputation or surgery: a randomized, double-blinded, cross-over study. Anesth. Analg. 2000;91:960-966.

214. Nikolajsen L, Hansen CL, Nielsen J et al. The effect of ketamine on phantom limb pain: a central neuropathic disorder maintained by peripheral input. Pain. 1996;67:69-77.

215. Nikolajsen L, Ilkjaer S, Christensen JH et al. Randomised trial of epidural bupivacaine and morphine in prevention of stump and phantom pain in lower-limb amputation. Lancet. 1997;350:1353-1357.

216. Nitzan-Luques A, Minert A, Devor M, Tal M. Dynamic genotype-selective "phenotypic switching" of CGRP expression contributes to differential neuropathic pain phenotype. Exp. Neurol. 2013;250:194-204.

217. Olvelmen-Levitt J. Abnormal physiology of the dorsal horn as related to the deaferentation syndrome. Appl. Neurophysiol. 1988;51:104-16.

218. Omer GE. Nerve, neuroma and pain problems related to upper limb amputations. Orthop. Clin. North Am. 1988;12:751-762.

219. Ortiz-Catalan M, Guðmundsdóttir RA, Kristoffersen MB et al. Phantom motor execution facilitated by machine learning and augmented reality as treatment for phantom limb pain: a single group, clinical trial in patients with chronic intractable phantom limb pain. Lancet. 2016;388(10062):2885-94.

220. Otfinowski J, Pawelec A, Kaluza J. Implantation of peripheral neural stump into muscle and its effect on the development of post-traumatic neuroma. Pol. J. Pathol.1994;45:195-202.

221. Pacheco-Barrios K et al. Neuromodulation techniques in phantom limb pain: a systematic review and meta-analysis. Pain Med. 2020 Oct 1;21:2310-2322.

222. Paqueron X, Lawick S, Le Guen M, Coriat P. An unusual case of painful phantom: limb sensations during regional anesthesia. Regional Anesthes. Pain Med. 2004;29:168-71.

223. Pereira EAC, Boccard SG, Linhares P, Chamadoira C, Rosas MJ, Abreu P, Rebelo V, Vaz R, Aziz TZ. Thalamic deep brain stimulation for neuropathic pain after amputation or brachial plexus avulsion. Neurosurg. Focus. 2013 Sep;35(3):e7.

224. Perl ER. Causalgia, pathological pain, and adrenergic receptors. Proc. Natl. Acad. Sci. USA. 1999;96:7664-7667.

225. Petersen KL, Fields HL, Brennum J, Sandroni P, Rowbotham MC. Capsaicin evoked pain and allodynia in post-herpetic neuralgia. Pain. 2000;88:125-33.

226. Picaza JA. Peripheral nerve stimulation for pain control. J. Fla. Med. Assoc. 1976;63:903-5.

227. Pierce Jr RO, Kernek CB, Ambrose TA. The plight of the traumatic amputee. Orthopedics. 1993;16:793-797.

228. Pimenta CAM, Teixeira MJ. Avaliação da dor. Rev. Med. 1997;76:27-35.

229. Pol O, Murtra P, Caracuel L, Valverde O, Puig MM, Maldonado R. Expression of opioid receptors and c-fos in CB1 knockout mice exposed to neuropathic pain. Neuropharmacology. 2006;50:123-132.

230. Postone N. Phantom limb pain: a review. Int. J. Psychiatry. 1987;17:57-70.

231. Provost N, Bonaldi VM, Sarazin L et al. Amputation stump neuroma: ultrasound features. J. Clin. Ultrasound. 1997;25:85-89.

232. Raja SN, Turnquist JL, Meleka S, Campbell JN. Monitoring adequacy of alpha-adrenoceptor blockade following systemic phentolamine administration. Pain. 1996;64:197-204.

233. Ranoux D, Attal N, Morain F, Bouhassira D. Botulinum toxin type A induces direct analgesic effects in chronic neuropathic pain. Ann. Neurol. 2008;64:274-83.

234. Rasmussen KG, Rummans TA. Electroconvulsive therapy for phantom limb pain. Pain. 2000;85:297-9.

235. Réaux-Le Goazigo A, Van Steenwinckel J, Rostène W, Mélik Parsadaniantz S. Current status of chemokines in the adult CNS. Prog. Neurobiol. 2013;104:67-92.

236. Restrepo-Garces CE, Marinov A, McHardy P et al. Pulsed radio-frequency under ultrasound guidance for persistent stump-neuroma pain. Pain Pract. 2011;11:98-102.

237. Richards RL. Causalgia: a centennial review. Arch. Neurol. 1967;16:339-349.

238. Rickard JA. Effects of hypnosis in the treatment of residual stump and phantom limb pain [PhD dissertation]. Pullman, WA: Washington State University; 2004.

239. Riddoch G. Phantom limbs and body shape. Brain. 1941;44:197-222.

240. Riddoch G. The clinical features of central pain. Lancet. 1938;234: 1093-98,1150-56,1205-09.

241. Ro L, Chang K. Neuropathic pain: mechanisms and treatments. Chang Gung Med. J. 2005;28:597-605.

242. Ro LS, Chen ST, Tang LM, Jacobs JM. Effect of NGF and anti--NGF on neuropathic pain in rats following chronic constriction injury of the sciatic nerve. Pain. 1999;79:265-74.

243. Ro LS, Li HY, Huang KF, Chen ST. Territorial and extra-territorial distribution of Fos protein in the lumbar spinal dorsal horn neurons in rats with chronic constriction nerve injuries. Brain Res. 2004;1004:177-87.

244. Robbins TH. Nerve capping in the treatment of troublesome terminal neuromata. Br. J. Plast. Surg. 1986;39:239-40.

245. Robinson LR, Czerniecki JM, Ehde DM et al. Trial of amitriptyline for relief of pain in amputees: results of a randomized controlled study. Arch. Phys. Med. Rehabil. 2004;85:1-6.

246. Rosen B, Lundborg G. Training with a mirror in rehabilitation of the hand. Scand. J. Plast. Reconstr. Surg. Hand Surg. 2005;39:104-108.

247. Roux FE, Ibarrola D, Lazorthes Y, Berry I. Virtual movements activate primary sensorimotor areas in amputees: report of three cases. Neurosurg. 2001;49:736-42.

248. Rothgangel A, Braun S, Winkens B et al. Traditional and augmented reality mirror therapy for patients with chronic phantom limb pain (PACT study): results of a three-group, multi-centre single-blind randomized controlled trial. Clin. Rehabil. 2018;32(12):1591-608.

249. Rubin D, Magovern G, Kallenberger R. Application of ultrasound to experimentally induced neuromas in dogs. Arch. Phys. Med. Rehabil. 1957;38:377-382.

250. Ruiz G, Ceballos D, Banos JE. Behavioral and histological effects of endoneurial administration of nerve growth factor: possible implications in neuropathic pain. Brain Res. 2004;1011:1-6.

251. Saadah ES, Melzack R. Phantom limb experiences in congenital limb deficient adults. Cortex. 1994;30:479-85.

252. Samii M, Moringlane JR. Thermocoagulation of the dorsal root entry zone for the treatment of intractable pain. Neurosurgery. 1984;15:953-956.

253. Saris SC, Lacono RP, Nasbold Jr BS. Successful treatment of phantom pain with dorsal root entry zone coagulation. Appl. Neurophysiol.1988;51:188-97.

254. Schafers M, Brinkhoff J, Neukirchen S, Marziniak M, Sommer C. Combined epineurial therapy with neutralizing antibodies to tumor necrosis factor-alpha and interleukin-1 receptor has an additive effect in reducing neuropathic pain in mice. Neurosci. Lett. 2001;310:113-6.

255. Schmid HJ. Phantom limb after amputation-overview and new knowledge. Praxis. 2000;13;89:87-94.

256. Scholz J, Woolf CJ. The neuropathic pain triad: neurons, immune cells and glia. Nat. Neurosci. 2007;10:1361-68.

257. Seltzer Z, Devor M. Ephaptic transmission in chronically damaged peripheral nerves. Neurology (NY). 1979;29:1061-4.

258. Sevcik MA, Ghilardi JR, Peters CM, Lindsay TH, Halvorson KG, Jonas BM, Kubota K, Kuskowski MA, Boustany L, Shelton DL, Mantyh PW. Anti-NGF therapy profoundly reduces bone cancer pain and the accompanying increase in markers of peripheral and central sensitization. Pain. 2005;115:128-41.

259. Sharma M, Tella P, Wu C. Phantom and post-amputation pain. Int. J. Pain Med. Palliative Care. 2002;1:82-90.

260. Sherman RA. Phantom pain. New York: Plenum; 1997.

261. Sherman RA, Sherman CJ. Prevalence and characteristics of chronic phantom limb pain among American veterans: results of a trial survey. Am. J. Phys. Med. 1983;62:227-38.

262. Sherman RA, Sherman CJ, Gail NGA. Survey of current phantom limb pain treatment in the USA. Pain. 1980;8:85-99.

263. Singson RD, Feldman F, Staron R et al. MRI of postamputation neuromas. Skeletal Radiol. 1990;19:259-62.

264. Skaper SD, Pollock M, Facci L. Mast cells differentially express and release active high molecular weight neurotrophins. Brain Res. Mol. Brain Res. 2001;97:177-85.

265. Smahel J. Some thoughts and observations concerning the prevention of neuroma. Acta Chir. Plast. 1998;40:12-6.

266. Smith TE, Chong MS. Neuropathic pain. Hosp. Med. 2000; 61:760-6.

267. Stansbury LG, Lalliss SJ, Branstetter JG, Bagg MR, Holcomb JB. Amputations in U.S. military personnel in the current conflicts in Afghanistan and Iraq. J. Orthop. Trauma. 2008;22:43-46.

268. Stokvis A, Van Der Avoort DJ, Van Neck JW, Hovius SE, Coert JH. Surgical management of neuroma pain: a prospective follow--up study. Pain. 2010;151:862-869.

269. Stoll G, Muller HW. Nerve injury, axonal degeneration and neural regeneration: basic insights. Brain Pathol. 1999;9:313-25.

270. Strege DW, Cooney WP, Wood MB, Johnson SJ, Metcalf BJ. Chronic peripheral nerve pain treated with direct electrical nerve stimulation. J. Hand Surg. 1994;19A:931-939.

271. Streit WJ. Microglial-neuronal interactions. J. Chem. Neuroanat. 1993;6:261-6.

272. Sturm V, Kroger M, Penzholz H. Problems of peripheral nerve surgery in amputation stump pain and phantom limbs. Chirurg. 1975;46:389-391.

273. Swanson AB, Boeve NR, Lumsden RM. The prevention and treatment of amputation neuromata by silicone capping. J. Hand Surg. Am. 1977;2:70-78.

274. Tal M, Wall PD, Devor M. Myelinated afferent fiber types that become spontanously active and mechanosensitive following nerve transaction in the rat. Brain Res. 1999;824:218-23.

275. Tamimi MA, McCeney MH, Krutsch J. A case series of pulsed radiofrequency treatment of myofascial trigger points and scar neuromas. Pain Med. 2009;10:1140-1143.

276. Tasker R. Pain resulting from nervous system pathology (central pain). In: Bonica JJ (ed.). The management of pain. Philadelphia: Lea & Febiger; 1990. p. 264-80.

277. Taylor AS. Conclusions derived from further experience in the surgical treatment of brachial birth palsy. Am. J. Med. Sci. 1913;146:836-56.

278. Teixeira MJ. A lesão do trato de Lissauer e do corno posterior da substância cinzenta da medula espinal e a estimulação elétrica do sistema nervoso central para o tratamento da dor por desaferentação [tese de doutorado]. São Paulo: Faculdade de Medicina da Universidade de São Paulo; 1990.

279. Teixeira MJ. Caracterização e tratamento da dor em doentes com avulsões plexulares [tese de livre-docência]. São Paulo: Faculdade de Medicina da Universidade de São Paulo; 2005.

280. Teixeira MJ. Dor em avulsão de raízes plexulares. In: Onofre Alves Neto, Carlos Maurício de Castro Costa, José Tadeu T de Siqueira, Manoel Jacobsen Teixeira (org.). Dor, princípios e prática. Porto Alegre: Artmed; 2009. p. 867-886.

281. Teixeira MJ, Fonoff ET, Macri F, Picarelli H, Lin TY, Marcolin MA. Prediction of results of motor cortex stimulation in treatment of brachial plexus avulsion pain by transcranial magnetic stimulation. Eur. J. Pain. 2007;11:191.

282. Thomas DGT, Kitchen ND. Long term follow up of dorsal root entry zone lesions in brachial plexus avulsion. J. Neurol. Neurosurg. Psychiatry. 1994;57:737-8.

283. Tintle SM, Keeling JJ, Shawen SB, Forseberg JA, Potter BK. Traumatic and trauma-related amputations. J. Bone Joint Surg. Am. 2010;92:2852-2868.

284. Topper R, Foltys H, Meister IG, Sparing R, Boroojerdi B. Repetitive transcranial magnetic stimulation of the parietal cortex transiently ameliorates phantom limb pain-like syndrome. Clin. Neurophysiol. 2003;114:1521-1530.

285. Treede RD, Jensen TS, Campbell JN, Cruccu G, Dostrovsky JO, Griffin JW et al. Neuropathic pain: redefinition and a grading system for clinical and research diagnostic purposes. Neurology. 2008;70:1630-1635.

286. Tsubokawa T, Katayama Y, Yamamoto T, Hirayama T. Deafferentation pain and stimulation of the thalamic sensory relay nucleus: clinical and experimental study. Appl. Neurophysiol. 1985;48:166-71.

287. Ülger O. Effectiveness of phantom exercises for phantom limb pain: a pilot study. J. Rehab. Med. 2009;41:582-584.

288. Ultenius C, Linderoth B, Meyerson BA, Wallin J. Spinal NMDA receptor phosphorylation correlates with the presence of neuropathic signs following peripheral nerve injury in the rat. Neurosci. Lett. 2006;399:85-90.

289. Vernadakis AJ, Koch H, Mackinnon SE. Management of neuromas. Clin. Plast. Surg. 2003;30:247-68.

290. Vincler M, Wittenauer S, Parker R, Ellison M, Olivera BM, McIntosh JM. Molecular mechanism for analgesia involving specific antagonism of alpha 9 alpha10 nicotinic acetylcholine receptors. Proc. Natl. Acad. Sci. USA. 2006;103:17880-17884.

291. Wall PD, Devor M. Sensory afferent impulses originate from dorsal root ganglia as well as from the periphery in normal and nerve-injured rats. Pain. 1983;17:321-39.

292. Wall PD, Egger MD. Formation of new connections in adult brains after partial deafferentation. Nature. 1971;232:542-45.

293. Wall PD, Gutnick M. Properties of afferent nerve impulses originating from a neuroma. Nature. 1974;248:740-43.

294. Walsh NE, Rogers JN. Injection procedures. In: De Lisa JA, Gans BM, Walsh NE (ed.). Physical medicine and rehabilitation: principles and practice. Philadelphia: Lippincott, Williams & Wilkins; 2005. v. 1, p. 311-361.

295. Watkins LR, Maier SF, Goehler LE. Immune activation: the role of pro-inflammatory cytokines in inflammation, illness responses and pathological pain states. Pain. 1995;63:289-302.

296. Watkins LR, Milligan ED, Maier SF. Glial activation: a driving force for pathological pain. Trends Neurosci. 2001;24:450-455.

297. Watson J, Gonzalez M, Romero A et al. Neuromas of the hand and upper extremity. J. Hand Surg. 2010;35:499-510.

298. Weinstein S, Sersen EA. Phantoms in cases of congenital absence of limb. Neurology. 1964;905-11.

299. West M, Wu H. Pulsed radiofrequency ablation for residual and phantom limb pain: a case series. Pain Pract. 2010;10:485-491.

300. Whipple RR, Unsell RS. Treatment of painful neuromas. Orthop. Clin. North Am. 1988;19:175-85.

301. White JC, Sweet WH. Pain and the neurosurgeon. Springfield: Charles C Thomas; 1969.

302. Wieseler FJ, Maier SF, Watkins LR. Central proinflammatory cytokines and pain enhancement. Neurosignals. 2005;14:166-174.

303. Wilder-Smith CH, Hill LT, Laurent S. Postamputation pain and sensory changes in treatment naive patients: characteristics and responses to treatment with tramadol, amitriptyline, and placebo. Anesthesiology. 2005;103:619-628.

304. Wiley RG, Blessing WW, Reis DJ. Suicide transport: destruction of neurons by retrograde transport of ricin, abrin, and modeccin. Science. 1982;216:889-90.

305. Wilkinson MC, Birch R, Bonney G. Brachial plexus injury: when to amputate? Injury. 1993;24:603-5.

306. Wood VE, Mudge MK. Treatment of neuromas about a major amputation stump. J. Hand Surg. Am. 1987;12:302-306.

307. Woolf CJ, Wall PD. Chronic peripheral nerve section diminishes the primary afferent A-fibre mediated inhibition of rat dorsal horn neurons. Brain Res. 1982;242:77-85.

308. Wu H, Sultana R, Taylor K et al. A prospective randomized double-blinded pilot study to examine the effect of botulinum toxin type A injection versus Lidocaine/Depomedrol injection on residual and phantom limb pain: initial report. Clin. J. Pain. 2012;28(2):108-112.

309. Wu J, Chiu DT. Painful neuromas: a review of treatment modalities. Ann. Plast. Surg. 1999;43:661-667.

310. Wynn Parry CB. Pain in avulsion lesions of the brachial plexus. Pain. 1980;9:41-53.

311. Yaari Y, Devor M. Phenytoin suppresses spontaneous ectopic discharge in rat sciatic nerve neuromas. Neurosci. Lett. 1985;58:117-122.

312. Yan H, Zhang F, Kolkin J, Wang C, Xia Z, Cunyi Fan. Mechanisms of nerve capping technique in prevention of painful neuroma formation. PLoS ONE. 2014;9:e93973.

313. Zajac JM, Lombard MC, Peschanski M, Besson JM, Roques BP. Autoradiographic study of mu and delta opioid binding sites and neutral endopeptidase-24.11 in rat after dorsal root rhizotomy. Brain Res. 1989;477:400-3.

314. Zimmermann M. Pathobiology of neuropathic pain. Eur. J. Pharmacol. 2001;429:23-37.

315. Zoga V, Kawano T, Liang MY et al. KATP channel subunits in rat dorsal root ganglia: alterations by painful taxotomy. Mol. Pain. 2010;6:6.

316. Zorub DS, Nashold Jr BS, Cook Jr WA. Avulsion of the brachial plexus – I: A review with implications on the therapy of intractable pain. Surg. Neurol. 1974;2:347-53.

Dor Pélvica Crônica de Origem Neuropática

Telma Regina Mariotto Zakka | Lin Tchia Yeng | Diego Toledo Reis Mendes Fernandes | Manoel Jacobsen Teixeira

Introdução

Define-se dor pélvica crônica (DPC) como dor não cíclica, localizada na parede anterior do abdome, distalmente à cicatriz umbilical e/ou nas regiões lombossacral e/ou glútea e períneo, com duração superior a 6 meses, na ausência de doenças viscerais específicas.[1]

Ao longo dos anos, relacionaram-se os mecanismos da DPC a condições inflamatórias ou infecciosas locais. Entretanto, muitas pesquisas e estudos clínicos demonstraram que os mecanismos dolorosos da síndrome da DPC, independentemente da causa original, por exemplo um estímulo infeccioso periférico, relacionam-se com a modulação e percepção do sistema nervoso central (SNC). Ao mecanismo central da dor, associam-se fenômenos sensitivos, funcionais, comportamentais e psicológicos.[2]

Em síntese, a dor pélvica crônica relaciona-se com:

1. Mecanismos contínuos de dor aguda, associados à inflamação ou infecção de origem somática ou visceral.[3]
2. Mecanismos de dor crônica, que envolvem especialmente o SNC.[3]
3. Respostas e mecanismos emocionais, cognitivos, comportamentais e sexuais.[4]

Anatomia

A pelve é inervada principalmente pelos nervos espinais sacrais e coccígeos e pelo componente pélvico do sistema nervoso neurovegetativo. Em grande parte, a inervação provém dos plexos lombar, sacral e coccígeo.[5]

Os nervos somáticos da pelve formam o plexo sacral, relacionado com a inervação dos membros inferiores e do períneo. Os componentes pélvicos dos troncos também se relacionam com a inervação dos membros inferiores. O plexo hipogástrico superior (fibras simpáticas) e os nervos esplâncnicos pélvicos trazem para a pelve os nervos neurovegetativos que se fundem para formar os plexos hipogástrico inferior e pélvico. As fibras simpáticas na pelve exercem função vasomotora, atuam na regulação da contração dos órgãos genitais internos durante o orgasmo e inibem a peristalse retal. As fibras parassimpáticas pélvicas estimulam o esvaziamento vesical e retal e estendem-se aos corpos eréteis dos órgãos genitais externos para produzir a ereção.[6]

As fibras aferentes viscerais acompanham as fibras nervosas neurovegetativas. As que conduzem a sensação reflexa inconsciente seguem o trajeto das fibras parassimpáticas até os gânglios sensitivos de nervos espinais sacrais (S) S2-S4, e as que veiculam as sensações de dor das vísceras localizadas distalmente seguem as fibras simpáticas retrogradamente até os gânglios sensitivos das raízes espinais torácicas distais e lombares proximais.[6]

As vísceras pélvicas são representadas pelos segmentos distais dos sistemas urinário, digestório e reprodutivo.

A inervação dos ovários e tubas uterinas é proporcionada pelos plexos ovárico e uterino (pélvico). As fibras aferentes viscerais acompanham as fibras simpáticas do plexo ovárico e dos nervos esplâncnicos lombares até os corpos celulares dos gânglios sensitivos das raízes espinais T11 a L1. As fibras reflexas aferentes viscerais seguem as fibras parassimpáticas retrogradamente através dos plexos uterino e hipogástrico inferior e dos nervos esplâncnicos pélvicos até os corpos celulares nos gânglios sensitivos dos nervos espinais S2 a S4.[6]

A maior parte da vagina localiza-se na pelve; seu segmento distal localiza-se no períneo. O segmento distal da vagina (perineal) recebe inervação somática táctil e térmica através do nervo pudendo (S2 e S4). O restante da vagina e o útero localizam-se na pelve (visceral) e recebem inervação de fibras neurovegetativas e aferentes viscerais. Sua sensação reflexa inconsciente juntamente com a do segmento subperitoneal do útero (colo) e vagina é veiculada ao longo das vias parassimpáticas até os gânglios sensitivos de nervos espinais S2 e S4.[6]

A sensibilidade pélvica do útero intraperitoneal segue retrogradamente ao longo da via simpática até os gânglios sensitivos de raízes espinais torácicas inferiores e lombares proximais.[6]

A inervação do períneo origina-se principalmente do nervo pudendo, mas há contribuição da inervação cutânea adicional para a região anterior a partir dos nervos labiais anteriores (nervos ilioinguinal e genitofemoral) e, lateralmente, do nervo cutâneo femoral posterior. As fibras parassimpáticas, em geral, transitam independentes da pelve para o períneo, como nervos cavernosos, e inervam os tecidos eréteis.[6]

O nervo obturador origina-se dos ramos anteriores das raízes espinais L2 a L4, que entram na constituição do plexo lombar, divide-se em segmentos anterior e posterior e suprem os músculos mediais da coxa.[6]

O tronco lombossacral é formado pelo componente descendente da raiz L4 que se une ao ramo anterior da raiz L5, segue distalmente na face anterior da asa do sacro e une-se ao plexo sacral.[6]

O plexo sacral situa-se principalmente na parede posterolateral da pelve menor; dele se originam os nervos pudendo e isquiático.

O nervo ciático origina-se da convergência dos ramos anteriores das raízes espinais L4 a S3 na face anterior do músculo piriforme, atravessa o forame isquiático maior, penetra na região glútea e aloca-se ao longo da face posterior da coxa para inervar a face posterior da coxa, toda a perna e o pé.[6]

O nervo pudendo é o principal nervo sensitivo dos órgãos genitais externos e o principal nervo do períneo. Emerge da pelve através do forame isquiático maior, entre os músculos piriforme e coccígeo, curva-se ao redor da espinha isquiática e do ligamento sacroespinhal e penetra no períneo através do forame isquiático menor.[6]

O nervo glúteo superior supre os músculos na região glútea, e o glúteo inferior divide-se em vários ramos que penetram na superfície profunda do músculo glúteo máximo.[6]

O plexo coccígeo é formado pelos ramos anteriores das raízes S4 e S5 e pelos nervos coccígeos e situa-se na face pélvica do músculo coccígeo inervando-o, assim como parte do músculo levantador do ânus e a articulação sacrococcígea. Os nervos anococcígeos originam-se neste plexo e inervam a região do tegumento entre a extremidade do cóccix e o ânus.[6]

Os nervos neurovegetativos pélvicos penetram na cavidade pélvica através de quatro estruturas:

1. Troncos simpáticos sacrais que proporcionam inervação simpática para os membros inferiores.
2. Plexos periarteriais das artérias retal superior, ovárica, ilíaca interna e seus ramos.
3. Plexos hipogástricos que albergam as fibras simpáticas para as vísceras pélvicas.
4. Nervos esplâncnicos pélvicos que contêm fibras parassimpáticas das vísceras pélvicas, colos descendentes e sigmoide.

Os troncos sacrais são extensão distal dos troncos simpáticos lombares e fornecem fibras pós-ganglionares para o plexo sacral e com ação simpática vasomotora, pilomotora e sudomotora para o membro inferior. Os plexos periarteriais das artérias ováricas, retais superiores e ilíacas internas são responsáveis pela regulação vasomotora das artérias que inervam.[6]

Os plexos hipogástricos (superior e inferior) contêm redes de fibras nervosas aferentes simpáticas e viscerais. O plexo hipogástrico superior entra na pelve e divide-se em nervos hipogástricos direito e esquerdo, que se situam na face anterior do sacro. Os plexos hipogástricos inferiores contêm fibras simpáticas, parassimpáticas e aferentes viscerais e formam subplexos denominados "plexos pélvicos nas vísceras pélvicas". Os subplexos, em ambos os sexos, localizam-se nas faces laterais do reto e nas regiões inferolaterais da bexiga; nas mulheres, na região do colo do útero e fórnices laterais da vagina e, no homem, na próstata e glândulas seminais.[6]

Os nervos esplâncnicos pélvicos originam-se dos ramos anteriores das raízes espinais S2 a S4, que integram o plexo sacral.[6]

O conjunto de fibras dos plexos hipogástrico pélvico inerva as vísceras pélvicas e recebe fibras dos nervos esplâncnicos lombares e fibras parassimpáticas dos nervos esplâncnicos pélvicos. O componente simpático, principalmente vasomotor, inibe a contração peristáltica do reto, estimula a contração dos órgãos genitais internos durante o orgasmo e ocasiona a ejaculação masculina.[6]

Na pelve, as fibras parassimpáticas, estimulam a contração do reto e da bexiga urinária durante a defecação e micção respectivamente; as do plexo prostático penetram no assoalho pélvico, alcançam os corpos eréteis dos órgãos genitais externos e proporcionam a ereção.[6]

As fibras aferentes sensitivas viscerais são veiculadas pelas fibras nervosas neurovegetativas. As fibras aferentes viscerais que conduzem a sensibilidade reflexa, acompanham as fibras parassimpáticas, participam dos plexos pélvicos e hipogástrico inferior e dos nervos esplâncnicos pélvicos até os gânglios sensitivos das raízes espinais S2 a S4. As fibras aferentes viscerais que veiculam a sensibilidade dolorosa das vísceras pélvicas localizam-se em regiões e trajetos e destinam-se a estruturas variadas na dependência da localização da víscera e da origem da dor.[6]

Etiologia

Entre as causas de DPC, têm-se as lesões ou disfunções de órgãos ou estruturas de naturezas ginecológicas, urológicas, gastroenterológicas, vasculares, neurológicas, ligamentares, musculares, articulares ou peritoneais localizadas na pelve, ou decorrentes de afecções localizadas à distância (dor referida) ou sistêmicas, inflamatórias, oncológicas, metabólicas, funcionais, neuropáticas, desmodulatórias ou psicológicas.[1,2] Qualquer que seja a causa da dor, a ativação recorrente do sistema nervoso pode causar sensibilização nervosa periférica e central e, consequentemente, baixo limiar de ativação periférica e aumento da percepção dolorosa, hiperestesia, alodínia, hiperalgesia viscerovisceral, hiperalgesia visceromuscular, disfunções viscerais mediadas centralmente, alterações neurobiológicas e psicológicas.[1,2]

Etiologia das lesões no sistema nervoso

Nervos inguinais anteriores

Como os aferentes primários dos nervos inguinais anteriores acessam a medula espinhal entre T10 a L3, lesões na região espinal toracolombar e qualquer doença ao longo do curso do trajeto nervoso, como doença neoplásica, infecção e trauma, incisões cirúrgicas e cicatrizes pós-operatórias, podem resultar em dor neuropática.[7]

Neuralgia pudendo

Condição dolorosa causada por inflamação, compressão ou aprisionamento do nervo pudendo; pode se relacionar ou ser secundária ao parto, cirurgia pélvica, prática de ciclismo, anormalidades esqueléticas sacroilíacas, desvio da coluna vertebral, fraturas no esqueleto pélvico ou alterações relacionadas à idade.[8]

Variações anatômicas podem predispor ao aparecimento da neuralgia do pudendo, assim como traumas repetitivos de baixo grau (sentar-se ou praticar ciclismo por longo tempo).[8] As lesões no nervo pudendo resultado de variação anatômica podem ocorrer na altura do músculo piriforme em virtude de hipertrofia ou espasmo ou como parte da síndrome do piriforme; dos ligamentos sacroespinhal/sacrotuberoso; do canal de Alcock (forame ciático menor e do pudendo, medial ao músculo obturador interno) ou múltiplos níveis. O local da lesão relaciona-se com o local da dor e a natureza dos sintomas associados.[8]

■ Traumas

Fraturas do sacro ou da pelve podem resultar em danos ao nervo/raiz do pudendo e dor. Quedas e traumas na região glútea também podem produzir danos no nervo pudendo se associados à lesão tecidual ou pressão prolongada.[9]

■ Traumas no parto

A neuralgia do pudendo resultante de traumas do parto, em geral, desaparece espontaneamente após alguns meses e é raro que persista como neuropatia dolorosa. Gestações e nascimentos múltiplos podem predispor à neuropatia em fases tardias.[9]

■ Mulheres idosas

A multiparidade e o esforço abdominal repetido associados à constipação crônica predispõem as mulheres idosas ao relaxamento do assoalho pélvico, prolapsos de órgãos e vísceras e alongamento do nervo pudendo. Durante o climatério, as alterações no *status* hormonal causam atrofia urogenital e diminuição do suporte de colágeno podendo predispor à neuralgia do pudendo.[10]

■ Cirurgias

O aprisionamento do nervo pudendo pode resultar de cirurgia ginecológica, particularmente cirurgia vaginal para correção de prolapso ou incontinência genital, procedimentos reconstrutivos pélvicos ou da malha vaginal e procedimentos de *sling* da uretra.[11,12]

■ Características clínicas

A DN na pelve decorrente de neuralgia do pudendo é mais frequente no sexo feminino, independentemente da idade,[13] a dor aguda relaciona-se com cirurgia, sepse ou trauma,

e a dor crônica se associa à lesão crônica do pudendo como permanecer por longo tempo na posição sentada; entretanto, muitos casos são de natureza idiopática.[12]

■ Quadro clínico

Dor perineal que se estende do ânus ao clitóris/pênis, piora ou surge ao se sentar, aumenta ao longo do dia e diminui com a posição em pé ou deitada pode determinar disfunção sexual, dificuldade para urinar e/ou defecar.[12]

Em virtude de suas variações anatômicas, a distribuição da dor pode ser inespecífica, com envolvimento dos ramos nervosos (cluneal inferior e ramos perineais do nervo cutâneo femoral posterior), sensibilização central do SNC e envolvimento de outros órgãos e sistemas, determinando uma síndrome de dor regional. O envolvimento do sistema musculoesquelético pode confundir, agravar ou perpetuar o quadro doloroso.[12]

A dor determinada pela neuralgia do pudendo é frequentemente descrita como queimação, esmagamento e choque elétrico, desconforto ou dormência. À dor constante se associam episódios agudos paroxísticos. Muitos doentes referem sensação de inchaço ou presença de corpo estranho (bola de golfe ou tênis) no reto ou períneo.[12]

Entre os fatores agravantes da dor, cita-se a aplicação de pressão direta ou indireta que resulta em tração do nervo pudendo, evacuação e micção. A presença de alodínia dificulta o contato sexual, contato e uso de roupas e relaciona-se com dispareunia superficial.[13]

Como esses doentes permanecem em pé por longos períodos, para alívio da dor local, acabam por desenvolver ampla gama de outras dores. Ser incapaz de sentar-se é um dos principais problemas desta DN que pode evoluir para o confinamento no leito. A imobilidade produz perda muscular generalizada e a mínima atividade desencadeia dor. Assentos macios costumam ser menos tolerados e sentar-se no vaso sanitário é mais bem tolerado.[13]

Muitos doentes se queixam de fadiga e cãibras musculares generalizadas, fraqueza e dor, ansiedade e depressão; dor espontânea na área da distribuição do nervo, parestesia (alfinetes e agulhadas); disestesias, alodínia; ou hiperalgesia.[12]

Anormalidades sensitivas semelhantes à DN podem ser determinadas por hiperalgesia visceral e/ou muscular.[13] A hipersensibilidade visceral também pode causar aumento na frequência ou no desejo de evacuar ou urinar.[13]

A dor anal e a perda do controle motor podem causar baixa atividade intestinal, com constipação e/ou incontinência além de redução, com ou sem dor na ejaculação e no orgasmo.[13]

■ Exame clínico

O exame clínico completo dos sistemas nervoso, muscular e urogenital auxiliam o diagnóstico, embora, muitas vezes, os achados sejam inespecíficos. As principais características da lesão nervosa são a alodínia ou dormência na região da distribuição neural. A sensibilidade em resposta à pressão sobre o nervo pudendo pode auxiliar o diagnóstico clínico, entretanto a sensibilidade muscular e a presença de pontos-gatilho musculares podem confundir o diagnóstico.[13]

Critérios de Nantes

Cinco critérios utilizados para auxiliar no diagnóstico da neuralgia do pudendo:[14]

1. dor expressa no território anatômico do nervo pudendo;
2. dor agravada por sentar-se;
3. ausência de dor noturna;
4. ausência de perda sensitiva objetiva ao exame clínico; e
5. resposta positiva ao bloqueio anestésico do nervo pudendo.[14]

Outros critérios clínicos como disfunção sexual, dificuldade para evacuar e/ou sintomas urinários podem fornecer apoio adicional ao diagnóstico de neuralgia do pudendo.[15]

Exames complementares

Os exames de ressonância magnética da pelve geralmente são normais. Estudos eletrofisiológicos podem revelar sinais de denervação perineal, aumento da latência do nervo pudendo ou comprometimento do reflexo bulbocavernoso.[13,15]

A eletromiografia pode mostrar atraso de condução maior do que o normal, o que sugere aprisionamento do nervo pudendo no canal de Alcock.[15]

Tratamento

Inclui analgesia multimodal, psicoterapia, fisioterapia do assoalho pélvico, bloqueio do nervo pudendo, injeções de toxina botulínica A (no caso de espasmos musculares), descompressão cirúrgica do nervo, radiofrequência e estimulação da medula espinhal.[13,15]

Neuralgias ilioinguinal, ílio-hipogástrica e genitofemoral

As lesões dos nervos ilioinguinal, ílio-hipogástrico e genitofemoral podem decorrer de doença toracolombar, de condições da parede posterior do abdome, de cirurgia e de aprisionamento na região inguinal e determinam irradiação para a região inguinal, períneo anterior e escroto ou grandes lábios. A irradiação para a face interna da coxa ocorre quando há o envolvimento do ramo femoral do nervo genitofemoral.[11]

A maioria das neuralgias dos nervos ilioinguinal, ílio-hipogástrico e genitofemoral é iatrogênica, resultantes de dano mecânico (direto) ou aprisionamento (tecido cicatricial, tela ou sutura) dos nervos durante cirurgias abdominais inferiores, apendicectomia, histerectomia, parto cesáreo e herniorrafia inguinal.[16,17] Outras causas potenciais dessas neuropatias incluem abscesso do músculo psoas, doença de Pott, uso prolongado de roupas constritivas, trauma abdominal contuso, aderências viscerais, radiculopatias dos nervos T12, L1, L2 e doenças do plexo lombar.[18]

A sobreposição das inervações sensitivas cutâneas desses três nervos pode causar dificuldade na identificação do nervo primário lesionado. Além disso, como se localizam anatomicamente nas proximidades da região inguinal, podem ser lesados nos procedimentos cirúrgicos abdominais inferiores, sozinhos ou combinados.[19]

Quadro clínico

Neuralgias dos nervos ilioinguinal, ílio-hipogástrico e genitofemoral, geralmente cursam com dor persistente em queimação na região inguinal e pubiana superior associada à parestesia nas áreas respectivas da inervação. Clinicamente significativa, a dor de intensidade moderada a forte compromete as atividades físicas, as interações sociais e a qualidade de vida. Ao exame físico, podem ocorrer hipoestesia ou hiperestesia, parestesia ou alodínia no trajeto das inervações cutâneas respectivas aos nervos lesados.[20]

Tratamento

Inclui antidepressivos (antidepressivos tricíclicos, inibidores da recaptação de serotonina-noradrenalina), anticonvulsivantes (gabapentina, pregabalina), canabinoides, capsaicina ou lidocaína tópica e toxina botulínica.[17]

Os bloqueios nervosos para diagnóstico diferencial são técnicas simples que produzem alívio significativo, possibilitam identificar os nervos ou combinações nervosas afetadas ou demonstrar se o dano é periférico ou central.[21] Quando os bloqueios são ineficazes, deve-se considerar o diagnóstico de lesões proximais no plexo lombar ou radiculopatias de L1.[22]

Indicam-se a eletromiografia e a ressonância magnética do plexo lombar para descartar doenças ou lesões no plexo lombar, peridural ou vertebral.[22] As causas de origem central frequentemente respondem a bloqueios peridurais de esteroides.[22]

A ultrassonografia, a tomografia computadorizada e a orientação por ressonância magnética aumentam a precisão dos bloqueios nervosos.[23] Estudos demonstraram que os bloqueios nervosos diagnósticos seguidos de bloqueios nervosos terapêuticos em série com anestésico local são bem-sucedidos em muitos doentes.[24]

Conclusão

As lesões no sistema nervoso periférico (SNP) ou SNC podem causar dor na região pelviperineal, geralmente descrita como ardor ou queimação constantes, associada a paroxismos de pontadas, choques ou latejamento e áreas com presença de hipoestesia, hiperpatia, alodínia ou hiperalgesia. A dor pélvica neuropática costuma ser refratária ao tratamento convencional e os bloqueios de nervos se mostram limitados em eficácia. Em razão da complexa etiologia da dor pélvica crônica, os resultados terapêuticos são melhores quando se utiliza o tratamento interdisciplinar e multimodal com intervenções isoladas ou combinadas entre os profissionais de saúde.

Referências bibliográficas

1. American College of Obstetricians and Gynecologist (ACOG). Committee on Practice Bulletins n. 51: chronic pelvic pain. Obstet. Gynecol. 2004;103:589-605.
2. Zakka TRM. Dor pélvica crônica de origem não visceral: caracterização da amostra, avaliação da excitabilidade cortical e resultado dos tratamentos com sessão única de estimulação magnética transcraniana do córtex motor primário [tese]. São Paulo: Faculdade de Medicina da Universidade de São Paulo; 2014. p. 46-57.

3. Engler D, Baranowski AP, Borovicka J, Cotrell A et al. Guidelines on chronic pelvic pain. European Association of Urology. 2014;(3):27-29.

4. Engler D, Baranowski AP, Borovicka J, Cotrell A et al. Guidelines on chronic pelvic pain. European Association of Urology. 2014;(6):87-95.

5. Enck P, Vodusek DB. Electromyography of pelvic floor muscles. J. Electromyogr. Kines. 2006;16(6):568-577.

6. Moore KL, Dalley AF, Agur AM. Pelve e períneo. In: Anatomia orientada para a clínica. 6. ed. Guanabara Koogan; 2012. p. 325-557.

7. Matejcik V. Anatomical variations of lumbosacral plexus. Surg. Radiol. Anat. 2010;32(4):409-14.

8. Fisher HW, Lotze PM. Nerve injury locations during retropubic sling procedures. Int. Urogynecol. J. 2011;22(4):439-41.

9. Antolak Jr SJ, Hough DM, Pawlina W et al. Anatomical basis of chronic pelvic pain syndrome: theischial spine and pudendal nerve entrapment. Med. Hypotheses. 2002;59(3):349-53.

10. Ashton-Miller JA, De Lancey JO. Functional anatomy of the female pelvic floor. Ann. N. Y. Acad. Sci. 2007;1101:266-96.

11. Robert R, Labat JJ, Khalfallah M et al. Pudendal nerve surgery in the management of chronic pelvic and perineal pain. Prog. Urol. 2010;20(12):1084-8.

12. Khoder W, Hale D. Pudendal neuralgia. Obstet. Gynecol. Clin. North Am. 2014;41(3):443-52.

13. Pérez-López FR, Hita-Contreras F. Management of pudendal neuralgia. Climacteric. 2014;17(6):654-6.

14. Labat JJ, Riant T, Robert R, Amarenco G, Lefaucheur JP, Rigaud J. Diagnostic criteria for pudendal neuralgia by pudendal nerve entrapment (Nantes criteria). Neurourol. Urodyn. 2008;27:306-10.

15. Possover M, Forman A. Voiding dysfunction associated with pudendal nerve entrapment. Curr. Bladder Dysfunct. Rep. 2012;7:281-5.

16. Cardosi RJ, Cox CS, Hoffman MS. Postoperative neuropathies after major pelvic surgery. Obstet. Gynecol. 2002;100:240-244.

17. Attal N, Cruccu G, Baron R, Haanpää M, Hansson P, Jensen TS, Nurmikko T. EFNS guidelines on the pharmacological treatment of neuropathic pain: 2010 revision. European Federation of Neurological Societies. Eur. J. Neuro. 2010;17:1113-1188.

18. Rauchwerger JJ, Giordano J, Rozen D, Kent JL, Greenspan J, Closson CW. On the therapeutic viability of peripheral nerve stimulation for ilioinguinal neuralgia: putative mechanisms and possible utility. Pain Pract. 2008;8:138-143.

19. Elkins N, Hunt J, Scott KM. Neurogenic pelvic pain. Phys. Med. Rehabil. Clin. N. Am. 2017;28:551-569.

20. Treede RD, Jensen TS, Campbell JN, Cruccu G, Dostrovsky JO, Griffin JW, Hansson P, Hughes R, Nurmikko T, Serra J. Neuropathic pain: redefinition and a grading system for clinical and research purposes. Neurology. 2008;70:1630-1635.

21. Cesmebasi A, Yadav A, Gielecki J, Tubbs RS, Loukas M. Genitofemoral neuralgia: a review. Clin. Anat. 2015;28:128-135.

22. Waldman SD. Atlas of interventional pain management. 4th ed. Saunders; 2015. p. 431-446.

23. Wadhwa V, Scott KM, Rozen S, Starr AJ, Chhabra A. CT-guided perineural injections for chronic pelvic pain. Radiographics. 2016;36:1408-1425.

24. Suresh S, Patel A, Porfyris S, Ryee MY. Ultrasound-guided serial ilioinguinal nerve blocks for management of chronic groin pain secondary to ilioinguinal neuralgia in adolescents. Paediatr. Anaesth. 2008;18:775-778.

capítulo 35

Dor Neuropática na Gestação

Telma Regina Mariotto Zakka | Diego Toledo Reis Mendes Fernandes | Manoel Jacobsen Teixeira | Lin Tchia Yeng

Introdução

Durante a gestação, ocorrem alterações fisiológicas, hormonais, estruturais, funcionais e metabólicas que podem agravar condições dolorosas crônicas preexistentes ou facilitar o aparecimento de quadros de dor aguda. A possibilidade de a dor se cronificar nas gestantes decorre da preocupação destas com a segurança fetal,[1,2] que resulta na relutância em utilizar medidas farmacológicas para o alívio da dor, gera ansiedade, depressão, privação do sono, hipertensão e compromete o desenvolvimento fetal.[3,4]

Na gestação, a dor neuropática (DN) manifesta-se em quadros como a síndrome do túnel do carpo, ciatalgia, meralgia parestésica e outras síndromes de aprisionamento neural.[4,5]

As diretrizes com base em evidências sobre o tratamento das dores agudas e crônicas durante a gestação[6] são limitadas pelas dificuldades e complexidade dos estudos em animais e em seres humanos.[7] Muitos são os vieses como os critérios de seleção, a classificação incorreta da exposição ou do resultado.[8] A maior parte dos estudos clínicos relacionados ao uso de fármacos durante a gestação apresenta erros metodológicos, baixas taxas de recrutamento e amostras inadequadas, limitando a validade dos resultados.[9,10] Desta forma, prescrever fármacos durante a gestação constitui um grande desafio e recomenda-se considerar a relação maternofetal com base nos riscos-benefícios associados à dor e aos fármacos.[4] Além disso, é importante considerar as alterações na farmacodinâmica e farmacocinética das drogas que podem apresentar perfil marcadamente diferente nas gestantes.[11,12]

Dor neuropática na gestação

Entre os fatores de risco para o surgimento da DN durante a gestação, estão as alterações físicas causadas pelo aumento uterino e desenvolvimento fetal que determinam, além das alterações posturais, a nutação da cintura pélvica facilitando o desenvolvimento de lombalgia e neuropatias de aprisionamento.[4,13] A presença da relaxina, produzida a partir da 10ª semana de gestação, favorece a frouxidão articular, não apenas na pelve, mas também no nível vertebral, aumentando a incidência de lombalgia, ciatalgia e dor pélvica posterior.[13]

A maioria dos fármacos utilizados no tratamento da DN, assim como as cirurgias, é contraindicada neste período, no qual as terapias de reabilitação são mais apropriadas.[14]

Dor lombar e ciática

Estudos epidemiológicos demonstraram que 49% a 56% das gestantes apresentam lombalgia após o 5º mês que persistem após o parto.[15]

Entre as causas de dor lombar durante a gestação, tem-se o aumento da carga biomecânica que altera o equilíbrio normal da coluna vertebral, a frouxidão ligamentar e a ação da relaxina nas articulações sacroilíacas, sínfise púbica e na coluna que determinam disfunções e hipermobilidade articulares.[16] Algumas vezes, associa-se à dor lombar a síndrome radicular ou ciatalgia, forma de neuropatia periférica, que se caracteriza pela presença de dor na região lombar e lombossacral com irradiação para glúteo e membro inferior (território do nervo ciático) associada à dormência, fadiga, fraqueza e limitação dos movimentos. A dor radicular lombar, durante a gestação, tem como causa frequente a perda da função no amortecimento dos discos intervertebrais.[15,16]

São fatores de risco para a dor lombar durante a gestação a multiparidade o alto índice de massa corporal (IMC) e a história prévia de dor lombar.[17] A dor neuropática associada à dor lombar gestacional cursa com impacto negativo e significante no *status* funcional e na qualidade de vida.[18]

Síndrome do túnel do carpo (STC)

Ocorre pelo aumento da pressão do nervo mediano no túnel do carpo resultado da retenção hídrica determinada pela flutuação hormonal durante a gestação. Sua prevalência entre 30% e 35% é duas a três vezes maior do que em não gestantes.[19,20]

O mecanismo da lesão relaciona-se com o aumento da pressão do ligamento transverso sobre o nervo mediano, particularmente durante a extensão e flexão do punho e dedos, determinando menor circulação local, gerando potenciais de ação ectópicos, desmielinização e dano axonal.[19]

A primeira fase (dor/irritação) manifesta-se com formigamento, queimação, pontada e choque no território de distribuição do nervo mediano, ou seja, polegar, dedo indicador, dedo médio e parte do dedo anelar.[19] A dor ocorre principalmente no período noturno pela estase linfática e circulatória, quando a mão está imóvel, e sua intensidade desperta a paciente.[19] O quadro pode progredir com a presença de dor diurna.[19]

À dor se associam parestesia com irradiação para o membro superior e ombro, sinal de Tinel e Durkan positivos.[19] Dor, parestesia, despertares noturnos frequentes e limitação na funcionalidade geram ansiedade, preocupações e comprometem a qualidade de vida da gestante.[17]

Na evolução da doença, podem ocorrer hipotrofia muscular da eminência tenar da mão, deformação, paralisia e distrofia ungueal (fase atrofia-paralisia).[19,20]

O tratamento da STC em gestantes é exclusivamente conservador, com medidas ergonômicas adequadas, terapia de reabilitação, uso de órteses, analgesia e lidocaína local.[4,19]

Meralgia parestésica

Ocorre geralmente durante o 3º trimestre da gestação pelo aprisionamento do nervo cutâneo femoral lateral. Manifesta-se com perda da sensibilidade, dor e disestesia na face lateral da coxa. Os sintomas pioram com o ortostatismo e ao caminhar e, dependendo da gravidade da lesão, pode surgir instabilidade no joelho. O aprisionamento do nervo femoral lateral ocorre frequentemente no ligamento inguinal e o diagnóstico diferencial inclui radiculopatia lombossacra e lesões nas raízes nervosas de L2 e L3.[21]

As causas de aprisionamento neural podem ser intrapélvicas como gestação, tumores abdominais e miomas uterinos, diverticulose ou apendicite; ou extrapélvicas como os traumas pélvicos, obesidade e polineuropatia diabética.[21] Destacam-se como causas mais frequentes da neuropatia do nervo femoral a gestação e a amiotrofia diabética, além das lesões determinadas pela utilização dos afastadores cirúrgicos durante o parto cesárea ou cirurgia pélvica.[21]

Herpes-zóster

Embora raro, o herpes-zóster (HZ) pode ocorrer durante a gestação. O HZ materno não resulta em aumento da mortalidade fetal e raramente ocorre a passagem do vírus da varicela-zóster (VVZ) para o feto, entretanto o HZ aumenta a morbidade materna.[22] As lesões acometem preferencialmente a área intercostal em 58,8% dos casos, seguida pela região escapular, região lombar e membros.[22,23] Relatos de casos de gestantes com herpes-zóster perinatal que apresentavam vesículas na região perineal, incluindo grandes e pequenos lábios, não identificaram evidências clínicas ou sorológicas de infecção por vírus da varicela em recém-nascidos.[24,25] Os casos de malformações congênitas oriundos de mães com histórico de infecção por HZ no início da gestação não evidenciaram infecção intrauterina.[26]

Recomenda-se o tratamento precoce do HZ em gestantes com aciclovir, fanciclovir ou valaciclovir oral, para evitar complicações como a neuralgia herpética subaguda, a neuralgia pós-herpética, o zóster oftálmico, HZ disseminado e infecções bacterianas secundárias. Com relação à profilaxia, não se recomenda a vacina contra varicela e herpes-zóster durante a gestação, e sim o aconselhamento para evitar a exposição ao VVZ. É importante focar os cuidados na mãe com tratamento adequado e manejo das complicações conforme estas se desenvolvem.[24,25,26]

■ Tratamento da dor

Recomenda-se evitar o uso de fármacos como os anticonvulsivantes, opioides e antidepressivos. Entretanto, estudo controlado por placebo constatou redução de mais de 50% no risco de neuralgia pós-herpética em gestantes que receberam amitriptilina durante 90 dias.[27,28]

Nos casos mais graves de HZ com dor de forte intensidade, sugerem-se analgésicos, terapias tópicas, anestésicos locais e opioides.[29]

Herpes genital

A infecção pelo vírus herpes simples genital (HSV) durante a gestação representa um risco no desenvolvimento fetal e do recém-nascido. Nas mulheres entre 14 e 49 anos, a prevalência de infecção pelo HSV-2 é de 15,9%. Como muitas mulheres em idade fértil já se infectaram ou serão infectadas pelo HSV, o risco da transmissão materna para o feto ou para o recém-nascido é um grande problema de saúde pública. Nas gestantes com infecção genital primária ou não por HSV, com o primeiro episódio durante o 3º trimestre da gestação, indica-se o parto cesáreo em virtude da possibilidade de derramamento viral prolongado.[30]

Classificação dos fármacos

Para orientar a prescrição de fármacos durante a gestação, a Food and Drug Administration (FDA), nos Estados Unidos da América (EUA), a Farmaceutiska Specialiteter i Sverige na Suécia e o Australian Drug Evaluation Committee desenvolveram classificações do risco potencial dos medicamentos em causar malformações fetais.[31]

Para simplificar a prescrição e a categorização, Yankowitz e Nieby (2001) reviram e enunciaram as cinco categorias da classificação proposta pela FDA, conforme o Quadro 35.1.[32]

Quadro 35.1 – Classificação do risco dos fármacos na gestação.		
A	Estudos controlados não demonstram risco fetal	0,7%
B	Não há evidência de risco fetal no ser humano	19%
C	O risco fetal não pode ser afastado; incluem-se os fármacos recentemente lançados no mercado e/ou ainda os não estudados	66%
D	Há evidência positiva de risco fetal	7%
X	Contraindicados durante ou antes da gestação	7%

Fonte: Yankowitz J, Niebyl JR. (2001).

Esta classificação constitui uma orientação prescritiva e considerá-la dinâmica, em relação ao período gestacional, é, sem dúvida, importante para a segurança terapêutica. O critério deve pautar-se no custo-benefício e na individualização da situação clínica.[4,33]

Os sistemas australiano e sueco não utilizam estudos controlados como pré-requisito para classificar um fármaco como A e estratificam a categoria B em B1, B2, B3 com base em dados animais. Na classificação sueca, não há categoria X[34] (Quadro 35.2).

Desde 2015, a FDA descontinuou as categorias de risco (ABCDX) usadas para denotar a segurança dos fármacos durante a gestação substituindo pela Regra de Rotulagem na Gestação e Lactação com texto narrativo que descreve informações do risco, considerações clínicas e dados de base relevantes sobre o medicamento[35] (Quadro 35.3).

Quadro 35.2 – Critérios dos sistemas australiano e sueco para classificar fármacos para uso na gestação.		
Categoria	Australian Drug Evaluation Committee	Farmaceutiska Specialiteter i Sverig
A	Utilizados por grande número de gestantes ou mulheres em idade gestacional sem evidência de aumento na frequência de malformações ou de efeitos adversos diretos ou indiretos no feto	Fármacos utilizados por muitas gestantes sem evidências de lesão no feto
B	Dados em seres humanos são insuficientes e limitados; a classificação se baseia em dados animais (pela alocação em um dos três subgrupos B1, B2 ou B3)	Dados em seres humanos são insuficientes e limitados; a classificação se baseia em dados animais (pela alocação em um dos três subgrupos B1, B2 ou B3)
B1	Utilizados por limitado número de gestantes ou mulheres em idade gestacional sem evidência de aumento na frequência de malformações ou de efeitos adversos diretos ou indiretos no feto. Estudos em animais não evidenciaram aumento na ocorrência de dano fetal	Experimentos em animais não forneceram evidência de aumento da incidência de lesão fetal
B2	Utilizados por limitado número de gestantes ou mulheres em idade gestacional sem evidência de aumento na frequência de malformações ou de efeitos adversos diretos ou indiretos no feto humano. Estudos em animais são inadequados ou inexistentes, mas os dados disponíveis não evidenciaram aumento na ocorrência de dano fetal	Estudos em animais insuficientes
B3	Utilizados por limitado número de gestantes ou mulheres em idade gestacional sem evidência de aumento na frequência de malformações ou de efeitos adversos diretos ou indiretos no feto humano. Estudos em animais são inadequados ou inexistentes, mas os dados disponíveis não evidenciaram aumento na ocorrência de dano fetal	Estudos em animais mostraram evidências de aumento na incidência de lesão fetal, mas o significado em humanos é incerto
C	Determinam ou supostamente induzem efeitos nocivos reversíveis no feto humano e no neonato sem causar malformações	Fármacos que, em razão de seus efeitos farmacológicos, causaram ou são suspeitos de terem causado distúrbios no processo de reprodução que podem envolver riscos ao feto, sem ser diretamente teratogênicas
D	Determinam supostas ou provavelmente induzem malformações no feto humano ou dano irreversível. Esses fármacos podem causar ainda efeitos adversos	Dados de animais e/ou humanos indicam aumento da incidência de malformações fetais ou outras lesões permanentes em humanos
X	Apresentam alto risco de causar dano fetal permanente; não devem ser utilizados quando há suspeita ou durante a gestação	Não se aplicam

Fonte: Wilmer E, Chai S, Kroumpouzos G. (2016).

Quadro 35.3 – Critérios da FDA para medicamentos ministrados na gestação e na lactação.	
Registro de exposição na gestação	Declaração sobre a existência do registro e informações de contato
Resumo de risco	Declarar quando o fármaco é contraindicado na gestação. Apresentar as declarações de risco na seguinte ordem com base em dados humanos, animais e farmacológicos: a. Dados humanos: resumo do risco, desenvolvimento específico do desfecho, incidência e efeitos da dose, duração e tempo da exposição gestacional b. Dados animais: achados em animais, descrição do risco potencial de qualquer resultado adverso em humanos, descrição das espécies afetadas, tempo, dose e desfechos c. Mecanismo de ação do fármaco, efeitos adversos e riscos potenciais
Considerações clínicas	Informações relevantes sobre: • Risco materno e/ou embrionário e/ou fetal • Ajustes da dose durante a gestação e no período pós-parto • Reações adversas maternas • Reações adversas fetais/neonatais • Trabalho de parto
Dados	1. Dados humanos: descrever na rotulagem resultados adversos, reações adversas e tipos de estudos ou relatórios, número de indivíduos (n), duração de cada estudo, informações de exposição e limitações dos dados 2. Dados animais: descrever na rotulagem os tipos de estudos, espécie animal, dose, duração e momento da exposição, presença ou ausência de toxicidade materna e limitações dos dados

Fonte: Brucker MC, King TL. (2017).

Sem dúvida, associar as categorias às informações da rotulagem constitui um excelente parâmetro prescritivo e uma prática médica adequada e segura.[4]

Tratamento farmacológico da dor na gestante

Analgésicos

Sugere-se que o acetoaminofeno (paracetamol) seja o medicamento analgésico e antipirético mais seguro utilizado amplamente em todo o mundo. No entanto, relatou-se sua associação a asma, menor desempenho quociente de inteligência, menor distância anogenital no recém-nascido do sexo masculino (talvez baixo potencial reprodutivo), transtorno de espectro autista, alterações no desenvolvimento neurológico (desenvolvimento motor, comunicação), déficit de atenção, transtorno de hiperatividade e alterações comportamentais na infância. Como as complicações são raras, mas sérias, recomenda-se seu uso apenas quando necessário, em baixas doses e por curto período de tempo.[36,37,38]

▶ **Dipirona:** apesar do baixo risco e do uso frequente, não é classificada pela FDA.[18] Seu uso durante a gestação não se associa a malformações congênitas, morte intrauterina, parto prematuro ou baixo peso ao nascer.[39] Amplamente utilizada no Brasil, dois estudos mostraram possível associação entre o uso da dipirona com tumor de Wilms e leucemia.[40,41] Estudos *in vitro* em animais, quando em altas doses, demonstrou pequeno potencial mutagênico ou carcinogênico.[40,41]

Apesar de não se relacionar diretamente às malformações fetais maiores ou menores, assim como em todos os fármacos, recomenda-se utilizar baixas doses pelo menor tempo possível[40] (Quadro 35.4).

Quadro 35.4 – Classificação dos analgésicos para uso em gestantes.	
Analgésicos	**Risco**
Dipirona	N (não classificado/FDA)
Paracetamol	B

Fonte: Da Silva Dal Pizzol T, Schüler-Faccini L, Mengue SS, Fischer MI. (2009).

Anti-inflamatórios não hormonais (AINH)

Os AINE podem prolongar o tempo de gestação e o início do trabalho de parto, além de aumentar o risco de hemorragia no pós-parto. Seu uso é contraindicado (D) no 3º trimestre pelo risco do fechamento precoce do ducto arterioso com consequente hipertensão pulmonar e morte fetal. Outros efeitos adversos no uso dos AINE durante a gestação são: sangramento maternofetal; oligúria fetal; oligoâmnio; dismorfose facial; e distúrbios na homeostase fetal.[42] Outros riscos maternos dos AINE relacionam-se ao trabalho de parto prolongado e à hemorragia pós-parto.[43]

Os inibidores seletivos da COX-2 também determinam oligoâmnio e fechamento prematuro do ducto arterial.[42,43]

Em virtude do pequeno número de trabalhos sobre seu uso durante a gestação, eles são considerados C até o 2º trimestre e D no 3º trimestre.[42,43]

O uso por curto prazo dos AINE como analgésicos ou antipiréticos no 2º trimestre não parece representar risco substancial para efeitos adversos fetais. Entretanto, o uso a longo prazo no final do 2º trimestre deve ser monitorado[44] (Quadro 35.5).

Quadro 35.5 – Classificação de AINE para uso em gestantes.	
AINEs	**Risco**
Diclofenaco sódico, ácido mefenâmico ibuprofeno, cetoprofeno, naproxeno, meloxicam, piroxicam, nimesulida etc.	B/D
Tenoxican, celocoxibe, cetorolaco de trometamina, etoricoxibe	C/D

Fonte: Østensen ME, Skomsvoll JF. (2004).

Analgésicos opioides

Os estudos publicados entre 1946 e 2016, sobre a utilização de analgésicos opioides durante a gestação, demonstraram associações entre opioides e fissuras orais, defeitos no septo ventricular/defeitos no septo interatrial e, nos estudos de coorte, o pé torto foi a malformação mais relatada.[45]

Outros estudos associaram o uso dos opioides durante o 1º trimestre com alterações cardíacas, espinha bífida e gastrosquise.[46]

Como a teratogenicidade dos opioides é incerta e inconclusiva, recomenda-se a avaliação cuidadosa dos riscos e benefícios quando se considerar a prescrição de opioides para mulheres em idade reprodutiva.[47]

Os analgésicos opioides fracos (tramadol e codeína) e fortes (metadona, morfina, oxicodona, buprenorfina e fentanil) são utilizados durante a gestação, nos quadros dolorosos de moderada a forte intensidade, analisando-se o risco/benefício. Recomenda-se evitá-los no 3º trimestre e próximo ao termo, pelo risco de hipoventilação e síndrome de privação no recém-nascido (RN).[48]

O *Canadian Guideline for Safe and Effective Use of Opioids for Chronic Non-Cancer Pain* sugere a redução gradual da dose dos opioides na fase da preconcepção para, se possível, descontinuá-los durante a gestação,[36,47] assim como retirada lenta e gradual dos opioides durante a gestação para impedir o surgimento das contrações uterinas e evitar o risco de abortamentos ou trabalho de parto prematuro. O *Canadian Guideline* orienta o tratamento das gestantes, com dor crônica não oncológica ou dependentes da prescrição de opioides, com metadona e não recomenda o uso de tramadol e fentanil durante a gestação.[36]

▶ **Codeína:** utilizada na preconcepção, pode associar-se a defeitos cardíacos (defeito septal atrioventricular, hipoplasia cardíaca esquerda), estenose aórtica e espinha bífida.[49] Durante o 1º trimestre pode associar-se a malformações fetais do aparelho respiratório, hipospadia, hérnias inguinal e umbilical e estenose pilórica.[49] Próximo ao termo, pode aumentar o risco de hipotonia e síndrome de privação no RN.[46,49]

Realizou-se um estudo clínico com 67.982 gestantes das quais 2.666 (3,9%) utilizaram codeína em alguma fase da gestação. Não se observou diferenças na taxa de sobrevivência fetal ou na incidência de malformações entre os recém-nascidos das gestantes que usaram ou não codeína. No final da gestação, o uso da codeína aumentou a incidência de cesarianas eletivas e hemorragias no pós-parto, alterações que provavelmente não se relacionaram apenas com o fármaco, mas também com a doença de base.[50]

▶ **Tramadol:** poucos estudos em gestantes que não demonstraram presença de depressão respiratória no RN, convulsões ou síndrome de privação.[46,48,51]

No último trimestre da gestação, o tramadol não determina efeitos fetais significativos, mas usado cronicamente pode causar síndrome de abstinência neonatal.[48,51]

▶ **Morfina:** não há relatos de malformações congênitas, mas seu uso no último trimestre ou durante o trabalho de parto pode promover depressão respiratória e síndrome de privação no RN.[46,48]

Durante a gestação, a morfina sofre alterações na farmacocinética, com aumento da depuração plasmática, encurtamento da meia-vida, diminuição do volume de distribuição, além do aumento da formação do metabólito 3-glucoronido. A morfina e o seu metabólito atravessam rapidamente a placenta e estabelecem o equilíbrio maternofetal em aproximadamente 5 minutos.[46,48]

▶ **Metadona:** existem relatos de retardo do crescimento fetal intrauterino e óbito fetal. A síndrome de privação do RN parece ser menos pronunciada.[48]

▶ **Oxicodona:** evitar próximo ao termo e durante a amamentação, uma vez que pode promover depressão respiratória e síndrome de privação no RN.[48]

▶ **Fentanil:** sem relatos de malformações, evitar próximo ao termo, pelo risco de depressão respiratória. O fentanil atravessa rapidamente a placenta, portanto a administração materna pode alterar a frequência cardíaca fetal e determinar hipoxemia fetal.[48]

▶ **Buprenorfina:** dados retrospectivos sugerem que os neonatos com exposição intrauterina à buprenorfina apresentam menor tempo de permanência hospitalar, menos dias de tratamento com morfina para síndrome de abstinência neonatal e menor uso de fenobarbital do que os neonatos expostos à metadona[52] (Quadro 35.6).

Quadro 35.6 – Classificação de opioides para uso em gestantes.	
Analgésicos opioides	**Risco**
Tramadol	C/D
Codeína	D/C/D
Morfina	B/D
Metadona	B/D

Quadro 35.6 – Classificação de opioides para uso em gestantes.	
Analgésicos opioides	**Risco**
Oxicodona	B/D
Fentanil	B/D
Buprenorfina	B/D

Fonte: Fernandez S, Bruni T, Bishop L, Turuba R, Olibris B, Jumah NA. (2019).

Nas gestantes com dor aguda de moderada a forte intensidade, ao se prescreverem os analgésicos opioides, recomenda-se limitar a dose e o tempo de uso pela possibilidade de dependência materna e alterações nos resultados obstétricos e neonatais. Embora, os estudos permaneçam confusos quanto aos riscos fetais do uso de opioides,[24] alguns estudos mostraram risco aumentado de anomalias congênitas fetais e defeitos do tubo neural[29] e outros estudos mostraram que as complicações maternofetais são as mesmas da população em geral.

O Colégio Americano de Obstetras e Ginecologistas (ACOG) recomenda considerar o risco pequeno e potencial de defeitos congênitos associado ao uso de opioides juntamente com outros fatores clínicos.[53] De modo geral, a melhor recomendação para o uso de opioides na gestação é usar a menor dose efetiva pelo menor período de tempo.[29]

▶ **Anestésicos locais:** não há evidências de que a lidocaína e a bupivacaína produzam alterações morfológicas fetais[54] (Quadro 35.7).

Quadro 35.7 – Classificação de anestésicos locais para uso em gestantes.	
Anestésicos locais	**Risco**
Lidocaína	B
Bupivacaína	B

Fonte: Giraldes ALA, Sakata RK, Issy AM. (2008).

Terapia tópica com loção de capsaicina ou adesivos de lidocaína, uso de anestésicos locais para bloqueio simpático e estimulação elétrica nervosa transcutânea são opções adicionais no tratamento dos quadros dolorosos durante a gestação.[29,54]

Antidepressivos

▶ **Amitriptilina:** em mais de 1 milhão de gestantes que utilizaram a amitriptilina, nos 2º e 3º trimestres, não houve relatos de anomalias fetais. Entretanto, existem relatos de anomalias cardiovasculares e redução nos membros quando utilizada no 1º trimestre da gestação.[55,56]

▶ **Nortriptilina:** determinante potencial de malformações congênitas.[55,56]

▶ **Maprotilina:** seu uso é compatível na gestação e lactação.[55,56]

▶ **Imipramina:** pode determinar síndrome de privação no RN.[55,56]

Os antidepressivos tricíclicos, em doses terapêuticas, durante a gestação parecem não se associar ao aumento na incidência de malformações. O uso crônico ou doses altas próximo ao termo podem causar síndrome de abstinência no RN. Sugere-se reduzir a dose entre 3 e 4 semanas antes do parto.[55,56] Apesar do grande número de gestantes que utilizaram amitriptilina, não existe relato de efeitos tóxicos fetais.[55,56]

▶ **Venlafaxina e duloxetina:** a exposição intrauterina no 1º trimestre à venlafaxina não se associou ao aumento do risco para malformações congênitas graves. Os dados para a duloxetina são significativamente menores, mas não sugerem aumento do risco clinicamente importante[57] (Quadro 35.8).

Quadro 35.8 – Classificação dos antidepressivos para uso em gestantes.	
Antidepressivos	**Risco**
Amitriptilina	C
Nortriptilina	D
Maprotilina	B
Imipramina	D
Duloxetina	C
Venlafaxina	C

Fonte: Lassen D, Ennis ZN, Damkier P. (2018).

Anticonvulsivantes

Quando possível, deve-se descontinuar seu uso, especialmente no 1º trimestre e/ou suplementar com o ácido fólico. Dosar alfafetoproteína pode auxiliar na detecção das malformações do tubo neural.[58]

▶ **Carbamazepina:** pode determinar anomalias craniofaciais e cardíacas, espinha bífida, retardo do crescimento intrauterino e sintomas de abstinência no período neonatal, quando em doses maiores que 1.000 mg por dia.[58]

▶ **Gabapentina:** não parece aumentar o risco de malformações maiores. Observou-se na população investigada o aumento do risco de baixo peso ao nascer e parto prematuro, o que exige uma investigação mais aprofundada.[59]

▶ **Pregabalina:** utilizada em monoterapia, parece não aumentar a incidência de malformações congênitas.

▶ **Lamotrigina:** parece não aumentar a incidência de malformações. A incidência é cerca de 2% em doses abaixo de 300 mg/dia[60] (Quadro 35.9).

Meios físicos e acupuntura

Complementam o tratamento medicamentoso e, muitas vezes, são a 1ª escolha no alívio e controle das dores durante a gestação. Praticamente destituídos de efeitos colaterais, são inócuos para o feto.[4]

Quadro 35.9 – Classificação de anticonvulsivantes para uso em gestantes.	
Anticonvulsivantes	**Risco**
Carbamazepina	D
Gabapentina	C
Pregabalina	D
Lamotrigina	C

Fonte: Weston Z, Bromley R, Jackson CF, Adab N, Clayton-Smith J, (2016).

Conclusão

A dor neuropática na gestação influencia negativamente a qualidade de vida das gestantes/pacientes, pois gera sofrimento, incapacidades, redução no relacionamento social, familiar e profissional.

Para tratar as dores agudas e crônicas durante a gestação e lactação, deve-se contemplar e respeitar o binômio mãe-filho, avaliar criteriosa e individualmente as escolhas farmacológicas e as medidas instituídas.

Referências bibliográficas

1. Erdine S. Pain relief as a human right, global day against pain: IASP and EFIC initiative cosponsored by WHO. 2004;16:5-8.
2. Twigg M, Lupattelli A, Nordeng H. Women's beliefs about medication use during their pregnancy: a UK perspective. Int. J. Clin. Pharm. 2016;38:968-976.
3. Pritham UA, McKay L. Safe management of chronic pain in pregnancy in an era of opioid misuse and abuse. J. Obstet. Gynecol. Neonatal Nurs. 2014;43:554-567.
4. Zakka TRM, Teixeira MJ, Yeng LT. Dor no período gestacional e durante a lactação. In: Irimar de Paula Posso et al (ed.). Tratado de dor. Publicação da Sociedade Brasileira para Estudo da Dor. 1. ed. Rio de Janeiro: Atheneu; 2017. v. 102, n. 1, p. 1327-1336.
5. Kennedy D. Classifying drugs in pregnancy. Aust. Prescr. 2014; 37:112-114.
6. Peters SL, Lind JN, Humphrey JR et al. Safe lists for medications in pregnancy: inadequate evidence base and inconsistent guidance from web-based information. 2011. Pharmacoepidemiol. Drug Saf. 2013;22:324-328.
7. Ray-Griffith SLWM, Stowe ZN, Magann EF. Chronic pain during pregnancy: a review of the literature. Int. J. Womens Health. 2018;10:153-164.
8. Bermas BL. Non-steroidal anti-inflammatory drugs, glucocorticoids and disease modifying anti-rheumatic drugs for the management of rheumatoid arthritis before and during pregnancy. Curr. Opin. Rheumatol. 2014;26:334-340.
9. Grzeskowiak LE, Gilbert AL, Morrison JL. Investigating outcomes associated with medication use during pregnancy: a review of methodological challenges and observational study designs. Reprod. Toxicol. 2012;33:280-289.
10. Tarnow-Mordi W, Cruz M, Morris J. Design and conduct of a large obstetric or neonatal randomized controlled trial. Semin. Fetal Neonatal Med. 2015;20:389-402.
11. Madan A, Tracy S, Reid R, Henry A. Recruitment difficulties in obstetric trials: a case study and review. Aust. N. Z. J. Obstet. Gynaecol. 2014;54:546-552.
12. Wunsch MJ, Stanard V, Schnoll SH. Treatment of pain in pregnancy. Clin. J. Pain. 2003;19:148-155.
13. Gutke A, Ostgaard HC, Oberg P. Pelvic girdle pain and lumbar pain in pregnancy: a cohort study of the consequences in terms of health and functioning. Spine. 2006;31:e149-155.
14. Lee FH, Raja SN. Complementary and alternative medicine in chronic pain. Pain. 2011;152:28-30.

15. Novaes FS, Shimo AK, Lopes MH. Low back pain during gestation. Revista Latino-Americana de Enfermagem. 2006;14:620-624.

16. Maranets I, Berman MR, Cald-Well-Andrews AA, Kain ZN. Low back pain during pregnancy: prevalence, risk factors, and outcomes. Obstet. Gynecol. 2004;104:65-70.

17. Bakker EC, Van Nimwegen-Matzinger CW, Ekkel-Van Der Voorden W, Nijkamp MD, Völlink T. Psychological determinants of pregnancy-related lumbopelvic pain: a prospective cohort study. Acta Obstet. Gynecol. Scand. 2013;92:797-80.

18. Eser F, Nebioğlu S, Aliyeva A et al. Neuropathic pain in pregnant Turkish women with lumbopelvic pain and its impact on health-related quality of life. Eur. J. Rheumatol. 2018;5(1):37-39.

19. Ibrahim I, Khan WS, Goddard N, Smitham P. Carpal tunnel syndrome: a review of the recent literature. Open Orthop. J. 2012;6:69-76.

20. Ablove RH, Ablove TS. Prevalence of carpal tunnel syndrome in pregnant women. WMJ. 2009;108:194-196.

21. Cheatham SW, Kolber MJ, Salamh PA. Meralgia paresthetica: a review of the literature. Int. J. Sports Phys. Ther. 2013;8:883-893.

22. Murray BJ. Medical complications of herpes zoster in immunocompetent patients. Postgraduate Medical Journal. 1987;81:229-236.

23. Casanova RG, Reyna FJ, Figueroa DR, Ortiz IJ. Herpes zoster in immunocompetent pregnant women and their perinatal outcome. Ginecologica y Obstetricia de Mexico. 2004;72:63-67.

24. Sadati MS, Ahrari I. Severe herpes zoster neuralgia in a pregnant woman treated with acetaminophen. Acta Médica Iranica. 2014;52:238-239.

25. Miller E, Cradock-Watson JE, Ridehalgh MK. Outcome in newborn babies given anti-varicella-zoster immunoglobulin after perinatal maternal infection with varicella-zoster virus. Lancet (London, England).1989;2:371-373.

26. Sauerbrei A, Wutzler P. Herpes simplex and varicella-zoster virus infections during pregnancy: current concepts of prevention, diagnosis and therapy – Part 2: varicella-zoster virus infections. Medical Microbiology and Immunology. 2007;196:95-102.

27. Bowsher D. The effects of pre-emptive treatment of postherpetic neuralgia with amitriptyline: a randomized, double-blind, placebo-controlled trial. Journal of Pain and Symptom Management. 1997;13:327-331.

28. Banh E, Shah S, Koury K, Bhatia G, Nandi R, Gulur R. Pain management in pregnancy: multimodal approaches. Pain Research and Treatment. 2015;2015:1-15.

29. American Congress of Obstetricians and Gynecologists. Opioid use and opioid use disorder in pregnancy. 2017. Committee Opinion n. 711.

30. ACOG Practice Bulletin Summary n. 220: management of genital herpes in pregnancy. Obstetrics and Gynecology. 2020;135(5): 1236-1238.

31. U.S. Food and Drug Administration. Code of Federal Regulations – Title 21. Washington, DC: U.S. Government Printing Office; 2003. v. 4.

32. Yankowitz J, Niebyl JR. Drugs therapy in pregnancy. 3rd ed. New York: Lippincott Williams & Wilkins; 2001.

33. Shah S, Banh ET, Koury K, Bhatia G, Nandi R, Gulur P. Pain management in pregnancy: multimodal approaches. Pain Res. Treat. 2015;2015:987483.

34. Wilmer E, Chai S, Kroumpouzos G. Drug safety: pregnancy rating classifications and controversies. Clin. Dermatol. 2016;34(3):401-9.

35. Brucker MC, King TL. US Food and Drug Administration: pregnancy and lactation labeling rule. 2015. J. Midwifery Womens Health. 2017;62(3):308-316.

36. Canadian guideline for safe and effective use of opioids for chronic non-cancer pain. National Opioid Use Guideline Group. 2010;(pt. B):554.

37. Toda K. Is acetaminophen safe in pregnancy? Scand. J. Pain. 2017 Oct;17:445-446.

38. Bauer AZ, Kriebel D, Herbert MR, Bornehag CG, Swan SH. Prenatal paracetamol exposure and child neurodevelopment: a review. Horm. Behav. 2018;101:125-147.

39. Dathe K, Padberg S, Hultzsch S, Meixner K, Tissen-Diabaté T, Meister R et al. Metamizole use during first trimester-A prospective observational cohort study on pregnancy outcome. Pharmacoepidemiol. Drug Saf. 2017;26(10):1197-204.

40. Silva Dal Pizzol T, Schüler-Faccini L, Mengue SS, Fischer MI. Dipyrone use during pregnancy and adverse perinatal events. Arch. Gynecol. Obstet. 2009;279(3):293-7.

41. Sharpe CR, Franco EL. Use of dipyrone during pregnancy and risk of Wilm's tumor. Epidemiology. 1996;7(5):533-5.

42. Dathe K, Hultzsch S, Pritchard LW, Schaefer C. Risk estimation of fetal adverse effects after short-term second trimester exposure to non-steroidal anti-inflammatory drugs: a literature review. Eur. J. Clin. Pharmacol. 2019;4.

43. Bloor M, Paech M. Nonsteroidal anti-inflammatory drugs during pregnancy and the initiation of lactation. Anesth. Analg. 2013;116(5):1063-75.

44. Østensen ME, Skomsvoll JF. Anti-inflammatory pharmacotherapy during pregnancy. Expert Opin. Pharmacother. 2004;5(3):571-80.

45. Lind JN, Interrante JD, Ailes EC, Gilboa SM, Khan S, Frey MT, Dawson AL, Honein MA, Dowling NF, Razzaghi H, Creanga AA, Broussard CS. Maternal use of opioids during pregnancy and congenital malformations: a systematic review. Pediatrics. 2017;139(6).

46. Broussard CS, Rasmussen SA, Reefhuis J, Friedman JM, Jann MW, Riehle-Colarusso T et al. Maternal treatment with opioid analgesics and risk for birth defects. Am. J. Obstet. Gynecol. 2011;204(4):314.e1-11.

47. Yazdy MM, Mitchell AA, Tinker SC, Parker SE, Werler MM. Periconceptional use of opioids and the risk of neural tube defects. Obstetrics and Gynecology. 2013;122:838-44.

48. Kraychete DC, Siqueira JTT, Zakka TRM, Garcia JBS. Recomendações para uso de opioides no Brasil – Parte III: uso em situações especiais (dor pós-operatória, dor musculoesquelética, dor neuropática, gestação e lactação). Rev. Dor. 2014;15(2):126-132.

49. Palanisamy A, Bailey CR. Codeine in mothers and children: where are we now? Anaesthesia. 2014;69(7):655-60.

50. Nezvalová-Henriksen K, Spigset O, Nordeng H. Effects of codeine on pregnancy outcome: results from a large population-based cohort study. Eur. J. Clin. Pharmacol. 2011;67(12):1253-61.

51. Bloor M, Paech MJ, Kaye R. Tramadol in pregnancy and lactation. Int. J. Obstet. Anesth. 2012;21(2):163-7.

52. Fernandez S, Bruni T, Bishop L, Turuba R, Olibris B, Jumah NA. Differences in hospital length of stay between neonates exposed to buprenorphine versus methadone in utero: a retrospective chart review. Paediatr. Child Health. 2019;24(2):104-110.

53. American Congress of Obstetricians and Gynecologists. Opioid use and opioid use disorder in pregnancy. 2017. Committee Opinion n. 711.

54. Giraldes ALA, Sakata RK, Issy AM. Anestésicos locais. In: Sakata RK, Issy AM (ed.). Fármacos para tratamento da dor. Editora Manole; 2008. v. 8, p. 185-206.

55. Gentile S. Tricyclic antidepressants in pregnancy and puerperium. Expert Opin. Drug Saf. 2014;13(2):207-25.

56. Bérard A, Zhao JP, Sheehy O. Antidepressant use during pregnancy and the risk of major congenital malformations in a cohort of depressed pregnant women: an updated analysis of the Quebec Pregnancy Cohort. BMJ Open. 2017;7:e01337.

57. Lassen D, Ennis ZN, Damkier P. First-trimester pregnancy exposure to venlafaxine or duloxetine and risk of major congenital malformations: a systematic review. Basic Clin. Pharmacol. Toxicol. 2016;118(1):32-6.

58. Satar M, Ortaköylü K, Batun I, Yildizdas HY, Özlü F, Demir H, Topaloğlu AK. Withdrawal syndrome and hypomagnesaemia and in a newborn exposed to valproic acid and carbamazepine during pregnancy. Turk Pediatri. Ars. 2016;1;51(2):114-6.

59. Hisaki Fujii MD, Akash Goel BSC, Nathalie Bernard PHD, Alessandra Pistelli MD, Laura M Yates et al. Pregnancy outcomes following gabapentin use: results of a prospective comparative cohort study. Neurology. 2013;23;80(17):1565-1570.

60. Weston Z, Bromley R, Jackson CF, Adab N, Clayton-Smith J, Greenhalgh J et al. Monotherapy treatment of epilepsy in pregnancy: congenital malformation outcomes in the child. Cochrane Database Syst. Rev. 2016;(11):CD010224.

capítulo 36

Dor Neuropática no Paciente Ortopédico

André Cicone Liggieri | Thatila Marcello Rodrigues | Ricardo Kobayashi

Introdução

Segundo dados da Organização Mundial de Saúde (OMS), a dor lombar crônica e outras patologias musculoesqueléticas figuram entre as dez principais causas de disfunção no decorrer da vida.[1] Os indivíduos que têm a funcionalidade prejudicada apresentam aumento, de maneira significativa, do risco de desenvolverem patologias como hipertensão arterial sistêmica, diabetes *mellitus*, doenças cardiovasculares e cerebrovasculares (DCV), além de alguns tipos de neoplasias.[2,3] A dor crônica pode contribuir de maneira significativa na perda da funcionalidade e da qualidade de vida. Além disso, o custo, relacionado às estratégias de controle da dor crônica no mundo, supera o custo para tratamento das principais doenças que resultam na morte do indivíduo, como DCV e neoplasias.[4] Diante deste cenário, prevenir e tratar os distúrbios musculoesqueléticos de maneira satisfatória trará benefícios que afetarão não só a saúde e funcionalidade do indivíduo, mas também contribuirão para a redução dos custos de forma direta e indireta na área da saúde.[5]

Para que haja controle adequado da dor nos indivíduos portadores de patologias musculoesqueléticas crônicas, é *sine qua non* que reconheçamos as diferentes possibilidades de apresentação para patologias semelhantes. Classicamente, o paciente ortopédico é visto como aquele indivíduo apenas acometido de uma patologia que gerou um componente nociceptivo da dor. Porém, sabe-se que alguns pacientes terão dores neuropáticas, mistas ou, ainda, nociplásticas. O reconhecimento de cada um dos mecanismos nos diferentes cenários ortopédicos facilita o controle da dor e a melhora da funcionalidade.

O objetivo do presente capítulo é fazer uma revisão da presença de componentes neuropáticos em quadros "classicamente" conhecidos como de dor nociceptiva por meio de um pensamento crítico da interpretação correta da sintomatologia dos doentes com dores musculoesqueléticas e, a partir desta análise, buscar melhores resultados clínicos e funcionais para estes pacientes.

Dor neuropática

Dor neuropática é definida como uma lesão ou disfunção do sistema nervoso somatossensorial.[6] A dor neuropática acomete cerca de 6,9% a 10% da população mundial.[7] Além disso, apresenta custo mais elevado do que o das dores nociceptivas para todos os sistemas de saúde. Habitualmente, a dor neuropática custa até três vezes mais do que as dores nociceptivas para as seguradoras de saúde americanas e, em relação a estas dores, ela gera o dobro de absenteísmo.[8]

A funcionalidade dos indivíduos com componentes neuropáticos de dor também é afetada de maneira mais intensa do que nos quadros nociceptivos, gerando prejuízos ainda maiores na funcionalidade e, portanto, aumentando o risco de desenvolvimento de outros agravos de saúde.[9]

No contexto musculoesquelético, a maior parte das patologias que apresentam componente neuropático se apresenta de maneira periférica e localizada, como será visto adiante.[10]

Etiologia

Existem inúmeros fatores que ensejam o desenvolvimento, por parte do indivíduo com dor musculoesquelética, de quadros de dor neuropática, desde traumas diretos a estruturas do sistema nervoso somatossensorial, como em casos de lesões de plexos nervosos, síndromes compressivas (mediano, ulnar, cutâneo femoral lateral, tibial posterior, entre outras), até causas inflamatórias, tóxicas, metabólicas, isquêmicas, de estruturas microscópicas e que podem gerar síndromes dolorosas neuropáticas ou mistas.[9]

Com o desenvolvimento tecnológico e o entusiasmo a respeito do entendimento dos processos fisiopatológicos, novas moléculas e novos mecanismos de adoecimento têm sido descritos. Substâncias estas que estão relacionadas à gênese e ou à perpetuação da dor.

Fisiopatologia

A fisiopatologia dos distúrbios musculoesqueléticos está intimamente relacionada à biomecânica e, sabemos hoje, que existem inúmeros mecanismos inflamatórios que contribuem com a gênese e perpetuação da dor nos tecidos musculoesqueléticos.[11]

Existem trabalhos que mostram que, na osteoartrite, por exemplo, modificamos a expressão gênica tecidual e passamos a ter um perfil de secretoma articular completamente diferente nesse tecido, com expressão de fatores de crescimento neural, fator de necrose tumoral, substâncias ácidas e interleucinas que podem contribuir para o fenômeno de sensibilização periférica da dor.[12]

O entendimento de que as moléculas expressas nos tecidos têm potencial de sensibilização de nociceptores e de plasticidade neural nas vias aferentes primárias pode ser um dos caminhos do desenvolvimento de dor neuropática em indivíduos com distúrbios musculoesqueléticos.

Todas as informações periféricas são moduladas durante o seu caminho até os centros superiores e, neste contexto, a micróglia tem ganhado grande destaque como mecanismo envolvido no processo de cronificação da dor e, eventualmente, no surgimento de dor neuropática.[12]

Como se deve proceder com todo indivíduo com dor, não podemos reduzir o nosso entendimento sobre este paciente ortopédico aos fenômenos periféricos teciduais, nem às modulações da informação aferente, temos de levar em consideração todas as dimensões em que a dor pode afetá-lo e, assim, tratar de maneira mais assertiva.[12]

Avaliação clínica do paciente ortopédico

O paciente com queixa de dor musculoesquelética deve ser avaliado de maneira sistemática para detecção de quadros dolorosos nociceptivos, neuropáticos, mistos e nociplásticos. Para isso, uma boa história clínica e um exame físico atento conseguirão dirimir todas as dúvidas relacionadas ao quadro clínico.[13]

Com relação às características da dor, temos que dores do tipo em queimação, choque elétrico, alfinetada, agulhada, com formigamento, parestesias, paroxismos costumam estar relacionadas a quadros neuropáticos. Já as dores em queimação, peso e aperto costumam estar relacionadas a quadros nociceptivos.[13]

Ainda na avaliação, todos os pacientes devem ser avaliados quanto à intensidade da dor tanto na consulta inicial como no seguimento. Mesmo que para pacientes com dor neuropática este dado possa não ser a integral realidade do sofrimento e da disfunção experimentada. Outro dado importante de ser avaliado continuamente é a funcionalidade do indivíduo; muitas vezes, o indivíduo mantém a mesma intensidade de dor, porém com funcionalidade melhor, passando a realizar tarefas que antes ele não conseguia.[13]

Um exame neurológico mínimo deve ser realizado em todos os pacientes com dor crônica e deve contemplar, na sua avaliação, motricidade (força, tônus) e a sensibilidade tátil, térmica, vibratória e dos reflexos profundos. Além disso, a pesquisa de alguns sinais comumente presentes (15% a 50%) e relacionados a dores neuropáticas se faz necessária como a hiperalgesia, a alodínia e a hiperpatia, sendo os dois últimos bem específicos para dor neuropática.[13,14]

Existem ferramentas de rastreio que podem auxiliar a detecção dos pacientes com dores mistas ou exclusivamente neuropáticas. Entre estas ferramentas, podemos citar o DN4 (*Douleur Neuropathique 4*), o LANSS (*Leeds Assessment of Neuropathic Symptoms and Signs*) e o *Pain Detect*, validadas e de fácil aplicação no dia a dia.[13]

A avaliação clínica é, muitas vezes, o suficiente para a detecção de quadros mistos ou neuropáticos, mas existem alguns exames subsidiários que podem facilitar a detecção ou a documentação de quadros duvidosos.[13]

Entre estes exames, podemos citar a eletroneuromiografia, o potencial evocado, o TSQ (teste sensório quantitativo), a termografia, a tratografia etc. Cada um dos exames apresenta sensibilidade e especificidade variadas para os inúmeros padrões clínicos e síndromes dolorosas. O cuidado na avaliação e na valorização desses exames é imprescindível para um bom ajuste diagnóstico.[13]

O racional que dá suporte à avaliação do paciente com dor neuropática e distúrbio musculoesquelético é o de identificar se há características clínicas de dor neuropática, bem como se há plausibilidade biológica do ponto de vista anatômico neurológico.[13]

Cada articulação e segmento corporal apresenta peculiaridades e especificidades da sua avaliação, e a sagacidade do avaliador permitirá identificar as síndromes clínicas sobrepostas e, com isso, melhorar a qualidade diagnóstica. A síndrome dolorosa miofascial é comumente sobreposta a casos crônicos e habitualmente um fator de aumento do sofrimento, da dor e da diminuição de funcionalidade no contexto das patologias osteomusculares.[13]

Outra questão importante de ser levada em consideração nos pacientes com distúrbios musculoesqueléticos é a relação de nexo causal da dor, ou seja, a presença de alterações de imagem em exames que não necessariamente traduzem a sintomatologia clínica dos pacientes. Essa falta de correlação e, consequentemente, o diagnóstico não acertado, ou alguma intervenção não justificada, podem ocasionar o desenvolvimento, por parte do indivíduo, o desenvolvimento de quadro crônico ou eventualmente crônico neuropático/misto.[13]

A avaliação clínica é imprescindível para o bom diagnóstico médico e para maior assertividade na terapêutica, e a avaliação funcional dos segmentos afetados, bem como do indivíduo no cenário em que se encontra, facilitará o seguimento e qualidade da terapêutica indicada. Em última instância, o resultado daquilo que tratamos é traduzido na funcionalidade obtida pelo paciente e, portanto, deve ser avaliada de maneira rotineira pela equipe que o assiste.[13]

Interface dor neuropática e dores osteomusculares

No modelo de adoecimento pautado não somente pelos aspectos biomecânicos, mas também pelos aspectos inflamatórios e modulatórios do sistema nervoso periférico (SNP) e central (SNC), há um crescente interesse no estudo da interface entre a dor neuropática e os distúrbios musculoesqueléticos; neste sentido, diversos autores têm estudado e desenvolvido informações a respeito desta intersecção.

Faremos aqui uma breve revisão de alguns artigos que trazem informações interessantes a respeito desta interface, ou seja, da sobreposição de dores neuropáticas em pacientes portadores de patologias classicamente conhecidas como geradoras de quadros nociceptivos.

Membros superiores

■ Ombro

Em 2018, um estudo realizado por Ko et al. demonstrou que, entre pacientes que apresentavam ruptura completa do manguito rotador, a prevalência de dor neuropática foi de 15,8%, prevalência esta detectada por meio da positividade para a ferramenta de rastreio, DN4.[15]

Com relação à artroplastia de ombro, um estudo demonstrou que, após a artroplastia, tanto por fratura como por osteoartrite, a prevalência de dor pós-artroplastia ficou em torno de 22%, sendo que a dor persistente foi mais comum nos indivíduos que sofreram fratura. Com relação à presença de dor neuropática, a prevalência observada foi de 13%, sem diferenças entre os indivíduos que haviam sofrido fratura e aqueles com osteoartrite.[16]

■ Plexo braquial

Em quadros em que ocorre lesão de raízes nervosas ou ainda de estruturas neurológicas sabidamente conhecidas, como nas lesões de plexo braquial, temos uma prevalência de 82,7% de dor neuropática nestes pacientes.[17]

■ Cotovelo

Vuvan V. et al. investigaram as características psicológicas e somatossensoriais de pacientes com epicondilite lateral e a divisão em subgrupos de gravidade da doença demonstrou que pacientes mais graves apresentavam uma tendência maior de positividade do questionário PainDetect e, portanto, maio tendência de apresentarem dor neuropática sobreposta.[18]

■ Punho/Mão

A síndrome do túnel do carpo (STC) é a neuropatia compressiva mais comum do membro superior e Oteo, em um estudo de prevalência, encontrou que 76,7% dos pacientes apresentavam quadro de dor neuropática associada.[19]

Sonohata et al. avaliaram a prevalência de dor neuropática nos pacientes com síndrome do túnel do carpo e o papel da intervenção cirúrgica no controle deste problema. Encontraram que 36% dos pacientes apresentavam dor neuropática previamente à cirurgia. Este mesmo estudo demonstrou que 18% dos pacientes permaneceram com dor neuropática e, ainda, entre todos os pacientes submetidos ao procedimento cirúrgico, 7% deles tiveram piora dos sintomas após o tratamento cirúrgico. Ou seja, 50% dos pacientes submetidos a tratamento cirúrgico da síndrome do túnel do carpo e que apresentavam dor neuropática não obtiveram melhora do quadro.[20]

Este estudo evidencia a importância da detecção da dor neuropática na fase pré-operatória e eventualmente a necessidade de melhor controle da síndrome álgica previamente à cirurgia.

Membros inferiores

Com relação aos membros inferiores, temos algumas entidades clínicas que, por vezes, são de difícil manejo e, muitas vezes, associadas à dor neuropática.

■ Quadril

A região trocantérica é sede de muitas patologias desafiadoras para o ortopedista. As ditas síndromes trocantéricas foram estudadas em relação à prevalência de dor neuropática e 31% dos indivíduos avaliados apresentavam positividade para ferramentas de avaliação de dor neuropática.[21]

Com relação à osteoartrite de quadril, Maeda et al. estudaram a prevalência de dor neuropática em um grupo de cem pacientes que seriam submetidos à artroplastia. Os autores encontraram que 24,5% deles apresentavam dor neuropática (PainDetect) e que, 2 meses após a cirurgia, apenas 5,5% destes indivíduos apresentava dor neuropática. Outro estudo, de 2011, demonstrou que 18,5% dos pacientes apresentavam dor neuropática associada a quadros de osteoartrite do quadril.[22,23]

A fim de estudar a prevalência de dor residual após artroplastia do quadril, por via anterior (maior risco de lesão do nervo cutâneo femoral lateral), Patton et al. demonstraram que, em um seguimento médio de 4 anos, 16% dos indivíduos apresentavam dor neuropática e, neste mesmo estudo, demonstraram que nos primeiros 2 anos após artroplastia do quadril, a prevalência é ainda maior, 24%.[24] Por intermédio da análise crítica destes estudos, o que se percebe é que, entre os pacientes com osteoartrite do quadril com dor neuropática (18,5% a 24,5%), existe uma parcela que permanecerá com dor neuropática pós-artroplastia e que a abordagem por via anterior pode ocasionar dor neuropática relacionada ao nervo cutâneo femoral lateral.

■ Joelho

Oteo et al. demonstraram que DN4 foi positivo em 33,3% dos doentes que apresentam osteoartrite do joelho. Prapto et al. encontraram uma prevalência entre 36,5% e 45,9% de dor neuropática em pacientes com osteoartrite de joelho.[19,25-27]

É curioso notar que cerca de 8% a 34% dos indivíduos que realizam artroplastia de joelho mantenham dor a despeito da reconstrução articular. O entendimento que temos a respeito desta problemática é de que a dor pós-artroplastia pode surgir por diversas outras causas, por mecanismos de sensibilização central, catastrofização, comportamento doloroso ou por síndrome dolorosa miofascial e, portanto, não necessariamente aqueles pacientes que permanecem com dor residual pós-artroplastia são todos portadores de dor neuropática. O dado que corrobora isso é que apenas 11,3% dos indivíduos que realizaram artroplastia do joelho apresentavam dor neuropática no pós-operatório.[25,26,28]

Um estudo investigou a presença de dor neuropática em pacientes que haviam sido submetidos a tratamento cirúrgico do joelho (maioria artroscopia) e que apresentavam osteoartrite e encontraram uma prevalência de 34% nesta população.[28]

Philips et al. estudaram a prevalência de dor neuropática após artroplastia e a evolução da história natural em pacientes que foram submetidos à artroplastia do joelho e encontrou uma prevalência de dor neuropática diferente para cada período analisado. Neste trabalho, a prevalência de dor neuropática, por meio do PainDetect, possível e provável, de 35% em 6 semanas após a artroplastia; 20% em 6 meses de pós-operatório; e 13% após 3 anos da cirurgia. Este estudo corrobora a prevalência de dor neuropática subsequente ao pós-operatório de artroplastia (> 3 anos) e que há uma diminuição desta entidade ao longo do tempo após a cirurgia.[29]

Com relação à artroscopia de joelho, um estudo francês demonstrou o risco cumulativo de 20% de desenvolver dor neuropática após artroscopia do joelho após 6 meses da intervenção cirúrgica.[30]

Em síndromes patelofemorais, existem dados da literatura que demonstram haver resultados aberrantes nos testes quantitativos sensoriais, podendo estar relacionados com dor neuropática, mas ainda sem uma prevalência clara na literatura.[31]

■ Tornozelo e pé

Segundo a literatura, em pacientes com osteoartrite de tornozelo que foram submetidos a tratamento cirúrgico, ocorre a presença de dor residual em cerca de 8% dos pacientes submetidos à artrodese e, em 25% a 60%, submetidos à artroplastia. A dor neuropática surge com prevalência alta em pacientes com osteoartrite do tornozelo, cerca de 44,9%.[32]

Com relação ao risco de perpetuação ou piora da dor após intervenção cirúrgica para osteoartrite, alguns fatores de risco foram comprovadamente relacionados a piores resultados clínicos, sendo eles o questionário breve de dor, a intensidade de dor maior no pré-operatório, o perfil psíquico e especialmente a presença de dor neuropática no pré-operatório. Neste mesmo estudo, a prevalência de dor neuropática no pós-operatório aumentou para 54,5% nos pacientes com dor residual.[32]

Valendo-se da ferramenta Pain Detect, temos que 28% dos indivíduos com tendinopatia de Aquiles apesentavam dor neuropática provável e 29% de positividade para casos de fasceíte plantar.[21]

Em pacientes com neuroma de Morton, encontrou-se prevalência de 63% de dor neuropática e este mesmo estudo mostra a importância da avaliação clínica dos pacientes, pois, achados ultrassonográficos de neuroma de Morton foram encontrados em 50% dos pacientes assintomáticos.[33]

Sidon et al. investigaram a prevalência de sintomas de dor neuropática em pacientes com patologias do pé e encontraram uma prevalência geral (retropé, médio pé e ante pé) de 12,4%, este estudo excluiu a síndrome do túnel do tarso e o neuroma de Morton em virtude da alta prevalência de ambos. Neste estudo, identificaram que pacientes tabagistas, pacientes que já haviam sido abordados cirurgicamente e obesos apresentavam um risco maior de desenvolver sintomas neuropáticos.[34]

Tratamento

Como para todo paciente com dor crônica, a educação em dor deve fazer parte da estratégia de manejo nos quadros neuropáticos, inclusive nos pacientes com patologias de base musculoesquelética. Além da educação em dor, podemos dividir o tratamento em medidas não farmacológicas, farmacológicas e intervencionistas.[35]

Não farmacológico

Mudanças do estilo de vida, correções biomecânicas, atividade física e estratégias nutracêuticas (magnésio, vitamina B12 etc.) podem ter impacto na qualidade de vida e na dor.[36,37]

A estimulação elétrica transcutânea (TENS) tem evidência científica robusta em quadros neuropáticos, sendo considerada 1ª linha em dor neuropatia localizada.[38-40]

Farmacológico

Como afirmado em outros capítulos, o manejo da dor neuropática no Brasil, atualmente, consiste no uso de antidepressivos (tricíclicos e duais) e anticonvulsivantes (1ª linha), tendo cada fármaco vantagens e desvantagens específicas e que deve ser indicado de maneira personalizada para cada indivíduo.[40-42]

Para dor neuropática localizada (muitos dos casos ortopédicos), o emplastro de lidocaína tópica a 5% é uma excelente estratégia, considerado 1ª linha para este tipo de apresentação.[40-42]

Com relação aos opioides, devemos usar de maneira segura e racional para que não ocorra abuso ou risco de dependência aumentado pelo mau uso. O tramadol (opioide e inibição de receptação de serotonina) é benéfico em dores neuropáticas periféricas. Entre os opioides fortes, a metadona, a morfina e a oxicodona apresentam ação moderada.[40-42]

Em uma revisão da literatura realizada em 2020 a respeito dos principais tratamentos utilizados para o tratamento da dor neuropática, evidenciou-se que a estratégia mais utilizada é a combinação de anticonvulsivantes com antidepressivos tricíclicos. Outras combinações, que levam em consideração a reabilitação e os nutracêuticos, estão representadas na Figura 36.1.[43]

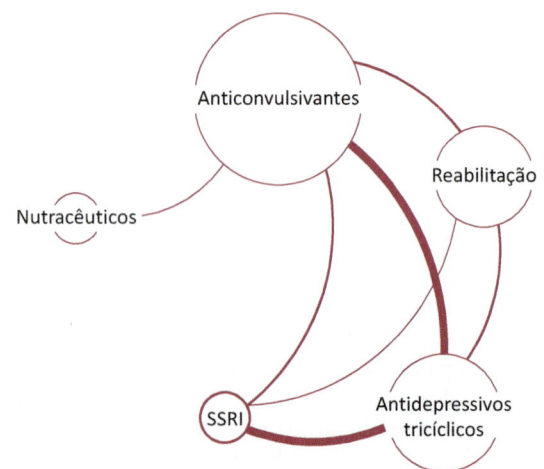

FIGURA 36.1 – Estratégias terapêuticas mais comuns para o tratamento da dor neuropática.[43]

Fonte: Desenvolvida pela autoria do capítulo.

Outras opções de tratamento estão ganhando espaço na literatura mundial e devem aparecer no Brasil como estratégias terapêuticas para os próximos anos com evidências mais robustas, como o canabidiol, o tapentadol e outros.[44]

Entre os procedimentos intervencionistas que têm ganhado destaque, podemos citar a toxina botulínica (2ª linha em dor neuropática localizada), as intradermoterapias, a hidrodissecção dos nervos periféricos, entre outros procedimentos.[40,45]

As modulações neurais periféricas e centrais também têm espaço em dores refratárias. A estimulação magnética transcutânea (3ª linha na dor neuropática).[40,46] A estimulação do gânglio da raiz dorsal já foi estudada para indivíduos com síndrome complexa de dor regional dos joelhos.[47] O implante de eletrodo medular também está entre os possíveis arsenais para pacientes com dores refratárias.[48]

Um dos principais objetivos no tratamento das dores crônicas neuropáticas do sistema musculoesquelético é o de controlar a dor para permitir que a funcionalidade e a reabilitação possam progredir de maneira significativa.

Conclusão

A avaliação correta do paciente ortopédico envolve uma boa avaliação clínica, funcional, e, a nosso ver, uma avaliação e pesquisa de um possível componente neuropático da dor em pacientes com patologias crônicas musculoesqueléticas. Entre os ortopedistas, a aplicação de ferramentas de rastreio permitiu a modificação da conduta e o controle adequado da dor.[49]

Mesmo médicos especialistas em dor aumentaram a assertividade diagnóstica quando utilizaram questionários de rastreio.[50]

Conforme mencionado, a correta identificação e a abordagem da dor neuropática coexistente com diversas patologias musculoesqueléticas facilitam o engajamento na reabilitação, diminuem o uso de medicamentos desnecessários e melhoram os desfechos e resultados cirúrgicos dos pacientes.

Referências bibliográficas

1. www.who.int.
2. Pedersen BK. The diseasome of physical inactivity – And the role of myokines in muscle: fat cross talk. J. Physiol. 2009;587:5559-5568.
3. Booth Frank W et al. Lack of exercise is a major cause of chronic diseases: comprehensive physiology. 2012;2(2):1143-211.
4. Kim LH, Vail D, Azad TD, Bentley JP, Zhang Y, Ho AL, Ratliff JK. Expenditures and health care utilization among adults with newly diagnosed low back and lower extremity pain. JAMA Network Open. 2019;2(5):e193676. doi: 10.1001/jamanetworkopen.2019.3676.
5. Breivik H, Eisenberg E, O'Brien T. OPEN Minds – The individual and societal burden of chronic pain in Europe: the case for strategic prioritisation and action to improve knowledge and availability of appropriate care. BMC Public Health. 2013 Dec 24;13:1229. doi: 10.1186/1471-2458-13-1229.
6. International Association for the Study of Pain. IASP Taxonomy – Pain terms: neuropathic pain. [Acesso em 14 dez. 2017]. Disponível em: www.iasppain.org/Taxonomy#Neuropathicpain.
7. Van Hecke O et al. Pain. 2014;155(4):654-62.
8. Ha Langley PC et al. The burden associated with neuropathic pain in Western Europe. J. Med. Econ. 2013;16(1):85-95.
9. Hanpää M, Treede RD. Pain Clinical Updates. 2010;18(7):1-5.
10. Mick G et al. What is localized neuropathic pain? A first proposal to characterize and define a widely used term. Pain Manag. 2012;2(1):71-77.
11. Mobasheri A, Batt M. An update on the pathophysiology of osteoarthritis. Annals of Physical and Rehabilitation Medicine. 2016;59(5-6):333-339. doi: 10.1016/j.rehab.2016.07.004.
12. Teixeira MJ, Figueiró JB, Yeng LT, Andrade DCA (ed.). Dor: manual para o clínico. 2. ed. Rio de Janeiro: Atheneu; 2019. p. 879.
13. Liggieri AC, Liggieri VC. Avaliação clínica e funcional do paciente com dor. In: Kobayashi R, Luzo MVM, Cohen M (ed.). Tratado de dor musculoesquelética SBOT. São Paulo: Alef Editora; 2019. p. 265-270.
14. Jensen TS, Finnerup NB. Allodynia and hyperalgesia in neuropathic pain: clinical manifestations and mechanisms. The Lancet Neurology. 2014;13(9):924-935. doi: 10.1016/s1474-4422(14)70102-4.
15. Ko S et al. Prevalence and risk factors of neuropathic pain in patients with a rotator cuff tear. Pain Physician. 2018;21(2):173-180.
16. Bjørnholdt KT, Brandsborg B, Søballe K, Nikolajsen L. Persistent pain is common 1-2 years after shoulder replacement. Acta Orthop. 2015;86(1):71-77. doi: 10.3109/17453674.2014.987065.
17. Subedi A, Chaudakshetrin P, Chotisukarat H, Mandee S. Effect of co-morbid conditions on persistent neuropathic pain after brachial plexus injury in adult patients. J. Clin. Neurol. 2016;12(4):489-494. doi: 10.3988/jcn.2016.12.4.489.
18. Vuvan V, Mellor R, Coombes B, Heales L, Hodges P, Farrell M, Vicenzino B. Cross-sectional study of somatosensory and psychological features, and pain comorbidity in severe lateral elbow tendinopathy. Journal of Science and Medicine in Sport. 2019;22:49-50. doi: 10.1016/j.jsams.2019.08.235.
19. Oteo-Álvaro Á, Marín MT. Predictive factors of the neuropathic pain in patients with carpal tunnel syndrome and its impact on patient activity. Pain Manag. 2018;8(6):455-463. doi: 10.2217/pmt-2018-0045.
20. Sonohata M, Tsuruta T, Mine H et al. The effect of carpal tunnel release on neuropathic pain in carpal tunnel syndrome. Pain Res. Manag. 2017;2017:8098473. doi: 10.1155/2017/8098473.
21. Wheeler PC. Neuropathic pain may be common in chronic lower limb tendinopathy: a prospective cohort study. Br. J. Pain. 2017;11(1):16-22. doi: 10.1177/2049463716680560.
22. Maeda K, Sonohata M, Kitajima M, Kawano S, Mawatari M. Risk factors of neuropathic pain after total hip arthroplasty. Hip Pelvis. 2018;30(4):226-232. doi: 10.5371/hp.2018.30.4.226.
23. Shigemura T, Ohtori S, Kishida S et al. Neuropathic pain in patients with osteoarthritis of hip joint. Eur. Orthop. Traumatol. 2011;2:73. Disponível em: https://doi.org/10.1007/s12570-011-0070-x.
24. Patton RS, Runner RP, Lyons RJ, Bradbury TL. Clinical outcomes of patients with lateral femoral cutaneous nerve injury after direct anterior total hip arthroplasty. J. Arthroplasty. 2018;33(9):2919-2926.e1. doi: 10.1016/j.arth.2018.04.032.
25. Beswick AD, Wylde V, Gooberman-Hill R, Blom A, Dieppe P. What proportion of patients report long-term pain after total hip or knee replacement for osteoarthritis? A systematic review of prospective studies in unselected patients. BMJ Open. 2012;2:000435.
26. Wylde V, Hewlett S, Learmonth ID, Dieppe P. Persistent pain after joint replacement: prevalence, sensory qualities, and postoperative determinants. Pain. 2011;152:566-572.
27. Prapto D, Tertia C, Purvance I. Neuropathic pain component insights in patients with knee osteoarthritis: an observational study. Orthopaedic Journal of Sports Medicine. 2020 May. doi: 10.1177/2325967120S00057.

28. Valdes AM, Suokas AK, Doherty SA, Jenkins W, Doherty M. History of knee surgery is associated with higher prevalence of neuropathic pain-like symptoms in patients with severe osteoarthritis of the knee. Seminars in Arthritis and Rheumatism. 2014;43(5):588-592. doi: 10.1016/j.semarthrit.2013.10.001.

29. Phillips JRA, Hopwood B, Arthur C, Stroud R, Toms AD. The natural history of pain and neuropathic pain after knee replacement. The Bone & Joint Journal. 2014;96-B(9):1227-1233. doi: 10.1302/0301-620x.96b9.33756.

30. Dualé C, Ouchchane L, Schoeffler P, Dubray C, Soule-Sonneville S, Decoene C, Mirault F. Neuropathic aspects of persistent postsurgical pain: a French multicenter survey with a 6-month prospective follow-up. The Journal of Pain. 2014;15(1):e1-24.e20. doi: 10.1016/j.jpain.2013.08.014.

31. Jensen R, Kvale A, Baerheim A. Is pain in patellofemoral pain syndrome neuropathic? The Clinical Journal of Pain. 2008 Jun;24(issue 5):384-394. doi: 10.1097/AJP.0b013e3181658170.

32. Guichard L, Vanhaesebrouck A, Fletcher D, Stiglitz Y, Rouquette A, Martinez V. Pain trajectory after ankle surgeries for osteoarthritis. Foot & Ankle International. 2019;107110071881751. doi: 10.1177/1071100718817514.

33. Padua L, Coraci D, Gatto D, Glorioso D, Lodispoto F. Relationship between sensory symptoms, Mulder's sign, and dynamic ultrasonographic findings in Morton's neuroma. Foot Ankle Int. 2020 Aug 28;1071100720946748. doi: 10.1177/1071100720946748 [Published online ahead of print].

34. Sidon E, Rogero R, McDonald E et al. Prevalence of neuropathic pain symptoms in foot and ankle patients. Foot & Ankle International. 2019;40(6):629-633. doi: 10.1177/1071100719838302.

35. Kobayashi R, Herrero F, Ishi MM. Dor lombar. In: Kobayashi R, Luzo MVM, Cohen M (ed.). Tratado de dor musculoesquelética SBOT. São Paulo: Alef Editora; 2019. p. 271-280.

36. Julian T, Syeed R, Glascow N, Angelopoulou E, Zis P. B12 as a treatment for peripheral neuropathic pain: a systematic review. Nutrients. 2020;12(8):e2221. 2020 Jul 25. doi: 10.3390/nu12082221.

37. Shin HJ, Na HS, Do SH. Magnesium and pain. Nutrients. 2020;12(8):e2184. 2020 Jul 23. doi: 10.3390/nu12082184.

38. Whitten CE, Donovan M, Cristobal K. Treating chronic pain: new knowledge, more choices. Perm. J. 2005;9(4):9-18. doi: 10.7812/tpp/05-067.

39. Hainline B, Derman W, Vernec A et al. International Olympic Committee consensus statement on pain management in elite athletes. British Journal of Sports Medicine. 2017;51:1245-1258.

40. Moisset X, Bouhassira D, Avez Couturier J, Alchaar H, Conradi S, Delmotte MH, Attal N. Pharmacological and non-pharmacological treatments for neuropathic pain: systematic review and French recommendations. Revue Neurologique. 2020. doi: 10.1016/j.neurol.2020.01.361.

41. Attal N. Pharmacological treatments of neuropathic pain: the latest recommendations. Rev. Neurol. (Paris). 2019;175(1-2):46-50.

42. Finnerup NB, Attal N, Haroutounian S, McNicol E, Baron R, Dworkin RH et al. Pharmacotherapy for neuropathic pain in adults: a systematic review and meta-analysis. Lancet Neurol. 2015;14(2):162-173.

43. Coraci D, Giovannini S, Loreti C, Fusco A, Padua L. Management of neuropathic pain: a graph theory-based presentation of literature review. The Breast Journal. 2019. doi: 10.1111/tbj.13622.

44. Johal H, Devji T, Chang Y, Simone J, Vannabouathong C, Bhandari M. Cannabinoids in chronic non-cancer pain: a systematic review and meta-analysis. Clin. Med. Insights Arthritis Musculoskelet Disord. 2020 Feb 19;13:1179544120906461. doi: 10.1177/1179544120906461.

45. Lam KHS, Hung CY, Chiang YP et al. Ultrasound-guided nerve hydrodissection for pain management: rationale, methods, current literature, and theoretical mechanisms. J. Pain Res. 2020 Aug 4;13:1957-1968. doi: 10.2147/JPR.S247208.

46. Paolucci T, Pezzi L, Centra AM, Giannandrea N, Bellomo RG, Saggini R. Electromagnetic field therapy – A rehabilitative perspective in the management of musculoskeletal pain: a systematic review. J. Pain Res. 2020 Jun 12;13:1385-1400. doi: 10.2147/JPR.S231778.

47. Martin SC, Macey AR, Raghu A et al. Dorsal root ganglion stimulation for the treatment of chronic neuropathic knee pain. World Neurosurg. 2020 Jul 22;(20)31623-5:s1878-8750. doi: 10.1016/j.wneu.2020.07.102 [Published online ahead of print].

48. Deer TR, Grider JS, Lamer TJ et al. A systematic literature review of spine neurostimulation therapies for the treatment of pain. Pain Med. 2020;21(7):1421-1432. doi: 10.1093/pm/pnz353.

49. Nakawaki M, Fukushima K, Inoue G, Moriya M, Uchiyama K, Takahira N, Takaso M. Use of the painDETECT questionnaire to differentiate the nature of hip pain associated with a labrum tear. Asia-Pacific Journal of Sports Medicine, Arthroscopy, Rehabilitation and Technology. 2018;11:1-5. doi: 10.1016/j.asmart.2017.10.002.

50. Jespersen A, Amris K, Bliddal H, Andersen S, Lavik B, Janssen H, Poulsen PB. Is neuropathic pain underdiagnosed in musculoskeletal pain conditions? The Danish painDETECTive study. Current Medical Research and Opinion. 2010;26(8):2041-2045. doi: 10.1185/03007995.2010.502748.

Dor Axial com Componente Neuropático

Ricardo Kobayashi | Carolina Besser Cozac Kobayashi | André Cicone Liggieri

Introdução

As dores axiais em coluna (cervical, torácica e lombar) acarretam um enorme fardo pessoal e socioeconômico à sociedade, sendo responsáveis por grande parte das dores crônicas no mundo. A dor cervical tem alta prevalência em países desenvolvidos e resulta numa taxa de incapacidade que está entre as cinco principais nos Estados Unidos. Já a dor lombar é a principal causa de anos vividos com incapacidade em países em desenvolvimento e desenvolvidos.[1,2]

Revisão publicada em 2016 estimou que o custo da cervicalgia somado ao da lombalgia nos Estados Unidos chega a $ 87,6 bilhões de dólares por ano, ficando em terceiro lugar, atrás somente do diabetes e das doenças cardíacas.[3]

A dor cervical e a lombar crônica cada vez mais são consideradas dores mistas, consistindo na associação de dor nociceptiva e dor neuropática. Contudo, o componente neuropático, principalmente na dor sem irradiação, muitas vezes é subdiagnosticado e, consequentemente, subtratado. A diferenciação entre dor nociceptiva e neuropática é de extrema importância, visto que cada tipo de dor requer um tratamento específico.[4]

O objetivo deste capítulo será discutir a dor axial com componente neuropático, priorizando a cervicalgia e a lombalgia, mais prevalentes do que a dorsalgia.[1-4]

Definição anatômica

Cervicalgia

A dor cervical é delimitada superiormente pela linha nucal, lateralmente pelas margens do pescoço e inferiormente por uma linha imaginária transversa através do processo espinhoso de T1.[5]

Dorsalgia

A dorsalgia é uma dor experimentada na região torácica posterior, entre os limites das vértebras T1 e T12 e seu aspecto posterior do tronco.[6]

Lombalgia

A lombalgia é uma dor e desconforto localizados abaixo da margem costal inferior e acima da prega glútea inferior.[7]

Epidemiologia da dor neuropática

Cervicalgia

Um dos poucos estudos que avaliaram a prevalência de dor cervical com componente neuropático demonstrou que 50% dos indivíduos apresentavam dor neuropática possível; 43%, dor não neuropática; e 7%, dor primariamente neuropática. Pessoas com dor neuropática relataram níveis mais altos de incapacidade, eram mais propensas a ter uma doença psiquiátrica coexistente e foram submetidas à cirurgia com mais frequência do que indivíduos com outras categorias de dor, mas também eram mais propensas a relatar maiores reduções na incapacidade após 6 meses de tratamento.[8]

Lombalgia

Alguns estudos sugerem que até 16% a 55% dos pacientes com lombalgia crônica têm possíveis componentes de dor neuropática. É provável que a ampla variação na prevalência relatada de dor neuropática na dor lombar decorra de diferenças na metodologia entre os estudos, particularmente em termos de definição de dor neuropática, instrumentos de avaliação da dor e área corporal avaliada.[9]

Habitualmente, considera-se que a dor irradiada para o membro inferior é neuropática. No entanto, a incidência de dor neuropática na dor irradiada para o membro inferior varia de 37% a 55% (Tabela 37.1) de acordo com os estudos utilizando os questionários painDETECT, DN4, LANSS. Portanto, não generalizar e fazer o diagnóstico correto do tipo de dor de cada paciente é essencial para um tratamento mais assertivo.[10]

Fisiopatologia

Acredita-se que os mecanismos neuropáticos e nociceptivos contribuem para a dor axial e a dor irradiada para os membros. Todavia, de forma geral, acredita-se que os mecanismos neuropáticos desempenham um papel mais importante na dor irradiada para os membros, enquanto os mecanismos nociceptivos desempenham um papel mais importante na dor axial sem irradiação para o membro. Além disso, alguns autores consideram que em alguns casos a lombalgia idiopática pode ser considerada nociplástica.[4]

TABELA 37.1 – Estudos com os principais questionários para *screening* de dor neuropática.

Instrumentos	Incidência de dor neuropática na lombociatalgia	Escore positivo para dor neuropática	Escore máximo do instrumento
DN-4	44%	≥ 4	10
LANSS	55%	≥ 12	24
Pain DETECT	37%	≥ 19	38

Fonte: Stump PRNAG, Kobayashi R, Campos AW (2016).

Dor nociceptiva

Na dor axial crônica, a dor nociceptiva resulta da ativação de nociceptores que inervam ligamentos, articulações, músculos, fáscias e tendões em resposta à lesão ou inflamação do tecido e ao estresse biomecânico.[9]

Em muitos casos, a dor irradiada para os membros não é neuropática e pode ser originada de ponto gatilho (PG) miofascial com mecanismo nociceptivo. Os músculos que mais frequentemente são identificados na dor irradiada para o membro superior são: escalenos; infraespinhal; deltoide; peitoral; entre outros. Já na dor irradiada para o membro inferior, os músculos mais comuns são: piriforme; iliopsoas; e glúteos médio e mínimo.[11]

Dor neuropática

Há diversos estudos que usaram instrumentos e outros métodos para separar a dor lombar em neuropática e não neuropática. Esses estudos relataram taxas de prevalência de um componente de dor neuropática variando de 17% a mais de 50%, com uma revisão estruturada relatando uma taxa agregada de 36,6% em 13 mil pacientes avaliados.[8]

As condições comuns de dor em coluna que envolvem dor neuropática incluem radiculopatia, mielopatia e hérnia de disco.[12]

A dor neuropática pode ser causada por lesões de brotamentos de fibras C dentro de um disco degenerado (dor neuropática localizada – Figura 37.1), por compressão mecânica da raiz nervosa ou pelos efeitos de mediadores inflamatórios decorrentes de um disco degenerativo que resulta em inflamação e danos às raízes nervosas.[9]

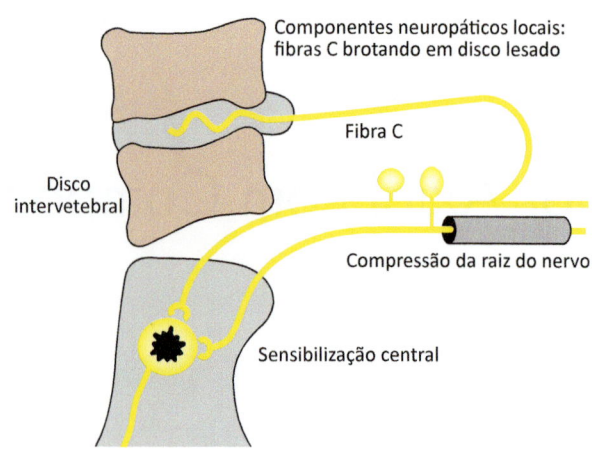

FIGURA 37.1 – Mecanismos fisiopatológicos propostos da dor lombar neuropática.

Fonte: Adaptada de Baron R, Binder A, Attal N, Casale R, Dickenson AH, Treede RD. (2016).

Classificação

Temporal

A classificação temporal divide a dor em coluna em aguda, subaguda e crônica (Tabela 37.2).[13]

TABELA 37.2 – Classificação temporal dor em coluna lombar.

Classificação	Duração
Aguda	< 6 semanas
Subaguda	Entre 6 e 12 semanas
Crônica	> 12 semanas

Fonte: Van Tulder M, Becker A, Bekkering T, Breen A, Del Real MT, Hutchinson A et al. (2006).

História natural

Cervicalgia

A maioria dos casos de dor cervical aguda, independentemente de serem ou não de natureza radicular, se resolve em cerca de 3 meses, embora uma proporção substancial de pessoas continue a apresentar sintomas de baixo grau ou recorrências frequentes. As variáveis que predizem a persistência incluem sexo feminino, idade avançada, presença de radiculopatia, maior intensidade de dor basal, múltiplos locais de dor, tabagismo, obesidade, saúde geral precária e uma variedade de fatores psicossociais.[1]

Lombalgia

Muitos estudos consideram que a lombalgia inespecífica aguda é autolimitada, com taxa de recuperação de 90%

no período de 4 a 7 semanas e taxa de cronificação de 2% a 7%. No entanto, estudos mais recentes demonstram taxa de cronificação bem maior, de 40% a 44%. Assim, o tratamento adequado e o acompanhamento inicial na fase aguda são de extrema importância para se evitarem os casos crônicos.[14]

Fatores de risco

Cervicalgia

Vários fatores de risco predispõem ao desenvolvimento de dor no pescoço, incluindo causas psicológicas, genéticas, problemas de sono, tabagismo, obesidade, sedentarismo, trauma, dor nas costas e problemas de saúde geral.[1]

Os trabalhadores de escritório e que usam computador, trabalhadores braçais, trabalhadores da saúde e motoristas ocupacionais têm mais probabilidade do que outros de sentir dores no pescoço e nos ombros. Entretanto, a baixa satisfação no trabalho e os problemas trabalhistas são os principais fatores de risco relacionados ao trabalho.[1]

Lombalgia

Os fatores de risco associados ao desenvolvimento da lombalgia podem estar relacionados ao trabalho e ao estilo de vida. A atividade laboral relacionada ao desenvolvimento da lombalgia envolve o levantamento de peso durante o trabalho (sendo o risco diretamente relacionado com a carga do objeto e o número de vezes que é levantado) e ao hábito de manter longos períodos na mesma posição. Fatores que aumentam o risco de desenvolver lombalgia são o tabagismo, a obesidade e sintomas depressivos.[2]

Avaliação clínica

Uma história completa e um exame físico detalhado são necessários para distinguir a dor neuropática da dor não neuropática, e esta diferenciação é essencial, pois as decisões de tratamento são baseadas no tipo de dor. Para o diagnóstico do componente neuropático, além da anamnese e do exame físico, os questionários de *screening* para dor neuropática (DN4, LANSS, painDETECT) podem auxiliar no diagnóstico.[1,9]

A semiologia básica da dor contempla a coleta de dados que sugiram a característica nociceptiva, neuropática ou nociplástica da dor. Nesse sentido, é imprescindível saber: início; periodicidade; intensidade; fatores de melhora/piora; localização da dor; e descritores da dor como choque, peso, pontada, queimação etc.[15]

Assim, dor em queimação, pressão, peso, tensão e câimbra podem sugerir dor muscular. Já queixas de queimação, sensação de frio doloroso, choque, formigamento, amortecimento, coceira, alfinetada e agulhada sugerem dor neuropática. Deve-se lembrar ainda que a dor de etiologia mecânica agrava-se com o movimento e melhora com o repouso. Já a dor inflamatória melhora com o movimento e não melhora durante o repouso, além de poder acordar o paciente.[15]

O grupo Assessment of Spondyloarthritis International Society (ASAS) sugere dor axial inflamatória quando o paciente apresenta quatro de cinco critérios: início antes dos 40 anos; início insidioso; dor que melhora com exercício; dor que não melhora com o repouso; dor noturna que melhora quando o paciente se levanta.[16]

Exame físico

O exame físico da coluna deve incluir inspeção estática e dinâmica, marcha, manobras especiais provocativas, palpação e exame neurológico completo. Além disso, é importante a avaliação de pontos-gatilho (PGs) miofasciais.[15]

Exame físico miofascial

A síndrome dolorosa miofascial (SDM) está presente em 85% dos pacientes avaliados em centros de dor e é uma das principais causas de dores crônicas. O diagnóstico da SDM é clínico, pela palpação dos PG que reproduzem o padrão de dor referida pelo paciente. A não identificação da SDM é responsável por numerosos diagnósticos errôneos de dor neuropática e resultados terapêuticos insatisfatórios, que acarretam redução da produtividade e aumento da incapacidade funcional dos doentes.[11,17]

Exame físico neurológico

O exame neurológico deve avaliar motricidade, sensibilidade (tátil, dolorosa, térmica e vibratória) e reflexos tendíneos profundos. As manobras provocativas mais utilizadas para dor lombar são o teste da elevação da perna estendida e o teste de Lasègue, considerados positivos quando reproduzem os sintomas radiculares em uma elevação entre 35 e 70 graus.[15]

A dor neuropática é espontânea e pode ter algumas características clínicas específicas, como hiperalgesia (dor exagerada e desproporcional a um estímulo habitualmente doloroso), hiperpatia (reação exagerada aos estímulos álgicos intensos ou repetitivos aplicados em regiões hipoestésicas), alodínia (dor resultante de um estímulo que normalmente não provoca dor).[15]

Os trajetos de irradiação para os membros das raízes cervicais e lombares e dos PG são muito parecidos (p. ex., raiz de C6 e PG do escaleno, raiz de S1 e PG do piriforme). Portanto, uma boa anamnese e um exame físico atento são essenciais para esta diferenciação; somado a isso, utilizar questionários de *screening* para dor neuropática pode ajudar nesta diferenciação.[18]

Bandeiras vermelhas
- #### Cervicalgia

O diagnóstico diferencial da dor cervical é amplo, além das causas musculoesqueléticas (p. ex., PG miofasciais, tendinopatias), é possível incluir traumas e processos de doenças não musculoesqueléticas que podem ser classificados como neoplásicos, inflamatórios, infecciosos, vasculares, endócrinos e neurológicos. Bandeiras vermelhas referem-se a sinais e sintomas que levantam a suspeita de algo mais sério do que distúrbios musculoesqueléticos convencionais, como lesão da medula espinhal, infecção, tumores ou doença cardiovascular.[1]

■ Lombalgia

As bandeiras vermelhas para dor lombar são indicadores de investigação por meio de exames de imagem e devem ser consideradas para tentar excluir casos de fraturas, infecções, tumores e a síndrome da cauda equina.[10]

Os sinais de alerta podem variar conforme a referência, mas os principais são: perda de peso sem explicação; história prévia de câncer; dor noturna; mais de 50 anos de idade; trauma; febre; anestesia em sela; alterações urinárias; uso de drogas injetáveis; alterações neurológicas progressivas; uso de corticosteroide sistêmico; entre outros.[18]

Exames complementares

Os dados da anamnese e do exame físico devem formular hipóteses diagnósticas, que, quando necessário, devem ser confirmadas com exames complementares. Atualmente os exames complementares têm sido amplamente utilizados para justificar as dores dos pacientes, no entanto alterações nos exames nem sempre têm relação com a etiologia da dor, já que alterações degenerativas são comuns mesmo em pacientes assintomáticos. Contudo, devem ser indicados de acordo com a anamnese e o exame físico e valorizados se forem compatíveis com o quadro clínico.[10]

Revisão sistemática sobre alterações nos exames de imagem em pacientes assintomáticos demonstrou que imagens degenerativas na coluna estão presentes em grande parte dos indivíduos assintomáticos e a incidência aumenta com a progressão da idade (Tabela 37.3). Esta revisão ressalta a importância da anamnese e do exame físico para poder se realizar uma boa correlação clinicorradiográfica.[19]

TABELA 37.3 – Achados degenerativos nos exames de imagem de pacientes assintomáticos conforme a idade.

Achado na imagem	Idade (anos) 20	30	40	50	60	70	80
Degeneração discal	37%	52%	68%	80%	88%	93%	96%
Abaulamento discal	30%	40%	50%	60%	69%	77%	84%
Protrusão discal	29%	31%	33%	36%	38%	40%	43%
Degeneração facetária	4%	9%	18%	32%	50%	69%	83%
Espondilolistese	3%	5%	8%	14%	23%	35%	50%

Fonte: Brinjikji W, Luetmer PH, Comstock B et al., 2015.

Tratamento da dor axial com componente neuropático

O tratamento multimodal é indicado para uma ampla gama de patologias e também deve ser considerado para o tratamento da dor axial com componente neuropático. O tratamento multimodal consiste na combinação de intervenções farmacológicos e não farmacológicos que regulam diferentes mecanismos da dor e é recomendado para o manejo das dores agudas e crônicas com o objetivo de melho-rar a eficácia e reduzir os efeitos adversos das medicações e das intervenções, além de tratar as morbidades associadas à dor como as alterações do sono e do humor.[10,18]

Tratamento medicamentoso

Os princípios do tratamento medicamentoso da dor neuropática se aplicam no tratamento da dor axial com componente neuropático. As revisões e os *guidelines* recomendam como 1ª linha de tratamento para dor neuropática os antidepressivos tricíclicos, os antidepressivos duais, os anticonvulsivantes gabapentinoides, e o emplastro de lidocaína 5% para dor neuropática localizada. Para dor neuropática a associação de anticonvulsivantes gabapentinoides com antidepressivos tricíclicos ou duais pode ser mais eficaz do que o tratamento com uma classe de medicamentos isolada e isso permite a redução da dose de cada molécula, diminuindo, assim, o risco dos efeitos colaterais que ocorreriam em doses maiores de cada medicamento. Contudo, a escolha da medicação e da dose deve ser feita de forma individualizada para cada caso.[10,18]

O tratamento da dor neuropática é atualmente um processo de "tentativa e erro". Tem sido sugerido por muitos anos que uma classificação de dor com base em mecanismo para otimizar o resultado do tratamento de cada paciente. Uma abordagem é classificar os pacientes segundo os fenótipos da dor (sintomas e sinais específicos ou sua combinação) com a suposição de que os últimos refletem mecanismos subjacentes específicos da dor. Há, no entanto, evidências ainda limitadas para este tipo de abordagem individualizada.[20]

A Tabela 37.4 ilustra a dose inicial, a posologia e a dose terapêutica recomendada dos principais medicamentos utilizados para dor neuropática.[20,21]

TABELA 37.4 – Principais medicamentos recomendados para o tratamento de dor neuropática.

	Dose inicial	Posologia	Dose terapêutica
Antidepressivos			
Amitriptilina	10 a 25 mg	1 vez ao dia, 3 horas antes de dormir	25 a 150 mg/dia
Duloxetina	30 mg	1 vez ao dia pela manhã	60 a 120 mg/dia
Venlafaxina	37,5 a 75 mg	1 vez ao dia pela manhã	150 a 225 mg/dia
Anticonvulsivantes			
Gabapentina	300 mg	A cada 8 horas	1.200 a 3.600 mg/dia
Pregabalina	50 a 75 mg	A cada 12 horas	150 a 600 mg/dia
Tópicos			
Emplastro de lidocaína 5%	1 a 3 emplastros	12 horas com/12 horas sem o emplastro	1 a 3 emplastros

Fonte: Attal N e Finnerup NB, Attal N, Haroutounian S, McNicol E, Baron R, Dworkin RH et al., 2015.

■ Antidepressivos tricíclicos

Os antidepressivos tricíclicos (amitriptilina, imipramina, nortriptilina) apresentam o menor número necessário para tratar (NNT = 3,6), ou seja, o melhor resultado para tratamento da dor neuropática entre as medicações adjuvantes. Além disso, apresentam a vantagem de melhorar a qualidade do sono. No entanto, podem acarretar efeitos colaterais como boca seca, sonolência, obstipação e alteração do apetite. Devem ser evitados em pacientes com glaucoma de ângulo fechado e arritmias.[20,21]

■ Antidepressivos duais

Os antidepressivos duais (duloxetina e venlafaxina) são considerados 1ª linha para tratamento de dor neuropática (NNT = 6,4), além disso também apresentam evidências para o tratamento da fibromialgia, lombalgia crônica e osteoartrite. Apresentam a vantagem terapêutica de serem indicados para o tratamento da ansiedade e depressão, comorbidades comumente associadas aos casos de dor crônica. O efeito colateral mais comum é a náusea, mas podem ocorrer insônia, dor abdominal, constipação e aumento da pressão arterial.[20,21]

■ Anticonvulsivantes gabapentinoides

A gabapentina (NNT = 6,3) e a pregabalina (NNT = 7,7) são anticonvulsivantes gabapentinoides e considerados 1ª linha para o tratamento da dor neuropática e fibromialgia. Apresentam evidência para o tratamento do transtorno de ansiedade generalizada e para melhorar a qualidade do sono dos pacientes. Os efeitos colaterais costumam ter relação com a dose utilizada, por esse motivo é recomendada uma titulação mais gradativa para diminuir o risco destes efeitos indesejados e aumentar a aderência dos pacientes ao tratamento, os mais comumente descritos são sedação, tontura, edema periférico. As doses devem ser reduzidas em pacientes com insuficiência renal.[20,21]

■ Emplastro de lidocaína 5%

O emplastro de lidocaína 5% é indicado para o tratamento da dor neuropática localizada, ou seja, área de máxima dor de um tamanho menor do que uma folha tamanho A4. Na dor axial com componente neuropático, deve ser utilizado na região de máxima dor. Deve ser utilizado por no mínimo 3 semanas consecutivas para se avaliar a real eficácia do tratamento. O fato de ter ação local e não ter ação sistêmica diminui o risco de efeitos colaterais, mas podem ocorrer alergias cutâneas.[20-22]

■ Anti-inflamatórios

Os anti-inflamatórios hormonais e não hormonais não apresentam indicação para dor neuropática, no entanto estão indicados em dores cervicais e lombares agudas e nas agudizações de dores crônicas. Podem ser usados nestes casos agudos para auxiliar no controle inflamatório, mas a recomendação é usar menor dose e tempo possíveis em virtude do risco de efeitos colaterais em longo prazo.[17]

■ Relaxante muscular

Atualmente, revisões sistemáticas demonstram evidência para o uso de relaxantes musculares esqueléticos para alívio em curto prazo da dor cervical e lombar aguda. Não apresentam evidência para dor neuropática, mas podem auxiliar no tratamento do componente miofascial comumente associado à dor neuropática.[23-26]

■ Analgésicos não opioides

Apesar de não haver evidências de eficácia para dor neuropática, a dipirona até 4 g ou paracetamol até 3 g podem ser indicados dentro do conceito de tratamento multimodal para otimizar a analgesia e permitir a reabilitação.[10]

■ Analgésicos opioides

Os opioides podem devem indicados para auxiliar a analgesia e permitir que o paciente faça o programa de reabilitação proposto. Segundo a recomendação da IASP sobre opioides de 2018, o uso de opioides para dor crônica deve ser recomendado em doses baixas e em médio prazo em pacientes cuidadosamente selecionados; entretanto, no uso contínuo em longo prazo, a tolerância, a dependência e outras neuroadaptações podem comprometer tanto a eficácia como a sua segurança. Na América Latina, há subutilização dos opioides e a incidência do temido abuso está em torno de 1%.[20,21,27,28]

Tramadol foi considerado benéfico principalmente na dor neuropática periférica. Esse medicamento é recomendado como 2ª linha, sobretudo por causa do risco potencial de abuso (embora menor do que com opioides fortes) e risco de náusea, confusão e sonolência, particularmente em idosos.[20,21]

Os opioides fortes, em especial a oxicodona, a metadona e a morfina, são moderadamente eficazes na dor neuropática periférica. A evidência da eficácia do tapentadol é fraca na dor neuropática periférica, embora resultados positivos tenham sido relatados na dor lombar com componente neuropático. Contudo, há preocupação quanto ao risco potencial de abuso e ao mau uso dos opioides. Assim, esses medicamentos são recomendados como 2ª ou 3ª linha.[20,21]

Tratamento intervencionista

O tratamento intervencionista é frequentemente considerado para pacientes com dor neuropática que não responderam de modo adequado aos tratamentos farmacológicos usados isoladamente ou em combinação com tratamentos não farmacológicos. É importante enfatizar que o tratamento intervencionista de pacientes com dor neuropática crônica deve ser considerado um componente integral de uma abordagem mais abrangente que também inclui tratamentos farmacológicos, não farmacológicos e não intervencionistas. Embora a evidência da eficácia de vários tratamentos farmacológicos em pacientes com dor neuropática seja considerável, isso é muito menos verdadeiro para tratamentos não farmacológicos para dor neuropática, que requerem avaliação em ensaios clínicos controlados.[29]

Em pacientes com radiculopatia cervical, há evidências fracas para apoiar o uso de injeções epidurais de corticosteroide e, em pacientes com dor mecânica que respondem a bloqueios diagnósticos, há evidências fracas para apoiar o uso de ablação por radiofrequência. Um grupo multidisciplinar que representa o grupo de interesse especial em dor neuropática da Associação Internacional para Estudos da Dor (IASP, International Association for the Study of Pain) forneceu uma recomendação fraca para injeções epidurais de corticosteroide para tratar radiculopatia cervical e lombar, com a maioria das evidências derivada de estudos lombares.[1,29]

Tratamentos emergentes

A má qualidade da dieta e a falta de exercícios físicos contribuem para o desenvolvimento de disbiose e inflamação sistêmica crônica, e há evidências acumuladas de que esses fatores contribuem para o desenvolvimento de neuropatias pré-diabéticas, diabéticas e associadas à síndrome metabólica. Uma abordagem de medicina integrativa, incluindo dieta, exercícios, suplementação, acupuntura e terapias com base em movimento, oferece modalidades de tratamento adicionais que podem alcançar melhores resultados para o paciente com neuropatia periférica.[30]

Revisão da Cochrane (2018) concluiu que os potenciais benefícios da medicina à base de cânabis para o tratamento da dor neuropática crônica podem ser superados por seus potenciais danos. Assim, pode ser uma opção terapêutica na falha do tratamento habitual.[31]

As terapias biológicas, incluindo terapia com células-tronco, inibidores do fator de crescimento nervoso e plasma rico em plaquetas, foram avaliadas em outras condições de dor crônica e produziram resultados mistos. Esses tratamentos ainda precisam ser estudados criticamente para a dor cervical e lombar. Estudos futuros devem avaliar sua utilidade para doenças degenerativas e neuropáticas.[1]

Tratamento cirúrgico

Em muitas doenças, a indicação do tratamento cirúrgico ocorre na falha do tratamento conservador, todavia deve-se ter cuidado com esta indicação porque o tipo de tratamento conservador realizado pode variar muito.[18]

A descompressão cirúrgica para pacientes com radiculopatia cervical e lombar pode fornecer benefícios de curto prazo em comparação com o tratamento não cirúrgico, mas os benefícios diminuem com o tempo.[1]

Estudo realizado na Europa comparou a cirurgia de artrodese da coluna lombar com a reabilitação multidisciplinar (terapia cognitivo-comportamental associada a exercícios) para o tratamento da dor lombar crônica. Não houve diferença significativa entre os grupos nos resultados com uma média de 11 anos de acompanhamento. Assim, os resultados sugerem que, pelos riscos aumentados da cirurgia e pela falta de deterioração nos resultados não operatórios ao longo do tempo, o tratamento não operatório apropriado parece ser o tratamento de escolha para lombalgia crônica em locais onde esse tratamento pode ser fornecido. No entanto, deve-se lembrar que síndrome da cauda equina e déficit neurológico progressivo são indicações de cirurgia independentemente do quadro doloroso.[32]

Reabilitação

O objetivo do tratamento deve ser corrigir os fatores desencadeantes e melhorar a dor para permitir que o paciente consiga fazer o programa de reabilitação composto de exercícios de alongamento e fortalecimento gradativos associados aos exercícios aeróbicos que melhoram a percepção da dor. Além da analgesia, o tratamento também deve abranger as morbidades associadas como distúrbios de sono e humor, com o objetivo final de melhorar a função e a qualidade de vida do doente.[18]

Conclusão

As dores axiais da coluna têm etiologia multifatorial, portanto a avaliação funcional pormenorizada do paciente é fundamental. Neste contexto, identificar os fatores perpetuantes e o tipo de dor (nociceptiva, neuropática, nociplástica ou mista), tanto na dor axial localizada como na dor irradiada para os membros, é essencial para a escolha do tratamento individualizado para cada paciente.[1,9,10]

As recomendações de tratamento nas diretrizes atuais para lombalgia e dor neuropática diferem substancialmente, o que pode deixar os profissionais de saúde sem saber quais diretrizes seguir quando um paciente tem lombalgia com um componente neuropático associado. Para resolver esse problema, são necessários maior reconhecimento e melhor compreensão do componente neuropático da dor axial na coluna, junto com a elaboração de algoritmos diagnósticos e terapêuticos baseados em evidências. Isso pode ensejar o desenvolvimento de regimes de tratamento com base em mecanismos individualizados, que podem resultar em melhores resultados para os pacientes.[9]

Referências bibliográficas

1. Cohen SP, Hooten WM. Advances in the diagnosis and management of neck pain. BMJ. 2017;358-j3221.
2. Maher C, Underwood M, Buchbinder R. Non-specific low back pain. Lancet. 2017;389:736-47.
3. Dieleman JL, Baral R, Birger M et al. US spending on personal health care and public health. 1996-2013. JAMA. 2016;316:2627-46.
4. Attal N, Perrot S, Fermanian J, Bouhassira D. The neuropathic components of chronic low back pain: a prospective multicenter study using the DN4 Questionnaire. J. Pain. 2011;12(10):1080-1087.
5. Bogduk N. The anatomy and pathophysiology of neck pain. Phys. Med. Rehabil. Clin. N. Am. 2011;22:367-382.
6. Asano LYJ, Rodrigues LMR. Dorsalgia. In: Kobayashi R, Luzo MVM, Cohen Med. Tratado de dor musculoesquelética SBOT. São Paulo: Alef Editora; 2019. p. 265-270.
7. Andersson JAD. Problems of classification of low back pain. Rheumatol. Rehabil. 1977;16:34-36.
8. Liu R, Kurihara C, Tsai HT et al. Classification and treatment of chronic neck pain: a longitudinal cohort study. Reg. Anesth. Pain Med. 2017;42(1):52-61.
9. Baron R, Binder A, Attal N, Casale R, Dickenson AH, Treede RD. Neuropathic low back pain in clinical practice. Eur. J. Pain. 2016;20(6):861-873.

10. Stump PRNAG, Kobayashi R, Campos AW. Low back pain. Rev. Dor. 2016;17(suppl. 1):63-6.

11. Kobayashi R, Kobayashi CBC, Kobayashi SA. Síndrome dolorosa miofascial e fibromialgia. In: Hungria JOS, Ikemoto RY (org.). SBOT – PROATO: ciclo 15. Porto Alegre: Artmed Panamericana; 2018. p. 99-126.

12. Akazawa M, Igarashi A, Ebata N et al. A cost-effectiveness analysis of pregabalin for the treatment of patients with chronic cervical pain with a neuropathic component in Japan. J. Pain Res. 2019;12:2785-2797.

13. Van Tulder M, Becker A, Bekkering T, Breen A, Del Real MT, Hutchinson A et al. Chapter 3: European guidelines for the management of acute non-specific low back pain in primary care. Eur. Spine J. 2006;15(suppl. 2):s169-91.

14. Itz CJ, Geurts JW, Van Kleef M, Nelemans P. Clinical course of non-specific low back pain: a systematic review of prospective cohort studies set in primary care. Eur. J. Pain. 2013;17(1):5-15.

15. Yeng LT, Kobayashi R, Kobayashi CBC, Rossi Júnior J, Loduca A, Muller BM et al. Avaliação funcional do doente com dor crônica. In: Martins MA, Carrilho FJ, Alves VAF, Castilho EA, Cerri GG (ed.). Clínica Médica do HCFMUSP. Barueri: Manole; 2015. p. 38-44.

16. Poddubnyy D et al. Development of an ASAS-endorsed recommendation for the early referral of patients with a suspicion of axial spondyloarthritis. Ann. Rheum. Dis. 2015;74:1483-7.

17. Kobayashi R. Estudo prospectivo, comparativo, randomizado, duplamente coberto, controlado com placebo sobre a eficácia das ondas de choque no tratamento da síndrome dolorosa miofascial das regiões lombar e glútea [tese de doutorado]. Universidade de São Paulo; 2018.

18. Kobayashi R, Herrero F, Ishi MM. Dor lombar. In: Kobayashi R, Luzo MVM, Cohen M (ed.). Tratado de dor musculoesquelética SBOT. São Paulo: Alef Editora; 2019. p. 271-280.

19. Brinjikji W, Luetmer PH, Comstock B et al. Systematic literature review of imaging features of spinal degeneration in asymptomatic populations. American Journal of Neuroradiology. 2015 Apr 1;36(4):811-6.

20. Attal N. Pharmacological treatments of neuropathic pain: the latest recommendations. Rev. Neurol. (Paris). 2019;175(1-2):46-50.

21. Finnerup NB, Attal N, Haroutounian S, McNicol E, Baron R, Dworkin RH et al. Pharmacotherapy for neuropathic pain in adults: a systematic review and meta-analysis. Lancet Neurol. 2015;14(2):162-173.

22. Mick G, Baron R, Finnerup NB et al. What is localized neuropathic pain? A first proposal to characterize and define a widely used term. Pain Manag. 2012;2(1):71-77.

23. Shaheed C, Maher CG, Williams KA, McLachlan AJ. Efficacy and tolerability of muscle relaxants for low back pain: systematic review and meta-analysis. Eur. J. Pain. 2017 Feb;21(2):228-237.

24. Van Tulder MW, Touray T, Furlan AD, Solway S, Bouter LM. Muscle relaxants for nonspecific low back pain. Cochrane Database Syst. Rev. 2003;(2):CD004252.

25. See S, Ginzburg R. Choosing a skeletal muscle relaxant. Am. Fam. Physician. 2008 Aug 1;78(3):365-70.

26. Rollings HE, Glassman JM, Soyka JP. Management of acute musculoskeletal conditions – Thoracolumbar strain or sprain: a double-blind evaluation comparing the safety and efficacy of carisoprodol with cyclobenzaprine hydrochloride. Curr. Ther. Res. Clin. Exp. 1983;34:917-928.

27. Ballantyne JC, Bhatnagar S, Blyth F, Cardosa M, Finley A, Furlan A et al. IASP statement on opioids. 2018 February.

28. Kraychete DC, Garcia JB. The adequate use of opioids and the position of the Latin American Federation of Associations for the Study of Pain. Br. JP. 2019;2(2):99-100.

29. Dworkin RH, O'Connor AB, Kent J et al. International Association for the Study of Pain, Neuropathic Pain Special Interest Group. Interventional management of neuropathic pain: NeuPSIG recommendations. Pain. 2013;154:2249-61.

30. Rowin J. Integrative neuromuscular medicine – Neuropathy and neuropathic pain: consider the alternatives. Muscle Nerve. 2019;60(2):124-136.

31. Mücke M, Phillips T, Radbruch L, Petzke F, Häuser W. Cannabis-based medicines for chronic neuropathic pain in adults. Cochrane Database Syst. Rev. 2018;3(3):CD012182.

32. Mannion AF, Brox JI, Fairbank JC. Comparison of spinal fusion and nonoperative treatment in patients with chronic low back pain: long-term follow-up of three randomized controlled trials. Spine J. 2013;13(11):1438-1448.

Síndrome Dolorosa Miofascial no Paciente com Dor Neuropática

Maria Teresa Rolim Jalbut Jacob | Beatriz Jalbut Jacob Milani

Introdução

A síndrome dolorosa miofascial (SDM) representa um importante problema de saúde pública. Ela acomete até 85% da população mundial em algum momento da vida. A prevalência geral estimada é de aproximadamente 46%. Diferentes faixas etárias podem ser afetadas pela SDM, com impacto extremamente negativo no bem-estar geral, uma vez que, além da diminuição da capacidade funcional, causa perda das funções, comprometimento da mobilidade, dor e alterações de humor.[1] Um estudo realizado por correio, na Suécia, avaliou 15 mil pessoas entre 16 e 84 anos acometidas com dor musculoesquelética. Do total de indivíduos avaliados, 55% apresentavam queixas compatíveis com SDM e, destes, 18% referiam dor intensa.[2] A SDM pode coexistir com diferentes tipos de dor, incluindo radiculopatias, osteoartrite, síndrome discal, tendinites, cefaleias tensionais, migrânea, dores ocupacionais e dor pélvica.[3] Uma das síndromes dolorosas que mais frequentemente coexistem com a SDM é a dor neuropática (DN). Na DN associada à SDM, observam-se também alterações estruturais que contribuem para acentuação do quadro doloroso como encurtamento muscular, alterações no colágeno e alterações tróficas.[4] Apesar de a coexistência das diferentes síndromes dolorosas crônicas ser frequente, pouca atenção é dispensada ao assunto na literatura. Observa-se um reconhecimento cada vez maior da heterogeneidade das diferentes síndromes dolorosas crônicas e do alto grau de sobreposição entre elas. Porém, pouca atenção é dada a esse fato mesmo quando se faz o recrutamento de pacientes para estudos clínicos. Dessa forma, deduz-se que grande parte dos pacientes que participam dos estudos clínicos não representa a maioria dos portadores de dor crônica avaliados na prática clínica. A não identificação de síndromes dolorosas crônicas superpostas em um paciente pode resultar em resposta insatisfatória aos tratamentos administrados por não contemplarem todas as fisiopatologias presentes.[5] A dor nociceptiva (DNo), dor fisiológica protetiva, também está diretamente associada com lesões do sistema musculoesquelético e com disfunção muscular secundária a síndromes miofasciais, caracterizada por espasmos dolorosos e contraturas musculares.[6]

Prevalência da SDM no paciente com dor neuropática

Apesar da alta prevalência da SDM associada à DN, pudemos confirmar nesta revisão bibliográfica a pouca importância dispensada à coexistência de síndromes dolorosas. Com relação à SDM associada à DN, existem poucas referências recentes. O mesmo ocorre na literatura em geral. Estudos realizados em ombro doloroso pós-acidente vascular cerebral (AVC), definido como "dor musculoesquelética no ombro enfraquecido de indivíduos hemiplégicos pós-AVC", demonstram uma prevalência da associação SDM-DN que varia entre 16% e 84%, com sintomatologia significativa em 70% dos pacientes.[7] Oliveira et al., em um ensaio clínico transversal de pacientes com dor central pós-AVC, com o objetivo de detectar a presença de outras síndromes dolorosas não neuropáticas, em especial a SDM, observaram que a SDM está presente na maioria dos casos (67,5%). Existe uma prevalência diferente de acordo com a região acometida. A associação esteve presente em 92,9% das lesões supratentoriais extratalâmicas, em 100% dos casos talamicocapsulares, em 50% das lesões talâmicas e em 37,5% dos acometimentos do tronco cerebral.[8] Estudo realizado no Centro de Dor do Hospital das Clínicas da Faculdade de Medicina da Universidade de São Paulo (HC-FMUSP) demonstrou a existência de SDM na região cervical, cintura escapular e/ou membros superiores em 82,1% dos pacientes com síndrome complexa de dor regional (SCDR). A prevalência em membros superiores foi de 89,9% nos portadores de SCDR tipo I e 56% na SCDR tipo II.[9] Allen et al. observaram que 56% de 134 pacientes portadores de SCDR apresentavam evidências de SDM relacionada ao quadro de DN.[10] Öztürk et al., em estudo envolvendo 223 pacientes, observaram coexistência de SDM e hérnia de disco cervical com compressão radicular em 66% dos pacientes.[11] Nos portadores de neuralgia pós-herpética, constatou-se a presença de SDM em até 61,8% dos casos. Em polineuropatia diabética, a presença de SDM foi de 61% em pacientes avaliados no Centro de Dor do HC-FMUSP, enquanto em dor mielopática foi de 28%.[12] Na síndrome de dor cervical pós-

-cirurgia e/ou pós-radioterapia para tratamento oncológico, os estudos relatam que até cerca de 72% dos pacientes apresentam pontos-gatilhos (PG) ativos.[13] Um estudo mais recente fez uma abordagem diferente da relação entre SDM e DN. Foi avaliada a presença de DN na SDM utilizando-se as escalas específicas para detecção de DN (DN4, LANSS e Pain Detect). A DN esteve presente tanto nos PG como nas áreas de dor referida, e a intensidade da dor foi tanto maior quanto maior o escore das escalas. A presença de DN nestes casos de SDM chegou a até 33%, dependendo da escala utilizada.[14]

Conceito de síndrome dolorosa miofascial e sensibilização

Apesar de a fisiopatologia da SDM não estar totalmente esclarecida, existem evidências de anormalidades histológicas, neurofisiológicas, bioquímicas e somatossensitivas. Dessa forma, a SDM parece ser uma disfunção neuromuscular complexa envolvendo tanto o sistema nervoso periférico (SNP) como o central (SNC). O termo "sensibilização", neste contexto, diz respeito a segmentos medulares que têm papel primordial na dor contínua em determinada parte do corpo. O professor Andrew A. Fischer define este fenômeno como "sensibilização medular segmentar" (SMS).[3]

A SMS constitui um estado de hiperatividade medular resultante de impulsos provenientes de tecidos lesados e sensibilizados, de forma contínua, para o corno posterior da medula. É sabido que a aferência nociceptiva específica determina a sensibilização do corno posterior com consequentes hiperalgesia e alodínia. Esse fenômeno determina uma disfunção no corno anterior da medula espinhal com espasmo muscular, formação de PG e bandas de tensão (Figura 38.1).

Na prática clínica, a sensibilização do corno posterior da medula espinal se traduz pela presença dos PG, hiperalgesia no dermátomo comprometido e sensibilidade do esclerótomo nos miótomos envolvidos. A importância do conhecimento da SMS se explica pelo fato de ela estar associada fortemente à dor musculoesquelética. Os PG são mantidos pelo segmento medular sensibilizado.[3]

A SDM determina importantes alterações na matriz dolorosa cerebral, incluindo, além da medula espinal, o núcleo talâmico, as áreas corticais, a amígdala e a substância cinzenta periaquedutal. Este processo dinâmico pode ensejar alterações no limiar doloroso, na intensidade da dor e na afetividade relacionada à dor. A sinalização nas estruturas da matriz dolorosa pode se iniciar pela ativação dos nociceptores polimodais, estruturas que podem ser sensibilizadas pela liberação de substâncias no tecido lesado e nos próprios nociceptores. O estímulo nocivo prolongado pode provocar alterações na expressão gênica, nos processos somatossensoriais e nas estruturas sinápticas. O chamado "bombardeamento aferente" ocasiona a liberação de L-glutamato e substância P. Estas substâncias podem diminuir o limiar de ativação sináptica. Como consequência, ocorre a abertura de conexões sinápticas previamente inativas nos neurônios WDR (*wide dinamic range*), determinando a sensibilização central.[3]

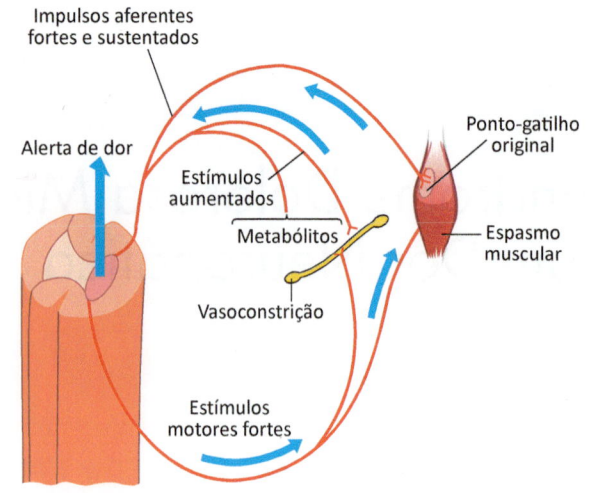

FIGURA 38.1 – Sensibilização medular segmental.
Fonte: Adaptada de Myofascial triggerpoints other reflex phenomena. Musculoskeletal Key. 2016 Nov 5, adaptada de Myofascial triggerpoints other reflex phenomena. Musculoskeletal Key. 2016 Nov 5.

A importância do reconhecimento da SMS associada ao PG diz respeito ao tratamento, pois, além da erradicação do PG, será necessária a dessensibilização do segmento espinal relacionado para obtenção de um resultado satisfatório.

Síndrome dolorosa miofascial

Como visto anteriormente, a síndrome dolorosa miofascial representa importante problema de saúde. Afeta a maioria da população independentemente de faixa etária, prejudica a mobilidade, causa dor e reduz a sensação geral de bem-estar com comprometimento significativo da qualidade de vida. A SDM é uma coleção de sintomas sensoriais, motores e autonômicos, que incluem dor local e/ou referida, diminuição da amplitude de movimento e fraqueza. O impacto na saúde dos pacientes pode ser bastante importante, uma vez que eles não sofrem apenas com a diminuição da qualidade funcional associada à dor musculoesquelética e à perda de função, mas também sofrem com distúrbios do humor.[1] Além dos PG, existe a presença de bandas musculares tensas conhecidas como "bandas de tensão" (BT). Essas áreas também são dolorosas e contêm os focos discretos e hipersensíveis conhecidos como "PG miofasciais". Os PG são locais de hiperexcitabilidade na musculatura ou nas fáscias musculares. Eles são percebidos como nódulos nesta banda de tensão. O nódulo é caracteristicamente doloroso à digitopressão e, quando estimulado, pode desencadear a queixa dolorosa referida pelo paciente (Figura 38.2).

Apesar do impacto significativo na saúde pública, não existe uma clara compreensão mecanicista do distúrbio. Provavelmente, isso decorre da natureza complexa do processo, que envolve a integração de sinalização celular, acoplamento excitação-contração, entradas neuromusculares, circulação local e metabolismo energético. As dificuldades são ainda mais exacerbadas pela falta de um modelo animal de dor miofascial para testar hipóteses mecanicistas. Com base em novas descobertas que ligam a mecanoativação da sinalização de espécies reativas de oxigênio à sinalização de cálcio desestabilizada, surgiu outra hipótese mecanicista para o início e para a manutenção dos PG miofasciais. Espera-se que isso estabeleça uma nova base para a compreensão da SDM, como as terapias atuais funcionam, além de fornecer informações importantes que ocasionarão o aprimoramento das terapias para seu tratamento. Clinicamente, os PG miofasciais são definidos como ativos ou latentes. Um PG miofascial ativo é reconhecido por provocar dor espontânea, dor induzida, dor referida e sintomas motores ou autonômicos à palpação. Isso inclui diminuição da amplitude de movimento, fraqueza muscular e perda de coordenação. Ao passo que PG miofasciais latentes à palpação ou compressão podem causar dor, resposta local de contração muscular e dor referida. De fato, eles podem exibir todos os sintomas de um ponto de disparo ativo, porém em menor grau. Por exemplo, pontos de disparo latentes podem ter sintomas autonômicos associados à dor; e sua presença pode resultar em uma amplitude de movimento limitada, fadiga muscular e fraqueza muscular, como na apresentação ativa.[1] Isso cria a necessidade de atenção, durante o tratamento, aos pontos de disparo latentes. É importante distinguir entre SDM e DN. Portanto, enquanto a dor miofascial se origina no músculo, a DN resulta de uma lesão ou mau funcionamento do SNC ou SNP. Existem inúmeras síndromes de dor e distúrbios de dor crônica que se enquadram na categoria de DN.

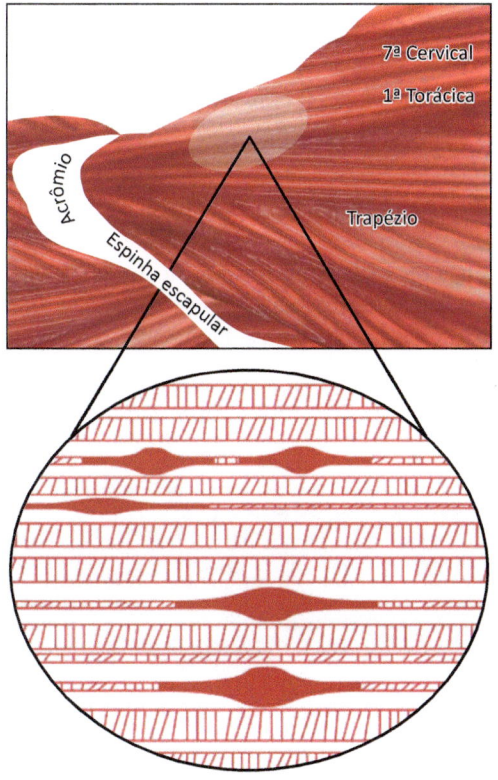

FIGURA 38.2 – Banda de tensão (em vermelho) no músculo trapézio, com destaque para os pontos-gatilhos no seu interior.

Fonte: Adaptada de Myofascial pain. 2020 Oct 17. Physiopedia Retrieved. 2021 Mar 9;13:13. Disponível em: https://www.physio-pedia.com/index.php?title=Myofascial_Pain&oldid=254810.

As síndromes neuropáticas da dor após uma lesão ou doença do SNP ou SNC são clinicamente caracterizadas por tipos de dor espontânea e evocada, que são sustentados por vários mecanismos fisiopatológicos distintos nesses sistemas. Em alguns pacientes, a lesão nervosa desencadeia alterações moleculares nos neurônios nociceptivos, que se tornam anormalmente sensíveis e desenvolvem atividade espontânea patológica. As reações inflamatórias do tronco nervoso danificado podem induzir atividade nociceptora ectópica, causando dor espontânea. A hiperatividade nos nociceptores induz alterações secundárias no processamento de neurônios na medula espinhal e no cérebro, de modo que a entrada das fibras "A" mecanorreceptivas é percebida como dor. Alterações neuroplásticas nos sistemas moduladores centrais da dor podem resultar em maior hiperexcitabilidade. Contudo, uma das teorias ainda mais aceita é que a dor miofascial se origine no PG da banda muscular estirada.[15] A sensibilidade e a dor no músculo, mediadas pelos nociceptores tipo III e IV, decorrem da ativação local desses nociceptores por substâncias nociceptivas. Observa-se concentração elevada de substância P, peptídeo relacionado a calcitonina (CGRP), bradicinina, fator α de necrose tumoral, interleucina-1β, serotonina e noradrenalina na região adjacente ao PG ativo. Em geral, o PH é significantemente mais baixo nesta área.[1] Pela teoria da SMS, o mecanismo fisiopatológico consiste no estímulo nociceptivo gerado nesta área "bombardeando" constantemente o corno dorsal da medula. Isso ocasiona a sensibilização do SNC com consequente hiperalgesia do dermátomo e esclerótomo e se espalha a partir das áreas sensibilizadas.[3] Outro conceito importante é o de dor neuropática muscular (DNM). A DNM pode ser definida como a dor resultante da lesão ou disfunção das fibras nervosas das raízes dorsais, nervos cranianos ou periféricos. Entre as DN que podem causar a SDM, estão os neuromas, as radiculopatias, as neuropatias periféricas e a síndrome complexa de dor regional (SCDR). Com relação aos neuromas, é sabido que as fibras A-δ e fibras C são mais propensas a desenvolvê-los. Quando essas fibras são lesadas e sua aferência é interrompida, a aferência das fibras nociceptivas dos músculos da região para o corno dorsal passa a contribuir para o quadro doloroso.[16]

Tratamento

É importante o correto diagnóstico da coexistência da SDM e da DN. Os resultados terapêuticos tendem a ser mais eficazes uma vez que as terapias serão direcionadas para ambas as patologias. Normalmente as terapias direcionadas para o alívio da dor e melhora da qualidade de vida envolvem intervenções multimodais e multidisciplinares integradas. Provavelmente uma das falhas mais comuns no tratamento da dor crônica é a inocência em se considerar que apenas a terapia medicamentosa possa resolver o problema. A terapia multimodal e multidisciplinar deve incluir educação do paciente para que ele entenda melhor o processo. Deve também estabelecer uma relação de confiança profissional-paciente, alívio dos sintomas afetivos, oferecer motivação, terapias complementares e o tratamento medicamentoso. Entre as abordagens não farmacológicas, a acupuntura está indicada tanto para o tratamento da DN como da SDM.

Com relação à SDM, os *splints*, os colares cervicais, o repouso da parte acometida nos períodos de dor, as diferentes modalidades de fisioterapia, terapias complementares como ioga, meditação e psicoterapia são importantíssimas.[16]

Tratamento medicamentoso da SDM

Como dito anteriormente, a terapia medicamentosa faz parte de um esquema multimodal. Diferentes classes medicamentosas podem ser utilizadas visando a diminuição da dor, do espasmo, das alterações de humor e do sono. Ela é importante também na manutenção do alívio pós-terapia do PG.

Miorrelaxantes

Doenças que acometem o SNC – paralisia cerebral, espasticidade, doença vascular e lesão de medula espinhal – são responsáveis por contraturas musculares que causam dor. Os miorrelaxantes começaram a ser estudados a partir de fármacos que tinham como efeito adverso o relaxamento da musculatura. Estão contraindicados no tratamento dos portadores de miastenia *gravis*.[17]

■ Carisoprodol

Sua estrutura farmacológica é o carbamato. Ele é metabolizado em meprobamato (que age em receptor GABA-A) e tanto o fármaco como seu metabólito têm atividade de relaxante muscular. Evidências indicam sua ação no receptor GABA-A. Seu metabólito age na função cerebelar, promovendo relaxamento muscular. Início de ação em 1 hora, pico plasmático de 4 horas e duração de 8 horas. Seu efeito analgésico resulta da depressão do reflexo pós-sináptico ou da propriedade sedativa.[17]

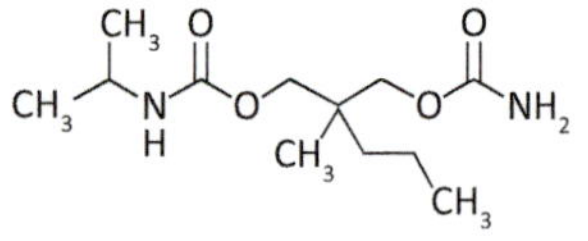

FIGURA 38.3 – Carisoprodol.

Fonte: Tratado de dor: publicação da Sociedade Brasileira para Estudo da Dor. Rio de Janeiro: Atheneu; 2017. v. 2, p. 1710.

■ Orfenadrina

Apresenta estrutura semelhante à da difenidramina, agindo como antagonista do receptor H1 (anti-histamínico), NMDA e muscarínico (antagonista de receptor colinérgico, muscarínicos centrais e periféricos). Aumenta a concentração de noradrenalina e serotonina, inibe recaptação de dopamina e diminui recrutamento de fibras musculares. Também age como bloqueador de canal de sódio. O início de ação ocorre em 1 hora, duração de 4 a 6 horas e meia-vida de 14 horas. Apresenta metabolismo hepático e seu metabólito N-desmetilorfenadrina é o principal produto. Não tem ação na musculatura estriada, na placa motora ou na fibra nervosa. Sua ação deve resultar da depressão do SNC. A orfenadrina é conta-indicada em situações de insuficiência hepática e renal, anemias ou quadros hemolíticos.[17]

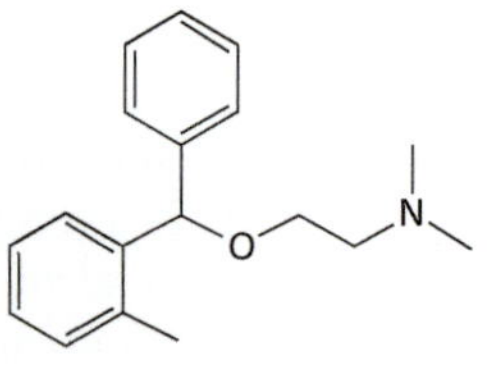

FIGURA 38.4 – Orfenadrina.

Fonte: Tratado de dor: publicação da Sociedade Brasileira para Estudo da Dor. Rio de Janeiro: Atheneu; 2017. v. 2, p. 1711.

■ Benzodiazepínicos

Os benzodiazepínicos deprimem a liberação pré-sináptica de serotonina e estimulam o ácido gama-aminobutírico (GABA), que causa rápida neurotransmissão inibitória. Em um ensaio clínico aberto, postulou-se que o clonazepam tinha efeito antinociceptivo associado à SDM, pois mostrava uma diminuição estatisticamente significativa da dor (P < 0,001). Não há estudos randomizados controlados avaliando a eficácia do clonazepam para SDM. Embora haja dados limitados no cenário dessa síndrome, uma revisão de 30 ensaios clínicos randomizados foi realizada em 1997 para avaliar relaxantes musculares na dor lombar aguda e crônica inespecífica. A revisão mostrou que o uso de tratamentos com relaxantes musculares é eficaz, mas os efeitos adversos associados exigem que eles sejam usados com cautela. O uso contínuo dos benzodiazepínicos deve ser evitado pela probabilidade de acentuar os sintomas depressivos e aumentar o estado de letargia.[18]

• Diazepam

É um benzodiazepínico que se liga ao receptor GABA-A no cérebro e na medula espinal e estabiliza-o, aumentando a abertura de canais de cloreto, permitindo a hiperpolarização celular. Tem ação ansiolítica, anticonvulsivante e miorrelaxante. Início de ação em 1 hora e meia-vida de 24 a 48 horas. Metabolização hepática. Eliminação renal.[17]

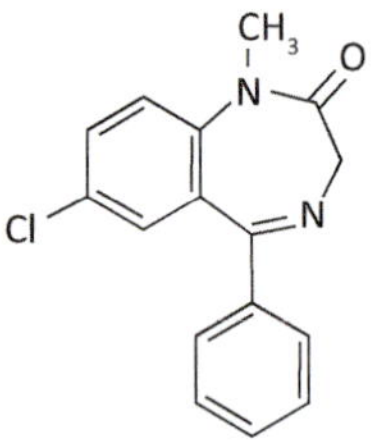

FIGURA 38.5 – Diazepam.

Fonte: Tratado de dor: publicação da Sociedade Brasileira para Estudo da Dor. Rio de Janeiro: Atheneu; 2017. v. 2, p. 1711.

■ Baclofeno

Relaxante muscular de ação central utilizado na espasticidade. É um agonista GABA-B específico pré e pós-sináptico, quando ativa o receptor e estimula a abertura dos canais de potássio, gerando hiperpolarização do neurônio, impedindo liberação de neurotransmissores excitatórios (aspartato e glutamato). Também diminui substância P, promovendo analgesia. Age basicamente em nível medular, inibe os reflexos mono e polissinápticos por interferir na liberação de neurotransmissores excitatórios. Pico plasmático entre 30 minutos e 3 horas. Eliminação por via urinária, 70% a 85% eliminado inalterado.[17]

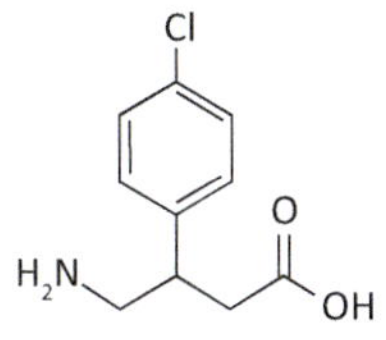

FIGURA 38.6 – Baclofeno.

Fonte: Tratado de dor: publicação da Sociedade Brasileira para Estudo da Dor. Rio de Janeiro: Atheneu; 2017. v. 2, p. 1713.

■ Tizanidina

Relaxante muscular de ação central. Estrutura semelhante à da clonidina (alfa-2-agonista). Parece diminuir a liberação de neurotransmissor excitatório (glutamato e aspartato) pré-sináptico e seu efeito é pós-sináptico, atenuando o reflexo na medula espinhal com diminuição da espasticidade muscular. Alguns estudos sugerem que a tizanidina deveria ser utilizada como 1ª linha de tratamento na SDM.[18]

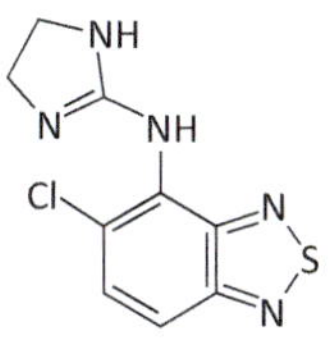

FIGURA 38.7 – Tizanidina.

Fonte: Tratado de dor: publicação da Sociedade Brasileira para Estudo da Dor. Rio de Janeiro: Atheneu; 2017. v. 2, p. 1713.

■ Ciclobenzaprina

Ciclobenzaprina é um relaxante muscular de ação central antagonista do receptor serotoninérgico. Produz diminuição do tônus muscular pela inibição dos sistemas serotoninérgicos descendentes na medula. Ela suprime o espasmo muscular sem interferir na função do músculo. Alguns ensaios clínicos (Lance 1964; Lance 1972) demonstraram que os efeitos adversos da ciclobenzaprina são bem menores do que os descritos com a amitriptilina. *Guidelines* respeitáveis de prática clínica baseada em evidência incluem a ciclobenzaprina como opção para o tratamento dos sintomas da fibromialgia, dor lombar e SDM; porém as recomendações não são específicas quanto a dosagens e duração de tratamento.[19]

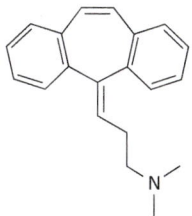

FIGURA 38.8 – Ciclobenzaprina.

Fonte: Tratado de dor: publicação da Sociedade Brasileira para Estudo da Dor. Rio de Janeiro: Atheneu; 2017. v. 2, p. 1712.

Anti-inflamatórios não hormonais (AINH)

Os anti-inflamatórios não hormonais (AINH) são os medicamentos mais utilizados para a SDM, pois estão prontamente disponíveis e têm um perfil de efeito colateral relativamente leve. Seu uso é atraente em virtude de suas propriedades analgésicas e anti-inflamatórias. Apesar de seu amplo uso, não existem ensaios clínicos randomizados e controlados (ECR) que avaliem especificamente os AINE orais no tratamento da SDM. Portanto, faltam fortes evidências do papel de um anti-inflamatório na SDM. Existem vários estudos que demonstram fortes evidências em apoio aos AINE no tratamento de distúrbios agudos de desordens musculoesqueléticas, particularmente dor lombar. Embora o papel dos AINE no tratamento da SDM não seja claro, há evidências claras de que suas propriedades analgésicas aliviam a dor em distúrbios agudos de dor musculoesquelética. Com a considerável sobreposição entre a dor por SDM e desordens musculoesqueléticas, seria razoável considerar os AINE como um tratamento inicial apropriado em ambos os distúrbios. No entanto, o uso a longo prazo deve ser tratado com cautela em razão dos efeitos colaterais gastrointestinais, renais e antiplaquetários.[18]

Anticonvulsivantes

A gabapentina e a pregabalina têm atividade analgésica, do tipo ansiolítico e anticonvulsivante, o que reduz a liberação de vários transmissores neuroquímicos, incluindo glutamato, noradrenalina e substância P. Uma revisão da literatura da Cochrane descobriu que pouquíssimos estudos examinaram a eficácia anticonvulsivante na dor aguda; a maioria examinou seu uso na dor crônica. Um estudo randomizado multicêntrico, duplo-cego comparou os efeitos do placebo com pregabalina na fibromialgia. Foi demonstrada média significativa na redução da dor no grupo da pregabalina, e significativamente mais pacientes nesse grupo obtiveram mais de 50% de melhora na dor (P = 0,003).[18]

Antidepressivos

Os antidepressivos tricíclicos (ADT) são uma classe de medicamentos indicados para dor crônica, fibromialgia e dor neuropática. Seus efeitos mitigadores da dor não são claros, mas postula-se que os ADT trabalhem com sinais serotoninérgicos e noradrenérgicos centrais, que afetam as vias centrais da dor. Embora seu uso seja amplo, existem estudos limitados especificamente para o tratamento da SDM. Verificou-se recentemente que a duloxetina, um inibidor dual da recaptação de serotonina-noradrenalina (SNRI), é um tratamento evolutivo e possivelmente eficaz para condições dolorosas de desordens musculoesqueléticas. Mais pesquisas continuam sendo produzidas, podendo ser especialmente útil em pacientes que também sofrem de dor neuropática e/ou outros transtornos do humor.[18]

Opioides

Os opioides não são normalmente indicados no tratamento da SDM, embora alguns estudos limitados demonstrem que opioides fracos são moderadamente eficazes no tratamento da dor miofascial. A maioria dos estudos não apoia o uso de opioides na SDM.[18]

Tratamento não farmacológico da SDM

Invasivos

■ Inativação de pontos-gatilhos

As injeções nos PG são um tratamento comum e eficaz, presumivelmente em virtude de interrupção mecânica pela agulha e do término da atividade disfuncional das placas terminais motoras envolvidas. As injeções de PG podem empregar agulhamento a seco, anestésicos locais de ação curta ou longa ou esteroides.

• Agulhamento a seco

O agulhamento a seco tem sido tradicionalmente usado como uma das maneiras mais rápidas e eficazes de desativar os pontos e ajudar a aliviar a dor acompanhada. Quando o PG é identificado, ele é estabilizado entre dois dedos e uma agulha de acupuntura ou hipodérmica é inserida nele. O procedimento é repetido retirando-se e inserindo-se a agulha repetidamente (Figura 38.9). Existem muitos estudos investigando a eficácia do agulhamento a seco; no entanto, os estudos controlados randomizados são difíceis de projetar, dada a natureza invasiva do procedimento. Em um estudo em que os pacientes foram submetidos a agulhamento a seco e com lidocaína, concluiu-se que ambos foram eficazes na redução da SDM ao provocar respostas locais de contração muscular durante o procedimento.[20]

• Injeção no ponto-gatilho

As injeções no PG são semelhantes ao procedimento do agulhamento a seco. Uma agulha hipodérmica é inserida e injeta-se a solução. Geralmente, é utilizado um anestésico local – no PG e ao redor dele (Figura 38.10). Estudos sugerem eficácia semelhante ao agulhamento a seco, porém com menor desconforto.[20]

• Toxina botulínica

A toxina botulínica (TB) é uma potente neurotoxina que bloqueia a liberação de acetilcolina na placa motora.

Desswa forma, ela reduz a atividade muscular local. Os estudos sugerem outras ações da TB nos nociceptores periféricos pelo bloqueio dos neurotransmissores envolvidos no processo doloroso e na inflamação.[21] As revisões sistemáticas demonstram que a injeção de TB tem sido utilizada em várias síndromes dolorosas crônicas. O tratamento com a TB demonstrou sua efetividade para tratar a dor associada ao espasmo muscular crônico, fibromialgia e SDM. A toxina é injetada no PG. Sugere-se que a terapia com a TB pode aliviar a dor, reduzindo o tônus e a atividade do músculo, permitindo que a terapia física destinada a restabelecer a extensibilidade seja mais eficaz. Como efeito secundário, pode ocorrer debilidade transitória dos músculos vizinhos. Uma indicação precisa da injeção de TB no PG é a presença de um fator perpetuante intratável. O exemplo característico é a DN por lesão do SNC com espasticidade. Nesse caso, a dor dos PG também deve ser controlada.[22]

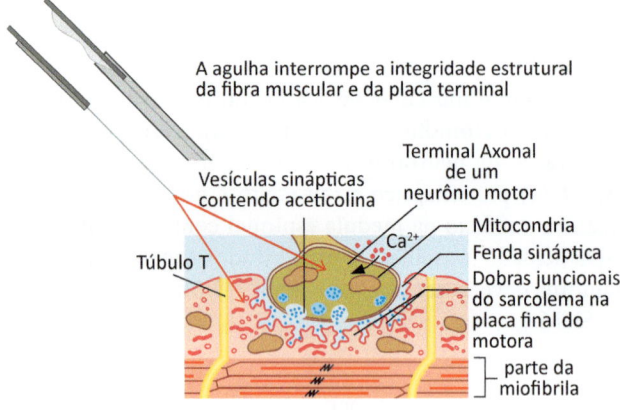

FIGURA 38.9 – Agulhamento a seco.
Fonte: Adaptada de Spine Center Atlanta, 2020.

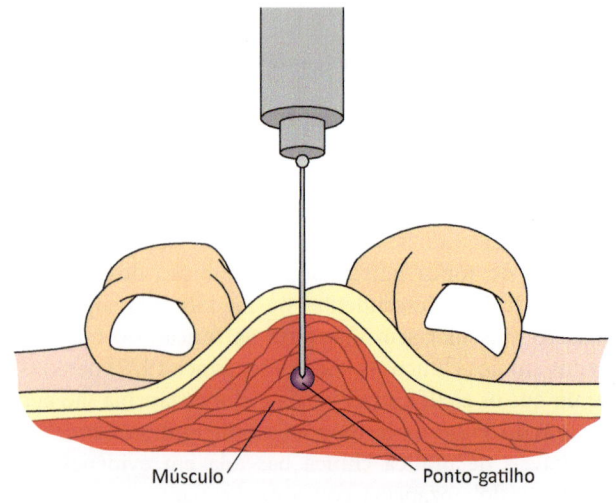

FIGURA 38.10 – Técnica de injeção no ponto-gatilho.
Fonte: Adaptada de Trigger point injection. What is a trigger point? Saint Luke's Health System. Disponível em: https://www.saintlukeskc.org.

Tratamentos não invasivos

■ Técnica do *spray* e estiramento

Envolve a aplicação de um *spray* vaporizador gelante durante o estiramento muscular. Serve como uma distração durante o estiramento do músculo do músculo comprometido.

■ Compressão isquêmica e estiramento

Realiza-se a compressão isquêmica do PG por 7 a 10 segundos, seguida do estiramento até que a sensação de alívio seja observada. O procedimento é repetido três a quatro vezes por sessão.

■ Massagem e estiramento

Realiza-se a massagem com fricção transversa, acupressão e shiatsu por 7 a 10 segundos seguida do estiramento. Sugerem-se três a quatro repetições por sessão. A técnica de liberação miofascial requer treinamento e também é usada para a liberação de PG.[20]

Conclusão

Em virtude da coexistência frequente da SDM e D, todo paciente portador de DN deve ser avaliado quanto à presença da SDM. O tratamento adequado das duas patologias de acordo com sua fisiopatologia promove controle mais adequado da dor, permitindo maior aderência ao tratamento e às terapias complementares. É imprescindível a inativação dos PG. Com esse objetivo, além das terapias apresentadas, a avaliação de fatores perpetuantes da contratura e espasmo muscular deve ser realizada sempre que possível. Apesar de serem síndromes dolorosas crônicas que comprometem seriamente a qualidade de vida dos pacientes, mesmo quando coexistirem, podem ser abordadas de forma biopsicossocial, reintegrando o indivíduo ao meio ambiente.

Referências bibliográficas

1. Jafri MS. Mechanisms of myofascial pain. Int. Sch. Res. Notices. 2014;2014:523924. doi: 10.1155/2014/523924.
2. Jacobsen M, Yeng LT, Kaziya HHS. Síndrome dolorosa miofascial e musculoesquelética. São Paulo: Roca; 2006.
3. Suputtitada A. Spinal segmental sensitization and myofascial pain syndrome: evidences and experiences. Int. J. Phys. Med. Rehabil. 2015;3:4.
4. Rajkumar JS, Spicher CJ, Sharan D. Co-existence of neuropathic pain and myofascial pain: a key point to consider. E-news Somatosens. Rehab. [Acesso em mai. 2019]. Disponível em: https://www.researchgate.net/publication/333479381.
5. Pagé MG, Fortier M, Ware MA, Choinière M. As if one pain problem was not enough: prevalence and patterns of coexisting chronic pain conditions and their impact on treatment outcomes. J Pain Res. 2018;11:237-254. Disponível em: https://doi.org/10.2147/JPR.S149262.
6. Lovaglio AC, Socolovsky M, Di Masi G, Bonilla G. Treatment of neuropathic pain after peripheral nerve and brachial plexus traumatic injury. Neurol. India. 2019;67(suppl.):32-37. doi: 10.4103/0028-3886.250699.
7. Liporaci FM, Mourani MM, Riberto M. The myofascial component of the pain in the painful shoulder of the hemiplegic patient. Clinics (São Paulo). 2019;74:e905. doi: 10.6061/clinics/2019/e905.
8. Oliveira RA, Andrade DC, Machado AG, Teixeira MJ. Central poststroke pain: somatosensory abnormalities and the presence of associated myofascial pain syndrome. BMC Neurol. 2012;12:89. doi: 10.1186/1471-2377-12-89.
9. Lin TY et al. Síndrome dolorosa miofascial. Rev. Med. São Paulo. 2001(edição especial):94-110.
10. Allen G, Galer BS, Schwartz L. Epidemiology of complex regional pain syndrome: a retrospective chart review of 134 patients. Pain. 1999;80(3):539-544. doi: 10.1016/s0304-3959(98)00246-2.
11. Gülcan O, Öztürk Külcü DG, Ilknur Aktas I, Aydoğ E. Coexistence of miyofascial trigger points and cervical disc herniation: which one is the main source of pain? Turk. J. Osteoporos. 2016;22:24-8. doi: https://doi.org/10.4274/tod.06977.
12. Okada M, Teixeira MJ, Oliveira RAA. Síndrome dolorosa miofascial nas afecções neuropáticas. In: Dor: síndrome dolorosa miofascial e dor músculo-esquelética. São Paulo: Rocca; 2008. p. 207-10.
13. Sist T, Miner M, Lema M. Characteristics of postradical neck pain syndrome: a report of 25 cases. Journal of Pain and Symptom Management. 1999;18(2):95-102. doi: 10.1016/s0885-3924(99)00054-8.
14. Tas E, Genc H, Nacir B et al. Evaluation of the presence and frequency of neuropathic pain component in myofascial pain syndrome. Annals of the Rheumatic Diseases. 2016;75:1243.
15. Baron R. Mechanisms of disease – Neuropathic pain: a clinical perspective. Nat. Clin. Pract. Neurol. 2006;2(2):95-106. doi: 10.1038/ncpneuro0113.
16. Mense S, Simons DG. Muscle pain: understanding its nature, diagnosis, and treatment. USA: Lippincott Williams & Wilkins; 2001. p. 62-83.
17. Palladini MC. Tratado de dor: publicação da Sociedade Brasileira para Estudo da Dor. Rio de Janeiro: Atheneu; 2017. v. 2, p. 1709-1715.
18. Desai MJ, Saini V, Saini S. Myofascial pain syndrome: a treatment review. Pain Ther. 2013;2(1):21-36. doi: 10.1007/s40122-013-0006-y.
19. Canadian Agency for Drugs and Technologies in Health. Long-term use of cyclobenzaprine for pain: a review of the clinical effectiveness. Ottawa (ON): 2015 Feb 23. Disponível em: https://www.ncbi.nlm.nih.gov/books/NBK279656.
20. Sharan D. Myofascial pain syndrome: diagnosis and management. Indian Journal of Rheumatology. 2014. doi: http://dx.doi.org/10.1016/j.injr.2014.09.013.
21. Guzman S, Helander E, Elhassan A. Use of botulinum toxin for chronic pain management: topics in pain management. USA: Wolters Kluwer Health Inc.; 2016. v. 31, p. 1-8.
22. Mense S, Simons DG. Muscle pain: understanding its nature, diagnosis, and treatment. USA: Lippincott Williams & Wilkins; 2001. p. 205-288.

capítulo 39

Síndrome de Amplificação Dolorosa e Fibromialgia

Lívia Agostinho Teixeira | Fernanda Bono Fukushima

"Não me interessa saber que planetas
estão em quadratura com sua lua.
O que eu quero saber é se você já foi
até o fundo de sua própria tristeza,
se as traições da vida o enriqueceram
ou se você se retraiu e se fechou,
com medo de mais dor.
Quero saber se você consegue conviver com a dor,
a minha ou a sua, sem tentar escondê-la,
disfarçá-la ou remediá-la."
O. M. Dreamer – O convite

A dor crônica é considerada hoje um importante problema de saúde pública. Atinge aproximadamente 11% da população adulta mundial[1] e é responsável por consequências negativas tanto físicas como psicológicas para os indivíduos que a vivenciam, para suas famílias e para a sociedade.[2] Um dos mecanismos fisiopatológicos bem estabelecidos para cronificação da dor é o processo de sensibilização central, em algumas situações denominada "amplificação dolorosa". Existe uma sobreposição significativa entre os sintomas da fibromialgia e da sensibilização central. Neste capítulo, abordaremos a fibromialgia no contexto de uma dor neuropática em que o processo de modulação da informação dolorosa encontra-se prejudicado, ocorrendo amplificação de toda a aferência nociceptiva.

Contexto histórico

A fibromialgia é uma síndrome prevalente caracterizada por dor crônica generalizada, fadiga, distúrbios de sono e diversas comorbidades que afetam de maneira relevante a qualidade de vida dos pacientes.[3] Sua fisiopatologia e etiopatogenia são ainda desconhecidas, mas um crescente interesse no estudo da fibromialgia vem resultando, nos últimos anos, em novas descobertas que pouco a pouco estão contribuindo com a sua elucidação. Apesar de ser a segunda doença reumatológica mais comum na popula-

ção mundial, a fibromialgia carece de uma definição clara, tem apenas critérios diagnósticos que vêm sendo revisados frequentemente.

A busca por uma definição dessa experiência tão complexa como a fibromialgia, na verdade, é bastante antiga. Dores musculoesqueléticas foram descritas ainda no século XVI na literatura europeia. Em 1592, o termo "reumatismo" foi introduzido pelo médico francês Guillaume de Baillou e, desde então, inúmeros tipos de reumatismo muscular com nomenclaturas diversas foram descritos, apesar de haver definições vagas e sem diferenciação entre as manifestações generalizadas e localizadas ou regionais. Muitos anos depois, o neurologista americano Beard mencionou, em 1880, a dor generalizada associada à fadiga e a distúrbios psicológicos, denominando-as "neurastenia' ou "mielastenia".[4]

O termo "fibrosite", utilizado por mais de 72 anos para descrever a fibromialgia, foi inicialmente introduzido pelo neurologista britânico Sir William Gowers, em 1904. Em seu artigo, ele mencionava também a dor espontânea, sensibilidade assintomática à compressão mecânica, fadiga, distúrbios de sono e um agravamento dos sintomas pela exposição aguda ou crônica ao frio e à sobrecarga muscular.[5]

Na segunda metade do século XX, refletindo um interesse crescente no assunto, contribuições distintas americanas e canadenses surgiram sobre a fibrosite regional, que é hoje denominada "síndrome dolorosa miofascial", e sobre a fibrosite generalizada, hoje conhecida como "fibromialgia".[4] Já no ano de 1949, em seu capítulo sobre fibrosite no conhecido livro abordando a reumatologia *Arthritis and Allied Conditions* (Artrite e Doenças Associadas), Graham enfatizava que não se poderia ter mais nenhuma dúvida em relação à existência de tal condição.[4]

Nos anos seguintes, a contribuição de Traut foi uma das mais relevantes para o conhecimento sobre a fibromialgia – na época, ainda denominada "fibrosite", cuja descrição em 1968 se apresentava de maneira bastante semelhante ao que utilizamos hoje: uma doença mais prevalente no sexo feminino, com a presença de dor generalizada, rigidez, fadiga, migrânea, sono debilitado e *tender points* no exame físico, além de reconhecer desde então a importância da interação mente-corpo na condição.[4]

O termo "fibromialgia" foi introduzido, em 1976, por Hench, em uma revisão da literatura americana e inglesa sobre reumatismo e, somente anos depois, em 1990, os primeiros critérios de classificação e diagnóstico foram estabelecidos pelo Colégio Americano de Reumatologia (ACR),[5] sofrendo revisões em 2010, 2011 e atualizados pela última vez em 2016.

Atualmente, a fibromialgia é conhecida como uma das condições dolorosas crônicas mais comuns.[5] Em uma revisão sistemática, publicada em 2016 na *Revista Brasileira de Reumatologia*, com levantamento bibliográfico do período de 2005 a 2014, foram identificadas as seguintes prevalências: entre 0,2% e 6,6%, na população geral; entre 2,4% e 6,8%, em mulheres; entre 0,7% e 11,4%, nas áreas urbanas; entre 0,1% e 5,2%, nas áreas rurais; e entre 0,6% e 15%, em populações especiais.[6]

O impacto da síndrome é enorme. Nos Estados Unidos, a estimativa é de que 560 a 630 bilhões de dólares por ano sejam gastos em decorrência da dor crônica.[7] Com a fibromialgia, a estimativa é de que, somente nos Estados Unidos, o custo anual por paciente seja de cerca de $9.575, três a cinco vezes mais que os custos relacionados a população geral. Estes custos estão relacionados, em ordem decrescente, a visitas médicas, testes complementares, terapias não farmacológicas, terapias farmacológicas e outros custos.[8] Além disso, são considerados também os custos ocupacionais pela redução das horas de trabalho, afastamento por doença e incapacidade permanente. Na Espanha, mais de 12,993 milhões de euros são gastos por ano com pacientes com fibromialgia.[8] Ainda, existem evidências de que o encaminhamento para especialistas e resultados de investigações resultam em um alto uso do sistema de saúde em até 10 anos antes do diagnóstico.[9]

É fundamental compreendermos melhor os múltiplos aspectos da fibromialgia e suas consequências, a fim de minimizar os impactos negativos significativos que a síndrome vem causando, e que se apresentam cada vez mais evidentes. Como ressaltou Graham, ainda em 1949, não podemos mais permitir que exista nenhuma dúvida em relação à sua existência nem continuar ignorando o cuidado deficiente ao qual grande parte dos pacientes tem acesso hoje.

Fisiopatologia

Dentro das múltiplas formas de classificar a dor, temos a classificação fisiopatológica (que até pouco tempo dicotomizava entre dor nociceptiva e dor neuropática) e a classificação de acordo com a localização (cefaleia, dor lombar etc.) ou etiologia (neuropatia diabética, endometriose etc.). Quando os sintomas apresentados pelo paciente não correspondem a essa classificação bem estabelecida, muitas vezes o paciente é tido como somatizador.[10]

A fibromialgia é hoje o termo utilizado para síndromes dolorosas generalizadas e até o critério classificatório de 2011 era condição para o diagnóstico "o paciente não deve ter um outro problema que explique os sintomas".[11] Por muito tempo, pacientes portadores dessa síndrome enfrentaram e, infelizmente hoje ainda enfrentam, além dos desafios que a própria síndrome traz, o rótulo de doença psicossomática, transtorno conversivo e até a afirmação "é tudo da sua cabeça". Essa questão tornava-se ainda mais complexa[3] quando observamos a multiplicidade de condições clínicas que se sobrepõe a esta doença (síndrome do intestino irritável, dismotilidade esofagiana, vulvodínea, prostatite, síndrome da junção temporomandibular etc.).[12]

Em 2020, a Sociedade Internacional para Estudo da Dor (IASP) fez uma revisão do conceito de dor, que não sofria alterações há 40 anos. A nova definição conceitua a dor como "uma experiência sensorial e emocional desagradável associada a, ou semelhante, àquela associada a dano real ou potencial ao tecido".[13] No contexto da fibromialgia, a atualização representa uma grande conquista ao incluir tipos de dor não bem compreendidos na última definição, como a dor nociplástica – consequência de alterações na nocicepção apesar da ausência de evidências claras de danos teciduais reais ou potenciais –, como é o caso da fibromialgia.[13] Outros fatores devem ser considerados, entende-se hoje a existência de um subtipo de fibromialgia denominado "fibromialgia secundária", com fenótipo doloroso e fisiopatológico semelhante em que a aferência nociceptiva enseja uma processo de sensibilização central, a também chamada "síndrome de amplificação dolorosa".[10]

O entendimento dos possíveis mecanismos fisiopatológicos envolvidos no desenvolvimento e manutenção dessa síndrome é essencial para uma abordagem mais assertiva para esses pacientes. Apesar de a fisiopatologia dessa síndrome dolorosa não estar bem estabelecida, sabe-se que existem diferentes estruturas envolvidas. Descreveremos a seguir as evidências atuais.

A fibromialgia é entendida hoje como uma doença no sistema nervoso central (SNC). A miríade de sintomas característicos da síndrome (hiperalgesia, alodínia, dor generalizada, fadiga, alterações na memória, alterações no sono, alterações no humor) é relacionada à patologia do SNC. Essa hipótese é corroborada em estudos envolvendo imagens de ressonância magnética funcional (RNMf). Nesses estudos, observa-se aumento da ativação de áreas de processamento da dor após estímulos pressóricos ou de temperatura considerados leves quando comparados a um grupo-controle. As áreas mais ativadas foram insula posterior e córtex somatossensorial secundário, essas mesmas áreas estão hiperativadas em situações de hiperalgesia e alodínia não relacionadas à fibromialgia.[14] Paralelamente, os tratamentos que se mostraram efetivos para esta síndrome, tanto farmacológicos como não farmacológicos, têm com via comum de ação a modulação da via nociceptiva.[15]

A bioquímica cerebral também se mostrou laterada nesses pacientes. A concentração de neurotransmissores excitatórios como substância P no líquido cefalorraquiano (LCR) é, em média, três vezes maior do que controles saudáveis. As concentrações de glutamato e encefalinas também encontram-se aumentadas tanto no LCR, em áreas relacionadas ao processamento doloroso, como a ínsula.[10] Outros neurotransmissores relacionados à síndrome são os opioides endógenos, que se encontram aumentados (ocasionando uma alta ocupação basal de receptores e favorecendo o fenômeno da hiperalgesia), e a diminuição da atividade serotoninérgica e noradrenérgica.

Em estudos utilizando testes quantitativo-sensoriais, observa-se que os pacientes portadores da síndrome são mais sensíveis a estímulos pressóricos nocivos, temperatura (quente/frio) e estímulos elétricos em todo o corpo. A sensibilidade pressórica não se relaciona a níveis de estresse do paciente. Nesses pacientes, existe maior incidência do fenômeno de hipervigilância do que controles. Esses achados corroboram a hipótese de uma amplificação da aferência de múltiplos estímulos na fibromialgia.[10]

Recentemente, estudos têm relacionado alterações em fibras C de nervos periféricos a pacientes portadores de fibromialgia. Foram observados diminuição na quantidade dessas fibras e aumento na sua tortuosidade. Utilizando-se a microneurografia, observou-se que fibras C insensíveis a estímulo mecânico estariam envolvidas no desenvolvimento de atividade espontânea e na maior sensibilidade a estímulos mecânicos. Esses achados podem relacionar-se a um aumento na atividade simpática e à amplificação da informação carreada pela via nociceptiva; entretanto, não se restringem a esta síndrome e podem estar presentes em outros pacientes portadores de dores crônicas.

Outro mecanismo fisiopatológico aventado é a persistência de estado inflamatório crônico secundário à resposta imune mediada. Foi observado em portadores de fibromialgia aumento na circulação de citocinas inflamatórias (IL-1Ra, IL-6 e IL-8) que pode se relacionar a aumento na resposta inflamatória evocada relacionada a células imunes (mastócitos, neutrófilos, macrófagos, dendrócitos e células T), entretanto ainda não existe consenso na literatura.[10]

Acredita-se que a fisiopatologia da fibromialgia pode ser bastante heterogênea e múltipla, apesar do entendimento de que existem evidências robustas do envolvimento das vias de processamento central da dor. Como as demais dores crônicas, trata-se de um espectro em que há, em uma extremidade, pacientes com comprometimento mais periférico e, na outra extremidade, manifestações centrais graves que envolvem, além da própria dor, a fadiga, os distúrbios do sono, entre outros.

Diagnóstico

Em 1990, o ACR publicou os primeiros critérios para diagnostico da fibromialgia. Os critérios propostos enviviam a presença de mais de 11 em 18 *tender points* específicos, dor generalizada presente por pelo menos 3 meses nos quatro quadrantes do corpo. Apesar de amplamente aceito, fazia-se necessário um exame físico para detecção da presença de *tender points*. A dificuldade para o não reumatologista em avaliar os *tender points* associada a pouca valorização dos sintomas associados a esta síndrome gerou a necessidade de revisão desse processo.

Novos critérios foram propostos em 2010, com base na presença de um conjunto de sintomas físicos e psíquicos, além da presença de dor.[16] Esses critérios fundamentam-se no autorrelato e dispensavam a palpação dos *tender points,* mas foram amplamente criticados pela sua dificuldade de aplicação e interpretação. Em 2011, o mesmo grupo propôs modificações nesses critérios.[11] Apesar de validados a partir de bancos de dados populacionais, não passaram por validação externa. Em 2016, o ACR propôs nova revisão dos critérios de 2010/2011. Até o presente momento, este é o critério classificatório estabelecido internacionalmente para fibromialgia.

Não existe um teste diagnóstico específico para esta doença e essa questão pode suscitar tanto o subdiagnóstico como o retardo no diagnóstico de outras síndromes sobrepostas. A suspensão de que se trata de um paciente com fibromialgia é feita na presença de dor crônica disseminada associada ao exame físico de dolorimento difuso à palpação durante o exame físico e ausência de evidência de doença sistêmica como causa da dor disseminada, como inflamação articular ou diminuição consistente da força muscular. Outros sintomas que devem ser observados são a presença de fadiga que não é aliviada pelo repouso (presente em mais de 90% dos portadores dessa síndrome), distúrbios do sono, distúrbios do humor (a incidência de depressão e/ou ansiedade em pacientes com fibromialgia é superior àquela de pacientes sem a síndrome, podendo chegar a 74%),[17] disfunção cognitiva subjetiva, cefaleia, sensação de adormecimento ou formigamento, rigidez (que pode acompanhar sensação de edema, sem evidência clínica da presença deste), sensibilidade maior a estímulos sensoriais (como luz, odores e ruídos).[18]

O critério de 2016 tem como foco principal identificar esses sintomas.[11,16,19] Estudos sugerem que a fibromialgia faz parte de um espectro maior dentro das síndromes dolorosa crônicas, sendo parte de uma síndrome de amplificação dolorosa de origem central, a conhecida hoje como "dor nociplástica".[13]

De fato, sabe-se que, ainda que o paciente não pontue para fibromialgia nesses critérios, o escore subclínico está relacionado a menor efetividade de procedimento cirúrgicos e intervencionistas para tratamento da dor,[20-23] menor responsividade a opioides para o tratamento da dor aguda e da dor crônica[11,24-26] e baixa responsividade ao uso de anti-inflamatórios.[27] Ter clareza dessas questões pode guiar o profissional para melhor abordagem de pacientes dentro desse espectro e evitar iatrogenias.

Um paciente satisfaz os critérios modificados de fibromialgia de 2016 se as três condições a seguir forem atendidas:

1. Índice de dor generalizada (IDG) ≥ 7 escala de gravidade dos sintomas (EGS) ≥ 5 ou IDG de 4-6 e pontuação EGS ≥ 9.
2. Dor generalizada, definida como dor em pelo menos quatro das cinco regiões, deve estar presente. O tórax mandibular e a dor abdominal não estão incluídos na definição de dor generalizada.
3. Os sintomas estão geralmente presentes há pelo menos 3 meses.

O diagnóstico de fibromialgia pode ser feito apesar da presença de outros diagnósticos (não é necessário excluir todas as outras condições que explicam os sintomas se os critérios 1 a 3 forem preenchidos).

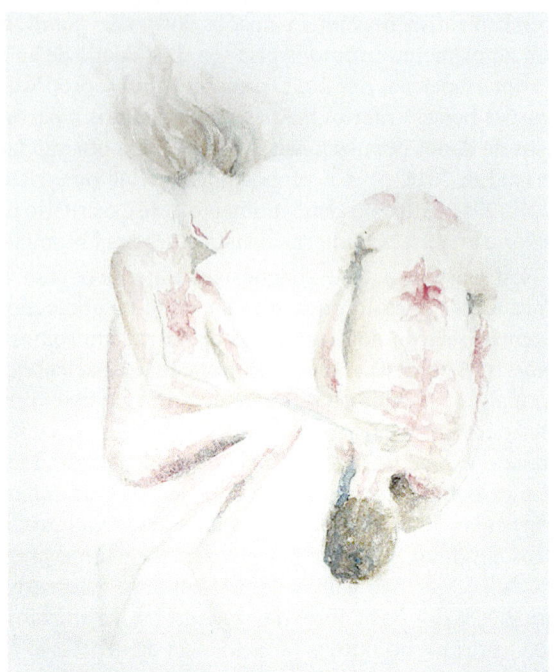

FIGURA 39.1 – Locais de dor.[28]

Fonte: Imagem ilustrativa das autoras, publicadas em Teixeira Lívia Agostinho. O guia completo da fibromialgia. 1. ed. São Paulo, Brasil; 2020.

Índice de Dor Generalizada

(1 ponto por caixa de seleção: intervalo de pontuação: 0-19 pontos)

Por favor, indique se você teve dor ou sensibilidade nos últimos 7 dias nas áreas mostradas abaixo.
Marque as caixas na página seguinte para cada área onde você teve dor ou sensibilidade.

☐ Ombro esquerdo
☐ Ombro direito
☐ Braço esquerdo
☐ Braço direito
☐ Antebraço esquerdo
☐ Antebraço direito
☐ Quadril (nádega), esquerda
☐ Quadril (nádega), direita
☐ Coxa esquerda
☐ Coxa direita

☐ Perna esquerda
☐ Perna direita
☐ Mandíbula, esquerda
☐ Mandíbula, direita
☐ Peito
☐ Abdome
☐ Pescoço
☐ Parte superior das costas
☐ Parte inferior das costas
☐ Nenhuma dessas áreas

FIGURA 39.2 – Critérios de 2016 para diagnóstico da fibromialgia: índice de dor generalizada.

Fonte: Adaptada de Wolfe F, Clauw DJ, Fitzcharles M-A, Goldenberg DL, Häuser W, Katz RL et al. 2016.

Escala de Gravidade dos Sintomas

(intervalo de pontuação: 0-12 pontos)
Para cada sintoma listado abaixo, use a seguinte escala para indicar a gravidade do sintoma nos últimos 7 dias.
Sem problemas
Problema leve: geralmente leve ou intermitente
Problema moderado: questões geralmente presentes e/ou em um nível moderado
Problema sério: problemas contínuos e perturbadores da vida

a) Fadiga

1	2	3	4
Sem problema	Problema leve	Problema moderado	Problema sério

b) Alterações na memória

1	2	3	4
Sem problema	Problema leve	Problema moderado	Problema sério

c) Levantar-se cansado(a)

1	2	3	4
Sem problema	Problema leve	Problema moderado	Problema sério

Durante os últimos 6 meses, você teve algum dos seguintes sintomas?

a) Dor abdominal baixa ou cãibras   ☐ Sim   ☐ Não
b) Depressão   ☐ Sim   ☐ Não
c) Dor de cabeça   ☐ Sim   ☐ Não

FIGURA 39.3 – Critérios de 2016 para diagnóstico da fibromialgia: escala de gravidade dos sintomas.

Fonte: Adaptada de Wolfe F, Clauw DJ, Fitzcharles M-A, Goldenberg DL, Häuser W, Katz RL et al. 2016.

Os sintomas e a dor generalizada estão presentes em intensidade semelhante por pelo menos 3 meses?
☐ Sim   ☐ Não

Você tem uma doença que, de outra forma, explicaria a dor?
☐ Sim   ☐ Não

FIGURA 39.4 – Critérios de 2016 para diagnóstico da fibromialgia: critérios adicionais.

Fonte: Adaptada de Wolfe F, Clauw DJ, Fitzcharles M-A, Goldenberg DL, Häuser W, Katz RL et al. 2016 R.

Nas Figuras 39.1 a 39.4, a pontuação possível do índice de dor da fibromialgia varia de 0 a 31 pontos, resultante da soma do IDG e da EGS. Um escore de 13 pontos é consistente com o diagnóstico de fibromialgia (IDG ≥ 7 e EGS ≥ 5 ou IDG de 4 a 6 e EGS ≥ 9).

Como o diagnóstico é estritamente clínico, a investigação por meio de testes diagnósticos ou de exames de imagem será necessária apenas naqueles pacientes em que os critérios diagnósticos não foram preenchidos ou para eventuais sintomas não característicos da síndrome.[12,29] A velocidade de hemossedimentação e a dosagem da proteína C-reativa podem auxiliar na exclusão de causa inflamatória responsável pelos sintomas de dor e fadiga. Um diagnóstico diferencial é a doença tireoidiana; se houver suspensão, é recomendado dosagem. Outra causa de fadiga importante na população brasileira é a anemia, e um hemograma pode ser solicitado para excluir essa causa. Na presença de artrite (inflamação articular evidente ao exame físico do paciente), pode-se solicitar provas reumáticas, como o fator reumatoide e anticorpo antipeptídeo citrulinado cíclico, sempre tendo em vista que esses exames apresentam baixa especificidade. A deficiência de vitamina D é uma possível causa de dor generalizada e a dosagem sérica pode elucidar a contribuição desse fator no quadro álgico do paciente.[30]

Tratamento

O tratamento deve iniciar-se muito antes da prescrição. O encontro médico-paciente é considerado o evento mais importante na atividade clínica e deveria ser um momento de vínculo, escuta e compreensão.[31] Na prática, a insatisfação de ambos os lados, médicos e pacientes, é frequente, principalmente em relação à dificuldade de diagnóstico e de se encontrar um tratamento eficaz.[32] As evidências mostram que o que os pacientes mais buscam e esperam de seus médicos é o interesse genuíno na sua evolução clínica e, mais importante e urgente do que fornecer informações científicas e opções variadas de tratamento, é legitimar a doença e a experiência de dor do paciente.[32,33] O diagnóstico da fibromialgia, com frequência, ocorre tardiamente e não podemos ignorar o fato de que, no momento da prescrição, o paciente já percorreu uma longa jornada entre médicos e exames e, na maior parte das vezes, encontra-se desgastado e com medo, em grande parte em razão das inúmeras incertezas que cercam a fibromialgia.[32]

De fato, o tratamento da fibromialgia pode ser uma etapa bastante desafiadora para pacientes e médicos. Muitas vezes, o indivíduo com fibromialgia é considerado um paciente "difícil", porém essa condição não tem origem unilateral: o julgamento do profissional de saúde; sua falta de controle sobre a situação; a dificuldade em se sentir capaz de oferecer o que o paciente precisa, como suporte psicológico; a falta de recursos por parte do próprio sistema de saúde; e outros fatores também contribuem para a construção de uma relação conflituosa.[31,32]

A dor crônica é uma doença, e não um sintoma. A abordagem centrada na pessoa, que valida o sofrimento do paciente, assim como a maior complexidade da doença, exige mais do profissional e do paciente;[34] entretanto, tende a oferecer resultados muito superiores em termos de manejo dos sintomas e qualidade de vida.[32]

Nesse sentido, avaliar o paciente de forma ampliada, com olhar lançado a questões psicossociais, começa a ganhar destaque no contexto do manejo da dor crônica. Mais do que em outras doenças crônicas, a fibromialgia torna evidente a falência do modelo biomédico tradicional que separa corpo-alma e espírito. Esses fatores têm múltiplos determinantes e explicam a variabilidade da experiência da dor entre os pacientes e extrapolam questões de força de vontade do paciente, uma vez que a interpretação da dor é influenciada pela interação entre os fatores biológicos, psíquicos e sociais.[34]

Não surpreendentemente, o tratamento não farmacológico da fibromialgia parece ter impacto mais expressivo nas manifestações clínicas, sintomas e qualidade de vida do que o tratamento farmacológico.[35] Metodologicamente, entretanto, encontramos diferenças. Enquanto, por um lado, os estudos farmacológicos, em geral, apresentam metodologia com alta qualidade, dificilmente contemplam aspectos múltiplos da sintomatologia da fibromialgia, focando sobretudo na dor e na funcionalidade. Por outro lado, os estudos não farmacológicos, apesar de menos elaborados, parecem avaliar os pacientes de forma mais ampla.[36] Os estudos farmacológicos, em sua maioria, são financiados pela indústria farmacêutica, são multicêntricos e intensamente regulamentados pela lei; os não farmacológicos, por sua vez, tendem a ser mal financiados, provenientes de um único centro de pesquisa e desafiados pela baixa adesão ao tratamento por parte dos pacientes, o que dificulta sua avaliação.[37]

Em geral, as abordagens farmacológicas fornecem melhora clinicamente significativa para uma pequena quantidade de pacientes; para a maioria deles os benefícios não compensam os eventos adversos, e muitos ainda não apresentam nenhuma melhora nos sintomas ou até pioram.[30] Isso não é uma surpresa, uma vez que os mecanismos fisiopatológicos da fibromialgia são ainda desconhecidos e frequentemente diferem de paciente para paciente.[30] Até hoje, não há substitutos para a educação do paciente e para o estímulo a mudanças profundas no estilo de vida, com alimentação adequada e atividade física regular.

O tratamento ideal é conhecidamente transdisciplinar, com abordagem multimodal que envolve intervenções não farmacológicas como a educação do paciente, terapia cognitivo-comportamental e atividade física, combinadas a abordagens farmacológicas direcionadas quando necessárias.[30] Na prática, é preciso considerar os desafios de acessibilidade, as diferenças entre os contextos público e privado, a estrutura do sistema de saúde e as disparidades sociais, raciais, de gênero e econômicas, que influenciam diretamente o prognóstico destes pacientes.[31,32]

Nesse sentido, e somado ao fato de a fibromialgia ser uma condição crônica, a adesão e manutenção do tratamento são um grande desafio. Clauw et al. (2017) propuseram dez passos para que os profissionais de saúde otimizem o manejo e tratamento da fibromialgia. São eles: 1) compreender que a fibromialgia é uma doença real com fisiopatologia subjacente, ainda que não totalmente conhecida; 2) fornecer diagnóstico; 3) educar o paciente sobre sua condição; 4) prescrever terapia não farmacológica, incentivando o cuidado com o estilo de vida e com os sintomas psíquicos e físicos; 5) avaliar o paciente de forma ampliada, com atenção especial aos sintomas associados; (6) utilizar fármacos de diferentes classes ou mecanismos de ação; 7) manter o foco na melhora da funcionalidade; 8) manter um seguimento, muitas vezes sem a necessidade de condutas imediatas; 9) utilizar modelos de cuidado inovadores; e 10) autoeducação do profissional de saúde sobre a fibromialgia.[5]

Os desafios apresentados pela fibromialgia, suas incertezas e a complexidade de informações disponíveis, no entanto, demandam diretrizes terapêuticas mais claras e objetivas para apoiar os profissionais. As recomendações da Liga Europeia Contra o Reumatismo[9] para o manejo da fibromialgia visam contribuir com o preenchimento desta lacuna (Figura 39.5). Um grupo multidisciplinar com 18 profissionais de 12 países avaliou evidências com foco em revisões sistemáticas e metanálises sobre o tratamento farmacológico e não farmacológico da síndrome.[9]

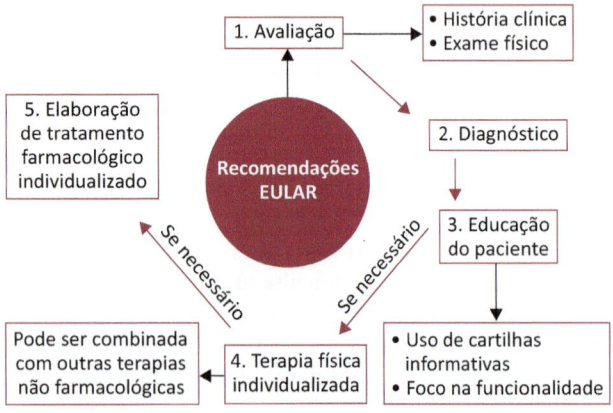

FIGURA 39.5 – Recomendações da EULAR para o manejo da fibromialgia.

Fonte: Macfarlane GJ, Kronisch C, Dean LE, Atzeni F, Häuser W, Flub E et al. EULAR revised recommendations for the management of fibromyalgia. Ann. Rheum. Dis. 2017 Feb;76(2):318-28.

A intervenção inicial envolve terapia física individualizada e considera a associação de intervenções customizadas às necessidades específicas do paciente e, preferencialmente, não farmacológicas.[9] Na falha da abordagem inicial, recomenda-se nova avaliação do paciente para a elaboração de um tratamento mais individualizado, conforme ilustra a Figura 39.6.

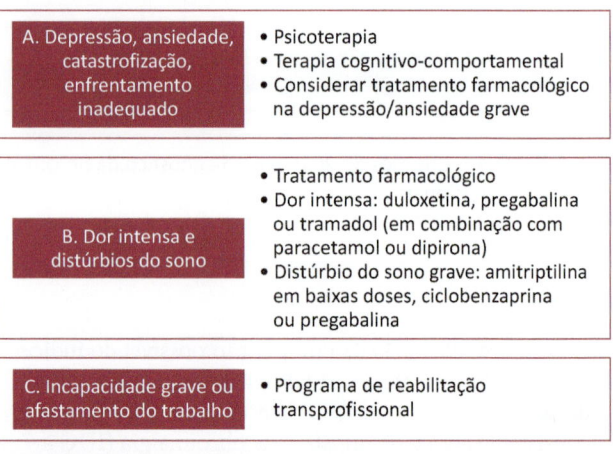

FIGURA 39.6 – Tratamento adicional individualizado da fibromialgia recomendado pela EULAR.

Fonte: Macfarlane GJ, Kronisch C, Dean LE, Atzeni F, Häuser W, Flub E et al. EULAR revised recommendations for the management of fibromyalgia. Ann. Rheum. Dis. 2017 Feb;76(2):318-28.

Diante deste cenário, e considerando todas as informações aqui descritas, apresentamos a seguir as abordagens atualmente consideradas relevantes para o tratamento da fibromialgia, com as respectivas evidências de eficácia.

Tratamento não farmacológico e medicina complementar

O tratamento preferencial da fibromialgia, como já visto anteriormente, tem foco na educação do paciente e na promoção de atividade física como abordagem inicial, associado a outras intervenções quando necessário. A grande porcentagem de pacientes que procura tratamentos complementares reforça a necessidade de que os profissionais de saúde estejam preparados para orientá-los e integrar essas intervenções ao plano terapêutico. A seguir, encontram-se as principais abordagens não farmacológicas e tratamentos complementares considerados.

■ Educação em dor

A educação do paciente é definida como qualquer conjunto de atividades planejadas por um profissional com o objetivo de melhorar o estado ou os comportamentos de saúde dos pacientes e pode, ainda, contribuir com a adesão ao plano terapêutico. No caso da fibromialgia, o foco é enfatizar que o paciente não tem uma doença que apresente risco de morte, que a fibromialgia é real e legitimar sua existência.[38] Ainda que esta intervenção seja considerada o primeiro passo no automanejo da fibromialgia com uma orientação biopsicossocial e tenha resultados promissores, a literatura apresenta pouca evidência da sua eficácia na redução de sintomas.[38]

Uma revisão sistemática publicada em 2019[38] evidenciou uma grande heterogeneidade de intervenções nos estudos selecionados e, apesar disso, foi observada uma redução significativa na percepção da doença, catastrofização, intensidade da dor e ansiedade. Poucos estudos avaliaram exclusivamente a educação do paciente, dificultando a avaliação da utilidade desta intervenção. Entretanto, existe forte evidência de que a educação associada a outros tipos de tratamento é mais eficaz no controle dos sintomas e, inclusive, contribui com a autoeficácia e com a habilidade psicológica de lidar com a dor.[38]

■ Atividade física

O exercício físico foi a única intervenção terapêutica que recebeu **recomendação forte favorável** segundo o comitê da EULAR. Essa estratégia tem se mostrado consistentemente eficaz em melhorar dor, função física e bem-estar, com efeitos, em geral, melhores do que a terapia farmacológica. Além disso, tem como benefício seu baixo custo relativo e ausência de questões importantes de segurança.[9,30,37]

Apesar de ser comprovadamente um pilar no tratamento da fibromialgia, intervenções e programas específicos ainda não são bem estabelecidos.[35] A maior revisão sistemática, publicada pela Cochrane, considerou 47 tipos diferentes de intervenção, evidenciando melhora na dor (0,65; −0,09 a 1,39) e na função física (0,66; 0,41 a 0,92) com atividade aeróbica.[9] Outra revisão analisou cinco ensaios com 219 participantes e demonstrou que o treinamento de força também promoveu um benefício significativo na dor (−3,3 cm em uma escala de 10 cm; −6,35 a −0,26) e na função, quando comparados com o grupo-controle.[9] Existe uma recomendação fraca da EULAR a favor de terapias de movimento meditativo como *tai chi*, ioga e *qigong*, que apresentaram melhorias no sono (−0,61; −0,95 a −0,27) e na fadiga (−0,66; −0,99 a −0,34), com algumas delas se mantendo no longo prazo.[9]

Existe consistência no que diz respeito a exercícios aeróbicos e de fortalecimento, mas não há evidência suficiente para afirmar a superioridade de um sobre o outro.[9] Ainda, segundo as recomendações da EULAR, exercícios no solo e na água parecem ser igualmente eficazes, porém uma revisão sistemática e metanálise publicada em 2020 observou que exercícios na piscina têm potencial de promover benefícios adicionais para o alívio da dor quando comparados com exercícios de solo ou com ausência de atividade física.[39] Com relação à hidroterapia, há certa consistência quanto à evidência para sua indicação, assim como a balneoterapia, sem clareza sobre a superioridade de uma sobre a outra.[9]

O melhor tipo de exercício físico como intervenção na fibromialgia ainda não foi estabelecido, porém em todos os casos deve ser individualizado e o paciente deve ser estimulado a escolher um tipo de atividade que seja prazerosa, com baixo impacto, acessível e de fácil adesão.[30]

■ Terapia cognitivo-comportamental

A terapia cognitivo-comportamental (TCC) atua na regulação do afeto e incentiva o controle cognitivo e emocional.[40] É a intervenção psicológica de maior eficácia na fibromialgia até o momento, segundo Adler et al., apresenta superioridade quando comparada com outras intervenções.[40] A EULAR, traz recomendação fraca a favor deste tipo de terapia, pois os ensaios envolvidos eram de baixa qualidade. A intervenção se mostrou eficaz em reduzir a dor (−0,29; −0,49 a −0,17) e a incapacidade (−0,30; −0,51 a −0,08) no final do tratamento, quando comparadas ao grupo-controle, e os resultados se sustentaram no longo prazo. A revisão de Borchers, entretanto, afirma que, em geral, é recomendado que qualquer tratamento para a fibromialgia inclua a terapia cognitivo-comportamental para melhorar o enfrentamento da doença e promover autoeficácia.[30]

■ Mindfulness

O *mindfulness*, ou atenção plena, é uma técnica comportamental com base na consciência sensorial não reativa que pode melhorar a dor e a saúde mental. As intervenções com a premissa do cultivo da aceitação, desapego e engajamento social podem ser as mais eficazes na diminuição dos sintomas da fibromialgia mediante múltiplos processos neurais, psicológicos e fisiológicos, principalmente quando combinadas com outras técnicas confiáveis, como a TCC e a atividade física.[40]

O grupo de trabalho da EULAR fez uma recomendação fraca a favor do *mindfulness* e outras terapias mente-corpo na sua publicação de 2017, após avaliar seis revisões com 13 ensaios clínicos e 1.209 pacientes. Em uma metanálise, com 674 pacientes, uma intervenção de redução de estresse com base no *mindfulness* melhorou a dor (−0,23; −0,46 a −0,01) imediatamente após o tratamento quando comparada ao tratamento convencional, porém os efeitos não foram robustos.[9] Contudo, alguns estudos recentes identificaram que intervenções com base em *mindfulness* reduziram significativamente os custos com a síndrome, diminuíram a dor e melhoraram a qualidade de vida e o sono de pacientes com fibromialgia.[41]

■ Acupuntura

Existe uma recomendação fraca da EULAR a favor da acupuntura como intervenção na fibromialgia, uma vez que há pouco conhecimento sobre seu componente ativo e as evidências em comparação ao placebo são pouco consistentes.[9] Alguns eventos adversos foram relatados, porém, em geral, leves e transitórios. Oito revisões incluíram até 16 ensaios clínicos e 1.081 participantes, com uma de alta qualidade que demonstrou que, somada ao tratamento padrão, a acupuntura resultou em uma melhora de 30% na dor (21%, 39%). A eletroacupuntura também foi associada à melhora na dor (22%; 4% a 41%) e fadiga (11%; 2% a 20%).[9]

■ Intervenções nutricionais

O tratamento com base em intervenções alimentares na fibromialgia pode, além de ter um impacto positivo na dor, permitir que o paciente tenha um papel ativo no manejo da sua própria condição.[35] Vários artigos têm mostrado os benefícios de uma orientação nutricional adequada e suplementação para pacientes com fibromialgia.[42,43] Estes pacientes, com frequência, podem apresentar deficiências nutricionais podendo se beneficiar de suplementação visando reduzir a inflamação sistêmica e neuronal e promover a recuperação da força muscular.[42]

A incidência de sobrepeso ou obesidade em pacientes portadores de fibromialgia pode influenciar negativamente a evolução da doença. Existem evidências crescentes de que a perda de peso pode ser um fator importante no manejo da fibromialgia.[30]

Diante do complexo quadro da fibromialgia, é possível que a alimentação e a suplementação tenham, de fato, um papel importante no manejo dos sintomas. Entretanto, infelizmente existe hoje ainda pouca evidência que suporte a intervenção nutricional como uma proposta terapêutica, dada a baixa qualidade dos estudos disponíveis.[43]

Algumas intervenções não farmacológicas receberam recomendação fraca contra seu uso pelo comitê da EULAR em virtude da ausência de evidência de eficácia,[9] entre elas: *biofeedback*, capsaicina, hipnoterapia e massoterapia. A quiropraxia recebeu uma recomendação forte contra seu uso por questões de segurança, com risco de efeitos indesejados.[9] Intervenções manuais têm sido utilizadas no tratamento da dor crônica, com o intuito de modular a experiência da dor. Uma revisão sistemática incluiu sete estudos com um total de 368 pacientes, com qualidade muito baixa a moderada, identificando a liberação miofascial como a modalidade mais utilizada. A conclusão foi de que não há atualmente evidência suficiente para suportar a indicação deste tipo de terapia para pacientes com fibromialgia, sendo a osteopatia o único tratamento que atingiu melhora significativa na dor quando comparada ao controle.[44]

Tratamento farmacológico

O tratamento farmacológico convencional na fibromialgia geralmente envolve analgésicos, anticonvulsivantes, relaxantes musculares e antidepressivos.[30] Os antidepressivos tricíclicos, inibidores de recaptação de serotonina e noradrenalina (SNRI) e anticonvulsivantes, em estudos controlados randomizados, têm demonstrado efeito positivo em um ou mais sintomas principais da síndrome.[30] Entretanto, ainda não existe um medicamento padrão-ouro e é importante ressaltar que nenhuma terapia farmacológica apresentou recomendação forte a seu favor segundo a última avaliação da EULAR.[9] Além disso, apenas uma minoria de pacientes continua utilizando medicação além de um curto período de tempo pela falta de eficácia, por efeitos adversos ou ambos.[45]

A seguir, apresentamos as principais classes de medicamentos utilizadas no tratamento da fibromialgia.

■ Antidepressivos tricíclicos

O fármaco com maior evidência de efetividade terapêutica é a amitriptilina.[45] Recomendada por várias diretrizes de prática clínica em diversos países, como Alemanha e Canadá, relaciona-se à melhora na funcionalidade avaliada pelo Questionário Sobre o Impacto da Fibromialgia (FIQ) em mais de 30%, e melhora na dor, fadiga, sono e qualidade de vida.[45] O número necessário para tratar (número de pacientes que precisaram utilizar a medicação para que um apresentasse redução de 30% na intensidade da dor) é 3,54, IC 95% 2,74 a 5,01.[9] A amitripitilina apresentou ainda efeito moderado na qualidade do sono diferença padronizada das médias (DPM) –0,56, (IC 95% –0,78 a –0,34) e um efeito menor na fadiga (DPM –0,44; IC 95% –0,71 a –0,16).

A avaliação final da EULAR foi recomendação fraca a favor do seu uso, sempre em baixas dosagens.

■ Inibidores da recaptação de serotonina e noradrenalina

Os fármacos que compõem este grupo são a duloxetina e o milnaciprano. Uma metanálise publicada em 2015 mostrou que ambos apresentam efeito positivo na dor e na melhora clínica percebida pelo paciente. A duloxetina resultou em melhora na dor e nos sintomas depressivos, enquanto o milnaciprano atuou na dor e na fadiga.[45] A avaliação da EULAR indica recomendação fraca a favor do uso desses medicamentos. No que diz respeito à segurança, as taxas de abandono para ambos os fármacos são maiores do que para o placebo em razão de efeitos colaterais.[9]

A maior revisão sistemática sobre os efeitos da duloxetina, publicada em 2014 pela Cochrane, que envolveu 2.249 participantes, identificou maior eficácia do que o placebo no curto prazo (até 12 semanas) e longo prazo (até 28 semanas) na redução da dor (RR > 30% na dor, RR 1,38, IC 95% 1,22 a 1,56), mas não houve efeito significativo com 20 a 30 mg/dia e nenhuma diferença entre as doses de 60 e 120 mg/dia.[9] O NNTB (*number needed to benefit*), com base em 60 mg/dia até 12 semanas, foi 6, com IC 95% 3 a 12. Uma revisão prévia havia mostrado pequeno efeito no sono (–0,24; –0,37 a –0,12) e na incapacidade (–0,33; –0,43 a –0,24), e nenhum efeito na fadiga.[9]

Com relação ao milnaciprano, em uma revisão publicada em 2013, também pela Cochrane, os pacientes estavam mais propensos, ao final do tratamento, a ter 30% de redução na dor (RR 1,38, IC 95% 1,25 a 1,51), mas houve apenas um pequeno benefício na fadiga (–0,14; –0,19 a –0,08) e na incapacidade (–0,16; –0,23 a –0,10) e nenhum efeito no sono.[9]

■ Gabapentinoides

Originalmente utilizados como anticonvulsivantes, a gabapentina e a pregabalina representam os principais membros desta família de fármacos, agindo por intermédio da ligação com a subunidade alfa-2-delta dos canais de cálcio voltagem-dependentes no sistema nervoso central (SNC).[45] A pregabalina alcançou aprovação da agência americana Food and Drug Administration (FDA) para tratamento da fibromialgia e é recomendada em diversas diretrizes clínicas. Entretanto, um grande estudo aberto publicado em 2019, com o objetivo de comparar a duloxetina e a pregabalina no tratamento da dor e depressão em pacientes com fibromialgia, forneceu evidências adicionais da superioridade da duloxetina em relação à pregabalina neste contexto.[46]

Vários ensaios clínicos randomizados e placebo controlados mostraram melhora na dor e distúrbios de sono com o uso da pregabalina, entretanto, quando comparada com o placebo, em alguns estudos, não promoveu melhora significativa na fadiga e em nenhum estudo promoveu melhora nos sintomas depressivos.[45] Uma revisão da Cochrane identificou que seu uso relaciona-se a maiores probabilidades de redução no escore de dor em 30% (RR 1,37, IC 95% 1,22 a 1,53), com um NNTB sobre o placebo de 9, IC 95% 7 a 13.[9] Houve efeito menor na fadiga (−0,17; −0,25 a −0,09) e no sono (−0,35; −0,43 a −0,27), mas nenhum efeito na incapacidade (−0,01; −0,11 a 0,09). Além disso, a pregabalina apresenta alta probabilidade de descontinuação em virtude de efeitos colaterais (RR 1,68, IC 95% 1,36 a 2,07; NNH 12, IC 95% 9 a 17).[9]

Uma metanálise de ensaios clínicos randomizados e controlados de ambas pregabalina e gabapentina, publicada em 2009, enfatizou os efeitos na melhora da dor, fadiga, sono e qualidade de vida e a falta de eficácia nos sintomas depressivos e efeito não substancial na ansiedade.[45] Um único ensaio clínico do uso da gabapentina,a envolvendo 150 pacientes, mostrou efeito significativo na redução da dor em 30% (RR 1,65, IC 95% 1,10 a 2,48), um pequeno efeito no sono (−0,71; −1,08 a −0,24) e um grande efeito na incapacidade (−0,94; −1,32 a −0,56).[9]

A avaliação final da EULAR é uma recomendação fraca a favor do uso da pregabalina, e uso da gabapentina apenas para fins de pesquisa.[9]

■ Ciclobenzaprina

A ciclobenzaprina é um relaxante muscular antagonista do receptor serotoninérgico 5-HT2, assemelha-se estruturalmente à amitriptilina.[45] Uma única revisão sistemática, publicada em 2004, demonstrou benefício significativo, porém clinicamente pouco relevante do seu uso no tratamento de distúrbios de sono.[9] A influência no escore de dor foi muito pequena.[45]

A avaliação final da EULAR indica recomendação fraca a favor do uso da ciclobenzaprina no tratamento da fibromialgia.[9]

■ Opioides

Não existem evidências provenientes de ensaios clínicos de que opioides sejam eficazes no tratamento da fibromialgia, e diversas diretrizes e revisões sistemáticas reforçam essa contraindicação, desencorajando seu uso em qualquer cenário.[30,45] O comitê da EULAR emitiu uma recomendação forte contra o uso de opioides e corticosteroides em pacientes com fibromialgia, com 100% de concordância entre seus membros, pela falta de evidência de eficácia e alto risco de efeitos adversos e vício relatados em ensaios clínicos. Em geral, acredita-se que apenas o uso no curto-prazo pode ser apropriado, em pacientes selecionados cuidadosamente e sobretudo aqueles com fibromialgia mais grave, associada a outras comorbidades.[9]

O uso do tramadol, um opioide fraco com leve efeito na recaptação de serotonina e noradrenalina, foi considerado, em um estudo, administrado sozinho ou associado ao paracetamol. Os pacientes que receberam a medicação apresentaram propensão a ter melhora de 30% na dor (RR 1,77, IC 95% 1,26 a 2,48).[9] A avaliação final da EULAR é uma recomendação fraca a favor do uso do tramadol na fibromialgia.

A naltrexona, um antagonista de receptor opioide, tem se mostrado promissora em baixas doses no tratamento da fibromialgia, conforme sugerem alguns ensaios clínicos, mostrando-se superior ao placebo na redução da dor e dos sintomas depressivos e melhorando a qualidade de vida dos pacientes.[41,47,48] Além disso, a naltrexona apresenta ação antagonista em receptores não opioides, que são expressos em células da glia ativadas, presentes em pacientes com fibromialgia. Assim, pode inibir a ativação da micróglia com efeito anti-inflamatório, possivelmente contribuindo com seu efeito analgésico.[45]

■ Canabinoides

A EULAR não avaliou o uso de canabinoides porque, no momento da publicação das recomendações, em 2017, a busca na literatura não havia identificado nenhuma revisão sistemática. Entretanto, desde então os estudos da terapia canábica têm se intensificado. Duas revisões foram posteriormente publicadas, em 2019 e 2020, além de outros estudos evidenciando benefícios adicionais ao controle dos sintomas com um potencial significativo a ser explorado, apesar de a literatura ainda ser escassa.[45,47,49] Segundo Bazzichi, os canabinoides podem ser úteis no tratamento de distúrbios reumatológicos em geral por duas principais razões: sua atividade anti-inflamatória e imunomoduladora; e seu efeito na dor e nos sintomas associados.[41] Algumas diretrizes internacionais, como as do Canadá, indicam o uso de canabinoides principalmente para pacientes com fibromialgia com distúrbios relevantes de sono, e um comitê patrocinado pelo governo americano concluiu, em 2017, que existe evidência de grau moderado da eficácia dos canabinoides.[45,50]

■ Outros fármacos

Algumas classes de medicamentos receberam recomendação fraca contra seu uso pelo comitê da EULAR em virtude da falta de evidência de eficácia,[9] entre eles:

▶ **Anti-inflamatórios não hormonais (AINH):** que não apresentaram melhora quando comparados ao placebo.

▶ **Inibidores da monoamina oxidase (IMAO):** por não apresentarem efeito na fadiga e sono, com efeito apenas moderado na dor, além da presença documentada de interações que colocam a vida em risco.

▶ **Inibidores seletivos de recaptação de serotonina (ISRS):** com apenas uma revisão de qualidade média reportando efeito moderado na dor e nenhum efeito na fadiga; existem recomendações de outras diretrizes a favor do seu uso; entretanto, podem melhorar a dor, depressão e qualidade de vida apenas em uma pequena quantidade de pacientes, sem efeitos significativos no sono.[45]

Uma **recomendação forte contra o uso**, pela falta de eficácia e risco de eventos adversos, foi indicada pela EULAR para:

▶ **Oxibato de sódio:** com efeitos modestos na dor, sono e fadiga. A medicação recebeu aprovação para uso apenas na narcolepsia. Tem potencial para abuso e efeitos associados no SNC, como convulsão, depressão respiratória e níveis diminuídos de consciência;

▶ **Hormônio de crescimento:** que levantou preocupações em relação à segurança.

A mirtazapina, um antidepressivo atípico com atividade noradrenérgica e serotoninérgica específica, foi avaliada na revisão de Tzadok, porém seu uso não está licenciado na fibromialgia.[45] Uma metanálise publicada em 2017, pela Cochrane, não foi capaz de demonstrar eficácia na dor nem em outros sintomas mentais ou funcionais associados, como depressão, fadiga ou sono.[45]

Receptores NMDA (N-Metil-D-Aspartato) também foram considerados.[45] A memantina, um antagonista do receptor NMDA, se mostrou eficaz em reduzir a neurotoxicidade causada por altos níveis de glutamato em pacientes com fibromialgia, que, por sua vez, estavam relacionados à gravidade dos sintomas, além de apresentar melhora na função cognitiva e depressão. Porém, uma metanálise de 15 estudos concluiu que a evidência para uso da memantina na dor crônica (neuropática ou fibromialgia) é limitada, relatando ainda aumento de tontura como efeito colateral.[45] Um novo fármaco nomeado "NYX-2925", com ação moduladora na plasticidade sináptica do receptor NMDA, está sendo investigado com resultados promissores na analgesia em estudos pré-clínicos.[35,45] O estudo de fase I mostrou segurança e boa tolerância em pacientes saudáveis, respaldando a continuidade do desenvolvimento clínico para o tratamento da dor crônica.[41]

Uma recente revisão publicada pela Cochrane procurou avaliar a eficácia, segurança e tolerabilidade da farmacoterapia combinada em comparação com a monoterapia ou placebo, ou ambos, envolvendo o uso de anti-inflamatórios não hormonais, benzodiazepínicos, antidepressivos, tramadol, melatonina, 5-hidroxitriptofano e paracetamol, entre outros. Entretanto, o pequeno número de estudos de alta qualidade forneceu evidência insuficiente para apoiar ou refutar o uso da terapia farmacológica combinada na fibromialgia.[51]

Referências bibliográficas

1. Christa Hastall MO. How prevalent is chronic pain? Pain Clinical Updates. 2nd ed. 2003:1-4.
2. Azevedo LF, Costa-Pereira A, Mendonça L, Dias CC, Castro-Lopes JM. Epidemiology of chronic pain: a population-based nationwide study on its prevalence, characteristics and associated disability in Portugal. J. Pain. 2012 Aug;13(8):773-83.
3. Bazzichi L, Giacomelli C, Consensi A, Atzeni F, Batticciotto A, Di Franco M et al. One year in review 2016: fibromyalgia. Clin. Exp. Rheumatol. 2016 Apr;34(2 suppl. 96):s145-149.
4. Inanici F, Yunus MB. History of fibromyalgia: past to present. Curr. Pain Headache Rep. 2004 Oct;8(5):369-78.
5. Clauw DJ, D'Arcy Y, Gebke K, Semel D, Pauer L, Jones KD. Normalizing fibromyalgia as a chronic illness. Postgrad. Med. 2018 Jan;130(1):9-18.
6. Marques A, Santo A, Berssaneti A, Matsutani L, Yuan S. A prevalência de fibromialgia: atualização da revisão de literatura. Rev. Bras. Reumatol. 2017;57(4):356-63.
7. Institute of Medicine (US). Committee on Advancing Pain Research, Care, and Education. Relieving pain in America: a blueprint for transforming prevention, care, education, and research. Washington (DC): National Academies Press (US); 2011.
8. Cabo-Meseguer A, Cerdá-Olmedo G, Trillo-Mata JL. Fibromyalgia: prevalence, epidemiologic profiles and economic costs. Med. Clin. (Barc). 2017 Nov 22;149(10):441-8.
9. Macfarlane GJ, Kronisch C, Dean LE, Atzeni F, Häuser W, Flub E et al. EULAR revised recommendations for the management of fibromyalgia. Ann. Rheum. Dis. 2017 Feb;76(2):318-28.
10. Sluka KA, Clauw DJ. Neurobiology of fibromyalgia and chronic widespread pain. Neuroscience. 2016 Dec 3;338:114-29.
11. Wolfe F, Clauw DJ, Fitzcharles MA, Goldenberg DL, Häuser W, Katz RS et al. Fibromyalgia criteria and severity scales for clinical and epidemiological studies: a modification of the ACR preliminary diagnostic criteria for fibromyalgia. J. Rheumatol. 2011 Jun;38(6):1113-22.
12. Lichtenstein A, Tiosano S, Amital H. The complexities of fibromyalgia and its comorbidities. Curr. Opin. Rheumatol. 2018 Jan;30(1):94-100.
13. Raja SN, Carr DB, Cohen M, Finnerup NB, Flor H, Gibson S et al. The revised International Association for the Study of Pain definition of pain: concepts, challenges, and compromises. Pain. 2020 Sep;161(9):1976-82.
14. Clauw DJ. Fibromyalgia: a clinical review. JAMA. 2014 Apr 16;311(15):1547-55.
15. Brummett CM, Clauw DJ. Fibromyalgia: a primer for the anesthesia community. Curr. Opin. Anaesthesiol. 2011 Oct;24(5):532-9.
16. Wolfe F, Clauw DJ, Fitzcharles MA, Goldenberg DL, Katz RS, Mease P et al. The American College of Rheumatology preliminary diagnostic criteria for fibromyalgia and measurement of symptom severity. Arthritis Care Res. 2010 May;62(5):600-10.
17. Giesecke T, Williams DA, Harris RE, Cupps TR, Tian X, Tian TX et al. Subgrouping of fibromyalgia patients on the basis of pressure-pain thresholds and psychological factors. Arthritis Rheum. 2003 Oct;48(10):2916-22.
18. Clauw DJ, Arnold LM, McCarberg BH; Fibro Collaborative. The science of fibromyalgia. Mayo Clin. Proc. 2011 Sep;86(9):907-11.
19. Wolfe F, Clauw DJ, Fitzcharles MA, Goldenberg DL, Häuser W, Katz RL et al. 2016 Revisions to the 2010/2011 fibromyalgia diagnostic criteria. Semin. Arthritis Rheum. 2016;46(3):319-29.
20. Bogoch ER, Olschewski E, Zangger P, Henke ML, Smythe HA. Increased tender point counts before and after total hip arthroplasty are associated with poorer outcomes but are not individually predictive. J. Arthroplasty. 2010 Sep;25(6):945-50.
21. Brummett CM, Urquhart AG, Hassett AL, Tsodikov A, Hallstrom BR, Wood NI et al. In: Hoboken NJ (ed.). Characteristics of fibromyalgia independently predict poorer long-term analgesic outcomes following total knee and hip arthroplasty. Arthritis Rheumatol. 2015 May;67(5):1386-94.
22. Brummett CM, Lohse AG, Tsodikov A, Moser SE, Meraj TS, Goesling J et al. Aberrant analgesic response to medial branch blocks in patients with characteristics of fibromyalgia. Reg. Anesth. Pain Med. 2015 Jun;40(3):249-54.
23. Janda AM, As-Sanie S, Rajala B, Tsodikov A, Moser SE, Clauw DJ et al. Fibromyalgia survey criteria are associated with increased postoperative opioid consumption in women undergoing hysterectomy. Anesthesiology. 2015 May;122(5):1103-11.
24. Brummett CM, Janda AM, Schueller CM, Tsodikov A, Morris M, Williams DA et al. Survey criteria for fibromyalgia independently predict increased postoperative opioid consumption after lower-extremity joint arthroplasty: a prospective, observational cohort study. Anesthesiology. 2013 Dec;119(6):1434-43.
25. Goldenberg DL, Clauw DJ, Palmer RE, Clair AG. Opioid use in fibromyalgia: a cautionary tale. Mayo Clin. Proc. 2016;91(5):640-8.
26. Larach DB, Sahara MJ, As-Sanie S, Moser SE, Urquhart AG, Lin J et al. Patient factors associated with opioid consumption in the month following major surgery. Ann. Surg. 2019 Aug 5.
27. Brummett CM, Goesling J, Tsodikov A, Meraj TS, Wasserman RA, Clauw DJ et al. Prevalence of the fibromyalgia phenotype in

patients with spine pain presenting to a tertiary care pain clinic and the potential treatment implications. Arthritis Rheum. 2013 Dec;65(12):3285-92.

28. Teixeira Lívia Agostinho. O guia completo da fibromialgia. 1. ed. São Paulo, Brasil; 2020.

29. Häuser W, Fitzcharles MA. Facts and myths pertaining to fibromyalgia. Dialogues Clin. Neurosci. 2018 Mar;20(1):53-62.

30. Borchers AT, Gershwin ME. Fibromyalgia: a critical and comprehensive review. Clin. Rev. Allergy Immunol. 2015 Oct;49(2):100-51.

31. Colmenares-Roa T, Huerta-Sil G, Infante-Castañeda C, Lino-Pérez L, Alvarez-Hernández E, Peláez-Ballestas I. Doctor-patient relationship between individuals with fibromyalgia and rheumatologists in public and private health care in Mexico. Qual. Health Res. 2016 Oct;26(12):1674-88.

32. Briones-Vozmediano E, Vives-Cases C, Ronda-Pérez E, Gil-González D. Patients' and professionals' views on managing fibromyalgia. Pain Res. Manag. 2013;18(1):19-24.

33. Briones-Vozmediano E. The social construction of fibromyalgia as a health problem from the perspective of policies, professionals, and patients. Glob. Health Action. 2017;10(1):1275191.

34. Clauw DJ, Essex MN, Pitman V, Jones KD. Reframing chronic pain as a disease, not a symptom: rationale and implications for pain management. Postgrad. Med. 2019 Apr;131(3):185-98.

35. Atzeni F, Gerardi MC, Masala IF, Alciati A, Batticciotto A, Sarzi-Puttini P. An update on emerging drugs for fibromyalgia treatment. Expert Opin. Emerg. Drugs. 2017 Oct 2;22(4):357-67.

36. Perrot S. Fibromyalgia: a misconnection in a multiconnected world? Eur. J. Pain. 2019 May;23(5):866-73.

37. Perrot S, Russell IJ. More ubiquitous effects from non-pharmacologic than from pharmacologic treatments for fibromyalgia syndrome – A meta-analysis examining six core symptoms: non-pharmacologic versus pharmacologic treatments in FM. Eur. J. Pain. 2014 Sep;18(8):1067-80.

38. García-Ríos MC, Navarro-Ledesma S, Tapia-Haro RM, Toledano-Moreno S, Casas-Barragán A, Correa-Rodríguez M et al. Effectiveness of health education in patients with fibromyalgia: a systematic review. Eur. J. Phys. Rehabil. Med. 2019 May;55(2).

39. Galvão-Moreira LV, Castro LO, Moura ECR, Oliveira CMB, Nogueira Neto J, Gomes LMRS et al. Pool-based exercise for amelioration of pain in adults with fibromyalgia syndrome: a systematic review and meta-analysis. Mod. Rheumatol. 2020 Sep 29;1-21.

40. Adler-Neal AL, Zeidan F. Mindfulness meditation for fibromyalgia: mechanistic and clinical considerations. Curr. Rheumatol. Rep. 2017 Sep;19(9):59.

41. Bazzichi L, Giacomelli C, Consensi A, Giorgi V, Batticciotto A, Di Franco M et al. One year in review 2020: fibromyalgia. Clin. Exp. Rheumatol. 2020 Feb;38(suppl. 123 1):3-8.

42. Bjørklund G, Dadar M, Chirumbolo S, Aaseth J. Fibromyalgia and nutrition: therapeutic possibilities? Biomedicine Pharmacother. 2018 Jul;103:531-8.

43. Tomaino L, Serra-Majem L, Martini S, Ingenito MR, Rossi P, La Vecchia C et al. Fibromyalgia and nutrition: an updated review. J. Am. Coll. Nutr. 2020 Sep 9;1-14.

44. Schulze NB, Salemi MM, Alencar GG, Moreira MC, Siqueira GR. Efficacy of manual therapy on pain, impact of disease, and quality of life in the treatment of fibromyalgia: a systematic review. Pain Physician. 2020;23(5):461-76.

45. Tzadok R, Ablin JN. Current and emerging pharmacotherapy for fibromyalgia. Pain Res. Manag. 2020 Feb 11;2020:1-9.

46. Bidari A, Moazen-Zadeh E, Ghavidel-Parsa B, Rahmani S, Hosseini S, Hassankhani A. Comparing duloxetine and pregabalin for treatment of pain and depression in women with fibromyalgia: an open-label randomized clinical trial. Daru J. Fac. Pharm. Tehran Univ. Med. Sci. 2019 Jun;27(1):149-58.

47. Atzeni F, Talotta R, Masala IF, Giacomelli C, Conversano C, Nucera V et al. One year in review 2019: fibromyalgia. Clin. Exp. Rheumatol. 2019 Feb;37(suppl. 116 1):3-10.

48. Younger J, Noor N, McCue R, Mackey S. Low-dose naltrexone for the treatment of fibromyalgia: findings of a small, randomized, double-blind, placebo-controlled, counterbalanced, crossover trial assessing daily pain levels. Arthritis Rheum. 2013 Feb;65(2):529-39.

49. Berger AA, Keefe J, Winnick A, Gilbert E, Eskander JP, Yazdi C et al. Cannabis and cannabidiol (CBD) for the treatment of fibromyalgia. Best Pract. Res. Clin. Anaesthesiol. 2020 Sep;34(3):617-31.

50. Sarzi-Puttini P, Batticciotto A, Atzeni F, Bazzichi L, Di Franco M, Salaffi F et al. Medical cannabis and cannabinoids in rheumatology: where are we now? Expert Rev. Clin. Immunol. 2019 Oct 3;15(10):1019-32.

51. Thorpe J, Shum B, Moore RA, Wiffen PJ, Gilron I. Combination pharmacotherapy for the treatment of fibromyalgia in adults. In: Cochrane Pain, Palliative and Supportive Care Group (org.). Cochrane Database Syst. Rev. 2018 Feb 19.

capítulo 40

Especificidades do Tratamento da Dor Neuropática no Idoso

Karol Bezerra Thé | Fânia Cristina dos Santos | Bianca Figueiredo Barros

Introdução

A dor neuropática (DN) é uma das condições dolorosas crônicas mais difíceis e debilitantes de se reconhecer e tratar, representa um grande desafio para os profissionais de saúde, sendo que ainda hoje é frequentemente subdiagnosticada e subtratada.[1] É considerada a segunda causa mais prevalente de dor crônica, ficando atrás apenas da dor musculoesquelética.

Os idosos com dor neuropática têm prejuízos consistentes em sua qualidade de vida e, assim, procuram muito mais os serviços de saúde. Os fatores físicos, patogênicos e ambientais podem exacerbar ou perpetuar a dor no idoso, gerando ainda mais comportamentos anormais, dificuldade de adaptação e incapacidade permanente.[1]

Epidemiologia

Na população geral, a prevalência de dores neuropáticas fica em torno de 6,5% a 11,5%.[2] De forma semelhante ao que ocorre na população adulta, a dor neuropática também é a segunda causa de dor mais prevalente nos idosos; contudo, estudos de prevalência em indivíduos acima de 60 anos ainda são escassos. Tal escassez ocorre, provavelmente, por dificuldades na avaliação de dores neuropáticas na população geriátrica, em decorrência principalmente dos déficits sensoriais e cognitivos que são comuns, dificultando os diagnósticos álgicos.[3,4]

Assim, apesar de não existirem muitos dados relacionados às algias neuropáticas no envelhecimento, sugere-se uma prevalência destas em torno de 25% a 85%.[5,6]

Muitas condições dolorosas comuns no indivíduo idoso apresentam componente neuropático.[5] Com o envelhecimento, doenças como o diabetes *mellitus*, o acidente vascular encefálico (AVE), a doença de Parkinson, as radiculopatias compressivas e as vasculopatias periféricas são comorbidades que se acumulam com o avançar da idade e estão associadas à dor neuropática crônica.[6,7]

Num estudo com a participação de 5.326 indivíduos com mais de 60 anos, média de idade de 68 anos, vivendo na comunidade, a prevalência de dor crônica em algum sítio específico do corpo foi de 31,7%, e a dor neuropática esteve presente em 13,7% dos casos.[8] Neste estudo, as doenças mais associadas com dor crônica foram osteoporose, diabetes *mellitus* e acidente vascular encefálico (AVE). Outro estudo mais recente, do qual participaram 271 idosos, com média de idade de 66 anos, a dor com características neuropáticas esteve presente em 53,8% dos participantes, e entre estes idosos com dor neuropática, 80,1% sofriam de depressão e 84.2% de ansiedade.[9]

Em um estudo polonês sobre dor neuropática, numa população de 145 idosos moradores em instituição de longa permanência, ou seja, pacientes com mais alto grau de fragilidade, observou-se prevalência de dor crônica com componente neuropático de 32%.[10]

Idosos com dor neuropática apresentam prejuízos funcionais de graus variados, que podem ser estimados na ordem de 10 a 61%. Estudos populacionais já demonstram que a dor neuropática promove mais impacto na funcionalidade do que outros tipos de dor, especialmente alterações nas habilidades cognitivas, e com maiores chances de desenvolver déficits cognitivos e doenças neurodegenerativas, além de distúrbio do sono.[11,12]

Particularidades na avaliação e diagnóstico da dor neuropática no idoso

Existem barreiras no manejo da dor neuropática em indivíduos idosos por diversas razões. Primeiro, há alta prevalência de efeitos adversos às drogas decorrente de mudanças na farmacocinética e farmacodinâmica, pela ocorrência da polifarmácia inapropriada e pelas múltiplas comorbidades no envelhecimento. Segundo, na idade mais avançada é comum a presença de desordens cognitivas que dificultam a avaliação deste tipo de dor. Por último, é comum no envelhecimento a interferência de fatores socioeconômicos, como a perda de acesso ao tratamento médico e, consequentemente, o apelo a subtratamentos que muitas vezes se vinculam aos baixos recursos decorrentes da aposentadoria e a baixa rede de apoio familiar, fatos comuns em grande parcela dos idosos.[13]

O médico deve ter um olhar atento na avaliação da dor, levando em consideração a presença de comorbidades que podem cursar com as condições dolorosas neuropáticas, por exemplo, o histórico de AVE e de herpes-zóster.

Nos idosos portadores de demência em estágios avançados, o relato da família e/ou do cuidador a respeito de sinais comportamentais sugestivos de dor associados à história prévia ou atual de comorbidades, que podem estar associadas à dor, poderá auxiliar na avaliação clínica.[14]

O exame clínico detalhado é fundamental para o diagnóstico de dor neuropática. A presença de posturas de proteção de uma área suspeita no momento do exame físico, gestos ou gritos que lembrem crises paroxísticas, comportamento apático ou agressivo e sinais de *breakthrough pain* devem ser avaliados especialmente nos portadores de demência avançada. O exame físico deve ser dirigido para a presença de sinais clássicos de neuropatia: anodinia e hiperalgesia. Sinais estes que podem estar presentes na hora do banho ou na mobilização. A confirmação pode ser feita com o toque gentil na zona cutânea suspeita.

Não há exames diagnósticos definitivos em caso de dor neuropática. Exames eletrofisiológicos convencionais como a eletroneuromiografia e o potencial evocado podem ser utilizados para estimar a função do sistema nervoso, porém avaliam somente as fibras mielinizadas, não excluindo neuropatia das fibras finas, quando negativos.[15]

Etiologia

A lesão do sistema nervoso resulta em alteração funcional que pode localizar-se tanto no sistema nervoso periférico (SNP) como no central (SNC), ou em ambos. Classifica-se a DN, de acordo com sua etiologia e anatomia mais provável, em central ou periférica (Quadro 40.1).[14] Esta distinção é importante, pois existem manifestações clínicas e fisiopatologia diferentes.[15]

As mais comuns são as neuropáticas periféricas dolorosas (NPD), mas se acredita que mecanismos centrais E periféricos contribuam para a persistência da dor na maioria dos casos. As NPD podem ser classificadas segundo:[16]

1) **Instalação:** aguda (menos de 1 semana); subaguda (até 1 mês) ou crônica (mais de 1 mês).
2) **Tipo de fibra nervosa envolvida:** motora, sensitiva, autonômica ou mista.
3) **Tamanho da fibra nervosa envolvida:** grossa, fina ou mista.
4) **Distribuição:** proximal, distal, difusa.
5) **Padrão:** mononeuropatia, mononeuropatia múltipla, polineuropatia e polirradiculoneurítico.
6) **Patologia:** degeneração axonal, desmielinização segmentar e mista.

Assim, as NDP com disfunções de fibra grossa podem ser motora ou sensitiva e cursar com perda da propriocepção, da sensibilidade vibratória ou do toque leve (quando relacionadas à desmielinização). As manifestações sensitivas costumam indicar o comprometimento de fibras finas do tipo Aδ e C.[17]

Quadro 40.1 – Classificação da dor neuropática/etiologia.

Dor neuropática central – Origem encefálica

1) Acidente vascular encefálico (isquêmico ou hemorrágico) – tálamo, via espinotalâmica ou projeções talamocorticais
2) Esclerose múltipla
3) Doença de Parkinson
4) Lesões expansivas: abscessos, tumores
5) Lesões inflamatórias centrais
6) Traumas cranioencefálicos

Dor neuropática central – Origem medular

1) Lesão traumática da medula
2) Doenças inflamatórias:
   • Esclerose múltipla, mielite
3) Infecciosos:
   • Sífilis, mielite pelo VIH
4) Siringomielia

Dor neuropática periférica – Neuropatias dolorosas assimétricas e focais

1) Neuralgias de nervos cranianos
   • Neuralgia do trigêmeo
2) Compressão nervosa
   • Estenoses (passagem): p. ex., síndrome do túnel do carpo, radiculopatias, traumáticas
3) Neuromas
   • Pós-traumáticos, pós-operatórios, neuroma de Morton
4) Plexopatias
   • Idiopáticas, traumáticas, infiltração tumoral, lesão por radioterapia
5) Metabólicas
   • DM: mono ou oligoneuropatia (p. ex., oftalmoplegia, amiotrofia diabética)
6) Angiopáticas (inflamatórias ou isquêmicas)
7) Infecciosas/Parainfecciosas
   • NPH, borreliose, sífilis, herpes simples, HIV/AIDS
8) Síndrome complexa de dor regional
9) Dor do membro fantasma

Dor neuropática periférica – Polineuropatias dolorosas simétricas

1) Metabólicas
   • DM, déficit nutricional
2) Tóxicas
   • Álcool, quimioterápico, isoniazida, mercúrio
3) Imunomediadas
   • Neuropatia desmielinizante, paraproteinemia, paraneoplásica, crioglobulinemia, amiloidose
4) Hereditárias
   • Neuropatia sensorial hereditária, doença de Fabry

Fonte: Souza PM, Dib T. Abordagem da dor neuropática no idoso. In: Santos FC, Souza PM (ed.). Força-tarefa na dor em idosos. São Paulo: Ed. Moreira Júnior; 2011. p. 45-56.

Fisiopatologia

A fisiopatologia da DN é complexa e envolve os seguintes tópicos:[18]

▶ sensibilização de nociceptores;
▶ ativação espontânea de fibras aferentes e de nociceptores silenciosos;
▶ regulação ascendente de canais de sódio (NaV1.3, NaV1.7, NaV1.8);
▶ sensibilização de fibras aferentes primárias a catecolaminas;

- descargas ectópicas do gânglio da raiz dorsal;
- ativação do sistema imune e das células da glia com liberação de citocinas proinflamatórias, quimiocinas e outras substâncias neuroexcitatórias.

Nos idosos, as causas mais frequentes de dor neuropática são o diabetes *mellitus* e herpes-zóster, seguidos de outros comprometimentos do sistema nervoso, como a dor central pós-AVE, esta última presente em 32% dos sobreviventes deste evento cerebral.[19,20]

Quadro clínico

As manifestações associadas à NPD geralmente não são muito específicas e, comumente, incluem a dor prolongada e exagerada, e a dor evocada com propagação extraterritorial para áreas não lesadas. Podem coexistir inúmeros sinais e sintomas distintos, por vezes mal definidos e que variam amplamente até para uma mesma patologia, dificultando a correlação entre quadro clínico e mecanismos fisiopatológicos, além de várias combinações de sinais e sintomas, mesmo quando a etiologia é a mesma. A própria dor pode alterar o processamento da informação somatossensorial.[21,22]

Os sinais e sintomas podem ser classificados em positivos, quando há dor espontânea, parestesias, disestesias, alodínia, hiperalgesia ou hiperpatia, e negativos quando ocorre perda sensitiva tátil, térmica, vibratória ou dolorosa (hipoestesia e hipoalgesia) em variadas intensidades. Podem estar presentes, ainda, sinais e sintomas de disfunção autonômica na área afetada, como distúrbio vasomotor e sudorese.[23,24]

Como já descrito, a avaliação clínica é de grande importância para o diagnóstico. E o exame físico, além de confirmar a presença de distúrbios sensitivos, pode revelar alterações motoras que contribuam para melhor elucidação do diagnóstico.[14,25,26] Recomenda-se o uso de ferramentas validadas para o seu rastreio entre os idosos, como a *Douleur Neuropathique en 4 Questions* (DN4)[27,28] e a *Leeds Assessment of Neuropathic Symptoms and Signs* (LANSS),[29,30] que são as mais utilizadas.

Tratamento

Em virtude do caráter multidimensional da dor, sua terapêutica deve ser em múltiplas modalidades, sempre individualizada e de acordo com as características da dor e com as particularidades do idoso.

Não farmacológico

O manejo não farmacológico da dor neuropática tem sua importância. Destacamos aqui algumas abordagens: fisioterapia (TENS, exercício, massagem, acupuntura e termoterapia com a aplicação de frio/calor); e psicoterapia (relaxamento, hipnose, terapia musical, arteterapia).[31]

Um estudo avaliou a acupuntura em pacientes com dor neuropática pós-quimioterapia e demonstrou ser seguro e de eficácia superior ao tratamento com gabapentina.[32]

Num outro estudo, a acupuntura também se mostrou eficiente em pacientes com polineuropatia diabética após 12 semanas de intervenção, sendo observadas melhora da dor, da qualidade de vida e no padrão de sono e redução no uso de medicamentos.[33]

Tratamento farmacológico

O objetivo da terapêutica com fármacos é sempre proporcionar alívio da dor e do sofrimento, visando, também, a uma melhora da funcionalidade e qualidade de vida, com mínimo de reações adversas. Com relação à farmacoterapia analgésica, a opção pelo tratamento multimodal pode concorrer para menos efeitos adversos e maior eficácia. Como já descrito, deve se basear numa anamnese geriátrica ampla e atentar para todos os medicamentos em uso regular e, ainda, atentar para a coexistência de síndromes geriátricas (instabilidade postural, incontinência urinária, iatrogenia, imobilidade e insuficiência cognitiva e, nesta última, a presença de demência, depressão e *delirium*). A prescrição deve sempre envolver a via de administração menos invasiva e uma menor dose efetiva para analgesia. Ainda, deve-se iniciar e ajustar uma medicação por vez, reavaliando-a após cada mudança no esquema terapêutico e monitorando os efeitos adversos, as interações medicamentosas e a eficácia das drogas.

- **Fármacos de 1ª linha: antidepressivo e anticonvulsivante**[34-36]
  - **Antidepressivo dual (inibidores seletivos de recaptação de noradrenalina e serotonina):** duloxetina (iniciar 30 mg e ajustar, no mínimo, em 15 dias, com dose máxima 120 mg/dia) e venlafaxina (iniciar 37,5 mg, com dose máxima 225 mg/dia). Entre os efeitos adversos comuns, estão constipação ou diarreia, náusea, sonolência, tontura, embaçamento visual e insônia (se uso noturno). Evitar a venlafaxina em idosos com hipertensão arterial descompensada e a duloxetina se *clearance* de creatinina < 30 mg/dL.
  - **Antidepressivo tricíclico:** deve ser usado com cautela em idosos. Evitar em pacientes com alteração cognitiva, risco de queda, hipotensão postural, alto risco cardiovascular, glaucoma ângulo fechado, prostatismo, retenção urinária e na obesidade. Preferência pelo uso à noite, sem fracionar, ajuste com cautela de 5 a 7 dias, no mínimo. Por exemplo, a nortriptilina (10 a 50 mg/dia) e a amitriptilina (12,5 a 50 a 75 mg/dia).
  - **Anticonvulsivante:** gabapentina (50 mg a 300 mg, sendo dose máxima 3.600 mg/dia, intervalo de 8 em 8 horas) e pregabalina (50 mg inicialmente e dose máxima 300 mg/dia, em dose única ou a cada 12 horas). A pregabalina é um análogo da gabapentina com o mesmo mecanismo de ação, mas manifestando farmacocinética linear e maior afinidade pelo canal de cálcio pré-sináptico. Deve-se ajustar os anticonvulsivantes de acordo com a função renal e hepática e aumentar as doses a cada 5 a 7 dias, no mínimo. Entre os efeitos adversos, estão sonolência diurna, tontura, lentidão de raciocínio e edema de membros inferiores. Deve-se iniciar com doses menores para melhor tolerância.

Fármacos de 2ª linha: opioides (tramadol, morfina, oxicodona, buprenorfina)[34-36]

▶ **Tramadol:** análogo sintético da codeína com mecanismo de ação dual, ativando os receptores µ e inibindo a recaptação de serotonina e noradrenalina. Metabolizado pelo fígado e eliminado pelos rins, sendo necessário ajuste de dose para pacientes com insuficiência hepática ou renal; se disfunção renal dialítica, não ultrapassar dose 100 mg/dia.[36-38] Em idosos, prescrição de 50 a 100 mg a cada 8 horas (liberação rápida) e 50 a 100 mg a cada 12 horas (liberação prolongada). Sempre iniciar com dose reduzida ou intervalo prolongado, sendo uma opção a solução oral (100 mg/mL) para titulações menores. Por apresentar risco de reduzir o limiar convulsivo, não se deve exceder a dose de 400 mg em 24 horas e recomenda-se evitar seu uso em indivíduos com tumores cerebrais ou quadros neurológicos com predisposição a atividades epilépticas.

▶ **Morfina:** droga de baixo custo, eficiente e segura quando respeitadas as recomendações para o uso. Não apresenta teto posológico, sendo a dose ideal aquela que oferece o máximo de analgesia com o mínimo de efeitos adversos, devendo ser titulada conforme a necessidade do paciente. A morfina de liberação rápida tem início de ação em 30 minutos e duração de ação de aproximadamente 4 horas, iniciar com dose menor (2,5 a 5 mg) e/ou intervalo maior (a cada 8 ou 6 horas) para adaptação do paciente e redução de efeitos adversos, deve ser prescrita em idosos em intervalos fixos de 4 horas, a de liberação lenta tem início de ação em aproximadamente 1 hora e duração de ação de 12 horas, administração a cada 12 horas. Como seus metabólitos são excretados no rim, a dose e frequência de administração devem ser reduzidas em pacientes com insuficiência renal.

▶ **Oxicodona:** opioide com absorção bifásica no organismo, sendo o primeiro pico plasmático com menos de 1 hora do uso e o segundo após cerca de 6 horas. Apesar de ser 1,5 a 2 vezes mais potente do que a morfina, parece ter menor incidência de tolerância e de efeitos colaterais. Pode ser administrado a cada 12 ou mesmo de 24 horas em virtude do tempo de ação de até 25 horas no idoso. Na dose de até 20 mg/dia, é considerado um opioide fraco, com necessário ajuste de dose em pacientes com insuficiência renal e hepática.

▶ **Buprenorfina:** agonista opioide parcial com utilização por via transdérmica. Cerca de 30 a 60 vezes mais potente do que a morfina, porém com menos efeitos adversos. Opção segura para idosos (adesivos de 5 mg, 10 mg e 20 mg), demora cerca de 72 horas para alcançar o efeito máximo e deve ser trocada a cada 7 dias. Não precisa de ajuste de dose para pacientes com alteração de função renal grave, visto que seu metabolismo é hepático e sua excreção é biliar.

Fármacos de 3ª linha: cânabis

O uso da cânabis medicinal vem crescendo substancialmente e, entre suas indicações, está o tratamento da dor crônica.[37] A população idosa constitui o maior segmento de usuários de cânabis medicinal, com uma taxa de aproximadamente 7% ou mais, dependendo do país.[38]

As mudanças fisiológicas que ocorrem nos diversos sistemas orgânicos à medida que a idade avança promovem alterações farmacocinéticas e famacodinâmicas das drogas. Somado a isso, aumenta-se o volume de distribuição de drogas lipossolúveis, como a cânabis, em virtude da elevação da massa de gordura em detrimento da perda de água presente no individuo idoso.[39]

A administração da cânabis com outras drogas que influenciam as enzimas CYP hepáticas pode alterar o metabolismo dos canabinoides, sendo isso extremamente importante no idoso, em que a polifarmácia é comum.[40] A Sociedade Americana de Geriatria (critérios de BEERS) recomenda evitar o uso de três ou mais drogas psicotrópicas pelo risco de interação medicamentosa ou reação adversa a drogas.[41] Como no caso dos analgésicos opioides e outras drogas psicoativas no tratamento da dor, não é diferente para a cânabis, pois pode haver maior risco de reação adversa e interação medicamentosa.

Efeitos adversos comuns em pacientes que experimentam a cânabis são tontura, euforia, confusão, desorientação, boca seca e sonolência.[42] Esses eventos são particularmente importantes no idoso com demência, risco de quedas, problemas de mobilidade e déficit visual e auditivo.[43]

Atualmente os canabinoides são considerados no tratamento da dor neuropática se houver falha terapêutica com os antidepressivos tricíclicos, antidepressivos inibidores seletivos de recaptação de serotonina e noradrenalina ou gabapentinoides.[43]

Em metanálise robusta, com 10 RCT estudando 1.586 indivíduos com dor neuropática, avaliou-se a eficácia do canabinoide *versus* placebo e observou-se uma redução no nível de dor de 30% ou mais (moderada evidência de qualidade), mas no subgrupo de pacientes com neuropatia diabética não se observou melhora estatisticamente significante.[44]

A grande maioria dos estudos teve duração de 12 a 26 semanas e os benefícios de longo prazo são incertos. Importante iniciar o canabinoide em dose baixa e aumentar a dose semanalmente, além de se monitorarem os efeitos adversos.[45]

Apesar do significativo aumento do seu uso, as evidências de eficácia e segurança da cânabis medicinal no idoso ainda são escassas. Sugere-se que o seu uso é seguro e eficaz nessa população. São necessários estudos de mais relevância científica dirigidos especificamente para a população geriátrica. A comprovação da eficácia será a possibilidade e redução de doses dos analgésicos opioides e adjuvantes para a dor.

Fármacos de 4ª linha: capsaicina, lidocaína tópica e outros[34-36]

▶ **Agentes tópicos:** interessantes na dor neuropática localizada, que é a forma mais comum das algias neuropáticas, estando presentes em cerca de 60%

dos pacientes.[46] Considera-se que a lidocaína tópica 5% e a capsaicina 8% são a 1ª linha de tratamento para dor neuropática localizada em adultos. A transmissão de dor pelo SNC através de fibras nociceptivas aferentes pode ser interrompida pela aplicação dessas drogas sem efeitos sistêmicos.[47] Nos idosos com múltiplas comorbidades e polimedicados, especialmente naqueles mais frágeis e vulneráveis, as vantagens quanto ao tratamento tópico são inúmeras. A terapêutica tópica reduz o risco de efeito adverso e interação medicamentosa com drogas concomitantes. Outra vantagem é a possibilidade de combinação de outros agentes farmacológicos que agem sistemicamente, atuando com efeito sinérgico sem interação droga-droga e efeito adverso adicional.[48] A maioria dos tratamentos tópicos é de fácil administração e promove boa aderência aos pacientes.[48]

- **Capsaicina:** pode ser indicada como coadjuvante no tratamento de neuralgias, artrose e artrite reumatoide. Tem sido estudada sua aplicação em baixas concentrações (0,025 a 0,075%) e altas concentrações (8 a 20%), concentração 0,075% neuropatia diabética. Modo de uso da capsaicina 0,025 a 0,075% creme ou loção tópica: aplicar o produto na área afetada três ou quatro vezes por dia, massageando suavemente. Tempo de ação é de aproximadamente 4 a 5 horas. Apresenta baixa adesão em idosos, principalmente porque no início há um aumento da dor.

- **Lidocaína tópica:** anestésico local que age mediante estabilização dos canais de Na+ nos axônios de neurônios periféricos, bloqueando os impulsos ectópicos de forma dose-dependente. Parece ser mais eficaz quando o nervo está parcialmente lesado com uma função nociceptiva residual e excesso de canais de Na+. Pode ser utilizada em forma de *patch* ou gel a 5%. É particularmente útil na dor bem localizada, bem tolerada em idosos, deve permanecer 12 horas contínuas na região acometida e demais 12 horas sem medicação. Atua localmente, sendo pouco absorvida para a via sistêmica. Cautela nos pacientes que recebem medicações antiarrítmicas de classe I e naqueles com disfunção hepática severa, nos quais uma concentração sanguínea excessiva pode ser possível. Pode ocorrer reação alérgica local.

- **Metadona:** opioide forte sintético, considerada a principal alternativa à morfina para tratamento da dor moderada a severa. Além de ser um agonista de receptores opioides, é um antagonista de receptores n-metil-D-aspartato (NMDA), o que pode justificar sua maior eficácia no controle da dor neuropática e seu menor desenvolvimento de tolerância em comparação com a morfina. Apresenta risco de acúmulo e toxicidade graduais, por isso seu uso deve ser cuidadosamente monitorado em idosos. Boa disponibilidade por via oral e metabo-lismo diferente de outros opioides, acumulando-se no tecido adiposo e apresentando maior excreção intestinal, assim pode ser prescrita em pacientes com insuficiência hepática ou renal. Com eficácia e perfil de efeitos colaterais similares à morfina, contudo, com meia-vida longa (10 a 75 horas) e imprevisível. Sua concentração plasmática pode levar 1 semana para se estabilizar. Apresentação oral 5 e 10 mg, recomenda-se dose inicial de 2,5 a 5 mg 1 vez dia até cada 12 horas.

- **Lamotrigina:** resultados positivos foram observados na neuropatia relacionada ao HIV, na neuralgia trigeminal e na dor central pós-AVC (acidente vascular cerebral); entretanto, foram poucos estudos e com taxas de abandono significativas.[38]

- **Tapentadol:** efeito analgésico por meio de receptores μ e monoamina e inibição da recaptação da noradrenalina, esse efeito duplo pode contribuir para tratamento da neuropatia diabética pela Food and Drug Administrtaion (FDA) para tratamento de dor neuropática diabética, ocorrência de menor efeitos adversos.[49]

■ Miscelânea

- **Vitamina B1 (tiamina):** os mecanismos analgésico/neuronal sugeridos são efeitos na via do óxido nítrico-cGMP conferindo-lhe propriedades anti-hiperálgica e antialodínica (hiperpolarizando nociceptores). Em uso isolado e combinado com outros agentes farmacológicos, demonstra potencial efeito analgésico para tratamento da dor neuropática, com baixa ocorrência de efeitos adversos e boa segurança.[50]

- **Vitamina B12:** as condições dolorosas crônicas mais estudadas com a vitamina B12 são lombalgia crônica não especifica, cervicalgia, dor neuropática diabética, neuralgia herpética aguda ou subaguda e dor pós-toracotomia crônica.[51] Aumenta o efeito inibitório sobre os neurônios nociceptivos aferentes na medula espinal e reduz a resposta dos neurônios talâmicos por estimulação nociceptivas. Também, a vitamina B12 promove a liberação de opioides endógenos, pode ativar receptores opioides e estimula o metabolismo GABA. Um trabalho avaliou a efetividade da combinação da gabapentina com a metilcobalamina em pacientes com neuropatia diabética (comparação combinada *versus* o uso de gabapentina isolada). Observou-se que a combinação foi mais efetiva e com segurança (mínimos efeitos adversos).[52] Outro estudo revelou que a suplementação de vitamina B12 intramuscular pode reduzir a lombalgia com componente neuropático.[53]

- **Vitamina D:** a suplementação da vitamina D na neuropatia periférica por diabetes pode ter efeito positivo na dor neuropática, além de melhora na microcirculação sistêmica e nos marcadores inflamatórios.[54,55]

Técnicas intervencionistas na DN também devem ser lembradas e consideradas em algumas situações como quando a terapêutica farmacológica falha.[38]

Conclusão

A DN é uma condição crônica de grande impacto na vida dos idosos, podendo ocasionar envelhecimento malsucedido. Assim, esta deveria ser abordada adequadamente, incluindo planejamentos e controles adequados, tanto das causas subjacentes como das sintomatologias presentes, considerando as particularidades dos idosos.

Referências bibliográficas

1. Herr K. Neuropathic pain: a guide to comprehensive assessment. Pain Management Nursing. 2004;5(4):9-18.
2. McDermott AM, Toelle TR, Rowbotham DJ et al. The burden of neuropathic pain: results from a cross-sectional survey. Eur. J. Pain. 2006;10(2):127-35.
3. Stompór M, Grodzicki T, Wordliczek J et al. Prevalence of cronic pain, particularly with neuropathic component, and its effect on overall functioning of elderly patients. Med. Sci. Monit. 2019;25:2695-701.
4. Rapo-Pylkko S, Haanpaa M, Liira H. Chronic pain among community-dwelling elderly: a population-based clinical study. Scand. J. Prim. Health Care. 2016;34:159-64.
5. Reid MC, Eccleston C, Pillemer K. Management of chronic pain in older adults. BMJ. 2015;350:h532.
6. Roghani RS, Delbari A, Lari-Asadi M et al. Neuropathic pain prevalence of older adults in an urban area of Iran: a population-based study. Pain Research and Treatment. 2019. Disponível em: https://doi.org/10.1155/2019/901.5695.
7. Colloca L, Ludman T, Bouhassira D, Baron R, Dickenson AH, Yarnitsky D et al. Neuropathic pain. Nat. Rev. Dis. Primers. 2017;3:17002.
8. Roghani RS, Delbari A, Asadi-Lari M et al. Neuropathic pain prevalence of older adults in an urban area of Iran: a population-based study. Pain Research and Treatment. 2019. Disponível em: https://doi.org/10.1155/2019/9015695.
9. Akram MJ, Malik AN. Frequency of chronic neuropathic pain and its association with depression in the elderly in Pakistan. J. Pak. Med. Assoc. 2019;69(12):1907-1910.
10. Stompór M, Grodzicki T, Stompór T et al. Prevalence of chronic pain, particularly with neuropathic component, and its effect on overall functioning of elderly patients. Med. Sci. Monit. 2019;25:2695-2701.
11. Ahmad M, Goucke CR. Management strategies for the treatment of neuropathic pain in the elderly. Drugs & Aging. 2002;19(12):929-945.
12. Ickowicz E, Ferrell B, Casarett D et al. The management of persistent pain in older persons. Journal of the American Geriatrics Society. 2002;50:205-224.
13. Van Hecke O, Austin SK, Khan RA, Smith BH, Torrance N. Neuropathic pain in the general population: a systematic review of epidemiological studies. Pain. 2014;155(9):1907. Erratum in: Pain. 2014;155(4):654-662.
14. Souza PM, Dib T. Abordagem da dor neuropática no idoso. In: Santos FC, Souza PM (ed.). Força-tarefa na dor em idosos. São Paulo: Ed. Moreira Júnior; 2011. p. 45-56.
15. Treede RD, Jensen TS, Campbell JN et al. Neuropathic pain: redefinition and a grading system for clinical and research purposes. Neurology. 2008;70:1630-35.
16. Kraychete DC, Sakata RK. Neuropatias periféricas dolorosas. Rev. Bras. Anestesiol. 2011;61(5):641-58.
17. Rocha AC, Kraychete DC, Lemonica L et al. Dor: aspectos atuais da sensibilização periférica e central. Rev. Bras. Anestesiol. 2007;57(1):94-105.10.
18. Kraychete DC, Gozzani JL, Kraychete AC. Dor neuropática: aspectos neuroquímicos. Rev. Bras. Anestesiol. 2008;58(5):498-505.
19. Van Kollenburg EG, Lavrijsen JC, Verhagen SC et al. Prevalence, causes, and treatment of neuropathic pain in Dutch nursing home residents: a retrospective chart review. J. Am. Geriatr. Soc. 2012;60(8):1418-252.
20. Aprile I, Briani C, Pazzaglia C et al. Pain in stroke patients: characteristics and impact on the reabilitation treatment – A multicenter cross-section a l study. Eur. J. Phys. Rehabil. Med. 2015;51(6):725-36.
21. Geber C, Baumgartner U, Schwab R et al. Revised definition of neuropathic pain and its grading system: an open case series illustrating its use in clinical practice. Am. J. Med. 2009;122(10A):4-12.
22. Vissers KCP. The clinical challenge of chronic neuropathic pain. Disability and Rehabilitation. 2006;28(6):343-49.
23. Baron R, Tölle TR. Assessement and diagnosis of neuropathic pain. Curr. Opin. Support Palliat. Care. 2008;2:1-8.
24. Mailis-Gagnon A, Nicholson K, Yegneswaran B et al. Pain characteristics of adults 65 years of age and older referred to a tertiary care pain clinic. Pain Res. Manag. 2008;13(5):389-94.
25. Haanpaa ML, Backonja MM, Bennet MI et al. Assesment of neuropathic pain in primary care. The American Journal of Medicine. 2009;122(10A):13-21.
26. Argoff CE. Comprehensive management of neuropathic pain in older adults: an introduction. J. Pain Sym. Manag. 2009;38(suppl. 2):1-3.
27. Bouhassira D, Attal N, Alchaar H et al. Comparison of pain syndromes associated with nervous or somatic lesions and development of a new neuropathic pain diagnostic questionnaire (DN4). Pain. 2005;114:29-36.
28. Santos JG, Brito JO, Andrade DC et al. Translation to portuguese and validation of the Douleur Neuropathique 4 Questionnaire. The Journal of Pain. 2010;11(5):484-90.
29. Bennett M. The LANSS Pain Scale: the leeds assessment of neuropathic symptoms and sign. Pain. 2001;92:147-57.
30. Schestatsky P, Félix-Torres V, Chaves ML et al. Brazilian portuguese validation of the leeds assessment of neuropathic symptoms and signs for patients with chronic pain. Pain Med. 2011;12(10):1544-50.
31. Pickering G, Marcoux M, Chapiro S, Laurence David L et al. An algorithm for neuropathic pain management in older people. Drugs Aging. 2016;33:575-583.
32. Iravani S et al. Effectiveness of acupuncture treatment on chemotherapy-induced peripheral neuropathy: a pilot, randomized, assessor-blinded, controlled trial. Pain Research and Management. Hindawi. 2020:1-11.
33. Liu R, Santana T, Schillinger D et al. It gave me hope: experiences of diverse safety net patients in a group acupuncture intervention for painful diabetic neuropathy. Health Equity. 2020;4(1);225-231.
34. Mota KK, Tutiya KK. Síndrome de dor neuropática em idosos: abordagem terapêutica. In: Terapêutica da dor no idoso – Guia prático. Editora Atheneu; 2018.
35. Bersani ALF, Moraes NS. Tratamento farmacológico da dor crônica em idosos. In: Terapêutica da dor no idoso – Guia prático. Editora Atheneu; 2018.
36. Moulin DE, Boulanger A, Clark AJ et al. Pharmacological management of chronic neuropathic pain: revised consensus statement from the Canadian Pain Society. Pain Res. Manag. 2014;19(6):328-35.
37. Abuhasira R, Schleider LB, Mechoulam R, Novack V. Epidemiological characteristics, safety and efficacy of medical cannabis in the elderly. European Journal of Internal Medicine. 2018;49:44-50.
38. Kaskie B, Ayyagari P, Milavetz G, Shane D, Arora K. The increasing use of cannabis among older Americans: a public health crisis or viable policy alternative? Gerontologist. 2017;57:1166-72.
39. Minerbi A, Häuser W, Fitzcharles MA. Medical cannabis for older patients. Drugs Aging. 2019;36(1):39-51.
40. Mahvan TD, Hilaire ML, Mann A, Brown A, Linn B, Gardner T et al. Marijuana use in the elderly: implications and considerations. Consult Pharm. 2017;32:341-51.

41. American Geriatrics Society Beers Criteria Update Expert Panel. American Geriatrics Society updated AGS Beers Criteria® for potentially inappropriate medication use in older adults. J. Am. Geriatr. Soc. 2019;67(4):674-94.

42. Allan GM, Ramji J, Perry D, Ton J, Beahm NP, Crisp N et al. Simplified guideline for prescribing medical cannabinoids in primary care. Can. Fam. Physician. 2018;64:111-20.

43. Van Den Elsena GAH, Ahmed AIA, Lammers M et al. Efficacy and safety of medical cannabinoids in older subjects: a systematic review. Ageing Research Reviews. 2014;14:56-64.

44. Mücke M, Phillips T, Radbruch L, Petzke F, Häuser W. Cannabis-based medicines for chronic neuropathic pain in adults. Cochrane Database Syst. Rev. 2018;(3):CD012182.

45. Kamrul R, Bunka D, Crawley A et al. Navigating cannabinoid choices for chronic neuropathic pain in older adults. Canadian Family Physician. Rxfiles. 2019;65:807-811.

46. Moulin D, Boulanger A, Clark AJ, Clarke H, Dao T, Finley GA et al. Pharmacological management of chronic neuropathic pain: revised consensus statement from the Canadian Pain Society. Pain Res. Manag. 2014;19(6):328-35.

47. Allegri M, Baron R, Hans G, Correa-Illanes G, Mayoral Rojals V, Mick G et al. A pharmacological treatment algorithm for localized neuropathic pain. Curr. Med. Res. Opin. 2016;32:377-84.

48. Pickering G, Lucchini C. Topical treatment of localized neuropathic pain in the elderly. Drugs & Aging. 2020:37;83-89.

49. Mu A, Weinberg E, Molin DE, Clarke H. Pharmacologic management of chronic neuropathic pain – Review of the Canadian Pain Society consensus statement. Canadian Family Physician. 2017;63:844-852.

50. Alvarado AM, Navarro AS. Complex B vitamins: physioly and therapeutic effect on pain. American Journal of Pharmacological Sciences. 2016;4(2):20-27.

51. Julian T, Syeed R, Glascow N et al. B12 as a treatment for peripheral neuropathic pain: a systematic review. Nutrients. 2020; 12:2221.

52. Hasan A, Khilan MH, Khan A, Hassan H et al. Comparison of gabapentin monotherapy vs. combination therapy of methylcobalamin and gabapentin in treating diabetic neuropathic pain. Journal of Biology & Todays World. 2020;9(issue 9):1-3.

53. Chiu CK, Low TH, Tey YS, Singh VA, Shong HK. The efficacy and safety of intramuscular injections of methylcobalamin in patients with chronic nonspecific low back pain: a randomised controlled trial. Singapore Med. J. 2011;52(12):868.

54. Yammine K, Wehbe R, Assi C. A systematic review on the efficacy of vitamin D supplementation on diabetic peripheral neuropathy. Clinical Nutrition. 2020.

55. Wei W, Zhang Y, Chen R et al. The efficacy of vitamin D supplementation on painful diabetic neuropathy protocol for a systematic review and meta-analysis. Medicine. 2020;99:31.

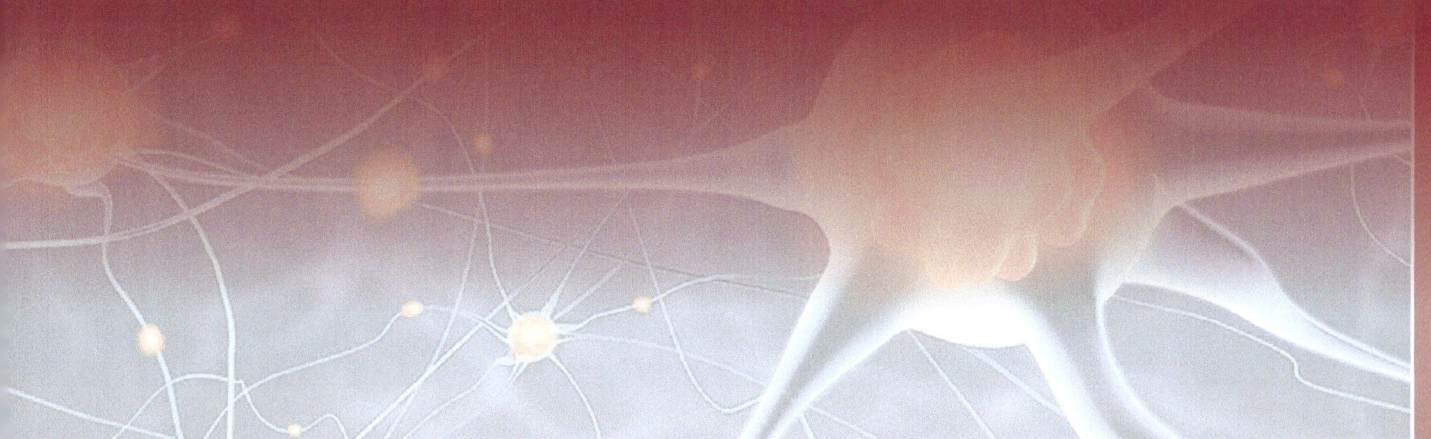

SEÇÃO 7

Neuropatias Craniofaciais Atípicas

capítulo 41

Neuralgia do Nervo Intermédio ou Geniculada

Gabriel Taricani Kubota | Ida Fortini

Introdução

A neuralgia do nervo intermédio (NNI), também conhecida como "neuralgia geniculada de Hunt", "neuralgia auricular", "neuralgia facial" ou "tique doloroso da corda do tímpano", é uma forma muito rara de neuralgia craniana.[1,2] Desde o seu reconhecimento por Hunt, em 1907,[3] menos de 200 casos da doença foram descritos na literatura até o momento.[4] Essa raridade resulta em uma escassez de dados quanto à epidemiologia, diversidade de fenótipos clínicos, história natural e ao tratamento da NNI, disponíveis para auxiliar o clínico a tecer a melhor estratégia terapêutica. Nesse sentido, a NNI continua ainda um desafio para o médico de dor, e as recomendações quanto à sua identificação e ao seu manejo muito ainda residem na experiência de alguns centros e grupos especializados. Nesse capítulo, procuramos discutir em linhas gerais os elementos clínicos que devem formar a suspeita da NNI, seus critérios diagnósticos e o raciocínio terapêutico habitualmente empregado no tratamento da doença.

Considerações anatômicas

O nervo facial (NC VII) é constituído por fibras nervosas com função predominantemente motora, responsáveis por inervar a musculatura associada à mimese facial.[1,5] No entanto, cerca de 30% dessas fibras apresentam funções diversas.[5] Essa porção do NC VII, identificada em 1777 pelo professor Heinrich August Wrisberg, é denominada "nervo intermédio" (NI) ou "nervo de Wrisberg".[4] O NI contém os seguintes tipos de fibras:

- ▶ **Eferentes viscerais gerais (EVG):** fibras autonômicas parassimpáticas, provenientes dos núcleos salivatório superior e lacrimal (localizados no tegmento da ponte), e responsáveis pela inervação das glândulas salivares sublinguais e submandibulares, e das glândulas lacrimais, respectivamente.[1,5,6]

- ▶ **Aferentes viscerais especiais (AVE):** transmitem informações gustativas provenientes dos dois terços anteriores da língua, assoalho da boca e parte do palato até o núcleo do trato solitário, no bulbo.[1,5,6]

- ▶ **Aferentes somáticos gerais (ASG):** provêm informações sensoriais exteroceptivas da aurícula lateral, região retroauricular e mastóidea, parede posterior do conduto auditivo externo e porção externa da membrana timpânica, ao núcleo do trato espinhal do trigêmeo.[4-6] Algumas fibras proprioceptivas relacionadas à musculatura facial também cursam o NI e transmitem informações ao núcleo do trato mesencefálico do trigêmeo.[1,6]

O NI é composto por quatro segmentos anatômicos: cisternal; meatal; labiríntico; e extracraniano.[7] Ele origina-se através de um a cinco radículas no ângulo pontocerebelar, entre o NC VII e o nervo vestibulococlear (NC VIII), e por isso é chamado de intermédio.[4,6,7] Ele, então, cursa em direção ao meato acústico interno (segmento cisternal), sempre mantendo a sua posição intermediária entre o NC VII e NC VIII. Em 20% das pessoas, o NI não é visível no seu segmento cisternal, pois nesses casos ele fica aderido intimamente ao NC VIII[7] do qual só se separa ao adentrar o meato acústico interno (MAI). Uma vez no MAI, em geral, o NI une-se à bainha do NC VII e com ele percorre o canal do facial (segmento meatal) até o labirinto (segmento labiríntico). No labirinto, o NI se funde ao gânglio geniculado.[6,7]

A partir daí, uma porção de suas fibras EVG origina o nervo petroso maior superficial, que se une ao nervo petroso profundo, atinge a fossa pterigopalatina através do canal viridiano, passa pelo gânglio esfenopalatino e inerva as glândulas lacrimais.[5,6] Outra porção dessas fibras cursa pelo nervo corda do tímpano em direção ao gânglio submanibular, a partir do qual inervam as glândulas salivares submandibulares e sublinguais.[5,6] As fibras AVE também cursam pelo nervo corda do tímpano em direção aos dois terços anteriores da língua, de onde recebem informações gustativas.[5,6] Por fim, as fibras ASG originam o nervo sensitivo auricular, responsável pela função somestésica geral do NI.[4]

Epidemiologia

Como já discutido, a NNI é uma doença rara. De fato, em uma revisão sistemática publicada em 2014 por Tang et al., menos de 150 casos da doença foram descritos na literatura no período de 1932 a 2012;[4] e, em muitos desses relatos, a descrição de características epidemiológicas relevantes é pobre. Em uma revisão sistemática publicada em 2013, que incluiu casos de NNI cirurgicamente comprovados, a doença ocorreu mais em mulheres e a idade média de início de sintomas foi de cerca de 40 anos.[8]

Etiologia

Análogo à mais bem estudada neuralgia do trigêmeo, alguns autores consideram que a compressão neurovascular é uma causa importante da NNI.[9-12] Nesse caso, estruturas vasculares próximas ao NI, como as artérias cerebelar posteroinferior, cerebelar anteroinferior e ramos das artérias vertebrais, poderiam comprimir o nervo produzindo dor neurálgica. De fato, há descrições na literatura de melhora da NNI após cirurgia de descompressão microvascular.[10] No entanto, a carência de dados disponíveis sobre a epidemiologia da doença limita conclusões quanto à frequência das suas etiologias. Ademais, à diferença do que ocorre na neuralgia do trigêmeo, é raro um possível contato neurovascular com o NI ser diretamente identificado por exames radiológicos de rotina.[10] Apesar de sinais indiretos, como o deslocamento do NC VIII por artérias cerebelares, poder sugerir a presença de compressão neurovascular, a confirmação desta habitualmente depende da exploração intraoperatória de casos refratários à farmacoterapia.[10]

A principais causas descritas na literatura para a NNI são apresentadas no Quadro 41.1.[13]

Quadro 41.1 – Principais etiologias atribuídas à neuralgia do intermédio.	
Compressão neurovascular Complicação da infecção por herpes-zóster Esclerose múltipla	Tumores de fossa posterior Idiopático

Fonte: Inoue T, Shima A, Hirai H, Suzuki F, Matsuda M. (2017).

Classificação etiológica

Segundo a terceira edição da *Classificação Internacional de Cefaleias* (CIC-3),[13] a NNI deve ser classificada como:

- ▶ **Clássica:** resultante de compressão neurovascular.
- ▶ **Secundária:** resultante de outra etiologia identificada, que não compressão neurovascular.
- ▶ **Idiopática:** sem etiologia identificada.

Quadro clínico

Classicamente, a NNI é caracterizada por crises de dor paroxística, com duração de segundos a poucos minutos, semelhante às demais neuralgias cranianas. A dor é unilateral e notada profundamente no canal auditivo externo.[2,9] A estimulação sensitiva (p. ex., por meio do toque) da parede posterior do canal auditivo externo e na região periauricu-lar pode servir como gatilho para alguns doentes.[2,9] Em conjunto com os paroxismos de dor, os doentes podem apresentar lacrimejamento importante, sialorreia e sensação de gosto amargo.[4,8,13]

No entanto, nem sempre o diagnóstico da NNI é fácil, e existem variações significativas da sua apresentação clínica. Por exemplo, em vez dos paroxismos rápidos de dor, alguns pacientes podem apresentar dor contínua, habitualmente em aperto ou queimação, referida nas regiões retro-orbitária, nasal e no palato.[14] Essa forma da NNI, denominada "prosopalgia profunda", é encontrada em fases crônicas da doença, quando ela não foi tratada adequadamente.[14] Nestes casos em particular é necessária maior cautela quanto à possibilidade de diagnósticos diferenciais. Todavia, a caracterização de uma dor paroxística no início do quadro clínico pode auxiliar a corroborar a hipótese de NNI.[14]

Além do mais, apesar de a dor na NNI ser tipicamente notada na profundidade do canal auditivo externo, ela também pode ocorrer no pavilhão auditivo, região mastóidea e até mesmo no palato mole.[4] Há situações, inclusive, em que a dor irradia para regiões distantes do território de inervação do NI, como a parieto-occipital, a temporal e o ângulo da mandíbula.[8,14] A razão para tal ainda é debatida, porém acredita-se que isso possa ser resultado da sensibilização central e da conexão entre núcleos do tronco encefálico.[14]

Por fim, apesar de a presença de gatilhos sensitivos na parede posterior do canal auditivo externo e na região periauricular poder auxiliar a corroborar o diagnóstico da NNI, nem sempre eles são presentes. De fato, em uma revisão sistemática, Smith et al. observaram que a minoria dos casos de NNI comprovados cirurgicamente apresentava gatilhos sensitivos.[8] É provável que isso resulte do fato de esses gatilhos frequentemente se localizarem na profundidade do canal auditivo externo e, portanto, não serem facilmente acessíveis.

Critérios diagnósticos

O Quadro 41.2 descreve os critérios diagnósticos para a NNI, de acordo com a CIC-3.

Quadro 41.2 – Critérios diagnósticos da neuralgia do intermédio de acordo com a terceira edição da Classificação Internacional de Cefaleias.	
A	Paroxismos recorrentes de dor unilateral na distribuição do nervo intermédio e que preenchem o critério B
B	A dor tem todas as seguintes características: 1. Duração de alguns segundos a minutos 2. Grande intensidade 3. Qualidade em choque, facada ou pontada 4. Precipitada pela estimulação de zona gatilho na parede posterior do canal auditivo externo e/ou na região periauricular
C	Não mais bem atribuída a outro diagnóstico descrito na terceira edição da Classificação Internacional de Cefaleias

Fonte: Inoue T, Shima A, Hirai H, Suzuki F, Matsuda M. (2017).

É importante destacar-se que os critérios diagnósticos atuais para NNI apresentam limitações. Primeiramente, nota-se que eles exigem a presença de uma zona gatilho na parede posterior do canal auditivo externo e/ou na região periauricular, quando, na prática, apenas na minoria dos casos esses gatilhos podem ser identificados.[8] Além do mais, eles não contemplam as formas atípicas da doença, como a prosopalgia profunda (ver Quadro Clínico).[14]

Da mesma forma como para as demais neuralgias cranianas, a CIC-3 diferencia a NNI da neuropatia dolorosa do intermédio. Na neuropatia dolorosa do intermédio, a dor predominante tem aspecto contínuo ou semicontínuo no canal auditivo externo, pavilhão auditivo e processo mastoide. Paroxismos de dor também podem ocorrer, porém são menos proeminentes no quadro clínico. A principal causa da neuropatia dolorosa do intermédio são complicações relacionadas à infecção por herpes-zóster.[13]

Investigação e diagnósticos diferenciais

O leque de possibilidades diagnósticas para a queixa de otalgia é amplo. De forma geral, a otalgia pode ser classificada como primária ou secundária.[15,16]

A otalgia primária é aquela provocada por uma patologia da própria orelha (interna, média e/ou externa).[15,16] As principais causas de otalgia primária são apresentadas no Quadro 41.3.

Quadro 41.3 – Principais causas de otalgia primária.		
Causas infecciosas e/ou inflamatórias	**Causas traumáticas**	**Neoplasias**
Otite média e/ou externa Herpes-zóster *oticus*/ síndrome de Ramsay-Hunt Mastoidite Miringite Condrite	Corpo estranho Barotrauma Perfuração da membrana timpânica Hematoma auricular	Colesteatoma Adenocarcinoma Carcinoma de células escamosas

Fonte: DeLange JM, Garza I, Robertson CE. (2014).

Já a otalgia secundária é resultante do fenômeno de dor referida por doenças de tecidos distantes da orelha. A orelha e a região periauricular recebem inervação de diversas estruturas nervosas, em parte como decorrência do complexo desenvolvimento embriológico dessa região.[16] Cada uma dessas estruturas transmite informações sensoriais tanto da orelha como de outros órgãos distantes.[16] O mecanismo subjacente ao fenômeno da otalgia secundária é desconhecido. Porém, uma teoria propõe que ela resultaria da convergência das informações sensoriais entre a orelha e outros órgãos para uma mesma via neurológica em comum.[16] As principais causas de otalgia secundária, bem como as estruturas neurológicas que contribuem para a referência da dor para a orelha e região periauricular, são apresentadas no Quadro 41.4.[15]

De forma geral, patologias odontológicas e disfunção de articulação temporomandibular são as causas mais frequentes de otalgia secundária na população.[16] Essa última etiologia é particularmente frequente em mulheres de 20 a 40 anos de idade.[16] Entre idosos (> 65 anos de idade), patologias da coluna cervical são mais comuns.[16]

Em essência, as neuralgias cranianas, quando provocam dor na orelha, são também classificadas como otalgias secundárias.[15] A presença de uma dor com aspecto neurálgico (isto é, paroxística; de forte intensidade; em pontada, agulhada e/ou choque; e com duração de segundos a poucos minutos) bem como a ocorrência de gatilhos sensitivos sugerem fortemente a hipótese de uma neuralgia craniana.

Como pode ser observado no Quadro 41.4, diversos nervos contribuem para a inervação sensorial da orelha e região periauricular.[15] Portanto, em teoria múltiplas, neuralgias cranianas podem provocar dor na orelha. No entanto, muito raramente as neuralgias dos nervos trigêmeo, de Arnold, auricular e occipital menor se restringem apenas à orelha. Dessa forma, entre as neuralgias cranianas, o principal diagnóstico diferencial à NNI é a neuralgia do nervo glossofaríngeo (NNG). O Quadro 41.5 apresenta as principais diferenças clínicas que podem auxiliar a diferenciar essas duas neuralgias cranianas.

Apesar das diferenças clínicas entre estas doenças, há situações que podem gerar dúvida. De fato, alguns casos de NNG podem apresentar dor com predomínio na orelha (denominada "forma otálgica da NNG") e preencher os critérios diagnósticos para NNI. Caso a investigação não identifique uma patologia evidente do nervo glossofaríngeo (p. ex., síndrome de Eagle ou compressão neurovascular deste nervo), o diagnóstico de NNG só será possível se ao longo da evolução da doença a dor passar a se iniciar também em regiões não compatíveis com a NNI, como a faringe e o terço posterior da língua. De acordo com a revisão sistemática supracitada de Smith et al., alguns outros elementos que podem auxiliar em diferenciar essas duas entidades são: (I) a NNI é mais frequente entre mulheres com menos de 50 anos de idade enquanto a NNG se distribui mais amplamente entre diferentes faixas etárias e os dois gêneros; (II) a ausência de gatilhos sensitivos é mais comum na NNI.[8]

Considerando-se a grande variedade de diagnósticos diferenciais para um quadro de otalgia, recomenda-se que o doente seja avaliado em conjunto com um otorrinolaringologista para excluir outras patologias da orelha que possam justificar os sintomas apresentados.[15,16] Se causas otorrinolaringológicas forem excluídas, deve ser considerada a possibilidade de otalgia secundária. A avaliação de um odontologista para exclusão de patologias dentárias e da articulação temporomandibular pode ser útil nestes casos. Os exames complementares a serem solicitados dependem do quadro clínico e das principais suspeitas diagnósticas de cada doente.

Ademais, para a investigação de etiologias da NNI que possam requerer tratamento específico (como tumores de fossa posterior e esclerose múltipla),[7] bem como para a identificação de contato neurovascular com o NI, recomenda-se a realização de ressonância magnética (RM) de encéfalo com cortes finos na região do meato acústico interno e do ângulo pontocerebelar, e de angioRM arterial e venosa intracranianas.

Quadro 41.4 – Principais causas de otalgia secundária e as estruturas nervosas a elas relacionadas.

N. facial	N. trigêmeo	N. glossofaríngeo	N. vago	NN. auricular maior e occipital menor (C2 e C3)
Tumores do ângulo pontocerebelar Neuralgia do N. intermédio	Disfunção da articulação temporomandibular Patologia dentária Parotidite Tumor de parótida Câncer de orofaringe Sinusite aguda Neuralgia do trigêmeo	Faringite Abcesso peritonsilar e/ou retrofaríngeo Câncer de faringe Sinusite aguda Síndrome de Eagle Doença do refluxo gastroesofágico Neuralgia do N. glossofaríngeo	Doença do refluxo gastroesofágico Câncer de laringe Tumor de tireoide Tireoidite Lesão com efeito de massa intratorácica Laringite Cardiomiopatia isquêmica Neuralgia de Arnold	Doença cervical degenerativa Lesão por extensão cervical súbita (síndrome de Whiplash) Meningioma cervical Linfadenite cervical Nauralgia dos NN. auricular ou occipital menor

Fonte: DeLange JM, Garza I, Robertson CE. (2014).

Quadro 41.5 – Comparação entre as características clínicas da neuralgia do nervo glossofaríngeo e da neuralgia do nervo intermédio.

Características clínicas	Neuralgia do glossofaríngeo	Neuralgia do intermédio
Localização da dor	Terço posterior da língua, fossa tonsilar, faringe, ângulo da mandíbula e orelha	Canal auditivo externo, pavilhão auditivo, na região do processo mastóideo, palato mole
Gatilhos	Deglutição, tosse, falar, bocejar	Estimulação sensitiva da parede posterior do canal auditivo externo
Sintomas associados	Síncope (bradicardia/assistolia), tosse, rouquidão	Sialorreia, lacrimejamento, gosto amargo

Fonte: DeLange JM, Garza I, Robertson CE. (2014).

Tratamento

Considerando-se a raridade da NNI, há carência de uma literatura específica voltada à abordagem terapêutica desta doença. Dessa forma, extrapola-se a abordagem terapêutica descrita no tratamento da neuralgia do trigêmeo para essa condição. Assim, o tratamento inicial da NNI é realizado com carbamazepina (CBZ) ou oxcarbazepina (OCB).[2,9,15] Outras medicações utilizadas no tratamento da neuralgia do trigêmeo podem ser consideradas em caso de falência, intolerância ou contraindicação à CBZ e OCB, como a lamotrigina e a gabapentina.[2,9] Baclofeno, fenitoína e amitriptilina também podem trazer benefício no tratamento da NNI. Em casos refratários, combinações desses fármacos podem ser tentadas.[4] Na experiência dos autores deste capítulo, o uso de lidocaína em solução a 5% aplicada em gotas tópica no conduto auditivo externo pode também ser útil, especialmente nos casos que não toleram ou têm múltiplas contraindicações a medicações orais.

Há relatos e séries de casos que descrevem o uso de técnicas cirúrgicas para a NNI refratária ao tratamento medicamentoso. Diversas abordagens foram descritas, sendo as principais a transecção do nervo intermédio in-tracraniano ou na altura do gânglio geniculado e a descompressão microvascular deste nervo próximo da sua origem aparente no tronco encefálico (quando há compressão neurovascular a ser tratada).[4] Esses relatos, de forma geral, descrevem resultados bons e persistentes sobre o controle da dor.[10,14,17-19] No entanto, em virtude da raridade da doença, esses estudos são pequenos, em geral de natureza retrospectiva, e as técnicas cirúrgicas descritas são variadas (sendo que em muitos casos, mais de um tipo de intervenção cirúrgica foi utilizado para o mesmo paciente).[4] Isso limita as conclusões que podem ser obtidas desses relatos. Além do mais, esses procedimentos podem ensejar complicações que incluem xerostomia, paralisia facial, hipoacusia, meningite asséptica e fístula liquórica.[4] Dessa forma, apesar de a cirurgia poder ser considerada no tratamento do NNI, recomenda-se que ela seja reservada como último recurso.[15]

Referências bibliográficas

1. Bruyn GW. Nervus intermedius neuralgia (Hunt). Cephalalgia. 1984 Mar;4(1):71-8.
2. Tepper SJ. Cranial neuralgias. Continuum (Minneap Minn). 2018 Aug;24(4 Headache):1157-78.
3. Hunt JR. On herpetic inflammations of the geniculate ganglion: a new syndrome and its complications. The Journal of Nervous and Mental Disease. 1907 Feb;34(2):73-96.
4. Tang IP, Freeman SR, Kontorinis G, Tang MY, Rutherford SA, King AT et al. Geniculate neuralgia: a systematic review. The Journal of Laryngology & Otology. 2014 May;128(5):394-9.
5. Campbell WW. De Jong's: the neurologic examination. 7th ed. Philadelphia: Lippincott Williams & Wilkins; 2012.
6. Brazis PW, Madeu JC. Localization in clinical neurology. 6th ed. Philadelphia: Lippincott Williams & Wilkins; 2011.
7. Tubbs RS, Steck DT, Mortazavi MM, Cohen-Gadol AA. The nervus intermedius: a review of its anatomy, function, pathology, and role in neurosurgery. World Neurosurg. 2013 Jun;79(5-6):763-7.
8. Smith JH, Robertson CE, Garza I, Cutrer FM. Triggerless neuralgic otalgia: a case series and systematic literature review. Cephalalgia. 2013 Aug;33(11):914-23.
9. O'Neill F, Nurmikko T, Sommer C. Other facial neuralgias. Cephalalgia. 2017 Jun;37(7):658-69.
10. Inoue T, Shima A, Hirai H, Suzuki F, Matsuda M. Nervus intermedius neuralgia treated with microvascular decompression: a case report and review of the literature. NMC Case Rep. J. 2017 Jul;4(3):75-8.

11. Yeh HS, Tew JM. Tic convulsif: the combination of geniculate neuralgia and hemifacial spasm relieved by vascular decompression. Neurology. 1984 May;34(5):682-3.

12. Sakas DE, Panourias IG, Stranjalis G, Stefanatou MP, Maratheftis N, Bontozoglou N. Paroxysmal otalgia due to compression of the intermediate nerve: a distinct syndrome of neurovascular conflict confirmed by neuroimaging – Case report. J. Neurosurg. 2007 Dec;107(6):1228-30.

13. Headache Classification Committee of the International Headache Society (IHS). The international classification of headache disorders. 3rd ed. Cephalalgia. 2018;38(1):1-211.

14. Clifton WE, Grewal S, Lundy L, Cheshire WP, Tubbs RS, Wharen RE. Clinical implications of nervus intermedius variants in patients with geniculate neuralgia: let anatomy be the guide. Clin Anat. 2020 Oct;33(7):1056-61.

15. De Lange JM, Garza I, Robertson CE. Clinical reasoning: a 50-year-old woman with deep stabbing ear pain. Neurology. 2014 Oct 14;83(16):e152-157.

16. Coulter J, Kwon E. Otalgia. In: StatPearls. [Internet]. Treasure Island (FL): StatPearls Publishing; 2021 [citado 28 fev. 2021]. Disponível em: http://www.ncbi.nlm.nih.gov/books/NBK549830.

17. Rupa V, Saunders RL, Weider DJ. Geniculate neuralgia: the surgical management of primary otalgia. Journal of Neurosurgery. 1991 Oct 1;75(4):505-11.

18. Pulec JL. Geniculate neuralgia: long-term results of surgical treatment. Ear Nose Throat J. 2002 Jan;81(1):30-3.

19. Peris-Celda M, Oushy S, Perry A, Graffeo CS, Carlstrom LP, Zimmerman RS et al. Nervus intermedius and the surgical management of geniculate neuralgia. Journal of Neurosurgery. 2018 Aug 10;131(2):343-51.

capítulo 42

Neuralgia Vagal

José Oswaldo de Oliveira Júnior | Tiago Marques Avelar

Introdução

O cérebro humano faz parte do conjunto estrutural de maior complexidade biológica, cuja função permite aos humanos ostentar o título da espécie mais evoluída e vitoriosa do planeta.[1]

A região cefálica é a sede que abriga o maior investimento biológico que a espécie humana possui e, destarte, é também a mais protegida.[1] A proteção dessa verdadeira "joia" é feita em parte por um equipamento hidráulico e imunológico, cujo elemento fundamental é o líquido cefalorraquidiano (LCR). O couro cabeludo é, adicionalmente, uma proteção térmica e mecânica. O crânio se constitui em uma espécie de cofre bastante resistente a uma grande variedade de estímulos mecânicos. O contorno externo, liso e redondo, aliado à falta de aderência e de fixação do couro cabeludo, promove grande movimentação e possibilidade de desvios de vetores de forças associados a traumatismos.

A face representa nossa porção de exploração inicial e primária do meio externo. A visão, o olfato e a audição conferem condições formidáveis não apenas como elementos de defesa na qualidade de vítima ou presa, como também de ataque na qualidade de agressor ou de caçador.[1] A sensibilidade craniofacial representa um sistema complexo e sofisticado de alarme e segurança que é determinante para a sobrevivência do indivíduo como tal e, de maneira mais abrangente, filogeneticamente, da própria espécie.[1]

A região craniofacial é ricamente inervada por uma rede de fibras aferentes, sensitivas, dos nervos trigêmeo (V), intermediário (VII), glossofaríngeo (IX), vago (X) e primeiras raízes cervicais (C_1, C_2 e C_3). O emaranhado de fibras sensitivas corresponde a um intrincado sistema de alarme e proteção.

A riqueza e a complexidade de inervação craniofacial periférica associadas às disposições anatômica e funcional dos núcleos espinal e sensitivo principal do trigêmeo, coclear, comissural, do trato solitário, vestibular e da porção superior da medula espinal cervical estão entre os grandes responsáveis pela dificuldade que temos em separar, mesmo para fins didáticos, as dores exclusivamente faciais das craniofaciais.[1]

O mesmo é aplicável a distinções de quadros clínicos de dores entre dois ou mais nervos cranianos. Um exemplo são as dores relacionadas com o ouvido, em que os territórios sensitivos se assemelham a um condomínio de vários nervos sensitivos cranianos. As áreas de inervação e suas conexões centrais são mais imbricadas ainda entre o glossofaríngeo e o vago. Durante muito tempo, as neuralgias e as neuropatias eram denominadas em conjunto, como "dores do complexo vago-glossofaríngeo".

As síndromes álgicas craniofaciais constituem ainda hoje um grande desafio para o médico, pois condições numerosas e similares, muitas vezes sem sinais clínicos, acometem a região. As dores craniofaciais provocam forte resposta emocional, interpretada pelo doente e expressa como profundo sofrimento e marcante incapacidade. Em muitos casos, a recorrência crônica ou a persistência da dor geram acionamento tônico do sistema límbico, de maneira a tornar a experiência dolorosa extremamente desagradável e degradante da personalidade. As alterações psicológicas tornam o diagnóstico e o tratamento mais difíceis.

Outra dificuldade encontrada com frequência é a falta de abordagem multidisciplinar integrada do portador de dor craniofacial. Em diversas circunstâncias, os doentes nos chegam frustrados, com as queixas dolorosas mantidas após terem passado por diversos especialistas, como fisiatras, neurologistas, otorrinolaringologistas, oftalmologistas, dentistas, cirurgiões bucomaxilofaciais, fonoaudiólogos, entre outros. Não é raro as dores originais estarem adicionadas de transtornos iatrogênicos variados decorrentes de avaliações e condutas equivocadas.[1]

As neuralgias cranianas e as dores faciais de causas centrais constituem um grupo especialmente desafiador por estarem entre as chamadas "dores não adaptativas", que correspondem aos desconfortos das disfunções do sistema de sensibilidade craniofacial.[1] A neuralgia vagal, além de todas as já citadas, agrega dificuldades adicionais pelas suas peculiaridades autonômicas e funcionais que lhe conferem restrições taxonômicas.

Nervo vago, o 10° craniano

O 10° nervo craniano, denominado "vago" (do latim *vagus*: errante), é o mais longo nervo craniano, estendendo-se desde sua emergência bulbar até o cólon, dando inúmeras ramificações em seu trajeto, inervando órgãos das cavidades torácica e abdominal, motivo pelo qual também já foi chamado de pneumogástrico.[2] Desempenha diversas funções, estando envolvido nos sistemas autônomo, cardiovascular, respiratório, gastrointestinal, imunológico e endócrino. Mais recentemente, tem sido proposto como um dos grandes mediadores do sistema de fornecimento, codificação e representação interna dos sinais corporais ao sistema nervoso central (SNC), também denominado "interocepção".[3] Por essas características, Andrew e Lawes sugeriram a denominação de "o grande protetor errante".[4]

A extensa distribuição do nervo vago foi reconhecida e descrita nas primeiras dissecções sistemáticas realizadas por Galeno (129-199 d.C.), que, no entanto, o descreveu em conjunto com os IX e XI nervos cranianos como um par único, apesar de reconhecer que era composto por três raízes.[4-6] Esse pensamento perdurou durante séculos, havendo certo debate sobre quando se deu a menção classificatória separando o vago do glossofaríngeo.

Apesar de Falópio não deixar dúvidas quanto à descrição dos dois como estruturas distintas, a listagem separada de ambos é mencionada pela primeira vez por Andersch, já no século XVIII, de acordo com o relato de Soemmerring.[7] A classificação atual com 12 pares de nervos cranianos como conhecemos hoje, na qual há a definitiva separação dos nervos vago, glossofaríngeo e acessório, foi descrita justamente por esse autor, por ocasião de sua tese de doutoramento.[7]

As primeiras menções sobre o papel clínico do nervo vago na dor referida surgiram no final do século XIX, ao se descrever a dor orofacial associada à *angina pectoris* no infarto do miocárdio.[8] O substrato morfológico para tal achado são as ligações anatômicas entre os 9°, 10° e 5° nervos cranianos até então recém-demonstradas.[9]

A descrição mais antiga de neuropatia do nervo vago expressando-se clinicamente como espasmo hemilaringofaríngeo pode ser encontrada no início do século XX, por Harris, a respeito de um paciente sofrendo de tosse intratável, em seu tratado sobre neurites e neuralgias.[10,11]

Morfologia do nervo vago

O nervo vago alberga fibras de cinco das seis colunas do tronco encefálico conforme divididas por suas funções e origem embriológica: fibras aferentes gerais somáticas e viscerais; fibras aferentes especiais viscerais; e fibras eferentes viscerais, especiais e gerais.[2] Entre elas, predominam as aferentes, correspondendo a aproximadamente 80% do contingente[12] e, nelas, a maior parte é de fibras não mielinizadas do tipo C, que carreiam informações viscerais.[2] Tradicionalmente, a grande função eferente do 10° nervo craniano é a parassimpática, utilizando-se da acetilcolina como seu principal neurotransmissor. No entanto, em necropsias, constatou-se que até 20% da área seccional dos nervos vagos torácicos e cervicais é composta por axônios contendo a enzima tirosina hidroxilase, essencial para a biossíntese de catecolaminas, sugerindo-se a coexistência de fibras simpáticas nos nervos vagos em humanos.[13]

A eferência vagal origina-se dos núcleos motor dorsal do nervo vago e ambíguo. O primeiro situa-se no assoalho do IV ventrículo bulbar, medialmente ao núcleo do trato solitário (NTS), e origina as fibras parassimpáticas pré-ganglionares, que inervam virtualmente todos os órgãos torácicos e grande parte dos abdominais, formando, portanto, a coluna eferente visceral geral, com aproximadamente 80% dirigindo-se para o trato gastrointestinal.[2] Algumas projetam-se para o os núcleos parabraquiais e para o cerebelo. Sua organização é colunar, com ramos vagais específicos sendo representados em subnúcleos arranjados longitudinalmente no eixo craniocaudal bulbar[14] com a representação esofagiana mais caudal, do coração, estômago e pâncreas em uma posição intermediária e o controle das vísceras abdominais e dos pulmões mais cranial.[15] Uma organização funcional foi demonstrada com a injeção microdimensionada de glutamato em uma posição mais caudal, gerando contração, enquanto a injeção em situação rostral causava relaxamento gástrico.[16]

O núcleo ambíguo, por sua vez, localiza-se dorsolateralmente à oliva inferior e pode ser dividido em duas porções, pertencentes às coluna eferente visceral especial e geral. A primeira, dorsal, emite fibras motoras branquioméricas para os músculos estriados do palato, laringe, faringe e esôfago superior (excetuando-se o estilofaríngeo, que recebe inervação mediada pelo IX).[2] Compõe, portanto, o braço eferente do reflexo de engasgo, o qual ocorre após o estímulo aferente proveniente da orofaringe ser transmitido pelo trato quintotalâmico para ambos os núcleos ambíguos. Já a segunda porção, mais externa, origina fibras parassimpáticas pré-ganglionares destinadas a gânglios pulmonares, que controlam o calibre da via respiratória e a quantidade de muco, bem como para gânglios cardíacos epicárdicos para controle do ritmo cardíaco.[2]

O núcleo ambíguo ativa os gânglios cardíacos via fibras B de condução rápida, via receptores nicotínicos enquanto o núcleo motor dorsal do vago modula a função rítmica cardíaca via fibras C, mais lentas, por meio de receptores muscarínicos.

Os nervos vagos carreiam informações sensitivas que se destinam a diferentes grupamentos nucleares no tronco encefálico. Os corpos celulares desses neurônios sensitivos situam-se em dois agrupamentos celulares presentes no interior do canal do forame jugular. Denominam-se "gânglio jugular" (superior) e "gânglio nodoso" (inferior). O gânglio jugular é análogo aos gânglios das raízes dorsais espinhais, tanto do ponto de vista embriológico, originando-se das células da crista neural primitiva,[17] como do ponto de vista funcional, com seus neurônios apresentando similaridades aos neurônios somatossensitivos e nociceptores dos gânglios espinhais.[18] Recentemente, foi publicado um atlas transcricional dos gânglios vagais (em camundongos), que mostrou que a população neuronal do gânglio jugular poderia ser dividida em seis subtipos celulares, todos já conhecidos nos gânglios das raízes dorsais, por exemplo, mecanoreceptores de baixo limiar do tipo C, mecanonociceptores, quimioceptores, C-polimodais entre outros.[19] Tal paralelo encontra também uma base anatômica, uma vez que esses neurônios se dirigem à inervação cutânea do ouvido externo. A inervação somaticassensitiva visceral (faringe, laringe, dura-máter, fossa posterior, vias respiratórias superiores)[18] também é veiculada por esses neurônios, de forma análoga ao que ocorre nos gânglios espinhais, nos quais os nociceptores cutâneos e de estruturas profundas são altamente correlacionados.[20]

O gânglio nodoso, por sua vez, tem origem embriológica diversa, a partir dos placódios que se formam acima do sulco faríngeo e darão origem aos gânglios dos nervos cranianos.[17,21] Diferentemente de seu par jugular, os neurônios nele contidos são visceroceptores e não encontram correspondentes nos gânglios das raízes espinhais, com uma subdivisão muito mais complexa e diversa.[19] Foram encontrados pelo menos 18 subtipos, com uma divisão inicial principal com base na presença do canal de sódio voltagem-dependente NaV1.1 (*Scn1a*) em 11 deles (NG1-11) e ausência nos demais. Suas distribuições anatômicas bem como seus aspectos funcionais ainda não são completamente conhecidos, mas com base em outros estudos previamente publicados pode-se supor seus alvos de inervação: NG1, 2, 14 e 16 são fibras pulmonares relacionadas à dinâmica ventilatória e aos nociceptores pulmonares; NG3 são os baroceptores presentes na carótida e no arco aórtico que regulam a dinâmica cardíaca; NG4-10 e 12 ainda de função incerta, mas com perfis de receptores e velocidade de condução compatíveis com mecanorreceptores polimodais e quimionociceptores; NG11 seriam mecanorreceptores associados à verificação da tensão na parede gástrica; NG13 e 15 seriam os terminais laminares intraganglônicos (IGLE do acrônimo em inglês), sensores responsivos a distensão e a hormônios, presentes no trato gastrointestinal superior (esôfago, estômago e delgado proximal) relacionados à saciedade; e por fim NG 17 e 18, neurônios presentes na mucosa duodenal (e, aparentemente, em menor proporção no delgado distal) sensíveis a nutrientes.[18,19]

As informações sensitivas descritas destinam-se, então, aos núcleos das colunas aferentes citadas.[2] O núcleo espinhal do nervo trigêmeo, situado na porção lateral do bulbo, recebe as terminações centrais dos corpos celulares situados no gânglio jugular e, portanto, responsáveis pela inervação sensitiva do meato acústico externo, das meninges da fossa posterior craniana, da laringe/faringe e porção superior esofagiana.[2] Informam sobre o tato, sensação térmica e dolorosa das estruturas citadas. A convergência de outros componentes cranianos nesse núcleo, sobretudo em sua *pars caudalis*, notadamente das fibras trigeminais, é que se supõe ser a base anatômica para a dor referida orofacial percebida em decorrência de acometimento em órgãos a distância, dentro dos campos receptivos nociceptivos de inervação vagal.[22]

A participação vagal na coluna aferente visceral especial se dá por meio de sua transmissão à porção rostral do NTS de informações gustativas da epiglote[2] e da laringe, com papilas gustativas esparsas dessa região sendo inervadas pelo ramo laríngeo superior do vago, com neurônios provenientes do gânglio nodoso. As papilas inervadas pelo X nervo craniano têm localização e padrão de resposta que conferem a possibilidade de exercerem função de proteção das vias aéreas.[23]

Apesar da extensa inervação vagal do trato gastrointestinal, seu papel exato na transdução de sinais que geram a aversão e o comportamento de evitação relacionada ao sabor desagradável, como os vistos nas intoxicações e quadros nauseosos, ainda não é bem esclarecido, uma vez que a interrupção do estímulo vagal em experimentos não afeta essas respostas produzidas por agentes químicos, como o cloreto de lítio.[23] Isso não exclui a participação vagal nessas respostas, apenas mostra que outras estruturas estão relacionadas (p. ex., a própria inervação esplâncnica ou os quimiorreceptores na área postrema).

O NTS em sua porção caudal, por sua vez, faz parte da coluna aferente visceral geral e recebe fibras de ambos os gânglios nodosos (bem como dos gânglios petrosos inferiores, bilateralmente, do IX nervo craniano). Sua função primordial é o controle da homeostasia corporal. Para tanto, recebe aferências de múltiplos órgãos viscerais e percebe as informações interoceptivas a eles relacionadas (mecânicas, térmicas, químicas, metabólicas e hormonais).[2] Na realidade, o NTS é uma estrutura complexa, apresentando uma citoarquitetura distinta, subdividida em diversos núcleos nas diferentes espécies.[24,25]

Em camundongos, as fibras vagais aferentes TRPV1[+] (considerado um marcador de nociceptores), trafegam e inervam os NTS de ambos os lados mais especificamente em sua porção dorsal/medial, enquanto as fibras TRPV1[-] conectam-se com os subnúcleos rostral/ventral/lateral apenas do mesmo lado. Essa diferença nas terminações centrais dos subtipos vagais aferentes pode servir como substrato neuroanatômico para diferentes funções e reflexos.[25]

Ambas as fibras, TRPA1[+/-], inervam também o complexo paratrigeminal (Pa5) ipsilateral. Esta área é teorizada como receptora de fibras trigeminais, vagais, glossofaríngeas e de gânglios da raiz dorsal, e de onde partem eferências para múltiplos núcleos envolvidos no processamento autonômico e nociceptivo no bulbo, ponte e possivelmente o tálamo sensitivo.[25,26]

A bilateralidade vagal aparenta não ser completamente simétrica. Os campos terminais dos neurônios dos gânglios nodosos direito e esquerdo apresentam marcantes diferenças em suas projeções no tronco encefálico. Enquanto o gânglio nodoso esquerdo tem uma intensa projeção na parte posterior da área postrema e em menor intensidade no NTS, o gânglio nodoso direito tem a relação inversa, com uma forte presença na porção ventromedial do NTS e bem menor na área postrema.[27] Essa diferença deve ter reflexos na função, uma vez que o gânglio nodoso direito (mas não o esquerdo) é capaz de ter acesso ao sistema dopaminérgico nigroestriatal por uma via polissináptica, envolvendo a porção dorsolateral do núcleo parabraquial. Tal via aparenta estar funcionalmente ligada ao comportamento de recompensa, com sua estimulação induzindo-o por meio da liberação dopaminérgica.[27] No entanto, achados de autópsia não demonstraram diferença na quantidade de fibras simpáticas entre os lados esquerdo e direito.[13]

Estruturalmente, o nervo vago emerge através de radículas (em número que varia entre 4 e 9)[28] que se situam no sulco posterolateral bulbar, posteriormente à oliva inferior, as quais se unem em um tronco único que se dirige à entrada do forame jugular.[2,29] O conhecimento até então vigente assegurava que as radículas mais craniais seriam puramente sensitivas, porém o estudo eletrofisiológico intraoperatório tem demonstrado que em até 50% dos pacientes essas radículas teriam uma composição mista, sensitivo-motora.[28]

Ao passar pelo forame jugular e seus respectivos gânglios já citados, o nervo vago divide-se em um ramo auricular (que faz parte da composição da inervação sensitiva somática do meato acústico externo), um ramo meníngeo (o qual inerva a dura-máter da fossa posterior), um tronco simpático (que se une ao gânglio simpático cervical superior), um ramo faríngeo (que recebe contribuição do nervo glossofaríngeo) e um ramo laríngeo. Segue caminho ao longo da bainha carotídea, bifurcando-se para formar os ramos laríngeos recorrentes, os quais dão uma volta por sobre o arco aórtico (à esquerda) ou a artéria subclávia direita (à direita). Ambos inervam os músculos intrínsecos da laringe excetuando-se o cricotireóideo e responsabilizam-se pela sensibilidade somática e visceral abaixo das cordas vocais. Daí em diante continua seu trajeto, emitindo ramos para o esôfago, pulmões, aorta, coração, passando pelo diafragma para inervar os órgãos da cavidade abdominal e seus plexos (celíaco, hepático, suprarrenal, gastroduodenal, mesentérico e mioentérico).[2]

O campo receptivo nociceptivo visceral do nervo vago em animais se estende desde a laringofaringe,[30] passando pela cavidade torácica[31] até parte da cavidade abdominal.[32] Em seres humanos, esse campo pode ser dividido em dois tipos: 1) um no qual a dor é percebida no órgão acometido pelo processo patológico/lesivo (p. ex., nos casos de faringite ou no trauma da intubação orotraqueal); 2) outro em que a dor é do tipo referida, no qual a percepção dolorosa é sentida em localizações distantes da fonte acometida (p. ex., a dor na orofaringe sentida em casos de lesões neoplásicas torácicas).[22] Ao contrário do que se pensava previamente, revisões de séries de casos relatam com certa frequência a dor orofacial referida a partir de processos patológicos que acometem órgãos torácicos e laringofaríngeos. Nos seres humanos adultos, porém, a cavidade abdominal parece ser menos representada no que diz respeito ao campo receptivo nociceptivo vagal.[22] Na população pediátrica, são comuns os relatos de desconforto originário de fontes cervicais e cranianas referidos à região abdominal.

Noções de fisiologia do fenômeno doloroso

Quando a estrutura nervosa está preservada, em condições de normalidade, a transdução dos estímulos dolorosos é feita pelos nociceptores situados nas extremidades distais dos neurônios pseudounipolares dos nervos cranianos (V, VII, XIX, X) e espinhais (C_1, C_2 e C_3). A transdução e a transmissão ortodrômica desses estímulos danosos ou potencialmente danosos permitem ao restante do sistema a detecção e a localização dos mesmos.

As estruturas nervosas periféricas contribuem adicionalmente para identificação dos possíveis agentes estimuladores e fontes e deflagram respostas de complexidade variada desde reflexos motores ou autonômicos de alças curtas (envolvendo poucos segmentos medulares), até comportamentos mais elaborados (envolvendo percepção, interpretação e planejamento cortical de várias áreas). Em suma, a informação sensitiva é captada pelas estruturas periféricas e transmitida para o sistema nervoso central (SNC), onde é descodificada e interpretada.

Ocorrendo estímulo nocivo ou potencialmente nocivo, os receptores nociceptivos modificam-se de forma lenta, gerando dor prolongada em decorrência da alteração da estrutura subcelular e da funcionalidade do sistema nervoso periférico (SNP) e da liberação de substâncias algiogênicas nos tecidos e de neurotransmissores excitatórios no SNC.

A sensibilização dos neurônios periféricos gera hiperalgesia e alodínia termomecânica primária e, a dos neurônios centrais, hiperalgesia e alodínea mecânica secundária.

A ocorrência da dor é fruto da interação entre as unidades excitatórias e inibitórias em várias regiões do sistema nervoso; o estado funcional das estruturas nervosas e a relação destes aspectos com traços constitucionais; experiências da vida pregressa e presente e ocorrência de anormalidades orgânicas ou funcionais; o estado de alerta do indivíduo e as condições ambientais; a informação nociceptiva é ou não transferida para centros nervosos que participam da percepção ou das reações reflexas.

Vias de transdução, transmissão e, principalmente, de modulação, são de tal modo dispostas e relacionadas entre si, que pode haver estimulação dolorosa intensa e efetiva junto aos nociceptores, sem existir de fato a experimentação consciente de sensação dolorosa. O contrário também é possível, ocorrência de dor na ausência do respectivo estímulo.[33] Na maioria das vezes, após um período de restauro e cessação da estimulação dolorosa, todas as mudanças funcionais que ocorreram durante o complexo processo de sensibilização costumam esmaecer, regredir e retornar aos patamares anteriores. A reversibilidade fisiológica é uma das principais características da dor aguda, que é considerada previsível aos estímulos adversos mecânicos, químicos ou térmicos.[34]

Dores por aumento de nocicepção

As dores por aumento de nocicepção são aquelas mais facilmente entendidas pelos próprios doentes, acompanhantes e médicos, já que são dores com experimentação similar em âmbito coletivo, com vocabulário direto ou comparativo difundido e compreendido.[33,35]

No entanto, a persistência da estimulação nóxica com intensidade mantida ou aumentada por tempo prolongado pode inibir o retorno às condições neurofisiológicas prévias ao início da mesma. Nessas condições as mudanças de sensibilização não apenas persistem como ficam progressivamente acentuadas e acabam por significar a cronificação da dor. A dor aguda é promovida da situação de mero sintoma para a de doença quando se torna crônica, ficando destituída das funções de alarme e proteção.

As anormalidades neuroplásticas segmentares e suprassegmentares, as anormalidades comportamentais psíquicas primárias ou secundárias e a adoção de comportamentos anormais pelo reforço da condição de mal-estar contribuem para sua cronificação. A dor crônica está mais relacionada ao grau de sensibilização das estruturas nervosas do que estritamente ao tempo de sua evolução.[33]

Dores neuropáticas

A sensação dolorosa embute em si, mesmo que de maneira tênue, um nexo entre o sofrimento e o estímulo que o causou; ao passo que a dor por aumento de nocicepção reforça esta relação, um tipo particularmente intrigante de desconforto craniofacial é encontrado na prática clínica: a dor neuropática, que rompe com ela.[36]

A dor neuropática ocorre em doentes suscetíveis após sofrerem lesões no sistema nervoso, em especial nas vias somaticassensitivas.

Dependendo do sítio lesado ou disfuncionante, a dor neuropática pode ser talâmica, mesencefálica, pontina, bulbar, mielopática, radiculopática, plexopática, neuropática periférica ou outras. Embora a lesão ou disfunção possa ser primariamente detectável e localizada em um ponto do sistema, dificilmente as alterações se restringem a ele.[35,37,38]

A complexidade da interdependência entre os diversos componentes neurais implica em uma disfunção coletiva.[35]

Lesões semelhantes no sistema nervoso não reproduzem o quadro álgico, sugerindo que o doente que o desenvolve apresenta características peculiares anatômicas e funcionais.

A dor neuropática é considerada fruto da regeneração imperfeita do sistema nervoso.[35]

Nos últimos anos, as condições neuropáticas estão associadas progressivamente com a ativação de células da glia. As mudanças gliais e neuronais podem ser importantes contribuintes para o entendimento do fenômeno da sensibilização central.[37,38] Tal sensibilização causa mudanças nos impulsos periféricos, com a diminuição ou aumento da resposta aos impulsos aferentes e ampliação dos campos receptivos do corno dorsal.[38]

Nas últimas duas décadas, áreas como o córtex dorsal posterior insular aparecem como alvos principais de várias pesquisas sobre os mecanismos encefálicos da dor.[39]

Inadequação da classificação das dores neuropáticas em periféricas e centrais

Há uma solidariedade funcional entre todos os neurônios do sistema nervoso.[35] Lesões ou disfunções em qualquer ponto do sistema acarretam alterações não apenas a montante e a jusante como se as disposições fossem apenas lineares. As repercussões de cada possível lesão ou disfunção são muito mais complexas, tridimensionalmente distribuídas. A concepção da existência de uma malha de interconexões neuronais no SNC, em especial no encéfalo, é referida por alguns autores como a "matriz de dor"[40,41] ou por outros "neuromatrix".[40,41]

Algo semelhante ocorre também nas áreas medulares. A transmissão de estímulos dolorosos pela medula espinhal determinará as mensagens que chegarão ao córtex cerebral, pois os circuitos intramedulares podem alterar tais estímulos.[34]

As regiões primárias ligadas à dor compreendem a área somática/sensitiva, ínsula, cíngulo anterior, áreas pré-frontais, tálamo, amígdala e cerebelo.

A teoria da matriz da dor é determinada pelos aspectos genéticos e sensitivos, de dentro do corpo e em várias regiões cerebrais. É formada por uma rede de informações que vão modular a dor, e estas informações são sensitivas (vinda dos receptores), cognitivas (tudo o que foi gerado das experiências anteriores), afetiva (emocionais) e motoras (resposta motora ao perigo detectado ou interpretado), além de toda a incorporação do sistema límbico.

A teoria da matriz da dor é mais complexa do que a da comporta, pois desloca o principal cenário de ações da medula para o cérebro, fazendo-nos distanciar da premissa cartesiana de dor como uma sensação produzida por lesão, inflamação, ou outra patologia do tecido e percebendo que a dor é uma experiência multidimensional, ou seja, produzida por múltiplas influências.[41] Nas dores provenientes de fontes viscerais, a inervação vegetativa apresenta adicionalmente componentes de distribuição mais caudais e enriquece a desagradável experiência dolorosa.

O conceito matricial da dor começou a ser cogitado porque algumas respostas ainda não haviam sido encontradas para explicar a sensação dolorosa da dor fantasma (dor que os pacientes sentem em membro inexistente, após uma amputação, e não relacionada à existência de possíveis neuromas). A matriz da dor permite entender que a dor do membro fantasma pode decorrer da falta de conciliação entre um esquema corporal completo em estruturas cerebrais diversas e a aferência incompleta, mutilada, após a amputação.

As dores neuropáticas costumam, inapropriadamente, ser divididas em periféricas e centrais de acordo com a respectiva localização anatômica no sistema nervoso da lesão ou doença. Nem todos os doentes acometidos por tais doenças sofrem da dor em sua sintomatologia clínica, porém aqueles que delas sofrerem são considerados como tendo um perfil genético preconcebido.[38]

A concepção da divisão das dores neuropáticas em periféricas e centrais parece ignorar tanto a complexa disposição matricial, hoje aceita, como a existência de uma verdadeira solidariedade funcional neuronal que esvaece as fronteiras propostas. O vetusto conceito que remonta aos idos do final dos anos de 1930[36,42] é ultrapassado e, parece-nos, de reedição controversa.

Quando um doente sofre de uma neuropatia periférica como as diabéticas, torna-se óbvio que os neurônios do SNC também são atingidos e apresentam modificações de comportamento funcional que, por sua vez, modificarão outros neurônios e assim por diante. A concepção matricial já comentada anteriormente expande de modo surpreendente as possibilidades de impactos indiretos distantes do local inicial de comprometimento por lesão ou doença.[40]

O mesmo ocorre quando o comprometimento inicial atinge o SNC, em especial o sistema somaticossensitivo.[40]

Taxonomia controversa da dor neuropática

A partir de 2011, a Associação Internacional de Estudo da Dor (IASP, International Association for the Study of Pain) modificou a definição adotada para a dor neuropática, sendo considerada a partir de então como "dor induzida por uma lesão ou doença afetando diretamente o sistema somaticossensitivo".[43,44]

O novo conceito, que concebe a presença de uma doença ou lesão que afeta e modifica o sistema somaticossensitivo, permite com que várias afecções sejam incluídas neste cenário na qualidade de causas prováveis de dores neuropáticas tais como: diabetes açucarado; polineuropatia; radiculopatias compressivas; neuropatia periférica; dor talâmica; entre outras.[44,45]

A definição anterior de dor neuropática, que a considerava decorrente de disfunção do SNC ou periférico, com ou sem lesão detectável, era menos específica e de grande abrangência. Diversos tipos de dores reconhecidamente não neuropáticas poderiam ser erroneamente interpretadas e classificadas como tal.[45]

A referida definição antiga não permitia distinção clara entre as dores neuropáticas e as síndromes dolorosas fibromiálgicas, as artralgias crônicas por osteoartrose e até as lombalgias crônicas, o que poderia dificultar assim o diagnóstico, causas e consequentemente um tratamento mais adequado. A definição atual excluiu todas as antigas dores consideradas neuropáticas primárias. A maioria das dores excluídas pela nova definição foi agrupada sob a designação de disfuncional (funcional, nocipática ou ainda nociplástica).[44,45]

Quando, no passado, se separaram as dores em neuropáticas e nociceptivas, foram utilizados critérios de classificação com base nos aspectos fisiopatológicos envolvidos na separação entre as primárias e as secundárias, os critérios foram etiológicos; enquanto a separação em típicas e atípicas, os critérios foram clínicos.

A nova classificação rompeu com os limites antigos e introduziu critérios etiológicos na definição da dor neuropática, excluindo as primárias.

Um grupo especial de dores denominadas "neuralgias primárias" (também conhecidas como essenciais ou criptogenéticas) apresenta nítida e íntima identidade (tanto sob os aspectos fisiopatológicos como clínicos) com as outras dores ainda consideradas neuropáticas e nenhum compartilhamento de características com as dores, agora tidas como disfuncionais.[44,45] As neuralgias primárias ficaram em um controverso "limbo classificatório" e agrupadas em um novo grupo de dores disfuncionais (ou ainda conhecidas como nociplásticas ou nocipáticas), que albergam outras dores como as cefaleias primárias, a síndrome fibromiálgica, entre outras.[44,45]

Características clínicas e o diagnóstico da dor neuropática

O trabalho de esclarecimento, compilação e convencimento das novas regras taxonômicas está longe de seu término e tenta reunir as características que compõe a dor neuropática e inclui o desconforto doloroso e os sintomas sensitivos, que perduram além do período esperado de cicatrização ou resolução para cada respectivo dano; intensidades variáveis de sintomas sensitivos detectados positivamente pela presença de parestesia, hiperestesia, disestesia, alodínia ou negativamente por hipoestesia, hipoalgesia, anestesia; e, presença de outras variáveis neurológicas nos sistemas motor e autonômico por meio dos sinais positivos ou negativos já mencionados.[40]

A presença de anormalidades no exame da sensibilidade, como a alodínia (percepção da dor decorrente de um estímulo que habitualmente é inofensivo e reconhecidamente indolor); e, a hiperalgesia (aumento da intensidade dolorosa provocada por um estímulo mecânico, térmico ou químico); quase sempre concomitantes, sugerem o diagnóstico de dor neuropática, mas podem ocorrer também em dores não neuropáticas. A hiperpatia (reação comportamental dolorosa aumentada a estímulos repetitivos após períodos de dor prolongados) também pode estar presente.[40]

A dor neuropática decorre do comprometimento de situação um pouco mais distante da periferia, nos próprios troncos nervosos, em vez de lesão de tecido não nervoso e, por conta deste aspecto, acaba tendo como desfecho a dor crônica e, consequentemente, um pior prognóstico.[41]

A identificação e o diagnóstico de dor neuropática podem não se constituir em uma tarefa fácil, pois as queixas contemplam informações subjetivas e emocionais em virtude das sensações desagradáveis que causam aos indivíduos.[41]

Informações sobre a dor, como o local em que o paciente sente a dor, o tipo de dor, a intensidade e o impacto que causa nas tarefas cotidianas, no humor e no sono, bem como a resposta do indivíduo a tratamentos anteriores, são importantes na compreensão da dor neuropática.[40]

A dor muitas vezes pode ser descrita como uma fisgada, queimadura, entre outros termos, que são maneiras de elaboração cognitiva da qualidade da dor experimentada.

Na tentativa de atenuar as incertezas criadas com a nova definição de dor neuropática, vários autores advogam a criação de uma classificação menos ríspida e binária com relação ao aspecto etiológico.[45]

As características que compõem o diagnóstico atualmente vigente de dor neuropática podem ser resumidas em quatro itens:

1. Dor como manifestação neuroanatomicamente plausível de distribuição (uma região correspondendo a um território de inervação periférica ou representação topográfica das partes do corpo no SNC).
2. Histórico sugestivo de lesão ou doença afetando o sistema somatossensitivo periférico ou central (relação da história e a distribuição da dor).
3. Demonstração plausível de pelo menos um teste de confirmação (presença de sinais neurológicos positivos ou negativos concordantes com a distribuição de dor e que podem ser corroborados por exames laboratoriais e objetivos para verificar anormalidades subclínicas). Os questionários também são úteis quando se cogita dor neuropática.

4. Demonstração de lesão ou doença por pelo menos um teste confirmatório (exames de imagem como ressonância magnética e tomografia computadorizada, exames laboratoriais etc.).[45]

A flexibilização proposta sugere que, quando verdadeiros os quatro itens listados, a dor recebe o diagnóstico de dor neuropática definida; quando verdadeiros os itens 1 e 2, e o mesmo ocorrer para apenas um dos itens 3 e 4, o diagnóstico será de dor neuropática provável; quando os itens 1 e 2 forem verdadeiros e nenhum dos itens 3 e 4 forem confirmados, o diagnóstico será de dor neuropática possível; enquanto a ausência do preenchimento dos critérios destes três níveis (definida, provável ou possível) sugere o diagnóstico de dor neuropática improvável.[45]

Neuralgia, nevralgia, dor neuropática

O termo "neuralgia", sinônimo de nevralgia, significava anteriormente dor neuropática (ou ainda neuropatia dolorosa) referente a um determinado nervo.

Neuralgias são síndromes caracterizadas por dores contínuas ou paroxísticas, ocupando o trajeto dos nervos sensitivos e seus respectivos territórios de inervação. A essas dores podem associar-se alterações vasomotoras, secretórias e tróficas; suas causas são múltiplas. As neuralgias ou neuropatias dolorosas dos nervos cranianos com componentes predominantemente viscerais, como a do nervo vago, são dignas de destaque nesses quesitos.[45]

O distúrbio predominante (não exclusivo) pode ser localizado em ramos periféricos, no tronco nervoso, ou ainda em âmbito central. Recebem o nome do nervo acometido (p. ex., neuralgia do trigêmeo) ou da causa, se ela for conhecida (p. ex., pós-herpética).

Diferenças clínicas e ausência ou presença de etiologia orgânica detectável permitem o reconhecimento de duas formas de neuralgias: essenciais (ou primárias) e sintomáticas (ou secundárias).[45]

Nas neuralgias antigamente conhecidas como essenciais, as dores são consideradas típicas, ou seja, são restritas aos territórios dos respectivos nervos, não ultrapassam a linha média, são paroxísticas (início e fim abruptos), de forte intensidade, assemelhadas a raios ou choques elétricos, cursam em crises de curta duração (máximo de 2 minutos), separadas entre si por períodos sem dores.

O exame clínico das neuralgias típicas não flagra anormalidade, embora sejam aceitas alterações transitórias de redução de sensibilidade no período que se segue a salvas de crises dolorosas subentrantes. Tal fenômeno que ocorre de modo predominante em um cenário de circuitos sensitivos apresenta muitos pontos que coincidem com o desenvolvimento de paralisia, também temporária, de Todd,[46] após convulsões subentrantes, em um cenário de circuitos motores. Provavelmente, receptores purinérgicos mitocondriais detectam a depleção causada pela hiperatividade neuronal das moléculas de alta energia intrínseca, como as de adenosina trifosfato, e induzem a utilização do peculiar arsenal genético da mesma organela para modificar o comportamento celular, mesmo que de modo transitório.[45]

Neste grupo de neuralgias, costuma existir uma ou mais áreas (cutâneas ou mucosas), em que ocorre alodínia, ou seja, quando atingidas por estímulo reconhecidamente não doloroso (tátil), há o desencadeamento de um ou mais paroxismos dolorosos.[1] A veiculação deste tipo de sensibilidade discriminativa e de distribuição periférica, principalmente cutânea, é feita por terminações receptoras de fibras grossas que transduzem e transmitem estímulos reconhecidamente não dolorosos. As áreas de alodínia recebem a denominação de "áreas de gatilho" ou "zonas de gatilhos" e, quando de dimensões diminutas são denominadas "pontos-gatilho". Nervos cranianos como o vago, cuja aferência é mista com predomínio visceral, costumam desenvolver mais raramente áreas ou pontos de alodínia.[45]

Nas neuralgias sintomáticas, as dores são, na maioria dos casos, atípicas, embora possam respeitar os territórios e trajetos nervosos, são contínuas ou subcontínuas. Os portadores costumam não apresentar zona de gatilho. Deficiências sensitivas e/ou motoras, não transitórias, são encontradas no exame clínico.[45]

Uma avaliação clínica, geral e especializada (otorrinolaringológica ou cirúrgica na área de cabeça e pescoço), deve ser realizada nos doentes com suspeita de serem portadores de neuralgia vagal. A etiologia pode ser encontrada no exame físico em exames gerais de rotina como a glicemia de jejum.[47]

Muitos dos relatos são de neuralgias vagais são secundárias e atípicas, o que facilitaria sua classificação como dor neuropática, uma vez que são secundárias a lesões ou a doenças que acometem o sistema nervoso somaticossensitivo. As causas incluem infecção, traumatismo, deformidade anatômica (desvio do osso hioide, deformidades da transição crânio cervical), divertículo faríngeo lateral, transtornos fonatórios, entre outras.[48-54]

Na literatura, e em nossa experiência, registramos casos de lesões tumorais, vasculares, desmielinizantes e até parasitárias, que evoluíram durante certo tempo, tendo uma neuralgia, com todas as características clínicas das essenciais, como sintoma único, até que o diagnóstico etiológico fosse feito.[45]

Dificuldade adicional vem dos relatos dos doentes que referem sentir pontadas, agulhadas, queimações, formigamentos, adormecimentos, sensação de sufocamento, obstrução de vias respiratórias e/ou sensação de presença de corpo estranho; e, que consideram tais experiências, mesmo quando muito intensas, como sendo não dolorosas. A negação da sensação dolorosa costuma recomendar, nestes casos, a classificação do desconforto como neuropatia e não neuralgia.

A expressão clínica (típica ou atípica) parece estar relacionada com o tipo e o grau de acometimento do nervo e suas respectivas vias, tendo as neuralgias típicas mais relacionadas com lesões delicadas, menos intensas, enquanto as atípicas, relacionadas com lesões mais grosseiras, mais intensas.[45]

A exploração da fossa posterior de doentes com neuralgias típicas e sem anormalidades detectadas nos exames neurológico e neurorradiológicos (descartando os casos de doenças desmielinizantes) conseguiu demonstrar a presença de tumores, compressões aneurismáticas, compressões vasculares simples e mistas. Os achados inicialmente divulgados na investigação de portadores de neuralgia trigeminal foram sendo confirmados nas demais neuralgias tidas como essenciais e de outros nervos, incluindo o vago.[55,56]

O adjetivo "essencial" (associado à etiologia desconhecida) aparece em muitos textos substituído, de modo equivocado, por "típica" (associada ao quadro clínico), valorizando a clínica e sugerindo (ou pressupondo) que as neuralgias fossem sintomáticas. O termo "clássica" também costuma substituir "primária" na adjetivação também equivocada das neuralgias pela suposição assemelhada.

Classificação Internacional das Cefaleias

A Classificação Internacional das Cefaléias (ICHD-3beta)[57] é atualmente utilizada como referência para identificação de cada uma das principais neuralgias ou nevralgias craniofaciais e dores centrais do segmento cefálico.

A classificação (ICHD-3beta)[57] dividiu as cefaleias e algias craniofaciais em três partes:

- ▶ **Parte 1:** as primárias (1. enxaqueca; 2. cefaleia tipo tensão; 3. cefaleias trigeminoautonômicas; 4. outras cefaleias primárias).
- ▶ **Parte 2:** as secundárias (5. atribuídas a lesão ou traumatismo cranioencefálico e/ou cervical; 6. atribuída à perturbação vascular craniana ou cervical; 7. atribuída à perturbação intracraniana não vascular; 8. atribuída a uma substância ou sua privação; 9. atribuída à infecções; 10. atribuída à perturbação da homeostasia; 11. atribuída à perturbação do crânio, pescoço, olhos, ouvidos, nariz, seios perinasais, dentes, boca ou outra estrutura craniofacial; 12. atribuída a uma perturbação psiquiátrica).
- ▶ **Parte 3:** as neuropatias cranianas dolorosas, outras dores faciais e outras cefaleias (13. neuropatias cranianas dolorosas, outras dores faciais; e, 14. outras cefaleias).

No item 13 da classificação, são agrupadas: 13.1 – neuralgia do trigêmeo; 13.2 – neuralgia do glossofaríngeo; 13.3 – neuralgia do intermédio; 13.4 – neuralgia occipital; 13.5 – síndrome pescoço-língua; 13.6 – neurite óptica dolorosa; 13.7 – cefaleia atribuída à isquemia do nervo motor ocular comum; 13.8 – síndrome de Tolosa-Hunt; 13.9 – síndrome oculossimpático paratrigeminal de Raeder; 13.11 – neuropatia oftalmoplégica dolorosa recorrente; 13.11 – síndrome do ardor bucal; 13.12 – dor facial persistente idiopática; 13.13 – dor neuropática central.

Neuralgia vagal e as regras taxonômicas atuais

A neuralgia do vago não atingiu o *status* de reconhecimento geral entre as neuralgias cefálicas. Permanece uma questão mais prontamente colocada do que respondida se seu orfanato pode ser derivado da expulsão do domínio neurológico das neuralgias cefálicas e transferência para a área otorrinolaringológica, ou pode ser atribuído à sua raridade (embora isso não tenha impedido a neuralgia do glossofaríngeo de legitimamente assumir seu lugar entre iguais), ou

aos nebulosos contornos da doença. No entanto, a neuralgia vagal compartilha com a neuralgia esfenopalatina de Sluder uma taxonomia e identidade clínica incerta, com a presença de um número suficiente de dados clínicos observáveis a partir dos quais se pode concluir a realidade desta neuralgia.[58]

A neuralgia do glossofaríngeo antigamente era conhecida como neuralgia vagoglossofaríngea. Na versão mais recente da Classificação (ICHD-3beta)[57] o termo perdeu a alusão ao vago e constitui o item "13.2". Nas versões anteriores da Classificação Internacional das Cefaleias, a neuralgia do laríngeo superior constava com variações da neuralgia do glossofaríngeo.

A neuralgia essencial do vagoglossofaríngeo é uma entidade extremamente rara, estimando-se que ela seja cerca de 80 vezes menos comum que a neuralgia do trigêmeo. A possibilidade das duas neuralgias e dos três nervos (V, IX e X) estarem presentes e concomitantes em um mesmo doente aumenta muito os erros de diagnóstico.

As dores são típicas e acometem de maneira unilateral a garganta, base da língua, loja amigdaliana, faringe, laringe, irradiando-se para o ouvido ipsilateral, região subauricular ou para a região submandibular superficial ou profundamente. Quando há desconforto doloroso paroxístico sobre a membrana tireóidea, a participação do nervo vago fica patente.

Quando o movimento rotacional da cabeça deflagra a crise dolorosa, a possibilidade de atividade de componente vagal é maior.

As neuralgias glossofaríngea, trigeminal, vagal e do intermédio são bastante similares entre si, sendo diferenciadas pela distribuição anatômica da dor. Em algumas situações, a distribuição anatômica pode ajudar pouco, como no caso de dor próxima ao ouvido ou no pescoço, quando a diferenciação fica difícil entre a neuralgia da terceira divisão do trigêmeo, do intermediário, do glossofaríngeo e do vago.

A recidiva e a acalmia são muito semelhantes nessas neuralgias. Manifestações disautonômicas podem ocorrer em todas. Rubor facial e lacrimejamento ipsilateral ocorrem mais nas neuralgias trigeminais e glossofaríngeas, enquanto bradicardia, hipotensão arterial e síncope são mais relatadas nas neuralgias do glossofaríngeo e do vago.[59]

As dores da neuralgia vagal são episódicas, uni ou bilaterais, do tipo choque elétrico, lancinante e intensas. As dores são de curta duração, entre segundos e minutos (costumam em média ter uma duração maior do que as dores das neuralgias trigeminais), podendo se repetir em salvas por algumas horas. O gatilho da dor pode ser desencadeado pela deglutição, alteração da intensidade de volume da voz (principalmente ao gritar) ou rodar a cabeça.[57,60,61]

Frequentemente, o local de dor mais intensa referido pelo portador de neuralgia vagal ocorre na garganta (mais precisamente sobre a membrana hipotireóidea), podendo existir zona de gatilho junto à mesma membrana.[62]

A região que acomete o ouvido externo e interno, a rinofaringe e a laringe (conhecida no idioma inglês como "ENT": *ear, nose and throat*) corresponde a territórios sensitivos divididos e até mesmo compartilhados entre vários nervos cranianos (trigêmeo, intermédio, glossofaríngeo e vago) e também espinhais (três raízes superiores). A inervação da região se assemelha a um "condomínio de nervos" com fronteiras pouco definidas e de difícil identificação pelos doentes acometidos. A inervação mista dificulta identificar uma determinada região como exclusivamente inervada por um nervo craniano específico, por exemplo, o vago. As manifestações autonômicas já descritas também se superpõem ao quadro sensitivo e doloroso, aumentando a dificuldade diagnóstica.[58]

Manifestações clínicas da neuralgia vagal e correlações com medidas terapêuticas

Uma das manifestações clínicas que vêm sendo revisitadas como de possível origem neuropática vagal é a neuropatia laringofaríngea crônica. Esse termo genérico engloba o conjunto de diversos sinais e sintomas de irritação laríngea como disfonia, sensação do tipo corpo estranho na garganta, estridor e tosse crônica.[63] O quadro parece decorrer de uma hipersensibilidade laríngea com possível mecanismo etiopatológico de uma neuropatia vagal após a infecção viral. A exposição a estímulos nocivos contínuos, sejam químicos, alérgicos ou inflamatórios, induziria uma sensibilização central mediada pelo nervo vago, perpetuando o processo de hipersensibilidade laríngea.[63,64] Os acessos de tosse deflagrariam aumento de pressão torácica e abdominal, aumentariam risco de refluxo com irritação ácida da mucosa local e, consequentemente, aumentariam a aferência nociceptiva vagal e sua resposta antidrômica e a inflamação se tornaria mista, periférica e neurogênica. Esses casos, normalmente, são crônicos, sem uma etiopatologia clara e definida, associados a processos alérgicos, asma, hábitos e vícios, e são refratárias aos tratamentos otimizados para essas causas mais comuns.

Tosse persistente ou crises de tosse recorrentes podem representar a expressão de neuropatia sensitiva laríngea,[65] enquanto intervenções como bloqueios e lesões do nervo laríngeo superior são utilizados em seu tratamento.[66,67]

Na coqueluche, doença respiratória contagiosa causada por *Bordetella pertussis*, conhecida no Brasil também pela expressão "tosse comprida", os acessos de tosse são característicos e podem persistir por várias semanas ou meses. O modo como a estimulação infecciosa da inervação vagal da via aérea desde a laringe até os brônquios proximais é fundamental para a perpetuação das crises de tosse. Recentemente, modelo experimental em roedores permitiu reprodução da tosse por inoculação intranasal de material composto pela bactéria ou seus componentes (lipo--oligossacarídeo ou LOS, toxina *pertussis* ou PTx, e Vag8). O modelo permitiu concluir que o modo como a estimulação dos receptores vagais ocorre é importante na indução e perpetuação das crises de tosse. Tanto a bactéria como seus componentes funcionam cooperativamente para causar tosse. A bradicinina foi induzida pelo LOS, que, por sua vez, ativou um receptor vaniloide do tipo I (TRPV1), reduzindo seu limiar para evocação do reflexo da tosse. O componente

bacteriano Vag8 aumentou os níveis de bradicinina ao inativar o inibidor da C1 esterase (principal regulador negativo do sistema de contato, que gera bradicinina). Finalmente, a toxina PTx inibe sistemas de regulação negativa intrínseca para o receptor vaniloide (TRPV1) mediante inativação de enzimas Gi GTPases.[68]

Recentemente, o mecanismo citado da neuropatia vagal pós-viral voltou a ser lembrado no estudo de uma das formas de apresentação neurológica relacionada à infecção pela COVID-19. Dezoito indivíduos que se apresentaram com dispneia e tomografia de tórax normal no período pandêmico revelaram uma assincronia na laringoscopia entre o movimento das cordas vocais e o ciclo respiratório normal, resultando em um fechamento maior do que 50% da via aérea glótica durante a respiração em repouso, situação na qual elas deveriam estar abertas. Esse movimento paradoxal das cordas vocais foi atribuído à neuropatia vagal.[69] Clinicamente, os doentes apresentavam dispneia após períodos de conversação, cantoria e exposição a odores. O mecanismo exato de acometimento neural pelo COVID-19 (se neurotropismo direto ou acometimento secundário imunomediado) ainda é motivo de debate.[70]

Soluços persistentes ou em crises recorrentes podem estar relacionados à disfunção vagal ou de seus ramos como o laríngeo superior,[71,72] e intervenções variadas nas respectivas estruturas nervosas como bloqueios, secções e estimulação elétrica temporária ou prolongada com implantes de sistemas são reiteradamente indicadas e realizadas.[73,74]

Utilizando-se a analogia com outras síndromes de nervos cranianos associadas a conflitos entre vasos e nervos (como o espasmo hemifacial e a neuralgia trigeminal), alguns autores têm proposto ocorrer o mesmo com nervos cranianos baixos como o glossofaríngeo e o vago.

A aplicação de um algoritmo para exclusão de causas comuns para manifestações laríngeas crônicas (como asma, doença do refluxo gastroesofágico, alergias) consegue separar doentes que normalmente são classificados como portadores de neuropatia vagal pós-viral e conduzidos conforme esse diagnóstico. Entretanto, em um terço desses casos com alteração motora laríngea detectada pela videolaringoscopia estroboscópica, foram observadas imagens obtidas por ressonância magnética compatíveis com conflito entre vasos e o nervo vago do lado acometido.[75]

Mais raramente, alguns pacientes podem se apresentar com síndromes vagais combinadas como neuralgia do IX, com dores em crises no território nociceptivo deste nervo e manifestações laríngeas (tosse, sensação de sufocamento) em crises paroxísticas denominadas por alguns como "espasmo hemilaringofaríngeo" (HeLPS do acrônimo em inglês). A artéria cerebelar posteroinferior (ACPI) parece ser a mais implicada nesses casos.[75,76]

Dentro das síndromes de conflito neurovascular, descreveu-se também sintomatologia gastrointestinal como manifestação de neuralgia vagal, ou melhor, vagoglossofaríngea. O relato foi o caso de uma senhora de 58 anos que sofria com crises diárias de três a quatro episódios de náuseas, vômitos e diarreia intensa que a mantinha restrita ao leito e com uso de fraldas. Os episódios eram precedidos por sudorese intensa e sensação de calor. De forma combinada, manifestava quadros dolorosos típicos de neuralgia do glossofaríngeo entre os períodos dos sintomas gastrointestinais. Passou várias vezes nos serviços de pronto atendimento, extensa investigação vinha sendo realizada e os sinais e sintomas tinham sido atribuídos a um quadro psicogênico, até que uma ressonância magnética dedicada à investigação de conflitos neurovasculares da fossa posterior detectou um conflito importante entre a artéria cerebelar posteroinferior e o 9º e o 10º nervos cranianos à direita. A paciente foi submetida à descompressão microcirúrgica, ficando livre dos sintomas e sem as medicações após 11 meses de seguimento.[77]

A intensidade da dor da neuralgia do glossofaríngeo e do vago, em média, parece ser um pouco mais fraca do que a da neuralgia do trigêmeo, no entanto pode induzir desenlaces piores pela instabilidade pressórica e dificuldade maior relacionada com a alimentação, que costuma se associar à perda de peso.

Tratamento da neuralgia vagal e/ou do laríngeo superior

O mesmos anticonvulsivantes (carbamazepina, carbazepina, lamotrigina, difenil-hidantoina, gabapentinoides, entre outros)[48,78] utilizados em outras neuralgias cranianas podem controlar e reduzir tanto a duração como a frequência de crises dolorosas que evoluem com paroxismos. Nas dores mais demoradas associadas à perda de sensibilidade, os medicamentos mais utilizados com sucesso são os antidepressivos (tricíclicos e duais) e os gabapentinoides. As neuralgias vagais e de seu ramo laríngeo superior secundárias respondem bem a analgésicos anti-inflamatórios não hormonais (um pouco menos com os hormonais), a opioides (inclusive aos fracos como o tramadol), e a neurolépticos.

Algumas medicações classicamente antinevrálgicas podem causar hiponatremia (como a carbamazepina e a oxcarbazepina) que tornam mais perigosas as manifestações disautônomas da neuralgia como bradicardia, síncope, hipotensão arterial, choque, entre outras.

Os bloqueios anestésicos isolados ou seriados do nervo laríngeo superior produzem alívio persistente na respectiva neuralgia ou do vago com muita mais frequência do que com outras neuralgias (V, VII e XIX). Destarte, os bloqueios anestésicos do nervo são recomendados antes da realização de procedimentos mais invasivos.[79,80] No entanto, os bloqueios anestésicos do próprio nervo vago costumam proporcionar alívio completo imediato, geralmente temporário (em média entre 6 e 12 horas), que pode se estender por períodos até de semanas, mas de modo parcial. Os bloqueios vagais mais craniais se associam com respostas cardiovasculares hipotensoras que podem eventualmente causar complicações.

Quando comparamos os resultados dos tratamentos ablativos realizados nas neuralgias dos nervos cranianos, os que são obtidos na neuralgia do glossofaríngeo como a neurotomia periférica, a rizotomia percutânea e a nucleotratotomia trigeminal não proporcionam o mesmo êxito analgésico alcançado para alívio da neuralgia trigeminal clássica puramente paroxística. Enquanto os procedimentos ablativos de há muito são reconhecidos como de grande utilidade para o controle da neuralgia vagal e em especial da neuralgia do laríngeo superior.[81,82]

Na experiência da Central da Dor do AC Camargo Cancer Center, nos casos de neuralgia vagal ou de laríngeo superior refratários, quando o bloqueio anestésico traz alívio temporário, a exploração cirúrgica e a secção do nervo laríngeo superior pela via cervical anterior ou a punção percutânea anterior cervical do nervo e aplicação de radiofrequência pulsada são dois procedimentos relacionados com boa resposta analgésica, com manutenção do alívio em seguimentos de até 12 meses.

Ainda hoje, um grande desafio reside na identificação, no diagnóstico e na diferenciação das neuralgias glossofaríngea e vagal, pois são raras (em especial a vagal) e necessitam de avaliação especializada por profissionais com esse tipo de experiência.[62,83]

Conclusão

O nervo vago demorou para ser individualizado como nervo craniano e, ainda nos dias de hoje, o reconhecimento da neuralgia relacionada exclusivamente a ele continua controverso.

As raras neuropatias vagais são assemelhadas à neuralgia do laríngeo superior e evoluem com desconforto (paroxístico, persistente ou uma combinação de paroxismos e dor contínua), localizadas predominantemente em face anterior do pescoço (também na garganta, região submandibular e/ou sob a orelha) com gatilho específico (face lateral da garganta sobre a membrana deflagrada hipotireóidea), e deflagradas pelo ato de deglutir, modificar o volume (ou o tom) da voz ou ainda rodar a cabeça. São associadas à lipotimia, síncope, bradicardia e até parada cardíaca. Respondem com boa analgesia, em geral temporária, ao bloqueio anestésico do nervo e, de modo persistente à sua secção cirúrgica. A resposta ao bloqueio constitui bom teste diagnóstico. Sugerimos leitura do capítulo sobre neuralgia do laríngeo superior (Capítulo 45), neste mesmo Tratado para maior detalhamento.

Referências bibliográficas

1. Oliveira Jr JO. Algias faciais. In: Condutas em neurologia. Clínica Neurológica HC/FMUSP. 1989;38:139-42.
2. Yuan H, Silberstein SD. Vagus nerve and vagus nerve stimulation: a comprehensive review – Part I: headache. Headache J. Head Face Pain. 2016;56(1):71-8.
3. Paciorek A, Skora L. Vagus nerve stimulation as a gateway to interoception. Front. Psychol. 2020;11:1659.
4. Rogers RC, Hermann GE. Neuroanatomy and physiology of abdominal vagal afferents; 1992.
5. Flamm ES. Historical observations on the cranial nerves. J. Neurosurg. 1967;27(4):285-97.
6. Galen. In: Lyons Malcolm C, Towers B (ed.). Galen on anatomical procedures: the later books; 2010.
7. Von Soemmerring ST. De basi encephali et originibus nervorum cranio egredientum: libri quinque. Prostant Abr. Vandenhoeck Viduam [Publicação online]. 1778.

8. Thomson FG. Referred cardiac pain. Bristol Med. Chir. J. 1909;27:193.

9. Head H. On disturbances of sensation with especial reference to the pain of visceral disease – Part II: head and neck. Brain. 1894;17(3):339-480.

10. Harris W. Neuritis and neuralgia. Oxford University Press; 1926.

11. Honey CM, Krüger MT, Rheaume AR, Avecillas-Chasin JM, Morrison MD, Honey CR. Concurrent glossopharyngeal neuralgia and hemi-laryngopharyngeal spasm (HeLPS): a case report and a review of the literature. Neurosurgery. 2020;87(5):e573-7.

12. Norcliffe-Kaufmann L. The vagus and glossopharyngeal nerves in two autonomic disorders. J. Clin. Neurophysiol. 2019;36(6):443-51.

13. Seki A, Green HR, Lee TD et al. Sympathetic nerve fibers in human cervical and thoracic vagus nerves. Heart Rhythm. 2014;11(8):1411-1417. doi: 10.1016/j.hrthm.2014.04.032.

14. Mussa BM, Verberne AJM. The dorsal motor nucleus of the vagus and regulation of pancreatic secretory function: dorsal vagal nucleus and the pancreas. Exp. Physiol. 2013;98(1):25-37.

15. Bejjani C, Machaalani R, Waters KA. The dorsal motor nucleus of the vagus (DMNV) in sudden infant death syndrome (SIDS): pathways leading to apoptosis. Respir. Physiol. Neurobiol. 2013;185(2):203-10.

16. Zhou SY, Lu YX, Yao H, Owyang C. Spatial organization of neurons in the dorsal motor nucleus of the vagus synapsing with intragastric cholinergic and nitric oxide/VIP neurons in the rat. Am. J. Physiol-Gastrointest. Liver Physiol. 2008;294(5):g1201-9.

17. Mazzone SB, Undem BJ. Vagal afferent innervation of the airways in health and disease. Physiol. Rev. 2016;96(3):975-1024.

18. Egerod KL, Schwartz TW, Gautron L. The molecular diversity of vagal afferents revealed. Trends Neurosci. 2019;42(10):663-6.

19. Kupari J, Häring M, Agirre E, Castelo-Branco G, Ernfors P. An atlas of vagal sensory neurons and their molecular specialization. Cell Rep. 2019;27(8):2508-23.e4.

20. Emery EC, Ernfors P. Dorsal root ganglion neuron types and their functional specialization. In: Wood JN (ed.). The Oxford handbook of the neurobiology of pain. Oxford University Press; 2020. p. 127-55.

21. Desiderio S, Vermeiren S, Van Campenhout C et al. Prdm12 directs nociceptive sensory neuron development by regulating the expression of the NGF receptor TrkA. Cell Rep. 2019;26(13):3522-36.e5.

22. Myers DE. The receptive field for visceral pain referred orofacially by the vagus nerves. Clin. Anat. [Publicação online]. 2020 Apr 23:ca.23604.

23. Schier LA, Spector AC. The functional and neurobiological properties of bad taste. Physiol. Rev. 2019;99(1):605-63.

24. Mesulam MM, Kalia M. Brain stem projections of sensory and motor components of the vagus complex in the cat – I. The cervical vagus and nodose ganglion. J. Comp. Neurol. 1980 Sep 15;193(2):435-65.

25. Kim SH, Hadley SH, Maddison M et al. Mapping of sensory nerve subsets within the vagal ganglia and the brainstem using reporter mice for Pirt, TRPV1, 5-HT3, and Tac1expression. [Publicação online]. 2020:24.

26. Alex Ria KD. Vagal afferent processing by the paratrigeminal nucleus. Front. Physiol. 2019;10:7.

27. Han W, Tellez LA, Perkins MH et al. A neural circuit for gut-induced reward. Cell. 2018;175(3):665-78.e23.

28. Krüger MT, Dong CCJ, Honey CR. Defining the anatomy of the vagus nerve and its clinical relevance for the neurosurgical treatment of glossopharyngeal neuralgia. Stereotact. Funct. Neurosurg. 2019;97(4):244-248.

29. Gutierrez S, Warner T, McCormack E et al. Lower cranial nerve syndromes: a review. Neurosurg. Rev. [Publicação online]. 2020 Jul 8. doi: 10.1007/s10143-020-01344-w.

30. Kano M, Shimizu Y, Suzuki Y et al. Pituitary adenylatecyclase-activating polypeptide-immunoreactive nerve fibers in the rat epiglottis and pharynx. Ann. Anat – Anat Anz. 2011;193(6):494-9.

31. Kollarik M, Sun H, Herbstsomer RA et al. Different role of TTX-sensitive voltage-gated sodium channel (NaV 1) subtypes in action potential initiation and conduction in vagal airway nociceptors: NaV 1s in vagal airway afferent nerves. J. Physiol. 2018;596(8):1419-32.

32. Hubscher CH, Kaddumi EG, Johnson RD. Brain stem convergence of pelvic viscerosomatic inputs via spinal and vagal afferents. NeuroReport. 2004;15(8):1299-302.

33. Grossmann E, Siqueira JTT, Siqueira SRDT. Neuralgias craniofaciais e cefaleias trigemino-autonômicas. In: Posso IP, Grossmann E, Fonseca PRB, Perissinotti DMN, Oliveira Jr JO, Souza JB, Serrano SC, Vall J (ed.). Tratado de dor – Publicação da Sociedade Brasileira para Estudo da Dor; 2018. p. 813-9.

34. Chichorro JG, Porreca F, Sessle B. Mechanisms of craniofacial pain. Cephalalgia. 2017;37(7):613-26.

35. Oliveira Jr JO. Aspectos referentes à fisiopatologia comparada entre dor neuropática e espasticidade. Rev. Dor. 2000;2(1):30.

36. Oliveira Jr JO. Cancer pain. Acta Oncol. Bras. [Publicação online]. 1994;14:11-25.

37. Gil-Martínez A, Paris-Alemany A, López-de-Uralde-Villanueva I, La Touche R. Management of pain in patients with temporomandibular disorder (TMD): challenges and solutions. J. Pain Res. 2018;11:571.

38. Villa G, Ceruti S, Zanardelli M et al. Temporomandibular joint inflammation activates glial and immune cells in both the trigeminal ganglia and in the spinal trigeminal nucleus. Mol. Pain. 2010;6:1744-8069.

39. Sabalys G, Juodzbalys G, Wang HL. Aetiology and pathogenesis of trigeminal neuralgia: a comprehensive review. J. Oral Maxillofac. Res. 2012;3(4).

40. Oliveira Jr JO, Holanda VM. Fisiologia da nocicepção e da supressão da dor. In: Posso IP, Grossmann E, Fonseca PRB, Perissinotti DMN, Oliveira Jr JO, Souza JB, Serrano SC, Vall J (ed.). Tratado de dor – Publicação da Sociedade Brasileira para Estudo da Dor; 2018. p. 813-819.

41. Helluani AS, Oliveira Jr JO. Mecanismo encefálico da dor. In: Posso IP, Grossmann E, Fonseca PRB, Perissinotti DMN, Oliveira Jr JO, Souza JB, Serrano SC, Vall J (ed.). Tratado de dor – Publicação da Sociedade Brasileira para Estudo da Dor; 2018. p. 813-819.

42. Poluha RL, Campo AW, Grossmann E. Mecanismos periféricos e centrais da dor orofacial e suas correlações clínicas. In: Posso IP, Grossmann E, Fonseca PRB, Perissinotti DMN, Oliveira Jr JO, Souza JB, Serrano SC, Vall J (ed.). Tratado de dor – Publicação da Sociedade Brasileira para Estudo da Dor; 2018. p. 813-819.

43. Grossmann E, Kosminsky M. Disfunção temporomandibular. In: Posso IP, Grossmann E, Fonseca PRB, Perissinotti DMN, Oliveira Jr JO, Souza JB, Serrano SC, Vall J (ed.). Tratado de dor – Publicação da Sociedade Brasileira para Estudo da Dor; 2018. p. 813-819.

44. Oliveira Jr JO, Grossmann E, Becco Neto E, Pagura JR. Taxonomia e vocabulário básico das algias craniofaciais. In: Grossmann E (ed.). Algias craniofaciais: diagnóstico e tratamento; 2019. v. 1, p. 1-20.

45. Oliveira Jr JO, Grossmann E, Heluani AS. Neuralgias cranianas e causas centrais de dor facial. In: Grossmann E (ed.). Algias craniofaciais: diagnóstico e tratamento; 2019. v. 1, p. 1-20.

46. Binder DK. A history of Todd and his paralysis. Neurosurgery [Publicação online]. 2004;54(2):480-7.

47. Hamdan AL, Dowli A, Barazi R, Jabbour J, Azar S. Laryngeal sensory neuropathy in patients with diabetes mellitus. J. Laryngol. Otol. [Publicação online]. 2014;128(8):725.

48. Aydin O, Ozturk M, Anik Y. Superior laryngeal neuralgia after acute laryngitis and treatment with a single injection of a local anesthetic. Arch. Otolaryngol. Neck Surg. [Publicação online]. 2007;133(9):934-5.

49. Baxter WF. Post-traumatic superior laryngeal neuralgia. Calif. Med. [Publicação online]. 1958;88:235-9.

50. Avellis G. Typische forms von Kehlkopneuralgie. Munch. Med. Wochenschr [Publicação online]. 1900;47:1592-4.

51. Kodama S, Oribe K, Suzuki M. Superior laryngeal neuralgia associated with deviation of the hyoid bone. Auris Nasus Larynx [Publicação online]. 2008;35:429-31.

52. Bagatzounis A, Geyer G. Lateral pharyngeal diverticulum as a cause of superior laryngeal nerve neuralgia. Laryngorhinootologie [Publicação online]. 1994;73:219-21.

53. Bagatzounis A, Geyer G. Das laterale pharyngeale Divertikel als Ursache einer nervus laryngeus superior-neuralgie. Laryngorhinootologie [Publicação online]. 1994;73:219-21.

54. Kittel G. Neuralgia of the superior laryngeal nerve caused by phonatory malfunctions. HNO [Publicação online]. 1986;34(9):379-83.

55. Rhoton Jr AL. The cerebellopontine angle and posterior fossa cranial nerves by the retrosigmoid approach. Neurosurgery [Publicação online]. 2000:s93-129.

56. Xiong NX, Zhao HY, Fang-Cheng Zhang FC, Liu RE. Vagoglossopharyngeal neuralgia treated by microvascular decompression and glossopharyngeal rhizotomy: clinical results of 21 cases. Ster. Funct. Neurosurg. [Publicação online]. 2012;90:45-50.

57. Headache Classification Committee of the International Headache Society (IHS). The international classification of headache disorders (beta version). Cephalalgia [Publicação online]. 2013;33(9):629-808.

58. Bruyn GW. Superior laryngeal neuralgia. [Publicação online]. 1983;3(4):235-40.

59. Cheshire Jr WP. Cranial Neuralgias. Contin. Minneap Minn. 2015;21(4 Headache):1072-1085.

60. Grossmann E, Paiva HJ, Paiva AMFV. Dores bucofaciais, conceitos e terapêutica. Artes Médicas; 2013.

61. De Leeuw R, Klasser GD. Orofacial pain: guidelines for assessment, diagnosis and management. 5th ed. Quintessence; 2013.

62. Franzini A, Messina G, Marchetti M, Ferroli P, Fariselli L, Broggi G. Treatments of glossopharyngeal neuralgia: towards standard procedures. Neurol. Sci. [Publicação online]. 2017;38(1):51-5.

63. Benninger MS, Campagnolo A. Chronic laryngopharyngeal vagal neuropathy. Braz. J. Otorhinolaryngol. 2018;84(4):401-403. doi: 10.1016/j.bjorl.2018.04.001.

64. Rees CJ, Henderson AH, Belafsky PC. Postviral vagal neuropathy. Ann. Otol. Rhinol. Laryngol. 2009;118(4):247-252. doi: 10.1177/000348940911800402.

65. Lee B, Woo P. Chronic cough as a sign of laryngeal sensory neuropathy: diagnosis and treatment. Ann. Otol. Rhinol. Laryngol. [Publicação online]. 2005;114(4):253-7.

66. Simpson CB, Tibbetts KM, Loochtan MJ, Dominguez LM. Treatment of chronic neurogenic cough with in-office superior laryngeal nerve block. The Laryngoscope [Publicação online]. 2018;128(8):1898-903.

67. Bradley JP, Gross J, Paniello RC. Superior laryngeal nerve transection for neuropathic cough: a pilot study. Auris Nasus Larynx [Publicação online]. 2020;47(5):837-41.

68. Hiramatsu Y, Suzuki K, Nishida T et al. Lipooligosaccharide, Vag8, and pertussis toxin of Bordetella pertussis cooperatively cause coughing in mice. BioRxiv [Publicação online]. 2020.

69. Aviv JE. Covid-19 era post viral vagal neuropathy presenting as persistent shortness of breath with normal pulmonary imaging. Int. J. Pulm. Respir. Sci. 2020;4(4). doi: 10.19080/IJOPRS.2020.04.555641.

70. Costello F, Dalakas MC. Cranial neuropathies and Covid-19: neurotropism and autoimmunity. Neurology. 2020;95(5):195-196. doi:10.1212/WNL.0000000000009921

71. Steger M, Schneemann M, Fox M. Systemic review: the pathogenesis and pharmacological treatment of hiccups. Aliment. Pharmacol. Ther. [Publicação online]. 2015;42(9):1037-50.

72. Kohse EK, Hollmann MW, Bardenheuer HJ, Kessler J. Chronic hiccups: an underestimated problem. Anesth. Analg. [Publicação online]. 2017;125(4):1169-183.

73. Chang FY, Lu CL. Hiccup: mystery, nature and treatment. J. Neurogastroenterol. Motil. [Publicação online]. 2012;18:123-30.

74. Payne BR, Tiel RL, Payne MS, Fisch B. Vagus nerve stimulation for chronic intractable hiccups: case report. J. Neurosurg. [Publicação online]. 2005;102(5):935-7.

75. Taylor RJ, Lowe SR, Ellis N, Abdullah E, Patel S, Halstead LA. Laryngeal manifestations of cranial nerve IX/X compression at the brainstem. The Laryngoscope. 2019;129(9):2105-2111. doi: 10.1002/lary.27678.

76. Miao HL, Zhang DY, Wang T, Jiao XT, Jiao LQ, Halstead LA. Clinical importance of the posterior inferior cerebellar artery: a review of the literature. Int. J. Med. Sci. [Publicação online]. 2020;17(18):3005.19.

77. Antherieu P, Vassal F, Sindou M. Vagoglossopharyngeal neuralgia revealed through predominant digestive vagal manifestations: case report and literature review. Neurochirurgie. 2016;62(3):174-177. doi: 10.1016/j.neuchi.2016.02.001.

78. Brownstone PK, Ballenger JJ, Vick NA. Bilateral superior laryngeal neuralgia: its successful treatment with carbamazepine. Arch. Neurol. [Publicação online]. 1980;37(8):525.

79. Sato KT, Suzuki M, Izuha A, Hayashi S, Isosu T, Murakawa M. Two cases of idiopathic superior laryngeal neuralgia treated by superior laryngeal nerve block with a high concentration of lidocaine. J. Clin. Anesth. [Publicação online]. 2007;19(3):237-8.

80. Wu JP, Liu H, Na JX, Cope DK, Williams JP. Three cases of idiopathic superior laryngeal neuralgia treated by superior laryngeal nerve block under ultrasound guidance. Chin. Med. J. (Engl). [Publicação online]. 2016;129(16):2007-8.

81. Echols DH, Maxwell JH. Superior laryngeal neuralgia relieved by operation. Am. Med. Assoc. [Publicação online]. 1934;103(26):2027-8.

82. Yanagisawa E, Christmas DA, Wilson GL. Superior laryngeal nerve section for odynophagia. Arch. Otolaryngol. [Publicação online]. 1970;91(4):387-8.

83. Pommier B, Touzet G, Lucas C, Vermandel M, Blond S, Reyns N. Glossopharyngeal neuralgia treated by Gammaknife radiosurgery: safety and efficacy through long-term follow-up. J. Neurosurg. [Publicação online]. 2018;128(5):1372-1379.

Neuralgia Occipital

Anna Carolina Passos Waknin │ Francisco Carlos Obata Cordon │ Ricardo Fernandes Waknin

Introdução

A neuralgia occipital (NO) manifesta-se por pontadas ou dores cortantes na região occipitotemporal da cabeça, dermátomo dos nervos occipitais, e foi descrita pela primeira vez em 1821 por Beruto e Lentijo.[1]

De acordo com a Sociedade Internacional de Cefaleias, por meio da terceira edição da Classificação Internacional das Cefaleias (CIC),[2] a definição mais atualizada para esta neuralgia é uma dor unilateral ou bilateral, correspondendo à região de inervação dos nervos occipitais maior, menor e 3º ramo. Evidências indicam que o acometimento do nervo occipital maior ocorre em torno de 90%, do occipital menor em 10%, e ambos os nervos em 9% dos casos.[3]

Apresenta semelhanças nas manifestações clínicas com outras cefaleias, migrânea e cefaleia cervicogênica, em que, muitas vezes, seu diagnóstico acaba por não ser realizado, tornando-se uma condição dolorosa menos frequente ou com menor diagnóstico.

Alguns sintomas coincidentes com os da enxaqueca e da cefaleia cervicogênica como dor frontal, parietal ou periorbitária, associação com náuseas e vômitos, dor incapacitante demonstram que há relação estrutural entre aferências e eferências trigeminais no complexo trigêmio-cervical (Figura 43.1)[4,5] e os nervos cervicais altos. Também, podem ocorrer congestão nasal, vertigens e tonturas.[6]

De acordo com a CIC, a neuralgia occipital caracteriza-se pela dor uni ou bilateral paroxística, lancinante, em pontadas, cortante, localizada na região posterior da cabeça, na distribuição dos nervos occipitais maior (GON), menor (LON) e 3º (TON), ocasionalmente acompanhada por redução da sensibilidade, fenômenos disestésicos e hiperalgesia nos referidos dermátomos, em que os critérios diagnósticos podem ser vistos no Quadro 43.1.

Considerando a confluência entre sintomas de outras cefaleias, não há estudos epidemiológicos cofiáveis sobre sua incidência. Um único estudo, com questionamentos metodológicos, demonstrou uma incidência de 3,12 para 100 mil habitantes.[7]

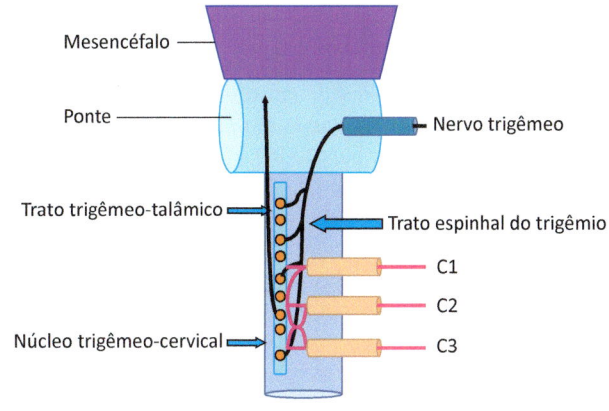

FIGURA 43.1 – Ilustração esquemática das interconexões entre os núcleos das raízes cervicais alta (C1, C2 e C3) e o núcleo caudado do trigêmeo.
Fonte: Desenvolvida pela autoria do capítulo.

Quadro 43.1 – Critérios diagnósticos para ON pela Sociedade Internacional de Cefaleias.	
A	Dor unilateral ou bilateral associada aos critérios B-E
B	Dor localizada nos dermátomos dos nervos occipitais maior, menor e/ou 3º
C	A dor tem de ter duas das três características: 1. Crises recorrentes paroxísticas com duração de segundos a poucos minutos 2. Intensidade severa 3. Cortante, pontadas ou lancinantes
D	A dor tem de estar associada a ambos os sintomas abaixo: Disestesia e/ou alodínia Um ou ambos: Pontos-gatilhos na emergência do nervo occipital maior ou área de destruição de C2 Aumento de sensibilidade no trajeto dos nervos afetados
E	Alívio temporário da dor após bloqueio anestésico do nervos comprometidos
F	Sem definição melhor em outros capítulos da publicação

Fonte: Choi II, Jeon SR. (2016).

Fisiopatologia

A neuralgia occipital (NO) origina-se de um distúrbio do complexo occipital, seja ao nível da superfície plexo cervical, seja em qualquer outro ponto de seu trajeto,[8] e é mais bem compreendida quando se tem um conhecimento da anatomia de cada um dos nervos occipitais.

Os nervos que suprem a pele occipital incluem (do aspecto lateral para o medial): o nervo occipital menor (LON) o nervo occipital maior (GON) e o 3º nervo occipital (TON).[9]

▶ **GON:** surge das fibras do ramo primário dorsal do 2º nervo cervical e, em menor extensão, de fibras do 3º nervo cervical,[10] em seguida ele passa da borda medial à inferior do músculo oblíquo *capitis* inferior e atravessa o triângulo suboccipital, corre rostral ao longo do músculo reto posterior da cabeça; inerva e perfura o músculo semiespinhal da cabeça; perfura o tendão do músculo trapézio; passa a linha nucal superior do osso occipital; e segue em direção ao ápice do couro cabeludo próximo à artéria occipital, possivelmente até a sutura coronal, o GON se divide em muitos ramos terminais que se conectam com o 3º nervo occipital e nervo occipital menor para suprir a pele do couro cabeludo até a sutura coronal. O GON perfura o músculo semiespinhal da cabeça em média 2 cm superior para a linha intermastóidea. O diâmetro médio deste nervo tem cerca de 3,5 mm e se divide em ramos medial e lateral em média 0,5 cm acima da protuberância occipital externa.[11]

▶ **LON:** embora menos relacionado à NO (neuralgia occipital) isolada e frequentemente em conjunto com GON, o LON também pode gerar sintomas dolorosos da NO. O LON é derivado principalmente do ramo ventral C2; embora o 3º nervo cervical (ou alça entre os dois) às vezes possa contribuir.

Atravessando rostral e dorsalmente, o LON envolve a borda inferior do nervo acessório espinhal; ascende ao longo da borda posterior do músculo esternocleidomastóideo; perfura a fáscia cervical profunda e atravessa a borda posterior da inserção esternocleidomastóidea na fáscia superficial do couro cabeludo; e divide-se em três ramos: auricular, mastoide e occipital.[11]

▶ **TON:** dos três nervos, o TON é de longe o menos relacionado com ON, e os sintomas da neuralgia do TON imitam geralmente a neuralgia do GON. Surge do ramo dorsal de C3, divide-se em ramos laterais e mediais; então o ramo medial dá origem a ramos superficiais e profundos, o ramo superficial é o TON, depois curva-se em torno das superfícies dorsolaterais de C2-C3 e viaja ao longo do músculo semiespinhal da cabeça. Gira dorsalmente no processo espinhoso C2, perfurando os músculos semiespinhal da cabeça, esplênio da cabeça e trapézio, sai dos músculos e inerva a pequena área cutânea logo abaixo da linha nucal. De importância, o TON envia muitos ramos para o GON e o LON, o que pode dificultar a separação dos sintomas decorrentes apenas do TON.[11]

Para o GON, existem vários pontos de compressão possíveis, pois ele apresenta um caminho tortuoso através da cabeça e do pescoço. A primeira região onde o GON pode sofrer irritação ou compressão é assim que o nervo emerge do ramo dorsal C2 entre o atlas e axis, outros pontos onde a compressão ou irritação podem ocorrer são entre oblíquo inferior da cabeça e semiespinhal da cabeça, também onde o nervo perfura o semiespinhal da cabeça, onde penetra aponeurose do músculo trapézio e em casos em que a artéria occipital e o GON se cruzam. O nervo occipital em si é grande, variando de 2,5 mm a 3,5 mm de diâmetro, podendo também predispor à patologia compressiva.[6,11]

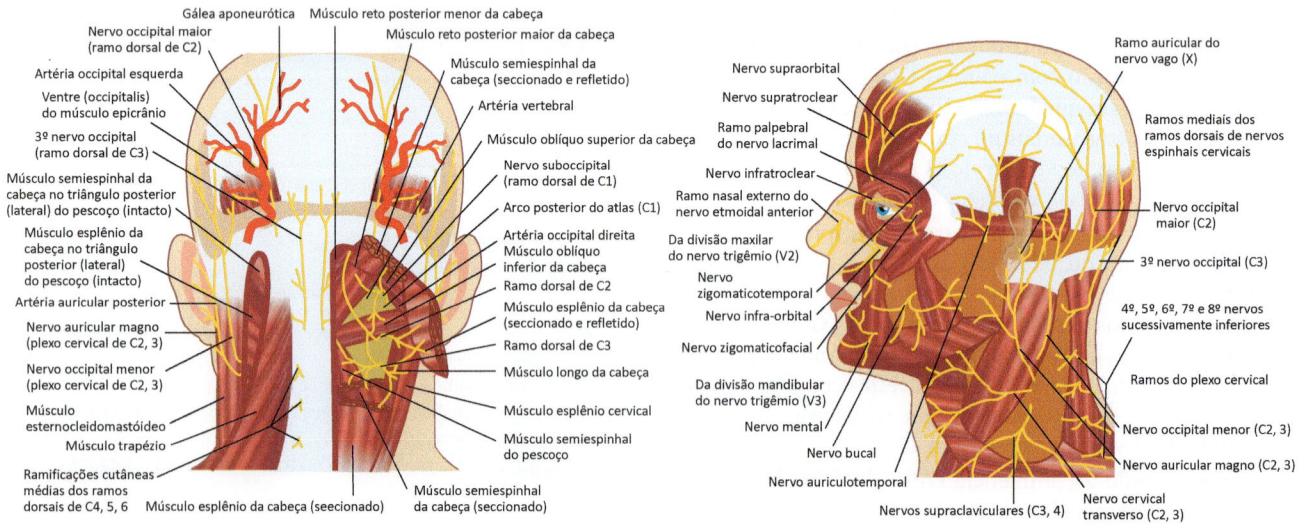

FIGURA 43.2 – Anatomia craniofacial.

Fonte: Adaptada de Netter Frank H. Atlas de anatomia humana. 2nd ed. Porto Alegre: Artmed; 2000.

Para o LON, existem algumas alterações que podem causar irritação ou compressão do nervo, sendo uma delas o alongamento do LON pelo oblíquo inferior da cabeça em virtude de movimentos vigorosos da cabeça, quando ele cruza a junção atlantoaxial, isso ocorre quando o ramo ventral C2 cruza a articulação atlantoaxial lateral sobre o processo articular posterossuperior do axis, em vez da faceta do axis durante os movimentos de rotação da cabeça, pela compressão da artéria vertebral em razão da proximidade do ramo ventral de C2 à artéria, características clínicas da compressão do LON, visto que a neuralgia do LON pode ser confundida com do GON nas cefaleias cervicogênicas em virtude da sobreposição na distribuição cutânea, sendo necessário um bloqueio para diferenciar a neuralgia.[11]

Para o TON, a artropatia zigoapofisária C2-C3 é o que está mais relacionado com a neuralgia do 3º occipital, podem estar relacionadas artropatias traumáticas (lesão em chicotada – WHIPLASH), cirurgias da região cervical podem colocar o TON em risco também.

Etiologia

A maioria dos casos de neuralgia occipital é idiopática sem etiologia estrutural definida, e causas secundárias de dor occipital devem ser excluídas, entre elas: artrite reumatoide; artrose degenerativa C1-C2; trauma em região cervical; síndrome de Arnold Chiari; cirurgia prévia da base do crânio; mielite; sangramento de um cavernoma bulbocervical ou fístula arteriovenosa durocervicomedular; *schwannoma* da junção craniocervical ou do GON, com compressão das raízes cervicais por uma anomalia da artéria vertebral, ou um ramo atipicamente baixo da artéria cerebelar inferior posterior, infecções, tumores e distúrbios metabólicos, como diabetes e gota.[9]

Diagnóstico diferencial

Excetuando-se as causas secundárias, a caracterização da dor por meio de história clínica, exame físico e utilização de teste provocativos é possível diferenciar a NO das outras cefaleias primárias, em que podemos incluir cefaleia tensional, cefaleia cervicogênica e enxaqueca, arterite temporal com acometimento de artéria occipital, cefaleia em cluster, além de síndrome miofascial cervical.[10]

Tratamento

O manejo da ON deve ser iniciado com educação e acolhimento, o que criará uma parceria terapêutica com o paciente e, assim, capacitá-lo a assumir um papel ativo no plano de cuidado.[4]

O tratamento conservador, como medicamentos e terapias alternativas, é a 1ª linha no tratamento da neuropatia occipital.[4,13]

Os bloqueios nervosos anestésicos podem ter um papel duplo tanto no diagnóstico como no alívio da dor. A toxina botulínica tipo A também tem sido relatada como benéfica no manejo da neuralgia occipital.[3] Procedimentos minimamente invasivos mais recentes, como radiofrequência pulsada (PRF) e a estimulação do nervo occipital (ONS), representam uma via terapêutica para casos graves e refratários. Intervenções cirúrgicas devem ser reservadas para populações de pacientes que falharam em todas as outras opções conservadoras e minimamente invasivas, sendo avaliados os riscos potenciais.[4]

O objetivo do tratamento da neuralgia occipital visa tentar impedir a condução da nocicepção pelo GON.[14]

Tratamento não farmacológico

Visa a redução da tensão muscular secundária, além de melhorar a postura. Entre as medidas não farmacológicas, estão o repouso, calor local, crioterapia, massagem, fisioterapia[10] e acupuntura.

Em um estudo observacional retrospectivo com 34 pacientes, o uso de palmilhas personalizadas para melhorar o alinhamento postural resultou numa redução significativa da dor e de outros sintomas associados com NO.[13]

Dry needling (agulhamento seco) é um procedimento terapêutico que envolve a inserção de uma agulha a seco, ou seja, sem utilização de medicação, em um ponto-gatilho miofascial com o objetivo de inativá-lo e evitar a propagação da dor. Em comparação à acupuntura, que visa a redução do fluxo de energia e equilíbrio por meio de agulhas, o agulhamento seco tem como base mecanismos neurofisiológicos e biomecânicos.

O agulhamento seco induz efeitos fisiológicos, que modulam a tensão muscular, isquemia local e hipóxia, juntamente com efeito na sensibilização periférica e central.[3]

Tratamento farmacológico

Os medicamentos anti-inflamatórios não hormonais, paracetamol, relaxantes musculares, opioides podem reduzir a dor aguda.[13,14] Os opioides podem ser utilizados, porém não têm um papel importante no tratamento da NO.[4]

Os anticonvulsivantes (carbamazepina, gabapentina e pregabalina), antidepressivos tricíclicos, baclofeno mostraram eficácia na redução, frequência e gravidade dos ataques, sendo utilizadas a gabapentina 300 a 600 mg à noite e nortriptilina 30 a 50 mg; geralmente são eficazes.[10]

A adoção dos protocolos ou algoritmos para o tratamento de dor neuropática pode ser uma opção, embora pouco viável, considerando-se que os protocolos atuais sugerem o uso de medicamentos tópicos ou transdérmicos e refutam o uso de medicamentos classicamente usados no tratamento das neuralgias craniofaciais.[15]

Toxina botulínica tipo A (BTX-A)

Segundo Kapural L et al., vários estudos mostraram um efeito analgésico da toxina botulínica que teve duração maior do que seu efeito relaxante muscular. Existem algumas teorias para explicar esse efeito analgésico, que seriam os efeitos inibitórios da BTX-A em mediadores nervosos sensoriais como substância P, peptídeo relacionado geneticamente à calcitonina e ao glutamato. A toxina pode inibir diretamente a inflamação neurogênica e inibir indiretamente a sensibilização com a diminuição da atividade neural. A toxina botulínica pode ser igualmente eficaz e com efeito mais duradouro do bloqueio dos nervos occipitais em relação ao anestésico local, porém mais estudos prospectivos, duplo-cegos e randomizados são indicados.[16]

A injeção de BTX-A revelou ser mais eficaz do que os bloqueios com corticosteroides e outras formulações analgésicas, houve uma melhora significativas nos escores de dor e capacidade funcional após a injeção de BTX-A, com duração média do alívio da dor em 4 meses.[13]

O tratamento é feito com uma inserção de uma agulha de 27G na região inferolateral à protuberância occipital ao longo da linha nucal superior num ângulo de 90° em direção ao occipital até o ponto onde o osso foi alcançado, sendo a agulha recuada e percorridas as áreas dos ramos maior e menor do nervo occipital, sendo feitas 50 UI do BTA-X reconstituídas em 3 mL de NaCl 0,9% em cada lado sintomático, podendo variar de acordo com os estudos.[17]

Tratamento intervencionista

O tratamento intervencionista, que será abordado com maiores detalhes em outro capítulo, pode ser escalonado da maneira mais simples ("às cegas"), como infiltração a partir de marcadores anatômicos até procedimentos mais sofisticados e com recursos de imagens que possibilitam um tratamento mais eficaz, efetivo e preciso.

Bloqueio dos nervos occipitais

O bloqueio anestésico dos nervos occipitais maior e/ou menor é frequentemente usado tanto para diagnóstico[2] como para fins terapêuticos, sendo realizados com ou sem corticosteroide.

Não há estudos que comprovem que a adição dos esteroides aumenta a eficácia ou duração da resposta na neuralgia occipital, além de oferecer risco adicional caso absorção sistêmica, podendo apresentar algumas reações adversas como alopecia, atrofia cutânea, síndrome de Cushing.

A maioria dos médicos realiza os bloqueios GON e LON pelos parâmetros anatômicos (*landmarks*) sem orientação de imagem, porém a utilização da ultrassonografia (USG) permite que o bloqueio seja colocado num ponto mais proximal entre C1-C2 ou direcionado diretamente para o local do aprisionamento visualizado.[4]

A USG é particularmente útil em pacientes em que há dificuldade de palpar a artéria occipital, anatomia alterada ou neuroestimulador implantado.[18]

■ Técnica dos pontos de referência (*Landmark*)

A primeira coisa a que devemos ficar atentos, na injeção de anestésico local na região suboccipital em volumes maiores do que o necessário, é que não estaremos realizando um bloqueio do nervo occipital maior, e sim o bloqueio occipital.

No bloqueio da região occipital, são injetados de 3 a 5 mL de anestésico local, no tecido subcutâneo, através da crista nucal superior, para fazer uma parede de anestésico local através do nervo. Isso normalmente anestesia os três nervos, mas não o local da compressão.

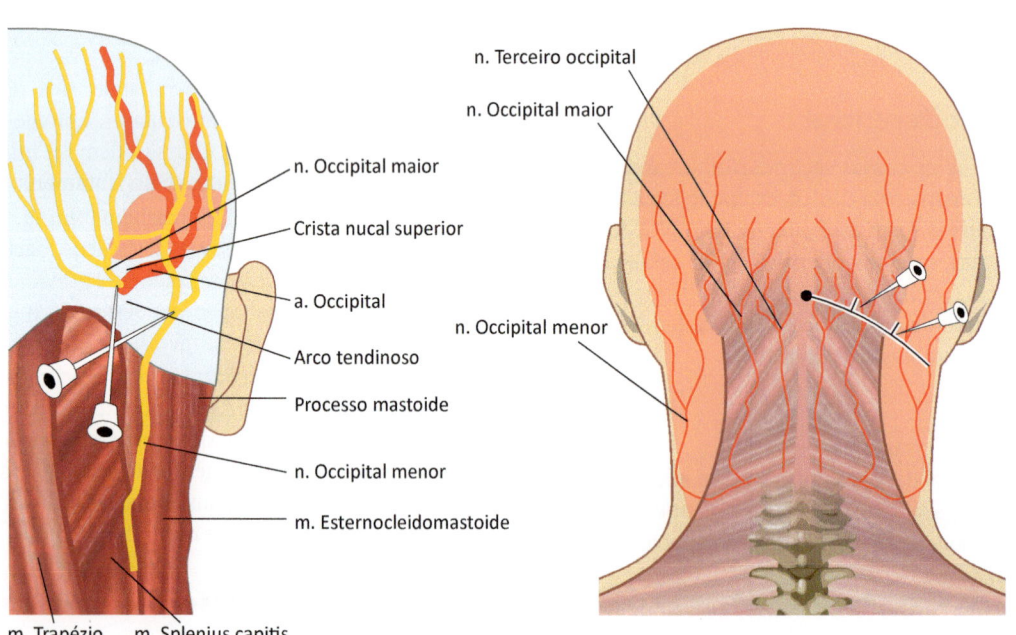

FIGURA 43.3 – Anatomia para bloqueio dos nervos occipitais.

Fonte: Desenvolvida pela autoria do capítulo.

Como o tecido galeal é muito aderido ao couro cabeludo nesse nível, grandes volumes podem causar compressão dos nervos.

Para injeção do nervo occipital padrão na crista nucal, a protuberância occipital externa (ou ínion) e as artérias occipitais são as referências mais úteis para encontrar o nervo occipital maior que se localiza imediatamente medial à artéria e lateral à protuberância occipital externa.

A localização do GON para bloqueio ou qualquer outro procedimento cirúrgico, foi estabelecida a largura de um polegar lateral à protuberância occipital externa 2 cm lateral e 2 cm inferior, uma agulha curta, calibre 25, é inserida através pele no nível da linha nucal superior, com a artéria comumente sendo encontrada em ponto aproximadamente um terço da distância da protuberância occipital externa ao processo mastoide na linha nucal superior.[19]

Radiofrequência pulsada

A PRF expõe o nervo a pulsos de radiofrequência de alta voltagem, visando induzir um campo elétrico inibitório em torno dos aferentes nociceptivos, interrompendo a transmissão e a potencialização da dor. Estudos sugerem benefícios de curto prazo, em uma análise retrospectiva 51% dos pacientes com NO tratados com PRF relataram redução > 50% no alívio da dor em um seguimento de 3 meses.[4]

Ablação por radiofrequência

É um procedimento que destrói seletivamente as fibras Aδ e C por termocoagulação e tem sido usada para as NO envolvendo o TON. Para pacientes que não responderam a nenhuma outra terapia conservadora, estudos sugerem que a ablação do DRG C2 e ou do 3º nervo occipital pode fornecer alívio da dor superior a 50%, durando até 5 a 6 meses, porém as taxas de feitos adversos variaram de 12% a 13%.[4]

Crioneurólise

O uso do frio para realizar lesões térmicas passou a ser adotado com base em suas propriedades de provocar lesões térmicas sem alterar a arquitetura dos nervos, ou seja, promove a lesão e degeneração wallerina sem destruir a bainha de mielina e o endoneuro, sem estimular a liberação de neurotrofina que estimula a formação de neuroma doloroso. A lesões são temporárias e assemelham-se à técnica de neuromodulação induzida pela radiofrequência pulsada.[13,20]

Estimulação do nervo occipital (ONS)

Envolve a inserção subcutânea de eletrodos na região de C1-C2 da coluna cervical posterior, sendo uma abordagem terapêutica não destrutiva e reversível, para NO refratária.[4]

As complicações relacionadas à ONS incluem a migração do eletrodo (4%), infecção pós-cirúrgica (12%) e, menos comum, fratura ou quebra do eletrodo (2%).[4]

Existem outras terapias intervencionistas utilizadas atualmente como possibilidade no tratamento da NO, uso de neurolíticos, além de terapia regenerativa ou proloterapia, sendo estas últimas utilizadas para o tratamento da frouxidão ligamentar relacionada à lesão em flexoextensão cervical e aos problemas ergonômicos.[19]

Tratamento cirúrgico

Este é reservado geralmente como último recurso após o gerenciamento médico e outras intervenções minimamente invasivas.

As opções são a descompressão do GON, a excisão do GON/LON/TON, neurólise do GON, rizotomias dorsais intradurais C1-C4, gangliectomia cervical C2-C3.[13]

Conclusão

A NO representa uma das algias craniofaciais com características peculiares que trazem grande sofrimento ao seu portador, entretanto com outros sintomas que se sobrepõem aos de outras algias cranianas, tornando seu diagnóstico pouco frequente. Todavia, com uma melhor avaliação, tendo como base achados clínicos, principalmente sintomas neurológicos relatados, e testes provocativos acurados, sua identificação torna-se factível e o alívio da dor poderá ser possível de maneira mais efetiva e duradoura.

Referências bibliográficas

1. Beruto IJ, Ramos MM. Sobre uma peculiar forma de cefaleias. Decades Med. Cirurg. Pract. 1821;3:145-69.
2. Headache Classification Committee of the International Headache Society. The international classification of headache disorders. 3rd ed. Cephalalgia. 2018;38(1):1-211.
3. Bond BM, Kinslow C. Improvement in clinical outcomes after dry nedlling in a patient with occipital neuralgia. J. Can. Chiropr. Assoc. 2015;59(2):101-110.
4. Barmherzig R, Kingston W. Occipital and cervicogenic headache: diagnosis and management. Current Neurology and Neuroscience Reports. 2019;19(20):1-8.
5. Bogduk N, Govind J. Cervicogenic headache: an assessment of the evidence on clinical diagnosis, invasive tests, and treatment. Lancet Neurol. 2009 Oct;8:958-968.
6. Choi II, Jeon SR. Neuralgias of the head: occipital neuralgia. J. Korean Med. Sci. 2016;31:479-488.
7. Koopman JS, Dieleman JP, Huygen FJ, De Mos M, Martin CG, Stukerboom MC. Incidence of facial pain in the general population. Pain. 2009;147(1-3):122-127.
8. Martinez-Pías E, Trigo-Lopes J, Gárcia-Azorín D, McGreal A, Peral ALG. Clinical characteristics and therapeutic results in a series of 68 patients with occipital neuralgia. Pain Medicine. 2019 Sep:1-6.
9. Cornely C, Fisher M, Ingianni G, Isenmann S. Greater occipital nerve neuralgia caused by phatological arterial contact: treatment by surgical decompression. Headache. 2011;51:609-616.
10. Kwon HJ, Kim HSOJ, Kang HJ, Won JY, Yang HM, Kim SH, Choi YJ. Anatomical analysis of the distribution patterns of occipital cutaneous nerves and the clinical implications for pain management. Journal of Pain Research. 2018;11:2023-2031.
11. Cesmebasi A, Muhleman MA, Hulsberg P, Gielecki J, Matsz P, Tubbs S, Loukas M. Occipital neuralgia: anatomical considerations. Clinical Amatomy. 2014;28(1):101-108.

12. Urits I, Schwartz RH, Patel P, Zelen J, Connor D, Hasoon J et al. A review of the recent findings in minimally invasive treatment options for the management of occipital neuralgia. Neurology and Therapy. 2020 Jun. Disponível em: https://doi.org/10.1007/s40120-020-00197-1.

13. Natsis K, Baraliakos X, Appel HJ, Tsikaras P, Gigis I, Koebke J. The course of the greater occipital nerve in the suboccipital region: a proposal for setting landmarks for local anesthesia in patients with occipital neuralgia. Clinical Anatomy. 2006;19:332-336.

14. Dougherty C. Occipital neuralgia. Current Pain Headache Reports. 2014;18(5)-411:1-5.

15. Bates D, Schultheis C, Hanes MC, Jolly SM, Chakravarthy KV, Deer TR et al. A comphreensive algorithm for management of neuropathic pain. Pain Medicine. 2019;20:2-12.

16. Kapural L, Stillman M, Kapural M, McIntyre P, Guirgius M, Mekhail N. Botulinum toxin occipital nerve block for the treatment of severe occipital neuralgia: a case series. Pain Practice. 2007;7(4):337-340.

17. Taylor M, Silva S, Cottrell C. Botulinum toxin type-A (BOTOX®) in the treatment of occipital neuralgia: a pilot study. Headache. 2008;48:1476-1481.

18. Vander Hoek MD, Hoang HT, Goff B. Ultrasound-guided greater occipital nerve blocks and pulsed radiofrequency ablation for diagnosis and treatment of occipital neuralgia. Anesthesiology and Pain Medicine. 2013;3(2):256-259.

19. Trescot AM, Rawer E, Irwin DM. Greater occipital entrapment. In: Trescot AM (ed.). Peripheral nerve entrapment: clinical diagnosis e management. 1st ed. Switzerland: Springer; 2016. p. 127-148.

20. Gulati A, Karl HW, Zhang T, Trescot AM. Neuromodulation for treatment of nerve entrapment syndromes. In: Trescot AM (ed.). Peripheral nerve entrapment: clinical diagnosis e management. 1st ed. Switzerland: Springer; 2016. p. 59-70.

capítulo 44

Neuralgia do Glossofaríngeo

Eduardo Grossmann | Thiago Kreutz Grossmann

Anatomia do nervo glossofaríngeo

O nervo glossofaríngeo (NG), como o próprio nome indica, relaciona-se com a língua e com a faringe.[1] Tem duas origens aparentes: no encéfalo junto ao sulco lateral posterior do bulbo, posteriormente à oliva, e no crânio junto ao forame jugular.[2-4] Origina-se do 3º arco faríngeo com um contingente de fibras motoras destinadas ao músculo estilofaríngeo, originário desse arco.[3,4] Recolhe também a sensibilidade geral do terço posterior da língua, das fauces, das tonsilas palatinas e da faringe.[1-6] Responde, igualmente, pela sensibilidade gustatória do terço posterior da língua, assim como a área localizada junto das papilas circunvaladas (PCV).[1-4,7-9]

Fibras sensoriais viscerais gerais suprem o seio e o corpo carótico,[3,4,6] além de pequena porção do pavilhão auricular e do meato acústico externo.[10] Eferentes viscerais gerais (parassimpáticos) suprem a glândula parótida e outras glândulas salivares menores da membrana mucosa e na porção adjacente da faringe e da porção posterior da língua.[1,4] Trata-se, portanto, de um nervo misto.[2,5,7,10]

Quando o NG passa através do forame jugular, comunica-se com o nervo facial, com o ramo auricular e com o gânglio superior do nervo vago, além de o gânglio simpático cervical superior.[1,2,4]

Ao longo do seu trajeto, o NG, através do forame jugular, dá origem a dois gânglios (onde se localizam os corpos neuronais dos neurônios sensitivos do NG): o superior; e o inferior.[2,3,6]

Nervo timpânico

O nervo timpânico (NT) origina-se a partir do gânglio inferior, o maior deles,[3] penetra na porção petrosa do osso temporal (canalículo timpânico),[6] dirigindo-se para a cavidade timpânica, no qual formará o plexo timpânico junto com fibras de outro plexo, o simpático carótico interno.[3,4] Ramos desse plexo desempenham funções sensoriais para a membrana mucosa do tímpano, janelas ovais e redondas para células aeríferas da mastóidea e para a tuba auditiva.[1-4]

O NT, juntamente com um ramo do nervo facial, constituirá o nervo petroso menor (NPM), que, após transitar pelo forame oval ou pelo inominado,[3] penetra o gânglio ótico (GO) (localizado medialmente ao nervo mandibular, atrás do músculo pterigóideo lateral e abaixo do forame oval) e deixa o crânio pela fissura esfenopetrosa entre a porção petrosa do osso temporal e a grande asa do esfenoide.[3,4]

O GO recebe fibras parassimpáticas do NPM e algumas fibras do nervo petroso maior. Fibras pós-ganglionares parassimpáticas deixam o GO e então se comunicam com o nervo aurículo temporal (ramo da terceira divisão do trigêmeo) para distribuir-se para glândula parótida fornecendo o componente secremotor dessa glândula.[2-4]

Nervo para o seio carótico

O nervo para o seio carótico origina-se a partir do NG, abaixo do forame jugular. Esse ramo desce ao longo da artéria carótida interna, terminando na bifurcação da artéria carótida comum. Esse nervo atua na regulação reflexa da respiração, na pressão sanguínea e na função cardíaca.[2-4,6]

Ramos faríngeos

O principal tronco do nervo glossofaríngeo finaliza como vários ramos faríngeos para penetrar na parede posterior da faringe. Alguns deles se destinam para língua (sensibilidade geral e gustatória do seu terço posterior, e da região da PCV). Outros ramos se comunicam com o nervo palatino menor (segunda divisão do nervo trigêmeo) para inervar o palato mole, mucosa da faringe e as fauces.[2-4,6]

Neuralgia glossofaríngea

A neuralgia glossofaríngea (NGL) é um distúrbio caracterizado por uma dor unilateral, intensa, de curta duração, de segundos a 2 minutos, em choque elétrico ou em punhalada,[2] envolvendo as distribuições não só do nervo glossofaríngeo, mas também dos ramos auricular e faríngeo do vago nervo.[11] A dor é sentida na orelha, na base da língua, na fossa tonsilar e/ou sob o ângulo da mandíbula.[12,13] É comumente provocada por atos funcionais como engolir, falar ou tossir, bocejar[11,14,15] e pode apresentar remissão por meses ou anos.[11,14-20]

A NGL pode ocorrer concomitantemente à neuralgia trigeminal, sendo muito semelhante clinicamente. Outra entidade muito similar quanto à localização é a neuralgia do nervo laríngeo superior, o que dificulta muitas vezes o diagnóstico diferencial.[11,15,16] Nesses casos, os exames de imagem podem auxiliar no estabelecimento de qual distúrbio está presente, principalmente se houver compressão vascular do nervo glossofaríngeo.[12,13] Há ainda relatos de que a NGL pode irradiar-se para a região dos globos oculares, nariz, mento e até mesmo o ombro.[11]

O exame clínico geralmente não demonstra alterações sensoriais (AS) na distribuição do nervo, mas eventualmente podem existir leves AS, o que não invalida o seu diagnóstico.[11,16]

A NGL pode ser subdividida em cinco categorias, basicamente: neuralgia secundária do glossofaríngeo; neuralgia idiopática do glossofaríngeo; dor neuropática glossofaríngea; dor neuropática glossofaríngea atribuída à causa conhecida; dor neuropática glossofaríngea idiopática.

Neuralgia secundária do glossofaríngeo

É uma patologia subjacente, apresenta-se como uma dor unilateral com paroxismos recorrentes. Há relatos dessa neuralgia ser ocasionada por trauma cervical, esclerose múltipla, neoplasias junto à fossa tonsilar, ou no ângulo pontocerebelar e malformação de Arnold-Chiari.[11-13,16]

Neuralgia idiopática do glossofaríngeo

Muito similar à NGL quanto às suas características clínicas, contudo sem a presença de compressão neurovascular, ou uma doença subjacente capaz de causar tal quadro clínico.[11,21,22]

Dor neuropática glossofaríngea

É aquela dor que se encontra dentro das áreas de distribuição do nervo glossofaríngeo.[1,16] Apresenta-se, geralmente, contínua ou quase contínua, e descrita como queimação, apertamento, alfinetadas ou agulhadas. São mencionados na literatura alguns casos emque os pacientes apresentam déficits sensoriais na porção posterior ipsilateral da língua e na fossa tonsilar, além de ter leves alterações, ou ausência no reflexo do vômito e disfagia.[11]

Dor neuropática glossofaríngea atribuída à causa conhecida

É uma dor unilateral contínua ou quase contínua, com ou sem paroxismos breves sobrepostos, na distribuição do nervo glossofaríngeo e causada por neoplasia do ângulo ponto cerebelar, conflito neurovascular[23] e lesão iatrogênica ocasionada durante procedimentos intervencionistas.[11-13,16]

Dor neuropática glossofaríngea idiopática

Trata-se de uma dor unilateral contínua ou quase contínua, com ou sem paroxismos breves sobrepostos, na(s) distribuição(ões) do nervo glossofaríngeo, sem etiologia definida.[11,24]

Epidemiologia

A NGL é uma doença muito rara, e há poucos estudos sobre sua prevalência. A sua incidência na população geral tem sido reportada como 0,2 a 08 por 100 mil pessoas por ano.[25]

Fisiopatologia e exames de imagem

Sua fisiopatologia é ainda mal compreendida. Acredita-se que é causada por uma compressão da raiz do nervo glossofaríngeo por um vaso arterial (artéria cerebelar posterior inferior) ou por um vaso venoso.[26-30] Pode ter como etiologia, também, a presença de uma neoplasia benigna ou maligna junto ao trajeto desse nervo, principalmente na sua origem aparente junto ao tronco cerebral, quando abandona a base do crânio (forame jugular) ou mesmo na sua periferia. Isso pode ser visualizado na tomografia computadorizada (TC) ou na ressonância magnética de base de crânio, ou mesmo na cirurgia para abordagem desse nervo craniano.[12,13,15,26,28,30,31]

Diagnóstico diferencial

A NGL[11-31] deve ser diferenciada em relação às neuralgias do trigêmeo, do nervo laríngeo superior, dor dentoalveolar idiopática persistente, neuralgia do nervo intermédio, síndrome de Eagle, síndrome de Ernest e da disfunção temporomandibular. A Tabela 44.1 descreve as diferenças e semelhanças entre a NGL e outras dores bucofaciais.[32-74]

A neuralgia do trigêmeo (NT) é a mais frequente das neuralgias faciais, apresentando-se como uma dor lancinante, em choque elétrico, limitada às regiões de inervação do 5º nervo craniano.[16] Ela afeta normalmente indivíduos entre 50 e 70 anos, com média de idade de 50 anos, na maioria mulheres. O ataque da dor é repentino, desencadeado por um estímulo tátil em pontos-gatilhos localizados, frequentemente, no antímero facial correspondente, que ser seja no interior da cavidade bucal (dente, gengiva, mucosa ou vermelhão do lábio), quer seja na face propriamente dita. A dor dura de segundos a minutos,[11] podendo ocorrer várias vezes ao dia, sem alterações motoras na área afetada. A administração de anticonvulsivantes empregados de forma isolada ou associada a antidepressivo melhora a dorde forma significativa inicialmente, podendo haver períodos de latência. Há casos em que a dor retorna sem motivos aparentes.[32-42] Nos casos refratários, podem-se empregar técnicas neurocirúrgicas como compressão microvascular, uso de injeções de glicerol, *gammaknife*, descompressão microvascular. Esta última apresenta os melhores resultados a médio e longo prazo.[14,16,18,31-33]

A neuralgia do nervo laríngeo superior (NLS) manifesta-se com dor intensa, unilateral, de curta duração, do tipo choque elétrico, localizada na região lateral da faringe, região submandibular e região infra-auricular, ou auricular propriamente dita.[11] Não há predileção por sexo e ou idade.[16] Pode ser desencadeada por deglutição, gritos e rotação da cabeça, pelo ato de assoar o nariz. Na região hipotireóidea e na região lateral da faringe, estão presentes as zonas-gatilhos dessa patologia.[11,16,33] Exames laboratoriais e de imagem não demonstram alterações, portanto contribuem pouco no diagnóstico. As características clínicas da dor, sua duração e natureza, associadas a bloqueios anestésicos e ao emprego de anticonvulsivantes, auxiliam no diagnóstico e no tratamento.[16,33,43-46]

TABELA 44.1 – Diferenças e semelhanças entre a neuralgia glossofaríngea e outras dores bucofaciais.

	Neuralgia do trigêmeo	Neuralgia do glossofaríngeo	Neuralgia do nervo laríngeo superior	Dor dentoalveolar idiopática persistente	Neuralgia do nervo intermédio	Síndrome de Eagle	Síndrome de Ernest	DTM
Localização	Áreas inervadas pelo trigêmeo	Áreas inervadas pelo glossofaríngeo	Região lateral da faringe, região submandibular, infra-auricular e auricular	Junto à região de molares e pré-molares superiores	Meato acústico externo	Região cervical, faringe e mastóideo	Região auricular inferior, temporal e dentes posteriores	Região pré-auricular, masseterina, occipital, temporal
Idade	50 a 70 anos	15 a 85 anos	–	40 anos e também na adolescência	–	30 a 50 anos	Variada	20 a 80 anos
Sexo	F > M	–	M = F	F > M	F > M	F > M	–	F > M
Qualidade da dor	Choque elétrico ou queimação	Choque elétrico ou queimação	Choque elétrico	Difusa, constante, queimação e em pressão	Choque elétrico	Choque elétrico e/ou em punhalada	Pulsátil	Choque elétrico, pressão, pulsátil, contínua, constante ou todas
Duração da dor	Poucos segundos a minutos	Segundos a 2 minutos	Minutos	De rápidos episódios à constante	Segundos a minutos	Segundos a minutos	De acordo com a severidade	De acordo com a severidade
Frequência da dor	Várias vezes ao dia	Várias vezes ao dia	Várias vezes ao dia	Variada	Variada	Varia de acordo com o estímulo	Variada	Variada
Estímulo	Toque leve na face	Engolir, falar, tossir, bocejar	Deglutição, gritos, rotação da cabeça, assoar o nariz	Variados	No meato acústico externo, engolir, falar	Deglutição, palpação da fossa tonsilar e rotação da cabeça	Protrusão mandibular com contrarresistência	Funções do aparelho estomatognático

Fonte: Desenvolvida pela autoria do capítulo.

A dor dentoalveolar idiopática persistente (DDAIP) é uma algia que ocorre na região maxilofacial que não segue os critérios de diagnóstico de qualquer outra dor orofacial, não apresentando causa identificável.[16] Ela afeta principalmente mulheres, com média de idade de 40 anos, mas pode ocorrer na adolescência.[16] A dor pode ser localizada em uma pequena área da face ou na região dos alvéolos, principalmente na região de molares e pré-molares, podendo se estender às áreas associadas, como a região temporal e cervical.[16-18,25] A dor é descrita como profunda, difusa, contínua e persistente, podendo apresentar sensação de queimação, ou pressão. A dor pode ser iniciada por um tratamento odontológico invasivo ou cirurgia.[11,47,48]

O tratamento é o farmacológico, com uso de antidepressivos tricíclicos (amitriptilina ou nortriptilina, imipramina). Pode-se iniciar com uma dose diária de 25 mg, titulando-a de forma gradativa, até 100 mg para minimizar os seus efeitos adversos.[49,50]

Em caso de insucesso dessa classe farmacológica, pode-se associá-la com anticonvulsivantes como a carbamazepina, gabapentina.[16,49]

Outra opção seria o uso tópico da capsaicina 0,025%, aplicada com um dispositivo de acrílico pré-fabricado sobre a região da mucosa envolvida, deixando por cerca de 1 hora no local, quatro vezes por dia, por 1 mês.[50-52]

A dor da neuralgia do nervo intermediário (NNI), conhecida como "neuralgia do geniculado",[11,16,31,37] é intermitente, penetrante, como um choque elétrico, com duração de segundos a minutos, profundamente na orelha. Acomete um pouco mais mulheres do que homens.[37] A dor pode ser desencadeada por estimulação não nociva do meato acústico externo, ou pode ocorrer após engolir, falar, ou de forma espontânea.[11,37] Durante o quadro álgico, o paciente pode apresentar lacrimejamento, sialorreia e alteração do paladar.[11,16]

O tratamento é similar ao empregado na NT, iniciando-se com carbamazepina. Pode-se também optar por gabapentina, lamotrigina e antidepressivos tricíclicos que apresentam bons resultados.[11,16,31] Em caso de insucesso, a cirurgia com transecção ou descompressão microvascular do nervo intermédio é indicada.[16,31]

A síndrome de Eagle (SE) é uma doença rara,[53] envolve o processo estiloide (PE), que é um prolongamento ósseo do osso temporal com comprimento que varia de 15 a 30 milímetros.[16] Tal osso dá origem aos músculos estilofaríngeo, estiloglosso e estilo-hióideo.[1,3,4,6,9] Essa patologia manifesta-se em virtude do alongamento do processo estiloide, gerando dor do tipo choque elétrico, ou em punhalada na região cervical na faringe irradiada para região do mastoide, exacerbando-se durante a deglutição. Acomete mais indivíduos do sexo feminino na faixa etária de 30 a 50 anos.[16,33]

O paciente relata sensação de corpo estranho na garganta com dor à rotação da cabeça, nos ombros e cefaleia. A palpação na fossa tonsilar (FT) aumenta a dor. O diagnóstico pode ser confirmado pela infiltração anestésica da FT que elimina a dor temporariamente, enquanto perdurar o efeito do anestésico empregado e por exames radiográficos que mostram o PE, apresentando mais de 30 mm de comprimento.[16,54-57]

O tratamento da SE inclui anti-inflamatórios não esteroidais, esteroides e infiltrações de anestésico local junto à fossa tonsilar.[58] Parece que o quadro clínico tem melhor resolução com uma abordagem cirúrgica do processo estiloide, com sua remoção, por um acesso intra ou extraoral.[59-65]

A síndrome de Ernest (SE) é causada pela inflamação do ligamento estilomandibular (LE).[66] Essa condição decorre de trauma na região mandibular, no crânio ou face.[66,67-70] Podem-se acrescentar ainda como causas as osteotomias mandibulares em que se produzem a sua distração e mobilidade.[67] O diagnóstico é baseado na anamnese, no exame clínico com palpação da inserção do LE, por acesso extrabucal, podendo-se lançar mão de um bloqueio anestésico na inserção do referido ligamento que confirmará tal síndrome, pois desaparece a dor do tipo pulsátil, retornando após cessar o efeito do anestésico.[66] A protrusão mandibular também exarceba tal quadro álgico. Radiograficamente, essa patologia não apresenta alterações. Trata-se de uma inflamação, sem calcificação desse ligamento.[68,69]

A disfunção temporomandibular (DTM) é um termo coletivo,[71] um conjunto de condições associadas a anormalidades do sistema estomatognático que desencadearão, não só a disfunção da articulação temporomandibular (ATM), como também a de tecidos adjacentes, incluindo músculos faciais e cervicais.[1,16,17,66,72,73] Afeta indivíduos em diferentes faixas etárias, dos 20 aos 80 anos, principalmente do sexo feminino.[73,74] As características clínicas e os sintomas mais associados são: dor localizada do tipo choque elétrico e/ou em pressão na ATM com a função; ruído(s) articulares durante a abertura e fechamento da boca, ou ambos; desvio, ou deflecção mandibular; e limitação da abertura bucal.[11,16,66,73,74] Pode se apresentar também sob a forma de uma dor contínua e constante difusa na face que aumenta à movimentação mandibular e/ou à palpação dos músculos mastigatórios e cervicais, otalgia, cefaleia e dor cervical.[16,66,73] Todas essas características podem estar associadas a hábitos parafuncionais deletérios aos tecidos articulares e dentários como bruxismo, onicofagia e história de trauma ou fratura mandibular.[66,73] Os exames de imagem[66,73,74] podem ajudar no estabelecimento do diagnóstico. As tomografias computadorizadas ou tomografia de feixe cônico[74-77] auxiliam na avaliação de tecidos duros da ATM e são comumente utilizadas, porém o padrão-ouro no diagnóstico das doenças intra-articulares é a ressonância magnética.[16,66,73,75-80]

Nas DTM, podem-se empregar três modalidades de tratamento de forma isolada ou combinada. São elas:

▶ **Conservadoras:** terapia cognitiva comportamental,[81,82] dispositivos interoclusais,[83-88] manipulação mandibular,[89,90] farmacoterapia com o emprego de analgésicos, relaxante muscular, antidepressivos,[66,81,91] estimulação nervosa elétrica transcutânea,[16,66,92-95] estimulação nervosa por microcorrentes,[92] ultrassom,[16,81,96,97] *laser*,[16,93,96,97] iontoforese.[98]

▶ **Minimamente invasivas:** infiltração anestésica,[16,66,99,100] de corticosteroide,[101] acupuntura,[102,103] agulhamento seco,[103-105] toxina botulínica,[106,107] viscossuplementação,[101,108-110] artrocentese isolada,[111-116] ou combinada com analgésicos, anti-inflamatórios, substâncias viscoelásticas,[117-121] PRP,[122,123] PRF,[101,123,124] artroscopia.[125-127]

▶ **Invasivas:** artrotomia como uso de discopexia,[125,128,129] retalho muscular e de fáscia,[129] enxerto de gordura dérmica abdominal,[130,131] cartilagem auricular,[129,132] prótese de ATM.[133-135]

Tratamento da neuralgia glossofaríngea

Analgésicos convencionais são ineficazes como terapia farmacológica para NGL. Isso é relevante, principalmente durante a anamnese, quando se deseja estabelecer um diagnóstico.[16,66,81] Contudo, os anticonvulsivantes, como carbamazepina, oxcarbazepina, gabapentina, pregabalina, lamotrigina, topiramato, baclofeno[81,136-139] isolados ou combinados[140] com antidepressivos como a amitriptilina,[140] podem produzir uma resposta eficaz.[140,141]

Outra opção de tratamento clínico é combinar os bloqueios anestésicos,[142,143] desse nervo, por um acesso extraoral, guiado por ultrassom,[144] aos medicamentos citados anteriormente,[143] ou realizá-lo por uma abordagem intraoral.[145-147]

Se a resposta terapêutica clínica for insatisfatória e/ou os efeitos adversos estiverem presentes e influenciarem na qualidade de vida do paciente, a outra opção é a cirúrgica, em que se pode optar, entre outros, por tratamentos não invasivos como a radiocirurgia *gammaknife*[148] (RGK). A RGK apresenta bom controle da dor e baixo índice de complicações quando comparada à descompressão microvascular. Segundo esses autores,[148] novas pesquisas devem ser realizadas para observar a sua eficácia em longo prazo.

Outra opção terapêutica é a radiofrequencia pulsada (RFP) guiada por TC.[149] Esta é uma terapêutica neuromodulatória, segura e minimamente invasiva, com poucos efeitos adversos. Pode ser realizada repetidamente, sem gerar danos irreversíveis na região alvo.

Uma pesquisa retrospectiva,[149] multicêntrica, com uma série de casos, foi realizada em 30 pacientes com neuralgia glossofaringea idiopática. Foi empregada uma escala de classificação numérica para avaliar a intensidade da dor antes e após o tratamento com RFP. Também foram revistos os registros cirúrgicos, o tempo que demandou tal técnica para produzir o seu efeito, os resultados em longo prazo, a satisfação do paciente, usando-se uma escala de Likert de cinco níveis. Foi avaliada, também, a sua recorrência, bem como as opções de tratamento subsequentes, complicações intra e pós-operatórias. Quanto aos resultados, obteve-se uma resposta terapêutica inicial da dor de 93,3% em 12 meses. Em 2 anos, 89,6%; de 85,3% em 36 meses; 79,6% em 48 meses; 73% em 60 a 72 meses e 54,8% em 84 a 120 meses. Nenhuma morbidade grave ou óbito foi observado nos casos. A mediana da satisfação do paciente, na avaliação da escala Likert, foi de 4 (IQR, 3-5). Concluem os pesquisadores que a RFP pode ser empregada em pacientes com neuralgia glossofaringea idiopática que respondem mal ao tratamento farmacológico.

Para certos pesquisadores,[150] a descompressão microvascular (DMV) parece ser a melhor das opções neurocirúrgicas nos casos de NGL.

TABELA 44.2 – Resumo dos principais fármacos, suas dosagens e efeitos adversos no emprego da neuralgia glossofaríngea.

Fármacos	Dose inicial	Titulação	Dose a ser obtida	Principais efeitos adversos
Carbamazepina	200 mg/dia	200 mg/dia	400 a 1.200 mg/dia	Ataxia, náusea, vômito, cefaleia, sonolência, tontura
Oxcarbazepina*	150 mg/dia	150 a 300 mg/a cada 3 a 5 dias, até a dose eficaz	600 a 1.800 mg/dia	Tontura, diplopia, cefaleia
Gabapentina	300 mg/dia	300 mg/1 a 3 dias, até a dose eficaz	900 a 2.400 mg/dia	Sonolência, fatiga, tontura, ataxia, ganho de peso, edema periférico, cefaleia
Pregabalina	25 a 75 mg/dia	150 a 300 mg/2 vezes ao dia	600 a 1.200 mg/dia	Sonolência, fatiga, ataxia, edema periférico, xerostomia, euforia
Lamotrigina	25 mg/dia	25 mg a cada 7 dias, até a dose eficaz	100 a 400 mg/dia	Erupção cutânea, tontura, ataxia, diplopia, visão borrada, rinite, diarreia
Topiramato	25 a 50 mg/dia	25 mg a cada 5 a 7 dias, até a dose eficaz	100 a 400 mg/dia	Tontura, diplopia, nistagmo perda de peso, nefrolitíase, glaucoma de ângulo fechado
Baclofeno	5 a 10 mg/dia	5 mg/a cada 3 dias, até a dose eficaz	50 a 75 mg/dia	Sonolência, tontura, náusea, confusão mental
Amitriptilina	10 a 25 mg/ dia	10 a 25 mg/ semana	75 a 300 mg/dia	Fatiga, confusão, arritmia, hipotensão ortostática, retenção urinária, convulsão

*Hiponatremia, monitorar o Na$^+$ sérico durante os 3 meses iniciais.

Fonte: Adaptada de Moretti, Torre, Antonello, Bava, Cazzato. Gabapentin treatment of glossopharyngeal neuralgia: a follow-up of four years of a single case (2002); Liu, Zhong, Tang, He. Ultrasound-guided glossopharyngeal nerve block via the styloid process for glossopharyngeal neuralgia: a retrospective study. J. Pain Res (2019); Rao. Glossopharyngeal nerve block: the premolar approach. Craniomaxillofac (2018).

Uma investigação[151-152] foi realizada em 30 pacientes com neuralgia glossofaríngea primária, típica, intratável. Empregaram como técnica neurocirúrgica a DMV, sem rizotomia. Os pacientes foram acompanhados por mais de 2 anos. A DMV foi realizada usando-se quatro técnicas cirúrgicas diferentes: interposição de porções de Teflon; transposição de vasos que estavam comprimindo o nervo com interposição de porções de Teflon; transposição de vasos usando uma faixa de Teflon revestida com cola de fibrina; e remoção das veias que geravam o conflito neurovascular. Observou-se que a artéria cerebelar inferior posterior foi responsável pela compressão neurovascular (CNV) em 27 dos 30 pacientes (90%), isoladamente ou em combinação com outros vasos. A localização da compressão no nervo glossofaríngeo variou desde a zona de entrada da raiz (ZER) em 63,3%, seguida pela porção distal e ZER em 26,7% e somente na porção distal em 10% da amostra. Em termos de técnicas cirúrgicas, durante a DMV, os vasos reponsáveis pela CNV foram isolados em 24 pacientes (80%), com interposição de porções de Teflon em 15, ou usando-se uma faixa de Teflon revestida com cola de fibrina em nove. A inserção simples de uma porção Teflon foi feita em cinco pacientes e a remoção de uma pequena veia em um. Durante o acompanhamento neurocirúrgico de mais de 2 anos, 29 de 30 pacientes (96,7%) apresentavam-se assintomáticos ou sentiam apenas dor ocasional que não exigia medicação. Instabilidade hemodinâmica temporária ocorreu em dois pacientes durante a DMV e sete pacientes apresentaram complicações pós-operatórias transitórias. Não se relatou morbidade persistente nem óbito. Esse estudo demonstra que DMV, sem rizotomia, é uma opção de tratamento segura e eficaz para neuralgia glossofaringea.

Referências bibliográficas

1. Rizzolo RJC, Madeira MC. Anatomia facial com fundamentos de anatomia geral. 3. ed. São Paulo: Sarvier; 2009. p. 355.
2. Machado ABM. Neuroanatomia funcional. 2. ed. Rio de Janeiro: Atheneu; 2020. p. 363.
3. Alves N, Cândido P. Anatomia para o curso de odontologia geral e específica. São Paulo: Editora Santos; 2007. p. 255.
4. Hiatt JL, Gartner LP. Textbook of head and neck anatomy. 3rd ed. Philadelphia: Lippincott Williams & Wilkins; 2001. p. 352.
5. Fehrenbach MJ, Herring SW. Anatomia ilustrada da cabeça e pescoço. São Paulo: Manole; 1998. p. 335.
6. Figún MR, Garino RR. Anatomia odontológica funcional e aplicada. 3. ed. São Paulo: Panamericana; 1994. p. 668.
7. Velayos JL, Santana HD. Anatomia da cabeça e do pescoço. 3. ed. São Paulo: Artmed; 2004. p. 399.
8. Sicher H, Dubrul EL. Anatomia oral. 8. ed. São Paulo: Artes Médicas; 1991. p. 390.
9. Pansky B. Review of gross anatomy. 6th ed. USA: The McGraw-Hill; 1996. p. 662.
10. Teixeira LMS, Reher P, Reher VGS. Anatomia aplicada à odontologia. Rio de Janeiro: Guanabara Koogan; 2001. p. 372.
11. ICOP. International classification of orofacial pain. 1st ed. Cephalalgia. 2020;40(2):129-221.
12. Marchetti G, Daniel Bonotto D, Cunali PA. Glossopharyngeal neuralgia of tumor origin diagnosed in dental care – Case report. Rev. Dor. 2017;18(3):275-8.
13. Nagata K, Tajiri K, Ueda A, Okuda Y, Tokimitsu Y, Shinagawa K et al. Glossopharyngeal neuralgia with syncope caused by recurrence of esophageal squamous cell carcinoma. Intern. Med. 2019;58(7):933-936.
14. Khan M, Nishi SE, Hassan SN, Islam MA, Gan SH. Trigeminal neuralgia, glossopharyngeal neuralgia, and myofascial pain dysfunction syndrome: an update. Pain Res. Manag. 2017;2017:7438326.
15. Singh PM, Kaur M, Trikha A. An uncommonly common: glossopharyngeal neuralgia. Ann. Indian Acad. Neurol. 2013;16(1):1-8.
16. Grossmann E. Algias craniofaciais, diagnóstico e tratamento. São Paulo: Editora dos Editores; 2019. p. 844.

17. Okeson JP, De Leeuw R. Differential diagnosis of temporomandibular disorders and other orofacial pain disorders. Dent. Clin. North Am. 2011;55(1):105-20.

18. Teixeira MJ, Siqueira SRDT. Neuralgias do segmento facial. JBA. 2003;3(10):101-10.

19. Isbir CA. Treatment of a patient with glossopharyngeal neuralgia by the anterior tonsillar pillar method. Case Rep. Neurol. 2011;21(3):27-31.

20. Martínez-González JM, Martínez-Rodríguez N, Calvo-Guirado JL, Brinkmann JC, Dorado CB. Glossopharyngeal neuralgia: a presentation of 14 cases. J Oral Maxillofac. Surg. 2011;69(6):e38-41.

21. Shah RJ, Padalia D. Glossopharyngeal neuralgia. [Atualizado 30 mar. 2020]. In: StatPearls [Internet]. Treasure Island, FL: StatPearls Publishing; 2020 Jan. Disponível em: https://www.ncbi. nlm.nih.gov/books/NBK541041.

22. Kim E, Wangseok D, Young-Hoon J, Jiyoun L, Jiseok B. Gradual aggravation of idiopathic glossopharyngeal neuralgia due to chronic tonsillitis. Medicine. 2019;(98):17pe15234.

23. Vecchi M, Pereira Mestre R, Thiekalamuriyil SL, Cartolari R. A rare case of glossopharyngeal neuralgia due to neurovascular conflict. Case Rep. Neurol. 2017;9:309-315.

24. Katusic S, Williams DB, Beard CM, Bergstralh EJ, Kurland LT. Epidemiology and clinical features of idiopathic trigeminal neuralgia and glossopharyngeal neuralgia: similarities and differences – Rochester, Minnesota; 1945-1984. Neuroepidemiology. 1991;10:276-281.

25. Van Hecke O, Austin SK, Khan RA, Smith BH, Torrance N. Neuropathic pain in the general population: a systematic review of epidemiological studies. Pain. 2014;155(4):654-62.

26. Xia L, Li YS, Liu MX, Zhong J, Dou NN, Li B et al. Microvascular decompression for glossopharyngeal neuralgia: a retrospective analysis of 228 cases. Acta Neurochir. 2018;160(1):117-23.

27. Manzoni GC, Torelli P. Epidemiology of typical and atypical craniofacial neuralgias. Neurol. Sci. 2005;26(suppl. 2):s65-7.

28. Chen J, Sindou M. Vago-glossopharyngeal neuralgia: a literature review of neurosurgical experience. Acta Neurochir. [discussion 21]. 2015;157(2):311-1.

29. Barbash GI, Keren G, Korczyn AD, Sharpless NS, Chayen M, Copperman Y et al. Mechanisms of syncope in glossopharyngeal neuralgia. Electroencephalogr. Clin. Neurophysiol. 1986;63(3):231-5.

30. Esaki T, Osada H, Nakao Y, Yamamoto T, Maeda M, Miyazaki T et al. Surgical management for glossopharyngeal neuralgia associated with cardiac syncope: two case reports. Br. J. Neurosurg. 2007;21(6):599-602.

31. Wilhour D, Nahas SJ. The neuralgias. Curr. Neurol. Neurosci. Rep. 2018;18(10):69.

32. Roberts AM, Person P. Etiology and treatment of idiopathic trigeminal and atypical facial neuralgia. Oral Surg. Oral Med. Oral Pathol. 1979;48(4):298-308.

33. Benoliel R, Eliav E. Neuropathic orofacial pain. Oral Maxillofac. Surg. Clin. North Am. 2008;20(2):237-54.

34. Nokar S, Sadighpour L, Shirzad H, Shahrokhi Rad A, Keshvad A. Evaluation of signs, symptoms, and occlusal factors among patients with temporomandibular disorders according to Helkimo index. Cranio. 2019;37(6):383-388.

35. Linn J, Trantor I, Teo N, Thanigaivel R, Goss AN. The differential diagnosis of toothache from other orofacial pains in clinical practice. Aust. Dent. J. 2007;52(suppl. 1):s100-4.

36. Devor M, Amir R, Rappaport ZH. Pathophysiology of trigeminal neuralgia: the ignition hypothesis. Clin. J. Pain. 2002;18(1):4-13.

37. Headache Classification Subcommittee of the International Headache Society. The international classification of headache disorders. 3rd ed. (beta version). Cephalalgia. 2013;33(9):629-808.

38. Larsen A, Piepgras D, Chyatte D, Rizzolo D. Trigeminal neuralgia: diagnosis and medical and surgical management. JAAPA. 2011;24(7):20-5.

39. Viana M, Glastonbury CM, Sprenger T, Goadsby PJ. Trigeminal neuropathic pain in a patient with progressive facial hemiatrophy (Parry-Romberg Syndrome). Arch. Neurol. 2011;68(7):938-43.

40. Karibe H, Goddard G, McNeill C, Shih ST. Comparison of patients with orofacial pain of different diagnostic categories. Cranio. 2011;29(2):138-43.

41. Jones MR, Urits I, Ehrhardt KP, Cefalu JN, Kendrick JB, Park DJ et al. A comprehensive review of trigeminal neuralgia. Curr. Pain Headache Rep. 2019;23(10):74.

42. Gerwin R. Chronic facial pain – Trigeminal neuralgia, persistent idiopathic facial pain, and myofascial pain syndrome: an evidence-based narrative review and etiological hypothesis. Int. J. Environ. Res. Public Health. 2020;17(19):7012.

43. Bruyn GW. Superior laryngeal neuralgia. Cephalalgia. 1983;3 (4):235-40.

44. Kodama S, Oribe K, Suzuki M. Superior laryngeal neuralgia associated with deviation of the hyoid bone. Auris Nasus Larynx. 2008;35(3):429-31.

45. Aydin O, Ozturk M, Anik Y. Superior laryngeal neuralgia after acute laryngitis and treatment with a single injection of a local anesthetic. Arch Otolaryngol. Head Neck Surg. 2007;133(9):934-5.

46. Takahashi Sato K, Suzuki M, Izuha A, Hayashi S, Isosu T, Murakawa M. Two cases of idiopathic superior laryngeal neuralgia treated by superior laryngeal nerve block with a high concentration of lidocaine. J. Clin. Anesth. 2007;19(3):237-8.

47. Zagury JG, Eliav E, Heir GM, Nasri-Heir C, Ananthan S, Pertes R et al. Prolonged gingival cold allodynia: a novel finding in patients with atypical odontalgia. Oral Surg. Oral Med. Oral Pathol. Oral Radiol. Endod. 2011;111(3):312-9.

48. Wirz S, Ellerkmann RK, Buecheler M, Putensen C, Nadstawek J, Wartenberg HC. Management of chronic orofacial pain: a survey of general dentists in german university hospitals. Pain Med. 2010;11(3):416-24.

49. Melis M, Secci S. Diagnosis and treatment of atypical odontalgia: a review of the literature and two case reports. J. Contemp. Dent. Pract. 2007;8(3):81-9.

50. Pigg M, Svensson P, Drangsholt M, List T. Seven-year follow-up of patients diagnoses with atypical odontalgia: a prospective study. J. Orofac. Pain. 2013;27(2):151-64.

51. Epstein JB, Marcoe JH. Topical application of capsaicin for treatment of oral neuropathic pain and trigeminal neuralgia. Oral Surg. Oral Med. Oral Pathol. 1994;77(2):135-40.

52. Vickers ER, Cousins MJ, Walker S, Chisholm K. Analysis of 50 patients with atypical odontalgia. Oral Surg. Oral Med. Oral Pathol. 1998;85(1):24-32.

53. Politi M, Toro C, Tenani G. A rare cause for cervical pain: Eagle's Syndrome. Int. J. Dent. 2009;2009:781297.

54. Higino TCM, Tiago RSL, Belentani FM, Nascimento GMS, Maia MS. Síndrome de Eagle: relato de três casos. Arq. Int. Otorrinolaringol. 2008;12(1):141-4.

55. Grossmann E, Paiano G. Eagle's Syndrome: a case report. Cranio. 1998;16(2):126-30.

56. Grossmann E, Collares MVM, Martelete M. Eagle's Syndrome associated with an accidental fracture of the styloid process: a case report. Braz. J. Craniomaxillof. Surg. 1999;2(1):25-7.

57. Jain D, Chauhan JS, Jain S, Goel G. Elongated styloid process: an unusual cause of neck pain and difficulty in swallowing. J. Orofac. Pain. 2011;25(3):269-71.

58. Murtagh RD, Caracciolo JT, Fernandez G. CT findings associated with Eagle Syndrome. AJNR Am. J. Neuroradiol. 2001;22:1401-1402.

59. Fini G, Gasparini G, Filippini F, Becelli R, Marcotullio D. The long styloid process syndrome or Eagle's Syndrome. J. Craniomaxillofac. Surg. 2000;28:123-7.

60. Prasad KC, Kamath MP, Reddy JM, Raju K, Agarwal S. Elongated styloid process (Eagle's Syndrome): a clinical study. J. Oral Maxillofac. Surg. 2002;60(2):171-5.

61. Peng GG, Chen WL, Wu JW, Pan JY. Eagle's Syndrome treated with dissection of the styloid process via an extraoral approach combined with antidepressants. Chin. J. Dent. Res. 2011;14(1):37-40.

62. Tekaya R, Neji O, Naccache I, Rajhi H, Zayani Z, Zouari R. Eagle's Syndrome: a rare cause of neck pain. Tunis. Med. 2011;89(5):503-4.

63. Colby CC, Del Gaudio JM. Stylohyoid complex syndrome: a new diagnostic classification. Arch. Otolaryngol. Head Neck Surg. 2011;137(3):248-52.

64. Williams JV, McKearney RM, Revington PJ. Eagle's Syndrome: a novel surgical approach to the styloid process using a preauricular incision. J. Oral Maxillofac. Surg. 2011;69(6):1617-22.

65. Yavuz H, Caylakli F, Erkan AN, Ozluoglu LN. Modified intraoral approach for removal of an elongated styloid process. J. Otolaryngol. Head Neck Surg. 2011;40(1):86-90.

66. Grossmann E, Paiva HJ, Paiva AMFV. Dores bucofaciais, conceitos e terapêutica. São Paulo: Artes Médicas; 2013. p. 231.

67. Anson J, Aditi R, Ahmed NS. Insertion tendinosis of stylomandibular ligament. J. Craniofac. Surg. 2020. doi: 10.1097/SCS.0000000000006969.

68. Shankland WE. Ernest syndrome as a consequence of stylomandibular ligament injury: a report of 68 patients. 2nd ed. J. Prosthet. Dent. 1987;57(4):501-6.

69. Lima Júnior JL, Araújo TN, Honfi Júnior ES, Ribeiro ED, Lucena LBS, Marzola C. Síndrome de Ernest: revisão de literatura. Revista Odonto Cienc. – Faculdade de Odontologia, PUCRS. 2007;22(57):275-9.

70. Domínguez J, Bornhardt T, Schilin W, Veronica I. Ernest Syndrome: a systematic review of the literature. J. Oral Facial Pain Headache. 2020;34(2):167-173.

71. Bavaresco CS, Grossmann TK, Rehm DS, Grossmann E. Effect of mesenchymal stem cells on the regeneration of structures associated with temporomandibular joint: narrative review. Br. JP. 2020;3(3):275-279.

72. List T, Jensen RH. Temporomandibular disorders: old ideas and new concepts. Cephalalgia. 2017;37(7):692-704.

73. Grossmann E, Kosminsky M. Disfunção temporomandibular. In: Posso IP, Grossmann E, Fonseca PRB, Perissinotti DMN, Oliveira Júnior JOO, Souza JB et al (ed.). Tratado de dor. 1. ed. Rio de Janeiro: Atheneu; 2017. p. 821-858.

74. Lomas J, Gurgenci T, Jackson C, Campbell D. Temporomandibular dysfunction. Aust. J. Gen. Pract. 2018;47(4):212-215.

75. Silva BM, Pinto RAS, Bonato LL, Bezerra-Júnior AA, Grossmann E, Ferreira LA. Relationship between symptoms and imagenological signs of degenerative temporomandibular joint disorders using the research diagnostic criteria for temporomandibular disorders and cone-beam computed tomography. Br. JP. 2020;3(3):222-7.

76. Tamimi D, Jalali E, Hatcher D. Temporomandibular joint imaging. Radiol. Clin. North Am. 2018;56(1):157-175.

77. Liu ZJ, Yamagata K, Kuroe K, Suenaga S, Noikura T, Ito G. Morphological and positional assessments of TMJ components and lateral pterygoid muscle in relation to symptoms and occlusion of patients with temporomandibular disorders. J. Oral Rehabil. 2000;27(10):860-74.

78. Aiken A, Bouloux G, Hudgins P. MR imaging of the temporomandibular joint. Magn. Reson. Imaging Clin. N. Am. 2012;20(3):397-412.

79. Ahmad M, Schiffman EL. Temporomandibular joint disorders and orofacial pain. Dent. Clin. North Am. 2016;60(1):105-24.

80. Lee C, Jeon KJ, Han SS, Kim YH, Choi YJ, Lee A et al. CT-like MRI using the zero-TE technique for osseous changes of the TMJ. Dentomaxillofac. Radiol. 2020;49(3):20190272.

81. De Leeuw R, Klasser GD. Orofacial pain: guidelines for assessment, diagnosis, and management. 5th ed. American Academy of Orofacial Pain. Chicago, IL: Quintessence Publ.; 2013. p. 301.

82. Greene CS, Menchel HF. The use of oral appliances in the management of temporomandibular disorders. Oral Maxillofac. Surg. Clin. North Am. 2018;30(3):265-277.

83. Krohn S, Hampe T, Brack F, Wassmann T, Bürgers R. Intraoral sensor-based monitoring of stabilization splint therapy in patients with myofascial pain. Int. J. Comput. Dent. 2020;23(1):11-16.

84. Rosar JV, Barbosa TS, Dias IOV, Kobayashi FY, Costa YM, Gavião MBD et al. Effect of interocclusal appliance on bite force, sleep quality, salivary cortisol levels and signs and symptoms of temporomandibular dysfunction in adults with sleep bruxism. Arch. Oral Biol. 2017;82:62-70.

85. Magnusson T, Adiels AM, Nilsson HL, Helkimo M. Treatment effect on signs and symptoms of temporomandibular disorders: comparison between stabilisation splint and a new type of splint (NTI) – A pilot study. Swed. Dent. J. 2004;28(1):11-20.

86. Haggiag A, Siqueira JTT. A new biofeedback approach for the control of masseter and temporal myalgia: utilization of an awake posterior interocclusal device. Cranio. 2020;38(3):180-186.

87. Devi J, Verma M, Gupta R. Assessment of treatment response to splint therapy and evaluation of TMJ function using joint vibration analysis in patients exhibiting TMJ disc displacement with reduction: a clinical study. Indian J. Dent. Res. 2017;28(1):33-43.

88. Zhang C, Wu JY, Deng DL, He BY, Tao Y, Niu YM et al. Efficacy of splint therapy for the management of temporomandibular disorders: a meta-analysis. Oncotarget. 2016;7(51):84043-84053.

89. Grossmann E. Uso de manipulação assistida com aumento de pressão hidrostática no tratamento de deslocamento irredutível do disco articular. Rev. Dor. 2000;2(4):12-17.

90. Nagata K, Hori S, Mizuhashi R, Yokoe T, Atsumi Y, Nagai W et al. Efficacy of mandibular manipulation technique for temporomandibular disorders patients with mouth opening limitation: a randomized controlled trial for comparison with improved multimodal therapy. J. Prosthodont. Res. 2019;63(2):202-209.

91. Ouanounou A, Goldberg M, Haas DA. Pharmacotherapy in temporomandibular disorders: a review. J. Can. Dent. Assoc. 2017 Jul;83:h7.

92. Saranya B, Ahmed J, Shenoy N, Ongole R, Sujir N, Natarajan S. Comparison of transcutaneous electric nerve stimulation (TENS) and microcurrent nerve stimulation (MENS) in the management of masticatory muscle pain: a comparative study. Pain Res. Manag. 2019;2019.

93. Chellappa D, Thirupathy M. Comparative efficacy of low-level laser and TENS in the symptomatic relief of temporomandibular joint disorders: a randomized clinical trial. Indian J. Dent. Res. 2020;31(1):42-47.

94. Zhang Y, Zhang J, Wang L, Wang K, Svensson P. Effect of transcutaneous electrical nerve stimulation on jaw movement-evoked pain in patients with TMJ disc displacement without reduction and healthy controls. Acta Odontol. Scand. 2020;78(4):309-320.

95. Mummolo S, Nota A, Tecco S, Caruso S, Marchetti E, Marzo G et al. Ultra-low-frequency transcutaneous electric nerve stimulation (ULF-TENS) in subjects with craniofacial pain: a retrospective study. Cranio. 2020;38(6):396-401.

96. Khairnar S, Bhate K, Kumar S, Kshirsagar K, Jagtap B, Kakodkar P. Comparative evaluation of low-level laser therapy and ultrasound heat therapy in reducing temporomandibular joint disorder pain. J. Dent. Anesth. Pain Med. 2019;19(5):289-294.

97. Panhóca VH, Bagnato VS, Alves N, Paolillo FR, Deana NF. Increased oral health-related quality of life postsynergistic treatment with ultrasound and photobiomodulation therapy in patients with temporomandibular disorders. Photobiomodul. Photomed. Laser Surg. 2019;37(11):694-699.

98. Mina R, Melson P, Powell S, Rao M, Hinze C, Passo M et al. Effectiveness of dexamethasone iontophoresis for temporomandibular joint involvement in juvenile idiopathic arthritis. Arthritis Care Res. (Hoboken). 2011;63(11):1511-6.

99. Ozkan F, Cakır Özkan N, Erkorkmaz U. Trigger point injection therapy in the management of myofascial temporomandibular pain. Agri. 2011;23(3):119-25.

100. Lavelle ED, Lavelle W, Smith HS. Myofascial trigger points. Med. Clin. North Am. 2007;91(2):229-39.

101. Sousa BM, López-Valverde N, López-Valverde A, Caramelo F, Fraile JF, Payo JH et al. Different treatments in patients with temporomandibular joint disorders: a comparative randomized study. Medicina (Kaunas). 2020;56(3):113.

102. Fernandes AC, Duarte Moura DM, Silva LGD, Almeida EO, Barbosa GAS. Acupuncture in temporomandibular disorder myofascial pain treatment: a systematic review. J. Oral Facial Pain Headache. 2017;31(3):225-232.

103. Handa T, Ichinohe T. Acupuncture combined with trigger point injection in patient with chronic myofascial and referred pain. Bull. Tokyo Dent. Coll. 2020;61(2):121-126.

104. Vier C, Almeida MB, Neves ML, Santos ARSD, Bracht MA. The effectiveness of dry needling for patients with orofacial pain associated with temporomandibular dysfunction: a systematic review and meta-analysis. Braz. J. Phys. Ther. 2019;23(1):3-11.

105. Uemoto L, Garcia MA, Gouvêa CV, Vilella OV, Alfaya TA. Laser therapy and needling in myofascial trigger point deactivation. J. Oral Sci. 2013;55(2):175-81.

106. Gonzalez-Perez LM, Infante-Cossio P, Granados-Nunez M, Urresti-Lopez FJ, Lopez-Martos R, Ruiz-Canela-Mendez P. Deep dry needling of trigger points located in the lateral pterygoid muscle: efficacy and safety of treatment for management of myofascial pain and temporomandibular dysfunction. Med. Oral Patol. Oral Cir. Bucal. 2015;20(3):e326-33.

107. Sidebottom AJ, Patel AA, Amin J. Botulinum injection for the management of myofascial pain in the masticatory muscles: a prospective outcome study. Br. J. Oral Maxillofac. Surg. 2013;51(3):199-205.

108. Machado D, Martimbianco ALC, Bussadori SK, Pacheco RL, Riera R, Santos EM. Botulinum toxin type a for painful temporomandibular disorders: systematic review and meta-analysis. J. Pain. 2020;21(3-4):281-293.

109. Ferreira N, Masterson D, Lopes de Lima R, Souza Moura B, Oliveira AT, Kelly da Silva Fidalgo T et al. Efficacy of viscosupplementation with hyaluronic acid in temporomandibular disorders: a systematic review. J. Craniomaxillofac. Surg. 2018;46(11):1943-1952.

110. Guarda-Nardini L, Rossi A, Ramonda R, Punzi L, Ferronato G, Manfredini D. Effectiveness of treatment with viscosupplementation in temporomandibular joints with or without effusion. Int. J. Oral Maxillofac. Surg. 2014;43(10):1218-23.

111. Goiato MC, Silva EV, Medeiros RA, Túrcio KH, Santos DM. Are intra-articular injections of hyaluronic acid effective for the treatment of temporomandibular disorders? A systematic review. Int. J. Oral Maxillofac. Surg. 2016;45(12):1531-1537.

112. Briggs KA, Breik O, Ito K, Goss AN. Arthrocentesis in the management of internal derangement of the temporomandibular joint. Aust. Dent. J. 2019;64(1):90-95.

113. Grossmann E, Poluha RL, Iwaki LCV, Santana RG, Iwaki Filho L. The use of arthrocentesis in patients with temporomandibular joint disc displacement without reduction. PLoS One. 2019 Feb 13;14(2):e0212307.

114. Grossmann E, Poluha RL, Iwaki LCV, Iwaki Filho L. Arthrocentesis with different irrigation volumes in patients with disc displacement without reduction: one-year follow-up. Cranio. 2020;38(2):122-127.

115. Folle FS, Poluha RL, Setogutti ET, Grossmann E. Double puncture versus single puncture arthrocentesis for the management of unilateral temporomandibular joint disc displacement without reduction: a randomized controlled trial. J. Craniomaxillofac. Surg. 2018;46(12):2003-2007.

116. Grossmann E, Pasqual GV, Poluha RL, Iwaki LCV, Iwaki Filho L, Setogutti ET. Single-needle arthrocentesis with upper compartment distension versus conventional two-needle arthrocentesis: randomized clinical trial. Pain Res. Manag. 2017;2017:2435263.

117. Kumar S, Kiran K, Yadav A. Temporomandibular joint arthrocentesis: a prospective study and audit of 500 joints of Central India. J. Int. Soc. Prev. Community Dent. 2018;8(2):124-129.

118. Bilici IS, Emes Y, Aybar B, Yalçin S. Evaluation of the effects of occlusal splint, trigger point injection and arthrocentesis in the treatment of internal derangement patients with myofascial pain disorders. J. Craniomaxillofac. Surg. 2018;46(6):916-922.

119. Marzook HAM, Abdel Razek AA, Yousef EA, Attia AAMM. Intra-articular injection of a mixture of hyaluronic acid and corticosteroid versus arthrocentesis in TMJ internal derangement. J. Stomatol. Oral Maxillofac. Surg. 2020;121(1):30-34.

120. Giraddi GB, Siddaraju A, Kumar B, Singh C. Internal derangement of temporomandibular joint: an evaluation of effect of corticosteroid injection compared with injection of sodium hyaluronate after arthrocentesis. J. Maxillofac. Oral Surg. 2012;11(3):258-63.

121. Giraddi GB, Siddaraju A, Kumar A, Jain T. Comparison between betamethasone and sodium hyaluronate combination with betamethasone alone after arthrocentesis in the treatment of internal derangement of TMJ-using single puncture technique: a preliminary study. J. Maxillofac. Oral Surg. 2015;14(2):403-9.

122. Gopalakrishnan V, Nagori SA, Roy Chowdhury SK, Saxena V. The use of intra-articular analgesics to improve outcomes after temporomandibular joint arthrocentesis: a review. Oral Maxillofac. Surg. 2018;22(4):357-364.

123. Zotti F, Albanese M, Rodella LF, Nocini PF. Platelet-rich plasma in treatment of temporomandibular joint dysfunctions: narrative review. Int. J. Mol. Sci. 2019;20(2):277.

124. Gökçe Kutuk S, Gökçe G, Arslan M, Özkan Y, Kütük M, Kursat Arikan O. Clinical and radiological comparison of effects of platelet-rich plasma, hyaluronic acid, and corticosteroid injections on temporomandibular joint osteoarthritis. J. Craniofac. Surg. 2019;30(4):1144-1148.

125. Albilia J, Herrera-Vizcaíno C, Weisleder H, Choukroun J, Ghanaati S. Liquid platelet-rich fibrin injections as a treatment adjunct for painful temporomandibular joints: preliminary results. Cranio. 2020;38(5):292-04.

126. McCain JP, Hossameldin RH, Srouji S, Maher A. Arthroscopic discopexy is effective in managing temporomandibular joint internal derangement in patients with Wilkes stage II and III. J. Oral Maxillofac. Surg. 2015;73(3):391-401.

127. Foletti JM, Cheynet F, Graillon N, Guyot L, Chossegros C. Arthroscopie de l'articulation temporo-mandibulaire. Mise au point [TMJ Arthroscopy – A review]. Rev. Stomatol. Chir. Maxillofac. Chir. Orale. 2016;117(4):273-9.

128. Laskin DM. Arthroscopy versus arthrocentesis for treating internal derangements of the temporomandibular joint. Oral Maxillofac. Surg. Clin. North Am. 2018;30(3):325-328.

129. Capan N, Esmaeilzadeh S, Karan A, Diracoglu D, Emekli U, Yildiz A et al. Effect of an early supervised rehabilitation programme compared with home-based exercise after temporomandibular joint condylar discopexy: a randomized controlled trial. Int. J. Oral Maxillofac. Surg. 2017;46(3):314-321.

130. Renapurkar SK. Discectomy versus disc preservation for internal derangement of the temporomandibular joint. Oral Maxillofac. Surg. Clin. North Am. 2018;30(3):329-333.

131. Dimitroulis G. Condylar morphology after temporomandibular joint discectomy with interpositional abdominal dermis-fat graft. J. Oral Maxillofac. Surg. 2011;69(2):439-46.

132. Dimitroulis G. Macroscopic and histologic analysis of abdominal dermis-fat grafts retrieved from human temporomandibular joints. J. Oral Maxillofac. Surg. 2011;169(9):2329-33.

133. Muñoz-Guerra MF, Rodríguez-Campo FJ, Fernández-Domínguez M. The auricular cartilage graft used as interpositional material for disc replacement after failed TMJ operative arthroscopy. J. Stomatol. Oral Maxillofac. Surg. 2018;119(4):328-336.

134. Bhargava D, Neelakandan RS, Dalsingh V, Sharma Y, Pandey A, Pandey A et al. A three dimensional (3D) musculoskeletal fini-

te element analysis of DARSN temporomandibular joint (TMJ) prosthesis for total unilateral alloplastic joint replacement. J. Stomatol. Oral Maxillofac. Surg. 2019;120(6):517-522.

135. Zheng JS, Liu XH, Ahmed A, Chen MJ, Zhang SY, Yang C. Endoscopically assisted fixation of the custom-made total temporomandibular joint prosthesis in TMJ Yang's system through a modified preauricular approach. Int. J. Oral Maxillofac. Surg. 2020;49(2):224-229.

136. Park JH, Jo E, Cho H, Kim HJ. Temporomandibular joint reconstruction with alloplastic prosthesis: the outcomes of four cases. Maxillofac. Plast. Reconstr. Surg. 2017;39(1):6.

137. Headache Classification Subcommittee of the International Headache Society. The international classification of headache disorders. 2nd ed. Cephalalgia. 2004;24(suppl. 1):9-160.

138. Dalessio DJ. Diagnosis and treatment of cranial neuralgias. Med. Clin. North Am. 1991;75(3):605-15.

139. Fromm GH. Clinical pharmacology of drugs used to treat head and face pain. Neurol. Clin. 1990;8(1):143-51.

140. Moretti R, Torre P, Antonello RM, Bava A, Cazzato G. Gabapentin treatment of glossopharyngeal neuralgia: a follow-up of four years of a single case. Eur. J. Pain. 2002;6(5):403-7.

141. Gadient PM, Smith JH. The neuralgias: diagnosis and management. Curr. Neurol. Neurosci. Rep. 2014;14(7):459.

142. Singh PM, Dehran M, Mohan VK, Trikha A, Kaur M. Analgesic efficacy and safety of medical therapy alone vs combined medical therapy and extraoral glossopharyngeal nerve block in glossopharyngeal neuralgia. Pain Med. 2013;14(1):93-102.

143. Rozen TD. Trigeminal neuralgia and glossopharyngeal neuralgia. Neurologic Clinics. 2004;22(1):185-206.

144. Dach F, Éckeli ÁL, Ferreira KS, Speciali JG. Nerve block for the treatment of headaches and cranial neuralgias: a practical approach. Headache. 2015 Feb;55(suppl. 1):59-71.

145. Liu Q, Zhong Q, Tang G, He G. Ultrasound-guided glossopharyngeal nerve block via the styloid process for glossopharyngeal neuralgia: a retrospective study. J. Pain Res. 2019;12:2503-2510.

146. Rao S. Glossopharyngeal nerve block: the premolar approach. Craniomaxillofac. Trauma Reconstr. 2018;11(4):331-332.

147. Serrano SC, Grossmann E. Anticonvulsivantes. In: Posso IP, Grossmann E, Fonseca PRB, Perissinotti DMN, Oliveira Júnior JOO, Souza JB et al (ed.). Tratado de dor. 1. ed. Rio de Janeiro: Atheneu; 2017. p. 1697-1703.

148. Christoforou J, Balasubramaniam R, Klasser G. Neuropathic orofacial pain. Curr. Oral Health Rep. 2015;2(3):148-157.

149. Spina A, Boari N, Gagliardi F, Bailo M, Morselli C, Iannaccone S et al. The emerging role of gammaknife radiosurgery in the management of glossopharyngeal neuralgia. Neurosurg. Rev. 2019;42(1):31-38.

150. Jia Y, Shrestha N, Wang X, Wang T, Luo F. The long-term outcome of CT-guided pulsed radiofrequency in the treatment of idiopathic glossopharyngeal neuralgia: a retrospective multi-center case series. J. Pain Res. 2020;13:2093-2102.

151. Kandan SR, Khan S, Jeyaretna DS, Lhatoo S, Patel NK, Coakham HB. Neuralgia of the glossopharyngeal and vagal nerves: long-term outcome following surgical treatment and literature review. Br. J. Neurosurg. 2010;24(4):441-6.

152. Kim MK, Park JS, Ahn YH. Microvascular decompression for glossopharyngeal neuralgia: clinical analyses of 30 cases. J. Korean Neurosurg. Soc. 2017;60(6):738-748.

Neuralgia do Nervo Laríngeo Superior

Claudio Fernandes Corrêa | Gustavo Henrique Nunes de Aquino

Introdução

A neuralgia do nervo laríngeo superior é uma síndrome rara que faz parte do grupo das dores da região anterior do pescoço, isto é, do território anterior ao músculo esternocleidomastóideo. É restrita à publicação de alguns poucos relatos de casos ao longo dos anos e, por isso, deve ser sempre questionada pela própria chance de ser subdiagnosticada.

Foi descrita, inicialmente, em 1866, por Tobold.[1] Em 1900, Avellis[2] publicou uma série de casos pessoais com a descrição, em detalhes, das manifestações da síndrome em 14 pacientes.

Essa neuralgia apresenta poucos dados epidemiológicos, alguns conflitantes, como a ocorrência entre os sexos. Enquanto Baugh et al.[3] não encontraram diferenças entre homens e mulheres,[4] G.W. Bruyn[5] verificou uma predominância entre homens na quinta década de vida.

Vale a pena ressaltar ainda que o impacto socioeconômico pode ser significativo: os pacientes frequentemente passam por vários médicos em inúmeras consultas, associadas a exames de imagem e tratamentos desnecessários, aumentando custos e frustrando os pacientes.[6]

Quadro clínico

A síndrome é caracterizada por paroxismos de dor lancinante, que se irradia da porção lateral da cartilagem tireoide para o ângulo da mandíbula e, algumas vezes, para a orelha.[7,8] Geralmente é unilateral, embora envolvimento bilateral tenha sido descrito.[9]

Pode ser identificada uma área de gatilho na pele acima e lateral à cartilagem tireoide, exatamente onde o ramo interno do nervo laríngeo superior adentra a membrana tíreo-hióidea (Figura 45.1). A dor pode ser precipitada ainda por falar, engolir, tossir ou bocejar. Prejuízo da dieta e perda de peso podem ocorrer quando a dor surge durante a deglutição.[6]

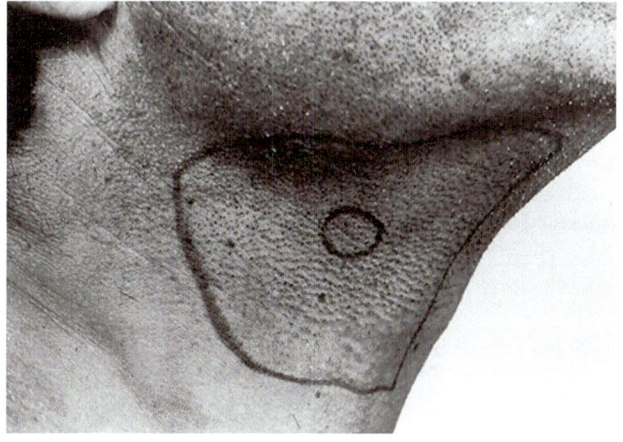

FIGURA 45.1 – O círculo interno mostra a área de gatilho e a região ao redor indica a localização da dor durante as crises.[7]
Fonte: Acervo da autoria do capítulo.

Como até a década de 1980 poucos relatos haviam sido publicados sobre a neuralgia do laríngeo superior, fizemos um apanhado com alguns dos principais relatos à época (Quadro 45.1), tanto pelo seu valor prático como pelo histórico. Avellis, considerado o "autor intelectual" da síndrome, descreveu os seguintes achados na sua casuística:[5]

▶ Os pacientes geralmente são saudáveis e sem comorbidades prévias.

▶ A maioria dos casos foi examinada na primavera ou no verão.

▶ Aparece dor intensa ao engolir ou, mais raramente, ao forçar a voz (cantando ou a empostando) ou, ainda mais raramente, ao virar a cabeça, com duração de dias ou semanas.

▶ Dor localizada abaixo do ramo horizontal ou ângulo da mandíbula, abaixo do lóbulo da orelha, ou na região lateral da garganta.

▶ A dor pode, ocasionalmente, irradiar para a região auricular posterior, ombro e palato.

▶ Pode ocorrer durante horas ao longo do dia e variar bastante na intensidade, podendo ter intervalos entre os quadros dolorosos.

▶ Pode ser unilateral, mais frequente do lado esquerdo, embora possa ser bilateral.

▶ Em alguns pacientes a dor ocorre no exato no momento em que a laringe ascende durante a deglutição.

Quadro 45.1 – Neuralgia do n. laríngeo superior.
• Pode ser precedida por infecção por *influenza* ou demais infecções de vias aéreas superiores
• História pode incluir tonsilectomia ou endarterectomia
• Lentamente progressiva
• Manifestação de dor paroxística lancinante com duração de segundos a minutos, mas pode ter uma apresentação mais regular com exacerbações
• Número de crises entre 10 e 30 nas 24 horas, podendo haver intervalos
• Crises podem ser desencadeadas ou agravadas pela deglutição (com a elevação da laringe), empostamento da voz, bocejo, virar a cabeça, esticar o pescoço, tossir, espirrar ou assoar o nariz
• Os ataques podem ser acompanhados por uma urgência irresistível de engolir, em que repetidos atos de deglutição aliviam a dor
• Assintomático entre as crises
• Presença de dois pontos-gatilhos: no local em que o nervo penetra a membrana tíreo-hióidea e na área de "plica" do NLS

Fonte: Adaptado de Bruyn. Cephalalgia; 1983.

De acordo com a Classificação Internacional das Cefaleias – código 13.4[10] a neuralgia do nervo laríngeo superior é um "transtorno raro, que se caracteriza por dor forte na face lateral da garganta, região submandibular e sob a orelha, desencadeada por deglutir, gritar ou rodar a cabeça." (Quadro 45.2).

Quadro 45.2 – Neuralgia do nervo laríngeo superior – Classificação Internacional das Cefaleias (critérios diagnósticos).
A. Paroxismos de dor sentidos na garganta, região submandibular e sob a orelha, que duram segundos ou minutos e preenchem os critérios B a D
B. Paroxismo desencadeado por deglutir, alterar a voz ou rodar a cabeça
C. Um ponto-gatilho está presente na face lateral da garganta, sobre a membrana hipotireóidea
D. A condição é aliviada por bloqueio anestésico local e curada por secção do nervo laríngeo superior
E. Não atribuída a outro transtorno (outras causas, especialmente uma lesão estrutural, foram excluídas pela história, exame físico e investigações apropriadas)

Fonte: Classificação e critérios diagnósticos da neuralgia do NLS.

Anatomia

Um claro entendimento da anatomia do NLS e das estruturas adjacentes na porção anterior do pescoço é crucial. Furlan et al.[11] observaram ausência do nervo em 6% dos casos.

O NLS deriva do nervo vago (X nervo craniano), no nível de seu gânglio sensitivo, e tem seu trajeto seguindo-se inferior e medialmente à artéria carótida até a laringe (Figura 45.2).[12]

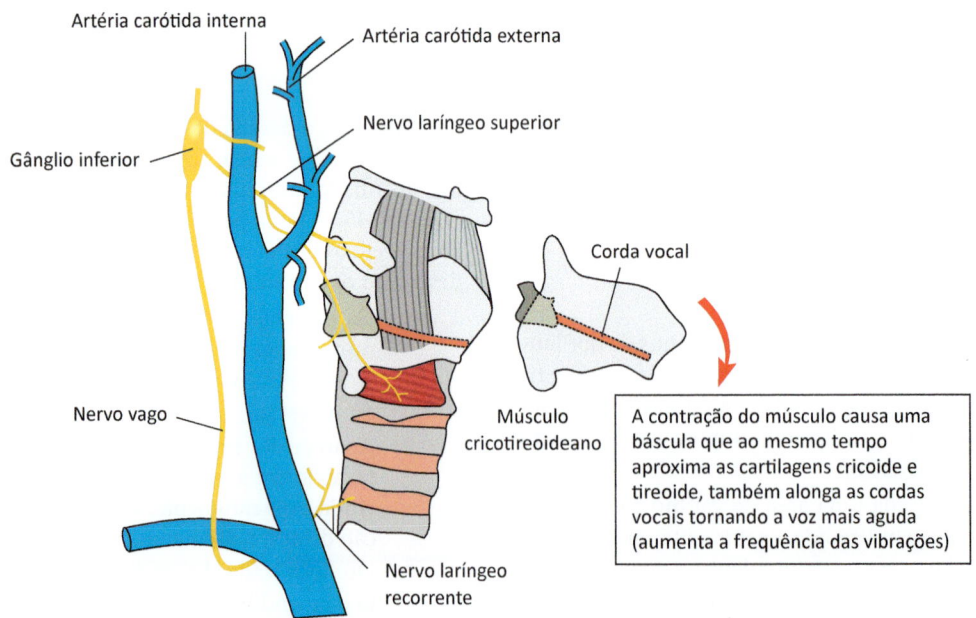

FIGURA 45.2 – Relações anatômicas do nervo laríngeo superior no triângulo cervical anterior direito.

Fonte: Desenvolvida pela autoria do capítulo.

No nível do corno menor do osso hioide, ele se divide em um ramo sensitivo interno (RsiNLS), que se dirige e penetra a membrana tíreo-hióidea e um ramo motor externo responsável pela inervação do músculo cricotireóideo.[13] Kambic et al.[14] viram que, em 5% das dissecções, os ramos interno e externo derivaram diretamente do gânglio inferior do nervo vago e não de uma divisão do próprio NLS.

O RsiNLS, que está envolvido na neuralgia do NLS, tem comprimento médio de 64 mm e se apresenta como uma trifurcação em 72,22% das vezes e, como uma bifurcação (Figura 45.4), em 27,78% das vezes. Ele cruza a artéria carótida externa acima da origem da artéria lingual, passa através da membrana tíreo-hióidea para o músculo tíreo-hióideo, acompanhado pela artéria laríngea superior. Inerva a base da língua, epiglote e mucosa da laringe (Figura 45.3).[6,12,15]

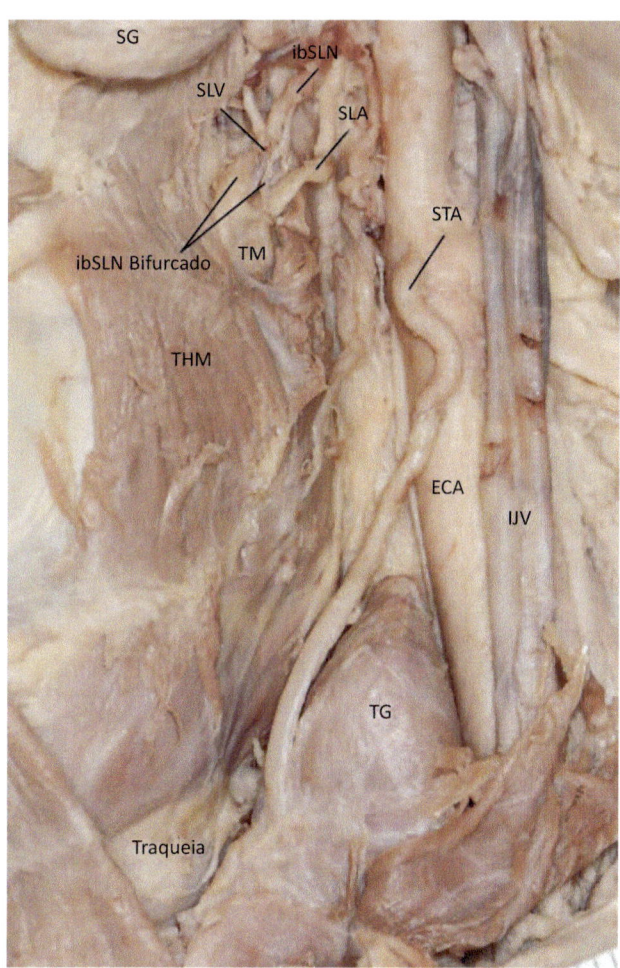

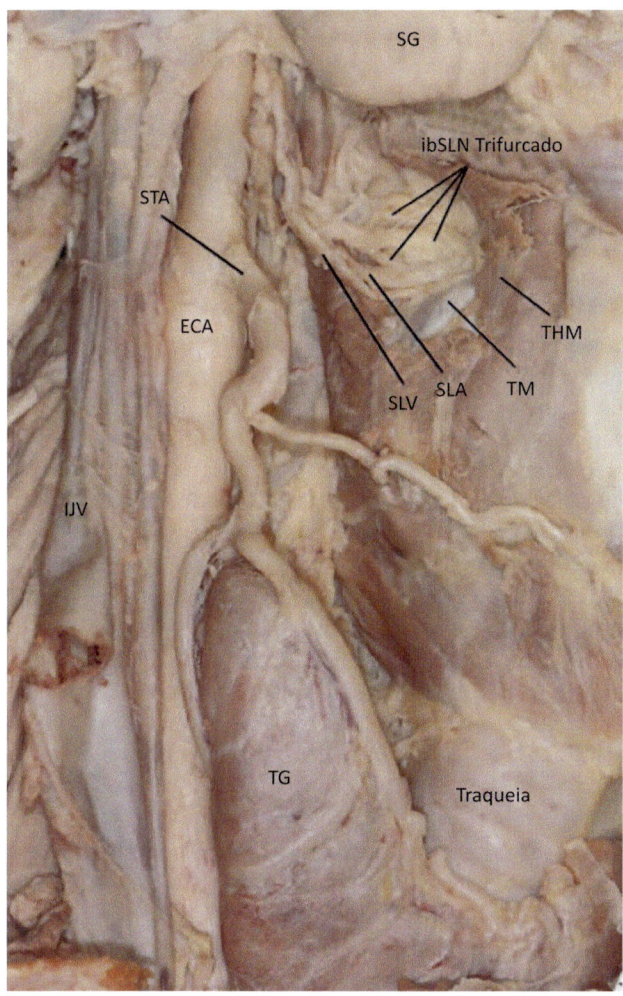

FIGURA 45.3 – RsiNL trifurcado, região cervical direita.

SG: glândula submandibular; ibSLN: ramo sensitivo interno do nervo laríngeo superior; THM: músculo tíreo-hióideo; TM: membrana tíreo-hióidea; SLA: artéria laríngea superior; SLV: veia laríngea superior; ECA: artéria carótida externa; STA: artéria tireóidea superior; IJV: veia jugular interna; TG: glândula tireoide.[13]

Fonte: Paraskevas GK, Raikos A, Loannidis O, Brand-Saberi B. (2012).

FIGURA 45.4 – RsiNL bifurcado, região cervical esquerda.

SG: glândula submandibular; ibSLN: ramo sensitivo interno do nervo laríngeo superior; THM: músculo tíreo-hióideo; TM: membrana tíreo-hióidea; SLA: artéria laríngea superior; SLV: veia laríngea superior; ECA: artéria carótida externa; STA: artéria tireóidea superior; IJV: veia jugular interna; TG: glândula tireoide.[13]

Fonte: Paraskevas GK, Raikos A, Loannidis O, Brand-Saberi B. (2012).

O RsiNLS penetra a membrana tíreo-hióidea no nível de C4 em 50% dos casos; no nível do disco de C4-C5 em 25% dos casos; e no nível de C5 em 25% dos casos. Além disso, a distância entre o RiNLS e a linha média foi de 24,2 +/– 3,3 mm no nível de C2-C3, 20,2 +/– 3,6 mm em C3-C4 e de 15,9 +/– 4,3 mm em C4-C5.[16]

Em mais de 80% dos casos, o RsiNLS penetrou a membrana tíreo-hióidea de 1 a 9 mm da borda posterior do músculo tíreo-hióideo e de 1 a 12 mm da borda superior da cartilagem tireoide.[6] Dessa forma, é possível determinar uma "zona de perigo" do RsiNLS localizada na membrana tíreo-hióidea, preservando o nervo durante uma dissecção ou colocação de retratores cirúrgicos (Figura 45.5).[13]

Vale ressaltar, como será citado mais adiante, que esse conhecimento anatômico será importante como uma possível área de encarceramento do nervo e, ainda, para a realização de bloqueios guiados por ultrassom, quando essa for a modalidade terapêutica escolhida.

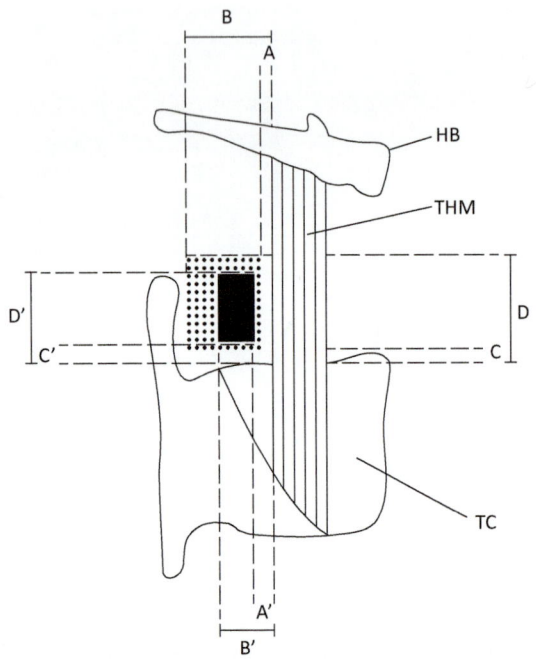

FIGURA 45.5 – Representação esquemática da zona de penetração do RsiNL na membrana tíreo-hióidea.

A anatomia desse ramo é demonstrada em relação ao bordo posterior do músculo tíreo-hióideo e a borda superior da cartilagem tireoide. A área quadrangular preta ilustra a "zona de perigo": locais de penetração mais comuns do RsiNL na membrana tíreo-hióidea encontrada na maioria dos casos (> 80%). A região quadrangular pontilhada demonstra uma "zona ampliada", envolvendo o número total de casos. (A e B) representam as distâncias entre a borda posterior do músculo tíreo-hióideo e os bordos da "zona ampliada". (C e D) são as distâncias entre a borda superior da cartilagem tireoide e as bordas da "zona ampliada". (A' e B') correspondem às distâncias da borda posterior do músculo tíreo-hióideo e as bordas da "zona de perigo". (C' e D') são as distâncias da borda superior da cartilagem tireoide das bordas superiores e inferiores da "zona de perigo".

HB: osso hioide; THM: músculo tíreo-hióideo; TC: cartilagem tireoide.

Fonte: Desenvolvida pela autoria do capítulo.

Diagnósticos diferenciais

O diagnóstico é eminentemente clínico, com base na história e no exame físico, com especial atenção à localização e ao padrão de distribuição da dor do paciente.

Exames complementares geralmente não são necessários e devem ser solicitados para excluir outras causas,[6] como doenças malignas. Eletroneuromiografia, ultrassonografia, tomografia computadorizada ou ressonância magnética são os exames complementares mais solicitados.[5]

A avaliação de um otorrinolaringologista é primordial na ocorrência de qualquer anormalidade do exame físico ou na persistência dos sintomas, uma vez que a laringoscopia pode revelar a provável origem do problema.

Diversas doenças podem simular a neuralgia do NLS e devem ser incluídas nos diagnósticos diferenciais das dores da região anterior do pescoço. Por exemplo: mais de um quarto dos pacientes com artrite reumatoide terão sintomas laríngeos decorrentes do envolvimento da articulação cricoaritenóidea.

Além disso, sensação de corpo estranho, dor de garganta, otalgia referida e rouquidão são comuns.[17] Laringoscopia desses pacientes mostra aritenoide edematosa, eritematosa e algumas vezes com hipomotilidade da prega vocal.[6]

Uma forma "benigna", autolimitada, ocasionalmente bilateral, tem sido considerada de causa viral.[12]

Carotidínea, neuralgia do glossofaríngeo e síndrome de Eagle, por exemplo, podem ser diferenciadas ao se verificar uma diferença na localização da dor (por meio da palpação).[4]

Outros diagnósticos que merecem ser incluídos são: disfonia por tensão muscular; síndrome do osso hioide; síndrome do corno tireóideo.[6]

Etiologia

As causas gerais de NLS são: trauma; cirurgia prévia; inflamação; divertículo laríngeo, em virtude do osso hioide.

Além disso, podem ser divididas em dois grupos:[15] as de origem central; e as de origem periférica. Quando a dor piora ao deglutir ou aspirar, consideram-se mais as causas centrais. As periféricas podem incluir uma cicatriz por uma cirurgia da artéria carótida,[12] desvio do osso hioide,[18] amigdalectomia,[5] presença de divertículo faríngeo lateral,[19] trauma local[20] ou mesmo espontaneamente.[15]

Tratamento

O tratamento pode ser realizado pelas seguintes modalidades: terapia farmacológica; tratamento intervencionista (percutâneo); e, finalmente, tratamento cirúrgico por ressecção do nervo. A modalidade cirúrgica é normalmente utilizada quando as demais falharam no controle da dor. Foi descrita a realização de três casos de radiocirurgia como forma de tratamento em pacientes idosos (> 70 anos), que apresentavam alto risco cirúrgico e que falharam no tratamento com carbamazepina.[21]

Os anticonvulsivantes como a carbamazepina, gabapentina, pregabalina e lamotrigina, bem como a amitriptilina, mostraram-se eficazes,[15,4] sendo a carbamazepina o mais utilizado. Como alguns autores têm proposto uma neurite com inflamação local atuando na fisiopatogenia da neuralgia do NLS, o uso de anti-inflamatórios injetáveis ou por via oral, como o ibuprofeno, também pode obter sucesso.[6] A lacosamida foi citada em um relato de caso como medicamento que controlou a dor após falha no uso de carbamazepina associado à lamotrigina e pregabalina.[15]

Bloqueio com anestésico local (com ou sem corticosteroide), principalmente lidocaína na concentração de 2% ou de 5 a 10%, para alívio da dor (por período superior a 1 ano), também se mostrou eficaz.[6,4]

Dois autores relataram cura decorrente do bloqueio neurolítico com álcool.[6,4,22]

Quando as demais terapias falham no controle adequado do quadro álgico, pode-se optar pelo tratamento cirúrgico por neurectomia cirúrgica do NLS. Enquanto alguns relatos de caso mostraram bons resultados com um *follow-up* entre 7 meses e 4 anos; alguns casos, entretanto, necessitaram de uma secção intracraniana subsequente de raízes do glossofaríngeo e das raízes superiores do nervo vago em virtude da recrudescência da dor, e um seguimento desses procedimentos secundários ainda não foi reportado.[12,4,23]

Técnica de bloqueio por ultrassom

O tratamento da neuralgia do NLS por bloqueio pode trazer um alívio imediato da dor. Embora seja efetivo, é um procedimento que pode aumentar alguns riscos em razão da proximidade com a carótida, com a veia jugular externa e com outros vasos ou estruturas.

Assim, para evitar injeções inadvertidas intravasculares (ocasionando toxicidade dos anestésicos locais) ou injeções intratecais, orientamos a realização do bloqueio do NLS preferencialmente guiado por aparelho de ultrassom.[23]

O paciente deve ser posicionado em decúbito dorsal, com a cabeça posicionada para o lado contralateral à abordagem. Utilizar transdutor linear de alta frequência, geralmente posicionado no sentido transverso da porção média do pescoço (para se obter uma imagem da membrana tíreo-hióidea). Depois, identificar a cartilagem tireoide e a artéria carótida comum. O NLS geralmente é encontrado medial a essa artéria, entre o osso hioide e a cartilagem tireoide. Dessa forma, introduzimos a agulha "em plano", no sentido medial para lateral, até uma profundidade de aproximadamente 2 cm. Quando a agulha estiver posicionada medialmente à carótida comum, com aspiração negativa para sangue ou ar, uma dose de 2 mL de lidocaína a 2% (com ou sem corticoide) é aplicada.[6,23]

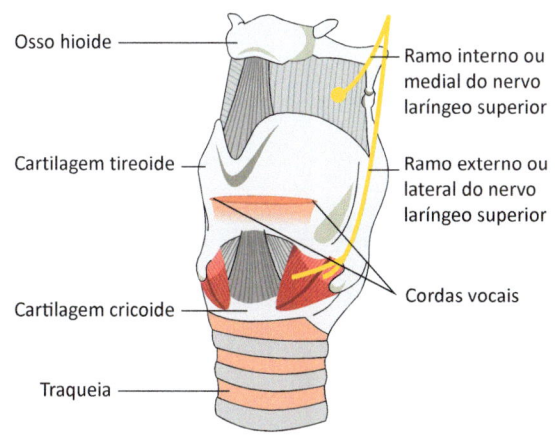

FIGURA 45.6 – O NLS está localizado ao longo do espaço tíreo-hióideo posterior. A área de inflamação é vista em vermelho.

Fonte: Desenvolvida pela autoria do capítulo.

Esse procedimento pode ser realizado como bloqueio único ou repetido a cada 2 dias até que a dor seja resolvida.[23] Caso sejam escolhidos bloqueios múltiplos, desaconselhamos o uso de corticosteroide nesses casos.

Conclusão

Embora rara, a neuralgia do NLS deve ser sempre considerada entre as causas de dor na região anterior do pescoço, principalmente num contexto de exame físico normal, sem achados nos exames complementares e com bloqueio diagnóstico positivo. Assim, suspeitando, diagnosticando e tratando, podemos mitigar o sofrimento do paciente que pode obter cura desse intenso e limitante quadro doloroso.

Referências bibliográficas

1. Tobold A. Die chronische kehlkopfkrankheiten. Germany, Berlin: Medzin; 1866.
2. Avellis G. Typische form yon kehlkopfneuralgie. Münch. Med. Wchnschr. 1900;47:1592-4.
3. Baugh RF, Baugh A, Bunge F. Superior laryngeal nerve syndrome and the evaluation of anterior neck pain. Am. J. Otolaryngol. 2012;33:481-483.
4. O'Neill F, Nurmikko T, Sommer C. Other facial neuralgias. Cephalalgia. 2017;37(7):658-669.
5. Bruyn GW. Superior laryngeal neuralgia. Cephalalgia. 1983;3:235-40.
6. Tamaki A, Thuener J, Weidenbecher M. Superior laryngeal nerve neuralgia: case series and review of anterior neck pain syndromes. Ear, Nose & Throat Journal. 2019:1-4.
7. Schmidt D, Strutz I. Superior laryngeal neuralgia. J. Neurol. 1981;225:223-225.
8. Echols DH, Maxwell JH. Superior laryngeal neuralgia relieved by operation. JAMA. 1934;103:2027-2028.
9. Brownstone PK, Ballenger JJ, Vick NA. Bilateral superior laryngeal neuralgia: its successful treatment with carbamazepine. Arch. Neurol. 1980;37:525.
10. Headache Classification Committee of the International Headache Disorders. Cephalalgia. 2004;24(suppl. 1):s1-152.
11. Furlan JC, Brandao LG, Ferraz AR, Rodrigues Jr AJ. Surgical anatomy of the extralaryngeal aspect of the superior laryngeal nerve. Arch. Otolaryngol. Head Neck Surg. 2003;129:79-82.
12. O'Neill BP, Aronson AE, Pearson BW, Nauss LA. Superior laryngeal neuralgia: carotidynia or just another pain in the neck? Headache. 1982;22:6-9.
13. Paraskevas GK, Raikos A, Ioannidis O, Brand-Saberi B, Topographic anatomy of the internal laryngeal nerve: surgical considerations. Head Neck. 2012;34(4):534-540.
14. Kambic V, Zargi M, Radsel Z. Topographic anatomy of the external branch of the superior laryngeal nerve: its importance in head and neck surgery. J. Laryngol. Otol. 1984;98:1121-1124.
15. Rodriguez-Martin C et al. Neuralgia del nervio laríngeo superior: a propósito de un caso de difícil control. Neurología. 2014.
16. Kiray A, Naderi S, Ergur I, Korman E. Surgical anatomy of the internal branch of the superior laryngeal nerve. Eur. Spine J. 2006;15:1320-1325.
17. Grossman A, Martin JR, Root HS. Rheumatoid arthritis of the crico-arytenoid joint. Laryngoscope. 1961;71:530-544.
18. Kodama S, Oribe K, Suzuki M. Superior laryngeal neuralgia associated with deviation of the hyoid bone. Auris Nasus Larynx. 2008;35:429-31.
19. Bagatzounis A, Geyer G. Lateral pharyngeal diverticulum as a cause of superior laryngeal nerve neuralgia. Laryngorhinootologie. 1994;73:219-21.
20. Baxter WF. Post-traumatic superior laryngeal neuralgia. Calif. Med. 1958;88:235-9.
21. Fu P, Xiong NX, Abdelmaksoud A, Huang Y, Song GB, Zhao HY. Gammaknife radiosurgery of the superior laryngeal neuralgia: a report of three cases. World Neurosurg. 2018 Aug;116:144-148.
22. Brownstone PK, Ballenger JJ, Vick NA. Bilateral superior laryngeal neuralgia: its successful treatment with carbamazepine. Arch. Neurol. 1980;37(8):525.
23. Wu JP, Liu H, An JX, Cope DK, Williams JP. Three cases of idiopathic superior laryngeal neuralgia treated by superior laryngeal nerve block under ultrasound guidance. Chin. Med. J. 2016;129:2,7-8.

Dor Facial Idiopática Persistente

Norma Regina Pereira Fleming | Flavia Pereira Fleming

Introdução

O paciente com queixa de dor facial apresenta um grande desafio diagnóstico e terapêutico. Sua avaliação deve ser minuciosa, considerando todos os aspectos relevantes para o fenômeno denominado DOR. Após coleta cuidadosa de história e realização de exame físico e neurológico, devemos avaliar necessidade de exames e de avaliações complementares. Uma vez abastecidos de todas essas informações, podemos ter amparo necessário para possível diagnóstico de dor facial idiopática persistente.

Em 1924, Frazier e Russell[1] publicaram artigo descrevendo neuralgia do trigêmeo atípica, dando origem ao termo "neuralgia atípica" e, posteriormente, alterado para "dor facial atípica". Eles destacaram a relevância de diferenciar o paciente com neuralgia do trigêmeo de sua variação atípica, considerando a ausência de resposta à cirurgia e até piora. Eles apontaram também para a diferença na distribuição e para as características da dor.[1] Após esta revisão, vários outros tipos de dores faciais incomuns foram descritos, removendo-as da categoria de pacientes com dor facial atípica, a exemplo de cefaleia em salvas, migrânea facial e disfunções temporomandibulares.[2] Com isso, traçou-se progressivamente um quadro com características um pouco mais específicas que, no entanto, ainda apresenta muitos pontos sem esclarecimento e é repetidamente aclamado nos diversos artigos científicos como um diagnóstico de exclusão.

Dor facial idiopática persistente (DFIP) é uma dor facial e/ou oral com apresentações variáveis, mas com recorrência diária por mais de 2 horas por dia, em um período de mais de 3 meses, na ausência de déficit neurológico clínico. Trata-se de uma dor facial persistente que não apresenta alterações ao exame físico nem após exames complementares. Essa definição é apresentada na Classificação Internacional de Cefaleia (*Internacional Classification of Headache Disorders 3* – ICHD-3), da Sociedade Internacional de Cefaleia.[3] Essa terceira versão da Classificação Internacional de Cefaleias, publicada em 2018, conseguiu evoluir na descrição e nos critérios diagnósticos da DFIP desde sua segunda versão, em 2004, porém o respectivo diagnóstico continua sendo inespecífico e, na prática, de exclusão, ensejando muitos erros de classificação da patologia com consequente tratamento ineficiente.[4]

Epidemiologia

Em um estudo para avaliação de incidência de dor facial na população geral, feito na Holanda, Koopman et al. encontraram uma taxa de incidência geral de dor facial de 38,7 (IC 95%: 34,9 a 42,9) por 100 mil pessoas-ano, com maioria de mulheres (56,4%). Já a taxa de incidência para DFIP foi de 4,4 (IC 95%: 3,2 a 5,9) por 100 mil pessoas-ano, correspondendo a 11,3% das dores faciais avaliadas, também com maioria de mulheres e idade média de 45 anos.[5] Outro estudo populacional alemão mostra prevalência ao longo da vida de DFIP de 0,03%.[6]

Etiologia

Em sua revisão sobre DFIP, Benoliel e Gaul[4] citam que a literatura médica já propõe que a DFIP seria considerada síndrome de dor neuropática em virtude do grande número de pacientes que apresentam história prévia de trauma leve e alterações sensoriais subclínicas e, assim, a DFIP e a neuropatia pós-traumática dolorosa trigeminal seriam extremos de um espectro clínico. A ICHD-3 também hipotetiza a ideia de um *continuum* de DFIP, em que pode haver um trauma insignificante e neuropatia pós-traumática dolorosa trigeminal, causada por um insulto evidente de nervos periféricos.[3] Estudos em pacientes com DFIP já demonstraram aumento da excitabilidade neuronal ao nível do tronco cerebral, função inibitória alterada do córtex pré-frontal e alterações no sistema dopaminérgico, além de evidenciar a presença de alterações sensoriais consistentes com neuropatia ou dor neuropática.[4] Portanto, de acordo com os trabalhos científicos disponíveis, apesar de haver alguma evidência de componente neuropático, outros estudos também mostram pacientes com o quadro clínico compatível e sem nenhum padrão de neuropatia, sugerindo haver subtipos de DFIP: neuropática e "outro".[4]

Quadro clínico

A dor é caracteristicamente profunda, mal-localizada e unilateral, não respeitando a distribuição de dermátomos e não apresentando sintomas autonômicos. Porém, sua apresentação pode ser bastante variável, com caráter superficial e até bilateral em 40% dos casos. Sua intensidade varia de moderada a intensa e pode ser agravada por estresse emocional, apesar de não ser desencadeada por gatilhos, como ocorre na neuralgia do trigêmeo. Outra diferença entre as duas patologias é o caráter contínuo da dor, sem paroxismos que ocorrem na DFIP. Uma característica comum nos pacientes com DFIP é a discrepância entre a intensidade relatada da dor e sua reação emocional a esta, aparentando estarem mais calmos do que o esperado para uma dor intensa. O início da dor frequentemente está associado a um trauma leve como uma pequena cirurgia, ou a um procedimento dentário ou otorrinolaringológico, mas nem sempre esses eventos serão correlacionados pelo paciente. Alterações psicológicas e psiquiátricas podem estar associadas, devendo haver uma abordagem multidisciplinar.[4,7,8]

Avaliação do paciente

Esse paciente tem de ser avaliado de maneira minuciosa, com anamnese e exame físico completos. Estes são práticas essenciais em todo paciente com dor, especialmente dor crônica.

A história da dor deve ser explorada em seus pontos-chave:

- ▶ Avaliação temporal: início (correlacionar com algum evento), duração e periodicidade (a dor é contínua, com raros períodos significativos de remissão).
- ▶ Localização e irradiação: avaliar distribuição por território específico de nervo periférico, ausente na DFIP. É comum a localização alterar-se ao longo do tempo, tendendo a dor a se espalhar.
- ▶ Qualidade: pode apresentar-se das mais variadas formas, como dolorimento, queimação, latejante e em pontada. Esta característica da dor também pode alterar-se ao longo do tempo.
- ▶ Intensidade: em geral, a dor é de moderada a intensa, frequentemente avaliada pela escala visual analógica, e pode ser variável.
- ▶ Fatores de alívio e piora: fatores emocionais podem piorar a dor. Nesse momento, questionar se há fatores de alívio tanto comportamentais como medicamentosos.
- ▶ Sintomas associados: podem existir outras dores faciais e cefaleias, as quais devem ser avaliadas de forma separada e possivelmente receberão outro diagnóstico. Avaliar também sintomas de disfunção temporomandibular, queixa odontológica e otorrinolaringológica, sintomas autonômicos.
- ▶ Patologias associadas: não é incomum esse paciente já ter o diagnóstico de outras patologias álgicas (fibromialgia, enxaqueca) ou de qualquer outra natureza.
- ▶ Impacto da dor: questionar sobre hábitos de sono, fadiga, rotina de trabalho e lazer para avaliação de

qualidade de vida e o impacto da dor sobre ela. Existem diversos questionários voltados para este tipo de avaliação.

O paciente de dor crônica deve ter rotineiramente uma avaliação psicológica e social em virtude do fardo dessa doença, o que deve ser complementado com a história de uso de drogas (medicamento ou recreacional), pois essa informação terá um impacto importante na compreensão de seu quadro e no seu tratamento.

O exame clínico de cabeça e pescoço deve compreender inspeção, a procura de alteração de coloração na pele, lesões ou edemas. A palpação, além de procurar por massas ou edemas, será essencial para avaliação de pontos dolorosos ou pontos-gatilhos, avaliação da articulação temporomandibular, músculos da mastigação, coluna cervical, assim como a mobilidade e funcionalidade dessas estruturas. O exame dos pares cranianos não deve apresentar alteração, em especial da sensibilidade. Alguns exames complementares que avaliam com maior acurácia a sensibilidade podem achar alterações leves, como já demonstrado haver presença de hipoestesia em estudos usando testes quantitativos sensoriais em pacientes com DFIP. Um exame intraoral deve ser realizado, preferencialmente por um dentista. Por vezes, a apresentação clínica é complexa e o diagnóstico só será feito após extensa investigação. Se qualquer outra queixa do paciente ou alteração do exame clínico direcionarem, pode ser necessário realizar exames complementares e/ou avaliações de outras especialidades para que seja devidamente descartada outra patologia.[4,8,9]

Diagnóstico

O diagnóstico deve ser feito de acordo com a ICHD-3.[3] Há também a Classificação Internacional de Dor Orofacial (CIDO),[10] uma publicação da Sociedade Internacional de Cefaleia em conjunto com outros grupos voltados para dor orofacial. A grande diferença dessas duas classificações, neste caso, é onde se situa a odontalgia atípica. A ICHD-3 cita que a odontalgia atípica está englobada pela DFIP, enquanto a CIDO separa DFIP e dor dentoalveolar idiopática persistente (nova denominação da odontalgia atípica). A classificação mais utilizada e validada é a ICHD-3, na qual basearemos a nossa discussão.

A dor facial ou oral deve ocorrer diariamente, por mais de 2 horas por dia, por mais de 3 meses, para que seja feito o diagnóstico. Além desse fator temporal, deve haver também ausência de déficit neurológico clínico, a dor deve ser mal-localizada e não respeitar a distribuição de nenhum nervo periférico e de qualidade maçante, dolorida ou incomodante. Deve ser excluída causa dental ou qualquer outra patologia que possa originar tal dor.[3]

Como podemos perceber, trata-se de um diagnóstico pouco específico, clínico e de exclusão. O conhecimento e a experiência do médico ao avaliar esse paciente tornam-se de extrema importância, pois diversas patologias menos comuns e menos conhecidas podem ser desmascaradas com um trajeto diagnóstico correto. Provavelmente, no passado, diversas dessas patologias eram diagnosticadas de forma equivocada como DFIP. É importante conhecer os diagnósticos diferenciais para guiar o raciocínio:[4]

- ▸ migrânea orofacial;
- ▸ cefaleias trigeminoautonômicas atípicas;
- ▸ neuralgia do trigêmeo atípica;
- ▸ dor miofascial regional crônica.

Quadro 46.1 – Dor facial idiopática persistente.	
Critérios de diagnóstico	
A	Dor facial e/ou oral preenchendo os critérios B e C
B	Recorrendo diariamente por > 2 horas por dia, em > 3 meses
C	A dor tem as seguintes características: 1. Mal-localizada e não seguindo a distribuição de um nervo periférico 2. Tipo moinha, ardor, mordente
D	O exame clínico neurológico é normal
E	Uma causa dentária foi excluída por investigação apropriada
F	Não mais bem explicada por outro diagnóstico da ICHD-3

Fonte: Headache Classification Committee of the International Headache Society (IHS), 2018.

Tratamento

Não existe tratamento curativo para a DFIP, situação por vezes de difícil aceitação para o paciente e comum no paciente com dor crônica. Portanto, sua abordagem deve ser sempre multidisciplinar, com suporte psicológico associado, assim, como tratamento adequado de outras comorbidades. Nesse contexto, torna-se claro que a educação do paciente é essencial, esclarecendo o diagnóstico e desencorajando quaisquer outros procedimentos invasivos, que geralmente pioram seu quadro.[4]

Poucos ensaios clínicos controlados randomizados existem para tratamento de DFIP, com pouca evidência de qualidade para guiar a terapêutica. Com relação ao tratamento farmacológico, o pilar é o uso de baixa dose de antidepressivos tricíclicos, caso não haja contraindicações. Podemos lançar mão de amitriptilina na dose de 25 mg até 100 mg por dia. Caso um tricíclico não possa ser usado ou seja ineficiente, a 2ª linha de tratamento consiste de venlafa-xina, fluoxetina, podendo também ser tentadas pregabalina ou gabapentina. A associação de terapia cognitivo-comportamental demonstra melhor resultado do que a terapia medicamentosa sozinha.[8]

Com base na hipótese de haver um componente neuropático na DFIP, a estimulação magnética transcraniana repetitiva de alta frequência no córtex direito S2 poderia ser promissora, já que induz alívio significativo em pacientes com dor neuropática orofacial.[4] Terapia alternativa como a hipnose demonstrou resultados positivos.[8] Qualquer terapia mais invasiva deve ser avaliada com bastante critério, pois há um grande risco de piorar o quadro do paciente por induzir uma neuropatia traumática.[4]

Referências bibliográficas

1. Frazier C, Russell E. Neuralgia of the face: an analysis of 754 cases with relation to pain and other sensory phenomena before and after operation. Arch. NeurPsych. 1924;11(5):557-563. doi: 10.1001/archneurpsyc.1924.02190350063005.
2. Solomon S, Lipton RB. Atypical facial pain: a review. Semin. Neurol. 1988;8(4):332-338. doi: 10.1055/s-2008-1041398.
3. Headache Classification Committee of the International Headache Society (IHS). The international classification of headache disorders. 3rd ed. Cephalalgia. 2018;38(1):1-211. doi: 10.1177/0333102417738202.
4. Benoliel R, Gaul C. Persistent idiopathic facial pain. Cephalalgia. 2017;37(7):680-691. doi: 10.1177/0333102417706349.
5. Koopman JS, Dieleman JP, Huygen FJ, De Mos M, Martin CG, Sturkenboom MC. Incidence of facial pain in the general population. Pain. 2009;147(1-3):122-127. doi: 10.1016/j.pain.2009.08.023.
6. Mueller D, Obermann M, Yoon MS et al. Prevalence of trigeminal neuralgia and persistent idiopathic facial pain: a population-based study. Cephalalgia. 2011;31(15):1542-1548. doi: 10.1177/0333102411424619.
7. Agostoni E, Frigerio R, Santoro P. Atypical facial pain: clinical considerations and differential diagnosis. Neurol. Sci. 2005;26(suppl. 2):71-74. doi: 10.1007/s10072-005-0412-y.
8. Weiss AL, Ehrhardt KP, Tolba R. Atypical facial pain: a comprehensive, evidence-based review. Curr. Pain Headache Rep. 2017;21(2):8. doi: 10.1007/s11916-017-0609-9.
9. Zakrzewska JM. Differential diagnosis of facial pain and guidelines for management. Br. J. Anaesth. 2013;111(1):95-104. doi: 10.1093/bja/aet125.
10. International Classification of Orofacial Pain (ICOP). 1st ed. Cephalalgia. 2020;40(2):129-221. doi: 10.1177/0333102419893823.

capítulo 47

Neuralgia do Gânglio Esfenopalatino

José Luiz de Campos | Leandro Mamede Braun | Alexandre Mio Pos

Introdução

A neuralgia de gânglio esfenopalatino (GEP) decorre de hiperatividade neuronal deste gânglio do segmento cefálico. Sua clínica inclui uma riqueza de sintomas provenientes deste estado excitatório.

Originalmente descrita por Slüder,[1-3] a neuralgia do GEP foi caracterizada como um conjunto de sintomas peculiares oriundos de processos inflamatórios do etmoide posterior e dos seios esfenoidais.[4]

O GEP é um dos quatro gânglios parassimpáticos localizados na cabeça, apresentando-se em pares bilaterais.[5] Também é comum ser referido como "gânglio pterigopalatino, gânglio de Meckel, gânglio nasal ou esfenomaxilar. Os demais gânglios parassimpáticos da cabeça são os ciliar, submandibular e o ótico.

Além de atuar como uma via para as células pós-ganglionares simpáticas e axonais sensitivas, o GEP é responsável por abrigar os corpos celulares parassimpáticos pós-ganglionares.

As fibras que passam pelo GEP regulam as funções secretoras e motoras, bem como os mecanismos neurais responsáveis pela aquisição de informações sensitivas de algumas regiões distintas. Estas ações ocorrem especialmente sobre as glândulas lacrimais, mucosas da cavidade oral, incluindo o palato. Estas fibras também são responsáveis pela inervação dos vasos sanguíneos cerebrais e meníngeos.

O desenvolvimento morfológico desta estrutura anatômica ocorre durante o 3º trimestre da vida fetal[2,4] sendo seus neurônios derivados dos precursores das células de Schwann.

O GEP foi também identificado como a primeira estação retransmissora das fibras autônomicas após emergir da ponte.[5,6]

A ocorrência de irritação das fibras motoras do GEP pode provocar neuralgias de face e pescoço em virtude de sua conexão com os nervos facial, occipital menor e maior, e nervo cervical cutâneo.

Acredita-se que um grupo de distúrbios de dor de cabeça conhecidos como "cefaleias autonômicas do trigêmeo" (CAT), que incluem as cefaleias "em salva", seja influenciado pelo GEP. A sua proximidade com múltiplos ramos sensitivos faciais e trigeminais sugere seu envolvimento na dor facial idiopática persistente (DFIP) e nas dores de cabeça unilaterais.

Há fortes evidências que comprovam a eficácia quanto ao alívio das dores por cefaleia em salva com a realização de bloqueios do GEP, ablação por radiofrequência ou, ainda, a neuroestimulação deste gânglio.

A realização de bloqueio do GEP como alternativa no tratamento de enxaquecas, neuralgia do trigêmeo, cefaleias posturais pós-punção de dura-máter, entre outros exemplos, também demonstra grau satisfatório quanto ao alívio dos sintomas álgicos.[6]

A localização superficial do GEP na nasofaringe pode esclarecer o surgimento de sensibilidade a odores a produtos químicos e a partículas de ar durante a ocorrência de eventos disfuncionais.

Alguns casos de neuralgias estão relacionados com a conexão entre o GEP e o nervo vago.

Anatomia e funções do gânglio esfenopalatino (GEP)

O GEP é predominantemente parassimpático, conecta-se de várias maneiras a outros nervos extracranianos e está alojado bilateralmente na fossa pterigopalatina (entre a maxila e o osso esfenoide). É constituído por uma massa de tecidos nervosos encontrada no curso do nervo petroso maior localizado profundamente na fossa pterigopalatina, sendo também caracterizado como o maior gânglio parassimpático do crânio e da face.

Apresenta uma pequena forma triangular de coloração vermelho-cinzenta situada próximo ao forame esfenopalatino, posterior à concha média e ao seio maxilar, anterior à placa medial do processo pterigóideo e inferior ao seio esfenoidal e ao nervo maxilar (Figura 47.1).

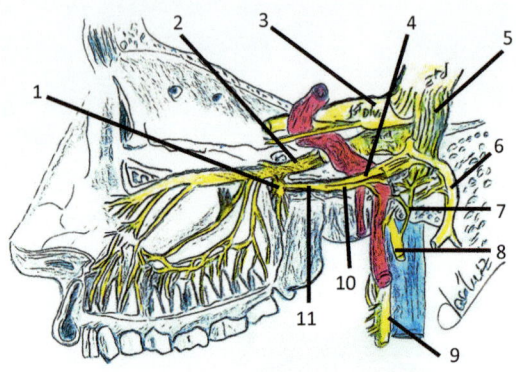

FIGURA 47.1 – Anatomia e relações do gânglio esfenopalatino com outras estruturas.

1) Gânglio esfenopalatino, 2) Ramo maxilar (segunda divisão trigeminal (V2), 3) Primeira divisão do gânglio trigêmeo (V1), 4) Nervo petroso maior superficial, 5) Terceira divisão do gânglio trigêmeo (V3), 6) Nervo facial, 7) Nervo timpânico, 8) Nervo glossofaríngeo, 9) Gânglio simpático cervical superior, 10) Nervo petroso profundo e 11) Nervo vidiano (dentro do canal vidiano).

Fonte: Desenvolvida por José Luiz de Campos.

Este gânglio tem uma variedade de componentes neurais: fibras parassimpáticas; simpáticas; e somatossensitivas.[5,6,7]

Como sabemos, ele se apresenta em pares bilaterais, localizando-se posteriormente à inserção lateral da concha nasal média, coberto por uma fina camada de mucosa na fossa pterigopalatina.[1,4,7]

A fossa pterigopalatina e o GEP são delimitados pelo seio maxilar anteriormente, pela raiz do processo pterigóideo posteriormente, pela placa perpendicular do osso palatino medialmente e pela fissura pterigomaxilar lateralmente.[6,7]

O GEP é constituído por fibras somatossensitivas, simpáticas e parassimpáticas com conexões com os nervos trigêmeo e facial.

As fibras sensitivas somáticas derivam principalmente da divisão maxilar do nervo trigêmeo, e são um conjunto de axônios que percorrem o GEP sem sinapses internas no próprio GEP.

Seguindo o nervo maxilar distalmente, o GEP entra na região posterior da fossa pterigopalatina através do forame redondo. Dentro da fossa pterigopalatina, o nervo maxilar fornece ramos sensitivos somáticos que passam pelo GEP para formar predominantemente os nervos palatinos maior e menor.

A sensibilidade somática geral da mucosa, da gengiva e do palato duro da cavidade oral é conduzida através do nervo palatino maior, enquanto ao nervo palatino menor cabe a transmissão de sinais de sensibilidade somática geral das amígdalas, da úvula e do palato mole.

A raiz motora do GEP deriva do nervo *intermedius* (*glossopalatinus* ou nervo de Wrisberg) através do nervo petroso superficial maior, podendo ser constituída por fibras simpáticas eferentes (pré-ganglionares) da medula espinhal.

A inervação autonômica do GEP é mais rica e contém vários componentes. A raiz simpática do GEP é deri-vada do plexo carotídeo interno por meio do nervo petroso profundo.

O nervo petroso superficial maior e o nervo petroso profundo se unem para formar o nervo do canal pterigóideo (nervo vidiano), antes de entrarem no GEP e, através do canal pterigóideo, são unidos por um pequeno ramo esfenoidal ascendente do gânglio ótico.

A raiz parassimpática do GEP tem origem pré-ganglionar no núcleo salivar superior.[8] As fibras pré-ganglionares passam pelo nervo petroso maior alcançando o GEP através do nervo do canal pterigóideo (nervo vidiano).

O nervo petroso superficial maior conduz o senso do sabor junto com as fibras parassimpáticas pré-sinápticas. As fibras gustativas passam pelo GEP, deslocando-se para o palato mole, enquanto as fibras pós-sinápticas suprem a glândula lacrimal, a mucosa do palato, a nasofaringe e a cavidade nasal.

É importante destacar que as fibras parassimpáticas pós-ganglionares também fornecem sinais parassimpáticos para os vasos meníngeos e cerebrais[9,10] por meios de ações provenientes de vários neurotransmissores, entre os quais podemos citar a acetilcolina, o óxido nítrico e o peptídeo intestinal vasoativo.[5,6]

Há fortes evidências de que a liberação desses neurotransmissores tem explicações na patogênese de diversos tipos de cefaleias.

O nervo petroso profundo, um ramo do plexo carotídeo interno (a continuação do tronco simpático cervical no crânio), carrega fibras simpáticas pós-ganglionares do gânglio superior cervical.

As fibras nervosas simpáticas pós-ganglionares passam pelo GEP sem realizar sinapses e unem-se aos ramos do nervo maxilar, que se distribui para a cavidade nasal, o palato e a faringe superior.

Os neurônios que se originam no GEP não inervam diretamente nenhum tecido muscular.

Fisiopatologia

As neuralgias do GEP causam cefaleias provenientes de um arco reflexo trigêmino-autonômico, que também recebe a denominação de via trigêmino-vascular (Figura 47.2).

Nem todos os seus mecanismos foram elucidados, porém sabe-se que há uma importante relação de vias vasodilatadoras e excitatórias oriundas desta atividade neural.

Muitos neurônios que inervam os vasos cerebrais e a dura-máter provêm de corpos celulares localizados no gânglio trigeminal.

O gânglio trigeminal é constituído por células bipolares com conexões sinápticas para os vasos cerebrais e para a dura-máter periférica e centralmente. Ele tem fibras que fazem sinapses no complexo trigêmino cervical e são o núcleo trigeminal caudal no tronco cerebral caudal e no corno posterior da medula espinhal cervical nos níveis de C1 e C2.

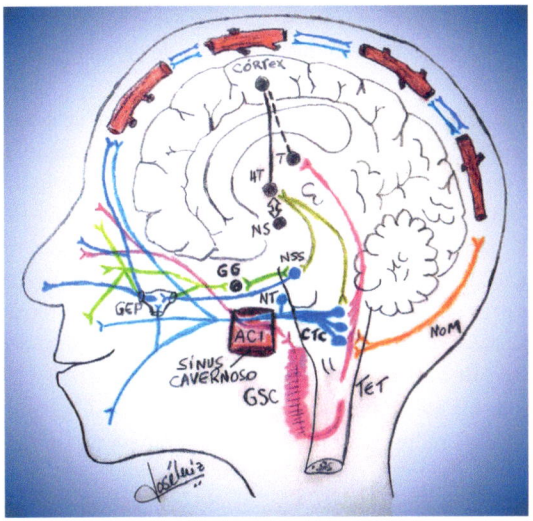

FIGURA 47.2 – Fisiopatologia das cefaleias trigêmino-vasculares.

Os sinais aferentes de dor do sistema trigêmino-vascular atravessam a divisão oftálmica do nervo trigêmeo. Eles recebem sinais dos vasos meníngeos cranianos e da dura-máter (vias azuis claras). Esses sinais fazem sinapse no complexo trigêmino-cervical (CTC), localizado no tronco encefálico, e seguem para regiões cerebrais superiores, como o tálamo (T) e o córtex, por meio do núcleo supraquiasmático (NS), resultando na percepção da dor (vias pretas). A estimulação das estruturas durais, através do sistema trigêmino-vascular, provoca neuroexcitação do núcleo salivatório superior (NSS) na ponte (vias amarelas). O NSS contém células para a via vasodilatadora autônomica parassimpática craniana, ensejando, consequentemente, o **reflexo parassimpático**, que é retransmitido por meio do GEP (vias azuis escuras), mas também por meio do nervo facial (VII par craniano), através do gânglio genicular (GG) (vias verdes). A ativação dos nervos trigêmeos e autônomicos, através do GEP, compreende o arco reflexo autônomico do trigêmeo, ou o chamado reflexo parassimpático. Ainda nos casos de dores de forte intensidade ou rebeldes, a neuroexcitação trigeminal gera sinais de excitação simpática pelo gânglio simpático cervical superior (GCS), mantendo ou agravando os sintomas trigeminais (vias rosas). E também nestes casos, o GCS juntamente com o CTC leva estímulos álgicos excitatórios ao nervo occipital maior (NOM) (vias laranja), podendo alcançar o nervo glossofaríngeo (mostrado na Figura 47.1) e, assim, dando à cefaleia a característica holocraniana. O hipotálamo (HT) também participa no sistema trigeminal, por via ipsilateral, bem como em outras áreas das vias da dor (vias amarelas), controlando, estimulando ou desencadeando um quadro álgico.

ACI: artéria carótida inferior; TET: tractos espinotalâmicos

Fonte: Desenvolvida por José Luiz de Campos.

Existem projeções deste complexo trigêmino cervical até o tálamo, resultando na ativação de estruturas corticais com envolvimento no processamento da dor, como o córtex frontal, a ínsula e o córtex do cíngulo.

Os corpos celulares do gânglio trigeminal contém vários peptídeos vasodilatadores, os quais inervam os vasos sanguíneos, incluindo o peptídeo relacionado ao gene da calcitonina (PRGC), substância P e neuroquinina A.

O nível de PRGC é elevado durante os ataques de cefaleias oriundas desta atividade trigeminal, por exemplo no caso das cefaleias em salvas espontâneas, que são desencadeadas pelo aumento de nitroglicerina.[5,6,11]

Os sintomas autonômicos cranianos associados que caracterizam estas cefaleias iniciam-se por um fluxo parassim-

pático estimulado pela ativação reflexo-trigêmino-autonômico por meio do fluxo parassimpático do núcleo salivatório superior,[12] do nervo facial, por meio do gânglio esfenopalatino, resultando em vasodilatação e ativação parassimpática.

Clinicamente, isso se apresenta como lacrimejamentos, rinorreias, congestões nasais e, mais raramente, ptose por disfunção simpática e ainda miose em disfunções de ambas as vias; simpáticas e parassimpáticas. É possível provocar até mesmo vasodilatação carotídea e dor no 1º ramo trigeminal, por meio da ativação parassimpática, mediante injeção de capsaicina diretamente sobre o esfenopalatino,[13] comprovando a presença desta relação trigêmino-autonômica.

Estes sintomas autonômicos são quase sempre encontrados nos pacientes com enxaquecas por obviamente apresentarem participação desta via reflexa trigêmino-autônoma. Deste modo, estas cefaleias podem ter seus sintomas cessados ou amenizados por meio do bloqueio anestésico do GEP, exatamente por se tratar de uma ação inibidora de suas atividades excitatórias.

Ainda há como alternativa terapêutica para estas cefaleias em fase aguda a oxigenioterapia cujo mecanismo de ação atua sobre as vias parassimpáticas, especificamente sobre o núcleo trigeminal e aferentes trigeminais na vasculatura dural. O oxigênio tem uma ação neuromoduladora sobre os níveis de neurotransmissores participantes destas vias, inibindo a inflamação neurogênica inflamatória por desativação do arco reflexo trigêmino-autonômico.

As características clínicas peculiares da cefaleia em salvas sugerem que há também uma participação central. O envolvimento hipotalâmico começou a ser sugerido principalmente pelas várias alterações hormonais detectadas nestes pacientes.

A ativação hipotalâmica durante os "ataques" de dor foi comprovada mediante tomografia por emissão de pósiton (PET) e foi um divisor de águas na abordagem terapêutica.

Estudiosos observaram que os surtos de cefaleia em salvas ocorrem em um mesmo período do ano, em um padrão circanual indicando a possibilidade de estarem relacionados com o fotoperiodismo, também conhecido como a duração da luz do dia.

O fato de a ocorrência de cefaleia estar relacionada com o relógio biológico reforça a ideia do envolvimento central, particularmente hipotalâmico, uma vez que a regulação do ciclo circadiano repousa nele,[4,14] o que sugere disfunção desta estrutura.

A melatonina é produzida na glândula pineal e sua taxa de secreção tem um forte ritmo circadiano, que é regulado pelo núcleo supraquiasmático. Este núcleo recebe inervação simpática do hipotálamo, de centros autonômicos da medula espinhal torácica, do plexo cervical simpático e do plexo carotídeo.

O principal estímulo ambiental para a produção diurna de melatonina é a intensidade da luz. A utilização de reposição de melatonina no manejo de cefaleias em salvas já foi descrita em alguns relatos de casos.[15]

Estudos realizados nos quais se analisou o papel de outros hormônios neuroendócrinos, como o cortisol,[16] a testosterona[17-19] e a orexina,[20] forneceram mais evidências que indicam o envolvimento do hipotálamo nas cefaleias em salvas.

Em alguns estudos de imagem funcional, observou-se que o hipotálamo posterior é ativado durante os ataques de cefaleia em salvas espontâneos[21,22] e durante os ataques de cefaleia em salvas desencadeados pela administração de nitroglicerina intravenosa.[23]

O envolvimento do hipotálamo na cefaleia em salvas é também reforçado diante dos bons resultados quanto à diminuição e/ou cessação dos sintomas álgicos com a adoção de tratamentos em que se utiliza técnica com implante de eletrodos para realização de neuroestimulação cerebral profunda nesta área.[24,25]

Sintomas clínicos

O quadro clínico foi originalmente presumido e descrito como secundário à ocorrência de processos inflamatórios nos seios da face.

Outros mecanismos propostos como os desequilíbrios entre os sistemas simpático e parassimpáticos, contribuições vasculares como as variações do fluxo sanguíneo e anormalidades anatômicas foram sugeridos como agentes mantenedores destes padrões de dor.[1,2]

O gânglio esfenopalatino está relacionado a um grupo de distúrbios de cefaleias classificado como cefaleias autonômicas trigeminais (TAC). Estas cefaleias são unilaterais com características autonômicas ipsilaterais. Seus sintomas de maior relevância são: lacrimejamento ocular; rinorreia; congestão nasal; edema palpebral; e ptose, já mencionados anteriormente.[4,5,26]

As cefaleias classificadas como TAC são: cefaleia em salvas; cefaleia hemicraniana paroxística; cefaleia neuralgiforme unilateral de curta duração; e a hemicraniana contínua.[27,28]

Os pacientes comumente apresentam dor facial unilateral com origem ao redor da porção medial do nariz e/ou ao redor do olho, seguindo mais exuberantemente até o 1º ramo trigeminal. Há relatos também do aparecimento em alguns casos de dor no "fundo do olho". A dor pode se espalhar ipsilateralmente para a região maxilar e para os dentes superiores. Pode atingir também a região da mandíbula, garganta e o processo mastoide. Mais raramente e apenas durante crises graves de dor, a sensação dolorosa pode se estender até o ombro, axila e para o braço; sempre de um mesmo lado. Todavia, são dores incaracterísticas e com baixa frequência. Estas cefaleias provocam dores classificadas como do tipo neuropática "em queimação", "em choques" ou "pontadas". Com relação à intensidade da dor, ela pode ser variada chegando a casos excruciantes. Também pode ser associada a fatores de piora, que são aqueles que normalmente desencadeiam ou estimulam as clínicas neurálgicas, por exemplo pela presença de frio ou calor, alterações emocionais administração de medicamentos, entre outros. As crises álgicas podem ser desencadeadas por algumas substâncias como o álcool e também determinados cheiros fortes como o do petróleo, do esmalte de unhas, e ainda por alimentos que contenham nitrato, como nas carnes curadas.[29,30]

No contexto da pesquisa, a administração de nitroglicerina intravenosa pode induzir ataques de cefaleia em salvas de forma reproduzível.[11]

A dor ainda pode ser constante com exacerbações ou episódicas, sendo possível o surgimento de sensação anestésica ou de parestesia na área afetada, bem como o aparecimento de quadros de hiperpatia associados à hiperestesia.

Os sinais motores possíveis, quando presentes, são a elevação do arco palatino no lado ipsilateral e os sinais vasomotores unilaterais como edema da membrana nasal, secreção nasal, lacrimejamento, hiperemia de mucosa ocular, miose e ptose.

Um dos mecanismos propostos para as TAC ocorre por meio de um reflexo autonômico do trigêmeo, no qual sinais diferentes da dura-máter e dos vasos cranianos são retransmitidos por meio de fibras axonais do gânglio trigêmeo para o complexo trigêmino-cervical.[31] Sequencialmente, estes estímulos excitam o núcleo salivatório superior, resultando numa atividade parassimpática, que é mediada pelo GEP e pelos seus constituintes clínicos (lacrimação, rinorrria, congestão nasal, desconforto ocular, rubor facial, edema periorbital e às vezes de faringe posterior).

Já a inibição secundária de sinais simpáticos ocasiona a ptose ao passo que ambos provocam a miose.

Em sua clínica mais comum, os sintomas surgem nos seios da face (frontal especialmente) ou na dentição, razão pela qual, muitas vezes, os pacientes procuram atendimento com médicos otorrinolaringologistas ou com dentistas. A dor é referida como forte, intensa, aguda e ardente e é comumente descrita como pior do que as dores do parto. Também são conhecidas como "dores de cabeça 'suicidas'". Durante o ataque os sintomas álgicos aumentam rapidamente sua intensidade, resultando em dor incapacitante e de difícil controle álgico medicamentoso. Os ataques são estritamente unilaterais; no entanto, podem irradiar para o lado contralateral durante episódios de crises intensas (14% a 18%).[5,12] Além disso, o comprometimento simpático que se apresenta como miose pode ser resumido como uma evolução para a síndrome de Horner parcial.[31]

Uma característica proeminente durante os ataques é a sensação de inquietação e agitação. A percepção destas sensações pelos pacientes também podem ser um recurso útil para distinguir a ocorrência de cefaleia em salvas da enxaqueca.

Durante as crises de dor, os pacientes com enxaqueca preferem ficar imóveis, quietos. Em contrapartida, pacientes com cefaleias em salvas ficam inquietos durante os ataques e tentam amenizar a intensidade da dor aplicando pressão na área afetada.[12,32]

Normalmente, depois de cada crise álgica, os pacientes permanecem sem dor alguma até que tenham o próximo ataque. As crises de dor podem variar entre uma vez ao dia a cada 2 dias até oito vezes ao dia. Há uma tendência para os ataques de dor surgirem no período noturno e os pacientes referem também uma associação com o sono. Uma observação não rara é que os ataques podem ocorrer nos mesmos horários e têm um padrão circadiano. Sem o devido tratamento, os ataques de cefaleias em salvas podem durar de 15 minutos a 3 horas, com duração média de 45 a 90 minutos. O tempo em que o paciente que sofre de cefaleia em salvas permanece com os sintomas álgicos denomina-se "ataque", conforme citamos nas considerações anteriores. Este ataque (duração da dor) pode variar em média entre 6 e 12 semanas. Pacientes com cefaleia em salvas podem apresentar episódios separados por meses ou até mesmo por anos de remissão.

A cefaleia em salvas episódica e a crônica são definidas pela duração da remissão entre os episódios.

Diagnóstico

A cefaleia em salvas, infelizmente, ainda é subdiagnosticada e tratada de forma abaixo do ideal. Os pacientes frequentemente têm um atraso significativo no diagnóstico desta patologia. Nos Estados Unidos, foi realizada uma pesquisa relacionada à cefaleia em salvas e, ao final, restou evidente que os pacientes portadores têm em média mais de 5 anos de atraso em seu diagnóstico. Constatou-se que apenas 21% dos pacientes recebiam um diagnóstico preciso e no momento inicial da apresentação desta patologia.

Em virtude da sintomatologia complexa e variável observada na evolução de sua clínica, também pela sobreposição entre os componentes anatômicos e pela presença de outras síndromes dolorosas faciais, o diagnóstico exclusivo de neuralgia esfenopalatina "pura" é bem difícil.

Estudos de imagem mostrando a invasão de estruturas anatômicas por infecções ou por outro tecido podem ser avaliados. Acidentes traumáticos com envolvimento dos seios etmoidal posterior e esfenoidal também podem ser avaliados com exames de imagem.

Variações anatômicas que promovam pontos de contato entre as conchas médias foram identificadas na tomografia computadorizada (TC) dos seios da face e podem apresentar sintomas semelhantes.[7] Além disso, a avaliação de marcadores inflamatórios e outros exames para determinar a possibilidade de infecção pode ajudar a conduzir ao tratamento da sinusite, se clinicamente indicado.

O bloqueio do GEP com anestésico local pode ser considerado uma ferramenta diagnóstica valiosa e tem sido descrito como terapia alternativa para aliviar parcial ou completamente os sintomas álgicos de maneira eficaz nos casos de neuralgia esfenopalatina. A duração do período de alívio é variável.[8]

Tratamento

Os pacientes portadores desta modalidade de dor de cabeça e dor facial com quadro de desautonomia trigeminal associada devem iniciar o uso medicamentos analgésicos não controlados ou de venda livre.

Em virtude da sobreposição dos sintomas de vários tipos de enxaqueca, a falha dessa abordagem conservadora normalmente resulta na consideração de opções de tratamento reservadas para cefaleia crônica e para enxaqueca.

Assim, as medicações selecionadas para prescrição ao paciente deverão ser aquelas igualmente indicadas nos tratamentos dos quadros neuropáticos ou neurálgicos em diversas clínicas associadas aos medicamentos com ações indicadas para os quadros inflamatórios trigeminais.[33-34]

É importante valorizar o uso de medicações cujas ações atuem sobre os quadros neuropáticos, por exemplo os anticonvulsivantes. Desta maneira, evitam-se a indicação e prescrição de medicamentos com especificidade de atuação como no caso dos opioides.

Em geral, é prudente e correto que se faça uma prescrição de base, o que significa o uso de medicação contínua e com horário programado, independentemente da presença ou da não presença dos sintomas álgicos.

A prescrição deve conter orientações a respeito do uso dos medicamentos e como os administrar no caso de uma crise.

Gerenciamento das medicações[35-37]

▶ **Anticonvulsivantes**

Grande lista de medicamentos que têm mecanismos de ações semelhantes fazendo dessensibilização da área neuropática, mediante bloqueio de canais de sódio ou receptores gaba etc.

Alguns exemplos: carbamazepina; oxicarpazepina; gabapentina; pregabalina lamotrigina; topiramato.

Caso haja rejeição a esta classe de medicamentos, o ideal seria associar pequenas doses de dois ou mais destes fármacos distribuídos em vários horários ao longo do dia.

▶ **Antidepressivos**

Tem ações na via descendente moduladora da dor, fazendo uma analgesia associada a uma melhora da sensação de sofrimento causada pela dor. Também deve ser realizado um ajuste de doses progressivo objetivando melhor aceitação/adaptação.

Alguns exemplos: amitriptilina; cloridrato de sertralina; duoloxetina.

▶ **Anti-inflamatórios não hormonais (AINH)**

Vários estudos demonstram a eficácia destes medicamentos e o quanto são úteis, promovendo alívio da dor em curto prazo. Por exemplo, durante períodos pré-menstruais, a sua administração surte bons resultados.

▶ **Analgésicos não anti-inflamatórios e não opioides**

São analgésicos fracos, porém eficazes para aqueles pacientes que já fazem uso de medicação de base definida e orientada com seu uso contínuo e regular.

Alguns exemplos: dipirona; paracetamol; e dividol.

▶ **Neurolépticos**

Podem ser indicados como parte da prescrição de base em doses subclínicas ou mesmo na sequência terapêutica das medicações durante as crises, nos pacientes que apresentam tensões emocionais graves participando de sua clínica, como nos casos de pânico, por exemplo. Podem ser prescritos na sequência terapêutica para o tratamento de crises álgicas, nas mesmas doses subclínicas.

Alguns exemplos: clorpromazina; clozapina; olanzapirina; quetiapina; rispericlona.

▶ **Benzodiazepínicos**

Sua prescrição pode ser feita também para administração como medicação de base, mas é mais comum serem utilizados na sequência terapêutica das crises especialmente nos casos de tensões emocionais com componentes contraturais de musculatura paravertebral cervical.

Preferivelmente, opta-se pelos de curta-vida (duração) de ação. O exemplo mais clássico é o bromazepan utilizado por via sublingual.

▶ **Triptanos**

São medicamentos utilizados como opção muito eficaz nas crises álgicas enxaquecosas pelo seu efeito vasoconstritor. Porém, este medicamento deveria ser uma das últimas opções de escolha da sequência terapêutica da crise por, muitas vezes, ocasionar a dependência de doses que, com o tempo, serão cada vez maiores. O paciente aos poucos faz uso de doses cada vez maiores para alcançar resultados cada vez menores – menos eficazes.

Alguns exemplos: sumatriptano; zolmitriptano; e naratriptano.

▶ **Derivados do Ergot**

Medicação de crise.

▶ **Octreotida**

A versão sintética injetável da somatostatina mostrou-se benéfica para dores de cabeça durante as crises álgicas. É um medicamento de alto custo e, assim, de difícil acesso.

▶ **Medicamentos coadjuvantes preventivos**

Podem ser utilizados bloqueadores dos canais de cálcio betabloqueadores, lítio e corticosteroides.

Quando o quadro álgico vai se tornando crônico, geralmente com ocorrência igual ou superior a 3 meses com falha total ou parcial no tratamento medicamentoso e exacerbação de efeitos colaterais dos fármacos, deve-se pensar na indicação dos tratamentos intervencionistas específicos para esta patologia.

Principais tratamentos intervencionistas[38-40]

▶ **Bloqueio do gânglio esfenopalatino**

Conforme já mencionado, pode ser utilizado tanto como diagnóstico como tratamento. Existem muitos relatos de sucesso utilizando anestésico local para dor aguda.

▶ **Neurólise química**

Aplicação de álcool, fenol ou glicerol no gânglio esfenopalatino com sucesso variável.

▶ **Radiofrequência esfenopalatina/pulsada**
▶ **Ablação por radiofrequência**

Estudos múltiplos relatando graus de alívio variados.

▶ **Neuroestimulação do gânglio esfenopalatino.**

Bloqueio do gânglio esfenopalatino

Podem ser realizadas várias abordagens para o acesso ao GEP.

As abordagens percutâneas pelas vias transoral, transnasal e o acesso percutâneo, infratemporal e subzigomático guiado por fluoroscopia têm sido bem recomendados. Em virtude da facilidade de acesso pela via transnasal, a via fluoroscópica tem sido menos utilizada para realização de bloqueio anestésico e tem sido mais indicada para a aplicação de radiofrequência no GEP.

Em todas estas vias, a terapia deverá mostrar resultados semelhantes. O volume normalmente injetado pode variar entre 1 a 2 mL. A lidocaína é o anestésico local mais utilizado, porém há relatos de outros agentes como o fenol, a cocaína bupivacaína e a toxina botulínica.[41-43] Agentes neurolíticos como álcoois e glicol também podem ser utilizados. Um termômetro transdérmico pode ser colocado sobre o zigoma ipsilateral, representando a distribuição V2, que deverá mostrar um aumento na temperatura de aproximadamente 2 °C (em comparação à linha de base), representando a ação do anestésico local na "área-alvo" correta, tendo como resultado um bloqueio anestésico bem-sucedido. O bloqueio sempre deve ser realizado ipsilateralmente ao lado da clínica de dor do paciente.

A técnica transnasal (Figura 47.3) é realizada com a introdução de anestésico local abaixo da concha média, logo após a fossa pterigopalatina no espaço intranasal. A técnica básica descrita utiliza um aplicador de coluna (haste) longa e com ponta de algodão embebida em anestésico local que deverá ser introduzido no paciente, que deve permanecer na posição deitada e/ou sentada com o queixo ligeiramente elevado (20° graus), no lado afetado e margeando a borda superior da concha média até o contato com a nasofaringe posterior. Depois de tocar a parede posterior da nasofaringe, deve-se mover o aplicador o mais cranial possível com um ângulo caudal para cranial em torno de 20° graus (Figuras 47.3 e 47.4). Este é o procedimento ideal uma vez que o GEP está um pouco mais cranial se comparado ao plano axial de introdução do aplicador. Após estar devidamente locado, o aplicador poderá ser mantido no "local-alvo" de 5 a 10 minutos aproximadamente.[44]

Além destes aplicadores de algodão tipo *Swab*, outros dispositivos similares a cateteres podem ser utilizados.

Os pacientes poderão sentir uma leve sensação de desconforto durante o procedimento.

Há queixas de sensação de queimação na garganta e gosto desagradável causado pelo medicamento utilizado. Poderá ocorrer dormência na parte posterior da garganta após o procedimento uma vez que, habitualmente, parte do medicamento acaba sendo engolido. Os pacientes deverão ser instruídos a não comer ou beber até que a dormência desapareça, evitando, assim, o risco de asfixia. Outros efeitos colaterais potenciais são a redução da pressão arterial, a ocorrência náuseas e o surgimento de epistaxe. Um sabor desagradável poderá ser experimentado se, porventura, algum anestésico chegue a atingir a orofaringe. Há uma recomendação para que o paciente leve à boca doce sabor menta durante o procedimento para minimizar esse efeito adverso.[45]

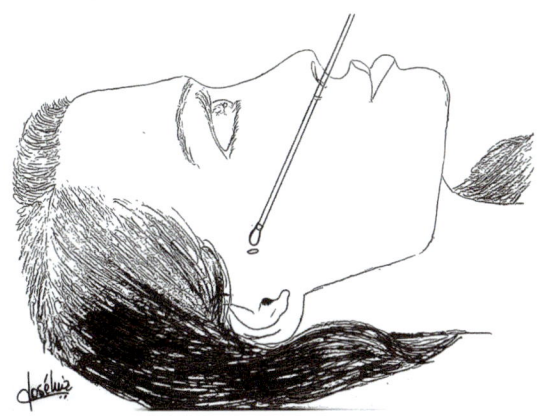

FIGURA 47.3 – Posição final ideal para a realização do bloqueio anestésico do gânglio esfenopalatino por via transnasal.

Fonte: Desenvolvida por José Luiz de Campos.

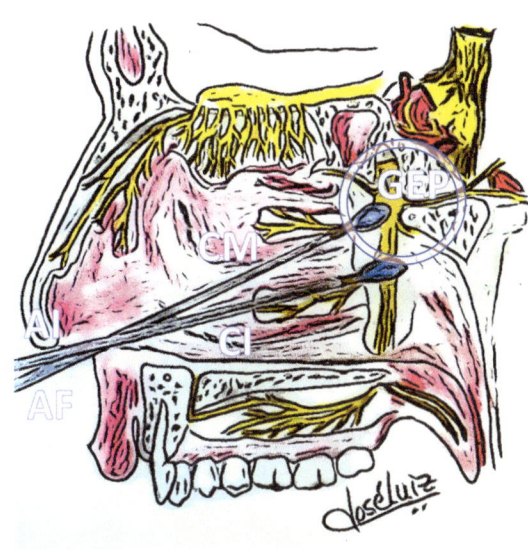

FIGURA 47.4 – Técnica transnasal do bloqueio do (GEP por via transnasal.

Introduz-se o aplicador, do tipo *Swab*, em um plano axial (ângulo inicial (AI)), tendo-se o cuidado de se fazer a progressão idealmente entre as conchas inferior (CI) e média (CM). Depois de tocar a parede posterior da nasofaringe, faz-se um pequeno movimento cranialmente tentando se alcançar um ponto interno mais cranial e imediatamente posterior à CM.

Fonte: Desenvolvida por José Luiz de Campos.

A abordagem transoral (abordagem pelo forame palatino maior) é feita pela injeção dos agentes anestésicos através da fissura pterigomaxilar e tem sido comumente utili-

zada por dentistas para extrações dentárias e nas cirurgias periapicais de rotina na região anterior à maxila. É a via mais direta, difícil, incerta e às vezes ineficaz para se alcançar o GEP. Exibe as maiores complicações, como dor de forte intensidade, hematoma, parestesia residual no trajeto do nervo maxilar e lesão do nervo infraorbital ou nervos infraorbitais.

A via percutânea infratemporal e subzigomática segue o mesmo trajeto de acesso na terapia com radiofrequência, mas, como também já foi citado, esta via lateral guiada por fluoroscopia é normalmente utilizada para a realização de radiofrequência no gânglio através da entrada lateral da fossa pterigoideopalatina (Figura 47.5).

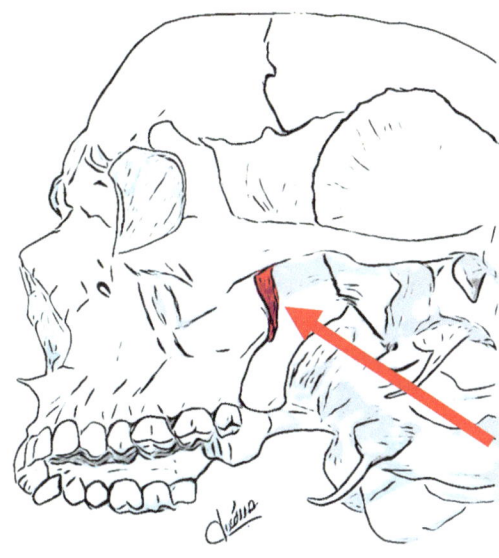

FIGURA 47.5 – Entrada lateral da fossa pterigoideopalatina, onde se realiza o acesso percutâneo, infratemporal e subzigomático, normalmente guiado por fluoroscopia, ao gânglio esfenopalatino (GEP).

Fonte: Desenvolvida por José Luiz de Campos.

Todas as vias podem agir, tal qual mencionado anteriormente, como um bloqueio diagnóstico e tratamento/terapêutico. Porém, quando o efeito deste bloqueio anestésico é positivo, apresentando tempo de duração muito pequeno, como horas ou poucos dias, indica-se o uso de radiofrequência como alternativa terapêutica.

Ablação por radiofrequência do gânglio esfenopalatino

Apesar dos novos medicamentos introduzidos para o tratamento das dores craniofaciais, especialmente a cefaleia em salvas, há pacientes que não respondem às expectativas, não obtendo alívio nenhum das dores.

Os bloqueios neurolíticos, a ablação por radiofrequência e a neuromodulação podem ser utilizados como alternativas em pacientes nos quais as terapias farmacológicas falharam. A radiofrequência do GEP visa estender o alívio da dor obtido por realização do bloqueio do gânglio. É uma opção valiosa e potencialmente mais duradoura para os pacientes portadores de cefaleia em salvas intratáveis que responderam favoravelmente aos bloqueios do GEP.[46,47]

A radiofrequência no gânglio esfenopalatino foi relatada pela primeira vez por Salar, sendo realizada para o tratamento da neuralgia de Sluder.[46] Neste estudo, foram utilizadas lesões de radiofrequência para o tratamento de neuralgia esfenopalatina em sete pacientes, que relataram alívio completo da dor, durante período de acompanhamento de 6 até 34 meses.

Vários relatos de casos sobre o uso da radiofrequência no gânglio esfenopalatino no tratamento da dor facial começaram a ser documentados.

Em 1997, Sanders e Zuurmond[47] relataram a eficácia da ablação por radiofrequência (RF) em 66 pacientes portadores de cefaleia em salvas refratárias às terapias convencionais, incluindo as cirurgias. Estes pacientes foram tratados por meio de lesões de RFa à 70 ºC por 60 segundos, relatando alívio completo durante acompanhamento médio de 29 meses.

Em 2011, Chua et al. relataram pela primeira vez o uso de radiofrequência pulsada (RFP), uma técnica neuromodulatória do gânglio esfenopalatino realizada, com sucesso e resultados promissores,[48] em três pacientes com cefaleia em salvas.

Posteriormente, estudos relataram a eficácia da terapia com RFP para pacientes portadores de cefaleia em salvas. A literatura ainda é limitada, mas a RFP é uma abordagem potencialmente eficaz e segura para o tratamento de cefaleias em salva.[48,49]

Recentemente, Salgado et al. avaliaram a eficácia da RFP para cefaleia em salvas crônica com resultados que demonstraram que mais de 70% dos pacientes submetidos a esta técnica obtiveram alívio clínico considerável após tratamento.

Além disso, na literatura à qual temos acesso, nenhum artigo foi publicado relatando complicações ou efeitos colaterais relacionados a esta opção de tratamento.

Portanto, espera-se que a RFP seja uma opção de tratamento de 1ª linha para pacientes que não responderam ou não toleraram os tratamentos medicamentosos.[50]

Para avaliar a eficácia e a segurança do tratamento por radiofrequência pulsada aplicada ao GEP, Chen et al. trataram pacientes com cefaleia em salvas episódica e cronicarrefratária. Um total de 59 pacientes foram submetidos a 106 procedimentos de radiofrequência pulsada guiados por tomografia computadorizada. A remissão das crises foi observada em 95,6% e 64,3% dos pacientes com cefaleia em salvas episódica e cronicarrefratária, respectivamente. Não foram observados efeitos colaterais ou complicações graves neste estudo.[51]

Desde o primeiro relato, muitos outros casos sobre o uso da radiofrequência do GEP no tratamento da dor craniofacial foram referidos. A maioria dos estudos avaliou o tratamento de cefaleia em salvas, mas também se avaliou o sucesso desta abordagem terapêutica em pacientes com cefaleia pós-traumática, neuralgia trigeminal atípica e anestesia dolorosa pós-cirúrgica. No entanto, a maior parte da literatura atual permanece sem evidência com maior sustentabilidade. Houve um pequeno estudo

de corte prospectivo sobre a eficácia da ablação por radiofrequência no GEP.[52]

Neste estudo, Narouze et al fizeram um corte prospectivo de 15 casos de cefaleia em salvas crônica tratadas com ablação por radiofrequência usando abordagem infrazigomática guiada por fluoroscopia, com injeção de 0,5 mL de lidocaína a 2% seguida de duas lesões por radiofrequência a 80 ºC por 60 segundos cada. Os autores relataram incidência de melhora significativa na intensidade e frequência das crises por até 18 meses.

Apesar de a radiofrequência do gânglio esfenopalatino poder ser realizada guiada por tomografia, a recomendação é que se realize a técnica por radioscopia com abordagem infrazigomática (Figuras 47.6 e 47.7).

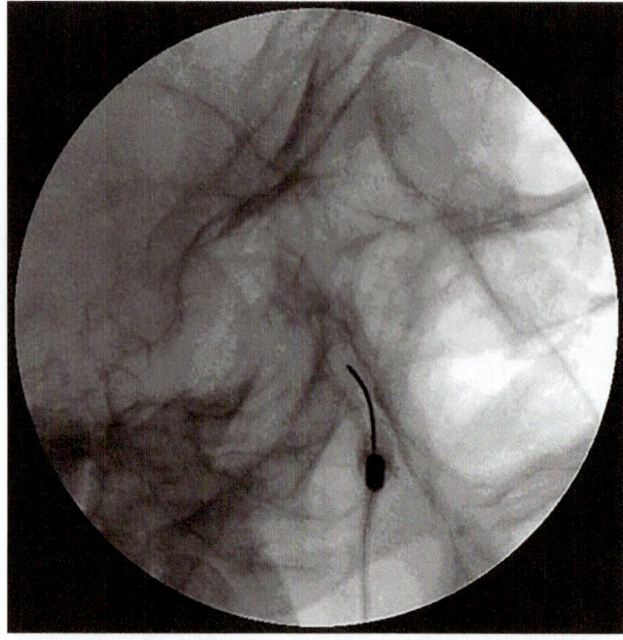

FIGURA 47.6 – Radiofrequência do gânglio esfenoplatino (GEP) guiada por fluoroscopia, visão lateral de entrada em sentido posterior para anterior e craudal para cranial. Via inicial para a realização do acesso percutâneo ao GEP, através da entrada lateral da fossa pterigoideopalatina.

Fonte: Acervo da autoria do capítulo.

Estudos bem controlados ainda precisam ser realizados para confirmar a validade dessa modalidade terapêutica no tratamento da cefaleia em salvas e na dor craniofacial.

Epistaxe é a principal complicação dessa técnica em virtude da proximidade com ramos da artéria maxilar. Hematomas na região maxilar podem ocorrer por lesão do plexo venoso adjacente ao GEP. Os pacientes podem também apresentar hipotensão ortostática e bradicardia reflexa que podem decorrer da lesão do gânglio esfenopalatino. Parestesia dos dentes superiores ou palato duro, geralmente transitória, é também uma ocorrência possível após a lesão por radiofrequência do GEP.

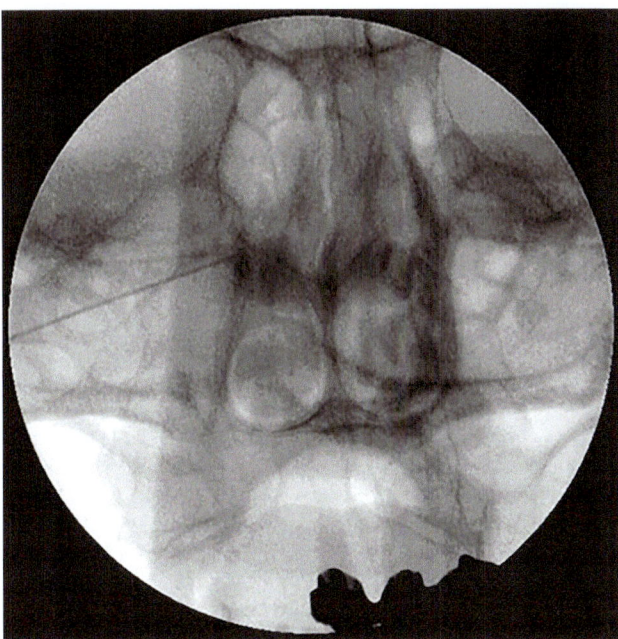

FIGURA 47.7 – Radiofrequência do gânglio esfenoplatino guiada por fluoroscopia, visão anteroposterior mostrando o ponto final no interior da fossa pterigoideopalatina.

Fonte: Acervo da autoria do capítulo.

Neuromodulação

A neuromodulação do GEP é uma opção emergente para o tratamento de variedade de dores craniofaciais, especialmente a cefaleia "em salvas". Ela tem se mostrado potencialmente mais eficaz do que os tratamentos conservadores no alívio de dores neuropáticas crônicas.[53,54]

Um estudo clínico multicêntrico demonstrou melhora funcional importante em pacientes com cefaleia "em salvas" submetidos à neuromodulação do GEP.

Outro estudo, realizado por Jürgens et al. chegou à conclusão de que a estimulação do GEP obteve eficácia comprovada em 45% dos pacientes portadores de cefaleia em salvas crônica.[55]

Estes dados são muito encorajadores e podem despertar maior interesse na realização de estudos sobre a neuroestimulação destinada ao tratamento de síndromes dolorosas craniofaciais.

Há mais de um século, o GEP tem sido alvo terapêutico para a dor de origem craniofacial. Intervenções como os bloqueios anestésicos e a radiofrequência do gânglio esfenopalatino para o tratamento de cefaleia em salvas alcançam altos níveis de evidência.

Embora tais métodos também apresentem evidências promissoras para o tratamento de enxaquecas, neuralgias do trigêmeo e dor pós-operatória associada a cirurgias nos seios da face, estudos mais aprofundados, randomizados e em larga escala são necessários para que essas técnicas se tornem padrões de tratamento. Técnicas emergentes, como a neuromodulação do GEP, podem ser opções em casos refratários a outras modalidades de tratamento.

Referências bibliográficas

1. Sluder G. Asthma as a nasal reflex. JAMA. 1919;73:589-595.
2. Sluder G. The control of earache through the nasal ganglion. JAMA. 1922;78:1708.
3. Sluder G. Lower half headache (neuralgic) of nasal origin. JAMA. 1922;79:1898-1899.
4. Piagkou M, Demesticha T, Troupis T, Vlasis K, Skandalakis P, Makri A, Mazarakis A, Lappas D, Piagkos G, Johnson EO. The pterygopalatine ganglion and its role in various pain syndromes: from anatomy to clinical practice. Pain Pract. 2012 Jun;12(5):399-412. Erratum in: Pain Pract. 2012 Nov;12(8):673.
5. Robbins MS, Robertson CE, Kaplan E, Ailani J, Charleston IV L, Kuruvilla D, Blumenfeld A, Berliner R, Rosen NL, Duarte R, Vidwan J, Halker RB, Gill N, Ashkenazi A. The sphenopalatine ganglion: anatomy, pathophysiology, and therapeutic targeting in headache. Headache. 2016 Feb;56(2):240-58.
6. Rusu MC, Pop F, Curca GC, Podoleanu L, Voinea LM. The pterygopalatine ganglion in humans: a morphological study. Ann. Anat. 2009;191:196-202.
7. Adameyko I, Fried K. The nervous system orchestrates and integrates craniofacial development: a review. Frontiers in Physiology. 2016;7(49):1-17.
8. Lovasova K, Sulla IJ, Bolekova A, Sulla I, Kluchova D. Anatomical study of the roots of cranial parasympathetic ganglia: a contribution to medical education. Ann. Anat. 2013;195:205-211.
9. Uddman R, Hara H, Edvinsson L. Neuronal pathways to the rat middle meningeal artery revealed by retrograde tracing and immunocytochemistry. J. Auton. Nerv. Syst. 1989;26:69-75.
10. Roloff EVL, Tomiak-Baquero AM, Kasparov S, Paton JFR. Parasympathetic innervation of vertebrobasilar arteries: is this a potential clinical target? J. Physiol. 2016;594(22):6463-6485.
11. Costa A, Pucci E, Antonaci F et al. The effect of intranasal cocaine and lidocaine on nitroglycerin induced attacks in cluster headache. Cephalalgia. 2000;20:85-91.
12. Van Kleef M, Van Genderen WE, Narouze S et al. Evidence-based medicine – 1. Trigeminal neuralgia. Pain Pract. 2009;9:252-259.
13. Lundblad L, Lundberg JM, Brodin E, Änggard A. Origin and distribution of capsaicin-sensitive substance p-immunoreactive nerves in the nasal mucosa. Acta Oto-Laryngologica. 1983;96(5-6):485-493.
14. Bussone G, Usai S. Trigeminal autonomic cephalalgias: from pathophysiology to clinical aspects. Neurol Sci. 2004;24:74-76.
15. Gelfand AA, Goadsby PJ. The role of melatonin in the treatment of primary headache disorders. Headache. 2016 Sep;56(8):1257-1266.
16. Woldeamanuel YW, Rapoport AM, Cowan RP. The place of corticosteroids in migraine attack management: a 65-year systematic review with pooled analysis and critical appraisal. Cephalalgia. 2015 Oct;35(11):996-1024.
17. Stillman MJ. Testosterone replacement therapy for treatment refractory cluster headache. Headache. 2006 Jun;46(6):925-33.
18. Delaruelle Z, Ivanova TA, Khan S, Negro A, Ornello R, Raffaelli B, Terrin A, Mitsikostas DD, Reuter U. Male and female sex hormones in primary headaches. European Headache Federation School of Advanced Studies (EHF-SAS). J. Headache Pain. 2018 Nov 29;19(1):117.
19. Becker WJ, Findlay T, Moga C, Scott NA, Harstall C, Taenzer P. Guideline for primary care management of headache in adults. Can. Fam. Physician. 2015 Aug;61(8):670-9.
20. Lauren C, Strother LC, Srikiatkhachorn A, Supronsinchai W. Targeted orexin and hypothalamic neuropeptides for migraine. Neurotherapeutics. 2018;15:377-390.
21. Morelli N, Pesaresi I, Cafforio G et al. Functional magnetic resonance imaging in episodic cluster headache. J. Headache Pain. 2009;10(1):11-14.
22. Ferraro S, Nigri A, Demichelis G et al. Understanding cluster headache using magnetic resonance imaging. Front. Neurol. 2020;11:535.

23. Wei D, Goadsby P. Cranial autonomic symptoms in cluster headache induced by nitroglycerin. Journal of Neurology, Neurosurgery & Psychiatry. 2018;89:A9.

24. Vyas DB, Ho AL, Dadey DY, Pendharkar AV, Sussman ES, Cowan R, Halpern CH. Deep brain stimulation for chronic cluster headache: a review. Neuromodulation. 2019 Jun;22(4):388-397.

25. Seijo-Fernandez F, Saiz A, Santamarta E, Nader L, Alvarez-Vega MA, Lozano B, Seijo E, Barcia JA. Long-term results of deep brain stimulation of the mamillotegmental fasciculus in chronic cluster headache. Stereotact. Funct. Neurosurg. 2018;96:215-222.

26. Lovasova K, Sulla IJ, Bolekova A, Sulla I, Kluchova D. Anatomical study of the roots of cranial parasympathetic ganglia: a contribution to medical education. Annals of anatomy – Anatomischer Anzeiger: official organ of the Anatomische Gesellschaft. 2013 May.

27. Headache Classification Committee of the International Headache Society (IHS). The international classification of headache disorders. 3rd ed. Cephalalgia. 2018 Jan;38(1):1-211.

28. Olesen J. International classification of headache disorders. Lancet Neurol. 2018 May;17(5):396-397.

29. Khonsary SA, Ma Q, Villablanca P, Emerson J, Malkasian D. Clinical functional anatomy of the pterygopalatine ganglion, cephalgia and related dysautonomias: a review. Surg. Neurol. Int. 2013 Nov 20;4(suppl. 6):s422-8.

30. Jürgens TP, May A. Role of sphenopalatine ganglion stimulation in cluster headache. Curr. Pain Headache Rep. 2014 Jul;18(7):433.

31. Lundy JA, McNary T. Neuroanatomy: pterygopalatine ganglion. In: StatPearls [Internet]. Treasure Island (FL): StatPearls Publishing; 2020 Jan 31.

32. Goadsby PJ. Pathophysiology of cluster headache: a trigeminal autonomic cephalgia. Lancet Neurol. 2002 Aug;1(4):251-7.

33. May A. Diagnosis and clinical features of trigemino-autonomic headaches. Headache. 2013 Oct;53(9):1470-8.

34. Iyengar S, Johnson KW, Ossipov MH, Aurora SK. CGRP and the trigeminal system in migraine. Headache. 2019 May;59(5):659-681.

35. Baraldi C, Pellesi L, Guerzoni S, Cainazzo MM, Pini LA. Therapeutical approaches to paroxysmal hemicrania, hemicrania continua and short lasting unilateral neuralgiform headache attacks: a critical appraisal. J. Headache Pain. 2017 Dec;18(1):71.

36. Edvinsson JCA, Viganò A, Alekseeva A, Alieva E, Arruda R, De Luca C, D'Ettore N, Frattale I, Kurnukhina M, Macerola N, Malenkova E, Maiorova M, Novikova A, Řehulka P, Rapaccini V, Roshchina O, Vanderschueren G, Zvaune L, Andreou AP, Haanes KA. The fifth cranial nerve in headaches. European Headache Federation School of Advanced Studies (EHF-SAS). J. Headache Pain. 2020 Jun 5;21(1):65.

37. Mojica J, Mo B, Ng A. Sphenopalatine ganglion block in the management of chronic headaches. Curr. Pain Headache Rep. 2017 Jun;21(6):27. Erratum in: Curr. Pain Headache Rep. 2017 Nov 20;21(12):53. Mojica, Jeffery [corrected to Mojica, Jeffrey].

38. Ho KWD, Przkora R, Kumar S. Sphenopalatine ganglion: block, radiofrequency ablation and neurostimulation: a systematic review. J. Headache Pain. 2017 Dec 28;18(1):118. doi: 10.1186/s10194-017-0826-y.

39. Cohen S, Ramos D, Grubb W, Mellender S, Mohiuddin A, Chiricolo A. Sphenopalatine ganglion block: a safer alternative to epidural blood patch for postdural puncture headache. Reg. Anesth. Pain Med. 2014;39(6):563.

40. Cardoso JM, Sá M, Graça R, Reis H, Almeida L, Pinheiro C, Machado D. Sphenopalatine ganglion block for postdural puncture headache in ambulatory setting. Rev. Bras. Anestesiol. 2017;67(3):311-313.

41. Puig CM, Driscoll CLW, Kern EB. Sluder's sphenopalatine ganglion neuralgia: treatment with 88% phenol. American Journal of Rhinology. 1998;12(2):113-118.

42. Costa A, Pucci E, Antonaci F, Sances G, Granella F, Broich G, Nappi G. The effect of intranasal cocaine and lidocaine on nitroglycerin-induced attacks in cluster headache. Cephalalgia: an International Journal of Headache. 2000;20:85-91.

43. Yoshida K. Sphenopalatine ganglion block with botulinum neurotoxin for treating trigeminal neuralgia using CAD/CAM-derived injection guide. Journal of Oral & Facial Pain and Headache. 2019 Aug. doi: 10.11607/ofph.2510.

44. Iwanaga J, Wilson C, Simonds E, Vetter M, Schmidt C, Yilmaz E, Choi PJ, Oskouian RJ, Tubbs RS. Clinical anatomy of blockade of the pterygopalatine ganglion: literature review and pictorial tour using cadaveric images. Kurume Med. J. 2018 Dec 21;65(1):1-5.

45. Grosh T, Ayubcha D. Images in anesthesiology: modified cotton swab applicator for nasal sphenopalatine ganglion nerve block. Anesthesiology. 2018 Jan;128(1):140.

46. Salar G, Ori C, Iob I, Fiore D. Percutaneous thermocoagulation for sphenopalatine ganglion neuralgia. Acta Neurochir. 1987;84(1):24-28.

47. Sanders M, Zuurmond W. Efficacy of sphenopalatine ganglion blockade in 66 patients suffering from cluster headaches: a 12 to 70 month follow-up evaluation. J. Neurosurg. 1997;87:876-880.

48. Chua NH, Vissers KC, Wilder-Smith OH. Quantitative sensory testing may predict response to sphenopalatine ganglion pulsed radiofrequency treatment in cluster headaches: a case series. Pain Pract. 2011;11:439-445.

49. Fang L, Jingjing L, Ying S, Lan M, Tao W, Nan J. Computerized tomography-guided sphenopalatine ganglion pulsed radiofrequency treatment in 16 patients with refractory cluster headaches: twelve to 30 month follow-up evaluations. Cephalalgia. 2016;36:106-112.

50. Salgado-Lopez L, De Quintana-Schmidt C, Belvis Nieto R et al. Efficacy of sphenopalatine ganglion radiofrequency in refractory chronic cluster headache. World Neurosurg. 2019;122:262-269.

51. Zheng Chen, Hao Ren, Chunmei Zhao, Fang Luo. Long-term outcomes of computerized tomography-guided sphenopalatine ganglion-targeted pulsed radiofrequency for refractory cluster headache.

52. Narouze S, Kapural L, Casanova J, Mekhail N. Sphenopalatine ganglion radiofrequency ablation for the management of chronic cluster headache. Headache: J. Head Face Pain. 2009;49(4):571-577.

53. Pietzsch JB, Garner A, Gaul C, May A. Cost-effectiveness of stimulation of the sphenopalatine ganglion (SPG) for the treatment of chronic cluster headache: a model-based analysis based on the pathway CH-1 study. J. Headache Pain. 2015;16:530.

54. Schoenen J, Jensen RH, Lantéri-Minet M et al. Stimulation of the sphenopalatine ganglion (SPG) for cluster headache treatment – Pathway CH-1: a randomized, sham-controlled study. Cephalalgia. 2013 Jul;33(10):816-830.

55. Barloese MC, Jürgens TP, May A et al. Cluster headache attack remission with sphenopalatine ganglion stimulation: experiences in chronic cluster headache patients through 24 months. J. Headache Pain. 2016 Dec;17(1):67.

SUNCT/SUNA

Norma Regina Pereira Fleming | Flavia Pereira Fleming

Introdução

Abordaremos duas cefaleias que já estão no corpo da Classificação Internacional de Cefaleias (ICHD, na sigla em inglês) da IHS (International Headache Society) dentro do item 3 – Cefaleia de Curta Duração, Unilateral, Neuralgigorme (SUN). Na verdade, estes termos são acrônimos do inglês S (*shortlasting*) U (*unilateral*) N (*neuralgiform*). SUNCT acrescenta C (*conjunctival injection*) e T (*tearing*) e na SUNA acrescenta (*autonomic symptoms*). Neste capítulo, continuaremos usando os acrônimos em inglês SUNCT e SUNA. São formas raras de cefaleia.

A SUNCT foi descrita pela primeira vez por Sjaastad, em 1978,[1] e foi sendo mais bem descrita nos anos subsequentes.[2,3] SUNCT foi introduzida no corpo da segunda edição da ICHD, de 2004, enquanto a SUNA foi incluída em seu apêndice.[4,5]

SUNCT e SUNA são diferenciadas da neuralgia do trigêmeo (TN) por sua associação com os sinais autonômicos cranianos (CAS): hiperemia de conjuntiva e lacrimejamento, características de SUNCT e somente um ou nenhum deles para SUNA.[6]

Fizemos um capítulo especial em um livro sobre dor neuropática porque estas cefaleias muitas vezes podem ser confundidas com a dor neuropática neural do trigêmeo, cujos detalhes são abordados em outro capítulo.

SUNCT/SUNA

Na ICHD de 2018,[6,7] em que ambas SUNCT e SUNA já estavam no corpo da classificação, coloca-se inicialmente o critério geral no grupo 3 das cefaleias primárias trigêmino autonômicas (TAC) para SUN – sem especificar os sinais autonômicos e incluindo todos os possíveis, a saber: hiperemia conjuntival e/ou lacrimejamento; congestão nasal e/ou rinorreia; edema palpebral; sudorese facial e da região frontal; miose e/ou ptose. Nota-se que tais CAS também fazem parte de outras cefaleias classificadas no grupo das TAC. Então, este grupo recebeu o código 3.3 (Quadro 48.1). Reforçando-se que ainda não há a separação de quais CAS serão importantes na especificação das cefaleias incluídas neste grupo 3.3.

Quadro 48.1 – Critérios de diagnóstico SUNCT.	
Critérios de diagnóstico:	
A	Pelo menos 20 crises que cumpram os critérios B-D
B	Cefaleia moderada a grave, unilateral, com distribuição orbitária, supraorbitária, temporal e/ou outra trigeminal, durando de 1 a 600 segundos, ocorrendo como "pontada" única, séries de "pontadas" ou padrão de "dente de serra"
C	Pelo menos um dos seguintes sintomas ou sinais autonômicos cranianos, ipsilaterais à dor: 1. Hiperemia conjuntival e/ou lacrimejo 2. Congestão nasal e/ou rinorreia 3. Edema da pálpebra 4. Sudorese facial e da região frontal 5. Miose e/ou ptose
D	As crises têm frequência de, pelo menos, uma por dia
E	Não mais bem explicada por outro diagnóstico da ICHD-3

Fonte: Tradução da SBCef ICHD 3; 2018.

A seguir, a ICHD divide em SUNCT – 3.3.1 (Quadro 48.2) e SUNA – 3.3.2 (Quadro 48.3). Ambas têm ainda uma subdivisão em episódicas e crônicas. Serão episódicas quando as crises ocorrerem em períodos durando desde 7 dias a 1 ano, separadas por períodos sem dor de 3 meses ou mais. Serão crônicas quando as crises ocorrerem por mais de 1 ano sem remissão ou com períodos de remissão que durem menos de 3 meses.

Quadro 48.2 – Critérios de diagnóstico SUNCT.	
3.3.1 Crises de cefaleia neuralgiforme, unilateral, breve com hiperemia conjuntival e lacrimejamento (SUNCT) **Critérios de diagnóstico:**	
A	Crises preenchendo os critérios para 3.3 *Crises de cefaleia neuralgiforme, unilateral, breve* e o critério B, abaixo
B	Ambos os seguintes, ipsilaterais à dor: 1. Injeção conjuntival 2. Lacrimejamento

Fonte: Tradução da SBCef ICHD 3; 2018.

Quadro 48.3 – Critérios de diagnóstico SUNA

3.3.2 Crises de cefaleia neuralgiforme, unilateral, breve com sintomas autonômicos cranianos (SUNA)

Critérios de diagnóstico:

A	Crises preenchendo os critérios 3.3 Crises de cefaleia neuralgiforme, unilateral breve e o critério B, abaixo
B	Não mais do que um dos seguintes, ipsilateral à dor: 1. Injeção conjuntival 2. Lacrimejamento

Fonte: Tradução da SBCef ICHD 3; 2018.

O termo SUNCT foi cunhado primeiramente em 1991, por Pareja e Sjaastad.[3,8]

A IHS, na ICHD de 2013,[7] considerou para critério de SUNCT a obrigatoriedade da existência de C (hiperemia conjuntival e T (lacrimejo). Segundo Antonaci et al. (2018), esta edição de 2018 não levou em consideração a primeira descrição de Sjaastad, em que tais sinais autonômicos foram incluídos no acrônimo por serem exuberantes e, para tanto, deve ser o mais curto e sucinto possível.[9] Nesta publicação de Pareja e Sjaastad, foram avaliados 17 homens e 4 mulheres, representando uma clara predominância masculina (razão de 4.25). A idade média de início foi por volta dos 51 anos. Na maioria das vezes, as crises foram na área orbital/periorbital e sempre recorriam no mesmo lado, com um padrão temporal errático e remissões em variadas gamas. A maioria das crises foi de moderada a severa em intensidade e com caráter em queimação, elétrico ou pontadas. As crises eram regularmente acompanhadas por proeminentes e ipsilaterais: hiperemia conjuntival; lacrimejamento; e rinorreia ou obstrução nasal.[3]

Já o termo SUNA [S (*shortlasting*, U (*unilateral*) N (*neuralgiform*) e A (*autonomic symptoms*)], foi cunhado na classificação de 2004.[4,9,10]

Importante salientar que, para o diagnóstico das cefaleias SUNCT e SUNA, os critérios propostos pela classificação (ICHD) da IHS devem ser seguidos de forma clara.

Apesar de estas cefaleias primárias terem entrado para o corpo da classificação de 2018, ainda há discussões a respeito dos respectivos diagnósticos.[9]

Aspectos clínicos

Cohen et al., em 2006,[10] publicaram um estudo prospectivo em 52 pacientes com SUNCT e SUNA (SUNCT 43 e SUNA 9). Os fenótipos de SUNCT e de SUNA foram caracterizados nesta grande série de pacientes. A idade média de início foi por volta dos 51 anos. Foram identificados três tipos de crises: pontadas; grupos de pontadas; e crises com apresentação em dente de serra.

A duração média das pontadas foi de 58 segundos (1 a 600 segundos); do grupo de pontadas, 396 segundos (10 a 1.200 segundos); o de dente de serra, 1.160 segundos (5 a 120.000 segundos). A frequência das crises foi na média de 59 crises/dia (2 a 600), e isto dependendo em grande parte do tipo de crise. A dor era orbital, supraorbital ou temporal em 38 pacientes com SUNCT (88%) e 7 pacientes com SUNA (78%); e também ocorreu em região retro-orbital e lateral, topo e parte posterior da cabeça; em V2 e V3, dente, pescoço e orelha.

Todos os pacientes com SUNCT tinham hiperemia conjuntival e lacrimejamento. Em dois pacientes com SUNA, houve hiperemia conjuntival, em quatro tiveram lacrimejamento, mas em nenhum paciente houve ambos. Outros sintomas autonômicos incluíram bloqueio nasal, rinorreia, edema palpebral, sudorese/vermelhidão facial e vermelhidão auricular.

O estímulo cutâneo disparou crises em 74% de SUNCT, mas somente em 22% dos pacientes com SUNA. A maioria (95% SUNCT e 89% SUNA) não apresentou período refratário entre as crises. Para SUNCT, 58% e para SUNA 56% dos pacientes ficaram agitados com as crises.

Diante destes achados clínicos, os autores propõem um novo conjunto de critérios diagnósticos para estas síndromes para melhor abranger a apresentação clínica de ambas, no qual incluiria maior alcance na duração das crises, maior distribuição da dor trigeminal, gatilho cutâneo e falta de período refratário.[10]

Em 2018, em uma revisão de Weng et al.,[5] estudaram-se um coorte de 102 pacientes sendo: 65 pacientes com SUNCT (37 homens) e 37 pacientes com SUNA (18 homens).

A idade média de início da SUNCT foi de 46 ± 13 (variando de 13 a 75 anos) e da SUNA foi de 45 ± 16 (variando de 15 a 92 anos), próximas à idade média de 51 anos encontrada por Pareja e Cohen et al., em 2006.

Com relação à lateralidade das crises, dos 102 pacientes, 48 (47%) tiveram somente crises no lado esquerdo; e em 52 pacientes (51%), as crises foram exclusivamente no lado direito. Em 12 pacientes (12%), as crises foram unilaterais, mas mudavam de lado, sendo que em um paciente a possibilidade de esquerda ou direita foi quase a mesma. Em somente um paciente da coorte houve crises bilaterais. Logo, praticamente todos os pacientes tiveram crises unilaterais.[5]

Quanto aos sinais autonômicos, nos pacientes com SUNCT, todos apresentaram hiperemia conjuntival e lacrimejamento, enquanto na SUNA, o CAS predominante foi lacrimejamento (41%) e ptose (40%). Já como gatilhos, a maioria das duas cefaleias os aparentavam: SUNCT, com toque, mastigar e comer; e, na SUNA, mastigar/comer e tocar.

As crises surgiram em três formas na apresentação desta coorte: crises de pontada única, grupos de pontadas e padrão em dente de serra, com alguns pacientes experimentando a mistura de dois tipos de crises.[5] Da mesma forma que foi citada por Cohen et al., em 2006.[10]

Neste estudo, eles apresentam várias características destas cefaleias, inclusive defendendo a separação de ambas em entidades distintas.

O período sintomático mais longo relatado foi de 5 anos e o maior número de episódios de SUNCT relatados, durante 1 ano, foi de 22. As remissões tipicamente duram meses, mas pode levar anos.[11]

Mecanismos

Nesta coorte de Weing et al. (2018),[5] observou-se que mais da metade em cada grupo tinha história pessoal ou familiar de migrânea, resultando em mais relatos de fotofobia, fonofobia e uma dor persistente entre as crises. No grupo de SUNCT, 61% (n = 64) e na SUNA 58% (n = 36) apresentaram fotofobia e fonofobia ou ambas. A náusea foi vista em 27% (n = 64) e das SUNCT e em 29% (n = 35) das SUNA. Também se observou que em 26% (n = 55) das SUNCT e em 46% (n = 28) das SUNA houve piora com o movimento na dor de fundo. História familiar de SUNCT não ocorreu nesta coorte, mas os autores relatam ter ocorrido em outra coorte, de dois pacientes, em que o segundo foi descrito por familiares. Nesta descrição de dois casos, os autores concluem ser provável que o princípio geral de história familiar seja estendido e que as TAC acabem demonstrando ter uma base genética.[12] Então Weing et al. sugerem que a raridade de história familiar nestas cefaleias reflita uma base não genética ou isto aconteça pela raridade dos casos, permanecendo como uma questão importante não resolvida.[5]

Embora as investigações para causas secundárias devam ser perseguidas em virtude da natureza primária dessas cefaleias, não seria surpresa que haja um componente hereditário.[13]

Há também bastante relatos de casos sintomáticos neste grupo de cefaleias. A SUNCT já foi relacionada com microprolactimomas[14] e macroprolactinomas[15,16] em que as crises surgiram do mesmo lado do tumor. Nesta coorte de Weing, houve quatro SUNCT e nenhuma SUNA associada a lesões na hipófise (dois macroadenomas e dois microadenomas). Os autores referem que se compararem a apresentação de TAC e tumores hipofisários com o contexto populacional e tumores de hipófise, e o curso subsequente das patologias, parece que a relação de TAC e acromegalia/prolactinoma não acontecem por acaso.[5]

Segundo Arca e Singh (2018), embora sejam consideradas como cefaleias primárias, têm sido relatados casos de SUNCT e de SUNA secundários. Para SUNA: tumor de fossa posterior e alça vascular na zona de entrada da raiz trigeminal; malformações arteriovenosas; hemangiomas cavernosos; lesões de substância branca associadas à esclerose múltipla, infecções, neoplasias ou mesmo anormalidades ósseas cranianas. Os autores também citam dois casos relatados de isquemias em região dorso lateral bulbar que evoluíram com SUNCT após 13 dias e após 6 semanas.[13]

Quanto à alça vascular anormal, achado comum na neuralgia do trigêmeo clássica, estes autores registraram este *loop* em 10% dos casos de SUNA. Relatam permanecerem impressionados pelos efeitos indiferentes à cirurgia além do que é esperado após a manipulação nesta região e anestesia.[6]

Sob o ponto de vista do mecanismo, o complexo trigeminocervical tem papel na fisiopatologia das TAC. Quanto ao estímulo do nervo trigêmeo, tanto simples como nocivo, serve como ativador para o reflexo autonômico trigeminal, resultando em cefaleia com sintomas autonômicos. Uma vez que o gânglio trigeminal é ativado, os impulsos são projetados para o complexo trigeminocervical composto do núcleo *caudalis* trigeminal e corno dorsal de C1 e C2. Deste complexo trigeminocervical, o neurônio de 2ª ordem projeta para o núcleo salivatório superior na ponte. O núcleo salivatório superior envia fibras parassimpáticas pré-gan-

glionares que seguem o nervo facial e seus ramos, o nervo grande petroso superficial, finalmente fazendo sinapse com o gânglio pterigopalatino (também denominado "gânglio esfenopalatino" (GEP)). Após fazer sinapse com o GEP, as fibras pós-ganglionares parassimpáticas seguem a 2ª divisão do trigêmeo para a glândula lacrimal e enviam ramos nasal caudal e palatino, inervando a mucosa nasal e o palato.

Ainda continuam relatando que o trato trigêmino-hipotalâmico tem sido identificado como o local onde o núcleo caudal do trigêmeo pode estimular o hipotálamo posterior. Também tem sido pensado que o hipotálamo posterior pode modular a atividade do NCT, o qual tem sido demonstrada nas pesquisas da cefaleia em salvas. A exata fisiopatologia da SUNCT e da SUNA está ainda para ser determinada, mas as pesquisas continuam a se expandir em várias teorias.[17]

Tratamento

Segundo Rozen (2009), os tratamentos sugeridos para SUNCT são: lamotrigina; gabapentina; e topiramato. Para os casos mais intratáveis de SUNCT, incluem-se: citrato de clomifeno; lidocaína endovenosa (especificando que não é feita nos Estados Unidos, mas na Europa).

Em abordagens cirúrgicas, cita a estimulação hipotalâmica que foi feita em um caso de SUNCT refratária. Outros procedimentos cirúrgicos que têm sido tentados para a SUNCT e citados pelo autor, com resultados mistos, são: rizotomia com glicerol; cirurgia com *gammaknife*; descompressão microvascular do trigêmeo; e compressão com balão das fibras retroganglionares.

Em 2013, Pareja e et al.[19] escrevem que as drogas com possível efeito preventivo são: carbamazepina; lamotrigina; gabapentina; e topiramato. Até o momento, a droga de escolha para SUNCT parece ser a lamotrigina, ao passo que, para SUNA, a resposta melhor é a gabapentina. Segundo os autores, não há tratamento acessível para a crise individuais. Durante os piores períodos, a lidocaína endovenosa pode diminuir o fluxo das crises de SUNCT/SUNA. Na SUNCT, o bloqueio bilateral do nervo grande occipital, e o bloqueio com opioide do gânglio cervical superior tem sido de efeito temporário e parcial em um paciente cada tipo destes dois bloqueios. A injeção de toxina botulínica ao redor da órbita sintomática, promoveu alívio substancial em um paciente. Em virtude da escassez de registro dos resultados destas intervenções, elas devem ser tidas como ainda preliminares.

As intervenções direcionadas à 1ª divisão do nervo trigêmeo ou ao gânglio de Gasser, com anestésico local ou álcool, termocoagulação por radiofrequência, descompressão microvascular e neurocirurgia com *gammaknife*, têm sido tentadas para o tratamento da SUNCT refratária. Os poucos pacientes que se submeteram à estimulação cerebral profunda do hipotálamo obtiveram um alívio substancial e persistente. Alguns pacientes parecem ter sido beneficiados com tais intervenções, mas nós ainda devemos ter uma atitude crítica porque ainda não foram obtidos resultados convincentes.[19]

Em 2017, Baraldi et al.[20] publicaram uma pesquisa utilizando o banco de dados PubMed, buscando publicações desde 1º de janeiro de 1989 em diante. Foram considerados todos os tipos de artigos que lidassem com casos sintomáticos, tendo sido excluído um por não ser escrito em inglês. Para SUNCT e SUNA, os tratamentos mais eficazes para a fase aguda ou fase ativa da cefaleia foram a lidocaína intravenosa ou subcutânea, enquanto para a prevenção foi a lamotrigina. Outra opção terapêutica foram o esteroide intravenoso para o tratamento agudo e o topiramato para o tratamento prolongado. As técnicas não farmacológicas têm demonstrado bons resultados na SUNCT e na SUNA, porém, por terem sido usados em número pequeno de pacientes, a confiabilidade e eficácia foi pobre e seu perfil de segurança principalmente desconhecido. Concluem que, além de um grande número de tratamentos ter sido tentado, o manejo da SUNCT e da SUNA permanece difícil, de acordo com a sua patogênese desconhecida e sua raridade, o que limita fortemente os estudos nessas condições. Estudos adicionais são necessários para a melhor definição na escolha do tratamento.[20]

Rozen, em 2014,[21] publica um alívio complete de crise de SUNCT com o citrato de clomifeno. Utilizaram este medicamento em um caso de SUNCT refratário, baseado na hipótese de que o possível gerador patológico da SUNCT parece ser o hipotálamo posterior, baseado em estudo com ressonância magnética funcional (RMf), inclusive durante as crises, e esta região é a mesma ativada em outras TAC e na cefaleia em salvas. Um dos tratamentos não medicamentosos destas síndromes tem sido o Brain Stimulation (DBS), em português, estimulação cerebral profunda, com alvo nesta região, embora seu mecanismo de ação não seja bem conhecido. Uma vez que o citrato de clomifeno parece funcionar nesta mesma região, pois se liga diretamente a ela, funcionaria como um "modulador cerebral profundo hipotalâmico".

Tem havido interesse nos neuropeptídios hipotalâmicos orexina A e B e a sua função nas TAC, pois ambos podem modular a atividade trigeminal aferente. A orexina A parece ter efeito antinociceptivo, enquanto a orexina B é pronociceptiva. Os receptores de estrogênio, em que atua o citrato de clomifeno, estariam colocalizados nos neurônios de orexina. O autor, então, hipotetiza que haveria uma *upregulation* dos níveis de oraxina A, ensejando inibição da atividade do núcleo caudal do trigêmeo e, secundariamente, suprimindo o reflexo trigêmino autonômico e prevenindo a cefaleia hipotalâmica.

A dose de clomifeno preconizada pelos autores foi de 50 mg ao dia inicialmente, sendo aumentada em 25 mg a dada 2 semanas, até uma dose máxima de 100 mg ao dia. O autor conclui que, este tratamento com clomifeno, o medicamento pode ser utilizado na crise refratária de SUNCT e pode ser considerado para todos os pacientes antes de ser sugerido o procedimento cirúrgico, uma vez que estas técnicas invasivas têm potencial de morbidade muito maior.[21]

Neuralgia do V e SUNCT/SUNA

Em 1997, em artigo com participação dos professores Sjaastad e Eliova Zukerman, avaliou-se uma série de 19 pacientes que haviam tido diagnóstico de NT na 1ª divisão V1, cujos critérios de inclusão foram a presença de dor severa, de curta duração (de menos do que 2 segundos e excepcionalmente por 30 segundos) e dentro da área de V1, combinada a mecanismos de gatilhos da dor. Quanto aos fenômenos autonômicos encontrados na TN, o lacrimejamento foi o mais frequente (presente em oito pacientes, sendo regular em cinco e mais irregular em três). A combinação de lacrimejamento, hiperemia conjuntival e rinorreia estava presente em somente 2 dos 19 e não de forma relevante. Prosseguem afirmando que tipicamente os fenômenos autonômicos ocorrem durante os estágios mais tardios da doença (TN) e particularmente nas crises severas e de longa duração. Na comparação com a SUNCT, os autores referem que esta é uma desordem tipicamente masculina, com crises excepcionais com duração menor do que 10 segundos, durando, geralmente, mais do que 15 segundos ou mais. Os sinais e sintomas autonômicos são muito mais proeminentes do que na NT de V1. A carbamazepina geralmente tem baixa resposta se é que a tem no SUNCT. Concluem dizendo que as duas desordens são essencialmente diferentes.[22]

Em 2000, nosso grupo da Clínica de Dor da UERJ apresentou, no XIV Congresso Brasileiro de Cefaleia e II Congresso Latino-Americano de Cefaleia, uma série de 82 pacientes com neuralgia do trigêmeo (NT) atendidos em nosso ambulatório nos 3 anos anteriores a 2000, em que 10 pacientes apresentavam, associados à neuralgia do trigêmeo, sinais autonômicos (NTA).[23] Todos os pacientes tinham dor em choque de grande intensidade e curta duração, com pontos-gatilhos, ou outras formas de evocação da dor. Os sinais autonômicos do grupo NTA só surgiam quando a crise era intensa e prolongada. No grupo dos pacientes com NT, 72% eram do sexo feminino com idade média de 68 anos (45 a 89). Nos 10 pacientes com NTA, 70% eram do sexo feminino com idade média de 55 anos (36 a 72). Os sinais autonômicos encontrados foram: hiperemia conjuntival (100%); lacrimejamento (90%); ptose palpebral (20%); coriza (20%); edema facial (20%). Os ramos acometidos no NTA foram: 1ª divisão ou ramo oftálmico (V1) (20%), 2ª divisão ou ramo maxilar (V2) (20%), 3ª divisão ou ramo mandibular (V3) (20%) V1-V2 (20%) V2-V3 (10%), V1-V2-V3 (10%). Em 90% dos casos, a dor era à direita. Em todos os casos com NTA houve uma boa resposta inicial à carbamazepina. A clonidina foi utilizada em alguns casos, sendo eficaz no bloqueio dos sinais autonômicos e não da dor. Na ocasião, achamos que a grande diferença encontrada nos pacientes com NTA foi a idade média, significativamente menor do que a dos pacientes com NT. O diagnóstico de SUNCT nos pacientes com acometimento em V1 foi excluído em virtude da presença de pontos-gatilhos e a boa resposta à carbamazepina, achado este que não havia sido colocado nas descrições anteriores como obrigatórios para o diagnóstico de SUNCT.[22]

Já segundo Benoliel et al., em 2017,[6] há uma significativa sobreposição entre neuralgia trigeminal clássica (CNT) e SUNAH e, algumas vezes com tanto em comum, que poderia existir um espectro da doença. Ambas CTN e SUNAH podem ter a mesma idade inicial, podem apresentar dor severa, unilateral trigeminal, podem ser disparadas por estímulos inócuos e podem ser acompanhadas por dor de fundo constante e sinais autonômicos cranianos (CAS). Os autores concluem hipotetizando que SUNAH e CNT podem ser atribuídas a um modelo fisiopatológico caracterizado por diferentes graus de interação entre mecanismos periféricos e central. Continuam no artigo mostrando que a dificuldade no diagnóstico pode também se manifestar no tratamento. Tradicionalmente, a SUNAH responde a lamotrigina, gabapentina e topiramato, enquanto CTN responde à carbamazepina e oxcarbamazepina, mas uma desordem pode responder a outro conjunto de medicações.

Então, na própria classificação de 2018, a SUNCT pode ser secundária a tumor em fossa posterior. Também relata que a SUNCT pode se sobrepor à NT. A diferenciação clínica é complexa e estes doentes devem receber os dois diagnósticos.[6]

Conclusão

Estamos diante de duas cefaleias raras que até o momento são consideradas distintas não só pela classificação como também por argumentos supracitados. Sua importância diagnóstica é relevante pelo possível diagnóstico ser confundido com a neuralgia do trigêmeo, o que retardará o tratamento destas cefaleias tão incapacitantes.

Finalizamos reforçando a necessidade do conhecimento e da aplicação dos critérios diagnósticos que se encontram relatados na última versão da ICHD 2018.

Referências bibliográficas

1. Sjaastad O, Russell D, Horven I, Bunnaes U. Multiple neuralgiform unilateral headache attacks associated with conjunctival injection and appearing in clusters: a nosological problem. Proc. Scand. Migr. Soc. Arhus. 1978: 31.
2. Sjaastad O, Saunte C, Salvesen R, Fredriksen TA, Seim A, Roe OD et al. Shortlasting unilateral neuralgiform headache attacks with conjunctival injection, tearing, sweating, and rhinorrhea. Cephalalgia. 1989;9:147-56. doi: 10.1046/j.1468-2982.1989.0902147.x.
3. Pareja JA, Sjaastad O. SUNCT syndome: a clinical review. Headache. 1997;37:195-202. Disponível em: https://doi.org/10.1046/j.1526-4610.1997.3704195.x.
4. Headache Classification Committee of The International Headache Society (ICHD). The international classification of headache disorders. 2ⁿᵈ ed. Cephalalgia. 2004;24(suppl. 1):1-160.
5. Weng HY, Cohen AS, Schankin C, Goadsby PT. Phenotypic and treatment outcome data on SUNCT and SUNA, including a randomized placebo-controlled trial. Cephalalgia. 2018;38(9)1554-1563. doi: 10.1177/0333102417739304.
6. Benoliel R, Sharav Y, Haviv Y, Almoznino G. Tic, triggering, and tearing: from CTN to SUNHA. Headache. 2017;57(6):997-1009. Disponível em: https://doi.org/10.1111/head.13040.
7. Headache Classification Committee of the International Headache Society (IHS). The international classification of headache disorders. 3ʳᵈ ed. Cephalalgia. 2018;38(1)1-211. doi: 10.1177/0333102417738202.
8. Kruszewski P, Fasano ML. Attacks with conjunctive injection, tearing, and subclinical forehead sweating ("SUNCT syndrome") – II. Changes in heart rate and arterial blood pressure during pain paroxysms. Headache. 1991;31(6):399-405. doi: 10.1111/j.1526-4610.1991.hed3106399.x.
9. Antonaci F, Fredriksen T, Pareja JA, Sjaastad O. Shortlasting, unilateral, neuralgiform, headache attacks with conjunctival injection, teraing, sweating and rhinorrhea: the term and new view points. Frontiers in Neurology. 2018 Apr 23.
10. Cohen AS, Matharu MS, Goadsby PJ. Sort-lasting unilateral neuralgiform headache attacks with conjunctival injection and tearing (SUNCT) or cranial autonomic features (SUNA): a prospective clinical study of SUNCT and SUNA. Brain. 2006 Oct;129(pt. 10):2746-60. doi: 10.1093/brain/awl202.
11. Rozen TD. Trigeminal autonomic cephalalgias. Continnum Copyright© American Academy of Neurology.
12. Gantenbein A, Goadsby PJ. Familial SUNCT. Cephalalgia. 2005;25:457-459. Disponível em: https://doi.org/10.1111/j.1468-2982.2005.00874.x.
13. Arca KN, Singh RBH. SUNCT and SUNA: an update and review. Current Pain and Headache Reports. 2018;22:56. Disponível em: https://doi.org/10.1007/s11916-018-0707-3.
14. Levy MJ, Matharu MS, Goadsby PJ. Prolactinomas, dopamine agonist and headache: two case reports. Eur. J. Neurol. 2003;10:169-174. doi: 10.1046/j.1468-1331.2003.00549.x.
15. Massiou H, Launay JM, Levy C et al. SUNCT syndrome in two patients with prolactinomas and bromocriptine-induced attacks. Neurology. 2002;58:1698-1699.
16. Matharu MS, Levy MJ, Merry RT et al. SUNCT syndrome secondary to prolactinoma. J. Neurol. Neurosurg. Psychiatry. 2003; 74:1590-1592.
17. Eller M, Goadsby PJ. Trigeminal autonomic cefalalgias. Oral Diseases. 2016;22:1-8. doi: 10.1111/odi.12263.
18. Rozen TD. Trigeminal autonomical cephalagias. Neurol. Clin. 2009;27:537-556. doi: 10.1016/j.ncl.2008.11.005.
19. Pareja JÁ, Álvarez M, Montojo T. SUNCT and SUNA: recognition and treatment. Current Treatment Options in Neurology. 2013;15:28-39. doi: 10.1007/s11940-012-0211-8.
20. Baraldi C, Pellesi L, Guerzoni S, Cainazzo MM, Pini PL. Therapeutical approaches to paroxysmal hemicrania, hemicrania continua and short lasting unilateral neuralgiform headache attacks: a critical appraisal. The Journal of Headache and Pain. 2017;18:71. doi: 10.1186/s10194-017-0777-3.
21. Rozen TD. Complete alleviation of treatment refractory primary SUNCT syndrome with clomiphene citrate (a medicinal deep brain hypothalamic modulator). Cephalalgia. 2014;34(12):1021-2014. doi: 10.1177/0333102414527647.
22. Sjaastad O, Pareja JA, Zukerman E, Jansen J, Kruszewski P. Trigeminal neuralgia: clinical manifestations of first division involvement. Headache. 1997;37:346-357.
23. Fleming NRP, Parise M. Neuralgia do trigêmeo: sinais autonômicos. Tema livre apresentado como autora no XIV Congresso Brasileiro de Cefaleia e II Congresso Latino Americano de Cefaleia, em São Paulo, de 1 a 3 de junho de 2000.

capítulo 49

Síndrome da Ardência Bucal

Carmen Paz Santibañez Hoyuela | Monique Lalue Sanches | Eduardo Grossmann

Várias definições da síndrome da ardência bucal (SAB) têm sido apresentadas ultimamente. A Associação Internacional para o Estudo da Dor (IASP), em 2016, a definiu como uma sensação de queimação intraoral crônica que não tem causa identificável, quer seja como uma manifestação local, quer seja como uma condição sistêmica ou como uma doença.[1] A classificação das cefaleias da Sociedade Internacional de Cefaleia (*International Classification of Headache Disease-3* – IHS-ICHD-3) classifica a SAB como uma neuropatia craniana dolorosa e define essa condição da mesma forma que a Organização Mundial de Saúde (*World Health Organization* – WHO): como uma sensação de queimação ou disestesia intraoral, recorrente, diária, durando mais de 2s horas por dia, durante mais de 3 meses, sem lesões causais clinicamente evidentes.[2,3] A mais recente classificação para SAB foi estabelecida pela Classificação Internacional de Dor Orofacial (*International Classification of Orofacial Pain* – ICOP), que a categoriza dentro da dor orofacial idiopática. Caracteriza-se por uma ardência intraoral diária persistente ou por uma sensação disestética, muitas vezes combinada com disgeusia e xerostomia, que não pode ser explicada por qualquer patologia oral ou sistêmica clinicamente evidente, e que dura mais de 2 horas por dia e persiste por mais de 3 meses.[4] Diferentemente das outras classificações, essa a divide em dois subtipos: SAB sem alterações somatossensoriais e com alterações somatossensoriais; e em SAB provável (se preencher todos os critérios propostos, mas antes de 3 meses). A SAB também foi, anteriormente, denominada por diversos termos: "estomatodinia"; "glossodinia" (quando confinada à língua); "glossopirose", "disestesia oral" e "síndrome da boca ardente primária".[1,5]

Uma grande barreira, para a evolução das pesquisas nesse campo, é a presença das diferentes definições existentes para a SAB. Com base nessa dificuldade, um consenso de especialistas baseado na definição de SAB estabelecida pela ICOP desenvolveu uma versão beta de um conjunto preliminar de critérios de diagnóstico para ela denominado "Critério de Diagnóstico para Pesquisa da Síndrome da Ardência Bucal" (*Research Diagnostic Criteria for Burning Mouth Syndrome* – RDC/BMS). Esse critério de diagnóstico permite o desen-volvimento e o refinamento da classificação de SAB, a fim de compreender totalmente a etiologia e o manejo, além de oferecer maior confiança na tomada de decisões clínicas e na identificação desses pacientes, especialmente para aqueles que estão fora dos limites atuais dessa condição e que, portanto, necessitam de investigação clínica adicional.[6]

Etiologia e classificação

A etiologia da SAB ainda é desconhecida. Estudos recentes demonstram evidências de origem neuropática associada a envolvimento do sistema nervoso periférico e central.[5] A condição parece ser multifatorial, e, provavelmente, na maioria dos casos, a SAB envolve interações entre fatores locais, sistêmicos e psicogênicos.[7,8] Ansiedade, depressão ou transtornos de personalidade são fatores psicogênicos que podem estar envolvidos e relacionados à hipofunção dopaminérgica.[9] Indivíduos com SAB podem apresentar limiares sensoriais e de dor alterados ou outros sinais de neuropatia com dor neuropática de tipo periférico (fibras C sensitivas ou trigeminais), ou de tipo central (sistema dopaminérgico nigroestriatal).[10] No entanto, ainda não está claro como os mecanismos centrais ou periféricos estão envolvidos.[9]

SAB pode ser classificada em primária ou SAB essencial/idiopática, para a qual as causas orgânicas locais/sistêmicas não podem ser identificadas; e SAB secundária, resultante de condições patológicas locais/sistêmicas (síndrome de Sjögren, diabetes e hipotireoidismo) e, portanto, potencialmente sensíveis à terapia direcionada à etiologia. O diagnóstico da SAB primária é puramente clínico e baseado na descrição dos pacientes de sintomas subjetivos típicos, bem como na exclusão de quaisquer fatores sistêmicos ou locais que possam dar origem a sensações de dor em queimação secundária na mucosa oral.[5,8] Esses fatores incluem, endocrinopatias, candidíase oral, diminuição da salivação, drogas, deficiências nutricionais, hábitos orais como pressionar a língua e bruxismo, ou lesões relacionadas à prótese mal adaptada.[5] A SAB primária, bem como a forma secundária, representa dois subgrupos distintos da mesma "entidade patológica".[11]

O exame da mucosa oral (MO) nesses pacientes é crucial. A SAB, de fato, deve ser diferenciada das lesões da MO, que são acompanhadas por queimação oral ou sintomas semelhantes à dor, como lesões traumáticas (dentaduras mal adaptadas), deficiências de vitaminas (do complexo B), estomatite erosiva/ulcerativa crônica (estomatite aftosa, líquen plano erosivo,[12] penfigoide, pênfigo etc.), alergias a corantes, conservantes e aditivos alimentares e infecções específicas, como candidíase. Uma maior prevalência de espécies de Cândida e coliformes são notadas em pacientes com SAB do que controles; a maioria dos achados são *Candida albicans*, *Enterobacter* e *Klebsiella*.[13] Muitos dos medicamentos utilizados para tratar alterações psicológicas podem causar efeitos adversos como xerostomia, hipossalivação e alterações no paladar, que, por sua vez, podem exacerbar ou até mesmo induzir os sintomas.[9,11,14] Além desses fatores, o fumo, o álcool e o refluxo gastroesofágico também atuam como agentes irritantes sobre a MO, ressecando-a e causando sensação de desconforto. Lesões neoplásicas também devem ser excluídas.[9,11]

Epidemiologia

A SAB afeta de 0,7% a 18% da população. Apesar de indivíduos de meia-idade e idosos serem seus alvos preferenciais, uma ampla faixa etária pode ser acometida. As variações de idade vão de 25 a 97 anos, e a média idade de acometimento encontra-se entre 54 e 71,2 anos. É de ocorrência rara abaixo de 30 anos[15] e não foi reportada em crianças.[14] A ampla variação na prevalência de SAB pode ser resultado de uma série de fatores. Sua etiologia é mal compreendida por falta de consenso sobre os critérios de diagnóstico e são de difícil obtenção os dados epidemiológicos precisos. Atualmente, estima-se que as mulheres são afetadas sete vezes mais do que os homens e, em geral, no período peri e pós-menopausa.[16-18] A remissão espontânea completa ocorre em apenas uma pequena porcentagem das pessoas (3% em 5 anos após o início) e até 30% notarão melhora moderada com ou sem tratamento.[9]

Características clínicas

Os pacientes nem sempre apresentam um conjunto consistente de características clínicas. A frequência é variável, e elas não estão presentes em toda a gama de indivíduos afetados.[19] Na maioria dos pacientes, a dor em queimação costuma ser bilateral, ocorrendo simultaneamente em várias regiões da MO. No entanto, alguns pacientes diagnosticados com SAB, por meio de exames clínicos abrangentes, têm sintomas orais unilaterais. Pacientes com sintomas bilaterais e unilaterais apresentam características clínicas diferentes, sugerindo que os mecanismos neuropáticos nesses dois grupos são diferentes.[20] A SAB afeta mais frequentemente os dois terços anteriores da língua, seguido pelas suas bordas dorsal e lateral, seguido do palato duro e lábios. Pode ser localizada em uma única região na cavidade oral ou envolver vários locais. A dor varia de leve a grave, na escala visual analógica (EVA), de 3-7, mas pode atingir 8-10. O início pode ser gradual e espontâneo, com sensações de quei-

mação que ocorrem diariamente, apesar de serem relatados períodos de ausência de dor durante o dia. Os sintomas pioram ao falar, ao ingerir alimentos quentes ou picantes e ao estresse. Podem ser minimizados pela ingestão de determinados alimentos ou bebidas, pelo sono ou descanso, e durante o lazer.

A dor em queimação é geralmente diária, ausente ou de baixa intensidade ao acordar e que se inicia ou piora depois da primeira refeição do dia, atingindo intensidade máxima ao final da tarde/noite.[21-25] Xerostomia e alteração de paladar (relatada entre 11% e 69% dos pacientes) são os fatores associados mais comuns. Frequentemente, os pacientes queixam-se de disgeusia (alteração persistente do paladar na presença de estimulação) e de gosto fantasma (anormal que ocorre na ausência de estimulação), assim como é comum relatarem gosto amargo e metálico.[26] A ardência intraoral constante afeta gravemente a qualidade de vida. Assim como em qualquer outra condição de dor crônica, ansiedade, irritabilidade, depressão, diminuição na sociabilidade, problemas gastrointestinais, fadiga crônica e cancerofobia são achados comuns em pacientes com SAB. Entretanto, o papel desses fatores na etiologia ainda é desconhecido.[23,25,26]

Fisiopatologia

Na última década, diversas ferramentas e recursos como testes sensoriais quantitativos (QST – *quatitative sensory testing*), análise estrutural da densidade das fibras nervosas da epiderme (ENFD – *epidermal nerve fibre density*) da mucosa da língua, neurofisiologia clínica do sistema trigeminal e imagens neurofuncionais, tanto por tomografia por emissão de pósitrons (PET) como por ressonância magnética (RM), permitiram uma avaliação diagnóstica mais acurada dos estudos científicos em pacientes com dor. Esses métodos foram utilizados nos estudos em pacientes com SAB que, juntamente com uma definição diagnóstica clínica mais rigorosa, separando SAB primária de secundária, resultaram em uma rápida evolução no entendimento dos mecanismos patofisiológicos da SAB primária.[5,27]

Clinicamente, a SAB primária típica pode surgir de diversos tipos distintos de lesões ou disfunções ao longo do neuroeixo. A neuropatia periférica focal pura de fibras de pequeno calibre, a neuropatia subclínica do nervo trigêmeo e dos seus ramos terminais inferiores, como também a dor central decorrente de alterações dentro do sistema nervoso central (SNC), podem resultar em condições clínicas dolorosas semelhantes, com presença de dor intraoral em queimação. As alterações patofisiológicas dentro do sistema nervoso que delimitam a SAB não podem ser diagnosticadas sem a presença de testes confirmatórios e nem os dois subgrupos de SAB primária podem ser diferenciados entre si apenas pelos critérios clínicos.[5]

Evidências atuais, de várias linhas de investigação, cobrindo os caminhos neurais das fibras nervosas epiteliais para o cérebro, indicam que, a SAB clinicamente típica, na maioria dos casos, é uma condição de dor neuropática crônica, consistindo em dois principais subgrupos, periféricos e centrais. Essas condições são subclínicas, pois não apresentam características clínicas evidentes de neuropatia e, portanto, podem ser corretamente identificadas e classificadas apenas por meios de investigações neurofisiológicas, psicofísicas e neuropatológicas. Bloqueios anestésicos periféricos com cloridrato de lidocaína do nervo lingual do trigêmeo também podem ajudar na classificação dos indivíduos com SAB nos subgrupos periféricos e centrais, mas esse método ainda necessita ser cuidadosamente validado com os testes neurofisiológicos, psicofísicos e neuropatológicos.

O primeiro subgrupo, SAB periférica, envolve dor neuropática periférica subclínica, causada por neuropatias trigeminais mais extensas, e lesões trigeminais do tronco encefálico, ou por neuropatia pura de pequenas fibras da mucosa intra oral, com sinais de perda de função nos testes confirmatórios. As pequenas fibras locais da SAB também podem fazer parte da condição de neuropatia de fibra pequena não dependente de comprimento, que é mais prevalente em mulheres do que em homens e mostra uma distribuição irregular que pode cobrir, por exemplo, a face.[5,27-29] O outro subgrupo consiste na SAB central, com sinais de PET (uma forma de marcador cerebral), neurofisiológico e de neurotransmissor, indicando diminuição de dopamina cerebral e aumento da prevalência de comorbidade psiquiátrica e, às vezes no QST, sinais adicionais de ganho de função. Para cada indivíduo, esses subtipos, periféricos e centrais, podem se sobrepor com diferentes combinações de sinais de perda ou ganho de função.[5,27,28]

A evidência neurofisiológica inicial para a presença de uma neuropatologia do sistema trigeminal na SAB, veio dos registros dos reflexos do tronco encefálico realizados em pacientes com diagnóstico clínico de SAB primária.[27,28] O reflexo corneano (BR – *blink reflex*) testado com estimulações dos nervos supraorbital, mentual e lingual revelou patologia do sistema trigeminal focal ou mais difusa em aproximadamente 20% do pacientes com SAB primária, tanto nas distribuições trigeminais periféricas (nervos lingual, mandibular ou trigeminal) como dentro das conexões do tronco encefálico.[28]

É interessante que na SAB, as fibras aferentes A delta parecem ser mais frequentemente prejudicadas do que a fibras C, indicando um desequilíbrio dos estímulos dentro das fibras pequenas para o SNC. Como as fibras A delta, em condições normais, exercem uma inibição tônica na sinalização do nociceptor polimodal C, esse tipo de dano mais grave às fibras do sistema, com preservação relativa da função das fibras C, pode levar à sensação de queimação contínua na SAB em razão do desmascaramento ou da desinibição do sistema, da mesma forma como na dor central. Além da perda de função em modalidades térmicas, o QST tem demonstrado, em uma pequena proporção de pacientes com SAB, ganho de função dos pacientes tanto na diminuição da tolerância à dor pelo calor, assim como na hiperalgesia e alodínia pelo calor também.[5,28-30]

Alterações típicas para dor neuropática ou central foram demonstradas na SAB, por meio de imagens neurofuncionais. Indivíduos com essa síndrome apresentam menor ativação volumétrica do cérebro frente a estímulos dolorosos, na imagem de ressonância magnética, principalmente no tálamo bilateral, sugerindo que a hipoatividade cerebral pode ser uma característica importante na fisiopatologia da SAB.[5,27,31] Estudos de PET com neurotransmissores no sistema dopamino estriatal mostraram, em indivíduos com SAB, diminuição dos níveis de dopamina nas sinapses quando comparados com controles.[32] Além disso, a função geneticamente determinada dos receptores de dopamina D2 (DRD2) via o polimorfismo de um único nucleotídeo DRD2 957CT, parece estar relacionada com a chance de risco e a gravidade dos sintomas na dor orofacial neuropática, incluindo na SAB, em que influencia na percepção e experiência da dor clínica, como também na sensibilidade térmica.[27,33]

Está presente na SAB um desequilíbrio neuropático entre os sistemas gustatório e sensitivo. A gustação dos dois terços anteriores da língua é carreada pelo nervo corda do tímpano, um ramo de nervo facial; o seu terço posterior, por ramos do glossofaríngeo.[30,31] As sensações mecânicas e térmicas da língua são veiculadas pelo nervo lingual do trigêmeo. Sendo assim, influências inibitórias entre os dois sistemas parecem manter o equilíbrio sensitivo da língua, que, quando rompido, por uma disfunção do nervo corda do tímpano, ocasiona uma hiperfunção do nervo lingual, resultando em uma sensação de queimação.[31]

Recentemente, uma nova hipótese foi proposta para abranger vários processos fisiopatológicos que provocam a SAB e para explicar questões em aberto sobre, por exemplo, diferenças entre os sexos e a distribuição de idade dos pacientes com tal síndrome. Devem ser levadas em consideração suas quatro características principais: 1) preponderância de mulheres na pós-menopausa; 2) tipo de comorbidade psiquiátrica; 3) localização oral dos sintomas; e 4) anomalias periféricas e do SNC encontradas em testes confirmatórios. Resumindo, ansiedade/depressão crônica com alterações na fisiologia do esteroide adrenal relacionadas ao estresse e/ou mudanças drásticas nos níveis de hormônio gonadal na menopausa provocam uma diminuição significativa nos esteroides neuroprotetores (p. ex., de-hidroepiandrosterona).[27,34]

Tratamento

Para elucidar os possíveis mecanismos neuropáticos envolvidos nos indivíduos com SAB, apesar da comunidade científica avançar nos estudos tanto dos critérios de diagnóstico clínicos como da aplicação dos diversos testes diagnósticos, seu tratamento ainda é um desafio, pois esses indivíduos não representam um grupo homogêneo. Nos últimos anos, diversas revisões sistemáticas têm demonstrado uma grande variedade de abordagens para o controle da SAB.[7,8,18,35-38]

Para um resultado favorável, primeiramente é necessário descartar qualquer possível causa sistêmica ou local, a fim de excluir a possibilidade de uma SAB secundária.[8] Sabe-se que a SAB é uma doença neuropática e, portanto, seu controle é semelhante ao de outras condições de dor neuropática. No entanto, é de extrema importância a realização da primeira etapa, que consiste na educação do paciente sobre a natureza dessa condição e as reais expectativas para o controle da dor e dos sintomas associados.[8,39] Um estudo mostrou que, em uma amostra de 420 indivíduos com SAB primária, a abordagem inicial esclarecendo o paciente sobre tal síndrome, orientando sobre possíveis hábitos orais e o uso de saliva artificial, promoveu a melhora ou a diminuição dos sintomas em um terço da amostra. Não houve, portanto, a necessidade da utilização de medicamentos neuropáticos.[39] Essa explicação auxilia os pacientes a entenderem a doença, melhorar os fatores agravantes e reforçar os fatores de alívio.

Diversos tratamentos farmacológicos foram propostos na literatura como clonazepam (tópico ou sistêmico), ácido alfalipoico, anticonvulsivantes, capsaícina e antidepressivos tricíclicos. Os estudos mostram melhores evidências para o uso de clonazepam[8,18,35,38] porque apresenta efeito no receptor ácido gama-aminobutírico A (GABA A) periférico. Fibras nervosas da língua apresentam alta expressão de receptores GABA A e sua ativação resulta em uma sensibilidade mecânica alterada nessas fibras. O GABA A agonista do clonazepam tem ação inibitória permitindo modulação central serotoninérgica e redução da hiperatividade. Ele também reduz a desinibição do nervo corda do tímpano moderando a ativação do nervo trigeminal, responsável pela sensação de gustação de parte da língua.[18,39]

O ácido alfalipoico (ALA) tem propriedades antioxidantes e aumenta os níveis celulares de glutationa, que em baixas concentrações promove estresse oxidativo, inflamação e lesões aos nervos, levando a uma neuropatia periférica.[18] Também é utilizado no tratamento da SAB primária e alguns estudos mostram resultados favoráveis, enquanto outros não. Os anticonvulsivantes, mais especificamente a gabapentina, reduzem a queimação oral,[39] e a pregabalina, que são bloqueadores dos canais de cálcio, suprimem a atividade nervosa. A capsaícina é um componente da pimenta que apresenta propriedades medicinais no tratamento da dor crônica.[8] Os antidepressivos inibidores seletivos da recaptação de serotonina apresentam particular eficácia no controle de SAB.[28,37]

Também fazem parte dos tratamentos não farmacológicos o uso de laser de baixa potência,[40] terapia cognitivo comportamental[18,41,42] e acupuntura.[8]

Apesar de diversos estudos mostrarem a efetividade do clonazepam no tratamento da SAB primária, um estudo mostrou que intervenções não farmacológicas devem ser utilizadas como 1ª escolha, se clinicamente apropriadas e de acordo com as preferências do paciente e gravidade dos sintomas. Se houver necessidade de farmacoterapia, ALA ou capsaícina devem ser os medicamentos de 1ª escolha por causa dos seus perfis favoráveis com relação aos efeitos colaterais.[37]

Outros tratamentos para SAB primária, com diferentes substâncias, também vêm sendo utilizados. Estudos mostram que resultados promissores foram obtidos com óleo de *Cannabis sativa*[43] e com a promoção de analgesia ao mascar chiclete.[44]

Referências bibliográficas

1. IASP. Burning mouth syndrome. IASP Fact Sheets. 2016.
2. Headache Classification Committee of the International Headache Society (IHS). The international classification of headache disorders. 3rd ed. Cephalalgia. 2018;38:1-211.
3. World Heatlh Organization. ICD-11 for mortality and morbidity statistics. 2018.
4. International Classification of Orofacial Pain (ICOP). Cephalalgia. 2020;40:129-221.
5. Jaaskelainen SK. Pathophysiology of primary burning mouth syndrome. Clin. Neurophysiol. 2012;123:71.
6. Currie CC, Ohrbach R, De Leeuw R, Forssell H, Imamura Y, Jaaskelainen SK et al. Developing a research diagnostic criteria for burning mouth syndrome: results from an international Delphi process. J. Oral Rehabil. 2020;00:1-7.
7. Patton LL, Siegel MA, Benoliel R, De Laat A. Management of burning mouth syndrome: systematic review and management recommendations. Oral Surg. Oral Med. Oral Pathol. Oral Radiol. Endod. 2007;103(suppl. 39):e1-13.
8. Teruel A, Patel S. Burning mouth syndrome: a review of etiology, diagnosis, and management. Gen. Dent. 2019;67:24-29.
9. Zakrzewska J, Buchanan JA. Burning mouth syndrome. BMJ Clin. Evid. 2016;2016.
10. Silvestre FJ, Silvestre-Rangil J, Lopez-Jornet P. Burning mouth syndrome: a review and update. Rev. Neurol. 2015;60:457-63.
11. Scala A, Checchi L, Montevecchi M, Marini I, Giamberardino MA. Update on burning mouth syndrome: overview and patient management. Crit. Rev. Oral Biol. Med. 2003;14:275-91.
12. Alberdi-Navarro J, Aguirre-Urizar JM, Ginestal-Gomez E. Clinical presentation of burning mouth syndrome in patients with oral lichenoid disease. Med. Oral Patol. Oral Cir. Bucal. 2020;25:805-9.
13. Samaranayake LP, Lamb AB, Lamey PJ, MacFarlane TW. Oral carriage of Candida species and coliforms in patients with burning mouth syndrome. J. Oral Pathol. Med. 1989;18:233-5.
14. Maltsman-Tseikhin A, Moricca P, Niv D. Burning mouth syndrome: will better understanding yield better management? Pain Pract. 2007;7:151-62.
15. Danhauer SC, Miller CS, Rhodus NL, Carlson CR. Impact of criteria-based diagnosis of burning mouth syndrome on treatment outcome. J. Orofac. Pain. 2002;16:305-11.
16. Ben Aryeh H, Gottlieb I, Ish-Shalom S, David A, Szargel H, Laufer D. Oral complaints related to menopause. Maturitas. 1996;24:185-9.
17. Kohorst JJ, Bruce AJ, Torgerson RR, Schenck LA, Davis MD. A population-based study of the incidence of burning mouth syndrome. Mayo Clin. Proc. 2014;89:1545-52.
18. Souza IF, Marmora BC, Rados PV, Visioli F. Treatment modalities for burning mouth syndrome: a systematic review. Clin. Oral Investig. 2018;22:1893-905.
19. Miller CS, Farag AM, Chmieliauskaite M, Ariyawardana A, Albuquerque R, Carlson CR et al. Is burning mouth a syndrome or a disorder? A commentary. Oral Surg. Oral Med. Oral Pathol. Oral Radiol. 2019;127:361-63.
20. Kim MJ, Kim J, Kho HS. Comparison of clinical characteristics between burning mouth syndrome patients with bilateral and unilateral symptoms. Int. J. Oral Maxillofac. Surg. 2020;49:38-43.
21. Basker RM, Sturdee DW, Davenport JC. Patients with burning mouths: a clinical investigation of causative factors, including the climacteric and diabetes. Br. Dent. J. 1978;145:9-16.
22. Gorsky M, Silverman Jr S, Chinn H. Clinical characteristics and management outcome in the burning mouth syndrome: an open study of 130 patients. Oral Surg. Oral Med. Oral Pathol. 1991;72:192-5.
23. Klasser GD, Fischer DJ, Epstein JB. Burning mouth syndrome: recognition, understanding, and management. Oral Maxillofac. Surg. Clin. North Am. 2008;20:255-71, VII.
24. Lipton JA, Ship JA, Larach-Robinson D. Estimated prevalence and distribution of reported orofacial pain in the United States. J. Am. Dent. Assoc. 1993;124:115-21.
25. Ship JA, Grushka M, Lipton JA, Mott AE, Sessle BJ, Dionne RA. Burning mouth syndrome: an update. J. Am. Dent. Assoc. 1995; 126:842-53.

26. Imamura Y, Shinozaki T, Okada-Ogawa A, Noma N, Shinoda M, Iwata K et al. An updated review on pathophysiology and management of burning mouth syndrome with endocrinological, psychological and neuropathic perspectives. J. Oral Rehabil. 2019;46:574-87.

27. Jaaskelainen SK. Is burning mouth syndrome a neuropathic pain condition? Pain. 2018;159:610-13.

28. Jaaskelainen SK, Woda A. Burning mouth syndrome. Cephalalgia. 2017;37:627-47.

29. Puhakka A, Forssell H, Soinila S, Virtanen A, Roytta M, Laine M et al. Peripheral nervous system involvement in primary burning mouth syndrome: results of a pilot study. Oral Dis. 2016;22:338-44.

30. Kolkka-Palomaa M, Jaaskelainen SK, Laine MA, Teerijoki-Oksa T, Sandell M, Forssell H. Pathophysiology of primary burning mouth syndrome with special focus on taste dysfunction: a review. Oral Dis. 2015;21:937-48.

31. Sharav Y, Benoliel R. Orofacial pain and headache. In: Hanover Park IL (ed). Quintessence Publishing Co. Inc.; 2015.

32. Jaaskelainen SK, Rinne JO, Forssel H, Tenovuo O, Kaasinen V, Sonninen Pet al. Role of the dopaminergic system in chronic pain: a fluorodopa-PET study. Pain. 2001;90:25-60.

33. Kolkka M, Forssell H, Virtanen A, Puhakka A, Pesonen U, Jaaskelainen SK. Neurophysiology and genetics of burning mouth syndrome. Eur. J. Pain. 2019;23:1153-61.

34. Woda A, Dao T, Gremeau-Richard C. Steroid dysregulation and stomatodynia (burning mouth syndrome). J. Orofac. Pain. 2009;23:202-10.

35. Cui Y, Xu H, Chen FM, Liu JL, Jiang L, Zhou Y et al. Efficacy valuation of clonazepam for symptom remission in burning mouth syndrome: a meta-analysis. Oral Dis. 2016;22:503-11.

36. McMillan R, Forssell H, Buchanan JA, Glenny AM, Weldon JC, Zakrzewska JM. Interventions for treating burning mouth syndrome. Cochrane Database Syst. Rev. 2016;11:CD002779.

37. Reyad AA, Mishriky R, Girgis E. Pharmacological and non-pharmacological management of burning mouth syndrome: a systematic review. Dent. Med. Probl. 2020;57:295-304.

38. Slebioda Z, Lukaszewska-Kuska M, Dorocka-Bobkowska B. Evaluation of the efficacy of treatment modalities in burning mouth syndrome: a systematic review. J. Oral Rehabil. 2020;47:1435-1447.

39. Kim MJ, Kim J, Kho HS. Treatment outcomes and related clinical characteristics in patients with burning mouth syndrome. Oral Dis. 2020;00:1-12.

40. Scardina GA, Casella S, Bilello G, Messina P. Photobiomodulation therapy in the management of burning mouth syndrome: morphological variations in the capillary bed. Dent. J. (Basel). 2020;8:99.

41. Jedel E, Elfstrom ML, Hagglin C. Differences in personality, perceived stress and physical activity in women with burning mouth syndrome compared to controls. Scand. J. Pain. 2020;27.

42. Jedel E, Elfstrom ML, Hagglin C. Health-related quality of life in burning mouth syndrome: a case-control study. Scand. J. Pain. 2020;20:829-36.

43. Gambino A, Cabras M, Panagiotakos E, Calvo F, Macciotta A, Cafaro A et al. Evaluating the suitability and potential efficiency of cannabis sativa oil for patients with primary burning mouth syndrome: a prospective, open-label, single-arm pilot study. Pain Med. 2020.

44. Sekine N, Okada-Ogawa A, Asano S, Takanezawa D, Nishihara C, Tanabe N et al. Analgesic effect of gum chewing in patients with burning mouth syndrome. J. Oral Sci. 2020;62:387-92.

capítulo 50

Neuropatias Sintomáticas –
Dores Cranianas Persistentes de Origem Neurogênica

Ida Fortini | Gabriel Taricani Kubota

Nesta seção, nós nos deteremos nas neuropatias dolorosas da face causadoras de quadros álgicos persistentes que não foram abordadas em outros capítulos desta obra, o que compreenderá os seguintes itens da Classificação Internacional de Cefaleias – 3ª edição – da Sociedade Internacional de Cefaleia:

13.1.2 Neuropatia trigeminal dolorosa

13.1.2.1 Neuropatia trigeminal dolorosa atribuída ao herpes-zóster

13.1.2.2 Neuralgia trigeminal pós-herpética

13.1.2.3 Neuropatia trigeminal pós-traumática dolorosa

13.1.2.4 Neuropatia trigeminal dolorosa atribuída a outro distúrbio

13.1.2.5 Neuropatia trigeminal dolorosa idiopática

13.5 Síndrome pescoço-língua

13.6 Neurite óptica dolorosa

13.7 Dor de cabeça atribuída à paralisia do nervo motor ocular isquêmico

13.8 Síndrome de Tolosa-Hunt

13.9 Síndrome paratrigeminal oculossimpática (Raeder)

13.10 Neuropatia oftalmoplégica dolorosa recorrente

13.13 Dor facial neuropática central

13.13.1 Dor facial neuropática central atribuída à esclerose múltipla (EM)

13.13.2 Dor facial central pós-acidente vascular cerebral (AVC)

Neuropatia trigeminal dolorosa

Na neuropatia trigeminal dolorosa (NTD) ocorre dor facial na distribuição de um ou mais ramos do nervo trigêmeo causada por outro distúrbio, indicativa de dano neural. A dor é geralmente contínua ou quase contínua e frequentemente descrita como queimação, agulhadas ou choques. Podem ocorrer paroxismos breves de dor sobrepostos, mas não são predominantes. Existem déficits sensitivos na distribuição trigeminal, e a alodínia mecânica e hiperalgesia ao frio são comuns, atendendo aos critérios da Associação Internacional para o Estudo da Dor (IASP) para dor neuropática. Diferentemente das zonas de gatilho puntiformes presentes na neuralgia do trigêmeo, as áreas de alodínia que ocorrem na NTD são extensas e estão presentes outros sintomas e/ou sinais clínicos de disfunção do nervo trigêmeo, tanto positivos (hiperalgesia, alodínia) como negativos (hipoestesia, hipoalgesia). Essa combinação distingue a NTD da neuralgia do trigêmeo.

As causas de NTD são variadas, como infecção aguda por herpes-zóster, ou NTD que se desenvolve após ter cessado a fase aguda da infecção pelo herpes-zóster (neuralgia trigeminal pós-herpética), traumatismos da face, infiltração por células neoplásicas, doenças do tecido conectivo, hanseníase e esclerose múltipla. Na esclerose múltipla, a desmielinização na parte mielinizada central das raízes dos nervos cranianos desempenha um papel importante na origem da dor neurálgica.

A NTD causada por doença do tecido conjuntivo ou distúrbios hereditários é geralmente bilateral, mas pode começar de forma assimétrica e, ocasionalmente, se apresentar com dor paroxística sobreposta à dor de fundo. Os pacientes acabarão por desenvolver déficits sensitivos bilaterais e dor contínua.

Várias neoplasias da cabeça e pescoço podem ter disseminação perineural, como o carcinoma de células escamosas, carcinoma de células basais da pele, carcinoma da parótida, sarcoma, melanoma e linfoma. A incidência de envolvimento perineural por tumor varia de 14% a 63,2% dependendo do estudo citado. A invasão metastática e o espraiamento das células neoplásicas são guiadas por um processo de proliferação envolvendo neurotoxinas, fatores de crescimento, receptores axonais de direcionamento e interações específicas entre moléculas de adesão celular e o estroma.

Na NTD, o exame de ressonância magnética do crânio é normal, mas os reflexos trigeminais estão invariavelmente lentificados ou ausentes.

Quando, após investigação extensa e apropriada, não se detectam lesões ou doenças causando o quadro, denomina-se "NTD idiopática".

Neuropatia trigeminal dolorosa atribuída ao herpes-zóster

O herpes-zóster (HZ) representa uma reativação espontânea da infecção pelo vírus varicela-zóster (VZV), que se torna latente nos neurônios dos gânglios sensitivos após infecção com o VZV. Quando há queda da imunidade celular em virtude da idade ou do comprometimento imune por doenças, neoplasias ou drogas imunossupressoras, o VZV é transportado ao longo dos nervos periféricos, causando neurite. HZ é raro em jovens; no entanto, sua incidência aumenta acentuadamente após os 50 anos de idade e atinge cerca de dez casos por 1.000 pessoas aos 80 anos, ou seja, pelo menos 50% das pessoas que sobrevivem até 85 anos de idade terão HZ.

Na NTD atribuída ao HZ, ocorre dor facial unilateral com duração inferior a 3 meses na distribuição de um ou mais ramos do V nervo e associada a outros sintomas e/ou sinais clínicos de HZ agudo. Segundo os critérios constantes na Classificação Internacional de Cefaleias – 3ª edição – da Sociedade Internacional de Cefaleia, para se firmar o diagnóstico é necessário que haja ocorrido erupção herpética na mesma distribuição trigeminal, ou que o VZV haja sido detectado no líquido cefalorraquidiano (LCR) por reação em cadeia da polimerase (PCR), ou que tenha havido confirmação por ensaio de imunofluorescência direta para antígeno VZV ou ensaio PCR para DNA de VZV em células obtidas a partir das lesões.

No quadro agudo de HZ, ocorre inflamação hemorrágica dos nervos periféricos, raízes dorsais e gânglios sensitivos dorsais, que pode se estender para a medula espinal e leptomeninges. A dor da neuralgia herpética aguda é provavelmente consequente tanto à inflamação, associada com o movimento de partículas virais dos nervos sensitivos para a pele e subcutâneo, como pelo dano às estruturas nervosas.

O HZ afeta o gânglio trigeminal em 10% a 15% dos casos, sendo a divisão oftálmica acometida em cerca de 80% dos pacientes. Raramente a dor não é seguida por erupção cutânea (*zoster sine herpete*). Nesse caso, o diagnóstico é confirmado por PCR para DNA de VZV no LCR. A NTD atribuída à infecção aguda por HZ causa dores em queimação, pontadas ou choques, parestesias (formigamentos) e acompanha-se de alodínia cutânea.

O herpes oftálmico pode estar associado a paralisias dos nervos cranianos III, IV e/ou VI. Quando a infecção herpética acomete o gânglio geniculado, há envolvimento do nervo facial-intermédio e as vesículas aparecem no canal auditivo externo (*herpes zoster oticus)* ou na mucosa oral. O quadro é conhecido como "síndrome de Ramsay Hunt". O paciente apresenta hiperacusia e paralisia facial periférica. Outros nervos cranianos como o V, IX, XI e XII são frequentemente envolvidos. É importante o diagnóstico precoce da síndrome de Ramsay Hunt, de forma a se instituir tratamento precoce com agentes antivirais e corticosteroides e evitar danos nervosos permanentes.

É comum a infecção por HZ em pacientes imunocomprometidos acometer cerca de 10% daqueles com linfoma e 25% dos pacientes com doença de Hodgkin.

O tratamento da infecção aguda pelo HZ é feito com antivirais e corticosteroides, que devem ser iniciados o mais precocemente possível. A dor leve causada pela infecção aguda por HZ pode ser controlada com analgésicos comuns e anti-inflamatórios não hormonais. Já dores moderadas ou intensas, que são comuns nesta condição, podem requerer o uso de opioides de baixa potência, como tramadol isoladamente ou em combinação com amitriptilina, duloxetina, gabapentina ou pregabalina.

Neuralgia trigeminal pós-herpética

Dor facial unilateral persistente ou recorrente por pelo menos 3 meses na distribuição de um ou mais ramos do nervo trigêmeo, com alterações sensitivas variáveis, causada pelo HZ. Geralmente, a dor se inicia quando a erupção ainda está ativa, mas ocasionalmente pode ocorrer mais tarde, após a cura da erupção. Nesses casos, cicatrizes pálidas ou roxas claras podem estar presentes como sequelas da erupção herpética. A neuralgia pós-herpética (NPH) é, na verdade, uma neuronopatia, dado que alterações anatomopatológicas significativas foram mostradas no nervo, no gânglio da raiz dorsal e na raiz nervosa, consistindo de atrofia, perda celular, perda axonal, perda da bainha de mielina e fibrose. Também há evidência de inflamação que se estende até o complexo trigeminal no tronco cerebral. Após infecção aguda pelo HZ, a NPH é mais comum em idosos, sendo a 1ª divisão do V nervo mais comumente afetada, porém a 2ª e a 3ª divisões também podem ser envolvidas. Normalmente, a dor da NPH é em queimação e prurido, e pode ser muito intensa e desagradável. Também, tipicamente, os pacientes com NPH apresentam um déficit sensitivo e alodínia mecânica na distribuição do ramo do trigêmeo envolvido. Muitos pacientes, no entanto, apresentam pouca perda sensitiva, mas demonstram respostas intensificadas a estímulos térmicos e/ou pontiagudos.

A NPH geralmente representa um contínuo de dor após a infecção aguda pelo HZ, mas raramente pode vir a acontecer semanas ou meses após o quadro agudo, seguindo um evento desencadeador, como cirurgia ou infecção no local da infecção prévia pelo HZ.

Cerca de 10% a 15% das pessoas com HZ desenvolverão NPH. A NPH é incomum antes dos 40 anos, mas, entre pessoas afetadas por HZ com mais de 60 anos, ocorre em mais de 50%. Quanto mais intensas as erupções mucocutâneas do HZ e a dor aguda da neurite herpética durante a fase aguda do HZ, maiores a frequência e a intensidade da NPH.

As incidência e prevalência de NPH variam dependendo da definição usada, mas aproximadamente um quinto dos pacientes com HZ relatam alguma dor 3 meses após o início dos sintomas e 15% relatam dor 2 anos após.

A dor associada com a NPH pode ser espontânea (p. ex., dor em queimação contínua), pontadas paroxísticas ou dores semelhantes a choques elétricos e sensações evocadas que são amplificações patológicas de respostas ao toque leve e outros estímulos inócuos (alodínia mecânica) ou a estímulos nocivos (hiperalgesia mecânica).

Não existe atualmente terapia modificadora da doença para NPH; assim, a base do tratamento é o controle dos sintomas. Como a dor pode persistir por anos ou por toda a vida, os medicamentos são geralmente necessários por períodos prolongados.

A terapia tópica isolada pode ser considerada tratamento de 1ª linha para dor leve. Pode ser usada em combinação com medicamentos sistêmicos quando a dor é moderada ou intensa, embora faltem dados de estudos randomizados que comparem a terapia tópica e sistêmica combinada com qualquer uma das terapias isoladamente. Adesivos contendo lidocaína a 5% estão disponíveis para o tratamento da NPH. O creme de capsaícina 0,075% pode ser útil, entretanto seu uso é limitado porque deve ser aplicado quatro vezes ao dia e causa sensação de queimação e eritema quando aplicado.

Há evidências que apoiam o uso de antidepressivos tricíclicos e os antiepiléticos (gabapentina e pregabalina) para o tratamento da NPH. Outros anticonvulsivantes também podem ter algum benefício (carbamazepina, lamotrigina e ácido valproico), principalmente para os pacientes que não toleram gabapentinoides ou que têm contraindicações para o uso de antidepressivos tricíclicos. Embora alguns dados de ensaios clínicos tenham sugerido que os opioides (morfina e oxicodona) são eficazes na NPH, uma revisão Cochrane concluiu que não havia evidências convincentes e imparciais de benefício do uso da oxicodona no tratamento do distúrbio. Os opioides, incluindo o tramadol, geralmente devem ser considerados medicamentos de 3ª linha para NPH e devem ser prescritos apenas com objetivos apropriados e monitoramento rigoroso.

O paracetamol e os anti-inflamatórios não esteroidais são geralmente considerados ineficazes para a dor neuropática, embora não tenham sido avaliados de forma abrangente em ensaios clínicos randomizados e controlados. Faltam evidências rigorosas de que os bloqueios anestésicos locais ou neurolíticos do sistema nervoso simpático sejam benéficos no tratamento da NPH. A injeção de toxina botulínica na distribuição do trigêmeo afetada é efetiva para redução da intensidade da dor, com benefício persistente por 16 semanas.

Intervenções cirúrgicas, como estimulação elétrica do tálamo e nucleotratotomia trigeminal são raramente utilizadas e podem acarretar danos neurológicos persistentes. Estratégias invasivas de estimulação de nervos periféricos podem ser eficazes em até 50% dos casos.

Neuropatia trigeminal dolorosa pós-traumática

A neuropatia trigeminal dolorosa pós-traumática (NTDPT) pode ocorrer após trauma craniofacial ou oral, mas também pode resultar de intervenções dentárias menores. Esta entidade recebeu diversas denominações, como "dor dentária fantasma", "odontalgia típica", "anestesia dolorosa" e "síndrome de dor orofacial regional complexa". Procedimentos neuroablativos para neuralgia do trigêmeo, realizados no gânglio trigeminal ou na raiz do nervo, podem resultar em dor neuropática envolvendo uma ou mais divisões do trigêmeo que deve ser considerada NTDPT. A dor facial ou oral pode ser unilateral ou bilateral e é acompa-

nhada por outros sintomas e/ou sinais clínicos de disfunção do nervo trigêmeo (hiperalgesia, alodínia) e/ou negativos (hipoestesia, hipoalgesia), que se desenvolve em menos de 6 meses após o evento traumático. O traumatismo pode ter sido mecânico, químico, térmico ou por radiação. A duração da dor varia amplamente de paroxística a constante e pode ser mista. Após lesão pós-ganglionar induzida por radiação, a neuropatia pode aparecer depois de mais de 3 meses.

A fisiopatologia das neuropatias dolorosas inflamatórias ou traumáticas envolve uma cascata de eventos na função do sistema nervoso, que são geralmente dependentes do tempo, progredindo do sistema nervoso periférico para o central. Esses eventos incluem alterações nas características funcionais, bioquímicas e físicas dos neurônios e das células da glia em um contexto de sensibilidade genética. Vários mecanismos estão envolvidos na geração da NTPT como sensibilização periférica, lesão nervosa e atividade ectópica, alterações fenotípicas (a expressão de um neuropeptídeo é alterada no gânglio trigeminal após lesão do nervo, indicando modificação funcional), pode se desenvolver nova sensibilidade às catecolaminas (suprarregulação dos α-adrenorreceptores no gânglio da raiz dorsal e no local da lesão que induz sensibilidade às catecolaminas circulantes). Ocorre também sensibilização central, que é induzida pela atividade contínua de aferentes primários transmitida ao sistema nervoso central, gerando mudanças. A sensibilização central envolve tanto células gliais como processos neurais ascendentes e descendentes resultando em respostas amplificadas.

Os pilares do tratamento farmacológico da NTPT permanecem os medicamentos antiepiléticos e os antidepressivos tricíclicos. A NTPT é uma condição difícil de tratar e uma redução de 30% na intensidade da dor pode ser considerada significativa, requerendo frequentemente uma combinação de drogas com diferentes mecanismos de ação. Os opioides podem ser considerados, embora sejam menos eficazes nas neuropatias traumáticas.

Evidências de eficácia existem para os tratamentos tópicos, que incluem adesivos de lidocaína ou capsaícina (concentrações baixas e altas) e injeções locais de toxina botulínica A.

Tratamentos cirúrgicos devem ser cuidadosamente considerados em cada caso, dependendo da causa do trauma, e podem incluir exploração, liberação de tecido cicatricial, descompressão e excisão de neuroma. Todos podem propiciar boas taxas de sucesso. Nos casos em que a cirurgia tem como objetivo o reparo do nervo e a restauração da sensibilidade em ramos nervosos maiores (p. ex., nervo lingual), alguma melhora na dor também pode ser obtida. Nenhum ensaio rigoroso foi publicado.

Síndrome pescoço-língua

Dor de início imediato, unilateral, aguda ou penetrante e geralmente intensa na região occipital e/ou na parte superior do pescoço provocada por movimento rotatório repentino da cabeça, acompanhada por sensação e/ou postura anormal da língua ipsilateral. São necessários pelo menos dois episódios de dor com duração de segundos a vários minutos, podendo ou não haver disestesia simultânea. A síndrome pescoço-língua (SPL) é um quadro incomum; sua prevalência estimada foi de 0,22% no estudo Vaga.

A base anatômica da SPL centra-se na articulação facetária C1-C2, ramo ventral de C2 e músculo oblíquo inferior no espaço atlantoaxial. Existem atualmente duas hipóteses para explicar a SPL, sendo a primeira uma subluxação temporária de faceta articular C1-C2 comprimindo a cápsula articular resultando em dor unilateral no pescoço e irritação do ramo ventral de C2, causando parestesia ipsilateral na língua; e a segunda hipótese que envolve espasmo ou hipertonicidade do músculo oblíquo inferior, dada sua proximidade com a articulação da faceta de C1-C2 e com o ramo ventral de C2.

O manejo da SPL é conservador na grande maioria dos casos e consiste dos seguintes medicamentos: anti-inflamatórios não esteroidais; prednisona; antidepressivos tricíclicos (amitriptilina); medicamentos antiepiléticos (carbamazepina, gabapentina); relaxantes musculares (tizanidina). Anestésicos locais e esteroides também foram tentados. A manipulação espinhal e a correção/retreinamento postural com educação do paciente produziram resultados favoráveis.

Neurite óptica dolorosa

Anteriormente denominada "neurite retrobulbar". Nesta condição, a dor se localiza atrás de um ou ambos os olhos e é causada pela desmielinização do(s) nervo(s) óptico(s) e acompanha-se de comprometimento da visão central. A dor também pode se localizar na órbita, na região frontal e/ou temporal unilateral ou bilateral. É muito típico o agravamento da dor pelo movimento dos olhos. A prevalência de dor na neurite óptica é de cerca de 90% e pode preceder o comprometimento da visão. A neurite óptica dolorosa costuma ser uma manifestação da esclerose múltipla, embora outras etiologias possíveis são: neuromielite óptica (NMO); doença de Behçet; lúpus eritematoso sistêmico; sarcoidose; granulomatose de Wegener (granulomatose com poliangiite). A neurite ótica dolorosa pode ser associada com retinite, esclerite posterior, ou com infecções bacterianas (doença da arranhadura do gato, sífilis, tuberculose, doença de Lyme) ou infecções virais (citomegalovírus, herpes vírus) e com infecções possivelmente envolvendo outras regiões do sistema nervoso central (neurobrucelose, meningoencefalite, infecção por *Clamidia* sp.).

A ressonância magnética com gadolínio mostra hipersinal do nervo óptico em 90% dos casos, com realce pelo contraste paramagnético. A probabilidade de ausência de dor é alta (70%) em casos sem realce do nervo pelo contraste. A neurite óptica anterior (papilite) é uma inflamação localizada da cabeça do nervo óptico e raramente causa dor, pois o processo patológico envolve somente a porção intraescleral do nervo, que não está sujeita a trações locais pelos músculos extrínsecos do olho.

A apresentação clássica da NMO inclui episódios recorrentes de mielite transversa longitudinalmente extensa (acomete pelo menos três segmentos da medula espinal) e neurite óptica. A neurite óptica causada pela NMO é responsável por 1% a 3% dos casos de neurite óptica, sendo mais frequentemente bilateral na NMO do que na esclerose múltipla, é mais grave e deixa mais sequelas. A idade típica de início é de 35 a 45 anos, com uma preponderância mais alta no sexo feminino nos soropositivos para anticorpos antiaquaporina 4 (9:1) do que nos pacientes soronegativos (2:1). Em mais de 90% dos pacientes, a NMO é uma doença recorrente com episódios de neurite óptica, mielite ou ambos. Dor retrorbitária exacerbada pela movimentação ocular ocorre em mais de 67% dos pacientes com neurite óptica por NMO, sendo mais frequente do que nos pacientes com esclerose múltipla.

Na neurorretinite, a inflamação se espalha do nervo óptico para as camadas retinianas. O disco está marcadamente edemaciado e, nos casos mais graves, a deposição de exsudatos duros se distribui na região macular (estrela macular). Muitos relatos de casos apontaram para uma resposta imune desencadeada por bactérias como causa da doença (como a *Bartonella henselae*). Em outros estudos, a etiologia da neurorretinite foi relacionada à sífilis ou a doenças inflamatórias não infecciosas, como a sarcoidose.

A esclerite posterior pode ser causada por doenças infecciosas (bacterianas, virais e micóticas), inflamatórias ou imunomediadas (lúpus eritematoso sistêmico, artrite reumatoide, granulomatose com poliangiite e sarcoidose).

Cefaleia atribuída à paralisia isquêmica de nervo motor ocular

Dor unilateral frontal e/ou periorbital e associada a outros sintomas e/ou sinais clínicos de paresia isquêmica do III, IV e/ou VI nervo craniano ipsilateral. A cefaleia atribuída à paralisia do nervo motor ocular isquêmico pode ocorrer antes ou simultaneamente ao início da diplopia. A maioria das paralisias do nervo motor ocular é dolorosa, independentemente da presença ou ausência de diabetes. A dor é mais frequente em pacientes com paralisia do III nervo, menos naqueles com paresia do VI nervo e menos frequente ainda nos casos de paresia do IV nervo. Segundo estudo de Wilker et al., 41% dos pacientes com paralisia de nervos motores oculares de etiologia isquêmica eram diabéticos. A dor estava presente em 62% dos eventos, tinha qualidade mais constante e tendia a alcançar maior duração nos pacientes com dor intensa, podendo durar até 2 meses. Em um terço dos pacientes a dor precedeu a diplopia em 7 dias em média. Outra causa frequente de isquemia de nervos motores oculares é aterosclerose com infartos lacunares nos nervos. O tratamento da dor decorrente dessas isquemias de nervos motores oculares é feito com as drogas utilizadas para tratamento das dores neuropáticas em geral.

Síndrome de Tolosa-Hunt

Dor orbital ou periorbital unilateral associada à paresia de um ou mais nervos cranianos III, IV e/ou VI ipsilateral, causada por inflamação granulomatosa em seio cavernoso, fissura orbitária superior ou órbita. Para o diagnóstico, é importante que inflamação granulomatosa ipsilateral à paralisia de nervo motor ocular nessas localizações tenha sido demonstrada por ressonância magnética ou biópsia. A dor pode preceder a paresia dos nervos motores oculares até 2 semanas. Alguns casos relatados de síndrome de Tolosa-Hunt tiveram envolvimento adicional do nervo V (comumente a 1ª divisão) ou dos nervos óptico, facial ou vestibulococlear. A inervação simpática da pupila pode ocasionalmente estar afetada.

É necessária investigação cuidadosa para excluir outras causas de oftalmoplegia dolorosa, como tumores, vasculite, meningite da base do crânio, sarcoidose, doença por IgG4 ou diabetes *mellitus*. O quadro álgico e a paresia de nervos da síndrome de Tolosa-Hunt remitem quando tratada adequadamente com corticosteroides. Porém, pacientes com neoplasias malignas, metástase ou infecção (como aspergilose ou mucormicose) também podem ter apresentação clínica e radiológica semelhante à síndrome de Tolosa-Hunt, assim como também ter resposta à corticosteroideterapia.

Síndrome paratrigeminal oculossimpática (Raeder)

Dor constante e unilateral na distribuição da divisão oftálmica do nervo trigêmeo, às vezes estendendo-se até a divisão maxilar, acompanhada por síndrome de Horner ipsilateral e causada por um distúrbio na fossa craniana média ou afecção da artéria carótida. A dor pode ser agravada pelo movimento dos olhos.

A descrição original da síndrome oculossimpática paratrigeminal (Raeder) é considerada um exemplo clássico de metodologia clinicoanatômica no início do século 20 e foi útil porque o envolvimento das fibras simpáticas oculopupilares indicava uma lesão da fossa craniana média. Debate-se atualmente se o termo "síndrome de Raeder" deve ser usado, mas essa síndrome ainda é considerada por alguns autores uma indicação diagnóstica útil de uma lesão da fossa craniana média ou de dissecção da artéria carótida, que é útil para lembrar os clínicos de procurarem meticulosa e repetidamente lesões nessa localização craniana por meio de estudos de neuroimagem.

Neuropatia oftalmoplégica dolorosa recorrente

Anteriormente denominada "enxaqueca oftalmoplégica". Este termo antigo e inapropriado foi rejeitado por ser este um quadro de neuropatia dolorosa recorrente, no qual ocorrem crises repetidas de paresia de um ou mais nervos cranianos oculares (comumente o III), com cefaleia ipsilateral. É necessário que tenham ocorrido pelo menos duas crises. A cefaleia é unilateral à paresia ipsilateral de um, dois ou todos os três nervos motores oculares. Lesão orbital, parasselar ou da fossa posterior deve ter sido excluída por investigação apropriada. É um quadro raro, em que a cefaleia pode se desenvolver até 14 dias antes da paralisia motora ocular. O III nervo craniano é o mais comumente acometido, podendo também ocorrer midríase e ptose. O realce do gadolínio ou o espessamento do nervo podem ser demonstrados por meio de ressonância magnética. O trata-

mento com corticosteroides é benéfico em alguns pacientes. A cefaleia geralmente dura dias. A paresia motora ocular dura de 2 semanas a 3 meses e a maioria dos pacientes se recupera completamente, mas uma minoria fica com déficits neurológicos persistentes. É mais comum em crianças, mas pode persistir ou se iniciar na idade adulta. A neuropatia oftalmoplégica dolorosa recorrente é totalmente distinta da enxaqueca com aura visual, em que os pacientes experimentam fenômenos visuais transitórios antes, durante ou após o início da enxaqueca. Em um pouco mais da metade dos casos, a dor é retro ou periorbitária, sendo a qualidade da dor pulsátil ou latejante e a grande maioria tem história de cefaleia além daquela relacionada aos episódios de oftalmoparesia. A etiologia do quadro é desconhecida, mas a possibilidade de se tratar de uma neuropatia craniana desmielinizante recorrente ganhou preferência nos últimos anos. A maioria dos pacientes se beneficia com o uso de corticosteroides, embora não existam estudos controlados do tratamento dessa afecção.

Dor facial neuropática central

Dor craniocervical unilateral ou bilateral de origem central, com apresentação variável e com ou sem alterações sensitivas. Dependendo da causa, pode ser constante ou remitente e recorrente.

Dor facial central pode ser resultante da esclerose múltipla pela ocorrência de uma lesão desmielinizante das conexões ascendentes centrais do nervo trigêmeo em uma pessoa com esclerose múltipla. A dor pode ser paroxística ou contínua. Disestesia, hipestesia, anestesia, hipoalgesia e parestesias podem coexistir com a dor neuropática central.

Dor facial de origem central também pode ser causada por acidente vascular cerebral (AVC), tanto isquêmico, quanto hemorrágico. A dor é geralmente unilateral na face e/ou no crânio, com apresentações variadas envolvendo toda a região craniocervical ou somente partes dela, e associada a alterações da sensibilidade ocorrendo dentro de 6 meses do AVC e que não pode ser explicada por lesão periférica dos nervos trigêmeos, ou outros nervos cranianos ou cervicais. Os exames de neuroimagem, normalmente a ressonância magnética, mostram uma lesão vascular num sítio cerebral que pode causar dor. A dor central pós-AVC é atribuída a uma lesão das projeções ascendentes dos núcleos do trigêmeo. As vias espinotalâmicas cervicais e o processamento central também podem desempenhar papéis significativos. Portanto, os sintomas também podem envolver o tronco e os membros do lado afetado. A dor craniocervical após uma lesão talâmica é parte de uma hemissíndrome. Com lesões medulares laterais, dor hemifacial pode ocorrer de forma isolada, mas é mais frequentemente acompanhada de hemidisestesia cruzada.

As drogas utilizadas no tratamento da dor facial central são de quatro categorias, embora com evidências limitadas: 1) as que reduzem a atividade do sistema nervoso central (anticonvulsivantes [gabapentina, pregabalina, carbamazepina, lamotrigina], benzodiazepínicos [clonazepam] e baclofeno); 2) as que aumentam a recaptação de serotonina e noradrenalina (antidepressivos tricíclicos, venlafaxina, duloxetina); 3) as que influenciam adrenorreceptores (clonidina); e 4) agonistas dos receptores opioides (tramadol). Canabinoides podem ser considerados, assim como metadona.

As terapias de neuromodulação e procedimento invasivos são reservadas para pacientes com grave incapacidade e em que falharam tratamentos mais conservadores.

Referências bibliográficas

1. Apalla Z, Sotiriou E, Lallas M et al. Botulin toxin A in postherpetic neuralgia: a parallel, randomized, double-blind, single-dose, placebo-controlled trial. Clin. J. Pain. 2013;29:857-64.

2. Benoliel R, Zadik Y, Eliav E et al. Peripheral painful traumatic trigeminal neuropathy: clinical features in 91 cases and proposal of novel diagnostic criteria. J. Orofac. Pain. 2012;26:49-58.

3. Bharucha DX, Campbell TB, Valencia I et al. MRI findings in pediatric ophthalmoplegic migraine: a case report and literature review. Pediatric Neurol. 2007;37:59-63.

4. Bourque PR, Bourque G, Miller W et al. Combined isolated trigeminal and facial neuropathies from perineural invasion by squamous cell carcinoma: a case series and review of the literature. J. Clin. Neurosci. 2017;35:5-12.

5. Bradl M, Kanamori Y, Nakashima I et al. Pain in neuromyelitis optica: prevalence, pathogenesis and therapy. Nat. Rev. Neurol. 2014;10:529-36.

6. Chichorro JG, Porreca F, Sessle B. Mechanisms of craniofacial pain. Cephalalgia. 2017;37(7):613-26.

7. Donahue JG, Choo PW, Manson JE, Platt R. The incidence of herpes zoster. Arch. Intern. Med. 1995 Aug 7-21;155(15):1605-9.

8. Feller L, Khammissa RAG, Fourie J et al. Postherpetic neuralgia and trigeminal neuralgia. Pain Res. Treat. 2017;2017:1681765.

9. Gelfand AA, Gelfand JM, Prabakhar P et al. Ophthalmoplegic "migraine" or recurrent ophthalmoplegic cranial neuropathy: new cases and a systematic review. J. Child Neurol. 2012;27:759-66.

10. Gelfand AA, Johnson H, Lenaerts ME et al. Neck tongue syndrome: a systematic review. Cephalalgia. [Epub ahead of print]. 2017 Jan 18.

11. Goadsby PJ. Raeder's syndrome: paratrigeminal paralysis of the oculopupillary sympathetic system. J. Neurol. Neurosurg. Psychiatry. 2002;72:297-9.

12. Headache Classification Committee of the International Headache Society (IHS). The international classification of headache disorders. 3rd ed. Cephalalgia. 2018;38:1-211.

13. Hu N, Dougherty C. Neck-tongue syndrome. Curr. Pain Headache. Rep. 2016;20:27-32.

14. Insinga RP, Itzler RF, Pellissier JM, Saddier P, Nikas AA. The incidence of herpes zoster in a United States administrative database. J. Gen. Intern. Med. 2005;20(8):748-53.

15. Jarius S, Wildemann B, Paul F. Neuromyelitis optica: clinical features, immunopathogenesis and treatment. Clin. Exp. Immunol. 2014;176:149-64.

16. Jeon Y, Lee H. Ramsay Hunt syndrome. J. Dent. Anesth. Pain Med. 2018;18(6):333-7.

17. Johnson RW, Rice ASC. Postherpetic neuralgia. N. Engl. J. Med. 2014;371(16):1526-33.

18. Kalita J, Kumar B, Misra UK et al. Central post stroke pain: clinical, MRI, and SPECT correlation. Pain Med. 2011;12:282-8.

19. Klasser GD, Balasubramaniam R, Epstein J. Topical review-connective tissue diseases: orofacial manifestations including pain. J. Orofac. Pain. 2007;21:171-84.

20. Klit H, Finnerup NB, Jensen TS. Central poststroke pain: clinical characteristics, pathophysiology, and management. Lancet Neurol. 2009;8:857-68.

21. La Mantia L, Curone M, Rapoport AM et al. Tolosa-Hunt syndrome: critical literature review based on IHS 2004 criteria. Cephalalgia. 2006;26:772-81.

22. Lee HL, Yeo M, Choi G et al. Clinical characteristics of headache or facial pain prior to the development of acute herpes zoster of the head. Clin. Neurol. Neurosurg. 2017;152:90-4.

23. Liesegang TJ. Herpes zoster ophthalmicus: natural history, risk factors, clinical presentation, and morbidity. Ophthalmology. 2008;115(suppl. 2):s3-12.

24. Marzoli B, Criscuoli A. Pain in optic neuropathies. Neurol. Sci. 2018;39(suppl. 1):25-31.

25. McMillan HJ, Keene DL, Jacob P, Humphreys P. Ophthalmoplegic migraine: inflammatory neuropathy with secondary migraine? Can. J. Neurol. Sci. 2007;34(3):349-55.

26. McNicol ED, Midbari A, Eisenberg E. Opioids for neuropathic pain. Cochrane Database Syst. Rev. 2013;8:CD006146.

27. Mills RJ, Young CA, Smith ET. Central trigeminal involvement in multiple sclerosis using high-resolution MRI at 3 T. Br. J. Radiol. 2010;83:493-8.

28. Qian P, Lancia S, Alvarez E et al. Association of neuromyelitis optica with severe and intractable pain. Arch. Neurol. 2012;69:1482-7.

29. Roh J, Muelleman T, Tawfik O, Thomas SM. Perineural growth in head and neck squamous cell carcinoma: a review. Oral Oncol. 2015;51:16-23.

30. Shoja MM, Tubbs RS, Ghabili K et al. Johan Georg Raeder and paratrigeminal sympathetic paresis. Childs Nerv. Syst. 2010;2 6:373-6.

31. Sjaastad O, Bakketeig LS. The rare, unilateral headaches: vaga study of headache epidemiology. J. Headache Pain. 2007;8(1):19-27.

32. Truini A, Galeotti F, Haanpää M et al. Pathophysiology of pain in postherpetic neuralgia: a clinical and neurophysiological study. Pain. 2008;140:405-10.

33. Von Hehn CA, Baron R, Woolf CJ. Deconstructing the neuropathic pain phenotype to reveal neural mechanisms. Neuron. 2012;73:638-52.

34. Wilker S, Rucker J, Newman N et al. Pain in ischemic ocular motor nerve palsies. Br. J. Ophthalmol. 2009;93:1657-9.

Neuralgia do Trigêmeo

André Marques Mansano

Introdução

A neuralgia do trigêmeo, caracterizada por episódios de dores faciais paroxísticas do tipo choque, é considerada, por muitos, uma das piores dores existentes, motivo pelo qual também é conhecida como a doença do suicídio.

Epidemiologia

Os dados epidemiológicos relacionados à neuralgia do trigêmeo variam de acordo com a série e definições estudadas, estando suscetíveis a diferenças significativas em virtude de baixa ocorrência da doença. Por exemplo, a prevalência pode variar de 0,03% a 0,3%,[1] ocorrendo com maior frequência em pacientes acima de 50. O fato de ocorrer predominantemente em mulheres parece estar relacionado mais à maior expectativa de vida do sexo feminino. Dados inconsistentes trazem, como fatores de risco, a hipertensão arterial sistêmica, diabetes *mellitus* e até a presença de enxaqueca.

Anatomia

O nervo trigêmeo é o 5º dos 12 pares cranianos. Origina-se de quatro núcleos cerebrais, três sensitivos (núcleo mesencefálico, núcleo principal e núcleo espinhal) e um motor (núcleo motor no trigêmeo). O termo "trigêmeo" deriva, obviamente, das três divisões apresentadas pelo nervo craniano. É responsável pela inervação sensitiva de toda a face, dos dois terços anteriores da língua, seios nasais e dura supratentorial bem como pela inervação motora dos músculos masseteres, temporais, pterigoides, digástricos e tensores do tímpano (Figura 51.1).

Ocupa a cavidade de Meckel, um recesso da dura-máter, localizada na fossa posterior, enviando seus três ramos conforme descrito a seguir.

Nervo oftálmico

A divisão oftálmica trigeminal é a menor das três. Acessa a região orbitária através da fissura orbital superior, localizadas entre as asas menor e maior do osso esfenoide. Seus ramos principais são o nervo frontal, com suas subramificações (nervo supratroclear e supraorbital), o nervo nasociliar e o nervo lacrimal.

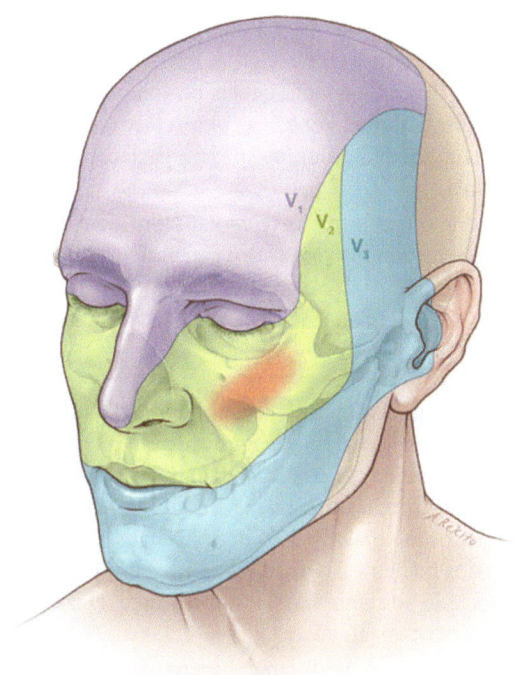

FIGURA 51.1 – Inervação sensitiva do trigêmeo.
Fonte: Desenvolvida pela autoria do capítulo.

Nervo maxilar

A divisão maxilar sai da cavidade de Meckel através do forame rotundo (ou redondo), entrando no aspecto superior da fossa pterigopalatina. Seus principais ramos são os nervos infraorbitário, zigomático, alveolar superior, palatino maior e nasopalatino.

Nervo mandibular

A mandibular é a maior das divisões do nervo trigêmeo. Contém uma raiz motora e uma sensitiva, ambas saindo pelo forame oval localizado na asa no esfenoide. Da sua divisão anterior, saem os ramos massetéricos (motor), temporais profundos (misto), bucal (sensitivo) e pterigoide lateral (motor). Da sua porção posterior, saem os nervos auricular, lingual e alveolar inferior.

Fisiopatologia

O mecanismo mais estudado da neuralgia do trigêmeo é, seguramente, a possível compressão vascular de um dos ramos da artéria basilar na entrada da ponte, usualmente a artéria cerebelar superior. Nessa região, o nervo trigêmeo perde a camada de mielina derivada das células de Schwann, que dão lugar a uma camada central de mielina originada dos oligodendrócitos. Essa zona de transição é especialmente vulnerável a lesões e desmielinização que, a depender da magnitude, resulta na hiperexcitabilidade axonal.[2] Alguns estudos de baixo poder estatístico sugerem que a presença de um forame oval ou rotundo de menores dimensões pode também estar relacionada à patogênese da neuralgia trigeminal.[3]

Uma situação particular é a ocorrência da neuralgia do trigêmeo em pacientes com esclerose múltipla em que a desmielinização típica da doença ocorre na zona de entrada das raízes dorsais na ponte. Porém, a compressão vascular pode ser um evento contribuidor, mesmo no paciente com esclerose múltipla.[4]

Independentemente do evento causador, é evidente que há alterações da condutividade dos canais de sódio e da sensibilização central.[5]

Quadro clínico

O quadro típico do paciente com neuralgia do trigêmeo é de dor facial unilateral na topografia de um ou mais ramos do nervo trigêmeo, paroxísticas, usualmente do tipo choque, pontada, facada ou fisgada,[6] desencadeadas por estímulos inócuos em mais de 95% dos pacientes.[7] Em cerca de um terço dos pacientes, o acometimento é do ramo mandibular associado ao ramo maxilar do trigêmeo[8] (Figuras 51.2 e 51.3).

Sintomas autonômicos como hiperemia conjuntival, lacrimejamento, coriza e, eventualmente, ptose palpebral são infrequentes, mas podem ocorrer. Em alguns casos, os pacientes podem apresentar um quadro de dor contínua com paroxismos ocasionais.

Classificação

A classificação da neuralgia do trigêmeo tem importância do ponto de vista acadêmico para padronizar grupos em eventuais estudos científicos e também clínico e para alinhar expectativas sobre os tratamentos propostos. As classificações mais aceitas são da Sociedade Internacional de Cefaleia e da Associação Internacional para o Estudo da Dor (Quadro 51.1).

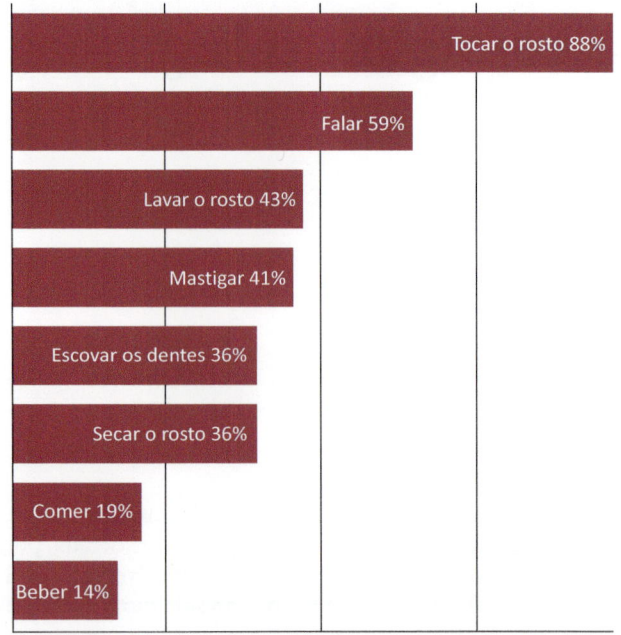

FIGURA 51.2 – Desencadeadores mais frequentes nos pacientes com neuralgia do trigêmeo.

Fonte: Adaptada de Rozen TD. Trigeminal neuralgia and glossopharyngeal neuralgia – Neurologic Clinics. W.B. Saunders; 2004. v. 22, p. 185-206.

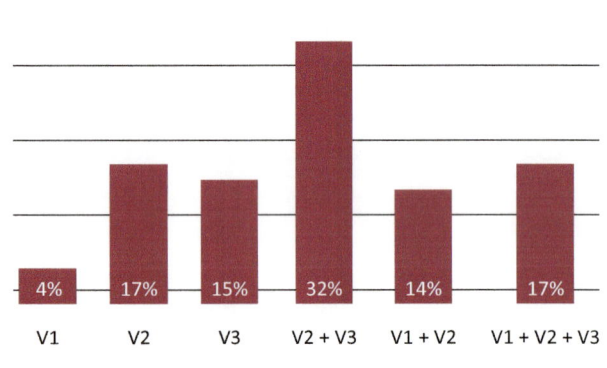

FIGURA 51.3 – Distribuição do acometimento dos ramos trigeminais em pacientes com neuralgia do trigêmeo.

Fonte: Adaptada de Rozen TD. Trigeminal neuralgia and glossopharyngeal neuralgia – Neurologic Clinics. W.B. Saunders; 2004. v. 22, p. 185-206.

Diagnóstico

O diagnóstico da neuralgia do trigêmeo é fundamentalmente clínico. Exames complementares são importantes no sentido de identificar possíveis causas como compressões neurovasculares, tumores em ângulo cerebripontino e esclerose múltipla (Figura 51.4).

Quadro 51.1 – Classificação e critérios diagnósticos da neuralgia do trigêmeo.

Critérios diagnósticos da neuralgia do trigêmeo de acordo com a ICHD-3 e a IASP

ICDH-3
Descrição
Doença caracterizada por dores faciais recorrentes, unilaterais, do tipo choque, de início súbito e de curta duração, limitada à distribuição de um ou mais ramos trigeminais, desencadeadas por estímulos inócuos. Pode haver dor contínua concomitante, de moderada intensidade, respeitando à inervação trigeminal

Critérios
A – Dores faciais unilaterais, recorrentes e paroxísticas, no trajeto de um ou mais ramos do nervo trigêmeo, sem irradiação além desses limites, preenchendo os critérios B e C
B – A dor tem todas as seguintes características
    1 – Duração de segundos a 2 minutos
    2 – Forte intensidade
    3 – Tipo choque, pontada, fisgada ou agulhada
C – Desencadeada por estímulos táteis na área da inervação trigeminal
D – Não explicada de forma mais adequada por outro diagnóstico da ICHD-3

IASP
Descrição
Dor orofacial restrita a uma ou mais divisões do nervo trigêmeo. Exceto nos casos de esclerose múltipla, a dor afeta apenas um lado do rosto. Tem início súbito e tipicamente dura alguns segundos a no máximo 2 minutos. Pacientes podem relatar dores espontâneas, mas os paroxismos podem ser desencadeados por estímulos mecânicos ou movimentos inócuos. Caso o paciente sinta dores contínuas concomitantes, o diagnóstico a ser considerado deve ser o de "neuralgia do trigêmeo com dor contínua concomitante"

Diagnóstico
O diagnóstico de neuralgia do trigêmeo fica definido caso o paciente apresente (1) dor orofacial que seja (2) distribuída no território da inervação trigeminal e (3) desencadeada por estímulos inócuos

Subclassificação (ICHD-3 e IASP)
- **Neuralgia do trigêmeo idiopática:** nenhum teste ou exame complementar confirma a lesão ou doença que justifique o quadro
- **Neuralgia do trigêmeo clássica:** evidência de compressão vascular com alterações morfológicas na raiz trigeminal, documentada pela ressonância magnética ou achado intraoperatório
- **Neuralgia do trigêmeo secundária:** evidência de doença de base causadora da neuralgia trigeminal, documentada em ressonância magnética ou outro teste confirmatório (p. ex., tumor em ângulo cerebropontino, malformação arteriovenosa ou esclerose múltipla)
- A neuralgia do trigêmeo clássica ou idiopática ainda pode ser subclassificada em "puramente paroxística" ou "com dor contínua concomitante"

Fonte: ICHD-3; IASP.

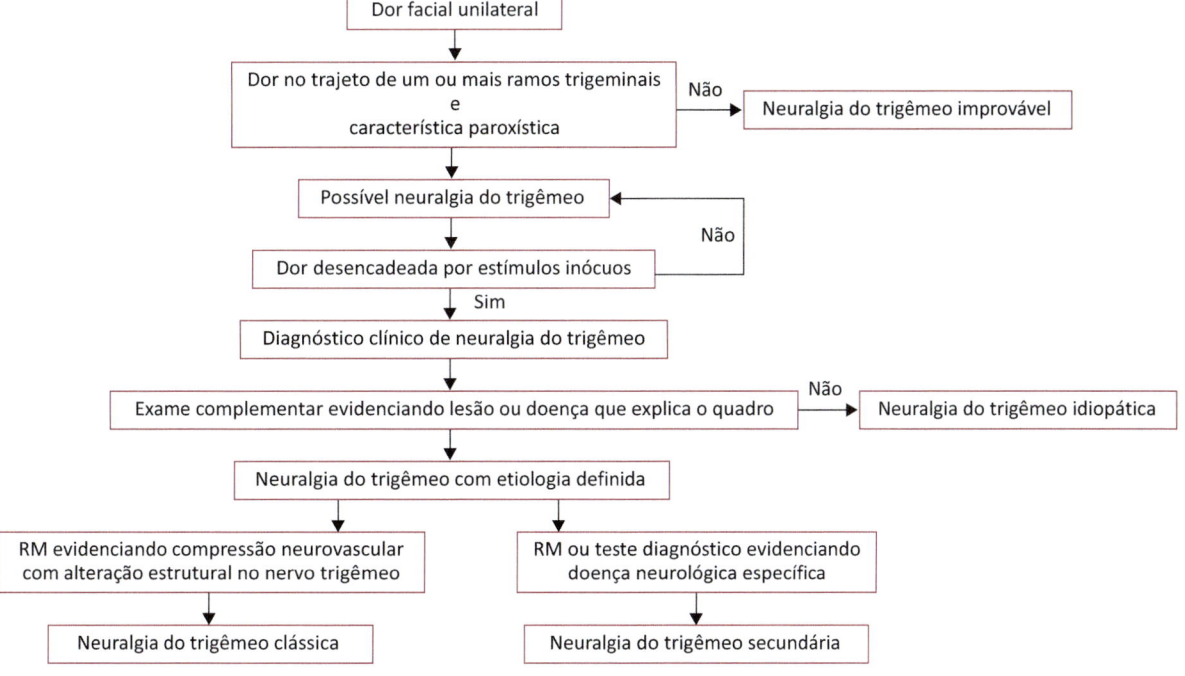

FIGURA 51.4 – Algoritmo para o diagnóstico da neuralgia do trigêmeo.
Fonte: Desenvolvida pela autoria do capítulo.

Exames complementares

Como foi mencionado, os exames complementares são mandatórios para a diferenciação da neuralgia do trigêmeo em neuralgia do trigêmeo clássica, secundária ou idiopática (Figura 51.5). A ressonância magnética (RM) encefálica é o exame de 1ª escolha. Nos casos em que é contraindicada, pode-se lançar mão de um exame eletrofisiológico. Em se tratando da neuralgia do trigêmeo clássica, é de fundamental importância que consigamos discernir o que é mero contato vascular e o que é um conflito com alterações morfológicas da raiz trigeminal.[9]

Diagnóstico diferencial

Apesar da obviedade, é válido lembrar que nem toda dor em território trigeminal decorre de uma neuralgia do trigêmeo. Durante a avaliação clínica, devemos estar atentos para algumas condições clínicas, a destacar:

- ▶ Herpes-zóster agudo em território trigeminal.
- ▶ Neuropatia pós-herpética em território trigeminal.
- ▶ Neuropatia trigeminal pós-traumática (p. ex., pós-procedimentos dentários).
- ▶ Dores dentárias (p. ex., pulpite).
- ▶ Cefaleias neuralgiformes (p. ex., SUNA/SUNCT).

Tratamento medicamentoso

A base do tratamento medicamentoso do paciente com neuralgia do trigêmeo é o uso de anticonvulsivantes. Alguns estudos agrupam pacientes com dores neuropáticas em subgrupos, dependendo do padrão fenotípico da doença.

O objetivo é selecionar os anticonvulsivantes a depender das características clínicas do paciente, aumentando as chances de sucesso com o tratamento.[10] Por exemplo, pacientes com dores neuropáticas predominantemente paroxísticas apresentam melhores resultados com uso de bloqueadores de canal de sódio e isso é amplamente aceito quando falamos sobre neuralgia do trigêmeo. Portanto, as medicações de 1ª linha são a carbamazepina e a oxcarbazepina, apresentando bons resultados em cerca de 90% dos pacientes.[11]

O grande ponto negativo dessas medicações é o perfil desfavorável de efeitos colaterais. Um estudo mostrou que 27% dos pacientes em uso de carbamazepina precisou diminuir ou suspender o medicamento em virtude do surgimento de efeitos colaterais. Esse número foi 18% nos pacientes em uso de oxcarbazepina.[12]

A Tabela 51.1 resume as medicações mais utilizadas na neuralgia do trigêmeo.

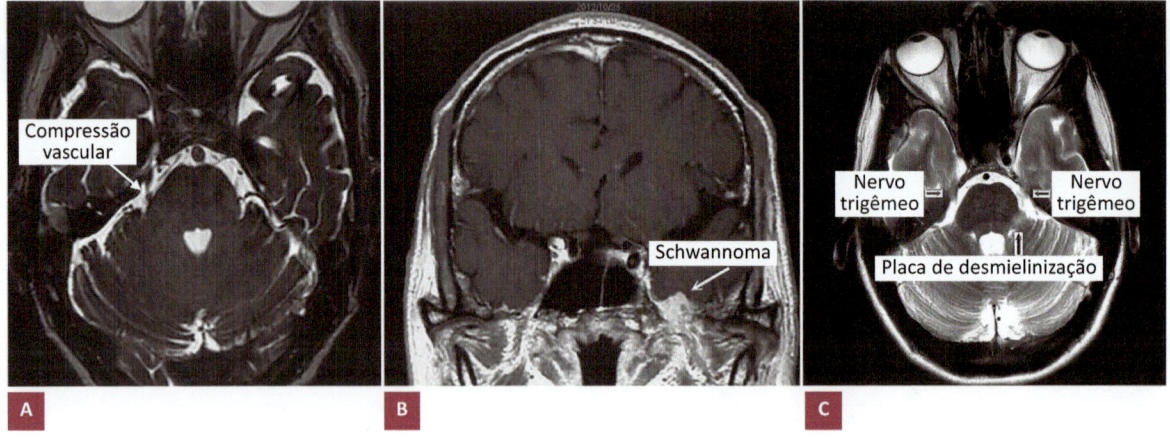

FIGURA 51.5 – Alterações compatíveis com neuralgia do trigêmeo clássica (A), secundária à compressão tumoral (B) e esclerose múltipla (C).

Fonte: Acervo da autoria do capítulo.

TABELA 51.1 – Medicações mais utilizadas no tratamento da neuralgia do trigêmeo.

Fármaco	Dose	Principais efeitos colaterais	Evidência
Carbamazepina	Inicial: 100 a 200 mg a cada 12 horas Máxima: 1.200 mg	Náusea, vômito, diarreia, hiponatremia, *rash* cutâneo, prurido, sonolência, tontura, letargia, dor de cabeça, agranulocitose, Steven Johnson, insuficiência hepática	4 trials *versus* placebo Controle das dores em 58 a 100% *versus* 0% a 40% do grupo placebo
Oxcarbazepina	Inicial: 300 mg a cada 12 horas Máxima: 1.200 a 1.800 mg/dia	Semelhantes aos da carbamazepina, porém em menor frequência	Trial *versus* carbamazepina Resultados semelhantes entre os grupos
Lamotrigina	Inicial: 25 mg/dia durante 2 semanas Aumento gradual e cauteloso até 200 mg a cada 12 horas	Náusea, vômito, edema periférico, insônia, tontura, ataxia, ideal suicida, *rash* cutâneo, Steven Johnson, dores lombares, nistagmo	Trial em 14 pacientes refratários à carbamazepina Terapia combinada com lamotrigina *versus* placebo com melhores resultados para o grupo lamotrigina

(continua)

TABELA 51.1 – Medicações mais utilizadas no tratamento da neuralgia do trigêmeo. (*Continuação*)

Fármaco	Dose	Principais efeitos colaterais	Evidência
Gabapentina	Inicial: 300 mg a cada 12 horas Máxima: 1.800 a 3.600 mg/dia	Tontura, sonolência, fadiga, ganho de peso, edema periférico, constipação intestinal, déficit cognitivo	Metanálise com estudos de baixo poder estatístico evidenciando resultados semelhantes quando comparada à carbamazepina
Pregabalina	Inicial: 50 a 75 mg/dia Máxima: 600 mg/dia	Tontura, sonolência, fadiga, ganho de peso, edema periférico, constipação intestinal, déficit cognitivo	Estudo não randomizado mostrando melhora completa em 25% dos pacientes e acima de 50% em 49%
Baclofeno	Inicial: 10 mg/dia Máxima: 80 mg/dia	Hipotonia muscular, tontura, sonolência, dor de cabeça, hipotensão arterial, náusea, vômitos, edema periférico, convulsões	Estudo duplo cego, com baixo poder estatístico, comparando 40 a 80 mg de baclofeno com placebo. Melhora de 70% *versus* 10%, respectivamente

Fonte: Desenvolvida pela autoria do capítulo.

Procedimentos minimamente invasivos e/ou cirúrgicos

Nos casos em que as dores se mostram refratárias ao tratamento medicamentoso, ou quando os efeitos adversos dos fármacos empregados são significativos, faz-se necessário o uso de técnicas intervencionistas. As mais estudadas são as infiltrações com toxina botulínica, radiofrequência do trigêmeo, compressão percutânea do trigêmeo por balão, radiocirurgia e cirurgia de descompressão trigeminal.

Toxina botulínica

A toxina botulínica apresenta efeitos analgésicos importantes por diminuir a liberação de substância P, glutamato e peptídeo relacionado ao gene da calcitonina, além de outros mecanismos.

Tem sido cada vez mais estudada para o tratamento de dores neuropáticas refratárias, incluindo a neuralgia do trigêmeo.

A aplicação intradérmica/submucosa de 50 a 75 UI de toxina botulínica do tipo A no trajeto da dor costuma ter bons efeitos com duração de cerca de 12 semanas, constituindo um bom tratamento para pacientes não elegíveis para procedimentos mais invasivos e duradouros.[13]

Ablação percutânea do nervo trigêmeo

Descrita por Rethi em 1913, a radiofrequência do trigêmeo consiste na alocação, usualmente sob visão fluoroscópica, de uma agulha (20 a 22 G) com ponta ativa, na cavidade de Meckel (Figura 51.6).

Um eletrodo é acoplado pela luz da agulha e ligado a um gerador de radiofrequência que, por sua vez, emite ondas cujo objetivo é aumentar a temperatura tecidual adjacente, culminando em uma ablação térmica do gânglio trigeminal.

Não há consenso sobre qual é a melhor temperatura a ser utilizada, embora um estudo sugira que seja de 75 ºC.[14]

Para esse procedimento, é fundamental que o paciente seja colaborativo já que ele terá de ser despertado no decorrer da radiofrequência para identificar, por estímulos sensitivos, o ramo sobre o qual a ponta ativa da agulha estará.

Apesar de ser um procedimento de alta eficácia na prática clínica, não há estudos robustos, randomizados com tratamento conservador ou *sham*, que o suportem, motivo pelo qual as evidências ainda são fracas.[15]

As principais complicações do procedimento são disestesias como parestesia ou dormência, diminuição da força do masseter, reativação do herpes simples, hipoestesia da córnea e anestesia dolorosa.

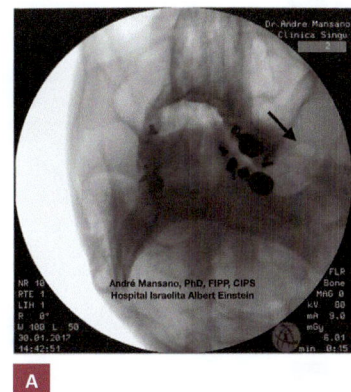 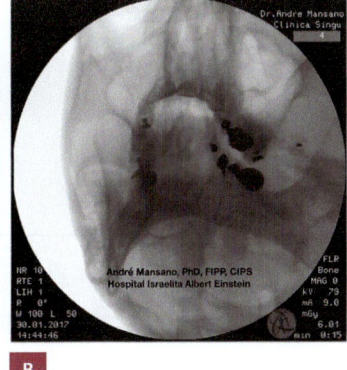 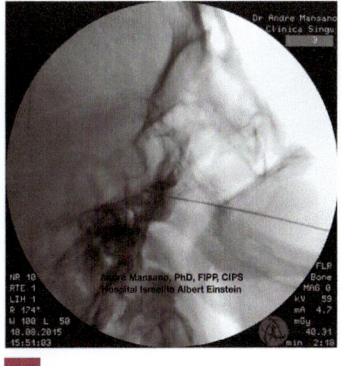

FIGURA 51.6 – (A) Visão fluoroscópica submentoniana evidenciando o forame oval (seta preta); (B) Agulha de radiofrequência inserida através do forame oval, em "túnel"; (C) Visão fluoroscópica lateral, mostrando a ponta da agulha no interior da cavidade de Meckel.

Fonte: Acervo da autoria do capítulo.

Compressão percutânea do nervo trigêmeo por balão

Descrita em por Shelden & Pudenz em 1950, a compressão percutânea do trigêmeo por balão consiste na introdução de uma agulha 14G na cavidade de Meckel, através do forame oval, usualmente guiada por fluoroscopia (Figura 51.7).

Um cateter do tipo Fogarty número 4 é introduzido através da agulha e insuflado com contraste não iônico, exercendo uma compressão trigeminal por aproximadamente 60 segundos.

Tal compressão realizará uma lesão isquêmica no nervo, inativando-o.

O procedimento pode ser realizado sob sedação ou anestesia geral e, durante a insuflação do balão, é relativamente comum a ocorrência de bradicardia, por isso drogas de resgate devem sempre estar prontamente disponíveis.

É importante que o balão adote uma forma distorcida durante a insuflação, usualmente em forma de pera. Isso denota que o balão ocupou toda a cavidade de Meckel e tenta se insinuar para a fossa posterior, comprimindo adequadamente o gânglio trigeminal.[16]

As principais complicações são dormência facial, fraqueza do masseter, reativação do herpes simples, lesão de nervos cranianos (III/IV par), infecção e hematoma.

Radiocirurgia

Outra opção de tratamento minimamente invasivo é a radiocirurgia, também conhecida como *gamma-knyfe*, descrita por Lars Leksell em 1951.

Esse procedimento consiste no uso de raios concêntricos com objetivo de destruição tecidual controlada na porção intracisternal do nervo trigêmeo, com doses que usualmente variam de 60 a 90 Gy.

Doses excessivas parecem não aumentar as chances de sucesso, embora possa acarretar maiores índices de complicações.[17]

A radiocirurgia age nas fibras finas, amielínicas, destruindo canais de sódio com relativo bloqueio da condução nervosa, o que garante eficácia que varia de 50% a 100%, a depender da série e técnica estudadas.[18]

Uma das desvantagens da radiocirurgia é o custo da aparelhagem necessária, bem como a latência para a melhora das dores, algo que pode levar de 15 a 81 dias após o tratamento.[18]

A complicação mais comum é a hipoestesia, ocorrendo em 19% a 28% dos casos.

Outras complicações incluem anestesia dolorosa, síndrome do olho seco, hipoacusia e fraqueza massetérica, embora sejam mais raras.

Cirurgia descompressiva

A cirurgia para o tratamento da neuralgia do trigêmeo foi descrita por Frazier em 1915, em um acesso transtemporal. Dandy, em 1932, descreveu a secção trigeminal subcerebelar e, finalmente, Jannetta descreveu a técnica descompressiva na década de 1960, em uma série de mais de 4 mil pacientes.[19]

A técnica naturalmente envolve uma craniotomia com abertura dural, dissecção cisternal e do 5º par, identificação e isolamento do conflito vascular,[20] garantindo uma taxa de pacientes livres de dor em 5 anos de mais de 80%.[21]

A neurocirurgia é o tratamento que tem menor possibilidade de complicações disestésicas como dormência e/ou parestesias, embora seja mais susceptível a complicações perioperatórias graves, incluindo óbito. Por isso usualmente reserva-se o tratamento cirúrgico para aqueles pacientes com risco cardiovascular controlado.

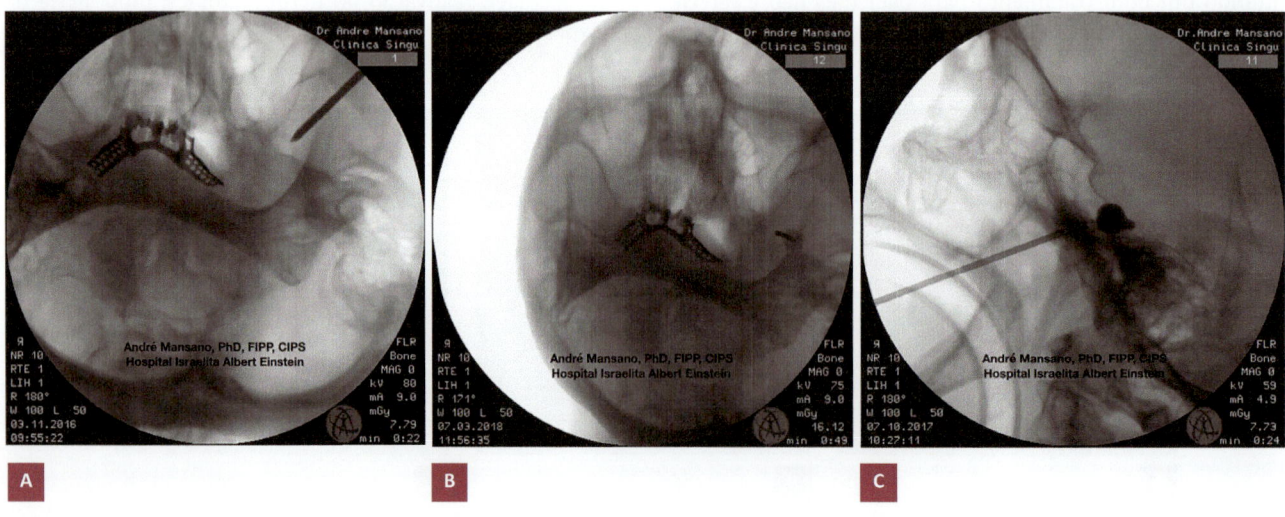

FIGURA 51.7 – (A) Apontador mostrando forame oval na incidência submentoniana; (B) Agulha 14G alocada em visão "túnel"; (C) balão insuflado em forma de pera na cavidade de Meckel.

Fonte: Acervo da autoria do capítulo.

Referências bibliográficas

1. De Toledo IP, Conti Réus J, Fernandes M, Porporatti AL, Peres MA, Takaschima A et al. Prevalence of trigeminal neuralgia: a systematic review. American Dental Association. Journal of the American Dental Association. 2016;147:570-576.e2.

2. Burchiel KJ. Abnormal impulse generation in focally demyelinated trigeminal roots. J. Neurosurg. 1980;53(5):674-83.

3. Liu P, Zhong W, Liao C, Liu M, Zhang W. Narrow foramen ovale and rotundum: a role in the etiology of trigeminal neuralgia. J. Craniofac. Surg. 2016 Aug 25;27(8):2168-70.

4. Tenser RB. A dual concurrent mechanism explains trigeminal neuralgia in patients with multiple sclerosis. Neurology. Lippincott Williams and Wilkins; 2016. v. 87, p. 2385-6.

5. Li JJ, Liu ZX, Zhang YL, Xue GY. P2X receptors and trigeminal neuralgia. Neuroreport. 2019 Jul 3;30(10):725-9.

6. Katusic S, Williams DB, Beard M, Bergstralh EJ, Kurland LT. Epidemiology and clinical features of idiopathic trigeminal neuralgia and glossopharyngeal neuralgia: similarities and differences – Rochester, Minnesota; 1945-1984. Neuroepidemiology. 1991;10(5-6):276-81.

7. Di Stefano G, Maarbjerg S, Nurmikko T, Truini A, Cruccu G. Triggering trigeminal neuralgia. Cephalalgia. 2018 May 1;38(6):1049-56.

8. Rozen TD. Trigeminal neuralgia and glossopharyngeal neuralgia. Neurologic Clinics. W.B. Saunders; 2004. v. 22, p. 185-206.

9. Leal PRL, Hermier M, Souza MA, Cristino-Filho G, Froment JC, Sindou M. Visualization of vascular compression of the trigeminal nerve with high-resolution 3t MRI: a prospective study comparing preoperative imaging analysis to surgical findings in 40 consecutive patients who underwent microvascular decompression for trigeminal neuralgia. Neurosurgery. 2011 Jul;69(1):15-25.

10. Arning K, Baron R. Evaluation of symptom heterogeneity in neuropathic pain using assessments of sensory functions. Neurotherapeutics. 2009 Oct;6(4):738-48.

11. Bendtsen L, Zakrzewska JM, Abbott J, Braschinsky M, Di Stefano G, Donnet A et al. European Academy of Neurology guideline on trigeminal neuralgia. European Journal of Neurology. Blackwell Publishing Ltd.; 2019. v. 26, p. 831-49.

12. Di Stefano G, La Cesa S, Truini A, Cruccu G. Natural history and outcome of 200 outpatients with classical trigeminal neuralgia treated with carbamazepine or oxcarbazepine in a tertiary centre for neuropathic pain. J. Headache Pain. 2014 Dec 9;15(1):34.

13. Wu CJ, Lian YJ, Zheng YK, Zhang HF, Chen Y, Xie NC et al. Botulinum toxin type A for the treatment of trigeminal neuralgia: results from a randomized, double-blind, placebo-controlled trial. Cephalalgia. 2012 Apr;32(6):443-50.

14. Tang YZ, Yang LQ, Yue JN, Wang XP, He LL, Ni JX. The optimal radiofrequency temperature in radiofrequency thermocoagulation for idiopathic trigeminal neuralgia: a cohort study. Medicine (Baltimore). 2016 Jul;95(28):e4103.

15. Huygen F, Kallewaard JW, Tulder M, Van Boxem K, Vissers K, Kleef M et al. Evidence-based interventional pain medicine according to clinical diagnoses: update 2018. Pain Pract. 2019 Apr 8;19(6):papr.12786.

16. Asplund P, Linderoth B, Bergenheim AT. The predictive power of balloon shape and change of sensory functions on outcome of percutaneous balloon compression for trigeminal neuralgia. J. Neurosurg. 2010 Sep;113(3):498-507.

17. Marchetti M, Pinzi V, De Martin E, Ghielmetti F, Fariselli L. Radiosurgery for trigeminal neuralgia: the state of art. Neurological Sciences. Springer-Verlag Italia s.r.l.; 2019. v. 40, p. 153-7.

18. Tuleasca C, Régis J, Sahgal A, De Salles A, Hayashi M, Ma L et al. Stereotactic radiosurgery for trigeminal neuralgia: a systematic review. American Association of Neurological Surgeons. Journal of Neurosurgery. 2019;130:733-57.

19. McLaughlin MR, Jannetta PJ, Clyde BL, Subach BR, Comey CH, Resnick DK. Microvascular decompression of cranial nerves: lessons learned after 4400 operations. J. Neurosurg. 1999;90(1):1-8.

20. Silva OT, Almeida CC, Iglesio RF, Navarro JM, Teixeira MJ, Duarte KP. Surgical variation of microvascular decompression for trigeminal neuralgia: a technical note and anatomical study. Surg. Neurol. Int. 2016 Sep 1;7(22):s571-6.

21. Gubian A, Rosahl SK. Meta-analysis on safety and efficacy of microsurgical and radiosurgical treatment of trigeminal neuralgia. World Neurosurg. 2017 Jul;103:757-67

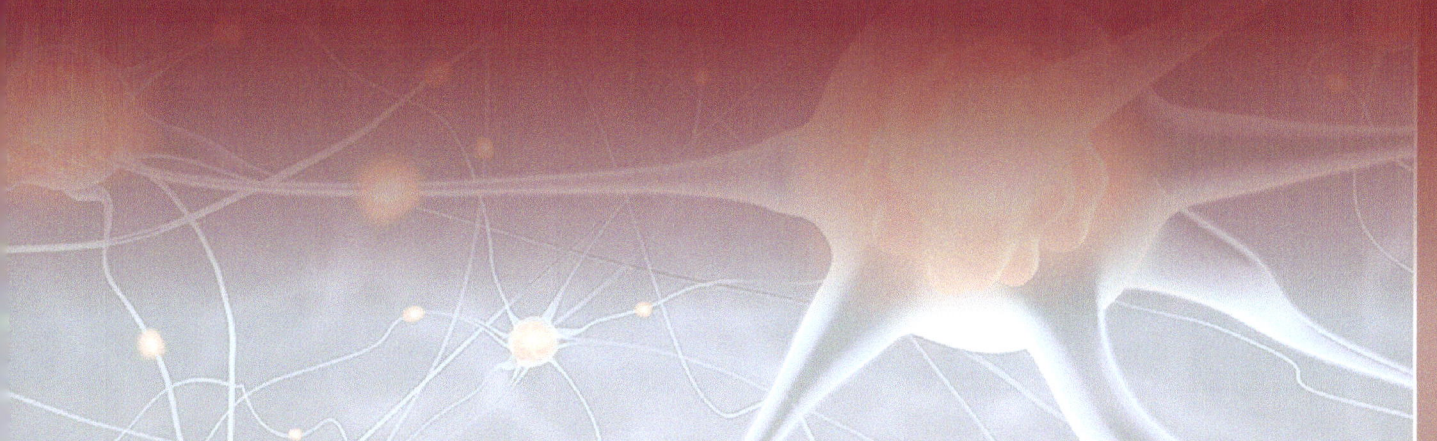

Neuropatias Centrais

Dor Neuropática na Esclerose Múltipla

Cláudia Cristina Ferreira Vasconcelos | Valéria Martins Cavaco Barbosa

Esclerose múltipla

A esclerose múltipla (EM) é uma doença crônica que afeta mais de 2,5 milhões de pessoas em todo o mundo e se caracteriza por inflamação autoimune do sistema nervoso central (SNC), causada pela infiltração linfocitária, que provoca desmielinização com dano axonal subjacente, astrogliose e ativação microglial.[1]

A EM tem sua apresentação clínica inicial entre 18 e 55 anos, com pico de incidência entre as 3ª e 4ª décadas de vida e, por isso, representa a causa mais comum de deficiência neurológica adquirida entre adultos jovens, ensejando importante impacto socioeconômico.[2]

A doença é mais prevalente entre as mulheres, com uma razão em torno de 2 a 3 mulheres para cada homem. A prevalência da EM também varia de acordo com a etnia e localização geográfica. É considerada de alta prevalência entre caucasianos das regiões ocidentais do hemisfério norte, rara ou de baixa prevalência em regiões tropicais e equatoriais. A sua prevalência cresce à medida que a latitude aumenta ao norte e ao sul da linha do equador. No Brasil, sua prevalência é considerada baixa, em média 8,69/100.000 habitantes, variando de acordo com a região estudada, é menor no Nordeste – 1,36/100.000 habitantes e maior na região Sul – 27,2/100.000 habitantes.[3]

Descendentes de europeus são mais suscetíveis a desenvolver a doença,[1] favorecendo a hipótese etiológica mais aceita de interação entre susceptibilidade genética e fatores ambientais. O determinante genético mais identificado até o momento é o complexo de histocompatibilidade principal (MHC), em especial o alelo DRB1*1501. Diversos estudos quanto a gatilhos ambientais também têm sido conduzidos e os fatores externos mais associados até o momento são infecção viral, em especial a mononucleose infecciosa, disbiose intestinal, hipovitaminose D e pouca exposição a radiações ultravioletas, tabagismo e obesidade.[2]

A apresentação clínica inicial é heterogênea, pode ser inicialmente assintomática na presença de alterações radiológicas (síndrome radiológica isolada), ou pode variar de manifestações neurológicas leves até uma evolução rápida e debilitante. Em geral, 75% a 80% dos indivíduos afetados iniciam a doença de forma remitente recorrente (esclerose múltipla remitente recorrente – EMRR), cujos surtos podem ser mono ou polissintomáticos, mas obrigatoriamente com duração superior a 24 horas. Os surtos podem ter remissão espontânea ou necessitar de tratamento, a recuperação pode ser total ou permanecer um déficit residual. A fase de remissão pode durar meses ou até anos.[1]

Nos estudos sobre a história natural da EM, foi observado que, após dez anos de doença, a metade ou mais dos pacientes passava a evoluir, independentemente da ocorrência dos surtos, com progressiva piora das funções neurológicas e instalação de incapacidade permanente, caracterizando a forma evolutiva secundariamente progressiva (esclerose múltipla secundariamente progressiva – EMSP).[4] Uma parcela menor de pacientes, em torno de 10% a 15%, desde o início da doença apresenta evolução progressiva, sem surtos definidos, mas com insidiosa e indolente piora de funções neurológicas (esclerose múltipla progressiva primária – EMPP).[1]

As terapias farmacológicas para EM, atualmente disponíveis, são as chamadas drogas modificadoras da doença (DMD) e incluem medicamentos injetáveis (interferon beta 1a e 1b, acetato de glatirâmer e peginterferon beta 1a), medicamentos orais (fingolimod, teriflunomida, fumarato de dimetila e cladribina), e medicamentos infusionais da classe anticorpos monoclonais (natalizumabe, alemtuzumabe e ocrelizumabe). Além desses, há também imunossupressores clássicos que podem ser eficazes como a mitoxantrona, azatioprina e ciclofosfamida. O uso de corticosteroides é destinado ao tratamento do surto a fim de minimizar a intensidade e duração dos sintomas. Todas as terapias citadas têm por objetivo modular e/ou suprimir a atividade inflamatória ao interferir em diferentes pontos da cascata imunológica. A eficácia, tolerabilidade e perfil de segurança são diferentes entre estes fármacos, indo desde um efeito modesto com maior segurança, até a alta eficácia com maior risco de eventos adversos graves. A indicação da DMD é individualizada e se faz pautada na atividade inflamatória quantificada pela frequência de surtos, carga lesional, avanço da incapacidade, além do estilo de vida e comorbidades do paciente.[2]

As manifestações clínicas da EM resultam da interrupção dos tratos mielinizados do SNC e incluem os seguintes sintomas de forma isolada ou em combinações (Quadro 52.1): fraqueza em um ou mais membros; distúrbios sensitivos/sensoriais; perda visual monocular (neurite óptica); visão dupla (diplopia); instabilidade da marcha; e ataxia de tronco e membros. Disfunção esfincteriana, fadiga, maior sensibilidade ao calor também ocorrem em muitos pacientes. Transtornos cognitivos são comuns, particularmente em casos avançados, e incluem: prejuízo na memória; atenção, dificuldades de resolução de problemas; lentidão no processamento de informações; e dificuldades na mudança entre tarefas cognitivas. Outros sintomas adicionais podem estar presentes tanto no início como no decorrer da doença e incluem: a dor do sinal de Lhermitte e da neuralgia trigeminal (NT); paralisia com espasmo facial; vertigem; espasmos tônicos dolorosos; e outros sintomas paroxísticos. Tais manifestações são atribuídas a descargas ao longo dos axônios desmielinizados.[2]

O sintoma de dor na EM decorre da injúria tanto da mielina como do dano axonal e pode incidir de forma aguda ou crônica, principalmente quando se trata de dor neuropática (DN). Entre as manifestações de dor na EM, o sinal de Lhermitte e a NT são os exemplos mais comuns de DN. Já o espasmo doloroso, a síndrome dolorosa miofascial e a dor resultante de espasticidade são considerados de origem nociceptiva ou musculoesqueléticas. Por fim, a cefaleia é tida como dor mista.[1]

A dor é um sintoma comum na EM, estimada ocorrer em torno de 75% e corresponde a 30% de todos os sintomas tratados na EM.[5] Apesar da sua grande prevalência, a maioria dos pacientes não obtém resposta satisfatória aos tratamentos propostos para o manejo da dor, gerando prejuízos na sua qualidade de vida.

Neste contexto, a proposta deste capítulo será revisar as principais características da DN presente nos pacientes com EM, abordando seus aspectos clínicos, fisiopatológicos e terapêuticos.

Dor na esclerose múltipla

Embora a dor seja definida pela International Association for the Study of Pain – IASP (2020) como "uma experiência sensitiva e emocional desagradável associada, ou semelhante àquela associada, a uma lesão tecidual real ou potencial"[6] e esteja presente entre os sintomas frequentemente referidos por indivíduos com EM ao longo da doença, ainda assim, tem sido subestimada. A dor na EM é relatada como um dos sintomas mais incômodos e interfere na qualidade de vida, nas atividades de vida diária, no sono, na capacidade para o trabalho e nas relações sociais, além do impacto no estado psicoafetivo. Os sintomas comuns à EM, como fadiga, distúrbios motores e prejuízo cognitivo em geral são percebidos antes do início da dor. É mais provável que os pacientes com EM que sentem dor percebam sua doença como incapacitante em relação àqueles que não sentem dor.[7] Foi apontado que a incapacidade gerada tanto pela EM como pela fadiga foi positivamente correlacionada com a presença de dor, porém a intensidade da dor se correlacionou apenas com a gravidade da doença.[8] Apesar de a dificuldade de marcha e a fadiga contribuírem significativamente para a percepção da saúde pessoal, a dor tem importante impacto sobre a funcionalidade do paciente e merece atenção adequada.[9]

Em uma revisão sistemática com metanálise sobre prevalência e história natural da dor em adultos com EM, a prevalência geral de dor combinada foi de 63% num *pooled* de 5.319 sujeitos incluídos em 17 estudos sobre dor em geral ou síndromes dolorosas. Os seguintes tipos de dor foram quantificados: cefaleia – 43%, dor neuropática em extremidades – 26%, dor nas costas – 20%, espasmos dolorosos – 15%, sinal de Lhermitte – 16%, e neuralgia do trigêmeo – 3,8%. Quanto à prevalência de dor em diferentes estágios da doença (antes do início, no início e na recidiva) e durante o acompanhamento longitudinal, as informações foram insuficientes para se tirar qualquer conclusão. Adicionalmente, numa análise *post hoc* de 5 entre os 17 estudos, foi apontada a prevalência de dor sepa-

Quadro 52.1 – Manifestações clínicas da esclerose múltipla.	
Nervo óptico e/ou vias ópticas	Redução da acuidade visual, visão dupla, redução do campo visual, discromatopsia
Vestibular	Vertigem, desequilíbrio
Bulbar	Disartria, disfagia
Motor	Paresia, espasticidade, tremor e incoordenação
Sensibilidade	Anestesia, hipoestesia, parestesias, disestesias e dor neuropática
Marcha	Prejudicada com base nas alterações baixa visual, sintomas vestibulares, espasticidade, ataxia, desequilíbrio, perda da sensibilidade, fadiga e dor
Esfíncter vesical	Urgência, frequência, hesitação, retenção
Esfíncter anal	Constipação, urgência e incontinência
Sexual	Redução da libido, disfunção erétil e anorgasmia
Cognitivo	Déficit atencional, lentificação do pensamento, prejuízo da memória, principalmente em curto prazo, prejuízo de funções executivas
Humor	Depressão, ansiedade
Fadiga	Fadiga da deficiência: aumento do esforço para realizar tarefas Fadiga motora: redução do desempenho ou resistência com esforço sustentado Fadiga do calor: piora de sintomas e sinais com aumento da temperatura corporal Fadiga sistêmica: letargia persistente
Dor	Dor neuropática crônica, neuralgia trigeminal, parestesias, disestesias, sintomas sensitivos paroxísticos (fenômeno de Lhermittes), espasticidade, espasmo tônico, dor associada a lesões inflamatórias e irritação de meninges adjacentes (p. ex.: neurite óptica), dorsalgia e artralgias pela imobilidade e espasticidade, dor por fraturas compressivas
Fenômenos paroxísticos	Crises epilépticas, tiques dolorosos

Fonte: Adaptado de Berkovich RR, 2016.

radamente por subtipo evolutivo: 50% na forma EMRR; 69,8% na forma EMSP; e 70,3% na EMPP. Embora a ocorrência da dor neuropática em fases iniciais da EM seja relativamente rara, um pouco acima de 4%, a sua presença no início da doença estaria ligada a maiores incapacidade, depressão e fadiga.[10]

Estudos a respeito de possíveis fatores de risco para desenvolvimento de dor no curso da EM mostram resultados conflitantes. Idade mais velha, maior duração e gravidade da doença são os mais apontados. Outras condições demográficas controversas são: gênero feminino relacionado a maior gravidade da dor; problemas de ordem mental relacionado a maior queixa de dor; e baixo nível educacional, nível socioeconômico e estado marital associados à intensidade da dor.[11]

Embora os mecanismos subjacentes da dor na EM ainda não estejam completamente elucidados, classificações de dor nesta enfermidade vêm sendo propostas de acordo com a fisiopatologia. Na Figura 52.1, está esquematizada a visão geral das classificações atuais de dor na EM sugeridas por O'Connor et al. e Truini et al.[12,13]

De acordo com ambas as classificações, a dor neuropática na EM incluiria a dor nas extremidades de caráter contínuo, e o sinal de Lhermitte e a NT de caráter intermitente, além da cefaleia considerada como um mix de dor neuropática e não neuropática na classificação de 2008[12] em correspondência à cefaleia do tipo tensional, tida como nociceptiva na classificação de 2013.[13]

A integridade do sistema nervoso periférico (SNP) e SNC é essencial para o processamento normal dos estímulos sensitivos. A DN é a dor causada por uma lesão ou doença que afeta o sistema somatossensitivo; na EM está associada à lesão medular e/ou encefálica, podendo ser denominada "dor neuropática central". Pode ser aguda ou crônica, e esta última é a mais comum, definida como uma dor que dura mais de 12 semanas e se perpetua além do tempo esperado para a resolução da sua causa.

Enquanto estima-se que a DN crônica afeta 8% da população geral,[14] a EM pode estar presente entre 29% e 86% dos indivíduos acometidos pela doença. A DN crônica pode ocorrer em vários estágios da EM, principalmente nos mais avançados, mas pode se apresentar como primeiro sintoma em 1% dos casos.[14]

A suspeita diagnóstica de DN na EM requer investigações específicas para confirmar se a dor tem origem no SNC, e são necessárias uma relação temporal com o início da doença e uma distribuição de dor plausível. Uma relação neuroanatômica com a topografia da lesão no SNC deve ser reconhecida (Figura 52.2), mesmo que a dor não seja sentida em todo o território de representação somatotópica da lesão, ou mesmo que se estenda um pouco fora desses territórios. A presença de sinais objetivos de alteração sensitiva no local de distribuição da dor, seja ela espontânea, seja ela provocada por estímulo, aumenta a certeza diagnóstica. Esses sinais podem ser um prejuízo sensitivo como hipoestesia ou respostas exageradas a estímulos sabidamente dolorosos (hiperalgesia), ou normalmente indolores (alodínia). O diagnóstico definitivo da DN na EM deve contar com a confirmação do envolvimento do SNC (córtex, tálamo, região periventricular, medula espinhal), como a identificação por exame de ressonância magnética de danos nos tratos somatossensitivos.[15]

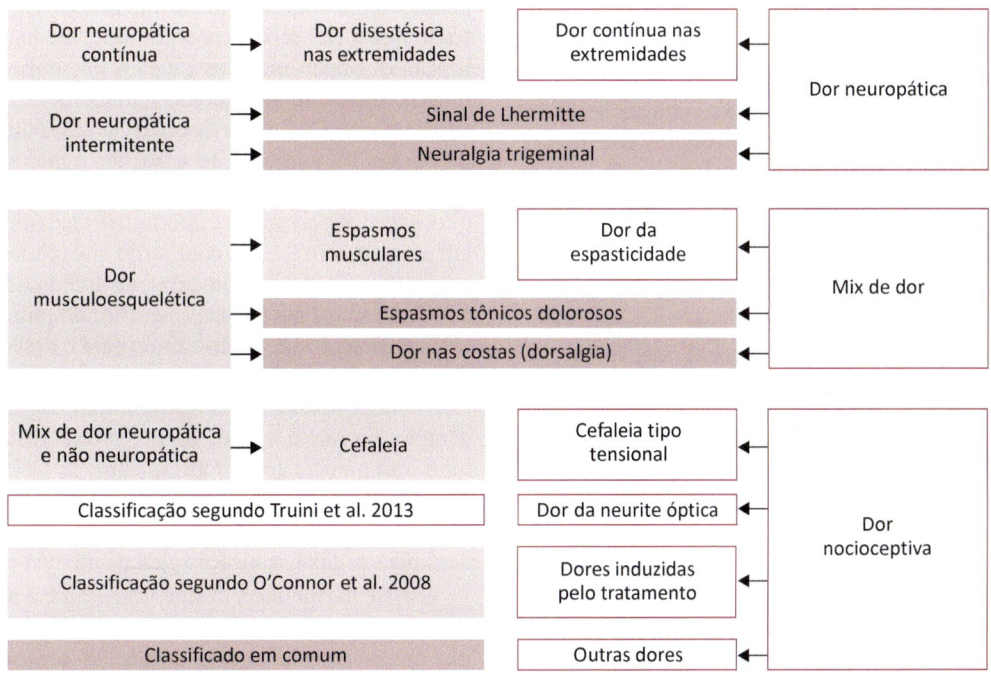

FIGURA 52.1 – Visão geral dos tipos de dor na EM de acordo com autores e suas correspondências.
Fonte: Adaptada de O'Connor et al., 2008 e Truini et al., 2013.

Na EM, a DN central pelo dano encefálico decorre de lesões em regiões conectadas ao córtex somatossensitivo ou vias associadas, como as vias espinotalâmicas. Lesões desmielinizantes nesta topografia estão associadas à dor disestésica nas extremidades.[16]

Um critério diagnóstico para DN foi proposto pelo NeuPSIG, subgrupo de trabalho da IASP, e graduado em três níveis: possível; provável; e definida (Quadro 52.2).

Quadro 52.2 – Critério diagnóstico para dor neuropática.	
Classificação	**Critérios de avaliação**
Possível	História relevante de doença ou lesão do sistema somatossensitivo com distribuição correspondente a área suspeita da lesão ou doença
Provável	História e exame físico com sinais sensitivos relacionados com a mesma distribuição neuroanatômica
Definida	História e exames diagnósticos confirmatórios da lesão ou doença no sistema somatossensitivo que justifique a dor

Fonte: Desenvolvida pela autoria do capítulo.

Fisiopatologia da dor neuropática na esclerose múltipla

De maneira geral, os mecanismos fisiopatológicos da dor neuropática na EM decorrem de lesões desmielinizantes e inflamatórias nas áreas envolvidas com o processamento e percepção da dor, embora estudos recentes tenham mostrado que não há correlação entre o foco de desmielinização e a dor.[5] Um dos mecanismos propostos é a desregulação da expressão dos canais de sódio nas fibras sensitivas, alterando a condução axonal e contribuindo para o aumento da excitabilidade neural e geração de focos ectópicos de descargas espontâneas. Essa hiperexcitabilidade neuronal resulta em sensibilização neuronal e instalação da dor. Extensas áreas centrais, como córtex pré-frontal, áreas somatossensitivas primárias e secundárias, córtex cingulado anterior, córtex insular, sistema límbico e cerebelo recebem aferências caudais, interagem e se integram no processamento, percepção e modulação da dor. Em outras palavras, as várias dimensões da dor – sensitivo-discriminativa, afetivo-motivacional e cognitivo-avaliativa – interagem para a percepção absolutamente individual do fenômeno doloroso. O componente sensitivo-discriminativo se relaciona à intensidade do estímulo doloroso, sua localização e distribuição topográfica, ou seja, qualifica a dor. O componente afetivo-motivacional diz respeito ao aspecto desagradável, negativo da experiência dolorosa, se traduz em sentimentos de medo, raiva e sofrimento. O componente cognitivo-avaliativo corresponde à representatividade da dor para aquele indivíduo, implica um aprendizado prévio a partir do qual o paciente estabelecerá respostas e estratégias de enfrentamento, podendo ser positivas ou negativas. O desequilíbrio entre os sistemas facilitatórios e inibitórios nessas vias sensitivas da medula espinhal, tronco e estruturas talamocorticais pode gerar a dor neuropática central.[17]

A lesão no SNC classicamente desencadeia a **sensibilização central**, que corresponde a um estado de hiperexcitabilidade nos neurônios do corno posterior medular (CPME), caracterizada por atividade espontânea neuronal no CPME, aumento da efetividade sináptica por amplificação dos campos receptivos e diminuição do limiar de despolarização da membrana neuronal. Ocorre uma cascata de eventos moleculares, como a ativação dos receptores NMDA (N- metil D-aspartato) e influxo celular de cálcio com consequente *wind-up*, ou seja, aumento progressivo na descarga do potencial de ação às estimulações repetidas de baixa frequência (amplificação da sensibilização dolorosa sem a presença do estímulo). Na presença de lesão de estruturas do SNP e SNC, citocinas pró-inflamatórias como fator de necrose tumoral (TNF, do inglês *tumor necrosis factor*), interleucina 1 (IL-1), IL-6 são secretadas e neuropeptídeos como substância P (SP) sensibilizam as terminações nervosas. Os fatores de transformação do crescimento beta (TGF, do inglês *transforming growth factor*) , alfa e delta estão envolvidos na ativação astrocitária e recrutamento de linfócitos T para o local das lesões e na liberação de proteases e óxido nítrico (NO). A micróglia ativada também produz interleucinas. A SP em concentração elevada causa liberação de NO e ácido araquidônico, aumenta a atividade neuronal prolongada e induz a hiperalgesia. A IL-6 ativa os astrócitos e induz a alodínia. Um dos processos mais importantes na dor crônica é a ativação dos receptores NMDA pelos aminoácidos excitatórios e neurocininas no CPME relacionados ao fenômeno de *wind-up*. Outras reações bioquímicas como a expressão da fosfolipase-A da proteinoquinase C geram a despolarização lenta e perpetuam o *wind-up*.[17]

Novos conhecimentos surgiram de estudos com modelos de encefalite alérgica experimental (EAE), induzida pela glicoproteína oligodendrócito-mielina (MOG). Foi demonstrado que a DN seria perifericamente mediada pela sensibilização dos neurônios dos gânglios das raízes dorsais (SNP) e não limitada ao SNC, como tradicionalmente aceito.[18] Em roedores com EAE, pode-se observar um influxo significativo de células T e aumento de astrócitos e micróglia/macrófago reativos no CPME, sugerindo que tanto a inflamação como a gliose reativa podem ser importantes mediadores de alodínia em animais com EAE. É conhecido que células gliais ativadas são capazes de secretar citocinas pró-inflamatórias, glutamato e NO durante a gliose reativa e assim amplificar a hiperexcitabilidade neuronal, contribuindo para o desenvolvimento de DN.[19] Adicionalmente, a gliose reativa e o aumento significativo na expressão das citocinas inflamatórias presentes nos gânglios da raiz dorsal de roedores com EAE se correlacionam com o início de comportamentos de DN. Em contrapartida, a terapia gênica com anti-inflamatório IL-10 em animais com EAE melhorou a função motora e sensorial, preveniu a alodínia e reduziu a ativação glial na medula espinhal.

Particularmente, a desmielinização e a neurodegeneração são alterações patológicas comuns à EM e EAE e podem, por mecanismos distintos, causar DN central. Foi observado em estudos recentes que o nocaute genético de oligodendrócitos ocasionou rapidamente um modelo de alterações sensitivas, induzindo a um fenótipo de hipersensibilidade nociceptiva muito semelhante a DN central. De forma interessante, isso ocorreu coincidentemente com o dano axonal precoce no trato espinotalâmico,[20] indo ao encontro a dados sobre ocorrência de comportamento de dor precedendo a infiltração das células imunes ativadas no SNC, e antes mesmo de sinais clínicos do tipo motor em roedores com EAE e pacientes afetados pela EM.[21] Essas observações possibilitam inferir que a DN central pode ser causada pela morte de oligodendrócitos e dano axonal na ausência de uma resposta imune bem clara.[20]

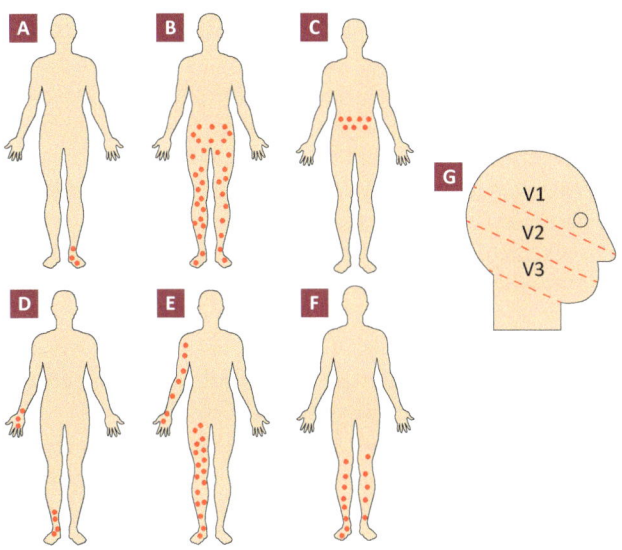

FIGURA 52.2 – Dor neuropática central associada com esclerose múltipla.

(A, B e C) Padrão de distribuição da dor neuropática central associada à lesão medular. (D, E e F) Padrão de distribuição da dor neuropática central associada à lesão encefálica. (G) Distribuição da neuralgia trigeminal associada à lesão do núcleo trigeminal.

Fonte: Desenvolvida pela autoria do capítulo.

Sintomatologia dolorosa na esclerose múltipla

Os pacientes que apresentam dor neuropática se queixam de dores persistentes, evocadas ou espontâneas não estímulo-dependentes, com áreas de sensação de hipersensibilidade ou déficits sensitivos. A maioria dos descritores de DN é de dor em queimação, ardência, choque elétrico, agulhada, ou até mesmo uma coceira desagradável. Os sintomas também incluem hipoestesia tátil e térmica, hipoalgesia ou hiperalgesia, parestesia, dor paroxística, dores espontâneas ou evocadas. A DN evocada pode ser a alodínia, dor a um estímulo de baixa intensidade e inócuo, que pode ser térmica, ao frio ou calor ou mecânica, por estímulos de movimento ou pressão como um roçar da roupa ou leve toque.[1]

A dor disestésica das extremidades ocorre com muita frequência distalmente nos membros, principalmente inferiores, mas pode acometer os superiores. É descrita como uma dor em queimação, geralmente contínua, pior à noite e exacerbada por atividade física, e está associada à alodínia e hiperalgesia. Causa grande sofrimento e, como outras categorias de DN, pode ser refratária às terapias instituídas. Este tipo de DN é mais comum na EM, com prevalência entre 12% e 28%.[1]

O sinal de Lhermitte se caracteriza por uma sensação rápida e transitória de choque elétrico que percorre a coluna desde o pescoço até os membros inferiores, geralmente desencadeada pela flexão do pescoço e é classificada como uma dor paroxística. Está entre as mais frequentes na EM, geralmente é ocasional ou ocorre durante os surtos, está presente em 9% a 41% dos pacientes[1] e relacionado à injúria medular.[14]

A neuralgia do trigêmeo se caracteriza por dores na face, unilaterais, em choque, que percorrem o território desse par craniano, em um ou mais de seus três ramos. Como na NT idiopática, o ramo mais acometido é o V2 ou maxilar. Sua apresentação clínica não difere das NT dos pacientes sem EM, mas a incidência na EM pode chegar a ser 20 vezes maior que na população em geral.[14] A lesão desmielinizante responsável pela NT tem localização na ponte, nos núcleos trigeminais. A dor ocorre espontaneamente ou nas chamadas zonas de gatilho, que disparam a dor tipo choque elétrico ao serem estimuladas pelo toque ou por movimentos mastigatórios. O tratamento em nada se difere ao da forma idiopática e, nos casos refratários, se faz necessária a intervenção cirúrgica. Outro tipo de dor originada por lesões no tronco cerebral é a neuralgia glossofaríngea, que, embora extremamente rara, se caracteriza por dor na faringe posterior, amígdalas e base da língua.[14]

Os espasmos tônicos dolorosos ocorrem em cerca de 11% a 15% dos pacientes de EM.[14] São espasmos distônicos, parecidos com uma crise convulsiva, uni ou bilaterais e geralmente desencadeadas por movimento, toque ou emoções. Anteriormente eram referidas como crises epilépticas tônicas dolorosas, porém sem relação com atividade eletroencefalográfica.[14] Os espasmos podem ocorrer várias vezes ao dia com duração menor do que 2 minutos e durante a noite, podendo ocasionar distúrbios do sono. Geralmente seguem um mesmo padrão e podem se tornar crônicos e recorrentes. A dor pode preceder o espasmo e este não ser doloroso. Acredita-se que resultem de descargas ectópicas espontâneas de transmissões efáticas causadas pela desmielinização axonal.[14]

As cefaleias que mais frequentemente acometem os pacientes de EM são a cefaleia tipo tensional (CTT) e a migrânea. A prevalência das cefaleias na população geral é alta, em torno de 50% e na EM é ainda maior.[5] É mais comum nas mulheres, na proporção de 3:1. A CTT é mais comum na forma progressiva da doença e nos mais velhos, mas pode estar presente nos períodos de remissão da doença EMRR, ou ainda nos períodos de atividade inflamatória da doença, porém é mais frequente na remissão e nos primeiros anos da doença.[5] A migrânea sem aura parece ser o tipo mais comum a ocorrer na EM tipo RR e em hispânicos.[22] A migrânea da EM poderia ser tanto uma provável enxaqueca clássica, pelos critérios da IHS (International Headache Society), como uma cefaleia secundária.[23] Muitos dos medicamentos modificadores de doença utilizados para o tratamento da EM também podem causar cefaleia como efeito colateral.

O interferon beta, mais na via de administração intramuscular do que na subcutânea, pode aumentar a incidência de cefaleia, principalmente a CTT e esse efeito é dose-dependente.[23] Também foi mostrado que a enxaqueca, juntamente com a depressão e ansiedade, é uma das comorbidades mais comuns que causam graves prejuízos à qualidade de vida desses doentes e podem agravar suas deficiências.[23] O tratamento das cefaleias segue o mesmo manejo das cefaleias dos pacientes sem EM, ainda que muitos estudos também tenham mostrado uma melhora acentuada da cefaleia após o início do tratamento imunomodulador.

Tratamento da dor neuropática na esclerose múltipla

O tratamento da dor neuropática crônica é frequentemente um desafio em razão da complexidade do fenômeno doloroso, suas várias dimensões, as diversas comorbidades como fadiga, transtornos do humor e distúrbios do sono. Isso significa que o paciente com EM pode vivenciar dores de várias origens não relacionadas à doença propriamente dita. Diferentes escalas métricas, como Questionário de McGill – MPQ, Inventários para depressão e ansiedade de Beck entre outros, podem auxiliar na mensuração de componentes afetivos e comportamentais como pensamentos catastróficos, expectativas não realísticas em relação à doença e ao seu tratamento, além de outros como fadiga e alterações do sono.

O manejo adequado de um paciente com DN exige que o tratamento seja individualizado e as queixas e sintomas sejam reavaliados a cada consulta.

Um tratamento multidisciplinar é a melhor estratégia para o paciente e deverá incluir tratamento farmacológico (frequentemente politerapia), fisioterapia, programa de exercícios, técnicas de meditação ou relaxamento e, mais recentemente, as várias técnicas de neuromodulação.

Tratamento farmacológico da dor neuropática no paciente com esclerose múltipla

Para tomada de decisão quanto ao fármaco usado no tratamento da dor neuropática, deve ser considerado que o dano neuronal altera as propriedades neurofisiológicas das vias neuronais aferentes,[23] ocasionando uma atividade ectópica espontânea com intensificação da sensibilidade a estímulos aferentes ("sensibilização central" ou hiperexcitabilidade neuronal), induzida e mantida por uma série de fatores, em especial instabilidade de canais de sódio voltagem-dependentes e canais de potencial receptor transiente. A transmissão via medular de impulsos nociceptivos amplia a sensibilização central. Como já dito antes, clinicamente esses fenômenos se expressam como dor espontânea, hiperalgesia térmica, alodínea e dor episódica. Dessa forma, os canais iônicos instáveis, a sensibilização central e a transmissão do impulso nociceptivo descendente na medula espinhal são importantes alvos terapêuticos.[25,26]

Existe uma gama de medicamentos com diferentes mecanismos de ação capazes de modular esses pontos da "cascata álgica" (Quadro 52.3). Na EM, assim como nas demais situações em que a DN está presente, as opções terapêuticas, em geral, são as mesmas.

Quadro 52.3 – Antidepressivos para tratamento da dor neuropática.				
Classe	**Medicação**	**Linha de tratamento**	**Mecanismo de ação**	**Efeitos adversos**
Antidepressivos	Duloxetina	1ª ou 2ª	Inibem a recaptação da serotonina e norepinefrina no nível sináptico	Diminuição do apetite, náuseas, tonturas, fadiga, constipação, retenção urinária e disfunção sexual transitória e permanente
	Tricíclicos (amitriptilina e nortriptilina)	1ª ou 2ª	Inibem a atividade da acetilcolina, inibem a recaptação da serotonina e norepinefrina	Sedação pela manhã, boca seca, constipação, retenção urinária e hipotensão
Anticonvulsivantes	Benzodiazepínicos* (clonazepam e diazepam)	Dados não disponíveis	Potencialização pós-sináptica de receptores GABA-A no SNC	Sonolência, redução da atenção
	Gabapentina	1ª ou 2ª	Bloqueio de canais de cálcio, inibição do glutamato e da liberação de outros neurotransmissores	Tontura, fadiga, sonolência, ataxia, edema periférico, nistagmo e tremor
	Pregabalina	1ª ou 2ª	Bloqueio de canais de cálcio	Ganho de peso, sonolência, fadiga, tontura, edema de pernas, visão turva, perda de coordenação e euforia
	Carbamazepina	1ª na neuralgia trigeminal	Bloqueio de canais de sódio e diminui a transmissão sináptica	Leucopenia, neutropenia, sedação, vertigem, hipertensão, bradicardia, erupção cutânea, alteração de transaminases
	Lamotrigina	2ª ou 3ª	Bloqueio de canais de sódio, reduz glutamato pré-sináptico e libera aspartato	Farmacodermia, eosinofilia, perda de equilíbrio e incoordenação, visão dupla ou turva, sonolência, insônia, ansiedade, perda de peso

(continua)

Quadro 52.3 – Antidepressivos para tratamento da dor neuropática. (*Continuação*)				
Classe	Medicação	Linha de tratamento	Mecanismo de ação	Efeitos adversos
Anticonvulsivantes	Levetiracetam	Dados não disponíveis	Mecanismo de ação não totalmente compreendido, provavelmente envolvendo os receptores GABA-A	Infecção, neurose, sonolência, astenia, cefaleia, agitação, ansiedade, apatia, depressão, fadiga, tontura, vertigem, neutropenia
	Topiramato	1ª ou 2ª na cefaleia e neuralgia trigeminal	Vários alvos farmacológicos: canais de sódio, canais de cálcio, receptores GABA-A, receptores AMPA/kainato e isoenzimas da anidrase carbônica	Tontura, perda de peso, parestesia, sonolência, náuseas, diarreia, fadiga, nasofaringite, depressão
Relaxante muscular	Tizanidina*	1ª ou 2ª	Agonista do adrenorreceptor α2 central no nível espinhal e supraespinhal	Sonolência, fadiga, boca seca, tontura, hipotensão com doses de 16 mg ou mais
	Baclofen*	1ª ou 2ª	Agonista GABA-B pré e pós-sináptica, ação central no nível medular	Confusão mental, tontura, sonolência, náusea, fraqueza
	Dantrolene*	2ª ou 3ª	Bloqueador de canais de Ca muscular	Alteração de transaminases, sonolência, tontura, fraqueza, fadiga
Toxina botulínica*	Toxina A Toxina B	1ª ou 2ª	Inibe a liberação da vesícula de acetilcolina dos terminais pré-sinápticos na junção neuromuscular	Fraqueza muscular, fadiga, sintomas semelhantes aos da gripe, boca seca, tontura e erupção na pele
Canabidiol*#	Oral e spray (nabiximols, sativex), tragado, vaporizado	2ª ou 3ª	Ativação pré-sináptica de receptores CB1 e CB2, redução do influxo de cálcio, liberação de glutamato com redução da excitabilidade neuronal	Aumento do apetite, sonolência, tontura, piora de fadiga, vertigem e cefaleia

*Dor neuropática associada a espasticidade; #alodínia.

Fonte: Adaptado de Talal Aboud et al. Pain management in multiple sclerosis: a review of available treatment options. Curr. Treat. Options Neurol. 2019;21:62; Chisari CG et al. An update on the pharmacological management of pain in patients with multiple sclerosis. Expert Opin. Pharmacother. 2020(18):2249-2263.

É aconselhável que o tratamento farmacológico escolhido para DN seja apresentado e discutido claramente com o paciente a fim de prevenir expectativas excessivamente altas e uma possível decepção. O tratamento farmacológico pode diminuir a DN por 30% a 50%. Cerca de 20% a 40% dos pacientes podem ser não respondedores (menos de 30% de redução da dor).[26]

A adesão ao tratamento é um ponto relevante, por isso, antes de tudo, o paciente deve ser informado sobre as classes de substâncias a serem usadas, seus potenciais efeitos colaterais e interações, incluindo prejuízo da atenção e da concentração, sonolência, náuseas, vertigens e tremor. Outros aspectos que devem ser esclarecidos são o curso temporal da administração do medicamento até que a dose final seja alcançada e o prazo para que efeito terapêutico seja obtido (dias a semanas para antidepressivos e anticonvulsivantes).[27] Além disso, é pertinente informar ao paciente que poderá ser necessária a combinação do tratamento farmacológico com terapias não farmacológicas como fisioterapia, psicoterapia e estimulação nervosa elétrica transcutânea (TENS) ou outras modalidades de neuromodulação.

De acordo com as recomendações do Instituto Nacional de Saúde e Excelência Clínica (NICE)[28] sobre o manejo farmacológico da DN para não especialistas em dor, em geral as drogas orais mais usadas como 1ª linha são a amitriptilina ou a pregabalina. O fluxo do tratamento segue esta ordem: se a melhora for satisfatória com uma dessas drogas, continuar o tratamento, considerando-se reduzir gradualmente a dose ao longo do tempo conforme melhora sustentada; se com o uso da amitriptilina, como 1ª linha, a dor for reduzida de forma satisfatória, porém ocorram efeitos adversos não toleráveis, considerar a imipramina ou nortriptilina como alternativa; se não há melhora da intensidade da dor de forma satisfatória com os tricíclicos, apesar do uso em dose máxima tolerada, considerar troca ou combinação com pregabalina, e vice-versa. O tratamento de 3ª linha deve ser instituído após o insucesso das tentativas descritas na redução da dor. Nestes casos, avaliar o direcionamento do paciente para um serviço especializado em dor. O uso de tramadol oral pode ser aplicado no período de transição até o atendimento mais especializado. Para tramadol em monoterapia, começar com 50-100 mg no máximo a cada 4 horas, sendo a dose máxima permitida de 400 mg por dia. Tratamento com opioides fortes (como morfina ou oxicodona), diferentemente do tramadol, não deve ser prescrito sem avaliação de um serviço especializado em dor. Embora não citada nas recomendações do NICE para manejo da DN por não especialistas, a duloxetina é uma opção tanto de 1ª como de 2ª linha.[29,30] Existem outras opções de 2ª e 3ª linhas, porém com evidência de eficácia menor.

No Quadro 52.3 estão descritas as diferentes classes de medicamentos indicados para tratamento de DN na EM, além de seus mecanismos de ação e efeitos adversos.[29,30]

Em virtude da frequente ocorrência de efeitos adversos, todos os medicamentos destinados a tratar DN devem ser iniciados com doses menores e titulados semanalmente até atingir dose máxima tolerável e segura[31] (Quadro 52.4).

Quadro 52.4 – Dose inicial e titulação dos principais medicamentos utilizados no tratamento da dor neuropática.		
Medicamento	**Dose inicial**	**Titulação**
Duloxetina	30 mg ao dia	Aumentar semanalmente até no máximo 60 mg 2 vezes
Amitriptilina	10 mg a noite	Aumentar a cada 3 a 7 dias conforme tolerado até máximo 100 mg ao dia
Nortriptilina	10 mg a noite	Aumentar a cada 3 a 7 dias conforme tolerado até máximo 75 mg ao dia (50 mg em idosos)
Clonazepam, diazepam	Doses não padronizadas	
Gabapentina	100 mg 3 vezes ao dia ou 300 mg a noite	Aumentar semanalmente 300 mg ao dia até dose máxima de 3.600 mg ao dia
Pregabalina	75 mg 2 vezes ao dia	Aumentar semanalmente 150 mg ao dia até o máximo de 600 mg ao dia
Carbamazepina	100 mg ao dia	Aumentar semanalmente 200 mg ao dia dose máxima de 1.600 mg ao dia
Lamotrigina	100 mg ao dia	Aumentar semanalmente 100 mg ao dia até dose máxima de 400 mg ao dia
Levetiracetam	250 mg 2 vezes ao dia	Aumentar semanalmente 500 mg ao dia até dose máxima de 3.000 mg
Topiramato	50 mg 2 vezes ao dia	Aumentar 50 mg ao dia até dose máxima de 300 mg ao dia
Tizanidina	2 mg 4 vezes ao dia	Aumentar 2 mg semanalmente até dose máxima de 36 mg
Baclofen	10 mg 3 vezes ao dia	Aumentar 10 mg semanalmente até dose máxima de 80 mg
Dantrolene	25 a 300 mg	Aumentar 25 mg semanalmente até dose máxima de 300 mg ao dia
Canabidiol	Na dependência da formulação	Na dependência da formulação

Fonte: Adaptado de Paisley P, Serpell M. Tailor treatment to the patient with neurophatic pain. Practitioner. 2016;260(1796):11-5.

Como regra geral, os medicamentos para dor neuropática indicados como de 1ª linha incluem amitriptilina, gabapentina, pregabalina e duloxetina, exceto na neuralgia do trigêmeo, na qual a primeira escolha é a carbamazepina e, na cefalalgia, o topiramato. A terapia combinada com antidepressivo e anticonvulsivante também é recomendada, mas requer titulação gradual do segundo medicamento. Quanto à DN relacionada à espasticidade, as melhores opções terapêuticas são os benzodiazepínicos clonazepam e diazepam e os relaxantes musculares, como a tizanidina, o baclofen e o dantrolene.

Na EM, o uso de canabinoides originalmente foi indicado no tratamento da espasticidade, pois acredita-se que os receptores CB1 e CB2 estejam envolvidos no controle da espasticidade, entretanto tem se observado melhora da dor neuropática associada ou não à espasticidade, assim como na alodinia, principalmente a composição com THC, por sua atuação nos aspectos psicoafetivos da dor.[30]

Tratamento não farmacológico da dor neuropática na EM
■ Fisioterapia e exercícios

Estudos mostram que diferentes técnicas de fisioterapia são eficazes na redução da intensidade da dor neuropática e na melhora da qualidade de vida, sendo fortemente indicada para reabilitação dos pacientes com EM.[32]

Na maior parte, os exercícios diminuem a sensação dolorosa e promovem um efeito anti-inflamatório geral. Alguns estudos ainda sugerem que a prática de exercícios pode diminuir a evolução da doença e promover regeneração dos danos neurais, mas ainda é controverso. Estudos ainda apontam que os exercícios trazem benefícios além da dor, melhoram a fadiga, a depressão, a velocidade da marcha e a qualidade de vida. Um programa de exercícios deve ser feito com objetivos de acordo com a condição de cada doente, preferências e metas realistas. Podem incluir exercícios aeróbicos, de flexibilidade, de resistência e de condicionamento muscular e respiratório.[22]

De acordo com um estudo realizado nos Estados Unidos, 57,1% dos pacientes com EM usam pelo menos uma modalidade de medicina complementar e alternativa, incluindo acupuntura, fitoterapia chinesa, massagem, fisioterapia, ioga e *mindfulness*. As três modalidades mais procuradas são quiropraxia, massagem e acupuntura.[33]

■ Terapias psicológicas

Podem ser úteis em auxiliar o paciente a desenvolver estratégias de enfrentamento positivas, aumentar a adesão ao tratamento farmacológico, melhorar as deficiências cognitivas e tratar as alterações de humor. Estudos recentes mostraram a eficácia do *mindfulness* na melhora dos sintomas de EM.[30]

■ Acupuntura

Os mecanismos envolvidos na resposta terapêutica à estimulação manual ou elétrica através de agulhas de acupuntura, inseridas em locais denominados "zonas neurorreativas", desencadeiam respostas em diferentes níveis do sistema nervoso, tais como reflexas locais, segmentares e suprassegmentares.[34] A eletro-acupuntura é uma das técnicas de neuromodulação periférica, não invasiva. Entre as modalidades de medicina complementar e alternativa, a acupuntura foi uma das três mais procuradas.[33] Apesar do extenso uso da acupuntura na EM, em virtude da limitação metodológica da maior parte dos estudos, assim como resultados controversos, concluiu-se que a acupuntura não tem um efeito definido, porém também não pode ser considerada como não efetiva. Destacam-se a boa adesão ao tratamento, baixo custo, melhora na qualidade de vida e poucos efeitos adversos. Estes geralmente são dor local e hematomas. Mais estudos com adequada metodologia são necessários para uma melhor definição.

Neuromodulação

Nas últimas décadas, várias técnicas de neuromodulação estão sendo desenvolvidas com resultados promissores para o tratamento da dor e outras doenças.

Neuromodulação significa estimulação ou inibição neuronal por intermédio de um estímulo elétrico ou químico. Estudos recentes indicam nível A de evidência para algumas dessas técnicas no tratamento da DN, como a estimulação transcraniana magnética repetitiva de alta frequência (r-TMS, do inglês *Repetitive Transcranial Magnetic Stimulation*).[35]

Como técnicas de neuromodulação não invasivas (NIBS, do inglês *non invasive brain stimulation*) temos: estimulação magnética transcraniana (TMS, do inglês *transcranial magnetic stimulation*), estimulação transcraniana por corrente continua (t-DCS, do inglês *transcranial direct continuous stimulation*), estimulação elétrica de nervo transcutânea (TENS, do inglês *transcutaneous eletrical nerve stimulation*) e eletroacupuntura.

Como técnicas de neuromodulação invasivas usadas na EM temos: estimulação cerebral profunda (DBS, do inglês *deep brain stimulation*), e estimulação da medula espinhal (SCS, do inglês *spinal cord stimulation*).

TENS – Estimulação Elétrica Transcutânea de Nervo

É uma técnica não invasiva de neuromodulação periférica que, por meio de estímulos elétricos na superfície da pele através de um eletrodo transcutâneo, é possível modular impulsos nervosos pela inibição pré-sináptica. Diferentes tipos de fibras podem ser estimuladas de acordo com a frequência, intensidade e localização do eletrodo. São classificados em TENS convencional, TENS tipo acupuntura e TENS de alta intensidade. O TENS convencional e o tipo acupuntura têm efeitos positivos nos pacientes com EM, principalmente com dor lombar, mas também foi sugerido como tratamento alternativo nas lesões da medula. Há um consenso em estudos de revisão que identificam o TENS como um tratamento efetivo para alívio da dor na EM.[36]

TMS – Estimualação Magnética Transcraniana

É uma das NIBS, com várias indicações, como dor neuropática, depressão maior, pós-acidente vascular cerebral (AVC), pós-injúria medular. Mediante um estímulo magnético em uma bobina, um campo magnético é criado, atravessa o crânio e induz uma corrente elétrica. Seu mecanismo de ação envolve a indução de LTD *(long term depression)*, LTP *(long term potentiation)*, alterando a excitabilidade neuronal e resultando em mudanças neuroplásticas. Vários estudos têm mostrado que a r-TMS atua na dor neuropática, além de reduzir a espasticidade na EM.[35] Apesar do nível A (de-finido) de evidência de seu efeito analgésico na DN, não é uma técnica que deve ser indicada de rotina.[36] Embora geralmente segura, pode aumentar o risco de convulsão.[37]

TDCS – Estimulação Transcraniana por Corrente Contínua

Essa técnica de neuromodulação não invasiva foi redescoberta na última década e tem como base a colocação de dois ou mais eletrodos no escalpo e aplicação de uma corrente elétrica fraca. Seu mecanismo de ação principal é a modulação subliminar do potencial de ação da membrana neuronal (1-2mA), que altera a excitabilidade e a atividade neuronal dependente da direção da corrente através dos neurônios alvos. A plasticidade sináptica cálcio-dependente dos neurônios glutamatérgicos parece ter um papel importante no mecanismo neuropático duradouro do tDCS. Também causa mudanças nos tecidos e células não neurais, incluindo células endoteliais, linfócitos e células da glia, modulando processos inflamatórios.[36] A maioria dos estudos utiliza a área motora (M1) como alvo. Os estudos mostraram um nível de evidência C para dor neuropática nos membros inferiores, principalmente quando relacionada à lesão da medula espinhal. Comparado a TCM, que é, juntamente com o tDCS, uma das técnicas mais usadas no tratamento da DN na EM, o tDCS tem menor eficácia analgésica, enquanto a TCM tem melhor resultado para DN dos membros superiores e dor facial da NT.[38]

SCS – Estimulação Medular Espinhal

Pode ser usada na DN resistente ao tratamento e nas disfunções de bexiga da EM. O seu exato mecanismo é desconhecido, mas postula-se que enseje mudanças celulares, atue na liberação de neurotransmissores e no bloqueio dos estímulos dolorosos no CPME (teoria de controle do portão). Estudos atuais com *Burst SCS* sugerem que tenha efeito na neuroinflamação e células da Glia.

É um método cirúrgico, invasivo, que implanta eletrodos no espaço epidural que se conectam através de cabos a um gerador de pulsos. Esse gerador é usualmente implantado na região lombar baixa. Complicações comuns são deslocamento dos cabos e placas, infecção e mau funcionamento do dispositivo gerador. Na última década, novos aparelhos que não sofrem interferência magnética foram desenvolvidos, além de tecnologia *wireless* e baterias menores. Além disso, o *Burst SCS* parece ser superior no alívio da dor.[39]

DBS – Estimulação Cerebral Profunda

É uma técnica cirúrgica avançada, por esterotaxia, que envolve a implantação de eletrodos em um ou mais núcleos do cérebro. É um tratamento padrão para a doença de Parkinson não responsiva à medicação, para o tremor essencial e para a distonia generalizada. Na EM é mais usado para dor facial da NT resistente à medicação e em que houve falha no procedimento cirúrgico por descompressão microvascular. Os alvos da DBS na NT são os núcleos ventral posterolateral e ventralpóstero medial, além de PAG, hipotálamo e córtex cingulado anterior. Como complicações, podem ocorrer sangramento craniano, mau funcionamento do dispositivo, estimulação fora do alvo, crises convulsivas e infecção.[40]

■ Realidade virtual e NIBS (*no invasive brain stimulation*)

O uso combinado da realidade virtual (VR) com t-DCS (estimulação transcraniana por corrente contínua) ou r-TMS (estimulação magnética transcraniana repetitiva) foi analisado numa revisão sistemática recente que identificou cinco alvos terapêuticos, a dor neuropática, reabilitação da EM, AVC, paralisia cerebral e fobia e síndrome do estresse pós-traumático (SEPP). Foram obtidos resultados positivos para redução da DN com RV e tDCS. Muitas questões permanecem em aberto, havendo necessidade de mais estudos. Novos caminhos foram abertos associados à telemedicina e ao uso das mídias sociais decorrentes da pandemia da Novel Covid-19.[41]

Conclusão

No contexto clínico e terapêutico do paciente com esclerose múltipla, a dor neuropática é um desafio. Apesar de sintoma frequente, a dor é subestimada frente às diversas manifestações neurológicas desta enfermidade, e seu tratamento requer um conhecimento específico para manejo dos fármacos que atuam na sua complexa fisiopatogenia. Atualmente, o número de medicações para tratamento da dor neuropática crônica provocada pelo dano neural da esclerose múltipla é limitado, e seu uso frequentemente associado a efeitos adversos. Estes últimos, em conjunto com a própria dor e os demais sintomas físicos, cognitivos e psicoafetivos, impactam negativamente na qualidade de vida dos pacientes. Estudos clínicos que associam tratamento farmacológico com terapias alternativas ainda são escassos, embora seja reconhecido que o tratamento da dor de forma geral é multidisciplinar.

Referências bibliográficas

1. Zagon IS, McLaughlin PJ. Multiple sclerosis: perspectives in treatment and pathogenesis. Codon Publications [Internet]. Austrália; 2017. [Acesso em 09 jan. 2021]. Disponível em: http://codonpublications.com.

2. Berkovich RR. Acute multiple sclerosis relapse. Continuum (Minneap Minn). 2016;22(3):799-814.

3. Gama Pereira AB, Sampaio Lacativa MC, Costa Pereira FF, Papais Alvarenga RM. Prevalence of multiple sclerosis in Brazil: a systematic review. Mult. Scler. Relat. Disord. 2015;4(6):572-9.

4. Weinshenker BG, Bass B, Rice GP, Noseworthy J, Carriere W, Baskerville J, Ebers GC. The natural history of multiple sclerosis: a geographically based study – II. Predictive value of the early clinical course. Brain. 1989;112(pt. 6):1419-28.

5. Solaro C, Trabucco E, Messmer Uccelli M. Pain and multiple sclerosis: pathophysiology and treatment. Curr. Neurol. Neurosci. Rep. 2013;13(1):320.

6. Raja SN, Carr DB, Cohen M, Finnerup NB, Flor H, Gibson S, Keefe FJ, Mogil JS, Ringkamp M, Sluka KA, Song XJ, Stevens B, Sullivan MD, Tutelman PR, Ushida T, Vader K. The revised International Association for the Study of Pain definition of pain: concepts, challenges, and compromises. Pain. 2020;1,161(9):1976-1982.

7. Shahrbanian S, Duquette P, Kuspinar A, Mayo NE. Contribution of symptom clusters to multiple sclerosis consequences. Qual. Life Res. 2015 Mar;24(3):617-29. doi: 10.1007/s11136-014-0804-7. Epub 2014 17.

8. Shahrbanian S, Duquette P, Mayo NE. Impairment, disability and fatigue in multiple sclerosis. Caspian J. Intern. Med. 2018;9(3):244-251.

9. Green R, Cutter G, Friendly M, Kister I. Which symptoms contribute the most to patients' perception of health in multiple sclerosis? Mult. Scler. J. Exp. Transl. Clin. 2017;5,3(3):2055217317728301.

10. Heitmann H, Biberacher V, Tiemann L, Buck D, Loleit V, Selter RC, Knier B, Tölle TR, Mühlau M, Berthele A, Hemmer B, Ploner M. Prevalence of neuropathic pain in early multiple sclerosis. Mult. Scler. 2016;22(9):1224-30.

11. Yilmazer C, Lamers I, Solaro C, Feys P. Clinical perspective on pain in multiple sclerosis. Mult. Scler. 2020;3:1352458520952015.

12. O'Connor AB, Schwid SR, Herrmann DN, Markman JD, Dworkin RH. Pain associated with multiple sclerosis: systematic review and proposed classification. Pain. 2008;137(1):96-111.

13. Truini A, Galeotti F, La Cesa S, Di Rezze S, Biasiotta A, Di Stefano G, Tinelli E, Millefiorini E, Gatti A, Cruccu G. Mechanisms of pain in multiple sclerosis: a combined clinical and neurophysiological study. Pain. 2012;153(10):2048-2054.

14. Brola W, Mitosek-Szewczyk K, Opara J. Symptomatology and pathogenesis of different types of pain in multiple sclerosis. Neurol. Neurochir. Pol. 2014;48(4):272-9.

15. Finnerup NB, Haroutounian S, Kamerman P, Baron R, Bennett DLH, Bouhassira D, Cruccu G, Freeman R, Hansson P, Nurmikko T, Raja SN, Rice ASC, Serra J, Smith BH, Treede RD, Jensen TS. Neuropathic pain: an updated grading system for research and clinical practice. Pain. 2016;157(8):1599-1606.

16. Scholz J, Finnerup NB, Attal N, Aziz Q, Baron R, Bennett MI, Benoliel R, Cohen M, Cruccu G, Davis KD, Evers S, First M, Giamberardino MA, Hansson P, Kaasa S, Korwisi B, Kosek E, Lavand'Homme P, Nicholas M, Nurmikko T, Perrot S, Raja SN, Rice ASC, Rowbotham MC, Schug S, Simpson DM, Smith BH, Svensson P, Vlaeyen JWS, Wang SJ, Barke A, Rief W, Treede RD. The IASP classification of chronic pain for ICD-11: chronic neuropathic pain. Classification Committee of the Neuropathic Pain Special Interest Group (NeuPSIG). Pain. 2019;160(1):53-59.

17. Teixeira MJ. Dor: manual para o clínico. São Paulo: Atheneu; 2006. 562 p. ISBN: 85-7379-850-5.

18. Yousuf MS, Noh MC, Friedman TN, Zubkow K, Johnson JC, Tenorio G, Kurata HT, Smith PA, Kerr BJ. Sensory neurons of the dorsal root ganglia become hyperexcitable in a T-Cell-mediated MOG-EAE model of multiple sclerosis. eNeuro. 2019;1,6(2): ENEURO.0024-19.2019.

19. Scholz J, Woolf CJ. The neuropathic pain triad: neurons, immune cells and glia. Nat. Neurosci. 2007;10(11):1361-8.

20. Gritsch S, Lu J, Thilemann S, Wörtge S, Möbius W, Bruttger J, Karram K, Ruhwedel T, Blanfeld M, Vardeh D, Waisman A, Nave KA, Kuner R. Oligodendrocyte ablation triggers central pain independently of innate or adaptive immune responses in mice. Nat. Commun. 2014;1,5:5472.

21. Olechowski CJ, Truong JJ, Kerr BJ. Neuropathic pain behaviours in a chronic-relapsing model of experimental autoimmune encephalomyelitis (EAE). Pain. 2009;141(1-2):156-64.

22. Urits I, Adamian L, Fiocchi J, Hoyt D, Ernst C, Kaye AD, Viswanath O. Advances in the understanding and management of chronic pain in multiple sclerosis: a comprehensive review. Curr. Pain Headache Rep. 2019;25,23(8):59.

23. Gebhardt M, Kropp P, Hoffmann F et al. Kopfschmerzen bei multipler sklerose. Nervenarzt. 2020;91:926-935.

24. Baron R, Binder A, Wasner G. Neuropathic pain: diagnosis, pathophysiological mechanisms, and treatment. Lancet Neurol. 2010;9(8):807-19.

25. Wasner G et al. S1-Leitlinie Diagnostik Neuropathischer Schmerzen. In: Diener HC, Weimar C (ed.). Leitlinien für diagnostik und therapie in der neurologie. Herausgegeben von der Kommission "Leitlinien" der Deutschen Gesellschaft für Neurologie. Stuttgart: Thieme Verlag; 2012.

26. Finnerup NB, Attal N, Haroutounian S, McNicol E, Baron R, Dworkin RH, Gilron I, Haanpää M, Hansson P, Jensen TS, Kamerman PR, Lund K, Moore A, Raja SN, Rice AS, Rowbotham M, Sena E, Siddall P, Smith BH, Wallace M. Pharmacotherapy for neuropathic pain in adults: a systematic review and meta-analysis. Lancet Neurol. 2015;14(2):162-73.

27. Binder A, Baron R. The pharmacological therapy of chronic neuropathic pain. Dtsch. Arztebl. Int. 2016;113(37):616-625.

28. Tan T, Barry P, Reken S, Baker M. Pharmacological management of neuropathic pain in non-specialist settings: summary of NICE guidance. Guideline Development Group. BMJ. 2010;24;340:c1079.

29. Aboud T, Schuster NM. Pain management in multiple sclerosis: a review of available treatment options. Curr. Treat. Options Neurol. 2019;27,21(12):62.

30. Chisari CG, Sgarlata E, Arena S, D'Amico E, Toscano S, Patti F. An update on the pharmacological management of pain in patients with multiple sclerosis. Expert Opin. Pharmacother. 2020;21(18):2249-2263.

31. Paisley P, Serpell M. Tailor treatment to the patient with neuropathic pain. Practitioner. 2016;260(1796):11-5.

32. Jawahar R, Oh U, Yang S, Lapane KL. Alternative approach: a systematic review of non-pharmacological non-spastic and non-trigeminal pain management in multiple sclerosis. Eur. J. Phys. Rehabil. Med. 2014;50(5):567-77.

33. Kim S, Chang L, Weinstock-Guttman B, Gandhi S, Jakimovski D, Carl E, Zivadinov R, Ramanathan M. Complementary and alternative medicine usage by multiple sclerosis patients: results from a prospective clinical study. J. Altern. Complement. Med. 2018;24(6):596-602.

34. Bittar JP, Moré AOO. Fundamentos de acupuntura neuro-funcional, eletroestimulação percutânea neuro-funcional: acupuntura neuro-funcional. In: Manual clínico de acupuntura. 1. ed. Atheneu; 2014. p. 03-13.

35. Zucchella C, Mantovani E, De Icco R, Tassorelli C, Sandrini G, Tamburin S. Non-invasive brain and spinal stimulation for pain and related symptoms in multiple sclerosis: a systematic review. Front. Neurosci. 2020;20,14:547069.

36. Mokhtari T, Ren Q, Li N, Wang F, Bi Y, Hu L. Transcutaneous electrical nerve stimulation in relieving neuropathic pain: basic mechanisms and clinical applications. Curr. Pain Headache Rep. 2020;18,24(4):14.

37. Lefaucheur JP, Antal A, Ayache SS, Benninger DH, Brunelin J, Cogiamanian F, Cotelli M, De Ridder D, Ferrucci R, Langguth B, Marangolo P, Mylius V, Nitsche MA, Padberg F, Palm U, Poulet E, Priori A, Rossi S, Schecklmann M, Vanneste S, Ziemann U, Garcia-Larrea L, Paulus W. Evidence-based guidelines on the therapeutic use of transcranial direct current stimulation (tDCS). Clin. Neurophysiol. 2017;128(1):56-92.

38. Abboud H, Hill E, Siddiqui J, Serra A, Walter B. Neuromodulation in multiple sclerosis. Mult. Scler. 2017;23(13):1663-1676.

39. Woods AJ, Antal A, Bikson M, Boggio PS, Brunoni AR, Celnik P, Cohen LG, Fregni F, Herrmann CS, Kappenman ES, Knotkova H, Liebetanz D, Miniussi C, Miranda PC, Paulus W, Priori A, Reato D, Stagg C, Wenderoth N, Nitsche MA. A technical guide to tDCS, and related non-invasive brain stimulation tools. Clin. Neurophysiol. 2016;127(2):1031-1048.

40. Chakravarthy K, Fishman MA, Zuidema X, Hunter CW, Levy R. Mechanism of action in burst spinal cord stimulation: review and recent advances. Pain Med. 2019;1,20(suppl. 1):13-22. doi: 10.1093/pm/pnz073.

41. Uzunköprü C. Invasive therapies in multiple sclerosis. Noro Psikiyatr. Ars. 2018;55(suppl. 1):21-25. doi: 10.29399/npa.23362.

Neuropatia na Síndrome de Guillain-Barré

Ramon D'Ângelo Dias

O termo "síndrome de Guillain-Barré" (SGB) engloba um grupo de distúrbios heterogêneos, mas relacionados, de nervos periféricos que têm início agudo e quase sempre um curso monofásico. É frequentemente pós-infecciosa, sendo que aproximadamente um terço dos casos acontece após infecção por *Campylobacter jejuni*, mas outras causas podem ser os desencadeantes, como vacinação ou cirurgia, e várias evidências apontam uma natureza autoimune para esta síndrome.

Entre as variantes descritas na SGB, estão a polineuropatia desmielinizante inflamatória aguda (AIDP), que é a forma mais comum, sendo responsável por 90% dos casos nos Estados Unidos e na Europa, a neuropatia motora axonal aguda (AMAN), a neuropatia sensitivo motora axonal aguda (AMSAM) e a síndrome de Miller Fisher. Formas frustras da SGB incluem a variante faríngea-cervical-braquial e a neuropatia autonômica aguda. Neuropatias sensitivas puras com início agudo, curso monofásico, na ausência de distúrbios sistêmicos, com estudo neurofisiológico desmielinizante ou axonal, ou envolvimento de fibras finas podem ser vistas como parte do espectro da SGB.

Sabe-se que a dor é um sintoma comum a todos os subtipos da SGB ocorrendo em até 89% dos pacientes durante o curso da doença, entretanto as dores nestes pacientes frequentemente não são reconhecidas e, na maioria das vezes, são subtratadas. Somando-se a esta alta frequência, observamos que as dores nestes pacientes são de moderada a grave intensidade, o que aumenta a morbidade deste sintoma. Na fase aguda, por exemplo, 86% referem dor de moderada a grave intensidade, apesar do uso de analgésicos. O subtratamento ocorre porque frequentemente os médicos se concentram na fraqueza progressiva e complicações com risco de vida como a paralisia bulbar e respiratória, e a subnotificação também é provável, pois muitas vezes estes pacientes permanecem imobilizados necessitando de intubação orotraqueal e, consequentemente, são incapazes de expressar a presença e a intensidade de seus sintomas álgicos.

O interessante é que a dor pode preceder a fraqueza muscular, retardando o diagnóstico da síndrome. Estudo demonstrou que até 29% dos pacientes podem abrir o quadro com dores, que precedem a perda de força em até 2 semanas.

Os mecanismos possíveis da dor nos pacientes com SGB incluem a inflamação e compressão das raízes nervosas, ensejando uma radiculopatia, desmielinização e degeneração dos nervos sensitivos, alterando o equilíbrio da aferência das fibras mielínicas e amielínicas para o corno dorsal da medula. Vários tipos de dor podem se desenvolver nesse grupo de pacientes como dor neuropática, dor musculoesquelética e dor visceral. As dores musculoesqueléticas podem estar presentes em até 62% dos pacientes na fase aguda, parestesias e disestesias em até 43%, dores radiculares em 22% e artralgias em 14%. Percebe-se que a maioria dos pacientes (61%) refere dor em mais de uma localização na fase aguda e 51%, após 6 meses.

Na fase aguda da doença, a dor pode ser de forte intensidade, e um estudo prospectivo mostrou que a porcentagem de pacientes que relataram queixas dolorosas diminuiu significativamente entre as avaliações de 2 semanas (71%) e de 2 meses (50%); no entanto, até um terço dos pacientes ainda sofria de dor 2 anos depois. Frequentemente, os sintomas dolorosos se iniciam alguns dias antes da fraqueza, e a dor parece se correlacionar com a perda sensorial, gravidade da doença em seu nadir e presença de diarreia. Nos estágios crônicos, a dor se correlaciona com a fraqueza e fadiga, e aqueles pacientes que apresentaram uma forma mais grave de Guillain-Barré e tiveram dor na fase aguda estão mais propensos a ter dor crônica.

Existem dois grandes tipos de dor na SGB. O primeiro começa antes do início da fraqueza e vai até a alta hospitalar e é principalmente de padrão radicular, dores musculares e disestesia de extremidades. O segundo é observado durante a fase crônica, quando os pacientes estão em reabilitação e queixam-se principalmente de disestesia, dores musculares e artralgia nos membros.

Dentro da avaliação e manejo das dores nos pacientes com SGB, é importante ressaltarmos que são comuns os sintomas psiquiátricos entre estes pacientes, tendendo a se instalar já durante a fase aguda. Entre estes sintomas mais comuns, temos a ansiedade (82%), sintomas depressivos (67%), psicose reativa breve (25%) e desesperança (20%).

Estes sintomas são clinicamente significantes, causando incapacidade funcional, e requer um tratamento visando reduzir a morbidade e melhora na função.

A Tabela 53.1 sintetiza a localização da dor em pacientes com SGB e a respectiva evolução da síndrome no tempo. A Tabela 53.2 demonstra a evolução da gravidade da síndrome no tempo.

Tratamento medicamentoso

Como foi citado previamente, a incidência de dor em pacientes com síndrome de Guillain-Barré é alta e, ainda é, infelizmente, subtratada. Artigos e revisões têm sido publicados, fornecendo grande contribuição nesta área, porém é irrefutável que há necessidade de maiores estudos para o manejo das dores nesta patologia.

Opioides têm um efeito analgésico confiável, mas, assim como em outras doenças, a sedação e constipação causadas por eles podem limitar o seu uso.

Os anticonvulsivantes têm sido utilizados para o manejo das dores neuropáticas. Entre os anticonvulsivantes, a gabapentina se mostra muito promissora no manejo das dores de diversas síndromes neuropáticas, incluindo neuropatia diabética, neuralgia pós-herpética, esclerose múltipla, neuropatia pós-poliomielite, eritromelalgia, neuralgia do trigêmeo e síndrome de dor complexa regional. Por causa da natureza bimodal da dor na GBS e a capacidade da gabapentina aliviar a dor em ambos os modelos (nociceptivo e neuropático), ela tem sido utilizada em pacientes com GBS já nas unidades de terapia intensiva (UTI).

Pandey demonstrou em seu trabalho, em 2002, uma redução estatisticamente significativa nos escores de dor, no grupo que recebeu gabapentina. Este estudo revelou um benefício analgésico significativo com uso da gabapentina nestes pacientes. Apresentaram menores escores de dor e menor necessidade de consumo de analgésicos. Estudos anteriores utilizavam doses fixas para os pacientes. Porém, neste estudo, foi utilizada dose baseada no peso (15 mg/kg/dia) dividida em três tomadas diárias, sem se observarem efeitos adversos significativos. Em 2005, o mesmo autor evidenciou melhora nos escores de dor tanto com a gabapentina como com a carbamazepina. Este artigo foi composto de um grupo pequeno de 12 pacientes em cada braço, ou seja, 12 pacientes utilizando gabapentina, 12 utilizando carbamazepina e 12 utilizando placebo. Foram grupos muito homogêneos quanto a idade, peso e sexo. Apesar de pequeno, o trabalho demonstrou de maneira bem enfática que houve uma diferença estatisticamente significativa na escala de dor entre os pacientes que receberam 900 mg de gabapentina por dia, ou carbamazepina 300 mg/dia quando comparada ao placebo. Quando se compara o uso destes dois anticonvulsivantes, houve tendência à superioridade no uso da gabapentina em relação à carbamazepina.

Quando se comparou a resposta terapêutica do uso da gabapentina e carbamazepina, Pandey, em 2005, pôde observar que houve uma tendência de superioridade da gabapentina em relação à carbamazepina (menores escores de dor e menor consumo de analgésico). Apesar de ter sido um grupo pequeno, com 24 pacientes, a gabapentina se mostrou com menor incidência de efeitos adversos.

Ruts avaliou, em 2007, se existiria diferença na ocorrência de dor resultante de associação de metilprednisolona ao pulso de imunoglobulina. Neste trabalho, um grupo recebeu pulso com imunoglobulina e metilprednisolona e o grupo-controle recebeu imunoglobulina e placebo. Os resultados evidenciaram que não houve diferença nas escalas de dor quando se associava o corticosteroide, permitindo se questionar a sua utilização nestes casos.

TABELA 53.1 – Localização da dor em pacientes com SGB e evolução com o tempo.

	25 sem. antes	Fase aguda	13 sem.	26 sem.	39 sem.	52 sem.
Dor lombar ou nas costas	35%	50%	31%	42%	38%	36%
Interescapular	28%	34%	29%	24%	31%	33%
Extremidades	70%	76%	81%	88%	83%	82%
Pescoço	28%	34%	29%	28%	28%	29%
Tronco	11%	12%	17%	12%	17%	18%

Fonte: Adaptada do artigo Pain in Guillain-Barré syndrome. Ruts L et al. 2010.

TABELA 53.2 – Gravidade da dor em pacientes com SGB e evolução com o tempo.

	2 sem. antes	Fase aguda	13 sem.	26 sem.	39 sem.	52 sem.
1-4	15%	9%	23%	23%	29%	29%
5-7	46%	36%	36%	38%	38%	36%
8-10	39%	50%	33%	35%	31%	35%
Desconhecido	0%	5%	8%	4%	2%	0%

Fonte: Adaptada do artigo Pain in Guillain-Barré syndrome. Ruts L et al. 2010.

A importância deste capítulo se reforça quando observamos que a maioria dos casos de dor em SGB é subtratada e manejada de maneira irregular. Nos últimos anos, uma variedade de tratamentos farmacológicos tem sido investigada em ensaios clínicos para pacientes com dor associada à SGB. Porém, ainda faltam estudos avaliando a eficácia dos diversos tratamentos utilizados para o tratamento de dores disponíveis atualmente.

Não existem estudos avaliando os antidepressivos duais (venlafaxina, duloxetina e desvenlafaxina), pregabalina, lidocaína venosa, opioides, cetamina, canabinoides no manejo destes pacientes. Tampouco existem estudos avaliando a aplicação das técnicas intervencionistas da dor para tais casos. Por experiência pessoal dos autores deste capítulo, algumas destas terapêuticas já foram tentadas, de maneira totalmente *off-label*, no manejo das dores refratárias para estes pacientes, com resposta satisfatória. Porém, não são suficientes para indicar ou contraindicar o seu uso de maneira corriqueira. Acreditamos que cada caso deva ser individualizado, tentado utilizar o mesmo princípio da escada analgésica da Organização Mundial da Saúde (OMS), buscando um racional para o controle álgico. A terapia multimodal deve ser tentada, visando abranger o maior número de receptores e modalidades terapêuticas possível. Equipe interdisciplinar é fundamental para o manejo das dores crônicas, e nos pacientes com SGB não seria diferente.

O que temos de concreto atualmente é que necessitamos de mais estudos avaliando estas terapêuticas para que avancemos no manejo das dores nestes pacientes. Sem sombra de dúvida, temos um campo rico e promissor de pesquisa nesta área.

Referências bibliográficas

1. Brousseau K, Arciniegas D, Harris S. Pharmacologic management of anxiety and affective lability during recovery from Guillain-Barré syndrome: some preliminary observations. Neuropsychiatric Disease and Treatment. 2005;1(2):145-149.
2. De Jager AE, Sluiter HJ. Clinical signs in severe Guillain-Barré syndrome: analysis of 63 patients. J. Neurol. Sci. 1991;104:143-50.
3. Forsberg A, Press R, Einarsson U, De Pedro-Cuesta J, Widén Holmqvist L; Swedish Epidemiological Study Group. Impairment in Guillain-Barré syndrome during the first 2 years after onset: a prospective study. Journal of the Neurological Sciences. 2004;227(1):131-8.
4. Harms M. Inpatient management of Guillain-Barré syndrome. The Neurohospitalist. 2011;1(2):78-84.
5. Hughes RA, Cornblath DR. Guillain-Barré syndrome. Lancet. 2005;366(9497):1653-66.
6. Israeli E, Among-Levin N, Blank M, Chapman J, Shoenfeld Y. Guillain-Barré syndrome: a classical autoimmune disease triggered by infection or vaccination. Clinical Reviews in Allergy and Immunology. 2012 Apr;42(2):121-30.
7. Kazim A, Sheikh MBBS. Guillain-Barré syndrome. Continuum (Minneap Minn). 2020;26(5):1184-1204.
8. McGrogan A, Madle GC, Seaman HE, De Vries CS. The epidemiology of Guillain-Barré syndrome worldwide: a systematic literature review. Neuroepidemiology. 2009;32(2):150-63.
9. Moulin DE, Hagen N, Feasby TE, Amireh R, Hahn A. Pain in Guillain-Barré syndrome. Neurology. 1997;48(2):328-31.
10. Pandey CK, Bose N, Garg G, Singh N, Baronia A, Agarwal A et al. Gabapentin for the treatment of pain in Guillain-Barré syndrome: a double-blinded, placebo-controlled, crossover study. Anesthesia and Analgesia. 2002;95(6):1719-23. PUBMED: 12456446.
11. Pandey CK, Raza M, Tripathi M, Navkar DV, Kumar A, Singh UK. The comparative evaluation of gabapentin and carbamazepine for pain management in Guillain-Barré syndrome patients in the intensive care unit. Anesthesia and Analgesia. 2005;101(1):220-5. PUBMED: 15976235.
12. Pentland B, Donald SM. Pain in the Guillain-Barré syndrome: a clinical review. Pain. 1994;59(2):159-64.
13. Ruts L, Drenthen J, Jongen JL, Hop WC, Visser GH, Jacobs BC et al; Dutch GBS Study Group. Pain in Guillain-Barré syndrome: a long-term follow-up study. Neurology. 2010;75(16):1439-47.
14. Ruts L, Drenthen J, Jongen JLM et al. Pain in Guillain-Barré syndrome: a long-term follow-up study. Neurology. 2010 Oct 19;75:1439-1447.
15. Ruts L, Van Koningsveld R, Jacobs BC, Van Doorn PA. Determination of pain and response to methylprednisolone in Guillain-Barré syndrome. Journal of Neurology. 2007;254(10):1318-22.
16. Tripathi M, Kaushik S. Carbamezapine for pain management in Guillain-Barré syndrome patients in the intensive care unit. Critical Care Medicine. 2000;28(3):655-8.
17. Yao et al. Pain during the acute phase of Guillain-Barré syndrome. Medicine. 2018;97:34.

capítulo 54

Dor Neuropática após Lesão Raquimedular

Carlos Eduardo Romeu de Almeida

Introdução

A lesão raquimedular (LRM) é uma condição potencialmente devastadora, que pode resultar em perda ou alteração de funções neurológicas motoras, sensitivas ou autonômicas, ocasionando comprometimento importante da função e da qualidade de vida das suas vítimas.[1-3] Tem uma incidência de 22 a 74 casos por milhão de habitantes e prevalência de cerca de 270 mil casos nos Estados Unidos, com custos diretos e indiretos estimados em 14,5 bilhões de dólares anualmente neste país.[4] No Brasil, é estimada uma incidência de LRM em cerca de 40 casos por milhão.[5]

As principais causas de LRM nos Estados Unidos são os acidentes de trânsito (38,3%), quedas (25%), ferimentos por arma de fogo (10,4%) e mergulho em águas rasas (4,7%). Com relação à casuística no Brasil, o maior trabalho encontrado foi o de Vanessa Tuno,[6] que, ao analisar dados disponíveis no sistema de informações de internações hospitalares do Sistema Único de Saúde (SIH-SUS), de 2000 a 2005, verificou que as quedas foram responsáveis pela maior parte dos casos (42,6%), seguida dos acidentes de transportes (22,7%), e outros acidentes, incluindo mergulho em águas rasas (19,1%). Outras causas de LRM incluem tumores, infecções, lesões pós-operatórias, doenças desmielinizantes e outras.

Entre as dificuldades percebidas pelas vítimas de lesão medular, a dor figura como uma das condições mais frequentes e impactantes.[1] Estudos de prevalência evidenciam que cerca de 65% a 85% das vítimas de LRM apresentam algum tipo de dor, sendo que um terço destes apresentará dor grave ou excruciante.[7] A dor foi classificada como uma das cinco principais dificuldades percebidas por pacientes vítimas de LRM, junto com perda de mobilidade, disfunção sexual e perda de controle esfincteriano,[8] estando também associada à depressão, fadiga crônica, insônia e piora de qualidade de vida.[9]

O tipo mais comum de dor após-LRM é a dor nociceptiva, geralmente decorrente de complicações associadas ao sistema musculoesquelético. A dor visceral é menos comum, com incidência de cerca de 5% na maioria das pesquisas, porém em algumas séries pode ocorrer em até 30% dos pacientes com LRM de longa data, sendo geralmente de difícil tratamento.[7,10]

A dor neuropática (DN) pode estar presente em cerca de 50% das vítimas de LRM, pode ter início ao longo dos 2 primeiros anos após a lesão, é caracterizada como grave ou excruciante em mais de 50% dos casos e frequentemente se torna crônica e de difícil controle.[7,11,12]

A DN está associada a aumento da utilização de recursos do sistema de saúde. Quando comparados indivíduos com LRM que não têm DN, os gastos de indivíduos com DN incluindo visitas a consultório médico e em pronto-socorro, procedimentos cirúrgicos e medicamentos incorrem em aumento de cerca de US$17.369,00 por paciente por ano.[13]

Características clínicas

Diversos tipos de dor podem surgir após a LRM. A dor nociceptiva musculoesquelética é frequentemente reportada e pode se dar por espasmos musculares, fadiga muscular, problemas osteoarticulares relacionados a uso excessivo dos membros superiores, ou ainda por lesões relacionadas ao trauma inicial (Figura 54.1). Outro tipo de dor que pode surgir é a do tipo nociceptiva visceral, menos comum nos primeiros 5 a 10 anos, porém tende a se desenvolver com o passar dos anos, sendo relatada em até 30% dos indivíduos vítimas de LRM tardio.[7,8]

Entretanto, nestes pacientes a dor que mais incapacita tem mais difícil controle e maior chance de se tornar crônica é a DN. Esta pode ocorrer por lesão ou doença acometendo o sistema nervoso somatossensorial central ou periférico. Dois padrões distintos de DN classicamente então podem ocorrer após a LRM; são estas a DN *no nível da lesão*, e a DN *abaixo da lesão*. A DN abaixo da lesão decorre de lesão ao sistema nervoso central (SNC) pelo acometimento da medula espinhal; já a dor No nível da lesão, que geralmente ocorre em uma extensão de dois a quatro dermátomos abaixo desta, decorre da associação dos componentes central, pela lesão medular, e periférico associado à lesão das raízes sensitivas acometidas.[14]

É importante explorar algumas características clínicas da DN por LRM, tanto por ajudar no entendimento da sua fisiopatologia como para guiar o tratamento. É importante que na avaliação das vítimas de LRM tenha-se em mente que as dores nociceptivas (musculoesqueléticas ou viscerais) frequentemente estão presentes e podem ser fatores confundidores na avaliação destes pacientes. A DN por LRM é descrita com maior frequência como dor em queimação, porém descrições como dor em choque, facada, agulhada, aguda, latejante e outros são usualmente encontradas, sem diferença significativa em relação à localização (Figura 54.1).[10,11,15] A DN na LRM pode ser ainda classificada como espontânea ou evocada. A dor espontânea é mais comum, sendo que a dor evocada, quando presente, está mais comumente associada à dor no nível da lesão. A dor evocada pode ser manifestada ao estímulo tátil, térmico ou doloroso, no último caso quando há hiperalgesia ou hiperpatia.[11]

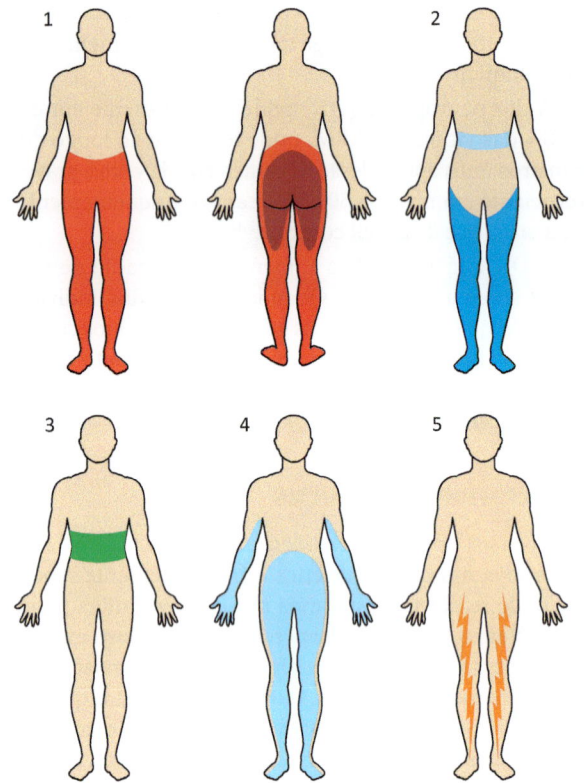

FIGURA 54.1 – Padrão de dor no trauma raquimedular.
Fonte: Adaptada de Siddal, 2003.

Em uma metanálise realizada por Burke et al., foi concluído que a DN acomete cerca de 53% das vítimas de LRM, com prevalências nos estudos variando de 34% a 74%. A dor neuropática no nível da lesão teve prevalência no LRM agudo (< 6 meses) de 27%, e no LRM crônico (> 6 meses) de 16%.[13] Já o trabalho de Siddal et al., que avaliou uma coorte de 100 pacientes durante 5 anos, mostrou que 41% tiveram DN no nível da lesão, e 34% abaixo da lesão, e ilustra ainda que cerca da metade dos pacientes com DN *no nível da lesão*

a manifestaram nos 3 primeiros meses da LRM, sinalizando que a dor no nível da lesão têm tendência a ocorrer mais precocemente na evolução, em contraste com a DN abaixo da lesão, que teve início após-2 anos em cerca de 50% dos pacientes.[7]

Quanto à intensidade da dor, Siddal et al. também demonstraram que 60% dos pacientes com DN ao nível da lesão e 48% dos pacientes com DN abaixo da lesão classificaram sua dor como severa ou excruciante.[7] Já Finnerup et al. chegaram a resultados semelhantes quanto à análise da intensidade da DN após-LRM ao estudar uma população de 90 pacientes na Dinamarca e Suécia, observando que mais de 60% e 50% dos pacientes com DN abaixo e no nível da lesão, respectivamente, referiram dor moderada ou intensa.[11]

Com relação à correlação clínica com o nível e grau da lesão, Siddal et al. encontraram correlação entre tetraplegia e DN abaixo do nível da lesão, estando esta presente em 50% dos pacientes tetraplégicos, em comparação com 18% dos pacientes paraplégicos; além de uma correlação positiva entre lesão completa e DN abaixo da lesão.[7] Já Werhagen et al. encontraram que pacientes com paraplegia completa baixa (T10-S4) tinham incidência maior de DN do que pacientes com paraplegia completa alta (T1-T9). Neste mesmo trabalho os autores também identificaram em análise de regressão logística que lesão medular completa foi associada à DN abaixo do nível da lesão.[12]

Com relação a estudos na população brasileira, Rogano et al. publicaram em 2004 estudo com 81 pacientes com DN após-LRM com pelo menos 6 meses de evolução, numa população com tempo médio de lesão de 66 meses. A LRM localizava-se na medula cervical em 28,4% dos casos, torácica em 44,4%, e no cone medular ou cauda equina em 27,2%. A LRM foi completa em 35,8% dos pacientes e incompleta em 64,2%. A dor foi descrita como em queimação por 86,0% dos pacientes, em choque por 39,0%, latejante em 14,8%, picada em 13,5% e dolorida em 11,2%. O tipo predominante de DN foi *no nível* da lesão em 30,9% dos pacientes e *abaixo do nível* em 69,1%. A síndrome de dor miofascial foi identificada em 42% dos casos. Na maioria dos casos (64%), a dor foi sentida pela primeira vez durante o primeiro mês após a lesão, sendo que pacientes com ferimentos por arma de fogo reportaram dor mais intensa.[10]

Teixeira et al. estudaram 213 vítimas de LRM toracolombar com queixa de dor neuropática com mais de 1 ano de lesão. Encontraram que a principal causa foi acidente automobilístico (52%), lesão completa foi observada em 68% dos pacientes, dor intensa (com pontuação > 7 em uma escala de 0 a 10) em 54%, e que 92% dos pacientes relataram início da dor após 3 anos da lesão.[16]

Classificação

Historicamente tem sido notória a dificuldade no estabelecimento de consenso na classificação da dor pós-LRM, isso pode ter causado grande variabilidade na prevalência reportada, bem como dificuldade na comparação entre estudos sobre o tema. Diante deste problema, um grupo de especialistas em dor pós-LRM se reuniu e, em 2012, foi publicada a *International Spinal Cord Injury Pain (ISCIP) Classification* – Classificação Internacional da Dor Pós-LRM – que tentou estabelecer um consenso por meio da união de duas outras classificações prévias, incluindo a classificação da International Association for the Study of Pain (IASP), e a classificação de Bryce-Ragnarsson (*Bryce-Ragnarsson SCI Pain Taxonomy*).

A distinção entre dor nociceptiva e neuropática é fundamental porque estas requerem diferentes abordagens e tratamentos, porém esta distinção frequentemente não é uma tarefa fácil, já que as duas condições podem estar sobrepostas ou compartilhar características fenotípicas semelhantes, principalmente em lesões medulares incompletas.

A classificação e o diagnóstico da dor neuropática, em geral, será abordada em outra seção desta obra, porém em relação à DN pós-LRM, Finnerup et al. propuseram uma modificação do sistema de classificação da DN em geral, adaptada para pacientes com LRM,[17] que divide o diagnóstico da DN pós-LRM em *definitiva* e *provável* (Quadro 54.1).

Fisiopatologia da dor neuropática medular

Diversos mecanismos foram propostos para a DN da LRM. Até 50% dos pacientes com LRM têm evidência de ativação do córtex somatossensorial na ressonância magnética funcional (RMf) em resposta à estimulação tátil abaixo do nível, mesmo com a ausência de percepção consciente do estímulo, indicando que estímulos sensoriais subliminares podem contribuir para o dor contínua abaixo do nível. Portanto, a dor neuropática da LRM pode surgir como consequência do processamento sensorial alterado em qualquer ponto ao longo do caminho entre os nociceptores periféricos até a percepção consciente no nível ou abaixo da lesão.[18]

Mecanismos periféricos

Embora a LRM resulte principalmente em danos ao sistema nervoso central na medula espinhal, vários estudos documentaram mudanças na função nociceptiva periférica e atividade espontânea em todos os níveis do neuroeixo, incluindo por exemplo o gânglio da raiz dorsal (DRG – *dorsal root ganglion*) cervical após uma lesão torácica.[19,20] O aumento da excitabilidade de órgãos nociceptores *no nível* da lesão foi atribuído à expressão reduzida na membrana do canal de potássio Kv3.4,[21] enquanto a atividade espontânea de nociceptores *abaixo do nível* foi associada ao aumento da expressão dos canais de sódio Nav1.8. O *knockdown* de Nav1.8 ou tratamento com retigabina, um ativador de canal de potássio, reduz a atividade espontânea e reverte a redução do limiar térmico/doloroso *abaixo do nível*, implicando a atividade espontânea de nociceptores como um mecanismo que contribui para a DN *abaixo do nível*.[19]

Os neurônios do DRG se comunicam amplamente com as células-satélite que os envolvem, e a ativação destes neurônios resulta na ativação destas últimas.[22] As células-satélite liberam compostos neuromoduladores, como fator de necrose tumoral alfa (TNFα), que podem influenciar a excitabilidade dos neurônios do DRG. Células satélite geralmente tornam-se reativas no DRG *no nível* da LRM.[23] Além disso, as células satélites reativas expressam mais conexina 43, uma proteína de junção que medeia a comunicação entre células-satélite adjacentes e está associada ao desenvolvimento de dor neuropática em outros modelos de dor.[24]

Quadro 54.1 – Classificação da dor no trauma raquimedular.		
Nível 1: Tipo da dor	**Nível 2: Subtipo da dor**	**Nível 3: Fonte e/ou patologia primária da dor**
Dor nociceptiva	Dor musculoesquelética	Ex.: artrite glenoumeral, epicondilite lateral, fratura cominuitiva do fêmur, espasmo de M. quadrado lombar
	Dor visceral	Ex.: infarto do miocárdio, dor abdominal por obstrução intestinal, colesistite
	Outra dor nociceptiva	Ex.: cefaleia por disreflexia autonômica, migrânea, dor em sítio cirúrgico
Dor neuropática	Dor *no nível* da LRM	Ex.: compressão medular, compressão radicular, compressão de cauda equina
	Dor *abaixo* da LRM	Ex.: isquemia medular, compressão medular
	Outra dor neuropática	Ex.: síndrome do túnel do carpo, neuralgia do trigêmeo, polineuropatia diabética
Outras dores		Ex.: fibromialgia, síndrome da dor complexa regional tipo I, cistite intersticial, síndrome do intestino irritável
Dor desconhecida		

Fonte: Finnerup, 2012.

Além de promover a atividade espontânea, a LRM resulta em um estado de crescimento aumentado de neurônios nociceptivos no DRG *no nível e abaixo do nível* da LRM. Este fenômeno, também denominado "brotamento neuronal", pode ser observado em todo o neuroeixo nos casos de DN por LRM.[25]

Mecanismos medulares

Muitas modificações patológicas ocorrem no sistema nervoso central no nível da medula espinhal em resposta à LRM, e algumas destas modificações podem contribuir para o desenvolvimento de dor neuropática. Potenciais mecanismos incluem gliose reativa, desinibição medular e hiperexcitabilidade medular.

A LRM causa mudanças persistentes na micróglia e astrócitos tanto nas proximidades do epicentro da lesão como nas regiões periféricas. A expressão da proteína ácida fibrilar gliar (GFAP) e genes associados a astrócitos, como aquaporina 4, é maior em ratos com LRM e redução do limiar mecânico para retirada de pata.[26] O tratamento intratecal com minociclina, que reduz o número de micróglias ativadas, reverte a hipersensibilidade das patas posteriores e a atividade espontânea e a evocada em neurônios do corno posterior da medula.[27] Diversas linhas de pesquisa reforçam que ambos os mecanismos de astrócitos e micróglia contribuem para a patogênese da DN pós-LRM.

A desinibição espinhal consequente à redução da inibição GABAérgica local também pode contribuir para a dor da LRM. A alodínia *no nível* da lesão após-contusão medular torácica está associada à redução da função inibitória mediada pelos receptores GABAA nos neurônios no corno dorsal da medula. Isso pode ser resultado da perda direta dos interneurônios inibitórios GABAérgico ou das enzimas que sintetizam GABA, ou pela expressão reduzida cotransportadora de cloreto de potássio (KCC2) no corno posterior, que mantém a capacidade inibitória dos receptores GABAA. A inibição GABAérgica é importante para o mecanismo de "portão" dos estímulos sensoriais, e sua perda pode gerar hipersensibilidade para estímulos inócuos.[18]

A dor *abaixo do nível* da lesão pode resultar em parte da perda de fibras descendentes que exercem um controle inibitório tônico do circuito sensorial, como as projeções rafespinhal e ceruloespinhal. No entanto, as alterações nos tratos descendentes podem ter mecanismo de ação diferentes e, por vezes, antagônicos, sobre a dor neuropática *no nível* e *abaixo do nível* da lesão. O aumento da serotonina pode, por exemplo, facilitar a dor *no nível* por meio da ativação de receptores de serotonina 5-HT3, e o tratamento com um antagonista do receptor 5-HT3, como a odansetrona, foi capaz de reduzir as respostas da DN *no nível* da lesão.[28] Em contraste, os agonistas dos receptores 5-HT1A e 5-HT3 reduzem a hiperexcitabilidade dos neurônios espinhais e dor *abaixo do nível* em ratos com LRM.[29]

Mecanismos supraespinhais

A LRM em humanos e roedores está associada com uma reorganização neuronal ao longo do neuroeixo como consequência da desaferentação de diferentes regiões. O córtex somatossensorial em especial também pode se reorganizar após uma lesão, de modo que as representações de regiões não lesadas se expandem para territórios que perderam suas aferências. Em pacientes com LRM completa, a dor neuropática se correlaciona com a magnitude da reorganização observada no córtex somatossensorial primário.[30]

O tálamo, que retransmite informações para o córtex somatossensorial, também sofre mudanças que estão associadas especificamente à DN da LRM. Em particular, pacientes com DN por LRM têm níveis talâmicos reduzidos de GABA e aumento de padrões de disparo em salvas, além de outros padrões de anormalidades metabólicas.[30]

Tratamento

O manejo da DN pós-LRM é uma tarefa desafiadora, com resultados frequentemente insatisfatórios a despeito de uma variedade de tratamentos propostos. Assim como em outras condições de dor crônica, a DN após-LRM é um fenômeno complexo, com fatores comportamentais, emocionais, ambientais e sociais com papéis preponderantes no seu curso.[1] Portanto, o manejo da DN pós-LRM requer uma abordagem multidisciplinar que incorpore profissionais médicos de diversas especialidades, incluindo algologista, psiquiatra, neurocirurgião e fisiatra; além de fisioterapeuta, psicólogo e terapeuta ocupacional. As expectativas dos resultados devem ser, portanto, ajustadas, sendo a melhora completa da dor de ocorrência bastante improvável. Discutiremos a seguir as opções de tratamento farmacológico e não farmacológico mais frequentemente utilizadas para a DN pós-LRM.

Tratamento farmacológico

As opções de tratamento farmacológico para DN pós-LRM incluem anticonvulsivantes, antidepressivos, opioides e procedimentos mais invasivos, como administração intratecal de medicações. No entanto, o controle adequado da DN é frequentemente difícil, tendo os tratamentos atualmente disponíveis a capacidade de oferecer melhora de 50% na intensidade da dor em apenas um terço dos pacientes.[31] Infelizmente muitos dos tratamentos utilizados atualmente para a DN pós-LRM têm evidência limitada de sua eficácia, e suas recomendações são geralmente realizadas como extrapolação de tratamento da DN em outras condições.

Em linhas gerais, as opções de 1ª escolha para o tratamento farmacológico da DN pós-LRM são os anticonvulsivantes, principalmente gabapentinoides (gabapentina e pregabalina), associados ou não aos antidepressivos tricíclicos (principalmente amitriptilina) e inibidores duais da recaptação de serotonina e noradrenalina (principalmente a duloxetina) em caso de humor deprimido, consideradas medicações de 2ª linha.[32] Opções de 3ª linha incluem opioides e de 4ª linha, outras medicações que não apresentam nível de evidência suficiente são terapias de 3ª linha.[31]

As medicações anticonvulsivantes são amplamente utilizadas no tratamento da DN pós-LRM, sendo a gabapentina e pregabalina (inibidores da subunidade alfa2-delta de canais de cálcio voltagem-dependentes) consideradas as medicações a serem tentadas inicialmente, porém os efeitos colaterais são comuns, com a pregabalina induzindo sonolência em 33% a 41%, bem como tontura e edema periférico em 10% a 20%.[33] Em geral, a evidência para utilização de outros anticonvulsivantes ainda é insuficiente, tendo a lamotrigina mostrado bom resultado em um ensaio clínico randomizado (ECR) no subgrupo de pacientes com lesão medular incompleta.[34] Em um ECR com *crossover* em pacientes com LRM, a oxcarbazepina foi significativamente mais eficaz do que a pregabalina no controle da DN na ausência de DN evocada (alodínia, hiperalgesia, hiperestesia) para os descritivos de dor em queimação, choque e agulhadas; neste mesmo estudo, a pregabalina foi superior no controle da dor em pacientes com DN evocada em choque, alodínia e hiperalgesia ao calor.[35]

Os antidepressivos também são amplamente utilizados na prática clínica da DN, porém as evidências de estudos específicos para DN pós-LRM apontam para benefício predominante da duloxetina em casos de transtorno do humor concomitante, e em associação com anticonvulsivantes; ou terapia isolada em casos de efeitos adversos importantes dos anticonvulsivantes. A amitriptilina seria ainda, de acordo com as recomendações mais recentes,[32] indicada para os casos de transtorno do humor associado e em que não se observou melhora esperada com duloxetina. As recomendações mais recentes dão preferência duloxetina em detrimento da amitriptilina principalmente pelo melhor perfil de efeitos colaterais da primeira. Com relação à venlafaxina, as evidências apontam que seu uso pode ser considerado em casos de dor nociceptiva e DN *no nível* da lesão em pacientes com transtorno de humor, e não deve ser utilizada como monoterapia em casos de dor *abaixo do nível* da lesão.[36]

Quanto aos opioides, as evidências são conflituosas e insuficientes para realização de ampla recomendação da sua utilização, devendo ser utilizados como 2ª linha em caso de controle insatisfatório da dor e em associação aos anticonvulsivantes, levando-se em consideração seu perfil de efeitos colaterais.[32]

Outras terapias farmacológicas parenterais ou tópicas necessitam de melhor evidência para que se possa fazer sua ampla recomendação no uso em casos de DN pós-LRM. A aplicação de toxina botulínica subcutânea mostrou benefício em um RCT com 40 pacientes para dor *abaixo do nível* da lesão, porém com *follow-up* curto.[37] Com relação à aplicação tópica de lidocaína ou capsaicina, não existem estudos específicos para os casos de DN pós-LRM, porém, à luz de evidências de sua aplicação em outras formas de DN, sua utilização pode ser considerada nos casos de DN refratária *no nível* da lesão.[32] Com relação aos canabinoides, ainda não é possível fazer uma recomendação favorável ao seu uso à luz da insuficiência das evidências até o momento,[38] porém relatos frequentes de *experts* e pacientes afetados requerem que essa classe de medicações seja mais bem estudada no contexto da DN pós-pós-LRM.

Quanto à terapia com infusão de fármacos intratecais, existem diversos estudos com opioides (morfina, alfentanil), lidocaína, ketamina e clonidina, com tendência a resultados positivos, porém a maioria dos estudos tem viés metodológico importante, ausência de estudos de longo prazo, amostra pequena e resultados conflitantes. Sendo assim, a terapia com infusão de fármaco intratecal endereçada especificamente para a DN pós-LRM ainda não pode ser recomendada.[32]

Medidas não farmacológicas

Atividade física e fisioterapia são em geral recomendados no contexto da dor crônica, principalmente no caso de dor nociceptiva associada. Embora ainda não se tenham ECR bem desenhados relacionando atividade física e fisioterapia à DN pós-LRM, estas são recomendadas diante do seu impacto positivo na qualidade de vida, incluindo aspectos positivos relacionados à dor crônica em geral.[32] Para ilustrar os potenciais efeitos da atividade física sobre a DN, Norrbrink et al., em uma pequena série de casos, mostraram redução na classificação de intensidade mediana da dor de 2/10 para dor neuropática pós-LRM com um programa de ergometria de exercícios na posição sentada.[39]

Com relação à psicoterapia, existem poucos estudos avaliando sua eficácia no cenário específico da DN pós-LRM, todavia, ao modo da atividade física, considera-se que a psicoterapia e estratégias psicoeducacionais podem auxiliar no contexto de terapia multimodal para a DN pós-LRM. A terapia cognitivo-comportamental foi avaliada no contexto da DN pós-LRM, com resultados positivos.[40] Outras modalidades promissoras incluem intervenções de hipnoterapia, *mindfullness* e técnicas de relaxamento.

Foi demonstrado em metanálise recente que a terapia com estimulação elétrica transcraniana (EETC) é capaz de reduzir a DN pós-LRM no curto e médio prazo[41] e pode ser considerada uma terapia estabelecida de 3ª linha. Porém ainda não é amplamente disponível na prática clínica.

O valor terapêutico de outras terapias como estimulação magnética transcraniana, estimulação elétrica transcutânea, acupuntura, massoterapia, hidroterapia e técnicas de ilusão ainda estão em discussão, com poucos ou conflitantes estudos na literatura.[32]

Tratamento cirúrgico

O tratamento cirúrgico da DN pós-LRM deve preferencialmente ser utilizado para correção de possível causa estrutural, por exemplo no caso da siringomielia. Na ausência de substrato anatômico abordável, técnicas de neurocirurgia funcional para tratamento de DN refratária após-LRM podem ser utilizadas em último caso. Entre as opções estão a estimulação medular, estimulação cerebral profunda, estimulação de córtex motor, rizotomia seletiva – incluindo lesão da zona de entrada da raiz dorsal (DREZ), e mielotomia. Para nenhuma destas modalidades existe ainda evidência qualificada para que se possa fazer uma recomendação favorável ao seu uso em protocolos assistenciais. No entanto, diante da conhecida dificuldade em se controlar a DN pós-LRM, são frequentes casos incapacitantes e refratários às terapias não invasivas, cabendo nestes a discussão da aplicação das terapias cirúrgicas disponíveis, pesando-se os riscos associados e benefícios esperados em cada caso.

Referências bibliográficas

1. Hatch MN, Cushing TR, Carlson GD, Chang EY. Neuropathic pain and SCI: identification and treatment strategies in the 21st century. J. Neurol. Sci. 2018;384:75-83.

2. Stensman R. Adjustment to traumatic spinal cord injury: a longitudinal study of self-reported quality of life. Paraplegia. 1994;32(6):416-22.

3. Summers JD, Rapoff MA, Varghese G, Porter K, Palmer RE. Psychosocial factors in chronic spinal cord injury pain. Pain. 1991;47(2):183-9.

4. Ma VY, Chan L, Carruthers KJ. Incidence, prevalence, costs, and impact on disability of common conditions requiring rehabilitation in the United States: stroke, spinal cord injury, traumatic brain injury, multiple sclerosis, osteoarthritis, rheumatoid arthritis, limb loss, and back pain. Arch. Phys. Med. Rehabil. 2014;95(5):986-95e1.

5. Morais DF, Spotti AR, Cohen MI, Mussi SE, Melo-Neto JS, Tognola WA. Epidemiological profile of patients suffering from cord spinal injury treated in tertiary hospital. Coluna/Columna. 2013;12(2):149-52.

6. Tuono V. Trauma de coluna no Brasil: análise das internações hospitalares. Universidade de São Paulo; 2008.

7. Siddall PJ, McClelland JM, Rutkowski SB, Cousins MJ. A longitudinal study of the prevalence and characteristics of pain in the first 5 years following spinal cord injury. Pain. 2003;103(3):249-57.

8. Widerstrom-Noga EG, Felipe-Cuervo E, Broton JG, Duncan RC, Yezierski RP. Perceived difficulty in dealing with consequences of spinal cord injury. Arch. Phys. Med. Rehabil. 1999;80(5):580-6.

9. Summers JD, Rapoff MA, Varghese G, Porter K, Palmer RE. Psychosocial factors in chronic spinal cord injury pain. Pain. 1991;47(2):183-9.

10. Rogano L, Teixeira MJ, Lepski G. Chronic pain after spinal cord injury: clinical characteristics. Stereotact. Funct. Neurosurg. 2003;81(1-4):65-9.

11. Finnerup NB, Norrbrink C, Trok K, Piehl F, Johannesen IL, Sorensen JC et al. Phenotypes and predictors of pain following traumatic spinal cord injury: a prospective study. J. Pain. 2014;15(1):40-8.

12. Werhagen L, Budh CN, Hultling C, Molander C. Neuropathic pain after traumatic spinal cord injury relations to gender, spinal level, completeness, and age at the time of injury. Spinal Cord. 2004;42(12):665-73.

13. Burke D, Fullen BM, Stokes D, Lennon O. Neuropathic pain prevalence following spinal cord injury: a systematic review and meta-analysis. Eur. J. Pain. 2017;21(1):29-44.

14. Masri R, Keller A. Chronic pain following spinal cord injury. Adv. Exp. Med. Biol. 2012;760:74-88.

15. Finnerup NB. Pain in patients with spinal cord injury. Pain. 2013;154(suppl. 1):s71-6.

16. Teixeira MJ, Paiva WS, Assis MS, Fonoff ET, Bor-Seng-Shu E, Cecon AD. Neuropathic pain in patients with spinal cord injury: report of 213 patients. Arq. Neuropsiquiatr. 2013;71(9A):600-3.

17. Finnerup NB, Baastrup C. Spinal cord injury pain: mechanisms and management. Curr. Pain Headache Rep. 2012;16(3):207-16.

18. Shiao R, Lee-Kubli CA. Neuropathic pain after spinal cord injury: challenges and research perspectives. Neurotherapeutics. 2018;15(3):635-53.

19. Yang Q, Wu Z, Hadden JK, Odem MA, Zuo Y, Crook RJ et al. Persistent pain after spinal cord injury is maintained by primary afferent activity. J. Neurosci. 2014;34(32):10765-9.

20. Carlton SM, Du J, Tan HY, Nesic O, Hargett GL, Bopp AC et al. Peripheral and central sensitization in remote spinal cord regions contribute to central neuropathic pain after spinal cord injury. Pain. 2009;147(1-3):265-76.

21. Ritter DM, Zemel BM, Hala TJ, O'Leary ME, Lepore AC, Covarrubias M. Dysregulation of Kv3.4 channels in dorsal root ganglia following spinal cord injury. J. Neurosci. 2015;35(3):1260-73.

22. Zhang X, Chen Y, Wang C, Huang LY. Neuronal somatic ATP release triggers neuron-satellite glial cell communication in dorsal root ganglia. Proc. Natl. Acad. Sci. USA. 2007;104(23):9864-9.

23. Lee-Kubli CA, Ingves M, Henry KW, Shiao R, Collyer E, Tuszynski MH et al. Analysis of the behavioral, cellular and molecular characteristics of pain in severe rodent spinal cord injury. Exp. Neurol. 2016;278:91-104.

24. Jasmin L, Vit JP, Bhargava A, Ohara PT. Can satellite glial cells be therapeutic targets for pain control? Neuron. Glia Biol. 2010;6(1):63-71.

25. Ondarza AB, Ye Z, Hulsebosch CE. Direct evidence of primary afferent sprouting in distant segments following spinal cord injury in the rat: colocalization of GAP-43 and CGRP. Exp. Neurol. 2003;184(1):373-80.

26. Nesic O, Lee J, Johnson KM, Ye Z, Xu GY, Unabia GC et al. Transcriptional profiling of spinal cord injury-induced central neuropathic pain. J. Neurochem. 2005;95(4):998-1014.

27. Hains BC, Waxman SG. Activated microglia contribute to the maintenance of chronic pain after spinal cord injury. J. Neurosci. 2006;26(16):4308-17.

28. Oatway MA, Chen Y, Weaver LC. The 5-HT3 receptor facilitates at-level mechanical allodynia following spinal cord injury. Pain. 2004;110(1-2):259-68.

29. Hains BC, Willis WD, Hulsebosch CE. Serotonin receptors 5-HT1A and 5-HT3 reduce hyperexcitability of dorsal horn neurons after chronic spinal cord hemisection injury in rat. Exp. Brain Res. 2003;149(2):174-86.

30. Wrigley PJ, Press SR, Gustin SM, Macefield VG, Gandevia SC, Cousins MJ et al. Neuropathic pain and primary somatosensory cortex reorganization following spinal cord injury. Pain. 2009;141(1-2):52-9.

31. Siddall PJ, Middleton JW. Spinal cord injury-induced pain: mechanisms and treatments. Pain Manag. 2015;5(6):493-507.

32. Franz S, Schulz B, Wang H, Gottschalk S, Gruter F, Friedrich J et al. Management of pain in individuals with spinal cord injury: guideline of the German-Speaking Medical Society for Spinal Cord Injury. Ger. Med. Sci. 2019;17:Doc05.

33. Cardenas DD, Nieshoff EC, Suda K, Goto S, Sanin L, Kaneko T et al. A randomized trial of pregabalin in patients with neuropathic pain due to spinal cord injury. Neurology. 2013;80(6):533-9.

34. Finnerup NB, Sindrup SH, Bach FW, Johannesen IL, Jensen TS. Lamotrigine in spinal cord injury pain: a randomized controlled trial. Pain. 2002;96(3):375-83.

35. Min K, Oh Y, Lee SH, Ryu JS. Symptom-based treatment of neuropathic pain in spinal cord-injured patients: a randomized crossover clinical trial. Am. J. Phys. Med. Rehabil. 2016;95(5):330-8.

36. Richards JS, Bombardier CH, Wilson CS, Chiodo AE, Brooks L, Tate DG et al. Efficacy of venlafaxine XR for the treatment of pain in patients with spinal cord injury and major depression: a randomized, controlled trial. Arch. Phys. Med. Rehabil. 2015;96(4):680-9.

37. Han ZA, Song DH, Chung ME. Effect of subcutaneous injection of botulinum toxin A on spinal cord injury-associated neuropathic pain. Spinal Cord. 2014;52(suppl. 1):s5-6.

38. Rintala DH, Fiess RN, Tan G, Holmes SA, Bruel BM. Effect of dronabinol on central neuropathic pain after spinal cord injury: a pilot study. Am. J. Phys. Med. Rehabil. 2010;89(10):840-8.

39. Norrbrink C, Lindberg T, Wahman K, Bjerkefors A. Effects of an exercise programme on musculoskeletal and neuropathic pain after spinal cord injury: results from a seated double-poling ergometer study. Spinal Cord. 2012;50(6):457-61.

40. Perry KN, Nicholas MK, Middleton JW. Comparison of a pain management program with usual care in a pain management center for people with spinal cord injury-related chronic pain. Clin. J. Pain. 2010;26(3):206-16.

41. Boldt I, Eriks-Hoogland I, Brinkhof MW, De Bie R, Joggi D, Von Elm E. Non-pharmacological interventions for chronic pain in people with spinal cord injury. Cochrane Database Syst. Rev. 2014(11):CD009177.

Dor Neuropática Central após Acidente Vascular Cerebral

José Oswaldo de Oliveira Júnior | Leonardo Rafael Takahashi | Alexandro Roberto Galassi | Tiago Marques Avelar | Diego do Monte Rodrigo Seabra

Dor neuropática

A dor neuropática tem por definição o fenômeno doloroso causado pela lesão ou doença do sistema nervoso somático sensitivo (SNSS).[1] A partir da adoção desta nova definição, as dores primárias não mais puderam ser classificadas como dores neuropáticas.

Dor neuropática central

A dor neuropática central integra um conjunto de sinais e sintomas decorrentes de lesão ou doença que afeta estrutura ou conjunto de estruturas do sistema nervoso central (SNC), especialmente o sistema nervoso somático e sensitivo.[2] Destarte, a definição atual considera a dor neuropática central uma síndrome.

O conceito, de há muito vetusto, de dor central foi descrito por Riddoch, em 1938, que a considerava um sintoma derivado de disfunção do SNC.[3]

Na época, a dor neuropática central poderia corresponder ao comprometimento de qualquer estrutura ou conjunto de estruturas do SNC.[4]

Na última década, os conceitos de dor neuropática e de seus subtipos sofreram modificações que visaram torná-los menos questionáveis, mais específicos, principalmente quanto ao diagnóstico e à precisão anatômica.[2]

A dor neuropática central deixou de ser atribuída à disfunção do SNC, com ou sem lesão detectável, e sua definição passou a considerá-la exclusivamente secundária e focada para esta característica etiológica em detrimento do aspecto fisiológico ou funcional.

A supressão da ênfase, dadas as disfunção e substituição por lesão ou doença na nova definição, teve por objetivo reforçar que a dor neuropática seria fruto de uma regeneração imperfeita,[5] e de existir uma má adaptação da plasticidade em que mecanismos de sensibilização central e periférica estariam exagerados e facilitados de modo persistente.[4]

A etiologia da lesão ou doença que acomete o SNC e evolui com dor neuropática é variada, podendo ser vascular (isquê-

mica, hemorrágica, ou mista), infecciosa (abscesso, encefalite, mielite etc.), desmielinizante, actínica, neoplásica, e traumática (traumatismo cranioencefálico, traumatismo raquimedular).

Na maioria das vezes, a dor neuropática central ocorre após acidente vascular cerebral (AVC), esclerose múltipla e lesão medular. A síndrome de dor central pós-AVC corresponde a um tipo de dor neuropática associada a anormalidades somáticas e sensitivas decorrentes de evento vascular isquêmico e/ou hemorrágico, e ocorre entre 11% e 55% dos casos.

Acidente vascular encefálico (AVE) ou cerebral (AVC)?

A maioria dos portadores de dor neuropática central desenvolveu o desconforto a partir de um evento vascular cuja nomeação ideal ainda é objeto de controvérsia.

Nossa língua é parte integrante do nosso acervo cultural e como tal induz em uma parte de todos nós um sentimento de posse, de defesa e de preservação. Estudiosos do vernáculo, no entanto, descobriram há muito tempo que a preservação deve aceitar mudanças, pois, como língua viva, o português está em contínua evolução, na comunicação culta e não culta, influenciado pelas mudanças dos costumes nacionais e internacionais e sujeita aos ditames de normas formais como aquelas das reformas ortográficas.[6]

Há cinco séculos, quando Portugal, em sua exitosa expansão ultramarina, conquistava grande parte do novo mundo, nossa língua era a invasora que influenciava de maneira agressiva muitas comunidades pelo planeta a fora e respectivas culturas. Sagres era o correspondente à NASA. Atualmente, é óbvia a hegemonia da grande potência econômica, militar e científica, que nos influencia com um anglicismo revigorado desde o final da Segunda Guerra Mundial.

O que conhecemos hoje como acidente vascular cerebral ou encefálico era dito por médicos, desde a época de Hipócrates, como apoplexia.[7] Consistia, na época, em um quadro clínico caracterizado por um súbito colapso, perda da consciência e falta de movimentos e seria oriundo de um desequilíbrio humoral, porém poderia ser associado a outras doenças também como a epilepsia, enxaqueca e a morte súbita de origem cardíaca.[8,9]

Na literatura inglesa, utiliza-se o termo *stroke* para apoplexia. Sua primeira citação data de 1599[10] e era definida como uma síndrome aguda surgida por um golpe das mãos de Deus (*stroke of God's hands*).[8] Essa denominação não era um termo médico, um termo culto, assemelhando-se mais à expressão "derrame cerebral" que utilizamos em nossa língua.

Há vários sinônimos e descritivos médicos em português para o termo "derrame" ou "acidente vascular encefálico" (AVE) ou "acidente vascular cerebral",[11] que incluem derrame cerebral, ictus cerebral, AVC, apoplexia, acidente cerebrovascular, apoplexia cerebral, apoplexia cerebrovascular, icto cerebral, acidente vascular encefálico, AVE, acidente vascular do cérebro e acidente vascular cerebral.

Segundo a American Heart Association e a American Stroke Association, a definição de *stroke* (derrame, AVC, AVE) não é feita de forma consistente na prática clínica, pesquisa clínica ou nas avaliações de saúde pública,[12] não leva em conta os avanços da ciência e da tecnologia na sua conceituação.

No sítio eletrônico da Organização Mundial da Saúde (OMS, ou World Health Organization – WHO), a definição de acidente vascular cerebral é antiga e retirada na íntegra de um livro de referência de neurologia de 1997 como um "grupo de afecções caracterizadas por perda súbita, não convulsiva, da função neurológica, devido a isquemia encefálica ou hemorragias intracranianas". O acidente cerebral vascular é classificado tanto pelo tipo de necrose de tecido como pela localização anatômica, árvore vascular envolvida, etiologia, idade dos indivíduos afetados e natureza hemorrágica *versus* não hemorrágica,[13] assim como o termo *Mesh* consagrado em publicações médicas de língua inglesa.[12]

Em 2013, duas das mais prestigiosas associações médicas americanas definiram o "derrame" (*stroke*) como um déficit neurológico atribuído a uma lesão focal aguda do SNC por uma causa vascular, incluindo infarto cerebral, hemorragia intracerebral (ICH) e hemorragia subaracnóidea (SAH), e a lesão no SNC poderia acometer o encéfalo, a medula espinhal e as células retinianas.[12]

A escolha para a adoção da melhor terminologia a ser utilizada foi sempre fonte de discussões e debates. Os termos "acidente vascular encefálico" (AVE), "acidente vascular cerebral" (AVC) e doença encefálica vascular (DEV) foram os mais discutidos.

Em 1996, houve uma assembleia geral realizada pela Sociedade Brasileira de Doenças Cerebrovasculares durante o Congresso Brasileiro de Neurologia, na cidade de Curitiba, e foi aprovado que o termo a ser utilizado deveria ser "acidente vascular cerebral" para uso médico e "derrame" para a população geral (uso leigo). Mais de uma década depois, em 2008, um novo escrutínio, realizado em reunião extraordinária da mesma Sociedade, agora na cidade do Rio de Janeiro, manteve a decisão.[11]

Há, portanto, inúmeras discussões e ressalvas quanto ao melhor termo a ser empregado e até a necessidade da votação de algumas sociedades. Porém, sabemos que a ciência não é democrática. Quanto mais difícil, específico e técnico for o assunto controverso, menor será o número selecionável de pessoas aptas para decidir. Em que pesem o contínuo aprimoramento dos métodos empregados e a progressiva adoção de decisões multidisciplinares, a ciência ainda persiste, em sua essência, elitista e oligárquica.

Como se trata de uma afecção que engloba todo o SNC e não engloba o periférico, como sua natureza sendo vascular e fruto da diminuição do aporte sanguíneo a certa região do sistema nervoso central (agravada ou não pela ocorrência de sangramentos) e que pode se apresentar de forma aguda ou silenciosa, acreditamos que talvez a melhor definição seria composta pela palavra "doença" e não pela palavra "acidente". Esta última palavra apenas teria como virtude expressar o início súbito, abrupto ou ainda agudo do evento, que, com o tempo se esvaece, à medida que progride até a estabilidade tardia que culmina com caráter de sequela. A melhor denominação seria "doença vascular nervosa central", enquanto a forma menos contraditória seria "doença vascular encefálica" para todo evento ocorrido no tecido nervoso central intracraniano, e "doença vascular cerebral" para todo evento locado na região supratentorial.

Na prática, a adoção em nossa Literatura, como já escrito anteriormente, recai sobre o termo AVC, e mesmo que transgrida a concepção puramente anatômica, será também a adotada neste capítulo.

Epidemiologia

A dor central decorrente de AVC é uma síndrome de dor frequente, estimada em mais de um terço dos casos de dor pós-AVC.[14] A latência para o início é variável. Na maioria das vezes, o desconforto se desenvolve em 3 a 6 meses após o AVC,[15] embora possa ocorrer mais precocemente, no primeiro mês.[16]

O início dos sintomas é frequentemente gradual, coincidindo com recuperação mesmo que parcial da perda sensitiva percebida e o aparecimento de disestesia. A dor é frequentemente de forte intensidade e descrita como implacável, com episódios sem dor que não excedem algumas horas.[16]

Os fatores de risco para o desenvolvimento da dor central decorrente de AVC incluem idade jovem, depressão anterior, tabagismo atual e aumento da gravidade do AVC basal.[17,18] Doentes jovens com AVC chegam a ter duas vezes mais probabilidade de desenvolver dores centrais (Helsinki Stroke Study).[18]

O acompanhamento clínico dos portadores de dor central pós-AVC revela a possibilidade de identificação de três tipos de componentes dolorosos: o primeiro, uma dor constante; o segundo, do tipo de uma dor intermitente e espontânea; e um terceiro, do tipo caracterizado por hiperalgesia e alodínia concomitantes ou não.[19]

A apresentação da síndrome dolorosa central decorrente de AVC é variável. As queixas incluem termos como "sensação de lacerar", "doer", "queimar", "congelar" e "apertar".[20] A dor costuma ser constante.[20]

Substrato anatômico e fisiológico da dor central: o sistema nervoso central somático e sensitivo

Quanto à localização da lesão ou da doença, a nova definição de dor central impôs uma restrição ao comprometimento do SNSS.

A dor neuropática de origem central (DNOC), que se instala após um AVC, é, portanto, um subtipo de dor neuropática, no caso, originada das lesões estruturais no SNSS e de mecanismo fisiopatológico ainda pouco compreendido, porém sabidamente diferente das dores neuropáticas de origem periférica.[21]

O SNSS classicamente é considerado formado por dois grandes sistemas: o anterolateral (AL); e o lemniscal medial associado às colunas dorsais (CD-LM), que transmitem as informações sensitivas iniciadas na periferia para as estruturas craniais.[22] O primeiro é formado por diferentes feixes, dos quais o espinotalâmico é o protótipo na espécie humana, predominantemente responsável pelo tráfego de informações nociceptivas, de temperatura e tato grosseiro. Por sua vez, o sistema CD-LM provê principalmente a aferência proprioceptiva e tátil discriminativa.[23]

Recentes aquisições ao conhecimento anatômico, no entanto, vêm modificando temas até há pouco consolidados. Um grupo de neurônios do corno posterior da medula lombar foi descrito como detentores de projeções, a partir de uma bifurcação axonal, para ambos os sistemas, representados por suas conexões terminais com o núcleo grácil ipsilateral (representando o sistema CD-LM) e o núcleo ventral posterolateral contralateral (VPL, representando o sistema AL).[24] Essa disposição anatômica possibilita a capacidade do sistema de alarme nociceptivo gerar uma resposta descendente difusa.

Evidências se acumulam para reforçar a teoria de que o mecanismo dominante para o surgimento da DNOC após um AVC seja uma neuroplasticidade mal adaptada em diferentes componentes do sistema nervoso somático e sensitivo. Tradicionalmente, este tipo de dor central é caracterizado por alterações na via espinotalâmica lateral,[25] bem como por alterações morfológicas e funcionais de áreas como os córtices sensitivos primário (CS) e somático e sensitivo secundário (SII), da ínsula posterior (IP), do cíngulo anterior (CCA), assim como do tálamo.[26] O resultado final são a desinibição e a hiperexcitabilidade tálamo-cortical.[25] Além das áreas citadas, a disfunção na atividade do córtex motor primário (M1) também parece estar associada com a dor neuropática de origem central pós-AVC. Um importante mecanismo é a inibição cortical de curto intervalo (SICI, do inglês *short-interval intracortical inhibition*) que acontece em um intervalo entre 1 e 6 milissegundos após aplicação de um estímulo e parece ser a principal via inibitória dentro de M1, associada ao controle da aprendizagem motora bem como à ocorrência da dor central pós-AVC.[25]

Portadores de DNOC pós-AVC com função motora preservada no lado acometido foram estudados e apresentaram redução na inibição cortical de curto prazo (SICI) no hemisfério acometido e negativamente relacionada com os escores de dor na escala visual analógica (EVA), indicando que uma maior desinibição do córtex motor estaria clinicamente associada a valores inferiores de qualidade de vida. A desinibição cortical motora refletida na redução da SICI sugere uma redução na atividade gabaérgica, e é proposta como um possível biomarcador clínico nos doentes com DCPA.[25]

Apesar de o estímulo nociceptivo ser transmitido, em sua essência, pelo sistema AL, representado pelo trato espinotalâmico, sua disfunção isolada não parece ser suficiente para a gênese do desconforto, sugerindo que a participação do sistema CD-LM possa ser a responsável pela geração da dor neuropática central nesta entidade.[25] A desinibição cortical motora na DNOC instalada após um AVC parece estar associada a uma atividade diminuída na via lemniscal medial, conforme demonstração de correlação positiva entre os potenciais evocados motores (PEM) e o prolongamento do potencial evocado somático e sensitivo (PESS) cortical (em estudos eletrofisiológicos), a expressão final da via CD-LM.[25] No mesmo estudo, não houve correlação entre o SICI e os parâmetros funcionais das vias de sensibilidade térmica e dolorosa.

Como podemos perceber, embora a definição vigente considere como dor neuropática aquela decorrente da lesão ou doença em algum ponto do SNSS, outras áreas podem estar associadas ao processamento nociceptivo com manifestação de dor neuropática de origem central decorrente de AVC. Como o próprio autor provoca na publicação da definição atual, "lesões no cerebelo ou nos córtices frontais, por exemplo, não se qualificam como uma lesão causadora de dor neuropática central, ao menos que pesquisas futuras estabeleçam que essas regiões também pertençam ao sistema somático sensitivo".[1]

Ainda não há alteração na compreensão de que o SNSS seja formado por outras estruturas que não os sistemas AL e CD-LM, apesar das recentes conquistas anatômicas questionarem o protagonismo exclusivo dessas vias no processamento nociceptivo.

As lesões talâmicas, como já mencionadas, são comumente associadas à dor, sendo a síndrome de Dejerine-Roussy a síndrome dolorosa central decorrente de AVC mais bem caracterizada. A síndrome é responsável por aproximadamente um terço dos casos[16] e caracteriza-se por dor forte e paroxística, acompanhadas por alodínia e hiperalgesia.[27]

Lesões em qualquer nível do neuroeixo podem produzir dor neuropática, em especial quando envolvem os tratos espinotalâmicos, e cerca de 80% das lesões são hemisféricas.[19,28] As lesões corticais isquêmicas ou hemorrágicas, com frequência, envolvem o lobo parietal e possivelmente a substância branca subjacente.[29]

Os acidentes vasculares cerebrais que afetam o hemisfério direito são mais comumente associados à dor, tanto para aqueles que atingem o tálamo como para os que não o atingem.[16] O hemisfério direito parece ser mais hábil em monitorar o estado somático e processar a dor; o que induz, nos casos de lesões localizadas \ direita, quadros dolorosos mais intensos no hemicorpo esquerdo.[30] No entanto, essa lateralização não é reproduzida de forma consistente.[31]

No seguimento clínico de doentes que desenvolveram quadros de dores centrais decorrentes de AVC, foi detectada uma forte associação com infartos de pequenos vasos,[17] provavelmente em decorrência de associação comum desse mecanismo de AVC com lesões talâmicas ou pontinas.[17,32]

Outras dores neuropáticas centrais

Síndrome de Wallenberg

Também é conhecida como síndrome medular lateral ou síndrome da artéria cerebelar inferoposterior. Este distúrbio neurológico está associado a uma variedade de sintomas que ocorrem como resultado de danos ao segmento lateral da medula oblonga posterior ao núcleo olivar inferior. É a síndrome de isquemia encefálica da circulação posterior mais comum e a síndrome do tronco cerebral mais associada à DNOC.[28,33]

Dissecção da artéria vertebral e aterosclerose de grandes artérias são fatores de risco importantes para o desenvolvimento da síndrome medular lateral, sendo responsáveis pela maioria dos casos relatados em registros de isquemias encefálicas. A dissecção da artéria vertebral é mais comum em doentes mais jovens ou com história de trauma, enquanto a aterosclerose é mais provável em doentes mais velhos com história de hipertensão, diabetes, tabagismo e doença arterial coronariana.[34]

Este tipo de isquemia é caracterizado por diminuição da sensação de dor e percepção de temperatura envolvendo a face ipsilateral e o corpo contralateral; também podem produzir sequelas, como a síndrome de Horner ipsilateral; disfagia, disartria e disfonia; nistagmo; vertigem; náusea e vômito; e ataxia de membro ipsilateral.[35]

Os sintomas podem aparecer aguda ou gradualmente, progredindo ao longo de várias horas a vários dias.[36] Combinações diferentes desses sintomas podem ser encontradas em doentes com a síndrome de Wallenberg, enquanto mais de 90% dos doentes têm sintomas sensitivos, que são as mais frequentes manifestações.

A dor facial como resultado de infarto medular lateral pode mimetizar neuralgia trigeminal com uma ampla faixa de incidência relatada de 9%[37] a 83% (Merritt e Finlândia).[38]

Além da isquemia, a desmielinização das vias trigeminais centrais pode resultar no desenvolvimento de impulsos elétricos aberrantes e, alternativamente, irritação das estruturas trigeminais, criando uma área com excitabilidade anormal.[39]

A síndrome de Wallenberg é uma causa típica de dor central pós-AVC e, como atinge estruturas de tronco cerebral, seu acolhimento como dor central pós-AVC pode receber críticas (leia sobre a controvérsia taxonômica anteriormente descrita neste mesmo capítulo). Alguns doentes podem manifestar a síndrome com a dor ocasionalmente assumindo os atributos de uma neuralgia trigeminal sintomática.[40]

Dor neuropática central mielopática

Dor mielopática pode ocorrer após lesões isquêmicas, neoplásicas, traumáticas, compressivas e desmielinizantes que acometem a medula espinhal. Quando inclui as raízes na afecção inicial e em seus sinais e sintomas, recebe a classificação de mielorradiculopática.

A dor neuropática de origem central (DNOC) pós-lesão da medula espinhal é uma entidade de difícil tratamento após estabelecida, cujo principal foco de estudo tem sido a identificação de biomarcadores que permitam a predição acurada, ainda em uma fase precoce, de quais doentes desenvolverão a DNOC.

Com essa estratégia, busca-se a identificação de doentes que se beneficiariam da utilização de tratamentos em uma fase de prevenção secundária, ou seja, antes do surgimento de DNOC.[41] Nesse contexto, recentemente foi demonstrada em um estudo prospectivo a utilidade da pesquisa da adaptação dolorosa no nível da lesão medular como preditor clínico precoce dos que desenvolverão dor neuropática central (DNC) no futuro (24 meses). O referido estudo[41] sugere que a redução na Escala Verbal Numérica (EVN) – para o mesmo estímulo no nível da lesão – menor do que 1,75 pontos, na avaliação no primeiro mês e meio, tem uma sensibilidade de 90% e uma especificidade de 77%, com uma acurácia aferida pela área sob a curva ROC de 82%. O substrato fisiopatológico para esses achados de fenômenos sensitivos pesquisados no exame clínico ainda é incerto, porém parece decorrer do desajuste das vias descendentes de controle inibitório da nocicepção, uma vez que a redução da adaptação é um fenômeno eminentemente de diminuição da antinocicepção.[41]

Marcadores eletroencefalográficos também vêm sendo consistentemente demonstrados como preditores do surgimento de DNOC em doentes com lesão medular antes mesmo do surgimento da dor física, com até 90% de acurácia, como redução da banda alfa e ausência das bandas teta e beta em resposta à abertura ocular.[41-44]

Outras dores relacionadas ao acidente vascular cerebral

As dores na fase de sequela dos doentes que sofreram AVC podem ocorrer por mecanismos neuropáticos, nociceptivos e/ou mistos. Balizados nos esforços da Associação Internacional para o Estudo da Dor para padronização de termos utilizados na área da dor e suas definições,[45] vários autores desenvolveram trabalhos sobre definição de subtipos de dor que ocorrem após o AVC.[20,28,46-48]

Os subtipos mais comuns encontrados nos sobreviventes vítimas de AVC são a dor central pós-AVC (CPSP), a dor secundária à espasticidade, o ombro doloroso, a síndrome de dor complexa regional (SDCR) e cefaleia.[17,49]

Muitos doentes relatam mais de um subtipo de dor,[50] com combinações mais comuns entre a DNOC pós-AVC e a espasticidade, e a SDCR e dor no ombro.[17]

Aos leitores interessados em saber mais sobre a síndrome de dor complexa regional, recomendamos a leitura do capítulo neste mesmo compêndio que se dedica ao assunto.

■ Ombro doloroso do doente hemiplégico após AVC

A dor no ombro hemiplégico (DOH) é uma das quatro complicações médicas mais comuns após o AVC,[51] com uma incidência relatada entre 30% e 65%, dependendo da população estudada e do método de avaliação usado.[52-55] Vários estudos prospectivos relataram que quase um terço dos sobreviventes do AVC desenvolveram dor no ombro 6 meses após o AVC e 65% desses doentes continuaram a ter esse problema mesmo vários meses após o AVC.[54-56] A dor crônica da hemiplegia pode se desenvolver com o tempo e acredita-se que seja causada por lesão estrutural resistente ao tratamento e postura anormal do ombro hemiplégico que danifica os tecidos circundantes.[57] O ombro doloroso nestas circunstâncias está associado a uma redução no uso funcional do braço, interferência na reabilitação, maiores taxas de depressão e pior qualidade de vida.[54-56]

A DOH após um AVC é situação descrita como um conjunto de problemas complexos.[58] O diagnóstico clínico é baseado na origem da dor no ombro, que inclui sensibilidade alterada ao estímulo da dor, síndrome ombro-mão e dor decorrente das articulações desalinhadas ou músculos encurtados.[47] A compreensão da DOH é, entretanto, complicada pela dificuldade em distinguir a dor no ombro da dor central pós-AVC, pois ambas podem estar presentes em doentes com AVC.[58]

A prevalência de DNOC após o AVC está entre 1% e 12% e é mais provável de estar presente em doentes com comprometimento sensitivo.[47] A sensibilização central, definida como uma resposta aumentada dos neurônios nociceptivos no SNC à entrada aferente normal, também pode desempenhar um papel importante na DOH.[47,58]

As causas do ombro doloroso em doentes que sofreram acidente vascular cerebral são frequentemente multifatoriais e podem ser amplamente classificadas em neurológicas (paralisia, espasticidade, sensibilidade alterada e dor neuropática) e fatores mecânicos (subluxação do ombro, lesões dos tecidos moles, como rupturas do manguito rotador, tendinite bicipital, desequilíbrio muscular, fraqueza e posição escapular modificada).[57]

Poucos estudos de coorte identificaram a perda do controle motor como um dos fatores de risco para o ombro doloroso nestes doentes. Lindgren et al.,[54] em seu estudo, acompanharam durante 1 ano 416 doentes portadores de AVC único e relataram que a perda ou comprometimento da função motora do braço e um alto valor na escala de gravidade do AVC foram preditores de ombro doloroso. Neste estudo, a condição dolorosa do ombro foi observada em uma proporção comparativamente maior do grupo total de 327 doentes (22%) nos primeiros 4 meses após o AVC. Outro estudo dos mesmos autores, que incluiu uma amostra de 58 doentes, revelou que doentes com hemiplegia do lado esquerdo avaliados aos 4 meses após o AVC que apresentavam diminuição da amplitude passiva do movimento de abdução e aqueles que se queixavam de dor estavam em risco maior de ter dor persistente no ombro no final de 1 ano de acompanhamento.[59] Um artigo mais recente relatou que a dor no ombro durante o movimento em 2 semanas foi um preditor de presença de ombro doloroso durante o movimento em 6 a 12 semanas após o AVC.[60]

Investigação sobre as características do controle neuromuscular da região escapular revelou que portadores de dor no ombro tinham atividade aumentada das fibras superiores do trapézio, atividade reduzida das fibras inferiores do trapézio e serrátil anterior e atividade retardada ou limitada do músculo infraespinhal.[61] O desequilíbrio muscular escapular, muito comum após o AVC, pode ser um fator de risco potencial para instalação do ombro doloroso.

A associação entre subluxação glenoumeral e ombro doloroso no doente vítima de AVC tem sido objeto de controvérsias. Entre os 14 estudos incluídos em uma revisão sistemática da literatura, sete mostraram uma associação, enquanto outros sete não mostraram nenhuma associação, sugerindo que nem todos portadores de subluxação necessariamente experimentam dor no ombro.[62] A controvérsia pode ser atribuída, pelo menos em parte, às diferenças metodológicas dos estudos revisados (tipo de desenho do estudo, o tempo de início do AVC, os critérios de seleção dos doentes, o tamanho da amostra e a ampla gama de ferramentas usadas para a avaliação de subluxação e dor). Os portadores de AVC podem experimentar uma alta incidência de ombro doloroso, mesmo na ausência aparente de subluxação glenoumeral. Pessoas saudáveis, em especial as mais velhas, com problemas preexistentes relacionados ao ombro podem passar de assintomáticos[63] para sintomáticos e sofrer dor no ombro afetado como consequência da fraqueza muscular, imobilidade articular e alterações dos tecidos moles após o AVC.[64]

A postura anormal do ombro afetado em razão da espasticidade, distrofia simpática reflexa, capsulite adesiva e amplitude articular restrita do ombro pode danificar os tecidos moles circundantes em portadores de AVC, causando dor.[65] Destarte, a extensão do dano ao tecido na região do ombro pode não estar necessariamente relacionada ao grau da luxação ou mesmo de sua presença e, em vez disso, pode depender de quantas vezes e por quanto tempo o braço afetado é deixado pendurado sem suporte, causando estiramento passivo excessivo e lesão resultante no tecido.[65]

Outras fontes de dor, como lesões nos tecidos moles, incluindo tendinite da cabeça longa do bíceps e supraespinhal, estão significativamente associadas ao ombro doloroso[55,66] Estudo sobre a função motora do braço deficiente e a presença de comprometimento do tendão supraespinhal encontrou associação entre estes e DOH em 3 e 6 meses.[66]

A dor no ombro que surge ou piora após o acidente vascular cerebral se apresenta com uma grande variedade de características que incluem alterações inflamatórias, retrações e encurtamentos, atrofias, hipertonias, desconforto irradiado ou referido tanto com distribuição distal como proximal. O desconforto no ombro costuma influenciar negativamente os cuidados pessoais, atividades domésticas e lazer, o que provoca reações emocionais e comportamentais também negativas. Na reabilitação, intervenções de autogerenciamento com movimentos suaves são percebidas como mais eficazes. Doentes com desconforto intenso, persistente e refratário podem obter alívio quando as intervenções de reabilitação são realizadas por uma equipe multidisciplinar.[67]

■ Espasticidade decorrente de acidente vascular cerebral

A espasticidade após o AVC é frequentemente associada à dor, rigidez dos tecidos moles e contratura articular e pode também resultar em postura anormal dos membros, diminuição da qualidade de vida, aumento do custo do tratamento e desgastes do(s) cuidador(es).[68] A detecção precoce e o manejo da espasticidade pós-AVC podem não apenas reduzir essas complicações, mas também melhorar a função e aumentar a independência desses doentes.

A espasticidade foi descrita pela primeira vez por Lance,[69] em 1980, como um distúrbio motor caracterizado por um aumento dependente da velocidade nos reflexos de alongamento tônico (tônus muscular), com espasmos tendinosos exagerados, resultantes da hiperexcitabilidade dos neurônios envolvidos no reflexo de alongamento, como um componente da síndrome do neurônio motor superior. A definição de Lance foi e ainda é útil na prática clínica porque a diretriz "aumento dependente da velocidade nos reflexos de alongamento tônico" pode distinguir espasticidade de outros distúrbios de movimento semelhantes, como hipertonia, rigidez e hiper-reflexia. No entanto, esta definição ignora o aspecto importante da aferência sensitiva na experiência de espasticidade.[70]

Alguns estudos descobriram que o processamento anormal de estímulos sensitivos dos fusos musculares produz ativação reflexa excessiva de alfamotoneurônios e aumenta a espasticidade. Uma nova definição constante no projeto do Programa de Apoio à Montagem de um Banco de Dados para Medição da Espasticidade (SPASM) propõe estabelecer a espasticidade como "controle sensitivo-motor desordenado, resultante de uma lesão do neurônio motor superior, apresentando-se como ativação involuntária intermitente ou sustentada dos músculos".[71] A nova definição proposta leva em consideração a contribuição das propriedades viscoelásticas dos tecidos moles para a rigidez articular e os papéis das vias sensitivas proprioceptivas e cutâneas.

A espasticidade é comum após o AVC, com prevalência variando de 30% a 80% dos sobreviventes. A incidência de espasticidade entre doentes paréticos foi relatada como 27% no primeiro mês, 28% em 3 meses, entre 23% e 43% em 6 meses e 34% em 18 meses após o AVC.[72,73]

Não há grandes estudos sobre a história natural de espasticidade e desenvolvimento de contratura, mas foi relatado que a perda permanente da amplitude articular ocorre em 3 a 6 semanas após o AVC. O início da espasticidade é altamente variável a partir do evento vascular inicial, e estudos mostraram que a espasticidade se desenvolve e atinge seu pico entre 1 e 3 meses após o AVC. Embora os componentes neuronais da espasticidade atinjam o pico 3 meses após o AVC, os musculares podem aumentar com o tempo, contribuindo para o aumento da incidência de espasticidade de 6 meses após o AVC.[70]

A espasticidade é mais frequentemente encontrada nos músculos flexores do membro superior (dedos, punho e flexores do cotovelo) e nos músculos extensores do membro inferior (extensores do joelho e do tornozelo). A espasticidade parece se desenvolver mais frequentemente no cotovelo (79%), punho (66%), tornozelo (66%) e ombro (58%).[74]

A espasticidade é observada com mais frequência[75] e maior intensidade[76] nas extremidades superiores do que nas inferiores.[75,76]

Uma revisão de 2016[77] identificou uma série de preditores de espasticidade decorrente de acidente vascular cerebral. Testaram-se, entre outros possíveis preditores, os valores do índice de Barthel, que pertence ao campo de avaliação das atividades da vida diária e mede a independência funcional no cuidado pessoal, mobilidade, locomoção e eliminações (quanto menor o valor, maior a dependência). Maior gravidade de paresia e de perda da sensibilidade (hipoestesia) e menor valor do índice de Barthel no início do estudo previram o desenvolvimento de espasticidade mais grave no acompanhamento final.[77]

A ligação entre a localização anatômica parenquimatosa cerebral e a espasticidade, no entanto, é menos estabelecida. As lesões na ínsula, tálamo, gânglios da base e tratos de substância branca (cápsula interna, coroa radiada, cápsula externa e fascículo longitudinal superior) estavam significativamente associadas à espasticidade de membros superiores mais graves.[78] Um estudo retrospectivo que envolveu 97 doentes sugeriu que o putâmen seria uma das estruturas mais importantes associadas ao desenvolvimento de espasticidade pós-AVC.[79] No entanto, recentemente, um estudo de coorte prospectivo realizado no Canadá[80] descobriu que até o momento não existiria associação entre qualquer região topográfica ou neuroanatômica do cérebro com o desenvolvimento de espasticidade pós-AVC. Ainda mais estudos bem desenhados e com tamanho amostral maiores são necessários para investigar esta questão.

Uma proporção significativa (por volta de 35%) de sobreviventes de AVC apresenta espasticidade.[81] A espasticidade pós-AVC pode afetar o conforto, a postura, a facilidade de cuidado e a função. Além disso, pode aumentar o risco de complicações de morbidades associadas, como contraturas e úlceras cutâneas.

A compreensão da fisiopatologia e das manifestações clínicas da espasticidade pode auxiliar a seleção da abordagem mais eficaz e apropriada para seu tratamento.

Existem várias abordagens para controlar a espasticidade, incluindo tratamentos não farmacológicos e farmacológicos, e geralmente são combinadas na prática clínica.

O objetivo do manejo da espasticidade é evitar complicações e aumentar as habilidades funcionais, além de melhorar a qualidade de vida de seus portadores.

Doenças cerebrovasculares e as dores centrais relacionadas

As doenças cerebrovasculares configuram um grupo de grande relevância, ocupando terceiro lugar entre as doenças que mais causam óbitos no mundo, sendo caracterizadas como uma das maiores causas de morte e de incapacidade adquirida.[82]

Entre as doenças cerebrovasculares, destaca-se o AVC, com uma incidência de 13,7 milhões de casos por ano. Estima-se que 25% das pessoas maiores de 25 anos terão AVC durante a vida.[83]

No ano de 2017, o Brasil registrou 101,1 mil óbitos por AVC e no ano seguinte (2018) foram registrados 197 mil atendimentos no Sistema Único de Saúde (SUS) em decorrência da doença.[84] Embora o mecanismo isquêmico esteja sempre presente, o AVC pode ser classificado como com presença (AVCH) ou não (AVCI) de hemorragia detectável, sendo o AVCI mais comum, chegando a 70,4% dos casos.[85]

Aproximadamente, 18 milhões de pessoas em todo o mundo sofrem de AVC e, neste grupo, mais de um terço morre. No Brasil, são registradas em torno de 70 mil mortes por ano decorrentes do AVC. Grande parte dos sobreviventes padece de sequelas que induzem incapacidade física e dor crônica com comprometimento importante da qualidade de vida.

Como o AVC é o tipo mais prevalente de lesão ao SNC (p. ex., mais frequente que esclerose múltipla ou lesões medulares), a dor pós-AVC é a forma mais comum de DNOC, incidindo em 2% a 8% dos doentes acometidos.[86] Esta incidência é ainda maior entre aqueles que evoluíram com deficiência sensitiva e/ou motora, girando em torno de 18%.[87]

O risco de desenvolver DNOC é semelhante para AVCI ou AVCH, no entanto, a topografia da lesão parece ser de relevância maior para seu desenvolvimento, com destaque para a região talâmica. A condição foi descrita inicialmente para eventos talâmicos, mas pode ocorrer em qualquer nível da via somática e sensitiva, envolvendo mais frequentemente a região parietal.[83] O infarto talâmico é responsável por 25% a 33% dos casos de DNOC pós-AVC, sendo mais frequente quando envolve o núcleo talâmico pósteroventral.[86,88]

Doentes entre 58 e 67 anos parecem estar sob maior risco de desenvolver DNOC do que os mais velhos, e dados sugerem que infartos ocorridos no lado direito do cérebro têm maior risco de cursar com tal desconforto.[83,89]

O AVC, além de ser uma das principais causas de morte cardiovascular no mundo, gera incapacidade em um grande percentual dos doentes e prejuízo aos cofres públicos (gastos com tratamento e reabilitação do indivíduo). Quando se associa com DNOC, o cenário já nefasto assume proporções ainda maiores.[90]

Pandemia

Logo após o início da contaminação brasileira pelo vírus chinês que chegou à cidade de São Paulo, depois de escala em território italiano, as primeiras vítimas foram submetidas aos exames necroscópicos que revelaram a presença de coagulopatia induzida. A descoberta sugeria fortemente que a doença por coronavírus 2019 (Covid-19) poderia ser um fator de risco independente para acidente vascular cerebral e suas complicações.[91] Uma das investigações rapidamente colocada em prática foi a de avaliar a possibilidade de que os doentes que desenvolvem AVC, enquanto hospitalizados por Covid-19 grave, teriam ou não marcadores inflamatórios mais elevados e padrões de imagem distintos de AVC em comparação com os positivos para Covid-19 com início de AVC fora do hospital e sintomas mais leves ou nenhum de Covid-19. Os resultados mostraram que doentes com AVC hospitalizados com Covid-19 grave são de fato caracterizados por biomarcadores mais inflamatórios, coagulopáticos e de dano tecidual, apoiando os mecanismos patogênicos propostos de hiperinflamação que ativam um estado pró-trombótico. O equilíbrio cauteloso de trombose e o risco de transformação hemorrágica são garantidos quando se considera uma anticoagulação racional.[92]

No estudo retrospectivo de Wuhan, acidente vascular cerebral isquêmico foi relatado em cinco dos indivíduos gravemente enfermos que correspondiam a aproximadamente 5% do total, cerca de 1% no grupo de doentes moderadamente afetados. Os doentes foram submetidos à dosagem do dímero-D, que é subproduto da fase de degradação de coágulos e que constitui um parâmetro a ser considerado na avaliação de possível presença de coagulopatia. Aqueles com infecção grave apresentavam maior nível de dímero-D, sugestivo de sistema de coagulação consumptiva.[93]

Na Holanda, um estudo retrospectivo em 184 indivíduos com pneumonia viral (Covid-19) internados na unidade de terapia intensiva (UTI) encontrou 14% de tromboembolismo pulmonar, 2% de eventos tromboembólicos venosos diferentes e 2% de ataques isquêmicos transitórios.[94]

Um estudo italiano de Milão relatou taxa de acidente vascular cerebral isquêmico semelhante. Três de um total de nove doentes com AVC estavam na UTI e seis, na enfermaria geral. Em dois terços (seis) dos doentes, o AVC foi o principal motivo de hospitalização.[95]

Nos Estados Unidos, um trabalho relatou AVC isquêmico em 1,1% dos doentes com Coivid-19 hospitalizados.[96] Além disso, uma cidadã espanhola de 36 anos foi relatada com um infarto no território da artéria cerebral média esquerda associado a um trombo flutuante na aorta ascendente, durante a infecção por SARS-Cov-2.26.[97]

Foi publicada uma série composta por seis doentes consecutivos com AVC isquêmico agudo e Covid-19 atendidos em Londres. Todos os seis tiveram oclusão de grandes vasos com níveis de dímero D marcadamente elevados ($\geq$ 1.000 μg/L). Embora de relevância patogênica duvidosa, cinco desses doentes tinham um anticoagulante lúpico positivo. Três doentes tiveram infartos multiterritoriais, dois tiveram trombose venosa concomitante e, em dois, acidentes vasculares cerebrais isquêmicos ocorreram apesar da anticoagulação terapêutica.[98] Um artigo recente relatou uma série de cinco casos de acidente vascular cerebral de grandes vasos em doentes que tinham infecção por SARS-Cov-2 e idade inferior a 50 anos, atendidos em Nova York. Na admissão, a aplicação de escala de comprometimento neurológico foi consistente com acidente vascular cerebral grave. Um dos doentes tinha história prévia de AVC.[99] Ambas publicações relataram séries em duas cidades (Nova York e Londres) com grande população e afetadas de forma importante pela pandemia de Covid-19. Mais investigações são necessárias para confirmar se a associação observada nas duas séries, entre AVC de grande porte e Covid-19, não foi simplesmente produto do acaso.

Estudo de coorte do norte da Itália comparou doentes neurológicos com e sem Covid-19 admitidos durante o mesmo período. Os doentes com Covid-19 eram mais velhos e tinham uma distribuição diferente em relação aos diagnósticos de admissão, incluindo distúrbios cerebrovasculares (77% contra 58%). As taxas de mortalidade hospitalar (38% *versus* 4%) e *delirium* incidente (27% *versus* 8%) foram significativamente maiores no grupo Covid-19. O AVC teve características basais semelhantes em ambos os grupos, mas os doentes com Covid-19 tiveram um pior resultado no momento da alta. Portanto, os doentes com Covid-19 admitidos com doença neurológica, incluindo acidente vascular cerebral, tiveram uma mortalidade hospitalar significativamente maior, *delirium* incidente e maior incapacidade do que os doentes sem Covid-19.[100]

O padrão pró-coagulante de doentes com Covid-19 pode justificar os relatos clínicos de complicações tromboembólicas, incluindo acidente vascular cerebral, durante o curso da doença.

Portadores da síndrome do desconforto respiratório agudo em vigência da infecção viral da Covid-19 mostraram um perfil pró-coagulante caracterizado por aumento da força do coágulo em decorrência da contribuição de plaquetas e fibrinogênio, níveis elevados de dímero D e hiperfibrinogenemia (possivelmente ligada ao aumento de interleucina-6, uma poderosa citocina pró-inflamatória). Pelo menos nos casos mais graves, uma terapia antitrombótica agressiva pode ser necessária (isto é, heparina de baixo peso molecular 6.000 UI, duas vezes ao dia).[101] Estudos adicionais também são necessários para avaliar a melhor profilaxia e tratamento dessa condição, e a possibilidade da redução da mortalidade com o uso de anticoagulantes.[95]

Outro estudo confirmou que a disfunção da coagulação é comum em doentes com Covid-19, principalmente os aumentos de fibrinogênio e do dímero D, e que o grau destas elevações está relacionado à gravidade da doença. Conforme o doente se recupera, o tempo de fibrinogênio e de tromboplastina parcial ativada também volta ao normal.[102]

A infecção por SARS-Cov-2 pode resultar em sinais e sintomas neurológicos, por diferentes mecanismos. Embora a infecção direta do SNC seja incerta ou muito rara e as complicações parainfecciosas (p. ex., neuropatias inflamatórias e possivelmente ADEM) sejam raras, o delírio e a encefalopatia séptica são comuns em doentes gravemente enfermos. A disfunção do olfato é um sintoma frequente e bastante específico da infecção por Covid-19 (mais frequente em casos leves e especialmente em pessoas mais jovens e mulheres). A cefaleia segue um padrão semelhante. A dor muscular é comum em casos leves e graves e, nos doentes mais comprometidos, é acompanhada por níveis elevados de creatinoquinase (CK) e por um provável dano miopático verdadeiro.

O AVC isquêmico foi relatado como uma possível complicação da hipercoagulabilidade associada à infecção grave por SARS-Cov-2, mas mais estudos são necessários.[103]

A tempestade de citocinas flagrada em doentes com evoluções mais graves de Covid-19 assemelha-se muito àquela vista nos quadros de sepse e, de forma análoga, é possível propor como hipótese que há consequências neuropatológicas como as ocorridas nos sobreviventes da sepse.[104]

Um estudo retrospectivo australiano mostrou que a sepse foi o principal fator de risco para o desenvolvimento de dor crônica em doentes críticos.[105] Assim, é possível supor que a dor crônica pode ser uma complicação previsível nos doentes com Covid-19 grave e que passaram pela tempestade de citocinas.[104]

Doentes portadores de dor crônica, entretanto, podem ter seus quadros piorados após a infecção por Covid-19. Em uma série de casos francesa recente, de uma população de doentes com dor crônica heterogênea (p. ex., neuralgia pós-herpética, radiculopatia crônica periférica, neuropatia diabética dolorosa), que incluiu pacientes com dor crônica pós-AVC e que manifestaram Covid-19, todos apresentaram piora da dor, apesar de não terem apresentado a forma grave da doença.[106] Os autores ressalvam que, em se tratando de doentes com dor crônica, as explicações para essa piora são múltiplas, incluindo o componente psicológico. No entanto, em virtude do aparente alto tropismo da Covid-19 pelo sistema nervoso, pode-se supor que as consequências neurotóxicas do vírus são potencializadas em doentes com lesão neurológica preexistente.[106]

Apesar dessas possibilidades que envolvem previsões de complicações tromboembólicas nos doentes infectados, especialmente naqueles com cursos mais graves, o número total de acidentes vasculares durante a pandemia até o presente momento não aumentou significativamente e, destarte, o mesmo ocorreu com os casos de dores neuropáticas centrais decorrentes dos acidentes vasculares cerebrais.

No mundo inteiro, apesar de manifestações artísticas, de grupos leigos e de autoridades políticas, agradecendo aos profissionais da área de saúde, assistimos paradoxalmente a eventos de expressão do temor da contaminação por aqueles que instintivamente poderiam contaminar os outros. Enfermeiros e médicos identificados pela roupa branca e crachás foram evitados, apedrejados e agredidos para que não tomassem lugar em composições do metrô e em ônibus. Durante a pandemia, a percepção da população identificou os hospitais, de modo generalizado, como área de risco, na qual haveria maior chance de contaminação pelo coronavírus, desconhecendo que a maioria havia se preparado para separar os fluxos de portadores e não portadores. No ambulatório da Central da Dor e Estereotaxia do AC Camargo Cancer Center, sentimos o aumento do absenteísmo nas consultas, tanto de doentes já acompanhados como de novos, na primeira consulta. Outros departamentos e serviços acusaram a mesma situação que interrompeu ou mesmo adiou o tratamento oncológico, promovendo o prejuízo à saúde de muitos.

A pandemia parece infelizmente ter reascendido a síndrome do jaleco branco e deu-lhe jocosamente nova roupagem.

O comportamento conhecido nas lides psiquiátricas como integrante das iatrofobias ensejou a esquiva hospitalar também de portadores de AVC.

Os informes de internações e mortes associados aos apelos repetitivos para "permanência em casa" seguramente agravaram o comportamento de esquiva hospitalar, futuras campanhas de saúde pública necessitam levar em consideração toda a população que tem AVC independente da sua causa. Claro que há necessidade de uma rápida reorganização da rede de atendimento de várias doenças, e seguramente também a de atendimento aos que sofrem de AVC, para se garantir um ótimo desempenho em tempos de crise.[107]

Tratamento

Assim como quase toda dor central, a decorrente de acidentes vasculares cerebrais é de difícil tratamento. Encontrar uma boa e persistente resposta analgésica ainda constitui um grande desafio e envolve, muitas vezes, um processo de tentativa e erro com várias terapias diferentes.

Vários agentes farmacológicos foram considerados eficazes nesses doentes, incluindo antidepressivos tricíclicos, inibidores seletivos da recaptação da serotonina e antiepilépticos, incluindo lamotrigina, gabapentina e pregabalina.[14,108]

A lidocaína intravenosa[109] e a cetamina[110] também foram utilizadas para alívio agudo destas dores centrais, mas os relatórios são limitados a pequenas séries de casos.

Atualmente, não há evidência de profilaxia farmacológica para dor em doentes com AVC.[111]

A utilidade da metilprednisolona e do levetiracetam no tratamento deste desconforto foi sugerida em uma pequena série retrospectiva que encontrou uma redução nos escores de dor e do consumo de medicamentos analgésicos de demanda com uso oral de metilprednisolona, embora isso não tenha sido testado prospectivamente ou de forma randomizada.[112]

Embora outros medicamentos anticonvulsivantes sejam úteis no alívio do desconforto doloroso, os estudos com o levetiracetam foram decepcionantes. Uma revisão de 2013 descobriu que é ineficaz para a dor neuropática,[113] e um recente ensaio clínico duplo-cego randomizado concluiu que é ineficaz especificamente para o alívio da dor central decorrente de acidente vascular cerebral.[114]

Acupuntura, vibração, estimulação elétrica nervosa transcutânea (TENS) e outros métodos de contraestimulação são geralmente considerados os menos validados de todos os tratamentos para a dor pela comunidade científica. No entanto, a acupuntura, a vibração e a TENS demonstraram ter efeitos terapêuticos tanto na dor nociceptiva como na neuropática.[115]

Métodos simples de contraestimulação da dor são provavelmente tão antigos quanto a própria humanidade. A acupuntura foi incorporada como parte da medicina chinesa de transição, com contas que datam de 200 a.C.[116] Talvez seja surpreendente que o estudo científico de vibração e acupuntura não tenha ocorrido até a década de 1980.[115]

O interesse renovado pela estimulação elétrica ocorreu um pouco antes na era moderna. De um ponto de vista histórico, o valor dos choques elétricos na produção de analgesia era reconhecido nos tempos antigos;[117] a eletroterapia foi usada em épocas mais recentes nos séculos XIX e XX. No entanto, foi necessária a teoria do controle das comportas[118] para despertar sérias investigações científicas sobre o potencial terapêutico da estimulação elétrica.

A evidência de boa qualidade relativa à estimulação elétrica nervosa transcutânea (TENS) é limitada; estudos adequadamente controlados apresentam claramente dificuldades particulares com essa modalidade de tratamento. Evidências bastante limitadas indicam um efeito analgésico tanto para dor nociceptiva como para dor neuropática.[115]

A estimulação da medula espinhal, uma extensão lógica da TENS, foi introduzida por Shealy et al.[119] e agora tem amplas aplicações nas terapias para dor nociceptiva e neuropática.

Os pioneiros da estimulação elétrica cerebral profunda, visando o núcleo posterolateral ventral (VPL) do tálamo, foram Mazars et al.[120]

A descoberta experimental posterior em animais de que a estimulação com cinza periaqueductal (PAG) poderia induzir analgesia poderosa[121] provocou uma busca por alvos terapêuticos adicionais no cérebro humano: PAG, o tálamo sensitivo (VPL e núcleos posteromediais ventrais) e o braço posterior da cápsula interna. Os resultados foram variados. A estimulação desenvolvida da superfície do córtex motor mostrou inicialmente resultados promissores.[122] A eficácia da estimulação do córtex motor mais tarde foi estimada em cerca de 50% em uma revisão sistemática,[123] com eficácia de até 77% quando potenciais evocados somáticos sensitivos foram usados para confirmar a colocação do eletrodo estimulante.[124] Essas taxas de sucesso são menores do que em doentes com lesão da medula espinhal e dor neuropática periférica.[123,125]

A estimulação cerebral profunda tem sido utilizada com eletrodos colocados no tálamo sensitivo somático e na área cinzenta periventricular; no entanto, os resultados foram decepcionantes para o tratamento da DNOC decorrente de AVC.[126]

Com o advento de geradores recarregáveis com maior longevidade, foi possível entregar pacotes de energia diferenciados e obter resultados melhores. A estimulação inibitória de núcleos inespecíficos do tálamo como o complexo centro mediano e parafascicular consegue reduzir a hiperatividade cortical de modo difuso, mas insuficiente para obtenção da analgesia persistente. Seria necessário estimular com frequência menor e com efeito ativador, de modo concomitante, alvos talâmicos específicos. Na Central de Dor e Estereotaxia do AC Camargo Cancer Center, conseguimos obter analgesia de modo persistente em um grupo reduzido (três) de portadores de DNOC após AVC com a estimulação em dois alvos do mesmo hemisfério. Uma dificuldade encontrada foi a incapacidade de o gerador emitir correntes com frequências diferentes (estimuladoras e inibidoras). Porém, com os novos equipamentos, conseguimos realizar subprogramas repetidos com soma das frequências de cada um para inibir, enquanto a estimulação com apenas um programa com frequência baixa conseguia estimular. Uma série com um tamanho amostral adequado poderá confirmar os resultados preliminares.[127]

Técnicas não invasivas de estimulação também foram exploradas. A estimulação magnética transcraniana repetitiva (EMTr), com estimulação diária repetitiva do córtex motor, demonstrou ser eficaz no controle da dor central decorrente de AVC e pôde fornecer alívio sustentado da dor.[126] Uma pequena série de casos de estimulação calórica em doentes com dor central pós-AVC revelou que este método fornecia alívio sintomático duradouro.[128] Os doentes que responderam melhor sofreram acidentes vasculares cerebrais que pouparam o córtex vestibular parietoinsular dominante e permitiu a sua ativação.[128] Os achados estão intimamente ligados à hipótese de desinibição sensitiva térmica para dor central, o que ocasionou que os autores propusessem que a estimulação vestibular poderia aliviar a dor central decorrente do AVC da influência ativadora cruzada entre o córtex vestibular parietoinsular e o córtex sensitivo térmico na ínsula posterior dorsal adjacente.[128]

Outra hipótese aventada para explicar o resultado analgésico obtido foi a de considerar a função vestibular e a termorregulação como parte de um sistema interoceptivo mais amplo que existe para manter a homeostase, então é possível que a termorregulação e a função vestibular compartilhem um mecanismo complexamente integrado comum no tronco cerebral, que pode atuar para redefinir um equilíbrio perdido na dor central.[128]

Como o que já ocorre para o córtex motor, há outras estruturas fora do sistema nervoso central somático e sensitivo que podem ser consideradas alvos para intervenção com vistas ao controle da dor crônica nesses doentes. Nesta linha de raciocínio, recentemente um alvo foi escolhido para lesão por estereotaxia: o núcleo denteado. Para uma doente que sofria de dores centrais após sofrer acidente vascular cerebral, refratária ao tratamento conservador otimizado e a outras intervenções cirúrgicas prévias (talamotomia), foi proposta lesão do referido núcleo cerebelar ipsilateral, uma vez que a doente, além do quadro da dor crônica neuropática, apresentava um forte componente de espasticidade. Houve melhora significativa do quadro, com a doente relatando um EVN = 3 no seguimento de 18 meses pós-cirurgia.[129] Um dos possíveis mecanismos de melhora para dor da doente, além do melhor controle na espasticidade, foi considerada a significativa redução na hiperexcitabilidade cortical motora após o procedimento.

Conclusão

A síndrome da dor neuropática central que ocorre após o acidente vascular cerebral é ainda um desafio dentro da medicina tanto para o entendimento de seus mecanismos fisiopatológicos como para seu tratamento. Muito aprendemos até o momento e muito mais aprenderemos daqui para frente.

Referências bibliográficas

1. Jensen TS et al. A new definition of neuropathic pain. Pain. 2011 Oct;152(10):2204-2205. doi: 10.1016/j.pain.2011.06.017.
2. Treede RD et al. Neuropathic pain: redefinition and a grading system for clinical and research purposes. Neurology. 2008;70(18):1630-5.
3. Riddoch G. The clinical features of central pain. The Lancet. 1938;231(5986):1150-6.
4. Miranda CVM, Seda Jr LF, Pelloso LRCA. New physiological classification of pain. Rev. Dor. São Paulo. 2016;17(suppl. 1):s2-4.
5. Oliveira Jr JO. Aspectos referentes à fisiopatologia comparada entre dor neuropática e espasticidade. Rev. Dor. 2000;2(1):30.
6. Acordo ortográfico: decreto do Presidente da República n. 52/2008. 29 Jul. 2008.
7. Clarke E. Apoplexy in the hippocratic writings. Bull. Hist. Med. 1963;37:301-14.
8. Leak RK, Zheng P, Ji X, Zhang JH, Chen J. From apoplexy to stroke: historical perspectives and new research frontiers. Prog. Neurobiol. 2014 Apr;115:1-5.
9. Coupland AP, Thapar A, Qureshi MI, Jenkins H, Davies AH. The definition of stroke. J. R. Soc. Med. 2017;110(1):9-12.
10. Pound P, Bury M, Ebrahim S. From apoplexy to stroke. Age Ageing. 1997 Sep;26(5):331-337. doi: 10.1093/ageing/26.5.331.
11. Gagliardi RJ. Acidente vascular cerebral ou acidente vascular encefálico: qual a melhor nomenclatura? Rev. Neurocienc. 2010;18(2):131-13.
12. Sacco RL et al. An updated definition of stroke for the 21st century: a statement for healthcare professionals from the American Heart Association/American Stroke Association. Stroke. 2013;44(7): 2064-89.
13. Adam RD, Maurice V, Ropper AH. Adam's & Victor's principles of neurology. 6th ed. 1997.
14. Widar M, Samuelsson L, Karlsson-Tivenius S, Ahlstrom G. Long-term pain conditions after a stroke. J. Rehabil. Med. 2002;34:165-70.
15. Canavero S, Bonicalzi V. Central pain of brain origin: epidemiology and clinical features. Cambridge University Press; 2007.
16. Leijon G, Boivie J, Johansson I. Central poststroke pain: neurological symptoms and pain characteristics. Pain. 1989;36:13-25.
17. O'Donnell MJ, Diener HC, Sacco RL, Panju AA, Vinisko R, Yusuf S. Chronic pain syndromes after ischemic stroke: PROFESS trial. Stroke. 2013;44:1238-43.
18. Harno H, Haapaniemi E, Putaala J, Haanpaa M, Makela JP, Kalso E. Central poststroke pain in young ischemic stroke survivors in the Helsinki young stroke registry. Neurology. 2014;83:1147-54.
19. Tasker RR. Microelectrode findings in the thalamus in chronic pain and other conditions. Ster. Funct. Neurosurg. 2001;77:166-8.
20. Andersen G, Vestergaard K, Ingeman NM, Jensen TS. Incidence of central post-stroke pain. Pain. 1995;61:187-93.
21. Meacham K, Shepherd A, Mohapatra DP, Haroutounian S. Neuropathic pain: central vs. peripheral mechanisms. Curr. Pain Headache Rep. 2017 Jun;21(6):28. doi: 10.1007/s11916-017-0629-5.
22. Martínez-Lorenzana G et al. Clarity with neuronal tracing and immunofluorescence to study the somatosensory system in rats. J. Neurosci. Methods. 2021 Feb;350:109048. doi: 10.1016/j.jneumeth.2020.109048.
23. Angaut-Petit D. The dorsal column system – II. Functional properties and bulbar relay of the postsynaptic fibres of the cat's fasciculus gracilis. Exp. Brain Res. 1975;22:471-493.
24. Condés-Lara M et al. Axons of individual dorsal horn neurons bifurcated to project in both the anterolateral and the postsynaptic dorsal column systems. Neuroscience. 2018 Feb;371:178-190. doi: 10.1016/j.neuroscience.2017.11.050.
25. Tang SC et al. Pathophysiology of central poststroke pain: motor cortex disinhibition and its clinical and sensory correlates. Stroke. 2019 Oct;50(10):2851-2857. doi: 10.1161/STROKEAHA.119.025692.
26. Nagasaka K, Takashima I, Matsuda K, Higo N. Brain activity changes in a monkey model of central post-stroke pain. Exp. Neurol. 2020 Jan;323:113096. doi: 10.1016/j.expneurol.2019.113096.
27. Nasreddine ZS, Saver JL. Pain after thalamic stroke: right diencephalic predominance and clinical features in 180 patients. Neurology. 1997;48:1196-9.
28. Kumar G, Soni CR. Central post-stroke pain: current evidence. J. Neurol. Sci. 2009;284:10-7.
29. Bassetti C, Bogousslavsky J, Regli F. Sensory syndromes in parietal stroke. Neurology. 1993;43:1942-1949.
30. Merskey H, Watson GD. The lateralisation of pain. Pain. 1979;7:271-80.
31. Hall W, Clark IM. Pain and laterality in a British pain clinic sample. Pain. 1982;14:63-6.
32. Benavente OR, Pearce LA, Bazan C, Roldan AM, Catanese L, Bhat Livezey VM. Clinical-MRI correlations in a multiethnic cohort with recent lacunar stroke: the SPS3 trial. Int. J. Stroke. 2014;9:1057-64.
33. Lui F, Tadi P, Anilkumar AC. Wallenberg syndrome. StatPearls. Treasure Isl., FL; 2020.
34. Day GS, Swartz RH, Chenkin J, Shamji AI, Frost DW. Lateral medullary syndrome: a diagnostic approach illustrated through case presentation and literature review. CJEM. 2014 Mar;16(2):164-70.
35. Kim H, Lee HJ, Park JW. Clinical course and outcome in patients with severe dysphagia after lateral medullary syndrome. Ther. Adv. Neurol. Disord. 2018;11:1-6.
36. Miao HL, Zhang DY, Wang T, Jiao XT, Jiao LQ, Halstead LA. Clinical importance of the posterior inferior cerebellar artery: a review of the literature. Int. J. Med. Sci. 2020;17(18):3005.19.
37. Sacco RL, Freddo L, Bello JA, Odel JG, Onesti ST, Mohr JP. Wallenberg lateral medullary syndrome clinical magnetic resonance imaging correlations. Arch. Neurol. Neuro Disord. 1993;50(6):609-14.

38. Merritt H, Finland M. Vascular lesions of the hind-brain (lateral medullary syndrome). Brain. 1930;53(3):290-305.

39. Ravichandran A, Elsayed KS, Yacoub HA. Central pain mimicking trigeminal neuralgia as a result of lateral medullary ischemic stroke. Case Rep. Neurol. Med. 2019:1-3.

40. Ordás CM et al. Wallenberg's syndrome and symptomatic trigeminal neuralgia. J. Headache Pain. 2011 Jun;12(3):377-80.

41. Gruener H et al. Biomarkers for predicting central neuropathic pain occurrence and severity after spinal cord injury: results of a long-term longitudinal study. Pain. 2020 Mar;161(3):545-556. doi: 10.1097/j.pain.0000000000001740.

42. Vuckovic A, Jajrees M, Purcell M, Berry H, Fraser M. Electroencephalographic predictors of neuropathic pain in subacute spinal cord injury. J. Pain. 2018 Nov;19(11):1256.e1-1256.e17. doi: 10.1016/j.jpain.2018.04.011.

43. Viswanath O et al. Central neuropathic mechanisms in pain signaling pathways: current evidence and recommendations. Adv. Ther. 2020 May;37(5):1946-1959. doi: 10.1007/s12325-020-01334-w.

44. Scheuren PS, Gagné M, Jutzeler CR, Rosner J, Mercier C, Kramer JLK. Tracking changes in neuropathic pain after acute spinal cord injury. Front. Neurol. 2019 Feb;10:90. doi: 10.3389/fneur.2019.00090.

45. Pain terms: a list with definitions and notes on usage – Recommended by the IASP Subcommittee on Taxonomy. Pain. 1979 Jun;6(3):249.

46. Hansson P. Post-stroke pain case study: clinical characteristics, therapeutic options and long-term follow-up. Eur. J. Neurol. 2004;11(suppl. 1):22-30.

47. Klit H, Finnerup NB, Jensen TS. Central poststroke pain: clinical characteristics, pathophysiology, and management. Lancet Neurol. 2009;8:857-68.

48. Acerra NE, Souvlis T, Moseley GL. Stroke – Complex regional pain syndrome and phantom limb pain: can commonalities direct future management? J. Rehabil. Med. 2007;39:109-14.

49. Hansen AP, Marcussen NS, Klit H, Andersen G, Finnerup NB, Jensen TS. Pain following stroke: a prospective study. Eur. J. Pain. 2012;16:1128-36.

50. Klit H, Finnerup NB, Andersen G, Jensen TS. Central poststroke pain: a population-based study. Pain. 2011;152:818-24.

51. McLean DE. Medical complications experienced by a cohort of stroke survivors during inpatient, tertiary-level stroke rehabilitation. Arch. Phys. Med. Rehabil. 2004 Mar;85(3):466-469. doi: 10.1016/s0003-9993(03)00484-2.

52. Adey-Wakeling Z et al. Incidence and associations of hemiplegic shoulder pain poststroke: prospective population-based study. Arch. Phys. Med. Rehabil. 2015 Feb;96(2):241-247.e1. doi: 10.1016/j.apmr.2014.09.007.

53. Adey-Wakeling Z et al. Hemiplegic shoulder pain reduces quality of life after acute stroke: a prospective population-based study. Am. J. Phys. Med. Rehabil. 2016 Oct;95(10):758-763. doi: 10.1097/PHM.0000000000000496.

54. Lindgren I, Jönsson AC, Norrving B, Lindgren A. Shoulder pain after stroke: a prospective population-based study. Stroke. 2007 Feb;38(2):343-348. doi: 10.1161/01.STR.0000254598.16739.4e.

55. Huang YC, Liang PJ, Pong YP, Leong CP, Tseng CH. Physical findings and sonography of hemiplegic shoulder in patients after acute stroke during rehabilitation. J. Rehabil. Med. 2010 Jan;42(1):21-26. doi: 10.2340/16501977-0488.

56. Paolucci S et al. Prevalence and time course of post-stroke pain: a multicenter prospective hospital-based study. Pain Med. Malden Mass. 2016 May;17(5):924-930. doi: 10.1093/pm/pnv019.

57. Vasudevan JM, Browne BJ. Hemiplegic shoulder pain: an approach to diagnosis and management. Phys. Med. Rehabil. Clin. N. Am. 2014 May;25(2):411-437. doi: 10.1016/j.pmr.2014.01.010.

58. Kalichman L, Ratmansky M. Underlying pathology and associated factors of hemiplegic shoulder pain. Am. J. Phys. Med. Rehabil. 2011 Sep;90(9):768-780. doi: 10.1097/PHM.0b013e318214e976.

59. Lindgren I, Lexell J, Jönsson AC, Brogardh C. Left-sided hemiparesis, pain frequency, and decreased passive shoulder range of abduction are predictors of long-lasting poststroke shoulder pain. PMR. 2012 Aug;4(8):561-568. doi: 10.1016/j.pmrj.2012.04.007.

60. Ada L, Preston E, Langhammer B, Canning CG. Profile of upper limb recovery and development of secondary impairments in patients after stroke with a disabled upper limb: an observational study. Physiother. Theory Pract. 2020 Jan;36(1):196-202. doi: 10.1080/09593985.2018.1482584.

61. De Baets L, Jaspers E, Janssens L, Van Deun S. Characteristics of neuromuscular control of the scapula after stroke: a first exploration. Front. Hum. Neurosci. 2014;8:933. doi: 10.3389/fnhum.2014.00933.

62. Kumar P, Saunders A, Ellis E, Whitlam S. Association between glenohumeral subluxation and hemiplegic shoulder pain in patients with stroke. Phys. Ther. Rev. 2013 Apr;18(2):90-100. doi: 10.1179/108331913X13608385943254.

63. Yamaguchi K, Tetro AM, Blam O, Evanoff BA, Teefey SA, WD Middleton. Natural history of asymptomatic rotator cuff tears: a longitudinal analysis of asymptomatic tears detected sonographically. J. Shoulder Elbow Surg. 2001 Jun;10(3):199-203. doi: 10.1067/mse.2001.113086.

64. Carr Janet H, Shepherd Roberta B (org.). Stroke rehabilitation: guidelines for exercise and training to optimize motor skill. 1st ed. Edinburgh, New York: Butterworth-Heinemann; 2003.

65. Barlak A, Unsal S, Kaya K, Sahin-Onat S, Ozel S. Poststroke shoulder pain in Turkish stroke patients: relationship with clinical factors and functional outcomes. Int. J. Rehabil. Res. Int. Z. Rehabil. Rev. Int. Rech. Readaptation. 2009 Dec;32(4):309-315. doi: 10.1097/MRR.0b013e32831e455f.

66. Kim YH, Jung SJ, Yang EJ, Paik NJ. Clinical and sonographic risk factors for hemiplegic shoulder pain: a longitudinal observational study. J. Rehabil. Med. 2014 Jan;46(1):81-87. doi: 10.2340/16501977-1238.

67. Lindgren I, Gard G, Brogardh C. Shoulder pain after stroke: experiences, consequences in daily life and effects of interventions: a qualitative study. Disabil. Rehabil. 2018 May;40(10):1176-1182. doi: 10.1080/09638288.2017.1290699.

68. Baricich A, Picelli A, Molteni F, Guanziroli E, Santamato A. Poststroke spasticity as a condition: a new perspective on patient evaluation. Funct. Neurol. 2016 Sep;31(3):179-180. doi: 10.11138/fneur/2016.31.3.179.

69. Lance JW. What is spasticity? Lancet Lond. Engl. 1990 Mar; 335(8689):606. doi: 10.1016/0140-6736(90)90389-m.

70. Kuo CL, Hu GC. Post-stroke spasticity: a review of epidemiology, pathophysiology, and treatments. Int. J. Gerontol. 2018 Dec;12(4):280-284. doi: 10.1016/j.ijge.2018.05.005.

71. Bhimani R, Anderson L. Clinical understanding of spasticity: implications for practice. Rehabil. Res. Pract. 2014;2014:279175. doi: 10.1155/2014/279175.

72. Wissel J, Manack A, Brainin M. Toward an epidemiology of poststroke spasticity. Neurology. 2013 Jan;80(3 suppl. 2):s13-19. doi: 10.1212/WNL.0b013e3182762448.

73. Opheim A, Danielsson A, Alt Murphy M, Persson HC, Sunnerhagen KS. Upper-limb spasticity during the first year after stroke: stroke arm longitudinal study at the University of Gothenburg. Am. J. Phys. Med. Rehabil. 2014 Oct;93(10):884-896. doi: 10.1097/PHM.0000000000000157.

74. Wissel J, Schelosky LD, Scott J, Christe W, Faiss JH, Mueller J. Early development of spasticity following stroke: a prospective, observational trial. J. Neurol. 2010 Jul;257(7):1067-1072. doi: 10.1007/s00415-010-5463-1.

75. Lundström E, Smits A, Terént A, Borg J. Time-course and determinants of spasticity during the first six months following first-ever stroke. J. Rehabil. Med. 2010 Apr;42(4):296-301. doi: 10.2340/16501977-0509.

76. Urban PP et al. Occurence and clinical predictors of spasticity after ischemic stroke. Stroke. 2010 Sep;41(9):2016-2020. doi: 10.1161/STROKEAHA.110.581991.

77. Sunnerhagen KS. Predictors of spasticity after stroke. Curr. Phys. Med. Rehabil. Rep. 2016;4:182-185. doi: 10.1007/s40141-016-0128-3.

78. Picelli A et al. Association between severe upper limb spasticity and brain lesion location in stroke patients. BioMed Res. Int. 2014;2014:162754. doi: 10.1155/2014/162754.

79. Cheung DK, Climans SA, Black SE, Gao F, Szilagyi GM, Mochizuki G. Lesion: characteristics of individuals with upper limb spasticity after stroke. Neurorehabil. Neural Repair. 2016 Jan;30(1):63-70. doi: 10.1177/1545968315585357.

80. Volný O et al. 24-hour Alberta Stroke Program Early CT Score Assessment in post-stroke spasticity development in patients with a first documented anterior circulation ischemic stroke. 2018;27(1) [Online]. [Acesso em 27 mar. 2021]. Disponível em: https://www.muni.cz/en/research/publications/1396994.

81. Schinwelski MJ, Sitek EJ, Waż P, Sławek JW. Prevalence and predictors of post-stroke spasticity and its impact on daily living and quality of life. Neurol. Neurochir. Pol. 2019;53(6):449-457. doi: 10.5603/PJNNS.a2019.0067.

82. Brasil. Ministério da Saúde, Secretaria de Atenção à Saúde, Departamento de Ações Programáticas Estratégicas. Diretrizes de atenção à reabilitação da pessoa com acidente vascular cerebral. 2013. p. 74.

83. World Stroke Organization. World Stroke Organization annual report. 2018 [Online]. Disponível em: https://www.world-stroke.org/assets/downloads/Annual_Report_2018_online_fnal_COMPRESSED.pdf.

84. Suppa C, Agência Saúde. Ministério da Saúde cria linha de cuidados para tratar AVC. [Acesso em dez. 2019]. Disponível em: https://www.uol.com.br/vivabem/noticias/redacao/2019/12/24/ministerio-da-saude-cria-linha-de-cuidados-para-tratar-avc.htm.

85. Mourão AM et al. Perfil dos pacientes com diagnóstico de AVC atendidos em um hospital de Minas Gerais credenciado na linha de cuidados – Art. n. 4. Rev. Bras. Neurol. [Online]. 2017 Dez;53(4). [Acesso em 27 mar. 2021]. Disponível em: https://revistas.ufrj.br/index.php/rbn/article/view/14634.

86. Albers GW et al. Transient ischemic attack-proposal for a new definition. N. Engl. J. Med. 2002 Nov;347(21):1713-1716. doi: 10.1056/NEJMsb020987.

87. Johnston SC et al. Clopidogrel and aspirin in acute ischemic stroke and high-risk TIA. N. Engl. J. Med. 2018 Jul;379(3):215-225. doi: 10.1056/NEJMoa1800410.

88. Duca A, Jagoda A. Transient ischemic attacks: advances in diagnosis and management in the Emergency Department. Emerg. Med. Clin. North Am. 2016 Nov;34(4):811-835. doi: 10.1016/j.emc.2016.06.007.

89. Rolim ÂM et al. Associação estatística do polimorfismo rs2243250 do gene IL4 e acidente vascular cerebral hemorrágico na população brasileira. J. Bras. Patol. Med. Lab. 2020;56e1872020.

90. Ruiz L, Muñoz E, Saavedra AG, Pons R, Ordoqui J. Complicações neurológicas e extra-neurológicas em pacientes com AVC internados no Hospital de Clínicas de Montevidéu por um período de 2 anos. Anfamed. 2020;7(1):01209.

91. Veras FP et al. SARS-CoV-2-triggered neutrophil extracellular traps mediate Covid-19 pathology. J. Exp. Med. 2020 Dec;217(12). doi: 10.1084/jem.20201129.

92. JM Katz et al. Covid-19 severity and stroke: correlation of imaging and laboratory markers. Am. J. Neuroradiol. (AJNR). 2021 Jan;42(2):257-261. doi: 10.3174/ajnr.A6920.

93. Mao L et al. Neurologic manifestations of hospitalized patients with coronavirus disease 2019 in Wuhan, China. JAMA Neurol. 2020 Jun;77(6):683-690. doi: 10.1001/jamaneurol.2020.1127.

94. Klok FA et al. Incidence of thrombotic complications in critically ill ICU patients with Covid-19. Thromb. Res. 2020 Jul;191:145-147. doi: 10.1016/j.thromres.2020.04.013.

95. Lodigiani C et al. Venous and arterial thromboembolic complications in Covid-19 patients admitted to an academic hospital in Milan, Italy. Thromb. Res. 2020 Jul;191:9-14. doi: 10.1016/j.thromres.2020.04.024.

96. Jain R et al. Covid-19 related neuroimaging findings: a signal of thromboembolic complications and a strong prognostic marker of poor patient outcome. J. Neurol. Sci. 2020 Jul;414:116923. doi: 10.1016/j.jns.2020.116923.

97. González-Pinto T, Luna-Rodríguez A, Moreno-Estébanez A, Agirre-Beitia G, Rodríguez-Antigüedad A, Ruiz-Lopez M. Emergency room neurology in times of Covid-19: malignant ischaemic stroke and SARS-CoV-2 infection. Eur. J. Neurol. 2020 Sep;27(9):35-36. doi: 10.1111/ene.14286.

98. Beyrouti R et al. Characteristics of ischaemic stroke associated with Covid-19. J. Neurol. Neurosurg. Psychiatry. 2020 Aug;91(8):889-891. doi: 10.1136/jnnp-2020-323586.

99. Oxley TJ et al. Large-vessel stroke as a presenting feature of Covid-19 in the young. N. Engl. J. Med. 2020 May;382(20):e60. doi: 10.1056/NEJMc2009787.

100. Benussi A et al. Clinical characteristics and outcomes of inpatients with neurologic disease and Covid-19 in Brescia, Lombardy, Italy. Neurology. 2020 Aug;95(7):910-920. doi: 10.1212/WNL.0000000000009848.

101. Ranucci M et al. The procoagulant pattern of patients with Covid-19 acute respiratory distress syndrome. J. Thromb. Haemost (JTH). 2020 Jul;18(7):1747-1751. doi: 10.1111/jth.14854.

102. Zou Y et al. Analysis of coagulation parameters in patients with Covid-19 in Shanghai, China. Biosci. Trends. 2020 Sep;14(4):285-289. doi: 10.5582/bst.2020.03086.

103. Orsucci D, Ienco EC, Nocita G, Napolitano A, Vista M. Neurological features of Covid-19 and their treatment: a review. Drugs Context. 2020;9. doi: 10.7573/dic.2020-5-1.

104. McFarland AJ, Yousuf MS, Shiers S, Price TJ. Neurobiology of SARS-CoV-2 interactions with the peripheral nervous system: implications for Covid-19 and pain. Pain Rep. 2021 Jan;6(1):e885. doi: 10.1097/PR9.0000000000000885.

105. Battle CE, Lovett S, Hutchings H. Chronic pain in survivors of critical illness: a retrospective analysis of incidence and risk factors. Crit. Care Lond. Engl. 2013 May;17(3):101. doi: 10.1186/cc12746.

106. Attal N. Potential for increased prevalence of neuropathic pain after the Covid-19 pandemic. Pain Rep. 2021. p. 6.

107. Paolucci M et al. Impact of Covid-19 pandemic on acute stroke care: facing an epidemiological paradox with a paradigm shift. Neurol. Sci. Off. J. Ital. Neurol. Soc. Ital. Soc. Clin. Neurophysiol. 2021 Feb;42(2):399-406. doi: 10.1007/s10072-020-04914-4.

108. Hoang CL, Salle JY, Mandigout S, Hamonet J, Macian-Montoro F, Daviet JC. Physical factors associated with fatigue after stroke: an exploratory study. Top Stroke Rehabil. 2012;19:369-76.

109. Attal N, Gaude V, Brasseur L, Dupuy M, Guirimand F, Parker F. Intravenous lidocaine in central pain: a double-blind, placebo-controlled, psychophysical study. Neurology. 2000;54:564-74.

110. Vick PG, Lamer TJ. Treatment of central post-stroke pain with oral ketamine. Pain. 2001;92:311-3.

111. Lampl C, Yazdi K, Roper C. Amitriptyline in the prophylaxis of central poststroke pain: preliminary results of 39 patients in a placebo-controlled, long-term study. Stroke. 2002;33:3030-2.

112. Pellicane AJ, Millis SR. Efficacy of methylprednisolone versus other pharmacologic interventions for the treatment of central poststroke pain: a retrospective analysis. J. Pain Res. 2013;6:557-63.

113. Tang WK, Liang H, Mok V, Ungvari GS, Wong KS. Is pain associated with suicidality in stroke? Arch. Phys. Med. Rehabil. 2013;94:863-6.

114. Jonsson AC, Lindgren I, Hallstrom B, Norrving B, Lindgren A. Prevalence and intensity of pain after stroke: a population based study focusing on patients' perspectives. J. Neurol. Neurosurg. Psychiatry. 2006;77:590-5.

115. Hansson P. Transcutaneous electrical nerve stimulation, vibration and acupuncture as pain-relieving measures. Textb. Pain. 2004.

116. Lu GD, Needham J. Celestial lancets: a history and rationale of acupuncture and moxa. 1st ed. London: Routledge; 2002.

117. Kane K, Taub A. A history of local electrical analgesia. Pain. 1975 Jul;1(2):125-138. doi: 10.1016/0304-3959(75)90097-4.

118. Melzack R, Wall PD. Pain mechanisms: a new theory. Science. 1965 Nov;150(3699):971-979. doi: 10.1126/science.150.3699.971.

119. Shealy CN, Mortimer JT, Reswick JB. Electrical inhibition of pain by stimulation of the dorsal columns: preliminary clinical report. Anesth. Analg. 1967 Aug;46(4):489-491.

120. Mazars G, Roge R, Mazars Y. Results of the stimulation of the spinothalamic fasciculus and their bearing on the physiopathology of pain. Rev. Neurol. (Paris). 1960 Aug;103:136-138.

121. Reynolds DV. Surgery in the rat during electrical analgesia induced by focal brain stimulation. Science. 1969 Apr;164(3878):444-445. doi: 10.1126/science.164.3878.444.

122. Scadding JW. Treatment of neuropathic pain: historical aspects. Pain Med. Malden Mass. 2004 Mar;5(suppl. 1):s3-8. doi: 10.1111/j.1526-4637.2004.04018.x.

123. Cruccu G, Aziz TZ, Garcia-Larrea L, Hansson P, Jensen TS, Lefaucheur JP. EFNS guidelines on neurostimulation therapy for neuropathic pain. Eur. J. Neurol. 2007;14:952-70.

124. Nguyen JP, Lefaucheur JP, Decq P. Chronic motor cortex stimulation in the treatment of central and neuropathic pain: correlations between clinical, electrophysiological and anatomical data.

125. Rasche D, Rinaldi PC, Young RF, Tronnier VM. Deep brain stimulation for the treatment of various chronic pain syndromes. Neurosurg. Focus. 2006;21:e8.

126. Khedr EM, Kotb H, Kamel NF, Sadek R, Ahmed MA, Rothwell JC. Longlasting antalgic effects of daily sessions of repetitive transcranial magnetic stimulation in central and peripheral neuropathic pain. J. Neurol. Neurosurg. Psychiatry. 2005;76:833-8.

127. Oliveira Jr JO, Lara Jr NA. Implante de sistemas de estimulação elétrica para alívio da dor. In: Tratado de dor da SBED. Atheneu; 2018. p. 172:1989-2002.

128. McGeoch PD, Williams LE, Lee RR, Ramachandran VS. Behavioural evidence for vestibular stimulation as a treatment for central poststroke pain. J. Neurol. Neurosurg. Psychiatry. 2008;79:1298-301.

129. Hanuska J, Urgosik D, Liscak R. Dentate nucleus as a suitable target for stereotactic thermolesion in central poststroke pain: case report. Clin. Neurol. Neurosurg. 2020 Aug;195:105850. doi: 10.1016/j.clineuro.2020.105850.

capítulo 56

Dor Neuropática na Hanseníase

Patrick Raymond Nicolas Andre Ghislain Stump | Irina Raicher | José Antônio Garbino

Aspectos epidemiológicos e definição

A hanseníase está incluída no extenso grupo das *doenças negligenciadas*: dengue; doença de Chagas; esquistossomose; leishmaniose; febre amarela; hantavírus; raiva; tracoma; malária; e tuberculose. São doenças endêmicas em populações que vivem em condições de vida susceptíveis que mantêm o quadro de desigualdade e impedem o seu crescimento econômico ao redor do mundo. É estimado um bilhão de indivíduos acometidos por ao menos uma dessas doenças chamadas negligenciadas com incalculável repercussão na economia dos países em desenvolvimento.[1]

Embora a prevalência venha diminuindo continuamente desde 1990, a incidência se mantém inquietantemente.[1,2] Entre os anos de 2014 e 2018, foram diagnosticados no Brasil 140.578 casos novos de hanseníase. Entre estes, 77.544 ocorreram no sexo masculino, o que corresponde a 55,2% do total. No mesmo período, observou-se predominância desse sexo na maioria das faixas etárias e em cada ano daquele período. O maior número foi identificado nos indivíduos entre 50 e 59 anos, totalizando 26.245 casos novos. Vale ressaltar uma variação maior da proporção entre os sexos, de aproximadamente 20%, após 60 anos.[2]

Um dos indicadores de avanço da incidência persistente é o coeficiente de detecção em menores de 15 anos, o qual encontra-se elevado em vários estados brasileiros. Outro indicador é o grau de incapacidade, em especial da incapacidade grau 2, importante para avaliar a efetividade da detecção precoce.

Tão valioso o grau de incapacidade que a Organização Mundial de Saúde (OMS) o adotou como principal critério para monitorar a endemia em substituição à meta de eliminação como problema de saúde pública.

O *Mycobacterium leprae* (*M. leprae*) foi o primeiro microrganismo a ser associado a uma doença bem conhecida, no ano de 1873, pelo médico Henrick Armauer Hansen. O *M. leprae* (ML) se multiplica lentamente nas células cujas temperaturas ótimas de crescimento vão de 27 a 30 ºC, portanto com preferência a extremidades. Até os dias de hoje não é cultivado em meios de cultura laboratoriais, somente pela inoculação em animais de experimentação, camundongos (*nude mouse*) e no tatu. A inoculação na pata do camundongo (*nude mouse*) – técnica de Shepard – é empregada nos centros de referência mais avançados para avaliar a resistência medicamentosa. No ano 2000, um estudo da OMS com a participação cientistas de vários países concluiu o sequenciamento do genoma de *M. leprae*.[3] A baixa patogenicidade e reprodução lenta do bacilo imprime o ritmo extremamente crônico dessa *doença infectocontagiosa*.

Fatores de predisposição, fisiopatologia da hanseníase

Estudos genéticos têm sido direcionados à predisposição em adquirir a doença entre familiares, análise de agregação familiar, assim como a abordagem dos genes envolvidos na resposta imune.

Quanto à predisposição propriamente dita, vários tipos de estudos têm sido realizados amplamente: a) estudos de ligação com pedigrees contemplando indivíduos afetados e buscam localizar regiões dos cromossomos envolvidos; b) estudos de associação, um desdobramento dos estudos de ligação com base em amostragens familiares ou populacionais; c) o teste de desequilíbrio ou de distorção de transmissão (TDT) é empregado na análise de associação baseado em famílias; d) pesquisas mais exploratórias do genoma humano como o GWAS (Genome Wide Association Studies).

Os trabalhos de GWAS em hanseníase, realizados na população chinesa, em 2009, encontraram a associação para os genes *CCDC122*, *LACC1* (*C13orf31*), *NOD2*, *TNFSF15*, *HLA-DR*, *RIPK2* e *LRRK2*. Sendo o *LRRK2* associado às formas multibacilares. E o gene *NOD2*, codificador de receptor intracelular, reconhece componentes da parede do *M. leprae*, portanto com papel crucial na *resposta imune inata*. Nesse gene, 32 SNP (*single nucleotide polymorphism*) foram investigados estando associados com a imunidade à doença como a resposta imune nos estados reacionais.[4]

A resposta imune adquirida frente à infecção pelo bacilo, por sua vez, com seus determinantes genéticos, desenha a variabilidade clínica dessa doença. Como destacaram Ridley e Joppling, em 1962, conforme a competência das células do sistema imune, a hanseníase apresenta um espectro de formas clínicas: tuberculoides (T); tuberculoides dimorfos (TD); com resposta imune celular variável Dimorfos (DD) e dimorfos virchovianos (DV); e, sem resposta imune celular competente, os virchovianos (VV).[5]

A classificação operacional da hanseníase, elaborada em 1982 pela OMS, visou o tratamento com poliquimioterapia com base no número de lesões cutâneas de acordo com os seguintes critérios: paucibacilar (PB) – casos com até cinco lesões de pele; multibacilar (MB) – casos com mais de cinco lesões de pele. O Quadro 56.1 esclarece a correlação entre as classificações de Madri (1953), de Ridley & Jopling (1966) e da OMS (1982).

As formas espectrais com maior competência celular imune, avaliadas pelo teste intradérmico de Mitsuda, apresentarão respostas forte ou moderadamente positivas nos polos T, TD e DD. Nessas formas se desenvolvem granulomas com linfócitos, histiócitos e células epitelioides com diferentes graus de organização conforme a competência imune pré-determinada.[5,6]

Na faixa clínica de resposta celular ineficiente, o ML se multiplica sem impedimento imunológico dentro dos macrófagos e células de Schwann (CS). Os *linfócitos T regulatórios*, uma população heterogênea moduladora das respostas imunes promovendo a tolerância periférica a antígenos próprios e evitando exacerbação contra antígenos patógenos, facilitariam a permanência do ML no hospedeiro nessas formas. A lenta liberação de antígenos diante da ineficiência dos linfócitos T nos indivíduos das formas DV e VV ativa nos linfócitos B a produção de anticorpos contra antígenos do ML e a resposta imune humoral. A resposta imune humoral não tem papel efetivo na hanseníase por ser o patógeno obrigatoriamente intracelular. Entretanto, ela terá importância nas *reações hansênicas* desse grupo de pacientes (DV e VV) que apresentam uma correlação inversa entre produção de anticorpos e resposta imune celular.

As *reações hansênicas* nada mais são do que as inflamações na pele e nos nervos provocadas pela resposta imune do paciente e o fundamento da fisiopatologia da doença. São observados basicamente dois tipos de reações: 1) a que ocorre no espectro de resposta imune celular mais competente (T, BT e D), ou seja, reação tipo 1 (RT1) ou reação reversa; e 2) a que o ocorre no espectro não responsivo (DV e VV), a reação de eritema nodoso virchoviano ou de eritema polimorfo (ENV).

As RT1 desenvolvem processos inflamatórios mais estruturados com macrófagos fixados nos focos de prolifera-ção dos bacilos formando granulomas com células epitelioides bem diferenciadas. Os granulomas apresentarão maior organização nas formas de maior imunidade celular T e DT, podendo desenvolver abcessos com necrose caseosa nos tuberculoides. Essa estrutura começa a diminuir a partir dos dimorfos e fica ausente nos virchovianos. Portanto, a inflamação é mais focal e destrutiva dos tecidos nos T e DT e difusa, e mais frouxa nos D e DV.

As RT2 ocorrem nos virchovianos quase exclusivamente constituídas por macrófagos que fagocitam os bacilos, mas não apresentam nos determinantes antigênicos aos linfócitos T. Como o ML é rico em lipídios, sua destruição propicia o acúmulo de gorduras, tornando o citoplasma macrofágico multivacuolar, o qual caracteriza as clássicas células de Virchow. Entretanto, a liberação intensa de antígenos do ML estimula os linfócitos B a produzir anticorpos e desencadear a RT2, com a apresentação de ENH na pele e inflamação intraneural com as mesmas características de inflamação predominantemente neutrofílica. A RT2, diferentemente da RT1, apresenta intensas manifestações sistêmicas como febre, mal-estar geral, artralgias e aumento e dor nos linfonodos (inguinais, axilares, epitrocleanos e cervicais) e hepatoesplenomegalia. Outros sítios são acometidos de relevância como o globo ocular com irites e iridociclites, artrites, osteítes, orquites e orquiepididimites.[5,7,8]

Em conclusão, a hanseníase é predominantemente inflamatória crônica e com episódios inflamatórios recorrentes (reações) na pele e nos nervos periféricos.

Diagnóstico

A hanseníase se manifesta pelos sinais de sintomas dermatoneurológicos e, como apresenta evolução lenta em seu início, a escassez de sintomas atrasa e pode causar erros diagnósticos. Podendo apresentar longos períodos sem sintomas, os casos D e T de 2 a 3 anos e os V de 5 a mais anos. Como critério de diagnóstico, foram definidos três *sinais cardinais*: 1) lesão ou lesões de pele com déficits sensitivos, térmico, doloroso ou tátil e disautonomia focal; 2) comprometimento neurológico, ramos cutâneos, troncos nervosos, com alterações da sensibilidade e ou motora, com ou sem espessamento de nervo; 3) baciloscopia de esfregaço da pele ou do histopatológico de pele ou nervo positiva. Portanto, a baciloscopia negativa não afasta o diagnóstico de hanseníase e nem sempre é encontrada nos estudos histopatológicos. Sendo a hanseníase, portanto, considerada doença de diagnóstico eminentemente clínico e epidemiológico.[7,8]

Quadro 56.1 – Correlação entre as classificações de Madri (1953), de Ridley & Jopling (1966) e da OMS (1982) adotadas para hanseníase.				
Madri	Indeterminada (I)	Tuberculoide (T)	Dimorfo (D)	Virchoviana (V)
Ridley & Jopling		TT	DT* DD DV	VV
OMS	Paucibacilares	Paucibacilares	Multibacilares	Multibacilares

TT: tuberculoide-tuberculoide; DT*: dimorfa-tuberculoide, embora apresente características da forma paucibacilar, operacionalmente, tem sido classificada como multibacilar; DD: dimorfa-dimorfa; DV: dimorfo-virchoviana; VV: virchoviana-virchoviana.

Fonte: Souza CS. Hanseníase: formas clínicas e diagnóstico diferencial. Medicina, Ribeirão Preto. 1997;30:325-34.

Duas formas iniciais da hanseníase similares devem ser ressaltadas – a *indeterminada* (baciloscopia e Mitsuda negativos); e a hanseníase *neural primária* (HNP) –, restritas à pele e ao nervo respectivamente e com baciloscopia do esfregaço da pele e histopatologia frequentemente negativa. Ambas, se identificadas precocemente, podem ter prevenida sua evolução, o que impede maior disseminação da doença.

Exame clínico

O exame clínico da pele busca lesões cutâneas hipocrômicas ou eritêmato-hipocrômicas, hipoestésicas, com anidrose ou hipoidrose e alopecia. Apresentando-se a forma de áreas circunscritas da pele ou máculas com eritema na periferia com aspecto anular, frequentes na face, superfície extensora dos membros superiores, tronco e nádegas.[7]

Deve-se proceder ao exame clínico dos nervos mais frequentemente acometidos, localizados na face e são os seguintes: ramos do trigêmeo, incluindo as terminações nervosas para córnea de importância no diagnóstico e na fisiopatogenia das incapacidades visuais; o facial e o nervo auricular. Nos membros superiores: radial superficial no punho; ulnar no túnel do cotovelo; mediano no túnel do carpo; e ramos digitais. Nos membros inferiores: sural; fibular superficial; fibular comum no túnel retrofibular; e o tibial no túnel do tarso.[7,8]

Exames complementares

■ Teste sorológico do ML-flow

O teste sorológico ML-flow que pesquisa a presença do antígeno PGL-1 componente antigênico da parede celular do ML, o qual estimula potente resposta de anticorpos IgM à carga bacilar. Os pacientes paucilares são, em sua maioria, negativos e os multibacilares, positivos. Portanto, o teste auxilia na classificação das formas clínicas. É de fácil execução e não necessita de laboratórios para aplicá-lo.[8]

■ Baciloscopia e o índice baciloscópico

A baciloscopia ou o índice baciloscópico (IB) é calculado por uma escala logarítmica de cada esfregaço examinado nos seis locais previamente definidos como lóbulos da orelha e partes extensoras dos cotovelos a joelhos, variando de 0 a 6+ em cada local. A média do número de bacilos será o IB do esfregaço e o IB do paciente será a média dos índices dos esfregaços. Tem importância no diagnóstico e na classificação das formas clínicas da hanseníase, sendo: negativos ou fracamente positivas nos pacientes indeterminados; T ou BT e fortemente positivos nos V; e com resultados variáveis nos dimorfos.[8]

■ Teste da reação em cadeia da polimerase (PCR)

O teste da reação em cadeia da polimerase (PCR) para a pesquisa do DNA do bacilo no esfregaço ou em tecidos tem sido empregado nos centros de referência. Ele aumenta a acuidade diagnóstica nas formas paucibacilares ou iniciais como nas formas *Indeterminada* e HNP com os exames de rotina negativos.[8,9]

■ Estudo das disautonomias focais

Para o estudo das disautonomias focais de pele, são empregados os testes da histamina e da pilocarpina, demonstrando de forma objetiva as áreas de anidrose ou hipoidrose.[7,8]

■ Teste de Mitsuda

O teste de Mitsuda é realizado com a inoculação intradérmica de solução de bacilos mortos pelo calor. A leitura é realizada em cerca de 4 semanas após a inoculação, orientada por lesão papulonodular: > = 5 mm, o teste é positivo. Na histopatologia, apresenta reação granulomatosa, como a que ocorre na forma tuberculoide; com resposta < 5 mm resultado duvidoso e resposta ausente negativo. A maioria da população apresenta resposta positiva à inoculação pelo antígeno de Mitsuda e, quando infectada pelo *M. leprae*, poderá evoluir para as formas paucibacilares (polo tuberculoide), não transmissível. Por essas características, o teste de Mitsuda pode colaborar na classificação e no prognóstico da hanseníase.[4]

■ Avaliação neurofisiológica

A eletroneuromiografia pode ser indicada em três momentos:[10] a) no auxílio ao diagnóstico de neuropatia ativa, em paciente com hanseníase já diagnosticada. isso se aplica quando os sintomas e a clínica não são suficientes, impondo-se o diagnóstico diferencial com dores musculoesqueléticas, miofasciais tendinosas e periarticulares ou de origem comportamental, por exemplo, a simulação; b) para seguimento de neuropatias confirmadas, visando uma localização mais apurada, a caracterização da fisiopatologia subjacente no nervo e o embasamento para as decisões terapêuticas, como um tratamento clínico mais efetivo e indicações cirúrgicas nas síndromes compressivas; c) na caracterização e no diagnóstico de mononeuropatia ou mononeuropatia múltipla em suspeitas de HNP e ainda na busca de um possível nervo para biópsia se necessária.

Fisiopatologia da neurite

A distribuição anatômica e os primeiros sintomas da neuropatia podem variar de acordo com a forma de hanseníase, sendo mais insidiosa e difusa na forma virchoviana, e mais aguda e localizada na tuberculoide e em padrões sobrepostos nas formas dimorfas. Na fase indeterminada da doença, terminações nervosas cutâneas são preferencialmente afetadas e a lesão de tronco nervoso ainda não se desenvolveu, resultando em padrões localizados de lesão nervosa que afeta os ramos terminais na pele.[11-15]

Os nervos periféricos podem ser afetados em seus ramos cutâneos, na distribuição de uma mononeuropatia ou em múltiplos troncos nervosos (mononeuropatia múltipla/mononeuropatia multiplex). Um padrão de acometimento difuso causado pela presença espacial extensa de uma mononeuropatia múltipla também é reconhecido, resultando em um padrão de envolvimento nervoso similar a uma polineuropatia, em que há comprometimento comprimento-

-dependente, pior distal do que proximal (padrão bota e luva).[16] Esta apresentação mais confluente é mais frequente na forma virchoviana (Figura 56.1).[11-15]

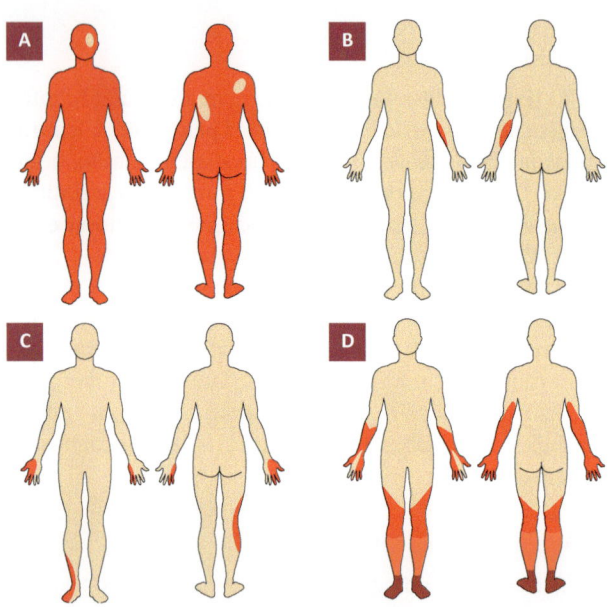

FIGURA 56.1 – Distribuição anatômica dos principais tipos de neuropatias periféricas na hanseníase.

(A) Micromononeuropatia, forma indeterminada (manchas na pele).
(B) Mononeuropatia, forma tuberculoide. (C) Mononeuropatia múltipla e formas dimorfa-virschoviana, dimorfa-tuberculoide, dimorfa-dimorfa e virschoviana inicial. (D) Polineuropatia, forma virschoviana.

Fonte: Desenvolvida pela autoria do capítulo.

A neuropatia hansênica é uma condição crônica na qual surtos agudos e subagudos ocorrem durante sua evolução insidiosa. Sua evolução depende principalmente de três fatores:

1. A resposta imune individual à infecção que determina os tipos de reação imunológica que provoca neurite, isto é, reação tipo 1, presente na BB, BT e TT; e reação tipo 2, presente na LL e BL.
2. A dimensão especial da infecção, que é relacionada ao número e à distribuição de nervos periféricos afetados.
3. A dimensão temporal da doença, que é relacionada à progressão da doença no tempo (lenta e crônica ou surtos agudos).

Síndromes clássicas neurológicas são descritas na hanseníase a depender da interação destes fatores previamente enumerados e são classificadas como neurite associada ou não às reações,[13] síndromes compressivas,[17] neurite silenciosa[18-19] e mononeuropatia. Essas apresentações clínicas podem ou não vir acompanhadas de dor neuropática.[20-21] Dor nociceptiva também pode estar presente em situações de lesão aguda de nervo, com envolvimento do *vasa nervorum*, mas este tipo de síndrome dolorosa parece diminuir de intensidade com o tempo conforme a lesão neural progride e torna-se crônica.[22]

Outra apresentação clínica descrita na literatura caracteriza-se pela presença de déficit neurológico ou neuropatia e espessamento do nervo (com ou sem alteração de sensibilidade) na ausência de lesões cutâneas, conhecida como "forma neurítica pura" ou "forma neural primária". Um estudo brasileiro de pacientes com hanseníase neural primária mostrou granuloma epitelioide em 14% dos casos na biópsia de nervo e bacilos acidorresistentes em apenas 16%. Reação em cadeia da polimerase para *M. leprae* foi positiva em 47% das biópsias de nervo e pode ser útil como ferramenta diagnóstica em populações endêmicas.[23]

Outra descrição é a de neuropatia com perda de sensibilidade térmica, na qual sugere-se que, em hanseníase virchoviana avançada, a destruição das terminações nervosas cutâneas ocorra precocemente nas áreas de temperaturas mais baixas na pele, ocasionando um padrão de perda de sensibilidade único para a doença,[11] em que estruturas da pele com maior temperatura (couro cabeludo, face interna das coxas) tenham menor acometimento clínico comparadas a áreas mais externas dos membros e da face (parte lateral das coxas, eminência malar).

Na forma tuberculoide da hanseníase, os nervos cutâneos e subcutâneos podem estar acometidos ou completamente destruídos. A lesão do nervo parece ser inerente à resposta imune do doente ao bacilo (exuberante infiltrado linfocítico) e não está relacionada à proliferação do bacilo. Podem ocorrer fibrose do epineuro e substituição do endoneuro por granuloma epitelioide. Um tronco nervoso pode ser afetado, gerando déficit sensitivo motor. Os nervos mais afetados são ulnar, tibial, mediano, peroneal e facial. Os nervos estão frequentemente espessados e são afetados de modo limitado, sendo a mononeuropatia muitas vezes consequência da compressão nas zonas de túneis anatômicos por aumento da espessura por edema do nervo, podendo ocorrer granulomas associados ou não na área do túnel. A resposta intensa ao bacilo pode ocasionar necrose com a formação de abscessos nervosos "frios". Dor intensa pode ser resultado disso e pode necessitar de drenagem cirúrgica.[24]

Já no polo virchoviano da doença, os nervos palpados espessados podem estar funcionalmente intactos, com assintomática invasão do bacilo à célula de Schwann com posterior degeneração espumosa. Desmielinização e destruição do eixo cilíndrico são predominantes e, após, ocorre degeneração walleriana. Os nervos infiltrados eventualmente perdem a função e a disfunção aparece primeiro onde os bacilos estão se reproduzindo mais ativamente, mais nas regiões de temperatura menor. Apesar da grande quantidade de bacilos, há pouca resposta inflamatória. A disseminação hematogênica gera neuropatias simétricas.[24]

Na forma dimorfa, ocorre a formação de pequenos granulomas e regiões granulomatosas podem se justapor a células de Schwann de aparência normal, porém com muitos bacilos.[24]

Durante as reações RT1 e RT2, ocorrem fenômenos inflamatórios agudos ou subagudos nos nervos com repercussão exuberante nos sintomas. O edema da inflamação aumenta rapidamente nas áreas dos túneis anatômicos por onde passam os nervos, causando as *síndromes compressivas*.

A RT1 ocorre nas formas tuberculoide e dimorfa por aumento da resposta celular e agravamento da inflamação no nervo. Na forma tuberculoide, podem surgir reações agudas intensas com déficits neurológicos permanentes, como observadas nos abscessos de nervo "frios".

Já a RT2 ocorre nas formas virchoviana e dimorfas por aumento da resposta humoral agudamente, ocorrendo vasculites de pequenas e médias artérias no centro dos infiltrados inflamatórios virchovianos intraneurais. Em áreas de maior densidade de bacilos, segmentos do nervo podem se tornar edemaciados e resultar em síndromes compressivas agudas dolorosas, podendo ocasionar paralisias em horas, as quais exigem tratamento emergencial.[10] Após RT2 recorrentes por longos períodos e sem manejo adequado, podem ocorrer fibrose nervosa e hialinização.[24]

Deformidade pela neuropatia surge nem tanto pelas paralisias, mas pelas extensas áreas de perda de sensibilidade suscetíveis a traumas recorrentes.

O sintoma neurológico inicial mais comum é a perda de sensibilidade, parestesias nem sempre precedem a perda de sensibilidade, alguns doentes relatam sensação de prurido e queimação.

Dor nos locais em que os nervos estão acometidos, principalmente edemaciados ou com aumento de volume, pode ocorrer se o nervo sofrer compressão ou estiramento. A dor nestes segmentos dos nervos permanece frequentemente localizada na área afetada.[10]

Neuropatia das fibras finas na hanseníase

Existem poucos dados sobre a ocorrência de sensações anormais como disestesias, parestesias ou alodínia nos doentes com hanseníase. Em um estudo, feito por Hietaharju et al.,[20] quatro doentes relataram sensação de formigamento, que era considerada desagradável e dolorosa, ou seja, disestésica. Disestesia seguida de distribuição em bota e luva ocorreu em dois doentes, acometimento do nervo cutâneo femoral em um doente e localização nos dois membros inferiores abaixo da coxa em um doente. Alodínia, dor resultante de estímulo que, normalmente, não provoca dor, foi relatada em dois doentes. Em ambos, espessamento dos nervos (cutâneo femoral, peroneal comum e tibial posterior) sem abscesso foi encontrado no exame clínico.[20]

Em estágios iniciais da doença, a sensibilidade para dor e temperatura está evidentemente diminuída, seguida tardiamente pela perda da sensibilidade ao tato e à pressão.[24]

Características dos mecanismos da dor na hanseníase

Fenômenos sensoriais negativos, como anestesia e hipoestesia, dominaram a caracterização clínica da hanseníase por muito tempo. Sinais e sintomas positivos, como a dor, foram negligenciados e pouco relatados até recentemente.[25] Como em outras doenças, diferentes síndromes dolorosas podem estar presentes na hanseníase.[26] Síndromes dolorosas são numerosas e podem ser agrupadas em três abrangentes tipos de dor.

Síndromes dolorosas na hanseníase

- ▶ **Dor nociceptiva:** causada por estímulo excessivo nos receptores de dor, isto é, nociceptores presentes nas terminações livres de fibras nervosas de pequeno calibre, frequentemente relacionada à inflamação, provocando um estado contínuo ou exagerado de hiperexcitabilidade dos sistemas fisiológicos da dor.[27]
- ▶ **Dor neuropática:** gerada por lesão ou doença que afeta o sistema somatossensitivo. Lesões do sistema somatossensitivo são, usualmente, associadas a fenômenos negativos, como perda do tato (hipoestesia mecânica), diminuição da dor ao agulhamento (hipoalgesia mecânica) ou perda da percepção térmica ao frio ou ao calor (hipoestesia térmica ao frio/quente). Porém, em alguns doentes com lesão no somatossensitivo, déficits sensitivos são associados com fenômenos positivos como dor espontânea contínua e dor paroxística. Fenômenos positivos de sensação anormal como formigamento, pontada e compressão são, frequentemente, relatados. Sinais positivos podem ocorrer na área dolorosa e incluem dor após estímulo não doloroso (alodínia), dor exagerada após estímulo doloroso padrão (hiperalgesia) e dor com aumento anormal gerada por estímulo mecânico doloroso repetitivo, isto é, com uma agulha (hiperpatia). Diferentes combinações de sinais positivos e negativos podem ocorrer em cada doente com base em diferentes mecanismos responsáveis pela ocorrência da dor neuropática.[27]
- ▶ **Síndromes nociplásticas:** correspondem a um grupo não tão bem caracterizado, em que a dor crônica não pode ser explicada por lesão musculoesquelética ou neurológica evidente. Nestes doentes, exame físico clínico, neurofisiologia, exames laboratoriais convencionais e neuroimagem, isto é, teste de condução nervosa e ressonância magnética, frequentemente, não mostram lesões relevantes. Porém, exames mais sofisticados, como neuroimagem funcional e medida de excitabilidade cortical, demonstraram disfunção no processamento da dor no cérebro destes doentes, sugerindo que a função (modulação da dor) sofre mais alteração do que a anatomia (lesão cerebral ou nervosa) no grupo de doentes com dor crônica.[27]

Dor neuropática na hanseníase

Dor aguda em nervo único ou múltiplos pode ser característica de apresentação da hanseníase. Dor é um sintoma comum nas reações e neurites em virtude da compressão do nervo inflamado edematoso em regiões de túneis fibro-ósseos,[13] neurite dos nervos cutâneos também pode ser dolorosa.[28] Abscessos em nervo periférico podem surgir nas várias formas da doença e em troncos nervosos ou nervos cutâneos.[29] Também são associados à dor intensa aguda. Quando a dor se transforma de neurogênica em neuropática, torna-se crônica e irreversível. O valor biológico da dor é perdido; não há a informação de dano tecidual vigente. A dor crônica na hanseníase, apesar de reconhecida pelos especialistas na doença, muitas vezes, foi negligenciada na literatura médica. Hietaharju et al.[20] relataram dor neuropática crônica moderada a intensa em 16 doentes multibacilares tratados para hanseníase. Em 10 doentes, a dor apresentava distribuição em bota e luva e, em dois doentes, a dor seguia o trajeto de um nervo específico. A qualidade da dor era em queimação em nove, mordida em três, picada em três, cortante em dois e com choques elétricos em dois doentes. A ocorrência da dor era contínua em 50% dos doentes.

Dor neuropática na hanseníase foi descrita, no Brasil, por Stump et al.[25] em um estudo realizado com 358 doentes avaliados no posto de saúde e no Instituto Lauro de Souza Lima, de Bauru, no período de outubro de 2001 a março de 2002, que apresentou uma considerável prevalência de dor neuropática nesta população: 56,1% apresentavam dor neuropática. Demonstrou-se que 148 doentes (73,6%) tiveram dores no passado e 53 (26,4%) no dia da consulta. Apresentaram dores por mais de 6 meses 141 doentes (70,1%). Os nervos mais comprometidos foram o ulnar (59,2%), seguidos pelos nervos tibial (30,3%), fibular (18%), mediano (4,5%), radial (2,0%) e trigêmeo (1,5%). A distribuição foi em bota (24,9%) e luva (22,4%) dos casos. A somatória dos percentuais ultrapassa os 100%, pois, na hanseníase, é frequente o comprometimento dos troncos nervosos de forma assimétrica. Dos 53 doentes com dor neuropática, 41% referiam intensidade forte acima de 7 numa escala de 0 a 10.[25] Este é um dos maiores estudos de corte transversal publicados. A maioria dos doentes reportou que a intensidade da dor neuropática era grave e de intensidade alta o suficiente para interferir nas atividades de vida diária, como dormir.[25] Doentes com hanseníase podem apresentar diversas síndromes dolorosas.

Mecanismos da dor neuropática na hanseníase

Como ocorre na dor neuropática de outras etiologias, ainda permanecem desconhecidas as causas para aqueles doentes que apresentam neuropatia e desenvolvem dor neuropática já que outros doentes com neuropatia não evoluem com dor. A resposta não parece estar relacionada com fatores gerais, como gravidade e duração da doença. Existe escassa evidência na literatura sobre este tema. Um estudo propôs que a presença ativa de vasculite pela persistência do *M. Leprae* seria responsável pela gênese da dor. Outro estudo avaliou nervos periféricos de doentes tratados por biópsia de nervo sural e propôs que a vigência de inflamação local persistente pode gerar atividade ectópica e hiperexcitabilidade do nervo periférico e culminar na neuropatia de fibras finas. Também, citocinas pró e anti-inflamatórias podem ficar desreguladas nos doentes com hanseníase (TNF-α, IL-1β, IFN-γ e IL-10), e isso pode ter um papel no desenvolvimento da dor neuropática nos nervos comprometidos. Esses dados apontam para uma possível presença contínua da atividade inflamatória como aspecto-chave para a sensibilização periférica resultando em dor crônica.

Hietaharju et al.[20] encontraram que as alterações típicas da sensibilidade foram a percepção do estímulo tátil e a dor ao estímulo mecânico e térmico, indicando lesões em fibras A-beta, A-delta e C. Os casos de perda de sensibilidade associada à dor sugerem desaferentação periférica, ou seja, dor decorrente de perda da aferência da sensibilidade ao SNC, como ocorre com diferentes tipos de lesão de nervos periféricos. Entretanto, na maioria dos doentes com dor, a sensibilidade estava preservada, sugerindo outro mecanismo patofisiológico. Diferentes mecanismos fisiopatológicos causais de dor neuropática persistente podem estar envolvidos na hanseníase. Em primeiro lugar, estes doentes podem apresentar neuropatia de fibras finas ou patologia de fibras finas. Em estágios iniciais da doença, a sensibilidade para dor e temperatura está evidentemente diminuída, seguida, tardiamente, pela perda da sensibilidade ao tato e à pressão.[13] A expressão clínica em cadeia sugere envolvimento precoce das fibras finas pela invasão da micobactéria. Dor e disestesia são os sintomas mais comuns na neuropatia de fibras finas idiopática e adquirida.[30] Nestes doentes, análise morfológica dos nervos cutâneos por imunofluorescência demonstrou ausência ou marcada redução das fibras intraepidérmicas.[31] Número reduzido de fibras intraepidérmicas também foi visto em outras condições que apresentam neuropatia seletiva de fibras finas como parte de um processo que também envolve fibras grossas. Outras possíveis explicações para a ocorrência de dor neuropática na hanseníase incluem o impacto dos episódios prévios de reações, neurites e inflamação, que podem ocasionar fibrose do nervo e seu risco de compressão.[18] Alguns doentes podem apresentar neurite crônica contínua com manifestação clínica de dor. O correlato histológico do nervo periféricos nestes doentes não foi descrito. Lockwood et al.[32] mostraram que a proteína do *M. leprae* e antígenos lipídeos estão presentes na pele e no nervo simultaneamente à reação reversa aguda. Persistência do antígeno pode ser uma causa da neurite crônica tardia. Foi demonstrado que inflamação ao longo dos troncos nervosos produz atividade ectópica dos nervos e, assim, condições inflamatórias passadas ou presentes representam uma fonte de sensibilização central, que pode se manifestar como dor neuropática crônica.[32]

Tratamento

Considerando a dor neuropática uma complicação da neuropatia hansênica, o tratamento da dor passa pelo tratamento da hanseníase e da neurite imprescindivelmente. Como a neuropatia da hanseníase é crônica e recorrente com fenômenos distintos, é de suma importância a diferenciação por meio do diagnóstico clínico entre recidiva da hanseníase, vigência de reações hansênicas e dor neuropática. Neste sentido, tanto o monitoramento de lesões de pele antigas, novas e alterações nas antigas, como a perda de função sensitivo-motora nova, espessamento neural novo acompanhado de dor nova, hiperestesia ou acentuação da hipoestesia no território neural acometido nova ou presença de sintomas sistêmicos são fatores para encaminhamento para avaliação de hansenólogo ou dermatologista.

Tratamento da hanseníase

As diretrizes da Organização Mundial da Saúde assim como do Ministério da Saúde do Brasil recomendam, para a hanseníase, um esquema terapêutico mediante associação de medicamentos; rifampicina, dapsona e clofazimina para todos os pacientes, com duração de 6 meses para os paucibacilares e de 12 meses para os multibacilares. A medicação é fornecida pelo Ministério da Saúde, gratuitamente, na forma de cartela para uso mensal.[33,34]

Tratamento da neurite
■ Tratamento clínico

O fármaco de 1ª escolha, para tratamento da neuropatia decorrente das reações hansênicas, são os anti-inflamatórios hormonais (esteroides). O Ministério da Saúde (MS) recomenda prednisona ou prednisolona em dosagem que variam de 40 a 80 mg ao dia. Essas dosagens podem até ser maiores indo de 1 a 1,5 mg/kg/dia com ressalva de que a dose de 1 mg/kg/dia é suficiente na maioria dos casos. Devemos lembrar sempre de tratar verminoses antes do início dos esteroides, assim como verificar se o tratamento surtiu o efeito desejado.[35]

Um ensaio clínico realizado por Garbino et al., no Instituto Lauro de Souza Lima, comparou as dosagens de 1 e 2 mg/kg/dia de prednisona como dosagens iniciais no tratamento. Os resultados indicaram que as respostas são dose-dependentes nos dois tipos de reação, porém, com 1 mg/kg/dia, o tratamento é mais efetivo se introduzido precocemente, isto é, a menos de 3 meses do início dos sintomas.[36]

O MS elaborou o exame dermatoneurológico simplificado para acompanhar a função neural durante todo o tratamento. O exame é composto pela avaliação da sensibilidade tátil com os monofilamentos de Semmes-Weinstein, teste voluntário motor, palpação de nervo, investigação de pele das extremidades e graduação do grau de incapacidades.[37] Trata-se de uma ferramenta de avaliação clínica que pode ser posteriormente complementada, pelos especialistas, com exames dermatológico, neurológico e fisiátrico minuciosos.

■ Tratamento cirúrgico da neurite

Se por um lado a melhoria da sensibilidade e da força motora não representem unanimidade; por outro lado, a dor, que é um sintoma da neurite, reduz-se sensivelmente com a neurólise (cirurgia para descompressão dos nervos nos túneis anatômicos).[38,39] A impressão final é de que não há suficiente informação na literatura para assegurar que o tratamento cirúrgico pode ser superior ao tratamento medicamentoso com esteroides.[40]

Tratamento da dor neuropática

O tratamento da dor neuropática pode ser implementado isoladamente ou em associação ao tratamento da neurite vigente. Embora a neurite, em geral, se manifeste com dor, esses episódios inflamatórios se tornam muito menos comuns após 3 anos ou mais, uma vez que aumenta a probabilidade de a hanseníase subjacente estar curada.

Quando ocorre sensibilização periférica ou central como mecanismos da dor neuropática, o tratamento específico da dor neuropática auxilia na qualidade de vida dos pacientes com hanseníase.

Possíveis episódios dolorosos, posteriores ao fim do tratamento sistêmico da hanseníase, podem ocorrer e são resultado de um destes dois fatores:

■ Recidiva da hanseníase ou recorrência das reações[1]

As mesmas reações inflamatórias podem ocorrer novamente e, se a recidiva da hanseníase for confirmada, as reações e neurites devem ser tratadas com o mesmo esquema já utilizado. Com exames dermatoneurológicos seriados, podem ser observadas perdas da função neural (FN) associada a sintomas dolorosos, compatíveis com recorrência de reações ou recidiva da hanseníase. No caso de suspeita de recidiva, a investigação dermatológica ou por hansenólogo é indicada.

■ Dor neuropática[2]

A dor neuropática pode se apresentar com ou sem perda da FN, observada aos exames dermatoneurológicos seriados. Quando há presença de perda da FN, afastar clinicamente quadros de reação e o tratamento pode contemplar ambas a situações: neurite; e dor neuropática. Caso não se apresente perda da FN, a avaliação da presença de sensibilização periférica e central direciona para um tratamento específico da dor neuropática.

A OMS preconiza o tratamento com paracetamol e, em seguida, se necessário, um anti-inflamatório não esteroide como ibuprofeno. Outros medicamentos possíveis incluem amitriptilina e gabapentina.[41]

Raicher et. al. avaliaram 35 hansenianos, medicados com amitriptilina, gabapentina, clorpromazina/haloperidol, que apresentavam dor neuropática e não apresentavam reação clinicamente detectável. Foi comparado o perfil de uso dos medicamentos, avaliado pelo BPI (*Brief Pain Inventory*), bem como a porcentagem de alívio da dor alcançada pelo tratamento. A regressão linear com análises LASSO mostrou que a amitriptilina, quando eficaz, teve a maior porcentagem de alívio da dor.[42]

Não há ensaios clínicos randomizados controlados e baseados em evidências para tratamento da dor neuropática na hanseníase. Nos centros de referência, a dor neuropática geralmente é tratada com antidepressivos tricíclicos e anticonvulsivantes de maneira semelhante ao de dor neuropática de outras etiologias.[43] Ainda é desconhecido se os sintomas de dor neuropática relacionados à hanseníase são semelhantes aos de outras etiologias ou se apresentam características específicas ou únicas, que podem responder diferentemente dos analgésicos ou necessitar de tratamento específico.

É necessário melhorar a educação em diagnóstico diferencial entre neurite, reações hansênicas e dor neuropática para evitar o uso indevido ou o abuso de esteroides e cirurgias desnecessários que podem causar mais dor.

Referências bibliográficas

1. Daxbacher ELR, Ferreira NI. Epidemiologia da hanseníase. In: Alves ED, Ferreira TL, Ferreira IN (org.). Hanseníase: avanços e desafios. 1. ed. Brasília: Universidade de Brasília – UnB; 2014. v. 1, p. 45-65.

2. http://www.aids.gov.br/system/tdf/pub/2016/67123/boletim-hanse-niase-2020-web.pdf?file=1&type=node&id=67123&force=1.

3. Diório MS. Aspectos microbiológicos e moleculares do Mycobacterium leprae. In: Alves ED, Ferreira TL, Ferreira IN (org.). Hanseníase: avanços e desafios. 1. ed. Brasília: Universidade de Brasília – UnB; 2014. v. 1, p. 67-79.

4. Marcos EVC, Latini ACP, Santana FCS. Genética em hanseníase. In: Alves ED, Ferreira TL, Ferreira IN (org.). Hanseníase: avanços e desafios. 1. ed. Brasília: Universidade de Brasília – UnB; 2014. v. 1, p. 81-104.

5. Opromolla DVA. Manifestações clínicas e reações. In: Opromolla DVA (org.). Noções de hansenologia. 1. ed. Bauru, SP: Centro de Estudos "Dr. Reynaldo Quagliato"; 2000. v. 1, p. 51-58.

6. Ridley DS, Jopling WH. A classification of leprosy for research purposes. Lepr. Rev. 1962;33:119-28.

7. Opromolla DVA. Diagnóstico da hanseníase. In: Opromolla DVA (org.). Noções de hansenologia. 1. ed. Bauru, SP: Centro de Estudos "Dr. Reynaldo Quagliato"; 2000. v. 1, p. 59-61.

8. Lyon S, Grossi MAF. Diagnóstico e tratamento da hanseníase. In: Alves ED, Ferreira TL, Ferreira IN (org.). Hanseníase: avanços e desafios. 1. ed. Brasília: Universidade de Brasília – UnB; 2014. v. 1, p. 141-169.

9. https://diretrizes.amb.org.br/_BibliotecaAntiga/hanseniase_neu-ral_primaria.pdf.

10. Garbino JA, Heise CO, Marques Jr W. Assessing nerves in leprosy. Clin. Dermatol. 2016;34(1):51-8.

11. Sabin TD, Ebner JD. Patterns of sensory loss in lepromatous leprosy. Int. J. Lepr. 1969;37:239-48.

12. Sabin TD, Swift TR, Jacobsen RR. Leprosy. In: Dyck PJ, Thomas PK, Griffin JW et al (ed.). 4th ed. Peripheral neuropathy. Philadelphia, PA: Saunders; 1993. p. 1354-79.

13. Nations SP, Katz JS, Lyde CB, Barohn RJ. Leprous neuropathy: an American perspective. Semin. Neurol. 1998;18:113-24.

14. Ooi WW, Srinivasan J. Leprosy and the peripheral nervous system: basic and clinical aspects. Muscle Nerve. 2004;30:393-409.

15. Polston DW, Dyck PJ, Litchy WJ, Keegan BM. A 46-year-old man with numbness and shock-like sensations in hands, feet and jaw. Lancet Neurol. 2004;3:63-7.

16. Dyck PJ, Thomas PK. Peripheral neuropathy. 4th ed. Philadelphia, PA: Elsevier; 2005.

17. Van Veen NH, Schreuder TA, Theuvenet WJ, Agrawal A, Richardus JH. Decompressive surgery for treating nerve damage in leprosy: a Cochrane review. Lepr. Rev. 2009;80:3-12.

18. Negesse Y. Silently arising clinical neuropathy and extended indication of steroid therapy in leprosy neuropathy [comment]. Lepr. Rev. 1996;67:230-1.

19. Van Brakel WH, Khawas IB. Silent neuropathy in leprosy: an epidemiological description. Lepr. Rev. 1994;65:350-60.

20. Hietaharju A, Croft R, Alam R, Birch R, Mong A, Haanpää M. Chronic neuropathic pain in treated leprosy. Lancet. 2000;356:1080-1.

21. Haanpää M, Lockwood DN, Hietaharju A. Neuropathic pain in leprosy. Lepr. Rev. 2004;75:7-18.

22. Tedesco MAJ, Almeida NE, Barros C, Junqueira LCU, Montes GS, Gal P et al. Tratamiento quirúrgico de neuritis hansenianas. Rev. Neurol. Argent. 1990;6:97-101.

23. https://diretrizes.amb.org.br/_BibliotecaAntiga/hanseniase_neu-ral_primaria.pdf.

24. Van Brakel WH, Nicholls PG, Das L, Barkataki P, Maddali P, Lockwood DN et al. The INFIR Cohort Study: assessment of sensory and motor neuropathy in leprosy at baseline. Lepr. Ver. 2005;76(4):277-95.

25. Stump PRNAG, Baccarelli R, Marciano LHSC, Marciano LH, Ura S, Virmond MC et al. Neuropathic pain in leprosy patients. Int. J. Leprosy. 2004;72:134-8.

26. Merskey H, Bogduk N. Classification of chronic pain: description of pain syndromes and definitions of pain terms. Taskforce on taxonomy of the International Association for the Study of Pain (IASP). 2nd ed. IASP Press Seattle, WA; 1994.

27. Teixeira MJ. Dor: manual para o clínico. São Paulo: Atheneu; 2006. p. 113.

28. Theuvenet WJ, Finlay K, Roche P, Soares D, Kauer JM. Neuritis of the lateral femoral cutaneous nerve in leprosy. Int. J. Lepr. Other Mycobact. Dis. 1993;61(4):592-6.

29. Kumar P, Saxena R, Mohan L, Thacker AK, Mukhija RD. Peripheral nerve abscess in leprosy: report of twenty cases. Indian J. Lepr. 1997;69(2):143-7.

30. Lacomis D. Small-fiber neuropathy. Muscle Nerve. 2002;26(2):173-88.

31. Raicher Irina. Caracterização da dor, da sensibilidade discrimina-tiva e dos achados neuropatológicos na biópsia cutânea em han-seníase em doentes após término do tratamento poliquimioterá-pico [tese]. São Paulo: Faculdade de Medicina; 2017 [citado 15 jun. 2020]. doi: 10.11606/T.5.2018.tde-09042018-111203.

32. Lockwood DN, Colston MJ, Khanolkar-Young SR. The detection of Mycobacterium leprae protein and carbohydrate antigens in skin and nerve from leprosy patients with type 1 (reversal) reactions. Am. J. Trop. Med. Hyg. 2002;66(4):409-15.

33. OMS. Lignes directrices pour le diagnostic, le traitement et la prévention de la lèpre. Organization Mondial de la Santé. 2018. ISBN: 978-92-9022-696-3.

34. Ministério da Saúde, Secretaria de Vigilância em Saúde, Depar-tamento de Vigilância das Doenças Transmissíveis. Diretrizes para vigilância, atenção e eliminação da hanseníase como proble-ma de saúde pública: manual técnico-operacional [recurso ele-trônico]. 2016. 58 p. Modo de acesso: World Wide Web. ISBN: 978-85-334-2348-0-1.

35. Grossi MAF, Oliveira CR, Virmond MCL, Sarno EN, Penna GO, Oliveira MLW et al (col.). Orientações para uso: corticosteróides em hanseníase. Brasília: Ministério da Saúde; 2010. p. 51.

36. Garbino JA, Virmond M, Ura S, Salgado MH, Naafs Bl. A rando-mized clinical trial of oral steroid for ulnar neuropathy in type1 and type 2 leprosy reactions. Arquivos de Neuro-Psiquiatria. 2008;66(4):861-7.

37. https://www.saude.gov.br/images/pdf/2017/novembro/22/Guia-Pratico-de-Hanseniase-WEB.pdf.

38. Pondé JM, Silva MAF, Barreto IB, Ramos CC. Neurólise ulnar sob anestesia local em pacientes com hanseníase. Arq. Bras. Neurocir. 2010 Set; 29(3):99-102.

39. Jambeiro JES, Barbosa JA, Reis MG, Guedes A, Cordeiro AT. Avaliação da neurólise ulnar na neuropatia hansênica. Acta Ortop. Bras. 2008;16(4):207-13.

40. Van Veen NH, Schreuder TA, Theuvenet WJ, Agrawal A, Richardus JH. Decompressive surgery for treating nerve damage in leprosy. A Cochrane review. Lepr. Rev. 2009 Mar;80(1):3-12.

41. World Health Organization. Leprosy/Hansen disease: manage-ment of reactions and prevention of disabilities. 2020.

42. Raicher I, Stump PRNAG, Harnik SB, Oliveira RA, Baccarelli R, Marciano LHSC, Ura S, Virmond MCL, Teixeira MJ, Andrade DC. Neuropathic pain in leprosy: symptom profile characteriza-tion and comparison with neuropathic pain of other etiologies. Pain Rep. 2018 Feb 23;3(2): e638.

43. Finnerup NB, Attal N, Haroutounian S, McNicol E, Baron R, Dworkin RH, Gilron I, Haanpää M, Hansson P, Jensen TS, Kamerman PR, Lund K, Moore A, Raja SN, Rice AS, Rowbotham M, Sena E, Siddall P, Smith BH, Wallace M. Pharmacotherapy for neuropathic pain in adults: a systematic review and meta-analysis. Lancet Neurol. 2015;14:162-73.

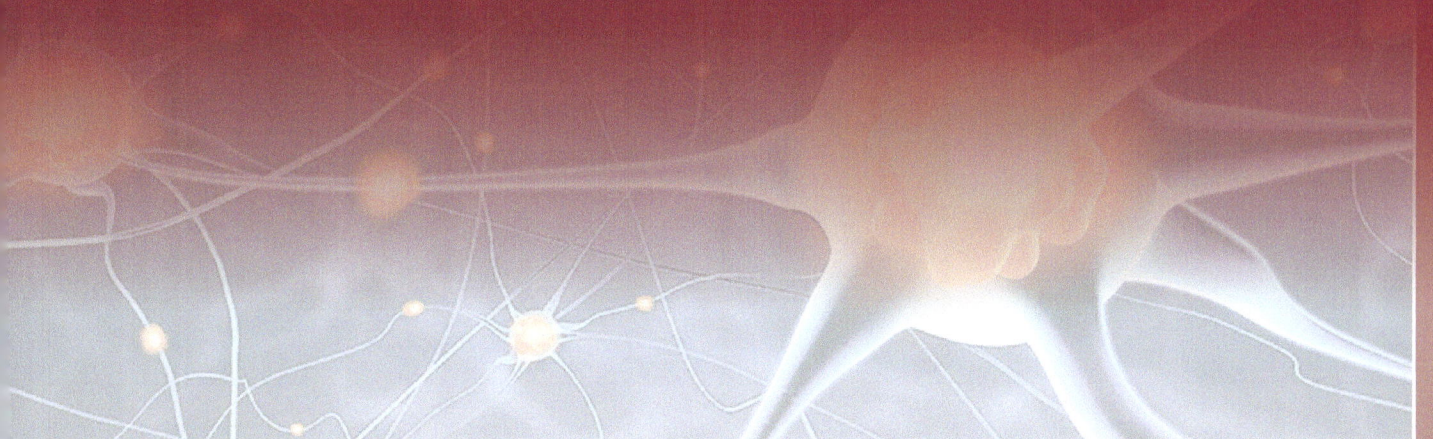

SEÇÃO 9

Síndrome Dolorosa Complexa Regional

capítulo 57

Síndrome Complexa de Dor Regional

Rioko Kimiko Sakata | Esthael Cristina Querido Avelar | Ana Laura Albertoni Giraldes

Introdução

A síndrome complexa de dor regional (SCDR) caracteriza--se por dor espontânea ou induzida, sem distribuição por der-mátomos, acompanhada de alterações inflamatórias, neurove-getativas e motoras, desproporcionais ao evento causador.[1-3]

A prevalência da SCDR é maior nas mulheres (71% e 29%), no membro superior (70%), na faixa etária de 40 a 50 anos e para SCDR I.[3] Esses números podem ser diferentes dependendo do tipo de pacientes avaliado em determinado centro de tratamento.

No passado, a SCDR teve várias nomenclaturas, como: atrofia de Sudeck; algoneurodistrofia; algodistrofia; síndro-me ombro-mão; distrofia neurovascular reflexa; distrofia simpático reflexa; e causalgia.

A SCDR é causada por trauma e pode ser classificada em dois tipos: tipo 1, sem lesão de nervo; e tipo 2, com lesão de nervo. Também pode ser classificada quanto à tempera-tura: na fase precoce, em inicialmente quente (maioria); e inicialmente fria.[1] Outra classificação é pela fase evolutiva em: aguda; distrófica; e atrófica.

Algumas lesões resultam em maior incidência de de-senvolvimento de SCDR, a exemplo de lesões distais, fratu-ras de antebraço, lesões no tornozelo, lesões intra-articula-res, fraturas graves e tratadas cirurgicamente.[3]

Mecanismos fisiopatológicos

A SCDR está associada à combinação de diferentes me-canismos, incluindo neuropáticos, inflamatórios, funcio-nais, periféricos e centrais, disfunção do simpático, além da predisposição genética.[1-6]

Os mecanismos para desenvolvimento da SCDR são:[7]

- respostas inflamatórias;
- inflamação neurogênica;
- aumento de catecolaminas circulantes;
- sensibilização periférica;
- sensibilização central;
- acoplamento entre fibras aferentes e simpáticas;
- disfunção do sistema simpático;
- neuroplasticidade;
- psicológicos.

As alterações inflamatórias são mediadas por peptídeo re-lacionado ao gene da calcitonina (CGRP), substância P (SP), fator de necrose tumoral alfa (TNF-α), interleucinas (IL) pró--inflamatórias e fator de crescimento neural (NGF). Ocorre a inflamação neurogênica, extravasamento de proteínas, edema.[2]

O trauma provoca sensibilização periférica por libe-ração de mediadores, como o TNF-α e as prostaglandinas, com diminuição local do limiar de despolarização e hiperal-gesia. O trauma causa também sensibilização central com alterações funcionais e estruturais, mediada por glutamato e substância P, causando hiperalgesia, hiperpatia e alodinia. Os mecanismos inibitórios estão reduzidos.[2,8]

A sinapse entre o sistema simpático e as fibras aferen-tes pode provocar a dor mantida pelo simpático.[2] As cate-colaminas circulantes podem estar diminuídas durante a fase aguda e, com o tempo, ocorre aumento da sensibilidade periférica às catecolaminas.[2] Alterações nos neurônios vas-soconstritores causam mudanças na temperatura; a inativa-ção de neurônios vasoconstritores causa extremidade mais quente, enquanto a extremidade mais fria está relacionada à ativação de neurônios vasoconstritores simpáticos e à redu-ção da liberação de óxido nítrico.[2]

Manifestações

Os pacientes com SCDR apresentam diversas manifes-tações:[1-3,5,6]

- Dor em queimação regional sem distribuição por dermatomscom hiperalgesia e alodínia.
- Edema geralmente mais intenso no início do qua-dro clínico, diminuindo com o tempo.
- Alteração dinâmica da temperatura da pele, em que a maioria dos pacientes apresenta temperatura mais quente do que o lado contralateral, no início das manifestações.

- Alteração do crescimento de unhas e pelos, sendo geralmente maior no início e menor do que o lado contralateral na fase tardia. Além disso, as unhas tornam-se quebradiças.
- Alteração da cor da pele, sendo geralmente eritematosa no início e pálida na fase tardia. Alteração da sudorese local, geralmente mais intensa do que do lado contralateral inicialmente.
- Diminuição da amplitude de movimentos articulares (mãos, pés, joelho).
- Diminuição da massa muscular, contratura de tendão, diminuição da força, incoordenação, tremor, distonia.

Alterações irreversíveis podem ocorrer.

Fatores contribuintes

- imobilização;
- desuso;
- inatividade;
- postura passiva;
- estímulo nocivo repetido;
- psicológicos;
- fumo;
- predisposição genética.

Fatores que pioram

- estímulo físico;
- estímulo doloroso;
- alteração da temperatura ambiente;
- alteração da temperatura local;
- ortostase;
- movimentos intensos.

Diagnóstico

O diagnóstico da SCDR é clínico, e o critério recomendado para diagnóstico é o de Budapeste, desenvolvido em 2003.[2,3] O paciente deve apresentar um sintoma e um sinal de cada categoria: dor contínua; desproporcional à causa; alterações sensitivas; vasomotora; edema; e alterações motoras tróficas, não explicadas por outro diagnóstico ou causa.[2]

Critérios de Budapeste para SCDR

1. Dor contínua desproporcional a qualquer evento causador.
2. O paciente deve relatar um sintoma em três das quatro categorias a seguir:
   - Sensitiva: alodínia ou hiperalgesia.
   - Vasomotora: assimetria de temperatura, alterações na cor da pele.
   - Sudomotora/edema: edema, alterações na sudorese.
   - Motora/trófica: diminuição da amplitude de movimento, disfunção motora (fraqueza, tremor, distonia), alterações tróficas (pelo, unhas, pele).

3. Deve exibir um sinal no momento da avaliação em pelo menos duas das seguintes categorias:
   - Sensitiva: evidência de hiperalgesia e alodinia.
   - Vasomotora: evidência de assimetria de temperatura ou alterações na cor da pele.
   - Sudomotora: evidência de edema, alteração da sudorese.
   - Motora: fraqueza/diminuição da amplitude dos movimentos, disfunção motora (fraqueza, tremor, distonia).
4. Não há outro diagnóstico que explique os sinais ou sintomas do paciente.

Índice de gravidade

Para a gravidade da doença, foram desenvolvidos os escore com 17 manifestações,[9] com um ponto para a presença de cada uma dessas manifestações.

Sintomas

- alodínia;
- assimetria de temperatura;
- assimetria da cor da pele;
- assimetria de sudorese;
- alterações tróficas;
- alterações motoras;
- diminuição da amplitude de movimento;
- edema assimétrico.

Sinais

- hiperpatia para agulhada;
- alodínia;
- assimetria de temperatura à palpação;
- assimetria da cor da pele;
- assimetria de sudorese;
- edema assimétrico;
- alterações tróficas;
- alterações motoras;
- diminuição da amplitude de movimento.

Diagnóstico diferencial

Os diagnósticos diferenciais para a SCDR são:[10]
- neuropatia periférica;
- neuralgia pós-herpética;
- erisipela;
- artropatia inflamatória;
- trombose venosa profunda;
- fratura óssea;
- osteoporose;
- síndrome somatoforme.

Prevenção de SCDR

Para prevenção de SCDR, recomendam-se vitamina C, analgesia perioperatória adequada, menor tempo cirúrgico e de garroteamento e técnicas anestésicas regionais. Os bloqueios promovem melhor efeito analgésico e circulatório.

A vitamina C foi usada na dose de 200 a 1.500 mg por 50 dias, com menor risco de desenvolver SCDR. A vitamina C é uma intervenção de baixo risco que atua inibindo as vias pró-inflamatórias mediadas por mecanismos antioxidantes. A dose de 500 mg tem sido recomendada para prevenção da SCDR tipo 1.[11] A suplementação de vitamina C é segura em indivíduos saudáveis, mas pode induzir complicações (fadiga e letargia) quando usada em doses extremamente altas (28 g/dia).[12]

Tratamento

O tratamento para a SCDR é feito principalmente visando os mecanismos envolvidos e as manifestações, com uma combinação de terapia física, ocupacional e psicológica; medicamentos para dor neuropática; anti-inflamatórios para a fase precoce e procedimentos intervencionistas.[3,7,13] Não existe um método capaz de controlar todas as manifestações. As diretrizes de tratamento da SDRC recomendam uma abordagem multidisciplinar.[3]

Diversos tratamentos já foram usados, como: anti-inflamatórios; opioides; antidepressivos tricíclicos; carbamazepina; gabapentina; pregabalina; antagonistas de receptores N-metil-D-aspartato (cetamina, magnésio); bifosfonatos; lidocaína tópica e transdérmica; capsaícina tópica; calcitonina nasal ou subcutânea; nifedipina; toxina botulínica subcutânea ou intradérmica; imunoglobulina venosa; vasodilatador (isosorbida); imunomoduladores (talidomida e lenalidomida); clonidina espinal; baclofeno espinal; estimulação do gânglio da raiz dorsal; bloqueio do sistema simpático; bloqueio peridural; bloqueio do plexo braquial; exercício; terapia ocupacional; terapia com espelho; terapia virtual.[2,3,14] A colocação de eletrodos e punção na área da localização da SCDR, especialmente com alodínia, não deve ser realizada.

Os anti-inflamatórios não esteroidais são indicados na fase inicial da SCDR.[3,10,13] Para a manifestação inflamatória, também são indicados os antirradicais livres como dimetilsulfóxido tópico a 50%, acetilcisteína, manitol venoso.[10] Os corticosteroides diminuem a inflamação, podendo ser benéficos para pacientes com SCDR na fase inicial com componente inflamatório intenso. Os bisfosfonatos podem modular a inflamação da fase precoce.[3,13]

Para dor neuropática, são indicados os anticonvulsivantes (gabapentina e pregabalina) e os antidepressivos tricíclicos.[3,10] Pela escassez de evidências na literatura sobre a infusão de cetamina para o tratamento de SCDR, são necessários mais estudos prospectivos comparativos de eficácia.[15]

Para melhorar a circulação periférica, podem ser usados os vasodilatadores e realizados bloqueio simpáticos.[14]

Em SCDR mantida pelo simpatico, alguns bloqueios simpáticos (lombar, gânglio estrelado) podem promover alívio duradouro ou permanente.[8,10]

O bloqueio de gânglio simpático é uma opção de tratamento para SCDR refratária ao tratamento e nas fases iniciais.

Na terapia física e ocupacional, o objetivo é dessensibilizar a região acometida, reduzir o edema e recuperar a função.[13]

A lidocaína venosa bloqueia os canais de sódio, reduzindo a condução de impulsos na dor inflamatória e neuropática.[16]

Quando há dificuldade na recuperação do paciente, alguns procedimentos invasivos podem ser indicados. Entre estes, estão incluídos: bloqueio de plexo braquial; bloqueio peridural; estimulação do gânglio da raiz dorsal; estimulação de nervo periférico; e estimulação da coluna dorsal.[3,10]

A estimulação elétrica do gânglio da raiz dorsal tem sido usada para tratar a SCDR.[17] Em um estudo promoveu melhor resultado quando comparada com estimulação da coluna dorsal.[18] O comitê de consenso de apropriação para neuromodulação considera a estimulação do gânglio da raiz dorsal uma terapia eficaz para o tratamento da SCDR de membro inferior.[19]

Resumo do tratamento para a SCDR

Tratamento farmacológico associado à reabilitação física. Se não houver melhora, usar medidas intervencionistas.

Quadro 57.1 – Síndrome de dor complexa regional.	
Mecanismos envolvidos	**Condutas**
Mecanismo inflamatório	Anti-inflamatórios Corticosteroides Antirradicais livres Bifosfonatos
Dor neuropática	Antidepressivos tricíclicos ou duais Gabapentinoides Lidocaína transdérmica e tópica Dessensibilização
Alterações vasomotoras	Vasodilatadores Lidocaína venosa
Desordens motoras	Relaxantes musculares Medidas físicas Terapia ocupacional Toxina botulínica
Dor mantida pelo simpático	Bloqueio simpático: gânglio estrelado, simpático lombar
Refratária	Bloqueio somático: plexo braquial, peridural
Falha	Estimulação da medula espinal Estimulação de nervo periférico Estimulação de gânglio da raiz dorsal

Fonte: Desenvolvido pela autoria do capítulo.

Referências bibliográficas

1. Wasner G, Schattschneider J, Heckmann K, Maier C, Baron R. Vascular abnormalities in reflex sympathetic dystrophy (CRPS I): mechanisms and diagnostic value. Brain. 2001;124(pt. 3):587-99.
2. Hernández-Porras BC, Plancarte-Sánchez R, Alarcón-Barrios S, Sámano-García M. Síndrome doloroso regional complejo: revisión – Complex regional pain syndrome: a review. Cir. Cir. 2017;85(4):366-374.

3. Shim H, Rose J, Halle S, Shekane P. Complex regional pain syndrome: a narrative review for the practising clinician. Br. J. Anaesth. 2019;123(2):424-433. doi: 10.1016/j.bja.2019.03.030.

4. Groeneweg G, Huygen FJ, Coderre TJ, Zijlstra FJ. Regulation of peripheral blood flow in complex regional pain syndrome: clinical implication for symptomatic relief and pain management. BMC Musculoskelet Disord. 2009;23(10):116.

5. Naleschinski D, Baron R. Complex regional pain syndrome type I: neuropathic or not? Curr. Pain Headache Rep. 2010;14(3):196-202.

6. Baron R, Naleschinski D, Hüllemann P, Mahn F. Complex regional pain syndrome: a neuropathic disorder? In: Mogil J (ed.). Pain 2010 – An updated review: Refresher Course Syllabus. p. 109-17.

7. Packham T, Holly J. Mechanism-specific rehabilitation management of complex regional pain syndrome: proposed recommendations from evidence synthesis. J. Hand Ther. 2018;13. pii: S0894-1130(17)30341-1. doi: 10.1016/j.jht.2018.01.007.

8. Jänig W, Baron R. Complex regional pain syndrome is a disease of the central nervous system. Clin. Auton. Res. 2002;12(3):150-64.

9. Harden RN, Bruehl S, Perez RSGM, Birklein F, Marinus J, Maihofner C, Lubenow T, Buvanendran A, Mackey S, Graciosa J, Mogilevski M, Ramsden C, Schlereth T, Chont M, Vatine JJ. Development of a severity score for CRPS. Pain. 2010;151(3):870-6. doi: 10.1016/j.pain.2010.09.031. Epub 2010;20. PMID: 20965657.

10. Van Eijs F, Stanton-Hicks M, Van Zundert J, Faber CG, Lubenow TR, Mekhail N, Van Kleef M, Huygen F. Complex regional pain syndrome. Pain Pract. 2011;11(1):70-87.

11. Aim F, Klouche S, Frison A, Bauer T, Hardy P. Efficacy of vitamin C in preventing complex regional pain syndrome after wrist fracture: a systematic review and meta-analysis. Orthop. Traumatol. Surg. Res. 2017. Disponível em: http://dx.doi.org/10.1016/j.otsr.2016.12.021.

12. Padayatty SJ, Sun AY, Chen Q, Espey MG, Drisko J, Levine M. Vitamin C: intravenous use by complementary and alternative medicine practitioners and adverse effect. PLoS ONE. 2010;5:e11414.

13. Duong S, Bravo D, Todd KJ, Finlayson RJ, Tran Q. Treatment of complex regional pain syndrome: an updated systematic review and narrative synthesis. Can. J. Anaesth. 2018;28. doi: 10.1007/s12630-018-1091-5.

14. Perez RS, Zollinger PE, Dijkstra PU, Thomassen-Hilgersom IL, Zuurmond WW, Rosenbrand KC, Geertzen JH. CRPS I Task Force. In: Beems T, Van Den Brink HR, Van Eijs F, Goris RJ, Haagh WA, Van Hilten JJ, Huygen FJ, Kemler MA, Van Kleef M, Van Der Laan L, Oerlemans HM, Patijn J, Ruijgrok JM, Slebus FG, Strackee SD, Tibboel D, Theuvenet P, Veldman PJ, Van de Ven-Stevens LA, Verhoeven AC, Versteegen GJ, Wemekamp H, Kuis W. Evidence based guidelines for complex regional pain syndrome type 1. BMC Neurol. 2010;31(10):20.

15. Maher DP, Chen L, Mao J. Intravenous ketamine infusions for neuropathic pain management: a promising therapy in need of optimization. Anesth. Analg. 2017;124(2):661-674. doi: 10.1213/ANE.0000000000001787.

16. Rickard JP, Kish T. Systemic intravenous lidocaine for the treatment of complex regional pain syndrome: a case report and literature review. Am. J. Ther. 2015;22. [Epub ahead of print].

17. Harrison C, Epton S, Bojanic S, Green AL, FitzGerald JJ. The efficacy and safety of dorsal root ganglion stimulation as a treatment for neuropathic pain: a literature review. Neuromodulation. 2018;21(3):225-233. doi: 10.1111/ner.12685.

18. Deer TR, Levy RM, Kramer J et al. Dorsal root ganglion stimulation yielded higher treatment success rate for complex regional pain syndrome and causalgia at 3 and 12 months: a randomized comparative trial. Pain. 2017;158(4):669-681. doi: 10.1097/j.pain.0000000000000814.

19. Deer TR, Pope JE, Lamer TJ et al. The Neuromodulation Appropriateness Consensus Committee on Best Practices for Dorsal Root Ganglion Stimulation. Neuromodulation. 2019;22(1):1-35. doi: 10.1111/ner.12845.

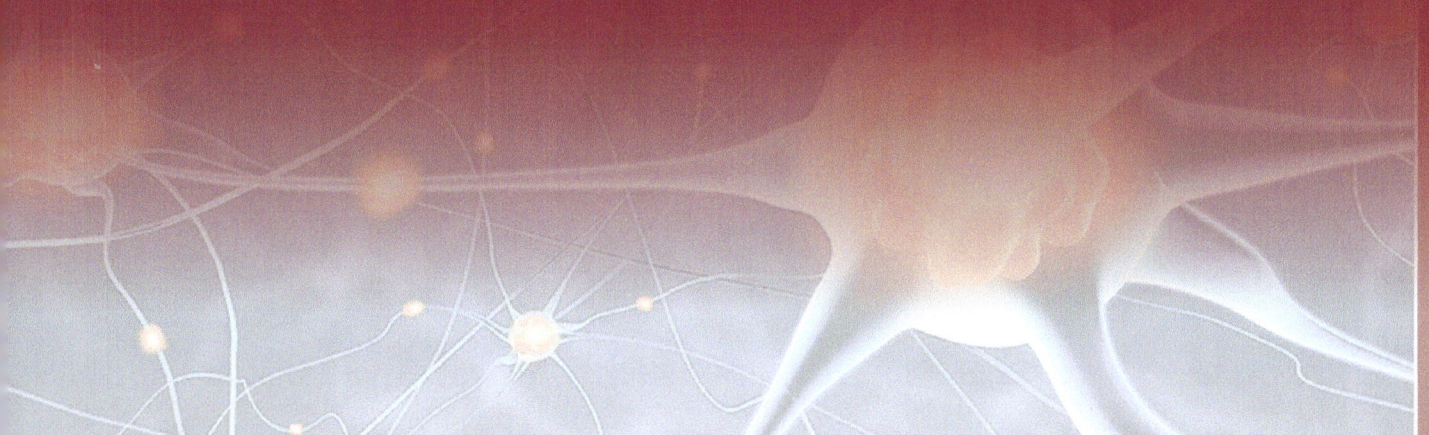

Aspectos Gerais no Tratamento da Dor Neuropática

capítulo 58

Princípios do Tratamento de Dor Neuropática

Priscila Pinto Juscen | Renata Ribeiro Alban

Introdução

Segundo a definição atual da Associação Internacional para Estudos da Dor (IASP), a dor é "uma experiência sensitiva e emocional desagradável, associada, ou semelhante àquela associada, a uma lesão tecidual real ou potencial".[1] A distinção entre dor neuropática e dor nociceptiva é importante, pois esses dois tipos de dor diferem fundamentalmente em seus mecanismos subjacentes e, portanto, também em suas respostas a diferentes medicamentos.[2] A força tarefa de taxonomia da IASP diferencia a dor neuropática da dor nociceptiva e, mais recentemente, da dor nociplástica. A dor neuropática (DN) é definida como dor causada por uma lesão ou doença que afeta o sistema nervoso somatossensorial, portanto um sistema somatossensorial anormal e disfuncional[3] e inclui várias condições crônicas.[4] A dor nociceptiva é descrita como dor que surge de dano real ou ameaça ao tecido não neural e consequente à ativação de nociceptores. Envolvendo fontes periféricas de estimulação nociva que são processadas por um sistema somatossensorial normal, enquanto a dor nociplástica é definida como dor decorrente da nocicepção alterada, apesar de não haver evidência clara de dano real ou ameaça, causando a ativação de nociceptores periféricos ou evidências de doença ou lesão do sistema somatossensorial, o que resulta na dor.[3,5,6] A exemplo da síndrome fibromiálgica, síndrome dolorosa complexa regional, enxaquecas e as cefaleias primárias, síndrome do intestino irritável, síndrome da ardência bucal. No entanto, os pacientes podem apresentar uma sobreposição substancial de dor neuropática e nociceptiva nas mesmas áreas – dor mista.[7,8] É provável que também existam pacientes com sobreposição de dor neuropática e nociplástica, mas ainda não há estudos sistemáticos.[8]

Dor neuropática

A dor neuropática representa um complexo e heterogêneo conjunto de condições clínicas e de suas mais diversas particularidades que podem ser classificada de acordo com sua localização (central e periférica), etiologia (inflamação, isquemia/hemorragia, neurotoxicidade, metabólica, vascular, paraneoplásica/neoplásica, neurodegeneração, traumática), distribuição (localizada e difusa) e mecanismo fisiopatológico (sensibilização central, sensibilização periférica, descarga elétrica e perda da inibição). No entanto, a apresentação pode ser variável tanto entre as causas periféricas e centrais como em indivíduos com a mesma etiologia. Sendo que as intervenções farmacológicas recomendadas para o tratamento da dor neuropática nas diretrizes de prática clínica foram classificadas de acordo com seu papel na etiologia ou nos mecanismos fisiopatológicos subjacentes.[9] De modo geral, as mais comuns são radiculopatia, neuropatia dolorosa diabética, neuralgia pós-herpética, neuralgia trigeminal, neuropatia induzida por quimioterapia, dor neuropática crônica pós-cirúrgica, dor pós-acidente vascular cerebral (AVC), dor relacionada à lesão medular, esclerose múltipla, entre outras. A incidência de dor neuropática é alta e o tratamento é difícil, o que afeta seriamente o trabalho e a qualidade de vida dos pacientes.[10-12] Para a população em geral, estima-se uma prevalência de 6,9% a 10%.[8,13-16] Embora nenhum sinal ou sintoma único seja patognomônico de dor neuropática, existe um conjunto de sinais e sintomas sensoriais que tem muito mais probabilidade de estar associado à sua apresentação clínica: queimação; calor; alfinetadas; agulhadas; formigamento; dormência; choques elétricos; tiros – estes são os descritores mais comumente encontrados.[4,17] Alguns pacientes podem apresentar sintomas e sinais negativos (perdas sensitivas) ou sintomas e sinais positivos (sensações evocadas anormais ou exageradas) – resposta dolorosa a estímulos que normalmente não causam dor (alodínia) ou resposta dolorosa desproporcional a um estímulo normalmente doloroso (hiperalgesia). Como também, podem referir dor não dependente do estímulo (espontânea) ou estímulos inócuos repetitivos desencadeiam dor (hiperpatia).[3,17] Diante de manifestações clínicas bastante semelhantes entre as suas diferentes etiologias, para um adequado tratamento farmacológico, deve-se lançar mão de instrumentos que possam ser utilizados para avaliação da dor neuropática, sendo os traduzidos e validados para a língua portuguesa, respectivamente, a Douleur Neuropathique 4 (DN4),[18] a Leeds Assessment of Neuropathic Symptoms and Signs (LANSS)[19] e o Neurophatic Pain Symptom Inventory (NPSI) que avalia os efeitos dos tratamentos da DN.[20] Estudos que comparam os medicamentos para tratamento da DN baseiam-se no NNH (*number needed to harm*), que indica quantos pacientes seriam necessários tratar para ocorrer efeito colateral em um paciente; e no NNT (*number needed to treat*), que é o número de pacientes que devem ser tratados para obter redução de pelo menos 50% da intensidade da dor em um paciente. A Tabela 58.1 mostra o NNT da farmacoterapia recomendada para dor neuropática.

A avaliação clínica da dor neuropática requer uma história completa e exame físico; em muitos casos, testes laboratoriais e neurofisiológicos podem ajudar a identificar a etiologia subjacente e orientar a seleção do tratamento.[4]

Informações sobre deficiências, tratamentos anteriores, comorbidades relevantes para a dor, como ansiedade, depressão ou distúrbio do sono, também são essenciais.[21] Diferentes estratégias terapêuticas estão disponíveis para manejar a dor neuropática, incluindo intervenções farmacológicas e não farmacológicas.[9,22] Sendo o tratamento farmacológico indicado independente da causa e dos sintomas da dor neuropática.[2] Idealmente, a triagem inicial do controle da dor deve ser com monoterapia. Se necessário, outros fármacos podem ser combinados a fim de atingir diferentes mecanismos fisiopatológicos e melhor controle da dor neuropática. O algoritmo deve ser orientador na condução da analgesia, o tratamento deve ser individualizado e, quando indicado, combinado com terapia tópica e outras abordagens não farmacológicas.[23] O Quadro 58.1 descreve o algoritmo do tratamento para dor neuropática.

TABELA 58.1 – Farmacoterapia recomendada para dor neuropática.

Droga	Mecanismo de ação	NNT para alívio da dor em 50% e 95% intervalo de confiança	Efeitos adversos	Precauções, contraindicações
Antidepressivos				
Amitriptilina Clomipramina Imipramina Nortriptilina Desipramina	Inibição da recaptação de monoamina; bloqueio do canal de sódio; efeitos anticolinérgicos	3,6 (3,0 a 4,4)	Sonolência, efeitos anticolinérgicos e ganho de peso	Doença cardíaca, glaucoma, adenoma prostático, convulsão *Altas doses devem ser evitadas em adultos com mais de 65 anos de idade
Duloxetina Venlafaxina	Inibição da recaptação da serotonina e noradrenalina	6,4 (5,2 a 8,4)	Náusea, dor abdominal e constipação, hipertensão em alta Doses da venlafaxina	Distúrbio hepático (duloxetina), hipertensão, doença cardíaca Uso de tramadol
Anticonvulsivantes				
Gabapentina Pregabalina	Atua na subunidade dos canais de cálcio voltagem – dependente, o que diminui sensibilização central	6,3 (5 a 8,4) para gabapentina 7,7 (6,5 a 9,4) para pregabalina	Sedação, tontura, edema periférico e ganho de peso	Ajuste de dose na insuficiência renal
Agentes tópicos				
Adesivo de lidocaína 5%	Bloqueio do canal de sódio	NA	Eritema local, coceira e erupção na pele	Nenhum
Adesivo de capsaicina de alta concentração (8%)	Agonista do receptor de potencial transitório vaniloide tipo 1 (TRPV1)	10,6 (7,4 a 19)	Dor, eritema, coceira, casos raros de pressão sanguínea elevada (inicial aumento da dor)	Sem comprometimento geral da avaliação sensorial após aplicações repetidas Cuidado na neuropatia progressiva
Opioides				
Tramadol	Agonista do receptor μ Inibição da recaptação de monoamina	4,7 (3,6 a 6,7)	Náusea, vômito, constipação, tontura e sonolência	História de abuso de substâncias, risco de suicídio, uso de antidepressivo em pacientes idosos
Opioides fortes (por exemplo morfina, oxicodona, metadona)	Agonista do receptor μ A oxicodona também pode causar antagonismo do receptor κ	4,3 (3,4 a 5,8)	Náusea, vômito, constipação, tontura e sonolência	História de abuso de substâncias, risco de suicídio, risco de uso indevido no uso de longo prazo
Neurotoxinas				
Toxina botulínica do tipo A	Inibidor da liberação de acetilcolina e agente de bloqueio neuromuscular Efeitos potenciais na mecanotransdução e efeitos centrais na dor neuropática	1,9 (1,5 a 2,4)	Dor no local da injeção	Hipersensibilidade conhecida e infecção em área dolorosa

Fonte: Adaptada de Attal, 2019.

Quadro 58.1 – Algoritmo do tratamento para dor neuropática crônica.

1º Passo: avaliação diagnóstica (base do planejamento do tratamento)

- Diagnóstico de dor neuropática definida/possível?
- Diagnóstico de dor mista – neuropática/nociceptiva?
- Testes necessários para confirmação do diagnóstico (seguir recomendações sobre avaliação diagnóstica da dor neuropática)?

2º Passo: opções de tratamento direcionadas pela causa

A causa do distúrbio subjacente no sistema nervoso foi definitivamente identificada?
- Se não, investigue a etiologia mais detalhadamente (teste de diagnóstico neurológico; consulte as diretrizes sobre neuropatia periférica etc.)
- Se foi, então esgote as opções de tratamento direcionado à causa (p. ex., otimizar o controle glicêmico, descomprimir cirurgicamente os nervos etc.)

3º Passo: determinar a indicação de farmacoterapia

- Se a terapia dirigida à causa é inefetiva, insuficientemente efetiva ou indisponível, o tratamento medicamentoso adequado é indicado e deve ser iniciado imediatamente se o paciente estiver sofrendo de dor a um grau que interfira em sua vida cotidiana

4º Passo: planejamento de tratamento

- Avalie os tratamentos anteriores para a dor em relação ao(s) agente(s) usado(s), dose e duração (dose alta o suficiente por tempo suficiente?)
- Considere as comorbidades e verifique os possíveis efeitos colaterais
- Considere as medicações tomadas concomitantemente e verifique as possíveis interações
- Considere qualquer intolerância à droga conhecida
- Leve em consideração os desejos do paciente quanto à prevenção de efeitos colaterais específicos

5º Passo: informações do paciente

- Formular e entrar em consenso com os objetivos do tratamento
- Determine o(s) medicamento(s) a ser(em) usado(s) e explique ao paciente seu uso como analgésico (isso melhora a adesão)
- Explique os efeitos colaterais e interações medicamentosas potenciais e como podem ser evitados
- Explique os critérios de eficácia e ineficácia (possível latência do efeito, duração planejada do tratamento, necessidade de titulação)

6º Passo: Farmacoterapia (com base nas recomendações da Sociedade Neurológica Alemã)

Os medicamentos de 1ª escolha são:
- Antidepressivos tricíclicos [ADT]
- Inibidores seletivos da recaptação da serotonina-noradrenalina [ISRSN] (duloxetina)
- Anticonvulsivantes (gabapentina, pregabalina)
- Adesivo de alta concentração de capsaicina
- Adesivo de lidocaína
- Para dor intensa ou quando é necessário um rápido início de efeito: considere as indicações para a administração adicional de um opioide de baixa potência (ou, se necessário, de alta potência)
- Para dor mista neuropática e nociceptiva: considere a terapia combinada com um analgésico não opioide ou opioide junto com um ADT, ISRSN, medicamento anticonvulsivante ou agente tópico

7º Passo: avaliação da resposta ao tratamento (resposta, resposta parcial, sem resposta)

- Pré-requisitos para avaliar a resposta ao tratamento: obtenção da dose-alvo na qual um efeito terapêutico pode ser esperado (doses-alvo para os medicamentos específicos descritos anteriormente) e uso regular da dose-alvo por pelo menos 2 semanas. Os erros mais comuns são subdosagem e duração muito curta do tratamento. A terapia combinada é frequentemente necessária

7º Passo: avaliação da resposta ao tratamento (resposta, resposta parcial, sem resposta)

- Redução da dor para < 3 na EVN (escala visual numérica, com 11 níveis variando de 0 = sem dor a 10 = pior dor imaginável): continue a monoterapia, considere a indicação de terapia combinada quando apropriada
- Redução da dor em ≥ 30%, mas intensidade da dor ≥ 4 na EVN: usar associadamente outro medicamento de 1ª escolha
- Redução da dor em < 30% e intensidade da dor ≥ 4 na EVN: o medicamento parece ser ineficaz – substitua por outro medicamento de primeira escolha
- Verifique se há efeitos colaterais (tolerância clínica ao medicamento; por exemplo, testes bioquímicos séricos, ECG, inspeção da pele)
- Se surgirem efeitos colaterais intoleráveis que impeçam o paciente de tomar uma dose eficaz do medicamento, substitua por outro medicamento
- Se o paciente está tomando uma dose clinicamente efetiva, porém com efeitos colaterais intoleráveis, primeiro reduza a dose. Dependendo da resposta analgésica e os efeitos colaterais, tente trocar o medicamento ou iniciar a terapia combinada com uma dose baixa do medicamento original (embora não haja evidências claras que apoiem a eficácia da última opção)
- Se o alívio da dor ainda for inadequado, consulte um especialista em dor ou encaminhe o paciente a um centro de dor

8º Passo: o fim do tratamento

- Não há dados disponíveis de ensaios clínicos para ajudar a determinar o momento ideal de redução da dose ou da descontinuação de um medicamento. Se o paciente experimentar um alívio adequado da dor por um período relativamente longo de tempo, uma redução gradual da dose (como feita na titulação inicial só que dessa vez reduzindo a dose) pode ser tentada a qualquer momento, principalmente porque a remissão espontânea da dor é possível. A maioria dos pacientes, entretanto, precisará manter o uso de medicamentos para dor neuropática

Fonte: Adaptado de Binder; Baron, 2016.

Embora várias recomendações para o tratamento da dor neuropática venham sendo publicadas nos últimos anos, o seu manejo terapêutico continua sendo um desafio, portanto muitos pacientes com dor neuropática não recebem tratamento adequado.[24,25] Entretanto, os fármacos constituem a base para o tratamento da DN. Em 2015, o NeuPSIG (Grupo de Interesse Especial em Dor Neuropática da IASP – Associação Internacional para o Estudo da Dor), pesquisa sistemática da literatura e meta-análise, preparou recomendações terapêuticas atuais para o tratamento da dor neuropática. Os medicamentos propostos como 1ª linha incluem antidepressivos tricíclicos (ADT), inibidores da recaptação da serotonina-noradrenalina (ISRSN) e os anticonvulsivantes.[15,16,24,25] Os adesivos de capsaicina, adesivos de lidocaína e tramadol são tratamentos de 2ª linha e opioides fortes e toxina botulínica A são tratamentos de 3ª linha.[15,16]

Tratamento de 1ª linha

▶ **Antidepressivos tricíclicos (ADT):** antidepressivos mais amplamente estudados para o tratamento da dor neuropática. Seu uso como terapia de 1ª linha é descrito por muitas diretrizes. Apresentam vários modos de ação, com o efeito de alívio da dor mais importante provavelmente por meio da inibição da recaptação da serotonina e norepinefrina. No entanto, eles também bloqueiam a hiperalgesia induzida pelo receptor agonista N-metil-D-aspartato (NMDA) e bloqueiam os canais de sódio, histamina, adrenalina e acetilcolina, sendo responsáveis por seu amplo perfil de efeitos colaterais.[15-17] Apresenta o Número Necessário para Tratar – NNT 3,6 (3,0-4,4).[15,16] As aminas secundárias (nortriptilina, desipramina) geralmente são mais bem toleradas em termos de efeitos colaterais sedativos.[15,16] Hipotensão postural e efeitos anticolinérgicos quando comparadas às aminas terciárias (amitriptilina, imipramina, clomipramina) com eficácia analgésica comparável. Entre os efeitos anticolinérgicos, o risco de cardiotoxicidade com doses acima de 75 mg/dia[15,16] ou 100 mg/dia.[21,22,26] Podendo causar prolongamento do intervalo QT.[15,16] Portanto, recomenda-se, antes de se iniciar o tratamento, a realização de ECG (eletrocardiograma) em pacientes mais velhos e com riscos cardiovasculares (história prévia de doença cardiovascular e história familiar de morte súbita).[21,22,26] Exames laboratoriais das transaminases e hemograma também são indicados.[26] Outros potenciais efeitos adversos incluem retenção urinária, boca seca, constipação e hipotensão postural.[17,22] Os efeitos colaterais podem ser reduzidos começando com uma dose mais baixa, administração no início da noite e titulação lenta. O seu efeito analgésico é independente do efeito antidepressivo.[17,22,26] Geralmente as doses administradas para tratamento da dor são menores do que a dose efetiva para o tratamento da depressão.[2] As contraindicações relativas incluem glaucoma, hipertrofia prostática benigna, distúrbios miccionais, aumento do risco de convulsões, trombose, tromboflebite, distúrbios de condução cardíaca e insuficiência cardíaca, bem como risco aumentado de quedas.[21] Eles se mostraram eficazes no tratamento de neuropatia periférica, neuralgia pós-herpética, polineuropatia diabética, dor neuropática pós-lesão da medula espinhal[17,22] e seu efeito limitado na radiculopatia, neuropatia por HIV e neuropatia periférica induzida por quimioterapia.[17]

► **Inibidores seletivos de recaptação de serotonina e noradrenalina (ISRSN):** considerados tratamento de 1ª linha em várias diretrizes internacionais. Os mais comumente estudados são a duloxetina e a venlafaxina. Eles facilitam a inibição descendente, bloqueando a recaptação da serotonina e da noradrenalina nas junções neuronais.[17,26] Apresenta o NNT 6,4 (5,2-8,4).[15,16] Um efeito colateral típico da duloxetina[17,22] e da venlafaxina é a náusea;[17] outros efeitos colaterais, como taquicardia e elevação da pressão arterial, são menos comuns. Os efeitos colaterais gastrointestinais são mais comuns com a venlafaxina. A duloxetina alivia diretamente os sintomas físicos dolorosos, além do alívio da dor decorrente da melhora dos sintomas depressivos ao longo do tempo.[26] As contraindicações são disfunção he-

pática e renal grave e hipertensão não controlada. Recomenda-se a realização de exames laboratoriais de transaminases, função renal e hemograma.[21] Eles se mostraram eficazes no tratamento de polineuropatia diabética, neuropatia periférica dolorosa, na dor neuropática central secundária à esclerose múltipla e na dor lombar.[17,22] A duloxetina demonstrou eficácia consistente na polineuropatia diabética e na dor lombar.[22] No entanto, a venlafaxina não é eficaz na neuralgia pós-herpética.[17] A venlafaxina não foi aprovada para tratamento da dor na Alemanha[2] e no Japão[27] por dados insuficientes.

► **Gabapentinoides:** considerados agentes de 1ª linha no tratamento da dor neuropática por várias sociedades internacionais. Constituem um grupo de medicamentos anticonvulsivantes derivados do GABA, mas não têm efeito no sistema gabaérgico. Seu mecanismo de ação deriva da redução do influxo de cálcio nos terminais dos neurônios aferentes primários que entram no corno dorsal da medula espinhal.[2] Sendo eles a gabapentina e a pregabalina. Apresenta o NNT 6,3 (5-8,4) para gabapentina e NNT 7,7 (6,5-9,4) para pregabalina.[15,16] A pregabalina atua também melhorando os distúrbios do sono, depressão e ansiedade associados à dor neuropática, bem como com efeitos favoráveis na qualidade de vida dos pacientes.[27] Existem importantes diferenças farmacocinéticas entre as duas drogas, principalmente em termos de absorção, que reflete na sua biodisponibilidade. A pregabalina pode ser administrada duas vezes ao dia e tem uma farmacocinética mais linear em relação à gabapentina, que é administrada três vezes ao dia. Quanto à biodisponibilidade, para a gabapentina, diminui em doses mais altas da medicação.[22] A gabapentina e a pregabalina não são metabolizadas hepaticamente, portanto não são substratos do sistema do citocromo P450, ou seja, sem propensão à interação medicamentosa. São excretadas sem modificações pelos rins,[22,26] sendo necessário ajuste de dose em doentes renais crônicos e/ou em programa de hemodiálise.[2,15,16,26] Os efeitos colaterais mais comuns são tontura, sonolência[15,16,22,26] boca seca, edema, visão turva e ganho de peso. São dose-dependentes e reversíveis. Podem exigir uma dosagem inicial baixa e titulação lenta, especialmente em idosos.[22,26] A gabapentina e a pregabalina demonstraram ser eficazes na neuralgia pós-herpética e na neuropatia periférica diabética.[17] ADT, ISRSN e SSRI são todos relativamente contraindicados com o uso concomitante de inibidores da monoaminooxidase (IMAO) em virtude da possibilidade de síndrome serotoninérgica. A incapacidade de tolerar a medicação ou a falha em obter alívio satisfatório da dor deve ocasionar ajustes da dose, progressão para outros medicamentos de 1ª linha ou progressão para terapia combinada.[17,21,26] Há evidências de que a farmacoterapia combinada com gabapentinoides e SSRI pode ser útil.[17,26]

Tratamento de 2ª linha

O tratamento de 2ª linha para a dor neuropática inclui o tramadol e os agentes tópicos em forma de adesivo de lidocaína e de alta concentração de capsaicina, que, por terem ação local em vez de sistêmica, promovem alívio nas dores de etiologia periférica.[15,16]

▶ **Lidocaína tópica:** anestésico que bloqueia os canais de sódio voltagem-dependentes e reduz a excitabilidade dos neurônios sensitivos cutâneos que se tornam hiperexcitáveis ou espontaneamente ativados no curso da dor neuropática. A eficácia do adesivo de lidocaína a 5% é bem documentada nas dores neuropáticas periféricas associadas à alodínia e hiperalgesia, em especial a neuralgia pós-herpética. Por suas propriedades farmacológicas, apresenta um perfil de segurança superior quando comparadas com medicações de ação sistêmica, principalmente na população idosa. É um adesivo de hidrogel que contém 700 mg de lidocaína na concentração de 5% medindo 10 × 14 cm. Deve ser aplicado na área dolorosa respeitando-se a dose máxima permitida de três adesivos por dia, mantendo-o durante 12 horas seguidas e retirando-o por 12 horas de intervalo até a nova aplicação. Ele pode ser cortado para se adequar ao tamanho da área dolorosa, não causa hipoestesia cutânea e é importante que a pele esteja íntegra para o seu uso. Os efeitos adversos são locais, principalmente representados por irritação, eritema, coceira e erupção cutânea. É contraindicado em pacientes com hipersensibilidade à lidocaína, não deve ser aplicado em pele lesada ou inflamada e o local da aplicação não deve ser exposto a fontes externas de calor.[28] A lidocaína é liberada pelo adesivo de forma contínua e é esperado que cerca de 3% sejam absorvidos sistemicamente e que cerca de 95% (665 mg) permaneçam no adesivo usado. Portanto, a sua pequena absorção sistêmica não permite efeitos cumulativos após repetidas aplicações, valorizando ainda mais seu perfil de segurança. Os estudos farmacológicos demonstram que o pico de concentração plasmática médio da lidocaína foi 0,13 µg/mL e isso representa um décimo da concentração terapêutica exigida para tratamento de arritmia cardíaca. Repetidas aplicações não demonstraram aumento na concentração da lidocaína. Seu metabolismo é hepático, apresenta meia-vida de eliminação após a aplicação do adesivo de 7,6 horas e seus metabólitos são excretados pelos rins.[14] O adesivo de lidocaína 5% é considerado uma ótima opção para tratamento de neuropatia pós-herpética por várias razões, entre elas a sua segurança com relação à absorção sistêmica, sendo esta menor do que a dose considerada tóxica e de efeito antiarrítmico, por essa razão ela é uma excelente opção para pacientes idosos que fazem uso concomitante de medicações para outras condições clínicas.[17,22] Além de ser de fácil aplicação, não exige titulação de dose, apresenta boa tolerabilidade aos efeitos adversos tanto em uso por um período curto como prolongado.

▶ **Capsaícina:** componente ativo da pimenta, sendo irritante para os mamíferos incluindo os humanos, que produz a sensação de queimação nos tecidos com os quais entra em contato. A capsaícina, como um membro da família vaniloide, tem sua ação por meio da ligação a um receptor denominado receptor de potencial transitório vaniloide tipo 1" (TRPV1) localizado nas fibras nervosas Aδ e C; resultando na liberação da substância P e despolarização do nervo.[17,21] Após exposição por longo prazo, a capsaícina causa uma estimulação exagerada, depleção de substância P, dessensibilização e degeneração reversível do nervo.[17] Uma única aplicação do adesivo de alta concentração de capsaícina 8% conduz a uma degeneração reversível de nociceptores de fibras aferentes na pele e, no prazo médio de 90 dias, essa inervação cutânea volta a se normalizar.[2] Apresenta o NNT de 10,6 (7,4-19). O adesivo de capsaícina 8% tem de ser aplicado por um médico diretamente na pele da área dolorosa do paciente, que deve ser previamente anestesiado, pois o seu uso causa dor intensa. Até quatro adesivos podem ser usados simultaneamente, devendo permanecer na pele por 30 minutos quando aplicados nos pés e 60 minutos nas outras partes do corpo, com exceção da cabeça e da face. A pele no local da aplicação deve estar íntegra.[2,22] A sua absorção sistêmica é mínima e os efeitos adversos durante a aplicação são reações transitórias na pele como hiperemia, dor e prurido e, em casos raros, elevação da pressão arterial pelo aumento inicial da dor durante o seu uso. O tratamento pode fornecer uma redução da dor por até 3 meses; após esse período, a aplicação pode ser repetida. Com base em estudos prospectivos, a segurança de aplicações repetidas por longo prazo parece ser favorável, porém ainda não há dados sob os efeitos em longo prazo nas fibras nervosas epidérmicas desses pacientes.[15,16]

O **tramadol** é considerado tratamento de 2ª linha na maioria das diretrizes, demonstrando ser benéfico em ensaios clínicos randomizados para neuropatia diabética e síndromes mistas de dor neuropática. É um opioide agonista com fraca afinidade para o receptor µ, que apresenta um efeito adicional de inibidor da recaptação de serotonina e noradrenalina. Esse mecanismo de ação permite um efeito analgésico adicional e modulador da dor mediante inibição das vias descendentes na medula espinhal. Apresenta o NNT 4,7 (3,6-6,7).[15,16] Seus principais efeitos adversos são náusea, vômitos, constipação, tontura e sonolência. Todos eles, com exceção da constipação, tendem a desenvolver tolerância; geralmente costuma causar menos constipação e náusea se comparado a outros opioides fracos. Deve ser evitado ou usado com cautela em pacientes com história de abuso de substâncias, com risco de suicídio e em idosos que fazem uso concomitante de antidepressivos. Existe o risco aumentado de desenvolvimento de síndrome serotoninérgica quando usado em combinação com outras drogas serotoninérgicas.[15,16,22,26] O uso prolongado de opioides pode gerar hiperalgesia induzida pelo opioide e alterações endócrinas do tipo supressão adrenal e de gônadas.[26]

Os medicamentos que constituem a base da terapia de 1ª e 2ª linhas de tratamento para dor neuropática são descritos na Tabela 58.2.

Tratamento de 3ª linha

Os opioides são recomendados como tratamento de 2ª linha[29] ou como 3ª linha para dor neuropática crônica.[27] Os opioides fortes e a toxina botulínica A (para dor neuropática periférica) são considerados tratamentos de 3ª linha.[15,16,30] Os opioides atuam como agonistas principalmente no receptor opioide μ. Eles são classificados como fracos (baixa potência) ou fortes (alta potência), dependendo de sua atividade intrínseca no receptor.[2] Os **opioides fortes**, em particular a oxicodona, a morfina e a metadona, são considerados moderadamente eficazes para tratar dor neuropática. Devem ser prescritos quando as outras classes de medicações não foram efetivas, quando se deseja um início de ação analgésica mais rápido enquanto se faz a titulação de outras drogas do tratamento e nos casos em que o opioide fraco não foi eficaz.[2] São agonistas do receptor μ e, em especial, a metadona apresenta também um antagonismo do receptor NMDA e a oxicodona um efeito antagonista de receptor κ. Apresentam o NNT 4.3 (3,4-5,8).[15,16] Os opioides fortes devem ser prescritos preferencialmente em apresentações de liberação lenta, realizada titulação da dose progressivamente para se determinar a menor dose eficaz e também serem evitados como o primeiro tratamento nos pacientes que nunca usaram opioide anteriormente.[2] A despeito da sua eficácia comprovada, o uso prolongado de opioide no tratamento de dor não oncológica é controverso por algumas razões, entre elas a preocupação com o desenvolvimento de tolerância aos seus efeitos adversos, possível desenvolvimento de tolerância ao efeito analgésico, hiperalgesia, efeitos endócrinos (supressão da adrenal e gônadas) e o risco de adicção. Há alguns anos, principalmente nos Estados Unidos, têm sido discutidos, em relação aos opioides, a adicção, o abuso e o uso recreativo, em virtude do aumento persistente de mortes por *overdose*.[15,16,22,26] Seus principais efeitos adversos são náusea, vômitos, constipação, prurido, boca seca, retenção urinária, tontura, sonolência, déficit cognitivo e depressão respiratória, essa mais rara. Sonolência, déficit cognitivo e a constipação podem afetar de forma muito expressiva a qualidade de vida do paciente.[16] Devem ser evitados ou contraindicados em pacientes com história de abuso de substâncias, risco de suicídio, doença psiquiátrica como depressão e esquizofrenia, pois apresentam risco maior de adicção, asma grave, íleo paralítico; e quem faz uso concomitante medicações IMAO.[28]

TABELA 58.2 – Medicamentos de 1ª e 2ª linhas para dor neuropática.

Classe do medicamento	Medicamento	Recomendações	Cuidados
Gabapentinoides	Gabapentina	Titulação lenta até 600 mg – via oral – 3 vezes ao dia Dose máxima diária = 3.600 mg	Redução de dose na insuficiência renal
	Pregabalina	Iniciar com 150 mg – via oral – 2 vezes ao dia Dose máxima diária = 600 mg	
Inibidores da recaptação de serotonina e noradrenalina	Duloxetina	Iniciar com 30 mg – via oral – 1 vez ao dia Dose máxima diária = 60 mg	Doença renal ou hepática
	Venlafaxina	Iniciar com 37,5 mg – via oral – 1 vez ao dia Dose máxima diária = 225 mg	
Antidepressivos tricíclicos	Nortriptilina	Iniciar com 10 a 25 mg – via oral – 1 vez ao dia Dose máxima diária = 150 mg à noite, antes de dormir	Neuropatia autonômica, retenção urinária, glaucoma, em uso de ISRSN, SSRI, IMAO e/ou tramadol
	Amitriptilina	Iniciar com 10 a 25 mg – via oral – 1 vez ao dia Dose máxima diária = 150 mg, à noite, antes de dormir	
Tópicos (dor neuropática localizada)	Lidocaína 5%	Disponível em adesivo Aplicar no local da dor – 12 horas com e 12 horas sem Máximo de 3 adesivos ao mesmo tempo	Evitar na neuropatia periférica diabética
	Capsaícina 8%	Aplicar durante 60 minutos sob supervisão médica	
Terapia combinada	Gabapentinoide + ADT	Use apenas se a monoterapia fornecer alívio inadequado e sem apresentar nenhum efeito adverso associado	Evitar em idosos
	Gabapentinoide + IRSN	Titule conforme indicado para monoterapia Visar as menores doses de ambos	
Opioide fraco agonista μ e inibidor da recaptação de serotonina e noradrenalina	Tramadol	Iniciar com 50 mg de liberação rápida – via oral – 2 a 4 vezes ao dia se necessário Dose máxima diária = 400 mg	Transtorno convulsivo, em uso de ISRSN, SSRI, ADT e/ou IMAO Reduzir a dose na insuficiência renal

Fonte: Adaptada de Bates et al., 2019.

Os opioides, em algumas circunstâncias, são recomendados como 1ª linha, quando outras classes de medicamentos não são eficazes; quando é necessário um início mais rápido para o alívio da dor;[2] para alívio imediato da dor moderada a intensa durante a titulação dos outros fármacos; nas exacerbações episódicas de dor intensa; na DN aguda ou relacionada ao câncer.[23,26]

▶ **Toxina botulínica:** a toxina botulínica tipo A (BTX-A) é uma neurotoxina potente já muito usada no tratamento de hiperatividade/espasticidade muscular focal. Ela tem alta afinidade pelas sinapses colinérgicas, ocasionando um bloqueio na liberação de acetilcolina desses terminais nervosos sem, contudo, alterar a condução neural de sinais elétricos e/ou a síntese e o armazenamento de acetilcolina. Ela se mostra eficaz por até 3 meses após uma única aplicação, isso possivelmente decorrente de um efeito central. Acredita-se que exista uma ação da toxina botulínica tipo A nas vesículas pré-sinápticas dos neurônios que inibem a liberação de certos neurotransmissores envolvidos na dor (glutamato, substância P e CGRP), bem como inibem a expressão do receptor vaniloide TRPV1 na superfície de nociceptores periféricos.[31] Apresentam o NNT 1,9 (1,5-2,4).[15,16] A toxina botulínica tipo A deve ser aplicada por especialistas como última escolha em casos refratários de dor neuropática periférica e seu uso deve ser restrito à área da dor. Um estudo recente em grande escala confirmou a eficácia de administrações repetidas ao longo de 6 meses com maior efeito a partir da segunda injeção. É um procedimento considerado seguro, embora as evidências sejam limitadas em estudos de longo prazo.[15,16] Ela deve ser administrada por via subcutânea nas doses de 100 a 300 unidades dividas na área da dor. A aplicação é dolorosa e recomenda-se a realização de anestesia local previamente ao seu uso. Está contraindicada em pacientes com hipersensibilidade conhecida à toxina botulínica e que apresentem infecção na região da dor.

Terapia combinada

Normalmente o alívio da dor neuropática é parcial, sabemos que não existe uma droga completamente efetiva para todos os pacientes e, muitas vezes, os efeitos adversos limitam o seu uso. Em média, 45% dos pacientes com dor neuropática utilizam duas ou mais medicações como parte do seu tratamento. Esse modelo com associação de drogas é descrito em várias recomendações como uma parte importante do manejo da dor neuropática; no entanto, as evidências são limitadas a respeito das melhores estratégias. Em alguns casos, a terapia combinada pode aumentar a eficácia da analgesia com uso de doses menores de cada droga com consequente diminuição dos efeitos colaterais.[17] A terapia combinada pode ser instituída quando necessária após a avaliação da resposta do tratamento em vigência, na qual a dose-alvo terapêutica foi usada de forma regular e por um período mínimo de 2 semanas. Seguindo como parâmetro a escala visual numérica (EVN), quando se observa a redução da dor para < 3, a monoterapia vem se demonstrando satisfatória e deve ser mantida. Nos casos em que a redução da dor é ≥ a 30%, mas a intensidade da dor ≥ 4, pode ser associado outro medicamento de 1ª ou 2ª linha. Já nas situações em que a redução da dor for < 30% e a intensidade da dor ≥ 4, isso demonstra que o medicamento parece ineficaz e, portanto, deve ser mudado para outra droga de 1ª linha. Outra situação em que a terapia combinada pode ser útil é quando o paciente está tomando uma dose clinicamente efetiva, mas não tolera os efeitos colaterais, dessa forma, é possível iniciar a terapia combinada mantendo-se uma baixa dose do medicamento original.[2]

▶ **Outros medicamentos com resultados inconsistentes ou baixa eficácia:** vários medicamentos adicionais mostraram resultados negativos, fracos ou inconsistentes.

▶ **Tapentadol:** novo opioide fraco agonista do receptor μ que também tem um efeito dual, pois age inibindo de forma importante a recaptação de noradrenalina, porém sem efeito na recaptação da serotonina.[17,32,33] É considerado tratamento de 3ª ou 4ª linha por algumas diretrizes em virtude de sua potência ser superior à do tramadol, mas a evidência foi inconclusiva em outros. Seu mecanismo de ação é ligeiramente diferente do tramadol.[17] Apresenta fraca evidência para o seu uso em dor neuropática periférica, embora alguns trabalhos mostrem resultados positivos em lombalgia com componente neuropático[15-17] e alguma eficácia foi demonstrada no tratamento de neuropatia periférica dolorosa diabética.[17]

▶ **Agentes tópicos:** algumas evidências limitadas estão disponíveis sobre preparações tópicas de cetamina, amitriptilina, diclofenaco e clonidina.[17] Uma série de ensaios controlados com placebo examinou o uso de amitriptilina tópica para o tratamento da dor neuropática. Esses estudos não conseguiram mostrar um benefício significativo da amitriptilina tópica em concentrações de 1% a 5% em pacientes com dor neuropática nas suas mais diversas causas.[14] Neuralgia pós-herpética, neuropatia diabética dolorosa, dor neuropática pós-cirúrgica e neuropatia periférica dolorosa.[17,34] Há poucas evidências da eficácia dos antidepressivos tricíclicos. A aplicação tópica de lidocaína não deve ser utilizada para o tratamento da dor neuropática crônica de qualquer etiologia.[21] A clonidina tópica, um agonista pré-sináptico do receptor α-2 adrenérgico com atividade antinociceptiva, foi associada ao alívio da dor em neuropatia diabética periférica em um pequeno número de estudos de qualidade baixa a moderada.[33,35] A cetamina a 5% não foi mais eficaz do que o placebo no alívio da dor causada pela neuropatia diabética.[36]

▶ **Inibidores seletivos de recaptação de serotonina (SSRI):** como citalopram, escitalopram, fluoxetina, fluvoxamina e sertralina apresentam resultados inconsistentes ou negativos, portanto não devem ser usadao no tratamento de dor neuropática.[15,16,37]

- **Antagonistas do receptor NMDA:** medicações cujo efeito é alcançado por meio da inibição do receptor N-metil-d-aspartato (NMDA) e, portanto, reduzindo a liberação de glutamato no corno posterior da medula espinhal e em outras partes do sistema nervoso central. São eles a cetamina (oral e venosa), a memantina, o magnésio e o dextrometorfano. Nenhum deles é recomendado para tratamento de dor neuropática.[15-17,37]

- **Anticonvulsivantes não gabapentinoides:** os estudos com essas medicações (topiramato, carbamazepina, oxcarbamazepina, fenitoína, lamotrigina e o valproato) demonstram resultados negativos, fracos ou inconsistentes para tratamento de dor neuropática, portanto não são recomendadas de uma forma geral. Existem algumas situações especiais em que algumas dessas medicações têm sido utilizadas, tais como a carbamazepina, e ainda se mantêm como droga de 1ª escolha para neuralgia do trigêmeo e alguns trabalhos trazem resultados positivos para oxcarbamazepina em situações específicas (subgrupo de pacientes). A lamotrigina é citada em alguns *guidelines* como uma opção a ser considerada de forma *off-label* para tratar neuropatia causada pelo HIV e na dor central pós-AVC.[15,16,37]

- **Analgésicos não opioides e outras categorias:** analgésicos não opioides como AINE, paracetamol e dipirona não devem ser usados no tratamento da dor neuropática por falta de evidência comprovada da sua eficácia; outras medicações que também não são recomendadas: os relaxantes musculares, como baclofeno; os benzodiazepínicos; aplicação tópica de pomada de amitriptilina[37] e o antidepressivo tetracíclico mirtazapina.[2,21]

- **Canabinoides:** agonistas dos receptores CB1 no SNC, medula espinhal e nervos periféricos. Agem inibindo a excitabilidade neuronal. Alguns trabalhos demonstraram uma eficácia variável principalmente na dor associada à esclerose múltipla, mas em vários outros ensaios não publicados, os resultados iniciais foram negativos. No entanto, existem poucos estudos de qualidade, de longa duração e com uma amostra expressiva que comprovem o seu efeito analgésico.[15,16,26] A IASP, por intermédio do NeuPSIG, faz uma recomendação contra o uso dos canabinoides para tratamento de dor neuropática de qualquer etiologia em virtude de seu poder analgésico reduzido com uma grande incidência de efeitos adversos associada à possibilidade do mau uso, fins recreativos e os riscos a longo prazo em indivíduos suscetíveis. Apenas em casos individualizados e na falha de outros tratamentos para a dor, o uso de canabinoide como terapia *off-label* pode ser considerado dentro de um conceito de terapia multimodal.[21,26,37] Os principais efeitos adversos são sonolência, amnésia, tosse, náusea, taquicardia, hipotensão, tontura, euforia, hiper-hidrose e paranoia.[26,31]

Considerações finais

A dor deve ser imediatamente tratada se prejudicar o funcionamento do paciente em sua vida cotidiana. Seu tratamento é um desafio que requer diferentes estratégias terapêuticas, sejam elas farmacológicas, sejam elas não farmacológicas. As opções devem ser discutidas claramente com o paciente para se equilibrar as expectativas frente aos resultados esperados, evitando, assim, decepções e frustrações.[2] Ao escolher uma droga para o tratamento, o médico deve levar em consideração comorbidades do paciente, interações medicamentosas com substâncias já utilizadas, efeitos adversos e, na medida do possível, tentar priorizar o uso de drogas que possam tratar mais de uma condição clínica, por exemplo, dor e depressão.[22] Para tanto, é importante que o paciente seja informado antes do início do tratamento a respeito das classes de medicações a serem usadas, possíveis efeitos colaterais/intolerâncias/interações medicamentosas, tempo de titulação para atingir a dose terapêutica e a latência para o início do efeito analgésico. Os reais objetivos no tratamento da dor neuropática incluem redução da dor em torno de 30% a 50%, melhora do sono e da qualidade de vida, preservação das atividades e relacionamentos sociais, além da tentativa de recuperação e da manutenção da habilidade para o trabalho.[17,21] As diversas manifestações clínicas da dor neuropática são geradas por diferentes mecanismos fisiopatológicos; por conta disso, há alguns anos, vem sendo criado um conceito de tratamento da dor com base no seu mecanismo, com a possibilidade de otimizar o tratamento individual do paciente. Essa abordagem classifica o paciente segundo o fenótipo da dor, seus sinais e sintomas específicos e a combinação desses critérios utilizando-se o QST (*Quantitative Sensory Testing*), o que permite a identificação dos mecanismos fisiopatológicos envolvidos e, portanto, da droga que teria maior probabilidade de aliviar os sintomas. A importância dessa classificação individualizada dos sintomas e o tratamento orientado pelo mecanismo de ação foram demonstrados recentemente em um estudo randomizado e com grupo-controle, porém ainda são necessários novos estudos para se validar esse conceito de farmacoterapia personalizada e ser utilizado na prática clínica.[2,15,16] Diante das mais recentes atualizações sobre diagnóstico, avaliação e compreensão dos mecanismos envolvidos com a dor neuropática, é ofertada uma perspectiva mais racional do seu tratamento, que deve ser instituído seguindo recomendações com base em evidência clínica, permitindo melhor manejo farmacológico e, consequentemente, melhor resposta terapêutica. Partindo dessa premissa, a IASP, por meio da NeuPSIG, publicou recomendações de tratamentos atuais com base em uma revisão seletiva da literatura. As medicações de 1ª linha, com fortes evidências ao uso, os antidepressivos tricíclicos (ADT), particularmente a amitriptilina, os inibidores seletivos de recaptação de serotonina – noradrenalina (ISRSN), em especial a duloxetina e os anticonvulsivantes que agem nos canais de cálcio voltagem-dependentes como gabapentina e pregabalina. As medicações de 2ª linha incluem os agentes tópicos: adesivo de lidocaína 5%; adesivo de capsaícina de alta concentração 8%; e o opioide fraco tramadol. Os opioides fortes, em particular oxicodona, metadona e morfina, assim como a toxina botulínica tipo A (BTX-A), utilizada para dor neuropática periférica, são descritos como drogas de 3ª linha. Outras drogas com resultados inconsistentes ou que não apresentam eficácia comprovada são o tapentadol, os canabinoides, anticonvulsivantes como topiramato, oxcarbamazepina, carbamazepina e ácido valproico, inibidores seletivos de recaptação de serotonina (SSRI), antagonistas do receptor N-metil-D-aspartato (NMDA), mexiletina e clonidina tópica.[15,16] As medicações podem reduzir a intensidade da dor neuropática em 30% a 50%, a ausência completa da dor pode não ser alcançada e cerca de 20% a 40% dos pacientes são considerados "não respondedores", pois não atingem uma redução de 30% da intensidade da dor.[2] Em situações específicas, algumas técnicas intervencionistas podem ser utilizadas como parte do tratamento da dor neuropática, entre elas a injeção epidural de corticosteroide, bloqueio simpático, radiofrequência pulsada e a neuroestimulação. As consequências físicas, psicológicas e sociais relacionadas à dor neuropática são variáveis ao longo da doença. A interferência no sono, a depressão e a ansiedade devem ser devidamente tratadas, pois exercem uma influência negativa na resposta analgésica e na qualidade de vida do paciente. Tratamentos não farmacológicos como fisioterapia, psicoterapia, estimulação elétrica transcutânea, estimulação magnética transcraniana, massagem e acupuntura podem ser associados a qualquer momento ao tratamento medicamentoso.[31] A terapia multimodal da dor neuropática demonstra uma diminuição da intensidade da dor e melhora de vários aspectos como a função física, distúrbio do sono, humor, catastrofização, aceitação da dor e, principalmente, da qualidade de vida, constituindo-se em estratégia terapêutica importante para a dor neuropática crônica de difícil controle.[21]

▶ **Novos medicamentos em desenvolvimento clínico:** novas drogas estão em desenvolvimento clínico visando outros mecanismos de ação; elas incluem, em particular, agentes bloqueadores seletivos de canais de sódio principalmente o subtipo NaV1.7, sendo atualmente um dos alvos mais promissores.[38,39] Entretanto, até o momento, não houve nenhum ensaio clínico bem-sucedido no alívio da dor.[8] EMA 401, um antagonista do receptor de angiotensina II tipo 2 (AT2) altamente seletivo como tratamento para neuralgia pós-herpética;[40,41] antagonista do TRPV1; e antagonistas do fator de crescimento nervoso (NGF).[13,15,16] Com isso, abrir-se-ão outras possibilidades para compor o arsenal terapêutico desse desafio que é tratar a dor neuropática.[15,16]

Referências bibliográficas

1. Raja SN, Carr DB, Cohen M, Finnerup NB, Flor H, Gibson S et al. The revised International Association for the Study of Pain – Definition of pain: concepts, challenges, and compromises. Pain. 2020 Sep;161(9):1976-1982.
2. Binder A, Baron R. The pharmacological therapy of chronic neuropathic pain. Deutsches Arzteblatt International. 2016; 113:616-26.
3. Haanpää M, Attal N, Backonja M, Baron R, Bennett M et al. NeuPSIG guidelines on neuropathic pain assessment. Pain. 2011;152(1):14-27.
4. Gilron I, Baron R, Jensen T. Neuropathic pain: principles of diagnosis and treatment. Mayo Clin. Proceedings. 2015 Apr;90(4):532-545.
5. Loeser JD, Treede RD. The Kyoto protocol of IASP – Basic Pain Terminology. Pain. 2008 Jul;137(3):473-477.
6. Kosek E, Cohen M, Baron R, Gebhart GF, Mico JA, Rice ASC et al. Do we need a third mechanistic descriptor for chronic pain states? Pain. 2016 Jul;157(7):1382-1386.
7. Freynhagen R, Parada HA, Calderon-Ospina CA, Chen J, Emril DR, Fernández-Villacorta FJ, Franco H et al. Current understanding of the mixed pain concept: a brief narrative review. Current Medical Research Opinion. 2019 Jun;35(6):1011-1018.
8. Rosenbenger D, Blechschmidt V, Timmerman H, Wolff A, Treede RD. Challenges of neuropathic pain: focus on diabetic neuropathy. Journal of Neural Transmission. 2020 Fev;127(4):589-624.
9. Machado-Duque ME, Gaviria-Mendoza A, Machado-Alba JE, Castaño N. Evaluation of treatment patterns and direct costs associated with the management of neuropathic pain. Pain Research Management. 2020 Mar.
10. Vranken JH. Elucidation of pathophysiology and treatment of neuropathic pain. Central Nervous System Agents in Medicinal Chemistry. 2012 Dec;12(4):304-14.
11. Yan YY, Li CY, Zhou L, Ao LY, Fang WR, Li YM. Research progress of mechanisms and drug therapy for neuropathic pain. Life Sciencies. 2017 Dec;1(190):68-77.
12. Zhao Y, He J, Yu N, Jia C, Wang S. Mechanisms of dexmedetomidine in neuropathic pain. Frontiers Neuroscience. 2020 May;14:330.
13. Bouhassira D, Attal N. Emerging therapies for neuropathic pain: new molecules or new indications for old treatments? Pain. 2018;159:576-82.
14. Knezevic N, Tverdohleb TN, Nikibin F, Knezevic I, Kenneth DC. Management of chronic neuropathic pain with single and compounded topical analgesics. Pain Management. 2017 Nov;7(6):537-558.
15. Attal N. Pharmacological treatments of neuropathic pain: the latest recommendations. Revue Neurologique. 2018.
16. Attal N. Pharmacological treatments of neuropathic pain: the latest recommendations. Revue Neurologique. 2019;175(1-2):46-50.
17. Bates D, Shultheis BC, Hanes MC, Jolly SM, Chakravarthy KV, Deer TR et al. A comprehensive algorithm for management of neuropathic pain. Pain Medicine. 2019;20:2-12.
18. Santos JG, Brito JO, Andrade DC, Kaziyama VM, Ferreira KA, Souza I et al. Translation to Portuguese and validation of the Douleur Neuropathique 4 Questionnaire. The Journal of Pain. 2010 May;11(5):484-90.
19. Schestatsky P, Félix-Torres V, Chaves MLF, Câmara-Ehlers B, Mucenic T, Caumo W et al. Brazilian Portuguese validation of the leeds assessment of neuropathic symptoms and signs for patients with chronic pain. Pain Medicine. 2011 Oct;12(10):1544-50.
20. Bouhassira D, Attal N, Fermanian J, Alchaar H, Gautron M, Masquelier E et al. Development and validation of the neuropathic pain symptom inventory. Pain. 2004 Apr;108(3):248-57.
21. Schlereth T. Guideline "diagnosis and non-interventional therapy of neuropathic pain" of the German Society of Neurology (Deutsche Gesellschaft für Neurologie). Neurological Research and Practice. 2020;2(16).
22. Fornasari D. Pharmacotherapy for neuropathic pain: a review. Pain Therapeutic. 2017 Dec;6(suppl. 1):25-33.
23. Hennemann-Krause L, Sredni S. Farmacoterapia sistêmica da dor neuropática. Revista Dor. 2016;17(supl. 1)91-94.
24. Deng Y, Luo L, Hu Y, Fang K, Liu J. Clinical practice guidelines for the management of neuropathic pain: a systematic review. BMC Anesthesiology. 2016;16(12):12.

25. Bouchenaki H, Bégou M, Magy L, Hajj R, Demiot C. Pharmacological management of neuropathic pain. Thérapie. 2019 Dec;74(6):633-643.

26. Mu A, Weinberf E, Moulin DE, Clarke H. Pharmacological management of chronic neuropathic pain – Review of the Canadian Pain Society consensus statement. Canadian Family Physician. 2017;63:844-852.

27. Sumitani M, Sakai T, Matsuda Y, Abe H, Yamaguchi S, Hosokawa T, Fukui S. Executive summary of the Clinical Guidelines of Pharmacotherapy for neuropathic pain: second edition by the Japanese Society of Pain Clinicians. Journal of Anesthesia. 2018 Jun;32(3):463-478.

28. Mendlik MT, Uritsky TJ. Treatment of neuropathic pain. Current Treatment Options in Neurology. 2015;17:50.

29. Moulin DE, Boulanger A, Clark AJ, Clarke H, Dao T, Finley GA et al. Pharmacological management of chronic neuropathic pain: revised consensus statement from the Canadian Pain Society. Pain Research Management. 2014;19(6):328-35.

30. Montero AA, Vidal PJI, Verdugo AA, Calvo ET. Actualización en el tratamiento farmacológico del dolor neuropático. Medicina Familiar – Semergen. 2019 Nov-Dec;45(8):535-545.

31. Macone A, Otis JAD. Neuropathic pain. Seminars in Neurology. 2018;38:644-653.

32. Polati E, Canonico PL, Schweiger V, Collino M. Tapentadol: an overview of the safety profile. Journal of Pain Research. 2019 May;12:1569-1576.

33. Ardeleanu V, Toma A, Pafili K, Papanas N, Motofei I, Diaconu CC, Rizzo M, Stoian AP. Current pharmacological treatment of painful diabetic neuropathy: a narrative review. Medicina (Kaunas). 2020 Jan;56(1):25.

34. Leppert W, Wordliczek J. Recommendations for assessment and management of pain in cancer patients. Oncology in Clinical Practice. 2018;14(1):1-14.

35. Wrzosek A, Woron J, Dobrogowski J, Jakowicka-Wordliczek J, Wordliczek J. Topical clonidine for neuropathic pain. The Cochrane Database of Systematic Reviews. 2015 Aug;8(9).

36. Yang XD, Fang PF, Xiang DX, Yang YY. Topical treatments for diabetic neuropathic pain. Experimental and Therapeutic Medicine. 2019 Mar;17(3):1963-1976.

37. Bravo L, Llorca-Tooralba M, Barrocoso E, Mico JA. Monoamines as drugs targets in chronic pain: focusing on neuropathic pain. Frontiers in Neuroscience. 2019;13:1268.

38. Emery EC, Luiz AP, Wood JN. Nav 1.7 and other voltage-gated sodium channels as drug targets for pain relief. Expert Opinion Therapeutic Targets. 2016 Aug;20(8):975-83.

39. Ramdas V et al. Discovery of potent, selective, and state-dependent Nav 1.7 inhibitors with robust oral efficacy in pain models: structure-activity relationship and optimization of chroman and indane aryl sulfonamides. Journal of Medicinal Chemistry. 2020 Jun 11;63(11):6107-6133.

40. Rice ASC, Dworkin RH, McCarthy TD, Praveen A, Bountra C, McCloud PI. EMA401: an orally administered highly selective angiotensin II type 2 receptor antagonist, as a novel treatment for postherpetic neuralgia: a randomised, double-blind, placebo-controlled phase 2 clinical trial. The Lancet. 2014 May; 383(9929):1637-164.

41. Smith MT, Anand P, Rice ASC. Selective small molecule angiotensin II type 2 receptor antagonists for neuropathic pain: preclinical and clinical studies. Pain. 2016 Feb;157(suppl. 1):s33-41.

capítulo 59

O Papel da Equipe Multiprofissional no Tratamento da Dor Neuropática

Marcia Carla Morete Pinto | Gabriel Longuini

Introdução

Em virtude de inúmeras condições dolorosas crônicas classificadas como dor neuropática (DN), a prevalência varia de acordo com a situação específica, uma vez que a DN tem múltiplas etiologias e modos de manifestar-se, pode se localizar em qualquer nível do sistema nervoso, sendo classificada como DN periférica quando a lesão ou disfunção primária está localizada no sistema nervoso periférico, e DN central quando se localiza no sistema nervoso central (SNC) e tem inúmeras causas.[1]

A DN é originada de uma lesão ou doença que afeta as vias somatossensoriais aferentes, com consequente comprometimento central do processamento da informação e, por isso, seus sintomas se estendem além do período da cura física dessas lesões e podem se associar a déficits motores, psíquicos, neuroendócrinos e neurovegetativos.[2,3]

As estimativas de prevalência com base em causas específicas de DN tendem a ser mais baixas (1% a 2%) do que aquelas com base em relatórios dos sintomas clássicos (6% a 8%).[4]

Estudo que incluiu 1.597 pessoas aplicando o questionário DN4 evidenciou que a prevalência de dor crônica foi de 42%, e 10% tiveram dor crônica com características neuropáticas.[5]

O diagnóstico deve se basear na história, no exame físico, em questionários específicos, testes laboratoriais que utilizam instrumentos quantitativos e medida de respostas objetivas, além do teste sensitivo-quantitativo.[6]

Para o tratamento adequado da dor, é importante conhecer a etiologia e os mecanismos envolvidos. Como são inúmeras as causas de neuropatias, a avaliação e o diagnóstico tornam-se difíceis. Dessa forma, mesmo com a avaliação apropriada, entre 25% e 40% das neuropatias permanecerão sem causa definida.[7,8]

As dores crônicas, incluindo aqui, a DN causa prejuízos em diversos aspectos da vida dos pacientes, gerando impactos negativos na sua qualidade de vida. Muitas vezes, além do componente físico causal, o comprometimento psicológico, social, emocional, espiritual, entre outros, é frequentemente visto nesses pacientes.

Por considerar a dor uma experiência sensitiva e emocional desagradável, associada, ou semelhante àquela associada, a uma lesão tecidual real ou potencial, conforme o recente conceito da Associação Internacional para Estudo da Dor (IASP), podemos refletir sobre a importância de cuidar dos diversos fatores envolvidos na dor neuropática.

Neste contexto, podemos afirmar que os múltiplos fatores que contribuem para a dor crônica indicam que essa condição não responde bem a uma única abordagem de tratamento. Desde a introdução do modelo biopsicossocial, o tratamento da dor crônica tornou-se multimodal e multidisciplinar, com ênfase em uma gama de estratégias que visam maximizar a redução da dor, melhorar a qualidade de vida relacionada à saúde, independência e mobilidade, melhorar o bem-estar psicológico e prevenir disfunções secundárias. Para atingir esses objetivos, o manejo de longo prazo bem-sucedido requer o uso de uma variedade de tratamentos especializados, administrados por uma equipe multidisciplinar para garantir a entrega de um tratamento adequado às necessidades individuais do paciente.[9]

É importante ressaltar que uma abordagem multidisciplinar para o controle da dor oferece benefícios aos pacientes, profissionais de saúde e à sociedade como um todo. A integração de múltiplas modalidades de tratamento, incluindo terapia de modificação comportamental, resultou em melhorias consideráveis para pacientes que sofrem de dor crônica em termos de redução no uso de medicamentos, melhora da capacidade funcional, maior probabilidade de retorno ao trabalho, melhora da qualidade do atendimento ao paciente e da satisfação do paciente, além de redução dos custos de saúde.[10-15]

Dor neuropática e a equipe de saúde

O manejo multidisciplinar da dor crônica requer uma equipe de profissionais de saúde. Cada membro deve ter conhecimento adequado das ciências básicas e práticas clínicas relevantes para pacientes com dor crônica e deve estar ciente da experiência dos outros membros da equipe, sem a necessidade de dominar todas as técnicas terapêuticas. Juntos, os membros principais devem ser capazes de avaliar e gerenciar os aspectos biológicos, físicos, psicossociais, nutricionais, espirituais e sociais da dor crônica. Os profissionais da atenção primária geralmente desempenham um papel fundamental. Eles são responsáveis pelo tratamento e cuidado de longo prazo do paciente com dor crônica de acordo com o plano de tratamento e encaminham o paciente para tratamento e avaliação adicionais, conforme necessário. Portanto, a comunicação entre os membros da equipe e entre a equipe multiprofissional e a equipe da atenção básica é de suma importância.[16]

A seguir, descreveremos pontos relevantes do papel de cada professional da equipe de saúde para atendimento do paciente com dor neuropática. Consideramos o modelo mais adequado aquele centrado no paciente e assistido por uma equipe transdisciplinar, interdisciplinar ou multidisciplinar, pois embora sejam abordagens distintas, elas devem ser adequar a cada realidade.

Todas as abordagens do paciente, independentemente do profissional de saúde ou ambiente que este se encontra, vale ressaltar a importância de ter um ambiente acolhedor, tranquilo, reservado para que favoreça a escuta ativa, empatia, *rapport* e, assim, o vínculo terapêutico. Esses aspectos são de extrema relevância para o tratamento dos pacientes com dor crônica.

Atuação do médico

O médico atua na abordagem da dor neuropática primeiramente conhecendo a história clínica do paciente pela qual explorará, na anamnese, a localização da dor, o tempo de evolução, a intensidade e as características relacionadas à frequência, ao tipo e aos fatores de melhora e piora. Não se absterá de abordar a história pregressa do paciente nem de investigar comorbidades associadas, em especial o diabetes *mellitus*.[17]

Durante o exame físico, elaborará um raciocínio clínico para avaliar o dermátomo acometido e elaborar hipóteses diagnósticas. Poderá lançar mão de exames complementares como a ressonância nuclear magnética da coluna, eletroneuromiografia e até mesmo a ultrassonografia para avaliar a anatomia dos nervos periféricos de maneira prática, objetiva e como operador dependente. Não se deve abster de investigar doenças de depósito por meio de complementação laboratorial, investigando em especial a concentração de tálio e arsênico no paciente, além de doenças virais como Aids e citomegalovírus (CMV).[17]

A abordagem terapêutica inclui a prescrição de analgésicos não opioides, anti-inflamatórios não hormonais, opioides fracos e opioides fortes, além de anticonvulsivantes associados ou não a antidepressivos e a neurolépticos. Com pouca evidência, mas muito consumidas na prática e fazendo parte da prescrição comum nos principais centros médicos de dor, incluem-se as vitaminas do grupo B.[17]

Bloqueio simpático venoso repetido seis vezes a cada 3 dias associado à prescrição farmacológica tem apresentado um bom controle na intensidade da dor dos pacientes. Bloqueio do nervo periférico tem apresentado uma boa indicação para a tentativa de controle álgico, em especial nos casos guiados por ultrassom ou por radioscopia.[17]

Rizotomia, estimulação da medula espinhal e bomba de infusão são algumas das possibilidades complementares que integram o grupo de abordagem terapêutica progressiva nos casos refratários da dor neuropática.[17]

O ajuste terapêutico com a prescrição farmacológica e não farmacológica pode ser conduzido pelo médico em trabalho sinérgico com a equipe multidisciplinar. O médico investir seu tempo em ensinar o paciente sobre a dor neuropática é um dos pilares do tratamento que jamais pode ser subtraído ou esquecido. Explicar o que é dor neuropática e por que o paciente a desenvolveu apoia a compreensão da doença e favorece a adesão terapêutica e esperança de controle da dor e de obter melhor qualidade de vida.

Atuação do enfermeiro

Para que possamos elaborar um adequado plano de tratamento, é fundamental a iniciarmos com uma impecável avaliação do paciente. Esse será o marco zero para toda compreensão do fenômeno doloroso. O enfermeiro, nesse cenário desenvolve um papel fundamental, não só contribuindo na avaliação, mas também participando do tratamento, da evolução e do seguimento e, ainda, educando esse paciente e compartilhando e promovendo a comunicação efetiva entre ele e a equipe.

Para que a equipe possa, então, compreender esse paciente, a anamnese é um começo importante para essa primeira conexão com o paciente. Cada profissional deve definir o melhor formulário ou roteiro de exploração de informações relevantes para o conhecimento da história do paciente. Cabe aqui destacar que antes de qualquer abordagem é relevante considerar alguns aspectos, entre eles podemos destacar: iniciar uma conversa mostrando interesse em conhecer aspectos da pessoa e não da dor; acreditar na queixa de dor; obter uma história detalhada; utilizar ferramentas/instrumentos de avaliação da dor multidimensionais; investigar sucessos e insucessos do tratamento.

Entre os instrumentos de avaliação da dor, destacam-se alguns que podem ajudar nesse entendimento e, assim, a equipe conseguir analisar de forma mais integral esse paciente:

1. **BPI (Inventário breve de dor):** instrumento rápido e autoaplicável. Quantifica tanto a intensidade da dor como a incapacidade associada. Ele consiste de questões sobre a interferência da dor no sono, lazer e caminhar e captura aspectos vivenciados ao longo das últimas 24 horas.[18]
2. **SF-36 – Questionário de Qualidade de Vida (*Medical Outcomes Study 36 – Item Short Survey*):** instrumento genérico de avaliação de qualidade de vida, de fácil administração e compreensão. É um questionário multidimensional formado por 36 itens, englobados em oito domínios: estado geral de saúde, vitalidade, capacidade funcional, aspecto físico, social, emocional e mental, além da dor.[19]

3. **HADS (*Hospital Anxiety and Depression Scale*):** desenvolvida para identificar sintomas de ansiedade e de depressão em pacientes de hospitais clínicos não psiquiátricos, sendo posteriormente utilizada em pacientes não internados e sem doenças diagnosticadas. Opta-se por essa escala por ser de fácil manuseio e de rápida execução, podendo ser aplicada pelo paciente e pelo entrevistador.[20]

4. **Escala de pensamentos catastróficos:** a escala de Pensamentos Catastróficos sobre Dor é composta de nove itens escalonados em uma escala Likert, que varia de 0 a 5 pontos associados às palavras "quase nunca" e "quase sempre nas extremidades". O escore total é a soma dos itens divididos pelo número de itens respondidos, sendo que o escore mínimo pode ser 0 e o máximo, 5.[21]

5. **Escala de autoeficácia para dor crônica (*Chronic Pain Self-Efficacy Scale*):** a crença de autoeficácia relaciona-se com a percepção da dor e com a funcionalidade física e psíquica dos doentes. A CPSS é uma escala específica para medir a percepção de autoeficácia e a capacidade para lidar com as consequências da dor, em pacientes com dor crônica. É composta por 22 itens e dividida em três fatores ou domínios: autoeficácia para o controle da dor (PSE), autoeficácia para função física (FSE) e autoeficácia para controle dos sintomas (CSE). Cada crença é valiada em uma escala tipo Likert, que varia de 10 a 100 e corresponde à certeza que se tem em relação a cada item. É possível obter-se um escore para cada fator, e a soma de todos os fatores fornece o escore total da escala. O escore máximo possível é de 300 e o mínimo é de 30.[22]

6. **DN-4:** questionário de rastreio de dor neuropática. São 10 questões, sendo sete para o paciente e três de exames do paciente. Caso quatro ou mais respostas sejam positivas, pode-se considerar componente neuropático presente.[23]

7. ***The Leeds Assessment of Neuropathic Symptoms and Signs* (LANSS) *Pain Scale*:** a aplicação desse instrumento de rastreio leva 30 minutos e tem como base a análise da descrição da sensibilidade e o exame dos déficits sensitivos. São considerados cinco grupos de sintomas, entre os quais se investiga a presença de disestesia, alodínia, dor paroxística, alterações autonômicas e sensação de queimação no local da dor. Com relação ao exame físico, dois itens são levados em consideração: a presença de alodínia; e a alteração do limiar de dor ao exame com agulha. Como controle para essa avaliação, utiliza-se a área contralateral à área onde a dor é referida. As respostas para esse questionário são binárias e fazem referência à dor sentida na última semana. O escore varia de zero a 24, sendo que escores abaixo de 12 sugerem ser improvável que a dor tenha origem em mecanismos neuropáticos. Quando o valor deste escore for igual ou maior que 12, mecanismos neuropáticos estariam implicados na dor do paciente.[24]

8. ***Pain Detect Questionaire* (PD-Q):** também de rastreio, é composto por perguntas relacionadas à intensidade, ao curso e à irradiação da dor, além da presença e gravidade percebida em sete sintomas de DN classificada em uma escala de Likert de seis pontuações. Para fins diagnósticos, é calculada a pontuação total variando entre zero e 38 com base nas respostas do paciente. Quando a pontuação total for acima de 18, indicará que um componente de DN é provável, enquanto uma pontuação total abaixo de 13 indicará que a DN é improvável.[25]

9. ***Neurophatic Pain Scale* (NPS):** inclui um total de 10 itens, sendo que dois avaliam as dimensões da dor (intensidade e desconforto), e oito avaliam a qualidade da DN (facada, queimação, congelando, maçante, sensível, coceira, dor profunda e superficial). Os itens são avaliados utilizando-se a escala numérica de 0 a 10, por exemplo, "quente", 0 é não quente e 10 é muito quente "pior sensação imaginável", para descrever a dor "muito quente".[26]

10. ***Pain Quality Assessment Scale* (PQAS):** instrumento de autorrelato derivado da NPS. A PQAS foi desenvolvida com o objetivo de fornecer um instrumento para avaliar a qualidade da DN *não avaliada pela escala NPS*. É um instrumento capaz de avaliar as qualidades ou domínios afetados pelo tratamento da dor. Contém 20 descritores que avaliam dois aspectos globais (intensidade e desconforto), dois aspectos espaciais (superficial e profundo) e 16 domínios de qualidade: 1) pontada (agulhada, perfurante); 2) queimação (pegando fogo); 3) mal localizada; 4) frio (congelante); 5) sensível ao toque (como carne viva); 6) como ferida; 7) coceira (como "picada de mosquito"); 8) fisgada; 9) dormência; 10) choque (relâmpago, faíscas); 11) formigamento; 12) cólica (espremer, aperto); 13) irradiando; 14) latejante; 15) dolorimento (como dor de dente); 16) dor em peso (pressão). O PQAS também contém um item que avalia o padrão temporal da dor ("intermitente com ausência de dor em outros momentos", "mínimo de dor o tempo todo com períodos de exacerbação" e "dor constante que não muda muito de um momento para outro"). Cada item é avaliado pela escala numérica verbal, onde 0 = "sem dor" ou "nenhuma sensação dolorosa" e 10 = "a maior sensação de dor imaginável".[27]

11. ***Neuropathic Pain Symptom Inventory* (NPSI):** instrumento desenvolvido e validado para avaliar os efeitos do tratamento nas síndromes de DN. É o único instrumento validado em pacientes com DN de origem central e periférica. São 10 descritores diferenciais dos sintomas e dois itens para avaliar a dor espontânea e paroxística espontânea. O instrumento avalia a média de intensidade de dor nas últimas 24 horas numa escala verbal numérica que vai de zero (sem dor) a 10 (a pior dor imaginável). O resultado total do escore de intensidade de dor pode ser calculado com a soma de 10 descritores.[28]

É muito importante que a escolha do instrumento seja pautada no perfil do paciente e no que a equipe valide, e sempre devemos selecionar os instrumentos multidimensionais, específicos para dor neuropática, conforme citado, e instrumentos gerais que avaliem a qualidade de vida, depressão, ansiedade entre outros aspectos que também afetam a vida do paciente.

Independentemente do tipo de ferramenta para avaliação de dor, o enfermeiro tem um papel de destaque no compartilhamento das informações da equipe sobre a avaliação, na orientação sobre o tratamento, no monitoramento da evolução e ainda em todo o processo de educação do paciente. Compartilhar os resultados com o paciente auxilia não só na educação do paciente, mas também na adesão ao tratamento.

Atuação do fisioterapeuta

O potencial inovador da reabilitação física no tratamento das dores neuropáticas apresenta inúmeras opções de modalidades terapêuticas desde eletrotermoterapia, terapia manual com técnicas de energia muscular, mobilização sem *thrust*, manipulação; modalidades de crioterapia e tração, massagem terapêutica, fármaco e colar cervical, exercício físico com treinamento de força, alongamento e aeróbico, estimulação transcraniana com corrente constante (ETCC), estimulação magnética transcraniana repetitiva (EMTr), exercícios mentais visuais, imagética, terapia do espelho, reabilitação somatossensorial. Com embasamento neurofisiológico, algumas modalidades foram largamente estudadas como os exercícios físicos e apresentam alta evidência científica em seu efeito terapêutico, porém outras, mais recentes, como a terapia do espelho, apresentam baixa evidência cientifica. O fisioterapeuta avalia qual tipo de neuropatia e perfil do paciente poderá definir a melhor intervenção, apoiado na melhor evidência cientifica e no que os *guidelines* recomendam.[29]

Atuação do psicólogo

Fatores psicológicos, psicocomportamentais e psicossociais têm papel relevante na percepção dolorosa e em suas reações interferindo na neuromodulação central dos estímulos aferentes.[30,31] As abordagens psicológicas têm tido grande impacto no entendimento e tratamento do doente com dor e não devem ser consideradas alternativas, mas devem ser integradas como parte de uma abordagem abrangente para o tratamento de pacientes com dor neuropática crônica e comorbidades psicológicas.[32]

Os objetivos das intervenções psicológicas visam basicamente, além da educação, o fornecimento de informações relacionadas ao problema, à alteração das crenças e à modificação dos comportamentos disfuncionais; redução das evitações, das incapacidades e do sofrimento; alteração da percepção da dor neuropática; tratamento das descompensações mentais como a depressão e a ansiedade; modificação das fantasias e dos temores infundados; redução ou incremento da agressividade, da hostilidade e dos conflitos do paciente com a equipe de saúde e sua família, ou com os acompanhantes significativos; redução do desconforto familiar, da possibilidade de autoagressões, de suicídio e das recidivas.[33]

Atuação do nutricionista

Nas últimas décadas, evidências científicas vêm demonstrando que a alimentação tem sido considerada um importante fator de tratamento para vários tipos de doenças.[34]

A integração entre estado nutricional e imunidade, sob condições fisiológicas, é benéfica para a saúde.[6] Os alimentos em sua forma de nutrientes contêm anti-inflamatórios naturais que, se consumidos no tempo e quantidades corretos, auxiliam na diminuição da dor crônica e da utilização de medicamentos, proporcionando melhor qualidade de vida.[35]

Evidências sugerem que a vitamina D tem grande potencial na regulação da resposta imunológica.[15] Além do papel na homeostase do cálcio, acredita-se que a forma ativa da vitamina D apresente efeitos imunomoduladores, suprimindo ou ativando o sistema imune.[36]

Evidências demonstram ações benéficas dos ácidos graxos ômega-3, os quais são coadjuvantes para o decréscimo do estado inflamatório, pela sua competição com os metabólitos do ômega-6 na geração de eicosanoides, leucotrienos e tromboxanos. Por sua característica anti-inflamatória, a suplementação com ácidos graxos ômega-3 em pacientes com dores crônicas pode vir a ser uma estratégia benéfica para melhorar aspectos clínicos relacionados com a intensidade e duração das dores crônicas.[37]

As vitaminas B são importantes na síntese de ácido nucleico e proteínas, assim como para a síntese da fosfatidilcolina. A fosfatidilcolina é um fosfolipídeo da membrana celular e se transforma em colina, que, por sua vez, será utilizada na síntese de acetilcolina, um importante neurotransmissor. Os possíveis mecanismos analgésicos e antineurálgicos das vitaminas B (principalmente as vitaminas B1 e B12) demonstrados em estudos experimentais incluem: interação com os mediadores causadores de dor nos nociceptores, aumentando a disponibilidade e a efetividade da noradrenalina e da 5-hidroxitriptamina na via descendente inibitória da dor; regeneração de fibras de nervos danificados; estabilização da excitabilidade elétrica dos nervos inibindo descargas ectópicas; e melhoria no transporte axonal, aumentando a velocidade de condução nervosa.[38]

Atuação do odontólogo

A dor orofacial pode ser o principal sintoma das inúmeras doenças que acometem diretamente as estruturas orofaciais; mas também pode ser o sintoma de doenças alojadas nas regiões adjacentes da cabeça e do pescoço, ou em regiões mais distantes, como do tórax e do abdome, quando provocam dores referidas. Todas as potenciais fontes de dores orofaciais podem cruzar as fronteiras de muitas disciplinas médicas ou odontológicas, o que torna a abordagem interdisciplinar frequentemente necessária para estabelecer tanto o seu diagnóstico como o seu tratamento.[39-42]

Atuação do terapeuta ocupacional

Na terapia ocupacional, o processo engloba coleta de informações sobre o paciente, a situação e os problemas; avaliação dos dados coletados; definição das metas de intervenção; estabelecimento de prioridades; seleção da ação necessária; implementação da ação selecionada; e avaliação dos resultados obtidos.[43]

Os objetivos de intervenção do terapeuta ocupacional voltados à dor crônica são reduzir a dor, promover saúde, melhorar desempenho na manutenção da casa, melhorar postura e mecânica corporal, melhorar qualidade de vida, aumentar independência, aumentar responsabilidade por si, aumentar controle da dor, aumentar tolerância à dor, aumentar autoestima, manter e/ou restabelecer competência, manter e/ou restabelecer papéis, maximizar função, recuperar equilíbrio nas atividades diárias, recuperar controle e restaurar auto eficácia.[44]

Os recursos de tratamento utilizados por terapeutas ocupacionais, como treino de atividades da vida diária, dispositivo assistivo, simplificação da tarefa, aconselhamento, treino de relaxamento, instrução da mecânica corporal, órteses, controle do estresse, treino vocacional, atividades individuais e grupais de diversão, treino da tolerância ao trabalho e terapia em relação à dor, técnicas de relaxamento, controle do estresse, uso de *biofeedback* e comunicação da dor; "Intervenções Comportamentais" discrimina aconselhamento, conservação de energia, ergonomia, treino de mecânica corporal e trabalho condicionado; a categoria "Tratamento de Mão" inclui órtese, proteção articular e educação; na atividade de grupo, tem-se grupo de atividades/aconselhamento e retorno à escola; o item "Tolerância de Atividade" engloba uso de atividades intencionais, tolerância/resistência à atividade e uso de artes e ofícios; no tópico "Adaptação Externa", foram encontrados a adaptação do ambiente e os dispositivos assistivos/simplificação das atividades diárias.[44]

Atuação do educador físico

Indivíduos com dores crônicas devem passar por avaliação sensitiva para verificar a presença de distúrbios na modulação da dor, como anodinia e hiperalgesia; e avaliação biomecânica funcional para verificar a presença de desequilíbrios musculares e instabilidade articular que possam causar dor crônica de origem mecânica. Os exercícios de alongamento e fortalecimento são prescritos em função das observações clínicas, mas, para favorecer a adesão ao tratamento, metas pessoais devem ser previamente negociadas com os indivíduos. A atividade cardiovascular é essencial para o reequilíbrio neuro-hormonal, podendo ser de intensidade moderada.[45]

A ação neuroprotetora do exercício físico foi relacionada à sua capacidade de prevenção e de modulação nas condições inflamatórias. Evidências mostram menos infecções virais e bacterianas, menor incidência de inflamação, menor taxa de neurodegeneração e declínio cognitivo em praticantes de exercício físico. O efeito anti-inflamatório do exercício físico é dependente de fatores críticos como a duração, a intensidade e o tipo de exercício adotado. Por um lado, o exercício pode gradualmente moldar e cessar o processo inflamatório e gerar a redução da inflamação crônica, caso seja praticado rotineiramente; por outro lado o exercício agudo pode promover ou reduzir a inflamação atuando na cascata inflamatória, que é aumentada de acordo com a intensidade do exercício escolhido, liberando citocinas pró ou anti-inflamatórias.[46,47]

▶ **Práticas integrativas e complementares (PIC):** formas de tratamento que podem ser utilizadas como procedimentos para combater e tratar as doenças crônicas. São mais de 29 PIC oferecidas pelo Sistema Único de Saúde (SUS), entre elas destacamos a Medicina Tradicional Chinesa (MTC) com acupuntura e auriculoacupuntura, ventosaterapia, aromoterapia e musicoterapia, indicadas isoladas ou como coadjuvantes no tratamento de inúmeras patologias, a exemplo de dependências de drogas lícitas/ilícitas, reabilitação após procedimentos cirúrgicos e acidentes vasculares cerebrais, estresse, ansiedade, cefaleia, epicondilite, fibromialgia, dor miofascial, osteoartrite, lombalgias, asma, entre outras. Vale ressaltar que as PIC foram institucionalizadas no SUS em 2017 a 2018 e, segundo dados oficiais, elas estão presentes em até 56% dos municípios. É uma prática que vem crescendo ao longo dos anos em virtude de seus resultados positivos.[48]

Ainda, podemos destacar outras modalidades de práticas focadas no *mindfulness* como meditação, hipnose, acupuntura, entre outras, que são ferramentas valiosas no controle da dor com resultados satisfatórios.

Enfim, o alívio da dor é concebido como um direito humano básico e, portanto, não se trata apenas de uma questão clínica, mas também de uma questão ética que envolve todos os profissionais de saúde. Adicionalmente, a dor não tratada pode afetar adversamente o bem-estar do paciente ou evoluir para um estado de dor persistente, gerando ônus financeiros e sociais.[49]

O cuidado ao paciente com dor neuropática transcende o componente causal, sendo necessária uma avaliação integral com o uso de diversas habilidades e competências dos profissionais de saúde para que se planeje um plano de tratamento integral, contemplando todos os aspectos biopsicosoespirituais do paciente que sofre com esse tipo de dor. Há a necessidade de que a equipe de saúde seja conhecedora da sua responsabilidade frente ao paciente e possa identificar as intervenções adequadas para seu alívio, contribuindo para melhor desfecho clínico e assistência humanizada.

Referências bibliográficas

1. Posso IP, Palmeira CC, Vieira ÉB. Epidemiologia da dor neuropática. Rev. Dor. São Paulo. 2016;17(supl. 1):s11-4.
2. Silva JA, Ribeiro-Filho NP. A dor como um problema psicofísico. Rev. Dor. 2011;12(2);138-51.
3. Kraychete DC, Gozzani JL, Kraychete AC. Dor neuropática: aspectos neuroquímicos. Rev. Bras. Anestesiol. 2008;58(5):492-505.
4. Smith BH, Torrance N. Epidemiology of neuropathic pain and its impact on quality of life. Curr. Pain Hedache Rep. 2012;16(3):191-8.

5. Moraes Vieira EB, Garcia JB, Silva AA, Mualem Araújo RL, Jansen RC. Prevalence, characteristics, and factors associated with chronic pain with and without neuropathic characteristics in São Luís, Brazil. J. Pain Symptom Manage. 2012;44(2):239-51.

6. Kraychete DC, Sakata RK. Neuropatias periféricas dolorosas. Revista Brasileira de Anestesiologia. 2011;61(5):88-91.

7. Barohn RJ. Approach to peripheral neuropathy and neuronopathy. Semin. Neurol. 1998;18:7-18.

8. Rosenberg NR, Portegies P, De Visser M et al. Diagnostic investigation of patients with chronic polyneuropathy: evaluation of a clinical guideline. J. Neurol. Neurosurg. Psy. 2001;71:205-209.

9. Fields HL. What has the establishment of multidisciplinary pain centers done to improve the management of chronic pain conditions. Pain Manag. 2011;1:23-24.

10. Cassisi JE, Sypert GW, Salamon A, Kapel L. Independent evaluation of a multidisciplinary rehabilitation program for chronic low back pain. Neurosurgery. 1989;25:877-883.

11. Deardorff WW, Rubin HS, Scott DW. Comprehensive multidisciplinary treatment of chronic pain: a follow-up study of treated and non-treated groups. Pain. 1991;45:35-43.

12. Kames LD, Rapkin AJ, Naliboff BD, Afifi S, Ferrer-Brechner T. Effectiveness of an interdisciplinary pain management program for the treatment of chronic pelvic pain. Pain. 1990;41:41-46.

13. Flor H, Fydrich T, Turk DC. Efficacy of multidisciplinary pain treatment centers: a meta-analytic review. Pain. 1992;49:221-230.

14. Chen PP. Multidisciplinary approach to chronic pain management. Hong Kong Med. Journal. 1996;2:401-404.

15. Luk KD, Wan TW, Wong YW et al. A multidisciplinary rehabilitation program for patients with chronic low back pain: a prospective study. J. Orthop. Surg. 2010;18:131-138.

16. Morlion B, Kocot-Kepska M, Alon E. Towards a multidisciplinary team approach in chronic pain management. 2019. International CHANGE PAIN®. Disponível em: https://www.change-pain.com.

17. Oliveira ASB, Gabbai AA. Abordagem terapêutica da dor neuropática. Rev. Neurociências. 1998;6(2):87-95.

18. Ferreira KA, Teixeira MJ, Mendonza TR, Cleeland CS. Validation of brief pain inventory to Brazilian patients with pain. Support Care Center. 2011;19:505-11.

19. Campolina AG, Bortoluzzo AB, Ferraz MB, Ciconelli RM. Validação da versão brasileira do Questionário Genérico de Qualidade de Vida – Short-Form 6 Dimensions (SF-6D Brasil). Ciência & Saúde Coletiva. 2011;16(7):3103-3110.

20. Marcolino JAM, Mathias LAST, Piccinini Filho L, Guaratini AA, Suzuki FM, Alli LAC. Escala hospitalar de ansiedade e depressão: estudo da validade de critério e da confiabilidade com pacientes no pré-operatório. Rev. Bras. Anestesiol. 2007;57(1):52-62.

21. Sardá J, Nicholas MK, Pereira AA, Pimenta CAM. Validação da Escala de Pensamentos Catastróficos sobre Dor. Acta Fisiatr. 2008;15(1):31-36.

22. Salvetti MG, Pimenta CAM. Validação da Chronic Pain Self-Efficacy Scale para a língua portuguesa. Rev. Psiq. Clín. 2005;32(4);202-210.

23. Bouhassira D et al. Comparison of pain syndromes associated with nervous or somatic lesion and development a new neuropathic pain diagnostic questionnaire (DN4). Pain. 2005;114(1-2):29-36.

24. Bennett M. The LANSS Pain Scale: the leeds assessment of neuropathic symptoms and signs. Pain. 2001;92(1-2):147-57.

25. Freynhagen R, Baron R, Gockel U, Tolle TR. Pain DETECT: a new screening questionnaire to identify neuropathic components in patients with back pain. Curr. Med. Res. Opin. 2006;22(10):1911-20.

26. Galer BS, Jensen MP. Development and preliminary validation of a pain measure specific to neuropathic pain: the Neuropathic Pain Scale. Neurology. 1997;48(2):332-8.

27. Eckeli FD, Teixeira RA, Gouvea AL. Instrumentos de avaliação de dor neuropática. Rev. Dor. 2016;17(1).

28. Bouhassira D, Attal N, Fermanian J, Alchaar H, Gautron M, Masquelier E et al. Development and validation of the Neuropathic Pain Symptom Inventory. Pain. 2004;108(3):248-57.

29. Souza JB, Carqueja CL, Baptista AF. Reabilitação física no tratamento de dor neuropática. Rev. Dor São Paulo. 2016;17(supl. 1):s85-90.

30. Cozolino L. The neuroscience of psychotherapy: building and rebuilding the human brain. New York: WW Norton & Company Inc.; 2002.

31. Linden DE. How psychotherapy changes the brain: the contribution of functional neuroimaging. Mol. Psychiatry. 2006;11(6):528-38.

32. Perissinotti DM, Portnoi AG. Aspectos psico comportamentais e psicossociais dos portadores de dor neuropática. Rev. Dor São Paulo. 2016;17(supl. 1):s79-84.

33. Perissinotti DMN, Figueiró JAB, Fortes SL. Procedimentos psicoterápicos para o tratamento da dor. In: Teixeira MJ, Figueiró JAB (ed.). Dor: epidemiologia, fisiopatologia, avaliação, síndromes dolorosas e tratamento. São Paulo: Moreira Jr; 2001. p. 141-9.

34. Peron AP, Santos JF, Mantovani D, Vicentini VEP. Utilização das isoflavonas presentes na soja (Glycinemax (L) Merril) na prevenção e tratamento de doenças crônicas: uma breve revisão. Arq. Mudi. 2008;12(2/3):50-7.

35. Santos FMM, Borges MC, Correia MITD, Telles RW, Lanna CCD. Avaliação do estado nutricional e da atividade física em pacientes com lúpus eritematoso sistêmico. Rev. Bras. Reumatol. 2010;50(6):631-8.

36. Teixeira TM, Costa CL. Papel da vitamina D no lúpus eritematoso sistêmico. Rev. Nutr. 2012;25(4):531-8.

37. Cortes ML, Jesus RP, Barros Neto JA, Kraychete DC, Andrade TB, Guedes JC. Benefícios do uso de ácidos graxos ômega-3 em pacientes portadores de dores crônicas. Rev. Bras. Nutr. Clin. 2013;28(4):330-4.

38. Gazoni FM, Malezan WR, Santos FC. O uso de vitaminas do complexo B em terapêutica analgésica. Dor. 2016;17(1):52-6.

39. Blasberg B, Geenberg MS. Orofacial pain. In: Greenberg MS, Glick M (ed.). Burket's oral medicine. 10th ed. Hamilton: BC Decker; 2003. p. 307-40.

40. Okeson JP. Dores bucofaciais de Bell. 6. ed. São Paulo: Quintessence; 2006.

41. Nóbrega JCM, Siqueira SRDT, Siqueira JTT, Teixeira MJ. Differential diagnosis in atypical facial pain: a clinical study. Arq. Neuropsiquiatr. 2007;65(2-A):256-61.

42. Bérzin MGR, Siqueira JTT. Study on the training of brazilizan dentists and physicians who treat patients with chronic pain. Braz. J. Oral Sci. 2009;8(1):44-9.

43. Hagedorn R. O processo de terapia ocupacional: fundamentos da prática em terapia ocupacional. São Paulo: Dynamis Editorial; 2001. p. 19-27.

44. Müllersdorf M, Söderback I. Occupational therapist's assessments of adults with long-term pain: the Swedish experience. Occupational Therapy International. 2002;9(1):1-23.

45. Barcellos JS. Poderia a atividade física induzir analgesia em pacientes com dor crônica? Rev. Bras. Med. Esporte. 2009;15(2).

46. Kohut M. Aerobic exercise, but not flexibility/resistance exercise, reduces serum IL-18, CRP and IL-6 independent of betablockers, BMI and psychosocial factors in older adults. Brain Behav. Immun. 2006;20:2001-2009.

47. Petersen A, Pedersen B. The anti-inflammatory effect of exercise. J. Appl. Physiol. 2005;4(98):1154-1162.

48. Brasil. Ministério da Saúde, Secretaria de Atenção à Saúde, Departamento de Atenção Básica. Política Nacional de Práticas Integrativas e Complementares no SUS – Portaria MS n. 971/2006. Brasília: Ministério da Saúde; 2006.

49. Nascimento LA, Kreling MC. Avaliação da dor como quinto sinal vital: opinião de profissionais de enfermagem. Acta Paul. Enferm. 2011;24(1):50-4.

capítulo 60

A Importância da Analgesia Multimodal no Tratamento da Dor Neuropática

Esthael Cristina Querido Avelar | Rioko Kimiko Sakata | Ana Laura Albertoni Giraldes

Conceito

Analgesia multimodal é a combinação de duas ou mais classes de medicamentos ou técnicas com diferentes mecanismos de ação, com o objetivo de aumentar o efeito analgésico e reduzir a dose e seus efeitos adversos. Esses medicamentos podem ser administrados pela mesma via ou outras vias. As intervenções para o auxílio no tratamento da dor neuropática ganham cada vez mais espaço nos dias atuais.

A dor é multidimensional, de forma que, tanto a dor aguda como a crônica, leve ou intensa, nociceptiva ou neuropática, podem necessitar de conduta multimodal para seu alívio. Cada modalidade deve ser escolhida cuidadosamente, pela eficácia, segurança e tolerabilidade, observando-se os efeitos adversos.

Ao escolher terapias combinadas, é sugerido usar agentes com diferentes mecanismos de ação. Por exemplo, o uso de gabapentina com antidepressivos tricíclicos ou inibidores seletivos da recaptação de serotonina/noradrenalina forneceria vários alvos no mecanismo de ação, enquanto ao usar combinação de gabapentina e pregabalina apenas aumentaria os efeitos adversos.[1]

Indicações

A dor neuropática (DN) é tratada de forma mais eficaz com combinação de terapias, que incluem medidas conservadoras, intervencionistas e cirúrgicas.[2] Os objetivos do tratamento incluem o alívio da dor e a restauração funcional. A conduta multimodal deve ser individualizada.

Quando é obtido alívio parcial da dor com a monoterapia, podemos indicar a combinação de dois ou mais medicamentos para aumentar a eficácia do tratamento. Em contrapartida, quando a monoterapia apresenta-se ineficaz ou com efeitos colaterais, a combinação de dois ou mais agentes com mecanismos de ação somatórios ou sinérgicos pode promover maior alívio da dor. Como existem poucos estudos controlados, a combinação tem base principalmente em conceitos teóricos.

Vantagens

A combinação de medicamentos e de técnicas analgésicas permite a modulação da dor em vários pontos da via de transmissão, o que resulta em soma ou em sinergismo analgésico.

Nenhum fármaco promove alívio de todas as síndromes dolorosas. Além disso, o medicamento, na dose necessária para o tratamento, pode causar efeitos adversos intoleráveis. Na prática clínica, a analgesia multimodal frequentemente utiliza medicamentos ou técnicas para obter efeito aditivo ou redução nos efeitos adversos, com a combinação de dois ou mais fármacos para alívio satisfatório da dor.

Desvantagens

Se ocorrer reação alérgica após uso de dois ou mais medicamentos, pode haver dificuldade na identificação do agente causador, uma vez que seus efeitos adversos podem ser os mesmos ou com efeito somatório.

Um efeito adverso ainda pode ser causado pela interação medicamentosa. Portanto, há a necessidade de habilitação para as diferentes técnicas analgésicas.

Durante a combinação de medicamentos, é preciso ter em mente que, além das possíveis interações prejudiciais, o efeito de uma droga pode estar reduzido ou seus efeitos adversos aumentados pelo uso concomitante de outra. É importante identificar as combinações de medicamentos e medidas terapêuticas que sejam benéficas.

Maneiras de realizar analgesia multimodal para dor neuropática

- ▶ Associação de medicamentos sistêmicos.
- ▶ Associação de medicamentos sistêmicos com bloqueios.
- ▶ Associação de medicamentos sistêmicos com outras técnicas.

Muitos pacientes não obtêm alívio satisfatório da dor com um único medicamento, mas podem se beneficiar do uso de associações de medicamentos.

Os medicamentos constituem a base do tratamento da dor neuropática. Os antidepressivos e os anticonvulsivantes são os medicamentos mais empregados para tratamento da DN. Para melhorar sua eficácia, podem ser associados medicamentos de outras classes.

São empregadas associações de antidepressivos tricíclicos ou duais com gabapentinoides (gabapentina e pregabalina).

Medicamentos de 1ª linha

Os antidepressivos têm sido estudados principalmente em dor neuropática, que é sua principal indicação. Os antidepressivos tricíclicos (ADT) e os inibidores seletivos de recaptação da serotonina e de noradrenalina (IRSN) ou duais são fármacos de 1ª linha para manejo da DN.[1]

Entre os anticonvulsivantes, a gabapentina e a pregabalina são medicamentos de 1ª linha para tratamento da DN. A carbamazepina e a oxcarbazepina não são de 1ª linha para a DN em geral, mas o são para a neuralgia do trigêmeo e a do glossofaríngeo.

Os medicamentos antidepressivos de 1ª linha podem ser usados associados com os gabapentinoides para melhor efeito analgésico. Esses medicamentos também podem ser usados em associação com outros medicamentos de 2ª ou 3ª linhas.

Outro medicamento de 1ª linha é a lidocaína tópica para neuralgia pós-herpética e dor neuropática localizada.

Outros medicamentos

Um fármaco pode ser usado associado a outros medicamentos ou técnicas como bloqueio, procedimento cirúrgico e medidas físicas.

Vários medicamentos foram eficazes para o tratamento da DN em estudos clínicos randomizados isolados, mas sua eficácia não foi consistente em revisões sistemáticas. São utilizados quando não são obtidos efeitos positivos com o uso de medicamentos de 1ª ou 2ª linhas. Como exemplo, podemos citar antidepressivos (bupropiona, citalopram e paroxetina), anticonvulsivantes (carbamazepina, oxcarbazepina, lamotrigina, topiramato e ácido valproico), capsaícina tópica em baixa concentração, dextrometorfano, memantina e a mexiletina.[2,3] Geralmente são utilizados nos pacientes que não obtiveram alívio ou não toleram outros medicamentos.

Diversos outros fármacos já foram utilizados para dor neuropática, como cetamina, canabinoide, anti-TNF, dimetilsulfíxido, N-acetilcisteína, clonidina tópica, lidocaína tópica, mas com baixa evidência científica.[4]

A vitamina C administrada por via venosa na dose de 5 g em três aplicações (dias 1, 3 e 5) para paciente com herpes-zóster foi eficaz em reduzir a incidência de NPH.[5]

Os opioides são eficazes para diferentes tipos da DN.[3] Entretanto, em função das preocupações quanto à segurança em longo prazo, não são recomendados para o uso rotineiro de 1ª linha e geralmente devem ser reservados para os pacientes que não respondem aos medicamentos de 1ª linha. O problema com seu uso é a possibilidade de dependência. Esses medicamentos são recomendados como tratamentos de 1ª linha para os pacientes com os seguintes diagnósticos:

DN aguda; DN oncológica; exacerbações de DN; e para alívio imediato da dor durante a titulação de medicamento de 1ª linha. O tramadol, opioide fraco e inibidor da recaptação de serotonina e noradrenalina, mostrou-se efetivo em seis estudos com boa qualidade de evidência. Em contrapartida, opioides fortes como a morfina e a oxicodona, usados em dor neuropática periférica, apresentaram diversos efeitos colaterais e alguns pacientes com tolerância.[6]

O uso de canabidiol *spray* via oral, preparado com delta-9-tetrahidrocanabinol e canabidiol, é recente e há pouca referência na literatura de sua eficácia. Em noves estudos científicos, apenas um estudo com resultados benéficos para o tratamento de DN.[6]

O emplasto de capsaícina em altas concentrações (8%), ainda indisponível no Brasil, se mostrou benéfico no tratamento de neuralgia pós-herpética e na polineuropatia dolorosa relacionada com o HIV quando comparado ao emplasto de capsaícina em baixas concentrações. A qualidade final da evidência foi alta e os desfechos secundários foram inconsistentes.[6]

A toxina botulínica tipo A administrada via subcutânea na área dolorosa na DN periférica apresenta resultados primários positivos e efeito placebo muito baixo.[6]

Os anti-inflamatórios são utilizados para pacientes com dor leve a moderada na síndrome complexa de dor regional. Os corticosteroides e as substâncias anti-TNF são indicados na fase aguda da síndrome complexa de dor regional.

Os medicamentos tópicos podem ser associados aos orais para todos os pacientes com DN. Nos pacientes que não toleram medicamentos via oral, geralmente os tópicos não provocam efeitos adversos, pois absorvem apenas 3% a 5% do princípio ativo. A capsaícina e a lidocaína tópica são as disponíveis em nosso meio e as mais utilizadas, porém podemos encontrar diversas outras substância e formulações manipuladas na literatura.[7] A lidocaína tópica é considerada de 1ª linha para neuralgia pós-herpética.

Quadro 60.1 – Diretrizes para o tratamento da DN.	
Dor neuropática – Tratamento 1ª linha	**Dor neuropática – Tratamento 2ª linha**
Antidepressivo tricíclico ou antidepressivo dual + Gabapentinoide (gabapentina ou pregabalina)	+ Opioide fraco + Capsaícina 8% *patch*
+ Medida física	**Dor neuropática – Tratamento 3ª linha**
+ Lidocaína tópica	+ Opioide forte + Toxina botulínica A

Fonte: Sociedade Internacional para o estudo da Dor (IASP).

Associação de medicamentos sistêmicos com bloqueios

As evidências sugerem que, mesmo entre os indivíduos com condições neuropáticas aparentemente singular, existe uma diversidade substancial em relação a várias manifestações clínicas, características do exame sensorial e mecanismos de dor presumivelmente subjacentes. Esta diversidade pode ser a razão para a eficácia analgésica limitada de agentes farmacológicos, como monoterapia em muitos casos. Além disso, os efeitos colaterais dos medicamentos relacionados à dose podem limitar a tolerabilidade de doses maiores e mais eficazes de medicamentos analgésicos. Assim, a combinação de medicamentos com diferentes mecanismos farmacológicos e medidas intervencionistas pode resultar em maior eficácia, suprimindo simultaneamente vários mecanismos de dor.

Os medicamentos podem ser associados tanto aos bloqueios simpáticos como aos somáticos.

A lidocaína venosa (bloqueio simpático venoso) é eficaz tanto para DN periférica como para a central,[8] sendo usada frequentemente para síndrome complexa de dor regional associada ao tratamento medicamentoso via oral.[9]

A associação de medicamentos com bloqueios de nervos periféricos pode melhorar por um período prolongado a dor de neuralgia do trigêmeo[10] e outras causas de dor neuropática. O bloqueio intercostal e sua neuromodulação com radiofrequência para o tratamento da neuralgia pós-herpética, mostrou-se benéfico, com melhora da qualidade de vida e redução no escore de dor em um estudo controlado randomizado duplo-cego.[11]

O bloqueio do plano do eretor da espinha na dor neuropática torácica não se mostrou benéfico por escassez de evidências científicas; mas, por ser um procedimento com técnica simples e segura, futuramente teremos mais evidências científicas. São necessários mais estudos para investigar quais a técnica ideal, a dose de anestésico local e o uso de adjuvantes.

O bloqueio do gânglio estrelado para síndrome de dor complexa regional de membros superiores e o bloqueio de plexo lombar para síndrome de dor complexa regional de membros inferiores já estão bem estabelecidos, mas a divergência em medicações e frequências dos bloqueios ainda são conflitantes.

Algumas síndromes de dor neuropática crônicas podem ser ocasionadas por encarceramento (*entrapment*) do nervo, sendo a hidrodissecção o tratamento de escolha.

Se a localização da dor obedece ao território de um único nervo distal e puramente sensorial, ou se um neuroma se formou como resultado de uma lesão, procedimentos ablativos de um nervo periférico podem ser considerados. A lesão da zona de entrada da raiz dorsal (DREZ) é considerada por alguns o procedimento de escolha para o tratamento de DN em virtude da avulsão da raiz nervosa do plexo lombossacro ou braquial. Infelizmente, a qualidade das evidências que suportam esses procedimentos cirúrgicos é baixa e inconsistente.

A ziconotida, uma toxina extraída de lesma marinha, administrada por via espinal pode auxiliar em alguns casos de DN de difícil controle, especialmente oncológica.

Quadro 60.2 – Tratamento intervencionista e seu nível de evidência para as diferentes DN.			
Indicação/Intervenção	Qualidade da evidência	Grau de recomendação	Comentários adicionais
Herpes-zóster			
Epidural ou bloqueio paravertebral	Moderada	Fraca	Promove alívio em dor aguda, sem comparação significativa com tratamentos não invasivos
Neuralgia pós-herpética			
Estimulação da medula espinhal (ME)	Baixa	Inconclusiva	Fracas evidências, porém série de casos com resultados benéficos
Medicação intratecal	Baixa	Inconclusiva	
Corticosteroide intratecal e injeção de anestésicos locais	Baixa	Inconclusiva	
Radiofrequência (RDF) pulsada	Baixa	Inconclusiva	Único trabalho randomizado controlado mostrou eficácia até 6 meses
Bloqueio de nervo simpático	Moderada	Contra	Estudos não randomizados não mostraram benefícios
Neuropatia diabética periférica e outras neuropatias periféricas			
Estimulação da ME	Baixa	Inconclusiva	Fraca evidência científica, apenas pequena série de casos
Medicação intratecal	Baixa	Inconclusiva	
Estimulação cerebral profunda	Baixa	Inconclusiva	
Descompressão cirúrgica	Baixa	Inconclusiva	
Injúria de nervo periférico e avulsão de plexo braquial			
Ressecção de neuroma e relocação	Baixa	Inconclusiva	Fraca evidência para lesão de nervo periférico
DREZ (zona de entrada da raiz dorsal)	Baixa	Inconclusiva	Fraca evidência para avulsão de plexo braquial

(*continua*)

Quadro 60.2 – Tratamento intervencionista e seu nível de evidência para as diferentes DN. (*Continuação*)			
Indicação/Intervenção	Qualidade da evidência	Grau de recomendação	Comentários adicionais
Lesão da medula espinhal			
Estimulação da ME	Baixa	Inconclusiva	Fraca evidência, porém série de casos com bons resultados em casos de DN refratária
Medicação intratecal	Baixa	Inconclusiva	Fraca evidência
DREZ	Baixa	Inconclusiva	Fraca evidência em DN refratária
Estimulação cerebral profunda	Baixa	Inconclusiva	Fracas evidências com potencial efeitos adversos
Dor central pós-AVC			
Estimulação da ME	Baixa	Inconclusiva	Fraca evidência, apenas um relato de caso
Estimulação do córtex motor	Baixa	Inconclusiva	
Estimulação cerebral profunda	Baixa	Inconclusiva	
Radiculopatia			
Injeção peridural de corticoide	Moderada	Fraca	Benefício de curto prazo em pacientes com prolapso de disco
RDF pulsátil para radiculopatia cervical e lombar	Baixa	Inconclusiva	Fraca evidência para benefício de curto prazo
RDF para radiculopatia cervical	Baixa	Inconclusiva	Fraca evidência e pouco benefício
RDF para radiculopatia lombar	Moderada	Contra	Estudo randomizado controlado de boa qualidade não mostrou benefício
Soltura de aderência	Baixa	Inconclusiva	
***Failed back surgery syndrome* com radiculopatia**			
Estimulação da ME	Moderada	Baixa	Dois estudos randomizados e controlados mostrando benefício à reabordagem cirúrgica
Injeção peridural de corticosteroide	Baixa	Inconclusiva	Fraca evidência, porém os autores dão prioridade por ter baixo risco e baixo custo quando comparada à estimulação da ME
Soltura de aderência	Baixa	Inconclusiva	Três estudos randomizados controlados mostraram benefício na melhora da dor, mas sem descrição de melhora nos efeitos da DN radicular
Medicação intratecal	Baixa	Inconclusiva	
Estimulação cerebral profunda	Baixa	Inconclusiva	
Síndrome de dor complexa regional			
Estimulação de ME para síndrome complexa de dor regional (SDCR) tipo I	Moderada	Fraca	Demonstrou benefício em longo prazo em SDCR tipo I
Estimulação de ME para SDCR tipo II	Baixa	Inconclusiva	Evidências extremamente limitadas
Bloqueio de nervo simpático	Baixa	Inconclusiva	Evidências bem limitadas, mas pode ser benéfico nas fases iniciais
Medicação intratecal	Baixa	Inconclusiva	Poucas evidências para o tratamento de SCDR, porém o uso do baclofeno para tratar as distonias associadas à SCDR é benéfico
Infusão repetida de cetamina	Baixa	Inconclusiva	Evidência comprovada em um estudo randomizado controlado com pequeno número de pacientes
Neuralgia trigeminal			
Descompressão microvascular; rizotomia por RDF; rizotomia por glicerinol; compressão por balão ou radiocirurgia estereotáxica	Baixa	Inconclusiva	Muitas publicações de qualidade pobre sugerindo benefício das intervenções para dor refratária ao tratamento medicamentoso
Neuropatia trigeminal			
Estimulação do córtex motor	Baixa	Inconclusiva	Talvez seja a melhor opção para pacientes com dor refratária a tratamentos não invasivos
Estimulação cerebral profunda	Baixa	Inconclusiva	Menos evidência do que a estimulação do córtex motor

Fonte: Dworkin et al.[12]

Associação de medicamentos sistêmicos com outras técnicas

A toxina botulínica (TB) via intradérmica tem sido utilizada no tratamento de 3ª linha para neuralgia do trigêmeo e neuralgia pós-herpética.[13,14] Na neuralgia do trigêmeo, a TB pode ser injetada na dose de 2U (TB tipo A) no tecido subcutâneo em oito pontos ao longo das áreas de inervação.

A estimulação elétrica nervosa transcutânea (TENS) pode auxiliar no alívio da DN inibindo potenciais relacionados à dor nos níveis espinhal e supraespinal.[15]

A estimulação da medula espinal,[16] assim como a estimulação elétrica transcraniana,[17,18] tem sido usada no manejo da DN.

A estimulação do nervo periférico é uma técnica de neuromodulação indicada para alívio da DN.[19]

A modulação e a lesão por radiofrequência podem ser indicadas quando a terapia farmacológica é inadequada para controle da dor na DN[20] e o paciente respondeu positivamente ao bloqueio teste.

Referências bibliográficas

1. Bohlega S, Alsaadi T, Amir A, Hosny H, Karawagh AM, Moulin D et al. Guidelines for the pharmacological treatment of peripheral neuropathic pain: expert panel recommendations for the middle East region. J. Int. Med. Res. 2010;38(2):295-317.

2. Dworkin RH, O'Connor AB, Audette J, Baron R, Gourlay GK, Haanpää ML et al. Recommendations for the pharmacological management of neuropathic pain: an overview and literature update. Mayo Clin. Proc. 2010;85(3 suppl.):s3-14.

3. Finnerup NB, Otto M, McQuay HJ, Jensen TS, Sindrup SH. Algorithm for neuropathic pain treatment: an evidence based proposal. Pain. 2005;118(3):289-305.

4. Haanpää ML, Gourlay GK, Kent JL, Miaskowski C, Raja SN, Schmader KE et al. Treatment considerations for patients with neuropathic pain and other medical comorbidities. Mayo Clin. Proc. 2010;85(3 suppl.):s15-25.

5. Kim MS, Kim DJ, Na CH, Shin BS. A study of intravenous administration of vitamin C in the treatment of acute herpetic pain and postherpetic neuralgia. Ann. Dermatol. 2016;28(6):677-83.

6. Finnerup NB, Attal N, Haroutounian S, McNicol E, Baron R, Dworkin RH et al. Pharmacotherapy for neuropathic pain in adults: a systematic review and meta-analysis. Lancet Neurol. 2015;14(2):162-73.

7. Barkin RL. The pharmacology of topical analgesics. Postgrad. Med. 2013;125(4 suppl. 1):7-18.

8. Kraychete DC, Sakata RK. Neuropatias periféricas dolorosas. Revista Brasileira de Anestesiologia. 2011;61:649-58.

9. Viola V, Newnham HH, Simpson RW. Treatment of intractable painful diabetic neuropathy with intravenous lignocaine. J Diabetes Complications. 2006;20(1):34-9.

10. Stani FD, Ojango C, Dugoni D, Lorenzo LD, Masala S, Delfini R et al. Combination of pharmacotherapy and lidocaine analgesic block of the peripheral trigeminal branches for trigeminal neuralgia: a pilot study. Arquivos de Neuro-Psiquiatria. 2015;73:660-4.

11. Ke M, Yinghui F, Yi J, Xeuhua H, Xiaoming L, Zhijun C et al. Efficacy of pulsed radiofrequency in the treatment of thoracic postherpetic neuralgia from the angulus costae: a randomized, double-blinded, controlled trial. Pain Physician. 2013;16(1):15-25.

12. Dworkin RH, O'Connor AB, Kent J, Mackey SC, Raja SN, Stacey BR et al. Interventional management of neuropathic pain – NeuPSIG recommendations. Pain. 2013;154(11):2249-61.

13. Oh HM, Chung ME. Botulinum toxin for neuropathic pain: a review of the literature. Toxins (Basel). 2015;7(8):3127-54.

14. Chen YW, Chuang SK. Botulinum toxin A might be an alternative or adjunct therapy for the treatment of trigeminal and postherpetic neuralgia. 2017;17:259-61.

15. Dubinsky RM, Miyasaki J. Assessment: efficacy of transcutaneous electric nerve stimulation in the treatment of pain in neurologic disorders (an evidence-based review): report of the Therapeutics and Technology Assessment Subcommittee of the American Academy of Neurology. Neurology. 2010;74(2):173-6.

16. Zhang TC, Janik JJ, Grill WM. Mechanisms and models of spinal cord stimulation for the treatment of neuropathic pain. Brain Res. 2014;1569:19-31.

17. Im SH, Ha SW, Kim DR, Son BC. Long-term results of motor cortex stimulation in the treatment of chronic, intractable neuropathic pain. Stereotact. Funct. Neurosurg. 2015;93(3):212-8.

18. Sokal P, Harat M, Zieliński P, Furtak J, Paczkowski D, Rusinek M. Motor cortex stimulation in patients with chronic central pain. Adv. Clin. Exp. Med. 2015;24(2):289-96.

19. Johnson S, Ayling H, Sharma M, Goebel A. External noninvasive peripheral nerve stimulation treatment of neuropathic pain: a prospective audit. Neuromodulation. 2015;18(5):384-91.

20. Yao P, Hong T, Zhu YQ, Li HX, Wang ZB, Ding YY et al. Efficacy and safety of continuous radiofrequency thermocoagulation plus pulsed radiofrequency for treatment of V1 trigeminal neuralgia: a prospective cohort study. Medicine (Baltimore). 2016;95(44):e5247.

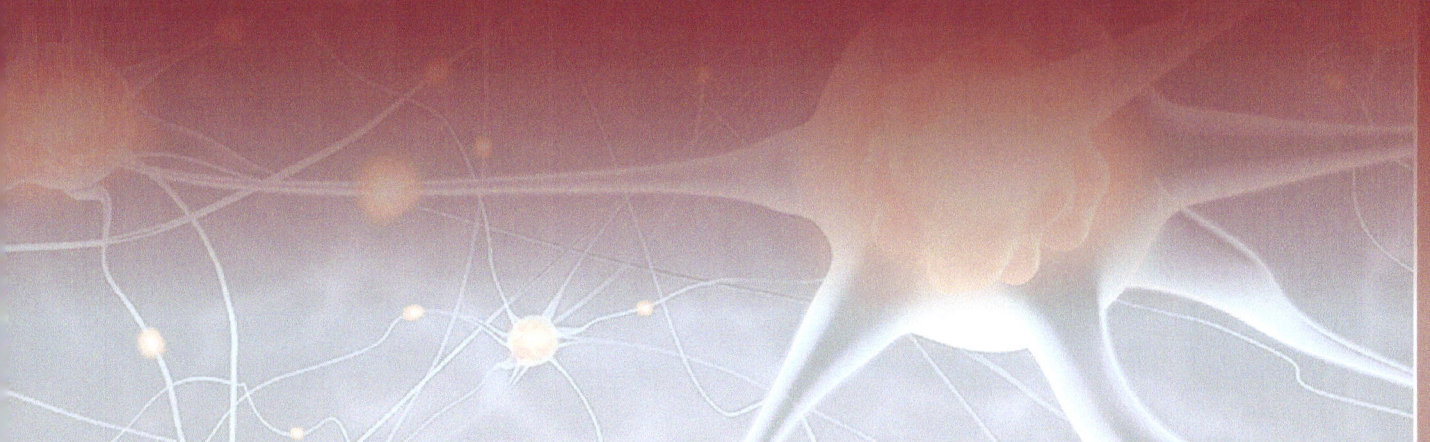

Tratamento Medicamentoso
da Dor Neuropática

Antidepressivos

Aline Cristina Gonçalves | Luana Vanessa Marotti Aparicio | Marcos Vinícius Tonante Lobo

Introdução

Dor neuropática é uma síndrome dolorosa causada por lesão ou doença que afeta o sistema somatossentivo, gerando dor crônica. É uma condição que pode se tornar incapacitante, severa e intratável, causando, além de sofrimento, impacto negativo em âmbito financeiro, social e psicológico, o que contribui para redução da qualidade de vida do indivíduo.[1,2]

A depressão é uma comorbidade que frequentemente afeta pacientes com dor neuropática. Cerca de 57% dos indivíduos com esta condição apresentarão ao longo da vida um episódio depressivo.[2] Por sua vez, a avaliação da depressão no paciente com dor crônica costuma ser complicada pela presença de características compartilhadas entre as duas síndromes (p. ex., fadiga, indisposição, distúrbios do sono, entre outros).[3]

Embora várias relações entre a depressão e a dor neuropática possam ser postuladas, as hipóteses mais comuns para sua comorbidade são que (a) a depressão precede a dor; (b) a dor precede a depressão; (c) a depressão anterior aumenta o risco de depressão subsequente numa nova crise de dor; e (d) os dois fenômenos ocorrem independentemente um do outro.[4,5]

Sejam quais forem as relações entre as duas síndromes, de acordo com Sullivan e Robinson, o nível de comorbidade entre dor e depressão é um dos motivos básicos para considerar a terapia antidepressiva um tratamento.[4]

Apesar de os antidepressivos não serem originalmente usados como medicações analgésicas, eles apresentam efeito analgésico no tratamento de dor crônica e são considerados drogas de 1ª linha em dor neuropática.[5,6]

Neste capítulo, elucidaremos o mecanismo dos antidepressivos na dor neuropática e a sua aplicação clínica.

Antidepressivos

Antidepressivos são fármacos que agem no sistema nervoso central (SNC), sua ação clássica consiste em bloquear um ou mais dos transportadores de monoamina (serotonina, noradrenalina e/ou dopamina).

A família dos antidepressivos é ampla e, para compreendermos a escolha da terapêutica adequada, precisamos entender qual a função dessas monomaminas na modulação da dor. Esse tema foi amplamente discutido no capítulo que fala sobre fisiopatologia da dor neuropática. No presente capítulo daremos enfoque à ação de cada antidepressivo nessas monoaminas.

No tratamento da dor, é importante levarmos em consideração que o controle da dor fornecido pelos antidepressivos se baseia sobretudo em sua função noradrenérgica, mas especificamente evitar o aumento ou diminuição da atividade do sistema noradrenérgico e, em vez disso, equilibrar essa atividade.[6,7]

Entre as classes de antidepressivos, três têm sido amplamente estudadas para o tratamento de dor neuropática, são elas: antidepressivos tricíclicos (ADT); inibidores seletivos da recaptação de serotonina (ISRS); e inibidores seletivos da receptação de serotonina e noradrenalina (ISRSN) (Tabela 61.1).

TABELA 61.1 – Informações sobre os antidepressivos.

Droga	Dose em adultos com doenças psiquiátricas (mg)	Número de dose por dia	Meia-vida de eliminação (horas)	Ajuste de dose	Seletividade serotonina: noradrenalina (razão)
Inibidores seletivos da recaptação de serotonina					
Citalopram	20 a 40	1	35	20 mg/d em disfunção hepática	3.500 a 3.900
Escitalopram	20	1	27 a 32	10 mg/d em disfunção hepática	7.100
Fluoxetina	20 a 80	1	24 a 72 (uso agudo), 96 a 144 (uso crônico)	Diminuir dose em disfunção hepática	300 a 545

(continua)

TABELA 61.1 – Informações sobre os antidepressivos. (*Continuação*)

Droga	Dose em adultos com doenças psiquiátricas (mg)	Número de dose por dia	Meia-vida de eliminação (horas)	Ajuste de dose	Seletividade serotonina: noradrenalina (razão)
Fluvoxamina	100 a 300	1 a 2	16	Diminuir dose em disfunção hepática	300 a 450
Paroxetina	20 a 60	1	21	Dose máxima diária 40 mg em disfunção hepática	300 a 450
Sertralina	50 a 200	1	62 a 104	Diminuir dose em disfunção hepática	1.400 a 2.750
Inibidores seletivos da recaptação de serotonina e noradrenalina					
Desvenlafaxina	50 a 100	1	11	Diminuir dose em doença renal moderada a severa	85
Venlafaxina	75 a 375	2 a 3 (XR 1)	3 a 7	Diminuir dose em doença hepática ou renal	115 a 120
Duloxetina	40 a 120	1 a 2	8 a 17	Não usar em disfunção hepática Diminuir dose em doença renal	9
Antidepressivos tricíclicos					
Amitriptilina	100 a 300	1 a 4	9 a 27	Diminuir dose em disfunção hepática e em idosos	8
Clomipramina	100 a 300	1 a 3	15 a 60	Diminuir dose em disfunção hepática e em idosos	130
Imipramina	100 a 300	1 a 4	5 a 30	Diminuir dose em disfunção hepática e em idosos	27
Nortriptilina	50 a 150	1 a 4	20 a 55	Diminuir dose em disfunção hepática e em idosos	0,24

Fonte: Desenvolvida pela autoria do capítulo.

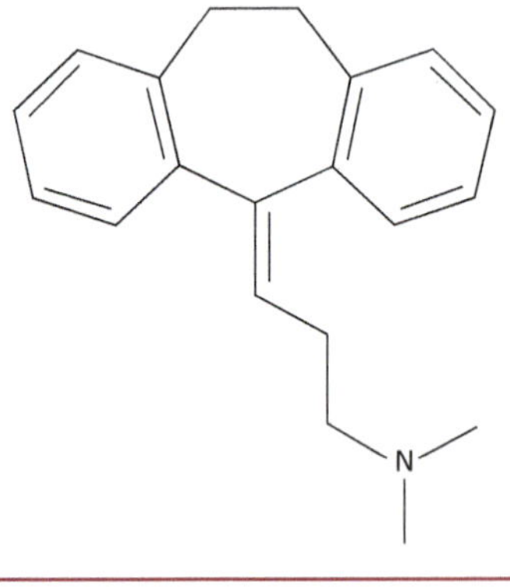

FIGURA 61.1 – Estrutura do antidepressivo tricíclico.

Os antidepresssivos tricíclicos (ADT) são um antigo grupo de antidepressivos, que têm esse nome em razão da presença de três anéis de carbono. Os tricíclicos se dividem em dois grandes grupos: as aminas terciárias (imipramina, amitriptilina e doxepina) e as aminas secundárias (desmeti-limipramina, nortriptilina e protriptilina).

Essa classe de antidepressivos é a mais estudada para o tratamento da dor neuropática. Seu uso como terapia de 1ª linha é suportado por várias diretrizes.[7-11] Tais estudos demonstram eficácia no tratamento de neuropatia periférica, neuralgia pós-herpética e dor neuropática pós-lesão da medula espinhal e de efeito limitado na radiculopatia, HIV e neuropatia periférica induzida por quimioterapia.[10-12]

Os ADT têm ação em vários receptores. Para o alívio da dor, a ação mais importante é a inibição da recaptura da serotonina (5TH) e da noradrenalina (NA),[13] mas também há a hiperalgesia induzida pelo agonista NMDA, e o bloqueio os canais de sódio. No entanto, esses fármacos também bloqueiam os canais de histamina, adrenalina, acetilcolina e sódio, sendo responsáveis por seu amplo perfil de efeitos colaterais,[14] que variam de acordo com o sistema neurotransmissor envolvido, podendo gerar desde ganho de peso, hipotensão ortostática, efeitos cardiovasculares, e a letalidade em *overdose*[5,7] (Tabela 61.2).

Seu efeito analgésico é independente de seu efeito antidepressivo, ocorrendo com a dosagem 20-30% menor que a usada na depressão.[11]

Ao introduzir um ADT, é recomendado que se inicie com doses baixas (10 mg) e que o aumento seja gradual. Ao atingir a dosagem desejada, esta deve ser mantida por um período de 4 a 8 semanas para que sua ação seja efetiva.[15] É necessário cuidado no uso dessa classe em idosos, pessoas com risco de queda e arritmias cardíacas.

A **amitriptilina** é uma amina terciária metabolizada em uma amina secundária, a **nortriptilina**, ambas comumente usadas para o tratamento da dor. A nortripitilina é mais noradrenérgica do que a amitriptilina e, por ser seu metabolito ativo, produz menos efeitos adversos. Ambos os medicamentos são significativamente anticolinérgicos.[13,15]

TABELA 61.2 – Ação em receptores noradrenérgico e serotoninérgico dos ADT e ISRSN e seis efeitos colaterais mais comuns.

Neurotransmissor: efeitos colaterais mais comuns (%)								
	NA	5-HT	Sedação	Hipotensão ortostática	Ganho de peso	Boca seca	Obstipação	Náuseas, diarreia
Tricíclicos								
Amitriptilina	+++	+++	> 30	> 10	> 30	> 30	> 10	> 2
Imipramina	+++	+++	> 10	> 30	> 10	> 30	> 10	> 10
Nortriptilina	++++	++	> 2	> 2	> 2	> 10	> 10	< 2
Inibidores seletivos da recaptação de serotonina e noradrenalina								
Venlafaxina	++	++++	> 10	> 10	< 2	> 10	> 10	> 30
Duloxetina	++++	+++++	> 10	< 10	< 2	> 10	> 10	> 10

Fonte: Desenvolvida pela autoria do capítulo.

Inibidores seletivos da recaptação de serotonina e noradrenalina (ISRSN)

A ideia de que o efeito noradrenérgico é o principal responsável pelo controle da dor crônica pode ser confirmada pela eficácia dos inibidores da recaptação da serotonina e norepinefrina (IRSN) no tratamento da dor crônica.[10] No entanto, foi demonstrado que não é inteiramente o papel da norepinefrina, mas sim o equilíbrio entre serotonina, norepinefrina, outros neurotransmissores e a funções do receptor, que produzem a inibição das vias descendentes da dor, bem como efeitos no processamento central da dor.[10] Influências puramente noradrenérgicas mostraram não auxiliar no controle da dor, mas sim potencializá-la.[10]

Duloxetina, um ISRSN, que carrega em sua bula a indicação para o tratamento de dor neuropática periférica diabética, fibromialgia e dor musculoesquelética crônica, tem sido amplamente utilizada. Alguns estudos mostram afinidade por dopamina. Três estudos randomizados controlados e um estudo aberto demostraram eficácia para o tratamento de polineuropatia diabética com uso diário de 60 a 120 mg deste fármaco. Recomenda-se começar com dose de 30 mg ao dia e aumentar após 1 semana. É uma droga não cardiotóxica e que não deve ser utilizada em pacientes com disfunção hepática.[16]

Este medicamento tem a infeliz característica de ser um substrato e um inibidor do P-450 2D6. Como tal, inibe seu próprio metabolismo nas primeiras 48 horas do início ou ajuste da dosagem, mas isso é facilmente superado considerando-se que os níveis sanguíneos se ajustam rapidamente. Ao bloquear a enzima 2D6, a duloxetina inibe a conversão da codeína em sua forma ativa, a morfina, mas talvez o maior perigo (como com quaisquer inibidores da CYP2D6 descritos) seja interromper abruptamente tais inibidores, o que pode causar um aumento dos níveis de morfina séricos em até 3 semanas. Outras combinações frequentemente mal utilizadas envolvem amitriptilina e ciclobenzapril. Esses medicamentos têm uma sobreposição em seus mecanismos de ação e, quando usados em conjunto, podem criar riscos adicionais, incluindo a síndrome serotoninérgica,

condição grave e potencialmente letal.[17] Esse tipo de risco pode ser maior quando se combina duloxetina e tramadol ou tapentadol.

A **venlafaxina** é o representante mais antigo desse grupo de medicamentos. Embora não seja especificamente aprovado para dor, é comum e com sucesso usado *off-label* no tratamento de condições dolorosas crônicas, especialmente aquelas de natureza neuropática. É importante notar que a venlafaxina tem sido associada a aumentos na pressão arterial e a efeitos adversos sexuais graves.[18] O medicamento também pode causar sintomas de retirada desagradáveis caso seja interrompido abruptamente e até mesmo com interrupção lenta.[19] No entanto, pode ser considerado mais seguro do que a duloxetina quando em uso combinado com outros fármacos.[15]

A dosagem adequada para dor neuropática, principalmente polineuropatia diabética periférica, é de 150 mg ou mais, diariamente. Sua dosagem deve ser iniciada em 37,5 e aumentada gradualmente até a dosagem terapêutica, para evitarmos efeitos colaterais iniciais. Em um estudo placebo-controlado, a administração de 75 mg de venlafaxina perioperatória foi eficaz para prevenir síndrome de dor pós-mastectomia. Tem número necessário para tratar (NNT) 3,1, que é similar ao NNT dos ADT, porém com efeitos colaterais mais toleráveis.

A venlafaxina é metabolizada em O-desmetilvenlafaxina por meio do citocromo p450 CYP2D6, que tem mais seletividade por NA, mais conhecida como desvenlafaxina. Há de se considerar que alterações fenotípicas do CYP2D6 podem impactar na resposta à venlafaxina. Por exemplo, se um paciente não responde à venlafaxina, ele pode ser um pobre metabolizador e pode responder melhor à desvenlafaxina.[16,17]

A desvenlafaxina, metabólito ativo da venlafaxina, é comercializada em doses de 50 mg e 100 mg. Tem 10 vezes mais afinidade pela recaptação de serotonina do que por noradrenalina. Apesar disso, é mais noradrenérgica do que a venlafaxina, mas parece ser menos eficaz no tratamento da dor crônica.[20,21] Foram observadas melhoras nos escores de dor, mas ainda faltam estudos consistentes.

Este fármaco tem baixa afinidade por receptor muscarínicos, colinérgico e alfa-adrenérgico no SNC, o que lhe confere poucos efeitos colaterais.

Inibidores seletivos de recaptação de serotonina (ISRS)

Esta classe de medicamentos, que é a mais utilizada atualmente na prática clínica para o tratamento de patologias psiquiátricas como depressão e ansiedade, não apresenta relativamente nenhum benefício farmacológico direto específico na analgesia. Estudos sobre a efetividade dos ISRS na dor neuropática não são favoráveis para o uso em seu tratamento. Embora apresentem um perfil seguro de droga comparado aos ADT e serem geralmente bem tolerados, estudos de metanálise disponíveis não demonstraram redução do escore de dor com seu uso, portanto não devem ser usados como drogas de 1ª linha no tratamento da dor neuropática. No entanto, seu perfil favorável para interação medicamentosa faz dessa classe uma alternativa atraente no tratamento de comorbidades psiquiátricas.

Uma das hipóteses para seu uso em dor é a de que pode diminuir o óxido nítrico em pacientes suscetíveis com uma diminuição associada aos sinais nociceptivos que chegam ao sistema nervoso central (SNC).

A **paroxetina** vem com uma das listas mais longas de efeitos adversos associados aos ISRS. É contraindicada na gravidez, pode causar prolactinemia e ganho de peso, é sedativa e tem sido associada a sintomas graves de abstinência, bem como a potenciais efeitos colaterais sexuais.[18] Em virtude de sua meia-vida curta, alguns pacientes podem apresentar abstinência diária. A paroxetina também é o bloqueador mais forte da enzima citocromo 2D6 P-450, que metaboliza muitos medicamentos psicotrópicos e analgésicos. Como tal, pode diminuir a potência da codeína, tramadol e parcialmente hidrocodona (pró-drogas) e pode aumentar o acúmulo de oxicodona e outros substratos desda enzima (2D6). Essa grande interação medicamentosa prejudica o seu uso na prática clínica.

A **fluoxetina** é outro inibidor P-450 2D6. Com meia-vida de cerca de 1 semana, pode permanecer no corpo por até 6 semanas. Essa propriedade pode ser benéfica para evitar sintomas de retirada, mas pode não ser desejável no caso de interações medicamentosas, como com outros medicamentos metabolizados pela enzima 2D6. Tal como acontece com muitos ISRS, a fluoxetina pode aumentar a ansiedade no início, portanto, é aconselhável iniciar com uma dose a mais baixa possível.[16]

A **sertralina** tem meia-vida de cerca de 1 dia. Do ponto de vista do sistema enzimático P-450, é principalmente benigno em doses terapêuticas e pode ser altamente eficaz no tratamento da ansiedade e da depressão. É uma medicação bem indicada no uso para tratamento dessas comorbidades no tratamento da dor, principalmente por apresentar baixa interação medicamentosa.[15,16]

Citalopram e **escitalopram** são ISRS que apresentam boa eficácia como antidepressivo, têm pouca interação medicamentosa, o que facilita o uso em pacientes polimedicados; no entanto, parecem não acrescentar muito no tratamento da dor.[16]

A **fluvoxamina** medicação muito eficaz no tratamento do transtorno obsessivo compulsivo, também apresenta eficácia para tratar depressão e ansiedade. No entanto, a fluvoxamina pode aumentar os níveis séricos de vários medicamentos (substratos da enzima P450 1A2), incluindo metadona, buprenorfina e fentanil. De qualquer modo, este medicamento pode ser uma alternativa de ISRS quando se busca evitar a inibição do CYP 2D6 em virtude de outra interação.[16]

Antidepressivos pertencentes a outras classes

Bupropiona, um membro da classe dos inibidores da recaptação da noradrenalina e dopamina e também um antagonista dos receptores nicotínicos, é usado no tratamento para depressão e também para o tratamento antitabagismo.

TABELA 61.3 – Evidência de eficácia dos antidepressivos em dor neuropática.

Doença	Tratamento	Tipo de estudo	Total de pacientes (ativos, placebo)	Resultado	NNT
Nevralgia pós-herpética	Nortriptilina	Duplo-cego, randomizado controlado	56	TCA > Pl	4
Polineuropatia dolorosa	Imipramina	Duplo-cego, randomizado controlado	29	Imi > Pl	2,4
	Fluoxetina	Duplo-cego, randomizado controlado	46	Flu = Pl	15,3
	Venlafaxina	Duplo-cego, randomizado controlado	244	Ven > Pl	6,9
Neuropatia por HIV	Amitriptilina	Duplo-cego, randomizado controlado	97	Ami = Pl	50
Polineuropatia diabética dolorosa	Duloxetina	Metanálise	3.293 (em 61 estudos)	ISRSN > Pl	
	TCA (imipramina, nortriptilina)			TCA > Pl	3,6
	ISRS (citalopram, paroxetina, fluoxetina, sertralina)			ISRS < TCA	
	Venlafaxina			ISRSN > Pl	3,1

Pl: Placebo

Fonte: Desenvolvida pela autoria do capítulo.

Em um estudo duplo-cego cruzado de pacientes com várias formas de dor neuropática, em doses de 300 mg por dia, a bupropiona SR foi semelhante em eficácia aos ADT.[21] De acordo com a teoria proposta de como os antidepressivos atuam nas síndromes de dor (ou seja, efeitos duplos com serotonina e norepinefrina), a bupropiona claramente "quebra as regras". Esta observação indica que outros tipos de antidepressivos também merecem investigação como medicamentos potenciais no tratamento da dor. A bupropiona tem duas contraindicações clínicas absolutas: história atual ou passada de convulsões; e transtorno alimentar. Também pode ser excessivamente estimulante para alguns pacientes.[22]

A **trazodona** pertence à classe dos antidepressivos atípicos, é um inibidor seletivo da recaptação de serotonina e antagonista seletivo 5-HT2 amplamente usado para indução e manutenção do sono.[23] Recomenda-se que a trazodona seja tomada na dosagem de 25 mg a 150 mg 1 hora ou mais antes de dormir para evitar sonolência matinal. Por sua natureza não viciante e seu impacto benigno na interação medicamentosa, seu uso no tratamento de pacientes com dor neuropática tem se tornado popular para o manejo da insônia desses pacientes.[16]

A **mirtazapina** é um antidepressivo tetracíclico. Funciona por meio do antagonismo alfa-2 e, como tal, pode ser uma boa opção para o controle da dor. Ela normaliza a motilidade intestinal, diminui a dor abdominal, alivia a náusea e ajuda a reduzir a ansiedade.[16,24] Infelizmente, o medicamento, apesar de melhorar a qualidade do sono pelo seu efeito sedativo, tem como efeito colateral comum o ganho de peso, o que pode ser um agravante em pacientes com dor. Essa reação provavelmente ocorre quando os receptores de histamina são bloqueados com doses menores. Além disso, a ação da noradrenalina aumenta com a dosagem, compensando gradualmente a sedação.

A mirtazapina foi eficaz em dor neuropática, mas não foi eficaz em pacientes com dor crônica e depressão concomitante.[16]

A **vortioxetina** é uma adição recente à classe ISRS, que amplia seus limites, adicionando mais atividades do receptor. Há um debate em andamento sobre a qual grupo atribuir esse ISRS atípico. Tradicionalmente, os inibidores da recaptação do antagonista da serotonina (p. ex., trazadona e nefazodona) têm alguma atividade de inibição da recaptação da norepinefrina – esta droga não. Por meio do agonismo parcial de 5HT1B, pode aumentar os níveis de acetilcolina e histamina; por meio do antagonismo de 5HT3, pode aumentar o nível de glutamato; e por meio do antagonismo 5HT7, pode aumentar os níveis de acetilcolina e noradrenalina. Todos esses efeitos podem produzir influências cognitivas positivas, um benefício muito necessário para muitos pacientes que vivem com dor crônica. Ao mesmo tempo, a atividade glutamatérgica pode contradizer os objetivos clínicos do paciente, uma vez que os praticantes da dor geralmente buscam uma diminuição na atividade do NMDA.

Qual antidepressivo é mais eficaz na dor neuropática?

O NNT é um index usado para comparar a eficácia das medicações com base nos resultados de uma variedade de estudos (metanálise) e é representado pelo número de pacientes tratados em que a dor se reduziu em 50%. Menor valor indica maior eficácia. De acordo com o estudo de Finnerup et al. (Figura 61.2), o NNT dos TCA é 2,1. O NNT dos inibidores de recaptação de noradrenalina (nortriptilina) é 2,5. O NNT dos ISRSN é 5 e dos ISRS é 6,8 em polineuropatia dolorosa. Com base neste resultado, os antidepressivos que inibem tanto a recaptação de serotonina como a de noradrenalina têm efeito analgésico maior do que os que seletivamente inibem a recaptação de serotonina, indicando que a noradrenalina exerce um importante papel na ação analgésica.[25]

É preciso escolher o tipo de antidepressivo a ser utilizado de acordo com terapia individualizada e avaliação com atenção ao uso de medicamentos e comorbidades como: idade avançada, doenças cardíacas, retenção urinária, glaucoma e abuso de álcool. Em história de falha de terapia com uso prévio de antidepressivo, observar seu uso correto e dosagem utilizada, pois muitas vezes a descontinuação resultou de doses iniciais elevadas ou descontinuação em curto período de tempo.

É importante explicar cuidadosamente as metas de tratamento e efeitos adversos aos pacientes. Eles precisam saber que o alívio completo é possível, porém o objetivo é diminuir o escore de dor. Também precisa ser informado que a dose inicial será pequena e gradualmente otimizada até alívio satisfatório da dor. A sedação causada pela amitriptilina pode ser útil na hora de dormir se insônia. Ganho de peso pode ser apropriado em algumas situações, mas deve ser monitorado em pacientes que já apresentam sobrepeso. Disfunção sexual pode ser mais importante na população jovem.[25]

Os antidepressivos podem interagir com outras medicações como aquelas que também prolongam o intervalo QT (p. ex., metadona) ou interferir no metabolismo hepático (via citocromo 450), propiciando aparecimento de taquicardia ventricular (antiarrítmicos, antirretrovirais, antifúngicos, bloqueador de canal de cálcio, macrolídeos e quinolonas, ISRS, antipsicóticos, tamoxifeno e cisaprida).

Os exames iniciais devem incluir medida de pressão sanguínea em pé e deitado, hemograma, função hepática e renal, eletrólitos e eletrocardiograma. Um princípio interessante é "começar e ir devagar", tendo em mente que o efeito analgésico dos ATD ocorre em menores doses do que aquelas usadas para o tratamento de depressão.[26]

Diretrizes

Tricíclicos começando com baixa dose e incrementando até a dose máxima tolerada. Os ISRSN são mais seguros do que os ADT em pacientes com doenças cardíacas preexistentes. ISRS podem ser considerados no tratamento de neuropatia diabética (Figura 61.3).

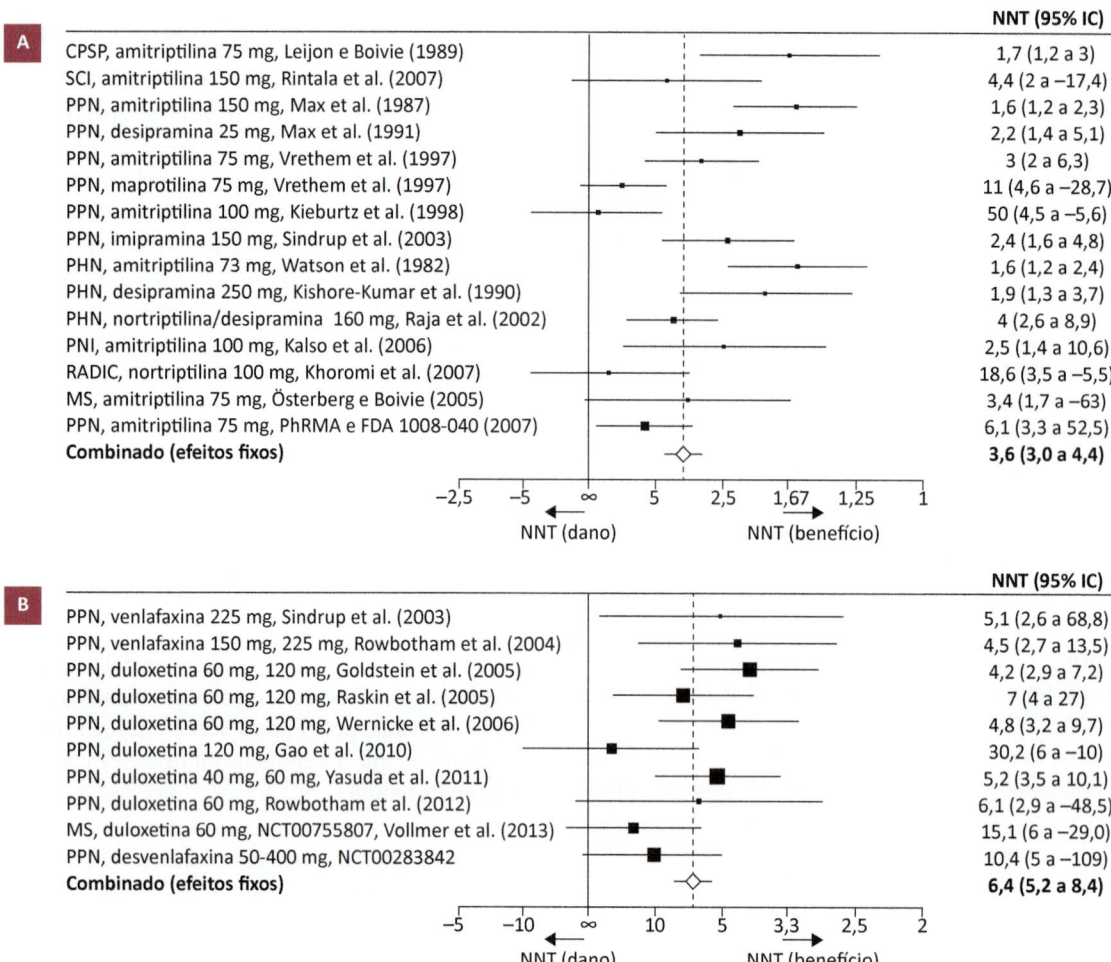

FIGURA 61.2 – NNT com 95% de IC são mostrados em cada estudo e estimados para as drogas de 1ª linha. O tamanho do quadrado representa a importância que o estudo exerce sobre a metanálise (método de Mantel-Haenszel). A linha sólida corresponde ao risco absoluto diferente de zero (sem efeito). Um NNT positivo indica benefício da droga em relação ao placebo e um NNT negativo indica que a intensidade da dor foi maior durante o tratamento com a droga em relação ao placebo. A linha pontilhada representa a estimativa global.

NNT: número necessário para tratar; CPSP: dor central pós-AVC; SCI: dor medular pós-injúria; PPN: polineuropatia dolorosa; PHN: nevralgia pós herpética; PNI: injúria neural periférica; RADIC: radiculopatia dolorosa; MS: esclerose múltipla.

Fonte: Finnerup et al., 2015.

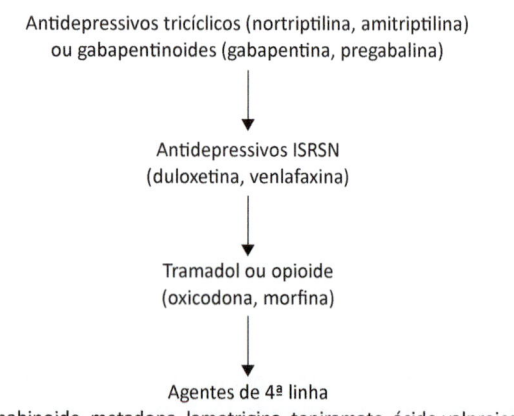

FIGURA 61.3 – Algorritmo de tratamento da DN.

Fonte: Desenvolvida pala autoria do capítulo.

Conclusão

Os antidepressivos oferecem uma alternativa para o tratamento de certas dores crônicas e condições comórbidas, especialmente depressão, ansiedade e insônia. Esses medicamentos, no entanto, podem ser pouco prescritos em virtude da falta de conhecimento sobre seus benefícios potenciais no tratamento da dor e da inexperiência dos profissionais em combinar um medicamento específico a determinado paciente.

O aumento extracelular de NA e 5-HT produz alívio da dor crônica. De fato, a dor neuropática é mais comumente tratada com antidepressivos ADT e ISRSN. Dado que o sistema monoaminérgico é intimamente ligado a desordens como depressão e ansiedade, ele, como alvo farmacológico, pode ajudar a tratar aspectos emocionais e sensitivos da dor crônica.

Apesar de resultados promissores de ensaios clínicos obtendo alívio da dor crônica via sistema monoaminérgico, isso ainda é um desafio. Portanto, são necessários mais estudos sobre a seletividade do sistema monoaminérgico, qual é o adequado atingir para o sucesso da analgesia no tratamento de dor crônica.

Deve-se notar, de maneira importante, que o tratamento farmacológico é apenas uma parte do sucesso potencial no controle da dor crônica. O esforço combinado de uma equipe multidisciplinar provavelmente produzirá o resultado mais desejável para o paciente. Anestesistas, fisiatras, ortopedistas, psiquiatras, psicólogos fisioterapeutas, além de abordagens osteopáticas, tratamentos intervencionistas e tratamentos especializados são necessários para a reabilitação e restauração funcional desses pacientes.

Referências bibliográficas

1. Colombo B, Annovazzi POL, Comi G. Medications for neuropathic pain: current trends. Neurol. Sci. 2006;27:183-189.

2. Sharp J, Keefe B. Psychiatry in chronic pain: a review and update. Curr. Psychiatry Rep. 2005;7:213-219.

3. Gureje O, Von Korff M, Simon GE et al. Persistent pain and well-being: a World Health Organization study in primary care. JAMA. 1998;280:147-151.

4. Sullivan MD, Robinson JP. Antidepressant and anticonvulsant medication for chronic pain. Phys. Med. Rehabil. Clin. N. Am. 2006;17:381-400.

5. Sansone RA, Sansone LA. Pain, pain, go away: antidepressants and pain management. Psychiatry (Edgmont). 2008;5(12):16-19.

6. Gallagher RM. Management of neuropathic pain: translating mechanistic advances and evidence-based research into clinical practice. Clin. J. Pain. 2006;22:2-8.

7. Watson CP. Antidepressant analgesics in the management of chronic pain. In: Lynch ME, Craig KD, Peng PW (ed.). Clinical pain management: a practical guide. Toronto: Wiley-Blackwell; 2011. chap. 14, p. 114-20.

8. NICE. Neuropathic pain in adults: pharmacological management in non-specialist settings. NICE – Clinical guidelines [Internet]. 2013. Disponível em: nice.org.uk/guidance/cg173.

9. Sumitani M, Sakai T, Matsuda Y et al. Executive summary of the clinical guidelines of pharmacologic therapy for neuropathic pain. 2nd ed. (by the Japanese Society or Pain Clinicians). J Anesth. 2018;323:463-78.

10. Attal N, Cruccu G, Baron R et al; European Federation of Neurological Societies. EFNS guidelines on the pharmacological treatment of neuropathic pain. Eur. J. Neurol. 2010;17:e67-88.

11. Mu A, Weinberg E, Moulin DE, Clarke H. Pharmacological management of chronic neuropathic pain – Review of the Canadian Pain Society consensus statement. Can. Fam. Physician. 2017;63:844-52.

12. Saarto T, Wiffen PJ. Antidepressants for neuropathic pain. Cochrane Database Syst. Rev. 2007;4:CD005454.

13. Obata H. Analgesic mechanisms of antidepressants for pain. Int. J. Mol. Sci. 2017;1811:2483.

14. Jensen TS, Madsen CS, Finnerup NB. Pharmacology and treatment of neuropathic pains. Curr. Opin. Neurol. 2009;225:467-74.

15. Dworkin RH, O'Connor AB, Audette J et al. Recommendations for the pharmacological management of neuropathic pain: an overview and literature update. Mayo Clinic Proc. 2010;85(suppl. 3):3-14.

16. Bates D, Schultheis BC, Hanes MC, Jolly SM, Chakravarthy KV, Deer TR, Levy RM, Hunter CW. A comprehensive algorithm for management of neuropathic pain. Pain Med. 2019 Jun 1;20(suppl. 1):2-12. doi: 10.1093/pm/pnz075. PMID: 31152178; PMCID: PMC6544553.

17. Baron R, Binder A, Wasner G. Neuropathic pain: diagnosis, pathophysiological mechanisms, and treatment. Lancet Neurol. 2010;98:807-19.

18. Cruccu G, Aziz TZ, Garcia-Larrea L et al. EFNS guidelines on neurostimulation therapy for neuropathic pain. Eur. J. Neurol. 2007;149:952-70.

19. Krames ES, Monis S, Poree L, Deer T, Levy R. Using the SAFE principles when evaluating electrical stimulation therapies for the pain of failed back surgery syndrome. Neuromodulation. 2011;144:299-311.

20. NHMRC. Guidelines for the pharmacological treatment of neuropathic pain. Australian Clinical Practice Guidelines. [Acesso em 7 jul. 2018]. Disponível em: https://www.clinicalguidelines.gov.au/portal/2290/guidelines-treatment-neuropathic-pain.

21. Bouhassira D, Lantéri-Minet M, Attal N, Laurent B, Touboul C. Prevalence of chronic pain with neuropathic characteristics in the general population. Pain. 2008;1363:380-7.

22. Deer TR, Pope JE, Hayek SM et al. The Polyanalgesic Consensus Conference (PACC) – Recommendations on intrathecal drug infusion systems: best practices and guidelines. Neuromodulation. 2017;202:96-132.

23. Baron R, Maier C, Attal N et al. Peripheral neuropathic pain: a mechanism-related organizing principle based on sensory profiles. Pain. 2017;1582:261-72.

24. Manchikanti L, Abdi S, Atluri S et al. An update of comprehensive evidence-based guidelines for interventional techniques in chronic spinal pain – Part II: guidance and recommendations. Pain Physician. 2013;16:49-283.

25. Finnerup NB, Attal N, Haroutounian S, McNicol E, Baron R, Dworkin Ian RH et al. Pharmacotherapy for neuropathic pain in adults: a systematic review and meta-analysis. Lancet Neurol. 2015;162-73.

26. Saarto T, Wiffen PJ. Antidepressants for neuropathic pain (review). Cochrane Database Syst. Rev. [Online]. 2007(issue 4).

capítulo 62

Anticonvulsivantes

Paula Regina Gusson Bianchin | Mariana Camargo Palladini | Francisco Carlos Obata Cordon

Embora de grande importância no tratamento farmacológico das dores neuropáticas (DN), os anticonvulsivantes foram, ao longo dos anos, exaustivamente colocados à prova, perdendo seu espaço como droga única, e alguns se mostraram benéficos quando utilizados na analgesia multimodal no tratamento da DN.

O tratamento da dor neuropática sempre foi um grande desafio, dadas suas peculiaridades fisiopatológicas e repostas imprevisíveis diante dos diversos medicamentos utilizados para seu controle.

A adoção dos anticonvulsivantes remota aos anos 40 do século passado, por ocasião da introdução da fenitoína no controle das crises epilépticas.

Diante da semelhança entre algumas manifestações clínicas das crises convulsivas e dores neuropáticas faciais, seu uso foi adotado com bons resultados na ocasião.

Os anticonvulsivantes são classificados e utilizados de acordo com seu perfil farmacológico de atuação nos sistemas excitatórios e inibitórios do sistema nervoso central (SNC) e periférico (SNP).

A ação dos anticonvulsivantes, no controle das dores neuropáticas, pode ser pela atividade das bombas de Na^+ voltagem-dependente, bombas de Ca^{2+} e sistema Gabaérgico.

Após lesão ou disfunção no nervo, a sensibilização central resulta também do desequilíbrio da transmissão sináptica. Ocorrem aumento dos processos excitatórios e supressão dos processos inibitórios em diferentes sítios do SNP e do SNC.

Com o passar dos anos, novos anticonvulsivantes foram surgindo, estudos mais aprofundados sobre a fisiopatologia e farmacologia da dor, em especial das dores neuropáticas, foram publicados e os tratamentos passaram a ser subsidiados por ensaios clínicos que demostraram a eficácia das diversas drogas anticonvulsivantes no controle das algias neuropáticas.

Os gabapentinoides (pregabalina e gabapentina) se destacam na eficácia do tratamento de dores neuropáticas (só perdem em eficácia para a carbamazepina e a oxicarbamazepina quando se trata de dores neuropáticas orofaciais). No *guideline* de tratamento da dor neuropática, assumem posição de destaque na 1ª linha de tratamento, ao lado dos antidepressivos tricíclicos e duais.

Embora as dores neuropáticas compartilhem a mesma fisiopatologia, a manifestação clínica e outras características individuais influenciam na resposta ao tratamento farmacológico. Assim, mesmo com estudos mais rigorosos e bem delineados, há ainda discrepância nos resultados obtidos e, por conseguinte, diversos protocolos e esquemas de tratamentos são adotados.

Nesse novo contexto, a necessidade de novas revisões sistemáticas e protocolos passam a ser necessárias para que haja conformidade e eficácia no tratamento das dores neuropáticas. Atualmente, vigora um novo protocolo de tratamento das DN, em que os medicamentos sugeridos foram divididos em linhas de tratamento. Infelizmente, os anticonvulsivantes aparecem de forma tímida nesse novo protocolo, embora permaneçam na 1ª ou 3ª linha de tratamento com comprovada eficácia.

De acordo com esse protocolo, na 1ª linha de tratamento, os anticonvulsivantes sugeridos são os gabapentinoides Gabapentina e Pregabalina, e, na 3ª linha de tratamento, os bloqueadores de canais de Na^+ voltagem-dependentes, como a carbamazepina, a lamotrigona e o topiramato.

A ação dos anticonvulsivantes, no controle das dores neuropáticas, pode se dar na atividade das bombas de Na^+ voltagem-dependentes, bombas de Ca^{2+} e sistema gabaérgico. Mesmo que a maioria dos anticonvulsivantes esteja fora do protocolo atual, listamos a seguir os mais frequentes na prática clínica.

Tipos de anticonvulsivantes

Bloqueadores de canais de sódio

Os canais de sódio voltagem-dependentes exercem um papel importante na fisiopatologia da dor neuropática e representam o grande fator de desequilíbrio do balanço excitatório/inibitório na dor.

O aumento da densidade dos canais de sódio, tanto na região periférica como no SNC, é de grande contribuição na ocorrência das dores neuropáticas. Há evidências de que os canais NaV1.7, NaV1.8 e NaV1.9 desempenham papel de grande relevância no aumento da excitabilidade dos nociceptores nas neuropatias periféricas.

A fenitoína, a carbamazepina, a oxcarbazepina, o ácido valproico e a lamotrigina agem bloqueando os canais de sódio voltagem-dependentes, diminuindo a repolarização, estabilizando a membrana e diminuindo a excitabilidade neuronal, tanto periférica como central.

Bloqueadores de canais de cálcio

Os canais de cálcio desempenham, também, papel importante na fisiopatologia da dor neuropática.

Podem ser divididos em canais de alta voltagem de ativação (HVA) que se apresentam em três subtipos: tipo L (CaV1.1, CaV1.2, CaV1.3 e CaV1.4), tipo P/Q (CaV2.1), Tipo N (CaV2.2) tipo R (CaV2.3) e baixa voltagem de ativação (LVA): tipo T.

A ativação do sistema excitatório ocorre quando há o influxo de cálcio através dos canais, causando despolarização e consequente liberação de neurotransmissores pelo sistema.

Curiosamente, os canais do tipo N também são modulados por agonistas α_2-adrenoceptores, como a clonidina, que parece ter atuação antialodínica, por meio de efeito α_2-modulatório no nível espinal após lesão periférica e, também, modula as interações entre o sistema nervoso autônomo nas dores neuropáticas, dores mantidas pelo sistema nervoso simpático.

Os canais de cálcio são compostos por cinco subunidades $\alpha1$ e suas subunidades auxiliares $\alpha2\delta$, β e γ.

Apesar de sua estrutura ser similar ao GABA, os gabapentinoides não atuam sobres os receptores GABA ou GABA e não modificam o *pool* de GABA sistêmico, ou seja, não participam de sua síntese, metabolização ou recaptação.

Exercem sua ação sobre a subunidade $\alpha2\delta$ dos receptores de cálcio voltagem-dependentes, ligando-se a ela e impedindo o fluxo de cálcio pelo canal.

Agem tanto nas subunidades $\alpha2\delta$-1, responsáveis pelo seu efeito analgésico, como nas $\alpha2\delta$-2, responsáveis pelos seus efeitos colaterais, como sonolência.

Algumas pesquisas indicam que o topiramato agiria nos canais do tipo L, inibindo sua ação e, consequentemente, bloqueando o fluxo de cálcio pelos canais.fv.

Sistema GABA

Poucos medicamentos agem sobre o sistema gabaérgico no controle da dor, embora seja um alvo de pesquisas e ensaios clínicos para a procura de agonistas para este sistema a fim de tentar se restabelecer o equilíbrio entre os sistemas inibitório e excitatório, desfeito pela hiperestimulação neuropática.

O ácido valproico e o clonazepam têm atuação comprovada no sistema gabérgico. O Clonazepam atua sobre os receptores $GABA_B$ e o ácido valproico atua inibindo a gaba-transaminase, aumentando os níveis do neurotransmissor.

Há dúvidas acerca da atuação do topiramato no sistema gabaérgico, contudo acredita-se que ele seja um agonista $GABA_A$.

Anticonvulsivantes e dor neuropática

Diante da variabilidade na manifestação clínica, incertezas no fator causal ou no fenômeno fisiopatológico, a resposta ao tratamento medicamentoso mostra-se pouco satisfatória e pouco confiável. Diversos ensaios clínicos e metanálises ao longo dos anos foram realizados e os níveis de evidência ratificam a resposta pobre e pouco efetiva, nos diversos tipos de protocolos propostos.

Nesse contexto, as revisões sistemáticas trazem à luz que pouco se pode afirmar quanto à farmacofisiologia da dor neuropática e quanto estamos distantes de um modelo aplicável e reprodutível.

Na sequência, serão apresentados os principais anticonvulsivantes, com suas características e indicação para o tratamento das dores neuropáticas.

Carbamazepina

A carbamazepina (CBZ) é um iminostilbeno estruturalmente semelhante aos antidepressivos tricíclicos, como imipramina. Atua nos canais de Na^+ voltagem-dependentes reduzindo os potenciais de ação e atua modulando a transmissão sináptica dos neurotransmissores como monoaminas e NMDA.

Em revisões recentes, evidencia-se que a carbamazepina não se mostra superior ao placebo no tratamento das dores neuropáticas, além de ter efeitos colaterais indesejados mais severos como sonolência, tontura, erupção na pele, danos ao fígado, hiponatremia, tremor e ataxia. Entretanto, apresenta melhor resposta no tratamento da neuralgia do trigêmeo (padrão-ouro), neuropatia diabética e dor de origem central em comparação aos outros anticonvulsivantes, apesar de não estar incluída nos protocolos atuais como opção de tratamento, excetuando-se a neuralgia do trigêmeo.

Na neuralgia do trigêmeo, a maioria (90%) dos pacientes responde bem a essa droga. O número necessário para tratar (NNT) para a CBZ é baixo (NNT = 1:7). Ao contrário, o número necessário para prejudicar (NNH) para CBZ é alto (NNT = 24 para grave efeitos colaterais e NNT = 3:4 para efeitos colaterais menores). Para pacientes que não toleraram a dose completa recomendada de CBZ ou OXC, um tratamento complementar com lamotrigina ou baclofeno pode ser aconselhado, ou até mesmo tratamento com infiltração de onatoxinabotulínia A como opção de tratamento de 3ª linha.

Oxcarbazepina

A oxcarbazepina é um cetoanálogo da carbamazepina. É uma pró-droga cujo metabólito é ativo. Seu mecanismo de ação apresenta semelhança com a carbamazepina no bloqueio dos canais de Na^+ voltagem-dependentes, estabilizando a membrana neuronal hiperexcitadas. Atua na condutância de K^+ e modula os canais de Ca^{2+} ativados (bloqueio os canais de Ca^{2+} tipo N). É mais bem tolerada e com efeitos colaterais menos expressivos comparada à carbamazepina.

A revisão mais recente mostra que há poucas evidências que suportam seu uso em diversos tipos de neuropatias dolorosas. Sendo sua indicação nas trigeminalgias quando o paciente não tolera os efeitos da carbamazepina, ou 3ª opção no tratamento da dor neuropática quando os efeitos colaterais ou analgesia não forem adequados com os outros medicamentos.

Lamotrigina

A lamotrigina é um feniltriazino não relacionado quimicamente com os outros anticonvulsivantes.

É um bloqueador dos canais de Na^+ voltagem-dependentes e sua ação antiepiléptica e antiálgica referida por esta ação farmacológica.

Nos diversos ensaios clínicos, não se mostra melhor do que outros anticonvulsivantes no tratamento da dor neuropática, sendo indicada com 3ª opção nos protocolos atuais e em substituição à carbamazepina no tratamento das trigeminalgias quando os efeitos colaterais desta não forem tolerados.

Clonazepam

O clonazepam é um benzodiazepínico agonista gabaérgico, especificamente do receptor $GABA_a$ proporcionando um aumento da resposta inibitória do sistema neural mediante aumento da frequência de abertura deste receptor, diferentemente dos barbitúricos que aumentam o tempo de abertura dos canais.

Ações: sedação; ansiólise; relaxamento muscular; efeito anticonvulsivante; e amnésia.

Embora esteja incorporada à prática clínica neurológica, não há evidências que sustentam seu uso no tratamento da dor neuropática, havendo outros medicamentos com melhores evidências para este fim.

Gabapentina

Molécula desenvolvida para imitar o neurotransmissor GABA, principal neurotransmissor inibitório. Isso foi conseguido pela adição de um radial ciclo-hexano ao GABA. Contudo, seu efeito farmacológico não é por mecanismo gabaérgico, ou seja, não aumenta a liberação de GABA ou atua como o próprio neurotransmissor.

Farmacologicamente, liga-se à subunidade $\alpha_2\delta$ dos canais de Ca^{2+} voltagem-dependentes e inibe a liberação de noradrenalina, substância P e glutamato, mediante diminuição do influxo de cálcio. Uma metanálise da Cochrane concluiu que a gabapentina foi eficaz para o alívio da dor em neuralgia pós herpética. Com relação à pregabalina, o Banco de Dados Cochrane também confirmou sua eficácia em NPH. Com doses que variam de 1.200 a 3.600 mg/dia, apresenta evidências científicas que sustentam sua prescrição no tratamento de diversas dores neuropáticas, para cujo tratamento é medicamento dentro da 1ª linha de escolha, conforme as recomendações mais recentes. Apresenta como vantagem sobre a pregabalina menor incidência de efeitos colaterais, o que a torna mais bem tolerada.

Pregabalina

Aminoácido relacionado ao GABA, com estrutura molecular semelhante à da gabapentina. Atua da mesma maneira que a gabapentina na subunidade $\alpha_2\delta$, exercendo função inibitória na liberação de glutamato, substância P e noradrenalina.

Para pacientes que sofrem de radiculopatia cervical ou lombar dolorosa, a pregabalina demonstrou ser eficaz em alguns estudos. No entanto, um recente randomizado ensaio controlado (RCT), investigando o efeito da pregabalina em pacientes com ciática aguda e crônica, relatou que a pregabalina não teve o benefício esperado. Com base em uma revisão da literatura, gabapentina e nortriptilina diminuíram a intensidade de dor radicular cervical ou lombar crônica de forma mais eficaz do que a pregabalina.

Na dor crônica após a lesão medular – LM (40% e 70% dos pacientes com esse tipo de lesão), a 1ª linha de tratamento recomendado pela diretriz europeia para dor crônica após LM inclui medicamentos com potencial antineuropático, como gabapentina, pregabalina e antidepressivos tricíclicos. Um estudo randomizado, duplo-cego, placebo controlado (n = 40 pacientes) revelou que, em relação a intervenções não farmacológicas para o tratamento deste tipo de dor, mostrou-se ineficaz em relação a intervenções farmacológicas.

Recomendada nas doses de 300 a 600 mg por dia, tem efeitos colaterais mais pronunciados do que a gabapentina: sonolência; confusão mental; e edema de membros. Contudo, assim como a gabapentina, figura como opção no tratamento da dor neuropática como medicamento de 1ª linha de escolha.

Topiramato

São vários os efeitos farmacológicos atribuídos ao topiramato como potencialização das correntes $GABA_a$, em sítio diferente dos benzodiazepínicos, bloqueio de receptor AMPA, inibição de isoenzimas da anidrase carbônica e modulação dos canais de Na^+ voltagem-dependentes. Associado a vários efeitos colaterais em virtude de sua ação farmacológica, como formigamento de extremidades, perda de peso, fadiga, náuseas e perda de concentração.

Poucas evidências suportam seu uso no tratamento de dores neuropáticas, de maneira que a recomendação para sua adoção seja feita para quadros específicos de dor neuropática e por profissional experiente em seu manuseio.

Fenitoína

A fenitoína tem seus efeitos antiepilépticos atuando na estabilização dos canais Na^+ voltagem-dependentes, efeito ansiolítico e estabilizador de humor.

Com doses recomendadas entre 25 e 100 mg ao dia, apresenta efeitos colaterais neurológicos, hematológicos e teratogênicos que limitam seu uso prolongado ou em pacientes hipersensíveis a este medicamento.

A revisão sistemática mais recente sobre a atuação da fenitoína na dor neuropática trouxe poucas evidências que suportam sua adoção nos diversos tipos de dores neuropáticas em virtude da insuficiência de estudos confiáveis.

O Quadro 62.1 resume as informações sobre os opioides.

	Via de administração	Posologia	Início de ação	Meia-vida	Duração/horas	Dose máxima	Ação	Efeitos adversos
Quadro 62.1 – Informações sobre anticonvulsivantes.								
Gabapentina	VO	300 a 1.800 mg	2 a 3 horas	5 a 13 horas		3.600 mg	Potencialização do GABA. Inibição do glutamato Modulação dos canais de cálcio	Sedação, sonolência, fadiga, vômitos, ataxia, aumento de peso, nistagmo, boca seca, erupção cutânea, alteração da potência sexual, constipação
Pregabalina	VO	75 a 600 mg	2 dias	6 horas	12	600 mg	Modulação dos canais de cálcio. Inibição do glutamato	Cefaleia, ganho de peso, edema periférico, sedação, tonturas, tremores
Carbamazepina	VO	600 a 1.200 mg	3 a 4 dias	12 a 18 horas	25 a 65	3 g	Bloqueio dos canais de sódio	Náusea, ataxia, sonolência, diplopia, *rush* cutâneo, discrasia sanguínea
Oxcarbazepina	VO	150 a 1.800 mg	19 dias			2.700 mg	Bloqueio dos canais de sódio	Hiponatremia, náusea, tontura, ataxia, cefaleia
Lamotrigina	VO	100 a 600 mg	1 a 2 dias	24 a 30 horas	5 a 7	600 mg	Bloqueio dos canais de sódio. Inibição do glutamato	Náusea, sonolência, tremor, ataxia, diplopia
Topiramato	VO	200 a 800 mg		18 a 24 horas	12	1.000 mg	Potencialização do GABA. Inibição do glutamato. Bloqueio dos canais de sódio	Perda de peso, dificuldade de concentração e memória, fadiga, diminuição do bicarbonato sérico, nefrolitíase, glaucoma de ângulo fechado
Ácido valproico	VO	5 a 60 mg/kg/dia	3 a 5 horas	6 a 18 horas	5 a 20	60 mg/kg/dia	Aumenta atividade inibitória do GABA Inibe a condutância ao potássio, os canais de sódio dependentes de voltagem e os canais de cálcio	Hipotensão arterial, tremor, sonolência, perda de cabelo
Clonazepam	VO	1,5 a 20 mg/dia	30 a 60 minutos	24 horas	6 a 10	20 mg	Potencialização do GABA. Bloqueio dos canais de sódio	Letargia, sedação

Fonte: Desenvolvido pela autoria do capítulo.

Conclusão

As dores neuropáticas representam, ainda, um grande desafio. A compreensão de sua fisiopatologia, interações bioquímicas neuronais, a farmacocinética e a farmacodinâmica do tratamento são mister para que haja uma conduta clínica adequada e eficaz, culminando em melhor controle sintomático e, quiçá, para algumas neuropatias dolorosas, a cura.

Referências bibliográficas

1. Aiyer R, Mehta N, Gungor S, Gulati A. A systematic review of NMDA receptor antagonists for treatment of neuropathic pain in clinical practice. The Clin. Jour. Pain. 2017:1-48.
2. Alles SRA, Smith PA. Etiology and pharmacology of neurpathic pain. Pharmacological Reviews. 2018;70(2):315-347.
3. Bates D, Schultheis BC, Hanes MC, Jolly SN, Chakravarthy KV, Deer TR et al. A comprehensive algorithm for management of neuropathic pain. Pain Medicine. 2019;20:2-12.
4. Birse F, Derry S, Moore RA. Phenytoin for neuropathic pain and fibromyalgia in adults: review. Cochrane Database of Systematic Reviews. 2012;5:CD009485.
5. Bouchenaki H, Bégou M, Magy L, Hajj R, Demiot C. Les traitements phamacologiques des douleurs neuropathiques. Therapies. 2019;74:633-643.
6. Corrigan R, Derry S, Wiffen PJ, Moore RA. Clonazepan for neuropathic pain an fibromylagia in adults (review). Cochrane Database of Systematic Reviews. 2012;5:CD009486.
7. D'Arcy Y, McCarberg B, Parsons B, Behar R, Thorpe A et al. Pregabalin for the treatment of neuropathic pain: a narrative review for primary care providers. Curr. Med. Research and Opinions. 2017 Aug;33(8):1353-1359.
8. Delpont B, Blanc C, Osseby GV, Hervieu-Begue M, Giroud M, Bejot Y. Pain after stroke: a review. Revue Neurologique. 2018;174(10):671-674.

9. Dosenovic S, Kadic AJ, Miljanovic M, Biocic M, Boric K et al. Interventions for neuropathic pain: an overview of systematic reviews. Chronic Pain Medicine. 2017 Aug;125(2):643-652.

10. Finnerup NB, Sindrup SH, Jensen TS. Management of painful neuropathies. In: Handbook of clinical neurology. Elsevier; 2013. chap. 17, p. 279-290.

11. Katta-Charles SD. Craniofacial neuralgias. Neuro Rehabilitation. 2020:1-16. doi: 10.3233/NRE-208004.

12. Kremer M, Salvat E, Muller A, Yalcin I, Barrot M. Antidrepressants and gabapentinoids in neuropathic pain: mechanistic insights. Neuroscience. 2016;338:183-206.

13. Moisset X, Bouhassira D, Couturier JA, Alchaar H, Conradi S et al. Pharmacological and non-pharmacological treatments for neuropathic pain: systematic review and french recommendations. Rev. Neurologique. 2017(176):325-352.

14. Moore A, Derry S, Wiffen P. Gabapentin for chronic neuropathic pain. JAMA. 2018;319(8):818.

15. Smith MD, Mtecalf CS, Wilcox KS. Pharmacology of the epilepsies. In: Goodman and Gilman's – The pharmacological basis of the therapeutics. 3rd ed. McGraw-Hill Education; 2018. p. 329-338.

16. Szok D, Tajti J, Vécsei L. Therapeutic approaches for peripheral and central neuropathic pain. Behav. Neurol. 2019;19:1-14.

17. Wiffen PJ, Derry S, Lunn MPT, Moore RA. Topiramate for neuropathic pain and fibromyalgia in adults (review). Cochrane Database of Systematic Reviews. 2013;12:CD008314.

18. Wiffen PJ, Derry S, Moore RA, Kalso EA. Carbamazepine for chronic neuropathic pain and fibromyalgia in adults (review). Cochrane Database of Systematic Reviews. 2014;4:CD005451.

19. Wiffen PJ, Derry S, Moore RA. Lamotrigin for neuropathic pain and fibromyalgia in adults: review. Cochrane Database of Systematic Reviews. 2013;12:CD006044.

20. Yacubian EMT. Farmacologia dos antiepilépticos. In: Tratamento medicamentoso das epilepsias. 1. ed. Leitura Médica; 2014. p. 35-39.

21. Zhou M, Chen N, He L, Zhu C, Wu F. Oxcarbazepine for neuropathic pain. Cochrane Database of Systematic Reviews. 2017;12:CD007963.

capítulo 63

Neurolépticos

Roberta Cristina Risso | Flavia do Val de Paula Tescari

Introdução

Os neurolépticos são também denominados "antipsicóticos", "agentes antiesquizofrênicos" ou "tranquilizantes maiores".[1]

Têm como efeito principal a ação sobre o comportamento ou pensamento, bem como sobre o humor, controlando a atividade psíquica anormal, além de serem indicados em estados de mania.[1,2]

Existem mais de 20 agentes antipsicóticos para uso clínico, embora sejam pequenas as diferenças entre essas drogas.[3]

Essas drogas são classificadas de acordo com a sua estrutura química ou efeitos. São divididos em clássicos e atípicos, sendo os clássicos a "primeira geração de antipsicóticos". Já os antipsicóticos atípicos, drogas de descoberta mais recente, estão associados ao menor risco de efeitos colaterais como os motores indesejáveis ou sintomas extrapiramidais.[3]

Aspectos farmacocinéticos

Existem dois tipos de receptores principais de dopamina no sistema nervoso central (SNC), denominados "D1" e "D2".[1]

O tipo D1 aumenta a atividade da adenilatociclase, enquanto o tipo D2 medeia as principais ações inibitórias pré e pós-sinápticas da dopamina.[4]

Os agentes antipsicóticos provavelmente devem seus efeitos terapêuticos ao bloqueio de receptores dopaminérgicos D2.

Quando os agentes antipsicóticos são administrados cronicamente, o aumento na atividade dos neurônios dopaminérgicos é transitório e dá lugar a uma inibição depois de cerca de 3 semanas. Outro efeito observado com o uso crônico é a proliferação de receptores dopaminérgicos.

Sabe-se também que a maioria destes medicamentos também bloqueia outros receptores como a 5HT2, também histamina, acetilcolina, catecolamina.

A diferenciação entre os clássicos e atípicos tem como base o fato de os antipsicóticos clássicos terem um antagonismo D2 de dopamina predominante, enquanto os antipsicóticos atípicos também abordam outros sistemas neurotransmissores.

A forma como os antipsicóticos trabalham para aliviar a dor ainda está em debate e pode diferir entre diferentes agentes.

Acredita-se que as propriedades antidopaminérgicas podem mediar os efeitos analgésicos.[1,4]

O antagonismo de serotonina de alguns acredita-se que agentes antipsicóticos medeiam os efeitos analgésicos. Acredita-se que os efeitos analgésicos de alguns antipsicóticos ocorre pelo antagonismo da serotonina e outros pelo efeito agonista alfa-2-adrenérgico (p. ex., olanzapina).[3,4]

A risperidona, um antipsicótico atípico, demonstrou antagonismo também a receptores opioides seletivos.[3]

Medicamentos

Os neurolépticos podem ser classificados de acordo com a estrutura química e são divididos em:

- ▶ Fenotiazinas: clorpromazina, levopromazina.
- ▶ Butirofenonas: haloperidol.
- ▶ Benzamidas: sulpirida.
- ▶ Outras substâncias químicas: fenilpeperidinas, diclorfenil-piperazinilquinonas, entre outras.[4,5]
- ▶ Também são classificados como típicos ou atípicos, que se diferem pelos efeitos que proporcionam, além do período em que as drogas foram descobertas, sendo os típicos medicamentos mais antigos.
- ▶ Típicos ou clássicos ou de 1ª geração: clorpormazina, tioridazina, haloperidol, flupentixol.
- ▶ Atípicos ou de 2ª geração: sulpirida, clozapina, risperidona, olanzapina, quetiapina.

Os antipsicóticos atípicos se caracterizam por menor frequência de sintomas extrapiramidais. Além disso, também incluem a ausência de hiperprolactinemia; maior eficácia nos sintomas positivos, negativos e de desorganização; e ausência de discinesia tardia ou distonia após administração crônica.[5,6]

TABELA 63.1 – Características das drogas antipsicóticas.[1]

Drogas	Afinidade do receptor						Efeitos colaterais			
	D1	D2	α-adrenoceptores	H1	mACh	5-HT$_2$	Extrapiramidal	Sedativo	Hipotensão	Outros
Clássicas										
Clorpromazina	++	+++	+++	++	++	+	++	++	++	Ginecomastia Hipotermia Efeitos anticolinérgicos Reações de hipersensibilidade Icterícia obstrutiva
Haloperidol	+	+++	+/-	+	+/-	+	+++	-	++	Iguais da clorpromazina, mas não causa icterícia
Atípicas										
Sulpirida	-	+++	-	-	-	-	+	+	-	Ginecomastia
Clozapina	++	++	++	++	++	+++	-	++	+	Risco de agranulocitose (~1%) Crises convulsivas Salivação Efeitos colaterais anticolinérgicos Aumento do peso
Risperidona	-	+++	++	-	-	+++	+	++	+	Aumento do peso EPS em altas doses Hipotensão
Quetiapina	-	+	+++	-	++	+	+	++	++	Taquicardia Agitação Boca seca

Fonte: Desenvolvida pela autoria do capítulo.

Indicação

Os neurolépticos são usados no tratamento da dor crônica há muitos anos, mas a sua indicação ainda é controversa em alguns casos.[3]

Os efeitos terapêuticos são o principal motivo de escolha como droga no tratamento de dor.[3]

Um dos primeiros estudos publicado sobre a eficácia dos neurolépticos na queixa de dor é datado de 1957, no qual 76 pacientes foram avaliados com o uso de clorpromazina em diversas causas de dor, com efeito benéfico nos pacientes com doença maligna.[7]

Além disso, a presença de náuseas e *delirium* nos pacientes com dor também fazem uma boa indicação para o uso destes fármacos.[4]

Por apresentarem atividade ansiolítica, sedativa, anestésica local e relaxante muscular, podem alterar a percepção de dor.

Estão muito indicados nos quadros dolorosos associados à ansiedade, agitação psicomotora ou insônia.[2]

Podem ser usados em quadros de dor tanto nociceptiva como neuropática.

Um estudo de revisão realizado pela Cochrane incluindo 11 estudos mostrou os benefícios dos efeitos dos antipsicóticos no tratamento de dor aguda e dor crônica, mostrando redução na intensidade da dor após administração de placebo ou de outro medicamento ativo.[3]

Alguns estudos mostram a relação do sistema dopaminérgico com dor. Este achado é apoiado por uma série de estudos em animais que sugeriu que a dopamina está envolvida na regulação da nocicepção.[3]

Seu uso está indicado em grande variedade de quadros dolorosos, como dor de câncer, dor crônica não oncológica, cefaleia crônica, fibromialgia, dor musculoesquelética, dor lombar, dor no idoso, neuropatia pós-herpes-zóster e neuropatia diabética.

As propriedades antidopaminérgicas podem mediar os efeitos analgésicos nos casos de pacientes com enxaqueca.

Já em outros medicamentos, é o antagonismo serotoninérgico que proporciona os efeitos analgésicos.

O efeito alfa-2 agonista de alguns antipsicóticos, como a olanzapina, proporciona o efeito analgésico.[2,3]

Alguns estudos sobre haloperidol mostraram que este medicamento não é eficaz para dor nociceptiva, mas teve efeito na dor inflamatória e em quadros de alodínia.[8] Quando usado em associação com opioides, pode otimizar os efeitos, possibilitando o uso de menores doses de opioides em pacientes paliativos.[9]

Um estudo recente, publicado em 2020, mostrou a associação de haloperidol com cetorolaco para controle de dor pós-operatória e o efeito sobre o consumo de opioides. O resultado não mostrou diminuição do consumo de opioides com o uso de haloperidol isoladamente.[10]

Já a levopromazina, em outros estudos, mostrou efeito para dor pós-operatória, dor no câncer e quadros de enxaqueca.[11]

Pacientes com diagnóstico de fibromialgia, doença caracterizada por dor musculoesquelética crônica e generalizada, associadas a fadiga, problemas de memória e distúrbios do sono podem se beneficiar do uso de antipsicóticos. Grande parte destes pacientes preenche critérios para diagnóstico de depressão ou ansiedade e os medicamentos para essas condições são muitas vezes utilizados no tratamento.

Um estudo de revisão da Cochrane avaliou as evidências disponível para o uso de antipsicóticos no tratamento da fibromialgia, especificamente a quetiapina.

As doses utilizadas variaram de 50 a 300 mg por dia. Apesar de os estudos serem limitados, com amostras pequenas e tempo limitado de acompanhamento, notaram-se redução da queixa de dor, melhora da qualidade do sono e sintomas depressivos e também foi observado ganho de peso.[12]

Outro estudo de revisão publicado em 2012 mostrou que esta classe de medicamentos, incluindo prometazina, levopromazina, olanzapina, quetiapina, apresenta grande melhora no padrão de sono. Mostrou também uma nova alternativa para o tratamento da fibromialgia.[11]

Em uma revisão sistemática avaliando o uso da olanzapina em quadros de sensibilização central, fibromialgia e dores de cabeça, sugere-se um alto, mas preliminar, nível de evidência de eficácia, justificando estudos prospectivos em várias síndromes dolorosas.[13]

Em uma revisão sistemática sobre quadros dolorosos abdominais agudos, o uso dos neurolépticos não mostrou eficácia ou benefícios, apesar de alguns estudos sugerirem melhora da analgesia e diminuição do consumo de opioides.[14]

Interações medicamentosas

A interação medicamentosa é a alteração da resposta farmacológica ou clínica de um fármaco quando há a administração de outra substância concomitante. Pode resultar em efeito aditivo, sinérgico ou antagônico e, com isso, beneficiar ou prejudicar o paciente.[15]

Os antipsicóticos se caracterizam por sua ação psicotrópica, com efeitos sedativos e psicomotores, os quais apresentam-se alterados em decorrência da interação medicamentosa.

Ansiolíticos benzodiazepínicos, opioides, anestésicos, barbitúricos, antidepressivos, álcool, entre outros, potencializam o efeito depressor do sistema nervoso central (SNC) quando administrados com antipsicóticos. Enquanto antiácidos, anticonvulsivantes reduzem sua eficácia.[2]

Efeitos adversos

Entre os efeitos colaterais causados pelo uso dos neurolépticos, o mais evidenciado é a síndrome extrapiramidal ou impregnação neuroléptica.

Determinados pelo bloqueio dos receptores dopaminérgicos na via nigroestriatal e consequente aumento da atividade colinérgica, os efeitos colaterais com origem no SNC podem ser divididos em:

Reação distônica aguda

Clinicamente apresenta-se por movimentos espasmódicos da musculatura do pescoço, boca e língua e, às vezes, com olhos desviados para cima.

É um dos primeiros sintomas da impregnação por neurolépticos e o seu tratamento é realizado com anticolinérgicos, com resolução quase imediata.[16]

Parkinsonismo medicamentoso

Os sinais são tremores de extremidades, hipertonia e rigidez muscular, hipercinesia e fácies inexpressiva. Surgem após a primeira semana de uso da medicação e o seu tratamento é realizado com anticolinérgicos ou antiparkinsonianos, sendo o uso deste último de eficácia controversa.[4,16]

Acatisia

Caracterizada por inquietação psicomotora e desconforto emocional, o paciente levanta insistentemente e anda de um lado para o outro, mesmo se solicitado para permanecer sentado e não se mover.

Ocorre nos primeiros dias de tratamento e não responde aos anticolinérgicos, sendo necessária a redução da dose ou a mudança de antipsicótico. Quando isso acontece, normalmente deve-se recorrer aos antipsicóticos atípicos ou de última geração.

Discinesia tardia

Surge habitualmente após 2 anos do uso contínuo de neurolépticos.

Apresenta-se com movimentos involuntários, com protusão da língua em movimentos laterolateral e movimentos sincrônicos da mandíbula. Pode também apresentar movimentos involuntários de ombros, membros e tronco.

Ocorrem menos frequentemente com o uso dos antipsicóticos atípicos.

Os sintomas podem se reduzir ou até mesmo desaparecer com a reintrodução da medicação suspensa ou com aumento da dose da medicação em uso, porém não há tratamento estabelecido.

Síndrome neuroléptica maligna (SNM)

É uma reação de hipersensibilidade à droga, caracterizada por um grave distúrbio extrapiramidal em conjunto com intensa hipertermia (central), alteração do nível de consciência e distúrbios autonômicos.[4]

Em torno de 5,6% dos casos evoluem a óbito.[17]

Seu tratamento é sugerido com a administração de dantrolene e medidas de controle de temperatura e suporte à vida.[18]

Para evitar o surgimento da SNM, sugere-se não utilizar concomitantemente carbamazepina e neurolépticos.[4]

Além dos efeitos adversos no SNC, são observadas alterações também sistêmicas:

Cardiovascular

A hipotensão, decorrente do bloqueio alfa-adrenérgico, é o efeito cardiovascular mais comum. Causando geralmente apenas um leve desconforto na maioria dos pacientes, merece especial atenção em portadores de comprometimento vascular prévio, podendo favorecer a ocorrência de acidente vascular cerebral isquêmico, traumatismos por quedas ou isquemia aguda do miocárdio.

Alterações eletrocardiográficas como aumento do intervalo QTc, diminuição do segmento ST e achatamento da onda T também podem estar presentes. Porém, não costumam apresentar manifestações clínicas, devendo apenas ser monitoradas e reduzida a dose do medicamento.[3]

Gastrointestinais

Decorrentes da ação nos mecanismos da acetilcolina, os antipsicóticos apresentam importante ação antiemética. Outros efeitos observados são boca seca e constipação intestinal.

Endocrinológicos

O aumento de peso corporal ocorre com o uso de praticamente todos os neurolépticos.

A hiperglicemia, também presente, deve ser monitorada e tem grande importância em pacientes com risco elevado de diabetes.

Galactorreia, amenorreia e ginecomastia, decorrentes das alterações na síntese de prolactina, estão relacionadas à potência antidopaminérgica dos neurolépticos e sua ação no sistema túbero-infundibular repercutido na hipófise anterior, devendo ser monitoradas.

Oftalmológicos

O depósito de pigmentos no cristalino, decorrente do uso de clorpromazina em altas doses, e a retinopatia pigmentosa relacionada ao uso de tioridazina são as alterações oftálmicas descritas, apesar de raras.

A dificuldade de acomodação visual, decorrente do desequilíbrio do sistema dopamina-acetilcolina, também pode ser relatada pelos pacientes.

Dermatológicos

Rash cutâneo, aumento da pigmentação e fotossensibilização podem surgir em pacientes em uso de clorpromazina.

Hematológicos

A eosinofilia, a neutropenia e a agranulocitose são as alterações hematológicas que podem estar presentes com o uso dos neurolépticos. Devem ser monitoradas, determinado a redução ou até mesmo a suspensão medicamentosa. Em casos graves de agranulocitose, poderá ser necessário o uso de estimuladores de medula.[1,4]

Infelizmente, não há neuroléptico que não produza reações indesejadas. Portanto, o seu uso deve ser individualizado e a administração contínua dessa classe de medicamentos deve ser reservada aos pacientes que efetivamente necessitam.[6]

Referências bibliográficas

1. Ritter JM, Flower R, Henderson G, Loke YK, MacEwan D, Rang HP. Pharmacology: antipsychotic drugs. 9th ed. China: Elsevier; 2020.
2. Teixeira MJ, Grotta CCD, Dias SZ. Dor: contexto interdisciplinar – Neurolépticos. 1. ed. Curitiba: Editora Maio; 2003.
3. Seidel S, Aigner M, Ossege M, Pernicka E, Wildner B, Sycha T. Antipsychotics for acute and chronic pain in adults (review). Cochrane Database of Systematic Reviews. 2013(issue 8).
4. Howard P, Twycross R, Shuster J, Mihalyo M, Wilcock A. Therapeutic reviews: antipsychotics. Journal of Pain and Symptom Management. 2011 May;41(5).
5. Khouzam HR. Psychopharmacology of chronic pain: a focus on antidepressants and atypical antipsychotics. Postgraduate Medicine. 2016;128(3):323-330.
6. Abreu PB, Bolognesi G, Rocha N. Prevenção e tratamentos dos efeitos adversos de antipsicóticos. Rev. Bras. Psiquiatr. 2000 Mai;22(1):38-40.
7. Dundee JW. Chlorpromazine as an adjuvant in the relief of chronic pain. Brit. J. Anaesth. 1957:29-28.
8. Cenda'n CM, Pujalte JM, Portillo-Salido E et al. Antinociceptive effects of haloperidol and its metabolites in the formalin test in mice. Psychopharmacology (Berl.). 2005;182(4):485-93.
9. Salpeter SR, Buckley JS, Buckley NS, Bruera E. The use of very--low-dose methadone and haloperidol for pain control in the hospital setting: a preliminary report. Journal of Palliative Medicine. 2015:18(2).
10. Heard K, Bebarta VS, Hoppe JA, Monte AA. Does administration of haloperidol or ketorolac decrease opioid administration for abdominal pain patients? A retrospective study. Am. J. Emerg. Med. 2020;38(3):517-520.
11. Calandre EP, Rico-Villademoros F. The role of antipsychotics in the management of fibromyalgia. CNS Drugs. 2012;26(2):135-153.
12. Walitt B, Klose P, Üçeyler N, Phillips T, Häuser W. Antipsychotics for fibromyalgia in adults. Cochrane Database Syst. Rev. 2016;(6): CD011804.
13. Jimenez XF, Sundararajan T, Covington EC. A systematic review of atypical antipsychotics in chronic pain management: olanzapine demonstrates potential in central sensitization, fibromyalgia, and headache/migraine. Clin. J. Pain. 2018 Jun;34(6):585-591.
14. Miller AC, Khan AM, Bigalli AAC, Sewell KA, King AR, Ghadermarzi S et al. Neuroleptanalgesia for acute abdominal pain: a systematic review. Journal of Pain Research. 2019;12:787-801.
15. Scripture C, Figg W. Drug interactions in cancer therapy. Nature Reviews Cancer. 2006;6:546-558.
16. McDermid SA, Hood J, Bockus S, D'Alessandro E. Adolescents on neuroleptic medication: is this population at risk for tardive dyskinesia? Can. J. Psychiatry. 1998;43(6):629-31.
17. Modi S, Dharaiya D, Schultz L, Varelas P. Neuroleptic malignant syndrome: complications, outcomes, and mortality. Neurocrit. Care. 2016 Feb;24(1):97-103.
18. Still J, Friedman B, Law E, Deppe S, Epperly N, Orlet H. Neuroleptic malignant syndrome in a burn patient. Burns. 1998; 24(6):573-5.

Opioides

Mariana Camargo Palladini | Breno Jardim Grossi | Luciana Paula Bailak

Introdução

A dor neuropática (DN) é causada por uma lesão direta ou por doença do sistema somatossensorial e abrange uma grande variedade de etiologias. DN é um grande desafio para tratar, principalmente quando apresenta intensidade moderada a alta, já que nem todos os opioides respondem bem a esse tipo de dor. Numerosas recomendações terapêuticas para DN foram propostas na última década.

Como sua fisiopatologia é bem distinta da dor nociceptiva e nociplástica, seu tratamento consiste no uso de medicamentos classificadas como antidepressivos, anticonvulsivantes, entre outros. Os opioides não têm o poder de "tratar" a DN, porém são eficazes alterando o sinal transportado pelos estímulos dolorosos. Quando necessário, os analgésicos opioides são usados na dor neuropática, no intuito de diminuir a intensidade da dor, porém alguns deles se mostram mais favoráveis para tratar a DN por também agirem em outros receptores que podem ajudar no tratamento da DN. Os opioides podem ser naturais (como a morfina, que é derivada da planta ópio), semissintéticos (buprenorfina, oxicodona) e sintéticos (fentanil, metadona).

As estimativas da prevalência de dor crônica com características neuropáticas variam de 6,9% a 10% na população geral.

O tratamento com opioides da dor neuropática é muitas vezes desencorajado em virtude da preocupação com a ineficácia, do potencial para o desenvolvimento de tolerância, do risco de vício e dos efeitos colaterais limitantes.

É consenso a necessidade dos opioides na dor nociceptiva intensa, porém a controvérsia sobre o uso dos opioides na dor neuropática permanece.

Os peptídeos opioides desenvolvem seus efeitos por meio de múltiplos receptores opioides. Três membros da família de receptores opioides foram identificados, começando com o receptor δ-opioide (DOR1), que foi seguido pela clonagem do receptor μ-opioide (MOR1) e receptor κ-opioide (KOR1). Além dos três tipos bem estabelecidos de receptores opioides, foi clonado um receptor semelhante ao receptor opioide órfão (ORL1). Este receptor tem cerca de 70% de homologia de sequência com os receptores opioides, embora não seja um receptor opioide típico, uma vez que não se liga a um antagonista opioide naloxona.

A existência de vários subtipos de receptores opioides ($\mu1$, $\mu2$; $\delta1$, $\delta2$; $\kappa1$, $\kappa2$, $\kappa3$) foi sugerida com base em estudos funcionais. Cada tipo de receptor opioide (μ, δ, κ) clonado até o momento é codificado por um único gene, enquanto os subtipos sugeridos são possivelmente produtos de *splicing* alternativos. Na verdade, tentativas moleculares de identificar subtipos de receptores opioides indicaram a existência de muitas variantes de receptores. Os receptores opioides compartilham homologias estruturais extensas e pertencem à família de sete receptores acoplados à proteína G transmembrana. O receptor opioide μ clonado é um receptor semelhante à morfina, cujos ligantes endógenos podem ser endomorfinas, embora vários peptídeos opioides, como β-endorfina ou produtos de clivagem de proencefalina mais longos, também se liguem a esse receptor. As encefalinas se ligam ao receptor δ-opioide com alta afinidade e, portanto, são consideradas ligantes endógenos do receptor δ-opioide. A β-endorfina liga-se aos receptores μ- e δ-opioides. As dinorfinas ligam-se aos receptores κ-opioides, parecendo, assim, funcionar como seus ligantes endógenos. Resumindo, a grande maioria dos peptídeos opioides endógenos não se liga exclusivamente a um tipo de receptor opioide específico, mas tem considerável afinidade e interage com alguns receptores opioides.

Os analgésicos opioides demonstraram ser eficazes para várias doenças associadas à dor neuropática. No entanto, nós os consideramos medicamentos de 3ª linha porque há preocupações com a segurança de seu uso a longo prazo.

Optamos em escrever este capítulo com opioides que têm **maior nível de evidência para aliviar a DN**.

Tramadol

Analgésico sintetizado na Alemanha em 1977, semelhante à codeína. Classificado como opioide fraco, tem duplo mecanismo de ação configurando benefício no tratamento tanto da dor nociceptiva como da neuropática ou da mista. Analgesia semelhante à codeína e propoxifeno, raramente causa depressão respiratória na dose recomendada, ou dependência. Não é adequado para dor severa.

Analgésico de ação central que age como agonista mu seletivo e inibição da recaptação de norepinefrina e serotonina no nível espinhal e supraespinhal. Fraca ligação no receptor mu e menor ainda nos receptores kappa e delta.

Seu resultado analgésico é variável por ser uma droga metabolizada no fígado pela CYP 2D6, que tem grande polimorfismo genético. A depender do fenótipo, pacientes podem ser metabolizadores lentos, intermediários, rápidos ou mesmo não metabolizadores. *Vinte por cento dos indivíduos apresentam polimorfismo do citocromo CYP2D6 e têm a molécula pobremente metabolizada, esses pacientes podem não ter a analgesia adequada. Drogas que afetam esta enzima podem diminuir a demetilação do tramadol e consequentemente diminuir sua ação.* Ou seja, a mesma dose/kg deste medicamento pode causar analgesia inadequada ou intoxicação.

Desta maneira, funciona como uma pró-droga: precisa ser metabolizado no fígado em o-desmetiltramadol para configurar seu efeito opioide (M1), sendo que esta *molécula é cinco vezes mais potente, tem 200 vezes maior afinidade pelo receptor mu e meia-vida mais longa. O polimorfismo do citocromo CYP2D6 ocorre em 20% dos indivíduos.*

Apresentações:

1. Liberação imediata 50 mg e 100 mg a cada 4 a 6 horas (máximo: 400 mg/dia).
2. Liberação prolongada 50 e 100 mg a cada 12 horas, podendo ser usado a cada 8 horas em casos especiais.

A dose deve ser titulada utilizando-se a de 50 a 100 mg administrada a cada 4 ou 6 horas, sendo no máximo 400 mg/dia. Assim que estabelecida a dose ideal, pode ser utilizada a formulação de liberação prolongada para facilitar as tomadas.

Vias possíveis de administração: oral; retal; parenteral. *Pico de ação quando recebido VO 90 minutos e meia-vida de 6 horas. Excreção: renal (90%) e fecal (10%). Biodisponibilidade oral: 75%. Dose-teto: 400 mg/dia.*

Efeitos colaterais: náuseas e vômitos; pouco obstipante; pode reduzir o limiar convulsivo; tontura; sedação; boca seca; sudorese; hipertensão arterial.

Não é recomendada sua associação com antidepressivos, principalmente aqueles que aumentam a quantidade de serotonina na sinapse neural.

Na dor por **osteoartrose** crônica, por exemplo, muito melhor utilizá-lo do que optar pelo uso de anti-inflamatórios não hormonais (AINH) cronicamente, pelos riscos GI e de lesões renais, sobretudo porque, na maioria, são pacientes de idade mais avançada e 30% das osteoartroses cursam com dor mista (DN e nociceptiva). Na **DN**, por sua ação dual, se torna uma boa arma. É utilizado *off-label* em pacientes com síndrome das pernas inquietas e ejaculação precoce, quando não respondem a outros medicamentos.

Contraindicações: em pacientes com hipertensão intracraniana (HIC) e em pacientes recebendo inibidores da monoamina oxidase (IMAO), aumenta dosagem sérica de digoxina e varfariana.

▸ **Vantagem em relação a outros opioides:** menor índice de depressão respiratória, de constipação e de abuso. Pelo seu efeito dual na DN, como já descrito.

A porcentagem de eventos adversos com tramadol de liberação prolongada é bem menor em relação ao tramadol de liberação imediata, menor incidência de cefaleia e de náusea.

O risco de abuso com tramadol é similar ao dos anti-inflamatórios não esteroides (AINE) (2,7% x 2,5%).

Morfina

A morfina oral foi recomendada pela primeira vez na Inglaterra para o tratamento da dor oncológica na década de 1950. Isso costumava ser na forma do chamado "coquetel Brompton", contendo cocaína e álcool, além de morfina. O tratamento mudou para a morfina oral sozinha, uma vez que ela propiciou alívio eficaz da dor sem os efeitos adversos ligados ao "coquetel". Seguindo a publicação das diretrizes da Organização Mundial da Saúde (OMS), em meados da década de 1980, a administração oral de solução aquosa de morfina a cada 4 horas tornou-se comum para dor moderada a intensa.

Quanto à origem, a morfina é um opioide natural classificado como opioide forte e agonista puro. Ela exerce seus efeitos por meio dos receptores MOR, DOR e KOR, com maior afinidade pelos receptores MOR.

Em virtude de ampla distribuição dos receptores opioides (sistema nervoso e outros tecidos), a ligação da molécula de morfina acarretará mudanças celulares complexas com diversos outros efeitos, além da analgesia. Em sua maior parte, inibem a ativação de vias nociceptivas induzida pela lesão aguda.

Trata-se de uma base fraca e a alcalinização do sangue aumenta a fração de morfina não ionizada. A difusão pela barreira hematoencefálica é lenta e o tempo para atingir a concentração plasmática máxima depende da via de administração. O tempo pela via endovenosa é de 6 minutos, pela via subcutânea é de 30 minutos e pela via oral é de 60 minutos. A morfina é opticamente ativa, mas apenas a forma levógera induz a analgesia.

Após ingesta oral, apenas 30% a 50% da dose atinge o sistema nervoso central (SNC). A biodisponibilidade reduzida da morfina decorre da lenta passagem pela barreira hematoencefálica, da sua reduzida lipossolubilidade, da elevada ligação a proteínas plasmáticas, da rápida conjugação com ácido glicorônico e da ionização da substância em pH fisiológico. O metabolismo é hepático e extra-hepático e a eliminação, renal. Em pacientes com insuficiência renal, ocorre prejuízo da eliminação renal dos metabólitos, podendo ocorrer depressão respiratória após administração de doses clínicas do fármaco.

Os opioides, como a morfina, ligam-se a receptores opioides específicos no sistema nervoso e outros tecidos. A ligação de agonistas opioides aos receptores traz mudanças celulares complexas que, em sua maior parte, inibem a ativação de vias nociceptivas induzida pela lesão aguda. Os resultados incluem diminuição da percepção e da reação e aumento da tolerância à dor. No entanto, efeitos excitatórios paradoxais da morfina administrada foram observados em alguns neurônios nociceptivos no cérebro, particularmente após administração prolongada.

A morfina foi, por muito tempo, o opioide de escolha em razão de sua larga distribuição, baixo custo e de sua rápida efetividade. Entretanto, isso ocasionou uso indiscriminado, abuso e mortalidade, sendo prescrita para dores neuropática e nociceptiva sem ter sua segurança comprovada. Ao mesmo tempo suspeitou-se de que a hiperalgesia induzida por opioides, junto com a tolerância aos efeitos analgésicos dos opioides, pode, na realidade, resultar em um grau menor de benefício para os opioides na dor neuropática, ao contrário do que se pensava anteriormente.

A evidência de que a morfina é benéfica para a dor de origem neuropática é severamente limitada. Essa análise também é feita por outras pesquisas, demonstrando que não existem evidências convincentes de que a morfina administrada por via oral com doses até 180 mg/dia seja efetiva para o alívio da dor neuropática em longo prazo. Ao mesmo tempo em que não foi possível demonstrar que possa ocorrer analgesia (com redução de pelo menos 50% da dor) em grandes estudos com duração mínima de 12 semanas, isso não significa que alguns grupos de pessoas não possam encontrar um bom resultado no uso da morfina para tratamento da dor neuropática crônica.

Tapentadol

Tapentadol é um analgésico utilizado para dor moderada a severa que atua tanto como um agonista do receptor opioide μ (MOR) como um inibidor da recaptação da noradrenalina (NA). Esse duplo mecanismo de ação gera um sinergismo em relação à eficácia analgésica. É o primeiro analgésico "MOR-NA" e, por ter esse mecanismo de ação único, tem sido muito utilizado para dor crônica, oncológica ou não, nociceptiva, neuropática e mista.

O componente que age no receptor Mi promove analgesia na dor nociceptiva, inibe a transmissão de sinais de dor ao longo das vias ascendentes e está envolvido na modulação de sinais de dor supraespinhal mediante sua ação na via descendente.

Sua afinidade pelo receptor mi é bem menor do que a da morfina *in vitro*, apesar de ter potência analgésica somente duas a três vezes menor do que a deste fármaco em animais.

O aumento da NA na sinapse espinhal configura eficácia no tratamento da DN por aumentar a inibição da dor no sistema descendente da dor. Isso previne a cronificação da dor aguda e, no nível espinhal, ocorre a alteração da característica e da intensidade da dor. Nesta região são liberados opioides endógenos, NA, serotonina (5-HT) e ácido γ-aminobutírico (GABA), que modulam a transmissão entre neurônios primários e secundários.

Em resumo, o tapentadol diminui a sensibilização central (dificultando a cronificação da dor aguda) e enfatiza a diminuição da DN.

Apresentação:

1. Comprimidos de 50, 75 e 100 mg de liberação rápida.
2. Comprimidos de 50 e 100 mg de liberação cronogramada.

Indicação: dor crônica moderada a intensa que necessita de opioide para ser tratada.

Efeitos colaterais: menor tolerabilidade gastrointestinal (pela menor ação no mi), e este fato também o torna melhor quanto à segurança.

É mais uma alternativa na rotação de opioides. Estudos comprovam eficácia de uso por 2 anos para tratar a dor musculoesquelética.

Não apresenta efeitos cardiovasculares. Perfil seguro em idodos.

Seu metabólito principal, tapentadol-O-glucuronídeo, não age em receptores de opioides, atinge concentrações séricas máximas em 3 a 6 horas quando tomado via oral, a cada 12 horas. Metabolização hepática, excreção renal. Atinge concentração plasmática em 1,25 horas após tomada via oral e, caso a dor não melhore em 1 hora, pode ser ingerido novo comprimido; e, na forma de liberação cronogramada, a concentração sérica é observada em 3 a 6 horas.

Iniciar com doses mais baixas (50 mg/dia) e titular a dose necessária. Deve ser usado com prescrição de horário e não somente se necessário.

Buprenorfina

A buprenorfina, um agonista parcial do receptor mu e ORL-1, antagonista do receptor kappa-delta, interage com proteínas G diferentes dos agonistas mu potentes e, portanto, não tem tolerância cruzada com os opioides padrão. Bloqueia a sensibilização central (hiperalgesia) encontrada na DN, reduz a hipersensibilidade na DN por ser um opioide diferente dos que agem nos receptores mi, kappa e delta.

É um opioide forte utilizado de forma transdérmica (BTD) no Brasil e eficaz no tratamento de dores crônicas de moderada a intensa. Tem um perfil de segurança favorável. A liberação de buprenorfina é regulada pelo gradiente de concentração através da pele e do adesivo.

Age como agonista no receptor opioide μ (alta afinidade e dissocia-se lentamente promovendo longa analgesia e menos abstinência). Tem ação antagonista das atividades nos receptores opioides κ (prevenindo abuso pelo seu uso) e δ.

Especificamente para a DN, mostra-se adequado por ter efeito anti-hiperalgésico pronunciado e de longa duração.

Apresenta efeito dose-dependente na analgesia, mas um efeito-teto na depressão respiratória em doses mais altas, quando comparada à morfina, à metadona, ou ao fentanil, o que contribui para seu perfil de segurança. Liga-se às proteínas α- e β-globulinas. Metabolizada no fígado em norbuprenorfina, que tem atividade analgésica mínima, e é excretada principalmente nas fezes, com perfil de segurança para pacientes com disfunção renal.

Efeito cardiovascular: pouco ou nenhum efeito sobre o intervalo QT corrigido (QTc), mesmo em altas doses, no uso crônico não suprime o eixo hipotálamo-hipófise-gonadal, como outros opioides. Embora todos os opioides possam alterar a cognição e a função psicomotora, a buprenorfina gera menos prejuízo quando comparada à metadona ou morfina em prejudicar a capacidade de atenção do paciente.

Estudos demonstram menor constipação em pacientes com câncer recebendo tratamento, quando comparada à morfina de liberação cronogramada. Em contraste com a morfina e com o fentanil, a buprenorfina não exibiu efeito adverso sobre o sistema imunológico em estudos com animais e em estudos com pacientes tratados para dependência de opioides.

Ideal para pacientes renais crônicos, pois não se acumula nesses pacientes com função renal reduzida e não é removida pela hemodiálise.

Apresentação: adesivos de baixa dosagem com troca a cada 7 dias ou adesivos de alta dosagem com troca a cada 3 a 4 dias. Esses dois tipos de adesivos se diferenciam pela velocidade de liberação do medicamento na pele.

A BTD de baixa dosagem é de 5 μg/h, 10 μg/h e 20 μg/h e libera exatamente esta quantidade de droga que está descrita. Já a BTD de alta dosagem existe de 20 μg/*patch* (libera 35 μg/h); 30 μg/*patch* (libera 52,5 μg/h); 40 μg/*patch* (libera 70 μg/h). Deve-se ter muita atenção para que não ocorram trocas indevidas na farmácia, prejudicando o tratamento.

TABELA 64.1 – Apresentações de buprenorfina.

Dose						
Dose de buprenorfina (média liberada em mcg/h)	5	10	20	35	52,5	70
Buprenorfina existente (mg/*patch*)	5	10	20	20	30	40
Área da matriz (cm²)	6,25	12,5	25	25	37,5	50
Administração	Esquema de troca em 7 dias			Esquema de troca em 3/4 dias		

Fonte: Adaptada de O'Brien T, Ahn JS, Chye R, Le B, Lu H, Olarte G, Palladini M, Salti A, Shao YY, Yaakup H, Buemio KC, Colin CG, Hadjiat Y. Understanding transdermal buprenorphine and a practical guide to its use for chronic cancer and noncancerpain management.

Em pacientes virgens de opioides deve-se começar com adesivos de menor dosagem e, naquelas já em tratamento com algum opioide, é necessário usar tabela de conversão de opioides. Para titular a dose ideal, lembrar que, para a BTD atingir seu nível sérico ideal, demora 48 horas. Níveis plasmáticos de buprenorfina aumentam até 60 horas após aplicado o adesivo. Concentração plasmática mais estável até o 4º dia.

Por ter esse poder anti-hiperálgico, a BTD se configura em um medicamento seguro e eficaz para o tratamento da dor neuropática. Em idosos, a dose não precisa ser ajustada.

Estudo Tcheco avaliando pacientes com dor oncológica e não oncológica concluiu que a BTD é eficaz no tratamento da DN.

Fentanil

O fentanil foi sintetizado pela primeira vez na década de 1950 e descobriu-se que era significativamente mais potente do que os opioides comumente usados, como a morfina. Foi inicialmente usado para anestesia intravenosa e analgesia na década de 1960 e tornou-se um pilar do intraoperatório, da analgesia perioperatória e da sedação consciente e profunda no ambiente hospitalar. É um opioide sintético, derivado da fenilpiperidina, agonista puro estruturalmente semelhante à meperidina. O início da analgesia, quando usado pela via endovenosa, é rápido, podendo seus efeitos perdurar por 30 a 120 minutos. Ele é aproximadamente 80 a 100 vezes mais potente do que a morfina, é altamente lipofílico e liga-se de modo vigoroso às proteínas plasmáticas. Usado em dor crônica, principalmente na forma de adesivo transdérmico. Libera continuamente 25, 50, 75 ou 100 mcg/h de fentanil. Apresenta latência de 6 a 12 horas e atinge dose efetiva na biofase em 3 dias. Recomenda-se troca de adesivo a cada 3 dias e não utilizar em dor aguda pelo seu início tardio e potencial de efeitos adversos.

Os adesivos de fentanil podem ser úteis nos quadros em que os opioides orais não são bem tolerados. Apesar da impressão clínica de que o fentanil tenha um início de ação rápido, um tempo de latência bem definido ocorre entre o pico da concentração plasmática de fentanil e a lentificação das ondas no encefalograma (o tempo de equilíbrio sítio-efetor entre sangue e cérebro). Quando doses endovenosas múltiplas de fentanil são administradas, ou quando há infusão contínua do fármaco, ocorre saturação progressiva de tecidos inativos. Como resultado, a concentração plasmática de fentanil não diminui rapidamente, e a duração da analgesia, assim como da depressão ventilatória, pode se prolongar.

O fentanil é metabolizado no fígado, sob efeito da isoenzima 3A4 do citocromo P 450, em norfentanil, metabólito inativo e excretado por via urinária.

Uma pesquisa do Reino Unido descobriu que tanto os opioides fortes como os fracos foram usados frequentemente para o tratamento da dor neuropática. Desde o início dos anos 2000, um aumento acentuado na prescrição de opioides para dores em geral provocou desvio generalizado do seu uso com consequente abuso, mal uso e mortalidade.

Suspeita-se que a hiperalgesia induzida por opioides, juntamente com a tolerância aos efeitos analgésicos dos opioides, pode, na realidade, resultar em um grau menor de benefício para opioides na dor neuropática do que o assumido anteriormente.

Os padrões usados nas pesquisas com dor crônica neuropática têm evoluído substancialmente nos últimos anos em virtude da utilização de escores de dor mais precisos. Assim, uma redução da intensidade da dor em 50% ou mais se correlaciona com melhorias no sintoma de comorbidades, função e qualidade de vida conforme demonstrado no Cochrane Pain, Palliative and Supportive Care Group (PaPaS).

Uma revisão anterior da Cochrane demonstrou as limitações de nosso conhecimento sobre opioides na dor neuropática, exceto em estudos de duração de 24 horas ou menos.

Neste sentido, uma revisão específica para fentanil é oportuna, sobretudo porque existem poucas pesquisas e evidências científicas de que o fentanil possa ser prescrito para dor neuropática.

Oxicodona

A oxicodona é um forte agonista opioide, desenvolvido no início do século 20 e quimicamente relacionado à codeína, é um analgésico opioide semissintético derivado do alcaloide natural tebaína e está em uso clínico desde 1971.

É considerada comparável à morfina em termos de eficácia e semelhante para eventos adversos, com exceção de alucinações, que tendem a ocorrer raramente com oxicodona. Como a morfina, pode ser administrada por uma variedade de vias, incluindo oral ou retal e injeção intramuscular, intravenosa ou subcutânea. Sua potência analgésica a torna útil para o tratamento da dor intensa, geralmente aguda pós-operatória, pós-traumática ou oncológica, portanto pode ser uma medicação útil para dor neuropática.

A afinidade da oxicodona para o receptor opioide μ é > 20 vezes menor do que a da morfina. Além disso, a concentração de oxicodona necessária para ativar a proteína G, medida pela ligação estimulada pelo agonista [35S] GTPcS, é três a oito vezes maior do que a da morfina. Várias evidências, principalmente de estudos em roedores, indicam que a oxicodona pode exercer seus efeitos opioides por meio do receptor mu-opioide e do receptor kapa-opioide. Apesar disso, a oxicodona é igualmente potente em relação à morfina após administração sistêmica quando as diferenças na biodisponibilidade são levadas em consideração.

Alguns estudos evidenciam que a oxicodona é capaz de reduzir a dor em pacientes com polineuropatias, principalmente diabéticas. Ainda mostrou-se eficaz na meuralgia pós-herpética.

Porém, evidências de ensaios clínicos sobre o uso de oxicodona em condições de dor neuropática são limitadas a três pequenos estudos em neuropatia diabética dolorosa e neuralgia pós-herpética, todos com risco substancial de viés e probabilidade de superestimar a eficácia. Não há evidência convincente e imparcial de que a oxicodona seja valiosa no tratamento de pessoas com neuropatia diabética dolorosa ou neuralgia pós-herpética. Não há nenhuma evidência para outras condições de dor neuropática.

Metadona

A metadona, tradicionalmente usada para manutenção e desintoxicação de pessoas com dependência de heroína e outros opioides, ressurgiu como analgésico, pois é financeiramente acessível e tem propriedades farmacológicas distintas que podem conferir vantagens sobre outras drogas da mesma classe.

É um opioide sintético que compartilha muito dos efeitos analgésicos e paraefeitos indesejados típicos de outros opioides. No entanto, tem propriedades farmacocinéticas e farmacodinâmicas que a distinguem de outros analgésicos derivados do ópio.

É um agonista dos receptores opioides MOR, DOR e KOR. Faz antagonismo ao receptor NMDA e alguns estudos indicam que ela bloqueia a recaptação de serotonina e noradrenalina.

Após administração oral, sua absorção é rápida. O tempo médio de pico plasmático é 2,5 horas para metadona em solução e 3 horas para metadona em comprimidos. É uma droga lipofílica e apresenta uma considerável distribuição tecidual, acumulando-se no espaço extravascular, sendo, então, liberada lentamente para o plasma, o que contribui para uma prolongada meia-vida, que pode chegar a 24 horas. Apesar desta longa meia-vida, o efeito analgésico geralmente dura de 6 a 8 horas. Liga-se a proteínas plasmáticas em uma taxa de 86%. Sua potência analgésica é de até 5 a 10 vezes maior do que a da morfina. É metabolizada no fígado via sistema citocromo P-450 e excretada vias renal e fecal. O ajuste da dose não é necessário em casos de insuficiências renal ou hepática por não produzir metabólitos ativos ou potencialmente tóxicos.

A metadona produz menos náusea, constipação e sedação do que a morfina. Seu efeito euforizante e a taxa de dependência psicológica e física são menores do que outros opioides, não tem metabólitos ativos e apresenta baixo custo. Com estas características, o interesse pela metadona como analgésico, em especial na presença de dor neuropática, tem sido despertado. Entretanto, a controvérsia a respeito da biodisponibilidade, do metabolismo e doo tempo imprevisível da meia-vida da droga tem imposto barreiras ao seu uso mais frequente.

A ativação do receptor NMDA por aminoácidos excitatórios, como o glutamato, tem sido implicada no desenvolvimento da sensibilização central e da dor neuropática crônica (DNC). Também parece ter um papel no desenvolvimento de tolerância e hiperalgesia induzida por opioides. Embora a capacidade da metadona de bloquear o receptor NMDA ter sido demonstrada em modelos animais, não está claro se isso tem relevância clínica em doses normais em razão da alta variabilidade da dose terapêutica. Entretanto, esta propriedade pode dar uma vantagem, sobre outros opioides, no tratamento da DN com menos necessidade de aumento de dosagem.

Um estudo randomizado demonstrou que baixas doses de metadona atuam na analgesia da DN e que o efeito analgésico não foi restrito a nenhuma etiologia específica da DNC.

O aumento na prescrição de metadona nos últimos anos, concomitantemente ao aumento de fatalidades associadas ao seu uso, constitui uma preocupação de saúde pública. Entretanto, devemos considerar que as propriedades potencialmente benéficas da metadona, como o antagonismo do receptor NMDA, podem ser responsáveis pelo aumento da eficácia em certas pessoas com dor neuropática de difícil controle.

Ainda assim, existem poucas pesquisas científicas de qualidade aceitável tanto para dar suporte como para rejeitar a possibilidade da prescrição de metadona para a dor neuropática, sendo seu nível de evidência indeterminado.

TABELA 64.2 – Informações sobre os opioides.

	Via de administração	Posologia	Início de ação	t ½ β	Dose máxima	Duração de ação
Morfina	VO	5 mg de 4 em 4 ou de 6 em 6 horas	60 minutos	2 a 3 horas	Não definida	4 horas
Morfina LC	VO	30 mg de 12 em 12 horas	60 minutos	2 a 3 horas	Não definida	12 horas
Morfina	IV	0,05 a 0,2 mg/Kg dose	15 minutos	2 a 3 horas	Não definida	4 a 5 horas
Tramadol	VO	50 mg de 6 em 6 ou de 8 em 8 horas	30 a 60 minutos	6 horas	400 mg/dia	4 a 6 horas
Tramal retard®	VO	100 mg de 12 em 12 horas	30 a 60 minutos	6 horas	400 mg/dia	12 horas
Fentanil	TD	1 *patch* de 3/3-4/4 dias	6 a 12 horas	12 a 24 horas	Não definida	3 dias
Metadona	VO	2,5 a 15 mg/dia	30 minutos a 2 horas	12 a 50 horas	Não definida	4 a 8 horas
Oxicodona	VO	10 mg de 12 em 12 horas	1 hora	4 a 5 horas	Não definida	8 a 12 horas
Buprenorfina	TD restiva®	Virgem de opioide iniciar com 5 mcg/h de 7 em 7 dias	12 a 24 horas	24 a 42 horas	Não definida	7 dias
Buprenorfina	TD transtec®	Após titulado opioide usar tabela de conversão	12 a 24 horas	20 a 30 horas	Não definida	3 dias
Tapentadol	VO	Virgem de opioide iniciar 50 mg/dia	30 minutos	4 a 6 horas	600 a 700 mg/dia	4 a 6 horas

Fonte: Desenvolvida pela autoria do capítulo.

Rotação de opioides

Alguns pacientes são mais suscetíveis aos efeitos colaterais dos opioides e nem sempre pode-se manter o opioide escolhido como o "ideal" para esses casos clínicos. Além disso, existem pacientes que, após uso crônico desse tipo de fármaco, podem evoluir com hiperalgesia secundária (o próprio aumento do medicamento analgésico piora a dor). Nessas circunstâncias, é prudente trocar o opioide por outro e rever o efeito analgésico deste.

Sempre que trocar o opioide, o ideal é ajustar a dose para 25% menos do que a dose que encontramos com a dose equivalente do outro opioide escolhido.

A Tabela 64.3 apresenta as doses de equivalência de opioides.

TABELA 64.3 – Doses de equivalência entre opioides (mg).

Fármaco	Fator		Apresentação
	EV	Oral	
Morfina	10	30	Comprimidos/cápsulas de ação curta ou prolongada, solução oral, endovenosa (EV)
Buprenorfina	0,3	0,4 (sl)	Comprimidos sublinguais, EV, transdérmica
Codeína	100	200	Comprimidos, solução oral
Fentanil	0,1	NA	Injetável, transmucosa, transdérmica
Hidrocodona	NA	30	Só disponível em combinação com outros fármacos
Hidromorfona	1,5	7,5	Comprimidos, solução oral, EV, supositórios
Petidina	100	300	Comprimidos, xarope, solução oral, EV
Metadona	1	3	Comprimidos, solução oral
Oxicodona	10	20	Comprimidos/cápsulas de ação curta ou prolongada, solução oral
Oximorfona	1	10	Comprimidos de ação curta ou prolongada, solução oral, EV
Tramadol	100	120	Comprimidos de ação curta ou prolongada, EV

Fonte: Barros CM et al. Tratado de dor oncológica. Atheneu; 2019.

Conclusão

Opioides fortes (particularmente morfina e oxicodona) têm uma recomendação fraca para uso na dor neuropática. A evidência para buprenorfina e fentanil é inconclusiva (ensaios de qualidade moderada), e metadona e tapentadol são os que apresentam maior nível de evidência.

Referências bibliográficas

1. Adams EH et al. J. Pain Symptom Manage. 31(5):465-476.
2. Andresen T et al. Pharmacokinetic/pharmacodynamic relationships of transdermal buprenorphine and fentanyl in experimental human pain models. Basic Clin. Pharmacol. Toxicol. 2011 Apr; 108(4):274-84.
3. Attal N, Cruccu G, Baron R, Haanpää M, Hansson P, Jensen TS, Nurmikko T; European Federation of Neurological Societies.

4. Bouchenaki H, Bégou M, Magy L, Hajj R, Demiot C. Pharmacological management of neuropathic pain. Therapie [Internet]. 2019 Dec;74(6):633-643. doi: 10.1016/j.therap.2019.04.003. Epub: 2019 Apr 13. PMID: 31097329 French. Disponível em: https://pubmed.ncbi.nlm.nih.gov/31097329.

5. Coluzzi F, Fornasari D, Pergolizzi J, Romualdi P. From acute to chronic pain: tapentadol in the progressive stages of this disease entity. Eur. Ver. Med. Pharmacol. Sci. 2017;21(7):1672-1683.

6. Cooper TE, Chen J, Wiffen PJ, Derry S, Carr DB, Aldington D et al. Morphine for chronic neuropathic pain in adults. Cochrane Database Syst. Rev. 2017;5:1-51. doi: 10.1002/14651858.cd01166.

7. Deeks ED. Tapentadol prolonged release: a review in pain management. Drugs. 2018;78(17):1805-1816.

8. Eur. J. Neurol. 2010 Sep;17(9):1113-e88. doi: 10.1111/j.1468-1331. 2010.02999.x.

9. Foley KM. Opioids and chronic neuropathic pain. N. Engl. J. Med. 2003 Mar 27;348(13):1279-81. doi: 10.1056/NEJMe030014. PMID: 12660393 [Abstrato não disponível].

10. Franklin GM. Opioids for chronic noncancer pain: a position paper of the American Academy of Neurology. Neurology. 2014;83(14):1277-84. doi: 10.1212/WNL.0000000000000839.

11. Gondim CRN et al. Prevenção e tratamento de náuseas e vômitos no período pós-operatório. Rev. Bras. Ter. Intensiva. 2009;21(1):89-95.

12. Hakl M. Transdermal buprenorphine in clinical practice: a multicenter, postmarketing study in the Czech Republic, with a focus on neuropathic pain components. Pain Manag. 2012:2;169-75.

13. Hall GC, Morant SV, Carroll D, Gabriel ZL, McQuay HJ. An observational descriptive study of the epidemiology and treatment of neuropathic pain in a UK general population. BMC Fam. Pract. 2013;14:28. Disponível em: https://doi.org/10.1186/1471-2296-9-26.

14. Martyn-St James M, Cooper K, Kaltenthaler E, Dickinson K, Cantrell A, Wylie K, Frodsham L, Hood C. Tramadol for premature ejaculation: a systematic review and meta-analysis. BMC Urol. 2015 Jan 30;15:6.

15. McNicol ED, Ferguson MC, Schumann R. Methadone for neuropathic pain in adults. Cochrane Database Syst. Rev. 2017;(5):1-41. doi: 10.1002/14651858.cd012499.

16. Mercadante S. European Journal of Pharmacology. 2015;769:71-78.

17. Moisset X, Bouhassira D, Avez Couturier J, Alchaar H, Conradi S, Delmotte MH et al. Pharmacological and non-pharmacological treatments for neuropathic pain: systematic review and French recommendations. Rev. Neurol. 2020;176(5):325-352. doi: 10.1016/j.neurol.2020.01.361.

18. O'Brien T, Ahn JS, Chye R, Le B, Lu H, Olarte G, Palladini M, Salti A, Shao YY, Yaakup H, Buemio KC, Colin CG, Hadjiat Y. Understanding transdermal buprenorphine and a practical guide to its use for chronic cancer and noncancer pain management. J. Opioid Manag. 2019 Mar/Apr;15(2):147-158. doi: 10.5055/jom.2019.0496.

19. Przewlocki R, Przewlocka B. Opioids in neuropathic pain. Curr. Pharm. Des. 2005;11(23):3013-25. doi: 10.2174/1381612054865055.

20. Romualdi P et al. Pharmacological rationale for tapentadol therapy: a review of new evidence. Journal of Pain Research. 2019:12 1513-1520.

21. Rosenberg MT. Int. J. Clin. Pract. 2009;63(10):1531-1543.

22. Smith HS. Opioids and neuropathic pain. Pain Physician. 2012; 15(3):93-110. Disponível em: https://www.painphysicianjournal.com/current/pdf?article=MTcwOA%3D%3D&journal=68.

23. Smith HS. The metabolism. Mayo Clin. Proc. 2009;84(7):613-24.

24. Sumitani M, Sakai T, Matsuda Y, Abe H, Yamaguchi S, Hosokawa T, Fukui S. Executive summary of the clinical guidelines of pharmacotherapy for neuropathic pain. 2nd ed. by the Japanese Society of Pain Clinicians. J. Anesth. 2018 Jun;32(3):463-478. doi: 10.1007/s00540-018-2501-0.

25. Sumitani M, Sakai T, Matsuda Y, Abe H, Yamaguchi S, Hosokawa T, Fukui S. Executive summary of the clinical guidelines of pharmacotherapy for neuropathic pain. 2nd ed. by the Japanese Society of Pain Clinicians. J. Anesth. 2018 May 08;32:463-478. Disponível em: https://doi.org/10.1007/s00540-018-2501-0.

26. Trescot AM, Datta S, Lee M, Hansen H. Opioid pharmacology. Pain Physician. 2008;11:133-53. Disponível em: https://www.painphysicianjournal.com/current/pdf?article=OTg3&journal=42.

27. Weisberg DF, Becker WC, Fiellin DA, Stannard C. Prescription opioid misuse in the United States and the United Kingdom: cautionary lessons. Int. J. Drug Policy. 2014;25(6):1124-30. doi: 10.1016/j.drugpo.2014.07.009.

Canabidiol

Mauro Rodrigues Araujo

O tratamento da dor neuropática (DN) consiste no uso de antidepressivos de ação dual/tricíclicos, anticonvulsivantes e, por vezes, opioides. Parcela significativa de pacientes apresenta amplo espectro de efeitos adversos que limitam seu uso no tratamento das condições neuropáticas da dor. Além dos efeitos colaterais, para alguns pacientes as opções disponíveis são totalmente incapazes de reduzir a dor e o sofrimento de forma satisfatória. Encontrar novas opções terapêuticas para o tratamento da dor neuropática é uma das principais prioridades nas pesquisas relacionadas à dor.

A planta *Cannabis sativa* tem sido utilizada empiricamente para controle de dores crônicas há séculos. Em diferentes continentes, existem relatos de que o uso desta planta para alívio das dores crônicas é a indicação mais frequente para sua aplicação como medicamento.

Não diferente de outras plantas, a *Cannabis sativa* é composta por várias moléculas. Entre seus principais ativos, temos os canabinoides e os terpenos. Ao contrário dos terpenos, que são compostos aromáticos presentes praticamente em todos os vegetais, os canabinoides são quase exclusivamente da *Cannabis sativa*.

Já foram encontrados na natureza mais de 100 diferentes canabinoides; dos quais, os dois canabinoides encontrados em maiores concentrações nas plantas e estudados em relação aos seus potenciais medicinais são o tetraidrocanabinol (THC) e canabidiol (CBD).

Quanto aos terpenos, os quais são ativos como chave da fitoterapia, mesmo que ainda não seja possível explicar totalmente sua interferência nos efeitos dos canabinoides em humanos, na prática são facilmente observáveis modificações nas ações dos canabinoides na dependência da quantidade e da variedade de terpenos presentes no produto canábico que cada paciente utiliza. Esta interação entre os diferentes ativos da planta é denominada "efeito comitiva", e em muitos esta interação é responsável pelo sucesso ou insucesso do tratamento.

Atualmente, revisões sistemáticas e metanálises sobre uso de canabinoides para controle de dor mostram, com grau moderado de evidência, que estas moléculas são seguras e eficazes na terapêutica de dores crônicas e espasmos musculares.

Apesar da falta de estudos clínicos robustos quanto à sua eficácia para redução de dores crônicas, não há dúvidas quanto ao seu baixo potencial lesivo, sobretudo quando a dose utilizada é devidamente titulada de forma racional, buscando se obter o máximo de eficiência; sem ou com o mínimo de efeitos psicoativos. Assim, a literatura médica atual sobre o tema já suporta a utilização desta planta após a comprovação de refratariedade aos tratamentos usualmente preconizados, o que se denomina "uso compassivo".

Diversas publicações científicas apontam que o uso também foi relacionado com a redução do emprego de outros medicamentos, aumento da capacidade para realizações de tarefas do dia a dia, redução do nível de sofrimento causado pela dor e melhora geral da qualidade vida.

Voltando a falar dos dois canabinoides mais frequentemente encontrados, apesar de o THC e o CBD serem quimicamente muito semelhantes, suas ações sobre receptores são distintas, o que gera respostas fisiológicas bastante diferentes, por vezes até antagônicas.

Interagindo com o sistema endocanabinoide humano, o THC é agonista parcial dos receptores tipos 1 (CB1) e 2 (CB2). Sua ação sobre o CB1 está associada aos efeitos psicoativos relatados pela maioria das pessoas que fizeram uso da *cannabis* e derivados.

Com relação ao controle da dor, a ação agonista sobre o CB1 inibe a liberação de neurotransmissores excitatórios, como o glutamato, causando redução AMP cíclico intracelular, que resulta em supressão da atividade celular como um todo; incluindo redução da transmissão de impulsos pelas vias da dor.

Como adjuvante ao efeito supressor da condutividade das vias de dor, os efeitos anti-inflamatórios do THC são explicados por sua ação sobre receptores CB2. Os quais, por intermédio da diminuição da ação dos mastócitos, causam redução da liberação de citocinas pró-inflamatórias.

Contraditoriamente ao THC, o CBD é antagonista parcial dos receptores CB1 e gera modulação alostérica negativa sobre os receptores CB2. Este tipo de interação enseja a inibição dos efeitos psicoativos do THC; o que, dependendo da proporção entre THC e CBD, pode reverter totalmente a percepção das alterações dissociativas causadas pelo THC.

O entendimento dos potenciais efeitos negativos do THC sobre as atividades cotidianas e a capacidade de minimização ou até reversão total destes efeitos adversos por meio da introdução de maior quantidade de CBD e efeitos modulatórios dos terpenos costumam ser a chave para encontrar o melhor composto, variedade de cânabis e dose capaz de aliviar o sofrimento de cada paciente. Ou seja, os tratamentos devem ser personalizados e baseados na percepção do equilíbrio favorável entre os efeitos positivos e negativos.

Além da já comprovada ação supressora e moduladora do THC, estudos sobre mecanismo de ação do CBD mostram sua ação anti-inflamatória mediante sua interferência tanto no receptor do sistema endocanabinoide (CB2) como em um receptor canabinoide mais recentemente descoberto, o GPR55. A este receptor estão sendo atribuídas diversas interações fisiológicas, com destaque para seu papel no controle das dores neuropáticas e homeostase metabólica como a regulação de fome, saciedade e acúmulo de gordura.

Considera-se o THC um ativador dos receptores GPR55, já o CBD é definido como antagonista. O potencial de interação desses canabinoides parecem variar muito de acordo com o indivíduo e nível sérico. Entretanto, não é raro o relato de compulsão alimentar com o uso de compostos canábicos em que o THC é dominante. A introdução de percentual maior de CBD na composição ou mesmo a redução drástica da concentração de THC podem diminuir a compulsão alimentar induzida pelo THC, minimizando, assim, este efeito na maioria das vezes indesejável, sem necessariamente perda de eficiência no controle da dor.

Vale lembrar que a exacerbação da fome pode ser um efeito colateral bem-vindo em situações como o controle dor em cuidados de fim de vida, ou outras situações em que, associada à dor, exista a anorexia.

A ação oposta e a relevância individual da interferência dos dois principais canabinoides nos receptores CB1, CB2 e GPR55 parecem ser as explicações para o fato de encontrarmos respostas terapêuticas tão distintas de acordo com a composição do produto canábico, com o indivíduo e com as doses.

Nos locais que contêm grande quantidade de receptores GPR55, como nos gânglios espinhais (gânglios das raízes dorsais), a ação antagonista do CBD sobre o GPR55 causa, nestes neurônios, supressão dos canais de cálcio de forma similar aos anestésicos locais que utilizamos durante bloqueios neurolíticos. Esta talvez seja a justificativa de na prática médica ser observado resultado satisfatório da utilização de produtos canábicos com CBD como principal canabinoide para o controle de dores crônicas, principalmente aquelas com componente neuropáticos periféricos preponderantes.

Tanto o THC como o CBD podem interferir com maior ou menor potência, de acordo com o indivíduo e a dose, em outros sistemas/receptores que não o sistema endocanabinoide. A exemplo, suprimindo o TRPV1, também conhecido como receptor de capsaícina e receptor vaniloide 1, o qual é um dos responsáveis por disparar a cascata de inflamação na dor nociceptiva; e receptores PPARγ e 5-HT1a, os quais têm íntima relação com a alodínia.

Uma vez definido que um paciente é portador de dor crônica refratária aos tratamentos usualmente eficientes, e sendo indicada a utilização de canabinoides na tentativa de controlar essa dor, mesmo não sendo uma regra, em razão dos potenciais efeitos terapêuticos de ambos os canabinoides para controles de dores crônicas, e levando-se em conta os inquestionáveis riscos de efeitos psicoativos relacionados ao THC, acreditamos ser mais prudente que o paciente inicie seu tratamento com produtos canábicos de concentrações muito maiores de CBD em relação ao THC.

Na prática, percebemos que proporções CBD:THC acima de 20:1 não costumam provocar efeitos psicoativos incapacitantes, independentemente das concentrações absolutas desses canabinoides.

Assim, como para a maioria dos medicamentos que utilizamos para controle de dores crônicas, após iniciado o seu uso, é necessário fazer a titulação de dose por meio da observação da resposta terapêutica individual em função do aumento progressivo da dose mediante aumento da quantidade de canabinoides a cada tomada ou de acordo com a frequência de uso.

Em abril de 2014, foi aprovada a primeira importação do óleo rico em canabidiol no Brasil, permitida para o tratamento de uma criança com epilepsia de difícil controle. A partir deste caso, abriram-se as discussões para a utilização desta substância no país, e temos visto grandes avanços nesta área desde então. Finalmente, em 2015 a Anvisa regulamentou pela primeira vez os critérios para importação excepcional de extratos de cânabis para qualquer indicação terapêutica, segundo os critérios de uso compassivo. Em janeiro de 2017, foi regulamentado o primeiro medicamento à base de canadibiol, o Metavyl, produzido na Inglaterra pela GW Pharma e importado para o Brasil pela Ibsen.

Consagrando a possibilidade do uso medicinal da cânabis no Brasil, foi a aprovação, pela Anvisa em dezembro de 2019, da liberação e venda em farmácias dos produtos à base de cânabis para uso medicinal. Atualmente, apenas dois produtos podem ser encontrados em farmácias, o Mevatyl e o Canabidiol 200 mg/mL; pela regra atual, o Brasil permite a produção e importação de extratos da planta *Canabis sativa*, independentemente da concentração de canabinoides e terpenos. Estes produtos podem ser registrados e vendidos em farmácias de forma similar a qualquer outro medicamento. A regulamentação vigente não permite o cultivo da planta no Brasil, deixando como única opção, para a produção dos medicamentos, a importação da matéria prima, o que encarece e dificulta o acesso aos produtos canábicos.

Quanto aos preços cobrados, ainda são muito variáveis. Mesmo produtos com a mesma concentração variam amplamente de preço. Calculando o preço por miligrama de canabinoides, alguns produtos industriais importados são mais baratos do que os produtos artesanais produzidos no Brasil. Além do preço, devemos ponderar a qualidade do fornecedor e o veículo utilizado em cada produto.

Com a popularização e disseminação do conhecimento, houve aumento substancial das empresas importadoras e das associações brasileiras que produzem derivados da cânabis. Portanto, temos certeza de que este capítulo já estará desatualizado quando for publicado e de que haverá novas empresas no mercado, com novos produtos.

Resumindo, a *cannabis* não é uma panaceia, mas, sem dúvida, existem pacientes para os quais ela consegue melhorar de forma geral a qualidade de vida, minimizando vários aspectos de seu sofrimento. Recomendar para um paciente a *cannabis* é uma questão de julgamento clínico racional embasado em conhecimentos a respeito das múltiplas ações da planta sobre o corpo e a mente humana, e deve haver acompanhamento de perto da resposta terapêutica e balanço positivo entre os efeitos benéficos e adversos, assim como em qualquer medicamento de ação central.

TABELA 65.1 – Apresentações no Brasil até o início de 2021.

Empresa	Produto	Rótulo	CBD em mg/mL	THC em mg/mL
Abrace	Óleo verde	Extrato integral rico em THC 0,5%	5	
	Óleo verde	Extrato integral rico em THC 1%	10 mg	
	Óleo verde	Extrato integral rico em THC 2%	20 mg	
	Óleo laranja	Extrato integral rico em CBD 0,5%	5	
	Óleo laranja	Extrato integral rico em CBD 1%	10	
	Óleo laranja	Extrato integral rico em CBD	20 mg	
	Óleo azul	Extrato integral rico em THC/CBD 0,5%	5 mg	
	Óleo azul	Extrato integral rico em THC/CBD 1%	10 mg	
	Óleo azul	Extrato integral rico em THC/CBD 2%	20 mg	
	Vaporização	Extrato rico em THC 6%	60 mg	
	Spray resgate	Extrato integral rico em THC 0,5%		5 mg
Abrace	Pomada 15 e 30 g	Extrato de *cannabis* rico em THC		30 mg
	Rótulo laranja	Marrom	20	
	Rótulo laranja	Marrom	20	
Cantera	Tegra	Provacan CBD	60	
	Tegra	Provacan CBD	120	
	Tegra	Provacan CBD	240	
Ease Labs	ELC	1500	50	
	ELC	6.000	50	
FarmaUsa	Purodiol 50	Canabidiol (CBD)	50 mg/mL	
	Purodiol 200	Canabidiol (CBD)	200 mg/mL	
	Isodiolex 6.000	Canabidiol (CBD)	50 mg/mL	
	Isoderm	Canabidiol (CBD)	12 mg/pump	
	Nabix 1.500	Canabidiol + THC	50 mg/mL	1,5 mg/mL
	Nabix 10.000	Canabidiol + THC	100 mg/mL	3 mg/mL
GreenCare	Hempflex	1.000	33,3	
	Hempflex	3.000	50	
	Hempflex	6.000	100	
HempCare	CBD oil 1.000	1.000	33	
	CBD oil 3.000	3.000	100	
	CBD oil 6.000	6.000	200	
HempMeds	Green label	Dosador oral 15	100	
	Green label	Líquido 118	8,5	
	Green label	Cápsulas	25 mg/cápsula	
	BR	Líquido 236	21,2	
	Blue label	Dosador oral 10	170	

(continua)

TABELA 65.1 – Apresentações no Brasil até o início de 2021. (*Continuação*)

Empresa	Produto	Rótulo	CBD em mg/mL	THC em mg/mL
	Blue label	Líquido 118	8,5	
	Blue label	Cápsulas	25 mg	
	Special blend	Dosador oral 10	380	
	Gold label	Dosador oral 10	240	
	Gold label	Líquido 118	8,5	
	Gold label	Cápsulas	25 mg	
	Max strenght	Dosador oral 10	450	
	X	Líquido 236	33,9	
	X	Líquido 236	21,2	
	X	Líquido 118	8,5	
	X	Líquido 30 (gotas)	16,7	
	Salve	Uso tópico 37 g	50 mg de CDB	
Kannamed	CBDistillery	CBD oil FS	167	
	Blue bird botanicals	CBD classic 6x	50	
	CBD MD	CBD oil tincture	250	
	CBD MD	CBD vape oil 300	10	
	MedTerra	Medoil CBD tincture	16,6	
Revivid	Whole hemp drops	500 mg		16,6
	Whole hemp drops	1.000 mg		33,3
	Whole hemp drops	3.000 mg		50
	Whole hemp drops	6.000 mg		50
	Pure (CBD)	6.000 mg	100	
	Pure (CBD)	12.000 mg	200	
	Sport (CBD)	1.000 mg	33,3	
	Sport (CBD)	3.000 mg	100 mg	
	Whole CBD soft gel capsules (0,3% THC)	750 mg		
	Sport CBD soft gel capsules (CBD)	1.000 mg		
	Revivid whole (0,3%)	500 mg	2 oz	
	Sport (CBD)	1.000 mg	20 oz	

Fonte: Desenvolvida pela autoria do capítulo.

Referências bibliográficas

1. Amin MR, Ali DW. Pharmacology of medical Cannabis. In: Advances in experimental medicine and biology. New York: Springer LLC; 2019. v. 1162, p. 151-165. doi: 10.1007/978-3-030-21737-2_8.

2. Azcarate PM, Zhang AJ, Keyhani S, Steigerwald S, Ishida JH, Cohen BE. Medical reasons for Marijuana use, forms of use, and patient perception of physician attitudes among the US population. J. Gen. Intern. Med. 2020. doi: 10.1007/s11606-020-05800-7.

3. Boehnke KF, Clauw DJ. Brief commentary: cannabinoid dosing for chronic pain management. Ann. Intern. Med. 2019;170(2):118. doi: 10.7326/M18-2972.

4. Cooper ZD, Bedi G, Ramesh D, Balter R, Comer SD, Haney M. Impact of co-administration of oxycodone and smoked cannabis on analgesia and abuse liability. Neuropsychopharmacology. 2018. doi: 10.1038/s41386-018-0011-2.

5. Demuth DG, Molleman A. Cannabinoid signalling. Life Sci. 2006;78(6):549-563. doi: 10.1016/j.lfs.2005.05.055.

6. Donvito G, Nass S, Wilkerson JL et al. The endogenous cannabinoid system: a budding source of targets for treating inflammatory and neuropathic pain. Neuropsicoph. 2018;43(1):52-79.

7. Guerrero-Alba R, Barragán-Iglesias P, González-Hernández A, Valdez-Moráles EE, Granados-Soto V, Condés-Lara M, Rodríguez MG, Marichal-Cancino BA. Some prospective alternatives for treating pain: the endocannabinoid system and its putative receptors GPR18 and GPR55. Front. Pharmacol. 2019 Jan 8. Disponível em: https://doi.org/10.3389/fphar.2018.01496.

8. Hua T, Vemuri K, Pu M et al. Crystal structure of the human cannabinoid receptor CB1. Cell. 2016;167(3):750-762.e14. doi: 10.1016/j.cell.2016.10.004.

9. Kosiba JD, Maisto SA, Ditre JW. Patient-reported use of medical cannabis for pain, anxiety, and depression symptoms: systematic

review and meta-analysis. Soc. Sci. Med. 2019;233:181-192. doi: 10.1016/j.socscimed.2019.06.005.

10. Lauckner JE, Jensen JB, Chen HY, Lu HC, Hille B, Mackie K. GPR55 is a cannabinoid receptor that increases intracellular calcium and inhibits M current. PNAS. 2008 Feb 19;105(7):2699-2704. Disponível em: https://www.ncbi.nlm.nih.gov/pmc/articles/PMC2268199/pdf/zpq2699.pdf.

11. Manzanares J, Julian M, Carrascosa A. Role of the cannabinoid system in pain control and therapeutic implications for the management of acute and chronic pain episodes. Curr. Neuropharmacol. 2006;4(3):239-257. doi: 10.2174/157015906778019527.

12. Muller C, Morales P, Reggio PH. Cannabinoid ligands targeting TRP channels. Front. Mol. Neurosci. 2018;11:487. doi: 10.3389/fnmol.2018.00487.

13. Nichols JM, Kaplan BLF. Immune responses regulated by cannabidiol. Cannabis Cannabinoid Res. 2020;5(1):12-31. doi: 10.1089/can.2018.0073.

14. O'Sullivan SE. An update on PPAR activation by cannabinoids. Br. J. Pharmacol. 2016 Jun;173(12):1899-1910. doi: 10.1111/bph.13497.

15. Pertwee RG. The diverse CB 1 and CB 2 receptor pharmacology of three plant cannabinoids: Δ9-tetrahydrocannabinol, cannabidiol and Δ9-tetrahydrocannabivarin. Br. J. Pharmacol. 2008;153(2):199-215. doi: 10.1038/sj.bjp.0707442.

16. Reiman A, Welty M, Solomon P. Cannabis as a substitute for opioid-based pain medication: patient self-report. Cannabis Cannabinoid Res. 2017;2(1):160-166. doi: 10.1089/can.2017.001.

17. Russo EB, Burnett A, Hall B, Parker KK. Agonistic properties of cannabidiol at 5-HT1a receptors. Neurochem. Res. 2005 Aug;30(8):1037-43. doi: 10.1007/s11064-005-6978-1.

18. Russo EB. History of Cannabis and its preparations in saga, science, and sobriquet. Chem. Biodivers. 2007;4(8):1614-1648. doi: 10.1002/cbdv.200790144.

19. Russo Ethan B. Taming THC: potential cannabis synergy and phytocannabinoid-terpenoid entourage effects. British Journal of Pharmacology. 2011;163:1344-1364. doi: 10.1111/j.1476-5381.2011.01238.x.

20. Ryberg E, Larsson N, Sjögren S, Hjorth S, Hermansson NO, Leonova J, Elebring T, Nilsson K, Drmota T, Greasley PJ. The orphan receptor GPR55 is a novel cannabinoid receptor. British Journal of Pharmacology. 2007;152:1092-1101. doi: 10.1038/sj.bjp.0707460.

21. Sagy I, Bar-Lev Schleider L, Abu-Shakra M, Novack V. Safety and efficacy of medical Cannabis in fibromyalgia. J. Clin. Med. 2019;8(6):807. doi: 10.3390/jcm8060807.

22. The health effects of Cannabis and cannabinoids: the current state of evidence and recommendations for research. Health and Medicine Division [Internet]. [Acesso em 1 dez. 2019]. Disponível em: http://www.nationalacademies.org/hmd/Reports/2017/health-effects-of-cannabis-and-cannabinoids.aspx.

23. Tudurí E, Imbernon M, Hernández-Bautista RJ, Tojo M, Fernø J, Diéguez C, Nogueiras R. GPR55: a new promising target for metabolism? Journal of Molecular Endocrinology. 2017;58:191-202. doi: 10.1530/JME-16-0253.

capítulo 66

Toxina Botulínica no Tratamento da Dor Neuropática

Felipe Chiodini Machado

Introdução

A toxina botulínica é uma neurotoxina produzida pelo bacilo encapsulado anaeróbio Gram-positivo *Clostridium botulinum*. Atualmente admite-se a existência de sete toxinas botulínicas diferentes, embora apenas os subtipos A e B sejam comercialmente disponíveis e tenham maior aplicabilidade prática. Entre elas, a toxina botulínica serotipo A (TBA) parece ser a mais potente e é mais amplamente utilizada nos serviços de saúde. A TBA é produzida de forma natural como uma proteína neurotóxica associada a outras proteínas que reduzem sua degradação ou desnaturação.[1,2]

A TBA é composta por uma cadeia mais leve (com 50 kDa) e uma cadeia pesada (com 100 kDa), ligadas por duas pontes dissulfeto. Vem sendo usada na medicina desde a década de 1970, com sua indicação inicial para blefaroespasmo e estrabismo na oftalmologia e atualmente com indicações mais amplas.[1,2]

Neste capítulo, abordaremos o uso crescente da TBA no tratamento de várias síndromes neuropáticas diferentes, seu mecanismo de ação, indicações e contraindicações, bem como potenciais efeitos adversos.

Mecanismo de ação

Em condições fisiológicas, em uma sinapse entre dois neurônios ou na junção neuromuscular, existe liberação de neurotransmissores excitatórios como resposta a um estímulo ativador. Tais neurotransmissores são acumulados em vesículas sinápticas próximas da região da sinapse neuronal. Sua liberação é dependente de proteínas de membrana que facilitam a fusão entre as vesículas sinápticas preenchidas de neurotransmissores e a membrana neuronal. Tais proteínas são denominadas "receptores de fixação de NSF solúvel", mais conhecidas por sua sigla em inglês SNARE. As principais proteínas SNARE são as sinaptobrevinas, a proteína associada a sinaptossomos número 25 (SNAP25) e a sintaxina.[1,3]

Os diferentes serotipos de toxina botulínica têm sua principal aplicabilidade clínica clivando proteínas SNARE específicas e evitando, assim, a liberação de neurotransmissores na sinapse neural ou junção neuromuscular. Especificamente em relação à TBA, após a injeção, suas cadeias se dissociam. A cadeia pesada é utilizada para facilitar a internalização da cadeia leve na célula neural, dentro da qual atua principalmente clivando proteínas SNAP25, dificultando a liberação de neurotransmissores na sinapse. Essa redução na liberação de neurotransmissores reduz a atividade neuronal e/ou muscular local e tem aplicabilidade em dor, bem como outros quadros clínicos como distonia, disfonia, hiperidrose e procedimentos estéticos.[3]

Dado este mecanismo de ação, a toxina botulínica foi inicialmente utilizada na clínica de dor e ainda é amplamente utilizada para tratamento de dores miofasciais refratárias, distonias, espasticidade e enxaqueca. Seu principal mecanismo de ação em dor miofascial é de redução da liberação de acetilcolina na junção neuromuscular. Existem diversos protocolos e uso consagrado de doses variáveis da toxina botulínica para tratamento dessas patologias. Seu uso na dor neuropática é bem mais recente e discutido com mais detalhes neste capítulo.[4,5]

Ações em neurônios próximos ao local de injeção

Existe evidência de que, após injeção em um sítio periférico, a molécula de TBA é transportada pelos axônios dos neurônios até as sinapses aferentes, onde atuam clivando proteínas SNAP-25. Esse efeito reduz a liberação de neurotransmissores excitatórios pelo corno dorsal da medula e de substâncias pró-álgicas pelo gânglio da raiz dorsal a exemplo da substância P, glutamato, peptídeo relacionado ao gene de calcitonina (PRGC) e fator neurotrófico derivado do cérebro (mais conhecido por sua sigla em inglês BDNF).[6-8] No entanto, há evidência de que, após a injeção de toxina botulínica, o nociceptor também reduz a liberação de neuropeptídeos na periferia, os quais atuariam amplificando a resposta inflamatória periférica, como a substância P, o glutamato e a PRGC. Existe ainda evidência de que a TBA pode bloquear canais de sódio, sendo importante na redução da hiperexcitabilidade e na geração espontânea de potencial de ação mediada por canais de sódio em alguns quadros de dor neuropática.[8] Assim, a hipótese mais aceita atualmente é que a injeção de TBA reduz a sensibilização periférica e central por reduzir a inflamação neurogênica.[9-13]

Ações a distância do local de injeção

Inicialmente acreditava-se que a toxina botulínica tinha ação limitada ao local de injeção e aos neurônios próximos deste local. No entanto, alguns estudos mostram que a TBA também age em músculos adjacentes aos músculos efetivamente que receberam a injeção com o fármaco, mostrando que sua área de ação não se limita ao local de injeção e dispersão.[4] Outros artigos ainda mostram a possibilidade de moléculas de TBA serem encontradas em músculos até mais distantes do local de injeção, inclusive no lado contralateral do corpo. Existem evidências também de moléculas de TBA injetadas perifericamente serem encontradas no sistema nervoso central (SNC) superior de cobaias. A principal hipótese é que haja transocitose das moléculas injetadas por meio dos neurônios de 1ª ordem para os neurônios de 2ª ordem, embora também possa haver distribuição das moléculas pela corrente sanguínea para locais distantes daqueles em que a TBA foi originalmente aplicada.[7,14]

Evidências de ação da toxina botulínica em dor neuropática

Estudos que demonstram a eficácia da TBA para quadros de dor neuropática utilizam-se de doses variadas, gerando dificuldade de padronização de condutas, dada a heterogeneidade dos protocolos. No entanto, a maior parte dos estudos que demonstram bom resultado tem a injeção subcutânea em áreas dolorosas como método de escolha. A duração da analgesia é relatada como entre 6 semanas e 6 meses, sendo que, na maioria das vezes, já é possível observar redução da qualidade analgésica 3 meses ou menos após a injeção. A reversão do efeito analgésico da TBA ocorre provavelmente por brotamento neuronal e regeneração de complexos SNARE.[5,8]

Este tópico será dividido por níveis de evidência para o tratamento das diversas síndromes neuropáticas com toxina botulínica. Para doenças com nível de evidência A, os dados foram obtidos a partir de estudos randomizados de boa qualidade ou metanálises e revisões sistemáticas. Para doenças com nível de evidência B, os dados foram obtidos de um único ensaio clínico de boa qualidade ou mais de um estudo de menor qualidade. Para doenças com níveis de evidência C, os dados são obtidos principalmente de séries de casos e/ou consensos de especialistas.[5]

■ Dores neuropáticas com nível de evidência A

• 1 – Neuralgia pós-herpética

Neuralgia pós-herpética é uma das dores neuropáticas para a quais se pode encontrar vasta publicação sobre o uso da toxina botulínica. O herpes-zóster agudo ocorre por reativação do vírus varicela-zóster, com maior incidência em pacientes mais idosos, imunocomprometidos e diabéticos. Já a neuralgia pós-herpética é a persistência da dor neuropática em trajeto acometido previamente pelo herpes-zóster, mesmo semanas a meses após resolução das lesões vesiculares.[15]

As maiores evidências são para injeções subcutâneas de toxina botulínica em um padrão de "tabuleiro de xadrez". A área de dor e alodínia do paciente é dividida em quadrados de aproximadamente 1 cm de largura, e pequenas doses de toxina botulínica são injetadas em cada um dos vértices dos quadrados desenhados. A diluição para injeção e o número de unidades de TBA injetados em cada ponto variam com os estudos. Na maioria dos casos, são injetadas entre 2 a 5 unidades por vértice. Para facilitar o processo, alguns autores realmente desenham o quadriculado na pele do paciente como guia para injeção, utilizando-se de material apropriado. Há evidência de que este procedimento com TBA reduz a dor e o consumo de analgésicos, além de melhorar a qualidade de vida de pacientes com neuralgia pós-herpética quando comparado a injeções com placebo ou anestésico local.[16-18] Uma metanálise comparou a diferença em intensidade de dor pré e pós-injeção de TBA para pacientes com neuralgia pós-herpética ou neuralgia do trigêmeo e chegou à conclusão de que o procedimento pode reduzir a dor em até três pontos em uma escala de 0 a 10 (95% IC −4,566 a −1,453; p < 0,001).[19]

• 2 – Neuropatia pós-traumática

Após um trauma neural periférico, é possível verificar alterações fenotípicas principalmente no gânglio da raiz dorsal do neurônio afetado com proliferação de conexões do sistema nervoso autonômico e somático, ativação de células da glia localmente e no SNC, além de aumento da transcrição de receptores relacionados à transmissão do estímulo doloroso e conexões aberrantes entre fibras de dor e fibras de tato, com o crescimento das últimas e sua extensão para lâminas mais superficiais no corno dorsal da medula. O tratamento da neuropatia pós-traumática envolve reduzir ou reverter tais alterações, se possível com fármacos que tenham evidência para dor neuropática, bloqueios ou infusões em nervos periféricos, estimulação elétrica transcutânea, além de estimuladores periféricos ou no corno dorsal que aumentam a liberação de GABA.[5] No entanto, a injeção de TBA vem ganhando evidência crescente nesses casos.

As evidências mais robustas para neuropatia pós-traumática utilizam TBA em injeções subcutâneas também ao redor de área descrita como de maior dor neuropática, com injeções separadas por 1 a 2 cm de distância, doses por injeção de 5 a 25 unidades e doses totais utilizadas que variam entre 20 e 300 unidades. Alguns estudos comparam injeções perineurais de toxina botulínica em nervos lesionados, porém são ainda pesquisas com menor nível de evidência.[18,20]

• 3 – Neuralgia do trigêmeo

A apresentação clínica dos pacientes com dor por neuralgia do trigêmeo pode variar em qualidade das queixas e em localização. No entanto, é frequente o relato de episódios recorrentes de dor intensa que duram de alguns segundos a alguns minutos. O tratamento farmacológico envolve principalmente anticonvulsivantes e existem diversas técnicas intervencionistas consagradas para esta patologia.[21]

Uma das técnicas intervencionistas com bons resultados em estudos de pesquisa básica e pesquisa clínica é o uso de TBA. As evidências mais frequentes também são para injeções subcutâneas de 2 a 5 unidades em locais de pele com maior queixa álgica ou alodínia, com doses totais que variam entre 25 e 100 U. O uso da TBA nesses pacientes reduz os escores de dor, o consumo de analgésicos e a melhora da qualidade de vida. Seu uso deve ser cauteloso, já que pode resultar em fraqueza na musculatura da face ou em alterações de rugas de expressão nos pontos de injeção.[22-25] Um estudo piloto mais recente não mostrou melhora das crises de dor após injeção de TBA em gânglio esfenopalatino para o tratamento de dor trigeminal.[26]

■ Outras dores neuropáticas com evidência para TBA

Para neuropatia diabética em sua apresentação mais comum, como neuropatia predominantemente sensitiva, simétrica e distal, existe atualmente evidência nível B para uso de TBA. Existem estudos que comprovam a eficácia de injeções de 4 a 8 unidades por local de punção ao longo de áreas de maior dor e alodínia, principalmente em mãos e pés. Há evidência para redução de escores de dor e melhora em questionários de qualidade de vida.[27-29]

Para dor neuropática de origem central, existe evidência nível B para o efeito da injeção de TBA em pacientes com neuropatia após lesão traumática de medula. As doses variam entre 100 U e 200 U em injeções subcutâneas nas regiões de maior dor neuropática pós-traumática. Tais estudos mostram redução dos escores de dor em escalas unidimensionais e multidimensionais de dor.[30,31] Outros relatos de caso parecem confirmar a eficácia da TBA para lesões medulares. Algumas evidências similares também são encontradas para dores neuropáticas de origem central pós-acidente vascular cerebral (AVC), porém frequentemente com estudos apresentando resultado conflitante.[8]

Alguns estudos foram ainda conduzidos para outras síndromes dolorosas com componente neuropático como síndrome do túnel do carpo, dor lombar e dores crônicas pós-operatórias, com menor nível de evidência ou resultados conflitantes.

Formas de reconstituição

Alguns fabricantes de TBA têm preparações já prontas para injeção. No entanto, na maioria dos casos, é necessário que seja feita reconstituição do fármaco para sua utilização. A maioria dos estudos e consensos aponta a salina (NaCl 0,9%) como solução ideal para reconstituição de TBA. O uso de outros fármacos na reconstituição é controverso, embora existam alguns estudos sobre o tema. A associação de salina com hialuronidase aparentemente mantém a eficácia do fármaco e melhora sua dispersão pelos tecidos. A associação de lidocaína + epinefrina ou bupivacaína na reconstituição da TBA está associada a menor dor à injeção e

também parece manter a eficácia da molécula em diversos estudos. O uso de água destilada é possível, porém bastante doloroso.[1]

Durante muito tempo, postulou-se a ideia de que a molécula de TBA sofreria desnaturação se houvesse agitação vigorosa ou formação de espuma durante sua reconstituição. A hipótese tinha suporte em evidência *in vitro* de desnaturação de moléculas de TBA quando submetidas mesmo à agitação leve ou moderada.[32] No entanto, em estudos *in-vivo*, este efeito não se confirmou, com evidência de que a agitação vigorosa ou formação de bolhas não reduziria o efeito da toxina botulínica.[33-35] Essa diferença entre a desnaturação *in vitro* e *in vivo* pode ser explicada pelas proteínas que acompanham a TBA naturalmente e auxiliam na estabilização da molécula, porém mais estudos são necessários para se ter certeza de sua eficácia mesmo após agitação do conteúdo reconstituído.

Efeitos adversos

Os efeitos adversos após injeção de TBA são relatados como infrequentes na maioria das vezes. Podem ocorrer fraqueza muscular no local da injeção, sintomas similares a um quadro gripal, reações cutâneas como hematomas ou abscessos, reações alérgicas e boca seca. Para a maioria dos efeitos adversos, quanto menor o número de unidades utilizado, menor a chance de sua ocorrência. Fraqueza muscular é um dos efeitos adversos mais comentados, porém sua incidência é menor quanto menor for o número de unidades injetadas em um local e quanto maior for a distância entre os locais de injeção. Em dosagens mais altas, normalmente utilizadas para tratamento de espasticidades, mas não para dores neuropáticas, são relatadas reações mais graves como dispneia e disfagia. Seu transporte axonal e pela corrente sanguínea pode explicar os efeitos adversos à distância do local de aplicação, no entanto mais estudos são necessários antes de se entender completamente os efeitos à distância da injeção de TBA.[9,36,37]

Conclusão

A toxina botulínica tem seu uso crescente em síndromes dolorosas, com evidência mais recente para uso em dores neuropáticas. Principalmente a injeção de TBA pode ser uma opção de técnica intervencionista para quadros de dor neuropática selecionados.

Referências bibliográficas

1. Trindade de Almeida AR, Secco LC, Carruthers A. Handling botulinum toxins: an updated literature review. Dermatologic Surg. 2011;37(11):1553-65.
2. Aoki KR. Pharmacology and immunology of botulinum neurotoxins. Int. Ophthalmol. Clin. 2005;45(3):25-37.
3. Binz T, Rummel A. Cell entry strategy of clostridial neurotoxins. J. Neurochem. [Internet]. 2009;109(6):1584-95.
4. Yaraskavitch M, Leonard T, Herzog W. Botox produces functional weakness in non-injected muscles adjacent to the target muscle. J. Biomech. 2008;41(4):897-902.

5. Safarpour Y, Jabbari B. Botulinum toxin treatment of pain syndromes: an evidence based review. Toxicon. 2018;147:120-8.

6. Antonucci F, Rossi C, Gianfranceschi L, Rossetto O, Caleo M. Long-distance retrograde effects of botulinum neurotoxin A. J. Neurosci. 2008;28(14):3689-96.

7. Jost WH. Other indications of botulinum toxin therapy. Eur. J. Neurol. 2006;(13 suppl. 1):65-9.

8. Park J, Chung ME. Botulinum toxin for central neuropathic pain. Toxins. 2018;10(6).

9. Jeynes LC, Paed M, Gauci CA. Evidence for the use of botulinum toxin in the chronic pain setting: a review of the literature. Pain Pract. 2008;8(4):269-76.

10. Sim WS. Application of botulinum toxin in pain management. Korean J. Pain. 2011;24(1):1-6.

11. Cui M, Khanijou S, Rubino J, Aoki KR. Subcutaneous administration of botulinum toxin A reduces formalin-induced pain. Pain. 2004;107(1-2):125-33.

12. Gazerani P, Pedersen NS, Staahl C, Drewes AM, Arendt-Nielsen L. Subcutaneous botulinum toxin type A reduces capsaicin-induced trigeminal pain and vasomotor reactions in human skin. Pain. 2009;141(1-2):60-9.

13. Tugnoli V, Capone JG, Eleopra R, Quatrale R, Sensi M, Gastaldo E et al. Botulinum toxin type A reduces capsaicin-evoked pain and neurogenic vasodilatation in human skin. Pain. 2007;130(1-2):76-83.

14. Koizumi H, Goto S, Okita S, Morigaki R, Akaike N, Torii Y et al. Spinal central effects of peripherally applied botulinum neurotoxin A in comparison between its subtypes A1 and A2. Front. Neurol. 2014;23(5):98.

15. Yawn BP, Saddier P, Wollan PC, St Sauver JL, Kurland MJ, Sy LS. A population-based study of the incidence and complication rates of herpes zoster before zoster vaccine introduction. Mayo Clin. Proc. 2007;82(11):1341-9.

16. Xiao L, Mackey S, Hui H, Xong D, Zhang Q, Zhang D. Subcutaneous injection of botulinum toxin A is beneficial in postherpetic neuralgia. Pain Med. 2010;11(12):1827-33.

17. Apalla Z, Sotiriou E, Lallas A, Lazaridou E, Ioannides D. Botulinum toxin A in postherpetic neuralgia: a parallel, randomized, double-blind, single-dose, placebo-controlled trial. Clin. J. Pain. 2013;29(10):857-64.

18. Ranoux D, Attal N, Morain F, Bouhassira D. Botulinum toxin type A induces direct analgesic effects in chronic neuropathic pain. Ann. Neurol. 2008;64(3):274-83.

19. Shackleton T, Ram S, Black M, Ryder J, Clark GT, Enciso R. The efficacy of botulinum toxin for the treatment of trigeminal and postherpetic neuralgia: a systematic review with meta-analyses. Oral Surg. Oral Med. Oral Pathol. Oral Radiol. 2016 Jul;122(1):61-71.

20. Attal N, Andrade DC, Adam F, Ranoux D, Teixeira MJ, Galhardoni R et al. Safety and efficacy of repeated injections of botulinum toxin A in peripheral neuropathic pain (BOTNEP): randomised, double-blind, placebo-controlled trial. Lancet Neurol. 2016;15(6):555-65.

21. Maarbjerg S, Di Stefano G, Bendtsen L, Cruccu G. Trigeminal neuralgia: diagnosis and treatment. Cephalalgia. 2017;37(7):648-57.

22. Kitamura Y, Matsuka Y, Spigelman I, Ishihara Y, Yamamoto Y, Sonoyama W et al. Botulinum toxin type A (150 kDa) decreases exaggerated neurotransmitter release from trigeminal ganglion neurons and relieves neuropathy behaviors induced by infraorbital nerve constriction. Neuroscience. 2009;159(4):1422-9.

23. Zhang H, Lian Y, Ma Y, Chen Y, He C, Xie N et al. Two doses of botulinum toxin type A for the treatment of trigeminal neuralgia: observation of therapeutic effect from a randomized, double-blind, placebo-controlled trial. J. Headache Pain. 2014;15(1):65.

24. Li S, Lian YJ, Chen Y, Zhang HF, Ma YQ, He CH et al. Therapeutic effect of botulinum toxin A in 88 patients with trigeminal neuralgia with 14-month follow-up. J. Headache Pain. 2014;15(1):43.

25. Shehata HS, El-Tamawy MS, Shalaby NM, Ramzy G. Botulinum toxin-type A: could it be an effective treatment option in intractable trigeminal neuralgia? J. Headache Pain. 2013;14(1):92.

26. Crespi J, Bratbak D, Dodick DW, Matharu M, Jamtøy KA, Tronvik E. Pilot study of injection of onabotulinumtoxinA toward the sphenopalatine ganglion for the treatment of classical trigeminal neuralgia. Headache. 2019;59(8):1229-39.

27. Yuan RY, Sheu JJ, Yu JM, Chen WT, Tseng IJ, Chang HH et al. Botulinum toxin for diabetic neuropathic pain: a randomized double-blind crossover trial. Neurology. 2009;72(17):1473-8.

28. Ghasemi M, Ansari M, Basiri K, Shaigannejad V. The effects of intradermal botulinum toxin type A injections on pain symptoms of patients with diabetic neuropathy. J. Res. Med. Sci. 2014;19(2):106-11.

29. Taheri M, Sedaghat M, Solhpour A, Rostami P, Safarpour Lima B. The effect of intradermal botulinum toxin A injections on painful diabetic polyneuropathy. Diabetes Metab. Syndr. 2020;14(6):1823-8.

30. Han ZA, Song DH, Oh HM, Chung ME. Botulinum toxin type A for neuropathic pain in patients with spinal cord injury. Ann. Neurol. 2016;79(4):569-78.

31. Chun A, Levy I, Yang A, Delgado A, Tsai CY, Leung E et al. Treatment of at-level spinal cord injury pain with botulinum toxin A. Spinal Cord Ser. Cases. 2019;5(1):77.

32. Toth SI, Smith LA, Ahmed SA. Extreme sensitivity of botulinum neurotoxin domains towards mild agitation. J. Pharm. Sci. 2009;98(9):3302-11.

33. Kazim NA, Black EH. Botox: shaken, not stirred. Ophthal. Plast. Reconstr Surg. 2008;24(1):10-2.

34. Shome D, Nair AG, Kapoor R, Jain V. Botulinum toxin A: is it really that fragile a molecule? Dermatol. Surg. 2010;36(suppl. 4):2106-10.

35. Trindade de Almeida AR, Kadunc BV, Di Chiacchio N, Neto DR. Foam during reconstitution does not affect the potency of botulinum toxin type A. Dermatol. Surg. 2003;29(5):530-1.

36. Apfel SC. Botulinum toxin for neuropathic pain? Neurology. 2009;72(17):1456-7.

37. Omprakash H, Rajendran S. Botulinum toxin deaths: what is the fact? J. Cutan. Aesthet. Surg. 2008;1(2):95-7.

capítulo 67

Cetamina

Irimar de Paula Posso | Bruno Emanuel Oliva Gatto | Ana Márcia Rodrigues da Cunha

Introdução

A cetamina é um antagonista não competitivo com alta afinidade pelo receptor NMDA, gerando bloqueio de longo prazo do receptor e intensa inibição da hiperexcitabilidade neuronal. Os antagonistas dos receptores N-metil--D-aspartato (NMDA), como a cetamina, bloqueiam a hiperatividade dos neurônios posteriores do corno dorsal à estimulação ampliada de neurônios aferentes primários, impedindo o comportamento nociceptivo ocasionado pelas lesões nos tecidos periféricos ou nervos.

Os NMDA são receptores iônicos da família do glutamato (iGlur). Localizados nas membranas dos neurônios, desempenham papel essencial na cognição, aprendizagem e memória, além de estarem relacionados com o sistema nervoso central (SNC) e doenças degenerativas.

São heterômeros tetraméricos constituídos por diversas combinações de subunidades que, associadas, originam o canal iônico. Essas subunidades se dividem nas três subfamílias $GluN_1$ e $GluN_2$ (GluN2A, GluN2B, GluN2C e GluN2D) e GluN3 (GluN3A e GluN3B). Para que haja ligação entre os agonistas e seu funcionamento, o receptor NMDA necessita pelo menos de uma subunidade GluN1 e DE uma GluN2. Para sua ativação, é necessária a ligação sincronizada de dois agonistas endógenos, glicina e (S)-glutamato, ocasionando a despolarização da membrana neuronal, seguida pela abertura dos canais iônicos liberando íons magnésio ($Mg2^+$), que são consecutivamente bloqueados, permitindo a passagem de íons Na^+ e $Ca2^+$ para o interior da célula e íons K^+ para seu exterior.

Os receptores NMDA (rNMDA) atuam em inúmeras funções e processos do SNC. Durante a formação cerebral, os rNMDA são responsáveis pelos processos de regulação e de controle das sinapses, além de serem resolutivos no aprendizado, desenvolvimento e estabilização da memória, sendo responsáveis pela cognição, atenção, ansiedade e procedimentos básicos como humor, concentração, respiração e locomoção, e os receptores glutamatérgicos do tipo NMDA, existentes no corno posterior da medula, têm papel essencial no mecanismo de sensibilização central.

A exacerbação dos receptores NMDA, ocasionada pelo excesso de (S)-glutamato, eleva os níveis de $Ca2^+$ intracelular, causando a morte celular neuronal, fenômeno conhecido como excitotoxicidade, que pode causar doenças degenerativas. Embora a maior quantidade de rNMDA esteja localizada no SNC, ele também foi detectado em sítios periféricos somáticos e viscerais e na membrana pós-sináptica dendrítica.

A persistência dos estímulos nociceptivos aumenta a atividade dos neurônios do corno dorsal da medula espinhal, sensibilizando as fibras C, aumentando o NMDA nas fibras nervosas periféricas contribuindo para a sensibilização periférica na injúria tecidual.

Farmacocinética e farmacodinâmica da cetamina

A farmacodinâmica da cetamina é complexa em virtude de sua ação em inúmeros receptores e em diferentes locais, incluindo o NMDA, considerado o principal receptor excitatório do SNC. Ela produz intensos efeitos modulatórios na transmissão nociceptiva ascendente e nas vias inibitórias descendentes por meio da ativação de áreas envolvidas na regulação da dor, incluindo o córtex cingulado anterior, córtex orbital frontal, ínsula e tronco cerebral.

Os receptores de glutamato NMDA do tipo ionotrópicos são estimulados pelo glutamato, localizados em áreas pós-sinápticas, onde a cetamina atua diminuindo a excitabilidade do SNC. Ela se liga de forma não competitiva ao sítio de ligação da fenciclidina nos receptores NMDA e modifica-os por mecanismos alostéricos. As concentrações de cetamina no cérebro estão diretamente relacionadas à analgesia na dor isquêmica alterando a conectividade do cérebro nas áreas envolvidas na modulação e na detecção da dor, e no processamento afetivo. A cetamina também se liga aos subtipos 2A a 2D do NMDA.

Além do receptor NMDA, a cetamina se liga de forma não competitiva ou influencia outros receptores e canais iônicos, como os receptores do ácido α-amino-3-hidroxi-5-metil-4-isoxazolpropiônico (AMPA), receptores cainato, receptores do ácido γ-aminobutírico (GABA), receptores μ-opioides, muscarínicos e monoaminérgicos, e canais de cálcio do tipo L. Seus efeitos analgésicos também podem ocorrer pela inibição da enzima óxido-nitricossintase induzível.

A cetamina apresenta um centro quiral no átomo C-2 do anel cicloexano, originando os estereoisômeros, S (+) e R (–), porém, em decorrência da maior afinidade e seletividade para o sítio de ligação no receptor NMDA, o enantiômero S (+) é um analgésico quatro vezes mais potente do que o enantiômero R, e duas vezes mais potente do que a mistura racêmica, porém, em dose equianalgésica, o enantiômero S (+) produz menos alterações psíquicas e agitação do que o enantiômero R (–).

A cetamina atravessa rapidamente a barreira hematoencefálica, proporcionando rápido efeito analgésico com meia-vida de equilíbrio no sangue de 1 a 10 minutos. A concentração plasmática máxima é atingida em 1 minuto, a meia-vida de redistribuição é de 7 a 15 minutos e a depuração é de 15 mL/kg/min, a meia-vida de eliminação venosa é de 2 a 3 horas, porém, quando administrada por longo prazo, a meia-vida pode prolongar por até 11 dias.

Por via oral, ela sofre vasto metabolismo de primeira passagem no fígado, com biodisponibilidade variando de 16% a 24%, dependendo da dose, sendo metabolizada principalmente pelo CYP3A4, CYP2B6 e CYP2C9 formando a norcetamina, metabólito farmacologicamente ativo, que é excretado por via renal. O T 1/2 da cetamina oral é de 5 a 6 horas com meia-vida de eliminação de 2 a 3 horas para a cetamina e superior a 4 horas para a norcetamina, que parece ser o analgésico primário no uso crônico.

Ensaios clínicos demonstraram que o enantiômero S (+) da cetamina tem melhor efeito em comparação com a cetamina racêmica. A cetamina excede facilmente a capacidade fisiológica do portão de voltagem-dependente de magnésio no receptor NMDA para bloquear o fluxo iônico através do canal do receptor.

Dor neuropática e cetamina

A dor neuropática é causada por lesão ou disfunção no sistema nervoso, sendo uma condição extremamente difícil de gerenciar pelos médicos por falta de conhecimento sobre a sua fisiopatologia e porque os fármacos disponíveis não têm apresentado boa eficácia clínica, com muitos efeitos adversos e os resultados geralmente não têm sido os desejados pelos pacientes e pelos médicos. Nos últimos anos, houve um interesse crescente do uso de antagonistas específicos para o receptor pré-sináptico de NMDA, os quais têm sido frequentemente usados no tratamento da dor neuropática, como é o caso da cetamina. As evidências da cetamina no tratamento da dor neuropática se iniciaram a partir de relatos de casos clínicos em pacientes oncológicos com lesão nervosa.

Em doses subanestésicas, a cetamina tem apresentado eficácia no tratamento da dor neuropática. Por sua lipossolubilidade, pode ser administrada pelas vias intranasal, inalatória, sublingual, oral, retal, transdérmica, subcutânea,

intramuscular e endovenosa, porém na prática clínica, a endovenosa é a via mais frequentemente utilizada, pois os estudos evidenciaram que esta via tem proporcionado maior eficácia no tratamento da dor neuropática. A principal diferença entre as vias de administração é quanto ao substancial metabolismo hepático de primeira passagem, que diminui a sua biodisponibilidade. A administração intramuscular apresenta biodisponibilidade de 93%, muito maior do que a intranasal, sublingual, subaracnóidea e oral, que são respectivamente de 50%, 29%, 25% e 10% a 20%.

A primeira revisão sobre a eficácia da cetamina no tratamento da dor crônica, publicada em 2003, que avaliou estudos controlados, estudos não controlados, relatos e séries de casos, publicados entre 1966 e 2002, a maioria sobre dor neuropática incluindo dor central, dor fantasma e isquêmica em membros, neuralgia pós-herpética, dor orofacial, síndrome de dor complexa regional e fibromialgia, concluiu que a cetamina pode ser usada de forma mais eficaz para reduzir os sintomas de alodínia, hiperalgesia e hiperpatia, em vez de atuar como um analgésico tradicional. Em virtude do número limitado de ensaios clínicos randomizados, a heterogeneidade de dados e os efeitos colaterais psicotomiméticos comumente relatados, concluiu que a evidência da eficácia da cetamina no tratamento da dor crônica é moderada a fraca.

Revisão publicada em 2009, que contemplou outros 18 ensaios controlados, concluiu que a cetamina pode fornecer alívio de curto prazo para alguns pacientes com dor neuropática refratária, porém a eficácia e a tolerabilidade no tratamento de longo prazo são pequenas, além de haver a presença de efeitos adversos desagradáveis e de problemas de segurança em longo prazo.

Revisão Cochrane de 2012, que avaliou a eficácia e os efeitos adversos da cetamina no tratamento da dor neuropática refratária em pacientes oncológicos, encontrou 32 relatos de casos ou estudos abertos não controlados, que descreveram a melhora da associação opioide com cetamina e apenas dois ensaios clínicos randomizados com apenas 30 pacientes que preencheram os critérios de inclusão dos revisores. Como os dados foram insuficientes para quaisquer conclusões com base em evidências ou recomendações sobre os benefícios e danos da cetamina os autores, a Revisão Cochrane de 2012 conclui que a cetamina pode ser uma opção de tratamento associada aos opioides.

Entretanto, a eficácia da cetamina no tratamento da dor neuropática crônica ainda permanece duvidosa, como revela recente metanálise de ensaios clínicos randomizados duplo-cegos utilizando cetamina para dor neuropática crônica, que evidenciou resultados conflitantes. Foram incluídos seis estudos com 99 indivíduos no grupo da cetamina e 96 no grupo do placebo. A dose diária variou de 18 a 480 mg e a duração do tratamento, de 1 a 90 dias; sendo que, em cinco estudos, a cetamina foi aplicada por menos de 11 dias. A metanálise não mostrou redução na intensidade da dor em 4 semanas em comparação com placebo, no entanto houve diminuição significativa da intensidade da dor em 1, 2, 8 e 12 semanas, porém com aumento estatisticamente significativo de complicações psicodélicas.

Principais vias de administração da cetamina para o controle da dor neuropática

■ Inalação de cetamina

A inalação de cetamina após nebulização ou aerossolização possibilita administrar o fármaco por longos períodos de tempo sem a necessidade de acesso venoso, pois possibilita rápida absorção na circulação sistêmica, só superada pela administração endovenosa. Estudo sobre a segurança dessa via evidenciou que os efeitos adversos foram leves e relacionados ao próprio medicamento, e não ao modo de administração, incluindo náuseas, vômitos, efeitos esquizotípicos e hipertensão leve, sem sinais de irritação orofaríngea, hipersalivação, estridor, laringoespasmo, broncoespasmo, dispneia, aspiração ou dessaturação. A biodisponibilidade variou de 40% a 70%.

■ Cetamina intranasal

A administração de cetamina por *spray* nasal é possível sem acesso venoso e facilita o uso em pacientes ambulatoriais. Estudo evidenciou biodisponibilidade de 36%, com poucos efeitos adversos, estando liberada para o tratamento da depressão resistente ao tratamento usual. Estudo realizado em 2012, com a administração de 0,2 ou 0,4 mg/kg de S-cetamina intranasal a 16 pacientes com dor neuropática crônica, propiciou redução máxima da dor em 60 minutos após a administração, com redução de 70 ± 10% no grupo de 0,2 mg/kg e redução de 61 ± 13% no grupo de 0,4 mg/kg.

Embora a literatura tenha demonstrado alguma eficácia para aplicações intranasais, o uso terapêutico é altamente limitado pela dificuldade no controle e monitoramento de sua administração e possíveis efeitos adversos, além dos riscos potenciais de abuso como droga recreativa.

■ Cetamina oral

Revisão de 2010, que avaliou a cetamina oral para o tratamento de adultos com dor neuropática crônica, evidenciou que o número de ensaios clínicos randomizados controlados por placebo é pequeno e com poucos pacientes incluídos. Um pequeno estudo duplo-cego cruzado descobriu que apenas 5 de 26 adultos com dor neuropática do trigêmeo que receberam cetamina oral à noite por 3 dias tiveram redução da dor, porém teste de significância entre cetamina oral e placebo não foi relatado e todos os participantes haviam participado de um ensaio de cetamina intramuscular e midazolam em comparação com meperidina 1 semana antes.

Outro estudo cruzado com oito adultos descobriu que o tratamento por 1 semana com cetamina oral foi associado à redução estatisticamente significativa no escore médio de dor.

Uma pequena série de casos de estudos que incluiu 21 pacientes, não controlada adequadamente com terapias padrão, evidenciou que nove pacientes relataram benefício sem efeitos adversos da cetamina oral, porém a redução nos escores de dor só foi estatisticamente significativa em duas pessoas. A cetamina oral foi frequentemente associada a efeitos adversos e quase metade dos pacientes abandonou o tratamento por causa de efeitos adversos dentro de uma 1 semana.

Embora a literatura tenha demonstrado alguma eficácia dessa via para a terapêutica com cetamina, o uso terapêutico é limitado pela dificuldade no controle e monitoramento de sua administração e de seus efeitos adversos, além dos riscos potenciais de abuso como droga recreativa, que infelizmente superam o potencial benefício terapêutico da cetamina oral na prática clínica.

■ Cetamina tópica

A cetamina é usada topicamente na forma de creme ou gel, em diferentes concentrações e em combinação com outros medicamentos como amitriptilina e lidocaína. A administração tópica de cetamina em qualquer concentração não demonstrou benefício significativo na redução da dor neuropática em repouso em concentrações menores que 1%.

Estudo randomizado, duplo-cego e controlado por placebo, que avaliou a cetamina 1% associada ou não à amitriptilina 2%, evidenciou diminuição nos escores de dor de 1 a 1,5 pontos entre os grupos amitriptilina, cetamina e a combinação das duas, porém não foram estabelecidas as doses ideais para a eficácia de cada medicamento.

Estudo retrospectivo, que avaliou 21 pacientes, os quais receberam preparação transdérmica contendo lidocaína e cetamina, evidenciou eficácia de 73%, sendo que dois pacientes apresentaram reações cutâneas que ensejaram descontinuação do tratamento.

Estudo aberto incluiu cinco indivíduos, com dor neuropática no nível ou abaixo do nível da lesão traumática da medula espinhal, que receberam cetamina tópica a 10%, três vezes ao dia, por um período de 2 semanas, o que propiciou diminuição de dor variando de 14% a 63%, com duração que variou de 1 hora até 1 dia.

A administração tópica da combinação de baclofeno 10 mg, amitriptilina 40 mg e cetamina 20 mg, comparada com placebo em um estudo duplo-cego randomizado, mostrou tendência maior de melhora no braço ativo em relação ao placebo, para formigamento, cãibras e dor em queimação.

Estudo de curto prazo randomizado, duplo-cego, controlado por placebo, cruzado de quatro vias, seguido por fase de tratamento aberto por 7 dias com amitriptilina, cetamina e associação amitriptilina-cetamina evidenciou ausência de efeito na fase duplo-cega, seguida por analgesia na fase aberta.

Estudo aberto com amitriptilina 2% e cetamina 1%, que incluiu diferentes síndromes de dor neuropática por 6 a 12 meses, evidenciou redução média de 34% na intensidade da dor, com 25% dos indivíduos estudados atingindo 50% ou mais redução da dor após 6 meses; e, após 12 meses, a redução média da dor foi de 37%, com 40% deles atingindo redução da dor em 50% ou superior a 50%.

Estudo de fase III que avaliou a eficácia e segurança de creme de cetamina a 2% e amitriptilina a 4% *versus* placebo, duas vezes por dia para cada área com dor, dormência ou formigamento, não evidenciou redução significativa dos escores de dor, de dormência e de formigamento depois de 3 e 6 semanas.

Ensaio randomizado, duplo-cego, controlado por placebo com amitriptilina 2%, cetamina 1%, combinação de amitriptilina 2% e cetamina 1% ou placebo em diferentes formas de síndromes de dor neuropática, incluindo neuralgia pós-herpética, neuropatia diabética e dor traumática pós-cirúrgica, durante 3 semanas, evidenciou que a dor melhorou em todos os grupos, mas sem diferença entre os grupos.

A combinação amitriptilina 4% com cetamina 2% aplicada topicamente em indivíduos com neuralgia pós-herpética foi considerada mais eficaz e segura do que a combinação amitriptilina 2% e cetamina 1% ou creme placebo por 2 semanas.

■ Cetamina endovenosa

• Duração da infusão

Infusões de cetamina com duração igual ou inferior a 1 hora tem apresentado resultados conflitantes. Alguns estudos evidenciaram diminuição da intensidade da dor por 3 horas ou menos, porém um estudo retrospectivo com grande número de pacientes, com síndrome de dor complexa regional, evidenciou alívio da dor por 1 a 2 dias, sendo que, em mais de um terço dos indivíduos, houve controle da dor por mais de 3 semanas. No entanto, três infusões consecutivas com duração de 1 hora administradas a cada 2 dias propiciaram diminuição na intensidade da dor neuropática por 2 semanas, em comparação com placebo. Quando a infusão de cetamina durante 1 hora foi combinada com a infusão de calcitonina, a diminuição da dor se prolongou por até 48 horas.

Infusão única de cetamina durante 2 horas proporcionou redução na intensidade da dor equivalente à infusão do opioide alfentanil administrado no mesmo período tempo, enquanto a infusão durante 5 horas diminuiu os escores de dor durante 2 semanas.

A infusão de cetamina ao longo de 4 horas por 10 dias reduziu a dor em queimação durante 4 semanas, diminuiu a hiperestesia durante 8 semanas e proporcionou melhora durante 12 semanas, com a avaliação da dor pelo questionário de dor McGill. Porém, a infusão de doses subanestésicas durante 4 a 5 dias em pacientes internados ou em pacientes intencionalmente sedados em unidade de terapia intensiva (UTI) propiciou alívio da dor com duração de 6 semanas a 6 meses.

Entretanto, alguns estudos retrospectivos não evidenciaram alívio sustentado e duradouro da dor após vários dias de infusão. A variabilidade dos resultados com relação ao grau de alívio da dor pode decorrer de várias métricas de resultados e escalas de dor usadas, dos diferentes momentos em que a dor foi avaliada, de critérios de inclusão e exclusão heterogêneos, bem como do fato de que, em alguns estudos, foi usado isômero purificado de cetamina e, em outros, a mistura racêmica. Importante destacar que, em geral, os pacientes relataram efeitos colaterais independentemente da duração da infusão de cetamina.

• Dose total de infusão

A dose total de cetamina infundida tanto no ambiente hospitalar quanto ambulatorial variou de 324 a 6.800 mg, reduzindo a intensidade da dor relatada durante 4 semanas a 6 meses, dependendo da ferramenta de medição usada para avaliar a redução da dor, porém dois estudos com infusões nesta dose não relataram duração mantida do alívio da dor. Doses totais menores de cetamina infundida não produziram alívio contínuo da dor além do período imediato após a infusão.

Um estudo que atingiu a dose cumulativa de 1.000 mg de cetamina infundida ambulatoriamente, em taxa subanestésica durante 10 dias, diminuiu a dor em queimação avaliada pela Escala Visual Analógica (EVA) por 4 semanas e pelo questionário de McGill por 12 semanas.

Estudo que comparou 17,5 ou 35 mg de cetamina infundida durante 30 minutos em pacientes com dor neuropática de origem oncológica produziu diminuição da dor que durou 3 horas, porém a dose total maior produziu alívio mais intenso, mas não mais duradouro da dor, quando administrada no mesmo período.

Os efeitos colaterais psicomiméticos desagradáveis ocorreram aproximadamente na mesma proporção independentemente da dose total infundida, porém deve ser considerado que alguns autores associaram outros medicamentos como o midazolam nas infusões de altas doses.

• Taxa de infusão

A maioria dos protocolos usa taxa de infusão que varia entre 0,1 e 0,5 mg/kg/h, todavia, para protocolos que preconizam taxas de infusão superiores a 0,1 mg/kg/h, é preconizado que a infusão seja feita em UTI para suporte e monitoramento dos sinais vitais, podendo ser realizada em regime ambulatorial, porém com adequado acompanhamento por equipe especializada.

A escolha de uma determinada taxa de infusão deve levar em consideração a experiência clínica da instituição de saúde e o risco de efeitos colaterais mais intensos e, embora as altas taxas de infusão em UTI aumentem a duração do alívio da dor, durações semelhantes de alívio da dor foram relatadas com taxas de infusão mais baixas, administradas por um período mais longo de tempo em ambiente hospitalar ou ambulatorial.

• Infusão de cetamina combinada com outros fármacos

O midazolam usado em bólus de 2 a 7,5 mg, antes de iniciar a infusão ou em infusão simultânea na dose de 0,1 a 0,4 mg/kg/h, possibilitou a redução da dor relatada por 2 semanas a 6 meses. Estudo que avaliou a dose de 5 mg de midazolam venoso associado à infusão de cetamina evidenciou diminuição da dor em até 3 horas maior do que o placebo, mas a diminuição da dor em 8 semanas foi semelhante nos dois grupos. O midazolam está associado à diminuição das alucinações e disforia, e doses maiores têm sido usadas para fornecer sedação mantendo os pacientes mais confortáveis durante a infusão.

A associação de cetamina com 200 UI de calcitonina prolongou a diminuição da dor em 48 horas, e a associação com opioides de curta ação, como o alfentanil, produziu duração equivalente e relativamente curta de alívio da dor. A combinação de 300 mg de gabapentina oral, 2 a 5 mg de midazolam e 80 mg de cetamina causou redução da dor com duração de 2 semanas após a infusão.

Estudo duplo-cego com a infusão de cetamina associada ao magnésio em pacientes com dor neuropática, virgens de cetamina, não evidenciou nenhuma melhora significativa imediata ou tardia nos componentes psicológicos ou relacionados à saúde. O efeito limitado pode ser resultado de dose baixa, competição dos fármacos, pequeno número de pacientes ou do efeito placebo.

A cetamina venosa antes, durante e imediatamente após o término de cirurgia lombar de grande porte em pacientes com alta prevalência de dor lombar neuropática não teve efeito sobre a prevalência de dor lombar neuropática em 6 ou 12 meses após a cirurgia.

Dose de cetamina no tratamento da dor neuropática

Não há consenso na literatura sobre a dose ideal da cetamina para o tratamento na dor neuropática. As doses de cetamina variaram muito entre os diferentes estudos.

As doses de cetamina consideradas eficazes por via oral variaram de 45 a 1.000 mg e, por infusão intravenosa, variaram entre 0,35 e 7 mg/kg/h. A titulação das infusões de cetamina também diferiu. Em alguns estudos, a titulação foi efetuada em intervalos definidos, enquanto outros estudos titularam a cetamina até obter analgesia ou sensação de embriaguez.

Duração do tratamento da dor neuropática com cetamina

Não há consenso na literatura sobre a duração do tratamento da dor neuropática com a cetamina, já que ela variou muito entre os diferentes estudos.

A duração do tratamento com cetamina oral variou de vários meses até mais de 1 ano e a duração de infusões intravenosas de cetamina variaram de minutos a horas para infusões de até 10 dias.

Cetamina na dor neuropática central

A eficácia da cetamina intravenosa, subcutânea, oral e transdérmica foi estudada na dor neuropática central principalmente em pacientes com lesão medular e após AVC.

Um estudo evidenciou benefício sustentado da cetamina oral 25 mg três vezes ao dia em um paciente com dor neuropática pós-cauda equina. Três estudos randomizados, duplo-cegos e controlados por placebo demonstraram a eficácia da cetamina venosa comparada ao placebo na redução da intensidade da dor contínua, da dor evocada e da alodínia em pacientes com lesão medular pós-traumática, com efeitos colaterais mínimos.

Um estudo em pacientes com lesão medular que receberam placebo ou 80 mg de cetamina em 5 horas de infusão diária, durante 1 semana, apresentaram significativa melhora da dor no grupo da cetamina que durou até 2 semanas, porém outro estudo evidenciou duração maior do alívio da dor, com diminuição em 74,6% dos escores de dor.

Autores postulam que o tratamento com cetamina iniciado antes do estabelecimento da sensibilização central pode ser útil na redução da dor na fase crônica.

Estudos não randomizados, duplo-cegos e controlados por placebo alcançaram 40% de redução da dor central pós--AVC, depois de uma dose total de 25 mg de cetamina venosa, que foi administrada durante 25 minutos em pacientes com dor. Outro estudo que incluiu seis pacientes com dor neuropática central demonstrou redução de 50% da dor, da alodínia e da hiperalgesia por 2 a 3 horas após injeção única de cetamina 250 mcg/kg, administrada em 5 minutos.

Cetamina na dor neuropática periférica

Existem vários estudos sobre a eficácia da cetamina venosa, subcutânea, oral, tópica e intranasal na dor neuropática periférica.

Ensaio clínico duplo-cego randomizado em pacientes com dor neuropática após lesão nervosa evidenciou que a cetamina endovenosa reduziu significativamente a dor e alodínia em comparação com placebo e morfina. A duração da analgesia após infusão venosa de cetamina em dor neuropática periférica foi de 6 a 12 horas e a aplicação intranasal do enantiômero S (+) cetamina mostrou redução significativa na dor com duração de 2 a 3 horas, com redução da dor em 30 a 40%, 50 minutos após a aplicação.

Um estudo randomizado, duplo-cego e controlado por placebo com creme tópico de cetamina 1%, aplicado três vezes ao dia, por 3 semanas e outro ensaio com cetamina 5% tópica aplicada por 1 mês não mostraram eficácia no controle da dor neuropática periférica.

Cetamina na neuralgia pós-herpética

Bólus único venoso de 0,15 mg/kg de cetamina administrado em 10 minutos reduziu significativamente a dor da neuralgia pós-herpética, em comparação com o placebo e a morfina. A administração tópica de Scetamina 1%, aplicada quatro vezes ao dia por 15 dias, ou da Rcetamina 1%, aplicada três vezes ao dia por 3 semanas, não apresentou nenhum benefício em relação ao placebo, porém alguns estudos com concentrações maiores de cetamina isolada ou associada à amitriptilina ou lidocaína propiciaram benefício na redução da dor e alodínia.

Cetamina na dor orofacial

A dose de 60 mg de cetamina administrada por via oral seis vezes ao dia, em paciente com neuralgia do glossofaríngeo, propiciou redução significativa da dor ao engolir em comparação com placebo.

Em estudo cruzado duplo-cego controlado por placebo em pacientes com neuralgia trigeminal secundária, que receberam 0,4 mg/kg de cetamina combinada com 0,05 mg/kg de midazolam intramuscular, os pacientes experimentaram efeito analgésico transitório que durou menos de 1 hora, porém pouco menos da metade deles obteve analgesia por várias horas. Uma semana depois, os mesmos pacientes receberam 4 mg/kg de cetamina por via oral por três noites consecutivas. Todos os pacientes que relataram efeito analgésico de longo prazo após a cetamina intramuscular também relataram redução da intensidade da dor nos dias seguintes a ingestão de cetamina.

Cetamina na dor isquêmica e dor fantasma em membros

A cetamina endovenosa mostrou eficácia em estudos randomizados e duplo-cegos em pacientes com dor isquêmica dos membros. Efeito analgésico dependente da dose com infusões de cetamina em 0,15; 0,3 e 0,45 mg/kg proporcionou alívio transitório completo da dor na dose de 0,45 mg/kg. Os efeitos colaterais na cognição e percepção foram dosedependentes. Outro estudo evidenciou que uma única infusão de cetamina com 0,5 mg/kg proporcionou redução da dor em 24 horas e 5 dias após a infusão em relação ao placebo em pacientes com alodínia, hiperalgesia e hiperpatia secundária à isquemia crítica do membro.

Dois estudos randomizados, duplo-cegos cruzados evidenciaram que a cetamina administrada por via endovenosa, em doses variando de 7 mcg/kg/min a 0,4 mg/kg por 45 a 60 minutos, mostrou eficácia na redução da dor em membros residuais e dor fantasma.

Cetamina na fibromialgia

Três estudos randomizados e duplo-cegos evidenciaram eficácia da cetamina na dor da fibromialgia. Um estudo descobriu que a cetamina venosa na dose de 0,3 mg/kg em 30 minutos diminuiu significativamente a intensidade da dor e a sensibilidade nos pontos sensíveis e os escores de capacidade de funcionamento físico também melhoraram significativamente. Outro estudo evidenciou que a cetamina na dose de 0,3 mg/kg em 30 minutos *versus* placebo produziu diminuição significativa da dor em repouso, da dor referida e da hiperalgesia muscular. O isômero S (+) da cetamina na dose de 0,5 mg/kg endovenoso por 30 minutos produziu 50% de alívio da dor no grupo cetamina *versus* grupo-placebo em 15 minutos, mas nenhuma melhora nas atividades de vida diária aos 180 minutos, 1 ou 8 semanas após o tratamento.

Cetamina na síndrome de dor regional complexa

Uma revisão sistemática abrangente da literatura até maio de 2011, avaliando a eficácia da cetamina no tratamento da síndrome de dor regional complexa, que encontrou três ensaios clínicos randomizados e controlados por placebo, sete estudos observacionais e nove relatos/séries de casos, concluiu que a cetamina tem eficácia aguda e implicações de longo prazo no tratamento da dor regional complexa.

Análise retrospectiva, realizada em 2012, demonstrou redução significativa nos escores de dor com infusões ambulatoriais de cetamina em pacientes com dor refratária intensa em pacientes com síndrome de dor regional complexa.

Ensaio randomizado controlado com placebo evidenciou a eficácia da infusão venosa de cetamina a 25 mL/h, durante 4 horas diárias por 10 dias *versus* infusões de placebo proporcionou diminuição significativa da dor na área mais afetada, dor em queimação, dor quando tocado ou tocado levemente ou escovado levemente, nível geral de dor, bem como diminuição do despertar noturno no grupo da cetamina.

Outro ensaio de grupo paralelo randomizado, duplo-cego, controlado por placebo com infusão venosa contínua de 4,2 dias/100 horas de cetamina, evidenciou escores de dor menores no grupo de cetamina por um período de 12 semanas.

Um estudo demonstrou o benefício potencial de infusões de cetamina repetidas, pois pacientes com síndrome de dor regional complexa que receberam um segundo tratamento de infusão venosa de cetamina com doses de 10 a 50 mg/h por 4,7 dias tiveram maior duração do alívio da dor do que após o primeiro tratamento.

Em estudo cruzado, randomizado e controlado por placebo a cetamina tópica a 10% não proporcionou redução significativa da intensidade da dor, porém proporcionou redução significativa na alodínia e hiperalgesia provavelmente pelo efeito da cetamina nos receptores NMDA cutâneos, já que não foi detectada cetamina sistêmica.

Efeitos adversos

Os efeitos adversos são um empecilho para o uso da cetamina no controle da dor neuropática, pois ela está associada a efeitos adversos neuropsiquiátricos, gastrointestinais, cardiovasculares, respiratórios e urinários significativos que podem variar dependendo da dose e do paciente.

A cetamina pode afetar a percepção interna e externa da realidade ocasionando alucinações auditivas, ideias paranoicas, sentimentos de ansiedade com ataques de pânico, incapacidade para controlar os pensamentos, desrealização no tempo e no espaço, alucinações visuais, aumento da consciência de som e cor, intensa sensação de euforia muito desagradável para alguns indivíduos, tontura, visão turva, vertigem, náuseas, vômitos, disfasia, nistagmo, pesadelos ou sonhos vívidos, déficits da função motora e memória prejudicada.

Os efeitos psicodélicos diminuem após o término da administração do fármaco, mas sonhos desagradáveis podem persistir por algumas noites. Não é possível fazer a prevenção dos efeitos psicodélicos, mas eles podem ser minimizados com benzodiazepínicos ou agonistas do receptor alfa-2-adrenérgico como a clonidina.

Antes de iniciar tratamento com cetamina, os pacientes devem ter avaliação psiquiátrica para descartar esquizofrenia, depressão maníaca e doenças relacionadas, bem como histórico de uso de drogas.

Existem relatos de aumento das enzimas hepáticas após tratamento com doses subanestésicas de cetamina, que pode ocorrer em pacientes que receberam uma única infusão prolongada de cetamina ou 3 semanas após segunda aplicação por infusão prolongada. Em alguns pacientes as enzimas aumentaram três vezes acima do limite superior do normal, sendo necessário suspender o tratamento, e as enzimas voltaram lentamente ao normal, com retorno aos valores normais em 3 até meses.

O mecanismo da lesão hepática induzida pela cetamina não está esclarecido, porém pode ser resultante da diminuição no fornecimento de oxigênio hepático, com aumento da peroxidação lipídica e formação de radicais livres e hepatite alérgica.

Para a aplicação de infusões repetidas de cetamina, é necessário acompanhamento rigoroso das enzimas hepáticas e interrupção do tratamento, se estas aumentarem.

Os efeitos adversos hemodinâmicos incluem taquicardia, arritmias e hipertensão, e os eventos respiratórios incluem hipoventilação ou hiperventilação, dessaturação de oxigênio e hipóxia. Seu efeito sobre a pressão intracraniana é debatido, no entanto deve ser usado com cautela em pacientes com preocupação com pressão intracraniana elevada e sua administração em longo prazo está associada a sintomas do trato urinário, incluindo aumento de frequência, incontinência de urgência, disúria e hematúria, possivelmente causados por irritação pela cetamina e seus metabólitos, podendo ocorrer cistite intersticial, hiperatividade do detrusor, diminuição da capacidade da bexiga, refluxo vesicouretérico, necrose papilar e insuficiência renal.

A maioria dos efeitos adversos é transitória e pode ser tratada com medicamentos como benzodiazepínicos, alfa-2-agonistas, beta-bloqueadores e antiemético.

Discrepância entre a eficácia da cetamina evidenciada nos ensaios clínicos randomizados e na prática clínica

Recentes narrativas e revisões sistemáticas de ensaios clínicos randomizados que avaliaram a eficácia da cetamina em vários tipos de dor neuropática evidenciaram ampla heterogeneidade dos ensaios randomizados com muitos estudos de baixa qualidade e potência insuficiente. A conclusão foi que a eficácia da cetamina endovenosa na dor neuropática é pequena e de curta duração, e que a eficácia é ainda menor quando a cetamina é usada por outras vias de administração como a oral, intranasal ou subcutânea.

No entanto, os resultados de estudos observacionais e experimentais não randomizados abertos e série de casos retrospectivos mostram eficácia da cetamina em dor neuropática, que tem apoiado a prática clínica para tratamento da dor neuropática com a cetamina.

A discrepância entre os ensaios clínicos randomizados sobre a eficácia da cetamina na dor neuropática e a observação de que a cetamina é eficaz na prática clínica podem ser decorrentes do fato de que a falta de evidência sobre a eficácia da cetamina na dor neuropática não é o mesmo que falta de benefício, mas sim a falta de evidência de benefício. Além da dose de cetamina, a duração do tratamento é importante, pois infusão única ou de curta duração têm pouco impacto no alívio da dor neuropática.

Outro fato relevante é que, na maioria dos ensaios clínicos randomizados, a dose de cetamina é fixa e relativamente baixa para limitar os efeitos colaterais, porém, na prática clínica, a dose de cetamina é geralmente titulada para cima ou para baixo, de acordo com a necessidade do paciente e outros medicamentos associados para otimizar o alívio da dor, reduzindo os efeitos colaterais.

Além disso, os critérios de seleção nos ensaios clínicos randomizados às vezes excluem muitos pacientes que poderiam se beneficiar da terapia com cetamina, e também os esquemas de dosagem rígidos, inclusão estrita, critérios e pontos finais podem interferir nos resultados, portanto esses estudos podem não ser representativos da população clínica que poderia se beneficiar da cetamina.

Também nos ensaios clínicos randomizados, a seleção dos pacientes é feita sob a suposição de que os mecanismos da dor são homogêneos, pois, apesar de ser uma única doença de base, os pacientes pertencem a subgrupos heterogêneos com diferentes mecanismos e fenótipos de dor.

Recomendações

A administração de cetamina para o tratamento da dor neuropática requer conhecimento da fisiopatologia da dor neuropática, familiaridade com a farmacodinâmica e farmacocinética da cetamina, bem como de seus efeitos adversos.

Embora a literatura não seja enfática a respeito de treinamento específico para médicos e enfermeiros envolvidos na administração de cetamina por via venosa, é recomendado que a aplicação em bólus ou infusão contínua seja feita por equipe treinada para o tratamento de emergências cardiovasculares e respiratórias como é o caso dos anestesistas e intensivistas. Para a administração de cetamina, os profissionais de saúde também devem ter treinamento adequado como titular a dose, garantindo a segurança e ter destreza para controlar os efeitos adversos.

Ademais, as infusões de cetamina devem ser realizadas em ambiente com monitoramento hemodinâmico e respiratório apropriado com cardioscopia, pressão arterial, dióxido de carbono expirado e saturação de oxigênio, além de equipamento adequado para a reanimação cardiorrespiratória, se necessário for.

Também deve haver um psiquiatra e um clínico referenciados que estejam disponíveis para avaliar e tratar possíveis alterações comportamentais, incluindo ansiedade, alucinações, ideação suicida, e outras alterações do estado mental. A alta para a residência deve ser assinada pelo médico responsável, após avaliação do paciente com a devida anotação em prontuário.

Conclusão

Apesar de o mecanismo da dor não estar devidamente elucidado, os estudos revelam que a cetamina tem utilidade no tratamento da dor neuropática, porém devem ser respeitados alguns critérios na indicação como dose, vias de administração e cuidados na sua administração, que deve ser feita apenas por profissionais capacitados, para preservar a segurança do paciente.

Alguns pacientes apresentam melhora com a cetamina, sugerindo diferentes perfis de respondedores que precisam ser mais estudados para identificar os fatores preditivos para o efeito analgésico e chegar a um consenso sobre o uso de cetamina na dor neuropática.

Há evidências de que o tratamento por longo prazo da dor neuropática com cetamina causa alívio prolongado, embora as evidências sejam provenientes de número limitado de ensaios clínicos bem elaborados.

Apesar de o tratamento com cetamina estar relacionado a muitos efeitos adversos, incluindo estado esquizoide, sonolência, tontura, alteração de memória, estimulação cardiovascular, lesão hepática, a impressão é que os benefícios superam os riscos em populações específicas de pacientes, porém até que seja comprovado de modo definitivo que os benefícios da cetamina são maiores do que seus riscos, a sua administração deve ser restrita a pacientes com dor neuropática refratária grave e, até que novas evidências sejam apresentadas, a cetamina não deve ser considerada como 1ª ou 2ª escolha no tratamento de estados de dor neuropática.

Referências bibliográficas

1. Aiyer R, Mehta N, Gungor S, Gulati A. A systematic review of NMDA receptor antagonists for treatment of neuropathic pain in clinical practice. Clin. J. Pain. 2018;34(5):450-67.

2. Bell RF. Ketamine for chronic non-cancer pain. Pain. 2009; 141(3):210-4.

3. Bell RF, Eccleston C, Kalso EA. Ketamine as an adjuvant to opioids for cancer pain. Cochrane Database Syst. Rev. 2012;11:CD003351.

4. Blonk MI, Koder BG, Van Den Bemt PM, Huygen FJ. Use of oral ketamine in chronic pain management: a review. Eur. J. Pain. 2010;14(5):466-72.

5. Chaparro LE, Wiffen PJ, Moore RA, Gilron I. Combination pharmacotherapy for the treatment of neuropathic pain in adults. Cochrane Database Syst. Rev. 2012;11(7):CD008943.

6. Cohen SP, Bhatia A, Buvanendran A, Schwenk ES, Wasan AD, Hurley RW et al. Consensus guidelines on the use of intravenous ketamine infusions for chronic pain from the American Society of Regional Anesthesia and Pain Medicine, the American Academy of Pain Medicine, and the American Society of Anesthesiologists. Reg. Anesth. Pain Med. 2018;43(5):521-46.

7. Corssen G, Domino EF. Dissociative anesthesia: further pharmacologic studies and first clinical experience with the phencyclidine derivative CI-581. Anesth. Analg. 1966;45(1):29-40.

8. Cvrcek P. Side effects of ketamine in the long-term treatment of neuropathic pain. Pain Medicine. 2008;9(2):253-7.

9. Czarnetzki C, Desmeules J, Tessitore E, Faundez A, Chabert J, Daali Y et al. Perioperative intravenous low-dose ketamine for neuropathic pain after major lower back surgery: a randomized, placebo-controlled study. Eur. J. Pain. 2020;24(3):555-67.

10. Dahan A, Van Velzen M, Niesters M. Ketamine for neuropathic pain: a tiger that won't bite? Br. J. Anaesth. 2020;125(3):275-276.

11. Fisher K, Hagen NA. Analgesic effect of oral ketamine in chronic neuropathic pain of spinal origin: a case report. J. Pain Symptom Manage. 1999;18(1):61-6.

12. Hocking G, Cousins MJ. Ketamine in chronic pain management: an evidence-based review. Anesth. Analg. 2003;97(6):1730-9.

13. Ji RR, Woolf CJ. Neuronal plasticity and signal transduction in nociceptive neurons: implications for the initiation and maintenance of pathological pain. Neurobiol. Dis. 2001;8(1):1-10.

14. Kamp J, Van Velzen M, Olofsen E, Boon M, Dahan A, Niesters M. Pharmacokinetic and pharmacodynamic considerations for NMDA-receptor antagonist ketamine in the treatment of chronic neuropathic pain: an update of the most recent literature. Expert Opin. Drug Metab. Toxicol. 2019;15(12):1033-41.

15. Klaumann PR, Wouk AFPF, Sillas T. Patofisiologia da dor. Arch. Vet. Sci. 2008;13(1):1-12.

16. Knezevic NN, Tverdohleb T, Nikibin F, Knezevic I, Candido KD. Management of chronic neuropathic pain with single and compounded topical analgesics. Pain Manag. 2017;7(6):537-58.

17. Kraychete DC, Guimarães AC. Hiperalgesia visceral e dor abdominal crônica: abordagem diagnóstica e terapêutica. Rev. Bras. Anestesiol. 2003;53(6):833-53.

18. Lynch ME, Clark AJ, Sawynok J, Sullivan MJ. Topical 2% amitriptyline and 1% ketamine in neuropathic pain syndromes: a randomized, double-blind, placebo-controlled trial. Anesthesiology. 2005;103(1):140-6.

19. Macêdo JL, Pascoal MF, Maia Filho PHB, Venâncio ACC et al. Utilização da cetamina no tratamento da dor aguda/crônica em seres humanos. Rev. Mult. Psic. 2019;44(13):169-84.

20. Maher DP, Chen L, Mao J. Intravenous ketamine infusions for neuropathic pain management: a promising therapy in need of optimization. Anesth. Analg. 2017;124(2):661-74.

21. Mercadante S. Topical amitriptyline and ketamine for the treatment of neuropathic pain. Expert Rev. Neurother. 2015;15(11):1249-53.

22. Niesters M, Martini C, Dahan A. Ketamine for chronic pain: risks and benefits. Br. J. Clin. Pharmacol. 2014;77(2):357-67.

23. O'Brien SL, Pangarkar S, Prager J. The use of ketamine in neuropathic pain. Curr. Phys. Med. Rehabil. Rep. 2014;2:128-45.

24. Oliveira CMB, Sakata RK, Issy AM, Garcia JBS. Cetamina e analgesia preemptiva. Rev. Bras. Anestesiol. 2004;54(5):739-52.

25. Petersen-Felix S, Curatolo M. Neuroplasticity: an important factor in acute and chronic pain. Swiss Med. Wkly. 2002;132(21-22):273-8.

26. Petrenko AB, Yamakura T, Baba H, Shimoji K. The role of N-methyl-D-aspartate (NMDA) receptors in pain: a review. Anesth. Analg. 2003;97(4):1108-16.

27. Pickering G, Pereira B, Morel V, Corriger A et al. Ketamine and magnesium for refractory neuropathic pain: a randomized, double-blind, crossover trial. Anesthesiology. 2020;133(1):154-64.

28. Phillips K, Clauw DJ. Central pain mechanisms in the rheumatic diseases: future directions. Arthritis Rheum. 2013;65(2):291-302.

29. Popescu G. Mechanism-based targeting of NMDA receptor functions. Cell. Mol. Life Sci. 2005;62(18):2100-11.

30. Rabi J, Minori J, Abad H, Lee R, Gittler M. Topical ketamine 10% for neuropathic pain in spinal cord injury patients: an open-label trial. Int. J. Pharm. Comp. 2016;20(6):517-20.

31. Rigo FK, Trevisan G, Godoy MC et al. Management of neuropathic chronic pain with methadone combined with ketamine: a randomized, double blind, active-controlled clinical trial. Pain Physician. 2017;20(3):207-15.

32. Rocha CE, Martins MR, Foss MH, Santos Júnior R, Dias LC, Forni JE et al. Melhora da qualidade de vida de pacientes com dor neuropática utilizando de monitorização ambulatorial contínua. Rev. Dor. 2011;12(4):291-6.

33. Schaible HG. Pathophysiology of pain. Orthopade. 2007;36(1):8, 10-2, 14-6.

34. Schoevers RA, Chaves TV, Balukova SM, Aan het Rot M, Kortekaas R. Oral ketamine for the treatment of pain and treatment-resistant depression. Br. J. Psychiatry. 2016;208(2):108-13.

35. Shteamer JW, Callaway MA, Patel P, Singh V. How effective is ketamine in the management of chronic neuropathic pain? Pain Manag. 2019;9(6):517-9.

36. Stroebel D, Paoletti P. Neuroscience: a structure to remember. Nature. 2014;511(7508):162-3.

37. Tam E, Furlan AD. Transdermal lidocaine and ketamine for neuropathic pain: a study of effectiveness and tolerability. Open Neurol. J. 2012;6:58-64.

38. Tran K, McCormack S. Ketamine for chronic non-cancer pain: a review of clinical effectiveness, cost-effectiveness, and guidelines [Internet]. Ottawa (ON): Canadian Agency for Drugs and Technologies in Health; 2020 May 28. PMID: 33231962.

39. Treede RD, Jensen TS, Campbell JN, Cruccu G, Dostrovsky JO, Griffin JW et al. Neuropathic pain: redefinition and a grading system for clinical and research purposes. Neurology. 2008;29,70(18):1630-5.

40. Valli LG, Sobrinho JA. Mecanismo de ação do glutamato no sistema nervoso central e a relação com doenças neurodegenerativas. Revista Brasil. Neurol. Psiquiatr. 2014;18(1):58-67.

41. Woolf CJ, Thompson SWN. The induction and maintenance of central sensitization is dependent on N-methyl-D-aspartic acid receptor activation: implications for the treatment of post-injury pain hypersensitivity states. Pain. 1991;44(3):293-99.

42. Zhang HM, Chen SR, Pan HL. Effects of activation of group III metabotropic glutamate receptors on spinal synaptic transmission in a rat model of neuropathic pain. Neuroscience. 2009;158(2):875-84.

43. Zhou HY, Chen SR, Chen H et al. Functional plasticity of group II metabotropic glutamate receptors in regulating spinal excitatory and inhibitory synaptic input in neuropathic pain. J. Pharmacol. Exp. Ther. 2011;336(1):254-64.

capítulo 68

Alfa-2-adrenérgicos para Dor Neuropática

Breno Jardim Grossi | Gustavo de Moura Peixoto

Classificação farmacológica

Desde o início da década de 1970, os agonistas do receptor alfa-2-adrenérgico têm sido utilizados com sucesso no tratamento de pacientes com hipertensão e pacientes em tratamento de abuso de drogas ou álcool em longo prazo. Os alfa-2-agonistas produzem diversas respostas, incluindo analgesia, ansiólise, sedação e simpatólise, todas relatadas no tratamento de pacientes com dor aguda e crônica.[1]

A estrutura do adrenoceptor alfa-2 é semelhante à de uma série de outros receptores de neurotransmissores, incluindo outros receptores adrenérgicos (alfa-1, beta), muscarínicos, dopamina, opioides, adenosina e serotonina. As porções intramembranosas hidrofóbicas de cada um dos receptores adrenérgicos são similares em sua estrutura primária. A partir disso, pode-se deduzir que essas porções hidrofóbicas são provavelmente o local que reconhece a noradrenalina, o neurotransmissor onipresente de cada um dos receptores adrenérgicos. No entanto, no lado citoplasmático, as proteínas receptoras adrenérgicas exibem diferenças consideráveis na estrutura. As respostas adrenérgicas características são atribuídas por essas características estruturais, especialmente na maneira como fornecem "pontos de contato" para proteínas de ligação a nucleotídeos de guanina (proteínas G).[2]

Os aspectos patológicos da dor neuropática envolvem uma resposta não adaptativa do sistema nervoso, caracterizada por sensibilização periférica e central, bem como por desinibição medular.[3]

As interações entre o sistema nervoso simpático e o somático desempenham um papel essencial nos mecanismos fisiopatológicos da dor neuropática[4] (Figura 68.1).

A dor neuropática permanece de difícil manejo com analgésicos convencionais, como anti-inflamatórios não esteroides (AINE) e opiáceos.[4] Os receptores alfa-2 desempenham um papel importante no controle da dor.

O comprometimento do controle espinhal da dor está estritamente relacionado à desregulação do sistema modulador da dor descendente. As vias descendentes se originam no mesencéfalo (substância cinzenta periaquedutal) e no tronco cerebral (bulbo rostral ventromedial) e projetam-se para o corno dorsal da medula espinhal, influenciando poderosamente a modulação da informação nociceptiva transmitida da periferia para o cérebro.[3]

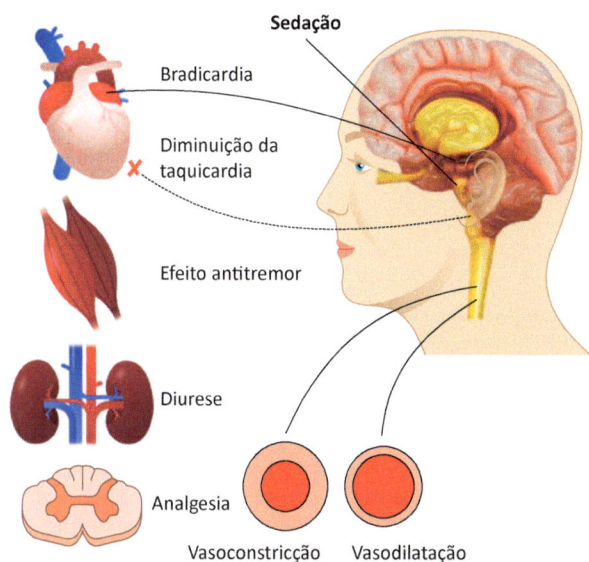

FIGURA 68.1 – Respostas que podem ser mediadas por receptores alfa-2-adrenérgicos.

O local para a ação sedativa está no *locus ceruleus* do tronco encefálico, enquanto o principal local para a ação analgésica provavelmente está na medula espinhal; no entanto, há evidências claras de um local de ação periférico e supraespinhal. No coração, a ação dominante de alfa-2-agonistas é uma diminuição da taquicardia (por meio do bloqueio do nervo cardioacelerador) e da bradicardia (por meio de uma ação vagomimética). Na vasculatura periférica, há uma ação vasodilatadora via simpatólise e vasoconstrição mediada pelos receptores nas células do músculo liso. O mecanismo para as ações anticoncepcionais e diuréticas ainda não foi estabelecido com firmeza.

Fonte: Desenvolvida pela autoria do capítulo.

Mais recentemente, o papel das projeções descendentes na facilitação da dor e na geração de estados hiperalgésicos tem recebido maior atenção. O sistema modulador descendente recruta a noradrenalina (NE) e a serotonina (5-HT) como seus principais transmissores. O papel da NE parece ser predominantemente inibitório, enquanto o papel do 5-HT parece ser bidirecional, mediando efeitos inibitórios e excitatórios.[3]

O aumento da atividade do sistema noradrenérgico descendente e altos níveis extracelulares de NE da coluna vertebral têm sido associados a efeitos antinociceptivos/antialodínâmicos/anti-hiperalgésicos na dor aguda e na dor neuropática.[3]

Os efeitos da NE são mediados por receptores adrenérgicos (AR), divididos em duas categorias principais, alfa e beta. AR são receptores de membrana acoplados à proteína G, divididos em nove subtipos codificados por genes diferentes: três alfa-1 AR; três alfa-2 AR; e três beta-1 ARs.[3]

Neste capítulo, o foco será nos receptores alfa-2, dos quais existem três subtipos: 2A; 2B; e 2C.

Existem evidências clínicas e pré-clínicas consideráveis de que os agonistas da alfa-2 AR induzem analgesia contra uma diversidade de estados dolorosos, incluindo dor neuropática.[3]

AR alfa-2 estão envolvidos em diferentes funções fisiológicas, e todos os três subtipos foram identificados como potenciais contribuintes para a modulação nociceptiva, localizados em pontos-chave do sistema nociceptivo.[3]

A estimulação com alfa-2 AR induz analgesia, agindo diretamente na medula espinhal, produzindo hiperpolarização pós-sináptica e inibição pré-sináptica da transmissão excitatória. Em geral, a ativação de alfa-2 AR pós-sinápticos produz hiperpolarização pela ativação de canais de potássio de retificação interna acoplados à proteína G via Gi/o-proteínas. Os alfa-2 AR pré-sinápticos reduzem a liberação de neurotransmissores, inibindo o influxo de cálcio. Nos neurônios noradrenérgicos do *locus ceruleos*, os alfa-2 AR atuam como autorreceptores para reduzir a liberação local de noradrenalina e também induzir hiperpolarização pós-sináptica. A estimulação sistêmica do alfa-2 AR pode facilitar as respostas sinápticas inibitórias no corno dorsal superficial para produzir analgesia mediada pela ativação do sistema inibidor noradrenérgico pontoespinal.[3]

Algumas medicações atuam diretamente na modulação dos receptores alfa-2, e outras de forma indireta.

Atuação direta alfa-2

Clonidina

A clonidina inibe o impulso nociceptivo por alfa-2 AR no corno dorsal da medula espinhal, promovendo interações inibitórias com as projeções nociceptivas aferentes primárias pré e pós-sinápticas e a inibição da liberação da substância P.[3]

A clonidina é aprovada pela Food and Drug Administration (FDA), dos Estados Unidos, para administração epidural no tratamento da dor neuropática do câncer e, junta-

mente com medicamentos que aumentam as concentrações de NE na medula espinhal (amitriptilina e duloxetina), é considerada 1ª linha de tratamento para dor neuropática.[3]

O efeito inibitório da clonidina nas células da glia é explicado como resultado da diminuição de citocinas pró-inflamatórias (IL-1beta e IL-6).[3]

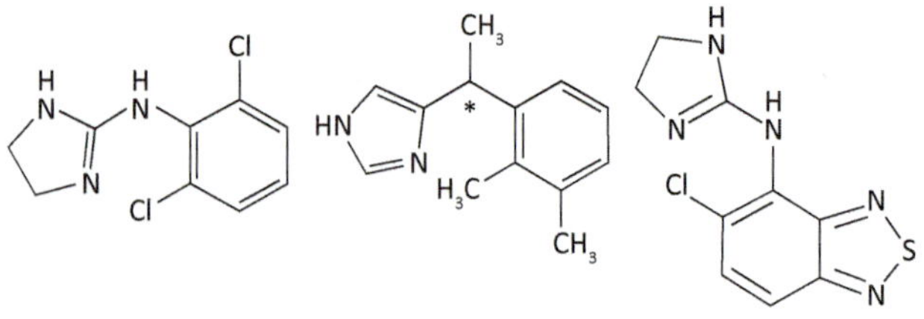

FIGURA 68.2 – Moléculas de alfa-2-adrenérgicos.

Dexmedetomidina

A dexmedetomidina é um isômero dextrógiro farmacologicamente ativo da mistura racêmica da medetomidina.[4,5] Atua como um agonista do receptor adrenérgico alfa-2 acoplado à proteína G, é altamente potente e apresenta uma seletividade do receptor (alfa-2/alfa-1) de 1.620:1; em contrapartida, a seletividade da clonidina é (alfa-2/alfa-1) 220:1. A dexmedetomidina é um ativador altamente seletivo do receptor alfa-2A.

Os receptores adrenérgicos alfa-2 em humanos contêm principalmente alfa-2A, alfa-2B e alfa-2C e são amplamente distribuídos no sistema nervoso central (SNC), no sistema nervoso periférico (SNP), nos gânglios autônomos e em outros tecidos.[6]

Apesar de seu mecanismo na dor neuropática ainda não estar bem esclarecido, acredita-se que a dexmedetomidina atua perifericamente, inibindo a transmissão de impulsos via fibra A-Delta e C. A analgesia central ocorre pelas vias descendentes inibitórias noradrenérgicas, inibindo a liberação de substância P e de peptídeos inflamatórios, com efeito atestésico local, modulando a hiperalgesia por estimulação dos receptores alfa-2.[7]

Tizanidina

A tizanidina é um derivado imidazólico com ação central noradrenérgica em receptores alfa-2, resultando em uma diminuição da liberação de substâncias excitatórias como glutamato e aspartato nos interneurônios espinais e aumento da inibição pré-sináptica em neurônios motores. Com isso, tem-se uma redução da facilitação do estímulo nos neurônios motores espinais.[8]

É estruturalmente similar à clonidina, proporcionando as mesmas propriedades farmacológicas antinociceptivas, com o benefício de não causar alterações hemodinâmicas significativas.

É utilizada principalmente no manejo da espasticidade causada por esclerose múltipla, lesão medular ou doença cerebral. Contudo, têm sido relatados efeitos benéficos de sua utilização também em pacientes com cervicalgia e lombalgia associadas a componente miofascial e doenças musculoesqueléticas.

Estudos em animais demonstraram o efeito da tizanidina no tratamento de dores neuropáticas, como a neuralgia trigeminal.[9] Em humanos, uma pesquisa realizada com 23 pacientes concluiu que a tizanidina pode ser utilizada como alternativa a pacientes com dor neuropática de difícil controle. Porém, uma das limitações foi a elevada dose média efetiva nesses pacientes: 23 mg/dia.[10]

Recomenda-se iniciar a abordagem com a dose de comprimidos de 2 mg a cada 8 horas. Nessa dose, os efeitos colaterais geralmente são transitórios, bem tolerados e incluem sonolência, fadiga, tontura, boca seca, náuseas, distúrbios gastrointestinais e hipotensão. Eventos adversos severos ocorrem com o uso prolongado e em doses mais elevadas. É necessário atentar-se para o fato de que a retirada abrupta do medicamento, quando utilizado em doses mais altas, pode precipitar hipertensão rebote, taquicardia e aumento da espasticidade.[11]

Formas de administração

Uso intratecal da clonidina na dor neuropática

A clonidina é um fármaco amplamente utilizado pela via intratecal com o objetivo de prolongar o bloqueio sensitivo e motor. Além disso, atua nos receptores alfa-2 adrenérgicos espinhais e paraespinhais, resultando em maior qualidade analgésica do bloqueio.[12] É utilizada principalmente como fármaco adjuvante, atuando de modo sinérgico com opioides e anestésicos locais.

A clonidina, de acordo com o último consenso de Sistemas de Infusão Intratecal, é recomendada como agente de 2ª linha, quando combinada com opioides, para dores nociceptivas e neuropáticas. Atua ainda na síndrome de dor complexa regional (SDCR), reduzindo os escores de dor, alodínia, hiperalgesia e pressão arterial e aumentando a duração analgésica da morfina na dor aguda pós-operatória. Recomenda-se a infusão de 20 a 100 mcg/dia em dispositivos intratecais implantáveis, com bólus inicial de teste de 5 a 20 mcg.[13]

A administração intratecal combinada de 50-100 mcg de clonidina associada a 0,2-1 mg de morfina promove maior alívio analgésico do que cada uma das duas drogas isoladamente em pacientes com dor neuropática após lesão medular.[14]

O uso intratecal da clonidina associada a um opioide foi testado de rotina em um *trial* para implante de dispositivo intratecal em pacientes com dor crônica neuropática. Dos 10 pacientes com resposta analgésica satisfatória submetidos ao *trial* com uso de clonidina e opioides, oito foram submetidos a implante de dispositivo intratecal: quatro permaneceram em monoterapia com clonidina; e outros quatro apresentaram dor residual não neuropática e receberam adição de opioides. Os pacientes obtiveram redução dos escores da dor neuropática entre 70% a 100% com uma dose média de 44 mcg/dia de clonidina por até 12 meses.[15]

Em um total de 15 pacientes com dor crônica neuropática, síndrome dolorosa complexa regional e dor associada ao câncer, foi utilizada a clonidina em uma única dose, em infusão contínua ou em associação com outros fármacos. Dez pacientes tiveram alívio maior do que 50% nos escores de dor no *trial* e receberam infusão contínua. Destes, sete pacientes responderam bem à clonidina (75 a 950 mcg/dia) antes de necessitarem de uma segunda droga. Os pesquisadores concluíram que a clonidina intratecal, combinada com opioides, produziu melhor efeito analgésico em 24 meses em 20% dos pacientes que falharam previamente ao uso de opioide em monoterapia.[16]

Uso epidural da clonidina na dor neuropática

A primeira descrição do uso epidural da clonidina na dor lombar crônica demonstrou que a dose de 150 mcg promovia analgesia similar à dose de 5 mg de morfina, porém com uma duração maior, de até 1 mês.[17]

Em pacientes com câncer, a clonidina epidural foi utilizada em pacientes com dor oncológica de difícil controle, particularmente associada à dor neuropática. Oitenta e cinco pacientes com dor oncológica severa, em uso de altas doses de opioides ou com limitação terapêutica em decorrência de efeitos colaterais, foram alocados randomicamente para receber infusão de 30 mcg/h epidural de clonidina ou placebo durante 14 dias. A analgesia com clonidina epidural foi superior ao placebo (45% *versus* 21%), e esse efeito foi mais proeminente em pacientes com dor neuropática associada (56% *versus* 5%), demonstrando o potencial efeito analgésico do uso da clonidina epidural na dor oncológica e de origem neuropática.[18]

A clonidina administrada intermitente via cateter peridural na dose de 30 mcg, associada a 30 mg de lidocaína, tem eficácia analgésica equivalente à dose de 0,1 mg/kg de cetamina associada a 30 mg de lidocaína em pacientes com dor neuropática de difícil controle.[19]

Uso tópico da clonidina no tratamento da dor neuropática

Está bem estabelecido na literatura que os alfa-2-agonistas produzem analgesia. Como representante mais conhecido, existe a clonidina, a qual tem atuação analgésica eficaz no SNC e periférico e é amplamente utilizada por via sistêmica e no neuroeixo.

O efeito analgésico da clonidina tem sido atribuído à sua ação em regiões periféricas, espinhais e supraespinhais por meio da ativação dos receptores alfa-2 pós-sinápticos das vias descendentes noradrenérgicas, da ativação dos neurônios colinérgicos e da liberação de óxido nítrico.[20]

Os fatores limitantes da sua utilização sistêmica no tratamento da dor neuropática envolvem os efeitos colaterais importantes, como sedação, xerostomia e hipertensão rebote.

Diante disso, aventou-se a possibilidade do potencial benefício analgésico da clonidina por via tópica, aproveitando-se do efeito antinociceptivo local sem os efeitos colaterais sistêmicos indesejáveis. Ademais, a clonidina é um fármaco altamente lipossolúvel, o que permitiria a sua administração tópica. Considerando que os receptores alfa-2 são expressos em neurônios sensitivos primários, pode-se presumir que haja efeito benéfico na aplicação tópica. Contudo, as evidências ainda são inconsistentes quanto ao seu uso em larga escala no tratamento da dor neuropática.

Entre as vantagens do uso tópico da clonidina, pode-se citar como objetivo principal o alcance de concentrações maiores diretamente no local da dor.

Segundo a revisão sistemática da Cochrane, a clonidina tópica é eficaz na polineuropatia diabética dolorosa, porém sem benefício em outros tipos de dor neuropática.[21]

Um estudo foi conduzido por 3 meses com um total de 139 pacientes com diabetes tipo 2. Nos seus resultados, apresentou que a clonidina tópica em gel 0,1% é eficaz no tratamento da polineuropatia diabética dolorosa e apresenta menores efeitos colaterais quando comparada à capsaícina tópica em creme.[22]

Também foi observado o benefício do uso da clonidina tópica em gel 0,1% em 179 pacientes com polineuropatia diabética dolorosa, sendo demonstrada significativa redução dos escores de dor.[23]

Uma limitação importante ao uso da clonidina tópica é o desenvolvimento de tolerância, sendo necessárias doses cada vez maiores para se atingirem os mesmos efeitos.

A tolerância com a administração tópica diária e repetida da clonidina seria em razão da atuação dos receptores NMDA. Foi observado que a adição da ketamina à solução de clonidina tópica poderia prevenir a tolerância do uso diário da clonidina tópica. Contudo, concluiu-se pela inefetividade da adição de ketamina, sugerindo que o desenvolvimento da tolerância ao uso da clonidina tópica não está relacionado ao receptor NDMA.[24]

Dexmedetomidina na dor neuropática

A dexmedetomidina é o mais novo entre os fármacos alfa-2-agonistas. Na literatura, poucos estudos *in vivo* abordam os benefícios de seu uso na dor neuropática.

É um fármaco versátil e com múltiplas utilidades e benefícios. Atua como sedativo, proporcionando efeito ansiolítico comparado ao dos benzodiazepínicos; todavia, sem causar depressão respiratória, mesmo em altas doses. Apresenta propriedade analgésica e é utilizada na anestesia como fármaco adjuvante, reduzindo o consumo de opioides na cirurgia e proporcionando redução da dor pós-operatória e *delirium*.

Pode ser administrada por via intravenosa, mas também por via tópica, intratecal, peridural e perineural.

A dexmedetomidina intravenosa pode ser considerada uma alternativa viável no tratamento de crise neuropática aguda em pacientes com sarcoma metastático sem controle com uso de fentanil em altas doses.[25]

Em cirurgias de revascularização do miocárdio, o uso pré-emptivo de dexmedetomidina 0,5 mcg/kg/h do início da anestesia até a extubação reduziu os índices de dor crônica pós-toracotomia em até 2 meses após a cirurgia.[26]

Em estudos experimentais, o uso da dexmedetomidina intravenosa apresentou efeito antinociceptivo visceral, provavelmente mediado em parte por receptores opioides.[27]

É capaz de inibir o desenvolvimento de alodínia mecânica e sensibilidade central em dor crônica pós-isquemia em estudos experimentais.[28]

Até o presente momento, não existem estudos comparativos demonstrando doses seguras da dexmedetomidina no tratamento da dor neuropática.

Entre os efeitos colaterais mais importantes, destacam-se a bradicardia e a hipotensão, principalmente quando realizada administração do medicamento por via intravenosa e de forma rápida.

Reações adversas

As medicações alfa-2 causam principalmente hipotensão (28%) ou hipertensão (16%) e bradicardia (7%). Outros efeitos adversos esperados são taquicardia (3%), fibrilação atrial (4%), hipóxia (4%), náuseas (11%), vômitos (4%), xerostomia (4%), febre (5%) e anemia (3%). Quando são retiradas abruptamente, podem ser observados nervosismo, agitação, insônia, bem como aumento rápido da pressão arterial e das catecolaminas plasmáticas. São da categoria C na gestação, devendo haver cuidado na sua prescrição.

Apresentam uma redução da depuração plasmática, nos pacientes hepatopatas, em aproximadamente 50 a 70%, ou seja, as doses devem ser ajustadas nesses casos; doentes com insuficiência renal significativa podem sofrer acúmulos dos seus metabólitos. Essas medicações devem ser usadas com precaução em pacientes idosos com bloqueio do ramo cardíaco avançado, hipertensão arterial significativa, disfunção ventricular grave, diabetes *mellitus*, hipovolemia e insuficiência renal e hepática.

Quanto à clonidina, quando utilizada por via transdérmica, pode causar vesiculação localizada, sensibilidade de contato alérgica, hiperpigmentação, sensação de queimadura da pele, erupção macular, pápula, alopecia, hipopigmentação, palidez.

O tratamento dos seus efeitos adversos consiste no suporte cardiocirculatório, com ressuscitação volêmica e aplicação de drogas vasoativas, como a noradrenalina e a atropina; em alguns estudos, verifica-se que a neostigmina reverte a hipotensão arterial induzida pela clonidina administrada no espaço intratecal e que a ioimbina reverte a sedação induzida pela clonidina administrada pela via parenteral. A naloxona é completamente ineficaz para reverter seus efeitos sedativos. Pelo neuroeixo, não compromete a micção e não causa bloqueio sensitivo ou motor.[29]

Contraindicações

As principais contraindicações ao uso de alfa-2-agonistas adrenérgicos são hipersensibilidade ao cloridrato de clonidina ou a qualquer componente da formulação. Quanto ao uso epidural, têm-se infecção do local de injeção, uso de terapia anticoagulante simultânea ou diástese hemorrágica. Outra contraindicação seria a administração acima do dermátomo C4.

No Canadá, foram adicionadas outras contraindicações, como a bradiarritmia grave por bloqueio atrioventricular de 2º ou 3º graus ou síndrome do seio doente, disfunção dos nós sinusais e problemas hereditários de intolerância à galactose (p. ex., galactosemia).

Precauções

Como essas medicações podem causar reduções dose-dependentes na frequência cardíaca, devem ser utilizadas com precaução em doentes com bradicardia preexistente ou naqueles predispostos a desenvolver bradicardia. Podem causar depressão do SNC, o que pode prejudicar as capacidades físicas ou mentais; assim, os pacientes devem ser cautelosos na execução de tarefas que exijam alerta mental (como operar máquinas ou conduzir). Pode ocorrer hipotensão sintomática com seu uso. Em todos os pacientes que forem utilizar clonidina no espaço epidural, deve haver muita precaução em razão do potencial de hipotensão grave, especialmente nas mulheres e nas pessoas de baixo peso corporal. A maioria dos episódios de hipotensão ocorre nos primeiros 4 dias de tratamento, contudo os episódios podem ocorrer ao longo de toda a duração da terapia. A administração epidural pode resultar em depressão respiratória ligeira (geralmente associada a doses superiores às recomendadas).

Alguns pacientes podem apresentar xerostomia significativa, muitas vezes culminando na suspensão do tratamento.

Referências bibliográficas

1. Kamibayashi T. Clinical uses of 2-adrenergic agonists. Anesthesiology. 2000;93:1345-9.
2. Hayashi Y. Alpha-2 adrenoceptor agonists and anaesthesia. Br. J. Anaesth. 1993;71:108-18.
3. Mannelli LC. Alpha-2 adrenoceptor: a target for neuropathic pain treatment. Mini-rev. Med. Chem. 2017;17:95-107.
4. Farghaly HS. The effects of dexmedetomidine alone and in combination with tramadol or amitriptyline in a neuropathic pain model. Pain Physician. 2014;17:187-95.
5. Keating GM. Dexmedetomidine: a review of its use for sedation in the intensive care setting. Drugs. 2015;75:1119-30. doi: 10.1007/s40265-015-0419-5.
6. Baron R. Neuropathic pain: a clinical perspective. Handb. Exp. Pharmacol. 2009;194:330. doi: 10.1007/978-3-540-79090-7_1.
7. Zhao Y, He J, Yu N, Jia C, Wang S. Mechanisms of dexmedetomidine in neuropathic pain. Front. Neurosci. 2020;14:330. doi: 10.3389/fnins.2020.00330.
8. National Library of Medicine, National Institutes of Health. NCBI Bookshelf [Internet]. Treasure Island (FL): StatPearls Publishing; 2020.
9. Malanga GA. Update on tizanidine for muscle spasticity and emerging indications. Expert Opin. Pharmaco. 2008;9(12):2209-15.
10. Semenchuk MR, Sherman S. Effectiveness of tizanidine in neuropathic pain: an open-label study. J. Pain. 2000;1(4):285-92.
11. Bula do Sirdalud [Internet]. Disponível em: https://consultaremedios.com.br/sirdalud/bula.
12. Oliveira CRD. Fármacos Alfa2-agonistas. In: Cangiani LM (ed.). Tratado de anestesiologia SAESP. 8. ed. Rio de Janeiro: Atheneu; 2017. p. 639-52.
13. Deer TR, Pope JE, Hayek SM, Bux A, Buchser E, Eldabe S et al. The Polyanalgesic Consensus Conference (PACC): recommendations on intrathecal drug infusion systems best practices and guidelines. Neuromodulation. 2017;20(2):96-132. doi: 10.1111/ner.12538.
14. Siddall PJ, Molloy AR, Walker S, Mather LE, Rutkowski SB, Cousins MJ. The efficacy of intrathecal morphine and clonidine in the treatment of pain after spinal cord injury. Anesth. Analg. 2000;91(6):1493-8. doi: 10.1097/00000539-200012000-00037.
15. Uhle EI, Becker R, Gatscher S, Bertalanffy H. Continuous intrathecal clonidine adminsitration for the treatment of neuropathic pain. Stereotact. Funct. Neurosurg. 2000;75:167-17. doi: 10.1159/000048402.
16. Ackerman LL, Follett KA, Rosenquist RW. Long-term outcomes during treatment of chronic pain with intrathecal clonidine or clonidine/opioid combinations. Clinical Note. 2003;26(1):668-77.
17. Glynn C, Dawson D, Sanders R. A double-blind comparison between epidural morphine and epidural clonidine in patients with chronic non-cancer pain. Pain. 1988;34:123-8.
18. Eisenach JC, Du Pen S, Dubois M, Miguel R, Allin D. Epidural clonidine analgesia for intractable cancer pain – The epidural clonidine study group. Pain. 1995;61:391-9.
19. Gabriella LR, Menezes A, Alves JM, Paulino M. Epidural ketamine versus epidural clonidine as therapeutic for refractory neuropathic chronic pain. Rev. Bras. Anestesiol. 2002;52:34-40.
20. Kraychete DC, Palladini MC, Palladini APCR. Topic drug therapy for neuropathic pain. Rev. Dor. 2016;17(1).
21. Wrzosek A, Woron J, Dobrogowski J, Jakowicka-Wordliczek J, Wordliczek J. Topical clonidine for neuropathic pain (review). Cochrane Database Syst. Rev. 2015;8. doi: 10.1002/14651858.CD010967.pub2.
22. Kiani J, Sajedi F, Nasrollahi SA, Esna-Ashari E. A randomized clinical trial of efficacy and safety of the topical clonidine and capsaicin in the treatment of painful diabetic neuropathy. J. Res. Med. Sci. 2015;20(4):359-63.
23. Campbell CM, Kipnes MS, Stouch BC, Brady KL, Kelly M, Schmidt WK et al. Randomized control trial of topical clonidine for treatment of painful diabetic neuropathy. Pain. 2012;153(9):1815-23. doi: 10.1016/j.pain.2012.04.014.
24. Dogrul A, Uzbay IT. Topical clonidine antinociception. Pain. 2004;111(3):385-91.
25. O'Neil T, Rodgers PE, Shultz C. Dexmedetomidine as adjuvant therapy for acute postoperative neuropathic pain crisis. J. Palliat. Med. 2014;17:1164-6. doi: 10.1089/jpm.2013.0556.
26. Moghaddam MJ. The effect of pre-emptive dexmedetomidine on the incidence of post-thoracotomy pain syndrome in patients undergoing coronary artery bypass grafting. Anesth. Pain Med. 2016;6(3):e36344. doi: 10.5812/aapm.36344.
27. Ulger F, Bozkurt A, Bilge SS, Ilkaya F, Dilek A, Bostanci MO et al. The antinociceptive effects of intravenous dexmedetomidine in colorectal distension-induced visceral pain in rats: the role of opioid receptors. Anesth. Analg. 2009;109:616-22. doi: 10.1213/ane.0b013e3181a9fae2.
28. Yeo JS. Effect of dexmedetomidine on the development of mechanical allodynia and central sensitization in chronic post-ischemia pain rats. 2018;2018(11):3025-30. doi: 10.2147/JPR.S184621.
29. Teixeira MJ, Figueiró JB, Yeng LT, Andrade DC. Dor: manual para o clínico. 2. ed. Rio de Janeiro: Atheneu; 2019.

capítulo 69

Anestésico Local e Bloqueio Simpático Venoso (BSV)

George Miguel Góes Freire | Lia Alves | Suelen Morais Sirio Rocha

Introdução

Dor crônica é a principal causa de deficiência em todo o mundo e está associada com o maior custo econômico entre todos os distúrbios psiquiátricos e neurológicos, pelo seu impacto na função dos pacientes com redução da produtividade e das horas trabalhadas.[1] No mundo, estima-se que 1 em cada 10 adultos é diagnosticado com dor crônica a cada ano. As causas comuns de dores crônicas incluem câncer, osteoartrite, artrite reumatoide, problemas da coluna vertebral, anemia falciforme e dor persistente pós-operatória. É uma condição debilitante que pode prejudicar o funcionamento diário, sono e qualidade de vida. Nos Estados Unidos, o custo da dor para a sociedade, o que compreende custos de saúde e perdas de valor da produtividade, foi estimado em cerca de 560 bilhões de dólares em 2010.[2]

O tratamento dos tipos de dores depende da classificação, entretanto dores crônicas têm um tratamento desafiador que pode ser desde conservador a intervencionista com terapias infusionais, que abordaremos neste capítulo.

Estas terapias infusionais podem ser feitas com lidocaína, cetamina, sulfato de magnésio e vitaminas.

Cetamina

A cetamina é derivada da fenciclidina, composto que foi descoberto em 1956 pelo químico Victor Maddox. As atividades farmacológicas foram descobertas pelo farmacologista Graham Chen no mesmo ano, e foi identificada a propriedade de efeito psicótico, semelhante à esquizofrenia em pacientes que a utilizaram. Portanto, iniciou-se a procura por uma formulação a qual tivesse menos efeitos alucinógenos. Em 1963, foi criada a cetamina e, em 1964, foi, pela primeira vez, usada como agente analgésico e anestésico. A cetamina ainda tem efeito alucinógeno, entretanto com menos intensidade e que pode ser diminuído com uso de benzodiazepínico.[3]

A cetamina é formada por uma mistura racêmica de dois isômeros (S) e (R), sendo o isômero S quatro vezes mais potente do que o isômero R. Apesar disso, a incidência de efeitos colaterais é semelhante, já que é necessária menor dose para ter o mesmo efeito analgésico, e os efeitos colaterais são proporcionais à quantidade plasmática. Pode ser usada também como isômero, dextrocetamina, estando disponível no Brasil há mais de 10 anos.[4,5]

Farmacocinética e farmacodinâmica

Aproximadamente 80% da cetamina é metabolizada via desmetilação de nitrogênio, no fígado, pelas isoenzimas do citocromo P450, CYP2B6, CYP3A4 e CYP2C9, em metabólito ativo norcetamina, que exibe potência analgésica de aproximadamente um terço a um quinto da droga original.[6]

A biodisponibilidade após a administração venosa é de cerca de 90%, enquanto a biodisponibilidade após as administrações orais e retais é de 16%, indicando um efeito significativo de primeira passagem pelo fígado. Em virtude de sua alta lipossolubilidade, ela atravessa a barreira hematoencefálica rapidamente ocasionando o início de ação em 1 a 3 minutos e é rapidamente redistribuída.[7] A proporção entre cérebro e plasma é estimada em 6,5:1, sugerindo o acúmulo preferencial de cetamina no cérebro.[5] O tempo para o alívio máximo da dor continua sendo uma questão controversa, pois depende do mecanismo da dor. Na série de Mercadante et al.,[8] o alívio máximo da dor após uma única dose intravenosa ocorreu entre 30 e 60 minutos após a infusão. A eliminação, em razão do metabolismo, tem meia-vida de 2 a 3 horas. A depuração plasmática é de 15 a 20 mL/kg por minuto em adultos e maior para a S(+) – cetamina. Apresenta um grande volume de distribuição no estado de equilíbrio (Vss: 3,1 L/kg), em decorrência de sua baixa ligação às proteínas plasmáticas de 27%. Com a administração programada, um estado estacionário é alcançado em 12 a 15 horas. O metabólito inicial é a norcetamina e é produzido pela N-desmetilação da cetamina, que é mediada pelas enzimas do citocromo P450 hepático.[9]

Mecanismo de ação

O principal local de ação da cetamina é como antagonista não competitivo do receptor de glutamato N-metil-D-

-aspartato (NMDA), embora exiba efeitos em uma série de outros receptores. Atua como um antagonista nos receptores muscarínicos e nicotínicos da acetilcolina, bloqueia os canais de sódio e potássio, ativa os receptores de dopamina D2 de alta afinidade e os canais de cálcio dependentes de voltagem do tipo L e facilita a inibição do ácido gama-aminobutírico (GABA). A cetamina também pode aumentar os neurotransmissores como norepinefrina, dopamina e serotonina no cérebro.[10,11] Os receptores NMDA são receptores glutamatérgicos, que são bloqueados pelo magnésio em seu estado de repouso. A despolarização da membrana remove o magnésio e resulta no influxo de cálcio intracelular, o que desencadeia efeitos adversos eventos de sinalização a jusante no neurônio pós-sináptico, como sensibilização central, tolerância a opioides e hiperalgesia induzida por opioides. A ligação da cetamina resulta em uma diminuição do influxo de íons de cálcio através do canal, o que resulta na diminuição dos efeitos dos receptores de glutamato.[6]

Alguns estudos sugerem que os efeitos analgésicos da cetamina são, na verdade, decorrentes de sua ativação de vias inibitórias descendentes monoaminérgicas, em vez do receptor NMDA.[12] Há evidências crescentes de que estejam envolvidos na sensibilização periférica e na dor visceral.

Embora a cetamina se ligue a mu e a outros receptores opioides, a naloxona não bloqueia seus efeitos analgésicos.[13]

Lidocaína

A lidocaína é um bloqueador de canal de sódio descoberto em 1943. A primeira vez utilizado como analgésico sistêmico foi em 1962 por Bartlett e Hutaserani para analgesia pós-operatória.[14]

Ela tem sido utilizada por muitos anos para ataque epiléptico e arritmias ventriculares. Em 1980, Boas et al.[15] demonstraram que a lidocaína em infusão sistêmica pode ser utilizada para dor causada por desaferentação neurológica. No estudo, foram avaliados cinco pacientes com dor neuropática e observada diminuição de mais de 50% da dor após dose de ataque de lidocaína 3 mg/kg e manutenção de 4 mcg/min por 1 hora. A concentração de lidocaína, no plasma sanguíneo, menor do que 2 mcg/mL já fornecia efeito analgésico.[15,16]

Farmacocinética e farmacodinâmica

A lidocaína é um anestésico local do tipo amida. Tem a função de prevenir a propagação do potencial de ação, inibindo os canais de sódio. Os canais de sódio contêm duas subunidades – alfa e beta – e podem estar em três estados conformacionais – aberto, fechado e inativado. A lidocaína entra na célula e, quando o canal está aberto, bloqueia de modo reversível a subunidade alfa, inativa os canais de sódio, previne o influxo de sódio e, assim, impede a transmissão do impulso nervoso. Portanto, a lidocaína promove aumento no limite da atividade elétrica dos nervos, diminui a propagação do impulso, reduz o início de ação do potencial, bloqueando a condução do impulso nervoso.[17,18]

As propriedades farmacocinéticas da lidocaína são influenciadas pelo estado clínico do paciente e presença ou não de vasoconstrictor. A concentração plasmática da lidocaína depende do local de administração. Tecidos mais vascularizados têm maior absorção sistêmica, então a absorção segue a escala: intravenoso > traqueal > intercostal > caudal > paracervical > epidural > plexo braquial > ciático > subcutâneo. A distribuição segue o mesmo padrão, tecidos mais vascularizados têm maior concentração do anestésico local. A adição de vasoconstritor diminui a absorção e, consequentemente, a toxicidade sistêmica e aumenta a duração de ação. 70% da lidocaína é ligada à alfa-1-glicoproteína. A lidocaína é metabolizada pelo fígado em monoetilglicina xilidida e glicina xilidida. Esses metabólitos são menos potentes do que a lidocaína e competem com a ela no canal de sódio. A excreção é pela urina.[17,19,20]

Mecanismo de ação

A lidocaína bloqueia os canais iônicos de sódio e potássio voltagem-dependente e regula a concentração de cálcio intra e extracelular por meio da ligação com outros canais iônicos. Além disso, atua como antagonista nos receptores NMDA e bloqueia o glutamato, o que justifica o efeito analgésico sistêmico da dor crônica. O metabólito da lidocaína: N-etilglicina também tem efeito analgésico, pois é um substrato para a produção do transportador de glicina 1. A glicina, além de ser inibitória no corno dorsal da medula, é um cofator estimulador do glutamato para se ligar ao receptor NMDA. O bloqueio de receptores acoplados à proteína G, receptor GABA$_a$, diminui bradicininas e substância P, justificando mecanismos analgésicos, anti-hiperalgésicos, neuroprotetores, anti-inflamatórios e diminuição da sensibilização de drogas anticâncer.[21]

Portanto, o uso clínico dessas substâncias para dor nociceptiva, neuropática, nociplástica, mista, crônica e aguda foi comprovado cientificamente. Algumas indicações clínicas estão descritas a seguir.

Indicações

Dor neuropática

Dor causada por lesão no sistema somatossensorial. Pode ser no nível central, na medula espinhal, como dor pós-acidente vascular sistêmico ou periférico como neuropatia diabética periférica e dor pós-herpética. O tratamento da dor neuropática envolve medicamentos: via oral e venosa; procedimentos intervencionistas; fisioterapia; e acupuntura. A infusão venosa de lidocaína é uma terapia que está cada vez mais sendo estudada para controle da dor neuropática.

No estudo retrospectivo, o qual avaliou infusão de lidocaína 5 mg/kg por 30 min, uma vez/semana, com número de infusões de 3 a 25 vezes, em pacientes diagnosticados com síndrome de dor neuropática, foi observado alívio na média de dor pela Escala Visual Numérica (EVN), dos sintomas após a infusão de EVN 7,01 para EVN 2,8. Além disso, pacientes que apresentavam EVN maior pré-infusão de lidocaína tiveram uma melhora dos sintomas pós-infusão, com EVN menor. Todas as síndromes dolorosas apresentaram alívio dos sintomas, sendo significativo na neuropatia periférica induzida pela quimioterapia, neuropatia diabética dolorosa, dor persistente pós-operatória, dor pós-herpética e outras síndromes dolorosas. O alívio observado na neuralgia trigeminal não foi significante.[22]

Tremont-Lukats et al.,[23] em estudo controlado, randomizado, encoberto com quatro grupos – placebo, lidocaína na dose 1 mg/kg, 3 mg/kg e 5 mg/kg infundidos por 6 horas e acompanhando o paciente por 4 horas após infusão – observaram que somente o grupo de infusão de 5 mg/kg demonstrou significativa diminuição no escore de dor até o fim do estudo. As síndromes estudadas foram SDCR (síndrome da dor complexa regional), polineuropatia periférica dolorosas, dor radicular e plexopatia braquial. Não houve diferença significativa de redução de dor entre o placebo e a infusão de lidocaína nas doses 1 mg/kg e 3 mg/kg.[23]

Uma metanálise, realizada em 2020, avaliou a infusão de lidocaína em dores neuropáticas e observou que a infusão de lidocaína, semanal, por 4 semanas, não diminuiu significativamente o escore de dor. As dores neuropáticas avaliadas foram diversas. Não foi possível realizar a avaliação em relação aos tipos de dores neuropáticas já que foram poucos os dados. Com relação à prevalência dos efeitos adversos, houve prevalência de 25% de efeitos adversos no grupo que usou lidocaína venosa. Esses dados foram observados pela farmacocinética da medicação com início de ação rápido e duração de até 6 horas.[24]

O estudo de 2019 duplo-cego, randomizado, controlado, em pacientes com neuropatia diabética e neuralgia pós-herpética, comparou o uso da lidocaína venosa 5 mg/kg, em dose única, com grupo-controle, difenidramina 50 mg, em dose única. Os pacientes foram avaliados 4 semanas após a infusão. Foi usada difenidramina para diminuir a variação em relação aos efeitos colaterais. Não foi observada diferença significativa em relação à melhora do quadro doloroso, do padrão de ansiedade, do humor e da qualidade de vida. Estudo ainda com limitações e que não confirma dados da literatura.[25]

O uso da cetamina em infusão contínua para dor neuropática foi evidenciado por Kang et al.,[26] os quais descobriram que a infusão de cetamina na dose de ataque de 0,2 mg/kg e manutenção de 0,5 mg/kg/h, por 2 horas, diminuiu significativamente tanto o escore de dor como sintomas neuropáticos, a exemplo de queimação, alodínia, facada e hipersensibilidade. Essa infusão foi realizada no centro cirúrgico com associação de midazolam 0,025 mg/kg/h, para evitar os efeitos indesejáveis da cetamina.[26]

Esses dados corroboram o estudo prospectivo realizado com infusão de cetamina 0,5 a 2 mg/kg/h, por 6 horas, durante 6 dias consecutivos, em pacientes com dor neuropática refratária ao tratamento. Por meio de exame de imagem, foi demonstrado que as alterações cerebrais e comportamentais da cetamina estão associadas a uma diminuição significativa no escore de dor. Esses dados foram observados em 50% dos pacientes que apresentaram uma diminuição de no mínimo 30% da dor. Mediante esses dados, podemos inferir que a dor neuropática tem diferentes mecanismos, o que justifica alguns pacientes responderem à terapia. Além disso, paciente, com aumento na somatização da dor no nível temporal têm melhor benefício com uso da cetamina.[27]

O uso da cetamina no tratamento da dor neuropática fantasma após amputação de membro foi efetivo em um relato de caso. Paciente já havia feito uso de cateter peridural, morfina e gabapentina, sem melhora. Foi iniciada cetamina 0,15 mg/kg, aumentado para 0,3 mg/kg por 3 horas, em dias alternados, por 12 dias. Houve melhora significativa da dor com diminuição do uso de morfina. O seguimento por 6 meses manteve-se sem recorrência de dor.[28]

■ Neuropatia pós-herpética e lesão de nervo periférico

Neuralgia pós-herpética é uma dor neuropática que se estende por 3 meses após desaparecimento das vesículas. É uma dor de difícil controle, sendo necessário, geralmente, utilizar medidas alternativas, como a infusão de lidocaína para melhora do quadro.

O estudo de Tan et al., 2019[29] controlado, randomizado, duplo-encoberto avaliou o uso de lidocaína venosa, uma vez por semana, por 4 semanas, na dose de 4 mg/kg. Os autores observaram diminuição significativa da dor após cada infusão e após todas as infusões no grupo de infusão de lidocaína. Além disso, houve diminuição no tempo de hospitalização, no uso de medicação de resgate e na dor de escape. Há relatos de efeitos colaterais, como sonolência (25%), boca seca (18,8%), dormência periférica (9,8%), tontura (6,3), zumbido (3,1%) e pressão no peito (3,1%).[29]

Já o estudo realizado em 2019, controlado, randomizado, duplo encoberto, o qual avaliou a infusão de lidocaína 5 mg/kg, uma vez, não detectou diminuição significativa no escore de dor em relação ao grupo placebo. Apesar disso, foi observada uma diminuição na ansiedade, depressão e na melhora da saúde mental. Os efeitos colaterais foram os mesmos relatados em outros estudos, como sonolência (5,6%), cefaleia (6,7%), tontura (21,1%), boca seca (15,6%), vômito (2,2%), gosto metálico na boca (3,3%), dormência (3,3%).[30]

Comparando o uso da lidocaína com o da cetamina, o estudo de Kvarnstrom et al. comparou lidocaína 2,5 mg/kg *versus* cetamina 0,4 mg/kg *versus* placebo com solução salina durante duas sessões com intervalo de 1 semana. Foi observada redução da dor em 55% dos pacientes que receberam cetamina, em 34% dos que receberam lidocaína e em 22% dos que receberam placebo. A diminuição significativa somente foi observada entre o grupo de cetamina e placebo. Com relação à concentração de cetamina e lidocaína no plasma sanguíneo e a diminuição de dor, não foi detectada diferença significativa. Como também, não foi detectada diferença significativa entre os efeitos colaterais e a concentração plasmática.[31]

Além da cetamina e da lidocaína, há relatos na literatura de uso de vitamina C para auxílio no manejo da dor. O estudo de Liu Y et al. relatou dois casos em que foram usados 4 g de vitamina C, por 5 a 10 dias, com melhora importante da dor, pacientes ficaram sem dor pelo período de segmento.[32]

■ Dor neuropática central

Dor neuropática central é dor no nível medular, dividida em dor no nível da lesão e dor abaixo do nível da lesão. A dor abaixo do nível da lesão é secundária à lesão no sistema nervoso central (SNC), e a dor no nível da lesão resulta de lesão direta da medula espinhal ou de segmento periférico lesado.[33]

Na literatura, há relatos do uso de lidocaína venosa contínua com melhora da dor. O estudo de Finnerup et al. duplo-encoberto, controlado, randomizado avaliou o uso de lidocaína 5 mg/kg, por duas sessões, com intervalo de 1 semana, em paciente com dor neuropática por trauma, lesão de medula ou cauda equínea. Houve diminuição significativa no escore de dor no grupo que usou lidocaína em pacientes com ou sem dor espontânea em relação ao placebo. Foram demonstrados alguns efeitos colaterais leves, sem instabilidade hemodinâmica, como tremor, sonolência, tontura, borramento visual e sensibilidade à luz.[33]

Há relatos também do uso da cetamina em infusão contínua para melhora desse tipo de dor. O uso de cetamina na dose de 80bmg, em infusão contínua, por 5 horas, durante 7 dias, associado à gabapentina, três vezes por dia, teve maior redução significativa no escore de dor em relação à infusão de placebo, soro fisiológico e gabapentina 300 mg, três vezes por dia. Apesar de o grupo-controle ter diminuído também o escore de dor. Os pacientes foram avaliados por 4 semanas após a infusão de cetamina. Após a terceira e quarta semanas, não houve diferença significativa entre os grupos.[34]

■ Síndrome do insucesso da cirurgia espinhal

Síndrome do insucesso da cirurgia espinhal é também conhecido como síndrome espinhal pós-cirúrgica. Trata-se de um conjunto de sinais e sintomas, como dor radicular, radiculopatia ou dor lombar mesmo após a realização de cirurgia. O tratamento pode ser conservador com medicamentos, neuromodulação com eletrodo peridural para estimulação da medula espinhal, ou repetição de cirurgia e infusão venosa de lidocaína.[35]

O estudo de Park et al., realizado em 2012, duplo-encoberto, controlado, randomizado, comparou o uso de lidocaína 1 mg/kg, 5 mg/kg e solução salina, uma vez por semana, por 3 semanas, em pacientes com diagnóstico de síndrome do insucesso da cirurgia espinhal. Dentro de cada grupo, foi observada redução significativa do escore de dor; todavia, entre os grupos não foi observada redução significativa de dor. Algumas limitações como tamanho da amostra e tempo curto de seguimento podem ter influenciado os resultados.[36]

■ Dor neuropática periférica

A dor neuropática periférica pode aparecer pós-quimioterapia, um efeito colateral do uso do quimioterápico caracterizado por sintomas em "botas e luvas" com perda de sensibilidade, alodínia, parestesia, formigamento e dormência. A causa depende do tipo de quimioterápico, da dose, do regime e de fatores individuais dos pacientes. Ainda não existe um tratamento eficaz. O tratamento com lidocaína contínua venosa está sendo utilizado com frequência. O estudo prospectivo, coorte observacional, avaliou o uso de lidocaína venosa dose de ataque 1,5 mg/kg por 10 minutos, seguida de 1,5 mg/kg/h por 5 horas. A lidocaína diminuiu significativamente o escore de dor nos pacientes pelo tempo de avaliação do estudo.[37]

■ Neuropatia diabética

Neuropatia diabética é uma complicação comum de pacientes com diabetes tipos 1 e 2. O controle glicêmico é o principal modo de evitar a neuropatia. O tratamento envolve uso de antidepressivo, anticonvulsivante e anti-inflamatório não esteroidal. O uso de lidocaína venosa no tratamento tem sido estudado nos últimos anos. O estudo de Viola et al. comparou doses diferentes de lidocaína: 5 mg/kg e 7,5 mg/kg e placebo com solução salina. Houve redução no escore de dor e na natureza qualitativa da dor em ambas as doses de lidocaína comparadas com o placebo por 28 dias, o tempo do estudo. A comparação entre as duas doses de lidocaína não foi significante, apesar de a dose maior ter tido maior resposta.[38]

■ Dor no câncer

A dor no câncer pode ter características neuropáticas ou nociceptivas, dependendo da causa da dor. O uso da cetamina para dor no câncer é controverso. Há estudos que não mostraram eficácia como o de Salas et al., estudo controlado, randomizado, duplo-encoberto. Foi avaliado o uso de cetamina associada à morfina *versus* somente morfina: cetamina em infusão continua 0,5 mg/kg por dia, podendo aumentar para 1 mg/kg, após 24 horas, se o escore de dor for maior, a dose de morfina foi 1 mg/kg nos dois grupos. Não foi observada diferença significativa entre o grupo-controle e o experimental.[39]

Entretanto, o estudo de Mercadante et al. controlado, randomizado, duplo-encoberto realizou comparação entre cetamina 0,25 mg/kg, 0,5 mg/kg e placebo com solução salina por três infusões separados por 2 dias cada. Houve diminuição significativa no escore de dor nos dois grupos de infusão de cetamina, sendo mais eficiente no grupo com dose maior de cetamina. Foi inferido que a infusão de cetamina pode ajudar no controle de síndromes dolorosas.[8]

Dor nociceptiva
■ Anemia falciforme

Anemia falciforme é uma doença genética hereditária que causa crises vaso-oclusivas agudas com dor em região de cotovelo, joelho e mãos. O tratamento, tanto dessas crises agudas como das dores crônicas, é feito com anti-inflamatórios não esteroidais (AINE) e opioides. O uso da lidocaína e da cetamina em infusão contínua é uma técnica que tem ajudado no manejo das crises.[40]

O estudo retrospectivo de Puri L et al. comparou pacientes que se internaram e realizaram terapia padrão, sem cetamina/lidocaína, ao mesmo paciente que se internou posteriormente e realizou a terapia com cetamina/lidocaína. A cetamina foi usada na dose 0,025 mg/kg a 0,1 mg/kg por 15 minutos, seguida de infusão contínua de 0,025 a 0,5 mg/kg/h, e a lidocaína na dose de 2 mg/kg por 30 minutos, seguida de 2 mg/kg/h, não excedendo o máximo de 300 mg/h. Foi observada diminuição no consumo de opioide e no tempo de internação hospitalar nos pacientes quando fizeram terapia com lidocaína/cetamina.[40]

Estes dados foram consistentes com os dados relatados na série de casos de Palm et al., que avaliou o uso de cetamina na dose de 0,06 mg/kg/h a 0,3 mg/kg/h, em média de 5 a 9 dias. Foram observadas diminuição no escore de dor e redução no consumo de opioide nos pacientes que receberam a terapia com cetamina em infusão contínua.[41]

■ Cefaleia crônica

Há diversos tipos de cefaleia, entre elas existem cefaleias primárias e secundárias. As cefaleias primárias são cefaleias sem causa exógena, como migrânea, cefaleia em salva, cefaleia tensional, cefaleia de esforço e idiopática. As cefaleias secundárias apresentam causas exógenas, como infecção, tumor, alterações vasculares e hemorragia.[42,43] O tratamento, tanto da crise como preventivo, de determinadas cefaleias é difícil. Novos tratamentos estão sendo estudados com lidocaína e cetamina venosa.

O uso da lidocaína venosa contínua no manejo das cefaleias crônicas foi primeiramente descrito por Willians et al. O estudo retrospectivo avaliou pacientes diagnosticados com cefaleia crônica de difícil controle associada ao sobreuso de medicamentos. Foi realizada infusão de lidocaína venosa contínua. Noventa por cento dos pacientes apresentavam cefaleia do tipo migrânea; 4%, cefaleia tensional; e 6%, cefaleia persistente diária. A infusão de lidocaína venosa foi na dose 2 mg/min por 7 a 14 dias. Após a infusão, 90% dos pacientes relataram melhora da cefaleia. Um mês após a alta, 88% não faziam mais uso de medicações contínuas e a cefaleia melhorou em 76% dos pacientes. Seis meses depois, 71% dos pacientes não faziam mais uso de medicação contínua, 51% negaram cefaleia e 20% apresentavam melhora da cefaleia. Além disso, há relatos de diminuição no número de cefaleia diárias. Após 16 meses da alta hospitalar, 58% permaneciam sem uso de medicação continua, 51% negaram cefaleia e 20% relataram melhora da cefaleia.[44]

Além desse trabalho, há também um estudo retrospectivo realizado por Marmura et al., que também evidencia melhora da cefaleia com uso de lidocaína venosa contínua. A dose inicial de infusão foi de 1 mg/min por 4 horas, posteriormente, aumentando para 2 mg/min, podendo chegar a 4 mg/min, abaixo da concentração superior de intoxicação 5 mg/mL. Os tipos de cefaleias foram migrânea, nova cefaleia persistente diária, cefaleia em salva, cefaleia tensional e cefaleia por uso excessivo de medicação. Foi observada melhora da cefaleia com dados significativos. Os efeitos adversos foram leves sem repercussões hemodinâmicas e solucionados após diminuição da dose de lidocaína.[45]

O uso da cetamina em dose subanestésica para manejo da cefaleia refratária foi comprovado por Jared L. O estudo retrospectivo com migrânea crônica e cefaleia diária persistente foi realizado com cetamina 0,1 mg/kg/h, aumentando até no máximo 1 mg/kg/h por 5 dias. O aumento foi gradual com 0,05 mg/kg/h até alívio da dor ou aparecimento de algum sintoma colateral, como nistagmo ou embriaguez leve. Quando a dose alcançava 0,25 mg/kg/h, mantinha-se por 6 horas até aumentar novamente. Foi observada diminuição significativa no escore de dor na alta hospitalar. Os eventos adversos foram, na maioria, leves.[46]

Além desse estudo, esses dados podem ser confirmados com estudo retrospectivo que avaliou cetamina em migrânea refratária e cefaleia em salva. A dose de cetamina inicial foi de 10 mg/h por 3 a 4 horas, com dose máxima de 1 mg/kg/h com duração de no mínimo 5 dias. Se houvesse efeito adverso, a dose seria diminuída até melhora. Houve uma diminuição significativa no escore de dor, no final da terapia de infusão, antes da alta. Quarenta por cento dos pacientes que mantiveram avaliação após 38 dias mantiveram diminuição. Os efeitos adversos foram leves, sem alteração hemodinâmica.[47]

Dor nociplástica

É uma dor com ativação de nociceptores periféricos, entretanto não há lesão tecidual nem lesão do sistema somatossensorial evidente. Há diversos exemplos, como síndrome de dor complexa regional (SDCR) e fibromialgia.[48]

■ Síndrome de dor complexa regional

A síndrome de dor complexa regional (SDCR) é uma condição dolorosa contínua espontânea ou evocada regional, principalmente em membro superior, mas com relatos em membro inferior, desproporcional ao evento causador, podendo ser por trauma ou por outra lesão. A dor não é específica de um território de nervo ou dermátomo, mas deve se espalhar no membro com alterações de sensibilidade, vasomotor, edema, motricidade. Pode ser classificada em tipo 1 e tipo 2I, sendo a diferença entre os dois o fato de o tipo II ter lesão nervosa, e a tipo I não.[48,49]

De acordo com os critérios de Budapeste, adotados pela IASP em 2012, o diagnóstico da SDCR é feito seguindo os critérios:[50]

1. Dor contínua desproporcional ao evento causador.
2. Ter pelo menos um sintoma em três das quatro categorias:
   ▶ Sensitiva: relato de hiperestesia ou alodínia.
   ▶ Vasomotor: relato de assimetria em temperatura, mudanças na cor da pele, assimetria na cor da pele.
   ▶ Sudomotor/edema: relato de alterações de edema ou suor e suor assimétrico.
   ▶ Motor/trofismo: relato de diminuição na motricidade ou disfunção motora, como fraqueza, tremor e distonia e alterações tróficas, como em unha, pelos ou pele.
3. Ter pelo menos 1 sinal em 2 ou mais das categorias seguintes:
   ▶ Sensitiva: evidência hiperalgesia e/ou alodínia.
   ▶ Vasomotora: evidência de assimetria de temperatura e/ou mudança ou assimetria na cor da pele.
   ▶ Sudomotor/edema: evidência de mudança no suor ou edema e/ou assimetria no suor.
   ▶ Motor/trofismo: evidência de diminuição de movimento ou disfunção motora e/ou alterações tróficas.
4. Não ter outro diagnóstico mais bem definido que justifique os sinais e sintomas.

O manejo do tratamento da SDCR pode ser feito de diversas formas, uma delas é a infusão venosa de lidocaína. Há relatos na literatura de melhora de mais de 50% da dor com infusão periódica de lidocaína venosa. Schwartcman et al. (2009), em um estudo retrospectivo, avaliaram o uso de infusão contínua de lidocaína por 5 dias consecutivos, em 49 pacientes, com aumento progressivo da dose a depender da presença ou não de efeito colateral. Iniciou-se com 60,4 mg/h nas primeiras 24 horas, aumentando até, no máximo, 168 mg/h. Foi observada uma redução de pelo menos 25% na dor em 76% dos pacientes e de 50% da dor em 31% dos pacientes. Foi observado que uma titulação de lidocaína de 5mg/L pode diminuir a alodínia térmica e mecânica por 3 meses e componentes inflamatórios, sem complicações graves. Há relatos de complicações leves, como náusea, fadiga, taquicardia e hipotensão.[51]

Há relatos na literatura de concentração plasmática de lidocaína 1 mcg/mL, 2 mcg/mL e 3 mcg/mL por 20 minutos, diminuindo significativamente alodínia ao gelo e ao toque, sendo o efeito mais intenso sobre a alodínia ao gelo. Além de detectar com dados significativos a diminuição no estímulo frio e na dor espontânea e o aumento do limiar de dor ao calor.[52]

O estudo de Kim et al., controlado, randomizado e duplo-cego, avaliou a infusão de lidocaína 3 mg/kg por 60 minutos, uma vez/semana, por 4 semanas, em pacientes com SDCR e neuralgia pós-herpética versus placebo. Os pacientes foram avaliados por 4 semanas após a infusão. Foi observada uma diminuição significativa no escore de dor após a quarta semana de infusão, entretanto não foi observada diminuição significativa de dor após 4 semanas da última infusão de lidocaína venosa. Dados estes que não corroboram alguns estudos já citados neste capítulo.[53]

O uso da cetamina em infusão contínua para tratamento da SDCR foi benéfico em alguns estudos como comprova a metanálise realizada em 2018. Nos estudos avaliados, houve uma diminuição significativa em 30% ou mais no alívio da dor, pelo período avaliado nos estudos, que variou de 1 a 3 meses. A dose de cetamina variou entre 0,08 mg/kg/h e 7 mg/kg/h, por 1 a 43 dias dependendo do estudo.[54]

■ Fibromialgia

Fibromialgia é uma dor crônica difusa por mais de 3 meses confirmada mediante pontos dolorosos difusos e da severidade dos sintomas.[55] O tratamento da fibromialgia é feito por abordagem multidisciplinar, sendo o manejo muito complicado. Há alguns estudos que comprovam a eficácia e a segurança do uso da lidocaína venosa contínua e da cetamina no tratamento.

Um estudo retrospectivo avaliou a infusão de doses seriadas de lidocaína 5 mg/kg, 7,5 mg/kg e 7,5 mg/kg adicionando 2,5 g de magnésio de acordo com a melhora nos sintomas. O número de infusões variou, sendo no máximo três infusões. Os eventos adversos foram mínimos: náusea; respiração curta; aumento da glicemia; dormência em membros inferiores; e cefaleia, sem instabilidade hemodinâmica. Após as três infusões, houve redução significativa no escore de dor. Houve relato prolongado e significativo no alívio da dor entre as doses de 5 mg/kg e 7,5 mg/kg. Além disso, a duração do alívio da dor foi no máximo de 90 dias, sendo significativo entre os grupos de infusão 5 mg/kg e 7,5 mg/kg. Não houve diferença significativa entre os grupos de infusão de 7,5 mg/kg de lidocaína e os grupos de infusão de 7,5 mg/kg de lidocaína + 2,5 g de magnésio.[56]

O estudo randomizado, controlado e duplo-encoberto avaliou o uso de cetamina 0,3 mg/kg versus placebo, com soro fisiológico, aplicada em duas sessões separadas por 1 semana. Os pacientes, que receberam cetamina e tiveram resultado positivo com diminuição no escore de dor, repetiram o estudo após 6 meses, com o mesmo protocolo. No primeiro experimento, houve diminuição significativa no escore de dor em relação aos pacientes que responderam à cetamina. No segundo experimento, houve diminuição significativa no escore de dor ampla e na dor referida, aumento significativo no limite de tolerância da dor e no limiar de dor no grupo que recebeu cetamina em relação ao placebo.[57]

Portanto, existem muitas doenças que podem ser beneficiadas com terapia infusional tanto de cetamina como de lidocaína. Na Tabela 69.1, há o resumo das principais doenças beneficiadas com essas infusões.

Contraindicações e efeitos colaterais

Os efeitos adversos mais comumente observados com uso da cetamina foram relacionados ao SNC, como sedação, sonolência, tonturas, ilusões sensoriais, alucinações, pesadelos, sentimento dissociativo e visão turva. A maioria dos estudos considera as alucinações as mais perturbadoras.[58] Os pacientes também referiram efeitos adversos gastrointestinais, como náuseas, vômitos, anorexia e dor abdominal. Também é conhecida por cistite e outras complicações urinárias quando usada por um longo período e em viciados.

O uso de cetamina ocorre ainda de forma recreacional. Em pacientes que fazem uso indevido de cetamina, a probabilidade de sequelas graves, incluindo lesão de órgão em estágio terminal, aumenta significativamente. É responsabilidade dos profissionais de saúde, incluindo os da enfermagem e farmacêuticos, prevenir complicações agudas do uso de cetamina e monitorar e tratar o comprometimento cognitivo, efeitos psicomiméticos e outros eventos adversos associados à intoxicação por cetamina. Aos clínicos, é fundamental orientar os pacientes e, em alguns casos, os familiares sobre o uso seguro deste medicamento.[59]

A toxicidade e o vício da cetamina representam riscos significativos para um pequeno segmento da população e, com o aumento da utilização, espera-se que a prevalência desses fenômenos aumente. As várias formulações de cetamina não são tão rigidamente regulamentadas como a maioria dos opioides, o que, junto com o baixo risco de overdose fatal, garante maior atenção por parte dos órgãos reguladores e dos profissionais da linha de frente no combate à dor e à depressão.[59]

As contraindicações para uso da cetamina podem ser por alterações psiquiátricas, gastrointestinais, cardiovasculares, neurológicas, endócrinas, oftalmológicas e sociais conforme descritas na Tabela 69.2.[6]

TABELA 69.1 – Indicações ao uso de lidocaína e cetamina.

Tipo de dor	Estudo	Dose
Síndrome de insucesso da cirurgia espinhal	Estudo de Park et al.[36]	Lidocaína 1 mg/kg Lidocaína 5 mg/kg
Cefaleia	Estudo Williams et al.[44]	Lidocaína 2 mg/minuto por 7 a 14 dias
	Estudo de Marmura et al.[45]	Lidocaína 1 mg/minuto por 4 horas Dose máxima: lidocaína 4 mg/minuto
	Estudo de Jared L et al.[46]	Cetamina 0,1 mg/kg/h por 5 dias Dose máxima: 1 mg/kg/h
	Estudo de Schwenk ES[47]	Cetamina 10 mg/h por 3 a 4 horas por 5 dias Dose máxima: 1 mg/kg/h
Anemia falciforme	Estudo de Puri L et al.[40]	Dose de ataque de cetamina: 0,025 mg/kg a 0,1 mg/kg por 15 minutos Dose de infusão contínua de cetamina: 0,025 mg/kg/h a 0,5 mg/kg/h Dose de ataque de lidocaína: 2 mg/kg por 30 minutos Dose de infusão contínua de lidocaína: 2 mg/kg/h com dose máxima de 300 mg/h
	Estudo de Palm et al.[41]	Cetamina: 0,06 mg/kg/h a 0,3 mg/kg/h por 5 a 9 dias
Fibromialgia	Estudo Wilderman et al.[56]	Lidocaína 5 mg/kg Lidocaína 7,5 mg/kg Lidocaína 7,5 mg/kg + 2,5 g de magnésio
	Estudo Graven-Nielsen T[57]	Cetamina 0,3 mg/kg
Dor pós-amputação	Estudo Shanthanna et al.[28]	Cetamina 0,15 mg/kg até 0,3 mg/kg por 3 horas durante 12 dias

Fonte: Desenvolvida pela autoria do capítulo.

TABELA 69.2 – Contraindicações ao uso de cetamina.

Tipo de alteração	Riscos
Psiquiátrica	Estado mental alterado Intoxicação atual Transtorno por uso de substância
Gastrointestinal	Risco de broncoaspiração
Cardiovascular	Angina instável Insuficiência cardíaca descompensada Doença cardíaca coronariana grave; hipertensão descontrolada
Neurológica	Lesão traumática cerebral Tumor cerebral sintomático; convulsão descontrolada Aumento da pressão intracraniana
Endocrinológica	Feocromocitoma Hipertireoidismo Outras desordens causadas por liberação de catecolaminas
Oftalmológica	Glaucoma grave Lesão de globo ocular aguda
Social	Recusa do medicamento

Fonte: Desenvolvida pela autoria do capítulo.

O uso da lidocaína venosa pode causar alguns efeitos colaterais, como tontura, convulsão, gosto metálico na boca, tremor, boca seca, formigamento, cefaleia, náuseas, vômitos, sedação, zumbido, arritmias e instabilidade hemodinâmica. A dose utilizada influencia na incidência dos efeitos colaterais.[16] Os metabólitos também podem contribuir para esses efeitos colaterais.[19]

As contraindicações para uso da lidocaína venosa são incompatibilidade do uso venoso como também uso prévio, sem melhora. Além disso, pode-se citar também alergia à medicação, recusa à medicação, alterações eletrocardiográficas e distúrbios eletrolíticos.

Referências bibliográficas

1. Safakish R et al. The immediate effect of combined lidocaine and ketamine infusion on neuropathic pain: a 5-year retrospective observational study. Anesthesia & Pain Research. 2018.
2. Gaskin DJ, Richard P. Os custos econômicos da dor nos Estados Unidos. J. Pain. 2012 Ago;13(8):715-24. doi: j.jpain.2012.03.009 [Epub 16 mai. 2012].
3. Domino EF. History and pharmacology of PCP and PCP-related analogs. J. Psychedelic Drugs. 1980;12(3-4):223-7. doi: 10.1080/02791072.1980.10471430. PMID: 7431418.
4. Shanthanna H. Intravenous therapies in the management of neuropathic pain: a review on the use of ketamine and lidocaine in chronic pain management. In: Udeagha CC (ed.). Neuropathic pain. IntechOpen [Internet]. 28 mar. 2012. doi: 10.5772/36882. Disponível em: https://www.intechopen.com/books/neuropathic-pain/intravenous-therapies-in-the-management-of-neuropathic-pain.
5. Orser BA, Pennefather PS, MacDonald JF. Multiple mechanisms of ketamine blockade of N-methyl-D-aspartate receptors. Anesthesiology. 1997;86(4):903-17. doi: 10.1097/00000542-199704000-00021. PMID: 9105235.
6. Zhou JY, Hamilton P, Macres S, Penã M, Tang S. Update on ketamine. Advances in Anesthesia. 2020;38:97-113. Disponível em: https://doi.org/10.1016/j.aan.2020.07.005.
7. Sabia M, Hirsh RA, Torjman MC, Wainer IW, Cooper N, Domsky R, Goldberg ME. Advances in translational neuropathic research: example of enantioselective pharmacokinetic-pharmacodynamic modeling of ketamine-induced pain relief in complex regional pain syndrome. Curr. Pain Headache Rep. 2011 Jun;15(3):207-214.

8. Mercadante S, Arcuri E, Tirelli W, Casuccio A. Analgesic effect of intravenous ketamine in cancer patients on morphine therapy: a randomized, controlled, double-blind, crossover, double-dose study. J. Pain Symptom Manage. 2000;20(4):246-52. doi: 10.1016/s0885-3924(00)00194-9. PMID: 11027905.

9. Goldberg ME, Torjman MC, Schwartzman RJ, Mager DE, Wainer IW. Pharmacodynamic profiles of ketamine (R)- and (S)- with 5 day inpatient infusion for the treatment of complex regional pain syndrome. Pain Physician. 2010 Jul-Aug;13(4):379-87.

10. Rabiner EA. Imaging of striatal dopamine release elicited with NMDA antagonists: is there anything there to be seen? J. Psychopharmacol. 2007;21(3):253-8.

11. Pham TH, Gardier AM. Fast-acting antidepressant activity of ketamine: highlights on brain serotonin, glutamate, and GABA neurotransmission in preclinical studies. Pharmacol. Ther. 2019;199:58-90.

12. Okon T. Ketamine: an introduction for the pain and palliative medicine physician. Pain Physician. 2007 May;10(3):493-500.

13. Oye I, Paulsen O, Maurset A. Effects of ketamine on sensory perception: evidence for a role of N-methyl-D-aspartate receptors. J. Pharmacol. Exp. Ther. 1992;260(3):1209-13.

14. Calatayud J, González Á. History of the development and evolution of local anesthesia since the coca leaf. Anesthesiology. 2003;98(6):1503-8.

15. Boas RA, Covino BG, Shahnarian A. Analgesic responses to IV lignocaine. Br. J. Anaesth. 1982;54:501.

16. Kosharskyy B, Almonte W, Shaparin N, Pappagallo M, Smith H. intravenous infusions in chronic pain management. Pain Physician. 2013;16:231-249.

17. Local anesthesics, methods for symptomatic control: pharmacologic therapies. In: Bonica Management of Pain. 5th ed. Philadelfia: Wolters Kluwer Health; 2019. p. 1382-91.

18. Butterworth JF, Strichartz GR. Molecular mechanisms of local anesthesia: a review. Anesthesiology. 1990;72(4):711-34. doi: 10.1097/00000542-199004000-00022. PMID: 2157353.

19. Anti-arrhythmic drugs – Section III: modulation of cardiovascular function. In: Goodman & Gilman's: the pharmacological basis of therapeutics. 20th ed. New York: McGraw-Hill Medical; 2011. p. 815-48.

20. Local anaesthesics – Section II: core drugs in anaesthetic pratice pharmacology for anaesthesia and intensive care. 4th ed. Cambridge University Press; 2014. p. 154-65.

21. Yang X, Wei X, Mu Y, Li Q, Liu J. A review of the mechanism of the central analgesic effect of lidocaine. Medicine (Baltimore). 2020;99(17):e19898. doi: 10.1097/MD.0000000000019898. PMID: 32332666; PMCID: PMC7440315.

22. Muszynskaa AP, Kocot-Kepskaa M, Dobrogowskia J, Wiatrb M, Mikac J. Intravenous lidocaine infusions in a multidirectional model of treatment of neuropathic pain patients. Pharmacological Reports. 2016;68:1069-75.

23. Tremont-Lukats IW, Hutson PR, Backonja MM et al. A randomized, double-masked, placebo-controlled pilot trial of extended IV lidocaine infusion for relief of ongoing neuropathic pain. Clin. J. Pain. 2006;22(3):266-71.

24. Silvinato A, Floriano I, Bernardo WM. Multiple lidocaine infusions for relief of neuropathic pain: systematic review and meta-analysis. Rev. Assoc. Med. Bras. 2020;66(5):583-8.

25. Moulin DE, Morley-Forster PK, Pirani Z, Rohfritsch C, Stitt L. Intravenous lidocaine in the management of chronic peripheral neuropathic pain: a randomized-controlled trial. Can. J. Anesth. [Internet]. 2019;66:820-7 [citado 26 fev. 2021]. Disponível em: https://doi.org/10.1007/s12630-019-01395-8.

26. Kang JG, Lee CJ, Kim TH et al. Analgesic effects of ketamine infusion therapy in korean patients with neuropathic pain: a 2-week, open-label, uncontrolled study. Current Therapeutic Research [Internet].2010;71:1-9[citado24fev.2021].doi:10.1016/j.curtheres.2010.04.01.

27. Bosma RL, Cheng JC, Rogachov A, Kim JA, Hemington KS, Osborne NR. Brain dynamics and temporal summation of pain predicts neuropathic pain relief from ketamine infusion. Pain Medicine [Internet]. 2018;129:1015-24 [citado 24 fev. 2021]. doi: 10.1097/ALN.0000000000002417.

28. Shanthanna H, Huilgol M, Manivackam VK. Early and effective use of ketamine for treatment of phantom limb pain. Indian J. Anaesth. 2010;54(2):157-9. doi: 10.4103/0019-5049.63632. PMCID: PMC2900744.

29. Tan X, Ma L, Backonja MM et al. Intravenous infusion of lidocaine enhances the efficacy of conventional treatment of postherpetic neuralgia. Journal of Pain Research. 2019;12:2537-45.

30. Liu H, Lu F, Zhou D et al. The analgesic and emotional response to intravenous lidocaine infusion in the treatment of postherpetic neuralgia: a randomized, double-blinded, placebo-controlled study. The Clinical Journal of Pain. 2018;2537-45.

31. Kvarnström A, Karlsten R, Quiding H, Emanuelsson BM, Gordh T. The effectiveness of intravenous ketamine and lidocaine on peripheral neuropathic pain. Acta Anaesthesiol. Scand. 2003;47(7):868-77. doi: 10.1034/j.1399-6576.2003.00187.x. PMID: 12859309.

32. Liu Y, Wang M, Xiong MM, Zhang XG, Fang M. Intravenous administration of vitamin C in the treatment of herpes zoster-associated pain: two case reports and literature review. Pain Res. Manag. 2020 Dec 1;2020:8857287. doi: 10.1155/2020/8857287. PMID: 33335639; PMCID: PMC7723478.

33. Finnerup NB, Biering-Sørensen F, Johannesen IL et al. Intravenous lidocaine relieves spinal cord injury pain: a randomized controlled trial. Anesthesiology. 2005;102:1023-30.

34. Amr YM. Multi-day low dose ketamine infusion as adjuvant to oral gabapentin in spinal cord injury related chronic pain: a prospective, randomized, double blind trial. Pain Physician. 2010;13(3):245-9. PMID: 20495588.

35. Osti OL, Daniell JR. Failed back surgery syndrome: a review article. Asian Spine J. [Internet]. 2018;12(2):372-9 [citado 26 fev. 2021]. doi: doi.org/10.3344/kjp.2012.25.2.94. Disponível em: https://doi.org/102.401884/asj.2018:3.1722.2-.3729.

36. Park CH, Jung SH, Han CG. Effect of intravenous lidocaine on the neuropathic pain of failed back surgery syndrome. Korean J. Pain [Internet]. 2012;25(2):94-8 [citado 26 fev. 2021]. Disponível em: http://dx.doi.org/10.3344/kjp.2012.25.2.94.

37. Heuvel SASVD, Wal SEIVD, Smedes LA et al. Intravenous lidocaine – Old-school drug, new purpose: reduction of intractable pain in patients with chemotherapy induced peripheral neuropathy. Pain Research and Management [Internet]. 2017:1-9. [citado 25 fev. 2021]. Disponível em: https://doi.org/10.1155/2017/8053474.

38. Viola V, Newnham HH, Simpson RW. Treatment of intractable painful diabetic neuropathy with intravenous lignocaine. J. Diabetes Complications. 2006;20(1):34-9. doi: 10.1016/j.jdiacomp.2005.05.007. PMID: 16389165.

39. Salas S, Frasca M, Planchet-Barraud B, Burucoa B, Pascal M, Lapiana JM, Hermet R, Castany C, Ravallec F, Loundou A, Auquier P, Duffaud F, Baumstarck K. Ketamine analgesic effect by continuous intravenous infusion in refractory cancer pain: considerations about the clinical research in palliative care. J. Palliat. Med. 2012;15(3):287-93. doi: 10.1089/jpm.2011.0353 [Epub 15 feb. 2012]. PMID: 22335487.

40. Puri L, Morgan KJ, Anghelescu DL. Ketamine and lidocaine infusions decrease opioid consumption during vaso-occlusive crisis in adolescents with sickle cell disease. Curr. Opin. Support Palliat. Care. 2019;13(4):402-407. doi: 10.1097/SPC.0000000000000437. PMID: 31157658.

41. Palm N, Floroff C, Hassig TB, Boylan A, Kanter J. Low-dose ketamine infusion for adjunct management during vaso-occlusive episodes in adults with sickle cell disease: a case series. J. Pain Palliat. Care Pharmacother. 2018;32(1):20-26. doi: 10.1080/15360288.2018.1468383 [Epub 23 may 2018]. PMID: 29791238.

42. Headache, pain conditions: visceral pain. In: Bonica management of pain. 5th ed. Philadelfia: Wolters Kluwer Health; 2019. p. 1019-33.

43. Berk T, Silberstein SD. The use and method of action of intravenous lidocaine and its metabolite in headache disorders. Headache Currents. 2018:1-7.

44. Williams DR, Stark RJ. Intravenous lignocaine (lidocaine) infusion for the treatment of chronic daily headache with substantial medication overuse. Cephalalgia. 2003;23:963-71.

45. Marmura M, Rosen N, Abbas M, Silberstein S. Intravenous lidocaine in the treatment of refractory headache: a retrospective case series. Headache. 2009;49:286-91.

46. Pomeroy JL, Marmura MJ, Nahas SJ, Viscusi ER. Ketamine infusions for treatment refractory headache. Headache. 2017;57(2):276-282. doi: 10.1111/head.13013 [Epub 27 dec. 2016]. PMID: 28025837.

47. Schwenk ES, Dayan AC, Rangavajjula A, Torjman MC, Hernandez MG, Lauritsen CG, Silberstein SD, Young W, Viscusi ER. Ketamine for refractory headache: a retrospective analysis. Reg. Anesth. Pain Med. 2018;43(8):875-879. doi: 10.1097/AAP.0000000000000827. PMID: 29923953.

48. Kosek E, Cohen M, Baron R et al. Do we need a third mechanistic descriptor for chronic pain states? Pain. 2016;157:1382-6.

49. Complex regional pain symdrome, pain conditions: neuropathic pain conditions. In: Bonica Management of Pain. 5th ed. Philadelfia: Wolters Kluwer Health; 2019. p. 341-62.

50. Harden RN, Bruehl S, Perez RS et al. Validation of proposed diagnostic criteria (the "Budapest Criteria") for complex regional pain syndrome. Pain. 2010;150(2):268-74.

51. Schwartzman RJ, Patel M, Grothusen JR, Alexande GM. Efficacy of 5-day continuous lidocaine infusion for the treatment of refractory complex regional pain syndrome. Pain Medicine. 2009;10(2):401-12.

52. Wallace MS, Ridgeway BM, Leung AY, Gerayli A, Yaksh TL. Concentration-effect relationship of intravenous lidocaine on the allodynia of complex regional pain syndrome types I and II. Anesthesiology. 2000;92(1):75-83.

53. Kim YC, Castañeda AM, Lee CS, Jin HS, Park KS, Moon JY. Efficacy and safety of lidocaine infusion treatment for neuropathic pain: a randomized, double-blind, and placebo-controlled study. Regional Anesthesia and Pain Medicine. 2018;43(4):415-24.

54. Zhao J, Wang Y, Wang D et al. The effect of ketamine infusion in the treatment of complex regional pain syndrome: a systemic review and meta-analysis. Curr. Pain Headache Rep. [Internet]. 2018;22:2-8 [citado 24 fev. 2021]. Disponível em: https://doi.org/10.1007/s11916-018-0664-x.

55. Wolfe F, Schmukler J, Jamal S et al. Diagnosis of fibromyalgia: disagreement between fibromyalgia criteria and clinician-based fibromyalgia diagnosis in a university clinic. American College of Rheumatology. 2019;0:1-9.

56. Wilderman I, Pugacheva O, Perelman VS, Wansbrough MCT, Voznyak Y, Zolnierczyk L. Repeated intravenous lidocaine infusions for patients with fibromyalgia: higher doses of lidocaine have a stronger and longer-lasting effect on pain reduction. Pain Medicine. 2019;0:1-10.

57. Graven-Nielsen T, Kendall SA, Henriksson KG, Bengtsson M, Sörensen J, Johnson A, Gerdle B, Arendt-Nielsen L. Ketamine reduces muscle pain, temporal summation, and referred pain in fibromyalgia patients. Pain. 2000;85(3):483-491. doi: 10.1016/S0304-3959(99)00308-5. PMID: 10781923.

58. Blonk MI, Koder BG, Van den Bemt PM, Huygen FJ. Use of oral ketamine in chronic pain management: a review. Eur. J. Pain. 2010 May;14(5):466-72.

59. Orhurhu VJ, Vashisht R, Claus LE, Cohen SP. Ketamine toxicity. In: StatPearls [Internet]. 15 nov. 2020. Treasure Island (FL): StatPearls Publishing; 2021. PMID: 31082131.

capítulo 70

Analgésicos Tópicos

João Marcos Rizzo | Grace Kelly Lessa de Lima Fernandes | Carolina Francisco Guimarães

Introdução

A dor neuropática é relativamente comum, ocorrendo em cerca de 7% da população. É definida como dor desencadeada ou causada por lesão primária ou doença do sistema somatossensitivo, percebida pelo paciente como dor em "choque elétrico" ou "queimação", parestesias, disestesias, hiperalgesia, alodínia, hipoestesia, hipoalgesia, perda de força e mudança nos reflexos. Podem ser divididas em central ou periféricas, em relação à localização da lesão.[1-3]

O termo "dor neuropática localizada" tem sido proposto para descrever a dor neuropática caracterizada por uma área circunscrita de dor máxima, associada a sinais e sintomas sensitivos positivos e negativos, expressos em tecidos superficiais.[4] Nesta definição, cabe o uso racional de agentes analgésicos tópicos que tenham mecanismos de ação eficazes no tratamento da dor neuropática.[5] Analgesia tópica é associada a efeitos adversos mínimos e baixas interações com drogas sistêmicas usualmente utilizadas no tratamento da dor, com eficácia satisfatória.[6]

Uma grande variedade de agentes é usada no tratamento da dor neuropática localizada, como os anestésicos locais, anti-inflamatórios, antidepressivos, anticonvulsivantes, anti-hipertensivos, isolados ou em associações. Neste capítulo, descreveremos vantagens e desvantagens desta via de administração de fármacos, apresentaremos as possíveis formas farmacêuticas, bem como os fármacos já estudados e mais frequentemente utilizados no tratamento da dor neuropática localizada (DNL).

Via tópica para administração de medicamentos

A pele é considerada o maior órgão do corpo humano e constitui um complexo tecido com capacidade metabólica, imunológica e sensorial. Além disso, tem a capacidade de absorver diversas substâncias.[1]

Os medicamentos analgésicos orais têm efeitos colaterais muitas vezes marcantes; e quanto aos resultados, estes são modestos para o controle da dor neuropática. O uso de analgésicos tópicos reduz efeitos colaterais e permite aplicação direta na área de dor quando tratamos a dor neuropática localizada (DNL).[2] Formulações tópicas são aquelas que, quando aplicadas nas proximidades da área afetada, exercem ação analgésica associada ao aumento da concentração no tecido-alvo e baixa concentração sérica.[3] Farmacologicamente, sabe-se que o principal mecanismo de ação dos analgésicos é atuar em locais específicos localizados no sistema nervoso central (SNC) e periférico (SNP).[4]

Os analgésicos tópicos são de interesse em virtude da eficácia comparável aos medicamentos orais, boa tolerabilidade, segurança e potencial para constituírem terapias complementares aos tratamentos.

Existem múltiplos alvos na pele a serem alcançados por compostos analgésicos e anti-inflamatórios tópicos, o queratinócito é um desses alvos. Ao direcionar especificamente o queratinócito como alvo, a analgesia parece possível, eficaz e segura; portanto, os cremes analgésicos tópicos podem ser promissores no tratamento para DNL.[5]

Vantagens e desvantagens

A via tópica como alternativa à via oral tem a vantagem de não produzir irritação gástrica, evitar a influência da acidez do estômago, dos alimentos, da flora intestinal e também o efeito de primeira passagem hepática sobre os fármacos.[6]

Algumas desvantagens, entretanto, devem ser levadas em consideração, como irritação local e possibilidade de reações alérgicas cutâneas e de hipersensibilidade ao fármaco.[7]

Formas farmacêuticas

As formas farmacêuticas de uso tópico mais utilizadas para analgesia são compostas por creme, gel, pomada/unguento, emplastro ou outras formas farmacêuticas que permitam que seu princípio ativo atravesse as camadas da pele para fins terapêuticos.

▶ **Gel:** forma farmacêutica semissólida de um ou mais princípios ativos que contêm um agente gelificante para fornecer viscosidade a um sistema no qual partículas de dimensão coloidal – tipicamente entre 1 nm e 1 µm – são distribuídas uniformemente. Um gel pode conter partículas suspensas.[8]

▶ **Creme:** farmacêutica semissólida que consiste de uma emulsão, composta por uma fase lipofílica e outra hidrofílica. Contém um ou mais princípios ativos dissolvidos ou dispersos em uma base apropriada e é utilizada, normalmente, para aplicação externa na pele ou nas membranas mucosas.[8]

▶ **Emplastro:** forma farmacêutica semissólida para aplicação externa. Consiste de uma base adesiva contendo um ou mais princípios ativos distribuídos em uma camada uniforme num suporte apropriado feito de material sintético ou natural, destinado a manter o princípio ativo em contato com a pele, atuando como protetor ou como agente queratolítico.[8]

▶ **Pomada/unguento:** forma farmacêutica semissólida, para aplicação na pele ou em membranas mucosas, que consiste da solução ou dispersão de um ou mais princípios ativos em baixas proporções em uma base adequada, usualmente não aquosa.[8]

Principais analgésicos utilizados pela via tópica em dor neuropática

Os principais fármacos estudados e utilizados hoje, na prática clínica, pela via tópica, para o controle da DNL, em esquema de analgesia multimodal são: cetamina; capsaícina; gabapentina; lidocaína; baclofeno; amitriptilina; e clonidina. Alguns fármacos parecem ter efeitos promissores pela via tópica, como os canabinoides, ambroxol, pregabalina, nitroglicerina, doxepina, fenitoína e dinitrato de isossorbida, mas carecem de estudos mais consistentes.[5]

Cetamina

É analgésico tópico e sistêmico, anestésico dissociativo e agente anti-hiperalgésico e antialoidínico. Promove sedação e analgesia seguras e eficazes em procedimentos dolorosos, inclusive para crianças, com menos efeitos adversos do que os opioides.[9]

■ Indicação

Tratamento de dor crônica neuropática; de dor aguda em pacientes com baixo resposta a opioides, de dores intensas, pós-trauma, em oncologia, pós-cirúrgico; tratamento de dor orofacial e de neuralgia do nervo trigêmeo; e tratamento de síndrome de dor regional complexa (SDRC).[9]

■ Forma farmacêutica/posologia ou concentração

Cremes a 0,5% até 20%, isolado em associação com amitriptilina, lidocaína, baclofeno, cetoprofeno, clonidina ou gabapentina, administrados a cada 12 ou 24 horas, dependendo da resposta clínica.[10]

■ Dados farmacocinéticos

Distribuição: a cetamina é altamente lipossolúvel, mas tem pouca capacidade de ligação proteica. Essa característica permite uma rápida passagem pela barreira hematoencefálica, resultando em concentrações quatro a cinco vezes maiores do que no plasma. A meia-vida de distribuição é de 7 a 11 minutos, aproximadamente.

Metabolismo e eliminação: a maior parte da cetamina (80%) é metabolizada no fígado, produzindo norcetamina. Esta última também tem propriedades analgésicas, porém fracas (20 a 30% da potência da cetamina). O pico da concentração sanguínea da norcetamina é atingido cerca de 30 minutos após a administração intravenosa. Em seguida, a norcetamina é primariamente hidrolisada por meio de glucurono-conjugação e excretada pela urina e pela vesícula biliar.

Quando aplicada topicamente, a cetamina pode atingir concentrações teciduais locais muito maiores do que quando administrada por outras vias, sem eventos adversos sistêmicos.[11]

■ Mecanismo de ação

A cetamina é um antagonista não competitivo de receptores N-metil-D-aspartato (NMDA), fundamentais na sinalização da dor, presentes nas fibras nervosas e no sistema nervoso central (SNC). Quando ativados, os receptores NMDA aumentam o influxo de cálcio, resultando no evento chamado *wind-up*, importante na sensibilização central e na cronificação da dor. Ao ligar-se aos receptores NMDA, a cetamina bloqueia a sinalização da dor, sendo particularmente interessante no controle da dor neuropática. A cetamina pode interagir farmacologicamente com receptores de glutamato, opioides, gabaérgicos, serotoninérgicos, bem como sobre acetilcolina, noradrenalina e dopamina.[9]

■ Eventos adversos com o uso tópico

Nos vários estudos publicados, seja em formulações isoladas, seja em associação com outros fármacos, nenhum evento adverso sistêmico relevante foi descrito. Os efeitos adversos relatados foram menores, como reações localizadas de pele, fotossensibilidade e tonturas leves.[11]

■ Contraindicações para uso tópico

Hipersensibilidade conhecida à cetamina, pele não íntegra, pele com hiperemia, gestantes, amamentação. Necessário cuidado em crianças com superfície corporal pequena, devendo-se restringir, por precaução, a área do fármaco a ser administrada.[9]

Capsaícina

A capsaícina, 8-metil-N-vanilil-6-nonenamida, é o ingrediente ativo da pimenta malagueta, pertencente ao gênero *Capsium* sp. Apresenta efeitos seletivos periféricos na sensibilidade sem afetar inervação motora, esgotando a substância P nos terminais nervosos. Uma única aplicação causa dor em queimação, entretanto aplicações repetidas causam analgesia mediante um estado de desfuncionalização ou dessensibilização das fibras C.[12]

Indicação

Indicada para tratar dores periféricas mistas como osteoartrose, neuralgia pós-herpética, síndrome de dor pós-mastectomia, neuropatia periférica diabética e no tratamento sintomático da psoríase.

Forma farmacêutica/posologia ou concentração

Creme, gel ou unguento (pomada), em concentrações de 0,025% a 0,075%. Em altas concentrações, é administrada como adesivo dérmico a 8%. A posologia das aplicações dérmicas de altas doses se dará em curtos espaços de 30, 60 ou 90 minutos, e devem ser aplicados anestésicos tópicos prévios para que o paciente tolere o tratamento, nas primeiras aplicações.[10,13,14]

Dados farmacocinéticos

A capsaícina age localmente, não sendo distribuída ou absorvida pela via sistêmica. Sua ação se dá pelo período de 4 a 5 horas. Os efeitos na redução da hiperalgesia aumentam com a repetição da aplicação.[13]

Mecanismo de ação

A capsaícina é um agonista do *transient receptor potential vanilloid 1 receptor* (TRPV1) e ativa os canais iônicos nas fibras nervosas nociceptivas, resultando em despolarização, início do potencial de ação e transmissão do sinal da dor para a medula espinhal. A exposição à capsaícina resulta em subsequente dessensibilização dos axônios sensoriais e inibição do início da transmissão da dor. A capsaícina também afeta a síntese, o armazenamento, o transporte e a liberação da substância P, principal mensageiro químico dos impulsos da dor periférica para o sistema nervoso central (SNC) (via eferente). A substância P é liberada nas articulações, e o uso da capsaícina torna a pele e as articulações insensíveis à dor em virtude da depleção e prevenção do acúmulo de substância P nos neurônios sensoriais periféricos. Com a depleção da substância P nas terminações nervosas, os impulsos da dor não podem ser transmitidos ao SNC.[12]

Eventos adversos com o uso tópico

Os efeitos colaterais mais comuns foram irritação de pele, eritema e dor no local da aplicação. Estes foram transitórios, de gravidade leve a moderada. O resfriamento local e a administrarão de opioides de ação curta foram eficazes em minimizar essa dor transitória.[13]

Contraindicações para uso tópico

A capsaícina é contraindicada em tecidos irritados ou com lesões abertas e em pacientes alérgicos à substância ativa. Não é recomendada a administração em pacientes abaixo dos 2 anos de idade.[13,14]

Gabapentina

A gabapentina é um fármaco neuromodulador, análogo ao ácido gama-aminobutírico (GABA).[15]

Indicação

É indicada como terapia analgésica adjuvante em dor crônica e como analgésico em dor neuropática central ou periférica.[15]

Forma farmacêutica/posologia ou concentração

Gel ou apresentações transdérmicas de 5% a 10%, administradas a cada 8, 12 ou 24 horas.[10]

Dados farmacocinéticos

O pico de concentração plasmática da gabapentina após aplicação tópica (0,01 µg/mL) é significativamente menor do que o relatado para a gabapentina oral (2 a 20 µg/mL).[16]

Contraindicações para uso tópico

Áreas cruentas ou mucosas. Somente aplicar em pele íntegra. Não há estudos em pacientes pediátricos ou nas gestantes.[15]

Mecanismo de ação

A gabapentina exerce ações farmacológicas em diferentes estruturas que participam da transmissão nociceptiva. Provavelmente, o efeito analgésico na dor neuropática é uma consequência dessa multiplicidade, necessária para alcançar sua eficácia clínica conhecida. Além de suas ações na transmissão excitatória pelo glutamato e inibitória pelo GABA, sua ligação aos canais de cálcio e a ativação dos canais de potássio podem ter um papel relevante na redução da hiperexcitabilidade presente nas condições clínicas em que este fármaco é indicado.[17]

Eventos adversos com o uso tópico

Reações de hipersensibilidade locais, dermatites, hiperemia transitória.[15]

Lidocaína

Lidocaína é um anestésico local, estabilizador de membrana neuronal, antiarrítmico, bloqueador dos canais de sódio.[4]

Indicação

Indicada no tratamento da DNL, não como anestésico local, mas como estabilizador de membrana neuronal. Estudos demonstraram eficácia e segurança em neuralgia pós-herpética, neuropatia periférica do diabético e todas as demais condições de DNL.[4]

Forma farmacêutica/posologia ou concentração

A forma farmacêutica mais utilizada na prática clínica é a transdérmica a 5%, emplastro. Este deve ser aplicado na área de dor por 12 horas, reaplicando após o paciente ficar 12 horas sem o emplastro. O tempo mínimo de uso para melhor resultado na dor é de 30 dias consecutivos. Outras concentrações em gel ou cremes são descritas na literatura, variando de 2,5% a 6% em suas concentrações.[4]

■ Dados farmacocinéticos

Quando o emplastro de lidocaína 5% é utilizado de acordo com a dose máxima recomendada (três emplastros aplicados simultaneamente durante 12 horas), aproximadamente 3% da dose total de lidocaína aplicada estará disponível de forma sistêmica, o mesmo para administração única e múltipla. A concentração plasmática com o uso de quatro emplastros por 12 horas foi de 0,23 µg/mL, o que é muito abaixo da concentração mínima tóxica da lidocaína (acima de 5 µg/mL). A meia-vida de eliminação da lidocaína após a aplicação do emplastro, em 20 voluntários sadios, foi de 7,6 horas.[18]

■ Mecanismo de ação

O mecanismo de ação proposto para a lidocaína consiste na redução da geração e condução dos impulsos periféricos da dor por meio do bloqueio dos canais de Na^+ dos nociceptores lesados situados diretamente abaixo do sítio de aplicação.[19]

■ Eventos adversos com o uso tópico

As reações mais frequentes foram eritema, erupção cutânea, prurido no local da aplicação, queimação, dermatites e vesículas. Todas as reações adversas foram predominantemente de leve a moderada intensidade. Destas, menos de 5% culminaram na descontinuação do tratamento.[4]

■ Contraindicações para uso tópico

Não deve ser aplicada em pele não íntegra, inflamada ou com dermatites. Contraindicada em pacientes com alergia conhecida a anestésicos locais do tipo amida. Não aplicar em mucosas.[4]

Baclofeno

O baclofeno é um agonista do ácido gama-aminobutírico (GABA), sendo um relaxante muscular tradicionalmente usado para o tratamento sistêmico da espasticidade.[5]

■ Indicação

Sua aplicação tópica, nos casos de DNL, oferece o potencial de redução da dor em razão de características agonistas do receptor GABAb.[5]

■ Forma farmacêutica/posologia ou concentração

Creme a 2% isolado ou associado à amitriptilina ou cetamina foram os que apresentaram melhores resultados, administrados três vezes ao dia, em intervalos regulares. Na literatura, há publicações em que variam as concentrações entre 2% e 5% de baclofeno.[10]

■ Dados farmacocinéticos

Existem poucos estudos sobre a farmacocinética do baclofeno pela via transdérmica. Um desses estudos demonstrou início de ação entre 20 e 30 minutos após a aplicação do creme e duração de ação de aproximadamente 8 horas. Os resultados analgésicos se mostraram estáveis e consistentes por 6 meses, tempo de seguimento do estudo.[20]

■ Mecanismo de ação

A ativação do receptor GABAb envolve transmissão inibitória lenta e prolongada, mediada por alterações na permeabilidade da membrana em virtude de aumento intracelular no K^+ e de diminuição nos íons Ca^{++}. Exceto pelo SNC, os receptores GABAb são encontrados nas camadas cutâneas das fibras C e queratinócitos, e esses receptores fornecem um novo alvo para o tratamento tópico da DNL.[5]

■ Eventos adversos com o uso tópico

Não foram relatados eventos adversos sistêmicos com o uso tópico de baclofeno nas concentrações até 5%. Hiperemia leve e descamação local da pele foram relatadas com o uso crônico.[5]

■ Contraindicações para uso tópico

O creme de baclofeno só deve ser utilizado em pele íntegra. Não há estudos em gravidez e lactação.[5]

Amitriptilina

A amitriptilina é um antidepressivo tricíclico que trata com eficácia muitas condições de dor neuropática crônica. Embora a administração oral de amitriptilina seja considerada o padrão-ouro para o tratamento da dor neuropática por muitos profissionais, efeitos adversos como hipotensão postura, e sedação e efeitos anticolinérgicos limitam a titulação a doses terapêuticas necessárias para atingir uma analgesia adequada.[21]

■ Indicação

Está indicada como tratamento da dor neuropática crônica, ansiedade, depressão, enurese, distúrbios de sono e como adjuvante nas dores crônicas em geral.

■ Forma farmacêutica/posologia ou concentração

Creme ou gel em concentrações que variam de 5% a 10% quando utilizada isoladamente. Em associação com cetamina, lidocaína ou baclofeno, podemos utilizar concentrações mais baixas como 2% até 4%.[21]

■ Dados farmacocinéticos

A amitriptilina é rapidamente absorvida pelo trato gastrointestinal e as concentrações plasmáticas atingem o pico dentro de 6 horas após a dose oral. Em virtude das baixas concentrações sistêmicas e da sua liberação gradual e sustentada, a aplicação tópica de amitriptilina pode reduzir os efeitos adversos com efeitos analgésicos substanciais.[22]

■ Mecanismo de ação

A amitriptilina bloqueia os canais iônicos voltagem-dependentes de Na^+, K^+ e Ca^{++}, bem como os receptores muscarínicos, colinérgicos, nicotínicos, histaminérgicos, alfa-2--adrenérgicos, opioides, adenosina e N-metil-D-aspartato. A variedade de receptores sobre os quais a amitriptilina atua pode explicar sua eficácia superior, mas também é a causa de uma ampla gama de efeitos adversos que limitam seu uso oral. Esta polivalência de atuação em receptores torna a amitriptilina promissora em sua ação analgésica tópica periférica.[22]

■ Eventos adversos com o uso tópico

Não foram relatados efeitos adversos sistêmicos com o uso de amitriptilina tópica nas concentrações até 7%. Em alguns estudos, o uso de concentrações tópicas de 10% resultou em queixas de tontura e déficit de concentração, mas todos de forma leve.[21]

■ Contraindicações para uso tópico

Nas concentrações tópicas até 7%, não há contraindicações ao uso da amitriptilina. Acima dessas concentrações, as contraindicações são as mesmas que as apresentadas com o uso sistêmico (via oral).[21]

Clonidina

A clonidina é um agonista pré-sináptico dos receptores alfa-2-adrenérgicos usado há muitos anos para o tratamento da hipertensão arterial sistêmica e outras condições, incluindo dor crônica.[23]

■ Indicação

Anti-hipertensivo; em administração epidural, como adjuvante no tratamento da dor oncológica refratária que não é aliviada com analgésicos opioides isolados; no diagnóstico diferencial do feocromocitoma em pacientes hipertensos; profilaxia de enxaquecas vasculares, tratamento da dismenorreia grave, abstinência alcoólica, glaucoma, DNL.[23]

■ Forma farmacêutica/posologia ou concentração

Gel de clonidina 0,1%, aplicado três vezes ao dia na área de dor neuropática localizada.[23]

■ Dados farmacocinéticos

Quando utilizado pela via sistêmica para o tratamento da hipertensão, o nível plasmático típico de clonidina é superior a 1.000 pg/mL. Em 12 semanas de tratamento tópico com gel de clonidina 0,1%, os níveis ficaram abaixo do nível de detecção (10 pg/mL). A meia-vida da clonidina é de cerca de 8 horas, deve ser aplicada três vezes ao dia.[24]

■ Mecanismo de ação

Os receptores alfa-2 também estão presentes nos nociceptores da epiderme. A ativação desses receptores acoplados à proteína G resulta na liberação de uma proteína G inibitória que, por sua vez, regula negativamente a adenilatociclase e outros segundos mensageiros, que, acredita-se, participam da iniciação e da manutenção da excitabilidade anormal desses nociceptores. A clonidina também é um agonista dos receptores de imidazolina, localizado nas terminações nervosas periféricas. A ativação dos receptores I2-imidazolina pode ser responsável por mecanismos adicionais da atividade analgésica da clonidina tópica.[23]

■ Eventos adversos com o uso tópico

Não há relatos de eventos adversos nos estudos de uso da clonidina em neuropatia periférica diabética, na concentração de 0,1%.[24]

■ Contraindicações para uso tópico

Não há contraindicação absoluta. Utilizar com cuidado em idosos ou pacientes pediátricos.[24]

Considerações finais

O campo de tratamentos tópicos para a DNL oferece uma área desafiadora de pesquisa, com nível alto de eficácia potencial. Como a tendência atual indica interesse contínuo em agentes investigacionais e experimentais com mecanismos de ação periféricos possíveis, estudos mais bem organizados e adaptados são necessários para ampliar nossas opções de tratamento.

Como os estudos, apesar de consistentes, são em número reduzido até o momento, alguns cuidados são necessários. Preparações tópicas geralmente são vistas pelos pacientes como menos perigosas no que diz respeito ao controle de dose ou do armazenamento. Devemos orientar os pacientes a manter esses produtos longe de crianças, sempre identificados e afastados de cosméticos ou outras embalagens que possam confundir ou induzir o uso por outras pessoas. Os relatos da literatura de eventos graves de intoxicação e até morte se deram em condições de acidentes por uso inadvertido ou abusivo das preparações analgésicas tópicas.[25]

Referências bibliográficas

1. Jensen TS, Gottrup H, Sindrup SH, Bach FW. The clinical picture of neuropathic pain. Eur. J. Pharmacol. 2001;429(1-3):1-11.
2. Chong MS, Baiwa ZH. Diagnosis and treatment of neuropathic pain. J. Pain Symptom Manage. 2003;25(5):4-11.
3. Vranken JH. Mechanism and treatment of neuropathic pain. Central Nervous System Agents in Medicinal Chemistry. 2009;9(1):71-78.
4. Casale R, Mattia C. Building a diagnostic algorithm on localized neuropathic pain (LNP) and targeted topical treatment: focus on 5% lidocaine-medicated plaster. Ther. Clin. Risk Manag. 2014;10:259-68.
5. Casale R, Symeonidou Z, Bartolo M. Topical treatments for localized neuropathic pain. Curr. Pain Headache Rep. 2017;21:15.
6. Jorge LL, Feres CC, Teles VE. Topical preparations for pain relief: efficacy and patient adherence. J. Pain Res. 2010;4:11-24.
7. Vranken JH. Mechanisms and treatment of neuropathic pain. Central Nervous System Agents in Medicinal Chemistry. 2009;9(1).
8. Batistuzzo JAO, Itaya M, Eto Y. Formulário médico farmacêutico. 4. ed. São Paulo: Pharmabooks Editora; 2011. p. 599-650.
9. Sawynok J. Topical and peripheral ketamine as an analgesic. Pain Medicine. 2014;119:170-178.
10. Tawfik M. The use of topical analgesics in the management of painful diabetic neuropathy. Diabetic Foot Canada. 2016;4(2):10-13.
11. Kopsky DJ et al. Analgesic effects of topical ketamine. Minerva Anestesiol. 2015;81:440-449.

12. Knotkova H, Pappagallo M, Szallasi A. Capsaicin (TRPV1 Agonist) therapy for pain relief farewell or revival? Clin. J. Pain. 2008;24:142-154.

13. Derry S, Moore RA. Topical capsaicin (low concentration) for chronic neuropathic pain in adults. Cochrane Database of Systematic Reviews. 2012(issue 9).

14. Derry S, Rice ASC, Cole P, Tan T, Moore RA. Topical capsaicin (high concentration) for chronic neuropathic pain in adults. Cochrane Database of Systematic Reviews. 2017(issue 1).

15. Martin CJ, Alcock N, Hiom S, Birchall JC. Development and evaluation of topical gabapentin formulations. Pharmaceutics. 2017;9:31.

16. Summary of product characteristics – Gabapentin. Disponível em: medicines.org.uk/emc/medicine/17095.

17. Mao J, Chen LL. Gabapentin in pain management. Anesth. Analg. 2000;91:680-7.

18. Leon-Casasola OA. Multimodal approaches to the management of neuropathic pain: the role of topical analgesia. J. Pain Symptom Manage. 2007;33(3):356-64.

19. Wallace MS. Calcium and sodium channel antagonists for the treatment of pain. Clin. J. Pain. 2000;16(suppl. 2):s80-5.

20. Kopsky DJ, Hesselink JMK. Neuropathic pain as a result of acromegaly, treated with topical baclofen cream. J. Pain Sym. Man. 2013;46(4):4-5.

21. Kopsky DJ, Hesselink JMK. High doses of topical amitriptyline in neuropathic pain: two cases and literature review. Pain Practice. 2011;1-6.

22. Ho KY, Huh BK, White WD, Yeh CC, Miller EJ. Topical amitriptyline versus lidocaine in the treatment of neuropathic pain. Clinical Journal of Pain. 2008;24(1):51-55.

23. Campbell CM et al. Randomized control trial of topical clonidine for treatment of painful diabetic neuropathy. Pain. 2012;153:1815-1823.

24. Wrzosek A, Woron J, Dobrogowski J, Jakowicka-Wordliczek J, Wordliczek J. Topical clonidine for neuropathic pain (review). Cochrane Database of Systematic Reviews. 2015(issue 8):1-34.

25. Kim J, Konkel K, Jones SC, McCulley L. Systemic adverse events associated with compounded topical pain products. Drug Safety. 2020;43:497-501.

Proloterapia

Victor Fontes Pacheco

Objetivo da proloterapia

O objetivo da proloterapia é a melhora da dor e o restabelecimento da função, além da otimização da saúde pelo indivíduo, recuperando a capacidade de fazer atividades de vida diária, promovendo qualidade de vida por intermédio de um tratamento simples, seguro e custo efetivo.

Introdução

A proloterapia é definida no Dicionário Internacional Webster como "a reabilitação de uma estrutura incompetente, como um ligamento ou tendão, pela proliferação induzida de novas células".[1] A maioria dos protocolos de proloterapia envolve injeções de soluções nas ênteses, induzindo uma reação inflamatória proposital.[1,2] Esse processo é conhecido como sinalização, em que há uma indução da cascata inflamatória a partir da aplicação de uma solução capaz de desencadear uma resposta inflamatória. A principal solução utilizada é a dextrose, que é empregada em diferentes concentrações, dependendo da área a ser tratada. Ao ser injetada a solução, a elevação da concentração intracelular de glicose em 0,5% desencadeia uma série de reações, com produção e liberação de inúmeros fatores de crescimento.

A primeira etapa da cascata de cicatrização é a fase de hemostasia, que ocorre imediatamente após a lesão; em seguida, inicia-se uma etapa em que ocorre uma quimiomodulação mediada por citocinas, denominada "fase inflamatória" e que dura em média 3 dias, podendo se estender até 5 a 7 dias em alguns casos. Após a fase inflamatória, inicia-se a "fase proliferativa", que costuma ocorrer entre o 2º e o 14º dias e é caracterizada pelo aumento na atividade de fibroblastos, células endoteliais e miofibroblastos. A última etapa da cascata de cicatrização inicia-se geralmente entre o 7º e o 10º dias e estende-se por um período que pode chegar a 1 ano ou mais em alguns casos, essa etapa recebe o nome de "fase de remodelamento", e suas principais características são a reabsorção e a reposição de colágeno tipo 2.[3]

Esta indução da cascata inflamatória é a responsável por iniciar o processo de regeneração e de reparação dos tecidos lesados, dentro e ao redor da articulação, estabilizando e diminuindo as fontes da dor musculoesqueléticas.

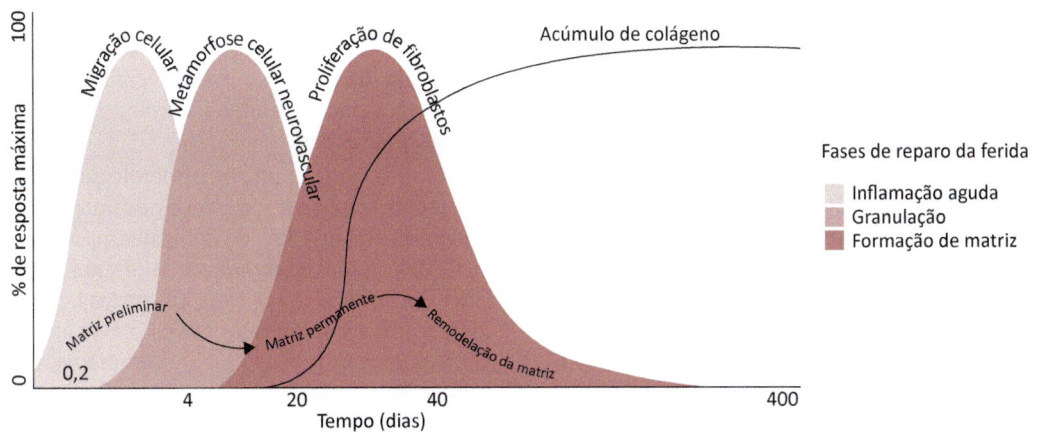

FIGURA 71.1 – Fases da cicatrização de lesões.
Fonte: Desenvolvida pela autoria do capítulo.

A proloterapia mostrou-se um tratamento seguro em dor musculoesquelética crônica, principalmente em casos de tendinopatias, instabilidades articulares por frouxidão ligamentar, entesopatias e osteoartrites degenerativas, sendo a dextrose uma das principais soluções proliferantes até os dias atuais.[1] Dúvidas comuns quanto à utilização da dextrose como proliferante: se existe uma dose específica que não deve ser ultrapassada, se existe alguma restrição no caso de pacientes diabéticos. Até hoje não existe nenhuma evidência que contraindique a sua utilização nesses casos, e, quanto ao volume, o que pode limitar a dose é a utilização de anestésicos locais na solução, devendo ser obedecidas as doses de segurança dos respectivos anestésicos.

História da proloterapia

A teoria da proloterapia foi investigada e praticada já no século 5 a.C por Hipócrates, que tratava articulações instáveis cauterizando os ligamentos com metal quente.[1] Embora o procedimento fosse rudimentar, a hipótese proposta por Hipócrates era a de que a inflamação induzida dos ligamentos lesionados causaria autorreparação. Mais tarde, no primeiro século a.C., Celso, que era enciclopédico romano, descreveu o tratamento de hidrocele ao redor do testículo por meio das injeções de uma solução de nitrato de potássio.[1] Isso forneceu um protótipo de tratamento bem-sucedido de hérnias séculos depois pelo médico George Heaton, em 1832. Heaton percebeu que poderia aumentar o tônus dos tecidos conjuntivos ao redor do anel inguinal injetando-os com a solução *Quercus Alba* (carvalho branco).[1] A injeção de hérnias, varizes e hemorroidas acabou ficando conhecida como "escleroterapia" porque a injeção "esclerosava" ou fibrosava a área.[3]

Em 1936, o médico Earl Gedney expandiu a técnica da escleroterapia injetando ligamentos colaterais medial e lateral de joelhos instáveis com uma solução conhecida como "neoplasmoide". Gedney foi bem-sucedido e logo começou a tratar ligamentos sacroilíacos posteriores com a mesma solução, também produzindo bons resultados. Ele publicou resultados desta terapia de injeção para tratar a patologia ligamentar envolvendo o joelho e a parte inferior das costas, incluindo a articulação sacroilíaca; os ligamentos anulares dos discos vertebrais para doença discal degenerativa; e artigos sobre o uso deste tipo de terapia de injeção para qualquer articulação hipermóvel no corpo.[1-3]

Em 1937, o médico Louis Schultz começou a usar Sylnasol (*psylliato* de sódio), uma solução de 5% de ácido graxo, para estabilizar as articulações temporomandibulares depois que ele descobriu que a solução poderia induzir fibrogênese dos tecidos feridos sem causar efeitos adversos em tecidos não envolvidos.[1] Em 1939, o médico George S. Hackett expandiu o conceito de patologia tendinosa e frouxidão ligamentar para dor musculoesquelética crônica. A formação de Hackett ocorreu paralelamente ao crescimento da indústria automobilística e sua *expertise* em traumatologia o colocou na condição de avaliador de mais de 70 companhias de seguro na época. Hackett notou que, mesmo em pacientes com exames de imagem considerados normais, havia persistência de dores crônicas em muitos deles.

Porém, com um exame físico cuidadoso, o médico pôde notar que essas dores, na maioria das vezes, ocorriam por distúrbios miofasciais e hipermobilidades. Esse pode ser considerado um dos grandes ensinamentos de Hackett, que deve ser aplicado atualmente, mesmo com os modernos exames de imagem disponíveis, dado que nenhum é capaz de superar o exame clínico.

Hackett tratou com sucesso vários tipos de condições da coluna vertebral com injeções de Sylnasol, sendo o primeiro a cunhar o termo "proloterapia". Ele publicou um livro médico intitulado *Ligament and Tendon Relaxation Treated by Prolotherapy*, em que cita que "o tratamento consiste na injeção de uma solução dentro do ligamento e tendão relaxados, que estimulará a produção de novos tecidos fibrosos e células ósseas, que fortalecerão a união do tecido fibroso e do osso para estabilizar a articulação e eliminar permanentemente a incapacidade. Para o tratamento da proliferação de novas células, apliquei o nome 'proloterapia', da palavra *proli* – (latim), que significa prole; 'proliferar' – para produzir novas células em rápida sucessão".[4] Ele publicou inúmeros artigos ao longo dos vinte e cinco anos seguintes documentando a taxa de sucesso da proloterapia na eliminação da dor musculoesquelética crônica, incluindo resultados em 1.800 pacientes com dor lombar crônica, e observou uma taxa de cura de 82% aos 12 anos após o tratamento. Hackett também foi o primeiro a descrever em detalhes os padrões de dor referida.[1,5]

O médico teve como colaborador e aluno um cirurgião de Chicago, chamado Gustav A. Hemwall. Hemwall e Hackett promoveram a proloterapia em várias reuniões médicas. Após a morte de Hackett, em 1969, Hemwall foi o principal proponente e professor de proloterapia pelos 30 anos seguintes, até sua morte em 1998, aos 90 anos. Hemwall ampliou os conceitos, aplicando-os a todas as articulações do corpo, mostrando que eram procedimentos seguros e podiam ser feitos ambulatorialmente, sem a necessidade de sedação e que permitia o tratamento de múltiplas articulações ao mesmo tempo.

O método que eles usavam e ensinavam ficou conhecido como a "técnica Hackett-Hemwall de proloterapia". Hemwall descobriu que uma solução simples de glicose hipertônica poderia ser efetivamente usada como proliferante nas injeções de proloterapia.[1,3,6]

Enquanto a proloterapia Hackett-Hemwall é aplicada a cada 3 ou 6 semanas para simular a fase proliferativa da cura na cascata inflamatória, outras técnicas de proloterapia, incluindo a técnica Lyftogt ou a proloterapia neural, são realizadas semanalmente.[1,3,6]

Mais recentemente, os ortobiológicos têm sido empregados com sucesso e segurança nos tratamentos de proloterapia; nos tratamentos de dores neuropáticas, os ortobiológicos com maior destaque são o plasma rico em plaquetas (PRP), o lisado de plaquetas, plaquetas liofilizas e as células mesenquimais de gordura (ADSC) e do aspirado de medula óssea concentrado (BMAC). Embora os resultados com a proloterapia biológica sejam, em sua maioria, animadores, tanto em função da melhora dos sintomas, como em relação à segurança, esses tratamentos ainda carecem de melhores padronização e documentação. No Brasil, ainda são considerados tratamentos experimentais.

Coluna Lombo-sacra
Pontos de gatilho de ligamento

Padrão de dores referidas dos ligamentos lombosacros e pélvicos

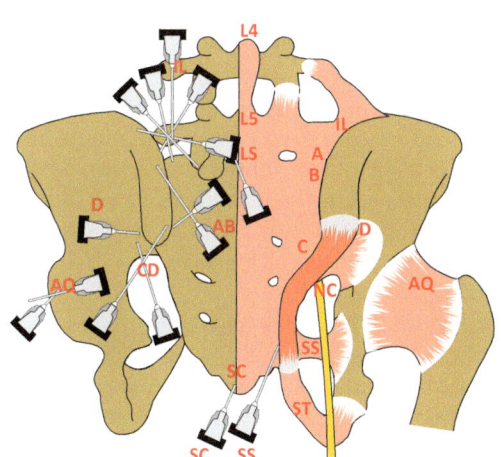

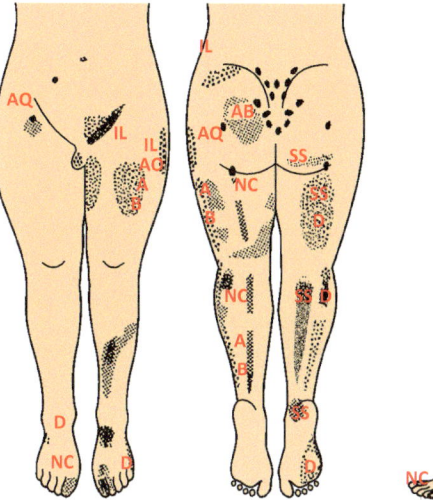

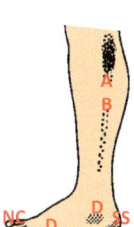

FIGURA 71.2 – Padrão de dores referidas.

IL: iliolombar; ST: sacrotuberoso; LS: lombossacro; SC: sacrococcígeo; A, B, C, D: Art. sacroilíaca posterior; AQ: articulação quadril; SS: sacroespinhoso e NC: nervo ciático.

Fonte: Padrão *de Dores Referidas "Ligament and Tendon Relaxation Treated by Prolotherapy"* © 1991 Gustav A. Hemwall, M.D. Hemwall, Hackett foundation.

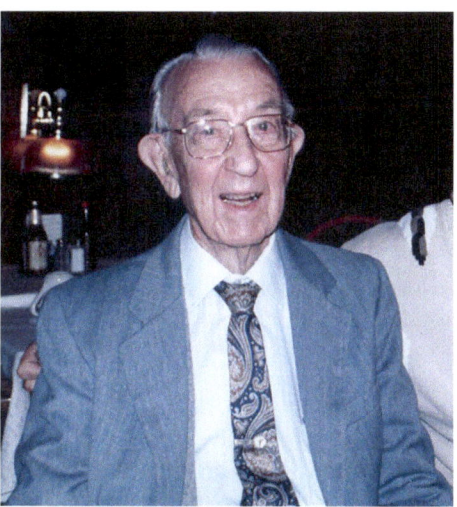

FIGURA 71.3 – Dr. George Hackett.

Fonte: Acervo da autoria do capítulo.

Proloterapia abrangente – *comprehensive prolotherapy*

Existe uma tendência atual de unir diferentes conceitos e técnicas de proloterapia para um tratamento mais completo e abrangente. Essa técnica recebeu o nome de *comprehensive prolotherapy*.[2] A principal solução de escolha para essa técnica ainda é a dextrose em suas diferentes concentrações, em que basicamente foram adicionados os conceitos da Hackett-Hemwall aos protocolos mais recentes de Ross Hauser, discípulo direto de Hemwall. Esse tipo de proloterapia, também chamado de "H3" (Hackett-Hemwall-Hauser), é uma forma mais abrangente que aplica as soluções em to-

dos os pontos-de-gatilho, *tender points* periarticulares, bem como todas as enteses, ligamentos, tendões e bursas.[1,3] Essas aplicações extra-articulares, em geral, são realizadas com soluções com 10% a 15% de dextrose, além da aplicação intra-articular com solução, que geralmente é de 25%.

Nos casos em que há presença de dores com padrão neuropático, associa-se a técnica conhecida como "L-PIT" *(Lyftogt Perineural Injection Treatment™ (ILPIT) – Neurofascial Prolotherapy).*[7]

Inflamação neurogênica

Em uma série de palestras médicas na década de 1860, o famoso anatomista John Hilton observou, em seus estudos, que muitas vezes o nervo que inerva uma articulação também tende a inervar os músculos que movem essa articulação, além da pele que recobre as terminações distais desses músculos.

Posteriormente, em sua pesquisa, o médico John Lyftogt descobriu que pacientes muitas vezes precisam de injeções perineurais no nervo musculocutâneo e em outros nervos ao redor do cotovelo para resolver a dor crônica nesta articulação.[8]

O fornecimento nervoso ao cotovelo quando inflamado não só causa dor na articulação, mas também pode contribuir ou ser a única causa de degeneração articular e das estruturas que suportam e movem (ligamentos, músculos e tendões) determinada articulação. Assim, para auxiliar a regeneração dessas estruturas degeneradas, o tratamento tem como intuito sanar a inflamação neurogênica, de modo que o nervo musculocutâneo (e outros nervos do cotovelo) pode manter a saúde "normal" da articulação do cotovelo e das estruturas ao seu redor.

Lyftogt descobriu que uma solução de 5% de dextrose (D5W) injetada subcutânea (*versus* na junção osteofibrosa) poderia eliminar a dor imediatamente. Embora o tratamento, com frequência, tenha de ser repetido cinco a oito vezes para resolução completa do quadro doloroso.[6]

Tratamento de nervos sensoriais

Em pesquisa de 1997, médicos da Universidade de Calgary descobriram que os ligamentos colaterais do joelho têm um complexo suprimento nervoso. A presença de nervos peptidérgicos sugere que os ligamentos podem ser suscetíveis à inflamação neurogênica e ao aumento da sensação de dor. Nervos sensoriais peptidérgicos mantêm a saúde de tecidos como ligamentos e tendões porque respondem a estímulos nocivos, sinalizando para interromper determinada atividade dolorosa. Em lesões agudas, essa resposta é importante e benéfica; porém, em dores crônicas, pode causar cinesiofobia e dificultar ainda mais a melhora da dor e da reabilitação.[1]

Neurite inflamatória como causa de lesão ligamentar e tendinosa

O conceito de inflamação no nervo causando dor e até degeneração de tecidos foi documentado em artigos, nas décadas de 1950 e 1960, de George Hackett. Ele observou que a neurite inflamatória e outros impulsos antidérmicos (impulsos nervosos que estão trafegando na direção errada e causam "confusão") são transmitidos aos vasos sanguíneos nos nervos e tecidos circundantes estimulando a liberação em excesso de substâncias mediadoras neuro-humorais, que causam inflamação neurovascular, com vasodilatação, edema, inflamação e neurite.

Isso explicaria a dor e a tensão dos nervos inflamados que encontramos no braço com neurite originária da região cervical, ou na coxa e perna com neurite ciática. Essa inflamação neurogênica também pode ensejar fraqueza ligamentar e descalcificação óssea.[7]

Por que um anestésico não é usado com *Lyftogh PIT/neurofascial prolotherapy*?

Segundo Lyftogh,[7] a aplicação da dextrose a 5% injetada tem uma função também diagnóstica, além de terapêutica, pois, quando a dor de um paciente é aliviada, ela revela que parte ou toda a dor vem de nervos sensoriais peptidérgicos. Estes são os únicos nervos "desligados" por D5W. A lidocaína ou procaína, assim como outros anestésicos, atuam em todos os nervos, não sendo seletivas (principalmente se usadas em uma concentração alta). Assim, usar um anestésico na solução não seria útil diagnosticamente. Os anestésicos locais também não podem mudar a inflamação, apenas a dor, enquanto a dextrose pode afetar tanto a inflamação como a dor. Para um tratamento de longo prazo, a dextrose tem muito potencial. Anestésicos, muito pouco.[6]

Proloterapia neural – panorama geral

Este tipo de proloterapia foi popularizada e desenvolvida por John Lyftogt, em 2002, e consiste numa série de injeções subcutâneas nas áreas dolorosas onde os nervos sensitivos se localizam. A substância natural preconizada pela proloterapia de Lyftogt é a dextrose 5% em água estéril (D5W), com pH neutro de 7.4.[8]

Na proloterapia clássica, desenvolvida na década de 1940 por George Hackett, a glicose a 25% associada a anestésicos locais é infiltrada profundamente para tratar ligamentos e tendões considerados lassos e disfuncionais a fim de promover inflamação e subsequente reparo destas estruturas geradoras de dor. Diferentemente da versão clássica, a proloterapia neural tem como alvo os ramos nervosos superficiais imediatamente sob a pele e com injeções de glicose em baixas concentrações.

Nos trabalhos iniciais de John Lyftogt, o tratamento era denominado "proloterapia subcutânea" e posteriormente foi denominado "proloterapia neural", porém ainda é referido como "infiltração perineural subcutânea" em alguns países.

Esta técnica de proloterapia é considerada ainda mais segura pelos trabalhos clínicos publicados posteriormente a seu respeito. Inerente à técnica, o diagnóstico preciso da causa da dor deve ser feito, e normalmente essa causa é uma lesão ou alteração de nervos sensitivos locais, o que resulta em dor e inflamação.

Via de regra, o tratamento busca extinguir a dor logo após a sessão, sendo o mais preconizado sessões semanais repetidas (seis a oito sessões), resultando na redução gradual dos sintomas dolorosos e no retorno da função. As taxas de sucesso variam e são descritas em torno de 80%, a depender dos trabalhos na literatura.

Em 2010, Lyftogt observou que uma dose inicial de D5W ao redor de nervos superficiais nas áreas dolorosas era capaz de reduzir rápida e substancialmente as dores por até 4 dias, com resultados cumulativos quando feitas em regime semanal.

Posteriormente, pesquisadores levantaram a hipótese de que a dextrose poderia reduzir a dor diretamente por meio de um mecanismo neurossensorial. Fibras aferentes que expressam o canal catiônico transitório do receptor vaniloide potencial receptor-1 (TRPV-1), anteriormente conhecido como "receptor sensível à capsaícina", são aceitas como algumas das fibras responsáveis em grande parte pela dor neuropática.[9] Embora a exposição de longo prazo à dextrose (em meio de cultura) possa aumentar o m-RNA para TRPV-1 e predispor à disfunção neurogênica,[10] a injeção isolada de dextrose pode ter um efeito diferente nos nervos sensoriais que expressam o TRPV-1.

Curiosamente, a proloterapia neural pode ser realizada por outras vias que não a infiltrativa, como no tratamento de cefaleia refratária e neurite óptica por intermédio da D5W por via nasal, denominada *Sweet Nasal Technique*.[11] Ensaios clínicos randomizados com D5W seguindo a técnica de Lyftogt foram publicados para lombalgia crônica, neuralgia do trigêmeo, tendinopatia de aquiles e síndrome do túnel do carpo, mas outras condições musculoesqueléticas também são descritas como epicondilite lateral do cotovelo e osteoartrose do joelho.

Proloterapia epidural – *sweet epidural*

Em ensaio clínico randomizado recente, Lyftogt et al. compararam a D5W epidural com solução salina (10 mL) para pacientes com lombalgia crônica com irradiação para região glútea/membro.[12] Esta técnica foi posteriormente cunhada como *sweet epidural*. Os resultados primários foram a escala numérica de dor nos tempos de 15 minutos, 2, 4 e 48 horas e 2 semanas pós-intervenção. Os resultados secundários eram a porcentagem de pacientes que atingiram 50% ou mais de melhora da dor 4 horas após a infiltração. Embora o grupo de pacientes da D5W tenham referido uma melhora significativa da dor nos tempos iniciais em comparação ao grupo da solução salina, com 2 semanas as dores parcialmente recrudesceram, sem, contudo, retornar ao nível pré-procedimento. A melhora da dor no grupo D5W em 15 minutos, 2 e 4 horas excedeu duas vezes a mudança mínima importante para a melhora da dor na lombalgia, conforme medido pela Escala Numérica para Dor (NRS, do inglês *Numeric Rating Scale*).

Oitenta e quatro por cento (16/19) dos pacientes D5W e 19% (3/16) dos pacientes de solução salina relataram redução da dor ≥ 50% em 4 horas (P < 0,001). Os autores concluíram que esses achados sugerem um efeito neurogênico da dextrose a 5% na dor no nível da raiz dorsal e que o controle da dor em 2 semanas sugere a necessidade de avaliar o efeito de injeções epidurais de D5W em série, em um estudo de longo prazo.

O efeito analgésico em participantes com dor no nível da crista ilíaca e acima, que é fornecido por T12-L1, sugere que o volume de 10 mL introduzido verticalmente no nível do corno sacral foi suficiente para permitir o fluxo cefálico da dextrose. Esse foi o primeiro estudo a avaliar o efeito analgésico da dextrose injetada no espaço peridural caudal, cunhado posteriormente como *sweet epidural*. O início da analgesia se compara ao início relatado com morfina epidural e fentanil e com potencial de maior duração.[13,14]

Em estudo subsequente com a amostra de pacientes do ensaio clínico descrito, o mesmo grupo de autores avaliou os efeitos analgésicos cumulativos da D5W epidural em sessões repetidas em pacientes com dor lombar crônica, incluindo dor em região glútea/membro.[15] A hipótese era de que uma analgesia sustentada pode ser obtida após três ou quatro procedimentos semanais ou quinzenais, segundo a experiência anedótica e dados não publicados pelos autores. Os participantes, então, receberam quatro sessões quinzenais de D5W epidural (10 mL) administradas no nível do hiato sacral (agulha calibre 25 de 3,8 cm e uma entrada vertical da agulha, com epidurografia confirmatória) e nova sessão era ofertada aos 3, 6 e 9 meses.

Ao longo dos 12 meses de seguimento, 5,5 ± 2,9 infiltrações foram realizadas em cada participante. Um padrão consistente de analgesia foi demonstrado após as seriadas injeções de D5W. Em comparação com o estado inicial, as pontuações NRS e ODI (*Oswestry Disability Index*) melhoraram 3,4 ± 2,3 (52%) e 18,2 ± 16,4% (42%) pontos, respectivamente (Figura 71.4). A fração de participantes com redução de 50% na dor baseada na NRS foi de 21/32 (66%), com resultados mais robustos para o subgrupo dos participantes com estenose espinhal. Esses achados sugerem redução progressiva das dores ao longo das sessões realizadas e muito provavelmente decorrem dos mecanismos modulatórios da dextrose sobre os receptores TRPV1, além dos

efeitos nutritivos sobre os baixos estoques energéticos dos nervos periféricos. A glicopenia perineural resulta em despolarização progressiva e hiperexcitabilidade das fibras nervosas nociceptivas (em especial fibras-C), presumivelmente por meio da redução da eficácia da bomba de ATPase, que depende da dextrose para a produção de ATP.[16] A elevação dos níveis extracelulares de dextrose pela injeção de D5W pode hiperpolarizar os nervos por outro mecanismo. Por exemplo, a ativação de canais de K^+ de *poros em tandem* por dextrose resulta no aumento da condutância de K^+ e na hiperpolarização neuronal.[17]

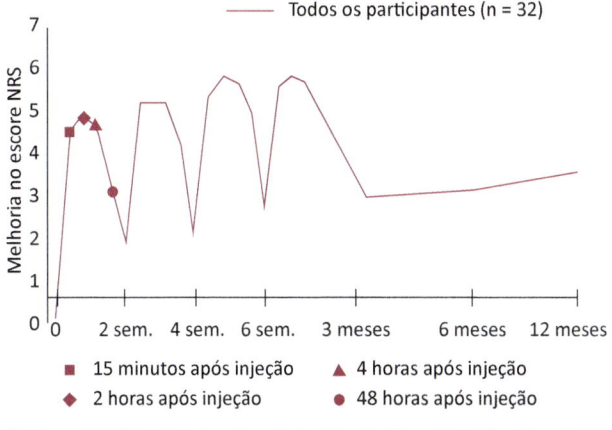

FIGURA 71.4 – Resposta analgésica à injeção peridural caudal de D5W e curso da dor em longo prazo.

Fonte: NRS, Escala de Avaliação Numérica. Com permissão.[15]

Nesse sentido, os estudos sobre o uso da proloterapia neural epidural sugerem que a dor nos pacientes com lombalgia crônica pode ser parcialmente um produto da sensibilização de pequenas fibras no sistema somatossensorial, particularmente fibras C que expressam canais TRPV1, que é cada vez mais reconhecida como importante via sensorial tanto dentro como periférica à medula espinhal.[18]

Proloterapia neural para síndromes neurológicas compressivas

Ensaio clínico duplo-cego e randomizado-controlado (ECR) recente para avaliar a eficácia da terapia de injeção perineural guiada por ultrassom usando D5W em pacientes com síndrome do túnel do carpo (STC) leve a moderada mostrou resultados interessantes.[19] Os participantes receberam uma sessão guiada por ultrassom com 5 mL de D5W ou solução salina normal. A escala visual analógica mediu a dor como desfecho primário. Os desfechos secundários foram os escores do Questionário de Síndrome do Túnel Carpal de Boston, a área de seção transversal do nervo mediano e os resultados das medições eletrofisiológicas. A avaliação foi realizada antes da injeção e 1, 3 e 6 meses após a injeção.

Todos os pacientes (30 punhos em cada grupo) completaram este primeiro ECR sobre uso da D5W para STC. Em comparação com o grupo-controle, em todos os momentos pós-injeção, o grupo D5W teve uma redução significativa na dor e na incapacidade, melhora nas medidas de resposta eletrofisiológica e diminuição da área transversal do nervo mediano (< 001).

Os autores também enfatizaram que a D5W pode reduzir a inflamação neurogênica por meio da inibição dos receptores sensíveis à capsaícina para interromper a secreção da substância P e do peptídeo relacionado ao gene da calcitonina, que são conhecidos por induzir dor e inchaço do nervo e/ou tecido circundante.

Em outro ensaio clínico randomizado duplo-cego recente, os autores avaliaram pela primeira vez os resultados da D5W no tratamento STC em relação ao corticosteroide.[20] Os 54 participantes foram alocados para receberem uma sessão de proloterapia neural com 5 mL de D5W ou uma infiltração de corticosteroide (3 mL de triancinolona com 2 mL de solução salina) guiadas por ultrassom. Todos os pacientes (27 punhos por grupo) completaram o estudo. Em comparação com o grupo de esteroides, o grupo de dextrose exibiu uma redução significativa na dor e incapacidade do 4º ao 6º mês (p < 0,01), sem os potenciais efeitos colaterais dos corticosteroides.

Outros trabalhos com o uso da D5W para dor neuropática por encarceramento de nervo periférico foram descritos.[21] Em artigo sobre paralisia do nervo radial, com base nos achados de estudo eletrofisiológico e ultrassonografia com lesão axonal, os autores performaram duas sessões de infiltração perineural com D5W (15 mL), guiados por ultrassom com intervalo de 1 mês. Uma melhora notável nas funções sensoriais e motoras foi observada após as sessões, com retorno da amplitude normal do potencial de ação da unidade motora e ausência dos potenciais de denervação.

Apesar da literatura crescente à respeito da infiltração perineural com D5W, a fisiopatologia por trás da recuperação nos estudos eletrofisiológicos ainda não está totalmente esclarecida, até porque os estudos atuais sobre D5W para lesão axonal ainda são escassos.

Proloterapia neural na dor miofascial e síndrome da dor complexa regional

A inflamação neurogênica desempenha um papel importante nas síndromes miofasciais.[22,23] A regulação positiva dos receptores TRPV-1, em resposta aos sinais pró-inflamatórios dos tecidos lesados, resulta na produção da substância P e do peptídeo relacionado ao gene da calcitonina (CGRP) pelos nervos peptidérgicos. A substância P é responsável pela dor, enquanto o CGRP causa ruptura das estruturas dos tecidos moles, inflamação neurogênica e inflamação dos tecidos circundantes.[24]

A irritação nervosa nas síndromes miofasciais pode ocorrer por meio de contrações musculares repetitivas e da mudança repentina na direção dos nervos sensoriais que trafegam entre as camadas musculares e fasciais, predispondo os nervos TRPV-1 a irritação ou trauma. A irritação de um nervo superficial que fornece sensibilidade cutânea sobre uma articulação pode causar a transmissão de impulsos ectópicos nas direções prodrômica e antidrômica. A transmissão prodrômica ocasiona a percepção da dor por meio do córtex somatossensorial e a geração de espasmo muscular reflexo por meio das células do corno ventral da medula espinhal. A transmissão antidrômica em direção aos vasos sanguíneos libera a substância P. O trauma no nervo superficial pode, assim, afetar as estruturas mais profundas, segundo a lei de Hilton, que afirma que os nervos que suprem uma articulação também suprem os músculos que movem tal articulação e a pele que cobre a inserção articular desses músculos provenientes do mesmo desenvolvimento embriológico.[8] O traumatismo do nervo cutâneo pode, dessa forma, precipitar edema do nervo proximal e distal à lesão. Esse inchaço ao longo do nervo cutâneo traumatizado atingirá os pontos de penetração fascial, o que causará estrangulamento do nervo afetado num determinado ponto de constrição. Essas constrições inibem o fluxo de fatores de crescimento do nervo, essenciais para sua saúde e reparo. Por sua vez, a disfunção muscular repetitiva também altera a tensão fascial e cria potenciais pontos de constrições.

Nesse sentido, a D5W se liga aos canais de cálcio présinápticos, inibindo a liberação de peptídeos neurodegenerativos, diminuindo, assim, a inflamação neurogênica. Isso resulta na redução da dor, regressão do inchaço dos tecidos moles e alívio das constrições, restaurando o fluxo normal dos fatores de crescimento do nervo, facilitando o reparo e fornecendo efeito analgésico que pode ser instantâneo e com duração de dias.[12]

Outras condições neuromusculoesqueléticas na proloterapia

Em ensaio clínico randomizado, Lyftogt et al. compararam a eficácia e o custo-efetividade dos exercícios de carga excêntrica com injeções de proloterapia neural usadas isoladamente e em combinação para a tendinose de aquiles.[25] Os resultados dos três grupos do estudo mostraram que a proloterapia e particularmente os exercícios excêntricos combinados com a proloterapia proporcionaram melhoras mais rápidas nos sintomas do que os exercícios isoladamente, tidos como o padrão-ouro no tratamento das tendinoses aquilianas.

A síndrome compartimental crônica relacionada ao esforço também foi descrita como passível de tratamento pela proloterapia por Lyftogt.[26] Em 2005, Lyftogt et al. trataram 127 pacientes com proloterapia subcutânea: 74 joelhos, 33 ombros e 20 cotovelos. A duração média dos sintomas foi de 23,9 meses e duração média do tratamento de 7 semanas. A escala visual analógica inicial média (VAS) de 6,7 se reduziu, no acompanhamento médio de 21,4 meses, para VAS 0,76. As taxas de satisfação do paciente no acompanhamento foram de 91,7%.[8]

O lumbago recalcitrante, com uma duração média de 5,5 anos, em 41 pacientes durante 1 ano, foi tratado de forma eficaz com uma série de proloterapia subcutânea com dextrose 20%. Entre os 41 pacientes, 90% melhoraram em mais de 50% de uma média inicial de Pontuação Visual Analógica (VAS) de 7,6, com 29% atingindo VAS 0 em uma duração média de tratamento de 8,3 semanas.[4] As aplicações eram direcionadas principalmente ao longo dos músculos *latissimus dorsi*, na origem do glúteo máximo e do ligamento supraespinhoso. Segundo o autor, os nervos cluneais superiores e intermediários inflamados e os nervos espinhais torácicos eram clinicamente identificados e tratados com injeções percutâneas perineurais com aproximadamente 1 mL a cada 2 cm. O objetivo do tratamento era atingir uma resposta anestésica local completa para todas as dores lombares no momento do tratamento e de forma sustentada com as sessões subsequentes.

Preferência dos autores

A proloterapia como tratamento complementar para lesões musculoesqueléticas e neuropatias vem sendo cada vez mais utilizada e estudada, tendo sua forma mais abrangente (*Comprehensive Prolotherapy*) como método de preferência entre os autores, permitindo tratamento intra-articular, periarticular e também identificando e tratando locais e trajetos que apresentem sinais de inflamação neurogênica.

A sugestão é de realização de proloterapia intra-articular com dextrose 25%, periarticular em ênteses, *tender points* e pontos-gatilhos com dextrose a 12,5% sendo diluída em anestésico local (lidocaína 2% sem vasoconstrictor) em uma relação de 1:1 com a glicose 25%. Sugerimos evitar a utilização de anestésicos locais intra-articulares em virtude de sua condrotoxicidade. Sugerimos que essas aplicações sejam repetidas a cada 3 a 4 semanas, em média de três a seis aplicações. Também sugerimos que os anestésicos locais não sejam utilizados na proloterapia neural, priorizando a solução de dextrose 5% (D5W), conforme descrito por Lyftogt, permitindo que a aplicação seja realizada com fins terapêuticos e diagnósticos, por sua atuação em nervos peptidérgicos. Uma vez diagnosticada e tratada a inflamação neurogênica (dor neuropática), a proloterapia neural deverá ser repetida semanalmente com efeitos acumulativos.

Vemos com entusiasmo a evolução da proloterapia biológica, com o uso de ortobiológicos, ressaltando nesses casos a importância de uma avaliação abrangente do paciente, abordando avaliação metabólica completa e individualizada, além da necessidade de melhor padronização dos produtos biológicos, permitindo melhor interpretação dos estudos e reprodutibilidade dos mesmos.

Referências bibliográficas

1. Hauser RA, Maddela HS, Alderman D, Baehnisch G, Banner R, Blakemore PJ et al. International Medical Editorial Board Consensus Statement on the use of prolotherapy for musculoskeletal pain [Internet]. Journal of Prolotherapy. [citado 8 dez. 2020]. Disponível em: http://www.journalofprolotherapy.com/pdfs/issue_12/issue_12_02_consensus_statement.pdf.
2. Hauser R et al. Prolo your pain away! Oak Park, IL: Beulah Land Press; 2007. s. l.
3. Hauser RA, Lackner JB, Steilen-Matias D, Harris DK. A systematic review of dextrose prolotherapy for chronic musculoskeletal pain. 2016;9:139-59.
4. Lyftogt J. Prolotherapy for recalcitrant lumbago. Aust. Musculoskelet. Med. 2008;13(1):18-20.
5. Hackett GS, Huang TC, Raftery A, Dodd TJ. Back pain following trauma and disease-prolotherapy. 1961;126:517-25.
6. Lyftogt J. Prolotherapy and Achilles tendinopathy: a prospective pilot study of an old treatment. 2005;10:16-19.
7. Lyftogt Perineural Injection Treatment™ (LPIT) – Neurofascial prolotherapy [Internet]. Caring Medical. Disponível em: https://www.caringmedical.com/prolotherapy-news/lyftogt-perineural-injection-treatment.
8. Lyftogt J. Subcutaneous prolotherapy treatment of refractory knee, shoulder and lateral elbow pain. Aust. Musculoskeletal. Med. 2007;12(2):110-2.
9. Malek N, Pajak A, Kolosowska N, Kucharczyk M, Starowicz K. The importance of TRPV1-sensitisation factors for the development of neuropathic pain. Mol. Cell. Neurosci. 2015;65:1-10.
10. Mohammadi-Farani A, Ghazi-Khansari M, Sahebgharani M. Glucose concentration in culture medium affects mRNA expression of TRPV1 and CB1 receptors and changes capsaicin toxicity in PC12 cells. Iran J. Basic Med. Sci. 2014;17(9):673-78.
11. Soliman D. Dextrose treats optic neuritis. Journal of Medical Science and Clinical Research. 2018;6(8):179-83.
12. Maniquis-Smigel L, Dean Reeves K, Jeffrey Rosen H, Lyftogt J, Graham-Coleman C, Cheng AL, Rabago D. Short term analgesic effects of 5% dextrose epidural injections for chronic low back pain: a randomized controlled trial. Anesth. Pain Med. 2016; Dec 6;7(1):e42550. doi: 10.5812/aapm.42550. PMID: 28920043; PMCID: PMC5554430.
13. Torda TA, Pybus DA. Comparison of four narcotic analgesics for extradural analgesia. Br. J. Anaesth. 1982;54(3):291-5.
14. Badner NH, Sandler AN, Koren G, Lawson SL, Klein J, Einarson TR. Lumbar epidural fentanyl infusions for post-thoracotomy patients: analgesic, respiratory, and pharmacokinetic effects. J. Cardiothorac. Anesth. 1990;4(5):543-51.
15. Maniquis-Smigel L, Reeves KD, Rosen HJ, Lyftogt J, Graham-Coleman C, Cheng AL, Rabago D. Analgesic effect and potential cumulative benefit from caudal epidural D5W in consecutive participants with chronic low-back and buttock/leg pain. J. Altern. Complement. Med. 2018;24(12):1189-96.
16. Jensen VF, Mølck AM, Bøgh IB, Lykkesfeldt J. Effect of insulin--induced hypoglycaemia on the peripheral nervous system: focus on adaptive mechanisms, pathogenesis and histopathological changes. J. Neuroendocrinol. 2014;26(8):482-96.
17. Burdakov D, Jensen LT, Alexopoulos H, Williams RH, Fearon IM, O'Kelly I, Gerasimenko O, Fugger L, Verkhratsky A. Tandempore K+ channels mediate inhibition of orexin neurons by glucose. Neuron. 2006;50(5):711-22.
18. Malek N, Pajak A, Kolosowska N, Kucharczyk M, Starowicz K. The importance of TRPV1-sensitisation factors for the development of neuropathic pain. Mol. Cell. Neurosci. 2015;3(65):1-10.
19. Wu YT, Ho TY, Chou YC, Ke MJ, Li TY, Tsai CK, Chen LC. Six-month efficacy of perineural dextrose for carpal tunnel syndrome: a prospective, randomized, double-blind, controlled trial. Mayo Clin. Proc. 2017;92(8):1179-89.
20. Wu YT, Ke MJ, Ho TY, Li TY, Shen YP, Chen LC. Randomized double-blinded clinical trial of 5% dextrose versus triamcinolone injection for carpal tunnel syndrome patients. Ann. Neurol. 2018;84(4):601-610.
21. Chen SR, Shen YP, Ho TY, Chen LC, Wu YT. Ultrasound-guided perineural injection with dextrose for treatment of radial nerve palsy: a case report. Medicine (Baltimore). 2018;97(23):e10978. doi: 10.1097/MD.0000000000010978.
22. Kim MY, Na YM, Moon JH. Comparison on treatment effects of dextrose water, saline, and lidocaine for trigger point injection. J. Korean Acad. Rehabil. Med. 1997;21(5):967-73.
23. Thor JA, Mohamed Hanapi NH, Halil H, Suhaimi A. Perineural injection therapy in the management of complex regional pain syndrome: a sweet solution to pain. Pain Med. 2017;18(10):2041-45.
24. Reeves KD, Lyftogt J. Prolotherapy: regenerative injection therapy. In: Waldman SD (ed.). Pain Management. 2011;2:1027-44.
25. Yelland MJ, Sweeting KR, Lyftogt JA, Ng SK, Scuffham PA, Evans KA. Prolotherapy injections and eccentric loading exercises for painful Achilles tendinosis: a randomised trial. Br. J. Sports Med. 2011;45:421-8.
26. Lyftogt J. Chronic exertional compartment syndrome and prolotherapy. Australasian Musculoskeletal Medicine. 2006;11(2):83-5.

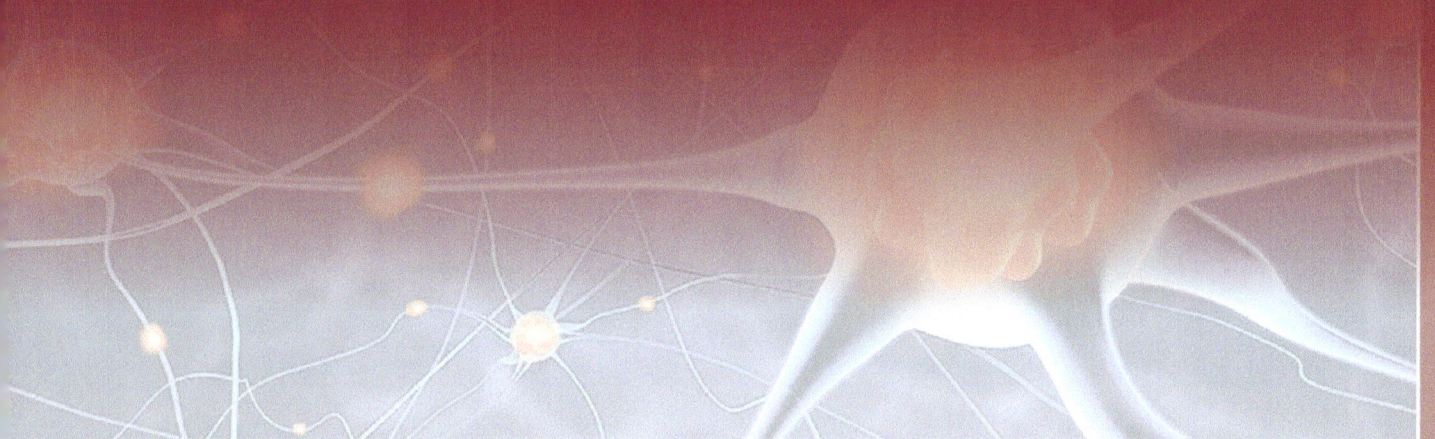

SEÇÃO 12

Tratamento Não Medicamentoso
da Dor Neuropática

capítulo 72

Acupuntura em Dor Neuropática

André Wan Wen Tsai | Marcus Yu Bin Pai | Ricardo Morad Bassetto

Introdução

A acupuntura é o ramo da medicina tradicional chinesa (MTC) que utiliza a estimulação de pontos anatômicos localizados no corpo para promover a saúde ou prevenir certas doenças. Acredita-se que tal prática foi desenvolvida há mais de 2.500 anos, na China, onde posteriormente foram também desenvolvidos os conhecimentos sobre fitoterapia e moxabustão. Desde então, a acupuntura tem sido praticada em toda a China, divulgada também para outros países como o Japão e a Coreia e aos poucos vem conquistando adeptos no mundo ocidental.[1] Foi a partir de 1971, após a visita do então presidente norte-americano Richard Nixon à China, que a acupuntura teve maior divulgação no ocidente. Isso porque durante sua estada no país, o jornalista americano da revista New York Times, James Reston, que acompanhava o presidente, reportou sua experiência pessoal ao receber analgesia pós-operatória (pós-apendicectomia) com acupuntura.

Com o intuito de explicar o funcionamento da acupuntura e comprovar, de fato, sua eficácia, o número de trabalhos científicos vem aumentando de modo considerável. Em 1997, o National Institute of Health (NIH), dos Estados Unidos, divulgou um consenso sobre a acupuntura, publicado 1 ano após (NIH Consensus).[2] Segundo esse documento, a acupuntura é eficaz no tratamento de náuseas e vômitos em pacientes que recebem quimioterapia ou estão no pós-operatório. Também é recomendada para a analgesia pós-procedimentos odontológicos em adultos. A acupuntura apresenta ainda benefícios no papel adjuvante do tratamento do acidente vascular cerebral (AVC), cefaleia, dismenorreia, epicondilite lateral, fibromialgia, dor miofascial, osteoartrose, síndrome do túnel do carpo, lombalgia e asma, além da drogadição. No Brasil, a acupuntura tem crescido tanto no meio popular como no acadêmico, principalmente nos últimos 50 anos, sendo reconhecida pelo Conselho Federal de Medicina como especialidade médica desde 1995.

Dor neuropática

A lesão do nervo periférico geralmente provoca dor neuropática, uma condição crônica que pode se manifestar em termos comportamentais como dor espontânea, hiperalgesia e alodínia. A dor neuropática se desenvolve a partir de lesão ou doença no sistema somatossensorial, incluindo fibras periféricas (Aβ, Aδ e fibras C) e neurônios centrais, seguidas de mudanças complexas no sistema nervoso central (SNC).[3,4]

Usualmente, é classificada de acordo com a causa da lesão neural, sendo as mais comuns neste grupo – neuropatia diabética, neuralgia pós herpética, pós amputação (dor no coto e do membro fantasma), pós-cirurgia do trauma, trigeminalgia, AVC, lesão medular, infecção HIV – e, de modo complementar, considerando a localização da lesão ao longo do sistema nervoso (SN), em central (encéfalo e medula espinhal) e periférica.[4]

Sua natureza é diferente daquelas dores cujas mensagens nociceptivas são carreadas por nervos saudáveis, partindo de tecidos lesados e, além disso, conforme a causa da lesão no tecido nervoso, adquire complexidade adicional com certa especificidade, o que, subsequentemente, gera debate envolvendo a maior ou menor efetividade das diversas terapêuticas disponíveis frente à dor neuropática central ou periférica, desencadeada por trauma ou decorrente desta ou daquela doença.[4,5]

O tratamento efetivo da dor neuropática é, em geral, difícil, se considerarmos que apenas uma minoria das pessoas submetidas a alguma intervenção terapêutica experimenta benefício clínico relevante.[4]

O tratamento da dor neuropática ainda constitui um desafio terapêutico em virtude da baixa e variável eficácia dos medicamentos comumente utilizados, bem como seus efeitos adversos. Progressos no entendimento fisiopatológico vêm propiciando o desenvolvimento de novos procedimentos diagnósticos e personalizando as intervenções terapêuticas, com ênfase na necessidade de abordagem multidisciplinar no gerenciamento da dor neuropática.[5]

Quando falamos de tratamentos por estímulos periféricos, alvo e via de estímulos terapêuticos são coincidentes. Ou seja, na dor neuropática, o estímulo periférico com intuito terapêutico visa o próprio tecido neural, que comporta a lesão originária da sensação dolorosa, como via de ação.

Este é o caso da acupuntura, cujos estímulos físicos (mecânico-agulhas e ventosas, calor-moxa, elétrico-eletroacupuntura) somatossensoriais objetivam modular funções sistêmicas neurais, endócrinas e imunológicas que concorram para o tratamento de enfermidades, controle de sintomas e melhora na qualidade de vida.

A acupuntura tem sido amplamente utilizada para tratamento de dor em humanos e animais com dor neuropática. Seu mecanismo de ação envolve principalmente receptores opioides espinhais, adrenérgicos, dopaminérgicos, serotonérgicos e colinérgicos.[6]

O objetivo deste capítulo é, à luz da adequação do conhecimento dos mecanismos de ação da acupuntura à fisiopatologia da dor neuropática, discutir o potencial deste tratamento nas causas da dor, nas suas consequências e na reabilitação, bem como as evidências de sua indicação para os vários tipos de dor neuropática, seja pela localização da lesão, seja pela doença que a origina.

Princípios do tratamento

O tratamento pela acupuntura está inserido no contexto da MTC, cujo princípio é a harmonia entre duas naturezas opostas, porém complementares, denominadas *Yin* e *Yang*. O equilíbrio entre *Yin* e *Yang* garante a circulação eficiente da substância vital denominada *Qi* ("energia"). Os antigos médicos chineses acreditavam que as funções fisiológicas do organismo dependiam do livre fluxo de *Qi* por caminhos chamados de meridianos e que poderiam sofrer influência por meio dos pontos de acupuntura.[1,6]

Habitualmente utilizam-se agulhas metálicas para puncionar através da pele os pontos de acupuntura, a fim de produzir um fenômeno conhecido como *De Qi*, traduzido como a "chegada do *Qi*", no ponto agulhado. Ou seja, ao estimular o ponto de acupuntura, procura-se obter uma sensação de formigamento, parestesia, choque, aperto ou peso que pode irradiar de modo proximal ou distal, resultando no efeito terapêutico desejado.[1,6]

Mecanismo de ação

A principal base do tratamento com acupuntura consiste na aplicação de estímulo físico, elétrico e farmacológico em pontos específicos que se localizam em área de grande concentração de terminação nervosa ou ao redor de ramo nervoso. A estimulação do ponto de acupuntura pode ocorrer de várias formas: manipulação de agulhas; calor (moxa); *laser*; eletricidade (eletrodos) ou ventosa; sendo que técnica do agulhamento ocupa uma posição de destaque na conduta terapêutica com acupuntura.[6-8]

Além da acupuntura propriamente dita, e da estimulação manual das agulhas, a associação de outros métodos, como moxibustão, ventosa e estímulos elétricos (eletroacupuntura com frequência variada), pode aumentar a eficácia terapêutica.[7]

A eletroacupuntura consiste em aplicar correntes elétricas de diferentes tensões e frequências nas agulhas de acupuntura, com vantagem de maior estímulo local durante períodos de tempo programados, resultando em maior liberação de endorfinas, encefalinas e outros neurotransmissores analgésicos. A intensidade do estímulo é regulada de acordo com a natureza da doença e a tolerância dos pacientes. O estímulo elétrico costuma ser mais bem tolerado pelos pacientes do que os estímulos manuais das agulhas, podendo variar na prática com estímulos de baixa frequência (2 a 15 Hz) e alta frequência (> 100 Hz), com diferentes mecanismos de ação e analgesia.[6-9]

Modelos experimentais demonstram que o ponto de acupuntura apresenta baixa resistência elétrica, presença de terminações nervosas, ou que são locais de passagens de feixes vasculonervosos e, muitas vezes, coincidem com o ponto-gatilho miofascial. Dessa forma, quando o ponto de acupuntura é puncionado, vias aferentes nervosas são estimuladas, principalmente as fibras do tipo A delta, levando as informações até o corno posterior da medula espinhal. Na medula espinhal, ocorrem dois fenômenos: primeiramente, os interneurônios inibitórios são acionados e, com a liberação de metencefalina, bloqueiam as informações de dor trazidas pelas fibras do tipo "C"; simultaneamente, as informações ascendem pelo funículo anterolateral da medula espinhal (trato espinotalâmico) até o córtex cerebral, onde a sensação de *De Qi* é interpretada como sensação de peso, choque ou parestesia pelo sistema nervoso central (SNC). No SNC, há a liberação de opioides endógenos (betaendorfina, dinorfina) e neurotransmissores (serotonina, norepinefrina), tanto ao nível central como nas vias eferentes, produzindo o efeito desejado.[6-8]

Combinando os modelos neuro-humorais a outras observações e especulações sobre o mecanismo do impacto exercido pela acupuntura, é criado um modelo de agulha de acupuntura ativador de múltiplos sistemas simultaneamente na fisiologia corporal.

Evidências

A acupuntura, embora praticada em todo o mundo, ainda suscita dúvidas a respeito de sua eficácia e áreas de atuação. A produção científica de estudos clínicos aumentou significativamente nos últimos anos com a inclusão de ensaios clínicos controlados randomizados de melhor qualidade metodológica, mostrando evidências da sua eficácia. As evidências, antes consideradas insuficientes em relação a algumas doenças, passaram a ser validadas com novos estudos randomizados e placebo-controlados, estudos que avaliam o efeito da acupuntura por meio de ressonância magnética funcional e estudos básicos em modelos animais.[10]

Assim, a melhora crescente do método aplicado em pesquisas, integrada aos novos conhecimentos neurofisiológicos, é fator que vem propiciando o aperfeiçoamento da prática desta terapia e, certamente, contribuindo para seu melhor entendimento, diferentemente de tempos atrás, quando a orientação para a escolha dos pontos de acupuntura tinha como base somente conceitos dos meridianos, em metáforas da MTC e também em métodos da antiga literatura.[8,10]

Nos últimos anos, os estudos têm fornecido cada vez mais algumas evidências para o uso da acupuntura no tratamento da dor. Em 2012, uma metanálise individual de 17.922 pacientes de 29 ensaios clínicos randomizados foi conduzida por Andrew et al. para avaliar a eficácia da acupuntura em quatro tipos de dor crônica: lombalgia e cervicalgia, osteoartrite, cefaleia crônica e dor no ombro. Os autores encontraram que a acupuntura foi superior ao tratamento acupuntura *sham* e aos controles de cuidados usuais em todas as quatro patologias de dor crônica (p < 0,001, para todas as comparações). No entanto, o tamanho de efeito variou de pequeno a médio.[9]

Uma revisão sistemática[11] avaliou 22 ensaios clínicos randomizados, com um total de 4.419 pacientes, e chegou à conclusão de que a acupuntura foi tão eficaz quanto o uso de medicamentos profiláticos na enxaqueca, mas também apresentou menos efeitos adversos. No entanto, os autores não encontraram diferença estatisticamente significativa entre a acupuntura verdadeira e os procedimentos de acupuntura simulada. Em uma revisão sistemática[12] sobre o tratamento com acupuntura para cefaleia do tipo tensional, os estudos incluídos foram mais heterogêneos (11 estudos com 2.317 pacientes) em relação às condições de controle, enquanto os resultados foram menos homogêneos. Os autores chegaram à conclusão de que a acupuntura é uma alternativa valiosa de tratamento não farmacológico.

Ao contrário dos resultados dos grandes estudos clínicos de acupuntura em síndromes de dor, vários estudos de ressonância magnética funcional (fMRI) cerebral revelaram efeitos terapêuticos de acupuntura relativamente robustos. Desde meados da década de 1990, o interesse em investigar a resposta central da acupuntura com técnicas de neuroimagem vem crescendo. Técnicas de neuroimagem funcional, como fMRI, tomografia por emissão de pósitrons (PET), tomografia computadorizada por emissão de fóton único (SPECT), eletroencefalografia e magnetoencefalografia, fornecem um meio de monitorar os efeitos da acupuntura na conectividade funcional do cérebro humano. Estudos de fMRI com acupuntura em dor neuropática (síndrome do túnel do carpo)[13,14] encontraram neuroplasticidade relacionada à acupuntura verdadeira distinta no córtex somatossensorial. Essa neuroplasticidade está especificamente relacionada ao aumento da funcionalidade neural na periferia (função do nervo mediano), bem como à melhora dos sintomas.

Efeitos adversos da acupuntura

Nas mãos de um profissional capacitado, a acupuntura é uma disciplina bastante segura e indulgente. É difícil introduzir problemas novos e duradouros com o procedimento de acupuntura.

Os possíveis riscos e complicações de um tratamento de acupuntura são as consequências indesejadas da perfuração do corpo com um objeto pontiagudo: desmaio; perfuração de órgão; infecção; retenção de uma agulha. Esses riscos podem ser minimizados com a cuidadosa esterilização das agulhas, aquisição de habilidades clínicas confiáveis, conhecimento da anatomia de superfície e interna, e exercício de um julgamento clínico responsável. O pneumotórax é relatado com pouca frequência e constitui a complicação visceral mais facilmente produzida pela aplicação das agulhas de acupuntura.[10,11]

Conclusão

A introdução do tratamento com acupuntura, como mais um recurso do nosso arsenal terapêutico, abre uma perspectiva de melhora da qualidade de vida para nossos pacientes, especialmente os portadores de dores crônicas. Esta técnica oferece um leque de benefícios como analgesia, relaxamento muscular, efeito anti-inflamatório, ansiolítico e antidepressivo.[15]

O potencial da acupuntura está apenas começando a ser conhecido. A acupuntura oferece a oportunidade de expandir a medicina contemporânea para tratar condições para as quais as intervenções atualmente disponíveis são ineficientes ou produzem efeitos secundários indesejados.[16]Apesar da escassez de estudos para algumas dores neuropáticas, a maioria dos estudos com acupuntura tem mostrado que ela pode ser uma opção terapêutica segura e promissora.[17,18] Futuramente, pesquisas clínicas e diretrizes devem esclarecer a melhor forma de integrar a acupuntura ao sistema de assistência médica convencional.

Referências bibliográficas

1. Beal MW. Acupuncture and oriental body work – Traditional and biomedical concepts in holistic care: history and basic concepts. Holist. Nurs. Pract. 2000;14:69-78.
2. National Institutes of Health. NIH Consensus Conference: acupuncture. JAMA. 1998;280(17):1518-24.
3. Jensen TS, Baron R, Haanpää M, Kalso E, Loeser JD, Rice AS, Treede RD. A new definition of neuropathic pain. Pain. 2011 Oct 1;152(10):2204-5.
4. Moisset X, Bouhassira D. Brain imaging of neuropathic pain. Neuroimage. 2007 Jan 1;37:s80-8.
5. Finnerup NB, Otto M, McQuay HJ, Jensen TS, Sindrup SH. Algorithm for neuropathic pain treatment: an evidence-based proposal. Pain. 2005;118(3):289-305.
6. Han JS. Acupuncture and endorphins. Neuroscience Letters. 2004 May 6;361(1-3):258-61.
7. Zhao ZQ. Neural mechanism underlying acupuncture analgesia. Progress in Neurobiology. 2008 Aug 1;85(4):355-75.
8. Napadow V, Ahn A, Longhurst J, Lao L, Stener-Victorin E, Harris R, Langevin HM. The status and future of acupuncture mechanism research. The Journal of Alternative and Complementary Medicine. 2008 Sep 1;14(7):861-9.
9. Zhang R, Lao L, Ren K, Berman BM. Mechanisms of acupuncture: electroacupuncture on persistent pain. The Journal of the American Society of Anesthesiologists. 2014 Feb 1;120(2):482-503.
10. Vickers AJ, Cronin AM, Maschino AC, Lewith G, MacPherson H, Foster NE, Sherman KJ, Witt CM, Linde K; Acupuncture Trialists' Collaboration FT. Acupuncture for chronic pain: individual patient data meta-analysis. Archives of Internal Medicine. 2012 Oct 22;172(19):1444-53.

11. Linde K, Allais G, Brinkhaus B, Manheimer E, Vickers A, White AR. Acupuncture for migraine prophylaxis. Cochrane Database of Systematic Reviews. 2009(1).

12. Napadow V, Lee J, Kim J, Cina S, Maeda Y, Barbieri R, Harris RE, Kettner N, Park K. Brain correlates of phasic autonomic response to acupuncture stimulation: an event-related fMRI study. Human Brain Mapping. 2013 Oct;34(10):2592-606.

13. Maeda Y, Kettner N, Lee J, Kim J, Cina S, Malatesta C, Gerber J, McManus C, Im J, Libby A, Mezzacappa P. Acupuncture-evoked response in somatosensory and prefrontal cortices predicts immediate pain reduction in carpal tunnel syndrome. Evidence-Based Complementary and Alternative Medicine. 2013 Oct;2013.

14. Maeda Y, Kim H, Kettner N, Kim J, Cina S, Malatesta C, Gerber J, McManus C, Ong-Sutherland R, Mezzacappa P, Libby A. Rewiring the primary somatosensory cortex in carpal tunnel syndrome with acupuncture. Brain. 2017 Apr 1;140(4):914-27.

15. Ju Z, Cui H, Guo X, Yang H, He J, Wang K. Molecular mechanisms underlying the effects of acupuncture on neuropathic pain. Neural Regeneration Research. 2013 Sep 5;8(25):2350.

16. Abuaisha BB, Costanzi JB, Boulton AJ. Acupuncture for the treatment of chronic painful peripheral diabetic neuropathy: a long-term study. Diabetes Research and Clinical Practice. 1998 Feb 1;39(2):115-21.

17. Donald GK, Tobin I, Stringer J. Evaluation of acupuncture in the management of chemotherapy-induced peripheral neuropathy. Acupuncture in Medicine. 2011 Sep;29(3):230-3.

18. Schröder S, Liepert J, Remppis A, Greten JH. Acupuncture treatment improves nerve conduction in peripheral neuropathy. European Journal of Neurology. 2007 Mar;14(3):276-81.

Fisioterapia e Reabilitação Física no Tratamento de Dor Neuropática

Juliana Barcellos de Souza | Gabriel de Luê Lima

Introdução

As condições de dor neuropática (DN) envolvem situações de subnotificação, subdiagnóstico e subtratamento.[1] Inserida no relato de dor incapacitante do paciente com dor neuropática, há uma perda significativa de funcionalidade, desempenho e satisfação nos âmbitos profissional, familiar e pessoal. A incapacidade física, emocional e social agrava-se pela "simples" persistência das dores intensas e de característica lancinantes, em queimação, choque, dormência, agulhadas, ou outros descritores similarmente agressivos.

O ônus socioeconômico dessa realidade é elevado, direta e indiretamente: os custos de exames e de tratamentos são elevados pela complexidade do tratamento, enquanto os resultados terapêuticos são ainda limítrofes; a redução na produtividade dos pacientes muitas vezes afastados de suas funções laborais; lesões de nervos periféricos, polineuropatia ou radiculopatia que podem limitar a locomoção por perda de equilíbrio ou a precisão em movimentos finos.[2] A DN crônica central pode estar associada a lesões raquimedular, acidente vascular cerebral (AVC), esclerose múltipla e outras lesões cuja sequela em controle motor pode ser de impacto elevado na funcionalidade e estar associado a severidade na percepção da dor. Para minimizar o impacto socioeconômico da dor neuropática crônica, há um investimento global em pesquisas para o tratamento da dor neuropática. Atualmente, recorre-se à reabilitação e recuperação da funcionalidade, mas a dor permanece intensa mesmo com o emprego de tratamentos invasivos e de avanços tecnológicos; estima-se um alívio na dor de 50% dos pacientes tratados.[3]

A baixa efetividade no tratamento da dor neuropática induz grupos de profissionais clínicos, cirurgiões e pesquisadores a promover ações que aceleram a divulgação científica para o diagnóstico e tratamento precoce dessas dores. Estima-se que 30% dos pacientes adultos com dor crônica apresentem uma dor neuropática, dores predominantemente secundárias.[4] A avaliação contínua do efeito de cada terapêutica poderia apurar a identificação precoce da dor neuropática.

A presença e a persistência da dor tornam o paciente vulnerável à evolução da dor neuropática. Destaca-se, então, a importância de se recorrer ao tratamento multimodal e multiprofissional desde os primeiros indicadores de persistência da dor. Exercícios físicos, terapia manual, estimulação elétrica transcutânea, onda ultrassônica, fotobiomodulação, estimulação cerebral não invasiva, terapia do espelho e estimulação elétrica periférica são alguns dos recursos utilizados pela reabilitação para recuperar a funcionalidade.[1] A ausência de tratamento correto é considerada um agravante na prevalência e incidência de dor neuropática pelo aumento da expectativa de vida e na prevalência de doenças primárias que podem resultar em dor neuropática periférica como o diabetes.[5]

Indicação da reabilitação

Embora a 1ª linha de tratamento para a DN seja de ação farmacológica, seus resultados infelizmente não são satisfatórios, abrindo a perspectiva para a inclusão de outras modalidades, como a fisioterapia e a psicoterapia de forma precoce.

O paradigma da dor crônica neuropática em um modelo biopsicossocial está no cerne do processo de reabilitação de funcionalidade. Seja pelo modelo de saúde da Organização Mundial de Saúde[6] (OMS), seja pelo seu modelo conceitual de funcionalidade (CIF),[7] o processo de reabilitação inclui avaliação e critérios com variáveis biológicas (genética, fisiológica, biomecânica etc.), psicológicas (emoção, percepção, memória, expectativa etc.) e sociais (recurso financeiro, ocupação, saneamento, habitação etc.).

Em paralelo, o aumento na participação social e nas atividades cotidianas possivelmente seja maior do que o alívio da dor em vários desfechos de tratamento (Figura 73.1). Destaca-se a funcionalidade como indicador de melhora pelo aumento na frequência e intensidade de atividades rotineiras, apesar da intensidade da queixa de dor média não ter se reduzido. Por exemplo, um paciente que, no início do tratamento relata uma diária média de dor moderada a intensa e descreve não participar de quaisquer atividades na rotina doméstica, porém durante sua evolução no tratamento, relata fazer a feira e ir ao supermercado embora a sua percepção de dor permaneça a mesma. Para justificar esse cenário, várias hipóteses podem ser emanadas: (1) a DN não sofre influência do movimento, pois aumentou sua atividade física sem que a dor mudasse; (2) o paciente está melhorando, pois está mais ativo fisicamente e precisa exercitar-se para alcançar o mesmo nível médio de dor relatado; (3) a distração da ocupação ainda não foi suficiente para a redução na percepção da dor; (4) a escala de dor do paciente mudou ou precisa ser recalibrada; entre várias outras possibilidades. O retorno acelerado aos hábitos de vida social e ativa pode minimizar a cronificação da dor, o diagnóstico precoce da DN minimiza a cronificação da dor e suas comorbidades associadas, uma vez que permite o tratamento precoce e o retorno acelerado aos hábitos de vida social ativa.

O tratamento de doenças de prognóstico incerto requer adaptação do paciente em seu cotidiano e, nesse contexto, destacam-se recursos pessoais, emocionais e financeiros dos pacientes. Em contraste, é perceptível a insatisfação dos pacientes ao ouvir dos profissionais de saúde que os assistem "a importância de aprender a conviver com a dor".[8] Aprender a conviver com a dor ou doença coloca o paciente e sua incapacidade em um modelo passivo, progressivo e de frustração por ausência de opção terapêutica.[9] O processo de reabilitação e de tratamento da dor, neuropática entre outras, deve estimular o paciente a envolver-se de forma ativa e, assim, apresentar a ele oportunidades terapêuticas aumentam sua autoestima e proatividade no tratamento.[10]

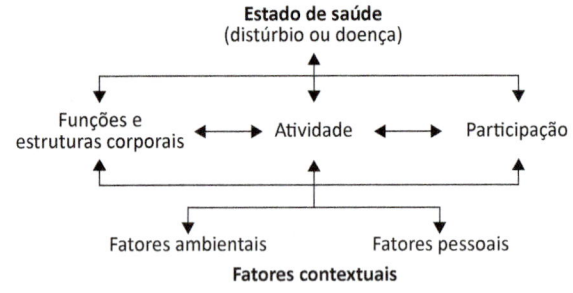

Estado de saúde
(distúrbio ou doença)

Funções e estruturas corporais — Atividade — Participação

Fatores ambientais — Fatores pessoais
Fatores contextuais

FIGURA 73.1 – Modelo conceitual de incapacidade e funcionalidade proposto pela OMS.
Fonte: Adaptada de OMS.

Efeito da atividade e exercício físico

A DN interfere na modulação do controle motor, logo prejudica diretamente equilíbrio e o padrão de marcha, aumenta a probabilidade de quedas e, progressivamente, deixa o paciente menos ativo pela insegurança em sua mobilidade e autonomia. Esse comprometimento é um agravante tanto no âmbito social, como laboral e pessoal.

Atrasar o processo de reabilitação significa talvez expor o paciente a um ambiente propício à negligência de um membro num paciente pós-AVC e, quiçá, de uma dor fantasma pela perda da sensação do membro fantasma, o que

facilitaria o processo de protetização e poderia ser um fator de proteção ao desenvolvimento de uma dor em membro fantasma, que, por sua vez, é incapacitante e de complexo tratamento.[11]

A inatividade física é prejudicial ao metabolismo por acometer vários sistemas como o cardiovascular, pulmonar, gastrointestinal, musculoesquelético e urinário. As evidências das complicações da imobilidade podem ser percebidas – próximo ao seu extremo – como em longos períodos de hospitalizações.[12] Em cenários menos extremistas, percebe-se que longos períodos em sedestação comprometem o retorno venoso, e este é facilitado pela marcha; assim como a postura bípede em pé parada também é prejudicial ao sistema cardiovascular de membros inferiores. Em contrate a esses casos, prescrevem-se caminhadas em intensidade leve ou moderada para a prevenção de edema em membros inferiores, para facilitar o metabolismo e fluxo gastrointestinal, aumentar a capacidade respiratória e outros elementos que garantem a homeostase e facilitam processos de cicatrização de lesões. Estima-se que a reabilitação precoce previna os efeitos deletérios da inatividade física e minimize potenciais alterações neurofisiológicos de aumento na sensibilidade de excitabilidade de nervos periféricos; por exemplo, agravada pela formação de edema; e comprometimento de nervos periféricos motores e sensoriais. Destaca-se também a importância do sistema circulatório para a regeneração tecidual; reverter o processo patológico é difícil, mas a reabilitação pode agir para prevenir e amenizar a curva de progressão da neuropatia.

A prática regular de exercício físico indica alterações sistêmicas que podem prevenir ou minimizar os efeitos deletérios da progressão da dor neuropática secundária. Há efeitos anti-inflamatórios e analgésicos do exercício físico sobre o metabolismo[13] e sobre a neuromatriz cortical.[14]

A prática regular de caminhada/corrida está entre as recomendações de maior potencial de efetividade no tratamento da dor neuropática. Em modelos animais, os resultados são promissores.[15] Com 5 semanas de corrida com intensidade de VO_{2max} 55% com frequência variando entre 3 e 5 dias por semana, o aumento na atividade endógena de opioides foi significativa nos animais testados. A projeção dessa informação para o ambiente clínico torna-se limitada tanto em virtude das diferenças que se aplicam entre modelos animais e humanos como pela frequência de comorbidades entre os pacientes que sofrem com dor neuropática; visto que são de predominância secundária. Por exemplo, pacientes idosos com dor neuropática crônica decorrente de diabetes, amputação; paciente jovem com dor neuropática resultante de trauma direto em plexo braquial. Além disso, a dificuldade na adesão aos exercícios aeróbicos em dias consecutivos (cinco vezes por semana) em virtude de fadiga ou dores articulares e, por vezes, também difícil em dias alternados (três vezes por semana). Adaptações à clínica aplicam-se, embora os resultados das 5 semanas (em modelo animal) sejam promissores para o exercício regular com dias de descanso; com evidência de regulação do mecanismo intracelular, tanto da coluna como do mesencéfalo, e de eficácia no controle da dor neuropática.[15]

Importância do exercício físico para o tratamento da dor neuropática

Sistema cardiovascular

 **Suprime a inflamação sistêmica de baixo grau**

 **Reduz marcadores de inflamação**
Com mudanças comportamentais de longo prazo envolvendo tanto a redução da ingestão de energia como o aumento da atividade física

 Aumenta a liberação de epinefrina
Efeito agudo modulador da dor – analgesia

 **Aumenta a liberação de cortisol**
Efeito imunomodulatório
Efeito agudo – modulador da dor – estresse induz analgesia

 Aumenta a liberação de hormônio de crescimento
Efeito imunomodulatório
Efeito agudo modulador da dor – analgesia

 Aumenta a liberação de prolactina
Efeito imunomodulatório

Embora exercícios regulares apresentem efeitos (agudo) anti-inflamatórios (uma sessão de exercícios) e possam proteger contra a inflamação sistêmica crônica de baixo grau, os benefícios de longo prazo (efeitos crônicos do exercício) ainda não foram estabelecidos.

FIGURA 73.2 – Efeito agudo do exercício físico.
Fonte: Brandt C, Pedersen BK. The role of exercise-induced myokines in muscle homeostasis and the defense against chronic diseases. BioMed Research International. 2010;2010:6. Article ID: 520258. doi: https://www.doi.org/10.1155/2010/520258; Souza JB. Poderia a atividade física induzir analgesia em pacientes com dor crônica? [Internet]. [citado 9 nov. 2020]. Rev. Bras. Med. Esporte. 2009 Abr;15(2):145-150. Disponível em: http://www.scielo.br/scielo.php?script=sci_arttext&pid=S1517-86922009900020000013&lng=en. doi: https://doi.org/10.1590/S1517-86922009000200013.

A indicação de atividade física é diferente da indicação de exercício físico. A atividade física envolve todas as atividades que o paciente realiza no decorrer de seu dia, ou seja, abrange todos os movimentos realizados em sua rotina, inclusive seus deslocamentos dentro de casa. O contrário ocorre com o exercício físico, visto que este engloba apenas os movimentos realizados de forma sistemática e regular. Desse modo, uma caminhada para locomoção dentro de casa, no supermercado ou em um parque difere-se do exercício físico, caminhada que teria sua duração, frequência e intensidade definidas; por exemplo: caminhadas de 30 minutos, três vezes por semana em intensidade leve a moderada. É de suma importância, aos profissionais de saúde, o conhecimento desta diferença conceitual, pois algumas vezes recomendam ao paciente "evitar caminhadas" sem especificar que se referem-se ao exercício físico. Frequentes são os casos dos pacientes que iniciam uma rotina de reabilitação e apresentam receio da caminhada, do treino de marcha, por terem associado a recomendação do médico à sua rotina de atividade física. Infelizmente, há um descondicionamento físico de muitos pacientes com dor crônica pelo medo do movimento, da locomoção em pequenas distâncias funcionais e que garantiriam também a sua autonomia.

Estimulação cerebral não invasiva

Desde 1991, tem sido demonstrado o efeito analgésico da estimulação do córtex motor (ECM) em pacientes com síndromes de DN crônica.[16] Sugere-se que o efeito do alívio da dor explica-se por ação de alguns mecanismos neurofisiológicos e neuroendócrinos como: (1) liberação de glicina e GABA na PAG;[17] (2) um efeito antineuroinflamatório espinal;[18] e (3) ativação dos sistemas canabinoide e opioide por meio da ECM.[18]

Os métodos de estimulação cerebral não invasiva utilizados para o tratamento da DN incluem a estimulação magnética transcraniana repetitiva (rTMS) e a estimulação transcraniana por corrente contínua (tDCS).

Estimulação magnética transcraniana

Nas últimas diretrizes de práticas clínicas da TMS (*Guideline*), analisando dados de 2014 a 2018 e publicadas em 2020, descreve-se como nível A ao efeito analgésico definitivo. Neste documento, está declarada a TMS para o uso de estimulação magnética transcraniana repetitiva (rTMS) do córtex motor primário (M1) aplicada contralateralmente ao lado da dor em pacientes com DN.[19]

A recomendação de rTMS para o tratamento da dor é utilizar a bobina em forma de oito sobre M1, com alça apontando para frente ou para trás em relação ao plano sagital, com intensidade de 80 a 90% RMT, frequência de 10 a 20 Hz, utilizando de 1.500 a 3.000 pulsos por sessão com intervalo entre trens de 10 a 259, sendo realizadas de 3 a 10 sessões.[20] Este protocolo gera um resultado neuromodulatório mais focal, capaz de atingir áreas cerebrais mais profundas em relação ao tDCS. Resultados promissores demonstram que sessões de manutenção realizadas semanal, quinzenal ou mensalmente podem manter os efeitos desencadeados durante o período de indução.[21]

Estimulação transcraniana por corrente contínua

Nos últimos 15 anos, estudos em modelos animais e em humanos investigam os mecanismos envolvidos no efeito da tDCS, entre estes foram identificados efeitos neurofisiológicos e neuroendócrinos como: (1) a polarização subliminar das membranas neuronais; (2) a plasticidade glutamatérgica,[22,23] cujo efeito terapêutico na DN seria decorrente de (3) inibição talâmica, consequentemente alterando o padrão de ativação de estruturas como (3.1) córtex cingulado anterior; (3.2) substância cinzenta paraquedutal; e (3,3) medula espinhal, modulando, assim, os componentes sensório-discriminativo e afetivo-motivacional da dor.[24,25]

A maioria dos ensaios com tDCS segue o protocolo utilizando eletrodos sobre uma região-alvo na região cerebral, assumindo com base na polaridade do eletrodo (ânodo ou cátodo) que a "função cerebral" será alterada (aumentada ou inibida).[26]

Para o controle da DN na clínica, alguns estudos de revisão relatam a eficácia da tDCS anódica sobre o córtex motor em síndromes dolorosas crônicas refratárias aos tratamentos convencionais. Em suma, estima-se que cinco sessões diárias de tDCS anódica, aplicadas sobre o M1, induzam ao alívio imediato da dor, com duração do efeito por até 4 semanas em pacientes com polineuropatia diabética dolorosa[27] e com duração de 1 semana em pacientes com DN decorrente de amputação de membro, quando comparados ao grupo falso-estimulado.

O protocolo que tem sido mais utilizado para o tratamento da DN é a estimulação anódica (posições sobre M1 = C3, C4 ou Cz do sistema internacional EEG 10/20) com o catódico sobre a área supraorbital contralateral (Fp1 ou Fp2), utilizando eletrodos de 25 a 35 cm², 1-2mA de amplitude durante 20 minutos.[20] Outros estudos posicionam o ânodo sobre o córtex pré-frontal dorsolateral esquerdo (F3) e o cátodo sobre Fp2, sendo uma alternativa quando a montagem anterior não gerar um resultado satisfatório.[20]

Terapia do espelho

A fisioterapia tem utilizado novas estratégias para o manejo da DN. Já é conhecida a técnica de representação do movimento por meio da terapia do espelho (TE) para tratamento de pacientes com amputação ou secção de nervo. Novos achados têm sugerido que esta terapia cria um *feedback* visual, sendo capaz de: (1) reduzir a atividade do sistema de dor protopática;[28] (2) auxiliar na reorganização cortical,[29] otimizando os benefícios no tratamento da DN.[30,31]

A TE é uma ferramenta utilizada para lesões de membro superior, podendo ser adaptada ao uso em membro inferior, na qual um espelho reflete o membro saudável (Figura 73.3).[32] Esta terapia é capaz de gerar uma percepção visual da execução do movimento do membro lesionado, sendo utilizada para recuperação funcional e aprendizado motor.[33] A atividade da área motora cerebral durante a TE assemelha-se à atividade quando realmente se executa um movimento.[34] O comportamento depressivo e a qualidade de vida dos pacientes submetidos a esta terapia têm demonstrado uma melhora significativa naqueles pacientes pós-AVC.[35]

Terapia do espelho combinada com a estimulação transcraniana por corrente contínua

No estudo da dor, pesquisadores e clínicos fortalecem a premissa de associar modalidades terapêuticas para potencializar o efeito de cada uma delas. Estima-se que, no tratamento da dor, a soma dos tratamentos combinado possa ter efeitos superiores quando aplicados de forma isolada.

Fundamentado nessa premissa, um estudo recente associa a TE com tDCS em pacientes com dor neuropática por lesão do plexo braquial.[36] O protocolo descrito por Ferreira sugere que sejam realizadas as terapias combinadas 3 dias por semana, em horário fixo, ambiente controlado para reduzir distrações, utilizando-se um espelho (30 × 45 cm). O posicionamento requerido é que o membro superior acometido com lesão do plexo fique atrás do espelho e o membro contralateral, na frente, a fim de permitir que o paciente possa observar, no espelho, o reflexo do membro não afetado e "apropriar-se" do reflexo como o seu membro acometido pela lesão e DN. Como sugestão de movimentos, sugere-se flexão do punho, extensão, circundução, desvio radial e ulnar e abdução e adução dos dedos. O tDCS foi posicionado sobre M1 contralateral ao lado da lesão, sendo realizadas 12 sessões, 30 minutos cada, durante 4 semanas, utilizando-se uma corrente constante de 2mA (densidade de corrente = 0,80 A/m²), usando-se dois eletrodos de esponja com superfície de 25 cm² com salina. O eletrodo anódico foi posicionado sobre C3 ou C4 e o cadótico, sobre a área supraorbital contralateral. O grupo *sham* foi exposto às mesmas condições, porém com uma corrente que durou apenas 30 segundos. Como resultado, o artigo demostra que os níveis de dor diminuíram no curto prazo, podendo ser uma nova potencial ferramenta de tratamento dos pacientes com DN.

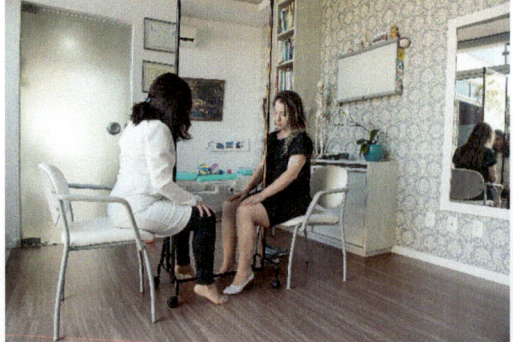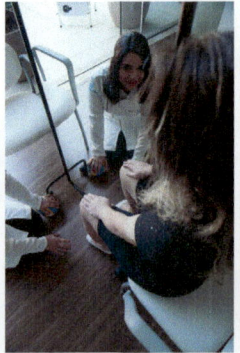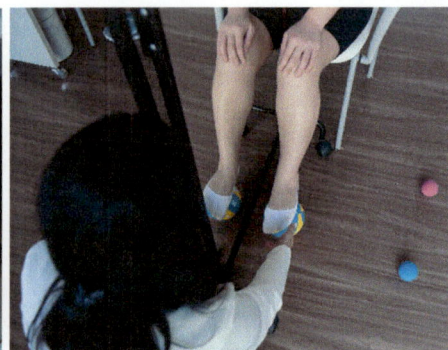

FIGURA 73.3 – Terapia do espelho para MMII.

Tratamento de paciente com dor complexo regional em MID (atrás do espelho/reflexo no espelho).

Fonte: Acervo da autoria do capítulo.

Estimulação elétrica periférica

Estimulação elétrica periférica é qualquer forma de estímulo elétrico capaz de promover a despolarização de receptores sensoriais periféricas em áreas conexas à execução e ao refinamento da modulação do movimento, captando estímulos térmicos, químicos, de tato, pressão, temperatura, destacando-se, aqui, o estímulo doloroso.[37,38]

Os tipos mais comuns de estimulação elétrica periférica são: (1) subsensitiva; (2) sensitiva baixa; (3) sensitiva alta; (4) motora baixa; e (5) motora alta. Ao contrário da(s) estimulação(ões) sensitiva(s), a estimulação elétrica periférica motora é capaz de aumentar a excitabilidade cortical, gerando efeitos específicos para a região estimulada, podendo gerar uma mudança na representação cortical dos músculos.[39]

Os caminhos neuroanatômicos mais prováveis pelos quais a estimulação elétrica periférica aumenta a excitabilidade corticoespinhal são as conexões entre S1 e M1.[40,41] Com base nos mecanismos fisiológicos, a estimulação elétrica periférica pode ser uma aliada no tratamento da dor como tem sido demonstrado por intermédio de técnicas como eletroacupuntura, estimulação do nervo occipital, estimulação do nervo periférico, estimulação elétrica nervosa transcutânea e pela estimulação do nervo vago.[42] Os mecanismos periféricos e centrais ainda deixam muitas lacunas em razão da complexidade da dor neuropática, porém já sabemos que a estimulação periférica recruta as fibras A-delta e A-beta e suprime as fibras C, demonstrado em experimentos com ratos.[43] Ainda são necessários mais estudos para verificar a eficácia de um possível tratamento combinado de EEP com estimulações elétricas não invasivas.

Considerações finais

O tratamento da DN é promissor pela variabilidade de estratégias disponibilizadas e investigadas para favorecer a melhora da saúde física e funcional e a reinserção social do paciente com dor. O fisioterapeuta que acompanha e trata do paciente com DN deve recorrer aos fundamentos: (1) de modulação do movimento pela neuroanatomia e neurofisiologia; (2) planejamento específico da ação pela neuromecânica, cinesiologia e biomecânica; (3) treino e repetição para facilitar deslocamentos e atividades do cotidiano pela cinesioterapia, fisiologia do exercício e afins; e manter-se atualizado no (4) estudo e tratamento da dor.

Todavia, o tratamento da DN permanece um desafio pela baixa taxa de melhora nas modalidades terapêuticas disponíveis atualmente. Anos, ou talvez décadas, de estudo científico sejam necessários para promovermos significativo alívio da DN nos pacientes. Clínicos, terapeutas, cirurgiões, gestores de saúde devem se manter atentos aos avanços da ciência e aos resultados das pesquisas a fim de acelerar o processo de divulgação científica dos tratamentos investigados; a eficácia, a eficiência e os riscos são ponderados no momento de aplicar estratégias de alívio e tratamento da dor à população.

Referências bibliográficas

1. Szok D, Tajti J, Nyári A, Vécsei L. Therapeutic approaches for peripheral and central neuropathic pain. Behavioural Neurology. 2019;2019:13. Article ID: 8685954. doi: https://doi.org/10.1155/2019/8685954.

2. Scholz J, Finnerup NB, Attal N et al. The IASP classification of chronic pain for ICD-11: chronic neuropathic pain. Pain. 2019;160(1):53-59.

3. Joosten EA, Franken G. Spinal cord stimulation in chronic neuropathic pain: mechanisms of action, new locations, new paradigms. Pain. 2020;161:104-113.

4. Colloca L, Ludman T, Bouhassira D et al. Neuropathic pain. Nature Reviews Disease Primers. 2017;3(1). Article ID: 17002.

5. Finnerup NB, Attal N, Haroutounian S, McNicol E, Baron R, Dworkin RH, Gilron I, Haanpaa M, Hansson P, Jensen TS, Kamerman PR, Lund K, Moore A, Raja SN, Rice AS, Rowbotham M, Sena E, Siddall P, Smith BH, Wallace M. Pharmacotherapy for neuropathic pain in adults: a systematic review and meta-analysis. Lancet Neurol. 2015;14:162-73.

6. World Health Organization. Constitution of the World Health Organization – International Health Conference. New York, 19-22 June 1946 (signed on 22 July 1946 by the representatives of 61 States). Official Records of the World Health Organization. 1948 Apr 7;(2):100. In: Grad Frank P (ed.). The preamble of the Constitution of the World Health Organization. Bulletin of the World Health Organization. 2002;80(12):982.

7. World Health Organization. International Classification of Functioning, Disability and Health (ICF). Geneva: WHO; 2001.

8. Choy E, Perrot S, Leon T, Kaplan J, Petersel D, Ginovker A, Kramer E. A patient survey of the impact of fibromyalgia and the journey to diagnosis. BMC Health Services Research. 2010;10:102.

9. Alexanders et al. Realistic goal setting was highlighted as one of the most important skills respondents believed physiotherapists should learn. Physiotherapy. 2015;101:95-102.

10. Barcellos de Souza J. Estratégias terapêuticas para o tratamento da dor. Educa a Dor. 2020.

11. Luz SCT, Souza JB, Andrade MC, Ventosa C, Honorio GJS, Avila AOV, Berral FJ. Valoración del síndrome del dolor fantasma en amputados: abordaje bio-psico-social. Revista Mafre Trauma. 2012;23:176-182.

12. Guedes LPCM, Oliveira MLC, Carvalho GA. Efeitos deletérios do tempo prolongado no leito nos sistemas corporais dos idosos: uma revisão. Rev. Bras. Geriatr. Gerontol. [Internet]. [citado 9 nov. 2020]. 2018 Aug;21(4):499-506. Disponível em: http://www.scielo.br/scielo.php?script=sci_arttext&pid=S1809-98232018000400499&lng=en. doi: https://doi.org/10.1590/1981-22562018021.170167.

13. Brandt C, Pedersen BK. the role of exercise-induced myokines in muscle homeostasis and the defense against chronic diseases. BioMed Research International. 2010;2010:6. Article ID: 520258. doi: https://doi.org/10.1155/2010/520258.

14. Souza JB. Poderia a atividade física induzir analgesia em pacientes com dor crônica? Rev. Bras. Med. Esporte [Internet]. [citado 9 nov. 2020]. 2009 Abr;15(2):145-150. Disponível em: http://www.scielo.br/scielo.php?script=sci_arttext&pid=S1517-86922009000200013&lng=en. doi: https://doi.org/10.1590/S1517-86922009000200013.

15. Sumizono M, Sakakima H, Otsuka S, Terashi T, Nakanishi K, Ueda K, Takada S, Kikuchi K. The effect of exercise frequency on neuropathic pain and pain-related cellular reactions in the spinal cord and midbrain in a rat sciatic nerve injury model. J. Pain Res. 2018 Feb 7;11:281-291. doi: 10.2147/JPR.S156326. PMID: 29445295; PMCID: PMC5808703.

16. Tsubokawa T, Katayama Y, Yamamoto T, Hirayama T, Koyama S. Chronic motor cortex stimulation for the treatment of central pain. Acta Neurochir. Suppl. (Wien). 1991;52:137-139.

17. Andrade EM, Martinez RCR, Pagano RL, Lopes PSS, Auada AVV, Gouveia FV, Antunes GF, Assis DV, Lebrun I, Fonoff ET. Neurochemical effects of motor cortex stimulation in the periaqueductal gray during neuropathic pain. J. Neurosurg. 2019.

18. Silva GD, Lopes PS, Fonoff ET, Pagano RL. The spinal anti-inflammatory mechanism of motor cortex stimulation: cause of success and refractoriness in neuropathic pain? J. Neuroinflammation. 2015.

19. Lefaucheur JP, Aleman A, Baeken C, Benninger DH, Brunelin J, Di Lazzaro V, Filipović SR, Grefkes C, Hasan A, Hummel FC, Jääskeläinen SK, Langguth B, Leocani L, Londero A, Nardone R, Nguyen JP, Nyffeler T, Oliveira-Maia AJ, Oliviero A, Padberg F, Palm U, Paulus W, Poulet E, Quartarone A, Rachid F, Rektorová I, Rossi S, Sahlsten H, Schecklmann M, Szekely D, Ziemann U. Evidence-based guidelines on the therapeutic use of repetitive transcranial magnetic stimulation (rTMS): an update – 2014-2018. Clin. Neurophysiol. 2020.

20. Baptista AF et al. Latin American and Caribbean Consensus on noninvasive central nervous system neuromodulation for chronic pain management (LAC2-NIN-CP). Pain Reports. 2019 Jan 9;4(1):e692.

21. Mhalla A, Baudic S, Ciampi de Andrade D, Gautron M, Perrot S, Teixeira MJ, Attal N, Bouhassira D. Long-term maintenance of the analgesic effects of transcranial magnetic stimulation in fibromyalgia. Pain. 2011.

22. Brunoni AR, Nitsche MA, Bolognini N et al. Clinical research with transcranial direct current stimulation (tDCS): challenges and future directions. Brain Stimul. 2012.

23. Purpura DP, McMurtry JG. Intracellular activities and evoked potential changes during polarization of motor cortex. J. Neurophysiol. 1965.

24. O'Connell NE, Wand BM, Marston L, Spencer S, Souza LH. Cochrane Database Syst. Rev. 2014:CD008208.

25. Knotkova H, Nitsche MA, Cruciani RA. Front. Hum. Neurosci. 2013;7:628.

26. Giordano J, Bikson M, Kappenman ES, Clark VP, Coslett HB, Hamblin MR, Hamilton R, Jankord R, Kozumbo WJ, McKinley RA, Nitsche MA, Reilly JP, Richardson J, Wurzman R, Calabrese E. Mechanisms and effects of transcranial direct current stimulation. Dose Response. 2017.

27. Hou WH, Wang TY, Kang JH. The effects of add-on non-invasive brain stimulation in fibromyalgia: a meta-analysis and meta-regression of randomized controlled trials. Rheumatology (Oxford). 2016.

28. Boesch E, Bellan V, Moseley GL, Stanton TR. The effect of bodily illusions on clinical pain: a systematic review and meta-analysis. Pain. 2016.

29. Lefaucheur JP, Antal A, Ahdab R, Ciampi de Andrade D, Fregni F, Khedr EM, Nitsche M, Paulus W. The use of repetitive transcranial magnetic stimulation (rTMS) and transcranial direct current stimulation (tDCS) to relieve pain. Brain Stimul. 2008.

30. Kluding PM et al. The effect of exercise on neuropathic symptoms, nerve function, and cutaneous innervation in people with diabetic peripheral neuropathy. J. Diabetes Compl. 2012.

31. Nitsche MA, Paulus W. Excitability changes induced in the human motor cortex by weak transcranial direct current stimulation. J. Physiol. 2000.

32. Rothgangel AS, Braun SM, Beurskens AJ, Seitz RJ, Wade DT. The clinical aspects of mirror therapy in rehabilitation: a systematic review of the literature. Int. J. Rehabil. Res. 2011.

33. Ehrsson HH, Geyer S, Naito E. Imagery of voluntary movement of fingers, toes, and tongue activates corresponding body-part-specific motor representations. J. Neurophysiol. 2003.

34. Choi HS, Shin WS, Bang DH. Mirror therapy using gesture recognition for upper limb function, neck discomfort, and quality of life after chronic stroke: a single-blind randomized controlled trial. Med. Sci. Monit. 2019.

35. Ferreira FMRM, Chaves MEA, Oliveira VC, Van Petten AMVN, Vimieiro CBS. Effectiveness of robot therapy on body function and structure in people with limited upper limb function: a systematic review and meta-analysis. PLoS One. 2018.

36. Bastian HC. The "muscular sense": its nature and cortical localization. Brain. 1887;10:1-137.

37. Rabin E, Gordon AM. Tactile feedback contributes to consistency of finger movements during typing. Exp. Brain Res. 2004;155:362-369.

38. Veldman MP, Maffiuletti NA, Hallett M, Zijdewind I, Hortobágyi T. Direct and crossed effects of somatosensory stimulation on neuronal excitability and motor performance in humans. Neurosci. Biobehav. Rev. 2014.

39. Conde V, Vollmann H, Taubert M, Sehm B, Cohen LG, Villringer A, Ragert P. Reversed timing-dependent associative plasticity in the human brain through interhemispheric interactions. J. Neurophysiol. 2013;109:2260-2271.

40. Klingner CM, Hasler C, Brodoehl S, Witte OW. Dependence of the negative BOLD response on somatosensory stimulus intensity. NeuroImage. 2010;53:189-195.

41. Ragert P, Nierhaus T, Cohen LG, Villringer A. Interhemispheric interactions between the human primary somatosensory cortices. PLoS One. 2011;6:e16150.

42. Tiffany Lin, Akshat Gargya, Harmandeep Singh, Eellan Sivanesan, Amitabh Gulati. Mechanism of peripheral nerve stimulation in chronic pain. Pain Medicine. 2020 Aug;21(suppl. 1).

43. Deogaonkar M. Peripheral neuromodulation for chronic pain. Neurol. India. 2020.

capítulo 74

Tratamento Psicológico e Dor Neuropática

Dirce Maria Navas Perissinotti | Fabrício Fernandes Almeida

Vários artigos vêm enfatizando que a dor neuropática é a condição dolorosa que mais compromete a qualidade de vida de pacientes com dor crônica, o que por si só já justifica a necessidade de uma atenção especial por parte dos clínicos no tratamento da dor.[1]

A prevalência estimada de ocorrência de dor neuropática (DN) na população geral é de 3,3% a 8,2%, podendo chegar a 30% no mundo.[2] No Brasil, como condição crônica, acomete entre 28% e 41%[3,4] da população, com incidências mais frequentes as DN secundárias ao herpes-zóster, ao diabetes *mellitus*, à hanseníase, ao câncer, às infecções virais, à imunodeficiência humana, à síndrome do túnel do carpo, à neuralgia do trigêmeo e do glossofaríngeo, às lombalgias e às doenças neurológicas centrais, o que as torna grave problema de saúde pública.[5,6]

A DN é considerada a que mais deteriora a qualidade de vida, comparada às outras condições dolorosas crônicas.[7] Vem sendo definida como causada por lesão ou doença do sistema somatossensitivo.[8] A presença de alodínia mecânica isoladamente não é sinonímia.[9] Geralmente é diagnóstico sindrômico, com base em descrição clínica, não etiológica, e identificada mediante exames objetivos, como resultado de traumatismo direto com lesões macro ou microscopicamente demonstráveis. É subdividida em periférica e central.

A dor tem sido considerada análoga à nocicepção; contudo, consistentes evidências têm demonstrado que essa concepção não é suficiente e nem necessária[10-13] para tratá-la.

Somente em meados do século passado pesquisadores da área da dor argumentaram acerca da possibilidade de sua persistência reconhecida após a resolução da lesão e também iniciou-se a compreensão de sua complexidade e necessidade legítima de atenção multidimensional.[14]

A visão multidisciplinar abriu espaço para o entendimento de que a dor não se constitui de forma isolada, ou diretamente, relacionada à quantidade de dano tecidual, mas é o resultado da interação entre diversas funções. Neste contexto, a compreensão de que a dor deve ser considerada um fenômeno de cunho multifatorial, apresentando componentes sensoriais, afetivos e cognitivos, tornou-se a vanguarda dos estudos científicos da época.

A classificação da dor por componentes não biológicos como dimensões afetivas e avaliativas[15] foi importante passo para a arquitetura de tratamentos focados na experiênca da dor e não somente na nocicepção, e a concepção multidimensional da dor pode refletir-se na utilização lexical vernacular e no modelo de interpretação resultante do fenômeno doloroso.[11]

Quatro componentes amplamente divulgados são formadores e necessários à descrição da experiência dolorosa substancialmente da concepção de dor como estímulo nociceptivo e foram delimitados já há tempos[11] e, desta forma, esta experiência pode ser também considerada passível de ser consciente, que pode estar e frequentemente está associada à nocicepção, mas é sempre modulada por uma miríade de fatores neurobiológicos, ambientais e cognitivos.[10]

Com isso, recordamos que nocicepção, dor, sofrimento e comportamento doloroso são também considerados componentes da experiência de dor e constituem eventos pessoais, privados e internos.

Nesta obra, o leitor encontrará vasta e profundamente definidos os conceitos mencionados, porém decidimos retomá-los porque nem sempre a ênfase sobre os conceitos de sofrimento e comportamento doloroso é considerada.[16,17] Vejamos, então:

a) **Nocicepção:** definida como o mecanismo pelo qual ocorre a detecção de lesão tecidual por transdutores especializados e ligados às fibras nervosas (especificamente às fibras A-delta e C), que transmitem sinais ao sistema nervoso central (SNC), e que podem sofrer influências internas ou externas modulatórias ou de bloqueio.

b) **Dor:** refere-se à resposta funcional do corpo à nocicepção, podendo ocorrer mesmo na ausência do estímulo nóxico nos casos de lesões do SNC.

c) **Sofrimento:** processo pelo qual uma resposta afetiva e adversa se manifesta e é gerada pela dor, medo, ansiedade, estresse e/ou por outros estados psicológicos desagradáveis. No geral, esta manifestação coocorre em diferentes dimensões da vida do indivíduo e sua expressão também considera a cultura e fatores psicossociais.

d) Comportamento doloroso: meios comportamentais e suas consequências esperadas decorrentes do sofrimento e adotados pelo indivíduo como forma de expressão de sua experiência dolorosa. Alterações posturais (posturas cautelosas ou não usuais e inatividade), expressões faciais (caretas, arqueamento de sobrancelhas e sulco nasolabial aprofundado), atividade motora (fricção ou proteção da área dolorosa, sobressalto), atividades autonômicas (palidez, rubor, sudorese), expressões vocais como as paralinguísticas (choro, gemido, grito e suspiro) e linguagem (apelos, exclamações, descrições qualitativas, queixas e solicitações) constituem expressões de comportamentos dolorosos.

Aos quatro componentes apresentados, acrescenta-se um quinto: o sociocultural, que se define como aquele relacionado ao contexto de ocorrência do comportamento doloroso e a seus impactos nas relações entre a psicologia e a fisiologia da dor.[18]

Dessa forma, a Associação Internacional para os Estudos da Dor (IASP) tem apresentado, desde a primeira definição do termo "dor", a compreensão de que os conceitos fundamentais e a sua complexidade incluem a dor e avaliada por quem a sente. Abordagens colaborativas para opções de tratamento e aplicação de competências ao longo da vida, na perspectiva de várias configurações, populações e modelos de equipe de cuidados são sempre as que têm tido melhor resultado neste contexto.

A IASP desde seu início propôs a participação da Psicologia, na qualidade de ciência do comportamento, como responsável em participar dos cuidados ao paciente com dor, principalmente a crônica, uma vez que o foco desta ciência é a compreensão dos comportamentos e pensamentos relacionados, além das emoções deles resultantes. A abordagem biopsicossocial integrada é necessária para o tratamento da natureza multidimensional da dor e para a escolha de suas estratégias de manejo.

Uma psicologia para a dor neuropática?

A cronificação implica aprendizagem associativa, que tem como base duas premissas: a) a dor como uma resposta, não apenas um estímulo; b) a codificação da informação não nociceptiva previsivelmente coincide com aportes nociceptivos e respostas a eventos semelhantes subsequentes.[10] A precisão com a qual a informação multissensorial (temporal, proprioceptiva, espacial) incide sobre o evento doloroso é codificada e representada no cérebro em decorrência de fatores psicossociais e comportamentais, determinando o grau de resposta dolorosa e generalizando-se para eventos similares.

Independentemente de serem causa ou efeito, as comorbidades comportamentais e psicossociais afetam negativa-

mente a gravidade, o curso da doença, a adaptação a boas respostas aos tratamentos, e os bem-sucedidos são os de abordagem integrada.[19,20] Diferentes métodos de intervenção devem ser conjugados por revelarem melhor eficiência.[5]

A incapacidade relaciona-se diretamente aos humores e expectativas negativas, catastrofização, uso demasiado dos serviços de assistência à saúde e aos demais eventos adversos, como transtornos do uso de substâncias lícitas e ilícitas, alterações do ritmo do sono, distorções cognitivas, falta de energia, que são também característicos de condição depressiva e de outros quadros, além de resposta às pressões, ou mesmo pelas dificuldades adaptativas induzidas por ou decorrentes da toxicidade pelo cortisol, atrofia hipocampal e mudanças cognitivas,[14] devendo ser priorizadas nos esquemas terapêuticos.

Componentes da incapacidade são impostos pelas limitações físicas decorrentes e associam-se a determinantes comportamentais, além de modificarem padrões vivenciais. Sendo mandatório priorizar medidas que reduzam o impacto da incapacidade e melhorem o desempenho das atividades diárias, relacionamentos interpessoais e entes próximos,[15] por serem fatores de vulnerabilidade e resiliência e enfatizarem a associação de processos psicológicos e neurobiológicos envolvidos com recompensa, motivação e aprendizado.

Classicamente a dor pode ser subdividida em três categorias: nociceptiva; neuropática; e psicogênica. A dor nociceptiva é gerada quando estímulos nocivos agem sobre nociceptores periféricos e geram mensagens retransmitidas via corno dorsal da medula espinhal para centros cerebrais superiores, alertando sobre um dano iminente ou em curso.[21] A persistência da dor aguda pode ocasionar dor crônica em decorrência do processo de sensibilização central e, se essa dor for contínua, pode evoluir para DN, definida pela IASP como consequência direta de uma lesão ou doença que afeta o sistema somatossensorial. Esta última pode também ser caracterizada por hipersensibilidade a estímulos nóxicos (hiperalgesia) e inócuos (alodínia) e por dor espontânea associadas a mudanças patológicas no sistema nervoso central (SNC) ou no sistema nervoso periférico (SNP).

A dor psicogênica, por sua vez, pode ser classificada como aquela, que na ausência de qualquer achado físico que a corrobore, é eliciada sem estimulação nociceptiva nítida.[22] Não existe uma dor de natureza puramente psicogênica, ou seja, independentemente de todo o aparato biológico.[23,24] Consequentemente, por compreender a dor como uma experiência desagradável (sensorial e emocional), com componentes sensoriais, fisiológicos, cognitivos, afetivos, comportamentais e culturais,[25] tem sido encontrado cada vez menos publicações em psicologia com cada vez menos frequência nas publicações em Psicologia e como consequência do aumento crescente da participação desta área da saúde nas publicações relacionadas às Neurociências e Neuropsicologia e aos aspectos psicocomportamentais e psicossociais da dor.[26]

Neste contexto, falar de uma atuação da Psicologia específica para o tratamento da dor neuropática seria ignorar que os fatores psicológicos, psicocomportamentais e psicossociais têm papel relevante na percepção dolorosa e em suas reações, interferindo na neuromodulação central dos estímulos aferentes em um quadro doloroso independente de sua caracterização.[27-29]

Da mesma forma, a caracterização do tipo de dor de um paciente, seja ela nociceptiva, seja ela neuropática, nem sempre é clara e pode não corresponder ao aspecto clínico mais comum,[30] com a frequente coexistência de diferentes mecanismos num mesmo paciente.[21]

Todavia, o indivíduo com dor crônica, mais especificamente dor neuropática, experimenta com frequência modificações dramáticas no seu estilo de vida, que resultam do sofrimento persistente provocado pela dor, com repercussões sobre o modo como ele percebe a sua qualidade de vida.[31]

Adicionalmente, a DN é um problema de saúde pública comum, sendo classificada como uma dor de difícil controle, caracterizada pela frequente falha no tratamento associado a elevados custos.[32] Segundo os autores, em um estudo multicêntrico realizado com pacientes vítimas de acidente vascular encefálico (AVE), apontou que 81,8% dos pacientes apresentavam DN como queixa, além de evidenciar influência negativa no programa de reabilitação, retardando a recuperação e, provavelmente, o aumento do custo desta reabilitação. Vale ressaltar ainda que, no mesmo estudo, foi apontado que os pacientes que referiram maiores escores de dor apresentaram deterioração mais grave de aspectos mentais de qualidade de vida, comparados a pacientes com dor nociceptiva que apresentaram deterioração mais grave nos aspectos físicos.[33]

Compreender os pontos de intersecção entre os construtos trabalhados por um tratamento psicológico orientado para a dor e a qualidade de vida do paciente poderia, então, ser condição necessária para o sucesso deste tratamento.

A psicologia nas relações afetivo--emocional da dor neuropática

Imagine sentir dor a cada momento do seu dia. Imagine que a causa de sua dor não pode ser determinada ou que os tratamentos não apresentam impacto na melhora da sua qualidade de vida. Imagine, ainda, que os (vários!) profissionais que você já consultou são unânimes em informar a você que há pouco a ser feito. O que você faria? Como você se sentiria?

Tais questionamentos oferecem a oportunidade de dimensionarmos o grau de sofrimento com o qual pacientes com dores crônicas são obrigados a lidar em seu cotidiano e a vastidão do impacto que a dor ocasiona em suas vidas.

Na verdade, já é comum encontrarmos o entendimento social de que pessoas que vivem com dor crônica são deprimidas. À parte o uso pejorativo desta afirmação, na literatura encontram-se descritos vários estudos que sugerem uma forte relação entre dor crônica e perturbações ansioso--depressivas.[34] Não há consenso nos estudos que quantificam tais impactos, porém há descrições que relacionam a dor crônica à depressão em 13% a 60% dos indivíduos que apresentam diagnósticos de dor crônica, associando-as à percepções de perdas laborais que lhes impõem desemprego ou aposentadoria antecipada.[29]

Observa-se também que a depressão e a ansiedade interferem no limiar individual de dor, diminuindo-o e aumentando a necessidade de uso medicamentoso para seu alívio.[35]

Pensando em um modelo psicocomportamental, evidências têm indicado, com frequência cada vez maior, que possíveis preditores do desconforto doloroso se relacionam a elementos de piora dolorosa,[36] a exemplo da percepção de comportamentos (mesmo os de tratamento, a exemplo dos exercícios fisioterápicos), das crenças individuais sobre a própria dor e adoecimento, assim como sobre as crenças acerca da resposta individual à dor (catastrofização).

Mais especificamente relacionadas à dor neuropática, encontram-se descritos na literatura associações aproximadamente três vezes mais frequentes entre a cronificação desta categoria de dor e os diagnósticos de depressão.[26]

Da mesma maneira, nos pacientes que sofrem com dores neuropáticas, observam-se relações entre a percepção do estímulo doloroso como aversivo, provocando ativações ansiosas e resultando, consequentemente, na exacerbação da dor por comportamentos de evitação e medo.[37]

As relações entre os estados patológicos de depressão e ansiedade podem não apenas relacionar-se clinicamente com a DN, dado o seu impacto na qualidade de vida do indivíduo, mas também em sua intensificação. De fato, vários estudos apontam a possibilidade relativamente comum de se observar, em ressonâncias magnéticas funcionais, a ativação de várias regiões cerebrais associadas ao componente afetivo da percepção dolorosa, que incluem a amígdala, o córtex pré-frontal e córtex insular, normalmente inativados em pacientes que não apresentam queixas de dores neuropáticas.[38] Ademais, observou-se que, frente a uma antecipação de evento doloroso ou piora do quadro de dor, estas regiões encefálicas ativavam-se antes mesmo da experiência dolorosa em si ser vivenciada, o que aponta para o papel crítico que a ansiedade desempenha no processo de percepção e intensificador da dor.[39]

A psicologia nas relações neuropsicológicas da dor neuropática

Pacientes que sofrem de dores crônicas frequentemente apresentam diversas outras queixas além da dor, como já exploramos neste capítulo. Algumas destas queixas têm sido alvo de diversos estudos, porém este não é o caso da disfunção cognitiva.[40] Este fato gera estranhamento, uma vez que já que está bem estabelecido que pacientes com dores crônicas, mesmo aqueles sem disfunções neurológicas associadas, frequentemente apresentam queixas cognitivas que causam dificuldade em situações sociais e/ou em seu funcionamento cotidiano.[41,42]

Mais especificamente, a DN ocorre como consequência direta de uma lesão ou doença que afeta o sistema somatossensorial. Manifesta-se em doentes com lesão no SNP, na medula espinal, no tronco encefálico e/ou encéfalo.[43]

Estudos experimentais demonstraram que lesões nervosas semelhantes podem gerar sinais e sintomas diferentes e lesões distintas podem causar sinais e sintomas similares, justificando a falta de correlação direta entre o tipo de lesão nervosa (etiologia) e a categoria do mecanismo implicado (sinais e sintomas). Fica evidente que, apesar de uma razoável compreensão, sua fisiopatologia ainda permanece não totalmente explicada, uma vez que há mais de uma década estudos já indicavam que a DN pode se manifestar em situações em que as anormalidades neurológicas não são identificadas.[44]

Neste contexto, discorrer sobre a inter-relação entre DN e as disfunções cognitivas a ela associadas torna-se um grande desafio, mesmo nas pesquisas atuais. Assim, é a opção deste autor iniciar a discussão pelo impacto da dor crônica no funcionamento cognitivo dos indivíduos que dela padecem. A dor, como doença crônica, afeta a função cognitiva e emocional de quem a sofre, pois diferentes estruturas cerebrais são afetadas por sua presença.[45,46]

A atenção, a memória, a linguagem e as funções executivas podem apresentar alterações,[47] bem como o significado emocional que o paciente atribui à sua situação.[48,49] Assim, queixas relacionadas à memória e processos atencionais em pacientes com dor crônica, além de frequentes, são de fácil comprovação apesar das poucas pesquisas relacionadas a esse respeito.[33,50]

Tais achados servem de parâmetro para a consolidação da hipótese de que a dor é um estímulo capaz de afetar o estado dinâmico do cérebro. Tal hipótese se fundamenta, em parte, na multicausalidade etiológica e de pluralidade de suas consequências, assim como na consideração de que a dor se caracterizaria como fonte interveniente da atividade neural, rompendo o equilíbrio ordinário responsável pelo funcionamento normal do cérebro.

As alterações de memória parecem estar relacionadas aos efeitos cumulativos do impacto da dor no processamento atencional e de informações, assim como aos efeitos colaterais dos medicamentos utilizados, a concorrência entre o estímulo doloroso e o processamento das funções cognitivas e dos sintomas do rebaixamento de humor, tão comuns em pacientes com dor crônica.[51]

As alterações atencionais estariam relacionadas não apenas à concorrência de estímulos, mas também à ruptura do desempenho cognitivo diretamente ligado à velocidade e à capacidade de processamento das informações.[33]

Apesar de os mecanismos envolvidos nas alterações atencionais relacionada à DN ainda necessitarem de maiores estudos, indícios apontam para a uma ação de sobrecarga atencional. Mais especificamente, a hipervigilância álgica ocasionaria esforços contínuos do indivíduo em focar seus recursos atencionais no enfrentamento da dor, reduzindo, assim, sua habilidade em realizar tarefas cognitivas complexas.[52] A exemplo das regiões cerebrais relacionadas ao componente afetivo da percepção dolorosa, estudos apontam para uma sobreposição entre as áreas cerebrais envolvidas na cognição e na modulação dolorosa, incluindo em particular o córtex cingulado anterior, que está envolvido no processamento da atenção seletiva e na memória.[53]

Tais achados justificariam os resultados de estudos que relacionam a perda de desempenho neuropsicológico à experiência de dor neuropática,[54] a exemplo da comparação entre 137 pacientes com dor neuropática, os quais foram divididos em três grupos, a saber: a) normal (desempenho preservado); b) disexecutivo (desempenho abaixo da média em memória de trabalho e fluência verbal); e c) global (desempenho abaixo da média em todos os campos). Os achados indicaram que tanto os grupos disexecutivos como os globais apresentaram alterações nas funções executivas. Adicionalmente, foi a conclusão dos autores que 65% dos pacientes que sofriam de dor crônica apresentavam alterações.[55]

Considerações finais

Fica evidente, então, o papel fundamental da Psicologia, mais especificamente sua área de especialidade, a Neuropsicologia, no controle da dor neuropática, no processo de reabilitação das atividades cognitivas, afetivos e psicossociais no manejo do impacto do adoecimento na qualidade de vida do paciente com dor neuropática.

O processo reabilitativo ganhará agilidade se a abordagem contribuir para que se minimizem os sintomas associados, pois são fatores determinantes no desenvolvimento dos prognósticos. Estratégias reabilitativas, medicações ou intervenções devem sempre ser propostas visando o restabelecimento da qualidade de vida geral e são as que têm se destacado porque contribuem para apaziguar importantes aspectos da lista de fatores da incapacidade adaptativa do paciente em seu cotidiano.

O incremento de mais estudos que integrem estratégias de tratamento deve ser incentivado para que se desenvolvam a otimização dos cuidados, a efetividade e a eficácia dos tratamentos, revertendo-se em melhoria da relação custo-benefício e em otimização frutífera dos tratamentos tanto para a rede pública como para a rede privada.

Referências bibliográficas

1. Perissinotti DMN. Integração de terapêuticas farmacológicas e não farmacológicas em dor neuropática. Rev. Conex. Sinapsen. 2018;3(5):4-7.

2. Markozannes G, Aretouli E, Rintou E et al. An umbrella review of the literature on the effectiveness of psychological interventions for pain reduction. BMC Psychol. 2017;5(1):1-16. doi: 10.1186/s40359-017-0200-5.

3. Posso IP, Palmeira CCA, Vieira ÉBM. Epidemiology of neuropathic pain. Rev. Dor. 2016;17(suppl. 1):11-14. doi: 10.5935/1806-0013.20160039.

4. Bouhassira D. Neuropathic pain: definition, assessment and epidemiology. Rev. Neurol. (Paris). 2019. doi: 10.1016/j.neurol.2018.09.016.

5. Turk DC, Audette J, Levy RM, Mackey SC, Stanos S. Assessment and treatment of psychosocial comorbidities in patients with neuropathic pain. Mayo Clin. Proc. 2010;85(3):s42-50. doi: 10.4065/mcp.2009.0648.

6. Zilliox LA. Neuropathic pain. Contin. Lifelong Learn Neurol. 2017. doi: 10.1212/CON.0000000000000462.

7. Prince M, Patel V, Saxena S et al. No health without mental health. Lancet. 2007;370(9590):859-877. doi: 10.1016/S0140-6736(07)61238-0.

8. Hainline B. Neuropathic pain: considerations. Neurol. Clin. NA. 2011;29(1):19-33. doi: 10.1016/j.ncl.2010.10.007.

9. Colloca L, Ludman T, Bouhassira D et al. Neuropathic pain. Nat. Rev. Dis. Prim. 2017;3:17002. doi: 10.1038/nrdp.2017.2.

10. Moseley GL, Vlaeyen JWS. Beyond nociception. Pain. 2015;156(1): 35-38. doi: 10.1016/j.pain.0000000000000014.

11. Loeser JD, Melzack R. Pain: an overview. Lancet. 1999. doi: 10.1016/S0140-6736(99)01311-2.

12. Wall PD, McMahon SB. The relationship of perceived pain to afferent nerve impulses. Trends Neurosci. 1986;9(C):254-255. doi: 10.1016/0166-2236(86)90070-6.

13. Melzack R, Wall PD. Pain mechanisms: a new theory. Science. 1965(80). doi: 10.1126/science.150.3699.971.

14. McCracken LM, MacKichan F, Eccleston C. Contextual cognitive-behavioral therapy for severely disabled chronic pain sufferers: effectiveness and clinically significant change. Eur. J. Pain. 2007. doi: 10.1016/j.ejpain.2006.05.004.

15. Melzack R, Torgerson WS. On the language of pain. Anesthesiology. 1971. doi: 10.1097/00000542-197101000-00017.

16. Loeser JD, Melzack R. Pain: an overview. Lancet. 1999;353(9164):1607-1609. doi: 10.1016/S0140-6736(99)01311-2.

17. Loeser JD. Pain and suffering. Clin. J. Pain. 2000.

18. Perissinotti DMN, Sardá Jr J, Jamir SJ. Psicologia e dor: o que você deve saber. In: SBED – Sociedade Brasileira para o Estudo da Dor (ed.). Editora dos Editores; 2019.

19. Katz J, Rosenbloom BN, Fashler S, Review I. Chronic pain, psychopathology, and DSM-5 somatic symptom disorder. Can. J. Psychiatry. 2015;60(4):160-167. doi: 10.1177/070674371506000402.

20. Melzack R, Katz J. Pain (review). Wiley Interdiscip. Rev. Cogn. Sci. 2013. doi: https://doi.org/10.1002/wcs.1201.

21. Bennett MI, Smith BH, Torrance N, Lee AJ. Can pain can be more or less neuropathic? Comparison of symptom assessment tools with ratings of certainty by clinicians. Pain. 2006.

22. Hill RJ, Chopra P, Richardi T. Rethinking the psychogenic model of complex regional pain syndrome: somatoform disorders and complex regional pain syndrome. Anesthesiol. Pain Med. 2012;2(2):54-59. doi: 10.5812/aapm.7282.

23. Perissinotti DMN. Dor psicogênica. In: Irimar de Paula GEP (ed.). Tratado de dor. São Paulo: Atheneu; 2017. p. 1359-1365.

24. Perissinotti DMN. Dor psicogênica: mito ou realidade? Nupal; 2001.

25. Belfer I. Nature and Nurture of Human Pain. 2013;2013.

26. Perissinotti DMN, Matos P. Terapias comportamentais e psicológicas no controle da dor. In: Posso P, Grossmann E, Fonseca P et al (ed.). Tratado de dor. Rio de Janeiro: Atheneu; 2017. p. 1559-1571.

27. Cozolino L. The neuroscience of psychotherapy: healing the social brain. 3rd ed. 2017.

28. Linden DEJ. How psychotherapy changes the brain: the contribution of functional neuroimaging. Mol. Psychiatry. 2006. doi: 10.1038/sj.mp.4001816.

29. Perissinotti DMN, Portnoi AG. Psychobehavioral and psychosocial aspects of neuropathic pain patients. Rev. Dor. 2016;17(suppl. 1):79-84. doi: 10.5935/1806-0013.20160055.

30. Braga JA. Medidas gerais no tratamento das doenças falciformes/General measures in the treatment of sickle cell disease. Rev. Bras. Hematol. Hemoter. 2007.

31. Rocha CED, Martins MI, Foss MH et al. Melhora da qualidade de vida de pacientes com dor neuropática utilizando de monitorização ambulatorial contínua. Rev. Dor. 2011. doi: 10.1590/s1806-00132011000400002.

32. Cardoso MGM, Weinstock JG, Sardá Jr J. Adhesion to neuropathic pain treatment TT/Adesão ao tratamento da dor neuropática. Rev. Dor. 2016.

33. Goto F, Perissinotti DMN. Reabilitação psicológica do paciente com dor: neuropsicologia clínica. In: Posso P, Grossmann E, Fonseca P et al (ed.). Tratado de dor. São Paulo: Atheneu; 2017. p. 1545-1558.

34. Bushnell MC, Marta Č, Low LA. Cognitive and emotional control of pain and its disruption in chronic pain. 2013:1-10. doi: 10.1038/nrn3516.

35. Khoury S, Benavides R. Progress in neuropsychopharmacology & biological psychiatry pain with traumatic brain injury and psychological disorders. Prog. Neuropsychopharmacol. Biol. Psychiatry. 2017;(june):0-1. doi: 10.1016/j.pnpbp.2017.06.007.

36. Bainter SA, McCauley TG, Wager T, Losin EAR. Improving practices for selecting a subset of important predictors in psychology: an application to predicting pain. Adv. Methods Pract. Psychol. Sci. 2020. doi: 10.1177/2515245919885617.

37. Flink IK, Reme S, Jacobsen HB et al. Pain psychology in the 21st century: lessons learned and moving forward. Scand. J. Pain. 2020. doi: 10.1515/sjpain-2019-0180.

38. Schweinhardt P, Kalk N, Wartolowska K, Chessell I, Wordsworth P, Tracey I. Investigation into the neural correlates of emotional augmentation of clinical pain. Neuroimage. 2008.

39. Fairhurst M, Wiech K, Dunckley P, Tracey I. Anticipatory brainstem activity predicts neural processing of pain in humans. Pain. 2007. doi: 10.1016/j.pain.2006.09.001.

40. Landrø NI, Fors EA, Vapenstad LL, Holthe Ø, Stiles TC, Borchgrevink PC. The extent of neurocognitive dysfunction in a multidisciplinary pain centre population. Is there a relation between reported and tested neuropsychological functioning? Pain. 2013. doi: 10.1016/j.pain.2013.01.013.

41. McCracken LM, Iverson GL. Predicting complaints of impaired cognitive functioning in patients with chronic pain. J. Pain Symptom Manage. 2001. doi: 10.1016/S0885-3924(01)00267-6.

42. Schnurr RF, MacDonald MR. Memory complaints in chronic pain. Clin. J. Pain. 1995. doi: 10.1097/00002508-199506000-00004.

43. Zakka T, Jacobsen-Teixeira M. Dor neuropática: diagnóstico e tratamento. Med. Interna Mex. 2020. doi: 10.24245/mim.v36id.3781.

44. Watson JC, Sandroni P. Central neuropathic pain syndromes. In: Mayo Clinic Proceedings. 2016. doi: 10.1016/j.mayocp.2016.01.017.

45. Hart RP, Martelli MF, Zasler ND. Chronic pain and neuropsychological functioning. Neuropsychol. Rev. 2000. doi: 10.1023/A:1009020914358.

46. Moore DJ, Keogh E, Eccleston C. The interruptive effect of pain on attention. Q J Exp. Psychol. 2012. doi: 10.1080/17470218.2011.626865.

47. Apkarian AV, Baliki MN, Geha PY. Towards a theory of chronic pain. Prog. Neurobiol. 2009. doi: 10.1016/j.pneurobio.2008.09.018.

48. Moriarty O, McGuire BE, Finn DP. The effect of pain on cognitive function: a review of clinical and preclinical research. Prog. Neurobiol. 2011. doi: 10.1016/j.pneurobio.2011.01.002.

49. Perissinotti DMN. Memória, memória autobiográfica e dor crônica: uma revisão bibliográfica. Rev. Simbidor. 2003;4(1):32-40.

50. Esteve MR, Ramírez C, López-Martínez AE. Alteraciones de la memoria en pacientes con dolor crónico. Rev. la Soc. Esp. del Dolor. 2001.

51. Castrillón Pérez D, Martínez Severiche E, García Giraldo Á, Suárez Escudero J. Caracterización del perfil cognitivo y funcional motor en pacientes con síndrome doloroso regional complejo y dolor neuropático: serie de casos. Rev. CES Psicol. 2013. doi: 10.21615/2551.

52. Attal N, Masselin-Dubois A, Martinez V et al. Does cognitive functioning predict chronic pain? Results from a prospective surgical cohort. Brain. 2014. doi: 10.1093/brain/awt354.

53. Van Kooten J, Delwel S, Binnekade TT et al. Pain in dementia: prevalence and associated factors – Protocol of a multidisciplinary study. BMC Geriatr. 2015. doi: 10.1186/s12877-015-0025-0.

54. Pérez DPC, Martínez Severiche E, García Giraldo ÁM, Suárez-Escudero JC. Cognitive profile characterization and functional motor in patients with complex regional syndrome painful and nerve pain: case series. CES Psicol. 2013;6(2):117-134. Disponível em: http://www.scielo.org.co/scielo.php?script=sci_arttext&pid=S2011-30802013000200009&lng=en&nrm=iso&tlng=es.

55. Rasouli O, Gotaas ME, Stensdotter AK et al. Neuropsychological dysfunction in chronic fatigue syndrome and the relation between objective and subjective findings. Neuropsychology. 2019. doi: 10.1037/neu0000550.

Como a Nutrição Interfere na Dor Neuropática

Cláudia Panossian Cohen | Gabriel Soares

Introdução

A importância da visão holística no tratamento da dor vem ganhando cada vez mais espaço, inclusive com aumento no número de publicações na literatura sobre o tema. Apenas tratar farmacologicamente o sintoma nociceptivo do paciente é perder a oportunidade de otimizar o manejo da sua sensação dolorosa, além de ignorar outros fatores que podem influenciar na intensidade da queixa álgica. Por isso, devemos incluir o paciente com dor em um universo com diversos componentes, tais como o espiritual, o emocional e o social. Tal abordagem é ainda mais importante no paciente com dor crônica, em que seu sintoma se torna sua doença.

A dor neuropática é uma dor crônica que pode ser associada a um estado pró-inflamatório, que provoca sensibilização central e periférica que, por sua vez, resulta em alodínia, hiperalgesia e dor espontânea.

Carne vermelha, farinha branca, açúcar, comidas ultraprocessadas são exemplos de alimentos pró-inflamatórios, que, por consequência, podem aumentar o risco de dor crônica em seus consumidores. Na revisão de Rondanelli et al., demonstra-se que uma dieta com porções de legumes, frutas e peixes pode reduzir o estado pró-inflamatório associado aos pacientes com dor crônica. Rondanelli et al. também sugerem que a ingestão diária de iogurte e de fibras pode ajudar a preservar a microbiota de consequências negativas da terapia com opioides.

Por isso, a discussão do impacto da alimentação e da nutrição nos cuidados ao paciente com dor crônica vem recebendo cada vez mais notoriedade, com sólidas evidências de sua importância na literatura. Neste capítulo, temos como objetivo detalhar o que se sabe sobre o impacto da nutrição no manejo do paciente com dor crônica, em especial a de caráter majoritariamente neuropática, além de sugestões práticas para o manejo desse aspecto na prática clínica brasileira.

Vitaminas

Vitamina B12

A vitamina B12, também conhecida como cobalamina, é uma vitamina hidrossolúvel envolvida no metabolismo celular, ao ser cofator da síntese de DNA e do metabolismo de ácidos graxos e aminoácidos. Apresenta também importante função na síntese de mielina no sistema nervoso. A vitamina B12 apresenta quatro isoformas químicas: a cianocobalamina; a hidroxicobalamina; a adenosilcobalamina; e a metilcobalamina, todas contendo cobalto em sua constituição. Enquanto a adenosilcobalamina e a metilcobalamina são as formas com atividade biológica, a cianocobalamina e a hidroxicobalamina são as formas comumente usadas na suplementação vitamínica. A principal fonte natural de B12 são os alimentos de origem animal. Por isso, alimentações que excluem o consumo de produtos derivados de animais, como a alimentação vegana, podem apresentar deficiência de B12, caso uma suplementação adequada não seja feita.

A sua absorção ocorre no nível do estômago e do intestino delgado. Primeiramente, a vitamina B12 ligada à proteína é liberada pelo conteúdo ácido do estômago e por uma enzima denominada "pepsina". A então vitamina B12 livre se liga a uma proteína específica produzida nas glândulas salivares e transportada com o bolo alimentar, denominada "proteína R", protegendo a vitamina B12 livre da ação ácida do conteúdo gástrico. No duodeno, proteases degradam a proteína R, liberando novamente a forma livre da B12. Por fim, o fator intrínseco, uma proteína sintetizada pelas células parietais do estômago, forma um complexo ao se ligar à vitamina B12. Receptores no intestino delgado identificam o complexo vitamina B12-fator intrínseco e realizam sua absorção de forma mais efetiva.

O entendimento sobre o mecanismo de absorção da vitamina B12 é importante para entendermos as condições clínicas que a reduzam. Como exemplos dessas situações, temos pacientes em uso crônico de inibidores de bombas de prótons e antiácidos antagonistas do receptor H2, no qual a alcalinização do suco gástrico reduz a liberação da vitamina B12 da proteína ingerida na alimentação. Cirurgias de *bypass* gástrico em Y de Roux apresentam risco de desenvolverem deficiência de B12, uma vez que retiram a contribuição de acidificação estomacal necessária para a liberação da vitamina B12 da proteína ingerida. Nesses casos, a complementação se torna recomendada. Pacientes em uso crônico de metformina também apresentam risco elevado de deficiência de B12, existindo uma correlação crescente entre o tempo de uso de metformina e o grau de deficiência de B12. Existem algumas teorias para explicar tal fenômeno, sendo a mais comumente aceita delas o fato de a metformina interferir com o potencial de membrana dependente de canais de cálcio, os quais são responsáveis pela absorção do complexo vitamina B12-fator intrínseco no íleo. Por fim, uso prolongado de drogas inibidoras da bomba de próton também têm associação com deficiência de vitamina B12, uma vez que reduzem a acidez do suco gástrico. Essa interferência ocorre principalmente na absorção da vitamina B12 ligada à proteína animal (principal fonte), uma vez que é dependente da acidez do suco gástrico para a liberação da vitamina B12 em sua forma livre. Ainda não se sabe se diferentes tipos de inibidores de bomba de prótons resultam em graus distintos de deficiência de B12.

Estudos *in vitro* da vitamina B12 demonstram uma propensão desta por tecidos nervosos, com contribuição para regeneração nervosa após lesão, remodelamento da bainha de mielina, aumento da velocidade de condução do potencial nervoso, além de redução de potenciais nervosos ectópicos. Esses achados contribuíram para o otimismo quanto ao uso clínico da vitamina B12 no tratamento de dores crônicas, com caráter predominantemente neuropático. Atualmente, há diversos estudos mostrando boa eficácia do seu uso, em determinadas situações clínicas, apesar da falta de robustez metodológica. Além disso, diferentes formas de administração e de posologia entre os estudos tornam desafiadora a padronização da indicação e da prescrição para esses pacientes. A indicação de bula dos principais medicamentos para reposição de B12 no Brasil indica seu uso para neuralgias e neurites em geral, sem grandes especificações. Contudo, na literatura atual, seu uso é mais bem estabelecido nos casos de neuralgia compressiva, neuropatia induzida por quimioterápicos, neuropatia diabética, neuralgia herpética, lombalgia crônica e estomatite aftosa. Em todo caso, seu uso como adjuvante é mais preconizado que seu uso individual, em monoterapia. Pela falta de definição sobre posologia na literatura, os autores sugerem o indicado pela bula dos principais fármacos no mercado brasileiro. Importante notar que, em pacientes com risco para deficiência na absorção da vitamina B12, como aqueles que realizaram *bypass* gástrico, pacientes com doença de Chron, ou doença celíaca, a reposição parenteral, em especial intramuscular, deve ser a via de escolha. Por fim, a literatura atual não apresenta um consenso se, para o tratamento da dor, a medição dos níveis séricos de vitamina B12 é necessária. Uma vez que o nível sérico não reflete necessariamente os estoques de reserva da vitamina B12 no organismo e como seu uso está sendo focado na ação da vitamina no nervo, os autores não recomendam a medição dos níveis séricos de B12 de rotina, antes do tratamento adjuvante de dores crônicas de caráter neuropático.

Vitamina C

Quando pensamos em deficiência de vitamina C, lembramo-nos imediatamente do escorbuto, doença antiga, muito rara atualmente, sobretudo num país tropical, onde há inúmeras frutas cítricas à disposição a preços razoavelmente acessíveis.

Porém, a realidade que se mostra nos hospitais é bem diferente, a deficiência de vitamina C pode ser muito comum em pacientes idosos hospitalizados, críticos, sépticos e oncológicos; trauma e cirurgia são condições que também ocasionam deficiência de vitamina C por excesso de demanda, resultando em depleção de seus estoques corporais. Em animais que conseguem sintetizar sua própria vitamina C, há aumento considerável em sua produção quando apresentam lesões ou aumento de estresse, em virtude de sua ação analgésica.

A falta de vitamina C pode ser associada a mialgias, artralgias, dores espinhais lombares e cervicais. Pacientes que sofrem de artrite reumatoide apresentam o nível sérico de vitamina C reduzido pela metade, havendo melhora expressiva de seu quadro com o uso de altas doses intravenosas. Encontra-se queda importante na incidência de síndrome de dor complexa regional (SDCR) em tornozelo quando utilizada de 45 a 50 dias após a cirurgia e pacientes com mialgias por doenças virais como herpes-zóster, chicunguya, parvovírus B19 apresentam melhora de 60% dos sintomas.

A vitamina C tem inúmeras funções importantes no organismo, pois age como cofator da família de biossínteses e regula as melatoenzimas; entre suas funções está a síntese de neurotransmissores e de hormônios peptídeos, a regulação da transcrição e a expressão genética. Ela é cofator da enzima dopamina B-hidroxilase, que converte a dopamina em norepinefrina, também atua na biossíntese da serotonina, aumentando, então, a quantidade de norepinefrina e serotonina, neurotransmissores sabidamente importantes no controle álgico.

É um antioxidante potente, reduz o estresse oxidativo e apresenta ação anti-inflamatória com queda de proteína C-reativa (PCR), fator de necrose tumoral (FNT), interferon e interleucina. Age também como poupador de opioides, em pacientes oncológicos em uso de opioides em razão de metástases ósseas, o uso de vitamina C reduziu a necessidade do uso de opioides sem sintomas de abstinência, apesar das doses altas e longo tempo de uso.

Um mecanismo analgésico pouco explorado é o do papel da vitamina C na síntese de peptídeos opioides, ela atua como cofator da enzima PAM (peptideoglicano alfa amidato-monoxigenase), que adiciona um radical amida nos precursores hormonais, deixando-os estáveis ou biologicamente ativos, entre eles a endomorfina 1 e 2 que apresenta altíssima seletividade e afinidade aos receptores opioides um, apresentando propriedades analgésicas na dor neuropática e em doenças inflamatórias crônicas. E, por fim, porém não menos importante, é um cofator da calcitonina, utilizada para tratamento de osteoporose e de outras doenças com envolvimento ósseo, tendo um efeito analgésico importante em metástases, fraturas, entre outras.

Sua absorção oral é feita pelo epitélio intestinal, via SVCT-I (transportador de VIT C sódio-dependente) e é limitada pela saturação deste receptor, por isso a concentração plasmática, quando via oral, chega no máximo a 80 micromol/L, enquanto a reposição via endovenosa, a reposição pode chegar a 250 micromol/L. A meia-vida é de 2 horas, sendo a reposição e doses baixas e frequentes a melhor escolha posológica. Em pacientes saudáveis, a dose de 100 a 200 mg/dia é suficiente, devendo ser aumentada em pacientes com deficiência ou, para aqueles em condições de trauma, câncer, sepse, pós-operatório. Existem estudos com doses 500 mg via oral e até 50 g via endovenosa. Novos estudos com mensuração do nível sérico de vitamina C ainda são necessários para total definição de via de administração da dose em determinadas patologias.

Vitamina D

A vitamina D é um hormônio sintetizado principalmente na pele, quando há exposição à luz solar, por raios ultravioletas do tipo B. Em menor quantidade, podemos obter vitamina D de alimentos naturais, tais como peixes gordurosos e fortificados. Contudo, mais de 90% da nossa fonte de vitamina D é proveniente da síntese por exposição cutânea aos raios solares.

Seu papel na regulação e no metabolismo ósseo é um antigo conhecido da medicina. Contudo, estudos recentes têm demonstrado seu importante papel anti-inflamatório ao reduzir citocinas inflamatórias e inibir as respostas das células T. Além disso, estudos *in vitro* já mostraram seu papel em inibir prostaglandinas, em especial a prostaglandina E2.

Tal efeito anti-inflamatório despertou interesse em seu potencial como adjuvante no tratamento da dor, em especial nas dores crônicas. Estudos observacionais iniciais demonstraram uma possível redução nos escores de dor utilizados nos pacientes que faziam reposição de vitamina D. Além disso, diversos estudos detectaram baixos níveis séricos de 25-hidroxi-vitamina D em pacientes com dor crônica. Esses fatos ensejaram o desenvolvimento de diversos ensaios clínicos randomizados, os quais tinham populações e tratamentos muito distintos entre si. Em 2015, uma revisão sistemática desses ensaios clínicos achou inconclusiva a relação entre suplementação de vitamina D e redução de intensidade de dor crônica. Um dos principais motivos levantados para essa falta de conclusão foi a grande heterogeneidade dos tratamentos usados nos diferentes ensaios clínicos. Apesar dessa limitação, foi afirmado que a suplementação de vitamina D era barata, segura e com poucos efeitos colaterais.

Mais tarde, o foco sobre a vitamina D foi direcionado aos pacientes com dores musculares generalizadas e crônicas, incluindo-se os pacientes com fibromialgia. Nesses casos, estudos demonstraram redução na intensidade da dor quando se usava vitamina D como adjuvante. Mas um detalhe importante foi que revisões sistemáticas desses estudos chamaram a atenção para o fato de os pacientes com deficiência de vitamina D terem se beneficiado mais do que aqueles com níveis dentro da normalidade.

Cúrcuma

A cúrcuma é uma planta herbácea, da mesma família do gengibre. Apresenta diversos nomes, alguns deles: turmérico; raiz-de-sol; açafrão-da-índia; gengibre amarelo; e açafrão-da-terra. O pó originado da sua raiz é usado como especiaria na alimentação, principalmente na Índia, pela sua coloração amarelada. Na indústria alimentícia, é usada na coloração de laticínios, produtos enlatados e em temperos, como na mostarda. Diversos estudos na literatura têm mostrado o seu efeito de supressão do TNF-α, uma citocina pró-inflamatória, a qual atua estimulando apoptose celular. Além disso, ela também age reduzindo diversas outras citocinas pró-inflamatórias, como as interleucina-1 (IL) e 6. Estudos mais robustos têm mostrado, ainda, seu efeito benéfico como adjuvante no tratamento de artrite reumatoide e osteoartrites, doenças inflamatórias intestinais, psoríase e asma de difícil controle. Apesar da escassez de estudos direcionando seu uso especificamente para dor de caráter neuropática, os trabalhos que avaliaram seu uso como adjuvante na osteoartrite demonstraram redução dos escores de dor.

No Brasil, existe disponível o extrato de cúrcuma (*Curcuma longa*) para comercialização. A sua utilização no formato de extrato concentrado é preferível à suplementação na alimentação, uma vez que grandes quantidades seriam necessárias na alimentação para se alcançar as concentrações mínimas que demonstraram benefício (acima de 1 g por dia). O preço do extrato concentrado pode ser um limitador para acesso do paciente ao medicamento, detalhe a ser levado em conta na hora da sua prescrição.

Magnésio

Magnésio é um elemento essencialmente intracelular que participa de mais de 300 reações metabólicas no organismo humano. Descobertas recentes evidenciaram sua ação antagonista do receptor N-metil-D-aspartato (NMDA), justificando seus efeitos antinociceptivos. Além disso, estudos em animais demonstraram que sua ação no bloqueio do NMDA pode causar alterações neuronais secundárias, incluindo a redução de sensibilização central. Seu uso no contexto intraoperatório endovenoso na analgesia multimodal já é uma realidade na prática anestésica, como mais uma ferramenta no arsenal antinociceptivo. Apesar de dados norte-americanos mostrarem uma alta prevalência de deficiência de magnésio sérico, os mesmos resultados não são encontrados na literatura de outros países, o que pode ser explicado por hábitos relacionados ao estilo de vida.

O seu papel fisiológico na regulação da sensibilização neuronal motivou o estudo do seu uso no tratamento de dor crônica com componente neuropático. Uma revisão sistemática publicada recentemente em uma importante revista de anestesia demonstrou que há poucos estudos randomizados controlados testando a utilização de magnésio em pacientes com dor crônica. Seu benefício foi demonstrado na utilização em pacientes com dor lombar crônica, com importante componente neuropático, em que o tratamento durou 6 semanas, utilizando-se 400 mg de óxido de magnésio com 100 mg de gluconato de magnésio.

O magnésio também é um excelente relaxante muscular, sendo indicado para o tratamento de dores miofasciais ou mistas.

Atualmente, no Brasil, não há nenhuma marca comercial de sal de magnésio por via oral, além das marcas de suplementação, ou do produzido por manipulação. Por ter um perfil elevado de segurança, baixo efeito colateral quando utilizado por via oral, boa adesão pelo paciente e relativo baixo custo, os presentes autores costumam utilizar, em sua prática clínica, o sal de magnésico por via oral como adjuvante nos casos de dor com caráter predominante neuropático.

Coenzima Q10

A coenzima Q10, também conhecida como ubiquinona, tem importante papel na cadeia de transporte de elétrons mitocondrial, participando da formação de ATP. Estudo antigos observaram que paciente com fibromialgia costumam apresentar algum grau de disfunção mitocondrial, além de reservas reduzidas de coenzima Q10. Dessa forma, novos estudos buscaram avaliar se a suplementação de coenzima Q10 poderia reduzir a intensidade de dor nesses pacientes. Apesar da grande variabilidade nos tratamentos utilizados, diversos achados evidenciaram melhora, não somente nos biomarcadores inflamatórios, como também na sintomatologia dos pacientes com fibromialgia. Esse achado foi mais robusto naqueles pacientes que já utilizavam a pregabalina como adjuvante. Outro uso muito estudado para suplementação de coenzima Q10 foi nos casos de mialgia relacionada ao uso de estatinas. Diversos ensaios clínicos mostraram resultados positivos, com melhora importante do quadro álgico destes pacientes.

Probióticos

Os benefícios de bactérias simbióticas e de alimentos fermentados para saúde já são conhecidos há muito tempo. Em 1908, Metchnikoff observou que habitantes de certa região da Bulgária viviam mais tempo do que os de outras regiões e esse fato foi relacionado com o consumo de produtos fermentados. Porém, somente ultimamente passou a existir interesse em entender os mecanismos que permeiam esses benefícios, sejam eles físicos, sejam eles psíquicos.

O intestino humano é habitado por 10^{13} a 10^{14} micro-organismos, o que equivale a 10 vezes o número de células no corpo ou 150 vezes o número de genes no genoma. Entre esses micro-organismos, são encontrados vírus, fungos, protozoários e inúmeros tipos de bactérias. Nesse grupo, os micro-organismos produtores de ácido lático têm efeitos benéficos para os hospedeiros por promoverem efeitos anti-inflamatórios e antitumorais, além de excluir patógenos.

Em roedores, foi observada correlação entre microbiota intestinal e desenvolvimento neural, neurotransmissão, humor e comportamento.

Os probióticos são micro-organismos vivos, não patógenos, que promovem benefícios para a saúde física e emocional quando administrados em doses adequadas, pela alimentação ou por suplementação. Alguns deles, como os lactobacilos e *Bifidobacterium* podem ser denominados "psicobióticos" por interferirem em neurotransmissores como o ácido gama-aminobutírico (GABA) e a serotonina, ambos com grande relação com quadros álgicos e depressivos.

Existem diversas maneiras pelas quais os micro-organismos probióticos se relacionam com seus hospedeiros, sendo essa relação denominada "eixo cérebro-intestinal". Esse sistema é complexo e envolve fatores neurais, hormonais e imunológicos. Essa troca de sinais regulatórios é integrativa e bidirecional entre o sistema gastrointestinal e o sistema nervoso central (SNC) e, nesta relação, a microbiota intestinal é a protagonista. A microbiota tem influência em neurotransmissores e neuromoduladores como as monoaminas, serotonina, GABA e fator neurotrófico encefálico. Os sinais chegam pelos nervos entéricos, células enterocromafins e nervo vago. Um dos principais meios é pelos receptores *tool-like* (TLRs), presentes em células imunológicas e são o primeiro passo da cascata de produção de citocinas. Os TLR também estão presentes em células nervosas, que também sofrem influência da presença ou ausência destas bactérias.

Os probióticos agem aumentando a IL-10, que é anti-inflamatória, e suprimem o eixo hipotálamo-pituitário-adrenal, também ajudando a ativar moléculas neuroativas, a exemplo do ácido aminobutírico (GABA), ACTH, 5-HT, serotonina e noradrenalina, estes últimos conhecidos como "analgésicos endógenos".

Existem evidências de que probióticos como *Lactobacillus helveticus* e *Bifidobacterium longum* têm ação anti-inflamatória, melhoram a qualidade do sono e o humor deprimido em humanos saudáveis e diminuem a resposta ao estresse psicológico em ratos, sendo também denominados "psicobióticos". Seus efeitos benéficos podem ser explicados pela exclusão competitiva de patógenos, redução dos fatores pró-inflamatórios e aumento de neurotransmissores como serotonina e noradrenalina, funcionando, assim, como ativadores da via inibitória de dor.

Ainda existem inúmeros outros exemplos de alimentos funcionais com foco na melhora de quadros álgicos, como o ômega 3, que reduz os níveis de PGE2 e de tromboxano; a hortelã que apresenta ação anestésica; o orégano, o louro e o alecrim com ação anti-inflamatória; e o coentro com ação antiespasmódica; entre outros.

Uma dieta adequada e a suplementação nutricional provêm componentes para reconstrução nervosa e tecidual, produção de neurotransmissores, neuromoduladores e hormônios, essenciais para o tratamento da dor crônica; além disso, ajudam os pacientes a terem mais energia e, consequentemente, apresentarem melhor qualidade de vida.

Referências bibliográficas

1. Aggarwal Bharat B, Gupta Subash C, Bokyung Sung. Curcumin: an orally bioavailable blocker of TNF and other pro-inflammatory biomarkers. Br. J. Pharmacol. 2013 Aug;169(8):1672-1692.

2. Austin PJ, Moalem-Taylor G. Pathophysiology of neuropathic pain: inflammatory mediators. In: Toth C, Moulin DE (ed.). Neuropathic Pain. New York: Cambridge University Press; 2013. v. 7, p. 77-89.

3. Buesing S, Costa M, Schilling JM, Moeller-Bertram T. Vitamin B12 as a treatment for pain. Pain Physician. 2019;22:45-52. ISSN: 2150-1149.

4. Bujalska-Zadrozny M, Tatarkiewicz J, Kulik K, Filip M, Naruszewicz M. Magnesium enhances opioid-induced analgesia: what we have learnt in the past decades? Eur. J. Pharm. Sci. 2017;99:113-127.

5. Calderon-Ospina CA, Nava-Mesa MO, Arbelaez Ariza CE. Effect of combined diclofenac and B vitamins (thiamine, pyridoxine, and cyanocobalamin) for low back pain management: systematic review and meta-analysis. Pain Med. 2020 Apr 1;21(4):766-781. doi: 10.1093/pm/pnz216.

6. Carabotti M, Scirocco A, Maselli MA, Severi C. The gut-brain axis: interactions between enteric microbiota, central and enteric nervous systems. Ann. Gastroenterol. 2015;28:203-9.

7. Diaz Heijtz R, Wang S, Anuar F, Qian Y, Björkholm B, Samuelsson A et al. Normal gut microbiota modulates brain development and behavior. Proc. Natl. Acad. Sci. 2011;108:3047-52.

8. Dionne CE, Laurin D, Desrosiers T, Abdous B, Le Sage N, Frenette J, Mondor M, Pelletier S. Serum vitamin C and spinal pain: a nationwide study. Pain. 2016;157(11):2527-35.

9. Du J, Cullen JJ, Buettner GR. Ascorbic acid: chemistry, biology and the treatment of cancer. Biochim. Biophys. Acta. 2012;1826(2):443-57.

10. Fain O, Mathieu E, Thomas M. Scurvy in patients with cancer. BMJ. 1998;316(7145):1661-2.

11. Goldberg RJ, Katz J. A meta-analysis of the analgesic effects of omega-3 polyunsaturated fatty acid supplementation for inflammatory joint pain. Pain. 2007;129(1-2):210-223.

12. Heather tick nutrition and pain. Phys. Med. Rehabil. Clin. N. Am. 2015;26:309-320.

13. Helde-Franklin M, Björkhem-Bergman L. Vitamin D in pain management. Int. J. Mol. Sci. 2017;18:2170. doi: 10.3390/ijms18102170.

14. Junya Zhai, Yacong Bo, Yan Lu, Chunli Liu, Lishi Zhang. Effects of coenzyme Q10 on markers of inflammation: a systematic review and meta-analysis. Journal List PLoS One. 2017;12(1):PMC5268485.

15. Kieffer P, Thannberger P, Wilhelm JM, Kieffer C, Schneider F. Multiple organ dysfunction dramatically improving with the infusion of vitamin C: more support for the persistence of scurvy in our "welfare" society. Intensive Care Med. 2001;27(2):448.

16. Latremoliere A, Woolf CJ. Central sensitization: a generator of pain hypersensitivity by central neural plasticity. J. Pain. 2009;10(9):895-926.

17. Lyte M. Probiotics function mechanistically as delivery vehicles for neuroactive compounds: microbial endocrinology in the design and use of probiotics. Bioessays. 2011;33:574-581.

18. May JM, Qu ZC, Meredith ME. Mechanisms of ascorbic acid stimulation of norepinephrine synthesis in neuronal cells. Biochem. Biophys. Res. Commun. 2012;426(1):148-52.

19. Mehta NM, Malootian A, Gilligan JP. Calcitonin for osteoporosis and bone pain. Curr. Pharm. Des. 2003;9(32):2659-76.

20. Mochizucki D. Serotonin and noradrenaline reuptake inhibitors in animal models of pain. Hum. Psychopharmacol. 2004;19(suppl. 1):s15-9.

21. Philpot U, Johnson MI. Diet therapy in the management of chronic pain: better diet less pain? Pain Manag. 2019;9(4):335-338. ISSN: 1758-1869.

22. Pirbaglou M, Katz J, Souza RJ, Stearns JC, Motamed M, Ritvo P. Probiotic supplementation can positively affect anxiety and depressive symptoms: a systematic review of randomized controlled trials. Nutr. Res. 2016;36(9):889-98.

23. Rondanelli M, Faliva MA, Miccono A et al. Food pyramid for subjects with chronic pain: foods and dietary constituents as anti-inflammatory and antioxidant agents. Nutr. Res. Rev. 2018;31(1):131-151.

24. Tillisch K. The effects of gut microbiota on CNS function in humans. Gut Microbes. 2014;5:404-10.

25. Turnbaugh PJ, Ley RE, Hamady M, Fraser-Liggett C, Knight R, Gordon JI. The human microbiome project: exploring the microbial part of ourselves in a changing world. Nature. 2007;449:804-10.

capítulo 76

Dor Neuropática e as Práticas Integrativas e Complementares em Saúde

Maria Belén Salazar Posso | Vania Maria de Araújo Giaretta | Talita Pavarini Borges de Souza | Glaucia Cerioni

Introdução

A dor é reconhecida pelos estudiosos, geralmente, como um sintoma de doenças, no entanto ela deve ser considerada pela vivência que afeta e é afetada por dimensões psicobiológicas, psicossociais (o termo *psico* associado aos aspectos biológico, social e espiritual é utilizado ao longo do texto para significar a inseparabilidade de corpo, mente e espírito) e psicoespirituais merecedoras de atenção por parte dos profissionais de saúde para seu alívio, controle e tratamento, cônscios de ser direito do homem receber tais ações, além de considerarem que a dor, como sintoma, é o que mais determina a procura de atendimento médico.

No caso especial da dor neuropática, muitas vezes sem danos aparentes, dificulta-se a determinação diagnóstica, porém algumas informações advindas de determinados comportamentos como distanciar-se do convívio social, irritar-se com frequência, inatividade física, sinais não verbais de comunicação emocional, expressões faciais universais de tristeza, dor, medo, preocupação, também os gestos e a postura corporal podem fornecer indícios de uma situação de dor crônica.

É preciso ter empatia com essas pessoas, pois sofrem verdadeiramente e apresentam sensações refletidas em intensas emoções e verbalizadas com palavras fortes e chocantes ao se referirem à intensidade e tipo de dor, como "desumana", "intolerável", "abrasiva", "desesperante", associando-a à atitude e pensamento negativos sempre num crescendo. No entanto, o tratamento da dor, de maneira geral e especificamente da neuropática, começa a despontar como primeiro plano de ação, necessitando que os profissionais de saúde sejam capacitados para entenderem seu mecanismo fisiopatológico, psicossocial e psicoespiritual, causa de tanto sofrimento às pessoas acometidas por esse tipo sintoma e utilizem estratégias tanto da medicina convencional (MC) como da medicina tradicional (MT). O cotidiano profissional daqueles que tratam da dor neuropática evidencia que, cada vez mais, as pessoas com dor neuropática têm buscado alívio nas Práticas Integrativas e Complementares em Saúde (PICS), evitando os eventos adversos advindos dos fármacos atuais usados para o controle da dor neuropática.

Os profissionais de saúde devem conscientizarem-se que o não controle e tratamento da dor é causa de muito sofrimento às pessoas afetadas, as quais reagem de maneira própria e individual aos estímulos, sejam eles dolorosos ou não. A dor vulnerabiliza, fragiliza e interfere no convívio social, no trabalho, na vida como um todo, portanto os profissionais de saúde devem reconhecer as diferentes e diversas formas de controle e tratamento, como as não farmacológicas e nelas inseridas as PICS.

O Ministério da Saúde (MS) do Brasil adotou a terminologia de PICS entendendo que a doença é causada por múltiplos e variados fatores físicos, emocionais e ambientais e que a saúde e o bem-estar resultam do equilíbrio e da harmonia entre esses fatores.

As PICS são "procedimentos terapêuticos fundamentados nos princípios e conhecimentos da MT como um complemento integrativo no tratamento convencional", regulamentados e inseridos na Política Nacional de Práticas Integrativas e Complementares (PNPIC) no Sistema Único de Saúde (SUS), de acordo com a Portaria MS n. 971/96 do Ministério da Saúde (PNPIC/MS).

A relação das PICS tem sofrido alteração pela PNPIC à medida que sua eficácia tem sido evidenciada cientificamente, ao mesmo tempo em que se mostrem seguras e, assim, adotadas no cuidado cotidiano de saúde à população. Com essa PNPIC, o MS prevê que as Práticas Integrativas e Complementares (PIC) sejam incluídas em todos os níveis de saúde (Portaria MS n. 971/96), com abordagens diversificadas, naturais e prioritárias.

Depois de muitos estudos e análises das evidências das ações das diversas PICS, a PNPIC reconheceu 29 delas que podem ser integradas ao SUS, são elas: 1) apiterapia; 2) aromaterapia; 3) arteterapia; 4) ayurveda, 5) biodança; 6) bioenergética; 7) constelação familiar; 8) cromoterapia; 9) dança circular; 10) geoterapia; 11) hipnoterapia; 12) homeopatia; 13) imposição de mãos; 14) medicina antroposófica; 15) MTC/acupuntura; 16) meditação; 17) musicoterapia; 18) naturopatia; 19) osteopatia; 20) ozonioterapia; 21) plantas medicinais/fitoterapia; 22) quiropraxia; 23) reflexoterapia; 24) *reiki*; 25) shantala; 26) terapia comunitária integrativa; 27) terapia de florais; 28) termalismo/crenoterapia; e 29) ioga.

Atualmente, há progressivo reconhecimento e crescente demanda pelo uso das PICS pela população, assim mesmo, vale reiterar que, pela PNPIC no SUS, a proposta de inserção das PICS é oferecê-las de maneira paralela, complementar e integrada à MC, e não a substituir. Ao mesmo tempo, esta Portaria MS n. 971/96 determina que as PICS sejam integradas à assistência prestada nas Unidades Básicas de Saúde (UBS) em todos os níveis de saúde, com diferentes abordagens da MT para agilizar, incrementar e disponibilizar as intervenções "preventivas e terapêuticas aos usuários do SUS, e utiliza como referência o Guia de Estratégias das MT, de 2014 da OMS". A disponibilização no SUS regulamentada e estimulada pela PNPIC das PICS é uma realidade em vários estados brasileiros, embora não se efetive na mesma proporção e mesma intensidade nos serviços públicos de saúde nacionais, porém é inconteste a procura por estas terapêuticas.

Para este capítulo, foram selecionadas quatro PICS, entre outras, com evidências científicas relevantes de eficácia no controle de dor neuropática, que podem ser associadas ao tratamento convencional, são elas: aromaterapia; fotobiomodulação; massagem e *reiki*.

Aromaterapia na dor neuropática

As atitudes se transformam ao entender que aquilo construído, repetidamente, no inconsciente se reflete no sistema psicobiológico e influencia a saúde emocional e a física, pois são estas contíguas, inseparáveis. Os sentimentos, sejam eles positivos, sejam eles negativos, exteriorizados pelas emoções afetam a saúde física e mental do ser humano, resultando em boa saúde se positivos, ou em enfermidade se negativos. Estes, podem se manifestar por alterações e sintomas psicofisiológicos e psicossociais, presentes, especificamente, na dor neuropática. A aromaterapia pode ser uma opção integrativa e complementar no controle e tratamento desse tipo de manifestações orgânicas pela aplicação de óleos essenciais (OE), via inalatória ou tópica, com leves massagens.

A **aromaterapia** é a ciência que estuda a ação dos OE quimiotipados, extraídos de plantas aromáticas, para, além daquele benefício, equilibrar também, a mente, o corpo e o espírito, pelo uso sistemático desses OE. A **aromatologia** estuda as propriedades bioquímicas e farmacológicas e as indicações terapêuticas dos OE. Enquanto a **aromacologia** é o estudo dos efeitos psicológicos da inter-relação da fragrância e a psiquê, em que os OE, atuando no sistema límbico, também favorecem a aceitação de sentimentos expressos pelas emoções e as equilibra. Então, essa PICS abrange o conhecimento dos componentes químicos dos OE e de suas propriedades e ações bioquímicas e farmacológicas nos sistemas anatômico, fisiológico psiconeurológico e imunológico humanos responsáveis pelo equilíbrio psicobiológico, psicossocial e psicoespiritual do homem.

Dominique Baudoux afirma que "a abordagem da aromaterapia científica não é complicada nem difícil porque ela tem uma lógica evidente: a bioquímica aromática e terpênica é o fio condutor para compreensão de todas as atividades dos óleos essenciais". Os OE já eram conhecidos pelos homens das civilizações antigas, como os aborígenes, hindus, chineses, egípcios, assírios, persas, babilônios, sumérios, árabes, gregos, romanos com ampla variedade de aplicações embrionárias e empíricas para o tratamento de suas lesões, massagens, embalsamamento com óleos vegetais e essenciais como cânfora, mirra, entre outros, banhos aromáticos, o uso de vinagre aromático, uma sinergia de cravo-da-índia, canela, hortelã e lavanda contra a peste.

Já na idade contemporânea, na França dos anos 1930, o uso científico dos OE recebe o nome de "aromaterapia", dado pelo químico francês René Maurice Gattefossé, publicando em 1937 o primeiro livro de aromaterapia, o "Aromathérapie", em que relata suas pesquisas com o estudo da relação da atividade bioquímica das moléculas dos OE e seus efeitos de cura em seres humanos. Um pouco mais tarde, Marguerite Maury, seguindo os ensinamentos de Gattefossé, dedica-se a estudar os OE associando-os aos princípios do holismo e aos do sinergismo farmacológico para desenvolver o que chamou de "prescrição individual para o bem-estar e o alongamento da juventude".

Como afirmado em capítulos anteriores, em presença de ação lesiva a qualquer parte do corpo, este atua nos nociceptores originando estímulos que ativam as diferentes vias ascendentes da dor, incluindo o sistema límbico, no qual a aromaterapia agirá desencadeando respostas do sistema nervoso induzindo-o ao relaxamento e a outras reações que alteram a percepção da dor, do estresse, da ansiedade, ajudando o reequilíbrio homeo-dinâmico. Deduz-se disso que o organismo aciona várias estruturas psicobiológicas para reverter o desequilíbrio causado por qualquer estímulo danoso, breve ou longo, em equilíbrio de seu estado normal.

O ser humano é único e seu corpo não é soma de suas partes, mas um todo unificado, integrante de um universo dinâmico e em constante interação energética com ele, doando e recebendo energia, que, como agente de mudança, gera estados de equilíbrio e desequilíbrio em seu próprio dinamismo. Em suas crônicas, já dizia o filósofo Platão que "o tratamento do todo deveria anteceder a cura da parte".

Parece oportuno, neste momento, definir os OE que são extratos puros e complexos advindos de secreções sintetizadas pelos diversos órgãos secretores das plantas aromáticas e pertencentes a várias famílias bioquímicas com centenas de diferentes e específicos princípios ativos de baixo peso molecular, como terpenos potenciais moduladores lipídicos dos sistemas lipídicos endógenos, inclusive o endocanabinoide (ECS), e conseguem estimular a sinalização canabinérgica; álcoois terpênicos; aldeídos; estéreis; cetonas e fenóis com a capacidade de evaporar rapidamente, portanto são voláteis, lipossolúveis, hidrofóbicos, obviamente aromáticos e altamente concentrados, apresentam-se no estado líquido, em geral transparentes e são fotossensíveis, podendo alterarem-se, portanto devem ser armazenados em recipientes de vidro escuros.

A maioria deles é proveniente da destilação a vapor de raízes, rizomas, madeiras, folhas, flores, casca de frutos, sementes, resinas; também podem ser obtidos pela prensagem a frio das cascas de frutas cítricas, porém esta forma é mais restrita; também pela enfloragem (*enfleurage*), extração do perfume das pétalas de flores aromáticas quando colocadas sobre substâncias gordurosas que absorvem sua essência até ficarem totalmente impregnadas.

Reiterando, a ação terapêutica dos OE acontece no organismo, interage de forma completa na parte psicobiológica e psicoespiritual. Os OE devem ser usados com cautela em crianças, idosos e gestantes e, para todos, necessitam ser diluídos em substâncias graxas, como óleos vegetais (carreador) de coco, amêndoas, abacate, jojoba, entre outros, também em leite, manteigas, géis, ceras, hidrolatos, álcool vegetal.

Uma propriedade dos OE, principalmente os analgésicos, é que seus princípios ativos podem potencializar a absorção dos princípios ativos das medicações convencionais para a dor, complementando-se. A aromaterapia é um procedimento não invasivo, contudo a escolha do OE deve seguir a sensibilidade olfativa, a preferência e a aceitação dos odores pelo paciente e da sensibilidade de sua pele, antes de qualquer uso tópico, **reafirmando que os OE são muito concentrados e, portanto, sempre devem ser diluídos.**

Devem ser observadas precauções para o uso de OE: **jamais** injetá-los; novamente, sempre os diluir; o uso oral dos OE é **muito restrito e perigoso, pois não são todos que podem ser ingeridos**, necessita ser acompanhado por terapeuta ou farmacêutico capacitado e com muita cautela; **sempre** se deve testar a sensibilidade alergênica (1 gota de OE diluída em 4 ou 5gotas de óleo vegetal e aplicar na pele da dobra interna do cotovelo e esperar 24 horas); aplicar sobre pele íntegra; **jamais pingar** OE puro ou diluído nos olhos. **Jamais** aplicá-los puros em mucosas. **Sempre** observar os critérios de qualidade e autenticidade dos OE que devem ser 100% puros e naturais e devem exibir em seus rótulos especificações botânicas, o quimiotipo, o tipo de extração, número do lote, prazo de validade de 2 a 5 anos, se bem armazenados. **Sempre** respeitar a tabela de diluição e dosagem, lembrando a máxima de que em se tratando de OE "**menos é sempre mais**" e a equivalência de mL, gotas e porcentagem, tomando-se como base a francesa em que 1 mL = 30 gotas e evitando porcentagem maior do que 5%. A aplicação de OE é feita em gotas e sua dosagem deve ser seguida com rigor.

Antecede obrigatoriamente a aplicação de OE, a consulta do cliente com avaliação das suas condições psicobiológicas, psicossociais e psicoespirituais para a correta pescrição/formulação de um ou a combinação harmônica de mais de um OE (máximo seis) como parte da aromaterapia clínica holística e evolução como instrumento de mensuração dos efeitos ocorridos e esperados.

Os OE, como visto anteriormente, atuam na modulação ascendente e descendente no controle da dor, além do alívio natural do estresse, da ansiedade, acalmando, estimulando a concentração, ânimo e energia, segundo significativas evidências científicas e algumas serão apresentadas mais adiante.

Vale, neste momento, elencar alguns OE cujas propriedades analgésicas autorizam a indicá-los para o controle de dores neuropáticas como *Betula lenta L.* (Betula doce), *Matricaria chamomilla* (camomila-alemã), *Chamaemelum nobile* (camomila romana), *Syzygium aromaticum* (cravo-da-índia – botões), *Copaifera officinallis* (copaíba), *Cordia verbenácea* (erva baleeira/maria-milagrosa), *Corymbia citriodora* (eucalipto-citriodora), *Pelargonium graveolens* (gerânio-bourbon), *Harpagophytum procumbens* (garra-do-diabo), *Mentha arvensis* (hortelã-do-campo), *Mentha x piperita* (hortelã-pimenta), *Lavandula angustifólia* (lavanda-verdadeira), *Laurus nobilis* (folhas de louro), *Mysrisica fragans* (noz-moscada), *Boswellia sacra* (olíbano), *Piper nigrum* (pimenta-preta), *Thymus saturejoides* (Tomilho qt borneol), *Gaultheria procumbens* (wintergreen), *Gaultheria fragrantíssima* (wintergreen-indiano), *Cananga odorata* (ylang-ylang-extra).

De acordo com um estudo sobre os constituintes de OE de 31 espécies de plantas aromáticas que apresentam propriedades antinociceptivas, compõem-se de monoterpenos, sesquiterpenos, ocorrendo uma sinergia entre eles; ainda, o estudo enfatiza que, em muitos casos, atuam no sistema opioide e podem também envolver as vias canabinoides, cujo potencial como analgésicos de baixo custo é uma opção real.

As vias de emprego dos OE são variadas: 1) **inalatória ou olfativa**, a mais comumente adotada e mais rápida feita por meio de inalação de aerossóis, de difusores ambientais; 2) **tópica** (cutânea), por meio de banhos, pedilúvio, compressas, massagens; 3) **vias anal e vaginal**, com supositórios e cremes ou óvulos, respectivamente, apesar de essa via não ser muito usada por alguns profissionais de saúde; assim como pela via; 4) **oral** por meio de bochechos, cápsulas manipuladas por farmacêutico capacitado. Uma metanálise, cuja qualidade foi avaliada usando-se a ferramenta Cochrane de risco de viés, que avaliou nove ensaios clínicos randomizados, duplo-cegos, controlados, em que foram incluídos 726 pacientes analisando a eficácia e segurança de cápsulas de óleo de *Mentha x piperita* (hortelã-pimenta) com revestimento entérico em comparação com placebo para o tratamento de 2 semanas da síndrome do intestino irritável ativo (SII). Em cinco estudos, com 392 pacientes e risco relativo 2,23, com intervalo de confiança de 95%, foi considerado que *mentha* e *piperita* são significativamente superior ao placebo para melhora global dos sintomas dessa patologia e melhora na dor abdominal em cinco estudos, com 357 pacientes, risco relativo 2,14. O estudo concluiu que o óleo *Mentha x piperita* (hortelã-pimenta) é seguro e eficaz no controle da dor do SII.

Um estudo examinou o processo que envolve os canais de potássio e receptores opioides na analgesia induzida por *Zingiber zerumbet L.* (gengibre amargo/zerumbona), em um modelo de dor neuropática com lesão de constrição crônica (LCC) em camundongos tratados com zerumbone (10 mg/kg intraperitoneal, ip). Sintomas de dor alodínia e hiperalgesia neuropática foram significativamente aliviados, confirmando a relação dos canais de K e receptores opioides com os atributos antineuropáticos do gengibre amargo).

Dois relatos de caso de controle de dor neuropática utilizando-se pedilúvio enriquecido com sais de Epsom, que, entre outras, têm propriedade analgésica e uma sinergia com OE de hortelã-pimenta, que é analgésico, anestésico e estimulante límbico; OE de pimenta-negra, que é analgésico, anti-inflamatório, estimulante circulatório; OE de gerânio, que é analgésico, anti-inflamatório, anti-hemorrágico; e *Rosmarinus officinalis* (alecrim qt cineol),que é analgésico leve, hipoglicêmico, estimulante circulatório. O uso se deu por 20 minutos, duas vezes/semana em uma paciente com diabetes *mellitus* descompensado e neuropatia periférica de pé esquerdo sem sensibilidade tátil; e o outro uso foi feito em um paciente com queixa de insônia, mau humor, dor neuropática diabética periférica dos pés até as panturrilhas, com temperatura elevada e consequente hiperemia bilateral. Foram observadas, na mulher, recuperação crescente da sensibilidade e melhoria da circulação periférica na região podálica ao longo de 14 dias; e, no homem, diminuição da dor e da temperatura e, consequentemente, da hiperemia, melhora do padrão do sono e do humor no decorrer de 7 dias de tratamento. Em ambos os casos a intensidade dolorosa baixou de 8 inicial para 3 na Escala Visual Analógica (EAV) ao final da 2ª semana. A eleição OE para compor a sinergia foi fundamentada nas evidências das propriedades apontadas na literatura, quais sejam: seu potencial para complementar o manejo da dor em neuropatias e aliviar desconforto em regiões periféricas. Mesmo sendo relatos de experiência, há de ser considerados em razão da carência de trabalhos com evidências robustas, quando se trata da associação da aromaterapia com, especificamente, dor neuropática; contudo, as literaturas nacional e internacional a respeito vêm aumentado nos últimos cinco anos.

Uma dissertação em Ciências da Saúde da Universidade Sul de Santa Catarina mostrou a eficácia da redução da hiperalgesia mecânica em condições de dor crônica do tipo inflamatória e neuropática e o possível envolvimento do sistema opioide neste efeito em camundongos Swiss fêmeas pesando até 35 g, pela inalação do óleo essencial de lavanda-verdadeira. As propriedades terapêuticas da substância foram caracterizadas pela análise cromatográfica gasosa acoplada à espectrometria de massa (CG-EM). Os camundongos foram submetidos à isquemia/reperfusão (IR) da pata posterior pela indução da síndrome da dor regional complexa do tipo 1 (SDRC-1) e, para provocar a dor inflamatória crônica, foi injetado, na região intraplantar (i.pl.), o adjuvante completo de Freund (CFA). Diariamente, os camundongos foram controlados e tratados com o OE de lavanda-verdadeira e, após, avaliados quanto à hiperalgesia mecânica (pelo teste de von Frey) e à atividade locomotora (teste do campo aberto). Para avaliar o envolvimento do sistema opioide, os animais receberam pré-tratamento com naloxona, administrada via intraperitoneal, intratecal ou intraplantar. Detectaram-se 65 constituintes do OE de lavanda-verdadeira, sendo a maior porcentagem a do linalol e a do acetato de linalila, 30,61% e 20,36% respectivamente, com efeitos anti-hiperalgésico na dor inflamatória induzida por CFA e ativação de receptores opioide periféricos e espinais.

Com o objetivo de revisar princípios ativos, a aplicação pré-clínica, a ação e os efeitos neurofarmacológicos de diferentes extratos de alecrim (*Rosmarinus officinalis L.*) em doenças do sistema nervoso, foram estudadas diferentes pesquisas que destacaram as propriedades, especificamente as neuroprotetoras significativas, tanto *in vitro* como *in vivo*. Esta revisão sistemática autenticou o alto poder analgésico do alecrim, revelado pelas análises fitoquímicas em virtude dos terpenoides, alcaloides e flavonoides que o compõem e favorecem a potencialidade de analgésicos convencionais. Especialmente, os autores destacam a ação do OE de alecrim suprimindo a alodínia comum nas dores neuropáticas.

O OE de *Citrus bergamia* (bergamota) (BEO), diluído em cera de jojoba, foi usado para investigar sua ação antialodínica mediada pela estimulação olfatória, por meio de componentes voláteis continuamente difundidos por uma bomba osmótica durante 1 hora. A dor neuropática foi induzida por ligadura parcial do nervo ciático (PSNL) em camundongos machos da linhagem ddY, de e semanas de idade, com peso médio de 24 g, mantidos na condição padrão de biotério e sujeitos a ciclos de luz/escuridão. A cromatografia do BEO continha: D-limoneno (39,60%); acetato de linalila (31,09%); e linalol (9,55%). Foram estudados o comportamento planar bidimensional por um sistema de monitoramento de dupla atividade em gaiola com sensor de feixe infravermelho e o movimento ativo por uma roda em movimento, a avaliação da alodínia mecânica pelo teste de Von Frey. Além disso, amostras do bulbo olfatório foram imuno-histoquimicamente estudadas. Pelos resultados obtidos, os autores sugerem que o BEO exibe uma ação analgésica, mediada por receptores opioides, mas não pelo sistema olfatório.

Outro estudo teve como objetivo pesquisar a ação antialodínica e anti-hiperalgésica do OE de gengibre amargo/zerumbona, pelo envolvimento das vias do canal de L-arginina-óxido nítrico-cGMP-K + ATP, na dor neuropática em modelo de camundongos induzida por lesão de constrição crônica (ICC), avaliados pelos testes de von Frey e Randall-Selitto. Quanto às alodínia e hiperalgesia, estas foram analisadas 30 minutos depois da administração do OE de gengibre amargo/zerumbona para cada via respectiva no 14º dia após a CCI. Os efeitos antialodínicos e anti-hiperalgésicos da substância (10 mg/kg intraperitoneal – ip) foram significativos na dor neuropática em camundongos.

Por um lado, é importante considerar, frente ao conteúdo apresentado, o vasto campo da utilização da aromaterapia para o controle da dor neuropática, uma vez que não é invasiva e de baixo custo, porém a esta prática por parte dos profissionais de saúde ainda é subutilizada, apesar de sua crescente expansão. Por outro lado, há carência de conhecimento, sendo necessárias mais pesquisas que apresentem níveis de evidência fortes que validem a efetividade desta prática, incluindo a potência e a potencialidade dos diferentes OE em coadjuvar a terapêutica farmacológica nos diversos tipos de dor, minimizando doses e efeitos adversos de fármacos no controle da dor, incluindo a neuropática, legitimando a efetividade da aromaterapia como estratégia não farmacológica de grande utilidade no aprimoramento da qualidade da assistência à saúde.

Fotobiomodulação e dor neuropática

Fotobiomodulação é um mecanismo fotoquímico, fotofísico e fotobiológico, promovido pela absorção de luz emitida por *Light Amplification by Stimulated Emission of Radiation (laser)*. A molécula responsável por este evento é o cromóforo, que se encontra no citocromo C-oxidase, que, por sua vez, aumenta a produção de adenosina trifosfato (ATP). Com esse aumento, as células sofrem bioestimulação desencadeando efeitos terapêuticos como a morfodiferenciação e a proliferação celular, neoformação tecidual, aumento da microcirculação local a partir da angiogênese, atuando diretamente na analgesia e nos mediadores inflamatórios como histamina e prostaglandinas.

A fotobiomodulação pela *Low Level Laser Therapy* (LLLT) tem sido foco de estudos que visam a redução de diversos tipos de dor, como a neuropática em seus vários aspectos. Essa terapia é de baixo custo, não invasiva, apresenta poucas contraindicações e raros efeitos colaterais, podendo ser utilizada de forma adjuvante a diversos fármacos e terapias. Pode-se utilizar a fotobiomodulação para promover a regeneração tecidual, a neovascularização, a diminuição do processo inflamatório, melhora do sistema de defesa celular, cicatrização, na diminuição da dor aguda e crônica, no abrandamento do edema e na promoção do relaxamento muscular.

A ação terapêutica da LLLT para o alívio da dor exige dosimetria acurada e mais elevada do que a estipulada para a bioestimulação, encontrando-se no comprimento de onda na faixa espectral do vermelho e do infravermelho (próximo ao invisível), com densidade de potência entre $0,01W/cm^2$ e $1W/cm^2$. Para usar a fotobiomodulação pelo LLLT, o profissional deve avaliar as características da pele, a dor do paciente, o conhecimento da terapêutica medicamentosa em uso, a área da superfície a ser irradiada; calcular a dose, o tempo de aplicação e intervalos certos, a combinação de comprimento, a intensidade (potência), a forma de entrega da radiação por fibra óptica; avaliar a ponteira, o *scanner*, p braço articulado e o modo de radiação (focada, pré-focada, desfocada, por contato ou não), número de pontos irradiados, o estado geral do paciente, entre outros parâmetros, visando determinar o comprimento de onda da LLLT. Além disso, deve, em parceria com o médico responsável, estabelecer o protocolo de aplicação para obter um efeito sistêmico. A LLLT tem efeito biológico com base em sua densidade de energia (J/cm^2), em que o efeito analgésico na dor subaguda é de 3 a 4 J/cm^2, aguda é de 2 a 4 J/cm^2 e 5 a 7 J/cm^2 na crônica.

A LLLT, no comprimento do infravermelho (IV), é descrita como analgésico atuando em neurotransmissores e nociceptores, aumentando os níveis de betaendorfina, excretando glicocorticosteroides, diminuindo a permeabilidade da membrana para Na e K, ao mesmo tempo aumentando a excreção de catabólitos de serotonina e do equilíbrio de adrenalina-noradrenalina, age diretamente sobre as fibras amielínicas, pode restaurar a atividade enzimática, equilibrando, assim, o sistema oxidorredutor local. Quando a célula é irradiada na faixa do IV, atua no potencial de membrana mitocondrial, aumentando ou diminuindo a concentração de ATP, podendo promover o relaxamento muscular.

A dor neuropática é descrita como um fator epidemiológico de várias síndromes neurológicas, que representa 25% dos pacientes em clínicas especializadas em dor. Esta constatação e a dificuldade em se tratar a dor neuropática levaram-nos a realizar essa pesquisa, em que poderão analisar os resultados da terapia com diodo de emissão de luz de baixa intensidade denominado *Light Emitting Diode* (LED), no comprimento do infravermelho, na diminuição da dor e uma melhora na qualidade de vida desses pacientes. Para tanto, utilizaram-se 24 ratos machos Wistar, preparados como modelo experimental de dor neuropática, divididos em quatro grupos randomizados de seis ratos cada. O grupo I foi composto por animais neuropáticos e tratados com LED; o grupo II, por animais neuropáticos e tratados com o LED desligado (placebo); grupo III, por animais-controle e tratados com LED; grupo IV, por animais-controle e tratados com LED desligado (placebo). O tratamento se deu durante 21 dias, por 20 minutos todos as manhãs. Utilizaram-se, na avaliação da eficácia do tratamento, os parâmetros como alodínia mecânica e estática, dinâmica e térmica ao frio e a hiperalgesia térmica e nocicepção espontânea ao calor e nocicepção espontânea. Como resultado, descreveu-se que os animais neuropáticos desenvolveram alodínia e hiperalgesia ao estímulo mecânico, térmico e nocicepção espontânea em 7 dias (tempo 0) contados a partir da indução da neuropatia, mantendo essas manifestações até o 14º dia, o que não foi visto nos outros, demonstrando que o LED promoveu efeito analgésico, portanto concluíram que o LED pode ser utilizado no tratamento de pacientes com dor neuropática.

Uma metanálise sobre a eficácia da LLLT em pacientes com fibromialgia levantou os resultados primários verificando o Questionário de Impacto da Fibromialgia (FIQ), a intensidade da dor, número de pontos sensíveis e secundários às alterações observadas e analisadas como fadiga, rigidez, ansiedade e depressão, que sempre são verificadas nos indivíduos com fibromialgia. Nos nove ensaios clínicos randomizados analisados pelos autores dessa revisão mostraram as respostas de uma população de 325 pacientes com fibromialgia que foram submetidos a exercícios, LLLT, luz placebo e combinação de LLLT e exercícios, demonstrando que o LLLT proporcionou o maior escore de redução da dor, rigidez muscular, depressão e ansiedade.

Outro ensaio clínico randomizado, duplo cego e controlado, em que 40 pacientes foram divididos entre aplicação da LLLT e outra com a simulação da terapia seguindo o mesmo protocolo, mantendo o tratamento em uso, os adultos mais velhos com diabetes tipo 2 e com dor neuropática periférica receberam a aplicação da LLLT ou a simulação duas vezes por semana durante 4 semanas e, em seguida, uma vez por semana por 8 semanas. Os tratamentos foram efetivos e sem diferença significativa nas primeiras semanas, mas após as 12 semanas, o grupo em que se utilizou a LLLT apresentou melhor avaliação quanto à diminuição da dor, melhora da qualidade de vida, da funcionalidade, dos níveis séricos de biomarcadores inflamatórios, mostrando que é uma terapia promissora pela evidência de seus bons resultados no controle desse tipo de dor neuropática.

Outro estudo randomizado com 50 pacientes com polineuropatia diabética, em Toronto, mostrou em sua avaliação que, após 4 semanas de aplicação de LLLT, os pacientes apresentaram diminuição do escore de dor, porém sem diferença estatisticamente significante, mostrando que esta terapia, quando combinada com outras técnicas ou medicamentos, tem uma ação sinérgica mais resolutiva, o que é compreensível pela dificuldade de se tratar a dor neuropática.

Uma metanálise de ensaios randomizados sobre a eficácia da LLLT na síndrome do túnel do carpo – que ocorre pela compressão do nervo mediano associada a diversos fatores, como hereditariedade, diabetes, etiologias tireoidianas, fraturas ou artrite – obteve sete ensaios clínicos randomizados, perfazendo um total de 270 punhos no grupo de LLLT e 261 no grupo-controle. A análise teve como foco a preensão manual, melhora da dor e potencial de ação do nervo sensorial. Os resultados mostraram que houve melhora estatisticamente significante em todos os parâmetros, foco dos estudos no grupo de LLLT. Apenas um trabalho não mostrou essa evidência estatística, o que pode estar relacionado aos diversos comprimentos de onda utilizados, à não padronização das dosagens e ao comprimento de onda dos diversos estudos, ocasionando possível limitação dessa revisão, mas clinicamente este resultado positivo pôde ser observado.

Em outra metanálise no tratamento da dor da síndrome do túnel do carpo (CTS) com o objetivo de investigar a eficácia da LLLT nessa neuropatia, foram pesquisados ensaios clínicos randomizados (RCT), em que se compararam os efeitos da LLLT com ou sem imobilização ao placebo nos resultados funcionais e eletromiográficos em 473 pacientes/631 punhos elegíveis com CTS, em oito RCT. A LLLT foi superior ao placebo na melhora da força de preensão; contudo, não apresentou diferença estatisticamente significativa da melhora do estado funcional, redução da dor ou avaliações do eletrodiagnóstico motor nos dois grupos. Os autores sugerem novos estudos com períodos de acompanhamento mais longos para verificar a eficácia da LLLT para tal tratamento.

Um estudo de revisão buscou analisar os tipos de LLLT e dosimetria para a dor neuropática, para tanto o autor relata que artigos descreviam a utilização de duas formas de avaliação da dor, sendo utilizado os pontos-gatilhos para a dor neuropática inespecífica e primária, para a dor nociceptiva específica e secundária decorrentes de trauma, inflamação. O autor observou que a dosimetria é variada, mas que os efeitos benéficos são evidenciados nos estudos, fato que indica a necessidade de mais estudos para melhor definição da dosemetria.

O ensaio clínico duplo-cego randomizado controlado objetivou avaliar a eficácia da terapia a *laser* em conjunto com a carbamazepina para o tratamento da neuralgia do trigêmeo (NT) em 30 pacientes de ambos os sexos, divididos em dois grupos: experimental; e controle. De início, foram administrados a todos os 100 mg de carbamazepina e, após 48 horas, outros 100 mg para controle da dor. No grupo experimental, foi acrescida à terapia medicamentosa a LLLT e, no grupo-controle, foi aplicado o *laser* Sham substituindo a LLLT. Isso ocorreu por nove sessões (3 dias por semana). A intensidade da dor, mensurada pela escala visual analógica

(EAV), diminuiu ao final do tratamento, indo de 6/8 para 1/2 no grupo experimental e de 6/6 para 2/7 no grupo-controle, mostrando que a LTTT potencializou a terapia medicamentosa no tratamento da NT. Mesmo que em ambos os grupos tenha havido melhora significativa ao longo do tempo, a LTTT mostrou-se superior, inferindo-se que essa terapia pode ser utilizada para reduzir os efeitos colaterais e a dosagem do medicamento.

Um estudo experimental investigou o efeito combinado de células-tronco derivadas de gordura humana (hADSCs) e TLLL na neurorregeneração e na dor neuropática após a lesão medular. Foram utilizados 48 ratos Wistar adultos, machos, com peso de 200 a 250 g randomizados em seis grupos, sendo o controle sem intervenção; outro grupo de lesão da medula espinal (SCI) + sem intervenção; SCI + 10 μl de PBS (injeção *in situ*); SCI + *laser*; SCI + 106 hADSC suspensos em 10 μl de PBS (injeção *in situ*); SCI + *laser* + 106 hADSC suspensos em 10 μl de PBS (injeção *in situ*). Tanto a dor neuropática como a função motora foram avaliadas semanalmente. Os resultados obtidos mostraram que a sinergia de hADSC e *laser* melhorou significativamente a recuperação da função motora, hiperalgesia e alodínia, e ainda que houve aumento do número de axônios ao redor da cavidade mais do que em outros tratamentos.

Em conclusão, os estudos citados mostraram eficácia quando comparados em seus grupos, sendo que, como um tratamento adjuvante, sua utilização tem importância sinérgica e devem ser mais pesquisadas para elucidação de sua efetividade em vários âmbitos do controle da dor. Esses estudos evidenciam que os efeitos terapêuticos da TLLL, tanto na dor como na qualidade de vida, podem ser mapeados pelo pesquisador e vivenciados pelos pacientes.

Sendo uma terapia não invasiva, sem relatos clínicos de toxicidade, a aplicação de LLLT para o controle da dor é uma prática integrativa, sem risco de danificar as células saudáveis. Contudo, vale alertar, neste momento, sobre os cuidados preventivos do uso da LLLT, como impedir irradiação em áreas com epífises de jovens, com processos tumorais e região contígua, em locais hemorrágicos, ganglionares simpáticos, gônadas e nervo vago.

Massagem e dor crônica neuropática

A massagem é uma prática integrativa inserida em diversas racionalidades em saúde ou abordagens terapêuticas, a exemplo da MTC, com técnicas como anmá, acupressão, shiatsu, reflexologia, *quick massage*, *do-in* (automassagem); assim como na medicina ayurvédica com a massagem *abhyanga*, *shiroabhyanga*, *udwarthana*; na antroposofia, com massagem rítmica, entre outras.

No Glossário Temático das Práticas Integrativas e Complementares em Saúde, derivado da PNPIC-SUS, encontra-se a definição de massagem, de forma abrangente, não especificamente relacionada a uma abordagem terapêutica ou racionalidade: "prática terapêutica que envolve um conjunto de manipulações sistemáticas em tecidos corporais moles, a partir da pele, com o objetivo de estimular os sistemas imune, circulatório, nervoso, muscular e, nas práticas de origem oriental, também o energético".

Princípio da técnica

Os diferentes tipos de massagem buscam, na sua essência, por meio da manipulação dos tecidos corporais, melhorar respostas fisiológicas, psicológicas e energéticas. Independentemente da técnica adotada, a prática da massagem tem como princípio a noção de que o indivíduo é um todo e de que as questões pontuais, como dores, devem ser tratadas nas dimensões física, psíquica, emocional e energética.

A exemplo, na MTC, os problemas de saúde são considerados consequências dos desequilíbrios entre os cinco elementos (madeira, fogo, terra, metal, água) e a estagnação da energia vital, ou *Qi*. Os pontos de acupuntura espalhados pelo corpo, assim como os meridianos, podem ser sedados por meio de toques com pressão contínua ou pressionados de forma intermitente para proporcionar a estimulação.

Na medicina *ayurvédica*, de origem indiana, os indivíduos são constituídos por cinco elementos (éter, ar, fogo, água e terra), que também devem estar em equilíbrio, pois a saúde depende da integração corpo-mente-espírito. Utiliza-se de associação com ervas e óleos na massagem.

Indicações

As indicações da massagem são diversas e os resultados se sobrepõem à procura inicial do paciente/cliente. Por exemplo, o objetivo inicial pode ser uma dorsalgia e, invariavelmente, além da melhora da dor, ocorre aumento da sensação de bem-estar, relaxamento, diminuição da pressão arterial, frequência cardíaca e respiratória.

Em razão da diversidade de técnicas de massagem, todos os tipos de pacientes/clientes podem se beneficiar, com conhecimento adequado das contraindicações que cada técnica apresenta.

Também é possível a associação com outras terapias integrativas, como o *reiki* (prática integrativa vibracional) e aromaterapia (prática integrativa que utiliza óleos essenciais), que potencializa seu uso e benefícios, comprovados por meio de ensaios clínicos randomizados.

A massagem tem efeitos comprovados nas seguintes situações:

▶ **Melhora do sono:** em pacientes queimados em terapia intensiva, em pacientes com doença de Parkinson, pacientes com problemas cardíacos cardiopatas, com artrite reumatoide.

▶ **Diminuição do estresse crônico:** com diminuição do cortisol salivar, estresse laboral de profissionais da saúde, estresse e ansiedade.

▶ **Qualidade de vida:** em pacientes com fibromialgia, adultos com estresse.

▶ **Ansiedade:** em pacientes queimados, em pacientes estáveis em unidade de terapia intensiva (UTI), em pacientes com síndrome coronariana aguda.

▶ **Dor aguda e crônica:** em pacientes pediátricos em UTI, em pacientes oncológicos, em pacientes queimados, profissionais da saúde com lombalgia ocupacional.

São diversas as condições dolorosas inseridas na classificação de dor neuropática, assim como são diversos as etiologias, os sinais e os sintomas manifestos. A massagem como prática integrativa e complementar é vastamente utilizada em pacientes acometidos por dores neuropáticas. Por sua abrangência, neste capítulo, será abordada a utilização da massagem nas condições álgicas relacionadas ao câncer e à lombalgia.

■ Câncer

A prevalência de dor neuropática em pacientes oncológicos tem grande expressão na prática clínica, seja na internação, seja em ambiente ambulatorial, com estudos que variam de 19% a 53%, com considerações de dor neuropática pura ou mista, podendo ser secundária ao tumor, ao processo metastático e também aos tratamentos.

No algoritmo sobre o manejo da dor neuropática, autores direcionam a utilização da massagem tão logo seja possível, não apenas para a dor, mas também para tratar precocemente depressão, ansiedade, distúrbios do sono, entre outros comprometimentos.

O National Institute for Health and Care Excellence (NICE), órgão público não departamental executivo do Departamento de Saúde da Inglaterra, elaborou um *guideline* voltado aos cuidados de fim da vida para bebês, crianças e jovens com condições limitantes de vida (*End of life care for infants, children and young people with life-limiting conditions: planning and management*) e recomenda a massagem para o manejo de dores, entre elas, a dor neuropática associada ao câncer.

O National Center for Complementary and Integrative Health (NCCIH), órgão do National Institutes of Health (NIH) dos Estados Unidos, responsável por realizar, apoiar e fornecer informações sobre práticas complementares em saúde, aponta a massagem como uma prática complementar no tratamento de pessoas com câncer, com foco no manejo da dor e na ansiedade.

Revisão sistemática e metanálise foram publicadas sobre o impacto da massoterapia em populações de pacientes oncológicos com câncer. Dezesseis ensaios clínicos foram analisados e demonstraram que a massagem é uma prática segura e efetiva no tratamento da dor, assim como da fadiga e da ansiedade, porém com fraca recomendação.

No *Guideline* de prática clínica focado em pacientes com câncer de mama da Society for Integrative Oncology, o uso de massagem durante o tratamento com quimioterapia para redução de dor é recomendado a pacientes individuais com base no julgamento profissional e nas preferências do paciente (nível de evidência C) e, para melhora do humor, há recomendação da massagem a todos os pacientes (nível de evidência B).

A American Society of Clinical Oncology (ASCO) destacou um estudo piloto com a utilização da massagem terapêutica oncológica em pacientes com dor neuropática induzida por quimioterapia. Foi utilizada a técnica de massagem sueca com 71 pacientes com câncer de mama e do trato gastrointestinal, com neuropatia de membros inferiores atribuída ao tratamento com oxaliplatina, paclitaxel ou docetaxel, sem outra história de causas atribuíveis. Verificou-se a manutenção do escore de dor reduzido até 4 semanas após a realização de 12 sessões de massagem, 30 minutos cada sessão, três vezes por semana.

Com a associação da aromaterapia, 46 pacientes, que apresentaram dor neuropática periférica induzida pela quimioterapia com uso de oxaliplatina, foram divididos entre o grupo-intervenção com massagem três vezes por semana e o grupo-controle com os cuidados de rotina. A intensidade de dor, gravidade da parestesia e fadiga foram significativamente menores no grupo-intervenção.

A busca pelas melhores evidências científicas continua por meio da realização das pesquisas e de publicações de boa qualidade. Importante destacar que há desafios na realização das pesquisas, seja pelo modelo protocolar que um ensaio clínico randomizado exige e que limita uma prática que tem por objetivo ser holística, seja pelo acesso aos pacientes, pois é desafiador um projeto de pesquisa ser aceito com estes pacientes em virtude de financiamento para suportar os custos das pesquisas.

■ Lombalgia

Lombalgia é considerada o problema de saúde mais comum entre os adultos em idade laboral. Diversos estudos apontam a prevalência que varia de 1,4% a 20% em países como Canadá, Estados Unidos, Suécia, Bélgica, Finlândia, Israel e Holanda, 39% entre Nigéria e África do Sul, chegando a 60% no Brasil, considerando a dor lombar crônica primária.

O uso da massagem é prevalente na população atingida por esta condição, chegando a 47,7%. Acrescente-se que atualmente a ênfase no tratamento da lombalgia é a associação da autogestão, terapias físicas e psicológicas e terapias complementares, e menos ênfase em tratamentos farmacológicos e cirúrgicos, como nas diretrizes dos Estados Unidos e do Reino Unido, que endossam o uso da massagem.

O American College of Physicians, dos Estados Unidos, realizou uma revisão sistemática na qual há indicação de massagem para lombalgia crônica não radicular ou radicular, com níveis de evidências moderadas e baixas. O National Institute for Health and Care Excellence (NICE), do Reino Unido, indica a massagem para controlar a dor lombar com ou sem ciática, juntamente com outros tratamentos como exercícios.

Revisão sistemática sobre tratamentos não farmacológicos e não invasivos para dor crônica apontaram que a massagem proporcionou melhora da função em curto e médio prazo e melhoria da dor em curto prazo (níveis de evidência moderados).

Revisão sistemática divulgada pela Cochrane sobre a utilização de massagem para lombalgia com inclusão de 25 ensaios clínicos randomizados e 3.096 participantes, sendo a dor um dos desfechos mais avaliados, apontou que, para a dor crônica, a massagem foi mais efetiva no manejo da dor comparada aos grupos-controle sem intervenção, no tratamento em curto prazo e, quando comparada ao tratamento convencional, o efeito de melhora na dor ocorreu em curto e longo prazo. Destaca-se que não houve nenhum evento adverso sério nas pesquisas e que o efeito mais comum foi o aumento de dor nos participantes entre 1,5% e 25%. Em virtude do número pequeno de participantes e de falhas metodológicas, como a impossibilidade de cegar os terapeutas, considerou-se a qualidade da evidência baixa ou muito baixa. Ainda há lacunas nesta área de conhecimento e desafios na realização das pesquisas, como comentado anteriormente.

A Organização Pan-Americana da Saúde (OPAS), organização internacional de saúde pública, que atua como escritório regional da Organização Mundial da Saúde (OMS) para as Américas, desenvolveu um fascículo que abordou o tratamento da dor lombar e trouxe, entre as medidas não farmacológicas, a massagem como possibilidade de tratamento.

Importante reforçar que há diversos tipos de massagens e que o profissional atuante nesta prática tem um rol de possibilidades, como atuar com a reflexologia no manejo da lombalgia.

Reiki e dor neuropática

Como visto anteriormente, segundo o Ministério da Saúde, as PICS são tratamentos que utilizam recursos terapêuticos com base em conhecimentos tradicionais, voltados para prevenir diversas doenças, como depressão e hipertensão. Em alguns casos, também podem ser usadas como tratamentos paliativos em doenças crônicas. As PICS são um adicional, um complemento no tratamento tradicional, e indicadas por profissionais capacitados conforme as necessidades de cada caso.

No Brasil, o debate sobre as PICS começou a despontar no final da década de 1970, após a declaração de Alma Ata e validada, principalmente, em meados dos anos de 1980, com a 8ª Conferência Nacional de Saúde, um espaço legítimo de visibilidade das demandas e necessidades da população por uma nova cultura de saúde que questionasse o ainda latente modelo hegemônico de ofertar cuidado, que excluía outras formas de produzir e legitimar saberes e práticas.

Assim, sob um olhar atento e respaldado pelas diretrizes da OMS, o Ministério da Saúde aprova, pela Portaria GM/MS n. 971/, 3/05/2006/, a PNPIC. Esta portaria se amplificou, até que, a partir de 2018, a PNPIC passou a considerar 29 procedimentos de PICS para população. Entre elas, está o *reiki*, incluído na Tabela de Procedimentos oferecidos pelo SUS, na categoria de "ações de promoção e prevenção em saúde" e definido de forma simplificada como: "prática terapêutica que utiliza a imposição das mãos para canalização da energia vital, visando promover o equilíbrio energético, necessário ao bem-estar físico e mental".

Evidências científicas têm mostrado os benefícios do tratamento integrado entre medicina convencional e práticas integrativas e complementares. Além disso, há crescente número de profissionais capacitados e habilitados e maior valorização dos conhecimentos tradicionais dos quais se origina grande parte dessas práticas.

Metodologia *reiki* e a dor neuropática

O *reiki* é uma técnica oriunda de antigas práticas tibetanas, entretanto suas bases modernas foram criadas no Japão, no século XX, por Mikao Usui (1865-1926). Sua difusão é marcada pelos trabalhos de Chujiro Hayashi (1878-1940), médico aposentado da Marinha, que fazia uso do *reiki* em sua clínica na cidade de Tóquio; e de Hawayo Takata (1900-1980), residente do Havaí, responsável em difundir a prática nos Estados Unidos. O *reiki* vem da composição das palavras *rei*, que significa energia universal, e *ki*, a energia sutil (similar ao *Chi* chinês). De forma que a terapêutica *reiki*, enquanto energia universal da vida, utiliza a imposição das mãos para canalização da energia universal visando promover o equilíbrio energético, necessário ao bem-estar físico, mental, emocional e espiritual. Busca fortalecer os locais onde se encontram bloqueios – "nós energéticos" –, eliminando as toxinas, equilibrando o pleno funcionamento celular e restabelecendo o fluxo de energia vital – *Chi*, podendo ser aplicado de forma presencial e à distância, é reconhecido pela OMS como uma prática complementar aos tratamentos de saúde, desvinculado de filosofia ou religião.

A prática do *reiki* responde perfeitamente aos novos paradigmas de atenção em saúde, que incluem dimensões da consciência, do corpo e das emoções. A experiência profissional prática tem mostrado que a maior parte dos desequilíbrios de energia encontrados nos pacientes tem sua origem já no útero materno, na infância e na adolescência. Por motivos de padrões arraigados e valores distorcidos, a sociedade acaba colaborando em gerar no indivíduo traumas, padrões limitantes, pré-conceitos, causando desequilíbrios psicofísicos, emocionais e mentais. A terapia *reiki* é de excelente ação complementar, agindo tanto na causa como amenizando o efeito desses padrões. Ao atuar em paralelo com a MC, favorece um tratamento multidisciplinar e multiprofissional, mais integral. Vários estudos têm comprovado a eficácia do *reiki* no cuidado de diferentes distúrbios do organismo, enquadrando-se, assim, em uma opção viável à busca pela saúde integral e autocuidado também de profissionais de saúde.

A terapêutica *reiki* se dá pelo toque suave em 12 pontos específicos da cabeça, do dorso e joelhos e finalizada nos pés, podendo ser aplicado também diretamente no local de alguma lesão, é isenta de contraindicações, podendo ser aplicada em crianças, adultos, animais e até mesmo em gestantes, de forma que a energia é transmitida para o recém-nascido (RN) sem nenhum prejuízo para mãe e filho. Somente pessoas que passaram por treinamento com um mestre professor *reiki*, que estejam capacitadas e qualificadas, podem aplicar *reiki*.

A prática do *reiki*, preferencialmente, é realizada em um ambiente relaxante onde o paciente esteja deitado ou sentado, mas o toque efetivo não é necessário e, muitas vezes, pode ser realizado à distância. Tradicionalmente, o *reiki* atua por meio da passagem da energia vital pelo profissional, como uma via da energia universal, para equilíbrio e fortalecimento da energia do paciente. O tempo médio de uma sessão de *reiki* é de 45 minutos e a maioria dos reikianos realiza a aplicação do *reiki* nos centros energéticos do corpo chamados "chakras", que têm uma ligação com as glândulas, órgãos, vísceras e com o sistema nervoso autônomo (SNA).

Os chakras, palavra que significa "roda" em sânscrito, são parecidos com vórtices. Existem sete chakras principais, que são alinhados verticalmente, da base do tronco ao topo da cabeça, cada um tem uma cor, com a manutenção de funções físicas e emocionais específicas, e está ligado a uma glândula endócrina e um plexo nervoso principal. Eles absorvem energia universal primária (*Chi, Ki, Prana*), decompõe-na e enviam-na ao longo de canais de energia denominados *nadis*, para o sistema nervoso, glândulas endócrinas e sangue, a fim de alimentar o corpo. Existem grandes e pequenos chakras espalhados no corpo, entre eles os que estão nas mãos e nos pés e aqueles denominados "principais".

O chakra mais baixo, o chakra da raiz, fica perto do cóccix, relacionando-se às gônadas (testículos e ovários). O segundo chakra, o chakra umbilical, sacral ou esplênico, situa-se logo abaixo do umbigo ou próximo ao baço e se relaciona com as glândulas suprarrenais. O terceiro chakra, o do plexo solar, situa-se na metade superior do abdome, acima do umbigo, abaixo da ponta do esterno e se relaciona com o pâncreas. O quarto, também conhecido como "*chakra cardíaco*", pode ser encontrado na parte média do esterno, diretamente sobre o coração e tem relação com a glândula do timo. O quinto chakra, o laríngeo, localiza-se no pescoço, próximo ao pomo-de-adão, e tem relação com as glândulas tireoide e paratireoide. O sexto chakra, o da testa, denominado "terceiro olho" ou "frontal", situa-se na parte média da fronte e associa-se à glândula pituitária, hipófise. O sétimo chakra está localizado no alto da cabeça, chamado de coronário, relacionando-se com a glândula pineal.

O sistema de chakras representa uma importante fonte de alimento energético para o corpo, sua perfeita organização representa vitalidade, o equilíbrio mental e emocional, a ligação com a espiritualidade e a terra. A energia é muito importante para a atividade saudável do biocampo e do corpo físico. Se um chakra para de funcionar de modo apropriado, a absorção de energia será perturbada, significando que células e órgãos do corpo servidos por este chakra não vão receber o suprimento energético necessário. Se esta disfunção do chakra persiste, o funcionamento normal dos órgãos e de outras partes do corpo será prejudicado. Por este motivo, o reikiano energiza estes centros energéticos durante o tratamento com *reiki*, uma vez que reequilibrar o funcionamento de cada chakra e seu fluxo energético é um importante caminho para promover saúde, levando-se em consideração sua interligação com células, órgãos, vísceras e sistema nervoso.

Quando a energia se desloca por áreas que oferecem resistência, são produzidos luz e calor. Os bloqueios no nível dos chakras são áreas que oferecem maior resistência ao fluxo da energia e que precisam ser purificadas para liberar o percurso da corrente no circuito e alcançar o chakra da coroa. O *reiki* é uma possibilidade de terapia quando o paciente está com a dor exacerbada, pois há toques sutis ou ausência de toque, apenas a imposição de mãos.

Por dor neuropática se entende "dor que surge no nível do próprio sistema nervoso, por lesão na via de transmissão da dor, causando uma sensação de dor num local correspondente a esta via". Dor que é provocada por lesão ou disfunção do sistema nervoso periférico ou central. Não tem qualquer função fisiológica, pelo que é sempre uma dor patológica, que, na grande maioria dos casos, é uma dor crônica.

No que concerne a estudos que conseguiram demonstrar benefícios na terapia *reiki*, verifica-se que a intervenção com *reiki* em participantes estressados, ansiosos, fatigados, sedados ou inconscientes, durante ou após procedimentos médicos dolorosos, promove melhora, pois reequilibra o *biofeedback*, potencializando a resiliência, o sistema imunitário do organismo, o controle do estresse e o aumento da produção de endorfina.

Foi feito estudo sobre os efeitos da terapia *reiki* na dor, ansiedade e bem-estar global de 118 pacientes de ambos os sexos, com idade média de 55 anos que frequentavam uma unidade oncológica, recebendo qualquer tipo de quimioterapia. A intensidade da dor mensurada pela EVA, e a ansiedade avaliada de acordo com uma escala de classificação numérica própria em sessões de 30 minutos (número total, 238 intervenções) revelaram que as sessões de *reiki* aplicadas diminuíram de forma significativa. Em média, a ansiedade de 6,77 para 2,28 (P < 0,000001) e o escore médio de dor VAS de 4,4 para 2,32 (P = 0,091). Como conclusão, os autores afirmam que as intervenções do *reiki* aumentaram o bem-estar, proporcionaram relaxamento e alívio da dor, melhoraram a qualidade do sono e reduziram a ansiedade. Também indicaram que disponibilizar a terapia *reiki* em hospitais pode dar resposta às necessidades físicas e emocionais dos doentes.

Um estudo com o objetivo de conhecer a ação do auto-*reiki* na redução do estresse e relaxamento, sendo sua autoaplicação realizada por 20 alunos universitários da Universidade de Stockton, duas vezes/semana, por 20 semanas, no conforto de suas residências. Foi aplicado a cada aluno um formulário para preencher uma escala de "credibilidade de linha de base de *reiki*, uma escala de expectativa de *reiki* e uma escala de estresse percebido (PSS)". A cada 4 semanas, após as intervenções, era finalizado o PSS. No final das 20 semanas, os alunos faziam uma avaliação do programa. Apesar de uma amostra pequena, os resultados permitiram inferir que o auto-*reiki* pode originar um efeito calmante e relaxante.

Um estudo qualitativo, descritivo e exploratório para identificar e analisar os benefícios do *reiki* vivenciados por pessoas idosas com dor crônica não oncológica. Uma população de 10 idosos foi submetida a cinco sessões de *reiki* de duração de 60 minutos, utilizando 14 posições de imposição das mãos, sendo quatro na cabeça, quatro toracoabdominais, quatro na região costal e duas nos membros inferiores. A intensidade da dor foi mensurada, antes da primeira e depois da última sessão, pela escala verbal: nenhuma dor; dor leve; dor moderada; dor forte; dor insuportável; e pior dor possível. Ainda foram observados parâmetros vitais; facilidade para deitar-se na maca; movimentação; posição em que deu início ao relaxamento; sonolência e sono profundo; vibrações diferentes regiões do corpo; e aparência geral após a sessão. Os pacientes relataram melhora significativa de ansiedade, do nervosismo, do estresse, da intensidade da dor e das necessidades física, mental, emocional e espiritual.

Outro estudo transversal qualitativo com 10 mulheres portadoras de dor oncológica para conhecer e identificar suas percepções e experiências em relação ao *reiki* recebido após tratamento quimioterápico. Os principais resultados, foram: diminuição do estresse; alívio da dor e parestesia; sentimentos de paz interior; esperança; uma sensação de ser cuidado; melhora cognitiva; autoconfiança; do sono; diminuição da depressão.

Há uma revisão de literatura integrativa disponibilizada nas mais importantes e conhecidas bases de dados nacionais e internacionais, nos idiomas, português, inglês e espanhol. Ela tem o objetivo de conhecer as produções científicas no período de 2008 a 2018, sobre a eficácia do *reiki* e da técnica de *mindfulness* no manejo da dor crônica e avaliar, eentre as técnicas *reiki* e *mindfulness*, qual tem os melhores indicadores para tal manejo. Os resultados mostraram que a maioria dos estudos apontam que o *reiki* é uma PICS com grande eficácia no tratamento adjuvante da fibromialgia e no alívio de estresse e cansaço físico, o mesmo com o *mindfulness*, em várias produções evidenciaram a redução do uso de opioides e anti-inflamatórios, melhorando, assim, a qualidade de vida do paciente. Contudo, ainda essas PICS carecem de ensaios clínicos com fortes evidências científicas da sua eficácia no controle da dor neuropática.

A eficácia do *reiki* no cuidado de vários distúrbios do organismo, em pacientes oncológicos, reduzindo o estresse, dor, ansiedade, fadiga, hipertensão, em idosos, bem como, em profissionais de saúde, assim como na diminuição da ansiedade e dor crônica e melhora de parâmetros de qualidade de vida e promoção de saúde produção de endorfinas; mudança de correlações biológicas na atuação no SNA, favorecendo o parassimpático em relação ao simpático, demonstrando seu benefício no tratamento da dor. Também, o *reiki* é capaz de ativar as glândulas, os órgãos, o SN e imunológico, auxiliando no tratamento do estresse, depressão, dor e ansiedade, restabelecer o equilíbrio físico, mental e espiritual, trazendo benefícios que vão além do corpo físico energizando o corpo e, em determinadas posições, as mãos abrangem todo o sistema de glândulas endócrinas, além de todos os órgãos internos.

O ser humano recebe energia em vários níveis ao mesmo tempo: no nível físico, pelo calor do toque; no nível mental, pelos pensamentos; no nível emocional, pelo amor que flui através das mãos; no nível energético, pela presença do terapeuta e pela própria energia *reiki*. A utilização de uma terapia como o *reiki* na assistência a participantes com ansiedade pode tanto auxiliar no complemento aos tratamentos alopáticos, como reestabelecer o bem-estar com a potencialização da energia do receptor.

Referências bibliográficas

1. Aliinia R, Bagheri-Nesami M, Shorofi SA, Mousavinasab SN, Saatchi K. The effect of foot reflexology massage on burn-specific pain anxiety and sleep quality and quantity of patients hospitalized in the burn intensive care unit (ICU). Burns. 2020;46(8):1942-1951. doi: https://doi.org/10.1016/j.burns.2020.04.035.

2. Angelopoulou E, Anagnostouli M, Chrousos GP, Bougea B. Massage therapy as a complementary treatment for Parkinson's disease: a systematic literature review. Complement. Ther. Med. 2020;49:102340. doi: https://doi:10.1016/j.ctim.2020.102340.

3. Babadi ME, Nazari F, Safari R, Abdoli S. The effect of reflexology on pain perception aspects in nurses with chronic low back pain in Isfahan. Iran J. Nurs. Midwifery Res. 2016;21(5):487-492. doi: https://doi:10.4103/1735-9066.193395.

4. Bahrami T, Rejeh N, Heravi-Karimooi M, Vaismoradi M, Tadrisi SD, Sieloff C. Effect of aromatherapy massage on anxiety, depression, and physiologic parameters in older patients with the acute coronary syndrome: a randomized clinical trial. Int. J. Nurs. Pract. 2017;23(6). doi: https://doi:10.1111/ijn.12601.

5. Bakir E, Baglama SS, Gursoy S. The effects of reflexology on pain and sleep deprivation in patients with rheumatoid arthritis: a randomized controlled trial. Complement. Ther. Clin. Pract. 2018;31:315-9. doi: https://doi.org/10.1016/j.ctcp.2018.02.017.

6. Bates D, Schultheis BC, Hanes MC, Jolly SM, Krishnan V. A comprehensive algorithm for management of neuropathic pain. Pain Med. 2019;20(suppl. 1):2-12.

7. Baudoux D. O grande manual da aromaterapia. Belo Horizonte: Editora Laszlo; 2018. 673 p.

8. Bekhet AH, Ragab B, Abushouk AI, Elgebaly A, Ali OI. Efficacy of low-level laser therapy in carpal tunnel syndrome management: a systematic review and meta-analysis. Lasers Med. Sci. 2017;32(6):1439-1448. doi: https://doi:10.1007/s10103-017-2234-6.

9. Bertolini GR, Artifon EL, Silva TS, Cunha DM, Vigo PR. Low-level laser therapy, at 830 nm, for pain reduction in experimental model of rats with sciatica. Arq. Neuropsiquiatr. 2011;69(2B):356-9. doi: https://doi:10.1590/s0004-282x2011000300017.

10. Birocco N, Guillame C, Storto S, Ritorto G, Catino C, Gir N, Balestra L, Tealdi G, Orecchia C, Vito GD, Giaretto L, Donadio M, Bertetto O, Schena M, Ciuffreda L. The effects of Reiki therapy on pain and anxiety in patients attending a day oncology and infusion services unit. Am. J. Hosp. Palliat. Care. 2012;29(4):290-4. doi: http://doi:10.1177/1049909111420859.

11. Borges TP, Kurebayashi LFS, Silva MJP. Lombalgia ocupacional em trabalhadores de enfermagem: massagem versus dor. Rev. Esc. Enferm. USP. 2014;48(4):670-6. doi: https://doi.org/10.1590/S0080-623420140000400014.

12. Boyd C, Crawford C, Paat CF, Price A, Xenakis L, Zhang W; Evidence for Massage Therapy (EMT) Working Group. The impact of massage therapy on function in pain populations: a systematic review and meta-analysis of randomized controlled trials – Part II: cancer pain populations. Pain Med. 2016;17(8):1553-1568. doi: https://doi:10.1093/pm/pnw100.

13. Brasil. Ministério da Saúde (MS), Secretaria de Atenção à Saúde, Departamento de Atenção Básica. Portaria 971/2006 e 702/2018 – Política Nacional de Práticas Integrativas e Complementares (PNPIC) no Sistema Único de Saúde; 2006/2018.

14. Brasil. Ministério da Saúde (MS), Secretaria de Atenção à Saúde. Portaria n. 702, de 21 de março de 2018 – Altera a Portaria de Consolidação n. 2/GM/MS, de 28 de setembro de 2017, para incluir novas práticas na Política Nacional de Práticas Integrativas e Complementares (PNPIC). Diário Oficial da União; 22 mar. 2018.

15. Brasil. Ministério da Saúde (MS). Conferência Internacional sobre Cuidados Primários de Saúde – Declaração de Alma-Ata, USSR. 6-12 de setembro de 1978. In: Ministério da Saúde (BR), Secretaria de Políticas de Saúde. Projeto Promoção da Saúde – Declaração de Alma-Ata; 1978.

16. Brasil. Ministério da Saúde, Secretaria de Atenção à Saúde, Departamento de Atenção Básica. Política Nacional de Práticas Integrativas e Complementares no SUS (PNPIC-SUS). Ministério da Saúde, Secretaria de Atenção à Saúde, Departamento de Atenção Básica. Brasília: Ministério da Saúde; 2006.

17. Brasil. Ministério da Saúde, Secretaria-Executiva, Secretaria de Atenção à Saúde. Glossário temático: práticas integrativas e complementares em saúde. Ministério da Saúde, Secretaria-Executiva, Secretaria de Atenção à Saúde. Brasília: Ministério da Saúde, 2018. 180 p.

18. Brennan BA. Luz emergente: a jornada da cura pessoal. 9. ed. São Paulo: Cultrix; 2006. 521 p.

19. Brennan BA. Mãos de luz. 21. ed. São Paulo: Pensamento; 2006. 384 p.

20. Buckle J. Clinical aromatherapy: essential oils in healthcare. 3rd ed. Filadélfia: Churchill Livingstone: Elsevier; 2015. 412 p.

21. Bukowski EL. The use of self-Reiki for stress reduction and relaxation. J. Integr. Med. 2015;13(5):336-40. doi: https://doi.org/10.1016/S2095-4964(15)60190-X.

22. Carvalho RC, Maglioni CB, Machado GB, Araújo JE, Silva JRT, Silva ML. Prevalence and characteristics of chronic pain in Brazil: a national internet-based survey study. Br. J. Pain [Internet]. 2018;1(4):331-8. doi: https://doi.org/10.5935/2595-0118.20180063.

23. Chatterjee P, Srivastava AK, Kumar DA et al. Effect of deep tissue laser therapy treatment on peripheral neuropathic pain in older adults with type 2 diabetes: a pilot randomized clinical trial. BMC Geriatr. 2019;19:218. doi: https://doi.org/10.1186/s12877-019-1237-5.

24. Chavantes R. Laser em bio-medicina – Princípios e prática: guia para iniciantes, pesquisadores e discentes na área de saúde e exatas. São Paulo: Atheneu; 2009.

25. Cheraghbeigi N, Modarresi M, Rezaei M, Khatony A. Comparing the effects of massage and aromatherapy massage with lavender oil on sleep quality of cardiac patients: a randomized controlled trial. Complement. Ther. Clin. Pract. 2019;35:253-8. doi: https://doi.org/10.1016/j.ctcp.2019.03.005.

26. Chou R, Deyo R, Friedly J, Skelly A, Hashimoto R, Weimer M, Fu R, Dana T, Kraegel P, Griffin J, Grusing S, Brodt ED. Nonpharmacologic therapies for low back pain: a systematic review for an American College of Physicians clinical practice guideline. Ann. Intern. Med. 2017;166(7):493-505. doi: https://doi:10.7326/M16-2459.

27. Corazza S. Aromacologia: uma ciência de muitos cheiros. 3. ed. São Paulo: Senac; 2010. 413 p.

28. Couceiro TC, Lima LC, Coutinho Júnior MP, Mello PF, Ferreira TM, Firmino AL. Prevalence of neuropathic pain in patients with cancer. Br. J. Pain (São Paulo). 2018;1(3):231-5.

29. Demir M, Can G, Celek E. Effect of Reiki on symptom management in oncology. Asian Pac. J. Cancer Prev. 2013;14(8):4931-3. doi: https://doi:10.7314/apjcp.2013.14.8.4931.

30. Donatello NN. Ativação de receptores opioides periféricos e espinais pela inalação do óleo essencial de Lavandula augustifolia reduz hiperalgesia mecânica em modelos animais de neuropatia e inflamação crônica [dissertação de mestrado]. Pós-graduação em Ciências da Saúde. Universidade Sul de Santa Catarina; 2017. 83 p.

31. Drummond JP, Marquéz JO. Dor neuropática. 2. ed. (amp. e rev). São Paulo: Âmbito Editores; 2007. 254 p.

32. Ebrahimi H, Najafi S, Khayamzadeh M, Zahedi A, Mahdavi A. Therapeutic and analgesic efficacy of laser in conjunction with pharmaceutical therapy for trigeminal neuralgia. J. Lasers Med. Sci. 2018;9(1):63-68. doi: https://doi10.15171/jlms.2018.13.

33. Eidson D. Cura vibracional. Belo Horizonte: Editora Laszlo; 2017. 273 p.

34. Farivar S, Malekshahabi T, Shiari R. Biological effects of low-level laser therapy. J. Lasers Med. Sci. 2014;5(2):58-62.

35. Fatoye F, Gebrye T, Odeyemi I. Real-world incidence and prevalence of low back pain using routinely collected data. Rheumatol. Int. 2019;39:619-26. doi: https://doi.org/10.1007/s00296-019-04273-0.

36. Félix EPV, Oliveira ASB. Diretrizes para abordagem diagnóstica das neuropatias em serviço de referência em doenças neuromusculares. Rev. Neurocienc. 2010;18(1):74-80.

37. Field T. Massage therapy research review. Complement. Ther. Clin. Pract. 2016;24:19-31.

38. Freitag VL, Dalmdin IS, Badke MR, Andrade A. Benefits of Reiki in older individuals with chronic pain. Text Context Nursing. 2014;23(4):1032-1040.

39. Furlan AD, Giraldo M, Baskwill A, Irvin E, Imamura M. Massage for low-back pain. Cochrane Database of Systematic Reviews. 2015(issue 9). Article ID: CD001929. doi: https://doi:10.1002/14651858.CD001929.pub3.

40. Gadelha PE, Martins R. A política nacional de saúde e a 8ª CNS. Saúde Debate. 1988;(20):79-83.

41. Garcez AS. Laser de baixa potência: princípios básicos e aplicações clínicas na odontologia. In: Núñez SC (ed.). Terapia laser de baixa potência na analgesia. Rio de Janeiro: Elsevier; 2012. p. 53-60.

42. Gentile D, Boselli D, O'Neill G, Yaguda S, Bailey-Dorton C, Eaton TA. Cancer pain relief after healing touch and massage. J. Altern. Complement. Med. 2018;24(9-10):968-973.

43. Gerber R. Medicina vibracional: uma medicina para o futuro. 9. ed. São Paulo: Cultrix; 2007. 463 p.

44. Ghezeljeh TN, Mohades Ardebili F, Rafii F. The effects of massage and music on pain, anxiety and relaxation in burn patients: randomized controlled clinical trial. Burns. 2017;43(5):1034-1043. doi: https://doi.org/10.1016/j.burns.2017.01.011.

45. Gnatta JR, Santos SD. Aromaterapia e enfermagem. In: Salles LF, Silva MJP (ed.). Enfermagem e as práticas complementares. 2011. cap. 4, p. 61-76.

46. Gonçalves RB et al. Efeitos da aplicação do laser de baixa potência na regeneração do nervo isquiático de ratos. Fisioter. Pesqui. 2010;17(1):34-39. doi: https://doi.org/10.1590/S1809-29502010000100007.

47. Gopalsamy B, Chia JSM, Farouk AAO, Sulaiman MR, Perimal EK. Zerumbone-induced analgesia modulated via potassium channels and opioid receptors in chronic constriction injury-induced neuropathic pain. Molecules. 2020;25(17):3880. doi: https://doi:10.3390/moléculas25173880.

48. Greenlee H, Balneaves LG, Carlson LE, Cohen M, Deng G, Hershman D et al; Society for Integrative Oncology. Clinical practice guidelines on the use of integrative therapies as supportive care in patients treated for breast cancer. J. Natl. Cancer Inst. Monogr. 2014;2014(50):346-58. doi: https://doi:10.1093/jncimonographs/lgu041. Erratum in: J. Natl. Cancer Inst. Monogr. 2015;2015(51):98.

49. Gümbel D. Fundamentos da terapia holística com óleos essenciais das plantas. Belo Horizonte: Editora Laszlo; 2016. 273 p.

50. Hamamura K, Katsuyama S, Komatsu T, Scuteri D, Bagetta G, Aritake K, Sakurada T. Behavioral effects of continuously administered bergamot essential oil on mice with partial sciatic nerve ligation. Front. Pharmacol. 2020;21(11):1310. doi: https://doi:10.3389/fphar.2020.01310.

51. Horta WA. Teoria das necessidades humanas básicas. In: Horta WA (ed.). Processo de enfermagem. São Paulo: EPU/EDUSP; 1979. p. 27-31.

52. Hozzel M. Ensaios sobre aromaterapia holística. Belo Horizonte: Editora Laszlo; 2019. p. 299. doi: https://doi: 10.1093/pm/pnz075.

53. https://doi:10.1089/acm.2018.0192.

54. Izgu N, Ozdemir L, Bugdayci Basal F. Effect of aromatherapy massage on chemotherapy-induced peripheral neuropathic pain and fatigue in patients receiving oxaliplatin: an open label quasi-randomized controlled pilot study. Cancer Nurs. 2019;42(2):139-147. doi: https://doi:10.1097/NCC.0000000000000577.

55. Janero DR, Makriyannis A. Terpenes and lipids of the endocannabinoid and transient-receptor-potencial-channel biosignaling systems. ACS Chemical Neuroscience. 2014;5(11):1097-1106. doi: https://doi:10.1021/cn5000875.

56. Karu T. Mitochondrial mechanisms of photobiomodulation in context of new data about multiple roles of ATP. Photomedicine and Laser Surgery. 2010;28:159-60.

57. Khanna R, MacDonald JK, Levesque BG. Peppermint oil for the treatment of irritable bowel syndrome: a systematic review and meta-analysis. J. Clin. Gastroenterol. 2014;48(6):505-12. doi: https://doi:10.1097/MCG.0b013e3182a88357.

58. Kirshbaum MN, Stead M, Bartys S. Um estudo exploratório de experiências de Reiki em mulheres com câncer. Intern. J. Palliative Nurs. 2016;22(4):166-172. doi: https://doi.org/10.12968/ijpn.2016.22.4.166.

59. Kisselev SB, Moskvin SV. The use of laser therapy for patients with fibromyalgia: a critical literary review. J. Laser Med. Sci. 2018;10(1):12-20. Disponível em: https://journals.sbmu.ac.ir/jlms/article/view/18015.

60. Kurebayashi LF, Turrini RN, Souza TP, Takiguchi RS, Kuba G, Nagumo MT. Massage and Reiki used to reduce stress and anxiety: randomized clinical trial. Rev. Lat. Am. Enfermagem. 2016;28(24):e2834. doi: https://doi:10.1590/1518-8345.1614.2834.

61. Kurebayashi LFS, Gnatta JR, Kuba G, Giaponesi ALL, Souza TPB, Turrini RNT. Massage and Reiki to reduce stress and improve quality of life: a randomized clinical trial. Rev. Esc. Enferm. USP. 2020;12(54):e03612. doi: https://doi:10.1590/S1980-220X2018059103612. eCollection 2020.

62. Kurebayashi LFS. Auriculoterapia chinesa para redução de estresse e melhoria de qualidade de vida de equipe de enfermagem: ensaio clínico randomizado [tese]. São Paulo: Escola de Enfermagem; 2013. p. 275. doi: htps://doi.org/10.11606/T.7.2013.tde-20092013-155159.

63. Langley-Brady D. Neuropathies: essential oils show promising results in the fight against symptoms. Baltimore Medicine. 2012.

64. Li ZJ, Wang Y, Zhang HF, Ma XL, Tian P, Huang Y. Effectiveness of low-level laser on carpal tunnel syndrome: a meta-analysis of previously reported randomized trials. Baltimore Medicine. 2016;95(31):e4424. doi: https://doi:10.1097/MD.0000000000004424.

65. Licciardone JC, Pandya V. Use of complementary health approaches for chronic low-back pain: a pain research registry-based study. J. Altern. Complement. Med. 2020;26(5):369-375. doi: https://doi:10.1089/acm.2019.0448.

66. Lopez G, Eng C, Overman MJ, Ramirez DLR, Liu W, Beinhorn CM et al. A pilot study of oncology massage to treat chemotherapy-induced peripheral neuropathy (CIPN). Oral Abstract. Session. 2019: PCOP2019ACP-swap 1.7.

67. Mackenzie E. A Bíblia do Reiki: o guia definitivo para a arte do Reiki. São Paulo; 2010. 400 p.

68. Mahdizadeh M, Jaberi AA, Bonabi TN. Massage therapy in management of occupational stress in emergency medical services staffs: a randomized controlled trial. Int. J. Ther. Massage Bodywork. 2019;12:16-22. Disponível em: https://www.ncbi.nlm.nih.gov/pmc/articles/PMC6398989.

69. Manual de Reiki Nível IV – Mestre Professor. Escola Reikilibrar. 2012. p. 155. Disponível em: https://www.REIKilibrar.com.br.

70. Maury M. Marguerite Maury's guide to aromatherapy: the secret of life and youth. UK: Random House; 1996. 240 p.

71. Miles P, True G. Reiki review of a biofield therapy history, theory, practice, and research. Altern. Ther. Health Med. 2003;9:62-72.

72. Monezi R. Reiki, Qualidade de Vida e Estresse. Disponível em: https://pt.slideshare.net/robertwagner1401/doutorado-reikiqualidadedevidaeestresse.

73. Morris LD, Daniels KJ, Ganguli B et al. An update on the prevalence of low back pain in Africa: a systematic review and meta-analyses. BMC Musculoskelet. Disord. 2018;19:196. doi: https://doi.org/10.1186/s12891-018-2075-x.

74. Myss C. Anatomia do espírito: os sete estágios do poder e da cura. Rio de Janeiro: Rocco; 2000. 318 p.

75. NICE. Guideline – End of life care for infants, children and young people with life-limiting conditions: planning and management [Internet]. 2016. Disponível em: https://nice.org.uk.

76. Oliveira FR, Visnardi Gonçalves LC, Borghi F, Silva LGRV, Gomes AE, Trevisan G et al. Massage therapy in cortisol circadian rhythm, pain intensity, perceived stress index and quality of life of fibromyalgia syndrome patients. Complement. Ther. Clin. Pract. 2018;30:85-90. doi: https://doi:10.1016/j.ctcp.2017.12.006.

77. Oliveira PM, Rodrigues BB, Cardoso RRJ, Araújo GF, Severino IGCK, Marques FF. Reiki and mindfullness meditation in the management of patients with chronic pain: a literature review. Braz. J. Hea. Rev. 2020;3(1):1155-1167. doi: https://doi.org/10.34119/bjhrv3n1-089.

78. OPAS/OMS; Frasson VB. Dor lombar: como tratar? Brasília; jun. 2016. v. 1, n. 9. ISBN: 978-85-7967-108-1. Disponível em: https://www.paho.org/bra.

79. Pados BF, McGlothen-Bell K. Benefits of infant massage for infants and parents in the NICU. Nurs. Womens Health. 2019;23(3):265-271. doi: https://doi:10.1016/j.nwh.2019.03.004.

80. Pigatto GR, Agne JE, Bauermann LF, Ferreira J, Santos GT, Freitas RB et al. Estudo da emissão de luz por diodo infravermelho na dor neuropática em ratos. Fisioter. Brasil. 2016;14(4):274-82.

81. Posso IP, Palmeira CC, Vieira ÉB. Epidemiology of neuropathic pain. Rev. Dor São Paulo. 2016;17(suppl. 1):s11-4.

82. Qaseem A, Wilt TJ, McLean RM, Forciea MA. Clinical Guidelines Committee of the American College of Physicians – Noninvasive treatments for acute, subacute, and chronic low back pain: a clinical practice guideline from the American College of Physicians. Ann. Intern. Med. 2017;166:514-30.

83. Rahbardar MG, Hosseinzadeh H. Therapeutic effects of rosemary (Rosmarinus officinalis L.) and its active constituents on nervous system disorders. Iran J. Basic Med. Sci. 2020;23(9):1100-1112. doi: https://doi:10.22038/ijbms.2020.45269.10541.

84. Rhind J. Sinergias aromáticas: aprendendo a combinar corretamente os óleos essenciais. Belo Horizonte: Editora Laszlo; 2019. 537 p.

85. Sarmento-Neto JF, Nascimento LG, Felipe CFB, Sousa DP. Analgesic-like activity of essential oils constituents. Molecules. 2016;21(1):20. doi: https://doi.org/10.3390/molecules21010020.

86. Sarveazad A, Janzadeh A, Taheripak G, Dameni S, Yousefifard M, Nasirinezhad F. Co-administration of human adipose-derived stem cells and low-level laser to alleviate neuropathic pain after experimental spinal cord injury. Stem Cell Res. Ther. 2019;24,10(1):183. doi: https://doi:10.1186/s13287-019-1269-y.

87. Silva TA, Schujmann DS, Silveira LTY, Caromano FA, Fu C. Effect of therapeutic Swedish massage on anxiety level and vital signs of intensive care unit patients. J. Bodyw. Mov. Ther. 2017;21(3):565-568. doi: https://doi:10.1016/j.jbmt.2016.08.009.

88. Skelly AC, Chou R, Dettori JR, Turner JA, Friedly JL, Rundell SD, Fu R, Brodt ED, Wasson N, Winter C, Ferguson AJR. Noninvasive nonpharmacological treatment for chronic pain: a systematic review. Rockville (MD): Agency for Healthcare Research and Quality (US). 2018. Report n.: 18-EHC013-EF.

89. Sousa FFA, Andraus RAC, Barbieri CH, Mazzer N. Influência da irradiação do laser na regeneração nervosa em diferentes locais de tratamento. Acta Ortop. Bras. [periódico na Internet]. 2009;17(6):331-5. Disponível em: https://www.scielo.br/pdf/aob/v17n6/v17n6a03.pdf.

90. Souza TPB. Efeito da Quick massagem sobre níveis de cortisol e melatonina no estresse crônico da equipe de enfermagem: ensaio clínico randomizado [tese]. São Paulo: Escola de Enfermagem; 2019. 186 p. doi: https://doi:10.11606/T.7.2019.tde-23022021-112641.

91. Tisserrand R. Aromaterapia para todos. Belo Horizonte: Editora Laszlo; 2017. 257 p.

92. Tisserrand R. Essential oil safety: a guide for health care professionals. 2nd ed. Churchill Livingstone; 2013. 784 p.

93. UK National Institute for Health and Care Excellence. Low back pain and sciatica in over 16s: assessment and management. 2016. Disponível em: https://www.nice.org.uk/guidance/ng59.

94. Usui M, Petter FA. Manual de Reiki do Dr. Mikao Usui. 6. ed. São Paulo: Pensamento; 2014. 79 p.

95. World Health Organization (WHO). Traditional medicine strategy: 2014-2023. Disponível em: http://apps.who.int/iris/bitstream/10665/92455/1/9789241506090_eng.pdf?ua=1.

96. Worwood VA. Aromaterapia para crianças saudáveis. Belo Horizonte: Editora Laszlo. 346 p.

97. Yeh SW, Hong CH, Shih MC, Tam KW, Huang YH, Kuan YC. Low-level laser therapy for fibromyalgia: a systematic review and meta-analysis. Pain Physician. 2019;22(3):241-254.

98. Zein R, Selting W, Hamblin MR. Review of light parameters and photobiomodulation efficacy: dive into complexity. J. Biomed. Opt. 2018;23(12):1-17. doi: https://doi:10.1117/1.JBO.23.12.120901.

99. Zinman LH, Ngo M, Ng ET, Nwe KT, Gogov S, Bril V. Low-intensity laser therapy for painful symptoms of diabetic sensorimotor polyneuropathy: a controlled trial. Diabetes Care. 2004;27(4):921-4. doi: https://doi:10.2337/diacare.27.4.921.

100. Zulazmi NA, Gopalsamy B, Min JSC, Farouk AAO, Sulaiman MR, Bharatham BH, Perimal EK. Zerumbone alleviates neuropathic pain through the involvement of L-arginine-nitric oxide-cGMP-K+ ATP channel pathways in chronic constriction injury in mice model. Molecules. 2017;22:555. doi: https://doi:10.3390/molecules22040555.

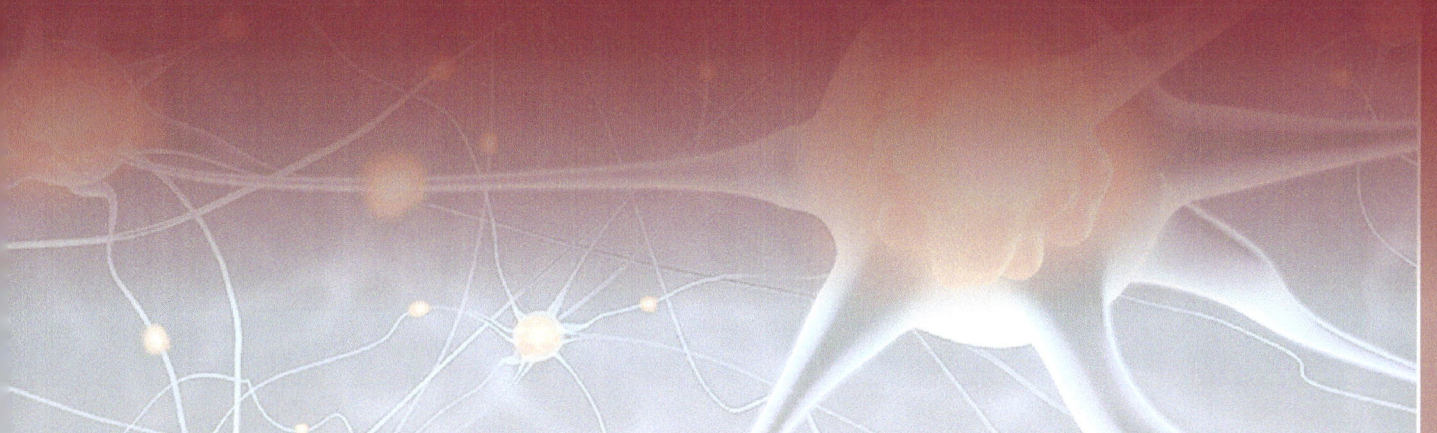

Tratamento Intervencionista
na Dor Neuropática

Uso Propedêutico e Terapêutico da Ultrassonografia em Dores Neuropáticas

Charles Amaral de Oliveira | Ana Lucila Moreira | Sérgio Silva de Mello | Philip Peng

Introdução

O diagnóstico de mono ou polineuropatia alicerça-se em achados clínicos, laboratoriais e eletroneuromiográficos. A ultrassonografia é considerada hoje um complemento natural da eletroneuromiografia e auxilia não somente na localização exata da patologia (o que pode ser difícil somente com a eletroneuromiografia em alguns casos), mas também na sua caracterização morfológica e diagnósticos diferenciais.

O objetivo deste capítulo é apresentar a importância da ultrassonografia de alta resolução na propedêutica clínica avaliando possíveis alterações de imagens desses nervos na consulta médica. Discutiremos também algumas intervenções guiadas por ultrassom comumente realizadas por médicos intervencionistas de dor no tratamento de dores crônicas oriundas de nervos periféricos.

Epidemiologia

A prevalência de dor neuropática crônica é estimada em 7% a 10% da população, sendo mais frequente em mulheres (8% *versus* 5,7% em homens) e predominante em pacientes acima de 50 anos (8,9% *versus* 5,6% abaixo de 49 anos), sendo as radiculopatias lombares e cervicais suas causas mais frequentes.[1] Outras patologias bastante estudadas e também motivos de dores neuropáticas são neuralgia pós-herpética, polineuropatia diabética, síndromes pós-laminectomias, esclerose múltipla, neuralgia do trigêmeo, lesões medulares, acidente vascular cerebral (AVC), câncer, doenças infecciosas (hanseníase, HIV), doenças autoimunes (p. ex., Guillain-Barré), síndrome dolorosa complexa regional (SDCR) tipo 2 e compressões nervosas periféricas.

Com o aumento da expectativa de vida da população, existe uma probabilidade real de incremento de dores neuropáticas em virtude do maior número de pessoas com de diabetes *mellitus*, com câncer e, por consequência, quimioterapia e lesão das fibras A beta, A delta e fibras C.[1]

Considerando o ultrassom peça principal desse capítulo, veremos sua utilização no auxílio do diagnóstico e no tratamento de dores neuropáticas, abordando também dores do sistema nervoso periférico, anatomicamente localizadas além do gânglio da raiz dorsal em referência às estruturas extracranianas.

Equipamento de ultrassonografia

Uma das primeiras publicação de estudos ultrassonográficos de alta resolução de nervos periféricos foi feita em 1985, em que Solbiati descreveu alterações do nervo laríngeo recorrentes em cadáveres.[2] Mas foi neste milênio que o número de publicações referentes ao método ganhou visibilidade e interesse. Isso pode ser atribuído ao avanço tecnológico dos equipamentos de ultrassom, à incorporação desta tecnologia aos aparelhos *point of care* e a um melhor entendimento das imagens adquiridas.[3]

Ao avaliamos nervos periféricos, damos preferência ao uso do probe linear, pois este constrói imagens com qualidade superior quando comparado ao probe convexo. O probe linear trabalha com frequências mais altas, usualmente de 9-13 MHz, podendo chegar de 22 a 32 MHz com probes específicos. Quando aumentamos a frequência e reduzimos a largura do pulso, a qualidade da resolução da imagem aumenta, mas a capacidade de visualizar estruturas abaixo de 4 cm de profundidade fica comprometida. Pelo fato de os nervos periféricos encontrarem-se em regiões mais superficiais, utilizamos probes lineares. As exceções ficam para pacientes obesos, nos quais visualizar alvos profundos pode demandar uso de probe convexo, os quais trabalham com frequência mais baixa e conseguem formar imagens até 15 cm de profundidade, mas com resolução de imagem bastante inferior quando comparados ao probe linear.

De acordo com Colloca, o diagnóstico de dor neuropática precisa respeitar três pontos. O primeiro é esclarecer que há uma história relevante e que consista de uma lesão ou doença neurológica com dor distribuída por neurótomos compatíveis com a lesão/doença. Assim, entende-se que a dor neuropática seja possível. O segundo quesito é, mediante exame físico, avaliar se a dor está associada com alterações sensoriais nos mesmos neurótomos suspeitos. Ao atender este critério, a dor neuropática é vista como provável.

Terceiro e último ponto compreende testes diagnósticos confirmatórios realizados para esclarecer se há lesão/doença do sistema somatossensitivo que explica a origem da dor. Estes testes podem ser o potencial evocado por *laser*, potencial evocado somatossensitivo, biópsia de pele e eletroneuromiografia. Ao ter um resultado de teste confirmatório positivo, conclui-se tratar-se de uma dor neuropática.[1]

Aplicabilidade da ultrassonografia

O estudo ultrassonográfico dos nervos periféricos tem evoluído bastante nas últimas duas décadas e vem ganhando relevância. Para essa investigação, necessário é avaliar os principais nervos periféricos dos membros superiores e inferiores, as raízes cervicais e o plexo braquial.[4] Em polineuropatias, a ultrassonografia (US) é particularmente útil na investigação complementar de patologias desmielinizantes, mostrando aumentos de área que podem ser focais, segmentares ou generalizadas, e avaliando alterações qualitativas dos fascículos nervosos. A presença de vascularização intraneural ou perineural é significativa, pois infere atividade inflamatória neural. Cabe ressaltar que nas polineuropatias axonais (p. ex., na polineuropatia diabética) e nas polineuropatias de fibras finas, a ultrassonografia não mostra tais alterações descritas.

O aspecto pictográfico de uma raiz nervosa na região cervical em sua origem, vista no corte transversal, é uma estrutura monofascicular redonda ou ovalada e hipoecóica. Já quanto ao aspecto ultrassonográfico do nervo mediano, no terço médio do antebraço, notam-se fascículos hipoecóicos circundados por hiperecogenicidade, que correspondem a fibras nervosas e perineuro que lembra um favo de mel. Essas diferenças nas imagens são atribuídas à presença maior de tecido conectivo na periferia quando comparado à sua origem.[5] Também pode-se avaliar os nervos em visão longitudinal. Importante assimilar bem o aspecto pictográfico dos nervos normais para depois estar apto a identificar as anormalidades. Durante o exame ultrassonográfico dos nervos periféricos, avaliam-se a 1) área de corte seccional (ACS) em certos pontos de interesse clínico, 2) se há variabilidade da ACS ao longo do seu curso anatômico, 3) sua ecogenicidade, 4) presença de vascularização e 5) mobilidade do nervo ou luxação.[6]

As estruturas que estão encobertas por osso não poderão ser avaliadas pela ultrassonografia já que os ossos promovem uma completa reflexão do som, impedindo a visualização além deles.

Abordaremos a seguir algumas causas de dores neuropáticas que podem ser diagnosticadas com o uso da ultrassonografia.

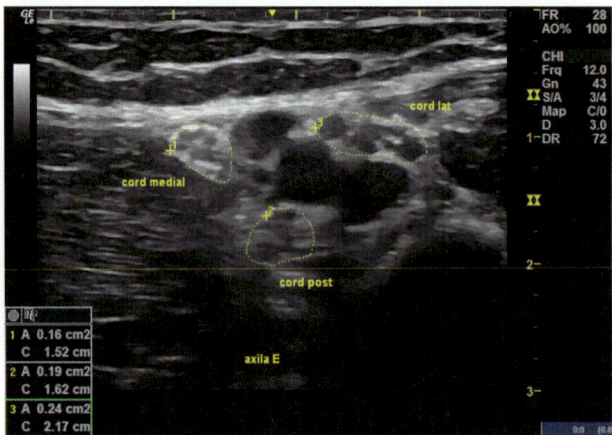

FIGURA 77.1 – Imagem transversa dos fascículos do plexo braquial na axila, estruturas circundadas ao redor dos vasos axilares. Nota-se aumento de área seccional dos fascículos, especialmente do fascículo lateral, em virtude de neuropatia imunomediada por gamopatia monoclonal.

Fonte: Acervo da autoria do capítulo.

Compressões nervosas em membros superiores

Nervo mediano

A síndrome do túnel do carpo é a neuropatia compressiva mais comum dos membros superiores, acometendo 5% da população (Figura 77.2).[7]

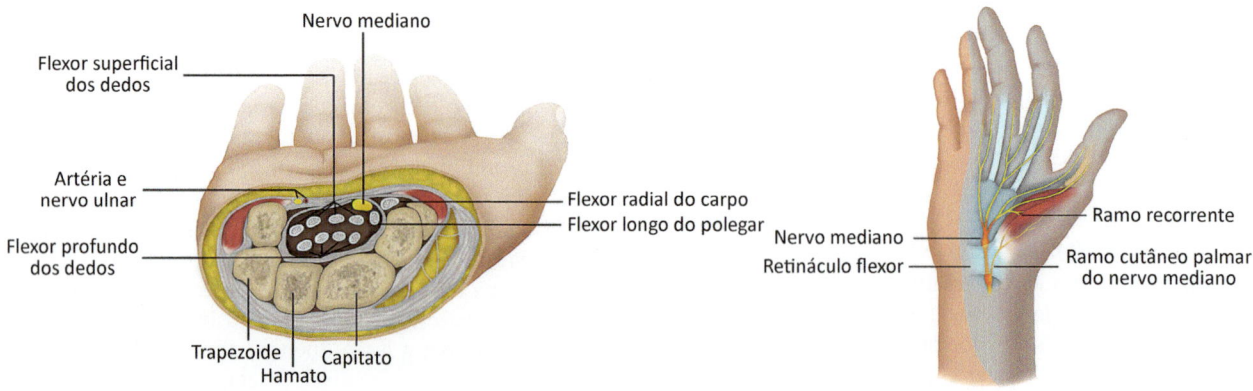

FIGURA 77.2 – Anatomia da mão.

Fonte: Adaptada de Philip Peng Educational Series.

Outros pontos de compressão deste nervo são pelo ligamento de Struthers, entre as cabeças do músculo pronador redondo e a síndrome do interósseo anterior.

O exame padrão-ouro para confirmar uma neuropatia do nervo mediano é a eletroneuromiografia; mas a ultrassonografia tem sido muito utilizada por se tratar de um exame indolor, de baixo custo e servir como triagem. Ao considerarmos a área transversa do nervo > 9 mm², a sensibilidade é de 99%.[8] Se aumentarmos o valor de *cut off* para > 13 mm², essa sensibilidade obviamente ficará reduzida. Uma metanálise que incluiu 19 artigos sem definir um *cut off* único, em razão da variedade entre os estudos, apresentou sensibilidade de 77,6% e especificidade de 86,8%.[7]

O nervo mediano, ao passar sob o retináculo dos flexores, pode sofrer uma compressão e assumir um formato de ampulheta. Se houver uma relação maior ou igual a 1,4 em mensurações da área de secção transversa do nervo mediano no túnel do carpo e 15 cm proximalmente, estudos citam 97% de sensibilidade para a respectiva neuropatia.[8]

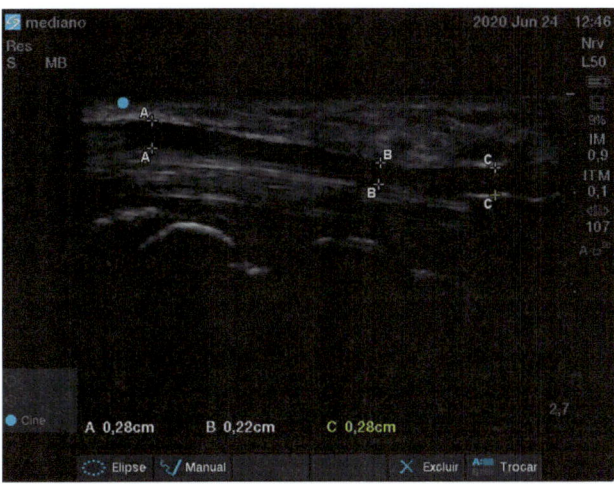

FIGURA 77.3 – Imagem do nervo mediano em visão longitudinal, em aspecto de ampulheta onde o nervo está estrangulado no túnel do carpo e alargado a montante e a jusante.

Fonte: Acervo da autoria do capítulo.

Durante o exame com US, observaremos também se há nervo mediano bífido, presente em 8% das pessoas, ou se há artéria mediana, ramo da artéria radial, junto a este nervo, a qual pode trombosar e ser fonte geradora de dor.

Na síndrome do interósseo anterior, há uma compressão do nervo interósseo anterior, ramo "puramente" motor responsável pela inervação dos músculos pronador quadrado, flexor longo do polegar e flexor profundo dos dedos indicador e médio. Para alguns autores, a dor no punho pode ser tratada abordando esse nervo, inclusive com neurólise após inervação do pronador quadrado, mesmo sendo ele considerado um ramo puramente motor. À ultrassonografia, devemos observar também se há presença de um músculo extra, sendo esta uma variação comum, nominado "músculo Gantzer", e que tem uma relação íntima

como nervo mediano e nervo interósseo anterior, podendo promover sua compressão e gerar a síndrome do interósseo anterior. O bloqueio do nervo pode ser realizado abaixo do pronador quadrado junto à membrana interóssea, guiado pelo ultrassom.

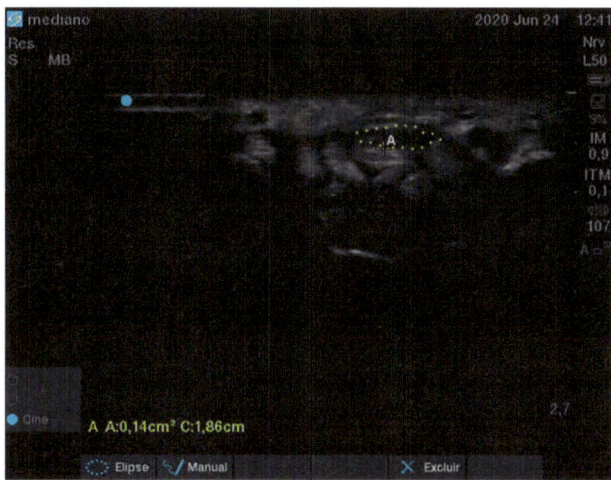

FIGURA 77.4 – Nervo mediano com área de secção transversa de 14 mm², no túnel do carpo, entre escafoide e psiforme.

Fonte: Acervo da autoria do capítulo.

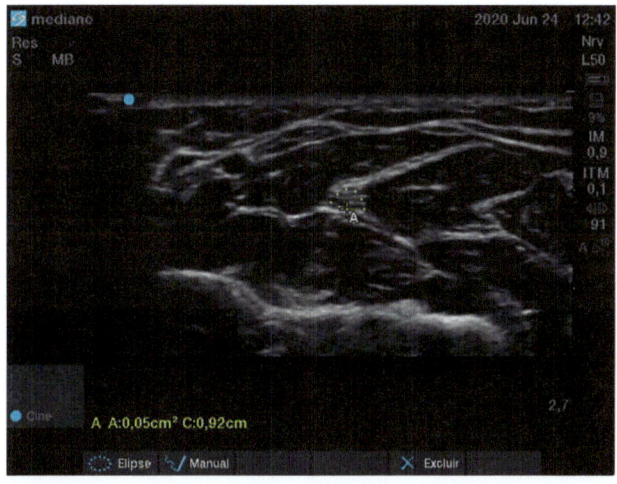

FIGURA 77.5 – Mesmo paciente, com área de secção transversa do nervo mediano com 5 mm², mensurado 15 cm proximalmente, no terço médio do antebraço. Relação de 2,8 (14/5); maior que 1,4, sugestivo de neuropatia do nervo mediano.

Fonte: Acervo da autoria do capítulo.

Outro ponto de compressão do nervo mediano que pode ser analisado é entre as duas cabeças do músculo pronador, abaixo do nível do cotovelo.

O ligamento carpal liga os ossos psiforme e escafoide proximal e distalmente, faz comunicação entre o trapézio e gancho do hamato. Esse ligamento recobre o nervo mediano e nove tendões, sendo eles os quatro flexores superficiais, quatro flexores profundos e o flexor longo do polegar. Fora do retináculo, estão posicionados artéria e nervo radial medial e lateralmente ao tendão flexor radial do carpo.

Procedimentos intervencionistas em dor como bloqueio anestésico simples com ou sem corticosteroide, proloterapia, radiofrequência pulsada, crioterapia, colocação de estimuladores de nervos periféricos, entre outros, são técnicas que podem ser utilizadas no tratamento de dores neuropáticas em diferentes nervos acometidos.

Nervo ulnar

O nervo ulnar ou cubital pode sofrer compressões em diferentes e discutiremos dois deles: canal cubital; e canal de Guyon.

Ao passar entre o olécrano lateralmente e o epicôndilo medialmente, o nervo ulnar pode sofrer uma compressão pelo ligamento de Osborne. Ao avaliar esta área, é importante realizar manobra dinâmica de flexão e extensão do cotovelo para observar se há luxação do nervo ulnar. Um pouco adiante está o canal cubital, o segundo ponto de maior compressão de nervos dos membros superiores, depois do túnel do carpo. Aqui o nervo pode sofrer compressão entre as duas cabeças musculares que constituem o flexor ulnar do carpo. Outras razões são presença de fragmentos ósseos, corpos livres, tumores, gânglios, hematomas, sinovites oriundas do cotovelo e compressão pelo ancôneo epitroclear.[9]

Em países como Índia e Brasil, muito frequentemente encontramos neuropatias causadas por mal de Hansen, em que os nervos se apresentam espessados à ultrassonografia.

De acordo com a literatura, a área transversa seccional limite do nervo ulnar é de 10 mm² ou superior, com uma sensibilidade e especificidade de mais de 88%.[9]

Como relato de caso, temos o de uma jovem que caiu e seccionou parcialmente o nervo ulnar e evoluiu com SDCR tipo 2. Ela foi avaliada em um pronto-socorro onde se realizou uma sutura primária de pele. Evoluiu com mão de parteira e alodínia no território inervado pelo nervo ulnar.

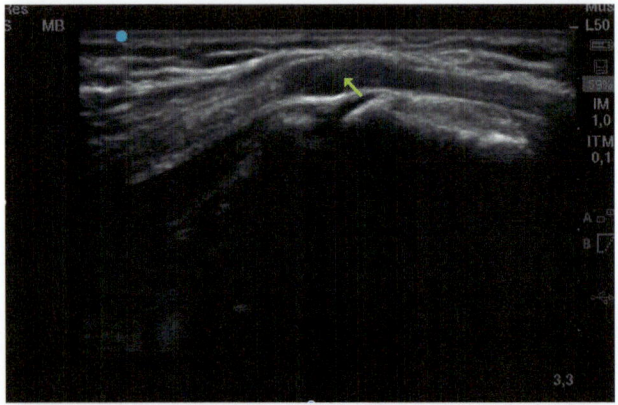

FIGURA 77.6 – Demonstra um neuroma(seta) do nervo ulnar (caso clínico) após acidente corte-contuso, tratada com rafia simples de pele e subcutâneo no primeiro atendimento. Visão do nervo ulnar longitudinal.

Fonte: Acervo da autoria do capítulo.

Por questões socioeconômicas, não teve acesso à cirurgia de mão ou a outros exames complementares. Na análise ultrassonográfica do túnel cubital, percebe-se um neuroma do nervo ulnar. Realizamos radiofrequência pulsada do gânglio estrelado e do nervo ulnar, além de uma hidrodissecção deste com glicose 15% junto ao neuroma formado. A dor do cotovelo melhorou significativamente, mas a paciente permaneceu com dor distal na região da mão.

A síndrome do canal de Guyon é causada por aparecimento de gânglios na região, trauma direto, traumas repetitivos na região hipotenar usual em ciclistas, uso de ferramentas vibratórias, trombose da artéria ulnar, fraturas do gancho do hamato e/ou outros ossos do túnel do carpo.

De acordo com Shea e McClain, há três tipos de classificação da síndrome do canal de Guyon segundo seu sítio de compressão:[10]

▶ **Tipo 1:** compressão do nervo ulnar causando perdas sensitivas e fraqueza motora.

▶ **Tipo 2:** compressão do ramo profundo do nervo ulnar resultando em fraqueza motora dos músculos inervados por este ramo.

▶ **Tipo 3:** compressão do ramo superficial do nervo ulnar, com perdas sensoriais deste nervo.

Anatomicamente, foi proposta, em 1985, por Gross e Gelberman, a teoria das três zonas anatômicas do túnel do nervo ulnar, são elas:[10]

▶ **Zona 1:** começa da borda proximal do ligamento carpal e termina na bifurcação do nervo ulnar.

▶ **Zona 2:** inicia-se na bifurcação do nervo ulnar até o arco fibroso da musculatura hipotenar e contém o ramo profundo do nervo ulnar.

▶ **Zona 3:** inicia-se na bifurcação do nervo ulnar e contém o ramo superficial do nervo ulnar.

Essas 3 zonas interagem perfeitamente com os tipos de síndrome de Guyon anteriormente listadas.

Nervo radial

O nervo radial pode ser lesionado em uma fratura do terço médio do úmero, principalmente nas fraturas transversais, quando comparado às fraturas oblíquas. Também devemos ficar atentos após a fixação dessas fraturas por placas, sendo que pode ocorrer uma fibrose tardia e esta pode aprisionar o nervo radial, ou mesmo ocorrer uma compressão direta da placa ou parafuso sobre o nervo.

A síndrome do interósseo posterior tem uma incidência anual estimada em 0,7%, portanto uma compressão neuropática rara. A apresentação clínica geralmente é fraqueza na extensão dos dedos. Há dor à palpação do epicôndilo lateral e exacerbação deste sintoma na supinação e pronação resistida do antebraço, sendo que epicondilite lateral é um diagnóstico diferencial.

Há cinco possíveis pontos de compressão do nervo interósseo posterior, dos quais o mais comum é a arcada de Frohse; esta compressão denomina-se "síndrome do túnel radial". Quando a compressão ocorre na "saída" dos supinadores, é conhecida como "síndrome do supinador". Os outros pontos de compressão ainda mais raros incluem uma banda fibrosa de tecido anterior à articulação entre o rádio e o capítulo; entre os músculos braquial e braquiorradial; pela artéria e veia recorrente radial ao nível da cabeça do rádio; pela compressão da borda medial e proximal do extensor radial curto do carpo.[11]

Já o nervo radial superficial é responsável pela inervação sensitiva da porção posterior do antebraço/mão. Este nervo pode ser lesionado pelo uso de algemas ou relógio de pulso apertado, ou punção da veia cefálica na altura do pulso.[12]

Outro caso clínico ilustrativo é de uma paciente de 52 anos que, após queda da própria altura, teve uma fratura de Collins, prontamente fixada. Ela evoluiu com dor em porção volar do punho e sinais clínicos de uma síndrome complexa regional, com pobre resposta à terapia farmacológica instituída e fisioterapia. Realizado inicialmente um bloqueio do gânglio estrelado com redução na Escala Visual Analógica (EVA) em 70%. Em seguida, após um cuidadoso escaneamento no trajeto do nervo radial superficial, percebemos um contato íntimo deste com o parafuso que fixava a placa (Figura 77.7). Ao realizarmos um bloqueio diagnóstico com anestésico local deste nervo em região mais proximal, houve alívio completo da dor.

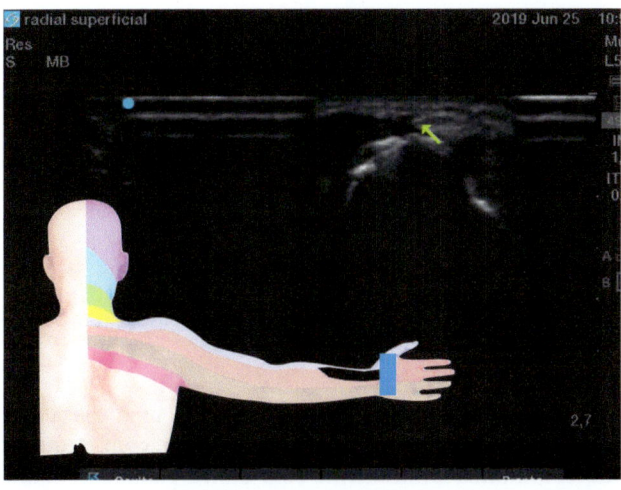

FIGURA 77.7 – Quando realizado escaneamento dinâmico, percebeu-se a íntima relação do nervo radial superficial com o parafuso.

Fonte: Acervo da autoria do capítulo.

Compressões de nervos dos membros inferiores

Nervo cutâneo lateral da coxa

O nervo cutâneo femoral lateral (NCFL) é um nervo sensorial derivado das raízes de L2-L3 susceptível à compressão no seu curso desde o plexo lombar, passando pelo peritônio, sob o ligamento inguinal e dentro do tecido subcutâneo da coxa.[13] A meralgia parestésica é uma mononeuropatia que cursa com disestesia, dormência, parestesia, dor em queimação e alodínia na face anterolateral da coxa secundária à compressão do NCFL.[14] Existem dois pontos

principais que favorecem a ocorrência de compressões desse nervo: na sua passagem pelo trato iliopúbico, e quando ele deixa pelve em direção à coxa. Nesse ponto, ele sofre uma angulação de cerca de 100º, que aumenta com o movimento do quadril. A tendência de ocorrer *entrapment* aumenta em condições como obesidade, gravidez, ascite, trauma direto, roupas apertadas, cinto de segurança e compressões feitas por afastadores cirúrgicos.[15] O NCFL também está sob risco de trauma direto em procedimentos cirúrgicos nessa região, como fixações de fraturas acetabulares, retirada de enxerto ósseo de ilíaco, herniorrafias e abdominoplastias.

Nessa região, onde o NCLF passa sob o ligamento inguinal e próximo à crista ilíaca, existe uma variação anatômica importante na sua localização.[16] Nos pacientes com meralgia parestésica, a localização exata do NCLF é fundamental para o diagnóstico e tratamento.[17] A eletroneuromiografia pode identificar e classificar o comprometimento em mielínico ou axonal (ou ambos), sendo dependente da comparação da resposta com o nervo contralateral. O estudo com ultrassom de alta frequência é útil tanto no caso de não ser possível a comparação contralateral como na suspeita de haver neuroma ou causa secundária de compressão.[18] Nessa condição clínica, o nervo se apresenta em geral aumentado de volume à US, sobretudo próximo à região de compressão. Uma vez que o sítio de passagem próximo à crista ilíaca é bastante variável, a abordagem do NCLF, tanto para diagnóstico como para tratamento com US, se faz de maneira mais fácil por sua visualização dentro do canal fascial que o envolve na coxa, que o separa da pele e da fáscia superficial e também dos músculos sartório e tensor da fáscia lata.[19]

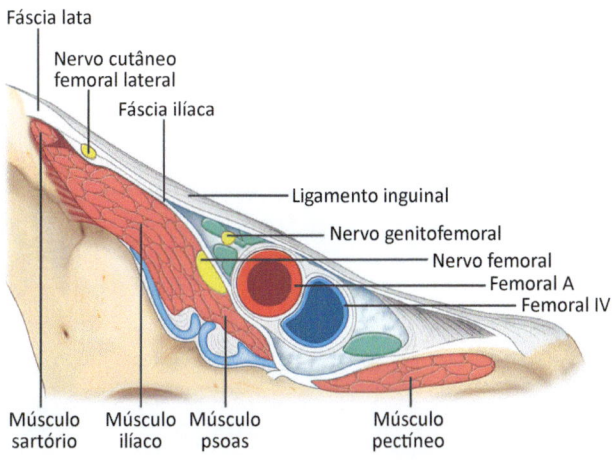

FIGURA 77.8 – Anatomia do nervo cutâneo femoral lateral.

Fonte: Republicada com permissão de Philip Peng Educational Series.

A identificação desse canal permite tanto a localização adequada do nervo como sua abordagem guiada por ultrassom. Essas abordagens podem contemplar desde a infiltração com anestésico e corticosteroide, passando por neurólise por álcool[20] ou radiofrequência, até a marcação pré-operatória do nervo no intuito de localizá-lo corretamente durante abordagem cirúrgica.[21]

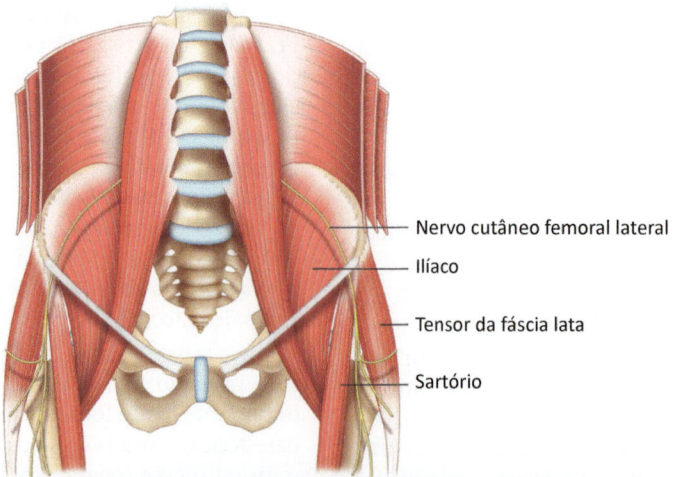

- Nervo cutâneo femoral lateral
- Ilíaco
- Tensor da fáscia lata
- Sartório

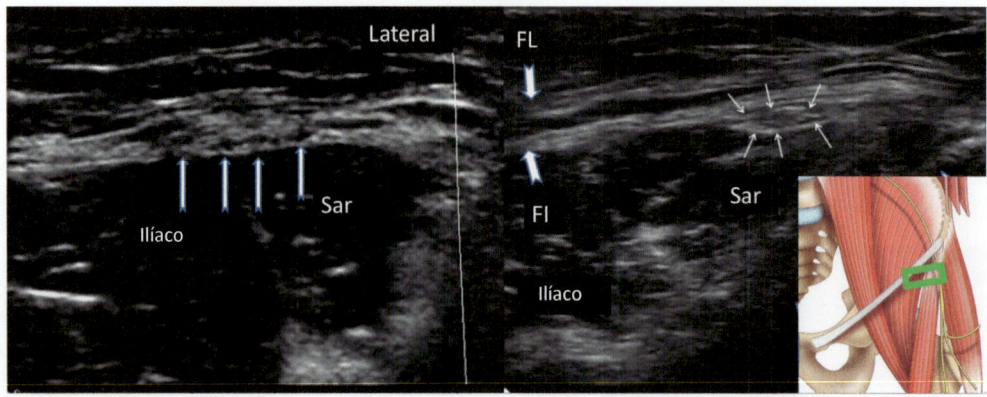

FIGURA 77.9 – Bloqueio guiado por ultrassom.

FL: fáscia lata; FI: fáscia ilíaca; Sar: sartório.

Fonte: Republicada com permissão de Philip Peng Educational Series.

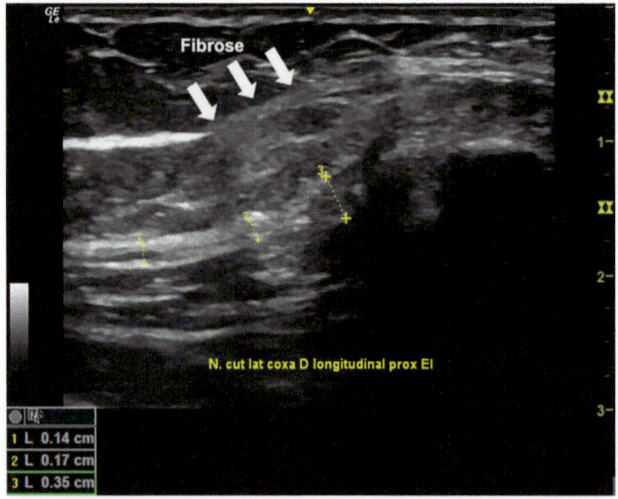

FIGURA 77.10 – US mostra nervo cutâneo lateral da coxa com neuroma (área de aumento do diâmetro AP, hipoecogênica) proximal à espinha ilíaca anterossuperior, com fibrose extensa no local da formação do neuroma (nervo abordado com cirurgia previamente).

Fonte: Acervo da autoria do capítulo.

Nervo tibial

A síndrome do túnel do tarso (STT) é uma causa importante de dor e déficit sensitivo no pé e é, com frequência, confundida clinicamente com outras patologias como fasceíte plantar, radiculopatia S1, metatarsalgia, tendinites e bursites do pé, entre outras. A eletroneuromiografia pode mostrar atraso na condução motora do nervo tibial posterior no tornozelo e pode mostrar alterações axonais (com redução de amplitude das respostas e atividade espontânea no estudo de agulha) tanto relativas ao nervo tibial posterior como aos seus ramos, e, embora tenha baixa sensibilidade no diagnóstico de síndrome do túnel do tarso, precisa ser feita para excluir a presença de polineuropatia periférica e de radiculopatias lombossacras. O advento do ultrassom de alta frequência permitiu maior acurácia na avaliação etiológica desta condição. A compressão do nervo tibial posterior ou de seus ramos no túnel tarsal pode ser ocasionada pelo retináculo dos flexores ou por causas secundárias (cistos, lesões ósseas, lipomas, trombose de vasos etc.). Como as causas secundárias são muito frequentes nessa patologia, a avaliação com imagem torna-se imprescindível. O nervo deve ser visualizado por ultrassom de alta frequência em todo o seu trajeto desde a perna distal até seus ramos plantares (medial e lateral) no pé, e, no caso de haver compressão, a imagem longitudinal é útil por demonstrar o local exato da compressão e o aumento de área do nervo pré e pós-compressão. Os vasos que acompanham o nervo tibial posterior no túnel do tarso (artéria e veias tibiais posteriores) também devem ser inspecionados, pois podem ser causa da STT quando apresentam trombose ou formação de aneurismas ou pseudoaneurismas. Além disso, o ultrassom pode auxiliar na diferenciação de patologias intraneurais causadoras dos mesmos sintomas e que podem ter achados eletroneuromiográficos pouco característicos como cistos ganglionares intraneurais, tumores primários de nervo e até mesmo neuropatias axonais com alterações fasciculares distais, que não são causadas por compressão.[22]

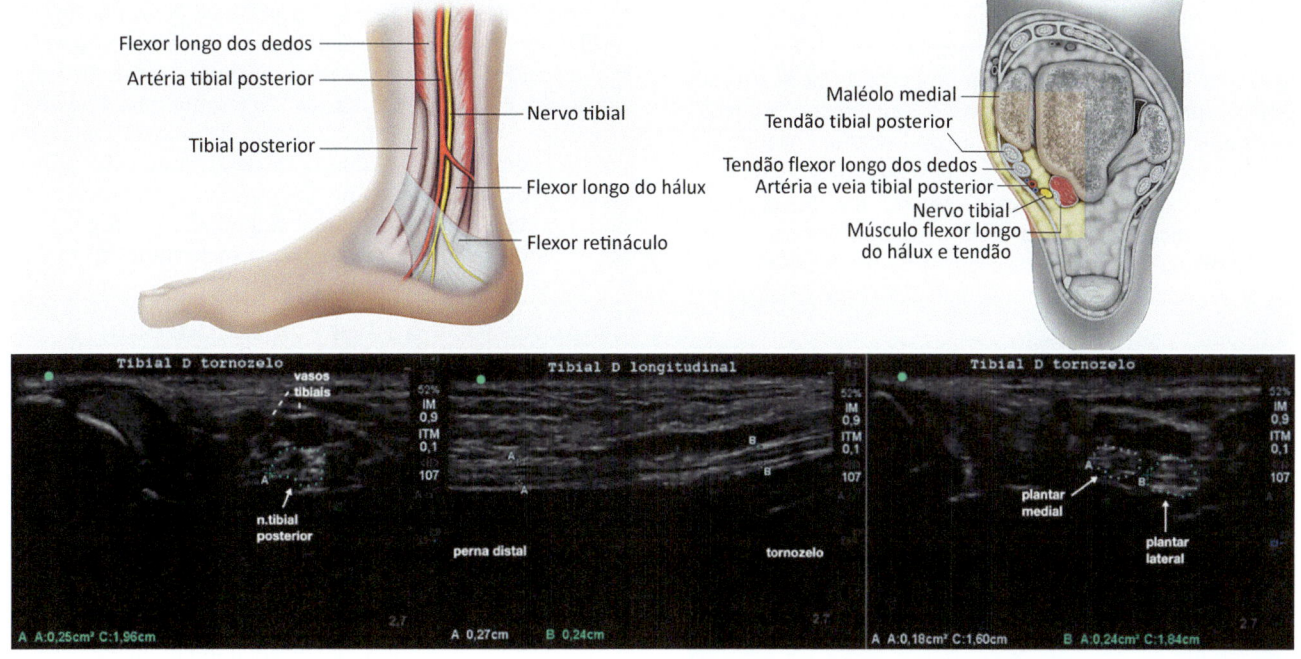

FIGURA 77.11 – Ultrassonografia com imagem transversa no tornozelo mostra nervo tibial posterior com área aumentada (túnel do tarso), imagem longitudinal com redução do diâmetro anteroposterior no tornozelo em relação à perna distal e imagem transversa dos ramos plantares medial e lateral também com área seccional aumentada.

Fonte: Republicada com permissão de Philip Peng Educational Series.

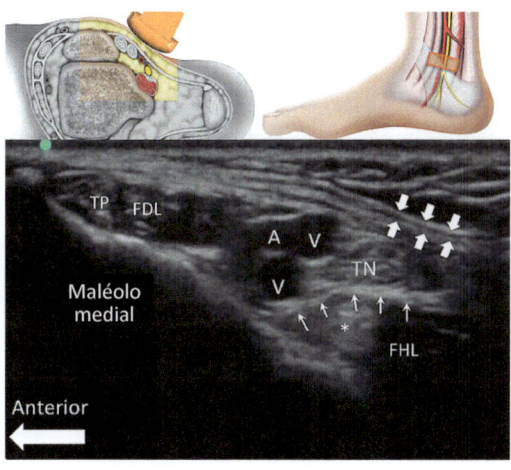

FIGURA 77.12 – Bloqueio do nervo tibial.

TP: tibial posterior; FDL: flexor longo dos dedos; A: artéria; V: veia; TN: nervo tibial; FHL: flexor longo do hálux.
Setas grossas: retináculo dos flexores; setas finas: fáscia do flexor longo do hálux.

Fonte: Republicada com permissão de Philip Peng Educational Series.

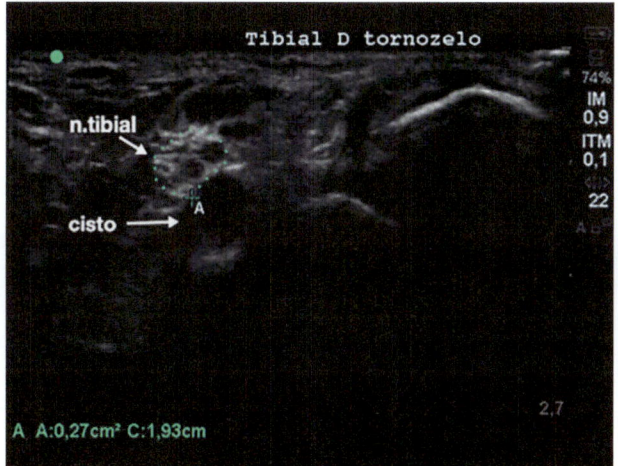

FIGURA 77.13 – Ultrassonografia com imagem transversa no tornozelo mostra nervo tibial posterior com área seccional aumentada, hiperecogênico e com alguns fascículos aumentados, em contato com cisto sinovial.

Fonte: Acervo da autoria do capítulo.

Neuroma de Morton

O neuroma de Morton é outra patologia comum na população em geral e causa dor ao apoio plantar com sintomas sensitivos no território de inervação distal do ramo acometido (nos dedos) (Figura 77.14). Em verdade é um pseudoneuroma de um ramo interdigital que, quando causa dano axonal, pode ser detectado com estudo minucioso da condução nervosa específica dos ramos interdigitais na eletroneuromiografia, e que pode ser visto facilmente com ultrassom realizado na região plantar distal. O neuroma apresenta-se como uma imagem hipoecoica que se insinua entre os metatarsos, e a comparação com a imagem dos espaços intermetatársicos adjacentes pode auxiliar na identificação da lesão.[23] É importante a avaliação com Doppler para afastar a possibilidade de lesão vascular, um dos diagnósticos diferenciais. Também é útil a realização da manobra de Mulder, com aproximação dos metatarsos pelo examinador e visualização da movimentação (superficialização) do neuroma.

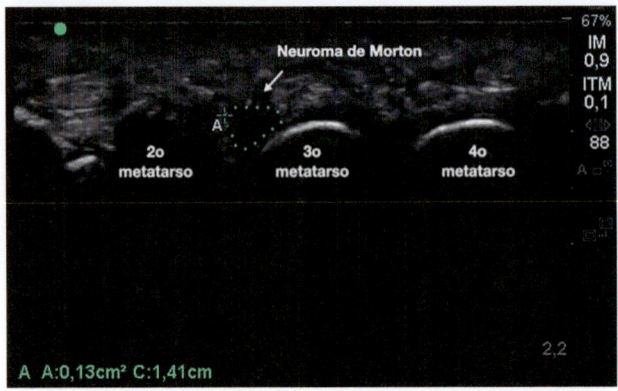

FIGURA 77.14 – Neuroma de Morton.

Fonte: Acervo da autoria do capítulo.

Tumores de nervos periféricos

Uma causa infrequente de dor são os tumores de nervos periféricos, sendo o mais comum o schwannoma, um tumor frequentemente benigno, não invasivo, encapsulado, que tem origem nas células de Schwann (que formam a bainha neural). Normalmente seu crescimento é lento e pouco sintomático, mas a partir de um determinado volume pode causar dor com pequenos traumas do dia a dia e costuma ser uma lesão isolada se não for parte da neurofibromatose. O diagnóstico diferencial deve ser feito com qualquer lesão de tecidos moles que possa comprimir o tecido neural e causar dor e hipoestesia, mas na ultrassonografia é possível visualizar a lesão hipoecogênica bem delimitada em continuidade com o nervo, muitas vezes deslocando fascículos, e com aspecto heterogêneo no seu interior, vascularizado. O nervo pode estar discretamente aumentado proximal à lesão em função da natureza compressiva do tumor.[24]

Compressões de nervos da parede torácica e abdominal

A inervação das paredes torácica e abdominal tem sido extensamente estudada por anatomistas e cirurgiões. Os nervos responsáveis pela sensibilidade do tórax e do abdome formam uma extensa rede, composta sobretudo pelos nervos intercostais e seus ramos, ramos do plexo braquial (tórax) e ramos do plexo lombar (abdome). Esses nervos estão sujeitos a lesão direta durante cirurgias, compressões por fibroses cicatriciais, tumores, tração excessiva e ação de outros agentes agressores, que resultarão em alterações estruturais e de função, sendo essas alterações, às vezes, visíveis à ultrassonografia. Além disso, várias das intervenções propedêuticas e terapêuticas poderão ser guiadas e realizadas com auxílio da US. O conhecimento da anatomia dessa inervação permite identificar os nervos sob maior risco de lesão bem como facilita o exame e a abordagem pela US.[25] Por esse motivo, faremos um breve resumo da inervação da

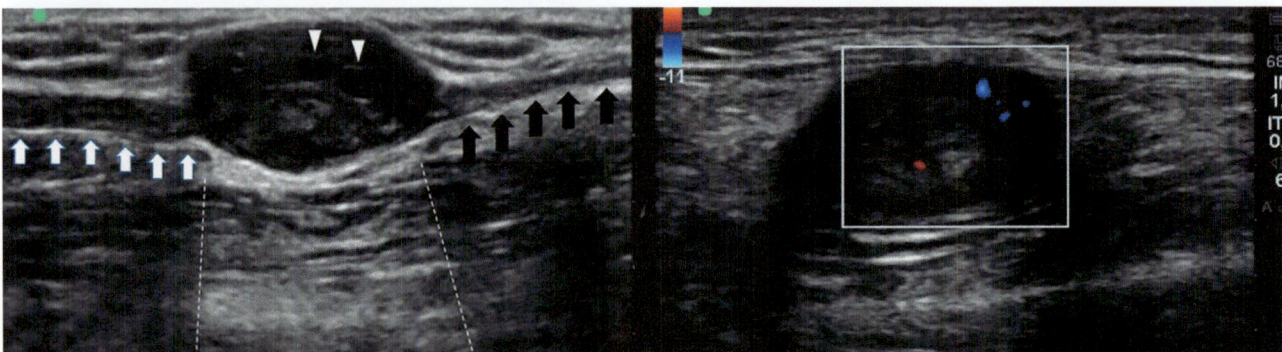

FIGURA 77.15 – Imagem longitudinal de tumor do nervo fibular superficial.

Na imagem à esquerda, as setas brancas mostram o ingurgitamento do nervo proximal à lesão (comparar com o nervo distal à lesão, mostrado com as setas pretas).

Observam-se ainda duas imagens hipoecoicas dentro do tumor (pontas de setas), e as linhas tracejadas brancas delimitam um artefato de imagem comum nas lesões hipoecogênicas, o reforço posterior (aumento do sinal logo abaixo da lesão).

Na imagem à direita foi avaliada a vascularização do tumor com Collor Doppler, em outro plano seccional.

Fonte: Acervo da autoria do capítulo.

parede toracoabdominal, seguida de exemplos das lesões e alterações nervosas mais frequentemente encontradas nessa região, discutindo o papel da US tanto na propedêutica como na terapêutica desses pacientes.

A inervação da parede torácica: após saírem pelo forame intervertebral, as raízes espinhais torácicas de T3 a T6 se dividem em ramos posterior e anterior. O ramo posterior inerva a pele e os músculos mediais posteriores, enquanto o ramo anterior passa através do espaço paravertebral e torna-se o nervo intercostal.[26] Esses nervos correm na borda inferior das respectivas costelas no sulco costal, junto com artéria e veias intercostais. O espaço intercostal é composto por três planos musculares, que são, da superfície para o interior: músculos intercostal externo; intercostal interno e a mais interna composta pelos músculos subcostal (posterior); intercostal mais interno; e transverso torácico (anterior). Os nervos intercostais correm no plano entre essa camada muscular mais interna e o músculo intercostal interno. Aproximadamente na região da linha média axilar, no ângulo da costela, tem origem o ramo lateral do nervo intercostal, que perfura os músculos intercostal interno, intercostal externo e serrátil, dividindo-se, então, em ramos posterior e anterior. Esses ramos são responsáveis pela inervação cutânea da parede torácica anterolateral e posterolateral do tórax e passíveis de visualização à US em caso de compressões, invasão tumoral ou outras alterações que alterem sua morfologia. A continuação dos nervos intercostais segue, então, anteriormente após dar o ramo lateral, terminando no ramo cutâneo anterior, responsável pela inervação cutânea da parede medial do tórax, além do esterno. Compressões desses ramos também podem ser identificadas por US, seja no que se refere às alterações na morfologia dos nervos, seja nas alterações secundárias à fibrose tecidual responsável por *entrapment*.

O ramo cutâneo lateral de T2, denominado "nervo intercostobraquial", segue a segunda costela e é responsável pela inervação cutânea da parte superolateral da mama, axila e face medial do braço. Esse nervo é altamente suscetível à lesão durante cirurgias de mama com abordagem axilar, ensejando quadros de dor neuropática crônica de difícil controle, e ele pode ser identificado pela ultrassonografia.[27]

Alguns nervos responsáveis pela inervação do tórax não são ramos dos nervos intercostais. A inervação cutânea da mama superior é feita em parte pelo nervo supraclavicular, ramo do plexo cervical superficial. Os nervos peitoral lateral e medial, que inervam os músculos peitorais maior e menor, o nervo torácico longo, que inerva o músculo serrátil anterior, e o nervo toracodorsal, responsável pela inervação do músculo grande dorsal, são ramos do plexo braquial e complementam a inervação da parede torácica.[28] Todos esses nervos passam, em algum ponto, pelos planos fasciais que envolvem o tórax. A injeção, guiada por ultrassom, de grandes volumes de solução anestésica nesses planos interfasciais permite que essa solução se disperse por esse espaço e alcance vários desses nervos, sendo este o mecanismo provável da analgesia obtida nos bloqueios interfasciais do tórax e abdome.[29]

O nervo acessório, XI par craniano, inerva os músculos esternocleidomastóideo e trapézio, sendo suscetível a lesões em casos de cirurgias de cabeça e pescoço com esvaziamento cervical. A localização prévia desse nervo antes de procedimentos cirúrgicos pode prevenir a lesão do mesmo e, consequentemente, o aparecimento de dores neuropáticas.[30]

A inervação da parede abdominal: a parede abdominal é inervada pelos ramos anteriores dos nervos espinhais de T7-T12, além do ilioinguinal (II) e ílio-hipogástrico (IH). Outro nervo que tem trajeto abdominal e que frequentemente está relacionado ao quadro de dores neuropáticas é o nervo cutâneo lateral femoral (NCLF).

Os nervos espinhais emergem da margem costal e correm no plano fascial entre os músculos oblíquo interno e transverso do abdome (Figura 77.16), no plano do transverso do abdome (TAP), terminado como ramos anteriores cutâneos, que perfuram a aponeurose lateral do músculo reto do abdome e inervam a região cutânea medial da parede abdominal. Os nervos II e IH correm no mesmo plano, porém mais lateralmente.[31] Já o NCLF é derivado das raízes de L1-L2 e deixa a borda lateral do músculo psoas maior, cruza a fáscia do músculo ilíaco e corre logo abaixo do ligamento inguinal em direção à borda anterolateral da coxa.[13] Esses nervos, assim como os torácicos, podem ser lesados em procedimentos cirúrgicos, ou ser comprimidos no seu curso por materiais de síntese ou lesões cicatriciais teciduais localizadas, como ocorre nas herniorrafias (NII e NIH) e nos casos de *entrapment* dos ramos cutâneos anteriores do abdome.

Abordaremos agora alguns exemplos mais comuns de nervos da região toracoabdominal que são susceptíveis a lesões e suas abordagens ultrassonográficas, tanto propedêutica como terapêutica.

Nervo acessório

O nervo acessório, ou XI par craniano, após deixar o crânio através do forame jugular, divide-se em ramo interno e externo, esse último visível à US. Ele inerva os músculos esternocleidomastóideo (ECM) e trapézio, e, no seu curso cervical descendente até esses músculos, faz um trajeto longo e superficial no triângulo posterior do pescoço, estando sujeito a lesões cirúrgicas (esvaziamento cervical), lesões expansivas e trauma direto. Pacientes com paralisia de nervo acessório, em geral, apresentam dor na região cervical e ombro ipsilateral, além de fraqueza do ECM e do trapézio. Escápula alada também é um achado característico, bem como a ocorrência de torcicolo.[32] É possível seguir o nervo acessório com o ultrassom no seu trajeto cervical superficial, desde a borda posterior do ECM (proximal) até a borda anterior do trapézio, seguindo pelo triângulo cervical posterior superficial ao músculo elevador da escápula.[33] Em geral, ele é identificado como uma pequena estrutura ovoide hipoecogênica, mais facilmente identificada no seu trajeto superficial sobre o músculo elevador da escápula e quando mergulha na fáscia entre este e o músculo trapézio. Nesse ponto, pode-se fazer a infiltração guiada por ultrassom com 1 mL de anestésico local nos casos de dor miofascial de trapézio.[34] Quando lesado, o nervo acessório pode aparecer edemaciado à US, com aumento da sua área seccional. É importante, nesses casos, comparar com o nervo contralateral.[35]

Nervo supraescapular

O nervo supraescapular é ramo do tronco superior do plexo braquial, sendo responsável pela inervação da maior parte da articulação do ombro, além dos músculos supraespinhal e infraespinhal.[36] Após deixar o plexo braquial, ele passa abaixo do músculo omoióideo, caminhado em seguida posteriormente, onde passa na incisura escapular sob o ligamento escapular transverso. Sua lesão pode ocorrer por tração ou lesão direta,[37] além de compressão, por exemplo, por cistos glenoides paralabrais.[38] No que se refere ao *entrapment*, existem três pontos potenciais distintos: cervical; na incisura escapular (mais comum); e no entalhe subglenoide. Ao exame clínico, poderemos encontrar, além de dor na articulação do ombro, fraqueza e atrofia dos músculos supraespinhal e infraespinhal, limitação de movimentos e exacerbação da dor à palpação da incisura escapular.[39] A US pode ser útil na propedêutica por visualizar variações anatômicas ou estruturas que podem comprimir o nervo, como cistos ou tumores.

Por sua importância na inervação do ombro, em situações de dores crônicas neuropáticas dessa articulação, o bloqueio teste seguido de radiofrequência pulsada ou neuromodulação pode ser guiado por ultrassom, sendo, em geral, a abordagem feita por via posterior, na fossa supraespinhal.[40] Nos casos de cisto paralabral, que cursa, quase sempre, com quadro de dor crônica neuropática no ombro e atrofia dos músculos supra e infraespinhal, é possível se fazer o diagnóstico mediante visualização do cisto hipoecoico, em geral na parte posterior da glenoide, além da punção guiada como tentativa de tratamento antes da cirurgia.[41,42]

Nervo intercostobraquial (NIB)

O nervo intercostobraquial é a continuação do ramo lateral de T2, que não se divide em ramos anterior e posterior, ao contrário dos outros nervos intercostais. Ele perfura o músculo serrátil anterior, entra pela parede medial da axila, cruzando o aspecto anterior do músculo grande dorsal e continuando no tecido subcutâneo posteromedial do braço. Inerva os dermátomos T1-T2, correspondente às regiões da axila, medial superior do braço e tórax. Pacientes com câncer de mama se submetem, muitas vezes, à ressecção cirúrgica do tumor associado a esvaziamento de linfonodos axilares. Algumas cirurgias estéticas de mama também abordam essa zona crítica de risco para lesões nervosas iatrogênicas.[43] O NIB está no campo cirúrgico desse procedimento, podendo ser lesado por trauma direto ou tração ou reação inflamatória cicatricial pós-operatória, culminando em quadro de síndrome dolorosa pós-mastectomia, que cursa com dor neuropática no território de inervação do NIB.[44] O bloqueio do NIB guiado por ultrassom, nesses casos, pode ser realizado na região da axila posterior, sendo visualizado como uma pequena estrutura com aspecto de favo de mel.[27,45,46] Outra abordagem possível para se bloquear o NIB, nesses pacientes, seria a injeção realizada no plano interfascial entre os músculos peitoral menor e serrátil anterior, na altura da segunda costela.

Nervos intercostais

Dores neuropáticas com origem nos nervos intercostais podem ser provenientes de trauma direto, infecção viral,

invasão tumoral,[43] entre outras causas. A ultrassonografia pode ser útil tanto na identificação da causa como no tratamento da dor. Metástases em arcos costais podem ser identificadas pelo escaneamento da região afetada, bem como fraturas de arcos costais ou neuromas afetando esses nervos.[47] Como auxiliar na terapia, bloqueios nervosos e interfasciais, além de procedimentos de radiofrequência, podem ser guiados por ultrassom,[48] aumentando a eficácia e a segurança da intervenção. Pacientes com neuralgia pós-herpética respondem bem aos bloqueios e, em alguns casos, a radiofrequência de nervos intercostais guiados por ultrassom.[49] Dor neuropática secundária a metástases de arcos costais também responde bem a essas intervenções, cujas eficácia e segurança são aumentadas pelo uso do US.[48] Os bloqueios interfasciais torácicos como o EPS (plano do eretor espinhal)[50] e o do plano do serrátil anterior, ambos guiados pela ultrassonografia, parecem estar associados a um bom controle da dor na síndrome de dor neuropática pós-toracotomia e, provavelmente, à profilaxia contra seu aparecimento.[51]

Nervo cutâneo anterior do abdome

Como citado anteriormente, os nervos sensoriais que inervam a parede do abdome (T7-T12) correm no plano entre os músculos oblíquo interno e transverso do abdome. Eles entram pela parede posterior da bainha do reto, na borda lateral do músculo reto do abdome em um ângulo de quase 90°, junto com os vasos que os acompanham, sendo envolvidos nesse local por um anel muscular fibroso. A síndrome do *entrapment* do nervo cutâneo anterior do abdome ocorre quando esses ramos intercostais cutâneos sofrem uma compressão, em geral por aumento da pressão intra-abdominal (gravidez, cirurgia laparoscópica) ou fibrose local.[52] Essa síndrome é caracterizada por uma dor neuropática abdominal crônica, quase sempre unilateral, com uma área de sensibilidade máxima circunscrita a uma polegada, na borda lateral do músculo reto do abdome, sensibilidade esta que aumenta com a tensão da musculatura abdominal associada à pressão no ponto máximo da dor (teste de Carnett). Associada, em geral, existe alteração da sensibilidade local (alodínia, hipo ou hiperestesia).[53] A US, na maior parte das vezes, não evidencia nenhuma alteração local, descartando outras condições clínicas. No campo terapêutico, a radiofrequência pulsada guiada por US parece ser uma alternativa efetiva e menos invasiva do que a neurectomia nesses casos.[54]

Nervo ilioinguinal/genitofemoral

O nervo ilioinguinal (NII) é um nervo misto que se origina de ramos de T12-L1, sendo responsável pela inervação da pele do canal inguinal, aspecto superomedial da coxa, monte pubiano e grandes lábios (no homem, base do pênis e escroto anterior). Após deixar a face lateral do músculo iliopsoas, ele corre através do abdome junto com nervo ílio-hipogástrico (NHI) no plano fascial, entre os músculos oblíquo interno e transverso, tornando-se superficial a cerca de 2 a 3 cm medial à crista ilíaca anterossuperior.[31] Nesse percurso, ele se torna susceptível ao *entrapment* ou lesão direta principalmente em pacientes submetidos a herniorrafias, cirurgias laparoscópicas, apendicectomia e incisões tipo Pfanestiel.[55] Suturas, malhas e grampos utilizados nesses procedimentos podem gerar retrações ou fibroses que indiretamente resultarão em compressão nervosa.[56] Tração excessiva também pode causar lesão do NII. A manifestação clínica de *entrapment*/lesão do NII, em geral, será dor com características neuropáticas no território de inervação, podendo ser na sua porção abdominal ou pélvica. Queimação, choque, alodínia e alteração da sensibilidade em região inguinal irradiada para a região pubiana e grandes lábios, em pacientes submetidos a uma dessas condições citadas deve originar a suspeita de *entrapment* de NII,[57] bem como de nervo genitofemoral, como veremos a seguir. O não reconhecimento/tratamento dessa condição pode ensejar alterações musculares progressivas em abdome e quadril, com instalação de dores miofasciais e comprometimento global do membro inferior ipsilateral. O diagnóstico se faz pela história clínica, dor à palpação da região da borda inferior do músculo reto do abdome e, muitas vezes, pelo exame de US, que pode mostrar um nervo de tamanho aumentado (edema), na comparação com o nervo contralateral, além da presença de fibrose ou material cirúrgico comprimindo o mesmo.[56] O bloqueio teste guiado por US faz parte do diagnóstico, sendo a injeção do anestésico local (AL) aplicada próximo à crista ilíaca, na fáscia, entre os músculos oblíquo interno e transverso.[55,58]

O nervo genitofemoral (NGF) origina-se de raízes próximas dos nervos II e IH, motivo pela qual a manifestação clínica de sua compressão resultará em um quadro clínico semelhante ao *entrapment* do NII, na chamada *Border Nerve Syndrome*.[59] Ele emerge da borda medial do psoas maior, dividindo-se em ramos femoral e genital logo acima do ligamento inguinal. O ramo femoral corre junto à bainha femoral, sendo responsável pela inervação da sensitiva cutânea da região do anterior do triângulo femoral. O ramo genital corre junto com o ligamento redondo nas mulheres, sendo responsável pela inervação do monte pubiano e dos grandes lábios, a exemplo do NII. Nos homens, ele penetra no canal inguinal através do anel inguinal profundo e acompanha o ducto espermático paralelo à veia, sendo responsável pela sensação cutânea do escroto. O NGF está sob risco de lesão em procedimentos neurolíticos realizados sobre o tronco simpático lombar. Como este nervo corre na face anterior do músculo psoas, contraturas, hematomas, tumorações, linfomas ou outras alterações locais podem comprimi-lo, além dos procedimentos cirúrgicos laparoscópicos, vasectomias, apendicectomias e nefrectomias. Herniorrafias inguinais com telas são particularmente relacionadas com *entrapment* do NGF.[60] Os achados clínicos são semelhantes aos encontrados no *entrapment* do NII, podendo-se encontrar ainda uma sensibilidade aumentada ao se palpar o tubérculo púbico. Como no caso do NII, a US pode evidenciar alterações na sonovisibilidade do nervo, além de identificar possíveis sítios de *entrapment*. O ramo genital do NGF é de difícil visualização à US em virtude de seu tamanho, sendo a injeção guiada por US direcionada ao canal inguinal, tendo a artéria ilíaca externa (AIE) como referência. Em geral, o nervo se encontra imediatamente medial a ela, no anel inguinal interno. O bloqueio teste guiado por US faz parte do diagnostico, sendo a injeção do AL injetado próximo à AIE, dentro do anel inguinal interno. Também o tratamento com injeções seriadas de AL associadas a corticosteroide, além da radiofrequência e crioablação, é procedimento terapêutico que pode ser guiado por US.[61]

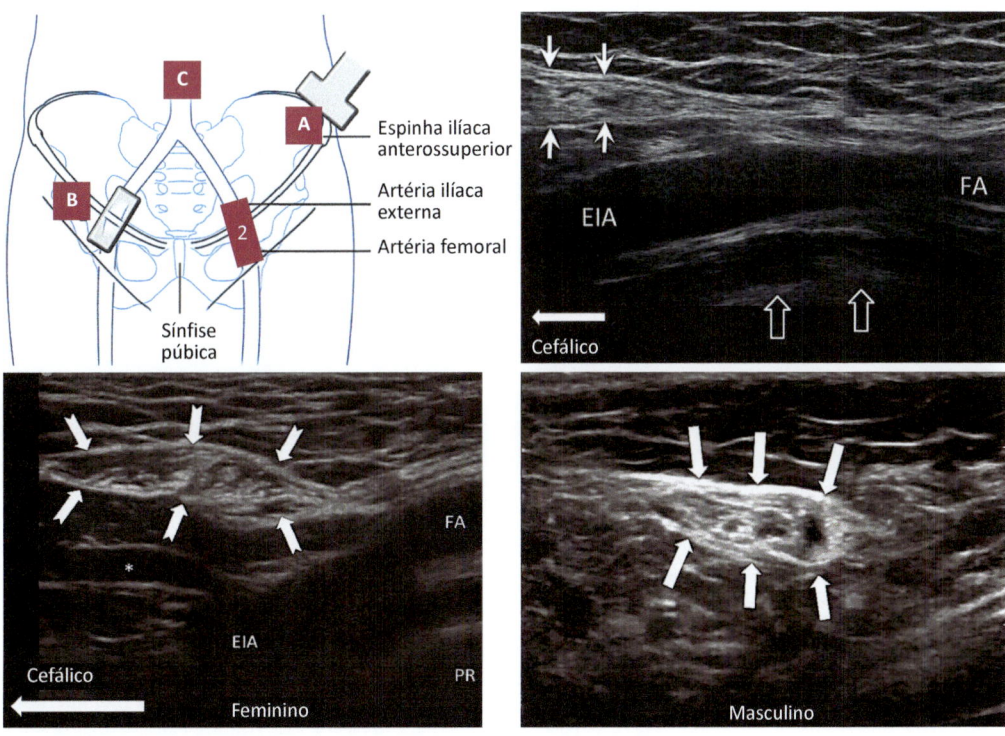

FIGURA 77.16 – Anatomia nervo ilioinguinal/genitofemoral por ultrassonografia.

Fonte: Republicada com permissão de Philip Peng Educational Series.

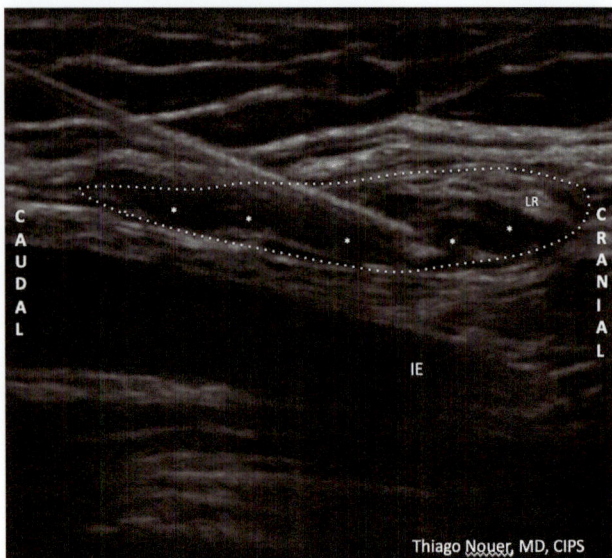

FIGURA 77.17 – Corte transversal do canal inguinal FEMININO distendido após a injeção de 5 mL de anestésico local.

AII: anel inguinal interno; LR: ligamento redondo; IE: artéria ilíaca externa.
*Anestésico local distendendo o canal inguinal.

Fonte: Acervo da autoria do capítulo.

Referências bibliográficas

1. Colloca L, Ludman T, Bouhassira D, Baron R, Dickenson AH, Yarnitsky D et al. Neuropathic pain. Nat. Rev. Dis. Prim. [Internet]. 2017;3:1-20. Disponível em: http://dx.doi.org/10.1038/nrdp.2017.2.

2. Solbiatf L, De Pra L, Bellotti E, Derchi E. High-resolution of the recurrent nerve: anatomic considerations sonography laryngeal and pathologic; 1985.

3. Beekman R, Visser LH. High-resolution sonography of the peripheral nervous system: a review of the literature. Eur. J. Neurol. 2004;11(5):305-14.

4. Telleman JA, Grimm A, Goedee S, Visser LH, Zaidman CM. Nerve ultasounds in polyneuropathies. Muscle Nerve. 1990; 104(4):337-8.

5. Moayeri N, Bigeleisen PE, Groen GJ. Quantitative architecture of the brachial plexus and surrounding compartments, and their possible significance for plexus blocks. Anesthesiology. 2008;108(2):299-304.

6. Kerasnoudis A, Tsivgoulis G. Nerve Ultrasound in peripheral neuropathies: a review. J. Neuroimaging. 2015;25(4):528-38.

7. Fowler JR, Gaughan JP, Ilyas AM. The sensitivity and specificity of ultrasound for the diagnosis of carpal tunnel syndrome: a meta-analysis. Clin. Orthop. Relat. Res. 2011;469(4):1089-94.

8. Billakota S, Hobson-Webb LD. Standard median nerve ultrasound in carpal tunnel syndrome: a retrospective review of 1,021 cases. Clin. Neurophysiol. Pract. [Internet]. 2017;2:188-91. Disponível em: https://doi.org/10.1016/j.cnp.2017.07.004.

9. Choi SJ, Ahn JH, Ryu DS, Kang CH, Jung SM, Park MS et al. Ultrasonography for nerve compression syndromes of the upper extremity. Ultrasonography. 2015;34(4):275-91.

10. Maroukis BL, Ogawa T, Rehim SA, Chung KC. Guyon canal: the evolution of clinical anatomy. J. Hand Surg. Am. [Internet]. 2015;40(3):560-5. Disponível em: http://dx.doi.org/10.1016/j.jhsa.2014.09.026.

11. Wininger YD, Buckalew NA, Kaufmann RA, Munin MC. Ultrasound combined with electrodiagnosis improves lesion localization and outcome in posterior interosseous neuropathy. Muscle and Nerve. 2015;52(6):1117-21.

12. Doughty CT, Bowley MP. Entrapment neuropathies of the upper extremity. Med. Clin. North Am. [Internet]. 2019;103(2):357-70. Disponível em: https://doi.org/10.1016/j.mcna.2018.10.012.

13. Nielsen TD, Moriggl B, Barckman J, Kølsen-Petersen JA, Søballe K, Børglum J et al. The Lateral femoral cutaneous nerve: description of the sensory territory and a novel ultrasound-guided nerve block technique. Reg. Anesth. Pain Med. 2018;43(4):357-66.

14. Alexander C, Urits I, Orhurhu V, Rebecca C, Viswanath O. Anatomy of the lateral femoral cutaneous nerve relevant to clinical findings in meralgia paresthetica. Curr. Pain Headache Rep. 2020;24(41):1-12.

15. Lisa W, Gulati A, Tyffani Z, Karl H. Lateral femoral cutaneous nerve entrapment. In: Trescot AM (org.). Peripheral nerve entrapment: clinical diagnosis and management. 1st ed. Anchorage: Springer; 2016. p. 667-81.

16. Coraci D, Santilli V, Padua L, Gnocchi DC. Ultrasound in anatomical variation of lateral femoral cutaneous nerve. Pain Physician. 2016;19(7):e1097-107.

17. Klauser AS, Abd-Ellah MMH, Halpern EJ, Sporer I, Martinoli C, Tagliafico A et al. Meralgia paraesthetica: ultrasound-guided injection at multiple levels with 12-month follow-up. Eur. Radiol. 2016;26(3):764-70.

18. Bowley MP. Entrapment neuropathies of the lower extremity. Med. Clin. NA [Internet]. 2018. Disponível em: https://doi.org/10.1016/j.mcna.2018.10.013.

19. Hanna A. The lateral femoral cutaneous nerve canal. J. Neurosurg. 2017;126(3):972-8.

20. Ahmed A, Arora D, Kochhar AK. Ultrasound-guided alcohol neurolysis of lateral femoral cutaneous nerve for intractable meralgia paresthetica: a case series. Br. J. Pain. 2016;10(4):232-7.

21. Hanna AS, Ehlers ME, Lee KS. Preoperative ultrasound-guided-wire localization of the lateral femoral cutaneous nerve. Oper. Neurosurg. 2017;13(3):402-8.

22. Doneddu PE, Coraci D, Loreti C, Piccinini G, Padua L. Tarsal tunnel syndrome: still more opinions than evidence. Status of the Art. 2017.

23. Di Caprio F, Meringolo R, Eddine MS, Ponziani L. Foot and ankle surgery Morton's interdigital neuroma of the foot: a literature review. Foot Ankle Surg. [Internet]. 2017;(2016):1-7. Disponível em: http://dx.doi.org/10.1016/j.fas.2017.01.007.

24. Albert P, Patel J, Badawy K, Weissinger W, Brenner M, Bourhill I et al. The Journal of Foot & Ankle Surgery Peripheral Nerve Schwannoma: a review of varying clinical presentations and imaging findings. J. Foot Ankle Surg. [Internet]. 2017;1-6. Disponível em: http://dx.doi.org/10.1053/j.jfas.2016.12.003.

25. Chang KV, Mezian K, Naňka O, Wu WT, Lou YM, Wang JC et al. Ultrasound imaging for the cutaneous nerves of the extremities and relevant entrapment syndromes: from anatomy to clinical implications. J. Clin. Med. 2018;7(11):457.

26. Davies F, Gladstone RJ, Stibbe EP. The anatomy of the intercostal nerves. J. Anat. 1932;66(pt. 3):323-33.

27. Varela V, Ruíz C, Pomés J, Pomés I, Montecinos S, Sala-Blanch X. Usefulness of high-resolution ultrasound for small nerve blocks: visualization of intercostobrachial and medial brachial cutaneous nerves in the axillary area. Reg. Anesth. Pain Med. 2019;44(10):929-33.

28. Woodworth GE, Ivie RMJ, Nelson SM, Walker CM, Maniker RB. Perioperative breast analgesia: a qualitative review of anatomy and regional techniques. Reg. Anesth. Pain Med. 2017;42(5):609-31.

29. Elsharkawy H, Pawa A, Mariano ER. Interfascial plane blocks: back to basics. Reg. Anesth. Pain Med. 2018;43(4):341-6.

30. Article O. Spinal Accessory nerve: ultrasound findings and correlations with neck lymph node levels nervus accessorius. Sonografische Befunde und Beziehungen zur Ebene der Halslymphknoten.

31. Chin KJ, McDonnell JG, Carvalho B, Sharkey A, Pawa A, Gadsden J. Essentials of our current understanding: abdominal wall blocks. Regional Anesthesia and Pain Medicine. 2017;42:133-183.

32. Agnes S. Spinal accessory nerve entrapment. In: Trescot AM (org.). Peripheral nerve entrapment: clinical diagnosis and management. 1st ed. Anchorage: Springer; 2016. p. 253-65.

33. Canella C, Demondion X, Abreu E, Marchiori E, Cotten H, Cotten A. Anatomical study of spinal accessory nerve using ultrasonography. Eur. J. Radiol. 2013;82(1):56-61.

34. Townsley P, Ravenscroft A, Bedforth N. Ultrasound-guided spinal accessory nerve blockade in the diagnosis and management of trapezius muscle-related myofascial pain. Anaesthesia. 2011;66(5):386-9.

35. Lucchetta M, Pazzaglia C, Cacciavillani M, Riondato A, D'Ambrosio CM, Briani C et al. Nerve ultrasound findings in two cases of spinal accessory nerve palsy. Muscle and Nerve. 2014;49(2):293-4.

36. Tran J, Peng PWH, Agur AMR. Anatomical study of the innervation of glenohumeral and acromioclavicular joint capsules: implications for image-guided intervention. Reg. Anesth. Pain Med. 2019;44(4):452-8.

37. Okur SC, Ozyemisci-Taskiran O, Pekindogan Y, Mert M, Caglar NS. Ultrasound-guided block of the suprascapular nerve in breast cancer survivors with limited shoulder motion – Case series. Pain Physician. 2017;20(2):e233-9.

38. Krzyzanowski W, Tarczyńska M. The use of ultrasound in the assessment of the glenoid labrum of the glenohumeral joint – Part II: examples of labral pathologies. J. Ultrason. 2012;12(50):329-41.

39. Karl H, Christopher B. Suprascapular nerve entrapment: shoulder. In: Trescot AM (org.). Peripheral nerve entrapment: clinical diagnosis and management. 1st ed. Anchorage: Springer; 2016. p. 267-78.

40. Tran J, Peng P, Agur A. Evaluation of suprascapular nerve radiofrequency ablation protocols: 3D cadaveric needle placement study. Reg. Anesth. Pain Med. 2019;44(11):1021-5.

41. Norbury JW, Nazarian LN. Ultrasound-guided treatment of peripheral entrapment mononeuropathies. Muscle and Nerve. 2019;60(3):222-31.

42. Bathia N, Malanga G. Ultrasound-guided aspiration and corticosteroid injection in the management of a paralabral ganglion cyst. PMR. 2009;1(11):1041-4.

43. Ducic I, Seiboth LA, Iorio ML. Chronic postoperative breast pain: danger zones for nerve injuries. Plast. Reconstr. Surg. 2011;127(1):41-6.

44. Capuco A, Urits I, Orhurhu V, Chun R, Shukla B, Burke M et al. A comprehensive review of the diagnosis, treatment, and management of postmastectomy pain syndrome. Curr. Pain Headache Rep. 2020 Aug;24(8):41.

45. Wisotzky EM, Saini V, Kao C. Ultrasound-guided intercostobrachial nerve block for intercostobrachial neuralgia in breast cancer patients: a case series. PMR. 2016;8(3):273-7.

46. Feigl G, Aichner E, Mattersberger C, Zahn PK, Avila-Gonzalez C, Litz R. Ultrasound-guided anterior approach to the axillary and intercostobrachial nerves in the axillary fossa: an anatomical investigation. Br. J. Anaesth. 2018;121(4):883-9.

47. Chang KV, Wu WT, Özçakar L. Ultrasound imaging of metastatic colon cancer in a case of intractable intercostal neuralgia: scan before you block. Pain Med. 2017;18(5):995-7.

48. Ahmed A, Bhatnagar S, khurana D, Joshi S, Thulkar S. Ultrasound-guided radiofrequency treatment of intercostal nerves for the prevention of incidental pain arising due to rib metastasis: a prospective study. Am. J. Hosp. Palliat. Med. 2017;34(2):115-24.

49. Lee HJ, Park HS, Moon HI, Yoon SY. Effect of ultrasound-guided intercostal nerve block versus fluoroscopy-guided epidural nerve block in patients with thoracic herpes zoster: a comparative study. J. Ultrasound Med. 2019;38(3):725-31.

50. Forero M, Adhikary SD, Lopez H, Tsui C, Chin KJ. The erector spinae plane block a novel analgesic technique in thoracic neuropathic pain. Reg. Anesth. Pain Med. 2016;41(5):621-7.

51. Reyad RM, Shaker EH, Ghobrial HZ, Abbas DN, Reyad EM, Abd Alrahman AAM et al. The impact of ultrasound-guided continuous serratus anterior plane block versus intravenous patient--controlled analgesia on the incidence and severity of post-thoracotomy pain syndrome: a randomized, controlled study. Eur. J. Pain (United Kingdom). 2020;24(1):159-70.

52. Applegate BWV. Abdominal Cutaneous Nerve Entrapment Syndrome (ACNES): a commonly overlooked cause of abdominal pain. Perm. J. 2002;6(3):20-7.

53. Mol FMU, Maatman RC, De Joode LEGH, Van Eerten P, Scheltinga MR, Roumen R. Characteristics of 1116 consecutive patients diagnosed with Anterior Cutaneous Nerve Entrapment Syndrome (ACNES). Ann. Surg. 2019;(20):1-6.

54. Maatman RC, Steegers MAH, Kallewaard JW, Scheltinga MRM, Roumen RMH. Pulsed Radiofrequency as a minimally invasive treatment option in anterior cutaneous nerve entrapment syndrome: a retrospective analysis of 26 patients. J. Clin. Med. Res. 2018;10(6):508-15.

55. Kohan L, McKenna C, Irwin A. Ilioinguinal neuropathy. Curr. Pain Headache Rep. 2020;24(1).

56. Cho HM, Park DS, Kim DH, Nam HS. Diagnosis of ilioinguinal nerve injury based on electromyography and ultrasonography: a case report. Ann. Rehabil. Med. 2017;41(4):705-8.

57. Charalambous MP, Charalambous CP. Incidence of chronic groin pain following open mesh inguinal hernia repair, and effect of elective division of the ilioinguinal nerve: meta-analysis of randomized controlled trials. Hernia. 2018;22(3):401-9.

58. Kastler A, Aubry S, Barbier-Brion B, Jehl J, Kastler B. Radiofrequency neurolysis in the management of inguinal neuralgia: preliminary study. Radiology. 2012;262(2):701-7.

59. Murinova N, Krashin D, Trescot AM. Ilioinguinal nerve entrapment: pelvic. In: Trescot AM (org.). Peripheral nerve entrapment: clinical diagnosis and management. 1st ed. Anchorage: Springer US; 2016. p. 467-76.

60. Cesmebasi A, Yadav A, Gielecki J, Tubbs RS, Loukas M. Genitofemoral neuralgia: a review. Clin. Anat. 2015;28(1):128-35.

61. Vanetti TK, Luba ATR, Assis FB, Oliveira CA. Genitofemoral nerve entrapment: pelvic. In: Trescot AM (org.). 1st ed. Anchorage: Springer; 2016. p. 479-89.

capítulo 78

Bloqueio Peridural

Paula Jaegger | Luciana Leite de Amorim Conte | Bernardo Augusto da Silveira

Introdução

A injeção epidural de anestésicos locais já está bem estabelecida como técnica anestésica para a realização de cirurgias no tronco, abdome e extremidades inferiores. Na clínica de dor, é também rotina a colocação de cateteres para promoção de analgesia em cirurgias de grande porte, assim como a injeção de corticosteroide no tratamento de dores crônicas. A primeira injeção epidural descrita foi feita por Corning, em 1885. Em 1901, Cathelin e Sicard descreveram a anestesia pela via sacral. Em 1925, Vinner realizou a primeira injeção para tratar um quadro doloroso de dor lombar baixa e ciática, Dogliotti introduziu a técnica de perda da resistência para a identificação de acesso ao espaço epidural. As primeiras utilizações de corticosteroides pela via epidural como forma de tratamento da dor ocorreram em 1952, com Robecchi e Capra, para tratar um quadro de radiculopatia, que utilizaram a via sacral em S1, mesma via utilizada por Lievre et al., em 1953, quando injetou hidrocortisona. A primeira série de casos descrevendo a técnica interlaminar utilizando a perda de resistência se deu em 1966, com Harley et al. Todas estas técnicas se realizaram com o que se denomina técnica "às cegas", em que, em mãos experientes, cerca de 13% a 30% das vezes o espaço peridural não foi corretamente acessado.[1]

A coluna vertebral constitui o eixo central do esqueleto humano, uma estrutura forte e flexível, constituída de ossos, cartilagem, ligamentos, disco intervertebral e músculos. Superiormente, articula-se com a base do crânio e, assim, apoia o crânio. A parte inferior da coluna vertebral articula-se, de cada lado, com o osso do quadril correspondente e dissipa força para os membros inferiores. Toda esta estrutura é sustentada por uma formação muscular ligada à sua porção posterior e que ajuda também na manutenção erétil (Figura 78.1).[2,3]

A coluna vertebral contém a medula espinhal no canal vertebral e, assim, protege a medula espinhal de trauma externo.

A coluna é dividida em cinco regiões, de cima para baixo, cuja sequência é: cervical; torácica; lombar; sacral; e coccígea.

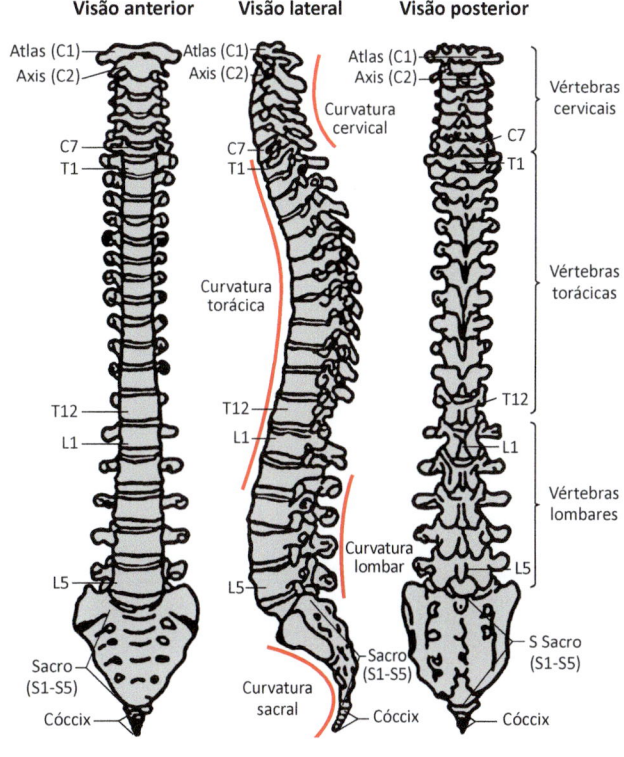

FIGURA 78.1 – Coluna vertebral.

Fonte: Adaptada de Netter Atlas of Human Anatomy. 5th ed.

Normalmente a coluna vertebral é constituída de 33 vértebras assim distribuídas (Figura 78.2):

▶ Sete corpos vertebrais cervicais se combinam para formar a coluna vertebral cervical, o que facilita o movimento da cabeça no tronco e transmite as artérias vertebrais bilaterais.

▶ Doze corpos vertebrais torácicos permitem a articulação das 12 costelas.

▶ Cinco corpos vertebrais lombares são adaptados para suportar o peso na postura ereta.

▶ Cinco corpos vertebrais sacrais são fundidos para formar o sacro que se articula com a pelve e transmite cargas para as extremidades inferiores.

▶ Quatro corpos vertebrais vestigiais são fundidos para formar o cóccix.

No entanto, o número de vértebras pode variar de 32 a 35 em um indivíduo normal, fato importante para procedimentos diagnósticos e terapêuticos. Em geral, essa variação está relacionada a variações anatômicas, tais como:

▶ Incorporação parcial ou total do corpo vertebral de L5 pelo sacro, denominado sacralização de L5.

▶ A presença de um disco intervertebral entre S1 e S2 – lombarização S1.

▶ A ausência de costela no nível torácico mais baixo, dando a aparência de um corpo vertebral lombar extra.

▶ A presença de facetas costais torácicas no sétimo corpo vertebral cerebral, dando a aparência de um segmento torácico extra.[2,4]

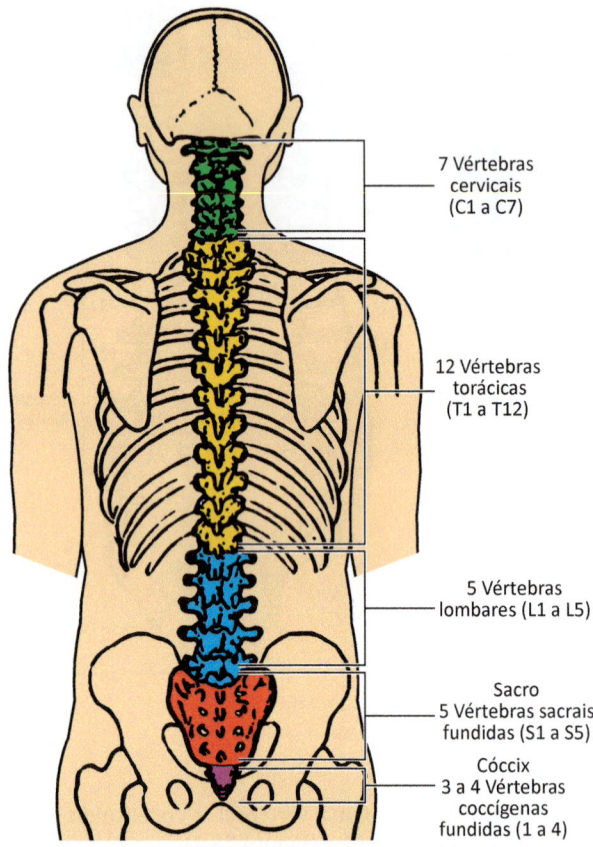

FIGURA 78.2 – Coluna vertebral e seus segmentos.
Fonte: Adaptada de Gray's Anatomy for Students. 4th ed.

7 Vértebras cervicais (C1 a C7)

12 Vértebras torácicas (T1 a T12)

5 Vértebras lombares (L1 a L5)

Sacro 5 Vértebras sacrais fundidas (S1 a S5)

Cóccix 3 a 4 Vértebras coccígenas fundidas (1 a 4)

Ao longo da coluna vertebral, existem quatro curvaturas, sendo duas convexidades – uma cervical e uma lombar – e duas concavidades – uma torácica e uma sacral. Esta forma em S está relacionada a uma função estática e dinâmica

atribuída à coluna vertebral. Algumas teorias sugerem que esta conformação é a forma que uma barra elástica adota quando submetida a uma compressão axial (Figura 78.3).[2,4]

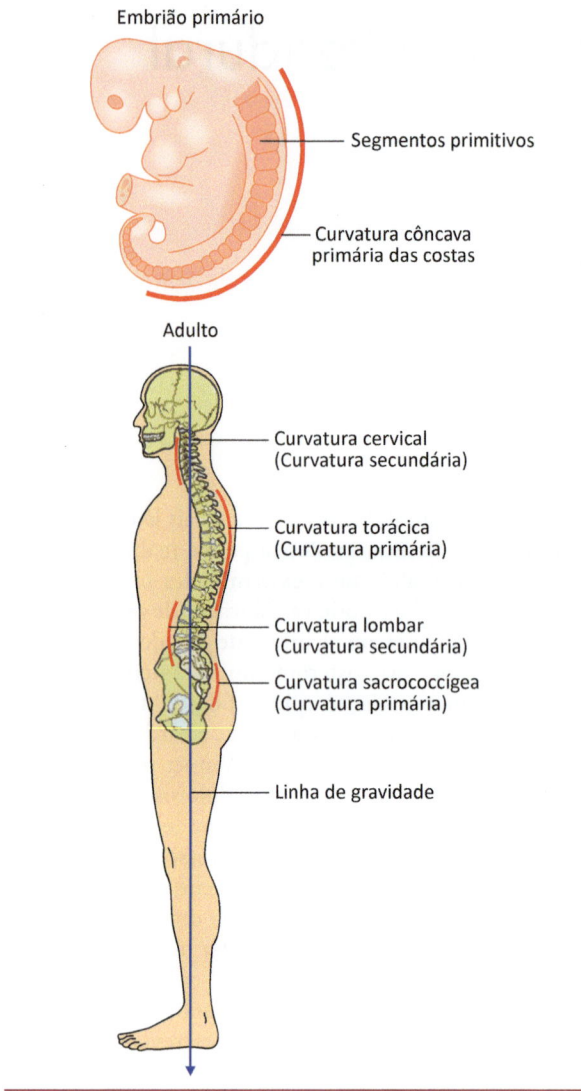

Embrião primário

Segmentos primitivos

Curvatura côncava primária das costas

Adulto

Curvatura cervical (Curvatura secundária)

Curvatura torácica (Curvatura primária)

Curvatura lombar (Curvatura secundária)

Curvatura sacrococcígea (Curvatura primária)

Linha de gravidade

FIGURA 78.3 – Curvaturas da coluna vertebral.
Fonte: Adaptada de Gray's Anatomy for Students. 4th ed.

Embriologicamente, a metade inferior de uma vértebra e a metade superior da vértebra abaixo se originam do mesmo segmento. Entre eles está o disco, que é parcialmente um remanescente da notocorda (Figura 78.2). O disco intervertebral, junto com os ligamentos e as articulações facetarias, fornece estabilidade à unidade funcional da coluna. São em número de 23 discos intervertebrais ao todo; o primeiro localizado entre os corpos vertebrais C2 e C3 e o último disco situado na junção lombossacra. Constituem cerca de um terço da altura da coluna vertebral, sendo mais espessos na coluna lombar inferior e menos espessos na região torácica superior. Cada disco vertebral é constituído de duas estruturas: uma externa denominada "ânulo fibroso"; e uma interna denominada "núcleo pulposo". O ânulo fibroso é uma estrutura composta de 15 a 25 lâminas de fibrocartilagem, as lamelas, dispostas concentricamente e formadas por fibras paralelas que correm obliquamente em um ângulo de 30° entre os corpos vertebrais. As fibras de duas camadas se orientam em direções diferentes e encontram-se a cada 120°.

Com exceção das duas primeiras vértebras cervicais – C1 (Atlas) e C2 (Axis) –, todas as vértebras móveis das regiões cervical, torácica e lombar compartilham de um desenho morfológico mais ou menos igual (Figura 78.4).[2]

Cada vértebra é constituída de um corpo vertebral de formato mais ou menos cilíndrico, constituído de osso esponjoso e circundado por uma fina camada de osso compacto que se eleva brandamente acima da zona central, que é plana e áspera (Figura 78.4).[2,4]

Uma camada de cartilagem cobre essa zona central do corpo vertebral tanto na face superior como na inferior, que é limitada pelo anel ósseo periférico. Esta é a placa terminal cartilaginosa, formando a transição entre o osso cortical e o restante do disco intervertebral. Um corte sagital através do corpo vertebral consequentemente dá ao disco uma forma convexa.[5]

Anexado à parte de trás do corpo, está um arco ósseo, denominado "arco vertebral" (arco neural), composto por lâminas bilaterais, pars interarticular, articulações zigapofisiais, ou "facetas" emparelhadas e processos espinhosos na linha média. Os pedículos bilaterais conectam as lâminas ao corpo vertebral e, assim, consolidam a coluna vertebral anterior (corpo vertebral) com os elementos posteriores.[2,3,5]

A parte mais anterior do arco vertebral de cada lado, onde o arco fica ao lado do dorso do corpo vertebral, é denominado "pedículo". A altura de cada pedículo é aproximadamente metade da altura do corpo vertebral.[2]

Projetando-se para cima a partir do arco vertebral em ambos os lados da linha mediana, aproximadamente na junção da lâmina, pedículo e raiz do processo transverso, tem-se o processo articular superior, enquanto o processo articular inferior se projeta inferiormente a partir do arco vertebral, alinhado com o processo articular superior. As articulações entre os processos articulares inferior e superior são denominadas "articulações zigapofisárias", "articulações apofisárias" ou "facetas". A superfície articular superior é levemente côncava e projeta-se medial e posteriormente. A superfície articular inferior convexa projeta-se lateralmente

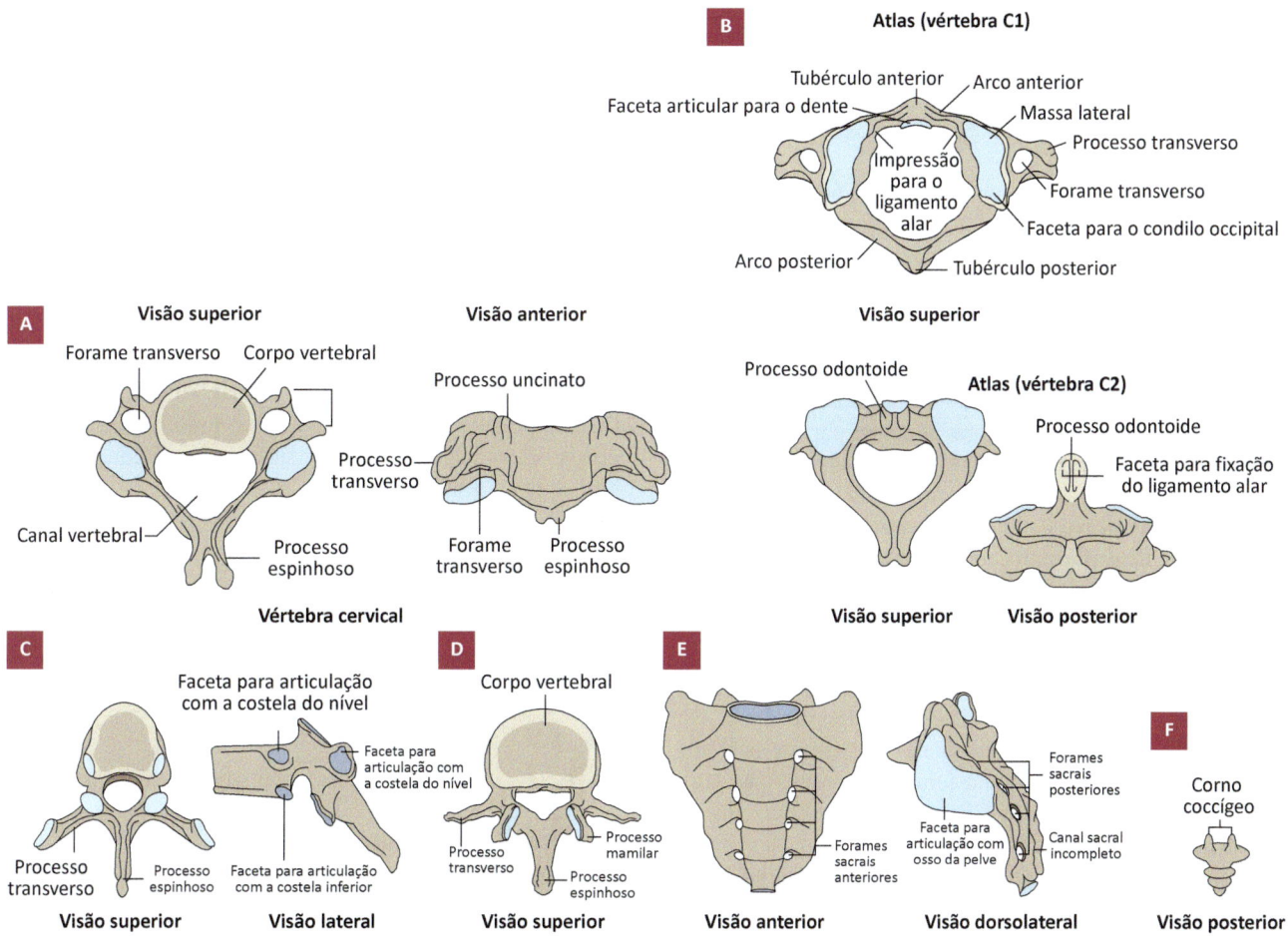

FIGURA 78.4 – Anatomia das vértebras. (A) Vértebra cérvica. (B) Atlas e axis. (C) Vértebra torácica. (D) Vértebra lombar. (E) Sacro. (F) Cóccix.
Fonte: Adaptada de Gray's Anatomy for Students. 4th ed.

e, de forma ligeira, anteriormente. Em termos gerais, há mudança na orientação relativamente sagital em L1-L3 para uma orientação mais coronal em L5 e S1 (Figura 78.5).[2,4,5]

Estas articulações não são projetadas para suportar peso, e sim para gerar mobilidade e alinhar as vértebras durante os movimentos de flexão, extensão e lateralização. As articulações facetarias são inervadas por fibras do ramo medial da raiz dorsal, com ramos para o aspecto inferior da cápsula e o aspecto superior da articulação.

Dois corpos vertebrais adjacentes são ligados por um disco intervertebral e, juntamente com as articulações facetarias correspondentes, formam a "unidade funcional de Junghans". Em cada unidade, há uma lacuna entre os pedículos, superior e inferiormente, formando os forames intervertebrais. Estes são delimitados anteriormente pela borda posterolateral da metade inferior do corpo vertebral e pelo disco intervertebral adjacente e posteriormente pelas articulações facetarias (Figura 78.5).[2,4]

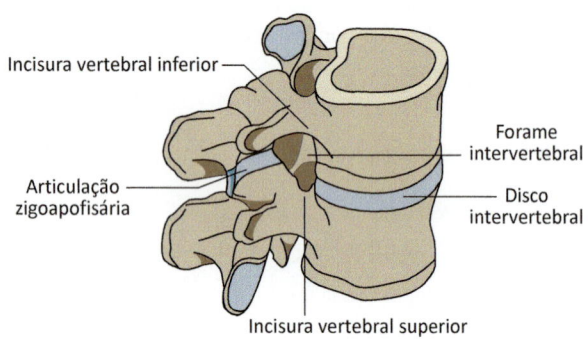

FIGURA 78.5 – Unidade funcional de Junghans.
Fonte: Adaptada de Gray's Anatomy for Students. 4th ed.

Dos forames intervertebrais, emergem as raízes nervosas e os vasos sanguíneos. Neles ou imediatamente fora deles, as raízes sensoriais e motoras se unem para formar um nervo espinhal. Cada nervo espinhal cervical emerge do canal vertebral acima do pedículo da vértebra numérica correspondente. O nervo C8 não apresenta vértebra numérica correspondente e, portanto, ele passa abaixo do pedículo de C7. Nos demais níveis, cada nervo espinhal passa abaixo do pedículo de sua vértebra numericamente correspondente.[2,4]

Nos níveis L1 e L2, os nervos saem do saco dural quase em ângulo reto e passam pela borda inferior da vértebra para alcançar o forame intervertebral acima do disco. De L2 para baixo, os nervos deixam a dura-máter em local um pouco mais proximal do que o forame pelo qual passarão, tendo uma direção cada vez mais oblíqua e um comprimento crescente dentro do canal medular.

A coluna vertebral é estabilizada por uma série de ligamentos, entre eles os ligamentos longitudinais anteriores e posteriores, o ligamento amarelo, o supraespinho e o interespinhoso.

Os ligamentos longitudinais são bandas fortes que sustentam os corpos e os discos intervertebrais anterior e pos-

teriormente, sendo o posterior um pouco menos espesso. O ligamento anterior se origina do crânio e o ligamento posterior do osso occipital, e ambos se inserem no sacro. Entre suas funções, estão a limitação da extensão da coluna vertebral pelo ligamento longitudinal anterior, a estabilização da coluna durante sua flexão pelo ligamento longitudinal posterior e evitar a profusão discal durante sua movimentação (Figura 78.6).[4]

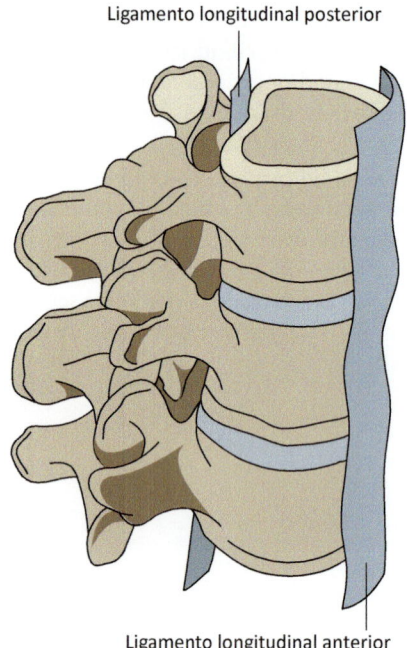

FIGURA 78.6 – Ligamentos longitudinais.
Fonte: Adaptada de Gray's Anatomy for Students. 4th ed.

O ligamento amarelo conecta duas lâminas consecutivas e ocupa todo o espaço interlaminar. Suas fibras correm verticalmente e são compostas, sobretudo, por elastina e, por isso, tem papel importante no suporte da coluna vertebral contra a gravidade (Figura 78.7).

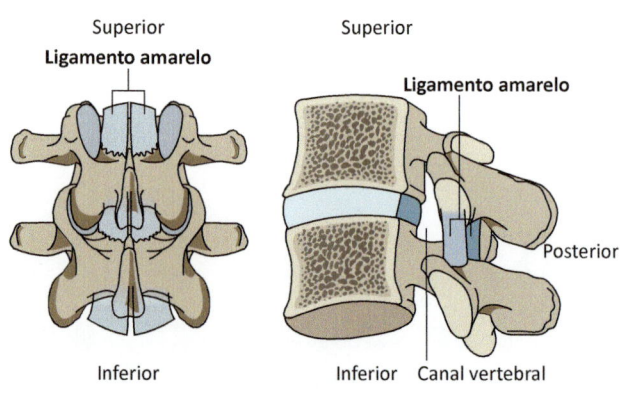

FIGURA 78.7 – Ligamento amarelo.
Fonte: Adaptada de Gray's Anatomy for Students. 4th ed.

O ligamento interespinhoso corre entre dois processos espinhosos adjacentes e, ao contrário de outros ligamentos, suas fibras correm obliquamente, sendo, assim, um tecido solto em vez de uma banda fibrosa contínua.[4,6] O ligamento supraespinhoso, ao contrário do interespinhoso, é espesso e parecido com uma corda.[2,5] Ele se estende posteriormente por cima da ponta dos processos espinhosos e conecta-se com os músculos dorsais, por isso alguns autores consideram este um ligamento não verdadeiro, já que é formado por fibras tendinosas derivadas desses músculos.[4]

Por sua estrutura e componentes, é importante para a estabilização da coluna lombar e para evitar profusões discais (Figura 78.8).

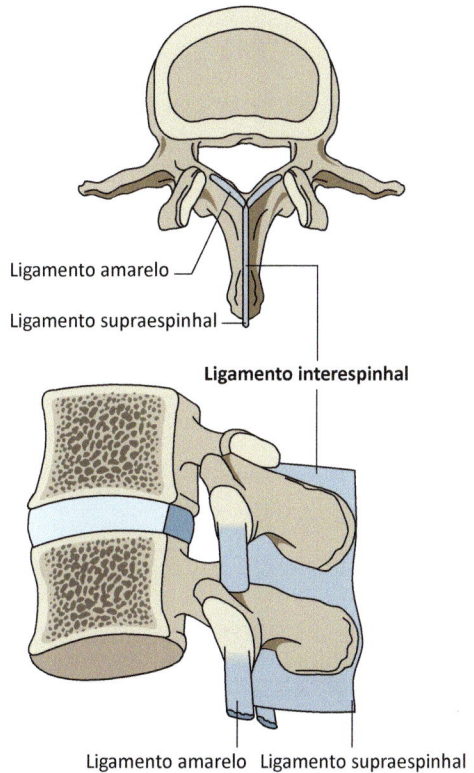

Ligamento amarelo

Ligamento supraespinhal

Ligamento interespinhal

Ligamento amarelo Ligamento supraespinhal

FIGURA 78.8 – Ligamento supraespinhal.
Fonte: Adaptada de Gray's Anatomy for Students. 4th ed.

Outros ligamentos presentes na anatomia da coluna vertebral são o ligamento intertransverso – que conecta dois processos transversos adjacentes, laterais à coluna vertebral – e os ligamentos iliolombares, estruturas importantes para a postura que se originam em L5 e formam um leque até se inserir na crista ilíaca anterior. São importantes para a estabilidade lombossacral (Figura 78.9).[4,6]

A coluna vertebral também apresenta um arranjo de músculos por toda a sua extensão, do crânio até o sacro. São principalmente extensores da coluna, contribuindo para sua estabilização e postura, e são inervados pelos ramos posteriores dos nervos espinhais.[2]

As principais estruturas responsáveis pela inervação da coluna vertebral são o nervo sinuvertebral – que tem uma origem espinhal do ramo ventral e outra no sistema nervoso simpático – e o ramo dorsal do nervo espinhal.[3,4]

Os ramos do nervo sinuvertebral são responsáveis pela inervação das estruturas anteriores ao plano do forame intervertebral, como os ligamentos longitudinais e dura anterior, enquanto o ramo dorsal do nervo espinhal inerva os tecidos localizados posteriormente ao plano do forame intervertebral, como o arco vertebral, o ligamento amarelo e o ligamento interespinhoso.[3,4]

Delimitado pela coluna anterior (corpo vertebral) e coluna posterior (arco neural), corre o canal vertebral, que se estende desde o forame magno até o sacro. Tem o formato cilíndrico contendo a medula espinhal com suas membranas, raízes nervosas, tecido frouxo, vasos sanguíneos e o espaço peridural. A medula termina acima da borda superior de L2 e, abaixo deste nível estão as raízes nervosas, que após percorrerem distâncias variadas saem de seus respectivos forames e formam a cauda equina.[6,7]

A dura-máter é um saco membranoso espesso, originado cranialmente ao redor do forame occipital maior, onde suas fibras se misturam com o periósteo interno do crânio e inserido distalmente à superfície dorsal do sacro distal pelo *filum terminale*. Este desce para o cóccix, onde suas fibras se fundem com o tecido conjuntivo dos ligamentos sacroilíacos. O próprio saco dural termina às cegas, geralmente em S2. A dura-máter tem duas características de importância clínica fundamental: mobilidade; e sensibilidade.[6,7]

No nível lombar, a dura-máter contém a extremidade distal da medula espinhal (cone medular, terminando em L1), a cauda equina e os nervos espinhais, todos flutuando e tamponados no líquido cefalorraquidiano (LCR). As raízes lombares têm um curso intra e extratecal. Emergindo em pares da medula espinhal, elas passam livremente pelo espaço subaracnóideo antes de deixar a dura-máter. No trajeto extratecal e até o forame intervertebral, elas permanecem cobertas por um revestimento dural.[7]

O espaço peridural é espaço virtual entre o saco dural, as bainhas durais das raízes nervosas e o canal medular. Esse espaço é bastante estreito porque o saco dural fica muito próximo aos limites do canal vertebral e é preenchido com uma rede de tecido conjuntivo frouxo, gordura, artérias e uma densa rede de veias. Os limites anatômicos deste espaço peridural seguem listados no Quadro 78.1. Ele é mais largo na linha média abaixo da junção da lâmina e estreita-se lateralmente abaixo da articulação zigapofisária. O tamanho e a forma reais do espaço peridural são determinados pela maneira de fixação do saco dural às paredes do canal vertebral, bem como pela forma do canal espinhal em diferentes níveis. O tamanho do espaço peridural lombar é de 4 a 6 mm e o sacral é 3 mm.[4,6,7]

O conteúdo do espaço epidural inclui o plexo venoso vertebral, os ramos espinhais das artérias segmentares, os vasos linfáticos e as projeções aracnoides da dura-máter que circundam as raízes dos nervos espinhais, junto com gordura.[4]

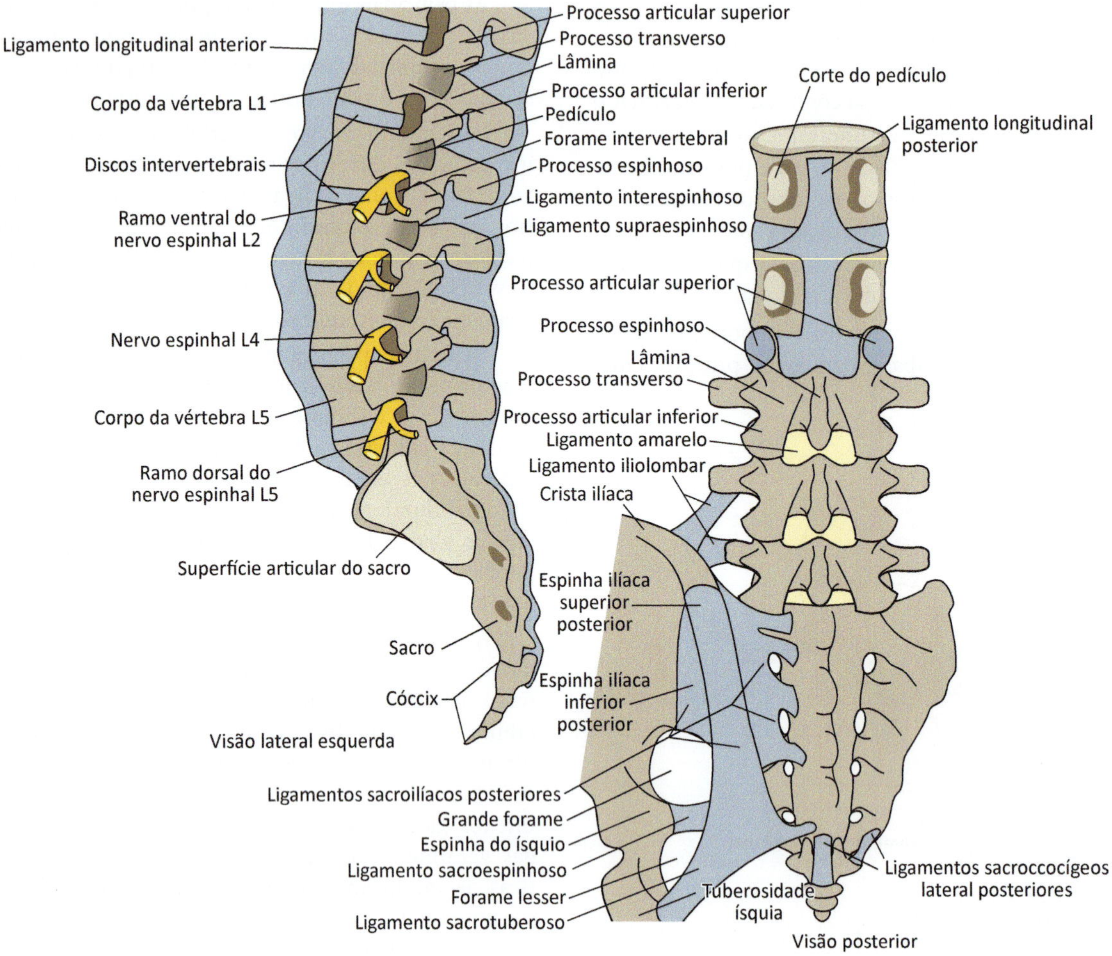

Processo articular superior
Ligamento longitudinal anterior
Processo transverso
Lâmina
Corpo da vértebra L1
Processo articular inferior
Pedículo
Corte do pedículo
Discos intervertebrais
Forame intervertebral
Processo espinhoso
Ligamento longitudinal posterior
Ramo ventral do nervo espinhal L2
Ligamento interespinhoso
Ligamento supraespinhoso
Processo articular superior
Nervo espinhal L4
Processo espinhoso
Lâmina
Processo transverso
Corpo da vértebra L5
Processo articular inferior
Ligamento amarelo
Ramo dorsal do nervo espinhal L5
Ligamento iliolombar
Crista ilíaca
Superfície articular do sacro
Espinha ilíaca superior posterior
Sacro
Espinha ilíaca inferior posterior
Cóccix
Visão lateral esquerda
Ligamentos sacroilíacos posteriores
Grande forame
Espinha do ísquio
Ligamentos sacroccocígeos lateral posteriores
Ligamento sacroespinhoso
Forame lesser
Tuberosidade ísquia
Ligamento sacrotuberoso
Visão posterior

FIGURA 78.9 – Coluna vertebral e seus ligamentos.
Fonte: Adaptada de Netter Atlas of Human Anatomy. 5th ed.

Geralmente divide-se o espaço peridural em níveis cervical, torácico, lombar e sacral. Na região cervical, ele se estende da fusão das camadas espinhal e periosteal da dura-máter; no forame magno, à margem inferior da vértebra C7; na região torácica, da margem inferior de C7 à margem superior de L1; na região lombar, da margem superior de L1 à margem superior de S1; e, na região sacral, estende-se da margem superior de S1 até membrana sacrococcígea.

Em cada nível, existem dois ligamentos separados (esquerdo e direito), que geralmente se encontram na linha média. No entanto, o ligamento é ocasionalmente deficiente na linha média quando se mistura com as fibras anteriores do ligamento interespinhoso. Em um estudo, o ligamento amarelo foi deficiente em 11% dos indivíduos na região médio-lombar. Esta situação é mais frequente na região cervical e torácica. O ligamento amarelo é mais espesso nos níveis lombar e torácico e mais fino no nível cervical. Sua espessura também diminui no aspecto cefálico de cada espaço interlaminar e à medida que o ligamento amarelo se afina lateralmente (Figura 78.10).[6]

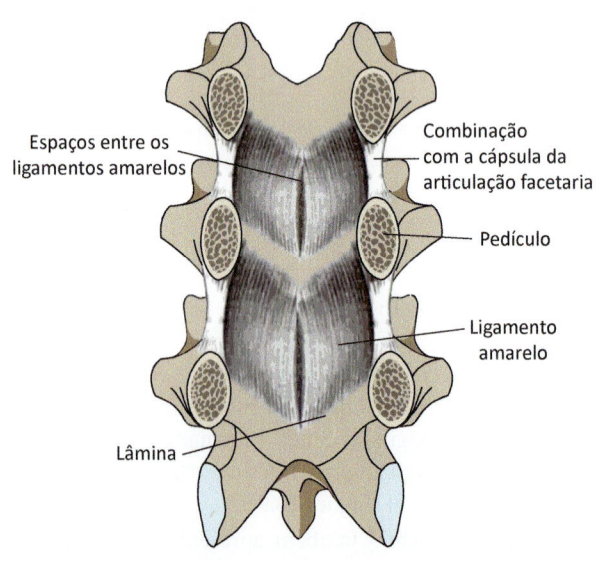

Espaços entre os ligamentos amarelos
Combinação com a cápsula da articulação facetaria
Pedículo
Ligamento amarelo
Lâmina

FIGURA 78.10 – Visão anterior do ligamento amarelo no nível lombar.
Fonte: Adaptada de Gray's Anatomy for Students. 4th ed.

O espaço epidural circunda o saco dural e é limitado posteriormente pelo ligamento amarelo e periósteo, anteriormente pelo ligamento longitudinal posterior e corpos vertebrais, e limitado lateralmente pelos pedículos e forames intervertebrais.

Quadro 78.1 – Limites anatômicos do espaço peridural.	
Superiormente	Fusão das camadas espinal e periosteal da dura-máter no forame magno
Inferiormente	Membrana sacrococcígea
Anteriormente	Ligamento longitudinal posterior, corpos vertebrais e discos intervertebrais
Lateralmente	Pedículos e forames intervertebrais
Posteriormente	Ligamento amarelo, cápsula das facetas e lâminas

Fonte: Desenvolvido pela autoria do capítulo.

Outro fator de importância, quando das abordagens do espaço peridural, é o conhecimento da anatomia das raízes nervosas. As raízes dos nervos espinhais deixam o saco dural, logo acima do nível de cada forame intervertebral, por meio da penetração do saco dural na direção inferolateral, levando consigo uma extensão da dura-máter e da aracnóidea referida como a manga dural. Imediatamente próximo à sua junção com o nervo espinhal, a raiz dorsal forma um alargamento denominado "gânglio da raiz dorsal", que contém os corpos celulares das fibras sensoriais na raiz dorsal. O ângulo em que cada par de raízes nervosas deixa o saco dural varia, as raízes L1 e L2 saem do saco dural em um ângulo obtuso, mas as raízes nervosas inferiores formam ângulos cada vez mais agudos com as margens laterais do saco dural.

Os ângulos formados pelas raízes L1 e L2 são sobre 80° e 70°, enquanto os ângulos das raízes L3 e L4 são, cada um, de cerca de 60°, com o ângulo da raiz L5 em torno de 45°.[4]

O suprimento sanguíneo da medula espinhal se faz através de uma rede de anastomoses arteriais e venosas, anterior e posteriormente. Esta rede vascular se forma a partir das artérias espinhais, adentrando cada nível através do forame interventricular. Estas artérias espinhais surgem das artérias vertebrais superiormente e, depois, torácicas e da aorta lombar. Elas se anastomosam com a artéria espinhal anterior e correm sobre a superfície da medula espinhal.[4]

As artérias epidurais estão presentes no espaço epidural e irrigam as estruturas ósseas e ligamentares circundantes, bem como a medula espinhal. Os vasos radiculares segmentares entram no espaço epidural através do forame intervertebral. Essas artérias segmentares derivam das artérias aorta, subclávia e ilíaca.[4]

A medula espinhal recebe seu suprimento de sangue por meio de vasos longitudinais e segmentares, que produzem uma rede longitudinal anastomótica de vasos arteriais que circundam a medula. Muitos dos vasos arteriais que fornecem sangue à medula são artérias terminais e faltam suprimentos de sangue colaterais em grande parte de sua estrutura.

Várias veias epidurais estão localizadas no espaço epidural lombar inferior. O plexo venoso vertebral drena através de múltiplas veias epidurais segmentares, que saem do canal espinhal através do forame intervertebral, permitindo, assim, o retorno venoso para a cava inferior e para a veia ázigos através das veias torácica e abdominal.[4]

Geralmente uma das artérias radiculares anteriores é dominante perante as outras em calibre e denomina-se "artéria radicular anterior magna" ou "artéria de Adamkiewicz". A artéria de Adamkiewicz fornece o principal suprimento sanguíneo para a medula espinhal, do nível T8 para o cone medular. Em 45% dos casos, a origem da artéria situa-se entre os espaços T8 e T12 para as intercostais, chegando em algumas ocasiões pela L1. Na maioria das vezes, corre pelo lado esquerdo da medula.

Existe uma rede axial de pequenas artérias no canal medular, nos tecidos paravertebrais e músculos paraespinhosos que se anastomosam entre si e com as artérias nutridoras medulares; a entrada para essa rede inclui vasos segmentares (artérias intercostais e lombares), artérias subclávias, hipogástricas e seus ramos. Além dessas múltiplas vias de entrada, também existem uma extensa rede arterial epidural e pequenos vasos que suprem a musculatura paraespinhal. Todos esses vasos estão interconectados e têm anastomoses com as artérias subclávias cranialmente e hipogástricas caudalmente (Figura 78.11).[7,8]

Deve-se ter em mente que o conhecimento da relação anatômica entre a raiz nervosa e os vasos sanguíneo é importante para que se possa evitar danos importantes ao paciente. As artérias radiculares segmentares têm localização e números variáveis. Percorrem vários forames vertebrais e as artérias medulares radiculares neurais à medida que transportam sangue oxigenado de várias artérias cervicais, torácicas e lombossacrais para o sistema da artéria Adamkiewicz e, finalmente, para o parênquima da medula espinhal. O tamanho da artéria radicular é inferior a 0,2 mm, enquanto o tamanho da artéria medular é de 0,2 a 0,8 mm.[9]

A revisão dos estudos anatômicos mostra que a artéria radicular parece estar localizada predominantemente na parte superior do forame neural, em especial na porção superior ou média do forame, ventral e ligeiramente rostral ou ventral ao complexo gânglio-raiz ventral da raiz dorsal. Estatisticamente, estudos mostram que estas artérias se encontram no terço superior do forame, anterossuperior ou anterior ao complexo DRG-VR em 74% dos cadáveres estudados, 23% terço medial do forame e 3% no terço inferior deste.[4,9,10]

Fisiopatologia

A injeção de corticosteroides no espaço peridural é objeto de debate desde a sua introdução, em 1952, tanto como sua efetividade e, mais recentemente, sua segurança. As propriedades anti-inflamatórias dos corticosteroides têm sido associadas à inibição da síntese de prostaglandinas e redução no nível local de mediadores inflamatórios como interleucina-1 (IL-1), fator de necrose tumoral (FNT) e fosfolipase A2. A eficácia dos anestésicos locais no tratamento da dor crônica tem como base a alteração de múltiplos mecanismos fisiopatológicos que incluem a estimulação periférica nociva (excesso de nocicepção, resultando em sensibilização das vias dolorosas) e liberação excessiva de neurotransmissores com respostas centrais complexas, que incluem hiperalgesia

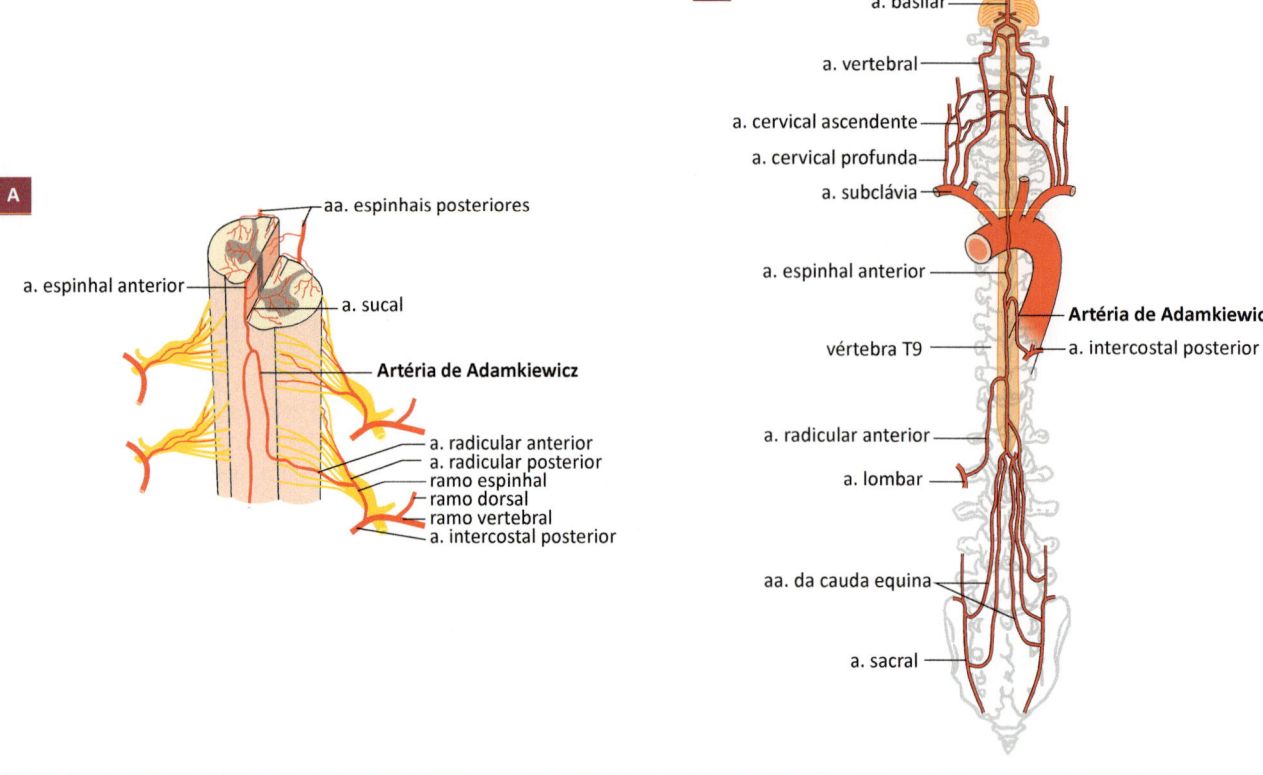

FIGURA 78.11 – (A) Inervação da medula espinhal. (B) Distribuição vascular.

Fonte: Desenvolvida pela autoria do capítulo.

ou efeito *wind-up*, ocasionando aumento na sensibilização nociceptiva do sistema nervoso e em alterações fenotípicas, que também são consideradas parte da plasticidade neuronal. Hoje em dia, a lidocaína é o agente anestésico mais amplamente utilizado, mas outros anestésicos locais também são usados com frequência. A bupivacaína é o agente de longa duração de escolha, embora seja considerado um dos agentes de injeção mais dolorosa. Logo, seu uso nas infiltrações peridurais, associado ao potencial de causar paresia de longa duração após administração epidural, é menor do que o da lidocaína, apesar de a bupivacaína ser comumente utilizada em bloqueios nervosos e peridurais.[11]

Coluna lombar – Indicações

Dor radicular lombar

A dor neuropática, definida como resultante de lesão ou doença que afeta o sistema somatossensitivo, pode ser uma característica importante de dor lombar, principalmente em indivíduos que apresentem dor radicular em virtude da herniação discal ou estenose espinhal, as indicações mais frequentes para realizar bloqueios peridurais neste segmento da coluna.

A degeneração discal está associada a fissuras anulares e desidratação do núcleo pulposo, que podem acarretar redução na altura do disco, prejuízo de sua função mecânica, rotura e compressão de raízes nervosas. Além disso, a exposição do nervo a mediadores inflamatórios está associada à dor lombar.

A estenose de canal lombar ocorre quando o canal espinhal é estreitado por estruturas ósseas e tecidos moles circundantes, com subsequente compressão de estruturas nervosas, incluindo as raízes espinhais. É um processo multifatorial e geralmente é a combinação de alterações anatômicas que incluem a protrusão ou herniação discal, hipertrofia de articulações facetarias, espondilolistese, estreitamento congênito do canal vertebral ou hipertrofia/dobras do ligamento amarelo.[12]

O uso dos bloqueios peridurais com corticosteroides nas patologias citadas é um tema controverso e discutido em várias publicações de nível de evidência elevado. Chou et al., em revisão sistemática e metanálise, concluíram que as injeções peridurais com corticosteroides para radiculopatia estavam associadas à melhora imediata na dor e podiam estar associadas à melhora na função, mas os benefícios eram pequenos e não sustentados, e que não havia efeito em longo prazo para evitar o tratamento cirúrgico. A evidência não sugeriu que a efetividade variasse de acordo com técnica ou dose do corticosteroide. Além disso, evidências limitadas sugeriram que as infiltrações peridurais não eram efetivas para a estenose espinhal.[13]

Essas conclusões foram criticadas por Manchikanti et al. pelo fato de terem considerado o uso de bloqueios apenas com anestésicos locais um placebo em vez de agente ativo e terem dado ênfase na diferença entre as intervenções em vez da magnitude do efeito da intervenção em si. Manchikanti et al. publicaram nova revisão sistemática comparativa da literatura e metanálise e concluíram que injeções epidurais com cloreto de sódio ou bupivacaína com corticosteroides não apresentaram eficácia para radiculopatia lombar e estenose espinhal. A comparação entre lidocaína e lidocaína com corticosteroide teve eficácia significativa e semelhante para dor e função sem inferioridade de lidocaína comparada com lidocaína e corticosteroides, com 3 e 12 meses de evolução nesses pacientes.[14]

Manchikanti et al. publicaram nova revisão sistemática e metanálise recentes para investigar se o bloqueio peridural com bupivacaína, associado ou não a corticosteroides, fornecia melhora de longo prazo a pacientes com dor espinhal crônica e concluíram que a bupivacaína é um agente ativo (não um placebo) com nível I de evidência e que a bupivacaína peridural, com ou sem esteroides, é uma modalidade efetiva de tratamento para o manejo da dor lombar crônica e dor em membros inferiores.[11]

Entre 2009 e 2011, foi publicada uma série de diretrizes para o uso de técnicas intervencionistas e algoritmos de tratamento com base em revisão sistemática para várias patologias, entre elas a dor radicular lombar. Em 2018, foi iniciada uma atualização das recomendações que incluiu a estenose espinhal como novo tema. Na publicação inicial com o sumário das recomendações atualizadas, a administração de corticosteroides epidurais pela via interlaminar ou transforaminal, para dor radicular lombossacra em hérnias contidas ou extrusas, teve recomendação fraca com base em evidências de moderada qualidade. A recomendação para administração epidural de inibidores do Fator de Necrose Tumoral-α (FNT-α) teve recomendação negativa fraca com base em evidências classificadas como de baixa qualidade.

No tratamento da estenose de canal, segundo as recomendações do mesmo grupo, houve fraca recomendação a favor de injeções epidurais com anestésico local e recomendação moderada contra o uso de corticosteroides pela ausência de diferença significativa entre as infiltrações de anestésico local, com ou sem corticosteroide. Considerando-se ainda o potencial de complicações e efeitos colaterais dos corticosteroides, a recomendação foi contra seu uso nesta patologia.[15]

Síndrome da dor pós-laminectomia

A síndrome da dor pós-laminectomia tem muitas subetiologias que frequentemente se sobrepõem. Logo, é difícil controlar os resultados das intervenções em virtude de fatores de confusão. Muitos pacientes sofrem de doenças nos níveis adjacentes, tanto de origem discogênica como facetaria, patologias que cursam com compressão nervosa, neurite, fibrose, deaferentação e dor devido ao material de síntese, sem contar as síndromes de sensibilização central da dor que se sobrepõem à natureza biopsicossocial das dores pós-cirúrgicas e incapacidade. Em razão dessa heterogeneidade de etiologias, o tratamento deve se guiar pela história e pelo quadro clínico do paciente.

A revisão de Kasra et al. relata que existe alguma evidência de nível I que apoia o uso de injeções epidurais com corticosteroide, mas a evidência de efeitos terapêuticos de longo prazo continua a ser limitada.[16]

Dor no membro fantasma

O controle da dor pré e pós-operatória da amputação de membros deve ser otimizado para prevenir o aparecimento dessa dor de características neuropáticas. Infusões em cateteres epidurais no período perioperatório, com início 24 a 48 horas antes da cirurgia demonstraram eficácia no controle da dor e a evidência parece sugerir que essas intervenções para otimização da analgesia podem reduzir a incidência de dor crônica pós-amputação e dor no membro fantasma. São necessários mais estudos sobre o tipo, o início e a duração da analgesia perioperatória para prevenção dessas patologias.[17]

Síndrome de dor complexa regional

Acredita-se que os α2-agonistas adrenérgicos administrados no espaço peridural podem contribuir para diminuir a dor. Um pequeno estudo controlado randomizado (n = 26) investigou a administração de clonidina peridural em pacientes com síndrome de dor complexa regional (SDCR) refratária ao tratamento conservador. Os pacientes receberam uma infiltração de clonidina epidural nas doses de 300 mcg, 700 mcg ou solução salina, em ordem aleatória, em dias consecutivos. Os autores relataram que, em comparação ao placebo, a dor teve melhora significativa em ambos os grupos durante o período do estudo (6 horas), sem diferenças analgésicas entre as doses de clonidina. No grupo que recebeu 700 mcg, os escores de sedação foram maiores. Desde 2009, nenhum estudo controlado e randomizado investigou o papel terapêutico da clonidina peridural na SDCR.[18]

Outras indicações para o uso de infiltrações epidurais que podem cursar com dor neuropática são: fraturas vertebrais por compressão; metástases vertebrais; neuropatias periféricas relacionadas à quimioterapia; neuropatia pós-herpética; orquialgia; proctalgia; dor pélvica crônica; paliação do câncer em tumores de pelve e abdome inferior; e o herpes-zóster agudo.

Contraindicações

As contraindicações para os bloqueios peridurais[19] estão listadas no Quadro 78.2.

Quadro 78.2 – Contraindicações dos bloqueios peridurais.

- Herniação sequestrada ou contida de grande monta
- Síndrome da cauda equina
- Radiculopatia compressiva
- Depressão maior não compensada clinicamente ou distúrbios psiquiátricos
- Comorbidades descompensadas clinicamente ou não tratadas (que podem ser descompensadas agudamente pelo uso do corticoide)
- Condições crônicas severas que poderiam interferir na avaliação da dor e função após o bloqueio
- Gravidez (para procedimentos sob fluoroscopia) e amamentação
- História pregressa de reação adversa e/ou alergia aos anestésicos locais, corticosteroides ou contraste
- Pacientes incapazes de compreender o Termo de Consentimento Informado e o protocolo
- Pacientes incapazes de permanecer na posição prona para se submeterem ao procedimento
- Recusa do paciente
- Infecção local ou sistêmica (risco de bacteremia)
- Terapia anticoagulante
- Coagulopatias
- Alergia ao corticosteroide ou aos anestésicos locais utilizados

Fonte: Manchikanti L, Singh V, 2007.

Técnicas

Peridural caudal

Consiste em colocar uma agulha através do hiato sacral a fim de injetar medicações no espaço peridural. Pode ser realizada às cegas, por fluoroscopia ou por meio de ultrassonografia.

■ Técnica às cegas

O paciente é posicionado em decúbito ventral ou lateral. Traça-se uma linha imaginária entre as espinhas ilíacas posterossuperiores como um lado de um triângulo equilátero cujo vértice será o local onde palparemos os cornos sacrais como duas proeminências ósseas e o hiato sacral, o vão entre elas (Figura 78.12).

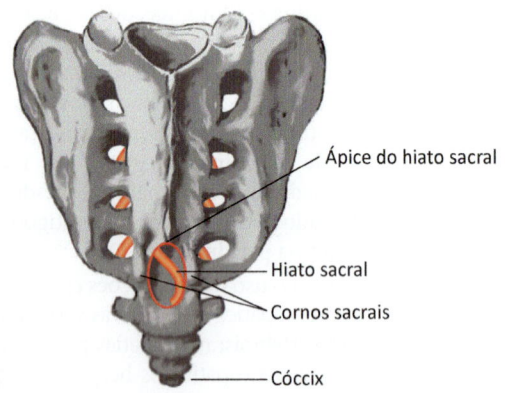

FIGURA 78.12 – Visão posterior do sacro.
Fonte: Adaptada de Kao Sheng-Chin, Lin Chia-Shiang. Caudal epidural block: an updated review of anatomy and techniques. Med. Res. Int. 2017;2017.

Uma agulha é inserida em ângulo de 45 graus em direção cefálica e redirecionada se houver contato com a superfície posterior do sacro. Uma seringa contendo ar é acoplada à agulha para identificar a perda de resistência quando a ponta da agulha perfurar o ligamento sacrococcígeo.

A taxa de sucesso dessa técnica quando realizada por meio de referências anatômicas é alta entre as crianças, acima de 96%. Já nos adultos, mesmo em mãos experientes, é de 68% a 75%.

Essas falhas decorrem de variações anatômicas que podem ser encontradas em uma parcela considerável de pessoas, como cornos sacrais nem sempre palpáveis, unilateral ou bilateralmente (a literatura considera um corno sacral proeminente quando este apresenta pelo menos 3 mm de altura), diâmetro anteroposterior no ápice do hiato sacral menor do que 3,7 mm para a técnica às cegas, ou 1,6 mm quando o ultrassom é utilizado (as falhas são associadas à dificuldade de inserir a agulha no espaço epidural).

O ápice do hiato sacral se localiza com mais frequência no nível de S4 (65% a 68%), seguido por S3 e S5 (15% cada) e no nível de S1 a S2 em 3% a 5% dos casos. Quanto mais alto o ápice do hiato sacral, menor a distância entre ele e o fim do saco dural, o que aumenta o risco de a agulha perfurá-lo e adentrar o espaço intratecal (Figura 78.13).

Por outro lado, em ápices localizados mais inferiormente, a espessura do ligamento sacrococcígeo diminui bastante, o que também dificulta a execução da técnica realizada apenas por referências anatômicas.

Ambas as técnicas guiadas por imagem aumentaram significativamente as taxas de sucesso da injeção peridural caudal.

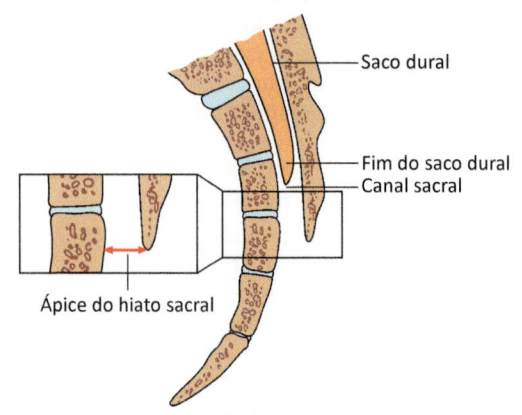

FIGURA 78.13 – Visão sagital do sacro.
Dupla seta vermelha: diâmetro anteroposterior do hiato sacral no seu ápice.
Fonte: Adaptada de Kao Sheng-Chin, Lin Chia-Shiang. Caudal epidural block: an updated review of anatomy and techniques. Med. Res. Int. 2017;2017.

■ Técnica fluoroscópica

O paciente se encontra em posição prona e o hiato sacral é palpado, mesmo que nem sempre consiga-se identificá-lo. Na incidência lateral, o hiato sacral é identificado como uma queda abrupta no fim da lâmina de S4 e a fluoroscopia permite visualizar a trajetória da agulha e ajustar seu ângulo na entrada do hiato sacral. Com a utilização de pequeno volume de contraste não ionizado, é confirmada a posição no espaço epidural com a progressão cefálica de uma lâmina de contraste em sentido cefálico e o desenho das raízes sacrais ainda na incidência lateral (Figura 78.14).

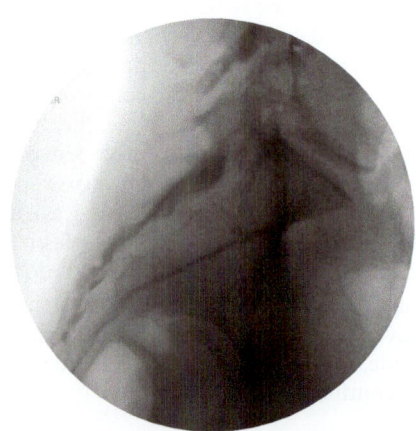

FIGURA 78.14 – Visão lateral de bloqueio peridural caudal guiado por fluoroscopia.
Fonte: Acervo da autoria do capítulo.

Em seguida, em incidência anteroposterior, a agulha é ajustada na linha média e verifica-se que a ponta da agulha não ultrapasse a altura do forame S3, pelo risco de perfurar o saco dural. Injeta-se mais contraste para certificar-se de que não há injeção intravascular ou intratecal (Figura 78.15). Esta técnica ainda é considerada o padrão-ouro para prevenir essas complicações e tem como desvantagem a exposição à radiação.

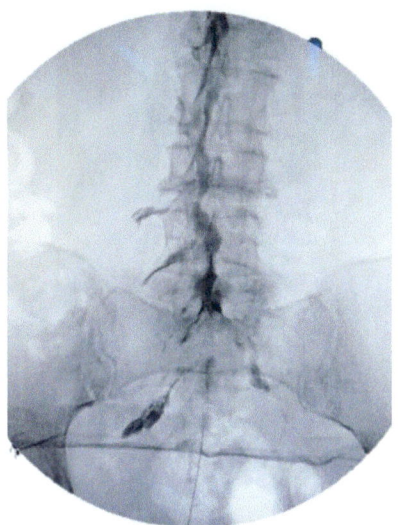

FIGURA 78.15 – Incidência anteroposterior de bloqueio peridural caudal guiado por fluoroscopia. Veem-se as raízes sacrais e falhas de enchimento das raízes lombares do lado direito.

Fonte: Acervo da autoria do capítulo.

■ Técnica guiada por ultrassonografia

O paciente pode estar em posição prona ou decúbito lateral. Embora se utilize o probe linear (7-13 MHz) na maioria dos pacientes, o probe curvo (2-5 MHz) pode ser necessário em pacientes obesos. O transdutor é colocado em posição axial e obtém-se a visão de duas estruturas arredondadas e hiperecoicas (os cornos sacrais), separadas por uma estrutura linear hiperecoica mais superficial (ligamento sacrococcígeo) e outra mais profunda, a base do sacro. O espaço hipoecoico entre eles é o hiato sacral (Figura 78.16).

Essa estrutura é comparada à cabeça de um sapo ou a duas freiras andando lado a lado, na literatura. Após conseguir identificar essas estruturas, na linha média, gira-se o transdutor em sentido longitudinal para efetuar o bloqueio com a agulha em plano com o transdutor (Figura 78.17).

Recomenda-se não progredir a agulha mais do que 5 mm assim que se ultrapassa o ligamento sacrococcígeo, o que é visto em tempo real, para evitar possível perfuração do saco dural. Apesar de essa técnica não prevenir uma injeção intravascular, como é o caso da fluoroscopia com auxílio de contraste, a utilização do Color Doppler em que se vê apenas uma cor dominante durante a injeção já foi relatada como preditiva de sucesso da injeção caudal. Quando a fluoroscopia não está disponível ou não é indicada (p. ex., na gestação), sugere-se utilizar a técnica guiada por ultrassonografia.[20]

Injeção peridural por via interlaminar

Apesar de extensivamente utilizada desde 1901 para o tratamento de dores lombares, a peridural realizada às cegas com auxílio de técnicas de identificação do espaço epidural por perda de resistência (técnica de Dogliotti) ou com uso de uma gota pendente (Gutierrez) apresenta um índice variável de falhas. As evidências mostram que, em torno de 30% das punções às cegas, o espaço intervertebral puncionado não foi o almejado quando confirmado por fluoroscopia. A posição extradural da ponta da agulha variou de 25,7% a 40,6% na literatura consultada, em estudos que confirmaram a localização da ponta da agulha com contraste e fluoroscopia após a punção às cegas, corroborando a importância de o método ser guiado por imagem e do uso de contraste, principalmente em pacientes com alterações degenerativas severas ou que podem limitar a dispersão da solução injetada.[19,21,22]

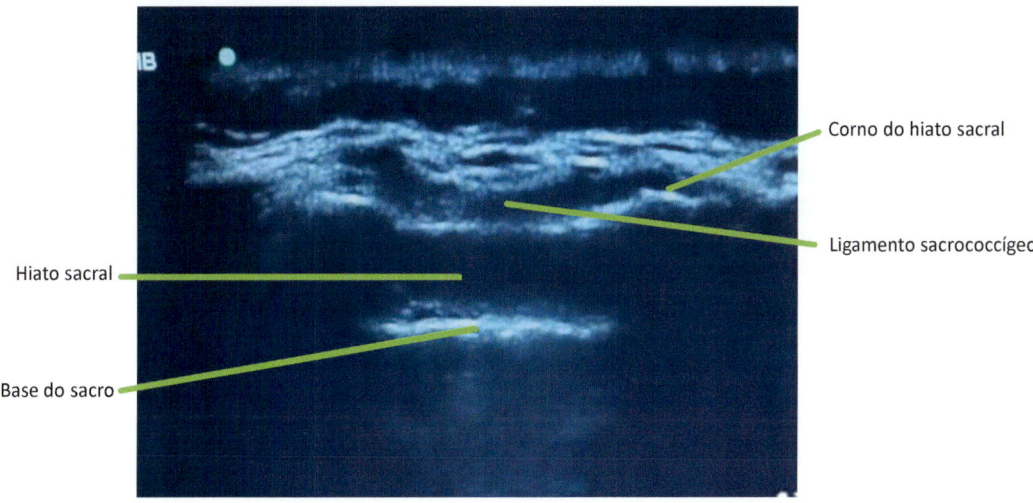

Corno do hiato sacral

Ligamento sacrococcígeo

Hiato sacral

Base do sacro

FIGURA 78.16 – Visão ultrassonográfica do hiato sacral anterior ao ligamento sacrococcígeo.

Fonte: Acervo da autoria do capítulo.

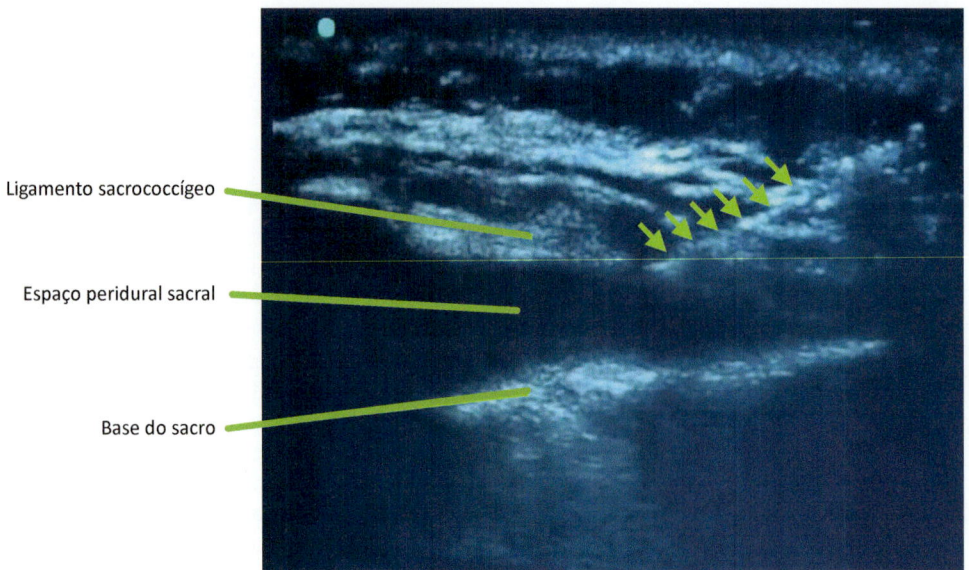

FIGURA 78.17 – Punção peridural sacral guiada por ultrassonografia, eixo longitudinal.

Setas verdes: agulha vista em plano.

Fonte: Acervo da autoria do capítulo.

■ Técnica guiada por fluoroscopia

O procedimento pode ser executado pela técnica mediana ou paramediana.

A técnica paramediana é mais eficaz em alcançar o espaço peridural ventral, onde se localiza o conflito radicular, o que garante maior taxa de sucesso em relação à técnica mediana, mesmo que esta ainda seja a mais executada. É bem indicada em acometimentos de mais de um nível em patologias unilaterais. A injeção mediana é utilizada em patologias bilaterais, verificando a dispersão obtida com o contraste não ionizado.[23]

Com o paciente em decúbito ventral, sob técnica asséptica, o espaço interlaminar almejado é identificado em incidência anteroposterior (AP). A pele é anestesiada em planos e a ponta da agulha vai em direção à borda cranial da lâmina inferior do espaço interlaminar. Alguns autores defendem que fazendo uso de mais de uma incidência durante o avanço da agulha além da perda de resistência, não é necessário tocar a borda da lâmina, mas este passo é recomendável aos praticantes menos experientes. Avança-se a agulha com fluoroscopia intermitente em incidência lateral para verificar a profundidade até a perda de resistência. Verifica-se o posicionamento epidural com uso de 0,5 a 3 mL de contraste. Espera-se a ausência de padrão de injeção intravascular, em tecidos moles, subdural ou subaracnoide. Pela dispersão do contraste, consegue-se auferir maior chance de sucesso da injeção terapêutica. Na incidência anteroposterior (AP), é possível visualizar as raízes nervosas na saída de seus respectivos forames e, na incidência lateral, é possível verificar se a dispersão atingiu a região ventral do espaço peridural ou se ficou mais concentrada na região posterior, além da extensão craniocaudal do bloqueio (Figura 78.18).[24]

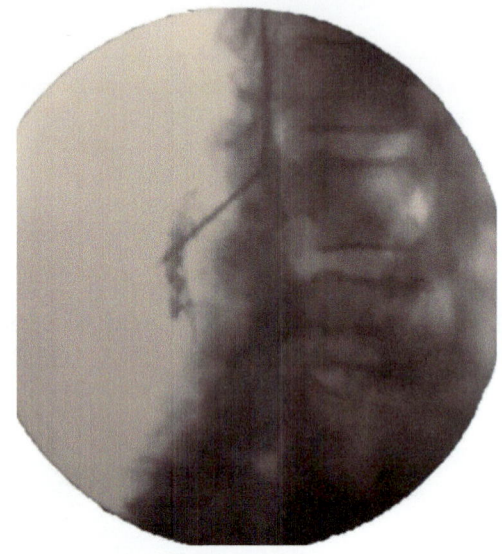

FIGURA 78.18 – Incidência lateral de bloqueio peridural interlaminar.

Fonte: Acervo da autoria do capítulo.

Peridural transforaminal

Esta é a técnica mais recente de bloqueio peridural. Tem como maior vantagem levar a medicação diretamente ao espaço peridural ventral, presumidamente a uma raiz nervosa inflamada, com menor volume. A premissa é que o corticosteroide injetado no espaço peridural terá maior concentração local e será mais efetivo do que pela via oral ou intramuscular. A medicação é depositada no nível que se correlaciona anatomicamente com o quadro clínico e exames de imagem do paciente e, dependendo do volume injetado, espera-se que a solução se espalhe ventralmente na interface disco/saco dural, medialmente em torno do pedículo e entre no espaço epidural cobrindo a raiz emergente. A literatura dispõe de evidências limitadas para seu uso diagnóstico quando os exames eletrofisiológicos e de imagem não são concordantes com a clínica, sendo necessários mais estudos para sua validação como ferramenta diagnóstica.[25-27]

■ Técnica infrapedicular

Com o paciente monitorizado, em posição prona e sob técnica asséptica, as principais estruturas ósseas são identificadas com o uso da fluoroscopia. Alinham-se os platôs vertebrais com inclinação cefalocaudal, se necessário. Em seguida, o fluoroscópio recebe inclinação ipsilateral para o lado a ser bloqueado até que o processo articular superior esteja entre o terço lateral e os dois terços mediais do corpo vertebral.

O ponto de entrada da agulha é a base do pedículo e a agulha é angulada até formar um ângulo paralelo aos feixes do fluoroscópio (*tunnel vision*) (Figura 78.19A).

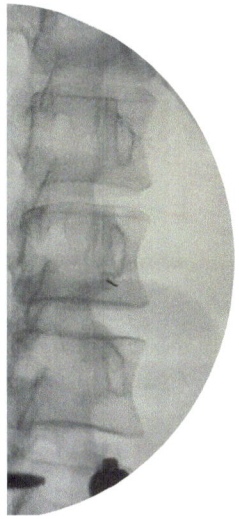

FIGURA 78.19A – Ponto de entrada do bloqueio peridural transforaminal pela técnica subpedicular.

Fonte: Acervo da autoria do capítulo.

Esta navegação é realizada com o uso da incidência anteroposterior alternada com a incidência lateral (Figuras 78.19B e C) para evitar que a agulha ultrapasse anteriormente o quadrante posterossuperior do forame neural, onde há maior risco de haver injeção intravascular e de atingir a artéria radicular que nutre a medula espinhal.

Nesta técnica, buscamos navegar a agulha pelo chamado "triângulo de segurança" (*safe triangle*) (Figura 78.20), que é formado pela trajetória diagonal da raiz pelo forame, a base do pedículo vertebral e o limite lateral do corpo vertebral. Este triângulo é assim chamado porque apenas raízes nervosas e veias existem neste espaço.

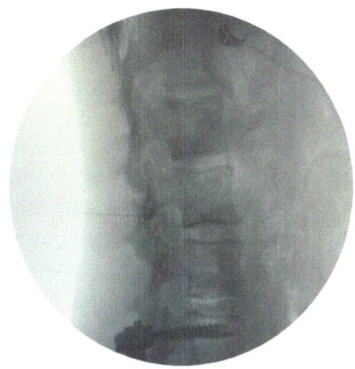

FIGURA 78.19B – Agulha na visão lateral no quadrante posterossuperior do forame intervertebral.

Fonte: Acervo da autoria do capítulo.

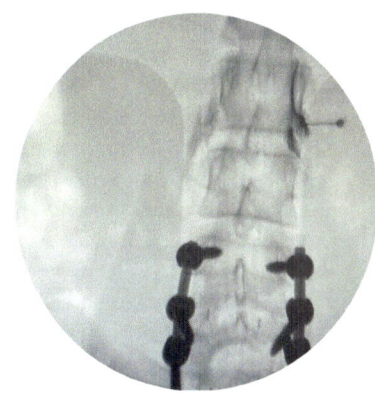

FIGURA 78.19C – Posição final da agulha em AP, com a dispersão peridural e raiz evidenciadas pelo contraste.

Fonte: Acervo da autoria do capítulo.

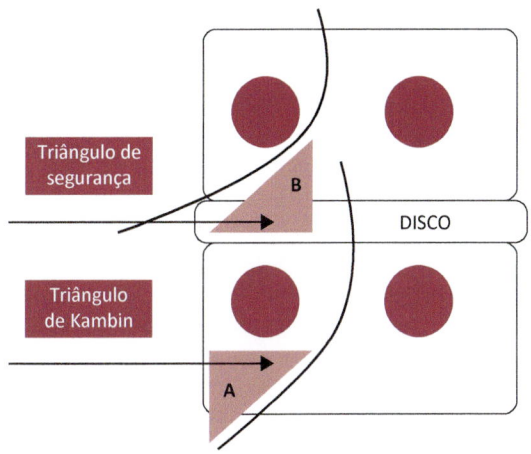

FIGURA 78.20 – Comparação entre a abordagem infrapedicular, que tem como referência o triângulo de segurança e a técnica infraneural, que utiliza o triângulo de Kambin para referências anatômicas.

Fonte: Adaptada de Gil HY, Jeong S, Cho H, Choi E, Nahm FS, Lee PB. Kambin's triangle approach versus traditional safe triangle approach for percutaneous transforaminal epidural adhesiolysis using an inflatable balloon catheter: a pilot study. J. Clin. Med. 2019;8(11):1996.

Enquanto nos aproximamos desta área, é preciso tomar cuidado com a artéria de Adamkievicz. Em 75% dos casos, esta artéria passa através do forame intervertebral de T9 a L1. No entanto, em raros casos, pode passar através do forame intervertebral de L2 a L4. Tem havido vários relatos de isquemia medular causada pela invasão da artéria de Adamkievicz durante o bloqueio transforaminal. Um estudo anterior que fez uso de angiografia espinhal revelou que a artéria de Adamkievicz se localiza na metade superior, terço inferior e quinto inferior do forame intervertebral em 97%, 2% e 0% dos casos, respectivamente. Portanto, é essencial verificar se há dispersão vascular do contraste não ionizado nesse bloqueio.[28]

■ Técnica infraneural

Alguns autores sugerem que o bloqueio transforaminal com posicionamento da agulha infraneural, no aspecto inferior do forame (triângulo de Kambin), é teoricamente uma abordagem mais segura, já que a probabilidade de encontrar a artéria radicular na parte inferior do forame é menor. No entanto, já foi demonstrada a presença de vasos nesta região. Esta alternativa de bloqueio transforaminal é denominada "técnica infraneural" (também conhecida como "retrodiscal" ou "pré-ganglônica"), na qual a agulha se localiza no terço inferior do forame intervertebral. Pode ser utilizada quando alterações anatômicas prejudicam a técnica subpedicular e pode ser benéfica para analgesia da raiz nervosa de uma herniação mais central no mesmo nível. Tem sido descrita como retrodiscal porque a agulha é posicionada logo atrás ao ânulo posterior do disco, logo injeção acidental do disco não é comum em razão desta proximidade. A trajetória inicial da agulha é similar à da realizada em discografias. O triângulo de Kambin é formado pelo trajeto da raiz espinhal, a borda superior do corpo vertebral inferior e o limite medial do pedículo do corpo vertebral superior do espaço intervertebral desejado. Ambas as técnicas descritas apresentam consumo de contraste semelhante e resultados semelhantes para redução da dor no curto prazo. Complicação importante nesta abordagem é a possibilidade de injetar contraste no disco, e uma possível discite. Contraste deve ser utilizado em ambas as abordagens para evitar dispersão vascular.

Com o paciente em prona, monitorizado e com uso de técnica asséptica, confirmamos o nível desejado em incidência anteroposterior. Com uso de inclinação cefalocaudal, alinhamos a borda superior do corpo vertebral inferior do espaço intervertebral desejado. Em seguida, utilizamos inclinação oblíqua ipsilateral ao lado sintomático até que o processo articular superior esteja no meio da borda do corpo vertebral. O ponto de entrada da agulha, em visão de túnel, será a junção do processo articular superior e a borda superior do corpo vertebral. As visões oblíquas e lateral devem ser alternadas durante o bloqueio para evitar que a agulha perfure o disco intervertebral e a posição final desejada da ponta da agulha é no terço inferior do forame. Na posição final em AP, a ponta da agulha não deve estar medial à posição de 12 horas do pedículo do corpo vertebral inferior nesse espaço intervertebral, para evitar punção dural[27] (Figuras 78.21A, B e C).

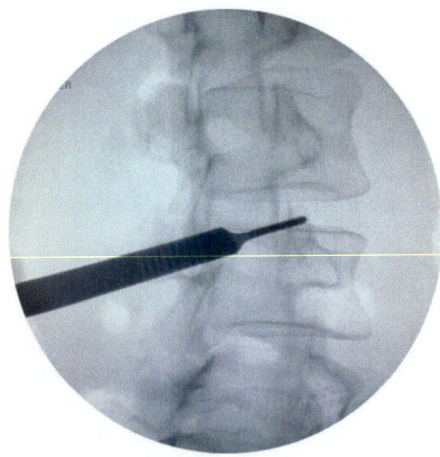

FIGURA 78.21A – Ponto de entrada da técnica infraneural apontado pelo marcador.
Fonte: Acervo da autoria do capítulo.

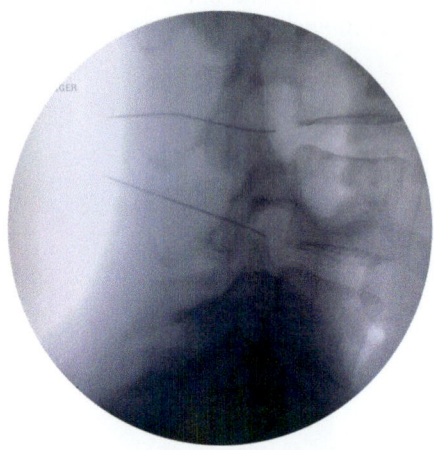

FIGURA 78.21B – Agulhas em técnica infraneural em visão lateral nos forames L3-L4 e L4-L5.
Fonte: Acervo da autoria do capítulo.

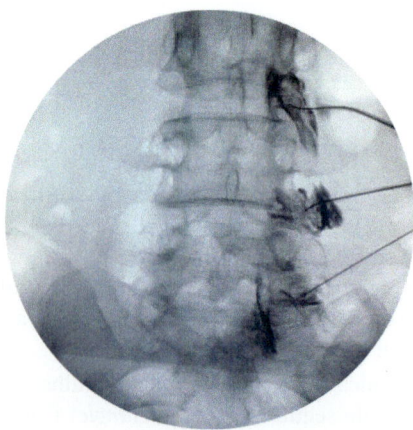

FIGURA 78.21C – Posição final das agulhas em AP no bloqueio transforaminal utilizando-se a técnica infraneural.
Fonte: Acervo da autoria do capítulo.

■ Outros métodos de imagem

Apesar da ultrassonografia ter resultados comparáveis aos da fluoroscopia no tratamento da dor lombar de origem facetaria e ter uso crescente em várias estruturas em consequência da visualização de partes moles e estruturas vasculares, seu uso ainda não é indicado como 1ª opção no bloqueio transforaminal em virtude da pobre qualidade das imagens em locais afetados pela sombra acústica das estruturas ósseas. Além disso, ela não excluiria a utilização de radiação ionizante, necessária para verificar a posição final da agulha e o emprego de contraste para evitar injeção intravascular, associada a complicações catastróficas neste bloqueio.

A tomografia computadorizada emerge como opção à fluoroscopia para os bloqueios na coluna vertebral, porém ainda há resultados conflitantes na literatura sobre o dispêndio de radiação. Estudos afirmam que não há superioridade na eficácia da técnica em relação à fluoroscopia e, dependendo do protocolo aplicado à tomografia, não exporia o paciente à menor quantidade de radiação ionizante. São necessários mais estudos para sanar estas questões.[29,30]

Desvantagens de cada técnica de peridural

As desvantagens de cada técnica estão listadas no Quadro 78.3.

Quadro 78.3 – Peridural.
Técnica caudal
• Necessita de maior volume
• Diluição da medicação, pois requer maior volume
• Agulha pode migrar para posição extraepidural
• Risco de injeção intravascular
• Anatomia atípica aumenta o risco de punção dural e dificulta o bloqueio
• Com 10 mL de contraste atinge raiz S1 em 70% e L5 em 12% dos pacientes
Técnica da interlaminar
• Diluição da medicação, pois requer maior volume
• A agulha pode estar posterior ao espaço peridural, ou intravascular
• O fluxo é preferencial no espaço peridural posterior com a técnica mediana, portanto longe do conflito radicular
• O fluxo cefalocaudal da solução é limitado, principalmente em pacientes com cirurgia prévia na coluna
• Técnica mais difícil em pacientes com cirurgia prévia, não é seguro para pacientes com laminectomia prévia
Complicações
• Punção dural:
• Trauma da medula espinhal
• Transforaminal
• Injeção intraneural
• Dificuldade técnica em pacientes instrumentalizados
• Injeção intravascular
• Lesão da medula espinhal

Fonte: Desenvolvido pela autoria do capítulo.

Complicações

1. **Relacionadas à medicação:**
   a. Corticosteroides
      i. Hiperemia, desmineralização óssea (predispõe grupos de risco a fraturas), necrose óssea avascular, supressão do eixo hipotálamo-pituitária-adrenal, retenção hídrica, mudanças no tônus vascular ocasionando hipertensão, supressão do sistema imune dose-dependente, elevação transitória da glicemia, hipermenorreia, miopatia por esteroides, lipomatose epidural, isquemia medular (efeito de êmbolo dos corticoides particulados).
   b. Contraste: reação alérgica, hiperemia.
   c. Anestésicos locais: parestesias e paresia transitória relacionada ao anestésico local.

2. **Relacionadas ao procedimento:**
   a. Menores e/ou transitórias: síncope, náuseas, vômitos, tonturas, exacerbação transitória da dor, resposta vasovagal, sensação de pressão no nível da injeção, pneumoencéfalo, injeção intradiscal, cefaleia pós-punção no caso de punção subaracnóidea acidental.
   b. Maiores
      i. Hemorragia da veia retiniana e ambliopia foram relatadas após injeção de volumes em torno de 40 mL em peridurais interlaminares.
      ii. Hematoma epidural.
      iii. Aracnoidite.
      iv. Injeção subdural com depressão respiratória.
      v. Lesão medular.
      vi. Paraplegia foi relatada em 14 casos após bloqueio transforaminal lombar. As hipóteses são de que haja efeito neurotóxico dos solventes/conservantes do corticosteroide injetado e da embolização, resultando em isquemia após a injeção de uma suspensão de corticosteroide de depósito.[24,31]

Anticoagulação e eventos cardiovasculares após procedimentos intervencionistas

Os bloqueios peridurais são considerados de médio risco de sangramento segundo os *guidelines* da American Society of Anesthesiologists (ASA) e, portanto, o uso de medicamentos profiláticos e anticoagulantes terá sua suspensão ou não antes dos procedimentos e a reintrodução tendo esta classificação em mente.

Caso os pacientes tenham alto risco de sangramento (p.ex., idade avançada, história prévia de sangramento, uso concomitante de outros anticoagulantes/antiplaquetários, cirrose hepática ou doença hepática avançada e doença renal avançada), os bloqueios de risco intermediário devem ser conduzidos como procedimentos com alto risco de sangramento.[32]

Pontos-chave

As principais indicações dos bloqueios epidurais são a dor radicular consequente à hérnia de disco e estenose de canal medular, mas outras doenças que cursem com dor radicular também podem se beneficiar do uso destes procedimentos.

Avaliar o risco-benefício das comorbidades do paciente ao indicar os bloqueios e manejar adequadamente a terapia anticoagulante é mandatório para minimizar o risco de eventos adversos.

Avaliar a ressonância magnética ou tomografia computadorizada antes de realizar o bloqueio é importante para a escolha do nível e da técnica a serem abordados, além de afastar *red flags*.

No bloqueio transforaminal, manter a agulha na parte posterior do forame.

Sempre fazer uso de técnicas guiadas por imagem e contraste não ionizado para identificar injeção intravascular ou perfuração de outras estruturas nervosas.

Os corticosteroides particulados só devem ser utilizados no nível de L3 ou mais abaixo. Para procedimentos em níveis superiores, utilizar dexametasona 10 mg.

Peridural cervical

Dor crônica cervical é a quarta causa de perda de função nos Estados Unidos. A estimativa anual da prevalência em adultos é por volta de 12,1% a 71,5%, em que se estima que, em média, entre 30% e 50% dessa faixa etária experimentarão este tipo de dor. Entre os que passam por essa experiência, 50% a 75% reportarão cervicalgia de 1 a 5 anos após o primeiro episódio. Comumente, a cervicalgia está associada a uma radiculopatia manifestada por meio de uma dor neuropática – queimação, formigamento, choque –, sentida no trajeto de um dermátomo específico. Esses sintomas podem estar associados a déficit motor e alterações dos reflexos nos membros superiores.[33]

Causas

As principais causas são espondilólise e hérnia de disco. Outras abrangem diminuição da altura discal, degeneração das articulações facetarias, síndrome pós-cirúrgica e doenças meníngeas.

A dor discogênica cervical é menos comum do que a dor na região lombar. Ocorre principalmente na população mais jovem, por um trauma ou degeneração, a desidratação do disco resulta no enfraquecimento do ânulo fibroso, e o extravasamento do seu conteúdo é mais comum para as laterais em virtude do reforço do ligamento longitudinal posterior. A compressão da raiz nervosa por este material cria um componente mecânico, químico e inflamatório, produzindo isquemia neuropática e alteração do fluxo sanguíneo. Entretanto, a dor radicular pode ocorrer sem a compressão mecânica, somente pela reação inflamatória ao redor com a produção de metaloproteinases, oxido nítrico, IL-6 e prostaglandina E2. Além do mais, o edema na raiz nervosa pode ser resultado de injurias vasculares dentro do próprio nervo e produzir dor por si só. Anatomicamente, a própria raiz nervosa quando sai pelo forame apresenta um epineuro frágil que o torna mais vulnerável a agressões químicas e mecânicas. A radiculopatia é comumente também causada pela espondilose, causa mais comum na população idosa, uma condição degenerativa que ocasiona a formação de osteófitos e a compressão medular. Os níveis mais acometidos por ambas as causas são C5/C6 e C6/C7, logo as raízes de C6 e C7.

A estenose de canal é uma doença comum com grande morbidade e disfuncionalidade. Ocorre em geral por uma degeneração do complexo disco-osteofitario. É menos comum na região cervical quando comparada à lombar. Pode causar mielopatia, uma disfunção medular sintomática, cujo grau de compressão influencia na gravidade do quadro e na urgência cirúrgica.

Nos pacientes que já foram submetidos a procedimentos cirúrgicos, as causas de dores pós-operatórias não são bem esclarecidas, envolve vários fatores como lesão de partes moles pelo dano intraoperatório da musculatura extensora posterior, sendo a causa mecânica um fator importante.[34]

Indicações

Peridural cervical é uma das técnicas mais difundidas e efetivas não cirúrgica. Nos Estados Unidos, de 2000 a 2013, as injeções cervicais e torácicas interlaminares aumentaram 119,2% e transforaminais, 83,9%.[33]

Quando, após aproximadamente 4 a 6 semanas de tratamento conservador, como educação, exercício, tração, manipulação, medicações, modalidades fisioterápicas, órteses, aconselhamento psicológico e terapia cognitivo comportamental não obtiverem sucesso, deve-se considerar sua realização. A cirurgia é orientada para pacientes com sintomas intratáveis e sinais de radiculopatia cervical. Porém, não existem dados para orientar o melhor momento desta intervenção.[34]

As indicações de peridural não se restringem a dores de padrão radicular, mas também abrangem dores axiais discogênicas ou por estenose de canal como descrito.

Seu efeito analgésico decorre provavelmente de ação anti-inflamatória dos corticosteroides usados rotineiramente. Outras formas de ação sugeridas seriam estabilização direta da membrana neural, modulação de receptor periférico e bloqueio de condução de nociceptores de fibra C. Entretanto, estudos mais recentes sugerem que os anestésicos podem ser igualmente efetivos no tratamento de dores radiculares, por hérnia ou facetarias. Ainda faltam estudos randomizados controlados que possam embasar com forte evidência esta proposta nas peridurais cervicais.

Revisões sistemáticas e metanálises recentes avaliaram injeções epidurais cervicais interlaminares com corticosteroide e anestésico e somente anestésico no tratamento de cervicalgia, com ou sem radiculopatia, observando-se melhora da dor e da funcionalidade, com acompanhamento de pelo menos 1 ano. Dos quatro estudos randomizados, todos demonstraram resultados positivos em ambos os grupos para o longo prazo.[33,35]

Desta forma, concluímos que as indicações abrangem radiculopatia, dor discogênica, polineuropatia diabética, neuropatia diabética, neuralgia pós-herpética, SDCR e outras condições dolorosas da coluna cervical.

As contraindicações absolutas incluem negativa do paciente, anafilaxia ou alergia a alguma mediação necessária, uso de anticoagulante, coagulopatia, infecção local, sepse e estenose espinhal cervical com tamanho do canal menor do que 80 mm. As relativas seriam hipovolemia, diabetes *mellitus*, glaucoma, laminectomia, insuficiência cardíaca congestiva.

Técnica

Dogliotti, além de introduzir a técnica por perda de resistência na prática clínica, foi o primeiro a descrever a técnica do bloqueio peridural cervical. Goebert foi o primeiro a usar esteroides nesta topografia. O primeiro estudo, em 1985, sobre esta técnica mostrou um alívio entre 50% e 100% em 40% dos pacientes.

Quando falamos da técnica, a busca deve ser pela que ofereça maior acurácia. Sendo assim, é interessante que o procedimento seja guiado por imagem fluoroscópica, pois ela viabiliza a identificação e o manejo de alterações anatômicas como a presença de septos na linha média e injeções intravasculares. Toda a trajetória da agulha é direcionada desde a sua inserção até o alvo final. Durante seu avanço, as imagens em anteroposterior e de perfil são constantemente utilizadas e revezadas. Nas de perfil, é possível, com um pouco mais de segurança, verificar a proximidade com o canal medular e evitar a perfuração da dura-máter.[36]

A técnica para peridural cervical é semelhante àquela para lombar. No entanto, deve-se colocar um travesseiro abaixo da região torácica para curvar um pouco o pescoço, braços ao longo do corpo ou fletidos acima da cabeça. Não há ligamento interespinhoso na região cervical, além disso, acima de C7, em 50% dos casos há uma falha na linha média no ligamento amarelo com sua ausência do espaço peridural posterior. Desta forma, é interessante que o bloqueio seja feito neste nível (C7-T1) com mais segurança, pois tem a maior distância anteroposterior do espaço peridural.[37]

Estudos demonstraram que a incidência do oblíquo contralateral se mostrou de grande valor na realização da peridural cervical, principalmente porque nesta região os ombros podem atrapalhar bastante a visualização em perfil. Identifica-se primeiro a lateralidade da lâmina-alvo para onde a agulha será direcionada e, na sequência, é realizado um oblíquo para o lado oposto à entrada. Esta técnica permite maior acurácia na profundidade ventral da ponta da agulha, orientando o melhor momento de iniciar o teste da perda de resistência com a seringa no espaço peridural.

Quando o oblíquo é feito ipsilateral, a ponta da agulha pode parecer estar mais anterior do que realmente estaria. O oblíquo contralateral é feito geralmente entre 45 e 60º, até que o raio X incida paralelamente ao ventre da lâmina. Outros estudos demonstraram que quando mais próxima a ponta da agulha está do processo espinhoso para ser inserida, o grau ideal de oblíquo é 60º e, quando a ponta da agulha está localizada mais lateralmente na lâmina, a angulação ideal seria 50º.[38,39]

A pele e subcutâneo são anestesiados com lidocaína 1% de 1 a 2 mL, uma agulha de Tuohy 16, 18 ou 20 G é posicionada. Deve-se fazer uma inclinação caudal de aproximadamente 15 a 20º para otimizar a visualização do espaço interlaminar. Escolhe-se o lado de entrada da lâmina conforme o lado da dor, insere-se a agulha um pouco lateralmente à linha do processo espinhoso e um pouco inferior ao limite da borda da lâmina e avança-se sobre o respaldo ósseo até que a ponta toque no osso. Neste momento, muda-se a angulação para oblíquo contralateral, aproximadamente 50º, em que a visualização dos forames os mostre arredondados (imagem semelhante a um colar de pérolas), então acopla-se a seringa de perda de resistência e avança-se utilizando esta técnica. Após acessar o espaço peridural, confirma-se o posicionamento com 1 a 2 mL de contraste não iônico nesta posição e também anteroposterior. É esperado se observar o contraste espalhando no espaço peridural e, ainda mais importante, a imagem saindo pelos forames (*run off*). Caso isso não ocorra, deve-se girar o pescoço do paciente de um lado para o outro, pelo risco de loculação do contraste e isquemia por aumento da pressão dentro do canal (Figuras 78.22A, B, C, D).[40]

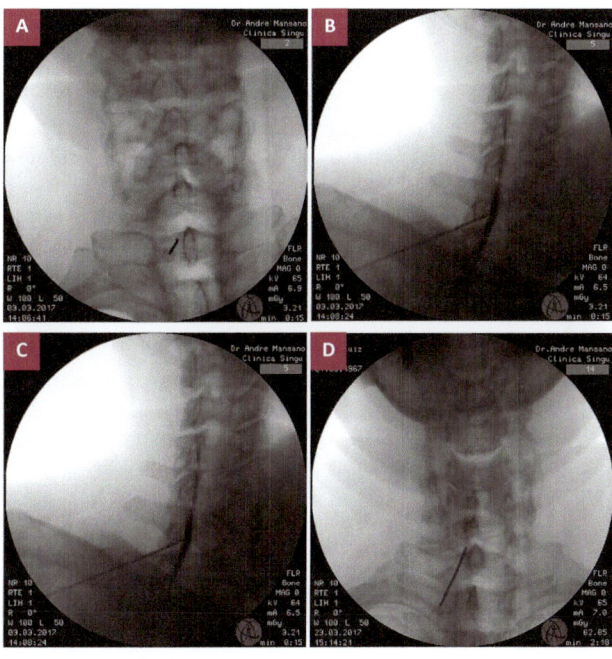

FIGURAS 78.22A a D – Peridural cervical guiado por fluoroscopia.

Fonte: Imagens gentilmente cedidas pelo Dr. André Mansano de seu acervo pessoal.

Complicações

Utilizando-se a técnica guiada por fluoroscopia as complicações são raras, porém podem ser catastróficas, neste caso especialmente associadas à técnica transforaminal, que atualmente estaria proscrita, a melhor alternativa seria a realização do bloqueio de raiz seletiva guiada por ultrassom.

Entre as complicações, temos punção da dura-máter, hematoma epidural, injeção intratecal, subdural ou vascular de esteroides, lesão medular, lesão ou embolia vascular que podem resultar em neuropatia, tetraparalisia (vista mais comumente em pacientes muito sedados), infarto e até a morte do paciente. Como efeitos menores, pode haver aumento da dor cervical, resposta vasovagal, cefaleia. Perante tais complicações, é contraindicado o uso de corticosteroides particulados na região cervical.[34]

Peridural torácica

Dores na região torácica apresentam uma prevalência por volta de 5% a 15% e a utilização de injeções peridurais não é tão comum quando comparada à utilização de injeções nos demais níveis da coluna. Por esse motivo, há escassez de referências bibliográficas sobre o tema. Apesar da infrequência de punções transforaminais nesta topografia, muitas complicações já foram reportadas com sérias consequências, como paralisia.

Causas e indicações

As dores torácicas são causadas pelos discos intervertebrais, articulações facetarias, raízes nervosas e tecidos moles. A herniação do núcleo pulposo é menos frequente. As principais causas são dores pelas protusões discais e por estenose de canal, sendo as de padrão radicular provavelmente explicadas por um componente químico e não mecânico.

O estreitamento do canal pode ser de origem discal, espessamento do ligamento amarelo, osteófitos ou artrite degenerativa das articulações facetarias, espondilose e fraturas compressivas. A dor discogênica, apesar de descrita, não foi bem estudada até o momento e sugere-se que sua prevalência seja inferior a 1%. Estas condições, quando comparadas às regiões cervical e lombar, são extremamente raras.

Desta forma, os pacientes que apresentam as causas citadas com refratariedade no tratamento conservador há mais de 3 meses são candidatos à realização de uma peridural, exceto quando a suspeita recai sobre dor facetaria, em que a indicação inicial seria um bloqueio de ramo medial do ramo dorsal.

Pacientes que apresentam quadro de herpes-zóster agudo, neuralgia pós-herpética e neuropatia diabética também são boas indicações ao procedimento.

As contraindicações absolutas incluem negativa do paciente, anafilaxia ou alergia a alguma mediação necessária, uso de anticoagulante, coagulopatia, infecção local, sepse e estenose espinhal cervical com tamanho do canal menor do que 80 mm. As relativas seriam hipovolemia, diabetes *mellitus*, glaucoma, laminectomia, insuficiência cardíaca congestiva.[41]

Técnica

Um travesseiro deve ser colocado abaixo do paciente para acentuar a cifose, os braços devem ser colocados ao longo do corpo para regiões mais altas do tórax e, acima da cabeça, quando o alvo são as regiões mais baixas. Nos níveis torácicos mais altos, o acesso mediano é mais difícil e a via parameadiana é preferível. A agulha deve ser direcionada à linha média para evitar as veias epidurais, este posicionamento tem melhor confirmação na posição anteroposterior. Deve ser feita uma inclinação caudal ou cefálica que permita melhor visualização do espaço interlaminar e avanço das agulhas lateralmente e próximo ao processo espinhoso, aproximadamente 1 cm lateral e 1 cm caudal ao espaço interespinhoso desejado. Semelhante às técnicas descritas previamente, é feita anestesia na pele e subcutâneo com lidocaína 1%, utilizada agulha de Tuouhy 16, 18 ou 20G. A agulha deve ser progredida até o limite da lâmina e, quando tocá-la, a imagem em oblíquo contralateral ou perfil (níveis mais inferiores) deve ser feita e o avanço realizado com a seringa de perda de resistência acoplada e testada. Cada avanço da agulha, seja inicialmente em AP em direção à lâmina, seja em perfil ou oblíquo, deve ser confirmado por uma nova imagem de raio X. Até o momento que a agulha toca o osso, sua ponta deve se manter na topografia do osso, caso contrário a progressão pode ser feita dentro do espaço peridural sem a segurança de se verificar a profundidade. Após a perda de resistência, é injetado o contraste, que deve se espalhar majoritariamente para o lado sintomático caso se utilize a técnica paramediana. A gordura epidural favorece aparência irregular do contraste e este deve ocupar aproximadamente dois níveis em direção cefálica e caudal. Na imagem em perfil ou oblíquo, o contraste se espalha imediatamente ventral.[36] O retorno de fluido pela agulha resulta da baixa complacência do espaço peridural, pode ser anestésico, contraste ou salina; quanto maior o volume ou velocidade de injeção pior o efeito, porém, em menos de 30 segundos, o volume se adapta e o episódio é interrompido.[41]

O padrão esperado do contraste é que ele contorne as raízes nervosas em suas saídas foraminais em AP e qu,e no perfil, tenha um duplo contorno pelo contraste no espaço peridural anterior e posterior. O aspecto intratecal e subdural é semelhante ao do descrito na região lombar.

Complicações

Perfuração da dura-máter está entre as mais comuns das complicações, e a incidência de cefaleia pós-punção torácica é relativamente alta, por volta de 50%. O tratamento costuma ser conservador com analgésicos e hidratação, porém, caso necessário, pode ser realizado um tampão sanguíneo. Relatos de quadriplegia por trauma medular direto são descritos, sobretudo em pacientes profundamente sedados. Uma observação importante é que deve ser evitada a realização do bloqueio em qualquer nível que ocorra grande estenose e o espaço peridural esteja muito estreito. Outras complicações incluem sangramento, hematoma, infecção e abcessos, punção pleural. A peridural torácica com uso de anestésicos pode ocasionar bloqueio simpático com bradicardia e hipotensão; caso ocorra um bloqueio motor, o volume pulmonar respiratório pode diminuir em até 50%.[37]

Pontos-chave

Tenha certeza de que o paciente é um bom candidato ao procedimento.

O uso de fluoroscopia é fortemente indicado para realização da técnica peridural com segurança respaldada.

A medicação não deve ser injetada previamente à confirmação com contraste da dispersão local.

Sedação profunda não é uma escolha segura para sua realização, é seguro que o paciente tenha consciência das suas respostas neurológicas.

Referências bibliográficas

1. Petersen B, Davis KW, Choi J. Pain management in interventional radiology: epidural steroid injections. [S.l.]: [s.n.]; 2008. p. 71-111.

2. Ombregt L. Applied anatomy of the lumbar spine. 3rd ed. [citado 7 jun. 2020]. A System of Orthopaedic Medicine [Internet]. Kanegem, Belgium: Churchill Livingstone; 2013. p. 415-436. Disponível em: http://www.orthopaedicmedicineonline.com/downloads/pdf/B9780702031458000314_web.pdf.

3. Mahadevan V. Anatomy of the vertebral column. Surgery. 2018. doi: https://doi.org/10.1016/j.mpsur.2018.05.006.

4. Essentials of interventional techniques in managing chronic pain. In: Anatomy of the spine for the interventionalist [E-book]. 1st ed. Switzerland: Springer; 2018 Jul. p. 63-88.

5. Ebraheim NA, Hassam A, Lee M, Xu R. Funcional anatomy of spine. Seminars in Pain Medicine. 2004:131-137.

6. Westbrook JL. Anatomy of the epidural space. Regional Anaesthesia. 2012;13(11):551-554.

7. Richardson J, Groen GJ. Aplied epidural anatomy. Continuing Education in Anesthesia. 2005;5(3).

8. Griepp EB, Di Luozzo G, Schray D, Stefanovic A, Geisbüsch S, Griepp RB. The anatomy of the spinal cord collateral circulation. Ann. Cardiothorac. Surg. 2012;1(3):350-7. PMID: 23977520.

9. Altura S, Glaser SE, Shah RV, Sudarshan G. Needle position analysis in cases of paralysis from transforaminal epidurals: consider alternative approaches to traditional technique. Pain Physician. 2013 Jul/Aug;16:321-34.

10. Alleyne Jr CH, Cawley CM, Shengelaia GG et al. Microsurgical anatomy of the artery of Adamkiewicz and its segmental artery. J. Neurosurg. 1998;89:791-5.

11. Manchikanti L, Knezevic NN, Parr A, Kaye AD, Sanapati M, Hirsch JA. Does epidural bupivacaine with or without steroids provide long-term relief? A systematic review and meta-analysis. Curr. Pain and Headache Reports. 2020;24(6):26.

12. Hooten WM, Cohen SP. Evaluation and treatment of low back pain: a clinically focused review for primary care specialists. Mayo Clin. Proc. 2015;90(12):1699-1718.

13. Chou R, Hashimoto R, Friedly J, Fu R, Bougatsos C, Dana T et al. Epidural corticosteroid injections for radiculopathy and spinal stenosis: a systematic review and meta-analysis. Ann. Intern. Med. 2015;163(5):373-81.

14. Manchikanti L, Knezevic NN, Boswell MV, Kaye AD, Hirsch JA. Epidural injections for lumbar radiculopathy and spinal stenosis: a comparative systematic review and meta-analysis. Pain Physician. 2016;19:365-410.

15. Huygen F, Kallewaard JW, Van Tulder M, Van Boxem K, Vissers K, Van Kleef M et al. Evidence-based interventional pain medicine according to clinical diagnoses: update 2018. Pain Practice. 2019;19(6):664-675.

16. Amirdelfan K, Webster L, Poree L et al. Treatment options for failed back surgery syndrome patients with refractory chronic pain: an evidence based approach. Spine. 2017;14(suppl. 42):41-52.

17. Srivastava D. Chronic post-amputation pain: peri-operative management – Review. Br. J. Pain. 2017;11(4):192-202.

18. Duong S, Bravo D, Todd KJ, Finlayson RJ, Tran Q. Treatment of complex regional pain syndrome: an updated systematic review and narrative synthesis. Can. J. Anaesth. 2018;65(6):658-684.

19. Manchikanti L, Singh V. Interventional techniques in chronic spinal pain. Paducah: ASSIPP Publishing; 2007.

20. Kao Sheng-Chin, Lin Chia-Shiang. Caudal epidural block: an updated review of anatomy and techniques. BioMed Res. Int. 2017;2017.

21. Benyamin RM, Manchikanti L, Parr AT, Diwan S, Singh V, Falco F et al. The effectiveness of lumbar interlaminar epidural injections in managing chronic low back and lower extremity pain. Pain Physician. 2012;15:363-404.

22. Filippiadis DK, Rodt T, Kitsou MC, Batistaki C, Kelekis N, Kostopanagiotou G et al. Epidural interlaminar injections in severe degenerative lumbar spine: fluoroscopy should not be a luxury. J. Neurointerv. Surg. 2018;10(6):592-595.

23. Ghai B, Vadaje KS, Wig J, Dhillon MS. Lateral parasagittal versus midline interlaminar lumbar epidural steroid injection for management of low back pain with lumbosacral radicular pain: a double-blind, randomized study. Anesth. Analg. 2013;117(1):219-27.

24. Diwan S, Staats PS. Atlas of pain medicine procedures [E-book]. 1st ed. [S.l.]: McGraw-Hill Education; 2014. 736 p. ISBN: 9780071746373.

25. Datta S, Manchikanti L, Falco FJ, Calodney AK, Atluri S, Benyamin RM et al. Diagnostic utility of selective nerve root blocks in the diagnosis of lumbosacral radicular pain: systematic review and update of current evidence. Pain Physician. 2013;16(suppl. 2):97-124.

26. Beynon R, Elwenspoek MMC, Sheppard A, Higgins JN, Kolias AG, Laing RJ et al. The utility of diagnostic selective nerve root blocks in the management of patients with lumbar radiculopathy: a systematic review. BMJ Open. 2019;9(4):e025790.

27. Furman MB, Berkwits L, Cohen I, Goodman B, Kirschner J, Lee TS, Lin PS. Atlas of image-guided spinal procedures [E-book]. 2nd ed. [S.l.]: Elsevier; 2017. 616 p. ISBN: 0323401538.

28. Gil HY, Jeong S, Cho H, Choi E, Nahm FS, Lee PB. Kambin's triangle approach versus traditional safe triangle approach for percutaneous transforaminal epidural adhesiolysis using an inflatable balloon catheter: a pilot study. J. Clin. Med. 2019;8(11):1996.

29. Wang D. Image guidance technologies for interventional pain procedures: ultrasound, fluoroscopy, and CT. Curr. Pain Headache Rep. 2018;22(1):6.

30. Hofmeister M, Dowsett LE, Lorenzetti DL, Clement F. Ultrasound versus fluoroscopy-guided injections in the lower back for the management of pain: a systematic review. Eur. Radiol. 2019;29(7):3401-3409.

31. Van Boxem K, Rijsdijk M, Hans G, De Jong J, Kallewaard JW, Vissers K et al. Safe use of epidural corticosteroid injections: recommendations of the WIP Benelux Work Group. Pain Pract. 2019;19(1):61-92.

32. Narouze S, Benzon HT, Provenzano D, Buvanendran A, De Andres J, Deer T et al. Interventional Spine and Pain Procedures in Patients on Antiplatelet and Anticoagulant medications (second edition): guidelines from the American Society of Regional Anesthesia and Pain Medicine, the European Society of Regional Anaesthesia and Pain Therapy, the American Academy of Pain

Medicine, the International Neuromodulation Society, the North American Neuromodulation Society, and the World Institute of Pain. Reg. Anesth. Pain Med. 2018;43(3):225-262.

33. Mesregah MK, Feng W, Wei-Hsun H, Chen WC, Yoshida B, Mecum A et al. Clinical effectiveness of interlaminar epidural injections of local anesthetic with or without steroids for managing chronic neck pain: a systematic review and meta-analysis. Pain Physician. 2020;23:335-348.

34. Manchikanti L, Abdi S, Atluri S, Benyamin RM, Boswell MV. An update of comprehensive evidence-based guidelines for interventional techniques in chronic spinal pain – Part II: guidance and recommendations. Pain Physician. 2013;16:49-283.

35. Manchikanti L, Malla Y, Cash KA, Pampati V. Do the gaps in the ligamentum flavum in the cervical spine translate into dural punctures? An analysis of 4,396 fluoroscopic interlaminar epidural injections. Pain Physician. 2015;18:259-266.

36. Furman MB, Jasper NR, Lin HW. Fluoroscopic contralateral oblique view in interlaminar interventions: a technical note. Pain Medicine. 2012;13:1389-1396.

37. Rathmell JP. Atlas of image-guided intervention in regional anesthesia and pain medicine. 2nd ed. Philadelfia: Wolters Kluwer; 2012.

38. Jun Young Park, Myong-Hwan Karm, Doo Hwan Kim, Jae-Young Lee, Hye-Joo Yun, Jeong Hun Suh. Optimal angle of contralateral oblique view in cervical interlaminar epidural injection depending on the needle tip position. Pain Physician. 2017;20:169-175.

39. Chen B, Rispoli L, Stitik TP, Foye PM, Georgy JS. Optimal needle entry angle for cervical transforaminal epidural injections. Pain Physician. 2014;17:139-144.

40. Furman MB. Atlas of image-guided spinal procedures. 2nd ed. Philadelfia: Elsevier; 2018.

41. Manchikanti L. Interventional techniques in chronic spinal pain. Kentucky: ASIPP; 2007.

capítulo 79

Bloqueio Subaracnóideo

Anita Perpetua Carvalho Rocha de Castro | Lia Rachel Chaves do Amaral Pelloso

As técnicas neuroaxiais têm sido aplicadas para proporcionar anestesia, prevenção e tratamento da dor há vários anos. Entre as técnicas neuroaxiais, há o bloqueio peridural e o bloqueio subaracnóideo (BSA). Estes têm por objetivo a interrupção temporária da condução do estímulo nas raízes dos nervos espinhais e na medula espinhal, pela administração de anestésico local e adjuvantes, isoladamente ou associados. O bloqueio peridural foi abordado no capítulo anterior. O BSA, conceituado como a injeção de fármacos analgésicos no espaço subaracnóideo com o intuito de proporcionar anestesia e alívio da dor, é uma das estratégias utilizadas para a abordagem da dor de diferentes etiologias, incluindo a dor neuropática. O BSA permite uma analgesia efetiva, de duração mais prolongada, com a utilização de menores doses de analgésicos. É importante ressaltar que, apesar da ampla utilização do BSA ao longo da história da anestesia e do tratamento da dor, estudos têm demonstrado que a aplicação desta técnica no tratamento da dor se reduziu.[1]

O espaço subaracnóideo abriga o líquido cefalorraquidiano estéril (LCR), um líquido claro que banha o cérebro e a medula espinhal. Existem cerca de 130 a 140 mL de LCR em um ser humano adulto que circula continuamente ao longo do dia. Aproximadamente 500 mL de LCR são produzidos diariamente. O LCR é secretado pelo plexo coroide dos ventrículos encefálicos III, IV e laterais. O sistema nervoso central (SNC) compreende o cérebro e a medula espinhal. O termo "bloqueio subaracnóideo", portanto, refere-se à colocação de anestésico local e analgésicos dentro e ao redor do sistema nervoso central (SNC), o qual é banhado pelo LCR. Os anestésicos e analgésicos, após sua injeção, são diluídos pelo LCR, sendo este um agente condutor do BSA para a medula espinhal. Tal diluição ocorre principalmente nos cinco primeiros minutos, sendo mais lenta a seguir.[2] Desta forma, variações individuais no volume do LCR na região lombossacra e a distribuição desse volume poderão afetar o BSA, uma vez que este representa uma técnica de anestesia e analgesia neuroaxial na qual pequenos volumes e doses de analgésicos são colocados diretamente no espaço subaracnóideo, sendo indicada para o controle da dor de diferentes etiologias.

O objetivo deste capítulo é fazer uma revisão do BSA, atentando para o seu papel na prevenção e no tratamento da dor, principalmente da dor neuropática.

Anatomia e fisiologia

A realização do bloqueio neuroaxial, assim como o BSA, requer posicionamento adequado e compreensão da anatomia neuroaxial. O objetivo é administrar o anestésico e os analgésicos dosados apropriadamente no espaço subaracnóideo.[3]

A coluna vertebral contém 33 vértebras: sete cervicais; 12 torácicos; cinco lombares; cinco sacrais; e quatro segmentos coccígeos. Os diferentes ossos vertebrais ganham seus nomes com base em suas posições relativas e diferenças estruturais. As vértebras são empilhadas de ponta a ponta com articulações e ligamentos articulados e um espaço oco que os atravessa, denominado "canal medular". Esse canal abriga a medula espinhal. Os nervos espinhais saem do canal vertebral por meio de espaços laterais formados entre os pedículos das vértebras adjacentes.

A coluna vertebral geralmente contém três curvas. As curvas cervical e lombar são convexas anteriormente, e a curva torácica é convexa posteriormente. As curvas da coluna vertebral, junto com a gravidade, baricidade do anestésico local e dos analgésicos administrados, assim como a posição do paciente, influenciam a disseminação dos fármacos no espaço subaracnóideo. A Figura 79.1 mostra a coluna vertebral, vértebras, discos intervertebrais e forames.[4]

Cinco ligamentos mantêm a coluna vertebral unida (Figura 79.2). Os ligamentos supraespinhosos conectam os ápices dos processos espinhosos da sétima vértebra cervical (C7) ao sacro. O ligamento supraespinhoso da nuca encontra-se na área acima de C7. Os ligamentos interespinhosos conectam os processos espinhosos. O ligamento amarelo conecta as lâminas acima e abaixo. Finalmente, os ligamentos longitudinais posterior e anterior unem os corpos vertebrais. O conhecimento dos ligamentos espinhais é importante para a realização da técnica do bloqueio subaracnóideo, visto que a agulha atravessa alguns ligamentos até o espaço subaracnóideo. Para isso, perfuram-se os ligamentos supraespinhoso, interespinhoso e amarelo.[2]

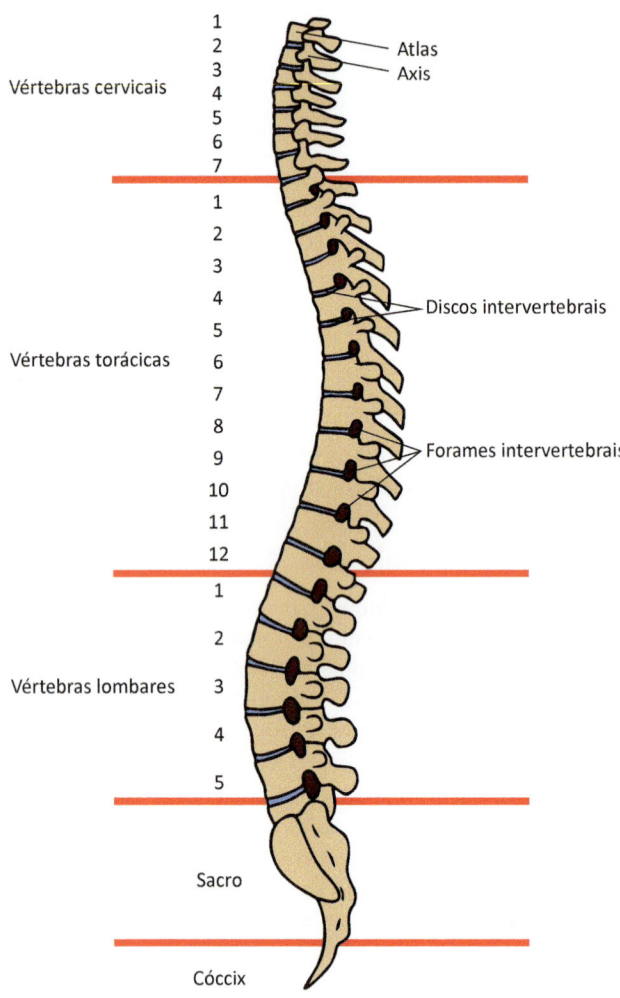

FIGURA 79.1 – Anatomia da coluna vertebral.
Fonte: Adaptada de https://www.nysora.com/techniques/neuraxial-and-perineuraxial-techniques.

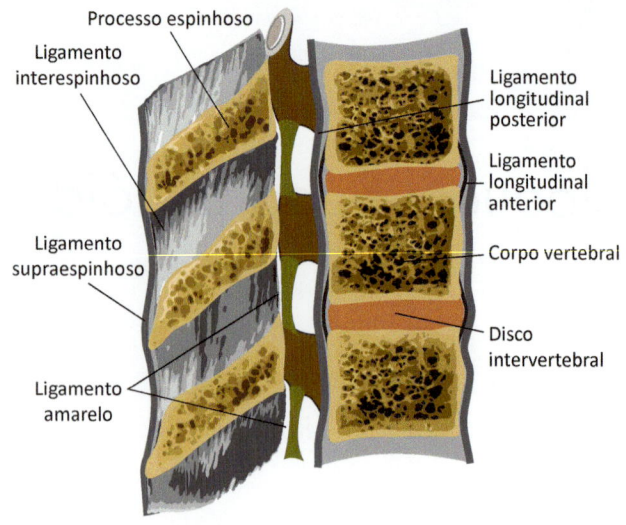

FIGURA 79.2 – Anatomia da coluna lombar.
Fonte: Adaptada de https://www.nysora.com/techniques/neuraxial-and-perineuraxial-techniques.

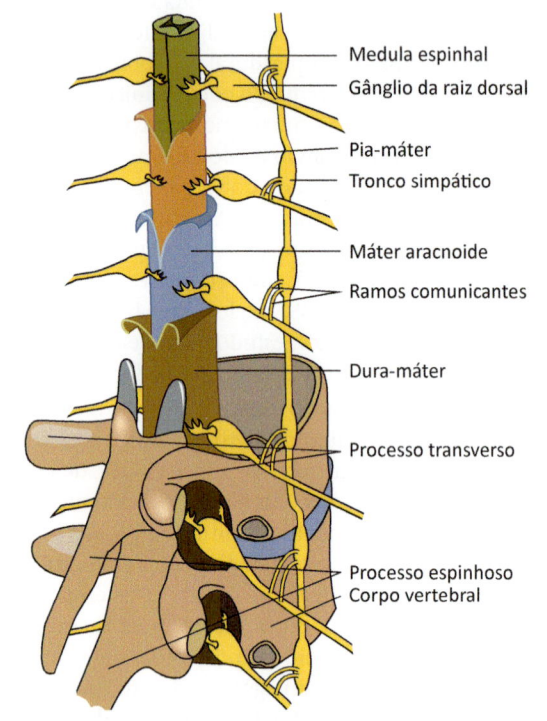

FIGURA 79.3 – Anatomia neuroaxial.
Fonte: Adaptada de https://www.nysora.com/techniques/neuraxial-and-perineuraxial-techniques.

As três membranas que protegem a medula espinhal são a dura-máter, a aracnoide e a pia-máter. A dura-máter, é a camada mais externa. O saco dural se estende até a segunda vértebra sacral (S2). A aracnoide é a camada intermediária e o espaço subdural fica entre a dura-matér e a aracnoide. A aracnoide também termina em S2, como o saco dural. A pia-máter, por sua vez, se agarra à superfície da medula espinhal e termina no *filum terminale*, que ajuda a manter a medula espinhal no sacro. O espaço entre a aracnoide e a pia-máter é conhecido como "espaço subaracnóideo", e os nervos espinhais correm nesse espaço, assim como o LCR. A Figura 79.3 descreve a medula espinhal, os gânglios da raiz dorsal e as raízes ventrais, os nervos espinhais, o tronco simpático, os ramos comunicantes e as membranas pia, aracnoide e dura-máter.

O BSA é realizado na região lombar, especificamente nos níveis lombar médio a baixo para evitar danos à medula espinhal e também para evitar que medicamentos injetados por via intratecal tenham alguma atividade nas regiões torácica superior e cervical.[5]

Marcos anatômicos e bloqueio subaracnóideo

O BSA pode ser realizado com a utilização de marcos anatômicos superficiais, os quais são representados pelos processos espinhosos e pelas cristas ilíacas. Essas estruturas são identificadas pela palpação na região lombar. As cristas ilíacas geralmente estão na mesma linha vertical da quarta apófise espinhosa lombar. A depender do nível de analgesia necessário, os espaços intermediários L3-L4 ou L4-L5 podem ser utilizados para a realização do bloqueio. Embora BSA possam ser realizados em outros níveis, deve-se lembrar que a extremidade caudal da medula espinhal é o cone medular e geralmente está na borda inferior do primeiro ou, às vezes, do segundo corpo vertebral lombar. Em pacientes pediátricos, é um pouco mais inferior, geralmente terminando em torno de L3. Na população adulta, a posição média do cone é o terço inferior de L1 (variação: do terço médio de T12 até o terço superior de L3). A variação nas posições dos cones segue uma distribuição normal. Nenhuma diferença significativa na posição do cone é observada entre pacientes do sexo masculino e feminino ou com o aumento da idade.[1] O saco dural geralmente se estende até S2-S3. Por essas razões, a inserção da agulha espinhal para o bloqueio subaracnóideo geralmente ocorre nos espaços intermediários L3-L4 ou L4-L5. O trauma raquimedular é mais provável na escolha de interespaços mais altos.[5]

A realização do BSA com a utilização de marcos anatômicos superficiais tem sido alvo de crítica, uma vez que estes marcos podem ser de difícil identificação em pacientes obesos, com alterações anatômicas vertebrais e naqueles que adotam posturas inadequadas. A utilização de ultrassonografia neuroaxial permite maior segurança quanto a esta técnica, pois permite identificar com mais precisão as estruturas superficiais e profundas relevantes para a realização do BSA.

Para que o BAS atenda às necessidades do paciente, torna-se relevante maior compreensão do dermátomo, o qual é conceituado como uma área da pele inervada por fibras sensoriais de um único nervo espinhal. Saber disso é fundamental para definir o nível de anestesia e analgesia desejado no momento da realização do bloqueio subaracnóideo. Alguns marcos dermatomais correspondentes estão descritos no Quadro 79.1

Quadro 79.1 – Marcos dermatomais correspondentes.	
Nervo espinhal	**Marcos dermatomais correspondentes**
C1 e C2	Dermátomos cervicais – rosto e pescoço
C5-T2	Dermátomos dos membros superiores – braços e mão
T2 a T12	Dermátomos torácicos
L1 a S1	Dermátomos lombares e dos membros inferiores – pernas e pés
S2 a S5	Região glútea e perianal

Fonte: Desenvolvido pela autoria do capítulo.

Indicação de bloqueios subaracnóideos no contexto de dor neuropática

O BSA encontra-se indicado na prevenção de dor neuropática e dor pós-operatória persistente e no tratamento de pacientes com dor neuropática crônica de diferentes etiologias, como dor complexa regional, dor oncológica, síndrome pós-laminectomia (falência das cirurgias de coluna vertebral), dor mielopática, dor pélvica e neuropatia periféricas. Muitos pacientes podem ter suas dores amenizadas temporariamente, enquanto aguardam os procedimentos terapêuticos específicos. A administração de opioides por via subaracnóidea com associação a fármacos adjuvantes promove uma redução superior a 200% no montante da administração oral ou de fármaco parenteral.[6]

Contraindicações de bloqueios subaracnóideos no contexto de dor neuropática

É importante relatar as contraindicações absolutas e relativas BAS, uma vez que estas podem evitar diversas complicações. Entre estas, a recusa do paciente ou a falta de colaboração são importantes. A incapacidade do paciente de se manter parado e colaborativo pode vir a aumentar os riscos de uma lesão nervosa ou mesmo ocasionar o insucesso da prática. A presença de hipertensão liquórica pode teoricamente predispor à herniação de tronco encefálico e deve ser devidamente avaliada. A presença de coagulopatia intrínseca ou medicamentosa (uso de heparina e varfarina) pode predispor a hematoma que, próximo de neuroeixo, tem repercussões sérias, como compressão medular. Uma punção também não deveria ser realizada se é detectada presença de infecção de pele e tecido subcutâneo, pelo risco aumentado de contaminação e infecção. Outras contraindicações relativas como a presença de hipovolêmia e colapso cardiovascular, preexistência de neuropatia periférica devem ser também avaliadas, tanto em relação ao risco fisiológico para o paciente como em relação ao risco médico-legal.

Técnicas de bloqueio subaracnóideo

1. **Bloqueio subaracnóideo em dose única:** no BSA são utilizadas agulhas de pequeno diâmetro, 24 a 27 Gauge (G). Agulhas de diâmetro maior e pontas de agulhas de corte estão associadas a um risco aumentado de cefaleia pós-punção. Geralmente são utilizadas agulhas de 10 cm de comprimento, embora agulhas de até 15 cm de comprimento estejam disponíveis para pacientes com obesidade mórbida. Existe três tipos de agulhas disponíveis: Quincke; Whitacre; e Sprotte.[7]

2. **Analgesia espinhal contínua:** existem preocupações sobre a síndrome da cauda equina com os microcateteres espinhais, seu diâmetro interno muito pequeno limita severamente a taxa de fluxo do anestésico local injetado através desses dispositivos, resultando em fluxo laminar de anestésico local dentro do LCR, expondo algumas raízes nervosas a concentrações

muito altas de anestesia local. Assim, para analgesia espinhal contínua, cateteres peridurais pediátricos de tamanho 24 G colocados por meio de agulhas peridurais 20 G ou cateteres perdurais 20 G, colocados por agulhas peridurais 18 G, podem ser usados. Precauções especiais para rotular esses cateteres precisam ser garantidas, para evitar serem confundidos com cateteres peridurais. Essa técnica não é popular porque apresenta maior dificuldade e mais falhas do cateter quando comparada à analgesia peridural; no entanto, esses riscos devem ser pesados em relação às muitas vantagens da técnica em populações de pacientes específicas e desafiadoras.[8]

Escolha do fármaco no contexto do tratamento da dor neuropática

A escolha do fármaco a ser aplicado por via subaracnóidea para a prevenção e o tratamento da dor, especialmente da dor neuropática, tem sido alvo de inúmeras discussões. Vários fármacos podem ser utilizados de forma isolada ou associados a anestésicos locais, com o objetivo de proporcionar analgesia. A eficácia dos fármacos administrados para o tratamento das síndromes dolorosas depende da farmacologia do medicamento a ser administrado, assim como do mecanismo de dor envolvido. Os opioides hidrofílicos, como a morfina, por exemplo, promovem excelente analgesia espinhal seletiva em virtude do pequeno volume de distribuição e lento *clearance* da medula espinhal. Por sua hidrossolubilidade, a morfina tem início de ação lento (60 a 90 minutos) e duração prolongada (até 24 horas). Já o fentanil, um opioide menos hidrofílico do que a morfina, deve ser utilizado em menores doses e concentrações. A administração de 10 µg de fentanil no BSA é suficiente para produzir analgesia tanto para dores somáticas como para viscerais, por 4 a 6 horas.[7]

A clonidina, um fármaco com ação agonista sobre os receptores alfa-2, quando administrado por via intratecal, potencializa o efeito analgésico dos opioides, não estando associada a efeitos colaterais como prurido, depressão respiratória, náusea e vômito. Essa interação ocorre por ação da clonidina em receptores pré e pós-sinápticos presentes nos aferentes primários das fibras A-delta e C. Inúmeros estudos têm sido realizados com o intuito de pesquisar os efeitos da clonidina subaracnóidea e, em sua maioria, envolvem doses que variam entre 15 e 200 mcg. Sabe-se que a analgesia associada à clonidina é dose-dependente. A maioria dos estudos com 100 a 200 mcg de clonidina reportou eficácia analgésica, com mínimos a moderados efeitos colaterais.[9]

É importante ressaltar que a utilização de fármacos intratecais através de dispositivos totalmente implantáveis foge ao escopo de discussão deste capítulo, pois será abordada posteriormente. Apesar disso, a observação dos medicamentos neste contexto permite ampliar os conhecimentos acerca da farmacologia dos analgésicos geralmente utilizados nos BAS. Segundo Deer TR, as diretrizes da Polyanalgesic Consensus Conference (PACC), de 2016, estenderam as opções de medicamentos analgésicos com base na caracterização da dor pela taxonomia, classificando a dor como nociceptiva ou neuropática, localizada ou difusa e se a dor é oncológica ou não oncológica. As diretrizes da PACC definiram níveis de terapia no

tratamento da dor neuropática. Os medicamentos de nível 1 para a dor neuropática incluem morfina e ziconotida (um bloqueador não opioide seletivo do canal de cálcio reversível do tipo N que impede a liberação de glutamato, substância P e peptídeo relacionado ao gene da calcitonina no corno dorsal da coluna vertebral fascículo) como monoterapia, junto com morfina e bupivacaína em combinação. Os medicamentos de 2º nível incluem hidromorfona ou fentanil como monoterapia, ou como uma combinação com bupivacaína ou clonidina (agonista alfa-2-adrenérgico central). Os medicamentos de 3º nível incluem ziconotida com opioide, fentanil como monoterapia ou em combinação com bupivacaína ou clonidina. Esses fármacos e seus mecanismos de ação estão resumidos na Tabela 79.1. Dessa lista, atualmente apenas a morfina e a ziconotida sem conservantes são aprovadas pela agência Food and Drug Administration (FDA), dos Estados Unidos, para o tratamento intratecal *on-label* de dor crônica de qualquer classificação. Em 2018, a FDA divulgou uma comunicação afirmando que os profissionais que usam as diretrizes da PACC devem estar cientes de que a maioria das opções de medicamentos de 2ª e 3ª linhas (p. ex., hidromorfona, bupivacaína, fentanil, clonidina) não é aprovada pela FDA, e "isso enquanto pacientes individuais podem sentir algum alívio com o uso de medicamentos não aprovados para administração intratecal em suas bombas implantadas para o controle da dor, esse uso pode representar riscos adicionais, incluindo falhas na bomba, erros de dosagem e outros problemas potenciais de segurança".[10]

Agentes farmacológicos alternativos, como os corticosteroides, gabapentina e cetamina demonstraram eficácia diminuída ou eventos adversos inaceitáveis, como toxicidade da medula espinhal quando administrados por via intratecal, todavia outros fármacos merecem ser lembrados. São eles:

▶ **Dexmedetomidina (agonista alfa-2 de ação central):** agonista do receptor alfa-2 acoplado à proteína G. Os receptores adrenérgicos alfa-2 em humanos contêm principalmente alfa-2A, alfa-2B e alfa-2C e são amplamente distribuídos no SNC, sistema nervoso periférico (SNP), gânglios autônomos e outros tecidos e órgãos. Diferentes subtipos de receptores adrenérgicos alfa-2 têm funções diferentes. O receptor alfa-2B na medula espinhal é um componente básico da regulação da analgesia de monóxido de nitrogênio por neurônios noradrenérgicos descendentes. Sua ação na medula espinhal pode produzir efeitos analgésicos, teoria que embasa a utilização deste fármaco por via intratecal para o tratamento da dor neuropática.[11] Apesar disso, a segurança e o mecanismo molecular do efeito antinociceptivo da dexmedetomidina intratecal na dor neuropática ainda estão em investigação.

▶ **Agonistas do receptor opioide-kappa à base de quinoxalina:** apresentam efeito analgésico maior e melhor perfil de segurança quando comparados aos agonistas dos receptores opioides mu. Estudos pré-clínicos mostram que a aplicação intratecal de agonistas do receptor opioide kappa enseja atividade anti-inflamatória, regulando negativamente a proliferação, ativação e secreção de citocinas no sistema imunológico,[12] o que pode ajudar a diminuir o processo inflamatório e a ativação de neurônios nociceptivos.

TABELA 79.1 – Farmacoterapia aprovada para uso intratecal de acordo com as Diretrizes da PACC (2016).

Medicação	Dose inicial recomendada	Mecanismo de ação	Efeitos colaterais
Ziconotida	0,5 a 1,2 mcg/dia	Bloqueio seletivo de canais de Ca2+ tipo N pré-sinápticos, resultando na inibição da liberação de glutamato, peptídeo relacionado ao gene da calcitonina e substância P no corno dorsal da medula espinhal	Tontura, nistagmo, confusão, comprometimento da memória e náuseas. Aumento do risco de suicídio em pacientes com histórico de depressão
Morfina	0,1 a 0,5 mg/dia	Bloqueio seletivo de receptores opioides mu pré-sinápticos concentrados na lâmina II do corno dorsal da medula espinhal, inibindo a liberação da substância P dos neurotransmissores e do peptídeo relacionado ao gene da calcitonina por inibição a jusante dos canais de cálcio dependentes de voltagem do tipo N. No nível pós-sináptico, a ativação de receptores opioides provoca a inibição da adenilatociclase e a abertura dos canais de potássio para garantir que os neurônios pós-sinápticos sejam canais de Ca2+ menos responsivos, resultando na inibição da liberação de glutamato, peptídeo relacionado ao gene da calcitonina e à substância P no corno dorsal da medula espinhal	Depressão respiratória, desenvolvimento de tolerância, hiperalgesia, retenção urinária, constipação, prurido, edema periférico e hipogonadismo. Aumento do risco de formação de granuloma intratecal
Hidromorfona	0,01 a 0,15 mg/dia		
Fentanil	25 a 75 mcg/dia		
Sufentanil	10 a 20 mcg/dia		
Bupivacaína	0,01 a 4 mg/dia	Bloqueio de canais de Na+ dependentes de voltagem em membranas celulares neuronais	Neurotoxicidade, fraqueza das extremidades, parestesias, hipotensão e retenção urinária
Clonidina	20 a 100 mcg/dia	Agonista adrenérgico alfa-2 que inibe a ativação de NF-κB e p38 em células gliais, resultando na inibição de várias citocinas pró-inflamatórias	Depressão, insônia, terrores noturnos e boca seca

Fonte: Deer TR, Malinowski M, Varshney V, Pope J. Choice of intrathecal drug in the treatment of neuropathic pain: new research and opinion. Expert Review of Clinical Pharmacology. 2019.

▶ **Oligonucleotídeos antisense (ASOs) e peptídeos palmitoilados (moduladores de células gliais):** o mecanismo da dor neuropática crônica, embora não claramente compreendido, pode estar relacionado a alterações no funcionamento das células microgliais, com consequente neuroinflamação. Uma terapia potencial que tem por alvo as células gliais são os oligonucleotídeos antisense (ASOs) para uso por via intratecal. Acredita-se que os ASOs por via intratecal possam inibir a microglia e, assim, diminuir a alodinia mecânica após lesão de nervo periférico, uma vez que promovem a diminuição da expressão gênica de receptores de proteínas envolvidos na ativação da microglia e, portanto, na patogênese da dor neuropática crônica.[13]

▶ **Toxina botulínica (TB):** tem demonstrado eficácia no tratamento da dor neuropática quando aplicada por via intramuscular ou intra-articular, entretanto o seu uso por via intratecal ainda tem sido alvo de estudos. Sabe-se que a TB pode danificar os receptores da substância P espinhal, inibindo assim os mecanismos envolvidos na condução da dor ao SNC. Embora exista preocupação acerca da neurotoxicidade da TB intratecal, estudos em modelos de camundongos mostraram que a administração única de compostos de TB promoveu alívio prolongado da dor em modelos de dor neuropática, não apresentando quaisquer efeitos adversos clinicamente significativos.[14]

▶ **Agonistas do receptor vaniloide de potencial transitório do tipo 1 (TRPV1):** localizado principalmente nos terminais periférico e central dos neurônios sensoriais, demonstrou ser um receptor importante na condutância e alteração dos sinais de dor neuropática. Após as agressões nervosas, os mediadores inflamatórios liberados sensibilizam e regulam positivamente a expressão dos receptores TRPV1, o que induz alodínia crônica e hiperalgesia. Segundo Varshney et al., embora seja razoável supor que o antagonismo desses receptores proporcione alívio, a inibição paradoxalmente eleva os escores de dor. O agonismo dos receptores TRPV1, portanto, reduziu a hiperalgesia, provavelmente por ocasionar despolarização constante, com consequente inativação sustentada do receptor TRPV1. A resiniferatoxina (RTX), um forte agonista do receptor TRPV1, demonstrou bons resultados quando administrada por via intratecal.[15]

Complicações associadas ao bloqueio subaracnóideo como causa de dor neuropática

As complicações dos BAS costumam ser classificadas em complicações menores, moderadas e maiores. As complicações menores são náusea e vômito, hipotensão leve, tremores, prurido, déficit auditivo leve e retenção urinária; as moderadas são as cefaleias pós-punção dural e as maiores, consideradas raras, são representadas por: toxicidade sistêmica dos anestésicos; infecção (meningite ou abscesso); isquemia da medula espinhal; síndrome da cauda equina; aracnoidite, hematoma do canal vertebral; e déficits neurológicos. Estes geralmente são temporários e podem ter diferentes origens, podendo inclusive decorrer de outras complicações já citadas, como lesão direta pela agulha ou cateter, formação de hematoma, infecção do sistema nervoso e comprometimento do suprimento sanguíneo, entre outras.

A forma mais adequada de se lidar com as complicações é a prevenção. Acredita-se que, por meio da educação continuada e do treinamento adequado do profissional de saúde, muitas complicações possam ser evitadas e, quando isso não for possível, tratadas precocemente, contribuindo para minimizar o seu impacto na qualidade de vida do paciente.

O déficit neurológico após BAS geralmente está associado ao acometimento de um único nervo, o que se traduz clinicamente pela alteração de sensibilidade na uma área da pele, na região de inervação correspondente e a uma fraqueza muscular limitada. Esses efeitos são temporários, com recuperação sobrevindo em dias ou poucas semanas.[16] A lesão **nervosa** permanente, resultando em perda motora significativa em membros inferiores, é muito rara, embora alguns pacientes tenham um risco aumentado de dano irreversível.

Conclusão

Mesmo considerando-se os riscos envolvidos na administração intratecal, essa técnica não deveria ser tão subutilizada. Ela é de fácil realização e, portanto, deveria ser amplamente disponibilizada para o tratamento da dor crônica de diferentes etiologias, inclusive dor neuropática oncológica e não oncológica. Essa afirmação é apoiada por estudos que mostram melhora da qualidade de vida e aumento da longevidade em pacientes com câncer que recebem analgesia opioide intratecal, principalmente em virtude da redução dos efeitos colaterais sistêmicos. Há também a sugestão de que a administração sistêmica de morfina inibe o sistema imunológico, comprometendo, portanto, a sobrevida em pacientes com câncer em comparação com a morfina administrada por via intratecal, que não parece exercer o mesmo efeito imunossupressor. Novos fármacos encontram-se em estudos e mostram-se promissores no controle da dor neuropática.

Referências bibliográficas

1. Varshney V, Osborn J, Chaturvedi R, Shah V, Chakravarthy. Advances in the interventional management of neuropathic pain. Ann. Transl. Med. 2021;9(2):187.

2. Ituk U, Wong CA. Overview of neuraxial anesthesia [Internet]. Up to Date. 21 dez. 2017 [citado 27 mai. 2018]. Disponível em: https://www.uptodate.com/contents/overview-of-neuraxial--anesthesia?search=anestesia%20neuroaxial&source=search_result&selectedTitle=1~150&usage_type=default&display_rank=1.

3. Olawin AM, Das JM. Spinal Anesthesia. StatPearls [Internet]. 13 out. 2020.

4. https://www.nysora.com/techniques/neuraxial-and-perineuraxial-techniques. [Acesso em 12 abr. 2021].

5. Broadbent CR, Maxwell WB, Ferrie R, Wilson DJ, Gawne-Cain M, Russell R. Ability of anaesthetists to identify a marked lumbar interspace. Anaesthesia. 2000 Nov;55(11):1122-6.

6. Oliveira Jr JO, Correa CF, Ferreira JÁ. Invasive treatment to control neuropathic pain. Rev. Dor São Paulo. 2016;17(supl. 1):s98-106.

7. Miller RD. Miller's Anesthesia. In: Brull R, Macfarlane AJ, Chan VW (ed). Spinal, epidural, caudal anesthesia. 8th ed. Philadelphia, PA: Elsevier Saunders; 2015. v. 1, p. 1684-716.

8. Gupta S, Partani S. Neuroaxial tecnique of labour analgesia. Indian J. Anaesth. 2018;62(9):658-666.

9. Dash UK, Kiran S, Tandon U, Jinjil K. A comparative study on effect of addition of clonidine and fentanyl as adjuvants to local anaesthetics for subarachnoid block in patients undergoing lumbar laminectomies. Anesth. Essays Res. 2016;10(3):618-623.

10. Deer TR, Malinowski M, Varshney V, Pope J. Choice of intrathecal drug in the treatment of neuropathic pain: new research and opinion. Expert Review of Clinical Pharmacology. 2019.

11. Zhao Y, He J, Jia C, Wang S. Mechanisms of dexmedetomidine in neuropathic pain. Front. Neurosci. 2020;14:330-341.

12. Tangherlini G, Kalinin DV, Schepmann D et al. Development of novel quinoxaline-based κ-opioid receptor agonists for the treatment of neuroinflammation. J. Med. Chem. 2019;62:893-907.

13. Chen G, Luo X, Qadri M et al. Sex-dependent glial signaling in pathological pain: distinct roles of spinal microglia and astrocytes. Neurosci. Bull. 2018;34:98-108.

14. Maiarù M, Leese C, Certo M et al. Selective neuronal silencing using synthetic botulinum molecules alleviates chronic pain in mice. Sci. Transl. Med. 2018;10:eaar7384.

15. Varshney V, Osborn J, Chaturvedi R, Shah V, Chakravarthy K. Advances in the interventional management of neuropathic pain. Ann. Transl. Med. 2021;9(2):187-195.

16. Sachin R, Justin T. Nerve damage associated with spinal or epidural injection [Revised edition]. The Royal College of Anaesthetists. 2009.

capítulo 80

Bloqueio de Membros Superiores (plexo braquial e seus componentes)

Patrícia Falcão Pitombo | Raquel Amorim Correia

Introdução

O controle da dor aguda e/ou crônica representa um desafio médico importante, necessitando de condutas e decisões baseadas em efetividade, riscos e custos. O sofrimento aliado à persistência e/ou refratariedade da dor frequentemente faz o seu portador aceitar um escopo abrangente de possibilidades terapêuticas, que vão desde tratamentos farmacológicos e fisioterápicos diversos até procedimentos invasivos. Isso é muito evidente nos casos de dor neuropática, cujo alívio é complexo e visa geralmente o controle sintomático, não etiológico.[1] A busca pela dor de intensidade ZERO, muitas vezes, é uma expectativa fantasiosa dos pacientes e familiares. Deve-se esclarecer, principalmente nos casos de dores neuropáticas atípicas, que o objetivo é a melhora da qualidade de vida – que inclui redução de sua intensidade e períodos longos sem dor – e não o pleno desaparecimento da queixa. As dores neuropáticas típicas, no entanto, podem ser controladas e cessadas com tratamento farmacológico ou invasivo.[1]

As síndromes dolorosas podem ser decorrentes de processos infecciosos, degenerativos, metabólicos, inflamatórios, neoplásicos e macro ou microtraumáticos de inúmeras estruturas, incluindo músculos, ligamentos, tendões, ossos, articulações, nervos periféricos, vasos sanguíneos e linfáticos. Podem, inclusive, ser a expressão de algumas afecções sistêmicas. Além da dor, outros sinais e sintomas como limitação na amplitude dos movimentos articulares, parestesias, fraqueza, alterações neurovegetativas e tróficas podem manifestar-se, dependendo da natureza e localização das lesões causais.[2]

Os bloqueios analgésicos e anestésicos se fazem pela interrupção dos estímulos nociceptivos em sua origem ou próximo dela. Implicam a suspensão – temporária ou definitiva (bloqueios neurolíticos) – da informação nociceptiva pelos nervos aferentes, ou do bloqueio dos componentes eferentes que participam na fisiopatologia de algumas síndromes dolorosas mediadas ou mantidas pelo sistema nervoso simpático. Eles são classificados como diagnósticos, terapêuticos ou prognósticos. Os diagnósticos têm a função de localizar anatomicamente a fonte da dor, diferenciar dor somática da visceral e identificar a ação mediada pelo sistema nervoso simpático na sua fisiopatologia. Os terapêuticos promovem a desaferentação da zona de gatilho da dor, controlam a dor pós-operatória e/ou pós-trauma e inibem o ciclo vicioso envolvido nas síndromes dolorosas. Já os prognósticos permitem ao paciente experimentar as sensações dos déficits sensitivos que ocorrem após o bloqueio, de forma a decidir sobre sua realização ou não.[2]

Alguns princípios básicos devem ser observados para a realização segura desses procedimentos:

▶ Conhecimento da fisiopatologia da síndrome dolorosa e anatomia da região envolvida no bloqueio.

▶ Conhecimento dos efeitos dos anestésicos locais e agentes neurolíticos.

▶ Conhecimento dos efeitos adversos e complicações de cada bloqueio, e as formas de atuação nas complicações.

▶ Informação detalhada ao paciente sobre o bloqueio a ser realizado, principalmente quando da execução com agentes neurolíticos, pois envolve a deposição de substâncias químicas (fenol, etanol), físicas (radiofrequência, crioablativa) ou neurocirúrgicas (mecânicas) lesivas próximas de estruturas nervosas envolvidas na nocicepção, de maneira a destruí-las e provocar mudanças funcionais que culminam com o alívio de quadros dolorosos.

Três avanços vêm incrementando o uso de bloqueios periféricos: a viabilidade dos anestésicos locais de ação prolongada; a disponibilização de estimuladores de nervos com agulhas isoladas e, mais recentemente, o uso da ultrassonografia, que se tornou uma importante ferramenta na realização destes procedimentos.[2]

Além de aumentar a segurança e efetividade, os bloqueios periféricos ainda apresentam outras vantagens, como manter o paciente confortável e sem dor por longo período; possibilitar a alta precoce (fundamental em procedimentos ambulatoriais); cursar com menor custo hospitalar; promover uma analgesia de excelente qualidade e ser uma técnica com ausência de bloqueio simpático de repercussão clínica.[2]

O emprego concomitante de dois tipos de fármacos (anestésicos locais e opioides) em um bloqueio pode ser utilizado para obtenção de adição e potencialização.[3] Na maioria das vezes, são aplicados de modo tópico ou administrados na vizinhança dos troncos nervosos, plexos, raízes nervosas, neuroeixo e, em centros de terapia de dor, também por via sistêmica. Eles não só permitem a reversão temporária de situações como alodínia ou hiperalgesia, como têm utilidade nas dores oncológicas e de curta duração, mesmo quando o componente neuropático é predominante. Além disso, os bloqueios liberam partes do corpo para atividades de reabilitação que de outra maneira permaneceriam em imobilidade antálgica perpetuando e agravando a dor. A combinação de abordagem anestésica com a fisiátrica constitui um binômio eficaz nas dores neuropáticas e em outras afecções dolorosas.[3]

Nas patologias com componente autonômico exacerbado, os bloqueios dos gânglios simpáticos devem ser utilizados. O bloqueio do gânglio cervicotorácico ou estrelado, formado pela fusão do gânglio cervical inferior com o primeiro gânglio torácico, também é muito utilizado no diagnóstico e tratamento da dor crônica. Tem aproximadamente 2 cm de extensão e localiza-se anteriormente ao processo transverso de C7, posteriormente ao colo da primeira costela, logo acima da artéria subclávia e posteriormente à artéria vertebral. Tem como principais indicações, a dor nos membros superiores (MMSS), região cervical e torácica alta; síndrome da dor complexa regional I e II; neuralgia aguda por herpes-zóster, neuralgia pós-herpética; síndrome de Raynaud, dor fantasma e hiperidrose.[2] A técnica, a confirmação do bloqueio e suas principais complicações estão descritas, respectivamente, nas Figuras 80.1, 80.2, 80.3, 80.4 e Quadro 80.1.

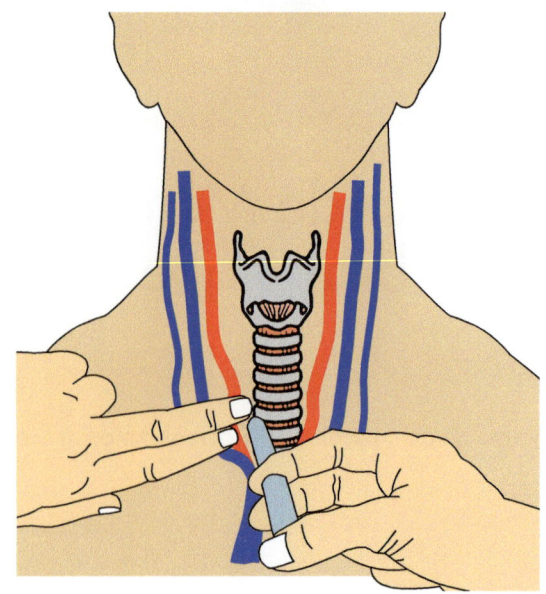

FIGURA 80.2 – Punção no nível de C6 abaixo da fáscia do músculo longo do pescoço, com pressão nos dedos, entre a borda medial da artéria carótida e a borda lateral da traqueia. A agulha é introduzida até tocar o processo transverso de C6.

Fonte: Adaptada de acervo pessoal de Hazem A. Ashmawi.

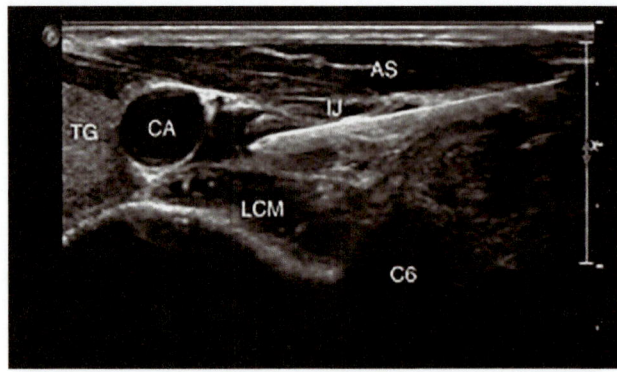

FIGURA 80.3 – Imagem ultrassonográfica do bloqueio do gânglio estrelado. O anestésico é injetado na intimidade do LCM.

TG: glândula tireoide; CA: artéria carótida; LCM: músculo longo do pescoço; IJ: veia jugular interna; AS: músculo escaleno anterior.

Fonte: Atlas anestesia regional: princípios e prática.

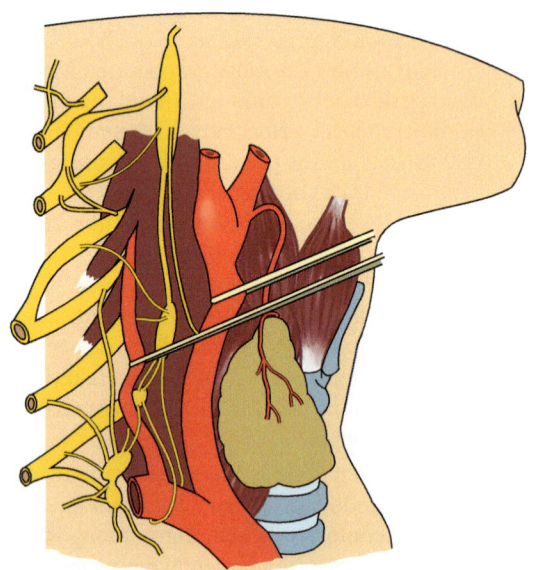

FIGURA 80.1 – Relações anatômicas do gânglio estrelado.

Fonte: Adaptada de osteopatiacientifica.blogspot.com.

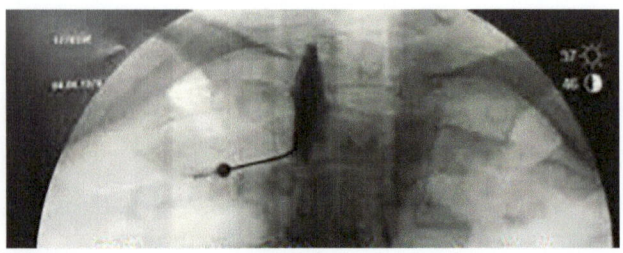

FIGURA 80.4 – Confirmação com a administração de contraste.

Fonte: Acervo pessoal de Hazem A. Ashmawi.

Os bloqueios do plexo braquial também são outra alternativa diagnóstica e/ou terapêutica, encontrando grande aplicabilidade no tratamento de uma infinidade de dores agudas e crônicas, além de possibilitar as manipulações fisioterápicas. O aumento do fluxo sanguíneo no membro bloqueado de aproximadamente 300% – bem acima do produzido pelo bloqueio isolado do gânglio estrelado (132%)[4] – pode ter efeito benéfico no tratamento dessas afecções. Ademais, também estão indicados para analgesia e anestesia em procedimentos cirúrgicos abertos, fechados ou artroscópicos do membro superior, incluindo a região do ombro e clavícula (Quadro 80.2).

Anatomia

O plexo braquial é formado pela fusão dos ramos primários anteriores dos quatro últimos nervos cervicais e o primeiro torácico (C5, 6,7,8 e T1) com eventual contribuição dos ramos do quarto nervo cervical (C4 – plexo pré-fixado) ou segundo nervo torácico (T2 – plexo pós-fixado). Ao saírem dos forames vertebrais, as raízes se convergem e redistribuem-se, formando troncos, divisões, fascículos e ramos terminais (nervos axilar, musculocutâneo, radial, mediano e ulnar) (Figura 80.5). Dois ramos abandonam o plexo precocemente, antes da região axilar: o nervo musculocutâneo e o nervo cutâneo medial do braço. O primeiro penetra na massa do músculo coracobraquial, por onde caminha em sua passagem pela região axilar, e o segundo encontra-se superficialmente, no tecido subcutâneo, a este nível.

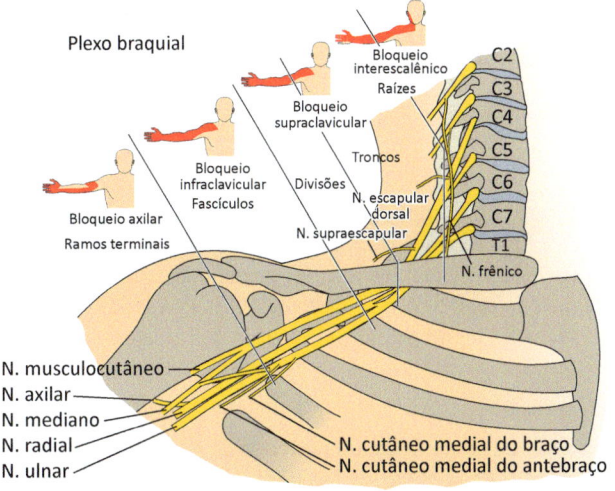

FIGURA 80.5 – Plexo braquial e suas relações.
Fonte: Adaptada de Afonso H. Zugliani. Atlas bloqueios de nervos periféricos dos membros superiores e inferiores.

O nervo intercostobraquial, que contribui para a inervação cutânea da face medial do braço, em extensão variável, é ramo de T2, não fazendo parte do plexo braquial.[4]

Uma importante característica anatômica da inervação do membro superior é que seu suprimento nervoso ocorre basicamente através de um feixe de nervos que se concentram a partir da região cervical, prosseguindo até a região axilar. Isso possibilita a obtenção anestésica desta extremidade com injeção única de solução anestésica em algum ponto deste trajeto. O sucesso da técnica anestésica do membro superior passa pelo conhecimento adequado da anatomia e pelo domínio de uma variedade de técnicas de bloqueio do plexo braquial e de nervos isolados, em seus diversos níveis de acesso.

Algumas técnicas (infraclavicular, interescalênica posterior, costoclavicular) propiciam maior facilidade técnica e conforto para instalação de cateteres, que podem ser utilizados visando analgesia prolongada.[4]

Nervos terminais

Nervo musculocutâneo

Esse nervo é um ramo do fascículo lateral do plexo braquial (C5-7), originando-se do lado oposto à borda inferior do peitoral menor. Depois de penetrar no músculo coracobraquial, o nervo passa obliquamente entre o bíceps e o braquial inervando todos os três músculos e suprindo o aspecto anterior da articulação do cotovelo. Em seguida, emerge na lateral do braço, perfura a fáscia profunda lateral ao tendão do bíceps braquial e continua no antebraço como nervo cutâneo lateral do antebraço.[5,6]

Nervo axilar

O nervo axilar origina-se do fascículo posterior (C5, 6). É, a princípio, lateral ao nervo radial, posterior à artéria axilar e anterior ao subescapular. Na borda inferior do subescapular, ele se curva para trás, inferiormente à cápsula articular e, com os vasos umerais circunflexos posteriores, atravessa um espaço quadrangular delimitado acima pelo subescapular (anteriormente) e redondo menor (posteriormente), abaixo pelo redondo maior, medialmente pela cabeça longa do tríceps e, lateralmente, pelo colo cirúrgico do úmero. Emite ramos responsáveis pela inervação do deltoide, tríceps, porção mais inferior da articulação do ombro e cutânea da região sobre o deltoide.[5] O nervo axilar está vulnerável a lesões ao passar pelo espaço quadrangular.

Nervo radial

Origina-se do fascículo posterior do plexo braquial (C5-T1) e entra no compartimento posterior do braço. Os pontos de referência anatômicos importantes para o nervo radial são o sulco espiral na face posterior do úmero, os músculos braquiorradial e braquial no cotovelo, o músculo supinador e a veia cefálica no antebraço e o processo estiloide radial no punho.

O sulco em espiral é o local mais comum de impacto potencial no cenário de uma fratura distal do úmero ou placa subsequente e fixação do parafuso. A causa mais comum de neuropatia radial no sulco espiral é conhecida como "paralisia do sábado à noite". Como no punho o nervo radial é superficial, é suscetível a traumas de punção venosa e de fraturas radiais distais, e pode estar aprisionado secundariamente em virtude da tenossinovite de De Quervain.[7]

Nervo mediano

O nervo mediano origina-se dos fascículos medial e lateral do plexo braquial (C5 a T1). No braço, o nervo mediano está localizado entre os músculos bíceps braquial e braquial na fossa bicipital e não fornece nenhuma função motora ou sensorial na parte superior do braço. Ele fornece função motora para o antebraço anterior e função motora e sensorial para o pulso e a mão.[7]

No punho, o nervo mediano está localizado superficialmente, apenas profundamente ao tendão palmar longo e retináculo flexor.[7]

Na prega do punho, o aprisionamento do nervo mediano no túnel do carpo pode ser causado por morfologia anormal do tendão, osteófitos, doença do tendão flexor, músculos acessórios, massas, trauma, como fratura radial distal e uso excessivo. Da mesma forma, distúrbios sistêmicos e endócrinos podem causar aumento patológico do nervo mediano. A sintomatologia inclui parestesia, dor e dormência ao longo do polegar, indicador, médio e metade radial dos dedos anulares. O diagnóstico da síndrome do túnel do carpo pode ser feito com base em ultrassonografia (US) da área transversal do nervo mediano (normal do nervo mediano no túnel do carpo é de 9 mm^2).[7]

Nervo ulnar

O nervo ulnar se origina do fascículo medial do plexo braquial (C8-T1). Desce em um plano subcutâneo, inicialmente medial à artéria braquial, para emergir atrás do epicôndilo medial que aloja o nervo.[7] O epicôndilo medial e o túnel cubital são locais comuns de compressão do nervo ulnar no cotovelo.

Entra no punho através do canal de Guyon junto com a artéria e veia ulnar. A neuropatia ulnar no canal de Guyon é rara, mas pode ser observada em casos de trauma repetitivo ou em lesões que ocupam espaço, como cistos ganglionares, pseudoaneurisma arterial, fragmentos de fratura e músculos acessórios.[7]

Sonoanatomia

A sonoanatomia do plexo braquial é complexa, exigindo um conhecimento profundo da anatomia transversal para identificação de nervos, estruturas adjacentes e variações anatômicas.[8]

Na porção mais proximal, na saída das raízes nervosas e troncos (interescalênico), os nervos têm aparência hipoecoica por sua constituição ser menor em tecido conjuntivo.[8]

Os fascículos nervosos são compostos de axônios, células de Schwann, colágeno e fluido endoneural rodeado por perineuro. Os fascículos individuais são separados por colágeno e agrupados por epineuro para formar nervos. Essas características dão aos nervos periféricos uma aparência de "favo de mel" característica no eixo curto, onde os fascículos nervosos hipoecoicos são circundados por tecido conjuntivo hiperecoico e colágeno[7] (Figura 80.6).

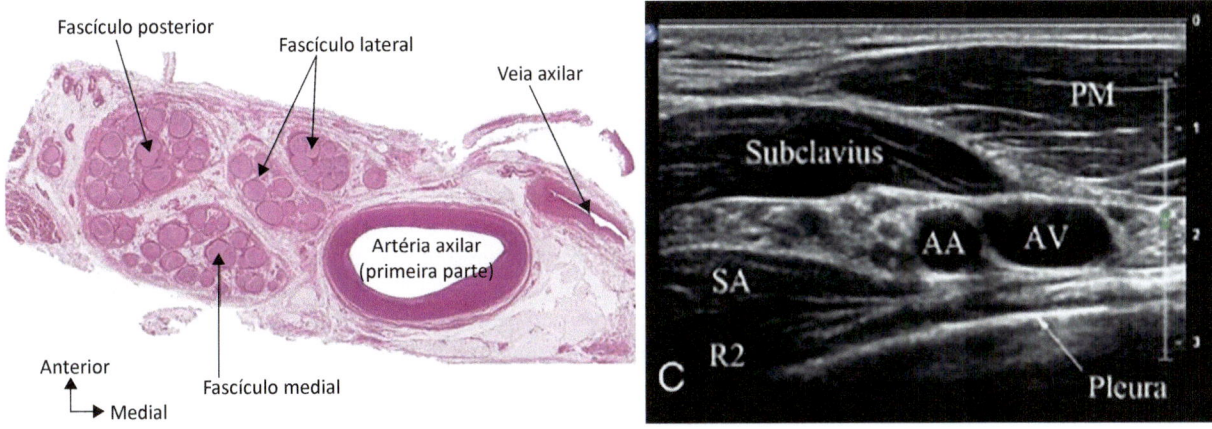

Anterior / Medial labels with:
- Fascículo posterior
- Fascículo lateral
- Veia axilar
- Artéria axilar (primeira parte)
- Fascículo medial

(Ultrasound labels: PM, Subclavius, SA, R2, AA, AV, Pleura, C)

FIGURA 80.6 – Aspecto histológico e ultrassonográfico ("favo de mel") do plexo braquial no espaço costoclavicular.

Fonte: Reg. Anesth. Pain Med. 2016;41:387-391; Reg. Anesth. Pain Med. 2017;42:233-240.

Na imagem de ultrassonografia em visão de eixo curto, os nervos radial, ulnar e mediano mostram múltiplas áreas hipoecoicas redondas ou ovais, embutidas em um fundo relativamente hiperecoico. A aparência é decorrente de variações internas na densidade neural de tecidos dentro do nervo.[8]

Vantagens do uso da ultrassonografia

O uso de ultrassonografia (US) para realizar injeções para dor crônica aumentou significativamente na última década.[9] Esse aumento é atribuído às suas múltiplas vantagens sobre outras modalidades de imagem, incluindo facilidade de desempenho, ausência de radiação ionizante, melhor visualização de tecidos moles (ou seja, músculo, ligamento) e vasos sanguíneos, visualização em tempo real do avanço da agulha e, às vezes, a capacidade de observar a propagação do injetado.[10] No Quadro 80.3, encontram-se resumidas suas principais vantagens. Também evita a necessidade do uso de agentes de contraste que podem estar associados a reações alérgicas e danos renais, é portátil e de baixo custo. Não há contraindicações conhecidas para seu uso.[10] Alguns dados sugerem que a orientação por US pode ser mais segura e eficiente do que as injeções baseadas em pontos de referência ou guiadas por fluoroscopia, especialmente na coluna cervical.[9]

Quadro 80.3 – Vantagens potenciais do emprego da US em anestesia regional.

- Visualização direta dos nervos
- Diminuição do risco de injeção intraneural
- Diminuição do risco de contrações musculares dolorosas
- Diminuição da latência
- Instrumento de ensino dinâmico e seguro
- Visualização de variações anatômicas
- Visualização da difusão da solução de anestésico local
- Diminuição do risco de injeção intravascular
- Diminuição do risco de punção pleural
- Redução da dose de anestésico local
- Melhor qualidade do bloqueio

Fonte: Desenvolvido pela autoria do capítulo.

A US fornece confirmação visual direta do contato da agulha com o nervo, portanto desempenha muitos papéis no tratamento intervencionista da dor, tanto periférica como neuroaxial.[11]

Com relação à anestesia regional, a US oferece vantagens significativas na realização do bloqueio do plexo braquial, incluindo início mais rápido do bloqueio sensorial e maior sucesso do bloqueio.[12]

As limitações para imagens de US incluem dificuldade em dominar as técnicas de exame (a qualidade das imagens obtidas depende do operador), janela de imagem estreita, incapacidade de identificar estruturas profundas ao osso em razão de artefato de sombreamento acústico e dificuldades para obter imagens de qualidade em obesos.[13]

Bloqueios supraclaviculares do plexo braquial

Dor no ombro

O ombro é uma das articulações mais completas e complexas do corpo humano, pois apresenta alto grau de mobilidade e depende da função integrada de diversas articulações, ossos, músculos e tendões. É formado pela escápula e pelo úmero. O manguito rotador é o grupo de músculos que cobre a cabeça umeral. Tem grande importância na estabilização, força e mobilidade do ombro. É composto pelos tendões dos músculos supraespinal, infraespinal, redondo menor e subescapular. Os músculos supraespinal e infraespinal recebem suprimento do nervo supraescapular; o músculo redondo menor recebe inervação do nervo axilar e o músculo subescapular é suprido pelo nervo de mesmo nome.[14] Suas articulações (esternoclavicular, acromioclavicular e gleno-humeral) atuam sincronicamente com a articulação escapulotorácica, possibilitando os movimentos de extensão, flexão, abdução, adução e rotação externa e interna do braço. O ombro recebe aferência nociceptiva maciça (fibras A delta, A alfa e C), com contribuição de nervos originários dos plexos cervical, braquial e nervo intercostobraquial. Isso pode ocasionar dor somática profunda, contínua e pouco responsiva aos opioides. Também não é incomum a ocorrência de espasmo muscular reflexo. Essa enorme complexidade de inervação é responsável pelo difícil manejo da dor.

Atualmente, a abordagem da dor é realizada dentro de uma concepção multimodal, propiciando sinergismo e redução dos efeitos adversos. Este conceito de analgesia é considerado ético e indispensável à relação médico-paciente, uma vez que o manejo inadequado da dor pode acarretar problemas de ordem psicológica e socioeconômica.[15] Técnicas analgésicas como injeção intra-articular de anestésico local e/ou corticosteroides, opioides parenterais, bloqueios do plexo braquial e do nervo supraescapular têm sido utilizadas, com eficácia variável. A infusão contínua intra-articular de bupivacaína pós-artroscopia de ombro tem sido associada à condrólise glenoumeral.[16] Opioides parenterais têm promovido controle efetivo, todavia encontram-se atrelados a várias reações adversas, particularmente náusea, sedação e tontura.[17] O bloqueio interescalênico do plexo braquial (Figuras 80.7 e 80.8) mostrou-se a técnica mais eficaz, com menos escores de dor e menor uso de morfina,[18,19] mas depende da habilidade e experiência do executor.[20]

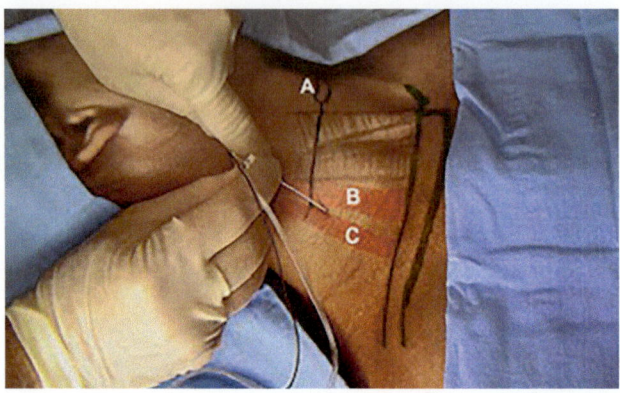

FIGURA 80.7 – Bloqueio interescalênico pela técnica de Borget. Técnica: acesso tangencial ao plexo braquial, 0,5 cm abaixo do nível da cartilagem cricoide, em angulação caudal de 45 a 60 graus.
Fonte: Acervo da autoria do capítulo.

Além do mais, pode estar associado a reações adversas (Quadro 80.2) como injeção inadvertida de anestésico local no neuroeixo, pneumotórax, lesões no próprio plexo, pneumotórax, bloqueios dos nervos frênico, vago, laríngeo recorrente e gânglio estrelado.[21] O bloqueio do nervo frênico ocorre em todos os pacientes,[22,23] podendo culminar com paralisia frênica ipsilateral e falência respiratória aguda em pacientes com doença pulmonar obstrutiva crônica. Eis porque o bloqueio interescalênico está contraindicado nesses pacientes.[19,24] Nessa abordagem, a solução anestésica é depositada no nível distal das raízes e proximal dos troncos do plexo, com mais frequência, do tronco superior. Isso resulta em que o padrão anestésico comumente instalado siga a distribuição dermatomérica das raízes mais superiores do plexo braquial.[4] Observa-se que a migração cefálica da solução anestésica se dá com facilidade, atingindo o plexo cervical, porém o mesmo não se observa quanto à migração para as raízes inferiores (C8-T1), representadas pelo nervo ulnar.

A articulação escapuloumeral é sede frequente de disfunção nos MMSS e uma das causas mais comuns de dor musculoesquelética em indivíduos com mais de 40 anos. Pode ser ocasionada por traumatismos de repetição, traumas agudos, fraturas, deslocamentos, instabilidades articulares, artropatias (infecciosas, inflamatórias, degenerativas, neoplásicas e metabólicas), sinovites, bursites, tendinites, lesões ósseas, síndromes dolorosas miofasciais, infecções, tumores, lesões ou síndrome do impacto do manguito rotador (quando os tendões dos músculos do manguito chocam-se com estruturas suprajacentes) e afecções nas articulações acromioclavicular e esternoclavicular.[2]

Apesar da baixa incidência de efeitos adversos (1%), entre os quais o mais importante é o pneumotórax,[25] o bloqueio seletivo do nervo supraescapular surgiu como uma alternativa segura ao bloqueio interescalênico,[26] mostrando sua eficácia para analgesia. Todavia, como esse nervo não é o único responsável pelo suprimento nervoso da articulação, não pode ser utilizado como técnica única para completa analgesia. O nervo axilar complementa o principal suprimento da articulação.[19,27] Em estudo realizado em 2011,

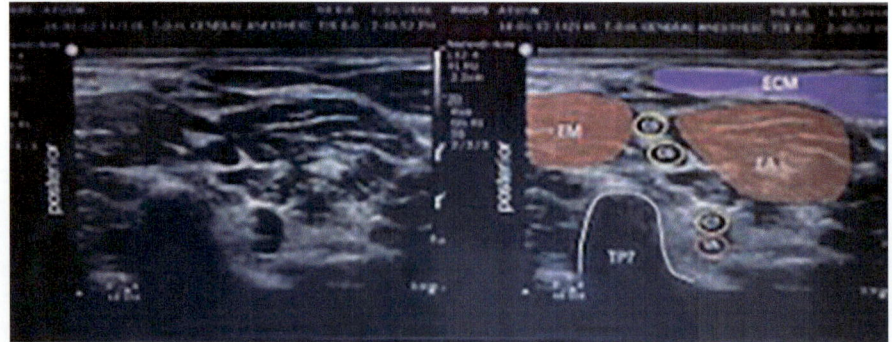

FIGURA 80.8 – Imagem ao ultrassom do sulco interescalênico.

EA: escaleno anterior; EM: escaleno médio; ECM: esternoclidomastóideo; PT: processo transverso da 7ª vértebra cervical; C5-7, raízes do 5º ao 7º nervos cervicais; AV: artéria vertebral.
Fonte: Acervo pessoal de Pablo Helayel.

Pitombo[19] comparou o bloqueio interescalênico do plexo braquial com o bloqueio seletivo dos nervos supraescapular e axilar para cirurgias artroscópicas de ombro. Apesar de o bloqueio interescalênico continuar sendo o padrão-ouro para estes procedimentos, o bloqueio seletivo dos nervos supraescapular e axilar mostrou-se satisfatório e de fácil execução, apresentando melhor analgesia no pós-operatório tardio do que no pós-operatório imediato (já que, ao contrário do bloqueio interescalênico, que bloqueia todo o plexo, este não bloqueia todas as regiões envolvidas na distensão da cápsula glenoumeral anterior e musculatura adjacente provocada pela utilização de solução salina intra-articular); bloqueio motor restrito ao ombro; baixo índice de complicações e/ou efeitos adversos, índice de satisfação semelhante e maior tempo para sua realização.

Barber[26] descreve uma abordagem lateral na convergência da clavícula e espinha da escápula, clinicamente conhecida como "portal de Neviaser", que direciona a agulha medial e anteriormente. Pitombo optou pela abordagem lateral modificada,[28] que é muito semelhante ao método de Barber e tem o mesmo sítio de inserção, mas avança a agulha posteromedialmente (ângulo de 70° com a pele, no plano horizontal) em direção à espinha da escápula, fazendo o bisel contatar o piso da fossa supraespinal ou a parede ventral da espinha da escápula. Consequentemente, a solução injetada é direcionada para a incisura da escápula, aproveitando a concavidade da fossa. Esses fatores minimizam ainda mais o risco de pneumotórax e, como não há possibilidade de se atingirem espaços profundos como a fossa axilar ou a área ao redor da primeira costela, em pacientes obesos, os autores reiteram a importância da orientação posteromedial da agulha, evitando, deste modo, deslocamentos ventrais da agulha e ocorrência de pneumotórax. Eles descrevem uma distância média pele/osso em cadáveres femininos de 3,8 cm e em cadáveres masculinos de 4,95 cm.[28]

A fossa supraespinal representa um pequeno e clássico compartimento delimitado pela espinha da escápula dorsalmente, pelo corpo da margem superior da escápula ventralmente e pela fáscia supraespinal superiormente. Esta fáscia é bem desenvolvida medialmente e dispersa em direção lateral.[26] Feigl et al.,[28] baseados em estudo em cadáveres, relatam que a única maneira de o anestésico sair da fossa é através da incisura da escápula, justificando as observações de Meier et al.[29] em seres humanos, que descrevem aumento significativo da resistência por meio da aplicação de volumes superiores a 10 mL em bloqueios contínuos. Esses estudos mostram que, até esse volume, a solução não costuma dispersar-se para além da fossa, mas quantidades maiores duplicam a chance dessa ocorrência. Em cinco de seis casos, a solução se difundiu dorsalmente ao redor das estruturas nervosas da fossa axilar, o que realmente já poderia resultar em bloqueio de vários fascículos ou nervos do plexo braquial. Esses autores, corroborando os estudos de Vecchio,[25] sugerem que volumes de 10 mL ou menos são suficientes para preencher a fossa e proporcionar analgesia adequada. Já com 5 mL, ainda pode se notar uma grande extensão da solução, mas com possibilidade de difusão lateral apenas. Contudo, como o nervo ainda é embebido, pode haver bloqueio efetivo.

É importante ressaltar que, em virtude de o fato do nervo supraescapular ser um nervo predominantemente motor, sem componentes sensoriais cutâneos, a efetividade do teste sensitivo com algodão embebido em éter é imprecisa e ineficaz, sendo utilizada a função motora como ferramenta principal de eficácia do bloqueio.

No bloqueio do nervo axilar, o anestésico local é depositado no espaço quadrangular, antes de sua divisão,[29] que é o ponto mais seguro e consistente da abordagem do nervo. Isso garante o bloqueio dos quatro nervos terminais e todos os ramos articulares originados ao longo desse curso. Essa abordagem evita também que a injeção seja feita mais proximalmente, onde o nervo repousa somente 2 a 3 mm abaixo da cápsula inferior, ocorrendo a possibilidade de penetração da articulação com a agulha do bloqueio. Pequenas contrações do músculo deltoide posterior podem ocorrer após 2 a 3 cm da introdução da agulha em decorrência da estimulação direta desta em sua passagem através do músculo. Contrações musculares envolvendo a porção anterior do músculo deltoide estão a uma profundidade de 6 a 8 cm, indicando exatamente onde o nervo axilar deve ser localizado.[30]

Price[30] realizou estudo da dispersão anestésica com contraste radiopaco durante o bloqueio do nervo axilar. Ele observou que a solução dispersou primariamente no espaço abaixo do músculo deltoide posterior, se difundindo também, proximalmente, dentro do espaço quadrangular. Trinta segundos após, o contraste se espalhou medialmente para a face anteromedial do músculo subescapular, via espaço quadrangular. Esses achados comprovam que o espaço quadrangular parece ser mesmo o local mais racional e efetivo na abordagem do nervo axilar.

O músculo subescapular e a porção anterior da cápsula articular glenoumeral, supridos pelo nervo subescapular, não são anestesiados pela técnica seletiva.[31]

Em oposição ao bloqueio interescalênico, que bloqueia toda cintura escapular e membro superior, o bloqueio seletivo está limitado a três dos quatro músculos que compõem o manguito rotador (músculos supraespinal, infraespinal e redondo menor), além do músculo deltoide. Os outros músculos que rodeiam a musculatura do ombro, como o latíssimo do dorso e o músculo peitoral maior ficam preservados, assim como os músculos do braço, antebraço e mão.[30]

Com relação às doenças respiratórias, como a agulha é introduzida distante da pleura e dos nervos envolvidos na respiração (frênico e laríngeo recorrente), é possível predizer que este bloqueio está associado com mínimo risco de complicações respiratórias.[31] E já que a analgesia é equivalente, seria interessante considerar essa abordagem nos pacientes que apresentassem contraindicação absoluta para qualquer grau de bloqueio do nervo frênico. Complicações como hematoma também são pouco prováveis, pois o direcionamento posterior da agulha se opõe totalmente aos vasos que entram na fossa. As lesões do nervo supraescapular são igualmente evitadas, pois é praticamente impossível o bisel tocar a área de entrada do nervo.

Alguns tipos de lesão do tendão do supraespinal causam retração deste músculo e, em consequência, o nervo supraescapular sofre modificação na sua posição original,[20] podendo ocorrer falhas quando o agulhamento é feito às cegas ou com o uso de estimulador, por dificuldade de localização do músculo face à retração imposta pelo tipo de lesão do manguito rotador.

Bloqueio do nervo radial foi relatado por Price[30] em 5% dos pacientes do sexo feminino, resultado este menor do que o encontrado no trabalho de Pitombo, caracterizado por bloqueio sensitivo mínimo, que foi de 17,6% (5 mulheres e 1 homem). Esse fato comprova que realmente pode haver espraiamento suficiente do anestésico local para o fascículo posterior do plexo braquial ou até para outros nervos, quando da realização do bloqueio do nervo supraescapular, sobretudo em pacientes de menor estatura. A redução do volume anestésico utilizado realmente deve diminuir esse tipo de ocorrência.[19,30]

O bloqueio seletivo dos nervos supraescapular e axilar mostrou-se de fácil execução, apresentando menor analgesia no pós-operatório imediato, equivalência nos demais tempos e analgesia mais prolongada no pós-operatório tardio, menor incidência de bloqueio motor, baixo índice de complicações e/efeitos adversos, índice de satisfação semelhante e maior tempo para sua realização, quando comparado ao bloqueio interescalênico. Suas principais vantagens em relação ao bloqueio interescalênico do plexo braquial incluem a habilidade de mover o braço, antebraço e mão, evitar eventuais efeitos adversos (eliminando o risco de bloqueio do nervo frênico) e complicações associadas ao bloqueio interescalênico e impedir o bloqueio motor de áreas do membro superior inervadas pelas raízes mais inferiores do plexo braquial (C8-T1). Assim, a técnica seletiva representa uma contribuição relevante para os casos em que o bloqueio interescalênico estiver contraindicado ou quando seus efeitos colaterais não puderem ser tolerados clinicamente, como no caso dos pacientes com doença respiratória avançada, que podem não tolerar nenhum grau de bloqueio do nervo frênico. Suas desvantagens são o requerimento de duas abordagens independentes e o fato de não proporcionar o bloqueio de todos os nervos responsáveis pela articulação do ombro, principalmente o nervo subescapular e peitoral lateral. A compreensão da anatomia, efeitos adversos, complicações, contraindicações e limitações das técnicas expostas permitem ao anestesiologista e/ou algologista escolher algologista escolher o melhor acesso para proporcionar conforto e analgesia de qualidade nas patologias que acometem o ombro.[19]

As descrições das técnicas do bloqueio seletivo estão descritas nas Figuras 80.9 a 80.13.

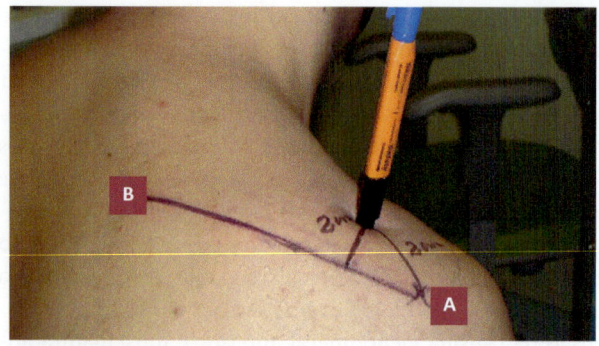

FIGURA 80.9 – Marcação dos pontos anatômicos para execução do bloqueio do nervo supraescapular, segundo a técnica de Feigl.

O ponto de punção encontra-se aproximadamente 2 cm medial da borda posterior do acrômio (A) e aproximadamente 2 cm cefálico da espinha da escápula (B).

Fonte: Acervo da autoria do capítulo.

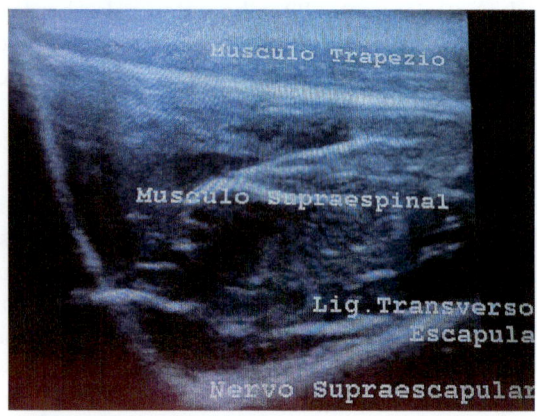

FIGURA 80.10 – Imagem ultrassonográfica do bloqueio do nervo supraescapular.

Fonte: Acervo da autoria do capítulo.

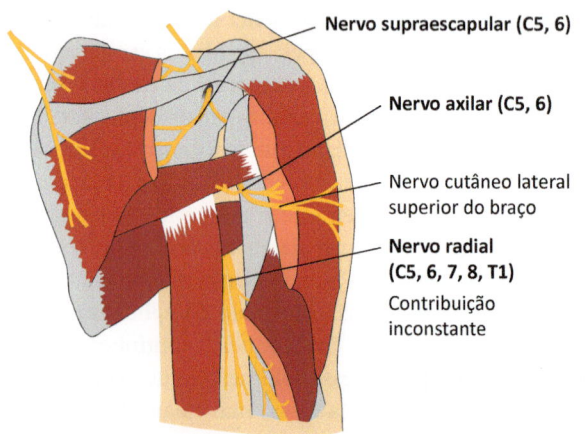

FIGURA 80.11 – Anatomia da região posterior do ombro e dos nervos supraescapular e axilar em relação aos músculos do manguito rotador e espaço quadrangular.

Fonte: Adaptada de Zugliani A. Atlas de bloqueios de nervos periféricos dos membros superiores e inferiores. 2007, Revinter.

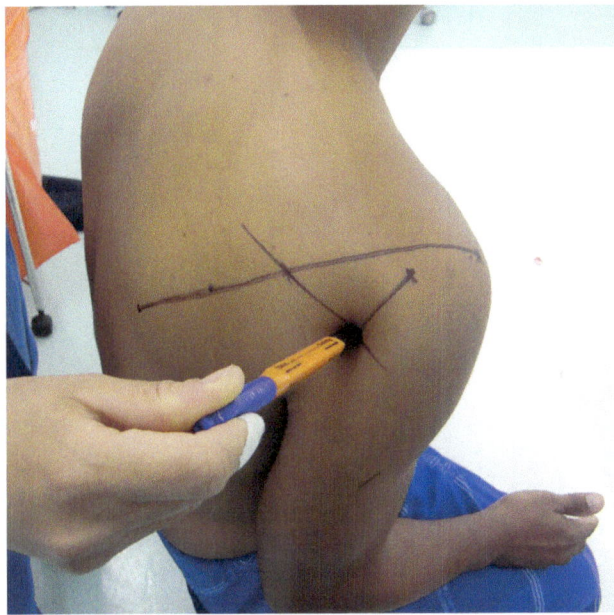

FIGURA 80.12 – Marcação dos pontos anatômicos para execução do bloqueio do nervo axilar, segundo a técnica de Price.

Uma linha conecta o acrômio anterior com o ângulo inferior da escápula; em seguida, uma segunda linha é traçada horizontalmente no seu ponto médio, representando o nível no qual o espaço quadrangular é identificado. O ponto de punção é na convergência da segunda linha com outra que tem início no ângulo posterior do acrômio.

Fonte: Acervo da autoria do capítulo.

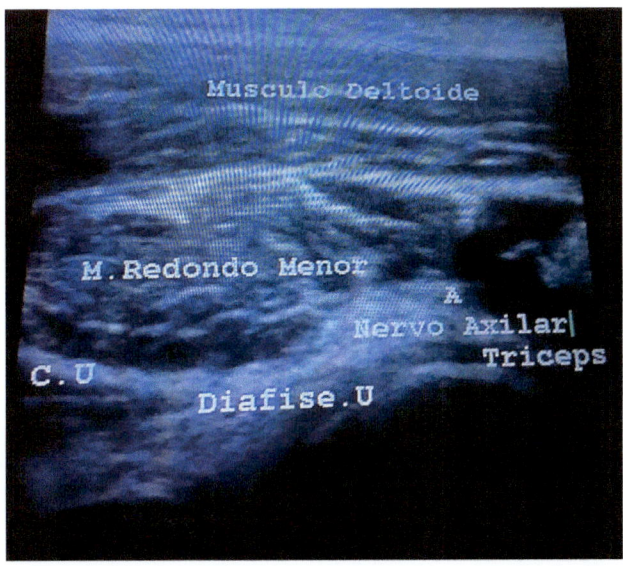

FIGURA 80.13 – Imagem ultrassonográfica do bloqueio do nervo axilar.

Fonte: Acervo da autoria do capítulo.

Contraindicações

Entre as contraindicações inerentes a algumas técnicas, estão a disfunção pulmonar decorrente do bloqueio do nervo frênico, em frequência variável, chegando a 100% quando se utiliza a abordagem interescalênica; as deformidades anatômicas do pescoço e tórax, pois, ao distorcerem as referências anatômicas, dificultam a execução da técnica; pequenos procedimentos cirúrgicos (contraindicação relativa) porque podem ser resolvidos com bloqueios venosos, ou sedação e bloqueio de nervos isolados, diminuindo assim os riscos inerentes à execução do próprio bloqueio de plexo braquial e às massas elevadas de anestésicos locais[4] (Quadro 80.2).

Bloqueios infraclaviculares do plexo braquial

Infraclavicular

O bloqueio infraclavicular, indicado para cirurgia no braço distal ao ombro, aborda o plexo braquial na altura dos fascículos. Esse bloqueio anestesia os nervos axilar e musculocutâneo de forma mais confiável do que a abordagem axilar.

As técnicas de bloqueio infraclavicular têm a vantagem de não exigir uma posição específica do braço durante a colocação, o que é útil para pacientes com movimento limitado do braço por dor, gesso ou curativos.

Frequentemente, a abordagem infraclavicular é usada para a colocação de cateter perineural contínuo porque permanecem no lugar de forma mais confiável durante o uso. Há relatos de uso bem-sucedido de infusão perineural infraclavicular contínua para o tratamento da síndrome de dor regional complexa e reabilitação dos membros superiores.[32,33]

Em um estudo topográfico na fossa infraclavicular lateral, descobriu-se que os fascículos estão agrupados ao redor da artéria axilar com variabilidade em suas posições, juntamente com formações vasculares anormais. Esse conhecimento sonoanatômico pode ser útil para melhorar a segurança e o sucesso dos bloqueios nervosos. Variações da configuração dos fascículos podem tornar o procedimento tecnicamente difícil, pois várias injeções e mais volume de medicamento serão necessários para o bloqueio[33] (Figura 80.14).

Bloqueio costoclavicular

Há um interesse crescente e recente na abordagem costoclavicular do bloqueio infraclavicular. O arranjo anatômico dos fascículos no espaço costoclavicular torna-o um local atraente para imagens de ultrassom e bloqueio infraclavicular do plexo braquial. Todos os três fascículos do plexo braquial podem ser identificados em uma única imagem de ultrassom transversal do espaço costoclavicular[34,35] (Figura 80.15).

Em um estudo anatômico em cadáveres mostrou que os fascículos do plexo braquial estão agrupadas lateralmente à artéria axilar e compartilham uma relação consistente entre si e com a artéria axilar, no espaço costoclavicular.[36]

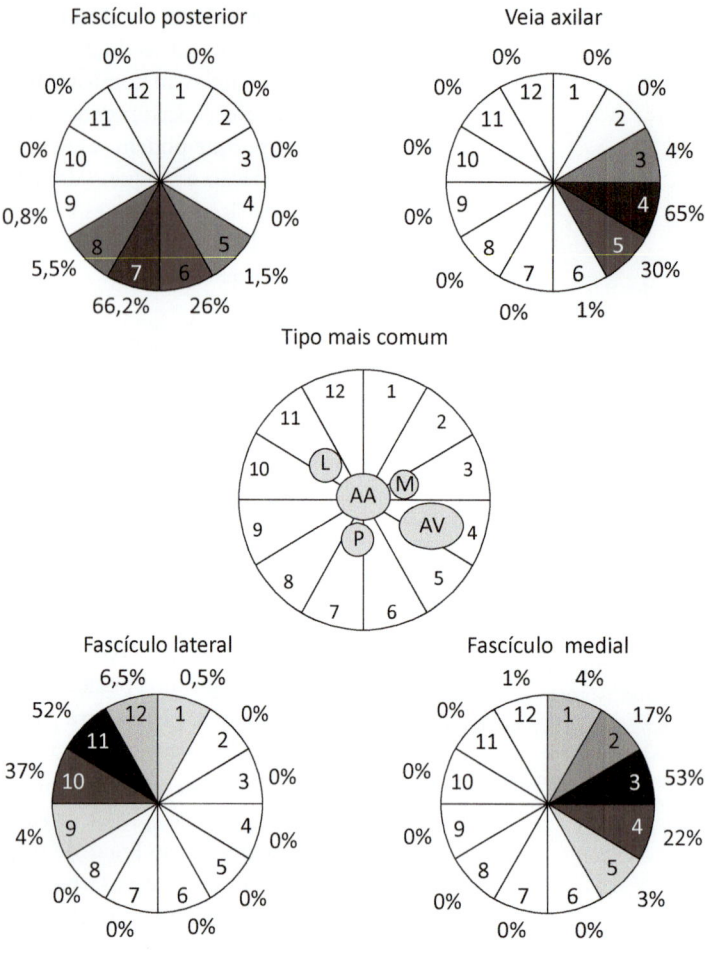

Representação esquemática do arranjo comum das três cordas e da veia axilar ao redor da artéria axilar.
AA: artéria axilar; AV: veia axilar; L: cordão lateral; M: fascículo medial; P: fascículo posterior.

FIGURA 80.14 – Localização mais comum dos fascículos em relação à artéria axilar na região infraclavicular.

Fonte: Adaptada de Kumar A et al. Topographic sonoanatomy of infraclavicular brachial plexus: variability and correlation with anthropometry. Anesth. Essays Res. 2018.

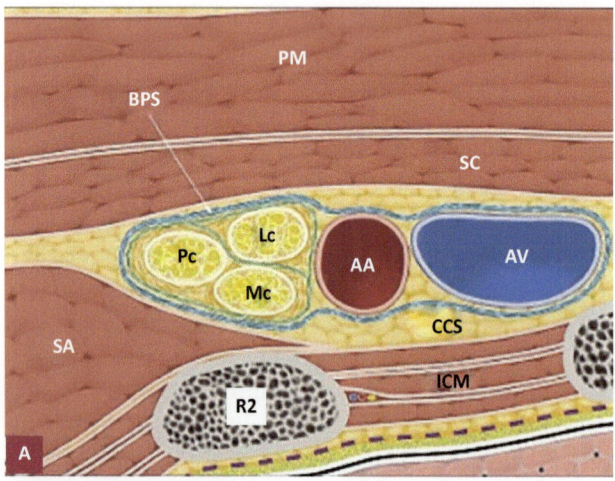

FIGURA 80.15 – Representação esquemática da anatomia do plexo braquial na região costoclavicular.

Fonte: Adaptada de Reg. Anesth. Pain Med. 2017;42:233-240.

▪ Técnica

A agulha de bloqueio é inserida no plano de uma direção lateral para medial, com o objetivo de posicionar a ponta entre os três fascículos. O anestésico local (ropivacaína ou levobupivacaína 0,5%, 20 mL) é injetado em um único local. Isso resulta em um início muito rápido de bloqueio do plexo braquial semelhante ao observado com uma abordagem supraclavicular, mas sem a falha ocasional dos nervos da parte inferior do tronco. O espaço costoclavicular também atua como um local útil para a colocação do cateter de plexo braquial, com a ponta do cateter próxima a todos os três fascículos. Além disso, como a extremidade distal do cateter está encaixada em um "túnel intermuscular", entre o músculo subclávio e serrátil anterior, isso pode ajudar a proteger o cateter *in situ* e reduzir o risco de deslocamento, comum com cateteres supraclaviculares.[34,37]

Uma limitação da abordagem costoclavicular é o potencial de punção vascular ou pleural inadvertida em razão da proximidade entre essas estruturas e o espaço costoclavicular.[34,35]

Axilar

O bloqueio axilar anestesia o plexo braquial no nível dos quatro nervos terminais: radial; ulnar; mediano; e musculocutâneo.

É indicado para cirurgias distais incluindo o cotovelo. Com exceção de abordagens muito proximais na axila, o bloqueio axilar não é tão adequado para técnicas de cateter contínuo quanto a abordagem infraclavicular e abordagens acima da clavícula.[32]

Entre as desvantagens do bloqueio axilar, estão a necessidade de mais de uma punção quando o bloqueio é mais distal, e falha de analgesia para garrote se o nervo intercostobraquial não for contemplado intencionalmente.

Nervos periféricos

Benefícios potenciais dos bloqueios nervosos distais dos membros superiores

Uma abordagem mais distal envolvendo os nervos periféricos da extremidade superior (nervos axilar, radial, mediano, ulnar e musculocutâneo) pode oferecer vários benefícios.

Em geral, essa abordagem afasta-se de estruturas críticas e mais centrais, como a pleura, artéria subclávia ou axilar e o nervo frênico, evitando, assim, o risco de trauma inadvertido com agulha nessas estruturas.[6]

Ainda permitem a preservação da função muscular proximal do membro superior. A incapacidade de usar o membro afetado em virtude do bloqueio motor da musculatura proximal e distal reduz a satisfação do paciente. A combinação de um bloqueio do plexo braquial proximal com um anestésico local de curta ação e bloqueios de nervos distais com um agente anestésico local de ação mais longa pode prolongar o componente analgésico do bloqueio, ao mesmo tempo que minimiza a disfunção muscular proximal. Um ensaio clínico randomizado recente, comparando o bloqueio do plexo supraclavicular guiado por ultrassom com os bloqueios de nervos periféricos distais para cirurgia ambulatorial da mão, mostrou melhor preservação da força e maior satisfação do paciente com bloqueios distais.[6]

Em conjunto com um bloqueio do plexo braquial proximal (infraclavicular), os bloqueios de nervos distais do membro superior também aceleram os tempos de início do bloqueio e melhoram a consistência do bloqueio.[6]

Podem ser úteis para cirurgias superficiais ou de pequeno porte do membro superior distal, que não requer uso de torniquete de braço ou relaxamento muscular profundo. Para complementar a anestesia geral, o bloqueio do plexo braquial realizado com agentes de curta ação ou resgate para um bloqueio de plexo com falha. Nesse caso, é necessário um aumento da vigilância durante a execução do bloqueio em decorrência da capacidade reduzida do paciente de relatar parestesia ou dor de trauma neural. Estratégias para aumentar a segurança incluem o uso de estimulador de nervo periférico, ultrassom e monitoramento da pressão de injeção.[6]

Limitações

A inervação cutânea do braço e antebraço é fornecida pelos nervos musculocutâneo (que dá origem ao nervo cutâneo lateral do antebraço), cutâneo medial do braço, cutâneo posterior do braço, cutâneo medial do antebraço e nervo intercostobraquial. Os bloqueios de nervos distais, portanto, não evitarão a dor do torniquete em um paciente não sedado e nem sempre serão suficientes para procedimentos cirúrgicos no antebraço.

A abordagem distal para bloqueio de nervo para o membro superior requer o bloqueio de vários nervos. Isso, portanto, envolve várias injeções que podem causar mais desconforto ao paciente.

Ao ultrassom, os nervos periféricos podem ser anisotrópicos e a varredura para eles pode ser um desafio inicialmente. É útil experimentar diferentes graus de inclinação da sonda e posições de varredura para encontrar a melhor visualização.[6]

Anestésicos e adjuvantes

Uma das maiores limitações do manejo inadequado da dor da anestesia regional é a duração finita das técnicas de injeção única. A duração da analgesia efetiva depende do tipo, do volume e da concentração do anestésico local injetado, bem como de fatores do paciente, como neuropatia diabética; mas, em geral, raramente dura mais do que 16 horas. Na cirurgia que se espera que produza dor pós-operatória moderada a severa, isso pode resultar no fenômeno de dor rebote. O início tardio da dor pós-operatória intensa é particularmente problemático na cirurgia ambulatorial e pode aumentar de forma significativa a necessidade de atenção médica pós-alta. Uma solução é prolongar a duração da anestesia regional usando adjuvantes farmacológicos ou anestésicos locais de liberação sustentada em técnicas de injeção única ou, em vez disso, empregando técnicas de cateter contínuo.[38]

Dependendo do anestésico local (AL) usado, a duração da analgesia é limitada a um máximo de 12 a 16 horas. Portanto, muitas técnicas são usadas na prática clínica para prolongar a analgesia padrão após a deposição perineural de AL. Essas técnicas incluem:

- ▶ Formas lipossomais de anestésicos locais.
- ▶ Administração intravenosa ou perineural de adjuvantes.
- ▶ Bloqueio contínuo de nervo/plexo seguido por uma infusão contínua de anestésico.

Mais recentemente, sugeriu-se inclusive a técnica de crioneurólise – já utilizada para dor crônica – para situações em que há necessidade de analgesia por tempo prolongado (cirurgia, trauma).

■ Anestésicos locais

A seleção de um anestésico local específico deve ser feita sob medida para objetivos específicos. Em geral, os agentes de ação intermediária lidocaína e mepivacaína demonstram início mais rápido e taxas de falha mais baixas do que bupivacaína ou ropivacaína, mas à custa de duração analgésica mais curta.

Se a analgesia prolongada é desejável depende de quanto o paciente deseja uma extremidade dormente, da capacidade de proteger o braço insensível de lesões e da necessidade do cirurgião de avaliar a função neurovascular.

Embora a ropivacaína a 0,5% e a bupivacaína a 0,25% forneçam analgesia excelente, nenhuma das duas fornece anestesia cirúrgica de forma consistente. Para anestesia cirúrgica, a ropivacaína a 0,75% e a bupivacaína a 0,5% parecem ser equivalentes para o bloqueio do plexo braquial.[39]

As misturas de anestésicos locais têm como objetivo proporcionar um início de bloqueio mais rápido do que os agentes de ação prolongada e estender a duração normalmente observada com os agentes de ação intermediária ou curta. Em geral, as misturas fornecem poucas vantagens clinicamente significativas, mas, em vez disso, resultam em um perfil semelhante a um agente de ação intermediária puro e ainda produzem efeitos epileptogênicos aditivos.[39]

• Bupivacaína lipossomal

Estruturalmente, a preparação de anestésico local lipossomal apresenta encapsulamento por uma bicamada lipossômica multivesicular, permitindo a liberação sustentada de anestésico local, teoricamente prolongando seu efeito até 72 horas após uma única aplicação. Estudos farmacocinéticos parecem corroborar essa liberação lenta, mostrando níveis sustentados de bupivacaína no plasma até 96 horas e até 120 horas após o bloqueio do plexo braquial interescalênico.

No entanto, em uma revisão sistemática e metanálise da evidência clínica da eficácia da via perineural no prolongamento da duração do bloqueio nervoso periférico demonstrou disparidade com os benefícios esperados. Além disso, a bupivacaína lipossomal não se mostrou diferente da bupivacaína não lipossomal para os desfechos analgésicos examinados, incluindo intensidade da dor aguda em repouso e consumo de analgésico até 72 horas pós-operatório.[40]

Evidências de alta qualidade não apoiam o uso de bupivacaína lipossomal perineural em relação à bupivacaína não lipossomal para bloqueios de nervos periféricos.[41] Outra desvantagem da preparação lipossomal é seu alto custo, aproximadamente 200 vezes o custo da bupivacaína.[38]

■ Adjuvantes
• Adrenalina

A adrenalina é um dos adjuvantes mais antigos usados na prática clínica. Administrado via perineural, não afeta diretamente a condução nervosa, mas causa diminuição na absorção do anestésico local para os vasos sanguíneos.

Aplicada como adjuvante, a adrenalina é uma droga relativamente segura. Deve-se lembrar, entretanto, que a adrenalina pode potencializar o efeito vasoconstritor, principalmente em relação aos AL de longa ação, prolongando, assim, o efeito tóxico destes nos axônios.

Em virtude do efeito insignificante de prolongar a duração do bloqueio (33 a 100 minutos; média de 60 minutos), a adrenalina é atualmente usada sobretudo como um adjuvante para melhorar o perfil de segurança do AL, reduzindo o risco de toxicidade sistêmica do anestésico local, e como um indicador de injeção intravascular não intencional.[41]

• Bicarbonato de sódio

O bicarbonato de sódio é usado como adjuvante para acelerar o início do bloqueio. O uso deste como adjuvante não aumenta a duração da analgesia, mas pode apenas encurtar o tempo de sua instalação. O problema mais comum associado ao uso de bicarbonato de sódio em uma solução é a precipitação da solução de anestésico local.[41]

• Agonista alfa-2-adrenérgico

Após a infusão perineural além do AL, a clonidina e a dexmedetomidina prolongam o tempo de analgesia em um mecanismo multidirecional e extremamente complexo, tanto por ação direta no nervo periférico como também por influência central. O efeito analgésico está associado à estimulação de receptores localizados na raiz dorsal da medula espinhal, que inibe a secreção de estimulantes, substância P e glutamina. Os efeitos colaterais comuns desse grupo de drogas incluem hipotensão e bradicardia. A clonidina está associada à neurotoxicidade.[41]

• Opioides

Ao longo dos anos, vários estudos foram realizados para determinar os benefícios da administração perineural de opioides como adjuvantes do AL, mas ainda é extremamente difícil determinar se o efeito analgésico após a administração perineural de opioides é o resultado de seu efeito apenas sobre os receptores periféricos, ou é uma ação central que ocorre após a redistribuição da droga para o compartimento central. Uma exceção é a buprenorfina, que demonstrou estender a duração da analgesia após injeção perineural em combinação com anestésico local.

As características distintivas da buprenorfina são a alta afinidade para o receptor e a lipofilia, o que permite que ela penetre facilmente na membrana neuronal. Usada em uma dose de 0,1 a 0,3 mg como uma adição ao LA, aumenta a duração da analgesia de 6,44 para 10,85 horas (8,5 horas em média). A buprenorfina perineural induz náuseas e vômitos pós-operatórios (NVPO), o que limita significativamente seu uso na prática clínica.[41]

• Dexametasona

O mecanismo responsável por prolongar a duração do bloqueio após o uso de dexametasona como adjuvante do AL é multidirecional e extremamente complexo. Com administração perineural, a dexametasona, em uma dose de 4 mg, prolonga o efeito dos AL. Além disso, diminui o tempo de início do bloqueio e tem efeito protetor nas células nervosas. É importante notar, no entanto, que, após a adição de dexametasona à ropivacaína, a primeira cristaliza na solução, o que cria um perigo potencial para o paciente, tornando esta combinação não aplicável na prática clínica.

A administração intravenosa de dexametasona tem um efeito equivalente de prolongar a analgesia quanto à administração perineural. Outro benefício associado à injeção venosa de dexametasona é uma redução na incidência de NVPO e na necessidade de opioides intraoperatórios e pós-operatórios.[41]

• Outros

Tramadol, midazolam e cetamina não são recomendados para uso em bloqueios de nervo periférico.[41]

A Tabela 80.1 resume as características dos adjuvantes.

TABELA 80.1 – Características dos adjuvantes.

Adjuvante	Dose	Extensão média do bloqueio (horas)	Efeitos adversos
Adrenalina	2,5 a 5,0 mcg/mL	1	–
Clonidina	150 mcg	2	Hipotensão, bradicardia, sedação, neurotoxicidade
Dexmedetomidina	50 a 60 mcg	5	Hipotensão, bradicardia, sedação
Buprenorfina	0,1 a 0,3 mg	9	NVPO
Dexametasona	4 mg	8	Hiperglicemia

NVPO: náuseas e vômitos pós-operatórios.

Fonte: Gola W, Zając M, Cugowski A. Adjuvants in peripheral nerve blocks: the current state of knowledge. Anaesthesiol. Intensive Ther. 2020.

■ Bloqueio contínuo

O bloqueio de nervo periférico contínuo consiste em um cateter percutâneo, inserido com sua ponta adjacente a um nervo/plexo-alvo através do qual o anestésico local pode ser administrado. Essa "infusão de anestésico local perineural" fornece um bloqueio de nervo periférico prolongado que pode ser titulado para o efeito desejado.[42]

Semelhante às aplicações de injeção única, não há evidências que sustentem a superioridade de um anestésico local sobre outro quando usado em técnicas contínuas. Analgesia equivalente foi relatada usando 0,125% de bupivacaína e 0,125% de ropivacaína para bloqueio axilar ou 0,2% de ropivacaína e 0,125% de levobupivacaína para bloqueio interescalênico. A preservação da função motora durante o bloqueio interescalênico contínuo parece ser minimamente melhor com 0,2% de ropivacaína do que com 0,15% de bupivacaína.[39]

■ Crioneurólise

Embora a analgesia prolongada possa ser fornecida com um cateter perineural e administração repetida/contínua de anestésico local, a duração dessa modalidade ainda é geralmente limitada a menos de 1 semana em virtude do risco de infecção, do consumo rápido do anestésico local e do desconforto de transportar uma bomba de infusão e um reservatório de anestésico.[43]

No entanto, a crioneurólise oferece outra opção potencial para analgesia, além das técnicas tradicionais baseadas em anestésico local. Por causa de sua duração de ação prolongada – e um tanto imprevisível –, a crioanalgesia provavelmente será mais aplicável a condições dolorosas que devem durar semanas ou até meses. Possíveis aplicações adicionais para o tratamento da dor aguda se estendem além da sala de cirurgia e incluem fraturas de costelas, queimaduras com longo período de recuperação e cuidados paliativos.[44]

A crioneurólise do nervo periférico guiada por US é segura e pode ser eficaz no controle da dor neuropática refratária crônica.[45]

As criossondas modernas (Figura 80.16) passam gás (geralmente dióxido de carbono ou óxido nitroso) a uma pressão relativamente alta em seu eixo, através de um pequeno orifício e na ponta distal fechada a uma pressão muito mais baixa (efeito Joule-Thomson). O frio extremo que é criado (aproximadamente –70 ºC) induz degeneração walleriana – uma destruição reversível do axônio do nervo. Como a arquitetura é mantida durante o processo crioablativo, o nervo volta a crescer ao longo de seu caminho normal e regenera-se a uma taxa de 1 a 2 mm dia – sem o risco de formação de neuroma.[44]

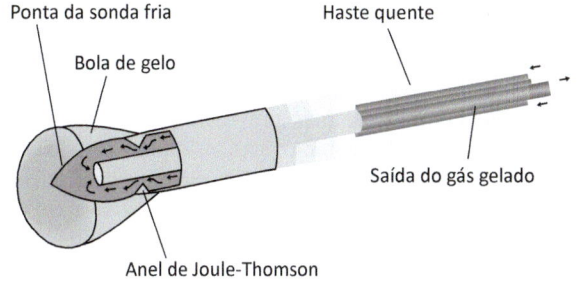

FIGURA 80.16 – Probe de crioneurólise moderna.

Fonte: Adaptada de Ilfeld BM, Gabriel RA, Trescot AM. Korean J. Anesthesiol. 2017 Oct;70(5):567-570.

Em conclusão, a crioneuroablação é uma técnica eficaz de tratamento da dor intervencionista, fornecendo uma analgesia significativa em um ambiente ambulatorial ou de consultório. O efeito é rotineiramente reversível, relativamente indolor e não está associado à formação de neuromas. Um diagnóstico preciso com injeções diagnósticas específicas de pequenos volumes de anestésico local e a localização meticulosa do nervo são fundamentais para um resultado bem-sucedido.[46]

■ Hidrodissecção

Uma das áreas em crescimento da ultrassonografia musculoesquelética é no tratamento de compressão de nervos periféricos. A US tem sido usado para diagnosticar e tratar uma variedade de doenças comuns, como a síndrome do túnel do carpo (STC) e a síndrome do túnel cubital. Uma técnica frequentemente referenciada no tratamento de nervos periféricos é a hidrodissecção.

O objetivo da hidrodissecção é separar uma possível adesão ou obstrução de tecido mole do nervo que poderia estar causando um encarceramento. É importante evitar injeção direta inadvertida e lesão do nervo durante este procedimento.[47]

Muitas condições podem aumentar a suscetibilidade dos nervos sensitivos à compressão. Um benefício mecânico direto da liberação do nervo pode resultar da restauração da função dos *nervi* ou *vasa nervorum* por intemédio da liberação dos efeitos da pressão. O exame e a visualização do ultrassom são úteis em conjunto para identificar os nervos patológicos.

A técnica recomendada é punção "em plano" como a abordagem primária/mais segura com as principais características de usar o jato de injeção para dissecar o tecido mole na frente da agulha e liberar totalmente a fáscia até que a aparência do nervo seja arredondada e o nervo esteja completamente rodeado por fluido.

O injetável de preferência pode ser glicose 5% para a maioria das aplicações, com evidências empíricas e clínicas de um efeito analgésico direto da dextrose separado de um mecanismo de hidrodissecção e a possibilidade de ser usado alto volume e aplicações de múltiplos nervos. Além da glicose, é possível utilizar solução fisiológica, de anestésico local diluído e ainda preparados com hialuronidase.[48]

Conclusão

O diagnóstico e tratamento dos quadros dolorosos dos MMSS são complexos, mas previnem a cronificação da dor e suas repercussões biológicas, psíquicas e sociais. As afecções musculoesqueléticas são as mais frequentes neste segmento corpóreo. Qualquer procedimento, seja ele medicamentoso, seja ele invasivo, pode apresentar limitações relativas à sua eficiência e aceitação pelos doentes ou familiares. Os bloqueios periféricos são úteis nos casos de reabilitação; pela possibilidade de liberação antálgica, minimizam o desconforto de inúmeros procedimentos terapêuticos como curativos, drenagens de abscesso, reduções de fraturas ou luxações; e promovem alívio temporário em vários tipos de dores, enquanto aguardam-se procedimentos terapêuticos específicos. Sua combinação com assistência fisiátrica constitui um binômio muito eficaz.

Nas dores com componente neuropático, os bloqueios periféricos e outros tratamentos invasivos visam o alívio sintomático, não o etiológico. Mesmo que os resultados sejam parciais e não atinjam a plena cura, a redução da intensidade da dor original pode vir a ser interpretada como aceitável, tornando positivo o impacto na qualidade de vida dos pacientes.

Referências bibliográficas

1. Oliveira Jr JO, Corrêa CF, Ferreira JA. Invasive treatment to control neuropathic pain. Rev. Dor São Paulo. 2016;17(supl.):s98-106.
2. Yeng LT, Picarelli H, Okane SY et al. Síndromes dolorosas dos MMSS. Rev. Med. (São Paulo). 2001;80(ed. esp. pt. 2);317-34.
3. Erdine S. Neurolytic blocks: when, how, why. Agri. 2009;21(4):133-40.
4. Zugliani AH. Bloqueios de nervos periféricos dos membros superiores e inferiores. Copyright© by Livraria e Editora Revinter Ltda.; 2007. p. 51-74.
5. Stranding S (ed.). Shoulder girdle and arm. In: Gray's anatomy: the anatomical basis of clinical practice. 41st ed. London: Churchill Livingstone; 2016. p. 830-33.
6. Sehmbi H, Madjdpour C, Shah UJ, Chin KJ. Ultrasound guided distal peripheral nerve block of the upper limb: a technical review. J. Anaesthesiol. Clin. Pharmacol. 2015;31:296-307.
7. Brown JM, Yoblon CM, Morag Y, Brandon CF, Jacobson JA. US of the peripheral nerves of the upper extremity: a landmark approach. RG. 2016;36:452-463.
8. Van Geffen GJ, Moayeri N, Bruhn J, Scheffer GJ, Chan VW, Groen GJ. Correlation between ultrasound imaging, cross-sectional anatomy, and histology of the brachial plexus: a review. Reg. Anesth. Pain Med. 2009;34:490-497.
9. Narouze SN. Ultrasound-guided interventional procedures in pain management. Reg. Anesth. Pain Med. 2010;35(suppl. 2):55-58.
10. Bhatia A, Brull R. Is ultrasound guidance is advantageous for interventional pain management? A systematic review of chronic pain outcomes. Anesth. Analg. 2013;117(1):236-251.
11. Morillas-Sendin P, Ortega-Romero A, Del-Olmo C. Basic considerations before injections and scanning techniques. Techniques in Regional Anesthesia and Pain Management. 2013;17:53-63.
12. McCartney CJ, Lin L, Shastri U. Evidence basis for the use of ultrasound for upper-extremity blocks. Reg. Anesth. Pain Med. 2010;35(suppl. 2):10-15.
13. Korbe S, Udoji EN, Ness TJ, Udoji MA. Ultrasound-guided interventional procedures for chronic pain management. Pain Manag. 2015;5(6):465-482.
14. Thompson JC. Atlas de anatomia ortopédica de Netter. Porto Alegre: Artmed Editora; 2004. p. 66-69.
15. Sinatra RS, Torres J, Bustos AM. Pain management after major orthopaedic surgery: current strategies and new concepts. J. Am. Acad. Orthop. Surg. 2002;117-29.
16. Hansen BP, Beck CL, Beck EP, Townsley RW. Postarthroscopic glenohumeral chondrolysis. Am. J. Sports Med. 2007;35:1628-34.
17. Watcha MF, White PF. Postoperative nausea and vomiting: its etiology, treatment and prevention – Review. Anesthesiology. 1992;77:162-84.
18. Singelyn FJ, Lhotel L, Fabre B. Pain relief after arthroscopic shoulder surgery: a comparison of intra-articular analgesia, suprascapular nerve block, and interscalene brachial plexus block. Anesth. Analg. 2004;99:589-92.
19. Pitombo PF. Estudo comparativo entre o bloqueio interescalênico do plexo braquial e o bloqueio seletivo dos nervos supraescapular e axilar nas cirurgias de ombro [tese de doutorado]. Universidade Estadual Paulista, Faculdade de Medicina de Botucatu; 2011. p. 19-65.
20. Lenters TR, Davies J, Matsen FA. The types and severity of complications associated with interscalene brachial plexus block anesthesia: local and national evidence. J. Shoulder Elbow Surg. 2007;16:379-87.
21. Balas GI. Regional anesthesia for surgery on the shoulder. Anesth. Analg. 1971;50:1036-42.
22. Pere P, Pitkänen M, Rosenberg PH, Björkenheim JM, Linden H, Salorinne Y, Tuominen M. Effect of continuous interscalene brachial plexus block on diaphragmatic motion and on ventilatory function. Acta Anaesthesiol. Scand. 1992;36:53-57.
23. Kempen PM, O'Donnel J, Lawler R, Mantha V. Acute respiratory insufficiency during interscalene plexus block. Anesth. Analg. 2000;90:1415-16.
24. Fujimuta N, Namba H, Tsunoda K, Kawamata T, Taki K, Igarasi M, Namiki A. Effects of hemidiaphragmatic paresis caused by interscalene plexus block on breathing pattern, chest wall mechanics, and arterial blood gases. Anesth. Analg. 1995;81:962-66.

25. Vecchio PC, Adebajo AO, Hazleman BL. Suprascapular nerve block for persistent rotator cuff lesions. J. Rheumatol. 1993;20:453-54.
26. Barber FA. Suprascapular nerve block for shoulder arthroscopy. Arthroscopy. 2005;21:1015.
27. Emery P, Bowman S, Wedderburn L, Grahame R. Suprascapular nerve block for chronic shoulder pain in rheumatoid arthritis. Br. Med. J. 1989;299:1079-80.
28. Feigl GC, Anderhuber F, Dorn C, Pipam W, Rosmarin W, Likar R. Modified lateral block of the suprascapular nerve: a safe approach and how much to inject? A morphological study. Reg. Anesth. Pain Med. 2007;32:488-94.
29. Meier G, Bauereis C, Maurer H. The modified technique of continuous suprascapular nerve block: a safe technique in the treatment of shoulder pain [in German]. Anaesthesist. 2002;51:747-53.
30. Price DJ. The shoulder block: a new alternative to interscalene brachial plexus blockade for the control of postoperative shoulder pain. Anaesth. Intensive Care. 2007;35:575-81.
31. Checcucci G, Allegra A, Bigazzi P, Gianesello L, Ceruso M, Gritti G. A new technique for regional anesthesia for arthroscopic shoulder surgery based on a suprascapular nerve block and an axillary nerve block: an evaluation of the first results. Arthroscopy. 2008;24:689-96.
32. Benzon HT (ed.). Raj's practical management of pain. 5th ed. 2014.
33. Kumar A et al. Topographic sonoanatomy of infraclavicular brachial plexus: variability and correlation with anthropometry. Anesth. Essays Res. 2018 Oct-Dec;12(4):814-818.
34. Karmakar MK, Sala-Blanch X, Songthamwat B, Tsui BC. Benefits of the costoclavicular space for ultrasound-guided infraclavicular brachial plexus block: description of a costoclavicular approach. Reg. Anesth. Pain Med. 2015;40:287-288.
35. Demondion X, Herbinet P, Boutry N, Fontaine C, Francke JP, Cotten A. Sonographic mapping of the normal brachial plexus. Am. J. Neuroradiol. (AJNR). 2003;24:1303-1309.
36. Sala-Blanch X, Reina MA, Pangthipampai P, Karmakar MJ. Anatomic basis for brachial plexus block at the costoclavicular space: a cadaver anatomic study. Reg. Anesth. Pain Med. 2016;41:387-391.
37. Li JW, Songthamwat B, Samy W, Sala-Blanch X, Karmakar MK. Ultrasound-guided costoclavicular brachial plexus block sonoanatomy, technique, and block dynamics. Reg. Anesth. Pain Med. 2017;42:233-240.
38. Albrecht E, Chin KJ. Advances in regional anaesthesia and acute pain management: a narrative review. Anaesthesia. 2020;75 (suppl. 1):101-110.
39. Neal JM, Gerancher JC, Hebl JR, Ilfeld BM, McCartney CJL, Franco CD, Hogan QH. Upper extremity regional anesthesia: essentials of our current understanding. Reg. Anesth. Pain Med. 2009;34(2):134-170.
40. Hussain N, Brull R, Sheehy B, Essandoh MK, Stahl DL, Weaver TE, Abdallah FW. Perineural liposomal bupivacaine is not superior to nonliposomal bupivacaine for peripheral nerve block analgesia: a systematic review and meta-analysis. Anesthesiology. 2021;134:147-64.
41. Gola W, Zajac M, Cugowski A. Adjuvants in peripheral nerve blocks: the current state of knowledge. Anaesthesiol. Intensive Ther. 2020;52(4):323-329.
42. Ilfeld BM. Continuous peripheral nerve blocks: an update of the published evidence and comparison with novel, alternative analgesic modalities. Anesth. Analg. 2017;124:308-335.
43. Ilfeld BM, Gabriel RA, Trescot AM. Ultrasound-guided percutaneous cryoneurolysis providing postoperative analgesia lasting many weeks following a single administration: a replacement for continuous peripheral nerve blocks? A case report. Korean J. Anesthesiol. 2017 Oct;70(5):567-570.
44. Ilfeld BM, Gabriel RA, Trescot AM. Ultrasound-guided percutaneous cryoneurolysis for treatment of acute pain: could cryoanalgesia replace continuous peripheral nerve blocks? British Journal of Anaesthesia. 2017;119(4):709-12.
45. Bittman RW, Peters GL, NewsomeJM, Friedberg EB, Mitchell JW, Knight JM, Prologo JD. Percutaneous image-guided cryoneurolysis. AJR. 2018;210:454-465.
46. Trescot AM. Cryoanalgesia in an interventional pain management setting. Pain Physician. 2003;6:345-360.
47. Cass SP. Ultrasound-guided nerve hydrodissection: what is it? A review of the literature. Current Sports Medicine Reports. 2016;15(1):20-22.
48. Lam KHS, Hung C, Chiang Y, Onishi K, Su DCJ, Clark TB, Reeves KD. Ultrasound-guided nerve hydrodissection for pain management: rationale, methods, current literature, and theoretical mechanisms. Journal of Pain Research. 2020;13:1957-1968.

Bloqueios em Membros Inferiores

Lúcio César Hott Silva | Júlia Castro Bienert Mattedi

Introdução

Os bloqueios periféricos de membros inferiores vêm conquistando interesse crescente na Medicina Intervencionista da Dor, pelos resultados expressivos na reabilitação dos pacientes e na analgesia pós-operatória, com baixo índice de complicações quando comparado ao da anestesia espinhal, e pela segurança da execução, em virtude do uso ampliado da ultrassonografia.

A anestesia regional guiada por ultrassom favorece maior precisão na localização da estrutura nervosa, com dispersão adequada da solução anestésica, requerendo, no entanto, perfeito conhecimento em anatomia da região a ser abordada.

Inervação dos membros inferiores

Os ramos anteriores ou ventrais são ramos motores, enquanto os ramos posteriores ou dorsais são ramos sensitivos. Ambos saem da medula espinhal, unem-se e saem pelos forames interverterias, formando os nervos periféricos.

Os nervos periféricos lombares, sacrais e coccígeos formam o plexo lombossacral, tema deste capítulo. Didaticamente os plexos são divididos em: lombar, sacral e coccígeo.

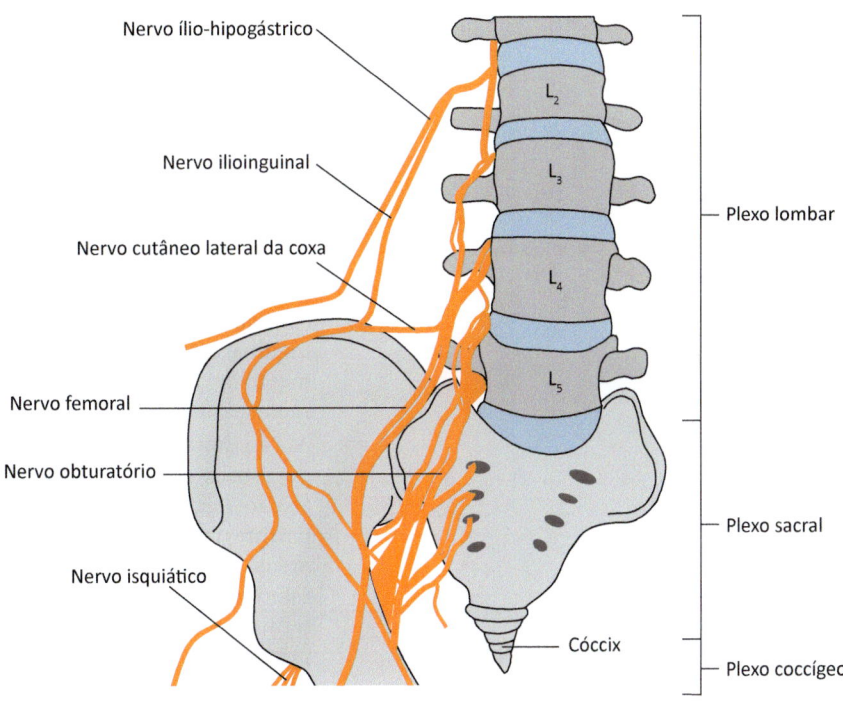

FIGURA 81.1 – Inervação dos membros inferiores.
Fonte: Desenvolvida pela autoria do capítulo.

Plexo lombar

Formação anatômica

O plexo lombar é formado pelos ramos ventrais dos três primeiros nervos lombares (L1 a L3) e parte de L4. Quando o plexo lombar recebe somente a contribuição do 12º nervo intercostal (T12) é denominado "pré-fixado" e, quando ocorrem contribuições do 5º nervo lombar (L5), recebe a denominação de "pós-fixado".

Localização

A maior porção do plexo lombar situa-se na parede posterior do abdome, disposto dorsalmente às fibras do músculo psoas maior e anteriormente aos processos transversos das vértebras lombares (Gray e Goss, 1988).

Suprimento nervoso

Os nervos do plexo lombar passam na frente da articulação do quadril e suprem principalmente a parte anterior da coxa.

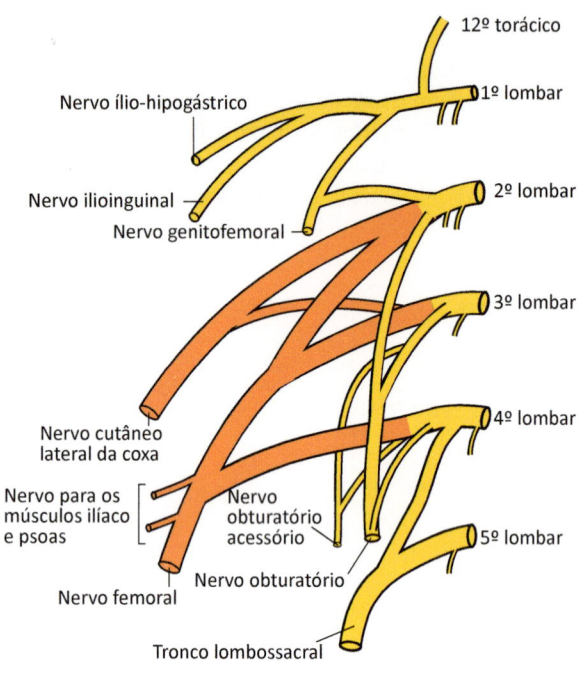

FIGURA 81.2 – Nervos do plexo lombar.
Fonte: Desenvolvida pela autoria do capítulo.

Raízes nervosas

A raiz ventral de L1 recebe o ramo anastomótico de T12 e trifurca-se em três nervos: o ílio-hipogástrico; o ilioinguinal; e a raiz superior do nervo genitofemoral.

A raiz ventral de L2 se trifurca em: raiz inferior do nervo genitofemoral; a raiz superior do nervo cutâneo lateral da coxa e a raiz superior do nervo femoral.

A raiz ventral de L3 também se trifurcará em: raiz inferior do nervo cutâneo femoral da coxa; raiz média do nervo femoral; e raiz superior do nervo obturatório.

A raiz ventral de L4 fornece o ramo anastomótico de L5 e, em seguida, se bifurca em: raiz inferior do nervo femoral; e raiz inferior do nervo obturatório.

O plexo lombar ainda emite ramos curtos diretamente para o músculo psoas maior (L1-L3) e para o músculo quadrado lombar (T12-L4).

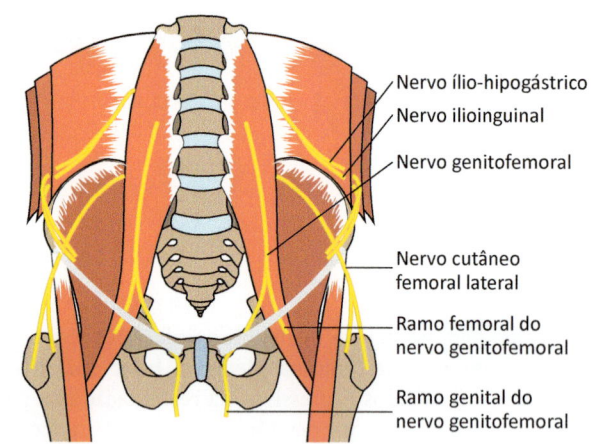

FIGURA 81.3 – Inervação da região inguino-perineal.
Fonte: Desenvolvida pela autoria do capítulo.

Nervos periféricos

▶ **Nervo ílio-hipogástrico:** formado pelas raízes de T12 e L1. Corre posterior ao músculo psoas maior e anterior ao músculo quadrado lombar, em suas bordas laterais, em direção oblíqua inferior. Lateralmente ao quadrado lombar, perfura o transverso do abdome para correr acima da crista ilíaca, entre esse músculo e o músculo oblíquo interno do abdome. Emite vários ramos motores para esses músculos e um ramo sensorial para a pele do quadril lateral. Seu ramo terminal, em seguida, corre paralelo ao ligamento inguinal para sair da aponeurose do oblíquo externo abdominal acima do anel inguinal externo, onde fornece a pele acima do ligamento inguinal (isto é, a região hipogástrica) com o ramo cutâneo anterior.

▶ **Nervo ilioinguinal:** segue de perto o nervo ílio-hipogástrico no quadrado lombar, mas depois passa abaixo dele para correr no nível da crista ilíaca. Ele perfura a parede abdominal lateral e corre medialmente ao nível do ligamento inguinal, onde fornece ramos motores aos transversos abdominais e ramos sensoriais através do anel inguinal externo para a pele sobre a sínfise púbica e o aspecto lateral dos grandes lábios ou escroto.

▶ **Nervo genitofemoral:** perfura o psoas maior anteriormente, abaixo dos dois nervos anteriores, para imediatamente se dividir em dois ramos que correm para baixo no lado anterior do músculo. O ramo femoral lateral é puramente sensorial. Ele perfura a lacuna vascular perto do hiato safeno e fornece a pele abaixo do ligamento inguinal (isto é, aspecto lateral proximal do triângulo femoral). O ramo genital difere em homens e mulheres. Nos machos, corre no cordão espermático e nas fêmeas, no canal inguinal, juntamente com o ligamento *teres uteri*. Em seguida, envia ramos sensoriais para a pele escrotal nos machos e os grandes lábios nas fêmeas. Nos homens, fornece inervação motora ao cremaster.

▶ **Nervo femoral cutâneo lateral:** perfura o psoas maior em seu lado lateral e corre obliquamente para baixo abaixo da fáscia ilíaca. Medialmente à espinha ilíaca anterior superior, deixa a área pélvica através da lacuna muscular lateral e entra na coxa passando por trás da extremidade lateral do ligamento inguinal. Na coxa, ele passa brevemente sob a fáscia lata antes de romper a fáscia e suprir a pele da coxa anterior.

▶ **Nervo obturador:** sai do plexo lombar e desce atrás do psoas maior no lado medial, depois segue a linha terminal até a pelve menor e, finalmente, sai da área pélvica através do canal obturador. Na coxa, envia ramos motores para o obturador externo antes de se dividir em um ramo anterior e um posterior, os quais continuam distalmente. Esses ramos são separados por adutor curto e fornecem a todos os adutores da coxa inervação motora: pectíneo; adutor longo; adu-

tor *brevis*; adutor *magnus*; adutor mínimo; e *gracilis*. O ramo anterior contribui com um ramo sensitivo terminal que passa ao longo da borda anterior do grácil e fornece a pele na parte medial e distal da coxa.

▶ **Nervo femoral:** é o maior e o mais longo dos nervos do plexo. Dá inervação motora para iliopsoas, pectíneo, sartório e quadríceps femoral; e inervação sensorial da coxa anterior, parte inferior da perna posterior e retropé. Na área pélvica, ele se desenvolve em um sulco entre o psoas maior e o ilíaco, liberando galhos para os dois músculos e sai da pelve através do aspecto medial da lacuna muscular. Na coxa, divide-se em numerosos ramos sensoriais e musculares e no nervo safeno, seu longo ramo terminal sensorial que continua até o pé.

Plexo sacral

Formação anatômica

O plexo sacral emerge das vértebras lombares e vértebras sacrais (L4-S4). É formado pelo tronco lombossacro (que conecta os plexos lombar e sacral), divisão anterior de S1 e porções das divisões anteriores de S2 e S3.

Localização

O plexo sacral se localiza na parte de trás da pelve, em frente ao músculo piriforme e à fáscia pélvica.

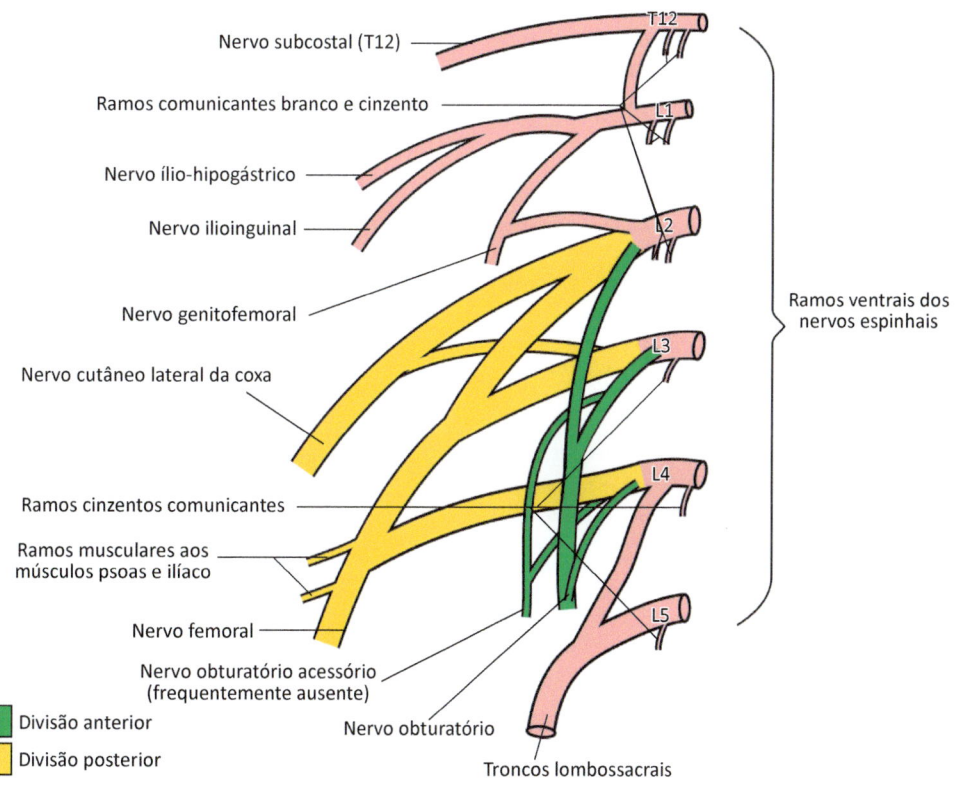

FIGURA 81.4 – Nervos periféricos.

Fonte: Adaptada de Netter Frank H. Atlas de Anatomia Humana. 2. ed. Porto Alegre: Artmed; 2000.

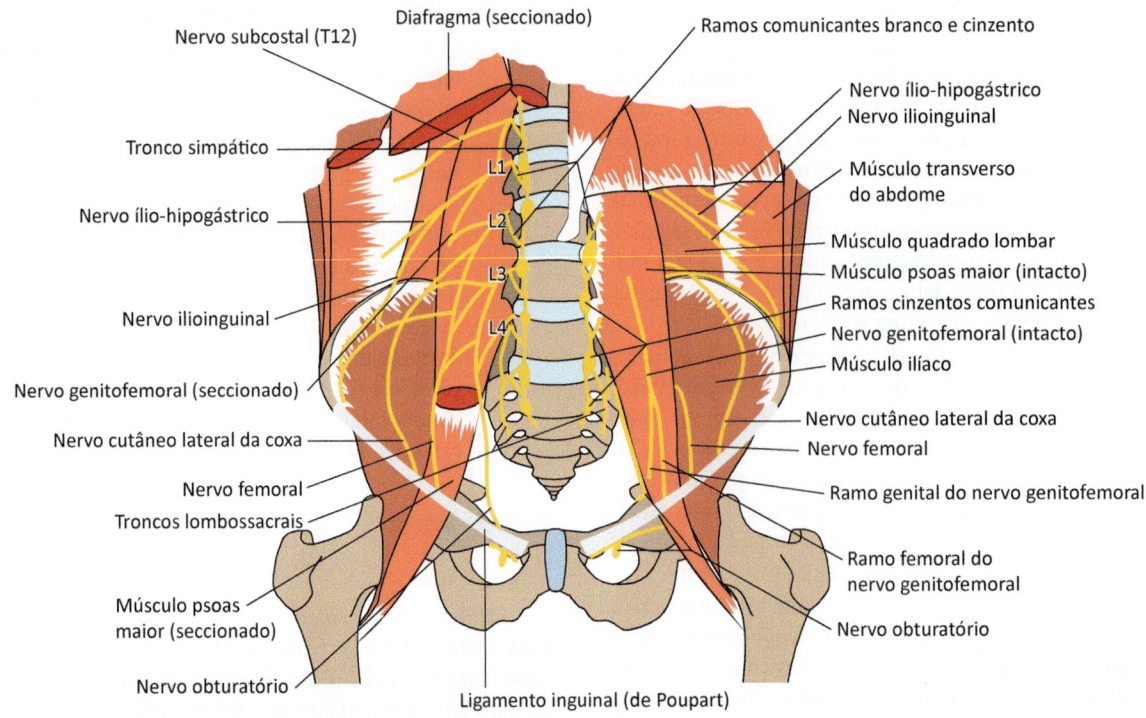

FIGURA 81.5 – Anatomia neural proveniente da região lombar e referências musculares.

Fonte: Adaptada de Netter FH. Atlas de Anatomia Humana. 2. ed. Porto Alegre: Artmed; 2000.

Suprimento nervoso

Os nervos do plexo sacral lombar fornecem nervos motores e sensoriais para a parte posterior da coxa, a maioria da parte inferior da perna e do pé e parte da pelve.

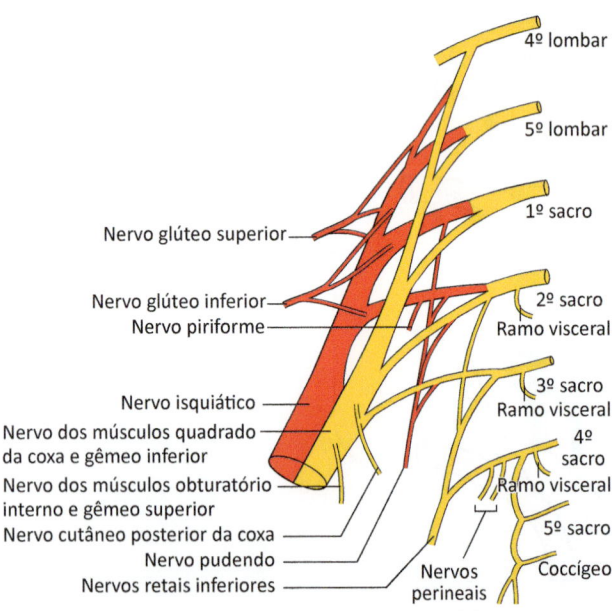

FIGURA 81.6 – Nervos do plexo lombosacral.

Fonte: Adaptada de Netter FH. Atlas de Anatomia Humana. 2. ed. Porto Alegre: Artmed; 2000.

Sintomas

Os sintomas podem incluir dor, perda de controle motor e déficits sensoriais.

Raízes nervosas

O plexo sacral é constituído da seguinte forma:

▶ O ramo anastomótico de L4 se une a L5 formando o tronco lombossacro.

▶ O tronco lombossacro se une à raiz de S1 e, sucessivamente, une-se a S2, S3 e S4.

▶ Esse nervo compacto sai da pelve atravessando o forame isquiático maior.

▶ Logo após atravessar esse forame, o plexo sacral emite seus ramos colaterais, terminando em seu ramo terminal, que é o nervo isquiático, sendo o mais calibroso e mais extenso nervo do corpo humano. O nervo isquiático é formado por duas porções que são o nervo tibial (L4-S3) e o nervo fibular comum (L4-S2), que, a partir da fossa poplítea, se bifurca em nervo fibular superficial e nervo fibular profundo.

▶ O nervo glúteo superior (L4-S1) e o nervo glúteo inferior (L5-S2) inervam a região glútea.

▶ Um ramo sensitivo importante é o nervo cutâneo posterior da coxa (S1-S3).

▶ O nervo pudendo (S2-S4) inerva o períneo.

▶ Do plexo sacral, saem nervos para os músculos obturatório interno e gêmeo superior (L5-S2), músculo piriforme (S1-S2), músculos quadríceps femoral e gêmeo inferior (L4-S1), músculos levantador do ânus, músculo coccígeo e esfíncter externo do ânus (S4) e o nervo esplâncnico pélvico (S2-S4).

Complicações e contraindicações dos bloqueios

Embora apresentem poucos efeitos adversos, os bloqueios de nervos periféricos podem se associar a complicações graves.

Casos de toxicidade sistêmica pelos anestésicos locais, parestesias nos dermátomos, hematoma do músculo psoas, hematoma retroperitoneal, hematoma renal capsular, raquianestesia total, anestesia peridural, pneumocele da bainha do psoas e infecção e migração com o uso de cateter perineural estão entre as complicações descritas na literatura.

Entre as contraindicações aos bloqueios periféricos, encontramos a recusa do paciente, infecção no local da injeção e infecção sistêmica, coagulopatia, alergia aos anestésicos locais e lesão neurológica não estabilizada.

Bloqueios da região do quadril

Bloqueio do plexo lombar

Duas abordagens principais são descritas:

1. **Abordagem anterior do plexo lombar:** bloqueio paravascular femoral (bloqueio 3 em 1) e bloqueio do compartimento da fáscia ilíaca.
2. **Abordagem posterior do plexo lombar:** bloqueio do compartimento do psoas.

Bloqueio paravascular femoral (3 em 1)

Descrito inicialmente por Winnie et al. como um bloqueio 3 em 1, os autores postularam que o bloqueio de todo o plexo lombar poderia ser realizado com uma injeção única perivascular, ligeiramente distal ao ligamento inguinal, que se difundiria cefalicamente pela bainha do nervo femoral, ao longo da fáscia ilíaca, até o plexo lombar, bloqueando seus três principais ramos (nervos femoral, obturatório e cutâneo lateral femoral).

É uma técnica simples e com baixo índice de complicações. Entretanto, na prática clínica, raramente ocorre bloqueio eficaz do nervo obturatório, demonstrando ser na prática um bloqueio 2 em 1, já que estudos de ressonância magnética mostram uma disseminação lateral e levemente medial à artéria femoral após a injeção do anestésico local, e não uma direção cefálica.

Indicações

■ Cirúrgicas

1. Intervenções cirúrgicas superficiais na área enervada: cuidados com feridas, enxertos de pele e biópsias musculares.
2. Analgesia para posicionamento do paciente com fratura de colo de fêmur para anestesia neuroaxial.
3. Cirurgias no membro inferior associadas a garroteamento, em combinação com bloqueio do nervo ciático.
4. Analgesia pós-operatória.

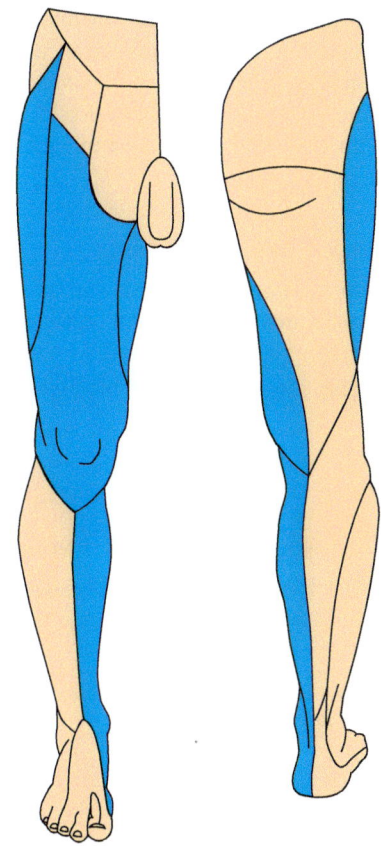

FIGURA 81.7 – Bloqueio paravascular femoral (3 em 1).
Fonte: Desenvolvida pela autoria do capítulo.

■ Terapêuticas

1. Tratamento da dor no pós-operatório (cirurgia de fêmur, tíbia e joelho).
2. Tratamento da dor pós-traumática.
3. Neurólise pós-operatória ou reimplante de nervos para melhor perfusão.
4. Mobilização precoce após cirurgias articulares do quadril e joelho (artroplastias).
5. Doença arterial e má perfusão de extremidades inferiores.
6. Síndrome da dor regional complexa (SDRC) tipos I e II.
7. Tratamento da dor pós-amputação.
8. Edema em membros inferiores após radioterapia.
9. Polineuropatia diabética.
10. Artrite no joelho.
11. Eliminação do espasmo do adutor em pacientes paraplégicos.

Técnica do bloqueio

O paciente deve estar na posição supina, com o membro inferior levemente abduzido. As referências anatômicas para o bloqueio são a prega inguinal e o pulso da artéria femoral. A agulha é inserida na prega inguinal (1 a 2 cm distalmente ao ligamento inguinal), imediatamente lateral ao pulso da artéria femoral. A agulha é avançada em sentido cefálico em um ângulo entre 30º e 45º, com a pele até a bainha perifemoral, e a injeção de anestésico local é realizada com uma compressão digital distal na intenção de direcionar o volume cefalicamente.

Bloqueio do compartimento da fáscia ilíaca

O bloqueio da fáscia ilíaca é uma variante do bloqueio 3 em 1 e foi, inicialmente, descrito em crianças por Darlens et al.

As indicações são as mesmas do bloqueio paravascular femoral.

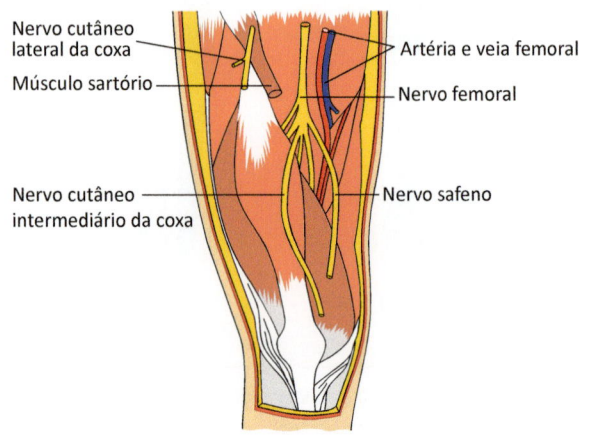

FIGURA 81.8 – Bloqueio da fáscia ilíaca.
Fonte: Desenvolvida pela autoria do capítulo.

Ao contrário do bloqueio 3 em 1, que produz bloqueio inconsistente do nervo obturatório, 75% das crianças em que o bloqueio do compartimento da fáscia ilíaca foi realizado apresentaram bloqueio desse nervo.

Entretanto, a taxa de sucesso nesse bloqueio encontrada em crianças não ocorre com a mesma frequência na população adulta. Cerca de menos da metade dos adultos apresentam bloqueio nos três principais ramos do plexo lombar.

Guiado por referência anatômica

Para o bloqueio do compartimento da fáscia ilíaca, deve-se observar o ligamento inguinal e a espinha ilíaca anterossuperior.

A agulha deve ser introduzida, em sentido cefálico, com um ângulo de 45º, no ponto entre o terço lateral e os dois terços mediais do ligamento inguinal. Após sentir o duplo clique (transfixação da fáscia lata e ilíaca) com perda de resistência na pressão exercida na seringa, administra-se a solução anestésica.

Guiado por ultrassonografia

Com o paciente na posição supina e o membro a ser bloqueado em posição neutra ou em leve rotação externa, utilize-se o transdutor linear posicionado paralelamente ao ligamento inguinal, em seu terço médio, onde é possível a visualização da pulsação da artéria femoral, da veia femoral medial à artéria, do músculo iliopsoas posterolateral aos vasos femorais, da fáscia lata (representada por uma linha hiperecoica superficial ao nervo e vasos femorais), da fáscia ilíaca (superficial ao músculo iliopsoas e nervo femoral e profunda aos vasos femorais) e, finalmente, do nervo femoral (como uma estrutura triangular e hiperecoica, lateral à artéria femoral, acima do músculo iliopsoas).

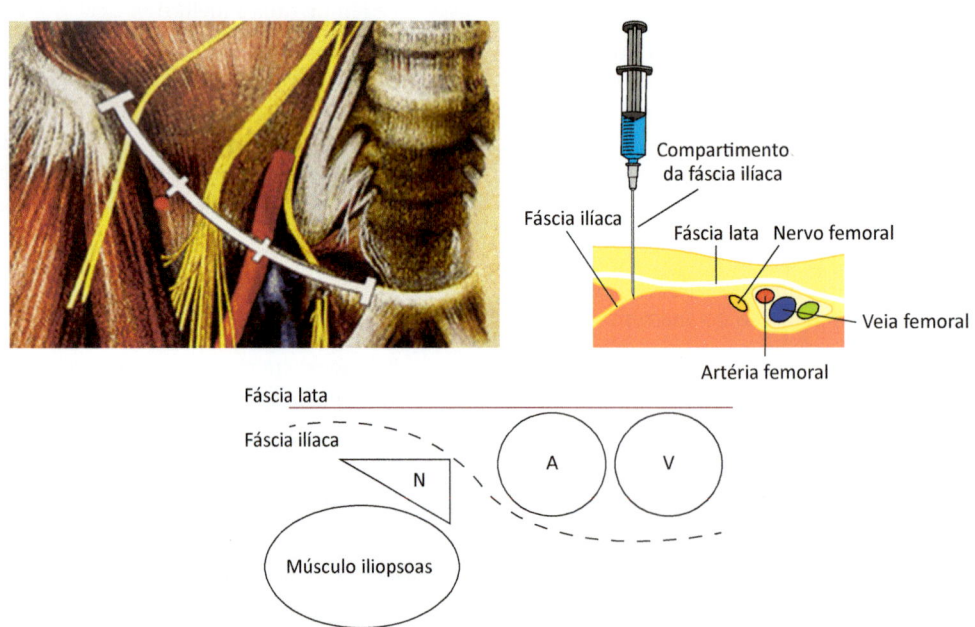

FIGURA 81.9 – Bloqueio do compartimento da fáscia ilíaca.
Fonte: Desenvolvida pela autoria do capítulo.

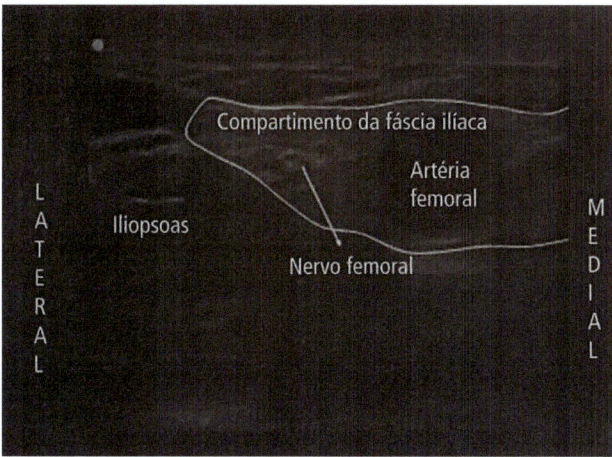 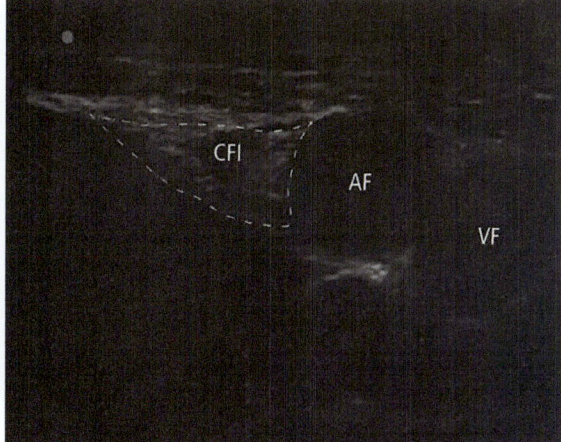

FIGURA 81.10 – Ultrassom do bloqueio da fáscia ilíaca.

Fonte: Acervo da autoria do capítulo.

O nervo se apresenta como uma estrutura hiperecoica triangular lateral à artéria onde existem duas fáscias: a fáscia lata, que passa por cima do nervo e dor vasos; e a fáscia ilíaca, que passa por cima do nervo, mas por baixo dos vasos femorais.

Deve-se transfixar as duas fáscias para a injeção da solução anestésica. A dispersão para os vasos femorais indica posicionamento muito superficial da agulha (entre as fáscias), necessitando de um aprofundamento para perfurar a fáscia ilíaca e atingir o compartimento ilíaco, dispersando, assim, a solução por cima do nervo femoral e abaixo da artéria e veia femoral.

Bloqueio do compartimento do psoas

O bloqueio do compartimento do psoas é um bloqueio profundo do plexo lombar pela via posterior.

O plexo lombar está localizado na junção do terço posterior e os dois terços anteriores do músculo psoas maior, anteriormente aos processos transversos das vértebras lombares.

O primeiro nervo a emergir desse compartimento, lateral ao músculo psoas maior, é o nervo cutâneo femoral lateral, ao nível de L4. A seguir, o nervo obturatório surge lateralmente ao músculo psoas ao nível de L5-S1.

Guiado por referência anatômica

O paciente deve ser colocado em decúbito lateral, com as coxas fletidas e o lado a ser puncionado para cima.

Winnie et al. descreveram o local da punção como o ponto de inserção entre a linha de Tuffier e a linha paramediana que passa pela espinha ilíaca posterossuperior. A agulha é inserida perpendicularmente à pele entre os processos transversos de L4 e L5. Como essa abordagem é mais lateral, não havendo contato ósseo com o processo transverso de L5, a agulha deve ser redirecionada 15º em sentido medial. A descrição original utiliza a técnica de perda de resistência para a identificação do compartimento do psoas.

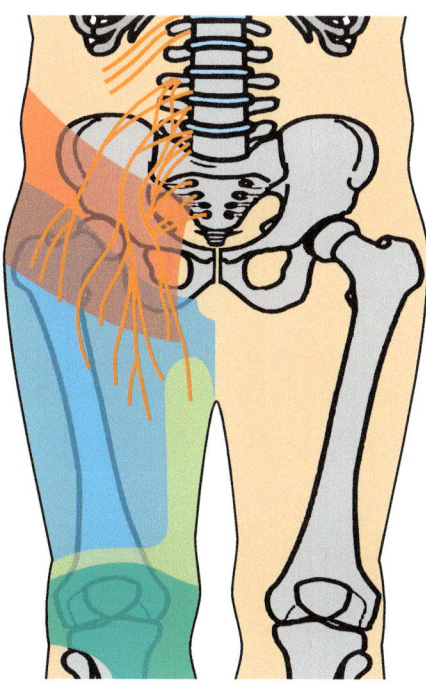

FIGURA 81.11 – Área de analgesia. Distribuição cutânea e osteótomos no bloqueio do plexo lombar via posterior.

Fonte: Desenvolvida pela autoria do capítulo.

Mais tarde, Chayen et al., Hanna et al. e Parkinson et al. modificaram a técnica de Winnie e descreveram abordagens mais mediais e cefálicas em L3.

Na abordagem de Chayen, toma-se como referência uma linha perpendicular à linha média, passando pelo processo espinhoso de L4. A agulha é inserida 5 cm lateralmente e 3 cm em sentido caudal a L4, perpendicularmente à pele, até que haja contato com o processo transverso de L5.

Parkinson et al. introduziram o uso de estimulador de nervo periférico no plexo lombar e descreveram uma abordagem 3 a 4 cm lateral ao processo espinhoso de L3, onde a agulha, após contato com o processo transverso de L3, é redirecionada em sentido caudal e introduzida mais 1,5 cm até atingir o plexo lombar. Pela proximidade dos polos renais, existem descrições de hematomas subcapsulares após a utilização dessa técnica.

Hanna et al. demonstraram uma abordagem 3 a 5 cm lateralmente à linha média, ao nível de L2-L3, permitindo que a solução anestésica ficasse restrita à porção posterior do músculo psoas maior, onde está o plexo lombar, poupando a porção anterior do músculo psoas, o plexo sacral, a cadeia simpática e o espaço extradural.

Capdevila et al. modificaram Winnie e propuseram a inserção da agulha na junção do terço lateral com os dois terços mediais do segmento da linha de Tuffier contido entre a linha média e a linha que passa paralelamente à linha média sobre a espinha ilíaca posterossuperior. A agulha de neuroestimulação é inserida perpendicularmente até o processo transverso de L4. Este funciona como um limitador de profundidade, garantindo a segurança da técnica. Após o contato da agulha com o processo transverso de L4, recuam-se 2 mm e redireciona-se passando sob a estrutura até a adequada contração do quadríceps.

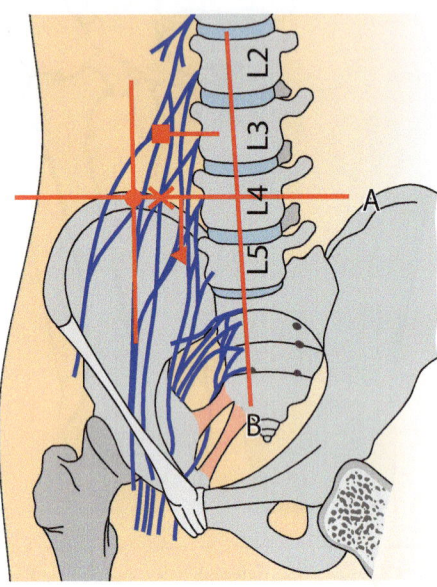

FIGURA 81.12 – Representação esquemática da projeção do local de inserção da agulha sobre o plexo lombar nas diferentes abordagens.

A: linha de Tuffier; B: linha média; ● Winnie; ■ Parkinson; ▲ Chayen; X Capdevila.

Fonte: Desenvolvida pela autoria do capítulo.

Guiado por ultrassonografia

Com o paciente em decúbito lateral, deve-se identificar, com o transdutor convexo, a superfície plana do osso sacro, seguindo cranialmente até o espaço intervertebral entre L5-S1, com a perda de continuidade da linha sacral.

Após a identificação do processo transverso de L5, os demais são facilmente visualizados. A sombra acústica dos processos transversos é conhecida como "sinal do tridente". O músculo psoas é então visualizado anteriormente, entre a janela acústica dos processos transversos. Deve-se obter imagem transversal da janela acústica entre os processos transversos de L3-L4, cerca de 4 a 5 cm lateralmente ao processo espinhoso, direcionando-se ligeiramente o transdutor no sentido medial, obtendo-se a orientação transversa oblíqua.

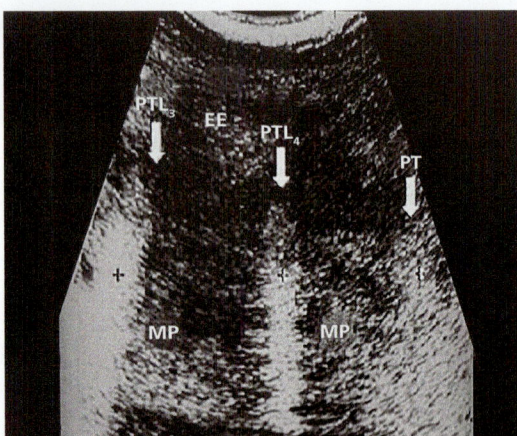

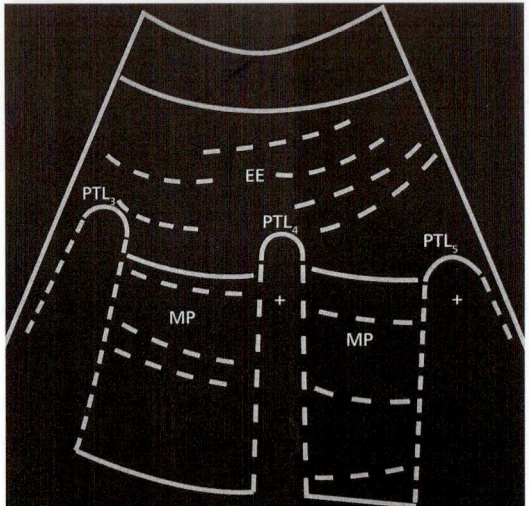

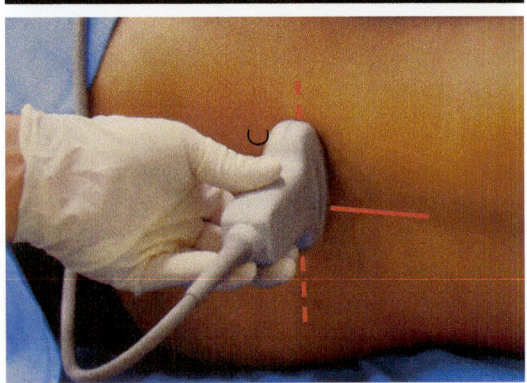

FIGURA 81.13 – Bloqueio do músculo psoas guiado por ultrassonografia.

Fonte: Acervo da autoria do capítulo.

A agulha é inserida em plano, lateralmente ao transdutor e a cerca de 4 cm da linha média. Direciona-se, então, a agulha até a porção posterior do músculo psoas maior. A ponta da agulha e a dispersão do anestésico local nem sempre são bem visualizadas.

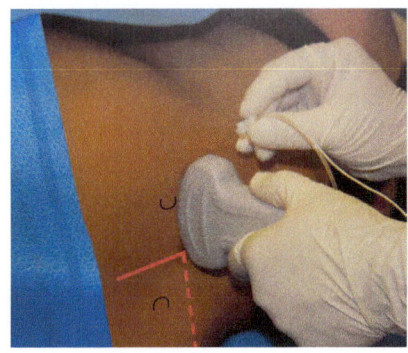

FIGURA 81.14 – Agulha inserida em plano, lateralmente ao transdutor e a cerca de 4 cm da linha média.

Fonte: Acervo da autoria do capítulo.

Uma abordagem descrita como "técnica do tridente" utiliza os processos transversos como referência, medindo a profundidade e a localização do compartimento do psoas em relação ao processo transverso. Com o transdutor no sentido transversal, localiza-se o processo transverso de L5 e o espaço L3-L4. Introduz-se a agulha perpendicularmente à pele nesta janela acústica, até o compartimento do psoas.

Outra abordagem com o transdutor paramediano permite utilizar a agulha em plano, introduzindo-a na borda inferior do transdutor, no sentido cefálico, até a janela ultrassonográfica, entre os processos transversos de L3-L4.

Bloqueio dos nervos ílio-hipogástrico e ilioinguinal

O bloqueio dos nervos ílio-hipogástrico e ilioinguinal é utilizado principalmente em auxílio à analgesia pós-operatória de intervenções cirúrgicas em pacientes submetidos à herniorrafias inguinais, orquidopexias, correção de hidrocele, cistos de cordão e apendicectomias.

São ramos plexolombar e apresentam um trajeto paralelo, dirigindo-se ventral e caudalmente à parede abdominal. O nervo ílio-hipogástrico é responsável pela inervação da parede abdominal acima do púbis e o nervo ilioinguinal é responsável pela inervação sensitiva da porção superior da bolsa escrotal, da porção medial da coxa e da raiz do pênis nos homens e dos grandes lábios nas mulheres.

O objetivo da técnica de bloqueio consiste em realizar uma infiltração abaixo da aponeurose do músculo oblíquo externo, atingindo os dois nervos e suas ramificações.

Guiado por referência anatômica

Com o paciente em decúbito dorsal, traça-se uma linha entre a espinha ilíaca anterossuperior e o umbigo. Introduz-se a agulha em um ângulo de 45º a 60º com a pele no ponto 1 cm medial e inferior à espinha ilíaca, em direção caudal e medial. Ao atravessar a aponeurose do músculo oblíquo externo, sente-se a perda de resistência e injeta-se metade da solução anestésica. Aprofunda-se a agulha, atingindo o espaço entre o músculo oblíquo interno e o transverso do abdome, injetando-se o anestésico restante.

Guiado por ultrassonografia

O transdutor é posicionado cerca de 5 cm acima da espinha ilíaca anterossuperior, em leve rotação de um ângulo transverso para o oblíquo, de modo a ficar perpendicular ao trajeto anatômico dos nervos. Após localização de ambos os nervos entre os músculos oblíquo interno e transverso do abdome, é inserida a agulha transversalmente ao transdutor e injetados 10 mL da solução de anestésico em cada nervo.

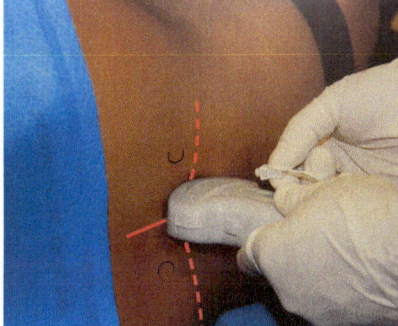
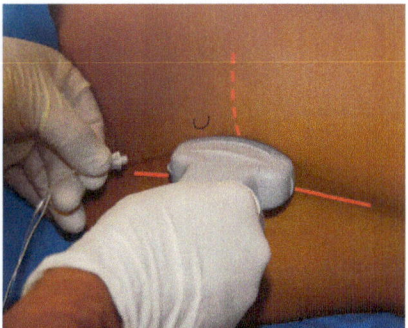

FIGURA 81.15 – Técnica do tridente para bloqueio do psoas.

Fonte: Acervo da autoria do capítulo.

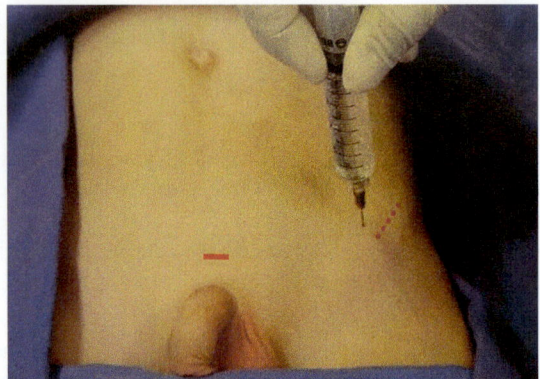

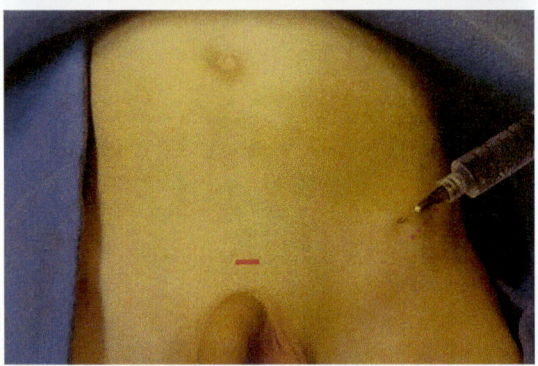

FIGURA 81.16 – Guiado por referência anatômica.

Fonte: Acervo da autoria do capítulo.

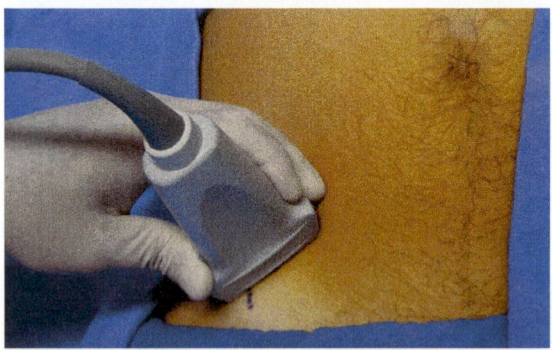

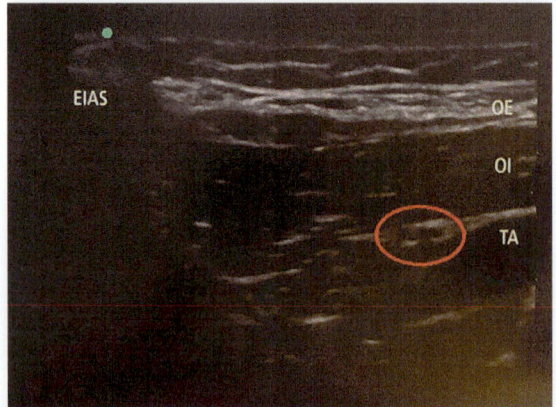

FIGURA 81.17 – Bloqueio do N. ílio-hipogástrico e ilioinguinal guiado por ultrassonografia.

Fonte: Acervo da autoria do capítulo.

Bloqueio do nervo cutâneo femoral lateral da coxa

O nervo cutâneo femoral lateral é formado tipicamente a partir dos ramos dorsais de L2 e L3, porém, em 10% dos casos, pode surgir diretamente do nervo femoral. Ele promove inervação para a face anterolateral da coxa.

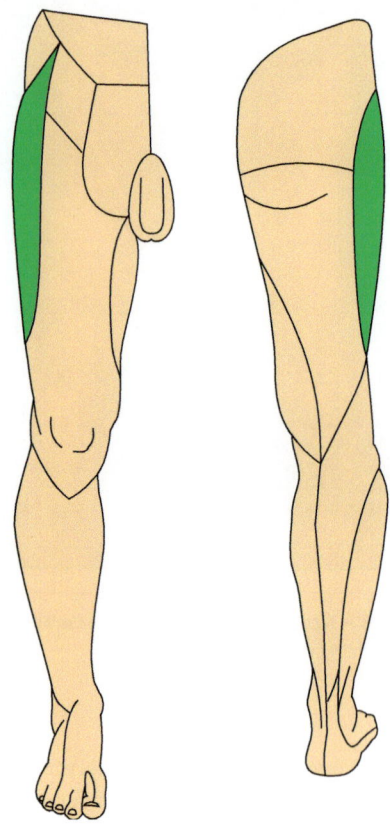

FIGURA 81.18 – Bloqueio do nervo cutâneo femoral lateral da coxa.

Fonte: Desenvolvida pela autoria do capítulo.

Guiado por ultrassonografia

Paciente na posição supina, com a perna em posição neutra. Marca-se a espinha ilíaca anterossuperior e posiciona-se o transdutor linear imediatamente medial à espinha ilíaca, ao longo do ligamento inguinal.

A busca pela identificação do nervo se dá medial e inferiormente à espinha ilíaca anterossuperior. É esperado que se encontre no plano subcutâneo profundo à fáscia lata e abaixo do músculo sartório.

Introduz-se a agulha longitudinal ao transdutor, até atingir o plano inferior à fáscia lata, imediatamente medial e inferior à crista ilíaca anterossuperior, próximo à inserção do músculo sartório. É importante atingir a injeção subfacial, e não subcutânea, para o sucesso da técnica.

Pequenos volumes de anestésico (2 a 3 mL) geralmente são suficientes para o bloqueio do nervo cutâneo femoral lateral da coxa.

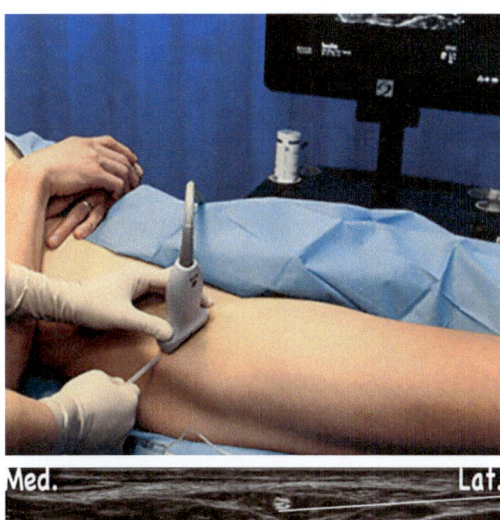

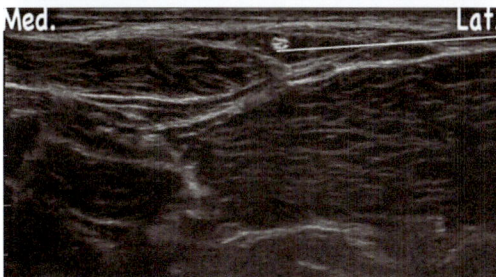

FIGURA 81.19 – Bloqueio do nervo cutâneo lateral da coxa.
Fonte: Acervo da autoria do capítulo.

Bloqueio do nervo obturatório

O nervo obturatório contém fibras sensitivas e motoras que derivam das divisões ventrais dos ramos de L2, L3 e L4, emergindo na borda medial do músculo psoas maior. Cursa inferoanteriormente através da pelve e passa pelo canal obturatório, dividindo-se em ramo anterior – para a articulação do quadril, músculos adutor longo e grácil –; ramo posterior – para músculos adutor magno e curto –; e um ramo para a articulação do joelho.

Guiado por referência anatômica

Introduz-se a agulha a 3 cm da região inguinal, logo abaixo do ventre muscular do adutor longo, com a ponta da agulha apontando para a crista ilíaca anterossuperior homolateral.

Guiado por ultrassonografia

Paciente em posição supina, com o membro inferior em ligeira abdução e rotação externa. O transdutor linear é colocado em um ângulo de 90° com a pele e paralelo ao ligamento inguinal, identificando-se o feixe neurovascular femoral. Movendo-se em direção medial e distal, obtém-se uma visão longitudinal do ramo superior do púbis, com sua borda inferior em ligeira inclinação caudal. O transdutor é movido 2 a 3 cm em direção caudal, mantendo-o paralelo ao ligamento inguinal. Inclina-se 45° a 60° em relação à pele observando-se o septo aponeurótico dos músculos pectíneo e adutor longo, onde se encontra o nervo obturatório.

Injetam-se 8 a 10 mL de solução de anestésico local e verifica-se sua dispersão no septo aponeurótico intermuscular ou ao redor do nervo.

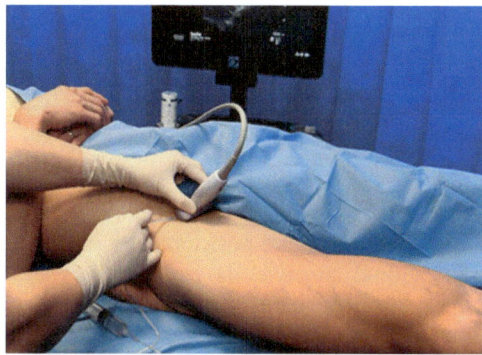

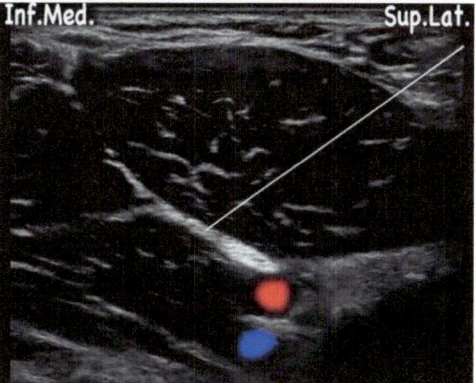

FIGURA 81.20 – Bloqueio do nervo obturatório.
Fonte: Acervo da autoria do capítulo.

Bloqueio do grupo de nervos pericapsulares (*Pericapsular Nerve Group* – PENG)

O PENG Block é uma técnica de bloqueio publicada em 2018 em que os principais alvos neurais são os ramos articulares dos nervos obturador, obturador acessório e femoral.

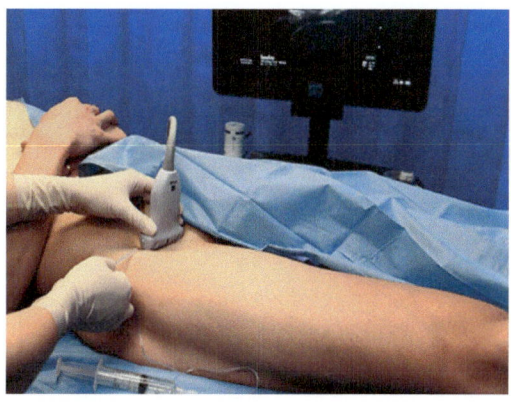

FIGURA 81.21 – Bloqueio do grupo de nervos pericapsulares (*Pericapsular Nerve Group* – PENG).
Fonte: Acervo da autoria do capítulo.

O bloqueio PENG é recomendado principalmente para a dor decorrente de fratura de quadril, mas esse bloqueio também é muito eficaz para o controle da dor em fratura da diáfise femoral.

Guiado por referência anatômica

O bloqueio PENG é realizado com a injeção de 20 mL de anestésico local no plano musculofascial, no espaço anterior ao músculo psoas e posterior ao ramo pubiano.

Guiado por ultrassonografia

O transdutor convexo é posicionado paralelamente ao ligamento inguinal, no nível da espinha ilíaca anterossuperior. A localização é feita com movimentos caudais graduais. Após a visualização da espinha ilíaca anterossuperior, o transdutor é girado medialmente até a visualização da sombra acústica do ramo superior do púbis. O alvo encontra-se entre essas duas estruturas.

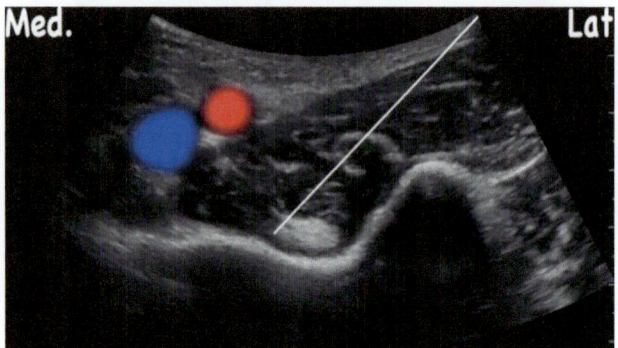
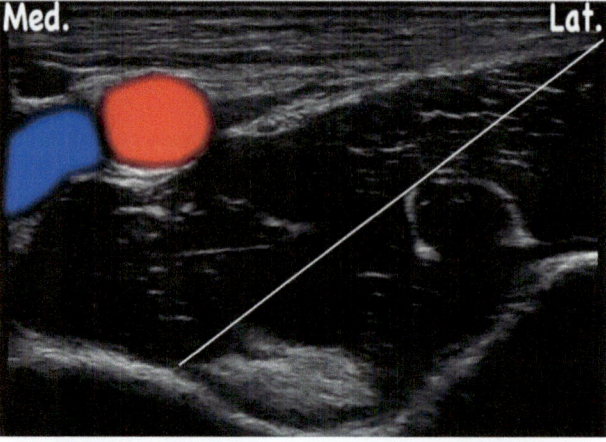

FIGURA 81.22 – Ultrassonografia para bloqueio PENG.
Fonte: Acervo da autoria do capítulo.

Bloqueio do nervo isquiático

O nervo isquiático tem origem no plexo sacral e sai da pelve pela incisura isquiática maior, abaixo do músculo piriforme, passando posteriormente entre o trocanter maior e o tubérculo isquiático. O seu trajeto se dá da parte posterior da coxa até a fossa poplítea.

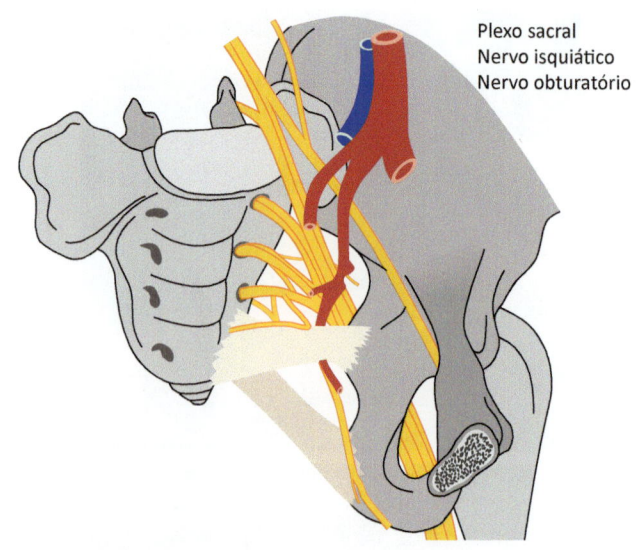

FIGURA 81.23 – Anatomia do plexo sacral.
Fonte: Desenvolvida pela autoria do capítulo.

O bloqueio do nervo isquiático está indicado para analgesia pós-operatória nas áreas de inervação e associado ao bloqueio do plexo lombar para analgesia no fêmur, na coxa, no joelho, na perna e no pé. Associado ao bloqueio do nervo femoral, proporciona analgesia do joelho, perna e pé.

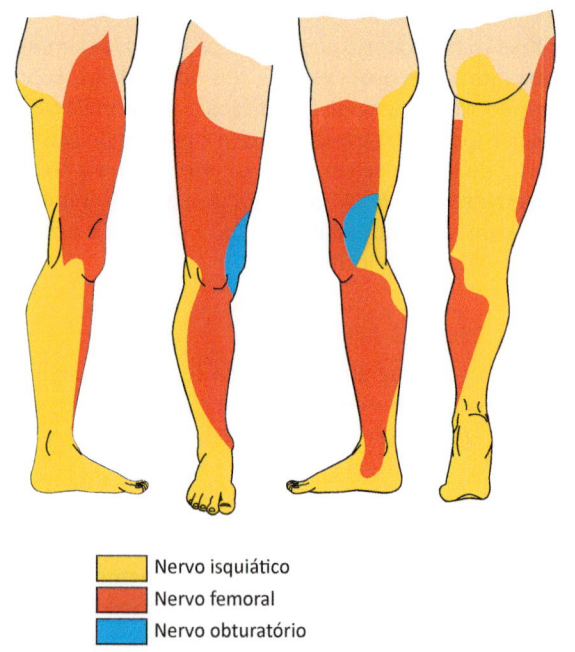

■ Nervo isquiático
■ Nervo femoral
■ Nervo obturatório

FIGURA 81.24 – Áreas de inervação de perna.
Fonte: Desenvolvida pela autoria do capítulo.

■ Guiado por referência anatômica

Há várias técnicas descritas, sendo pelas vias anterior, posterior e lateral.

Bloqueio do nervo isquiático via posterior (técnica de Labat)

Paciente em decúbito lateral, com flexão da coxa e da perna. Traça-se uma linha da espinha ilíaca posterossuperior até o grande trocânter e outra do grande trocânter ao hiato sacral. Perpendicular ao ponto médio da primeira linha, é traçada outra até o encontro com a segunda linha, onde é o ponto de inserção da agulha perpendicular à pele. Com o uso de estimulador de nervo periférico, procura-se resposta motora do nervo tibial (flexão plantar e flexão dos dedos do pé) e do nervo fibular comum (dorso flexão e extensão dos dedos do pé).

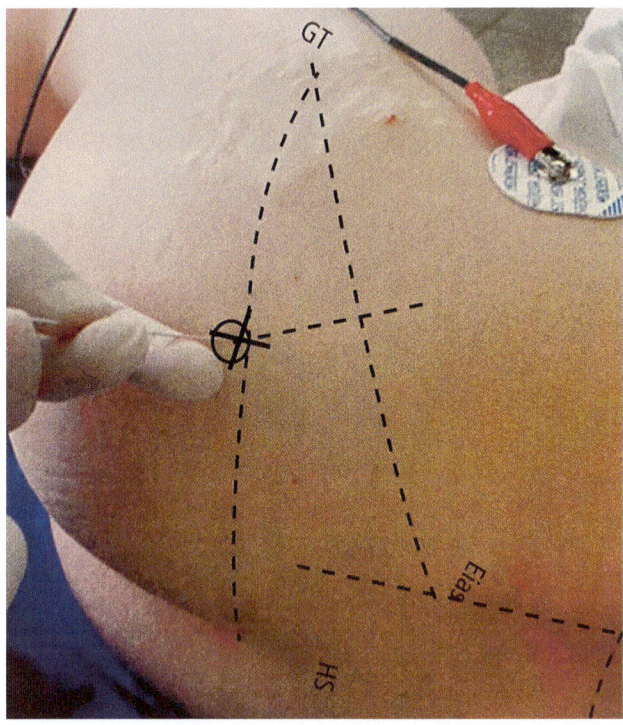

FIGURA 81.25 – Bloqueio do nervo isquiático via posterior (técnica de Labat).

Fonte: Acervo da autoria do capítulo.

Realiza-se a injeção de 20 mL de solução anestésica sendo dois terços ao estímulo do nervo tibial e um terço ao estímulo do nervo fibular comum.

Bloqueio do nervo isquiático via posterior (técnica de Mansour)

Paciente em decúbito lateral, com flexão da coxa e da perna. Traça-se uma linha entre a espinha ilíaca posterossuperior e a tuberosidade isquiática. Insere-se a agulha perpendicularmente à pele no ponto 6 a 8 cm distante da espinha ilíaca posterossuperior. Procura-se a resposta motora do nervo tibial (flexão plantar e flexão dos dedos do pé) ou do nervo fibular comum (dorso flexão e extensão dos dedos do pé). Como o bloqueio é realizado junto à emergência do plexo sacral, realiza-se a injeção de toda a solução anestésica (20 mL) ao encontro de qualquer um desses dois estímulos.

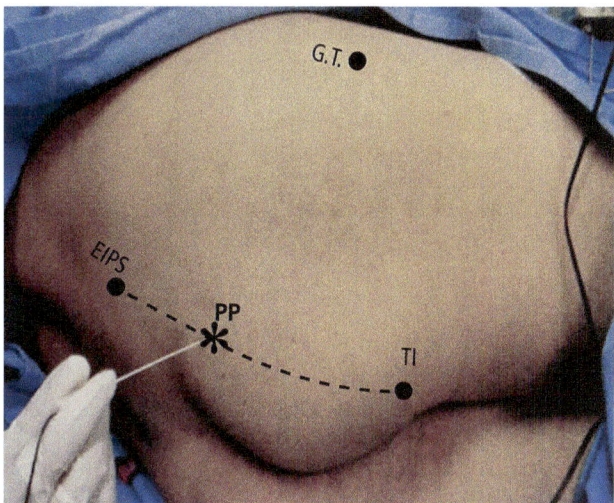

FIGURA 81.26 – Bloqueio do nervo isquiático via posterior (técnica de Mansour).

Fonte: Acervo da autoria do capítulo.

Bloqueio do nervo isquiático via posterior (técnica de Raj)

Paciente em posição de litotomia. Traça-se uma linha entre o grande trocânter e o ísquio e insere-se a agulha perpendicularmente à pele no ponto médio. Procura-se a resposta do nervo tibial e do fibular comum e injetam-se 20 mL da solução anestésica. Essa técnica também não bloqueia o nervo cutâneo posterior da coxa.

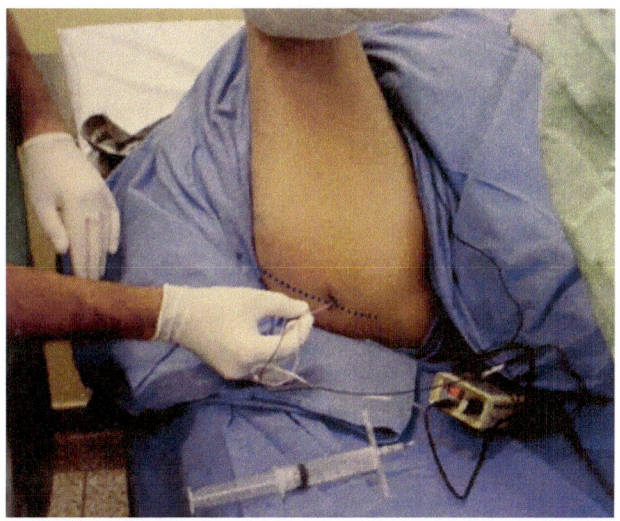

FIGURA 81.27 – Bloqueio do nervo isquiático via posterior (técnica de Raj).

Fonte: Acervo da autoria do capítulo.

• Bloqueio do nervo isquiático via lateral

Com o paciente em decúbito dorsal e o membro a ser anestesiado em posição neutra, traça-se uma linha iniciando na borda posterior do grande trocânter, paralela ao fêmur. A agulha é inserida perpendicularmente à pele, 3 cm de distância da proeminência máxima do grande trocânter, sendo direcionada entre a face posterior do fêmur e o ísquio. Procura-se resposta motora do nervo tibial (flexão plantar e flexão dos dedos do pé) ou do nervo fibular comum (dorsoflexão e extensão dos dedos do pé) e injetam-se 20 mL de solução anestésica. Apesar da vantagem da baixa manipulação do paciente, essa técnica não bloqueia o nervo cutâneo posterior da coxa.

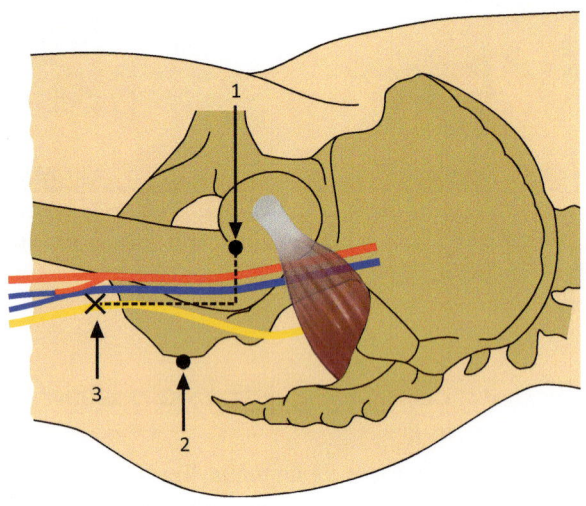

FIGURA 81.28 – Anatomia do bloqueio do nervo isquiático via lateral.

1: Grande trocânter; 2: Tuberosidade isquiática; 3: Ponto de punção.

Fonte: Desenvolvida pela autoria do capítulo.

• Bloqueio do nervo isquiático – abordagem anterior

Paciente em decúbito dorsal e membro inferior em posição neutra. Traça-se uma linha da espinha anterossuperior ao tubérculo púbico e outra linha paralela a essa, passando pelo grande trocânter. A partir do terço medial da primeira linha, traça-se uma linha perpendicular, até o ponto de encontro da segunda linha, onde é o local de punção, perpendicular à pele, no sentido anterossuperior. Injeta-se a solução de 20 mL ao estímulo do nervo tibial e fibular comum. Esta técnica também não bloqueia o nervo cutâneo posterior da coxa.

■ Guiado por ultrassonografia
• Bloqueio do nervo isquiático por via anterior

Paciente posicionado em decúbito dorsal com leve rotação externa do membro inferior. Posiciona-se o transdutor curvilíneo 8 cm abaixo da prega inguinal, na face anteromedial da coxa, visando identificar os músculos adutor

magno e glúteo máximo, visualizando o nervo isquiático entre eles como uma estrutura hiperecogênica oval ou elíptica. Introduz-se a agulha no plano com o transdutor, de medial para lateral, até próximo ao nervo. Deve-se banhar o nervo com 20 mL da solução de anestésico em ambas as faces.

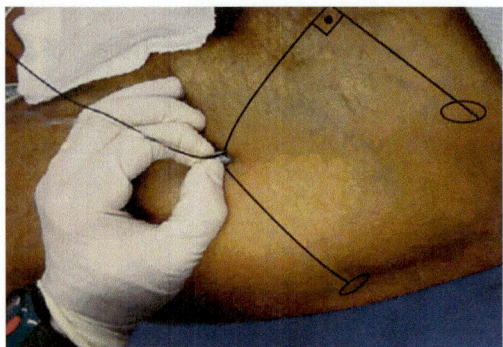

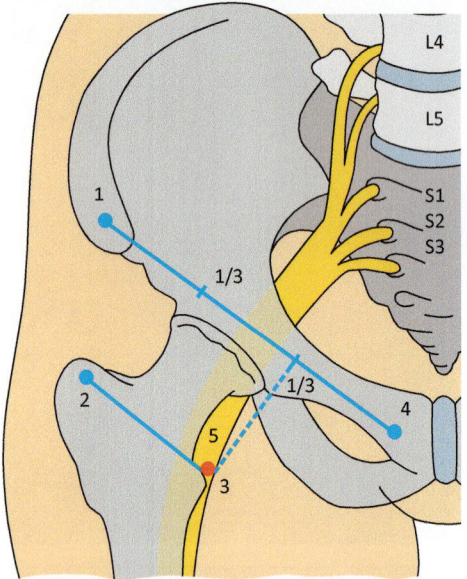

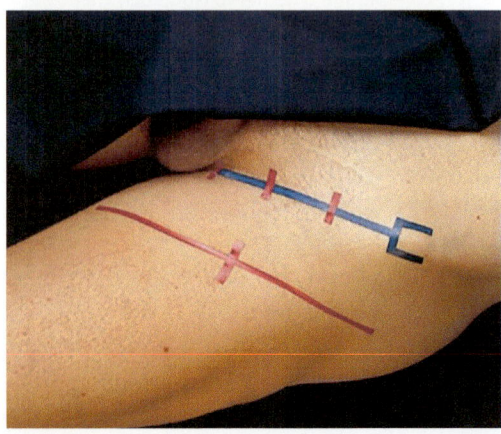

FIGURA 81.29 – Bloqueio do nervo isquiático – abordagem anterior.

1: Espinha ilíaca anterossuperior; 2: Grande trocânter; 3: Trocânter menor; 4: Tuberosidade púbica; 5: Nervo isquiático.

Fonte: Acervo da autoria do capítulo.

Paciente em decúbito lateral com flexão do quadril e joelhos. Traçar uma linha do trocânter maior em direção à crista ilíaca posterossuperior e outra em direção ao hiato sacral. Seguindo o ponto médio das duas linhas, encontra-se o nervo isquiático, atrás do músculo glúteo máximo. Inicia-se a varredura com o transdutor curvilíneo buscando-se visualizar o nervo próximo à lateral do osso ísquio. Introduz-se a agulha no plano com o transdutor de lateral para medial, atravessando o glúteo máximo até que a ponta da agulha esteja próxima ao nervo. Injetam-se 15 a 20 mL da solução de anestésico local.

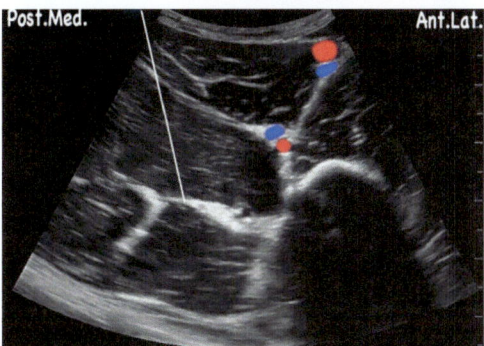
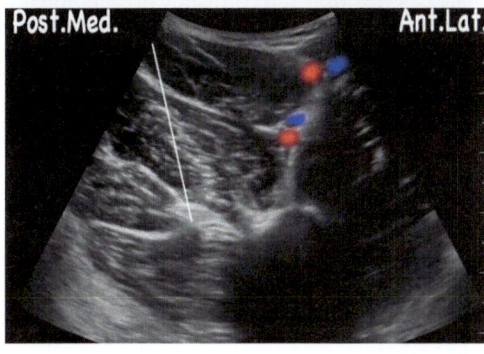

FIGURA 81.30 – Bloqueio do nervo isquiático por via anterior.

Fonte: Acervo da autoria do capítulo.

- ## Bloqueio do nervo isquiático – abordagem subglútea

Paciente em decúbito lateral com flexão do quadril e joelhos. Traçar uma linha do trocânter maior até a tuberosidade isquiática. Posiciona-se o transdutor curvilíneo no ponto médio dessa linha e inicia-se a varredura procurando-se identificar o nervo lateralmente à tuberosidade isquiática, entre os músculos glúteo máximo e quadrado femoral. Introduz-se a agulha no plano ou fora do plano do transdutor, atravessando o glúteo máximo até que a ponta da agulha esteja próxima ao nervo. Injetam-se 15 a 20 mL da solução de anestésico local.

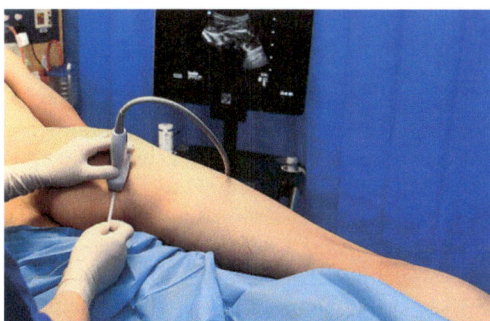
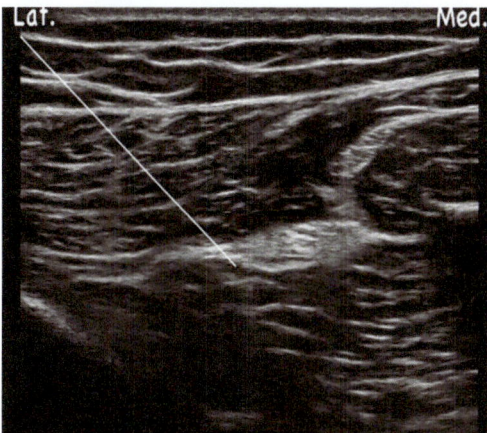
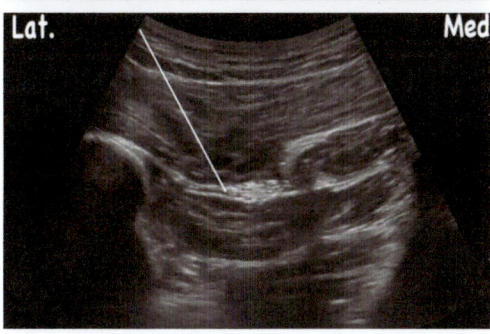

FIGURA 81.31 – Bloqueio do nervo isquiático – abordagem subglútea.

Fonte: Acervo da autoria do capítulo.

Bloqueios da região do joelho

Bloqueio do nervo safeno

O nervo safeno é um ramo sensitivo do nervo femoral. Acima do joelho, ele se encontra dentro do canal dos músculos adutores, tendo o músculo vasto medial lateralmente e o músculo sartório e adutores da coxa medialmente. Produz analgesia das faces mediais da perna, da panturrilha, do tornozelo e do pé, sendo então seu bloqueio utilizado em cirurgias de joelho, perna, tornozelo e pé, associado ou não ao bloqueio do nervo isquiático.

Embora existam algumas técnicas descritas, as técnicas guiadas por ultrassonografia têm sido preferidas por apresentar melhor eficácia.

Guiado por ultrassonografia

Paciente em decúbito dorsal, com discreta abdução da coxa. Posicionar o transdutor linear de 10 MHz a 15 MHz na região medial da coxa, cerca de 10 cm acima da patela.

Visualizar o músculo vasto medial (lateralmente) e os músculos sartório e adutores da coxa (medialmente) e, penetrando com a agulha em plano ou fora de plano, injetar a solução anestésica entre as fáscias desses músculos, 2 a 4 cm da pele.

O nervo safeno é muito fino e difícil de ser visualizado, mas a divisão entre os músculos descritos anteriormente é bastante nítida.

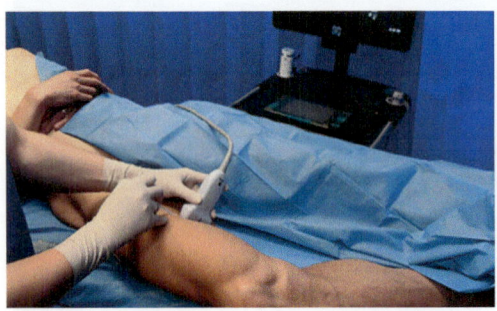

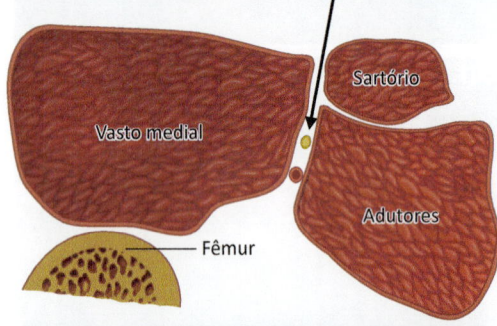

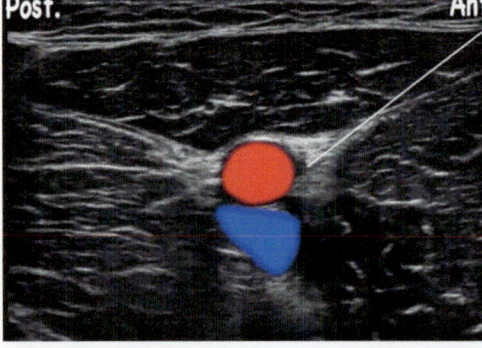

FIGURA 81.32 – Bloqueio do nervo safeno guiado por ultrassonografia.

Fonte: Acervo da autoria do capítulo.

Bloqueio do nervo genicular (extracapsulares do joelho)

Nervo isquiático poplíteo

O nervo isquiático ao nível da fossa poplítea localiza-se lateral e posteriormente à artéria e à veia, ou seja, mais superficial. À medida que se desce em direção ao joelho, normalmente entre 5 e 12 cm da fossa poplítea, ao nível do colo da fíbula, separa-se, dando origem aos nervos tibial e fibular comum.

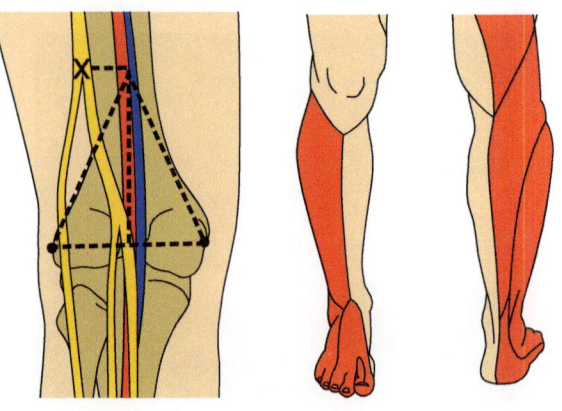

FIGURA 81.33 – Bloqueio do nervo isquiático região poplítea.

X: Área de inervação do nervo isquiático.

Fonte: Desenvolvida pela autoria do capítulo.

A fossa poplítea é determinada lateralmente pelos tendões dos músculos bíceps femoral e semimembranoso, constituindo-se excelentes pontos de referência anatômica para o bloqueio anestésico a esse nível.

O bloqueio do nervo isquiático nessa localização promove analgesia dos dois terços distais do membro inferior, com exceção da face medial da perna, já que esta é inervada pelo nervo safeno.

O componente tibial é responsável pela musculatura posterior da perna, pela planta do pé e pelo calcanhar. O componente fibular comum se divide em superficial (inerva a musculatura anterior da perna e o dorso do pé, com exceção da região entre o 1º e 2º metatarsos) e nervo fibular profundo (região entre o 1º e 2º metatarso). Além disso, o nervo sural (originado de ramos de ambas as divisões do isquiático), promove analgesia da região lateral do tornozelo, do pé e do 5º dedo.

O uso de ultrassom para esse bloqueio é de grande valia, pois permite a visualização do ponto exato de divisão do nervo, evitando falhas decorrentes da variação anatômica da população.

■ Guiado por ultrassonografia

O posicionamento do paciente pode ser em decúbito ventral ou decúbito dorsal com o joelho do membro a ser bloqueado fletido em 90º.

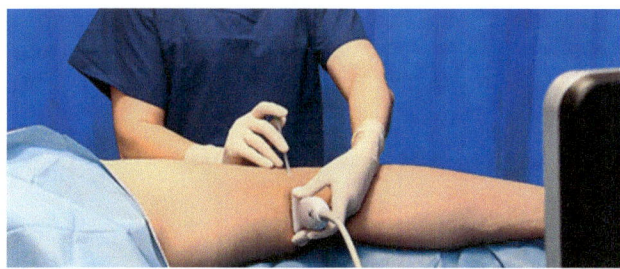

FIGURA 81.34 – Técnica do bloqueio do nervo isquiático poplíteo.
Fonte: Acervo da autoria do capítulo.

Com o transdutor linear acima da fossa poplítea, inicia-se a varredura e identifica-se o músculo bíceps femoral lateralmente e os músculos semitendíneo e semimembranoso medialmente. Entre eles, superficialmente e lateralmente à artéria poplítea, encontra-se o nervo isquiático. Insere-se a agulha no plano ou fora do plano do transdutor em torno de 5 a 8 cm, até que a ponta da agulha esteja próxima ao nervo. O volume da solução anestésica varia de 15 a 20 mL.

Para o bloqueio seletivo dos ramos tibial e fibular comum, deve-se prosseguir com a varredura em direção à prega poplítea até a divisão do nervo isquiático em seus dois ramos e realizar-se o bloqueio seletivo do nervo desejado com 5 a 10 mL da solução anestésica.

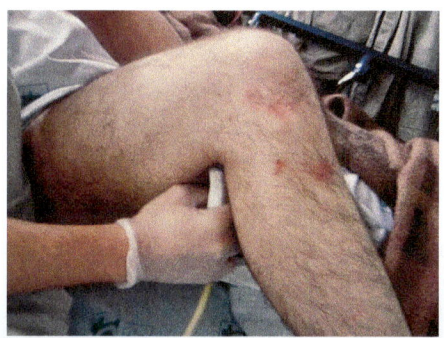

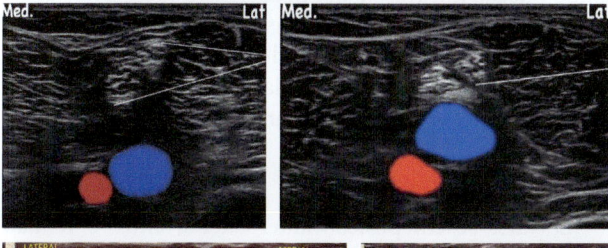

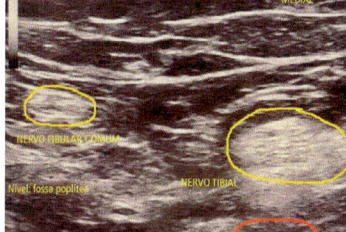
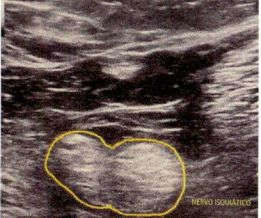

FIGURA 81.35 – Bloqueio seletivo dos ramos tibial e fibular comum.
Fonte: Acervo da autoria do capítulo.

Bloqueio do nervo tibial (iPack)

Uma nova técnica de anestesia regional conhecida como IPACK (*Infiltration between Popliteal Artery and Capsule of the Knee*) vem sendo praticada desde 2014.

Ela descreve a infiltração de anestésico local no espaço entre a artéria poplítea e a cápsula posterior do joelho.

Nessa técnica, os nervos geniculares superomedial e lateral, ramos do nervo isquiático e ramos articulares do nervo obturador na região poplítea são bloqueados.

O objetivo é prover analgesia da parte posterior da articulação do joelho, sem afetar a função motora do membro.

Utilizada em associação ao bloqueio do nervo femoral/safeno, tem sido de grande valia nas artroplastias de joelho.

■ Técnica guiada por ultrassonografia

Com o paciente em posição supina, com o joelho fletido em 45°, inicia-se a varredura da fossa poplítea com o transdutor curvo de baixa frequência até a visualização do côndilo femoral em uma profundidade em torno de 4 cm.

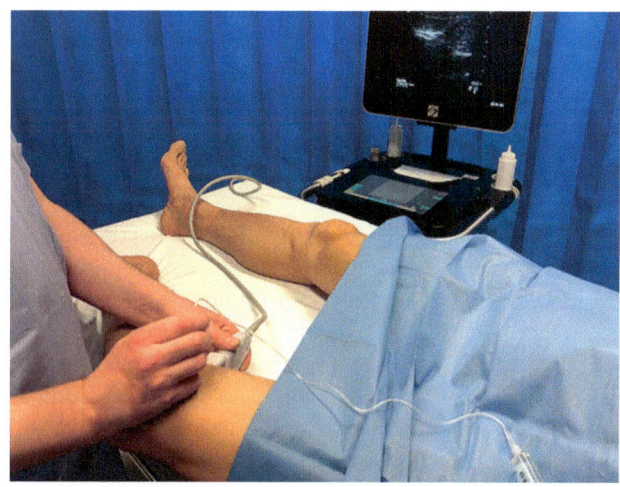

FIGURA 81.36 – Bloqueio do nervo tibial (iPack).
Fonte: Acervo da autoria do capítulo.

O transdutor é avançado cefalicamente até que o côndilo esteja fora de visão e o eixo femoral apareça. Nesse ponto, insere-se em plano a agulha de anteromedial para posteromedial, entre a artéria poplítea e o fêmur, até que a ponta da agulha atinja a distância de 1 a 2 cm do limite lateral da artéria poplítea.

Injeta-se a solução de anestésico local sob visão direta, sempre aspirando a fim de evitar injeção intravascular inadvertida.

O transdutor curvo é preferido não apenas pela penetração profunda, mas porque permite também visualizar todas as estruturas do joelho ao mesmo tempo. Problemas relatados em virtude da alta adiposidade tecidual em alguns pacientes costumam ser resolvidos com ajuste de ganho e de profundidade do ultrassom.

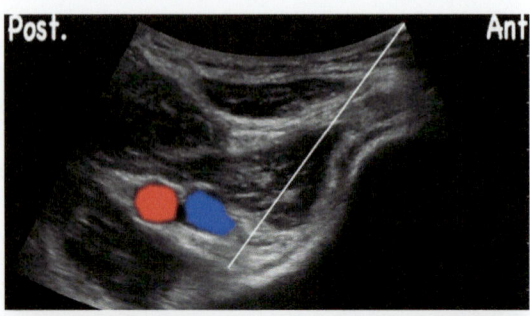

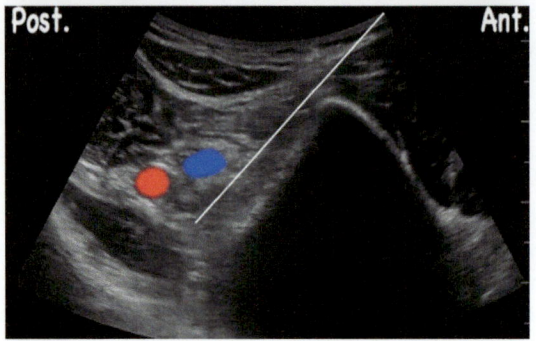

FIGURA 81.37 – Bloqueio do nervo tibial (iPack).

Fonte: Acervo da autoria do capítulo.

Bloqueios da região do tornozelo (pentabloqueio)

Os pés recebem inervação advinda do nervo isquiático: nervo fibular superficial, nervo fibular profundo, nervo sural e nervo tibial posterior e do nervo femoral (nervo safeno).

O nervo tibial desce na linha média da fossa poplítea, posterior e superficialmente aos vasos poplíteos, acompanhando a artéria tibial posterior. Ao passar pelo retináculo dos flexores, já na planta do pé, divide-se em nervo plantar medial e lateral.

O nervo fibular comum tem origem na fossa poplítea e acompanha a borda medial do músculo bíceps femoral. Ao nível da cabeça da fíbula, divide-se em nervo fibular profundo e superficial. O nervo fibular profundo segue próximo à membrana interóssea até o tornozelo, onde margeia a artéria tibial anterior, entre o tendão do músculo extensor longo do hálux e a tíbia. O nervo fibular superficial desce anterolateralmente à fíbula, sob a fáscia lata na perna, até o tornozelo, onde se superficializa.

O nervo sural é formado por ramos do nervo tibial e fibular comum e está localizado atrás do maléolo lateral do tornozelo.

O nervo safeno é a única contribuição do nervo femoral na inervação do pé. Durante sua descida, acompanha os vasos femorais no canal dos adutores, superficializando-se anteromedialmente ao joelho, ficando em plano subcutâneo. Acompanha a veia safena magna até o tornozelo.

Os nervos safeno, fibular superficial e sural são facilmente realizados por meio de técnicas convencionais. Já os nervos que acompanham suas respectivas artérias (nervo tibial posterior e nervo fibular profundo) são mais evidentemente visualizados pela técnica ultrassonográfica.

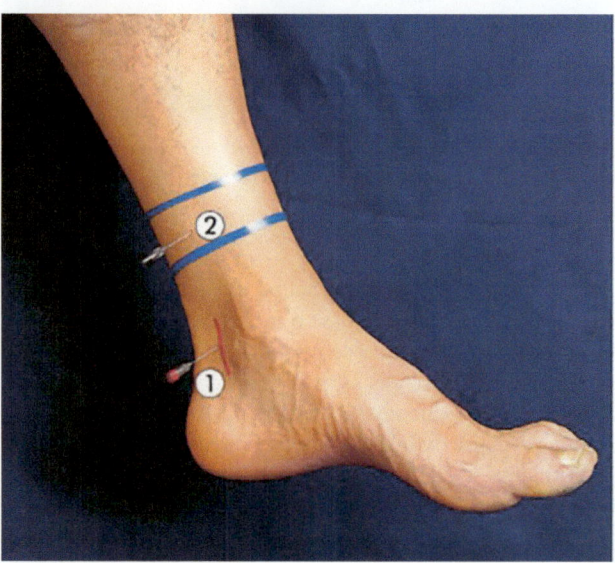

FIGURA 81.38 – Bloqueios da região do tornozelo (pentabloqueio).
1: Nervo tibial; 2: Nervo safeno.
Fonte: Acervo da autoria do capítulo.

Guiado por referência anatômica
■ Bloqueio do nervo safeno

Localiza-se o maléolo medial e a veia safena magna pela palpação da face anterior do tornozelo. Com o pé em flexão plantar, localiza-se o tendão do músculo tibial anterior, lateralmente. Introduzir a agulha hipodérmica a 1,5 cm da borda anterior do maléolo medial em direção ao tendão do músculo tibial anterior e injetam-se 5 mL da solução anestésica. Atenção para não perfurar a veia safena magna ocasionando injeção intravascular. Em pacientes obesos, nos quais não se consegue palpar a veia safena magna, o uso da técnica ultrassonográfica com o transdutor linear pode facilitar a sua localização, tomando-se cuidado com a pressão exercida manualmente para não colabar a veia.

■ Bloqueio do nervo fibular superficial

Localiza-se em posição anterolateral, entre o tendão do músculo extensor longo do hálux e o maléolo lateral. Divide-se em nervo cutâneo mediano dorsal e nervo cutâneo intermédio dorsal, que origina os nervos digitais dorsais. No entanto, não inerva o espaço interdigital entre o 1º e o 2º dedos (nervo fibular profundo) e a superfície lateral do 5º dedo (nervo sural).

Com o paciente em decúbito dorsal ou sentado com a perna elevada, identifica-se o maléolo lateral e o maléolo medial pela palpação. Traça-se uma linha do maléolo lateral ao maléolo medial e injetam-se 6 a 10 mL de solução anestésica superficialmente, ao longo desse trajeto.

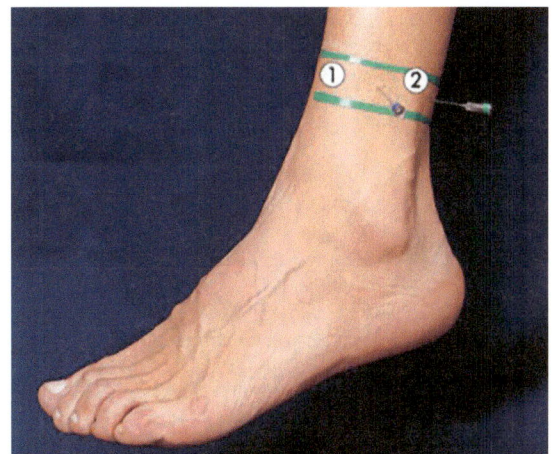

FIGURA 81.39 – Bloqueio do nervo fibular superficial.
1: Nervo fibular superficial; 2: Nervo sural.
Fonte: Acervo da autoria do capítulo.

■ Bloqueio do nervo sural

Localiza-se o tendão de Aquiles e, ao nível do maléolo lateral, injetam-se 3 a 5 mL de solução anestésica em direção à borda posterior da fíbula.

Guiado pela ultrassonografia

■ Bloqueio do nervo tibial posterior

O nervo tibial posterior acompanha a artéria em seu trajeto posterior ao maléolo medial. O transdutor linear é colocado entre o maléolo medial e o calcâneo, sendo a punção feita do lado maleolar. Visualiza-se o nervo lateralmente à artéria tibial posterior e injetam-se 5 a 10 mL de solução anestésica.

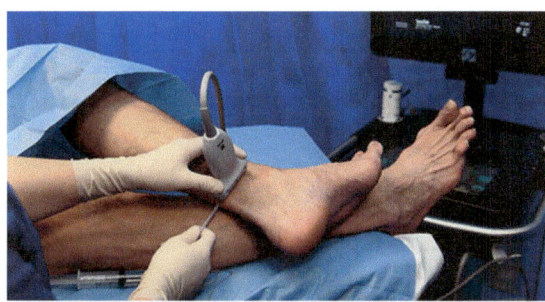
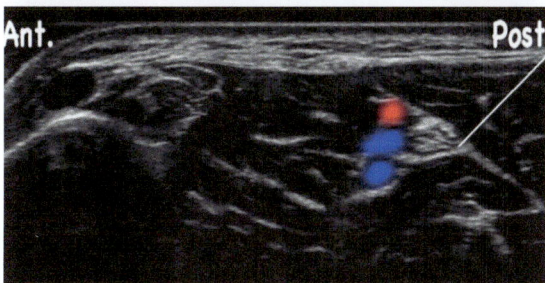

FIGURA 81.40 – Bloqueio do nervo tibial posterior.
Fonte: Acervo da autoria do capítulo.

■ Bloqueio do nervo fibular profundo

No dorso do pé, sobre uma linha traçada entre os maléolos medial e lateral, coloca-se o transdutor linear e inicia-se a varredura até encontrar a artéria tibial anterior (pode-se tentar palpá-la antes do procedimento, para facilitar a localização do transdutor). Injetam-se 3 a 4 mL de solução anestésica em cada lado da artéria.

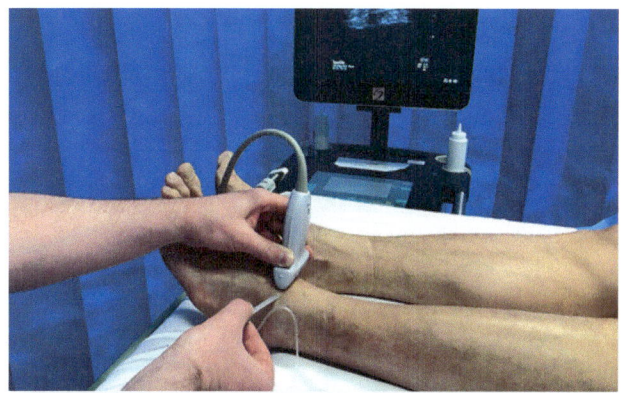
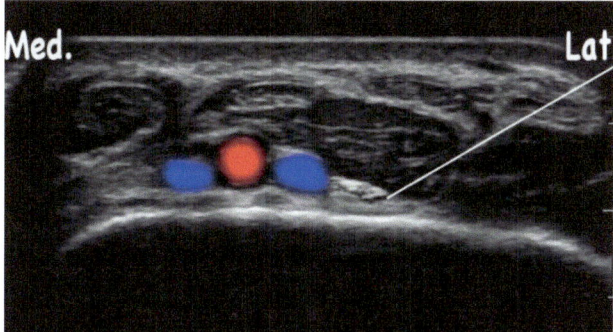
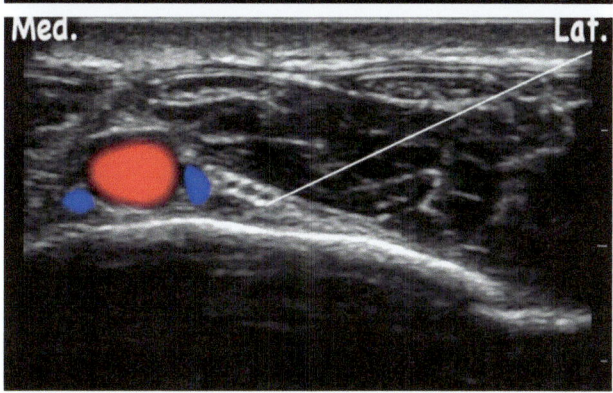

FIGURA 81.41 – Bloqueio do nervo fibular profundo.
Fonte: Acervo da autoria do capítulo.

Referências bibliográficas

1. Aida S, Takahashi H, Shimoji K. Renal subcapsular hematoma after lumbar plexus block. Anestesiology. 1996;84:452-5.
2. Al-Nasser B, Palacios JL. Femoral nerve injury complications continuous psoas compartment block. Reg. Anesth. Pain Med. 2004;29(4):361-3.

3.   Atlas of anatomy. Thieme; 2006.

4.   Auroy Y, Benhamou D, Bargues L, Ecoffey C, Falissard B, Mercier F et al. Major complications of regional anesthesia in France: the SOS Regional Anesthesia Hotline Service. Anesthesiology. 2002;97(5):1274-80.

5.   Caballero-Lozada AF et al. IPACK block: emerging complementary analgesic technique for total knee arthroplasty. Rev. Colomb. Anestesiol. 2020;48(2):78-84.

6.   Cangiani LM, Nakashima ER, Gonçalves TAM, Pires OC, Bagatini A. Atlas de técnicas de bloqueios regionais. SBA; 2013. p. 349-420.

7.   Capdevila X, Biboulet P, Bouregba M, Barthelet Y, Rubenovitch J, D'Athis F. Comparison of the three-in-one and fascia iliaca compartment blocks in adults: clinical and radiographic analysis. Anesth. Analg. 1998;86(5):1039-44.

8.   Capdevila X, Macaire P, Dadure C, Choquet O, Biboulet P, Ryckwaert Y et al. Continuous psoas compartment blocks for postoperative analgesia after total hip arthroplasty: new landmarks, tecnical guidelines, and clinical evaluation. Anesth. Analg. 2002;94:1606-13.

9.   Carneiro AF et al. Anestesia regional: princípios e prática. Manole; 2010. p. 675-676.

10.   Chayen D, Nathan H, Chayen M. The psoas compartment block. Anesthesiology. 1976;45(1):95-9.

11.   Conceição D, Halayel PE. Bloqueio dos nervos ilioinguinal e ílio-hipogástrico guiado por ultrassonografia associado a anestesia geral: relato de caso. Rev. Bras. Anestesiol. 2008;58(1):51-54.

12.   Cuvillon P, Ripart J, Lalourcey L, Veyrat E, L'Hermite J, Boisson C et al. The continuous femoral nerve block catheter for postoperative analgesia: bacterial colonization, infection rate and adverse effects. Anesth. Analg. 2001;93:1045-9.

13.   De Biase P, Lupescu R, Burgun G, Lascurain P, Gaertner E. Continuous lumbar plexus block: use of radiography to determine catheter tip location. Reg. Anesth. Pain Med. 2003;28(2):135-9.

14.   Duarte LT, Saraiva RA. Raquianestesia total após bloqueio do plexo lombar por via posterior: relato de caso. Rev. Bras. Anestesiol. 2006;56(5):518-23.

15.   Elliot CE, Thobhani S. The adductor canal catheter and interspace between the popliteal artery and the posterior capsule of the knee for total knee artroplasty. Tech. Reg. Anesth. Pain Manag. 2014;18:126-129.

16.   Girón-Arango L, Peng PWH, Chin KJ et al. Pericapsular nerve group (PENG) block for hip fracture. Reg. Anesth. Pain Med. 2018;43:859-63.

17.   Hanna MH, Peat SJ, D'Costa F. Lumbar plexus block: an anatomical study. Anesthesia. 1993;48(8):675-8.

18.   Huet O, Eyrolle LJ, Mazoit JX, Ozier YM. Cardiac arrest after injection of ropivacaine for posterior lumbar plexus blockade. Anesthesiology. 2003;99(6):1451-3.

19.   Klein SM, D'Ercole FJ, Greengrass R, Warner DS. Enoxaparin associated with psoas hematoma and lumbar plexopathy after lumbar plexus block. Anesthesiology. 1997;87(6):1576-9.

20.   Macaire P, Gaertner E, Choquet O. Le block du plexus lombaire est-il dangeroux? In: SFAR (ed.). Évaluation et traitement de la douleur. Paris: Elsevier; 2002. p. 37-50.

21.   Marhofer P, Nasel C, Sitzwohl C, Karpal S. Magnetic resonance imaging of the distribution of local anesthetic during the three-in-one block. Anesth. Analg. 2000;90:119-24.

22.   Parkinson SK, Mueller JB, Little WL, Bailey SL. Extent of blockade with various approaches to the lumbar plexus. Anesth. Analg. 1989;68(3):243-8.

23.   Reddy MB. Pneumocele following psoas compartment block. Anesthesia. 2002;57:938-9.

24.   Sim I, Webb T. Anatomy and anesthesia of the lumbar somatic plexus. Anesth. Intensive Care. 2004;32(2):178-87.

25.   Weller R, Gerancher JC, Crews J, Wade K. Extensive retroperitoneal hematoma without neurologic deficit in two patients who underwent lumbar plexus block and were later anticoagulants. Anesthesiology. 2003;98(2):581-5.

26.   Winnie AP, Ramamurthy S, Durrani Z, Radonjic R. Plexus block for lower extremity surgery: new answers to old problems. Anesthesiol. Rev. 1974;1:11-6.

27.   Winnie AP, Ramamurthy S, Durrani Z. The inguinal paravascular technic of lumbar plexus anesthesia: "3-in-1 block". Anesth. Analg. 1973;52(6):989-96.

capítulo 82

Bloqueios de Parede Torácica Anterior e Posterior

Ana Carolina Braz Lima | Clarice Teixeira | Mariana Neves Araújo

Introdução

O uso de bloqueios de planos interfasciais cresceu muito na última década, substituindo em diversas situações os bloqueios epidurais, bem como outros bloqueios neuroaxiais, no que diz respeito ao manejo da dor pós-operatória. A ideia de se conseguir uma completa anestesia para cirurgias abdominais e torácicas, evitando o uso tanto de opioides como de técnicas neuroaxiais é fascinante. Além de execução mais fácil, estão associados a um menor risco de complicações, como pneumotórax e hematoma epidural, quando comparados aos bloqueios de neuroeixo, sendo uma alternativa nos pacientes anticoagulados.

Em 2016, Forero et al. propuseram bloqueio interfascial para obtenção de analgesia em pacientes que sofriam de dor torácica crônica, que consistia na injeção de anestésico local no plano do eretor espinhal (ESP). Esta foi uma descoberta casual que se mostrou efetiva em diversas situações variando de cirurgias ortopédicas a torácicas, de crianças a idosos. Estudos clínicos iniciais sugeriram que a difusão do material injetado se espalharia tanto para o ramo dorsal como para o ramo ventral do nervo espinhal, gerando um efeito similar ao da analgesia peridural.

Antes de esses bloqueios serem utilizados em larga escala, é necessário profundo conhecimento sobre a anatomia das fáscias. Diversos fatores podem influenciar a dispersão da medicação e o resultado dos bloqueios nos planos fasciais, e isso precisa ser compreendido para se integrarem essas novas técnicas aos protocolos de manejo de dor.

Anatomia da fáscia

A fáscia é fundamentalmente composta por tecido conjuntivo frouxo e denso e envolve todo o corpo. Existem três camadas de tecido conectivo no corpo humano: fáscia superficial; fáscia profunda; e as fáscias relacionadas ao tecido muscular (epimísio, perimísio e endomísio). A fáscia profunda é o alvo para os bloqueios anestésicos de parede e é composta por múltiplas camadas que apresentam uma força de tensão basal pela inserção dos planos musculares. A fáscia profunda é independente dos músculos subjacentes, sendo separada destes pelo epimísio e uma camada de tecido conectivo frouxo. Epimísio é a fáscia mais densa que envolve cada músculo e é contínua com o perimísio e endomísio no interior destes. Assim, a fáscia permite que as estruturas se movam umas sobre as outras sem atritos ou dificuldades, conferindo mobilidade, deslizamento e elasticidade. Dessa forma, a fáscia pode atuar na dispersão de material, como líquidos purulentos ou mesmo anestésicos, facilitando ou restringindo sua dispersão. Quando encurtada por uma lesão ou doença, é capaz de limitar o movimento limitando a difusão. A fáscia pode receber diferentes denominações de acordo com a região do corpo e fixa-se a saliências ósseas se confundindo com o periósteo por meio de septos intermusculares. Essas fixações também podem determinar o trajeto de líquidos entre as fáscias.

Suas funções compreendem:

- Origem e inserção de músculos formando uma bainha elástica ao seu redor para permitir os movimentos de contração muscular.
- Formação de faixas especializadas de retenção de estruturas chamadas retináculos.
- Formação de bainhas fibrosas para tendões.
- Fornecimento de vias de passagem para vasos e nervos formando as bainhas neurovasculares.

A maioria das camadas fáscias é ricamente inervada por terminações nervosas livres e encapsulada simples e diminuta. Estudos em humanos sugerem inervação por fibras A e C, além da presença de neurônios de ampla faixa dinâmica (WDR) que detectam e propagam múltiplos sinais sensoriais. Foram identificados dois tipos de mecanorreceptores: os corpúsculos de Ruffini envolvidos na percepção de calor e distensão; e Vater-Pacini evolvidos na percepção de pressão. Assim, terminações proprioceptivas são abundantes em aponeuroses e retináculos sugerindo uma função cinestésica, além da mecânica. Elementos neurais adrenérgicos também estão presentes e controlam o fluxo sanguíneo local.

Aplicações práticas da anatomia para os bloqueios interfasciais

O anestésico local injetado no espaço potencial delimitado pela fáscia profunda seguirá o trajeto de menor resistência ao seu fluxo. Para entender o que acontece nos planos teciduais, precisamos avaliar as possíveis vias de comunicação para compreender como o anestésico se distribui localmente e como flui para locais distantes. Além disso, a fáscia profunda é um tecido dinâmico, pois os tendões musculares são frequentemente nela inseridos; por consequência, seu movimento gera não só o movimento ósseo, mas também o movimento da fáscia. Aproximadamente 30% da força muscular é transmitida para o tecido conjuntivo circundante. Assim, além do movimento passivo em direção à baixa resistência, o anestésico local também sofrerá um movimento ativo, sendo impulsionado pela contração muscular. Além disso, as fáscias têm seus próprios elementos contráteis e atuam como absorvedores de energia. Os planos fasciais não são estruturas inertes, rígidas e inelásticas, pelo contrário, funcionam como um material pizoelétrico que converge força mecânica em energia. As propriedades biomecânicas das fáscias e planos fasciais também podem diferir de acordo com a localização. Isso ocorre principalmente pelo número de camadas, função e relação com órgãos vizinhos de cada região. Ainda não se conhece a interferência de todas essas prerrogativas na dispersão do anestésico nos bloqueios de planos fasciais. Qual a camada fascial ideal de injeção? Existe diferença entre bloqueios que visam fáscias mais ou menos móveis? Os órgãos ao redor podem interferir na dispersão? Qual o papel da contração muscular? A pressão negativa intratorácica ou a ventilação mecânica positiva fazem diferença no trajeto que o anestésico local segue ao ser injetado?

Anatomia da parede torácica

A inervação da parede torácica é proveniente do plexo braquial, nervos intercostais, além de receber contribuição do plexo cervical na parte superior do tórax. Podemos subdividir os bloqueios torácicos por região: anterolateral; e posterior.

Na região posterior do tórax, os nervos espinhais emergem dos seus respectivos forames intervertebrais e dividem-se em ramos ventral e dorsal. Os nervos intercostais se originam dos ramos ventrais, sendo que o ramo ventral de T12 forma o nervo subcostal que está localizado inferiormente à 12ª costela. O ramo dorsal segue posteriormente pelo forame costotransversário e entra no músculo eretor da espinha, onde se divide em ramos lateral e medial. O ramo medial continua pelos músculos romboide maior e trapézio e termina em ramo cutâneo posterior.

Os nervos intercostais seguem primeiramente em sentido profundo à membrana intercostal interna e, depois, entre os músculos intercostal interno e íntimo na face interna da costela, inferiormente à veia e à artéria intercostal. Próximo ao ângulo da costela, o ramo cutâneo lateral origina-se do nervo intercostal e emerge perfurando os músculos inter-

costais e o músculo serrátil anterior aproximadamente na linha axilar média, logo anterior à borda do grande dorsal superficialmente, onde se divide em ramos anterior e posterior que inervarão a parede lateral do tórax. O nervo intercostal termina no ramo cutâneo anterior que será responsável pela inervação da região anterior do tórax e do abdome. Além dos ramos principais, o nervo intercostal dá origem a múltiplos ramos musculares que inervam a musculatura intercostal, assim como ramos comunicantes intersegmentares que unem cada nervo intercostal ao tronco simpático ipsilateral.

Na parede anterolateral do tórax, os nervos peitorais emergem do plexo braquial. O nervo peitoral lateral provém do fascículo lateral recebendo fibras de C5, C6, C7 e o nervo peitoral medial origina-se do fascículo medial, recebendo fibras de C8, T1. O nervo peitoral lateral atravessa a fáscia entre os músculos peitoral maior e menor nas proximidades da artéria toracoacromial. É medial ao músculo peitoral menor antes de penetrar no músculo peitoral maior. Comunica-se através da artéria axilar com o nervo peitoral medial e, através dessa comunicação, inerva o músculo peitoral menor. O nervo peitoral medial segue entre artéria e veia axilares, perfura o músculo peitoral menor e entra na face profunda do músculo peitoral maior. Embora seja denominado medial em razão de sua origem no fascículo medial, situa-se lateralmente ao nervo peitoral lateral.

Os nervos da região axilar são o intercostobraquial, intercostais (T2-T6), toracodorsal e torácico longo. O nervo intercostobraquial é o ramo cutâneo lateral do 2º e, algumas vezes, do 3º nervo intercostal. Ele cruza o músculo serrátil anterior na linha axilar média para inervar a axila. O nervo intercostobraquial é um nervo vital caso seja necessária anestesia regional da axila. O nervo toracodorsal, ramo do fascículo posterior, recebe fibras de C6, C7, C8. Segue seu trajeto em estreita relação com a artéria toracodorsal e inerva o músculo grande dorsal e a parede posterior da axila. É um nervo importante durante a cirurgia reconstrutiva e outras operações envolvendo a região axilar inferior. O nervo torácico longo surge das raízes nervosas C5-C7, desce posteriormente às raízes C8 e T1 e segue inferiormente na face superficial do músculo serrátil anterior, inervando-o.

Bloqueios de parede torácica anterolateral

Bloqueio do plano serrátil anterior

O bloqueio do plano serrátil, descrito por Blanco et al., tem como alvo os ramos cutâneos laterais dos nervos intercostais enquanto atravessam qualquer um dos dois planos fasciais: superficial ou profundo ao músculo serrátil anterior. Entretanto, analgesia eficaz, juntamente com vantagens técnicas teóricas, tem sido relatada com cada uma das técnicas de bloqueio para uma variedade de cirurgias de tórax e parede torácica. Estudo realizado em cadáver demonstrou que a extensão da propagação de corante foi influenciada principalmente pelo volume de injeção em vez do plano de injeção (superficial *versus* profundo ao músculo serrátil). Discutiremos cada uma das abordagens adiante.

■ Abordagem superficial

• Indicações e aplicação

O plano superficial é um espaço fascial criado entre a superfície mais anterior do músculo serrátil anterior, que se origina na superfície das oito primeiras costelas e prende-se à borda medial da escápula, e a superfície posterior do grande dorsal. A abordagem superficial tem se mostrado útil em pacientes que apresentam dor oncológica, principalmente naqueles submetidos a cirurgias de mama.

A síndrome de dor pós-mastectomia é considerada uma causa complexa de dor neuropática. A dor é tipicamente localizada na região da axila, principalmente após cirurgias com esvaziamento axilar, na parede anterior e lateral do tórax, e na região medial do braço do mesmo lado cirúrgico.

Os ramos cutâneos laterais dos nervos intercostais de T2 a T6 são frequentemente lesionados, cicatrizados e presos por fibrose após cirurgias de mama. Portanto, uma das prováveis causas de dor seria neuropatia por lesão ou aprisionamento (*entrapment*). A realização do bloqueio, nesses casos, tem como objetivo modular a aferência dolorosa por bloqueio sensitivo e realizar hidrodissecção desse plano fascial, tratando causas mecânicas que podem estar perpetuando a dor, apresentando um potencial terapêutico promissor. O bloqueio ou hidrodissecção pode ser realizado no plano superficial, mas neurólise deve ser realizada em plano profundo, a fim de tentar poupar o nervo torácico longo e sua função motora.

A realização do bloqueio pode ser tecnicamente difícil em pacientes com tecido cicatricial pós radioterapia, ou naqueles cuja cirurgia teve manipulação do músculo grande dorsal ou houve dissecção de linfonodos axilares. A dificuldade técnica resulta principalmente da presença de aderências.

• Técnica guiada por ultrassonografia

Para realizar a abordagem superficial, o paciente deve ser posicionado em decúbito lateral ou em decúbito dorsal com o lado afetado voltado para o operador. Após preparação estéril, posiciona-se um transdutor linear na linha axilar média (Figura 82.1), ao nível da 5ª costela, em plano sagital, para identificar os músculos: latíssimo do dorso (superficial e posterior); redondo maior (superior); e músculo serrátil (profundo e inferior). Após infiltração de lidocaína 1%, uma agulha é posicionada no plano fascial entre o músculo serrátil anterior e o músculo latíssimo do dorso (Figura 82.2). A solução é injetada sob visualização direta, geralmente 20 mL de anestésico local e corticosteroide particulado. Nos casos de síndrome de dor pós-mastectomia, para realizar hidrodissecção, costumamos usar maiores volumes (40 mL). O bloqueio pode ser repetido conforme necessidade do paciente, com um intervalo de 2 meses entre os procedimentos.

■ Abordagem profunda

Durante a realização da abordagem superficial, alguns autores perceberam que um subconjunto de pacientes, que tinham o diagnóstico de síndrome de dor pós-mastectomia, não teve alívio considerável dos sintomas de dor ou em que o plano fascial foi difícil de separar sob orientação do ultrassom em razão das aderências. Por isso, foi investigado um plano profundo ao músculo serrátil anterior e intercostal externo, aproximadamente no nível das 5ª e 6ª costelas. É provável que os ramos dos nervos intercostais atravessem essa região, tanto os laterais como os anteriores, sendo os últimos não bloqueados pela abordagem superficial.

• Técnica guiada por ultrassonografia

O bloqueio é realizado inicialmente posicionando-se um transdutor linear na linha axilar média (Figura 82.1), no plano longitudinal, e identificando-se os músculos grande dorsal, serrátil anterior e intercostal externo. A anestesia da pele é feita com lidocaína a 1%. Em seguida, uma agulha guiada é posicionada no plano fascial entre a borda posterior do músculo serrátil anterior e a superfície correspondente da costela (geralmente 5ª ou 6ª costela). Uma vez na localização correta, injetam-se 20 mL de anestésico local com corticosteroide sob visualização direta de ultrassom (Figura 82.2).

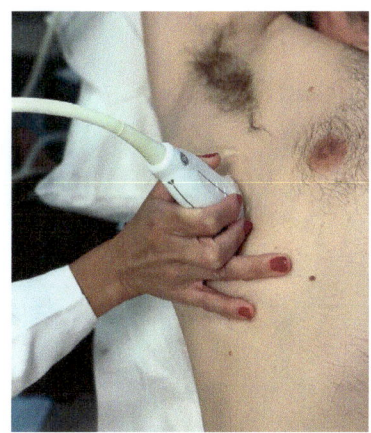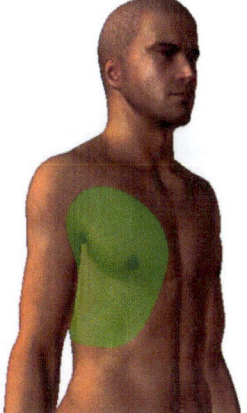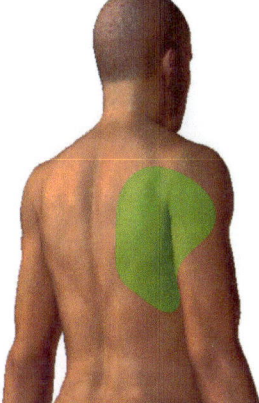

FIGURA 82.1 – Localização do probe para realização do bloqueio no plano serrátil superficial e profundo, e representação esquemática da área bloqueada.

Fonte: Foto de acervo da autoria e ilustrações desenvolvidas pela autoria do capítulo.

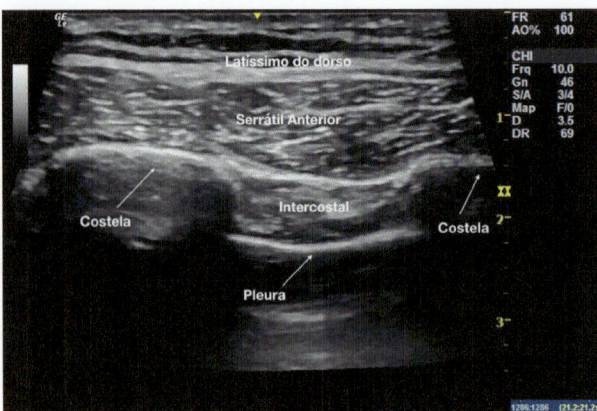 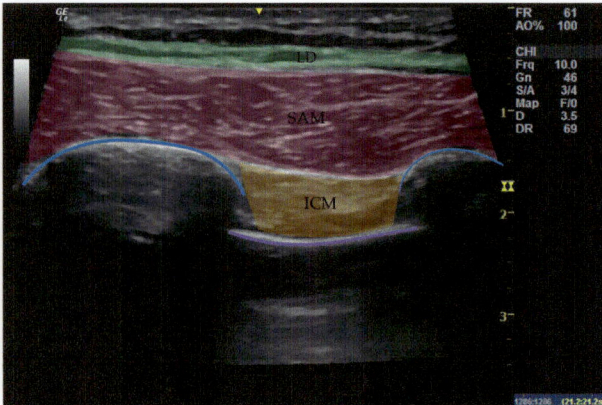

FIGURA 82.2 – Sonoanatomia do bloqueio no plano serrátil.

LD: latíssimo do dorso; SAM: músculo serrátil anterior; ICM: musculatura intercostal.

Fonte: Acervo da autoria do capítulo.

Bloqueio dos músculos peitorais (PECS I e PECS II)

A inervação das estruturas anatômicas envolvidas na cirurgia de mama não está muito bem compreendida quando o objetivo é fornecer analgesia e alívio da dor perioperatória. Bloqueios peridural e paravertebral torácico tornaram-se técnicas padrão-ouro para atingir esse objetivo, mas nem todo anestesista se sente confortável realizando esses procedimentos. Como alternativa a essas técnicas, surgiram os bloqueios dos nervos peitorais: PECS I; e PECS II.

O bloqueio PECS (bloqueio dos nervos peitorais) é um bloqueio superficial fácil e confiável. Foi inspirado pela abordagem do bloqueio infraclavicular e pelo bloqueio do plano transverso do abdome, uma vez que os músculos peitorais estão localizados sob a clavícula e o espaço entre os dois músculos é dissecado para alcançar os nervos peitoral lateral e peitoral medial. As principais indicações desse bloqueio são cirurgias reconstrutoras de mama com colocação de expansores e prótese mamária submuscular, em que a distensão desses músculos é extremamente dolorosa.

PECS I

■ Indicações e aplicação

O bloqueio PECS tipo I é um bloqueio superficial, fácil e confiável que envolve uma hidrodissecção do plano entre os músculos peitorais maior e menor com anestésico local para bloquear os nervos peitorais lateral e medial. Os principais marcos para identificar o ponto de injeção sob orientação do ultrassom são os músculos peitoral maior e menor e o ramo peitoral da artéria toracoacromial. Pode ser utilizado em diferentes cirurgias de mama, mas é principalmente para a inserção de expansores de mama e prótese mamária submuscular. Outras indicações potenciais são lesões traumáticas no peito, dissecções musculares peitorais iatrogênicas, marca-passos, colocação de *port-a-cath* e drenos torácicos.

■ Técnica guiada por ultrassonografia

O bloqueio é realizado com o paciente em posição supina, seja com o braço ao longo do corpo, seja abduzido 90º. Após preparação estéril, o transdutor linear é posicionado na linha hemiclavicular, no plano sagital, na região abaixo da clavícula (Figura 82.3). Localizam-se os músculos peitoral maior e menor e, com o auxílio do doppler, identifica-se o ramo peitoral da artéria toracoacrominal no plano formado entre esses dois músculos. O nervo peitoral lateral está localizado adjacente à artéria. Após infiltração de lidocaína 1%, uma agulha é posicionada no plano fascial entre os músculos peitorais. A solução é injetada sob visualização direta, geralmente 20 mL de anestésico local, e é observada a hidrodissecção desse plano muscular (Figura 82.4).

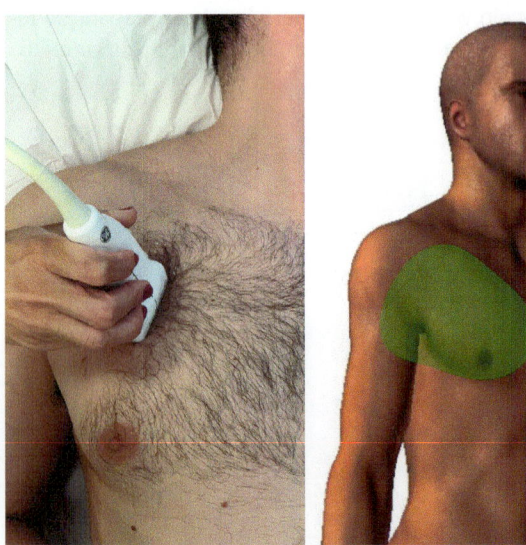

FIGURA 82.3 – Localização do probe para realização do PECS I, e representação esquemática da área bloqueada.

Fonte: Foto de acervo da autoria e ilustração desenvolvida pela autoria do capítulo.

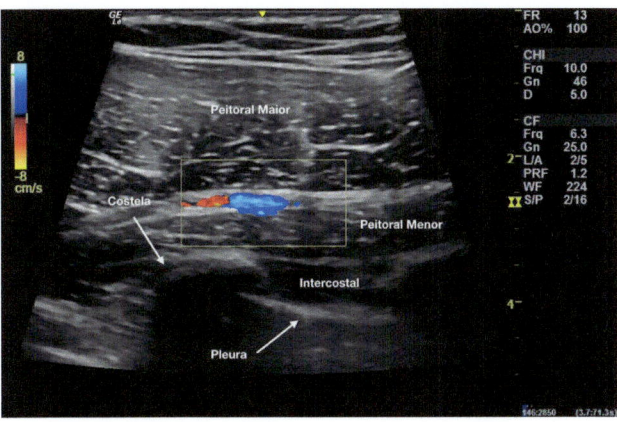

FIGURA 82.4 – Sonoanatomia do PECS I.

Fonte: Acervo da autoria do capítulo.

PECS II

Esta nova abordagem visa bloquear a região da axila, que é abordada nas cirurgias de mama com excisões amplas, tumorectomias, retirada de linfonodo sentinela e vários tipos de mastectomias.

■ Indicações e aplicação

O bloqueio PECS II é uma alternativa simples aos bloqueios paravertebral (PVT) e de neuroeixo para cirurgias da mama. Ele produz excelente analgesia e pode ser usado para fornecer uma anestesia equilibrada e como um bloqueio de resgate nos casos em que a analgesia fornecida pelos bloqueios paravertebral ou peridural foi irregular ou ineficaz. Por ser um bloqueio com marcos anatômicos facilmente identificáveis, ganhou popularidade dentro da anestesia regional. Em 2014, Wahba e Kamal realizaram um estudo controlado e randomizado comparando o bloqueio PECS II e paravertebral em 60 pacientes submetidos à mastectomia. O bloqueio dos nervos peitorais reduziu o consumo de morfina no período pós-operatório (primeiras 24 horas) e os escores de dor (primeiras 12 horas) em comparação com o PVT.

O objetivo do bloqueio PECS II é infiltrar dois compartimentos fasciais dividindo a dose de anestésico local entre os músculos peitorais (PECS I) e entre os músculos peitoral menor e serrátil anterior (entre a fáscia clavipeitoral e a borda superficial do músculo serrátil anterior). Desse modo, o anestésico local deve banhar os dois compartimentos das fáscias envolvidas: o compartimento peitoral com os nervos peitorais; e a região da axila com os ramos dos nervos intercostais e o nervo torácico longo.

■ Técnica guiada por ultrassonografia

O bloqueio é realizado com o paciente em posição supina, com o braço ao longo do corpo ou abduzido 90°, com o transdutor posicionado sob o terço lateral da clavícula (Figura 82.5). Após preparação estéril e realizada anestesia da pele com lidocaína a 1%, a primeira injeção é realizada

de modo semelhante ao PECS I, entre os músculos peitorais (cerca de 10 mL de anestésico local), enquanto a segunda é feita na linha axilar anterior no nível da 4ª costela, entre os músculos peitoral menor e serrátil anterior (geralmente 20 mL de anestésico local). Depois de se localizarem o músculo subclávio e a artéria e veia axilar, o transdutor é deslocado distalmente em direção à axila, até que o músculo peitoral menor seja identificado. É então iniciada a contagem das costelas, a partir da 1ª sob a artéria axilar, mantendo o peitoral menor como referência. A sonda é movida distal e lateralmente até atingir a borda lateral do músculo peitoral menor. Ao longo da 3ª costela, pode-se ver a continuação do ligamento de Gerdy e, por baixo, outro músculo cobrindo as 2ª, 3ª e 4ª costelas, que é o músculo serrátil anterior (Figura 82.6). Embora tenham sido descritas diferentes posições do transdutor e trajetórias da agulha, o bloqueio geralmente é realizado em uma única punção.

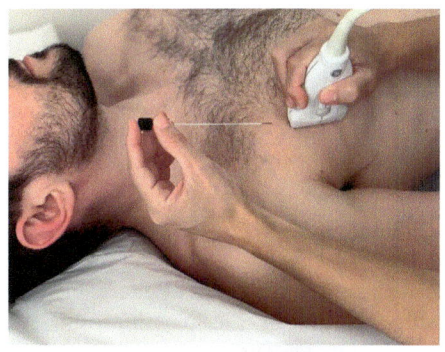

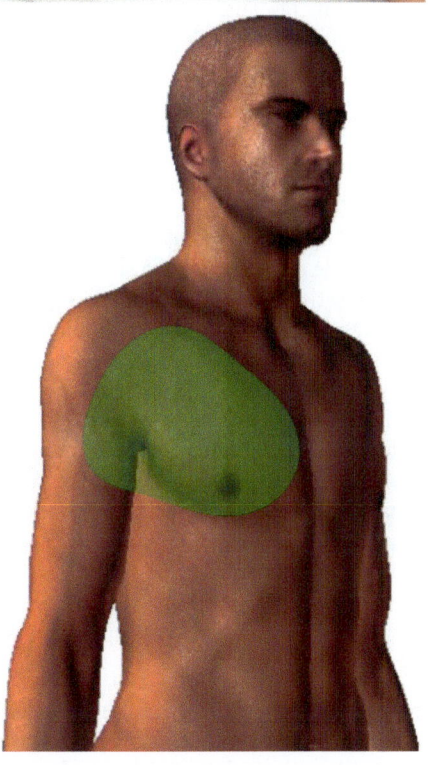

FIGURA 82.5 – Localização do probe para realização do PECS II e representação esquemática da área bloqueada.

Fonte: Foto de acervo da autoria e ilustração desenvolvida pela autoria do capítulo.

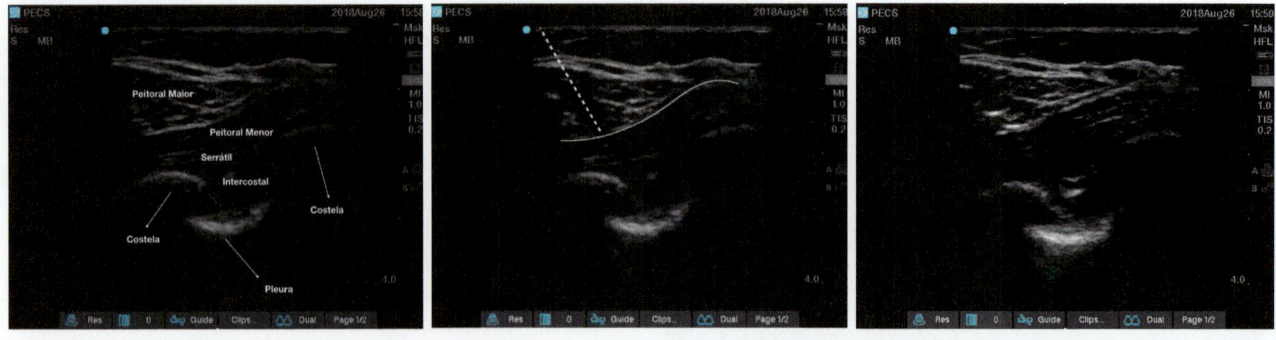

FIGURA 82.6 – Sonoanatomia do PECS II com infiltração entre os músculos peitoral maior e menor (PECS I) e entre peitoral menor e serrátil.

Fonte: Acervo da autoria do capítulo.

Bloqueio do plano do músculo transverso torácico

A parede torácica anteromedial (ou seja, o esterno e a região paraesternal) é inervada pelos ramos anteriores dos nervos intercostais. O PECS II e o bloqueio do plano muscular do serrátil anterior anestesiam principalmente os ramos cutâneos laterais e não bloqueiam de forma confiável esta área, embora um estudo recente do bloqueio PECS II em esternotomia mediana coloque isso em questão. Os ramos anteriores terminais ascendem na região paraesternal através dos músculos intercostais e peitoral maior para inervar os tecidos superficiais. Eles podem, assim, ser alvo em um dos dois planos fasciais: profundamente aos músculos intercostais e superficial ao músculo transverso torácico; ou superficialmente aos músculos intercostais e profundo ao músculo peitoral maior.

Indicações e aplicação

Dor crônica pós-esternotomia mediana é comum após cirurgia cardíaca. Se não tratada, a dor crônica severa pode reduzir a qualidade da vida, afetar o sono, o humor, o nível de atividade e a satisfação geral do paciente. A dor tem um efeito social significativo dado o grande número de cirurgias cardíacas realizadas anualmente. Embora uma série de processos fisiopatológicos e fatores de risco sejam estejam atribuídos, a causa exata e os principais fatores de risco permanecem desconhecidos. Além disso, o tratamento da dor crônica pós-esternotomia é, muitas vezes, inadequado, lançando-se mão do uso de opioides e outros medicamentos que fornecem benefício mínimo para o paciente e têm efeitos adversos significativos.

Técnica guiada por ultrassonografia

O bloqueio do plano do músculo transverso torácico (TTP) é realizado com o paciente em posição supina. Após preparação estéril, o transdutor linear é posicionado no plano longitudinal 1 cm lateralmente à borda do esterno. Uma visão sagital paraesternal do músculo intercostal interno e transverso torácico é obtida entre as 3ª e 4ª costelas acima da pleura. São também visualizados os vasos torácicos internos localizados superficialmente ao músculo transverso torácico. Após injeção de lidocaína a 1%, a agulha é posicionada, em plano, entre os músculos intercostal interno e transverso torácico, e realizada a injeção aproximadamente de 15 mL de anestésico local. É, então, observada a hidrodissecção desse plano muscular.

Bloqueios da parede posterior

Bloqueio paravertebral torácico

■ Considerações gerais

A abordagem do espaço paravertebral torácico possibilita não só o bloqueio somático, mas também o bloqueio simpático, de diversos metâmeros com uma injeção única na parede torácica. O bloqueio paravertebral não é um bloqueio interfascial, mas será descrito aqui pela sua aplicabilidade e importância no contexto dos bloqueios de parede torácica. Esse espaço tem formato em cunha, lateral à coluna vertebral, sendo mais largo em sua porção medial entre os processos transversos e afunila-se à medida que contorna as articulações costotransversas lateralmente. O espaço contém o nervo espinhal torácico e sua divisão em ramo dorsal e ventral, artéria e veia intercostal, cadeia simpática, ramos comunicantes branco e cinzento de cada segmento e os nervos esplâncnicos maior, menor e imo. A pleura parietal delimita o limite anterolateral do espaço, e o limite posterior é formado pelo ligamento costotransversário superior que continua lateralmente como membrana intercostal posterior ou também denominada "membrana intercostal interna". Assim, o espaço paravertebral continua lateralmente com o espaço intercostal no qual o feixe neurovascular cursa entre a musculatura intercostal interna e íntima. O limite medial é formado por parte do corpo vertebral, disco intervertebral e forâmen vertebral apresentando continuidade com o espaço peridural. A musculatura intercostal íntima reveste a caixa torácica alguns centímetros lateralmente ao processo transverso, e na porção medial está a fáscia endotorácica que recobre a caixa torácica internamente a este músculo, seguindo medialmente até se aderir à face anterior dos corpos vertebrais. Dessa forma, a fáscia endotorácica divide o espaço paravertebral em dois compartimentos:

o compartimento subendotorácico que contém a inervação somática, representada pelos ramos ventral e dorsal do nervo espinhal; e o compartimento extrapleural que contém a cadeia simpática e os nervos esplâncnicos. Esses compartimentos se comunicam pelo trajeto realizado pelos ramos comunicantes dos gânglios simpáticos, artérias e veias intercostais através da fáscia em cada segmento. Na transição toracolombar, a fáscia endotorácica continua como fáscia *transversalis* e, apesar da constrição dos ligamentos do diafragma sobre si, ocorre dispersão para as raízes altas do plexo lombar. Da mesma forma, na transição toracocervical ocorre comunicação com o plexo braquial e a cadeia simpática cervical, porém ainda não se conhecem ao certo os mecanismos. Acredita-se que a comunicação ocorra pelo nervo de Kuntz, que se comunica ao segundo nervo intercostal à raiz de T1 e está presente em cerca de 50% das pessoas.

O bloqueio paravertebral apresenta menos efeitos adversos e complicações quando comparado à abordagem do neuroeixo. Representa uma opção mais segura no paciente com coagulação limítrofe, pois o risco maior é de sangramento do que de formação de hematoma peridural com consequente déficit neurológico. A hipotensão resultante costuma ser inferior pela abordagem unilateral, e o bloqueio paravertebral está associado a menos sedação, náusea, vômito, retenção urinária e constipação. Além disso, está relacionado à nutrição enteral e à mobilização mais precoce.

■ Indicações

O bloqueio paravertebral é comumente indicado para cirurgia de mama e toracotomia, mas existem indicações menos estudadas como colecistectomia, cirurgia renal, ressecção hepática e cirurgia minimamente invasiva cardíaca. Como a abordagem da dor crônica, é indicado em fratura de múltiplas costelas, angina *pectoris*, dor crônica pós-operatória e dor oncológica.

■ Técnica guiada por ultrassonografia

Normalmente o espaço paravertebral não está muito profundo, podendo ser facilmente realizado o bloqueio com probe linear de alta frequência; porém, em pacientes obesos, pode ser necessário o uso de probe curvo de baixa frequência. O primeiro passo em todas as abordagens propostas é identificar o nível que se deseja bloquear colocando-se o transdutor em posição longitudinal paramediana para que seja possível contarem-se as costelas e identificar-se o nível correto da punção. As abordagens mais utilizadas são:

• Abordagem intercostal

O transdutor deve ser posicionado em posição transversal paramediana fora da sombra acústica da costela para que se possam identificar os limites do espaço paravertebral, que são a pleura, o processo transverso e a membrana intercostal interna. Após a correta visualização, a punção pode ser feita em plano, de lateral para medial ou o inverso. O importante é a adequada visualização da agulha em profundo com relação à membrana intercostal. A injeção do anestésico no local correto deve favorecer o deslocamento anterior da pleura, expandindo-se o espaço paravertebral.

• Abordagem longitudinal

O transdutor deve ser posicionado em posição longitudinal cerca de 3 a 4 cm lateralmente à palpação do processo espinhoso para a visualização da sombra acústica das duas costelas. Assim, deve ser feito um deslocamento medial do probe para se identificar a separação da membrana intercostal interna da pleura, evidenciando-se o espaço paravertebral. A punção pode ser em plano, que pode ser dificultada pelas estruturas ósseas, ou fora de plano.

• Abordagem oblíqua

O transdutor deve ser posicionado cerca de 3 a 4 cm lateralmente à palpação do processo espinhoso com rotação de 30º a 45º em relação ao plano sagital com a extremidade cranial próxima à linha média. O deslocamento do probe deve ser feito de lateral para medial até que o espaço paravertebral seja visualizado na extremidade cranial da imagem. Recomenda-se a técnica em plano de caudal para cranial até que a ponta da agulha ultrapasse a membrana intercostal interna/ligamento costotransversário superior.

■ Complicações

As complicações são raras, porém podem ocorrer hematoma e punção pleural, peridural ou subaracnóidea. Além disso, quando a dispersão não é adequada, pode haver falha do bloqueio.

Bloqueio do plano do músculo eretor da espinha

Considerações gerais

O bloqueio no plano do músculo eretor da espinha é realizado com o posicionamento da agulha entre este músculo e o processo transverso. O eretor da espinha, na verdade, é um grupamento muscular formado pelos músculos ileocostal, longuíssimo e espinhal. Profundo a este plano muscular, estão os músculos transversoespinhais que conectam o processo espinhoso ao processo transverso e os levantadores rostrais que conectam o processo transverso à costela. Acredita-se que a dispersão do anestésico local ocorra pelo forâmen costotransverso que funcionaria como um portão de acesso ao nervo espinhal, mas isso ainda não está claro. Outros trabalhos mostram que os músculos transversoespinhais dificultam a passagem do anestésico pelo forâmen costotransverso e que, na verdade, sua analgesia seria por meio da extensa dispersão lateral e caudal do anestésico para múltiplos espaços intercostais. Muitos estudos radiológicos mostram que a disseminação alcança os forâmenes neurais e espaço paravertebral, e que a disseminação para os espaços intercostais seria um mecanismo adicional de analgesia por sua ampla dispersão lateral. Foi descrito como injeção única e há relatos de volumes até 35 mL unilateral e 60 mL bilateral, com uma necessidade média de 3,4 mL para atingir cada dermátomo. Infusão contínua pode ser uma opção viável com relatos de permanência do cateter por até 60 dias. O cateter pode ser usado para bólus intermitente de volumes entre 5 e 20 mL ou infusão com taxas variando entre 5 e 14 mL/h. Na população pediátrica a dose varia entre 0,2 e 0,5 mL/kg com infusão entre 2 e 4 mL/h. A falha técnica pode ocorrer principalmente quando usado como técnica única ou quando é necessário anestesia visceral, pois esta ainda é questionada como resultado desse bloqueio.

Indicações

As indicações variam amplamente, podendo prover analgesia para cirurgias torácicas, vertebrais, abdominais, quadril até endarterectomia de carótida. Tratamento de dor crônica torácica neuropática, oncológica, pós-operatória, fartura de costela, dor abdominal crônica, ombro doloroso.

Técnica guiada por ultrassonografia

Normalmente o espaço entre o músculo e o processo transverso não está muito profundo, podendo ser facilmente realizado o bloqueio com probe linear de alta frequên-

cia. O transdutor deve ser colocado em posição longitudinal cerca de 3 a 4 cm lateralmente à palpação do processo espinhoso de T5 (Figura 82.7). Deve ser possível se identificarem três músculos superficiais ao processo transverso, sendo o trapézio o mais superficial seguido pelo romboide e eretor da espinha. A punção deve ser realizada em plano em direção craniocaudal até que a ponta da agulha esteja posicionada no plano fascial entre o músculo eretor da espinha e o processo transverso (Figura 82.8).

Complicações

O bloqueio no plano muscular do eretor da espinha é considerado um bloqueio fácil e muito seguro por ter como alvo uma estrutura óssea facilmente visualizada pelo ultrassom e por ser superficial. Assim, há poucos relatos de pneumotórax. Pode ocorrer intoxicação sistêmica pelo anestésico local, hematoma, punção visceral, injeção peridural ou paravertebral.

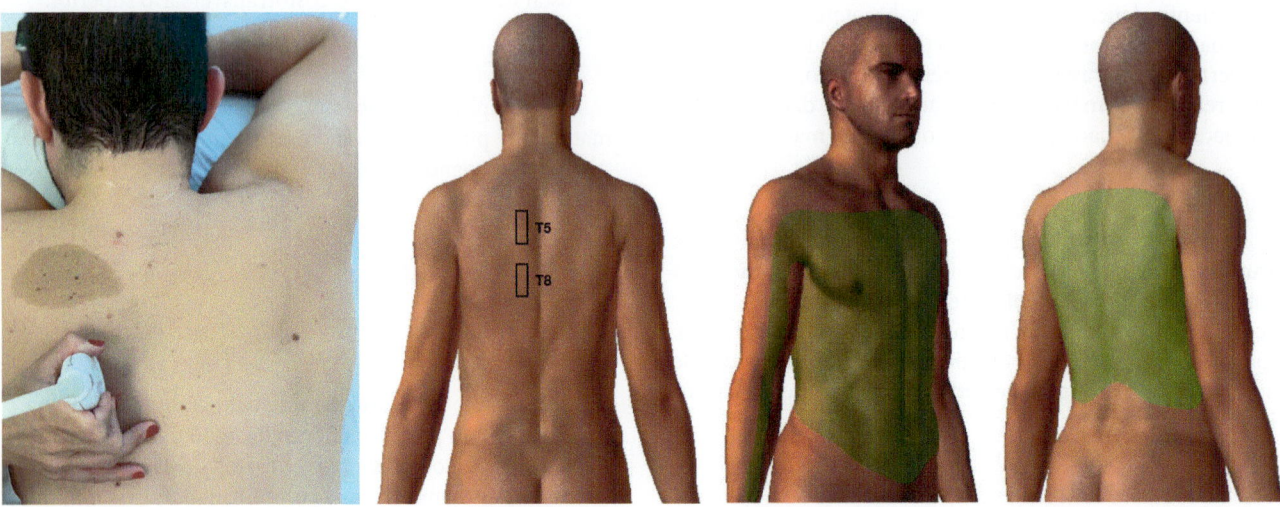

FIGURA 82.7 – Localização do probe para realização do bloqueio no plano do músculo eretor da espinha, e representação esquemática da área bloqueada.

Fonte: Foto de acervo e ilustrações desenvolvidas pela autoria do capítulo.

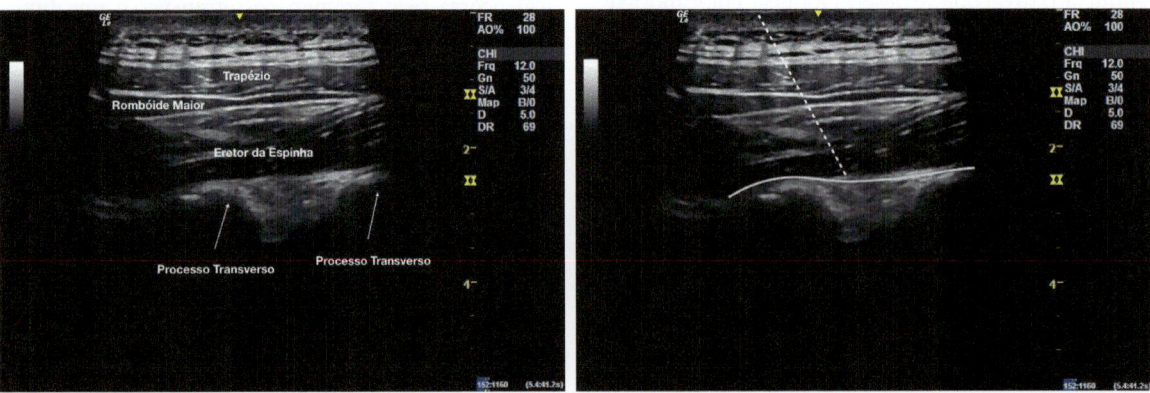

FIGURA 82.8 – Sonoanatomia do bloqueio no plano do músculo do eretor da espinha.

Fonte: Acervo da autoria do capítulo.

Bloqueio retrolaminar

Considerações gerais

O bloqueio retrolaminar foi criado em 2006 com o objetivo de criar pontos de referência mais simples e com menos riscos para atingir o espaço paravertebral. O provável sítio de ação neste bloqueio são os ramos dorsais e ventrais dos nervos espinhais torácicos pela dispersão do anestésico para o espaço peridural e paravertebral. O anestésico local é injetado entre a face posterior da lâmina óssea e os músculos transversos espinhais que a recobrem. A camada muscular adjacente aos processos espinhosos que recobre a lâmina é espessa e composta pela porção espinhal do músculo eretor da espinha e mais profundamente pelo grupo muscular transverso espinhal. Este grupamento muscular compreende os multífidos, rotadores, semiespinhal, interespinhal e intertransversários. É um bloqueio comparável à abordagem do plano do músculo eretor da espinha, porém o ponto de injeção é mais profundo e mais medial. Os planos anatômicos e o padrão de dispersão do anestésico local são semelhantes, por isso a recomendação para ambos é a injeção de largos volumes como 20 mL. A disseminação para o espaço paravertebral parece ocorrer por perfurações presentes no tecido conectivo intertransverso por onde os ramos dorsais e vasos acompanhantes emergem. Dessa forma, podem alcançar os ramos comunicantes e cadeia simpática, produzindo analgesia visceral. A dispersão para os foramens e para o espaço peridural parece ocorrer em torno de dois a cinco níveis vertebrais em torno do local de punção, sendo um padrão muito similar. A disseminação craniocaudal e mediolateral parece ser mais extensa com o bloqueio ao nível do músculo eretor da espinha, provavelmente pelo bloqueio retrolaminar apresentar uma topografia profunda a uma camada muscular espessa e muito aderida às lâminas. Assim, para analgesia somática de parede com objetivo mais extenso como em fraturas de múltiplas costelas, o bloqueio do plano muscular do eretor da espinha deve ser preferido. Essa analgesia pode atingir até nove espaços intercostais a partir de um único ponto de injeção.

Indicações

Sua eficácia clínica em dose única tem sido questionada, porém existem relatos de bons resultados com infusão contínua para cirurgia de câncer de mama e analgesia para fratura de costela.

Técnica guiada por ultrassonografia

O bloqueio deve ser realizado com o probe linear de alta frequência em orientação parassagital longitudinal próximo à linha média para que as lâminas das vértebras torácicas possam ser visualizadas. A agulha deve ser inserida em direção craniocaudal em plano sob visão direta até tocar na superfície óssea da lâmina do nível vertebral desejado. Nesse momento, pode ser injetado 0,5 a 1 mL de solução salina para avaliar a correta dispersão do líquido entre a superfície óssea e o plano muscular. Após correta identificação da dispersão líquida entre o eretor da espinha e a lâmina, devem ser injetados 20 mL de anestésico local.

Complicações

Não há complicações reportadas, porém as complicações potenciais são as mesmas relatadas para o bloqueio ao nível do músculo eretor da espinha. Ao avançar a agulha, deve-se ter cuidado para não se atingir o espaço interlaminar e o espaço peridural.

Aplicações práticas dos bloqueios interfasciais na dor

Uma das grandes vantagens dos bloqueios interfasciais é a possibilidade de uma alternativa à abordagem peridural torácica e ao espaço paravertebral, que obtém maior facilidade de execução e segurança. Como o alvo para injeções está distante de estruturas anatômicas críticas, existe pouco ou nenhum risco de lesão de nervos e da medula espinhal, hematoma ou infecção no espaço peridural, lesão vascular importante e punção pleural ou lesão pulmonar. A desvantagem é que o bloqueio somático e simpático pode ser menos consistente com uma qualidade de analgesia inferior, porém isso ainda não está comprovado. Os bloqueios paraesternais intercostais devem cobrir a região paraesternal, os bloqueios PECS I e II e, no plano do músculo serrátil anterior, devem cobrir a região axilar e tórax anterolateral, e os bloqueios paraespinhais posteriores devem cobrir todo o hemitórax.

Uma das grandes utilidades desses bloqueios é a analgesia pós-operatória e a abordagem da dor crônica que pode se desenvolver após cirurgias da parede torácica. A relação entre o procedimento cirúrgico causando dor aguda pós-operatória é bem conhecida. Porém, a primeira publicação vinculando-o com dor crônica foi realizada em 1998. Estima-se que até 50% dos pacientes submetidos a cirurgias possam desenvolver dor crônica pós-operatória, independentemente do tipo de procedimento realizado. Sabe-se que a lesão nervosa é um fator importante para o desenvolvimento da dor neuropática e que a neuroplasticidade central encontra-se presente em todo o processo fisiopatológico.

Entre as cirurgias mais relacionadas à dor crônica pós-operatória, estão a amputação de extremidades com incidência variando de 30% a 50%, as cirurgias para mastectomia com 30% a 50%, e a toracotomia com 30% a 40% dos pacientes evoluindo com dor persistente, sendo que dor severa pode ocorrer em até 10% dos casos.

O câncer de mama é uma patologia muito frequente, sendo responsável por até 25% das neoplasias nos países desenvolvidos. A cirurgia é um dos pilares do tratamento, e o desenvolvimento de dor crônica é mais frequente em mulheres jovens que fazem tratamento concomitante com radioterapia e as que são submetidas à ressecção axilar. Um percentual de 25% a 60% desses pacientes evolui com dor em braço e ombro ipsilateral por mais de 6 meses. Entende-se por dor crônica pós-mastectomia a dor que persiste na região anterior do tórax, axila e região medial e posterior do braço após qualquer procedimento cirúrgico na mama. O tipo de dor pode variar entre somática e neuropática, sendo frequente encontrar ambos na mesma paciente e o mecanismo da dor não é totalmente esclarecido.

A maioria dos estudos aborda intervenções analgésicas de controle perioperatório e poucos, o controle da dor crônica persistente. Nesse cenário, os bloqueios visam as estruturas que possivelmente estão envolvidas na transmissão dolorosa. Os bloqueios fasciais como o serrátil anterior e os PECS têm sido explorados nesse contexto por abrangerem os nervos envolvidos na inervação da mama. Os nervos intercostobraquial, intercostal, ramo cutâneo lateral, torácico longo e toracodorsal que podem estar associados à dor persistente pós-mastectomia, acredita-se, podem ser infiltrados no plano fascial entre o músculo serrátil e o latíssimo do dorso. O bloqueio profundo ao músculo serrátil também deve ser considerado principalmente em pacientes que não obtiverem alívio suficiente ou prolongado com a abordagem do plano superficial, pois parece ser mais eficiente no controle da dor. Além disso, a presença de espessamento cicatricial no plano superficial ao músculo serrátil pode ocorrer principalmente quando há dissecção de linfonodos e manipulação do músculo latíssimo do dorso. Assim, a abordagem desse plano pode não resultar em dispersão adequada do anestésico pela presença de fibrose local, tornando a abordagem profunda ao músculo serrátil uma opção mais interessante. Além disso, a administração de agentes neurolíticos pode ter vantagens no plano profundo por poupar o nervo torácico longo e evitar escápula alada. Essa intervenção, ainda não estudada nesse cenário, deve ser reservada para casos particulares em que os riscos podem superar os benefícios.

Os PECS I e II têm objetivo de abordar os nervos peitorais lateral e medial e também podem ser uma importante alternativa para controle de dor. Pacientes com dor exclusivamente na mama podem se beneficiar do bloqueio combinado PECS I e PECS II.

Outra causa de dor neuropática em parede torácica é a toracotomia, que se caracteriza por dor de moderada a forte intensidade na distribuição de um ou mais nervos intercostais, com incidência estimada de 25% a 60% nos pacientes submetidos a essa cirurgia. Embora a lesão dos nervos intercostais seja o fator de maior importância para o desenvolvimento dessa dor, ela pode se manifestar com ou sem a evidência de lesão, como uma mistura de dor neuropática e não neuropática, associada ainda à dor de origem miofascial. A dor neuropática ocorre somente em 29% dos casos, o que nos autoriza a crer que existem outras fontes possíveis de dor torácica pós-toracotomia como a lesão de tecidos profundos, o desmembramento da articulação costovertebral, a fratura de esterno e a irritação pleural secundária aos tubos de drenagem. A dor persistente e não tratada de forma adequada é fator importante de mau prognóstico, uma vez que dificulta a expansão pulmonar, bem como a expectoração de secreções.

Uma variedade de procedimentos intervencionistas foi descrita para tratar a síndrome de dor pós-toracotomia. A maioria desses procedimentos é tecnicamente complexa e está associada a riscos e complicações em virtude da proximidade dos alvos às estruturas neuroaxiais e pleura. Os bloqueios interfasciais surgem como uma alternativa segura e simples de serem realizados. O bloqueio no plano do músculo eretor espinhal, bem como o bloqueio no plano do músculo transverso torácico (TTP) guiados por ultrassonografia, são exemplos de bloqueios interfasciais utilizados tanto como prevenção como no tratamento da dor crônica pós toracotomia.

Recentemente, muitas publicações têm mostrado o papel dos bloqueios interfasciais na dor oncológica com bons resultados. Existem alguns relatos de bloqueios neurolíticos no espaço paravertebral para dor oncológica de parede torácica, principalmente para tumores muito próximos à linha média que impedem a abordagem intercostal. O sucesso depende da completa destruição do nervo com mínimos efeitos colaterais. O maior risco é paraplegia pela disseminação para espaço peridural. Estudos mostram que 2 mL parecem adequados para banhar o nervo segundo estudos em cadáveres. Estratégias de controle de dispersão da medicação incluem injeção de baixo volume e em pressão inferior a 15 psi, além de sempre manterem o lado abordado dependente para evitar dispersão medial. O uso de contraste e injeção guiado por radioscopia também pode acrescentar segurança. O bloqueio no plano do eretor da espinha já foi reportado como efetivo no manejo de dor unilateral em câncer de pâncreas com abordagem ao nível de T10 e em infusão contínua para manejo de dor em câncer de pulmão. Outro relato demonstrou sucesso no tratamento de dor em hemitórax esquerdo por carcinoma adenoide cístico em língua com metástase pleural. Nesse caso, realizada neurólise química no plano do músculo eretor da espinha no processo de transverso de T5 com administração de fenol 6% diluído em contraste com volume total de 12 mL guiado por ultrassom e tomografia. Esta mesma abordagem foi realizada para tratamento de carcinoma de células escamosas em pulmão com disseminação supraclavicular com dor em ombro e região proximal do braço. Para esse caso, foi realizado bloqueio analgésico no plano do músculo eretor da espinha e, após recidiva da dor, foi administrado fenol 8% a nível de T2 com 15 mL total, sendo 5 mL injetados a cada 15 minutos.

Considerações finais

Os bloqueios interfasciais têm surgido como uma grande promessa após a grande disseminação do uso do ultrassom. Mesmo que ainda não completamente compreendidos em sua fisiologia, representam técnicas promissoras pela sua facilidade de execução e segurança. Atualmente, a literatura vem mostrando uma grande ampliação de sua aplicabilidade para além da analgesia perioperatória, adentrando o cenário da dor crônica. Assim, representam uma alternativa importante de abordagem na dor crônica torácica principalmente pós-operatória e oncológica. Constituem uma importante ferramenta na abordagem da dor e merecem destaque pelo seu grande crescimento no controle da dor de diversas origens.

Referências bibliográficas

1. Abdallah FW et al. Too deep or not too deep? A propensity-matched comparison of the analgesic effects of a superficial versus deep serratus fascial plane block for ambulatory breast cancer surgery. Reg. Anesth. Pain Med. 2018 Jul;43(5):480-487. ISSN: 1532-8651 (electronic), 1098-7339 (linking). Disponível em: https://www.ncbi.nlm.nih.gov/pubmed/29932431.

2. Adhikary SD et al. Erector spinae plane block as an alternative to epidural analgesia for post-operative analgesia following video-assisted thoracoscopic surgery: a case study and a literature review on the spread of local anaesthetic in the erector spinae plane. Indian J. Anaesth. 2018 Jan;62(1):75-78. ISSN: 0019-5049 (print), 0019-5049 (linking). Disponível em: https://www.ncbi.nlm.nih.gov/pubmed/29416155.

3. Aydin T, Balaban O, Acar A. Ultrasound guided continuous erector spinae plane block for pain management in pulmonary malignancy. J. Clin. Anesth. 2018 May;46:63-64. ISSN: 1873-4529 (electronic), 0952-8180 (linking). Disponível em: https://www.ncbi.nlm.nih.gov/pubmed/29414621.

4. Biswas A et al. Serratus plane block: a cadaveric study to evaluate optimal injectate spread. Reg. Anesth. Pain Med. 2018 Nov;43(8):854-858. ISSN: 1532-8651 (electronic), 1098-7339 (linking). Disponível em: https://www.ncbi.nlm.nih.gov/pubmed/30063656.

5. Blanco R et al. Serratus plane block: a novel ultrasound-guided thoracic wall nerve block. Anaesthesia. 2013 Nov;68(11):1107-13. ISSN: 1365-2044 (electronic), 0003-2409 (linking). Disponível em: https://www.ncbi.nlm.nih.gov/pubmed/23923989.

6. Blanco R, Fajardo M, Maldonado TP. Ultrasound description of Pecs II (modified Pecs I): a novel approach to breast surgery. Rev. Esp. Anestesiol. Reanim. 2012 Nov;59(9):470-5. ISSN: 0034-9356 (print), 0034-9356 (linking). Disponível em: https://www.ncbi.nlm.nih.gov/pubmed/22939099.

7. Blanco R. The "pecs block": a novel technique for providing analgesia after breast surgery. Anaesthesia. 2011 Sep;66(9):847-8. ISSN: 1365-2044 (electronic), 0003-2409 (linking). Disponível em: https://www.ncbi.nlm.nih.gov/pubmed/21831090.

8. Chin KJ. Thoracic wall blocks: from paravertebral to retrolaminar to serratus to erector spinae and back again – A review of evidence. Best Pract. Res. Clin. Anaesthesiol. 2019 Mar;33(1):67-77. ISSN: 1878-1608 (electronic), 1521-6896 (linking). Disponível em: https://www.ncbi.nlm.nih.gov/pubmed/31272655.

9. De Cassai A et al. Erector spinae plane block combined with a novel technique for selective brachial plexus block in breast cancer surgery: a case report. Korean J. Anesthesiol. 2019 Jun;72(3):270-274. ISSN: 2005-7563 (electronic), 2005-6419 (linking). Disponível em: https://www.ncbi.nlm.nih.gov/pubmed/30481947.

10. De Cassai A et al. Erector spinae plane block: a systematic qualitative review. Minerva Anestesiol. 2019 Mar;85(3):308-319. ISSN: 1827-1596 (electronic), 0375-9393 (linking). Disponível em: https://www.ncbi.nlm.nih.gov/pubmed/30621377.

11. Elsharkawy H, Pawa A, Mariano ER. Interfascial plane blocks: back to basics. Reg. Anesth. Pain Med. 2018 May;43(4):341-346. ISSN: 1532-8651 (electronic), 1098-7339 (linking). Disponível em: https://www.ncbi.nlm.nih.gov/pubmed/29561295.

12. Farag E, Seif J. Thoracolumbar interfascial block (TLIP): a new technique of interfascial plane blocks. J. Clin. Anesth. 2020 May;61:109640. ISSN: 1873-4529 (electronic), 0952-8180 (linking). Disponível em: https://www.ncbi.nlm.nih.gov/pubmed/31672416.

13. Forero M et al. Erector spinae plane (ESP) block in the management of post thoracotomy pain syndrome: a case series. Scand. J. Pain. 2017 Oct;17:325-329. ISSN: 1877-8879 (electronic), 1877-8860 (linking). Disponível em: https://www.ncbi.nlm.nih.gov/pubmed/28919152.

14. Gardner ED, Gray DJ, O'Rahilly R. Anatomy: a regional study of human structure. 4th ed. Philadelphia: Saunders; 1975. v. IX, 821 p. ISBN: 0721640184.

15. Helander EM et al. PECS, serratus plane, erector spinae, and paravertebral blocks: a comprehensive review. Best Pract. Res. Clin. Anaesthesiol. 2019 Dec;33(4):573-581. ISSN: 1878-1608 (electronic), 1521-6896 (linking). Disponível em: https://www.ncbi.nlm.nih.gov/pubmed/31791572.

16. Hernandez-Porras BC, Rocha A, Juarez AM. Phenol spread in erector spinae plane block for cancer pain. Reg. Anesth. Pain Med. 2020 Aug;45(8):671. ISSN: 1532-8651 (electronic), 1098-7339 (linking). Disponível em: https://www.ncbi.nlm.nih.gov/pubmed/31806683.

17. Khan JS et al. Treating persistent pain after breast cancer surgery. Drugs. 2020 Jan;80(1):23-31. ISSN: 1179-1950 (electronic), 0012-6667 (linking). Disponível em: https://www.ncbi.nlm.nih.gov/pubmed/31784873.

18. Kleiman AM et al. Chronic poststernotomy pain: incidence, risk factors, treatment, prevention, and the anesthesiologist's role. Reg. Anesth. Pain Med. 2017 Nov/Dec;42(6):698-708. ISSN: 1532-8651 (electronic), 1098-7339 (linking). Disponível em: https://www.ncbi.nlm.nih.gov/pubmed/28937533.

19. Kumar KN et al. Efficacy of bilateral pectoralis nerve block for ultrafast tracking and postoperative pain management in cardiac surgery. Ann. Card. Anaesth. 2018 Jul-Sep;21(3):333-338. ISSN: 0974-5181 (electronic), 0971-9784 (linking). Disponível em: https://www.ncbi.nlm.nih.gov/pubmed/30052231.

20. Malik T. Ultrasound-guided paravertebral neurolytic block: a report of two cases. Pain Pract. 2014 Apr;14(4):346-9. ISSN: 1533-2500 (electronic), 1530-7085 (linking). Disponível em: https://www.ncbi.nlm.nih.gov/pubmed/23692153.

21. Moore KL, Dalley AF, Agur AMR. Clinically oriented anatomy. 7th ed. Philadelphia: Wolters Kluwer/Lippincott Williams & Wilkins Health; 2014. v. XXVIII, 1134 p. ISBN: 9781451119459 (pbk. alk. paper), 1451119453 (pbk. alk. paper).

22. Onishi E et al. Comparison of clinical efficacy and anatomical investigation between retrolaminar block and erector spinae plane block. Biomed. Res. Int. 2019;2019:2578396. ISSN: 2314-6141 (electronic). Disponível em: https://www.ncbi.nlm.nih.gov/pubmed/31032339.

23. Papa P, Antunez-Maciel M, Asenjo JF. Cancer shoulder pain treated with a neurolytic erector spinae plane block. Can. J. Anaesth. 2020 Sep;67(9):1262-1263. ISSN: 1496-8975 (electronic), 0832-610X (linking). Disponível em: https://www.ncbi.nlm.nih.gov/pubmed/32215840.

24. Piracha MM et al. "A tale of two planes": deep versus superficial serratus plane block for postmastectomy pain syndrome. Reg. Anesth. Pain Med. 2017 Mar/Apr;42(2):259-262. ISSN: 1532-8651 (electronic), 1098-7339 (linking). Disponível em: https://www.ncbi.nlm.nih.gov/pubmed/28079733.

25. Sánchez RP, Hernandez-Porras BC. Dolor en el paciente oncológico. 1. ed. México: Pydesa; 2016. ISBN: 978-607-8151-53-0.

26. Tratado de dor oncológica. 1. ed. Rio de Janeiro: Atheneu; 2019. ISBN: 978-85-388-1001-8.

27. Tulgar S et al. Efficacy of bilateral erector spinae plane block in the management of pain: current insights. J. Pain Res. 2019;12:2597-2613. ISSN: 1178-7090 (print), 1178-7090 (linking). Disponível em: https://www.ncbi.nlm.nih.gov/pubmed/31695476.

28. Ueshima H, Kitamura A. Blocking of multiple anterior branches of intercostal nerves (Th2-6) using a transversus thoracic muscle plane block. Reg. Anesth. Pain Med. 2015 Jul-Aug;40(4):388. ISSN: 1532-8651 (electronic), 1098-7339 (linking). Disponível em: https://www.ncbi.nlm.nih.gov/pubmed/26079353.

29. Wijayasinghe N, Andersen KG, Kehlet H. Analgesic and sensory effects of the pecs local anesthetic block in patients with persistent pain after breast cancer surgery: a pilot study. Pain Pract. 2017 Feb;17(2):185-191. ISSN: 1533-2500 (electronic), 1530-7085 (linking). Disponível em: https://www.ncbi.nlm.nih.gov/pubmed/26857336.

capítulo 83

Bloqueios do Abdômen

Thiago Ramos Grigio | Laura Moreno de Barros | Marcelo Vaz Perez

Introdução

Dor na parede abdominal é um termo abrangente que compreende diversas etiologias, a mais comum das quais é a compressão benigna do nervo podendo originar-se localmente. Além disso, outras causas incluem dor miofascial, radiculopatia espinhal torácica, hematoma da bainha retal, e também pode ser referida por doença intra-abdominal, visceral ou intratorácica.

Até 30% dos pacientes com dor abdominal crônica têm componentes de dor com origem na parede abdominal. As condições predisponentes incluem obesidade, cirurgia abdominal anterior, gravidez e lesões relacionadas a esportes.

A dor na parede abdominal é mais comum em mulheres, relação de 4:1, e afeta pacientes principalmente entre a quinta e a sexta décadas de vida. O local mais comum de dor abdominal é o quadrante superior direito, mas os pacientes podem relatar dor no epigástrio ou em vários locais. As comorbidades mais comuns nos pacientes com dor abdominal crônica são: depressão; síndrome do intestino irritável; doença do refluxo gastroesofágico; e dor lombar crônica.

A causa mais comum de dor na parede abdominal é a compressão do nervo na borda lateral do músculo reto denominada "síndrome do encarceramento do nervo cutâneo anterior", causada pela compressão do nervo cutâneo anterior à medida que percorre a musculatura da parede abdominal e aponeuroses.

Outra possível causa de dor em parede abdominal pode ser a pressão intra ou extra-abdominal ou a formação de cicatriz que pode causar tração no nervo, culminando em irritação do nervo e sua provável isquemia.

A compressão do nervo ilioinguinal-ílio-hipogástrico é outra causa comum de dor abdominal inferior em pacientes com história de cirurgia abdominal inferior, particularmente após herniorrafia inguinal, apendicectomia e procedimentos com incisões de Pfannenstiel.

Neuropatia diabética, radiculopatia da coluna torácica e neuralgia pós-herpética são causas menos comuns de dor na parede abdominal.

A dor na parede abdominal é geralmente provocada por movimentos físicos do indivíduo acometido, como levantar-se, dobrar-se sobre o próprio corpo, rir, esticar-se, torcer o tronco e também pode ser espontânea. Uma história de fatores precipitantes e associados é crucial para fazer o diagnóstico. Também é necessário perguntar sobre história de cirurgia abdominal, lesão, trauma, diabetes *mellitus* ou problemas nas costas para descartar outras causas de dor neuropática. Dor na parede abdominal pode ser confirmada no exame físico, procurando-se por dor localizada e um sinal de Carnett positivo.

Injeção de ponto-gatilho usando anestésico local, como a lidocaína, pode ser usada como teste confirmatório e terapêutico para dor de origem na musculatura da parede abdominal. Alívio da dor superior a 50% após a injeção do anestésico local no ponto de sensibilidade máxima confirma o diagnóstico de dor na parede abdominal.

Na dor abdominal pós cirúrgica, a irritação da raiz nervosa ou miofascial na parede abdominal é uma causa comum na cesariana, colecistectomia, prostatectomia, histerectomia e cirurgia de transplante.

Analgesia com opioide espinhal ou sistêmica são frequentemente utilizadas para gerenciar a dor após cirurgias abdominais. No entanto, complicações como náusea, vômito e depressão respiratória são frequentemente associadas ao uso de opioides. Como resultado, a investigação de esquemas alternativos de analgesia para aumentar a eficácia no tratamento da dor são ferramentas de grande importância para a prática clínica.

Os primeiros relatos de anestesia regional apareceram na década de 1880. Técnicas de localização de nervos foram baseados em marcos anatômicos e dissecção cirúrgica formal. Técnicas percutâneas utilizando-se agulhas posteriormente foram desenvolvidas. A técnica era feita com o contato agulha-nervo e parestesia para confirmar a localização da agulha no nervo-alvo ou dentro dele. Os defensores desta técnica reivindicaram altas taxas de sucesso sem sequelas adversas, mesmo sugerindo que a ausência de parestesia era um indicador de provável falha no bloqueio: "sem parestesia, sem anestesia". Em meados do século XX, cliques e "pop" fasciais tornaram-se importantes com relatos de sucesso do bloqueio sem procurar pela parestesia. Em 1969, estimuladores nervosos para bloqueio nervoso estavam prontamente disponíveis e em uso generalizado.

Novas técnicas de bloqueios intervencionistas foram desenvolvidas e permitiram a realização de bloqueios com maior segurança. O ultrassom traz diversos benefícios para a realização dos bloqueios. Entre eles:

▶ Aumento das taxas de sucesso do bloqueio.

▶ Ausência de radiação ionizante.

▶ Visualização da imagem em tempo real.

▶ Visualização do bloqueio em tempo real para localização correta da solução a ser injetada.

Convencionalmente, os bloqueios da parede abdominal são: bloqueio da bainha de reto abdominal; bloqueio paraumbilical; o bloqueio ílio-hipogástrico/ilioinguinal; e o bloqueio do plano transverso abdominal.

Anatomia da parede abdominal

A parede abdominal é composta por músculos que envolvem a cavidade abdominal. É delimitada inferiormente pelos ossos da pelve e ligamento inguinal, superiormente pelo processo xifoide e margens costais e posteriormente pela coluna vertebral.

A parede abdominal é dividida em anterolateral e posterior.

A parede abdominal anterolateral é delimitada entre as linhas axilares posteriores de ambos os lados. É composta por uma parede de três músculos concêntricos (músculo transverso do abdômen, músculo oblíquo interno abdominal e músculo oblíquo externo abdominal, do mais interno para o mais externo respectivamente) e, anteriormente,

por dois músculos retoabdominal separados pela linha alba. Alguns indivíduos apresentam outro pequeno músculo vertical (músculo piramidal).

Os músculos transverso do abdômen e oblíquo interno afinam à medida que caminham para a parede posterior e continuam com a fáscia toracolombar, caracterizada por uma mistura de aponeuroses e fáscias que cobrem as musculaturas da parede abdominal posterior. A fáscia toracolombar cobre os músculos paraespinhal (eretores da espinha), músculo quadrado lombar.

O músculo oblíquo externo termina abruptamente e inicia o músculo latíssimo dorsal.

A parede posterior é composta pelos músculos:

▶ músculo psoas maior e menor;

▶ músculo ilíaco;

▶ músculo quadrado lombar.

A parede abdominal anterior é inervada pelos nervos torácicos (T6 a T12) e nervos ilioinguinal e ílio-hipogástrico (ramos de L1). Esses nervos emergem dos ramos anteriores torácicos e, na linha axilar média, dividem-se em dois ramos: ramo cutâneo lateral; e ramo cutâneo anterior. O ramo cutâneo lateral superficializa para o tecido subcutâneo e para a linha axilar anterior, inervando a parede abdominal lateral. Já o outro ramo anterior percorre entre os músculos oblíquo interno e transverso do abdômen. No mesmo plano dos nervos, também se encontra a artéria ilíaca circunflexa profunda.

Na região anteromedial, os ramos cutâneos anteriores dos nervos T6 a L1 inervam a bainha do músculo reto do abdômen e estão localizados entre a bainha do reto posterior e o músculo transverso abdominal e emergem sob o músculo reto abdominal. Além disso, nessa região, também é possível encontrar a artéria epigástrica inferior profunda.

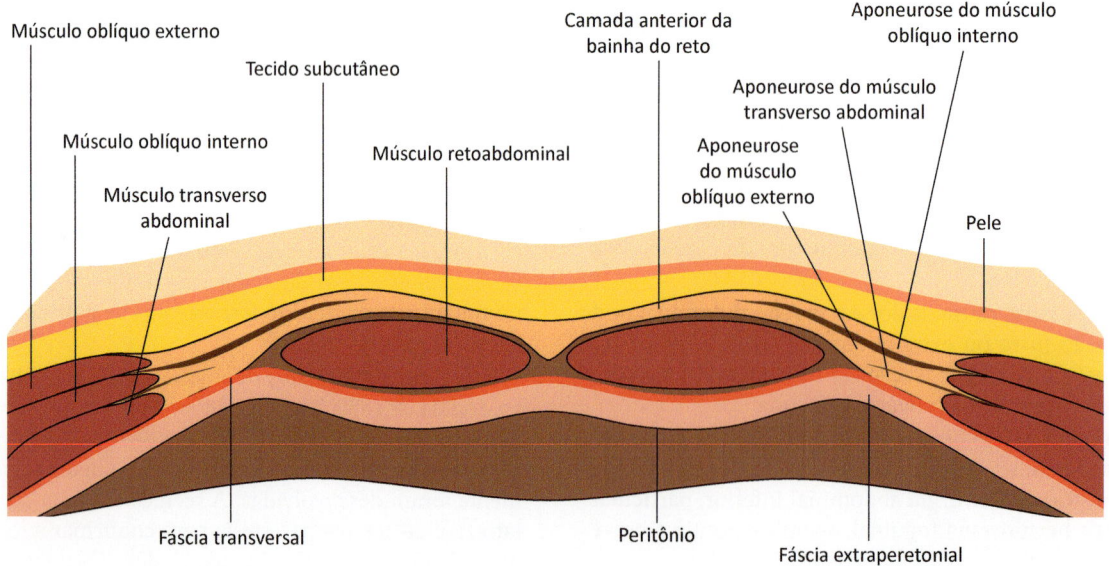

FIGURA 83.1 – Parede abdominal anterior.

Fonte: Desenvolvida pela autoria do capítulo.

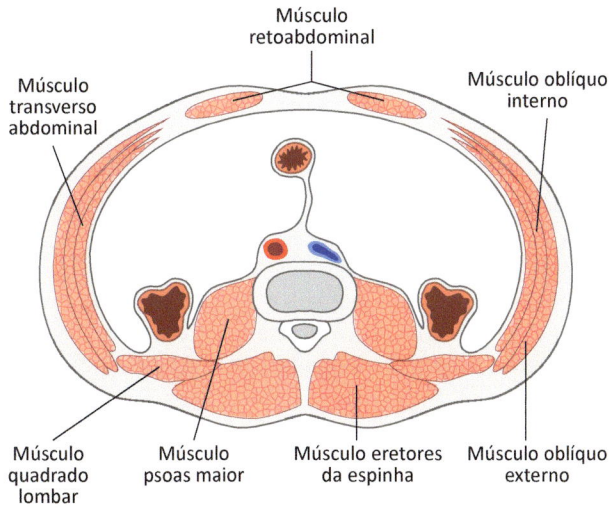

FIGURA 83.2 – Parede abdominal.

Fonte: Desenvolvida pela autoria do capítulo.

Contraindicação para realização de bloqueios

Contraindicações absolutas incluem infecção local, alergia a anestésicos locais e diátese hemorrágica conhecida.

Contraindicações relativas incluem anormalidades anatômicas, instabilidade hemodinâmica e distúrbios neurológicos conhecidos.

Bloqueio do plano transverso abdominal

O bloqueio do plano transverso abdominal envolve basicamente a deposição de anestésico local no plano entre os músculos oblíquo interno e transverso do abdômen para atingir os nervos que passam entre os músculos. Os volumes anestésicos locais necessários são altos (20 a 40 mL) uma vez que não é possível a localização dos nervos na ultrassonografia e, além disso, o campo de analgesia é amplo para o bloqueio de todos os nervos que passam nessa região.

Técnica

O bloqueio do plano transverso abdominal clássico é a abordagem com base em pontos de referência. O "triângulo de Petit" é o ponto de referência, delimitado inferiormente pela crista ilíaca, lateralmente pela borda medial do músculo oblíquo externo e medialmente pela borda lateral do músculo latíssimo dorsal.

Nesta primeira técnica descrita, a agulha de ponta romba é inserida logo acima da crista ilíaca perpendicularmente à pele, até sentir uma sensação de "duplo pop". O segundo "pop" indica que a agulha cruzou o músculo oblíquo interno e fica no plano entre os músculos oblíquo interno e transverso do abdômen. No entanto, essa técnica apresenta alguns problemas: dificuldade de determinar os pontos de referência, especialmente em indivíduos obesos; variações anatômicas na localização do triângulo Petit; e a sensação

pop pode ser bastante subjetiva com chances de perfuração peritoneal. Em decorrência dessas dificuldades e com a utilização do ultrassom, essa técnica clássica foi abandonada.

A abordagem guiada por ultrassom foi descrita pela primeira vez em 2007, por Hebbard et al. Os autores aplicaram o transdutor do ultrassom orientado transversalmente à parede abdominal anterolateral, onde as três camadas musculares são mais distintas. É identificado o plano entre os músculos oblíquo interno e transverso do abdômen na linha média axilar, logo acima da crista ilíaca (ou seja, sobre o triângulo de Petit). A ultrassonografia em tempo real facilita a visualização da agulha à medida que se aproxima e atinge o plano da fáscia, assim como a camada hipoecoica, criada por injeção de anestésico local.

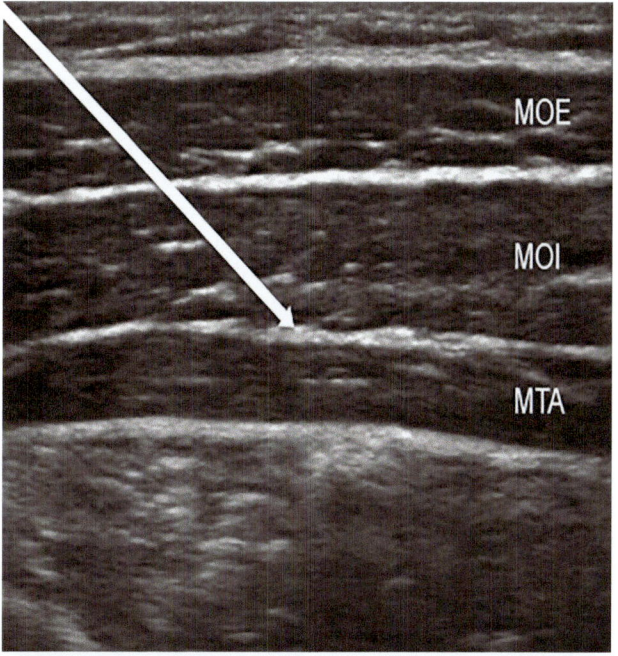

FIGURA 83.3 – Imagem do ultrassom para o bloqueio da parede abdominal.

Seta indica o local onde a solução deve ser injetada; MOE: músculo oblíquo externo; MOI: músculo oblíquo interno; MTA: músculo transverso abdominal.

Fonte: Acervo da autoria do capítulo.

Variações desse bloqueio surgiram, e o bloqueio do plano transverso abdominal por ultrassom foi dividido em: abordagem subcostal (posicionamento do transdutor na margem inferior da caixa torácica, medial e cranialmente); abordagem lateral (posicionamento do transdutor na linha axilar média entre a margem costal e a crista ilíaca com inserção da agulha na lateral para medial direção); abordagem posterior (o transdutor é posicionado na linha axilar média e deslocado posteriormente até o limite dos músculos oblíquo interno e transverso abdominal; o alvo é a região mais posterior dos músculos-alvo, e a agulha é inserida na região da linha axilar média direcionada para a região posterior).

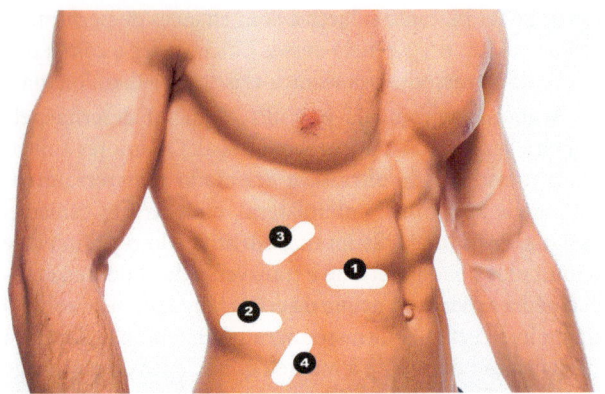

FIGURA 83.4 – Diferentes posicionamentos do transdutor para realização do bloqueio na região da parede abdominal.

1: posicionamento do ultrassom para o bloqueio da bainha do reto; 2: posicionamento do ultrassom para a abordagem lateral do bloqueio do plano transverso abdominal; 3: posicionamento do ultrassom para a abordagem subcostal do bloqueio do plano transverso abdominal; 4: posicionamento do ultrassom para bloqueio dos nervos ilioinguinal e ílio-hipogástrico.

Fonte: Desenvolvida pela autoria do capítulo.

Na abordagem subcostal, o alvo é o plano fascial realizado ou entre o músculo transverso do abdômen e a bainha do músculo reto abdominal (Figura 83.5), ou mais lateral, entre o músculo oblíquo interno e transverso do abdômen. Essa técnica possibilita analgesia supraumbilical da parede abdominal (T6 a T9).

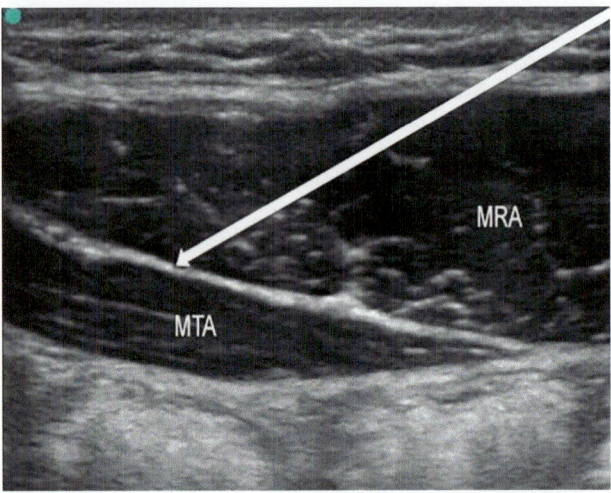

FIGURA 83.5 – Imagem do ultrassom para realização da abordagem subcostal.

Seta indica o local onde a solução deve ser injetada; MTA: músculo transverso abdominal; MRA: músculo reto abdominal.

Fonte: Acervo da autoria do capítulo.

Indicação

Deve ser considerada para analgesia da parede abdominal anterolateral.

Muito utilizado na analgesia pós-operatória multimodal da parede abdominal para ampla variedade de procedimentos abdominais: ressecção do intestino grosso; apendicectomia aberta/laparoscópica; cesariana; histerectomia abdominal total; colecistectomia laparoscópica; prostatectomia aberta; cirurgia de transplante renal; abdominoplastia com/sem lipoaspiração; e enxerto ósseo da crista ilíaca.

As abordagens mais posteriores, ou seja, a colocação da agulha mais próxima da abordagem tradicional resulta em uma analgesia mais ampla em termos de dermátomos e duração do bloqueio, provavelmente por causa do bloqueio dos gânglios simpáticos no espaço paravertebral torácico.

Bloqueio quadrado lombar

Há quatro diferentes abordagens do bloqueio quadrado lombar. O bloqueio quadrado lombar foi descrito pela primeira vez por ultrassom por Blanco, em 2007, aproximando a técnica do bloqueio transverso abdominal e de "duplo pop" no triângulo lombar de Petit.

No bloqueio quadrado lombar tipo 1 ou lateral, o anestésico local é injetado lateralmente ao músculo quadrado lombar. O transdutor é posicionado na linha axilar média e deslocado posteriormente até que a aponeurose do músculo transverso abdominal fique com imagem hiperecoica. O alvo é entre ó músculo transverso abdominal e músculo quadrado lombar, profundo à aponeurose e superficial à fáscia toracolombar anterior, próximo à gordura paranéfrica. O principal objetivo é anestesiar os ramos cutâneos laterais dos nervos ilioinguinal/ílio-hipogástrico e subcostal (T12 a L1) (Figura 83.6).

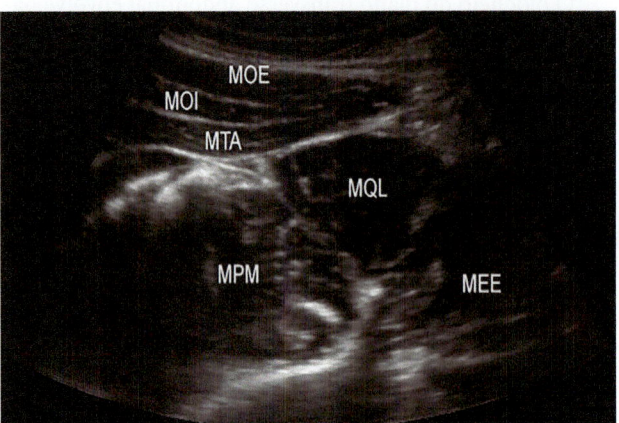

FIGURA 83.6 – Imagem do ultrassom para realização do bloqueio quadrado lombar tipos 1, 2 e 3.

MOE: músculo oblíquo externo; MOI: músculo oblíquo interno; MTA: músculo transverso abdominal; MQL: músculo quadrado lombar; MEE: músculos eretores da espinha; MPM: músculo psoas maior.

Fonte: Acervo da autoria do capítulo.

No bloqueio quadrado lombar tipo 2, a injeção é posterior ao músculo quadrado lombar. A solução deve ser injetada entre os músculos quadrado lombar e eretores da espinha.

No bloqueio quadrado lombar anterior (ou transmuscular) descrito por Borglum et al., o anestésico local é injetado anteriormente entre o músculo psoas maior e o músculo quadrado lombar.

No bloqueio quadrado lombar intramuscular, o anestésico local é injetado dentro do músculo quadrado lombar e deve ser considerado para dores com origem no músculo quadrado lombar.

Quanto ao mecanismo de ação do bloqueio quadrado lombar, muitas hipóteses têm surgido. Em uma revisão publicada pela ASA em 2019, relata-se que o anestésico local injetado entre a fáscia toracolombar e o músculo quadrado lombar pode se espalhar para o espaço paravertebral torácico e o nível de injeção vertebral influenciará a extensão da propagação craniana. Estudos em cadáveres também têm sustentado um possível mecanismo de ação via disseminação direta do corante nas raízes e nos ramos do plexo lombar, necessitando de estudos *in vivo*.

Além dos mecanismos aqui descritos, observou-se que a fáscia toracolombar apresenta extensa inervação sensorial por nociceptores e mecanorreceptores de fibras A e C; as fibras nervosas simpáticas relacionadas aos ramos abdominais das artérias lombares, localizadas posteriormente ao músculo quadrado lombar, inervam a fáscia toracolombar. Como esses nervos têm um forte componente vasomotor, o bloqueio desses aferentes simpáticos poderia, teoricamente, induzir alterações na circulação local e no tônus autonômico geral, contribuindo potencialmente para a eficácia analgésica do bloqueio do quadrado lombar posterior.

Considerações anatômicas

O músculo quadrado lombar se origina na crista ilíaca posteromedial e insere-se na borda medial da 12ª costela e nos processos transversais da 1ª à 4ª vértebras lombares.

Os músculos quadrado lombar e psoas atravessam posteriormente os ligamentos arqueados lateral e medialmente ao diafragma. Posteriormente ao músculo quadrado lombar, encontra-se o grupamento muscular eretor da coluna vertebral, constituído pelo multifídeo, longu**íssimo e** iliocostal.

As vísceras intra-abdominais estão separadas das camadas musculares pela fáscia transversal. O rim é separado por gordura para/perin**é**frica, a camada posterior da fáscia renal e fáscia transversal.

Os nervos ílio-hipogástricos e ilioinguinais (ramo ventral de L1 com contribuições ocasionais de T12, L2 e L3) partem pelo aspecto proximal e lateral do músculo psoas e atravessam a superfície ventral do quadrado lombar sendo envolvidos na disseminação do anestésico. Assim como os ramos dorsais dos nervos espinhais que atravessam a fáscia toracolombar posterior ao músculo quadrado lombar e, depois, entra nos músculos eretores da espinha.

Técnica

Tamanho da agulha: 80 a 150 mm.

Dosagem do anestésico local: 0,2 a 0,4 mL/kg de 0,2% a 0,5% de ropivacaína ou 0,1% a 0,25% de bupivacaína por lado, ajustando-se a dosagem para evitar toxicidade.

Adjuvantes: não há dados comparativos sobre a eficácia de adjuvantes; no entanto, o uso de epinefrina pode ter benefícios na redução da taxa de absorção e na detecção e limitação de injeção intravascular inadvertida.

Posicionamento do paciente: decúbito dorsal com inclinação lateral, decúbito lateral, sentado ou prona, dependendo em grande parte da preferência do médico, mobilidade do paciente e trajetória planejada da agulha.

■ Bloqueio quadrado lombar lateral

Agulhamento em plano, com inserção da agulha lateral (anterior) ao transdutor de ultrassom com uma trajetória anterior-posterior da agulha. O anestésico é depositado na borda lateral do músculo quadrado lombar após a ponta da agulha penetrar na aponeurose transversa do abdômen.

A dispersão do anestésico local tende a ocorrer no plano muscular transverso do abdômen subcutâneo, embora os relatos clínicos se refiram **à** distribuição mais extensa.

■ Bloqueio quadrado lombar posterior

Também com agulhamento em plano, usando uma trajetória anterior-posterior ou posterior-anterior. O anestésico local é injetado na superfície posterior do músculo quadrado lombar, entre os músculos quadrado lombar e eretores da espinha. Sua dispersão ocorre ao longo da área intertransversa da fáscia toracolombar média.

■ Bloqueio quadrado lombar anterior

Maior variedade de agulhamento, sempre em plano. Inserção de agulha medial ao transdutor de ultrassom, usando-se uma trajetória posterior-anterior ou anterior-posterior. Uma outra opção é com a abordagem anterior oblíqua subcostal em que a inserção da agulha é caudal ao transdutor e a trajetória é no plano caudal-lateral a cranial-medial.

O ponto de injeção do anestésico local está no plano tecidual entre os músculos quadrado lombar e psoas. Essas abordagens diferem na trajetória da agulha usada (anterior-posterior; posterior-anterior; caudal-craniana) mas tem o mesmo plano de injeção.

Neste, o anestésico pode se espalhar para raízes do plexo lombar, além do paravertebral torácico.

Indicação

O interesse por esse bloqueio aumentou muito nos últimos anos uma vez que é relatada analgesia abdominal mais extensa quando comparado ao bloqueio do plano transverso do abdômen.

Foi demonstrada a eficácia do bloqueio quadrado lombar para analgesia pós-operatória após cesariana e procedimentos laparoscópicos ginecológicos, cirurgia abdominal (ressecção do intestino delgado e do cólon), reconstrução da colostomia, apendicectomia, gastrectomia e analgesia hernioplastia, analgesia pós-operatória após nefrectomia aberta e laparoscópica. Há cada vez mais autores que o descrevem para cirurgia de quadril e fêmur e cirurgia de vértebras lombares. Também foi publicado relato de caso para tratamento da dor crônica após a cirurgia de hérnia da parede abdominal anterior com um efeito de 2 meses após a realização do bloqueio.

Complicações

Complicações são raras. Até o momento, não foram descritas infecções durante o desempenho do bloqueio do quadrado lombar. A vantagem desse bloqueio em comparação com outros bloqueios da parede abdominal é o fato de que a passagem da agulha e o local da aplicação do anestésico local estão muito distantes da cavidade peritoneal, de órgãos abdominais viscerais e de grandes vasos sanguíneos. Não há dados sobre danos neurológicos, uma vez que o anestésico local não é injetado na proximidade imediata do nervo, mas é injetado em um espaço rico em pequenas terminações nervosas.

Entretanto, o bloqueio do quadrado lombar pode resultar em distribuição anestésica local para o plexo lombar e bloqueio motor prolongado, retardando a mobilização e a alta hospitalar. Já há relato de hipotensão, que pode estar relacionada aos anestésicos locais espalhados pelo espaço paravertebral. Em decorrência das doses utilizadas e da vascularização da área, toxicidade sistêmica é um risco potencial, devendo-se estar atento às concentrações máximas de anestésicos.

Bloqueio dos nervos ilioinguinal e ílio-hipogástrico

Ao contrário do bloqueio do plano transverso do abdômen, o bloqueio dos nervos ilioinguinal/ílio-hipogástrico necessita de menor volume de anestésico local.

Considerações anatômicas

Anatomicamente, a inervação sensorial da região inguinal é suprida pelos nervos T12-L2. Os nervos ilioinguinal e ílio-hipogástrico, que são ramos de T12 e L1, passam entre os músculos oblíquo interno e transverso abdominal imediatamente superior à espinha ilíaca anterossuperior.

Na borda lateral do músculo quadrado lombar, os nervos ilioinguinal e ílio-hipogástrico passam pela fáscia lombar e estendem-se até a área entre os músculos oblíquo interno e transverso abdominal. O nervo ílio-hipogástrico penetra o músculo transverso abdominal e permanece entre ele e o músculo oblíquo interno antes de se dividir em ramos anterior e lateral. O ramo lateral fornece inervação sensorial à região glútea posterolateral. O ramo anterior perfura o oblíquo externo logo após a espinha ilíaca anterossuperior (ASIS), proporcionando inervação sensorial à pele abdominal acima do púbis. Já o nervo ilioinguinal perfura o músculo transverso abdominal ao nível da ASIS.

Os nervos ílio-hipogástrico e ilioinguinal podem se conectar à medida que continuam medial e inferiormente, acompanhando o cordão espermático nos homens ou ligamento redondo do útero nas mulheres, no canal inguinal.

O nervo ilioinguinal fornece inervação sensorial na parte superior interna da coxa, raiz do pênis e escroto superior nos homens, e púbis e lábios laterais nas mulheres, embora a inervação sensorial seja variável.

Técnica

Os nervos ilioinguinal e ílio-hipogástrico são identificados medialmente a 1 a 2 cm superiormente à ASIS com transdutor linear.

O agulhamento deve ser realizado em plano, em direção aos dois nervos localizados entre o músculo oblíquo interno e o músculo transverso abdominal (Figura 83.7).

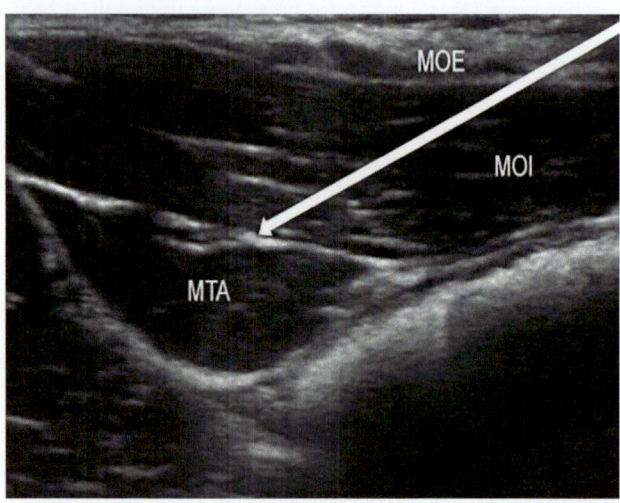

FIGURA 83.7 – Imagem do ultrassom demonstrando posicionamento da agulha para realização do bloqueio ilioinguinal/ílio-hipogástrico.

MTA: músculo transverso abdominal; MOI: músculo oblíquo interno; MOE: músculo oblíquo externo.

Fonte: Acervo da autoria do capítulo.

A concentração de ropivacaína usada varia de 0,2% a 0,75% em crianças, com volumes variando de 0,075 a 0,25 mL/kg, respeitando-se a dose tóxica.

Geralmente, a deposição de 5 mL de anestésico local é o suficiente para obter um bloqueio do nervo e a separação das fáscias pode ser vista claramente.

Indicações

Tem várias indicações no período perioperatório para cirurgias em adultos e crianças, bem como no tratamento de dor crônica.

O bloqueio do nervo ilioinguinal/ílio-hipogástrico é frequentemente indicado para o reparo unilateral da hérnia inguinal, fornecendo alívio da dor para operações na região inguinal (p. ex., herniorrafia, orquidopexia, hidrocelectomia), incluindo procedimentos de emergência (p. ex., hérnia estrangulada com obstrução intestinal).

Além disso, tem sido recomendado como uma das técnicas para tratamento da dor crônica ou parestesia após herniorrafia inguinal, apendicectomia, cesariana ou histerectomia.

Bloqueio da bainha do reto

O bloqueio da bainha do reto fornece anestesia da porção central da parede abdominal anterior. Deve ser realizado bilateralmente na porção medial da linha semilunar. Os ramos ventrais de T7-T12 passam no plano entre os músculos oblíquo interno e transverso do abdômen e, distalmente, perfuram a bainha do reto posterior e atravessam o músculo reto para formar os ramos cutâneos anteriores que inervam a linha média do abdômen.

Técnica

O transdutor é colocado transversalmente na região supraumbilical para visualizar a linha alba e os dois músculos retoabdominais (Figura 83.8). Após, o probe é deslocado lateralmente até a porção mais lateral do músculo retoabdominal (Figura 83.9).

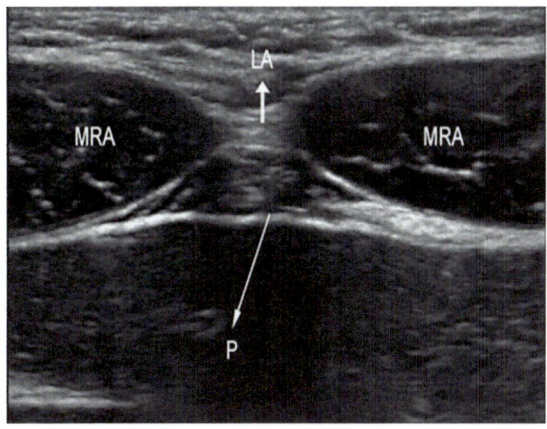

FIGURA 83.8 – Imagem ultrassonográfica demonstrando a linha alba e os dois músculos retoabdominais.

MRA: músculo retoabdominal; LA: linha alba; P: peritônio.

Fonte: Acervo da autoria do capítulo.

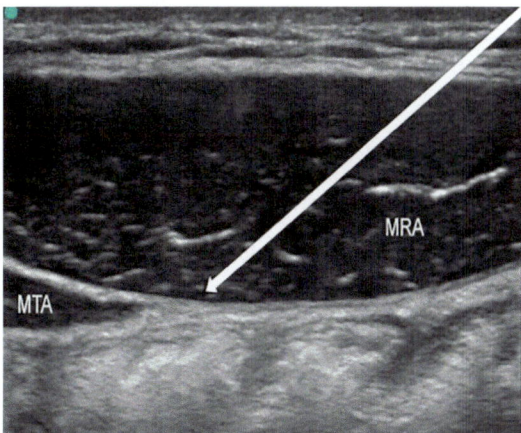

FIGURA 83.9 – Imagem ultrassonográfica do alvo da agulha para o bloqueio da bainha do reto.

Fonte: Acervo da autoria do capítulo.

A agulha é posicionada entre a imagem hipoecoica do músculo retoabdominal e a imagem hiperecoica da bainha do reto posterior. O anestésico local deve ser injetado entre essas duas imagens, de modo que o músculo retoabdominal se separe da bainha do reto posterior.

O volume utilizado é 0,2 a 0,3 mL/kg em cada lado.

Indicações

Descrito na literatura para fornecer analgesia pós-operatória eficaz em pacientes submetidos a hérnia umbilical e cirurgias com incisão mediana.

Referências bibliográficas

1. Akerman M, Pejčić N, Veličković I. A Review of the quadratus lumborum block and ERAS. Front. Med. (Lausanne). 2018;5:44.
2. Baeriswyl M, Kirkham KR, Kern C, Albrecht E. The analgesic efficacy of ultrasound-guided transversus abdominis plane block in adult patients: a meta-analysis. Anesthesia and Analgesia. 2015;121(6):1640-54.
3. Beloeil H, Zetlaoui PJ. TAP block and blocks of the abdominal wall. Ann. Fr. Anesth. Reanim. 2011;30(2):141-6.
4. Blanco R. Tap block under ultrasound guidance: the description of a "no pops" technique. Regional Anesthesia & Pain Medicine. 2007;32(suppl. 1):130.
5. Børglum J, Gögenür I, Bendtsen TF. Abdominal wall blocks in adults. Current Opinion in Anaesthesiology. 2016;29(5):638-43.
6. Brown JRG, Bernstein GR, Friedenberg FK, Ehrlich AC. Chronic abdominal wall pain: an under-recognized diagnosis leading to unnecessary testing. J. Clin. Gastroenterol. 2016;50(10):828-35.
7. Cavalli M, Bombini G, Campanelli G. Pubic inguinal pain syndrome: the so-called sports hernia. Surg. Technol. Int. 2014;24:189-94.
8. Chin KJ, McDonnell JG, Carvalho B, Sharkey A, Pawa A, Gadsden J. Essentials of our current understanding: abdominal wall blocks. Regional Anesthesia and Pain Medicine. 2017;42(2):133-83.
9. Duggan EW, Vadlamudi R, Spektor B, Sharifpour M. Abdominal surgery with bilateral rectus sheath block: a case report. A. A. Pract. 2019;13(7):278-80.
10. Elsharkawy H, El-Boghdadly K, Barrington M. Quadratus lumborum block: anatomical concepts, mechanisms, and techniques. Anesthesiology. 2019;130(2):322-35.
11. Gofeld M, Christakis M. Sonographically guided ilioinguinal nerve block. J. Ultrasound Med. 2006;25(12):1571-5.
12. Hebbard P, Fujiwara Y, Shibata Y, Royse C. Ultrasound-guided transversus abdominis plane (TAP) block. Anaesthesia and Intensive Care. 2007;35(4):616-7.
13. Helen L, O'Donnell BD, Moore E. Nerve localization techniques for peripheral nerve block and possible future directions. Acta Anaesthesiol. Scand. 2015;59(8):962-74.
14. Hemmerling TM. Pain management in abdominal surgery. Langenbecks Arch. Surg. 2018;403(7):791-803.
15. Kamboj AK, Hoversten P, Oxentenko AS. Chronic abdominal wall pain: a common yet overlooked etiology of chronic abdominal pain. Mayo Clin. Proc. 2019;94(1):139-44.
16. La Colla L, Ben-David B, Merman R. Quadratus lumborum block as an alternative to lumbar plexus block for hip surgery: a report of 2 cases. A. A. Case Rep. 2017;8(1):4-6.
17. Ma N, Duncan JK, Scarfe AJ, Schuhmann S, Cameron AL. Clinical safety and effectiveness of transversus abdominis plane (TAP) block in post-operative analgesia: a systematic review and meta-analysis. Journal of Anesthesia. 2017;31(3):432-52.
18. Mallan D, Sharan S, Saxena S, Singh TK, Faisal. Anesthetic techniques: focus on transversus abdominis plane (TAP) blocks. Local Reg. Anesth. 2019;12:81-8.

19. Nagpal AS, Moody EL. Interventional management for pelvic pain. Phys. Med. Rehabil. Clin. N. Am. 2017;28(3):621-46.

20. Rafi AN. Abdominal field block: a new approach via the lumbar triangle. Anaesthesia. 2001;56(10):1024-6.

21. Ripollés J, M Mezquita SM, Abad A, Calvo J. Analgesic efficacy of the ultrasound-guided blockade of the transversus abdominis plane: a systematic review. Rev. Bras. Anestesiol. 2015;65(4):255-80.

22. Seyedhejazi M, Sheikhzadeh D, Adrang Z, Rashed FK. Comparing the analgesic effect of caudal and ilioinguinal iliohypogastric nerve blockade using bupivacaine-clonidine in inguinal surgeries in children 2-7 years old. Afr. J. Paediatr. Surg. 2014;11(2):166-9.

23. Singla M, Laczek JT. A stick and a burn: our approach to abdominal wall pain. Am. J. Gastroenterol. 2020;115(5):645-7.

24. Sondekoppam RV, Ip V, Johnston DF, Uppal V, Johnson M, Ganapathy S et al. Ultrasound-guided lateral-medial transmuscular quadratus lumborum block for analgesia following anterior iliac crest bone graft harvesting: a clinical and anatomical study. Canadian Journal of Anaesthesia (Journal Canadien D'anesthesie). 2018;65(2):178-87.

25. Sweetser S. Abdominal wall pain: a common clinical problem. Mayo Clin. Proc. 2019;94(2):347-55.

26. Ueshima H, Otake H, Lin JA. Ultrasound-guided quadratus lumborum block: an updated review of anatomy and techniques. BioMed Research International. 2017;2017:2752876.

27. Van Assen T, De Jager-Kievit JW, Scheltinga MR, Roumen RM. Chronic abdominal wall pain misdiagnosed as functional abdominal pain. J. Am. Board Fam. Med. 2013;26(6):738-44.

28. Wilton J, Chiu H, Codianne N, Knapp H, Escolar VR, Burns S. Continuous quadratus lumborum block as post-operative strategy for pain control in spinal fusion surgery. Indian Journal of Anaesthesia. 2020;64(10):869.

29. Yamada K, Inomata S, Tanaka M. The ropivacaine concentration required for ultrasound-guided ilioinguinal/iliohypogastric nerve block in pediatric patients. Anesthesia and Analgesia. 2016;123(1):175-8.

30. Young MJ, Gorlin AW, Modest VE, Quraishi SA. Clinical implications of the transversus abdominis plane block in adults. Anesthesiol. Res. Pract. 2012;2012:731645.

31. Zhou Y, Chen M, Zhang Y, Zhou H, Yu X, Chen G. Ilioinguinal/iliohypogastric nerve block versus transversus abdominis plane block for pain management following inguinal hernia repair surgery: a systematic review and meta-analysis of randomized controlled trials. Medicine. 2019;98(42):e17545.

Bloqueio Gânglio Estrelado

Thiago Setti | Taís Mazzini Setti | Henrique Bonotto Lampert

Introdução

A literatura descreve que a prevalência de dor neuropática na população em geral é de 10%. As síndromes dolorosas neuropáticas são síndromes de dor crônica particularmente angustiantes, incapacitantes, caracterizadas por dor persistente, espontânea e independente de estímulo.

Seu manejo pode ser desafiador, pois os pacientes podem não responder adequadamente ao tratamento conservador. Além disso, a hiperatividade simpática é uma característica clínica comum dentro das síndromes de dor neuropática e doenças isquêmicas periféricas.

O sistema nervoso simpático (SNS) controla diretamente atividade homeostáticas humanas involuntárias e tem um papel importante nas dores neuropáticas, vasculares e viscerais.

A comunicação entre o SNS e os nervos somatossensitivos após uma lesão nervosa foi observada e descrita desde os tempos da Guerra Civil Americana.

A interação entre os sistemas autonômico e somatossensorial, anatomicamente distintos, é complexa, mas provavelmente inclui a expressão de adrenorreceptores em fibras sensoriais aferentes primárias, resultando na liberação de neuropeptídios (substância P e peptídeo relacionado ao gene da calcitonina), de fibras C polimodais aferentes, brotamento simpático em gânglios da raiz dorsal, além de oxigenação e nutrição prejudicadas em resposta à vasoconstrição mediada pelo sistema nervoso autônomo (SNA).

O fluxo simpático excessivo originado da neuropatia de pequenas fibras ocasiona alterações na atividade vasoconstritora e disfunções sudomotoras, que podem ser clinicamente representadas como temperatura da pele e/ou alterações de cor, edema ou hiperidrose na extremidade afetada.

Às dores que são aprimoradas ou mantidas por uma anormalidade no SNS, nomeamos "dor simpaticamente mantida" (DSM).

Embora o conceito de DSM seja mais comumente associado à síndrome complexa da dor regional (SCDR), os mesmos princípios se aplicam a outras condições de dor, como a neuralgia pós-herpética, fibromialgia e neuralgia do trigêmeo.

Portanto, a modulação da atividade simpática por meio de medicamentos ou bloqueios dos gânglios simpáticos da região afetada pode afetar o curso da dor em pacientes com dor crônica e hiperalgesia com suspeita de dor simpaticamente mantida.

Os bloqueios temporários do SNS constituem um arsenal importante por nos ajudar a diferenciar a DSM da dor simpaticamente independente (DSI) mediante a interrupção das conexões neurais eferentes em sua região de inervação, causando melhora no suprimento sanguíneo da região afetada e redução da concentração plasmática de hormônios adrenais.

O gânglio estrelado faz parte da rede simpática formada pelos gânglios cervicais inferiores e primeiro torácico e seu bloqueio é uma ferramenta vital em nosso arsenal diagnóstico e terapêutico das dores crônicas e dos distúrbios vasculares dos membros superiores, cabeça, face e pescoço.

O primeiro bloqueio do gânglio estrelado (BGE) relatado na literatura data de 1944, descrito por Murphy, com base em pontos de referência anatômicos. Essa técnica ainda é utilizada nos dias de hoje, porém com o avanço e portabilidade dos métodos de imagem, as técnicas orientadas por fluoroscopia e, principalmente, ultrassonografia, vêm ganhando adeptos por aumentarem a taxa de sucesso do procedimento em virtude da identificação visual do ponto de injeção e por diminuírem significativamente a incidência de complicações, pois permitem a visualização direta do trajeto da agulha, em tempo real, evitando estruturas anatômicas delicadas além da utilização de menor volume de anestésicos locais.

Em pacientes com dor neuropática com falha de resposta adequada ao tratamento medicamentoso, considerar terapias não farmacológicas é recomendado, segundo a literatura.

Se a analgesia é alcançada com bloqueio com anestésico local, a neurólise química ou térmica pode ser utilizada para tentar proporcionar alívio em longo prazo.

O estudo de Aleanakian indica que bloqueios seriados são efetivos em pacientes cuja redução da dor após o primeiro bloqueio estava entre 0 e 2 pontos na escala visual analógica (EVA), sendo assim, a recomendação do estudo é de 4 a 10 bloqueios seriados. Usar mais de 10 bloqueios, no entanto, não mostrou nenhum benefício adicional.

O bloqueio do gânglio estrelado tem sido defendido como uma intervenção precoce para alcançar a simpatólise por meio do bloqueio dos nervos simpáticos eferentes e da neurólise desses nervos simpáticos, no entanto, apesar de seu uso frequente, as evidências de sua eficácia no fornecimento de analgesia são escassas na literatura. Muitos relatos de casos e séries de casos são publicados, porém existem poucos estudos duplo cegos controlados por placebo.

Indicações

O gânglio estrelado contribui para inervação simpática das áreas que englobam cabeça, pescoço, membros superiores e porção superior do tórax.

Afecções dolorosas e não dolorosas com contribuição do SNS nestas regiões têm indicação para o bloqueio do gânglio estrelado.

Quadro 84.1 – Afecções dolorosas e não dolorosas.	
Dolorosas	**Vasculares e outras**
Dor simpático mediada	Hiper-hidrose
Dor complexa regional	Embolismo pulmonar
Neuralgia do nervo trigêmeo por herpes-zóster	Síndrome de Ménière
Dor torácica refratária	Esclerodermia
Herpes-zóster	Trauma
Dor oncológica	Vasoespasmo
Dor do membro fantasma	Síndrome de Raynaud
Dor pós-mastectomia	Doença vascular periférica
Angina intratável	

Fonte: Desenvolvido pela autoria do capítulo.

Existem evidências sugerindo que o bloqueio do gânglio estrelado pode ser útil para o controle agudo de cefaleias vasculares atípicas, arritmias cardíacas, fibromialgia, síndrome do estresse pós-traumático, linfedema relacionado ao câncer de mama e síndromes dolorosas na região ocular.

Anatomia

A cadeia simpática cervical é composta por gânglios cervicais superiores, médios e inferiores.

Frequentemente, o gânglio cervical inferior é fundido com o primeiro gânglio torácico, formando o gânglio estrelado, que geralmente mede 2,5 cm de comprimento, 1 cm de largura e 0,5 cm de espessura.

Está localizado na região anterior do pescoço e estende-se até o espaço intermédio entre o 7º corpo cervical (C7) e o 1º corpo vertebral torácico (T1).

Pode repousar no tubérculo anterior de C7 quando é alongado. Se o gânglio cervical inferior e o 1º gânglio torácico não estiverem fundidos, o gânglio cervical inferior fica em frente ao tubérculo C7, e o 1º gânglio torácico repousa sobre o colo da 1ª costela.

O gânglio estrelado está medial aos músculos escalenos, lateral ao músculo *longus colli*, anterior aos processos transversos e fáscia pré-vertebral e superior à artéria subclávia e à face posterior da pleura.

A porção inicial da artéria vertebral fica anterior ao gânglio estrelado.

As fibras simpáticas pré-ganglionares se originam dos corpos celulares da coluna anterolateral da medula espinhal.

Os nervos que suprem a cabeça e o pescoço surgem do 1º e do 2º segmentos da coluna torácica.

As fibras destinadas às extremidades superiores se distribuem do 2º ao 9º segmento torácico (T2-T9). Os axônios pré-ganglionares deixam as raízes ventrais T1 e T2, passam pelos *rami communicans* brancos, juntam-se à cadeia simpática e, por fim, fazem sinapses nos gânglios cervicais inferior (estrelado), médio ou superior. As fibras simpáticas pós-ganglionares passam pelo rami cinza e juntam-se ao plexo cervical ou cervical superior.

A maioria das fibras simpáticas para a cabeça e o pescoço apresenta estreita relação anatômica com a artéria carótida comum e, depois, interna ou externa. Algumas das fibras, no entanto, deixam o gânglio estrelado, formam o plexo vertebral e inervam as estruturas cranianas supridas pelo plexo vertebral.

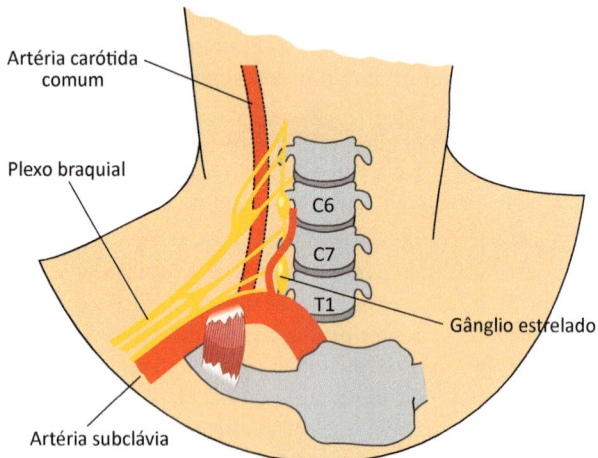

FIGURA 84.1 – Desenho anatômico demonstrando a localização do gânglio estrelado ao nível de C7.

Fonte: Desenvolvida pela autoria do capítulo.

Bloqueio do gânglio estrelado guiado por fluoroscopia

Na técnica guiada por fluoroscopia, existem as abordagens anterior, oblíqua e posterior.

Quadro 84.2 – Material necessário para realizar o bloqueio com segurança.
Equipamentos e monitorização
Esfigmomanômetro
Oxímetro de pulso
Fonte de oxigênio medicinal e equipamentos para via aérea
Medicamentos para condução de emergências
Desfibrilador cardíaco ou DEA
Fluoroscopia, ultrassom, tomografia ou ressonância magnética

Fonte: Desenvolvido pela autoria do capítulo.

Abordagem em oblíquo

O paciente é posicionado em decúbito dorsal com um coxim baixo sob os ombros e a cabeça em posição neutra ou levemente virada para o lado contralateral ao procedimento.

A visualização fluoroscópica inicia-se com imagens anteroposteriores, juntamente com uma inclinação caudal visualizando C7 e alinhando o espaço discal C6-C7 e os processos uncinados de C7.

Em seguida, é realizada inclinação oblíqua ipsilateral de aproximadamente 25° a 30° do plano sagital mediano.

O ponto-alvo está na transição entre a base do processo uncinado de C7 e a margem anterolateral do corpo vertebral de C7.

A punção é realizada em visão de túnel sob orientação fluoroscópica intermitente, avançando-se a agulha cuidadosamente até obter contato ósseo.

A agulha é retirada de 2 a 3 mm para que a ponta fique imediatamente anterior ao músculo *longus colli*.

Após uma aspiração negativa de sangue ou líquido cefalorraquidiano, é administrada uma dose de 2 a 3 mL de meio de contraste sob fluoroscopia contínua para descartar absorção intravascular.

Depois de observar a difusão do meio de contraste ao longo do músculo *longus colli* e confirmando que não foi injetado em um vaso sanguíneo, uma dose de teste de 0,5 mL de anestésico local é injetada.

A infusão lenta é realizada sob fluoroscopia intermitente. A difusão do contraste é observada para visualizar a propagação até o nível C7-T1 onde está localizado o gânglio estrelado.

Abordagem anterior paratraqueal

A punção é aplicada de maneira semelhante à técnica clássica.

A visualização fluoroscópica inicia-se com imagens anteroposteriores, juntamente com uma inclinação caudal em cerca de 15°, alinhando o corpo vertebral de C6 e o tubérculo de Chassaignac.

O ponto-alvo é o tubérculo de Chassaignac ou ligeiramente medial a esta estrutura ao nível do processo transverso de C6.

Se um procedimento em C7 for desejado, ponto-alvo está na transição entre a base do processo uncinado e a margem anterolateral do corpo vertebral de C7.

O músculo esternocleidomastóideo ipsilateral e a carótida devem ser afastados lateralmente com a mão não dominante.

A punção é realizada sob orientação fluoroscópica intermitente, avançando-se a agulha cuidadosamente até obter contato ósseo.

A agulha é retirada de 2 a 3 mm para que a ponta fique imediatamente anterior ao músculo *longus colli*.

Após uma aspiração negativa de sangue ou líquido cefalorraquidiano, é administrada uma dose de 2 a 3 mL de meio de contraste sob fluoroscopia contínua para se descartar absorção intravascular.

Depois de se observar a difusão do meio de contraste ao longo do músculo *longus colli* e confirmando que não foi injetado em um vaso sanguíneo, uma dose de teste de 0,5 mL de anestésico local é injetada.

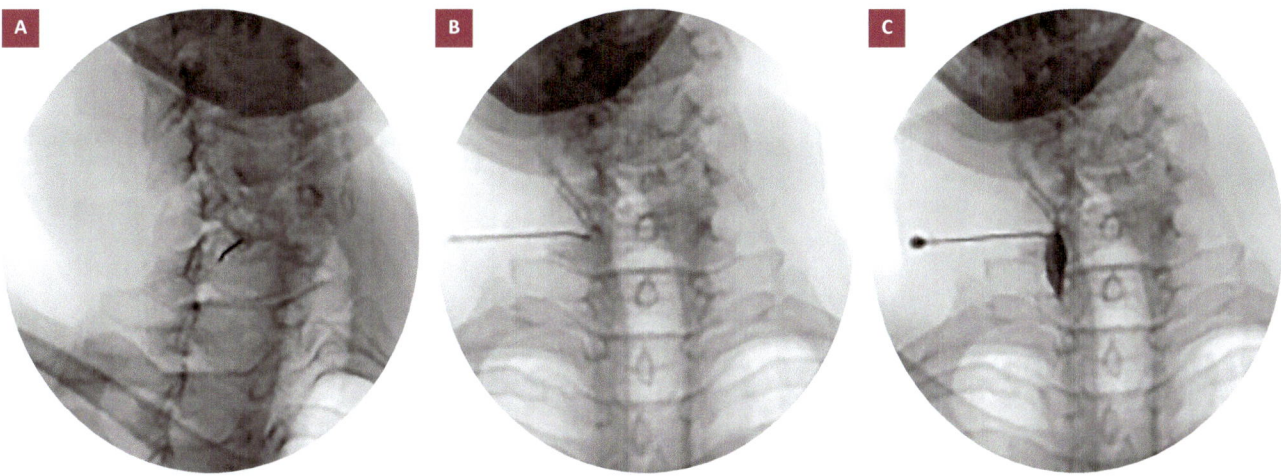

FIGURA 84.2 – Abordagem em oblíquo para o bloqueio do gânglio estrelado. (A) Oblíquo. (B) AP. (C) AP com contraste.

Fonte: Cortesia do Dr. Fabrício Assis – Clínica Singular.

A infusão lenta é realizada sob fluoroscopia intermitente. A difusão do contraste é observada para visualizar a propagação até o nível C7-T1 onde está localizado o gânglio estrelado.

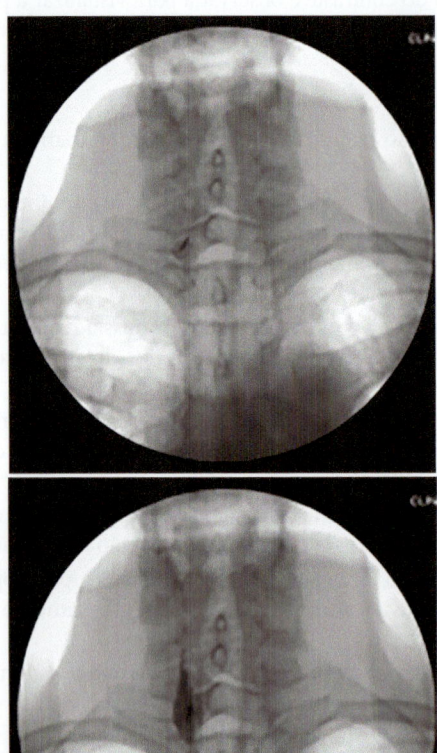

FIGURA 84.3 – Abordagem anterior para o bloqueio do gânglio estrelado.

Fonte: Cortesia do Dr. Fabrício Assis – Clínica Singular.

Abordagem posterior

A abordagem posterior do gânglio estrelada é usada em duas situações clínicas:

▶ Presença de infecção, trauma ou tumor impede o uso da abordagem anterior tradicional ao bloqueio do gânglio estrelado.

▶ Quando a neurólise da inervação simpática dos membros superiores é desejada.

Na abordagem posterior, a punção é realizada ao nível T1-T2.

▶ Ambos os membros superiores são elevados em posição prona e um coxim baixo é colocado sob a região toracoabdominal para que as vértebras T1-T2 fiquem alinhadas paralelas ao fluoroscópio na inclinação vertical.

▶ O ponto de inserção é definido em 4 cm lateralmente ao espinhoso processo de T1-T2.

▶ A agulha é avançada até a borda lateral do corpo da vértebra-alvo. Quando a ponta da agulha atinge o osso, é ligeiramente retraída e avançada na direção anterior e lateral, deslizando abaixo do processo transverso, devendo ser posicionada na região lateral e anterior da vértebra.

▶ O meio de contraste é injetado e, após se observar sua difusão, 5 a 7 mL da solução do medicamento são injetados. Quando um neurolítico é usado, 2 a 3 mL de solução de fenol são injetados 20 minutos após o bloqueio teste.

TABELA 84.1 – Material necessário para realização do bloqueio.

Materiais			Medicamentos
Pinça Kelly ou fio de Kirschner		Marcação	Anestésico local
Agulha de Raqui	22 x 2,5 pol		Adjuvante – Triancinolona ou metilprednisolona (opcional)
Agulha epidérmica	40 x 12 pol		
Seringa luer lock	3 mL	Anestesia da pele	
Seringa luer lock	3 mL	Contraste	Contraste hidrossolúvel não iônico
Seringa luer lock	5 mL	Medicação do bloqueio	Adjuvante – Clonidina (opcional)

Fonte: Desenvolvida pela autoria do capítulo.

Considerações pós-procedimento

▶ O paciente deve ser monitorado e observado por pelo menos 30 minutos após o procedimento.

▶ Avaliar integridade sensório-motora.

▶ Recomenda-se o monitoramento ipsilateral da temperatura para confirmar o bloqueio.

▶ As alterações no escore de dor devem ser registradas antes da alta.

▶ Recomenda-se que o paciente seja contatado no dia seguinte ao procedimento para acompanhamento.

▶ Recomenda-se que uma folha com considerações de alta deve ser fornecida com instruções para acionar o centro de dor frente a quaisquer complicações relacionadas ao procedimento.

Bloqueio do gânglio estrelado guiado por ultrassonografia

O bloqueio do gânglio estrelado (BGE) guiado por ultrassonografia foi descrito em 2007, por Shibata et al. Esse método é cada vez mais utilizado em razão da segurança proporcionada pela visualização direta das estruturas anatômicas e da dispersão do anestésico local e seus adjuvantes quando comparado com outros métodos, diminuindo a necessidade de grandes volumes e, consequentemente, diminuindo a incidência de complicações graves.

Posicionamento

O paciente deve ser posicionado em decúbito dorsal com leve hiperextensão cervical, um coxim posicionado sobre o ombro ipsilateral facilitará a técnica em plano.

Antes de iniciarmos o procedimento, devemos escanear a região cervical com transdutor linear de alta frequência (6 a 13 MHz) para identificar as estruturas anatômicas pela sonoanatomia do paciente.

Existem alguns marcos anatômicos que devem ser identificados, são eles: processo transverso; tubérculo anterior de C6; artéria carótida; veia jugular; músculo *longus colli*; fáscia pré-vertebral; e glândula tireoide.

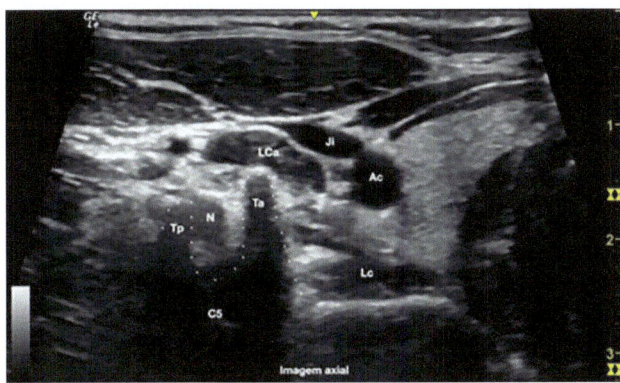

FIGURA 84.4 – Imagem de C5.

Tubérculo anterior (Ta); Tubérculo posterior (Tp); Jugular interna (Ji); Artéria carótida (Ac); *Longus capitis* (LCa), *Longus colli* (Lc), Raíz nervosa C5 (N).

Fonte: Acervo da autoria do capítulo.

Como identificar o nível?

Observamos a diferença de tamanho entre os tubérculos anteriores e posteriores da região cervical. O tubérculo anterior de C6 é o maior tubérculo cervical.

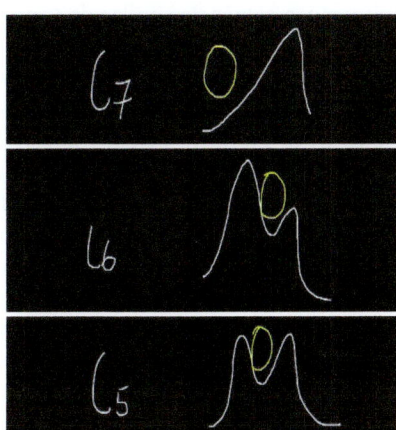

FIGURA 84.5 – Nível cervical e tamanho dos tubérculos anteriores e posteriores.

Fonte: Acervo da autoria do capítulo.

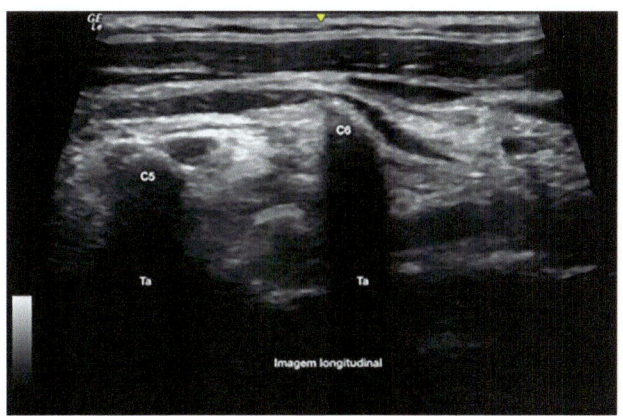

FIGURA 84.6 – Imagem longitudinal tubérculo anterior (Ta) de C5 e C6.

Fonte: Acervo da autoria do capítulo.

O gânglio estrelado está localizado próximo à pleura e à artéria vertebral ao nível de C7-T1; por segurança, devemos realizar este bloqueio em uma localização mais cefálica próxima ao gânglio cervical médio (C6).

■ Primeira posição

Coloca-se o probe linear ao nível de C6. Identificam-se as estruturas essenciais ao bloqueio, como processo transverso, tubérculo anterior de C6, artéria carótida, veia jugular, músculo *longus colli*, fáscia pré-vertebral e glândula tireoide.

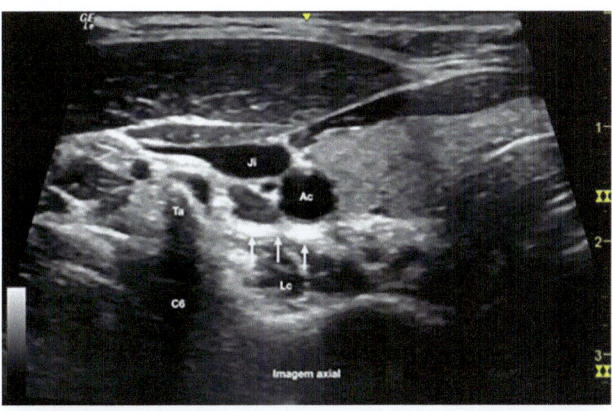

FIGURA 84.7 – Imagem de C6.

Tubérculo anterior (Ta); Jugular interna (Ji); Artéria carótida (Ca); *Longus colli* (Lc); Setas fáscia pré-vertebral.

Fonte: Acervo da autoria do capítulo.

■ Segunda posição

Posicionar o transdutor caudal em direção à C7. Neste nível, o tubérculo posterior será proeminente e não visualizaremos o tubérculo anterior. A artéria vertebral será visível com o uso do Ecodoppler colorido. A artéria vertebral pode estar exposta fora do forame transverso em 7 a 10% dos pacientes em decorrência de uma variação anatômica.

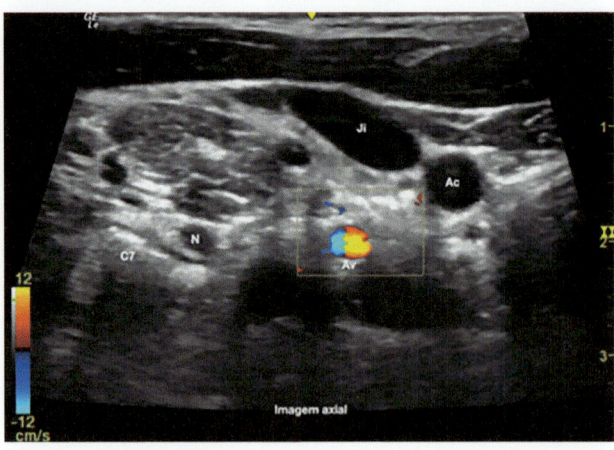

FIGURA 84.8 – Imagem de C7.
Jugular interna (Ji); Artéria carótida (Ac); Artéria vertebral (Av); Raiz nervosa C7 (N).
Fonte: Acervo da autoria do capítulo.

Procedimento

O alvo é posicionar a ponta da agulha entre a fáscia pré--vertebral e o músculo *longus colli*. Para esse objetivo, tanto a técnica medial como a lateral podem ser utilizadas.

▶ **Técnica medial:** a agulha deve passar medialmente à artéria carótida através da tireoide pela técnica fora de plano.

▶ **Técnica lateral:** a agulha deve passar lateralmente à artéria carótida com visualização em plano, o alvo será a fáscia pré-vertebral. Esta técnica é considerada a de preferência do autor em virtude da presença do esôfago e de vasos aberrantes medialmente à artéria carótida.

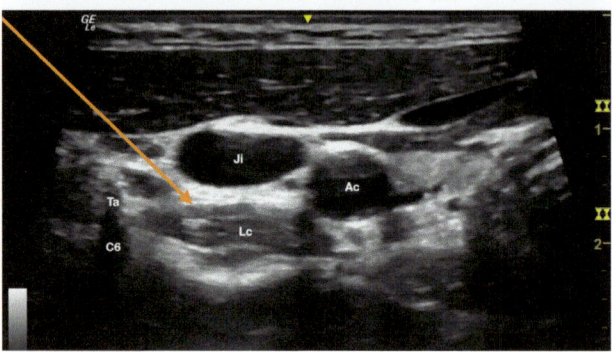

FIGURA 84.9 – Bloqueio do gânglio estrelado ao nível de C6.
Tubérculo anterior (Ta); Jugular interna (Ji); Artéria carótida (Ca); *Longus colli* (Lc).
Fonte: Acervo da autoria do capítulo.

A solução de 5 mL contendo anestésico local + adjuvantes deve ser injetada no local.

Aleanakian et al. citam que volumes maiores estão associados a mais complicações, pois deslocam mais tecido e

podem causar mais efeitos adversos. A literatura mostra que a ropivacaína apresenta menor cardiotoxicidade em comparação com outros anestésicos locais (AL), enquanto a adição de clonidina prolonga o efeito do AL aplicado nos bloqueios de nervos periféricos; com base nisso, é recomendada, pelo estudo, ropivacaína com adição de clonidina para BGE-us.

Dicas

▶ O local mais seguro para bloqueio da cadeia simpática/gânglio estrelado é a nível de C6.

▶ O bloqueio a nível da fáscia pré-vertebral proporciona melhor dispersão caudal de anestésico local em direção ao gânglio estrelado.

▶ Hidrodissecção com soro fisiológico ajudará a evitar injeções intravasculares.

▶ Realizar apenas bloqueios unilaterais para evitar o risco de complicações respiratórias por paralisia do nervo frênico.

Complicações e efeitos colaterais

Como o gânglio estrelado está em uma região anatômica muito próxima das principais estruturas vitais, apesar de raras (cerca de 1,7 complicações graves a cada 1.000 bloqueios), falhas técnicas ou acidentes de punção podem ensejar complicações incapacitantes e até fatais. Essa situação resultou na mudança de aplicação do BGE, que, frequentemente feita com técnica às cegas, ou seja, guiada por marcos anatômicos, fosse cada vez mais encorajada a ser realizada com dispositivos de imagem como fluoroscopia ou ultrassonografia (US), como um esforço para se reduzirem complicações e aumentarem ainda mais as taxas de sucesso da técnica.

As técnicas guiadas por imagem têm vantagens importantes na prevenção de acidentes por permitirem a visualização detalhada das estruturas ósseas e vasculares e evitarem uma possível injeção incorreta intravascular, peridural ou intratecal. No entanto, a exigência de treinamento especial e experiência em fluoroscopia e exposição à radiação durante a aplicação, a exigência similar de treinamento especial e experiência em ultrassonografia ocasionam ainda a ampla execução da técnica guiada por pontos anatômicos.

Segundo Aleanakian, a incidência de complicações em uma série de casos de bloqueio de gânglio estrela guiados por US foi de 13,2%, em que as principais complicações apresentadas foram hematoma, rouquidão e disfagia com incidência de 0,5%, 3,3% e 3,7%, respectivamente.

Dos efeitos colaterais relacionados ao BGE, a síndrome de Horner é a mais comum e também é interpretada como um sinal confirmatório de sucesso do bloqueio. Ocorre quando o gânglio simpático cervical superior também é bloqueado, causando ptose, miose, enoftalmia e anidrose ipsilateral.

Goel et al. publicaram, em 2019, uma revisão sistemática analisando um total de 260 casos de complicações relacionadas ao BGE. Em 48,5% dos casos, o bloqueio foi realizado sem orientação de imagem, 24,6% com ultrassonografia e 26,9% com radioscopia.

68,4% dos pacientes apresentaram efeitos colaterais sistêmicos ou relacionados à medicação e 31,5% apresentaram efeitos colaterais locais ou relacionados ao procedimento. Houve um relato de morte por hematoma maciço, resultando na obstrução de vias aéreas e um relato de caso de quadriplegia secundária a abscesso epidural cervical piogênico e discite.

A maioria dos eventos adversos relatados ocorreu durante ou logo após o BGE.

Então, conclui-se que as complicações relacionadas ao BGE podem ser divididas majoritariamente em dois grandes grupos: complicações sistêmicas, como resultado de a medicação entrar em um espaço não intencional ou de uma reação generalizada do corpo e as locais, referindo-se às complicações associadas a lesões não intencionais em uma estrutura no caminho da agulha.

Dos eventos adversos sistêmicos, os mais comumente relatados, perfazendo 27% dos relatos, são rouquidão e tontura. Bloqueio inadvertido do nervo laríngeo recorrente com rouquidão e disfagia associadas pode ocorrer se o anestésico entrar em contato com este nervo. Caso substâncias neurolíticas forem injetadas inadvertidamente nesse nervo, esses efeitos colaterais podem ser permanentes.

A tosse transitória causada pelo bloqueio do nervo laríngeo recorrente está ligada principalmente a bloqueios realizados no lado direito e dura, em média 1 a 3 horas, tendo resolução espontânea.

Em virtude da proximidade da coluna vertebral, bloqueio subdural é possível e mesmo pequenas quantidades de anestésico local nesse nível podem resultar em raquianestesia total, necessitando de medidas de suporte por intervalo médio de 3 horas.

A síndrome de *locked-in* é uma paralisia temporária de todos os músculos voluntários, em que o paciente não consegue se mexer, falar e respirar, sem perder a consciência e os movimentos oculares. Essa complicação foi relacionada a bloqueios às cegas e todos os pacientes tiveram recuperação completa no intervalo de 2 minutos a 2 horas.

Quadro 84.3 – Eventos adversos do BGE.	
Sistêmicos	**Locais**
Rouquidão	Hematoma
Tontura	Punção dural
Hipertensão	Pneumotórax
Tosse transitória	Infecção local
Bloqueio subdural	Parestesia no membro ipsilateral
Crise convulsiva	Trombose da veia jugular interna
Síndrome de *locked-in*	
Dispneia	
Enxaqueca	
Ptose palpebral persistente	
Bloqueio simpático bilateral	
Alucinações visuais	

Mioclonia	
Síndrome de Horner bilateral	
Reação alérgica/anafilaxia	
Paralisia hemidiafragmática	
Prolongamento do intervalo QT	
Redução do fluxo sanguíneo no membro do lado contralateral ao bloqueio	
Reflexo vaso vagal	
Amnésia global transitória	

Fonte: Desenvolvido pela autoria do capítulo.

Higa et al. realizaram uma grande revisão retrospectiva ao longo de 40 anos e estabeleceram a incidência de hematoma retrofaríngeo em 1 caso a cada 100 mil bloqueios do gânglio estrelado.

Estas complicações podem diminuir se for utilizada pressão manual leve imediatamente após a injeção. A aplicação de compressas frias por 20 minutos, com 20 minutos de intervalo, após o bloqueio, também pode diminuir a quantidade de dor e sangramento pós-procedimento.

Kapral et al. realizaram a comparação entre a técnica guiada por referências anatômicas e guiada por ultrassonografia e relataram maior incidência de hematoma nos pacientes em que o bloqueio foi realizado pela técnica guiada por referências anatômicas. Narouze et al. observaram que a orientação por ultrassonografia pode ajudar a evitar punções acidentais do esôfago.

Referências bibliográficas

1. Aleanakian R, Chung BY, Feldmann Jr RE, Benrath J. Effectiveness, safety, and predictive potential in ultrasound-guided stellate ganglion blockades for the treatment of sympathetically maintained pain. Pain Practice – The Official Journal of World Institute of Pain. 2020 Jul;20(6):626-638. doi: 10.1111/papr.12892.

2. Birklein F, Schmelz M. Neuropeptides, neurogenic inflammation and complex regional pain syndrome (CRPS). Neurosci. Lett. 2008;437(3): 199-202. doi: 10.1016/j.neulet.2008.03.081. PMID: 18423863.

3. Bruehl S. Complex regional pain syndrome. BMJ. 2015;351:h2730. doi: 10.1136/bmj.h2730. PMID: 26224572.

4. Cohen SP, Mao J. Neuropathic pain: mechanisms and their clinical implications. BMJ. 2014;348:f7656. doi: 10.1136/bmj.f7656 PMID: 24500412.

5. Day M. Sympathetic blocks: the evidence. Pain Pract. 2008;8(2): 98-109. doi: 10.1111/j.1533-2500.2008.00177.x. PMID: 18366465.

6. Diwan S, Staats P et al. Atlas of pain medicine procedures. McGraw-Hill; 2014. v. 42, p. 908-928.

7. Dworkin RH. Interventional management of neuropathic pain: NeuPSIG recommendations. Pain. 2013;154(11):2249-2261.

8. Gerken JD et al. Retrospective study on ganglionic and nerve block series as therapeutic option for chronic pain patients with refractory neuropathic pain. Pain Research and Management. 2020.

9. Gibbs GF, Drummond PD, Finch PM, Philips JK. Unravelling the pathophysiology of complex regional pain sindrome: focus on sympathetically mantained pain. Clin. Exp. Pharmacol. Physiol. 2008;35:717Y724.

10. Goel V et al. Complications associated with stellate ganglion nerve block: a systematic review. Reg. Anesth. Pain Med. 2019;0:1-10. doi: 10.1136/rapm-2018-100127.

11. Gunduz OH, Kenis-Coskun O. Ganglion blocks as a treatment of pain: current perspectives. Journal of Pain Research. 2017;10: 2815-2826.

12. Higa K, Hirata K, Hirota K, Nitahara K, Shono S. Retropharyngeal hematoma after stellate ganglion block: analysis of 27 cases reported in the literature. Anesthesiology. 2006;105:1238-1245.

13. Kapral S, Krafft P, Gosch M, Fleischmann D, Weinstabl C. Ultrasound imaging for stellate ganglion block: direct visualization of puncture site and local anesthetic spread: a pilot study. Reg. Anesth. 1995;20:323-328.

14. Murphy DRJ. Stellate ganglion block: a new anterior approach. Ann. Surg. 1944;120:759-763.

15. Narouze S, Vydyanathan A, Patel N. Ultrasound guided stellate ganglion block successfully prevented esophageal puncture. Pain Physician. 2007;10:747-752.

16. Peng P et al. Ultrasound for interventional pain management. doi: https://doi.org/10.1007/978-3-030-18371-4_3.

17. Schlereth T, Drummond PD, Birklein F. Inflammation in CRPS: role of the sympathetic supply. Auton. Neurosci. 2014;182:102-7. doi: 10.1016/j.autneu.2013.12.011. PMID: 2441126.

18. Shibata Y, Fujiwara Y, Komatsu T. A new approach of ultrasound-guided stellate ganglion block. Anesth. Analg. 2007;105(2);550-1.

19. Stanton TR, Wand BM, Carr DB, Birklein F, Wasner GL, O'Connell NE. Local anaesthetic sympathetic blockade for complex regional pain syndrome. Cochrane Database Syst. Rev. 2013;8:CD004598.

20. Williams PL. Gray's Anatomy. 38th ed. New York: Churchill Livingstone; 1995.

capítulo 85

Bloqueio Simpático Torácico

Ana Carolina Braz Lima | Mariana Neves Araújo | Victor Lopes de Melo

Introdução

O sistema nervoso simpático (SNS) está envolvido na fisiopatologia de diversas síndromes dolorosas, incluindo as dores neuropáticas, as vasculares e as viscerais. Parece também desempenhar um papel importante em outras condições como as cefaleias e as dores musculoesqueléticas. O bloqueio anestésico de gânglios simpáticos tornou-se prática comum para diagnosticar e tratar as dores mediadas pelo simpático. Quando obtém-se uma resposta positiva ao bloqueio inicial, pode-se proceder à neurólise química ou térmica do gânglio em questão, visando proporcionar uma analgesia prolongada ao paciente.

História

Anatomista e fisiologista, Galeno foi o primeiro a descrever as estruturas do sistema nervoso autônomo (SNA) no século II. Novos avanços foram feitos no século XVII pelo inglês Thomas Willis, que estudou a cadeia simpática paravertebral, e pelo francês François Pourfour du Petit, que seccionou a cadeia simpática cervical superior de um cachorro, culminando no que viria a ser conhecido posteriormente como "tríade de Horner" – miose, ptose e enoftalmia.

No final do século XVIII, F. X. Bichat defendeu a existência de dois sistemas diferentes com estruturas anatômicas e fisiológicas distintas no nosso organismo, um voluntário e outro involuntário, e estabeleceu a base para a definição atual do sistema nervoso autônomo e do sistema nervoso somático. Em 1886, John Newport Langley cunhou o termo "sistema nervoso autônomo", sendo este composto por duas forças antagônicas.

Em 1909, Jonnesco identificou fibras simpáticas que transmitiam dor visceral até centros de processamento superiores da dor, e que a lesão do gânglio estrelado poderia aliviar a dor da angina. Em 1924, Brum e Mandl descreveram o bloqueio do gânglio estrelado e, no começo da década de 1930, foram estabelecidas as indicações e a técnica do bloqueio da cadeia simpática deste gânglio por Leriche e Fontaine.

Anatomia

A estrutura do SNA é baseada em arcos reflexos, consistindo em via aferente, eferente e em centros de integração central. A via aferente transmite informação da periferia até o sistema nervoso ventral (SNC), e seus receptores estão localizados em vísceras torácicas e abdominais. Os estímulos aferentes advindos desses receptores são levados até a medula espinhal pelo gânglio da raiz dorsal, ou até o tronco encefálico pelos nervos cranianos. A via eferente é formada por fibras pré-ganglionares, fibras pós-ganglionares e gânglio autonômico. As fibras pré-ganglionares são mielinizadas, enquanto as pós-ganglionares são não mielinizadas. Os centros de integração autonômicos no SNC estão localizados principalmente no hipotálamo e no tronco encefálico, sendo importantes para o processamento de reflexos mais complexos e para a manutenção da homeostasia.

Os corpos celulares das fibras pré-ganglionares encontram-se na coluna intermediolateral da medula espinhal, do nível torácico (T1) ao lombar alto (L2 ou L3). As fibras pré-ganglionares saem da medula pela raiz ventral e continuam no ramo anterior do nervo espinhal do mesmo nível vertebral. Logo após, seguem pelos ramos comunicantes brancos até o gânglio da cadeia simpática. Cada neurônio pré-ganglionar costuma fazer sinapse com diversos neurônios pós-ganglionares. Essa característica anatômica permite que o sistema nervoso simpático seja responsável por um efeito difuso no organismo.

As fibras pré-sinápticas podem seguir quatro trajetos diferentes. O primeiro é um caminho ascendente pela cadeia simpática para realizar sinapse em um gânglio paravertebral superior. O segundo é um caminho descendente pela cadeia simpática para realizar sinapse em um gânglio paravertebral inferior. O terceiro trajeto consiste na realização da sinapse no gânglio simpático no mesmo nível. O último caminho possível consiste na passagem da fibra pelo gânglio paravertebral sem realização da sinapse, que ocorrerá, por sua vez, no gânglio pré-vertebral, de onde seguirá para seu órgão-alvo.

Os corpos dos neurônios pós-ganglionares estão localizados nos gânglios paravertebrais e pré-vertebrais. Os gânglios paravertebrais formam uma cadeia simpática bilateral que se estende por toda a coluna e localiza-se em posição anterolateral às vértebras. Os gânglios pré-vertebrais se localizam em plexos, próximos à origem dos principais ramos da aorta abdominal e aos órgãos que eles inervam.

As fibras pós-ganglionares saem do gânglio simpático pelos ramos comunicantes cinzentos. Muitas dessas fibras voltam a acompanhar o trajeto dos nervos espinhais e são responsáveis pela inervação dos músculos piloeretores, vasos sanguíneos e glândulas da cabeça e do pescoço, extremidades, parede torácica e parede abdominal. Outras formam plexos que inervarão órgãos torácicos, abdominais e pélvicos.

Os neurônios simpáticos pós-ganglionares que inervam músculos lisos apresentam uma característica: seus axônios se bifurcam e entram em contato próximo com a membrana das células musculares. Não se observa nenhum tipo de especialização pós-sináptica como a junção neuromuscular entre neurônios simpáticos pós-ganglionares e células do músculo liso. Essas fibras nervosas têm diversas varicosidades contendo vesículas sinápticas. Cada varicosidade pode liberar neurotransmissores de suas vesículas ao longo de todo o trajeto do axônio, de forma que cada neurônio simpático pós-ganglionar pode inervar diversas células musculares. Esse tipo de contato em que um neurônio realiza sinapse com diferentes células musculares ao longo do seu trajeto é chamado de "sinapse *en passant*".

A inervação simpática da cabeça e do pescoço se deve aos neurônios pré-ganglionares com origem no primeiro e segundo segmentos da medula espinhal (T1-T2). Após a passagem dessas fibras pelos ramos comunicantes brancos, elas tomam sentido ascendente até os gânglios simpáticos cervicais, onde realizam sinapse com os neurônios pós-ganglionares.

A cadeia simpática cervical localiza-se posteriormente à bainha carotídea e anteriormente ao músculo longo da cabeça, que a separa do processo transverso das vértebras cervicais e divide-se em gânglios superior, médio e inferior.

O gânglio cervical superior é o maior dos três e encontra-se anterior ao processo transverso da 2ª e 3ª vértebras cervicais, sendo provavelmente formado pela fusão dos quatro primeiros gânglios cervicais. O gânglio cervical médio é o menor dos três e, ocasionalmente, não é encontrado, podendo estar fundido ao gânglio cervical superior ou inferior. Quando presente, localiza-se anteriormente ao músculo longo do pescoço e ao processo transverso de C6. Ele se comunica com o gânglio cervical inferior de duas formas: um cordão posterior que costuma se dividir e envolver a artéria vertebral, e um cordão anterior (ansa subclávia) que toma um sentido caudal, dá uma volta anterior e inferior à artéria subclávia e, por fim, conecta-se ao gânglio cervical inferior.

O gânglio cervical inferior, por sua vez, localiza-se anteriormente ao processo transverso de C7. Em 80% das pessoas, esse gânglio se funde com o primeiro gânglio torácico, que se encontra anterior ao colo da primeira costela, e dá origem ao gânglio estrelado. Este último encontra-se medialmente ao músculo escaleno anterior, lateralmente ao músculo longo do pescoço, posteriormente à artéria subclávia e superiormente ao ápice do pulmão.

O gânglio estrelado está separado das estruturas ósseas posteriores por tecido conjuntivo frouxo, o que facilita a dispersão de anestésico local injetado próximo a ele. Por esse motivo, pode haver difusão do anestésico para estruturas próximas, porém não relacionadas ao gânglio, como o plexo braquial. Isso explica por que podemos observar uma resposta falso-positiva ao bloqueio do gânglio estrelado, principalmente se utilizados grandes volumes de anestésico.

Em 20% das pessoas, ramos somáticos intercostais de T2 juntam-se diretamente a T1. Esses ramos intercostais de T2 são acompanhados pelos ramos comunicantes cinzentos dos 2º e 3º gânglios simpáticos torácicos. Essas fibras juntam-se à porção inferior do plexo braquial sem passar pelo gânglio estrelado e são chamadas de "fibras de Kunt". Isso explica por que, em alguns pacientes, um bloqueio exclusivo do gânglio estrelado pode não gerar um bloqueio simpático completo dos membros superiores.

Dor mediada pelo simpático

O conceito de que uma disfunção do sistema nervoso simpático pode contribuir para a dor neuropática não é novo, sendo o termo "dor mantida pelo simpático" originalmente cunhado por Roberts, em 1986. Diversas dores neuropáticas, como a síndrome de dor complexa regional, são reconhecidamente dores mediadas pelo simpático, e a interrupção desse sistema já foi descrita há mais de 80 anos. Interrupções temporárias e não destrutivas podem ser conseguidas com a injeção de anestésico local e toxina botulínica, enquanto interrupções mais duradouras podem ser obtidas por meio da neurólise química (fenol e álcool) ou cirúrgica. A simpatectomia química com o uso de fenol ou álcool destrói o gânglio, mas tem efeito temporário até que haja a regeneração dos canais simpáticos, usualmente a partir de 3 a 6 meses, enquanto o emprego da radiofrequência pode perdurar por até 1 ano ou mais.

Os sintomas da dor mediada pelo sistema nervoso simpático incluem ardência, queimação, alodínia e alterações tróficas. A interrupção do sistema nervoso simpático ocasiona o bloqueio de condução de fibras eferentes simpáticas pré-ganglionares e pós-ganglionares, que influenciam os neurônios aferentes primários, bem como a inibição de aferentes viscerais de estruturas profundas. Dada a sua grande variação anatômica, a aplicação de substâncias neurolíticas na forma líquida, como o uso do fenol e do álcool, pode culminar em um bloqueio mais eficaz por sua melhor distribuição, cobrindo mais facilmente o território topográfico dos nervos simpáticos, o que não ocorre com o uso de técnicas que causam lesões mais delimitadas como a radiofrequência.

Fibras simpáticas torácicas de T2 e T3, que não fazem conexão com o gânglio estrelado e unem-se diretamente ao plexo braquial, foram identificadas por Kuntz, em 1927, ocorrendo em até 20% da população. Essa descoberta ensejou o desenvolvimento de novas técnicas visando alcançar essas fibras que se localizavam na região proximal da coluna torácica, a simpatectomia torácica. Kappis, em 1919, descreveu a abordagem paravertebral posterior, que foi utilizada por Mandl quase uma década depois para o tratamento da angina e da dor visceral. Swetlon realizou essa mesma técnica com a aplicação de álcool, e foi observada alta incidência de neurite. Em 1979, Wilknson fez a primeira ablação percutânea de T2-T3 com o uso de radiofrequência.

Neuralgia pós-herpética

O herpes-zóster é causado pela reativação do vírus da varicela-zóster nos neurônios do gânglio cranial ou gânglio da raiz dorsal ao longo do seu neuroeixo, após uma infecção primária com varicela, que usualmente ocorre na infância. Caracteriza-se por lesões vesiculobolhosas, normalmente acompanhada de dor severa, que seguem o trajeto de um ou mais dermátomos. O diagnóstico é tipicamente clínico. A maioria das lesões se desenvolve entre os dermátomos de T1-L2, embora a primeira divisão trigeminal seja acometida em até 15% dos casos. Lesões em dermátomos adjacentes podem ocorrer em 20% dos pacientes.

A neuralgia pós-herpética é caracterizada por dor que persiste após um período de 30 a 180 dias após o surgimento da lesão inicial. O risco de desenvolvimento de dor crônica em um paciente que teve zóster varia de 5% a 30%, dependendo do desenho do estudo, da idade da população estudada e da definição. Desses pacientes, mais de 30% experimentam dor persistente por mais de 1 ano.

O uso de antivirais na fase aguda, enquanto ainda se tem vesículas, e a realização de procedimentos intervencionistas para controle precoce da dor são propostas de tratamento que visam a prevenção do desenvolvimento dessa neuropatia crônica.

Medicações adjuvantes como analgésicos, antidepressivos, anticonvulsivantes e corticosteroide são comumente associados. Um estudo sobre o benefício do aciclovir mostrou que o seu uso não reduziu significativamente a incidência da neuralgia pós-herpética. Uma metanálise analisou o emprego de procedimentos intervencionistas (bloqueio peridural, paravertebral e gânglio estrelado) para a prevenção da dor crônica pós-zóster demonstrou que estes podem trazer benefícios para o paciente, sendo superiores ao uso de antivirais.

Uma possível explicação para esse resultado é o fato de o mecanismo de lesão do vírus causar uma neurite/ganglionite, que afeta o sistema nervoso simpático, estimulando-o, o que reduz o fluxo sanguíneo intraneural, resultando em isquemia e dano neural irreversível. A realização desses bloqueios, além de reduzir o estímulo doloroso repetitivo, previne a vasoconstricção na fase aguda e pode atenuar a sensibilização central, evitando a formação de cicatriz neural e, assim, o desenvolvimento da neuralgia pós-herpética.

Makharita MY et al., em estudo randomizado, controlado, duplo-cego, avaliaram o efeito do bloqueio do gânglio estrelado para pacientes com herpes-zóster facial na fase aguda, associado ao uso de antiviral. O resultado foi uma significativa redução da intensidade e da duração da dor e redução da incidência de neuralgia pós-herpética.

Neuropatia diabética

A neuropatia diabética tem causa multifatorial. Um aumento persistente da glicemia aumenta a atividade da via do polyol com acúmulo de sorbitol e frutose nos nervos, gerando lesão. O aumento na captação de myo-inositol e a inibição da Na/K-adenosina trifosfatase geram retenção de sódio com consequentes edema e degeneração neural. Em alguns pacientes, mecanismos imunes podem estar envolvidos.

Insuficiência microvascular também pode estar envolvida na fisiopatologia dessa doença, podendo ser resultado de uma absoluta ou relativa isquemia dos nervos dos pacientes diabéticos, secundária à alteração endoneural ou epineural dos vasos sanguíneos. Distúrbios funcionais foram demonstrados na microvasculatura dos nervos, com redução do fluxo sanguíneo neural, aumento da resistência vascular, redução da PO_2 e alteração da permeabilidade vascular. Também foram demonstradas alterações do fluxo sanguíneo cutâneo nesses pacientes, correlacionadas à neuropatia.

O paciente diabético evolui com neuropatia autonômica, com impacto marcante na função cardíaca, limitando a tolerância ao exercício e cursando com hipotensão postural, enteropatias, cistopatia, gastropatia e disfunção sexual. Infarto do miocárdio silencioso pode ocorrer com a perda da inervação simpática.

A dor pode estar envolvida e ser um dos sintomas principais. Usualmente piora durante a noite e o exame físico neurológico é, na maior parte das vezes, inexpressivo com algumas alterações sensoriais.

Existem diversos tratamentos propostos visando um controle da neuropatia diabética, e o seu manejo é difícil. Usualmente baseiam-se no controle glicêmico adequado e em terapias farmacológicas, como uso de antidepressivos e anticonvulsivantes. Terapias não farmacológicas incluem a simpatectomia, bloqueios de neuroeixo e neuromodulação medular, porém apresentam sucesso limitado.

Aplicações clínicas

Visceral

O bloqueio simpático torácico pode apresentar vantagens em pacientes cardiopatas selecionados. Embora tenha se tornado obsoleto no tratamento da angina coronariana após o advento de cirurgias e técnicas endovasculares, ainda pode ser considerado um recurso no manejo da angina refratária. O efeito no controle da dor parece estar relacionado a alterações nas vias de transmissão, e não na vasodilatação resultante do procedimento. Além disso, a influência do sistema nervoso simpático na modulação da eletrofisiologia cardíaca e arritmogênese pode resultar em benefícios na abordagem da taquicardia ventricular irresponsiva à terapêutica convencional. Nesses casos, a ablação bilateral parece ter resultado superior à simpatectomia esquerda. O bloqueio simpático pode ser uma estratégia terapêutica adjuvante na síndrome do QT longo, resultando em controle dos sintomas a longo prazo e diminuição significativa de eventos cardíacos. Na cardiomiopatia dilatada, estudos mostram melhora da função e redução da cavidade esquerda após abordagem na cadeia simpática.

Isquemia

Aterosclerose e tromboangeíte obliterante são as duas principais patologias que resultam em isquemia e têm tendência a envolver membros superiores em estágios mais avançados da doença. Os efeitos da simpatectomia no tratamento de ulcerações digitais são pouco reportados em publicações e parecem ter sucesso limitado.

A tromboangeíte obliterante é uma vasculite não aterosclerótica que acomete artérias e veias de pequeno e médio calibre e é fortemente associada ao tabagismo. A ablação simpática para tratamento de dor intratável, ulceração e gangrena tem sido reportada como um tratamento efetivo em algumas publicações, porém a duração do efeito parece ser limitada principalmente se o paciente permanece fumando.

A abordagem da cadeia simpática torácica pode ser uma opção para isquemia digital por microêmbolos não suscetíveis à embolização. Nesses casos, a abordagem primária deve ser direcionada para a doença de base e o bloqueio simpático pode ser realizado se a isquemia persistir apesar do tratamento adequado.

A isquemia pode resultar de desordem vasoespástica, como ocorre na doença de Raynoud e no fenômeno de Raynaud secundário à doença subjacente (doenças do colágeno, síndrome paraneoplásica, lúpus, artrite reumatoide). Nesses casos, ocorre um vasoespasmo paroxístico arterial e arteriolar que causa isquemia digital induzida pelo frio e por estresse emocional. O tratamento deve ser direcionado para a doença de base e medidas de prevenção, como evitar a exposição ao frio e uso de medicações, por exemplo, os vasodilatadores. Em estágios avançados que se apresentem com isquemia persistente, ulceração e gangrena, o bloqueio simpático torácico pode aliviar a dor e melhorar a preservação do tecido.

A síndrome de vibração mão-braço é uma doença ocupacional muito comum na indústria causada pela exposição prolongada a altas vibrações que podem acometer a inervação e vascularização do membro. Existem poucos estudos que mostrem o papel do bloqueio simpático no tratamento das lesões isquêmicas induzidas pela vibração, geralmente a orientação é evitar a exposição, pois isso por si só já melhora os sintomas.

Eritromelalgia

Eritromelalgia é uma síndrome rara de etiologia desconhecida que cursa com episódios de dor em queimação, rubor, edema e aumento de temperatura em membro superior, inferior ou ambos. A mutação do gene SCN9A ocorre em muitos pacientes e sua ausência parece estar relacionada a maior refratariedade ao tratamento. Estudos neurofisiológicos têm mostrado ocorrência de neuropatia distal de pequenas fibras com envolvimento seletivo de fibras simpáticas cutâneas. Assim, a abordagem da cadeia simpática vem sendo reportada, porém em poucos estudos com resultados contraditórios.

Indicações

- síndrome dolorosa complexa regional tipos I e II;
- síndrome dolorosa pós-amputação de membro superior (dor do membro fantasma);
- síndromes dolorosas neuropáticas de membro superior;
- hiper-hidrose (bloqueio prognóstico);
- doença vascular periférica:
  - a. desordens ateroscleróticas;
  - b. doença ou fenômeno de Raynaud.

- desordens vasculares agudas:
  - a. vasospasmo pós-traumático;
  - b. oclusão arterial aguda;
  - c. trombose venosa aguda;
  - d. queimadura por frio (*frostbite*) em membro superior.
- herpes-zóster agudo ou neuralgia pós-herpética;
- dor visceral torácica;
- angina *pectoris*;
- dor oncológica mediada pelo sistema nervoso simpático.

Contraindicações

- infecção localizada ou sistêmica;
- coagulopatia;
- hipotensão;
- distorções anatômicas;
- aneurisma de aorta torácica;
- insuficiência respiratória.

Técnica

Ao propor um procedimento intervencionista, sempre se deve equiparar as expectativas do paciente às possibilidades de resultado e explicar com detalhes todos os riscos e possíveis benefícios. O consentimento informado e todas as informações pertinentes à anestesia e ao procedimento devem ser realizadas previamente.

O procedimento deve ser realizado em ambiente cirúrgico com monitorização básica dos sinais vitais, acesso venoso e oxigenoterapia para realização de sedação venosa. A sedação deve permitir conforto e manter o paciente responsivo.

- O paciente deve ser posicionado em prona sobre mesa cirúrgica radiotransparente. É aconselhável a colocação de um travesseiro abaixo do tórax com o objetivo de fletir a coluna toracolombar, ampliando, assim, o espaço intervertebral.
- Os braços podem ficar posicionados para cima, pendentes na mesa ou adjacentes ao corpo de forma que a imagem em perfil não seja atrapalhada pela visão do úmero.
- Adequadas assepsia e antissepsia, colocação de campos estéreis. Preparação do material necessário para o procedimento: lidocaína para infiltração local; contraste não iônico; bupivacaína 0,5% ou ropivacaína 1% para bloqueio diagnóstico; corticosteroide particulado para tratamento e agulha de raquianestesia tipo Quincke 22 G 5 a 10 cm. Se o objetivo for a neurólise química, deve estar disponível fenol glicerinado 3% a 7%. Se o objetivo for a neurólise térmica, deve ser solicitada cânula de radiofrequência 5 a 10 cm, 18 G com ponta curva e ponta ativa de 2 mm.
- Arco em C em posição anteroposterior (AP) para visualização dos corpos vertebrais de C7, T1, T2 e T3.
- Alinhamento dos processos espinhosos para obter uma imagem em AP verdadeiro.

- Alinhamento do platô inferior do corpo vertebral de T2, movimentando o arco em direção cefalocaudal (Figura 85.1).

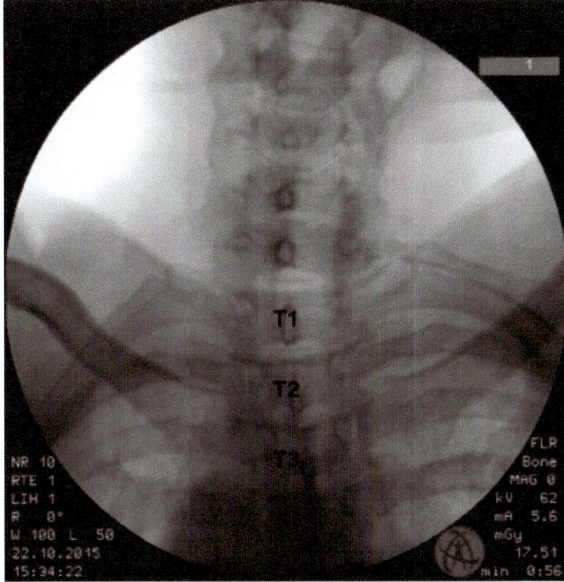

FIGURA 85.1 – Identificar o nível e alinhar o platô de T2 e de T3.

Fonte: Acervo da autoria do capítulo.

- Oblíquo ipsilateral em torno de 20° para se obter melhor visualização do espaço entre o corpo vertebral e a costela.
- A ponta do triângulo obtido entre o corpo vertebral de T2 e a costela é o ponto-alvo para penetração da agulha (Figura 85.2).

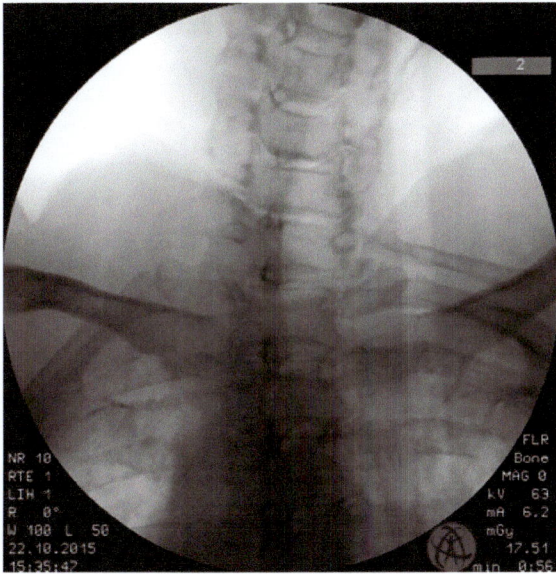

FIGURA 85.2 – Realizar oblíquo ipsilateral.

Fonte: Acervo da autoria do capítulo.

- Infiltrar a pele com anestésico local e entrar com a agulha em visão em túnel com os raios da escopia em direção à margem lateral do corpo vertebral de T2, cefálico à 3ª costela. Curvar levemente a ponta da agulha pode facilitar seu manejo. A entrada deve ser realizada com a ponta da agulha curvada em direção ao corpo vertebral de T2 para que, após o contato ósseo, seja possível girar a agulha e avançar além da margem óssea e bem próxima a ela. A agulha sempre deve se manter justa à margem óssea (Figuras 85.3 e 85.4).

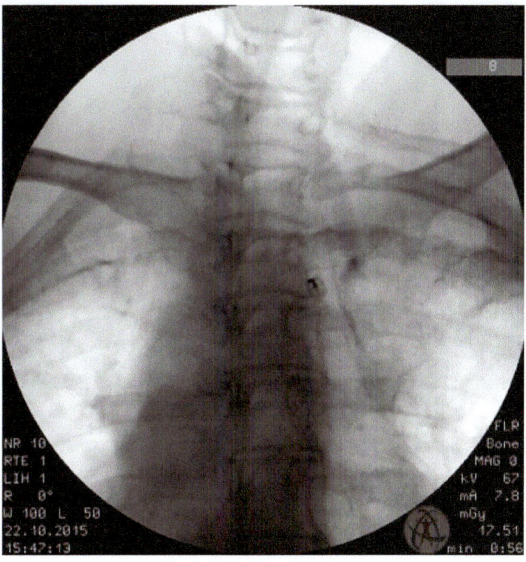

FIGURAS 85.3 – Posicionar a agulha justo ao corpo vertebral em T2 e T3, com a visão em túnel.

Fonte: Acervo da autoria do capítulo.

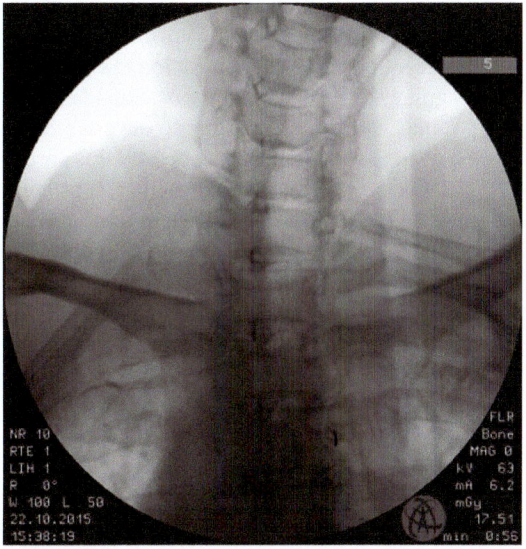

FIGURAS 85.4 – Posicionar a agulha justo ao corpo vertebral em T2 e T3, com a visão em túnel.

Fonte: Acervo da autoria do capítulo.

▶ Arco em C deve ser reposicionado para o perfil para avançar a agulha entre o terço posterior e a metade do corpo vertebral de T2. Retornar a imagem a visão em AP para confirmar que a agulha está bem próxima ao corpo vertebral (Figura 85.5).

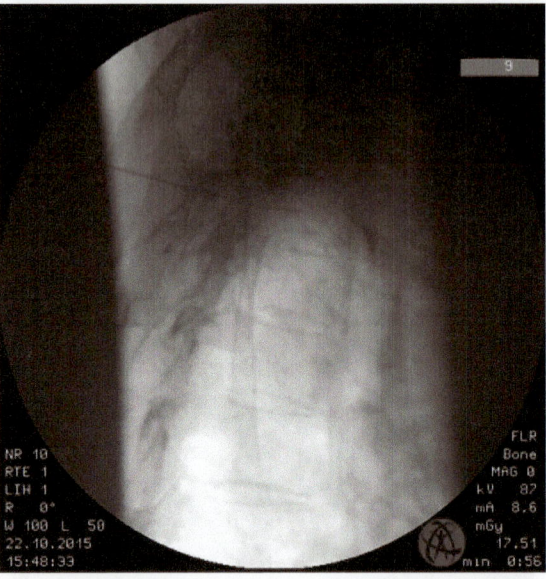

FIGURAS 85.5 – Realizar o perfil e checar a profundidade da agulha.
Fonte: Acervo da autoria do capítulo.

▶ O correto posicionamento da agulha deve ser avaliado por meio da injeção de 1 a 2 mL de contraste, no perfil e no AP (Figuras 85.6 e 85.7). Ele não deve estar localizado no espaço pleural, quando o contraste contorna a cúpula pulmonar, nem no interior do pulmão, quando o contraste movimenta com o movimento respiratório. No primeiro caso, a agulha deve ser retirada e reposicionada. No segundo, a agulha foi erroneamente posicionada dentro do pulmão, assim o procedimento deve ser cancelado e o paciente acompanhado por 24 horas para a possibilidade de pneumotórax. A injeção de contraste deve ser realizada com radiografia contínua para avaliar se ocorre movimentação do contraste com o movimento respiratório ou injeção intravascular.

▶ Após correto posicionamento, devem ser injetados 5 mL de anestésico local com corticosteroide particulado em T2 para bloqueio diagnóstico ou fenol glicerinado 7% 0,5 mL em T2 e 0,5 mL em T3.

▶ A radiofrequência pode ser realizada posicionando-se as agulhas conforme descrito em T2 e T3, seguida do estímulo sensitivo com 50 Hz e do estímulo motor com 2V para assegurar que não há estímulo dos nervos intercostais. A lesão deve ser feita em 80° por 60 a 90 segundos. Idealmente devem ser feitas duas lesões com a ponta curva girada em direção cefálica e depois caudal.

▶ Após a realização do procedimento, o paciente deve permanecer em observação por pelo menos 2 horas e o tempo de permanência hospitalar dependerá da recuperação da função cognitiva e da capacidade de avaliar o resultado do procedimento pela aferição do nível de dor. O paciente recebe alta hospitalar com a orientação de retorno em caso de febre, dor ou dificuldade respiratória. Se houver suspeita de pneumotórax, uma radiografia de tórax deve ser solicitada antes da alta hospitalar.

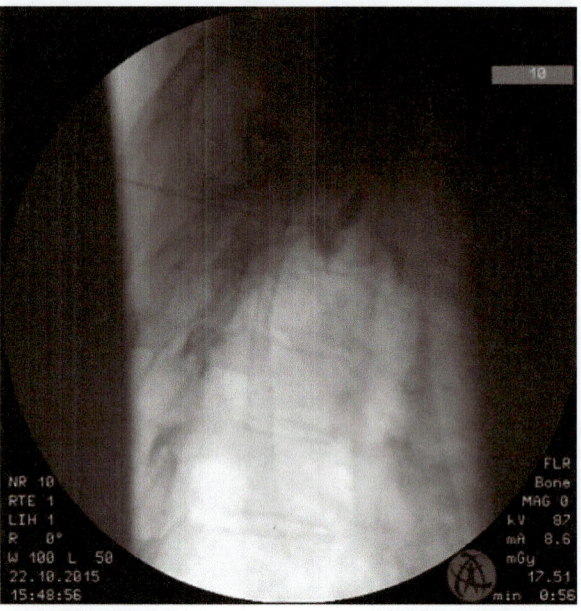

FIGURA 85.6 – Injeção de contraste no perfil.
Fonte: Acervo da autoria do capítulo.

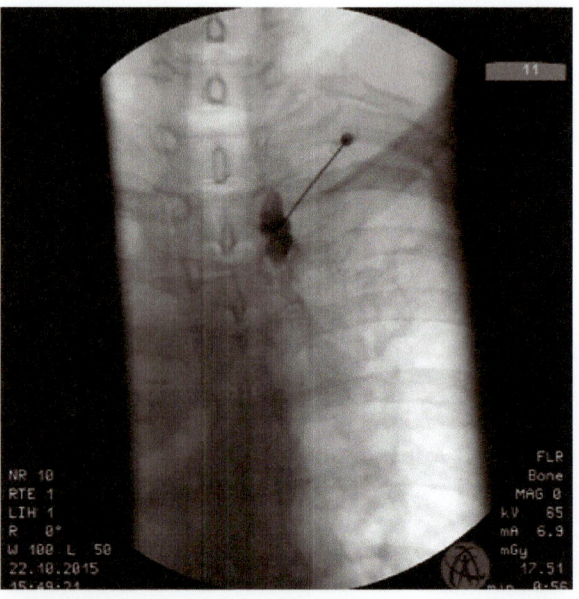

FIGURA 85.7 – Checar o contraste no AP.
Fonte: Acervo da autoria do capítulo.

Complicações

▶ Pneumotórax: a complicação mais importante do bloqueio simpático torácico é a ocorrência de pneumotórax. A agulha deve ser avançada sempre em contato ósseo e não avançar além da metade do corpo vertebral de T2 e T3. O pneumotórax pode não ser diagnosticado imediatamente, e dor no hemitórax e respiração curta podem ser sinais precoces dessa complicação. Nesses casos, uma radiografia de tórax deve ser solicitada.

▶ Punção inadvertida de artérias e veias intercostais.

▶ Neurite de nervos intercostais, principalmente se for realizada neurólise química ou térmica.

▶ Punção inadvertida do ducto torácico, glândula tireoide, traqueia ou esôfago são raros, mas podem ocorrer principalmente pelo uso inadequado da fluoroscopia.

Referências bibliográficas

1. Ackerknecht EH. The history of the discovery of the vegatative (autonomic) nervous system. Medical History. 1974 Jan;18(1):1-8.

2. Amr YM. Effect of early stellate ganglion blockade for facial pain from acute herpes zoster and incidence of postherpetic neuralgia. Pain Physician. 2012 Nov;15:467-74.

3. Bankenahally R, Krovvidi H. Autonomic nervous system: anatomy, physiology, and relevance in anaesthesia and critical care medicine. Bja Education. 2016 Nov 1;16(11):381-7.

4. Civelek E, Karasu A, Cansever T, Hepgul K, Kiris T, Sabanci A, Canbolat A. Surgical anatomy of the cervical sympathetic trunk during anterolateral approach to cervical spine. European Spine Journal. 2008 Aug 1;17(8):991-5.

5. Day M. Sympathetic blocks: the evidence. Pain Practice. 2008 Mar;8(2):98-109.

6. Dhanani NM, Almonte WA, Engle MP. Sympathetic nervous system blocks for the treatment of cancer pain. In: Essentials of Interventional Cancer Pain Management. Cham: Springer; 2019. p. 145-165.

7. Elias M. Cervical sympathetic and stellate ganglion blocks. Pain Physician. 2000 Jul;3(3):294-304.

8. Hashmonai M, Cameron AE, Licht PB, Hensman C, Schick CH. Thoracic sympathectomy: a review of current indications. Surgical Endoscopy. 2016 Apr 1;30(4):1255-69.

9. Hong MJ, Kim YD, Cheong YK, Park SJ, Choi SW, Hong HJ. Epidemiology of postherpetic neuralgia in Korea: an electronic population health insurance system based study. Medicine. 2016 Apr;95(14).

10. Jang YH, Lee JS, Kim SL, Chi SG, Lee WJ, Lee SJ, Kim SW, Park KB, Lee WK, Jeon YH, Kim DW. Do interventional pain management procedures during the acute phase of herpes zoster prevent postherpetic neuralgia in the elderly? A meta-analysis of randomized controlled trials. Annals of Dermatology. 2015 Dec 1;27(6):771-4.

11. Li Q, Chen N, Yang J, Zhou M, Zhou D, Zhang Q, He L. Antiviral treatment for preventing postherpetic neuralgia. Cochrane Database of Systematic Reviews. 2009(2).

12. Saguil A, Kane SF, Mercado MG, Lauters R. Herpes zoster and postherpetic neuralgia: prevention and management. American Family Physician. 2017 Nov 15;96(10):656-63.

13. Sanchez RP, Hernandez-Porras C. Dolor en el paciente oncológico. 1. ed. México: Pydesa; 2016. ISBN: 978-607-8151-53-0.

14. Serna-Gutiérrez J. Bloqueo del ganglio estrellado guiado por ultrasonografía. Revista Colombiana de Anestesiología. 2015 Oct 1;43(4):278-82.

15. Straube S, Derry S, Moore RA, Cole P. Cervico-thoracic or lumbar sympathectomy for neuropathic pain and complex regional pain syndrome. Cochrane Database of Systematic Reviews. 2013(9).

16. Tubbs RS, Rizk E, Shoja MM, Loukas M, Barbaro N, Spinner RJ (ed.). Nerves and nerve injuries: history, embryology, anatomy, imaging, and diagnostics. Academic Press; 2015 Apr 20. v. 1.

17. Vinik AI. Diabetic neuropathy: pathogenesis and therapy. The American Journal of Medicine. 1999 Aug 30;107(2):17-26.

18. Vydyanathan A, Bryan G, Gritsenko K, Hansen H, Manchikanti L. Cervical and thoracic sympathetic blocks. In: Essentials of interventional techniques in managing chronic pain. Cham: Springer; 2018. p. 531-550.

19. Wehrwein EA, Orer HS, Barman SM. Overview of the anatomy, physiology, and pharmacology of the autonomic nervous system. Comprehensive Physiology. 2011 Jan 17;6(3):1239-78.

Bloqueio do Plexo Celíaco

Thais Khouri Vanetti | Sandra Miranda Goraieb | Charles Amaral de Oliveira

Introdução

Com mais de um século da descrição por Kappis, em 1914, e subsequente publicação em 1918, o bloqueio do plexo celíaco (BPC) foi inicialmente proposto como um método de anestesia cirúrgica para procedimentos de abdômen superior. Ao longo dos anos e com a participação de múltiplos colaboradores, sofreu modificações e atualmente é usado como alternativa intervencionista no tratamento multimodal da dor visceral, seja com finalidade terapêutica, seja como diagnóstica.

Anatomia

O plexo é constituído geralmente por três pares de gânglios – os gânglios celíacos; os mesentéricos superiores; e os aorticorrenais – e compreende fibras simpáticas e parassimpáticas. O plexo tem origem no corno anterolateral da medula espinhal de T5 até T12, a partir de fibras simpáticas dos nervos esplâncnicos e contém fibras aferentes pré-ganglionares esplâncnicas, fibras parassimpáticas pré-ganglionares e fibras simpáticas pós-ganglionares.

Está localizado profundamente no epigástrio, no retroperitônio, posteriormente ao estômago e ao pâncreas, anterolateralmente à artéria aorta, anteriormente aos pilares do diafragma, na altura da 1ª vértebra lombar (L1).

Os pilares do diafragma são referências anatômicas importantes para a compreensão do espaço crural e das técnicas de acesso ao plexo. Eles surgem da superfície anterior dos corpos vertebrais lombares, do ligamento longitudinal e dos discos intervertebrais. O pilar direito é maior, interessando as três vértebras lombares superiores, e à esquerda é menor, originando-se somente das duas vértebras superiores. O hiato esofágico é basicamente constituído por fibras musculares do pilar direito, com alguma participação do pilar esquerdo; e o hiato aórtico, pelas margens mediais tendinosas de ambos. O ponto de emergência dos nervos esplâncnicos é na margem lateral das fibras musculares, contínuas às originadas dos arcos lombocostais mediais bilateralmente.

No entanto, existe uma considerável variação em relação ao número, tamanho e à posição dos gânglios que compõem o plexo celíaco. Por esse motivo, o estudo com exames de imagem deve sempre ser realizado previamente ao procedimento.

Indicações

A principal indicação do BPC é o de dor intratável por cânceres de abdômen superior, principalmente o pancreático, mas que possam também acometer fígado, vesícula biliar, rins, glândulas suprarrenais, omento, mesentério, estômago, intestino delgado, cólons ascendente e transverso. O bloqueio está indicado quando o paciente não responde ao tratamento analgésico convencional. Considerando-se as altas doses de analgésicos prescritos nestes pacientes, o BPC é fator bem documentado de melhora na qualidade de vida, reduzindo a dor e o aumento indiscriminado das doses de opioides. O BPC pode ser utilizado, seja em casos de tumores malignos, seja de benignos. Náuseas e vômitos incontroláveis também são uma indicação para bloqueio do plexo celíaco.

No entanto, na literatura recente observamos que a técnica é principalmente utilizada para os casos intratáveis de carcinomas pancreáticos, preferindo-se os interventos sobre os nervos esplâncnicos por sua especificidade.

No Brasil, os cânceres de pâncreas representam 2% dos casos totais de tumores e vêm apresentando um aumento nos últimos anos, sendo o 13º tipo de câncer em incidência no país, segundo o relatório de novembro de 2018 do Instituto Nacional do Câncer. O quadro de dor associado aos tumores de pâncreas é frequente e acomete de 70% a 80% destes pacientes.

Uma indicação secundária seriam os casos de pancreatite crônica que cursem com quadro álgico, embora os resultados sejam controversos.

As técnicas podem variar no acesso, no tipo de solução neurolítica, no controle da imagem e na fase da doença para o qual foi indicado. Essas variações visam aumentar a probabilidade de sucesso do procedimento, reduzindo as complicações. A escolha da técnica a ser utilizada deve ser dependente da disponibilidade do serviço, da anatomia e das condições físicas do paciente, além da experiência do médico intervencionista.

Todos os candidatos ao procedimento devem ser avaliados clinicamente e algumas condições devem ser claras para o intervencionista: pacientes submetidos à quimioterapia ou radioterapia podem ter sua resposta imunitária prejudicada. Assim, os riscos para desenvolvimento de infecções, secundárias à punção, são maiores que na população geral. Discrasias na coagulação também são frequentes nestes pacientes, aumentando o risco de sangramentos.

Um exame de imagem é sempre útil para avaliar massas ou alterações na anatomia porque podem indicar necessidade de adaptação da técnica para que o acesso ao plexo seja adequado e eficaz, mesmo que o procedimento seja guiado por fluoroscopia, ultrassom ou tomografia computadorizada. Ou seja, quando é verificado que o tumor invade o plexo celíaco, existe uma indicação para que seja dada preferência pelo bloqueio dos nervos esplâncnicos, uma vez que a presença do tumor em torno do plexo celíaco não permitirá sua neurólise adequada.

Durante a realização do procedimento, é importante que o bloqueio seja guiado por imagem. Embora a maioria dos intervencionistas realize o bloqueio sob fluoroscopia ou tomografia computadorizada (TC), é possível realizá-lo sob ultrassonografia com segurança. Em recentes estudos conduzidos por Bang nos Estados Unidos, e Minaga no Japão, houve melhor resposta e duração nos bloqueios realizados com ultrassonografia (US), indicando que esta possa ser uma opção econômica e adequada.

Contraindicações

As contraindicações são as mesmas para qualquer bloqueio intervencionista: infecção em curso; instabilidade hemodinâmica; coagulopatia ou uso de anticoagulantes; pneumotórax; obstrução intestinal. Patologias da artéria aorta, como aneurismas ou calcificações também são contraindicações, especialmente para a técnica transaórtica. A presença de invasão tumoral do plexo celíaco também pode ser considerada uma contraindicação para o bloqueio. Além, logicamente, da recusa do paciente à realização do procedimento.

Uso de medicações como dissulfiram, metronidazol, tolbutaminda, betalactâmicos é uma contraindicação para a neurólise com álcool, uma vez que podem causar efeito dissulfiram.

Complicações

As complicações são raras, ocorrendo somente em cerca de 2% dos pacientes e podem acontecer apesar do uso de imagem como guia. Elas incluem: hipotensão ortostática e diarreia transitória; injeção intravascular com eventual toxicidade sistêmica do agente; lesão de raiz de nervo; parestesias; injeção peridural ou subaracnóidea; trauma muscular; hematoma ou abscesso retroperitoneal; pneumotórax; alteração da ejaculação; lesão renal; irritação diafragmática; transfixação de órgãos; discite; pleurite; lesão de disco intervertebral; dissecção arterial; e até danos neurológicos como paraplegia no caso de lesão da artéria de Adamkiewicz. A hipotensão, que é a complicação mais comum, pode ser facilmente minimizada com a hidratação adequada do paciente.

Descrição da técnica do bloqueio do plexo celíaco

Primeiramente, algumas considerações pré-procedimento. É imprescindível explicar para o paciente os riscos e benefícios do procedimento e obter um consentimento livre esclarecido. Suspender as medicações anticoagulantes. Avaliar se a região da punção está livre de infecção ou ulcerações. O procedimento é realizado com o paciente em decúbito ventral e é importante verificar se ele consegue se manter nessa posição, que pode ser extremamente incômoda para alguns pacientes. Sedação geralmente é necessária, pois trata-se de um procedimento bastante doloroso no momento da injeção do álcool. E, por fim, antes do procedimento, hidratar o paciente com 500 a 1.000 mL de solução salina ou Ringer-lactato para reduzir o risco de hipotensão após o bloqueio simpático.

Existe uma grande diversidade de técnicas para o bloqueio do plexo celíaco, guiados por fluoroscopia, ultrassom ou TC. Ele também pode ser realizado por via endoscópica ou cirúrgica, mas estas não fazem parte do escopo desse capítulo. Ainda vale lembrar a importância de que esses procedimentos sejam realizados por profissionais experientes.

Em uma das técnicas do procedimento guiado por fluoroscopia, o paciente é colocado em decúbito ventral, com os braços em direção à cabeça, com um travesseiro sob o abdômen, para reduzir a lordose fisiológica. Após assepsia, antissepsia e colocação de campos estéreis, inicia-se com uma imagem em anteroposterior (AP) com o arco em C, para localizar T12. Geralmente, é necessário fazer um oblíquo craniocaudal para alinhar as placas terminais.

É feito um oblíquo para a esquerda para se esconder o processo transverso ipsilateral da vértebra de L1, sem que o ponto de entrada da agulha ultrapasse 7 a 8 cm da linha média e atentando-se também para não deixar a costela se interpor à passagem da agulha.

Após infiltração da pele com lidocaína 1% ou 2% sem vasoconstritor, uma agulha de raquianestesia 22 G de 15 cm é introduzida em direção ao corpo de L1. Após tocar o corpo de L1, a agulha continua sendo avançada, sempre próxima ao corpo vertebral, e o arco em C é colocado em lateral. Nessa posição, a agulha é avançada até ultrapassar a vertebra de L1. É possível sentir a pulsação da aorta quando a agulha a atravessa e pode ser confirmada retirando-se o mandril da agulha e verificando-se a saída de sangue arterial. A agulha é avançada até atravessar a parede anterior da artéria. É feito contraste não iônico para se certificar que já se ultrapassou a aorta e que não há captação vascular. Após confirmada a posição da agulha, é feito bloqueio com anestésico local em baixa concentração, por exemplo, ropivacaína 0,2% com ou sem corticosteroide, ou neurólise com 10 a 20 mL de álcool 50% ou 100%.

O bloqueio guiado por ultrassom (US) percutâneo e pela via anterior é uma opção para os pacientes que não conseguem permanecer na posição de decúbito ventral e foi, inicialmente, descrito por Bhatnagar et al.

O paciente deve ficar em decúbito dorsal e, além de todos os cuidados pré-procedimento descritos anteriormente, é feito, também, antibiótico intravenoso, pelo risco de perfuração de alças intestinais.

A região é escaneada com um transdutor curvo em corte axial, abaixo do processo xifoide, inicialmente, para identificação das estruturas e dos órgãos e planejamento da trajetória da agulha. É feito um botão anestésico com lidocaína 1% ou 2% e introduzida uma agulha de 15 cm em plano ou fora de plano. Durante o avançar da agulha, pode ser interessante realizar injeção de pequenas quantidades de soro fisiológico ou anestésico local a fim de se localizar a ponta da agulha (hidrolocalização). A agulha é direcionada para a região anterior da aorta, próxima ao tronco celíaco, onde o plexo celíaco está localizado. A posição final pode, também, ser confirmada com a injeção de anestésico local e, uma vez melhorada a dor, pode ser seguida da injeção de agentes neurolíticos (álcool 50% a 100% ou fenol 6% a 10%).

Esse procedimento pode ser dificultado pela presença de ar nas alças intestinais ou dificuldade em visualizar as estruturas profundas ou no caso de presença de grandes tumores que alteram a anatomia local.

São complicações possíveis da técnica guiada por US: perfuração do estômago; intestino; pâncreas ou fígado.

Na técnica guiada por TC, o paciente é posicionado em decúbito ventral, com um travesseiro sob o abdômen para reduzir a lordose fisiológica, após assepsia, antissepsia e colocação de campos estéreis, é feita uma imagem para localizar os corpos vertebrais de T12 e L1, além de marcar a borda inferior da 12ª costela. O ponto de entrada fica abaixo da 12ª costela do lado esquerdo, a 7 ou 8 cm da linha média, onde é feito o botão anestésico na pele. Nesse local, é introduzida uma agulha 22 G de 18 cm, em direção à borda lateral do disco de T12-L1, com cuidado para não penetrar no disco, ou seja, a agulha deve permanecer próxima ao corpo vertebral durante todo o trajeto. O ponto final da agulha é em frente à aorta. Após aspiração negativa, é feito contraste não iônico e

este deve se dispersar bilateralmente em torno da aorta. Caso a dispersão do contraste não seja adequada com uma única agulha à esquerda, pode-se introduzir a agulha pelo lado direito também. A agulha deve atravessar a crura para o procedimento ser considerado um bloqueio do plexo celíaco.

Assim que o posicionamento da agulha é confirmado, podem ser injetados de 10 a 30 mL de anestésico local em baixa concentração, ou 20 a 40 mL de álcool 50% a 100% para a neurólise.

Referências bibliográficas

1. Baig S, Moon JY, Shankar H. Review of sympathetic blocks: anatomy, sonoanatomy, evidence, and techniques. Reg. Anesth. Pain Med. 2017;42:377-391.
2. Candido KD, Knezevic NN. Celiac plexus block using CT guidance. In: Diwan S, Staats P (ed.). Atlas of pain medicine procedures. McGraw-Hill Education; 2015.
3. Candido KD, Staats PS, Hunter CW, Diwan S. Celiac plexus block using fluoroscopic guidance. In: Diwan S, Staats P (ed.). Atlas of pain medicine procedures. McGraw-Hill Education; 2015.
4. Dhanani NM, Almonte A, Engle MP. Sympathetic system backs for the treatment of cancer pain. In: Gulati A, Puttanniah V, Bruel BM, Rosenberg WS, Hung JC (ed.). Essentials of interventional cancer pain management. Springer; 2019.
5. Frederico TN, Martins EG. Ultrassonografia na dor no câncer. In: Fonseca PRB, Mansano AM, Lima ACB, Silva LCH, Braun LM, Subi KRR, Barros CM, Assis FD, Oliveira CA, Braun Filho J (ed.). Tratado de dor oncológica. 1. ed. Rio de Janeiro: Atheneu; 2019.
6. https://www.inca.gov.br/tipos-de-cancer/cancer-de-pancreas.
7. John RS, Shienbaum R. Celiac plexus block. StatPearls [Internet]. Treasure Island (FL): StatPearls Publishing; 2020 Jan.
8. Pereira GAM, Lopes PTC, Santos AMPV et al. Bloqueio do plexo celíaco: estudo anatômico e simulação em tomografia computadorizada. Radiol. Bras. 2014 Sep/Oct;47(5).
9. Raj PP, Erdine S. Interventional procedures for visceral pain in the thoraco-abdominal region. In: Pain relieving procedures: the illustrated guide. Wiley-Blackwell; 2012. v. 15, p. 256-273.
10. Tewari S, Agarwal A, Dhiraaj S, Gautam SK, Khuba S, Madubushi R, Shamshery C, Kumar S. Comparative evaluation of retrocrural versus transaortic neurolytic celiac plexus block for pain relief in patients with upper abdominal malignancy: a retrospective observational study. India J. Palliat. Care. 2016;22(3):301-306.
11. Vissers KCP, Besses K, Wagemans MW, Zuurmond W, Giezeman MJMM, Laatste A, Mekhail N, Burton AW, Van Kleef M, Huygen F. Pain in patients with cancer. Pain Practice. 2011;11(issue 5):453-475.
12. Wyse JM, Chen YI, Sahai A. Celiac plexus neurolysis in the management of unresectable pancreatic cancer: when and how? World J. Gastroenterol. 2014 Mar 7;20(9):2186-2192.

Bloqueio Simpático Lombar

Gustavo Henrique Nunes de Aquino

Introdução

O papel do sistema nervoso simpático (SNP) na transmissão da dor determina sua utilização como importante via a ser abordada nos tratamentos intervencionistas.

Os primeiros bloqueios foram realizados no início do século passado, período em que foram feitas principalmente as simpatectomias "abertas". Com a evolução do procedimento, novas técnicas foram incorporadas até que chegássemos aos métodos percutâneos atuais, guiados por exames de imagem.

O bloqueio do SNP foi descrito inicialmente em 1899, por Jabolay, e realizado pela primeira vez em 1924, por Felix Mandl (por técnica "às cegas"). A partir de 1944, essa técnica evoluiu e começou a ser feita por fluoroscopia. Já na década de 1950, Bonica, Moore e Arnulf descreveram a importância do bloqueio simpático, particularmente nos casos de causalgia e distrofia reflexa pós-traumática em militares após a Segunda Guerra Mundial. Em 1970, Reid et al. aperfeiçoaram a técnica de Mandl mediante uma abordagem mais lateral que evita o contato com o processo transverso.

Anatomia

O tronco simpático se estende da base do crânio ao cóccix, sendo constituído pelos gânglios simpáticos e ramos interganglionares. A eferência simpática promove, entre outros, vasoconstrição e atividade sudomotora, como a sudorese. Estão localizados entre o corpo vertebral, o músculo psoas e a gordura retroperitoneal; mais precisamente no primeiro terço anterolateral do corpo vertebral e anteromedialmente ao psoas. Do lado esquerdo, a cadeia simpática está numa posição dorsal à aorta e à direita, posterior à veia cava. Perlow e Vehe mediram a distância da cadeia simpática esquerda à aorta e encontraram valores entre 2 e 10 mm.

Os gânglios da cadeia simpática podem variar em número e posição. Estudos anatômicos mostram a presença de três gânglios normalmente (separados ou fundidos), embora possa haver uma quantidade de até cinco gânglios. Existe a tendência de os gânglios de L1 e L2 estarem fundidos na maioria dos pacientes e de estarem agregados na altura dos discos L2-L3 e L4-L5.

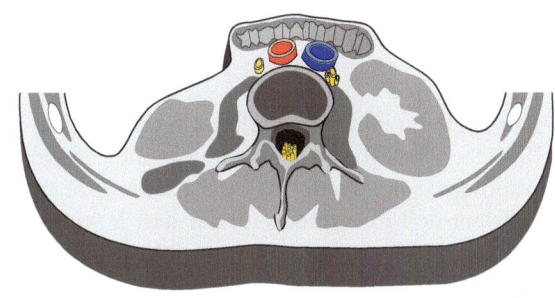

FIGURA 87.1 – Ilustração anatômica do tronco simpático lombar e sua relação com aorta, v. cava, músculo psoas e demais estruturas.
Fonte: Adaptada de Van Eijs et al. Pain Practice. 2011.

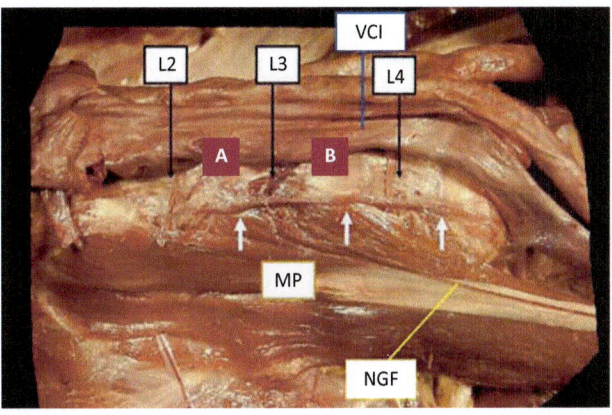

FIGURA 87.2 – Visão da cadeia simpática lombar direita (setas brancas "grossas"): o gânglio entra na altura do corpo vertebral de L2 para alcançar a origem do M. psoas (MP) no nível do disco intervertebral de L2/L3 (A). L3, L4: corpos vertebrais de L3 e L4; (B): disco intervertebral de L3/L4; VCI: veia cava inferior; NGF: N. genitofemoral.
Fonte: Acervo da autoria do capítulo.

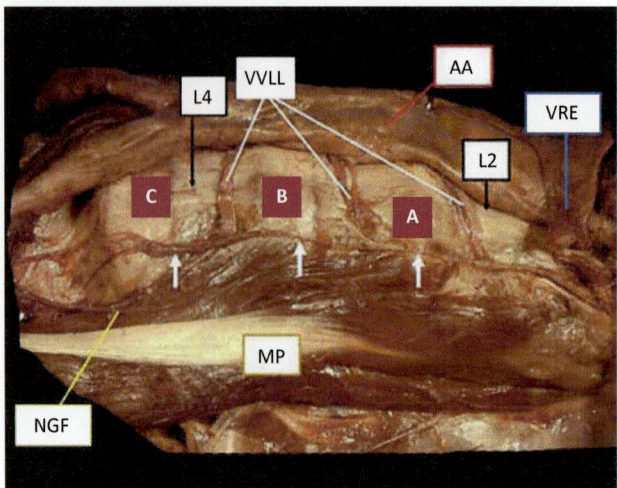

FIGURA 87.3 – Visão da cadeia simpática lombar esquerda (setas "grossas").

A cadeia entra na altura do corpo vertebral de L1 para alcançar a origem do M. psoas (MP) no nível do disco intervertebral de L2/L3 (A). L4: corpo vertebral de L4; (B): disco intervertebral L3-L4; (C): disco intervertebral L4-L5; AA: aorta abdominal; VRE: veia renal esquerda; VVLL: veias lombares; NGF: nervo genitofemoral.

Fonte: Acervo da autoria do capítulo.

Umeda et al. realizaram um estudo em 19 cadáveres para detectar a localização mais frequente do gânglio. Foi observado que o gânglio normalmente se localiza entre o terço inferior de L2 e o terço superior de L3, sendo a região anterior ao disco de L2-L3 a posição mais comum. Além disso, a presença de artérias segmentares foi observada na metade da altura dos corpos vertebrais de L2 e L3.

Com relação à morfologia do gânglio, alguns podem ser fusiformes com medidas entre 10 e 15 mm, enquanto outros são arredondados, com cerca de 5 mm de diâmetro. Já os ramos intergangliônicos podem variar de uma espessura milimétrica à de um fio de cabelo.

Feigl et al. mediram a distância dos gânglios simpáticos aos processos transversos e ao m. psoas de 54 cadáveres (108 lados) por meio de tomografia e ressonância magnética. Observaram que as distâncias mínima e máxima variaram conforme as Tabelas 87.1 e 87.2. Nesse estudo, não houve diferença das distâncias em relação ao peso. Também não houve diferença significativa na distância do m. psoas em relação à altura do indivíduo. Porém, foi observado que quanto maior a altura do indivíduo estudado, maior a distância em relação ao processo transverso. Maiores distâncias também foram documentadas em cadáveres masculinos quando comparados aos do sexo feminino.

Uma menor variação anatômica do tronco simpático lombar aos níveis de L2-L3 e L3-L4, apresentando uma topografia mais regular ao longo da borda medial do m. psoas, faz desses níveis os mais efetivos para a realização da simpatectomia.

TABELA 87.1 – Distância entre o gânglio simpático lombar (GSL) e o M. psoas (MP) na tomografia (TC) e ressonância magnética (RM).

	Distância mínima (mm)	Distância máxima (mm)	Variação (mm)
TC: GSL – MP			
L2/3	0	8	2,9 +/– 0,7
L3/4	0	7	2,7 +/– 0,5
L4/5	0	8	3,4 +/– 0,7
RM: GSL – MP			
L2/3	0	13	3,1 +/– 0,9
L3/4	0	10	2,9 +/– 0,9
L4/5	1	8	3,2 +/– 0,9

Fonte: Adaptada de Feigl et al. Surg. Radiol. Anat. 2013.

TABELA 87.2 – Distância entre o gânglio simpático lombar (GSL) e o processo transverso (PrT) na tomografia computadorizada (TC) e ressonância magnética (RM).

	Distância mínima (mm)	Distância máxima (mm)	Variação (mm)
TC: GSL – PrT			
L2	30	53	41,4 +/– 1,5
L3	30	50	40,0 +/– 1,5
L4	23	50	38,9 +/– 2,2
RM: GSL – PT			
L2	29	44	37,4 +/– 1,2
L3	29	42	37,6 +/– 1,1
L4	29	48	36,3 +/– 1,4

Fonte: Adaptada de Feigl et al. Surg. Radiol. Anat. 2013.

Indicações

O bloqueio simpático lombar apresenta taxas de sucesso que variam de 31% a 49,5% nos casos de síndrome de dor regional complexa (SDRC) tipo I.

Dada a ampla abrangência anatômica dessa cadeia nervosa, ela tem sido utilizada para tratar e diagnosticar inúmeros processos dolorosos dos membros inferiores: dores de origem neuropática (com destaque para a SDRC) e isquêmicas. Isso porque foi observado que em muitos casos a dor é potencializada ou mediada por uma hiperatividade simpática.

Cabe ressaltar ainda que 20% dos pacientes com isquemia dolorosa dos membros inferiores não são candidatos à intervenção cirúrgica em consequência das suas condições clínicas. Dessa maneira, o bloqueio simpático torna-se uma excelente alternativa terapêutica.

Existem evidências laboratoriais de que os neurônios simpáticos pós-ganglionares podem agir não apenas como eferentes, mas também como aferentes em certas condições patológicas. Isso resulta em que uma via eferente se comunique, direta ou indiretamente com outras áreas e vias aferentes.

Os bloqueios simpáticos, diagnósticos ou prognósticos, são importantes ferramentas para determinar se a dor é mediada pelo sistema simpático ou independente desse sistema. Por isso, é aconselhável que sejam realizados antes dos procedimentos neurolíticos.

As principais indicações do bloqueio simpático lombar são:

- ▶ Síndrome da dor complexa regional (tipo I ou II).
- ▶ Neuralgia pós-herpética.
- ▶ Dor do membro fantasma (e dor do coto).
- ▶ Dor neuropática em pacientes com câncer.
- ▶ Neuropatia diabética.
- ▶ Dor discogênica com pseudociática.
- ▶ Doença e fenômeno de Raynaud.
- ▶ Arteriopatia de membros inferiores.
- ▶ Dor por úlceras varicosas (disfunção venosa).
- ▶ Dor por disfunção da microcirculação (p. ex., diabetes).

Entre as principais contraindicações, podemos citar: infecção local; sepse; coagulopatias; instabilidade hemodinâmica. Podem ser consideradas contraindicações relativas: anormalidades anatômicas; doenças mentais; e gravidez.

Bloqueio

Existem diversas formas de se bloquear a cadeia simpática lombar. Dessa forma, anestésicos locais (com ou sem corticosteroide), substâncias químicas neurolíticas (como álcool e fenol) e técnicas neuroablativas (como a radiofrequência) são comumente utilizados.

Técnica (abordagem por fluoroscopia)

Classicamente, o procedimento é realizado por técnica percutânea e guiada por fluoroscopia, embora outros métodos de imagem possam ser utilizados, como a tomografia computadorizada, ultrassonografia e ressonância magnética. Dada a quantidade de estruturas anatômicas que podem ser comprometidas, não é mais aceitável que se realize esse procedimento "às cegas", com taxas de complicações que alcançam valores em torno de 33%.

O paciente deve ser posicionado em decúbito ventral horizontal, embora, dependendo do quadro doloroso ou de deformidades do paciente, possa ser necessário que ele fique em decúbito lateral (direito ou esquerdo). Devem ser garantidos acesso venoso, monitorização cardíaca e oximetria de pulso. Realizar sedação "consciente", de maneira que o paciente possa responder a eventuais comandos.

Com a radioscopia, visualizamos L2, L3 e L4. Utilizando geralmente agulha de 22 G, 15 cm, entramos em *tunnel vision* até que se toque o corpo vertebral. Com a imagem em perfil, avançamos até que a agulha alcance o limite anterior do corpo vertebral. Em L2, a agulha deve estar no primeiro terço inferior do corpo vertebral. Em L3, no primeiro terço superior. Em L4, no primeiro terço superior ou inferior. Sempre que possível, evitar o posicionamento da agulha na metade da altura do corpo vertebral em virtude da presença de artérias segmentares nessa topografia. No AP, a agulha não deve ultrapassar a borda medial do pedículo ipsilateral.

Existe aqui uma discussão sobre a realização de aplicação da técnica de perda de resistência como um possível método de se determinar o correto posicionamento final da agulha. Porém, um estudo em cadáveres considerou tal técnica não confiável.

Uma vez posicionada a agulha, injetamos 1 a 3 mL de contraste. A dispersão correta deve ocorrer no sentido craniocaudal, ao longo da região anterolateral do corpo vertebral. Uma vez obtida adequada dispersão do contraste, injetamos o anestésico local desejado com ou sem corticosteroide.

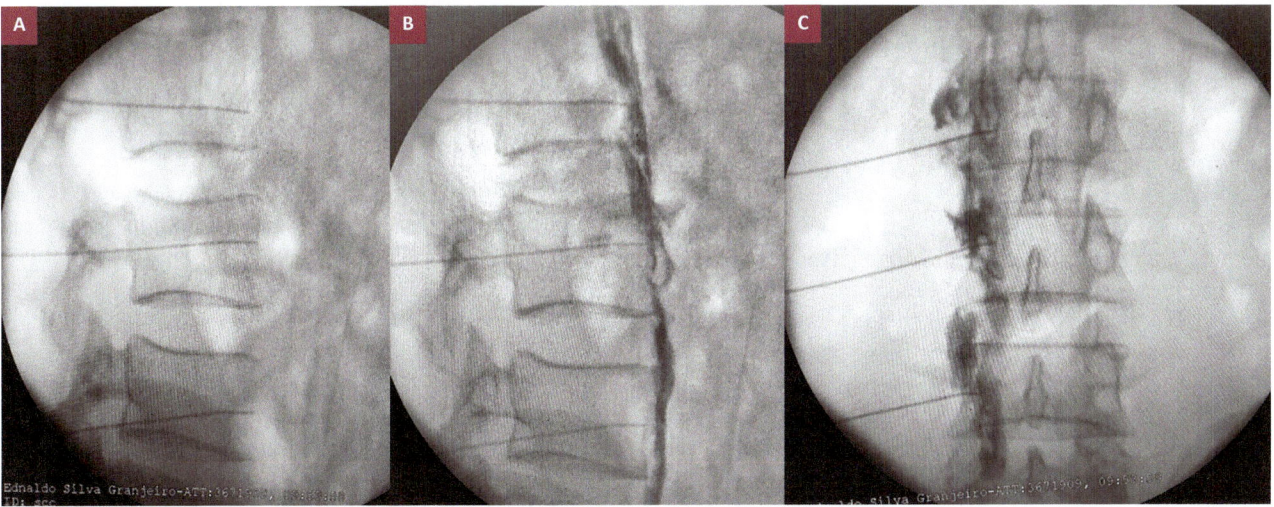

FIGURA 87.4 – (A) Agulhas posicionadas no primeiro terço inferior de L2, no primeiro terço superior de L3 e no primeiro terço inferior de L4 (visão em perfil); (B) Visão em perfil com contraste; (C) Visão em AP com contraste. Observar a dispersão craniocaudal do contraste.

Fonte: Acervo da autoria do capítulo.

Bloqueio diagnóstico

A realização do bloqueio diagnóstico é de extrema importância para avaliar o componente simpático na manutenção da dor. Importante salientar, todavia, que muitos pacientes podem ter tanto o componente simpático como o somático da dor.

Existe uma fraca correlação entre bloqueio diagnóstico simpático positivo e sucesso no prognóstico do resultado da simpatectomia.

Além disso, devemos ficar atentos para a possibilidade de (bloqueios) falso-positivos.

Que podem resultar em: a) dispersão da solução para nervos somáticos ou espaço peridural; b) efeito sistêmico por absorção do anestésico local; e c) efeito placebo.

Bloqueios falso-negativos também podem ocorrer. Portanto, devemos ficar atentos para: I) avaliação inadequada antes ou após o bloqueio; e II) ocorrência de bloqueio incompleto.

Radiofrequência

Para a realização de radiofrequência térmica (RF), utilizamos cânulas de 20 G, ponta ativa de 10 mm, 15 cm de comprimento, posicionadas em L2, L3 e L4 da mesma forma que foi feita para a realização do bloqueio. Uma vez posicionadas as cânulas, realizamos estimulação sensitiva em 50 Hz e motora a 2 Hz. O paciente pode sentir uma leve parestesia na região lombar durante a estimulação sensitiva entre 0,2 e 0,5 V, algo interpretado como "normal". Não deve haver nenhuma resposta motora durante a estimulação (motora).

Observar fasciculação ou parestesia referente ao trajeto de L2/L3 (inclusive pela proximidade com o nervo genitofemoral). No caso de resposta motora ou sensitiva positivas, aspiração de sangue ou liquor, a cânula deve ser reposicionada.

Antes da lesão, os autores recomendam a injeção de 1 a 2 mL de contraste (em cada cânula) sob visualização contínua, para descartar proximidade com o músculo psoas e, também, para descartar captação vascular. Previamente à lesão por RF, injetamos 1 mL de lidocaína a 1%, aguardamos cerca de 1 minuto e aplicamos radiofrequência térmica a 80 ºC durante 90 segundos.

Observar o paciente por cerca de 1 a 2 horas, com atenção principalmente para hipotensão em virtude de vasodilatação "rebote" pela inibição do simpático. Não deve haver nenhum bloqueio motor ou sensitivo após anestésico local ou aplicação de radiofrequência. Se estiver sem anormalidades, o paciente pode ser liberado para o domicílio.

Neurólise

A neurólise da cadeia simpática lombar pode ser feita utilizando-se diferentes métodos: álcool; fenol; radiofrequência convencional (previamente descrita).

Para muitos autores, o agente de escolha para bloqueio neurolítico é o fenol por causar menor incidência de neu-

ralgias do que injeções com álcool. Já Ohno e Oshita tiveram sucesso terapêutico na melhora da dor e sem relato de neurites após uso de 3 a 6 mL de álcool a 99,5% em injeções transdiscais em L2-L3 e L3-L4.

As concentrações de fenol podem variar de 6% a 12%, sendo que as concentrações mais utilizadas estão entre 6% e 7%. Fenol glicerinado é preferível, pois sua maior viscosidade permite um controle melhor da sua dispersão. Greg et al. realizaram um estudo animal mostrando que maiores concentrações do fenol promoveram destruição nervosa mais prolongada.

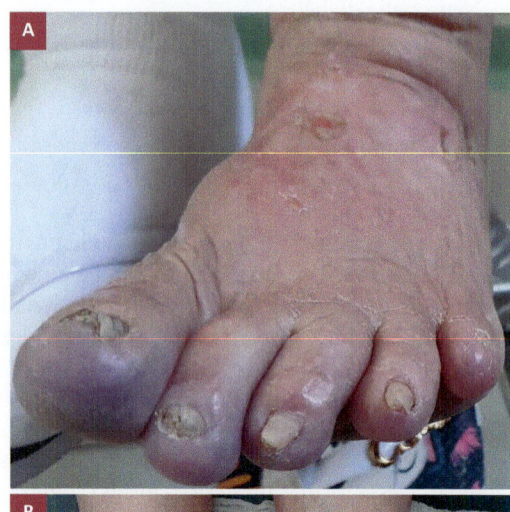
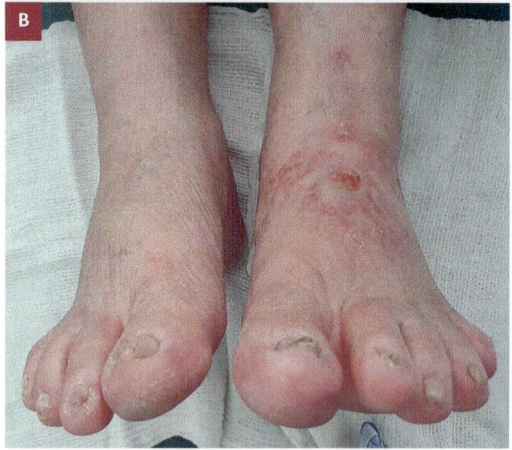

FIGURA 87.5 – (A) Antes e (B) Depois. Paciente portadora de esclerodermia e síndrome de Raynaud associada a úlceras isquêmicas dolorosas beneficiando-se de simpatectomia lombar por radiofrequência.

Fonte: Acervo da autoria do capítulo.

Embora volumes de 2 mL do fenol sejam utilizados para cada uma das três agulhas (em L2, L3 e L4), volumes maiores (15 mL) podem ser utilizados através de uma agulha única com a mesma eficácia.

Importante ressaltar que após a injeção do agente neurolítico seja injetado 1 mL de solução fisiológica na agulha para prevenir lesões neurolíticas ao longo do trajeto dessa agulha durante a sua retirada. Outro fato a ser considerado é o de que maiores volumes de substâncias neurolíticas trazem consigo maiores riscos e complicações. Portanto, os autores recomendam que o volume de substância neurolítica a ser injetada *não* seja inferior ao volume de contraste injetado. Isso permite um padrão mais fidedigno da (real) distribuição do neurolítico.

Assim, deve-se ter muita atenção quanto à distribuição do contraste, uma vez que um padrão de captação mais posterior pode ser um sinal de extensão ao compartimento do psoas (que se estende com o forame intervertebral e com o nervo genitofemoral) ou ao próprio espaço epidural diretamente. Na ocorrência desse padrão, a agulha deve ser prontamente reposicionada.

Um estudo de Haynsworth et al. comparou os resultados de pacientes com SDRC tratados com RF térmica e neurólise por fenol a 6%. Após 8 semanas, foram verificados os sinais de simpatectomia mediante teste de sudorese e temperatura cutânea. Simpatectomia estava presente em 89% do grupo com fenol e 12% no grupo da RF. Melhora da dor não foi avaliada. A equipe então modificou a técnica para radiofrequência. Oito pacientes foram submetidos à radiofrequência térmica e houve evidência de simpatectomia em 75% deles, o que os autores consideraram comparável aos resultados do bloqueio por fenol, mas com menor ocorrência de neurite no grupo da radiofrequência.

Manjunath et al. realizaram um estudo prospectivo, duplo-cego, randomizado entre 20 pacientes com SDRC tipo I, comparando a melhora da dor após neurólise por fenol (a 7%) *versus* radiofrequência convencional. Após 4 meses, verificou-se que a melhora da dor foi semelhante em ambos os grupos, com significância estatística.

Verma et al. investigaram a melhora da isquemia de membros inferiores por meio de simpatectomia. Trinta pacientes, não randomizados, com isquemia crônica de membros inferiores foram submetidos à neurólise química com 2 agulhas. Os pacientes foram avaliados após 6 semanas e com 6 meses. A maioria reportou melhora moderada a intensa da dor, com significância estatística.

Gleim et al. realizaram bloqueio neurolítico com fenol em pacientes com insuficiência vascular. Houve resolução da dor em cerca de 70% dos casos e cicatrização de úlceras em 50%. O fluxo sanguíneo para a musculatura profunda melhorou, assim como a distância percorrida durante deambulação, o que pode ser explicado (pelo menos em teoria) por um fenômeno de roubo de fluxo dos vasos profundos para os superficiais, num contexto de bloqueio simpático. Com base nisso, Boas et al. sugerem a realização de neurólise simpática lombar nos casos de isquemia crítica de membros inferiores, sem o bloqueio diagnóstico prévio.

Uma das maiores revisões sistemáticas foi feita por Alexander, que avaliou 544 estudos em um período de 13 anos, nos quais havia sido feito bloqueio simpático lombar com fenol nos níveis de L2 e L3 em pacientes com isquemia de membros inferiores. Foram administradas cerca de 2 mL em cada alvo. Observaram-se benefícios como redução da dor e das úlceras isquêmicas em 72% dos pacientes.

Ainda de acordo com o estudo previamente citado de Ohno e Oshita, o acesso transdiscal em L2-L3 e/ou L3-L4

pode ser uma boa opção de bloqueio neurolítico em pacientes que tiveram insucesso no bloqueio simpático por técnica "convencional".

Volume de anestésico local *versus* dispersão do contraste *versus* níveis a serem abordados

Como não existe nenhum método ou técnica considerada padrão-ouro na abordagem da cadeia simpática lombar, alguns estudos procuraram verificar os resultados em diferentes aspectos tais como o número de níveis a serem acessados, tipos de fármacos e volumes a serem injetados. É consenso, porém, que procedimentos utilizando a radiofrequência sejam realizados preferencialmente nos níveis de L2, L3 e L4. Todavia, os bloqueios diagnósticos ou terapêuticos podem ser realizados pela abordagem em L3 apenas ou em três níveis (L2, L3 e L4). Vale ressaltar que antes de qualquer lesão neurolítica, recomendamos a realização de um bloqueio diagnóstico prévio com anestésico local.

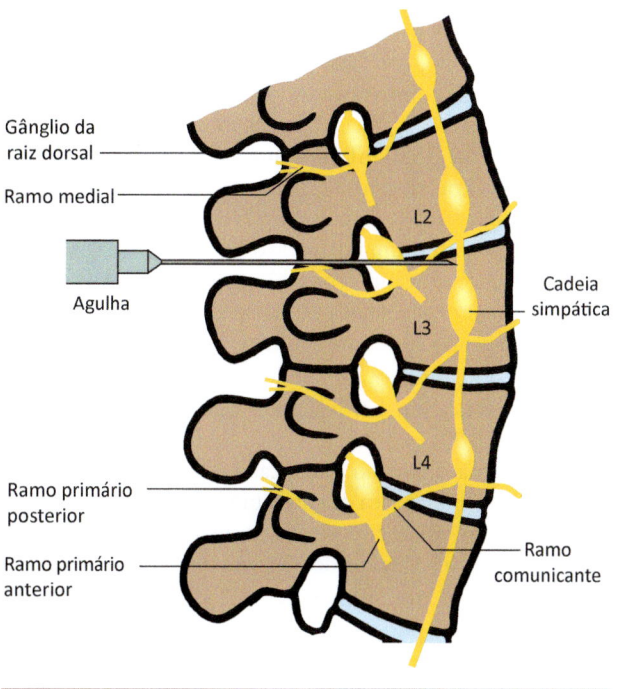

FIGURA 87.6 – Visão gráfica da cadeia simpática lombar com agulha de bloqueio posicionada na altura de L3. Observe a relação dos gânglios simpáticos com os corpos vertebrais de L2, L3 e L4.

Fonte: Adaptada de Stevens S, Anitescu M. Sympathetic blocks. In: Abd-Elsayed A (ed.). Pain. Springer; 2019.

Alguns autores recomendam, ainda, as seguintes abordagens, com base no(s) nível(is) de dor do paciente: L2 e L3, para dor lombar axial; L4, para dor no membro inferior; e L4 e L5, para dor no tornozelo e/ou pé. Assim, a recomendação seria a de se realizar bloqueio ou lesão neurolítica em L2-L3-L4 se houver envolvimento do membro inferior. E se o pé estiver envolvido, pode-se fazer em L2-L3-L4 ou L3-L4-L5.

Visualizar a correta distribuição do contraste é de extrema importância durante a realização dos bloqueios simpáticos. Para demonstrar, Umeda et al. reportaram ser necessário observar a dispersão do contraste por dois segmentos vertebrais, levando-se em consideração as diferenças anatômicas da cadeia simpática lombar.

Curiosamente, Price et al. fizeram um estudo randomizado com sete pacientes portadores de SDRC em membros superiores ou inferiores. Cada participante foi submetido a dois bloqueios com intervalo de 10 dias: um bloqueio com solução fisiológica e outro com anestésico local. Foi observada uma franca melhora na dor após 30 minutos em ambos os grupos, embora a duração dessa melhora tenha sido mais longa com uso do anestésico local.

Estudo de Feigl et al. avaliou a influência de osteófitos na mudança de localização do gânglio simpático. Foi observado que deslocamentos do gânglio no sentido dorsolateral não causou problemas em se alcançar o alvo. Porém, deslocamentos ventrolateral e, mais raramente, ventromedial podem gerar falha do bloqueio simpático. Os autores reforçam ainda a necessidade de se observar uma boa dispersão do contraste em relação ao osteófito em vários sentidos: dorsolateral; ventrolateral; e medial.

Hong et al. compararam a dispersão de contraste entre uma *versus* três agulhas. Um grupo recebeu a injeção de uma mistura 1:1 de 10 mL ropivacaína 0,75% e contraste no nível de L2. O outro grupo recebeu esse mesmo volume dividido em quantidades iguais nos níveis de L2, L3 e L4. Esse estudo demonstrou uma dispersão do contraste significativamente maior no grupo com três agulhas e uma diferença significativa na temperatura do hálux desse grupo em comparação ao grupo com uma agulha.

Clark et al. investigaram o bloqueio simpático por meio de punção única em L3, injetando uma mistura de 1:1 de bupivacaína 0,5% e contraste, com volumes de 7,5 a 15 mL. Observou uma dispersão craniocaudal semelhante, embora houvesse uma maior área de cobertura com maiores volumes. E quanto mais volume era injetado, maior o percentual de bloqueio positivo, alcançando 50% com volumes de 15 mL.

Schmid et al. pesquisaram o resultado de bloqueio simpático a partir de punção única em L2, L3 ou L4 e não encontraram diferença estatística. Fato interessante: pacientes com hipertricose no membro afetado tiveram pior resultado em comparação àqueles sem hipertricose.

Existem trabalhos que preconizam a realização de repetidos bloqueios anestésicos da cadeia simpática ou mesmo a colocação de cateteres nessa região apresentando alívio em curto e longo prazo em pacientes com SDRC.

A injeção de toxina botulínica também pode ser um importante aliado no bloqueio da cadeia simpática lombar. Carol et al. investigaram pacientes com SDRC tipo I e observaram que, em comparação com o grupo que recebeu somente a injeção de bupivacaína, o grupo que recebeu a combinação do anestésico com 75 unidades de toxina botulínica apresentou uma significante redução nos escores visuais de dor por um período maior de tempo: uma mediana menor que 10 dias *versus* 71 dias no grupo com toxina botulínica.

Tran et al. testaram uma possível influência do contraste na melhora da dor em pacientes submetidos a bloqueio simpático lombar por SDRC. Nesse estudo, um grupo recebeu contraste antes do bloqueio, enquanto outro recebeu apenas solução fisiológica. O grupo que recebeu contraste previamente ao bloqueio teve uma melhora significante da dor até a manhã do sexto dia de pós-bloqueio. No grupo da solução fisiológica, o alívio foi até o terceiro dia. Em nenhum dos grupos foi observada mudança na temperatura dos membros avaliados.

Além disso, outro estudo mostrou uma boa analgesia ao tratar dois pacientes com SDRC utilizando uma mistura de lidocaína e clonidina.

Anestésico local com ou sem corticosteroide

Um trabalho realizado com pacientes oncológicos mostrou que 78% obtiveram alívio da dor após bloqueio simpático lombar utilizando anestésico local associado a corticosteroide contra 73% daqueles que receberam apenas anestésico local. Os autores discutem o efeito sustentado quando se utiliza apenas anestésico local: é possível que ele exerça uma espécie de *reset* na sensibilização central ou que uma simples melhora (menos duradoura) nos sintomas dolorosos do paciente consiga proporcionar uma melhora mais sustentada ao quebrar a cascata de reações do fenômeno de *wind-up*.

Bloqueio simpático lombar para dor abdominal

Spiegel et al. realizaram bloqueio simpático lombar para pacientes com dor pélvica ou abdominal resultante de tumores localizados na região retroperitoneal no nível da bifurcação da aorta abdominal e abaixo dela e justificaram essa abordagem por entenderem ser possível bloquear as vias de transmissão simpáticas próximas ao plexo hipogástrico superior nos níveis de L2 ou L3.

Pedro Bejarano, em comentário ao editorial da Pain Practice sobre artigo publicado, ressaltou que, em razão de múltiplas conexões nervosas entre os diferentes plexos nervosos abdominais, poderia haver um efeito analgésico sem que se bloqueasse especificamente o plexo hipogástrico superior. Porém, ressaltou a possibilidade de ocorrência dos possíveis efeitos periféricos indesejáveis decorrentes de um bloqueio simpático neurolítico, como a vasodilatação dos membros inferiores. Assim, propõe uma abordagem anatomicamente restrita ao hipogástrico superior em casos de dores abdominais.

Exames de imagem

Em pacientes com pouco ou nenhum tecido adiposo ao redor da cadeia simpática, como crianças e alguns pacientes oncológicos, existe maior risco (potencial) de punção da aorta ou da veia cava inferior. Por isso, alguns autores preconizam o uso de outros métodos de diagnóstico por imagem como tomografia computadorizada (TC), ultrassonografia (US) ou ressonância magnética (RM). Poucos estudos demonstraram o uso de bloqueios simpáticos lombares guiados por RM.

O acesso guiado por TC ou RM, justamente por permitirem uma observação "direta" das estruturas simpáticas, possibilitaria a realização de bloqueios mais precisos, com menor volume de medicação e (teoricamente) menor chance de complicações em casos de neurólise "química" pela dispersão inadvertida do agente neurolítico. Porém, estudo de Feigl et al. observou que o gânglio simpático lombar não pôde ser visto em 4,6% das RM (13/280 segmentos) e em 16,6% das TC (46/280 segmentos).

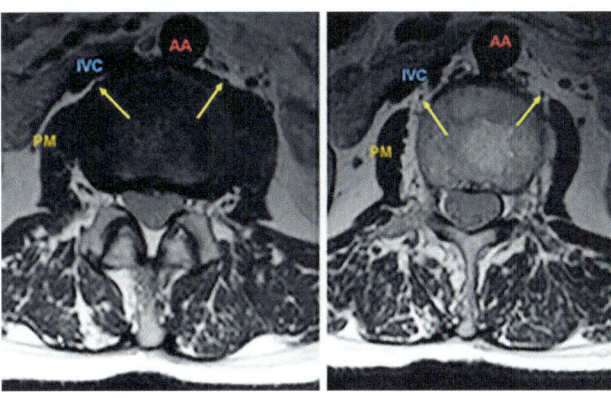

FIGURA 87.7 – Imagens de ressonância magnética mostrando cortes axiais em L3 e L4 respectivamente.

AA: artéria aorta; IVC: veia cava inferior; Setas amarelas: gânglio simpático; MP: músculo psoas.

Fonte: Acervo da autoria do capítulo.

Embora a TC seja um método mais preciso que a fluoroscopia, foi observado que, no bloqueio, a ponta da agulha pode não ficar perfeitamente posicionada, sobretudo quando o tronco simpático está posicionado numa localização atípica. Além disso, a dose de radiação é consideravelmente maior e, num contexto de múltiplos bloqueios, esse fator deve ser levado em conta.

Confirmação de bloqueio simpático

Após a realização do bloqueio, o paciente deve ser avaliado para saber se houve ou não uma simpatectomia, isto é, o bloqueio da cadeia simpática (lombar). Existem formas objetivas e subjetivas para se definir um bloqueio adequado, embora não exista um padrão-ouro estabelecido. Assim, podemos utilizar vários métodos para essa observação: subjetivos e objetivos.

Entre os métodos subjetivos, podemos citar: alívio da dor; calor local; mudança da coloração do membro; e anidrose. Para muitos, as medidas objetivas são preferíveis, por exemplo: aumento de temperatura no membro afetado; fluxo sanguíneo; teste provocativo de sudorese; e medida de atividade elétrica na pele.

É fato, ainda, que alguns autores consideram um bloqueio adequado como aquele em que houve uma boa dispersão craniocaudal do contraste.

Apesar de não haver um *guideline* apropriado sobre qual magnitude de alteração na temperatura possa predizer um bloqueio apropriado, a medida da temperatura pode ser uma importante ferramenta para confirmar se o bloqueio foi positivo, principalmente nas regiões mais distais dos membros. Isso porque a magnitude da mudança na temperatura dos dedos dos pés, por exemplo, é muito maior quando comparada com outras regiões. Isso se deve ao controle único do fluxo sanguíneo dessas áreas com o predomínio de anastomoses arteriovenosas, cuja eferência é da cadeia simpática lombar. Nesse contexto, a termografia pode ser uma ferramenta bastante útil, embora o custo possa ser inviável para certas realidades.

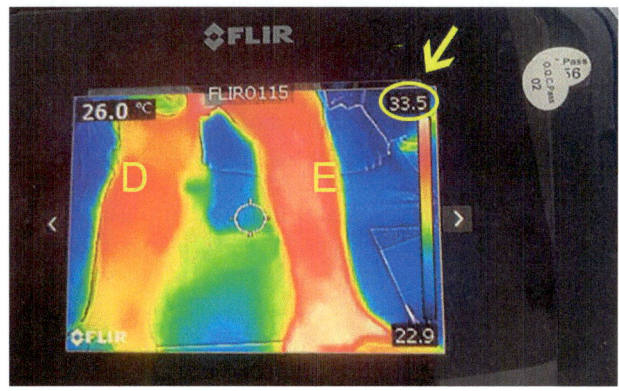

FIGURA 87.8 – Termografia mostra temperatura maior na perna esquerda tratada (E): 33,5 °C *versus* perna direita (D): 26 °C, após bloqueio simpático lombar do lado esquerdo em L2 e L3, para SDRC de joelho.

Fonte: Acervo da autoria do capítulo.

Todavia, existem algumas controvérsias em relação à alteração de temperatura, à presença de bloqueio simpático e ao desfecho clínico. Isso porque alguns estudos relacionam somente a alteração de temperatura e ocorrência de bloqueio, sem reportar o desfecho clínico como melhora do quadro doloroso, edema, eritema, uso de medicações etc.

Alguns trabalhos consideram indicação de sucesso do bloqueio simpático lombar um aumento de temperatura entre 2 e 3 °C no membro bloqueado.

Tran et al. observaram que a magnitude na mudança da temperatura pode ter um valor prognóstico, uma vez que as temperaturas mais elevadas do hálux foram associadas a um maior alívio da alodínia mecânica.

Em estudo por Kim et al., foi observado aumento médio de 6,2 °C no membro afetado em bloqueio simpático lombar considerado positivo. Aumentos dessa magnitude na temperatura podem ser detectados à palpação. Moura et al. observaram que um aumento de temperatura de 2 °C na região plantar era um sinal adequado de sucesso no bloqueio simpático lombar. Outro estudo também apontou como sucesso do bloqueio simpático lombar um aumento de temperatura de 2 °C (ou mais) 20 minutos após a injeção de levobupivacaína.

Schmid et al. avaliaram a ocorrência de bloqueio simpático lombar por meio da resposta simpática da pele (observando a resposta de sudorese cutânea). Esse estudo se baseou nos próprios resultados em que, mesmo com a agulha na posição correta (guiada por exames de imagem) e com boa dispersão do anestésico local (bupivacaína), poderia não ocorrer o bloqueio simpático. E assim, uma vez observada essa resposta simpática da pele, poderíamos proceder com mais segurança à realização de neurólise. Caso não houvesse a detecção da resposta cutânea, poder-se-ia reposicionar a agulha até que essa resposta fosse obtida.

Todavia, o trabalho de Sushmitha Dev et al., com 176 pacientes submetidos a bloqueio simpático lombar para SDRC tipo I, assim como o estudo de van Eijs et al., não encontrou associação entre o aumento de temperatura e a melhora da dor. O principal preditor de melhora clínica após o bloqueio simpático lombar foi uma duração mais curta da dor: nesse estudo, menor que 3 anos. A maioria dos estudos corrobora esse achado e indica que quanto mais breve se inicia o tratamento, mais rápida será a chance de melhora do paciente. Alkosha et al., realizando ablação por via endoscópica, encontraram alto índice de sucesso quando a dor teve duração menor que 1 ano. Ainda no estudo de Sushmitha Dev, foi observado que a presença de intolerância ao frio também esteve associada a um resultado positivo, independentemente da duração dos sintomas.

A alodínia também é controversa quando se trata de desfecho clínico: alguns a consideram um preditor de resultado clínico desfavorável, enquanto outros, não. Van Eijs et al. observaram que alodínia e hipoestesia foram preditores negativos em pacientes com SDRC tipo I. Conforme previamente citado, Tran et al. obtiveram melhora na dor e na alodínia, embora a amostra tenha sido pequena (11 pacientes) e os pacientes desse estudo tenham recebido mais de um bloqueio simpático. Ainda no estudo de Van Eijs et al., foi observado que em 37% dos bloqueios não houve aumento (maior ou igual a 1,5 ºC) na temperatura. Acredita-se que isso ocorra pelo fato de a alodínia indicar a presença de sensibilização central e, assim, abordagens mais "periféricas" não apresentariam bons resultados.

Evidências

O bloqueio simpático lombar apresenta resultados divergentes quanto ao nível de evidência. Para Van Zundert et al., existe nível de evidência grau 2B+, ao passo que para Day M. et al. é classificado como evidência 1 C.

Existe, ainda, uma falta de estudos clínicos randomizados controlados – a maioria dos trabalhos gira em torno de uma série de casos e estudos retrospectivos. Isso resulta normalmente na indicação da simpatectomia lombar quando houver falha do tratamento conservador e após bloqueio diagnóstico positivo com anestésico local; e, embora tais bloqueios sejam frequentemente realizados, mais estudos são necessários para ratificar seus reais benefícios.

Complicações

O bloqueio simpático lombar é um procedimento seguro e eficaz, mas, como toda técnica intervencionista para controle da dor, não é isenta de riscos.

Quadro 87.1 – Complicações comuns.
• Sangramento
• Hipotensão
• Hematomas
• Edema
• Dor no local da injeção
• Fraqueza temporária do membro bloqueado

Fonte: Desenvolvido pela autoria do capítulo.

As complicações mais comuns e geralmente transitórias são: sangramento; hipotensão; hematomas (ex., no músculo psoas, especialmente em pacientes que não fizeram a suspensão adequada dos anticoagulantes), edema, dor no local da injeção e fraqueza temporária do membro bloqueado.

Quadro 87.2 – Complicações mais raras.
• Convulsão
• Lesão visceral
• Lesão do rim e ureter
• Injeção intravascular e intralinfática
• Reação alérgica
• Lesão do N. genitofemoral*
• Lesão do N. lateral cutâneo**

* O nervo genitofemoral deve ser sempre avaliado após os procedimentos da cadeia simpática lombar, principalmente nos bloqueios neurolíticos, dada a possibilidade de lesão deste nervo. Assim, dor e alterações de sensibilidade na região inguinal anteromedial, regiões cutâneas do escroto e lábio maior, bem como na região anterolateral da coxa podem denotar uma possível neurite.

Alguns trabalhos, como os de Ohno e Oshita, retratam uma neurite do nervo genitofemoral em torno de 5% a 10% após bloqueio neurolítico do sistema simpático lombar. Esses números se aproximam de outros trabalhos como os de Hatangdi e Boas que revelam uma disestesia da região inguinal em 5% dos casos quando se usa a técnica de uma agulha apenas, e em cerca de 7% quando o procedimento é realizado com duas agulhas.

Uma complicação revelada no trabalho de Feigl mostra que o nervo genitofemoral encontra-se mais próximo do tronco simpático lombar no nível de L3-L4, na margem medial do músculo psoas, estando a uma distância menor que 5 mm na maioria das peças dissecadas. Em razão disso, existe maior risco de se lesionar esse nervo nessa posição. Já o nível L2-L3 é o que apresenta menor possibilidade de lesão do nervo genitofemoral em virtude de sua maior distância do tronco simpático lombar. Recomenda-se, portanto, o nível L2-L3 como o preferencial para o bloqueio simpático lombar.

A dispersão do contraste é de fundamental importância para se evitar lesão do nervo genitofemoral, uma vez que podemos observar o provável trajeto que a substância neurolítica assumirá e, consequentemente, atingir o nervo. Assim, deve-se ficar atento para três tipos principais de dispersão do contraste: 1) no trajeto criado pela agulha em seu curso através do músculo psoas; 2) dispersão posterior ao longo do corpo vertebral, podendo atingir o nervo lombar no forame intervertebral ou diretamente o espaço peridural; e 3) dispersão lateral, dirigindo-se para a face ventral do músculo psoas e atingindo o nervo genitofemoral no seu ponto de saída através desse músculo.

** Na maioria dos casos, o nervo cutâneo lateral da coxa passa lateralmente à borda lateral do músculo psoas, estando, portanto, distante do tronco simpático lombar e consequentemente menos sujeito a uma possível lesão durante a simpatectomia. Ainda assim, vale a pena ressaltar que, raramente, esse nervo pode fundir-se ao nervo genitofemoral na face ventral do músculo psoas, encontrando-se mais próximo da área de lesão. Isso pode causar dor, neurite ou disestesia na região lateral da coxa.

Fonte: Desenvolvido pela autoria do capítulo.

Complicações mais raras, embora graves, incluem: convulsão lesão visceral; lesão do rim e ureter; injeção intravascular e intralinfática; reação alérgica.

Conclusão

Os procedimentos para a cadeia simpática lombar são uma importante ferramenta tanto para o tratamento como para saber se a dor que acomete o membro inferior tem algum componente simpático. É fundamental que seja guiado por exame de imagem e, no caso da fluoroscopia, por exemplo, pode ser abordado em L2, L3 e L4 ou somente em L3, desde que se observe uma adequada distribuição do contraste. Sempre que possível, utilizar alguma forma de avaliar a presença de bloqueio simpático antes de se proceder ao tratamento neurolítico, seja por redução da dor, aumento de temperatura ou anidrose no membro inferior afetado.

Finalmente, precisamos nos certificar de que, apesar de ser um procedimento realizado com relativa frequência no dia a dia do médico intervencionista em dor, a literatura nos reporta resposta positiva ao bloqueio simpático lombar variando entre 31% e 49,5%, com trabalhos que apresentam, muitas vezes, uma amostra bastante pequena. Por isso, devemos sempre levar todos esses fatores em consideração e realizar o procedimento após análise criteriosa, bem como por médicos com *expertise* e devidamente treinados.

Referências bibliográficas

1. Abramov R. Lumbar sympathetic treatment in the management of lower limb pain. Curr. Pain Headache. 2014;18:403.
2. Alkosha HM, Elkiran YM. Predictors of long-term outcome of thoracic sympathectomy in patients with complex regional pain syndrome type II. World Neurosurg. 2016;92:74-82.
3. Artuso JD, Stevens RA, Lineberry PJ. Post dural puncture headache after lumbar sympathetic block: a report of two cases. Reg. Anesth. 1991;16:288-91.
4. Boas RA. Sympathetic nerve block: in search of a role. Regional Anesthesia and Pain Medicine. 1998 May/Jun;23(3).
5. Carroll I, Clark JD, Mackey S. Sympathetic block with botulinum toxin to treat complex regional pain syndrome. Ann. Neurol. 2009;65:348-51.
6. Chen LC, Wong CS, Huh BK et al. Repeated lumbar sympathetic blockade with lidocaine and clonidine attenuates pain in complex regional pain syndrome type I patients: a report of 2 cases. Acta Anaesthesiol. Taiwan. 2006;44:113-7.
7. Clark Aj, Houlton PG, Purkis IE, Shukla RC. Lumbar-sympathetic blockade: is a single-needle technique adequate? Clin. J. Pain. 1988;4:213-6.
8. Cousins MJ, Reeve TS, Glynn CJ et al. Neurolytic lumbar sympathetic blockade: duration of denervation and relief of rest pain. Anaesth. Intensive Care. 1979;7:121-135.
9. Data S, Pai U. Paradiscal extraforaminal technique for lumbar sympathetic block: report of a proposed new technique utilizing a cadaver study. Pain Physician. 2004;7:53-7.
10. Datta S, Pai U. Paradiscal extraforaminal technique for lumbar sympathetic block: report of a proposed new technique utilizing a cadaver study. Pain Physicin. 2004;7:53-7.
11. Dev S, Yoo Y, Lee HJ, Kim DH, Kim YC, Moon JY. Does temperature increase by sympathetic neurolysis improve pain in complex regional pain syndrome? A retrospective cohort study. J. World Neurosurgery. 2017:10.088.
12. Doi K, Saito Y, Nikai T. Morimoto N, Nakatani T, Sakura S. Lymbar sympathetic block for pain relief in two patients with interstitial cystitis. Reg. Anesth. Pain Med. 2001;26:271-273.
13. Feigl GC, Kastner M, Ulz H, Breschan C, Dreu M, Likar R. Topography of the lymbar sympathetic trunk in normal lumbar spines and spines with spondylophytes. Brtish Journal of Anaesthesia. 2011;106(2):260-5.
14. Feigl GC, Kastner M, Ulz H, Breschan C, Pixner T, Dreu M, Umschaden HW, Likar R. The lumbar sympathetic trunk: its visibility and distance to two anatomical landmarks. Surg. Radiol. Anat. 2013;35:99-106.
15. Gleim M, Maier C, Melchert U. Lumbar neurolytic sympathetic blockades provide immediate and long-lasting improvement of painless walking distance and muscle metabolism in patients with severe peripheral vascular disease. J. Pain Symptom Manage. 1995;10:98-104.
16. Gregg R, Constantin CH, Ford DJ et al. Electrophysiologic and histopathologic investigation of phenol in renografin as a neurolytic agent. Anesthesiology. 1985;63:A239.
17. Haynsworth Jr RF, Noe CE. Percutaneous lumbar sympathectomy: a comparison of radiofrequency denervation versus phenol neurolysis. Anesthesiology. 1991 Mar;74(3):459-63.
18. Hong JH, Oh MJ. Comparison of multilevel with single level injection during lumbar sympathetic ganglion block: efficacy of sympatholysis and incidence of psoas muscle injection. Korean J. Pain. 2010;23:131-6.
19. Kim YC, Bahk JH, Lee SC, Lee YW. Infrared thermographic imaging in the assessment of successful block on lumbar sympathetic ganglion. Yonsei Med. J. 2003;44:119-124.
20. Knoeller SM, Ehmer M, Kleinmann B, Wolter T. CRPS I following artificial disc surgery: case report and review of the literature. Eur. Spine J. 2011;20(suppl. 2):278-283.
21. Manjunath PS, Jayalakshmi TS, Dureja GP, Prevost AT. Management of lower limb complex regional pain syndrome type I – An evaluation of percutaneous radiofrequency thermal lumbar sympathectomy versus phenol lumbar sympathetic neurolysis: a pilot study. Anesth. Analg. 2008;106:647-9.
22. Moura RN, Moura EG, Bernardo WM, Otoch JP, Bustamante FA, Albers DV et al. Endoscopic-ultrasound versus percutaneous-guided celiac plexus block for chronic pancreatitis pain: a systematic review and meta-analysis. Rev. Gastroenterol. Peru. 2015;35:333-41.
23. Multidisciplinary abstracts. Pain Practice 1(issue 4); Anesthesia (7):372.
24. Noe CE, Haynsworth Jr RF. Lumbar radiofrequency sympatholysis. J. Vasc. Surg. 1993 Apr;17(4):801-6.
25. Ohno K, Oshita S. Transdiscal sympathetic block: a new technique for a chemical sympathectomy. Anesth. Analg. 1997;85:1312-6.
26. Park SY, Nahm FS, Kim YC, Lee SC, Sim SE, Lee SJ. The cut-off rate of skin temperature change to confirm successful lumbar sympathetic block. J. Int. Med. Res. 2010;38:266-275.
27. Perlow S, Vehe KL. Variations in the gross anatomy of the stellate and lumbar sympathetic ganglia. Am. J. Surg. 1935;30(3):454-458.
28. Price DD, Long S, Wilsey B, Rafii A. Analysis of peak magnitude and duration of analgesia produced by local anesthetics injected into sympathetic ganglia of complex regional pain syndrome patients. Clin. J. Pain. 1998;14:216-26.
29. Raj PP et al. Interventional pain management: image-guided procedures. 2nd ed. Saunders Elsevier; 2012.
30. Schmid MR, Kissling RO, Curt A, Jaschko G, Hodler J. Sympathetic skin response: monitoring of CT-guided lumbar sympathetic blocks. Radiology. 2006 Nov;241(2).
31. Shihabi ZK, Rauch RL. Plasma phenol determination by HPLC. J. Liquid Chromatogr. 1991;14:1691-1697.

32. Spiegel MA, Hingula L, Chn GH, Legler A, Puttanniah V, Gulati A. The Use of L2 and L3 lumbar sympathetic blockade for cancer-related pain: an experience and recommendation in the oncologic population. Pain Medicine. 2019;0(0):1-9.

33. Tran KM, Frank SM, Raja NS, El-Rahmany HK, Kim LJ, Vu B. Lumbar sympathetic block for sympathetically maintained pain: changes in cutaneous temperatures and pain perception. Anesth. Analg. 2000;90:1396-1401.

34. Umeda S, Arai T, Hatano Y, Mori K, Hoshino K. Cadaver anatomic analysis of the best site for chemical lumbar sympathectomy. Anesth. Analg. 1987;66:643-6.

35. Van Eijs F, Geurts J, Van Kleef M, Faber CG, Perez RS, Kessels AG et al. Predictors of pain relieving response to sympathetic blockade in complex regional pain syndrome type I. Anesthesiology. 2012;116:113-121.

36. Van Eijs F, Stanton-Hicks M, Van Zundert J et al. Evidence-based interventional pain medicine: complex regional pain syndrome. Pain Pract. 2011;11(1):70-87.

37. Verma YS, Thakur JR, Sodhi SS. Evaluation of chemical lumbar sympathectomy for chronic arterial ischaemia of lower limb(s). J. Anesthesiol. Clin. Pharmacol. 2007;23:391-4.

38. Wang JK, Johnson K, Ilstrup DM. Sympathetic blocks for reflex sympathetic dystrophy. Pin. 1985;23:13-17.

39. Wechsler RJ, Frank ED, Halpern Eh, Nazarian LN, Jalali S, Ratner ER. Percutaneous lumbar sympathetic plexus catheter placement for short and long-term pain relief: C technique and results. J. Comput. Assist. Tomogr. 1998;22:518-523.

Bloqueio do Plexo Hipogástrico Superior e Ímpar

Alexandra Tavares Raffaini | Amelie Gabrielle Vieira Falconi | Luisa Paiva

Bloqueio do plexo hipogástrico superior

O bloqueio de plexo hipogástrico superior foi descrito, a primeira vez, por Plancarte, em 1990, para dores pélvicas intratáveis decorrentes de câncer. Vários autores, depois dele, descreveram diferentes técnicas e indicações para o bloqueio desse plexo, tendo sido usado de forma bem-sucedida também em pacientes com dor crônica, não associadas ao câncer, de difícil controle farmacológico. Recentemente seu uso vem sendo aplicado inclusive para auxílio no tratamento de dores agudas pós-operatórias.

Anatomia

O plexo hipogástrico superior é uma estrutura retroperitoneal, localizada anteriormente ao promontório sacral, entre o terço inferior da 5ª vértebra lombar e o terço superior da 1ª vértebra sacral, abaixo da bifurcação dos vasos ilíacos. Segundo estudos, há possibilidade de ocorrência de variação anatômica em 17% dos pacientes, em que o plexo hipogástrico superior estará localizado acima da bifurcação aórtica. É formado por eferentes e aferentes simpáticos do plexo aórtico e fibras dos nervos esplâncnicos de L2 a L3. Contém, em sua maioria, fibras simpáticas, porém apresenta também ramos parassimpáticos vindos dos tratos sacrais. Há possibilidade de variação da forma do plexo hipogástrico superior, podendo haver até seis formas diferentes de apresentação deste plexo. Estudos em cadáveres mostraram que os indivíduos do sexo masculino têm as fibras do plexo hipogástrico superior mais compridas e espessas que indivíduos do sexo feminino. Outros estudos ainda mostram que há diferença na densidade do plexo hipogástrico superior segundo a idade do indivíduo. Esse plexo converge, mais distalmente, nos nervos hipogástricos, bilateralmente. Os nervos hipogástricos seguem a artéria e veia ilíaca interna e conectam-se com o plexo hipogástrico inferior.

Indicação

Juntamente com o tratamento medicamentoso, o bloqueio do plexo hipogástrico superior é uma boa alternativa para o tratamento da dor pélvica de origem oncológica ou mesmo endometriose, miomatose uterina, doença inflamatória pélvica e aderências. Há ainda relatos de que bloqueio causaria melhora da dor peniana e uretral pós-prostatectomia, do tenesmo em pacientes com massas retais e de sintomas urinários em pacientes com cistite intersticial.

As vísceras abdominais, inervadas pelo plexo hipogástrico superior, são bexiga, próstata e uretra prostática, testículos, vesículas seminais, fundo vaginal, útero, ovários, cólon descendente e reto. Dessa forma, o bloqueio do plexo hipogástrico superior está indicado em pacientes com dor pélvica de origem oncológica ou não, em um dos órgãos citados antes.

O sucesso do bloqueio do plexo hipogástrico superior está relacionado com o diagnóstico adequado do tipo de dor do paciente. A dor pélvica muitas vezes é vaga, mal localizada e bilateral. E as respostas à dor visceral incluem náuseas, vômito, taquicardia e diaforese. A dor pode, muitas vezes, ser referida a outras estruturas, o que pode também dificultar o diagnóstico. Além desse fator determinante, estudo mostrou que outros fatores estariam relacionados com o maior grau de sucesso do bloqueio, que seriam escores maiores de dor prévia ao bloqueio e pacientes não tabagistas.

O bloqueio tem duração prevista em estudos de aproximadamente 3 meses, podendo ser realizado novamente após 6 meses do primeiro bloqueio. Hetta et al. publicou ensaio clínico (2020) mostrando que a associação de radiofrequência pulsada das raízes sacrais de S2, S3 e S4 promoveu melhores efeitos analgésicos em dor pélvica quando comparado com o bloqueio de plexo hipogástrico superior sozinho em dores pélvicas relacionadas ao câncer.

Contraindicações

São contraindicações a infecção local ou sistêmica, coagulopatias, instabilidade hemodinâmica e anormalidades anatômicas significativas, prejudicando o posicionamento seguro da agulha.

Técnica

Após termo de consentimento assinado, explicados riscos e benefícios esperados com o procedimento, é realizada a monitorização dos sinais vitais do paciente. A instalação de um acesso venoso periférico é realizada antes do início do procedimento. Nesse momento, pode-se optar por hidratar o paciente previamente ao procedimento a fim de prevenir alterações hemodinâmicas (mais presentes no bloqueio do plexo celíaco em relação ao bloqueio do plexo hipogástrico superior).

Existem duas técnicas para a realização do bloqueio: clássica e transdiscal. Em ambas as técnicas, são utilizadas agulhas raquianestesia 22 G de 15 cm.

A técnica clássica é descrita guiada por fluoroscopia, em que o paciente é colocado em decúbito ventral, com um travesseiro sob o abdômen, o intensificador de imagens é colocado em uma posição posterolateral de 45°. Após a infiltração da pele com lidocaína 1%, as agulhas são inseridas na altura de L4-L5 a uma distância de 5 a 7 cm da linha média, cada. As agulhas são direcionadas medialmente, em direção à parte anteroinferior de L5, até tocar a vértebra de L5. A visão anteroposterior da fluoroscopia deve mostrar a agulha na junção de L5-S1. Já a visão lateral deve mostrar a ponta da agulha discretamente à frente do corpo vertebral. É injetado contraste não iônico para confirmar o posicionamento da agulha. Há relato bem-sucedido de realização do bloqueio em decúbito lateral naqueles pacientes que não suportam decúbito ventral em decorrência de dores intensas ao assumirem esse posicionamento.

A técnica transdiscal descrita por Erdine é realizada com o paciente em decúbito ventral, com um travesseiro sob a crista ilíaca. A placa terminal inferior da vértebra de L5 é alinhada e, para se obter uma boa imagem do disco intervertebral L5-S1, o fluoroscópio é colocado em oblíquo ipsilateral, numa angulação que posicione a articulação facetária no primeiro terço ipsilateral do disco intervertebral. Antes da introdução das agulhas, a pele é anestesiada com lidocaína 1% (3 a 5 mL). O ponto de entrada da agulha é lateralmente à articulação facetária, sob a técnica de *tunnel vision*. Quando a agulha penetra no disco, o fluoroscópio deve ser colocado em visão lateral, para que a agulha continue avançando sob essa visualização. Pode-se usar uma seringa, acoplada à agulha, com soro fisiológico ou contraste não iônico. Com a seringa acoplada à agulha, realiza-se a técnica de perda de resistência, observando-se na radioscopia o avanço da agulha no interior do disco. No momento em que ocorrer a perda de resistência, a agulha saiu do disco L5-S1. Nesse momento, não se deve se progredir com a agulha e é administrada uma pequena quantidade de contraste não iônico para confirmar o posicionamento correto, e a imagem é checada em lateral e anteroposterior. Como o procedimento atravessa o disco, é recomendado que seja feito 1 g de cefazolina endovenosa 30 minutos antes do procedimento. Além disso, também pode ser realizada a injeção de 50 mg de cefazolina intradiscal, ao fim do procedimento.

Após a confirmação do posicionamento da agulha, administra-se a solução desejada, anestésico local, corticosteroide ou neurolítico. Deve-se observar a dispersão do contraste, que deve se dispersar bilateralmente no plexo hi-pogástrico superior. Caso o contraste se disperse apenas em um dos lados do plexo, uma nova punção deve ser realizada contralateral à punção inicial.

Na técnica guiada por ultrassom, descrita a primeira vez em 2008, por Mishra et al, é solicitado que o paciente esvazie a bexiga previamente ao procedimento e realizada antibioticoterapia profilática. Depois, o paciente é colocado em decúbito dorsal, com um Trendelenburg discreto. Com o auxílio de um transdutor curvilíneo, é feito o escaneamento em eixo longo do disco de L5-S1 e, quando este é identificado, o transdutor é rodado para o eixo curto e, após anestesia da pele com lidocaína 1%, uma agulha é introduzida em plano, na direção do disco L5-S1, na sua porção mais anterior. A agulha deve ficar posicionada na linha média. Importante assegurar-se de que a solução injetada (neurolítico ou anestésico local) está se dispersando bilateralmente; caso contrário, a agulha deve ser reposicionada. A via anterior ainda pode ser realizada por fluoroscopia, evitando, assim, a possibilidade do contato com raízes lombares, porém aumentando o risco de perfuração inadvertida de estruturas acima do plexo como bexiga, reto e estruturas vasculares.

A neurólise pode ser realizada com 5 a 10 mL de fenol 6% a 10%, e o bloqueio diagnóstico pode ser realizado com 5 a 8 mL de bupivacaína 0,25% ou ropivacaína 0,2% em cada lado. Estudos mostram que não há diferença significativa entre fenol e álcool quanto ao controle da dor em 1 mês após a realização do bloqueio. Nos casos em que se realizar a neurólise química, deve-se injetar lidocaína ou soro fisiológico antes de se retirar a agulha para lavar as substâncias neurolíticas e evitar acidentes na retirada da agulha.

O bloqueio pode ainda ser realizado guiado por tomografia, em que o ponto de entrada e ângulo de progressão da agulha são determinados pelas imagens obtidas pelo tomógrafo. Outros autores descrevem ainda a realização do bloqueio no intraoperatório de histerectomias abertas, histerectomias videolaparoscópicas ou cesáreas. Servindo, nesses casos, para o auxílio da dor aguda pós-operatória desses procedimentos quando associado a bloqueio de nervos somáticos, como bloqueio de parede abdominal ou infiltração de ferida operatória.

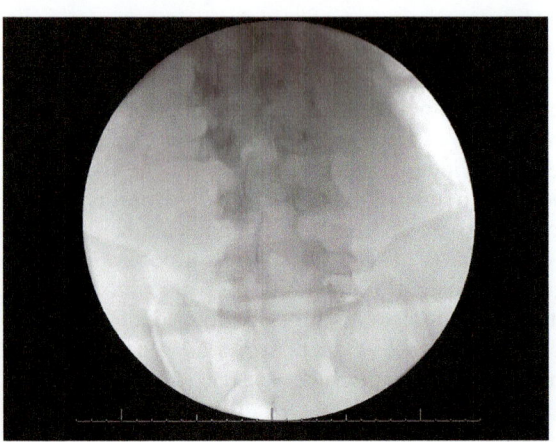

FIGURA 88.1 – Técnica transdiscal (ponto de entrada).
Fonte: Acervo da autoria do capítulo.

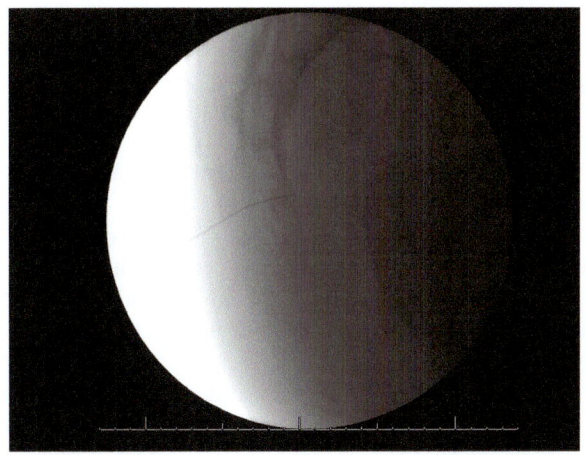

FIGURA 88.2 – Visão em perfil antes da administração do contraste.
Fonte: Acervo da autoria do capítulo.

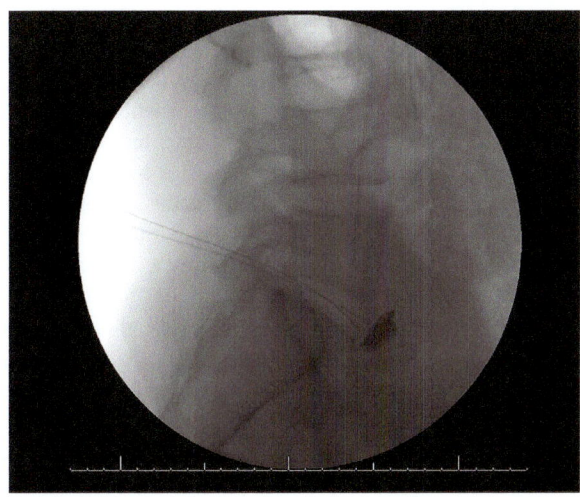

FIGURA 88.3 – Visão em perfil após administração do contraste.
Fonte: Acervo da autoria do capítulo.

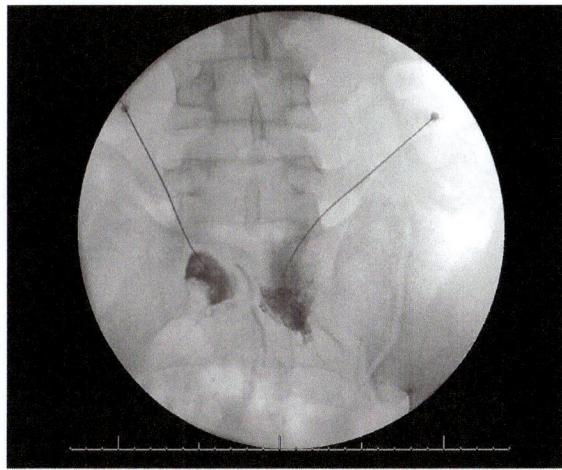

FIGURA 88.4 – Visão em AP após administração do contraste.
Fonte: Acervo da autoria do capítulo.

Complicações

Uma complicação possível da técnica transdiscal é a discite, que pode ter o risco de ocorrência diminuído pelo uso de antibióticos, ruptura e herniação do disco. Outras possíveis complicações são lesão da raiz nervosa de L5, lesão de ureter ou bexiga, lesão de vasos sanguíneos, hematoma, injeção intravascular, deslocamento de placas ateromatosas das veias ilíacas, hematoma retroperitoneal, lesão de nervos somáticos ou, ainda, complicações com a injeção subaracnóidea ou peridural, podendo culminar em síndrome da cauda equina.

A lesão de nervos somáticos pode ocasionar neurite, podendo ser tratada com infiltração de corticosteroides de depósito, antidepressivos duais e fisioterapia, como descrito na literatura.

Bloqueio de gânglio ímpar

O bloqueio do gânglio ímpar, assim como o bloqueio de plexo hipogástrico superior, foi descrito por Plancarte em 1990, no contexto de pacientes com câncer. Localizado anteriormente ao cóccix, trata-se de um gânglio simpático responsável pela inervação do cóccix e região perineal. O bloqueio desse gânglio tem sido mostrado como eficaz e seguro no tratamento da coccidínia e de dores advindas do terço caudal do reto, vagina, uretra, ânus e períneo.

Anatomia

O gânglio ímpar, também chamado de gânglio de Walther, é um gânglio solitário retroperitoneal, formado pela terminação da cadeia simpática na região sacral e fusão das cadeias direita e esquerda em um único gânglio. Ele promove a inervação simpática e visceral do terço caudal do reto, vagina, uretra, ânus, períneo e cóccix. O tamanho e a localização do gânglio podem variar, sendo que os ramos das raízes sacrais podem inclusive cursar próximos à sua localização, devendo haver cuidado na realização do bloqueio. Oh et al. mostraram que o gânglio ímpar é comumente localizado mais próximo da primeira junção intercoccígea que da junção sacrococcígea em cadáveres. Assim sendo, injeções na primeira junção transcoccígea estariam mais próximos do gânglio ímpar, necessitando de menores volumes na injeção.

Indicações

O bloqueio do gânglio ímpar é indicado em coccidínia, prostatite crônica, proctite crônica, doenças pélvicas malignas e dor crônica perineal, tanto com componentes somáticos como simpáticos.

A coccidínia, termo descrito pela primeira vez no século 19, por Simpson, é a dor ou sensibilidade aguda ou crônica próxima à região sacral que piora geralmente por longos períodos na posição sentada ou no ato de levantar-se abruptamente, suas etiologias envolvem causas traumáticas e não traumáticas. Entre as causas traumáticas, estão a lesão direta, queda de costas e trabalho de parto difícil. As causas não traumáticas podem resultar de processo degenerativo da articulação sacrococcígea ou de doença discal, hiper ou hipomotilidade da articulação sacrococcígea, obesidade e cânceres da pelve e da região anorretal. Geralmente é uma dor benigna que responde bem a tratamentos conservadores como o alívio da pressão local com almofadas e uso de medicação como anti-inflamatórios não esteroidais. Entretanto, em alguns casos, é necessário tratamento invasivo, e o bloqueio de gânglio ímpar tem sido realizado com relativo sucesso para coccidínia nos últimos 20 anos.

Muito comum entre pacientes que tiveram câncer, a dor crônica perineal pode ser aguda ou crônica com componentes somáticos ou simpáticos, sendo decorrente de processos como compressão, distensão e invasão de estruturas viscerais. A dor perineal mediada pelo simpático é uma pobremente localizada, associada com queimação e sensação de urgência na região perineal. O tratamento desses pacientes geralmente envolve altas doses de opioides, o que gera constipação intestinal como efeito adverso e piora da dor perineal, funcionando como um ciclo vicioso. Esses pacientes podem se beneficiar da realização precoce de procedimentos invasivos como o bloqueio de gânglio ímpar, gerando redução do consumo de opioides e melhora da qualidade de vida.

Contraindicações

As contraindicações são infecção local e sistêmica, coagulopatias (contraindicação relativa), presença de fístula retal próxima ao gânglio e anormalidades locais significativas, dificultando o posicionamento seguro adequado da agulha.

Técnica

A técnica clássica descrita por Plancarte, em 1990, é a clássica transanococcígea. Além desta, já foram descritas técnicas transacrococcígea, transcoccígea, paramediana e paracoccígeaa. Entre elas, a técnica transacrococcígea, descrita por Wemm e Saberski, se tornou popular por ser de fácil execução e apresentar menor incidência de lesão visceral comparada com a técnica transanococcígea.

A técnica transanococcígea descreve paciente em decúbito ventral e acesso à região ventral sacrococcígea pelo ligamento anococcígeo guiado por fluoroscopia. Já na técnica transsacrococcígea, descrita em 1995, por Wemm et al., e a mais popular desde então, o paciente é colocado em posição prona com um coxim sob o abdômen para visualização adequada da região sacral. Após preparação asséptica da região, realiza-se infiltração com lidocaína a 2%. Usa-se uma agulha de raquianestesia 22 G para ultrapassar o ligamento sacrococcígeo guiado por fluoroscopia em visão tanto anteroposterior como lateral. Depois da administração do contraste não iônico e confirmação do posicionamento preciso na superfície anterior da região sacrococcígea no espaço retroperitoneal, é possível realizar o bloqueio.

Nos casos em que há calcificação do ligamento sacrococcígeo, há possibilidade de realização da via transcoccígea, utilizando-se o 1º espaço transcoccígeo. Existe benefício da realização da técnica transcoccígea, já que a agulha estaria mais próxima do gânglio ímpar, segundo estudos em cadáver. Além disso, geralmente o agente infundido tende a se dispersar cefalicamente, alcançando o gânglio com menores volumes. Uma facilidade da realização do bloqueio pela via transcoccígea é que os cornos da 1ª articulação coccígea não atrapalham a visualização da agulha. Já quando a injeção é realizada entre o 2º e o 3º ossos do cóccix, voltando a haver a necessidade de maiores volumes no bloqueio, uma vez que ocorre um distanciamento do gânglio ímpar na direção caudal.

Apesar das comparações existentes entre os métodos, nenhum método em isolado deve ser considerado a melhor técnica para todos os pacientes. Com base na anatomia de cada paciente e em imagens da fluoroscopia, o método mais apropriado deve ser escolhido.

Apesar da possibilidade de uso de ultrassonografia na realização do bloqueio, nenhum deles exclui a necessidade do uso da fluoroscopia, já que é necessária a visão lateral da agulha para se determinar com segurança o posicionamento e evitar a perfuração do reto.

Existem várias substâncias que podem ser injetadas no bloqueio do gânglio ímpar, por exemplo, com anestésico local, corticosteroides, agentes neurolíticos e ablação por radiofrequência. O bloqueio com anestésico local pode ser realizado com 2 a 5 mL de bupivacaína a 0,25% ou ropivacaína 0,2%, e é geralmente usado no tratamento da coccidínia ou no bloqueio diagnóstico nos pacientes com câncer. Injeções repetidas com anestésico locais e corticosteroides podem predispor à ocorrência de infecções, hiperglicemia e supressão de imunidade. O prolongamento do bloqueio pode ser conseguido por neurólise química do gânglio ímpar, podendo ser realizada com 2 a 5 mL de álcool a 100%.

É possível realizar radiofrequência pulsada do gânglio ímpar, em que o posicionamento da agulha será o mesmo descrito anteriormente, mas utiliza-se agulha própria de radiofrequência 22 G e com 10 mm de ponta ativa. O paciente relata sensação de parestesia sensorial na área sacrococcígea. A radiofrequência pulsada pode ser realizada então a 42 ºC por 120 segundos, durante três ciclos. Um estudo mostrou eficácia semelhante da radiofrequência pulsada em relação ao bloqueio do gânglio ímpar.

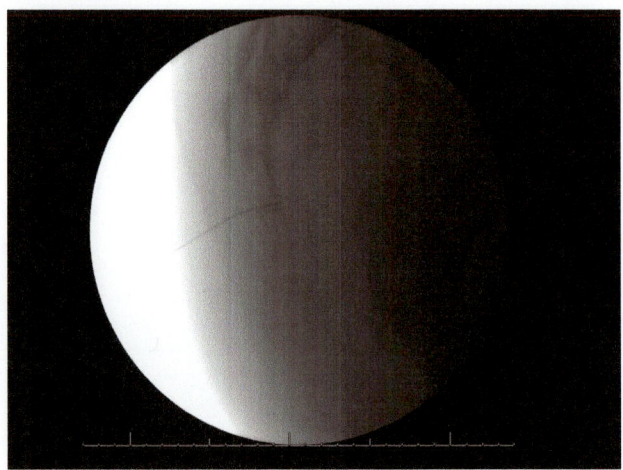

FIGURA 88.5 – Visão em perfil.

Fonte: Acervo da autoria do capítulo.

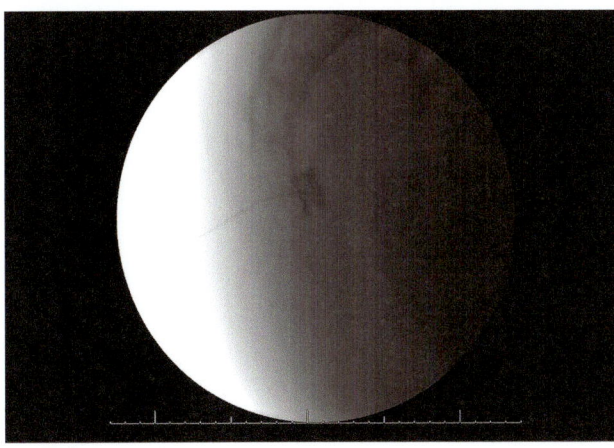

FIGURA 88.6 – Visão em perfil após administração de contraste.

Fonte: Acervo da autoria do capítulo.

Complicações

Risco de lesão do reto, lesão de estruturas vasculares e injeção intravascular. Há ainda risco de discite nos casos da realização de técnica transacrococcígea ou transcoccígea.

Referências bibliográficas

1. Astepe BS, Aytuluk HG, Yavuz A, Türkay Ü, Terzi H, Kale A. Intraoperative superior hypogastric plexus block during cesarean section: a new technique for pain relief. J. Matern. Fetal Neonatal Med. 2020;33(15):2657-2663.

2. Aytuluk HG, Kale A, Astepe BS, Basol G, Balci C, Colak T. Superior hypogastric plexus blocks for postoperative pain management in abdominal hysterectomies. Clin. J. Pain. 2020;36(1):41-46.

3. Bosscher H. Blockade of the superior hypogastric plexus block for visceral pain. Pain Pract. 2001;1(2):162-70.

4. Choi JW, Kim WH, Lee CJ, Sim WS, Park S, Chae HB. The optimal approach for a superior hypogastric plexus block. Pain Pract. 2018;18(3):314-321.

5. Eid S, Iwanaga J, Chapman JR, Oskouian RJ, Loukas M, Tubbs RS. Superior hypogastric plexus and its surgical implications during spine surgery: a review. World Neurosurg. 2018;120:163-167.

6. Erdine S, Ozyalcin S. Pelvic sympathetic blocks. In: Raj PP (ed.). Interventional pain management: image-guided procedures. 1st ed. 2002:394-404.

7. Ghai A, Jangra P, Wadhera S et al. A prospective study to evaluate the efficacy of ultrasound-guided ganglion impar block in patients with chronic perineal pain. Saudi J. Anaesth. 2019;13(2):126-130.

8. Gofeld M, Lee CW. Ultrasound-guided superior hypogastric plexus block: a cadaveric feasibility study with fluoroscopic confirmation. Pain Pract. 2017;17(2):192-196.

9. Gofeld M, Lee CW. Ultrasound-guided superior hypogastric plexus block: a cadaveric feasibility study with fluoroscopic confirmation. Pain Pract. 2017;17:192-6.

10. Gonnade N, Mehta N, Khera PS, Kumar D, Rajagopal R, Sharma PK. Ganglion impar block in patients with chronic coccydynia. Indian J. Radiol. Imaging. 2017;27(3):324-328.

11. Hetta DF, Mohamed AA, Eman RMA, Aal FAAE, Helal ME. Pulsed radiofrequency of the sacral roots improves the success rate of superior hypogastric plexus neurolysis in controlling pelvic and perineal cancer pain. Pain Physician. 2020;23(2):149-157.

12. Hoffman C, Yarosh C, Boyd E et al. Superior hypogastric nerve block in uterine fibroid embolization patients with radial artery access: vascular considerations, anesthetic choices, and rescue options. J. Vasc. Interv. Radiol. 2018;29(5):745-747.

13. Hou S, Novy D, Felice F, Koyyalagunta D. Efficacy of superior hypogastric plexus neurolysis for the treatment of cancer-related pelvic pain. Pain Med. 2020;21(6):1255-1262.

14. Kim JH, Kim E, Kim BI. Pulsed radiofrequency treatment of the superior hypogastric plexus in an interstitial cystitis patient with chronic pain and symptoms refractory to oral and intravesical medications and bladder hydrodistension: a case report. Medicine (Baltimore). 2016;95(49):e5549.

15. Liliang PC, Hung CM, Lu K, Chen HJ. Fluoroscopically-guided superior hypogastric plexus neurolysis using a single needle: a modified technique for a posterolateral transdiscal approach. Pain Physician. 2018;21(4):341-345.

16. Liu WC, Flamer D. Case report: tenesmus and the role of superior hypogastric plexus blocks. Palliat. Med. 2019;33(3):392-395.

17. Nagpal AS, Moody EL. Interventional management for pelvic pain. Phys. Med. Rehabil. Clin. N. Am. 2017;28(3):621-646.

18. Nalini KB, Shivanna S, Vishnu MS, Mohan CVR. Transcoccygeal neurolytic ganglion impar block for perineal pain: a case series. J. Anaesthesiol. Clin. Pharmacol. 2018;34(4):544-547.

19. Ní Laoire Á, Fettes L, Murtagh FE. A systematic review of the effectiveness of palliative interventions to treat rectal tenesmus in cancer. Palliat. Med. 2017;31(10):975-981.

20. Plancarte R, Amescua C, Patt RB, Aldrete A. Superior hypogastric plexus block for pelvic cancer pain. Anesthesiology. 1990;73:236-9.

21. Plancarte R, Guajardo-Rosas J, Reyes-Chiquete D et al. Management of chronic upper abdominal pain in cancer. Reg. Anesth. Pain Med. 2010;35:500-6.

22. Plancarte-Sánchez R, Guajardo-Rosas J, Guillen-Nuñez R. Superior hypogastric plexus block and ganglion impar. Tech. Reg. Anesth. Pain Manag. 2005;9:86-90.

23. Rapp H, Eriksson SL, Smith P. Superior hypogastric plexus block as a new method of pain relief after abdominal hysterectomy: double-blind, randomized clinical trial of efficacy. BJOG. 2017;124(2):270-276.

24. Rocha A, Plancarte R, Nataren RGR, Carrera IHS, Pacheco VALR, Hernandez-Porras BC. Effectiveness of superior hypogastric plexus neurolysis for pelvic cancer pain. Pain Physician. 2020;23(2):203-208.

25. Sencan S, Kenis-Coskun O, Demir FGU, Cuce I, Ercalik T, Gunduz OH. Ganglion impar block improves neuropathic pain in coccygodynia: a preliminary report. Neurol. Neurochir. Pol. 2018;52(5):612-617.

26. Sindt JE, Brogan SE. Interventional treatments of cancer pain. Anesthesiol. Clin. 2016;34(2):317-339.

27. Sir E, Eksert S. Comparison of block and pulsed radiofrequency of the ganglion impar in coccygodynia. Turk. J. Med. Sci. 2019;49(5):1555-1559. [Publicado em 24 out. 2019].

28. Tavakoli F, Yousefshahi F, Dabir A, Majedi H. Superior hypogastric plexus block in the lateral position: a case report. Anesth. Pain Med. 2019;9(5):e94706. [Publicado em 21 out. 2019].

29. Yang X, You J, Tao S, Zheng X, Xie K, Huang B. Computed tomography-guided superior hypogastric plexus block for secondary dysmenorrhea in perimenopausal women. Med. Sci. Monit. 2018;24:5132-5138. [Publicado em 24 jul. 2018].

Bloqueio Axial Cervical

Lia Rachel Chaves do Amaral Pelloso | Bruno José de Pinho Miranda |
Amelie Gabrielle Vieira Falconi | Simone Martinelli Reis

Introdução

As dores no pescoço são comuns na população em geral. A prevalência de cervicalgia pode variar de 26% a 71%. As cervicalgias, e dores nos membros superiores de origem na coluna cervical, são geralmente causadas por estruturas como disco intervertebral, articulações facetárias cervicais, articulação atlantoaxial e articulação atlanto-occipital, ligamentos, fáscia, músculos e raízes nervosas. Outras causas de dores cervicais incluem edema crônico e fibrose. A maioria das causas de cervicalgias envolve várias estruturas. Dor crônica cervical como resultado de lesão de veículo motor está presente em 24% a 50% das lesões. Mesmo que a dor radicular cervical receba maior atenção, vários outros mecanismos têm sido descritos como responsáveis pela dor cervical e em membro superior. Prevalência de dor radicular cervical é de 83 para cada 100 mil; articulação facetária, com base em bloqueios diagnósticos controlados em pacientes com dor cervical, é 36% a 67% e 16% a 20% na dor discogênica. A patogenia da dor cervical radicular ou dor discogênica tem sido ligada a múltiplos mecanismos, incluindo metaloproteinases, óxido nítrico, interleucina 6 (IL-6) e prostaglandinas E2, as quais são irritantes aos nervos espinhais, causando inflamação. A cascata degenerativa cervical inicia-se com a disfunção do disco intervertebral e fissuras radiais no ânulo fibroso, associada à sinovite das facetas. Na segunda etapa, a da instabilidade, ocorrem a ruptura interna e a reabsorção do disco, além de frouxidão capsular e subluxação facetária. Por fim, temos a estabilização e surgem os osteófitos e a hipertrofia facetária.

Os principais procedimentos intervencionistas para o tratamento da dor cervical serão explanados a seguir.

Bloqueio seletivo de raiz

O bloqueio seletivo da raiz nervosa cervical é uma variação do procedimento de bloqueio transforaminal, onde o alvo é o espaço perirradicular fora do forame neural. A finalidade é diminuir a chance de complicações de uma punção foraminal, sem perder a eficácia do procedimento. A gordura e bainha perineural que envolvem a emergência da raiz nervosa comunicam-se com o espaço epidural e com a dura-máter, permitindo que as substâncias administradas fora do forame alcancem o espaço epidural. Anatomicamente o termo mais correto seria "bloqueio seletivo do nervo espinhal cervical", pois fora do forame as raízes ventral e dorsal já se uniram e formaram o nervo espinhal, porém o "termo bloqueio seletivo de raiz" é amplamente utilizado na literatura. O procedimento é realizado para diagnóstico ou tratamento de dor radicular cervical refratária ao tratamento conservador, comumente associada a protrusões discais, artrose e estenose foraminal. Os diversos métodos de imagem podem ser usados separadamente ou em conjunto para a correta e segura administração de pequena quantidade de solução com anestésicos locais e anti-inflamatórios nas raízes nervosas suspeitas.

Técnica

Após a obtenção do termo de consentimento junto ao paciente, o procedimento deve ser realizado em ambiente adequado, com suporte básico à vida, preferencialmente intra-hospitalar. Poderá ser realizada uma sedação leve, de acordo com a ansiedade do paciente, porém o procedimento pode ser feito apenas com anestesia local na maioria dos casos. Atenção para a realização de uma técnica asséptica é fundamental para evitar complicações infecciosas, devendo ser compreendida toda a superfície cervical, desde o manúbrio esternal até a mandíbula. Não há necessidade de antibioticoterapia previamente à realização do procedimento. O posicionamento do paciente dependerá da técnica e do método de imagem escolhido para guiar o procedimento.

▪ Fluoroscopia

Se o procedimento for realizado com fluoroscopia, há a necessidade de se seguirem protocolos de radioproteção para a equipe e para o próprio paciente. Entre algumas possibilidades técnicas, a abordagem anterolateral é uma das mais utilizadas. Inicialmente, obtém-se uma imagem em AP da coluna cervical, faz-se um alinhamento dos processos espinhosos no centro do corpo vertebral para um AP verdadeiro. Pode ser realizada uma inclinação do aparelho no plano craniocaudal com objetivo de alinhar o platô vertebral no nível do alvo. Essa posição de AP verdadeiro para o nível vertebral específico deve ser lembrada durante o procedimento. A partir daí, faz-se uma rotação do aparelho para se obter uma incidência oblíqua até que o forame neural seja demonstrado em sua maior amplitude, geralmente entre 20º e 45º. Podem ser utilizadas agulhas espinhais ou específicas para bloqueios preferencialmente, as quais apresentam ponta romba, reduzindo a chance de complicações hemorrágicas. O calibre da agulha pode variar entre 25 e 22 G. Algumas técnicas utilizando agulha de ponta romba ou mandril cortante sendo substituído por um não traumático próximo ao forame são sugeridas para evitar complicações. A agulha deve ser introduzida cuidadosamente, de preferência em eixo paralelo ao feixe radiográfico (*tunnel vision*). O alvo da agulha deve ser a margem anterior da faceta articular superior da vértebra inferior, a qual forma a parede posterolateral do forame. A agulha deve ser inserida para que sua ponta toque a superfície óssea, evitando a entrada inadvertida no forame neural. Nesta posição, administra-se cerca de 1 a 2 mL de contraste para verificação do posicionamento adequado e para afastar uma punção vascular. O contraste pode ser injetado com visualização fluoroscópica direta para melhor caracterização da dispersão vascular. Por fim, a administração de 2,5 mL de solução com anestésico local e corticosteroide não particulado pode ser feita.

■ Ultrassonografia

A ultrassonografia se destaca na realização deste procedimento pela ausência de radiação ionizante, pelo menor tempo de execução e pela possibilidade de visualização do nervo e das estruturas vasculares adjacentes. Estudos comparando a ultrassonografia com a fluoroscopia à tomografia confirmaram não haver diferença significativa na eficácia do procedimento. O melhor posicionamento do aparelho de ultrassonografia, quando este for utilizado, é do lado oposto ao alvo para que o operador possa ficar de frente para o equipamento, facilitando sua visualização. O transdutor linear de alta frequência é preferível ao convexo, por sua melhor resolução em estruturas superficiais. O paciente fica em decúbito lateral preferencialmente. Os mesmos cuidados técnicos devem ser adotados em relação à assepsia e não há necessidade de proteção em relação à radiação. A contagem dos níveis vertebrais pode ser feita a partir da identificação de C6-C7 em virtude de uma peculiaridade do tubérculo anterior de C7: ele é rudimentar e muito menor do que os demais. O nível também pode ser confirmado observando-se a artéria vertebral, a qual fica exposta em C7 e ascende profundamente ao tubérculo anterior de C6. Após achar o nível alvo, deve-se ter cuidado para não mais perdê-lo. Sugere-se um estudo com Doppler neste momento para mapeamento vascular junto ao forame, favorecendo o planejamento do trajeto da agulha. A punção é realizada de posterior para anterior, em plano, ou seja, no mesmo eixo do transdutor, e a agulha deve ser acompanhada durante todo o trajeto para evitar acidentes. O alvo é a margem posterior da raiz nervosa, ou mais especificamente do ramo ventral desta, a qual fica entre os tubérculos anterior e posterior dos processos transversos. A ponta da agulha deve ficar junto à margem posterior da raiz, no plano do tubérculo posterior, evitando entrar no forame. Antes da injeção sugere-se aspirar para avaliar se não houve punção vascular. A utilização de um extensor para injeção do medicamento é útil, pois evita a movimentação da agulha durante a injeção. Neste momento, pode ser observada a dispersão da solução ao redor da raiz. A não visibilização dessa dispersão deve chamar atenção para a possibilidade de injeção intravascular. Um método bastante seguro, quando possível, é a utilização da técnica combinada entre ultrassom e fluoroscopia. A punção é realizada com o ultrassom, conforme explicado anteriormente. Antes de se injetar a medicação, injeta-se entre 1 e 2 mL de contraste e obtém-se uma imagem radiográfica. Esta técnica possibilita melhor detecção de possível injeção intravascular inadvertida, sendo ainda mais sensível em equipamentos com subtração arteriográfica (DSA), como os de hemodinâmica. O procedimento também pode ser guiado por tomografia computadorizada (TC). É um método bastante seguro, pois é possível ver toda a anatomia regional programando-se o trajeto da punção facilmente. A punção pode ser realizada com o paciente em decúbito dorsal e entrada laterolateral ou com o paciente pronado, sendo a abordagem posterolateral. Quando a agulha alcançar a posição desejada, deve-se obter uma imagem após a injeção de contraste para se confirmar a dispersão adequada e excluir-se a possibilidade de punção vascular antes de se injetar a solução. Com operadores experientes, o procedimento pode ter um tempo de realização semelhante aos demais métodos. A maior exposição à radiação do que na fluoroscopia e a pouca disponibilidade do equipamento para realização destes procedimentos são alguns dos fatores que limitam o método.

Complicações

As complicações mais frequentes são as mais brandas, geralmente autolimitadas e não causam repercussão clínica significativa. Estas compreendem reflexo vaso-vagal, bloqueio simpático por dispersão do anestésico junto ao plexo simpático e formação de hematomas por comprometimento de pequenos vasos no trajeto. Pode haver piora da dor, provavelmente associada à inadvertida da raiz nervosa. Infecção, apesar de menos frequente, pode ocorrer e deve ser rapidamente identificada e tratada. As complicações mais temidas são infrequentes, porém podem ter impacto significativo como paraplegia e morte. Há a possibilidade de injeção no interior da medular cervical se os métodos de imagem não forem corretamente utilizados e as técnicas não forem respeitadas. As complicações mais temidas são decorrentes de isquemia medular ou encefálica, secundárias à injeção intravascular de corticosteroides particulados, espasmo vascular ou dissecção arterial, principalmente da artéria vertebral. Algumas medidas propostas para minimizar os riscos de complicação são avaliar a real necessidade do procedimento; fornecer o termo de consentimento informado; realizar o procedimento em ambiente seguro, preferencialmente intra-hospitalar; associar os métodos de ultrassonografia e fluoroscopia; utilizar agulhas com ponta romba; realizar injeção teste com anestésico local; e não utilizar corticosteroides particulados.

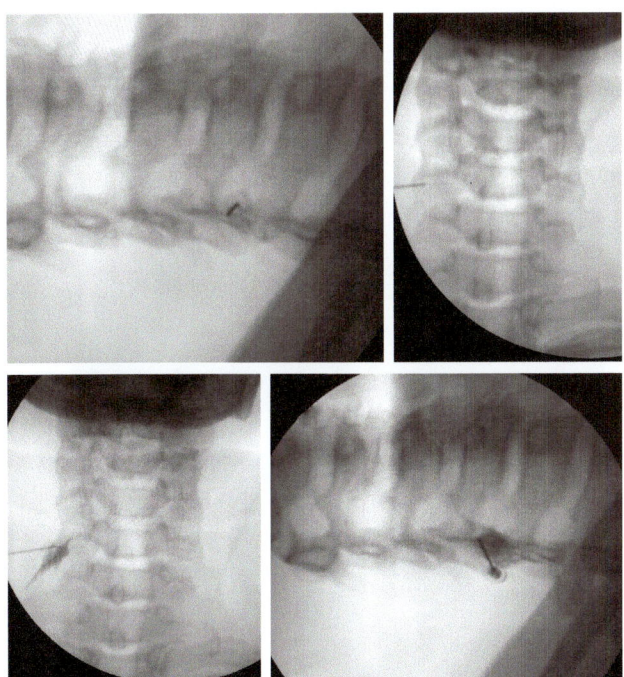

FIGURA 89.1 – Bloqueio cervical.

Fonte: Acervo da autoria do capítulo.

Injeção facetária cervical: bloqueio do ramo medial e radiofrequência

Na síndrome facetária cervical, os pacientes podem apresentar uma série de sintomas como dor axial, normalmente irradiando até os ombros e piorada com a flexão e extensão; dor na extensão e rotação; dor à palpação facetaria; bem como ausência de sinais neurológicos. A dor súbita pode vir ou não associada a traumatismos, como o trauma em flexoextensão ("chicote"), mas geralmente tem instalação gradual. As articulações facetárias apofisárias são articulações diartrodiais típicas, com superfícies cartilaginosas opostas, um revestimento sinovial verdadeiro e envoltas por uma cápsula fibrosa. Essas articulações têm como função restringir a mobilidade excessiva do segmento móvel, restringindo, assim, o movimento anterior entre a vértebra superior sobre a inferior, bem como distribuir as cargas axiais sobres áreas mais extensas. As facetas cervicais têm orientação quase paralela, com o plano axial da articulação atlanto-occipital e em direção caudal aumentam este ângulo para aproximadamente 45º. De C3 a C7, cada faceta é inervada pelo ramo medial do mesmo nível vertebral e pelo ramo descendente do nível superior. Essa inervação sensorial vem do nervo espinhal, que atravessa o forame intervertebral e origina os ramos primários anterior e posterior. O ramo anterior é composto por fibras sensitivas e motoras. Já o ramo posterior divide-se em ramo lateral, responsável por inervar a musculatura paraespinhal; e ramo sensorial variável, que chega à pele; além do ramo medial. Este corre na base do processo transverso, até se juntar ao processo articular superior

da faceta e é responsável por sua sensibilidade. Logo, cada faceta articular é inervada pelo ramo medial do mesmo nível e pelo ramo descendente do nível superior. Em virtude dessas particularidades, dois nervos do ramo medial precisam ser bloqueados para anestesiar uma faceta. Uma história cínica detalhada e um exame neurológico contribuem para excluir *red flags* e outras patologias da coluna axial. Os exames de imagem como radiografias simples, ressonância magnética (RM) e TC servem para diagnóstico de tumores ou fraturas. Pacientes com dor cervical por comprometimento facetário, muitas das vezes, apresentam exames pouco elucidativos ou com doença em múltiplos níveis.

O bloqueio facetário cervical surge como um bloqueio diagnóstico, feito na região que mais se aproxima da dor referida e necessita ser executado em mais de um nível. O grau de recomendação do nloqueio do nervo medial, na dor crônica, é moderado. O anestésico local (lidocaína 1% ou nupivacaína 0,5%) deverá melhorar a dor entre 50% e 80% ou mais, e a duração do bloqueio persistir por um período superior à meia-vida da medicação.

Técnica para injeção intra-articular da faceta cervical

Após a obtenção do termo de consentimento junto ao paciente, o procedimento deverá ser realizado em ambiente adequado, com suporte básico à vida, preferencialmente intra-hospitalar. Pacientes ansiosos ou pouco colaborativos precisam de sedação leve, mas, em muitos casos, apenas anestesia local é suficiente para o bloqueio. Uma antissepsia rigorosa, com degermação desde o manúbrio esternal até a mandíbula, ajuda no controle das complicações infecciosas. A antibioticoterapia prévia não é mandatória. O posicionamento depende da técnica e pode ser executado com o paciente em decúbito ventral ou dorsal.

Os procedimentos guiados pela fluoroscopia exigem os protocolos de radioproteção para a equipe e o paciente. Na abordagem posteroanterior, com o paciente em decúbito ventral, cabeça apoiada em um coxim, que permita o fluxo de ar, o nível a ser abordado é identificado com a contagem de T1 para cima. Essa vértebra serve de guia, pois tem o processo transverso articulando com a 1ª costela, diferentemente das vértebras cervicais. Primeiramente, uma imagem em AP da coluna cervical, com inclinação do arco em C entre 25º a 35º de caudal para cranial, permite alinhar as facetas e melhora a visualização do alvo. Pele e subcutâneo são anestesiados com 1 a 2 mL de lidocaína a 2% e, então, a agulha de calibre 22 ou 25 G pode avançar em paralelo ao feixe radiográfico (*tunnel vision*). Imagens seriadas precisam ser feitas a cada avanço entre 2 e 4 mm, para evitar lesões inadvertidas pelo mal posicionamento da agulha. Ao tocar a superfície articular, uma incidência em perfil permitirá o término da progressão da agulha, após esta penetrar na cápsula. Em razão do pequeno volume da faceta, algo em torno de 0,5 mL, o contraste pode ser utilizado para controle, mas em volume bem pequeno para não limitar a quantidade de anestésico (bupivacaína 0,5%).

Na abordagem lateral, o paciente fica em decúbito dorsal, com a cabeça confortavelmente apoiada. O arco em C começa em perfil, com as facetas alinhadas e a agulha entrando na altura dos processos espinhosos, após anestesiar pele e subcutâneo. A agulha deve ser conduzida suavemente, com imagens seriadas até atingir o terço médio do trapezoide, formado pelo pilar da faceta, entre a superfície articular superior e a inferior da vértebra. Uma incidência em AP confirma a posição da agulha de 22 ou 25 G, no meio do pilar da faceta, atingindo, assim, o ramo medial cervical. O controle com contraste em pequeno volume, 1 a 2 cc, pode ser realizado antes da administração do anestésico local. O uso de corticosteroide, mesmo que não particulado, nos bloqueios cervicais está proscrito em virtude do diminuto calibre dos vasos e do grande risco de obstrução vascular, de infarto medular e de morte.

As complicações no bloqueio diagnóstico são baixas, mas possíveis, como infecção, hemorragia e piora da dor, em decorrência de trauma na superfície articular.

Um bloqueio-teste positivo permite inferir que as facetas-alvo são o foco do quadro álgico. Logo, nos pacientes com melhora não sustentada da dor, a radiofrequência térmica possibilitaria uma melhora significativa e por mais tempo. Nessa técnica, utilizamos cânulas (Sluijter-Mehta Nanule) de calibre 22, de 5, 10 ou 15 cm e ponta ativa de 5 ou 10 mm. A ponta ativa é a área responsável pela coagulação e, para melhor efetividade, deve ser colocada na mesma linha do nervo.

A abordagem posterior, com o paciente em posição prona, é preferível, pois toda a extensão da cânula pode ser apoiada ao longo da superfície lateral do pilar articular, diretamente sobre o ramo medial, do ramo dorsal. Os passos são semelhantes aos já descritos no bloqueio-teste, com anestesia de pele e subcutâneo, imagens em anteroposterior (AP) e perfil para controle da progressão da cânula. Antes de se iniciar o tratamento, os testes sensitivo e motor, com a cooperação do paciente, permitem minimizar os riscos de um mal posicionamento e de possíveis complicações. Na avaliação sensitiva, o paciente deverá reportar dor ou formigamento, durante a estimulação a 50 Hz, menor que 0,5 V. No controle motor, a contração da musculatura paraespinhal pode ser vista, mas a contração do membro superior, com o estímulo motor a 2 Hz, até um limiar sensorial de 3 V, indica uma proximidade da saída do ramo anterior primário da raiz nervosa e a necessidade de se recuar a cânula. A anestesia com lidocaína 2%, 0,5 mL, antes de se iniciar o processo térmico, proporciona conforto ao paciente, uma vez que a lesão neural é feita a 80°, por 90 segundos. Após o procedimento, dor no local da injeção pode ser relatada, bem como sensação de pescoço pesado ou cansado, transitória.

Como complicações, a principal seria a lesão do ramo anterior primário da raiz, após realização inadequada do teste fisiológico. Queixas como disestesia dolorosa e dor radicular, com ou sem radiculopatia, podem estar presentes. Outras complicações menos comuns incluem punção dural, trauma medular, anestesia espinhal, infecção, hematoma.

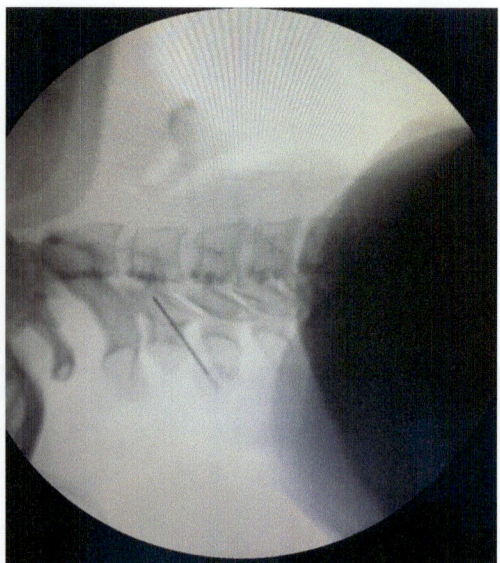
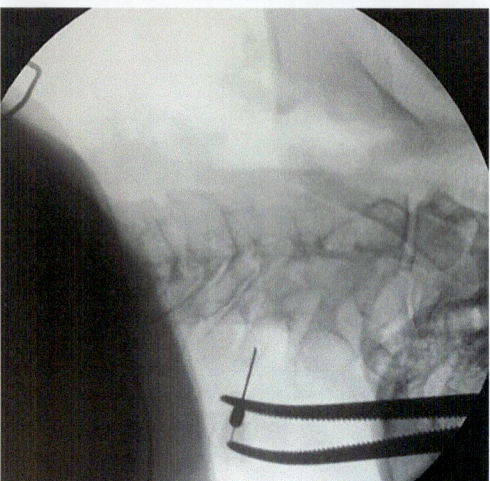
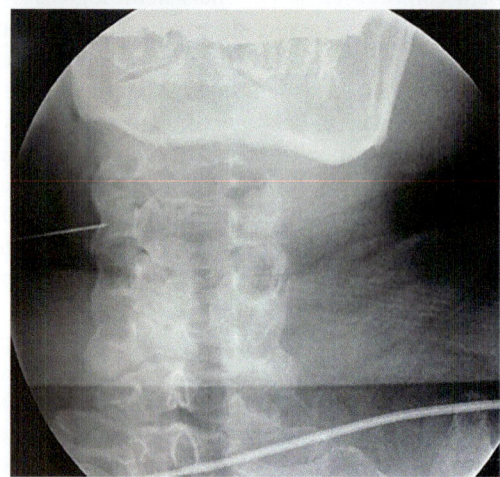

FIGURA 89.2 – Bloqueio de faceta cervical.
Fonte: Acervo da autoria do capítulo.

Epiduroplastia

A epiduroplastia, também conhecida como "adesiólise" percutânea ou "procedimento de Racz", é eficaz no tratamento de doenças axiais e/ou dor nas extremidades, que não responderam a um tratamento mais conservador, incluindo as injeções epidurais. A lise de aderências epidurais tem sido utilizada para tratar as síndromes dolorosas. Edema crônico e fibrose podem estar presentes nas cervicalgias e aumentam a sensibilidade à dor. As injeções epidurais cervicais de corticosteroides são comumente utilizadas para tratamento da dor radicular de hérnia de disco, estenose espinhal, dor discogênica e síndrome pós-laminectomia cervical. Entretanto, a peridural cervical tem sido motivo de debate. As substâncias injetadas podem não atingir o alvo em decorrência de compressão mecânica das estruturas da raiz, fibrose peridural e perineural. A epiduroplastia cervical é uma opção alternativa, minimamente invasiva, para as dores cervicais, sendo considerada mais eficaz que o bloqueio seletivo de raiz em algumas situações. Trabalhos evidenciam que a epiduroplastia cervical mostrou efeitos clínicos superiores ao bloqueio convencional com corticosteroide. Isso aconteceria porque a epiduroplastia fornece um bloqueio mais seletivo, dentro do espaço peridural e mais próximo do gânglio da raiz dorsal e da região ventral da raiz nervosa, possivelmente reduzindo a necessidade de um tratamento adicional. A epiduroplastia alivia a irritação das raízes nervosas, nervos intrínsecos da dura-máter, membrana peridural e ligamento longitudinal posterior. Essa irritação pode ou não ser causada por cicatrizes e fibrose. Quando ocorrem microadesão e fibrose pelo processo inflamatório, podem ser removidas por adesiólise mecânica (permanência do cateter), adesiólise química (hialuronidade) ou adesiólise hidrostática (contraste e solução salina). A fibrose epidural pode causar dor por diferentes mecanismos. A principal hipótese é a compressão nervosa, ou *entrapment*. A pressão da fibrose, junto com os fatores inflamatórios associados ao desenvolvimento desta, pode causar inflamação da raiz nervosa, alterando o suprimento vascular do nervo e alterar a bainha de mielina, aumentando a excitabilidade nervosa. Consequentemente, a lise da fibrose pode provocar redução da dor e aumento da função. Os trabalhos mostram que a neuroplastia peridural percutânea, ou epiduroplastia apresenta bons resultados para dor cervical crônica em casos refratários ao bloqueio perdurais convencionais. Os pacientes apresentam redução das dores cervicais e nos braços, 1 mês após o procedimento, com uma duração mantida por 12 meses. A essência do procedimento é a colocação de um cateter numa área de irritação neural, que muitas vezes está associada a uma cicatriz epidural leve, e, então, usando uma combinação de forças hidrostáticas e mecânicas juntamente com exercícios realizados após o procedimento, para aliviar a irritação dos nervos. Esse cateter é específico, projetado para permitir a manipulação por meio de uma agulha, sem cisalhar, e rígido o suficiente para manipulá-lo na área desejada, com menor risco de posicionamento em espaço subdural, subaracnóideo ou de uma lesão nervosa. Existem vários estudos de alto grau com resultados positivos para eficácia e segurança da epiduroplastia. Entretanto, estudos clínicos de epiduroplastia cervical são escassos, ainda que mostrem resultados favoráveis, especialmente em pacientes com hérnia de disco cervical e/ou estenose cervical que não responderam à

peridural cervical guiada por fluoroscopia. A vantagem na injeção do corticosteroide pelo cateter na epiduroplastia é que esse método permite a deposição da substância adjacente a lesão.

Indicações

As indicações são amplas e incluem cervicalgias axiais ou radiculopatias cervicais; entre elas, dores discogênicas cervicais, profusões discais com ou sem radiculopatia cervical associada, síndrome pós-laminectomia, fibrose epidural e estenose espinhal.

Técnica

O procedimento deve ser realizado sob monitorização e com a instalação de um cateter venoso periférico. O paciente é posicionado em posição decúbito ventral, realizam-se assepsia e colocação de campos estéreis. A punção é realizada ao nível de C7-T1 ou T1-T2, identificadas por fluoroscopia, sob anestesia local com lidocaína 1%. Uma agulha Coudé 18 G, com a ponta virada em direção caudal, foi inserida e avançada até o espaço peridural cervical usando-se a técnica de perda da resistência. Após a confirmação do espaço, a ponta da agulha é girada no sentido cefálico. A epidurografia é realizada para confirmação da posição da agulha. O cateter é inserido e deve ser direcionado a partir da linha média para a área-alvo, utilizando-se a ponta dobrada do cateter para a navegação. O cateter deve ser colocado diretamente no nível do disco herniado sob orientação fluoroscópico. Injeta-se 0,5 a 1 mL de contraste para descartar posicionamento intravascular ou subaracnóideo. Para o melhor resultado, considera-se posição ideal do cateter a junção entre a patologia do disco cervical e o lado ventral das raízes nervosas dorsais. Após a confirmação, são injetadas 1.500 UI de hialuronidase (2 mL), sem conservantes, e uma mistura de anestésico local e corticosteroide (5 mL). Após, injetam-se 2 mL de solução de cloreto de sódio 10% e, nos 30 minutos seguintes, pós-infusão, o paciente é monitorizado em relação aos sinais vitais e às alterações neurológicas. A alteração na dispersão do contraste deve ser observada após a injeção das substâncias. Sinais de loculação podem ensejar a redução do suprimento sanguíneo da medula espinhal, causando dor e possível lesão medular. Se isso ocorrer, faz-se necessário movimentos repetidos de rotação e flexão para evitar o acúmulo no espaço epidural e para ampliar o forame, permitindo, assim, que o líquido escape. Se houver disseminação para o espaço subaracnóideo ou subdural, o procedimento deve ser cancelado e remarcado após várias semanas. Se houver injeção no espaço subdural, o contraste deve ser aspirado, o que prevenirá ou causará a resolução dos sintomas relacionados à injeção subdural. As imagens fluroscópicas, tiradas antes e após o fim do procedimento, permitem a avaliação do procedimento. Quando o contraste se espalha para fora do forame, fluindo além do gânglio da raiz dorsal, considera-se como padrão de escoamento do contraste. O escoamento do contraste está associado a uma taxa maior de sucesso do procedimento.

■ Follow up

Após os procedimentos, os pacientes são orientados sobre os exercícios de liberação neural para que ocorra a ruptura do tecido fibrótico enfraquecido, bem como a prevenção do desenvolvimento de nova fibrose. Os exercícios domiciliares após o procedimento são parte integrante da epiduroplastia.

■ Substâncias utilizadas

As medicações usadas na epiduroplastia apresentam múltiplos mecanismos de ação. Algumas substâncias – entre elas, a solução salina hipertônica, anestésico locais, hialuronidade e corticosteroides – têm a capacidade de lavar os processos inflamatórios da região e inibir a formação de novas cicatrizes.

• Anestésicos locais

► **Lidocaína:** demonstrou ter um efeito anti-inflamatório no núcleo pulposo, que foi induzido pela lesão nervosa.

► **Bupivacaína:** além dos efeitos anestésicos locais, é citotóxica para os fibroblastos.

► **Corticosteroides:** utilizados pelo efeito anti-inflamatório. As hérnias cervicais são acompanhadas de edema e inflamação, com níveis elevados de fosfolipase A2, que desempenham um papel inflamatório e pode ser neurotóxico. Os corticosteroides no espaço epidural inibem a atividade da fosfolipase A2 e reduzem os sintomas.

► **Solução salina hipertônica:** promove redução do edema perirradicular e da pressão sobre o nervo. Além disso, tem ação axonal e na condução nervosa, em que realiza um bloqueio nas fibras C não mielinizadas, explicando a duração prolongada do alívio da dor. No estudo *in vitro*, a solução salina hipertônico inibe a regeneração de fibrócitos. A ação primária da hialuronidade é degradar o ácido hialurônico, facilitando, assim, a dispersão das outras substâncias. Ela pode, ainda, reduzir o processo inflamatório, inibindo a infiltração de neutrófilos no sítio inflamatório. Além disso, inibe a formação de novas fibroses e reduz a dor no período após o procedimento.

Complicações

A epiduroplastia peridural percutânea pode ensejar diversas complicações como hematoma, alergias, infecção, abcesso peridural, meningite, depressão respiratória e parestesia. Não existem relatos de doenças neurológicas graves na literatura. O sangramento e a formação de hematomas são um risco inerente a qualquer procedimento intervencionista, porém não houve relato de formação de hematoma epidural associado à epiduroplastia cervical. Outro risco comum a todos os procedimentos intervencionistas são as infecções. Na literatura, há o relato de desenvolvimento de meningite bacteriana pós-neuropatia cervical. Com o tratamento, o paciente evoluiu bem e sem sequelas neurológicas. O espaço peridural cervical é estreito, aproximadamente 1 a 3 mm. O ligamento amarelo é mais delgado em relação ao espaço peridural lombar, sendo que

frequentemente não se funde na linha média nesta região. Logo, a técnica de perda de resistência pode não ser totalmente confiável e ocorrer trauma medular durante a punção. Está descrito, na literatura, um caso no qual a paciente apresentou um quadro de dor neuropática aguda durante a inserção da agulha, evoluindo com fraqueza motora em membro superior direito, teste de Romberg positivo e alteração de marcha. As complicações técnicas incluem cisalhamento do cateter, deslocamento, além de migração. Encontramos um relato na literatura, no qual a paciente permaneceu 30 meses com um cateter cervical após uma neuroplastia cervical. O cisalhamento do cateter não foi percebido durante a epiduroplastia cervical. O cateter foi retirado porque estava no forame C6-C7 e a paciente passou a apresentar sintomas neurológicos nessa topografia. Em casos suspeitos de cisalhamento do cateter, a fluoroscopia é usada para primeira avaliação e a TC é o exame recomendado para avaliação definitiva. A utilização da RNM nesses casos é controversa. Teoricamente, ela pode causar danos neurais por lesão térmica no cateter metálico ou pelo deslocamento deste.

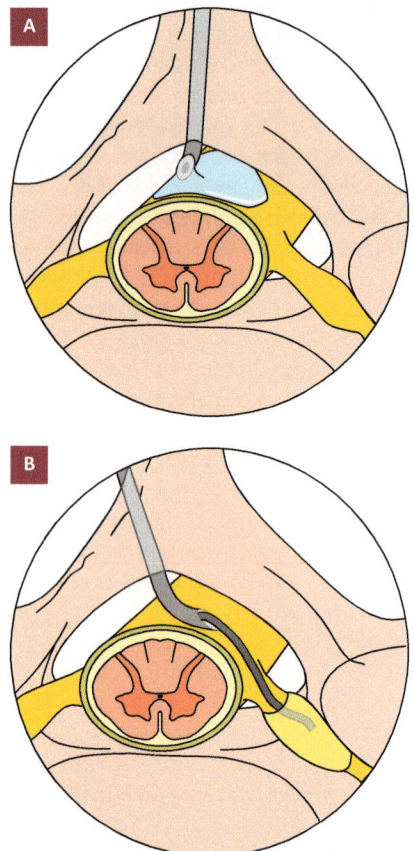

FIGURA 89.3 – Neuroplastia peridural percutânea cervical.

A ilustração demonstra uma distribuição de drogas mais ventral e localizada na neuroplastia peridural percutânea cervical com o uso de um cateter Racz. (A) Administração de drogas geralmente localizada no lado dorsal em injeções de esteroides epidurais cervicais, mas (B) a droga se difundiu do lado dorsal para ventral com o uso de um cateter Racz em neuroplastia peridural percutânea cervical.

Fonte: Desenvolvida pela autoria do capítulo.

Epidural cervical

Anatomia do espaço epidural

O espaço epidural é o espaço localizado dentro do canal espinhal vertebral e para fora do saco dural, estendendo-se do forame magno até o hiato sacral. Independentemente do nível do corpo vertebral, o espaço epidural é cercado pelo ligamento *flavum* e periósteo posteriormente, o ligamento longitudinal posterior e o corpo vertebral anteriormente, e os pedículos e forame intervertebral lateralmente. O espaço epidural comumente apresenta gordura, plexo venoso abundante, ramos espinhais das artérias segmentares e vasos linfáticos. As raízes nervosas da medula espinhal passam pelo espaço epidural antes de sair do canal espinhal através do forame intervertebral. O espaço subdural não é considerado um espaço verdadeiro, mas um espaço adquirido desenvolvido na interface da dura-máter e aracnoide.

■ Espaço epidural cervical

O menor espaço epidural é no nível cervical. O diâmetro anteroposterior do espaço epidural cervical é de 1 a 2 mm. Entretanto, o espaço epidural cervical posterior aumenta 3 a 4 mm quando o pescoço do paciente é fletido. A gordura epidural não é distribuída uniformemente e está quase ausente no nível cervical. Em virtude de as poucas artérias radiculomedulares serem responsáveis pelo suprimento da medula espinhal, lesão ou injeção de fármaco na artéria radiculomedular em um bloqueio epidural com corticosteroide pode causar sérias complicações.

Indicações, técnicas e contraindicações

Importante confirmar se as características da dor estão em concordância com os achados de exame de imagem antes de realizar o procedimento. Indicações incluem hérnia de disco com ou sem dor radicular, estenose de canal, dor axial e síndrome pós-cirurgia cervical. Na coluna cervical, injeções interlaminar na linha média ou paramediana são as opções de escolha, independentemente da doença ou lateralidade dos sintomas, porque esta técnica é mais segura e mais confortável aos pacientes. Quando consideramos realizar bloqueio epidural com esteroides, devemos checar condições preexistentes para evitar complicações; entre elas, coagulopatias ou terapia anticoagulante corrente, infecção sistêmica, infecção da pele no local da punção, hipersensibilidade aos agentes administrados e gravidez. Com relação aos anticoagulantes, varfarina deve ser retirada 5 dias antes do procedimento, Heparina de baixo peso molecular deve ser interrompida 24 horas antes, clopidogrel e ticlopidina também devem ser retirados. Anti-inflamatórios não esteroidais, incluindo a aspirina, não necessitam ser descontinuados antes do procedimento. Infecção sistêmica é contraindicação absoluta, já as contraindicações relativas incluem diabetes *mellitus* descontrolado, falha congestiva cardíaca e imunossupressão.

Manchikanti et al., em uma revisão sistemática sobre a efetividade das injeções epidurais cervicais no tratamento da dor crônica com ou sem dor em membros superiores, avaliaram a eficácia dos bloqueios interlaminares epidurais, e a evidência mostrada foi nível II para cada patologia apresentada, hérnia de disco cervical e radiculite, estenose espinhal central cervical, dor discogênica sem dor da articulação facetária e síndrome pós-cirurgia cervical, utilizando-se somente anestésico local ou com esteroides.

■ Injeção de esteroides particulados

Esteroides particulados incluindo triancinolona, acetato de prednisolona, acetato de metilprednisolona e acetato de betametasona podem ser responsáveis por infarto da medula espinhal ou cerebelar, após bloqueio epidural, presumivelmente decorrente de embolização particulada, que funcionam como um êmbolo que pode se soltar na corrente sanguínea se houver uma punção inadvertida das artérias que suprem a medula e o cérebro. Já o fosfato sódico de dexametasona, que é não particulado, é considerado seguro (limitado a 15 mg e não mais do que três bloqueios em 6 meses). É utilizado equipamento de fluoroscopia (*C-arm*) ou tomografia, para a realização do procedimento, a pele deve ser higienizada com clorexidine alcoólica em uma área maior do que o local da punção, a seguir deve ser feita a colocação de campo cirúrgico. O paciente, na posição prona, deve curvar o pescoço para aumentar o espaço interespinhoso (pode-se colocar um coxim na região torácica), membros superiores caudalmente para que os ombros não obscureçam os espaços cervicais inferiores. Geralmente, utilizam-se os espaços C6-C7 ou C7-T1. Após confirmar o local da punção, em anteroposterior e lateral pelo intensificador de imagens, iniciar a punção em visão AP, com angulação caudal para visualizar o espaço epidural, a agulha é avançada até a linha espinolaminar, após usar a visão lateral, importante precaução para usar pouca dose de contraste. Quando se chega ao espaço epidural, o contraste flui dorsalmente ao longo da linha espinolaminar. Na visão AP, a dispersão do contraste pode delinear a saída dos nervos espinhais. A agulha é avançada onde a gordura epidural é mais adequada. O volume total injetado recomendado é de 5 mL (dose teste e contraste).

Complicações

O contraste pode mostrar músculos paravertebrais e ligamentos, que aparecem em paralelo ao longo da fibra muscular ou ligamento, ficando uma imagem com coloração difusa. Podem ocorrer, ainda, injeção intravascular ou mesmo, punção da dura-máter, principalmente nos casos de abordagem cirúrgica prévia e distorção da anatomia.

Conclusão

Os procedimentos minimamente invasivos cervicais são uma ótima ferramenta para o tratamento das dores agudas e crônicas, de causa primária, como no processo degenerativo ou secundárias ao tratamento cirúrgico prévio. A correta seleção do paciente, bem como da melhor indicação para cada caso, conjuntamente com uma técnica bem executada, aumenta muito a taxa de sucesso e minimiza as complicações.

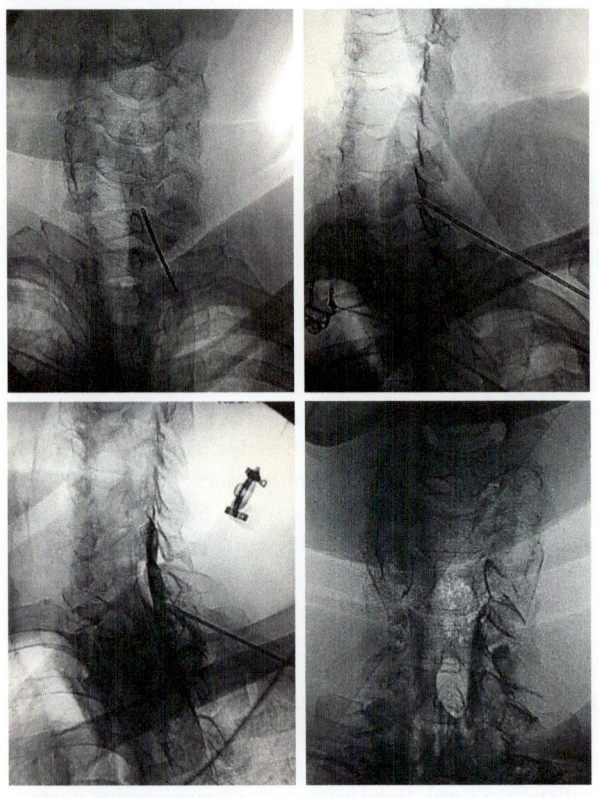

FIGURA 89.4 – Epidural cervical.

Fonte: Acervo da autoria do capítulo.

Referências bibliográficas

1. American Society of Interventional Pain Physicians (ASSIP) Guidelines – Facet joint interventions in the management of chronic spinal pain. Pain Physician. 2020;23:1-127. ISSN: 2150-1149.

2. Bogduk N. The anatomy and pathophysiology of neck pain. Phys. Med. Rehabil. Clin. N. Am. 2011;22:367-382.

3. Cohen SP, Bajwa ZH, Kraemer JJ et al. Factors predicting success and failure for cervical facet radiofrequency denervation: a multicenter analysis. Reg. Anesth. Pain Med. 2007;32:495-503.

4. Engel A, King W, MacVicar J. Standards division of the International Spine Intervention Society – The effectiveness and risks of fluoroscopically guided cervical transforaminal injections of steroids: a systematic review with comprehensive analysis of the published data. Pain Med. 2014;15:386-402.

5. Engel A, King W, MacVicar J. Standards division of the International Spine Intervention Society – The effectiveness and risks of fluoroscopically guided cervical transforaminal injections of steroids: a systematic review with comprehensive analysis of the published data. Pain Med. 2014;15:386-402.

6. Falco FJ, Erhart S, Wargo BW et al. Systematic review of diagnostic utility and therapeutic effectiveness of cervical facet joint interventions. Pain Physician. 2009;12:323-344.

7. Han YJ, Lee MN, Cho MJ, Park HJ, Moon DE, Kim YH. Contrast runoff correlates with the clinical outcome of cervical epidural neuroplasty using a Racz catheter. Pain Physician. 2016 Sep-Oct;19(7):1035-40. PMID: 27676674.

8. Helm S, Knezevic NN. A review of the role of epidural percutaneous neuroplasty. Pain Manag. 2019 Jan 1;9(1):53-62. doi: 10.2217/pmt-2018-0042. Epub 2018 Dec 3. PMID: 30507274.

9. Ji GY, Oh CH, Won KS, Han IB, Ha Y, Shin DA, Kim KN. Randomized controlled study of percutaneous epidural neuroplasty using Racz catheter and epidural steroid injection in cervical disc disease. Pain Physician. 2016 Feb;19(2):39-48. PMID: 26815248.

10. Kang JH, Choi H, Kim JS, Lee MK, Park HJ. A sheared Racz catheter in cervical epidural space for thirty months: a case report. Korean J. Anesthesiol. 2015 Apr;68(2):196-9. doi: 10.4097/kjae.2015.68.2.196. Epub 2015 Mar 30. PMID: 25844142; PMCID: PMC4384411.

11. Karasek M, Bogduk N. Temporary neurologic deficit after cervical transforaminal injection of local anesthetic. Pain Med. 2004;5:202-05.

12. Kim TH, Cho HK, Boudier-Revéret M, Chang MC. Spinal cord injury during cervical percutaneous epidural neuroplasty. Ann. Palliat. Med. 2020 Jul;9(4):2424-2426. doi: 10.21037/apm-20-215. Epub 2020 Jul 2. PMID: 32648460.

13. Kumar N, Gowda V. Cervical foraminal selective nerve root block: a "two-needle technique" with results. Eur. Spine J. 2008;17:576-84.

14. Manchikanti L et al. Do cervical epidural injections provide long-term relief in neck an upper extremity pain? Pain Physician. 2015;18:39-60.

15. Manchikanti L, Manchikanti KN, Cash KA et al. Age-related prevalence of facet-joint involvement in chronic neck and low back pain. Pain Physician. 2008;11:67-75.

16. Matula C, Trattnig S, Tschabitscher M, Day JD, Koos WT. The course of the prevertebral segment of the vertebral artery: anatomy and clinical significance. Surg. Neurol. 1997;48:125-31.

17. Moon DE, Park HJ, Kim YH. Assessment of clinical outcomes of cervical epidural neuroplasty using a Racz-catheter and predictive factors of efficacy in patients with cervical spinal pain. Pain Physician. 2015 Mar-Apr;18(2):163-70. PMID: 25794215.

18. Narouze SN (ed.). Atlas of ultrasound-guided procedures in interventional pain management. New York: Springer; 2010.

19. Narouze SN (ed.). Atlas of ultrasound-guided procedures in interventional pain management. New York: Springer; 2010.

20. Noh SM, Kang HG. Bacterial meningitis and ventriculitis following cervical neuroplasty. Int. J. Infect. Dis. 2020 Oct 17;101:393-394. doi: 10.1016/j.ijid.2020.10.028. Epub ahead of print. PMID: 33075537.

21. Oh CH, Ji GY, Shin DA, Cho PG, Yoon SH. Clinical course of cervical percutaneous epidural neuroplasty in single-level cervical disc disease with 12-month follow-up. Pain Physician. 2017 Sep;20(6):941-949. PMID: 28934798.

22. Park EJ, Park SY, Lee SJ, Kim NS, Koh DY. Clinical outcomes of epidural neuroplasty for cervical disc herniation. J. Korean Med. Sci. 2013 Mar;28(3):461-5. doi: 10.3346/jkms.2013.28.3.461. Epub 2013 Mar 4. PMID: 23487574; PMCID: PMC3594612.

23. Park KD, Lee WY, Nam SH, Kim M, Park Y. Ultrasound-guided selective nerve root block versus fluoroscopy-guided interlaminar epidural block for the treatment of radicular pain in the lower cervical spine: a retrospective comparative study. J. Ultrasound. 2018;5.

24. Perolat R et al. Facet joint syndrome: from diagnosis to interventional management. Insights to Imaging. 2018;9:773-789.

25. Pobiel RS, Schellhas KP, Eklund JA et al. Selective cervical nerve root blockade: prospective study of immediate and longer term complications. Am. J. Neuroradiol. (AJNR). 2009;30(3):507-11.

26. Rathmell JP, Aprill C, Bogduk N. Cervical transforaminal injection of steroids. Anesthesiology. 2004;100:1595-600.

27. Schellhas KP, Pollei SR, Johnson BA et al. Selective cervical nerve root blockade: experience with a safe and reliable technique using an anterolateral approach for needle placement. Am. J. Neuroradiol. (AJNR). 2007;28(10):1909-14.

28. Shim E et al. Fluoroscopically guided epidural injections of the cervical and lumbar spine. RadioGraphics. 2017;37:537-561.

29. Strobel K, Pfirrmann CW, Schmid M et al. Cervical nerve root blocks: indications and role of MR imaging. Radiology. 2004;233:87-92.

30. Wakeling C, Bateman A, Hatrick A et al. Combined fluoroscopic and ultrasound guided cervical nerve root injections. Int. Orthop. 2016;40:2547-51.

31. Wallace MA, Fukui MB, Williams RL, Ku A, Baghai P. Complications of cervical selective nerve root blocks performed with fluoroscopic guidance. Am. J. Roentgenol. (AJR). 2007;188(5):1218-21.

32. Wolter T, Knoeller S, Berlis A et al. CT-guided cervical selective nerve root block with a dorsal approach. Am. J. Neuroradiol. (AJNR). 2010;31:1831-36.

33. Wolter T, Mohadjer M, Berlis A et al. Cervical CT-guided, selective nerve root blocks: improved safety by dorsal approach. Am. J. Neuroradiol. (AJNR). 2009;30:336-37.

capítulo 90

Bloqueio Axial Torácico

Fabricio Dias Assis | Francisco Morato Abreu | Thalita Marqueze | Camila Lobo Ferreira

Introdução

Pacientes com dor torácica crônica podem representar cerca de 5% dos que procuram serviços especializados de tratamento da dor, uma parcela significativa destes apresenta dor predominantemente neuropática e é rotineiro que a dor destes pacientes seja desacreditada por familiares, amigos e médicos. Um diagnóstico adequado da dor é fundamental e desafiador, sendo importante excluir quadros clinicamente graves que necessitem de investigação ou tratamento específico.

Breve anatomia da coluna torácica[1-9]

Compreender as características da coluna torácica é essencial para que os procedimentos nessa região sejam bem entendidos e realizados com segurança, com o auxílio de métodos guiados por imagem. A coluna torácica é particular em sua estrutura por ter articulações com os 12 arcos costais, pela cifose torácica fisiológica e por apresentar mobilidade menor do que os segmentos da coluna cervical e lombar. Na porção torácica, existe cifose proeminente que se estende de T2 a T12. Alterações significativas dessa curvatura fisiológica têm potencial de modificar a mecânica da caixa torácica, afetando os sistemas circulatório e respiratório e podem estar associadas a quadros de dor crônica, ainda que essa relação não seja obrigatória. A doença de Scheuermann acomete principalmente a coluna torácica e pode ser causa de dor ensejar uma acentuação da cifose torácica. Pode acometer também a coluna lombar (um terço dos casos), onde apresenta maior potencial álgico e caracteriza-se pela continuação da cifose até o segmento lombar da coluna vertebral.

Vértebra torácica típica

As vértebras torácicas são distintas das demais por duas características principais: suas articulações com as costelas e a menor amplitude de movimento em relação aos segmentos cervical e lombar. Essas duas características são representadas anatomicamente numa vértebra torácica típica, contudo é importante ressaltar que existe uma mudança gradual desde as vértebras cervicais até as torácicas e também das torácicas para as lombares.

■ Corpo vertebral

Os corpos vertebrais das vértebras torácicas são maiores do que os cervicais e aumentam gradualmente de T1 até T12. De forma semelhante, as vértebras torácicas superiores apresentam pequenos remanescentes dos processos uncinados presentes no segmento cervical. Tipicamente, os corpos vertebrais torácicos têm formato de coração no corte transversal em virtude da concavidade na sua face posterior, na borda anterior do forame vertebral. No plano sagital, os corpos vertebrais têm forma de cunha (são mais baixos no aspecto anterior e mais altos no aspecto posterior), proporcionando a cifose característica desse segmento. Esse formato de cunha é mais acentuado entre T1 e T7 e diminui progressivamente até L2. Em corte coronal, os corpos vertebrais apresentam forma trapezoidal, com a base menor superiormente e maior inferiormente. Dessa forma, a placa terminal inferior da vértebra superior é maior do que a placa terminal superior da vértebra inferior e o disco assume uma forma trapezoidal invertida – maior acima e menor abaixo. Os corpos vertebrais das vértebras torácicas inferiores têm formato gradualmente mais semelhante às vértebras lombares.

No plano coronal, os corpos vertebrais têm uma tendência a apresentarem pequena assimetria entre o lado esquerdo (menor) e o direito (maior). Essa característica, mais comum em mulheres, pode ser importante na transferência de cargas axiais e provavelmente é compensada por uma assimetria laterolateral dos discos intervertebrais.

Os corpos vertebrais típicos apresentam quatro hemifacetas que se articulam com as cabeças das costelas do mesmo nível e do nível abaixo. Em cada lado, a hemifaceta superior se articula com a face inferior da cabeça da costela de mesmo número, e a hemifaceta inferior se articula com a face superior da costela do nível abaixo.

Em sua superfície anterior, os corpos vertebrais se unem ao ligamento longitudinal anterior e ao músculo *longus colli* (origem T1 a T3). Em sua parte posterior, liga-se ao ligamento longitudinal posterior, que é o limite anterior do espaço peridural. Na porção lateral está a origem do músculo psoas – a partir de T12. As porções laterais e anterior dos corpos vertebrais têm relação próxima com o mediastino e as pleuras.

■ Pedículo

Os pedículos são a parte mais anterior do arco posterior vertebral e conectam o aspecto lateral da face posterior do corpo vertebral com a lâmina, de cada lado. Na região torácica, os pedículos são constituídos por osso de menor densidade (tem maior proporção de osso trabecular em relação ao osso cortical) quando comparados à cervical e à lombar, o que pode proporcionar maior dificuldade na sua visualização radiológica. Em geral, inserem-se na parte superior do corpo vertebral e formam um ângulo lateral progressivamente menor desde T1 até T12; em T1, podem assemelhar-se ao ângulo lateral aberto característico das vértebras cervicais e, em T12, formam ângulo de 90º como as vértebras lombares.

■ Processo transverso

Uma característica típica dos processos transversos no segmento torácico é a faceta costal localizada em sua face anterior. Além disso, eles são mais longos (sendo maiores em T1 e menores em T12) e mais posteriores. Os processos transversos recebem a carga dos movimentos das costelas por meio das articulações costotransversas e são locais de inserção para vários músculos e ligamentos.

O ligamento costotransverso medial se insere em sua superfície anterior, medial à faceta costotransversa, enquanto o ligamento costotransverso lateral se insere em sua parte superior. Os músculos levantadores curtos e levantadores longos das costelas se unem em sua porção posterossuperior. O ligamento costotransverso superior se insere na sua face inferior. Nas suas bordas inferiores e superiores, encontram-se os músculos e ligamentos intertransversos; e na sua face posterior, inserem-se os músculos profundos dessa região: longo torácico, semiespinhal torácico e cervical, multífidos torácicos, rotadores do tórax longo e curto.

■ Processos articulares

Os processos articulares são pequenas projeções ósseas que se orientam superior e inferiormente e conectam-se com os respectivos processos articulares das vértebras adjacentes. A característica mais marcante dessas estruturas no segmento torácico é a orientação das facetas articulares próximas do plano coronal. As facetas dos processos articulares superiores estão voltadas para posterior e discretamente superior e lateral, enquanto as facetas dos processos articulares inferiores têm orientação oposta. A *pars interarticularis* é a porção óssea entre os processos articulares inferiores e superiores. Fraturas nessa região podem resultar em espondilolistese.

■ Articulação zigoapofisária

As superfícies articulares dos processos articulares superiores e inferiores são cobertas por uma camada de 1 a 2 mm de cartilagem hialina. A junção de um processo articular superior e um processo articular inferior da vértebra adjacente é conhecida como "articulação zigoapofisária", essas são pequenas articulações sinoviais planas que funcionam como parte do conjunto de articulações intervertebrais, incluindo a sínfise entre os corpos vertebrais e um grupo de sindesmoses entre as diferentes partes das vértebras.

As articulações zigoapofisárias recebem maior carga durante movimentos de extensão e rotação, na coluna torácica podem ser responsáveis pela dor crônica em até 39% dos casos. Elas recebem inervação sensitiva importante, bem como as porções adjacentes do ligamento amarelo e, além da inervação somática sensitiva, a inervação autonômica tem papel importante nos quadros de dor dessa região. Cada uma dessas articulações recebe fibras nervosas pelo ramo medial da divisão posterior primária (ramo dorsal) dos nervos espinhais no nível da articulação e do nível superior.

■ Lâmina

As lâminas das vértebras torácicas são pequenas de medial para lateral, mas são grandes de superior para inferior – há pouco espaço entre as lâminas de vértebras subsequentes. Essa característica dificulta tecnicamente ainda mais o acesso ao espaço peridural por via interlaminar, essa dificuldade pode ser contornada com o uso de técnica guiada por radioscopia.

■ Canal vertebral

O canal vertebral é particularmente arredondado e tem menor área do que nas regiões cervical e lombar. Ainda assim, o espaço peridural pode ser menor na coluna cervical, que apresenta medula espinhal mais calibrosa.

■ Processo espinhoso

Os processos espinhosos são longos e funcionam como local de inserção para os músculos: trapézio; romboide maior e menor; serrátil posterior superior e inferior; e a musculatura paravertebral profunda; além dos ligamentos interespinhosos e supraespinhoso. Os mais superiores (T1 a T4) se projetam diretamente para posterior, de T5 a T8, os processos espinhosos se projetam para posterior e inferior dramaticamente e, a partir de T9, os processos espinhosos passam a se assemelhar progressivamente com aqueles das vértebras lombares.

■ Forame intervertebral

Os forames intervertebrais na coluna torácica têm orientação lateral, semelhante aos segmentos lombares e diferentemente dos segmentos cervicais que têm orientação oblíqua anterolateral. Sua particularidade é a presença das costelas que interferem na morfologia dos forames de T1 a T10. A articulação entre a cabeça da costela e os corpos vertebrais e também os ligamentos e a cápsula articular faz parte dos limites anteriores e inferiores desses forames intervertebrais. As principais implicações práticas dessas características anatômicas são que alterações dessas estruturas únicas aos segmentos torácicos podem ser causa de dor pela relação íntima com a raiz nervosa e, além disso, elas oferecem dificuldade especial para punções transforaminais.

Vértebras torácicas especiais

Enquanto a 1ª vértebra torácica retém características típicas das vértebras cervicais, como o processo uncinado, ela também difere da típica vértebra torácica por articular-se com apenas um arco costal. Inferiormente, as vértebras torácicas diferenciam-se de modo gradual e, a partir de T10, passam a articular-se apenas com um arco costal (T9 também pode assumir essa característica). Seus corpos vertebrais são gradualmente maiores e os processos transversos, menores, além de estes passarem a apresentar projeções semelhantes aos processos mamilares e processos acessórios presentes nas vértebras lombares.

Nervos espinhais torácicos

Os nervos espinhais são formados pela junção de uma raiz dorsal sensitiva e uma raiz ventral motora de um mesmo segmento medular de um mesmo lado. Cada nervo espinhal contém fibras motoras e sensitivas e é identificado pela vértebra imediatamente superior ao forame intervertebral pelo qual ela sai do canal medular. Assim, o nervo espinhal que atravessa o forame intervertebral entre T7 e T8 é o T7. Tal qual em outras características da coluna torácica, a anatomia dos nervos espinhais também difere entre aqueles mais superiores – mais semelhantes aos cervicais – e entre aqueles mais inferiores –, mais parecidos com os lombares. As raízes que compõem os primeiros nervos espinhais caminham de forma quase transversal formando o nervo espinhal, que sai pelo forame interespinhal praticamente na mesma altura de sua origem e, quanto mais caudal, maior a distância entre a origem das raízes nervosas e a saída do nervo espinhal. Dessa forma, as raízes que formam o nervo espinhal de T12 têm origem no nível da vértebra T10 ou acima.

O nervo espinhal tem duas divisões principais: uma ventral (que, nos segmentos torácicos, dá origem ao nervo intercostal ou subcostal em T12); e uma divisão dorsal. A divisão dorsal tem um ramo lateral que supre os músculos eretores da espinha e a pele posteriormente (embora nem todos esses ramos cheguem a atingir a pele); e um ramo medial que contribui com inervação das facetas, de músculos paravertebrais e, nos segmentos mais cefálicos, com a inervação da pele sobre os processos espinhosos.

Vascularização da medula espinhal – artéria de Adamkiewicz

Entre T4 e T9, o canal medular é mais estreito e também recebe menor suprimento arterial do que o restante da medula. Há uma artéria vertebral anterior que supre os dois terços anteriores da medula espinhal e duas artérias vertebrais posteriores que suprem o terço posterior da medula.

Na região cervical, as artérias posteriores e a artéria anterior têm origem a partir das artérias vertebrais e seguem caudalmente recebendo outras tributárias ao longo do seu percurso. Essas tributárias são ramos das artérias intercostais (que são ramos das artérias subclávias ou da aorta) no nível da articulação costotransversa e são chamadas "artérias radiculares". Elas acompanham o nervo espinhal retrogradamente pelo forame intervertebral e formam as artérias radiculares anteriores e posteriores de cada lado. Alguns desses ramos anteriores fazem anastomose com a artéria espinhal anterior, enquanto os ramos posteriores o fazem com a artéria espinhal posterior ipsilateral.

As artérias segmentares anteriores estão mais comumente localizadas nas regiões cervical baixa, torácica baixa e lombar alta e suprem a artéria espinhal anterior. As artérias segmentares posteriores são mais numerosas e uniformemente distribuídas e suprem as artérias espinhais posteriores.

A artéria de Adamkiewicz é, por definição, a maior artéria segmentar que supre a artéria espinhal anterior. Sua localização é amplamente variável e, em geral, está à esquerda, podendo ser encontrada desde T4 até L2, com maior frequência entre T9 e T12. Embora ela acompanhe o nervo espinhal e sua raiz ventral, a sua localização no forame intervertebral também tem ampla variabilidade, podendo aparecer na porção anterior dos dois terços superiores do forame.

Relação anatômica com a pleura e os pulmões

Os procedimentos espinhais realizados no nível do tórax carregam um risco adicional intrínseco: a possibilidade de perfuração das pleuras e dos pulmões. A pleura parietal, especialmente em sua porção costal, está particularmente vulnerável à punção durante os procedimentos espinhais. Essa vulnerabilidade resulta na busca, por parte das técnicas guiadas por radioscopia, de um anteparo ósseo como forma de proteger a punção pleural inadvertida. Nas técnicas guiadas por ultrassonografia, é possível visualizar a pleura e, com o correto manuseio e visualização da agulha, evitar sua punção. Em contrapartida, a radioscopia permite verificar a posição interpleural da agulha por meio da injeção de contraste radiológico.

A maior importância dessa relação anatômica de proximidade da pleura e dos alvos intervencionistas na coluna torácica diz respeito ao risco de pneumotórax, que aumenta com o uso de agulhas de maior calibre, muitas vezes utilizadas nesse segmento.

Tronco simpático

A cadeia simpática paravertebral consiste numa sequência de gânglios simpáticos ao longo da coluna vertebral de ambos os lados, em toda a sua extensão. É sua característica dispor-se lateralmente aos corpos vertebrais, sendo mais posterior nos segmentos cefálicos e mais anterior nos segmentos caudais, culminando no gânglio ímpar, que é a fusão dos últimos gânglios simpáticos direito e esquerdo.

Os gânglios simpáticos paravertebrais recebem contribuição dos nervos espinhais de T1 a L2 (e ocasionalmente de L3) através do ramo comunicante branco por onde transitam as fibras simpáticas pré-ganglionares. Essas fibras podem realizar sinapse com a fibra simpática pós-ganglionar no gânglio paravertebral no nível da mesma vértebra como também podem ascender ou descender na cadeia paravertebral antes de realizar sinapse. As fibras pós-ganglionares saem da cadeia paravertebral pelos ramos comunicantes cinzentos (voltando a fazer parte dos nervos somáticos) ou pelos nervos esplâncnicos.

É sabido que vários tipos de dor podem ter mecanismos de manutenção simpática e que, por vezes, fibras simpáticas podem ter papel determinante na aferência nociceptiva, por exemplo, nas dores discogênicas.

Fisiopatologia da dor[10-18]

A dor crônica pode ser amplamente dividida entre dor somática, dor neuropática ou mista. A primeira advém de lesão ou doença intrínseca ao sistema somatossensorial, enquanto a segunda deriva de lesão ou de doença intrínseca ao sistema somatossensorial. A pesquisa por anormalidades sensitivas, seja na anamnese, seja no exame físico, é crucial para o correto diagnóstico de dores neuropáticas.

Principais causas de dor neuropática torácica

Várias patologias podem provocar neuropatias periféricas dolorosas, bem como polineuropatias, várias dessas podem acometer os segmentos torácicos.

Entre as causas de mononeuropatias dolorosas, a principal a acometer o tórax talvez seja a neuralgia pós-herpética. Essa doença se dá pela destruição dos nervos intercostais após episódio de herpes-zóster e pode afetar o gânglio da raiz dorsal (GRD) e até mesmo componentes medulares, causando dor de muito difícil controle. Embora quadros de dor crônica em segmentos torácicos sejam relativamente infrequentes (representam cerca de 5% dos atendimentos numa clínica de dor), esse é o sítio mais comum para as lesões de pele cursadas pela reativação do varicela-zóster. Sua identificação e tratamento precoces são fundamentais na prevenção do quadro de neuralgia pós-herpética.

Outras causas de neuropatias periféricas dolorosas são: traumas; cirurgias (em especial toracotomia e mastectomia); tumores; e lesões após irradiação. As polineuropatias também podem acometer o segmento torácico, fazemos destaque para a polineuropatia diabética e as induzidas por drogas como as platinas.

As hérnias discais que, na coluna lombar, podem provocar sintomas radiculares exuberantes, nos segmentos torácicos, raramente são causa de dor. Em contrapartida, a ocorrência de fraturas vertebrais pode produzir dor radicular por destruição da arquitetura normal dos forames intervertebrais ou por compressão do canal medular.

Já as síndromes de dor complexa regional tipos I e II geralmente acometem os membros, podendo demandar procedimentos na coluna torácica em especial quando afetam os membros superiores.

O diagnóstico da dor torácica crônica pode ser desafiador e geralmente está associado à coluna, mas é fundamental descartar causas potencialmente graves como angina, aneurismas, malignidade, pancreatite e embolia pulmonar.

Após o diagnóstico de uma radiculopatia torácica e exclusão de *red flags*, está indicado o tratamento conservador (analgésicos, anticonvulsivantes, antidepressivos, estimulação elétrica transcutânea e fisioterapia). Diante da falha dos tratamentos conservadores, ou associados a eles, os procedimentos intervencionistas devem, sempre que possível, ser precedidos pela realização de bloqueio diagnóstico específico.

Os principais diagnósticos etiológicos envolvidos em quadros de dor neuropática torácica crônica são:

- ▶ Herpes-zóster e neuralgia pós-herpética.
- ▶ Dor crônica pós-operatória:
  - ▶ pós-toracotomia;
  - ▶ pós-mastectomia.
- ▶ Radiculopatias:
  - ▶ doenças degenerativas discais;
  - ▶ estenose de canal;
  - ▶ estenose foraminal;
  - ▶ outras radiculopatias.

Bloqueios espinhais torácicos

Injeções peridurais

▪ Breve definição

As injeções no espaço peridural, via interlaminar (cervical, torácica ou lombar), transforaminal (cervical, torácica, lombar ou sacral) ou por via caudal, são as técnicas mais utilizadas para o tratamento da dor nos Estados Unidos; segundo dados da American Society of Interventional Pain Physicians (ASIPP), em 2005, foram realizados 1.776.153 desses bloqueios.[19] Dados apontam boa relação de custo/benefício das injeções peridurais no tratamento da dor crônica.[20,21] Na coluna torácica, ainda que com menor nível de evidência, também se aponta para boa efetividade.[22,23] Ainda assim, provavelmente uma minoria desses procedimentos é realizada nesse segmento já que a prevalência de dor na coluna torácica é menor quando comparada à lombar e à cervical.[24]

A eficácia das injeções peridurais no tratamento de dores radiculares neuropáticas ainda é alvo de debate, mas é aceito que sua aplicação como ferramenta terapêutica e também diagnóstica pode ser benéfica em casos bem selecionados como no tratamento da dor relacionada ao herpes-zóster.

Nos quadros de radiculopatia causada por hérnias discais, a fisiopatologia é bem conhecida. Além de um mecanismo compressivo isquêmico sobre a raiz emergente, obviamente justificável, há um componente inflamatório muito importante em sua origem. Por meio do contato do núcleo pulposo, ácido, com as camadas externas do ânulo fibroso, o GRD ou a raiz acometida, há uma série de substâncias pró-inflamatórias liberadas no local da hérnia. É nessa cascata inflamatória que o bloqueio agirá. A utilização das injeções peridurais baseia-se na premissa de que o corticosteroide aplicado diretamente neste espaço alcance altas concentrações sobre o nervo inflamado e seja mais efetivo do que quando administrado pela via oral ou intramuscular.[25]

■ Indicações

As indicações para as injeções peridurais no tratamento da dor se estendem além dos quadros de dor caracteristicamente neuropática, podendo ser aplicadas em diversos cenários;[26] entre eles, destacamos:

- ▶ Dor causada por uma ou mais das seguintes patologias:
  - ▶ hérnia discal;
  - ▶ radiculopatia;
  - ▶ estenose de canal;
  - ▶ síndrome pós-laminectomia;
  - ▶ fibrose peridural;
  - ▶ fraturas do corpo vertebral;
  - ▶ metástases no corpo vertebral;
  - ▶ doença degenerativa discal.
- ▶ Dor crônica na coluna ou em membros ou dor intercostal que não responde satisfatoriamente ao tratamento conservador.

■ Contraindicações

Há situações em que o bloqueio peridural não pode ser realizado com segurança ou deve ser evitado; entre essas, destacamos:[26]

- ▶ síndrome da cauda equina;
- ▶ depressão maior ou doenças psiquiátricas mal controladas;
- ▶ doença sistêmica aguda não controlada;
- ▶ gravidez e lactação;
- ▶ história de alergia aos anestésicos locais, corticosteroides ou meios de contraste;
- ▶ pacientes incapazes de entender o consentimento informado;
- ▶ infecção local ou sistêmica;
- ▶ coagulopatias, incluindo uso de anticoagulantes ou antiplaquetários.

■ Técnica

As técnicas descritas para identificar o espaço peridural incluem a gota pendente e a perda de resistência. Nesse contexto, o bloqueio guiado por radioscopia em AP (anteroposterior) e perfil (laterolateral) associado ao uso de contraste não iônico (aprovado para uso intratecal) e a perda de resistência são cada vez mais utilizados para confirmar o correto posicionamento da agulha no espaço peridural.[27]

Estudos relataram a incidência de 25,7% de posicionamento incorreto da agulha em injeções que não são guiadas por radioscopia.[28] A experiência clínica justifica melhor o uso dos corticosteroides peridurais para as radiculopatias agudas do que para as condições crônicas.[27]

O espaço peridural estende-se desde o forame magno, na região cervical, até o hiato sacral. É delimitado pela dura-máter em sua parte mais interna, e pelos tecidos que circundam o canal espinhal, na sua porção externa. Anteriormente está delimitado pelo ligamento longitudinal posterior, e posteriormente pelo ligamento amarelo. O ligamento amarelo é relativamente fino na região cervical e torna-se mais espesso à medida que toma direção caudal, atingindo sua maior espessura na região lombar. Esse fato determina uma implicação clínica direta na perda de resistência sentida durante a peridural interlaminar cervical e torácica alta, que é mais sutil que nas regiões torácica baixa e lombar.

O ligamento amarelo conecta a lâmina de uma vértebra com as outras adjacentes, também fixa a cápsula da articulação facetária com o local onde a lâmina se funde para formar o processo espinhoso. Os ligamentos meningovertebrais unem as meninges com os tecidos que circundam o canal vertebral e são mais proeminentes em sua porção anterior e lateral. Nos dois primeiros níveis cervicais, há uma ligação na linha média, que vai da dura ao ligamento nucal. Os pedículos e o forame intervertebral formam os limites laterais do espaço peridural. Na região torácica, o espaço peridural mede de 3 a 4 mm e, na região lombar, encontra sua maior amplitude, podendo medir até 10 mm.[29,30]

O espaço peridural contém tecido adiposo e conectivo, nervos, artérias, vasos linfáticos e um plexo venoso. A quantidade de gordura varia em proporção direta à quantidade armazenada em outras partes do corpo.[29] A gordura peridural é relativamente vascularizada e torna-se mais densa com a idade. O plexo venoso peridural circunda a dura de maneira segmentar e está concentrado principalmente na porção anterior e lateral do espaço peridural. Essas veias são avalvulares e, portanto, transmitem tanto as pressões da cavidade torácica como da abdominal. As artérias alcançam o espaço peridural pelo forame intervertebral anterior e posteriormente em múltiplos níveis.[29,30] Os vasos linfáticos do espaço peridural estão concentrados na região da saída das raízes no nível da dura.

A dispersão da solução no sítio-alvo depende de muitas variáveis. A via de administração é a principal delas. Os corticosteroides injetados pela via posterior interlaminar podem ser impedidos de alcançar a emergência da raiz, que fica no espaço peridural anterior e lateral, em razão da presença de ligamentos peridurais, de tecido fibrocicatricial ou, simplesmente, pela maior facilidade em dispersar a solução injetada na porção posterior do espaço peridural. Dessa maneira, deve-se dar preferência à abordagem transforaminal ou caudal. Existe moderada evidência para a eficácia das injeções peridurais com corticosteroides no tratamento da dor radicular na coluna lombar e cervical, porém há poucos dados referentes à sua aplicação na coluna torácica.[24]

Em virtude de complicações relacionadas com os corticosteroides transforaminais nas regiões torácica e cervical, nesses segmentos deve-se preferir a abordagem interlaminar ou se utilizar diretamente a radiofrequência. Os bloqueios peridurais por qualquer via devem preferencialmente ser realizados sob radioscopia; na abordagem transforaminal, a utilização do raio X é obrigatória.

Após a indicação do procedimento, a preparação inicia-se com a obtenção do consentimento informado do paciente, documentando-se que os benefícios pretendidos e os riscos envolvidos no procedimento foram discutidos e aceitos pelo paciente. Outro passo que antecede o início do procedimento em si é a verificação da disponibilidade de todos os materiais necessários, incluindo equipamento de monitorização e ressuscitação.

Em geral, o procedimento é realizado sob sedação consciente com o acompanhamento de um anestesiologista; destacamos ser imprescindível assegurar um acesso venoso confiável e monitorização não invasiva mesmo que se abstenha da sedação.

Como já foi mencionado, há duas maneiras distintas de acesso ao espaço peridural torácico, uma denominada "interlaminar" e outra, "transforaminal". O nome descreve o ponto por onde se acessa o espaço peridural. Na via interlaminar, o procedimento se assemelha ao bloqueio peridural anestésico realizado por referências anatômicas, ou às cegas; porém, recomendamos que o uso da fluoroscopia seja adotado em todos os casos. Na via transforaminal, a agulha é colocada diretamente no forame intervertebral, na saída das raízes espinhais. O espaço peridural é protegido posteriormente por anteparos ósseos identificáveis sob o exame radiológico e isso permite maior segurança nos passos iniciais da punção, além disso, a utilização de meio de contraste radiológico permite que se certifique a correta dispersão da solução, mitigando-se as chances de injeção fora do espaço peridural.

O paciente deve ser posicionado em decúbito ventral e pode-se utilizar de um coxim; em geral, utilizamos um travesseiro macio, sob o tórax para facilitar o acesso à coluna torácica. A posição dos braços pode variar, sendo geralmente colocados ao lado da cabeça do paciente de forma que, na radioscopia, não se sobreponham às imagens da coluna em perfil. Depois de conseguirmos um posicionamento adequado do paciente, procedemos à antissepsia da pele com solução alcoólica de clorexidina; é importante garantir margens grandes a partir do ponto em que pretendemos realizar a punção para evitar contaminação e também para permitir a punção de outros níveis adjacentes caso seja necessário. Procedemos, então, à colocação de campos estéreis.

Em seguida, podemos realizar a identificação do nível vertebral do alvo do procedimento com o auxílio da radioscopia. As referências de anatomia de superfície são pouco confiáveis e não devem substituir a identificação radiológica. Na imagem AP, deve-se identificar a 1ª vértebra torácica (identificada pela 1ª costela) e a 12ª vértebra torácica (identificada pela última costela). Para que isso seja feito, é importante que se visualize a última vértebra cervical acima e a

1ª vértebra lombar abaixo. Após, podemos contar, desde T1 e também desde T12, até identificarmos o nível pretendido para o bloqueio.

• Técnica interlaminar

Para a técnica interlaminar, o passo seguinte é ajustar o oblíquo cefálico ou caudal para a melhor visualização do espaço interlaminar. Utilizando-se a agulha de Tuohy, o ponto de punção deve ser paramediano, sobre a lâmina da vértebra de um a dois espaços inferiores àquele pretendido, após realizar anestesia da pele com a infiltração de lidocaína 2%.

A agulha é introduzida gradualmente em direção cefálica e medial, o objetivo é tocar a lâmina inferior do interespaço desejado que funciona como anteparo ósseo antes do espaço peridural. A partir desse ponto, redireciona-se a agulha levemente mais superior, tocando a lâmina, até que se perca o contato ósseo. Nesse momento, colocamos o raio X em perfil para checarmos a profundidade da agulha. Antes de se ultrapassar toda a espessura da lâmina vertebral, retira-se o mandril da agulha e inicia-se a técnica de perda de resistência que não dispensa a verificação intermitente com fluoroscopia. O espaço peridural é identificado pela perda de resistência e a injeção de contraste radiológico deve demonstrar a dispersão peridural, confirmando a posição da ponta da agulha.

Após a punção bem-sucedida, pode-se proceder à injeção de solução de anestésico local com ou sem corticosteroides com o objetivo de banhar a medula espinhal e as raízes acima e abaixo da punção. Há uma tendência de maior dispersão caudal em comparação com a cefálica em decorrência do estreitamento do espaço peridural na coluna cervical.

Passo a passo simplificado:

1. Consentimento, monitorização, verificação do equipamento de ressuscitação, obtenção de acesso venoso adequado, planejamento do procedimento e verificação dos materiais.
2. Posicionamento em decúbito ventral com um coxim sob o tórax, braços ao lado da cabeça, assepsia, antissepsia e colocação de campos estéreis.
3. Identificação na radioscopia do nível alvo em AP.
4. Oblíquo cefálico ou caudal abrindo o espaço interlaminar.
5. Punção paramediana sobre a lâmina de uma a duas vértebras abaixo (não esquecer da infiltração subcutânea de anestésico local).
6. Progredir a agulha em direção superior e medial até que se faça contato ósseo com a lâmina inferior do interespaço desejado.
7. Após tocar a lâmina, a ponta da agulha é levemente direcionada superior e medialmente até que se perca o contato ósseo.
8. A partir desse ponto, utiliza-se a técnica de perda de resistência juntamente com a imagem radioscópica em perfil.
9. Após a perda de resistência, injeta-se contraste radiológico.
10. O padrão de dispersão do contraste deve confirmar a posição peridural.

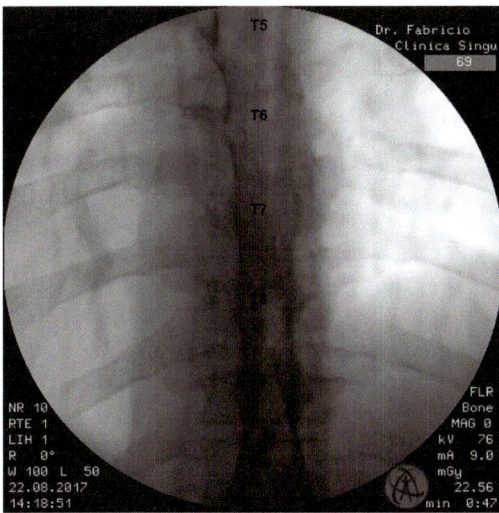

FIGURA 90.1 – Peridural interlaminar T8-T9 com epidurograma evidenciando falha de enchimento em T5 e T6 à direita, correspondente à área de dor do paciente.

Fonte: Acervo da autoria do capítulo.

• Técnica transforaminal

A punção transforaminal do espaço peridural permite a deposição de medicação de forma muito mais seletiva, permitindo, assim, que, com pequenos volumes, seja possível atingir o alvo desejado. Dessa maneira, consegue-se evitar bloqueios extensivos com maior possibilidade de efeitos colaterais indesejáveis, aumentar as chances de a solução injetada se dispersar para o nervo afetado, bem como podemos utilizar o bloqueio como importante ferramenta diagnóstica.

Após a identificação do nível desejado, oblíquo cefálico ou caudal, este é ajustado para alinhar a placa terminal inferior da vértebra e, em seguida, ajusta-se o oblíquo ipsilateral para a visualização adequada do forame. O objetivo aqui é abrir um pequeno espaço entre a costela e o corpo vertebral. O ponto de entrada é neste espaço logo acima do disco intervertebral. Após a infiltração da pele com anestésico local, a agulha é introduzida em *tunnel vision* até que se perceba um aumento da resistência. Nesse momento, colocamos o raio X em perfil para checarmos a profundidade e adentrar à parte posterior do forame intervertebral.

Passo a passo simplificado da técnica com oblíquo ipsilateral:

1. Consentimento, monitorização, verificação do equipamento de ressuscitação, obtenção de acesso venoso adequado, planejamento do procedimento e verificação dos materiais.
2. Posicionamento em decúbito ventral com um coxim sob o tórax, braços ao lado da cabeça, assepsia, antissepsia e colocação de campos estéreis.
3. Identificação na radioscopia do nível-alvo em AP.
4. Oblíquo caudal ou cefálico alinhando a placa terminal inferior da vértebra no nível do alvo.
5. Oblíquo ipsilateral com o objetivo de abrir o espaço entre a cabeça da costela e o processo articular

superior da vértebra inferior. O ponto de entrada é medial à cabeça da costela, lateral ao processo articular superior e cefálico ao disco.
6. Progressão com visualização em túnel até aumento da resistência à progressão da agulha.
7. Checa-se a profundidade com o raio X em perfil, introduzir lentamente a agulha até que sua ponta esteja na porção posterior do forame.
   ▶ Nunca se deve alcançar a sua porção anterior (onde encontra-se a artéria de Adamkiewicz).

Passo a passo simplificado da técnica em AP:

1. Consentimento, monitorização, verificação do equipamento de ressuscitação, obtenção de acesso venoso adequado, planejamento do procedimento e verificação dos materiais.
2. Posicionamento em decúbito ventral com um coxim sob o tórax, braços ao lado da cabeça, assepsia, antissepsia e colocação de campos estéreis.
3. Identificação na radioscopia do nível alvo em AP.
4. Oblíquo caudal ou cefálico alinhando a placa terminal inferior da vértebra no nível do alvo.
5. O obliquo lateral deve ser usado apenas se necessário para alinhar os processos espinhosos no meio dos corpos vertebrais (AP verdadeiro).
6. O ponto de entrada na visão em túnel é na interseção entre a borda inferior do processo transverso e o corpo vertebral na imagem fluoroscópica.
7. Progressão com visualização em túnel até que se toque na borda inferior do processo transverso.
8. Checar a profundidade com o raio X em perfil, introduzir lentamente a agulha até que sua ponta esteja na porção posterior do forame.
   ▶ Nunca se deve alcançar a sua porção anterior (onde se encontra a artéria de Adamkiewicz).

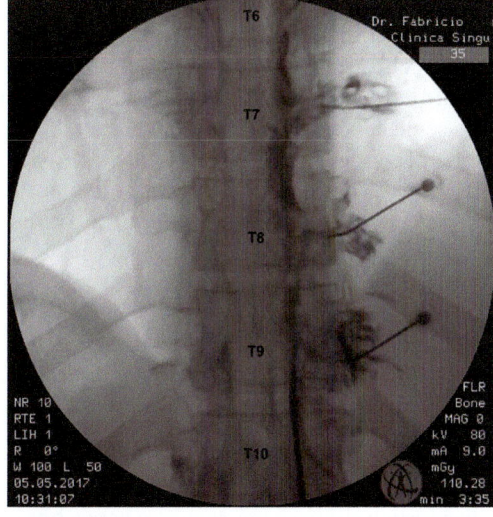

FIGURA 90.2 – Bloqueio transforaminal T7-T8, T8-T9 e T9-T10 direitos, visão em AP.

Notar a distribuição do contraste no espaço peridural lateral e na saída das raízes espinhais formando os respectivos nervos intercostais.

Fonte: Acervo da autoria do capítulo.

- Solução peridural

Anestésico local:

- ▶ O volume utilizado nos bloqueios diagnósticos transforaminais deve ser mínimo, menor que 0,5 mL.
- ▶ Na abordagem interlaminar, além da solução de corticosteroide e anestésico local, pode-se injetar outros adjuvantes ou mesmo contraste não iônico para obtenção de um epidurograma.
- ▶ A abordagem interlaminar permite ainda a instalação de cateter peridural que pode ser ferramenta muito útil no manejo de dores agudas e crônicas.

Radiofrequência pulsada do gânglio da raiz dorsal

Breve definição

O GRD contém os corpos celulares dos neurônios aferentes primários. Eles transmitem a informação sensorial da periferia ao sistema nervoso central (SNC) e desempenham um papel-chave na fisiopatologia das síndromes dolorosas crônicas causadas por patologias na coluna ou por lesões de nervos periféricos.[1] Sua forma ovalada é diretamente proporcional ao tamanho da raiz correspondente. As evidências de seu papel determinante em diversas síndromes dolorosas permitiram a aplicação da radiofrequência (RF) no GRD para o tratamento de diversas patologias. O desenvolvimento da radiofrequência pulsada (RFP), que não compromete a integridade do tecido neural,[31] ensejou a rápida disseminação dessa técnica para o manejo de vários tipos de dor, pela diminuição importante de complicações neurológicas relacionadas com esse método em comparação à RF convencional. Atualmente, muitos estudos demonstram a eficiência da RFP no GRD cervical, torácico, lombar e sacral.

Um estudo duplo-cego e randomizado foi realizado por Van Zundert et al., em 2007,[32] utilizando RFP no GRD cervical em pacientes com dor radicular. Os autores encontraram melhora da qualidade de vida e diminuição acentuada da ingestão de medicamentos após 6 meses de acompanhamento. Resultado semelhante foi publicado por Alexandre Teixeira para o tratamento de hérnias discais lombares.[33] Além desses, vários outros estudos demonstraram efeito positivo da aplicação da RFP para o GRD, como: em GRD torácico para tratamento de neuralgia pós-herpética e dor pós-toracotomia;[34,35] em GRD lombar para tratamento de radiculopatias causadas por estenoses foraminais;[36] e a aplicação no GRD de L2 para tratamento da dor discogênica lombar[37] (suportado por evidências de que o bloqueio do DRG de L2 tem valor diagnóstico para dor discogênica lombar).[38]

Indicações

O diagnóstico clínico é pré-requisito para a boa indicação do procedimento, nesse sentido a concordância da clínica apresentada pelo paciente e dos exames de imagem reforça a suspeita do diagnóstico. Os bloqueios diagnósticos sempre aumentam a assertividade do diagnóstico da dor e têm papel de destaque quando a concordância clinicorra-diológica não é encontrada, situação frequente em quadros de dor neuropática. As principais indicações da aplicação de RFP nos GRD torácicos são:

- ▶ radiculopatias em geral;
- ▶ neuralgia pós-herpética;
- ▶ dor pós-mastectomia;
- ▶ dor pós-toracotomia;
- ▶ neuralgia intercostal;
- ▶ dores após fratura de costelas.

Existe moderada evidência para o uso de PRF nos GRD cervicais e lombares com recomendação moderada para o procedimento (quadros de dor radicular cervical ou lombar respectivamente) e baixo nível de evidência com fraca recomendação a favor do seu uso na coluna torácica (quadros de dor radicular torácica). Existe também moderado nível de evidência com recomendação moderada para o uso de PRF de GRD no tratamento da estenose de canal medular. A aplicação de PRF adjacente ao GRD no tratamento da neuralgia pós-herpética tem baixo nível de evidência, porém com recomendação moderada para o procedimento.[24]

Contraindicações

Há situações em que a punção transforaminal não pode ser realizada com segurança ou deve ser evitada, entre elas, destacamos:

- ▶ coagulopatias, incluindo uso de anticoagulantes ou antiplaquetários;
- ▶ infecção local ou sistêmica;
- ▶ doença sistêmica aguda não controlada;
- ▶ insuficiência respiratória;
- ▶ história de alergia aos anestésicos locais, corticosteroides ou meios de contraste;
- ▶ gravidez e lactação;
- ▶ pacientes incapazes de entender o consentimento informado;
- ▶ depressão maior ou doenças psiquiátricas mal controladas.

Técnica

Utiliza-se cânula 22 G de 10 cm e ponta ativa de 5 a 10 mm com a mesma técnica já descrita para a transforaminal. Após o posicionamento radiológico satisfatório da cânula, procede-se à estimulação sensitiva a 50 Hz, cujo objetivo é identificar a proximidade do alvo. O paciente deve referir sensação de parestesia e/ou choque na área correspondente àquela raiz estimulada com valores menores do que 0,5 V. Valores muito baixos (menores do que 0,2 V) podem demonstrar posição intraneural da ponta da cânula e não são desejáveis.

Não há estudos consistentes que nos mostrem quais são os melhores parâmetros para a aplicação da radiofrequência pulsada no GRD; porém a maioria dos estudos utiliza dois pulsos de 20 μs/s por 2 a 8 minutos a 45 V. Em nosso serviço, temos utilizado cinco pulsos de 5 μs/s ou quatro pulsos de 10 μs/s, dependendo do aparelho utilizado, por 8 minutos.

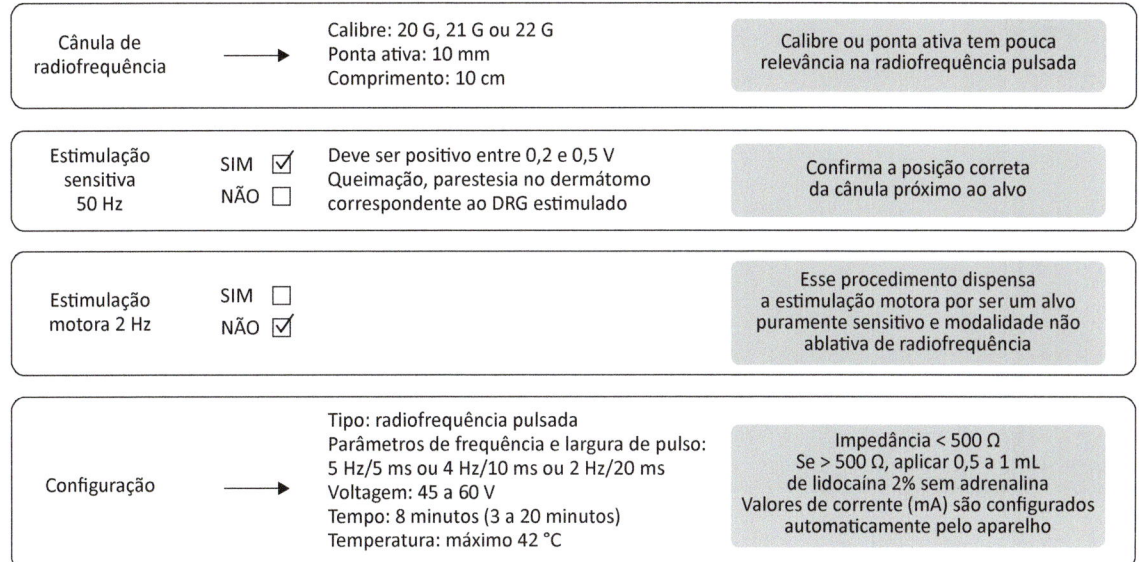

FIGURA 90.3 – RFP GRD torácico.

Fonte: Desenvolvida pela autoria do capítulo.

Passo a passo simplificado:

1. Consentimento, monitorização, verificação do equipamento de ressuscitação, obtenção de acesso venoso adequado, planejamento do procedimento e verificação dos materiais.

2. Posicionamento em decúbito ventral com um coxim sob o tórax, braços ao lado da cabeça, assepsia, antissepsia e colocação de campos estéreis.

3. Identificação na radioscopia do nível alvo em AP.

4. Oblíquo caudal ou cefálico alinhando à placa terminal inferior da vértebra no nível do alvo.

5. Oblíquo ipsilateral tem como objetivo abrir o espaço entre a cabeça da costela e o processo articular superior da vértebra inferior. O ponto de entrada na técnica com visualização em túnel é medial à cabeça da costela, lateral ao processo articular superior e cefálico ao disco.

6. Progressão com visualização em túnel até aumento da resistência à progressão da agulha.
   ▶ Se houver dúvida da profundidade, checar imagem em perfil.

7. Checa-se a profundidade com imagem em perfil, a ponta da agulha deve permanecer na porção posterior do forame.
   ▶ Nunca se deve alcançar a sua porção anterior (onde encontra-se a artéria de Adamkiewicz).

8. Estímulo ótimo sensitivo entre 0,2 e 0,5 V, aceitável até 1 V.
   ▶ O estímulo sensitivo tem como objetivo identificar a proximidade da ponta ativa da cânula de RF em relação ao alvo sensitivo. Limiares altos para a estimulação maiores que 1 V indicam que o GRD está muito distante da ponta ativa. Limiares muito baixos para a estimulação, de

0,1 V ou menores, podem indicar posição intraneural da ponta ativa e devem ser evitados.
   ▶ O estímulo motor é dispensável visto que o GRD é uma estrutura exclusivamente sensitiva e que a RFP é um procedimento neuromodulador em que não se produz nenhuma lesão do alvo.

9. Injeção de 0,5 mL de lidocaína 2% antes da aplicação de RF.

10. Aplicação da RFP conforme já descrito.

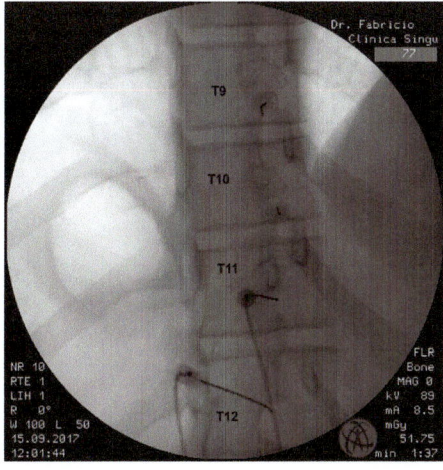

FIGURA 90.4 – RF pulsada dos GRDs de T9, T10, T11 e T12 direitos, visão em oblíquo.

Notar que, em T9 e T10, as agulhas entram em um pequeno espaço entre o corpo vertebral e a cabeça da costela, típico para toda coluna torácica. Já em T11 e T12, as referências são similares às da coluna lombar, o ponto de entrada está abaixo do pedículo, às 6 horas. Todas as abordagens com a técnica de visão em túnel (*tunnel vision*).

Fonte: Acervo da autoria do capítulo.

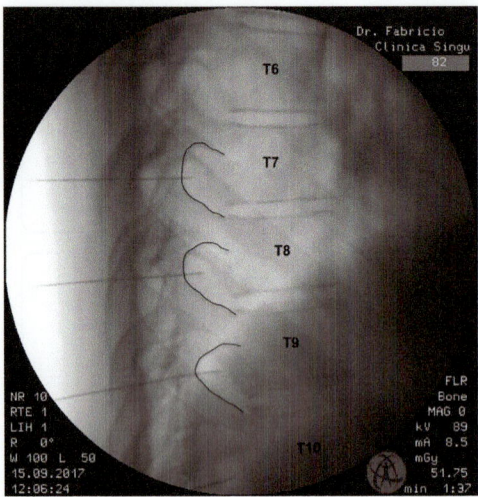

FIGURA 90.5 – RF pulsada dos GRDs de T7, T8, T9 e T10 direitos, visão em lateral.

As agulhas se encontram na parte posterior e medial do forame intervertebral.

Fonte: Acervo da autoria do capítulo.

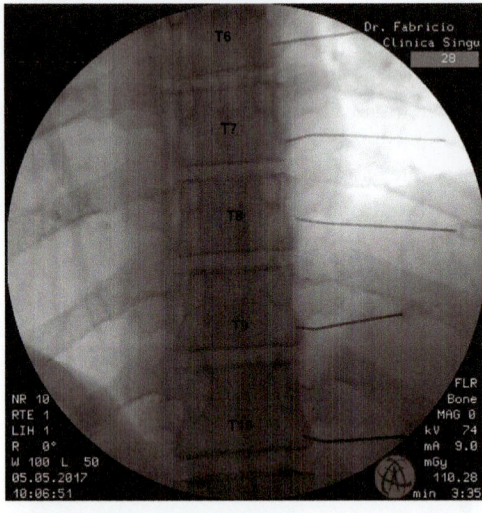

FIGURA 90.6 – RFP GRDs T6, T7, T8, T9 e T10 direitos, visão em AP.

Observar a posição das agulhas mais lateral em comparação com os GRDs lombares e cervicais.

Fonte: Acervo da autoria do capítulo.

Bloqueio simpático torácico

Breve definição

Uma das principais funções do componente simpático do sistema nervoso autonômico é manter o tônus constritor normal dos vasos sanguíneos.[39] Um bloqueio regional simpático produz efeito fundamentalmente vasomotor. Em um indivíduo normal, produzirá dilatação venosa como acúmulo de sangue venoso e dilatação arterial, que resultam em diminuição das resistências vasculares. O efeito antiálgico dessas técnicas parece estar relacionado diretamente ao restabelecimento

do fluxo sanguíneo nos quadros dolorosos associados à hiperatividade simpática que culminariam em vasoconstrição, hipóxia tecidual, aumento da permeabilidade vascular e edema. A melhora do aporte sanguíneo nesses casos melhora a nutrição, a oxigenação e a depuração de toxinas e diminui o edema.

Além disso, o sistema nervoso simpático tem papel preponderante na transmissão nociceptiva visceral e seu bloqueio pode trazer alívio das dores relacionadas aos mais variados órgãos.[40-42]

Assim, bloqueios desses alvos podem contribuir de forma significativa para alívio em quadros de dor somática com manutenção simpática e também de dores viscerais.[43-44] Como vantagens, os bloqueios simpáticos não são acompanhados de debilidade muscular ou esfincteriana, não alteram a sensibilidade da pele, melhoram a irrigação sanguínea e podem abrir caminho para outras perspectivas terapêuticas.

O bloqueio simpático torácico tem como alvo a cadeia simpática no nível das vértebras torácicas. Para os membros superiores, o bloqueio dos gânglios simpáticos ao nível de T2 e T3 assume papel de destaque já que há grande convergência das fibras para os membros superiores nesses níveis.

Indicações

No tratamento de quadros de dor crônica, e excetuando manifestações de angina, as indicações do bloqueio simpático torácico incluem:[45]

▸ SDRC I e II.
▸ Herpes-zóster e neuralgia pós-herpética.
▸ Doenças vasculares, incluindo:
  ▸ eritromelalgia;
  ▸ tromboangeite obliterante;
  ▸ fenômeno de Raynaud.

Contraindicações

Há situações em que o bloqueio simpático torácico não pode ser realizado com segurança ou deve ser evitado; entre elas, destacamos:

▸ Coagulopatias, incluindo uso de anticoagulantes ou antiplaquetários.
▸ Infecção local ou sistêmica.
▸ Doença sistêmica aguda não controlada.
▸ Insuficiência respiratória.
▸ História de alergia aos anestésicos locais, corticosteroides ou meios de contraste.
▸ Gravidez e lactação.
▸ Pacientes incapazes de entender o consentimento informado.
▸ Depressão maior ou doenças psiquiátricas mal controladas.

Técnica

O bloqueio simpático torácico tem como alvo a cadeia simpática no nível das vértebras torácicas. Para os membros superiores, o bloqueio dos gânglios simpáticos no nível de T2 e T3 assume papel de destaque já que há grande convergência das fibras para os membros superiores nesses níveis, sendo essa abordagem superior à abordagem do gânglio estrelado.

Passo a passo simplificado:

1. Consentimento, monitorização, verificação do equipamento de ressuscitação, obtenção de acesso venoso adequado, planejamento do procedimento e verificação dos materiais.
2. Posicionamento em decúbito ventral com um coxim sob o tórax, braços ao lado da cabeça, assepsia, antissepsia e colocação de campos estéreis.
3. Identificação na radioscopia do nível alvo em AP.
4. Alinhamento da placa terminal inferior da vértebra no nível a ser tratado com oblíquo cefálico ou caudal.
5. Oblíquo lateral até que se obtenha um ângulo reto entre a costela e o corpo vertebral.
6. O ponto de entrada é a junção do corpo vertebral com a borda superior da costela.
7. Uma agulha espinhal 22 G com a ponta curva é introduzida sob visão em túnel até que se obtenha contato ósseo com o corpo vertebral.
8. Com o raio X em perfil, girar a agulha e lentamente introduzi-la, tocando o periósteo, até que sua ponta fique entre os dois terços anteriores e o primeiro terço posterior do corpo vertebral.

■ Solução injetada

• Bloqueio anestésico

Utiliza-se solução de ropivacaína 0,75% ou bupivacaína 0,5% com ou sem corticosteroide. O uso de esteroides pode favorecer um resultado mais duradouro do bloqueio, por vezes permitindo que com medidas clínicas, em especial fisioterapia e medicamentos de uso ambulatorial, produza controle satisfatório de longo prazo da dor a depender de sua causa.

O volume utilizado para o bloqueio simpático torácico não deve exceder 0,5 a 1 mL por nível, se este tem como objetivo o diagnóstico. Para injeções terapêuticas, até 5 mL podem ser injetados.

• Bloqueio neurolítico

Os bloqueios neurolíticos químicos podem ser realizados com solução de fenol ou de álcool. Ambos podem ser utilizados, mas o fenol apresenta menor risco de produzir dor por desaferentação, sendo, em geral, o agente utilizado. É fundamental considerar que a concentração do fenol é determinante no seu efeito clínico, sabe-se que concentrações inferiores a 5% têm efeito semelhante ao dos anestésicos locais. Normalmente utilizamos o fenol 6% a 8% diluído em água ou glicerina. O álcool é, em geral, utilizado em sua forma absoluta, a 100%. Para a aplicação dos neurolíticos, é fundamental que se observe cuidadosamente a dispersão do contraste injetado através da agulha em sua posição final. Se houver migração do contraste para posterior, há risco elevado de lesão de nervos intercostais e até mesmo de migração do agente neurolítico para o espaço peridural. O volume utilizado das soluções neurolíticas não deve exceder 1 mL em cada nível.

■ Parâmetros da RF térmica

A radiofrequência aplicada à cadeia simpática torácica é da modalidade térmica, utiliza-se cânula 18 ou 20 G com ponta ativa de 10 mm e pode-se utilizar cânulas com maior área de lesão (como as de modalidade resfriada) ou com pontas especiais, bem como a modalidade bipolar. Antes de se efetuar a lesão, é indispensável realizar estímulo motor até 2 V sem produzir resposta motora radicular. Esse é um parâmetro de segurança do procedimento e visa evitar lesão de raiz motora. A estimulação sensitiva também deve ser realizada e, diferentemente de outros procedimentos em que o objetivo é assegurar a proximidade do alvo, nesse caso o objetivo é assegurar a distância das raízes sensitivas, sendo também parâmetro de segurança do procedimento. Dessa forma, o estímulo sensitivo não deve gerar sensação radicular, mas pode produzir vaga sensação no tórax.

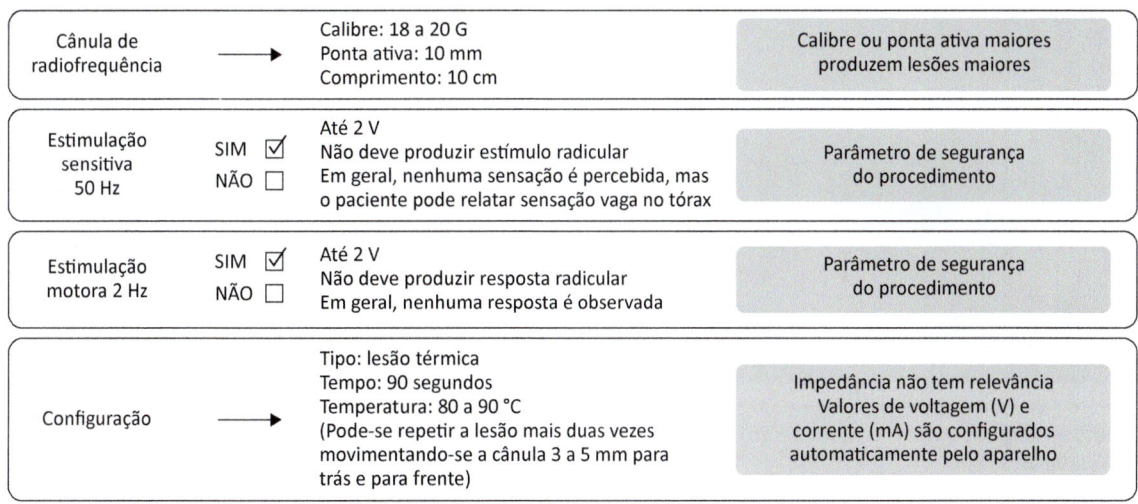

Cânula de radiofrequência	→	Calibre: 18 a 20 G Ponta ativa: 10 mm Comprimento: 10 cm	Calibre ou ponta ativa maiores produzem lesões maiores
Estimulação sensitiva 50 Hz	SIM ☑ NÃO ☐	Até 2 V Não deve produzir estímulo radicular Em geral, nenhuma sensação é percebida, mas o paciente pode relatar sensação vaga no tórax	Parâmetro de segurança do procedimento
Estimulação motora 2 Hz	SIM ☑ NÃO ☐	Até 2 V Não deve produzir resposta radicular Em geral, nenhuma resposta é observada	Parâmetro de segurança do procedimento
Configuração	→	Tipo: lesão térmica Tempo: 90 segundos Temperatura: 80 a 90 °C (Pode-se repetir a lesão mais duas vezes movimentando-se a cânula 3 a 5 mm para trás e para frente)	Impedância não tem relevância Valores de voltagem (V) e corrente (mA) são configurados automaticamente pelo aparelho

FIGURA 90.7 – RF simpático torácico.

Fonte: Desenvolvida pela autoria do capítulo.

Com cânulas de RF convencional de ponta ativa de 10 mm, após se certificar de que não houve resposta à estimulação sensitiva e motora com bom posicionamento radiológico da cânula de RF, procede-se à aplicação de lesão térmica por pelo menos 90 segundos e com temperatura de 80 a 90 °C. É possível repetir a lesão 3 a 5 mm à frente e 3 a 5 mm para trás, aumentando-se a área de lesão e a chance de sucesso do procedimento. As lesões com radiofrequência resfriada ou com outras cânulas especiais devem atender a parâmetros específicos para cada produto.

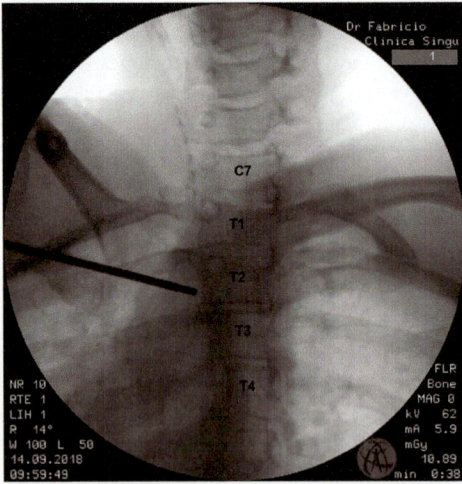

FIGURA 90.8 – Bloqueio simpático T2 esquerdo. Técnica em *tunnel vision*, visão em oblíquo.

Notar que o processo espinhoso se encontra na borda contralateral do corpo vertebral. O ponto de entrada é na junção do corpo vertebral com a parte superior da costela inferior.

Fonte: Acervo da autoria do capítulo.

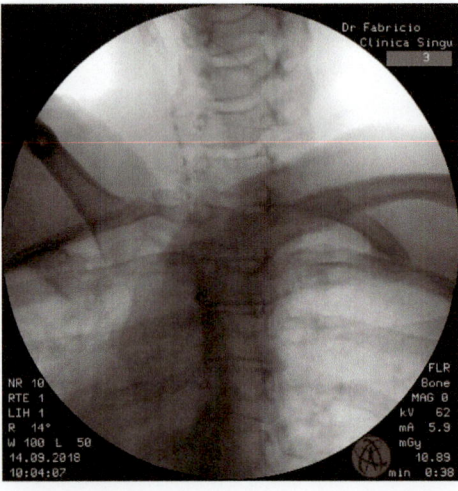

FIGURA 90.9 – Bloqueio simpático T2 esquerdo com agulha espinhal 22 G curva de 10 cm.

Avançar a agulha até tocar no corpo vertebral. Neste momento, coloca-se o raio X em lateral para checar a profundidade e terminar de se posicionar a agulha.

Fonte: Acervo da autoria do capítulo.

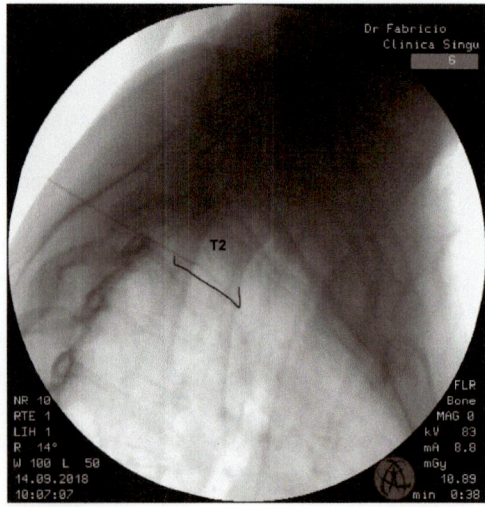

FIGURA 90.10 – Bloqueio simpático T2, visão em lateral.

Agulha colocada na junção do primeiro posterior com os dois terços anteriores do corpo vertebral.

Fonte: Acervo da autoria do capítulo.

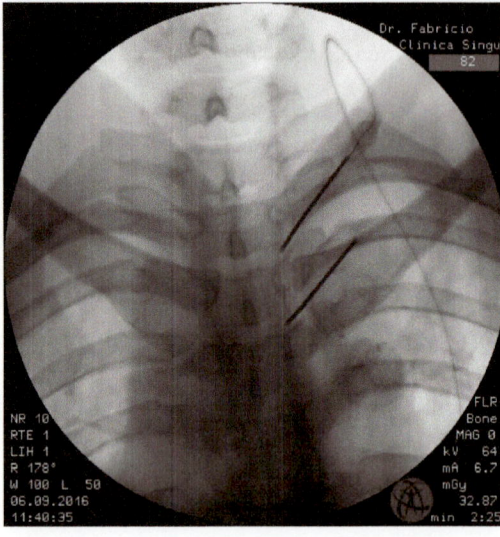

FIGURA 90.11 – RF simpático T2 e T3 direitos, raio X em AP.

Notar que as duas agulhas curvas de RF, calibre 18 G, de 10 cm, estão bem alinhadas com a borda lateral dos corpos vertebrais.

Fonte: Acervo da autoria do capítulo.

Epiduroplastia torácica

Breve definição

O procedimento consiste no tratamento percutâneo do processo inflamatório e da compressão mecânica causada por tecido cicatricial no espaço peridural. A fibrose peridural pode ser secundária a algum procedimento cirúrgico, porém, com frequência, pode ser encontrada em pacientes sem história de manipulação cirúrgica, estando muitas vezes associada a processo degenerativo do disco intervertebral.

Também conhecido como "procedimento de Racz",[46] "neuroplastia percutânea" ou "lise de aderências", esse procedimento pode ser realizado em todos os segmentos da coluna vertebral, pelas vias interlaminar, transforaminal ou caudal. Na coluna torácica, o procedimento é realizado por via interlaminar.

Tem moderado nível de evidência no tratamento da dor lombar e radicular associada à hérnia de disco e limitada no tratamento da dor associada à estenose de canal medular e apresenta os piores resultados nos pacientes já submetidos à cirurgia.[24] Exceto na presença de *red flags*, a epiduroplastia deve ser oferecida ao paciente antes do tratamento cirúrgico.[47]

Indicações

Em linhas gerais, está indicada em casos de dor axial ou radicular persistente e refratária ao tratamento clínico e onde foi observado uma falha de enchimento na injeção de contraste peridural (epidurograma). O objetivo aqui é que a solução atinja o alvo desejado. Exames de imagem convencionais não são capazes de mostrar a presença de tecido fibrótico ou cicatricial no espaço peridural. Por isso, a realização de um epidurograma, que demonstra uma falha de enchimento (área em que o contraste não chega) e que seja clinicamente compatível com o quadro de dor do paciente, é condição fundamental para a seleção desses pacientes. A falha de enchimento em regiões correspondentes com a dor do paciente sugere papel importante da inflamação peridural no mecanismo da dor e, dessa forma, fortalece a indicação do procedimento.

Inicialmente, as epiduroplastias foram desenvolvidas para tratar a dor de pacientes já operados, porém, com o tempo, observou-se que este grupo de pacientes apresenta os piores resultados, então as epiduroplastias passaram a ser cada vez mais utilizadas antes das cirurgias. Suas principais indicações são:[47]

- síndrome pós-laminectomia;
- estenose de canal ou foraminal;
- dor axial torácica;
- dor radicular torácica.

Deve ser considerada antes da indicação cirúrgica para casos de dor axial ou radicular persistente sem *red flags*.

Contraindicações

Há situações em que a punção peridural e a epiduroplastia não podem ser realizadas com segurança ou devem ser evitadas; entre as quais, destacamos:

- Síndrome da cauda equina.
- Coagulopatias, incluindo uso de anticoagulantes ou antiplaquetários.
- Infecção local ou sistêmica.
- Doença sistêmica aguda não controlada.
- Insuficiência respiratória.
- História de alergia aos anestésicos locais, corticosteroides ou meios de contraste.

- Gravidez e lactação.
- Pacientes incapazes de entender o consentimento informado.
- Depressão maior ou doenças psiquiátricas mal controladas.

Técnica

O procedimento consiste na administração precisa de medicações através de um cateter peridural radiopaco e resistente a torque (conhecido como "cateter de Racz"), posicionado com auxílio da radioscopia próximo ao ponto de obstrução do espaço peridural, concordante com a apresentação clínica da dor do paciente, e consiste na tentativa de lise de aderências do tecido peridural por efeito hidráulico e mecânico.

Passo a passo simplificado:

1. Consentimento, monitorização, verificação do equipamento de ressuscitação, obtenção de acesso venoso adequado, planejamento do procedimento e verificação dos materiais.

2. Posicionamento em decúbito ventral com um coxim sob o tórax, braços ao lado da cabeça, assepsia, antissepsia e colocação de campos estéreis.

3. Punção peridural interlaminar ou transforaminal com agulha de Coudé. A punção interlaminar deve ser realizada com ângulo obtuso de entrada no espaço peridural, significando, na prática, que o ponto de punção na pele deve ser de um a dois segmentos abaixo do espaço interlaminar que será alcançado pela agulha.

4. Passagem do cateter de Racz e posicionamento nos forames intervertebrais-alvo (aqueles com falha de enchimento no epidurograma e concordantes com a dor do paciente).

5. Após o posicionamento do cateter e a confirmação com a injeção de contraste não iônico, deve-se injetar as medicações, e há diferentes protocolos para o regime de infusão e sequência das medicações.

■ Soluções injetadas

Helm e Knezevic, detalharam o mecanismo de ação das principais medicações utilizadas na epirudioplastia:

- NaCl 10%
  - Apresenta diversos efeitos quando injetada adjacente à raiz espinhal comprimida ou inflamada. Diminui o edema no tecido neural por efeito osmótico e, pelo mesmo efeito, tem a capacidade de abrir espaço dentro do tecido fibrótico. Tem capacidade de bloquear por longo prazo a condução de fibras finas desmielinizadas (como as fibras simpáticas e sinuvertebrais no espaço peridural), sendo esse efeito relacionado com o alívio prolongado da dor. Inibe a atividade de fibroblastos, diminuindo a formação de tecido fibrótico.

- Hialuronidase
  - Sua principal ação é na degradação do ácido hialurônico e, dessa forma, favorece a dispersão dos demais líquidos injetados. Também é capaz de inibir o processo inflamatório.
- Anestésico local de longa duração
  - Essas medicações têm sua ação como bloqueador de canal de sódio e efeito analgésico por bloquear a condução de fibras nociceptivas. Podem ter também efeito anti-inflamatório.
- Corticosteroides
  - Têm efeito anti-inflamatório e também agem na diminuição da formação de tecido fibrótico.

O procedimento pode ser realizado em injeção única ou em três injeções com intervalo de 12 horas entre elas, os estudos indicam resultados semelhantes.

Este autor utiliza as soluções descritas a seguir, geralmente a ordem de injeção é a em que as soluções estão apresentadas, sendo o contraste repetido ao final para verificar se houve melhor distribuição após aplicação das outras soluções. Vários níveis podem ser tratados no mesmo procedimento, desde que se observem as doses totais das medicações:

- Contraste não iônico (omnipaque 300 ou iopamiron 300).
- Ropivacaína 0,2% (geralmente 15 mL de volume total para o procedimento torácico) adicionada de metilprednisolona 80 mg.
- Cloreto de sódio 10%.
- Hialuronidase 2.000 UTR em 5 mL.

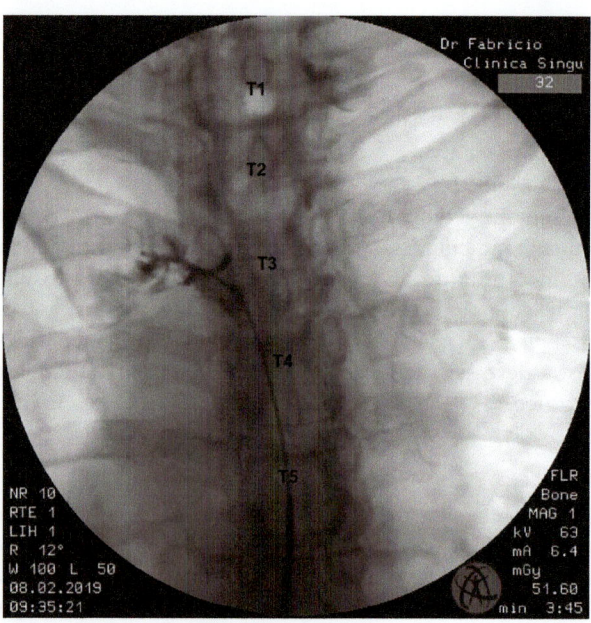

FIGURA 90.13 – Epiduroplastia torácica com cateter de Racz posicionado na raiz de T3 esquerda.

Aqui observamos, após a injeção do contraste, o desenho da raiz e a formação do 3º nervo intercostal esquerdo.

Fonte: Acervo da autoria do capítulo.

Injeção intratecal com corticosteroide

O uso de corticosteroides por via intratecal teve início na década de 1960 e sempre houve controvérsia sobre seus riscos e benefícios, em especial no que se refere à segurança do procedimento. Reconhece-se que a administração de corticosteroides intratecais pode ter efeito benéfico no tratamento da dor de diversas etiologias.[48,49]

Um estudo[50] com 277 pacientes acometidos por neuralgia pós-herpética refratária ao tratamento e com pelo menos 1 ano de dor avaliou o uso de metilprednisolona intratecal e apresentou resultados positivos. Os pacientes foram divididos em três grupos: metilprednisolona + lidocaína; apenas lidocaína; nenhum. Foram realizadas quatro injeções intratecais em cada paciente ao longo de 1 mês, exceto no gr-controle, e os pacientes foram acompanhados por 2 anos. Houve diminuição significativa da dor e dos níveis liquóricos de interleucina 8, sem ocorrência de nenhum efeito adverso significativo.

A injeção intratecal de corticosteroides pode ser uma alternativa no tratamento da neuralgia pós-herpética, bem como no tratamento de outros quadros de dor aguda e crônica com componente inflamatório.

Neurólise intratecal

O uso de neurolíticos como álcool e fenol, além de outros já abandonados na prática clínica, para o tratamento de quadros de dor crônica, é de longa data.[51] A aplicação intratecal de neurolíticos oferece riscos relativamente elevados, mas quando bem indicada e feita com técnica cuidadosa,

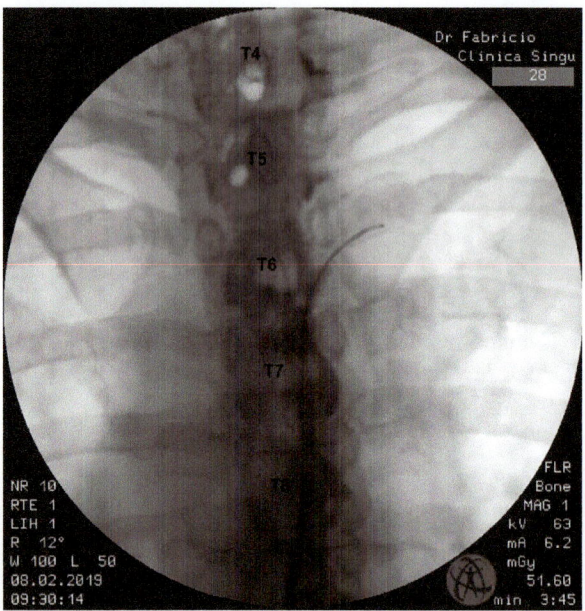

FIGURA 90.12 – Epiduroplastia torácica com cateter de Racz posicionado na raiz de T6 direita.

Notar que o contraste praticamente não desenha nenhuma raiz. Apesar disso, podemos ter certeza de que está peridural, pois podemos observar esses pequenos vazios brancos que correspondem à gordura peridural.

Fonte: Acervo da autoria do capítulo.

pode oferecer alívio rápido e duradouro de quadros dolorosos de difícil tratamento. Essa modalidade de tratamento deve ser considerada em quadros de dor somática refratários ao tratamento farmacológico e nas demais possibilidades intervencionistas e cirúrgicas, tipicamente em quadros de dor intratável associada ao câncer.[52] O desenvolvimento de outras opções terapêuticas e o nível de dificuldade técnica têm tornado esses procedimentos menos comuns.

O nível de punção do espaço subaracnóideo deve obedecer ao nível de saída das raízes da medula, e não ao nível em que estas saem pelos forames intervertebrais. Além disso, é fundamental respeitar a baricidade do agente neurolítico, já que determinará a posição do paciente durante o procedimento. Soluções de álcool são tipicamente hipobáricas, enquanto soluções de fenol são hiperbáricas.

Em um relato de seis casos de alcoolização intratecal para tratamento de neuralgia pós-herpética refratária aos tratamentos anteriores, Lauretti et al. mostraram bons resultados com a técnica. Os autores advogam que são bons candidatos os casos de dor neuropática na região torácica média refratários a terapias convencionais e responsivos a bloqueio-teste com anestésico local. Nessa série de casos, os pacientes foram submetidos inicialmente a bloqueio subaracnóideo torácico (entre os níveis de T5 a T10) com bupivacaína isobárica 0,5% em incrementos de 0,2 mL, até que se obtivesse analgesia da área desejada. O volume final de bupivacaína necessário foi utilizado como referência para o volume de álcool 100% a ser administrado pela mesma via algumas semanas depois do bloqueio-teste. Os autores reportam bons resultados no alívio da dor em cinco dos seis pacientes apresentados, sem complicações graves, e ressaltam que os níveis espinhais abordados favorecem a minimização das complicações por não participarem da inervação motora. Os volumes de álcool 100% administrados variaram de 0,3 a 0,6 mL.[53]

Referências bibliográficas

1. Gray H, Standring S, Anand N, Collins P, Crossman AR, Gleeson M, Woodley SJ. Gray's anatomy: the anatomical basis of clinical practice. New York: Elsevier; 2021. p. 775-788.
2. Singh K. Spine essentials handbook: a bulleted review of anatomy, evaluation, imaging, tests, and procedures. New York: Thieme; 2019.
3. Bogduk N. Functional anatomy of the spine. Handb Clin Neurol. 2016;136:675-88. doi: 10.1016/B978-0-444-53486-6.00032-6. PMID: 27430435.
4. Pait TG, Elias AJ, Tribell R. Thoracic, lumbar, and sacral spine anatomy for endoscopic surgery. Neurosurgery. 2002 Nov;51(suppl. 5):s67-78. PMID: 12234432.
5. Lafage R, Steinberger J, Pesenti S, Assi A, Elysee JC, Iyer S, Lenke LG, Schwab FJ, Kim HJ, Lafage V. Understanding thoracic spine morphology, shape, and proportionality. Spine (Phila Pa, 1976). 2020 Feb 1;45(3):149-157. doi: 10.1097/BRS.0000000000003227. PMID: 31513104.
6. Leng L, Liu L, Si D. Morphological anatomy of thoracolumbar nerve roots and dorsal root ganglia. Eur. J. Orthop. Surg. Traumatol. 2018 Feb;28(2):171-176. doi: 10.1007/s00590-017-2026-5. Epub 2017 Aug 18. PMID: 28821987.
7. Huntoon MA. Anatomy of the cervical intervertebral foramina: vulnerable arteries and ischemic neurologic injuries after transforaminal epidural injections. Pain. 2005 Sep;117(1-2):104-11. doi: 10.1016/j.pain.2005.05.030. PMID: 16055268.
8. Cramer GD, Darby SA, Cramer GD. Clinical anatomy of the spine, spinal cord, and ANS. St. Louis, MO: Mosby; 2017. p. 210-245.
9. Hurdle MF. Ultrasound-guided spinal procedures for pain: a review. Phys. Med. Rehabil. Clin. N. Am. 2016 Aug;27(3):673-86. doi: 10.1016/j.pmr.2016.04.011. PMID: 27468672.
10. Cohen SP, Mao J. Neuropathic pain: mechanisms and their clinical implications. BMJ. 2014 Feb 5;348:f7656. doi: 10.1136/bmj.f7656. Erratum in: BMJ. 2014;348:g2323. PMID: 24500412.
11. Baron R, Binder A, Wasner G. Neuropathic pain: diagnosis, pathophysiological mechanisms, and treatment. Lancet Neurol. 2010 Aug;9(8):807-19. doi: 10.1016/S1474-4422(10)70143-5. PMID: 20650402.
12. Dworkin RH, O'Connor AB, Kent J, Mackey SC, Raja SN, Stacey BR, Levy RM, Backonja M, Baron R, Harke H, Loeser JD, Treede RD, Turk DC, Wells CD. Interventional management of neuropathic pain: NeuPSIG recommendations. Pain. 2013 Nov;154(11):2249-2261. doi: 10.1016/j.pain.2013.06.004. Epub 2013 Jun 6. PMID: 23748119; PMCID: PMC4484720.
13. Baron R, Binder A, Attal N, Casale R, Dickenson AH, Treede RD. Neuropathic low back pain in clinical practice. Eur. J. Pain. 2016 Jul;20(6):861-73. doi: 10.1002/ejp.838. Epub 2016 Mar 2. PMID: 26935254; PMCID: PMC5069616.
14. Macone A, Otis JAD. Neuropathic pain. Semin. Neurol. 2018 Dec;38(6):644-653. doi: 10.1055/s-0038-1673679. Epub 2018 Dec 6. PMID: 30522140.
15. St. John Smith E. Advances in understanding nociception and neuropathic pain. J. Neurol. 2018 Feb;265(2):231-238. doi: 10.1007/s00415-017-8641-6. Epub 2017 Oct 14. PMID: 29032407; PMCID: PMC5808094.
16. Watson JC, Sandroni P. Central neuropathic pain syndromes. Mayo Clin. Proc. 2016 Mar;91(3):372-85. doi: 10.1016/j.mayocp.2016.01.017. PMID: 26944242.
17. Zilliox LA. Neuropathic pain. Continuum (Minneap Minn). 2017 Apr;23(2):512-532. doi: 10.1212/CON.0000000000000462. PMID: 28375916.
18. Sizer Jr PS, Phelps V, Azevedo E. Disc related and non-disc related disorders of the thoracic spine. Pain Pract. 2001 Jun;1(2):136-49. doi: 10.1046/j.1533-2500.2001.01015.x. PMID: 17129290.
19. Boswell MV, Trescot AM, Datta S, Schultz DM, Hansen HC, Abdi S, Sehgal N, Shah RV, Singh V, Benyamin RM, Patel VB, Buenaventura RM, Colson JD, Cordner HJ, Epter RS, Jasper JF, Dunbar EE, Atluri SL, Bowman RC, Deer TR, Swicegood JR, Staats PS, Smith HS, Burton AW, Kloth DS, Giordano J, Manchikanti L; American Society of Interventional Pain Physicians. Interventional techniques: evidence-based practice guidelines in the management of chronic spinal pain. Pain Physician. 2007 Jan;10(1):7-111. PMID: 17256025.
20. Manchikanti L, Pampati V, Sanapati SP, Sanapati MR, Kaye AD, Hirsch JA. Evaluation of cost-utility of thoracic interlaminar epidural injections. Curr. Pain Headache Rep. 2020 Jan 30;24(3):5. doi: 10.1007/s11916-020-0838-1. PMID: 32002687.
21. Kaye AD, Manchikanti L, Abdi S, Atluri S, Bakshi S, Benyamin R, Boswell MV, Buenaventura R, Candido KD, Cordner HJ, Datta S, Doulatram G, Gharibo CG, Grami V, Gupta S, Jha S, Kaplan ED, Malla Y, Mann DP, Nampiaparampil DE, Racz G, Raj P, Rana MV, Sharma ML, Singh V, Soin A, Staats PS, Vallejo R, Wargo BW, Hirsch JA. Efficacy of epidural injections in managing chronic spinal pain: a best evidence synthesis. Pain Physician. 2015 Nov;18(6):e939-1004. PMID: 26606031.
22. Benyamin RM, Wang VC, Vallejo R, Singh V, Li SH. A systematic evaluation of thoracic interlaminar epidural injections. Pain Physician. 2012 Jul-Aug;15(4):e497-514. PMID: 22828696.

23. Manchikanti L, Cash KA, McManus CD, Pampati V, Benyamin RM. Thoracic interlaminar epidural injections in managing chronic thoracic pain: a randomized, double-blind, controlled trial with a 2-year follow-up. Pain Physician. 2014 May-Jun;17(3):e327-38. PMID: 24850114.

24. Huygen F, Kallewaard JW, Van Tulder M, Van Boxem K, Vissers K, Van Kleef M, Van Zundert J. Evidence-based interventional pain medicine according to clinical diagnoses [Update 2018]. Pain Pract. 2019 Jul;19(6):664-675. doi: 10.1111/papr.12786. Epub 2019 May 2. PMID: 30957944; PMCID: PMC6850128.

25. Benoist M, Boulu P, Hayem G. Epidural steroid injections in the management of low-back pain with radiculopathy: an update of their efficacy and safety. Eur. Spine J. 2012;21(2):204-213. doi: 10.1007/s00586-011-2007-z.

26. Raj PP et al. Radiographic imaging for regional anesthesia and pain management. Churchill Livingstone; 2003. p. 37-48, 49-52, 53-55, 56-60, 117-122, 204-222.

27. Raj PP et al. Interventional pain management: image-guided procedures. Sauders Elsevier; 2008. p. 127-184.

28. Bartynski WS, Grahovac SZ, Rothfus WE. Incorrect needle position during lumbar epidural steroid administration: inaccuracy of loss of air pressure resistance and requirement of fluoroscopy and epidurography during needle insertion. Am. J. Neuroradiol. (AJNR). 2005 Mar;26(3):502-5. PMID: 15760856 184.

29. Bromage PR. Anatomy. In: Bromage PR (ed.). Epidural analgesia. Philadelphia: WB Saunders; 1978. p. 8-20.

30. Reynolds Jr AF, Roberts PA, Pollay M, Stratemeier PH. Quantitative anatomy of the thoracolumbar epidural space. Neurosurgery. 1985 Dec;17(6):905-7. doi: 10.1227/00006123-198512000-00006. PMID: 3001578.

31. Cahana A, Van Zundert J, Macrea L, Van Kleef M, Sluijter M. Pulsed radiofrequency: current clinical and biological literature available. Pain Med. 2006 Sep-Oct;7(5):411-23. doi: 10.1111/j.1526-4637.2006.00148.x. PMID: 17014600.

32. Van Zundert J, Patijn J, Kessels A, Lamé I, Van Suijlekom H, Van Kleef M. Pulsed radiofrequency adjacent to the cervical dorsal root ganglion in chronic cervical radicular pain: a double blind sham controlled randomized clinical trial. Pain. 2007 Jan;127(1-2):173-82. doi: 10.1016/j.pain.2006.09.002. Epub 2006 Oct 18. PMID: 17055165.

33. Teixeira A, Grandinson M, Sluijter ME. Pulsed radiofrequency for radicular pain due to a herniated intervertebral disc: an initial report. Pain Pract. 2005 Jun;5(2):111-5. doi: 10.1111/j.1533-2500.2005.05207.x. PMID: 17177757.

34. Cohen SP, Sireci A, Wu CL, Larkin TM, Williams KA, Hurley RW. Pulsed radiofrequency of the dorsal root ganglia is superior to pharmacotherapy or pulsed radiofrequency of the intercostal nerves in the treatment of chronic postsurgical thoracic pain. Pain Physician. 2006 Jul;9(3):227-35. PMID: 16886031.

35. Hetta DF, Mohamed SAB, Mohamed KH, Mahmoud TAE, Eltyb HA. Pulsed radiofrequency on thoracic dorsal root ganglion versus thoracic paravertebral nerve for chronic postmastectomy pain, a randomized trial: 6-month results. Pain Physician. 2020 Jan;23(1):23-35. PMID: 32013276.

36. Abejón D, Garcia-del-Valle S, Fuentes ML, Gómez-Arnau JI, Reig E, Van Zundert J. Pulsed radiofrequency in lumbar radicular pain: clinical effects in various etiological groups. Pain Pract. 2007 Mar;7(1):21-6. doi: 10.1111/j.1533-2500.2007.00105.x. PMID: 17305674.

37. Assis FD, Amaral C, Tucci C, Costa SMB. Uso terapêutico da radiofrequência pulsátil no gânglio dorsal da raiz de L2 na lombalgia discogênica. Columna. 2009;8(2):139-142.

38. Nakamura SI, Takahashi K, Takahashi Y, Yamagata M, Moriya H. The afferent pathways of discogenic low-back pain: evaluation of L2 spinal nerve infiltration. J. Bone Joint Surg. Br. 1996 Jul;78(4):606-12. PMID: 8682829.

39. Esler M. The sympathetic nervous system through the ages: from Thomas Willis to resistant hypertension. Exp. Physiol. 2011 Jul;96(7):611-22. doi: 10.1113/expphysiol.2010.052332. Epub 2011 May 6. PMID: 21551268.

40. Gebhart GF, Bielefeldt K. Physiology of visceral pain. Compr. Physiol. 2016 Sep 15;6(4):1609-1633. doi: 10.1002/cphy.c150049. PMID: 27783853.

41. Grundy L, Erickson A, Brierley SM. Visceral pain. Annu. Rev. Physiol. 2019 Feb 10;81:261-284. doi: 10.1146/annurev-physiol-020518-114525. Epub 2018 Oct 31. PMID: 30379615.

42. Schlereth T, Birklein F. The sympathetic nervous system and pain. Neuromolecular Med. 2008;10(3):141-7. doi: 10.1007/s12017-007-8018-6. Epub 2007 Nov 8. PMID: 17990126.

43. Chen SS, Zhang JM. Progress in sympathetically mediated pathological pain. J. Anesth. Perioper. Med. 2015;2(4):216-225. doi: 10.24015/JAPM.2015.0029.

44. McMahon SB. Mechanisms of sympathetic pain. Br. Med. Bull. 1991 Jul;47(3):584-600. doi: 10.1093/oxfordjournals.bmb.a072494. PMID: 1794073.

45. Hashmonai M, Cameron AE, Licht PB, Hensman C, Schick CH. Thoracic sympathectomy: a review of current indications. Surg. Endosc. 2016 Apr;30(4):1255-69. doi: 10.1007/s00464-015-4353-0. Epub 2015 Jun 27. PMID: 26123342.

46. Racz GB, Sabonghy M, Gintautas J, Kline WM. Intractable pain therapy using a new epidural catheter. JAMA. 1982 Aug 6;248(5):579-81. PMID: 7097904.

47. Helm S, Knezevic NN. A review of the role of epidural percutaneous neuroplasty. Pain Manag. 2019 Jan 1;9(1):53-62. doi: 10.2217/pmt-2018-0042. Epub 2018 Dec 3. PMID: 30507274.

48. Abram SE. Subarachnoid corticosteroid injection following inadequate response to epidural steroids for sciatica. Anesth. Analg. 1978 May-Jun;57(3):313-5. doi: 10.1213/00000539-197805000-00006. PMID: 566049.

49. Nelson DA. Intraspinal therapy using methylprednisolone acetate: twenty-three years of clinical controversy. Spine (Phila Pa, 1976). 1993 Feb;18(2):278-86. doi: 10.1097/00007632-199302000-00018. PMID: 8441945.

50. Kotani N, Kushikata T, Hashimoto H, Kimura F, Muraoka M, Yodono M, Asai M, Matsuki A. Intrathecal methylprednisolone for intractable postherpetic neuralgia. N. Engl. J. Med. 2000 Nov 23;343(21):1514-9. doi: 10.1056/NEJM200011233432102. PMID: 11087880.

51. Swerdlow M. Intrathecalneurolysis. Anaesthesia. 1978 Sep;33(8):733-40. doi: 10.1111/j.1365-2044.1978.tb08472.x. PMID: 581435.

52. Tariq RA, Mueller M, Green MS. Neuraxial neurolysis. 28 oct. 2020. In: StatPearls [Internet]. Treasure Island (FL): StatPearls Publishing; 2021 Jan. PMID: 30725842.

53. Lauretti GR, Trevelin WR, Frade LC, Lima IC. Spinal alcohol neurolysis for intractable thoracic postherpetic neuralgia after test bupivacaine spinal analgesia. Anesthesiology. 2004 Jul;101(1):244-7. doi: 10.1097/00000542-200407000-00037. PMID: 15220798.

Bloqueio Axial Lombossacro

Karen Santos Braghiroli | Fabíola Cristianne e Silva Araújo Pereira | Marcelo Silvestrini Cecchini

Definição e epidemiologia da dor lombar

Com o aumento da expectativa de vida da população, associado ao sedentarismo, elevaram-se os casos, nas duas últimas décadas, de doenças relacionadas a esses fatores, como a dor lombar. Grande parte desses pacientes apresenta dor neuropática associada, geralmente refratária ao tratamento farmacológico, e evolução para dor crônica. Portanto, busca-se cada vez mais conhecer e utilizar tratamentos efetivos e seguros para esse tipo de dor para melhorar a qualidade de vida e minimizar riscos associados à sua morbidade.

Diversos estudos epidemiológicos mostram que os pacientes com dor crônica, de origem predominantemente neuropática, são mais suscetíveis a apresentar depressão, ansiedade e distúrbios do sono comparados com aqueles acometidos por dor crônica não neuropática.[1,2]

Um estudo epidemiológico na Alemanha mostrou que entre os pacientes que tinham dor lombar crônica, os custos eram 67% maiores naqueles que tinham dor neuropática.[3] Um estudo norte-americano também demonstrou que o prejuízo à economia do país era 160% maior quando os respectivos cidadãos eram s pacientes com dor crônica lombar neuropática.[4] Apesar dos numerosos estudos e *guidelines* existentes para o tratamento de dor lombar, os gastos em saúde continuam altos. Nos Estados Unidos, o gasto anual é de 86 bilhões de dólares, alcançando os gastos com diabetes (98 bilhões), câncer (89 bilhões) e artrite (80 bilhões).[5]

A dor lombar pode ter três tipos de origem: dor axial; dor radicular; e dor referida. A dor lombar axial corresponde à dor na região lombar (nas vértebras de L1 a L5) e na região sacral (S1 até a região de junção sacrococcígea). A dor radicular corresponde à dor que se estende por um dermátomo correspondente, secundário à lesão de algum nervo ou de um gânglio da raiz dorsal. A dor referida espalha-se para uma região distante da sua origem, mas em um território não correspondente a um dermátomo específico.[6]

O Brasil ainda carece de dados fidedignos sobre incidência e prevalência da dor lombar. Já nos Estados Unidos, esta é a quinta maior causa de procura por atendimento médico. Anualmente, a prevalência de dor lombar na população adulta americana é de 10% a 30%.[7] A dor lombar é responsável por grande prejuízo na saúde e por gastos sociais, além de ser uma das principais causas de perda de funcionalidade e de absenteísmo no trabalho.

A dor lombar é classificada por etiologia, pois esta afeta o tratamento. A dor mecânica é caracterizada por sintomas axiais em virtude de processos degenerativos progressivos e estresse biomecânico, enquanto a dor radicular é caracterizada por irradiação da dor para as extremidades inferiores no dermátomo correspondente em decorrência de patologias da raiz. Ao examinar pacientes com dor lombar, aproximadamente 85% deles apresentam dor lombar inespecífica, por isso é importante buscar por evidências que indiquem ou excluam etiologias específicas como causa de dor.[8]

É importante investigar a duração dos sintomas, a localização e a irradiação da dor, a intensidade da dor, características específicas como dor em queimação, pontadas, em peso, sensação de choque, parestesias, bem como perguntar sobre tratamentos prévios e o impacto da dor na funcionalidade do paciente. Além de uma boa anamnese e exame físico minucioso, é importante considerar exames adicionais como os de imagem.

A dor neuropática é reconhecida como de difícil diagnóstico e tratamento. Os pacientes com dor lombar associada à dor na perna apresentam com maior frequência no quadro de dor neuropática. Os estudos mostram que a presença de dor irradiada para a perna é fator de mau prognóstico em pacientes com dor lombar baixa, podendo atrasar a reabilitação. São pacientes que apresentam maiores níveis de dor e perda de funcionalidade, demoram mais para recuperar-se e têm maior tendência de desenvolver sintomas crônicos e de serem submetidos a procedimentos cirúrgicos.[9,10]

A dor lombar associada à dor na perna é diagnosticada como "ciatalgia", na maioria das vezes, ou como dor referida (proveniente de estruturas não neurais).[11] Uma recente revisão sistemática mostrou que a prevalência de dor neuropática em dor lombar com irradiação para a perna é de 19% a

80% e essa grande variação explica-se pelo fato de existirem diferentes métodos de diagnóstico de dor neuropática, não existindo um consenso entre os estudos.[12]

A dor lombar pode ser atribuída a diversas estruturas como a musculatura, fáscias, ligamentos, facetas, discos, raízes neurais, dura-máter. A dor radicular pode existir mesmo na ausência de herniações neurais, pois é multifatorial: pode ser por compressão e disfunção estrutural mecânica, comprometimento vascular, mecanismos imunomediados. O conteúdo do núcleo pulposo ativa cascata inflamatória, provoca inflamação e edema neural, prejudica o fluxo sanguíneo e o suporte nutricional, pode ensejar fibrose intraneural, crescimento neural e posterior irritação, culminando na piora da dor radicular.

A dor neuropática pode ser causada por degenerações discais (dor local), compressão mecânica de raiz (dor mecânica neuropática radicular), ou resultar da ação de mediadores inflamatórios (dor neuropática radicular inflamatória) de um disco degenerado mesmo sem compressões mecânicas. Os mecanismos neuropáticos têm importante papel na dor na perna, enquanto os mecanismos nociceptivos parecem desempenhar grande papel na dor lombar. Identificar a dor neuropática pode modificar a estratégia de tratamento e o prognóstico.[13]

Exemplos de dores neuropáticas com origem axial na coluna

Radiculopatia/hérnia discal lombar

A radiculopatia lombossacral aguda é um processo difuso que afeta uma raiz neural, causando dor, déficit sensitivo e de função motora dependendo da gravidade do caso. A força muscular costuma ser preservada porque os músculos recebem inervação múltipla. O sintoma mais frequente é a parestesia, também ocorrendo alteração na sensibilidade e queixa de dor lombar irradiando para o pé. Em casos mais graves, quando ocorre lesão das raízes motoras, os reflexos tendíneos profundos são perdidos ou reduzidos.

Existe diferença na definição de dor radicular e radiculopatia. A dor radicular é a presença de dor, causada pela ativação ectópica de fibras aferentes nociceptivas de um nervo espinhal ou de suas raízes, ou por outros mecanismos neuropáticos (p. ex., inflamações, estiramentos musculares associados a *entrapments* neurais, entre outros). A radiculopatia refere-se aos sintomas decorrentes da lesão radicular e às alterações neurológicas de perda sensitiva e/ou motora que ocorre por uma interrupção na condução axonal de um nervo espinhal ou de suas raízes.

A estenose de canal medular, a estenose foraminal, as lesões que invadem o espaço medular (p. ex., tumores) e a herniação do disco intervertebral podem causar mudanças inflamatórias e irritação da raiz neural.

A causa mais comum de radiculopatia lombar é a compressão de raiz lombar que ocorre frequentemente na região proximal ao gânglio da raiz dorsal, decorrente de herniação discal ou espondilose. Esta ocorre quando há um estrei-

tamento do canal, do forame neural ou do recesso lateral. A causa mais comum de estreitamento do canal é a artrite degenerativa facetária. Outras causas são inflamação, infecção, trauma, doença vascular e neoplasia (Figura 91.1). A compressão aguda ou crônica pode resultar em isquemia, inflamação ou edema. Em torno de 90% das radiculopatias lombossacrais ocorrem nos níveis de maior mobilidade da coluna lombar, L4-L5 e L5-S1.[8]

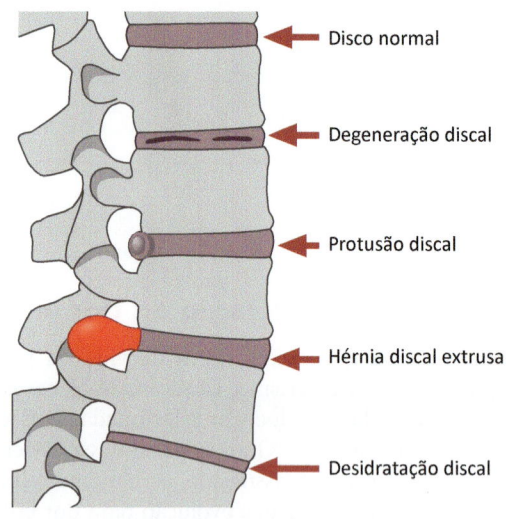

FIGURA 91.1 – Algumas causas de radiculopatia lombar.
Fonte: Desenvolvida pela autoria do capítulo.

Entre 3% e 5% dos adultos apresentarão sintomas de radiculopatia ao longo da vida.[14] Em torno de 63% a 72% dos pacientes apresentarão parestesia; 35%, irradiação da dor para membros inferiores; e 27%, perda de sensibilidade. O sintoma de fraqueza muscular está presente em até 37% dos pacientes e está associado a maior gravidade do caso.

O diagnóstico somente pelo exame de imagem não é indicativo da causa da dor, pois estudos mostram que até 27% dos pacientes assintomáticos, em relação à dor lombar, apresentarão herniação discal na ressonância magnética (RM).[15] O exame de eletroneuromiografia apresenta sensibilidade de aproximadamente 50% a 85% para radiculopatia.[16]

Quando a radiculopatia lombar localiza-se na região de L2-L4, a dor se localizará na região anterior de coxa e perna. O paciente pode apresentar fraqueza durante a extensão do joelho, adução do quadril e flexão do quadril. Também pode ocorrer perda de sensibilidade nos dermátomos correspondentes e o reflexo patelar é reduzido.

Na radiculopatia de L5, os pacientes podem queixar-se dor em região lombar baixa, irradiada para região lateral da perna até o pé. Pode ocorrer redução da força na realização da extensão do hálux, na eversão/inversão do pé e na dorsiflexão do pé. A radiculopatia crônica de L5 pode causar atrofia do extensor curto dos dedos assim como do tibial anterior. Se o quadro for grave, pode ocorrer fraqueza na abdução da perna, pois afeta o glúteo mínimo e o médio (Figura 91.2).

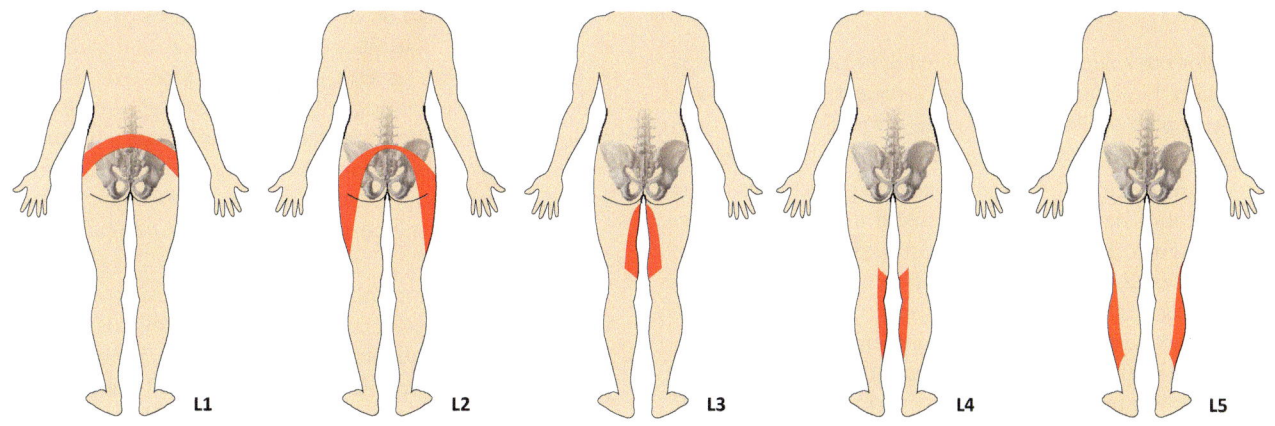

FIGURA 91.2 – Padrão de dor radicular lombar.

Fonte: Desenvolvida pela autoria do capítulo.

Na radiculopatia de S1, a dor sacral ou em glúteos pode irradiar para região posterior da coxa, perna e pé e pelo períneo. Pode ocorrer fraqueza na flexão plantar. Pode ocorrer perda de sensibilidade na região posterior da perna e da parte lateral do pé. O reflexo aquileu pode estar reduzido ou ausente.

O *straight leg raising test* (Figura 91.3) pode ser positivo nesses quadros. A dor se explica pelo aumento de tensão dural sobre a coluna lombossacral durante o teste. Isso atravesse dá pela flexão passiva do quadríceps do paciente, pelo examinador, com a perna em extensão e dorsiflexão do pé no lado sintomático. A presença de dor ou reprodução de parestesia é considerada teste positivo (Laségue). Esse teste tem maior eficácia para diagnosticar radiculopatias de L4 e S1. Pode ser usado o reflexo dos isquiotibiais para diagnóstico de radiculopatia de L5, por meio de um estímulo na região proximal da fossa poplítea, na região dos tendões do semitendíneo e do semimembranoso. O teste contralateral do *straight leg raising test* é a flexão passiva do quadríceps com a perna em extensão e o pé em dorsiflexão na perna não acometida. Esse teste é considerado positivo quando o paciente indica sintomas radiculares na perna afetada.

Uma avaliação urgente de neuroimagem é indicada em casos agudos de radiculopatia quando o paciente apresenta piora progressiva no déficit neurológico, ou suspeita de neoplasia associada, de abcesso peridural e de síndrome da cauda equina. O melhor exame é pela RNM, pois se pode distinguir entre inflamação, malignidades e problemas vasculares. A recomendação é realizar RNM com contraste se não for contraindicado. A eletroneuromiografia (ENMG) é um exame que mostra a relação entre a raiz e a inervação muscular. As alterações da ENMG que indicam radiculopatia são a denervação ou reinervação crônica em dois ou mais músculos do mesmo miótomo.[17] A ENMG só mostra alterações após 3 semanas do início dos sintomas, pois é o tempo em que ocorrerão manifestações de perda de axônio motor nos potenciais após uma lesão neural.

A maioria dos pacientes com radiculopatia melhorará em 6 semanas. Se em algum momento houver piora neurológica progressiva e/ou sintomas de cauda equina, indica-se a descompressão cirúrgica com emergência dentro de 12 horas do início dos sintomas. A síndrome da cauda equina é caracterizada por sintomas de fraqueza progressiva, anestesia em sela, disfunção urinária ou intestinal e disfunção sexual.

O tratamento inicial da grande maioria dos casos é o conservador, com uso de medicações como anti-inflamatórios e analgésicos simples. Os analgésicos opioides são utilizados em casos de quadros moderados a graves, com falha no uso das outras medicações.

Recentemente, Lee et al. publicaram uma revisão sistemática (RS) de estudos com pacientes apresentando dor radicular decorrente de hérnia discal lombar, concluindo que os tratamentos não cirúrgicos são clinicamente efetivos para alívio da dor e melhora funcional dos pacientes. Entretanto, o nível de evidência não é alto em decorrência da falta de estudos controlados randomizados (ECR) de qualidade na literatura. O tratamento com realização de peridurais foi associado a alto nível de evidência, sendo a transforaminal superior à peridural caudal.[18]

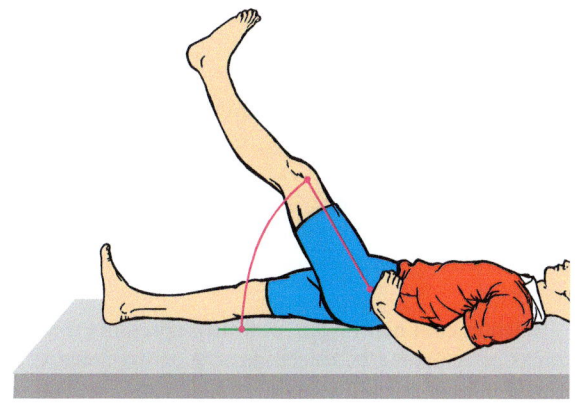

FIGURA 91.3 – *Straight leg raising test.*

Fonte: Desenvolvida pela autoria do capítulo.

Estenose de canal/estenose foraminal

A dor por estenose de canal medular é uma patologia na qual ocorrem mudanças degenerativas que reduzem o espaço na coluna para os elementos neurais e vasculares. Esse quadro é mais comum em pacientes acima de 60 anos de idade.

O envelhecimento provoca alterações estruturais da coluna, como redução da altura discal e formação de fissuras anulares, favorecendo a ocorrência de compressões e protrusões discais que resultam no estreitamento do canal medular central e também do espaço foraminal (Figura 91.4). Esse quadro degenerativo também envolve a hipertrofia facetária e do ligamento amarelo. Isso permite uma subluxação do processo articular superior e a formação de osteófitos. A compressão das raízes, meninges e veias intraespinhais, que ocorre com esse quadro estrutural, sensibilizará os nociceptores centrais, pois sua homeostase depende do fluxo de liquor (que neste caso está prejudicado pela estenose). Também ocorrem alterações por isquemia na região consequentemente à diminuição do fluxo sanguíneo arterial e em locais com presença de congestão vascular. Essa congestão ocasiona dilatação estrutural, tornando-se mais um fator predisponente para contribuir na compressão radicular e nos déficits de perfusão neurais secundários e aumentando o edema intraneural.[19]

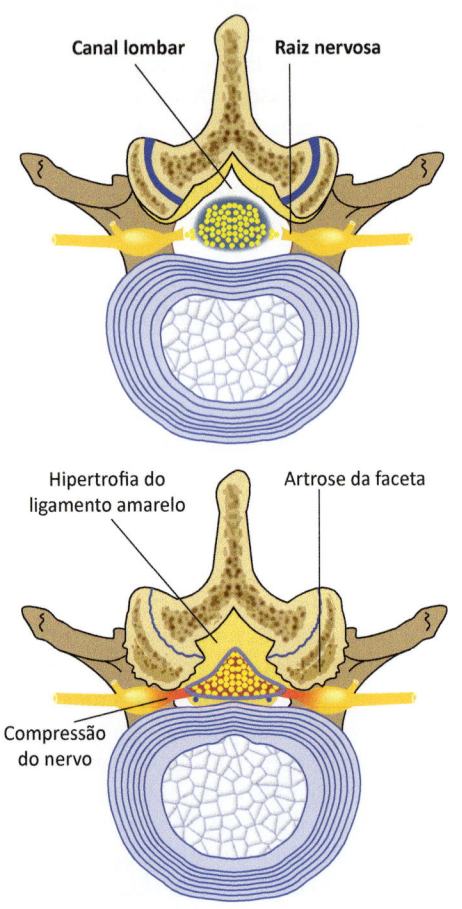

FIGURA 91.4 – Estenose de canal medular.

Fonte: Desenvolvida pela autoria do capítulo.

Além de queixa de dor lombossacral, os pacientes podem apresentar os seguintes sintomas: dor na região glútea e em membros inferiores; e/ou fadiga; e quadro de claudicação neurogênica. Os pacientes geralmente apresentam dor assimétrica e bilateral, tipo radicular, associada à fraqueza e perda sensitiva nas extremidades inferiores. Esses sintomas podem piorar ao caminhar ou permanecer longos períodos em pé. Fatores de melhora incluem sentar-se e realizar uma flexão lombar.

A neuropatia foraminal lombar é quando ocorrem alterações em estruturas neurovasculares foraminais que provocam sintomas radiculares associados em virtude do estreitamento foraminal. A estenose foraminal também é mais comum na população idosa pela ocorrência de alterações degenerativas nos discos intervertebrais, nas articulações facetárias, nos ligamentos e em partes ósseas, provocando o estreitamento da saída da raiz neural. A passagem neural pelo forame também pode sofrer estreitamento por aderências fibróticas ou ligamentares. Essas aderências podem ocorrer por irritação química ou mecânica do disco e das facetas, que aderem ao conteúdo neurovascular foraminal. Consequentemente, o espaço perineural com fibrose e tecido de granulação, associado ao nervo edemaciado e inflamado, resultará no seu *entrapment*.

Os sintomas radiculares iniciam-se em razão da inflamação neural, ocorrendo uma evolução do edema, com deposição de fibrina e formação tecidual granular, ocasionando degeneração gordurosa e fibrose. A fissura anular do disco resulta em vazamento do núcleo pulposo nos espaços peridurais e foraminais, induzindo inflamação significativa das raízes e gânglio da raiz dorsal (GRD). As células gliais e os GRD sofrem ativação com a persistência dos impulsos nociceptivos, liberando uma série de citocinas e proteínas pró-inflamatórias que alteram a função neuronal. Também sensibilizam e reduzem o limiar de ativação das células gliais, permitindo a sensibilização central e a dor neuropática.[20]

As raízes neurais e o DRG localizam-se na região anterossuperior do forame (Figura 91.5). A raiz de L5 ocupa 25% a 30% do espaço foraminal, enquanto as outras raízes lombares ocupam de 7% a 22% do forame.[21] Moon et al. realizaram um estudo que mostrou que, em 48% dos casos, o DRG da raiz de L4 localizava-se intraforaminal; em 41% dos casos, intraespinhal; e 6%, extraforaminal. Na raiz de L5, o DRG está 75% intraforaminal; 10%, intraespinhal; e 6%, extraforaminal.[22]

A incidência de estenose foraminal é maior nos níveis lombares mais baixos: 75% ocorrem em L5; 15%, em L4; 5,3%, em L3; 4%, em L2. O grau de estenose também depende da posição corporal. Inufusa et al. mostraram que a flexão lombar aumenta o volume foraminal em 12%, enquanto a extensão reduz o seu volume em 15%, aumentando a estenose.[23]

Pacientes com neuropatia foraminal apresentam-se com sintomas radiculares e/ou de claudicação neurogênica. O início dos sintomas é insidioso e progride lentamente. Pode ser unilateral ou bilateral, apresentar irradiação para membros inferiores, perda de sensibilidade, sensação de peso, fraqueza muscular e espasmos na musculatura lombar e glútea. Podem ocorrer sintomas como hiperalgesia, alodínia, hiperestesia. Pode ocorrer piora da dor com a extensão da coluna (redução do volume foraminal). Ishimoto et al. mostraram em seu estudo que somente 9,9% dos pacientes que apresentavam estenose foraminal moderada no exame de imagem (obliteração de um a dois terços do forame) apresentavam sintomas.[24]

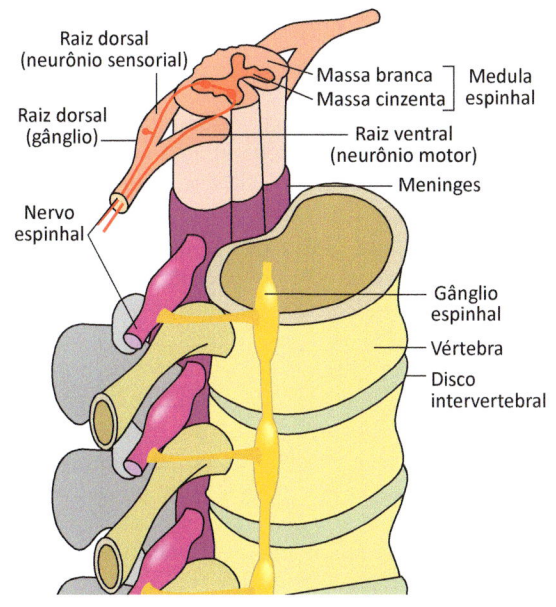

FIGURA 91.5 – Anatomia do gânglio da raiz dorsal.

Fonte: Desenvolvida pela autoria do capítulo.

O grau de estenose foraminal é mostrado mediante RNM. Pode ser realizada TC com mielograma em pacientes que não podem fazer RNM. Radiografias dinâmicas em flexão e extensão são úteis para identificação de instabilidade e estenose. A ENMG é útil para descartar neuropatias periféricas. A dor por degeneração consequente à osteoartrose de joelhos e quadril pode mimetizar a dor na perna da neuropatia foraminal. Deve-se também excluir claudicação vascular, muito comum na população idosa.

O tratamento conservador é o de escolha no início dos sintomas: repouso; medicações; programa de exercícios para reabilitação. Aproximadamente 50% dos pacientes com dor leve a moderada apresentam alívio da dor com o tratamento conservador dentro de 3 meses.[25]

O tratamento intervencionista, como injeções peridurais e transforaminais, é realizado para dores moderadas a intensas. O tratamento cirúrgico é indicado para pacientes com dor intensa, refratária aos outros tratamentos, ou para pacientes que apresentam sintomas neurológicos progressivos e constantes.

Neuropatia pós-herpética

É a complicação a longo prazo mais comum da reativação do vírus varicela-zóster. Os pacientes queixam-se, na maioria das vezes, de dor em queimação, lancinante, localizada em um dermátomo correspondente à raiz acometida.

Pode persistir por 3 ou mais meses após o início do quadro de herpes-zóster. Existem alguns fatores de risco mais importantes para favorecer a reativação: pessoas com idades > 50 anos e que apresentem imunossupressão.[26]

Uma metanálise mostrou que 13% dos pacientes com mais de 50 anos de idade que apresentarem herpes-zóster desenvolverão neuralgia pós-herpética. Os principais fatores de risco que precipitam a neuralgia, além da idade e a resposta imune, são: presença de fase prodrômica; presença de dor intensa durante a fase ativa do quadro de herpes-zóster; ocorrência de alodínia; pacientes com zóster oftálmico; e pacientes com diabetes *mellitus*.[27]

Estudos histológicos mostram que a manifestação do herpes-zóster associado à neuralgia pós-herpética ocasionou atrofia de GRD e deficiência de mielina e de axônios. Também é relatado que a lesão dos nociceptores gera resposta inflamatória intensa, reduzindo a ação inibitória de impulsos centrais de via descendente.[28]

Neuropatia diabética

A neuropatia diabética (ND) é uma complicação microvascular, definida como a presença de sinais e/ou sintomas de disfunção de nervo periférico em pessoas com diabetes *mellitus* (DM), após a exclusão de outras causas de neuropatia.

A prevalência correta da ND ainda é incerta, pois depende do critério diagnóstico utilizado, com variação de 5% a 90%. Estima-se que esteja presente em 50% dos pacientes com DM após 20 anos de doença, não só no tipo 1, mas também no tipo 2. É a forma mais comum de neuropatia em países desenvolvidos e é responsável por 50% a 75% das amputações não traumáticas.[29]

Os fatores de risco na patogênese da ND são diversos: hiperglicemia persistente; tempo de evolução do DM; dislipidemia; hipertensão arterial sistêmica; tabagismo; etilismo; idade avançada; sedentarismo; obesidade; outras complicações do DM (presença de retinopatia e/ou nefropatia); estresse oxidativo; neurotropismo deficiente e fatores imunomediados.

Para auxiliar no diagnóstico da ND, recomenda-se rastreamento de sinais e sintomas a ser realizado 5 anos após diagnóstico do DM tipo 1 e desde o início do diagnóstico de DM tipo 2, com intervalos anuais, que deve avaliar: presença de polineuropatia distal simétrica (por meio do exame de sensibilidade dolorosa, tátil, térmica e vibratória e por meio de pesquisa do reflexo aquileu); avaliação da presença de neuropatia autonômica (por meio da avaliação da medida de pressão arterial em decúbito e ortostase, avaliação da frequência cardíaca em repouso).

Em 80% dos casos, a ND é uma neuropatia sensitivo-motora crônica, sendo a mais comum da ND. Pode estar presente em 10% dos casos no momento do diagnóstico de DM tipo 2, havendo relatos deste diagnóstico também em pré-diabéticos.[30] Os sintomas sensitivos são mais comuns que os motores, apresentando-se inicialmente com acometimento simétrico distal nos membros inferiores, com progressão ascendente, podendo acometer membros superiores: "padrão bota e luva".

Em até 50% dos pacientes poderão ocorrer queimação, parestesias, hiperestesia ou dor com piora noturna. Aproximadamente 50% são assintomáticos e, nesse caso, o diagnóstico muitas vezes é realizado por exame físico direcionado ou/e quando do surgimento tardio de úlceras.[31] Entre os tratamentos, o primeiro passo é o controle dos fatores de risco como a glicemia, controle da pressão arterial, dislipidemia, cessação do tabagismo, dieta adequada e atividade física. Tais medidas, com base em alguns estudos clínicos, não só diminuem o risco, mas também a progressão da ND naqueles pacientes que já a apresentam.[32]

As medidas farmacológicas que têm ação em vias bioquímicas associadas à hiperglicemia ou como compostos antioxidantes demonstraram melhora da dor e/ou de parestesias. Entre os tratamentos farmacológicos, estão o uso de antidepressivos/anticonvulsivantes. Além dos medicamentos, são indicados procedimentos intervencionistas para alívio da dor guiados por imagem, como a realização de bloqueios simpáticos lombares, radiofrequência pulsada de raízes neurais centrais, e eletrodos de estimulação medular e GRD, por exemplo.

Bloqueios axiais para dor neuropática

Bloqueios peridurais

A injeção de corticosteroides pela via epidural é o tratamento não cirúrgico mais realizado no mundo, de maneira geral, para o tratamento das dores neuropáticas lombossacrais, atribuídas a radiculopatias.[33]

Embora seja um procedimento bastante realizado, não se trata de uma unanimidade entre os especialistas do assunto e muitas controvérsias em relação aos resultados e eficácia dos procedimentos ainda permanecem. Entretanto, em pacientes bem selecionados, acredita-se que essa forma menos invasiva e mais conservadora de tratar dores tanto agudas como crônicas, associada a uma terapia de reabilitação, é capaz de auxiliar no controle álgico, propiciar ganhos funcionais e até prevenir ou postergar procedimentos mais invasivos, como as cirurgias.[34]

Os bloqueios peridurais com corticosteroides estão indicados, principalmente para as dores radiculares lombossacrais, que são causadas na sua maioria por uma disfunção da raiz nervosa. Esta, por sua vez, pode ser secundária a uma hérnia discal, que causa tanto uma irritação química, pela liberação de mediadores inflamatórios do núcleo pulposo, como mecânica, pela própria herniação do disco e proliferação tecidual excessiva.

Entre outras indicações, estão neuralgia pós-herpética, dor oncológica, neuropatias periféricas (causadas pelo diabetes ou pós-químio e radioterapia), síndrome dolorosa complexa regional e síndrome dolorosa do membro fantasma.

Os corticosteroides já fazem parte da prática clínica há algum tempo e foram utilizados pela via espinhal pela primeira vez, em 1885, por L. Corning, que tinha o intuito, na ocasião, de injetar a medicação mais próximo da circulação perimedular.[34]

Agindo localmente próximo à raiz nervosa acometida, esses fármacos promoveriam alívio da dor mediante vários mecanismos, sendo o principal deles atribuído à redução do processo inflamatório por inibição da ação pró-inflamatória das citocinas. Outros mecanismos seriam liberação de cicatrizes, lavagem das citocinas inflamatórias, supressão de descargas ectópicas dos gânglios da raiz dorsal e das raízes nervosas, aumentando o fluxo sanguíneo e melhorando a isquemia local, além de promover também uma modulação na expressão genética.[33]

Existem dois tipos principais de corticosteroides que podem ser usados no espaço peridural, os particulados (triancinolona e metilprednisolona) e os não particulados (dexametasona), sem evidência clínica de superioridade da última em relação aos primeiros.[34]

O pico da melhora clínica após a injeção costuma acontecer no 7º dia e cerca de 60% dos pacientes apresentam melhora da dor em 4 a 6 dias. Com base nisso, o intervalo entre injeções subsequentes deve ser no mínimo de 2 semanas e não ser superior a três intervenções dentro de 6 meses. O volume e a solução injetada são variáveis, mas geralmente são usados entre 5 e 10 mL. Podem ser usados corticosteroides isoladamente ou em associação ao anestésico local, que pode ser bupivacaína, ropivacaína ou lidocaína, com o benefício de promover analgesia imediatamente após a injeção, possibilitando também melhor dispersão do corticosteroide e liberação de aderências.

As complicações possíveis dos bloqueios peridurais podem estar associadas aos fármacos (corticosteroides) ou à técnica. As primeiras incluem reações alérgicas, prurido, gastrite, náuseas, hiperglicemia e, em casos mais graves, síndrome de Cushing e insuficiência adrenal.

Já em relação à técnica, as complicações principais podem ser hematoma, infecção e cefaleia pós-punção dural inadvertida.

Como contraindicações ao procedimento, pode-se citar infecção no local do procedimento, paciente não colaborativo, coagulopatias, uso de anticoagulantes e aumento da pressão intracraniana, gravidez, imunossupressão, alergia aos fármacos (contraste, anestésico local e corticosteroide), infecção sistêmica, alterações anatômicas congênitas ou após procedimentos cirúrgicos.

Sobre as evidências mais recentes em relação aos bloqueios peridurais, uma revisão bibliográfica da Cochrane, publicada em 2020, comparando a injeção de corticosteroides peridurais, associados ou não a anestésico local e injeção de placebo, mostrou que provavelmente as injeções peridurais de corticosteroides reduziram ligeiramente a dor em membros inferiores e a incapacidade do paciente no seguimento em curto prazo em pessoas com dor radicular lombossacral. Entretanto, a qualidade das evidências variou de muito baixa a moderada, sugerindo que novos estudos necessitam ser realizados a fim de se esclarecerem melhor a eficácia e a tolerabilidade do tratamento com corticosteroides no espaço peridural.[33]

Para compreender melhor as técnicas e abordagens dos bloqueios peridurais, é necessário o conhecimento da anatomia da coluna lombar (Figura 91.6), principalmente das estruturas neurovasculares (Figuras 91.7 e 91.8) que circundam a região foraminal e o espaço peridural.[35] Este é dividido em compartimento anterior e posterior, sendo o primeiro delimitado anteriormente pelo corpo e disco intervertebral e ligamento longitudinal posterior e posteriormente pelo saco dural. Já o compartimento posterior é delimitado anteriormente pelo saco dural e posteriormente pelo ligamento amarelo e pelas lâminas. O espaço peridural contém tecido adiposo, artérias, vasos linfáticos e um plexo venoso abundante, o que impactará na escolha da melhor abordagem, nos riscos de complicações, na distribuição do medicamento e na possível eficácia no tratamento.

O forame intervertebral é delimitado, anteriormente, pela parte inferior da vértebra superior, pela parte superior da vértebra inferior e pelo disco vertebral; posteriormente, é delimitado pela articulação facetária, pela lâmina e pelo ligamento amarelo; superior e inferiormente, pelos pedículos das vértebras adjacentes (Figura 91.9).[36]

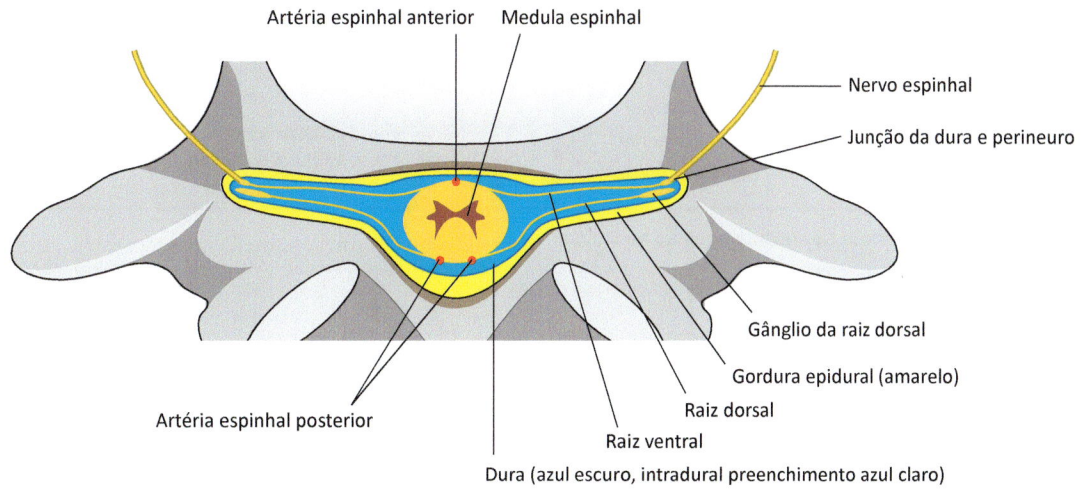

FIGURA 91.6 – Origem das raízes neurais ventrais e dorsais da medula espinhal.

Fonte: Adaptada de Mandell JC, Czuczman GJ, Gaviola GC, et al. The lumbar neural foramen and transforaminal epidural steroid injections: an anatomic review with key safety considerations in planning the percutaneous approach. Am. J. Roentgenol. 2017;209(1):26-35.

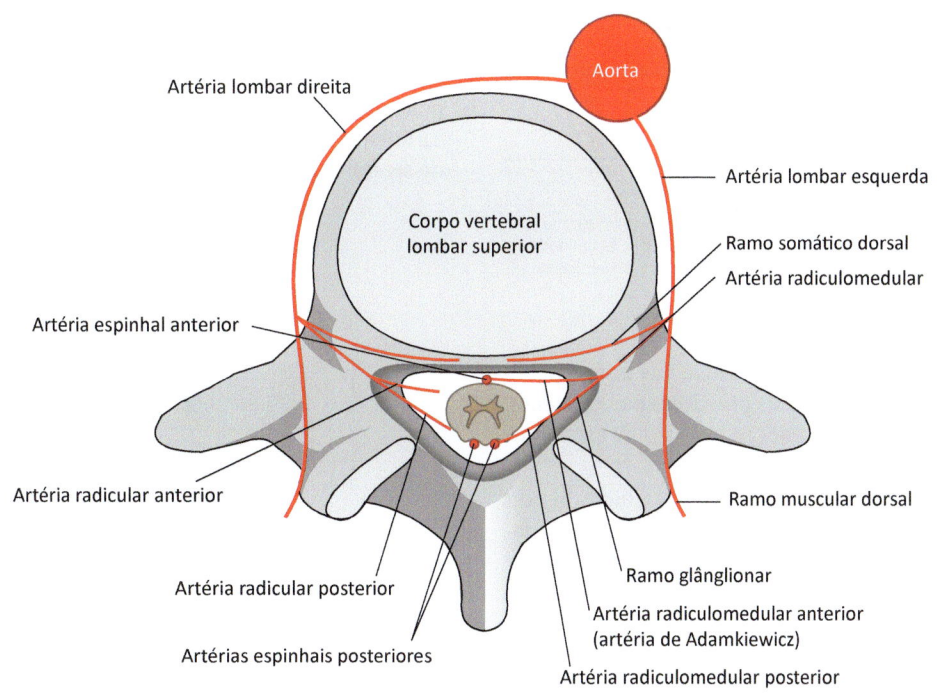

FIGURA 91.7 – Suprimento arterial.

Fonte: Adaptada de Mandell JC, Czuczman GJ, Gaviola GC, et al. The lumbar neural foramen and transforaminal epidural steroid injections: an anatomic review with key safety considerations in planning the percutaneous approach. Am. J. Roentgenol. 2017;209(1):26-35.

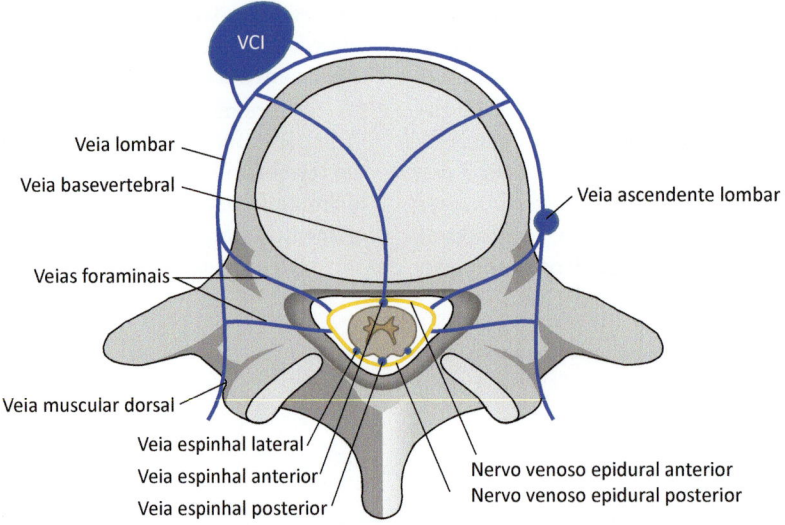

FIGURA 91.8 – Distribuição venosa da medula e região foraminal.

Fonte: Adaptada de Mandell JC, Czuczman GJ, Gaviola GC, et al. The lumbar neural foramen and transforaminal epidural steroid injections: an anatomic review with key safety considerations in planning the percutaneous approach. Am. J. Roentgenol. 2017;209(1):26-35.

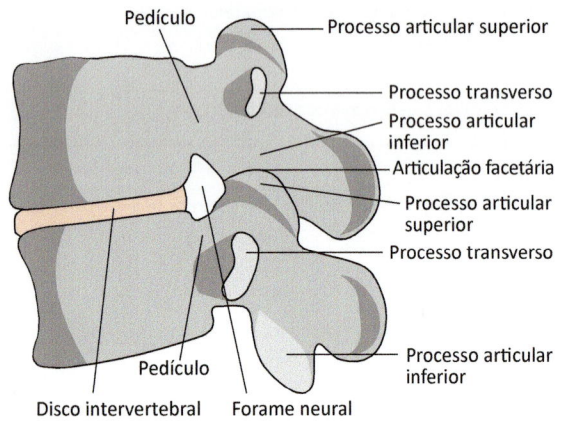

FIGURA 91.9 – Anatomia do forame intervertebral.

Fonte: Adaptada de Mandell JC, Czuczman GJ, Gaviola GC, et al. The lumbar neural foramen and transforaminal epidural steroid injections: an anatomic review with key safety considerations in planning the percutaneous approach. Am. J. Roentgenol. 2017;209(1):26-35.

Uma vez compreendido o espaço alvo das intervenções propostas, existem três abordagens principais para acessar o espaço peridural e permitir a injeção local do fármaco, que serão discutidas a seguir.

Independentemente da abordagem escolhida, alguns cuidados são comuns a todas elas. Se for decidido por sedação para a realização do procedimento, esta deve ser leve e preservar a capacidade de comunicação do paciente. A assepsia pode ser realizada com clorexidine alcoólica e, na sequência, realizada anestesia local da pele.

■ Peridural transforaminal

Esta é a abordagem mais recentemente descrita e, embora careça de mais estudos para comprovar sua superiori-

dade sobre as demais, muitos estudiosos advogam a favor dela em termos de maior segurança e efetividade.

As indicações para a abordagem transforaminal é identificar e tratar uma raiz-alvo responsável pela dor radicular do paciente, para determinar o nível da sintomatologia em um paciente com múltiplas hérnias discais ou com fibrose pós-operatória difusa, identificar o nível sintomático em um paciente com estenose de canal medular. Ou seja, pacientes com dor crônica lombar e/ou em extremidades inferiores refratários aos tratamentos conservadores.

O alvo dessa abordagem é o chamado "triângulo seguro" (Figura 91.10), composto pela saída do nervo, que forma a hipotenusa; pelo pedículo inferior que compõe a base horizontal e a linha imaginária traçada entre a borda anterior do pedículo, no sentido superior para inferior, fechando o triângulo.[35]

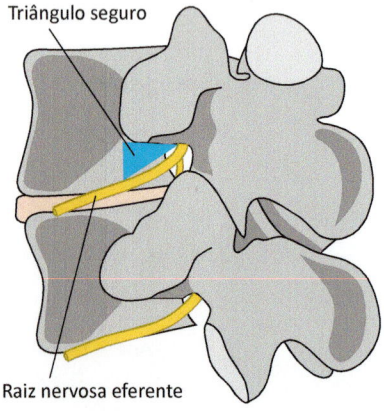

FIGURA 91.10 – Triângulo "seguro" (em azul na imagem).

Fonte: Adaptada de Mandell JC, Czuczman GJ, Gaviola GC, et al. The lumbar neural foramen and transforaminal epidural steroid injections: an anatomic review with key safety considerations in planning the percutaneous approach. Am. J. Roentgenol. 2017;209(1):26-35.

Identificado este espaço, existem dois locais principais em que a agulha pode ser posicionada, com auxílio dos métodos de imagem, como fluoroscopia e tomografia computadorizada (Figura 91.11).

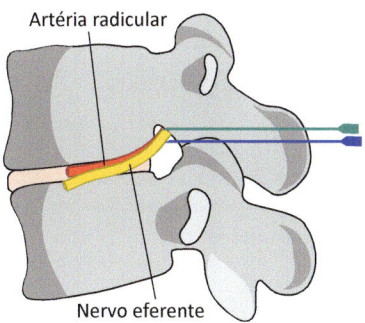

FIGURA 91.11 – Abordagem posterolateral (agulha azul) e abordagem tradicional do triângulo "seguro" (agulha verde).

Fonte: Adaptada de Mandell JC, Czuczman GJ, Gaviola GC, et al. The lumbar neural foramen and transforaminal epidural steroid injections: an anatomic review with key safety considerations in planning the percutaneous approach. Am. J. Roentgenol. 2017;209(1):26-35.

O primeiro local em que a agulha pode ser colocada, denominada "abordagem subpedicular", é na parte anterior à raiz nervosa, sendo avançada no sentido posterior em direção ao periósteo do corpo vertebral. A vantagem neste caso é evitar a punção intratecal ou intravascular inadvertida.

O segundo alvo possível na técnica transforaminal é a chamada "abordagem infraneural", que consiste no posicionamento da agulha logo após o disco no terço inferior do forame, no local conhecido como "triângulo de Kambin" (Figura 91.12). Este é definido como um triângulo retângulo, em que a hipotenusa é a raiz neural, a base é a borda superior da vértebra inferior e a altura é uma linha formada pela placa final inferiormente e pela faceta articular superior. O cuidado neste caso está em evitar a punção do disco vertebral.[37]

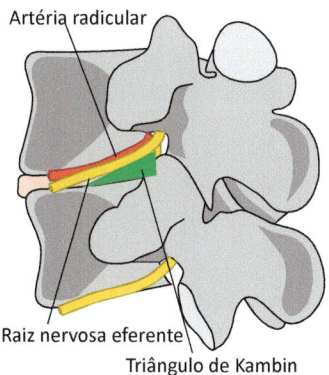

FIGURA 91.12 – Triângulo de Kambin (em verde na imagem).

Fonte: Adaptada de Mandell JC, Czuczman GJ, Gaviola GC, et al. The lumbar neural foramen and transforaminal epidural steroid injections: an anatomic review with key safety considerations in planning the percutaneous approach. Am. J. Roentgenol. 2017;209(1):26-35.

Quanto à eficácia, melhora da dor e ganho funcional, metanálises recentes não mostraram diferenças significativas entre os dois locais de injeção de corticosteroides possíveis nessa técnica.[35]

Para a sua realização, o paciente é colocado em posição prona. Com o uso da escopia, realiza-se um oblíquo craniocaudal para alinhar o platô vertebral do nível desejado para o bloqueio. Depois, realiza-se um oblíquo ipsilateral para o lado-alvo, até que o processo articular superior esteja em uma distância de um terço do comprimento do corpo vertebral e que o espaço subpedicular seja visualizado. A agulha é inserida em visão em túnel, acima do processo articular superior da vértebra abaixo do nível-alvo (região subpedicular), confirmando a profundidade com imagem em perfil, até que a agulha esteja localizada no aspecto superior, lateral e anterior do forame intervertebral. Na imagem em posteroanterior (PA), a ponta da agulha nunca deverá ultrapassar a posição de 6 horas abaixo do pedículo vertebral, pois pode ocorrer perfuração da dura-máter. Realiza-se injeção de contraste não iônico para confirmação da localização da raiz neural e, após, injeta-se solução para diagnóstico/tratamento (na maioria dos casos uma solução de anestésico local e corticosteroide).

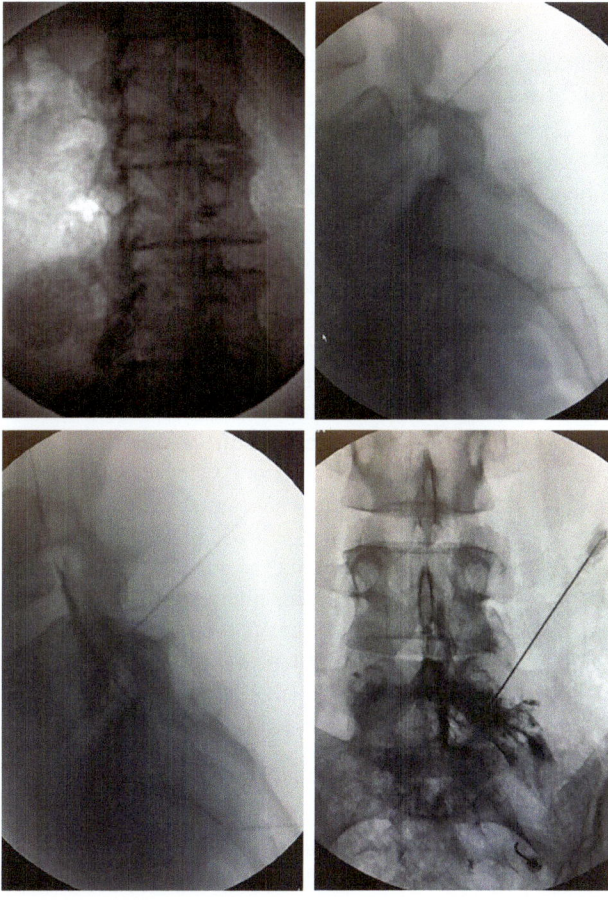

FIGURA 91.13 – Sequência de imagens de escopia da peridural transforaminal – abordagem subpedicular.

Fonte: Acervo da autoria do capítulo.

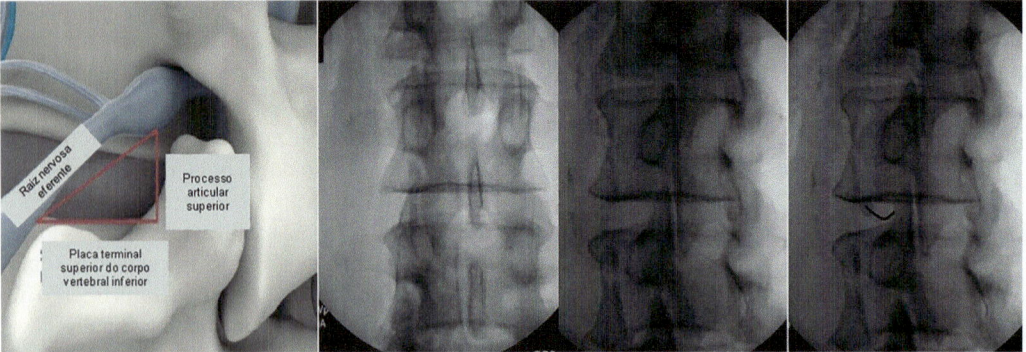

FIGURA 91.14 – Sequência de imagens de escopia da peridural transforaminal – abordagem infraneural.

Fonte: Adaptada de Rivera CE. Lumbar epidural steroid injections. Phys. Med. Rehabil. Clin. N. Am. 2018;29(1):73-92.

■ Peridural interlaminar

A abordagem interlaminar permite tanto a injeção de corticosteroides como para a colocação de cateteres e eletrodos no espaço peridural. As melhores evidências na literatura estão relacionadas com o seu uso em casos de dores radiculares e estenose de canal lombar. Como limitação, está a imprevisibilidade de a medicação alcançar o compartimento anterior do espaço peridural. As complicações podem ser infecções, hematomas e reações alérgicas, descritas como raras e comuns nas outras abordagens. Hipotensão, causada pelo bloqueio eferente do simpático, pode ocorrer em 2% a 3% dos casos, além de cefaleia pós-punção dural inadvertida.

O paciente deve ser posicionado em prona, com um travesseiro em região abdominal, na tentativa de promover um alinhamento da lordose lombar e propiciar uma maior abertura do espaço interlaminar. Deve-se realizar um oblíquo caudal para facilitar a visualização do espaço. Quando a abordagem é feita pela linha média, deve-se ter o cuidado para que o ligamento amarelo não atrapalhe na percepção de perda de resistência e a agulha seja introduzida com grande profundidade inadvertidamente (Figura 91.15). O acesso parassagital tem demonstrado melhor resultado no alívio da dor em 6 meses e também relacionado a maior disseminação do contraste no compartimento anterior.[38] O local ideal para inserção da agulha na abordagem parassagital é a região de uma linha imaginária que conecta o pedículo superior e a área lateral ao processo espinhoso. Uma vez que a ponta da agulha atinge a porção superior da lâmina inferior, a agulha pode ser redirecionada até o ligamento amarelo e avançar milímetro a milímetro até a perda de resistência (Figura 91.16). Com o auxílio da fluoroscopia, deve ser realizada a imagem em perfil para checar a profundidade da inserção. A agulha bem posicionada deve estar no espaço peridural posterior e ser vista ao longo do processo articular inferior. Realizar a imagem na escopia com um oblíquo contralateral pode proporcionar melhor visão da ponta da agulha e das referências anatômicas. Após o posicionamento adequado da agulha, procede-se à aspiração e, caso esta seja negativa, injeta-se o contraste e, na sequência, a medicação indicada. A técnica de perda de resistência associada com a imagem da escopia e com a epidurografia aumenta a eficácia da injeção peridural. Sem o uso da escopia, estima-se que ocorra colocação incorreta da agulha em 25% a 40% dos casos, o que leva à falha do tratamento.[39]

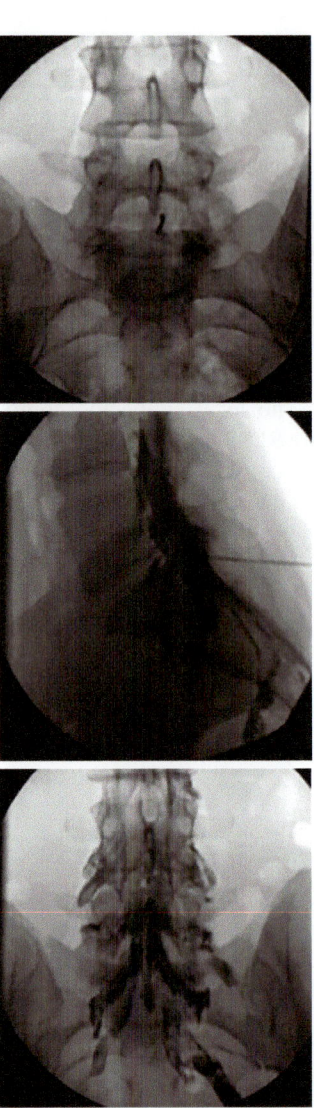

FIGURA 91.15 – Peridural interlaminar – abordagem mediana.

Fonte: Acervo da autoria do capítulo.

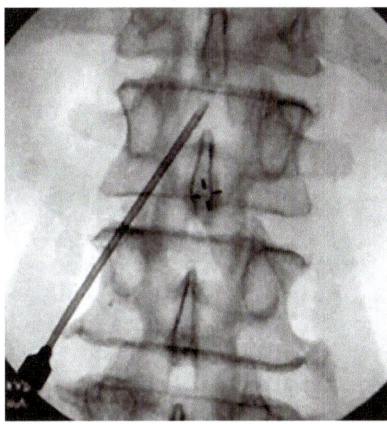

FIGURA 91.16 – Peridural interlaminar – abordagem parassagital.

Fonte: Acervo da autoria do capítulo.

■ Peridural caudal

A peridural caudal, além de todas as indicações da peridural lombar, também está indicada para neuralgia sacral/coccígea, neurite intersticial, dor pélvica, dor peniana e testicular. Complicações relacionadas a esse procedimento incluem punção dural inadvertida, reação vasovagal, lesão neural e infecção.

Trata-se da primeira abordagem descrita de acesso ao espaço peridural e é também a mais segura. Entretanto, como desvantagem, apresenta a necessidade de grandes volumes de medicações para se alcançar o alvo desejado.

O alvo dessa abordagem é o hiato sacral, resultante da falha de fusão entre a lâmina e o processo espinhoso das últimas vértebras sacrais e que se apresenta como uma ondulação entre os dois cornos sacrais. Estes não são palpáveis e bastante variáveis na maioria dos adultos, o que contribui para a grande taxa de insucesso na técnica às cegas.[40] Posteriormente, o hiato sacral é coberto pelo ligamento sacrococcígeo, pelo tecido subcutâneo e pela pele.

Em decorrência da inacurácia da abordagem sacral às cegas, indica-se o uso de imagens para guiar o procedimento, que pode ser realizado tanto com auxílio da fluoroscopia como do ultrassom. A fluoroscopia é hoje o padrão-ouro para a execução do bloqueio peridural caudal, tendo aumentado significativamente suas taxas de sucesso. Mas, como desvantagem, apresenta a exposição à radiação e a indisponibilidade de equipamento e estrutura adequados em grande parte dos casos.[41] O ultrassom apresenta como vantagens a portabilidade e a não exposição à radiação, e o aprimoramento da técnica com seu uso parece trazer resultados promissores em relação à segurança e à eficácia.

Na realização do bloqueio guiado por imagens, o posicionamento do paciente pode ser em decúbito ventral ou lateral. A imagem mostrada pela fluoroscopia é a interrupção abrupta ao final da lâmina de S4[42] e a trajetória da agulha pode ser observada por meio da navegação pelo canal sacral, com a imagem da escopia alternando em perfil e AP. Com a imagem em perfil, o espaço caudal é visto como imagem radioluscente entre a borda posterior das vértebras sacrais e a parede posterior do sacro. Não se deve introduzir a agulha acima da altura do forame sacral S2 em virtude do risco de punção da dura. Após a realização do contraste para confirmação do espaço peridural, o epidurograma é visto como uma linha irregular com alguns defeitos de enchimento (Figura 91.17). Mesmo após aspiração negativa, a injeção intravascular inadvertida foi relatada em 3% a 14% dos casos durante a realização da peridural sacral com a fluoroscopia convencional.[41] Como o contraste se dispersa para locais de menor resistência, as aderências peridurais e fibroses ou regiões com herniações aparecerão como defeitos de enchimento no espaço peridural ou nas regiões neurais.

Descrito pela primeira vez em 2003, por Klocke et al.,[41] o bloqueio peridural pela via sacral guiado por ultrassom vem ganhando popularidade e diversos estudos com várias populações, diversas etnicamente, têm descrito altas taxas de sucesso, que variam de 96% a 100%.[43,44]

Quando a realização deste procedimento é guiada por ultrassom, com o paciente deitado em decúbito ventral ou lateral e uso de um transdutor linear (alta frequência), transversalmente sobre a linha média, tem-se a visão transversa do hiato sacral entre os dois cornos sacrais, que se apresentam como duas estruturas hiperecoicas. Nessa visão transversa do hiato sacral, são observadas também outras duas imagens hiperecoicas, sendo a mais superficial correspondente ao ligamento sacrococcígeo e o mais profundo ao sacro. Neste ponto, o transdutor é então rodado 90% para se obter a visão longitudinal do hiato sacral e permitir o agulhamento em plano. A visualização da agulha não é possível para além do ápice sacral, logo é recomendável que não se introduza a agulha mais que 5 mm após entrar no hiato, pois a distância entre o saco dural e o ápice sacral pode não ser superior a 6 mm.[45]

A presença de fluxo unidirecional, percebido pela cor dominante no Doppler durante a injeção foi relatado como preditor de injeção correta no espaço peridural caudal[46] e o resultado comparável à fluoroscopia.

A ultrassonografia pode ser tão útil quanto a fluoroscopia também na prevenção de complicações. A visualização da agulha, por exemplo, no momento em que ela entra no hiato sacral pode evitar que esta seja introduzida no reto do paciente.

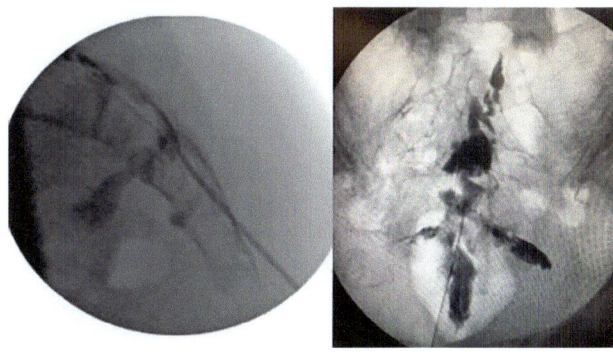

FIGURA 91.17 – Peridural caudal.

Fonte: Acervo da autoria do capítulo.

Epiduroplastia

Também conhecida por "adesiólise" peridural percutânea, é um procedimento percutâneo de lise de aderências na coluna. Consiste na administração de medicações na região peridural da coluna através de um cateter dirigível, radiopaco, sob visualização da fluoroscopia. A técnica foi desenvolvida nos anos 1980, pelo Dr. Gabor Racz, para o manejo de dores lombares crônicas refratárias ao tratamento conservador. Existem diversos tipos de materiais que permitem a sua realização (Figura 91.18).

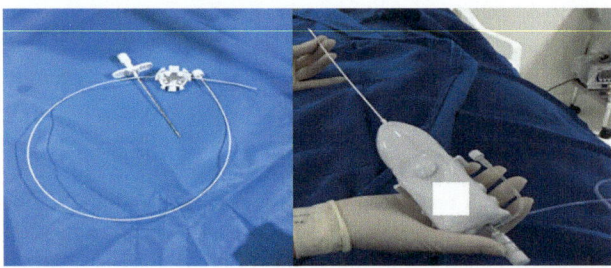

FIGURA 91.18 – Exemplos de materiais para realização de epiduroplastia.

Fonte: Acervo da autoria do capítulo.

Algumas indicações principais são: síndrome de dor pós-cirurgia de coluna; estenose de canal medular; radiculopatia lombar. Algumas contraindicações são: infecção sistêmica; coagulopatias; déficit neurológico progressivo; alergia às medicações utilizadas; reconhecimento de localização no espaço subaracnóideo ou infiltração vascular.

Inflamação, edema, fibrose e congestão venosa que ocorrem em diversas patologias da coluna provocam aumento da pressão mecânica na área do ligamento longitudinal posterior, ânulo fibroso e raízes neurais. A presença de fibrose perineural aumenta a existência de dor em até 3,2 vezes.[47] Além do pós-operatório de cirurgias de coluna, outras causas de fibrose na região são: infecções; hematomas; fissuras anulares; e até injeção de contraste intratecal.[48] A utilização da epiduroplastia tem como objetivo administrar medicações com efeitos anti-inflamatórios (corticosteroide), efeito de redução do edema (salina hipertônica), efeito de lise de fibrose (hialuronidase).

O paciente é posicionado em decúbito ventral, corrigindo-se a lordose lombar com o auxílio de um coxim sob o abdômen. Pode-se realizar uma leve abdução das pernas e o hálux voltado medialmente. Palpa-se o hiato sacral e confirma-se a localização com a escopia ou ultrassonografia. Infiltra-se a região cutânea com anestésico local. Realiza-se uma punção peridural caudal com agulha específica peridural, tomando-se o cuidado de não ultrapassar com a agulha a altura do forame de S3. Injeta-se contraste para a localização do espaço peridural, checando nas incidências PA e em perfil. Após confirmar o espaço peridural, um cateter navegável é introduzido através da agulha peridural caudal e é navegado até o nível desejado, utilizando-se imagens sequenciais de fluoroscopia. Alternam-se as imagens em perfil para confirmar a profundidade e em PA para confirmar a direção e o nível alvo. O cateter é navegado até a base do processo espinhoso, na linha espinolaminar. Administram-se, então, anestésico local, hialuronidase, salina hipertônica 5% a 10% e corticosteroide. No fim do procedimento, injeta-se mais contraste para confirmar que a adesiólise foi eficaz, mostrando o delineamento da raiz acometida pelo contraste. Deve-se realizar exame físico neurológico após. Pode ocorrer piora da dor no pós-procedimento imediato (Figura 91.19).

Uma revisão sistemática com metanálise mostrou nível 1 de evidência no uso da adesiólise para dor lombar e dor em extremidades inferiores. Um estudo de 1 ano na Coreia do Sul, com 169 pacientes, mostrou eficácia no uso da adesiólise no tratamento de estenose de canal espinhal. Um estudo controlado randomizado da literatura também mostrou que o custo-benefício da adesiólise com a melhora de qualidade de vida após o procedimento foi de uma economia de aproximadamente dois mil dólares ao ano.[49-51]

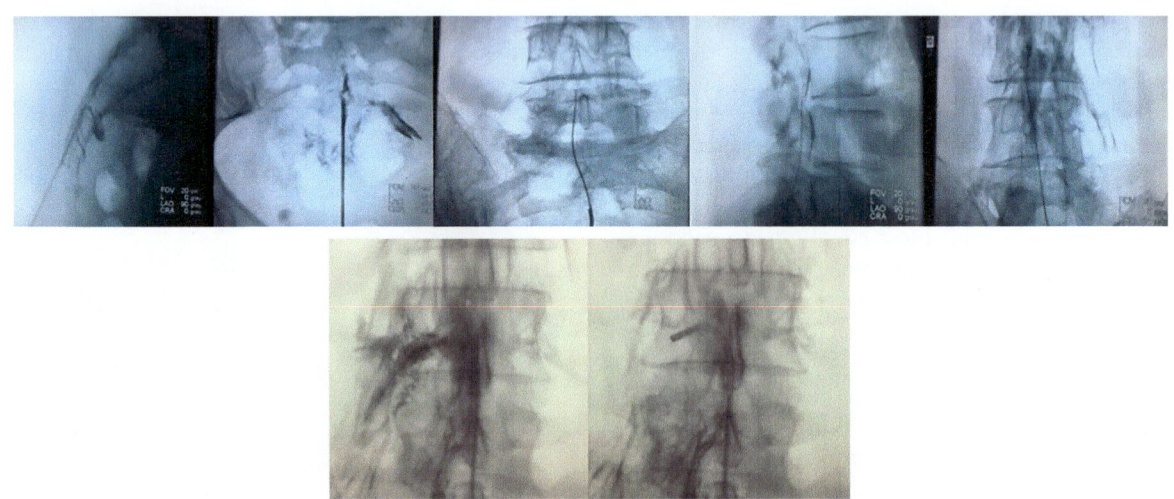

FIGURA 91.19 – Epiduroplastia.

Fonte: Acervo da autoria do capítulo.

Entre as complicações mais comuns estão: punção intratecal ou subdural; infecção; exacerbação da dor; e hematomas peridurais.

Radiofrequência pulsada (RFP) de gânglio da raiz dorsal (GRD)

O GRD contém os corpos celulares dos neurônios sensitivos primários. Cada um emite axônios de um receptor periférico e centralmente emitem axônios para o corno dorsal da medula, onde realizam sinapse com neurônios de segunda ordem.

O GRD é comumente localizado intraforaminal. Moon et al. mostraram que o GRD da raiz de L4 está localizado 48% intraforaminal, 41% intraespinhal e 6% extraforaminal. Em L5, está localizado 75% intraforaminal, 10% intraespinhal e 6% extraforaminal.[22]

O GRD tem papel ativo na geração de dor neuropática. Ele contém neuropeptídios como substância P e citocinas pró-inflamatórias de células gliais que estão relacionadas com a indução de dor neuropática.[52]

A RFP do GRD mostrou-se efetiva para o controle da dor neuropática, por ser capaz de propiciar um efeito neuromodulatório de alteração de transmissão sináptica, realizando uma *up*-regulação de c-fos no GRD e modulando a ativação de células gliais. A RFP modifica a transdução de sinais celulares moleculares, induzindo expressão de marcadores de proteínas do estresse celular e neuropatia, como o AFT3. Pode resultar na inibição da resposta excitatória das fibras C através da LTD – depressão em longo prazo.[53] Para pacientes com dor neuropática, pode ser uma opção de tratamento, na refratariedade do tratamento conservador e das injeções peridurais.[54,55]

Para a sua realização, deve-se colocar o paciente na posição prona, com alinhamento dos platôs vertebrais por meio do ajuste craniocaudal da escopia. Depois, realiza-se um oblíquo ipsilateral até que a região facetária esteja na distância de um terço da largura do corpo vertebral. O alvo da agulha é o GRD, que está localizado na imagem da radioscopia, no quadrante craniodorsal do forame intervertebral na imagem em perfil. Na imagem em PA, localiza-se na região média do pedículo. Para identificar a profundidade da entrada da agulha, realiza-se um perfil na escopia (Figura 91.20). A agulha utilizada é de radiofrequências, com diâmetro de 22 G, comprimento de 10 cm, ponta curva e ponta ativa de 10 mm. O local-alvo é o quadrante mais cefálico e dorsal do forame na visão perfil, imediatamente atrás do terço médio da coluna facetária correspondente, e na região média da coluna pedicular no PA. Realiza-se estimulação sensitiva (50 Hz) com < 0,5 V e a motora com frequência de 2 Hz, até 3 V, para excluir estímulo de raiz motora. Durante o estímulo sensitivo, o paciente indica sentir parestesia na região dos dermátomos correspondentes àquela raiz do GRD estimulado. Deve-se garantir que a impedância seja de espaço peridural (200 a 400 ohms). A RFP é realizada com dois ciclos de 120 segundos cada, frequência de 2 Hz (corrente de 20 e 480 ms de período silente), voltagem de 45 V, temperatura da ponta da agulha não podendo ultrapassar os 42° (Figura 91.21). É uma modalidade de radiofrequência que consiste em pulsos de alta voltagem em *bursts*, sob baixas temperaturas (abaixo de 42 °C).

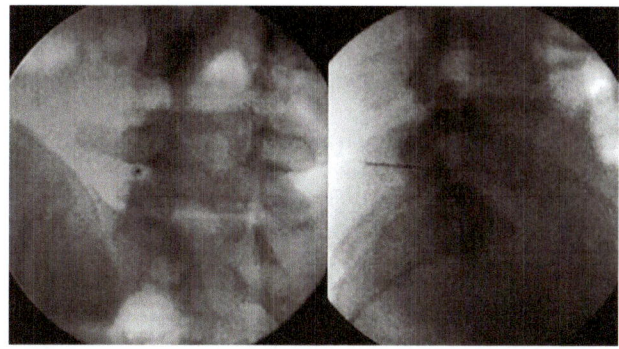

FIGURA 91.20 – Radiofrequência de GRD.
Fonte: Acervo da autoria do capítulo.

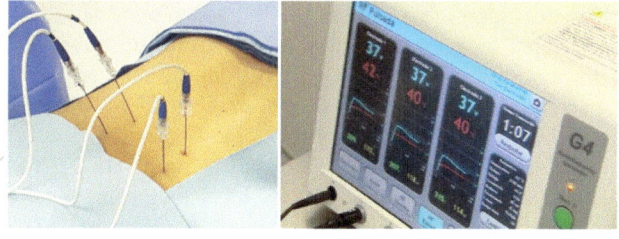

FIGURA 91.21 – Agulhas e aparelho para realização de RFP.
Fonte: Acervo da autoria do capítulo.

Chao et al. relataram que, em 3 meses após RFP, 44,83% dos pacientes relataram redução > 50% da dor. Em outro estudo, 41% dos pacientes apresentaram essa redução em 6 meses. Simopoulos relatou alívio de 70% em 2 meses.[56,57]

Portanto, a RFP mostra-se uma opção segura e útil. Um estudo atual da literatura mostrou reduções volumétricas do GRD após a RFP, confirmadas por exame de imagem. A hipótese é que a redução volumétrica do GRD decorre de diminuição dos mecanismos excitatórios pró-inflamatórios que afetam os neurônios pseudounipolares dos gânglios de raiz dorsal na dor neuropática após a PRF. Nesse estudo, houve uma redução média de 0,586 cm para 0,448 cm (p = 0,000085), o que pode predizer uma boa resposta ao tratamento e alívio da dor. Mostrou-se correlação positiva entre a redução de volume do GRD e o grau de alívio da dor nos pacientes tratados com RFP.[58]

Entre as principais complicações estão: injeção intravascular; trauma vascular; hematomas.

Neuroestimulação dos GRD

A neuroestimulação consiste na utilização de eletrodos de estimulação na região dos GRD. O efeito de ação é a redução da hiperexcitabilidade dos GRD, estabilização da liberação de citocinas e fatores de crescimento pelas células gliais.[59,60] Como mecanismos de ação, também são descritos efeito de desativação de *wide dynamic range neurons* na medula e inativação de áreas cerebrais ativadas por sensibilização periférica. Diferentemente da estimulação medular, os eletrodos de estimulação de GRD estimularão corpos celulares específicos e não fibras neurais da coluna dorsal posterior. Maior possibilidade de recrutar fibras menores de neurônios, além de fibras largas, podendo limitar no dermátomo específico da queixa de dor. Por exemplo, se o paciente apresenta dor lombar, em região inguinal e em extremidades inferiores, os eletrodos são colocados nos GRD entre T11-L4.

Algumas indicações para a sua utilização são: presença de dor discogênica; neuralgia pós-herpética; dor crônica nos pés; síndrome de dor complexa regional; síndrome de dor pós-cirurgia de coluna lombar. Ou seja, são beneficiados os pacientes com dor crônica neuropática refratária a outros tratamentos, pacientes com sintomas radiculares refratários, neuropatias periféricas, neuralgias pós-operatórias, doenças vasculares periféricas, entre outras neuropatias.

Para o procedimento, o paciente é colocado em posição prona e realizada a correção da lordose lombar com a colocação de coxins sob o abdômen. Alinha-se o platô vertebral da vértebra superior do local-alvo. É realizada uma abordagem peridural paramediana para introdução da agulha no espaço peridural, e a agulha pode ser dirigida em direção ao pedículo ipsilateral ou contralateral. O eletrodo é conduzido através da agulha para a região caudal ao GRD-alvo. A implantação do eletrodo envolve técnica específica, para reduzir as chances de migração do eletrodo (Figura 91.22).

Em 2016, houve aprovação pela FDA (Food and Drug Administration) da sua utilização em casos de síndrome de dor complexa regional.

Cho et al. fizeram uma revisão sistemática onde mostraram nível de evidência A para adesiólise peridural e estimulação medular para alívio da dor por 6 a 24 meses em casos de síndrome de dor pós-cirurgia de coluna.[61]

As aderências lombares peridurais ocorrem com maior frequência no pós-operatório ou por deposição de fibrócitos em respostas inflamatórias resultante de protrusões discais no espaço peridural.

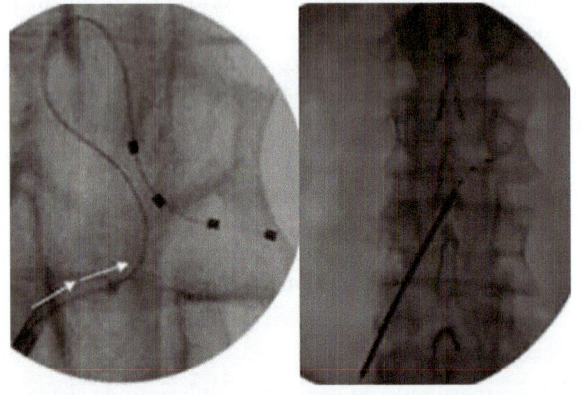

FIGURA 91.22 – Eletrodo no GRD.
Fonte: Acervo da autoria do capítulo.

Manchikanti et al. mostraram que o uso da neuromodulação resultou em um alívio da dor > 50% em 76% dos pacientes com dor crônica lombar em até 1 ano. Uma revisão sistemática mostrou nível de evidência de ser um trata-mento efetivo para o manejo da dor crônica lombar em pacientes com síndrome pós-laminectomia.[62,63]

Bloqueio simpático lombar

Os bloqueios da cadeia simpática podem ser usados no tratamento de patologias dolorosas como diagnóstico, de forma profilática e terapêutica para o alívio da dor. Pode ajudar a determinar a contribuição da cadeia simpática na dor do paciente, diferenciar entre dor periférica e central. Algumas indicações para sua realização são: presença de síndrome de dor complexa regional; neuralgia pós-herpética; dor por neuropatia diabética; dor do membro-fantasma, dores oncológicas, entre outras. O bloqueio simpático lombar enseja aumento do fluxo sanguíneo nos dermátomos correspondentes, podendo auxiliar no alívio da dor neuropática nos casos aqui relatados.

A cadeia simpática lombar consiste em quatro a cinco pares de gânglios localizados na superfície anterolateral da coluna vertebral, entre T11-L2. As fibras pré-ganglionares saem da medula pela raiz ventral e juntam-se à cadeia simpática como ramos comunicantes brancos e realizam sinapse no gânglio correspondente. As fibras pós-ganglionares deixam a cadeia simpática em direção aos plexos perivasculares ao redor das artérias ilíaca e femoral e através dos ramos comunicantes cinzentos fazem sinapse com as raízes que constituem os plexos lombares e lombossacrais.

Podem ser realizados o bloqueio diagnóstico, também com valor terapêutico, e o bloqueio neurolítico e a radiofrequência térmica da cadeia simpática. Para a realização do bloqueio diagnóstico, podem ser escolhidos os níveis L2 ou L3, pois a grande maioria da inervação simpática para as extremidades inferiores passa através deles, e o seu bloqueio resultará em uma completa derivação simpática das extremidades inferiores.

Descrição do procedimento (técnica do Sluijter):[64] o paciente é colocado em posição prona, localiza-se o corpo vertebral de L3: alinha-se o platô do corpo vertebral, depois oblíquo ipsilateral até o processo transverso projetar-se atrás do corpo vertebral (ao redor de 35º de oblíquo). O ponto de inserção da agulha em túnel é lateralmente justaposto ao corpo vertebral (1 mm lateral à porção média da concavidade do corpo vertebral na imagem). A agulha é introduzida até entrar em contato com a superfície óssea. Depois, realiza-se uma incidência em perfil para se avaliar a profundidade da agulha, que deve continuar a ser introduzida até a ponta localizar-se na borda anterior do corpo vertebral. Em seguida, injeção de contraste não iônico, para localização da cadeia simpática, e injeção da solução. A solução pode ser anestésico local e corticosteroide (se objetivo diagnóstico) ou fenol (se objetivo terapêutico neurolítico). Também pode ser realizada a radiofrequência térmica da cadeia simpática lombar.

Algumas complicações possíveis são: injeção intravascular; subaracnóidea; neuralgia genitofemoral; hematomas; infecções.

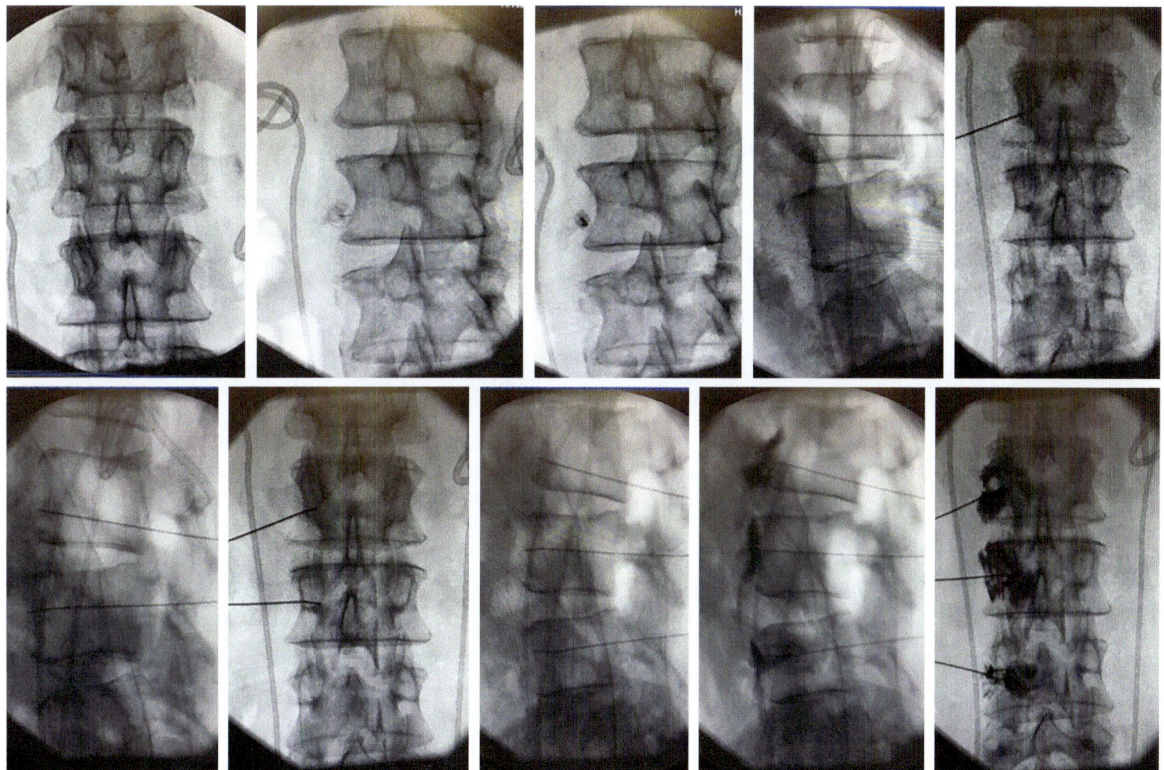

FIGURA 91.23 – Simpático lombar.

Fonte: Acervo da autoria do capítulo.

Considerações finais

A dor lombar é um problema de saúde pública em todo o mundo, que traz impactos econômicos significativos sob o ponto de vista coletivo e, de maneira individual, acarreta perda da qualidade de vida, da capacidade laboral e produtiva, além de danos emocionais para o paciente. São muitos os tipos e classificações para a dor lombar e a identificação de suas características. A sua classificação influenciará no prognóstico e tratamento. Entre esses tipos, a de origem neuropática tem destaque por estar mais associada à depressão, aos distúrbios do sono e à ansiedade, de acordo com diversos estudos epidemiológicos.

O diagnóstico e a caracterização da dor e, consequentemente, seu tratamento adequado ainda permanecem um desafio na prática médica diária. Entretanto, muito se tem feito em relação ao aspecto intervencionista de tratamento de dor, o que possibilita ao paciente a recuperação de suas funções e da qualidade de vida, quando o tratamento clínico não for eficaz. O conhecimento das técnicas disponíveis e o seu aprimoramento são fundamentais para aumentar o escopo de possibilidades para o paciente que tanto sofre de dor crônica.

A dor neuropática associada à dor lombar deve ser investigada com detalhes, para ser oferecido o melhor tratamento, evitando-se, assim, a morbidade associada com essa patologia.

Referências bibliográficas

1. Calik YCA. The evaluation of the effect of neuropathic pain on functional disability in patients with chronic low back pain. Turk. J. Osteoporos. 2015;21:122-126.
2. Bouhassira D, Lantéri-Minet M, Attal N, Laurent B, Touboul C. Prevalence of chronic pain with neuropathic characteristics in the general population. Pain. 2008;136(3):380-387.
3. Schmidt CO, Schweikert B, Wenig CM et al. Modelling the prevalence and cost of back pain with neuropathic components in the general population. Eur. J. Pain. 2009;13(10):1030-1035.
4. Mehra M, Hill K, Nicholl D, Schadrack J et al. The burden of chronic low back pain with and without a neuropathic component: a healthcare resource use and cost analysis. J. Med. Econ. 2012;15(2):245-252.
5. Martin BI, Deyo RA, Mirza SK et al. Expenditures and health status among adults with back and neck problems. JAMA. 2008;299:656-64.
6. Urits I, Burshtein A, Sharma M et al. Low back pain – A comprehensive review: pathophysiology, diagnosis, and treatment. Curr. Pain Headache Rep. 2019;23(3):23.
7. Atlas SJ, Deyo RA. Evaluating and managing acute low back pain in the primary care setting. J. Gen. Intern. Med. Springer. 2001;16:120-31.
8. Deyo RA, Weinstein JN. Low back pain. N. Engl. J. Med. 2001;344:363-70.
9. Mehling WE, Gopisetty V, Bartmess E, Acree M, Pressman A, Goldberg H, Hecht FM, Carey T, Avins AL. The prognosis of acute low back pain in primary care in the United States: a 2-year prospective cohort study. Spine (Phila Pa, 1976). 2012;37(8):678-684.
10. Verwoerd AJ, Luijsterburg PA, Lin CW, Jacobs WC, Koes BW, Verhagen AP. Systematic review of prognostic factors predicting

outcome in non-surgically treated patients with sciatica. Eur. J. Pain. 2013;17(8):1126-1137.

11. Van Hecke O, Austin SK, Khan RA et al. Neuropathic pain in the general population: a systematic review of epidemiological studies. Pain. 2014;155:654-62.

12. Harrisson SA, Stynes S, Dunn KM et al. Neuropathic pain in low back-related leg pain patients: what is the evidence of prevalence, characteristics, and prognosis in primary care? A systematic review of the literature. J. Pain. 2017;18:1295-312.

13. Freynhagen R, Baron R. The evaluation of neuropathic components in low back pain. Curr. Pain Headache Rep. 2009;13(3):185-190.

14. Tarulli AW, Raynor EM. Lumbosacral radiculopathy. Neurol. Clin. 2007;25(2):387-405.

15. Jensen MC, Brant-Zawadzki MN, Obuchowski N, Modic MT, Malkasian D, Ross JS. Magnetic resonance imaging of the lumbar spine in people without back pain. N. Engl. J. Med. 1994;331(2):69-73.

16. Albeck MJ, Taher G, Lauritzen M, Trojaborg W. Diagnostic value of electrophysiological tests in patients with sciatica. Acta Neurol. Scand. 2000;101(4):249-54.

17. Nardin RA, Patel MR, Gudas TF, Rutkove SB, Raynor EM. Electromyography and magnetic resonance imaging in the evaluation of radiculopathy. Muscle Nerve. 1999;22:151-155.

18. Lee JH, Choi KH, Kang S et al. Nonsurgical treatments for patients with radicular pain from lumbosacral disc herniation. Spine J. 2019;19(9):1478-89.

19. Siebert E, Pruss H, Klingebiel R, Failli V, Einhaupl KM, Schwab JM. Lumbar spinal stenosis: syndrome, diagnostics and treatment. Nat. Rev. Neurol. 2009;5:392-403.

20. Sapunar D, Kostic S, Banozic A, Puljak L. Dorsal root ganglion: a potential new therapeutic target for neuropathic pain. J. Pain Res. 2012;5:31-8.

21. Hasue M, Kikuchi S, Sakuyama Y, Ito T. Anatomic study of the interrelation between lumbosacral nerve roots and their surrounding tissues. Spine (Phila Pa, 1976). 1983;8:50-8.

22. Moon HS, Kim YD, Song BH, Cha YD, Song JH, Lee MH. Position of dorsal root ganglia in the lumbosacral region in patients with radiculopathy. Korean J. Anesthesiol. 2010;59:398-402.

23. Inufusa A, An HS, Lim TH, Hasegawa T, Haughton VM, Nowicki BH. Anatomic changes of the spinal canal and intervertebral foramen associated with flexion-extension movement. Spine (Phila Pa, 1976). 1996;21:2412-20.

24. Ishimoto Y, Yoshimura N, Muraki S, Yamada H, Nagata K, Hashizume H et al. Associations between radiographic lumbar spinal stenosis and clinical symptoms in the general population: the Wakayama Spine Study. Osteoarthritis Cartilage. 2013;21:783-8.

25. Onel D, Sari H, Dönmez C. Lumbar spinal stenosis – Clinical/radiologic therapeutic evaluation in 145 patients: conservative treatment or surgical intervention? Spine (Phila Pa, 1976). 1993;18:291-8.

26. Schutzer-Weissmann J, Farquhar-Smith P. Post-herpetic neuralgia: a review of current management and future directions. Expert Opin. Pharmacother. 2017;18(16):1739-1750.

27. Gabutti G, Valente N, Kuhdari P, Lupi S, Stefanati A. Prevention of herpes zoster and its complications: from the clinic to the real-life experience with the vaccine. J. Med. Microbiol. 2016;65(12):1363-1369.

28. Chen F, Shang Z, Shui Y, Wu G, Liu C, Lin Z, Lin Y, Yu L, Kang D, Tao W, Li Y. White matter microstructure degenerates in patients with postherpetic neuralgia. Neurosci. 2017;656:152-157.

29. Vinik AL, Nevoret ML, Casellini C, Parson H. Diabetic neuropathy: endocrinology and metabolism clinics of North America. 2013;42:747-87.

30. Ziegler D, Rathmann W, Dickhaus T, Meisinger C, Mielck A; KORA Study Group. Neuropathic pain in diabetes, prediabetes and normal glucose tolerance: the MONICA/KORA Augsburg Surveys S2 and S3. Pain Medicine. 2009;10(2):393-400.

31. Boulton AJ, Malik RA, Arezzo JC, Soscenko JM. Diabetic somatic neuropathies. Diabetes Care. 2004;27(6):1458-86.

32. Martin C, Albers J, Pop-Busui R. Neuropathy and related finding in the diabetes control and complications trial/epidemiology of diabetes interventions and complications study. 2014;37(1):31-8.

33. Oliveira CB, Maher CG, Ferreira ML, Hancock MJ, Oliveira VC, McLachlan AJ et al. Epidural corticosteroid injections for lumbosacral radicular pain. Cochrane Database Syst. Rev. 2020;4:1-147.

34. De Silva LJ. Corticoides espinhais. In: Posso IP, Grossmann E, Fonseca PRB, Perissinotti DMN, Oliveira Júnior JO, Souza JB et al (ed.). Tratado de Dor. 1. ed. Rio de Janeiro: Atheneu; 2017. p. 2684.

35. Mandell JC, Czuczman GJ, Gaviola GC et al. The lumbar neural foramen and transforaminal epidural steroid injections: an anatomic review with key safety considerations in planning the percutaneous approach. Am. J. Roentgenol. 2017;209(1):26-35.

36. Rivera CE. Lumbar epidural steroid injections. Phys. Med. Rehabil. Clin. N. Am. 2018;29(1):73-92.

37. Horlocker TT, Wedel DJ, Schroeder DR, Rose SH, Elliott BA, McGregor DG et al. Preoperative antiplatelet therapy does not increase the risk of spinal hematoma associated with regional anesthesia. Anesth. Analg. 1995;80(2):303-9.

38. Ghai B, Vadaje KS, Wig J, Dhillon MS. Lateral parasagittal versus midline interlaminar lumbar epidural steroid injection for management of low back pain with lumbosacral radicular pain: a double-blind, randomized study. Anesth. Analg. 2013;117(1):219-27.

39. Bartynski WS, Grahovac SZ, Rothfus WE. Incorrect needle position during lumbar epidural steroid administration: inaccuracy of loss of air pressure resistance and requirement of fluoroscopy and epidurography during needle insertion. Am. J. Neuroradiol. 1999;20(4):432-35.

40. Kao SC, Lin CS. Caudal epidural block: an updated review of anatomy and techniques. Biomed. Res. Int. 2017;2017:9217145.

41. Manchikanti L, Cash KA, Pampati V, McManus CD, Damron KS. Evaluation of fluoroscopically guided caudal epidural injections. Pain Physician. 2004;7(1):81-92.

42. Landers MH, Aprill CN. Epidural steroid injections – Cervical, thoracic, and lumbar: transforaminal, interlaminar, and caudal. In: Lennard T, Walkowski S, Singla A, Vivian D (ed.). Pain Procedures Clinical Practice. 3rd ed. Philadelphia: Elsevier; 2011. p. 313-56.

43. Chen CP, Wong AM, Hsu CC, Tsai WC, Chang CN, Lin SC et al. Ultrasound as a screening tool for proceeding with caudal epidural injections. Arch. Phys. Med. Rehabil. 2010;91(3):358-63.

44. Nikooseresht M, Hashemi M, Mohajerani SA, Shahandeh F, Agah M. Ultrasound as a screening tool for performing caudal epidural injections. Iran J. Radiol. 2014;11(2):1-5.

45. Aggarwal A, Harjeet, Sahni D. Morphometry of sacral hiatus and its clinical relevance in caudal epidural block. Surg. Radiol. Anat. 2009;31(1):793-800.

46. Yoon JS, Sim KH, Kim SJ, Kim WS, Koh SB, Kim BJ. The feasibility of color Doppler ultrasonography for caudal epidural steroid injection. Pain. 2005;118:210-214.

47. Ross JS, Robertson JT, Frederickson RC. Association between peridural scar and recurrent radicular pain after lumbar discectomy: magnetic resonance evaluation. Neurosurgery. 1996;28:855-61.

48. Racz G, Heavner J, Trescot A. Percutaneous lysis of adhesion: evidence for safety and efficacy. Pain Practice. 2008;8:277-86.

49. Racz GB, Heavner JE, Noe CE et al. Epidural lysis of adhesions and percutaneous neuroplasty. In: Racz GB, Noe CE (ed.). Techniques of neurolysis. 2nd ed. Switzerland: Springer International Publishing; 2016. p. 119-143.

50. Helm S, Racz GB, Gerdesmeyer L et al. Percutaneous and endoscopic adhesiolysis in managing low back and lower extremity pain: a systematic review and meta-analysis. Pain Physician. 2016;19:245-281.

51. Manchikanti L, Pampat V, Bakhit CE, Pakanati RR. Non-endoscopic and endoscopic adhesiolysis in post lumbar laminectomy syndrome: a one-year outcome study and cost effectiveness analysis. Pain Physician. 1999;2:52-58.

52. Sapunar D, Kostic S, Banozic A, Puljak L. Dorsal root ganglion: a potential new therapeutic target for neuropathic pain. J. Pain Res. 2012;5:31-8.

53. Hamann W, Abou-Sherif S, Thompson S et al. Pulsed radiofrequency applied to dorsal root ganglia causes a selective increase in ATF3 in small neurons. Eur. J. Pain. 2006;10:171-176.

54. Ding Y, Li H, Zhu Y, Yao P, Zhao G. Transforaminal epidural steroid injection combined with pulsed radiofrequency on spinal nerve root for the treatment of lumbar disc herniation. J. Pain Res. 2018;11:1531-9.

55. Sluijter ME, Cosman ER, Rittman III WB, Van Kleef M. The effects of pulsed radiofrequency fields applied to the dorsal root ganglion: a preliminary report. Pain Clin. 1998;11:109-17.

56. Chao SC, Lee HT, Kao TH, Yang MY, Tsuei YS, Shen CC et al. Percutaneous pulsed radiofrequency in the treatment of cervical and lumbar radicular pain. Surg. Neurol. 2008;70:59-65.

57. Simopoulos TT, Kraemer J, Nagda JV, Aner M, Bajwa ZH. Response to pulsed and continuous radiofrequency lesioning of the dorsal root ganglion and segmental nerves in patients with chronic lumbar radicular pain. Pain Physician. 2008;11:137-44.

58. Tortora F, Negro A, Russo C, Cirillo S, Caranci F. Chronic intractable lumbosacral radicular pain, is there a remedy? Pulsed radiofrequency treatment and volumetric modifications of the lumbar dorsal root ganglia. Radiol. Med. 2020;10.1007/s11547-020-01212-z [Published online ahead of print, 2020 May 4].

59. Deer TR, Grigsby E, Weiner RL, Wilcosky B, Kramer JM. A prospective study of dorsal root ganglion stimulation for the relief of chronic pain. Neuromodulation. 2013;16:67-71.

60. Krames ES. The dorsal root ganglion in chronic pain and as a target for neuromodulation: a review. Neuromodulation. 2015;18:24-32.

61. Cho JH, Lee JH, Song KS, Hong JY, Joo YS, Lee DH, Hwang CJ, Lee CS. Treatment outcomes for patients with failed back surgery. Pain Physician. 2017;20:29-43.

62. Manchikanti L, Rivera JJ, Pampati V et al. One day lumbar epidural adhesiolysis and hypertonic saline neurolysis in treatment of chronic low back pain: a randomized, double-blind trial. Pain Physician. 2004;7:177-86.

63. Epter RS, Helm S, Hayek SM, Benyamin RM, Smith HS, Abdi S et al. Systematic review of percutaneous adhesiolysis and management of chronic low back pain in post lumbar surgery syndrome. Pain Physician. 2009;12:361-78.

64. Sluijter ME. The lumbar sympathetic chain – Radiofrequency part I: a review of radiofrequency procedures in the lumbar region. Meggen: FlivoPress AS; 2001. p. 139-48.

capítulo 92

Neuroestimulação Medular na Síndrome Pós-Laminectomia

Leandro Mamede Braun | José Luiz de Campos | Alexandre Mio Pos | Lúcio Gusmão

Introdução

A dor lombar e radicular é uma doença comum para qual o tratamento inicial é conservador e geralmente envolve o uso de analgésicos, anti-inflamatórios, além de medidas fisioterápicas.

O tratamento cirúrgico só deve ser levado em consideração após uma boa concordância clínica e radiológica e somente após a sexta semana de dor, o que representa apenas 5% a 10% dos casos sem melhora no tratamento conservador e intervencionista.

Um tratamento efetivo na dor lombar e radicular pode ser alcançado em 80% a 90% dos pacientes após os variados tipos de tratamentos.

A síndrome dolorosa após cirurgia de coluna, também conhecida como "síndrome pós-laminectomia", é uma forma complexa de dor cuja origem nem sempre é fácil de determinar.

A dor lombar é considerada crônica quando está presente há 3 meses e a dor pós-operatória crônica pode ser definida como a dor que surgiu após uma cirurgia e permanece presente após 2 meses.

A síndrome dolorosa pós-cirúrgica da coluna é diagnosticada em pacientes que têm dor lombar ou radicular persistente, apesar de terem sido submetidos à cirurgia espinhal de qualquer tipo, incluindo discectomia, laminectomia ou artrodese.

O procedimento cirúrgico na coluna seria primariamente para tratar a dor lombar axial, radicular ou ambas. A síndrome dolorosa pós-cirúrgica da coluna inclui qualquer nível desta, mas a maior parte da literatura disponível concentra-se na coluna lombossacra.

O termo "síndrome dolorosa pós-cirúrgica da coluna vertebral" não pode ser usado apenas da falha da mesma no tratamento da dor, mas também em relação à perda de função ou disfunção psicossocial após a cirurgia, na qual poderia ser tanto do ponto de vista técnico como da expectativa do paciente. A IASP (Associação Internacional para Estudo da Dor) tem como como definição uma dor de origem desconhecida persistindo após uma intervenção cirúrgica na coluna.

O número de cirurgias em todo o mundo aumentou muito nas últimas décadas. Nos Estados Unidos, o número de cirurgias na coluna vertebral cresce a cada ano, e cerca de 10% a 40% dessas cirurgias podem evoluir para essa síndrome.[1]

Nos últimos anos, houve aumento exponencial no número de cirurgias de coluna realizadas nos Estados Unidos contribuindo com aumento também na prevalência da síndrome dolorosa pós-cirúrgica da coluna.[2] Globalmente, a taxa de cirurgia da coluna nos Estados Unidos é o dobro da de outros países desenvolvidos, como Austrália, Canadá e Finlândia.[3]

Em comparação com o Reino Unido, as taxas dos Estados Unidos são cinco vezes mais altas. Em 1997, 317 mil cirurgias de coluna lombar foram realizadas nos Estados Unidos. Em 2002, foram realizados mais de 1 milhão de procedimentos de coluna vertebral, de quais 400 mil foram associadas a implantes.[4,5]

Um estudo de Javid et al. avaliou o sucesso da cirurgia de laminectomia lombar para 170 pacientes com estenose de canal (central ou lateral) com ou sem hérnia discal. No seguimento de 1 ano, a cirurgia foi considerada malsucedida em 30,4% dos pacientes que apresentavam estenose central, e em 22,8% dos pacientes que apresentavam estenose associada à hérnia discal.[6]

O aumento dos riscos de cirurgias na coluna evoluírem para essa síndrome pode ser dividido em fatores vistos e documentados entre os diferentes períodos que envolvem uma cirurgia: o pré-operatório; intraoperatório; e o pós-operatório.[7]

Os fatores pré-operatórios são aqueles que podem ser analisados e selecionadas antes da realização do procedimento. Entre eles, destacamos a seleção inadequada do paciente que será submetido ao tratamento cirúrgico. Vários estudos demonstraram que fatores de risco psicológicos (p. ex., ansiedade, depressão) e questões sociais (p. ex., litígio, ganho secundário) são preditivos de mau prognóstico.

Diagnósticos imprecisos ou incorretos também devem ser considerados fatores pré-operatórios.

Com relação aos fatores intraoperatórios, teríamos como causas a inadequada descompressão da estenose, colocação inadequada dos implantes, presença de material discal residual, nível incorreto da cirurgia.

Os fatores pós-operatórios podem incluir complicações cirúrgicas (lesão do nervo espinhal, infecção e hematoma), estenose em níveis adjacentes (nova ou residual), fibrose epidural, hérnia de disco (residual ou nova), agravamento da doença degenerativa do disco ou desenvolvimento de síndrome de dor miofascial são algumas das condições.

Além disso, pode ser levada em conta a formação do médico que realizou esse procedimento. Os cirurgiões de coluna costumam adotar visão anatômica e biomecânica da dor. A vantagem desses profissionais é de evitar múltiplos procedimentos até a realização do procedimento cirúrgico, mas a sua desvantagem é que costumam ignorar a fisiopatologia e as características próprias da dor e seu impacto neuropsicológico. Os médicos da dor tendem a se concentrar no gerenciamento dos sintomas com uma abordagem multidisciplinar. Essa abordagem pode limitar tratamentos mais invasivos porque reconhece alguns aspectos como a consideração psicológica do problema da dor. Como desvantagem, temos a limitação de alguns médicos da dor na sua competência em relação à avaliação anatômica e radiológica que poderia causar conflitos mecânicos que seriam responsáveis pela dor e que deveriam ser tratados por um procedimento mais agressivo e curativo para a resolução completa do problema em uma única intervenção.

A avaliação global nesses pacientes também deve ser feita para identificar os diversos tipos de mecanismos que podem gerar a dor, como ser puramente mecânica, inflamatória ou neuropática. Outro ponto a ser levado em consideração é o tempo transcorrido desde a realização do procedimento cirúrgico, visto que essa diferença temporal pode ajudar a avaliar quais desses problemas poderiam ter sido evitados.

Uma dor com menos de 6 meses de duração pode indicar falha do implante, hematoma, formação de outras hérnias, infecção ou lesão nervosa no ato cirúrgico. Já uma dor após esse tempo sugere outras etiologias como aracnoidite, fibrose ou aderências epidurais ou radiculopatia crônica. Distúrbios relacionados com o psicoemocional do paciente (p. ex., depressão severa, ansiedade generalizada, transtorno do pânico, transtorno de ansiedade, transtorno bipolar, transtornos de personalidade, transtorno obsessivo-compulsivo, estresse pós-traumático) devem ser levados em consideração e abordados dentro em contexto interdisciplinar.

Embora não seja uma entidade diagnóstica catastrofizante – um estado afetivo negativo em relação à experiência de dor –, significativamente influencia o quão bem os pacientes responderão e melhorarão a partir do tratamento (conservador ou intervencionista).

Idealmente, a avaliação do paciente deve ter como base abordagem multidimensional integrando vários tipos de dados e uma variedade grande de profissionais, como cirurgiões de coluna, médicos da dor, fisioterapeutas e psicólogos.

A investigação do paciente também deve se concentrar na funcionalidade do paciente, capacidades e limitações, bem como na forma como essas funções mudaram desde a cirurgia. É imperativo que o médico observe qualquer alteração nas atividades de vida diária do paciente (AVD), incluindo a documentação de anormalidades da marcha, o uso de qualquer tipo de dispositivos para auxílio de marcha ou a presença de edema neurogênico. Fraqueza muscular também é muito comum em pacientes com dor crônica e frequentemente representa uma meta de reabilitação para esses pacientes. O cuidado na avaliação deve ser usado para distinguir entre a fraqueza consequente à diminuição do esforço e a limitação pela dor com a diminuição genuína na capacidade de gerar força para deambulação.

No diagnóstico dessa síndrome, podem ser empregados diferentes métodos de imagens e neurofisiológicos.[8] Uma radiografia simples com suporte de peso e filmes com flexão/extensão da coluna deve ser sempre pedida para avaliar instabilidades. A ressonância magnética é o padrão-ouro para visualização da coluna e, sempre que possível, deve ser realizado com contraste para pesquisa de fibrose epidural. Tomografia com reconstrução ou mielografia pode ser considerada em alguns casos. Alguns médicos usam a epiduroscopia para detectar a presença e a gravidade de fibroses epidurais. Outros métodos diagnósticos com a termografia estão sendo cada vez mais utilizados.

Dor discogênica em discos adjacentes pode ser diagnosticada por meio de uma discografia em que o contraste é injetado no disco suspeito para provocar dor. Bloqueios diagnóstico, como injeções intra-articulares, bloqueios de ramo medial e radiculares podem ser usados para confirmar ou localizar várias etiologias incluindo artropatia facetária, disfunção sacroilíaca e radiculopatia.[9-12]

Terapias de neuromodulação, em particular a estimulação da medula espinhal, têm sido usadas para tratar a dor decorrente de síndrome pós-laminectomia há muitos anos, principalmente em pacientes nos quais há predomínio de dor neuropática.

Mecanismo de ação

Shealy et al. introduziram a estimulação da medula espinhal pela primeira vez em 1967.[13] Desde então, inúmeros aperfeiçoamentos e avanços foram realizados, tornando esta modalidade de tratamento destinada principalmente à dor neuropática crônica.[14]

Anteriormente, em 1965, Ron Melzack e Patrick Wall publicaram um artigo impactante descrevendo a teoria do "controle do portão da dor". Nele, os autores sugerem que a dor é um fenômeno neurológico e perceptivo complexo e que a percepção da dor é em parte uma função do equilíbrio entre os impulsos transmitidos à medula espinhal, através das fibras nervosas mielinizadas mais grossas e das fibras mais finas da dor, ambos os tipos de fibras fazem sinapse no corno dorsal da medula espinhal.[15] Estima-se que uma "porta" no corno dorsal da medula espinhal seja responsável por retransmitir a atividade neural, sinalizando dor no sistema nervoso central (SNC) (Figura 92.1).

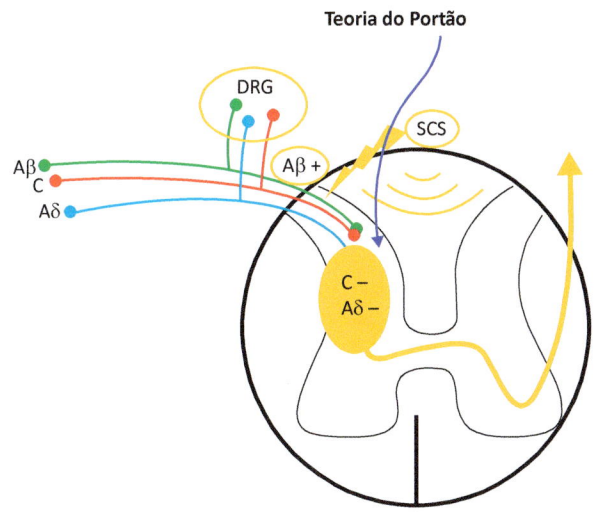

FIGURA 92.1 – Representação esquemática ilustra a teoria do portão descrita, em 1965, por Ron Melzack e Patrick Wall.

Descreve que o estímulo aplicado sobre as fibras Aβ (+) culmina na inibição da transmissão das aferências da dor das fibras Aδ e C (−).

Fonte: Desenvolvida pela autoria do capítulo.

A porta se abre para transmitir um sinal de dor quando há mais atividade de fibras finas do que de fibras grossas e fecha-se para inibir a transmissão do sinal de dor quando o oposto ocorre. Em suma, compreende-se que a estimulação contínua dos ramos axonais das fibras Aβ nas colunas dorsais ensejaria liberação de transmissores por meio de suas vias colaterais espinhais com inibição das respostas das fibras C desse sítio. Desde a sua publicação, essa teoria tem sido o pilar dos mecanismos de ação propostos para a neuromodulação. Com base nesse conceito, entende-se que as parestesias secundárias à atividade das fibras grossas devem ser induzidas sobre as áreas doloridas a fim de proporcionar bloqueio eficaz da dor. Recentemente, entretanto, em virtude das observações clínicas e científicas básicas, acredita-se que a neuromodulação da dor é muito mais complexa do que se imaginava originalmente.

Assim, um único mecanismo de analgesia da neuromodulação com base na teoria do controle do portão não é suficientemente capaz de responder ou explicar as diversas observações clínicas acumuladas durante esses anos.[16]

Desde o seu início, houve esforços para explicar a base fisiológica dos efeitos supressores da dor no SNC. Utilizando modelos com animais, foram descritos os efeitos do neuroestimulador medular como uma consequência oriunda de um conjunto complexo de interações em várias estruturas, incluindo o corno dorsal da medula espinhal e componentes supraespinhais.[17] Um estudo, entre muitos realizados dos efeitos da neuroestimulação medular na atividade do tronco encefálico em animais, demonstrou a ativação do núcleo pré-tectal anterior, que envolve as vias inibitórias descendentes da dor.[18] Acredita-se que a ativação dessa estrutura seja responsável pelo alívio da dor que ultrapassa o período de estimulação em humanos.

Evidenciou-se que a administração de naloxona, um antagonista do receptor opioide, em pacientes portado-

res de neuroestimulador medular, não diminui o efeito da analgesia induzida por este. Esse achado demonstra que o neuroestimulador medular não promove alívio da dor por meio de receptores opioides. A evidência experimental em modelos utilizando animais com neuroestimulador medular revelou níveis aumentados no corno dorsal de ácido gama-aminobutírico (GABA), que pode inibir o trato da dor espinotalâmica e, de adenosina, que é capaz de inibir a dor neuropática (Figura 92.2). Também, constatou-se aumento nos índices de serotonina e norepinefrina, que desempenham papel importante na modulação descendente da dor, caracterizando-se como um dos componentes da analgesia supraespinhal.[17]

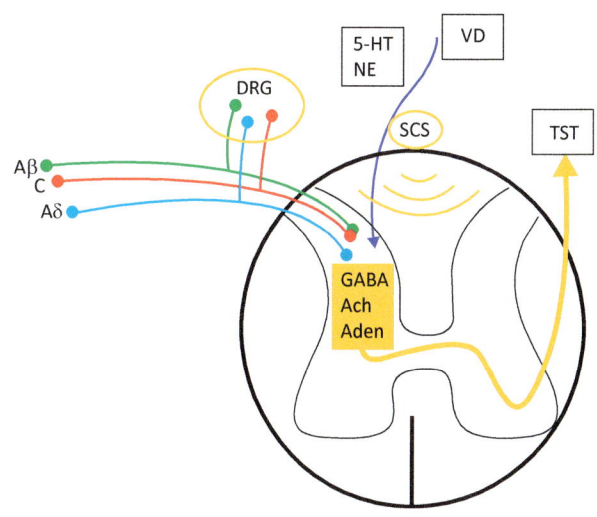

FIGURA 92.2 – Representação esquemática dos neurotransmissores espinhais possivelmente envolvidos no efeito da estimulação da medula espinhal (SCS) na dor neuropática.

Os estímulos de neuromodulação são entregues por eletrodos (SCS) em contato com a região do corno posterior da medular espinhal. As ações antidrômicas inibitórias da aferência pelo gânglio da raiz dorsal (DRG) no local, bem como da inibição da excitação dos tratos espinotalâmicos (TST), ocorrem por: a) Liberação induzida por estimulação de ácido gama-aminobutírico (GABA), ligando-se aos receptores GABAB; b) Diminuição da liberação de glutamato (Glu); c) Liberação de acetilcolina (Ach), ligando-se aos receptores muscarínicos M4; e d) Liberação de adenosina (Aden), ligando-se aos receptores A1. Já os mecanismos ortodrômicos são derivados da ativação das vias descendentes (VD) por meio das vias serotonérgicas (5-HT) e noradrenérgicas (NE) contidas no funículo dorsolateral originado nos centros supraespinhais do tronco cerebral.

Fonte: Desenvolvida pela autoria do capítulo.

Além disso, verificou-se que há diminuição dos níveis tanto de glutamato como de aspartato, que são neurotransmissores excitatórios do corno dorsal.[19]

Sabe-se que o efeito analgésico do neuroestimulador medular na dor isquêmica mediada pelo sistema nervoso simpático ocorre por meio da inibição da atividade simpática eferente, resultando em diminuição na vasoconstrição periférica e no alívio da dor, restaurando o equilíbrio da demanda e oferta de oxigênio. Também, a ativação dos mecanismos antidrômicos abaixo do limiar motor resulta na liberação de peptídeo relacionado ao gene periférico da calcitonina (CGRP) e de óxido nítrico (NO), com subsequente vasodilatação periférica.[20,21]

Recentemente, concluiu-se que o desenvolvimento e a manutenção da dor neuropática crônica envolvem interações neurogliais distorcidas que resultam em perturbações prolongadas da resposta imune e inflamatória, bem como em sinapses interrompidas e interações celulares. Conceitos foram criados de que vários sinais elétricos no corno da medula espinhal podem modular as células gliais e os neurônios, a fim de reequilibrar suas interações por intermédio de mudanças na expressão gênica medular. As novas programações do neuroestimulador medular, como as denominadas DTMP (*differential target multiplexed programming*), realizam modulação significativamente mais eficaz de genes associados a processos relacionados ao modelo de dor em animais.[22] É importante salientar que há um conjunto de fatores que promovem a dor crônica da coluna vertebral, especificamente a dor axial. Não somente as lesões iniciais, mas toda a forma de manipulação cirúrgica espinhal gera estímulos no sistema nervoso por contato com o tecido neural ou adjacentes, promovendo alteração morfológica neste tecido neural.

As consequências possíveis da agressão dos tecidos neurais afetam a distribuição dos dermátomos periférica e axialmente. A hipótese de um possível aspecto neuropático associado ao componente de dor lombar na síndrome pós-laminectomia parece, portanto, razoável. Sua fisiopatologia permanece obscura consequente à interação permanente entre os componentes nociceptivos e neuropáticos da dor, resultando na coexistência de dores fisiológicas e patológicas

no mesmo sítio anatômico. O aumento do influxo aferente para o SNC resulta em novo estado de hiperexcitação dos tecidos espinhais. As células que não participam diretamente do processo aferente são ativadas, incluindo micróglia, e recentemente foram consideradas intermediárias na alodínia mecânica nesses casos de cronificação. Entre as principais alterações na medula espinhal, estão a perda de mecanismos inibitórios – resultando em aumento da atividade dos interneurônios ou neurônios de projeção e em reorganização estrutural do padrão de projeção central. Essa excitabilidade sensitiva anormal é associada a mudanças no fenótipo dos neurotransmissores, o que poderia induzir uma resistência aos tratamentos analgésicos convencionais. São em situações como essas que o neuroestimulador medular pode também atuar sobre as células da glia, potencialmente mantedoras da dor crônica espinhal.[23,24]

Formas de neuroestimulação medular

Modalidade tônica

A modalidade tônica permanece como a mais conhecida e difundida na literatura mundial.

Os pulsos elétricos da modalidade tônica têm larguras de pulso de estimulação normalmente programados entre 100 e 500 µs e com frequências de estimulação clinicamente utilizadas que variam entre 30 e 100 Hz. Essas variações nas amplitudes são programadas de acordo com a percepção individual de cada paciente e que, normalmente, produz parestesia considerada confortável (Figura 92.3).[25]

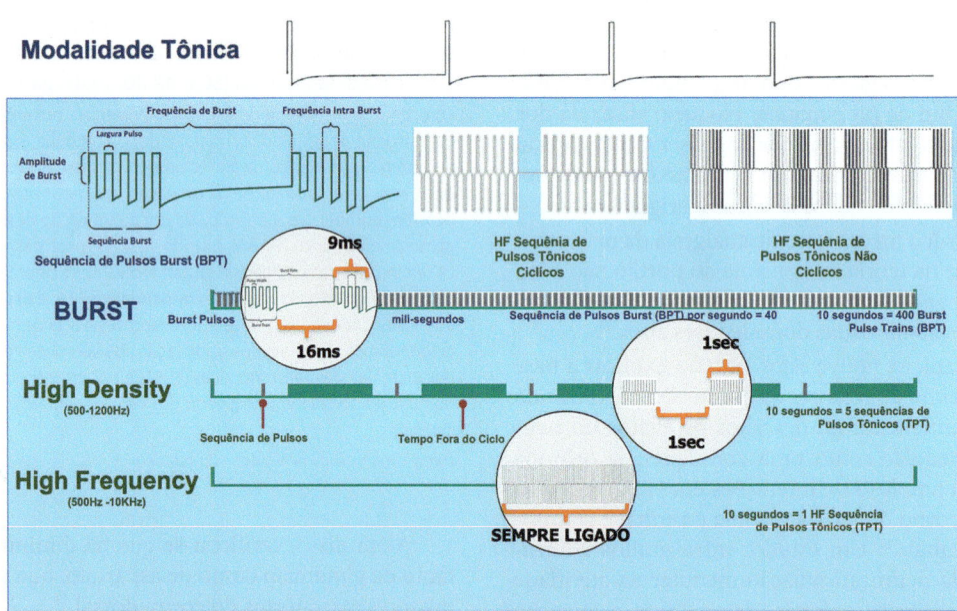

FIGURA 92.3 – Tipos de ondas de neuromodulação medular.

Na modalidade tônica, também conhecida como "convencional", há pulsos nas frequências de 30 a 100 Hz e amplitudes de ondas que variam de 100 e 500 µs. Na modalidade *burst*, há presença de pulsos de pacotes (*burst*) de 5 estímulos crescentes de alta frequência (500 Hz) com intervalos de pulsos de 40 Hz, sendo que a cada 10 segundos produzem 400 *burst*. A modalidade *high density* promove também pulsos de pacotes com 5 estímulos tônicos de mesma amplitude. A estimulação *high frequency* entrega descargas contínuas sem intervalos, nas frequências de 500 a 10 KHz.

Fonte: Acervo da autoria do capítulo.

Essas parestesias produzidas são consideradas pouco desconfortáveis pelos pacientes, com relatos de desconforto por uma minoria apenas. No entanto, esse fato é considerado uma desvantagem da modalidade Tônica. Mesmo com relatos de sucessos clínicos no tratamento de uma seleção de síndromes de dor neuropática, como na síndrome pós-laminectomia, nem todos os pacientes tratados com estímulo tônico experimentam alívio da dor suficiente. Em geral, a taxa de sucesso relatada para neuroestimulação com estímulo tônico é de aproximadamente 50% de alívio da dor na escala analógica visual (EAV), em aproximadamente 50% a 70% dos pacientes tratados.[26,27]

Além disso, o efeito do neuroestimulação medular na forma tônica parece diminuir ao longo dos anos, conforme mostrado em vários estudos de acompanhamento de longo prazo. Todas essas limitações estimularam o desenvolvimento científico de novas modalidades de ondas de neuroestimulação sem que houvesse a promoção de parestesias e de possíveis novos alvos como as células glia.[28-31]

Modalidade *burst*

A modalidade *burst*, descrita por De Ridder,[32] se caracteriza por estímulos elétricos aplicados em pulsos que são entregues ao corno posterior da medula espinhal. Cada pulso é composto por um pacote crescente de cinco estímulos de alta frequência separados por um período de tempo mais longo (o intervalo chamado de interpulso ou *interburst*). Em comparação ao estímulo tonicomedula tônico, o *burst* tem uma carga de pulsos total por segundo consideravelmente mais alta. Esse sistema fornece um pacote de cinco estímulos crescentes em 500 Hz em intervalos de 40 Hz, em que a largura do pulso é tipicamente de 1 microssegundo (Figura 92.3). Então, a cada 1 segundo, entregam-se 400 pacotes *burst*. A amplitude das ondas é ajustada para o paciente individualmente, do mesmo modo como na modalidade tônica. Essa carga de pulsos entregue neste formato denominado *burst* demonstra ter papel importante em relação à inibição do disparo dos neurônios de transmissão da dor no corno dorsal observado em estudos experimentais.[33,34]

Os padrões tônicos e os *burst* de disparo neuronal, normalmente, são inerentes ao sistema nervoso. A estimulação na modalidade *burst* pode imitar a transmissão sensorial. Estudos em animais e *in vitro* demonstraram que tanto o disparo tônico como o disparo neuronal em pacotes são usados para transmitir características de estímulo dentro do sistema nervoso.[34] Dessa forma, o tálamo usa padrões de disparo tônico e *burst* ao projetar informações sensoriais para áreas corticais.[35] A resposta inflamatória aos opioides endógenos liberados em quadros álgicos, por resposta da neuroestimulação medular, parece depender da frequência e do padrão de disparo de estímulos transmitidos pela medula espinhal. Essas teorias podem explicar uma ação mais efetiva da modalidade de onda do tipo *burst* na neuromodulação medular.

Os mecanismos subjacentes ao *burst*, tal qual ocorrem na modalidade tônica, também são demonstrados pela ativação de interneurônios GABAérgicos no corno dorsal espinhal.[33] As intervenções farmacológicas e a administração intratecal de ácido gama-aminobutírico (GABA) e antago-

nistas de GABA-B demonstraram abolir o efeito analgésico tanto do estímulo tônico como de *burst*, fato que sugere fortemente que a inibição GABAérgica está envolvida no mecanismo subjacente à neuroestimulação medular também no estímulo de tipo *burst*. Além disso, outro efeito de ação tardio fora observado em estudos pré-clínicos sobre o efeito de *burst* em comparação com o modo tônico em dores neuropáticas crônicas em animais, denominado *Delayed Wash in Effect*.[36] Estudos sugerem que esse efeito na modalidade *burst* resulta da ativação e do envolvimento de áreas supraespinhais. De fato, os estudos de eletroencefalograma (EEG) e de imagem funcional demonstraram que a modalidade *burst* ativa áreas supraespinhais envolvidas na emoção e motivação de uma maneira mais intensa do que em relação à modalidade tônica.[37] O sistema *burst* ativa tanto o trato espinotalâmico medial como o lateral, enquanto o estímulo tônico ativa apenas o lateral (área cortical).[36,37] O primeiro tem envolvimento maior com os componentes emocionais e afetivos da dor, enquanto o segundo tem maior participação dos aspectos sensoriais e discriminativos da dor (Figura 92.4).

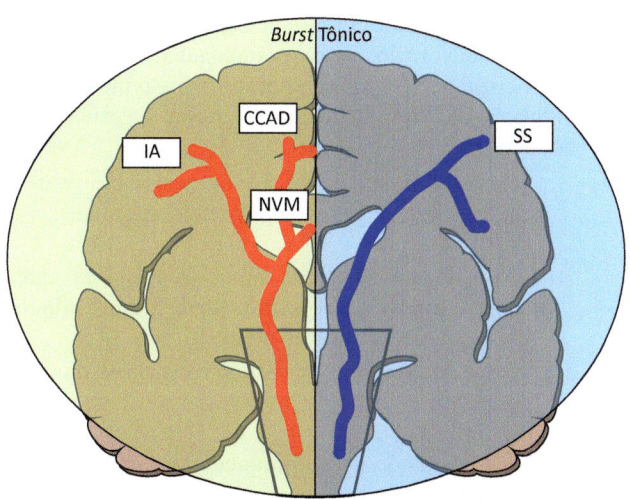

FIGURA 92.4 – Ação central da neuroestimulação medular.
Esquema mostrando as diferenças entre as modalidades de ondas *burst* e tônica. As ondas tônicas ativam as áreas somatossensoriais (SS) do córtex cerebral (ação lateral). Enquanto as ondas do tipo *burst* ativam áreas relacionadas às sensações emocionais da dor, agindo em regiões centrais, como o núcleo ventromedial (NVM), córtex cingulado anterior dorsal (CCAD) (ação medial) e a ínsula anterior (IA) área também somatose.
Fonte: Desenvolvida pela autoria do capítulo.

O ensaio duplo-cego controlado por placebo realizado por De Ridder et al. descreveu que a estimulação na modalidade *burst* foi melhor do que na modalidade Tônica ou Placebo na melhora das dores axiais, nos membros e dor geral.[38] O grupo liderado por De Vos descobriu que o sistema *burst* foi mais eficaz do que o Tônico em populações de pacientes tipicamente maltratadas, incluindo aqueles com neuropatia diabética dolorosa e síndrome pós-laminectomia (FBSS).[39]

High density

High density é a denominação dada para outra modalidade que pode ser encontrada, além da *burst* e da tônica, em alguns geradores de neuroestimulação. Essa modalidade também contém pacotes de estímulos aplicados, normalmente em número de cinco, em intervalos regulares (Figura 92.3). A diferença aqui é que os estímulos dentro de cada pulso apresentam a mesma amplitude de onda. Mais de 60% dos pacientes analisados se adaptaram melhor com a troca do sistema tônico para a modalidade *high density*.[40-42]

Modalidade *high frequency* (HF)

O termo "estimulação de alta frequência" (HF) se refere, na prática clínica atual, a um estímulo de 10 kHz, que é, em comparação com as demais frequências de ondas abaixo de 1.200 Hz de outros estímulos, mais alto. Em suma, a terapia HF envolve a aplicação de estímulos em alta frequência (10 kHz), curta duração (30 mseg) e baixa amplitude (1 a 5 mA) (Figura 92.3). Essa frequência de estimulação é aplicada à medula espinhal igualmente sem induzir parestesia, e sua eficácia foi apresentada em dois importantes ensaios clínicos.[43,44]

Embora haja fortes evidências de eficácia clínica, poucas publicações com intuito de elucidar os mecanismos básicos de ação envolvidos nessa modalidade de estimulação foram produzidas.[44] Algumas hipóteses sobre o mecanismo de modulação da dor induzida por HF foram sugeridas, entre elas, temos:

1. Teoria da dessincronização, na qual a HF resulta em uma atividade neuronal pseudoespontânea, é a mais aceita.
2. Teoria da somatória dos múltiplos pulsos em que, com o tempo, estes se acumulam de modo a atingir um bloqueio da ativação neuronal.
3. Teoria do bloqueio de despolarização, na qual os potenciais de ação de propagação são bloqueados pela HF.

As teorias somatória e do bloqueio de despolarização são menos aceitas.

Correto seria afirmar que ainda não se formulou uma definição precisa a respeito dos mecanismos de ação deste tipo de estímulo de neuroestimulação medular.

Um estudo prospectivo europeu com a HF relatou redução notável da dor, em 77% dos pacientes analisados dos quais referiram 50% de alívio da dor após 6 meses e novamente sem a presença de parestesias.[43]

No acompanhamento de 2 anos, 60% dos pacientes analisados obtiveram ≥ 50% de alívio da dor axial e 71% alcançaram ≥ 50% de alívio da dor nas pernas. Os pacientes relataram melhora significativa na qualidade de vida e diminuição no uso de medicamentos como opioides. A grande maioria (> 80%) dos entrevistados demonstrou-se satisfeita e recomendaria a técnica a outros pacientes portadores de igual patologia.[45]

Kapural et al. randomizaram 198 pacientes 1:1 para estimulação de HF e/ou tônica. Daqueles inscritos, 93% que experimentaram HF e 88% daqueles que experimentaram terapia tônica procederam à implantação permanente. As taxas de resposta, definidas como tendo redução da dor ≥ 50%, foram em média de aproximadamente 80% para dor axial e nas pernas no grupo de HF, mas apenas 50% no grupo de estimulação tônica. O consumo de opioides e as taxas de satisfação melhoraram em 12 meses em maior número no grupo de HF. No acompanhamento de 24 meses, o alívio da dor foi sustentado para dores axiais e nas pernas em mais de 70% dos pacientes submetidos à HF.[46] É importante ressaltar que não houve relatos de déficits neurológicos ou lesões nos grupos mencionados, apoiando a segurança de ambos os procedimentos.

Modalidade estimulação de gânglio da raiz dorsal (DRG – *Dorsal Root Ganglion Stimulation*)

Esta modalidade compreende a aplicação de um estímulo no gânglio da raiz dorsal (GRD) através de eletrodos específicos implantados neste sítio anatômico. O (GRD) está localizado no espaço peridural lateral e contém os corpos celulares dos neurônios sensoriais, cruciais para modulação da dor (Figura 92.5). A estimulação do (GRD) é uma terapia específica de neuromodulação, mais efetiva para determinados dermátomos ou dores regionais.

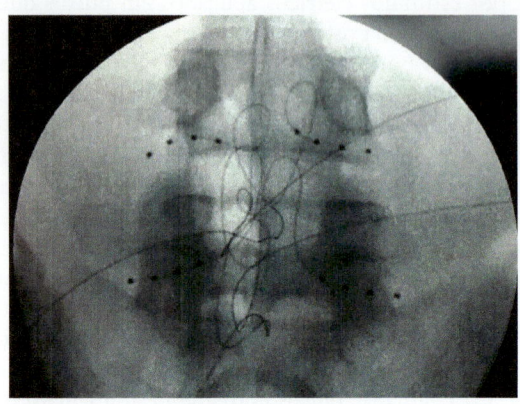

FIGURA 92.5 – Neuroestimulação de DRG.

Paciente com implante de quatro eletrodos específicos para quadro neuropático radicular lombar bilateral nos níveis L4 e L5.

Fonte: Acervo da autoria do capítulo.

Estudo recente em animais e *in vitro* com a estimulação do (GRD) demonstrou uma alteração no influxo de Ca^{2+} na velocidade de condução nervosa, redução da propagação do potencial de ação e excitabilidade neuronal como possíveis mecanismos de ação. Dessa maneira, obtém-se analgesia ao bloquear os potenciais de ação induzidos a partir da periferia, bem como a atividade ectópica patológica no corpo celular neuronal.[47]

Pawela et al. demonstraram mudanças na imagem de ressonância magnética funcional em um modelo animal de rato, com atenuação nas regiões do cérebro associadas com a resposta a estímulos nocivos.[48] Em comparação com o grupo-controle, a estimulação do GRD atenuou a resposta a estímulos nocivos no córtex somatossensorial primário/secundário, córtex granular retroesplenial, tálamo, putâmen caudado, núcleo acumbente, globo pálido e amígdala.[48,49]

Pan et al., em 2016, estudaram (GRD) em um modelo animal de rato de dor neuropática induzida por lesão do nervo ciático. Eles demonstraram que a estimulação do (GRD) reverteu a hipersensibilidade mecânica e ao frio no estado de dor neuropática pela resposta comportamental do animal aos estímulos.[50]

A estimulação do (GRD) surgiu como um método importante de alívio neuromodulatório da dor e vem sendo empregada com sucesso para um grande número de indicações de dores neuropáticas antes intratáveis. Sua indicação principal é quando a dor se limita a uma área ou trajeto neural específico.

Técnica de implante

A seleção de um candidato ideal à terapia de neuroestimulação medular é sempre um desafio em pacientes portadores de dor crônica, o que torna a seleção desses pacientes um misto de arte e ciência. O médico deve claramente explicar os objetivos do tratamento e falar sobre as expectativas de melhora com o paciente. Uma avaliação neuropsicológica do estado mental do paciente deve ser realizada antes da cirurgia sempre que possível.

A terapia de neuroestimulação medular deve começar idealmente pelo chamado período "teste". Um teste de neuroestimulação medular permite que o paciente e o médico avaliem os benefícios individuais antes da implantação de um dispositivo permanente. Na maioria dos pacientes, os testes de neuroestimulação medular são fáceis de realizar, resultam em baixa morbidade e mimetizam o procedimento permanente. Essas vantagens não são compartilhadas por outros procedimentos diagnósticos para síndromes de dor crônica, como os bloqueios de nervos usados para identificar candidatos a procedimentos ablativos. Além disso, um teste malsucedido pode ser encerrado pela remoção do eletrodo sem risco significativo. O sucesso do período de teste deve ser avaliado por meio de critérios objetivos e subjetivos predeterminados.

O período de teste dura normalmente entre 3 e 10 dias e, durante esse tempo, os eletrodos são conectados a um gerador externo programável. O objetivo do teste é avaliar o nível de alívio da dor, as mudanças na qualidade de vida e o consumo de analgésicos obtidas por meio da neuroestimulação transitória. Atualmente, os critérios usados para prosseguir com o implante permanente do sistema de neuroestimulação requer pelo menos 50% de redução na intensidade da dor associada à melhora na qualidade de vida do paciente.[51]

Há duas formas de se realizar o período teste. Uma das formas consiste em inserir os eletrodos percutaneamente, ancorados, tunelizados e conectados com cabos extensores temporários. Na outra forma, os eletrodos não são tunelizados e são conectados diretamente ao gerador externo. As vantagens da primeira abordagem (ancorado, tunelizado) incluem eliminar o gasto de um segundo eletrodo, permitindo que o teste seja conduzido com o eletrodo definitivo e garantindo que a posição do eletrodo permanente seja a mesma do eletrodo temporário bem-sucedido. As vantagens da segunda abordagem (percutânea, colocação estritamente temporária) incluem evitar a dor associada à incisão, ancoragem e tunelização, o que pode confundir os resultados do teste.

Para o período de teste, na maioria das vezes, os eletrodos são colocados no espaço peridural por via percutânea. Nos implantes definitivos podem ser usados eletrodos percutâneos ou eletrodos em placa, implantados em uma cirurgia aberta, geralmente associada à laminectomia.

A decisão de selecionar as opções de eletrodo percutâneo *versus* elétrodos em placa deve ter como base a experiência do cirurgião, as necessidades individuais do paciente e as informações obtidas durante o período de teste. Ao se escolher o gerador implantável, deve-se entender as demandas de energia, a forma de onda efetiva e a capacidade do paciente para recarregar. Considerações adicionais incluem o tamanho do gerador, longevidade da fonte de alimentação e compatibilidade de ressonância magnética. Neste capítulo, vamos nos ater à técnica percutânea.[52]

O paciente é colocado em posição de decúbito ventral com um travesseiro sob o abdome para diminuir a lordose lombar (para implante de eletrodo torácico ou lombar) ou embaixo do tórax para aumentar a flexão cervical (para implante de eletrodo cervical).

Antibioticoprofilaxia é indicada em todos os casos. Tanto o teste como o implante permanente são realizados na maioria das vezes sob anestesia local associada à sedação. Todo o procedimento deve ser realizado com técnica cirúrgica observados todos os cuidados de esterilização.

Os locais de punção mais comuns para a área lombar são os interespaços espinhais T12-L1 ou L1-L2. Para a área cervical, os locais de punção são os interespaços T1-T2 ou T2-T3. Alternativamente, o local de entrada pode ser na área lombar (T12-L1) e um eletrodo longo pode ser usado até os níveis cervicais.

Imagens fluoroscópicas anteroposteriores (AP) verdadeiras são obtidas, certificando-se de que os processos espinhosos estejam posicionados na linha mediana dos pedículos. O local de entrada da agulha é lateral ao processo espinhoso. O espaço peridural é identificado pela técnica de perda de resistência (Figura 92.6).

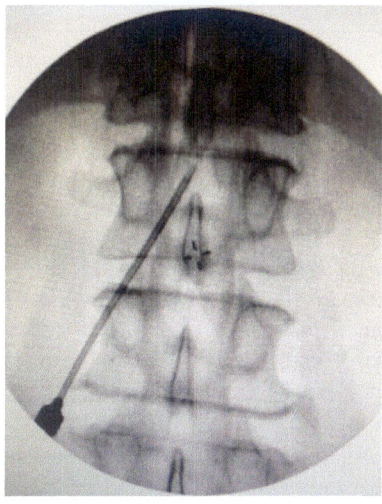

FIGURA 92.6 – Punção paramediana lombar.

Fonte: Acervo da autoria do capítulo.

Recomenda-se que as incidências fluoroscópicas laterais sejam verificadas durante a inserção da agulha a fim de se avaliar a profundidade da agulha. O eletrodo é inserido no espaço epidural sob orientação fluoroscópica contínua. A ponta curva do eletrodo pode facilitar o posicionamento e a passagem dos eletrodos. O objetivo é posicionar o elétrodo na linha média do processo espinhoso ou em sua margem lateral se a cobertura do estímulo unilateral for pretendida. Isso é verificado com imagem fluoroscópica na visualização AP (Figura 92.7). Uma posição muito lateral do eletrodo pode causar deslocamento do eletrodo para o espaço peridural lateral ou mesmo anterior e, consequentemente, cobertura inadequada do estímulo. Uma vez obtida a posição adequada do eletrodo, a estimulação de teste é realizada. É importante que as parestesias de estimulação forneçam pelo menos 70% a 80% de sobreposição com a localização da dor do paciente. Nas novas formas de estimulação, os eletrodos têm posicionamento fixo, não sendo necessário realizar os testes de percepção no período intraoperatório.

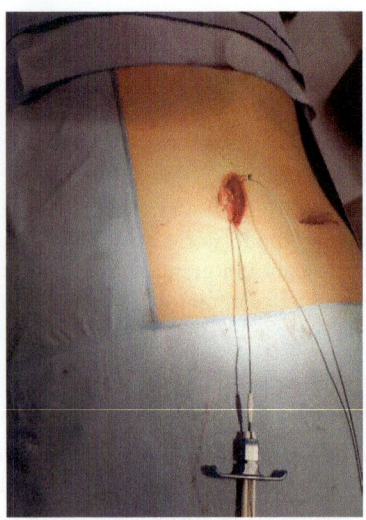

FIGURA 92.8 – Ancoragem dos eletrodos e bolsa do gerador.
Fonte: Acervo da autoria do capítulo.

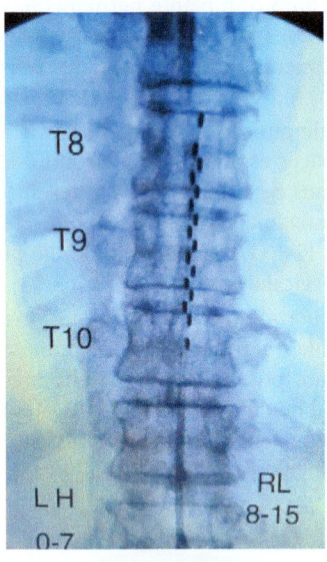

FIGURA 92.7 – Eletrodos posicionados na visão AP.
Fonte: Acervo da autoria do capítulo.

Após a correta colocação dos eletrodos e confirmação da cobertura das áreas doloridas, no caso dos eletrodos percutâneos, é feita uma incisão ao redor da agulha. Os tecidos ao redor da agulha são dissecados até que o ligamento supraespinhoso seja exposto. Neste ponto, um dispositivo de ancoragem é usado para fixar o eletrodo ao ligamento supraespinhoso. As técnicas contemporâneas de ancoragem percutânea de eletrodo reduziram drasticamente a incidência de migração percutânea desse dispositivo.

Uma bolsa subcutânea é criada para o implante do gerador que usualmente é inserido em região dorsal baixa ou região glútea. Os eletrodos são tunelizados por via subcutânea através de um tunelizador até a loja do gerador (Figura 92.8).

Os pacientes devem evitar qualquer atividade extrema nas primeiras 6 a 8 semanas após a implantação permanente do sistema para evitar a migração do eletrodo e permitir a formação de tecido cicatricial epidural.

Evidências

Atualmente, a estimulação da medula espinhal é considerada apenas em um estágio relativamente tardio do tratamento para o paciente com síndrome da coluna falida (*failed back surgery syndrome* – FBSS) ou síndrome pós-laminectomia. Esta utilização tardia no *continuum* de tratamento da dor crônica é surpreendente, pois as evidências atuais são de nível 1 ou nível 2 e indicam que o método tradicional é um tratamento seguro, clinicamente eficaz e de baixo custo.[53]

Embora as evidências apoiem sua segurança e eficácia, a estimulação tradicional de baixa frequência produz parestesias desagradáveis em 49% a 71% dos pacientes e que podem se tornar menos toleráveis com o passar do tempo. As parestesias persistentes associadas à estimulação de baixa frequência e a perda de eficácia por outras causas desconhecidas podem resultar em desgaste ou "tolerância" em pacientes.

Avanços tecnológicos como novas formas de onda, frequências de estimulação mais altas e novos alvos anatômicos expandiram amplamente o campo da estimulação, resultando em maior eficácia com aplicabilidade mais ampla deste tratamento. Além disso, essas abordagens podem fornecer um tratamento de resgate para pacientes que falharam anteriormente em outras terapias cirúrgicas menos invasivas, oferecendo alívio a uma população de pacientes entre as de tratamento mais difícil.

Estudos em estimulação medular de baixa frequência

Uma das indicações mais estudadas para estimulação é a dor radicular persistente após cirurgia de disco lombar. Resumindo os dados coletados ao longo de mais de 25 anos, a estimulação tradicional de baixa frequência em qualquer intervalo de tempo fornece aproximadamente 50% do alívio da dor, em cerca de 50% dos pacientes. Esses resultados permanecem inalterados desde o momento inicial (anterior a 1995) até o presente. Embora a proporção de pacientes que relataram alívio significativo da dor tenha permanecido inalterada, mas notavelmente consistente entre os estudos realizados nesse período de tempo, as complicações comuns caíram drasticamente com as melhorias na segurança (atribuídas à melhoria nas técnicas de implantação, ancoragem mais eficaz e avanços na redução do tamanho dos geradores implantáveis), resultando em maior conforto do paciente e em técnicas cirúrgicas menos invasivas.[54]

O estudo de North et al. inscreveu 50 indivíduos em um estudo randomizado cruzado, tratando os indivíduos com estimulação ou com cirurgia de revisão da artrodese da coluna vertebral, em um estudo conhecido como PROCESS. Quarenta e cinco desses indivíduos foram acompanhados por um período de até 3 anos. De 19 indivíduos, 9 (47,4%) no grupo estimulação e 3 de 26 indivíduos (11,5%) que foram submetidos a cirurgias tiveram mais de 50% de alívio da dor. A taxa de cruzamento foi menor no grupo estimulação do que no grupo que recebeu cirurgia adicional (5/24 versus 14/26, respectivamente), indicando a preferência do paciente pelo método de estimulação.[55]

O trabalho de Kumar et al. estudou 100 pacientes que tinham dor neuropática radicular após uma cirurgia de coluna vertebral. Os pacientes foram randomizados para receber tratamento médico convencional máximo (TMM) ou gerenciamento médico convencional máximo (GMM) mais estimulação. Aos 6 meses, 48% dos pacientes que haviam sido tratados com estimulação tiveram mais de 50% de alívio da dor, enquanto apenas 9% no grupo-controle relataram isso. A taxa de cruzamento (em 6 meses) foi muito menor no grupo estimulação. Além disso, em 6 meses, os pacientes randomizados para estimulação alcançaram melhora significativamente maior na capacidade funcional e na qualidade de vida em comparação com os pacientes do grupo-controle. Acompanhamento de longo prazo, de 12 meses, com o grupo estimulação demonstrou melhora no alívio da dor, qualidade de vida e capacidade funcional, bem como maior satisfação ($p \leq 0,05$). Aos 24 meses de acompanhamento, 37% dos pacientes no grupo-estimulação continuaram a atingir pelo menos 50% de alívio da dor versus 2% dos pacientes no grupo controle ($p = 0,003$).[56]

O estudo PROCESS forneceu detalhes sobre a relação custo-efetividade da estimulação e demonstrou uma economia substancial de custos para o tratamento da dor crônica no grupo que recebeu estimulação em oposição ao grupo sob tratamento convencional. A qualidade de vida relacionada à saúde também melhorou significativamente após o tratamento com estimulação. Quando a relação custo-eficácia em longo prazo da terapia de estimulação (acompanhada durante um período de 5 anos) foi comparada ao tratamento convencional, os custos mais elevados ao longo dos primeiros 30 meses no grupo-estimulação, principalmente decorrentes de despesas iniciais de implantação, são claramente compensados por uma economia substancial na fase de pós-implante. Os benefícios adicionais da estimulação tradicional incluem 2 vezes a melhoria nos parâmetros de qualidade de vida e pontuação nas escalas de satisfação do paciente.[53]

Estudos em estimulação medular de alta frequência

A estimulação da medula espinhal de alta frequência usando a frequência de 10 kHz, denominada "terapia HF10", é a primeira em uma série de terapias alternativas de formas de onda de frequência que fornecem atualmente evidências de controle eficaz da dor crônica axial e radicular. O controle da dor é obtido com a colocação de eletrodos por meio de medidas anatômicas, sem a produção de nenhuma parestesia e, portanto, sem a necessidade de mapeamento de parestesia para as áreas dolorosas do paciente, como é naturalmente feito na estimulação de baixa frequência tradicional.[57]

Um pequeno estudo clínico inicial de curto prazo com estimulação de 10 kHz documentou uma melhora significativa nos escores de dor axial e radicular, sendo que 88% dos pacientes preferiram esta terapia em vez da estimulação convencional, o que ocasionou a investigação aprofundada.[58]

Seguiu-se um estudo europeu muito maior (83 pacientes), fornecendo dados de longo prazo em estimulação com HF10 kHz. Durante esse estudo (série de casos de dois centros clínicos), o HF10 kHz forneceu analgesia significativa (> 50% do alívio da dor) em > 70% dos pacientes. A precisão da colocação do eletrodo é menos rigorosa do que na estimulação convencional e, portanto, é menos provável que seja impactada pela migração do eletrodo.

O mesmo grupo de pesquisadores relatou um acompanhamento de 2 anos. A estimulação de alta frequência resultou em alívio sustentado e significativo das dores axiais e radiculares, melhorias funcionais e do sono, redução do uso de opioides com a correspondente satisfação do paciente.[59]

Finalmente, o estudo SENZA-RCT, um ensaio clínico multicêntrico, prospectivo, randomizado e controlado realizado nos Estados Unidos, forneceu evidência de nível 1 avaliando a eficácia da estimulação de HF10 kHz em comparação com estimulação tradicional de baixa frequência para indivíduos com dor crônica axial e radicular. Os resultados desse estudo ocasionaram a aprovação dessa terapia pela Food and Drug Administration (FDA), agência dos Estados Unidos. Um total de 198 pacientes em 10 centros de pesquisa com forte dor axial e radicular (que tiveram uma pontuação de ≥ 5 cm na escala VAS) foi randomizado em uma proporção de 1:1 para grupos de tratamento de estimulação tradicional e HF10 kHz. Dos 189 indivíduos submetidos à estimulação experimental, 171 passaram por um teste temporário com alívio significativo da dor ($\geq 40\%$ alívio da dor) e foram, então, implantados com o sistema de estimulação atribuído. A proporção de indivíduos que responderam com mais de 50% de redução da dor nas costas, sem efeitos adversos significativos relacionados à estimulação, foi avaliada como o desfecho primário em ambos os grupos. Aos 3 meses, 84,5% dos indivíduos que tiveram implantado o sistema de HF10 kHz responderam à dor axial e 83,1%, à dor radicular, em comparação com 43,8% dos indivíduos com estimulação de baixa frequência tradicionais que responderam à dor axial e 55,5%, à dor radicular (p < 0,001). A superioridade da estimulação HF10 kHz sobre a estimulação tradicional de baixa frequência foi sustentada por 12 meses (p < 0,001) e 24 meses (p < 0,001). Aos 24 meses, mais indivíduos responderam ao sistema de estimulação de 10 kHz do que o sistema tradicional de baixa frequência (dor axial: 76,5% *versus* 49,3%; dor radicular: 72,9% *versus* 49,3% (p < 0,001 para não inferioridade e p = 0,003 para superioridade). Nenhum dos indivíduos com estimulação de 10 kHz experimentou parestesias, enquanto 46,5% dos indivíduos com estimulação de baixa frequência tradicional relataram estimulação desconfortável, culminando em relatá-la como evento adverso relacionado ao estudo (11,3%).[60,61]

Existem apenas alguns poucos estudos publicados avaliando o efeito terapêutico de outras terapias de estimulação de alta frequência. Um deles é um estudo em animais que comparou o efeito inibitório da hipersensibilidade mecânica da estimulação bipolar de diferentes intensidades (20%, 40% e 80% do limiar motor) e frequências (50 Hz, 1 kHz e 10 kHz) em um modelo de rato de dor neuropática. O estudo forneceu evidências de que o efeito analgésico da estimulação em ratos depende de ambos (intensidade e frequência) e também de que a estimulação de alta intensidade na grandeza de quilohertz forneceu inibição mais precoce da hipersensibilidade mecânica do que a técnica convencional de 50 Hz.[62]

No estudo PRECISE, Zucco et al. realizaram um estudo observacional, multicêntrico, ambispectivo, longitudinal em 80 pacientes com síndrome pós-laminectomia com dor predominante radicular refratária à terapia máxima e os acompanharam por até 24 meses após a estimulação. Embora os custos sociais totais tenham aumentado após a colocação da terapia, os autores concluíram que o implante seria custo-efetivo em 80% a 85% quando era feito o ajuste para os anos de vida ajustados pela qualidade. Esse estudo ressalta os custos contínuos da síndrome não tratada para a sociedade como um todo, incluindo a perda de produtividade, custos associados à deficiência, visitas ao pronto-socorro, custos de exames de imagem e custos de medicamentos e de hospitalizações.[63]

Perruchoud et al. estudaram 40 pacientes em um RCT com sistemas implantados para a região lombar e radicular. Esse estudo usou 5 kHz (pulsos monofásicos com 60 µs de largura de pulso) em intensidades definidas abaixo do limiar de percepção do paciente. As impressões globais do paciente sobre a mudança percebida (resultado principal), intensidade da dor (VAS) e QV (medido pelo instrumento ED-5D) não foram diferentes para estimulação com 5 kHz em comparação com *sham* (não estimulação). Vários fatores podem explicar esses resultados clínicos diferentes. Nesse estudo, todos os pacientes tiveram uma experiência anterior bem-sucedida com estimulação tradicional em frequências que produzem parestesia (que nem o grupo *sham* nem o grupo estimulação de 5 kHz experimentaram). Geralmente, as parestesias são necessárias para que o sistema convencional seja considerado eficaz, e todos os pacientes no estudo Perruchoud foram provavelmente condicionados a essa percepção da parestesia com o sucesso da terapia. Outros fato-

res que podem explicar esses resultados clínicos divergentes incluem a possibilidade de que a estimulação de 10 kHz seja eficaz, mas o de 5 kHz não, bem como a diferença entre as quantidades de energia elétrica distribuída para a medula espinhal por cada sistema.[64]

Os dois estudos clínicos de estimulação de 10 kHz forneceram um conjunto consistente de dados e eficácia clínica muito melhor do que a estimulação tradicional, estabelecendo novo padrão de eficácia que as modalidades de forma de onda emergentes deveriam igualar ou exceder. Com base no estado atual de evidências clínicas, parestesias durante a estimulação não são essenciais para o alívio da dor. Até agora, ela provou ser desconfortável, limitando o intervalo de tempo e a amplitude de estimulação aceitáveis.

Finalmente, o estudo conduzido por Lad, em uma coorte com 16.455 pacientes com síndrome pós-laminectomia, incluiu 395 pacientes submetidos à estimulação que foram comparados aos pacientes submetidos à reoperação para revisão do sistema de artrodese. Eles encontraram taxas de complicações significativamente mais baixas em 90 dias de pós-operatório, menor taxa de permanência no hospital e despesas associadas com custos ambulatoriais, medicação e emergência semelhantes. Ele conclui que o método de estimulação permanece subutilizado.[65]

Estudo com estimulação medular do tipo *burst*

A estimulação do tipo *burst* utiliza uma programação complexa para fornecer um modo de rajada ou explosão com 40 Hz, cada *burst* consistindo de 5 picos de 500 Hz/pico em um modo de corrente constante.

Usando essa metodologia, a estimulação sem parestesia pode ser alcançada em mais de 80% dos pacientes. Foi proposto que a analgesia induzida ocorre não apenas por seus efeitos na medula espinhal, mas também em componentes supraespinhais do SNC, bem como induzindo vias inibitórias descendentes e inibindo a facilitação da dor. Acredita-se que o mecanismo proposto sobre o modo como a estimulação funciona seja mais complexo do que apenas a mecânica da teoria do portão. Foi sugerido que essa forma de estimulação em rajada pode ativar especificamente a via perceptiva lateral e a via medial, ativando o cingulado anterior dorsal e o córtex pré-frontal dorsolateral direito e que estaria, assim, modulando o componente afetivo para alívio da dor quando comparado ao método tradicional de estimulação.

O estudo multicêntrico, randomizado, cruzado, *Success Using Neuromodulation with BURST* (SUNBURST) determinou a segurança e a eficácia de um dispositivo que fornece estimulação tônica tradicional e estímulo *burst* para pacientes com dor crônica. Após um ensaio tônico bem-sucedido, 100 indivíduos foram randomizados para receber um modo de estimulação nas primeiras 12 semanas e, em seguida, o outro modo de estimulação nas 12 semanas seguintes. O desfecho primário avaliou a não inferioridade da diferença dentro do indivíduo entre estimulação tônica e *burst* para VAS média diária. Uma análise sobre a intenção de tratar foi conduzida usando-se dados nas visitas de 12 e 24 semanas e os indivíduos, então, usaram o modo de estimulação de sua escolha e foram acompanhados por

1 ano. O estudo SUNBURST demonstrou que a estimulação *burst* não é inferior à estimulação tônica (p < 0,001). Significativamente mais indivíduos (70,8%) preferiram a estimulação *burst* em vez da estimulação tônica (p < 0,001).[66]

Complicações

A estimulação medular tem estado sob o escrutínio de pares e do público em virtude da possibilidade de complicações graves relacionadas a lesões medulares, sangramento ou infecção. A ocorrência das complicações mais comuns, como uma parestesia desconfortável, dor no local de implantação e migração do eletrodo, diminuiu drasticamente nos últimos 5 anos usando sistemas mais portáteis, melhores âncoras e técnicas de ancoragem, bem como por melhores diretrizes de prática.

A infecção, na forma de um abscesso superficial, profundo ou peridural, é a complicação mais preocupante do implante do sistema. A deiscência da ferida e/ou erosão do dispositivo e a presença de seroma podem estar relacionadas à técnica cirúrgica e às comorbidades do paciente. O hematoma neuro-axial é raro, mas é uma complicação grave do implante do eletrodo. Atualmente, existem diretrizes adequadas para o manejo de um paciente em uso de medicamentos anticoagulantes que devem ser seguidas. Lesões nervosas, incluindo quadriparesia, foram descritas na literatura. A punção dural e a cefaleia são complicações comuns da colocação de agulha 14 G tipicamente grande no espaço epidural que avança erroneamente por via intratecal, produzindo uma chamada "punção úmida". Outras complicações são menos frequentes e incluem fibrose epidural, insuficiência renal, náusea ou mesmo diarreia.[67]

A rigorosa triagem pré-implante geralmente determina a taxa de sucesso em longo prazo da terapia com o estimulador medular. A recomendação dos seguintes critérios de seleção para implantação de dispositivos de neuroestimulação para controle da dor pode minimizar a ocorrência de complicações:[67]

- Uma causa de dor bem definida, não oncológica e fisiológica (não psiquiátrica); se a dor estiver relacionada ao tratamento do câncer ou morbidade cirúrgica da ressecção do tumor e o paciente estiver estável, o uso de neuroestimulação pode ser considerado.
- Após a falha da terapia clínica por pelo menos 3 a 6 meses, mas antes de uma reoperação, se o paciente estiver neurologicamente estável.
- Após a falha da terapia clínica em pacientes com dor mista ou neuropática por pelo menos 3 a 6 meses, mas antes da terapia de manutenção com opioides.
- Procedimentos cirúrgicos corretivos não são viáveis ou aconselháveis ou preferidos.
- Qualquer transtorno psiquiátrico importante não tratado ou instável, conforme determinado por uma avaliação psicológica bem realizada; os pacientes que apresentem queixas de somatização significativas devem ser excluídos.
- Discussão das expectativas da terapia.
- Eliminação do uso impróprio de drogas antes da implantação.

- Ausência de questões não resolvidas de ganho secundário ou litígio que pode ter papel central para a propagação da dor.
- Capacidade de dar consentimento informado para o procedimento.
- Domínio da capacidade cognitiva para operar o equipamento.
- RNM pré-operatório ou mieloTC da coluna (dentro de 12 meses) para descartar patologia que possa confundir o diagnóstico e/ou comprometer os resultados.
- Expectativa de vida superior a 12 meses.
- Vontade do paciente e concordância em seguir o protocolo institucional para visitas de acompanhamento.

Tipos de complicações

- **Fratura do eletrodo (5,9%)/desconexão (9,1%):** mudanças no padrão de estimulação: comparar as radiografias atuais com as do procedimento inicial de implante. As macrofraturas do eletrodo ou a desconexão do eletrodo podem frequentemente ser vistas em radiografias. Microfraturas do eletrodo (ou seja, fibras internas) não podem ser vistas em radiografias, mas o teste de impedância é frequentemente indicativo de uma fratura. O teste de impedância dos eletrodos deve ser realizado para suspeitas de macro ou microfraturas. A frequência de fratura do eletrodo pode ser reduzida usando-se alças de alívio e técnicas de ancoragem adequadas, evitando-se estruturas móveis, como articulações, e colocando-se o gerador próximo aos eletrodos permanentes.[68]
- **Migração do eletrodo (0 a 1,37%):** mudanças no padrão de estimulação: comparar as radiografias atuais com as do procedimento inicial de implante. A probabilidade de migração do eletrodo pode ser reduzida usando-se alças de alívio de tensão perto da âncora e do local do gerador, bem como colocando a ponta da âncora no ligamento supraespinhoso. O ângulo de entrada do eletrodo, a colocação da bateria e as técnicas de sutura também podem afetar a migração do eletrodo. Foi demonstrado que as âncoras de travamento mecânico fixam os eletrodos com maior resistência à tração, e os adesivos foram relatados para melhorar o desempenho clínico da âncora. O gerador deve ser colocado próximo aos eletrodos permanentes. Os eletrodos do tipo pá têm incidência menor de migração do que os eletrodos percutâneos. Limitar os movimentos do paciente (ou seja, torcer, dobrar, levantar) no período pós-operatório para permitir a formação de fibrose do eletrodo no espaço epidural diminuirá a incidência de migração do eletrodo.[69]
- **Falha do gerador/bateria (1,7%):** a bateria não consegue manter a carga ou não funciona corretamente. Comparar as radiografias atuais com as tiradas no momento do implante. Perguntar ao paciente sobre o trauma direto na bateria. A falha da bateria ou do gerador pode exigir a substituição do dispositivo. A

sutura pode ser colocada ao redor do eletrodo à medida que ele entra na bota de silicone do gerador. Essa complicação também pode ser atenuada seguindo-se as recomendações do fabricante do dispositivo, como colocar o gerador na profundidade recomendada.[70]

▶ **Infecções (3,4% a 10%):** o paciente pode queixar-se de náuseas, vômitos, febre, calafrios e/ou mal-estar geral. O exame físico pode revelar vermelhidão (rubor), calor (calor), inchaço (tumor), dor (dolor) e drenagem purulenta do local do gerador ou outras incisões. Se a infecção estiver avançada, o paciente pode apresentar alterações neurológicas. Considerar tomografia computadorizada com contraste. O manejo geralmente inclui a abertura da bolsa do dispositivo e a sua remoção. As culturas de secreção e tecido, juntamente com o gerador, devem ser encaminhadas à microbiologia e ou patologia para identificação do germe responsável. O tratamento com antibióticos deve ser direcionado pelo laudo microbiano da cultura. O risco de infecção é elevado por terapia imunossupressora ou condições clínicas (corticosteroides, artrite reumatoide, desnutrição, obesidade e uso de álcool ou tabaco, HIV, diabetes), internação prolongada, transfusões perioperatórias, ventilação insuficiente da sala de cirurgia e preparação inadequada da pele no sítio cirúrgico. Antibióticos no pré e pós-operatório devem ser administrados conforme recomendado pelos padrões de doenças infecciosas da unidade operacional com base em bactérias locais e infecções prevalentes. Os implantes de neuromoduladores devem ser considerados de alto risco de infecção semelhante a um implante de prótese articular, e precauções semelhantes devem ser tomadas (p. ex., limitar o tráfego pela sala de cirurgia, esfregar completamente a área que receberá o implante, administrar antibióticos pré-operatórios, usar irrigação abundante).[71]

▶ **Hematoma epidural (0,3%):** alterações neurológicas que podem incluir parestesias (com o dispositivo desligado), fraqueza, paralisia ou alterações do intestino ou da bexiga são indicativas de preocupação. Mudanças mais sutis podem incluir dor em uma nova área ou piora da dor existente. Uma tomografia computadorizada de emergência com contraste e a consulta adequada com neurocirurgião/cirurgião de coluna devem ser solicitadas. O tratamento eficaz requer a drenagem do hematoma em até 8 horas após o déficit neurológico e esta é uma verdadeira emergência neurocirúrgica, devendo ser tratada como tal. Pacientes recebendo terapia anticoagulante devem ser tratados de acordo com as diretrizes da sociedade.[72]

▶ **Punção dural (0,3 a 2%):** presença de fluido espinhal dentro do campo operatório durante o procedimento ou vazando da incisão fechada após o procedimento. No pós-operatório, o paciente pode queixar-se de cefaleia (cefaleia posicional é a apresentação clássica); entretanto, alguns pacientes, especialmente os idosos, podem não se queixar de cefaleia, apesar da presença de vazamento de líquido cefalorraquidiano (LCR).

Medidas conservadoras para punção dural podem ser consideradas no pós-operatório (p. ex., posição supina, cafeína, fluidos IV). Alguns colegas abandonarão o procedimento intraoperatório, enquanto outros prosseguirão (continuando no mesmo nível ou alterando o nível de entrada). Um tampão sanguíneo peridural é controverso, pois pode se tornar um foco de infecção. A punção dural é mais provável em pacientes não cooperativos, aqueles que já fizeram cirurgia no local, aqueles com estenose espinhal e pacientes com ligamento amarelo calcificado.[73]

▶ **Seroma na loja do gerador (2,5%):** dor, edema, vermelhidão e/ou dor no local do gerador. Quando os seromas se desenvolvem, geralmente podem ser tratados com uma cinta abdominal e/ou com drenagem em ambiente estéril. Culturas podem ser enviadas para análise se houver suspeita de infecção. O risco de seroma pode ser reduzido limitando-se a dissecção agressiva, evitando-se o uso excessivo do cautério, criando-se uma bolsa menor do gerador, limitando-se o espaço morto com um fechamento em camadas e hemostasia cuidadosa.[74]

Conclusão

Não há dúvida de que a neuroestimulação representa uma terapia segura e eficaz para pacientes com condições de dor neuropática, especialmente aqueles com dor crônica após cirurgia de coluna. As evidências clínicas acumuladas são extremamente positivas e, com a introdução do estímulo *burst*, HF e DRG, os pacientes têm tido mais opções do que nunca. Em estudos randomizados de alta qualidade, a estimulação de *burst* e a estimulação de alta frequência (HF) mostraram alívio da dor superior ao estímulo tônico convencional para pacientes com síndrome pós-laminectomia. Grandes estudos clínicos não patrocinados pela indústria comparando as opções disponíveis são urgentemente necessários para estabelecer quais paradigmas de estimulação são superiores e para condições clínicas específicas. Além disso, mais atenção deve ser direcionada para melhor compreensão da perda de eficácia que ocorre no curto ou longo prazo.

O acúmulo de evidências apoia a ideia de que a neuroestimulação medeia a analgesia no nível do sistema modulando a ativação corticolímbica, e os avanços técnicos que incluem as novas formas de estimulação livre de parestesia combinadas com compatibilidade com ressonância magnética são muito promissores. Estudos futuros de ressonância magnética funcional devem delinear ainda mais os mecanismos de ação corticais e espinhais, prever respondedores e otimizar os parâmetros de estimulação.

A dor crônica pós-cirurgia de coluna é uma condição comum e diversa difícil de tratar e está associada a prejuízos significativos na qualidade de vida. A importância de ter terapias seguras e eficazes foi destacada recentemente nas discussões sobre a epidemia de opioides. Compreender melhor as bases biológicas da neuroestimulação medular será essencial para identificar os candidatos adequados, otimizando-se o alívio da dor e maximizando-se o benefício social.

Referências bibliográficas

1. Saravanakumar K. Bonica's management of pain. 4th ed. Anaesthesia; 2010.

2. Pumberger M, Chiu YL, Ma Y, Girardi FP, Mazumdar M, Memtsoudis SG. National in-hospital morbidity and mortality trends after lumbar fusion surgery between 1998 and 2008. J. Bone Joint Surg. Br. 2012;94:359-364.

3. Chan C, Peng P. Failed back surgery syndrome. Pain Med. 2011;12(4):577-606.

4. Deyo RA, Mirza SK, Martin BI. Back pain prevalence and visit rates: estimates from U.S. national surveys – 2002. Spine. 2006;31(23):2724-7.

5. Wilkinson H. The failed back syndrome: etiology and therapy. Philadelphia: Harper & Row; 1991.

6. Javid MJ, Hadar EJ. Long-term follow-up review of patients who underwent laminectomy for lumbar stenosis: a prospective study. J. Neurosurg. 1998;89:1.

7. Nachemson AL. Evaluation of results in lumbar spine surgery. Acta Orthop. Scand. Suppl. 1993;251:130-3.

8. Chan C, Peng P. Failed back surgery syndrome. Pain Med. Malden Mass. 2011;12(4):577-606.

9. Ha KY, Lee JS, Kim KW. Degeneration of sacroiliac joint after instrumented lumbar or lumbosacral fusion: a prospective cohort study over five-year follow-up. Spine. 2008;33(11):1192-8.

10. DePalma MJ, Ketchum JM, Saullo TR. Etiology of chronic low back pain in patients having undergone lumbar fusion. Pain Med. Malden Mass. 2011;12(5):732-9.

11. Liliang PC, Lu K, Liang CL, Tsai YD, Wang KW, Chen HJ. Sacroiliac joint pain after lumbar and lumbosacral fusion: findings using dual sacroiliac joint blocks. Pain Med. Malden Mass. 2011;12(4):565-70.

12. Buonocore M, Demartini L, Bonezzi C. Lumbar spinal cord stimulation can improve muscle strength and gait independently of the analgesic effect: a case report. Neuromodulation. 2006;9(4):309-13.

13. Shealy CN, Mortimer JT, Reswick JB. Electrical inhibition of pain by stimulation of the dorsal columns: preliminary clinical report. Anesth. Analg. 1967;46(4):489-491.

14. Huygen F, Kallewaard JW, Van Tulder M et al. Evidence-based interventional pain medicine according to clinical diagnoses [Update 2018]. Pain Pract. 2019;19(6):664-675.

15. Melzack R, Wall PD. Pain mechanisms: a new theory. Science. 1965;150(3699):971-979.

16. Linderoth B, Stiller CO, Gunasekera L et al. Gamma-aminobutyric acid is released in the dorsal horn by electrical spinal cord stimulation: an in vivo microdialysis study in the rat. Neurosurgery. 1994;34(3):484-489.

17. Cui JG, O'Connor WT, Ungerstedt U et al. Spinal cord stimulation attenuates augmented dorsal horn release of excitatory amino acids in mono-neuropathy via a GABAergic mechanism. Pain. 1997;73(1):87-95.

18. Saadé NE, Barchini J, Tchachaghian S et al. The role of the dorsolateral funiculi in the pain relieving effect of spinal cord stimulation: a study in a rat model of neuropathic pain. Exp. Brain Res. 2015;233(4):1041-1052.

19. Cui JG, O'Connor WT, Ungerstedt U et al. Spinal cord stimulation attenuates augmented dorsal horn release of excitatory amino acids in mono-neuropathy via a GABAergic mechanism. Pain. 1997;73(1):87-95.

20. Galeazza MT, Garry MG, Yost HJ, Strait KA, Hargreaves KM, Seybold VS. Plasticity in the synthesis and storage of substance P and calcitonin gene-related peptide in primary afferent neurons during peripheral inflammation. Neuroscience. 1995;66(2):443-58.

21. Calzà L, Pozza M, Zanni M, Manzini CU, Manzini E, Hökfelt T. Peptide plasticity in primary sensory neurons and spinal cord during adjuvant-induced arthritis in the rat: an immunocytochemical and in situ hybridization study. Neuroscience. 1998;82(2):575-89.

22. Vallejo R, Kelley CA, Gupta A, Smith WJ, Vallejo A, Cedeño DL. Modulation of neuroglial interactions using differential target multiplexed spinal cord stimulation in an animal model of neuropathic pain. Mol Pain. 2020 Jan-Dec;16:1744806920918057.

23. Caylor J, Reddy R, Yin S, Cui C, Huang M, Huang C, Ramesh R, Baker DG, Simmons A, Souza D, Narouze S, Vallejo R, Lerman I. Spinal cord stimulation in chronic pain: evidence and theory for mechanisms of action. Bioelectron. Med. 2019 Jun 28;5:12.

24. Blond S, Mertens P, David R, Roulaud M, Rigoard P. From "mechanical" to "neuropathic" back pain concept in FBSS patients – A systematic review based on factors leading to the chronification of pain (part C). Neurochirurgie. 2015 Mar;61(suppl. 1):s45-56. doi: 10.1016/j.neuchi.2014.11.001. Epub 2015 Jan 14. PMID: 25596973.

25. Heijmans L, Joosten EA. Mechanisms and mode of action of spinal cord stimulation in chronic neuropathic pain. Postgrad. Med. 2020 Nov;132(suppl. 3):17-21. doi: 10.1080/00325481.2020.1769393. Epub 2020 May 22. PMID: 32403963.

26. Miller JP, Eldabe S, Buchser E, Johanek LM, Guan Y, Linderoth B. Parameters of spinal cord stimulation and their role in electrical charge delivery: a review. Neuromodulation. 2016;19(4):373-84.

27. Prabhala T, Sabourin S, DiMarzio M et al. Duloxetine improves spinal cord stimulation outcomes for chronic pain. Neuromodulation. 2019;22(2):215-218.

28. Huygen F, Kallewaard JW, Van Tulder M et al. Evidence-based interventional pain medicine according to clinical diagnoses [Update 2018]. Pain Pract. 2019;19(6):664-675.

29. Taylor RS, Desai MJ, Rigoard P et al. Predictors of pain relief following spinal cord stimulation in chronic back and leg pain and failed back surgery syndrome: a systematic review and meta-regression analysis. Pain Pract. 2014;14(6):489-505.

30. Kemler MA, De Vet HC, Barendse GA et al. Effect of spinal cord stimulation for chronic complex regional pain syndrome type I: five-year final follow-up of patients in a randomized controlled trial. J. Neurosurg. 2008;108(2):292-298.

31. Kemler MA, De Vet HC, Barendse GA et al. Effect of spinal cord stimulation for chronic complex regional pain syndrome type I: five-year final follow-up of patients in a randomized controlled trial. J. Neurosurg. 2008;108(2):292-298.

32. De Ridder D, Vanneste S, Plazier M et al. Burst spinal cord stimulation: toward paresthesia-free pain suppression. Neurosurgery. 2010;66(5):986-990.

33. Meuwissen KPV, De Vries LE, Gu JW et al. Burst and tonic spinal cord stimulation both activate spinal GABAergic mechanisms to attenuate pain in a rat model of chronic neuropathic pain. Pain Pract. 2020;20(1):75-87.

34. Meuwissen KPV, Gu JW, Zhang TC et al. Burst spinal cord stimulation in peripherally injured chronic neuropathic rats: a delayed effect. Pain Pract. 2018;18(8):988-996.

35. Crosby ND, Goodman Keiser MD, Smith JR et al. Stimulation parameters define the effectiveness of burst spinal cord stimulation in a rat model of neuropathic pain. Neuromodulation. 2015;18(1):1-8.

36. Meuwissen KPV, De Vries LE, Gu JW et al. Burst and tonic spinal cord stimulation both activate spinal GABAergic mechanisms to attenuate pain in a rat model of chronic neuropathic pain. Pain Pract. 2020;20(1):75-87.

37. De Ridder D, Vanneste S. Burst and tonic spinal cord stimulation: different and common brain mechanisms. Neuromodulation. 2016;19(1):47-59.

38. Yearwood T, De Ridder D, Yoo HB et al. Comparison of neural activity in chronic pain patients during tonic and burst spinal cord stimulation using fluorodeoxyglucose positron emission tomography. Neuromodulation. 2020;23(1):56-63.

39. De Vos CC, Bom MJ, Vanneste S, Lenders MW, De Ridder D. Burst spinal cord stimulation evaluated in patients with failed back surgery syndrome and painful diabetic neuropathy. Neuromodulation. 2014;17:152-9.

40. De Jaeger M et al. High-Density in Spinal Cord Stimulation: Virtual Expert Registry (DISCOVER). Study protocol for

a prospective observational trial. Anesthesiology and Pain Medicine. 2017 May 30;7(3):e13640. doi: 10.5812/aapm.13640.

41. Provenzano DA, Rebman J, Kuhel C, Trenz H, Kilgore J. The Efficacy of high-density spinal cord stimulation among trial, implant, and conversion patients: a retrospective case series. Neuromodulation. 2017 Oct;20(7):654-660.

42. Wille F, Breel JS, Bakker EW, Hollmann MW. Altering conventional to high density spinal cord stimulation: an energy dose-response relationship in neuropathic pain therapy. Neuromodulation. 2017 Jan;20(1):71-80. doi: 10.1111/ner.12529. Epub 2016 Oct 24. PMID: 27778413.

43. Van Buyten JP, Al-Kaisy A, Smet I, Palmisani S, Smith T. High-frequency spinal cord stimulation for the treatment of chronic back pain patients: results of a prospective multicenter European clinical study. Neuromodulation. 2013;16:59-65 (discussion 65-6).

44. Kapural L, Yu C, Doust MW, Gliner BE, Vallejo R, Sitzman BT et al. Novel 10-kHz high-frequency therapy (HF10 therapy) is superior to traditional low-frequency spinal cord stimulation for the treatment of chronic back and leg pain: the SENZA-RCT randomized controlled trial. Anesthesiology. 2015;123:851-60.

45. Al-Kaisy A, Van Buyten JP, Smet I, Palmisani S, Pang D, Smith T. Sustained effectiveness of 10-kHz high-frequency spinal cord stimulation for patients with chronic, low back pain: 24-month results of a prospective multicenter study. Pain Med. 2014;15:347-354.

46. Kapural L, Yu C, Doust MW, Gliner BE, Vallejo R, Sitzman BT et al. Comparison of 10-kHz high-frequency and traditional low-frequency spinal cord stimulation for the treatment of chronic back and leg pain: 24-month results from a multicenter, randomized, controlled pivotal trial. Neurosurgery. 2016;79(5):667-77.

47. Koopmeiners AS, Mueller S, Kramer J, Hogan QH. Effect of electrical field stimulation on dorsal root ganglion neuronal function. Neuromodulation. 2013;16(4):304-11.

48. Pawela CP, Kramer JM, Hogan QH. Dorsal root ganglion stimulation attenuates the BOLD signal response to noxious sensory input in specific brain regions: insights into a possible mechanism for analgesia. NeuroImage. 2017;147:10-8.

49. Kramer J, Liem L, Russo M, Smet I, Van Buyten JP, Huygen F. Lack of body positional effects on paresthesias when stimulating the dorsal root ganglion (DRG) in the treatment of chronic pain. Neuromodulation. 2015;18(1):50-7.

50. Pan B, Yu H, Fischer GJ, Kramer JM, Hogan QH. Dorsal root ganglionic field stimulation relieves spontaneous and induced neuropathic pain in rats. J. Pain. 2016;17(12):1349-58.

51. Deer TR et al. Neuromodulation Appropriateness Consensus Committee (NACC) recommendations on SCS and PNS for the treatment of chronic pain. Neuromodulation. 2014;17:515-50.

52. Kreis PG, Fishman SM. Spinal cord stimulation: percutaneous implantation techniques. Oxford University Press; 2009. chap. 2.

53. Kumar K, North R, Taylor R et al. Spinal cord stimulation vs. conventional medical management: a prospective, randomized, controlled, multicenter study of patients with failed back surgery syndrome (PROCESS Study). Neuromodulation. 2005;8:213-8.

54. Taylor RS, Van Buyten JP, Buchser E. Spinal cord stimulation for chronic back and leg pain and failed back surgery syndrome: a systematic review and analysis of prognostic factors. Spine (Phila Pa, 1976). 2005;30:152-60.

55. North RB, Kidd DH, Farrokhi F et al. Spinal cord stimulation versus repeated lumbosacral spine surgery for chronic pain: a randomized, controlled trial. Neurosurgery. 2005;56:98-106 (discussion 7).

56. Kumar K, Taylor RS, Jacques L et al. Spinal cord stimulation versus conventional medical management for neuropathic pain: a multicentre randomised controlled trial in patients with failed back surgery syndrome. Pain. 2007;132:179-88.

57. Tiede J, Brown L, Gekht G et al. Novel spinal cord stimulation parameters in patients with predominant back pain. Neuromodulation – Technology at the Neural Interface. 2013;16:370-5.

58. Van Buyten JP, Al-Kaisy A, Smet I et al. High-frequency spinal cord stimulation for the treatment of chronic back pain patients: results of a prospective multicenter European clinical study. Neuromodulation – Technology at the Neural Interface. 2013;16:59-66.

59. Al-Kaisy A, Van Buyten JP, Smet I et al. Sustained effectiveness of 10-kHz high-frequency spinal cord stimulation for patients with chronic, low back pain: 24-month results of a prospective multicenter study. Pain Medicine (Malden Mass). 2014;15:347-54.

60. Kapural L, Yu C, Doust MW et al. Novel 10-kHz High-frequency Therapy (HF10 Therapy) is superior to traditional low-frequency spinal cord stimulation for the treatment of chronic back and leg pain – The SENZA-RCT Randomized Controlled Trial. Anesthesiology. 2015;123:851-60.

61. Kapural L, Yu C, Doust MW et al. Comparison of 10-kHz High-frequency and traditional low- frequency spinal cord stimulation for the treatment of chronic back and leg pain: 24-month results from a multicenter, randomized, controlled pivotal trial. Neurosurgery. 2016;79:667-77.

62. Shechter R, Yang F, Xu Q et al. Conventional and kilohertz-frequency spinal cord stimulation produces intensity and frequency-dependent inhibition of mechanical hypersensitivity in a rat model of neuropathic pain. Anesthesiology. 2013;119:422-32.

63. Zucco F, Ciampichini R, Lavano A et al. Cost-effectiveness and cost-utility analysis of spinal cord stimulation in patients with failed back surgery syndrome: results from the PRECISE study. Neuromodulation. 2015;18(4):266-276.

64. Perruchoud C, Eldabe S, Batterham AM et al. Analgesic efficacy of high-frequency spinal cord stimulation: a randomized double-blind placebo-controlled study. Neuromodulation. 2013;16:363-9 (discussion 9).

65. Lad SP, Babu R, Bagley JH et al. Utilization of spinal cord stimulation in patients with failed back surgery syndrome. Spine. 2014;39(12): 719-727.

66. Deer T, Slavin KV, Amirdelfan K, North RB, Burton AW, Yearwood TL, Tavel E, Staats P, Falowski S, Pope J, Justiz R, Fabi AY, Taghva A, Paicius R, Houden T, Wilson D. Success using neuromodulation with BURST (SUNBURST) Study: results from a prospective, randomized controlled trial using a novel Burst waveform. Neuromodulation. 2018 Jan;21(1):56-66.

67. Deer TR, Mekhail N, Provenzano D et al; Neuromodulation Appropriateness Consensus Committee. The appropriate use of neurostimulation: avoidance and treatment of complications of neurostimulation therapies for the treatment of chronic pain. Neuromodulation. 2014;17:571-97 (discussion 97-8).

68. Kumar K, Hunter G, Demeria D. Spinal cord stimulation in treatment of chronic benign pain: challenges in treatment planning and present status, a 22-year experience. Neurosurgery. 2006;58:481-496.

69. North RB, Recinos VR, Attenello FJ, Shipley J, Long DM. Prevention of percutaneous spinal cord stimulation electrode migration: a 15-year experience. Neuromodulation. 2014 [Epub ahead of print].

70. Cameron T. Safety and efficacy of spinal cord stimulation for the treatment of chronic pain: a 20-year literature review. J. Neurosurg. 2004;100:254-267.

71. Kumar K, Taylor RS, Jacques L et al. The effects of spinal cord stimulation in neuropathic pain are sustained: a 24-month follow-up of the prospective randomized controlled multicenter trial of the effectiveness of spinal cord stimulation. Neurosurgery. 2008;63:762-770 (discussion 70).

72. Ranson M, Pope JE, Deer T. Complications of spinal cord stimulation. In: Reducing risks and complications of interventional pain procedures. Philadelphia, PA: Elsevier; 2012. p. 3-10.

73. Deer T, Stewart D. Complications of spinal cord stimulation: identification, treatment, and prevention. Pain Med. 2008;9:93-101.

74. Beer GM, Wallner H. Prevention of seroma after abdominoplasty. Aesthetic Surg. J. 2010;30:414-417.

capítulo 93

Estimulação Cerebral Profunda para Dor –
indicações e técnicas

Jorge Dornellys da Silva Lapa | Pedro Henrique Martins da Cunha |
Bernardo Assumpção de Mônaco | Clement Hamani

Introdução

A estimulação cerebral profunda (ECP) é uma terapia que envolve o fornecimento de corrente elétrica a um alvo específico encefálico por meio de eletrodos implantados com auxílio de técnica estereotática e conectados a um gerador de pulsos por meio de cabos de extensão. A neuromodulação da região cerebral estimulada se baseia em combinações de parâmetros como frequência de estimulação, largura de pulso, amplitude da corrente, posição e polaridade de contatos (cátodos ou ânodos) selecionados do eletrodo, além de uso de configurações básicas monopolar ou bipolar.

A ECP para tratamento da dor crônica refratária se iniciou na década de 1950, sendo uma das primeiras aplicações desta técnica em neurocirurgia funcional.[1] Tanto a via discriminativa sensorial da dor como sua esfera afetiva podem ser moduladas pela ECP. Embora a ECP para distúrbios do movimento esteja bem estabelecida atualmente, esta terapia mostrou resultados inconsistentes para a dor com declínio no número de pacientes e centros que a oferecem para o tratamento da dor crônica.[2] Hoje, apenas alguns centros têm oferecido ECP para o tratamento de dor, muitos dentro de protocolos de pesquisa em caráter experimental. Não há no momento evidência que indique a aplicação dessa terapia, tampouco existe alguma evidência sobre seu não funcionamento.

Neste capítulo revisaremos, principalmente, os alvos terapêuticos, critérios de seleção, aspectos técnicos, resultados clínicos e complicações da ECP para o tratamento da dor.

Alvos terapêuticos

Existem vários alvos para ECP com o intuito de tratar a dor crônica. Os principais alvos são descritos a seguir:

- **Núcleos talâmicos ventroposterolateral (VPL) e póstero-medial (VPM):** a estimulação sensorial talâmica visa atingir parestesia na área dolorosa com eficácia variável. O VPM é direcionado apenas para dores faciais. Esses alvos modulam o sistema lemniscal/corno dorsal da medula.[1]

- **Substância cinzenta periventricular (PVG) e substância cinzenta periaquedutal (PAG):** a PVG é circundada pelo lemnisco medial lateralmente, colículo superior posterossuperiormente e núcleo rubro anteriormente. Esses alvos são presumivelmente mais eficazes para a dor nociceptiva somática (modulação descendente dos circuitos nociceptivos espinhais) e para alodínia da dor neuropática (DN). Os pacientes relataram sentir uma sensação agradável de calor na região acometida com os melhores resultados demonstrados no lado contralateral à estimulação. Esses alvos costumam ser usados para cobertura de áreas maiores como um hemicorpo.[1,3]

- **Córtex cingulado anterior (ACC):** historicamente, a cingulotomia tem sido usada para aliviar a dor intratável principalmente em pacientes com câncer terminal. No primeiro estudo de ECP do ACC para aliviar o componente afetivo da DN crônica, houve uma melhora significativa na qualidade de vida. A estimulação de VPM ou PVG modula a atividade no ACC. O paciente com dor no hemicorpo pós--acidente vascular encefálico (AVC) pode se beneficiar do direcionamento de regiões envolvidas na dimensão afetiva da dor crônica (p. ex., empatia e expectativa de dor). Ademais, a ECP do ACC seria uma opção em pacientes em que falhou o implante de ECP no PAG/PVG e/ou tálamo sensorial para redução da DN.[1,4]

- **Estriado ventral/braço anterior da cápsula interna (VS/ALIC):** a capsulotomia anterior é um procedimento estereotático no qual as projeções recíprocas entre o córtex orbitofrontal e o tálamo são lesadas. Resulta em alívio dos sintomas obsessivos e da ansiedade. No ensaio clínico, a ECP direcionada ao VS/ALIC para DN central em um membro demonstrou melhora significativa nos índices do componente afetivo da dor, como transtornos de humor, redução da antecipação da dor e uso limitado extremidade afetada, de forma a melhorar a qualidade de vida do paciente.[2,5] Outros alvos já foram investigados e não são usados rotineiramente, como cápsula interna, região septal e tálamo medial.[1,6]

▶ A estimulação da PAG ativa mecanismos opioidérgicos ou autonômicos e a estimulação do VPM mostrou inibir o padrão de disparo anormal em neurônios talâmicos desaferentados.[1,7] Essas duas estruturas são cruciais para a percepção envolvida na dor crônica. ACC e VS/ALIC poderiam modular a esfera afetiva da dor, conforme proposto na teoria da neuromatriz.[1,2] Todas as regiões mencionadas anteriormente podem atuar sinergicamente;[1] a estimulação de mais de um alvo simultaneamente é área a ser explorada.

A ECP com alvo talâmico foi usada com mais frequência para tratar a dor pós-AVC, dor facial atípica, lesão da medula espinhal, esclerose múltipla e dor em membro fantasma, enquanto a estimulação da PAG/PVG tem sido usada também no tratamento da dor nociceptiva, incluindo síndrome pós-laminectomia.[8]

Portanto, com base no tipo de dor crônica (neuropática ou nociceptiva), na região corporal comprometida e na etiologia do quadro doloroso, pode-se definir o alvo cerebral para ECP e programar o procedimento, lembrando que a indicação de ECP para um quadro de dor é utilizada como um dos últimos recursos, após esgotamento das demais terapias menos invasivas.

Indicações e aspectos cirúrgicos

O candidato ao procedimento deve apresentar dor intensa e persistente, de causa conhecida. Ele deve ser avaliado por uma equipe multidisciplinar que, além de oferecer o tratamento farmacológico, reabilitação e fisioterapia, precisa excluir questões psicológicas ou psicossociais importantes, incluindo o ganho secundário.[1,9] Importante ressaltar que o procedimento não é curativo e a redução de 50% da dor é considerada um bom resultado, além da possibilidade de sua recorrência no futuro.

Os alvos e coordenadas são programados com base em exames de imagem, como a fusão de estereotomografia com ressonância magnética (RM) e coordenadas indiretas com base no plano comissural anteroposterior (AC-PC) e no ponto médio-comissural (MCP). Os mais utilizados podem ser encontrados na Tabela 93.1.

TABELA 93.1 – Alvos e coordenadas mais comumente utilizadas.[1,8,10]

Alvos	Coordenadas
Alvos talâmicos somatossensoriais: núcleo VPL e VPM contralaterais ao lado da pior dor	10 a 13 mm posterior ao MCP, 5 mm inferior a 2 mm superior a ele. Entre a parede do 3º ventrículo (3º VT) e a cápsula interna para VPM e 2 a 3 mm medial à cápsula interna somatotopicamente relacionada ao braço e 1 a 2 mm para a área da perna para VLP

Alvos	Coordenadas
PAG/PVG (substância cinzenta periaquedutal e periventricular): base na visualização direta da neuroimagem (perto dos limites do 3º VT e do aqueduto cerebral)	2 a 5 mm anterior à PC, 2 a 3 mm lateral à parede medial do 3º VT, no nível do plano
ACC (córtex cingulado anterior)	20 mm posterior à ponta anterior do corno frontal do ventrículo lateral com os contatos posicionados na maioria no trato do cíngulo e o mais profundo contato no corpo caloso
VS/ALIC (estriado ventral/braço anterior da cápsula interna)	6 a 7 mm lateral a linha média, 1 a 2 mm anterior à borda posterior da AC e 3 a 4 mm inferior ao MCP (ponto médio-comissural)

Fonte: Desenvolvida pela autoria do capítulo.

A eletrofisiologia intraoperatória, incluindo microrregistros da atividade neuronal do trajeto e do alvo e a macroestimulação, auxilia no refinamento do alvo de implante final.

Os feitos da estimulação variam de acordo com o alvo:

▶ **Tálamo sensorial:** parestesias percebidas em regiões que devem preferencialmente cobrir as áreas de dor do paciente.[1]

▶ **PVG:** sensação de calor que pode ser até prazerosa.[1,11]

▶ **PAG:** pode gerar sensações de ansiedade e medo induzidas por estimulação.[12]

▶ Após implantado, o eletrodo pode ser externalizado para testes adicionais e diferentes configurações de estimulação são fornecidas na tentativa de caracterizar aquelas associadas com a maior quantidade de analgesia e a maior cobertura da área de dor, ou, com o melhor resultado clínico para o paciente em questão. O teste é considerado bem-sucedido se uma redução > 50% na dor for alcançada com a estimulação. O gerador de pulsos (GP) é, então, implantado e conectado aos eletrodos para manter o tratamento. Caso a cirurgia seja feita em duas etapas, com teste pré-implante do gerador, pode-se definir, com base na resposta obtida durante a fase teste, se o paciente prosseguirá para implante definitivo ou se removerá o eletrodo e o cabo de extensão. Em média, estima-se que 60% dos pacientes testados têm uma resposta positiva e realizam o implante final do GP.[8] É importante ter uma estratégia a ser oferecida para o paciente que não respondeu ao teste para evitar a perda total de esperança de melhora da dor e possíveis catástrofes, como depressão profunda ou até suicídio.

Aspectos pós-operatórios e resultados

Após o implante deve ser feita a programação, visando a maior cobertura da área de dor possível. No tálamo, os parâmetros comumente usados são: frequência em torno de

100 Hz; largura de pulso 60 a 210 microssegundos e intensidade em de 2 a 5 V. E no PVG, frequências mais baixas, em torno de 10 a 25 Hz, são utilizadas.[11-13]

A melhora da dor varia de 30% a 60% dos pacientes tratados na maioria dos estudos.[7] Essa diferença pode ser justificada pela variedade de condições tratadas com ECP, alvo utilizado, uso concomitante de medicamentos analgésicos, e inclusão de todos os pacientes em alguns estudos em vez de apenas aqueles que apresentam uma fase teste de estimulação positiva, além do tempo diferente de seguimento.[11]

O tipo de dor pode influenciar o desfecho: os melhores resultados são geralmente na síndrome pós-laminectomia, membro fantasma, neuropatia periférica, síndrome de dor regional complexa (CRPS) e neuropatia trigeminal. Já os menos expressivos são vistos na dor talâmica, neuralgia pós-herpética e dor após lesão da medula espinhal.[13,14]

O efeito de inserção, de caráter transitório em virtude do deslocamento de tecido encefálico relacionado ao implante do eletrodo profundo enquanto o sistema ainda se encontra desligado, pode ser um preditor de resultados em longo prazo e as taxas de sucesso podem diminuir com o passar do tempo, possivelmente, em razão da plasticidade dos circuitos neuronais e à possível tolerância à estimulação elétrica crônica, predominantemente na ECP de PAG/PVG.[9,11,13,14]

Independentemente da razão, a variabilidade de resultados dos estudos e a eventual perda de benefício ao longo do tempo, além do desafio em se identificar os pacientes que serão bons respondedores ao método, reduziu o interesse pelo campo.[15]

Em publicações recentes, o ACC foi investigado como alvo potencial de ECP em pacientes com dor crônica.[4,16] Após uma fase de estimulação teste, a maioria dos pacientes tiveram os geradores de pulso implantados. Aos 6 meses e 1 ano de PO, os escores numéricos de classificação da dor melhoraram em 60% e 43%, respectivamente.[4] Além do alívio da dor, a estimulação cerebral profunda do tipo ACC foi associado a melhorias nos componentes afetivos da dor.[4,16] Uma das principais complicações desse procedimento parece ser o desenvolvimento de descargas e crises epilépticas após o implante. Embora possam ser controlados de alguma forma após mudanças nos padrões de ciclagem e na taxa de aumento da intensidade da estimulação, esses efeitos colaterais são importantes e devem ser considerados.[4,17]

Outro alvo recentemente proposto para modular o componente afetivo da dor foi o VS/ALIC. Pacientes com dor pós-AVC foram submetidos a implantes de eletrodos em VS/ALIC e randomizados para receber cegamente ECP ativa ou simulada (sham). Embora nenhuma diferença significativa tenha sido encontrada entre a estimulação ativa ou sham no Índice de Incapacidade da Dor (variável de desfecho primário), foram encontradas diferenças significativas nas medidas de desfecho relacionadas à esfera afetiva da dor.[5]

Finalmente, é importante mencionar que a ECP já foi aplicada em cefaleia em salvas crônica. Reduções substanciais na frequência e duração dos episódios de salvas foram relatadas em estudos abertos, sem diferenças significativas registradas na fase de avaliação cega de estimulação randomizada ativa versus sham.[18,19] O método não tem sido mais a primeira escolha cirúrgica frente aos bons resultados que estão sendo obtidos com estimulação de nervo occipital, que, por ser uma estimulação de nervo periférico, é menos invasiva.

Complicações

As complicações associadas à ECP podem ser divididas em neurológicas, relacionadas ao implante e relacionadas à estimulação.[7]

As mais comuns são hemorragias intracranianas (risco de 1% a 2%), migração do eletrodo, quebra dos fios e conexões, eletrodos que precisam ser reposicionados (aproximadamente 5%) e infecções (3% a 5%).

A hemorragia intracraniana é a complicação mais importante da ECP que pode ocorrer durante a inserção ou retirada do eletrodo. Déficits neurológicos/crises epilépticas permanentes (incidência varia entre 1,9% e 4,1%) e a mortalidade (incidência varia entre 0% e 1,6%) geralmente estão relacionados à hemorragia intracraniana. Complicações infecciosas requerem, em geral, desbridamento da ferida e remoção de todo o hardware, além de antibióticos sistêmicos.

A estimulação pós-operatória pode provocar efeitos colaterais transitórios como resultado da posição subótima do eletrodo ou da propagação da estimulação para estruturas eloquentes circundantes, e estratégias de programação podem resolver esses problemas.[7,14]

Conclusão

A estimulação cerebral profunda é considerada uma possível alternativa para casos de dor refratária como um dos últimos recursos a serem aplicados para busca de melhora nas esferas nociceptiva e afetiva da dor.[1,2,9] Com o recente progresso nas modalidades de imagem, novos designs de eletrodos, testes eletrofisiológicos e a melhor avaliação dos fenótipos clínicos, o desenvolvimento de biomarcadores ou preditores capazes de antever a resposta ao tratamento seria de suma importância. Isso, combinado com os avanços tecnológicos, pode revitalizar o campo de aplicação.

Referências bibliográficas

1. Andy OJ. Thalamic stimulation for chronic pain. Stereotact. Funct. Neurosurg. 1983;46(1-4):116-23.
2. Boccard SGJ, Fitzgerald JJ, Pereira EAC, Moir L, Van Hartevelt TJ, Kringelbach ML et al. Targeting the affective component of chronic pain. Neurosurgery. 2014 Jun 1;74(6):628-37.
3. Boccard SGJ, Pereira EAC, Aziz TZ. Deep brain stimulation for chronic pain. Journal of Clinical Neuroscience. 2015 Oct;22(10):1537-43.
4. Boccard SGJ, Prangnell SJ, Pycroft L, Cheeran B, Moir L, Pereira EAC et al. Long-term results of deep brain stimulation of the anterior cingulate cortex for neuropathic pain. World Neurosurgery. 2017 Oct;106:625-37.

5. Brook P, Connell J, Pickering T (ed.). Oxford handbook of pain management. Oxford: Oxford University Press; 2011. 366 p.

6. Burchiel KJ (ed.). Surgical management of pain. 2nd ed. 654 p.

7. Coffey RJ. Deep brain stimulation for chronic pain: results of two multicenter trials and a structured review. Pain Medicine. 2001 Sep;2(3):183-92.

8. Fontaine D, Lazorthes Y, Mertens P, Blond S, Géraud G, Fabre N et al. Safety and efficacy of deep brain stimulation in refractory cluster headache: a randomized placebo-controlled double-blind trial followed by a 1-year open extension. J. Headache Pain. 2010 Feb;11(1):23-31.

9. Franzini A, Messina G, Cordella R, Marras C, Broggi G. Deep brain stimulation of the posteromedial hypothalamus: indications, long-term results, and neurophysiological considerations. FOC. 2010 Aug;29(2):e13.

10. Frizon LA, Yamamoto EA, Nagel SJ, Simonson MT, Hogue O, Machado AG. Deep brain stimulation for pain in the modern era: a systematic review. Neurosurgery [Internet]. 25 de fevereiro de 2019 [citado 6 fev. 2021]. Disponível em: https://academic.oup.com/neurosurgery/advance-article/doi/10.1093/neuros/nyy552/5364269.

11. Hamani C, Fontaine D, Lozano AM. DBS for persistent non-cancer pain. In: Lozano AM, Gildenberg PL, Tasker RR (ed.). Textbook of stereotactic and functional neurosurgery. 2009. p. 2227-38.

12. Hamani C, Lozano AM. Hardware-related complications of deep brain stimulation: a review of the published literature. Stereotact. Funct. Neurosurg. 2006;84(5-6):248-51.

13. Hamani C, Schwalb JM, Rezai AR, Dostrovsky JO, Davis KD, Lozano AM. Deep brain stimulation for chronic neuropathic pain: long-term outcome and the incidence of insertional effect. Pain. 2006 Nov;125(1):188-96.

14. Huang Y, Cheeran B, Green AL, Denison TJ, Aziz TZ. Applying a sensing-enabled system for ensuring safe anterior cingulate deep brain stimulation for pain. Brain Sciences. 2019 Jun 26;9(7):150.

15. Kumar K, Toth C, Nath RK. Deep brain stimulation for intractable pain: a 15-year experience. Neurosurgery. 1997 Apr 1;40(4):736-47.

16. Lempka SF, Malone DA, Hu B, Baker KB, Wyant A, Ozinga JG et al. Randomized clinical trial of deep brain stimulation for poststroke pain: DBS for pain. Ann. Neurol. 2017 May;81(5):653-63.

17. Levy R, Deer TR, Henderson J. Intracranial neurostimulation for pain control: a review. Pain Physician. 10.

18. Malone DA, Dougherty DD, Rezai AR, Carpenter LL, Friehs GM, Eskandar EN et al. Deep brain stimulation of the ventral capsule/ventral striatum for treatment-resistant depression. Biological Psychiatry. 2009 Feb;65(4):267-75.

19. Rasche D, Rinaldi PC, Young RF, Tronnier VM. Deep brain stimulation for the treatment of various chronic pain syndromes. FOC. 2006 Dec;21(6):1-8.

capítulo 94

Estimulação da Medula Espinhal no Tratamento da Dor Neuropática

Sudhir Diwan | Ankur A. Patel | Arpit A. Patel

Introdução

A dor neuropática (DN) é uma subclassificação dentro das doenças dolorosas que tem um impacto significativo nos indivíduos e na sociedade como um todo. Em 2011, a Associação Internacional para o Estudo da Dor (IASP) redefiniu a dor neuropática como a dor causada por "uma lesão ou distúrbio do sistema nervoso somatossensorial".[1]

Nas últimas décadas, a DN tornou-se uma grande preocupação de saúde pública em todo o mundo. Estima-se que a prevalência de DN seja de 7% a 10% na população geral;[2-5] no entanto, a verdadeira prevalência pode ser maior, parcialmente pelo fato de não existir nenhum critério diagnóstico padronizado, o que enseja possível subdiagnóstico e subtratamento, especialmente em ambiente de cuidados primários.[4,6-8] Compreendendo aproximadamente 25% a 30% da população com dor crônica, a DN contribui com limitações funcionais significativas, complicações psicossociais e redução da qualidade de vida.

Notavelmente, no Brasil, um estudo epidemiológico recente de Udall et al.[9] sugeriu que a prevalência de DN provável é de 14,5%, sendo a maior proporção em decorrência de lombalgia neuropática (36,8%), seguida por neuropatia periférica diabética dolorosa (18,7%), DN central (17,7%), DN pós-traumática (17,2%), DN pós-cirúrgica (13,4%) e neuralgia pós-herpética (3,3%).

O manejo inicial dos sintomas baseou-se em terapias farmacológicas. De acordo com o Grupo de Interesse Especial em Dor Neuropática (NeuPSIG), um ramo da IASP, as terapias de 1ª linha incluem o uso de gabapentinoides, como gabapentina e pregabalina, inibidores seletivos da recaptação da serotonina-norepinefrina (ISRS), como duloxetina, e antidepressivos tricíclicos, como amitriptilina.[10] No entanto, os sintomas são frequentemente tratados de maneira inadequada com agentes farmacológicos ou o perfil de efeitos colaterais desses medicamentos impede seu uso.

Nesses casos refratários, o uso de procedimentos neuromodulatórios avançados tem sido com terapias emergentes no manejo da dor neuropática crônica. A estimulação da medula espinhal (EME) ou estimulação da coluna dorsal é um desses procedimentos avançados frequentemente utilizados por médicos da dor no tratamento da DN. O uso de EME foi publicado pela primeira vez em 1967, quando Clyde Normal Shealy, um neurocirurgião, implantou um eletrodo subduralmente acima da coluna dorsal, o que mais tarde revelou promover redução significativa da dor.[11] Acredita-se que a EME convencional medeie o alívio da dor por meio da teoria do controle do portão, que foi publicada pela primeira vez por Ronald Melzack e Patrick Wall, em 1965.[12] Esse conceito leva em consideração que sinais de fibras sensoriais grandes A-beta e fibras menores A-delta e C competem por passagem por uma porta fisiológica pela qual apenas um tipo de sinal pode passar. O aumento da atividade na fibra nervosa maior, com a ajuda de interneurônios, teoricamente fecharia a porta para sinais de fibras de dor menores que entram no corno dorsal, resultando em um bloqueio da transmissão de sinais de dor para o cérebro a partir de fibras de dor menores.[13]

Nos últimos 50 anos, tem havido uma gama crescente de indicações e novos aprimoramentos técnicos no domínio da EME. Apesar desses fatores, a consideração de EME em pacientes com DN refratária costuma ser reservada para casos que falharam em uma série de outras terapias. O foco principal deste capítulo é discutir o papel da estimulação da medula espinhal no tratamento da dor neuropática.

Equipamento de estimulação da medula espinhal

Um estimulador da medula espinhal é um dispositivo implantável permanente que compreende três componentes: gerador de pulso implantável (GPI); eletrodos; e dispositivo de carregamento/programação. Embora o equipamento possa variar ligeiramente entre os fabricantes, os componentes principais do estimulador são relativamente os mesmos. O GPI aloja a bateria e fornece energia para os eletrodos. Os dois principais tipos de geradores incluem parestesia que fornece estimulação tônica, e livre de parestesia que fornece estímulo de explosão ou de alta frequência. Independentemente do tipo de gerador usado, as configurações podem ser ajustadas para adequação às necessidades de cada paciente.

Os eletrodos ou cabos têm várias combinações de contato com base na fabricação e vêm em duas formas: em pá ou cilíndrico. Os eletrodos são colocados percutaneamente no espaço peridural e devem permanecer no terço posterior do canal vertebral para obter o alívio mais eficaz da dor.[14] Um estudo prospectivo de Kinfe et al. comparou o uso desses eletrodos por via percutânea em pacientes com síndrome de falha de cirurgia da coluna (FBSS).[15] Embora ambos os eletrodos fornecessem semelhante redução significativa da dor, o grupo cilíndrico apresentou maior deslocamento e taxa de infecção em comparação com o grupo da pá. É importante observar que, em comparação com eletrodos cilíndricos, eletrodos em pá geralmente requerem cirurgia mais invasiva, como laminotomia ou laminectomia, para colocar os eletrodos em pá no espaço epidural; no entanto, conforme discutido nos artigos de Kinfe et al., há estudos que discutem uma abordagem percutânea que mitiga a necessidade de cirurgia invasiva.[15,16] Convencionalmente, eletrodos cilíndricos são utilizados por médicos intervencionistas em dor.

O último componente é o carregador/dispositivo de programação. Este é um dispositivo externo usado para ajustar as configurações do estimulador de acordo com a preferência do paciente.

Indicações

A estimulação da medula espinhal é principalmente eficaz no tratamento da dor de origem neuropática. FBSS é atualmente a indicação mais comum para EME nos Estados Unidos;[17] no entanto, outras indicações comumente aceitas incluem síndrome de dor regional complexa (SDRC) tipos 1 e 2, dor em membro fantasma, neuropatia periférica, angina de peito, dor isquêmica em membro, neuralgia pós-herpética e neuralgia intercostal.[18] Outros usos emergentes dessa terapia são na dor visceral crônica, como dor abdominal e pélvica crônica e dor secundária à esclerose múltipla e lesão da medula espinhal.[19-23] É importante notar que o uso de EME está em constante evolução com o surgimento de novas indicações. Embora as indicações listadas anteriormente sejam alguns dos diagnósticos comuns, esta não é uma lista abrangente.

Síndrome de falha na cirurgia da coluna

A FBSS, também conhecida como "síndrome pós-laminectomia", é um problema de dor crônica que inclui dor lombar persistente ou recorrente, com ou sem envolvimento das pernas, após uma ou mais cirurgias na coluna.[24] Acomete até 40% de todos os pacientes que já haviam feito cirurgia de coluna para dor nas costas, é uma das indicações mais comuns para EME.[25,26] Em 2005, North et al. publicaram um ensaio clínico randomizado (ECR) de 50 pacientes com FBSS que foram randomizados para EME ou reoperação. Esse estudo relatou que 47% dos pacientes no grupo EME, em compara-

ção com 12% dos pacientes no grupo de reoperação, apresentaram mais de 50% de alívio da dor. Além disso, outro ECR encontrou uma taxa de sucesso (> 50% de alívio da dor) de 48% no grupo tratado com EME em comparação com 9% no grupo de tratamento clínico convencional em 6 meses.[27] Além disso, a EME foi considerada mais eficaz e menos cara em comparação com a reoperação para FBSS;[28] no entanto, essa terapia permanece muito subutilizada.[25]

Síndrome de dor regional complexa

A síndrome de dor regional complexa (SDRC) é um distúrbio de dor neuropática crônica que envolve os membros, é acompanhada por características clínicas distintas, como alterações sensoriais, vasomotoras, sudomotoras/edema e motoras/tróficas.[29,30] A SDRC é dividida em dois tipos: o tipo 1 é o mais comum e resulta na ausência de trauma nervoso, e o tipo 2 está associado a trauma nervoso conhecido.[31] O diagnóstico é feito clinicamente com uma anamnese detalhada e exame cuidadoso, e o uso dos "Critérios de Budapeste" é recomendado.[32]

Em 2001, Kemler et al. conduziram o primeiro ECR que avaliou o resultado de EME no manejo de SDRC tipo 1 (SDRC-1). Nesse estudo, 54 pacientes com SDRC-1 foram randomizados para receber EME com fisioterapia (FT) ou apenas FT.[33,34] Aos 6 meses, o grupo de EME e FT revelou redução na intensidade da dor, que foi mantida em 2 anos de acompanhamento. Um estudo de coorte prospectivo mais recente de Geurts et al. concluiu que a EME forneceu tratamento eficaz para a dor em longo prazo para 63% dos pacientes implantados.[35] Embora o uso de EME tenha sido eficaz em pequenos ECR, a evidência geral para a eficácia do EME para pacientes com SDRC-1 é bastante limitada, enfatizando a necessidade de mais pesquisas nessa área.[36]

Angina de peito refratária

Angina de peito refratária (APR) é uma doença com dor crônica caracterizada por dor torácica intensa secundária à doença arterial coronariana, que não pode ser controlada por uma combinação de tratamento clínico ideal, angioplastia e cirurgia de revascularização do miocárdio.[37] Em razão de graves sintomas de desconforto torácico, esses pacientes apresentam diminuição da capacidade funcional, resultando em aumento da taxa de hospitalização.[38] Embora o mecanismo de ação exato dos efeitos de perfusão da EME permaneça sob investigação, teorizou-se que a EME diminui o tônus simpático e promove o fluxo sanguíneo miocárdico para proteger as células miocárdicas.[39]

Uma revisão sistemática de Pan et al. incluiu 12 ECR envolvendo 476 pacientes e avaliou a eficácia e segurança de EME no tratamento de APR. De acordo com a análise, a EME foi eficaz com base na diminuição dos escores de dor (medidos pela escala visual analógica), aumento do tempo de exercício, melhora significativa na qualidade de vida, diminuição do consumo de nitroglicerina e diminuição da percepção da doença.[39] O uso de EME em APR tem sido associado à alta satisfação com o tratamento, nesses casos > 90%, e deve ser considerado no algoritmo de tratamento para APR.[40]

Neuropatia periférica diabética dolorosa

A neuropatia periférica diabética (NPD) é um diagnóstico de exclusão identificado como a presença de polineuropatia sensório-motora simétrica, dependente do comprimento, em virtude de hiperglicemia crônica em pacientes diabéticos.[41-43] A verdadeira incidência de NPD é subnotificada em decorrência da falta de testes de condução nervosa entre os pacientes e da apresentação subclínica de NPD; no entanto, acredita-se que a NPD acometa 50% dos pacientes com diabetes *mellitus*.[42] A neuropatia periférica diabética dolorosa (NPDD) é uma subclassificação da NPD e acomete até 33% da população diabética em geral.[44] A dor que apresenta sintoma clínico de NPD é dormência dos membros acometidos; no entanto, pode incluir outros sintomas sensoriais neuropáticos, como formigamento, queimação ou dor aguda que geralmente acomete os pés antes das mãos.[42]

Em 2014, dois ECR relataram que a EME convencional pode ser eficaz no tratamento de NPDD em 6 meses de acompanhamento.[45,46] No estudo de Vos et al., 60 pacientes foram randomizados para EME com terapia convencional *versus* terapia convencional isolada. Aos 6 meses, 65% dos pacientes no grupo da EME apresentaram uma redução da dor de > 50%, em comparação com 5% no grupo controle.[46] De maneira semelhante, Slangen et al. randomizaram 36 pacientes para EME com terapia convencional *versus* terapia convencional isolada. Aos 6 meses, 59% dos pacientes no grupo de EME relataram sucesso do tratamento, que foi definido como > 50% de alívio da dor durante o dia ou à noite ou "(muito) melhorado" para dor e sono na escala de impressão global de mudança do paciente (PGIC), em comparação com 7% dos pacientes no grupo de terapia convencional apenas.[45] Em um estudo de acompanhamento de Van Beek et al., 55% dos pacientes tiveram mais de 50% de redução da dor ou PGIC significativo em 5 anos de acompanhamento. É importante notar que 80% dos pacientes com NPDD ainda estavam usando seu dispositivo de EME após 5 anos.[47]

Com base nas evidências atuais, sugere-se que o uso de EME convencional no tratamento de NPDD pode fornecer aos pacientes benefícios de curto e longo prazo. Novos dados avaliando a eficácia da neuroestimulação de alta frequência para NPD estão no horizonte.[48] Como novas terapias neuromoduladoras e formas de onda continuam a se desenvolver, espera-se que surjam mais dados sobre a eficácia.

Dor em membro fantasma

Dor em membro fantasma (DMF) é outra condição de dor neuropática em que há dor percebida em uma região do corpo que não está mais presente.[49] A incidência relatada de DMF é de 60% a 80%,[50] e a DMF não deve ser confundida com dor no coto ou sensação de membro fantasma, que são outras condições que podem se desenvolver após a amputação.

A literatura atual sobre o uso de EME para DMF é amplamente limitada a relatos de casos e séries de casos.[51,52] Embora esses casos apresentem melhora nos escores de dor com o uso de EME, não há evidências suficientes e de alta qualidade disponíveis no momento para recomendar EME para DMF.[42] A utilização de EME em DMF deve ser considerada individualmente com o entendimento de que pesquisas futuras são necessárias para determinar a eficácia de EME em comparação com tratamentos alternativos.

Neuralgia pós-herpética

A neuralgia pós-herpética (NPH) é uma síndrome de dor neuropática que persiste de 30 dias por mais de 6 meses após a resolução da infecção aguda por herpes-zóster.[53] A incidência relatada de NPH ocorre em 9 a 19% de todos os pacientes com infecção aguda por herpes-zóster.[54] As evidências sobre o uso de EME convencional para NPH são limitadas. Em 2002, Harke et al. avaliaram prospectivamente 28 pacientes e descobriram que 82% dos pacientes responderam favoravelmente à terapia com EME.[55] Embora Harke et al. tenham relatado resultados favoráveis, a literatura geral que avalia a eficácia desta terapia para NPH é precária e requer pesquisas adicionais neste momento.

Contraindicações

Antes de prosseguir com a EME, é importante revisar as contraindicações absolutas e relativas comumente aceitas. As contraindicações absolutas para este procedimento incluem riscos cirúrgicos inaceitáveis, sepse, coagulopatia, infecção sistêmica ou localizada no local de implantação, falha na tentativa de EME e cirurgia anterior ou trauma que oblitera o canal espinhal.[56,57] As contraindicações relativas incluem terapia anticoagulante, estado imunossuprimido, transtorno psicológico ou psiquiátrico ativo significativo, evidência de abuso de substância ativa, comprometimento físico e/ou cognitivo significativo que impediria o uso adequado da terapia, preocupação com ganho secundário e falta de sistema de suporte. Além das contraindicações relativas listadas anteriormente, o marca-passo e/ou dispositivos de desfibrilação existentes ou a necessidade de ressonância magnética frequente (ou seja, vigilância de malignidade) são duas contraindicações relativas importantes que precisam ser consideradas em pacientes selecionados.

Os estimuladores da medula espinhal são tipicamente compatíveis com marca-passos e desfibriladores. Os marca-passos modernos funcionam monitorando a atividade cardíaca intrínseca. A atividade produzida pelo estimulador pode ser percebida como atividade cardíaca pelo marca-passo e resultar na inibição da estimulação, o que pode ser perigoso para o paciente. Antes do implante, é imperativo discutir com a equipe cardíaca do paciente, pois pode ser necessário programar o marca-passo para utilizar detecção bipolar, uma vez que esta é menos sensível à atividade elétrica extracardíaca em comparação com a detecção unipolar.[57]

Outro fator importante a ser considerado antes de prosseguir com a terapia é avaliar se o paciente necessitará de imagens de ressonância magnética (RNM) frequentes, como no caso de vigilância de malignidade. Os estimuladores existentes no mercado atualmente têm vários graus de compatibilidade de ressonância magnética, o que pode impedir que um paciente faça exames de imagem, se necessário.

Antes de se prosseguir com a EME, é importante discutir isso com o paciente e os outros profissionais de saúde que tratam do paciente.

Seleção de paciente

O uso da terapia com EME deve ser individualizado e os componentes físicos, sociais e psicológicos devem ser avaliados para determinar se há alguma contraindicação que impeça o paciente de receber a terapia. Dados o alto custo associado à EME, a capacidade de invasão e o manejo de longo prazo com um especialista em dor, é importante avaliar exaustivamente, de preferência por meio de uma abordagem multidisciplinar, e fazer cuidadosa seleção dos pacientes. O processo de seleção inclui a discussão dos objetivos da terapia, incluindo redução da dor, melhora da função, redução do uso de analgésicos, retorno ao trabalho e melhora da qualidade de vida.[58] Além disso, um psicólogo deve estar envolvido no processo de seleção para auxiliar na avaliação psicológica apropriada, incluindo testes psicológicos, entrevistas com pacientes e cuidadores e avaliação da situação e apoio psicossocial.[59]

É importante ressaltar que metas realistas devem ser discutidas pela equipe multidisciplinar de dor, especificamente quanto ao fato de que os pacientes respondem de maneira diferente à terapia com EME e alguns podem não receber nenhum benefício da terapia. Semelhante à maioria dos procedimentos intervencionistas para a dor, o objetivo da terapia com EME não é eliminar completamente a dor, mas servir como uma terapia adjuvante para ajudar a reduzir a dor e melhorar a função geral. Além disso, se os pacientes apresentarem síndromes de dor mista, é importante discutir que tipo de dor pode melhorar com a terapia com EME e como as outras síndromes de dor continuarão sendo tratadas.

Após o paciente ser selecionado como candidato à terapia com EME, o consentimento informado documentado deve ser obtido revisando-se o procedimento, benefícios, riscos e procedimentos ou tratamentos alternativos. Os pacientes devem ser instruídos sobre o que esperar após o procedimento em relação ao controle da dor pós-operatória, procedimentos de acompanhamento e ajuste da configuração de estimulação com o representante do fabricante.

Anatomia

Antes de prosseguir com o teste ou implantação, deve-se estar familiarizado com a anatomia espinhal relevante, pois o espaço epidural é alvo para os eletrodos. A seguir faremos uma revisão da anatomia espinhal pertinente à EME.

Coluna vertebral

A coluna vertebral compreende 24 vértebras pré-sacrais no corpo humano, incluindo 7 cervicais, 12 torácicas e 5 lombares.[60] Cada vértebra pré-sacral é composta pelo corpo vertebral (anterior) e o arco vertebral (posterior), exceto o atlas (C1) e o eixo (C2).[60] O arco vertebral consiste em dois pedículos conectados ao corpo vertebral, anteriormente; a lâmina, posteriormente; os processos transversos, lateralmente; e os processos articulares superiores, superiormente. A lâmina continua posteriormente para formar o processo espinhoso, que é a face mais posterior do arco vertebral. Os pedículos servem como ponte conectando os aspectos anterior e posterior das vértebras. Entre duas vértebras adjacentes, há duas aberturas, o forame neural, por onde passam as raízes espinhais motoras e sensoriais, os vasos sanguíneos radiculares e o nervo sinuvertebral.[60] O forame neural é delimitado superior e inferiormente pelos pedículos, anteriormente pelo disco intervertebral e corpo vertebral e posteriormente pela articulação facetária, formada pelos processos articulares superior e inferior adjacentes. O forame vertebral é outra abertura formada dentro da estrutura óssea da coluna vertebral. É limitado anteriormente pelo corpo vertebral, posteriormente pelo arco vertebral e lateralmente pelos pedículos e abriga a medula espinhal.

Medula espinhal

A medula espinhal é uma estrutura cilíndrica fina composta por tecido neural que se estende do tronco encefálico e continua distalmente onde termina no nível de L1 em adultos, formando o cone medular. Circundando a medula espinhal, inclui três meninges: pia-máter; aracnóidea; e dura-máter.[61] A dura-máter é a meninge mais externa e contém o líquido cefalorraquidiano (LCR), a medula espinhal e as raízes dorsal e ventral.[62] Além da dura-máter, está o espaço epidural, limitado ventralmente ao ligamento longitudinal posterior e dorsalmente à lâmina vertebral, com ligamento amarelo adjacente.[63] As bordas laterais do espaço epidural consistem nos pedículos vertebrais, mas se estendem através do forame intervertebral.

A dura-máter é separada do ligamento amarelo e da porção óssea do arco vertebral pelo espaço epidural. O espaço epidural abriga principalmente o tecido adiposo espinhal, pequenas artérias e uma ampla rede de plexo venoso vertebral e é o principal alvo dos eletrodos estimuladores.[62]

Estruturas ligamentares

Para acessar o espaço peridural, várias estruturas ligamentares são encontradas. Após avançar pela pele e pelo tecido subcutâneo, o ligamento supraespinhoso é o primeiro ligamento presente. É uma coluna dura de tecido fibroso, que conecta os processos espinhosos da vértebra C7 ao sacro.[64] O ligamento seguinte é o ligamento interespinhoso, que conecta os eixos das espinhas vertebrais adjacentes. Comparado ao ligamento supraespinhoso, o ligamento interespinhoso é fino e tênue.[64] Segue-se o ligamento amarelo, um ligamento curto, mas espesso, que conecta a lâmina da vértebra adjacente. Uma vez que o ligamento amarelo tenha sido acessado, além dele fica o espaço peridural.

Técnica

Depois de um paciente ser cuidadosamente selecionado para a terapia de EME, o implante de um dispositivo de EME é dividido em duas fases: teste; e implantação permanente. O objetivo do estudo é avaliar se o paciente apresenta redução significativa (> 50%) na dor basal;[65] embora a melhora da função e/ou redução dos analgésicos também seja frequentemente considerada. Os pacientes que obtiveram uma resposta bem-sucedida ao estudo continuam com a implantação permanente. Normalmente, o período recomendado para o teste varia de 3 a 7 dias.[65,66] Antes do ensaio, a ressonância magnética é recomendada para avaliar a anatomia espinhal e o espaço epidural para auxiliar no planejamento do procedimento. Isso também ajudará o cirurgião a determinar o nível de entrada da pele e o nível-alvo para a colocação do eletrodo. Isso é particularmente importante em pacientes submetidos a cirurgias anteriores da coluna, pois o espaço peridural está provavelmente obliterado e o nível de acesso peridural deve estar cefálico à fusão.

Tentativa percutânea de EME

O ensaio percutâneo é um procedimento estéril realizado em uma sala de cirurgia com ou sem sedação. O paciente é colocado em posição prona e a pele é preparada com limpeza utilizando-se clorexidina à base de álcool e, em seguida, coberta com um campo esterilizado. A entrada da pele é comumente marcada nos pedículos de L2, L3 ou L4; no entanto, este nível pode variar com base na anatomia do paciente. A orientação fluoroscópica é usada para acessar o espaço epidural com uma agulha Tuohy, usando-se uma técnica de perda de resistência. É importante garantir que o ângulo de abordagem seja < 45º em relação à pele para possibilitar a passagem fácil do eletrodo de EME e que a entrada da agulha no espaço peridural seja o mais próximo possível da linha média.

Após o espaço peridural ter sido acessado, o eletrodo de EME é avançado através da agulha Tuohy e introduzido cefálico no espaço peridural paramediano posterior até que o nível apropriado seja alcançado, o que variará de acordo com a localização da dor do paciente. Uma visão fluoroscópica lateral deve ser obtida para garantir que os eletrodos não tenham migrado anteriormente no espaço epidural. Após o posicionamento do eletrodo ter sido confirmado, a agulha peridural é removida, a porção restante do eletrodo é fixada à pele com suturas ou cola e um curativo estéril é aplicado. O eletrodo é conectado a uma fonte de alimentação externa e a programação do estimulador é feita no período perioperatório. O paciente é orientado a fazer um acompanhamento no consultório ao final do período de teste para avaliar os resultados do teste e a remoção dos eletrodos percutâneos. Se a tentativa for considerada bem-sucedida, o paciente prossegue com a implantação permanente de EME.

Implantação permanente EME

Se o teste for considerado bem-sucedido, segue-se a implantação permanente do dispositivo de EME. Semelhante ao ensaio com EME, o implante permanente da EME é realizado com técnica estéril e na sala de cirurgia com sedação. O local do GPI é determinado com o paciente antes da implantação. Tipicamente, o GPI é implantado entre a crista ilíaca e a 12ª costela. Ao determinar o local de colocação do GPI, é imperativo levar-se em conta as considerações anatômicas, estéticas e de conforto do paciente (ou seja, fácil acesso para reprogramação ou lado oposto sobre o qual o paciente dorme). O local provisório para GPI deve ser marcado e verificado nas posições de pé e sentado.

Os antibióticos intravenosos profiláticos devem ser administrados até 1 hora após a implantação permanente. O paciente é colocado em posição prona na sala de cirurgia, e a pele é preparada com limpeza utilizando-se clorexidina à base de álcool e, em seguida, coberta com um campo esterilizado. A imagem fluoroscópica é utilizada para se determinar o ponto de entrada da pele e o nível de acesso ao espaço interlaminar. A entrada da pele e o acesso ao espaço peridural com agulha Tuohy são alcançados de maneira semelhante ao descrito na seção do ensaio. Uma incisão longitudinal na pele é feita antes ou depois de a agulha Tuohy ser colocada e dissecada até o ligamento supraespinhoso. O eletrocautério é utilizado para uma boa hemostasia.

Após o eletrodo ser colocado com sucesso, o sistema é preparado para ancoragem para evitar a migração subsequente do eletrodo. A âncora é colocada sobre o eletrodo até o ponto de entrada deste na fáscia ou no ligamento supraespinhoso e suturada à fáscia ou ao ligamento supraespinhoso com fios não absorvíveis. É imperativo limitar a distância entre a porção distal da âncora e a saída do eletrodo do ligamento supraespinhoso, pois a folga excessiva pode resultar na migração do eletrodo. A quantidade de pontos necessários para ancorar o eletrodo à fáscia ou ao ligamento supraespinhoso dependerá do sistema de ancoragem do fabricante do dispositivo de EME. As imagens fluoroscópicas devem ser obtidas durante a ancoragem para garantir que não haja migração do eletrodo.

Assim que os eletrodos estiverem ancorados, pode ser preparada uma bolsa subcutânea no local pré-determinado para o GPI e os condutores são tunelados usando-se um dispositivo especializado para o local de colocação do GPI e conectados. O GPI é suturado à fáscia para evitar a inversão ou migração no tecido subcutâneo.

Considerações pós-operatórias

Os pacientes devem ser agendados para um acompanhamento de curto intervalo para inspecionar os locais cirúrgicos. O paciente deve ser instruído a telefonar ao médico se houver qualquer sinal de infecção, como febre, calafrios, eritema de pele, inchaço ou dor significativa no(s) local(is) da incisão.

Complicações

Embora as técnicas de EME sejam relativamente seguras e eficazes no alívio da dor e na melhora da função, existem riscos e complicações conhecidas associadas. As complicações são numerosas, com incidência estimada de 30% a 40%, para a qual pode ser necessária uma revisão cirúrgica.[67-69] As complicações são tipicamente divididas em duas categorias: relacionadas ao dispositivo; ou biológicas. As complicações relacionadas ao dispositivo são conhecidas por serem mais comuns do que as complicações biológicas[68,70] e geralmente incluem migração do eletrodo, fratura do eletrodo, mau funcionamento do *hardware*, falha da bateria e falha de comunicação com o GPI. As complicações biológicas incluem infecção, erosão da pele, abscesso epidural, seroma, paralisia, vazamento do LCR e dor no local da implantação.

Complicações relacionadas ao dispositivo
■ Migração e fratura de eletrodo

Em geral, as complicações relatadas mais comuns com EME incluem a migração do eletrodo. Em 2004, Cameron et al. analisaram 51 estudos, incluindo 2.753 pacientes, demonstrando uma taxa de migração de chumbo de 13,2%.[68] Mais recentemente, um artigo de revisão de Eldabe et al. relatou que a variação da taxa de migração do eletrodo era de 2,1% a 27%, com uma taxa média de 15,5% com base nos estudos incluídos.[71] Acreditava-se que a grande variabilidade na taxa de migração do eletrodo era em decorrência das diferentes definições de "migração" entre os implantadores, da experiência variável do implantador e das diferentes práticas clínicas. Tipicamente, a migração do eletrodo ocorre no início do pós-operatório e pode se apresentar como perda da cobertura da parestesia ou cobertura inadequada da dor. A migração vertical do eletrodo dentro do espaço epidural ocorre quando os estressores no eletrodo excedem o limite da âncora e/ou comprometem a integridade do sistema de ancoragem, em virtude do tecido ou de ruptura da sutura.[72] A migração do eletrodo é um diagnóstico clínico e confirmada por filmes radiográficos.

A fratura do eletrodo é outra complicação relativamente comum relacionada ao dispositivo que pode ocorrer. Turner et al. conduziram uma revisão sistemática em 20 estudos, que incluíram 230 pacientes, e identificaram uma taxa de fratura de 10,2%.[73] Semelhante à causa da migração do eletrodo, a fratura do eletrodo também tem como base a força de tração do eletrodo. Retrospectivamente, Kumar et al. revisaram 410 pacientes e descobriram que o local típico da fratura era imediatamente distal à âncora, onde o eletrodo sai da fáscia e entra no canal vertebral.[74] Especificamente, houve maior incidência de fratura quando a âncora estava 1 cm ou mais além do local de saída do eletrodo, pois isso possibilita que o eletrodo se dobre causando tensões localizadas nos fios e, subsequentemente, fratura do eletrodo.[72,74] Tipicamente, a fratura do eletrodo pode apresentar-se clinicamente de forma semelhante ao deslocamento do eletrodo e a imagem radiográfica é recomendada para investigação adicional.

Tanto a migração como a fratura do eletrodo resultam no estabelecimento de forças de desequilíbrio entre a âncora e o eletrodo; é prudente limitar a carga. Para limitar a carga no eletrodo, vários fatores técnicos devem ser considerados, como a seleção cuidadosa do local de colocação do GPI, a incorporação da alça de alívio de tensão cirúrgica e a técnica de sutura da âncora.

■ Falha de bateria

Com relação às falhas do eletrodo, as falhas de bateria são menos comuns. Estas últimas são consideradas quando a bateria requer substituição antes da data esperada.[71] Cameron et al. relataram uma taxa de falha de bateria de 1,7%, dos quais quase 69% ocorreram após mais de 3 anos.[68] A vida útil da bateria varia de acordo com os diferentes fabricantes e, se houver suspeita de falha da bateria, recomenda-se que o dispositivo seja analisado por um representante do fabricante. Ao se implantar o GPI, as recomendações do fabricante quanto à profundidade de implantação na pele devem ser seguidas meticulosamente para se evitarem causas iatrogênicas de falha da bateria.

Complicações biológicas

Embora as complicações relacionadas ao dispositivo sejam mais prevalentes, as complicações biológicas podem ser catastróficas. As complicações biológicas tipicamente se manifestam nos primeiros 3 meses de implantação e incluem infecção, formação de seroma ou hematoma, erosão da pele, abscesso epidural, paralisia e/ou vazamento de LCR.[69,71,75,76]

■ Infecção

O risco de infecção deve sempre ser considerado ao se implantar um corpo estranho. A taxa de infecção varia de 2,5% a 10% na literatura, com média de 4,9%.[71] Um artigo de revisão de Follet et al. relatou que a maioria das infecções (54%) ocorreu no local do GPI, sendo as espécies de estafilococos o microrganismo mais comum, seguidas pelas espécies de pseudomonas.[77] Fatores de risco associados para infecção incluem abuso de álcool, distúrbio autoimune, estado debilitado, úlcera de decúbito, diabetes, tempo operatório aumentado, uso de esteroides em longo prazo, síndrome de má absorção, desnutrição, obesidade, infecção preexistente, higiene precária, obesidade e incontinência fecal.[77,78]

Os sinais e sintomas clínicos de infecção podem incluir febre, dor localizada, eritema, edema, secreção da ferida e/ou deiscência. O diagnóstico é feito clinicamente e confirmado por uma cultura da ferida, que ajudará a determinar o microrganismo específico; no entanto, o tratamento não deve ser atrasado nesses casos. O tratamento varia de acordo com a situação clínica, mas geralmente envolve hospitalização do paciente, início de antibióticos intravenosos de amplo espectro e, em determinados casos, antibióticos orais e, possivelmente, a remoção completa do dispositivo implantado.[77] As recomendações específicas para prevenção e tratamento de infecção para neuroestimulação estão além do escopo deste capítulo, mas foram previamente delineadas pelo Comitê de Consenso de Adequação de Neuroestimulação (NACC) em 2016.[79]

■ Lesão neurológica

Lesões na dura-máter, raízes nervosas e/ou medula espinhal são complicações raras com EME, mas podem ser fatais. A incidência de punção dural é de 0,3% e pode ocorrer inadvertidamente durante a colocação da agulha peridural.[68] Após uma punção dural, os pacientes podem apresentar cefaleia pós-punção dural, com sintomas associados que incluem cefaleia posicional, diplopia, zumbido, dor cervical, fotofobia e acúmulo de líquido no espaço epidural.[71] Se o líquido acumular no espaço epidural, isso pode afetar a condutividade do eletrodo e, em última análise, a confiabilidade do teste ou implante.[75] Os sintomas são autolimitados e inicialmente tratados com repouso no leito, líquidos e analgésicos orais; no entanto, se os sintomas persistirem, um *blood patch* ou exploração cirúrgica podem ser considerados.[71]

A lesão da medula espinhal (LM) é uma complicação temida da EME, com uma incidência relatada de 0,5%.[80] A lesão consiste em disfunção sensorial, motora ou autonômica que pode resultar de trauma direto, sangramento ou infecção, acometendo a medula espinhal ou as raízes nervosas. As medidas pré-operatórias para mitigar o risco incluem a obtenção e a avaliação de imagens radiográficas para avaliar o espaço peridural.[75] Embora esse não seja o tratamento padrão, alguns implantadores recomendam essa prática, uma vez que lesões neurológicas foram relatadas após a colocação do eletrodo de EME no cenário de estenose significativa do canal.[81] Medidas intraoperatórias também devem ser consideradas para diminuir o risco de um evento neurológico. Essas medidas incluem monitoramento contínuo na forma de *feedback* do paciente, orientação fluoroscópica e *feedback* tátil.[76] A anestesia geral deve ser evitada quando os eletrodos são colocados ou manipulados para permitir a interação entre o paciente e o cirurgião. Além disso, o uso de orientação fluoroscópica com incidências seriadas, anteroposteriores e laterais ao acessar o espaço peridural e a colocação dos eletrodos não é apenas crucial para minimizar o risco de lesão neurológica, mas também o padrão de atendimento.[82]

Embora o risco de lesão neurológica seja mínimo, os pacientes devem ser devidamente aconselhados antes de se prosseguir com o teste ou com a implantação. Se houver preocupação com lesão neurológica durante ou após o procedimento, a consulta neurocirúrgica não deve ser adiada.

Conclusão

A dor neuropática é uma condição debilitante que tem um impacto significativo no bem-estar físico e social. Como o uso da estimulação da medula espinhal continua evoluindo no tratamento da dor neuropática, é importante selecionar cuidadosamente os pacientes, garantir uma técnica cirúrgica meticulosa durante os estágios de teste e de implantação e monitorar de perto as complicações potenciais. Os pacientes devem ser amplamente aconselhados sobre as expectativas e limitações da terapia.

Referências bibliográficas

1. Jensen TS, Baron R, Haanpää M, Kalso E, Loeser JD, Rice ASC et al. A new definition of neuropathic pain. Pain [Internet]. 2011;152(10):2204-5. Disponível em: http://dx.doi.org/10.1016/j.pain.2011.06.017.
2. Colloca L, Ludman T, Bouhassira D, Baron R, Dickenson AH, Yarnitsky D et al. HHS public access. Pain. Nat. Rev. Dis. Prim. 2017;3(Imi):1-45.
3. Ye J, Ding H, Ren J, Xia Z. The publication trend of neuropathic pain in the world and China: a 20-years bibliometric analysis. J. Headache Pain. 2018;19(1).
4. Van Hecke O, Austin SK, Khan RA, Smith BH, Torrance N. Neuropathic pain in the general population: a systematic review of epidemiological studies. Pain [Internet]. 2014;155(4):654-62. Disponível em: http://dx.doi.org/10.1016/j.pain.2013.11.013.
5. Torrance N, Smith BH, Bennett MI, Lee AJ. The epidemiology of chronic pain of predominantly neuropathic origin: results from a general population survey. J. Pain. 2006.
6. Freynhagen R, Bennett MI. Diagnosis and management of neuropathic pain. BMJ [Internet]. 2009.
7. Haanpää ML, Backonja MM, Bennett MI, Bouhassira D, Cruccu G, Hansson PT et al. Assessment of neuropathic pain in primary care. Am. J. Med. [Internet]. 2009;122(suppl. 10):13-21. Disponível em: http://dx.doi.org/10.1016/j.amjmed.2009.04.006.
8. Mäntyselkä P, Kumpusalo E, Ahonen R, Kumpusalo A, Kauhanen J, Viinamäki H et al. Pain as a reason to visit the doctor: a study in Finnish primary health care. Pain. 2001;89(2-3):175-80.
9. Udall M, Kudel I, Cappelleri JC, Sadosky A, King-Concialdi K, Parsons B et al. Epidemiology of physician-diagnosed neuropathic pain in Brazil. J. Pain Res. 2019;12:243-53.
10. Finnerup NB, Attal N, Haroutounian S, McNicol E, Baron R, Dworkin RH et al. Pharmacotherapy for neuropathic pain in adults: a systematic review and meta-analysis. Lancet Neurol. 2015;14(2):162-73.
11. Shealy CN, Mortimer JT, Reswick JB. Electrical inhibition of pain by stimulation of the dorsal columns: preliminary clinical report. Anesth. Analg. 1967.
12. Melzack R, Wall PD. Pain mechanisms: a new theory. Science. 1965(80).
13. Kreis PG. Spinal cord stimulation percutaneous implantation techniques. Oxford; New York: Oxford University Press; 2009.
14. Zan E, Kurt KN, Yousem DM, Christo PJ. Spinal cord stimulators: typical positioning and postsurgical complications. Am. J. Roentgenol. 2011.
15. Kinfe TM, Quack F, Wille C, Schu S, Vesper J. Paddle versus cylindrical leads for percutaneous implantation in spinal cord stimulation for failed back surgery syndrome: a single-center trial. J. Neurol. Surgery – Part A. Cent. Eur. Neurosurg. 2014;75(6):467-73.
16. Kinfe TM, Schu S, Quack FJ, Wille C, Vesper J. Percutaneous implanted paddle lead for spinal cord stimulation: technical considerations and long-term follow-up. Neuromodulation. 2012;15(4):402-7.
17. Waszak PM, Modric M, Paturej A, Malyshev SM, Przygocka A, Garnier H et al. Spinal cord stimulation in failed back surgery syndrome: review of clinical use, quality of life and cost-effectiveness. Asian Spine J. 2016;10(6):1195-204.
18. Wolter T. Spinal cord stimulation for neuropathic pain: current perspectives. J. Pain Res. 2014;7:651-63.
19. Provenzano DA, Williams JR, Jarzabek G, DeRiggi LA, Scott TF. Treatment of neuropathic pain and functional limitations associated with multiple sclerosis using an MRI-compatible spinal cord stimulator: a case report with two year follow-up and literature review. Neuromodulation. 2016.
20. Kapural L, Gupta M, Paicius R, Strodtbeck W, Vorenkamp KE, Gilmore C et al. Treatment of chronic abdominal pain with 10-kHz spinal cord stimulation: safety and efficacy results from a 12-month prospective, multicenter, feasibility study. Clin. Transl. Gastroenterol. 2020;11(2):e00133.
21. Huang Q, Duan W, Sivanesan E, Liu S, Yang F, Chen Z et al. Spinal cord stimulation for pain treatment after spinal cord injury. Neurosci. Bull. [Internet]. 2019;35(3):527-39. Disponível em: https://doi.org/10.1007/s12264-018-0320-9.
22. Kapural L, Narouze SN, Janicki TI, Mekhail N. Spinal cord stimulation is an effective treatment for the chronic intractable visceral pelvic pain. Pain Med. 2006;7(5):440-3.
23. Hunter C, Davé N, Diwan S, Deer T. Neuromodulation of pelvic visceral pain: review of the literature and case series of potential novel targets for treatment. Pain Pract. 2013.
24. Nikitin AS. Failed back surgery syndrome. Zhurnal Nevrol. Psihiatr. Im. SS Korsakova. 2016;116(5):112-8.
25. Lad SP, Babu R, Bagley JH, Choi J, Bagley CA, Huh BK et al. Utilization of spinal cord stimulation in patients with failed back surgery syndrome. Spine (Phila Pa, 1976). 2014;39(12):719-27.

26. Jeon YH. Spinal cord stimulation in pain management: a review. Korean J. Pain. 2012;25(3):143-50.

27. Kumar K, Taylor RS, Jacques L, Eldabe S, Meglio M, Molet J et al. Spinal cord stimulation versus conventional medical management for neuropathic pain: a multicentre randomised controlled trial in patients with failed back surgery syndrome. Pain. 2007;132(1-2):179-88.

28. North RB, Kidd D, Shipley J, Taylor RS. Spinal cord stimulation versus reoperation for failed back surgery syndrome: a cost effectiveness and cost utility analysis based on a randomized, controlled trial. Neurosurgery. 2007.

29. Misidou C, Papagoras C. Complex regional pain syndrome: an update. Mediterr. J. Rheumatol. 2019;30(1):16-25.

30. Bharwani KD, Dirckx M, Huygen FJ. Complex regional pain syndrome: diagnosis and treatment. BJA Educ. 2017;17(8):262-8.

31. Gupta P, Mahto S, Sheoran A, Singh U, Bhandarkar A et al. Complex regional pain syndrome: a forgotten entity. J. Fam. Med. Prim. Care. 2019.

32. Harden RN, Bruehl S, Stanton-Hicks M, Wilson PR. Proposed new diagnostic criteria for complex regional pain syndrome. Pain Med. 2007;8(4):326-31.

33. Kemler MA, Reulen JPH, Barendse GAM, Van Kleef M, De Vet HCW, Van Den Wildenberg FAJM. Impact of spinal cord stimulation on sensory characteristics in complex regional pain syndrome type I: a randomized trial. Anesthesiology. 2001;95(1):72-80.

34. Kemler MA, De Vet HCW, Barendse GAM, Van Den Wildenberg FAJM, Van Kleef M. The effect of spinal cord stimulation in patients with chronic reflex sympathetic dystrophy: two years' follow-up of the randomized controlled trial. Ann. Neurol. 2004;55(1):13-8.

35. Geurts JW, Smits H, Kemler MA, Brunner F, Kessels AGH, Van Kleef M. Spinal cord stimulation for complex regional pain syndrome type I: a prospective cohort study with long-term follow-up. Neuromodulation. 2013;16(6):523-9.

36. Cossins L, Okell RW, Cameron H, Simpson B, Poole HM, Goebel A. Treatment of complex regional pain syndrome in adults: a systematic review of randomized controlled trials published from June 2000 to February 2012. Eur. J. Pain (United Kingdom). 2013;17(2):158-73.

37. Mannheimer C, Camici P, Chester MR, Collins A, DeJongste M, Eliasson T et al. The problem of chronic refractory angina: report from the ESC Joint Study Group on the treatment of refractory angina. European Heart Journal. 2002.

38. Andréll P, Yu W, Gersbach P, Gillberg L, Pehrsson K, Hardy I et al. Long-term effects of spinal cord stimulation on angina symptoms and quality of life in patients with refractory angina pectoris: results from the European Angina Registry Link Study (EARL). Heart. 2010;96(14):1132-6.

39. Pan X, Bao H, Si Y, Xu C, Chen H, Gao X et al. Spinal cord stimulation for refractory angina pectoris. Clin. J. Pain. 2017;33(6):543-51.

40. Gomes B, Valchanov K, Davies W, Brown A, Schofield P. Spinal cord stimulation for refractory angina: 100 case-experience from the National Refractory Angina Service. Br. J. Cardiol. 2016.

41. Tesfaye S, Boulton AJM, Dyck PJ, Freeman R, Horowitz M, Kempler P et al. Diabetic neuropathies: update on definitions, diagnostic criteria, estimation of severity, and treatments. Diabetes Care. 2010;33(10):2285-93.

42. Brouwer BA, Joosten B, Van Kleef M. Spinal cord stimulation for peripheral neuropathic pain [Internet]. 2nd ed. Neuromodulation. Elsevier Ltd.; 2018. p. 633-645. Disponível em: https://doi.org/10.1016/B978-0-12-805353-9.00049-8.

43. Boulton AJM, Vinik AI, Arezzo JC, Bril V, Feldman EL, Freeman R et al. Diabetic neuropathies: a statement by the American Diabetes Association. Diabetes Care. 2005;28(4):956-62.

44. Yoo M. Painful diabetic peripheral neuropathy: presentations, mechanisms, and exercise therapy. J. Diabetes Metab. 2013;1 (suppl. 10).

45. Slangen R, Schaper NC, Faber CG, Joosten EA, Dirksen CD, Van Dongen RT et al. Spinal cord stimulation and pain relief in painful diabetic peripheral neuropathy: a prospective two-center randomized controlled trial. Diabetes Care. 2014;37(11):3016-24.

46. De Vos CC, Meier K, Zaalberg PB, Nijhuis HJA, Duyvendak W, Vesper J et al. Spinal cord stimulation in patients with painful diabetic neuropathy: a multicentre randomized clinical trial. Pain [Internet]. 2014;155(11):2426-31. Disponível em: http://dx.doi.org/10.1016/j.pain.2014.08.031.

47. Van Beek M, Geurts JW, Slangen R, Schaper NC, Faber CG, Joosten EA et al. Severity of neuropathy is associated with long-term spinal cord stimulation outcome in painful diabetic peripheral neuropathy: five-year follow-up of a prospective two-center clinical trial. Diabetes Care. 2018;41(1):32-8.

48. Mekhail NA, Argoff CE, Taylor RS, Nasr C, Caraway DL, Gliner BE et al. High-frequency spinal cord stimulation at 10 kHz for the treatment of painful diabetic neuropathy: design of a multicenter, randomized controlled trial (SENZA-PDN). Trials. 2020.

49. Subedi B, Grossberg GT. Phantom limb pain: mechanisms and treatment approaches. Pain Res. Treat. 2011;2011.

50. Wolff A, Vanduynhoven E, Van Kleef M, Huygen F, Pope JE, Mekhail N. Phantom pain. In: Evidence-based interventional pain medicine: according to clinical diagnoses. 2011.

51. Viswanathan A, Phan PC, Burton AW. Use of spinal cord stimulation in the treatment of phantom limb pain: case series and review of the literature. Pain Pract. 2010.

52. De Caridi G, Massara M, Serra R, Risitano C, Giardina M, Acri IE et al. Spinal cord stimulation therapy for the treatment of concomitant phantom limb pain and critical limb ischemia. Ann. Vasc. Surg. 2016.

53. Fashner J, Bell AL. Herpes zoster and postherpetic neuralgia: prevention and management. Am. Fam. Physician. 2011;83(12):1432-7.

54. Opstelten W, Mauritz JW, De Wit NJ, Van Wijck AJM, Stalman WAB, Van Essen GA. Herpes zoster and postherpetic neuralgia: incidence and risk indicators using a general practice research database. Fam. Pract. 2002;19(5):471-5.

55. Harke H, Gretenkort P, Ladleif HU, Koester P, Rahman S. Spinal cord stimulation in postherpetic neuralgia and in acute herpes zoster pain. Anesth. Analg. 2002;94(3):694-700.

56. Yampolsky C, Hem S, Bendersky D. Dorsal column stimulator applications. Surg. Neurol. Int. 2012;3(suppl. 4).

57. Moore DM, McCrory C. Spinal cord stimulation. BJA Educ. 2016;16(8):258-63.

58. Atkinson L, Sundaraj SR, Brooker C, O'Callaghan J, Teddy P, Salmon J et al. Recommendations for patient selection in spinal cord stimulation. J. Clin. Neurosci. [Internet]. 2011;18(10):1295-302. Disponível em: http://dx.doi.org/10.1016/j.jocn.2011.02.025.

59. Campbell CM, Jamison RN, Edwards RR. Psychological screening/phenotyping as predictors for spinal cord stimulation. Curr. Pain Headache Rep. 2013;17(1):1-11.

60. Devereaux MW. Anatomy and examination of the spine. Neurol. Clin. 2007;25(2):331-51.

61. Nógrádi A, Vrbová G. Anatomy and physiology of the spinal cord. In: Transplantation of neural tissue into the spinal cord. 2007.

62. Levy RM. Anatomic considerations for spinal cord stimulation. Neuromodulation. 2014;17(suppl. 1):2-11.

63. Warren DT, Liu. SS. Neuraxial anesthesia. In: Benzo H, Wu C, Argoff C, Rathmell J, Turk D (ed.). Raj's practical management of pain. 2008. chap. 51, p. 927-43.

64. Westbrook JL. Anatomy of the epidural space. Anaesth. Intensive Care Med. 2012;13(11):551-4.

65. Hussaini SMQ, Murphy KR, Han JL, Elsamadicy AA, Yang S, Premji A et al. Specialty-based variations in spinal cord stimulation success rates for treatment of chronic pain. Neuromodulation. 2017;20(4):340-7.

66. Malige A, Sokunbi G. Spinal cord stimulators: a comparison of the trial period versus permanent outcomes. Spine (Phila Pa 1976). 2019;44(11):687-92.

67. Rosenow JM, Stanton-Hicks M, Rezai AR, Henderson JM. Failure modes of spinal cord stimulation hardware. J. Neurosurg. Spine. 2006;5(3):183-90.

68. Cameron T. Safety and efficacy of spinal cord stimulation for the treatment of chronic pain: a 20-year literature review. Journal of Neurosurgery. 2004.

69. Kumar K, Buchser E, Linderoth B, Meglio M, Van Buyten JP. Avoiding complications from spinal cord stimulation: practical recommendations from an international panel of experts. Neuromodulation. 2007;10(1):24-33.

70. Deer TR, Mekhail N, Provenzano D, Pope J, Krames E, Thomson S et al. The appropriate use of neurostimulation: avoidance and treatment of complications of neurostimulation therapies for the treatment of chronic pain. Neuromodulation. 2014;17(6): 571-98.

71. Eldabe S, Buchser E, Duarte RV. Complications of spinal cord stimulation and peripheral nerve stimulation techniques: a review of the literature. Pain Med. (United States). 2016;17(2):325-36.

72. Henderson JM, Schade CM, Sasaki J, Caraway DL, Oakley JC. Prevention of mechanical failures in implanted spinal cord stimulation systems. Neuromodulation. 2006;9(3):183-91.

73. Turner JA, Loeser JD, Deyo RA, Sanders SB. Spinal cord stimulation for patients with failed back surgery syndrome or complex regional pain syndrome: a systematic review of effectiveness and complications. Pain. 2004.

74. Kumar K, Hunter G, Demeria D. Spinal cord stimulation in treatment of chronic benign pain: challenges in treatment planning and present status: a 22-year experience. Neurosurgery. 2006;58(3):481-94.

75. Woods DM, Hayek SM, Bedder M. Complications of neurostimulation. Tech. Reg. Anesth. Pain Manag. 2007;11(3):178-82.

76. Compton AK, Shah B, Hayek SM. Spinal cord stimulation: a review. Curr. Pain Headache Rep. 2012;16(1):35-42.

77. Follett KA, Boortz-Marx RL, Drake JM, DuPen S, Schneider SJ, Turner MS et al. Prevention and management of intrathecal drug delivery and spinal cord stimulation system infections. Anesthesiology. 2004;100(6):1582-94.

78. Bosco JA, Slover JD, Haas JP. Perioperative strategies for decreasing infection: a comprehensive evidence-based approach. Instructional Course Lectures. 2010.

79. Deer TR, Provenzano DA, Hanes M, Pope JE, Thomson SJ, Russo MA et al. The Neurostimulation Appropriateness Consensus Committee (NACC) recommendations for infection prevention and management. Neuromodulation. 2017;20(1):31-50.

80. Chan AK, Winkler EA, Jacques L. Rate of perioperative neurological complications after surgery for cervical spinal cord stimulation. J. Neurosurg. Spine. 2016;25(1):31-8.

81. Smith CC, Lin JL, Shokat M, Dosanjh SS, Casthely D. A report of paraparesis following spinal cord stimulator trial, implantation and revision. Pain Physician. 2010;13(4):357-63.

82. Malinowski MN, Kim CH, Deer TR. Complications of spinal cord stimulation [Internet]. 2nd ed. Neuromodulation. Elsevier; 2018. p. 657-668. Disponível em: https://doi.org/10.1016/B978-0-12-805353-9.00051-6.

capítulo 95

Procedimentos no Gânglio da Raiz Dorsal

Fabricio Dias Assis | Thalita Marqueze | Francisco Morato Abreu | Camila Lobo Ferreira

Introdução

O gânglio da raiz dorsal (GRD) contém os corpos celulares dos neurônios aferentes sensitivos primários, responsáveis pela informação advinda da periferia.[1] Descritos como neurônios pseudounipolares, projetam-se na região do corno dorsal da medula e desenvolvem papel importante na modulação e na facilitação da ascendência das informações sensitivas dolorosas e, por essa razão, na fisiopatologia das dores crônicas. Estudos da década de 1940 já sugeriam o GRD como um possível alvo de procedimentos no manejo da dor "intratável".[2]

A localização desses gânglios é variável, conforme demonstrado em estudos anatômicos de ressonância magnética *in vivo* e também em estudos anatômicos por dissecção de cadáveres. Podem estar intraespinhais, extraforaminais e, mais frequentemente, dentro dos limites do forame intervertebral. Em geral, existe um GRD para cada raiz, embora não seja incomum encontrarmos mais de um gânglio no mesmo nível do mesmo lado. São ovalados e de tamanho diretamente proporcional ao diâmetro das raízes correspondentes, sendo maiores nos níveis das raízes que compõem o plexo braquial e o plexo lombossacral.[3,4]

A observação de que a aplicação de radiofrequência (RF) em temperaturas não ablativas demonstrava efeitos benéficos no alívio da dor motivou o desenvolvimento da radiofrequência pulsada (RFP). Essa modalidade de aplicação de corrente elétrica tem como princípio a aplicação de pulsos de RF seguidos por intervalos silentes que permitem a dissipação do calor produzido, mantendo, dessa maneira, a temperatura no tecido em níveis não ablativos, menores que 44 ºC. A propriedade de produzir neuromodulação sem causar degeneração das fibras nervosas fez da RFP uma opção de tratamento muito importante para diversas patologias da coluna e de nervos periféricos.[5-11] Da mesma forma, essas características resultaram na rápida disseminação dessa técnica para o manejo de vários tipos de dor, pela diminuição importante de complicações neurológicas, em comparação à RF convencional.

Os estudos utilizando a RFP demonstraram efeitos biológicos diversos relacionados à imunomodulação, com regulação da produção das citocinas inflamatórias e TNF-α e da expressão das células da glia e de genes em toda via nociceptiva. Atribuem-se esses efeitos ao campo eletromagnético formado durante a aplicação da RFP, sendo esse assunto campo atual de várias pesquisas. Diversos estudos sobre sua aplicação em patologias da coluna, como dor discogênica e dores radiculares, mostram resultados positivos, embora haja poucos trabalhos de qualidade com seguimento de longo prazo.[12]

Em um estudo duplo-cego e randomizado realizado por Van Zundert et al., em 2007, utilizando RFP no GRD cervical em pacientes com dor radicular crônica, os autores encontraram melhora da qualidade de vida e diminuição acentuada da ingestão de medicamentos após 6 meses de acompanhamento.[13] Resultado semelhante foi publicado por Alexandre Teixeira para o tratamento de hérnias discais lombares.[14] Além desses, vários outros estudos demonstraram efeito positivo da aplicação da RFP para o GRD, como em GRD torácico para tratamento de neuralgia pós-herpética e dor pós-toracotomia;[15,16] em GRD lombar para tratamento de radiculopatias causadas por estenoses foraminais e síndrome pós-laminectomia;[17] e a aplicação no GRD de L2 para tratamento e diagnóstico da dor discogênica lombar.[18,19]

O conhecimento anatômico é fundamental para o médico intervencionista tanto para aumentar a segurança dos procedimentos como para melhorar a sua taxa de sucesso. Para os procedimentos cujo alvo é o GRD, é fundamental conhecer as particularidades de cada segmento da coluna vertebral. No que tange à coluna cervical, é fundamental considerar a presença das artérias vertebrais evitando traumatizar esses vasos e assegurando, sob fluoroscopia contínua, que não há dispersão vascular das medicações injetadas. Já nos segmentos torácicos, entender a anatomia das vértebras torácicas e sua relação com as costelas permite entender possíveis dificuldades em obter posicionamento adequado da agulha.

Quando nos concentramos no GRD propriamente, algumas características merecem menção especial. Existe grande variabilidade anatômica dos GRD em um mesmo indivíduo e entre indivíduos diferentes. Essas diferenças abrangem desde a sua localização até o seu número para cada raiz nervosa. Tipicamente consideramos que o GRD tem localização intraforaminal (ou seja, em uma linha entre os pedículos da vértebra superior e inferior), porém ele pode estar dentro do espaço intratecal em até 84% dos casos em S1 e extraforaminal em até 7,9% dos casos em L4.[3] Com uso de ressonância magnética 3D e protocolos específicos de processamento da imagem, foi possível demonstrar que os GRD lombares tendem a ser maiores e mais proximais nos segmentos mais caudais, bem como evidenciou-se a existência de raízes com dois ou até três GRDs.[4]

Ao contrário do que já se pensou, o primeiro neurônio sensitivo não se limita a ser um transmissor de impulso elétrico. Grande parte do entendimento da função moduladora que esses neurônios desempenham e do seu papel na percepção final de estímulos nociceptivos e não nociceptivos vem da compreensão de que seus corpos celulares não são meros assistentes metabólicos para a função de transmissão do impulso nervoso. A configuração pseudounipolar permite que os corpos celulares localizados nos GRD tenham papel chave na modulação dos estímulos recebidos da periferia e transmitidos para o sistema nervoso central (SNC). Essa modulação depende de uma complexa e íntima relação dos neurônios sensitivos primários, em especial seus corpos celulares, e células da glia, astrócitos, células de Schwann e também de vias neuronais complexas.[20] A participação do sistema imunológico no desenvolvimento de quadros de dor neuropática é importante e uma das evidências disso está na presença de uma série de mediadores inflamatórios encontrados no GRD em resposta a lesões axonais. Dessa forma, devemos considerar o GRD um alvo terapêutico acessível e com papel fundamental no desenvolvimento e manutenção de quadros de dor crônica, principalmente com características neuropáticas, porém não somente nestas.

Além da RFP, o implante de eletrodo para estimulação do GRD tem demonstrado excelente resultado no tratamento de dores neuropáticas crônicas focais e para a síndrome de dor complexa regional (SDCR). Trata-se de procedimento indicado para casos refratários a outros tratamentos mais simples e menos invasivos. Uma das dificuldades no sucesso da estimulação medular é a pouca precisão de localização do estímulo por dispersão da energia no líquido cefalorraquiano (LCR), variações na segmentação dos aferentes sensitivos e migração do dispositivo após a implantação. Já os eletrodos implantados nos GRD produzem uma estimulação mais específica da área de dor, diminuindo o estímulo em áreas não dolorosas. Estudo duplo-cego e randomizado com 152 pacientes com SDCR tipo 1 em MMII demonstrou controle adequado da dor em 81,2% dos pacientes com estimulação do GRD, em comparação a 56,7% no grupo da estimulação medular.[21]

Radiofrequência pulsada do GRD

Indicações

- cervicalgia crônica;
- cefaleia cervicogênica;
- radiculopatias em geral;
- dor pós-mastectomia;
- dor pós-toracotomia;
- dor fantasma;
- herpes-zóster e neuralgia pós-herpética;
- SDCR tipos 1 e 2;
- dor discogênica lombar.

Contraindicações

Há situações em que a abordagem transforaminal não pode ser realizada com segurança ou deve ser evitada, entre as quais, destacamos:

- síndrome da cauda equina;
- depressão maior ou doenças psiquiátricas mal controladas;
- doença sistêmica aguda não controlada;
- gravidez e lactação;
- história de alergia aos anestésicos locais, corticosteroides ou meios de contraste;
- pacientes incapazes de entender o consentimento informado;
- infecção local ou sistêmica;
- coagulopatias.

Técnica

Após a indicação do procedimento, a preparação inicia-se com a obtenção do consentimento informado do paciente, documentando-se que os benefícios pretendidos e os riscos envolvidos no procedimento foram discutidos com o paciente e aceitos por ele. Outro passo que antecede o início do procedimento é a verificação da disponibilidade de todos os materiais necessários, incluindo equipamento de monitorização e ressuscitação.

Em geral, o procedimento é realizado sob sedação consciente e sempre com o acompanhamento de um anestesiologista diferente do profissional que realizará o procedimento. Deve-se assegurar acesso venoso e monitorização não invasiva mesmo que se abstenha da sedação. Assim, resumidamente, é necessário antes do início verificar se estão cumpridos os seguintes passos: consentimento; monitorização; verificação do equipamento de ressuscitação; obtenção de acesso venoso adequado; planejamento do procedimento; e verificação dos materiais.

Outro passo em comum para todos os procedimentos é a preparação da pele e a colocação de campos estéreis. Realiza-se preparo igual àquele que se faria para um procedimento cirúrgico, incluindo degermação da pele, aplicação de solução alcoólica de antisséptico e colocação de campos estéreis. É importante ressaltar também que o aparelho de fluoroscopia será movimentado durante o procedimento e cuidados devem ser tomados para que essa movimentação não contamine o procedimento.

Os parâmetros para a RFP variam, pode-se adotar programações com 5 Hz/5 ms, 4 Hz/10 ms, 2 Hz/20 ms ou outros. Diferentes geradores de RF permitem diferentes programações, sendo imprescindível que a temperatura permaneça controlada e limitada ao máximo de 42 ºC para evitar efeitos térmicos ablativos. A voltagem ou corrente podem ser as maiores que permitam não exceder a temperatura limite. A duração da aplicação pode variar de 3 a 20 minutos, não havendo tempo máximo. Entende-se que maiores tempos de aplicação estão associados a maior efeito clínico, embora não haja estudos comparativos dos melhores parâmetros. Este autor prefere a aplicação com 5 Hz/5 ms ou 4 Hz/10 ms por 8 minutos, sempre respeitando o limite superior de temperatura de 42 ºC. A técnica bipolar, com duas agulhas colocadas no mesmo alvo, pode ser empregada em casos refratários.

■ RFP GRD lombar

Posicionar o paciente em decúbito ventral e colocar um coxim sob a pelve reduz a lordose lombar, dessa forma facilita-se a obtenção da imagem radioscópica ideal e a inserção das agulhas.

Para se iniciar o procedimento, é necessário identificar o nível a ser abordado com a radioscopia e obter o AP verdadeiro com alinhamento dos processos espinhosos no meio dos corpos vertebrais. Em seguida, busca-se o alinhamento da placa terminal inferior do nível a ser abordado com uso de oblíquo cefálico (para os segmentos inferiores) ou caudal (para os segmentos superiores). Após o alinhamento, faz-se oblíquo ipsilateral até que a articulação facetária esteja entre o terço ipsilateral e o meio do corpo vertebral, formando a imagem do *Scotch dog*. Uma agulha curva de 10 cm, com ponta ativa de 10 mm, 20 a 22 G, é cuidadosamente introduzida em *tunnel vision*, logo abaixo do pedículo da vértebra de cima e acima do processo articular superior da vértebra de baixo até que se perceba aumento na resistência. Nesse momento, ou em caso de dúvida da profundidade da agulha, coloca-se o raio X em lateral para introduzir lentamente

a agulha até que sua ponta esteja localizada na parte superior e posterior do forame intervertebral.

A confirmação da posição final da cânula de RF deve ser realizada com a estimulação sensitiva que deve produzir resposta radicular correspondente com o nível e o lado abordado, preferencialmente entre 0,2 e 0,5 V, aceitável até 1 V. Valores menores que 0,2 V podem indicar que a ponta ativa esteja intraneural. Valores maiores denotam distância excessiva entre a ponta ativa e o GRD. O estímulo motor é dispensável já que o gânglio é uma estrutura puramente sensitiva e a aplicação de RFP não é um método ablativo (Figura 95.1).

Passo a passo simplificado:

1. Consentimento, monitorização, verificação do equipamento de ressuscitação, obtenção de acesso venoso adequado, planejamento do procedimento e verificação dos materiais.
2. Posicionamento em decúbito ventral com um coxim sob o abdome, braços ao lado da cabeça, assepsia, antissepsia e colocação de campos estéreis.
3. Identificação do alvo com o raio X em AP.
4. Oblíquo caudal ou cranial para alinhar a placa terminal inferior da vértebra do nível-alvo.
5. Oblíquo ipsilateral para posicionar a articulação facetária entre o terço ipsilateral e o meio do corpo vertebral.
6. O ponto de entrada é logo abaixo do pedículo da vértebra de cima e acima do processo articular superior da vértebra de baixo.
7. Punção com agulha de radiofrequência curva de 10 cm, ponta ativa de 10 mm, 20 a 22 G, com visualização em túnel até que se perceba aumento da resistência (Figura 95.2).

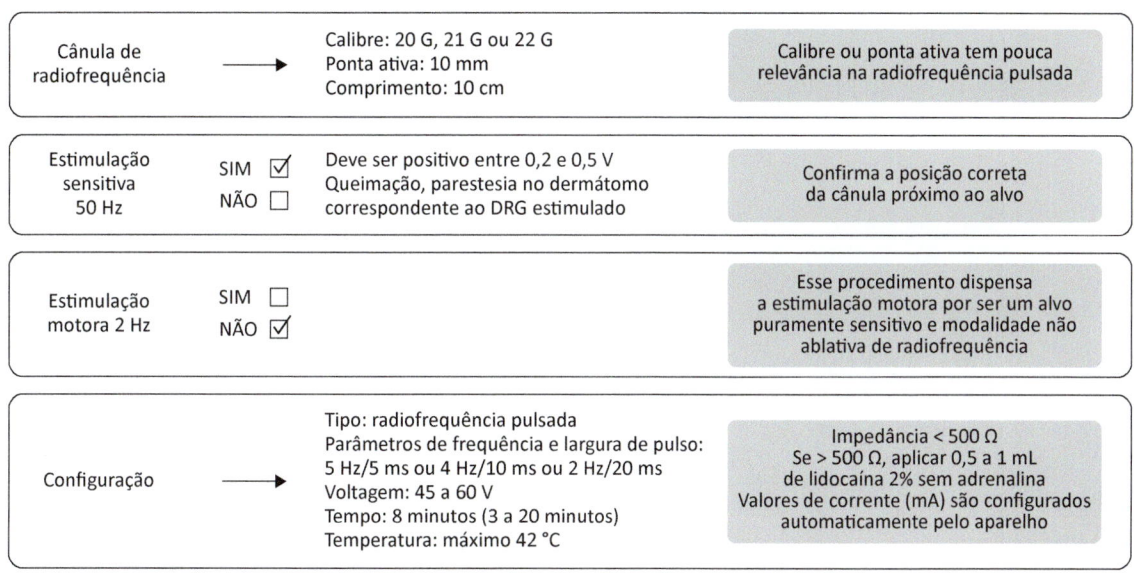

FIGURA 95.1 – RFP GRD lombar.

Fonte: Desenvolvida pela autoria do capítulo.

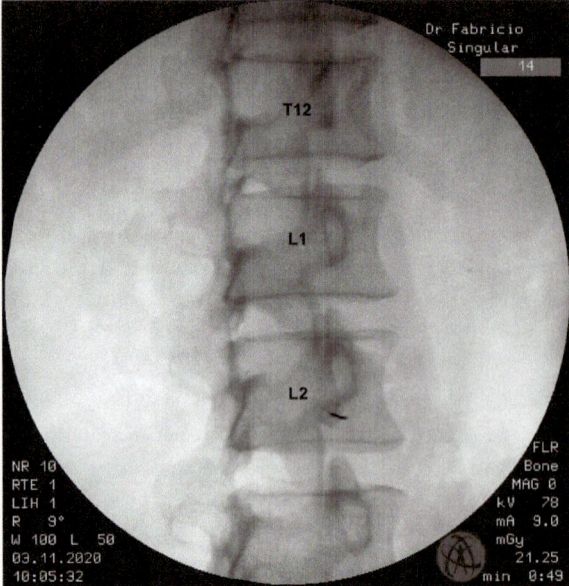

FIGURA 95.2 – RFP GRD L2 direito, visão oblíqua. Agulha colocada em *tunnel vision* entre o pedículo e o processo articular superior da vértebra de baixo.

Fonte: Acervo da autoria do capítulo.

▶ Se houver dúvida quanto à profundidade, checar imagem em perfil.

8. Colocar o raio X em lateral e introduzir cuidadosamente a agulha até que a sua ponta se encontre na parte superior e posterior do forame intervertebral (Figura 95.3).

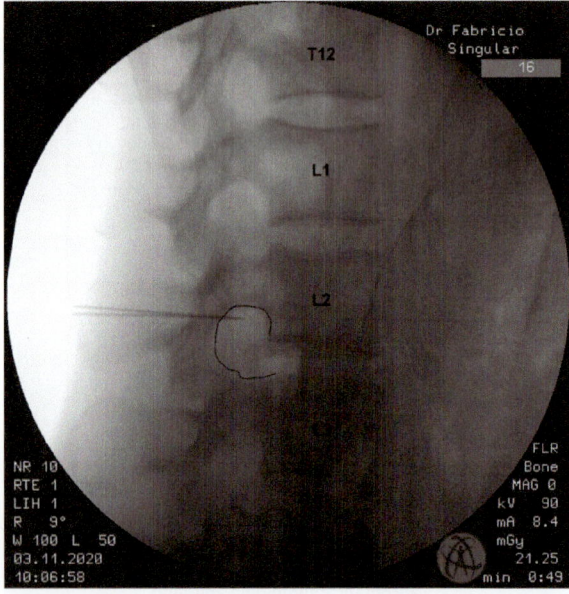

FIGURA 95.3 – RFP GRD L2 bilateral, visão lateral. As duas agulhas estão simetricamente colocadas na parte superior e posterior do forame intervertebral.

Fonte: Acervo da autoria do capítulo.

▶ Acima de L3, punções na porção anterossuperior do forame têm risco aumentado de lesão da artéria de Adamkiewicz.

9. Checar no AP se a agulha está dentro do forame (Figura 95.4).

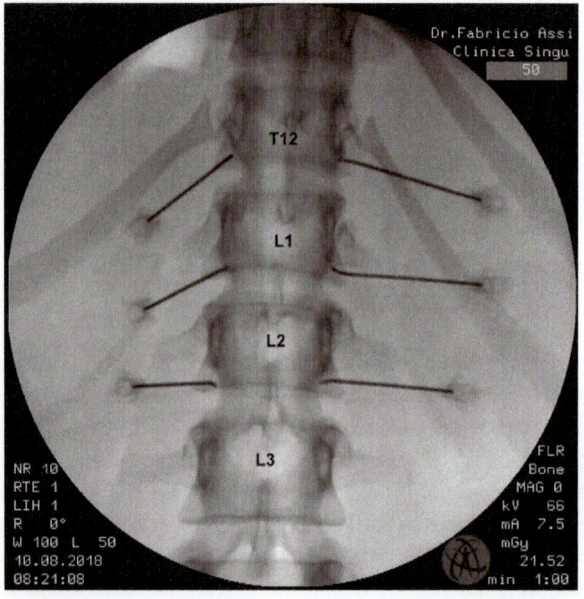

FIGURA 95.4 – RFP GRDs de T12, L1 e L2 bilateral, visão em AP. As agulhas estão posicionadas de maneira simétrica dentro dos respectivos forames intervertebrais.

Fonte: Acervo da autoria do capítulo.

10. Estímulo sensitivo entre 0,2 e 0,5 V.

▶ O estímulo sensitivo tem como objetivo identificar a proximidade da ponta ativa da cânula de RF em relação ao alvo sensitivo. Limiares altos para a estimulação, maiores que 1 V, indicam que o GRD está distante da ponta ativa e a agulha deve ser reposicionada. Limiares muito baixos para a estimulação, menores que 0,2 V, podem indicar posição intraneural da ponta ativa e devem ser evitados.

11. Injeção de 0,5 a 1 mL de lidocaína 2% antes da aplicação da RFP.

12. Aplicação da RFP.

■ RFP GRD torácico

As vértebras torácicas têm estrutura característica, mas são bastante distintas entre si, especialmente as mais inferiores que gradualmente se assemelham mais às lombares. Dessa forma, para os segmentos inferiores (T10 a T12), a técnica utilizada para o posicionamento da cânula de radiofrequência é a mesma utilizada para os segmentos lombares já descrita.

O paciente é posicionado em decúbito ventral com um coxim sob o tórax e os braços, posicionados ao lado da cabeça, evitando que interfiram nas imagens em perfil. Após a identificação do nível desejado, oblíquo cefálico ou caudal é ajustado, dependendo do nível, para alinhar a placa terminal inferior e, em seguida, ajusta-se o oblíquo ipsilateral para a visualização adequada do forame. O objetivo é abrir um pequeno espaço entre a costela e o corpo vertebral, o ponto de entrada é neste espaço, logo acima do disco intervertebral. Após a infiltração da pele com anestésico local, a agulha é introduzida em *tunnel vision* até que se perceba um aumento da resistência. Neste momento colocamos o raio X em perfil para checar a profundidade e adentrar à parte posterior e média do forame intervertebral (Figura 95.5).

Passo a passo simplificado:

1. Consentimento, monitorização, verificação do equipamento de ressuscitação, obtenção de acesso venoso adequado, planejamento do procedimento e verificação dos materiais.
2. Posicionamento em decúbito ventral com um coxim sob o tórax, braços ao lado da cabeça, assepsia, antissepsia e colocação de campos estéreis.
3. Identificação na radioscopia do nível-alvo em AP.
4. Oblíquo caudal ou cefálico alinhando a placa terminal inferior da vértebra no nível do alvo.
5. Oblíquo ipsilateral tem como objetivo abrir o espaço entre a cabeça da costela e o processo articular superior da vértebra inferior.
6. O ponto de entrada é medial à cabeça da costela, lateral ao processo articular superior e cefálico ao disco (Figura 95.6).
7. Punção com agulha de radiofrequência curva de 10 cm, ponta ativa de 10 mm, 20 a 22 G, com visualização em túnel até que se perceba um aumento da resistência (Figura 95.7).

▶ Se houver dúvida quanto à profundidade, checar imagem em perfil.

8. Colocar o raio X em lateral e introduzir cuidadosamente a agulha até que a sua ponta se encontre na parte média e posterior do forame intervertebral (Figura 95.8).

▶ Nunca deve alcançar a sua porção anterior (onde se encontra a artéria de Adamkiewicz).

9. Checar no AP se a agulha está na posição correta (Figura 95.9).
10. Estímulo sensitivo entre 0,2 e 0,5 V.

▶ O estímulo sensitivo tem como objetivo identificar a proximidade da ponta ativa da cânula de RF em relação ao alvo sensitivo. Limiares altos para a estimulação, maiores que 1 V, indicam que o GRD está distante da ponta ativa e a agulha deve ser reposicionada. Limiares muito baixos para a estimulação, menores que 0,2 V, podem indicar posição intraneural da ponta ativa e devem ser evitados.

11. Injeção de 0,5 a 1 mL de lidocaína 2% antes da aplicação da RFP.
12. Aplicação da RFP.

■ RFP GRD cervical

Para a punção dos GRD cervicais, o paciente deve ser posicionado em decúbito dorsal com o pescoço em posição neutra. Geralmente utilizamos um coxim sob os ombros e sob a cabeça, favorecendo o acesso à região lateral do pescoço. A primeira técnica descrita a seguir é aplicada para os GRD de C3 a C8. Para o GRD de C2, outra abordagem é utilizada e está descrita logo em seguida.

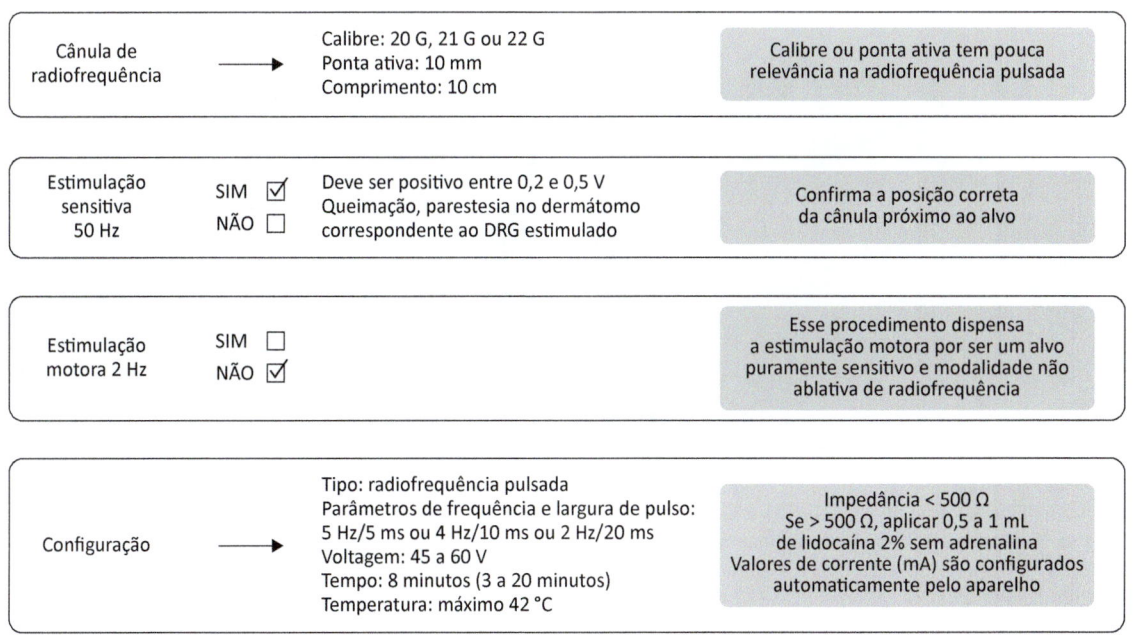

FIGURA 95.5 – RFP GRD torácico.

Fonte: Desenvolvida pela autoria do capítulo.

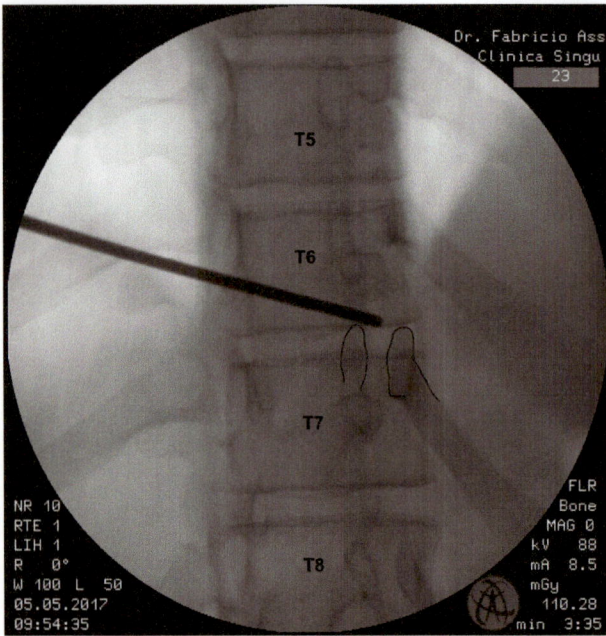

FIGURA 95.6 – Ponto de entrada para RFP GRD T6 direito, visão em oblíquo. Notar o alinhamento das placas terminais. O ponto de entrada é neste pequeno espaço entre a cabeça da costela e o corpo vertebral, logo acima do disco intervertebral.

Fonte: Acervo da autoria do capítulo.

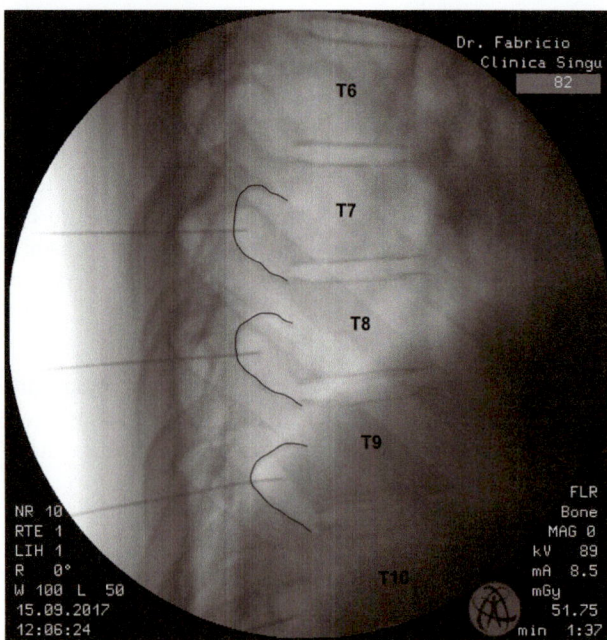

FIGURA 95.8 – RF pulsada dos GRDs de T7, T8, T9 e T10, visão em lateral. As agulhas se encontram na parte posterior e média do forame intervertebral.

Fonte: Acervo da autoria do capítulo.

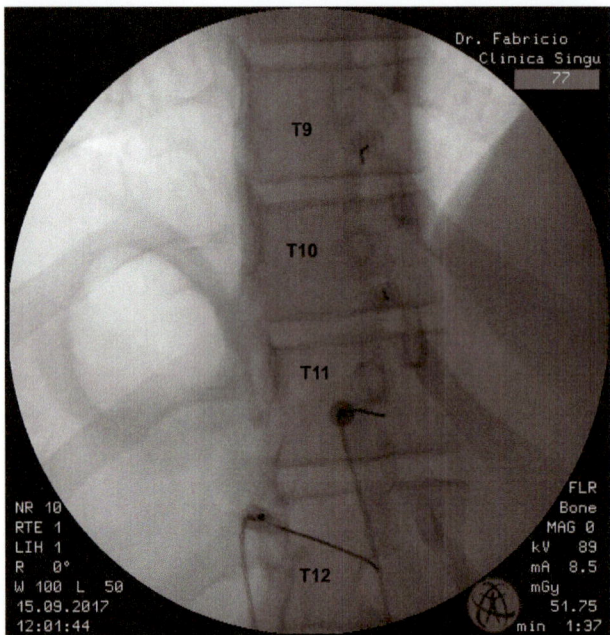

FIGURA 95.7 – RFP dos GRDs de T9, T10, T11 e T12 direitos, visão em oblíquo. Notar que em T9 e T10 as agulhas entram em um pequeno espaço entre o corpo vertebral e a cabeça da costela, típico para toda coluna torácica. Já em T11 e T12 as referências são similares às da coluna lombar, o ponto de entrada está abaixo do pedículo, às 6 horas. Todas as abordagens com a técnica de *tunnel vision*.

Fonte: Acervo da autoria do capítulo.

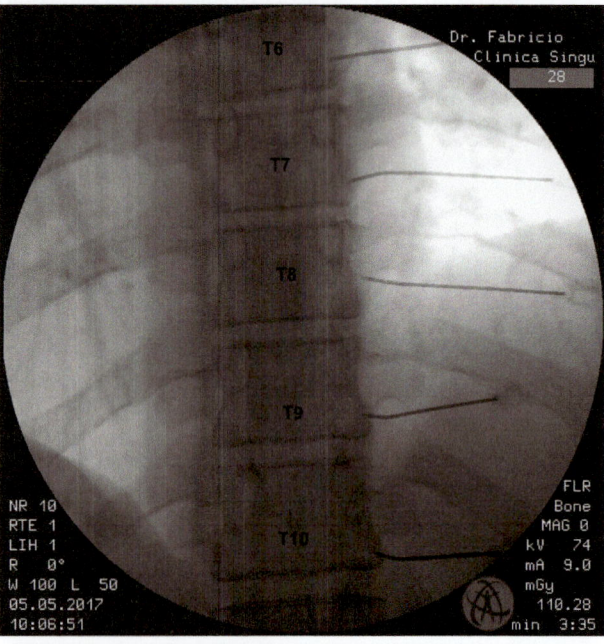

FIGURA 95.9 – RFP GRDs T6, T7, T8, T9 e T10 direitos, visão em AP. Observar a posição das agulhas mais lateral em comparação com os GRDs lombares e cervicais.

Fonte: Acervo da autoria do capítulo.

Inicialmente o raio X é colocado em lateral com o intensificador de imagens do mesmo lado do procedimento a ser realizado. Roda-se o arco cirúrgico em oblíquo em direção ao AP até que se obtenha a maior imagem do forame intervertebral possível. Pequenos ajustes com oblíquo caudal podem ser feitos para se obter um forame ainda maior. Para punções em múltiplos níveis, devemos ajustar o raio X a cada nível. O ponto de entrada na região cervical é sobre o processo articular superior, na parte posterior e inferior do forame intervertebral. Uma agulha curva de 5 cm, ponta ativa de 5 a 10 mm, 20 a 22 G, é introduzida com cuidado até que faça contato ósseo com o processo articular superior. Neste momento, girar de leve a agulha anteriormente e introduzir muito devagar até que se perca o contato ósseo e penetre-se no forame. Checar a profundidade no AP, a agulha nunca deve ultrapassar uma linha vertical entre os processos uncinados.

Passo a passo simplificado:

1. Consentimento, monitorização, verificação do equipamento de ressuscitação, obtenção de acesso venoso adequado, planejamento do procedimento e verificação dos materiais.

2. Posicionamento em decúbito dorsal com um coxim sob os ombros e a cabeça, braços ao lado da cabeça, assepsia, antissepsia e colocação de campos estéreis.

3. Identificação na radioscopia do nível-alvo em lateral.

4. Oblíquo em direção ao AP deve mostrar a maior abertura possível dos forames intervertebrais.

5. Oblíquo caudal pode ser necessário para deixar o forame ainda mais aberto (Figura 95.11).

6. O ponto de entrada é a borda posteroinferior do forame (processo articular superior da vértebra inferior).

7. Uma agulha curva de 5 cm, ponta ativa de 5 a 10 mm, 20 a 22 G é progredida cuidadosamente. O objetivo é tocar o processo articular superior da vértebra inferior.

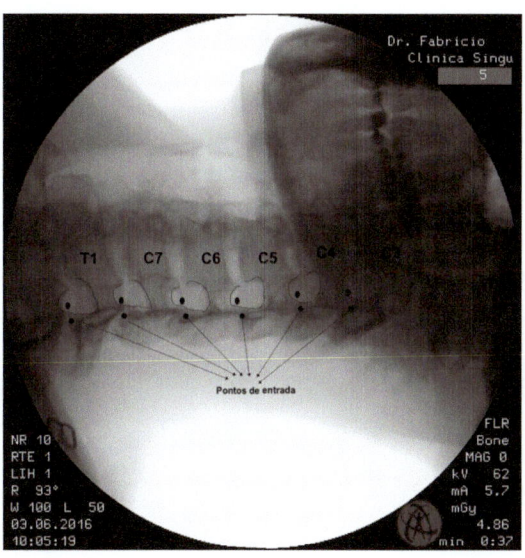

FIGURA 95.11 – RFP GRDs cervicais, visão em oblíquo. Observar os pontos de entrada sobre o processo articular superior, na parte posterior e inferior do forame intervertebral. As marcações dentro dos forames correspondem à localização mais provável dos GRDs em cada nível.

Fonte: Acervo da autoria do capítulo.

8. Após tocar o processo articular superior (borda posteroinferior do forame intervertebral) a ponta da cânula deve ser delicadamente direcionada para anterior, entrando no forame (Figura 95.12).

9. Em AP, checa-se a profundidade, a ponta da cânula deve respeitar o limite do processo uncinado (Figura 95.13).

▶ A cânula nunca deve ultrapassar o processo uncinado (risco de lesão radicular/medular).

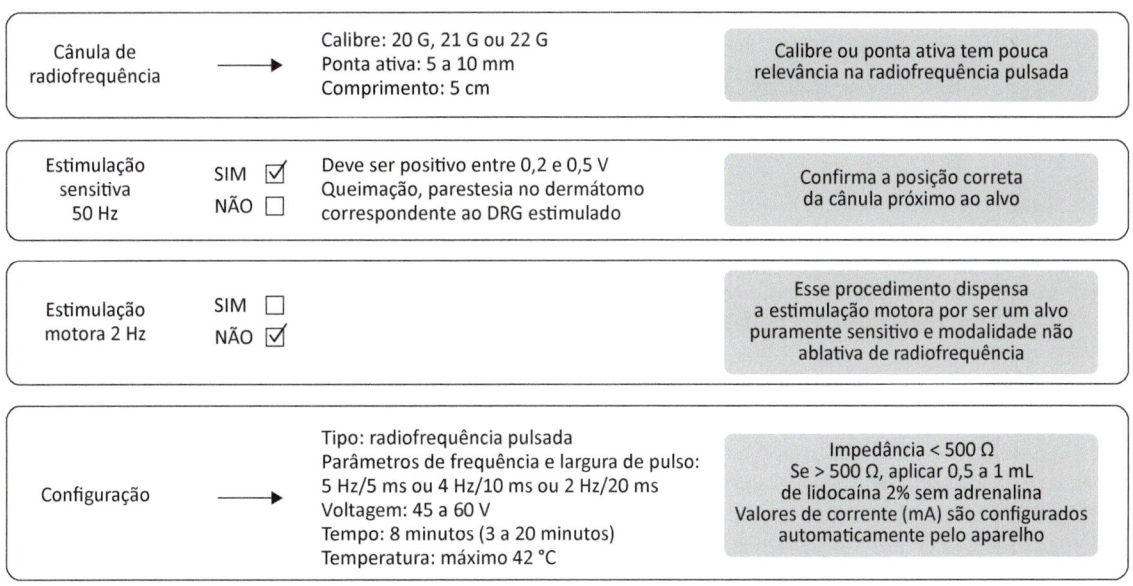

Cânula de radiofrequência	→	Calibre: 20 G, 21 G ou 22 G Ponta ativa: 5 a 10 mm Comprimento: 5 cm	Calibre ou ponta ativa tem pouca relevância na radiofrequência pulsada
Estimulação sensitiva 50 Hz	SIM ☑ NÃO ☐	Deve ser positivo entre 0,2 e 0,5 V Queimação, parestesia no dermátomo correspondente ao DRG estimulado	Confirma a posição correta da cânula próximo ao alvo
Estimulação motora 2 Hz	SIM ☐ NÃO ☑		Esse procedimento dispensa a estimulação motora por ser um alvo puramente sensitivo e modalidade não ablativa de radiofrequência
Configuração	→	Tipo: radiofrequência pulsada Parâmetros de frequência e largura de pulso: 5 Hz/5 ms ou 4 Hz/10 ms ou 2 Hz/20 ms Voltagem: 45 a 60 V Tempo: 8 minutos (3 a 20 minutos) Temperatura: máximo 42 °C	Impedância < 500 Ω Se > 500 Ω, aplicar 0,5 a 1 mL de lidocaína 2% sem adrenalina Valores de corrente (mA) são configurados automaticamente pelo aparelho

FIGURA 95.10 – RFP GRD cervical.

Fonte: Desenvolvida pela autoria do capítulo.

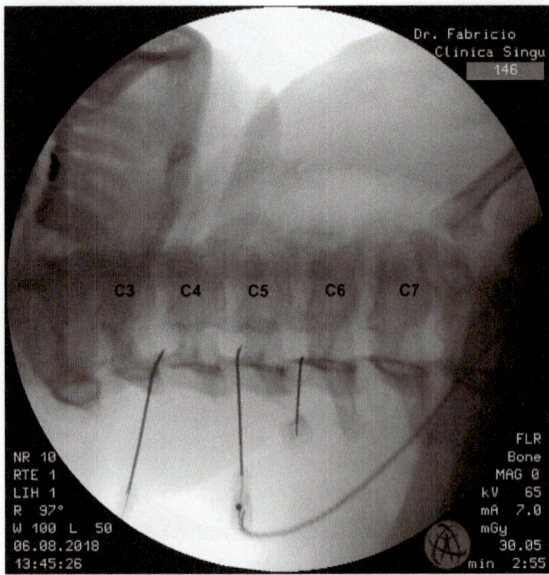

FIGURA 95.12 – RFP GRDs de C4, C5 e C6, visão em oblíquo, demonstrando as agulhas que acabaram de adentrar aos forames.

Fonte: Acervo da autoria do capítulo.

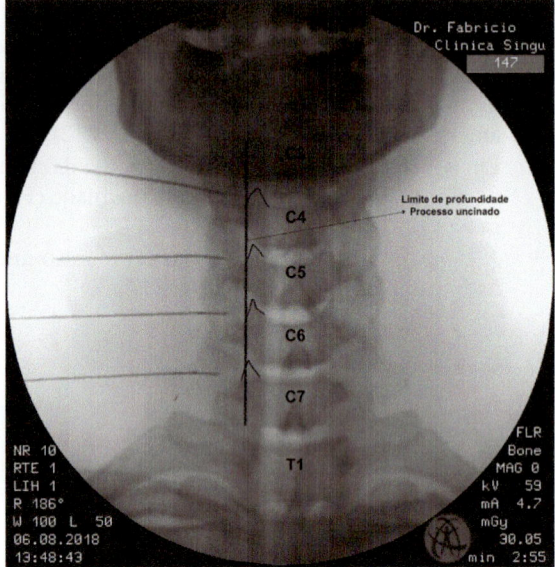

FIGURA 95.13 – RFP GRDs de C4, C5, C6 e C7 esquerdos, visão em AP. As agulhas estão posicionadas dentro dos respectivos forames intervertebrais. Nunca ultrapassar a linha imaginária vertical nos processos uncinados.

Fonte: Acervo da autoria do capítulo.

▶ A cânula nunca deve alcançar a porção anterior do forame (risco de lesão da artéria vertebral).

10. Para o GRD de C2, o paciente deve ficar na mesma posição, em decúbito dorsal, o raio X em lateral com o intensificador de imagens do mesmo lado do procedimento. Colocar o raio X em perfil verdadeiro buscando o alinhamento do arco posterior de C1. O ponto de entrada fica 0,5 a 1 cm posterior

ao processo articular superior de C2. Introduzir com cuidado uma agulha curva de 10 cm, 20 a 22 G, ponta ativa de 10 mm em *tunnel vision*. Checar sempre no AP a profundidade, a agulha deve estar entre o primeiro terço ipsilateral e o meio da articulação atlantoaxial, visto que aqui não se percebe nenhum aumento de resistência, tampouco há contato ósseo (Figuras 95.14 a 95.16).

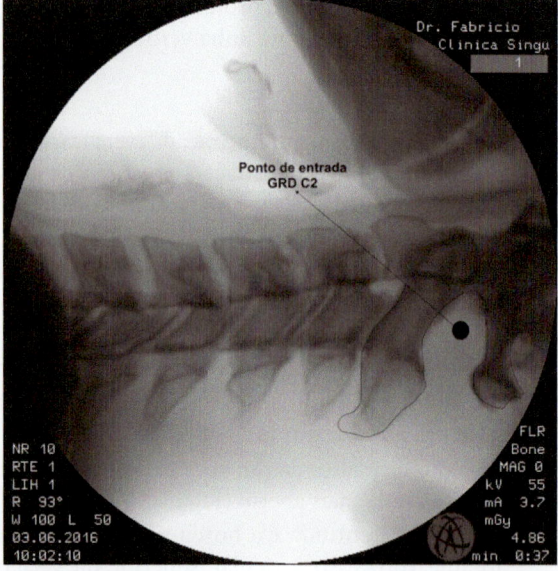

FIGURA 95.14 – RFP GRD C2, visão em lateral. Raio X em perfil verdadeiro com alinhamento do arco posterior de C1. O ponto de entrada 1 cm abaixo do processo articular superior de C2.

Fonte: Acervo da autoria do capítulo.

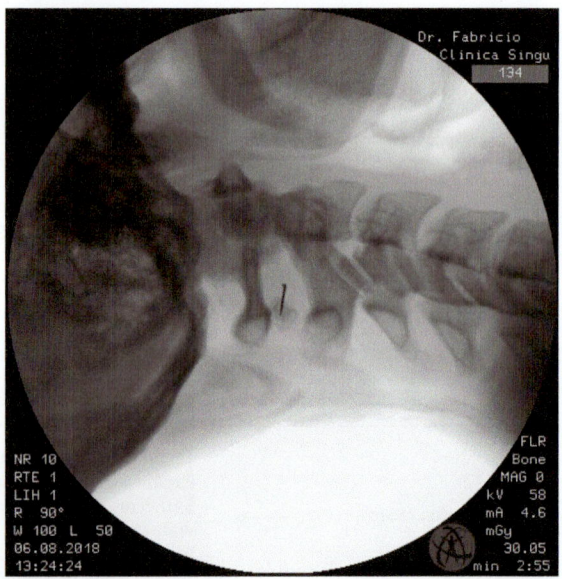

FIGURA 95.15 – RFP GRD C2, visão em lateral, agulha em *tunnel vision*.

Fonte: Acervo da autoria do capítulo.

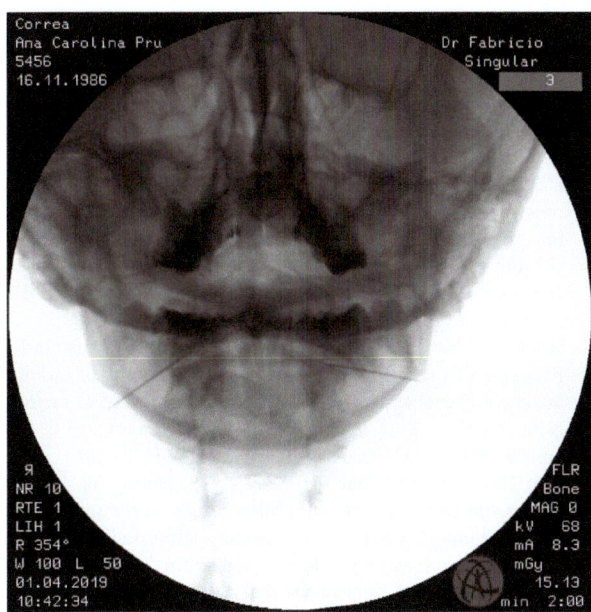

FIGURA 95.16 – RFP GRD C2 bilateral, raio X em AP. Observar a profundidade das duas agulhas, no meio da articulação atlanto--axial.

Fonte: Acervo da autoria do capítulo.

11. Estímulo sensitivo entre 0,2 e 0,5 V.
    ▶ O estímulo sensitivo tem como objetivo identificar a proximidade da ponta ativa da cânula de RF em relação ao alvo sensitivo. Limiares altos para a estimulação, maiores que 1 V, indicam que o GRD está distante da ponta ativa e a agulha deve ser reposicionada. Limiares muito baixos para a estimulação, menores que 0,2 V, podem indicar posição intraneural da ponta ativa e devem ser evitados.
12. Injeção de 0,5 a 1 mL de lidocaína 2% antes da aplicação da RFP.
13. Aplicação da RFP.

Eletroestimulação do gânglio da raiz dorsal

O GRD como alvo para estimulação foi explorado pela primeira vez em 1991 em modelos animais para tratar dor e inflamação. Em 2006, novos sistemas de estimulação DRG estavam sendo projetados e, alguns anos depois, implantados pela primeira vez em seres humanos. Deer et al. Demonstraram, em 2009, um novo dispositivo implantável de estimulação do GRD, criando um fornecimento de energia seguro e eficaz para esta estrutura.

Pacientes com dores neuropáticas refratárias aos procedimentos ablativos, ou de radiofrequência pulsada, ou ainda de estimulação medular, podem se beneficiar da implantação de eletrodos no GRD. A estimulação do GRD para dor

crônica tem os benefícios potenciais de alcançar o alívio da dor em síndromes de dor neuropática focal, incluindo em regiões caracteristicamente de difícil estimulação ou de difícil manutenção dessa estimulação ao longo do tempo com a estimulação medular típica. As indicações que apresentam melhor nível de evidência para o uso deste tratamento são a SDCR tipos I e II, conforme demonstrado em ensaio clínico, duplo-cego e randomizado de Deer et al., em 2017.[21] Já em revisão sistemática publicada em 2019, há diversos trabalhos demonstrando resultados positivos no tratamento de dores das mais diversas etiologias e localizações, como dor perineal, neuropatia diabética, síndrome pós-laminectomia, dor de membro fantasma, dor lombar associada à hematúria, dor testicular crônica, coccidinia, entre outras.[22]

Há duas técnicas para o posicionamento dos eletrodos: a abordagem *in-out*, em que a punção é feita interlaminar e o eletrodo é guiado de dentro do espaço peridural em direção ao forame intervertebral; a outra abordagem denomina--se *out-in*, é semelhante à abordagem do espaço peridural via transforaminal, sendo que o posicionamento final e a ancoragem do dispositivo são feitos com parte dele dentro do espaço peridural e parte no trajeto de saída das raízes. É possível a implantação dos eletrodos nos GRD da região cervical, torácica, lombar e sacral. O autor tem experiência pessoal nas regiões torácica, lombar e sacral, como mostram as Figuras 95.17 a 95.19.

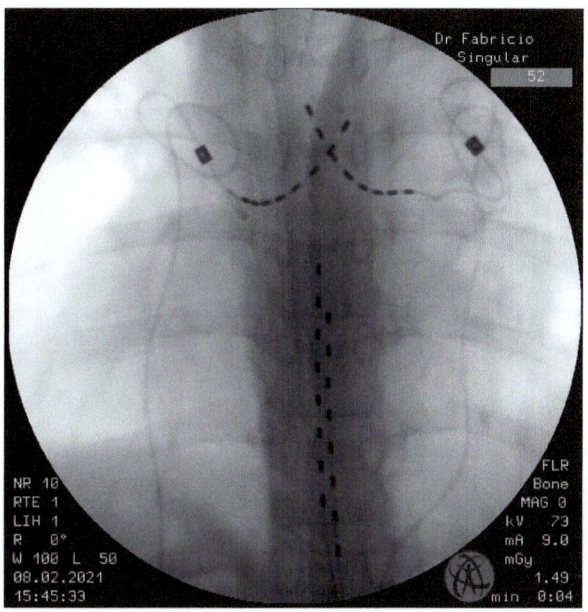

FIGURA 95.17 – Estimulação medular tradicional combinada a estimulação do GRD de T6 bilateral. Paciente com quadro de dor por neurite intercostal crônica bilateral refratária a tratamento medicamentoso e a RFP dos GRDs torácicos. Técnica *out-in* para o gânglio com punção transforaminal.

Fonte: Acervo da autoria do capítulo.

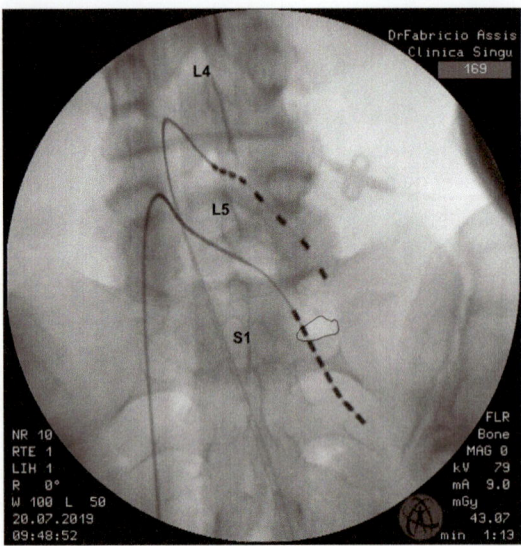

FIGURA 95.18 – Estimulação dos GRDs de L5 e S1 direitos. Paciente com quadro de dor em MID pós-cirurgia para tratamento de fratura traumática de tornozelo devido a SDCR tipo 1 refratária a tratamento medicamentoso e a simpatectomia lombar por RF. Técnica *in-out* para o gânglio com punção interlaminar retrógrada.

Fonte: Acervo da autoria do capítulo.

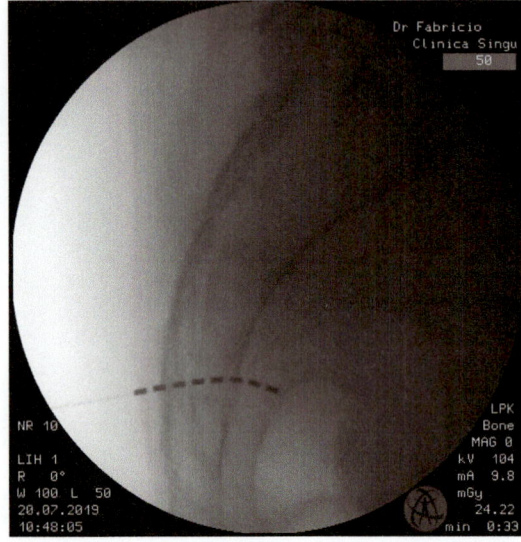

FIGURA 95.19 – Estimulação do GRD de S4, visão lateral. Eletrodo colocado em toda a área do sacro. Paciente com quadro de dor perineal crônica refratária ao tratamento mais conservador. Técnica de punção em *tunnel vision* direto pelo forame de S4.

Fonte: Acervo da autoria do capítulo.

Referências bibliográficas

1. Vancamp T, Levy RM, Penã I, Pajuelo A. Relevant anatomy, morphology, and implantation techniques of the dorsal root ganglia at de lumbar levels.
2. Soresi AL. Control of "intractable pain" by spinal ganglia block. American Journal of Surgery. 1949.
3. Moon HS, Kim YD, Song BH, Cha YD, Song JH, Lee MH. Position of dorsal root ganglia in the lumbosacral region in patients with radiculopathy. Korean J. Anesthesiol. 2010;59:398-402.
4. Shen J, Wang HY, Chen JY, Liang BL. Morphologic analysis of normal human lumbar dorsal root ganglion by 3D MR imaging. AJNR Am J Neuroradiol. Nov-Dec 2006;27(10):2098-103.
5. Das B, Conroy M, Moore D, Lysaght J, McCrory C. Human dorsal root ganglion pulsed radiofrequency treatment modulates cerebrospinal fluid lymphocytes and neuroinflammatory markers in chronic radicular pain. Brain Behav. Immun. 2018 May;70:157-165. doi: 10.1016/j.bbi.2018.02.010. Epub 2018 Feb 16. PMID: 29458195.
6. Higuchi Y, Nashold Jr BS, Sluijter M, Cosman E, Pearlstein RD. Exposure of the dorsal root ganglion in rats to pulsed radiofrequency currents activates dorsal horn lamina I and II neurons. Neurosurgery. 2002 Apr;50(4):850-5 [Discussion 856]. doi: 10.1097/00006123-200204000-00030. PMID: 11904038.
7. Cho HK, Cho YW, Kim EH, Sluijter ME, Hwang SJ, Ahn SH. Changes in pain behavior and glial activation in the spinal dorsal horn after pulsed radiofrequency current administration to the dorsal root ganglion in a rat model of lumbar disc herniation: laboratory investigation. J. Neurosurg. Spine. 2013 Aug;19(2):256-63. doi: 10.3171/2013.5.SPINE12731. Epub 2013 Jun 7. PMID: 23746090.
8. Vallejo R, Tilley DM, Williams J, Labak S, Aliaga L, Benyamin RM. Pulsed radiofrequency modulates pain regulatory gene expression along the nociceptive pathway. Pain Physician. 2013 Sep-Oct;16(5):e601-13. PMID: 24077210.
9. Maretto F, Vennik M, Albers KI, Van Duijn B. TNFα secretion of monocytes exposed to pulsed radiofrequency treatment: a possible working mechanism of PRF chronic pain management. Pain Pract. 2014 Jun;14(5):399-404. doi: 10.1111/papr.12101. Epub 2013 Jul 23. PMID: 23875895.
10. Li DY, Meng L, Ji N, Luo F. Effect of pulsed radiofrequency on rat sciatic nerve chronic constriction injury: a preliminary study. Chin. Med. J. (Engl). 2015 Feb 20;128(4):540-4. doi: 10.4103/0366-6999.151113. PMID: 25673460; PMCID: PMC4836261.
11. Van Boxem K, Huntoon M, Van Zundert J, Patijn J, Van Kleef M, Joosten EA. Pulsed radiofrequency – A review of the basic science as applied to the pathophysiology of radicular pain: a call for clinical translation. Reg. Anesth. Pain Med. 2014 Mar-Apr;39(2):149-59. doi: 10.1097/AAP.0000000000000063. PMID: 24553305.
12. Shanthanna H, Chan P, McChesney J, Thabane L, Paul J. Pulsed radiofrequency treatment of the lumbar dorsal root ganglion in patients with chronic lumbar radicular pain: a randomized, placebo-controlled pilot study. Journal of Pain Research. 2014 Jan;2014:7:47-55.
13. Van Zundert J, Patijn J, Kessels A, Lamé I, Van Suijlekom H, Van Kleef M. Pulsed radiofrequency adjacent to the cervical dorsal root ganglion in chronic cervical radicular pain: a double-blind sham controlled randomized clinical trial. Pain. 2007 Jan;127(1-2):173-82. doi: 10.1016/j.pain.2006.09.002. Epub 2006 Oct 18. PMID: 17055165.
14. Teixeira A, Grandinson M, Sluijter ME. Pulsed radiofrequency for radicular pain due to a herniated intervertebral disc: an initial report. Pain Pract. 2005 Jun;5(2):111-5. doi: 10.1111/j.1533-2500.2005.05207.x. PMID: 17177757.
15. Cohen SP, Sireci A, Wu CL, Larkin TM, Williams KA, Hurley RW. Pulsed radiofrequency of the dorsal root ganglia is superior to pharmacotherapy or pulsed radiofrequency of the intercostal nerves in the treatment of chronic postsurgical thoracic pain. Pain Physician. 2006 Jul;9(3):227-35. PMID: 16886031.
16. Hetta DF, Mohamed SAB, Mohamed KH, Mahmoud TAE, Eltyb HA. Pulsed radiofrequency on thoracic dorsal root ganglion versus thoracic paravertebral nerve for chronic postmastectomy pain, a randomized trial: 6-month results. Pain Physician. 2020 Jan;23(1):23-35. PMID: 32013276.

17. Abejón D, Garcia-del-Valle S, Fuentes ML, Gómez-Arnau JI, Reig E, Van Zundert J. Pulsed radiofrequency in lumbar radicular pain: clinical effects in various etiological groups. Pain Pract. 2007 Mar;7(1):21-6. doi: 10.1111/j.1533-2500.2007.00105.x. PMID: 17305674.

18. Assis FD, Amaral C, Tucci C, Costa SMB. Uso terapêutico da radiofrequência pulsátil no gânglio dorsal da raiz de L2 na lombalgia discogênica. Columna. 2009;8(2):139-142.

19. Nakamura SI, Takahashi K, Takahashi Y, Yamagata M, Moriya H. The afferent pathways of discogenic low-back pain: evaluation of L2 spinal nerve infiltration. J. Bone Joint Surg. Br. 1996 Jul;78(4):606-12. PMID: 8682829.

20. Krames ES. The role of the dorsal root ganglion in the development of neuropathic pain. Pain Med. 2014 Oct;15(10):1669-85. doi: 10.1111/pme.12413. Epub 2014 Mar 18.

21. Deer TR et al. Dorsal root ganglion stimulation yielded higher treatment success rate for complex regional pain syndrome and causalgia at 3 and 12 months: a randomized comparative trial. Pain. 158(2017):669-681.

22. Vuka I, Marciuš T, Došenović S, Hamzić LF, Vučić K, Sapunar D, Puljak L. Neuromodulation with electrical field stimulation of dorsal root ganglion in various pain syndromes: a systematic review with focus on participant selection. Journal of Pain Research. 2019;12:803-830.

Estimulação de Nervos Periféricos para Tratamento da Dor Neuropática

Tiago da Silva Freitas | Bernardo Assumpção de Mônaco

Histórico

Embora existam relatos históricos do uso do "peixe-gato" do Nilo pelos antigos egípcios, como forma de estimulação periférica no tratamento da dor, o primeiro relato conhecido descrito na história do uso terapêutico da eletricidade para modular o sistema nervoso foi feito no ano 57 d.C., por Scribonius Largus, no livro *Compositiones Medicae*.[1] Nesse livro, é descrito que Anteros, um médico do Império Romano, pisou inadvertidamente em um peixe-torpedo elétrico enquanto caminhava em uma praia. Ele, que era portador de dor articular secundária à artrite gotosa, notou uma melhora significativa após o ocorrido. Scribonius percebeu que poderia haver aplicabilidade desta terapia e iniciou o tratamento de casos de dor crônica, como o das cefaleias. Em suas descrições, Scribonius inicia as bases empíricas para a neuromodulação elétrica do sistema nervoso periférico (SNP) para o tratamento da dor. No site pessoal do Dr. Eduardo Alho (www.dreduardoalho.com.br), há um trecho do seu livro.

Mesmo as dores de cabeça crônicas e intratáveis são curadas e remediadas para sempre com a colocação de um torpedo ativo abaixo do local da dor, até que passe. Assim que a dormência for sentida, o medicamento deve ser removido. Além disso, vários torpedos do mesmo tipo devem ser preparados, pois a cura (que é o torpor) só é eficaz, às vezes, após duas ou três sessões.

Assim como toda a aplicação moderna da neuromodulação invasiva no tratamento das dores neuropáticas, a utilização mais moderna da estimulação dos nervos periféricos se iniciou durante a elaboração da teoria das comportas, por Wall e Sweet, na década de 1960. Esses autores tentaram abordagens com estimulação elétrica periférica na supressão da dor neuropática, inserindo um eletrodo no seu próprio forame infra-orbital e conseguindo diminuir a percepção da dor ao longo do período de estimulação desse nervo periférico.[2,3] Também no mesmo período, surgiram artigos mostrando o uso da estimulação elétrica em nervos periféricos,[2,4] antes mesmo da descrição de Shealy sobre o primeiro caso de estimulação medular, em 1967.

Quando a neuromodulação invasiva para o tratamento da dor se iniciou, após o relato inicial de Shealy, inúmeros trabalhos com essa terapia se iniciaram tanto com estimulação medular como com a estimulação de nervos periféricos. A maioria desses artigos publicados nas décadas de 1970 até 1990 mostrou implantes de nervos periféricos envolvidos na síndrome da dor neuropática localizada ou na síndrome da dor complexa regional, com abordagem por meio de técnicas cirúrgicas abertas.[5-21] Esses estudos mostraram resultados pouco promissores e isso contribuiu para o declínio do uso do SNP em comparação ao uso da estimulação medular como forma de neuromodulação no tratamento da dor.

A queda no uso da neuroestimulação periférica nesse período também se explica pela inexistência de materiais adaptados à estimulação de nervos periféricos, ao contrário da estimulação medular, para a qual houve desenvolvimento progressivo do material de implante. Isso também culminou na falta de entusiasmo para a realização de registros em órgãos reguladores, como a agência americana Food and Drug Administration (FDA).

A ressurreição da estimulação de nervos periféricos para o tratamento da dor aconteceu com Weiner e Reed, em 1999, quando descreveram o uso de implantes de eletrodos percutâneos em nervos occipitais para o tratamento da neuralgia occipital.[22] Posteriormente, Slavin e Burchiel descreveram o uso de técnicas percutâneas envolvendo ramos do nervo trigêmeo para dor facial[15-21] e, a partir de então, uma série de novos artigos foi progressivamente publicada,[23-49] aumentando as evidências de eficácia dessa modalidade de neuromodulação no tratamento da dor neuropática.

Indicações

Antes de iniciarmos a descrição das indicações, convém reforçar que o uso da estimulação de nervos periféricos não deve ser a primeira alternativa de tratamento na maioria das síndromes dolorosas, sua indicação é adequada após falha nos tratamentos conservadores iniciais. Assim como para outros procedimentos de neuromodulação, o quadro doloroso deve ter diagnóstico correto e o paciente deve ser submetido a um tratamento conservador adequado, envolvendo medicamentos, terapias físicas e mesmo outros procedimentos minimamente invasivos como bloqueios anestésicos, bloqueios com toxina botulínica, estimulação transcutânea de nervos periféricos (TENS), radiofrequência pulsada, entre outros.[49]

Dois outros critérios devem ser considerados antes da realização do implante em nervos periféricos:

1. Avaliação psicológica, visando abordar a relação entre o quadro de dor crônica e aspectos de humor, bem como identificar condições psiquiátricas sem tratamento que poderiam influenciar no quadro de dor crônica e principalmente na resposta adequada à terapia.

2. Realização de teste antes do implante definitivo. Este procedimento foi "herdado" como dogma da estimulação medular e ainda é amplamente utilizado no intuito de selecionar os melhores candidatos à esta terapia. Usualmente o teste é realizado num período que pode variar entre 5 e 14 dias e é utilizado um padrão de resposta de no mínimo 50% nas escalas de dor para se indicar um implante definitivo. Atualmente, mais do que escalas de dor objetivas, utilizam-se parâmetros de melhora na qualidade de vida para se realizar o implante definitivo dessa terapia.

Existem alguns relatos na literatura sobre a utilização de bloqueio-teste e uso de TENS como preditores de resposta à neuroestimulação periférica.[50] Entretanto, não existem na literatura confirmação da efetividade dessa premissa, e isso não deve ser um fator impeditivo para tentar essa terapia em pacientes com baixa resposta ao bloqueio. O mesmo se aplica à TENS.

Os dois grupos principais de doenças em que o uso da estimulação dos nervos periféricos é mais indicado são os seguintes:

1. **Síndromes dolorosas de origem neuropática, que são restritas à inervação de um nervo periférico específico:** mononeuropatias dolorosas. A dor da mononeuropatia pode ter diferentes causas: doenças metabólicas (diabetes *mellitus*), infecciosas (herpes-zóster, hanseníase), vasculares (neuropatias isquêmicas periféricas) e traumáticas (pós-operatórias e secundárias a trauma local).

2. **Cefaleias:** apresentam melhor evidência de resposta são a neuralgia occipital, cefaleia em salvas e enxaqueca.[51-58] Entretanto, uma série de outras modalidades de cefaleia tem se beneficiado progressivamente do tratamento com estimulação de nervos periféricos: dor facial neuropática (pós-cirúrgica ou não); hemicrania; enxaqueca transformada; cefaleia mediada por C2; e dor na região occipital após cirurgia da coluna.[49,58] Como as cefaleias não são o escopo deste capítulo, não vamos nos estender com dados em relação a resultados e técnica cirúrgica.

Técnica cirúrgica

O implante de eletrodos em nervos periféricos para tratamento de dor neuropática nas mononeuropatias dolorosas pode ser feito de duas formas básicas: cirurgia aberta (abordagem cirúrgica direta com exposição do nervo alvo); ou percutânea (passagem de eletrodo por técnica utilizando-se eletrodo tubular por agulha).

Técnica "aberta" (cirúrgica)

Na técnica aberta, é necessário o conhecimento anatômico e cirúrgico do nervo-alvo para realizar a dissecção e exposição deste. Nesta técnica geralmente são utilizados eletrodos em placa (cirúrgicos) uma vez que apresentam mais facilidade de fixação e diminuem a chance de migração.

A técnica aberta apresenta a vantagem de localização direta do nervo-alvo, entretanto apresenta a desvantagem de ser mais agressiva (abordagem cirúrgica direta, acesso aberto), com necessidade frequente de submeter o paciente a procedimento de anestesia geral.

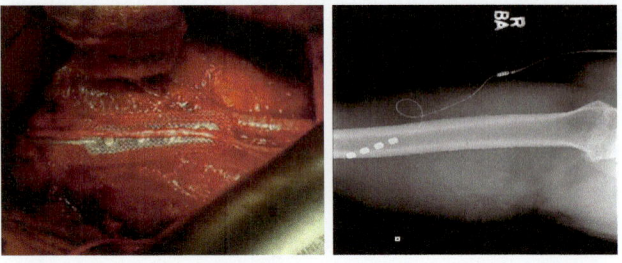

FIGURA 96.1 – Exemplo de implante de eletrodo em placa (cirúrgico) em nervo radial.

Fonte: Acervo da autoria do capítulo.

Técnica percutânea

Na técnica percutânea, o eletrodo é inserido via punção por agulha. Geralmente, utilizam-se eletrodos de forma cilíndrica/tubulares, que podem ser inseridos transversal ou paralelamente ao nervo-alvo. Nesta técnica, pode ser usada a abordagem por radioscopia ou por ecografia, sendo esta última cada vez mais utilizada em virtude da facilidade de visualização direta do nervo-alvo pelo exame de imagem.

O grande desafio do implante percutâneo é a colocação de eletrodo num plano ideal da inervação-alvo. Um implante muito profundo poderia resultar na não estimulação correta do alvo e na necessidade de parâmetros elevados de largura de pulso e amplitude para cobertura da área dolorosa. Um implante superficial, por sua vez, além das mesmas dificuldades de captação do nervo-alvo, também apresenta o risco adicional de lesão/escara de pele, favorecendo a migração e a infecção do sistema. O uso do ultrassom e a visualização direta do nervo periférico-alvo podem predizer melhor a profundidade e teoricamente auxiliar na prevenção da complicação de erosão/escara de pele.

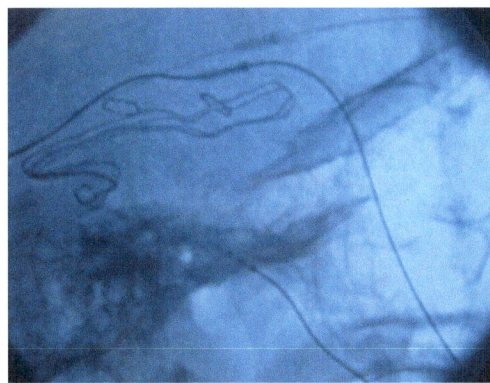

FIGURA 96.2 – Exemplo de implante de eletrodo percutâneo em gânglio trigeminal para tratamento de dor neuropática facial.

Fonte: Acervo da autoria do capítulo.

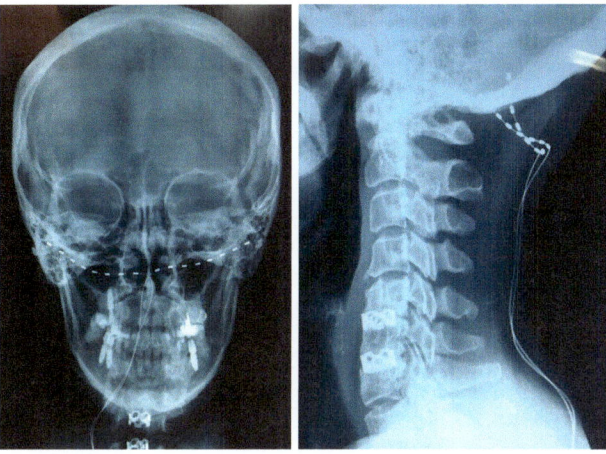

FIGURA 96.3 – Exemplo de implante de eletrodo percutâneo por radioscopia em nervos occipitais.

Fonte: Acervo da autoria do capítulo.

■ Técnica percutânea por ultrassom

O aumento progressivo do uso de ultrassom para as técnicas intervencionistas de dor reacendeu a possibilidade do uso desta terapia para auxiliar o implante de eletrodos em nervo periférico. Narouze et al.[59] descreveram a colocação guiada por ultrassom de eletrodo próximos ao nervo femoral. Huntoon et al.[60] também descreveram, em uma série de artigos, um conjunto de abordagens para implantação guiada para pacientes com dor neuropática de extremidades. Sharibas et al.[61] foram os primeiros a descreverem o uso de ultrassom para implante de eletrodo em nervos occipitais.

Complicações da técnica cirúrgica

Em ambas as técnicas, aberta e percutânea, a migração é a complicação mais comum e a mais desafiadora, presente em 10% a 30% das séries descritas na literatura.[49] Muito dessa complicação é consequência de falta de materiais mais adaptados ao SNP, sendo, na maioria dos casos, utilizados os mesmos materiais de estimulação medular. Recentemente,

novos eletrodos (*devices*) têm sido desenvolvidos para a estimulação dos nervos periféricos. Falaremos desses novos materiais em tópico específico deste capítulo.

Outras complicações que podem ocorrer com esta técnica cirúrgica são: lesões vasculares; infecção; abscesso local; e escaras de pele (em eletrodos posicionados muito superficialmente).

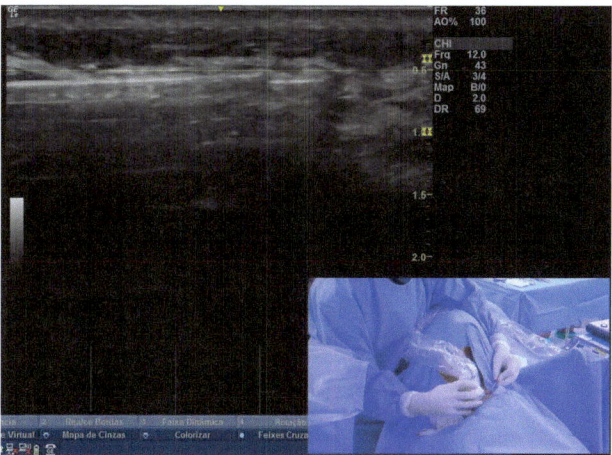

FIGURA 96.4 – Técnica de passagem de eletrodo em nervo occipital com uso do ultrassom.

Fonte: Acervo da autoria do capítulo.

Resultados

Conforme afirmado anteriormente, os primeiros relatos na literatura médica moderna de estimulação de nervo periférico para tratamento da dor foram feitos por Wall e Sweet. Os criadores da teoria do portão, na década de 1960,[2] inseriram um eletrodo no forame infraorbital para tratamento da dor neuropática. O resultado favorável os encorajou a realizarem uma série de casos com eletrodos transitórios (parcialmente implantados).[2-4] A partir desse primeiro relato, várias séries de casos clínicos foram descritas, com taxa de resposta extremamente inconstante, variando entre respostas de 31% a 52%.[6-9] Nas décadas de 1970, 1980 e 1990, muitas séries de casos foram descritas, com uma grande variedade de técnicas cirúrgicas e de eletrodos utilizados. Os resultados desses estudos eram questionáveis e todos eles apresentavam dificuldades técnicas importantes com o material (material não específico de nervos periféricos), com complicações importantes de migração, erosão e lesão de nervos periféricos.[10-12] Foi neste período que a técnica caiu em declínio em virtude dos bons resultados apresentados pela estimulação medular.

No entanto, no fim da década de 1990, novas técnicas de abordagem percutânea reacenderam o interesse pela estimulação de nervos periféricos relacionados às dores craniofaciais, com destaque para os trabalhos de Reed e Slavin.[22-24,26,35] Além disso, também no fim da década de 1990, após a publicação de Racz reconsiderando o uso da estimulação de nervos periféricos na síndrome complexa de dor regional (SDCR),[17] novos trabalhos surgiram com novos resultados significativos no tratamento dessa doença: Hasselbuch et al.[19] mostraram resultados consistentes no tratamento da SDCR num seguimento longo de 2 a 4 anos e melhora na Escala Visual Analógica (EVA) de dor média de 8,3 para 3,5. Eisenberg et al.[62] também mostraram série retrospectiva com longo período de seguimento e queda média na EVA de 6,9 para 2,4 em 78% dos pacientes. Mobbs et al.[63] mostraram, num acompanhamento de 31 meses, melhora de mais de 50% nas escalas de dor em 60% dos pacientes e melhora na qualidade das atividades de vida diária em 50%. Van Calenbergh[64] também mostrou bons resultados clínicos de longo prazo. Freitas et al.[65] mostraram resposta de mais de 50% nas escalas de dor

neuropática numa série de 10 pacientes com seguimento de 1 ano após implante cirúrgico de eletrodo em nervos periféricos.

O aumento das intervenções guiadas por ultrassom e os benefícios do uso dessa técnica também trouxeram avanços de resultados na estimulação de nervos periféricos. Vários trabalhos já foram publicados com o uso de ultrassom como forma de melhorar a efetividade dos implantes em nervos periféricos[59-61] e novas técnicas têm sido descritas a cada dia.[66] Ainda necessitamos de estudos da literatura que comprovem a melhor efetividade da técnica com ultrassom quando comparada com as técnicas tradicionais.

Na Tabela 96.1, apresentamos um resumo dos artigos mais importantes relacionados aos resultados de estimulação de nervos periféricos para tratamento de dor neuropática.

TABELA 96.1 – Resumo de artigos.

Estudo	N (número de pacientes)	Diagnóstico	Tempo de seguimento	Resultados
Campbell JN, Long DM. Peripheral nerve stimulation in the treatment of intractable pain. J. Neurosurg. 1976;45:692-699[8]	23 pacientes selecionados com implante definitivo em 10 pacientes	Dor neuropática após injúria traumática ou compressão radicular	3 a 5 anos	4 pacientes com resultados excelentes (EVA com 75% de melhora), 1 com resultado moderado (EVA com 50% de melhora), 1 perda de FW e 4 com resultados pobres (EVA com, 30% de melhora)
Law JD, Sweet J, Kirsch WM. Retrospective analysis of 22 patients with chronic pain treated by peripheral nerve stimulation. J Neurosurg. 1980;52:482-485[11]	22 pacientes iniciais e 21 com seguimento completo	Dor neuropática pós-traumática	9 a 88 meses (média de 25 meses)	13 pacientes com excelente resultado e 6 com resultados pobres
Long DM, Erickson D, Campbell J, North R. Electrical stimulation of the spinal cord and peripheral nerves for pain control: a 10-year experience. Appl. Neurophysiol. 1981;44:207-217[12]	34 pacientes acompanhados por 3 anos com seguimento completo	Dor neuropática pós-traumática por lesão de nervo periférico (mediano e ulnar)\n\nLesões de plexo braquial (radioterapia, traumas)\n\nLesões de nervos ciáticos	3 anos	Pacientes com lesão de nervos ulnar/mediano: 7 dos 8 com excelente melhora da dor\n\n2 dos 7 pacientes com bom resultado nas lesões de plexo\n\n2 dos 19 com resposta satisfatória nas lesões de ciático
Hassenbusch SJ, Stanton-Hicks M, Schoppa D, Walsh JG, Covington EC. Long-term results of peripheral nerve stimulation for reflex sympathetic dystrophy. J. Neurosurg. 1996;84:415-423[19]	30 pacientes acompanhados de 2 a 4 anos de *follow-up*	Síndrome de dor complexa regional (SDCR), com território da dor acometendo o dermátomo de nervo periférico específico	2 a 4 anos	19 (63%) pacientes com respostas satisfatórias (respostas de 30% a 50% nas escalas e melhora de um dos sintomas de exame físico da SDCR: vasomotor, trófica ou motora) ou boas (> 50% de melhora na escala de dor com melhora dos 3 parâmetros clínicos da SDCR) 20% dos pacientes retornaram ao trabalho
Freitas TDS, Fonoff ET, Marquez Neto OR, Kessler IM, Barros LM, Guimaraes RW, Azevedo MF. Peripheral nerve stimulation for painful mononeuropathy secondary to leprosy: a 12-month follow-up study. Neuromodulation. 2018 Apr;21(3):310-316[65]	10 pacientes acompanhados por um seguimento de 12 meses	Dor neuropática secundária à hanseníase	12 meses	Dos 10 pacientes, 8 apresentaram melhora de mais de 50% nas escalas de dor neuropática e EVA. 2 pacientes permaneceram com melhora de 30% nas escalas de dor
Van Calenbergh F, Gybels J, Van Laere K, Dupont P, Plaghki L, Depreitere B, Kupers R. Long term clinical outcome of peripheral nerve stimulation in patients with chronic peripheral neuropathic pain. Surg. Neurol. 2009;72:330-335[64]	5 pacientes acompanhados de 16 a 29 anos de seguimento	SDCR, dor em coto de amputação, dor neuropática traumática	16 a 29 anos	Todos os 5 pacientes apresentaram melhora nas escalas de dor, qualidade de sono e qualidade de vida. Não houve mudanças no QST com estimulador ligado e desligado

(continua)

TABELA 96.1 – Resumo de artigos. (*Continuação*)

Estudo	N (número de pacientes)	Diagnóstico	Tempo de seguimento	Resultados
Eisenberg E, Waisbrod H, gerbeshagen HU. Long term peripheral nerve stimulation for painful nerve injuries. Clin. J. Pain. 2004;20:143-146[62]	46 pacientes acompanhados num *follow-up* de 3 a 16 anos	Lesão de nervo periférico após cirurgia de joelho e quadril, neuropatias compressivas, dor após colocação de enxerto de nervo periférico e dor após injeção acidental em nervo periférico	3 a 16 anos	36 pacientes (78%) com melhora de mais de 50% nas escalas e dor e 10 (22%) com menos de 50% de melhora. Média da EVA antes do procedimento caiu de 69 para 24 (p < 0,001)
Kupers R, Laere KV, Calenbergh FV, Gybels J, Dupont P, Baeck A, Plaghki L. Multimodal therapeutic assessment of peripheral nerve stimulation in neuropathic pain: five case reports with a 20-year followup. Eur. J. Pain. 2011;15:161. e1-9[67]	5 pacientes	Neuropatias traumáticas	20 anos	5 pacientes com boa resposta foram analisados com relação a QST (*Quantitative Sensory Testing*), se alterações, exames funcionais e escalas de qualidade de vida que se mantiveram eficazes após 20 anos de estimulação periférica
Frederico TN, Silva Freitas T. Peripheral nerve stimulation of the brachial plexus for chronic refractory CRPS pain of the upper limb: description of a new technique and case series. Pain Med. 2020 Aug 1;21(suppl. 1):18-26[66]	10 pacientes	Síndrome de dor complexa regional de membros superiores (SDCR tipo 1 e 2)	12 meses	Dos 10 pacientes submetidos a implante de eletrodo em plexo braquial, cerca de 7 apresentaram melhora de mais de 50% nas escalas de dor neuropática e na qualidade de vida (SF-12)
Machado A, Ogrin M, Rosenow JM, Henderson JM. A 12-month prospective study of gasserian ganglion stimulation for trigeminal neuropathic pain. Stereotact. Funct. Neurosurg. 2007;85:216-224[68]	8 pacientes acompanhados por 1 ano de *follow-up*	Dor neuropática facial	12 meses	3 pacientes com melhora de mais de 50% nas escalas de dor

Fonte: Desenvolvida pela autoria do capítulo.

Resultados com novos eletrodos utilizados em nervos periféricos

Nos últimos anos, vários eletrodos especificamente desenhados para nervos periféricos têm surgido na prática de neuromodulação invasiva do SNP, o que renova a esperança de materiais mais adaptados que diminuam significativamente as complicações relacionadas às técnicas cirúrgicas.

Infelizmente a maioria desses eletrodos ainda não está disponível em nosso país, sendo a maioria autorizada pelos órgãos reguladores americanos e europeus (FDA e CE).

A seguir, alguns exemplos de novos eletrodos para nervos periféricos:

- ▶ **Freedom 4 (Stimwave, Estados Unidos)**
  - ▶ **Registro:** este sistema está aprovado pela FDA americana e pela Anvisa (Agência de Vigilância Sanitária) brasileira.
  - ▶ **Características do produto:** eletrodo percutâneo sem gerador implantado permanente. O sistema utiliza tecnologia *wireless*, bateria externa.
  - ▶ **Estudos publicados:** um estudo piloto de duas fases com 11 pacientes, estimulação de DRG (gânglio da raiz dorsal) para tratamento de dor neuropática em síndrome pós-laminectomia encontrou:[69] redução na EVA de 59,9%, com

apenas um dispositivo colocado em um local, cobrindo apenas uma parte da área acometida de dor na maioria dos indivíduos.

- ▶ **Stimrouter (Bioness, Estados Unidos)**
  - ▶ **Registro:** este sistema está aprovado pela FDA e pela Anvisa.
  - ▶ **Características do produto:** formado por um eletrodo de nervo periférico implantável acoplado a um transmissor externo, obteve a aprovação da FDA para tratamento de dor no tronco e nos membros. A característica diferenciadora é um pequeno eletrodo "denteado" implantável, com um contato de captação com um gerador de nervo periférico externo.
  - ▶ **Estudos publicados:**
    - – Estudo prospectivo, multicêntrico, randomizado, duplo-cego e cruzado parcial[70] encontrou um alívio médio da dor em 3 meses: 27,2% *versus* 2,3% do placebo na EVA. O percentual de pacientes que alcançaram 30% ou mais de redução na dor foi de 38% *versus* 10% no placebo. A taxa de satisfação em 12 meses foi de 51%, com apenas 7 explantes nos primeiros 12 meses.

- Uma série de casos retrospectivos[71] em estimulação do nervo axilar para dor crônica de ombro (oito pacientes) encontrou: utilizando como base a redução de ≥ 50% da dor para o sucesso do tratamento (EVA), 88% (7/8) foram "respondedores". A redução média geral da dor foi de 67% e 70% entre os respondentes; 62,5% (5/8) dos pacientes relataram que usavam opioides antes da terapia e conseguiram retirar essa terapia após estimulação de nervos periféricos.

- ▶ **SPRINT (Smartpatch Device, Estados Unidos)**
  - ▶ **Registro:** sistema aprovado pela FDA. Ainda não disponível no Brasil.
  - ▶ **Características do produto:** eletrodos percutâneos ligados a uma fonte de alimentação externa, minimamente invasiva, que pode ser mantida por até 60 dias. Indicado para dor no ombro, dor lombar (facetária), dor no joelho e dor neuropática periférica.
  - ▶ **Estudos publicados:**
    - Uma série de casos multicêntricos com acompanhamento de 2 anos para dor do ombro hemiplégico:[72] 28 pacientes submetidos a teste pré-implante de 60 dias, com cinco deles utilizando implantes prolongados (60 dias): todos apresentaram 50% ou mais de redução da dor em 6 e 12 meses, e quatro experimentaram pelo menos uma redução de 50% aos 24 meses.
    - Uma série de casos prospectivos de dor lombar crônica facetária[73] com 12 meses de acompanhamento: após 12 meses do tratamento de ENP (estimulação de nervos periféricos), a maioria dos indivíduos que completaram as visitas de acompanhamento de longo prazo experimentou reduções sustentadas e clinicamente significativas na dor e/ou incapacidade (67% dos pacientes, n = 6; média, 63% de redução na intensidade da dor e redução de 32 pontos na escala de incapacidade).

- ▶ **Reactive8 for LBP (Mainstay Medical Limited, Dublin, Ireland, Estados Unidos)**
  - ▶ **Registro:** aprovado pela CE.
  - ▶ **Características do produto:** o dispositivo consiste em um gerador de pulso implantado (IPG) e dois cabos. A extremidade proximal de cada eletrodo se conecta diretamente ao IPG, e a extremidade distal é posicionada com quatro eletrodos estimulantes nas proximidades do ramo medial do nervo do ramo dorsal de L2 conforme ele cruza os processos transversos de L3. A extremidade distal de cada eletrodo tem dentes projetados para ajudar a fixar o eletrodo nos músculos entre os processos transversos e o posicionamento do eletrodo mantém as extremidades distais bem longe do forame neural

e do gânglio da raiz dorsal. O gerador pode ser programado para fornecer estimulação entre qualquer par de eletrodos em cada derivação.
  - ▶ **Estudos publicados:** um ensaio clínico prospectivo, multicêntrico,[74] com 1 ano de acompanhamento, para o tratamento da dor lombar encontrou: para 53 indivíduos com uma duração média de dor lombar de 14 anos e EVA média de 7 e para os quais nenhuma outra terapia forneceu alívio satisfatório da dor, a taxa de resposta foi de 58%. A porcentagem de indivíduos em 90 dias, 6 meses e 1 ano com melhora nas escalas de EVA foi respectivamente de 63%, 61% e 57%, respectivamente. Porcentagem de pacientes com melhora na escala de Oswestry (ODI) foi de 52%, 57% e 60%.

- ▶ **Lightpulse for PNS in extremities (Neurimpulse, Rubano, PD, Italy, Estados Unidos)**
  - ▶ **Registro:** aprovado pela CE (União Europeia).
  - ▶ **Características do produto:** consiste em um eletrodo quadripolar cilíndrico (Lightline, Neurimpulse, Rubano, PD, Itália). Existem dois modelos: um com comprimento intercontato de 4 mm (para colocação do nervo); e outro com comprimento intercontato de 6 mm (para implantação do plexo braquial). A configuração em espiral dos filamentos condutores fornece rigidez e elasticidade ao material.
  - ▶ **Estudos publicados:**
    - Uma série de casos clínicos[75] para o tratamento de SDCR encontrou: dos 15 pacientes, três falharam na fase de teste e 12 foram implantados com um gerador de pulso permanente. Após uma média de 9,3 meses de acompanhamento, a pontuação média da EVA foi 3,46 (p < 0,001) e a pontuação média da escala Likert e 7 pontos foi de 5,91. Nove pacientes trabalhavam antes de sua doença, e sete deles voltaram ao trabalho após receber um implante. O consumo médio de oxicodona diminuiu 30 mg/dia, e a dosagem de pregabalina diminuiu a 75 mg/dia.
    - Um estudo observacional multicêntrico[76] usando esse dispositivo para dor neuropática após lesão de nervo periférico constatou: 58 pacientes foram encaminhados para implante de IPG permanente. Falha de estimulação por danos no eletrodo ou por deslocamento foi percebida em dois casos (3,4%) em 6 meses. No final do acompanhamento, a redução relativa de EVA foi maior que 50% em 69% dos casos. Os índices físicos e mentais de qualidade de vida aumentaram 18% (p < 0,005) e 29% (p < 0,0005), respectivamente.

- ▶ **HF PNS for postamputation pain (Neuros Medical, Willoughby Hills, Ohio, Estados Unidos)**
  - ▶ **Registro:** sistema ainda em desenvolvimento.

► **Características do produto:** usa um manguito de nervo conectado a um coto de nervo. Incorpora estimulação de alta frequência (10 Khz).

► **Estudos publicados:** um estudo piloto[77] com sete pacientes com dor pós-amputação: a redução média da dor foi de 75% no seguimento de 3 meses. Esses indivíduos responderam de acordo com o critério pré-definido de atingir ≥ 50% de redução da dor no teste. O uso de analgésicos e a interferência da dor nas funções foram significativamente reduzidos. A eficácia foi mantida durante o período de acompanhamento de até 12 meses.

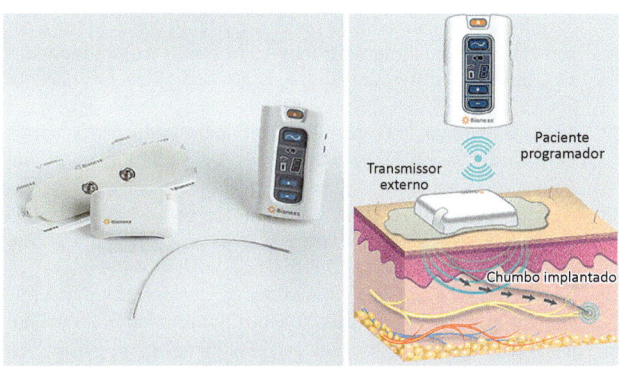

FIGURA 96.5 – Sistema *Stimrouter*.

Fonte: Imagem permitida pelo fabricante. Acervo da autoria do capítulo.

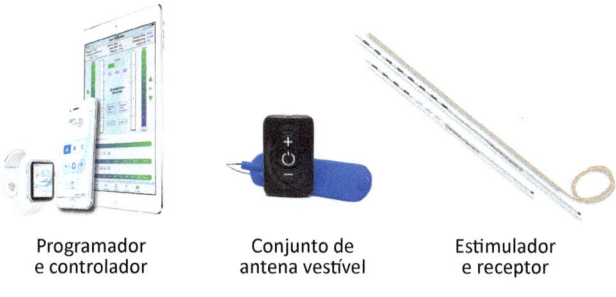

Programador e controlador   Conjunto de antena vestível   Estimulador e receptor

FIGURA 96.6 – Sistema *Freddom* 4.

Fonte: Acervo da autoria do capítulo.

Referências bibliográficas

1. Scribonius L. Compositiones medicae. 1655. 696 p.
2. Wall PD, Sweet WH. Temporary abolition of pain in man. Science. 1967;155:108-109.
3. White JC, Sweet WH. Pain and the neurosurgeon: a forty-year experience. Springfield, IL: Thomas; 1969. p. 894-899.
4. Shelden CH. Depolarization in the treatment of trigeminal neuralgia – Evaluation of compression and electrical methods: clinical concept of neurophysiological mechanism. In: Knighton RS, Dumke PR (ed.). Pain. Boston: Little Brown; 1966. p. 373-386.
5. Cauthen JC, Renner EJ. Transcutaneous and peripheral nerve stimulation for chronic pain states. Surg. Neurol. 1975;4:102-104.
6. Kirsch WM, Lewis JA, Simon RH. Experiences with electrical stimulation devices for the control of chronic pain. Med. Instrum. 1975;9:217-220.
7. Picaza JA, Cannon BW, Hunter SE, Boyd AS, Guma J, Maurer D. Pain suppression by peripheral nerve stimulation – II. Observations with implanted devices. Surg. Neurol. 1975;4:115-126.
8. Campbell JN, Long DM. Peripheral nerve stimulation in the treatment of intractable pain. J. Neurosurg. 1976;45:692-699.
9. Sweet WH. Control of pain by direct stimulation of peripheral nerves. Clin. Neurosurg. 1976;23:103-111.
10. Nashold Jr BS, Mullen JB, Avery R. Peripheral nerve stimulation for pain relief using a multicontact electrode system: technical note. J. Neurosurg. 1979;51:872-873.
11. Law JD, Sweet J, Kirsch WM. Retrospective analysis of 22 patients with chronic pain treated by peripheral nerve stimulation. J. Neurosurg. 1980;52:482-485.
12. Long DM, Erickson D, Campbell J, North R. Electrical stimulation of the spinal cord and peripheral nerves for pain control: a 10-year experience. Appl. Neurophysiol. 1981;44:207-217.
13. Nashold Jr BS, Goldner JL, Mullen JB, Bright DS. Long-term pain control by direct peripheral nerve stimulation. J. Bone Joint Surg. Am. 1982;64:1-10.
14. Waisbrod H, Panhans C, Hansen D, Gerbeshagen HU. Direct nerve stimulation for painful peripheral neuropathies. J. Bone Joint Surg. Br. 1985;67:470-472.
15. Long DM. Stimulation of the peripheral nervous system for pain control. Clin. Neurosurg. 1986;33:323-343.
16. Iacono RP, Linford J, Sandyk R. Pain management after lower extremity amputation. Neurosurgery. 1987;20:496-500.
17. Racz GB, Browne T, Lewis Jr R. Peripheral stimulator implant for treatment of causalgia caused by electrical burns. Tex. Med. 1988;84:45-50.
18. Heavner JE, Racz G, Diede JM. Peripheral nerve stimulation: current concepts. In: Waldman SD, Winnie AP (ed.). Interventional pain management. 1st ed. Philadelphia: W.B. Saunders; 1996. p. 423-425.
19. Hassenbusch SJ, Stanton-Hicks M, Schoppa D, Walsh JG, Covington EC. Long-term results of peripheral nerve stimulation for reflex sympathetic dystrophy. J. Neurosurg. 1996;84:415-423.
20. Stanton-Hicks M, Salamon J. Stimulation of the central and peripheral nervous system for the control of pain. J. Clin. Neurophysiol. 1997;14:46-62.
21. Shetter AG, Racz GB, Lewis R, Heavner JE. Peripheral nerve stimulation. In: North RB, Levy RM (ed.). Neurosurgical management of pain. New York: Springer; 1997. p. 261-270.
22. Weiner RL, Reed KL. Peripheral neurostimulation for control of intractable occipital neuralgia. Neuromodulation. 1999;2:217-221.
23. Weiner RL. The future of peripheral nerve stimulation. Neurol. Res. 2000;22:299-304.
24. Lou L. Uncommon areas of electrical stimulation. Curr. Rev. Pain. 2000;4:407-412.
25. Hammer M, Doleys DM. Perineuromal stimulation in the treatment of occipital neuralgia: a case study. Neuromodulation. 2001;4:47-51.
26. Weiner RL, Aló KM, Reed KL, Fuller ML. Subcutaneous neurostimulation for intractable C-2 mediated headaches. J. Neurosurg. 2001;94:398A [abstract].
27. Dunteman E. Peripheral nerve stimulation for unremitting ophthalmic postherpetic neuralgia. Neuromodulation. 2002;5:32-37.
28. Aló KM, Holsheimer J. New trends in neuromodulation for the management of neuropathic pain. Neurosurgery. 2002;50:690-704.
29. Weiner RL. Peripheral nerve neurostimulation. Neurosurg. Clin. N. Am. 2003;14:401-408.
30. Popeney CA, Aló KM. Peripheral neurostimulation for the treatment of chronic, disabling transformed migraine. Headache. 2003;43:369-375.
31. Jones RL. Occipital nerve stimulation using a Medtronic Resume II® electrode array. Pain Physician. 2003;6:507-508.

32. Johnson MD, Burchiel KJ. Peripheral stimulation for treatment of trigeminal postherpetic neuralgia and trigeminal post-traumatic neuropathic pain: a pilot study. Neurosurgery. 2004;55:135-142.

33. Matharu MS, Bartsch, Ward N, Frackowiak RSJ, Weiner R, Goadsby PJ. Central neuromodulation in chronic migraine patients with suboccipital stimulators: a PET study. Brain. 2004;127:220-230.

34. Oh MY, Ortega J, Bellotte JB, Whiting DM, Aló K. Peripheral nerve stimulation for the treatment of occipital neuralgia and transformed migraine using a C1-2-3 subcutaneous paddle style electrode: a technical report. Neuromodulation. 2004;7:103-112.

35. Slavin KV, Wess C. Trigeminal branch stimulation for intractable neuropathic pain: a technical note. Neuromodulation. 2005;8:7-13.

36. Kapural L, Mekhail N, Hayek SM, Stanton-Hicks M, Malak O. Occipital nerve electrical stimulation via the midline approach and subcutaneous surgical leads for treatment of severe occipital neuralgia: a pilot study. Anesth. Analg. 2005;101:171-174.

37. Rodrigo-Royo MD, Azcona JM, Quero J, Lorente MC, Acín P, Azcona J. Peripheral neurostimulation in the management of cervicogenic headaches: four case reports. Neuromodulation. 2005;4:241-248.

38. Slavin KV, Nersesyan H, Wess C. Peripheral neurostimulation for treatment of intractable occipital neuralgia. Neurosurgery. 2006;58:112-119.

39. Slavin KV, Nersesyan H, Wess C. Treatment of neuropathic craniofacial pain using peripheral nerve stimulation approach. In: Meglio M, Krames ES (ed.). Proceedings of the 7th INS Meeting of the International Neuromodulation Society: Rome, Italy, June 10-13, 2005. Bologna: Medimond International Proceedings; 2005. p. 77-80.

40. Weiner RL. Occipital neurostimulation for treatment of intractable headache syndromes. Acta Neurochir. Suppl. 2007;97:129-133.

41. Schwedt TJ, Dodick DW, Trentman TL, Zimmerman RS. Occipital nerve stimulation for chronic cluster headache and hemicranias continua: pain relief and persistence of autonomic features. Cephalalgia. 2006;26:1025-1027.

42. Slavin KV, Colpan ME, Munawar N, Wess C, Nersesyan H. Trigeminal and occipital peripheral nerve stimulation for craniofacial pain: a single-institution experience and review of the literature. Neurosurg. Focus. 2006;21(6):e5.

43. Rogers LL, Swidan S. Stimulation of the occipital nerve for the treatment of migraine: current state and future prospects. Acta Neurochir. 2007;97(suppl. 2007 pt. 1):121-128.

44. Thimineur M, De Ridder D. C2 area neurostimulation: a surgical treatment for fibromyalgia. Pain Med. 2007;8:639-646.

45. Magis D, Allena M, Bolla M, De Pasqua V, Remacle JM, Schoenen J. Occipital nerve stimulation for drug-resistant chronic cluster headache: a prospective pilot study. Lancet Neurol. 2007;6:314-321.

46. Burns B, Watkins L, Goadsby PJ. Treatment of medically intractable cluster headache by occipital nerve stimulation: long-term follow-up of eight patients. Lancet. 2007;369:1099-1106.

47. Schwedt TJ, Dodick DW, Hentz J, Trentman TL, Zimmerman RS. Occipital nerve stimulation for chronic headache: long-term safety and efficacy. Cephalalgia. 2007;27:153-157.

48. Hagen JE, Bennett DS. Occipital nerve stimulation for treatment of migraine. Practical Pain Management. 2007;7(6):43-45,56.

49. Slavin KV (ed). Stimulation of the peripheral nervous system: the neuromodulation frontier. Prog. Neurol. Surg. Basel, Karger.

50. Knife TM, Schuss P, Vatter H. Occipital nerve block prior to occipital nerve stimulation for refractory chronic migraine and chronic cluster headache: myth or prediction? Cephalalgia. 2015 Apr;35(4):359-62.

51. Sweet JA, Mitchell LS, Narouze S, Sharan AD, Falowski SM, Schwalb JM, Machado A, Rosenow JM, Petersen EA, Hayek SM, Arle JE, Pilitsis JG. Occipital nerve stimulation for the treatment of patients with medically refractory occipital neuralgia: Congress of Neurological Surgeons Systematic Review and Evidence-Based Guideline. Neurosurgery. 2015 Sep;77(3):332-41. doi: 10.1227/NEU.0000000000000872. PMID: 26125672.

52. Slavin KV, Colpan ME, Munawar N, Wess C, Nersesyan H. Trigeminal and occipital peripheral nerve stimulation for craniofacial pain: a single-institution experience and review of the literature.

53. Weiner RL, Reed KL. Peripheral neurostimulation for control of intractable occipital neuralgia. Neuromodulation. 1999;2:217-221.

54. Saper JR, Dodick DW, Silberstein SD, McCarville S, Sun M, Goadsby PJ. Occipital nerve stimulation for the treatment of intractable chronic migraine.

55. Silberstein SD, Dodick DW, Saper J et al. Safety and efficacy of peripheral nerve stimulation of the occipital nerves for the management of chronic migraine: results from a randomized, multicenter, double-blinded, controlled study. Cephalalgia. 2012;32:1165-1179.

56. Dodick DW, Silberstein SD, Reed KL et al. Safety and efficacy of peripheral nerve stimulation of the occipital nerves for the management of chronic migraine: long-term results from a randomized, multicenter, double-blinded, controlled study. Cephalalgia. 2015;35:344-358.

57. Burns B, Watkins L, Goadsby PJ. Treatment of medically intractable cluster headache by occipital nerve stimulation: long-term follow-up 13 patients. Cephalalgia. 2007;27:1190.

58. Antony AB, Mazzola AJ, Dhaliwal GS, Hunter CW. Neurostimulation for the treatment of chronic head and facial pain: a literature review. Pain Physician. 2019 Sep;22(5):447-477. PMID: 31561646.

59. Narouze SN, Zakari A, Vydyanathan A. Ultrasound-guided placement of a permanent percutaneous femoral nerve stimulator leads for the treatment of intractable femoral neuropathy. Pain Physician. 2009 Jul-Aug;12(4):e305-8. PMID: 19668289.

60. Huntoon MA, Burgher AH. Ultrasound-guided permanent implantation of peripheral nerve stimulation (PNS) system for neuropathic pain of the extremities: original cases and outcomes. Pain Med. 2009 Nov;10(8):1369-77. doi: 10.1111/j.1526-4637.2009.00745.x. PMID: 20021597.

61. Skaribas I, Aló K. Ultrasound imaging and occipital nerve stimulation. Neuromodulation. 2010 Apr;13(2):126-30. doi: 10.1111/j.1525-1403.2009.00254.x. Epub 2009 Oct 29. PMID: 21992787.

62. Eisenberg E, Waisbrod H, gerbeshagen HU. Long term peripheral nerve stimulation for painful nerve injuries. Clin. J. Pain. 2004;20:143-146.

63. Mobbs RJ, Nair S, Blum P. Peripheral nerve stimulation for the treatment of chronic pain. J. Clin. Neurosci. 2007 Mar;14(3):216-21 [Discussion 222-3]. doi: 10.1016/j.jocn.2005.11.007. PMID: 17258129.

64. Van Calenbergh F, Gybels J, Van Laere K, Dupont P, Plaghki L, Depreitere B, Kupers R. Long term clinical outcome of peripheral nerve stimulation in patients with chronic peripheral neuropathic pain. Surg. Neurol. 2009;72:330-335.

65. Freitas TDS, Fonoff ET, Marquez Neto OR, Kessler IM, Barros LM, Guimaraes RW, Azevedo MF. Peripheral nerve stimulation for painful mononeuropathy secondary to leprosy: a 12-month follow-up study. Neuromodulation. 2018 Apr;21(3):310-316. doi: 10.1111/ner.12714. Epub 2017 Oct 29. PMID: 29082637.

66. Frederico TN, Silva Freitas T. Peripheral nerve stimulation of the brachial plexus for chronic refractory CRPS pain of the upper limb: description of a new technique and case series. Pain Med. 2020 Aug 1;21(suppl. 1):18-26. doi: 10.1093/pm/pnaa201. PMID: 32804227.

67. Kupers R, Laere KV, Calenbergh FV, Gybels J, Dupont P, Baeck A, Plaghki L. Multimodal therapeutic assessment of peripheral nerve stimulation in neuropathic pain: five case reports with a 20-year followup. Eur. J. Pain. 2011;15:161.e1-9.

68. Machado A, Ogrin M, Rosenow JM, Henderson JM. A 12-month prospective study of gasserian ganglion stimulation for trigeminal neuropathic pain. Stereotact. Funct. Neurosurg. 2007;85:216-224.

69. Weiner RL, Yeung A, Garcia CM, Perryman LT, Speck B. Treatment of FBSS low back pain with a novel percutaneous DRG wireless stimulator: pilot and feasibility study. Pain Med. 2016;17(10):1911-1916.

70. Deer T, Pope J, Benyamin R et al. Prospective, multicenter, randomized, double-blinded, partial crossover study to assess the safety and efficacy of the novel neuromodulation system in the treatment of patients with chronic pain of peripheral nerve origin. Neuromodulation. 2016;19(1):91-100.

71. Mansfield JT, Desai MJ. Axillary peripheral nerve stimulation for chronic shoulder pain: a retrospective case series. Neuromodulation. 2020. doi: 10.1111/ner.13096. [Published online ahead of print, 2020 Jan 13].

72. Wilson RD, Bennett ME, Nguyen VQC et al. Fully implantable peripheral nerve stimulation for hemiplegic shoulder pain: a multi-site case series with two-year follow-up. Neuromodulation. 2018;21(3):290-295.

73. Gilmore CA, Kapural L, McGee MJ, Boggs JW. Percutaneous peripheral nerve stimulation for chronic low back pain: prospective case series with 1 year of sustained relief following short-term implant. Pain Pract. 2020;20(3):310-320.

74. Deckers K, De Smedt K, Mitchell B et al. New therapy for refractory chronic mechanical low back pain-restorative neurostimulation to activate the lumbar multifidus: one year results of a prospective multicenter clinical trial. Neuromodulation. 2018;21(1):48-55.

75. Reverberi C, Dario A, Barolat G, Zuccon G. Using peripheral nerve stimulation (PNS) to treat neuropathic pain: a clinical series. Neuromodulation. 2014;17(8):777-783.

76. Baldeschi GC, Dario A, De Carolis G et al. Peripheral nerve stimulation in the treatment of chronic pain syndromes from nerve injury: a multicenter observational study. Neuromodulation. 2017;20(4):369-374.

77. Soin A, Shah NS, Fang ZP. High-frequency electrical nerve block for postamputation pain: a pilot study. Neuromodulation. 2015;18(3):197-206.

Implantes de Sistemas de Liberação de Fármacos no Sistema Nervoso

Bernardo Assumpção de Mônaco | Jorge Dornellys da Silva Lapa | Tiago da Silva Freitas

Introdução

A dor neuropática é um subtipo de dor crônica causado por doença ou lesão do sistema nervoso somatossensitivo e inclui várias condições que juntamente afetam até 10% da população, predominante em pacientes acima de 50 anos de idade. A dor neuropática está presente em síndromes dolorosas oncológicas ou não, seja de forma isolada, seja concomitante ao componente nociceptivo.

Pacientes com dor neuropática, com frequência, não respondem satisfatoriamente ao tratamento farmacológico ainda que associado a medidas não medicamentosas. Nesse cenário, procedimentos invasivos para controle da dor ganham importância. As terapias com base em neuromodulação surgem como opção em relação aos procedimentos ablativos para tratar a dor neuropática porque promovem significante melhora da dor com efeitos reversíveis e menores taxas de complicação. Nas últimas três décadas, a via intratecal (IT) tem sido usada para controlar dor severa persistente com baixas doses de medicações e com menos efeitos adversos. Há evidências que suportam o uso de dispositivos implantáveis de infusão IT crônica de analgésicos para manejo da dor neuropática.

Aspectos históricos

Em 1885, James Leonard Corning injetou cocaína entre os processos espinhosos das vértebras lombares baixas em um cachorro e, depois, em uma pessoa saudável. Wang et al. reportaram o tratamento de um paciente, com dor relacionada ao câncer, com morfina intratecal em 1979. A infusão contínua IT de medicamentos através de um dispositivo totalmente implantável foi realizada pela primeira vez em 1981, por Onofrio et al.

Desde então, progressivamente, sistemas implantáveis de infusão IT de opioides e adjuvantes tornaram-se parte do algoritmo de tratamento de dor persistente, espasticidade de difícil controle, entre outras condições.

Medicações para analgesia IT

Os opioides endógenos são especialmente concentrados na substância gelatinosa no corno dorsal da medula espinhal onde agem como neurotransmissores, neuro-hormônios. Eles se ligam a receptores opioides em interneurônios impedindo a liberação de neuropeptídeos. A ação desses opioides modula as vias descendentes e ascendentes do controle dos impulsos da dor. Mecanismos monoaminérgicos (p. ex., noradrenalina, serotonina) e células da glia além do sistema imune participam sinergicamente, de forma complementar para modulação da informação nociceptiva, e definem se será desencadeada em última instância a experiência de dor.

No espaço subaracnoide, que contém o líquido cefalorraquidiano (LCR), as raízes espinhais, além da medula espinhal, os opioides e adjuvantes não encontram barreiras anatômicas e a absorção vascular é lenta, permitindo que uma quantidade pequena de fármacos alcance uma alta concentração próximo ao seu sítio de ação, conseguindo melhor efeito analgésico e redução dos efeitos colaterais.

As principais drogas usadas para terapia IT são os opioides que incluem morfina, hidromorfona, fentanil, metadona, sulfentanil. Entre as medicações não opioides, as mais usadas são anestésicos locais (bupivacaina), alfa-2 agonistas (clonidina), baclofeno e ziconotide.

Opioides

Receptores opioides em nível medular são encontrados principalmente no corno dorsal na substância gelatinosa (lâminas I e II) com predomínio do subtipo mu (70% mu, 20% delta e 10% kappa). Pré-sinapticamente, os opioides bloqueiam os canais de cálcio e diminuem a liberação de peptídeos, como a substância P. Eles também suprimem a excitabilidade pós-sináptica por sua interação com os canais de potássio regulados pela proteína G. O início, o pico e a duração da ação de cada opioide depende de sua capacidade de se difundir através da dura-máter e dentro do corno dorsal.

Os opioides mais hidrofílicos como morfina ou hidromorfona têm maior biodisponibilidade do que os opioides mais lipofílicos (p. ex., fentanil, sufentanil). A metadona tem propriedades lipofílicas intermediárias. Utilizando-se a mesma dose de morfina, seu efeito analgésico aumenta em sequência: via oral, intravenosa, epidural e intratecal (Tabela 97.1). A razão da potência entre morfina oral e IT é geralmente aceita em 300.

TABELA 97.1 – Equivalência aproximada de doses analgésicas da morfina de acordo com a via de administração.

Morfina	Dose (mg)
Oral	300
Intravenoso	100 a 200
Epidural	10
Intratecal	1

Fonte: Desenvolvida pela autoria do capítulo.

Os opioides hidrofílicos são usados quando há uma grande área de dor para cobrir, enquanto os opioides lipofílicos são melhores para agir em uma pequena área de dor. A morfina é um opioide altamente hidrofílico que se espalha de forma ampla no LCR com eficácia IT. A hidromorfona é menos hidrofílica, mas mais potente que a morfina, e também é usada IT com menor risco de formação de granulomas, enquanto o fentanil é um opioide potente e altamente lipofílico e fornece analgesia para uma área muito pequena perto da ponta do cateter, e o sufentanil também é altamente lipofílico e ainda mais potente, no entanto é muito caro.

Os opioides hidrofílicos movem-se através do LCR mais lentamente, mas em maior extensão, ligam-se mal à gordura epidural e entram na circulação sistêmica devagar, o que resulta em um início de ação mais lento, mas em controle da dor duradouro e, só tardiamente, em depressão respiratória, o que contrasta com os opioides lipofílicos que atravessam rapidamente a dura-máter e entram na circulação via peridural com acesso ao plasma e com maior risco de depressão respiratória precoce.

Os dispositivos implantáveis resultam em uma longa duração de analgesia, mas também permitem a propagação rostral aos locais supraespinhais, onde podem desencadear sedação e depressão respiratória.

Anestésicos locais (AL)

Os AL fornecem analgesia ao bloquear os canais de sódio necessários para a despolarização dos neurônios, inibindo, assim, o potencial de ação do tecido nervoso no corno dorsal da medula espinhal e na região IT das raízes nervosas. A bupivacaína é escolhida por suas propriedades diferenciais anestésicas em fibras nervosas em dermátomos adjacentes ao nível da ponta do cateter. A combinação de bupivacaína com morfina IT teve um efeito poupador na dosagem de morfina, além de auxiliar no tratamento da dor neuropática em doses maiores. Os efeitos adversos da bupivacaína IT (parestesia, paresia, comprometimento da marcha, retenção urinária, distúrbios do esfíncter anal e hipotensão ortostática) não ocorreram até aproximadamente 60 a 70 mg/dia. A ropivacaína causa menos bloqueio motor que a bupivacaína.

Agonistas alfa-adrenérgicos

A clonidina é um agonista do receptor alfa-2 adrenérgico que fornece analgesia inibindo a ativação das células gliais da medula espinhal e ligando-se a receptores nos neurônios aferentes primários, hiperpolarizando as células e reduzindo a liberação de neurotransmissores envolvidos na sinalização da dor. É indicada na dor neuropática não suficientemente responsiva à aplicação de opioides IT, além de poupá-los. A clonidina está associada a efeitos adversos como náusea, tontura, confusão, sedação, hipotensão ortostática, bradicardia e boca seca, depressão, insônia e hipertensão rebote na falha do sistema.

Ziconotida

A ziconotida é o único bloqueador sintético reversível de canal de cálcio sensível à tensão do tipo N (sem ação em receptor opioide), presente nas lâminas superficiais do corno dorsal da medula espinhal que impede o influxo de cálcio nas células, reduzindo a liberação de múltiplos neurotransmissores responsáveis pela transmissão da dor. É administrado apenas por via intratecal e é aprovado pela Food and Drug Administration (FDA) como agente de 1ª linha para o tratamento de dor crônica refratária nociceptiva ou neuropática ou como terapia adjuvante. A FDA recomenda que as doses iniciais de ziconotida não devam exceder 2,4 mcg por dia e que as doses aumentem em etapas não superiores a 2,4 mcg por dia, não mais frequentemente do que a cada 48 horas. A ziconotida tem uma janela terapêutica muito estreita. É contraindicada em pacientes com histórico de psicose. Foi relatado um número significativo de eventos adversos, que não precisavam de intervenção e ocorrem principalmente quando o medicamento é administrado em doses muito altas e muito rápidas como piora do humor, psicose, comprometimento da memória, vertigem, distúrbios da fala, hipotensão arterial, náuseas, retenção urinária, cãibras musculares, marcha anormal.

Baclofeno

O baclofeno é um agonista do receptor ácido gama-aminobutírico (GABA) tipo B. No nível da medula espinhal, age como anti-hiperalgésico que reduz os reflexos nociceptivos, além de produzir um relaxamento muscular dependente da dose. Não há tolerância cruzada com opioides. O baclofeno é aprovado pela FDA para uso IT. Essa terapia é um tratamento eficaz e confiável para a espasticidade grave associada a doenças espinhais e cerebrais em que o baclofeno oral não alcança efeito benéfico pela dose necessária que produziria efeitos colaterais proibitivos. É particularmente útil na redução da dor secundária ao espasmo muscular subjacente, com estudos mostrando ação em dor neuropática principalmente em modelos animais.

Diretrizes para terapia intratecal para dor

Recomendam-se algoritmos que incluam desde triagem e seleção de pacientes, passando por teste de aplicação espinhal de medicação para decisão de implante definitivo de bomba de infusão até a escolha do melhor fármaco ou combinação deles para infusão crônica para alcançar melhor resultado na terapia IT. O plano de cuidados deverá garantir que novos sintomas dolorosos, assim como complicações, sejam identificados e corrigidos; além da vigilância de efeitos colaterais dos analgésicos IT para identificação e tratamento ou troca dos medicamentos. Lembrar que erros de programação podem resultar em *overdose* ou dosagem insuficiente com impacto negativo no tratamento.

De acordo com o algoritmo de 2012, em Polyanalgesic Consensus Conference (PACC) para terapia IT na dor neuropática, a ziconotida e a morfina poderiam ser usadas como terapia de 1ª linha, seguidas por associações com AL e clonidina que, quando adicionada, o opioide e o AL são diminuídos em 30%.

Na atualização de 2017 do PACC, a terapia IT para dor neuropática incluiu principalmente ziconotida isolada, combinações de opioide e clonidina ou AL. No entanto, a integração de outras características no processo de decisão sobre a escolha das medicações, além do tipo de dor, foi a evolução mais importante. Elevou-se a importância da ponta do cateter em região medular compatível com a área de dor. Com a necessidade de avaliação do tamanho da cobertura e em regiões pequenas, o fentanil ganhou espaço. Por último, em pacientes oncológicos, deve-se precocemente pensar no uso de combinações de medicações.

Seleção de pacientes para terapia analgésica intratecal

O processo cuidadoso de seleção do paciente para implante de bomba de infusão de fármacos para controle da dor é essencial para resultado em curto e longo prazo. A dor refratária foi recentemente definida quando múltiplas terapias com evidência são usadas em aceitáveis esquemas terapêuticos em situações clínicas apropriadas sem alcançar redução adequada da dor, nem melhora do funcionamento diário ou resultar em efeitos colaterais importantes. Ainda, deve-se otimizar o tratamento de alterações psiquiátricas que possam interferir no controle da dor.

Antes da indicação do procedimento, é imperativo um diagnóstico preciso, um apropriado exame físico e uma avaliação psicossocial completa (que pode ser opcional em casos de dor oncológica, principalmente em cuidados paliativos). Doenças do sistema cardiopulmonar, inclusive a apneia obstrutiva do sono, devem ser pesquisadas pelo risco de aumentar a chance de depressão respiratória, além de medicações sistêmicas que possam aumentar essa probabilidade devem ser manejadas no pré-operatório. A maior dose de opioide sistêmico no pré-operatório relaciona-se com a maior probabilidade de combinações medicamentosas IT para alcançar o alívio da dor, principalmente em pacientes menores de 50

anos. A localização da dor também é um importante fator a ser levado em conta com dores regionais (dor lombar baixa, um quadrante abdominal, dermátomos adjacentes) ou dores mais difusas (um membro inteiro, a maior parte do abdome), sendo adequadamente tratadas com terapia intratecal com posição adequada da ponta do cateter.

As indicações para a terapia IT em pacientes com dor oncológica ou não são dor refratária a medidas convencionais e dor não aliviada por métodos ablativos ou outros procedimentos ou efeitos colaterais inaceitáveis pelo uso de medicamentos por outras vias. A terapia de infusão intratecal está na mesma linha de manejo que as terapias de neuroestimulação no PACC 2017, não sendo uma terapia de resgate, com a ressalva de que se ambas as técnicas forem possíveis para a condição, deve-se escolher a neuroestimulação primeiro pelo perfil de maior segurança.

O paciente deveria ser submetido a um teste peridural/intratecal e à avaliação multidisciplinar antes da decisão final. A terapia IT tem o potencial de oferecer melhor analgesia com menos efeitos adversos do que as terapias da dor convencionais. Em doença metastática difusa, deveria se acelerar o processo pela dor extrema e pela menor eficácia do tratamento sistêmico da dor e pode-se dispensar, às vezes, o teste.

A administração de opiáceos por via lombar é preferida para o tratamento da dor intratável envolvendo a metade inferior do corpo. A infusão intracerebroventricular (ICV) é indicada essencialmente para dores decorrentes de câncer cervicotorácico. A combinação de estimulação da medula espinhal e medicamentos IT para o tratamento de síndromes dolorosas de difícil controle tem como base principalmente o conceito de potencializar o efeito do estímulo elétrico por doses baixas de medicamentos IT, como em dores neuropáticas com resposta inicial à estimulação medular que perdem efeito, e foi usado, por exemplo, baclofeno IT de resgate com objetivo de recrutar até novos sistemas de supressão de dor.

Contraindicações

Infecção ativa, incapacidade de implantar a bomba a 2 cm ou menos da superfície da pele, tamanho corporal insuficiente para aceitar o volume e o peso da bomba, anormalidades espinhais e leucopenia relacionada à quimioterapia são contraindicações absolutas para implante de bomba de infusão IT de fármacos. A obstrução da circulação do LCR é uma contraindicação relativa à terapia IT, como a maioria das lesões metastáticas da coluna vertebral, está distante da posição dorsal do cateter. Aspectos psicossociais devem ser resolvidos antes da indicação, inclusive a adição pode ser contraindicação. A decisão de transfusão de plaquetas ou reversão da terapia de anticoagulação deve ser tomada em conjunto com o especialista em hematologia-oncologia para casos específicos. Devem ser levados em consideração também o estado geral do paciente, o suporte familiar, as expectativas, histórico de aderência terapêutico e a capacidade de manter consultas para manutenção e recargas da bomba.

Teste de analgesia espinhal

Geralmente é recomendado um teste de eficácia e tolerabilidade da administração de analgesia intraespinal antes de um implante da bomba de infusão IT. Uma redução da dor > 50% na Escala Visual Analógica (EVA) é considerada uma boa resposta, além de avaliar melhora em outros aspectos, como sono, atividades de vida diária e qualidade de vida. No entanto, não há consenso sobre o tipo de teste. O teste consiste na injeção da mínima dose possível em bólus único ou infusão, durante várias horas até dias, comumente de morfina, fentanil, ziconotida, bupivacaína, clonidina por meio de um cateter peridural ou IT conectado a uma seringa ou a uma bomba externa. As injeções em bólus simples oferecem a vantagem de execução simples, estão associadas a um baixo risco de infecção e a menor risco de cefaleia pós-punção em comparação aos relatados para uma infusão. Além disso, a administração e avaliação em bólus requerem menor duração da hospitalização com custo menor. Uma desvantagem de uma injeção em bólus é o potencial para uma alta resposta-placebo. A infusão mimetiza melhor os efeitos de titulação lenta e progressiva de uma infusão crônica de medicamentos e pode auxiliar na escolha da dose inicial para uma infusão contínua IT após o implante, por isso é a escolha da maioria dos médicos. Os opioides sistêmicos devem ser reduzidos durante o teste e mantida a observação para efeitos adversos durante o período.

As doses de teste e outras recomendações sobre medicamentos IT do PACC de 2017 estão resumidos na Tabela 97.2.

Modelos de dispositivos IT

Existem vários modelos de dispositivos implantáveis para infusão prolongada de opioides e de adjuvantes IT para tratamento de dores oncológicas ou benignas.

Os sistemas com cateter IT totalmente implantado com porta de injeção subcutânea têm portas de acesso que são câmaras rígidas de pequeno volume (até 2 mL) desenvolvidas para centenas de perfurações sem vazamentos. A vantagem é a facilidade de uso e o baixo custo, embora a necessidade de injeções repetidas no reservatório restrinja a mobilidade dos pacientes e aumente o risco de infecção.

As bombas pulsáteis são sistemas manuais puramente mecânicos com os reservatórios de em média 10 mL. A dosagem é ajustada variando-se o número de bólus (0,1 mL) e/ou a concentração do medicamento. A relativa imprecisão da bomba restringe sua aplicação na administração de medicamentos como o baclofeno, mas é seguro e de custo baixo, tornando-a particularmente adequada para a administração de opiáceos no manejo de dor oncológica. As bombas pulsáteis são úteis quando é necessário alívio intermitente e imprevisível da dor, mas são limitadas por sua taxa de complicações.

Nas bombas de fluxo constante, o gás freon contido em uma câmara pressiona o reservatório de em média 50 mL e força o medicamento através da válvula reguladora e do filtro bacteriano até o cateter com vazões de 1 e 6 mL/24 horas. A fase líquida de freon está em equilíbrio com a fase gasosa e exerce uma pressão que varia com a temperatura e com a pressão atmosférica. Essas bombas são adequadas se um controle menos preciso pela infusão contínua for suficiente e elas são de benefício particular nos países financeiramente desfavorecidos. A única maneira de alterar a dose é alterando-se a concentração do medicamento no reservatório. Em caso de emergência, a infusão só pode ser interrompida drenando-se o reservatório.

Bombas implantáveis programáveis geralmente são bombas eletromecânicas do tipo peristáltico alimentadas por uma bateria. Os componentes eletrônicos embutidos podem ser controlados remotamente a partir de uma unidade de programação externa. Permitem alterações de dose e podem ser programadas em uma janela terapêutica pequena com ajustes finos para fornecer uma dosagem precisa de medicamento. A precisão da vazão na ponta do cateter é de ± 15% em uma faixa de temperatura de 35 °C a 42 °C. A infusão pode ser programada de vários modos, como infusão contínua, bólus programados associados à infusão basal e bólus únicos. O reservatório pode ter tamanhos variados. A única maneira de interromper a infusão é pelo módulo de controle remoto. Quando atingem o fim da vida útil, as bombas devem ser substituídas cirurgicamente.

TABELA 97.2 – Recomendações de doses para terapia IT.

Droga	Teste IT com bólus	Dose inicial para teste com infusão (droga única)*	Concentração máxima	Dose máxima por dia
Morfina	0,1 a 0,5 mg	0,1 a 0,5 mg/dia	20 mg/mL	15 mg
Ziconotida	1 a 5 µg	0,5 a 2,4 µg/dia	100 µg/mL	19,2 µg
Hidromorfona	0,025 a 0,1 mg	0,01 a 0,15 mg/dia	15 mg/mL	10 mg
Fentanil	15 a 75 µg	25 a 75 µg/dia	10 mg/mL	1.000 µg
Bupivacaína	0,5 a 2,5 mg	0,01 a 4 mg/dia	30 mg/mL	15 a 20 mg
Clonidina	5 a 20 µg	20 a 100 µg/dia	1.000 µg/mL	600 µg
Sufentanil	5 a 20 µg	10 a 20 µg/dia	5 mg/mL	500 µg
Baclofeno	50 a 100 µg	50 a 2.000 µg/dia	2 mg/mL	2 mg

* Doses iniciais IT para infusão contínua deverão ser metade da dose do teste para opioides.

Fonte: Adaptada de Deer et al., 2017.

Alguns tipos de bombas (SynchroMed II, Prometra II, Tricumed) apresentam uma porta lateral que perpassa o mecanismo de bombeamento e permite a coleta direta de amostra de cateter, injeção de contraste no cateter para mielografia e infusão em bólus, com cautela no procedimento devido ao conteúdo do cateter.

Procedimento cirúrgico

Para o implante no espaço IT, na sala de cirurgia, seguindo técnicas assépticas, com o paciente sob anestesia local, troncular ou geral, uma agulha tipo Touhy 14 ou 16 G é inserida frequentemente no espaço entre L2-L3 ou L3-L4 (as áreas inferiores da coluna são mais móveis, o que aumenta o risco de deslocamento do cateter, e áreas superiores ensejam risco de lesão do cone medular), sob orientação fluoroscópica, um cateter é introduzido, e a ponta deve alcançar o segmento mais próximo da face posterior da medula espinhal onde se encontra a representação da região dolorosa. Após o implante do cateter, é feita uma pequena incisão na coluna lombar ao redor da agulha até se atingir a camada aponeurótica, seguida do ancoramento do cateter na fáscia do músculo paraespinhal. O tecido subcutâneo da parede torácica distal anterolateral, em casos de bombas pulsáteis, e do flanco abdominal ou da área paraumbilical, nos outros tipos de bombas, deve ser dissecado para criar uma bolsa entre a pele e a fáscia, enquanto o nível subclavicular é mais adequado para administração intraventricular. A bolsa deve estar situada 2 a 3 cm de profundidade para evitar necrose da pele; no entanto, o sistema não deve ser implantado muito profundamente para facilitar a palpação transcutânea e a telemetria. A bomba é, então, preenchida com o medicamento para infusão, e programado um bólus para preencher o cateter rapidamente até a ponta e permitir o início da terapia sob supervisão médica. As doses iniciais são determinadas durante o período de teste. A bomba é colocada na bolsa, suturada na fáscia e conectada ao cateter através de um túnel construído sob a pele com um tunelizador. O sistema cateter-conector-reservatório deve ser o mais reto possível, a fim de evitar dobras e garantir a permeabilidade ideal. Antes de conectarmos o reservatório, devemos limpar todas as bolhas de ar, preenchendo-as com uma solução salina estéril. O cateter é, então, fixado à bomba e a incisão é fechada hermeticamente. Antibióticos sistêmicos profiláticos no intra e pós-operatórios são também recomendados.

O implante intraventricular para administração de um opioide é feito através de punção ventricular clássica, que pode ser realizada com anestesia local com técnica asséptica. A ponta distal do cateter é colocada no corno frontal do ventrículo lateral direito, próximo ao forame de Monro ou no 3º ventrículo, com tunelização do cateter. Pode-se implantar um reservatório tipo Ommaya subcutâneo geralmente sob o couro cabeludo frontal, que é um método econômico, mas apresenta alto risco de infecção, ou uma bomba na região infraclavicular.

Cuidados no pós-operatório imediato

O monitoramento pós-operatório do *status* respiratório, sítios cirúrgicos e controle da dor cirúrgica devem fazer parte das observações usuais dos pacientes. A frequência respiratória, a saturação de oxigênio e o nível de consciência devem ser avaliados a cada 1 a 2 horas durante as primeiras 12 horas, e a cada 2 horas nas 12 horas seguintes. A depressão respiratória é tratada com suporte respiratório e cardíaco, redução da medicação IT para a menor dosagem possível, descontinuação de medicamentos sistêmicos sedativos e exclusão de outras causas. Opioides sistêmicos de ação curta podem ser necessários para controlar dor residual.

Terapia de manutenção

No ambulatório ou nas enfermarias, deve-se verificar o nível da ponta do cateter, os medicamentos e as concentrações administradas de forma contínua ou em bólus pelo paciente, o volume do reservatório da bomba e a data do alarme de reabastecimento. A velocidade do medicamento infundido pelas bombas programáveis é controlada usando-se um dispositivo de programação. Uma vez atingida a dose adequada, o aumento da concentração do medicamento permite prolongar o intervalo de tempo entre as recargas. Um bólus de ponte deve ser programado ao se alterarem as concentrações dos medicamentos. Ele infundirá a concentração do medicamento antigo para limpar o cateter do medicamento residual. Aumentar a concentração do medicamento significa que é necessário diminuir o volume de medicamento administrado, diminuindo, assim, a vazão. Em alguns pacientes, pode ocorrer perda transitória do controle da dor. Para encher o reservatório da bomba, o paciente deve ser mantido na mesa de exame e em condições assépticas após palpar os pontos de referência da bomba, a bomba pode ser acessada com um *kit* de recarga fornecido para punção percutânea, o medicamento restante no reservatório deve ser aspirado e substituído por um novo medicamento. Os intervalos de recarga são de até 6 meses. Durante as recargas, a medicação pode inadvertidamente ser instilada na bolsa do subcutâneo ao redor da bomba, resultando em uma *overdose* potencialmente fatal. As bombas programáveis que permanecem vazias sem serem desligadas podem apresentar ressecamento de cateter interno, causando dano permanente no equipamento.

Nos casos de terapia ICV, as reinjeções podem ser realizadas pelo médico assistente, por uma enfermeira ou, em alguns casos, pela família do paciente. Após aplicar uma solução antisséptica, a punção do reservatório é feita com uma agulha hipodérmica acoplada a uma seringa de 1 a 2 mL com aspiração de LCR, seguida de uma injeção extremamente lenta da dose de morfina.

As principais complicações das bombas de fluxo constante estão relacionadas ao preparo do medicamento e ao preenchimento da bomba. O medicamento pode vazar de um diafragma com defeito para dentro da bolsa de subcutâneo da bomba com falha da função da bomba (falha não relacionada ao cateter). As bombas implantáveis não devem ser abandonadas sem cuidados médicos de acompanhamento.

As modernas bombas são compatíveis com ressonância magnética (RM). O sistema de infusão SynchroMed II é compatível com RM de até 3 Tesla. A entrega dos medicamentos pode ser suspensa pela parada do rotor durante a RM, e atraso prolongado na recuperação da bomba pode ocorrer após a saída do campo magnético. A válvula ativada por fluxo do Prometra II é desligada se ocorrer uma alta taxa de fluxo, como durante a RM, mas uma pequena quantidade da droga (menos de 10 µg/L) será entregue. A bomba retomará automaticamente sua operação normal após o término da exposição à RM. Recomenda-se que o programa da bomba seja avaliado após a RM para verificar se está realmente funcionando na dose prescrita.

O calor não deve ser aplicado diretamente sobre bomba SynchroMed, e febre de 41 ºC pode aumentar a taxa de fluxo em 5%. As bombas Prometra podem tolerar temperaturas entre 2 ºC e 57 ºC. O esgotamento da bateria das bombas ou a falha eletrônica podem resultar da exposição à radiação. As bombas IT devem ser blindadas com chumbo durante as sessões de radioterapia e verificada a funcionalidade após o tratamento. A eletroconvulsoterapia repetida pode ser feita com cautela em pacientes com bombas modernas ou portas implantáveis. A terapia hiperbárica pode danificar a bomba IT ou causar subdosagem. Quando um paciente com uma bomba IT morre, a cremação ou incineração do corpo não deve ser feita até a remoção do dispositivo, pois este pode explodir.

Opções de programação de infusão

A analgesia IT deve ser iniciada de maneira simples e contínua para fornecer de forma consistente medicamentos durante todo o período de 24 horas. Posteriormente, é possível variar as doses e os programas de infusão com bombas IT programáveis, permitindo variações de acordo com a progressão da doença ou com as mudanças dos padrões de dor. O programa de dosagem flexível é recomendado para pacientes que demonstram um padrão de dor variável e previsível. Normalmente, os aumentos de dose não devem exceder 10% a 15% da dose inicial. Se ocorrerem efeitos colaterais, o regime posológico anterior deve ser restabelecido.

A administração intermitente em bólus pode ser útil para aumentar a eficácia da terapia opioide IT da dor crônica. Os opioides hidrofílicos têm uma biodisponibilidade espinhal mais alta e permanecem no LCR por mais tempo com reduções significativas da dor relacionada ao bólus em pacientes com morfina.

No caso de analgesia opioide ICV, a dose efetiva e a frequência das injeções devem primeiro ser determinadas individualmente. No geral, a dose de 0,25 a 0,5 mg iniciais de morfina a cada 24 a 48 horas é suficiente com excelente resultado, e provável taquifilaxia inicial pode acontecer. As doses podem ser aumentadas gradualmente e podem chegar a 2 a 6 mg/dia. Usando uma infusão contínua, as doses de morfina podem ser mais baixas. O início do alívio da dor é observado em 2 a 10 minutos após a administração da morfina e a analgesia torna-se máxima ao final de 30 minutos.

Os pacientes e/ou cuidadores devem receber a dose diária, o esquema de dosagem e a data de alarme do reservatório baixo, por escrito, a cada consulta. Nos esquemas de dosagem flexível, os horários dos bólus também devem ser comunicados.

Substituições de bombas e revisões de cateter

No caso de bombas programáveis, a cada avaliação, o intervalo de substituição é exibido no programador, refletindo a vida útil restante da bateria do dispositivo. A substituição da bomba é recomendada com 3 a 6 meses de antecedência do final da vida útil da bateria. Se uma revisão do cateter estiver agendada em razão de suspeita de mau funcionamento, a dose IT do paciente deve ser reduzida gradativamente antes da cirurgia porque a dose real IT fornecida antes da cirurgia é desconhecida e minimiza-se o risco de *overdose* após a revisão.

Resultados da terapia espinhal e intraventricular

A terapia medicamentosa IT com bombas implantadas é considerada uma modalidade de tratamento eficaz para pacientes que sofrem de dor crônica e/ou de espasticidade. Geralmente, a aceitação do sistema da bomba é excelente, sem efeitos colaterais graves, inclusive com doses IT elevadas.

Representa uma opção geralmente segura e eficaz para o manejo da dor crônica com taxas de sucesso que alcançam 77% com as maiores respostas na dor nociceptiva. Na revisão sistemática de Williams et al. (2000), a eficácia da terapia IT é surpreendente já que permitiu reduzir a média da EVA de 7,6 pré-terapia para 3 após a terapia IT, redução de até 50% na analgesia suplementar, 82,5% de boa a excelente melhora nas atividades da vida diária, melhora da depressão e 77% a 92% de satisfação do paciente. A tolerância não era frequente e poderia ser gerenciada eficazmente.

A analgesia IT reduz significativamente as dores nociceptivas viscerais e somáticas, dores neuropáticas, além de dores mistas e a toxicidade dos medicamentos. O tratamento melhora também o humor, a qualidade de vida, a função mental e física e a duração da sobrevida.

O tratamento com infusão ICV com morfina produz alívio da dor mais completo e duradouro, com menor quantidade de morfina e menor tolerância. Os melhores resultados foram obtidos em pacientes com câncer de cabeça e pescoço e dor. Os excelentes resultados gerais obtidos com a analgesia opioide ICV foram superiores a 80% no geral.

Os custos iniciais da terapia IT são elevados, mas diminuem com os benefícios a médio e logo prazo pelo efeito positivo no controle da dor crônica, retorno às atividades, menor necessidade de medicações e de apoio psicológico. Para pacientes com dor refratária ao câncer e uma expectativa de vida de pelo menos 6 meses, a terapia com TI pode ser benéfica pela equivalência com terapia analgésica convencional de alto custo. Se a expectativa de vida for inferior a 3 meses, o implante de cateteres permanentes conectados a sistemas de bombas externas é mais plausível e econômico.

Complicações

A terapia IT não é isenta de riscos e os pacientes que apresentam indicação devem estar cientes da incidência potencial de efeitos colaterais. As complicações com analgesia IT podem ser divididas em complicações relacionadas a medicamentos, pós-cirúrgicas e relacionadas a dispositivos.

Complicações relacionadas a medicamentos

Os efeitos adversos farmacológicos ocorrem em 3% a 26% dos pacientes tratados com infusão prolongada de analgésicos IT e são mais comuns nos primeiros dias de terapia. Devem ser considerados antes da implantação pela revisão cuidadosa do histórico do paciente e por testes realizados.

Surgem principalmente com opioides e, em ordem decrescente, são náusea e vômito, sedação, retenção urinária, prurido, atividade mioclônica, depressão respiratória. Náusea e vômito, prurido e constipação são efeitos transitórios e melhoram nas primeiras semanas. A depressão respiratória é uma das complicações mais graves apesar de rara. O uso crônico de opioides pode causar depressão imunológica e alterações hormonais, que incluem deficiência de hormônio do crescimento, inibição do hormônio adrenocorticotrópico e redução dos níveis de cortisol, além de induzir o desenvolvimento de hipogonadismo hipogonadotrópico com queda da libido e disfunção erétil.

A descontinuação abrupta do baclofeno IT pode resultar em síndrome de abstinência, que inclui depressão respiratória, hipertermia, coagulação intravascular disseminada, falência de múltiplos órgãos e coma com risco de morte. A descontinuação abrupta de altas doses de clonidina pode resultar em hipertensão rebote, com risco aumentado de acidente vascular cerebral.

A via IT tem menor potencial de efeitos adversos em comparação a outras vias e o uso de drogas sinérgicas para infusão, como as diversas combinações entre opioide, clonidina, AL permitem ainda maior redução das doses usadas.

O risco potencial da infusão de opioides ICV deve ser avaliado com precisão. A depressão respiratória é incomum em pacientes acostumados ao tratamento com opioides e é revertida com naloxona. Os efeitos colaterais transitórias iniciais mais comuns foram sonolência, constipação, náusea e prurido. O risco de dependência existe, mas para pacientes com câncer é geralmente secundário.

Esperava-se o desenvolvimento de tolerância mais rapidamente com a administração intratecal contínua do que com a administração intravenosa, peridural e intraventricular.

Complicações cirúrgicas iniciais

Uma fístula liquórica contida ou um seroma podem se apresentar como uma área elevada indolor sob a incisão lombar ou na região da bolsa subcutânea acompanhada ou não de cefaleia postural. A maioria das feridas tem alguma coleção de fluidos ou seroma que geralmente são autolimitados, com duração de 1 a 2 meses. Se houver suspeita de infecção, a coleta de amostra da coleção deve ser realizada por aspiração de maneira estéril para a cultura. Os vazamentos do LCR durante a colocação do cateter podem causar cefaleia pós-punção, que geralmente desaparece 1 semana após

o implante. Deve ser tratada inicialmente com repouso no leito, cafeína oral ou intravenosa e, quando prolongado, realizar-se tampão sanguíneo (*blood patch*) em um nível abaixo do cateter. Uma coleção de higroma ou LCR (fístula liquórica contida ou não) pode se formar se houver persistência do vazamento do LCR com necessidade de correção cirúrgica da falha dural.

O hematoma nas feridas pode se desenvolver secundário a trauma tecidual ou hemostasia incompleta antes do fechamento da ferida. Os sintomas de um hematoma no espaço epidural podem incluir dor intensa nas costas ou nas pernas, paresia de extremidades, retenção urinária e incontinência fecal. O diagnóstico é baseado no resultado principalmente da RM. Para seu tratamento, pode ser necessária uma descompressão cirúrgica de emergência.

■ Infecção

Infecções relacionadas a terapias implantadas IT ou ICV são raras. A maioria das complicações infecciosas é de feridas cirúrgicas que podem ocorrer em até 8,8%, com uma minoria, em torno de 3% de pacientes, desenvolvendo meningite nosocomial.

Na maioria dos casos, a infecção pode ser manejada rapidamente por antibióticos empíricos após coletas de culturas e deve-se fazer neuroimagem para se avaliarem sinais de complicação. Deve-se solicitar consulta com o especialista em doenças infecciosas. Geralmente será necessária a retirada de pelo menos parte sistema e, no mínimo, trocar o lado de reservatórios do couro cabeludo dependendo da gravidade da infecção.

Os fatores de risco da infecção incluem a condição geral ruim do paciente, comorbidades que reduzem a imunidade, episódios septicêmicos e presença de colostomia, ileostomia.

Na prevenção das infecções, condições estéreis devem ser mantidas durante todos os procedimentos cirúrgicos e de acesso aos portais e, em casos de remoção do sistema de infusão subaracnóidea em virtude de infecção, o reimplante do dispositivo deverá ser realizado uma vez que culturas negativas repetidas que incluam o LCR foram documentadas.

Complicações relacionadas a dispositivos

A incidência de complicações relacionadas ao dispositivo é geralmente baixa. O cateter pode sofrer microfraturas, torções, oclusões, formação de granuloma na ponta e pode migrar para fora do espaço IT. As falhas das bombas programáveis podem incluir bateria esgotada, uma falha no rotor e vazamento da porta de injeção.

Gatilhos para aumento da dor e espasticidade, incluindo sepse, disrreflexia autonômica, síndrome maligna dos neurolépticos, podem imitar sintomas de subdosagem e devem ser excluídos antes de se iniciar a investigação sobre o mau funcionamento do sistema.

Para avaliar o cateter, uma radiografia pode ajudar na identificação da localização da ponta do cateter. Se a ponta do cateter estiver dentro do espaço intratecal no local desejado, outros problemas relacionados ao cateter devem ser avaliados com a injeção de corante e/ou contraste através de uma porta na bomba que permite acesso direto. A falha do motor da bomba deve ser investigada após exclusão de problemas no cateter. As portas de acesso de injeção também podem vazar das conexões ou os diafragmas podem ser desconectados ou infectados. O médico também deve considerar erros técnicos e de programação durante um reabastecimento ou uma formulação incorreta do medicamento. O mau funcionamento da bomba pode causar também sobredosagem de medicamentos. Taxas mais altas de falha do dispositivo estão associadas ao uso de medicamentos sem liberação oficial.

Dor na região da bomba ou do cateter pode ser relatada por alguns pacientes. Pode estar relacionada ao desenvolvimento de dor neuropática pós-implante ou formação de tecido cicatricial. Compressas frias e cremes ou adesivos de lidocaína podem proporcionar alívio eficaz. Corticosteroides sistêmicos podem ser necessários.

■ Granuloma IT

O granuloma IT está relacionado à infusão prolongada de medicamentos IT, ocorre em menos de 3% dos casos e pode causar compressão medular ou disfunção do cateter. Os granulomas da ponta do cateter são causados por um processo inflamatório IT asséptico.

A formação dessa massa inflamatória está diretamente relacionada à dose e às concentrações dos agentes utilizados. A morfina é o opioide mais fortemente associado à formação de granuloma na ponta do cateter, seguida pela hidromorfona, metadona e, menos frequentemente, pelo baclofeno; enquanto o fentanil e a ziconotida não induziram granulomas.

A alteração da dinâmica do LCR, como em lesões da coluna vertebral, pode predispor à formação de granuloma. Os granulomas IT da ponta do cateter geralmente se apresentam com sinais de mau funcionamento da bomba, caracterizados como redução da analgesia persistente, apesar do aumento das doses de opioides, apresentação de novos sintomas neurológicos no nível ou abaixo do nível da ponta do cateter em decorrência da compressão da medula espinhal ou das raízes nervosas. Se houver suspeita de granuloma IT, deve ser feita história completa e cuidadosa do paciente, realizado um exame físico e neurológico cuidadoso, além da solicitação mais comumente de ressonância magnética ponderada em T1 com contraste.

Para impedir o desenvolvimento do granuloma, é recomendado que os médicos cumpram as diretrizes para doses e concentrações máximas das medicações IT. A parada da aplicação do medicamento IT pode resultar no encolhimento do granuloma na ponta do cateter, mas pode ser necessário um tratamento mais invasivo, obviamente acompanhado por uma substituição oral ou intravenosa adequada de dosagens de opioides, geralmente com alta equivalência. No caso de deterioração neurológica consequente ao efeito de massa do granuloma, as opções de tratamento devem incluir a ressecção da massa com o cateter, seguida ou não por implantação de um novo cateter.

Conclusão

O tratamento da dor pretende mais frequentemente a melhora funcional, e não a eliminação completa da dor. A terapia IT é uma opção para pacientes com dor refratária e há disponíveis diversos sistemas de administração de medicamentos. A melhora em torno de 70% da dor é relatada consistentemente. É possível que o tratamento da dor neuropática possa exigir doses mais altas de opioides e a associação de adjuvantes. As complicações relacionadas a medicações, a procedimentos e a dispositivos devem ser prevenidas e tratadas precocemente. A analgesia opioide ICV é um método de exceção que alcança níveis altos de analgesia craniocervical com riscos potenciais que devem ser ponderados.

Referências bibliográficas

1. Boster AL, Adair RL, Gooch JL, Nelson MES, Toomer A, Urquidez J et al. Best practices for intrathecal baclofen therapy: dosing and long-term management. Neuromodulation. 2016;19(6):623-31.
2. Bruel BM, Burton AW. Intrathecal therapy for cancer-related pain. Pain Med (United States). 2016;17(12):2404-21.
3. Bruera E, Portenoy R (ed.). Cancer pain: assessment and management [Internet]. 2nd ed. Cambridge; 2009. Disponível em: http://ebooks.cambridge.org/ref/id/CBO9780511642357.
4. Contrada E. 2.5 CE Test Hours: intrathecal pumps for managing cancer pain. Am. J. Nurs. (AJN). 2016;116(5):45.
5. Coombs DW, Saunders RL, Gaylor MS, Block AR, Colton T, Harbaugh R et al. Relief of continuous chronic pain by intraspinal narcotics infusion via an implanted reservoir. J. Am. Med. Assoc. (JAMA). 1983;250(17):2336-9.
6. Deer TR, Caraway DL, Wallace MS. A definition of refractory pain to help determine suitability for device implantation. Neuromodulation. 2014;17(8):711-5.
7. Deer TR, Hayek SM, Pope JE, Lamer TJ, Hamza M, Grider JS et al. The Polyanalgesic Consensus Conference (PACC) – Recommendations for trialing of intrathecal drug delivery infusion therapy. Neuromodulation. 2017;20(2):133-54.
8. Deer TR, Pope JE, Hayek SM, Bux A, Buchser E, Eldabe S et al. The Polyanalgesic Consensus Conference (PACC) – Recommendations on intrathecal drug infusion systems best practices and guidelines. Neuromodulation. 2017;20(2):96-132.
9. Deer TR, Pope JE, Hayek SM, Lamer TJ, Veizi IE, Erdek M et al. The Polyanalgesic Consensus Conference (PACC) – Recommendations for intrathecal drug delivery: guidance for improving safety and mitigating risks. Neuromodulation. 2017;20(2):155-76.
10. Deer TR, Prager J, Levy R, Rathmell J, Buchser E, Burton A et al. Polyanalgesic Consensus Conference 2012 – Recommendations for the management of pain by intrathecal (intraspinal) drug delivery: report of an interdisciplinary expert panel. Neuromodulation. 2012;15(5):436-66.
11. Deer TR, Prager J, Levy R, Rathmell J, Buchser E, Burton A et al. Polyanalgesic Consensus Conference 2012 – Consensus on diagnosis, detection, and treatment of catheter-tip granulomas (inflammatory masses). Neuromodulation. 2012;15(5):483-96.
12. Farrow-Gillespie A, Kaplan KM. Intrathecal analgesic drug therapy. Curr. Pain Headache Rep. 2006;10(1):26-33.
13. Gilron I, Baron R, Jensen T. Neuropathic pain: principles of diagnosis and treatment. Mayo Clin. Proc. [Internet]. 2015;90(4):532-45. Disponível em: http://dx.doi.org/10.1016/j.mayocp.2015.01.018.
14. Krames ES. A history of intraspinal analgesia, a small and personal journey. Neuromodulation. 2012;15(3):172-93.

15. Lazorthes Y, Sallerin-Caute B, Verdie J, Bastide R. Advances in drug delivery systems and applications in neurosurgery. In: Symon L, Calliauw L, Cohadon F, Antunes JL, Loew F, Nomes H et al (ed.). Advances in drug delivery systems and applications in neurosurgery. Wien: Springer-Verlag; 1991. p. 143-92.

16. Lind G, Schechtmann G, Winter J, Linderoth B. Drug-enhanced spinal stimulation for pain: a new strategy. Acta Neurochir. Suppl. (ANS). 2007;97(pt. 1):57-63. doi: 10. 1007/97-3-211-33079-1_7.

17. Lobato RD, Madrid JL, Fatela LV, Sarabia R, Rivas JJ, Gozalo A. Intraventricular morphine for intractable cancer pain: rationale, methods, clinical results. Acta Anaesthesiol. Scand. 1987;31:68-74.

18. Millan MJ. Descending control of pain. Prog. Neurobiol. 2002; 66:355-474.

19. Nadherny W, Anderson B, Abd-Elsayed A. Perioperative and periprocedural care of patients with intrathecal pump therapy. Neuromodulation. 2019;22(7):775-80.

20. Prager J, Deer T, Levy R, Bruel B, Buchser E, Caraway D et al. Best practices for intrathecal drug delivery for pain. Neuromodulation. 2014;17(4):354-72.

21. Szok D, Tajti J, Nyári A, Vécsei L. Therapeutic approaches for peripheral and central neuropathic pain. Behav. Neurol. 2019;2019.

22. Ver Donck A, Vranken JH, Puylaert M, Hayek S, Mekhail N, Van Zundert J. Intrathecal drug administration in chronic pain syndromes. Pain Pract. 2014;14(5):461-76.

23. Williams JE, Louw G, Towlerton G. Intrathecal pumps for giving opioids in chronic pain: a systematic review. Health Technol. Assess. (Rockv). 2000;4(32).

capítulo 98

Radiofrequência Pulsada no Tratamento da Dor Neuropática

Miles Day | Neil Doctor

Introdução

A radiofrequência pulsada (RFP) é uma técnica não ablativa que tem sido usada para o tratamento de inúmeras patologias de dor crônica. Conceitualmente, a RFP atua por meio da geração de um campo elétrico, resultando no aprimoramento dos sistemas moduladores descendentes, que, por sua vez, resulta em destruição mínima do tecido. Consequentemente, ao contrário da radiofrequência contínua (RFC), é altamente vantajosa para o tratamento da dor neuropática que pode provavelmente ter decorrido de dano do próprio nervo.

O conceito inicial de RFP foi proposto em meados dos anos 1970, pelo cientista armênio dr. Ayrapetyan, como uma aplicação de campos magnéticos fortes induzidos por oscilações de voltagem como uma ferramenta para a neurólise.[1-2] Ao aprender isso, Eric Cosman, PhD, concluiu um trabalho teórico mostrando que os campos magnéticos produzidos durante a RFC são muito fracos para ter um efeito biológico, mas os campos elétricos que mudam rapidamente podem ser a causa. As discussões durante uma conferência em 1995 ensejaram o desenvolvimento de alternativas à RFC menos destrutivas. O dr. Cosman e o dr. Menno Sluijter, com um engenheiro, o sr. Ritmann, exploraram ainda mais essa ideia, acreditando que a RFP era capaz de fornecer energia de radiofrequência suficiente para modular o campo elétrico, mas não o suficiente para causar termocoagulação do tecido.[1] No início de 1996, vários meses após aquela conferência, a Radionics projetou um protótipo de gerador de RFP. O dr. Sluijter conduziu estudos clínicos preliminares com o primeiro relato de caso dos efeitos clínicos no gânglio da raiz dorsal (GRD), em 1998.[3]

Desde o desenvolvimento do primeiro gerador, as indicações e o uso de RFP floresceram nas últimas duas décadas. Muitos relatos de casos e ensaios clínicos foram publicados, principalmente demonstrando que a RFP tem muito potencial para o alívio da dor crônica.[4] Em 2013, Sluijter abordou o crescimento da área em um artigo sobre a evo-lução da RFP. Ele afirmou que a observação mostrou que uma lesão de RF também poderia ser eficaz se aplicada perifericamente ao foco nociceptivo, sugerindo, portanto, um segundo mecanismo operando durante a aplicação de RF. Afirmou ainda que a RFP foi inventada para explorar essa possibilidade, com o objetivo de encontrar uma técnica menos destrutiva e igualmente eficaz para a aplicação de RF.[5,6] Os ensaios sobre a aplicação intra-articular de RFP revelaram alívio da dor, o que implica que a RFP não está implicitamente limitada à ação nos nervos, mas talvez a um efeito anti-inflamatório local.[6,7] Isso foi posteriormente estudado por Teixeira et al., ao realizarem a RFP por via intravascular.[8] Naquela época, foi sugerido que, se a RFP de fato tem um efeito anti-inflamatório local, possivelmente também pode ter um efeito geral no sistema imunológico, trazendo potenciais avanços no tratamento dor mediada por autoimunidade.[5]

Relatos de casos e de evidências crescentes de uso variam desde em dor mediada por faceta, dor pélvica, radiculite, neuropatia periférica até em osteoartrite via RFP intra-articular.[7,9] Embora alguns desses usos exijam mais pesquisas e evidências mais fortes, as vantagens da RFP em relação à segurança têm sido continuamente estudadas e avaliadas, possibilitando avanços contínuos no tratamento da dor crônica.[6,10,11] Este capítulo enfocará o mecanismo de ação da RFP e seus usos na dor neuropática.

Mecanismo de ação

Teoria

A ação da RFP ocorre na ponta do eletrodo, que fornece uma grande densidade de corrente, aproximadamente 2×10^4 A/m^2.[3,12] Essa corrente é aplicada ao nervo-alvo sem geração significativa de calor e sem destruição irreversível do tecido, por meio de aplicação pulsada. Embora os parâmetros possam ser ajustados, os protocolos envolvem uma corrente de 50 kHz em pulsações de 20 milissegundos, a uma frequência de 2 pulsos por segundo, como observado na Figura 98.1. Os pulsos são intercalados com uma fase "silenciosa" de 480 milissegundos de duração para possibilitar a eliminação de calor, com o objetivo de manter o tecido-alvo abaixo de 42 ºC.

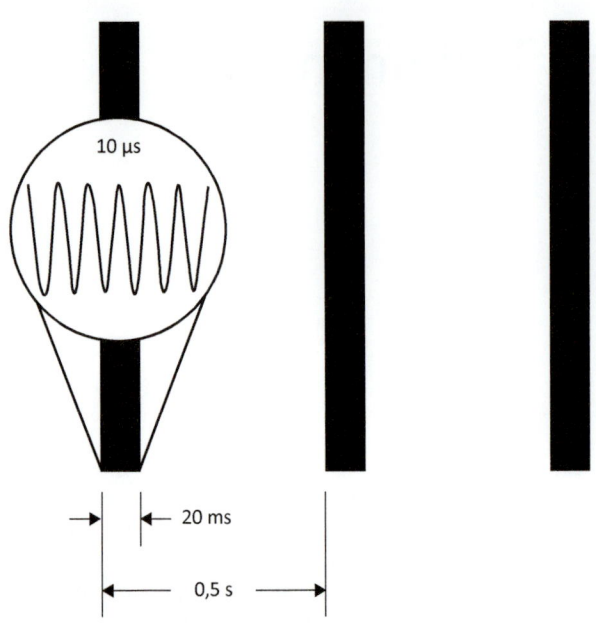

10 μs

20 ms

0,5 s

FIGURA 98.1 – Parâmetros de radiofrequência pulsada.[3]

Fonte: Desenvolvida pela autoria do capítulo.

O campo elétrico gerado durante a RFP encontra-se na maior densidade perto da ponta do eletrodo, com o calor aumentando à medida que a densidade aumenta. Porém, em virtude dos ciclos de "silêncio" com RFP anteriormente mencionados, esse calor é rapidamente dissipado. Além de 2.000 μm do eletrodo, não se observa produção de lesão com a RFP nem com a RFC. Entre 500 μm e 1.000 μm, observa-se lesão do tecido com RFC e não com RFP. Com menos de 500 μm, a formação de lesões ocorre para RFC e RFP.[13,14]

Fisiologia

Acredita-se que o efeito terapêutico da RFP, embora não totalmente elucidado, ocorra a partir de vários mecanismos diferentes. Inicialmente considerada sem destruição do tecido, vários modelos animais e estudos confirmaram que a RFP causa, em um pequeno grau, a termocoagulação do tecido, que pode ter tido um efeito marginal nas vias nociceptivas.[12,15,16] Teoricamente, isso poderia ser consequente ao superaquecimento ou exposição a campos elétricos, mas os efeitos térmicos são limitados porque a temperatura diminui exponencialmente longe da ponta do eletrodo.[17] Embora os primeiros estudos *in vitro* usando claras de ovo tenham demonstrado termocoagulação de RFP acima de 60 ºC,[18] estudos histopatológicos realizados no gânglio da raiz dorsal (GRD) e nos nervos ciáticos de modelos de ratos e coelhos demonstraram que a RFP causa apenas edema endoneural transitório.[2,12,19] Pelos estudos e trabalhos do dr. Cosman et al. mencionados an-

teriormente, parece que a destruição térmica via RFP é mínima e provavelmente não é o processo pelo qual um efeito clínico é alcançado.[2,17-19]

Como a destruição do tecido não foi considerada um fator no alívio da dor causada pela RFP, a noção de que os campos elétricos gerados podem ser os responsáveis foi investigada mais a fundo. Esse fato é sustentado por estudos neurofisiológicos que demonstram a remodelação da sinalização sináptica e eletroporação.[17] Os campos elétricos de mudança rápida por RFP podem alterar a transmissão de sinais por meio da via c-Fos. Essa teoria foi ainda mais fundamentada quando estudos demonstraram aumento da expressão de c-Fos no corno dorsal do rato, durante a RFP, em vários comprimentos de exposição e independentemente da temperatura, indicando inibição das fibras excitatórias e depressão da condução nervosa como um mecanismo terapêutico.[13,20,21] No entanto, como Bogduk e Richebe et al. destacaram, deve-se ter cautela quanto à justificativa da expressão de c-Fos como mecanismo de efeito terapêutico, uma vez que o marcador é inespecífico para aumento da atividade metabólica celular.[13,14,22] Outro marcador celular identificado durante a exposição a RFP inclui o fator de transcrição de ativação 3 (ATF3), um marcador substituto para o estresse celular. Tal como acontece com c-Fos, é ainda mais aumentado na expressão via RFP; no entanto, o efeito foi encontrado apenas em fibras pequenas, como fibras C e fibras A-delta.[23]

Neuropatia

Terminologia e definições

Neuropatia é um termo generalizado que abrange distúrbios ou doenças da função ou estrutura nervosa. O sistema nervoso periférico (SNP) é composto pelas células do corno anterior (fibras motoras), GRD (fibras sensoriais) e pelos gânglios autônomos periféricos e seus respectivos nervos.[24] A dor neuropática, ao contrário da dor de estímulos nocivos (dor nociceptiva), surge da atividade espontânea dentro do sistema nervoso, ou de uma resposta aberrante a uma estimulação sensorial "normal", também conhecida como "alodínia".[25]

As neuropatias ao longo das fibras anteriormente mencionadas podem ter muitas etiologias diferentes, como neuropatia pós-herpética (NPH), neuropatia periférica induzida por quimioterapia (NPIQ), neuropatia periférica diabética, neuropatia idiopática de pequenas fibras e síndrome de dor regional complexa (SDRC).[26] A divisão adicional da SDRC inclui dor simpaticamente mediada (DSM) e dor simpaticamente independente (DSI).[27] A neuropatia periférica é ainda subdividida em mononeuropatia e polineuropatia. A mononeuropatia refere-se a alterações em um único nervo, enquanto a polineuropatia reflete alterações na sensação em um padrão difuso, frequentemente bilateral, que não se restringe a nervos distintos.[26]

A dor neuropática foi originalmente definida como dor originada ou causada por uma lesão primária no sistema nervoso. Ela passou por recente revisão, incluindo-se atualmente "dor que surge como consequência direta de uma lesão de doença que acomete o sistema somatossensorial".[28,29] Os sintomas da neuropatia são frequentemente descritos como dormência, formigamento e dor aguda e em punhalada. Como referenciado anteriormente, esses sintomas podem ser encontrados na distribuição de mononeuropatia ao longo de um único nervo, como durante o encarceramento, ou em um padrão difuso como observado na neuropatia periférica diabética.

Mecanismos

Vários mecanismos são considerados responsáveis pelo desenvolvimento da dor neuropática, mas a lesão das vias aferentes parece ser um requisito para o desenvolvimento da dor neuropática.[30] Mecanismos adicionais incluem mudanças na densidade e expressão do canal iônico, reorganização cortical e mudanças celulares e moleculares como resultado da resposta imune após o dano inicial do nervo. Como no caso da SDRC, o sistema nervoso simpático também desempenha um papel na patologia da dor neuropática.[31]

Após o trauma em um nervo, a expressão do canal de sódio aumenta, ocasionando uma concentração mais densa na área da lesão e ao longo do axônio, resultando em hipersensibilidade do nervo. Conforme discutido na literatura existente, essa é a base para os benefícios dos bloqueadores dos canais de sódio e estabilizadores de membrana na dor neuropática periférica.[32] Além disso, os nervos lesionados estimulam a liberação de neuropeptídeos que aumentam ainda mais a sensibilização periférica por meio de inflamação neurogênica.[28,33] O sistema autônomo também desempenha um papel na neuropatia periférica. A lesão do nervo pode resultar no crescimento de fibras simpáticas no GRD do nervo lesionado. Em nervos parcialmente lesionados, as fibras não lesionadas também apresentaram aumento da expressão de alfa-adrenorreceptores.[34] Em ambas as condições, ocorre dor simpaticamente mediada. Nesses casos, a dor pode ser tratada por simpatectomia química ou cirúrgica ou administração de antagonistas do receptor alfassistêmico.

Além das alterações celulares neuronais e das vias após lesão nervosa, outras células de suporte neuronal também podem contribuir para o desenvolvimento de neuropatia. Há interação entre o neurônio aferente lesionado e as células de suporte, como as células de Schwann, as células satélites no GRD, a microglia espinhal e componentes do sistema imunológico.[35] Outro mecanismo proposto inclui a transmissão enfática, definida como circuito cruzado dos nervos periféricos após a lesão. Essa teoria afirma ainda que as fibras eferentes simpáticas são capazes de ativar as fibras aferentes nociceptivas, produzindo dor espontânea e piora da dor durante a ativação autonômica.[26,36,37]

Mecanismos centrais também podem explicar a alodínia na neuropatia por meio do surgimento de Aβ e "troca fenotípica" de Aβ. De acordo com Finnerup et al., as fibras Aβ fazem sinapses em todas as lâminas da medula espinhal, exceto na lâmina II, onde as fibras C são predominantes. Após a lesão das fibras C periféricas, o crescimento de Aβ ocorre na lâmina II, possibilitando que o impulso não nociceptivo via fibras Aβ desencadeie vias de dor de 2ª ordem. Além disso, as fibras Aβ normalmente não expressam a substância P, mas após lesão do nervo periférico, isso foi observado (conhecido como "troca fenotípica"). Esse mecanismo sustenta ainda mais a teoria da alodínia mediada centralmente na neuropatia periférica.[26,28]

Avaliação da neuropatia – História, exame e testes

A apresentação e a história do paciente devem ser a primeira etapa na avaliação dos pacientes com neuropatia. A dor está frequentemente presente, mas raramente se expressa como um sintoma autônomo; outras anormalidades sensoriais são comumente encontradas. Muitos pacientes virão com uma apresentação inconsistente, bem como com déficits sensoriais.[38] Os pacientes geralmente apresentam parestesias, mas também uma variedade de combinações de dor em queimação, pontada, dor constante e aguda, portanto não são úteis como guia para determinar a etiologia. No entanto, a localização da dor e a natureza bem elucidada dos sintomas fornecem informações históricas importantes para o tratamento da dor.

Após o estabelecimento da suspeita de neuropatia, o exame deve se concentrar na avaliação sensorial. A força e os reflexos tendinosos profundos costumam ser preservados, portanto o exame deve incluir o teste de vibração, propriocepção e toque leve. Além disso, o exame sensorial deve incluir várias formas de estímulos, como esfregar com algodão embebido em álcool, gelo, uma única picada de agulha e várias picadas de agulha. O toque leve permite a avaliação de alodínia, que pode ser observada em aproximadamente 20% dos pacientes, enquanto a aplicação de gelo testa anormalidades na sensação de temperatura e sensações persistentes.[39] O teste de picada de agulha única pode demonstrar ausência de sensação ou hiperpatia, enquanto o teste de picada de agulha repetido pode provocar somação ou persistência.[26] O exame detalhado possibilita não apenas o diagnóstico preciso e a elucidação da etiologia, mas também pode orientar a compreensão da patologia da doença subjacente e das opções de tratamento.

Pacientes com suspeita de neuropatia após história e exame físico podem ser considerados para testes adicionais por meio de eletromiografia e estudos de velocidade de condução nervosa. Esses estudos podem oferecer informações sobre a etiologia da neuropatia de um paciente e se o processo é axonal ou desmielinizante. No entanto, essa diferenciação não é útil para orientação na terapia e, embora sejam mais bem utilizadas para demonstrar o envolvimento de fibras grandes, muitas neuropatias periféricas envolvem fibras pequenas e, portanto, os exames mencionados anteriormente podem ser normais.[40] Em contrapartida, o teste sensorial quantitativo (QST) é considerado mais útil no monitoramento longitudinal de neuropatias periféricas dolorosas. Enquanto as fibras grandes são avaliadas por meio do uso de limiares sensoriais para vibração, as fibras pequenas podem ser avaliadas pelo limiar para detecção de calor, calor doloroso, frio e estímulos de frio dolorosos.[26,39,41]

RF pulsada para dor neuropática

A RFP tem sido usada como uma modalidade de tratamento para vários tipos de dor, como neuralgia, dor nas articulações, dor mediada por facetas e neuropatia. Neste capítulo, discutiremos o uso de RFP para o tratamento de várias condições de dor neuropática. Embora algumas etiologias tenham maior volume de dados que sustentem a eficácia em comparação com outras, a RFP tem se mostrado uma opção válida como modalidade de tratamento.

Dor radicular

A radiculite cervical ou lombosacral é definida como dor percebida como decorrente da irritação das raízes nervosas espinhais.[42] As duas causas mais comuns de compressão mecânica e irritação da raiz nervosa, que resultam em dor radicular, incluem hérnia de disco e estenose espinhal.[43-45] As opções de tratamento para esses pacientes incluem medicamentos orais e injeções epidurais de esteroides (IEE), mas a dor pode persistir apesar do uso dessas modalidades. Como terceira opção, os médicos começaram a usar A RFP para aliviar a dor radicular.

Vários estudos foram publicados para elucidar a eficácia da RFP para dor radicular. Vários estudos avaliaram a eficácia da RFP aplicada ao GRD na redução da dor radicular da extremidade superior.[43,46-50] As Figuras 98.2 e 98.3 demonstram a colocação apropriada da agulha do GRD cervical nas incidências anteroposterior (AP) e oblíqua, respectivamente. Entre esses estudos, ensaios clínicos randomizados descobriram que a RFP alcançou um desfecho melhor do que o grupo *sham*.[46] Outro estudo descobriu que os escores de dor radicular cervical após RFP foram significativamente aliviados na marca de 4 e 12 semanas, e os desfechos encontrados foram semelhantes às injeções de esteroides epidurais (IEE).[48] É interessante notar que, ao comparar diretamente RFP com IEE, Wang et al. demonstraram que, em comparação com as duas modalidades individualmente, a combinação de RFP e IEE teve melhores desfechos de alívio da dor.[49] Um ensaio entre nucleoplastia percutânea e RFP em hérnia cervical encontrou redução semelhante e significativa da dor 1 mês e 3 meses após os respectivos procedimentos, mas sem diferenças estatisticamente significativas entre os procedimentos.[50]

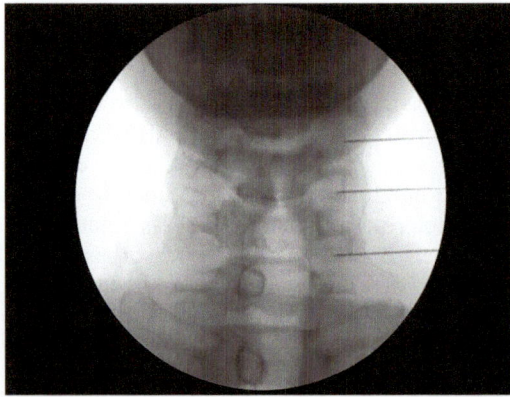

FIGURA 98.2 – Posicionamento da agulha para GRD cervical em vista AP.

Fonte: Cortesia do Dr. Fabrício Assis.

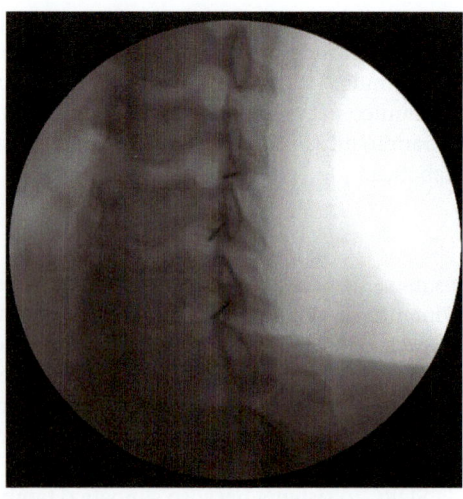

FIGURA 98.3 – Posicionamento da agulha para GRD cervical em vista oblíqua.

Fonte: Cortesia do Dr. Fabrício Assis.

Um número crescente de ensaios clínicos randomizados (ECR) e relatos de casos adicionou suporte à eficácia da RFP no GRD em pacientes com dor radicular lombossacral.[51-57] As Figuras 98.4 e 98.5 demonstram a colocação apropriada da agulha do GRD lombar nas incidências AP e perfil, respectivamente. Embora os graus de alívio da dor tenham variado entre os estudos, a radiculite lombossacral foi reduzida com sucesso após a aplicação de RFP. Simopoulos et al. compararam os efeitos de RFP e RFC. Embora 70% dos pacientes no grupo RFP tenham tido reduções de sua dor > 20% por aproximadamente 3 meses, a coorte de RFC teve 82% dos pacientes com uma redução semelhante na dor, mas por um período de aproximadamente 4 meses.[53] Um ECR de RFP contra placebo por Shanthanna et al. comparou pacientes com síndrome pós-laminectomia, hérnia de disco lombar e estenose espinhal. Esses pesquisadores descobriram que, enquanto 3 de 15 pacientes no grupo de placebo tiveram redução de pelo menos 50% em seus escores de EVA, 6 de 16 pacientes submetidos à RFP tiveram a mesma redução de EVA. Ao comparar a RFP com transforaminal IEE (IEETF), uma avaliação de 61 pacientes com estenose espinhal mostrou que um número maior de pacientes teve mais de 50% de redução de sua EVA após RFP e IEETF combinadas do que com IEETF isolada no marco de 2 e 3 meses após os procedimentos.[54] No mesmo sentido, um estudo de acompanhamento demonstrou que a dor radicular lombossacral dos pacientes foi reduzida em um grau significativo durante um período de acompanhamento de 3 meses após a RFP, com desfechos de tratamento estatisticamente semelhantes aos de IEETF.[48]

O crescente corpo de evidências, conforme atestado por vários ECR e publicações, demonstra que a RFP é uma opção de tratamento eficaz para a dor radicular, especialmente quando combinada com as modalidades existentes. Quando examinadas coletivamente, as evidências revelam que a RFP é uma opção benéfica para pacientes com dor radicular cervical ou lombossacral.[10,43]

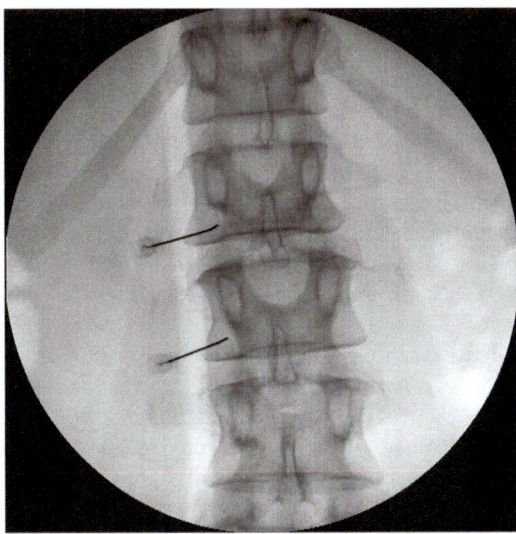

FIGURA 98.4 – Posicionamento da agulha para GRD lombar em vista AP.

Fonte: Cortesia do Dr. Fabrício Assis.

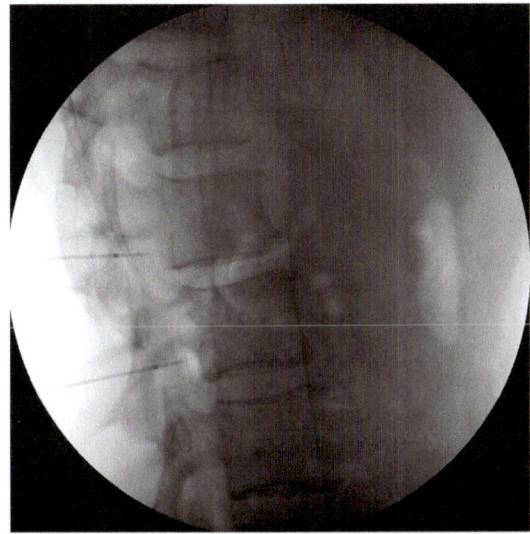

FIGURA 98.5 – Posicionamento da agulha para GRD lombar em vista lateral.

Fonte: Cortesia do Dr. Fabrício Assis.

Síndrome da dor regional complexa

A síndrome da dor regional complexa (SDRC) é definida como a dor que surge como consequência direta de uma lesão ou doença que acomete o sistema somatossensorial.[24] Ela pode ser dividida em duas categorias separadas: SDRC tipo 1; e SDRC tipo 2. O tipo 1 inclui a presença de um evento nocivo inicial na ausência de lesão do nervo, enquanto o tipo 2 tem uma lesão nervosa evidente como causa inicial.[58] Ambos resultam na dor contínua, alodínia e/ou hiperalgesia com dor desproporcional a qualquer estimulação e, em algum ponto, edema e alterações no fluxo sanguíneo da pele.[59,60]

Várias modalidades de tratamento foram usadas e estudadas para SDRC, como fisioterapia, gerenciamento de medicamentos e intervenção. Os tratamentos de 1ª linha incluem modalidades farmacológicas, como esteroides, antidepressivos, anticonvulsivantes, anti-inflamatórios não esteroides (AINE) e potencialmente opioides.[24,58] As terapias intervencionistas tradicionais incluem o bloqueio do gânglio simpático, mas para os casos intratáveis, a estimulação da medula espinhal e a administração intratecal de fármacos também são opções eficazes.[24,60,61] Ao administrar RFC ou RFP para SDRC, os gânglios simpáticos em L2, L3 e L4 são almejados para a SDRC de membro inferior, enquanto o gânglio estrelado ou gânglios simpáticos torácicos em T2 e T3 são almejados para SDRC de membro superior.[59,60] A RFC foi bem estudada e revelou-se uma opção eficaz para SDRC com um grande volume de evidências.[62-64]

Recentemente, a RFP também foi explorada como uma modalidade de tratamento para pacientes com dor intratável de SDRC. Park et al., em uma análise retrospectiva, compararam a RFP para a cadeia simpática cervical (CSC) e o gânglio simpático torácico (GST) em pacientes com SDRC de membro superior. Eles descobriram que, enquanto ambos os grupos tiveram uma diminuição na Escala de Estimativa Numérica (NRS, na sigla do inglês *Numeric Rating Scale*), o grupo da RFP do gânglio simpático torácico teve uma diminuição significativamente maior. Os autores também descobriram que 100% do grupo de GST teve um procedimento bem-sucedido, como visto por um aumento de > 1,5 C na extremidade afetada, enquanto isso aconteceu com apenas 40% no grupo de CSC, e uma duração mais longa do efeito (média 86 *versus* 35 dias, a favor do grupo GST).[65] Uma série de casos após três pacientes com diagnóstico de SDRC tipo 1 da extremidade inferior revelou que, depois de RFP de cadeia simpática lombar repetida, alívio substancial da dor (> 50%) foi alcançado em 97,7% das aplicações em 3 meses, 83,3% em 6 meses e alguns tratamentos durando mais de 12 meses.[66] Um relato de caso adicional envolveu uma paciente com lesão da medula espinhal que foi diagnosticado com SDRC. Após bloqueio simpático bem-sucedido com bupivicaína, ela foi submetida à aplicação de RFP da cadeia simpática lombar, com diminuição da EVA de 95/100 para 45/100 no 5º dia e para 25/100 no 10º dia, com melhora estável ao longo dos 4 meses de acompanhamento, simultaneamente a um desmame bem-sucedido de seu esquema com tramadol.[67]

Neuropatia periférica e neuralgias
■ Neuralgia trigeminal

A neuralgia do trigêmeo (NT) é caracterizada como dor súbita, geralmente unilateral, do tipo elétrica intensa na distribuição do trigêmeo.[68] A dor com NT tipicamente é definida como "raios" de dor momentânea que irradia para baixo nas divisões do nervo trigêmeo. Muitos pacientes apresentam uma zona de gatilho sensorial geralmente inferior a 10 mm na pele ou na mucosa oral; a estimulação não nociceptiva, como o toque leve, pode evocar um ataque de dor de NT.[24] Embora os pacientes geralmente permaneçam sem sintomas entre os ataques, os momentos de ataque podem ser excruciantes e afetam gravemente a qualidade de vida.

As modalidades de tratamento para NT variam desde manejo farmacêutico até intervenção cirúrgica. As opções de medicamentos variam de anticonvulsivantes à terapia com opioides, enquanto as opções cirúrgicas variam de descompressão microvascular à radioterapia com *gamma knife*.[24,68,69] Entre os procedimentos mais eficazes para o manejo da NT, está a RFC, amplamente estudada e aplicada para essa patologia.[43,70] Infelizmente, a RFC é um procedimento destrutivo e pode causar vários efeitos adversos, como disestesias e anestesia dolorosa. Nas últimas duas décadas, os médicos começaram a usar e documentar a RFP como um tratamento alternativo para evitar a destruição do tecido.

Inúmeros estudos de caso demonstraram que a aplicação de RFP no gânglio de Gasser reduz efetivamente a dor em pacientes com NT, com melhora rápida após o procedimento e alívio por longos períodos de tempo.[70-72] A Figura 98.6 demonstra a colocação apropriada da agulha através do forame oval para a aplicação de RFP. No entanto, é interessante notar que vários ECR e estudos observacionais concluíram que aplicar apenas a RFP por 1 a 2 ciclos não era a estratégia mais eficaz para controlar a NT.[73-77] Erdine et al. compararam os efeitos da RFP aos da RFC; 19/20 pacientes na coorte de RFC apresentaram redução da dor após 3 meses, enquanto apenas 2/20 tiveram redução naquele momento.[73] Um estudo retrospectivo de 2013 avaliou os efeitos da RFP em 54 pacientes, descobrindo que, enquanto o grupo RFP teve menos complicações, a maioria foi menor e transitória, e as taxas de satisfação do paciente com TCRF foram maiores (3,86/5 *versus* 2,19/5 favorecendo a TCRF).[76] Um estudo observacional prospectivo, conduzido por Fang et al. em 2014, revelou que de 20 pacientes submetidos à RFP de Gasser, 13 tiveram mudança mínima ou ausente de sua dor, mas, depois que esses pacientes mudaram para a RFC, todos os 13 tiveram redução significativa em seus escores.[75]

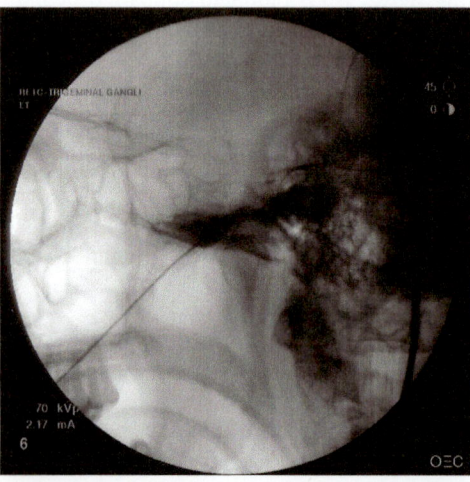

FIGURA 98.6 – Posicionamento da agulha e contraste através do forame oval para RFP trigeminal.

Fonte: Acervo da autoria do capítulo.

A RFP permanece uma opção de tratamento válida, e talvez mais segura, em comparação com RFC se considerada do ponto de vista da terapia combinada. Um ECR descobriu menos recorrência de NT após RFC seguido de RFP do que apenas com RFC.[78] O Li et al., em 2012, descobriram que, na marca de 12 meses, suas coortes de RFC *versus* RFP/RFC combinadas tinham eficácia semelhante, com > 70% dos pacientes em cada grupo tendo alívio completo da dor e um aumento equivalente nas habilidades dos pacientes para completar as atividades da vida diária. Eles descobriram ainda que as disestesias faciais eram mais persistentes no grupo de RFC ao longo do estudo.[77] Outro estudo prospectivo descobriu que, embora não houvesse diferença significativa na EVA entre RFP/RFC combinada *versus* RFC isolada, o grupo combinado teve notavelmente menos complicações pós-operatórias, como dormência, fraqueza da mastigação e diminuição do reflexo da córnea.[79]

Outras evidências que sustentam o uso de RFP incluem um ECR adicional, uma metanálise e um estudo que analisa os parâmetros adicionais da RFP. Em um ECR que examinou dois grupos de pacientes, ambos com NT recorrente após descompressão microvascular, RFP/RFC combinados foram encontrados para ter uma redução similarmente significativa em sua Escala de Dor do Instituto Neurológico de Barrow, mas a incidência de efeitos colaterais e complicações foi bem menor no grupo combinado.[80] Wu et al. analisaram 34 estudos envolvendo 3.558 pacientes. Sua revisão sistemática demonstrou que a RFP não teve nenhuma diferença na taxa de cura em comparação com a RFC, enquanto a RFC foi considerada mais eficaz do que a combinação de RFP/RFC. No entanto, como nos outros estudos mencionados, as taxas de complicações mostraram que a RFP e a combinação de RFP/RFC eram mais seguras.[81] De interesse, um ECR que estuda a aplicação de RFP ao gânglio de Gasser por meio de orientação por TC analisou 96 pacientes divididos em dois grupos: RFP de alta tensão, longa duração (900 segundos) e grupo *sham* sem saída de energia de radiofrequência. Para o grupo que teve a alta voltagem e maior duração aplicada, os escores da EVA pós-procedimento foram significativamente menores e permaneceram menores durante o período do ensaio. Os escores SF-36 dos pacientes, analisando a saúde mental e funcionamento físico, também mostraram melhora significativa no grupo de longa duração.[82]

Com base nos resultados das evidências anteriores, variando de relatos de casos a ECR randomizados e uma metanálise, a PRF é uma opção de tratamento adequada para a dor trigeminal refratária. A voltagem e a duração durante a aplicação podem ser um fator importante para a eficácia, assim como a consideração de combinar RFP com RFC. Estudos futuros podem explorar os parâmetros ideais de PRF que podem levar ao tratamento mais eficaz para a neuralgia do trigêmeo.

■ Neuropatia diabética

A aplicação de PRF para neuropatia diabética é um desenvolvimento relativamente novo nas opções de tratamento disponíveis para os médicos. A neuropatia diabética

(ND) é uma complicação debilitante do diabetes *mellitus*, em que os pacientes apresentam ardor, parestesias, hiperalgesia e alodínia.[83] As opções terapêuticas atuais são limitadas ao tratamento sintomático com pregabalina, gabapentina, antidepressivos tricíclicos, inibidores seletivos de recaptação da serotonina noradrenalina, capsaícina, anticonvulsivantes, opiáceos e estabilizadores de membrana.[83,84] Na ND, entre as inúmeras causas de dor estão os aminoácidos excitatórios, como o glutamato e o aspartato, que se descobriu serem neurotransmissores liberados dos terminais periféricos e centrais das fibras aferentes responsáveis pela modulação dos estímulos dolorosos periféricos.[85] A ativação dos receptores de glutamato é um componente crítico da hipersensibilidade central, por meio da qual o nível de transmissão de estímulos nocivos é aumentado.[86] A ND está associada a um aumento do impulso nociceptivo mencionado, ensejando a hiperatividade neural e a estimulação sustentada.[87]

Acredita-se que a RFP simpática lombar alivie a dor por meio de mudanças plásticas na via central da dor.[21] Pesquisas anteriores demonstraram que as vias de inflamação podem ser inibidas por campos elétricos que reduzem a liberação de citocinas.[88] A exposição ao campo elétrico pode causar alterações na transmissão do sinal, como nas vias inibitórias descendentes, conhecidas por estarem associadas à fisiopatologia da ND.[89,90]

Modelos animais demonstraram que o RFP pode ter um efeito analgésico ao suprimir a liberação de neurotransmissores excitatórios induzida por nocicepção.[91-93] Em um estudo de Huang et al., após induzir diabetes em ratos, a RFP foi aplicada nas raízes dorsais lombares, ocasionando alívio da hipersensibilidade mecânica, térmica e ao frio induzida por hiperglicemia.[91] Levando esses achados adiante, a RFP foi examinada mais detalhadamente para ND por meio de aplicação no sistema nervoso simpático lombar. Li et al. demonstraram dois casos de aplicação de RFP em conjunto com infusão peridural contínua como uma modalidade de tratamento bem-sucedida para ND.[90] Em um estudo comparando a estimulação nervosa elétrica transcutânea (TENS) com a RFP para o tratamento de NPD dolorosa, embora ambas tenham sido consideradas eficazes, a RFP foi considerada superior em manter o alívio da dor (avaliada em uma escala de classificação numérica) por um longo período de tempo.[92]

■ Neuropatia pós-herpética

A neuropatia pós-herpética (NPH) é um tipo de dor neuropática que surge do herpes-zóster (cobreiro) em uma distribuição dermatomal. Embora um ponto de tempo para NPH ainda não tenha sido padronizado, a condição é definida como dor persistente por 30 a 180 dias após a erupção aguda do zóster.[24,94] Considerada uma das neuropatias mais debilitantes, a NPH pode determinar uma qualidade de vida ruim e limitação funcional grave. O controle dessa dor é difícil, com muitas terapias farmacológicas e intervencionistas desenvolvidas para ajudar no alívio. Recentemente, a PRF também foi explorada como uma opção de tratamento segura e potencialmente eficaz.[43]

No ambiente clínico, a RFP tem sido usada ocasionalmente para tratar NPH, com evidências que variam de relatos de casos a ensaios clínicos randomizados.[95-99] O tratamento com RFP visa atingir o gânglio da raiz dorsal, uma vez que a varicela-zóster latente inicia a reativação de dentro do GRD, um exemplo dessa situação pode ser observado nas Figuras 98.7 e 98.8. A progressão da fase latente para a reativação do vírus ocasiona o desenvolvimento da erupção e, posteriormente, NPH.[24] Em uma das primeiras aplicações publicadas de RFP para NPH, Kim et al. usaram RFP no GRD em 49 pacientes com NPH refratária, demonstrando uma diminuição significativa (7,2 a 3,4) nos escores da EVA e com efeitos persistentes por 3 meses após a intervenção.[98] Em 2015, Pi et al. compararam a medicação oral com RFP em um ECR. Suas análises demonstraram uma diminuição na EVA em ambos os grupos, mas descobriu-se que a RFP causa um alívio significativamente maior por um período de tempo mais longo. Além disso, constatou-se que a coorte de RFP tem melhor qualidade de sono e uma diminuição no uso de narcóticos.[99] Dois estudos retrospectivos fortaleceram ainda mais as evidências por trás da eficácia clínica da RFP para NPH. Um estudo descobriu que a intensidade da dor diminuiu significativamente na marca de 3 e 6 meses e, especificamente, demonstrou que a RFP foi mais eficaz na redução da dor do que uma infusão peridural contínua de ropivacaína a 0,187%.[94] Outro estudo retrospectivo comparou o momento em que a RFP foi aplicada ao GRD, mostrando que os efeitos foram mais pronunciados se administrada em pacientes com zóster agudo do que em pacientes com NPH após a fase aguda.[97]

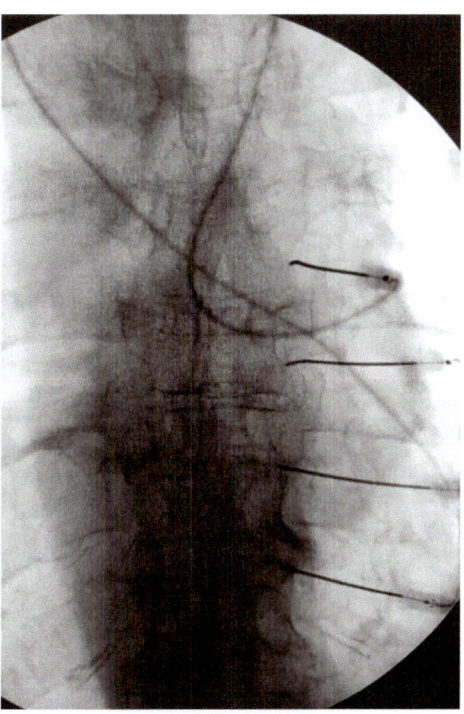

FIGURA 98.7 – Posicionamento da agulha no GRD torácico, em vista AP, para tratamento de NPH.

Fonte: Cortesia do Dr. Ken Cândido.

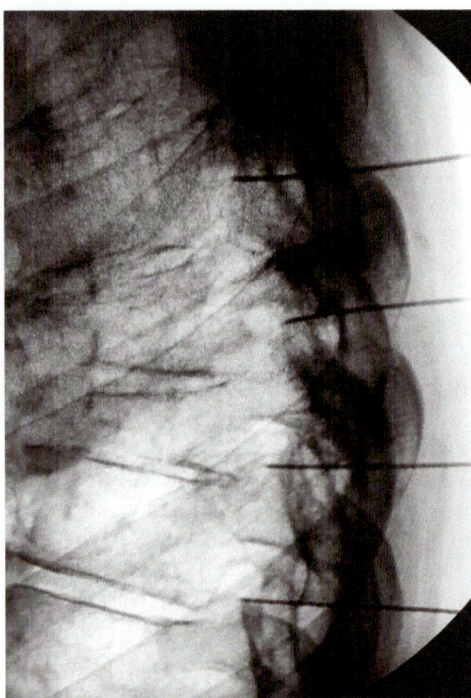

FIGURA 98.8 – Posicionamento da agulha no GRD torácico, em vista lateral, para tratamento de NPH.

Fonte: Cortesia do Dr. Ken Cândido.

Em pacientes com NPH torácica, a estimulação do GRD tem complicações potenciais únicas, incluindo pneumotórax ou dano à artéria de Adamkiewicz.[43] Portanto, alguns estudos têm sido feitos sobre a eficácia da RFP nos nervos intercostais para essa região da NPH. Um ECR em 2013 comparou os efeitos da RFP *versus* um procedimento simulado (*sham*) nos nervos intercostais, revelando uma redução da intensidade da dor e melhoras na função física e mental dentro do grupo de RFP, e nenhum no grupo simulado.[96] Outros casos documentados incluem a realização de RFP por meio de orientação por ultrassom nos nervos intercostais, demonstrando reduções significativas de EVA de 7 para 1 após o tratamento, com redução contínua da dor durante o período de acompanhamento de 6 meses.[95]

■ Neuropatia periférica induzida por quimioterapia

Os distúrbios dos nervos periféricos são uma das inúmeras complicações associadas à quimioterapia ou a determinados esquemas farmacológicos, conhecidos como neuropatia periférica induzida por quimioterapia (NPIQ). Os exemplos incluem fármacos de platina, como oxaliplatina, taxanos, como docetaxel, alcaloides de vinca, como vincristina e tratamentos para mieloma, como bortezomibe.[100] A quimioterapia pode causar degeneração das fibras nervosas, principalmente sensoriais, que podem ter alterações motoras e autonômicas, resultando em parestesias, alodínia, dormência e dor em queimação.[101] Os sintomas de NPIQ geralmente levam semanas ou meses para se desenvolverem

após a conclusão de um esquema de quimioterapia, com gravidade proporcional à dose cumulativa do medicamento administrado.[102] Em comparação com outras neuropatias periféricas, como a neuropatia diabética, os pacientes apresentam sintomas mais fortes, muitas vezes com progressão mais rápida e predominância de dor *versus* dormência e formigamento.[103] As opções atuais de tratamento conservador incluem antidepressivos tricíclicos, gabapentina, pregabalina, opioides, medicamentos tópicos, como baclofeno e cetamina, e por meio de fisioterapia e reabilitação.[104] Embora os relatos de casos tenham mostrado alguma eficácia com a RFP, o corpo de evidências por meio de estudos prospectivos ainda está crescendo.

Em um relato de caso, um homem de 63 anos tratado com docitaxel desenvolveu NPIQ no membro superior direito e na mão. Sua dor foi considerada refratária à terapia com opioides (morfina), gabapentina e bloqueio do gânglio estrelado. Apesar de ter obtido alívio inicial com medicação oral, o paciente rapidamente precisou de uma intensificação de seu esquema de morfina. O paciente ainda foi submetido a uma injeção epidural cervical de esteroide com alívio temporário. Nesse momento, optou-se por fazer a RFP dos nervos mediano e ulnar, com dois ciclos de 90 segundos para cada nervo. Nesse relato de caso, o paciente relatou alívio de 40% no primeiro dia e alívio de 90% no segundo. Embora os autores não tenham mencionado a duração da eficácia, eles a aludem ao desmame da medicação opioide pelo paciente.[105]

Outros relatos de caso e de série de casos documentam pacientes com NPIQ após exposição à quimioterapia para câncer de mama ou de pulmão. No primeiro relato, a analgesia multimodal não foi totalmente eficaz para lidar com a dor intensa e semelhante a um choque do paciente no aspecto posterolateral do membro superior esquerdo. Utilizando orientação de ultrassom na região supraclavicular, a RFP foi usada para produzir parestesias na área acometida. O início do alívio ocorreu dentro de 1 semana após o procedimento e durou 10 semanas.[106] Arai et al. publicaram uma série de casos de três casos envolvendo uma paciente com câncer de mama e duas pacientes com câncer de pulmão. O primeiro paciente apresentava NPIQ refratária à medicação e, sob orientação de ultrassom, a RFP foi aplicada na raiz nervosa C6; a paciente teve sua NRS diminuída de 9/10 para 3/10 dentro de alguns dias sem quaisquer alterações no distúrbio sensorial ou na função motora por um período de 3 meses. O segundo paciente teve diagnóstico de câncer de pulmão com metástases ósseas, tratado com quimioterapia resultando em dor intratável de NPIQ. Ele também foi submetido à RFP do plexo braquial guiada por ultrassom, com redução da NRS de 6/10 para 1/10 durante 1 mês de acompanhamento. O terceiro paciente também tinha história de câncer de pulmão tratado com quimioterapia, resultando em NPIQ que exigia terapia com altas doses de opioides. Utilizando o mesmo procedimento que os outros dois pacientes da série de casos, sua NRS diminuiu de 6/10 para 0/10 com a mesma dose de analgésicos que ela estava recebendo anteriormente.[107]

Embora os relatos de casos e séries mencionados anteriormente demonstrem que a RFP é uma terapia eficaz para

NPIQ intratável, mais pesquisas e estudos prospectivos serão necessários para fortalecer a evidência por trás da eficácia da RFP para NPIQ.

■ Neuralgia do pudendo

A neuralgia do pudendo é caracterizada como dor intensa e aguda ao longo da distribuição do nervo pudendo. Agravada pela posição sentada, aliviada pela posição em pé, a ocorrência de neuralgia do pudendo está associada ao encarceramento ou irritação em vários pontos ao longo de seu curso entre os ligamentos sacroespinhal e sacrotuberoso.[24,108] Normalmente, essa dor é tratada com medicação oral ou bloqueios do nervo pudendo, mas se eles forem ineficazes, as opções de tratamento são limitadas. A RFP está sendo explorada como uma opção de tratamento viável para a neuralgia do pudendo.[109]

As evidências de aplicação de RFP sobre o nervo pudendo são limitadas, mas vários relatos de casos e estudos mostraram melhora refratária às opções de tratamento tradicionais. Em um estudo prospectivo com 30 pacientes inscritos com neuralgia do pudendo refratária a outros tratamentos conservadores, esses pacientes foram submetidos ao tratamento com RFP guiado por tomografia computadorizada (TC). Observou-se que os 26 pacientes que completaram o estudo apresentaram EVA bastante reduzida e os pacientes tiveram alívio de 83% e 79% no intervalo de 6 meses e 1 ano, respectivamente.[110] Um relato de caso envolvendo RFP de pudendo por meio de orientação de ultrassom também apresentou resultados semelhantes, com dois pacientes tendo melhora significativa em seus escores EVA com alívio sustentado por pelo menos 6 meses.[111] Resultados semelhantes foram documentados em relatos de casos utilizando orientação por ultrassom e fluoroscopia.[9,109] Embora existam vários pacientes que se beneficiaram da RFP para neuralgia do pudendo refratária, muitas das evidências estão em relatos de casos. Estudos clínicos adicionais podem ser necessários para elucidar e fortalecer as evidências por trás da eficácia da RFP para neuralgia do pudendo.

■ Meralgia parestésica

Meralgia parestésica é uma doença caracterizada por parestesias, queimação e alodínia na parte lateral da coxa.[24] É uma mononeuropatia sensorial do nervo cutâneo femoral lateral (NCFL), frequentemente causada por irritação ou impacto ao longo do ligamento inguinal.[112] Muitos pacientes obtêm alívio bem-sucedido de seus sintomas por meio de medidas conservadoras, como perda de peso, medicação e bloqueios do NCFL com anestésico local e esteroides.[113] Naqueles poucos pacientes em que a dor é persistente, apesar das opções mencionadas anteriormente, o médico pode considerar a RFP para controlar a dor.

Embora o corpo de evidências para a utilização de RFP na meralgia parestésica seja pequeno, vários relatos de caso e alguns estudos mostraram eficácia positiva. Um estudo retrospectivo em 2016 revisou prontuários de pacientes com sintomas clinicamente intratáveis. No acompanhamento de 1, 3 e 6 meses para pacientes que tiveram seus NCFL expostos à RFP, a intensidade da dor dos pacientes foi reduzida em média em 80% em comparação com o estado antes do tratamento.[114] Na verdade, na marca de 6 meses, todos os pacientes recrutados tiveram diminuição da dor em mais de 50%, com sete pacientes relatando alívio completo de seus sintomas. Três estudos de caso variados envolvendo meralgia refratária também demonstraram melhora dos sintomas dos pacientes, com alívio significativo em todos os pacientes documentados.[115-117] Uma série de casos acompanhou pacientes por até 2 anos, com pacientes relatando alívio dos sintomas de longa duração e aumento nas atividades de vida diária. Dos cinco pacientes acompanhados, três pararam de tomar medicamentos e dois foram reduzidos a doses mínimas de medicamentos neuropáticos.[118] Apesar dos desfechos bem-sucedidos mencionados anteriormente, o corpo de evidências sobre o tratamento da meralgia parestésica com RFP permanece pequeno e mais estudos prospectivos são necessários para medir a eficácia da RFP como uma opção de tratamento.

■ Síndrome do túnel do carpo

A síndrome do túnel do carpo (STC) é uma patologia do nervo mediano que resultada da compressão no túnel do carpo.[24,43] Uma mononeuropatia periférica comum, os sintomas incluem dor e parestesias do polegar, do indicador, dedo médio e das faces laterais do dedo anular.[24] As medidas conservadoras incluem talas noturnas e medicação neuropática oral, com tratamentos que incluem injeções de esteroides antes de, finalmente, uma intervenção cirúrgica ser necessária.[119] Recentemente, a RFP também foi examinada como uma modalidade de tratamento.

Um ECR de Chen et al., em 2015, comparou dois grupos: RFP mais talas noturnas *versus* talas noturnas apenas. A RFP foi aplicada por meio de ultrassom ao nervo mediano dentro do túnel do carpo. O grupo de terapia com RFP apresentou inúmeras vantagens sobre o grupo de uso de tala noturna apenas, incluindo início significativamente mais curto de alívio da dor (2 dias *versus* 14), melhoras significativas no escore da EVA no acompanhamento de 3 meses (5,4 antes do tratamento reduzido para 1,1), e uma força de pinça mais forte durante todo o curso do ensaio.[120] Um relato de caso acompanhou um paciente que, apesar de ter passado por dois tratamentos cirúrgicos, continuava com dor. Em virtude da presença de alterações pós-cirúrgicas no punho, os autores administraram RFP na altura do cotovelo; durante o período de acompanhamento do mês, a paciente relatou redução de 70% nos níveis de dor.[121]

Embora esses estudos e relatos de caso demonstrem desfechos favoráveis, o corpo de evidências permanece pequeno para o uso de RFP para STC. Outras pesquisas, com estudos maiores ou estudos prospectivos, continuarão a ajudar a estabelecer a eficácia da RFP no tratamento da síndrome do túnel do carpo.

■ Neuropatia ilioinguinal

A neuropatia ilioinguinal envolve o encarceramento ou irritação do nervo ilioinguinal por compressão mecânica.[24,122]

A neuropatia ilioinguinal é caracterizada como dor aguda e penetrante que irradia para a virilha. Acredita-se que o encarceramento desse nervo ocorra abaixo do músculo transverso do abdome, visto que passa apenas medialmente à espinha ilíaca anterior.[122] Além da compressão por ganho de peso ou encarceramento espontâneo, a neuropatia ilioinguinal pode surgir em decorrência de herniorrafia inguinal e cirurgias pélvicas.[122-124] Os tratamentos tradicionais para essa neuropatia incluem medicação neuropática, bloqueios de nervos com anestésico local e/ou esteroides e até descompressão cirúrgica. Recentemente, a RFP tem sido usada como uma modalidade de tratamento para a neuropatia ilioinguinal.

Em 2006, Rozen et al. publicaram uma série de casos envolvendo cinco pacientes com dor inguinal crônica com diagnóstico de neuropatia ilioinguinal. Esses cinco pacientes tiveram respostas positivas aos bloqueios das raízes nervosas T12, L1 e L2 com anestésico local e, posteriormente, foram submetidos à RFP das raízes nervosas mencionadas. Ao longo do período de acompanhamento que variou de 6 a 9 meses, todos os pacientes relataram um alívio mínimo de 75% (com dois pacientes relatando 100%) de sua dor.[125] Um relato de caso subsequente documenta um corredor atlético que bateu a virilha em um poste, o que resultou em 3 anos de dor crônica na virilha. A dor do paciente foi responsiva a um bloqueio ilioinguinal diagnóstico com lidocaína a 1% e, portanto, a decisão foi de aplicar RFP, por orientação de ultrassom, diretamente no nervo ilioinguinal. O paciente relatou EVA de 8/10 antes da intervenção e 2/10 após o procedimento. No intervalo de 3 meses, o paciente continuou apresentando uma melhora na EVA de 3/10 em repouso e durante a corrida.[126]

Apesar dos desfechos positivos demonstrados na série de casos e no relatório referido anteriormente, há uma falta de evidências, e estudos prospectivos adicionais e ECR são necessários para comprovar essa modalidade de tratamento. Para dar ainda mais suporte ao uso de RFP para neuropatia ilioinguinal, pesquisas adicionais devem ser conduzidas e evidências mais fortes devem ser coletadas antes de se estabelecer a eficácia.

Conclusão

A tecnologia com RFP apresenta-se como uma modalidade nova e estimulante para o tratamento da dor neuropática. Demonstrou-se, em vários relatos de caso, estudos prospectivos, ensaios clínicos randomizados e até mesmo em uma metanálise, que a RFP tem a capacidade de tratar neuropatias dolorosas, incluindo casos refratários às opções tradicionais. Como este capítulo abordou parte da literatura atual que fornece suporte à tecnologia de RFP para o tratamento da dor, maiores evidências serão necessárias para realmente esclarecer o potencial da RFP. Pesquisas adicionais devem avançar sobre as frequências e a duração ideais da aplicação de RFP, e com quais outras terapias ela pode ser combinada para melhorar os desfechos do paciente e o alívio da dor.

Referências bibliográficas

1. Cosman ER. A comment on the history of the pulsed radiofrequency technique for pain therapy. Anesthesiology: the Journal of the American Society of Anesthesiologists. 2005;103(6):1312-3.
2. Byrd D, Mackey S. Pulsed radiofrequency for chronic pain. Curr. Pain Headache Rep. 2008;12(1):37-41.
3. Sluijter ME. The effect of pulsed radiofrequency fields applied to the dorsal root ganglion: a preliminary report. Pain Clin. 1998;11:109-17.
4. Abd-Elsayed A, Anis A, Kaye AD. Radio frequency ablation and pulsed radiofrequency for treating peripheral neuralgias. Curr. Pain Headache Rep. 2018;22(1):5.
5. Sluijter ME, Imani F. Evolution and mode of action of pulsed radiofrequency. Anesth. Pain Med. 2013;2(4):139-41.
6. Sluijter ME, Teixeira A, Serra V, Balogh S, Schianchi P. Intra-articular application of pulsed radiofrequency for arthrogenic pain: report of six cases. Pain Pract. 2008;8(1):57-61.
7. Schianchi PM, Sluijter ME, Balogh SE. The treatment of joint pain with intra-articular pulsed radiofrequency. Anesth. Pain Med. 2013;3(2):250-5.
8. Teixeira A, Sluijter ME. Intravenous application of pulsed radiofrequency: 4 case reports. Anesth. Pain Med. 2013;3(1):219-22.
9. Petrov-Kondratov V, Chhabra A, Jones S. Pulsed radiofrequency ablation of pudendal nerve for treatment of a case of refractory pelvic pain. Pain Physician. 2017;20(3):451-4.
10. Shi Y, Wu W. Treatment of neuropathic pain using pulsed radiofrequency: a meta-analysis. Pain Physician. 2016;19(7):429-44.
11. Ramzy EA, Khalil KI, Nour EM, Hamed MF, Taha MA. Evaluation of the effect of duration on the efficacy of pulsed radiofrequency in an animal model of neuropathic pain. Pain Physician. 2018;21(2):191-8.
12. Erdine S, Yucel A, Cimen A, Aydin S, Sav A, Bilir A. Effects of pulsed versus conventional radiofrequency current on rabbit dorsal root ganglion morphology. Eur. J. Pain. 2005;9(3):251-6.
13. Cahana A, Vutskits L, Muller D. Acute differential modulation of synaptic transmission and cell survival during exposure to pulsed and continuous radiofrequency energy. J. Pain. 2003;4(4):197-202.
14. Bogduk N. Pulsed radiofrequency. Pain Med. 2006;7(5):396-407.
15. Imani F, Gharaei H, Rezvani M. Pulsed radiofrequency of lumbar dorsal root ganglion for chronic postamputation phantom pain. Anesth. Pain Med. 2012;1(3):194-7.
16. Chua NH, Halim W, Beems T, Vissers KC. Pulsed radiofrequency treatment for trigeminal neuralgia. Anesth. Pain Med. 2012;1(4):257-61.
17. Cosman Jr ER. Electric and thermal field effects in tissue around radiofrequency electrodes. Pain Med. 2005;6(6):405-24.
18. Heavner JE, Boswell MV, Racz GB. A comparison of pulsed radiofrequency and continuous radiofrequency on thermocoagulation of egg white in vitro. Pain Physician. 2006;9(2):135-7.
19. Podhajsky RJ, Sekiguchi Y, Kikuchi S, Myers RR. The histologic effects of pulsed and continuous radiofrequency lesions at 42 degrees C to rat dorsal root ganglion and sciatic nerve. Spine (Phila Pa, 1976). 2005;30(9):1008-13.
20. Van Zundert J, De Louw AJ, Joosten EA, Kessels AG, Honig W, Dederen PJ et al. Pulsed and continuous radiofrequency current adjacent to the cervical dorsal root ganglion of the rat induces late cellular activity in the dorsal horn. Anesthesiology. 2005;102(1):125-31.
21. Higuchi Y, Nashold Jr BS, Sluijter M, Cosman ER, Pearlstein RD. Exposure of the dorsal root ganglion in rats to pulsed radiofrequency currents activates dorsal horn lamina I and II neurons. Neurosurgery. 2002;50(4):850-56.
22. Richebé P, Rathmell JP, Brennan TJ. Immediate early genes after pulsed radiofrequency treatment: neurobiology in need of clinical trials. Anesthesiology United States. 2005;102:1-3.

23. Hamann W, Abou-Sherif S, Thompson S, Hall S. Pulsed radiofrequency applied to dorsal root ganglia causes a selective increase in ATF3 in small neurons. Eur. J. Pain. 2006;10(2):171-6.

24. Benzon H, Rathmell JP, Wu CL, Turk D, Argoff CE, Hurley RW. Practical management of pain [E-book]. Elsevier Health Sciences; 2013.

25. Geber C, Baumgärtner U, Schwab R, Müller H, Stoeter P, Dieterich M et al. Revised definition of neuropathic pain and its grading system: an open case series illustrating its use in clinical practice. The American Journal of Medicine. 2009;122(10):3-12.

26. Endrizzi SA, Rathmell JP, Hurley RW. Painful peripheral neuropathies: essentials of pain medicine. Elsevier; 2018. p. 273-82.

27. Chen SS, Zhang JM. Progress in sympathetically mediated pathological pain. J. Anesth. Perioper. Med. 2015;2(4):216-25.

28. Finnerup NB, Haroutounian S, Kamerman P, Baron R, Bennett DL, Bouhassira D et al. Neuropathic pain: an updated grading system for research and clinical practice. Pain. 2016;157(8):1599.

29. Treede RD, Jensen TS, Campbell JN, Cruccu G, Dostrovsky J, Griffin J et al. Neuropathic pain: redefinition and a grading system for clinical and research purposes. Neurology. 2008;70(18):1630-5.

30. Finnerup NB, Jensen TS. Mechanisms of disease: mechanism--based classification of neuropathic pain: a critical analysis. Nat. Clin. Pract. Neurol. 2006;2(2):107-15.

31. Lanz S, Maihöfner C. Symptome und pathophysiologische mechanismen neuropathischer Schmerz syndrome. Der Nervenarzt. 2009;80(4):430.

32. Woolf CJ, Mannion RJ. Neuropathic pain: aetiology, symptoms, mechanisms, and management. The Lancet. 1999;353(9168):1959-64.

33. Cook AD, Christensen AD, Tewari D, McMahon SB, Hamilton JA. Immune cytokines and their receptors in inflammatory pain. Trends in Immunology. 2018;39(3):240-55.

34. Stone L, Vulchanova L, Riedl MS, Wang J, Williams FG, Wilcox GL et al. Effects of peripheral nerve injury on alpha-2A and alpha-2C adrenergic receptor immunoreactivity in the rat spinal cord. Neuroscience. 1999;93(4):1399-407.

35. Scholz J, Woolf CJ. The neuropathic pain triad: neurons, immune cells and glia. Nat. Neurosci. 2007;10(11):1361-8.

36. Tomasulo RA. Aberrant conduction in human peripheral nerve. Ephaptic Transmission. 1982;32(7):712.

37. Partanen JV. Ephaptic transmission from type II afferents to static γ and β efferents causes complex repetitive discharge: an hypothesis. Muscle Nerve. 2016;53(4):508-12.

38. Baron R, Binder A, Wasner G. Neuropathic pain: diagnosis, pathophysiological mechanisms, and treatment. Lancet Neurol. 2010;9(8):807-19.

39. Maier C, Baron R, Tölle TR, Binder A, Birbaumer N, Birklein F et al. Quantitative sensory testing in the German Research Network on Neuropathic Pain (DFNS): somatosensory abnormalities in 1236 patients with different neuropathic pain syndromes. Pain. 2010;150(3):439-50.

40. Horowitz SH. The diagnostic workup of patients with neuropathic pain. The Medical Clinics of North America. 2007;91(1):21-30.

41. Gierthmühlen J, Schneider U, Seemann M, Freitag-Wolf S, Maihöfner C, Enax-Krumova EK et al. Can self-reported pain characteristics and bedside test be used for the assessment of pain mechanisms? An analysis of results of neuropathic pain questionnaires and quantitative sensory testing. Pain. 2019;160(9):2093-104.

42. Van Boxem K, Cheng J, Patijn J, Van Kleef M, Lataster A, Mekhail N et al. Lumbosacral radicular pain. Pain Practice. 2010;10(4):339-58.

43. Chang MC. Efficacy of pulsed radiofrequency stimulation in patients with peripheral neuropathic pain: a narrative review. Pain Physician. 2018;21(3):225-34.

44. Ahn SH, Cho YW, Ahn MW, Jang SH, Sohn YK, Kim HS. mRNA expression of cytokines and chemokines in herniated lumbar intervertebral discs. Spine. 2002;27(9):911-7.

45. Chao SC, Lee HT, Kao TH, Yang MY, Tsuei YS, Shen CC et al. Percutaneous pulsed radiofrequency in the treatment of cervical and lumbar radicular pain. Surgical Neurology. 2008;70(1):59-65.

46. Van Zundert J, Patijn J, Kessels A, Lamé I, Van Suijlekom H, Van Kleef M. Pulsed radiofrequency adjacent to the cervical dorsal root ganglion in chronic cervical radicular pain: a double blind sham controlled randomized clinical trial. Pain. 2007;127(1-2):173-82.

47. Choi GS, Ahn SH, Cho YW, Lee DG. Long-term effect of pulsed radiofrequency on chronic cervical radicular pain refractory to repeated transforaminal epidural steroid injections. Pain Medicine. 2012;13(3):368-75.

48. Lee DG, Ahn SH, Lee J. Comparative effectivenesses of pulsed radiofrequency and transforaminal steroid injection for radicular pain due to disc herniation: a prospective randomized trial. Journal of Korean Medical Science. 2016;31(8):1324-30.

49. Wang F, Zhou Q, Xiao L, Yang J, Xong D, Li D et al. A randomized comparative study of pulsed radiofrequency treatment with or without selective nerve root block for chronic cervical radicular pain. Pain Practice. 2017;17(5):589-95.

50. Halim W, Van Der Weegen W, Lim T, Wullems JA, Vissers KC. Percutaneous cervical nucleoplasty vs. pulsed radiofrequency of the dorsal root ganglion in patients with contained cervical disk herniation: a prospective, randomized controlled trial. Pain Practice. 2017;17(6):729-37.

51. Chang MC, Cho YW, Ahn SH. Comparison between bipolar pulsed radiofrequency and monopolar pulsed radiofrequency in chronic lumbosacral radicular pain: a randomized controlled trial. Medicine. 2017;96(9).

52. Teixeira A, Grandinson M, Sluijter ME. Pulsed radiofrequency for radicular pain due to a herniated intervertebral disc: an initial report. Pain Practice. 2005;5(2):111-5.

53. Simopoulos TT, Kraemer J, Nagda JV, Aner M, Bajwa ZH. Response to pulsed and continuous radiofrequency lesioning of the dorsal root ganglion and segmental nerves in patients with chronic lumbar radicular pain. Pain Physician. 2008;11(2):137-44.

54. Koh W, Choi SS, Karm MH, Suh JH, Leem JG, Lee JD et al. Treatment of chronic lumbosacral radicular pain using adjuvant pulsed radiofrequency: a randomized controlled study. Pain Medicine. 2015;16(3):432-41.

55. Van Boxem K, Van Bilsen J, De Meij N, Herrler A, Kessels F, Van Zundert J et al. Pulsed radiofrequency treatment adjacent to the lumbar dorsal root ganglion for the management of lumbosacral radicular syndrome: a clinical audit. Pain Med. 2011;12(9):1322-30.

56. Shanthanna H, Chan P, McChesney J, Paul J, Thabane L. Assessing the effectiveness of "pulse radiofrequency treatment of dorsal root ganglion" in patients with chronic lumbar radicular pain: study protocol for a randomized control trial. Trials. 2012;13(1):52.

57. Shanthanna H, Chan P, McChesney J, Thabane L, Paul J. Pulsed radiofrequency treatment of the lumbar dorsal root ganglion in patients with chronic lumbar radicular pain: a randomized, placebo-controlled pilot study. Journal of Pain Research. 2014;7:47.

58. McMahon SB, Koltzenburg M, Tracey I, Turk D. Wall & Melzack's textbook of pain [E-book]. Elsevier Health Sciences; 2013.

59. Ferri FF. Ferri's clinical advisor. 5th ed. [E-book: 5 books in 1]. Elsevier Health Sciences; 2019.

60. Guthmiller KB, Varacallo M; StatPearls. Complex regional pain syndrome (reflex sympathetic dystrophy, CRPS, RSD). Treasure Island (FL): StatPearls Publishing; 2020.

61. Taylor RS. Spinal cord stimulation in complex regional pain syndrome and refractory neuropathic back and leg pain/failed back surgery syndrome: results of a systematic review and meta-analysis. Journal of Pain and Symptom Management. 2006;31(4):13-9.

62. Racz G, Ruiz-Lopez R. Radiofrequency procedures. Pain Practice. 2006;6(1):46-50.

63. Manchikanti L. The role of radiofrequency in the management of complex regional pain syndrome. Current Review of Pain. 2000;4(6):437-44.

64. Forouzanfar T, Van Kleef M, Weber WE. Radiofrequency lesions of the stellate ganglion in chronic pain syndromes: retrospective

analysis of clinical efficacy in 86 patients. The Clinical Journal of Pain. 2000;16(2):164-8.

65. Park J, Lee YJ, Kim ED. Clinical effects of pulsed radiofrequency to the thoracic sympathetic ganglion versus the cervical sympathetic chain in patients with upper-extremity complex regional pain syndrome: a retrospective analysis. Medicine. 2019;98(5).

66. Djuric V. Pulsed radiofrequency treatment of complex regional pain syndrome: a case series. Pain Research and Management. 2014;19.

67. Akkoc Y, Uyar M, Oncu J, Ozcan Z, Durmaz B. Complex regional pain syndrome in a patient with spinal cord injury: management with pulsed radiofrequency lumbar sympatholysis. Spinal Cord. 2008;46(1):82-4.

68. Day M, Glynn K, McKenna R, Mudda B, Von-Kriegenbergh K. Orofacial pain. Academic Pain Medicine: Springer; 2019. p. 317-25.

69. Jones MR, Urits I, Ehrhardt KP, Cefalu JN, Kendrick JB, Park DJ et al. A comprehensive review of trigeminal neuralgia. Current Pain and Headache Reports. 2019;23(10):74.

70. Van Zundert J, Brabant S, Van Der Kelft E, Vercruyssen A, Van Buyten JP. Pulsed radiofrequency treatment of the Gasserian ganglion in patients with idiopathic trigeminal neuralgia. Pain. 2003;104(3):449-52.

71. Nguyen M, Wilkes D. Pulsed radiofrequency V2 treatment and intranasal sphenopalatine ganglion block: a combination therapy for atypical trigeminal neuralgia. Pain Practice. 2010;10(4):370-4.

72. Waseem SM, Iqbal A. Idiopathic trigeminal neuralgia: neurolysis with Pulsed Radiofrequency (PRF): experience of 30 cases at army pain centre CMH Rawalpindi. Pakistan Armed Forces Medical Journal. 2019;69(1):31-6.

73. Erdine S, Ozyalcin NS, Cimen A, Celik M, Talu GK, Disci R. Comparison of pulsed radiofrequency with conventional radiofrequency in the treatment of idiopathic trigeminal neuralgia. European Journal of Pain. 2007;11(3):309-13.

74. Fang L, Tao W, Jingjing L, Nan J. Comparison of high-voltage-with standard-voltage pulsed radiofrequency of Gasserian ganglion in the treatment of idiopathic trigeminal neuralgia. Pain Practice. 2015;15(7):595-603.

75. Fang L, Ying S, Tao W, Lan M, Xiaotong Y, Nan J. 3D CT-guided pulsed radiofrequency treatment for trigeminal neuralgia. Pain Practice. 2014;14(1):16-21.

76. Kim JH, Yu HY, Park SY, Lee SC, Kim YC. Pulsed and conventional radiofrequency treatment: which is effective for dental procedure-related symptomatic trigeminal neuralgia? Pain Medicine. 2013;14(3):430-5.

77. Li X, Ni J, Yang L, Wu B, He M, Zhang X et al. A prospective study of Gasserian ganglion pulsed radiofrequency combined with continuous radiofrequency for the treatment of trigeminal neuralgia. Journal of Clinical Neuroscience. 2012;19(6):824-8.

78. Yao P, Hong T, Zhu YQ, Li HX, Wang ZB, Ding YY et al. Efficacy and safety of continuous radiofrequency thermocoagulation plus pulsed radiofrequency for treatment of V1 trigeminal neuralgia: a prospective cohort study. Medicine. 2016;95(44).

79. Zhao W, Wang Q, He M, Yang L, Wu B, Ni J. Radiofrequency thermocoagulation combined with pulsed radiofrequency helps relieve postoperative complications of trigeminal neuralgia. Genet. Mol. Res. 2015;14(3):7616-23.

80. Abdel-Rahman KA, Elawamy AM, Mostafa MF, Hasan WS, Herdan R, Osman NM et al. Combined pulsed and thermal radiofrequency versus thermal radiofrequency alone in the treatment of recurrent trigeminal neuralgia after microvascular decompression: a double blinded comparative study. European Journal of Pain. 2020;24(2):338-45.

81. Wu H, Zhou J, Chen J, Gu Y, Shi L, Ni H. Therapeutic efficacy and safety of radiofrequency ablation for the treatment of trigeminal neuralgia: a systematic review and meta-analysis. Journal of Pain Research. 2019;12:423.

82. Wan C, Dong DS, Song T. High-voltage, long-duration pulsed radiofrequency on gasserian ganglion improves acute/subacute

zoster-related trigeminal neuralgia: a randomized, double-blinded, controlled trial. Pain Physician. 2019;22:361-8.

83. Ziegler D, Fonseca V. From guideline to patient: a review of recent recommendations for pharmacotherapy of painful diabetic neuropathy. Journal of Diabetes and its Complications. 2015;29(1):146-56.

84. Tesfaye S, Selvarajah D. Advances in the epidemiology, pathogenesis and management of diabetic peripheral neuropathy. Diabetes/Metabolism Research and Reviews. 2012;28:8-14.

85. Kangrga I, Randic M. Outflow of endogenous aspartate and glutamate from the rat spinal dorsal horn in vitro by activation of low and high-threshold primary afferent fibers. Modulation by µ-opioids. Brain Research. 1991;553(2):347-52.

86. Calcutt NA, Chaplan SR. Spinal pharmacology of tactile allodynia in diabetic rats. British Journal of Pharmacology. 1997;122(7):1478.

87. Wang XL, Zhang HM, Chen SR, Pan HL. Altered synaptic input and GABAB receptor function in spinal superficial dorsal horn neurons in rats with diabetic neuropathy. The Journal of Physiology. 2007;579(3):849-61.

88. Cohen SP, Van Zundert J. Pulsed radiofrequency: rebel without cause. Regional Anesthesia & Pain Medicine. 2010;35(1):8-10-8.

89. Dobretsov M, Romanovsky D, Stimers JR. Early diabetic neuropathy: triggers and mechanisms. World Journal of Gastroenterology (WJG). 2007;13(2):175.

90. Li SJ, Feng D. Lumbar sympathetic pulsed radiofrequency combined with continuous epidural infusion for treatment of painful diabetic neuropathy: a report of two cases and a literature review. Journal of International Medical Research. 2020:0300060518786903.

91. Huang YH, Hou SY, Cheng JK, Wu CH, Lin CR. Pulsed radiofrequency attenuates diabetic neuropathic pain and suppresses formalin-evoked spinal glutamate release in rats. Int. J. Med. Sci. 2016;13(12):984-91.

92. Nabi BN, Sedighinejad A, Haghighi M, Biazar G, Hashemi M, Haddadi S et al. Comparison of transcutaneous electrical nerve stimulation and pulsed radiofrequency sympathectomy for treating painful diabetic neuropathy. Anesthesiology and Pain Medicine. 2015;5(5).

93. Fu M, Meng L, Ren H, Luo F. Pulsed radiofrequency inhibits expression of P2X3 receptors and alleviates neuropathic pain induced by chronic constriction injury in rats. Chinese Medical Journal. 2019;132(14):1706.

94. Kim ED, Lee YI, Park HJ. Comparison of efficacy of continuous epidural block and pulsed radiofrequency to the dorsal root ganglion for management of pain persisting beyond the acute phase of herpes zoster. PLoS One. 2017;12(8):e0183559.

95. Akkaya T, Ozkan D. Ultrasound-guided pulsed radiofrequency treatment of the intercostal nerve: three cases. J. Anesth. 2013;27(6):968-9.

96. County C, Yingwei W, Jiaotong S. Efficacy of pulsed radiofrequency in the treatment of thoracic postherpetic neuralgia from the angulus costae: a randomized, double-blinded, controlled trial. Pain Physician. 2013;16:15-25.

97. Kim K, Jo D, Kim E. Pulsed radiofrequency to the dorsal root ganglion in acute herpes zoster and postherpetic neuralgia. Pain Physician. 2017;20(3):411-8.

98. Kim Y, Lee C, Lee S, Huh J, Nahm F, Kim H et al. Effect of pulsed radiofrequency for postherpetic neuralgia. Acta Anaesthesiológica Scandinávica. 2008;52(8):1140-3.

99. Pi Z, Lin H, He G, Cai Z, Xu X. Randomized and controlled prospective trials of ultrasound-guided spinal nerve posterior ramus pulsed radiofrequency treatment for lower back post-herpetic neuralgia. La Clinica Terapeutica. 2015;166(5):e301-5.

100. Brown TJ, Sedhom R, Gupta A. Chemotherapy-induced peripheral neuropathy. JAMA Oncology. 2019;5(5):750.

101. Banach M, Juranek JK, Zygulska AL. Chemotherapy-induced neuropathies: a growing problem for patients and health care providers. Brain and Behavior. 2017;7(1):e00558.

102. Seretny M, Currie GL, Sena ES, Ramnarine S, Grant R, MacLeod MR et al. Incidence, prevalence, and predictors of chemotherapy-

induced peripheral neuropathy: a systematic review and meta-analysis. Pain. 2014;155(12):2461-70.

103. Azhary H, Farooq MU, Bhanushali M, Majid A, Kassab MY. Peripheral neuropathy: differential diagnosis and management. American Family Physician. 2010;81(7):887-92.

104. Wu J, Stacey B, Raja SN. Efficacy of interventional procedures for neuropathic pain. In: Essentials of Pain Medicine. Elsevier; 2018. p. 715-22.

105. Yadav N, Philip FA, Gogia V, Choudhary P, Rana SPS, Mishra S et al. Radiofrequency ablation in drug resistant chemotherapy-induced peripheral neuropathy: a case report and review of literature. Indian Journal of Palliative Care. 2010;16(1):48.

106. Vinagre J, Doody K, Harmon D. Pulsed radiofrequency of the brachial plexus in the treatment of chemotherapy-induced peripheral neuropathy of the upper limb. Anaesthesia Reports. 2019;7(1):14-7.

107. Arai YC, Nishihara M, Aono S, Ikemoto T, Suzuki C, Kinoshita A et al. Pulsed radiofrequency treatment within brachial plexus for the management of intractable neoplastic plexopathic pain. J. Anesth. 2013;27(2):298-301.

108. Robert R, Prat-Pradal D, Labat J, Bensignor M, Raoul S, Rebai R et al. Anatomic basis of chronic perineal pain: role of the pudendal nerve. Surgical and Radiologic Anatomy. 1998;20(2):93-8.

109. Ozkan D, Akkaya T, Yildiz S, Comert A. Ultrasound-guided pulsed radiofrequency treatment of the pudendal nerve in chronic pelvic pain. Der Anaesthesist. 2016;65(2):134-6.

110. Masala S, Calabria E, Cuzzolino A, Raguso M, Morini M, Simonetti G. CT-guided percutaneous pulse-dose radiofrequency for pudendal neuralgia. Cardiovascular and Interventional Radiology. 2014;37(2):476-81.

111. Hong MJ, Kim YD, Park JK, Hong HJ. Management of pudendal neuralgia using ultrasound-guided pulsed radiofrequency: a report of two cases and discussion of pudendal nerve block techniques. Journal of Anesthesia. 2016;30(2):356-9.

112. Grossman MG, Ducey SA, Nadler SS, Levy AS. Meralgia paresthetica: diagnosis and treatment. Journal of the American Academy of Orthopaedic Surgeons (JAAOS). 2001;9(5):336-44.

113. Williams PH, Trzil KP. Management of meralgia paresthetica. Journal of Neurosurgery. 1991;74(1):76-80.

114. Choi HJ, Heart CS. Clinical efficacy of pulsed radiofrequency neuromodulation for intractable meralgia paresthetica. Pain Physician. 2016;19:173-9.

115. Dalmau-Carola J. Treatment of meralgia paresthetica with pulsed radiofrequency of the lateral femoral cutaneous nerve. Pain Physician. 2009;12(6):1025.

116. Fowler IM, Tucker AA, Mendez RJ. Treatment of meralgia paresthetica with ultrasound-guided pulsed radiofrequency ablation of the lateral femoral cutaneous nerve. Pain Practice. 2012;12(5):394-8.

117. Philip CN, Candido KD, Joseph NJ, Crystal GJ. Successful treatment of meralgia paresthetica with pulsed radiofrequency of the lateral femoral cutaneous nerve. Pain Physician. 2009;12(5):881-5.

118. Ghai B, Dhiman D, Loganathan S. Extended duration pulsed radiofrequency for the management of refractory meralgia paresthetica: a series of five cases. The Korean Journal of Pain. 2018;31(3):215.

119. Marshall SC, Tardif G, Ashworth NL. Local corticosteroid injection for carpal tunnel syndrome. Cochrane Database of Systematic Reviews. 2007(2).

120. Chen LC, Ho CW, Sun CH, Lee JT, Li TY, Shih FM et al. Ultrasound-guided pulsed radiofrequency for carpal tunnel syndrome: a single-blinded randomized controlled study. PLoS One. 2015;10(6):e0129918.

121. Haider N, Mekasha D, Chiravuri S, Wasserman R. Pulsed radiofrequency of the median nerve under ultrasound guidance. Pain Physician. 2007;10(6):765.

122. Alfieri S, Rotondi F, Di Giorgio A, Fumagalli U, Salzano A, Di Miceli D et al. Influence of preservation versus division of ilioinguinal, iliohypogastric, and genital nerves during open mesh herniorrhaphy: prospective multicentric study of chronic pain. Annals of Surgery. 2006;243(4):553.

123. Kim DH, Murovic JA, Tiel RL, Kline DG. Surgical management of 33 ilioinguinal and iliohypogastric neuralgias at Louisiana State University Health Sciences Center. Neurosurgery. 2005;56(5):1013-20.

124. Bents RT. Ilioinguinal neuralgia following anterior iliac crest bone harvesting. Orthopedics. 2002;25(12):1389-90.

125. Rozen D, Parvez U. Pulsed radiofrequency of lumbar nerve roots for treatment of chronic inguinal herniorraphy pain. Pain Physician. 2006;9(2).

126. Mitra R, Zeighami A, Mackey S. Pulsed radiofrequency for the treatment of chronic ilioinguinal neuropathy. Hernia. 2007;11(4):369-71.

capítulo 99

Tratomia de Lissauer e Lesão do Corno Posterior da Medula Espinhal (CPME) ou Lesão da Zona de Entrada das Raízes Dorsais (DREZ)

Kleber Carlos de Azevedo Junior

Introdução

O paciente com dor crônica apresenta, via de regra, síndromes álgicas confluentes e interdependentes associadas a alterações de sensibilização do sistema nervoso central (SNC) e periférico (SNP).

A complexidade etiológica e terapêutica da dor crônica cria enredos trágicos que impactam negativamente as relações sociais, familiares e trabalhistas, tornando a análise da estratégia para o tratamento dessas patologias mais complexa e com condutas preferivelmente prescritas por equipes multidisciplinares.

O sofrimento persistente e a refratariedade terapêutica da dor crônica, frequentemente, fazem seu portador aceitar tratamentos invasivos e, muitas vezes, propostos de forma intempestiva.

A melhora da qualidade de vida e a diminuição das limitações funcionais deste grupo de pacientes são os objetivos centrais da nossa proposta terapêutica. Uma das limitações muito frequentes na prática clínica diária vivida pelas equipes de tratamento de dor crônica são as falsas expectativas de respostas terapêuticas "mágicas" por parte dos pacientes e de seus familiares. O paradigma de consumo *fast-food* contemporâneo cria uma ideação terapêutica distorcida pelos pacientes de que "todas as dores" podem ser resolvidas e extirpadas por métodos pontuais.

O viés de entendimento sobre as propostas terapêuticas ofertadas e a pouca atenção direcionada sobre a importância da aderência, pelo paciente, de um comportamento proativo, criam pouco comprometimento em relação à reabilitação comportamental e física e geram frustações limitadoras após os procedimentos cirúrgicos propostos deixarem de exercer a totalidade de sua efetividade.

A sistematização das orientações quanto ao que se espera do tratamento e à forma como ele deve ser conduzido é fundamental para o bom resultado clínico. Em virtude do exposto, é extremamente importante que a condução de pacientes com síndromes álgicas crônicas seja direcionada por esforços multidisciplinares que balizem expectativas e conscientizem os pacientes e seus familiares, sobre o tratamento proposto.

A complexidade dessa tarefa e a sua relação com a elevação intensa dos recursos econômicos públicos e privados, quando conduzida de forma amadora, tornam cada vez mais necessário que nos direcionemos para implementar centros de formação em dor crônica comprometidos com a boa prática clínica.

O objetivo deste capítulo é apresentar uma revisão da técnica cirúrgica conhecida como "tratomia de Lissauer e do corno posterior da medula espinhal", uma das modalidades de intervenção terapêutica de característica ablativa para tratamento de dores cujo componente neuropático por desaferentação é predominante.

A tratomia de Lissauer e a lesão do corno posterior da medula espinhal (CPME), ou DREZ, consiste na realização de lesões nas áreas da zona de entrada da raiz dorsal. A lesão é realizada por cauterização térmica por radiofrequência através de eletrodos, objetivando destruir as lâminas de Rexed I a V. Essas lesões são direcionadas principalmente para as células de origem dos neurônios de 2ª ordem nas camadas Rexed II e V, que dão origem ao trato espinotalâmico e tratos espinorreticulares.

Esse procedimento tem por objetivo interromper preferencialmente as fibras (nociceptivas) agrupadas no feixe lateral da raiz dorsal e na parte medial (excitatória) do trato de Lissauer.

As camadas mais dorsais do corno dorsal, que abrigam neurônios hiperativos nos casos com desaferentação, são destruídas se as microcoagulações forem realizadas no fundo do corno dorsal.

Presume-se que o procedimento preserve parcialmente as estruturas (inibitórias) localizadas medialmente no DREZ, ou seja, as fibras que atingem a coluna dorsal e suas colaterais recorrentes ao corno dorsal.

A profundidade e a extensão da lesão são ajustadas dependendo do grau dos efeitos terapêuticos desejados, das condições pré-operatórias, estado sensitivo e funcional do paciente.

Anatomia

Os tratos espinotalâmicos anterior e lateral são responsáveis pela formação do trato de Lissauer (*observação: corpo do neurônio que forma o trato determina seu início*). Trato de Lissauer não é propriamente um trato, pois forma-se simplesmente pelo conjunto de ramos ascendentes e descendentes que se misturam e fazem conexões com o corno posterior. É, na verdade, uma consequência da organização de axônios que formarão os tratos espinotalâmicos.

Essas fibras realizam sinapses em vários níveis terminando em ramos ascendente e descendente, fazendo sinapses em níveis medulares diferentes. Isso significa que um neurônio faz sinapses em diversos níveis medulares (p. ex., T6 faz conexão com C7, C6, C5...) e vários neurônios diferentes fazem sinapse com um só, gerando uma informação difusa que determina pouca precisão entre as relações nociceptivas com o segmento lesado, como ocorre com o tato grosseiro/protopático.

Essa rede localizada junto à ponta do corno posterior da substância gelatinosa da medula espinhal é mais desenvolvida nas regiões cervicais superiores.

As vias nociceptivas se agrupam em três tratos principais.

▶ **Trato espinotalâmico lateral:** o primeiro neurônio dessa via projeta-se centralmente a partir de células ganglionares da raiz dorsal.

Cruzando a linha média pela comissura branca e ascendendo pelo funículo lateral da medula contralateral, unindo-se na ponte ao trato espinotalâmico anterior para formar o lemnisco espinhal, terminando no núcleo talâmico ventral posterior lateral. As fibras de 3ª ordem de neurónios atravessam a cápsula interna e a coroa radiada, que, em última análise, realizam sinapse no giro pós-central (córtex somatossensitivo). A localização dessas sinapses é dependente da organização somatotópica do córtex somatossensitivo e pode ser estimada de acordo com a posição no "homúnculo somatossensitivo".

Essa via transmite a sensibilidade dolorosa (aguda, térmica, pontual e bem localizada do hemicorpo contralateral).

▶ **Trato espinotalâmico anterior:** esses axônios entram na coluna vertebral direcionados para os neurônios de 2ª ordem, quer na substância gelatinosa de Rolando, quer no núcleo *proprius*, onde estão os neurônios formadores do trato espinotalâmico e espinorreticulotalâmico.

Os neurônios do corno posterior da medula emitem axônios que cruzam na comissura branca anterior, indo para o funículo lateral anterior. Na ponte, unem-se ao trato espinotalâmico lateral, formando o lemnisco espinhal. Junto dele, seguem as fibras da via paleoespino-talâmicas, que constituem o trato espinorretículo-talâmico fazendo sinapse com o núcleo talâmico intralaminar e que se projetam para regiões corticais amplas, transmitindo dor em queimação e pouco localizada, tato protopático e sensibilidade presórica.

▶ **Fascículo grácil e cuneiforme:** os neurônios formadores do fascículo grácil que traduzem informações dos membros inferiores e do fascículo cuneiforme, e traduzindo informações dos membros superiores, percorrem o funículo posterior realizando sinapse com o segundo neurônio nos núcleos bulbares (núcleo grácil e cuneiforme). As fibras se unem e cruzam a linha média formando o lemnisco medial para conectar-se ao núcleo ventral posterolateral do tálamo e, pela cápsula interna, conectam-se à região somestésica encefálica, transmitindo propriocepção consciente, tato epicrítico e sensibilidade vibratória.

Indicações

Inicialmente devemos fazer algumas considerações em relação às cirurgias ablativas de vias neuronais.

Lesões direcionadas feitas no sistema nervoso podem proporcionar alívio da dor quando o manejo conservador e a neuromodulação não são mais suficientes.

As técnicas destrutivas são usadas principalmente para tratar a dor oncológica refratária aos recursos medicamentosos e em pacientes cuja expectativa de vida é limitada.

Por sua vez, as técnicas neuroablativas são muito úteis para o alívio em longo prazo de dores não malignas quando respeitadas indicações precisas.

Antes de prosseguirmos com qualquer procedimento ablativo, as opções farmacológicas e neuromodulatórias devem ser completamente exploradas.

Procedimentos ablativos devem ser aventados com cautela e avaliando-se de forma multidisciplinar e madura levando em consideração o cenário social e clínico no qual o paciente está inserido.

As técnicas ablativas são mais adequadas para os casos em que já existem deficiências neurológicas, visto que possíveis novos déficits terão menos impacto na qualidade de vida, ou naqueles casos cujo potencial benefício superaria fortemente os eventuais efeitos adversos.

Quando consideramos doenças em estágio avançado, os procedimentos destrutivos são mais amplamente indicados dado que a relação risco-benefício balizada pela expectativa de vida menor destes pacientes em conjunção com as dores intensas, refratárias e incapacitantes que tendem a justificar os riscos potenciais associados à neuroablação.

Dessa forma, o ponto central para que o tratamento cirúrgico tenha sucesso é, como sempre, a seleção cuidadosa do paciente.

Salientamos também que a grande maioria dos procedimentos invasivos indicados para o alívio da dor com o componente predominantemente neuropático tem como objetivo a melhora sintomática e não etiológica da patologia.

As principais indicações da cirurgia DREZ são direcionadas por mecanismos etiológicos bem definidos como o trauma, por exemplo.

Tendemos a reservá-la para pacientes paraplégicos com dor intratável, incluindo dor central, radicular ou dor fantasma pós-amputação. Além dos casos oncológicos.

▶ **Dor pós-avulsão do plexo braquial ou lombossacro:** indicação mais clássica, uma vez que esta síndrome álgica está predominantemente ligada a um mecanismo de desaferentação mecânica. Dessa forma, dores por avulsão do plexo braquial e sacral são as que mais se beneficiam com esta técnica. Nos casos de avulsão de raízes nervosas, foram verificados resultados imediatos excelentes e bons em 64,7% a 100% dos pacientes e regulares em 8,3% a 24%. Durante período de acompanhamento variando entre 5 e 108 meses, ocorre declínio dos resultados bons e excelentes para 50% a 81% e elevação do número de resultados regulares para 9,5% a 40%.

▶ **Dor central medular predominantemente "segmentar":** ou seja, quando conseguimos determinar segmentos medulares lesados. Resultados insatisfatórios também foram observados em casos de dor monorradicular.

▶ **Dor pós-lesão medular:** especialmente aquela localizada no cone medular e ou cauda equina. A lesão do trato de Lissauer e do CPME beneficia cronicamente 45,5% a 80% dos doentes com dor mielopática traumática e proporciona bom resultado inicial em 8,5% a 100%. Há melhora significante da dor mielopática segmentar em 80% dos doentes, da dor unilateral em 90% e da dor distal e sacral em apenas 32%. O procedimento beneficia cronicamente 45,5% a 80% dos pacientes com dor mielopática traumática e proporciona bom resultado inicial em 85% a 100%. Há melhora significativa da dor mielopática segmentar em 80% dos pacientes, da dor unilateral em 90% e da dor distal e sacral em apenas 32%.

▶ **Dor por neuropatia plexular actínica:** a melhora inicial é mantida após o tratamento na maioria dos pacientes com dor associada à neuropatia actínica. Há melhora em 75% a 100% dos pacientes com neuralgia pós-herpética, imediatamente após o procedimento. Com o passar do tempo, há recorrência parcial ou completa da dor em até 50% dos pacientes em 6 meses; em 38% em 1 ano; e em 26% em 18 meses. A dor recorrente após a cirurgia nesses casos apresenta características. Diferentes da original em 50% dos casos. O queimor original é substituído por dolorimento, latejamento ou sensação de frio.

▶ **Dor relacionada a uma doença maligna:** também pode ser uma indicação, mas apenas se de extensão limitada e em pacientes com expectativa de vida medida em anos.

▶ **Dor associada à espasticidade intensa:** em pacientes gravemente incapacitados também pode ser considerada para a cirurgia de DREZ.

▶ **Dores pós-lesões de nervos periféricos, amputação ou herpes-zóster:** podem ser consideradas apenas se os componentes predominantes da dor forem do tipo paroxística e ou de alodínica, e somente se a estimulação da medula espinhal, tentada como 1ª opção, não tiver sucesso. Há melhora em 75% a 100% dos doentes com neuralgia pós-herpética, imediata-

mente após o procedimento. Com o passar do tempo, há recorrência parcial ou completa da dor em até 50% dos doentes em 6 meses; em 55,38% em 1 ano; em 26% em 18 meses.

▶ **Síndrome dolorosa regional complexa e pacientes com dor associada à esclerose múltipla:** não são observados resultados satisfatórios.

Com raras 194 exceções, a maioria dos autores não observou resultados satisfatórios no tratamento da neuropatia periférica traumática com esta técnica. Sami e Moringlane observaram que o resultado era excelente, imediatamente após a cirurgia, em doentes com neuropatia periférica; os resultados do acompanhamento em longo prazo, entretanto, não foram apresentados.

Técnica cirúrgica

A técnica cirúrgica requer que o paciente seja posicionado em decúbito ventral sob anestesia geral. Realiza-se laminectomia visando a exposição da zona de penetração das raízes correspondentes à inervação das áreas onde a dor é referida, bem como dos dermatômeros rostrais e caudais vizinhos.

A dura-máter é aberta na linha mediana e a exposição da zona de entrada da raiz é realizada com o emprego de microscópio cirúrgico.

Em casos de avulsão de raízes do plexo braquial, deve-se atentar para aprovável distorção anatômica da região abordada.

Observe-se que a laminectomia deve contemplar as raízes não lesionadas que servirão de referência anatômica para o cirurgião. A disposição das raízes contralaterais e a linha de penetração das raízes ipsilaterais são reparos anatômicos para localização das áreas que intencionamos lesionar da medula espinhal.

A localização dos dermátomos, por meio da monitorização do potencial evocado somatossensitiva intraoperatório, é cada dia mais utilizada e está diretamente relacionada com maior precisão terapêutica.

Utiliza-se eletrodo de coagulação térmica que, através de ondas de radiofrequência, realize a lesão terapêutica proposta. Esse eletrodo é posicionado primeiramente na região mais caudal do segmento medular em que intencionamos intervir e, em seguida, é movido devagar para a direção cefálica.

Isso permite que o neurocirurgião visualize as radículas dorsais superiores como reparo anatômico. O eletrodo é posicionado na zona de entrada e no mesmo ângulo da raiz dorsal, introduzido na medula espinhal e dirigido com uma inclinação de 25º de fora para dentro e de trás para frente, no plano transversal, penetrando cerca de 2 mm de profundidade. Utiliza-se um colar isolante envolvendo o eletrodo, como referência que impede uma eventual introdução adicional não desejada.

Os vasos sanguíneos aderidos à medula são retraídos, por suave deslocamento, para que o eletrodo seja cuidadosamente posicionado na zona de entrada das raízes dorsais medulares sem que haja coagulação de vasos calibrosos.

Tradicionalmente realizam-se lesões térmicas por radiofrequência com espaçamento de 1 mm entre os alvos. Os parâmetros mais utilizados para lesão são de 75 °C por 15 segundos.

Uma comparação da melhora da dor após procedimentos de DREZ entre os primeiros pacientes operados no final da década de 1970 e os casos mais recentes revela melhores resultados quando é realizado maior número de lesões de DREZ.

Em casos de mielopatia traumática, são realizadas lesões térmicas na zona de entrada das raízes dorsais situadas três níveis acima e abaixo do segmento anatomicamente anormal.

Origem da técnica cirúrgica

Em 1942, Hyndman introduziu a técnica de secção do trato de Lissauer com a finalidade de ampliar a área de analgesia induzida pela cordotomia e, em 1946, Pool realizou a lesão da substância gelatinosa do corno posterior da substância cinzenta da medula espinal e do trato de Lissauer para o tratamento da dor.

Sindou, em 1972, descreveu a técnica de secção mecânica, seguida por coagulação local com microbipolar da porção ventrolateral da junção mielorradicular das raízes espinais e empregou-a em doentes com dor neuropática resultante da infiltração neoplásica das estruturas nervosas do SNP.

Em 1974, Nashold et al. descreveram a técnica da lesão por radiofrequência da zona de entrada das raízes nervosas, ou seja, do trato de Lissauer e das lâminas superficiais do CPME.

Fisiopatologia

A cirurgia de DREZ ou lesão do trato de Lissauer e da substância gelatinosa é, em resumo, a lesão do trato de Lissauer e da substância cinzenta do CPME, onde há hiperatividade neuronal em casos de dor por desaferentação ou espasticidade.

Esse procedimento reduz a hiperatividade das vias nociceptivas dos tratos ascendentes da medula espinal porque destrói os neurônios hiperexcitados das lâminas I, II, III, IV, V e VI do CPME e o trato de Lissauer que estão envolvidos nos mecanismos de facilitação e de inibição da atividade dos neurônios do CPME, assim como as vias ascendentes que trafegam pelo quadrante posterolateral da medula espinal; modificando o balanço entre as vias excitatórias e inibitórias dos circuitos neuronais segmentares desaferentados.

Complicações

A extensão e a intensidade do déficit sensitivo pré-operatório ampliam-se sistematicamente, após a lesão do trato de Lissauer e da substância gelatinosa.

Pode-se observar déficit motor, geralmente discreto, em 10% dos pacientes submetidos à lesão do trato de Lissauer e do CPME espinal.

Síndrome cordonal posterior discreta e transitória homolateral à lesão é observada inicialmente em dois terços dos casos, sendo permanente em 10% a 30% deles. Síndrome cordonal posterior discreta e transitória homolateral à lesão é observada inicialmente em dois terços dos casos; é permanente em 10% a 30% deles.

A extensão e a intensidade do déficit sensitivo pré-operatório ampliam-se sistematicamente, após a lesão do trato de Lissauer e déficit motor, geralmente discreto, ocorre em aproximadamente em 10% dos doentes submetidos à lesão do trato de Lissauer e do CPME espinal. Parestesias na região dos dermatômeros vizinhos e hiperestesia na área de transição entre a região normal e a comprometida são também observadas.

Há maior risco de lesão dos tratos longos em casos de avulsão em virtude de atrofia da medula espinhal em consequência da cicatrização do tecido traumatizado.

Procedimentos realizados nos segmentos torácicos da medula espinhal têm maior risco de lesão neurológica decorrente de menor dimensão dos funículos torácicos.

Em casos de dor fantasma, ocorre melhora imediata em 50% a 100% dos pacientes logo após o procedimento e, em longo prazo, em 50% a 66,6%. O resultado parece ser mais insatisfatório no tratamento da dor no coto de amputação.

Há também alívio da dor gerada por estimulação das zonas de gatilho. Os resultados são considerados insatisfatórios em menos de 41% dos pacientes.

Numerosas complicações neurológicas foram descritas após esse procedimento indicado para o tratamento da síndrome pós-laminectomia lombar, incluindo-se, entre elas, a hipoestesia na região genital e nos membros inferiores, déficits motores, incontinência esfincteriana e impotência sexual.

Não foi observada melhora significativa em pacientes com esclerose múltipla.

Referências bibliográficas

1. Adams JE, Hosobuchi Y, Fields HL. Stimulation of internal capsule for relief of chronic pain. J. Neurosurg. 1974;41:740-4.
2. Addison RG. Chronic pain syndrome. Am. J. Med. 1984;54-58.
3. Aimone LD, Gerbhart GF. Spinal monoamine mediation of stimulation-produced antinociception from the lateral hypothalamus. Brain Res. 1987;403:290-300.
4. Amâncio EJ. Dor central encefálica [tese]. São Paulo: Escola Paulista de Medicina; 1994.
5. Appenzeller O, Bicknell JM. Effects of nervous system lesions on phantom experience in amputees. Neurology (Minn). 1969;19:141-6.
6. Armour D. Surgery of spinal cord and its membranes. Lancet. 1927;1:691-7.
7. Aronin N, Difiglia M, Liotta AS, Martin JB. Ultrastructural localization and biochemical features of immunoreactive leu-enkephalin in monkey dorsal horn. J. Neurosci. 1981;1:561-77.
8. Bach S, Noreng MF, Tjellden NV. Phantom limb pain in amputees during the first 12 months following limb amputation after preoperative lumbar epidural blockade. Pain. 1988;33:297-301.
9. Barolat G, Scwartzmann R, Woo R. Epidural cord stimulation in the management of reflex sympathetic dystrophy. Appl. Neurophysiol. 1987;50:442-3.
10. Basbaum AI, Fields HL. Endogenous pain control systems: brain stem spinal pathways and endorphin circuitry. Annu. Ver. Neurosci. 1984;7:309-38.
11. Basbaum AI. Effects of central lesions on disorders produced by multiple dorsal rhizotomy in rats. Exp. Neurol. 1974;42:490-501.

12. Bedbrook GM. Injuries of the thoracolumbar spine with neurological symptoms. In: Vinken PJ, Bruyn GW (ed.). Handbook of clinical neurology. Amsterdam: North-Holland Publishing Company; 1976. v. 25, p. 437-66.

13. Bernard ES, Nashold Jr BS, Caputi F, Moosy JJ. Nucleus caudalis DREZ lesions for facial pain. Br. J. Neurosurg. 1987;1:81-92.

14. Bloedel JR. The substrate for integration in the central pain pathways. Clin. Neurosurg. 1976;16:194-228.

15. Blumenkopf B. Neurochemistry of the dorsal horn. Appl. Neurophysiol. 1988;51:89-103.

16. Blumenkopf B. Neuropharmacology of the dorsal root entry zone. Neurosurgery. 1984;15:(6)900-903.

17. Boas RA, Hatangdi VS, Richards EG. Lumbar sympathectomy: a percutaneous chemical technique. In: Bonica JJ, Albe-Fessard D (ed.). Advances in pain research and therapy. New York: Raven Press; 1976. v. 1, p. 685-9.

18. Bonney G. Prognosis in traction lesions of the brachial plexus. J. Bone Joint Surg. 1959;41(B):4-35.

19. Botterell EH, Callaghan GC, Jousse AT. Pain in paraplegia: clinical management and surgical treatment. Proc. R. Soc. Med. 1954;47:281-8.

20. Bowsher D. Role of the reticular formation in response to noxious stimulation. Pain. 1976;2:361-78.

21. Brown AG, Gordon G. Subcortical mechanisms concerned in somatic sensation. Br. Med. Bull. 1977;33:121-8.

22. Burke DC, Woodward JM. Pain and phantom sensation in spinal paraplegia. In: Vinken PJ, Bruyn GW, Brackman R (ed.). Handbook of clinical neurology. Amsterdam: North-Holland Publishing Company; 1976. v. 26, p. 489-99.

23. Burton C. Dorsal column stimulation: optimization of application. Surg. Neurol. 1975;4:171-6.

24. Campbell JN, Miles J. Evoked potentials as an aid to lesions making in the dorsal root entry zone. Neurosurgery. 1984;15:951-2.

25. Campbell JN, Solomon CT, James CS. The Hopkins experience with lesions of the dorsal horn (Nashold's operation) for pain form avulsion of the brachial plexus. Appl. Neurophysiol. 1988;51:170-4.

26. Cherny NI, Portenoy R. Practical issues in the management of cancer pain. In: Wall PD, Melzack R (ed.). Textbook of pain. Edinburgh: Churchill Livingstone; 1994. p. 1437-67.

27. Davis L, Martin J. Studies upon spinal cord injuries: nature and treatment of pain. J. Neurosurg. 1947;4:483-91.

28. Davis RA, Stokes JW. Neurosurgical attempts to relieve thalamic pain. Surg. Gynecol. Obstet. 1966;23:371-84.

29. Erickson TC, Bleckwenn WJ, Woolsey CN. Observations on the post central gyrus in relation to pain. Trans. Am. Neurol. Assoc. 1952;57.

30. Evans FJ. The placebo response in pain reduction. In: Bonica JJ (ed.). Advances in neurology. New York: New York University Press; 1974. v. 4, p. 289-96.

31. Fontaine D, Blond S, Mertens P, Lanteri-Minet M. Neurosurgical treatment of chronic pain. Neurochirugie (French). 2015;61(1):22-9.

32. Friedman AH, Bullitt E. Dorsal root entry zone lesions in the treatment of pain following brachial plexus avulsion, spinal cord injury and herpes zoster. Appl. Neurophysiol. 1988;51:164-9.

33. Friedman AH, Nashold Jr BS, Ovelmen-Levitt J. Dorsal root entry zone lesions for the treatment of post-herpetic neuralgia. J. Neurosurg. 1985;62:72-6.

34. Friedman AH, Nashold Jr BS, Ovelmen-Levitt J. Dorsal root entry zone lesions for the treatment of post-herpetic neuralgia. J. Neurosurg. 1984;60:1258-62.

35. Friedman AH, Nashold Jr BS. Dorsal root entry zone lesions for the treatment of postherpetic neuralgia. Neurosurgery. 1984;15:969-70.

36. Friedman AH, Nashold Jr BS. DREZ lesions for relief of pain related to spinal cord injury. J. Neurosurg. 1986;65:465-9.

37. Garcia-March G, Sanchez-Ledesma MJ, Diaz P, Yague I, Anaya J, Gonçalves J et al. Dorsal root entry zone lesions versus spinal cord stimulation in the management of pain from brachial plexus avulsion. Acta Neurochir. Suppl. 1987;39:155-8.

38. Gardner WJ, Miklos MV. Response of trigeminal neuralgia to "decompresion" of sensory root: discussion of cause of trigeminal neuralgia. JAMA. 1959;170:1773-6.

39. Gehart KD, Yezierski RP, Fang ZR. Inhibition of primate spinothalamic tract neuron by stimulation in ventral posterior lateral (VPL) thalamic nucleus: possible mechanisms. J. Neurophysiol. 1983;49:406-23.

40. Gildenberg PL. The history stereotactic and functional neurosurgery. In: Gildenberg PL, Tasker RR (ed.). Textbook of stereotactic and functional neurosurgery. New York: McGraw-Hill; 1996. p. 5-19.

41. Gilderberg PL, Murthy KSK. Modification of thalamic evoked activity by dorsal column stimulation. Acta Neurochir. Suppl. 1977;24:159-61.

42. Han GS, Yu LS. Mesolimbic neuronal circuitry involved in antinociception. Pain Suppl. 1987;4:533.

43. Hankinson J, Pearce GW, Rowbotham GF. Stereotaxic operations for the relief of pain. J. Neurol. Psychiatry. 1960;23:352.

44. Hécaen H, Talairach J, David M, Dell MB. Coagulations limitées du thalamus dans les algies du syndrome thalamique. Rev. Neurol. (Paris). 1949;81:917.

45. Helfant MH, Leksell L, Strang RR. Experiences with intractable pain treated by sterotaxic mesencephalotomy. Acta Chir. Scand. 1965;129:573.

46. Hentz VR. Brachial plexus injuries. In: Omer GE, Spinner M, Van Beek OM (ed.). Management of peripheral nerve problems. Philadelphia: W. B. Saunders; 1998. p. 445-58.

47. Hitchcock E, Teixeira MJ. Centre median thalamotomies and basal thalamotomies for treatment of pain. Surg. Neurol. 1981;15:241-351.

48. Hitchcock E. Stereotactic trigeminal tractotomy. Ann. Clin. Res. 1970;2:131-5.

49. Hitchock E. Stereotactic spinal surgery. In: Carrera R, Le Vay D (ed.). Neurological surgery. Amsterdam: Excerpta Médica; 1978. p. 271-80.

50. Hoang P, Ford DJ, Burkle FD. Post-mastectomy pain after brachial plexus palsy: metastasis or radiation neuritis? J. Hand Surg. 1986;11(B):441-3.

51. Hodge Jr CJ, Apkarian AV, Stevens RT. Inhibition of dorsal horn cell responses by stimulation of the Kolliker-fuse nucleus. J. Neurosurg. 1986;65:825-33.

52. Hood TW, Siegfried J. Epidural versus thalamic stimulation for the management of brachial plexus lesion pain. Acta Neurochir. Suppl. (Wien). 1984;33:451-7.

53. Hosobuchi Y, Adams JE, Linchitz R. Pain relief by electrical stimulation of the central gray matter in humans and its reversal by naloxone. Science. 1977;197:183-6.

54. Hosobuchi Y, Rossier J, Bloom FE, Guillemin R. Stimulation of human periaqueductal gray for pain relief increases immunoreactive beta-endorphin in ventricular fluid. Science. 1979;203:279-81.

55. Hosobuchi Y. Combined electrical stimulation of the periaqueductal gray matter and sensory thalamus. Appl. Neurophysiol. 1983;46:112-5.

56. Hosobuchi Y. Dorsal periaqueductal gray-matter stimulation in humans. PACE. 1987;10:213-6.

57. Hosobuchi Y. The current status of analgesic brain stimulation. Acta Neurochir. Suppl. (Wien). 1980;30:219.

58. Hosobuchi Y. The majority of unmyelinated afferent axons in human ventral roots probably conduct pain. Pain. 1980;8:167-80.

59. Hosobuchi Y. Trytophan reversal of tolerance to analgesia induced by central grey stimulation. Lancet. 1978;2:47.

60. Hyndman OR. Lissauer's tract section – A contribution to chordotomy for the relief of pain: preliminary report. J. Int. Coll. Surg. 1942;5:394-400.

61. Kallio KE. Permanency of results obtained by sympathetic surgery in the treatment of phantom pain. Acta Orthop. Scand. 1950;19:391-7.

62. Katayama Y, Tsubokawa T, Hirayama T, Yamamoto T. Pain relief following stimulation of the pontomesencephalic parabrachial region in humans: brain sites for non-opiate medicated pain control. Appl. Neurophysiol. 1985;48:195-200.

63. Kleinert HE, Cole NM, Wayne L, Harevey R, Kutz JE, Atasoy E. Post-traumatic sympathetic dystrophy. Orthop. Clin. North Am. 1973;4:917-26.

64. Kori SH, Foley KM, Posner JB. Brachial plexus lesions in patients with cancer: 100 cases. Neurology (NY). 1981;31:45-50.

65. Kozin F, Gernant HK, Bekerman C, McCarty DJ. The reflex sympathetic dystrophy syndrome – II: roentgenographic and scintigraphic evidence of bilaterallity and of periarticular accentuation. Am. J. Med. 1976;60:332-8.

66. Krainick JV, Thoden U, Riechert T. Spinal cord stimulation in post-amputation pain. Surg. Neurol. 1975;4:167-170.

67. Leão M, Ribeiro MF, Teixeira MJ, Rodrigues JJG, Correa CF, Amaral RVG. Tratamento da dor oncológica: relato de um caso. Rev. Bras. Anestesiol. 1994;44:287-91.

68. Lee KH, Chung JM, Willis Jr WD. Inhibition of primate spinothalamic tract cells by TENS. J. Neurosurg. 1985;62:276-87.

69. Levy RM, Lamb S, Adams JE. Deep brain stimulation for chronic pain: long-term follow-up in 145 patients from 1972-1984. Pain Suppl. 1984;2:s115.

70. Levy WJ, Nutkiewicz A, Ditmore QM, Watts C. Laser-induced dorsal root entry zone lesions for pain control: report of three cases. J. Neurosurg. 1983;59:884-6.

71. Lin TY. Distrofia simpático-reflexa e causalgia: estudo clínico e terapêutico [dissertação]. São Paulo: Faculdade de Medicina da Universidade de São Paulo; 1995.

72. Lipton S. Percutaneous cordotomy. In: Wall PD, Melzack R (ed.). Textbook of pain. Edinburgh: Churchill Livingstone; 1984. p. 632-8.

73. Loeser JD, Ward AA, White IE. Chronic deafferentation of human spinal cord neuron. J. Neurosurg. 1968;29:48-50.

74. Long CJ. The relationship between surgical outcome and MMPI profiles in chronic pain patients. J. Clin. Psychol. 1981;37:744-9.

75. Mailis A. Alterations of the three-phase bone scan after sympathectomy. Clin. J. Pain. 1994;10:146-55.

76. Melzack R, Loeser JD. Phantom body pain in paraplegics: evidence for a central "pattern generating mechanism" for pain. Pain. 1978;4:195-210.

77. Melzack R, Wall PD. Pain mechanisms: a new theory. Science. 1965;150:971-9.

78. Melzack R. Phantom limb pain: concept of a central biasing mechanism. Clin. Neurosurg. 1971;18:188-207.

79. Moosy JJ, Nashold Jr BS. Dorsal root entry zone lesion for conus medullaris root avulsions. Appl. Neurophysiol. 1988;51:198-205.

80. Morica G. Neuro-adenolysis for the antalgic treatment of advanced cancer patients. In: Bonica JJ, Procacci P, Pagni CA (ed.). Recent advances in pain. Springfield: Charles C. Thomas; 1974. p. 313-20.

81. Morris R. Inhibition of nociceptive responses of laminae V-VII dorsal horn neuron by stimulation of mixed and muscle nerves in the cat. Brain Res. 1987;401:365-70.

82. Mundinger F, Neumüller H. Programmed stimulation for control of chronic pain and motor diseases. Appl. Neurophysiol. 1982;45:102.

83. Mundinger F, Salomão JF. Deep brain stimulation in mesencephalic lemniscus medialis for chronic pain. Acta Neurochir. Suppl. (Wien). 1980;30:245.

84. Namba S, Nakao Y, Matsumoto Y, Ohmoto T, Nishimoto A. Electrical stimulation of the posterior limb of the internal capsule for treatment of thalamic pain. Appl. Neurophysiol. 1984;47:137-48.

85. Narabayashi H. Recent studies of stereotaxic surgery. Surg. Neurol. 1983;19:493-6.

86. Nashold Jr BS, Friedman H. Dorsal column stimulation for control of pain: preliminary report on 30 patients. J. Neurosurg. 1972;36:590-7.

87. Nashold Jr BS, Ostdahl RH. Dorsal root entry zone lesions for pain relief. J. Neurosurg. 1979;51:59-69.

88. Nashold Jr BS, Ostdahl RH. Pain relief after dorsal root entry zone lesions. Acta Neurochir. (Wien). 1980;30(suppl.):383-389.

89. Nashold Jr BS, Urban B, Zorub DS. Phantom pain relief by focal destruction of the substantia gelatinosa of Rolando. In: Bonica JJ, Albe-Fessard DG (ed.). Advances in pain research and therapy. New York: Raven Press; 1976. v. 1, p. 959-63.

90. Nashold Jr BS, Wilson WP, Slaughter DG. Sensations evoked by stimulation in the midbrain of man. J. Neurosurg. 1969;30:14-24.

91. Nashold Jr BS, Wilson WP, Slaughter DG. Stereotaxic midbrain lesions for central dysesthesia and phantom pain. J. Neurosurg. 1969;30:116-26.

92. Nashold Jr BS. Brainstem stereotaxic procedures. In: Schaltenbrand G, Walker AE (ed.). Stereotaxy of the human brain: anatomical, physiological and clinical applications. Stuttgart: Thieme; 1982. p. 475-83.

93. Nashold Jr BS. Current status of the DREZ operation. Neurosurgery. 1984;15:942-4.

94. Nashold Jr BS. Deafferentation pain in man and animals as it relates to the DREZ operation. Can. J. Neurol. Sci. 1988;15:5-9.

95. Nashold Jr BS. Introduction to Second International Symposium on Dorsal Root Entry Zone (DREZ) Lesions. Appl. Neurophysiol. 1988;51:76-7.

96. Nashold Jr BS. Modification of DREZ lesion technique [letter]. J. Neurosurg. 1981;55:1012.

97. Nashold Jr BS. Neurosurgical technique of the dorsal root entry zone operation. Appl. Neurophysiol. 1988;51:136-45.

98. Niizuma H. Follow-up results of centromedian thalamotomy for central pain. Appl. Neurophysiol. 1982;45:324.

99. Obrador S, Dierssen G, Cebalos R. Consideraciones clinicas neurologicas y anatomicas sobre el llamado dolor talamico. Acta Neurol. Lat. Am. 1957;3:58.

100. Oleson TD, Liebeskind JC. Relationship of neural activity in the raphe nuclei of the rat to brain stimulation-produced analgesia. Physiologist. 1975;18:338.

101. Olivecrona H. La cirurgia del dolor. Arch. Neurocirurg. 1947;4:1-10.

102. Oliveira Jr JO. Aspectos referentes à fisiopatologia comparada entre dor neuropática e espasticidade. Rev. Dor. 2000;2(1):30-5.

103. Oliveira LF, Ribeiro CRT. Sympathetic procedures for the treatment of persistent pain syndromes. In: Gildenberg PL, Tasker RR (ed.). Textbook of stereotactic and functional neurosurgery. New York: McGraw-Hill; 1996. p. 2009-13.

104. Olvelmen-Levitt J. Abnormal physiology of the dorsal horn as related to the differentiation syndrome. Appl. Neurophysiol. 1988;51:104-16.

105. Pagni CA. Central pain and painful anesthesia. Prog. Neurol. Surg. 1976;8:132-257.

106. Pagni CA. Place of stereotactic technique in surgery of pain. Adv. Neurol. 1974;4:699-706.

107. Paoli F, Farcourt G, Cossa P. Note préliminaire sur l'action de l'imipramine dans les états douloureux. Rev. Neurol. 1960;102:503-4.

108. Papo I. Spinal posterior rhizotomy and commissural myelotomy in the treatment of cancer pain. In: Bonica JJ, Ventafrida V (ed.). Advances in pain research and therapy. New York: Raven Press; 1979. p. 439-48.

109. Penfield W, Welch K. The supplementary motor area of the cerebral cortex. Arch. Neurosurg. Psychiatry (Chicago). 1951;66:289.

110. Postone N. Phantom limb pain: a review. Int. J. Psychiatry. 1987;17:57-70.

111. Powers SK, Barbaro NM, Levy RM. Pain control with laser-produced dorsal root entry zone lesions. Appl. Neurophysiol. 1988;51:243-54.

112. Richardson DE, Akil H. Pain reduction by electrical brain stimulation in man – Part II: chronic self-administration in the periventricular gray matter. J. Neurosurg. 1977;47:184-94.

113. Richardson DE. Thalamic stimulation in the control of pain. South Med. 1980;(J 73):283-5.

114. Richardson DE. Thalamotomy for intractable pain. Confin. Neurol. 1965;29(B):139-45.

115. Richter HP, Schachenmayr W. Is the substantia gelationosa the target in dorsal root entry zone lesions? An autopsy report. Neurosurgery. 1984;15:913-6.

116. Richter HP, Seitz K. Dorsal root entry zone lesions for the control of deafferentation pain: experiences in ten patients. Neurosurgery. 1984;15:956-9.

117. Roberts WJ. A hypothesis on the physiological basis for causalgia and related pains. Pain. 1986;24:297-311.

118. Samii M, Moringlane JR. Thermocoagulation of the dorsal root entry zone for the treatment of intractable pain. Neurosurgery. 1984;15:953-6.

119. Saris SC, Iacono RP, Nashold Jr BS. Successful treatment of phantom pain with dorsal root entry zone coagulation. Appl. Neurophysiol. 1988;51:188-97.

120. Schvarcz JR. Chronic stimulation of the septal area for relief of intractable pain. Appl. Neurophysiol. 1985;48:191-4.

121. Shealy CN, Mortimer JR, Reswick JB. Electrical inhibition of pain by stimulation of the dorsal columns: preliminary clinical report. Anesth. Analg. 1967;46:489-91.

122. Shealy CN, Mortimer JT, Hagfors NR. Dorsal column electroanalgesia. J. Neurosurg. 1970;32:560-4.

123. Shieff C, Nashold Jr BS. Thalamic pain and stereotactic mesencephalotomy. Acta Neurochir. Suppl. (Wien). 1988;42:239-42.

124. Shieff C, Nashold Jr BS. Thalamic pain and stereotactic. In: Siegfried J (ed.). Introduction – Historique. Neurochirurgie Suppl. 1976;5-10.

125. Siegfried J, Demierre B. Thalamic electrostimulation in the treatment of thalamic pain syndrome. Pain Suppl. 1984;2:116.

126. Siegfried J. Sensory thalamic neurostimulation for chronic pain. PACE. 1987;10:209-12.

127. Sindou M. Laser-induced DREZ lesions [letter]. J. Neurosurg. 1984;60:870-1.

128. Sjolund BH. Peripheral nerve stimulation suppression of C-fiber-evoked flexion reflex in rats. J. Neurosurg.

129. Sweet WH. Deafferentation pain after posterior rhizotomy, trauma to a limb and herpes zoster. Neurosurgery. 1984;15:928-32.

130. Tasker RR, Dostrovsky FO. Deafferentation and central pain. In: Wall PD, Melzack R (ed.). Textbook of pain. Edinburgh: Churchill Livingstone; 1989. p. 154-80.

131. Tasker RR, Emmers R. Patterns of somesthetic projection in SI and SII of the human thalamus. Confin. Neurol. 1967;29:160.

132. Tasker RR. Pain resulting from nervous system pathology (central pain). In: Bonica JJ (ed.). The management of pain. Philadelphia: Lea Febiger; 1990. p. 264-80.

133. Tasker RR. Stereotactic surgery. In: Wall PD, Melzack R (ed.). Textbook of pain. Edinburgh: Churchill Livingstone; 1994. p. 1137-57.

134. Taylor P. Traumatic induced avulsion of the nerve roots of the brachial plexus. Brain. 1962;85:579-601.

135. Teixeira MJ, Amorim RLO, Fonoff ET. Tratamento neurocirúrgico funcional ablativo da dor. In: Alves Neto O, Costa CMC, Siqueira JT, Teixeira MJ (ed.). Dor: princípios e prática. São Paulo: Artmed; 2009. p. 1219-36.

136. Teixeira MJ, Teixeira WGJ, Fonoff ET. Tratamento cirúrgico funcional da dor.

137. Teixeira MJ. A lesão do trato de Lissauer e do corno posterior da substância cinzenta da medula espinal e a estimulação elétrica do sistema nervoso central para o tratamento da dor por desaferentação [tese de doutorado]. São Paulo: Faculdade de Medicina, Universidade de São Paulo; 1990.

138. Teixeira MJ. Dor crônica. In: Nitrini R (ed.). Condutas em neurologia – 1989-1990. São Paulo: Clínica Neurológica; 1989. p. 143-8.

139. Thomas DG, Jones SJ. Dorsal root entry zone lesions (Nashold's procedure) in brachial plexus avulsion. Neurosurgery. 1984;15:966-8.

140. Thomas DG. Dorsal root entry zone (DREZ) thermocoagulation. Adv. Tech. Stand. Neurosurg. 1987;15:99-114.

141. Tindall JT, Odom GL, Vieth RG. Surgical treatment of postherpetic neuralgia: results of skin undermining and excision in 14 patients. Arch. Neurol. 1962;7:423-6.

142. Tracy GD, Cockett FB. Pain in the lower limb after sympathectomy. Lancet. 1957;1:12-4.

143. Willis WD. The origin and destination of pathways involved in pain transmition. In: Wall PD, Melzack R (ed.). Textbook of pain. Edinburgh: Churchill Livingstone; 1989. p. 112-27.

144. Wolstencroft JH. Reticulo-spinal neurones. J. Physiol. 1964;174:91-108.

145. Wynn Parry CB. Pain in avulsion lesions of the brachial plexus. Pain. 1980;9:41-53.

146. Wynn Parry CB. Pain in avulsion of the brachial plexus. Neurosurgery. 1984;15:960-4.

147. Young RF, Chambi VI. Pain relief by electrical stimulation of the periaqueductal and periventricular gray matter: evidence for a non-opioid mechanism. J. Neurosurg. 1987;66:364-71.

148. Young RF, Kroening R, Fulton W, Feldman RA, Chambi VI. Electrical stimulation of the brain in treatment of chronic pain: experience over 5 years. J. Neurosurg. 1985;62:389-96.

149. Young RF, Rinaldi PC. Brain stimulation for relief of chronic pain. In: Wall R, Melzack PD (ed.). Edinburgh: Churchill Livingstone; 1994. p. 1125-233.

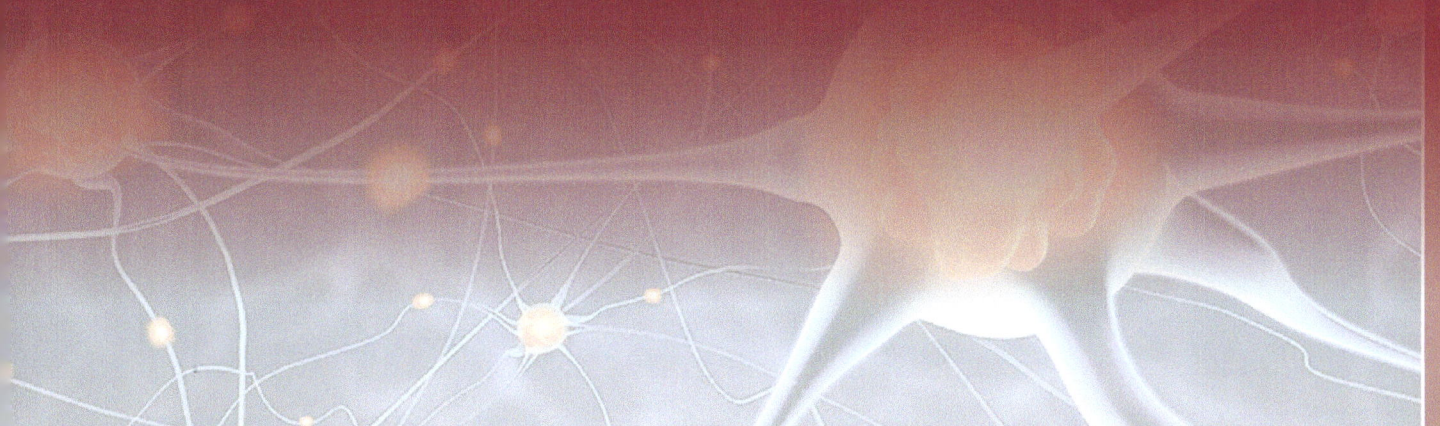

SEÇÃO 14

Dor Neuropática na Veterinária

capítulo 100

Dor Neuropática em Animais de Pequeno Porte

Rodrigo Mencalha

Panorama geral

Durante muitos anos, a dor neuropática foi negligenciada na Medicina Veterinária, pois, além da ausência de estudos específicos em cães e gatos e do desconhecimento da maioria dos profissionais, seu diagnóstico desafiador acabou colaborando para essa negligência. Embora os médicos veterinários que trabalhavam direta ou indiretamente com estes pacientes, como os neurologistas, já discutissem essas síndromes dolorosas, o assunto tornou-se mais estudado e, consequentemente, mais bem compreendido no início deste século.

Como se sabe, a dor neuropática era definida como uma dor relacionada à disfunção do sistema nervoso periférico (SNP) ou central (SNC) na presença ou ausência de lesão associada. Contudo, após uma série de discussões, o Subcomitê de Taxonomia da IASP (Associação Internacional para o Estudo da Dor) conceituava esta importante afecção como "dor secundária a uma doença ou a uma lesão no sistema somatossensorial". Dessa forma, as dores que anteriormente estavam associadas à disfunção do SNP ou SNC, na ausência de lesão associada, passaram a ser classificadas por meio de um terceiro descritor, a dor nociplástica, para melhor classificar outras condições dolorosas, como a fibromialgia do ser humano. Em Medicina Veterinária, o conceito de dor nociplástica foi recentemente discutido por Mencalha (2019) na primeira literatura específica sobre dor crônica em cães e gatos.

A prevalência de dor neuropática em Medicina Veterinária é totalmente desconhecida, pois a escassez de estudos epidemiológicos restringe a determinação precisa desta afecção nos animais. A despeito dessa limitação, acredita-se que essa síndrome acomete frequentemente animais portadores de discopatias, câncer, traumas e diabetes e ocorra após amputações de membros.

Mesmo com a ausência de estudos, é perceptível que animais portadores de dor neuropática são mais refratários aos tratamentos convencionais da dor nociceptiva, como aqueles com o uso de anti-inflamatórios e analgésicos opioides; requerem maior uso de analgésicos e, normalmente, com doses maiores que as convencionais; necessitam de analgésicos não convencionais como os antidepressivos e antiepilépticos; e estão associados a menor qualidade de vida e a estresse. No que tange à dificuldade no manejo de animais portadores de dor neuropática, os principais vieses estão relacionados à dificuldade diagnóstica, pouco conhecimento e/ou acesso a instrumentos semiológicos e escassez em estudos clínicos.

De forma geral, o objetivo central desde capítulo é sintetizar aspectos importantes no que tange ao diagnóstico, às principais síndromes que suscitam dor neuropática em cães e gatos e à abordagem terapêutica. Portanto, como a fisiopatologia da dor neuropática não será discutida, recomenda-se a leitura do capítulo sobre este assunto para o completo entendimento dos seus mecanismos periféricos e centrais.

Diagnóstico da dor neuropática em cães e gatos

Visão geral

Conforme elucidado anteriormente, o diagnóstico da dor neuropática é o grande desafio a ser enfrentado pelo médico veterinário. Essa conduta deve ter como base o histórico e o exame físico do paciente e por intermédio de testes diagnósticos que auxiliarão nos diagnósticos diferenciais. Vale ressaltar ainda que a dor neuropática, apesar de não apresentar sinais patognomônicos clássicos, sinais positivos (dor espontânea e dor evocada) e sinais negativos (hipoestesia), deve ser rigorosamente determinada pelo médico veterinário. O Diagrama 1 apresentado na Figura 100.1 representa as principais manifestações clínicas no que tange aos fenômenos negativos, positivos e autonômicos em situações de dor neuropática.

Diferentemente da dor aguda nociceptiva, que é associada a bons descritores verbais em seres humanos, a dor neuropática, normalmente, é mal localizada e apresenta descritores verbais de determinação mais complexa como a queimação, o formigamento, o choque ou a facada. Dessa forma, o especialista em dor na área médica comumente procura associar o histórico que indique um componente neuropático como a diabetes, herpes, traumas e HIV e avalia a plausibilidade na distribuição neuroanatômica dos sintomas, ou seja, verifica se o trajeto da dor é compatível com a lesão em questão.

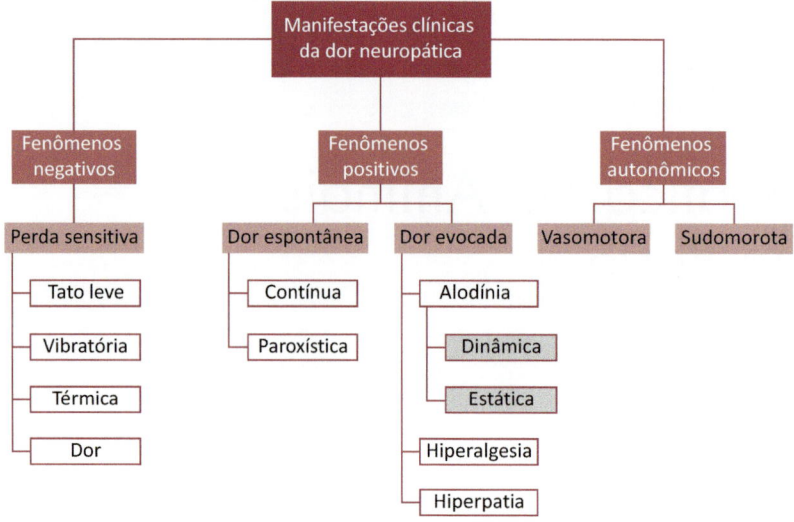

FIGURA 100.1 – Manifestações clínicas da dor neuropática.

Fonte: Adaptada de Mencalha et al., 2019.

Anormalidades sensoriais como a hiperalgesia e a alodínia podem se estender para além do trajeto afetado, podendo resultar em falso diagnóstico de dor disfuncional.

A neuropatia é um problema clínico comum cuja atenção primária à dor merece importância em qualquer discussão de neuropatia. À medida que a dor varia entre as etiologias da neuropatia, a presença, a ausência e o tipo de dor podem contribuir para o processo diagnóstico. Em segundo lugar, em muitos animais com neuropatia, a dor é o sinal clínico mais evidente e, provavelmente, uma das únicas causas para redução da qualidade de vida. O enfoque exclusivo do médico veterinário nos déficits neurológicos tradicionais, sem observar

os fenômenos sensoriais positivos, não serve bem para esses pacientes. Dessa forma, o estudo da dor consequente à disfunção do nervo tem fornecido importantes subsídios sobre a função do sistema nervoso, assim como o estudo de outros sintomas neurológicos no passado. Dessa forma, o Diagrama 2 apresentado na Figura 100.2 correlaciona a queixa principal (dor), o histórico do paciente e os testes comprobatórios para a tentativa de se chegar ao diagnóstico definitivo ou provável da dor neuropática, no entanto, como anteriormente citado, em animais, o diagnóstico provável é mais aceito em virtude da enorme dificuldade da avaliação da área acometida e da verificação precisa dos sinais clínicos.

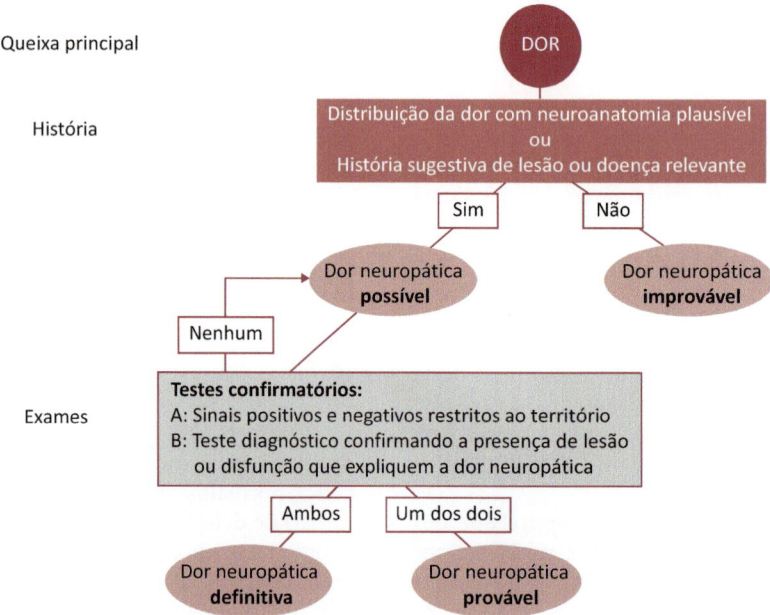

FIGURA 100.2 – Níveis de diagnóstico em dor neuropática (possível, provável e definitivo).

Fonte: Adaptada de Mencalha et al., 2019.

Métodos de diagnóstico convencionais

Diversos testes simples podem ser inseridos para o diagnóstico da dor neuropática em cães e gatos de modo a verificar a presença e/ou ausência dos sinais positivos e negativos citados anteriormente. Dessa forma, a avaliação das fibras nervosas A-beta, A-delta e C deve fazer parte da rotina clínica do profissional da área de dor. Vejamos:

- ▶ **Fibras A-beta:** exame tátil; toque da área suspeita com a ponta dos dedos e/ou escovação suave. Em cães e gatos, é comumente acessada com auxílio de pinça hemostática, gaze e algodão. Deve-se investigar a presença de fenômenos positivos como a alodínia tátil, e negativos como a hipoestesia.
- ▶ **Fibras A-delta:** exame de dor; testes realizados com auxílio de um instrumento reto e afiado de metal ou outro material compatível. Comumente acessado através de agulhas descartáveis. Deve-se investigar a presença de fenômenos positivos como a alodínia mecânica, e negativos como a hipoestesia.
- ▶ **Fibras C:** exame de dor e temperatura; teste realizado com objetos quentes em torno de 45 ºC e frios em torno de 10 ºC. Comumente, são acessados através de bolsas de agulhas térmicas. Deve-se investigar a presença de fenômenos positivos como a alodínia e a hiperalgesia térmica, e negativos como a hipoestesia.

É importante pontuar também que a validação desses testes deverá ser obrigatoriamente realizada em comparação com o lado contralateral.

Métodos de diagnóstico específicos

A aplicação de estímulos mecânicos ou térmicos de intensidade padronizada é comumente utilizada em seres humanos através dos filamentos de Von Frey, teste de Pinprick (picadas variáveis) e algômetro (mecânico ou térmico) e investigam, da mesma forma, a presença e/ou ausência de sinais positivos e negativos. Em Medicina Veterinária, tais instrumentos também foram recentemente validados e vêm sendo utilizados com maior frequência nos Estados Unidos e na Europa.

Escalas validadas como método de diagnóstico

Em seres humanos, algumas escalas de avaliação de dor neuropática vêm sendo utilizadas na casuística dos ambulatórios de dor como a *Leeds Assessment of Neuropathic Symptoms and Signs* (LANSS), *Douleur Neuropathique 4 Questions* (DN4), *Neuropathic Pain Questionnaire* (NPQ), *Neuropathic Pain Questionnaire Short-form* (NPQ-S), *Pain Detect Questionnaire* (PD-Q), ID Pain, *Neurophatic Pain Scale* (NPS), *Pain Quality Assessment Scale* (PQAS), *Neuropathic Pain Symptom Inventory* (NPSI). Os instrumentos em questão são utilizados para o rastreio dos casos de dor neuropática, particularmente quando utilizados por não especialistas. No entanto, no Brasil, apenas as versões da LANSS, do DN4, do NPSI e da PQAS foram validadas e estão liberadas para uso.

Diferentemente da dor aguda, na qual uma série de escalas já foi validada para o uso em cães e gatos, não existem escalas validadas para a avaliação da dor crônica em gatos. Contudo, existem questionários e ou escalas utilizados em algumas condições especiais nos gatos, a saber: Avaliação da Qualidade de Vida; Questionário de Doença Articular; e Índice de Dor Musculoesquelética (FMPI). Outrossim, em cães existem alguns questionários e ou escalas validadas: Questionário de Dor Articular e Câncer (GUVQuest); Índice de dor Crônica de Helsinki; e Inventário de Dor Crônica em Cães. Vale ressaltar que, apesar de algumas escalas para avaliação de dor crônica em cães e gatos já terem sido validadas e ou utilizadas experimental e clinicamente, nenhuma delas é direcionada de modo específico para avaliação de dor neuropática.

Métodos de diagnóstico avançados

Diversos métodos de diagnósticos vêm sendo utilizados em seres humanos e alguns deles com aplicação clínica validada em Medicina Veterinária. Entre os principais testes, destacam-se a eletroneuromiografia, potenciais evocados por *lasers* ou calor, testes autonômicos, biópsia de pele, neuroimagem funcional e a termografia infravermelha. Desses métodos de diagnóstico avançados, a termografia infravermelha apresenta papel de destaque em Medicina Veterinária e tem sido referida como um excelente método de diagnóstico em animais com síndromes dolorosas agudas e crônicas.

Métodos diagnósticos em cães e gatos

A história de um animal com neuropatia deve incluir uma avaliação sistemática de sintomas sensoriais positivos e negativos, sintomas motores e sintomas autonômicos. Como observado anteriormente, os questionários de dor neuropática validados para seres humanos permitem a avaliação sistemática e abrangente de sintomas sensoriais positivos espontâneos e evocados por estímulo, bem como descritores de dor, em pacientes com dor neuropática, no entanto questionários e escalas específicos para dor neuropática em animais ainda não foram validados.

Além do exame neurológico padrão, várias investigações laboratoriais mostraram-se valiosas na avaliação da neuropatia em geral e da neuropatia dolorosa em particular. Elas incluem investigações psicofísicas, neurofisiológicas e anatômicas. Testes psicofísicos investigam a relação entre as propriedades do estímulo físico e as percepções correspondentes do estímulo cujo termo "Teste Sensorial Quantitativo" (TSQ) é frequentemente usado para descrever um dos vários paradigmas de testes psicofísicos para a determinação quantitativa dos limiares de percepção térmica ou mecânica.

Além do teste de limiar, o TSQ pode ser usado para obter uma classificação de intensidade subjetiva em resposta a um estímulo fixo. Por exemplo, o TSQ pode ser usado para estabelecer um limiar de dor térmica ou a intensidade da dor percebida por um estímulo térmico de intensidade fixa. Assim como o exame neurológico, o TSQ pode ser usado para determinar se a percepção sensitiva de um animal é normal e pode ser usado também como uma ferramenta de monitoramento.

Esse tipo de teste é desafiador em cães e gatos por causa das diferenças individuais nas respostas comportamentais e a dificuldade em interpretar se uma resposta indica o limiar de sensação ou nocicepção, no entanto os limiares térmicos e mecânicos foram determinados de forma consistente em cães e vêm sendo utilizados com êxito em vários estudos. Algômetros analógicos e digitais estão disponíveis no mercado e, inclusive, produtos da linha veterinária já são comercializados no Reino Unido (Prod. Algometer, Topcat Metrology Ltd.).

Existe um interesse crescente em desenvolver um protocolo de avaliação padronizado para a dor neuropática, incluindo testes de alodínia e hiperalgesia térmicas, mecânicas e mesmo químicas. A alodínia térmica e a hiperalgesia podem ser testadas juntamente com o teste do limiar sensorial térmico, usando-se dispositivos comercialmente disponíveis para animais de companhia.

Os TQS são métodos usados para quantificar a função somatossensorial. No cenário de pesquisa clínica, a avaliação do TQS inclui detecção de toque e vibração, bem como estímulos nociceptivos mecânicos e térmicos. Em seres humanos, os TQS são aplicados rotineiramente em portadores de dor neuropática e outras síndromes dolorosas em que a função somatossensorial pode estar alterada como resultado de sensibilização periférica ou central. A sensibilização central é expressa como hipersensibilidade à dor, especialmente alodínia tátil, hiperalgesia, sensações tardias após cessar a causa externa e aumento da somação temporal. Tais condições estão presentes, por exemplo, em animais com osteoartrite, a qual vem sendo o principal modelo de estudo para os TQS.

A maioria das informações sobre os TQS tem como base modelos de roedores e, na literatura humana, em particular, em relação ao limiar de dor (pressão mecânica) na osteoartrite. Vários estudos em seres humanos sugerem que o TQS para detectar alodínia mecânica e hiperalgesia deve ser parte integrante da avaliação da dor crônica associada à osteoartrite. Semelhantemente aos seres humanos, os animais podem experimentar dor crônica de origem neuropática. Os TQS têm o potencial de ser uma ferramenta neurofisiológica em Medicina Veterinária e vêm sendo utilizados em diferentes modelos clínicos e experimentais como a osteoartrite, a artroplastia de quadril e a ovário-histerectomia em animais de companhia.

Um recente estudo avaliou a aplicabilidade dos TQS para estabelecer limiares sensoriais térmicos e mecânicos em cães condrodistróficos e comparar limiares entre cães normais e cães com diferentes graus de lesões medulares. O teste térmico foi realizado com a inserção de uma sonda quente (49 ºC) e fria (5 ºC) sobre o metatarso dorsal, e os limiares mecânicos foram testados usando-se uma pinça calibrada para aplicar força ao dígito lateral. Esse estudo comprovou que os testes apresentaram viabilidade com repetibilidade moderada. Limiares e taxas de resposta foram significativamente diferentes entre cães normais e lesionados medulares, portanto confirmando que os limiares sensoriais podem ser medidos de forma confiável e que as diferenças na sensação entre os graus neurológicos indicam que essas técnicas podem ser usadas para caracterizar ainda mais a recuperação de cães com lesão medular.

Outro estudo avaliou a viabilidade e a repetibilidade de um protocolo de exame de limiar sensitivo para relatar as distribuições quantitativas do limiar sensorial em cães saudáveis. Nesse protocolo, foram utilizados o teste de sensibilidade tátil (filamentos de Von Frey), os de limiares mecânicos (sondas de 2, 4 e 8 mm), os de limiares de calor e a resposta ao estímulo frio em cinco áreas do corpo (tíbia, úmero, pescoço, região toracolombar e abdômen), de forma randomizada em três ocasiões diferentes. Em resumo, a área corporal influenciou na maioria dos testes. Limiares mais altos e latências maiores ao frio foram pontuados no pescoço em comparação às outras áreas corporais. Cães pequenos apresentaram menores limiares mecânicos e térmicos ao calor em relações aos cães maiores. Cães jovens tiveram maior limiar térmico ao calor que os adultos. Com exceção do teste de sensibilidade tátil, em todos os outros testes a repetibilidade foi substancial.

Os efeitos da osteoartrite (OA) também foram avaliados em um recente estudo sobre o processamento somatossensorial em cães, utilizando-se o teste do limiar mecânico. Limiares mecânicos foram medidos nos joelhos e correlacionaram-se com escores em um questionário respondido pelo proprietário e uma lista de verificação clínica por meio de um sistema de pontuação que quantificou os sinais clínicos da OA. Os efeitos da idade e do peso corporal nos limiares mecânicos também foram investigados. Os resultados desse estudo sugeriram que o teste do limiar mecânico usando um algômetro de pressão pode detectar hiperalgesia primária, e possivelmente secundária em cães com OA presumida.

A seguir, os principais testes quantitativos sensoriais serão descritos de forma resumida para melhor entendimento do leitor, no entanto, para compreensão ainda mais aprofundada, recomenda-se a busca dos periódicos descritos na sessão referências deste capítulo.

■ Teste de sensibilidade tátil (TST)

A avaliação quantitativa usando o limiar de retirada da pata induzida pelo anestesiômetro de Von Frey em cães e gatos com osteoartrite natural representou uma das primeiras tentativas de se avaliarem as mudanças no processamento central em animais de companhia que sofrem de dor crônica. Os filamentos de Von Frey (20 filamentos; 0,008 a 300 g/f) compreendem os principais filamentos utilizados em animais de companhia, os quais devem ser pressionados contra a pele com força suficiente para que se dobrem em forma de U. Primeiro, utilizam-se filamentos mais finos que instituem menor pressão e, na ausência de resposta, um filamento mais espesso é usado na estimulação seguinte (regra ascendente) enquanto uma resposta positiva se associa à utilização posterior do filamento mais fino (regra descendente).

■ Testes de limiar nociceptivo mecânico (TLNM)

A avaliação quantitativa baseada na resposta mecânica pode ser testada com um algômetro de pressão veterinária calibrado recentemente e desenvolvido no Reino Unido (ProdPro, Topcat Metrology Ltd., UK). Esse dispositivo é equipado com três diferentes diâmetros de sonda: 2; 4; e 8 mm. O TLNM é usado tanto para pesquisa como para avaliação clínica da dor. É amplamente utilizado em estudos com animais para avaliar tratamentos que aumentam o limiar (analgésicos) ou diminuem (irritantes, trauma, doença).

■ Testes de limiar nociceptivo térmico (TLNT)

A avaliação quantitativa com base na resposta térmica pode ser aplicada através de uma sonda térmica veterinária (HotPro, Topcat Metrology Ltd.). Os sistemas de teste de limiar nociceptivo térmico são projetados em torno de uma sonda térmica contendo um elemento de aquecimento e um sensor de temperatura. O dispositivo foi idealizado para ser colocado sobre a pele tricotomizada. O elemento aquecedor se projeta a partir da superfície plana da sonda por uma distância cuidadosamente controlada para garantir o melhor contato térmico possível.

Causas frequentes e localização da dor neuropática

De maneira singular, a dor neuropática deve ser compreendida no que tange à sua localização, podendo ser periférica ou central. Centralmente, tal síndrome se manifesta, quase sempre, por uma lesão, doença ou disfunção na medula espinhal ou no encéfalo; enquanto, no nível periférico, tais alterações podem ser observadas nos nervos periféricos ou mesmo nas fibras sensitivas. A seguir, serão citadas e discutidas de maneira sucinta as principais afecções clínicas que podem cursar com a presença da dor neuropática em cães e gatos.

Afecções encefálicas
■ Acidente vascular encefálico

Mesmo sendo ainda pouco compreendidos em cães e gatos, os acidentes vasculares encefálicos (AVC) podem afetar as vias somatossensoriais centrais e cursar com dores de moderada a intensa. Apesar de frequentemente descritos na literatura médica, em animais de companhia um único estudo relata distúrbios sensoriais após isquemia encefálica. Em termos clínicos e neuroanatômicos, o caso apresentou um *boxer* com características comuns à síndrome da dor central em pacientes humanos com lesões talâmicas, incluindo hiperestesia que afetou todo um lado da cabeça e do corpo, manifestações comportamentais consistentes com a dor espontânea e uma lesão envolvendo o complexo ventrobasilar. De interesse, a anormalidade hemissensorial foi ipsilateral à lesão, contrastando com a dor central em seres humanos, na qual os sinais clínicos são contralaterais às lesões análogas.

Afecções espinhais

As lesões da medula espinhal ou doenças que cursam com dor neuropática incluem as de origem degenerativa, anomalias neoplásicas, nutricionais, infecciosas, inflamatórias ou traumáticas. Entre estas, destacam-se a doença degenerativa do disco intervertebral, a espondilomielopatia cervical, as malformações congênitas, a siringomielia, a discoespondilite, a mielopatia embólica fibrocartilaginosa, as fraturas e as luxações vertebrais e a hérnia de disco traumática.

■ Doença degenerativa do disco intervertebral

A doença degenerativa do disco intervertebral (DDIV) é a afecção espinhal mais comum em cães, no entanto é relativamente pouco frequente em gatos. Além dos sinais clínicos neurológicos, independentemente do tipo de DDIV, é muito frequente a presença de dor discal intensa nesses animais.

■ Malformações congênitas

Em geral, as malformações vertebrais são descobertas incidentemente e não causam problemas clínicos, todavia algumas podem causar danos na medula espinhal e sinais clínicos aos quais podem estar associadas a presença de dor. Entre as principais malformações, destacam-se a presença de hemivertebra e a estenose do canal espinhal. Essas alterações são vistas mais comumente nas raças de cauda em formato de parafuso como os buldogues ingleses e franceses e pug. As vértebras malformadas podem ensejar a presença de cifose, de lordose e ou de escoliose; portanto, além da compressão da medula espinhal na altura da malformação, a própria instabilidade pode gerar dor nesses animais.

A estenose do canal vertebral pode ocorrer em associação com outras anomalias ou como uma malformação vertebral isolada. A estenose relativa refere-se ao estreitamento do canal que não causa compressão do tecido neural, enquanto a estenose absoluta significa que a estenose comprime o tecido parenquimatoso. Dependendo do segmento medular afetado, as manifestações são distintas, cursando, contudo, em quadro severo de dor.

■ Siringomielia

Afecção neurológica que cursa com intensa dilatação do fluido dentro da medula espinhal, fora do canal central, que pode ou não se comunicar com o canal central. A grande maioria dos cães com siringomielia parece estar associada à síndrome de malformação semelhante à Chiari, o análogo em cães da malformação de Chiari tipo I humana. A siringomielia pode estar associada a outras malformações congênitas, no entanto também pode ser manifestada por processos inflamatórios e neoplásicos que obstruem o fluxo de líquido cefalorraquidiano (LCR). Outrossim, traumatismos da medula espinhal também podem estar associados à siringomielia. A escoliose, especialmente da região cervical, e a hiperestesia espinhal são achados clínicos frequentes em casos de siringomielia. Nos casos de siringomielia decorrente de síndrome de malformação semelhante a Chiari, a largura da siringe foi correlacionada com dor e escoliose em recente estudo. Um importante diagnóstico diferencial, nas fases iniciais da doença, são os problemas dermatológicos, sobretudo aqueles que cursam com um possível prurido na região lateral do tranco e ou abdômen e orelha. Tal sinal clínico está associado à característica parestesia causada pela siringomielia, portanto é de extrema importância a execução do diagnóstico diferencial.

■ Discoespondilite

Infecção do disco intervertebral e das placas vertebrais adjacentes, normalmente de origem bacteriana. As bactérias mais comuns associadas são *Staphylococcus* spp. Outras bactérias e organismos fúngicos também foram relatados como causadores de discoespondilite. Qualquer nível vertebral pode ser afetado, mas o espaço L7-S1 é um dos mais acometidos. Entre as afecções da coluna vertebral, a discoespondilite é uma das maiores responsáveis por síndromes dolorosas.

■ Outros

Além das causas supracitadas, a dor neuropática na altura espinhal pode advir de fraturas, luxações vertebrais e hérnia de disco traumática, portanto é fundamental que o médico veterinário tenha atenção ao exame clínico para o correto diagnóstico.

Alterações periféricas

Em contraste, os distúrbios periféricos associados à dor neuropática periférica envolvem predominantemente as fibras sensitivas do tipo C e do tipo A-delta. Os distúrbios que cursam com dor neuropática periférica são divididos em generalizados e focais. Entre as neuropatias periféricas dolorosas generalizadas, incluem-se as doenças metabólicas e as infecciosas, a quimioterapia e distúrbios inflamatórios. Os distúrbios periféricos focais dolorosos são causados por processos patológicos que envolvem um ou mais nervos periféricos ou raízes nervosas. Esses distúrbios incluem neuropatia pós-traumática, neuropatia pós-cirúrgica e as polirradiculopatias.

■ Disfunções da cauda equina

Assim como nas mielopatias, os sinais clínicos associados à disfunção da cauda equina dependem da localização e extensão da lesão. Além das afecções degenerativas, malformações, neoplasias, processos infecciosos e/ou inflamatórios, isquemias e traumas são as principais responsáveis pela disfunção da cauda equina. A hiperestesia ou a parestesia podem surgir da compressão e/ou da inflamação das meninges e raízes nervosas da cauda equina, dos componentes ósseos da região lombossacral, do disco L7-S1 e das cápsulas articulares facetárias L7-S1. Alguns animais demonstram desconforto óbvio ao se levantarem ou se sentarem, ou podem ser relutantes em pular ou subir escadas. Uma claudicação unilateral ou bilateral do membro pélvico, que pode ser exacerbada pelo aumento da atividade, também pode indicar hiperestesia na área da articulação lombossacral e da cauda equina.

■ Neuropatia diabética

A polineuropatia diabética é frequentemente descrita em cães e gatos e, historicamente, associada a uma axonopatia distal com desmielinização secundária. Todavia, evidências recentes sugerem uma anormalidade funcional das células de Schwann. O quadro clínico nos felinos é mais consistente do que nos cães e, geralmente, os felinos exibem uma notável postura plantígrada dos membros pélvicos. Vale ressaltar que, em seres humanos a neuropatia diabética está associada a quadros severos de dor neuropática de forma contínua e constante; sensação de queimadura e ardência; formigamento; dor espontânea que surge de repente, sem uma causa aparente; dor excessiva diante de um estímulo pequeno, por exemplo, uma picada de alfinete; dor causada por toques que normalmente não seriam dolorosos, como encostar no braço de alguém. A presença de dor neuropática na polineuropatia diabética em cães e gatos não foi descrita até hoje na literatura; assim, é importante que o médico veterinário fique atento, pois mesmo ainda não sendo confirmada em estudos científicos e nem mesmo relatado pelos profissionais, é improvável que tal afecção não esteja associada à presença de dor.

■ Traumáticas

As neuropatias traumáticas são comuns em cães e gatos e, na maioria das vezes, são resultados de atropelamentos. A lesão do nervo isquiático ocorre ocasionalmente com fraturas da pélvis, sobretudo na região sacroilíaca, ísquio, asas do ílio e acetábulo. Outrossim, é importante ressaltar que a lesão do nervo isquiático pode ocorrer pelo trauma propriamente dito ou durante o procedimento cirúrgico para correção da fratura. Em membros torácicos, a frequência das fraturas é ainda maior em cães de raças pequenas; no entanto, é improvável a lesão nervosa com as fraturas de úmero, rádio e ulna. As lesões de extremidades podem ser complicadas em razão de distrofia simpaticorreflexa, fenômeno pouco compreendido, geralmente associado aos traumas de extremidades, nos quais o membro afetado se torna muito dolorido com intensas disfunções autonômicas. Em seres humanos, essa síndrome, conhecida também como "dor complexa regional", ocorre semanas após um evento traumático e acredita-se que seja mediada pelo sistema nervoso autônomo. Essa afecção autonômica já foi descrita em um cão no final da década de 1090. A lesão do plexo braquial é comumente encontrada em cães e gatos e acredita-se que seja causada por abdução grave e/ou tração do membro torácico. Essas lesões podem ser parciais ou completas. Avulsão das raízes nervosas parece ser uma forma comum de lesão do plexo braquial, talvez em razão da falta de um perineuro sobre as raízes nervosas.

■ Tóxicas

A principal causa tóxica de neuropatia periférica tóxica é atribuída à quimioterapia. A vincristina, um antineoplásico alcaloide, geralmente causa neuropatias em seres humanos e, experimentalmente, também foi demonstrado em cães e gatos. O mecanismo suspeito é o comprometimento do transporte axonal em razão da quebra dos neurotúbulos. Experimentalmente, os gatos desenvolveram uma paraplegia de neurônio motor inferior. Um relato recente de um cão com neurotoxicidade da vincristina descreveu uma marcha atáxica com diminuição da propriocepção e reflexos espinhais nos membros pélvicos. Apesar de nenhum trabalho relacionar essa neuropatia à dor, em seres humanos é frequente o relato de dor neuropática pós-quimioterapia.

■ Oncológicas

A dor neuropática tem uma prevalência elevada em animais com câncer; no entanto, em decorrência da falta de conhecimento do médico veterinário sobre o assunto, é notória a falta de diagnóstico nesses pacientes.

De modo geral, são inúmeros os fatores que possam induzir a DN em cães e gatos portadores de diferentes tipos de cânceres, como o tratamento cirúrgico, por lesão de fibras sensitivas da pele, concomitante à inflamação local, resultando em sensibilização neuronal; a quimioterapia, a qual pode acarretar neuropatia periférica por alterações metabólicas, estruturais e autoimunes, que causam lesão axonal nos nervos periféricos, principalmente os mais distais; a radioterapia, intervenção que promove lesão neuronal em virtude de processos inflamatórios e fibrogênicos, acrescidos de alterações vasculares que propiciam isquemia ou mesmo pela invasão direta nas fibras nervosas pelo tumor.

Manejo terapêutico da dor neuropática

O manejo da DN se concentra no tratamento dos sintomas visto que a causa da dor pode ser raramente tratada. Os pacientes com DN, em geral, não respondem positivamente a analgésicos convencionais como a dipirona, os anti-inflamatórios não esteroides (AINE) ou os opioides. Os fármacos com maiores evidências para o tratamento da DN serão abordados sequencialmente neste capítulo, no entanto, caso o leitor deseje aprofundar seus conhecimentos sobre a farmacologia dessas drogas, recomendam-se literaturas mais aprofundadas no assunto.

Fármacos de 1ª escolha

Os antidepressivos e antiepilépticos têm sido os medicamentos mais estudados na DN em seres humanos e vêm sendo utilizados desde a década de 1990 em animais de companhia. Entre os antidepressivos, os tricíclicos, como a amitriptilina, e os inibidores da recaptação de serotonina e noradrenalina, como a duloxetina, têm eficácia confirmada em várias condições de DN em seres humanos; no entanto, em cães e gatos, somente a amitriptilina vem sendo utilizada para esse fim. Sua eficácia analgésica é mediada por sua ação nos controles inibitórios-modulatórios descendentes, sobretudo pelo aumento nas concentrações espinhais de serotonina e noradrenalina. Entre os antiepilépticos, os fármacos gabapentinoides são os mais utilizados. Os efeitos analgésicos dessas drogas estão relacionados principalmente a uma diminuição na sensibilização central por meio da ligação à subunidade $\alpha 2\delta$ dos canais de cálcio-voltagem dependentes no aferente sensorial. A combinação de antidepressivos com gabapentinoide também é uma alternativa em casos de DN.

Fármacos de 2ª escolha

A lidocaína atua nas descargas neuronais ectópicas por intermédio de suas propriedades bloqueadoras dos canais de sódio, portanto é uma excelente opção terapêutica para o tratamento da DN. Sua utilização pode ocorrer de forma tópica mediante adesivos de lidocaína ou nas técnicas intervencionistas, como o bloqueio simpático venoso e bloqueios nervosos (ver Capítulo 12). O tramadol, um agonista opioide e inibidor da recaptação da serotonina-noradrenalina, também tem se mostrado eficaz, sobretudo na DN periférica. Esse fármaco é amplamente utilizado em cães e gatos; contudo, são necessárias a prescrição nas doses corretas e a compreensão completa de sua farmacologia. Outros fármacos com evidências para alívio da DN são a capsaícina e a diidrocapsaicina, os quais são alcaloides com efeitos analgésicos em seres humanos e animais. Quando usados localmente, ambos minimizam a sensação de dor ao desfuncionalizar as terminações nervosas. Na literatura, alguns trabalhos relatam seu uso em cavalos atletas. Por fim, os antagonistas de NMDA, como a amantadina, parecem ter resultados promissores em DN. Recentes estudos demonstraram seu efeito antinociceptivo em cães e gatos, entretanto, sua principal utilização se dá nas síndromes dolorosas de origem articular.

Fármacos de 3ª escolha

A toxina botulínica A é uma neurotoxina potente comumente usada para o tratamento da hiperatividade muscular focal e tem mostrado eficácia de administrações repetidas, sobretudo nos bloqueios miofasciais. A toxina tem um papel benéfico no tratamento da DN periférica. Os agonistas opioides, como a morfina, são moderadamente eficazes na DN, sendo mais eficazes nas dores nociceptivas.

Terapias intervencionistas

Conforme descrito por Mencalha et al. (2019), os tratamentos intervencionistas, como bloqueio de nervos ou procedimentos cirúrgicos, fornecem estratégias alternativas de tratamento em pacientes selecionados com DN refratária. Portanto, caso o leitor deseje o entendimento completo dessas modalidades terapêuticas.

Conclusão

Os desafios do reconhecimento, diagnóstico e tratamento da DN são enormes em animais de companhia. Não obstante, é preciso reconhecer que, ao longo das últimas décadas, a evolução da Medicina Veterinária permitiu o melhor diagnóstico dessas síndromes e, consequentemente, o melhor manejo terapêutico. Portanto, este capítulo contribui de forma substancial para que o médico veterinário algologista se aprimore cada vez mais no alívio dessa complexa entidade que diminui drasticamente a qualidade de vida dos pacientes.

Referências bibliográficas

1. Aydede M, Shriver A. Recently introduced definition of "noci-plastic pain" by the International Association for the Study of Pain. Pain. 2018;159(6):1176-77.
2. Dewey C, Davies E, Bouma L. Kyphosis and kyphoscoliosis associated with congenital malformations of the thoracic vertebral bodies in dogs. Vet. Clin. N. Am. Small An. Prac. 2016; 46(2):295-306.

3. Dworkin B. Classification Subcommittee of the Special Interest. Group of the International Association for the Study of Pain.

4. Gorney A, Blay R, Dohse S et al. Mechanical and thermal sensory testing in normal chondrodystrophoid dogs and dogs with spinal cord injury caused by thoracolumbar intervertebral disc herniations. J. Vet. Intern. Med. 2016;30(2):627-35.

5. Hamilton T, Cook Jr J, Braund K et al. Vincristine-induced peripheral neuropathy in a dog. J. Am. Vet. M. Assoc. 1991; 198(4):635-38.

6. Harris K, Whay R, Murrell C. An investigation of mechanical nociceptive thresholds in dogs with hind limb joint pain compared to healthy control dogs. The Vet. J. 2018;234:85-90.

7. Hechler C, Moore S. Understanding and treating chiari-like malformation and syringomyelia in dogs. Topics in Comp. An. Med. 2018;33(1):1-11.

8. Holland C, Charles J, Smith S et al. Hemihyperaesthesia and hyperresponsiveness resembling central pain syndrome in a dog with a forebrain oligodendroglioma. Aust. Vet. J. 2000;78(10):676-80.

9. Labarre A, Coyne B. Reflex sympathetic dystrophy in a dog. Journal of the Am. Anim. H. Assoc. 1999;35(3):229-31.

10. Lascelles B, Gaynor J, Smith E et al. Amantadine in a multimodal analgesic regimen for alleviation of refractory osteoarthritis pain in dogs. J. Vet. Intern. Med. 2008;22(1):53-9.

11. Mathews K. Neuropathic pain in dogs and cats: if only they could tell us if they hurt. Vet. Clin. North Am. Small Anim. Pract. 2008;38(6):1365-414.

12. Mencalha R, Campanati A. Dor nociplástica. In: Mencalha R (ed.). Abordagem clínica e tratamento da dor crônica em cães e gatos. Curitiba: MedVep; 2018. p. 65-66.

13. Mencalha R, Generoso C, Cavati L. Dor neuropática. In: Mencalha R (ed.). Abordagem clínica e tratamento da dor crônica em cães e gatos. Curitiba: MedVep; 2018. p. 57-64.

14. Mensa M, Cubitt J, Javed M et al. Dog bites and diabetic peripheral neuropathy: a dangerous combination. BMJ Case Reports. 2017;23.

15. Mizisin A, Nelson R, Sturges B et al. Comparable myelinated nerve pathology in feline and human diabetes mellitus. Acta Neuropathologica. 2017;113(4):431-42.

16. Morgan M, Vite C, Radhakrishnan A et al. Clinical peripheral neuropathy associated with diabetes mellitus in 3 dogs. Can. Vet. J. 2008;49(6):583-86.

17. Risio L, Thomas W, Sharp N. Degenerative lumbosacral stenosis. Vet. Clin. N. Am. Small An. Prac. 2000;30(1):111-32.

18. Sanchis-Mora S, Chang Y, Abeyesinghe S et al. Development and initial validation of a Sensory Threshold Examination Protocol (STEP) for phenotyping canine pain syndromes. Vet. Anaesth. Analg. 2017;44(3):600-14.

19. Sanchis-Mora S, Chang Y, Abeyesinghe S et al. Pregabalin for the treatment of syringomyelia associated neuropathic pain in dogs: a randomized, placebo-controlled, double-masked clinical trial. Vet. J. 2019;250:55-62.

20. Vaegter H, Andersen P, Madsen M, Handberg G, Enggaard T. Pain Med. 2014;15(1):120-7.

capítulo 101

Dor Neuropática em Equinos

Maria Teresa de Mello Rego Souto | Sandra Mastrocinque | Karina Velloso Braga Yazbek

Introdução

Apesar dos avanços relacionados ao tratamento da dor em equinos, o correto manejo analgésico nessa espécie, tanto na dor aguda como na crônica, ainda se encontra distante do ideal. As barreiras existentes incluem os efeitos adversos, a falta de evidências com relação à eficácia e a regulamentação em alguns países. A dor crônica é definida na medicina humana como aquela que perdura por mais de 3 a 6 meses e não tem, como ocorre na dor aguda, um caráter de proteção e adaptação. Na Medicina Veterinária, e mais especificamente em equinos, esse período é mais difícil de se delinear, principalmente pela carência de estudos.

A literatura veterinária utiliza, contudo, a mesma relação temporal para caracterizar dor crônica em animais. A dor aguda tem causa definida e geralmente reversível, tendo função de alerta, informando o indivíduo de uma ameaça à sua integridade e respondendo bem aos analgésicos. No caso da dor crônica, tal finalidade se perde, pois, muitas vezes, há dor sem possibilidade de defesa por parte do indivíduo que a vivencia. A dor perdura após a resolução da suposta causa de base e responde mal aos analgésicos convencionais. De forma mais contemporânea, alguns autores usam o termo "dor mal adaptativa" para tais situações em razão da perda de função que a dor de caráter crônico tem.

Os estudos sobre dor crônica, principalmente a dor neuropática, demonstram haver resposta anormal do sistema nervoso periférico (SNP) e central (SNC) a estímulos anteriormente inócuos, resultantes da hiperatividade das membranas excitáveis, culminando em transmissão facilitada no corno dorsal medular. O fenômeno conhecido como *wind up*, que é o aumento da resposta de neurônios nociceptivos tanto em intensidade como duração de atividade, pode causar aumento cumulativo da despolarização. Para que esse fenômeno ocorra, é necessário a ativação dos receptores NMDA pelo glutamato, o qual promove o deslocamento do magnésio do interior desses receptores, com passagem de cálcio para o interior de neurônios, desencadeando uma cascata de eventos intracelulares que alteram as respostas neuronais. Uma vez instalado o *wind up*, as respostas de todos os neurônios estarão aumentadas. Esse mecanismo complexo determina a dificuldade para diagnóstico e tratamento da dor crônica e a baixa resposta que certas síndromes, como a dor neuropática, mostram diante da terapia analgésica convencional.

Pode-se dividir a dor mal adaptativa em dor neuropática, aquela que decorre de lesão de estruturas nervosas; ou em dor funcional, que não é decorrente de lesão ou inflamação de nervos, e sim da disfunção das vias nociceptivas. A dor crônica pode, entretanto, ter componentes da dor adaptativa por processos inflamatórios.[1]

A Associação Internacional para Estudos da Dor (IASP) incorporou mais de 200 síndromes clínicas na classificação da dor crônica em virtude do reconhecimento da natureza multifatorial desse tipo de dor.

Entre as causas de dor neuropática em equinos, podemos citar algumas síndromes que se enquadram no conceito de neuropatias tanto pela dificuldade de diagnóstico como pela natureza desafiadora de seu tratamento. Serão abordadas, neste capítulo, a laminite, as radiculopatias e a dor no nervo trigêmeo em equinos, buscando ressaltar a importância do diagnóstico adequado, tratamento multimodal e alternativas terapêuticas não farmacológicas associadas. Novas formulações e vias de administração, associadas a modalidades com base em terapias não farmacológicas para tratamento da dor, trazem mais perspectivas para enfrentar as síndromes dolorosas que serão discutidas nesta espécie.

Laminite

De acordo com a taxonomia da IASP (2011), a dor neuropática (DN) é definida como "dor causada por uma lesão ou doença do sistema nervoso somatossensorial".[1] A dor neuropática reflete os mecanismos de sensibilização periférica e central, sinais anormais surgem não apenas dos axônios lesionados, mas também dos nociceptores intactos que compartilham o território de inervação do nervo lesionado.[2]

Um dos exemplos de dor neuropática em equinos é a laminite, doença que apresenta etiologia extremamente complexa e multifatorial com origem vascular, inflamatória, metabólica, endócrina, traumática e mecânica.[3-5] A DN é caracterizada pela falha de adesão entre as lâminas dérmica e epidérmica digital na membrana basal, resultando em claudicação e danos estruturais do aparato suspensor da falange distal (ASFD) dos cascos dos cavalos.[6]

O ASFD facilita a transferência de força, sem provocar dor, entre o solo e as estruturas ósseas, com a parede de casco, uma vez que o casco é a base única (dígito) atuando como principal estrutura na sustentação do peso do animal[7,8] (Figura 101.1). Se essas lesões, que resultaram em desorganização do equilíbrio do aparato de sustentação do casco, forem suficientemente graves, podem originar rotação da 3ª falange ou o seu afundamento.[9]

A laminite é uma doença grave e debilitante, resultando em desenvolvimento de dor digital excruciante, produzindo enorme sofrimento no animal atingido, sendo considerada uma das doenças mais importantes em cavalos e um problema de bem-estar global nesses animais. Os cavalos acometidos pela laminite podem desenvolver dor severa e de difícil controle, sendo este um dos maiores motivos da eutanásia nesses animais em todo o mundo.[10]

Essa doença afeta uma proporção significativa da população equina em geral. Trabalhos relacionados ao tema mostram estimativas epidemiológicas, em todo o mundo, com prevalência populacional variando entre 7% e 14%. Estima-se que 15% dos cavalos nos Estados Unidos sofram de laminite ao longo da vida e 75% dos cavalos desenvolvem lesões graves ou claudicação crônica e debilitação que requerem eutanásia.[6]

A doença pode ser dividida em duas fases – aguda e crônica – e, em geral, pode afetar os quatro cascos, porém acomete com mais frequência os cascos anteriores, talvez porque essa estrutura suporte aproximadamente 60% do peso corpóreo dos equinos, sofrendo maior carga na sustentação desses

animais.[11] A laminite aguda pode ainda ter subdivisões: a forma subaguda (menos grave); a aguda (grave); e a refratária. Os cavalos acometidos pela forma da laminite refratária não respondem ou respondem de forma débil aos tratamentos.[9]

A laminite crônica é a evolução do quadro agudo refratário, apresentando colapso mecânico das lâminas e deslocamento da falange distal em sentido à sola do casco.[9,12]

O conhecimento detalhado da inervação sensorial do casco e do microambiente patológico, que ocorrem no casco do animal acometido com laminite e suas consequências funcionais, é essencial para o desenvolvimento da compreensão da base mecanicista da dor da laminite e para a definição das estratégias apropriadas no manejo da dor.[12] Embora detalhes minuciosos do padrão de inervação sensorial nos equinos ainda não estejam completamente definidos, as entradas sensoriais nos nervos aferentes do SNP são transmitidas ao SNC pela raiz dorsal, como acontece em seres humanos[6] (Figura 101.2). Essas informações sensoriais incluem as proprioceptivas (movimento postural e orientação espacial), as nociceptivas (estimulação nociva) e as enteroceptivas/viscerossensoriais (homeostáticas internas).

Jones et al. (2007) demonstraram que o processo patológico inflamatório associado à laminite causa alterações nos nervos periféricos, danificando as inervações dos cascos dos cavalos acometidos por essa doença.[13] Essas lesões ocorridas nos nervos periféricos dão origem à dor neuropática, caracterizada por alodínia, hiperalgesia e dor espontânea e uma falta de respostas aos tratamentos convencionais com fármacos anti-inflamatórios não esteroidais (AINE).[13]

Um fator importante, quando comparamos a dor neuropática com a inflamatória, é que na neuropatia, observa-se a ocorrência de neuroplasticidade resultante de alterações nas expressões gênicas sensoriais do gânglio da raiz dorsal na medula espinhal e no aumento da expressão gênica do marcador de lesão neuronal ATF3.[14-16] Na porção central, aspecto palmar, da derme das ranilhas e nos bulbos existem

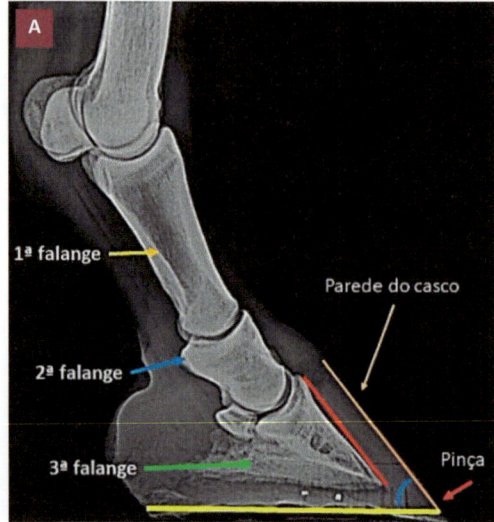
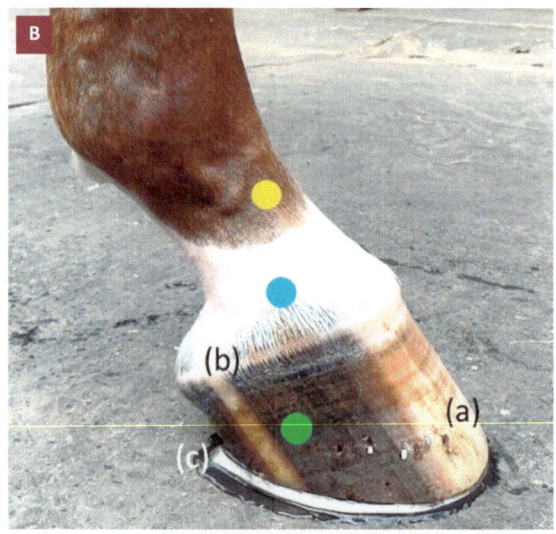

FIGURA 101.1 – (A) Raio X de membro anterior (distal) normal, 3ª falange alinhada com a parede e sola do casco. (B) Imagem do membro anterior (distal) normal. Círculo amarelo localizando a 1ª falange; círculo azul na 2ª falange; e círculo verde na localização da 3ª falange. (a) Parede do casco; (b) Coroa ou banda coronariana; (c) Ferradura.

Fonte: Acervo de Souto MT, Equipe veterinária do Dr. Edson Garcia Tosta; 2020.

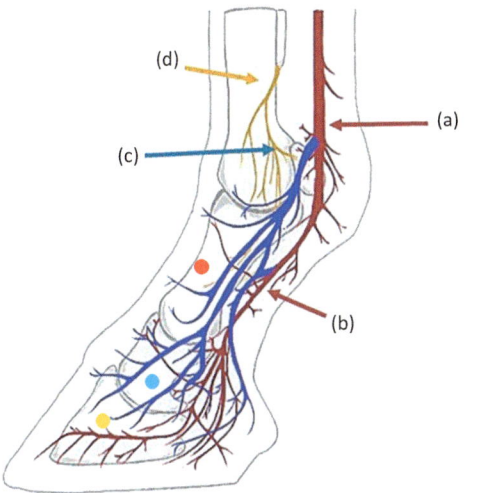

FIGURA 101.2 – Esquema dos nervos sensoriais do membro torácico distal e do casco.

(a) Nervo palmar; (b) Nervo digital palmar; (c) Ramo dorsal do nervo digital palmar; (d) Nervo metacarpiano dorsal. Primeira falange (círculo vermelho), segunda falange (círculo azul), terceira falange (círculo amarelo).

Fonte: Ana Beatriz Souto G. Tosta, 2020.

órgãos especializados, como os corpúsculos laminados tipo Pacciniano e Riffini, responsáveis pela propriocepção. Essas estruturas são sensíveis à pressão, transmitindo, pelas fibras mielinizadas do tipo Aα de condução rápida, informações sensoriais relacionadas com a colocação do pé e interações casco/solo. Outro órgão especializado encontrado no tecido córneo do casco dos cavalos são os complexos de nutrientes celulares de Merkel, também sensíveis à pressão, responsáveis pelos sentidos táteis discriminatórios, localizados nas regiões dorsal e lateral dos cascos. A transmissão de sinais nociceptivos é conseguida por uma rede de fibras mielinizadas de condução lenta do tipo Aβ, fibras finamente mielinizadas, do tipo Aδ, e fibras nervosas não mielinizadas tipo C. Esses sinais nocivos são identificados pelos nociceptores, sendo distribuídos por toda a derme coronariana, lamelar e sola do casco.[17-19] Essas terminações nervosas convertem estímulos mecânicos,

químicos e térmicos prejudiciais em impulsos sensoriais. A densidade e a distribuição dessas fibras nervosas ainda não estão muito bem definidas nos cavalos, porém tanto as fibras peptidérgicas como as adrenérgicas foram identificadas nos tecidos dérmicos do casco desses animais.[17-19]

Com base em suas investigações, sobre o padrão de ramificação dentro da derme lamelar e sublamelar dos cascos dos cavalos, Collins et al. (2010) optaram por, para melhor compreensão, dividir a derme dorsal do casco em três zonas morfologicamente distintas. Na Zona 1, encontram-se os grandes nervos multifasciculares, localizados paralelamente à superfície parietal da falange distal. Os ramos mais curtos desses nervo, e os mais longos dos ramos proximal e lateral estão percorrendo, como feixes neurovasculares, a Zona 2 e estendendo-se em direção às lamelas primárias, onde fibras nervosas únicas e pequenos aglomerados brotam perto da junção dermoepidérmica na base das lamelas epiteliais primárias. A partir daí, correm ao longo do eixo das lamelas dérmicas primárias, associadas aos pequenos vasos sanguíneos, e liberam pequenos feixes finais nas lamelas dérmicas secundárias, caracterizando a Zona 3. O conhecimento do padrão de inervação sensorial da falange distal ainda é limitado. Ramos profundos do nervo digital medial e lateral entram nos forames solares da 3ª falange, acompanhando a artéria digital. Coletivamente, as entradas neurais contribuem para o nervo digital sensorial e, em uma extensão variável, parecem estar diretamente envolvidas na dor patológica associada à laminite.[6,17-20]

Os componentes na dor neuropática, nos cavalos com laminite, são resultados complexos de danos diretos no SNP contido no estojo córneo (casco) dos cavalos. Esses danos podem ser resultado de traumas, compressão, inflamação, neurotoxinas e de doenças metabólicas. A lesão do nervo periférico (NP) promove modificações anatômicas, fisiológicas e neuroquímicas dos neurônios sensoriais (NS), que causam respostas espontâneas e anormais a estímulos dolorosos (nocivos) e não dolorosos (não nocivos).[6,7,13] A compressão e o estrangulamento do nervo resultam em edema epineural e endoneural, desencadeando uma série de eventos que culminam em dor persistente, especialmente após a luxação da 3ª falange no sentido da derme da sola, onde os tecidos são comprimidos focalmente entre a margem distal da 3ª falange e o casco[6] (Figura 101.3).

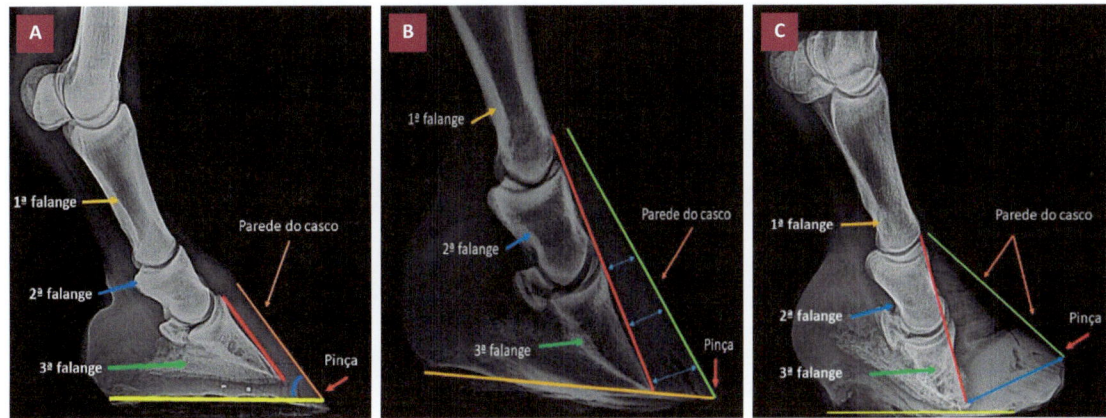

FIGURA 101.3 – Radiografias de cascos de cavalos e membros torácicos. (A) Radiografia de um animal normal; (B) Radiografia de um cavalo com rotação de 3ª falange; (C) Radiografia de um cavalo com laminite crônica, rotação da 3ª falange, lise óssea e deformação do casco.

Fonte: Acervo de Souto MT, Equipe veterinária do Dr. Edson Garcia Tosta; 2014.

Sinais clínicos

Os sinais clínicos da laminite são variados, sendo os mais comuns: aumento do pulso na artéria digital, aumento da temperatura do casco, relutância a caminhar ou mudar de posição e claudicação (manqueira). Os sinais de desconforto são notados quando o cavalo começa a alternar o apoio nos pés (cascos torácicos e/ou pélvicos). Os cavalos acometidos pela laminite adquirem várias posturas dependendo do grau da doença e limiar de dor de cada animal. As patas traseiras, que geralmente são menos afetadas, movem-se para a frente por baixo do corpo do animal para poder suportar mais seu peso, aliviando os cascos anteriores. Nos casos de os cascos anteriores serem alvo da laminite, os animais podem colocar os membros na frente do corpo em um esforço para diminuir o suporte de peso ou movidos para trás com os membros flexionados para reduzir a tensão nos tendões flexores profundos. Os músculos glúteos e lombares apresentam-se tensos e o cavalo não consegue encontrar uma posição confortável[21,22] (Figura 101.4).

Muitos cavalos, com a forma mais grave da doença, passam a maior parte do tempo deitados, levantando-se por curtos períodos de tempo, adotando uma postura característica de "cavalo de balanço". Essa postura é comumente observada em cavalos com dor mais intensa nas patas dianteiras do que nas traseiras e costuma ser acompanhada por ansiedade, fasciculação muscular e relutância para se mover; muitos desses animais apresentam abaulamento da sola ou a exposição da 3ª falange (Figuras 101.5, 101.6 e 101.7). Cavalos com os casos mais graves de laminite frequentemente desenvolvem más condições corporais e feridas de compressão resultantes de períodos prolongados de decúbito[7] (Figura 101.8).

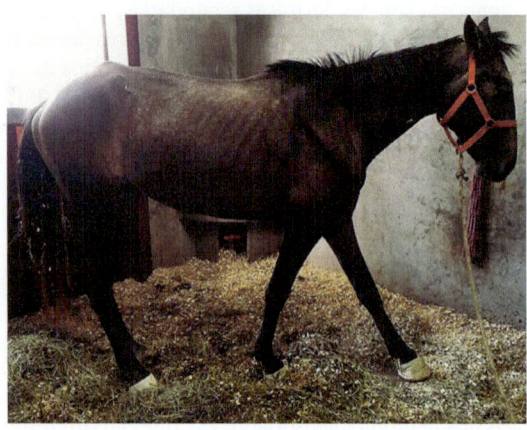

FIGURA 101.4 – Postura de um cavalo com laminite nos quatro membros. Membro torácico esquerdo apresenta perfuração de sola com exposição da 3ª falange, nesta imagem também se pode notar a perda de peso e a má condição corporal.

Fonte: Acervo de Souto MT, 2014.

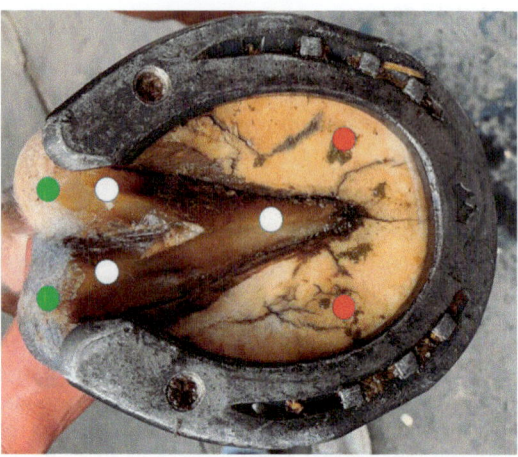

FIGURA 101.5 – Casco normal de um cavalo, membro torácico, vista palmar. Círculos verdes na região dos talões; círculos brancos compreendem a ranilha; e círculos vermelhos, a sola.

Fonte: Acervo de Souto MT, 2020.

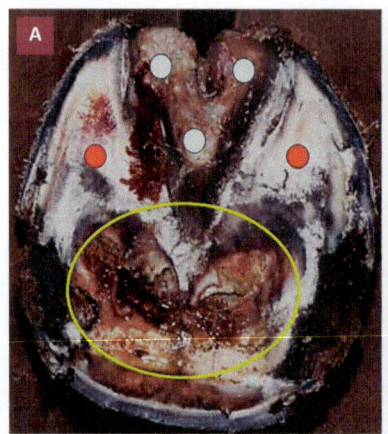
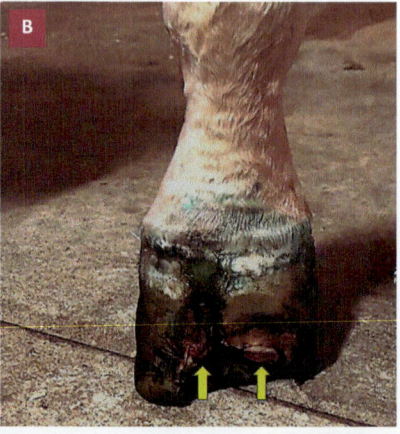

FIGURA 101.6 – Casco de um cavalo com laminite crônica, membro torácico. (A) Vista palmar. Círculos brancos compreendem a ranilha, círculo amarelo demarca a área onde a 3ª falange foi exposta e círculos vermelhos, a sola. (B) Casco de um cavalo com laminite crônica, as setas amarelas mostram área onde o casco foi retirado e a exposição da 3ª falange.

Fonte: Acervo de Souto MT, 2020; Imagem cedida pela FMVZ – USP.

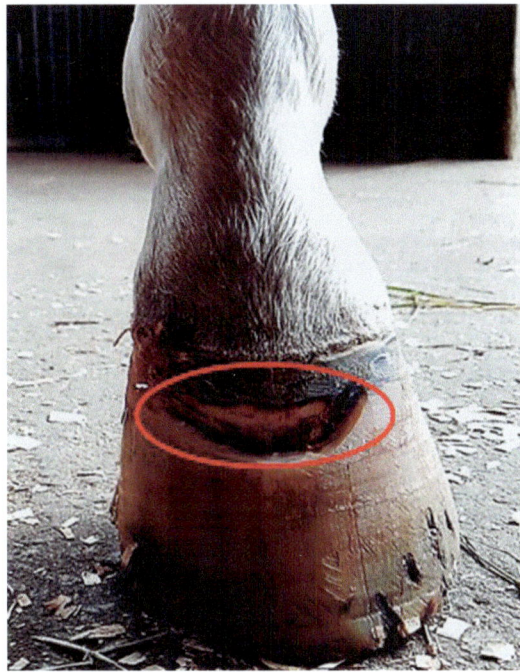

FIGURA 101.7 – Casco do membro posterior de um cavalo com laminite nos quatro membros. Área delimitada em vermelho mostra o descolamento do estojo córneo (casco), evidenciando a perda desse casco.

Fonte: Acervo de Souto MT, 2016.

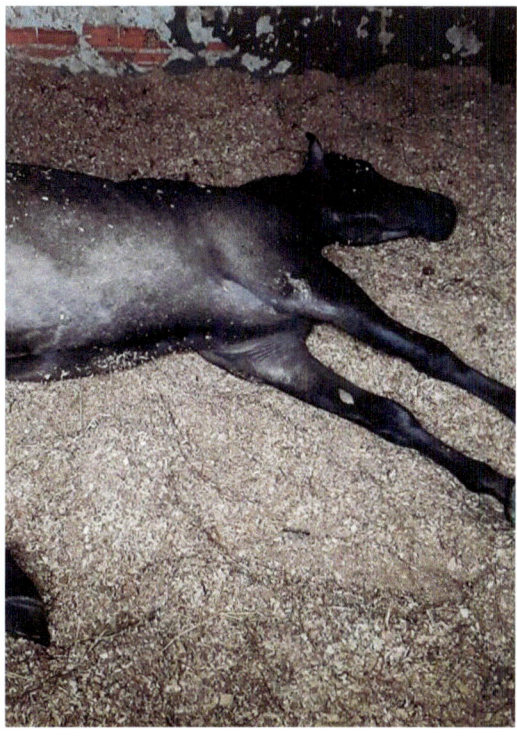

FIGURA 101.8 – Animal com laminite e dor excruciante, mantendo-se em decúbito lateral.

Fonte: Acervo de Souto MT, 2017.

Terapia da dor na laminite

Muitos são os tratamentos realizados nos cavalos com laminite, porém neste capítulo abordaremos unicamente o controle da dor decorrente da laminite aguda e crônica, sendo esta a tarefa mais importante no manejo clínico da afecção. Ao longo de todas as fases da doença – nociceptiva, inflamatória e neuropática –, os mecanismos estão entrelaçados. O quadro doloroso da laminite é extremamente complexo e a abordagem terapêutica multimodal se torna a mais indicada.

A utilização de gelo (crioterapia), mantendo-se o casco a uma temperatura entre 7 e 10 ºC, é recomendada nas primeiras 48 horas. Esse método, além de preservar as lâminas dérmicas, reduz a inflamação, portanto a dor inflamatória.[23-25] Os AINE são recomendados tanto para a dor como para o processo inflamatório já instalado, sendo os fármacos de eleição na espécie equina: fenilbutazona, flunixin meglumini, meloxican e firocoxib.[26] Os AINE, mesmo sendo mais utilizados nos quadros de laminite, não apresentam resposta analgésica satisfatória quando utilizados como fármaco único, tornando-se manejo inadequado no controle da dor na laminite.[26]

A terapia multimodal transformou-se na melhor opção no controle da dor em equinos, em qualquer fase da laminite, apresentando resultados satisfatórios nos casos não refratários aos tratamentos sistêmicos. A utilização de fármacos como lidocaína, alfa-2-agonista, cetamina, gabapentina, amitriptilina, tramadol, morfina, butorfanol, entre outros, é sugerida em vários artigos que abordam o controle analgésico nos cavalos com laminite.[6,27-30] Doses recomendadas e vias de administração estão descritas na Tabela 101.1.

TABELA 101.1 – Referência de medicamentos e dosagens com rotas e intervalos de medicação.[27,28,30] Na Tabela, apresentam-se unicamente os medicamentos utilizados no Brasil.

Medicação	Dosagem
Anti-inflamatórios	
Fenilbutazona	2,2 a 4,4 mg/kg (IV, PO) SID-BID
Flunixin meglumini	1,1 mg/kg (IV, PO) SID-BID
Meloxican	0,6 mg/kg (IV, PO) – SID
Cetoprofeno	2,2 a 3,6 mg/kg (IV, IM) SID-QID
Firocoxib	0,1 mg/kg (PO) SID 0,3 mg/kg (PO) SID

(continua)

TABELA 101.1 – Referência de medicamentos e dosagens com rotas e intervalos de medicação.[27,28,30] Na Tabela, apresentam-se unicamente os medicamentos utilizados no Brasil. (*Continuação*)

Medicação	Dosagem
Alfa-2-agonista	
Xilazina	0,3 a 0,6 mg/kg (IV, IM) a cada 2 ou 3 horas
Detomidina	0,005 a 0,03 mg/kg (IV) a cada 2 ou 3 horas
Opioides	
Morfina	0,1 mg/kg (IV) – 0,2 mg/kg (IM) QID
Metadona	0,1 mg/kg (IV) – 0,2 mg/kg (IM) QID
Tramadol*	2 a 3 mg/kg (IV) diluídos em 1.000 mL sol. Ringer-lactato lentamente – BID-TID
Antidepressivo tricíclico	
Amitriptilina*	0,8 a 1 mg/kg (PO) BID
Anestésico local	
Lidocaína	Bólus 1,3 mg/kg (IV) diluídos em 1.000 mL sol. Ringer-lactato em 15 minutos IC 0,05 mg/kg/hora (IV) diluídos em 1.000 mL sol. Ringer-lactato
Antagonistas dos receptores NMDA	
Cetamina	0,3 a 0,6 mg/kg/hora (IM – IV) IC
Cetamina*	0,2 mg/kg via mucosa oral*

*Todas as doses, rotas e intervalos sugeridos pela autora, fundamentados em sua experiência e na medicina baseada em evidências. As doses, rotas e intervalos sugeridas não apresentaram efeitos colaterais, demonstrando-se mais seguras.

Fonte: Driessen B, 2010; Guedes AGP et al., 2012; Hopster K, Van Eps AW, 2019.[27,28,30]

Mais recentemente, os bloqueios contínuos de nervos periféricos guiados por ultrassom se mostraram promissores, uma técnica empregada nos cavalos com dor refratária aos fármacos sistêmicos e apresentando laminite nos cascos dos membros torácicos[32] (Figura 101.9).

A gabapentina tem sido muito usada na medicina humana para tratar a dor neuropática e, apesar de existirem muitos artigos indicando seu uso no controle da dor em cavalos, trabalhos recentes demonstraram que o efeito desse fármaco, em cavalos, é muito pobre, não trazendo benefícios no tratamento da dor.[26,33]

A amitriptilina, antidepressivo tricíclico, muito utilizado também na medicina humana, para controle das neuropatias, ainda não apresenta estudos demonstrando sua eficácia em equinos. Porém a autora, de acordo com sua experiência, com a utilização desse fármaco em cavalos com laminite e dores crônicas com componentes neuropáticos, recomenda o medicamento apoiada na medicina baseada em evidências, pois promove analgesia sem observação de efeitos colaterais indesejados até o presente momento. O uso da amitriptilina em cavalos com laminite, associado a outros fármacos, implementa a qualidade da analgesia, bem como promove uma diminuição da utilização de outros fármacos que venham provocar efeitos indesejados, como gastrite, diminuição de peristaltismo e excitação.[34]

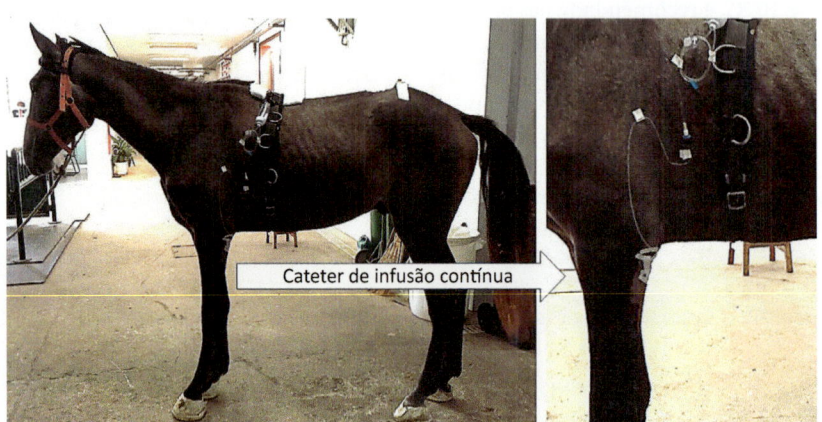

Cateter de infusão contínua

FIGURA 101.9 – Mesmo cavalo da Figura 101.4, após passagem do cateter perineural (nervo mediano e ulnar), com bomba elastomérica. Infusão contínua de ropivacaína a 0,4%.

Fonte: Acervo de Souto MT, 2015.

Neuralgia do trigêmeo em equinos (síndrome HSK)

Introdução

A síndrome clínica *Headshaking* (HSK) foi inicialmente descrita na literatura há mais de um século, como causadora de muito estresse para os animais e comprometendo sua qualidade de vida, provocando dor facial intensa, o que faz o animal balançar a cabeça violentamente, sem que nenhum estímulo externo esteja presente. Acomete principalmente equinos adultos, castrados, e é caracterizada por movimentos bruscos de cabeça, incluindo fricção das narinas e automutilação.

É uma clara demonstração de dor neuropática relacionada à neuralgia do trigêmeo e ainda gera muita frustração para proprietários e veterinários por ser bastante desafiadora no que tange ao diagnóstico e tratamento.

Os aspectos sobre a etiologia, características clínicas, diagnóstico e opções terapêuticas para tal afecção serão discutidos a seguir.

Etiologia e prevalência

Também conhecida como *Headshaking Syndrome* (HSK), a neuralgia do trigêmeo é dita idiopática, pois há incerteza das causas para sua ocorrência. Suspeita-se do quadro após se descartarem outras afecções que cursem com sintomatologia semelhante, como problemas odontológicos, hematoma etmoidal, sinusite, rinite alérgica ou otite interna.[1]

Já se acreditava que havia o envolvimento do nervo infraorbital, ramo do trigêmeo, na etiologia da doença, mas somente investigações recentes confirmam que a neuralgia trigeminal é a causa mais aceita.[2]

O nervo trigêmeo, o gânglio trigeminal, e seus três principais ramos – oftálmico, maxilar e mandibular – formam o complexo trigeminal. O nervo infraorbital é um dos ramos do maxilar (Figura 101.10).

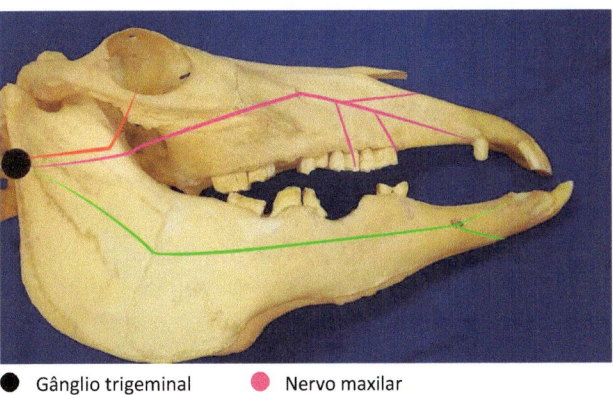

● Gânglio trigeminal   ● Nervo maxilar
● Nervo mandibular   ● Nervo oftálmico

FIGURA 101.10 – Crânio de equino. Gânglio trigeminal dando origem aos ramos mandibular, maxilar e oftálmico. O nervo infra-orbital é um ramo do nervo maxilar.

Fonte: Imagem cedida pelo Laboratório de Anatomia do Centro Universitário Barão de Mauá.

De fato, a suspeita de que a origem da afecção em cavalos envolvia o nervo trigêmeo foi investigada por Aleman et al. (2013).[3] Os pesquisadores avaliaram, em estudo clínico e prospectivo, oito equinos com sintomas da síndrome. Mantendo os cavalos sob anestesia geral, os autores observaram sensibilização do ramo infraorbital, após estimulação de potenciais somatossensoriais evocados. O potencial de ativação no grupo controle foi maior que 10 mV, enquanto nos animais afetados ocorria ativação com potenciais menores que 5 mV. Aleman et al. (2103)[3] constataram ainda que não há diferenças entre os lados esquerdo ou direito da cara. Após a confirmação dos envolvimentos do trigêmeo, os autores supracitados sugerem que a síndrome possa ser chamada de *trigeminal-mediated HSK*.

Não se sabe o que ocasiona a sensibilização do nervo, que apresenta atividade aberrante, de forma muito semelhante ao que ocorre na neuralgia do trigêmeo em seres humanos, os quais relatam dor severa, acompanhada de queimação, pontadas e choques, além de alodínia mecânica.[4] A alteração do limiar de ativação do nervo se traduz na dor neuropática. Curiosamente, o trigêmeo em cavalos afetados é histopatologicamente normal, o que se observa no material colhido durante necrópsia dos animais.[3]

Portanto, há uma diferença etiológica entre a neuralgia do trigêmeo que ocorre em seres humanos e aquela que se dá em equinos, pois, no homem, há desmielinização com alteração estrutural neural em virtude da compressão vascular da raiz do nervo em aproximadamente 95% dos pacientes.[4] Outra diferença é que, em seres humanos, a neuralgia do trigêmeo tem forte correlação com a presença de herpes-vírus e, nos cavalos acometidos, não há presença desse agente viral ainda; no homem, o quadro é sempre unilateral, e, nos equinos, é bilateral.[5]

Apesar de, em 95% dos cavalos com neuralgia trigeminal, não haver causa estabelecida, Gilsenan et al. (2013)[6] correlacionaram a doença com complicações pós-operatórias. Os autores descrevem sintomatologia da síndrome em cinco cavalos submetidos à cirurgia do seio paranasal e que ela teve início em até 45 dias de período pós-operatório.

Há relatos de HSK em diversos países incluindo Inglaterra, Canadá, Estados Unidos, Alemanha, Austrália e Nova Zelândia, o que demonstra haver distribuição geográfica mundial da afecção.[2]

Apesar da descrição de casos, não existem estudos, de que tenhamos conhecimento, sobre a prevalência da doença no Brasil. No Reino Unido, entretanto, há estudos sobre a incidência de HSK em equinos, ficando em torno de 1,5% da população dos animais,[7] até 4,6%, como descrito mais recentemente por Ross et al. (2107),[8] em pesquisa realizada por meio de questionários respondidos por mais de 1.000 proprietários de equinos nesta região.

Manifestação clínica

Os equinos manifestam essa doença neuropática de forma que balançam violentamente a cabeça e o pescoço, geralmente na direção vertical, empurrando e movimentado, sem que haja nenhum estímulo físico externo aparente.

Expressões faciais características, fricção das narinas nos membros torácicos, algumas vezes causando automutilação, também são comuns. É frequente o cavalo inclinar-se para espirrar ou roncar durante o exercício. Quando em repouso, pode espirrar ou roncar frequentemente, bater com o focinho nas pessoas que o acompanham. Adicionalmente, epífora e ingurgitamento de vasos periféricos são relatados. Os sintomas podem ser intermitentes ou contínuos e mais prevalentes em dias quentes. Quando a forma é severa, os animais têm qualidade de vida muito afetada, ficam impedidos de realizarem atividades diárias como se alimentar ou se exercitar e, não raramente, o desfecho para eles é a eutanásia numa atitude humanitária e pelo desconhecimento de terapêutica comprovadamente eficaz.[1,2,9]

Newton et al. (2000)[1] descreveram as principais manifestações clínicas da neuropatia em 20 cavalos e os sintomas mais prevalentes foram: irritação nasal (88% dos casos), o que faz o animal esfregar a cara e automutilar-se, comprimir a cabeça no solo e batê-la nos membros durante a marcha. Entre os casos observados pelos autores, aqueles com duração mais longa apresentavam hipertrofia do músculo nasolabial.

Mills et al. (2002)[9] realizaram análise da variabilidade sintomatológica em 254 cavalos com HSK e identificaram 11 principais manifestações, descritas na Tabela 101.2.

TABELA 101.2 – Prevalência das principais manifestações clínicas durante episódios de HSK em 254 equinos.

Comportamento	Porcentagem de animais
Balançar a cabeça verticalmente	234 (92%)
Balançar a cabeça lateralmente	63 (24%)
Virar os lábios superiores	184 (72%)
Irritação nas narinas	184 (72%)
Espirros acompanhando a movimentação da cabeça	186 (73%)
Passar a cabeça nos membros torácicos	159 (62%)
Balançar a cabeça em repouso	103 (40%)
O balançar a cabeça piora se o animal fica excitado	130 (51%)
Friccionar as narinas no chão ao se movimentar	111 (43%)
Friccionar as narinas no chão quando parado	118 (46%)
Friccionar as narinas em objetos	201 (79%)

Fonte: Adaptada de Mills et al., 2002.[9]

Normalmente, os sintomas se agravam durante exercício e exposição intensa à luz. Essa estimulação fótica ocorre, pois o nervo óptico é excitado causando ativação cruzada do ramo maxilar do trigêmeo.[2,10]

Diagnóstico

O passo inicial para diagnosticar a doença é a anamnese detalhada, elucidando dados como sexo, idade, raça, se é castrado ou não, início e duração dos sintomas, se há sazonalidade e qual a função do equino. Equinos entre 7,5 e 9,2 anos são os mais afetados, mas há relatos de acometimento em animais com menos de 5 anos.[10]

A seguir, exame físico minucioso e exames de imagem (quando possível) são recomendados na tentativa de se excluírem outras causas para o desconforto facial, incluindo exame oftalmológico, otoscopia, avaliação das bolsas guturais, tomografia computadorizada ou radiografia da cabeça, entre outros. Além disso, deve-se questionar se o quadro é uni ou bilateral, contínuo ou intermitente, se envolve as narinas. Pode-se ainda graduar a intensidade dos sintomas, sendo tal graduação descrita por alguns autores na tentativa de facilitar o diagnóstico e a resposta ao tratamento, como observado na Tabela 101.3.

TABELA 101.3 – Graduação da intensidade dos sintomas em cavalos com HSK.

Grau	Definição
1	Sinais leves e intermitentes. Tremores na musculatura facial, permite monta
2	Sinais moderados. Marcha com dificuldade
3	Permite monta, de maneira alterada, de difícil controle
4	Não permite monta, torna-se de difícil controle
5	Animal se torna perigoso, com padrões de comportamento alterado

Fonte: Adaptada de Newton et al., 2000.[1]

O bloqueio anestésico do nervo infraorbital com mepivacaína não demonstrou ser elucidativo no que diz respeito ao diagnóstico, havendo melhora parcial dos sintomas na minoria dos animais avaliados.[1]

O diagnóstico, portanto, tem como base os sintomas e a exclusão de outras causas, conforme anteriormente citado. A identificação de diminuição do limiar de potencial de ação do nervo intraorbital, conforme descrita por Aleman et al. (2013),[3] seria a forma mais acurada de diagnóstico; entretanto, isso tem pouca aplicabilidade, uma vez que há necessidade de anestesia geral para realizar a estimulação elétrica do nervo.

Tratamento

Diversos tratamentos têm sido propostos, com resultados conflitantes e muitas vezes insatisfatórios. O índice de sucesso baixo obtido com as variadas propostas terapêuticas pode ser explicado pela incompleta determinação da etiologia da doença.[2]

Entre os tratamentos não farmacológicos, a utilização de máscaras e redes faciais com filtro para raios ultravioleta parece ser a medida mais efetiva. Mills e Taylor (2003)[9] observaram melhora dos sintomas em até 75% dos cavalos (segundo relatos dos proprietários). As redes podem cobrir a cara toda ou apenas narinas e lábio superior. Achados mais recentes[2] demonstram a aplicabilidade das redes em

100 animais, sendo que 50% destes apresentaram melhora importante da sintomatologia. O mecanismo pelo qual as redes promovem tal alívio ainda é incerto, mas acredita-se que possa reduzir os estímulos nas áreas com hiperestesia.[9]

Com relação ao emprego de fármacos, deve-se ter em mente que podem ocorrer efeitos adversos, além da carência de estudos sobre a respectiva farmacocinética que possam embasar a prescrição.[2]

O uso de cipro-heptadina, um anti-histamínico bloqueador dos receptores 5HT, reduz os sintomas de HSK em 48% dos cavalos, mas pode causar efeitos adversos como letargia, conforme relatado por Madigan e Bell (2001).[11] Os autores também avaliaram a ação de anti-inflamatórios esteroidais e não esteroidais, em equinos com HSK, sendo a resposta a esses agentes muito baixa.

Apesar de a gabapentina demonstrar efeitos satisfatórios em diversas neuropatias em seres humanos,[12] cães[13] ou gatos (experiência da autora), a baixa biodisponibilidade por via oral nos equinos (menor que 18%) desencoraja seu emprego nos cavalos.[14]

À despeito das diferenças entre a neuralgia do trigêmeo que ocorre em seres humanos e a descrita em equinos, há alguma similaridade de resposta à terapia com carbamazepina. Newton et al. (2000)[1] estudaram o efeito desse fármaco em 20 cavalos com sintomatologia da doença e observaram resposta satisfatória em 88% dos casos. Os autores testaram ainda outras modalidades de tratamento, incluindo anestesia do ramo infraorbitário (com pouco sucesso) e do ramo etmoidal posterior do trigêmeo, e a infiltração anestésica deste último ocasionou melhora dos sintomas em 11 de 17 cavalos.

A estimulação elétrica nervosa percutânea (TENS) é uma opção de terapia minimamente invasiva, muito empregada para tratamento da dor neuropática em humanos. O procedimento é realizado colocando-se uma probe no espaço subcutâneo, aplicando-se estimulação elétrica perineural com intuito de diminuir a atividade do nervo almejado. Roberts et al. (2016)[15] utilizaram a técnica em sete cavalos com HSK, mediada por neuralgia do trigêmeo. Os animais eram sedados e realizava-se anestesia local para inserção da probe, a qual era posicionada rostralmente ao forame infraorbital, com auxílio de ultrassonografia. Os autores puderam constatar resposta positiva em seis dos sete cavalos que receberam o tratamento, que retomaram muitas das atividades diárias, o que era impossível antes da terapia. Os efeitos adversos foram leves e todos os pacientes toleraram bem o tratamento.

O uso de suplementos nutricionais pode contribuir para a melhora da sintomatologia da doença. Sheldon et al. (2019)[16] puderam constatar melhora dos sintomas em seis cavalos acometidos pela neuropatia em questão, com suplementação oral de magnésio acrescido de boro, podendo tal suplementação ser considerada nos equinos com a síndrome.

As opções de tratamento cirúrgico são poucas e com resultados muito variáveis. Há ainda riscos de complicações pós-operatórias e, portanto, às vezes cirurgias são empregadas apenas em pacientes nos quais a eutanásia é a única opção que resta.[2,17]

Considerações finais

A HSK por neuralgia trigeminal em equinos ainda merece muita investigação. Somente o completo entendimento da etiologia da doença poderá auxiliar no diagnóstico e na escolha do melhor manejo terapêutico, uma vez que ainda não há tratamento efetivo para grande parte dos pacientes, os quais têm qualidade de vida extremamente afetada pela dor crônica neuropática, sendo o desfecho para esses animais, muitas vezes, a eutanásia.

Radiculopatias

As radiculopatias são subdiagnosticadas e subtratadas nos equinos e podem comprometer a *performance* do animal e causar extrema redução da qualidade de vida. O diagnóstico definitivo é difícil já que a claudicação pode estar presente na maioria dos casos e confundir o clínico.

O ligamento nucal sustenta o peso da cabeça e do pescoço do cavalo. A bursite nucal não é frequente, mas deve ser diagnóstico diferencial de equinos com dor cervical. Cavalos com bursite nucal apresentam edema e dor à palpação na região da nuca e recusa em movimentar o pescoço (Figura 101.11). Pode ser séptica ou asséptica, e o diagnóstico definitivo pode ser por ultrassom e radiografia. O ultrassom poderá guiar também a coleta de material para cultura e antibiograma, descartando-se ou não a contaminação. O tratamento deve ser com anti-inflamatórios sistêmicos e/ou locais e, nos casos sépticos, com antimicrobianos específicos ao tipo de patógeno obtido em cultura.

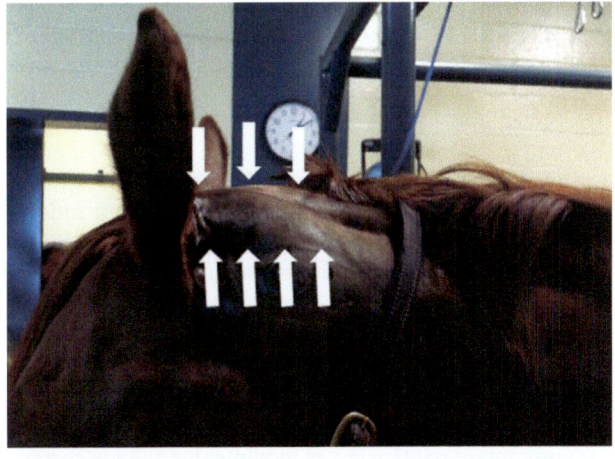

FIGURA 101.11 – Edema em região da nuca por bursite nucal.
Fonte: Garcia-Lopez JM, 2018.

Outra patologia frequente é a osteoartrite da faceta intervertebral na região cervical. O cavalo pode apresentar recusa em flexionar o pescoço, recusa em saltar e dor à palpação da musculatura paravertebral cervical. Além disso, déficit neurológico pode ocorrer quando existe compressão medular importante. O diagnóstico, além de clínico, pode ser mais preciso com ultrassonografia, radiografia cervical e, quando disponíveis, a termografia (Figura 101.12) e

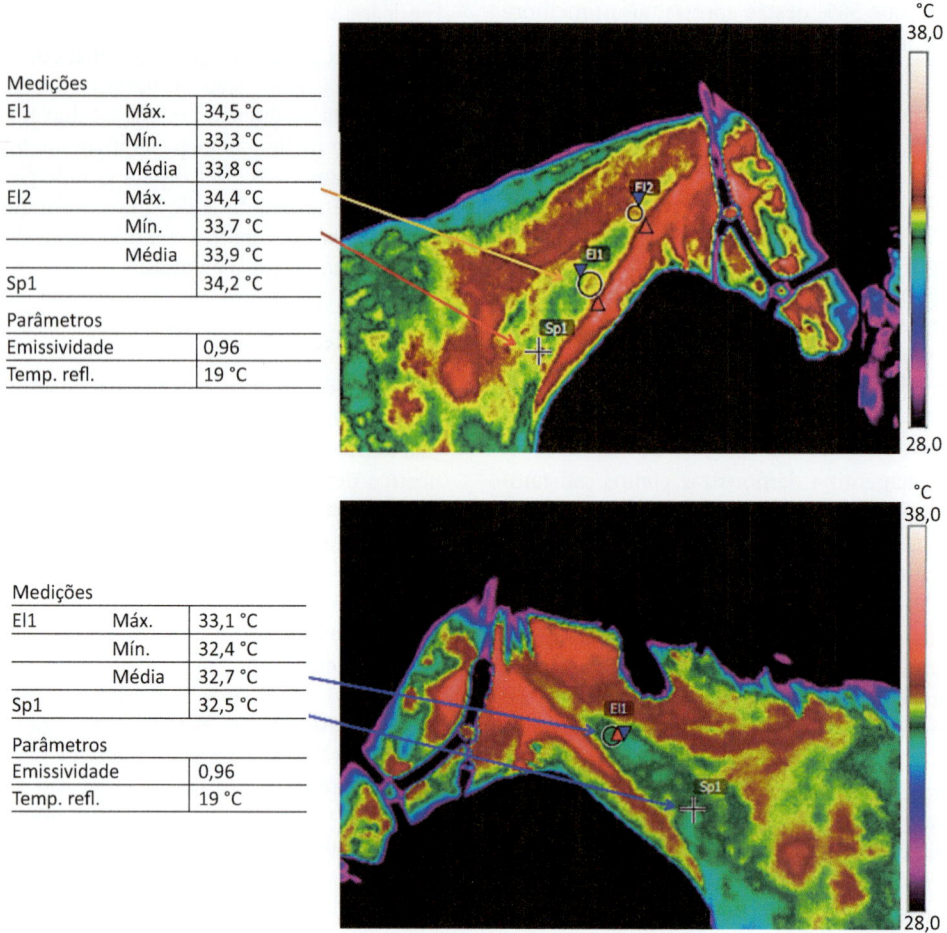

Medições		
EI1	Máx.	34,5 °C
	Mín.	33,3 °C
	Média	33,8 °C
EI2	Máx.	34,4 °C
	Mín.	33,7 °C
	Média	33,9 °C
Sp1		34,2 °C
Parâmetros		
Emissividade		0,96
Temp. refl.		19 °C

Medições		
EI1	Máx.	33,1 °C
	Mín.	32,4 °C
	Média	32,7 °C
Sp1		32,5 °C
Parâmetros		
Emissividade		0,96
Temp. refl.		19 °C

FIGURA 101.12 – Exame de termografia cervical, vista lateral direita e esquerda. Área de hipertermia da região cervical entre C1/C2, C3/C4 e C5/C6 do lado direito do pescoço, quando comparada com as mesmas regiões do pescoço esquerdo.

Fonte: Acervo de Souto MT, 2020.

a ressonância magnética. Na experiência das autoras, a associação de amitriptilina na dose de 0,8 mg/kg a cada 12 horas ao firocoxib como anti-inflamatórios não esteroidal tem uma boa resposta. Na literatura ainda não existem dados publicados em grande número de pacientes. Vale ressaltar que a associação de tramadol, cetamina e dipirona numa fase inicial pode ser considerada em animais com dor intensa (Tabela 101.1).

Equinos com radiculopatias em coluna torácica ou lombar apresentam relutância a se movimentar, saltar e correr e ainda podem apresentar alterações comportamentais como irritabilidade, dor à palpação na musculatura paravertebral lombar e torácica e redução da *performance*. A afecção mais comum nessa região é o pinçamento do processo espinhoso dorsal que normalmente afeta T13-T18, mas pode ser na região lombar também. O diagnóstico pode ser por radiografias e termografia. Além do tratamento farmacológico citado previamente na radiculopatia cervical, consideram-se o *shockwave* e a mesoterapia.

O tratamento da dor neuropática em equinos ainda está longe do ideal. A dificuldade no diagnóstico resulta na dor subtratada ou negligenciada em muitas situações. Muitos equinos atletas sofrem desse tipo de dor e, com isso, apresentam extrema redução de desempenho, podendo ser afastados precocemente do esporte. Estudos em relação à dose e ao tratamento ideais são necessários, assim como acesso ao diagnóstico precoce.

Referências bibliográficas

Introdução/laminite

1. Loeser JD, Treede R. The Kyoto protocol of IASP basic pain terminology. 2008;137:473-7.
2. Campbell JN, Meyer RA. Mechanisms of neuropathic pain review. 2006;77-92.
3. Hood DM. The pathophysiology of developmental and acute laminitis. Vet. Clin. North Am. Equine Pract. [Internet]. 1999;15(2):321-43. Disponível em: http://dx.doi.org/10.1016/S0749-0739(17)30148-7.
4. Wylie CE, Collins SN, Verheyen KLP, Newton JR. Risk factors for equine laminitis: a systematic review with quality appraisal of published evidence. Vet. J. [Internet]. 2012;193(1):58-66. Disponível em: http://dx.doi.org/10.1016/j.tvjl.2011.10.020.
5. De Laat MA, Reiche DB, Sillence MN, McGree JM. Incidence and risk factors for recurrence of endocrinopathic laminitis in horses. J. Vet. Intern. Med. 2019;33(3):1473-82.

6. Collins SN, Pollitt C, Wylie CE, Matiasek K. Laminitic pain: parallels with pain states in humans and other species. Vet. Clin. North Am. Equine Pract. 2010;26(3):643-71.

7. Collins SN, Van Eps AW, Pollitt CC, Kuwano A. The lamellar wedge. Vet. Clin. North Am. Equine Pract. 2010;26(1):179-95.

8. Hood DM. The mechanisms and consequences of structural failure of the foot. Vet. Clin. North Am. Equine Pract. [Internet]. 1999;15(2):437-61. Disponível em: http://dx.doi.org/10.1016/S0749-0739(17)30154-2.

9. Stashak TS. Adams and Stashak's lameness in horses [E-book]. 7th ed. In: Baxter AM (ed.). Google Livros [Internet]. 2020. p. 490-509 [citado 21 jul. 2020]. Disponível em: https://books.google.com.br/books?id=3UnhDwAAQBAJ&printsec=frontcover&hl=pt-BR&source=gbs_ge_summary_r&cad=0#v=onepage&q&f=false.

10. Van Eps A, Collins SN, Pollitt CC. Supporting limb laminitis. Vet. Clin. North Am. Equine Pract. [Internet]. 2010;26(2):287-302. Disponível em: http://dx.doi.org/10.1016/j.cveq.2010.06.007.

11. Reed SM, Bayly WM, Sellon DC. Equine internal medicine [E-book]. 2nd ed. In: Stokes AM, Eades SC (ed.). Google Livros [Internet]. 2004. p. 461-531 [citado 21 jul. 2020]. Disponível em: https://books.google.com.br/books?hl=pt-BR&lr=&id=8Ok7DwAAQBAJ&oi=fnd&pg=PP1&dq=Equine+internal+medicine.+2+ed+St+Louis&ots=zIHrlkXJIV&sig=qHlADwtrLB1HVYmvXxYIk3VAUJw#v=onepage&q=Equine internal medicine. 2 ed St Louis&f=false.

12. Parks A. Form and function of the equine digit. 2003;19:285-307.

13. Jones E, Viñuela-Fernandez I, Eager RA, Delaney A, Anderson H, Patel A et al. Neuropathic changes in equine laminitis pain. Pain [Internet]. 2007;132(3):321-31 [citado 27 abr. 2017]. Disponível em: http://www.sciencedirect.com/science/article/pii/S0304395907004976.

14. Xiao H, Huang Q, Zhang F, Bao L, Lu Y, Guo C et al. Identification of gene expression profile of dorsal root ganglion in the rat peripheral axotomy model of neuropathic pain. 2002.

15. Tsujino H, Kondo E, Fukuoka T, Dai Y, Tokunaga A, Miki K et al. Activating Transcription Factor 3 (ATF3) induction by axotomy in sensory and motoneurons: a novel neuronal marker of nerve injury. 2000;182:170-82.

16. Vranken JH. Elucidation of pathophysiology and treatment of neuropathic pain. 2012;304-14.

17. Bowker RM, Linder K, Sonea IM, Guida LA. Sensory nerve fibers and receptors in equine distal forelimbs and their potential roles in locomotion. Equine Vet. J. 1995;27(suppl. 18):141-6.

18. Bowker RM, Bowker AM, Guida LA, Linder KE, Sonea IM. Sensory receptors in the equine hoof. Am. J. Vet. Res. 1993 Dec [citado 2016].

19. Molyneux GS, Haller CJ, Mogg K, Pollitt CC. The structure, innervation and location of arteriovenous anastomoses in the equine foot. Equine Vet. J. 1994;26(4):305-12.

20. Engiles JB. Pathology of the distal phalanx in equine laminitis: more than just skin deep. Vet. Clin. North Am. Equine Pract. 2010;26(1):155-65.

21. Baker WR. Treating laminitis: beyond the mechanics of trimming and shoeing. Vet. Clin. North Am. Equine Pract. 2012;28(2):441-55.

22. Belknap JK, Geor R. Equine laminitis [Internet]. Hoboken, NJ, USA: John Wiley & Sons Inc.; 2017. p. 1-455 [citado 21 jul. 2020]. Disponível em: http://doi.wiley.com/10.1002/9781119169239.

23. Van Eps AW, Pollitt CC. Equine laminitis: cryotherapy reduces the severity of the acute lesion. Equine Vet. J. 2004;36(3):255-60.

24. Van Eps AW, Orsini JA. A comparison of seven methods for continuous therapeutic cooling of the equine digit. Equine Vet. J. 2016;48(1).

25. Pollitt CC, Van Eps AW. Prolonged, continuous distal limb cryotherapy in the horse. Equine Vet. J. 2004;36(3):216-20.

26. Eades S, Fugler LA, Mitchell C. The management of equine acute laminitis. Vet. Med. Res. Reports. 2014;39.

27. Driessen B. Neuropathic pain management in chronic laminitis. 2010;26:315-37.

28. Guedes AGP, Matthews NS, Hood DM. Effect of ketamine hydrochloride on the analgesic effects of tramadol hydrochloride in horses with chronic laminitis pain. Am. J. Vet. Res. 2012;73(5):5-9.

29. Hopster K, Van Eps AW. Pain management for laminitis in the horse. Equine Veterinary Education. 2018.

30. Hopster K, Van Eps AW. Pain management for laminitis in the horse. 2019;31:384-92.

31. Ambrósio AM, Ida KK, Souto MTMR, Oshiro AH, Fantoni DT. Effects of positive end-expiratory pressure titration on gas exchange, respiratory mechanics and hemodynamics in anesthetized horses. Vet. Anaesth. Analg. 2013;40(6).

32. Souto MTM, Fantoni DT, Hamaji A, Hamaji M, Vendruscolo CP, Otsuki DA et al. Ultrasound-guided continuous block of median and ulnar nerves in horses: development of the technique. Vet. Anaesth. Analg. 2020;47(3):405-13.

33. Young JM, Schoonover MJ, Kembel SL, Taylor JD, Bauck AG, Gilliam LL. Efficacy of orally administered gabapentin in horses with chronic thoracic limb lameness. Vet. Anaesth. Analg. [Internet]. 2020;47(2):259-66. Disponível em: https://doi.org/10.1016/j.vaa.2019.11.003.

34. Souto M. Tratado de dor – Publicação da Sociedade Brasileira para o Estudo da Dor. 1. ed. In: Posso IP, Grossmann E, Fonseca P, Perissinotti D, Oliveira Júnior J, Souza J et al (ed.). Rio de Janeiro: Atheneu; 2018. v. 2, p. 1-2529.

Neuralgia trigeminal

1. Newton SA, Knottenbelt DC, Eldridge PR. Headshaking in horses: possible etiopathogenesis suggested by the results of diagnostic tests and several treatment regimes used in 20 cases. Equine Veterinary Journal. 2000;32(3):208-216.

2. Pickles K, Madigan J, Aleman M. Idiopathic headshaking: is it still idiopathic? 2014;201(1):21-30.

3. Aleman M, Williams DC, Brosnan RJ et al. Sensory nerve conduction and somatosensory evoked potentials of the trigeminal nerve in horses with idiopathic headshaking. Journal of Veterinary Internal Medicine. 2013;27(6):1571-1580.

4. Zakrewska JM, Linskey ME. Trigeminal neuralgia. British Medical Journal. 2014;348(474):1-9.

5. Aleman M, Pickles KJ, Simonek GE et al. Latent equine herpesvirus-1 in trigeminal ganglia and equine idiopathic headshaking. Journal of Veterinary Internal Medicine. 2012;26(1):192-194.

6. Gilsenan WF, Getman LM, Parente EJ et al. Headshaking in 5 horses after paranasal sinus surgery. Veterinary Surgery. 2013; 43:678-684.

7. Slater J. National equine health survey [Internet]. 2013. Disponível em: http://www.bluecross.org.uk/80135/national-equine-health-survey-html.

8. Ross SE, Murray JK, Roberts VLH. Prevalence of headshaking within the equine population in the UK. Equine Veterinary Journal. 2017:1-6.

9. Mills DS, Cook S, Taylor K et al. Analysis of the variations in clinical signs shown by 254 cases of equine head shaking. The Veterinary Record. 2002;150(8):236-240.

10. Rush BR, Grady JA. Photic headshaking. Compendium Equine – Continuing Education for Veterinarians. 2019:327-331.

11. Madigan JE, Bell SA. Owner survey of headshaking in horses. Journal of the American Veterinary Medical Association. 2001;219(3):334-7.

12. Moore A, Derry S, Wiffen P. Gabapentin for chronic neuropathic pain. Journal of the American Medical Association. 2018;319:8.

13. Moore SA. Managing neuropathic pain in dogs. Frontiers in Veterinary Science. 2016;12:3.

14. Terry RL, McDonnell SW, Van Eps AW et al. Pharmacokinetic profile and behavioral effects of gabapentin in the horse. Journal of Veterinary Pharmacology and Therapeutics. 2010;33:485-494.

15. Roberts VL, Patel NK, Tremaine WH. Neuromodulation using percutaneous electrical nerve stimulation for the management of trigeminal-mediated headshaking: a safe procedure resulting in medium-term remission in five of seven horses. Equine Veterinary Journal. 2016;48(2):201-204.

16. Sheldon SA, Aleman M, Lais RR. Effects of magnesium with or without boron on headshaking behavior in horses with trigeminal-mediated headshaking. Journal of Veterinary Internal Medicine. 2019;33:1464-1472.

17. Roberts V. Trigeminal-mediated headshaking in horses: prevalence, impact and management strategies. Veterinary Medicine – Research and Reports. 2019;10:1-8.

Radiculopatias

1. Abuja GA, Garcia-Lopez JM, Manso-Diaz G et al. The cranial nuchal bursa: anatomy, ultrasonography, magnetic resonance imaging and endoscopic approach. Equine Vet. J. 2014;46:745-50.

2. Garcia-Lopez JM, Jenei T, Chope K et al. Diagnosis and management of cranial and caudal nuchal bursitis in four horses. J. Am. Vet. Med. Assoc. 2010;237:823-9.

3. Garcia-Lopez JM. Neck, back and pelvic pain in sport horses. Vet. Clin. Equine. 2018.

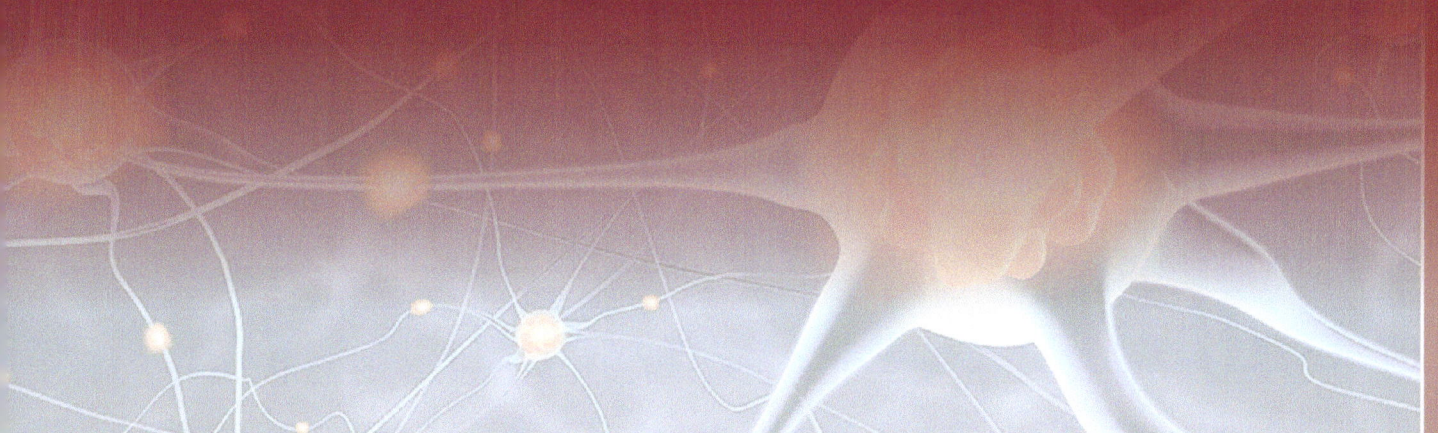

Pesquisa Clínica na Dor Neuropática

Modelos Animais de Dor Neuropática. O Que Há de Novo? O Que Estamos Procurando?

Orlando Carlos Gomes Colhado | Sanderland Tavares Gurgel

Introdução

A dor crônica consiste em uma condição importante de sofrimento humano que resulta em implicações graves sociais e econômicas, tornando-se, assim, um problema de saúde pública de complexa resolução. Entre os tipos de dor crônica, existe a dor neuropática, caracterizada, em sua essência, por uma doença ou lesão que afeta o sistema nervoso somatossensorial periférico ou central. Trauma, isquemia, compressão, distúrbios metabólicos ou nutricionais e exposição a várias toxinas constituem os principais fatores que podem gerar lesão neurológica. A expressão clínica dessas alterações neurológicas se caracteriza por anormalidades sensitivas como disestesia, hiperalgesia, alodinia e dor espontânea. Portanto, os modelos experimentais ideais deveriam reproduzir esses déficits sensitivos explorando a etiologia e os mecanismos periféricos e centrais da dor neuropática. Assim, uma série de modelos experimentais com base na utilização de animais tem sido desenvolvida com o objetivo de estimular as diversas condições clínicas e etiológicas, constituindo-se em uma importante fonte para o entendimento dos mecanismos de dor neuropática, bem como explorando a efetividade terapêutica para o seu controle. Esses modelos experimentais causados por traumatismos geralmente envolvem lesão mecânica de um nervo, que pode ser total (criando amplas áreas de desenervação completa e ensejando o aparecimento de mutilações no membro desnervado), ou de lesões parciais com quadros de instalação de hiperalgesia mecânica e térmica prolongadas.

Apesar de o conhecimento atual dos mecanismos fisiopatológicos envolvidos no aparecimento da dor neuropática ter sido fundamentalmente oriundo desses modelos experimentais em animais, o aspecto de condução terapêutica por meio da utilização de medicamentos mais efetivos e com menos efeitos colaterais ainda não é uma realidade. Entre as várias razões para a dificuldade de ampliação do arsenal terapêutico, encontra-se a necessidade de se saber se esses modelos animais realmente mimetizam os processos dolorosos neuropáticos que acometem os seres humanos e suas limitações, o que requer que a interpretação de seus resultados quanto à aplicação nas condições humanas seja feita da maneira mais cautelosa possível.

Outras explicações podem nos ajudar a entender melhor essa dificuldade translacional. Uma possível explicação é que os testes animais avaliam as reações de organismos intactos sob condições bem controladas e a evidência de ocorrência de dor é fundamentada na análise de comportamentos quantificáveis, como a latência de retirada da pata à estimulação nociva, a frequência e a limiar de reação à retirada da estimulação mecânica e o grau de autonomia, reações estas muitas vezes interpretadas como equivalentes, mas não necessariamente correspondentes às sensações neurológicas positivas ou negativas que são identificadas em seres humanos. Portanto, a análise do aspecto qualitativo da dor neuropática fica prejudicada, pois a evitação ou o comportamento protetor frente a um estímulo nocivo nos modelos experimentais podem ser frequentemente interpretados como relacionados à dor, mas podem ser também induzidos por parestesias ou disestesia.

Outro ponto importante na compreensão e condução de pacientes com dor neuropática seria o impacto na qualidade de vida, incluindo mudanças nos estados afetivos e atividades de vida diária, que são difíceis e raramente avaliados nos modelos animais experimentais.

Independentemente das dificuldades de interpretação e da cautela necessária para traduzir os resultados dos estudos realizados em animais de experimentação para a prática clínica em seres humanos, vários modelos foram desenvolvidos com o intuito de mimetizar doenças clínicas distintas, avaliando seus aspectos fisiopatológicos subjacentes e os potenciais tratamentos.

Seres humanos que sofrem de dor crônica são, na maioria, do sexo feminino, de meia-idade ou idosos e com genética heterogênea, enquanto as amostras de animais, nos experimentos para pesquisa de síndromes dolorosas, são na maioria de ratos Sprague-Dawley adultos jovens, machos.

Um conjunto de fatores poderia variar em um ambiente laboratorial, tanto no viveiro, como na sala de procedimentos, que podem alterar a sensibilidade da dor em roedores, como o estresse que pode produzir analgesia ou hiperalgesia, e algumas evidências sugerem que a genética, a severidade do estresse e a cronicidade podem ser relevantes quanto à direção na qual a dor será modulada.

Alguns fatores estressantes, relacionados à criação de animais em laboratório, são o isolamento e a convivência em numeroso grupo, que podem afetar seu bem-estar e afetar diretamente a sensibilidade à dor.

Na pesquisa em neurociência cognitiva, com primatas não humanos, sempre requer extensivo ensinamento animal, usando treinamento de reforço positivo. Os animais têm de aprender a operar dispositivos como *joystick*, uma alavanca, ou um botão; interpretar pistas sensoriais; e reagir de acordo com o paradigma de comportamento. Treinar um animal, da ingenuidade para ser experiente em tarefas cognitivas, pode durar muitos meses cujo sucesso depende da motivação animal e de habilidades cognitivas.

Capacidade regenerativa de neurônios em modelos animais

Neurônios sensitivos do sistema nervoso periférico (SNP) têm demonstrado grande capacidade regenerativa após injúria. Estudos recentes identificaram alterações na transcrição de neurônios sensitivos, que são importantes para regeneração axonal, apesar de essa regeneração ser sempre imperfeita.

Em roedores, células de Schwann (CS) envelhecidas falham em ativar apropriadamente o programa de reparação em resposta à injúria que reduz a capacidade de regeneração de neurônios periféricos.

Em ratos, a lesão do nervo ciático se acompanha de acelerada recuperação axonal e da função sensorial, entretanto evidências de dor neuropática são observadas mais tarde, podendo estar relacionadas à regeneração rápida das CS, com estudos demonstrando que alterações na sua fisiologia, em repouso, mesmo antes da injúria do nervo, podem regular a expressão do gene que regula a capacidade sensorial neuronal.

Modelos animais de dor neuropática

A maioria dos modelos experimentais de dor neuropática foi desenvolvida a partir de lesões periféricas traumáticas, metabólicas ou tóxicas, permitindo o estudo de distúrbios periféricos como neuropatias, plexopatias e radiculopatias, que representam uma grande porcentagem de doenças capazes de induzir dor neuropática (diabetes e alcoolismo são exemplos dessas condições que promovem alterações sensitivas capazes de induzir dor). Atualmente existem diversos tipos de experimentação animal que avaliam tanto esses mecanismos periféricos como centrais de dor neuropática.

Modelo de axotomia

Constitui o modelo mais antigo de estudo em animais de dor neuropática, envolvendo a completa transecção do nervo ciático em ratos, com lesão do nervo safeno e indução de desenervação distal completa do membro e desenvolvimento de neuroma de coto proximal. Produz anestesia dolorosa e a autotomia (autoataque e mutilação do membro desnervado são considerados marcadores de dor neuropática). Questiona-se se essa autotomia seria um reflexo da dor espontânea ou o resultado de cuidados excessivos na ausência de *feedback* sensorial. A principal limitação desse modelo baseia-se na raridade com que uma lesão nervosa completa acontece (clinicamente, as formas mais comuns de neuropatia envolvem lesões parciais, sendo as lesões totais mais comum em amputação, com a geração de dor fantasma). Outros questionamentos sob o ponto de vista ético podem ser levantados em relação a esse modelo experimental.

Constrição crônica nervosa

Este modelo é caracterizado por uma mononeuropatia periférica (nervo ciático) em ratos, sendo um dos experimentos mais empregados para estudo de dor neuropática. Baseia-se na identificação do nervo e na realização de ligaduras frouxas com o cuidado de não interromper a circulação epineural. Inflamação e degeneração Walleriana ocorrem. A visualização e a graduação dos sinais de alterações comportamentais como autotomia, lambidas excessivas, hiper-reatividade química e alodínia ao frio, hiperalgesia mecânica e térmica, claudicação do membro afetado e o ato de evitar a colocação do peso no lado da lesão são documentados. Estudos eletrofisiológicos e histopatológicos realizados demonstram diminuição da velocidade de condução nervosa vista principalmente em axônios mielinizados em comparação com os não mielinizados.

Esse modelo experimental de mononeuropatia periférica unilateral é usado extensivamente para pesquisa sobre dor espontânea e sensação anormal, além de sintomas sensoriais associados à neuropatia por encarceramento.

Ligadura parcial do nervo ciático

Um dos modelos experimentais de neuropatia em ratos ou camundongos mais empregados, consiste na exposição e ligadura firme do nervo ciático e na observação das alterações comportamentais desenvolvidas com o tempo. A dor mantida pelo sistema simpático pode ser avaliada em seu aspecto temporal neste modelo e fornecer informações fundamentais para sua compreensão.

Ligadura de nervo espinhal

Neste modelo, os ratos são anestesiados e colocados na posição prona, após limpeza e dissecção por planos, os nervos espinhais L5 e L6 são identificados e firmemente ligados distal aos gânglios da raiz dorsal (DRG). Embora sejam necessários procedimentos cirúrgicos mais extensos, este modelo demonstra uma vantagem de ter segmentos espinhais lesionados e intactos separados, permitindo a visualização temporal das alterações sensoriais, principalmente aquelas ligadas ao sistema autonômico simpático.

Lesão poupadora de nervo

Neste modelo, ratos são anestesiados e o nervo ciático, com seus três ramos terminais, são expostos (sural, fibular comum e tibial, sendo os dois últimos firmemente ligados e o nervo sural permanece intacto). Podem ser confeccionados modelos variantes no quesito de ligação, porém mantém-se um nervo sempre intacto (modelo de lesão com nervo poupado). Este modelo permite a comparação nas sensibilidades mecânica e térmica de territórios cutâneos não lesados adjacentes às áreas desnervadas. Essas mudanças nas sensibilidades mecânicas e térmicas são robustas, substanciais, de tempo prolongado e imitam de perto muitas características da dor neuropática clínica. O procedimento cirúrgico para criação deste modelo é relativamente fácil em comparação com os modelos anteriores e há uma variabilidade menor no grau de dano neurológico.

Crioneurólise ciática

Neste modelo interessante de neuropatia periférica, a indução da lesão nervosa é realizada por meio do congelamento do nervo ciático. Após a exposição do nervo ciático próximo à sua trifurcação, uma crio-sonda, resfriada a 60 ºC e utilizando óxido nitroso como substância refrigerante, é utilizada para realizar a lesão neurológica, após a qual o nervo é colocado de volta seguido do fechamento da ferida operatória com suturas cirúrgicas. Os sintomas produzidos neste modelo são alodínia mecânica e autotomia, sem hiperalgesia térmica. A lesão produzida pela crioneurólise é reversível, portanto, gera uma oportunidade para estudar o efeito da lesão nervosa transitória e o processo de cura.

Ressecção do tronco caudal

Neste experimento, o tronco caudal inferior esquerdo do rato é ressecado entre os nervos espinhais S3 e S4. Ocorre desenvolvimento de alodínia mecânica, fria e quente na cauda com duração de várias semanas. Podem existir variações deste modelo no que se refere ao nível e ao número de nervos a serem estudados. Estes modelos são interessantes porque permitem que testes comportamentais sejam realizados na cauda em vez de na pata traseira. O teste na cauda é mais fácil e consistente, pois o local do teste pode ser fixado por marcação. Ainda mais importante, estes modelos não resultam em deformidade da cauda ou em alteração de função motora, o teste cego verdadeiro pode ser possível.

Neurite inflamatória do ciático

Quase metade das neuropatias clínicas é causada por inflamação ou infecção, e não por trauma. Além disso, inflamação é muito frequente após lesões traumáticas. Assim, por intermédio de um modelo de neurite desenvolvido, que consta de cateteres implantados perifericamente ao redor do nervo ciático, utilizados para injetar leveduras, foi possível induzir alodínia mecânica, sem hiperalgesia aparente. A característica desse tipo de neuropatia é o desenvolvimento de alodínia em espelho, isto é, a indução de hipersensibilidade na pata contralateral. A utilização de uma sutura perineuronal, injeção de citocinas pró-inflamatórias, aplicação de componentes bacteriológicos são alguns exemplos de substâncias utilizadas para deflagrar resposta imune e produzir alodínia mecânica. A dor por imagem em espelho surge de locais contralaterais ao local da lesão e é um fenômeno enigmático associado a trauma ou inflamação dos nervos periféricos. A dor de imagem em espelho ocorre em condições de dor crônica, incluindo as síndromes dolorosas complexas regionais (SDCR), dor facial atípica, artromialgia facial idiopática e estomatodinia. É tipicamente caracterizado por alodínia mecânica.

Lesão ciática por fotossensibilização

Este modelo se caracteriza pela injeção de um corante fotossensibilizante pela veia da cauda seguida por exposição cirúrgica do nervo ciático esquerdo a um *laser* de argônio, isolado do tecido circundante por uma folha de alumínio. Foi documentado que a lesão do nervo não é induzida pelo calor gerado pelo *laser*, mas é o resultado da reação fotoquímica formando trombose e oclusão em pequenos vasos que irrigam o nervo. Neste modelo, foram documentados alodínia mecânica ao calor e ao frio altamente reproduzível e sinais de dor espontânea.

Modelos de dor central

Um número de modelos experimentais para estudo de dor central tem sido desenvolvido. A maioria dessas lesões espinhais em seres humanos é resultante de fraturas ou luxações induzidas por contusões compressivas. Assim parece plausível que a utilização de modelos que resultam em contusões teciduais nervosas seja relevante para avaliar fenômenos clínicos. Um modelo utiliza a indução de lesão medular em cães mediante o emprego de um peso sobre a medula exposta cirurgicamente. Modificações foram feitas por diferentes pesquisadores neste modelo para controlar uniformemente o grau da lesão, porém a paraplegia e a necrose segmentar completa continuam como objetivo em todos. Outros modelos utilizam a indução de lesão nervosa com injeções de substâncias para simular elevações excitatórias induzidas por lesões, ensejando uma sequela neuroquímica bem documentada, assemelhando-se àquelas descritas quando clinicamente há isquemia ou trauma. Este modelo excitotóxico demonstrou ser eficaz para estudar o(s) mecanismo(s) central(is) e substrato(s) neuronal(is) responsável(is) pelo início e progressão dos estados sensoriais alterados após a lesão do cordão espinhal. Injeções intraespinhais ou intratecais de glutamato, ácido N-metil-D-aspártico, ácido caínico, dinorfina A, peptídeos des-Tyr-dinorfina A, serotonina e triptamina têm sido relatados como geradores de comportamentos de dor relacionados à lesão medular. Ainda no campo experimental, modelos de hemissecção espinhal têm sido amplamente utilizados como modelo de dor central, pois oferecem diversas vantagens, como o número e os tipos de fibras lesadas que são controlados regularmente em cada animal. Os lados ferido e intacto estão completamente separados. Para isso, uma incisão longitudinal é feita para expor os vários segmentos da medula espinhal e a laminectomia é realizada nos segmentos T11-T12. A medula espinhal é hemisseccionada cranialmente à zona de entrada da raiz dorsal L1 com a lâmina, ocasionando o desenvolvimento de alodínia mecânica e térmica. Neste modelo de dor neuropática, a alodínia ao frio e mecânica é desenvolvida extensivamente não apenas nos membros, mas também na cauda. Além disso, a alodínia dura por muito tempo após a hemissecção da medula espinhal.

Modelos de neuropatias induzidas por drogas

Modelos de lesões induzidas por quimioterápicos

■ Neuropatia induzida por vincristina

A vincristina tem sido amplamente utilizada como agente quimioterápico para o tratamento de várias doenças malignas, incluindo câncer de mama, leucemia, linfomas e tumores cerebrais primários. No entanto, o uso clínico da vincristina tem sido associado ao desenvolvimento de neurotoxicidade de fibras nervosas periféricas com resultado sensório-motor de neuropatia. Entre todos os agentes quimioterápicos, a vincristina produz neurotoxicidade previsível e uniforme em todos os pacientes, mesmo em doses terapêuticas. Modelos animais diferentes de neuropatia induzida por vincristina foram desenvolvidos para estudar os mecanismos patogênicos envolvidos no desenvolvimento de neurotoxicidade e usados para estudar as alterações eletrofisiológicas e histopatológicas decorrentes dos agentes quimioterápicos. Modelos experimentais têm utilizado injeções de vincristina na veia de cauda de ratos em diferentes regimes de doses e resultado em neuropatia dolorosa de início rápido, associada à alodínia mecânica. Com doses de infusões maiores, pequenas desordens motoras são também observadas, além de alterações comportamentais tais como hiperalgesia térmica e mecânica, bem como alterações eletrofisiológicas e histopatológicas (marcada degeneração axonal de fibras nervosas mielinizadas) dose-dependentes. Foi relatado que este modelo produz neuropatia estável consequente ao aparecimento de sinais nociceptivos significativos, juntamente com a preservação da boa saúde geral e do desempenho motor.

■ Neuropatia induzida pela cisplatina

A cisplatina tem sido utilizada contra várias doenças malignas, como câncer de ovário, testículo, cólon, cabeça, pescoço e pulmão. Náusea, anorexia, mielossupressão, ototoxicidade, nefrotoxicidade e neuropatia periférica, esta caracterizada pela indução de uma neuropatia axonal sensorial periférica afetando fibras sensoriais de grande e pequeno diâmetro. Geralmente causa sinais e sintomas clínicos com uma forma típica de "luva e meia" após uma dose cumulativa de 300 mg/m², e a neuropatia pode persistir por anos. Modelos experimentais estudaram o desenvolvimento de neurotoxicidade por cisplatina em ratos. No entanto, tem sido muito difícil desenvolver um modelo animal de neuropatia periférica induzida por cisplatina em virtude do desenvolvimento de nefrotoxicidade antes do desenvolvimento de neurotoxicidade. Além disso, tem sido difícil elucidar se a neuropatia é secundária à insuficiência renal ou resultante da ação direta da cisplatina. Esses modelos variam de dose única a vários regimes de doses. Foi observado que o modelo de baixa dose imita a neuropatia e tem uma vantagem considerável de ser menos prejudicial à saúde geral. Mudanças comportamentais, anatômicas e eletrofisiológicas observadas em roedores tratados com cisplatina replicam pontuações de sintomas clínicos de neuropatia observados na neuropatia humana. No entanto, uma diferença fundamental entre a doença humana e o modelo animal tem sido o declínio da atividade motora e da força observada em modelos animais, ao passo que déficits motores não foram observados em humanos tratados com cisplatina.

■ Neuropatia induzida pela oxaliplatina

Medicamento de 3ª geração, direcionado para o tratamento de câncer colorretal, ovariano, de mama e de pulmão metastático avançado. Modelos experimentais vêm demonstrando alterações eletrofisiológicas dose-dependentes, caracterizadas por diminuição da velocidade de condução de nervos sensitivos em razão de lesões das células neuronais no gânglio da raiz dorsal. Alodínia mecânica e térmica ao frio e hiperalgesia mecânica e térmica foram documentadas, sem nenhum sinal de disfunção motora.

■ Neuropatia induzida pelo paclitaxel

É um agente antineoplásico eficaz e é rotineiramente incluído em regimes quimioterápicos para o tratamento de cânceres de mama, ovário, cabeça, pescoço e pulmão de células não pequenas. No entanto, foi relatado que o paclitaxel induz a neuropatia sensorial, que é caracterizada por formigamento, dormência, alodínia mecânica, alodínia ao frio e dor em queimação espontânea contínua das extremidades distais na distribuição de "luva e meia". Os sintomas sensoriais, em geral, começam simetricamente nos pés, mas às vezes aparecem nas mãos e nos pés de modo simultâneo. Com a administração contínua, os sintomas dolorosos aumentam de gravidade e podem incluir perda da sensação vibratória, reflexos tendinosos profundos e habilidades proprioceptivas. No entanto, essas anormalidades funcionais foram observadas para persistir por meses, anos e até mesmo por toda a vida com diminuição da qualidade de vida. Modelos dose-dependentes em ratos têm demonstrado perda da sensação dolorosa, anormalidades morfológicas, distúrbios neurofisiológicos e alterações na função motora podem ser bem estudadas no modelo com doses mais elevadas, pois essas alterações são raras ou ausentes em modelos com baixas doses de paclitaxel. No entanto, os déficits autonômicos graves e anormalidades neurofisiológicas têm sido os deméritos do modelo de alta dose cumulativa.

■ Neuropatia induzida pelo docetaxel

É amplamente empregado como agente antineoplásico para o tratamento de cânceres de mama, ovário e de células não pequenas de pulmão. Ratos tratados com docetaxel demonstraram apresentar redução da velocidade de condução do nervo da cauda, alterações do limiar térmico e degeneração dos nervos da pele.

■ Neuropatia induzida por medicamentos anti-HIV

A terapia antirretroviral altamente ativa é o tratamento mais eficaz para a AIDS e compreende inibidores da transcriptase reversa de nucleosídeos (NRTI), como ddC (zalcitabina), ddI (didanosina) e d4T (estavudina) como componentes ativos. No entanto, observou-se que esses medicamentos produzem neuropatias dolorosas e aumentam os estados de hipersensibilidade à dor produzidos pela infecção por HIV-1. Modelos experimentais em coelhos vêm demonstrando neurotoxicidade em coelhos e ratos, resultando em uma neuropatia periférica dose-dependente, o qual se torna mais proeminente após 15 semanas da administração. Hiperalgesia mecânica e alodínia associada à hiperalgesia térmica também acompanham a constelação de desordens neurológicas, que também são demonstradas e graduadas de maneira dose-dependentes. Portanto, estes modelos de dor neuropática podem ser úteis para estudos mecanísticos e na descoberta de novos alvos terapêuticos para o tratamento da dor neuropática associada ao HIV para melhor sobrevida do paciente com AIDS.

Modelos de neuropatias induzidas por doenças

Neuropatia induzida pelo diabetes

Considerada uma complicação devastadora e incapacitante do diabetes, a neuropatia periférica é uma das principais causas de amputação do pé. Clinicamente, caracteriza-se pelo aumento dos limiares de vibração e de percepção térmica que progridem para perda sensorial. Sensações anormais como parestesias, alodínia, hiperalgesia e dor espontânea que coexistem com a perda da função sensorial normal. Os modelos mais comumente usados para neuropatia diabética são produzidos pela administração das toxinas de células B pancreáticas estreptozotocina (STZ) e aloxana. No modelo de rato de diabetes subcutâneo induzido por STZ, hiperalgesia e hiper-responsividade das fibras C se desenvolvem durante um período de aproximadamente 2 a 3 semanas. No entanto, nestes modelos, os animais desenvolvem outros distúrbios metabólicos com a hiperglicemia, incluindo cetoacidose, alterações no metabolismo lipídico e debilidade física geral (redução do crescimento e da atividade motora, letargia, distensão da bexiga, poliúria e diarreia). Alguns desses sintomas complicam a interpretação dos dados em estudos de nocicepção. Novos modelos têm utilizado injeções na veia da cauda de estreptozotocina. A injeção intravenosa de estreptozotocina foi documentada para produzir uma acentuada hiperglicemia e glicosúria precoce sem cetose significativa, perda de peso ou debilidade física geral. O desenvolvimento de hiperalgesia mecânica e térmica e alodínia tátil foi documentado como máximo em 3 dias. Além disso, também foi demonstrado que a magnitude das alterações comportamentais é semelhante ao que foi observado em 2 a 3 semanas em ratos administrados com estreptozotocina subcutânea. Experimentos utilizando ratos transgênicos têm sido desenvolvidos com o intuito de estudar complicações de longo tempo como as neuropatias. Esses animais exibem hiperglicemia moderadas e estáveis, sem cetose ou obesidade. Assim, alterações na velocidade de condução nervosa motora e sensitiva têm sido descritas, além de hiperalgesia térmica mais precoce e hiperalgesia mecânica mais tardia. Esses ratos têm exibido uma atrofia axonal moderada sem neuropatia autonômica simpática.

Modelos de dor relacionada ao câncer

A dor oncológica na fase final é um problema grave para os pacientes e os mecanismos da dor oncológica permanecem obscuros. Vários modelos animais de dor de câncer foram desenvolvidos, incluindo dor de câncer ósseo, dor de câncer neuropático e dor de câncer de pele. Estes modelos vêm demonstrando a importância de aspectos farmacológicos e neuroquímicos distintos da dor do câncer, sugerindo o envolvimento de componentes inflamatórios, neuropáticos e tumorgênicos na patogênese da dor. Dor neuropática resultante de compressão ou infiltração de nervos periféricos por tumores malignos ocorre com frequência em pacientes com câncer e é uma das principais causas da dor intratável.

Neuropatia induzida pelo HIV

Em até 30% dos pacientes infectados com HIV, a polineuropatia simétrica distal por anormalidades sensoriais pode estar presente. A interação do HIV-1 com receptores presentes em neurônios e células gliais culminam em neurotoxicidade e dano axonal periférico. Modelos experimentais de ratos, em que o nervo ciático é exposto a uma concentração de HIV-1, vêm replicando as lesões vistas clinicamente como alodínia e hiperalgesia.

Modelo de neuralgia pós-herpética (NPH)

O vírus varicela-zóster (VZV) é um vírus neurotrópico altamente virulento, que causa a varicela (varicela) como infecção primária e, posteriormente, o vírus se transporta retrogradamente ao longo dos axônios dos neurônios sensoriais da pele para estabelecer uma infecção latente nos gânglios sensoriais do sistema nervoso periférico. Atualmente um novo modelo foi desenvolvido com alterações sensoriais características em ratos semelhantes às observadas em pacientes com NPH. O modelo envolve a propagação de VZV em células CV-1 (células de fibroblastos de rim de macaco verde africano), seguida pela colheita das células infectadas por vírus (com 80% de efeito citopático).

Posteriormente, os ratos são anestesiados e as células, infectadas com vírus (injetadas por via subcutânea na planta da pata esquerda). Alodínia mecânica e hiperalgesia aparecem a partir do terceiro dia pós-inoculação.

Modelos de neuralgia trigeminal

A neuralgia do trigêmeo é uma síndrome de dor crônica severa caracterizada por punhaladas breves, mas intensas ou choque elétrico como dor paroxística. A dor, em geral, ocorre unilateralmente e é desencadeada por estimulação tátil suave da zona de gatilho no rosto ou na cavidade oral. Modelos experimentais utilizam ratos anestesiados e colocados em uma estrutura estereotáxica, com uma cânula implantada no gânglio trigeminal esquerdo através de um pequeno orifício cranial. Segue-se a compressão do gânglio trigêmeo por injeção de solução de ágar 4% na superfície dorsal do gânglio trigêmeo esquerdo por meio de um injetor de aço inoxidável (calibre 24), estendendo-se 1 mm além da extremidade de uma cânula guia. Essa compressão produz alodínia mecânica de imagem em espelho, com um aumento dramático nas respostas à estimulação mecânica da face.

Modelos de dor orofacial

Vários modelos animais têm sido empregados com objetivo de descrever e aprimorar o conhecimento dos mecanismos subjacentes e fornecer alvos terapêuticos clinicamente viáveis. Um modelo de injeção de formalina subcutânea em região dos pelos faciais ou na articulação temporomandibular em ratos demonstrou vários comportamentos nociceptivos estereotipados, como recuar, deixar cair a cabeça para o lado da lesão e coçar a região orofacial afetada. Além disso, foi descrito que a dor na articulação temporomandibular é caracterizada por estreitamento do espaço articular, remodelação óssea, infiltração de células imunológicas, redução da abertura bucal e sinais de nocicepção. Se estes modelos de dor orofacial estão relacionados ou não à dor neuropática, ainda não foi determinado. Na verdade, eles se baseiam principalmente em mecanismos inflamatórios nas articulações ou músculos faciais.

Quadro 102.1 – Modelos experimentais de dor neuropática.		
Modelo	**Princípio da lesão**	**Animais utilizados**
Axotomia	Completa transecção do nervo ciático	Ratos
Lesão por constrição crônica	Quatro ligaduras soltas ao redor do nervo ciático	Ratos e camundongos
Lesão parcial do nervo ciático	Ligadura apertada de um terço a metade do nervo ciático	Ratos e camundongos
Lesão de nervo espinhal	Ligadura apertada dos nervos espinhais L5, L6	Ratos e macacos
Lesão do nervo poupado	Axotomia dos nervos tibial e fibular comum	Ratos e camundongos
Transecção dos nervos tibial e sural	Axotomia dos nervos tibial e sural	Ratos
Ligadura do nervo fibular comum	Ligadura do nervo fibular comum	Camundongos
Crioneurólise do nervo ciático	Congelamento do nervo ciático	Ratos
Ressecção de tronco caudal	Ressecção de tronco caudal	Ratos
Neurite inflamatória do nervo ciático	Injeção de zimosan, HMG, TNF-alfa em torno nervo ciático	Ratos e camundongos
Lesão do nervo ciático fotoquímica-induzida	Trombose em pequenos vasos que irrigam o nervo ciático por substância fotossensibilizante e *laser*	Ratos e camundongos
Queda de peso ou lesão contusa da medula espinhal	Deixar cair um peso sobre a medula espinhal exposta	Ratos e camundongos
Lesão excitotóxica da medula espinhal	Injeções intraespinhais de aminoácidos excitatórios	Ratos e camundongos
Hemissecção espinhal	Laminectomia de segmentos T11-T12	Ratos
Induzido por drogas	Lesão direta de drogas nos nervos do sistema nervoso periférico	Ratos, camundongos e cobaias coelhos
Neuropatia induzida por diabetes	Alterações induzidas por hiperglicemia persistente nos nervos	Ratos e camundongos
Dor neuropática do câncer	Crescimento de um tumor nas proximidades do nervo ciático	Camundongos
Neuropatia induzida por HIV	Fornecimento da proteína gp120 do HIV-1 ao nervo ciático	Ratos
Neuralgia pós-herpética	Injeção de células infectadas com vírus na planta do pé	Ratos e camundongos
Neuralgia trigeminal	Compressão do gânglio trigeminal, lesão por constrição crônica do nervo infraorbital	Ratos
Dor orofacial	Injeção de formalina em articulações temporomandibulares e maxilar	Ratos e camundongos

Fonte: Adaptado de Jaggi AS, Jain V, Singh N; 2011.

Dor neuropática e depressão

Dor crônica e depressão têm sido demonstradas em vários estudos clínicos em modelos animais. Neurotransmissores dopaminérgicos têm importante papel no circuito mesolímbico de recompensa. Em ambos, estudos clínicos e pré-clínicos, tem sido sugerida disfunção desse neurotransmissor em pacientes com depressão maior e em modelos animais de depressão. Dopamina liberada no núcleo *accumbens*, induzida por drogas que proporcionam recompensa, do tipo bem-estar, como a morfina e a cocaína, está suprimida em modelos animais de dor neuropática. Grupos de estudos relatam que o controle da dor induzido pela ação da pregabalina, induzindo a liberação de dopamina durante o estágio inicial de dor neuropática, sugerem que a disfunção do sistema dopaminérgico nas vias mesolímbicas progridem de forma tempo-dependente no processo de cronificação da dor.

Conclusão

A natureza multifatorial da dor neuropática ocasiona implicações experimentais importantes, ensejando o desenvolvimento de vários modelos ao longo dos anos. Modelos estes baseados principalmente em lesões diretas ou indiretas, utilizando ratos ou camundongos. Infelizmente poucas descobertas experimentais conseguiram ser colocadas na prática clínica de modo efetivo. Portanto, é necessário a continuidade da busca de modelos animais mais preditivos, menos viesados, equilibrando-se os princípios éticos da pesquisa básica em animais e a prática clínica.

Referências bibliográficas

1. Araújo-Filho HG, Pereira EWM, Campos AR, Quintans-Júnior LJ, Quintans JSS. Chronic orofacial pain animal models: pro-gress and challenges. Expert Opinion on Drug Discovery. 2018;13(10):949-64.
2. Asaoka Y, Kato T, Ide S, Amano T, Minami M. Pregabalin induces conditioned place preference in the rat during the early, but not late, stage of neuropathic pain. Neurosci. 2018 Mar 6;668:133-137.
3. Attal N, Bouhassira D. Translational neuropathic pain research. Pain. 2019;160:23-8.
4. Christensen AB, Sorensen JCH, Ettrup KS, Orlowski D, Carsten RB. A large non-primate animal model based on unilateral 6-hydroxydopamine lesioning of the nigrostriatal pathway. Brain Research Bulletin n. S0361-9230(17)30641-X.
5. Colloca L, Ludman T, Bouhassira D, Baron R, Dickenson AH, Yarnitsky D et al. Neuropathic pain. Nature Reviews Disease Primers. 2017;3(1).
6. Gregory NS, Harris AL, Robinson CR, Dougherty PM, Fuchs PN, Sluka KA. An overview of animal models of pain: disease models and outcome measures. The Journal of Pain. 2013;14(11):1255-69.
7. Jaggi AS, Jain V, Singh N. Animal models of neuropathic pain. Fundamental & Clinical Pharmacology. 2011;25(1):1-28.
8. Kerstman E, Ahn S, Battu S, Tariq S, Grabois M. Neuropathic Pain. 2013;110:175-87.
9. Kumar A, Kaur H, Singh A. Neuropathic pain models caused by damage to central or peripheral nervous system. Pharmacological Reports. 2018;70(2):206-16.
10. Mogil JS. Animal models of pain: progress and challenges. Nature Reviews Neuroscience. 2009;10(4):283-94.
11. Poplawski G, Ishikawa T, Brifault C, Kubli C, Regestan R, Henry KW et al. Schann cell regulate sensory neuron gene expression before and after peripheral nerve injury. Glia. 2018;1-14.
12. Prunet P, Hestehave S, Munro G, Christensen R, Brønnum PT, Arvastson L et al. Is there a reasonable excuse for not providing post-operative analgesia when using animal models of peripheral neuropathic pain for research purposes? PloS One. 2017;12(11):e0188113.
13. Smith BH, Torrance N. Epidemiology of neuropathic pain and its impact on quality of life. Current Pain and Headache Reports. 2012;16(3):191-8.
14. St. John Smith E. Advances in understanding nociception and neuropathic pain. Journal of Neurology. 2017;265(2):231-8.
15. Yezierski RP, Hansson P. Inflammatory and neuropathic pain from bench to bedside: what went wrong? The Journal of Pain. 2018;19(6):571-88.

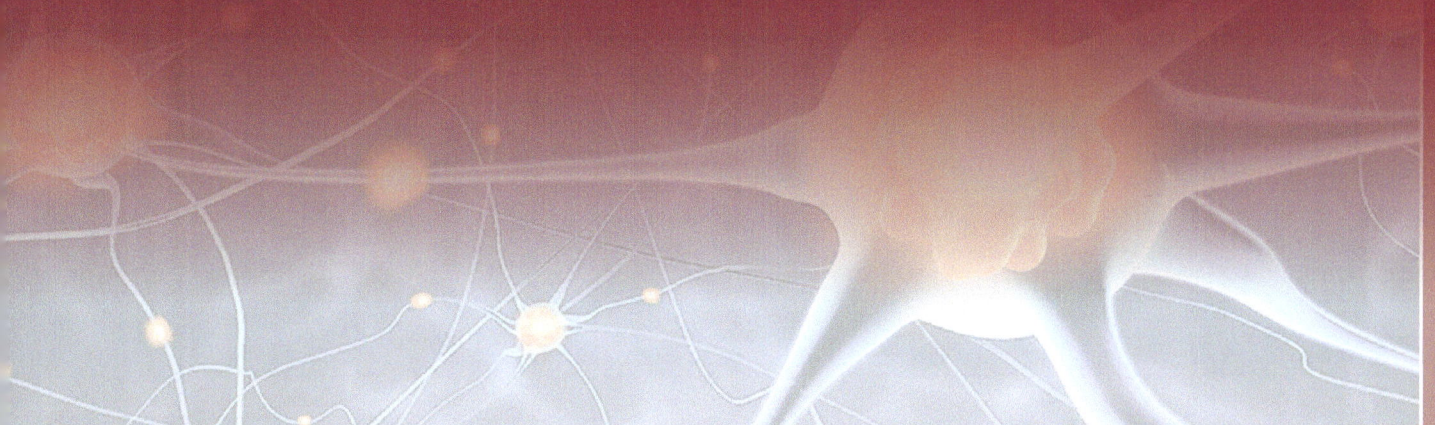

Prevenção da Dor Neuropática
e Prognóstico do Paciente
com Dor Neuropática

capítulo 103

Prevenção da Dor Neuropática

Anita Perpetua Carvalho Rocha de Castro | Ana Cássia Baião de Miranda | Jedson dos Santos Nascimento

Introdução

A dor neuropática (DN) é causada por uma lesão ou doença do sistema somatossensorial, acometendo fibras periféricas e neurônios centrais, tendo uma prevalência de 7% a 10% na população geral (Figura 103.1). A DN é uma condição singular que sofre interferências demográficas, psicossociais e profissionais. Baseia-se na percepção que o indivíduo traz sobre sua condição, no conhecimento sobre seu corpo e na sua funcionalidade. Pode ser uma resposta do organismo a alguma agressão pontual e passar assim que tudo ficar bem, mas também pode ser uma manifestação persistente, sem agressão evidente. Sabe-se que a DN tem múltiplas causas, entre as quais destacam-se o alcoolismo, procedimentos cirúrgicos, lesões nervosas pós-trauma, quimioterapia, radioterapia, doenças metabólicas, infecções virais, patologias oncológicas, esclerose múltipla, compressão de estruturas nervosas na periferia e/ou no sistema nervoso central. Apesar das inúmeras etiologias, o que se sabe é que nem todos os pacientes com neuropatia periférica ou lesão do sistema nervoso central (SNC) desenvolvem DN.

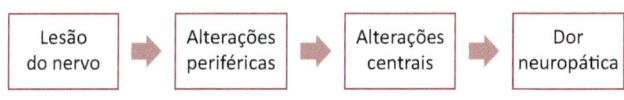

FIGURA 103.1 – Esquema de desenvolvimento da dor neuropática.

Fonte: Desenvolvida pela autoria do capítulo.

Acredita-se que fatores genéticos associados ao desequilíbrio entre a sinalização somatossensorial excitatória e inibitória, as alterações nos canais iônicos e a variabilidade na maneira como as mensagens de dor são moduladas no SNC sejam determinantes no processo de surgimento da DN. Indivíduos com DN geralmente apresentam sensação de choque, queimação, alodínia (dor relacionada a estímulos não dolorosos), hiperalgesia (aumento da resposta a estímulos primariamente dolorosos), alteração do padrão do sono e transtornos do humor. Isso é mais preocupante quando a dor torna-se crônica, tendo como consequências o sofrimento e o comprometimento da qualidade de vida do paciente, não apenas pela presença da dor em si, mas também pelos efeitos colaterais decorrentes dos tratamentos instituídos.

A DN é uma condição complexa, de difícil diagnóstico e tratamento, que gera impactos econômicos para o indivíduo e para a sociedade em decorrência do elevado custo com o sistema de saúde, caracterizado por ciclos contínuos de consultas, reconsultas pouco esclarecedoras, multiplicidade de exames e terapias não resolutivas; e para o sistema previdenciário, por meio de pagamento de benefícios temporários, como auxílio-doença, e benefícios permanentes, como as aposentadorias precoces por invalidez. Somente nos Estados Unidos, o gasto com dor crônica neuropática, em 2016, envolvendo duas áreas da coluna vertebral, cervical e lombar, foi de aproximadamente 136 bilhões de dólares. No Brasil, em 2006, cerca de 9.576.290 dias de trabalho foram perdidos na indústria por transtornos musculoesqueléticos, incluindo dor neuropática, em especial a dor neuropática lombar.

Além dos impactos econômicos, a DN traz prejuízos na participação social do indivíduo. A presença de dor no dia a dia altera o comportamento do indivíduo. Alguns estudos têm demonstrado alterações de humor, presentes em 87% dos pacientes, e os distúrbios do sono, presentes em 50%, o que agrega morbidade ao quadro clínico. Com isso, muitos pacientes não podem mais praticar sua profissão, negligenciam suas amizades e atividades de lazer. Como resultado, tornam-se menos ativos, mais desestimulado, mais recluso, mais defensivo, muda a percepção de si mesmo e, nos casos mais graves, esse processo culmina em depressão.

Estudo realizado nos Estados Unidos mostrou que os pacientes com DN tendem a desenvolver mais sinais e sintomas de depressão e que essa condição pode influenciar negativamente na qualidade de vida. Observou-se que esses pacientes apresentavam maior limitação funcional, fato que resultou na diminuição das atividades de vida diária e, consequentemente, na interação social.

Da mesma forma, a DN impacta a relação com o trabalho. Para a maioria das pessoas, essa dimensão social tem um significado importante na constituição do indivíduo, sendo que, muitas vezes, representa o único elo fora do convívio familiar. Quando a dor está presente no ambiente de trabalho, compromete a capacidade de produção individual. Ao tornar o indivíduo incapaz de realizar suas atividades habituais, que estão permeadas de singularidade, de escolha e de aprofundamento, a dor produz desvalorização, isolamento e estigmatização. Por fim, traduz-se na modificação da identidade laboral e na expectativa de futuro profissional.

É importante ressaltar que a dor neuropática é mecanicamente diferente de outras condições de dor crônica, como a dor inflamatória que ocorre, por exemplo, na osteoartrose (OA) de joelho. Embora a origem da dor na OA de joelho não seja muito bem compreendida, acredita-se que ela seja nociceptiva em virtude de alterações estruturais locais, da insuficiência articular observada e da presença de mediadores inflamatórios na articulação, o que contribui para a sensitização de terminações nervosas no nível periférico. Entretanto, na OA de joelho, muitas vezes, existe uma incompatibilidade entre os achados radiológicos do joelho e a dor, o que pode ser justificado pela presença de outros mecanismos fisiopatológicos diferentes dos citados. Neste contexto, deve-se pensar na DN. Recentemente, Narayan et al. demonstraram que a OA de joelho pode ter um componente neuropático, o qual está presente em 49% dos pacientes.

Um dos mecanismos fisiopatológicos propostos que contribuem para a dor neuropática (DN), neste contexto, é uma regulação positiva dos canais de sódio nos nociceptores. A mudança da densidade dos canais nas membranas do nociceptor cria um ambiente eletroquímico que propicia que os neurônios alcancem seu limiar de despolarização mais rapidamente, o que provoca a sinalização nociceptiva aumentada. É importante lembrar que, assim como em outras condições clínicas, a presença de sensitização central e de componente neuropático está associados a maior intensidade de dor e grande incapacidade, o que torna o seu diagnóstico um elemento importante para a condução adequada do paciente.

A DN é diagnosticada e tratada de forma diferente da dor nociceptiva. Pacientes com DN geralmente não respondem bem aos analgésicos tradicionais ou analgésicos anti-inflamatórios, pois estes, em sua maioria, não atuam diretamente nos mecanismos envolvidos com a dor. *Guidelines* recomendam como fármacos de escolha para o tratamento de DN antidepressivos de ação dual, antidepressivos tricíclicos, anticonvulsivantes gabapentinoides, analgésicos opioides, além de anestésicos locais e capsaícina tópicos nos casos de DN localizada, prescritos dentro de um contexto multimodal. No entanto, de acordo com estudos de DN de diferentes etiologias, apenas 30% dos pacientes tratados com esses fármacos apresentam um alívio satisfatório dos sintomas álgicos. Esses dados evidenciam a necessidade de prevenir a DN e, quando isso não é possível, a necessidade de se instituir o respectivo tratamento precoce.

Fatores de risco para o desenvolvimento de DN

A identificação de fatores de risco é fundamental para a prevenção de DN, os quais são representados por qualquer elemento que interfira no funcionamento do sistema nervoso (SN) sensorial. Um exemplo é o observado no paciente que desenvolve dor pós-operatória persistente (DPOP), conceituada como aquela que se desenvolve após a cirurgia, tem duração superior a 2 ou 3 meses e não tem outra causa que possa justificá-la. Indivíduos com DPOP apresentam diferentes fatores de risco, os quais são dependentes do momento vivenciado pelo paciente no tocante à realização da cirurgia. No pré-operatório, os fatores de risco não modificáveis incluem a idade e o sexo. Pacientes mais velhos tendem a ter risco menor de desenvolver DPOP do que os pacientes mais jovens. Estudos têm demonstrado que as mulheres são mais propensas do que os homens a ter DPOP. Fatores de risco modificáveis incluem alto índice de massa corpórea (igual ou > 25), dor pré-operatória intensa, maior incidência de complicações pós-operatórias e a presença de dor crônica em outras áreas do corpo. Além disso, há os fatores psicológicos que incluem ansiedade, depressão, transtorno de estresse pós-traumático, traumas de vida passada e catastrofização. Os fatores genéticos incluem polimorfismo de catecol-O-metiltransferase, variantes genéticas relacionadas aos canais de sódio dependentes de voltagem, GTP-ciclohidroxilase e genes relacionados a tetra-hidrobiopterina. Alterações da modulação da dor, distúrbios do sono e outros estados de dor também estão implicados. Fatores ambientais como a natureza, intensidade e duração da dor pré-cirúrgica também predispõem à DPOP. Durante os períodos de cicatrização intra e pós-operatório, fatores cirúrgicos importantes incluem o tipo de cirurgia, a localização anatômica da cirurgia, a técnica cirúrgica, a extensão da lesão do nervo e isquemia do tecido. Por exemplo, o grau de lesão do nervo intercostal é considerado o principal determinante da dor persistente pós-toracotomia. Cirurgias específicas têm sido associadas a maiores incidências de DPOP, como mastectomia, toracotomia e herniorrafia inguinal. Os esforços para otimizar as técnicas cirúrgicas para tais operações são uma área importante de pesquisa. Por exemplo, a incidência de dor crônica com comprometimento significativo das atividades diárias diminuiu de 42% dos pacientes no pré-operatório para 8,3% após a plastia de adesivo transabdominal pré-peritoneal. Fatores anestésicos e analgésicos também estão implicados neste período.

No pós-operatório tardio, fatores psicossociais do paciente, terapias adjuvantes, formação de cicatriz e controle da dor desempenham papéis críticos. Embora os fatores cirúrgicos, anestésicos e analgésicos estejam atualmente sob escrutínio para avaliações prospectivas sobre a prevenção da dor crônica, faltam estudos sobre o tratamento precoce dos fatores psicossociais relacionados ao paciente. Essas intervenções podem incluir o desenvolvimento e o aprimoramento das habilidades de enfrentamento, terapia cognitivo-comportamental, *biofeedback* e acupuntura, aplicados antes e após a cirurgia. Isso pode servir como uma área importante para futuras investigações sobre as estratégias de prevenção da dor crônica.

Embora uma ampla gama de fatores de risco tenha sido implicada no desenvolvimento de DPOP, nenhum fator isolado parece dominar. Por exemplo, menos de 20% do risco geral de dor crônica pode ser previsto pela gravidade da dor pós-operatória. No entanto, ainda é possível que o risco cumulativo se torne importante em pacientes com múltiplos fatores de risco. Mais pesquisas são necessárias para elucidar o benefício da estratificação de risco e do tratamento adequado durante as fases perioperatórias da cirurgia.

Prevenção

Em geral, as transformações demográficas, sociais e econômicas ocorrem concomitantemente a mudanças no padrão de morte, morbidade e invalidez. É a chamada transição epidemiológica. Esse processo engloba três alterações: substituição das doenças transmissíveis por doenças não transmissíveis e causas externas; deslocamento do número de casos de morbimortalidade dos grupos etários mais jovens para os grupos etários mais velhos e mudança de predomínio de mortalidade para a morbidade. O Brasil está neste período. A população brasileira está envelhecendo, o que faz o país se deparar com a necessidade da implementação de medidas preventivas, haja vista que as doenças crônicas-degenerativas e suas complicações resultam na perda da autonomia e da qualidade de vida.

Por definição, prevenir significa adotar um conjunto de medidas ou uma preparação antecipada para reduzir ou evitar um dano ou agravo. Inserir medidas preventivas na condução de casos de DN é um desafio para a prática clínica. Existem poucas publicações sobre medidas preventivas, sejam elas medicamentosas ou não, apesar da relevância de ambas ser citada em algumas pesquisas. As existentes versam sobre medidas de prevenção secundária (PS), ou seja, quando os sinais ou sintomas já estão instalados. Os tratamentos disponíveis para a DN têm benefícios significativos, mas modestos. As intervenções que previnem a DN podem ter um efeito substancial na saúde pública.

Uma maior atenção à prevenção tem o potencial de reduzir a incapacidade experimentada por muitos pacientes com DN crônica. Levar um estilo de vida saudável e a educação sobre as condições de saúde causadoras da dor são componentes importantes da prevenção, especialmente naqueles que apresentam maior risco de desenvolver DN. Os programas de prevenção que combinam intervenções médicas e comportamentais que se reforçam mutuamente podem gerar maiores benefícios preventivos.

A identificação dos fatores de risco é essencial para prevenir o desenvolvimento de DN em indivíduos de risco. As estratégias de prevenção primária (PP), em indivíduos geralmente saudáveis, mas em risco, incluem desde a administração de vacinas vivas atenuadas, que reduz a pro-

babilidade de desenvolver infecções, até a adoção de novos comportamentos, como a prática regular de atividade física. Vale ressaltar que apesar dos benefícios serem exaustivamente documentados na literatura, esta recomendação é pouco implementada na atuação clínica.

Em 2016, uma revisão sistemática, envolvendo 21 ensaios clínicos, com a participação de 30.850 indivíduos, em países em desenvolvimento, concluiu que a prática de exercícios físicos ou de exercícios físicos combinados com ações educativas são efetivas tanto na prevenção como no tratamento da dor lombar. Medidas simples e de baixo custo, com resultados positivos.

A OS, por sua vez, envolve a administração de intervenções preventivas a indivíduos que estão passando por uma doença, lesão ou tratamento que pode causar DN crônica. Exemplos dessa abordagem incluem o tratamento perioperatório de pacientes cirúrgicos para prevenir a dor pós-cirúrgica crônica, o uso de tratamento antiviral ou analgésico em pacientes com infecção por herpes-zóster (HZ) e o manejo adequado das condições de saúde, como diabetes *mellitus*.

Como prevenir a dor neuropática?

A melhor maneira de prevenir a DN é evitar o desenvolvimento de neuropatia e, quando isso não é possível, tratá-la o mais precocemente possível. As estratégias de prevenção de DN podem ser classificadas como primária ou secundárias. As estratégias primárias são aquelas realizadas em pacientes saudáveis ou antes da aplicação do estímulo de dor, já que a PP da dor crônica refere-se à prevenção da dor aguda.

■ Prevenção primária

A PP envolve a necessidade de antever, de atuar no período pré-patogênico, de maneira a promover ações que visem reduzir ou minimizar os fatores causais da DN. A PP diz respeito a atitudes que impactem nos agentes patógenos e nos seus vetores. O principal exemplo de PP é a aplicação de vacinas a indivíduos com mais de 50 anos de idade e que apresentam maior probabilidade de desenvolver neuralgia pós-herpética (NPH) quando comparado a indivíduos mais jovens.

A PP se subdivide em dois níveis: promoção da saúde; e proteção específica. A promoção de saúde engloba as ações como educação alimentar, incentivo à prática de atividades físicas, campanhas contra o uso de álcool e tabaco, destinadas a manter o bem-estar geral de uma população, de modo a evitar o desenvolvimento de diversos processos patogênicos. Para isso, conhecer os hábitos e comportamentos do paciente é importante. A prevenção específica incide no período pré-patogênico, antes da instalação da doença. São ações, como a vacinação, dirigidas ao combate de uma enfermidade específica ou um grupo de doenças em particular. Perguntas simples como as elencadas na Figura 103.2 podem ajudar no processo avaliativo.

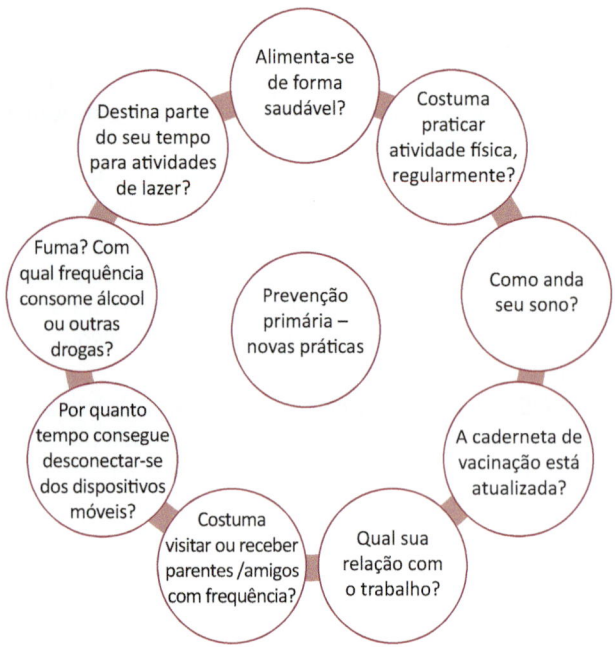

FIGURA 103.2 – Perguntas direcionadas para a avaliação de hábitos/comportamentos dos pacientes avaliados.

Fonte: Desenvolvida pela autoria do capítulo.

É importante:

▶ Monitorar e modificar as escolhas de estilo de vida, incluindo a limitação do uso de tabaco e álcool.

▶ Manter um peso saudável para diminuir o risco de diabetes, doença articular degenerativa ou derrame.

▶ Usar a boa forma ergonômica no trabalho ou na prática de *hobbies* para diminuir o risco de lesões por esforço repetitivo.

▶ Realizar vacinação em massa das populações de risco.

É fundamental lembrar que o desenvolvimento de programas que combinem simultaneamente o esforço médico e intervenções comportamentais merecem destaque, uma vez que podem gerar maiores benefícios preventivos. Um exemplo da atuação médica é a analgesia preemptiva, conceituada como uma forma de analgesia que, iniciada antes de o estímulo doloroso ser gerado, previne ou diminui a dor subsequente, representando, dessa forma, uma PP. O objetivo nesse caso é prevenir ou interferir nos mecanismos envolvidos na sensibilização periférica ou central.

■ Prevenção secundária: tratamento efetivo da dor

As estratégias secundárias, por sua vez, representam as medidas adotadas em indivíduos portadores de doença, lesões e/ou abordagens terapêuticas que possam causar DN. A PS refere-se à identificação precoce e ao tratamento agressivo da dor aguda, prevenindo, assim, a dor crônica. O objetivo é utilizar-se de uma intervenção para prevenir a sensibilização central, mesmo que a sensibilização periférica já tenha ocorrido. Entre os exemplos de PS, destacam-se o uso de analgesia efetiva em pacientes com dor submetidos a radioterapia, quimioterapia ou a procedimentos cirúrgicos, em

situações de dor pós-traumática persistente e nos indivíduos com HZ na sua fase aguda. Os modelos citados estão associados a um início de dor aguda de caráter neuropático mais definido, o que permite uma melhor forma de intervenção no tocante ao controle do quadro álgico e da sua prevenção. Deve-se ressaltar que nem todos os pacientes com neuropatia periférica ou lesão do SNC desenvolvem DN. Um grande estudo de coorte de pacientes com DM indicou que a prevalência geral de sintomas de DN foi de 21% em pacientes com neuropatia clínica e que a prevalência de DN aumentou para 60% naqueles com neuropatia clínica grave. A compreensão da fisiopatologia, da epidemiologia, dos fatores de risco e das estratégias de tratamento são informações determinantes na escolha de ações direcionadas para a prevenção da DN, as quais envolvem alvos como a sensibilização periférica, a sensibilização central e a modulação descendente.

Sempre que possível, é fundamental identificar e tratar a causa subjacente da lesão do tecido nervoso. O tratamento precoce de HZ com medicação antiviral conhecida por prejudicar a replicação do DNA de vírus da varicela-zóster (VVZ) pode reduzir a incidência de NPH. Ademais, os esforços para prevenir ou limitar a lesão do tecido devem sempre ser considerados por meio de uma dissecção cuidadosa do tecido e do uso da abordagem cirúrgica menos invasiva possível, da administração de métodos farmacológicos multimodais sustentados que visam os mecanismos subjacentes da DN são recomendados. A analgesia multimodal é uma abordagem que envolve a combinação de diferentes técnicas analgésicas que atuam em diferentes sítios, apresentando efeitos sinérgicos ou aditivos e melhorando o controle da dor, ao mesmo tempo que minimizam ou eliminam os efeitos colaterais relacionados a cada fármaco.

Técnicas de prevenção de DN

■ Administração de medicações

• Anticonvulsivantes

Os gabapentinoides têm sido a base do tratamento para a DN crônica. Seu uso é fundamentado por vários ensaios clínicos randomizados em pacientes com NPH e neuropatia periférica diabética dolorosa (PDPN).

A gabapentina e a pregabalina exercem efeito antinociceptivo mediante ligação à subunidade alfa-2-delta pré-sináptica dos canais de cálcio dependentes de voltagem do tipo N nos gânglios da raiz dorsal, o que causa redução da liberação dependente de cálcio de neurotransmissores excitatórios, como o glutamato, noradrenalina, peptídeo relacionado ao gene da calcitonina e substância P. Além do mais, a gabapentina demonstrou exercer efeitos modulatórios na altura da substância cinzenta periaqueductal. Estes servem como áreas importantes para o desenvolvimento da sensibilização periférica, sensibilização central e dor crônica, e podem fornecer alvos para a prevenção da DN.

Estudos têm demonstrado benefícios da gabapentina e da pregabalina na neuropatia periférica induzida por paclitaxel e oxaliplatina. A gabapentina perioperatória tem sido utilizada em vários procedimentos cirúrgicos, incluindo histerectomia, tireoidectomia e mastectomia, porém os dados relacionados ao uso de gabapentinoides ainda é controverso para alguns autores. A dosagem ideal, o momento e a frequência da gabapentina permanecem obscuros. Essas discrepâncias nos resultados de vários estudos ressaltam os desafios para a prevenção da DN.

Pregabalina, quando administrada de forma preventiva a pacientes submetidos à artroscopia total do joelho (ATJ), iniciada antes da cirurgia e mantida por 14 dias após a cirurgia, implicou uma redução na DN pós-operatória aguda e crônica. Os pacientes que receberam pregabalina também tiveram reduções estatisticamente significativas nos opioides peridurais, analgésicos opioides orais durante a internação e tiveram maior flexão ativa nos primeiros 30 dias de pós-operatórios.

Vários estudos que investigam o papel dos gabapentinoides para a dor aguda pós-operatória têm mostrado benefício de forma consistente; no entanto, muitos desses estudos não se propuseram especificamente a investigar os efeitos de longo prazo no desenvolvimento de dor crônica. É importante lembrar que, apesar de não haver consenso quanto ao modelo de administração do gabapentinoide mais adequado, o manejo agressivo da dor aguda por meio da prevenção primária e secundária pode reduzir o desenvolvimento de sensibilização central e, consequentemente, de dor crônica.

A carbamazepina (CBZ) era o anticonvulsivante mais utilizado no tratamento de DN de diferentes etiologias. Atualmente é considerada como terapia de 1ª linha apenas para a neuralgia do trigêmeo. Outros estabilizadores de membrana não foram amplamente estudados com o propósito de prevenir a DN crônica.

- ### Antidepressivos

Tanto os antidepressivos tricíclicos (ADT) como os antidepressivos de ação dual têm sido frequentemente usados no tratamento da DN crônica, como neuropatia periférica diabética dolorosa, NPH e neuropatia pós-quimioterapia. Esses fármacos atuam inibindo a recaptação da noradrenalina (NA) e da serotonina (5-HT), dessa forma contribuindo para a modulação descendente da dor, o que fornece um alvo ideal para a prevenção da DN crônica. Dados recentes demonstraram um efeito antinociceptivo mais forte da NA do que da 5-HT. Um aumento na NA e na 5-HT resulta em um efeito analgésico maior do que um aumento em qualquer uma delas sozinha. Esses dados sugerem que ter como alvo a 5-HT e a NA pode representar uma estratégia eficiente no tratamento da DN após quimioterapia.

- ### Lidocaína

A lidocaína é um composto antiarrítmico e anestésico local que exerce esses efeitos ao bloquear os canais de sódio. Ao ser administrada por via parenteral na dose de 1,5 mg/kg em 10 minutos seguido por 1,5 mg/kg/h em 5 horas, mostrou-se com efeito antialodínico transitório em oito dos nove pacientes com neuropatia induzida por quimioterapia,

apresentando efeito analgésico persistente, por 23 dias, em cinco desses pacientes. A lidocaína tópica (5%), na forma de *patch*, tem sido utilizada para o tratamento da dor neuropática associada à NPH, mostrando benefício de forma consistente, embora muitos desses estudos não se propuseram especificamente a investigar os efeitos preventivos no desenvolvimento de NPH após infecção aguda por HZ.

- ### Fármacos anti-inflamatórios

Conforme discutido anteriormente, a inflamação neurogênica é um importante evento de propagação na transmissão da dor tanto no sistema nervoso periférico como no central. A questão importante é se a prevenção agressiva e o tratamento da dor aguda com medicamentos anti-inflamatórios limitam a progressão da sensibilização e da dor crônica. Embora vários estudos que investigam o papel de medicamentos anti-inflamatórios não esteroides (AINE) e esteroides para dor aguda pós-operatória tenham demonstrado benefícios de forma consistente, muitos desses estudos não se propuseram especificamente a investigar efeitos de longo prazo no desenvolvimento de dor.

O uso de corticosteroides na fase aguda da infecção por HZ é ineficaz na prevenção de NPH. No entanto, os corticosteroides têm sido recomendados para aliviar a dor associada ao HZ na fase aguda da doença. O manejo agressivo da dor aguda por meio da prevenção primária e secundária pode reduzir o desenvolvimento de sensibilização central e dor crônica; no entanto, estudos de alta qualidade com acompanhamento de longo prazo são necessários para fundamentar ou refutar essa afirmação.

- ### Antagonistas dos receptores NMDA

Os antagonistas dos receptores NMDA mostraram reduzir a sensibilização central ao atuar no SNC. O antagonista do receptor NMDA mais estudado para a dor é a cetamina. A dose adequada desse fármaco tem sido alvo de inúmeras discussões. A cetamina intravenosa na dose inicial de 0,5 mg/kg e seguida de infusão contínua de 0,25 mg/kg/h mostrou-se efetiva na prevenção de dor perioperatória e persistente em comparação com cetamina IV em dose baixa, infusão de cetamina epidural e placebo. Além disso, a cetamina reduz o consumo de opioides no período perioperatório e, em virtude da redução da dor pós-operatória e da necessidade de opioides, pode reduzir o risco de DPOP.

Prevenção de DN em situações específicas
DN induzida por quimioterapia

Os agentes quimioterápicos ou antineoplásicos são usados mundialmente como a 1ª linha de tratamento clínico do câncer. Esses agentes atuam visando células cancerosas em crescimento e divisão ativa. No entanto, esses agentes também afetam as células saudáveis normais e induzem vários efeitos colaterais, como náuseas, tonturas, fadiga, sonolência e insônia. Entre esses efeitos, o comprometimento do sistema nervoso periférico por agentes quimioterápicos resulta em neuropatia periférica, uma condição conhecida como "neuropatia periférica induzida por quimioterapia" (NPIQT). Esta é um efeito adverso progressivo, duradouro e frequentemente irreversível de muitos agentes antineoplásicos, entre os quais encontra-se as anormalidades sensoriais e a dor. A patogênese da NPIQT não é completamente compreendida e as estratégias de prevenção e tratamento da NPIQT ainda são um desafio para a medicina. Os agentes quimioterápicos associados com NPIQT incluem drogas à base de platina, taxanos, epotilonas, alcaloides de vinca bortezomibe e talidomida, como carboplatina, cisplatina, oxaliplatina, paclitaxel, docetaxel, ixabepilona, vincristina e vimblastina. Embora a patogênese da NPIQT tenha sido estudada por décadas, ela não é totalmente compreendida. Evidências acumuladas indicam que o início e a progressão de NPIQT estão intimamente relacionados com o comprometimento das fibras nervosas intraepidérmicas induzidas por agentes quimioterápicos, estresse oxidativo, descarga espontânea anormal, ativação do canal iônico, o aumento e regulação de várias citocinas pró-inflamatórias e a ativação do sistema neuroimune. Com base nesses achados, vários medicamentos têm sido usados para intervir na NPIQT, e seus efeitos foram avaliados nas últimas décadas.

• Eritropoietina

A eritropoietina (EPO) é uma citocina produzida no rim que está envolvida na regulação da hematopoiese. Foi demonstrado que a EPO tem propriedades neuroprotetoras e neurotróficas, aumenta a regeneração do nervo e promove a recuperação funcional após lesão do nervo periférico. Estudos anteriores demonstraram que a EPO previne parcial, mas significativamente, a redução da perda neuronal induzida pela cisplatina e docetaxel em roedores. A aplicação clínica de EPO beneficiou muito o tratamento da anemia induzida por paclitaxel e cisplatina. A EPO, portanto, é uma candidata promissora para uso concomitante contra toxicidade hematológica e atividade quimioterápica indesejável. No entanto, como a EPO recombinante está associada ao crescimento de células tumorais, seu uso como tratamento CIPN deve ser abordado com cautela.

• N-acetilcisteína e glutationa

A N-acetilcisteína, um antioxidante, ativa a glutationa peroxidase, resultando em um aumento na concentração de glutationa no sangue. A glutationa evita o acúmulo de adutos de platina nos gânglios da raiz dorsal por meio de sua alta afinidade por metais pesados. Neuroproteção mediada por glutationa também tem sido relacionada com a prevenção da apoptose induzida por platina por meio da inibição da ativação da via de sinalização de p53. O tratamento com oito ciclos de glutationa (1.500 mg/m^2) antes da administração de oxaliplatina reduziu significativamente a incidência de neuropatia moderada a grave (grau 2 a 4) em comparação com um grupo de placebo. Assim, a glutationa e seu precursor, a N-acetilcisteína, parecem opções promissoras para prevenir o desenvolvimento de neurotoxicidade induzida por drogas à base de platina. Se essas drogas antioxidantes diminuirão o efeito das drogas à base de platina sobre o câncer ainda precisa ser avaliado.

• Cálcio e magnésio

A infusão de cálcio e magnésio (Ca/Mg) é uma das estratégias mais promissoras para a prevenção da NPIQT. O aumento da concentração extracelular de cálcio pela administração intravenosa de cálcio e magnésio facilita a ação dos canais de sódio, bloqueando-os. Entretanto, os resultados dos estudos que abordam este tema são controversos, demonstrando que a utilidade da infusão de Ca/Mg deve ser avaliada com cuidado.

• Mentol

O mentol, um composto natural de resfriamento, tem sido aplicado para o alívio da DN e dor nociceptiva. O creme de mentol tópico a 1% aplicado duas vezes ao dia, por 4 a 6 semanas, nas áreas doloridas reduziu significativamente a DN e melhorou a dormência induzida por múltiplos agentes quimioterápicos. No entanto, doses mais altas de mentol resultaram em alodínia. Uma dose eficiente e segura de mentol deve ser cuidadosamente selecionada.

• Crioterapia/terapia de compressão/terapia de criocompressão

A primeira publicação sugerindo que a crioterapia foi útil para diminuir a neuropatia induzida por taxano veio de pesquisadores dinamarqueses. Estes observaram que os pacientes tratados com crioterapia de extremidade distal para diminuir a onicólise pareciam ter quantidades reduzidas de neuropatia induzida por docetaxel em aproximadamente 50%. Um estudo randomizado de fase II publicado recentemente, envolvendo 42 pacientes, comparou a crioterapia (realizada com bolsas de gelo nas mãos e pés) a um grupo de controle não tratado com crioterapia. A área sob a curva dos escores sensoriais CIPN20 ao longo de 12 semanas de paclitaxel não diferiu entre os braços do estudo. No entanto, quando o braço de crioterapia foi comparado com um grupo-controle composto de controles combinados de três estudos anteriores, o braço de crioterapia teve menos neuropatia.

• Exercício

Três ensaios clínicos randomizados que avaliaram várias intervenções de exercícios para a prevenção de CIPN foram identificados. Num grande ensaio de pacientes com câncer recebendo quimioterapia com basea em taxano, platina ou alcaloide de vinca, 355 pacientes foram aleatoriamente designados para quimioterapia ou quimioterapia mais exercício para pacientes com câncer (EXCAP), um padrão, individualizado, de intensidade moderada, domiciliar – programa de caminhada progressiva de 6 semanas e exercícios de resistência com base em 6 semanas. Esse ensaio não cego foi desenvolvido para avaliar a eficácia do exercício sobre a fadiga. Como uma análise secundária, dados sobre CIPN também foram coletados; esses resultados apoiam que, em comparação com o controle, o exercício reduziu significativamente os sintomas CIPN de calor, frio nas mãos e nos pés e dormência e formigamento, embora este último não tenha sido significativamente reduzido em comparação com o braço-controle. O grupo de intervenção ainda desenvolveu neuropatia, mas menos do que o grupo de controle – uma diferença de aproximadamente meio ponto em uma escala de 0 a 10. Com base nesses achados e em outras evidências preliminares de apoio, o NCI aprovou recentemente um conceito para um estudo randomizado em grupo de oncologia cooperativa para abordar prospectivamente a utilidade do exercício neste cenário.

■ Neuralgia pós-herpética

A NPH é uma condição de dor neuropática caracterizada por alodínia ou hiperalgesia em um ou mais dermátomos, com duração superior a 3 a 4 meses após a reativação do vírus da varicela-zóster (VVZ) nos gânglios da raiz dorsal (DRG) de indivíduos que tiveram uma infecção VVZ primária. A história natural que resulta em NPH começa com sintomas decorrentes da infecção aguda por HZ, que inclui dormência, coceira e dor durante a fase prodrômica, seguida por erupções vesiculares unilaterais dolorosas na pele com duração de aproximadamente 3 a 4 semanas. Em aproximadamente 20% a 25% dos casos de HZ, os sintomas dolorosos podem persistir por meses ou anos após a cicatrização das lesões vesiculares. A NPH foi amplamente estudada e serve como um modelo protótipo para o estudo da dor neuropática.

A prevenção da NPH está intimamente ligada à prevenção do HZ agudo. A vacinação contra a varicela-zóster é uma forma de PP e reduz a incidência de HZ e de NPH, podendo ser realizada de três formas: vacinação infantil contra o VVZ; imunização passiva contra a varicela (*Varicela-zoster Imune Globulin* – VZIG); e a vacinação contra o herpes-zóster para adultos. É importante lembrar que a vacinação infantil deve ser feita em duas doses, sendo a primeira com 1 ano e, a segunda, entre 4 e 6 anos de idade. A VZIG geralmente é aplicada a comunicantes imunodeprimidos ou gestantes suscetíveis, recém-nascido (RN) de mães que apresentam varicela nos últimos 5 dias antes e até 48 horas após o parto, RN prematuros de 28 semanas de gestação, independentemente de história materna de varicela. A vacina contra o HZ é recomendada para indivíduos com mais de 50 anos de idade. A PS da NPH, por meio do uso de antivirais na fase aguda do HZ, é algo controverso, embora alguns autores defendam a ideia de que os antivirais, ao reduzirem a replicação viral e as lesões nervosas, possam contribuir para prevenir a NPH.

Considerações finais

A DN é um distúrbio de difícil tratamento, afetando a qualidade de vida de muitos pacientes. Neste contexto, é fundamental preveni-la e, quando isso não é possível, tratá-la o mais precocemente possível. As medicações e estratégias disponíveis para este fim têm atuações limitadas. É fundamental a busca de novos alvos potenciais de ação para o desenvolvimento de fármacos destinados à PP e à PS. Vários ensaios clínicos demonstraram a eficácia potencial dos compostos derivados da *cannabis* no tratamento da dor associada ao diabetes, à quimioterapia e à esclerose múltipla. Algumas medicações já foram aprovadas com este fim. Outras técnicas que merecem destaque, como PS, são a estimulação elétrica transcraniana e a estimulação precoce do cordão espinhal de alta frequência, a qual tem eficácia comprovada em pacientes refratários ao tratamento médico convencional. Bombas de infusão e sistemas de liberação de fármacos com base em novas tecnologias são promissoras, uma vez que permitem resolver questões relacionadas à baixa solubilidade e à biodisponibilidade de alguns fármacos. O uso de nanocarreadores no tratamento da dor é uma área de pesquisa nova, com grande potencial de crescimento e benefício clínico. É relevante apontar a possibilidade de reaproveitar medicamentos atualmente aprovados para outras indicações que já se mostraram eficazes em modelos animais de dor neuropática. A metformina e a sinvastatina foram eficazes na redução da dor ao reduzir a neuroinflamação, que representa um potencial alvo terapêutico na DN. A modulação de mediadores pró e anti-inflamatórios desencadeia um ciclo de neuroinflamação e ativação celular geralmente resistente à terapia farmacológica. A ativação anormal dessas células precipita o desenvolvimento de dor neuropática. A terapia multimodal pode trazer benefícios em relação aos tratamentos com um único medicamento, aumentando a segurança e a eficácia para o desenvolvimento de tratamentos personalizados com planejamento individual para cada paciente.

Referências bibliográficas

1. Bellingham GA, Peng PW. Duloxetine: uma revisão de sua farmacologia e uso no tratamento da dor crônica. Reg. Anesth. Pain Med. 2010;35(3):294-303.

2. Carey TS, Freburger JK, Holmes GM et al. A long way to go: practice patterns and evidence in chronic low back pain care. Spine. 2009;34:718-24.

3. Cavalli E, Mammana S, Nicoletti F, Bramanti P, Mazzon E. The neuropathic pain: an overview of the current treatment and future therapeutic approaches. Int. J. Immunopathol. Pharmacol. 2019;33.

4. Colloca L, Ludman T, Bouhassira D, Baron R, Dickenson AH, Yarnitsky D et al. Neuropathic pain. Nat. Rev. Primers. 2017;3:17002.

5. Hall FS, Schwarzbaum JM, Perona MT, Templin JS, Caron MG, Lesch KP, Murphy DL, Uhl GR. Um papel maior para o transportador de norepinefrina do que o transportador de serotonina na nocicepção murina. Neurociências. 2011;175:315-327.

6. Heuvel SAS, Wal SEI, Smedes LA, Radema AS, Van Alfen N, Vissers KCP, Steegers MAH. Intravenous lidocaine: old-school drug, new purpose of intractable pain in patients with chemotherapy induced peripheral neuropathy. Pain Res. Manag. 2017;2017:8053474.

7. Hu LY, Mi WL, Wu GC, Wang YQ, Mao-Ying QL. Prevention and treatment for chemotherapy-induced peripheral neuropathy: therapies based on CIPN mechanisms. Curr. Neuropharmacol. 2019;17(2):184-196.

8. Kehlet H, Jensen TS, Woolf CJ. Persistent postsurgical pain: risk factors and prevention. The Lancet. 2006;367:1618-1625.

9. Loprinzi CL, Lacchetti C, Bleeker J, Cavaletti G, Chauhan C, Hertz DL, Kelley MR. Prevention and management of chemotherapy-induced peripheral neuropathy in survivors of adult cancers: ASCO guideline update. J. Clin. Oncol. 2020;38:3325-3348.

10. Mahn F, Hüllemann P, Wasner G, Baron R, Binder A. Tópica mentol de alta concentração: reprodutibilidade de um modelo de dor substituto humano. Eur. J. Pain. 2014;18(9):1248-1258.

11. McGreevy K, Bottros MM, Raja SN. Preventing chronic pain following acute pain: risk factors, preventive strategies and their efficacy. Eur. J. Pain Suppl. 2011;5(2):365-372.

12. Michaleff ZA, Kamper SJ, Maher CG, Evans R, Broderick C, Henschke N. Low back pain in children and adolescents: a systematic review and meta-analysis evaluating the effectiveness of conservative interventions. Eur. Spine J. 2014;23:2046-58.

13. Morgado C, Pereira-Terra P, Cruz CD, Tavares I. Minocycline completely reverses mechanical hyperalgesia in diabetic rats through microglia-induced changes in the expression of the potassium chloride co-transporter 2 (KCC2) at the spinal cord. Diabetes, Obesity and Metabolism. 2010;13:150-159.

14. Narayan RV, Thabah MM, Poduval M. Nueropathic pain among patients with primary knee osteoarthritis: results of a cross-sectional study from a tertiary care center in southern India. Indian Journal of Rheumatology. 2017;12(3):132-138. IP: 86.123.7.177.

15. Nishikawa N, Nomoto M. Management of neuropathic pain. J. Gen. Fam. Med. 2017;18:56-60.

16. Oliveira CA, Castro APCR, Miyahira AS. Post-herpetic neuralgia. Rev. Dor. 2016;17(suppl. 1):52-55.

17. Polat CS, Dogan A, Sezgin Ozcan D, Koseoglu BF, Koçer Akselim S. Is there a possible neuropathic pain component in knee osteoarthritis? Arch. Rheumatol. 2017;32(4):333-338.

18. Santana VS et al. Custos e impacto sobre a produtividade na indústria no Brasil: afastamentos do trabalho por acidentes e doenças relacionados ao trabalho. Brasília: SESI; 2011. 86 p.

19. Stubhaug A. Can opioids prevent post-operative chronic pain? European Journal of Pain. 2005;9:153-156.

20. Vileikyte L, Howard L et al. Diabetic peripheral neuropathy and depressive symptoms. Diabetes Care. 2005;28:2378-83.

21. Wallace MS, Laitin S, Licht D, Yaksh TL. Concentration effect relations for intravenous lidocaine infusion in human volunteers: effects on acute sensory thresholds and capsaicin-evoked hyperpathia. Anesthesiology. 1997;86:1262-2172.

capítulo 104

Prognóstico do Paciente com Dor Neuropática

Fabíola Peixoto Minson | Daniel Benzecry Almeida | Marco Antônio Nihi

Introdução

A dor neuropática persistente (DNP) representa um problema comum e desafiador na prática clínica. A dor neuropática aguda se mantém persistente em 6% a 8% da população geral e impacta aspectos físicos e emocionais da qualidade de vida dos pacientes.[1] Diferentes tipos de dores neuropáticas (DN) como neuralgia pós-herpética, neuropatia diabética, dor do traumatismo medular, neuropatias pós-traumáticas, assim como neuropatias alcoólicas têm sido descritas neste contexto. A busca da ciência por fatores modificadores em alvo específicos em pacientes de risco persiste com o objetivo de prevenir ou minimizar a evolução destas doenças que afetam o sistema nervoso somatossensorial para DNP.[1]

Para discutir dados de recuperação e prognóstico das DN, precisamos conhecer os fatores preditivos para o desenvolvimento destas. Fatores preditivos são descritos em algumas DNP, porém não em outras. Neuralgia pós-herpética e dores persistentes pós-toracotomias são exemplos de fatores que influenciam sua evolução.[1,2]

No entanto, o conhecimento sobre esses fatores de risco específicos para cada tipo de DN ainda não estão claros na literatura internacional, o que torna o seu tratamento um desafio na atualidade.

Prognóstico geral da dor neuropática

A dor neuropática (DN) é um distúrbio muito comum na prática clínica, além de grande desafio para os profissionais da saúde em estabelecer o manejo adequado, visto que muitos pacientes costumam ficar insatisfeitos com o tratamento proposto.[3]

Diversas condições são responsáveis por ocasionar DN, tais como dor pós-acidente vascular cerebral (AVC), esclerose múltipla, síndrome complexa de dor regional, neuralgia do trigêmeo, neuralgia pós-herpética, dor do membro fantasma, síndrome pós-laminectomia, polineuropatia diabética, entre muitas outras.[3]

Estabelecer metas realistas é o primeiro passo no tratamento, pois muitos pacientes não alcançarão o alívio completo da dor, mas torná-la tolerável é objetivo bastante plausível. Em geral, uma redução de 30% da dor é considerada significativa clinicamente, o que corresponde, segundo os pacientes, a "alívio moderado" ou "muito melhorado".[4]

A grande maioria dos ensaios clínicos visa o tratamento da polineuropatia diabética e neuralgia pós-herpética, e a Food and Drug Administration (FDA) aprovou seis medicamentos para três síndromes de DN: neuralgia do trigêmeo (carbamazepina); neuralgia pós-herpética (gabapentina, pregabalina, adesivo de lidocaína a 5%, creme de capsaícina e adesivo de capsaícina a 8%); e polineuropatia diabética (pregabalina, duloxetina e creme de capsaícina). Embora não haja estudos consistentes com as outras síndromes de DN, as terapias de 1ª linha são consideradas eficazes.[5] Aqui, é importante ressaltar a singularidade da neuralgia do trigêmeo, que, por se tratar de crises de dor com caráter paroxístico, deve-se dar preferência aos fármacos com mecanismo de bloquear o canal de sódio.[6]

Apesar de a DN ser um sintoma comum de diversas doenças, cada uma delas tem as suas peculiaridades, com diagnósticos, tratamentos e evoluções distintas. No entanto, podemos dizer de maneira geral que seu prognóstico é limitado, em razão de elevados índices de refratariedade dos tratamentos disponíveis, da possibilidade de efeitos adversos dos fármacos prescritos, da escassez de diretrizes com base em evidência científica e do fato de que muitos pacientes apresentam comorbidades que dificultam a melhora clínica e impactam significativamente a qualidade de vida (p. ex., depressão, transtorno de ansiedade generalizado, insônia, sedentarismo e dores de outras naturezas).[7]

A seguir, abordaremos a história natural e o prognóstico das principais síndromes de dor neuropática.

Dor central

A dor central (DC) é definida como aquela resultante da lesão das vias somatossensitivas no sistema nervoso central (SNC), tais como tratos espinotalâmicos ou espinotalamocorticais, que são responsáveis por transmitir os estímulos térmicos, táteis e dolorosos recebidos do meio externo até as estruturas superiores do SNC.[8]

O diagnóstico é presumido quando a dor se manifesta com distribuição corporal compatível com as alterações das vias somatossensoriais, sendo necessária a realização de exames complementares, especialmente a ressonância magnética, para a confirmação da lesão no SNC (encéfalo ou medula espinhal). Em determinadas situações, a neuroimagem não traz evidências de alterações centrais ou as lesões localizam-se em áreas incompatíveis com a sintomatologia. Tais casos são um grande desafio para o profissional em decorrência da falta de exames comprobatórios para a confirmação diagnóstica.[8]

A DC, quando de origem encefálica, é denominada "dor central encefálica", e quando de origem medular, "dor central mielopática".[9] Em virtude de maior prevalência, falaremos sobre a dor central pós-acidente vascular cerebral" (DCPAVC), já que é a enfermidade clássica mais utilizada para caracterizar a dor central encefálica, constituindo 85% de todos os casos (Quadro 104.1).[8]

Quadro 104.1 – Principais etiologias da dor central.

Vasculares	• AVC isquêmico • AVC hemorrágico • Hemorragia intraparenquimatosa • Hemorragia subaracnóidea e vasoespasmo • Malformações arteriovenosas
Desmielinizantes	• Esclerose múltipla • Neuromielite óptica • Encefalomielite desmielinizante aguda
Traumáticas	• Traumatismo raquimedular • Traumatismo cranioencefálico
Inflamatórias/infecciosas	• Encefalites • Mielites • Abscessos
Desordens do canal central	• Siringomielia • Siringobulbia
Tumorais	• Neoplasias primárias • Neoplasias metastáticas

Fonte: Desenvolvido pela autoria do capítulo.

O AVC é considerado a principal causa de morte e incapacidade do mundo e é classificado em AVC isquêmico (71% dos casos) e hemorrágico; este último é subdividido em hemorragia intraparenquimatosa e hemorragia subaracnóidea. O AVC é definido por infarto cerebral após hipofluxo ou interrupção do fluxo sanguíneo em tempo suficiente para gerar lesões cerebrais irreversíveis.[10]

Entre os diversos tipos de lesões isquêmicas, um distúrbio clássico para determinar a DC pós-AVC é a síndrome de Déjerine-Roussy, que atualmente é denominada "síndrome talâmica".[11] Essa condição é decorrente de lesões talâmicas, principalmente por isquemias vasculares, mas sabe-se que outras alterações na mesma topografia, como tumores, abscessos, doenças inflamatórias, também podem gerar dores neuropáticas.[12] O tálamo é responsável por decodificar e retransmitir as informações vindas da periferia para o córtex somatossorial, onde o estímulo fornecido será interpretado.[13] Na síndrome talâmica, esse processamento é danificado, e os estímulos não nociceptivos são capazes de gerar dor (alodínia) e os estímulos nociceptivos amplificam a resposta dolorosa (hiperalgesia).[14-16] Tipicamente, as dores são dimidiadas, incluindo a região cefálica, e contralateral ao tálamo afetado (Figura 104.1).[17] No entanto, lesões em outras regiões cerebrais também podem ocasionar dores neuropáticas, tais como córtex parietal, ínsula, radiações talamocorticais e região lateral do bulbo. Nesses casos, denominam-se "síndromes pseudotalâmicas", e os sintomas serão percebidos em regiões do corpo correspondentes à topografia lesionada.[18]

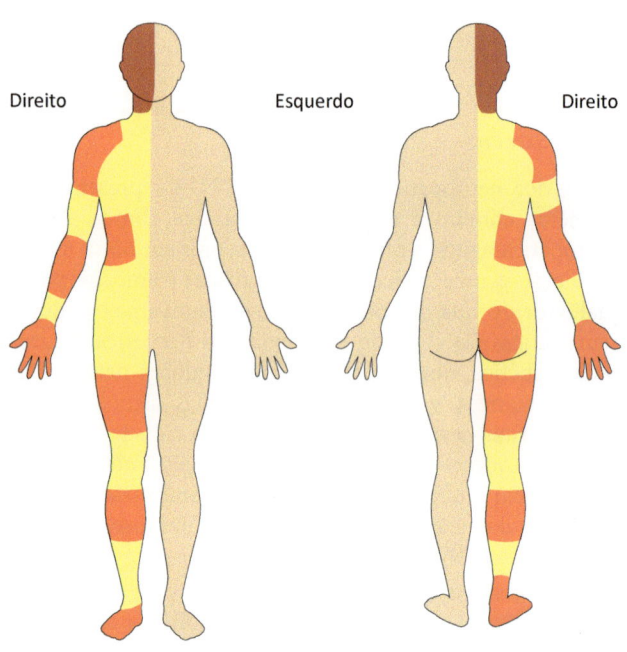

FIGURA 104.1 – Paciente com dor em dimídio direito após AVC em tálamo esquerdo.

Laranja: dor forte; Amarelo: dor.

Fonte: Desenvolvida pela autoria do capítulo.

Clinicamente, são comuns queixas de queimação, frio doloroso, formigamento, agulhamento, pontada, facada, aperto, sensação de constrição e prurido crônico, este último considerado muitas vezes um equivalente da dor. A presença de alodínia e de hiperalgesia é mais específica das dores neuropáticas, e esses sintomas são menos comuns em dores de origem central. Os sintomas podem manifestar-se de maneira contínua ou intermitente, espontânea ou evocada, ou uma combinação dessas formas. A intensidade geralmente é de moderada a intensa, gerando importante impacto na capacidade funcional do indivíduo. Somam-se a isso as dores musculoesqueléticas, consequência da sobrecarga do membro afetado por mecanismos compensatórios. Incluem-se aqui as omalgias do hemiplégico, conhecidas como "ombro doloroso do hemiplégico", decorrentes de alterações da biomecânica articular relacionadas com o déficit motor, espasticidade e doenças musculotendinosas (capsulite adesiva, bursites e tendinopatias).[11,12]

O surgimento da dor após o evento desencadeante é muito variável e pode ocorrer logo após a lesão vascular, bem como após meses ou anos. De forma geral, na grande maioria dos casos a dor surge em até 3 meses, a depender do local encefálico acometido. Lesões talâmicas costumam aparecer mais precocemente e dentro do primeiro mês.[11]

Um estudo publicado em 2006 avaliou prospectivamente 300 pacientes após um primeiro episódio de AVC. Após 4 meses, 32% relataram dor de intensidade moderada a grave (escala visual analógica média de 6 cm). No 16º mês, essa incidência se reduziu para 21%, mas a média da escala visual analógica aumentou para 7 cm. Metade desses pacientes sentia dores de caráter contínuo e a localização mais frequente foi o membro superior.[13]

O tratamento da DC é desafiador, e a completa resolução da dor é improvável na maioria dos casos, por isso as metas terapêuticas devem enfatizar também ganhos funcionais ao indivíduo e não somente a intensidade da dor; todos esses fatos devem ser discutidos com o paciente. Nesse sentido, é essencial a associação de terapias não farmacológicas e estratégias medicamentosas multimodais. De forma geral, as classes medicamentosas no tratamento da DC são as mesmas para as dores neuropáticas, como antidepressivos tricíclicos e duais, gabapentinoides e opioides quando necessários. Um estudo canadense, realizado em sete centros terciários de dor avaliou 79 pacientes com dor neuropática central e 710 com dor neuropática periférica por 12 meses, concluiu que apenas 13,5% dos pacientes com dor neuropática periférica tiveram redução maior que 30% na dor, enquanto uma taxa ainda menor (9,6%) com dor neuropática central alcançou esses mesmos níveis de melhora.[14]

O prognóstico da DCPAVC é incerto em virtude da reduzida descrição na literatura sobre a evolução no longo prazo dos pacientes que sofrem com dor após algum evento vascular. Pela alta prevalência de acidentes vasculares cerebrais isquêmicos, a dor pós-AVC também se torna frequente e muitos pacientes não atingem controle álgico apenas com o tratamento conservador, necessitando de procedimentos invasivos para controle desse sintoma.[13]

Dor medular

A lesão medular é considerada uma das condições neurológicas mais graves e incapacitantes pelo alto potencial de gerar sequelas irreversíveis ao paciente, sendo um verdadeiro desafio para a ciência moderna. A medula espinhal pode ser entendida como uma via de comunicação entre o encéfalo e inúmeras regiões do corpo, a fim de conduzir impulsos nervosos referentes às funções motoras e sensitivas, além de auxiliar no controle de estruturas nobres, como os sistemas respiratório, urinário, intestinal, circulatório e reprodutivo.[19,20]

Apesar de os déficits motores serem considerados os mais limitantes, a dor também é uma condição dramática e que pode redundar na perda significativa da funcionalidade. A dor no lesado medular tem diversas etiologias, como traumas, doenças desmielinizantes (p. ex., esclerose múltipla e neuromielite óptica), lesões vasculares (p. ex., infarto medular) e neoplasias da medula. O traumatismo, por sua vez, é a causa mais comum, sendo responsável por 80% das dores de origem medular.[19]

O padrão da dor após uma lesão medular apresenta-se de diferentes formas, pois pode ter etiologia musculoesquelética, originada por trauma ou inflamação em tecidos ósseos, articulares ou musculares; e ou causa neuropática, que ocorre após lesão nervosa central ou periférica. Esta última é subdividida em: 1) dor neuropática na altura da lesão: dor que ocorre na topografia da lesão medular e pode ser atribuída a alterações na raiz nervosa, da própria medula ou em estruturas supraespinhais; 2) dor neuropática abaixo do nível da lesão: dor decorrente de processos adaptativos no SNC, que ocorrem após a lesão medular; e 3) dor visceral: associada aos distúrbios viscerais.[21] É importante essa diferenciação uma vez que o tratamento e o prognóstico podem ser diferentes para cada tipo de padrão de dor.

O prognóstico das lesões medulares é incerto, pois não há na literatura estudos com ênfase no prognóstico nesse perfil de pacientes. Mas um estudo prospectivo e longitudinal de 100 pessoas com lesão medular traumática avaliou o tempo de início, a prevalência e a gravidade dos diferentes tipos de dor (musculoesquelética, dor neuropática na altura e abaixo da lesão e dor visceral) em 2, 4, 8, 13 e 26 semanas após o evento. Concluiu-se que em 6 meses, 40% dos indivíduos tinham dor musculoesquelética; 36%, dor neuropática na altura da lesão; 19%, dor neuropática abaixo da lesão; e nenhum com dor visceral. Ao reunir todos os tipos de dores, 6 meses após a lesão, 64% das pessoas sentiram dor, sendo 21% delas classificadas com dor intensa. Aquelas que apresentavam dor neuropática abaixo do nível da lesão eram mais propensas a relatar sua dor como forte ou excruciante. Além disso, não houve relação entre a presença da dor e a altura ou extensão da lesão.[22] Os mesmos autores desse estudo publicaram, 3 anos depois, um estudo de coorte longitudinal com o mesmo grupo de pessoas e metodologia semelhante, e mostraram que, após 5 anos da lesão medular, 81% relataram presença de dor (59% com dor musculoesquelética; 41%, dor neuropática na altura da lesão; 34%, dor neuropática abaixo lesão; e 5%, dor visceral). Ao todo, 58% dos envolvidos afirmaram sentir dor como intensa ou excruciante.[23]

Ainda são necessários mais estudos prospectivos e de longa duração para avaliarmos verdadeiramente o prognóstico das dores de origem medular. Todavia, podemos inferir, de acordo com os dados preexistentes, que pacientes que sofrem com dor medular, seja ela de qualquer etiologia, apresentam importante limitação das suas funcionalidades, além de que mais da metade dos pacientes evolui com dor no longo prazo, sendo a dor musculoesquelética a mais comum, enquanto a dor neuropática é a mais grave. Vale ressaltar ainda que a presença e a intensidade da dor não apresentam relação direta com o tipo/nível/extensão da lesão medular.

Síndrome complexa de dor regional

A síndrome complexa de dor regional (SCDR) é uma condição álgica caracterizada pela presença de dor neuropática com intensidade desproporcional ao evento desencadeante (frequentemente trauma ou imobilização de membros), com predomínio distal e associada a disfunções tróficas (alterações dos pelos e unhas, amiotrofia, artropatias, osteoporose, entre outras) e/ou neurovegetativas (variações da temperatura, coloração e sudorese do membro afetado).[24]

A SCDR pode ser subdividida em duas categorias: tipo 1) ausência de lesão nervosa; tipo 2) presença de lesão nervosa.[24] Historicamente, outros termos foram usados, tais como causalgia, distrofia simpaticorreflexa, atrofia de Sudeck e algodistrofia. Em 1994, a Associação Internacional para Estudo da Dor (IASP, na sigla do inglês International Association for the Study of Pain) cunhou a denominação "síndrome complexa de dor regional", com o intuito de padronizar os conceitos e melhorar a sensibilidade e a especificidade diagnósticas.[25] O diagnóstico é eminentemente clínico e suportado por avaliações semiológicas e sinais e sintomas, sendo os Critérios de Budapeste o método considerado mais sensível e específico para confirmação da SCDR.[26]

Na literatura, diversos estudos mostram o prognóstico dos pacientes com SCDR. De forma geral, é considerado favorável visto que 74% dos pacientes apresentam resolução espontânea dos sintomas, especialmente se a SCDR for identificada precocemente no primeiro ano. Entretanto, o diagnóstico e o início do tratamento tardios podem gerar sequelas irreversíveis em cerca de 50% dos casos.[27] De acordo com Robaina et al., estima-se que apenas 20% dos afetados recuperam o nível prévio da funcionalidade após o início dos sintomas e 20% a 40% evoluem com sequelas leves (dor e edema).[28]

Um estudo prospectivo iniciado em 1994 avaliou a história natural de 30 pacientes com SCDR tipo 1 durante período médio de 13 meses após um episódio traumático nas mãos (fratura = 25; torção = 1; traumatismo grave = 4) e tratados somente com acetominofeno, diclofenaco e tramadol. Ao todo, 27 doentes completaram o estudo e a média de duração da doença foi de 2,7 meses após a admissão. Destes, apenas 1 manteve manifestações clínicas suficientes para corroborar o diagnóstico de SCDR tipo 1. Nos 26 pacientes restantes, houve resolução espontânea da dor e do edema, sendo que apenas 2 ficaram completamente assintomáticos. Dos 24 restantes, todos mantiveram sensação de fraqueza; 23, sensação de congelamento da mão quando exposta ao frio; 21, rigidez matinal; e 13, dor provocada conforme variações climáticas. Os autores consideraram um resultado favorável, visto que 22 dos 30 pacientes evoluíram de forma positiva.[29]

Sandroni et al. realizaram um estudo populacional retrospectivo com 74 casos de SCDR de 1989 a 1999. Concluiu-se que 74% dos pacientes evoluíram com resolução espontânea dos sintomas num período médio de 12 meses. Dos fatores desencadeantes, a fratura foi associada a uma melhor taxa de resolutividade (91%), seguida de entorses (78%) e outras causas (55%). Preditores de mau prognóstico incluem a ausência de sintomas sensitivos e a presença de edema. A funcionalidade laboral neste grupo foi favorável, sendo que 19 dos 74 doentes desta série já eram aposentados previamente ao diagnóstico. Dos 55 restantes, 2 tornaram-se incapacitados pela gravidade da doença; 4, parcialmente incapacitados; 11, incapacitados por outros motivos que não a SCDR; e 35 não apresentavam nenhuma incapacidade.[30]

Outro estudo retrospectivo avaliou, entre 1996 e 2005, pacientes com SCDR desencadeada após trauma e com sintomas por um período mínimo de 2 anos (média de 5,8 anos), sendo comparados com pacientes submetidos ao mesmo tipo de lesão, mas sem diagnóstico de SCDR. Ao todo, foram identificados 259 pacientes com SCDR, mas apenas 134 deles completaram as avaliações da pesquisa. De acordo com o relato dos doentes, 30% evoluíram com completa recuperação; 54%, com sintomas estáveis; e 16%, com quadro progressivo.[31]

O conhecimento do prognóstico da SCDR é, de certa forma, limitado, visto que ainda faltam estudos prospectivos com maior número de pacientes. No entanto, podemos considerar que a SCDR tem uma evolução e história natural favoráveis numa parcela significativa visto que a maioria dos doentes apresenta melhora completa ou parcial dos sinais e sintomas, sem comprometer efetivamente a funcionalidade das atividades laborais. Ainda assim, alguns pacientes são considerados gravemente refratários, com prognóstico ruim e com grande impacto na qualidade de vida. Esses casos são um grande desafio para o especialista no tratamento da dor. Atualmente, dispomos de técnicas terapêuticas intervencionistas, como bloqueios anestésicos, radiofrequência pulsada de gânglios simpáticos, implantes de eletrodos de estimulação epidural, entre outros, ferramentas que podem nos ajudar na melhor escolha terapêutica e prognósticos menos desfavoráveis.

Neuralgia do trigêmeo

As dores que acometem a face podem ser decorrentes de múltiplas causas. Entre elas, a neuralgia do trigêmeo tem um papel de destaque, em virtude tanto de sua forte intensidade (com consequente grande limitação na vida diária de seus pacientes), como pelo fato de que seu tratamento difere das demais causas de dores somáticas. Por isso mesmo, para um profissional pouco preparado, uma dor neurálgica pode simular um problema dentário, ensejando, muitas vezes, tratamentos odontológicos repetidos e frequentemente desnecessários, incluindo exodontias.

Por um lado, prevalência de dor facial de diversas naturezas foi estimada em 1,9% em um estudo transversal com mais de 500 mil britânicos, sendo duas vezes mais prevalentes em mulheres. Desses, 48% dos casos eram crônicos. Existia uma relação direta da dor na face nos pacientes com baixo poder aquisitivo, relato de infelicidade, história prévia de depressão e alteração de sono.[32]

Por outro lado, a neuralgia do trigêmeo acomete cerca de 0,07% da população, com uma incidência de 12,6 a 28,9 casos/100 mil habitantes/ano,[33] e várias de suas causas podem estar relacionadas com o aparecimento desta entidade.

A International Classification of Headache Disorders definiu o termo "neuralgia clássica do trigêmeo" como a forte evidência do contato do nervo trigêmeo com um vaso sanguíneo (via de regra, arterial), fato que pode estar intimamente relacionado com a origem dessa dor. Esse achado deve ocorrer em cerca de 70% a 89% dos casos.[34] Nesses pacientes, a microdescompressão cirúrgica está relacionada com um excelente prognóstico de controle da dor no longo prazo, variando de 80% a 92% de boa evolução.[35]

Enquanto isso, o termo "neuralgia do trigêmeo secundária" é utilizado quando existe outra causa de lesão, como compressões por tumores, processos inflamatórios locais ou doenças desmielinizantes, especialmente a esclerose múltipla (EM).

A despeito da evolução tecnológica dos exames de imagem e neurofisiológicos, nenhuma causa compressiva aparente é encontrada em uma parcela razoável dos casos (11% a 28%). Nesse grupo, o termo "neuralgia do trigêmeo idiopática" é preferido.[36,37]

A característica típica da dor na neuralgia do trigêmeo é sua duração ultracurta (na maioria dos casos, poucos segundos). Além disso, frequentemente é de caráter agudo e inesperado, padrão em choque elétrico ou facada e tende a piorar com o toque local, lavar o rosto, barbear-se, falar ou engolir.

O prognóstico da neuralgia do trigêmeo no longo prazo é variável. Uma parcela significativa dos casos pode entrar em remissão por um período de alguns meses;[38] enquanto, em outros, a doença permanece ativa, agravando-se em qualquer tentativa de diminuir o tratamento.

Outro fato bastante estudado na literatura é pacientes com dores puramente paroxísticas terem melhor evolução com o tratamento cirúrgico em relação àqueles que apresentam uma combinação de dores paroxísticas e constantes,[39,40] sugerindo que neste último grupo deva haver danos maiores no nervo, além da ativação do fenômeno de sensibilização central.[41]

O tratamento inicial é medicamentoso, sendo os bloqueadores do canal de sódio (em especial a carbamazepina e oxcarbazepina) as drogas de 1ª escolha. Di Stefano et al. publicaram uma revisão mostrando uma taxa de controle inicial em 98% dos pacientes tratados com carbamazepina e de 94% nos pacientes usando oxcarbazepina. Os efeitos adversos ocorreram em 27% dos usuários de carbamazepina e em 18% nos de oxcarbazepina no médio a longo prazo. Houve perda gradual do efeito, com agravamento da intensidade da dor em 3% dos pacientes.[42] Um programa multidisciplinar, incluindo otimização do tratamento farmacológico, fisioterapia, psicoterapia, educação do paciente e encaminhamento à equipe neurocirúrgica, está associado a melhores resultados.[43]

Estima-se que cerca de 50% dos pacientes com neuralgia do trigêmeo necessitarão de algum tipo de procedimento neurocirúrgico em algum momento no curso da doença,[44] em virtude tanto da ausência de controle dos sintomas dolorosos como por algum grau de intolerância aos efeitos colaterais das drogas. Métodos como a microdescompressão, procedimentos percutâneos (microcompressão por balão,

termocoagulação por radiofrequência e glicerol) e radiocirurgia (em especial com o *Gammaknife*) estão associados a níveis adequados de controle em casos selecionados.

Um subgrupo de pacientes que merece maior destaque é o dos portadores de neuralgia do trigêmeo secundária à EM, em especial pelo fato de que eles têm um pior prognóstico quando comparados aos pacientes com neuralgia clássica.[42,45] Estudos populacionais mostram que os pacientes com dor trigeminal por EM devem corresponder a 1 a 2 casos/milhão/ano, sendo em geral mais jovens que os integrantes do grupo de neuralgia clássica (53 *versus* 61 anos) e, mais comumente, com sintomas bilaterais. Quanto à resposta terapêutica, a ampla maioria dos casos de neuralgia trigeminal por EM se torna refratária aos tratamentos medicamentosos.[46] Soma-se a isso, o fato de que procedimentos intervencionistas como descompressão, microcompressão com balão ou radiocirurgia têm uma taxa menor de bons resultados,[47-49] tornando frequente a necessidade de múltiplos procedimentos combinados.[46]

Neuralgia pós-herpética

Neuralgia pós-herpética (NPH) é uma condição dolorosa persistente que ocorre após a cura de erupções vesiculares do herpes-zóster agudo causado pelo vírus da varicela-zóster. A NPH frequentemente é caracterizada por queimação, pontadas e agulhadas, associada à alodínia e à hiperalgésica, com distribuição dermatomérica.[50] Aos 3 meses após o início das vesículas, pacientes com idade < 50 anos têm um risco baixo de desenvolver neuralgia pós-herpética, enquanto pacientes com idade > 50 anos têm risco de 12,5% de ter persistência da dor.[2] Aos 85 anos, o risco aumenta para 50%.[51] A idade avançada é sem dúvida o maior fator preditivo para o prognóstico de evolução do quadro de herpes-zóster agudo para NPH. Dessa forma, a vacinação em idosos reduz o risco dessa complicação.[2]

A maioria dos autores busca estabelecer os demais fatores de risco para o desenvolvimento de NPH. As metanálises mostram aumento das chances em pacientes que têm erupções cutâneas graves, a dor como pródromo das lesões vesiculares, a dor intensa na fase aguda e quando ocorre envolvimento do nervo oftálmico. Estudos mostram que imunossupressão também é um fator de risco. Poucos estudos relacionam diabetes *mellitus*, lúpus eritematoso sistêmico, trauma recente e distúrbios de personalidade ao desenvolvimento de NPH. Não existe evidência de risco aumentado de NPH em pacientes com depressão e câncer, tampouco diferença de gêneros.[50] Geralmente, a NPH é considerada intolerável pelos pacientes afetados.

Os tratamentos para esta condição incluem a administração de terapias medicamentosas, como antidepressivos (tricíclicos ou duais), anticonvulsivantes (pregabalina ou gabapentina) e adesivos de lidocaína, seguidos pelo tramadol e capsaicina como terapias de 2ª ou 3ª linha.[50]

A Federação Europeia de Sociedades de Neurologia (EFNS) apresenta evidência de nível A para a 1ª e a 2ª linhas de tratamento, incluindo antidepressivos tricíclicos, inibidores da recaptação da serotonina-norepinefrina, pregabalina, gabapentina, tramadol, capsaicina (8%) adesivos (não disponível no Brasil) e emplastros de lidocaína 5%. O número necessário para tratar (NNT) dessas terapias medicamentosas varia de 11 a 25.[50] Outros estudos compilados pelo Grupo de Interesse Especial em Dores Neuropáticas da IASP apresentam NNT desses fármacos variando de 3,57 a 10,64.[5] O Quadro 104.2 mostra a 1ª e a 2ª linhas de tratamento farmacológico para NPH. Os opioides fortes são 3ª linha de tratamento e só mostram benefícios em um pequeno grupo de pacientes, portanto não estão recomendados como uso rotineiro. Os fármacos de 1ª e 2ª linhas foram avaliados em monoterapia e em terapias combinadas, assim como capsaícina e clonidina em creme, antagonistas NMDA e os canabinoides têm resultados inconclusivos na literatura.[5]

Como nem todos os pacientes respondem a essas opções conservadoras, as terapias intervencionistas são opções para aqueles que continuam a sentir dor.[50]

A maioria dos procedimentos intervencionistas usados para tratar pós-herpética neuralgia tem nível 2, de acordo com a Classificação de Oxford; portanto, essas modalidades receberam recomendações de grau B. Apesar da falta de um alto nível de evidência, estimulação da medula espinhal e a estimulação de nervos periféricos são possivelmente úteis para o tratamento da neuralgia pós-herpética. Embora poucos efeitos adversos tenham sido relatados, esses procedimentos são invasivos e uma avaliação cuidadosa da relação custo e benefício deve ser instituída. A aplicação de toxina botulínica no subcutâneo foi avaliada em dois estudos randomizados e duplos-cegos com resultados favoráveis.[50]

Apesar da falta de evidências conclusivas, essas terapias intervencionistas permanecem valiosas, especialmente para pacientes com neuralgia pós-herpética refratária a tratamentos conservadores padrão e aqueles que têm efeitos colaterais intoleráveis.[50,51]

Atualmente os cientistas pesquisam novos alvos e um marcador biológico que participe da transição do herpes-zóster agudo para o quadro de dor persistente na NPH. Vários alvos têm sido estudados, como interleucinas, principalmente a IL6, anticorpos, subtipos linfocitários e a proteína galectina-3.[52] A interferência de fármacos em possíveis marcadores será um fator importante na melhora do prognóstico desta incapacitante doença.

Quadro 104.2 – Fármacos de 1ª e 2ª linhas de tratamento farmacológico para NPH.		
	EFNC	NeuPSig-IASP
1ª linha	Antidepressivos (tricíclicos, duais) Anticonsulsivos (gabapentina e pregabalina) Emplastro de lidocaína	Antidepressivos (tricíclicos, duais) Anticonsulsivos (gabapentina e pregabalina)
2ª linha	Tramadol	Emplastro de lidocaína Tramadol

Fonte: EFNC (Federação Europeia de Sociedades de Neurologia) e o Grupo de Interesse em Dores Neuropáticas da Associação Internacional para Estudo da Dor (NeuPSig-IASP).

Dor do membro fantasma

Há muitos séculos, é conhecido o fato de que muitas pessoas que sofrem uma amputação ou perda traumática de um membro passam a desenvolver um fenômeno sensitivo no membro ausente (conhecida como "sensação do membro fantasma"), com frequente relato de dor nesta localização (dor no membro fantasma). Os primeiros relatos detalhados foram cunhados pelo cirurgião barbeiro Ambroise Paré, em 1551,[53] relatando o acometimento de soldados amputados durante o Cerco de Perpignan, na França. Em 1871, o termo "membro fantasma" foi utilizado pelo famoso neurologista Silas Weir Mitchell.[54]

Apesar da descrição de "membro fantasma", a sensação ou dor pode ocorrer em outras estruturas anatômicas do corpo que não um membro. Existem descrições de sensação fantasma após a perda dos olhos, dentes, nariz, língua, mama, pênis ou até mesmo em partes do trato gastrointestinal.[55]

Desde os primórdios, percebia-se a complexidade deste fenômeno. Além disso, como ele se manifestava, muitas vezes, em soldados atingidos na frente de batalha, era frequentemente considerado de origem predominantemente psicossomática. Atualmente, condições múltiplas, como fatores psicológicos, alterações neurológicas periféricas e mudanças no SNC estão associadas na gênese e manutenção deste quadro doloroso.[56,57]

Hoje sabe-se que cerca de 40% a 80% dos pacientes amputados apresentarão dor no membro fantasma,[58,59] cuja intensidade é relatada como moderada a grave em cerca de 64% dos casos.[60] A incidência de dor no membro fantasma parece sofrer pouca influência da idade do paciente, da causa da amputação, do nível topográfico da amputação e do lado do corpo afetado. Contudo, a existência de dor no coto de amputação está diretamente relacionada com o aparecimento de dor no membro fantasma.[61]

Apesar de a dor poder aparecer vários anos após a amputação, é mais comum que ela se inicie pouco tempo depois do procedimento ou trauma, não raramente já no período imediato pós-operatório. Alguns atributos da dor, como localização, característica, frequência e duração, podem sofrer mudanças nos primeiros 6 meses; período após o qual, geralmente não sofrem significativas modificações.[61] As pacientes do sexo feminino têm sido descritas como manifestando dores de maior intensidade e com maior comprometimento em suas atividades diárias.[62]

A história natural da dor no membro fantasma tem demonstrado resultados divergentes de acordo com os estudos, e muitos trabalhos mostram diminuição progressiva da dor, enquanto outros autores relatam a manutenção do quadro doloroso com o passar do tempo. Frequentemente, essa divergência se explica pelo fato de que muitos pacientes têm dificuldade em avaliar sua dor atual em comparação com a intensidade prévia. De qualquer forma, a maioria dos autores relata que a evolução natural desses sintomas tem prognóstico desfavorável numa grande parcela dos casos.

Jensen et al. publicaram, em 1985, uma análise de 58 pacientes amputados, sendo 56 com amputação no membro inferior e apenas 2 no membro superior. Na maioria dos casos, o motivo da amputação foi doença arterial obstrutiva. De todos os pacientes avaliados, apenas um não tinha dor no período pré-amputação, sendo que, em 75% dos casos, havia dor por um período superior a 1 mês. Nas avaliações posteriores, que ocorreram 8 dias, 6 meses e 2 anos após, a incidência de dor no membro fantasma foi respectivamente de 72%, 65% e 59%. Além disso, os autores perceberam que o grupo com dor pré-operatória mais intensa e por um período maior de tempo tinha maior chance de evoluir com dor persistente.[61]

De fato, muitos estudos corroboram que a presença de dor pré-amputação está diretamente relacionada com a persistência de dor futura, de tal maneira que alguns esquemas de prevenção foram propostos para os pacientes que serão submetidos à amputação, com a finalidade de melhorar o prognóstico futuro desses casos.

Dois estudos demonstraram uma significativa redução das taxas de dor no membro fantasma com o uso de infusões peridurais de bupivacaína ou opioides durante o período pré-cirúrgico, diminuindo as taxas de dor de 64% para 27%[63] e de 75% para 21% dos casos.[64] Outros autores preconizam esquemas distintos de drogas, incluindo uso de outros anestésicos, opioides, quetamina, calcitonina, clonidina e outros analgésicos.[65,66]

Adicionalmente, outras técnicas têm sido descritas com potencial de melhora no prognóstico desses pacientes, como a infiltração de anestésicos nos nervos do membro afetado[67] e a migração cirúrgica da porção terminal do nervo para o interior do ventre muscular.[68]

Portanto, existe um consenso de que o profissional de saúde deve se preocupar em diminuir ao máximo a dor pré-amputação. O tratamento instituído deve ser o mais precoce possível, diminuindo a incidência de sensibilização central. Na maioria dos centros especializados, um tratamento multidisciplinar é aconselhável, incluindo medicamentos específicos, programa de reabilitação com fisioterapia e psicoterapia.[69-71] Outras modalidades, como o uso de técnicas de espelho e intervenções, como infusões espinais e técnicas cirúrgicas, podem ser necessárias.[72-74]

Apesar de considerada uma dor neuropática, a dor no membro fantasma não tem entrado na maioria dos estudos de larga escala para análise de medicamentos e ou outras terapias para dores neuropáticas em geral. Por isso mesmo, não existe uma clássica medicação de 1ª linha específica desta condição, posto que a maioria dos estudos tem demonstrado baixo nível de evidência.[75]

Dor neuropática de origem radicular

O envelhecimento da população, o sedentarismo, as alterações posturais, entre outros fatores, têm produzido uma crescente prevalência de problemas de coluna, tanto em sua localização cervical, torácica, como lombar. Doenças como hérnias de disco, estenose de canal, traumas, tumores vertebrais, além, é claro, das alterações pós-cirúrgicas são crescentes em todo o mundo. Fatores como predisposição genética, obesidade, fumo e profissões relacionadas com esforço manual, postura prolongada em flexão ou rotação do tronco ou condução prolongada de veículos aumentam a probabilidade de alterações vertebrais degenerativas.[76-79]

Uma grande parcela desses pacientes manifestará alterações neurológicas em decorrência do acometimento das raízes nervosas, podendo gerar dor, déficits sensitivos, fraqueza, alterações de reflexo e presença de sinais de sofrimento meningorradiculares.[80]

A dor neuropática provocada por alterações espinais apresentará várias diferenças em relação às demais dores neuropáticas. Numa fase inicial de compressão foraminal, por um lado, o mecanismo proeminente decorre de uma combinação de compressão física e irritação química (inflamatória). Por outro lado, pacientes com lesões iatrogênicas pós-cirúrgicas frequentemente têm alterações do tipo desaferentação e, em muitos aspectos, lembram outras dores neuropáticas.

Felizmente, a maioria dos pacientes com dores decorrentes de doenças degenerativas da coluna, com ou sem radiculopatias, irá evoluir bem, a despeito do tratamento instituído.[81,82] Contudo, a identificação da história natural de pacientes não tratados é falha, em especial nos pacientes com dor radicular cervical, posto que a maioria dos estudos apenas avalia a evolução de algum tipo de intervenção medicamentosa ou intervencionista com um grupo controle.[83]

Alguns estudos têm demonstrado que hérnias discais volumosas têm uma maior chance de reabsorção, diminuindo em tamanho e, muitas vezes, desaparecendo. Em análise por meio de exames seriados de ressonância magnética, Saal e Saal demonstraram que 46% desses casos apresentaram entre 75% e 100% de reabsorção, 36% manifestaram diminuição entre 50% e 75%, enquanto apenas 11% tinham uma redução entre 0% e 50%.[84] A melhora clínica aparece, via de regra, antes da melhora nos exames de imagem.[85]

Conforme já citado, uma grande parcela dos pacientes com dores radiculares apresentará melhora com o tratamento conservador. A maioria dos procedimentos intervencionistas ainda carece de estudos mais criteriosos. Em uma recente revisão sistemática da American Pain Society, a injeção de corticosteroide no espaço peridural tinha uma limitada recomendação com base em uma fraca a moderada evidência de benefício na evolução da dor apenas no curto prazo.[86] Outro estudo randomizado e controlado demonstrou um prognóstico similar nos pacientes que receberam corticosteroides ou solução salina no espaço peridural.[87] Técnicas como a radiofrequência pulsada têm evidenciado melhora em relação ao tratamento *sham* 2 meses após o tratamento, com resultados ainda melhores quando o tratamento é realizado nas raízes cervicais.[88]

O prognóstico dos pacientes com hérnia de disco lombar com compressão radicular demonstra que a cirurgia está relacionada com uma melhor evolução no curto prazo, porém com resultados mais ou menos similares no longo prazo.[89]

A quantidade de cirurgias na coluna vertebral tem aumentado de forma dramática nos últimos anos, incluindo aumento exponencial de cirurgias complexas e em pacientes idosos. Com isso, os especialistas em dor têm enfrentado um número constante de pacientes com cirurgias prévias, no qual persiste o quadro doloroso, muitas vezes com agravamento desses sintomas. Entre 1998 e 2008, o número de fusões de coluna nos Estados Unidos aumentou de 77.682 para 210.407, denotando um crescimento de 2,7 vezes. Em 2002, o número de cirurgias de coluna naquele país ultrapassou um milhão de operações.[90,91]

O termo "síndrome pós-laminectomia" se refere a todos os pacientes submetidos a cirurgias de coluna e que persistem com quadro doloroso.[92] Essa dor tanto pode ter origem em fatores nociceptivos (facetário, vertebral, miofascial etc.) como neuropáticos. Internacionalmente, os operados de coluna lombar com persistência de dor manifestam uma condição denominada *failed back surgery syndrome* (literalmente: síndrome da cirurgia fracassada de coluna), termo que tem sido muito criticado.[93]

Múltiplas são as causas de persistência de dor após uma cirurgia de coluna e em cada uma delas o prognóstico difere. Nos pacientes com dor radicular persistente, fatores como falha na indicação, erros técnicos, descompressão insuficiente, recidiva de compressão, infecção local e lesões radiculares transoperatórias podem estar envolvidas. O papel da fibrose na origem da dor radicular é discutido, mas parece que alguns estudos mostram que a fibrose não é a causa direta de dor, cabendo-lhe apenas o papel de favorecer o reinício de dor após outra compressão.[94]

Levando-se em consideração que a taxa de insucesso após cirurgias de coluna oscila entre 10% e 46%,[95] a quantidade de casos vem aumentando de forma dramática. Mais do que isso, a despeito de todos os avanços dos tratamentos, o número de pessoas acometidas continua a aumentar.[96] O prognóstico de sucesso de uma reoperação na coluna diminui para 30%, 15% e 5% quando são feitas a segunda, terceira e quarta cirurgias respectivamente.[97]

Os pacientes operados com persistência de dor neuropática tendem a ter maior intensidade de dor e maior incapacidade física.[98] Vale lembrar que os questionários de avaliação de dor neuropática, como o DN4 (*Douleur Neuropatique 4*) e o LANSS (*Leeds Assessment of Neuropathic Symptoms and Signs*), têm baixa probabilidade de detectar alterações neuropáticas nesse grupo de pacientes.[99]

O tratamento dos pacientes com síndrome pós-laminectomia com dor neuropática inclui o uso de analgésicos comuns, opioides, relaxantes musculares, anticonvulsivantes e antidepressivos. Técnicas não farmacológicas como um bom programa de reabilitação, estimulação elétrica transcutânea (TENS), acupuntura, injeção em pontos-gatilho e terapia cognitivo-comportamental são indicadas em muitos casos.[100] Mesmo assim, o prognóstico de melhora na dor, qualidade de vida e incapacidade são piores do que em doenças como osteoartrose, artrite reumatoide, síndrome complexa de dor regional e fibromialgia.[101]

Em um estudo randomizado, North et al. evidenciaram que o prognóstico de pacientes com síndrome pós-laminectomia era melhor no grupo submetido a implante de estimulador medular do que no grupo submetido à reoperação.[102] Kumar et al. encontraram em outro estudo randomizado, multicêntrico e controlado que a estimulação elétrica da medula espinal tinha melhor evolução em comparação ao grupo submetido apenas ao tratamento médico convencional.[103]

Mais recentemente, novas modalidades de tratamento como estimulação de gânglio da raiz dorsal e novas ondas elétricas, como *burst*, alta frequência e alta densidade melhoram o prognóstico dos pacientes com dor neuropática pós-laminectomia.[104-106]

Conclusão

Estudos científicos de melhor qualidade são necessários para avaliar os fatores preditivos para o desenvolvimento das DNP nas diversas síndromes dolorosas apresentadas neste capítulo. De maneira geral, os fatores preditores envolvidos são faixa etária (idade avançada), fatores psicológicos, dor aguda de forte intensidade, presença de sinais e sintomas sensoriais.[1,2]

A atuação do próprio paciente e a da equipe de saúde em fatores preditivos modificáveis é capaz de alterar o prognóstico, afetando a evolução natural nessas dores de difícil controle. Dessa forma, o tratamento efetivo e precoce da dor aguda, assim como as técnicas psicoeducativas e psicoterápicas, merece destaque. Outros fatores como idade, genética e a presença de sinais e sintomas sensoriais são fatores atualmente ainda não passíveis de modificação.

As evidências científicas das opções farmacológicas específicas em cada tipo de dor, também são necessárias. Existem consensos mais consistentes em NPH e em polineuropatia diabética, os demais tipos de DNP utilizam algoritmos gerais para DN.[5]

Na prática clínica, a avaliação dos pacientes com questionários de mensuração da dor específicos para dores neuropáticas melhora a acurácia para o diagnóstico adequado.[107]

A terapêutica por meio de uma equipe inter e multidisciplinar deve ser instituída o mais precoce e efetivamente possível com o objetivo de melhorar a qualidade de vida e os índices de prognóstico das DN.

Referências bibliográficas

1. Boogaard S, Heymans MW, Vet HC, Peters ML, Loer SA, Zuurmond WW et al. Predictors of persistent neuropathic pain: a systematic review. Pain Physician. 2015;18(5):433-57.

2. Forbes HJ, Thomas SL, Smeeth L, Clayton T, Farmer R, Bhaskaran K et al. A systematic review and meta-analysis of risk factors for postherpetic neuralgia. Pain. 2016;157(1):30-54.

3. Zilliox LA. Neuropathic pain. Continuum (Minneap Minn). 2017; 23(2):512-532.

4. Farrar JT, Young JP, La Moreaux L. Clinical importance of changes in chronic pain intensity measured on an 11-point numerical pain rating scale. Pain. 2001;94(2):149-158.

5. Finnerup NB, Attal N, Haroutounian S. Pharmacotherapy for neuropathic pain in adults: a systematic review and meta-analysis. Lancet Neurol. 2015;14(2):162-173.

6. Cruccu G, Finnerup NB, Jensen TS, Scholz J, Sindou M et al. Trigeminal neuralgia: new classification and diagnostic grading for practice and research. Neurology. 2016;87(2):220-8.

7. Smith BH, Torrance N, Bennett MI, Lee AJ. Health and quality of life associated with chronic pain of predominantly neuropathic origin in the community. Clin. J. Pain. 2007;23(2):143-149.

8. Oliveira RA. Tratado de neurologia da Academia Brasileira de Neurologia. 2. ed. São Paulo (SP): Elsevier; 2019. p. 2892-907.

9. Klit H, Finnerup NB, Jensen TS. Central post-stroke pain: clinical characteristics, pathophysiology, and management. Lancet Neurol. 2009;8(9):857-68.

10. Campbell BC, Silva DA, Macleod MR, Coutts SB, Schwamm LH, Davis SM et al. Ischaemic stroke. Nat. Rev. Dis. Primers. 2019;5(1):70.

11. Demasles S, Peyron R, Larrea LG, Laurent B. Les douleurs centrales post-AVC (central post-stroke pain). Rev. Neurol. (Paris). 2008;164(10):825-31.

12. Kim JS. Pure sensory stroke: clinical-radiological correlates of 21 cases. Stroke. 1992;23(7):983-7.

13. Dydyk AM, Munakomi S. Thalamic pain syndrome. StatPearls [Internet]. 2021. Treasure Island (FL): 2021 [citado 26 fev. 2021]. Disponível em: https://pubmed.ncbi.nlm.nih.gov/32119377.

14. Quiton RL, Masri R, Thompson SM, Keller A. Abnormal activity of primary somatosensory cortex in central pain syndrome. J. Neurophysiol. 2010;104(3):1717-25.

15. Flaster M, Meresh E, Rao M, Biller J. Central poststroke pain: current diagnosis and treatment. Top. Stroke Rehabil. 2013; 20(2):116-23.

16. Hansson P. Post-stroke pain case study: clinical characteristics, therapeutic options and long-term follow up. Eur. J. Neurol. 2004;11(1):22-30.

17. Ramachandran VS, McGeoch PD, Williams L, Arcilla G. Rapid relief of thalamic pain syndrome induced by vestibular caloric stimulation. Neurocase. 2007;13(3):185-8.

18. Boivie J. Central pain. 3rd ed. Edinburgh: Churchill Livingstone; 1994. p. 871-902.

19. Miguel M, Kraychete DC. Dor no paciente com lesão medular: uma revisão. Rev. Bras. Anestesiol. 2009;(59):350-7.

20. Siscão MP, Pereira C, Arnal RL, Foss MH, Marino LH. Spinal cord injury: characterization at a public hospital. Arq. Ciênc. Saúde. 2007;14(3):145-7.

21. Siddall PJ, Loeser JD. Pain following spinal cord injury. Spinal Cord. 2001;39(2):63-73.

22. Siddall PJ, Taylor DA, McClelland JM, Rutkowski SB, Cousins MJ. Pain report and the relationship of pain to physical factors in the first 6 months following spinal cord injury. Pain. 1999;81(1-2):187-97.

23. Siddall PJ, McClelland JM, Rutkowski SB, Cousins MJ. A longitudinal study of the prevalence and characteristics of pain in the first 5 years following spinal cord injury. Pain. 2003;103(3):249-57.

24. Rocha RO. Eficácia do bloqueio simpático torácico no tratamento da síndrome complexa de dor regional do membro superior [tese]. São Paulo: Faculdade de Medicina; 2014.

25. Neumeister MW, Romanelli MR. Complex regional pain syndrome. Clin. Plast. Surg. 2020;47(2):305-310.

26. Bortagaray S, Meulman TF, Rossoni HJ, Perinetto T. Methods of diagnosis and treatment of complex regional pain syndrome: an integrative literature review. Br. JP. 2019;2(4):362-7.

27. Porras BC, Sanchez RP, Barrios SA, Garcia MS. Sindrome doloroso regional complejo: revisión. CiRCiR. 2016;85(4):366-74.

28. Robaina FJ, Dominguez M, Díaz M, Rodriguez JL, Vera JA. Spinal cord stimulation for relief of chronic pain in vasospastic disorders of the upper limbs. Neurosurgery. 1989;24(1):63-7.

29. Zyluk A. The natural history of post-traumatic reflex sympathetic dystrophy. J. Hand Surg. Br. 1998;23(1):20-3.

30. Sandroni P, Benrud-Larson LM, McClelland RL, Low PA. Complex regional pain syndrome type 1: incidence and prevalence in Olmsted County, a population-based study. Pain. 2003; 103(1-2):199-207.

31. Bean DJ, Johnson MH, Kydd RR. The outcome of complex regional pain syndrome type 1: a systematic review. J. Pain. 2014; 15(7):677-90.

32. Macfarlane TV, Beasley M, Macfarlane GJ. Self-reported facial pain in UK Biobank study: prevalence and associated factors. J. Oral Maxillofac. Res. 2014;5(3):e2.

33. Van Hecke O, Austin SK, Khan RA, Smith BH, Torrance N. Neuropathic pain in the general population: a systematic review of epidemiological studies. Pain. 2014 Apr;155(4):654-662.

34. Cruccu G. Trigeminal neuralgia. Continuum (Minneap Minn). 2017;23(2):396-420.

35. Bick SKB, Eskandar EN. Surgical treatment of trigeminal neuralgia. Neurosurg. Clin. N. Am. 2017;28(3):429-438.

36. Antonini G, Di Pasquale A, Cruccu G, Truini A, Morino S, Saltelli G et al. Magnetic resonance imaging contribution for diagnosing symptomatic neurovascular contact in classical trigeminal neuralgia: a blinded case-control study and meta-analysis. Pain. 2014;155(8):1464-1471.

37. Lee A, McCartney S, Burbidge C, Raslan AM, Burchiel KJ. Trigeminal neuralgia occurs and recurs in the absence of neurovascular compression. J. Neurosurg. 2014;120(5):1048-54.

38. Maarbjerg S, Gozalov A, Olesen J, Bendtsen L. Concomitant persistent pain in classical trigeminal neuralgia: evidence for different subtypes. Headache. 2014;54(7):1173-83.

39. Sandell T, Eide PK. The effect of microvascular decompression in patients with multiple sclerosis and trigeminal neuralgia. Neurosurgery. 2010;67(3):749-53.

40. Sindou M, Leston J, Howeidy T, Decullier E, Chapuis F. Microvascular decompression for primary trigeminal neuralgia (typical or atypical) – Long-term effectiveness on pain: prospective study with survival analysis in a consecutive series of 362 patients. Acta Neurochir. (Wien). 2006;148(12):1235-45.

41. Obermann M, Yoon MS, Ese D, Maschke M, Kaube H, Diener HC et al. Impaired trigeminal nociceptive processing in patients with trigeminal neuralgia. Neurology. 2007;69(9):835-41.

42. Di Stefano G, La Cesa S, Truini A, Cruccu G. Natural history and outcome of 200 outpatients with classical trigeminal neuralgia treated with carbamazepine or oxcarbazepine in a tertiary centre for neuropathic pain. J. Headache Pain. 2014;15(1):34.

43. Heinskou TB, Maarbjerg S, Wolfram F, Rochat P, Brennum J, Olesen J et al. Favorable prognosis of trigeminal neuralgia when enrolled in a multidisciplinary management program: a two-year prospective real life study. J. Headache Pain. 2019;20(1):23.

44. Al-Quliti KW. Update on neuropathic pain treatment for trigeminal neuralgia: the pharmacological and surgical options. Neurosciences (Riyadh). 2015;20(2):107-14.

45. Zakrzewska JM, Wu J, Brathwaite TS. A systematic review of the management of trigeminal neuralgia in patients with multiple sclerosis. World Neurosurg. 2018;111:291-306.

46. Krishnan S, Bigder M, Kaufmann AM. Long-term follow up of multimodality treatment for multiple sclerosis-related trigeminal neuralgia. Acta Neurochir. (Wien). 2018;160(1):135-144.

47. Paulo DL, Lopez AM, Jermakowicz WJ, Yu H, Shah H, Konrad PE et al. Microvascular decompression for trigeminal neuralgia in patients with multiple sclerosis: predictors of treatment success. World Neurosurg. 2020;136:165-170.

48. Texakalidis P, Xenos D, Karras CL, Rosenow JM. Percutaneous surgical approaches in multiple sclerosis-related trigeminal neuralgia: a systematic review and meta-analysis. World Neurosurg. 2021;146:342-350.e1.

49. Przybylowski CJ, Cole TS, Baranoski JF, Little AS, Smith KA, Shetter AG. Radiosurgery for multiple sclerosis-related trigeminal neuralgia: retrospective review of long-term outcomes. J. Neurosurg. 2018;30:1-8.

50. Lin CS, Lin YC, Lao HC, Chen CC. Interventional treatments for postherpetic neuralgia: a systematic review. Pain Physician. 2019;22(3):209-228.

51. John AR, Canaday DH. Herpes zoster in the older adult. Infect. Dis. Clin. North Am. 2017;31(4):811-826.

52. Wang T, Fei Y, Yao M, Tao J, Deng J, Huang B. Correlation between Galectin-3 and early herpes zoster neuralgia and postherpetic neuralgia: a retrospective clinical observation. Pain Res. Manag. 2020;2020:8730918.

53. Keil G. Sogenannte erstbeschreibung des phantomschmerzes von Ambroise Paré – Chose digne d'admiration et quasi incredible: die "douleur ès parties morts et amputées". Fortschr. Med. 1990;108(4):62-6.

54. Klifto KM, Dellon AL. Silas Weir Mitchell, MD, LLD, FRC – Neurological evaluation and rehabilitation of the injured upper extremity. Hand (NY). 2021;16(1):128-133.

55. Weeks SR, Anderson-Barnes VC, Tsao JW. Phantom limb pain: theories and therapies. Neurologist. 2010;16(5):277-86.

56. Kuffler DP. Origins of phantom limb pain. Mol. Neurobiol. 2018;55(1):60-69.

57. Fuchs X, Flor H, Bekrater-Bodmann R. Psychological factors associated with phantom limb pain: a review of recent findings. Pain Res. Manag. 2018;2018:5080123.

58. Limakatso K, Bedwell GJ, Madden VJ, Parker R. The prevalence and risk factors for phantom limb pain in people with amputations: a systematic review and meta-analysis. PLoS One. 2020;15(10):e0240431.

59. Luo Y, Anderson TA. Phantom limb pain: a review. Int. Anesthesiol. Clin. 2016;54(2):121-39.

60. Kooijman CM, Dijkstra PU, Geertzen JHB, Elzinga A, Van Der Schans CP. Phantom pain and phantom sensations in upper limb amputees: an epidemiological study. Pain. 2000;87(1):33-41.

61. Jensen TS, Krebs B, Nielsen J, Rasmussen P. Immediate and long-term phantom limb pain in amputees: incidence, clinical characteristics and relationship to pre-amputation limb pain. Pain. 1985;21(3):267-278.

62. Hirsh AT, Dillworth TM, Ehde DM, Jensen MP. Sex differences in pain and psychological functioning in persons with limb loss. J. Pain. 2010;11(1):79-86.

63. Bach S, Noreng MF, Tjéllden NU. Phantom limb pain in amputees during the first 12 months following limb amputation, after preoperative lumbar epidural blockade. Pain. 1988;33(3):297-301.

64. Karanikolas M, Aretha D, Tsolakis I, Monantera G, Kiekkas P, Papadoulas S et al. Optimized perioperative analgesia reduces chronic phantom limb pain intensity, prevalence, and frequency: a prospective, randomized, clinical trial. Anesthesiology. 2011;114(5):1144-54.

65. Jahangiri M, Jayatunga AP, Bradley JW, Dark CH. Prevention of phantom pain after major lower limb amputation by epidural infusion of diamorphine, clonidine and bupivacaine. Ann. R. Coll. Surg. Engl. 1994;76(5):324-6.

66. Ahuja V, Thapa D, Ghai B. Strategies for prevention of lower limb post-amputation pain: a clinical narrative review. J. Anaesthesiol. Clin. Pharmacol. 2018;34(4):439-449.

67. Fisher A, Meller Y. Continuous post-operative regional analgesia by nerve sheath block for amputation surgery: a pilot study. Anesth. Analg. 1991;72(3):300-3.

68. Frantz TL, Everhart JS, West JM, Ly TV, Phieffer LS, Valerio IL. Targeted muscle reinnervation at the time of major limb amputation in traumatic amputees: early experience of an effective treatment strategy to improve pain. JB JS Open Access. 2020;5(2):e0067.

69. Flahaut M, Laurent NL, Michetti M, Hirt-Burri N, Jensen W, Lontis R et al. Patient care for post-amputation pain and the complexity of therapies: living experiences. Pain Manag. 2018;8(6):441-453.

70. Pope S, Vickerstaff AL, Wareham AP. Lessons learned from early rehabilitation of complex trauma at the Royal Centre for Defence Medicine. J. R. Army Med. Corps. 2017;163(2):124-131.

71. Castelnuovo G, Giusti EM, Manzoni GM, Saviola D, Gatti A, Gabrielli S et al. Psychological treatments and psychotherapies in the neurorehabilitation of pain: evidences and recommendations from the Italian Consensus Conference on Pain in Neurorehabilitation. Front. Psychol. 2016;7:115.

72. Danshaw CB. An anesthetic approach to amputation and pain syndromes. Phys. Med. Rehabil. Clin. N. Am. 2000;11(3):553-7.

73. Yildirim M, Sen S. Mirror therapy in the management of phantom limb pain. Am. J. Nurs. 2020;120(3):41-46.

74. Colmenero LH, Marmol JM, García CM, Zaldivar ML, Haro RM, Sánchez AM et al. Effectiveness of mirror therapy, motor imagery, and virtual feedback on phantom limb pain following amputation: a systematic review. Prosthet. Orthot. Int. 2018;42(3):288-298.

75. Richardson C, Kulkarni J. A review of the management of phantom limb pain: challenges and solutions. J. Pain Res. 2017; 10:1861-1870.

76. Varlotta GP, Brown MD, Kelsey JL, Golden AL. Familial predisposition for herniation of a lumbar disc in patients who are less than twenty-one years old. J. Bone Joint Surg. Am. 1991;73(1):124-8.

77. Shiri R, Falah-Hassani K, Heliövaara M, Solovieva S, Amiri S, Lallukka T et al. Risk factors for low back pain: a population-based longitudinal study. Arthritis Care Res. (Hoboken). 2019;71(2):290-299.

78. Riihimäki H, Viikari-Juntura E, Moneta G, Kuha J, Videman T, Tola S. Incidence of sciatic pain among men in machine operating, dynamic physical work, and sedentary work: a three-year follow-up. Spine. 1994;19(2):138-42.

79. Euro U, Heliövaara M, Shiri R, Knekt P, Rissanen H, Aromaa A et al. Work-related risk factors for sciatica leading to hospitalization. Sci. Rep. 2019;9(1):6562.

80. Casey E. Natural history of radiculopathy. Phys. Med. Rehabil. Clin. N. Am. 2011;22(1):1-5.

81. Benoist M. The natural history of lumbar disc herniation and radiculopathy. Joint Bone Spine. 2002;69(2):155-60.

82. Weber H, Holme I, Amlie E. The natural course of acute sciatica with nerve root symptoms in a double-blind placebo-controlled trial evaluating the effect of piroxicam. Spine. 1993;18(11):1433-8.

83. Bono CM, Ghiselli G, Gilbert TJ, Kreiner DS, Reitman C, Summers JT et al; North American Spine Society. An evidence-based clinical guideline for the diagnosis and treatment of cervical radiculopathy from degenerative disorders. Spine J. 2011;11(1):64-72.

84. Saal JA, Saal JS, Herzog RJ. The natural history of lumbar intervertebral disc extrusions treated non-operatively. Spine. 1990; 15(7):683-6.

85. Komori H, Shinomiya K, Nakai O, Yamaura I, Takeda S, Furuya K. The natural history of herniated nucleus pulposus with radiculopathy. Spine. 1996;21(2):225-9.

86. Chou R, Loeser JD, Owens DK, Rosenquist RW, Atlas SJ, Baisden J et al. American Pain Society low back pain guideline panel – Interventional therapies, surgery, and interdisciplinary rehabilitation for low back pain: an evidence-based clinical practice guideline from the American Pain Society. Spine. 2009;34(10):1066-77.

87. Iversen T, Solberg TK, Romner B, Wilsgaard T, Twisk J, Anke A et al. Effect of caudal epidural steroid or saline injection in chronic lumbar radiculopathy: multicentre, blinded, randomised controlled trial. BMJ. 2011;343:d5278.

88. Kleef MV, Liem L, Lousberg R, Barendse G, Kessels F, Sluijter M. Radiofrequency lesion adjacent to the dorsal root ganglion for cervicobrachial pain: a prospective double blind randomized study. Neurosurgery. 1996;38(6):1127-31.

89. Weber H. Lumbar disc herniation: a controlled, prospective study with ten years of observation. Spine. 1983;8(2):131-40.

90. Rajaee SS, Bae HW, Kanim LE, Delamarter RB. Spinal fusion in the United States: analysis of trends from 1998 to 2008. Spine. 2012;37(1):67-76.

91. Deyo RA, Gray DT, Kreuter W, Mirza S, Martin BI. United States trends in lumbar fusion surgery for degenerative conditions. Spine. 2005;30(12):1441-5.

92. Waguespack A, Schofferman J, Slosar P, Reynolds J. Etiology of long-term failures of lumbar spine surgery. Pain Med. 2002;3(1):18-22.

93. Rigoard P, Desai MJ, Taylor RS. Failed back surgery syndrome: what's in a name? A proposal to replace "FBSS" by "POPS". Neurochirurgie. 2015;61(1):16-21.

94. Almeida DB, Prandini MN, Awamura Y, Vitola ML, Simião MP, Milano JB et al. Outcome following lumbar disc surgery: the role of fibrosis. Acta Neurochir. 2008;150(11):1167-76.

95. Thomson S. Failed back surgery syndrome: definition, epidemiology and demographics. Br. J. Pain. 2013;7(1):56-9.

96. Burton CV. Failed back surgery patients: the alarm bells are ringing. Surg. Neurol. 2006;65(1):5-6.

97. Nachemson AL. Evaluation of results in lumbar spine surgery. Acta Orthop. Scand. Suppl. 1993;251:130-3.

98. Manca A, Eldabe S, Buchser E, Kumar K, Taylor RS. Relationship between health-related quality of life, pain, and functional disability in neuropathic pain patients with failed back surgery syndrome. Value Health. 2010;13(1):95-102.

99. Markman JD, Kress BT, Frazer M, Hanson R, Kogan V, Huang JH. Screening for neuropathic characteristics in failed back surgery syndromes: challenges for guiding treatment. Pain Med. 2015;16(3):520-30.

100. Durand G, Girodon J, Debiais F. Medical management of failed back surgery syndrome in Europe: evaluation modalities and treatment proposals. Neurochirurgie. 2015;61(1):s57-65.

101. Thomson S, Jacques L. Demographic characteristics of patients with severe neuropathic pain secondary to failed back surgery syndrome. Pain Pract. 2009;9(3):206-15.

102. North RB, Kidd DH, Farrokhi F, Piantadosi SA. Spinal cord stimulation versus repeated lumbosacral spine surgery for chronic pain: a randomized, controlled trial. Neurosurgery. 2005;56(1):98-106.

103. Kumar K, Taylor RS, Jacques L, Eldabe S, Meglio M, Molet J et al. Spinal cord stimulation versus conventional medical management for neuropathic pain: a multicentre randomised controlled trial in patients with failed back surgery syndrome. Pain. 2007;132(1-2):179-88.

104. De Ridder D, Vanneste S. Burst and tonic spinal cord stimulation: different and common brain mechanisms. Neuromodulation. 2016; 19(1):47-59.

105. Ahmed S, Yearwood T, De Ridder D, Vanneste S. Burst and high frequency stimulation: underlying mechanism of action. Expert Rev. Med. Devices. 2018;15(1):61-70.

106. Peeters JB, Raftopoulos C. Tonic, burst, high-density, and 10-kHz high-frequency spinal cord stimulation: efficiency and patients preferences in a failed back surgery syndrome predominant population – Review of literature. World Neurosurg. 2020;144:e331-e340.

107. Timmerman H, Wilder-Smith O, Van Weel C, Wolff A, Vissers K. Detecting the neuropathic pain component in the clinical setting: a study protocol for validation of screening instruments for the presence of a neuropathic pain component. BMC Neurol. 2014;14:94.

capítulo 105

Qualidade de Vida Associada à Dor Neuropática

Luci Mara França Correia | Laís Kozminski Akcelrud Durão | Rubens Correia Filho

Conceito de qualidade de vida

Em variados contextos e com diferentes denominações – mas permanentemente voltada ao que diz respeito à satisfação e ao bem-estar dos indivíduos –, a qualidade de vida sempre foi objeto de preocupação dos homens desde o princípio da humanidade, servindo inicialmente para melhorar os métodos de trabalho com o objetivo de diminuir os esforços físicos.[1]

As pesquisas realizadas no século XX, principalmente a partir dos estudos efetuados na Western Eletric Company de Chicago, no início dos anos 1920, que buscaram avaliar a satisfação dos indivíduos em seus ambientes de trabalho, trouxeram informações relevantes sobre o comportamento humano e a motivação para obtenção de metas, o que deu origem à escola de Relações Humanas.[2]

Em 1964, Lyndon Baines Johnson, então presidentes dos Estados Unidos, usou pela primeira vez a expressão "qualidade de vida", quando declarou que não poderia avaliar os objetivos de seu governo pela perspectiva do lucro dos bancos, mas de acordo com a qualidade de vida proporcionada à população. A partir daí, foi então compartilhado entre cientistas sociais, filósofos e políticos, o interesse nessa conceituação.[3]

Dentro das ciências biológicas, o conceito de "qualidade de vida" (QV) faz referência a parâmetros mais amplos que a doença em si, valorizando um movimento que tem por objetivo principal compensar a progressiva desumanização que o desenvolvimento tecnológico da Medicina trouxe.[1,4]

Para a Organização Mundial da Saúde (OMS), a QV é definida como "a percepção do indivíduo de sua posição na vida e no contexto da cultura e sistema de valores nos quais ele vive e em relação aos seus objetivos, expectativas, padrões e preocupações". Essa definição deixa subentendida a ideia de que é preciso analisar parâmetros mais amplos que o manejo dos sintomas, a diminuição da mortalidade ou o aumento da expectativa de vida.[3,5] Assim, QV se tornou um conceito subjetivo e multidimensional, além de ser um dos objetivos mais almejados nos ensaios clínicos atuais. As informações obtidas por meio desses estudos têm sido empregadas como indicadores para avaliação da eficácia e do impacto de determinados tratamentos.[5]

"Qualidade de vida" deve ser um termo passível de aplicação a qualquer indivíduo, seja ele fisicamente incapacitado ou atleta de alta performance, jovem ou idoso, entre tantos outros. A QV deve ser definida como algo que somente o próprio indivíduo pode relatar e informar ao pesquisador, inerente às suas características mais pessoais e livre do julgamento a partir de valores externos.

Impacto da dor na avaliação da qualidade

A sensação dolorosa não envolve apenas o processamento de um estímulo nocivo. Subjetiva e complexa, existe consenso em afirmar que a dor é definida como uma experiência multidimensional, dependente também e de igual forma, do processamento cognitivo e emocional, sendo, assim, única para cada indivíduo.[6]

Lesões que afetem o sistema nervoso central (SNC) ou periférico (SNP) podem dar origem a um tipo particular de dor, denominado "dor neuropática" (DN).[7] Ao contrário da dor nociceptiva – que é o resultado fisiológico de um estímulo de nociceptores, seja por lesão real, seja por lesão potencial dos tecidos e funciona como um sinal de alerta para o organismo –, a DN não tem nenhuma finalidade de "aviso" e pode acarretar danos graves ao sistema somatossensorial.[8] Embora grandes esforços tenham sido feitos para a compreensão de sua fisiopatologia, ainda existem lacunas em seu entendimento, porém certas alterações, como sensibilização de receptores periféricos e de células de projeção central, são comumente descritas como mecanismos importantes, envolvidos na origem desse tipo de dor.[9,10] Por ser uma entidade complexa que compreende uma série de condições crônicas e que traz graves limitações que impactam negativamente a qualidade de vida, a DN é considerada, entre as dores crônicas, uma das experiências mais árduas e excruciantes.[11]

Na DN não é possível mensurar com objetividade a sensação dolorosa, pois, diferentemente da dor nociceptiva, há uma escassez de descritores verbais para sua caracterização e existem ainda dificuldades envolvendo seu diagnóstico. O paciente acometido por dor crônica, em particular pela dor neuropática, experimenta mudanças consideráveis em sua rotina diária e apresenta queixas múltiplas e complexas, em decorrência das provações causadas pela dor persistente. Tais mudanças têm implicações sobre a maneira como ele percebe e avalia sua QV e sobre a forma como ele reage às adversidades, o que repercute em sua adesão ao tratamento.[11]

Grande número de fatores, individuais e ambientais, como condições genéticas, características sociais e culturais, relacionamento familiar, convicções religiosas e filosóficas, assim como experiências anteriores e estado emocional dos indivíduos, influenciam diretamente a expressão do sofrimento e podem intensificar ou minimizar o efeito da expressão dolorosa.[12]

Estudos europeus[13] mostram que a dor crônica neuropática exerce importante papel no surgimento de comorbidades como depressão, ansiedade, distúrbios do sono, perda da QV, além de ser responsável pelo aumento dos custos de cuidados de saúde.[14] Aspectos da QV relacionados à saúde de indivíduos com DN são cotados tão baixo quanto avaliações feitas em pacientes que sofreram recente infarto agudo do miocárdio, indivíduos que apresentam quadros clínicos de doença coronariana ou diabetes não controlado. Pessoas acometidas pela DN evidenciam um déficit social, físico, funcional e emocional muito maior do que a população em geral, sendo a insônia, a falta de energia para atividades cotidianas, a dificuldade de concentração e a sonolência diurna os sintomas mais comumente descritos como perturbadores para esses indivíduos. Esses pacientes relatam ainda que tais fatores interferem negativamente nos relacionamentos sociais e contribuem para a perda da capacidade em desempenhar o papel estabelecido pela sociedade, o que gera sentimentos de inadequação, culpa, desgosto, pânico e raiva. A imprevisibilidade da dor interfere na habilidade em manter o contato social e em desenvolver novos relacionamentos, além de contribuir de forma significativa para o aumento do isolamento.[15]

Importância da avaliação da qualidade de vida na tomada de decisão da equipe de saúde

Face a todos os aspectos negativos que a dor não controlada causa nos indivíduos, identificar a DN na prática clínica é uma tarefa essencial, porém exige da equipe médica um olhar atento. Proporcionar ao paciente o alívio da dor, buscar maneiras de melhorar a vida diária e elevar a QV é ainda mais desafiador e deve começar pelo entendimento da fisiopatologia da doença.[16]

Tendo como um de seus mecanismos mais bem descritos, mais plausíveis e cientificamente aceitos, o desenvolvimento de alterações na distribuição e na conformação de canais iônicos – em especial, os canais de sódio –, a primeira premissa a que o profissional deveria estar atento é que a DN costuma responder pobremente aos analgésicos simples, do primeiro degrau da escada analgésica, sendo os fármacos antidepressivos tricíclicos e anticonvulsivantes os principais representantes no tratamento deste tipo de dor.[16,17] Porém, estudos recentes[16] mostram que grande parte dos pacientes que procuram auxílio médico com queixas de DN recebe fármacos de eficácia não demonstrada ou subdoses da medicação apropriada, ensejando importante comprometimento da QV do indivíduo e da confiança na equipe de saúde.[16,17] Além do sofrimento ocasionado pela dor não controlada e as frustrações geradas pelos diversos tratamentos sem sucesso, somam-se ainda a multiplicidade de exames pouco esclarecedores e as explicações insatisfatórias dos profissionais envolvidos. A inexistência de um diagnóstico preciso e o pouco alívio da condição álgica trazem ao paciente insegurança e desesperança.[6]

Conhecer a dor, as limitações que ela impõe e a interferência que ela pode trazer na QV do paciente pode ajudar o profissional que o assiste a conseguir trilhar o caminho mais adequado e conjugar modalidades que contribuam para a adesão ao tratamento e à melhora da vida cotidiana.[6]

A avaliação do paciente deve abordar o grau de comprometimento do sistema somatossensorial, os déficits neurológicos e as comorbidades do sistema límbico e da cognição, mas também e não menos importante, deve levar em consideração o impacto geral da dor nas atividades e nos relacionamentos.[18]

Diferentes obstáculos são frequentemente relatados como provações no tratamento da DN, sendo a avaliação e o conhecimento inadequados e equívocos as barreiras mais fáceis de serem superadas com a educação, tanto de profissionais da saúde como do próprio paciente e de seus familiares. A busca da integração por meio do cuidado individualizado, a melhora da comunicação, o uso de estratégias alternativas e não farmacológicas contribuem positivamente para o autocuidado do paciente e melhor compreensão de suas limitações, pelos familiares e cuidadores.[18,19]

O objetivo essencial a ser alcançado para pacientes com DN é a capacidade de realizarem, com o maior grau de independência possível, as tarefas da vida diária e a recuperação de funcionalidades perdidas pela doença. Aliviá-los da parcela de sofrimento que a dependência constitui deve ser a meta almejada pela equipe interdisciplinar envolvida no complexo processo do restabelecimento do equilíbrio biopsicossocial.[20,21]

Cada vez mais, nota-se que estudos recentes trazem propostas de métodos não farmacológicos e complementares, assim como alternativas psicoeducativas para auxiliar no manejo da dor; o que demonstra uma inovação na visão dos profissionais de saúde. Na literatura internacional, em que esses estudos são mais frequentes, pode-se verificar que intervenções educativas geram resultados significativamente positivos e contribuem no entendimento da doença pelos pacientes, por consequência melhoram a adesão ao tratamento. Porém, estudos realizados com esse objetivo ainda são escassos no Brasil.[22]

Além das medidas farmacológicas e não farmacológicas, outras modalidades de tratamento, como a estimulação sensitiva e procedimentos neurocirúrgicos, podem ser ofertadas a pacientes refratários e devem ser conhecidas pelos profissionais da saúde, mas não existe evidência científica robusta o suficiente para embasar a escolha sistemática desses tratamentos mais invasivos.[23]

Dessa forma, é indispensável que o profissional de saúde entenda que podem existir repercussões importantes da doença na QV de seu paciente e que essas repercussões podem ser barreira para o manejo da dor. Dessa forma, idealmente, todo profissional de saúde deve estar preparado para capacitar o paciente a se autogerenciar, educá-lo e treiná-lo para entender a natureza da sua dor e seus efeitos, de modo a proporcionar aumento da vitalidade, além da possibilidade de participar efetivamente das escolhas terapêuticas sugeridas pela equipe interdisciplinar.[22]

Instrumentos de avaliação da dor neuropática

Vista a importância da elaboração de novas metodologias para avaliar o tratamento e a prevenção da dor, principalmente da dor crônica, bem como os impactos que ela traz para os indivíduos e para os sistemas de saúde, surgiu a necessidade de padronizar sua mensuração. Importantes avanços ocorreram então, estabelecendo critérios objetivos e validados; mas foi de notável importância para que os olhares se voltassem definitivamente ao tema, a proposta de inclusão da dor entre os sinais vitais.

A Joint Commission on Accreditation of Healthcare Organizations (JCAHO) julgou que a dor deveria ter igual importância que a frequência cardíaca ou a pressão arterial e, passando a considerá-la o quinto sinal vital, sua avaliação, intervenção e reavaliação foram consideradas prioritárias e não mais opcionais,, no processo das tão sonhadas qualificação e acreditação de hospitais.[24] A JCAHO foi responsável também pelo modelo padronizado de avaliação da dor, que inclui critérios como: localização e intensidade, informações sobre seu início, duração e padrão; fatores de alívio e fatores agravantes, a eficácia do analgésico oferecido ou o alívio proporcionado por outros procedimentos, além de sua repercussão nas atividades diárias e na qualidade de vida.[25] Para responder às novas demandas, a Medicina precisou conceituar o que entende por "qualidade de vida", ficando esta definida como uma sensação íntima de conforto, com base na importância que cada indivíduo atribui às suas próprias experiências. Sensação de bem-estar ou de felicidade na realização das funções atribuídas dentro da realidade da sua família, do seu trabalho e dos valores da comunidade à qual pertence, sendo elas físicas, intelectuais e psíquicas.[25,26]

Para a mensuração da dor, dois tipos de instrumentos foram desenvolvidos e são amplamente utilizados: os instrumentos unidimensionais; e os instrumentos multidimensionais. O primeiro foi assim chamado, pois possibilita unicamente a mensuração de uma dimensão da dor,[27] e sua denominação é determinada em função da natureza da categoria avaliada. As escalas unidimensionais mais usadas na prática clínica são a Escala Visual Analógica (EVA) a Escala Numérica Visual (EVN). Na EVA, o paciente pode apontar para a intensidade de sua dor, sendo que em um extremo da régua aparece a condição "Sem Dor" e, no outro extremo, a condição "Dor Máxima"; na EVN, o paciente deve dar uma nota para sua dor, sendo "0" a nota mínima e "10" a nota máxima. A dor deve sempre ser autorrelata quando o paciente tem capacidade de fazê-lo.[28] Instrumentos unidimensionais são usados com maior frequência para avaliação da dor pós-operatória e na mensuração da efetividade da terapia analgésica estabelecida. Esses instrumentos que não levam em consideração a complexidade da dor são, por essa razão, bastante limitados, mas também proporcionam instantes de aproximação entre o paciente e seu cuidador, permitindo que informações subjetivas possam ser observadas.[29]

A partir de 1965, os estudos Melzack et al. trouxeram uma importante contribuição para a avaliação multidimensional da dor, mas a notória ascensão ocorreu na década de 1970, com o desenvolvimento do Questionário de Dor McGill (MQP), no ano de 1975. Desde então, esse instrumento é de extrema importância para a avaliação da subjetividade da dor crônica, no entanto sua aplicação é limitada a indivíduos com determinada compreensão cultural e cognitiva, capazes de entender os descritores.[27] Além de para a avaliação da intensidade da dor, o Questionário de Dor McGill é utilizado para avaliar outras características do fenômeno doloroso e tem estabelecido seus índices de validade e confiabilidade, além de poder discriminativo entre diversos componentes da dor. Tendo sido desenvolvido com o objetivo de facilitar a comunicação de aspectos sensoriais, afetivos e avaliativos, esse questionário fornece medidas quantitativas que permitem um tratamento estatístico dos dados. É um questionário multidimensional, constituído por quatro diferentes grupos, 20 subgrupos e mais 78 descritores. O paciente entrevistado deve marcar em cada um dos 20 subgrupos, no máximo, um descritor. Se não houver descritor que represente sua dor no subgrupo, ele é instruído a não fazer marcações. No fim do questionário, é obtido um valor que pode variar entre 0 e 78 e que representa a soma de todos os valores dos descritores escolhidos pelo paciente.[30]

Com a ampla aplicação do questionário de Dor McGill, começou a ficar evidente que alguns descritores de dor como fisgada, agulhada e queimação eram mais frequentemente escolhidos por pacientes diagnosticados com DN. Esses descritores passaram a trazer indícios importantes em determinados casos de dificuldades diagnósticas. Percebeu-se, então, a necessidade de se desenvolverem instrumentos específicos para avaliação de pacientes com suspeita de DN, permitindo a identificação desse tipo de dor de forma mais simples e rápida, resultando em benefícios na prática clínica.[31]

Com a finalidade de triagem, alguns instrumentos foram criados para diferenciar a dor de origem neuropática da dor não neuropática. Entre os instrumentos mais utilizados para essa diferenciação, destacam-se:

- *Leeds Assessment of Neuropathic Symptom and Signs Pain Scale*, amplamente usada e conhecida pela sigla LANSS; bem como sua versão curta S-LANSS (*self-completed*).
- *Neuropathic Pain Questionnaire* (NPQ); e sua versão abreviada *Neuropathic Pain Questionnaire* (NPQ) – *short form*.
- *Douler Neuropathique 4 Questions* (DN4).
- PainDETECT.
- ID Pain.
- *Neuropathic Pain Scale* (NPS).
- *Neuropathic Pain Symptom Inventory* (NPSI).
- *Pain Quality Assessment Scale* (PQAS).[31]

Esses instrumentos são ferramentas importantes no rastreio de casos de DN entre pacientes com dor crônica e são particularmente utilizados por não especialistas. Diferenciam-se em função do tempo e do modo de aplicação, bem como pela sensibilidade e confiabilidade que apresentam. Porém, tendo em vista que até 20% dos casos com diagnóstico confirmado de DN não são identificados por nenhum desses questionários, o uso dessas ferramentas não dispensa o diagnóstico clínico. Esses instrumentos devem sempre ser utilizados na versão validada para a língua de aplicação, e, no Brasil, os mais utilizados são as versões em português da escala LANSS, do DN4, do NPSI, da PQAS e do PainDETECT.[31]

Instrumentos de avaliação da qualidade de vida

A maneira com que cada indivíduo avalia sua QV está intrinsecamente ligada ao modo como percebe seu estado de saúde, mensurando tanto o impacto que a doença causa nas atividades diárias como o que os respectivos tratamentos impõem à rotina. Essas medidas, apesar de complexas, são amplamente reconhecidas como um sujeito essencial de avaliação em estudos clínicos e epidemiológicos.[24]

Todas as sociedades têm suas particularidades, que divergem entre si pelas crenças, pelas condutas face a situações similares, pelas prioridades estabelecidas, assim como pelos comportamentos e práticas sociais. Todas essas características dão aos indivíduos a base do que são e a maneira como percebem o papel que devem desempenhar, de como devem se comportar, do que é autorizado fazer ou pensar e do que não é. São também esses conceitos ou regras que tornam os indivíduos tão diferentes uns dos outros. Por essa razão, tradicionalmente, o conceito de QV era atribuído aos filósofos e poetas, no entanto percebeu-se sua importância na construção tanto de modelos econômicos como na avaliação da saúde pública de populações.[32]

O crescente interesse de médicos e pesquisadores em transformar a QV em uma medida quantitativa, que pudesse ser usada em ensaios clínicos para avaliação de tratamentos ou para mensurar o impacto de doenças na vida cotidiana – comparando populações distintas e até mesmo diferentes patologias –, impulsionou pesquisadores a padronizar um instrumento de avaliação.[32] Embora a grande maioria dos instrumentos desenvolvidos com essa finalidade tenha sido concebida para pacientes de língua inglesa, a necessidade resultou em que fossem cuidadosamente traduzidos, dando-se ênfase às medidas psicométricas, sendo a validação testada num contexto cultural específico.[33]

A QV no contexto da saúde tem uma composição complexa, por essa razão não é espantoso que não exista uma definição acordada, nem uma forma padrão de medida. Isso não decorre da falta de ideias, pois existem mais de 100 instrumentos que se propõem a medir a QV de alguma forma, mas cada um contém uma mistura idiossincrática de determinantes dependentes.[32] Visto, então, que a QV é única para cada indivíduo, a tradução de um questionário avaliativo precisa apresentar uma linguagem simples, pensada e construída de forma clara e que seja equilibrada no que diz respeito aos conceitos de cultura. A grande maioria dos instrumentos inicialmente elaborados com o objetivo de padronizar a avaliação da QV responde às demandas de grupos específicos dentro da população, principalmente os instrumentos criados com o objetivo de avaliar procedimentos ou monitorar condições médicas pré-definidas. Dessa forma, seu uso para avaliar a população geral não era possível. Outros instrumentos, com base em escalas menos específicas, desenvolvidos para avaliação da população geral adulta, também não possibilitavam a avaliação de grupos específicos, como indivíduos portadores de deficiência cognitiva e crianças. Esses fatores constituíam uma importante limitação, tendo em vista a importância de uma correta avaliação da QV e sua influência nas decisões referentes à criação ou manutenção de políticas públicas e de programas assistenciais.[32] Comprovadamente, é possível relacionar o insucesso de muitos desses programas ao fato de terem sido criados de acordo com a percepção da equipe de saúde, sem correta avaliação das reais necessidades da população beneficiada e, por consequência, com ações desagregadas do contexto de busca pela QV.[33]

Um dos aspectos mais importantes para a utilização de um instrumento de avaliação de QV é o correto estabelecimento do que é fundamental para o indivíduo e esse aspecto é, sobretudo, desafiador, quando o instrumento deve ser usado em culturas diferentes, com diversificadas crenças e variadas motivações. Tentando responder a esse desafio, o Grupo de Qualidade de Vida da Organização Mundial da Saúde (OMS) deu início a um estudo colaborativo, envolvendo 15 diferentes centros e, após análise dos resultados, foi elaborado o instrumento hoje amplamente utilizado – *World Health Organization Quality of Life-100* (WHOQOL-100) –, demonstrando que é possível realizar a mensuração da QV meio de um único instrumento válido e de fácil aplicação, que pode ser usado em culturas diferentes.[33]

O uso gradativo de instrumentos e as respostas acuradas trazidas pela avaliação da QV acarretaram também a necessidade da adequação de modelos compactos, de aplicação simplificada e rápida, sendo, assim, desenvolvida a versão abreviada do WHOQOL-100, que recebeu o nome de "WHOQOL-brief". Essa versão compactada é composta por um total de 26 questões, pouco mais de um terço do questionário inicial, mas tão eficaz quanto. As primeiras questões da versão abreviada apresentam aspectos relacionados à QV de modo geral e à satisfação do indivíduo entrevistado com a própria saúde. As outras 24 perguntas dividem-se em domínios físico, psicológico, relações sociais e meio ambiente. Esse questionário de avaliação é amplamente escolhido para pesquisas pela sua praticidade e por ser um instrumento que pode ser utilizado tanto para populações saudáveis como para populações específicas, sendo eficaz na avaliação de populações acometidas por agravos e por doenças crônicas e valorizando a percepção individual. A versão validada para o português do Brasil foi realizada segundo metodologia preconizada pelo Centro WHOQOL e apresentou características psicométricas satisfatórias.[34]

Outro instrumento utilizado por pesquisadores que objetivam avaliar a QV na área da saúde é o SF-36, criado com a finalidade de ser um instrumento genérico, curto, de fácil aplicação e entendimento. Trata-se de um instrumento derivado do *149-item Functioning and Well-Being Profile* (FWBP), que fez parte de uma pesquisa de avaliação da saúde em pacientes americanos. Mas o SF-36 mostrou-se mais adequado para utilização em pacientes críticos, internados em UTI, e mais usado em estudos internacionais.[35]

Pesquisas que buscaram avaliar a QV em pacientes com diagnóstico de DN, mesmo que em diferentes países e com uso de diferentes escalas, apontaram para índices baixíssimos, quando comparados à população geral. Escores descritos como "dor pior que a morte" foram registrados no Reino Unido para 17% dos pacientes diagnosticados com DN que participaram do estudo.[20] Outras pesquisas,[36] que também buscaram informações sobre a QV nesse grupo de indivíduos, constataram que, apesar de descreverem a dor como constante, os entrevistados apresentaram atitudes otimistas na busca pela melhora da QV. Porém, esse otimismo está intimamente ligado à intensidade da dor, ou seja, aqueles pacientes com quadros álgicos de maior intensidade avaliaram a qualidade de vida com índices inferiores. Nesse contexto, outra pesquisa recente[37] aponta que os pacientes com diferentes tipos de dor crônica tentam intensamente entender a causa e mudar seu próprio comportamento na busca do controle de sua dor. Eles não se mostram passivos em um primeiro tempo, mas para muitos desses pacientes, essa busca não é algo realizável sem ajuda terapêutica, e as inúmeras tentativas mal direcionadas e ineficazes no controle da dor os envolvem ainda mais em um ciclo vicioso de ansiedade e depressão.[37] Um trabalho[38] que analisou os impactos na QV de pacientes acima de 40 anos, diagnosticados com neuralgia trigeminal, assim como a possível relação com o tempo desde o início dos sintomas álgicos, concluiu que, independentemente da intensidade e do tempo da dor, a neuralgia trigeminal exerce grande impacto negativo na QV.

Existe um consenso entre diferentes estudos, no que diz respeito aos encargos econômicos que a dor crônica de origem neuropática impõe ao paciente e à sociedade, com fortes indícios de redução significativa de QV.[31]

Conclusão

A busca pelo manejo adequado da dor impôs o desenvolvimento de instrumentos precisos que permitissem orientar a tomada de decisões. As últimas décadas foram marcadas por importantes avanços nessa avaliação, com uso de critérios objetivos. O manejo da dor neuropática é distinto do das dores nociceptivas, sendo o diagnóstico correto de ambos essenciais para o estabelecimento do tratamento adequado.

Apesar do progresso na compreensão da fisiopatologia, a abordagem da dor neuropática ainda é desafiadora, impactando negativamente a qualidade de vida dos indivíduos acometidos e de seus familiares.

Existem instrumentos construídos e validados para rastreio e validação da dor neuropática. Estando o diagnóstico de DN adequadamente realizado, entende-se como importante a aplicação de um ou mais dos questionários para avaliação de QV existente.

O uso frequente desses instrumentos durante o tratamento e acompanhamento dos pacientes com DN trará ao profissional e ao paciente maiores possibilidades de se trabalhar em prol de uma QV desejada.

Referências bibliográficas

1. Vasconselos AF. Qualidade de vida no trabalho: origem, evolução e perspectivas. Cadern. Pesq. e Adm. 2001;08(1):23-35.
2. Antônio Ferreira A, Reis Ana CF, Pereira Maria I. Gestão empresarial – De Taylor aos nossos dias: evolução e tendências da moderna administração de empresas. São Paulo: Editora Pioneira; 1999.
3. Organização Mundial da Saúde. Versão em português dos instrumentos de avaliação de qualidade de vida (WHOQOL). Geneva: WHO; 1998.
4. Monteiro R, Braile DM, Brandau R, Jatene FB. Qualidade de vida em foco. Rev. Bras. Cir. Cardiovasc. 2010;25(4):568-74.
5. Souza RA, Carvalho AM. Programa de saúde da família e qualidade de vida: um olhar da psicologia. Estud. Psicol. 2003;8(3):515-23.
6. Barros N. Qualidade de vida no doente com dor. In: Teixeira MJ (ed.). Dor: contexto interdisciplinar. Curitiba; maio de 2003.
7. Campos MF, Ribeiro AT, Listik S, Pereira CA, Andrade Sobrinho J, Rapoport A. Epidemiologia do traumatismo da coluna vertebral. Rev. Col. Bras. Cir. 2008;35(2):88-93.
8. Torrance N, Lawson KD, Afolabi E, Bennett MI, Serpell MG, Dunn KM et al. Estimating the burden of disease in chronic pain with and without neuropathic characteristics: does the choice between the EQ-5D and SF-6D matter? Pain. 2014;155(10):1996-2004.
9. Pickett GE, Campos-Benitez M, Keller JL, Duggal N. Epidemiology of traumatic spinal cord injury in Canada. Spine (Phila Pa 1976). 2006;31(7):799-805.
10. Faro AC. Estudo das alterações da função sexual em homens paraplégicos [tese]. São Paulo: Universidade de São Paulo, Escola de Enfermagem; 1991.
11. Costa CM, Santos TJ, Rocha NM. Reflexões sobre dor neuropática crônica. Rev. Dor. 2004;5(4):430-3.
12. Bennett MI. Theories, history and current taxonomy. In: Bennett MI (ed.). Neuropathic pain. Oxford: Oxford University Press; 2006. p. 3-9.
13. Dueñas M, Ojeda B, Salazar A, Mico JA, Failde I. A review of chronic pain impact on patients, their social environment and the health care system. J. Pain Res. 2016;9:457-67.
14. Finnerup NB, Attal N. Pharmacotherapy of neuropathic pain: time to rewrite the rulebook? Pain Manag. 2016;6(1):1-3.

15. Closs SJ, Staples V, Reid I, Bennett MI, Briggs M. The impact of neuropathic pain on relationships. Journal of Advanced Nursing. 2009;65(2):402-411. doi: 10.1111/j.1365-2648.2008.04892.x.

16. Paz AC, Beraldo PS, Almeida MC, Neves EG, Alves CM, Khan P. Traumatic injury to the spinal cord – Prevalence in Brazilian hospitals. Paraplegia. 1992;30(9):636-40.

17. Treede RD, Jensen TS, Campbell JN, Cruccu G, Dostrovsky JO, Griffin JW et al. Neuropathic pain – Redefinition and a grading system for clinical: a research purposes. Neurology. 2007;70(18):1630-5.

18. Luckett T, Davidson PM, Boyle F, Liauw W, Agar M, Green A, Lovell M. Australian survey of current practice and guideline use in adult cancer pain assessment and management: perspectives of oncologists. Asia-Pacific Journal of Clinical Oncology. 2014;10(2).

19. Oldenmenger WH, Sillevis Smittv PAE, Van Dooren S, Stoter G, Van Der Rijt CCD. A systematic review on barriers hindering adequate cancer pain management and interventions to reduce them: a critical appraisal. European Journal of Cancer. 2009;45(8):1370-1380.

20. Vall J, Braga VA, Almeida PC. Estudo da qualidade de vida em pessoas com lesão medular traumática. Arq. Neuropsiquiatr. 2006; 64(2 B):451-5.

21. Teixeira MJ. Fisiopatologia da dor neuropática. Rev. Med. 1999; 78(2):53-84.

22. Cardoso MG, Weinstock JG, Sardá Júnior J. Adesão ao tratamento da dor neuropática. Rev. Dor. 2016;17(supl. 1):s107-9.

23. Andrade Filho AC. Dor: diagnóstico e tratamento. São Paulo: Roca; 2001. p. 121-7.

24. Addison RG. Chronic pain syndrome. Am. J. Med. 1984;77(3 A): 54-8.

25. Toniolli AC, Pagliuca LM. Tecnologia tátil para a avaliação da dor em cegos. Rev. Lat-Am. Enferm. [Internet]. Março de 2003 [citado 1 mai. 2012]. 2003 Mar;11(2):[cerca de 6 p.]. Disponível em: http://www.scielo.br/pdf/rlae/v11n2/v11n2a12.pdf.

26. Faden R, Leplege A. Assessing quality of life: moral implications for clinical practice. Med. Care. 1992;30(suppl. 5):s166-175.

27. Tollison CD. Definitions of the pain. In: Tollison CD (ed.). Handbook of pain management. 2nd ed. Massachussets: Mosby; 1994.

28. Pereira LV, Sousa FA. Mensuração e avaliação da dor pós-operatória: uma breve revisão. Rev. Lat-Am. Enferm. 1998;6(3):77-84.

29. Pimenta CA, Teixeira MJ. Questionário de dor McGill: proposta de adaptação para a língua portuguesa. Rev. Esc. Enferm. USP. 1996;30(3):473-83.

30. Fleck MP, Leal OF, Louzada S, Xavier M, Chachamovich E, Vieira G et al. Desenvolvimento da versão em português do instrumento de avaliação de qualidade de vida da OMS (WHOQOL-100). Rev. Bras. Psiquiatr. 1999;21(1):19-28.

31. Almeida FC, Castilho A, Cesarino CB et al. Correlação entre dor neuropática e qualidade de vida. Br. J. Pain. 2018;1(4):349-53.

32. Kluthcovsky AC, Kluthcovsky FA. O WHOQOL-bref, um instrumento para avaliar qualidade de vida: uma revisão sistemática. Rev. Psiquiatr. Rio Gd. Sul.

33. Kreuter M, Siösteen A, Erkholm B, Byström U, Brown DJ. Health and quality of life of persons with spinal cord lesion in Australia and Sweden. Spinal Cord. 2005;43(2):123-9.

34. Guillemin F, Bombardier C, Beaton D. Cross-cultural adaptation of health-realted quality of life measures: literature review and proposed guidelines. J. Clin. Epidemiol. 1993;46:1417-32.

35. Ciconelli RM. Tradução para o português e validação do questionário genérico de avaliação de qualidade de vida – Medical outcomes study 36-item Short-form Health Survey (SF – 36) [tese]. São Paulo (SP): Universidade Federal de São Paulo (EPM); 1997.

36. Cummins RA. The domains of life satisfaction: an attempt to order chaos. Soc. Indic. Res. 1996;38:303-28.

37. Van Hecke O, Austin SK, Khan RA, Smith BH, Torrance N. Neuropathic pain in the general population: a systematic review of epidemiological studies. Pain. 2014;155(4):654-62.

38. Hilgenberg-Sydney PB, Calles BM, Conti PCR. Quality of life in chronic trigeminal neuralgia patients. Rev. Dor [Internet]. Setembro de 2015 [citado 26 jul. 2020]. 2015 Set;16(3):195-197.

capítulo 106

A Importância do Tratamento dos Distúrbios do Sono no Paciente com Dor Neuropática

Mariana Camargo Palladini | Aline Cristina Gonçalves

Introdução

O sono desempenha papel fundamental para a vida do ser humano, pois tem função reparadora, de conservação de energia, de proteção e imunológica. Além do mais, a privação do sono interfere no bem-estar mental e físico do paciente, o que acarreta grave prejuízo funcional no desempenho dos papéis sociais e nas relações interpessoais.

A relação entre dor neuropática e distúrbios do sono é bidirecional. Pacientes com dor neuropática são mais propensos a desenvolver distúrbios do sono e a dor é exacerbada pela falta ou diminuição da qualidade do sono.[1]

Este capítulo foi idealizado para alertar que faz parte da consulta avaliar e melhorar a qualidade do sono no paciente, não devendo se limitar à atenção ao quadro doloroso.[2]

Aspectos anatomofisiológicos do sono

O ciclo sono-vigília segue uma periodicidade circadiana, que varia com a idade, o sexo e as características individuais. A regulação desse ciclo resulta da interação de dois processos: Homeostático (S) e Circadiano (C).

O processo S refere-se à liberação de substâncias que promovem o sono, principalmente a adenosina, que se acumula após longo período de vigília. Sendo assim, ele representa a carga de sono que aumenta durante a vigília e reduz-se à medida que o sono se estende.

O processo C refere-se à variação cíclica do estado de vigília e do sono que acontece durante o dia e que é regulada pelo núcleo supraquiasmático, considerado o marca-passo circadiano. Esse processo envolve funções endógenas e variações ambientais, como luminosidade, promovendo a vigília diurna e o sono noturno.

Ao despertar, existe pouca influência do fator homeostático, ao passo que a regulação circadiana exerce função excitatória no córtex cerebral. Ao longo do dia, ocorre aumento no impulso homeostático, gerando maior atividade excitatória promovida pelo núcleo supraquiasmático. Por meio de aferências provenientes da retina, os estímulos luminosos

atingem o núcleo supraquiasmático e controla a secreção de melatonina, que começa a aumentar entre 1 e 3 horas antes do horário normal do sono e tem seu pico próximo ao nadir (ponto mais baixo) da temperatura central corporal.

Do ponto de vista anatômico, áreas diferentes do sistema nervoso central (SNC) estão envolvidas com os diversos estágios do sono e da vigília. O hipotálamo desempenha papel fundamental na ativação cortical necessária para a manutenção da vigília. No hipotálamo anterior se encontram neurônios gabaérgico, que estimulam e controlam o sono NREM por inibição do sistema reticular ativador ascendente e o prosencéfalo basal. Em conjunto com o hipotálamo posterior/lateral, essas regiões são responsáveis pela manutenção do sono, enquanto os núcleos pontinhos promovem o sono REM. Muitas substâncias que induzem sonolência agem nos receptores GABA (álcool, hipnóticos sedativos, agonistas benzodiazepínicos e barbitúricos). Outros neurotransmissores estão envolvidos como sistema de alerta, entre eles a acetilcolina, a dopamina, a serotonina, a noradrenalina e a hipocretina/orexina.

Estagiamento do sono e de eventos associados

De acordo com a Associação Americana de Medicina do Sono, o estagiamento neurofisiológico tem como base o padrão das ondas cerebrais (eletroencefalografia), na atividade muscular (eletromiografia) e nos movimentos oculares (eletroculograma), que são analisados a cada 30 segundos (denominados "épocas").

O sono do adulto é composto por dois grandes estágios: NREM (75%); e REM (25%). O estágio NREM é subdividido em 3 fases: N1; N2; e N3. A sequência normal dos estágios normalmente é: vigília → N1 → N2 → N3 → REM.

O sono REM é caracterizado por atividade cortical de frequência mista e de baixa amplitude, redução/ausência do tônus muscular e movimentos rápidos dos olhos. Nesse estágio ocorrem os sonhos e a consolidação das informações aprendidas durante o dia, além de flutuações da função cardiorrespiratória, perda do controle da temperatura e da sensibilidade ao CO_2. Em virtude do aumento da atividade parassimpática, há diminuição dos níveis pressóricos, da frequência cardíaca e da resistência vascular periférica. A ventilação alveolar encontra-se reduzida, assim como o tônus muscular das vias aéreas superiores, com consequente aumento da resistência nas vias aéreas. Essas alterações respiratórias e hemodinâmicas ocorridas durante o sono REM não apenas aumentam a ocorrência de apneias/hipopneias e de dessaturações arteriais de oxigênio, mas também estão associadas ao maior risco de mortalidade nas primeiras horas da manhã em pacientes com doenças cardiopulmonares.[3]

Diagnóstico de distúrbios do sono

Na avaliação do paciente com dor neuropática e distúrbio do sono, deve-se iniciar o tratamento pelo quadro doloroso, e, então, tratar o sono a seguir. Uma boa história clínica é essencial, incluindo patologias prévias à dor, quadros neurológicos associados e psiquiátricos. Também é importante perguntar a respeito de sinais e sintomas respiratórios associados ao sono. Uma boa estratégia é fazer uma boa anamnese com o parceiro(a) do paciente, se possível (perguntar sobre roncos, apneias, agitações etc.).

Existem questionários para avaliação subjetiva da qualidade do sono, suas vantagens incluem o baixo custo e a facilidade de aplicação. Os questionários mais usados são: Escala de Sonolência Excessiva de Epworth (EES); Índice de Qualidade do Sono de Pittsburgh (PSQI); e Questionário Escandinavo Básico do Sono. Outro método de avaliação subjetiva é feito a partir de um diário do sono. O diário do sono é um registro realizado pelo paciente no período de pelo menos 2 semanas, com informações sobre horários do despertar e de dormir, quantas vezes acorda durante a noite, se o sono foi reparador, sendo particularmente útil nos transtornos circadianos do sono e na insuficiência e inadequada higiene do sono.

Histórico do sono

Colher um histórico do sono de 24 horas ajuda a identificar e a quantificar a ocorrência de distúrbios do sono e estabelecer um padrão. As perguntas devem incluir itens como presença de sonolência excessiva diurna, síndrome das pernas inquietas, fatores de qualidade de vida (dieta, cafeína, tabagismo, ritmo de trabalho) que podem impactar no sono,[4] uso de medicamentos, dificuldade de concentração, alterações do humor. Atenção especial também deve ser dada a sintomas noturnos associados – roncos, respiração bucal, apneias, dispneias, refluxo gastroesofágico, nictúria, disfunção erétil, sonambulismo, bruxismo, paralisia do sono.

Outras informações importantes dizem respeito ao período de latência para dormir, à duração do sono, aos motivos pelos quais o paciente acorda durante a noite e à latência para voltar a dormir. A avaliação dos horários e da higiene do sono é muito importante na investigação dos transtornos do sono para se traçar uma conduta terapêutica.

Exame físico

O exame físico deve incluir medidas de peso, altura, índice de massa corpórea (IMC), circunferência do pescoço, pressão arterial sistêmica e frequência cardíaca. Os transtornos do sono frequentemente se associam a comorbidades como hipertensão arterial, síndrome de apneia obstrutiva do sono, diabetes *mellitus*, aumento da resistência à insulina e dislipidemia.

O exame neurológico é essencial para pacientes que apresentam outras queixas neurológicas (fraqueza, hipoestesia).

O exame de cabeça e pescoço deve ser feito e verificada a existência de atrofia nasal, retrognatia, palato mole baixo, arco palatal estreito e alto, hipertrofia tonsilar, má oclusão dentária, macroglossia, superfície dos dentes desgastadas, desvio do septo e assimetria e colapso de narinas.

Exames laboratoriais

Se o diagnóstico do transtorno do sono não foi obtido pelos métodos mencionados ou o tratamento não conseguiu melhorar a qualidade do sono, pode ser necessária uma ferramenta mais específica para diagnosticar a presença de apneia do sono ou outros transtornos.

Os principais exames solicitados são: polissonografia noturna (PSG), teste de latência múltipla do sono (TLMS), teste de manutenção da vigília e actigrafia.

A PSG consiste em um registro poligráfico de noite inteira realizado em laboratório do sono, sendo o método padrão-ouro para diagnóstico dos transtornos do sono. A montagem polissonográfica possibilita o registro em polígrafo do eletroencefalograma (EEG), do eletro-oculograma (EOG), da eletromografia (EMG) do mento e dos membros, das medidas do fluxo oronasal, do movimento toracoabdominal, do eletrocardiograma e da oximetria de pulso.

A PSG deve ser um exame valorizado na suspeita de transtornos respiratórios relacionados ao sono, quando pode estar associada à titulação do uso do CPAP e à avaliação dos resultados da terapêutica. Em alguns casos, a PSG é seguida pelo teste de múltiplas latências do sono, na avaliação de suspeita de narcolepsia.

O TLMS foi desenvolvido para demonstrar sonolência e é utilizado para diagnóstico de hipersonias de origem central como a narcolepsia e a hipersonia idiopática. São feitos cinco registros de 20 minutos, nos quais o paciente é instruído a dormir. Entre cada etapa, há um intervalo de 2 horas. O resultado é dado apresentando-se a média das latências de sono das cinco etapas, além da presença de sono REM precoce.

O teste de manutenção da vigília determina a capacidade de um indivíduo de se manter acordado. O teste avalia os efeitos de tratamentos medicamentosos ou não em pacientes com hipersonolência e determina a capacidade de um indivíduo de desenvolver adequadamente tarefas caseiras e/ou no trabalho.

A actigrafia é uma técnica de avaliação do ciclo sono-vigília. O actígrafo é um dispositivo colocado no punho que detecta movimentos dos membros durante 24 horas. Esse exame, que mede a atividade muscular grosseira, tem grande utilidade para determinar padrões de sono e ritmos circadianos, podendo ser usado por várias semanas e fora do ambiente laboratorial.

A avaliação laboratorial para síndrome das pernas inquietas inclui dosagens de ferro, ferritina, ácido fólico, magnésio, T3, T4 e TSH. A neuroimagem está indicada para pacientes com antecedentes de trauma e exame neurológico anormal.

Classificação dos transtornos do sono

A terceira Classificação Internacional dos Transtornos do Sono (ICSD-3) – American Academy of Sleep Medicine, publicada em 2014, foi construída com critérios semelhantes da segunda classificação (ICSD-2) identificando sete principais categorias: insônia; transtornos do sono relacionados à respiração; hipersonolência de origem central; parassonias; transtornos do ritmo circadiano; transtornos do sono relacionados ao movimento; e outros transtornos do sono (Quadro 106.1).

Quadro 106.1 – Transtornos do sono de acordo com a 3ª edição da Classificação Internacional de Transtorno do Sono.

A – Transtornos de insônia

1. Transtorno de insônia crônica
2. Transtorno de insônia de curto prazo
3. Outro transtorno de insônia
4. Sintomas isolados e variantes da normalidade
5. Tempo excessivo na cama
6. Dormidor curto

B – Transtornos respiratórios relacionados ao sono

1. Apneia obstrutiva do sono
2. Apneia central do sono
3. Transtorno de hipoventilação relacionados ao sono
4. Hipoxemia relacionada ao sono
5. Sintomas isolados e variantes da normalidade

C – Transtornos de hipersonolência central

1. Narcolepsia tipo 1
2. Narcolepsia tipo 2
3. Hipersonia idiopática
4. Síndrome de Kleine-Levin
5. Hipersonia por uso de droga ou substância
6. Hipersonia associada a transtorno mental
7. Síndrome de sono insuficiente
8. Sintomas isolados e variantes da normalidade

D – Transtorno do ritmo circadiano de sono-vigília

1. Tipo atraso de fase do sono
2. Tipo avanço de fase do sono
3. Tipo sono-vigília irregular
4. Tipo sono-vigília não de 24 horas
5. Transtorno dos trabalhadores em turnos
6. *Jet Leg*
7. Transtorno do ritmo circadiano de sono-vigília não especificado

E – Parassonias

1. Parassonias do sono NREM
2. Parassonias do sono REM
3. Outras parassonias
4. Sintomas isolados e variantes da normalidade

F – Transtornos do movimento relacionado ao sono

1. Síndrome das pernas inquietas
2. Síndrome dos movimentos periódicos dos membros
3. Cãibras nas pernas relacionadas ao sono
4. Bruxismo relacionado ao sono
5. Transtorno do movimento rítmico relacionado ao sono
6. Mioclonia benigna do sono da infância
7. Mioclonia espinhal do início do sono
8. Transtorno do movimento relacionado ao sono secundário à condição médica
9. Transtorno do movimento relacionado ao sono por uso de droga ou substância
10. Transtorno do movimento relacionado ao sono, não especificado
11. Sintomas isolados e variantes da normalidade

G – Outros transtornos do sono

Apêndice A – Condições médicas e neurológicas relacionadas ao sono

1. Insônia familiar fatal
2. Epilepsia relacionada ao sono
3. Cefaleia relacionada ao sono
4. Laringoespasmo relacionado ao sono
5. Refluxo gastroesofágico relacionado ao sono
6. Isquemia miocárdica relacionada ao sono

Fonte: American Academy of Sleep Medicine, 2014.

Distúrbios do sono em pacientes com dor neuropática

Mais de 70% dos pacientes com dor crônica relatam algum distúrbio do sono, a maioria deles aponta a dor como causa.[4] Como consequência da dor neuropática, o sono pode ser extremamente perturbado em cerca de 68% dos pacientes.[5] A maioria dos pacientes procura atendimento médico por dificuldade em manter o sono, com múltiplos despertares durante a noite; despertar cedo; sono não restaurativo; movimentos/comportamentos anormais durante a noite; fadiga ou sonolência diurna; dificuldade de concentração; irritabilidade; ansiedade; depressão; dores musculares.

Dor neuropática orofacial

A neuropatia trigeminal pós-herpética (causada por herpes-zóster, geralmente unilateral) afeta tanto a fase REM como a NREM.[6] A trigeminalmia após trauma tem quatro vezes mais probabilidade de causar despertares no período noturno.[7]

Na trigeminalmia não causada por trauma (dor facial em choque, queimação extrema e que dura poucos segundos ou minutos), 60% dos pacientes despertam por estímulo dos pontos-gatilhos e 22,6% despertam por causa da dor.[8]

Dor neuropática por diabetes *mellitus*

Existe um efeito de sinergismo entre a dor e a gravidade da insônia. Quanto pior é a dor, pior a gravidade da insônia, e quanto mais grave a insônia, pior é a tolerância do paciente à dor. De 15% a 20% dos pacientes com diabetes *mellitus* apresentam despertar durante a noite com alteração de humor.

A avaliação do sono tem de fazer parte da avaliação inicial do paciente de dor crônica e também deve ser refeita nas consultas subsequentes.[9]

Tratamento da dor neuropática (DN) e o seu papel na terapia do sono

Tratamento não farmacológico

O tratamento não farmacológico inclui a terapia cognitivo-comportamental e técnicas de relaxamento. Ele tem se mostrado efetivo no alívio de dor crônica e na melhora dos pacientes com insônia. Deve ser o tratamento de escolha, podendo ser combinado com a terapia farmacológica (Figura 106.1).

Pacientes com transtornos do sono e dor crônica devem ser orientados sobre os bons hábitos de sono e sua importância no manejo de dor. Comportamentos como cochilos diurnos e passar muito tempo na cama durante o dia proporciona um padrão irregular de sono e predispõem à sua fragmentação, proporcionando um sono noturno não reparador. Controle de estímulo e restrições de sono são particularmente importantes nesses pacientes, que devem ser alertados a irem para a cama somente na hora de dormir, a saírem da cama se não dormirem em 20 minutos e usarem a cama somente para dormir e para o sexo. A meta a ser atingida é de que 80% do tempo na cama seja para o sono.

Tratamento farmacológico

Os distúrbios do sono em pacientes com dor neuropática também podem ser melhorados por meio do tratamento da doença de base. Os agentes ideais são aqueles que se mostraram eficazes tanto no tratamento da dor neuropática como na restauração do sono em estudos randomizados e controlados.

Para o tratamento da dor neuropática, frequentemente são utilizados antidepressivos tricíclicos (TCA) e anticonvulsivantes, discutidos em demais capítulos do *Tratado de Dor Neuropática*". O Grupo de Interesse Especial sobre Dor Neuropática (NeuPSIG) da Associação Internacional para o Estudo da Dor (IASP) realizou uma revisão sistemática e metanálise de estudos duplos-cegos de terapias de tratamento da dor neuropática e definiu os seguintes *guidelines*:

► **1ª linha de tratamento:** antidepressivos tricíclicos, inibidores da recaptação da serotonina e noradrenalina, pregabalina e gabapentina.
► **2ª linha de tratamento:** adesivos de lidocaína, adesivos de alta concentração de capsaícina e tramadol.[10]

■ Antidepressivos

Na prescrição de medicamento antidepressivo, seus efeitos indesejados devem ser levados em consideração. Os TCA apresentam efeito sedativo consequente à ação em

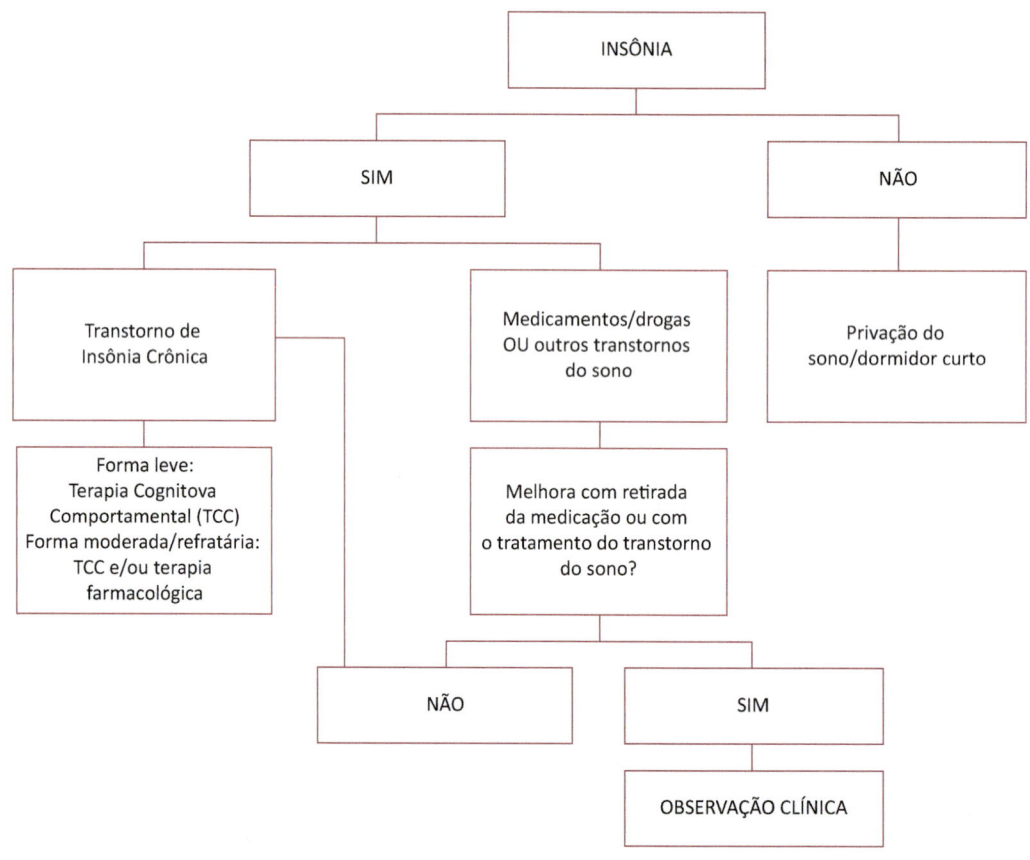

FIGURA 106.1 – Algoritmo para o diagnóstico e tratamento da insônia.

Fonte: Desenvolvida pela autoria do capítulo.

receptores histamínicos, enquanto inibidores seletivos da recaptação de serotonina e noradrenalina (ISRSN), também utilizados para o tratamento de dor neuropática, estão associados a aumentos de excitações e despertares, assim como supressão do sono REM.

Pelas diferentes ações dos antidepressivos TCA e ISRSN, o efeito sedativo dos TCA pode ser uma melhor alternativa nos pacientes com dor e distúrbio do sono. Todavia, muitos antidepressivos, incluindo tricíclicos e ISRSN, podem exacerbar os sintomas da síndrome das pernas inquietas. A duloxetina pode precipitar o bruxismo.

Estudos recentes utilizaram a doxepina nas doses 1, 3 e 6 mg em pacientes adultos e idosos com insônia crônica primária e insônia transitória. Essas doses são menores que as utilizadas para tratamento de depressão, como ocorre com outros antidepressivos sedativos, como trazodona e mirtazapina. O medicamento foi bem tolerado, seguro e eficaz em todas as doses, produzindo melhora significativa subjetiva e objetiva do sono, com efeitos colaterais comparáveis ao placebo, sem efeitos residuais ou comprometimento de memória no dia seguinte.[11]

■ Gabapentina

Anticonvulsivantes têm sido usados no tratamento de dor neuropática desde 1960. Basicamente, três tipos deles são amplamente utilizados para esse fim: carbamazepina para neuralgia do trigêmeo; gabapentina para neuralgia pós-herpética; pregabalina para neuralgia pós-herpética e neuropatia diabética periférica.

Duas metanálises concluíram que pacientes com neuralgia pós-herpética tratados com gabapentina relataram melhora significativa nos escores de classificação do sono quando comparados com grupo de pacientes que receberam placebo. Como efeito colateral, os pacientes que receberam a gabapentina apresentaram sonolência, tontura, edema periférico, ataxia ou distúrbios de marcha e diarreia. O mesmo ocorre com pacientes em uso de pregabalina.[1]

A gabapentina melhora a dor neuropática e a qualidade do sono, diminuindo a latência do sono e os despertares, uma vez que o sono já está estabelecido. Também promove aumento do sono profundo e age como adjuvante na depressão e ansiedade.[4]

■ Pregabalina

A pregabalina também pode ser usada em pacientes que não responderam ao tratamento com gabapentina ou se mostraram intolerantes.

A qualidade do sono foi "fortemente" melhorada em 77% dos pacientes com dor neuropática tratados com pregabalina usada como monoterapia ou adicionada a outras terapias.[12]

> **Epigenética:**
> É sabido que cada paciente tem sua metabolização individual do medicamento por mudanças na expressão genética (epigenética). Às vezes pode ocorrer agitação noturna com administração de gabapentinoide, ao contrário do esperado.[13]

Na neuralgia do trigêmeo o anticonvulsivante indicado como 1ª linha de tratamento é a carbamazepina, que pode ajudar no sono.

Polissonografia em indivíduos com insônia e epilepsia demonstram aumento significativo no sono de ondas lentas e uma diminuição no estágio 1 do sono em pacientes tratados com pregabalina *versus* placebo. Uma revisão sistemática sobre os efeitos dos tratamentos para epilepsia na arquitetura do sono concluiu que anticonvulsivantes como gabapentina e pregabalina reduzem a latência do sono e melhoram a qualidade do sono.

■ Opioides

O tramadol entra como 2ª linha de tratamento para dor neuropática, como já descrito, porém não deve ser usado para o tratamento de insônia. Os opioides estão associados ao desenvolvimento de distúrbios respiratórios relacionados ao sono, como apneia do sono de origem central, que tem uma prevalência de 24% em pacientes que fazem uso crônico de opioides.[1]

Outros preditores da piora da apneia do sono de origem central são: idade avançada; IMC mais baixo; sexo masculino; níveis mais altos de dor; associação de benzodiazepínicos; e doses mais altas de opioides.

■ Melatonina

A melatonina é a principal produção da glândula pineal, conhecida há 2.000 anos. A calcificação da pineal se inicia precocemente na vida, não evidenciando, porém, que este processo resulte em degeneração dos pinealócitos e em redução da atividade metabólica. O principal hormônio da pineal é a melatonina e, com a idade, ocorre uma redução na sua produção.

A via principal para a síntese da melatonina parte da retina, que recebe os impulsos claro-escuro. Através do trato retino-supraquiasmático, esses impulsos atingem o núcleo supraquiasmático do hipotálamo, que é o relógio que gera a atividade rítmica circadiana. Posteriormente, os estímulos atingem o núcleo paraventricular do hipotálamo, medula espinhal e gânglio cervical superior, e a indução da síntese da melatonina ocorre após a estimulação de receptores β e α-noradrenérgicos, localizados nos pinealócitos da glândula pineal, sendo que 85% da síntese de melatonina resulta da interação entre noradrenalina e β-receptores, enquanto somente 15% resulta da interação de α-adrenoreceptores. Imediatamente após a sua síntese, a melatonina, ou N-acetil-5-metoxitriptamina, é liberada na circulação e sua distribuição para todos os órgãos m razão de sua lipossolubilidade.

A melatonina pode ser administrada até 3 horas antes de deitar. O objetivo é antecipar o início do sono. Estimula-se também o paciente à exposição à luz solar pela manhã ou fototerapia terapêutica pela manhã e à prática de exercícios físicos para inibir a produção de melatonina nesse momento e antecipar sua secreção à noite. Ela pode ser utilizada nas insônias de idosos e nos pacientes que apresentam, além da insônia, irregularidades do ritmo vigília-sono.

Estudos têm demonstrado que a melatonina também exibe ação oncostática, antioxidante e ativadora do sistema imunológico.[14] Para Michaud et al., a melatonina exerceria ação inibitória na produção da dopamina, sugerindo que esta substância poderia estar relacionada com a piora da síndrome das pernas inquietas durante a noite. Para Cohen et al., a melatonina estaria envolvida na gênese da cefaleia em salvas e na cefaleia hípnica, sugerindo-se que esss tipos de cefaleia poderiam tratar-se de um distúrbio de ritmo relacionado com o sono REM. Para alguns autores, tanto a acupuntura como a prática da ioga e da meditação aumentariam a secreção de melatonina com melhora da insônia e ansiedade.

A suplementação de melatonina melhorou de forma rápida e significativa o efeito colateral de sonolência diurna da gabapentina, mas a qualidade do sono dos pacientes com dor neuropática foi semelhante entre os grupos.[15]

Nos pacientes em que o distúrbio do sono persiste apesar do tratamento adequado da dor neuropática, farmacoterapia adicional pode ser necessária. Entre os medicamentos mais utilizados estão os benzodiazepínicos, zolpidem e eszopiclona. Esses medicamentos parecem melhorar a qualidade e a quantidade do sono, porém apresentam efeitos adversos como dependência e comprometimento cognitivo. Portanto, devem ser usados cautelosamente e de preferência a curto prazo. São contraindicados em apneia do sono e devem ser usados com parcimônia em pacientes com doenças renais, hepáticas e pulmonares.

■ Benzodiazepínicos

Os benzodiazepínicos (BZD) estão entre os medicamentos mais consumidos no mundo. A frequência estimada do consumo de medicamentos para promover o sono entre os insones, na cidade de São Paulo, é de aproximadamente 20%, sendo os BZD os mais consumidos.[14] Podem induzir a dependência, adição, rebote à retirada, recorrência e abstinência.

Estudos com diferentes BZD em doses terapêuticas mostram que o uso prolongado (> 6 meses) resulta na perda de eficácia na insônia, redução do sono de ondas lentas, entre outras alterações no EEG durante o sono.[14] Desse modo, conclui-se que BZD devem ser prescritos por curto prazo de tempo na insônia e que o desenvolvimento de protocolos para assistir pacientes a retirar BZD é necessário, mas também requer melhor entendimento do padrão e das razões de uso, dos efeitos do uso crônico e das estratégias utilizadas pelos clínicos e usuários para cessar seu uso.

Os BZD também são conhecidos por alterar a estrutura do sono. Seus efeitos no sono são: redução da latência para o sono; aumento do tempo total de sono e redução dos despertares; aumento de estágio 2 do sono NREM; redução do sono de ondas lentas; aumento da latência para o sono REM; redução da densidade de movimentos oculares rápidos no sono REM; e pouca ou nenhuma alteração na percentagem de sono REM.

■ Novos sedativos hipnóticos

• Zolpidem

O zolpidem é uma imidazopiridina. Possivelmente, por ser o primeiro agonista seletivo do receptor GABA-A para a subunidade $\alpha 1$, foi apontado como o hipnótico mais prescrito no mundo. Apresenta uma meia-vida de 2,4 horas e não tem metabólitos ativos. Sua principal indicação é para rápida indução, com algum efeito na consolidação do sono. Sua eliminação é renal e está reduzida em pacientes com insuficiência renal crônica. A dose terapêutica média para insônia em adultos é de 10 mg e de 5 mg para idosos.

• Zoplicona

A zoplicona é uma ciclopirrolona e difere do zolpidem por ter uma meia-vida maior (5,3 horas) e por ser menos seletiva, atuando em receptores que contêm subunidades tanto $\alpha 1$ quanto $\alpha 2$. Apresenta maior potencial de sonolência residual pela manhã e, em estudos de eletroencefalografia, induziu alterações similares aos benzodiazepínicos.

• Zaleplona

A zaleplona é uma pirazolopirimidina. Apresenta meia-vida ultracurta (0,9 horas) e perfil de ligação ao receptor GABA-A similar ao zolpidem, sendo sua principal indicação para rápida indução de sono, com pouco efeito em sua manutenção, podendo ser utilizada no meio da noite, em casos de despertar precoce. A dose terapêutica também é de 10 mg para adultos.

O zolpidem e a zaleplona alteram pouco a estrutura do sono, são bem tolerados e estão pouco associados à ocorrência de tolerância e dependência ao uso prolongado. Ambos reduzem a latência para o início do sono e o zolpidem pode causar aumento adicional do tempo total de sono. Uma versão de liberação modificada do zolpidem foi sintetizada (CR), mantendo concentrações plasmáticas sustentadas no meio da noite e melhorando a manutenção do sono. Um estudo multicêntrico publicado recentemente demonstrou segurança e eficácia no uso do zolpidem de liberação modificada três a sete vezes por semana por 6 meses no tratamento da insônia crônica.[11]

• Eszopiclona

Vários estudos têm sido publicados com eszopiclona, um isômero da zopiclona, aprovado pela Food and Drug Administration (FDA) para tratamento da insônia. O Lunesta® foi o primeiro hipnótico liberado para uso em insônia crônica (tempo superior a 1 mês de duração) e está indicado tanto para a dificuldade em se iniciar como para se manter o sono. A dose recomendada é de 3 mg para adultos e 2 mg para idosos.

Hanson et al. observaram que a eszopiclona pode exibir diferentes propriedades de ligação no receptor GABA-A, e, recentemente, o interesse nesse fármaco foi renovado no tratamento da insônia pelo seu potente efeito antagonista H1 específico quando em baixas doses.[11]

• Agomelatina

A agomelatina é um novo antidepressivo com perfil farmacológico distinto, um agonista dos receptores da melatonina MT1 e MT2 e apresenta efeito antagonista dos receptores serotoninérgicos 5-HT. Apresenta efeito de melhora na sincronização dos ritmos circadianos, o que poderia contribuir com a melhora do humor em pacientes com depressão. A agomelatina diminui a latência para início do sono e o número de despertares e pode aumentar o sono de ondas lentas e a eficiência do sono.

Ensaios clínicos demonstraram eficácia no tratamento da depressão em doses de 25 a 50 mg, com segurança, boa tolerabilidade e menor potencial de efeitos colaterais, como disfunção sexual.

Conclusão

A dor neuropática e os distúrbios do sono caminham em sinergismo, e é necessário quebrar o ciclo de piora para um tratamento efetivo. O diagnóstico com anamnese detalhada é fundamental para a melhor escolha terapêutica, sendo ela não farmacológica, farmacológica ou combinada, levando-se em conta a patologia do paciente e suas comorbidades. A gabapentina, a pregabalina e os antidepressivos são bons candidatos para o alívio da dor neuropática, mas os efeitos dos anticonvulsivantes no sono são preferíveis aos dos antidepressivos.

É importante o tratamento adequado dos distúrbios do sono para proporcionar bem-estar mental e físico ao paciente. Além disso, estudos recentes demonstraram que os distúrbios do sono são um fator de risco independente para o desenvolvimento e piora da resistência à insulina. Portanto, no tratamento dos distúrbios do sono, o controle glicêmico no paciente portador de diabetes *mellitus* faz parte de uma estratégia adicional.[16]

Referências bibliográficas

1. Ferini-Strambi L. Neuropathic pain and sleep: a review. Pain Ther. 2017;6(suppl. 1):19-23.
2. Cheatle MD, Foster S, Pinkett A, Lesneski M, Qu D, Dhingra L. Assessing and managing sleep disturbance in patients with chronic pain. Sleep Med. Clin. 2016;11(4):531-41.
3. Neves GSML, Macedo P, Gomes MdM. Transtornos do sono: atualização (1/2). Rev. Bras. Neurol. 2017;53(3):19-30.
4. Argoff CE. The coexistence of neuropathic pain, sleep, and psychiatric disorders: a novel treatment approach. Clin. J. Pain. 2007;23(1):15-22.
5. Research IoMUCoSMa. Sleep disorders and sleep deprivation: an unmet public health problem. 2006.
6. Almoznino G, Benoliel R, Sharav Y, Haviv Y. Sleep disorders and chronic craniofacial pain: characteristics and management possibilities. Sleep Med. Rev. 2017;33:39-50.
7. Benoliel R, Eliav E, Sharav Y. Self-reports of pain-related awakenings in persistent orofacial pain patients. J. Orofac. Pain. 2009;23(4):330-8.
8. Devor M, Wood I, Sharav Y, Zakrzewska JM. Trigeminal neuralgia during sleep. Pain Pract. 2008;8(4):263-8.
9. Vinik A. The approach to the management of the patient with neuropathic pain. J. Clin. Endocrinol. Metab. 2010;95(11):4802-11.
10. Finnerup NB, Attal N, Haroutounian S, McNicol E, Baron R, Dworkin RH et al. Pharmacotherapy for neuropathic pain in adults: a systematic review and meta-analysis. Lancet Neurol. 2015;14(2):162-73.
11. Sukys-Claudino L, Moraes WAS, Tufik S, Poyares D. Novos sedativos hipnóticos. Brazilian Journal of Psychiatry. 2010;32:288-93.
12. Lampl C, Schweiger C, Haider B, Lechner A. Pregabalin as mono or add-on therapy for patients with refractory chronic neuropathic pain: a post-marketing prescription-event monitoring study. J. Neurol. 2010;257(8):1265-73.
13. Santos KF, Mazzola TN, Carvalho HF. The prima donna of epigenetics: the regulation of gene expression by DNA methylation. Brazilian Journal of Medical and Biological Research. 2005;38:1531-41.
14. Poyares D, Pinto Júnior LR, Tavares S, Barros-Vieira S. Hipnoindutores e insônia. Brazilian Journal of Psychiatry. 2005;27:2-7.
15. Altiparmak B, Cil H, Celebi N. Effect of melatonin on the daytime sleepiness side-effect of gabapentin in adults patients with neuropathic pain. Revista Brasileira de Anestesiologia. 2019;69:137-43.
16. Van Cauter E. Sleep disturbances and insulin resistance. Diabet. Med. 2011;28(12):1455-62.

Estratégias de Enfrentamento no Paciente com Dor Neuropática

Dirce Maria Navas Perissinotti | Fabrício Fernandes Almeida

Introdução

Vários artigos vêm enfatizando que a dor neuropática é a condição dolorosa que mais compromete a qualidade de vida de pacientes com dor crônica, o que por si só já justifica a necessidade de uma atenção especial por parte dos clínicos no tratamento da dor.[1]

A prevalência estimada de ocorrência de dor neuropática (DN) na população geral é de 3,3% a 8,2%, podendo chegar a 30% no mundo.[2] No Brasil, como condição crônica, acomete entre 28% e 41%[3,4] da população, com incidências mais frequentes as DN secundárias ao herpes-zóster, ao diabetes *mellitus*, à hanseníase, ao câncer, às infecções virais, à imunodeficiência humana, à síndrome do túnel do carpo, à neuralgia do trigêmeo e do glossofaríngeo, às lombalgias e às doenças neurológicas centrais, o que as torna grave problema de saúde pública.[5,6]

A DN é considerada a que mais deteriora a qualidade de vida, comparada às outras condições dolorosas crônicas.[7] Vem sendo definida como causada por lesão ou doença do sistema somatossensitivo.[8] A presença de alodínia mecânica isoladamente não é sinonímia.[9] Geralmente é diagnóstico sindrômico, com base em descrição clínica, não etiológica e identificada mediante exames objetivos, como resultado de traumatismo direto com lesões macro ou microscopicamente demonstráveis. É subdividida em periférica e central.

A dor tem sido considerada análoga à nocicepção; contudo, consistentes evidências têm demonstrado que essa concepção não é suficiente e nem necessária[10-13] para tratá-la.

Somente em meados do século passado pesquisadores da área da dor argumentaram acerca da possibilidade de sua persistência reconhecida após a resolução da lesão e também iniciou-se a compreensão de sua complexidade e necessidade legítima de atenção multidimensional.[14]

A visão multidisciplinar abriu espaço para o entendimento de que a dor não se constitui de forma isolada, ou diretamente, relacionada à quantidade de dano tecidual, mas é o resultado da interação entre diversas funções. Neste contexto, a compreensão de que a dor deve ser considerada um fenômeno de cunho multifatorial, apresentando componentes sensoriais, afetivos e cognitivos, tornou-se a vanguarda dos estudos científicos da época.

A classificação da dor por componentes não biológicos como dimensões afetivas e avaliativas[15] foi importante passo para a arquitetura de tratamentos focados na experiênca da dor, e não somente na nocicepção, e a concepção multidimensional da dor pode refletir-se na utilização lexical vernacular e no modelo de interpretação resultante do fenômeno doloroso.[11]

Quatro componentes amplamente divulgados são formadores e necessários à descrição da experiência dolorosa substancialmente da concepção de dor como estímulo nociceptivo foram delimitados já há tempos[11] e, dessa forma, pode ser também considerada uma experiência passível de ser consciente, que pode ser, e frequentemente está, associada à nocicepção, mas é sempre modulada por uma miríade de fatores neurobiológicos, ambientais e cognitivos.[10]

Com isso, recordamos que nocicepção, dor, sofrimento e comportamento doloroso são também considerados envolvidos como componentes da experiência de dor e constituem eventos pessoais, privados e internos.

Nesta obra, o leitor encontrará vasta e profundamente definidos os conceitos citados, porém decidimos retomá-los porque nem sempre a ênfase sobre os conceitos de sofrimento e comportamento doloroso são considerados.[16,17] Vejamos, então:

a. **Nocicepção:** definida como o mecanismo pelo qual ocorre a detecção de lesão tecidual por transdutores especializados e ligados às fibras nervosas (especificamente às fibras A-delta e C), que transmitem sinais ao sistema nervoso central (SNC), e que podem sofrer influências internas ou externas modulatórias ou de bloqueio.

b. **Dor:** refere-se à resposta funcional do corpo à nocicepção, podendo ocorrer mesmo na ausência do estímulo nóxico nos casos de lesões do SNC.

c. **Sofrimento:** processo pelo qual uma resposta afetiva e adversa se manifesta e é gerada pela dor, medo, ansiedade, estresse e/ou por outros estados psicológicos desagradáveis. No geral, esta manifestação ocorre em diferentes dimensões da vida do indivíduo e sua expressão também considera a cultura e fatores psicossociais.

d. **Comportamento doloroso:** são os meios comportamentais e suas consequências esperadas decorrentes do sofrimento e emitido pelo indivíduo como forma de expressão de sua experiência dolorosa. Alterações posturais (posturas cautelosas ou não usuais e inatividade), expressões faciais (caretas, arqueamento de sobrancelhas e sulco nasolabial aprofundado), atividade motora (fricção ou proteção da área dolorosa, sobressalto), atividades autonômicas (palidez, rubor, sudorese), expressões vocais como as paralinguísticas (choro, gemido, grito e suspiro) e linguagem (apelos, exclamações, descrições qualitativas, queixas e solicitações) constituem expressões de comportamentos dolorosos.

Aos quatro componentes apresentados inclui-se um quinto componente, o sociocultural, que se define como aquele relacionado ao contexto de ocorrência do comportamento doloroso e seu impacto nas relações entre a psicologia e a fisiologia da dor.[18]

Dessa forma, a Associação Internacional para os Estudos da Dor (IASP) tem apresentado, desde a primeira definição do termo "dor", a compreensão de que os conceitos fundamentais e a sua complexidade devem corresponder àquela dor observada e avaliada por quem a sente. Abordagens colaborativas para opções de tratamento e aplicação de competências ao longo da vida no contexto de várias configurações, populações e modelos de equipe de cuidados são sempre as que têm tido melhor resultado neste contexto.

A IASP, desde seu início, propôs a participação da Psicologia, na qualidade de ciência do comportamento, como aquela responsável em participar dos cuidados ao paciente com dor, principalmente a crônica, uma vez que o foco dessa ciência é a compreensão dos comportamentos e pensamentos relacionados, além das emoções deles resultantes. A abordagem biopsicossocial integrada é necessária para o tratamento da natureza multidimensional da dor e para a escolha de suas estratégias de manejo.

Uma psicologia para a dor neuropática?

A cronificação implica aprendizagem associativa, que tem como base duas premissas: a) a dor como uma resposta, não apenas um estímulo; b) a codificação da informação não nociceptiva previsivelmente coincide com aportes nociceptivos e respostas a eventos semelhantes subsequentes.[10] A precisão com a qual a informação multissensorial (temporal, proprioceptiva, espacial) incide sobre o evento doloroso é codificada e representada no cérebro em decorrência de fatores psicossociais e comportamentais, determinando o grau de resposta dolorosa e generalizando-se para eventos similares.

Independentemente de serem causa ou efeito, as comorbidades comportamentais e psicossociais afetam de modo negativo a gravidade, o curso da doença, a adaptação às boas respostas aos tratamentos, e os tratamentos bem-sucedidos são os de abordagem integrada.[19,20] Diferentes métodos de intervenção devem ser conjugados por revelarem melhor eficiência.[5]

A incapacidade relaciona-se diretamente aos humores e às expectativas negativas, à catastrofização, ao uso demasiado dos serviços de assistência à saúde e aos demais eventos adversos, como transtornos do uso de substâncias lícitas e ilícitas, alterações do ritmo do sono, distorções cognitivas, falta de energia, que são também característicos de condição depressiva e de outros quadros, além de resposta às pressões, ou mesmo pelas dificuldades adaptativas induzidas por ou decorrentes da toxicidade pelo cortisol, de atrofia hipocampal e de mudanças cognitivas.[14]

Componentes da incapacidade são impostos pelas limitações físicas decorrentes e associam-se a determinantes comportamentais, além de modificarem padrões vivenciais. Torna-se mandatório priorizar medidas que reduzam o impacto da incapacidade e melhorem o desempenho das atividades diárias, relacionamentos interpessoais e entre entes próximos.[15] As medidas que reduzem a vulnerabilidade são fatores de resiliência e enfatizam a associação de processos psicológicos e neurobiológicos envolvidos com recompensa, motivação e aprendizado.

Classicamente a dor pode ser subdividida em três categorias: nociceptiva; neuropática; psicogênica. A dor nociceptiva é gerada quando estímulos nocivos agem sobre nociceptores periféricos e geram mensagens que são retransmitidas via corno dorsal da medula espinhal para centros cerebrais superiores, alertando sobre um dano iminente ou em curso.[21] A persistência da dor aguda pode ensejar dor crônica em decorrência do processo de sensibilização central, e, se essa dor for contínua, pode evoluir para DN, que é definida pela IASP como consequência direta de uma lesão ou doença que afeta o sistema somatossensorial. Esta última pode também ser caracterizada por hipersensibilidade a estímulos nóxicos (hiperalgesia) e inócuos (alodínia) e por dor espontânea associada a mudanças patológicas no SNC ou no sistema nervoso periférico (SNP).

A dor psicogênica, por sua vez, pode ser classificada como aquela, que, na ausência de qualquer achado físico que a explique, é eliciada sem estimulação nociceptiva nítida.[22] Não existe uma dor de natureza puramente psicogênica, ou seja, independente de todo o aparato biológico.[23,24] Consequentemente, por se compreender a dor como uma experiência desagradável (sensorial e emocional), com componentes sensoriais, fisiológicos, cognitivos, afetivos, comportamentais e culturais,[25] tem sido encontrado sobre o tema cada vez menos frequente nas publicações em Psicologia e como consequência do aumento crescente da participação desta área da saúde nas publicações relacionadas às Neurociências e Neuropsicologia e aos aspectos Psicocomportamentais e Psicossociais da dor.[26]

Neste contexto, falar de uma atuação da Psicologia específica para o tratamento da dor neuropática seria ignorar que os fatores psicológicos, psicocomportamentais e psicossociais têm papel relevante na percepção dolorosa e em suas reações interferindo na neuromodulação central dos estímulos aferentes em um quadro doloroso, independentemente de sua caracterização.[27-29]

Da mesma forma, a caracterização do tipo de dor de um paciente, seja ela nociceptiva ou neuropática, nem sempre é clara e pode não corresponder ao aspecto clínico mais comum,[30] com a frequente coexistência de diferentes mecanismos num mesmo paciente.[21]

Todavia, o indivíduo com dor crônica, mais especificamente dor neuropática, experimenta, com frequência, modificações dramáticas no seu estilo de vida, que resultam do sofrimento persistente provocado pela dor, com repercussões sobre o modo como ele percebe a sua qualidade de vida.[31]

Adicionalmente, a DN é um problema de saúde pública comum, classificada como uma dor de difícil controle, caracterizada pela frequente falha no tratamento associado a elevados custos.[32] Os autores de um estudo multicêntrico realizado com pacientes vítimas de acidente vascular encefálico (AVE) apontaram que 81,8% dos pacientes apresentavam DN como queixa, além de evidenciarem influência negativa no programa de reabilitação, retardando a recuperação e, provavelmente, aumentando o custo desta reabilitação. Vale ressaltar ainda que, no mesmo estudo, foi apontado que os pacientes que referiram maiores escores de dor apresentaram deterioração mais grave de aspectos mentais de qualidade de vida, comparados com os pacientes com dor nociceptiva que apresentaram deterioração mais grave nos aspectos físicos.[33]

Compreender os pontos de intersecção entre os construtos trabalhados por um tratamento psicológico orientado para a dor e a qualidade de vida do paciente poderia, então, ser condição necessária para o sucesso deste tratamento.

A psicologia nas relações afetivo-emocionais da dor neuropática

Imagine sentir dor a cada momento do seu dia. Imagine que a causa de sua dor não pode ser determinada ou que os tratamentos não apresentam impacto na melhora da sua qualidade de vida. Imagine, ainda, que os (vários) profissionais que você já consultou são unânimes em lhe dizer que há pouco a ser feito. O que você faria? Como você se sentiria?

Tais questionamentos oferecem a oportunidade de dimensionarmos o grau de sofrimento com o qual pacientes acometidos por dores crônicas são obrigados a lidar em seu cotidiano e a vastidão do impacto que a dor ocasiona em suas vidas.

Na verdade, já é comum encontrarmos o entendimento social de que pessoas que vivem com dor crônica são deprimidas. À parte o uso pejorativo desta afirmação, na literatura encontram-se descritos vários estudos que sugerem forte relação entre dor crônica e perturbações ansioso-depressivas.[34] Não há consenso nos estudos que quantificam tais impactos, porém há descrições que relacionam a dor crônica à depressão em 13% a 60% dos indivíduos que apresentam diagnósticos de dor crônica, associando a percepções de perdas laborais que resultam em desemprego ou em aposentadoria antecipada.[29]

Observa-se também que a depressão e a ansiedade interferem no limiar individual de dor, diminuindo e aumentando a necessidade de uso medicamentoso para seu alívio.[35]

Pensando em um modelo psicocomportamental, evidências têm indicado, com frequência cada vez maior, que possíveis preditores do desconforto doloroso se relacionam a elementos de piora dolorosa,[36] a exemplo da percepção de comportamentos (mesmo os de tratamento, a exemplo dos exercícios fisioterápicos), das crenças individuais sobre a própria dor e adoecimento, assim como sobre as crenças acerca da resposta individual à dor (catastrofização).

Mais especificamente relacionadas à dor neuropática, encontram-se descritas na literatura associações aproximadamente três vezes mais frequentes entre a cronificação desta categoria de dor e os diagnósticos de depressão.[26]

Da mesma maneira, nos pacientes que sofrem com dores neuropáticas, observam-se referências ao estímulo doloroso como aversivo, provocando ativações ansiosas e resultando, consequentemente, na exacerbação da dor por comportamentos de evitação e medo.[37]

As relações entre os estados patológicos de depressão e ansiedade podem não apenas relacionar-se clinicamente com a DN, dado o seu impacto na qualidade de vida do indivíduo, mas também em sua intensificação. De fato, vários estudos apontam a possibilidade relativamente comum de se observar, em ressonâncias magnéticas funcionais, a ativação de várias regiões cerebrais associadas ao componente afetivo da percepção dolorosa, que incluem a amígdala, o córtex pré-frontal e córtex insular, normalmente inativados em pacientes que não apresentam queixas de dores neuropáticas.[38] Ademais, observou-se que frente a uma antecipação de evento doloroso ou piora do quadro de dor, essas regiões encefálicas ativavam-se antes mesmo da experiência dolorosa, em si, ser vivenciada, o que aponta para o papel crítico que a ansiedade desempenha no processo de percepção e intensificador da dor.[39]

A psicologia nas relações neuropsicológicas da dor neuropática

Pacientes que sofrem de dores crônicas frequentemente apresentam diversas outras queixas além da dor, como já exploramos neste capítulo. Algumas dessas queixas têm sido alvo de diversos estudos, porém este não é o caso da disfunção cognitiva.[40] Esse fato gera estranhamento, uma vez que já que está bem estabelecido que pacientes com dores crônicas, mesmo aqueles sem disfunções neurológicas associadas, frequentemente apresentam queixas cognitivas que causam dificuldade em situações sociais e/ou em seu funcionamento cotidiano.[41,42]

Mais especificamente, a DN ocorre como consequência direta de uma lesão ou doença que afeta o sistema somatossensorial. Manifesta-se em doentes com lesão no SNP, na medula espinhal, no tronco encefálico e/ou encéfalo.[43]

Estudos experimentais demonstraram que lesões nervosas semelhantes podem gerar sinais e sintomas diferentes e lesões distintas podem causar sinais e sintomas similares, justificando a falta de correlação direta entre o tipo de lesão nervosa (etiologia) e a categoria do mecanismo implicado (sinais e sintomas). Fica evidente que, apesar de uma razoável compreensão, sua fisiopatologia ainda permanece parcialmente explicada, uma vez que há mais de uma década estudos já indicavam que a DN pode se manifestar em situações em que as anormalidades neurológicas não são identificadas.[44]

Neste contexto, discorrer sobre a inter-relação entre DN e as disfunções cognitivas a ela associadas torna-se um grande desafio, mesmo nas pesquisas atuais. Assim, é opção deste autor iniciar a discussão pelo impacto da dor crônica no funcionamento cognitivo dos indivíduos que dela padecem. A dor, como doença crônica, afeta a função cognitiva e emocional de quem dela sofre, pois diferentes estruturas cerebrais são afetadas por sua presença.[45,46]

A atenção, a memória, a linguagem e as funções executivas podem apresentar alterações,[47] bem como o significado emocional que o paciente atribui à sua situação.[48,49] Assim, queixas relacionadas à memória e a processos atencionais em pacientes com dor crônica, além de frequentes, são de fácil comprovação apesar das poucas pesquisas relacionadas a esse respeito.[33,50]

Tais achados servem de parâmetro para a consolidação da hipótese de que a dor é um estímulo capaz de afetar o estado dinâmico do cérebro. Tal hipótese se fundamenta, em parte, na multicausalidade etiológica e na pluralidade de suas consequências, assim como na consideração de que a dor caracterizaria-se como fonte interveniente da atividade neural, rompendo o equilíbrio ordinário responsável pelo funcionamento normal do cérebro.

As alterações de memória, parecem estar relacionadas aos efeitos cumulativos do impacto da dor no processamento atencional e de informações, assim como aos efeitos colaterais dos medicamentos utilizados, a concorrência entre o estímulo doloroso e o processamento das funções cognitivas e dos sintomas do rebaixamento de humor, tão comuns em pacientes com dor crônica.[51]

As alterações atencionais estariam relacionadas não apenas à concorrência de estímulos, mas também à ruptura do desempenho cognitivo diretamente ligado à velocidade e à capacidade de processamento das informações.[33]

Apesar de os mecanismos envolvidos nas alterações atencionais relacionadas à DN ainda necessitarem de mais estudos. Mais especificamente, a hipervigilância álgica ocasionaria esforços contínuos do indivíduo em focar seus recursos atencionais no enfrentamento da dor, reduzindo, assim, sua habilidade em realizar tarefas cognitivas complexas.[52] A exemplo das regiões cerebrais relacionadas ao componente afetivo da percepção dolorosa, estudos apontam para uma sobreposição entre as áreas cerebrais envolvidas na cognição e na modulação dolorosa, incluindo em particular o córtex cingulado anterior, que está envolvido no processamento da atenção seletiva e na memória.[53]

Tais achados justificariam os resultados de estudos que relacionam a perda de desempenho neuropsicológico à experiência de dor neuropática,[54] a exemplo da comparação entre 137 pacientes com dor neuropática, os quais foram divididos em três grupos, a saber: a) normal (desempenho preservado); b) disexecutivo (desempenho abaixo da média em memória de trabalho e fluência verbal); e c) global (desempenho abaixo da média em todos os campos). Os achados indicaram que tanto os grupos disexecutivos como os globais apresentaram alterações nas funções executivas. Adicionalmente, foi a conclusão dos autores que 65% dos pacientes que sofriam de dor crônica apresentavam alterações.[55]

Considerações finais

Fica evidente, então, o papel fundamental da Psicologia, mais especificamente sua área de especialidade, a Neuropsicologia, no controle da dor neuropática, no processo de reabilitação das atividades cognitivas, afetivas e psicossociais no manejo do impacto do adoecimento na qualidade de vida do paciente com dor neuropática.

O processo reabilitativo ganhará agilidade se a abordagem contribuir para que se minimizem os sintomas associados, pois são fatores determinantes no desenvolvimento dos prognósticos. Estratégias reabilitativas, medicações ou intervenções devem sempre ser propostas visando o restabelecimento da qualidade de vida geral e são as que têm se destacado porque contribuem para apaziguar importantes aspectos da lista de fatores da incapacidade adaptativa do paciente em seu cotidiano.

O incremento de mais estudos que integrem estratégias de tratamento deve ser incentivado para que se desenvolvam a otimização dos cuidados, a efetividade e a eficácia dos tratamentos, revertendo-se em melhoria da relação custo-benefício e em otimização frutífera dos tratamentos tanto para a rede pública como para a rede privada.

Referências bibliográficas

1. Perissinotti DMN. Integração de terapêuticas farmacológicas e não farmacológicas em dor neuropática. Rev. Conex. Sinapsen. 2018;3(5):4-7.
2. Markozannes G, Aretouli E, Rintou E et al. An umbrella review of the literature on the effectiveness of psychological interventions for pain reduction. BMC Psychol. 2017;5(1):1-16. doi: 10.1186/s40359-017-0200-5.
3. Posso IP, Palmeira CCA, Vieira ÉBM. Epidemiology of neuropathic pain. Rev. Dor. 2016;17(suppl. 1):11-14. doi: 10.5935/1806-0013.20160039.
4. Bouhassira D. Neuropathic pain: definition, assessment and epidemiology. Rev. Neurol. (Paris). 2019. doi: 10.1016/j.neurol.2018.09.016.
5. Turk DC, Audette J, Levy RM, Mackey SC, Stanos S. Assessment and treatment of psychosocial comorbidities in patients with neuropathic pain. Mayo Clin. Proc. 2010;85(3):42-50. doi: 10.4065/mcp.2009.0648.
6. Zilliox LA. Neuropathic pain. Contin. Lifelong Learn Neurol. 2017. doi: 10.1212/CON.0000000000000462.
7. Prince M, Patel V, Saxena S et al. No health without mental health. Lancet.2007;370(9590):859-877.doi:10.1016/S0140-6736(07)61238-0.
8. Hainline B. Neuropathic pain: considerations. Neurol. Clin. NA. 2011;29(1):19-33. doi: 10.1016/j.ncl.2010.10.007.
9. Colloca L, Ludman T, Bouhassira D et al. Neuropathic pain. Nat. Rev. Dis. Prim. 2017;3:17002. doi: 10.1038/nrdp.2017.2.
10. Moseley GL, Vlaeyen JWS. Beyond nociception. Pain. 2015; 156(1):35-38. doi: 10.1016/j.pain.0000000000000014.
11. Loeser JD, Melzack R. Pain: an overview. Lancet. 1999. doi: 10.1016/S0140-6736(99)01311-2.

12. Wall PD, McMahon SB. The relationship of perceived pain to afferent nerve impulses. Trends Neurosci. 1986;9(C):254-255. doi: 10.1016/0166-2236(86)90070-6.

13. Melzack R, Wall PD. Pain mechanisms: a new theory. Science. 1965(80). doi: 10.1126/science.150.3699.971.

14. McCracken LM, MacKichan F, Eccleston C. Contextual cognitive-behavioral therapy for severely disabled chronic pain sufferers: effectiveness and clinically significant change. Eur. J. Pain. 2007. doi: 10.1016/j.ejpain.2006.05.004.

15. Melzack R, Torgerson WS. On the language of pain. Anesthesiology. 1971. doi: 10.1097/00000542-197101000-00017.

16. Loeser JD, Melzack R. Pain: an overview. Lancet. 1999;353(9164): 1607-1609. doi: 10.1016/S0140-6736(99)01311-2.

17. Loeser JD. Pain and suffering. Clin. J. Pain. 2000.

18. Perissinotti DMN, Jamir SJ; Sociedade Brasileira para o Estudo da Dor – SBED. Psicologia e dor: o que você deve saber. Editora dos Editores; 2019.

19. Katz J, Rosenbloom BN, Fashler S, Review I. Chronic pain, psychopathology, and DSM-5 somatic symptom disorder. Can. J. Psychiatry. 2015;60(4):160-167. doi: 10.1177/070674371506000402.

20. Melzack R, Katz J. Pain (review). Wiley Interdiscip. Rev. Cogn. Sci. 2013. doi: https://doi.org/10.1002/wcs.1201.

21. Bennett MI, Smith BH, Torrance N, Lee AJ. Can pain can be more or less neuropathic? Comparison of symptom assessment tools with ratings of certainty by clinicians. Pain. 2006.

22. Hill RJ, Chopra P, Richardi T. Rethinking the psychogenic model of complex regional pain syndrome: somatoform disorders and complex regional pain syndrome. Anesthesiol. Pain Med. 2012;2(2):54-59. doi: 10.5812/aapm.7282.

23. Perissinotti DMN. Dor psicogênica. In: Posso IP (ed.). Tratado de dor. São Paulo: Atheneu; 2017. p. 1359-1365.

24. Perissinotti DMN. Dor psicogênica: mito ou realidade? Nupal; 2001.

25. Belfer I. Nature and nurture of human pain. 2013;2013.

26. Perissinotti DMN, Matos P. Terapias comportamentais e psicológicas no controle da dor. In: Posso IP, Grossmann E, Fonseca P et al (ed.). Tratado de dor. Rio de Janeiro: Atheneu; 2017. p. 1559-1571.

27. Cozolino L. The neuroscience of psychotherapy: healing the social brain. 3rd ed. 2017.

28. Linden DEJ. How psychotherapy changes the brain: the contribution of functional neuroimaging. Mol. Psychiatry. 2006. doi: 10.1038/sj.mp.4001816.

29. Perissinotti DMN, Portnoi AG. Psychobehavioral and psychosocial aspects of neuropathic pain patients. Rev. Dor. 2016;17(suppl. 1):79-84. doi: 10.5935/1806-0013.20160055.

30. Braga JA. Medidas gerais no tratamento das doenças falciformes (General measures in the treatment of sickle cell disease). Rev. Bras. Hematol. Hemoter. 2007.

31. Rocha CED, Martins MI, Foss MH et al. Melhora da qualidade de vida de pacientes com dor neuropática utilizando de monitorização ambulatorial contínua. Rev. Dor. 2011. doi: 10.1590/s1806-00132011000400002.

32. Cardoso MGM, Weinstock JG, Sardá Júnior JJ. Adhesion to neuropathic pain treatment (Adesão ao tratamento da dor neuropática). Rev. Dor. 2016.

33. Goto F, Perissinotti DMN. Reabilitação psicológica do paciente com dor: neuropsicologia clínica. In: Posso IP, Grossmann E, Fonseca P et al (ed.). Tratado de dor. São Paulo: Atheneu; 2017. p. 1545-1558.

34. Bushnell MC, Marta Č, Low LA. Cognitive and emotional control of pain and its disruption in chronic pain. 2013:1-10. doi: 10.1038/nrn3516.

35. Khoury S, Benavides R. Progress in neuropsychopharmacology & biological psychiatry pain with traumatic brain injury and psychological disorders. Prog. Neuropsychopharmacol. Biol. Psychiatry. 2017;(Jun):0-1. doi: 10.1016/j.pnpbp.2017.06.007.

36. Bainter SA, McCauley TG, Wager T, Losin EAR. Improving practices for selecting a subset of important predictors in psychology: an application to predicting pain. Adv. Methods Pract. Psychol. Sci. 2020. doi: 10.1177/2515245919885617.

37. Flink IK, Reme S, Jacobsen HB et al. Pain psychology in the 21st century: lessons learned and moving forward. Scand. J. Pain. 2020. doi: 10.1515/sjpain-2019-0180.

38. Schweinhardt P, Kalk N, Wartolowska K, Chessell I, Wordsworth P, Tracey I. Investigation into the neural correlates of emotional augmentation of clinical pain. Neuroimage. 2008.

39. Fairhurst M, Wiech K, Dunckley P, Tracey I. Anticipatory brainstem activity predicts neural processing of pain in humans. Pain. 2007. doi: 10.1016/j.pain.2006.09.001.

40. Landro NI, Fors EA, Vapenstad LL, Holthe O, Stiles TC, Borchgrevink PC. The extent of neurocognitive dysfunction in a multidisciplinary pain centre population: is there a relation between reported and tested neuropsychological functioning? Pain. 2013. doi: 10.1016/j.pain.2013.01.013.

41. McCracken LM, Iverson GL. Predicting complaints of impaired cognitive functioning in patients with chronic pain. J. Pain Symptom Manage. 2001. doi: 10.1016/S0885-3924(01)00267-6.

42. Schnurr RF, MacDonald MR. Memory complaints in chronic pain. Clin. J. Pain. 1995. doi: 10.1097/00002508-199506000-00004.

43. Zakka T, Teixeira MJ. Dor neuropática: diagnóstico e tratamento. Med. Interna Mex. 2020. doi: 10.24245/mim.v36id.3781.

44. Watson JC, Sandroni P. Central neuropathic pain syndromes. In: Mayo Clinic Proceedings (ed.). 2016. doi: 10.1016/j.mayocp.2016.01.017.

45. Hart RP, Martelli MF, Zasler ND. Chronic pain and neuropsychological functioning. Neuropsychol. Rev. 2000. doi: 10.1023/A:1009020914358.

46. Moore DJ, Keogh E, Eccleston C. The interruptive effect of pain on attention. Q. J. Exp. Psychol. 2012. doi: 10.1080/17470218.2011.626865.

47. Apkarian AV, Baliki MN, Geha PY. Towards a theory of chronic pain. Prog. Neurobiol. 2009. doi: 10.1016/j.pneurobio.2008.09.018.

48. Moriarty O, McGuire BE, Finn DP. The effect of pain on cognitive function: a review of clinical and preclinical research. Prog. Neurobiol. 2011. doi: 10.1016/j.pneurobio.2011.01.002.

49. Perissinotti DMN. Memória, memória autobiográfica e dor crônica: uma revisão bibliográfica. Rev. Simbidor. 2003;4(1):32-40.

50. Esteve MR, Ramírez C, López-Martínez AE. Alteraciones de la memoria en pacientes con dolor crónico. Rev. La Soc. Esp. del Dolor. 2001.

51. Pérez DPC, Severiche EM, Giraldo AMG, Escudero JCS. Caracterización del perfil cognitivo y funcional motor en pacientes con síndrome doloroso regional complejo y dolor neuropático: serie de casos. Rev. CES Psicol. 2013. doi: 10.21615/2551.

52. Attal N, Masselin-Dubois A, Martinez V et al. Does cognitive functioning predict chronic pain? Results from a prospective surgical cohort. Brain. 2014. doi: 10.1093/brain/awt354.

53. Van Kooten J, Delwel S, Binnekade TT et al. Pain in dementia – Prevalence and associated factors: protocol of a multidisciplinary study. BMC Geriatr. 2015. doi: 10.1186/s12877-015-0025-0.

54. Pérez DPC, Severiche EM, Giraldo AMG, Escudero JCS. Cognitive profile characterization and functional motor in patients with complex regional syndrome painful and nerve pain: case series. CES Psicol. 2013;6(2):117-134. Disponível em: http://www.scielo.org.co/scielo.php?script=sci_arttext&pid=S2011-30802013000200009&lng=en&nrm=iso&tlng=es.

55. Rasouli O, Gotaas ME, Stensdotter AK et al. Neuropsychological dysfunction in chronic fatigue syndrome and the relation between objective and subjective findings. Neuropsychology. 2019. doi: 10.1037/neu0000550.

capítulo 108

Espiritualidade e Dor Neuropática

Fernanda Bono Fukushima | Edison Iglesias de Oliveira Vidal

> "Começar a pensar sempre em amor
> como ação em vez de sentimento
> é a forma pela qual as pessoas que
> usam a palavra dessa maneira
> automaticamente assumem
> responsabilidade."
> Bell Hooks

Introdução

A nova definição de dor estabelecida pela Sociedade Internacional para Estudo da Dor (IASP) ressalta a complexidade da experiência dolorosa, envolvendo tanto aspectos biológicos como psicológicos e sociais. Assim como as demais doenças crônicas, a dor crônica está relacionada com piora na qualidade de vida, menor satisfação com a própria vida, pior saúde mental, menor expectativa de vida, além de altos níveis de depressão, ansiedade e estresse. A dor neuropática é uma entidade que se coloca dentro do espectro das dores crônicas e frequentemente relaciona-se a dificuldades no seu diagnóstico e tratamento. Prover cuidados espirituais pode ser uma abordagem importante na melhora da qualidade de vida do paciente com dor neuropática. A abordagem espiritual está ligada à redução do sofrimento.

Aspectos históricos

Podemos dizer que, durante a história da humanidade, a dor já foi entendida e interpretada de diferentes formas. Na Antiguidade, foi relacionada com a espiritualidade, vista muitas vezes como uma experiência transcendental. Na Mesopotâmia, por exemplo, acreditava-se que a dor era causada por demônios e relacionada à punição ou purificação da alma, sendo frequente a ocorrência de rituais dolorosos com o intuito de promover a aproximação com o Divino. A partir de meados do século XIX, a visão biológica torna-se predominante e a dor passa a ser entendida como uma sensação física relacionada unicamente aos estímulos captados por terminações nervosas e encaminhados ao cérebro. A dor, por influência da teoria da evolução de Darwin, também passa a ser vista como um mecanismo de proteção. As teorias fisiopatológicas, bioquímicas e psicológicas tornam-se a cada dia mais concretas, e hoje entende-se que a dor é um sintoma mais complexo, que envolve corpo, emoção e mente.

Apesar de toda a evolução no entendimento da neurofisiologia da dor e do desenvolvimento de múltiplos fármacos voltados ao seu tratamento, a dor crônica ainda é permeada por associações e crenças que frequentemente relacionam-se à incapacidade e a problemas emocionais. O tratamento farmacológico, muitas vezes, está relacionado a uma miríade de efeitos colaterais e está longe de ser suficiente para contemplar efetivamente todos os pacientes, especialmente aqueles portadores de dor neuropática. A influência de aspectos não orgânicos sobre a experiência dolorosa do indivíduo tem sido muito pesquisada visando o desenvolvimento de abordagens não farmacológicas e melhora funcional desses pacientes.

Diante da impossibilidade, muitas vezes, da cura, a boa ou má adaptação à condição de dor persistente estão relacionadas a fatores sociais e psicológicos, entre os quais destacamos o papel das crenças nos resultados das intervenções terapêuticas. Crenças podem ser entendidas como convicções antigas e culturalmente aprendidas, suposições sobre a realidade que interferem no comportamento do indivíduo. As crenças podem, dentro do contexto da trajetória de uma doença, influenciar tanto positiva como negativamente na recuperação do paciente. Segundo a teoria cognitivossocial, o conceito de autoeficácia é um grande determinante do sucesso no tratamento de doenças crônicas. A autoeficácia nada mais é do que a crença de um indivíduo na sua própria capacidade em desempenhar com sucesso atividades às quais se propõe. As crenças de autoeficácia relacionam-se com a capacidade funcional, tolerância à dor e manifestação de sintomas dolorosos e depressivos. A partir do reconhecimento das suas potencialidades e competências, o paciente passa a apresentar uma postura mais proativa. Medidas que visam aumentar a autoeficácia associadas à educação do paciente sobre sua dor podem melhorar os escores de dor, diminuir o sentimento de frustração e melhorar a funcionalidade tanto social como ocupacional.

Outro determinante de bem-estar físico e emocional no longo prazo é a aceitação e, para esse processo acontecer, é fundamental que ocorra a ressignificação da doença. O sofrimento dos pacientes portadores de dores crônicas pode não se correlacionar diretamente com a intensidade da dor relatada. Lidar com esse sofrimento existencial, com esse "grito de sentido" (Victor Frankl), pode, por vezes, ser mais importante do que intervenções da equipe médica. Victor Frankl propôs, a partir de sua experiência como prisioneiro em um campo de concentração, que "quem tem um 'porquê' enfrenta qualquer 'como'". Afirmou ainda que "sofrimento, de certo modo, deixa de ser sofrimento no instante em que encontra um sentido". Essa busca por sentido faz parte do processo de adoecimento e recuperação.

Nesse contexto, a religião e a espiritualidade emergem como fatores importantes que podem modificar profundamente a experiência do paciente.

Definições

A saúde é, segundo a Organização Mundial de Saúde (OMS), "não somente a ausência de doença, mas um estado de bem-estar físico, psíquico, social e espiritual". A espiritualidade é "o aspecto da humanidade que se refere à maneira como os indivíduos procuram e expressam significado e propósito, e a maneira como estes se conectam com o momento, consigo mesmos, com a natureza e com o que lhes é significativo ou sagrado". Religiosidade, por sua vez, refere-se à religião: uma organização de crenças, rituais e práticas de um indivíduo relacionadas a um Ser Divino.

O termo "espiritualidade" remete a algo mais complexo e expresso na cultura, religião e/ou sociedade, independentemente da sua ligação a uma religião. A interseção desses dois termos – espiritualidade e religião – está na transcendência e na procura por um sentido mais profundo para a existência.

Nesse contexto, a experiência espiritual pode ser descrita como sagrada, transcendente ou simplesmente um profundo sentimento de conexão do indivíduo consigo mesmo e com o mundo em que vive. Esse processo pode estar ligado a uma igreja, templo, mesquita ou sinagoga, mas também a um relacionamento pessoal com um Ser Superior, com a Natureza ou com a Arte. Essa visão é individual e pode ser modificada ao longo da vida.

A saúde espiritual, por seu turno, envolve as dimensões religiosa (comunicação com o Divino) e existencial (adaptação do indivíduo a si mesmo, ao ambiente e à sociedade). O cuidado espiritual visa atender às necessidades espirituais do paciente e promover a saúde espiritual (Figura 108.1).

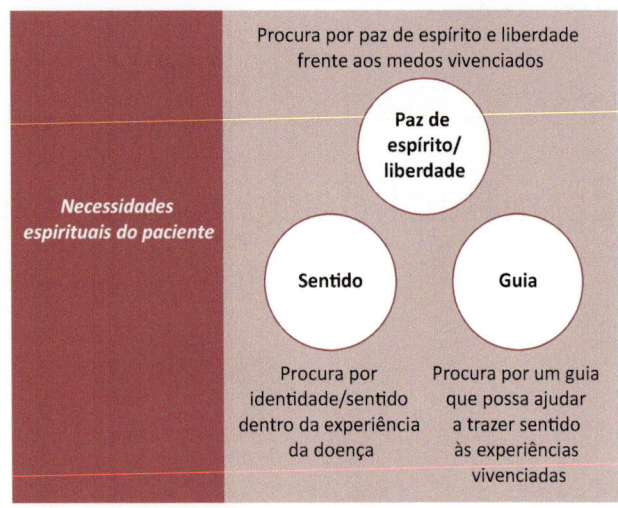

FIGURA 108.1 – Diagrama ilustrativo das necessidades espirituais.
Fonte: Desenvolvida pela autoria do capítulo.

No intuito de atender tais necessidades, a abordagem espiritual demanda uma conexão compassiva entre o profissional de saúde e o paciente. Smith-Stoner et al. (2007) entrevistaram ateus quanto às suas preferências de cuidado no final da vida. Nessa população, observou-se que os aspectos intrapessoais (importância do significado na vida), interpessoal (conexão com a família e amigos) e intercorrelacional (tempo com a natureza ou com animais) exerceram importante influência sobre o bem-estar desses pacientes.

O cuidado espiritual resgata o aspecto humano do cuidado e pode ser oferecido por toda a equipe. Estudos ratificam que tanto a religiosidade como a espiritualidade favorecem o enfrentamento dos pacientes. O bem-estar espiritual é tido como fator protetivo contra desesperança, depressão e desejo pela morte, proporcionando melhora global na saúde mental, mais resiliência e melhor enfrentamento de eventos estressores, além de proporcionar redução nos escores de dor. O mecanismo dessa ação analgésica ainda é pouco claro, entretanto o envolvimento da porção dorsal anterior da ínsula e o cíngulo médio anterior podem estar envolvidos nesse processo de modulação do estímulo nóxico.

Os cuidados espirituais dentro do contexto de um paciente com dor crônica

A dor é um fenômeno extremamente complexo que vai muito além das vias nociceptivas. Estão envolvidos na experiência de dor total do paciente, as respostas comportamentais, os pensamentos e as emoções. Estudos recentes correlacionam a depressão e a ansiedade a piores escores de dor e incapacidade. Esse trinômio dor/ansiedade/depressão relaciona-se a um padrão cíclico de retroalimentação. O medo da dor, em algumas situações, pode correlacionar-se mais com a ocorrência de incapacidade funcional do que a própria dor.

O modelo biopsicossocial tem se mostrado um prisma importante na abordagem do paciente portador de dor crônica. Mais recentemente, a espiritualidade foi incluída nesse modelo. O chamado modelo biopsicossocial-espiritual sugere que a doença afeta, além da questão física/biológica, as relações interpessoais e espirituais do indivíduo. O modelo biopsicossocial-espiritual reconhece o impacto potencial de variáveis espirituais e religiosas na experiência do paciente e na resposta ao estímulo nóxico. A partir desse olhar, o profissional pode explorar os diferentes fatores envolvidos na experiência dolorosa, identificar conceitos inadequados, modificar estratégias de enfrentamento negativas e reforçar as positivas. Ao trazer significado ao sofrimento e pertencimento ao indivíduo, a espiritualidade favorece a adaptação à doença.

Aspectos do cuidado espiritual

O cuidado espiritual reconhece e responde a múltiplas necessidades do indivíduo que podem acontecer em maior ou menor proporção durante o acompanhamento (Figura 108.2).

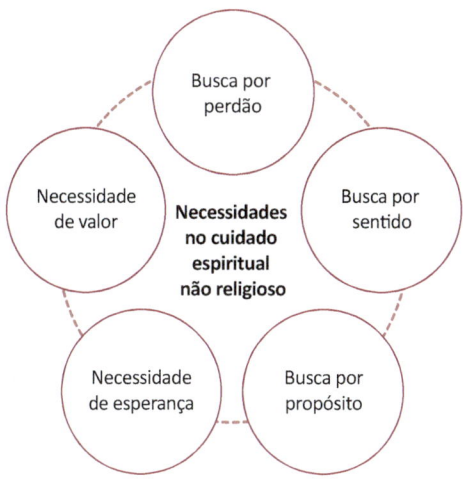

FIGURA 108.2 – Diagrama ilustrativo das necessidades no cuidado espiritual não religioso.
Fonte: Desenvolvida pela autoria do capítulo.

Nesse cuidado, o profissional busca, por meio da escuta compassiva, auxiliar o paciente na busca por sentido no seu adoecimento, valorizando a história do paciente (com suas derrotas e vitórias) e a ressignificação da individualidade. Para tanto, pode-se orientar a busca de apoio religioso (ritos, preces, sacramentos) ou sugerir outras abordagens para esse processo. Entretanto, dentro da relação terapêutica que se estabelece entre o profissional de saúde e o paciente, o cuidado espiritual é parte importante dessa relação e exige "sensibilidade" para as necessidades espirituais do paciente. As habilidades de comunicação estão no centro desse processo e a escuta empática/compassiva é um componente vital.

Habilidades necessárias ao cuidado espiritual

No intuito de propiciar uma comunicação efetiva e abordagem das necessidades espirituais de forma adequada, deve-se atentar aos seguintes aspectos:

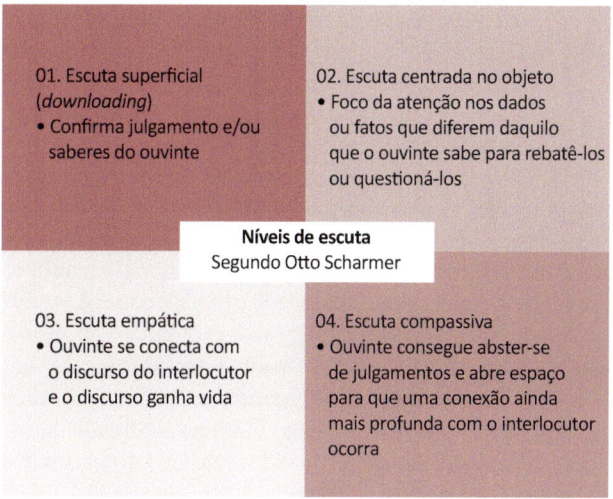

FIGURA 108.3 – Níveis de profundidade da escuta.
Fonte: Desenvolvida pela autoria do capítulo.

1. **Escuta:** remete a algo muito maior que a simples utilização de um órgão do sentido. Trata-se de uma habilidade central no cuidado do paciente. Otto Scharmer descreve que a escuta pode ocorrer em diferentes níveis de profundidade (Figura 108.3).

   É esperado que o profissional consiga aproximar-se do terceiro ou quarto nível de escuta na avaliação das necessidades espirituais do paciente. Nessa avaliação, deve-se considerar o tom da conversa, as pausas e as mensagens implícitas.

2. **Olhar:** o objetivo é observar além daquilo que os olhos conseguem enxergar, atentando ao sagrado que habita em cada indivíduo. Envolve atenção ao mundo interior e à biografia daquele indivíduo e sua relação com o mundo.

3. **Fala:** a preocupação exagerada com o discurso pode afetar a abordagem apropriada da espiritualidade. O aspecto verbal da linguagem encerra a capacidade para auxiliar, mas também para distanciar as relações, especialmente quando vinculada a jargões e clichês. O vocabulário utilizado deve ser acessível ao paciente, breve e conciso. O objetivo é compreender a perspectiva espiritual do paciente a partir do entendimento das crenças, experiências e valores significativos dentro da história do paciente.

4. **Toque:** habilidade substancial da assistência espiritual. Os efeitos do contato físico podem ser sentidos além da dimensão física, influenciando no bem-estar. O chamado toque terapêutico refere-se ao contato físico realizado com respeito, dignidade, compaixão, aceitação e amor. Seus efeitos terapêuticos estendem-se para o domínio espiritual. A intenção do toque é promover a conexão humana, o pertencimento e a confiança.

5. **Presença:** alicerce dessas habilidades. O exercício da presença não está relacionado necessariamente a uma

competência ou caminho espiritual do profissional. Trata-se do que nos define como seres humanos. A presença é vivenciada na sensação de "estar com" alguém e tem como oposto a sensação de isolamento, solidão ou desconexão.

Um aspecto central da prática da presença é colocar-se vulnerável. A abertura para a própria vulnerabilidade é o que antecede essa presença plena. A partir do reconhecimento da própria vulnerabilidade, o profissional reconhece a próprias humanidade, falibilidade e mortalidade. A vulnerabilidade está intimamente ligada à vergonha e ao medo, mas também ao amor, pertencimento e sentido.

Essas qualidades clínicas, quando utilizadas na prática médica, exercem grande impacto tanto na qualidade da assistência oferecida como na qualidade de vida do paciente e do próprio profissional de saúde.

Avaliação espiritual

Hoje existem mais de 35 instrumentos validados para avaliação da espiritualidade. A existência de tantos instrumentos apenas reflete a dificuldade em se encontrar em um questionário o que pode ser alcançado em uma conversa sincera e aberta com o paciente. Todavia, o conhecimento do conteúdo de diversos instrumentos pode auxiliar os profissionais de saúde a construírem um repertório próprio para abordar diversos aspectos relacionados à espiritualidade. Em sua essência, a avaliação espiritual envolve a construção de uma relação terapêutica significativa e profunda. Essa avaliação deveria ser incorporada à anamnese habitual. Por exemplo, como a dor crônica representa um fenômeno complexo, no escopo de sua avaliação, podem ser incluídas algumas questões de cunho espiritual envolvendo a forma como o paciente interpreta e dá sentido à experiência álgica. Perguntar sobre a espiritualidade do paciente pode despertar uma conexão entre profissional e paciente diferente daquela centrada na doença, e essa conexão em si constitui o cerne do cuidado espiritual. São descritos, no Quadro 108.1, exemplos de perguntas abertas que podem ser utilizadas para explorar questões relacionadas à espiritualidade.

Quadro 108.1 – Perguntas abertas para avaliação espiritual do paciente.
• Como está sua disposição?
• Na sua opinião, qual o significado da sua doença?
• Qual o papel da espiritualidade ou da religião na sua vida?
• Atualmente, o que lhe dá forças para lidar com a dor?
• Na sua opinião, qual o significado da sua doença?
• Quais são as coisas mais importantes para você hoje?
• Quais são seus principais medos atualmente?
• Quais são as coisas que mais o fazem sofrer hoje em dia?
• Quais são as coisas que dão sentido para sua vida atualmente?

Fonte: Desenvolvido pela autoria do capítulo.

Questionários estruturados e validados podem trazer ao médico e à equipe informações de forma sistematizada, elencando necessidades e recursos do paciente para lidar com o sofrimento espiritual. Também são uma forma de iniciar a implementação de uma rotina de avaliação da dimensão espiritual em serviços que ainda não tenham incorporado tal prática ao seu dia a dia. Essas ferramentas, entretanto, não podem ou não devem substituir a interação autêntica entre o paciente e a equipe de saúde.

Intervenções

As intervenções espirituais podem ser entendidas como estratégias terapêuticas que incorporam a dimensão religiosa e/ou espiritual como componente central.

Atividades religiosas e/ou espirituais podem ser praticadas durante todo o processo de cuidado. Intervenções religiosas são geralmente mais estruturadas, com abordagem mais cognitiva, externa, ritualística e pública. As intervenções espirituais tendem a ser mais interculturais, afetivas, transcendentes e experienciais. Toda intervenção deve ser acordada com o paciente antecipadamente e customizada para atender às necessidades daquele indivíduo. Esse tipo de intervenção é contraindicado em caso de psicose, fragilidade psíquica e recusa do paciente.

São possibilidades de intervenção: prece; rituais religiosos; meditação; terapia cognitivo-comportamental; psicoterapia ou psicodinâmica com abordagem da espiritualidade; e terapia cognitiva baseada na atenção plena.

O sofrimento espiritual pode advir de múltiplas causas, assim, sua abordagem pode incluir:

► Promover continuidade do cuidado e tratamento ativo dos sintomas.
► Avaliar sistematicamente as atitudes dos pacientes quanto à esperança e ao significado da vida.
► Abordar o luto e dar esperança.
► Incentivar a busca por um novo papel e/ou propósito na vida.
► Uso de terapia cognitiva-comportamental para ressignificar crenças negativas.
► Envolvimento da igreja do paciente no suporte espiritual.
► Promoção do suporte da comunidade por meio de voluntários.

Entre as barreiras descritas para o oferecimento dos cuidados espirituais, podemos destacar:

► Marginalização e desvalorização do cuidado psicossocial e espiritual na formação em saúde.
► Falta de ambiente seguro para que tais questões sejam discutidas.
► Dificuldades no gerenciamento das escalas de trabalho e escassez de tempo.
► Falta de treinamento de habilidades de comunicação com pacientes sobre questões espirituais.

Considerações finais

A avaliação espiritual deve balizar o plano de tratamento da dor, a partir da definição de objetivos de cuidado coerentes com a individualidade do paciente. Atualmente, estudos sugerem que poucos profissionais de saúde incorporam discussões sobre espiritualidade em seus planos de cuidados com os pacientes, enquanto, inversamente, muitos pacientes desejam que a espiritualidade seja considerada em suas opções de cuidados de saúde. A história espiritual deve ser considerada como parte de um cuidado holístico ao paciente. Os profissionais de saúde precisam estar mais cientes da importância da espiritualidade e da religião para ajudar e apoiar pacientes portadores de dores crônicas. Entretanto, para que essa abordagem ocorra de forma adequada, deve-se evitar sermões ou mesmo discussões forçadas ou cobranças quanto à necessidade de práticas espirituais ou religiosas.

No contexto da dor neuropática, o objetivo principal é oferecer ao paciente melhora na qualidade de vida e bem-estar global, o que se relaciona com a cura da vida, não do corpo. A busca da equipe de saúde deve se voltar à promoção da felicidade e à redução do sofrimento, o que pode envolver ajudar o paciente a reencontrar um sentido para sua vida.

Referências bibliográficas

1. Breitbart W, Rosenfeld B, Pessin H, Kaim M, Funesti-Esch J, Galietta M et al. Depression, hopelessness and desire for hastened death in terminally ill patients with cancer. JAMA. 2000 Dec 13;284(22):2907-11.

2. Brown B. A arte da imperfeição. 1. ed. Editora Novo Conceito; 2012. 197 p.

3. Cambridge English Dictionary [Internet]. [citado 7 nov. 2020]. Disponível em: http://dictionary.cambridge.org/dictionary/english/belief.

4. Camerini L, Schulz PJ, Nakamoto K. Differential effects of health knowledge and health empowerment over patients' self-management and health outcomes: a cross-sectional evaluation. Patient Educ. Couns. 2012 Nov;89(2):337-44.

5. Chibnall JT, Bennett ML, Videen SD, Duckro PN, Miller DK. Identifying barriers to psychosocial spiritual care at the end of life: a physician group study. Am. J. Hosp. Palliat. Care. 2004 Dec; 21(6):419-26.

6. Cohen J, Hanzo G, Swift CJC. Healthcare chaplaincy and spirituality. In: Cobb M, Rumbold B (ed.). Textbook of spirituality in healthcare. Oxford University Press; 2012.

7. Dedeli O, Kaptan G. Spirituality and religion in pain and pain management. Health Psychol. Res. 2013 Sep 24;1(3):e29.

8. Frankl VE. The unheard cry for meaning: psychotherapy and humanism. 1st ed. New York: Simon and Schuster; 1979. 191 p. (A Touchstone book).

9. Jalali A, Behrouzi MK, Salari N, Bazrafshan MR, Rahmati M. The effectiveness of group spiritual intervention on self-esteem and happiness among men undergoing methadone maintenance treatment. Curr. Drug Res. Rev. 2019 Feb 26;11(1):67-72.

10. Keefe FJ, Rumble ME, Scipio CD, Giordano LA, Perri LM. Psychological aspects of persistent pain: current state of the science. J. Pain. 2004 May;5(4):195-211.

11. Lutz A, McFarlin DR, Perlman DM, Salomons TV, Davidson RJ. Altered anterior insula activation during anticipation and experience of painful stimuli in expert meditators. NeuroImage. 2013 Jan;64:538-46.

12. Nelson CJ, Rosenfeld B, Breitbart W, Galietta M. Spirituality, religion and depression in the terminally ill. Psychosomatics. 2002 Jun;43(3):213-20.

13. Puchalski C, Ferrell B, Virani R, Otis-Green S, Baird P, Bull J et al. Improving the quality of spiritual care as a dimension of palliative care: the report of the Consensus Conference. J. Palliat. Med. 2009 Oct;12(10):885-904.

14. Salvetti MG, Pimenta CAM, Lage LV, Oliveira Júnior JO, Rocha RO. Autoeficácia e sintomas depressivos em doentes com dor crônica. Arch. Clin. Psychiatry (São Paulo). 2007;34(3):111-7.

15. Scharmer CO. The essentials of Theory U: core principles and applications. 1st ed. Oakland (CA): Berrett-Koehler Publishers Inc.; 2018. 170 p. (A BK Business book).

16. Sinclair S, Bouchal SR, Chochinov H, Hagen N, McClement S. Spiritual care: how to do it. BMJ Support Palliat. Care. 2012 Dec;2(4):319-27.

17. Smith AR. Using the synergy model to provide spiritual nursing care in critical care settings. Crit. Care Nurse. 2006;26:41-7.

18. Smith-Stoner M. End of life preferences for atheists. J. Palliat. Med. 2007 Aug;10(4):923-8.

19. Spencer-Adams S. Incorporating spirituality in end of life nursing care. End Life Care. 2011;1:3.

20. Swinton J. Identity and resistance: why spiritual care needs "enemies". J. Clin. Nurs. 2006 Jul;15(7):918-28.

21. Vasigh A, Tarjoman A, Borji M. Relationship between spiritual health and pain self-efficacy in patients with chronic pain: a cross-sectional study in West of Iran. J. Relig. Health. 2020 Apr; 59(2):1115-25.

22. Wright SG. Reflections on spirituality and health [Internet]. [citado 28 set. 2018]. London; Philadelphia: Whurr; 2005. Disponível em: http://site.ebrary.com/id/10236702.

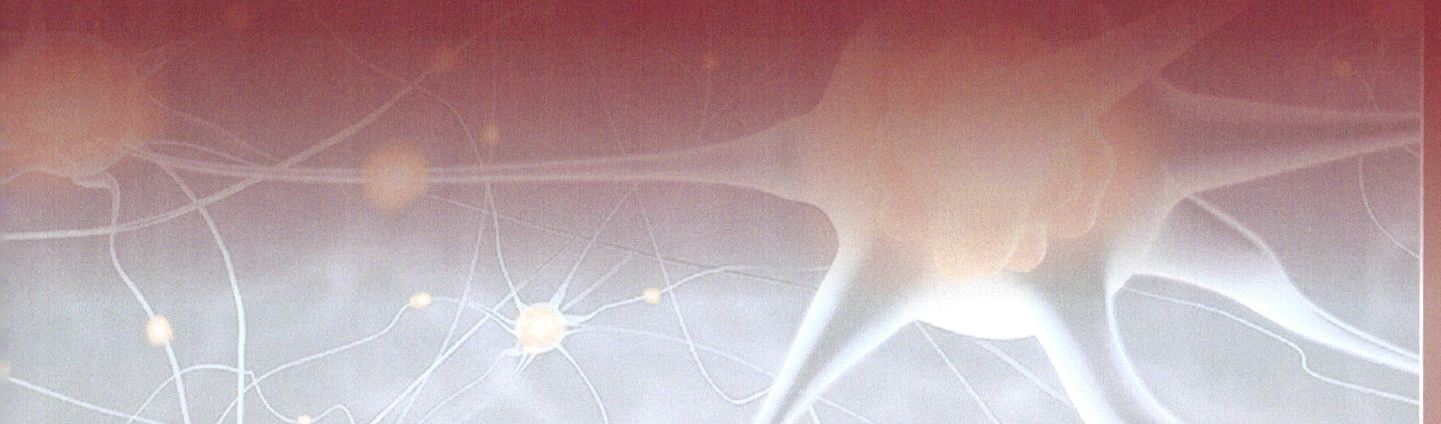

Dor Neuropática em Pediatria

capítulo 109

Avaliação da Dor Neuropática em Pediatria

Rita Tiziana Verardo Polastrini

Introdução

Segundo a Organização Mundial da Saúde (OMS), a dor crônica em crianças é considerada um problema de saúde pública significativo em todo o mundo e uma das principais causas de morbidade na faixa etária pediátrica, provocando impacto negativo nos aspectos físicos, emocionais, desenvolvimento e de participação social.[1] Uma criança doente ou com dor crônica causa impacto na família e em seus cuidadores, interferindo na qualidade de vida não só do paciente, mas também de todos que convivem com ele.[2]

Segundo a literatura, é considerada dor crônica aquela que persiste por mais de 3 meses, podendo ser primária (que independe de qualquer identificação biológica ou fator psicológico associado) ou secundária (quando a etiologia é clara).[1]

De maneira geral, a dor crônica é de difícil tratamento e, muitas vezes, debilitante, envolvendo componentes multifatoriais e multidimensionais e, frequentemente, envolve um componente neuropático.[3] A Associação Internacional para o Estudo da Dor (IASP), define a dor neuropática (DN) como "dor que surge como consequência de uma lesão ou doença que afeta o sistema somatossensorial".[1-5]

No Brasil, a dor crônica na faixa etária pediátrica é uma realidade subestimada. Segundo dados norte-americanos, a prevalência de dor crônica é de 11% a 38%, sendo que de 3% a 5% das crianças apresentam incapacidade significativa relacionada à dor.[4] Estudos sobre o impacto financeiro no tratamento da dor crônica em crianças é muito limitado, mas os poucos dados disponíveis sugerem que os custos podem ser substanciais. Uma estimativa realizada no Reino Unido para o tratamento de dor crônica no adolescente projeta um custo de U$ 9,5 bilhões anual e, nos Estados Unidos, U$ 19,5 bilhões anuais.[1] Uma criança ou adolescente com dor crônica necessita de uma demanda maior de cuidados de saúde e causa um impacto financeiro considerável para a família.[1]

A dor da criança é diferente da do adulto, isso resulta principalmente dos aspectos fisiológicos e do desenvolvimento característico desta faixa etária e, portanto, deve ter uma abordagem específica.[1]

Identificar, avaliar e tratar a dor crônica em pediatria é complexo e desafiador, a escassez de estudos de alta qualidade dificulta o manejo e a gestão destes pacientes.[1]

Outro fator que dificulta o manejo desta população particular é a falta de divulgação, de conhecimento e de treinamento da equipe de saúde a respeito de instrumentos e de estratégias que auxiliem no gerenciamento da dor e de medicamentos que possam ser utilizados nessa faixa etária.[1,6] O manejo adequado dependerá também de abordagem individualizada e multimodal, entendendo que a criança é um ser holístico e que precisa ser ouvida em suas necessidades.

Lembrar que, em pediatria, a depender da faixa etária e do desenvolvimento cognitivo da criança, a identificação, a avaliação e o tratamento da dor podem ser difíceis e dependerá da capacitação e do esforço da equipe, além da colaboração dos cuidadores que trazem informações que complementam a avaliação.[7]

Atualmente, sabe-se que é possível prevenir, minimizar e/ou tratar a dor por meio de intervenções farmacológicas e não farmacológicas, mas infelizmente esta realidade ainda está distante das instituições de saúde por falta de conhecimento e preparo das equipes. Reforçamos aqui a importância de educar e capacitar os profissionais para o gerenciamento da dor crônica na criança e no adolescente.

Peculiaridades na pediatria

Para que possamos avaliar a dor na criança, é importante entender algumas peculiaridades do universo pediátrico.

Ainda hoje, deparamo-nos com informações completamente infundadas sobre a dor em crianças. Em meados da década de 1970, acreditava-se que a criança não sentia dor e que era incapaz de explicar e quantificar a dor. Mitos como recém-nascido não sente dor, crianças pequenas não lembram da dor, criança não sabe verbalizar a dor, a dor da criança é diferente da do adulto, crianças metabolizam de forma diferente o opioide, criança tem mais risco de depressão respiratória, crianças desenvolvem rapidamente adição aos opioides ainda permeiam nosso meio e dificultam a identificação e tratamento da dor.[8,9]

Pesquisas realizadas sobre dor na infância nos últimos 30 anos têm trazido informações a respeito do sistema nociceptivo que está em desenvolvimento na criança e de que maneira ela percebe a dor, quer seja aguda, quer seja crônica. Dependendo da faixa etária, a percepção e a informação da criança poderão contribuir para a busca de estratégias de controle da dor e estas envolvem medidas farmacológicas e não farmacológicas.[4,9]

Apesar de alguns sinais e sintomas de DN serem semelhantes entre o adulto e a faixa etária pediátrica, a etiologia pode ser diferente e as intervenções, principalmente farmacológicas, encontram limites em razão dos poucos estudos de qualidade sobre a natureza, diagnóstico, prognóstico e tratamento da DN na pediatria.[4,9] As publicações mais recentes orientam de maneira geral o tratamento da dor crônica[1] e, quando se trata de DN, a literatura disponível se limita a relato de caso clínico ou pequenos grupos de acompanhamento breve.[4]

Lactentes e ou crianças com déficit cognitivo que não conseguem expressar a dor podem ser prejudicados e ter sua dor subdiagnosticada e subtratada.[4,9]

Causas de dor neuropática na criança

As crianças podem apresentar DN por diversos motivos. A literatura tem explorado a ocorrência de dor neuropática, em crianças e adolescentes em tratamento do câncer, causada por medicamentos quimioterápicos como vincristina, cisplatina e paclitaxel, entre outros, que podem persistir por meses ou anos, mesmo após o término do tratamento. Outras causas também foram relatadas como dor relacionada ao tumor que pode causar lesão nervosa ou compressão ao diagnóstico, pacientes submetidos à amputação e que cursam com dor do membro fantasma, crianças ou adolescentes em fim de vida que têm tumores sólidos irressecáveis que podem afetar e comprimir nervos e, consequentemente, causar dor importante e de caráter neuropático, afetando também o sistema somatossensorial.[4,10]

Situações de DN que ocorrem com frequência no adulto, como síndrome de dor complexa regional (SDCR), dor neuropática pós-cirurgia, dor pós-trauma ou lesão medular, entre outras, têm sido reconhecidas com maior frequência em crianças e adolescentes, além das dores relacionadas ao câncer já descritas anteriormente. Mas se observam alguns casos de DN raros e peculiares da pediatria como doenças mitocondriais, eritromelalgia, doenças metabólicas e neuropatias tóxicas causadas por chumbo ou mercúrio.[3,9,11]

O Quadro 109.1 apresenta as causas de DN na pediatria.

Quadro 109.1 – Causas de dor neuropática na pediatria.

Causas	Exemplos
Traumática	Lesão nervosa periférica Lesão do plexo braquial Lesão medular
Iatrogênica	Cirurgia
Amputação	Dor do membro fantasma
SDCR	
Doenças neurológicas	Síndrome de Guillain-Barré Nevralgia do trigêmeo Esclerose múltipla
Metabólica	Doença de Fabry
Infecciosa	HIV/SIDA Nevralgia pós-herpética
Neoplásica	Tumor do sistema nervoso Infiltração/compressão neoplásica Efeitos da terapêutica (pós-cirurgia, quimioterapia, radioterapia)
Genética	Eritromelalgia

Fonte: Toste S, Palhau L, Amorim R. Dor neuropática em idade pediátrica. Revista da Sociedade Portuguesa de Medicina Física e de Reab. 2015;27(1 Ano 23):22-29.

Sabe-se que a criança apresenta uma plasticidade do sistema nervoso central (SNC) e do sistema nervoso periférico (SPN) e esta pode ser responsável por diferenças entre a DN na criança e no adulto relativo à prevalência, evolução, duração e resposta a várias terapêuticas.[4,9]

Avaliação da dor

Os protocolos de avaliação e diagnóstico da DN em adultos muitas vezes são utilizados para crianças mais velhas ou adolescentes, mas fazer o diagnóstico na criança é um desafio. A avaliação clínica é um elemento essencial, uma história clínica detalhada deve ser obtida a partir do relato da criança, pais ou cuidadores. Algumas informações devem fazer parte deste inquérito como caracterização da dor, localização, irradiação, intensidade, fatores de melhora e piora, qualidade da dor, ritmo e sintomas associados.[4,9,12]

Do ponto de vista médico, o diagnóstico é essencialmente clínico, o exame físico deve ser minucioso e detalhado acompanhado do exame neurológico completo, lembrar que em pediatria a colaboração da criança é essencial, promover um ambiente calmo e tranquilo, conversar com a criança, explicar o que será feito contribui para o sucesso da avaliação. Exames como eletroneuromiografia, imagem cerebral e outros são pouco utilizados na prática clínica e limitam-se a situações de investigação científica.[9]

Instrumentos de avaliação de DN são de fundamental importância para complementar a avaliação clínica. No adulto, as escalas de dor neuropática e de qualidade de dor são utilizadas, mas ainda não temos instrumentos específicos de avaliação de DN validados para a língua portuguesa que atendam a faixa etária pediátrica. Como alternativa, utilizam-se os instrumentos validados para avaliação da dor aguda e crônica.[10]

Avaliar a dor em pediatria constitui um grande desafio, em crianças menores, em especial as lactentes, a avaliação é difícil porque o cognitivo está em desenvolvimento; os pais ou cuidadores podem ajudar fornecendo informações sobre a mudança de comportamento da criança. Nas fases pré-escolar e escolar, a criança é capaz de se comunicar e falar sobre sua dor, característica e local desta; assim, recomenda-se ouvir a criança com atenção e complementar as informações com o relato dos pais.[12,13]

Em crianças portadoras de doenças neurológicas que não conseguem se comunicar ou quando o nível cognitivo é comprometido, a avaliação é mais difícil; nestes casos, devemos recorrer a indicadores de dor, instrumentos de avaliação além da informação dos pais ou cuidadores.[12]

Podemos dizer, então, que a avaliação de dor em pediatria é um processo em que a identificação, a classificação, os indicadores, a avaliação e o diagnóstico direcionam a equipe na escolha do melhor tratamento. Lembrando que, assim como no adulto, um plano deve ser estabelecido, implantado e reavaliado conforme a resposta da criança ao tratamento proposto.[12]

Alguns indicadores podem contribuir para a avaliação, podemos citar: falta de expressão facial; falta de interesse no entorno; tranquilidade indevida; aumento de irritabilidade; raiva; mau humor; postura anormal; tristeza; perturbação do sono; inapetência; mau desempenho escolar.[12,14]

Devemos escolher um instrumento apropriado para a faixa etária e cognitivo da criança; a seguir, demonstramos os mais utilizados:

▶ **Escala de faces – FPSR ou Wong Baker:**[14,15] os números sinalizam a intensidade crescente das expressões.

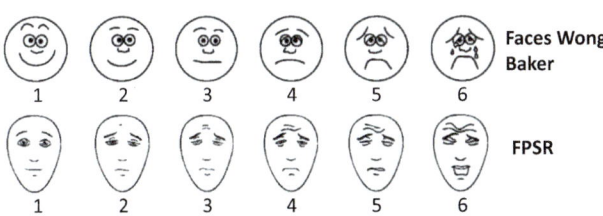

FIGURA 109.1 – Escala de faces – Wong Baker ou FPSR.
Fonte: Morete M, Brandão E, 2017; Oliveira AM et al., 2014.

▶ **Escala numérica**[14]

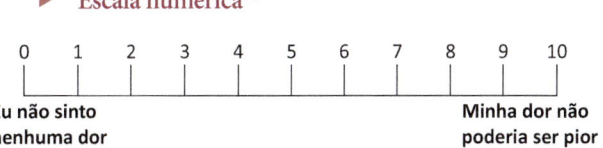

FIGURA 109.2 – Escala numérica.
Fonte: Morete M, Brandão E, 2017.

▶ **Escala de dor FLACC**[14] (*Face, Legs, Activity, Cry, Consolability*)

Quadro 109.2 – Escala de dor FLACC.			
CATEGORIAS	**PONTUAÇÃO**		
	0	**1**	**2**
Expressão facial	Tranquilo, sorriso	Caretas, introvertido, desinteressado	Tremor no queixo e rigidez de mandíbula de frequentes a constantes
Choro	Ausente (acordado ou adormecido)	Gemência, choramingo, queixa ocasional	Choro forte e queixas frequentes
Dorso e membros	Posição normal ou relaxada	Dorso arcado, membros inquietos e agitados	Membros elevados, chutes, hiperextensão do dorso
Movimentos	Quieto, dormindo, posição normal	Movimentação alterada, tensa, inquieta	Postura arqueada, rígida ou movimentos abruptos
Consolo	Contente, relaxado	Consolável com toque e carícias, distração possível	Difícil de consolar ou confortar

Fonte: Morete M, Brandão E, 2017.

▶ **Escala de dor FLACCr**[16] (*Face, Legs, Activity, Cry, Consolability revised*)

Quadro 109.3 – Escala de dor FLACCr.			
CATEGORIAS	**PONTUAÇÃO**		
	0	**1**	**2**
F – Face	Sem expressão particular ou sorriso	Presença ocasional de careta ou sobrancelhas salientes, introspecção, desinteresse Parece triste ou preocupado	Sobrancelhas esporadicamente ou constantemente salientes, mandíbulas cerradas, queixo trêmulo Face aparentando estresse: expressão assustada ou pânico
L – Pernas	Posição normal ou relaxada	Desconforto, inquietação, tensão. Tremores ocasionais	Chutes ou pernas soltas Aumento considerável da espasticidade, tremores constantes ou sacudidelas
A – Atividade	Em silêncio, posição normal, movimentando-se facilmente	Contorcendo-se, movimentando o corpo para frente e para trás, tensão Moderadamente agitado (p. ex., movimento da cabeça para frente e para trás, comportamento agressivo); respiração rápida, superficial, suspiros intermitentes	Corpo arqueado, rígido ou trêmulo Agitação intensa, cabeça chacoalhando (não vigorosamente), tremores, respiração presa em *gasping* ou inspiração profunda, intensificação da respiração rápida e superficial

(*continua*)

Quadro 109.3 – Escala de dor FLACCr. (*Continuação*)			
CATEGORIAS	**PONTUAÇÃO**		
	0	**1**	**2**
C – Choro	Sem choro (acordado ou dormindo)	Gemidos ou lamúrias, reclamações ocasionais. Impulsos verbais ou grunhidos ocasionais	Choro regular, gritos ou soluços, reclamações frequentes. Repetidos impulsos verbais, grunhidos constantes
C – Consolabilidade	Contente, relaxado	Tranquilizado por toques ocasionais, abraços ou conversas e distração	Difícil de consolar ou confortar. Rejeita o cuidador, resiste ao cuidado ou à medidas de conforto

1. Cada uma das cinco categorias (F) Face; (L) Pernas; (A) Atividade; (C) Choro; (C) Consolabilidade é pontuada de 0 a 2, resultando num escore total entre zero e dez

2. **Pacientes acordados:** observe por pelo menos 1 a 2 minutos. Observe pernas e corpo descobertos. Reposicione o paciente ou observe a atividade, avalie tonicidade e tensão corporal. Inicie intervenções de consolo, se necessário

3. **Pacientes dormindo:** observe por pelo menos 2 minutos ou mais. Observe corpo e pernas descobertos. Se possível, reposicione o paciente. Toque o corpo e avalie tonicidade e tensão

4. **A FLACC revisada** pode ser utilizada para todas as crianças não verbais.

As descrições adicionais (em negrito) são descritores validados em crianças com dificuldades cognitivas. A enfermeira pode revisar com os pais os descritores dentro de cada categoria

Pergunte a eles se há comportamentos adicionais que melhor indiquem a dor em seus filhos

Adicione esses comportamentos na categoria apropriada da escala

Fonte: Bussotti EA, Guinsburg R, Pedreira MLG, 2015.

▶ Escala *Comfort Behavior:*[17] avaliação de analgesia e sedação do paciente crítico.

Quadro 109.4 – Escala *Comfort Behavior*.	
Nível de consciência: alerta	
Sono profundo	1
Sono superficial	2
Letárgico	3
Acordado e alerta	4
Hiperalerta	5
Calma/agitação	
Calma	1
Ansiedade leve	2
Ansioso	3
Muito ansioso	4
Amedrontado	5
Resposta respiratória (apenas se paciente em ventilação mecânica)	
Ausência de tosse e respiração espontânea	1
Respiração espontânea com pouca ou nenhuma resposta à ventilação	2
Tosse ou resistência ocasional ao ventilador	3
Respirações ativas contra o ventilador ou tosse regular	4
Compete com o ventilador, tosse	5
Choro (apenas se paciente com respiração espontânea)	
Respiração silenciosa, sem som de choro	1
Resmungando/choramingando	2
Reclamando (monotônico)	3
Choro	4
Gritando	5
Movimento físico	
Ausência de movimento	1
Movimento leve ocasional	2
Movimento leve frequente	3
Movimento vigoroso limitado às extremidades	4
Movimento vigoroso que inclui tronco e cabeça	5

Tônus muscular	
Totalmente relaxado	1
Hipotônico	2
Normotônico	3
Hipertônico com flexão dos dedos e artelhos	4
Rigidez extrema com flexão de dedos e artelhos	5
Tensão facial	
Músculos faciais totalmente relaxados	1
Tônus facial normal, sem tensão evidente	2
Tensão evidente em alguns músculos faciais	3
Tensão evidente em toda a face	4
Músculos faciais contorcidos	5
Classificação: 8 a 16 – Sedação excessiva 17 a 26 – Adequado 27 a 40 – Insuficiente	

Fonte: Amoretti CF, Rodrigues GO, Carvalho PRA, Trotta EA, 2008.

Devemos avaliar a repercussão da dor sobre o sono, o humor, a qualidade de vida e funcionalidade da criança com DN. Uma avaliação psicológica pode ser solicitada para complementação diagnóstica.[9]

Estratégias para avaliação da dor na criança

Para as crianças que apresentam desenvolvimento normal, que são capazes de se comunicar e expressar o que estão sentindo, a avaliação da dor pode se tornar mais fácil, mas é necessário apresentar para a criança os instrumentos que serão utilizados. Sugerimos algumas orientações:[12]

▶ Se possível, apresentar à criança a escala da dor quando ela não estiver com dor, pois, no momento da crise, a atenção da criança para a orientação estará prejudicada.

- Explicar para a criança que a medida é para a intensidade da dor e não para medir sua ansiedade ou medo.
- Oferecer à criança oportunidade de praticar com a escala por *ranking* de situações hipotéticas que não produzem baixos e altos níveis de dor.
- Utilizar instrumentos observacionais com crianças muito jovens ou com o cognitivo prejudicado.
- Evitar fazer a criança registrar experiências de dor anteriores, pois podem não ser precisas.
- Sempre que possível, levar em consideração a narrativa da criança além da aplicação do instrumento de avaliação.
- Se houver divergências entre a avaliação do profissional, família e criança, uma discussão deve ser realizada para uma melhor intervenção.

Manejo da dor neuropática

A dor neuropática pode se manifestar de maneira intensa, com duração de meses ou anos e com dificuldade no gerenciamento. A abordagem terapêutica da DN deve ser multimodal, devendo incluir o tratamento farmacológico, tratamento de reabilitação e tratamento psicológico.

O tratamento deve começar pela educação da criança e família sobre a dor, sintomas e como será o tratamento.

A terapia farmacológica se baseia na terapia aplicada para o adulto e que é extrapolada para a pediatria. O uso de anticonvulsivantes gabapentinoides e medicamentos antidepressivos tricíclicos tendem a ser a terapia de 1ª linha, mas seu benefício pode ser limitado. Titular o uso do medicamento pode minimizar alguns efeitos colaterais e permite ajuste da terapia medicamentosa.[4,9-11]

A Terapia Integrativa e de Reabilitação são modalidades não farmacológicas que passaram a ser utilizadas para compor o tratamento da DN, trata-se da combinação de medidas de suporte. Algumas comorbidades relacionadas à DN têm sido observadas, como insônia e ou ansiedade, e devem ser abordadas e espera-se que essas terapias possam ser inseridas no protocolo de tratamento e, assim, complementar a terapia farmacológica.[10]

Algumas terapias sugeridas são: medidas físicas (massagem, posicionamento de conforto, toque terapêutico); reabilitação (fisioterapia, terapia ocupacional); comportamental (respiração profunda, aplicativos para *smartphones*); acupuntura; e aromaterapia.[10]

A Organização Mundial da Saúde (OMS), em seu *guideline* publicado em 2020, faz algumas recomendações para o manejo clínico da dor crônica em pediatria e que podemos extrapolar para a gestão de DN que, em muitas situações, exige acompanhamento de longo prazo.[1]

As recomendações abrangem todos os aspectos do atendimento clínico da criança com dor crônica, incluindo planejamento, implementação e aplicação de medidas físicas, psicológicas e intervenções farmacológicas:[1]

- Cuidar da criança e de sua família sob o aspecto biopsicossocial, não tratar a dor somente como um problema médico.

- Realizar avaliação biopsicossocial da criança e família para realizar o planejamento e gestão, avaliar o impacto da dor na qualidade de vida da criança e família.
- Realizar uma avaliação completa da criança e as condições de acesso ao tratamento adequado, além das intervenções apropriadas para o manejo adequado da dor. A criança pode ter comorbidades que afetam sua saúde, bem-estar social e emocional e devem ter abordagens simultâneas.
- Crianças que apresentam dor crônica devem ser avaliadas por provedores de saúde qualificados e experientes na avaliação, diagnóstico e manejo da dor.
- Os serviços de fisioterapia e psicologia devem estar preparados para atender a criança de acordo com seu desenvolvimento físico e cognitivo, adaptando-se às necessidades sociais e emocionais da criança.
- O cuidado da criança com dor deve ser centrado na criança e na família.
- Oferecer informações precisas e oportunas para a família e cuidadores sobre condutas e tomadas de decisão para um bom seguimento clínico.
- A comunicação com a criança deve ser de acordo com seu desenvolvimento cognitivo e habilidade de linguagem, colocando-se os profissionais à disposição para discussões e perguntas sobre o plano de tratamento.
- A criança e sua família devem ser atendidas de forma integrada contemplando-se o desenvolvimento e bem-estar da criança incluindo-se a saúde, nível cognitivo, emocional e físico.
- A abordagem deve ser multimodal e interdisciplinar com medidas para atender as necessidades da criança, família e os recursos disponíveis.
- Os provedores de saúde e gestores de programas devem garantir o acesso a medicamentos e atender a administração de opioides com cautela.

Considerações finais

A ocorrência de DN em pediatria é uma realidade em instituições de saúde que atendem pacientes com doenças crônicas como o câncer ou outras patologias complexas, seu diagnóstico e tratamento são um grande desafio para os profissionais da saúde. Usar ferramentas de avaliação de acordo com o nível cognitivo da criança aliadas à capacitação e ao treinamento da equipe é um caminho para o gerenciamento da DN.

A construção de um protocolo clínico institucional que contemple a identificação, a avaliação e o tratamento farmacológico e não farmacológico da dor pode contribuir para o conhecimento, mudança de cultura e uniformização de condutas a respeito da importância do tratamento da dor em pediatria.

O objetivo proposto para o manejo adequado da dor na criança envolve prevenir, reduzir e controlar a dor em associação ou não ao tratamento da doença de base. As crianças com DN enfrentam o sofrimento físico e emocional e isso pode exacerbar a dor, portanto devemos estabelecer estratégias para minimizar o sofrimento e o impacto que a dor pode causar na vida da criança como frequentar a escola, atividades diária, e socialização.

Referências bibliográficas

1. World Health Organization. WHO guidelines on the management of chronic pain. 2020. [Acesso em 02 mar. 2021]. Disponível em: https://www.who.int/publications/i/item/9789240017870.

2. Macedo EC, Silva LR, Paiva MS, Ramos MNP. Sobrecarga e qualidade de vida de mães de crianças e adolescentes com doença crônica: revisão integrativa. Rev. Latino-Am. Enfermagem. 2015 Jul-Ago;23(4):769-77.

3. Morgan KJ, Anghelescu DL. A review of adult and pediatric neuropathic pain assessment tools. Clin. J. Pain. 2017;33(9).

4. Serrano SC, Barbosa SM, Queiroz EJ, Campos FG, Santos AP. Peculiaridades da dor neuropática na criança. Rev. Dor São Paulo. 2016;17(supl. 1):s110-2.

5. Anghelescu DL, Tesney JM. Neuropathic pain in pediatric oncology: a clinical decision algorithm. Paediatr. Drugs. 2019 Apr;21(2):59-70.

6. Santos JP, Maranhão DG. Cuidado de enfermagem e manejo da dor em crianças hospitalizadas: pesquisa bibliográfica. Rev. Soc. Bras. Enferm. Ped. 2016 Jun;16(1):44-50.

7. Cândido LK, Tacla MTGM. Avaliação e caracterização da dor na criança: utilização de indicadores de qualidade. Rev. Enferm. UERJ, Rio de Janeiro. 2015 Jul/Ago;23(4):526-32.

8. Rossato LM, Magaldi FM. Instrumentos multidimensionais: aplicação dos cartões das qualidades da dor em crianças. Rev. Latino-Am. Enfermagem. 2006 Set-Out;14(5).

9. Toste S, Palhau L, Amorim R. Dor neuropática em idade pediátrica. Revista da Sociedade Portuguesa de Medicina Física e de Reabilitação. 2015;27(1 Ano 23):22-29.

10. Friedrichsdorf SJ, Nugent AP. Management of neuropathic pain in children with cancer. Pain Cancer. 2013 Jun;7(2). Disponível em: www.supportiveandpalliativecare.com.

11. Walco GA et al. Neuropathic pain in children: special considerations. Mayo Clin. Proc. 2010 Mar;85(3 suppl.):33-41.

12. World Health Organization. WHO guidelines on the pharmacological treatment of persisting pain in children with medical illnesses. 2012. [Acesso em 02 mar. 2021]. Disponível em: http://whqlibdoc.who.int/publications/2012/9789241548120_guideline.

13. Cândido LK, Tacla MTGM. Avaliação e caracterização da dor na criança: utilização de indicadores de qualidade. Rev. Enferm. UERJ, Rio de Janeiro. 2015 Jul/Ago;23(4):526-32.

14. Morete M, Brandão E. Gerenciamento da dor e a enfermagem. In: Avaliação da dor em diversas populações: recém-nascido, criança, adultos e idosos. São Paulo: Casa do Novo Autor Editora; 2017. p. 152-184.

15. Oliveira AM et al. Uma análise funcional da Wong Baker Faces Pain Rating Scale: linearidade, discriminabilidade e amplitude. Revista de Enfermagem Referência. 2014;4(3).

16. Bussotti EA, Guinsburg R, Pedreira MLG. Adaptação cultural para o português do Brasil da Escala de Avaliação de Dor – Face, Legs, Activity, Cry, Consolability revised (FLACCr). Rev. Latino-Am. Enfermagem. 2015 Jul/Ago;23(4):651-9.

17. Amoretti CF, Rodrigues GO, Carvalho PRA, Trotta EA. Validação de escalas de sedação em crianças submetidas à ventilação mecânica internadas em uma unidade de terapia intensiva pediátrica terciária. Rev. Bras. Ter. Intensiva. 2008;20(4):325-330.

Dor Crônica em Pediatria –
a interface com a dor neuropática

Sílvia Maria de Macedo Barbosa | Ivete Zoboli

Introdução

A dor crônica, recorrente ou persiste, em pacientes pediátricos não oncológicos é um problema comum de saúde. A prevalência de dor crônica na pediatria está em torno de 20% a 40% no mundo, sendo que 5% das crianças e adolescentes apresentam impacto importante nas suas vidas em função da dor.[1]

O número de admissões decorrente de dor crônica aumentou de forma significativa na última década. De toda forma, crianças e adolescentes com dor crônica são submetidas a uma extensa investigação médica, por diferentes especialistas antes de serem referenciados para clínicas de dor.

A dor é um fenômeno multidimensional com componentes sensoriais, psicológicos, cognitivos, afetivos, comportamentais e com componentes espirituais. As emoções (componente afetivo), respostas comportamentais a dor (componente comportamental), crenças, atitudes e aspectos culturais sobre a dor e seu controle podem alterar a forma de como a dor é experienciada em virtude da modificação da percepção do estímulo nociceptivo desagradável para o cérebro (componente psicológico).[2]

Algumas causas de dor persistente na criança podem ser resultado de:

1. Doenças crônicas como artrite e outras doenças reumatológicas e anemia falciforme constituem causas importantes de dor musculoesquelética e podem estar associadas à doença inflamatória intestinal e causar dor abdominal recorrente.
2. Traumas físicos que podem ser decorrentes de lesões de queimaduras (térmica ou química), perfurocortantes, amputações, entre outras.
3. Doenças crônicas com risco de vida e seus tratamentos, como ocorre em pacientes oncológicos, portadores de HIV/AIDS que ao longo da vida experimentam dores agudas e crônicas.
4. Dores de procedimentos.
5. Dores secundárias a condições agudas (infecções, lesões isquêmicas, entre outras).

As crianças e adolescentes portadores de doenças crônicas, curáveis ou não, podem apresentar um misto de dores agudas e crônicas, tendo estas inúmeras causas.[3]

Dor contínua não controlada na ausência de qualquer estimulação externa caracteriza dor crônica. Pacientes com dor crônica apresentam aumento da sensibilidade de transdução, redução do limiar e resposta amplificada do nociceptor (sensibilização periférica) que podem persistir ao longo do tempo.[1-3]

Em muitas condições de dor crônica, os sintomas não podem ser atribuídos a nenhuma causa específica, o que gera desânimo e frustração nos pacientes, nas suas famílias e nos prestadores de cuidados de saúde.

As condições dolorosas crônicas mais comuns que afetam crianças e adolescentes sem doença de base são dores de cabeça, dores viscerais e musculoesqueléticas. Estas são mais frequentes em meninas, com pico de prevalência na faixa etária de 14 anos. A demora para início do tratamento piora a dor existente comprometendo a qualidade de vida do paciente. Na maioria das vezes, a dor original piora durante a espera pelo tratamento, com o risco de aumento da deficiência resultante da dor.[3-7]

A dor neuropática é definida como uma aquela causada por uma doença ou lesão do sistema nervoso somatossensorial que se relaciona com a percepção do tato, pressão, temperatura, posição e vibração.[8]

As dores de caráter neuropático são causadas por um dano estrutural e/ou disfunção das células nervosas no sistema nervoso central (SNC) ou no sistema nervoso periférico (SNP). Qualquer processo que gere dano aos nervos como causas metabólicas, traumas, compressões nervosas, infecções, isquemias, condições de toxicidade ou patologias imune mediadas pode resultar em dor de caráter neuropático. Porém, deve-se lembrar, ainda, que a dor neuropática pode decorrer de um processamento dos sinais de dor pelo cérebro e medula espinhal.

Dizer que a dor é de caráter neuropático implica a presença de uma doença ou lesão neurológica importante com uma distribuição neuroanatômica compatível com a localização da dor.[9]

Muitos pacientes mostram sinais de alodínia e hiperalgesia a vários estímulos periféricos (sensibilização central), em consequência de aumentos na eficácia sináptica e de reduções na inibição. Os resultados decorrem da amplificação central do estímulo nociceptivo, ensejando aumento na amplitude, duração e extensão espacial da resposta à dor.

A dor de caráter neuropática pode ser tanto periférica como central. A dor periférica resulta de uma consequência direta da lesão ou de doença afetando os nervos periféricos, gânglios do corno dorsal da medula ou o próprio corno dorsal da medula. Por sua vez, a dor neuropática central ocorre como uma consequência direta da lesão ou doença que afeta o SNC. Cabe ressaltar que, no entanto, uma distinção clara entre os dois tipos de dor neuropática nem sempre é possível.

A dor crônica que interfere na função ocorre em 5% a 6% dos casos, mas a prevalência específica da dor neuropática na pediatria é desconhecida. Em pacientes que frequentam clínicas pediátricas de dor, o acompanhamento foi desencadeado por dor neuropática em 10% a 30% dos casos. A dor neuropática na infância pode ser importante e severa e persistir por muitos anos. A sua terapêutica muitas vezes é difícil.

As dores de caráter neuropático foram raramente estudadas em lactentes, crianças e adolescentes. Causas de dor neuropática em crianças incluem lesão nervosa que pode ser por compressão medular direta ou compressão externa por lesões como tumores ou abscessos; lesão neural consequente à infecção pelo HIV ou pelos efeitos tóxicos da terapia antirretroviral; tumores benignos com acometimento do nervo como a neurofibromatose ou um neuroma após trauma ou cirurgia; dor fantasma; infiltração nervosa decorrente de tumores e lesão nervosa causada pelo tratamento oncológico como quimioterapia e radioterapia.

Algumas doenças associadas à dor neuropática na infância são raras e precisam ser reconhecidas, pois têm implicações no tratamento. É o caso da eritromelalgia que se relaciona ao ganho de mutações funcionais do SCN9A e a ativação aprimorada dos canais Nav1.7. Os canais de sódio podem produzir sintomas graves com distribuições específicas e desencadeadoras de dor. Isso resulta em dor episódica severa e vermelhidão em crianças, tipicamente nos pés, mãos e em alguns casos nas orelhas. A dor é exacerbada pela temperatura ambiente e aliviada pelo resfriamento. Algumas vezes a imersão prolongada em água gelada para obter o alívio da dor pode resultar em lesões teciduais locais ou hipotermia.[10]

Outra patologia que pode se manifestar na infância é a doença de Fabry, distúrbio multissistêmico provocado por variantes no gene GLA (AGAL_A). Essa deficiência resulta no acúmulo de globotriasilceramida (Gb3) e globotriasilfosfosina (LysoGB3) em lisossomos celulares incluindo-se os do sistema nervoso. A dor neuropática dos pés e das mãos (mais comumente nas solas dos pés, palmas das mãos e dedos das crianças) pode ser a primeira apresentação da doença de Fabry com início na infância. Tem os descritores relacionados à dor de caráter neuropático como queimação e formigamento. A dor inicialmente é episódica desencadeada por exercícios, calor e febre.[11]

Há consequências da dor crônica/dor neuropáticas na vida diária. Crianças com estas patologias apresentam risco aumentado de consequências como diminuição na atividade física, redução da qualidade de vida, aumento do absenteísmo escolar, ansiedade, depressão, diminuição nas interações sociais, problemas na higiene do sono, entre outros (Quadro 110.1). Essas sequelas físicas, psíquicas e sociais têm um impacto não somente para o paciente, mas também para sua família, que pode se tornar disfuncional, e para amigos, que podem apresentar altos níveis de estresse.

Quadro 110.1 – Consequência da dor crônica em crianças e adolescentes.	
Dor crônica	1. Diminuição da atividade 2. Comportamento sedentário 3. Isolamento social 4. Pobre higiene do sono 5. Mudança do humor e depressão 6. Evasão escolar 7. Estresse e ansiedade 8. Deterioração na qualidade de vida e funcionalidade 9. Efeitos colaterais da medicação 10. Estresse dos pais e família disfuncional

Fonte: Desenvolvido pela autoria do capítulo.

Além da dor, a insônia crônica é o sintoma mais comum relatado por crianças e adolescentes em um ambulatório de dor. A dor retarda a latência do sono no início e resulta em despertares frequentes e prolongados. Aliada a isso, a insônia causa fadiga severa que gera alteração na atenção e na concentração. Tanto a dor como a insônia aumentam o absenteísmo escolar, a ansiedade e mudanças no humor.[1]

A progressão da dor crônica para a vida adulta pode ocorrer entre 35% e 73% das crianças e adolescentes com dor crônica apresentam o risco do quadro álgico progredir para a vida adulta.

Crianças que não receberam tratamento adequado para dor na infância podem desenvolver dores em outras áreas do corpo, além de risco aumentado de distúrbios psicológicos.[12,13]

Na vida adulta, um em cada seis pacientes com dor crônica relata histórico de dor crônica na infância e adolescência. Nesses pacientes há probabilidade de que a dor seja generalizada e pode haver dor de caráter neuropático, além de comorbidades psíquicas e diminuição do *status* funcional.[1,14]

O tratamento é multidisciplinar com enfoque na fisioterapia, terapia ocupacional e psicologia.

Com relação ao tratamento médico, este é o elo mais fraco na cadeia terapêutica. A maior parte do que há disponível do ponto de vista farmacológico vem de medicamentos voltados à população adulta. De fato, a realidade da prática clínica diária do tratamento da dor crônica em crianças e adolescentes é cheia de incertezas. Na realidade, os tratamentos utilizados para o controle da dor decorrente de uma dor neuropática estão longe do ideal. O tratamento com base em evidências da dor neuropática crônica proporciona benefícios em longo prazo em apenas um quarto dos pacientes atendidos em centros de dor terciários.[15]

Há pouca ou nenhuma evidência que apoie o uso de medicamentos para dor na população pediátrica. O Cochrane fez uma revisão recente sobre anticonvulsivantes, opioides, paracetamol e anti-inflamatórios não hormonais concluindo que "não há evidências para apoiar ou refutar o uso destes medicamentos no tratamento da dor crônica não oncológica em pacientes pediátricos".[16-20]

A informação sobre o risco/benefício de medicamentos é quase inexistente nesta população, mostrando uma ausência de dados relacionados aos efeitos potenciais da exposição a longo prazo no sistema nervoso central (SNC) no período do desenvolvimento cerebral.[21]

Na realidade, nos tempos atuais, o início de um novo tratamento farmacológico se baseia no julgamento clínico levando-se em consideração a fisiopatologia da dor e o mecanismo de ação dos medicamentos. Deve-se acompanhar o paciente no que se refere ao alívio do sintoma e também ao que se correlaciona aos efeitos colaterais potenciais. Por se tratar da pediatria, em virtude dos poucos estudos relacionados a esta faixa etária, acaba-se extrapolando os dados da população adulta e/ou a opinião dos especialistas para o tratamento deste tipo de dor.

Pacientes com condições de dor crônica frequentemente apresentam sensibilização periférica e central com comprometimento da eficácia das vias endógenas inibitórias da dor. Na teoria, a dor central pode ser prevenida ou tratada com a redução da entrada nociceptiva da periferia por meio de intervenções farmacológicas e psicológicas atuando em nível supraespinhal e no sistema modulatório descendente.

Já os procedimentos relacionados à intervenção são muito utilizados em adultos para o tratamento de condições dolorosas específicas dos adultos. Em pediatria, não há informações consistentes disponíveis sobre a eficácia desta terapêutica no tratamento da dor crônica.

Conclusão

A prática pediátrica abrange uma ampla gama de estágios do desenvolvimento, desde os recém-nascidos pré-termos até o final da adolescência. Várias são as influências e as causas subjacentes que determinam a apresentação da dor de caráter neuropático. Deve-se lembrar que devem ser valorizados um melhor reconhecimento e fenotipagem das crianças com diferentes doenças ou lesões do sistema nervoso somatossensorial que podem produzir a dor de caráter neuropático.

A dor crônica em pediatria ainda é um desafio para os profissionais da saúde envolvidos no cuidado do paciente pediátrico. A sua natureza é multifatorial, e o seu adequado gerenciamento é complexo, sendo necessária uma equipe multidisciplinar para a sua adequada abordagem. A dor crônica associa-se a um comprometimento de vários aspectos da vida da criança e pode ensejar alterações na vida adulta.

Deve-se acompanhar este paciente, ponderando as diversas opções terapêuticas, com um uso prudente do tratamento farmacológico e, se necessário, dos procedimentos intervencionistas.

O grande objetivo é ver a criança e/ou adolescente vivendo sem dor, preferencialmente sem medicamentos, sem sofrimentos e permitindo que estes tenham uma qualidade de vida melhor.

Referências bibliográficas

1. Vega E, Beaulieu Y, Gauvin R, Ferland C, Stabile S, Pitt R, Gonzalez Cardenas VH, Ingelmo PM. Chronic non-cancer pain in children: we have a problem, but also solutions. Minerva Anestesiol. 2018 Sep;84(9):1081-1092. doi: 10.23736/S0375-9393.18.12367-4. Epub 2018 May 9. PMID: 29745621.

2. World Health Organization. Persisting pain in children package: WHO guidelines on the pharmacological treatment of persisting pain in children with medical illnesses. 2012.

3. Latremoliere A, Woolf CJ. Central sensitization: a generator of pain hypersensitivity by central neural plasticity. J. Pain. 2009;10:895-926.

4. Coffelt TA, Bauer BD, Carroll AE. Inpatient characteristics of the child admitted with chronic pain. Pediatrics. 2013;132:e422-9.

5. Lynch ME, Campbell F, Clark AJ, Dunbar MJ, Goldstein D, Peng P et al. A systematic review of the effect of waiting for treatment for chronic pain. Pain. 2008;136:97-116.

6. Bolay H, Moskowitz MA. Mechanisms of pain modulation in chronic syndromes. Neurology. 2002;59(suppl. 2):s2-7.1.

7. Woolf CJ. Central sensitization: implications for the diagnosis and treatment of pain. Pain. 2011;152(suppl.):s2-15.

8. Walkera SM. Neuropathic pain in children: steps towards improved recognition and management. EBioMedicine. 2020; 62:103-124.

9. Haanpää M, Treede FD. Diagnosis and classification of neuropathic pain. IASP Clinical Updates. 2010;18:1-6.

10. Bennett DL, Clark AJ, Huang J et al. The role of voltage-gated sodium channels in pain signaling. Physiol. Rev. 2019;99:1079-151.

11. Germain DP, Fouilhoux A, Decramer S et al. Consensus recommendations for diagnosis, management and treatment of Fabry disease in paediatric patients. Clin. Genet. 2019;96:107-17.

12. Walker LS, Dengler-Crish CM, Rippel S, Bruehl S. Functional abdominal pain in childhood and adolescence increases risk for chronic pain in adulthood. Pain. 2010;150:568-72.

13. Fearon P, Hotopf M. Relation between headache in childhood and physical and psychiatric symptoms in adulthood: national birth cohort study. BMJ. 2001;322:1145.

14. Hassett AL, Hilliard PE, Goesling J, Clauw DJ, Harte SE, Brummett CM. Reports of chronic pain in childhood and adolescence among patients at a tertiary care pain clinics. J. Pain. 2013;14:1390-7.

15. Moulin DE, Clark AJ, Gordon A, Lynch M, Morley-Forster PK, Nathan H et al. Long-term outcome of the management of chronic neuropathic pain: a prospective observational study. J. Pain. 2015;16:852-61.

16. Cooper TE, Wiffen PJ, Heathcote LC, Clinch J, Howard R, Krane E et al. Antiepileptic drugs for chronic non-cancer pain in children and adolescents. Cochrane Database Syst. Rev. 2017;8:CD012536.

17. Cooper TE, Heathcote LC, Clinch J, Gold JI, Howard R, Lord SM et al. Antidepressants for chronic non-cancer pain in children and adolescents. Cochrane Database Syst. Rev. 2017; 8:CD012535.

18. Cooper TE, Fisher E, Gray AL, Krane E, Sethna N, Van Tilburg MA et al. Opioids for chronic non-cancer pain in children and adolescents. Cochrane Database Syst. Rev. 2017;7:CD012538.

19. Cooper TE, Fisher E, Anderson B, Wilkinson NM, Williams DG, Eccleston C. Paracetamol (acetaminophen) for chronic non-cancer pain in children and adolescents. Cochrane Database Syst. Rev. 2017;8:CD012539.

20. Eccleston C, Cooper TE, Fisher E, Anderson B, Wilkinson NM. Non-steroidal Anti-inflammatory Drugs (NSAIDs) for chronic non-cancer pain in children and adolescents. Cochrane Database Syst. Rev. 2017;8:CD012537.

21. Mathew E, Kim E, Sempsky W. Pharmacology treatment of pain. Semin. Pediatr. Neurol. 2016;23:209-19.

capítulo 111

Dor Neuropática Relacionada a Lesões Medulares

Luciana Dotta | Liliana Lourenço Jorge

Introdução

A lesão medular (LM) antes dos 15 anos de idade é uma entidade relativamente rara – representa menos de 4% de todas as lesões medulares anualmente. Porém, é um evento com graves consequências funcionais, emocionais e sociais. A lesão na medula espinhal pode advir de eventos traumáticos e não traumáticos, gerando déficits nos sistemas nervoso central (SNC) e periférico (SNP), o que provoca disfunções sensorial, motora e autonômica. A etiologia mais prevalente em crianças, assim como nos adultos, é a traumática.

Quatro de cinco indivíduos com LM na população geral relatam dor,[1] redefinida pela International Association for the Study of Pain recentemente como uma experiência sensorial e emocional desagradável, associada, ou parecendo associada, a um dano tecidual potencial.[2]

A dor neuropática (DN) relacionada à lesão medular na criança e no adolescente, num comparativo, é comumente encontrada em todas as faixas etárias. Mas na população pediátrica é subestimada e particularmente de difícil diagnóstico em crianças pequenas ou com alterações cognitivas.[3] Como as outras causas de DN, seu diagnóstico permanece essencialmente clínico e o tratamento deve ser sempre multimodal.[4] A diferença de incidência da DN secundária à LM entre adultos e crianças pode ser explicada pela falta de diagnóstico correto e pela maior neuroplasticidade do sistema nervoso na criança, que permite provavelmente uma melhor recuperação da função – implicando em menores incidências da dor crônica em relação aos adultos.[5,6]

Tanto a DN como a LM são entidades complexas e, na criança, representam um desafio para família e cuidadores, envolvendo, além de complicadores médicos, problemas relacionados ao crescimento, psicológicos e psicossociais.[7]

Em última análise, a dor neuropática é uma síndrome com alto potencial de cronificação, com impactos variáveis na vida diária da criança/adolescente, da família e a comunidade em que está inserida. Para a maioria, esta dor significará piora na qualidade de vida, dificuldades psicossociais, conflitos interpessoais e incapacidade para autocuidado e mobilidade. Perdas escolares podem acarretar prejuízo no desempenho acadêmico, na socialização e na manutenção saudável de relacionamento com pares. Observa-se correlação positiva entre intensidade/extensão de dor e maior limitação funcional (escola, esportes, brincadeiras) nesta população.[8] Assim como no adulto, fatores psicológicos (ansiedade, depressão, sintomas de estresse pós-traumático e distúrbios de sono) são identificados como importantes no desenvolvimento e na manutenção da dor crônica e da incapacidade funcional. Além disso, o estilo de estratégia de enfrentamento (coping) mal adaptado e comportamento de catastrofização, por parte da criança e dos cuidadores, são associados a pior prognóstico clínico e funcional.[8]

Incidência e prevalência

A epidemiologia da dor crônica pediátrica (incluindo a DN na lesão medular) é de difícil acesso em razão da variabilidade das metodologias disponíveis nos estudos e da escassez dos mesmos. Este problema também ocorre para a população adulta, mas é ainda mais evidente na pediatria, pois somam-se aqui as dimensões adicionais do desenvolvimento quando do estabelecimento de critérios diagnósticos, peculiaridades do sistema nervoso da criança, limitação da criança em relatar sintomas, além de a dor ser uma experiência absolutamente subjetiva e sem quantificação direta. Atualmente, a tendência é de se buscar uma taxonomia mais ampla para dor crônica independentemente da etiologia, entendendo-se a dor como fenômeno desenvolvimental do nascimento até o envelhecimento. Sendo a lesão medular e a dor fenômenos crônicos e concomitantes, ocorrendo num indivíduo em pleno desenvolvimento, o racional científico deve passar por dados longitudinais, para a compreensão de aspectos genéticos, epigenéticos e ambientais dos problemas da dor.[8]

A LM na população pediátrica corresponde a menos de 10% da incidência geral de lesões medulares (3% a 5% em pacientes com menos de 15 anos), ou 1% a 13%, dependendo da fonte utilizada;[9] a baixa incidência comparada com adultos é explicada pelas diferenças anatômicas entre as populações. Segundo dados de uma coorte brasileira na cidade de São Paulo envolvendo 1.953 pacientes com LM, 106 tinham menos de 16 anos, perfazendo uma frequência de 5,4%.[10] Os casos se dividem entre lesão cervical, torácica e lombar, traduzidas clinicamente em quadros de paraplegia ou tetraplegia, a depender do nível da lesão. Por sua vez, as lesões podem ser completas (ausência de qualquer função motora ou sensorial abaixo do local de lesão) ou incompletas (presença variável de alguma função residual), determinadas segundo a apresentação clínica e a classificação da ASIA.[11] As lesões medulares cervicais correspondem de 60% a 80% das lesões em todas as idades (maior incidência em bebês e crianças de até 8 anos de idade, níveis C2-C3 e C3-C4), sendo a causa mais comum os traumas (com frequência de 1% a 13% entre os traumas nas crianças): trauma automobilístico; trauma durante prática esportiva e quedas[9] e em contexto social de risco; ferimentos por armas de fogo (Quadro 111.1). Aproximadamente 50% das lesões cervicais provocam tetraplegia completa, e a maior incidência de paraplegia e lesões incompletas está relacionada às causas não traumáticas em crianças com menos de 12 anos. A faixa etária mais acometida são meninos na adolescência (proporção 2 meninos para 1 menina).[12] Na fase aguda após lesão medular, a dor mais incidente é de natureza mecânica associada ao trauma ou intervenção cirúrgica e a dor crônica mais frequente é a neuropática – considerada, afinal, uma complicação da LM.

Quadro 111.1 – Causas de lesão e disfunção na medula espinhal da criança.	
Causas de lesão medular em crianças	
Traumática	Não traumática
Acidentes com veículos motores	Mielite transversa
Ferimentos por arma de fogo	Infecção pós-vacinal
Ferimentos por perfuração	Processos inflamatórios ou autoimunes
Trauma não acidental (abuso)	Lesões vasculares
Lesões esportivas	Tumores
Quedas	Anormalidades da medula espinal
Complicações no nascimento/ parto	Complicações de cirurgia espinal e cardíaca
	Anormalidades vertebrais compressivas
	Metabólicas ou relacionadas à toxinas

Fonte: Adaptado de Kupfer et al., 2015.

Com relação à dor neuropática secundária à lesão medular, os dados de incidência são também heterogêneos, pouco confiáveis e às vezes antigos – a LM em crianças é escassa –, e o diagnóstico de DN é difícil, principalmente em crianças pequenas e com déficits cognitivos. A incidência parece girar em torno de 6% considerando-se todos os tipos de dor na criança com LM,[13] e 6% de DN associada à LM no contexto de todas as dores neuropáticas em crianças até 18 anos de idade.[13] Os casos mais relatados de DN associada à LM são de pacientes com tumores sólidos que provocam lesão tecidual e nervosa, provocando DN, em especial por compressão extrínseca cervical, plexo braquial ou do nervo ciático por tumores sólidos irressecáveis.[4,14] A prevalência da dor não tem relação com o nível da lesão medular e difere nas diversas faixas etárias.

Fisiopatologia

Muitos indivíduos com LM, sejam adultos, sejam crianças, apresentam vários tipos de dor: no mesmo paciente, podem coexistir dor por sobrecarga mecânica e dor neuropática relacionada diretamente à LM. Mais da metade dos pacientes relata dor que interfere na sua rotina,[1] suplantando o sofrimento causado pela disfunção esfincteriana.

A prevalência da dor não tem relação com o nível da lesão, se esta é completa ou incompleta, e tampouco difere entre gêneros.[1] A dor na LM para todas as populações etárias segue a classificação da ISCIP (International Spinal Cord Injury Pain),[15] que a divide em três camadas: 1) tipo da dor (nociceptiva, neuropática, outras, desconhecidas); 2) subtipo (musculoesquelética, visceral, neuropática, outras); 3) fonte primária da dor. Apesar da prevalência relevante da dor nociceptiva entre os pacientes com LM, o foco deste texto é a dor neuropática, subdividida entre aquelas no nível e abaixo do nível da LM.

Devemos nos lembrar que, especificamente na população pediátrica, nem todos os mecanismos de surgimento da dor, perpetuação, recuperação e memória de dor ainda estão claros e variam com faixa etária, havendo maior proximidade dos mecanismos elucidados nos adultos após os 12 anos, fato que abrange a dor neuropática na lesão medular.[5] Em comparação à DN de crianças e a de adultos, esperam-se diferenças substanciais em prevalência, sintomas e curso da doença ou da dor, especialmente em relação a cronicidade, duração, recorrências e potencial efeito frente a diferentes tratamentos.[6]

Nas populações mais jovens (neonatos até 2 anos de idade), uma lesão tecidual periférica ou medular provoca modulação da organização funcional das redes sinápticas no corno posterior da medula espinhal (CPME), de modo a favorecer alterações prolongadas no processamento nociceptivo e tolerância à dor. Sendo precoce, a lesão altera o equilíbrio delicado entre excitação e inibição no CPME, favorecendo excitação e aumento da aferência nociceptiva ao cérebro: projeções neuronais adultas disparariam mais robustamente em resposta a estímulos sensoriais quando precedidas por uma lesão no início da vida. Testes quantitativos sensoriais mostram que crianças com uma internação prévia na UTI apresentam maior sensibilidade à dor em resposta a estímulos nóxicos prolongados, mesmo uma década depois. Tais alterações persistentes são ainda mais pronunciadas em crianças que necessitaram de cirurgia neonatal. Isso reflete um *priming* localizado dos circuitos nociceptivos espinhais, secundário ao trauma, cuja inflamação é suficiente para alterar significativamente padrões de expressão gênica no CPME na idade adulta, gerando alterações persistentes funcionais no CPME.[5]

O déficit do tônus inibitório no CPME reflete uma multitude de alterações da função sináptica local. Em conjunto, tais disfunções contribuem para possível cronificação da dor e mecanismos de sensibilização central, incluindo prováveis alterações estruturais. De fato, um estudo demonstrou que as alterações do neuroeixo induzidas pelo trauma raquimedular são acentuadas pela presença concomitante da DN, como redução volumétrica da substância cinzenta em áreas corticais de processamento da aferência de estímulos nóxicos e não nóxicos (córtex somatossensorial, cíngulo, ínsula e tálamo), menor substância branca em cápsula interna sugestiva de perda axonal em trato corticoespinhais e menor volume da medula espinhal.[16] Embora focados em adultos, é possível que esses fenômenos ocorram em menor magnitude que entre pacientes abaixo dos 12 anos.

Em resumo, a DN secundária à LM pode ser atribuída à neuroplasticidade cerebral mal adaptada pós-lesional das áreas que processam os estímulos aferentes, incluindo córtex sensoriais primários e secundários, tálamo e cíngulo anterior. Tais áreas corticais sofrem reorganização, proporcional à duração e à intensidade da DN, que, por sua vez, dependem do grau de desaferentação medular e de sensibilização periférica e central.[16] Ademais, danos dos tecidos ocorrendo na fase neonatal persistentemente aumentam a sinalização aferente no CPME adulto, de tal modo que a nocicepção é amplificada.

Dor neuropática no nível da lesão medular

É aquela percebida no dermátomo da lesão neurológica, ou até três dermátomos abaixo deste. Em geral, é atribuída a dano da medula espinhal ou das raízes nervosas, e estima-se que até um terço dos lesados medulares apresentem esta dor. É descrita como queimação, choque, agulhamento, aperto, fisgada, tanto para causas medulares como para as radiculares da dor, o que dificulta a diferenciação entre os dois tipos – esses descritores são usados principalmente por crianças acima de 5 anos de idade. Porém, a dor radicular tende a ser unilateral e dermatomérica, associada à instabilidade espinhal e piora com movimento. Uma dor neuropática inferior ao nível neurológico não atribuída à raiz ou à medula pode ser encontrada também (p. ex., compressões e inflamações em nervos periféricos).

Dor neuropática abaixo do nível da lesão medular

Refere-se a uma dor mais de três dermátomos abaixo da lesão neurológica, atribuída a dano da medula espinhal. A dor tende a ser difusa, abrangendo amplas áreas, sem respeitar distribuição dermatomérica. Esta dor tende a aumentar em prevalência ao longo do primeiro ano da LM, chegando a um terço dos pacientes, e a hipersensibilidade ao frio em 1 mês após lesão aguda parece ser preditora de desenvolvimento de dor neuropática abaixo do nível.[1] Em geral, decorre de compressão medular ou de raiz nervosa, síndrome da medula presa ou seringomielia. Na causa da piora dessa dor, há três possíveis cenários: 1) história natural da dor relacionada a alterações neuroplásticas durante a fase subaguda da LM; 2) progressão da lesão neurológica por causas subjacentes já mencionadas: síndrome da medula presa, seringomielia, compressão medular ou radicular; 3) mais comumente, intercorrência clínica associada, isto é, face à estabilidade do exame neurológico e à presença de sinais e de sintomas (sinais e sintomas estes denominados "bandeiras vermelhas") indicadores de alterações orgânicas que precisam ser diagnosticadas e tratadas: quadros infecciosos/inflamatórios como úlceras de pressão; tromboembolismo pulmonar; trombose venosa profunda; pneumonias; infecções do trato urinário; ou outras condições como endometriose, impactação fecal, bexigoma, ossificação heterotópica, fraturas. Essas condições clínicas geram aferências nociceptivas (cutâneos, viscerais, musculoesqueléticos) para os tratos da dor (não necessariamente assim percebidos, num indivíduo com sensibilidade reduzida ou ausente), num neuroeixo que já se encontra sob condições de desaferentação e de sensibilização central, secundárias à LM de base. A modulação da dor em cada indivíduo dependerá de processos centrais relacionados aos aspectos afetivos, comportamentais e culturais, tornando a percepção da dor uma experiência particular e responsiva ao tratamento multidimensional.

Finalmente, não se pode esquecer outras causas, tanto para dor do nível como abaixo do nível da lesão, como compressões tardias medulares em espondiloses, deformidades espinhais progressivas decorrentes de estabilizações cirúrgicas prévias, discopatia degenerativa, escolioses decorrentes do crescimento face a tronco sem estabilidade etc.

Quadro clínico

A avaliação clínica da criança com dor crônica demanda tempo e dedicação, pois o quadro é a consequência de uma integração dinâmica de processos biológicos, fatores psicológicos e socioculturais, em um corpo em desenvolvimento.

Não é exagero dizer que o tratamento da dor da LM se inicia com sua anamnese, que, por sua vez, complementa o quadro clínico apresentado, *in continuum*. Faz parte da anamnese a classificação da dor na LM, usando-se as subdivisões da ISCIP mencionadas anteriormente. Para tanto, é importante pesquisar os atributos cardinais da dor: história de início; localização; padrão temporal; qualidade; fatores de melhora e exacerbação; distúrbios sensoriais associados; e intensidade. No entanto, destaca-se que as anormalidades sensoriais são mais difíceis de elicitar em crianças pequenas, e estas dificuldades se relacionam ao próprio desenvolvimento etário, pela incapacidade de diferenciar descritores típicos ("queimação", "formigamento", "fisgada" etc.) daqueles da nocicepção ("pressão", "aperto") e, às vezes, dificuldade em localizar a dor. Por isso, a aquisição de sinais e de sintomas é desafiadora e demanda estratégias especiais.

A apresentação mais comumente encontrada é dor radicular por compressão (descrita como dor de forte intensidade, tipo choque, diária, associada ou não com movimentação), disestesia (descritores mais comuns são queimação, adormecimento e formigamento) e hiperestesia (descritores estes utilizados mais frequentemente para crianças entre 6 e 16 anos de idade). Na presença de disestesia de forte intensidade (normalmente por desaferentação), também devemos descartar cisto mielopático pós-traumático, instabilidade espinhal e compressão direta da medula. E, por fim, a dor musculoesquelética comumente associada no quadro clínico (pós-trauma, imobilismo, síndrome de *oversuse*), misturando-se e confundindo os descritores de dor neuropática, podendo também aumentar a intensidade e a frequência da própria dor neuropática.[13] A intensidade, comportamento temporal e fatores de melhora e de piora não seguem um padrão consistente entre as faixas etárias, sendo bastante variáveis na DN associada à LM.

Os aspectos familiares e de desenvolvimento neuropsicomotor também devem ser pesquisados; fatores psicossociais desfavoráveis (quadros afetivos e emocionais, baixa participação em atividades valiosas, evitação de atividades relacionadas à dor, entre outros) e são referidos como "bandeiras amarelas" e necessitam ser detectados e manejados ativamente para o tratamento efetivo da dor.

No contexto da anamnese, recomenda-se que a dor seja quantificada por meio de escalas, tanto para aferir intensidade e características como melhora global e qualidade de vida. Não existem escalas específicas para a DN da subpopulação de LM pediátrica. Em nosso meio, entre as escalas para dor neuropática em geral, em adultos, validadas para o nosso meio, são a NPS (*Neuropathic Pain Symptoms Inventory*) e o DN4 (Questionário para Rastreio da Dor Neuropática). As escalas de dor, como um todo, para pediatria incluem: NFCS (*Neonatal Facial Coding System*), Escala Comportamental-NIPS (zero a 2 anos), Faces de Wong Baker e Escala Objetiva de Dor Hannallah (maiores de 6 anos). Além disso, escalas para avaliação funcional (GMFM, PEDI) e de qualidade de vida (*Pediatric Quality of Life Inventory*) complementam a avaliação clínica. Dessa forma, a decisão quanto ao emprego de dada escala varia com a população: lactentes; idade pré-escolar; escolar; adolescente. Para crianças, o uso de escalas autoaplicáveis, como a LANSS (*Leeds Assessment of Neuropathic Symptoms and Signs*), validadas no Brasil, não fazem sentido para crianças com menos de 12 anos de idade.

O QST (Teste Sensorial Quantitativo), próprio para avaliação neuropática em adultos, requer cooperação e compreensão, o que limita seu uso na prática clínica. Exames complementares, como eletroneuromiografia e ressonância magnética funcional, restringem-se à pesquisa. Também pertence ao exame físico o uso do filamento de von Frey para aferir o limiar da dor, algodão e termodo com base no sistema Peltier para aferir alodínia[17] nos pacientes com LM nos quais parte da sensibilidade está preservada.

Há manifestações clínicas e etiologias da LM com início na infância associadas a maior incidência de dor, e esses achados devem ser pesquisados pelo médico na sua avaliação. Entre eles, destacam-se: traumas no nascimento; lesões associadas ao uso do cinto de segurança; lesões cervicais; déficits neurológicos de aparecimento tardio; escoliose; deslocamento de quadril; hipercalcemia; e lesão medular sem anormalidades radiográficas (SCIWORA, no original em inglês) (Quadro 111.2).

Quadro 111.2 – Manifestações e complicações da LM na pediatria, com potencial envolvimento de manifestação dolorosa.

Manifestações e complicações da lesão medular na pediatria
Lesão medular em anormalidades radiológicas (SCIWORA)
Injúrias no nascimento
Injúrias de cinto abdominal
Injúria cervical alta
Escoliose
Luxação de quadril
Hipercalcemia
Aparecimento tardio de déficits neurológicos

Fonte: Adaptado de Vogel et al., 2012.

Tratamento

Sua base consiste em entender a dor como um sintoma que pode diminuir, mas não será eliminado definitivamente em uma boa parte dos casos (principalmente em crianças acima de 12 anos de idade); dessa forma, os objetivos globais são função e qualidade de vida da criança.

O tratamento da DN é centrado em três componentes: farmacoterapia; medicina física e reabilitação; com foco em funcionalidade ao engajamento de atividades próprias da faixa etária da criança para ganho de qualidade de vida. A funcionalidade pode ser dissecada em quatro dimensões: escola; sono; social; e esportes. Educar a criança e a família sobre a DN não oferecer a função protetora da nocicepção aguda e falar que nem toda a dor é desagradável, nem causa "mal", é essencial para aliviar a ansiedade da família e promover adesão de todos no programa multidimensional do tratamento.

A boa prática indica agendamentos inicialmente mais frequentes para construir uma relação de confiança e monitorizar o engajamento da criança e da família ao tratamento. Como parte do componente educacional, pode-se orientar a criança quanto à elaboração de um diário de dor para crianças acima de 8 anos de idade.

Idade quando ocorreu a lesão, grau de imaturidade esquelética e consequente risco de complicações (fraturas, escoliose, diabetes) de longo prazo, entre outros, são fatores importantes quando da consideração do tratamento. Em outras palavras, o tratamento da DN está associado a um contexto maior, que é o da reabilitação da própria LM e todas as suas demandas,[18] como veremos a seguir.

Farmacológico

Assim como o tratamento padrão da dor crônica, para a população pediátrica com DN em lesão medular os objetivos migram da simples erradicação da nocicepção episódica para a redução da dor crônica e dos aspectos associados, como distúrbios de sono, afeto, comportamento. Para tal, busca-se a combinação de várias classes medicamentosas, para efeito adjuvante. No entanto, para a criança, atenção deve ser redobrada em relação aos efeitos colaterais, vias de administração e legislação.

Atualmente, as diretrizes de tratamento para DN na LM pediátrica são adaptações empíricas de esquemas para adultos, como fruto da ausência de evidências a partir de ensaios clínicos medicamentosos para esta população. Dessa forma, as recomendações são limitadas, decorrem de evidências de doenças como neuralgia pós-herpética ou neuropatia diabética (mais prevalentes entre os adultos), há inconsistência de medidas de desfecho de dor entre os estudos, e estes têm curto seguimento (*follow up*). De qualquer forma, a literatura é consistente na recomendação de que a estratégia do tratamento farmacológico deva ser progressiva "em escada", com titulação de doses (Figura 111.1), de acordo com a diretriz da Organização Mundial da Saúde (OMS) de 2012.[19] Também se levam em conta variáveis individuais, para o balanço de risco-benefício e resposta individual. No entanto, dados publicados sugerem que é possível que as populações pediátricas com DN estejam sendo tratadas com subdoses quando comparadas relativamente aos pacientes adultos.

Alterações durante o crescimento e desenvolvimento alteram profundamente o perfil de farmacocinética (absorção, distribuição, eliminação) e farmacodinâmica (metabolismo) de medicações em crianças de diferentes idades. Fatores genéticos também influenciam a ação das drogas, contribuindo para diferenças interindividuais na resposta clínica; tais fatos não são desprezíveis, enquanto se propõe um tratamento eficaz e seguro para dor na criança com LM. Os regimes de dose analgésica levam em conta a intensidade da dor, idade ou estado de desenvolvimento da criança e janela terapêutica da droga. Além das diferenças de desenvolvimento, polimorfismos genéticos nas enzimas de metabolização das drogas e dos transportadores também influenciam as respostas a certas drogas, como os opioides.

Ao se decidir quanto a um medicamento analgésico para a criança, alguns fatores podem ser lembrados: a taxa de absorção da via oral é mais lenta em neonatos que em crianças mais velhas e, portanto, o tempo para atingir níveis plasmáticos máximos é prolongado; neonatos e lactentes têm maior porcentagem de peso em água e menor em gordura e músculos, quando comparados com adultos e, portanto, drogas hidrossolúveis podem ter maior volume de distribuição; embora desenvolvidos ao nascimento, fígados infantis são funcionalmente imaturos, ocasionando metabolização hepática retardada, até os 6 meses; os rins infantis têm menores taxa de filtração glomerular e secreção tubular; as concentrações plasmáticas de albumina e glicoproteína alfa-1 são menores e portanto ocorre maior biodisponibilidade de drogas não ligadas para maior efeito e/ou toxicidade; neonatos têm barreira hematoencefálica imatura, permitindo passagem de drogas, como a morfina, ao cérebro.[20]

Apesar dos progressos, ainda há grande demanda para se adquirir completa compreensão acerca do impacto das alterações de desenvolvimento pediátricas no metabolismo de ação e biodisponibilidade das drogas, para que se alcancem eficácia e segurança no manejo da dor nas crianças. A farmacoterapia para a DN na pediatria requer paciência e balanço contínuo de riscos, benefícios e efeitos colaterais e, tratando-se da população com lesão medular, é essencial manejar fatores associados como espasticidade, problemas de pele, bexiga e intestinos neurogênicos, ossificação heterotópica e hipercalcemia, que podem provocar crises e/ou piora da DN. Não deve haver abuso de medicações que alteram significativamente os níveis de consciência e o sensorial da criança, tampouco internações hospitalares ou domiciliares devem ser prolongadas. Antidepressivos e anticonvulsivantes (combinados a outras classes se necessário) reduzem a sensibilização central e são geralmente o "carro-chefe" da farmacoterapia da DN da lesão medular.

Anticonvulsivantes (gabapentina e pregabalina, carbamazepina e oxicarbamazepina, ácido valproico, lamotrigina, fenitoína): a gabapentina (dose inicial de 2 mg/kg/dose em 2 a 3 doses diárias, máximo de 300 mg/dose) e a carbamazepina (10 a 20 mg/kg/dia, dividida em 2 a 3 doses diárias) são fármacos de 1ª linha para tratamento de DN (reduz intensidade da dor, labilidade emocional e auxilia no tratamento do sono), tendo bons resultados em paciente com DN e espasticidade associada nas crianças com LM.[21] A pregabalina (1,5 mg/kg/dose à noite, máximo de 50 mg/dose até três vezes ao dia) tem eficácia semelhante e necessidade de menores doses diárias, sendo usada *off label* em crianças maiores e adolescentes. A oxicarbazepina tem a mesma eficácia da carbamazepina com a vantagem de menor número de tomadas diárias. A prescrição requer doses crescentes e cuidadosas, demandando ajuste fino e dosagem sérica. Mas os efeitos colaterais como tontura, edema e sonolência são comuns. A lamotrigina parece ser benéfica para reduzir a dor neuropática em LM incompleta.[1] Fenitoína e valproato têm evidências benéficas no tratamento farmacológico, mas seu uso está limitado pelos efeitos secundários como hepatotoxicidade e supressão da medula óssea.[3]

Antidepressivos (tricíclicos, duloxetina, venlafaxina): trazem efeitos analgésicos, principalmente nos indivíduos com episódios depressivos associados. Os tricíclicos, em especial a amitriptilina e nortriptilina, são mais efetivos do que os inibidores seletivos de recaptação da serotonina (ISRS) para DN em adultos, e seu uso é extrapolado para crianças. A amitriptilina (dose inicial de 0,1 mg/kg/dose à noite em crianças com menos de 10 anos) é um fármaco de 1ª linha para tratamento em crianças a partir dos 6 anos, com a vantagem de agir também sobre o sono, ansiedade e depressão. Inicia-se com doses baixas e crescentes, levando-se em conta o *clearance* variável e os sintomas da criança. Assim como nos anticonvulsivantes, o aumento da dose de tricíclicos pode ser consideravelmente mais rápido mediante DN refratária.[8] A nortriptilina (0,1 mg/kg/dose à noite) pode ser mais bem tolerada, pois apresenta menos efeitos anticolinérgicos. A duloxetina e a venlafaxina, antidepressivos denominados "duais", ainda apresentam uso *off label* em pacientes acima de 12 anos e são usados como adjuvantes no tratamento da DN, principalmente quando esta é associada a transtornos de ansiedade e depressão.

Anestésicos locais (lidocaína, mexiletina, bupivacaína): inicialmente utilizados por via intravenosa, apresentaram melhora da dor espontânea e da alodínia tátil, mas ainda são controversos para uso pediátrico em virtude de seus efeitos colaterais. Já as apresentações tópicas transdérmicas parecem interessantes ao se acumularem locorregionalmente, sem efeitos sistêmicos. Os emplastros a 5% podem ser utilizados, apresentado bons resultados principalmente na DN no nível da lesão medular, embora sua eficácia tenha sido demonstrada apenas em adultos e seu uso seja *off label*.[3]

Anti-inflamatórios não esteroidais: são amplamente usados principalmente na fase aguda da lesão medular e nas lesões associadas a câncer, obviamente respeitando-se dose e liberação para cada faixa etária para cada medicamento específico. Destacam-se: o ibuprofeno (dose-limite de 2.400 mg/dia, 5 a 10 mg/kg/dose), que está associado a poucos efeitos colaterais gastrointestinais e pode ser usado a partir dos 6 meses de idade; e o cetocorolaco, que tem apresentação venosa (0,25 mg/kg dose para menos crianças com menos de 2 anos de idade e 0,5 mg/kg/dose para maiores de 12 anos, para uso não superior a 5 dias). Ambos mostram-se particularmente eficazes nas DN associadas a dores musculoesqueléticas.

Crianças com dor neuropática média a severa geralmente requerem uso de opioides associados ao tratamento. De acordo com as diretrizes da OMS,[19] na população pediátrica, devemos iniciar o uso pelos opioides "fortes", com destaque para morfina (0,05 a 0,1 mg/kg intravenoso e 0,15 a 0,3 mg/kg via oral a cada 4 horas, sendo esta uma dose para maiores de 6 meses de idade) em razão de sua segurança. A metadona também se mostra eficaz, mas deve ser prescrita por clínicos com experiência no manejo em virtude da meia-vida prologada. O tramadol (1 a 2 mg/kg a cada 6 horas) é eficaz no tratamento consequentemente à sua ação de recaptação de serotonina e norepinefrina. O uso de oxicodona, buprenorfina e fentanila está mais comumente direcionado para crianças acima de 12 anos de idade. A codeína não deve ser utilizada em virtude de problemas de segurança e de eficácia.[4]

A clorpromazina, um agente psicótico, é também usada para controle de dor e tem boa ação nos distúrbios de sono e náusea eventualmente associadas à DN. Tem uso *off label* na população pediátrica e é prescrito associadamente a outras classes medicamentosas, com bons resultados.

Agentes benzodiazepínicos (clonazepam, diazepam) têm seu uso associado a controle de espasticidade, com ação indireta e direta no controle da DN em pacientes com LM, mas deve ter seu uso monitorado em decorrência dos efeitos colaterais.

Apesar de estudos consistentes para eficácia do tratamento de dor neuropática em adultos, os canabinoides não têm suporte para tratamento de DN nos pacientes com LM por ausência de ensaios clínicos.

A toxina botulínica tipo A injetável (utilizando-se técnica de mesoterapia para DN ou intramuscular para tratamento de espasticidade com alívio da DN locorregional associada) ainda é experimental, mas tem mostrado resultados promissores no controle da dor neuropática como um todo.[12]

Há ainda relatos de caso de uso de cetamina oral em longo prazo para lesões medulares relacionadas a tumores da medula espinhal em crianças com 12 anos ou mais.[6] Esse fármaco se mostra eficaz em doses baixas, combinado a outras drogas ou não, e parece apresentar baixa incidência de efeitos psicomiméticos. Mesmo assim, estes podem ser evitados com administração conjunta de benzodiazepínicos em doses baixas. Têm ainda as vantagens de início quase imediato e a grande variedade de apresentações (oral, intravenosa, subcutânea, sublingual, intranasal, retal e espinhal).

A propósito, a administração espinhal engloba a via intratecal de morfina, clonidina e baclofeno (este principalmente em casos de associação com espasticidade). Essa administração é indicada em casos de dor resistente ao tratamento.[13,14]

Não farmacológico e reabilitação

A qualidade de vida da criança com LM é moldada pela saúde física e psicossocial, complicações secundárias da LM que ela experimenta e pela participação social. Dessa forma, assim como na dor crônica, não basta o tratamento farmacológico: é necessário prover estratégias que supram aspectos de condicionamento físico e saúde musculoesquelética, suporte social e psicológico para a criança e sua família, garantir o seu desenvolvimento pedagógico e promover qualidade de vida. Além disso, objetiva-se que a criança desenvolva um senso de si, estabeleça independência funcional e participe de atividades fora de casa, o que pode ensejar maior satisfação global.[18] Dessa forma, o tratamento da DN se imiscui no tratamento e reabilitação de longo prazo da LM sob todos os seus aspectos, uma vez que a criança tornar-se-á adulta, e novos desafios surgirão em sua trajetória. Além da busca pelo ganho motor, a independência funcional e as adaptações instrumentais para a vida civil plena, os objetivos do tratamento incluem manejo e reeducação esfincteriana, controle de complicações tais como trombose venosa profunda, disrreflexia, infecções urinárias, ossificação heterotópica, impactação fecal, instabilidades ligamentares, cifoescoliose, úlceras de pressão, seringomielia, perda de condicionamento físico. Tais aspectos, por sua vez, direta ou indiretamente, relacionam-se ao agravo da DN.

Sendo assim, preconiza-se um programa de reabilitação, que inclui uma equipe multidisciplinar integrada e a gerência de um médico reabilitador, para o estabelecimento de objetivos realistas e ancorados em métricas robustas para reavaliação continuada dos prognósticos e estratégias. O programa inclui cinesioterapia, psicoterapia, suporte emocional à família, orientação psicopedagógica, orientação nutricional, vigilância quanto à pele e ao controle esfincteriano.

A cinesioterapia focando em fortalecimento muscular, alongamentos, ganho de equilíbrio estático e dinâmico, ludoterapia, técnicas de dessensibilização tátil/térmica e treino funcional é ajustada para o nível de lesão medular e se esta é completa ou incompleta. Os exercícios físicos aumentam o bem-estar da criança e provêm ganho de confiança à medida que ela recupera habilidades perdidas. A hidroterapia também apresenta bons resultados principalmente em crianças com disestesia e cinesiofobia.

Há evidências crescentes de que as intervenções psicológicas são efetivas no tratamento da dor crônica da criança, incluindo metanálises,[8] apesar de o efeito não se manter em longo prazo. A mais estudada é a terapia cognitivo-compor-

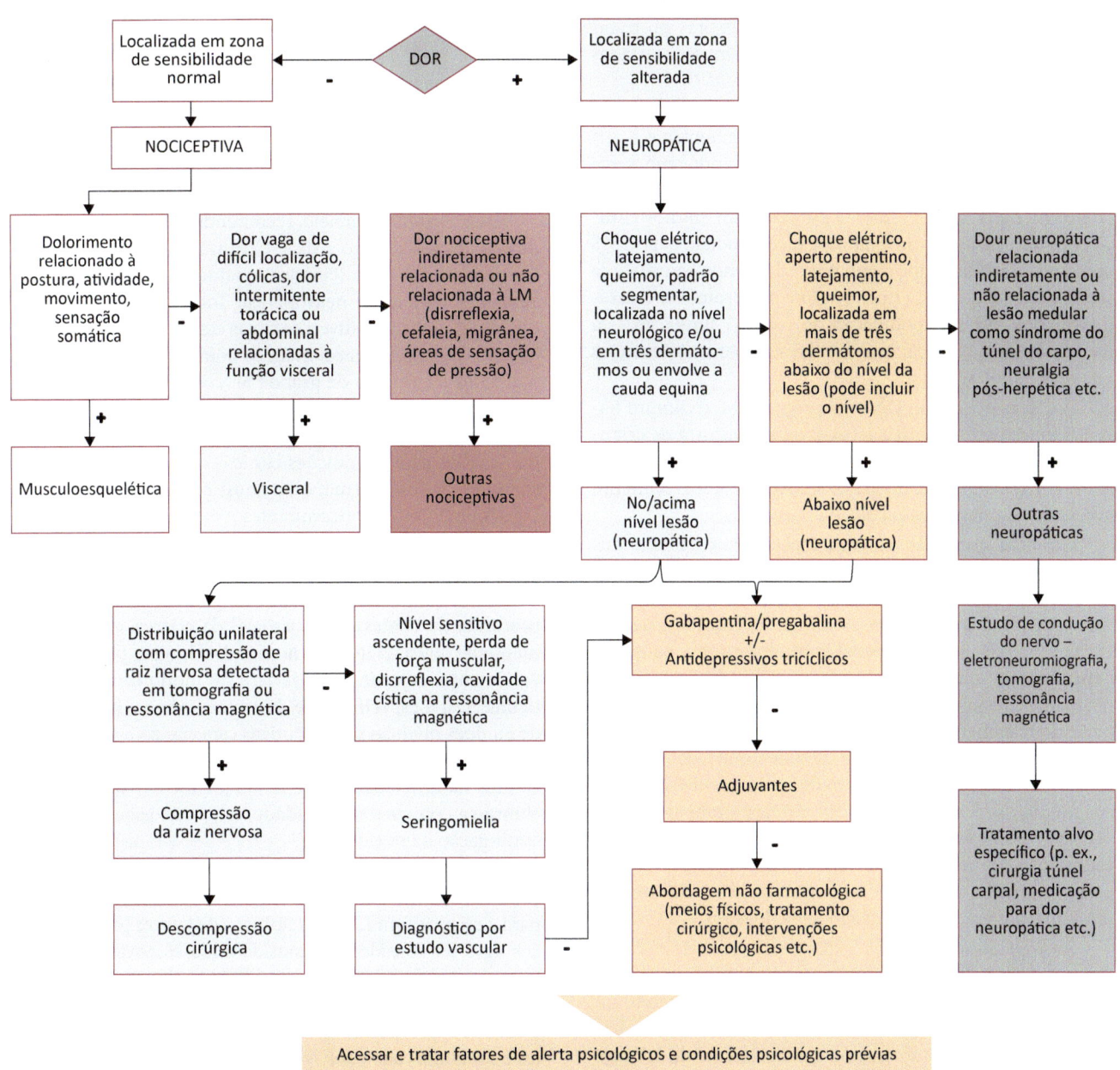

FIGURA 111.1 – Algoritmo para avaliação e tratamento da dor na LM.

Fonte: Adaptada de Auschler KN et al., 2019.

tamental (TCC) e inclui técnicas educativas e auxiliares para a detecção de comportamentos mal adaptados frente à dor. Ensinar os pais as estratégias apropriadas para o manejo do comportamento doloroso da criança (como reforçar um enfrentamento bem adaptado) é benéfico ao tratamento.

De fato, a dor neuropática se insere num contexto familiar amplo que influencia o ajustamento da própria criança à condição crônica de sintomas: o cuidador tem papel único e integral no tratamento. Isso se dá em duas vias: estudos mostram que cuidar de uma criança com dor crônica tem impacto negativo na saúde física e psíquica dos cuidadores, e famílias disfuncionais impactam negativamente o prognóstico funcional da dor da criança. A dinâmica é comple-

xa, e não está clara a relação causa-efeito entre os sintomas dos pais cuidadores e das crianças com dor. Além disso, pais tendem a responder com maior atenção, empatia e desencorajamento para fazer atividades se perceberem a dor da criança como potencial sinal de alarme ou dano.[8] Por isso, tanto os pacientes pediátricos como seu núcleo de cuidadores são alvos para psicoterapia. Também não se negligencia que os pais da criança com lesão medular e com dor sofrem com o custo pesado do tratamento, que pode ser mais um fator de estresse e de conflitos. Outras técnicas psicológicas são relaxamento, técnicas de respiração profunda, visualizações, hipnose e atenção plena (*mindfulness*). Há ainda técnicas de imagética corporal, hipnoterapia e aromaterapia.

Tomados em conjunto, mostram-se promissoras no tratamento adjuvante. Parte dessas técnicas podem ser ofertadas por meio de aplicativos em *smartphones* e *tablets*.

A acupuntura, procedimento médico cujos mecanismos de ação incluem a contrairritação segmentar e a ativação do sistema descendente analgésico endógeno serotoninérgico e noradrenérgico, está indicada como terapia complementar. Extensivamente estudada em ensaios clínicos randomizados e controlados, é recomendada pela OMS como tratamento da dor como um todo. Sendo assim, pode ser auxiliar no alívio da nocicepção e por promover relaxamento, bem-estar e modulação do sono. A limitação está na aceitação da técnica, que envolve agulhamento entre as crianças e adolescentes.

Em decorrência da DN e da própria LM, é comum haver grandes perdas de dias letivos: numa amostra de crianças com anemia falciforme, houve perda de 21% de aulas anuais.[8] Existem técnicas para incentivar o comparecimento adaptado da criança na escola.

Crianças com dor crônica frequentemente apresentam distúrbios do sono como insônia, sonolência diurna, ou despertar precoce, impactando seu humor, qualidade de vida e atividades rotineiras. Atualmente, considera-se que exista uma relação bidirecional entre dor e sono, na qual a deficiência do sono resulta e é consequência da dor, simultaneamente. Dessa forma, a anamnese do padrão do sono faz parte do tratamento, assim como a detecção de maus hábitos: estes incluem consumo de cafeína à noite, ausência de rotina para a hora de dormir, uso de equipamentos eletrônicos no quarto. A criança com dor crônica também é hipervigilante e demora a dormir mediante ausência noturna dos estímulos e de distrações diurnas. Novamente, intervenções como a terapia cognitivo-comportamental e relaxamento são indicadas em associação à higiene do sono.

As avaliações nutricional e da enfermagem são necessárias em virtude do uso em longo prazo de medicações que podem gerar efeitos colaterais como alteração do hábito intestinal, apetite, xerostomia, efeitos estes que a longo prazo podem interferir diretamente no gerenciamento da dor crônica. As crianças com LM já têm um desafio nutricional em decorrência da perda de massa magra *versus* o crescimento estatural/ponderal diretamente afetado pela lesão medular e pelo risco para obesidade.[21]

Eletroterapia com TENS (*Transcutaneus Electrical Nerve Stimulation*) e a termoterapia se mostram efetivas para dor acima do nível de LM com boa aceitação por parte dos pacientes.

É notável que o tratamento de dor neuropática na LM difere dependendo do nível de desenvolvimento do país. Resultados de uma entrevista para médicos de diversos países revelou que os respondedores de países menos favorecidos usam menos opioides, canabinoides e terapias complementares como acupuntura, em relação aos de países ricos. Embora não esclarecidas, as diferenças podem ser atribuídas a diversidades educacionais (tanto de pacientes como de médicos), recursos disponíveis, legislação e crenças culturais.[22]

Considerações finais

A dor neuropática representa um grande desafio, pela sua magnitude e prevalência entre crianças com LM, considerando-se a miríade de complicações nos âmbitos de funcionalidade, qualidade de vida, e desenvolvimento neuropsicomotor e social.

Para facilitar o manejo, recomenda-se o uso de critérios de classificação, como a da ISCIP, assim como instrumentos de medidas quantitativas e qualitativas padronizados e validados para a dor neuropática. Todo o tratamento deve ser adaptado para as diversas faixas etárias, tanto em termos farmacológicos/farmacocinéticos como de seleção de modalidades e emprego de grande arsenal de recursos humanos e técnicos. Especial atenção dever ser dada ao sono, ao humor, à escola, à funcionalidade e à dinâmica familiar. Por trás da DN, estão condições clínicas orgânicas passíveis de tratamento; dessa forma, o diagnóstico e os cuidados específicos de doenças concomitantes e evidenciadas por "bandeiras vermelhas" são imperativos.

O tratamento da dor neuropática pediátrica com LM só é possível com o envolvimento da família, a compreensão profunda do contexto psicossocial da criança e o entendimento de que a lesão se dá num indivíduo em pleno desenvolvimento, cujo impacto variará de modo dinâmico particular. Daí a especificidade do tratamento e a importância de equipes médicas e terapêuticas especializadas. O sucesso do manejo da DN na LM pediátrica deve ser titulado com ganhos na funcionalidade e na qualidade de vida (aqui incluindo a criança e seus cuidadores), e não especificamente a mitigação da nocicepção.

Estudos futuros poderão elucidar a melhor combinação de tratamento farmacológico da DN e doses específicas para a criança com LM. Um número de fatores práticos e éticos deve ser considerado, considerando-se novas pesquisas. Primeiramente, há grande variabilidade clínica sintomática, num universo amostral que já é escasso: como consequência, estudos se apresentam com baixo poder, critérios significantes e resultados não confiáveis ou válidos, tornando-se antiéticos em sua continuidade. Além disso, ensaios clínicos placebo-controlados para novos medicamentos são padrão-ouro metodológico, mas, ao mesmo tempo, negar o alívio da dor a uma criança quando já há alternativas disponíveis apresenta não só risco, mas também malefício ao paciente. A estratégia só pode ser considerada eticamente quando apenas aquela droga é presumida como não inferior em relação ao placebo.[6]

A escassez de evidências na literatura médica acerca da DN entre crianças com LM provavelmente decorre dos desafios inerentes da pesquisa focada especificamente na população pediátrica mielopata: reduzida prevalência, variabilidade quanto a critérios classificatórios e de notificação, aspectos éticos já citados e limites do arsenal terapêutico disponível *on label*. Futuras pesquisas que possam caracterizar melhor a DN na subpopulação de LM pediátrica, além de definirem dose e eficácia do esquema medicamentoso, aumentarão o alerta da equipe de tratamento e a qualidade dos cuidados. Pesquisas populacionais e sobre as demais intervenções não farmacológicas, como todas as modalidades de reabilitação e terapias complementares, contribuirão para a compreensão da entidade patológica da DN na criança com lesão medular, garantindo maiores especificidade e sucesso do tratamento.

Referências bibliográficas

1. Auschler KN, Reyes MR, Bryce TN. Pain following spinal cord injury. In: Ballantyne JC, Fishman SM, Rathmell JP (ed.). Bonica's management of pain. 5th ed. Philadelphia, USA: Wolters Kluwer Health; 2019.

2. Raja SN, Carr DB, Cohen M, Finnerup NB, Flor H, Gibson S et al. The revised International Association for the Study of Pain definition of pain: concepts, challenges, and compromises. Pain. 2020.

3. Toste S, Palhau L, Amorim R. Dor neuropática em idade pediátrica. Rev. Soc. Port. Med. Fis. Reab. 2015;27(1):22-9.

4. Serrano SC, Barbosa SMM, Queiroz EJ, Campos FG, Santos APSV. Peculiarities of neuropathic pain in children. Rev. Dor. 2016;17(suppl. 1):110-2.

5. Baccei ML. Rewiring of developing spinal nociceptive circuits by neonatal injury and its implications for pediatric chronic pain. Children. 2016;3(16).

6. Walco GA, Dworkin RH, Krane EJ, Le Bel AA, Treede RD. Neuropathic pain in children: special considerations. Mayo Clin. Proc. 2010;85(3):33-41.

7. Parent S, Mac-Thiong JM, Roy-Beaudry M, Sosa JF, Labelle H. Spinal cord injury in the pediatric population: a systematic review of the literature. J. Neurotrauma. 2011;28:1515-24.

8. Riley BL, Palermo TM, Walco GA, Berde C, Schechter NL. Persistent pain in children. In: Ballantyne JC, Fishman SM, Rathmell JP (ed.). Bonica's management of pain. 5th ed. Philadelphia, USA: Wolters Kluwer Health; 2019.

9. Silva AJF, Lopes FAC, Mendes WR. Multiple-level cervical spine trauma in children: case report and literature review. Trauma Case Rep. 2020;27.

10. Costacurta MLG, Taricco LD, Kobaiyashi ET, Cristante ARL. Epidemiological profile of a pediatric population with acquired spinal cord injury from AACD: São Paulo/Brazil. Spinal Cord. 2010;48:118-21.

11. Roberts TT, Leonard GR, Cepela DJ. Classifications in brief: American Spinal Injury Association (ASIA) impairment scale. Clin. Orthop. Relat. Res. 2017;475:1499-504.

12. Kupfer M, De Sipio GMB, Ryan D, Rochelle D, Chay W, McAuliffe M. Spinal cord injury. In: Maitin IB, Cruz E (ed.). Current diagnosis and treatment: physical medicine and rehabilitation. McGraw-Hill Education; 2015.

13. Zidek K, Srinivasan R. Rehabilitation of a child with a spinal cord injury. Semin. in Ped. Neurol. 2003;10(2):140-50.

14. Friedrichsdorf SJ, Nugenta AP. Management of neuropathic pain in children with cancer. Curr. Opin Support Palliat. Care 2013;7:131-8.

15. Bryce TN, Biering-Sørensen F, Finnerup NB, Cardenas DD, Defrin R, Lundeberg T et al. International spinal cord injury pain classification – Part I: background and description. Spinal Cord. 2012;50(6):413-7.

16. Jutzeler CR, Huber E, Callaghan MF, Luechinger R, Curt A, Kramer JLK et al. Association of pain and CNS structural changes after spinal cord injury. Sci. Rep. 2016;6:18534.

17. Bryce TN, Budh CN, Cardenas DD, Dijkers M, Felix ER, Finnerup NB et al. Pain after spinal cord injury – An evidence-based review for clinical practice and research: report of the National Institute on Disability and Rehabilitation Research Spinal Cord Injury Measures Meeting. J. Spinal Cord Med. 2007;30:421-40.

18. Osorio M, Reyes MR, Massagli TL. Pediatric spinal cord injury. Curr. Phys. Med. Rehabil. Rep. 2014;2:158-68.

19. World Health Organization. WHO guidelines on the pharmacological treatment of persisting pain in children with medical illnesses. Geneva; 2012.

20. Chau K, Koren G. Principles of pain pharmacology in paediatrics. In: McGrath PJ, Stevens BJ, Walker SM, Zempsky WT (ed.). Oxford textbook of paediatric pain. Oxford, UK: Oxford University Press; 2014. p. 429-35.

21. Vogel LC, Betz RR, Mulcahey MJ. Spinal cord injury in children and adolescents. In: Verhaagen J, McDonald III JW (ed.). Handbook of clinical neurology. USA: Elsevier B.V.; 2012. p. 109.

22. Stillman M, Graves D, New PW, Bryce T, Alexander M. Survey on current treatments for pain after spinal cord damage. Spinal Cord Ser. Cases. 2019;5(5):14.

capítulo 112

Neuropatias Periféricas em Pediatria

Sandra Caires Serrano | Valesca Oliveira Paes Tanaka

Introdução

As neuropatias periféricas são um grupo etiologicamente heterogêneo de distúrbios dos nervos motores periféricos, sensoriais e autonômicos. As distinções são feitas entre as formas infecciosa, imunomediada, metabólica, tóxica, vascular, genética e idiopática (Quadro 112.1). As apresentações clínicas de todas essas formas se sobrepõem, e combinações com outros mecanismos de doença também são possíveis, causando desafio diagnóstico.[1] As neuropatias periféricas hereditárias constituem um grande grupo de doenças, com uma prevalência geral de 1:2.500.[2] Com raras exceções, a avaliação diagnóstica para neuropatias hereditárias ocorre de maneira gradual, começando com o estudo de genes individuais, e, em caso de falha, pode ser necessária análise mais complexa envolvendo sequenciamento genético. Atualmente, análises de exoma e genoma são realizadas apenas quando consideradas indicadas em casos específicos. Sempre que houver suspeita de neuropatia hereditária, outras causas (incluindo potencialmente tratáveis) de neuropatia devem ser descartadas. Mutações em genes associados à neuropatia também podem estar associadas a outras entidades clínicas, como paraplegia espástica ou miopatia, sendo necessária avaliação interdisciplinar.[2]

De forma geral, as neuropatias periféricas afetam as crianças de forma mais frequente quando comparadas aos adultos jovens.[1-3] Especificidades das neuropatias periféricas em pediatria incluem a alta incidência de neuropatias hereditárias (incluindo aquelas associadas a doenças metabólicas e degenerativas do sistema nervoso central), a baixa incidência de neuropatias tóxicas e associadas a doenças sistêmicas, e menor incidência das chamadas polineuropatias crônicas adquiridas.[1] Entre as neuropatias periféricas associadas a doenças sistêmicas em pediatria, merecem destaque o câncer e o lúpus eritematoso sistêmico (LES). O objetivo deste capítulo é fornecer ao especialista em controle de dor uma visão geral do tema, com ênfase nas neuropatias periféricas dolorosas na infância mais frequentes na prática do especialista em dor.

Quadro 112.1 – Neuropatias com fraqueza distal progressiva.
Neuropatias sensitivo-motoras hereditárias
• Doença de Charcot-Marie-Tooth
• Neuropatia amiloide familiar
• Neuropatia de axônios gigantes
• Outras neuropatias genéticas
• Outras neuropatias lipídicas
• Deficiência de piruvato desidrogenase
• Doença de Refsum
• Lipidoses sulfatídicas: leucodistrofia metacromática
Neuropatias com doenças sistêmicas
• Induzida por drogas*
• Vasculite sistêmica*
• Toxinas*
• Uremia*
Neuropatias idiopáticas
• Neuropatia axonal crônica*
• Neuropatia desmielinizante crônica*

*Condições mais comuns e aquelas com tratamento modificador da doença.
Fonte: Adaptado de Piña-Garza EJ et al., 2013.[3]

Neuropatias periféricas em doenças sistêmicas

A característica inicial da neuropatia em crianças é a fraqueza distal simétrica progressiva que afeta as pernas e, então, os braços.[3] Quando a sensibilidade é alterada, surgem disestesias, que consistem de formigamento, alfinetadas e agulhadas, ou sensação de queimação nos pés.[3] Em pediatria, as disestesias costumam aparecer em neuropatias adquiridas, mas não em neuropatias hereditárias.[3] A progressão da fraqueza e perda sensorial ocorre em uma direção distal para proximal (distribuição de luvas e botas).[3] Os reflexos tendíneos são perdidos precocemente, em especial quando as fibras sensoriais são afetadas.[3]

Neuropatias induzidas por drogas

Em pediatria, vários medicamentos podem causar neuropatia. Essas neuropatias são frequentemente subclínicas e detectadas apenas por eletrodiagnóstico ou por causa da perda do reflexo tendíneo do tornozelo. Os medicamentos que comumente produzem evidências clínicas de neuropatia motora e sensorial são isoniazida, nitrofurantoína, vincristina e zidovudina.[3] As crianças com câncer apresentam risco de disfunção do sistema nervoso periférico (SNP) por várias razões, incluindo invasão direta, síndromes paraneoplásicas, compressão nervosa, efeitos colaterais da quimioterapia, infecção e sequelas de má nutrição.[4]

A vitamina B6 (piridoxina) foi implicada como uma causa potencial de neuropatia em vários relatos de caso, no entanto, estava relacionada a pacientes em tratamento de tuberculose com isoniazida ou em outras condições de caquexia, que podem ter sido a verdadeira causa subjacente da neuropatia. Não é comum encontrar neuropatia nos casos de epilepsia dependente de piridoxina (que requer altas doses de piridoxina para o tratamento), ou quando a piridoxina é usada empiricamente para tratar a irritabilidade.[3,4]

Isoniazida

- **Características clínicas:** os sintomas iniciais são dormência e parestesias dos dedos das mãos e dos pés. Caso o tratamento seja continuado, as sensações superficiais atingem um padrão de "bota e luva", seguindo-se fraqueza dos membros distais, sensibilidade muscular e sensação de queimação. Espera-se redução ou ausência de reflexos tendíneos em tornozelo.[1-4]
- **Diagnóstico:** suspeitar de neuropatia por isoniazida sempre que surgir neuropatia em crianças que estejam usando este medicamento.[3,4]
- **Manejo:** a isoniazida interfere no metabolismo da piridoxina e produz neuropatia, causando um estado de deficiência de piridoxina. A administração de piridoxina junto com isoniazida previne a neuropatia sem interferir na atividade antituberculose. Quanto mais tempo os sintomas progridem, maior é o tempo até a recuperação. Embora a piridoxina possa prevenir o desenvolvimento de neuropatia, tem pouco efeito na velocidade de recuperação uma vez que a neuropatia está estabelecida.[3,4] A suplementação de piridoxina (5 a 10 mg/dia) é recomendada em crianças HIV-positivas ou desnutridas recebendo tratamento para tuberculose.[4]

Nitrofurantoína

- **Características clínicas:** a neuropatia por nitrofurantoína ocorre mais frequentemente em pacientes com insuficiência renal. Uma alta concentração de nitrofurantoína no sangue causa uma neuropatia axonal. As características iniciais geralmente são parestesias, seguidas em alguns dias ou semanas por perda sensorial em "bota e luva" e fraqueza dos músculos distais. A neuropatia motora pura pode ocorrer em alguns casos.[1-3]
- **Diagnóstico:** suspeita de neuropatia por nitrofurantoína em qualquer criança com neuropatia tomando o medicamento. Pode ser difícil distinguir de neuropatia urêmica.[1-3]
- **Manejo:** a recuperação completa geralmente ocorre após parar uso do medicamento. Em alguns casos, os pacientes desenvolveram paralisia completa e faleceram apesar da descontinuação da nitrofurantoína.[3]

Neuropatia periférica induzida pela quimioterapia

Alcaloides da vinca – Vincristina

- **Características clínicas:** a classe dos agentes alcaloides de vinca incluem vincristina, vinblastina, vindesina e vinorelbina. A neuropatia periférica é uma complicação esperada do uso da vinca, a vincristina. De fato, a vincristina é o agente quimioterápico mais comumente relacionado à neurotoxicidade e à neuropatia periférica em crianças. O reflexo tendíneo do tornozelo é o primeiro a ser perdido; mais tarde, outros reflexos tendíneos se tornarão menos reativos ou ausentes. Os primeiros sintomas são parestesias, geralmente começando nos dedos em vez dos pés e progredindo para uma leve perda da sensação superficial, mas não do sentido de posição. A fraqueza segue-se à perda sensorial, evidenciada por falta de jeito ("desajeitamento") nas mãos e cãibras nos pés. Os músculos distais são mais afetados do que os músculos proximais e os extensores mais do que os flexores. A fraqueza pode progredir rapidamente, com perda da deambulação em algumas semanas. A fraqueza inicial pode ser assimétrica e sugere mononeuropatia múltipla.[1-4] Entende-se atualmente que a neuropatia periférica induzida pela vincristina é um tipo multifatorial de toxicidade dose-limitante do tratamento com vincristina influenciado por diversas variáveis, como idade, raça, perfil genético, dose e método de administração. Crianças mais velhas e crianças de raça caucasiana parecem ser mais suscetíveis à neuropatia periférica induzida pela vincristina. O perfil genético, a toxicidade dose-limitante da vincristina e o método de administração parecem influenciar a maneira como a vincristina é metabolizada, o que, por sua vez, influencia a suscetibilidade de uma criança a desenvolver neuropatia periférica induzida por essa medicação.[5] Neste cenário, apenas o tratamento personalizado possibilitará máxima eficácia terapêutica, minimizando a toxicidade.[5]
- **Diagnóstico:** as características do eletrodiagnóstico são consistentes com neuropatia axonal, fibrilações e fasciculações na eletroneuromiografia de agulha, mas com velocidade de condução nervosa motora normal.[3,4]

> ▶ **Manejo:** a neuropatia está relacionada à dose e geralmente o paciente se recupera 1 a 3 meses após a suspensão do medicamento.[3,4]

Outros agentes quimioterápicos

A neuropatia periférica induzida por quimioterapia (NPIQ) é causada por vários quimioterápicos amplamente usados, incluindo agentes da platina, paclitaxel, oxaliplatina, bortezomibe. Embora a NPIQ. muitas vezes. se resolva após a quimioterapia, cerca de 30% dos pacientes terão problemas persistentes, afetando a função e a qualidade de vida.[6,7] A NPIQ grave pode exigir redução da dose ou interrupção da quimioterapia, impactando na sobrevida do paciente.[6,7] A quimioterapia com base em agentes da platina é outra causa frequente de neuropatia periférica em crianças com câncer. Dependendo do tipo de tecido nervoso danificado, os sintomas podem se manifestar como motores, sensoriais e/ou autonômicos.[6] O tratamento mais eficaz da NPIQ exige interdisciplinaridade entre oncologistas e especialistas em dor. Pesquisas futuras são necessárias para entender melhor como as variantes genéticas herdadas contribuem para a suscetibilidade e gravidade da neuropatia periférica secundária à terapia do câncer. A recomendação de triagem de todos os pacientes que recebem agentes neurotóxicos é importante e permite o início imediato de estratégias de tratamento.[6] Pesquisas futuras são necessárias para entender melhor como as variantes genéticas herdadas contribuem para a suscetibilidade e gravidade da neuropatia periférica secundária à terapia do câncer. Atualmente seguem-se pesquisas de novos agentes farmacológicos para prevenção ou intervenções de reabilitação que permitam a administração da terapia ideal contra o câncer e a redução da toxicidade, com objetivo de melhor controle de dor e redução do comprometimento funcional.[6-8]

Toxinas

Vários metais pesados, produtos químicos inorgânicos e inseticidas produzem polineuropatias em crianças. Em adultos, exposição industrial, exposição agrícola ou tentativa de homicídio são causas frequentes de envenenamento por metais pesados. Crianças pequenas que apresentam uma única ingestão acidental têm maior probabilidade de apresentar sintomas agudos de doença sistêmica ou disfunção do sistema nervoso central (SNC) do que uma neuropatia lentamente progressiva. Às vezes, a fraqueza distal progressiva é um sinal precoce em crianças mais velhas viciadas em cheirar cola ou gasolina. Mesmo nesses casos, os sintomas de disfunção do SNC costumam estar presentes.[3]

Uremia

Algum grau de neuropatia ocorre em algum momento ou em muitas crianças submetidas à hemodiálise periódica de longo prazo. A neuropatia urêmica é mais comum em meninos do que em meninas, mas a razão é desconhecida.[3,4]

> ▶ **Características clínicas:** os primeiros sintomas podem ser cãibras musculares nas mãos e nos pés, queimação nos pés ou pernas inquietas e perda do reflexo tendíneo do tornozelo. Após os sintomas sensoriais iniciais, o distúrbio progride para uma polineuropatia sensorial e motora distal simétrica severa, afetando mais as pernas do que os braços. A taxa de progressão é variável e pode ser fulminante ou pode evoluir ao longo de vários meses. Neuropatia motora pura se desenvolve em algumas crianças com uremia. Os sintomas começam após o início da hemodiálise. A rápida progressão da fraqueza distal em todos os membros não responde à diálise, mas pode se reverter após o transplante renal.[3,4]

> ▶ **Diagnóstico:** a uremia causa uma neuropatia axonal, mas a insuficiência renal crônica causa desmielinização segmentar que é desproporcional às alterações axonais. Portanto, medidas repetidas da velocidade de condução dos nervos motores são uma maneira útil de monitorar a progressão da neuropatia. Velocidades de condução lentas estão presentes antes mesmo de os sintomas clínicos ocorrerem. A redução do *clearance* de creatina se correlaciona com a desaceleração da velocidade de condução.[3,4]

> ▶ **Manejo:** a diálise reverte a neuropatia inicial. É raro que pacientes com neuropatia grave se recuperem totalmente apesar do tratamento adequado.[3,4]

Vasculite e vasculopatia

Polineuropatia e mononeuropatia múltipla são complicações neurológicas relativamente comuns da vasculite em adultos, mas não em crianças. As crianças com LES geralmente ficam mais doentes do que os adultos, mas a neuropatia periférica não é uma característica inicial nem proeminente desta doença. Neuropatias motoras e sensoriais ocorrem em crianças com artrite reumatoide juvenil crônica.[3] A neuropatia periférica sintomática é incomum em crianças com LES, contudo o acometimento subclínico é relatado em até 15% das crianças afetadas. Embora as crianças com LES possam apresentar complicações de uma neuropatia, por exemplo, pé caído ou dor, a maioria das crianças com LES que desenvolvem neuropatia o faz entre 1 e 5 anos após o diagnóstico. As manifestações neuropsiquiátricas, que são comuns no contexto do LES, podem complicar ainda mais o reconhecimento de uma neuropatia.[4]

Diabetes *mellitus*

Os estudos relatam uma ampla variedade de crianças com diabetes afetadas com neuropatia, entre 10% e 68%. Um estudo com 146 crianças com diabetes demonstrou que enquanto 27,4% apresentavam características de neuropatia periférica, em 62,5% era subclínica. A neuropatia diabética pode se manifestar como polineuropatia, neuropatia focal ou neuropatia autonômica. A neuropatia autonômica resulta em impacto clínico mais sério relacionado à falta de consciência da hipoglicemia e à disfunção cardiovascular e é a neuropatia mais comum que ocorre. Casos raros de mononeurite múltipla também são relatados. Embora alguns pacientes afetados se considerem assintomáticos, sua avaliação clínica pode identificar perda sensorial. Sensibilidade vibrotátil prejudicada é um marcador clínico útil de neuropatia em crianças com diabetes. Dormência foi detectada em 30,8% dos indivíduos em um estudo, com grande disfunção das fibras nervosas mielinizadas encontrada em 7% a 10%; dor ou diminuição da sensação de temperatura foi encontrada em apenas 1,4%. A polineuropatia em crianças pode causar perda sensorial distal (dormência) e parestesia com queimação, dor ou disestesia por picada de agulha. Além disso, as crianças afetadas podem ter disfunção motora relacionada à fraqueza distal e à má coordenação, bem como anidrose distal, distensão abdominal, constipação, diarreia e consciência prejudicada de hipoglicemia. Os reflexos tendinosos profundos podem estar ausentes e podem ocorrer úlceras nos pés. A neuropatia diabética também é relatada em crianças pequenas com doença de curta duração e bom controle glicêmico. A disfunção do nervo pode ocorrer de forma aguda e rápida nos estágios iniciais do diabetes, embora após isso a neuropatia progrida mais lentamente e possa até se estagnar. Para o alívio sintomático da neuropatia dolorosa, a maioria das diretrizes recomenda o uso de agentes tricíclicos, inibidores da recaptação da serotonina-norepinefrina ou gabapentinoides (gabapentina ou pregabalina) como agentes de 1ª linha seguidos de opioides e tratamentos tópicos. Essas recomendações são direcionadas a pacientes adultos e predominantemente com base na opinião de especialistas.[4]

Deficiência de vitamina B12

A anemia por deficiência de vitamina B12 na infância decorrente de absorção prejudicada de cobalamina, ou ingestão alimentar insuficiente, é bem conhecida, mas mais frequentemente com sintomas mielopáticos do que neuropáticos. A neuropatia sintomática por deficiência de vitamina B12 é mais encontrada em locais com poucos recursos. O reconhecimento e a intervenção precoces são importantes para prevenir lesões irreversíveis do nervo. Um estudo com 66 adolescentes e adultos com síndrome neurológica por deficiência de vitamina B12 mostrou que 69,7% tinham características clínicas de neuropatia e 54,5% apresentavam estudos anormais de condução nervosa, a maioria dos quais com características mistas de doença axonal e desmielinizante. A biópsia do nervo nos estágios iniciais foi consistente com degeneração axonal aguda e, nos estágios posteriores, mostrou uma axonopatia crônica com desmielinização secundária. Com a suplementação adequada e o gerenciamento de causas subjacentes, os parâmetros de condução nervosa e achados clínicos melhoram em 6 meses.[4]

Tratamento farmacológico

Gabapentinoides

Em geral. a literatura recomenda uso de gabapentina para controle de dor em neuropatia periférica em crianças na dose inicial de 10 mg/kg/dia e posterior aumento para 30 mg/kg/dia em alguns dias a 1 semana. Anghelescu et al. relatam doses mais altas encontradas em um relato de caso (45 mg/kg/dia) e em um estudo prospectivo de neuropatia periférica pós-operatória (43,8 mg/kg/dia).[8] A literatura, em geral, reflete subdosagem em crianças, em comparação com a recomendação de dosagem para adultos, que considera aumento de dose de gabapentina até 3.600 mg/dia, ou 50 a 70 mg/kg/dia. Contudo, deve-se considerar que a maioria dos relatos descreve o uso de politerapia para controle da neuropatia periférica, o que pode explicar a eficácia analgésica da gabapentina em dose menor do que quando usada em monoterapia.[8,9]

O uso de pregabalina é relatado em um estudo piloto aberto de 30 pacientes oncológicos pediátricos com tumor sólido ou leucemia, em dose de 75 mg/dia aumentada para 150 a 300 mg/dia. Em relatos de uso de pregabalina associada a outros analgésicos, a pregabalina é administrada em dose mais baixa (2,4 mg/kg/dia).[8] A gabapentina e a pregabalina têm um perfil de efeitos colaterais favorável e são bem toleradas.[8,9] Embora possam ocorrer tontura e sedação, tais efeitos costumam ser dose-dependentes e podem ser evitados com dose inicial baixa e titulação lenta. A redução da dosagem é necessária em circunstâncias de insuficiência renal, com base no *clearance* de creatinina.[8,9]

Antidepressivo tricíclico

Amitriptilina e nortriptilina são citadas em algoritmos de neuropatia periférica em pediatria, na dose de 0,35 a 0,4 mg/kg/dia; também é relatado esquema de dose de 10 a 20 mg/dia, ministrada em duas tomadas, uma a cada 12 horas. Dentro dessa faixa de dose, as doses utilizadas para a indicação de dor crônica são menores do que as necessárias para atingir o efeito antidepressivo.[8,9] O aumento da dose pode ser limitado por efeitos colaterais, incluindo efeitos anticolinérgicos, como boca seca, hipotensão ortostática, constipação e retenção urinária, bem como anormalidades de condução cardíaca incluindo intervalo QT prolongado e risco de *torsade de pointes* e morte cardíaca súbita. É comum, na prática diária, realizar-se um eletrocardiograma basal antes de se iniciar uso de antidepressivo tricíclico e avaliarem-se possíveis interações medicamentosas pelo risco de prolongamento do intervalo QT.[8,9]

Metadona

Em um estudo retrospectivo com 41 pacientes pediátricos (idade média de 15,7 anos com diagnóstico oncológico ou hematológico tratados com metadona), a mediana (intervalo) da dose inicial foi de 0,32 (0,06 a 3,8) mg/kg/dia e a dose mais elevada foi de 9,4 mg/kg/dia, com a preferência pela via enteral. Nesta série, a eficácia analgésica foi alcançada em 52,9% e 40% dos pacientes com dor nociceptiva e dor neuropática, respectivamente.[8] A sedação foi o efeito colateral mais comum, e nenhum caso de depressão respiratória foi observado.[8] Em geral, a literatura sugere este mesmo regime de dose para metadona. Ao se iniciar uso de metadona, as considerações de risco/benefício incluem o risco de alteração de condução cardíaca, com prolongamento QT e risco de *torsade de pointes*, devendo ser considerados fatores de risco simultâneos e associação de outras medicações com risco de prolongamento do intervalo QT.[8,9] É sempre importante ressaltar que a metadona é um analgésico opioide potente com características peculiares e que exige extremo cuidado no manuseio.

Cetamina

O uso de cetamina na dor neuropática, em oncologia pediátrica, foi relatado no contexto do fim da vida, iniciando-se com dose baixa e aumento da dose conforme necessário, seja em doses em bólus ou em infusões. Os regimes de dosagem relatados foram iniciados com 0,05 mg/kg e aumentados para dose máxima de 0,6 mg/kg/h. Na prática de dor oncológica pediátrica, as infusões de cetamina são usadas em situações clínicas de dor neuropática intratável que não responde aos esquemas padrão, ou quando o escalonamento dos esquemas analgésicos foi evitado por contraindicações específicas ou efeitos colaterais intratáveis. Anghelescu et al. recomendam a dose de infusão contínua de 0,025 a 0,3 mg/kg/h, com monitoramento que inclui eletrocardiograma, frequência cardíaca contínua, pressão arterial intermitente a cada 30 minutos durante as primeiras 2 horas de infusão (seguida de monitoramento pelo padrão institucional de cuidados posteriores), oximetria de pulso contínua e observação de quaisquer sintomas neurológicos sugestivos de toxicidade por cetamina; esta intervenção é limitada ao ambiente hospitalar.[8]

Lidocaína

O uso de lidocaína em dor neuropática é possível de duas formas: lidocaína intravenosa; e adesivos de lidocaína a 5%. Infusões intravenosas contínuas de lidocaína são usadas em casos de dor crônica neuropática refratária e em episódios agudos de dor neuropática relacionados a infusões de anticorpos antiGD2 em terapia por neuroblastoma, em doses de 1 a 2 mg/kg/h, por 4 a 8 horas.[8] Essa opção pode ser considerada caso uso de gabapentinoides e antidepressivos tricíclicos não tenha atingido a eficácia analgésica adequada. A monitoração necessária inclui eletrocardiograma, frequência cardíaca contínua, pressão arterial intermitente a cada 30 minutos e observação de quaisquer sintomas neurológicos sugestivos de toxicidade da lidocaína; esta intervenção pode ser usada em ambiente hospitalar ou ambulatorial.[8] Em um estudo clínico prospectivo de 3 meses com 12 pacientes e uma revisão de caso de 5 pacientes, os adesivos de lidocaína a 5% a cada 12 horas mostraram-se eficazes.[8,9]

Terapia não farmacológica

As intervenções não farmacológicas para controle de dor devem ser associadas ao tratamento medicamentoso da dor neuropática sempre que possível. O uso de terapia não farmacológica é indicado em qualquer contexto de dor crônica, além de circunstâncias relacionadas à dor neuropática com implicações na ansiedade, depressão e qualidade de vida. Ansiedade e insônia podem exigir associação de estratégias medicamentosas com medidas de suporte, reabilitação e práticas integrativas.[9] As práticas integrativas de suporte e reabilitação podem incluir massoterapia, fisioterapia, reabilitação, hipnose, uso de "aplicativos" em *smartphones* e *tablets*, acupuntura, musicoterapia e aromaterapia.[9]

Conclusão

Em todos os casos, o reconhecimento precoce e o cuidado sintomático da neuropatia periférica são importantes para a mobilidade e o controle da dor. Em muitas condições, a neuropatia tende a melhorar em conjunto com o tratamento adequado da doença subjacente. O reconhecimento da ampla gama de condições médicas associadas às neuropatias periféricas é essencial para o tratamento mais adequado em cada caso.

Referências bibliográficas

1. Chimelli L. Neuropatias periféricas na infância: uma abordagem neuropatológica. Arq. Neuropsiquiatr. 1996;54(3):510-518.
2. Eggermann K, Gess B, Häusler M et al. Hereditary neuropathies – Clinical presentation and genetic panel diagnosis: review article. Deutsches Ärzteblatt International. 2018;115(suppl.):91-7.
3. Piña-Garza EJ et al. Fenichel's clinical pediatric neurology. In: Flaccid limb wekness in childhood. Elsevier Saunders; 2013. p. 181-186.
4. Wilmshurst JM, Ouvrier RA et al. Peripheral nerve disease secondary to systemic conditions in children. Ther. Adv. Neurol. Disord. 2019;12:1-24.
5. Velde ME, Kaspers GL, Abbink FCH et al. Vincristine-induced peripheral neuropathy in children with cancer: a systematic review. Critical Reviews in Oncology/Hematology. 2017;114(2017):114-130.
6. Bjornard KL, Gilchrist LS, Inaba H et al. Peripheral neuropathy in children and adolescents treated for cancer. Lancet Child Adolesc. Health. 2018 Oct;2(10):744-754. doi: 10.1016/S2352-4642(18)30236-0.
7. Flatters SJL, Dougherty PM, Colvin LA. Clinical and preclinical perspectives on Chemotherapy-induced Peripheral Neuropathy (CIPN): a narrative review. British Journal of Anaesthesia. 2017;119(4):737-49.
8. Anghelescu DL, Tesney JM. Neuropathic pain in pediatric oncology: a clinical decision algorithm. Paediatr. Drugs. 2019 Apr;21(2):59-70. doi: 10.1007/s40272-018-00324-4.
9. Serrano SC et al. Peculiaridades da dor neuropática na criança. Rev. Dor São Paulo. 2016;17(supl. 1):110-112. Disponível em: https://doi.org/10.5935/1806-0013.20160061.

capítulo 113

Dor Neuropática na Anemia Falciforme

Denise Varella Katz | Cintia Tavares Cruz

Introdução

A doença das células falciformes (DF) é um problema crescente de saúde global e afeta milhões de pessoas em todo o mundo. As estimativas sugerem que a cada ano cerca de 300 mil bebês nascem com anemia falciforme, definida como homozigose para o gene da hemoglobina falciforme (HbS), e que possivelmente este número deve aumentar para 400 mil até 2050.

Embora a doença tenha se originado na África Subsaariana e no Subcontinente Indiano, a doença atualmente é global e foi declarada um problema de saúde pública pela Organização Mundial da Saúde (0MS) em 2009. Estima-se que a DF afete mais de 3 milhões de indivíduos em todo o mundo e que aproximadamente 5% da população mundial carrega um gene de hemoglobinopatia; sendo assim, a doença hematológica hereditária mais frequente. A maior prevalência de HbS é encontrada na África tropical e entre a população negra de países anteriormente envolvidos com o tráfico de escravos. A prevalência da doença ao nascimento deve aumentar como resultado da melhoria da sobrevida e do aumento da migração para países de alta renda.

No Brasil, estima-se que entre 0,1% e 0,3% da população negra é afetada pela doença, e há uma estimativa de pelo menos 2 milhões de portadores de HbS heterozigotos na população. Na região Sudeste, a prevalência estimada de portadores heterozigotos é de 2% na população geral e entre 6% e 10% na população negra. Pelo alto grau de miscigenação em nosso país, existe uma tendência de a DF atingir parcela cada vez mais significativa da população. De fato, estudos populacionais têm demonstrado a crescente presença de hemoglobina S em indivíduos caucasoides.

Embora a base molecular desta doença genética seja uma mutação pontual na cadeia β (beta) da hemoglobina, as suas consequências são de grande importância clínica e social. Uma das principais comorbidades da DF é a dor. Esta pode começar na infância e continuar ao longo da vida, resultando, muitas vezes, em hospitalização e em baixa qualidade de vida. Tanto a dor aguda como a dor crônica podem ocorrer na DF, sendo a dor aguda associada à vaso-oclusão. Sob baixa tensão de oxigênio, a hemoglobina falciforme polimeriza em fibras rígidas e torna os glóbulos vermelhos menos deformáveis. Esses eritrócitos rígidos obstruem a microcirculação e causam a crise vaso-oclusiva (CVO), caracterizada por dor aguda episódica, recorrente e imprevisível. Durante a CVO, a oxigenação do tecido distal fica prejudicada e instala-se a lesão de reperfusão isquêmica. Essa lesão produz inflamação, estresse oxidativo e disfunção endotelial, resultando em intensa dor aguda. **Além da dor aguda da CVO, pacientes com DF também podem sentir dor crônica**. A dor crônica pode ser o resultado de mudanças não adaptativas nas vias da dor. A compreensão atual da dor na DF sugere que **a dor ocorre por mecanismos nociceptivos, inflamatórios e neuropáticos**. Algumas teorias sugerem vários caminhos da dor, que podem ser direcionados para o estudo do seu tratamento.

Fisiopatologia

A doença falciforme é uma **doença multissistêmica causada por uma mutação de um único gene**. Quase todos os órgãos do corpo podem ser afetados (Figura 113.1). É caracterizada pela presença de eritrócitos anormais danificados pela HbS. Esta variante da hemoglobina normal adulta (HbA) provém da herança de ambos os pais (homozigose para o gene HbS) ou de um dos pais, juntamente com outra hemoglobina variante, como a hemoglobina C (HbC), ou com a β-talassemia (heterozigosidade composta). Quando desoxigenada, a HbS polimeriza, danificando o eritrócito e fazendo-o perder cátions e água.

Essas células danificadas têm anormalidades nas características reológicas e na expressão de moléculas de adesão, resultando em anemia hemolítica e na oclusão de pequenos vasos sanguíneos, a assim denominada "vaso-oclusão". A vaso-oclusão causa tipicamente complicações agudas, incluindo dano isquêmico aos tecidos e resultando em dor intensa ou falência de órgãos. A síndrome torácica aguda é um exemplo típico de falência de órgãos na doença falciforme e uma das principais causas de hospitalização e morte entre os pacientes.

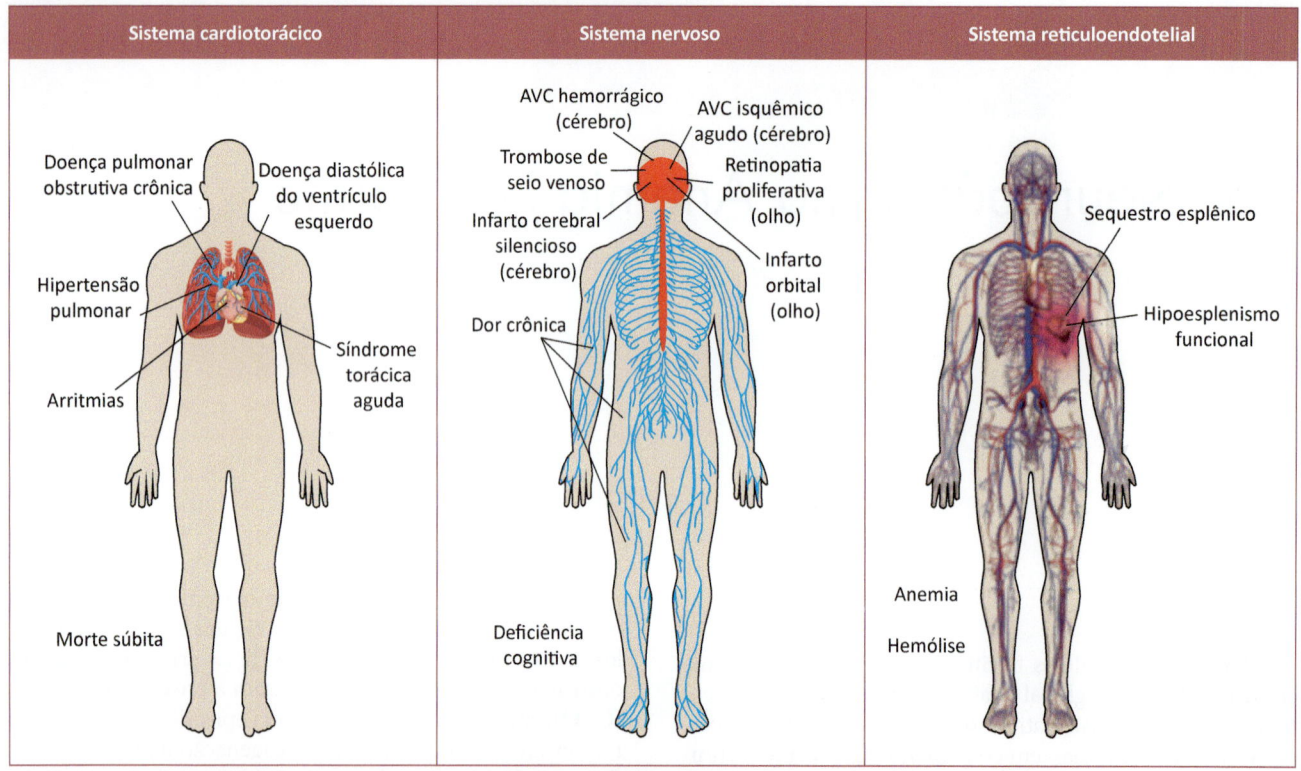

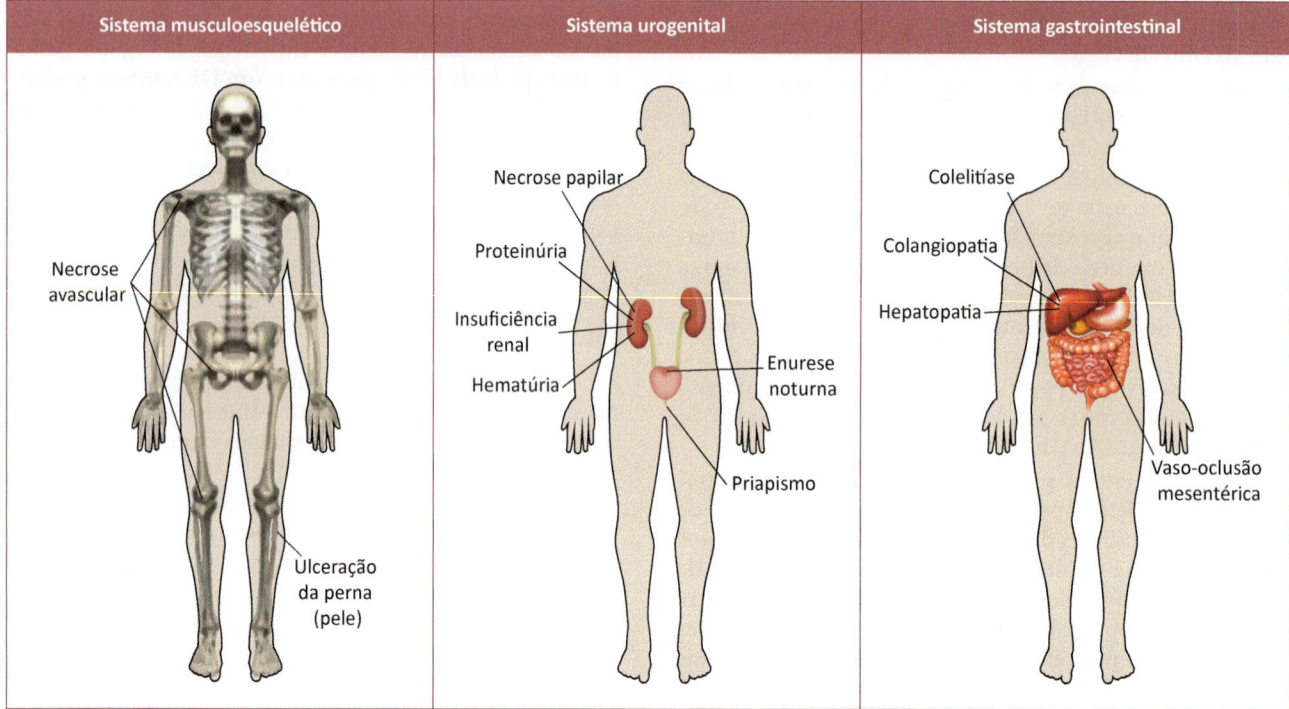

FIGURA 113.1 – Complicações clínicas comuns.

Fonte: Adaptada de Piel FB, Steinberg MH, Rees DC. Sickle cell disease. N. Engl. J. Med. 2017;376(16):1561-1573.

Embora a **polimerização da HbS, a vaso-oclusão e a anemia hemolítica sejam centrais para a fisiopatologia da doença falciforme**, elas precipitam uma cascata de eventos patológicos que, por sua vez, ocasionam uma ampla gama de complicações, que incluem disfunção vascular-endotelial, deficiência funcional de óxido nítrico, inflamação, estresse oxidativo e lesão de reperfusão, hipercoagulabilidade, aumento da adesividade de neutrófilos e ativação plaquetária.

A interação e a importância relativa desses distúrbios são ainda pouco claras e provavelmente diferem de acordo com a complicação específica.

As complicações crônicas se enquadram em dois grupos principais: aquelas relacionadas à vasculopatia de grandes vasos (doença cerebrovascular, hipertensão pulmonar, priapismo e retinopatia); e aquelas causadas por lesão isquêmica progressiva de órgãos (hipoesplenismo, insuficiência renal, doença óssea e fígado danificado). O hipoesplenismo é uma causa particularmente importante de doença e morte em crianças em virtude do maior risco de infecção.

Fisiopatologia da dor na doença falciforme

A fisiopatologia falciforme de vaso-oclusão, inflamação e estresse oxidativo, juntamente com lesão de isquemia-reperfusão, pode criar um ambiente nocivo na periferia, medula espinal e/ou cérebro, contribuindo para uma patologia complexa subjacente à dor na DF (Figura 113.2). Dois processos-chave que podem gerar dor crônica e aguda são **a inflamação neurogênica e a ativação dos mastócitos**.

Inflamação neurogênica em DF

A inflamação causada pela estimulação nervosa denomina-se "inflamação neurogênica". Ela ocasiona liberação de citocinas e neuropeptídeos, incluindo a substância P (SP) e o peptídeo relacionado ao gene da calcitonina (CGRP) das fibras nervosas, que estimulam a dilatação vascular e aumentam a permeabilidade venular. Foi descrita uma quantidade significativamente mais alta de SP circulante em pacientes com DF em estado estacionário em comparação a controles saudáveis. Uma das fontes de SP parece ser os mastócitos, conforme descrito a seguir.

Ativação de mastócitos na DF

Os mastócitos são leucócitos residentes no tecido, ao contrário dos neutrófilos, que são encontrados na circulação. Os mastócitos exibem uma enorme heterogeneidade em sua ativação, que é específica do microambiente circundante. Uma característica importante da ativação dos mastócitos é sua capacidade de liberar uma variedade de substâncias por degranulação e/ou nova síntese, incluindo proteases, moléculas de adesão, neuropeptídeos e citocinas, que agem de maneira parácrina e autócrina. Como os mastócitos estão localizados nas proximidades da vasculatura e das fibras nervosas, a sua ativação tem influência direta na fisiologia circulatória e neural. Os mastócitos liberam triptase, que indiretamente ativa a liberação dos neuropeptídeos SP e CGRP. Esses neuropeptídeos atuam na vasculatura ocasionando **aumento da permeabilidade e inflamação neurogênica, e um ciclo vicioso de ativação de mastócitos e dor**.

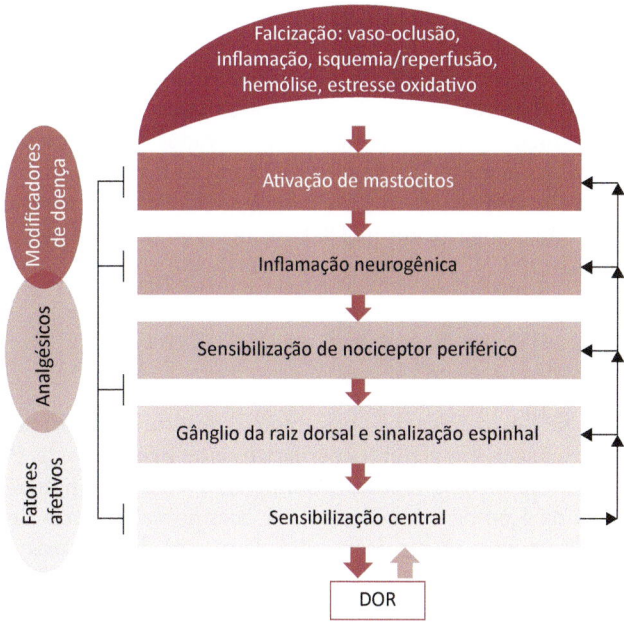

FIGURA 113.2 – Vias da dor da periferia para o cérebro e do cérebro e sistema nervoso central para a periferia.

Propomos que a patobiologia falciforme repleta de vaso-oclusão, lesão de isquemia-reperfusão, inflamação e estresse oxidativo ativa os mastócitos, que, por sua vez, resulta na sensibilização do nociceptor periférico. Os sinais da periferia são transmitidos ao corno dorsal da medula espinal por meio de aferentes primários, que são modulados e posteriormente transmitidos ao cérebro. No entanto, a patobiologia da doença falciforme pode influenciar cada um desses componentes da dor de forma independente. Além disso, a hiperexcitabilidade sustentada de neurônios de 2ª ordem na medula espinal pode ocasionar uma liberação antidrômica de potenciais de ação e neurotransmissores do sistema nervoso central para a periferia, resultando em um ciclo de *feedback* de sensibilização periférica e central. Além de receber sinais da medula espinal, o cérebro pode modular a dor liberando neurotransmissores através da via inibitória descendente no corno dorsal, que pode ter um efeito inibitório ou facilitador na dor.

Fonte: Adaptada de Gupta K, Jahagirdar O. Targeting pain at its source in sickle cell disease. Am. J. Physiol. Regul. Integr. Comp. Physiol. 2018;315(1):104-112.

A dor aguda na DF

Uma característica única da DF é a CVO imprevisível e recorrente consequente à oclusão das vênulas acompanhada por lesão de isquemia-reperfusão, inflamação, hemólise e estresse oxidativo. A dor aguda, considerada pior do que a dor do parto, requer hospitalização e muitas vezes é difícil de tratar. Sob baixa tensão de oxigênio, a HbS do eritrócito falciforme polimeriza em fibras rígidas, resultando na forma falciforme típica dos eritrócitos. Os glóbulos vermelhos falciformes rígidos agregam-se e aderem ao endotélio ativado, com leucócitos e plaquetas circulantes. Essas interações de eritrócitos falciformes e leucócitos com o endotélio vascular são facilitadas por moléculas de adesão, incluindo E- e P-selectina.

A regulação positiva de selectinas na superfície endotelial é crítica para a adesão de eritrócitos falciformes e leucócitos. A ativação de mastócitos induz a rolagem e a adesão de leucócitos dependentes de P-selectina em vênulas pós-capilares *in vivo*. A ativação dos mastócitos culmina na expressão da molécula de adesão de leucócitos endoteliais (ELAM) na vasculatura da pele. Observamos agregados extremamente grandes de mastócitos ativados liberando armadilhas extracelulares em estreita associação com a vasculatura intacta na pele de camundongos falciformes. Assim, a ativação de mastócitos na DF pode desempenhar um papel crítico em CVO e na dor aguda, além da dor crônica.

A dor crônica na DF: sensibilização central e periférica

Na dor crônica, os nociceptores constitutivamente hiperexcitáveis em aferentes periféricos e/ou neurônios de 2ª ordem na medula espinhal continuam a transmitir potenciais de ação de forma sustentada, mesmo na ausência de insulto nocivo. A hipersensibilidade a estímulos nocivos e inócuos – denominados "hiperalgesia" e "alodinía", respectivamente – foi observada em camundongos e também em pacientes falciformes. Registros eletrofisiológicos nos neurônios do corno dorsal de camundongos BERK falciformes em comparação com camundongos BERK de controle demonstram uma taxa mais alta de descarga espontânea, campos receptivos aumentados, limite mecânico reduzido e pós-descargas prolongadas após estimulação mecânica.

Além da sensibilização central, observamos a sensibilização de nociceptores cutâneos na periferia em camundongos BERK falciformes. Registros eletrofisiológicos do nervo tibial *in vivo* em camundongos vivos anestesiados demonstraram atividade espontânea nos nociceptores de fibras A-delta e C.

Vias neuromodulatórias

Os sinais no corno dorsal da medula espinhal também são modulados por neurotransmissores, incluindo dopamina, opioides endógenos, ácido gama-aminobutírico, glicina e outros liberados das projeções das fibras nervosas do tronco cerebral. Esses mecanismos originados no cérebro de cima para baixo podem ser influenciados pela percepção e gerar modulação afetiva, o que pode ter um efeito inibitório ou facilitador na transmissão da dor. Estudos de neuroimagem em indivíduos com células falciformes com dor crônica mostraram atividade anormal em duas redes neuronais principais do cérebro, a saber, a de modo padrão (DMN) e a de Controle Executivo (ECN). O DMN é uma rede de áreas altamente correlacionadas do cérebro que estão ativas quando o cérebro está envolvido em ações não intencionais, como sonhar acordado, não ação consciente e proposital. As zonas-chave do DMN são o córtex pré-frontal medial ventral, o lóbulo parietal inferior, o córtex cingulado posterior, o *precuneus*, áreas dos giros frontais mediais, a formação hipocampal e o córtex temporal lateral posterior. Em pacientes com DF, os circuitos neuronais que aumentam a dor são sensibilizados e os circuitos que suprimem a dor são dessensibilizados. Em indivíduos com DF com aumento da dor, as conexões pró-nociceptivas entre o córtex cingulado anterior

e áreas do DMN, como o pré-cuneiforme e o lóbulo parietal inferior, estão aumentadas. Em contraste, indivíduos com DF com dor infrequente mostram conectividade aumentada entre o cíngulo perigenual e subgenual rico em opioides e o DMN. Há também uma maior conectividade entre a área do cíngulo anterior perigenual e a rede de saliência (SLN). O SLN é a principal área de processamento da dor e inclui os córtex somatossensoriais primário e secundário bilateral, a ínsula anterior, o córtex-motor primário e a área sensório-motora. O ECN é a parte do cérebro que está ativa quando o cérebro está envolvido em uma ação consciente e intencional. O ECN está envolvido no processamento externo, como nocicepção e tomada de decisão. O ECN compreende o córtex pré-frontal dorsolateral e o córtex parietal posterior. **Em pacientes com DF, essa parte do cérebro é hiperativa e pode contribuir para a percepção exagerada da dor pelo paciente**. Fatores sociopsicológicos que resultam em comprometimento cognitivo têm sido descritos para influenciar a dor e a necessidade de opioides em pacientes com DF. Além disso, o infarto cerebral em indivíduos com SCD também resulta em um declínio significativo das funções neuropsicológicas, QI e pontuação cognitiva. No entanto, os eventos moleculares subjacentes a esses processos neurais no cérebro permanecem desconhecidos. É provável que a lesão de isquemia-reperfusão local, ativação de mastócitos e outros processos inflamatórios possam influenciar diretamente os circuitos neurais e/ou podem ser resultado de entradas somatossensoriais da periferia.

Dor neuropática na doença falciforme

Os indivíduos com DF frequentemente relatam dor crônica significativa em vários locais do corpo, que não é atribuível a uma causa identificável ou a uma lesão tecidual (como necrose avascular ou úlceras na perna). Além disso, apesar de os opioides e anti-inflamatórios não esteroidais serem a espinha dorsal do tratamento da dor da DF, eles geralmente fornecem alívio ineficaz ou parcial dessa dor. Esse padrão de dor e desafios de tratamento ensejaram investigações de vias alternativas para a etiologia da dor falciforme que estão além da anormalidade dos glóbulos vermelhos. Essas investigações levantaram a hipótese de essas dores estarem relacionadas a alterações no sistema nervoso periférico (SNP) e central (SNC). Assim, a dor neuropática (DN) surgiu como um dos componentes subjacentes da experiência da dor na DF.

DN é definida pela Associação Internacional do Estudo da Dor (IASP) como "dor causada por uma lesão ou doença do sistema nervoso somatossensorial". A DN tem origem na alteração de estrutura ou função SNP ou do SNC. Os indivíduos afetados experimentam dor espontânea e respostas amplificadas a estímulos dolorosos e não dolorosos. Os mecanismos propostos para a DN incluem potenciais de ação que são gerados ectopicamente, perda dos mecanismos inibitórios da dor, desenvolvimento de novos circuitos sinápticos, facilitação da transmissão de impulsos sinápticos e facilitação das interações neuroimunes culminando na sensibilização do sistema nervoso.

Em pacientes com DF com crises dolorosas agudas, os níveis plasmáticos de endotelina-1 e prostaglandinas (PGE) são elevados. Como um poderoso mediador de longa ação da vasoconstrição e da inflamação, a endotelina-1 pode desempenhar um papel fundamental no ciclo de isquemia e inflamação, que desencadeia e mantém o ciclo de dor. Esse ciclo pode ser amenizado por antagonistas dos receptores de endotelina. Embora a dor relacionada à crise aguda seja nociceptiva, foi observado o comprometimento da atividade do sistema nervoso autônomo nesses pacientes. Isso ressalta a ação mediadora de PGE2 (que aumenta os neurotransmissores autonômicos) na fisiopatologia da dor nesses pacientes e também mostra que a dor falciforme pode evoluir para DN. A dor nociceptiva progressiva causada pela vaso-oclusão e as lesões locais ocorrem ao longo das primeiras duas décadas de vida, a partir de então a DN central também pode ocorrer. Estudos também sugerem o envolvimento de moléculas como proteína quinase C e proteína quinase dependente de Ca_2^+/calmodulina II, e sua interação com os receptores NMDA e o receptor vaniloide 1 na fisiopatologia da dor neuropática na DF.

É importante ressaltar que a DN é fenotípica e mecanicamente distinta de neuropatia: a neuropatia pode existir sem dor e a DN não é sinônimo de neuropatia. Nem todos os indivíduos com neuropatia periférica desenvolvem DN.

Embora a dor falciforme tenha sido tradicionalmente caracterizada como nociceptiva e inflamatória, uma porção significativa dos pacientes com anemia falciforme relatou sintomas de DN em estudos recentes. A hipótese de que mecanismos de DN possam estar associados tanto à dor crônica como às crises de dor aguda em pacientes com DF é recente e data principalmente dos últimos 10 anos. Em 2005, Ballas et al. descreviam a dor no doente falciforme, que hoje consideramos ser de origem neuropática, como "dor crônica intratável e desconhecida, que parece resultar de sensibilização central".

Como descrito, a DN pode ser uma consequência direta de danos ao sistema somatossensorial, secundária à lesão nervosa ou disfunção nervosa periférica ou central. Curiosamente, a DN na DF pode ser o resultado de dano ao tecido nervoso após a vaso-oclusão dos vasos sanguíneos dos nervos (*vasa vasorum*), que produzem isquemia local. A dor neuropática é geralmente caracterizada como dormência, formigamento, dor lancinante, espontânea, aguda ou paroxística, associada a uma sensação de alfinetes e agulhas, hiperalgesia e alodinia. A sua intensidade pode ser aumentada pela exposição ao frio ou ao calor. Há uma escassez de literatura definindo fatores de risco para dor neuropática em indivíduos com DF.

Um artigo de revisão relaciona os principais nervos mais comumente acometidos no paciente com DN e DF: neuropatia do nervo mental, neuralgia do trigêmeo, mononeuropatia mediana proximal aguda, neuropatia por aprisionamento, polineuropatia desmielinizante aguda, neuropatia óptica isquêmica, infarto orbital, síndrome do ápice orbital e infarto da medula espinhal. A neuropatia do nervo mental foi a mais relatada, clinicamente caracterizada por dormência do queixo com dor no osso mandibular, prova-velmente como resultado de isquemia ou compressão do nervo por causa do infarto do osso mandibular. A maioria dos casos relatados ocorreu durante as crises falciformes dolorosas e foi resolvida após a resolução da crise. É mais comum em mulheres e foi bilateral em um paciente.

Estudos sugerem que aproximadamente 20% a 25% dos pacientes com DF apresentam DN. Foi descrito um aumento na incidência de DN entre pacientes com DF em uso de hidroxiureia, com algumas estimativas que se aproximam de 70%. A prevalência de DN também aumenta com a idade e ocorre com mais frequência entre mulheres com DF.

A DN é cada vez mais reconhecida como um importante componente da dor experimentada durante a crise vaso-oclusiva em adultos, e a dor neuropática crônica é geralmente agudizada durante as crises. Nos últimos 10 anos, diversos estudos têm sido realizados a fim de constatar o componente neuropático na fisiopatologia da dor na DF. Em uma revisão sistemática realizada por Brandow et al. (2015), concluiu-se, em resumo, que todos os estudos analisados (incluindo estudos em animais e seres humanos) forneceram evidências de que existem anormalidades no SNP e/ou SNJC que provavelmente contribuem para a fisiopatologia da DN na DF.

Quadro clínico

Episódios de dor aguda são a complicação mais comum da doença falciforme (DF), eles têm início abrupto, imprevisível e são responsáveis pela maior parte da utilização de recursos de saúde para DF; no entanto, esses episódios também são frequentemente tratados em casa. Os episódios de dor aguda aumentam em frequência com a idade, e 30% a 40% dos adolescentes e adultos com DF podem evoluir com dor crônica, com grande repercussão socioeconômica.

Transição de dor aguda para dor crônica

O início abrupto de episódios de dor aguda geralmente ocorre nas costas, extremidades, tórax e abdômen. Os gatilhos para dor temporariamente associados incluem, mas não estão limitados a infecções agudas, desidratação, asma, baixas temperaturas e início da menstruação; no entanto, muitas vezes nenhum gatilho é identificado. Os episódios de dor aguda podem começar logo nos primeiros meses de vida, aumentar de frequência com a idade e podem contribuir para o desenvolvimento de uma síndrome de dor crônica. A base biológica para a dor aguda e o surgimento de uma síndrome de dor crônica provavelmente são diferentes. A dor aguda é causada por vaso-oclusão recorrente de eritrócitos falciformes com lesão de isquemia-reperfusão resultante, enquanto a dor crônica é provavelmente causada por sensibilização do sistema nervoso.

Tradicionalmente, a dor crônica é definida como a dor que persiste por pelo menos 3 a 6 meses além do tempo normal de cura. Essa definição geralmente não se aplica a indivíduos com DF, uma vez que a dor da DF se desenvolve ao longo da vida. Critérios diagnósticos de consenso com base em evidências, no entanto, foram estabelecidos para a síndrome da dor crônica na DF. Um componente-chave desses critérios inclui "relatos de dor contínua na maioria dos dias nos últimos 6 meses em um único local ou em vários locais".

Avaliação de indivíduos com dor na DF

A avaliação da dor deve incorporar ferramentas que considerem os aspectos multidimensionais da dor. As avaliações clássicas da dor usam medidas unidimensionais de intensidade da dor, como uma escala de avaliação numérica, a Escala de Dor de Wong-Baker e a Escala Visual Analógica (EVA). Essas escalas são limitadas pela avaliação momentânea da dor e da variabilidade interindividual em virtude de diferenças na tolerância à dor. Assim, a classificação em uma escala de intensidade da dor nunca deve ser o único determinante para a administração de analgesia.

Infelizmente, as escalas de intensidade da dor não avaliam o impacto da dor no funcionamento diário, tornando-as menos úteis para a dor crônica. Em vez disso, devem ser usadas medidas de resultados relatados pelo paciente que capturam aspectos multidimensionais da dor e o impacto sobre a funcionalidade. Essas ferramentas incluem medidas específicas de SCD (PedsQL SCD Module, *Adult Sickle Cell Quality of Life Measurement Information System*) e medidas gerais (sistemas de informação de medição de resultados relatados pelo paciente NIH – PROMIS). Ferramentas específicas de dor com um período de recordação de 7 a 30 dias permite a avaliação da dor ao longo do tempo e a resposta ao tratamento. Outras ferramentas multidimensionais estudadas na SCD incluem o Questionário de Habilidade Funcional de Dor Aguda para Jovens, Ferramenta de Dor para Adolescentes e Pediátricos, *Brief Pain Inventory* e *McGill Pain Questionnaire*.

A avaliação da dor da DF deve determinar se a dor é aguda, crônica, relacionada à DF ou todas as três. É necessária uma discussão clara com o indivíduo afetado para distinguir entre os tipos potenciais de dor. A dor associada à "síndrome do uso excessivo", que é definida como dor de movimentos repetitivos nas atividades diárias, pode ser mal compreendida e tratada como dor aguda da DF, síndrome de dor crônica ou um episódio de dor aguda prolongada. A associação temporal do novo início da dor, juntamente com a localização e o tipo de dor, pode ajudar o indivíduo afetado a distinguir a etiologia da dor. Os dados mostram que os indivíduos com SCD usam descritores que sugerem origens de dor nociceptiva (cãibras, esmagamento, lacrimejamento, *piercing*, torção) e neuropática (frio, calor, pontadas).

Tratamento

A crise vaso-oclusiva ou crise dolorosa aguda constitui a principal morbidade na DF. A febre parece comum mesmo em crises dolorosas aparentemente sem complicações, sugerindo que o sintoma pode ser característico da própria crise, e não necessariamente um sinal de infecção. Na verdade, acredita-se que a DF seja uma tétrade de síndromes de dor, anemia e suas sequelas, **disfunção orgânica** (incluindo infecção) e **comorbidades**, com a dor dominando o quadro clínico, podendo ser espontânea ou desencadeada pelos outros três componentes da tétrade. Embora a abordagem terapêutica para esta crise seja basicamente farmacológica, o manejo da dor durante cada episódio vai além do foco exclusivo na dimensão física da dor para a incorporação de componentes psicológicos, sociais e comportamentais. Uma abordagem multifacetada para o tratamento da dor, portanto, continua sendo crucial para o cuidado holístico do paciente. Por exemplo, a pesquisa sobre a dor mostrou que a terapia cognitivo-comportamental na DF é um coadjuvante eficaz no tratamento da dor crônica, pois reduz o sofrimento psicológico e aumenta a confiança e a resiliência do paciente. Dada a influência estabelecida de fatores psicológicos, socioculturais e espirituais na percepção da dor, a crise vaso-oclusiva pode afetar o paciente nos seis domínios fundamentais da qualidade de vida relacionada à saúde, compreendendo função física, função psicológica, função social, atividades de papel, satisfação geral com a vida e percepção do estado de saúde.

No entanto, a crise vaso-oclusiva requer analgesia imediata e adequada proporcional ao nível de dor relatada pelo paciente, de acordo com algumas recomendações recentes.

Tratamento da dor: princípios gerais

O tratamento da dor envolve essencialmente uma abordagem sequencial: avaliação da dor, medição da dor e gerenciamento da dor. Os principais objetivos da avaliação da dor são compreender a experiência do paciente, os fatores holísticos subjacentes e a fisiopatologia que contribuem para a dor e evitar as sequelas decorrentes do não tratamento. Especificamente, a avaliação da dor em crianças e adolescentes com DF parece complexa e desafiadora. As limitações das ferramentas atuais de avaliação da dor foram destacadas em um relatório, ressaltando a necessidade de sua melhoria.

Os objetivos da medição da dor incluem a determinação da presença, intensidade, duração e localização da dor, bem como a eficácia do tratamento. A medição da dor em crianças é mais complicada do que em adultos e envolve o uso de ferramentas como Escala FLACC (Rosto, Pernas, Atividade, Choro e Consolabilidade), a Escala de Rostos e a EVA. Por fim, o manejo da dor compreende métodos farmacológicos e não farmacológicos. A escada analgésica de três degraus da OMS fornece o conceito básico para o manejo farmacológico da dor. A escolha da terapia analgésica é determinada pela gravidade, local e tipo de dor. Na dor leve, os analgésicos da etapa 1 (não opioides ± adjuvantes) são recomendados; na dor moderada, analgésicos de etapa 2 (opioide fraco ± não opioide ± adjuvantes) devem ser usados; enquanto na dor intensa, analgésicos da etapa 3 (opioides fortes ± não opioides ± adjuvantes) são recomendados. Os não opioides incluem paracetamol e anti-inflamatórios não esteroides (AINE); opioides fracos consistem em codeína e tramadol, enquanto morfina e fentanil são exemplos de opioides fortes. Os adjuvantes são usados dependendo do tipo de dor e são compostos por: antidepressivos como a amitriptilina (para dores neuropáticas); anticonvulsivantes como carbamazepina, valproato de sódio e gabapentina (para dor neuropática); antiespasmódicos como butilbrometo de hioscina (para cólica abdominal ou renal); ansiolíticos/relaxantes musculares como diazepam (para dor relacionada à ansiedade); e corticosteroides como dexametasona e prednisolona (para dor óssea, dor neuropática, cefaleia induzida por pressão intracraniana elevada e dor relacionada a edema/inflamação). Os métodos não farmacológicos são complementares aos métodos farmacológicos e incluem estimulação nervosa elétrica transcutânea, compressão quente ou fria e acupuntura. Outros consistem em suporte emocional, métodos cognitivos, como terapia cognitivo-comportamental, suporte espiritual, métodos de distração, respiração profunda e musicoterapia.

Opções farmacológicas no manejo da dor nas crises vaso-oclusivas

O manejo da dor em crises vaso-oclusivas é igualmente complexo e requer múltiplas intervenções, tais como farmacológicas, não farmacológicas e intervenções terapêuticas preventivas. Por exemplo, fluidos extras são administrados de rotina como tratamento adjuvante, independentemente do estado de hidratação do paciente; essa medida visa retardar ou interromper o processo de falcização, o que ajuda a alcançar o alívio da dor. Embora essa prática seja há muito defendida, em grande parte não se baseia em evidências e pode resultar em sobrecarga circulatória. No entanto, uma vez que a desidratação é um dos gatilhos das crises vaso-oclusivas, a administração de fluidos, neste caso, pode ser benéfica no controle da dor relacionada à crise. Outros pesquisadores também relataram a possível eficácia da reposição de vitamina D na dor crônica da DF porque uma deficiência grave de vitamina D foi observada em adolescentes com essa morbidade.

O tratamento farmacológico envolve o uso de analgésicos não opioides, analgésicos opioides e adjuvantes – isoladamente ou em combinação – dependendo da intensidade da dor. A abordagem básica continua sendo o tratamento sintomático da dor com doses crescentes de analgésicos não opioides e opioides. No entanto, o uso de analgésicos não opioides durante uma exacerbação aguda da dor também pode limitar o aumento das doses de opioides. Além disso, modificar a adesividade das células falciformes ao endotélio inflamado pode reduzir potencialmente as crises vaso-oclusivas. No entanto, a avaliação cuidadosa dos episódios dolorosos deve preceder e seguir todas as opções disponíveis para lidar com esse tipo de crise. A escolha, a via, a dose e a frequência de administração de opioides devem depender da apresentação do paciente. Para obter um tratamento eficaz da dor, os opioides podem ser administrados em um horário fixo ou por analgesia controlada pelo paciente. Dada a natureza moderada a grave da dor geralmente experimentada em crises vaso-oclusivas, os opioides constituem a base do tratamento farmacológico. No entanto, os pacientes adultos que recebem opioides com mais frequência para a dor apresentam mais interrupções em suas vidas, com níveis de atividade reduzidos e humor mais pessimista. Apesar da es-

colha de opioides para dor aguda e crônica na DF, as preocupações sobre o vício em narcóticos continuam a representar uma barreira para analgesia mais eficaz, embora as evidências apontem para a falta de vício. Os analgésicos da etapa 2 (opioide fraco ± não opioides ± adjuvantes) ou analgésicos da etapa 3 (opioides fortes ± não opioides ± adjuvantes) são, no entanto, aplicáveis na maioria dos casos de dor na DF. Na avaliação comparativa dos resultados da dor em crianças com DF, os resultados revelaram três áreas nas quais se concentrar para alcançar a melhora: avaliação e documentação aprimoradas da dor usando ferramentas válidas para a dor; gerenciamento multimodal mais agressivo para o pico da dor vaso-oclusiva; e melhor educação e apoio para o manejo da dor em casa. Analgesia multimodal parece ser o pré-requisito para o manejo eficaz da dor na DF. Um estudo sobre o manejo doméstico da dor falciforme entre pacientes pediátricos sugere que o alívio da dor foi substancialmente melhor para combinações de analgésicos do que para analgésicos individuais sobretudo para dor moderada a intensa. Além disso, a tolerância aos opioides pode se desenvolver a partir de visitas frequentes ao departamento de emergência (PS) e pode constituir uma das várias barreiras para o tratamento eficaz da dor; abordar essas barreiras ao manejo da dor para pacientes em crise no cenário de emergência pode melhorar a qualidade do manejo da dor administrado.

■ Uso de opioides associados a medicamentos adjuvantes

Alguns autores relataram que um protocolo de morfina oral administrada a pacientes com DF em crise de dor aguda reduziu significativamente o número de consultas no pronto-socorro, o número total de horas gastas no pronto-socorro e a proporção de consultas que posteriormente terminaram em internações hospitalares. Os autores concluíram que o regime de opioides foi uma abordagem farmacológica útil para fornecer alívio consistente da dor por via oral para pacientes com DF com dores relacionadas à crise. A necessidade de protocolos de tratamento individualizados foi destacada em uma revisão que observou que vários pacientes com DF ainda são mal tratados por causa da natureza não padronizada e do seu difícil manejo da dor. Em decorrência de sua atividade agonista do receptor NMDA, a cetamina em doses baixas é vista como um medicamento adjuvante aos opioides útil em pacientes com crise dolorosa refratária. Ainda, um estudo recente documentou o papel de uma combinação intravenosa de baixa dose de cetamina-midazolam no manejo de crise dolorosa grave. Em sua análise retrospectiva de pacientes adultos com DF e crise dolorosa grave que não respondem à morfina intravenosa e a outros analgésicos adjuvantes, os autores documentaram uma melhora significativa nos escores de dor (usando a escala de classificação numérica) após adicionar o regime de cetamina-midazolam. Esse achado sugere que esse regime pode ser eficaz na redução da dor e da necessidade de opioides em pacientes com DF com crise dolorosa grave.

Outros pesquisadores exploraram ainda mais o uso de diamorfina intranasal em pacientes pediátricos com células falciformes com crise dolorosa. Quando administrada em sinergia com morfina intravenosa ou oral em um ambiente de atendimento de emergência, houve uma rápida melhora nos escores de dor em 2 horas. Mais importante, essas crianças não relataram reações adversas, mas classificaram a diamorfina intranasal como altamente eficaz e analgésico aceitável. A diamorfina intranasal foi, portanto, recomendada para analgesia rápida em crianças com crises dolorosas. Em seus colegas adultos, um programa de controle da dor modelado em regimes usados no tratamento da dor crônica do câncer (morfina de liberação controlada intravenosa e oral) foi encontrado para reduzir as visitas ao hospital, visto que o número de internações por dor falciforme foi reduzido em 44%, o total de dias de internação em 57%, o tempo de internação em 23% e o número de consultas no pronto-socorro em 67%. Isso reforça a importância de instituir um regime analgésico estruturado e individualizado para atingir resultados ideais. Na verdade, os planos individualizados de controle da dor em ambientes de emergência são eficazes no fornecimento de gerenciamento de alta qualidade de crises vaso-oclusivas e são caracterizados por um alto nível de satisfação do paciente e hospitalizações reduzidas.

Outro grupo de pesquisadores explorou a eficácia do cloridrato de nalbufina no controle da dor entre pacientes pediátricos com anemia falciforme. As comparações foram feitas com aqueles colocados em morfina usando medidas de desfecho específicas. Notavelmente, observou-se que os pacientes que tomavam hidrocloreto de nalbufina eram menos propensos a desenvolver síndrome torácica aguda e tiveram menor tempo de hospitalização.

■ Heparina de baixo peso molecular como terapia adjuvante

Um ensaio clínico duplo-cego randomizado avaliou a segurança e a eficácia da tinzaparina (uma heparina de baixo peso molecular) no tratamento de vasos dolorosos agudos na crise oclusiva. No grupo de tratamento, os pacientes receberam tinzaparina subcutânea uma vez ao dia em combinação com cuidados de suporte, que incluíram analgesia opioide (morfina) por não mais de 7 dias, enquanto os pacientes do grupo de controle foram expostos a um placebo e suporte semelhante pelo mesmo tempo. Curiosamente, uma diminuição estatisticamente significativa no número de dias com o maior escore de dor, duração total da crise dolorosa e duração da admissão foi observada para cada comparação de tinzaparina *versus* placebo. Especificamente, observou-se que a redução na intensidade da dor foi mais abrupta para pacientes tratados com tinzaparina, destacando o fato de que a tinzaparina, administrada em seu regime terapêutico apropriado, reduziu a gravidade e a duração da crise dolorosa aguda. Esse achado interessante pode estar relacionado à sua atividade antitrombótica, o que provavelmente ajuda a melhorar a vaso-oclusão. Por exemplo, acredita-se que o grau de aderência das diferentes células sanguíneas ao endotélio vascular se correlaciona bem com a gravidade clínica da doença. Assim, essa tendência de formação de trombo sustenta a base farmacológica para a potencial utilidade da tinzaparina na vasopressina e na crise oclusiva.

■ Benefícios da hidroxiureia

Outro paradigma de tratamento para crise dolorosa aguda tem sido o uso de hidroxiureia. Há vários anos, observa-se que a trajetória clínica dos pacientes com anemia falciforme pode ser amenizada por esse citotóxico. Acredita-se que a melhora clínica em alguns dos pacientes esteja relacionada à indução da produção de hemoglobina etal (HbF). No entanto, seus possíveis mecanismos de ação têm sido explorados, incluindo a redução da expressão do receptor de adesão dos glóbulos vermelhos em jovens indivíduos com DF e a indução *in vitro* de alterações nas células endoteliais, afetando o grau de aderência de diferentes células sanguíneas, bem como modular os determinantes da adesão intercelular e endotelial, como a molécula de adesão vascular solúvel-1 (sVCAM-1) e os níveis de mieloperoxidase. A diminuição dos níveis de sVCAM-1 e mieloperoxidase sugere uma redução nas interações eritrorocito-endotelial e em atividade de neutrófilos, respectivamente; o último resultado pode ajudar a reduzir a fase de propagação de uma crise vaso-oclusiva. Outros mecanismos comprovados de ação da hidroxiureia incluem a redução dos marcadores de hipercoagulabilidade na DF, como o fator de von Wilbrand VIII, bem como a depleção de óxido nítrico (NO), que ocorre na anemia hemolítica associada à doença. Na patologia da DF, a anemia hemolítica está associada à diminuição da biodisponibilidade de NO, o que resulta no comprometimento da vasodilatação, entre outros efeitos. Embora as descobertas do estudo da hidroxiureia na DF indiquem seus efeitos benéficos em encurtar a duração das internações relacionadas à crise e reduzir a dose líquida de opioides, houve preocupações sobre seu perfil de segurança em pacientes pediátricos com anemia falciforme. No entanto, há evidências convincentes para apoiar seu uso em pacientes com até 9 meses de idade, dada sua capacidade relatada de reduzir a frequência de crises vaso-oclusivas e síndrome torácica aguda com pouca ou nenhuma reação adversa. Na verdade, resulta de um protocolo que sugere genotoxicidade mínima ou carcinogenicidade com exposição em longo prazo à hidroxiureia. Uma revisão recente dá mais crédito à sua segurança e eficácia em pacientes pediátricos e adultos, pois não houve aumento relatado na incidência de leucemia e teratogenicidade. Em um estudo longitudinal de uma coorte de crianças com células falciformes nos Estados Unidos, um grupo de pesquisadores comparou o número de episódios de dor vaso-oclusiva (incluindo síndrome torácica aguda/episódios de pneumonia) e os gastos com tratamento naqueles tratados com hidroxiureia e naqueles não tratados com ela, durante um período de 2 a 3 anos. Notavelmente, o tratamento com hidroxiureia foi associado a uma redução significativa nos episódios de dor vaso-oclusiva, hospitalização admissões e despesas cumulativas com cuidados. Um estudo multicêntrico entre pacientes adultos também relatou que o uso de hidroxiureia resultou em redução significativa na intensidade da dor diária avaliada pelo paciente, uso de analgésico e utilização, achados que estão em sintonia com relatórios previamente documentados sobre seus efeitos de melhoria na crise vaso-oclusiva. Melhor ainda, a extensão do alívio da dor nesses pacientes foi encontrada diretamente correlacionada com o tamanho da resposta terapêutica da HbF à hidroxiureia. Mais importante, alguns autores defenderam que uma maior utilização de hidroxiureia por pacientes pediátricos e adultos provavelmente reduziria suas visitas ao pronto-socorro para o controle da dor.

■ Papel do óxido nítrico inalado

O óxido nítrico inalado pode servir como um medicamento potencial no tratamento de crises vaso-oclusivas. Por exemplo, as respostas microvasculares a eventos vaso-oclusivos são dependentes do estresse oxidativo e da disfunção das células endoteliais; eventos induzidos por oxigênio e nitrogênio reativos que contribuem para a vasculopatia associada à DF são impulsionados por mudanças na disponibilidade de substrato e cofator para óxido nítrico sintase de células endoteliais, destacando-se o papel emergente de espécies reativas de oxigênio e nitrogênio na patogênese da doença. Além disso, não houve diferenças significativas na duração da hospitalização, nos escores de dor da EVA, uso cumulativo de opioides e taxa de tórax agudo síndrome entre os grupos de tratamento e placebo.

■ Analgesia multimodal

Em um estudo recente de pacientes adultos com células falciformes que receberam dois tipos diferentes de analgesia multimodal, ou seja, regime de cetorolaco (NSAID) + tramadol (opioide fraco), bem como cetorolaco + tramadol + fentanil comprimido bucal (opioide forte) (durante dois regimes severos separados episódios de crises vaso-oclusivas), a soma ponderada no tempo das diferenças de intensidade da dor nas primeiras 24 horas de tratamento da dor aguda foi maior com o último regime de tratamento. Além disso, a diferença de intensidade da dor, o alívio total da dor e a soma ponderada de tempo de ansiedade nas primeiras 24 horas foram melhorados com o regime de cetorolaco + tramadol + fentanil do que com o regime de cetorolaco + tramadol, sugerindo que o fentanil pode ser um analgésico potente no tratamento precoce da dor aguda em ambientes de emergência.

O cetorolaco é um AINE de 1ª geração usado para o tratamento de curto prazo da dor moderada a grave, e foi demonstrado um adjuvante eficaz aos opioides no tratamento da dor aguda falciforme.

■ Sulfato de magnésio como droga adjuvante

Novos medicamentos adjuvantes também se mostraram eficazes na modulação do resultado de crises vaso-oclusivas quando usados em conjunto com os protocolos convencionais de controle da dor. Por exemplo, um grupo de pesquisadores estudou o efeito do sulfato de magnésio intravenoso na duração da hospitalização de crianças admitidas com crise vaso-oclusiva. Dois protocolos de tratamento sequencial de sulfato de magnésio intravenoso foram adicionados ao tratamento padrão de internação compreendendo fluidos intravenosos, opioides e AINE. Curiosamente, o sulfato de magnésio intravenoso aparentemente reduziu a duração da hospitalização dessas crianças em crise. Embora o sulfa-

to de magnésio tenha sido considerado eficaz em ataques de asma graves e na redução da pressão arterial sistólica na eclâmpsia gravídica, seu uso potencialmente benéfico na DF vaso-oclusiva pode estar relacionada a ação vasodilatadora.

Opções não farmacológicas de manejo da dor

Episódios recorrentes e frequentes de crises vaso-oclusivas podem estar associados a problemas psicossociais, como baixa autoestima, ansiedade, depressão, insatisfação com a imagem corporal, baixo desempenho escolar, isolamento social, participação reduzida nas atividades normais da vida diária, bem como relações deficientes entre pares e familiares. As intervenções psicológicas para crises dolorosas em pacientes com DF devem, portanto, complementar as opções farmacológicas atuais. No entanto, uma revisão sistemática, conduzida para examinar se as habilidades de enfrentamento de pacientes com DF melhoraram após intervenções psicológicas, mostrou evidências limitadas de sua eficácia. Uma dessas intervenções que receberam suporte empírico é a terapia cognitivo-comportamental. Tem sido defendido que os pacientes com anemia falciforme precisam de mais informações sobre sua doença, bem como melhor acesso a intervenções psicossociais. A terapia cognitivo-comportamental é uma intervenção psicossocial que visa melhorar a saúde mental. Ela se concentra em corrigir distorções cognitivas e comportamentos relativos à doença, e no desenvolvimento de estratégias pessoais de enfrentamento. A terapia cognitivo-comportamental pode, portanto, servir como um coadjuvante eficaz no manejo da dor crônica na SCD, pois pode ajudar a aumentar a resiliência dos pacientes ou desenvolver estratégias de enfrentamento. Apesar da escassez de papéis com base em evidências para terapias psicológicas no tratamento da dor na SCD, estudos adicionais são defendidos para estabelecer a eficácia dessas opções não farmacológicas.

Outras estratégias terapêuticas que consideram o mecanismo da dor falciforme

Os opioides têm sido a base do tratamento sintomático da dor falciforme. O uso crônico de opioides pode gerar alguns efeitos colaterais, incluindo hiperalgesia, dependência e tolerância. Além disso, os opioides influenciam adversamente a reologia de hemácias, alterando sua estrutura de membrana, aumentando a inflamação induzida pela degranulação dos mastócitos e influenciando a patologia do órgão por meio de sua coativação de tirosinaquinases receptoras, resultando na sinalização mitogênica. A compreensão recente dos alvos da dor com base no mecanismo aqui já descrito tem o potencial de ensejar terapias analgésicas aprimoradas na DF, discutidas a seguir.

■ Direcionando a crise veno-oclusiva (CVO) em DF

Durante as fases iniciais da CVO, a P-selectina inicia a adesão dos eritrócitos falciformes e leucócitos ao endotélio e intermedeia a adesão das plaquetas ativadas, resultando em vaso-oclusão e inflamação. O anticorpo anti-P-selectina, crizanlizumabe, inibe a adesão célula-célula mediada por P-selectina e demonstrou reduzir a frequência de CVO dolorosa em 45%. O crizanlizumabe parece prevenir CVO e a dor subsequente.

Inibindo a inflamação

A elastase liberada de leucócitos ativados intermedeia a inflamação nos tecidos periféricos e no gânglio da raiz dorsal (DRG), contribuindo para a dor. A serpinA3N, um inibidor endógeno de serina proteases, e a droga sivelestat, um inibidor de leucócito elastase, aliviaram a dor em modelo de dor neuropática em camundongos. A atividade da elastase leucocitária está significativamente aumentada no DRG e nos pulmões de camundongos falciformes.

Inibindo a ativação de mastócitos

A ativação dos mastócitos desempenha um papel crítico na inflamação neurogênica e na ativação do nociceptor mediante liberação de SP na pele e DRG de camundongos falciformes. O imatinibe, um inibidor de mastócitos, reduz significativamente a hiperalgesia neurogênica e previne a hiperalgesia induzida por hipóxia-reoxigenação em camundongos falciformes BERK. O pré-tratamento com o estabilizador de mastócitos cromolin sódico potencializou o efeito analgésico de baixas doses ineficazes de morfina em camundongos falciformes BERK. Portanto, é provável que a morfina ative os mastócitos, contribuindo para a dor, mas concomitantemente atue como analgésico por meio de sua atividade no sistema nervoso. A segmentação por mastócitos oferece, portanto, uma estratégia de redução de opioides no tratamento da dor falciforme.

Estimulando receptores canabinoides

A ativação do receptor canabinoide tipo 1 (CB1R) e do receptor canabinoide tipo 2 (CB2R) nos mastócitos inibe a degranulação e a inflamação, respectivamente. Os receptores CB1R e CB2R são expressos tanto no SNC como nos tecidos do SNP, incluindo células inflamatórias. A ativação do CB2R perifericamente gera uma resposta antinociceptiva na dor inflamatória e neuropática. Direcionar o receptor CB1R tem efeitos psicotrópicos, e direcionar o CB2R não os tem. A ativação do CB2R mitiga a dor neuropática e inflamatória e é protetora contra a lesão de isquemia-reperfusão, diminuindo a expressão endotelial de moléculas de adesão e a secreção de citocinas e atenuando a adesão de leucócitos ao endotélio, a migração transendotelial e o dano oxidativo relacionado, todos consistentes com a fisiopatologia da DF.

Elevação da hemoglobina fetal

Foi constatado que a dor crônica está inversamente associada à HbF circulante em pacientes com DF. Notavelmente, a HbF mais alta em pacientes com DF mostrou estar associada à frequência reduzida de crises dolorosas. Estratégias de aumento de HbF foram examinadas em estudos pré-clínicos. O alvo mamífero da rapamicina (mTOR) desempenha papel central na regulação de muitos processos celulares fundamentais, desde a síntese de proteínas até a autofagia, e a sinalização desregulada de mTOR está implicada em uma variedade de condições patológicas. O inibidor de mTOR, rapamicina, aumenta os níveis de HbF e melhora o fenótipo de nocicepção em camundongos com célula falciforme. Gaudre et al. relataram o caso de um receptor de transplante renal com DF que foi tratado com everolimus, um inibidor de mTOR. Em 10 meses após o início da terapia, o nível de HbF do paciente aumentou dramaticamente de 4,8% para 15%, e houve excelente tolerância ao tratamento.

Estratégias anti-inflamatórias e antioxidantes

Os ácidos graxos ômega-3 têm propriedades antiagregantes, antiaderentes, anti-inflamatórias e vasodilatadoras. Eles demonstraram reduzir a frequência de CVO e as necessidades de transfusão em um estudo randomizado com 140 pacientes no Sudão.

Os mecanismos nociceptivos centrais contribuem para a dor crônica e a hiperalgesia na DF, liberando espécies oxidativas reativas, citocinas inflamatórias, fatores neurotróficos e prostaglandinas que excitam os neurônios nociceptivos por micróglia ativada, contribuindo para a persistência da dor crônica na DF. A ativação glial, a neuroinflamação e o estresse oxidativo na medula espinhal de camundongos falciformes são melhorados com curcumina e/ou coenzima Q10 (CoQ10), resultando na atenuação da hiperalgesia em camundongos falciformes BERK. A curcumina e a CoQ10 são, talvez, adjuvantes relativamente não tóxicos. Em um estudo preliminar em uma subpopulação de pacientes com DF, o tratamento com CoQ10 reduziu a inflamação e o estresse oxidativo medido pela proteína C reativa circulante e substâncias reativas ao ácido tiobarbitúrico, respectivamente, e reduziu a dor durante CVO.

Eletroacupuntura

A eletroacupuntura em ratos com foice BERK acordados influenciou o microambiente falciforme, bem como a nocicepção central. A eletroacupuntura ocasionou a redução de citocinas inflamatórias, da substância P e da inflamação neurogênica na periferia e nas vias de sinalização de nocicepção na medula espinhal e potencializou o efeito de uma dose subótima de morfina em respondedores moderados, resultando em analgesia equivalente àquela em altos respondedores. Em uma revisão retrospectiva e análise descritiva de 24 pacientes com anemia falciforme com dor tratados no National Institutes of Health, 9 pacientes realizaram apenas acupuntura em regime de internação para CVO, 11 pacientes receberam apenas tratamento ambulatorial de acupuntura para dor crônica e 4 pacientes receberam internação e tratamentos ambulatoriais. A análise dos resultados coloca a acupuntura como um possível coadjuvante para o controle da dor na DF.

Terapia opioide no contexto da DF

Após o uso de estratégias não farmacológicas, os opioides são atualmente a base do tratamento de pacientes com dor na DF. Os medicamentos não opioides provavelmente têm um papel no tratamento da dor da DF; no entanto, os dados que apoiam seu uso na DF são limitados. O uso de opioides na DF deve ser ancorado no entendimento da neurobiologia da dor e na farmacologia da analgesia.

■ Mecanismo de ação e metabolismo dos opioides

Os opioides se ligam aos receptores opioides Mu e resultam na diminuição da entrada nociceptiva aferente, proporcionando analgesia.

O conhecimento do metabolismo dos opioides é aplicável ao uso de codeína na DF. Indivíduos com DF têm polimorfismos CYP2D6 associados à baixa atividade enzimática. Eles não convertem codeína em morfina de forma eficiente e, portanto, a codeína lhes fornece menos analgesia do que a pacientes com alta atividade do CYP2D6. Portanto, não recomendamos a codeína para o tratamento de rotina da dor na DF. O Food and Drug Administration (FDA) emitiu uma contraindicação ao uso de codeína em crianças ≤ 12 anos e um aviso em crianças de 12 a 18 anos que são obesas, têm apneia obstrutiva do sono ou doença pulmonar. Esses avisos são baseados no risco de indivíduos serem metabolizadores ultrarrápidos de codeína, que potencializa a conversão rápida desta em morfina.

■ Compreender a janela terapêutica dos opioides é um princípio fundamental necessário para controlar a dor na DF

O princípio farmacológico de colocar e manter um indivíduo na "janela terapêutica" deve conduzir a abordagem para o controle ideal da dor em indivíduos com DF.

A janela terapêutica é definida como uma gama de doses de opioides que maximiza o efeito analgésico e minimiza os efeitos colaterais. A quantidade de opioide necessária para atingir a janela terapêutica varia com base na função renal e hepática, farmacocinética e farmacodinâmica do opioide, eventos anteriores de dor dos indivíduos e necessidades de opioide, gravidade da dor e presença ou ausência de uso crônico de opioide.

Uma vez tomada a decisão de admitir um indivíduo para o tratamento da dor, a escolha do opioide, a via, a frequência e o modo de administração são essenciais para o controle adequado da dor. Para administrar um opioide de forma que o efeito desejado para o nível do medicamento permaneça na janela terapêutica, deve haver titulação incremental da dose do opioide até que a analgesia eficaz seja alcançada ou que ocorram efeitos colaterais limitantes da dose. Uma vez que a janela terapêutica é alcançada, a abordagem ideal é administrar uma infusão contínua de opioide, fornecida como parte de um regime de analgesia controlada pelo paciente (PCA) que permite bólus de opioide de "demanda" iniciado pelo paciente para dor irruptiva prevista.

Nossa abordagem é dar a todas as crianças mais velhas e a adultos com DF uma infusão contínua de opioides na dose projetada para fornecer alívio sem o uso de doses de demanda na PCA. A dose em bólus de PCA é baseada na farmacologia do medicamento a cada 20 minutos e a um sexto da dose contínua. Assim, um indivíduo com episódio agudo de dor pode obter alívio com a PCA e pode aumentar a dose da infusão horária em no máximo 50% quando comparada à infusão contínua. Usando esse algoritmo delineado, não tivemos eventos adversos significativos nas últimas duas décadas. Chaves adicionais para o manejo adequado da dor incluem bons cuidados de enfermagem com monitoramento de toxicidades, tendo o indivíduo como a única pessoa a apertar o botão PCA e diretrizes claras para aumentar e diminuir a dose de opioide basal e PCA, enquanto se mantêm os pacientes em suas janelas terapêuticas.

A entrega de opioides via PCA em DF está associada com diminuição do tempo de internação hospitalar, diminuição do consumo total de opioides e maior satisfação. Existe uma variedade de abordagens de dosagem de PCA. Uma delas é dividir a quantidade inicial total de opioide necessária para atingir inicialmente o controle adequado da dor pelo número de horas durante as quais o medicamento foi administrado. Esta dose torna-se a infusão contínua de hora em hora do paciente internado inicial e a dose de demanda é um sexto do conjunto de infusão basal de hora em hora com um bloqueio de 20 minutos. Durante o tratamento inicial da dor aguda da DF, os indivíduos nunca devem receber opioides, apenas quando necessário (*pro re nata*; prn). O atraso em atingir um nível de opioide terapêutico no sangue usando-se apenas a administração de prn pode fazer os indivíduos caírem repetidamente da janela terapêutica e experimentem sofrimentos indevidos. Quando possível, uma PCA deve ser iniciada no ambiente de tratamento agudo, uma vez que a decisão de admissão é tomada para diminuir o tempo de latência para as doses subsequentes de opioides durante a transição para a unidade de internação. Avaliação de rotina do controle da dor é necessária e ajustes de dose de PCA devem ser feitos conforme necessário. A avaliação deve incluir medidas de intensidade da dor, questionários de capacidade funcional e outras medidas de desfecho relatadas pelo paciente. Se doses adicionais de demanda forem necessárias mais de três vezes por hora durante 2 horas, a dose basal total por hora deve ser aumentada.

Indivíduos com DF podem experimentar tolerância a opioides, em que, ao longo do tempo, doses de opioides incrementais são necessárias para atingir a janela terapêutica. Isso provavelmente é resultado da exposição ao opioide ao longo da vida. Tecnicamente, não há dose máxima de opioide, desde que haja monitoramento cuidadoso de toxicidade (ou seja, sonolência, hipóxia, bradipneia, hipersensibilidade induzida por opioide, náusea, vômito, prurido) e ocorre comunicação bidirecional entre todos os provedores de saúde. O objetivo é manter o controle estável da dor e evitar picos e vales que removem os indivíduos da janela terapêutica, colocando-os abaixo da concentração efetiva mínima (controle da dor subótima) ou acima da concentração tóxica mínima (efeitos colaterais limitantes da dose).

Tratamento da dor com DF em casa

A maioria dos episódios de dor na DF é tratada em casa. Portanto, todos os indivíduos devem ter um plano personalizado de tratamento da dor em casa. Os "planos de ação da dor" devem ser estabelecidos entre os indivíduos e os profissionais de saúde como parte do atendimento otimizado da DF. Esses planos de ação fornecem aos indivíduos autonomia para autogerenciar sua dor, ajudando-os a reconhecer as fases iniciais da dor e tratá-la de maneira ideal em casa. Nosso plano de ação segue a escada analgésica da OMS para o controle da dor. Quando os opioides são necessários, os mesmos princípios farmacológicos de colocar e manter o indivíduo em sua janela terapêutica devem orientar o manejo domiciliar. No início da dor, opioides de liberação imediata (início do efeito: 20 a 30 minutos) devem ser usados. Se apropriado para a idade, um opioide de liberação sustentada também deve ser iniciado, mimetizando a infusão intravenosa contínua. A combinação de opioides de ação longa e curta fornece a abordagem ideal para manter o indivíduo na janela terapêutica. Os planos de ação da dor que facilitam o manejo domiciliar estão associados à diminuição das visitas ao departamento de emergência.

Conclusão

As opções farmacológicas para o manejo da dor na crise vaso-oclusiva de células falciformes são eficazes tanto em pacientes pediátricos como em adultos. Não opioides e opioides ainda constituem a base da terapia analgésica para a dor aguda e crônica da doença. A analgesia multimodal e o regime analgésico individualizado estruturado parecem mais eficazes na obtenção de melhores resultados de tratamento. Novos analgésicos e drogas adjuvantes ainda estão surgindo e estão se mostrando igualmente eficazes no alívio da dor. Um modificador de doença como a hidroxiureia pode ser o "ponto de viragem" para reduzir a morbidade relacionada à dor em crianças e adultos com DF. Embora as evidências atuais ainda sejam limitadas sobre o papel de suporte da terapia cognitivo-comportamental no tratamento da dor, esta abordagem não farmacológica é comprovadamente eficaz, mas precisa ser explorada como um possível complemento no fornecimento de analgesia.

Referências bibliográficas

1. Aich A, Paul J, Lei J, Wang Y, Bagchi A, Gupta K. Regulation of elastase by SerpinA3N contributes to pain in sickle cell disease. Blood. 2016;128:858.
2. Brandow AM, Zappia KJ, Stucky CL. Sickle cell disease: a natural model of acute and chronic pain. Pain [Internet]. 2017; 158(suppl. 1):79-84. Disponível em: http://journals.lww.com/00006396-201704001-00011.
3. Anie KA, Green J; Cochrane Cystic Fibrosis and Genetic Disorders Group. Psychological therapies for sickle cell disease and pain. Cochrane Database Syst. Rev. 2015;32(7):CD001916.
4. Anie KA, Steptoe A. Pain, mood and opioid medication use in sickle cell disease. Hematol. J. 2003;4(1):71-73.
5. Asnani MR, Francis DK, Brandow AM, Gabbadon CEOH, Ali A. Interventions for treating neuropathic pain in people with sickle cell disease. Cochrane Database Syst. Rev. 2019;2019(7).
6. Ataga KI, Kutlar A, Kanter J, Liles D, Cancado R, Friedrisch J, Guthrie TH, Knight-Madden J, Alvarez OA, Gordeuk VR, Gualandro S, Colella MP, Smith WR, Rollins SA, Stocker JW, Rother RP. Crizanlizumab for the prevention of pain crises in sickle cell disease. N. Engl. J. Med. 2017;376:429-439.
7. Ballas SK, Bauserman RL, McCarthy WF et al. Hydroxyurea and acute painful crisis in sickle cell anemia: effects on hospital length of stay and opioid utilization during hospitalization, outpatient acute care contacts, and at home. J. Pain Symptom Manage. 2010;40(6):870-882.
8. Ballas SK, Darbari DS. Neuropathy, neuropathic pain, and sickle cell disease. Am. J. Hematol. 2013;88(11):927-9.
9. Ballas SK. Management of sickle pain. Curr. Opin. Hematol. 1997;4(2):104-111.
10. Ballas SK. Pain management of sickle cell disease. Hematol. Oncol. Clin. North Am. 2005;19(5):785-802.
11. Beckmann CF, De Luca M, Devlin JT, Smith SM. Investigations into resting-state connectivity using independent component analysis. Philos. Trans. R. Soc. Lond. B Biol. Sci. 2005;360:1001-1013.
12. Bieri D, Reeve RA, Champion GD, Addicoat L, Ziegler JB. The Faces Pain Scale for the self-assessment of the severity of pain experienced by children: development, initial validation and preliminary investigation for ratio scale properties. Pain. 1990;41(2):139-150. PubMed: 2367140.
13. Brandow AM, Debaun MR. Key components of pain management for children and adults with sickle cell disease. Hematol. Oncol. Clin. North Am. 2018;32(3):535-550.
14. Brandow AM, Debaun MR. Key components of pain management for children and adults with sickle cell disease. Hematol. Oncol. Clin. North Am. 2018;32(3):535-550.
15. Brandow AM, Farley RA, Panepinto JA. Early insights into the neurobiology of pain in sickle cell disease: a systematic review of the literature. Pediatr. Blood Cancer [Internet]. 2015 Sep;62(9):1501-11. Disponível em: http://doi.wiley.com/10.1002/pbc.25574.
16. Brandow AM, Farley RA, Panepinto JA. Neuropathic pain in patients with sickle cell disease. Pediatr. Blood Cancer. 2014;61(3):512-7.
17. Brookoff D, Polomano R. Treating sickle cell pain like cancer pain. Ann. Intern. Med. 1992;116(5):364-368.
18. Brousseau DC, McCarver DG, Drendel AL, Divakaran K, Panepinto JA. The effect of CYP2D6 polymorphisms on the response to pain treatment for pediatric sickle cell pain crisis. J. Pediatr. 2007;150(6):623-626. PubMed: 17517247.
19. Brousseau DC, Scott JP, Hillery CA, Panepinto JA. The effect of magnesium on length of stay for pediatric sickle cell pain crisis. Acad. Emerg. Med. 2004;11(9):968-972.
20. Buchanan ID, Woodward M, Reed GW. Opioid selection during sickle cell pain crisis and its impact on the development of acute chest syndrome. Pediatr. Blood Cancer. 2005;45(5):716-724.
21. Buckner RL, Andrews-Hanna JR, Schacter DL. The brain's default network: anatomy, function and relevance to disease. Ann. NY Acad. Sci. 2008;1124:1-38.
22. Cannas G, Poutrel S, Thomas X. Hydroxycarbamine: from an old drug used in malignant hemopathies to a current standard in sickle cell disease. Mediterr. J. Hematol. Infect. Dis. 2017;9(1):e2017015.
23. Case M, Zhang H, Mundahl J, Datta Y, Nelson S, Gupta K, He B. Characterization of functional brain activity and connectivity using EEG and fMRI in patients with sickle cell disease. Neuroimage Clin. 2017;14:1-17.
24. Cataldo G, Rajput S, Gupta K, Simone DA. Sensitization of nociceptive spinal neurons contributes to pain in a transgenic model of sickle cell disease. Pain. 2015;156:722-730.

25. Colella MP, Paula EV, Conran N et al. Hydroxyurea is associated with reductions in hypercoagulability markers in sickle cell anemia. J. Thromb. Haemost. 2012;10(9):1967-1970.

26. Conti C, Tso E, Browne B. Oral morphine protocol for sickle cell crisis pain. Md. Med. J. 1996;45(1):33-35.

27. Daak AA, Ghebremeskel K, Hassan Z, Attallah B, Azan HH, Elbashir MI, Crawford M. Effect of omega-3 (n-3) fatty acid supplementation in patients with sickle cell anemia: randomized, double-blind, placebo-controlled trial. Am. J. Clin. Nutr. 2013;97:37-44.

28. Dampier C, Ely E, Brodecki D, O'Neal P. Home management of pain in sickle cell disease: a daily diary study in children and adolescents. J. Pediatr. Hematol. Oncol. 2002;24(8):643-647.

29. Dampier C, Jaeger B, Gross HE et al. Responsiveness of PROMIS(R) Pediatric Measures to Hospitalizations for Sickle Pain and Subsequent Recovery. Pediatr. Blood Cancer. 2016;63(6):1038-1045. PubMed: 26853841.

30. Dampier C, Palermo TM, Darbari DS, Hassell K, Smith W, Zempsky W. AAPT diagnostic criteria for chronic sickle cell disease pain. J. Pain. 2017;18(5):490-498. PubMed: 28065813.

31. Darbari DS, Hampson JP, Ichesco E, Kadom N, Vezina G, Evangelou I, Clauw DJ, Taylor VJG, Harris RE. Frequency of hospitalizations for pain and association with altered brain network connectivity in sickle cell disease. J. Pain. 2015;16:1077-1086.

32. De Franceschi L, Mura P, Schweiger V et al. Fentanyl buccal tablet: a new breakthrough pain medication in early management of severe vaso-occlusive crisis in sickle cell disease. Pain Pract. 2016;16(6):680-687.

33. Desroches J, Bouchard JF, Gendron L, Beaulieu P. Involvement of cannabinoid receptors in peripheral and spinal morphine analgesia. Neuroscience. 2014;261:23-42.

34. Dudley L, Henderson-Smart DJ, Walker GJ, Chou D. Magnesium sulphate versus diazepam for eclampsia. Cochrane Database Syst. Rev. 2010;12:CD000127.

35. Edwards LY, Edwards CL. Psychosocial treatments in pain management of sickle cell disease. J. Natl. Med. Assoc. 2010;102(11):1084-1094.

36. FDA. FDA Drug Safety Communication – FDA restricts use of prescription codeine pain and cough medicines and tramadol pain medicines in children: recommends against use in breast-feeding women. Disponível em: https://www.fda.gov/Drugs/DrugSafety/ucm549679.htm.

37. Field TA, Beeson ET, Jones LK. The new ABCs: a practitioner's guide neuroscience-informed cognitive-behavior therapy. J. Ment. Health Couns. 2015;37(3):206-220.

38. Finan PH, Carroll CP, Moscou-Jackson G, Martel MO, Campbell CM, Pressman A, Smyth JM, Tremblay JM, Lanzkron SM, Haythornthwaite JA. Daily opioid use fluctuates as a function of pain, catastrophizing, and affect in patients with sickle cell disease: an electronic daily diary analysis. J. Pain. 2018;19:46-56.

39. Franck LS, Treadwell M, Jacob E, Vichinsky E. Assessment of sickle cell pain in children and young adults using the adolescent pediatric pain tool. J. Pain Symptom Manage. 2002;23(2):114-120. PubMed: 11844631.

40. Gaudre N, Cougoul P, Bartolucci P, Dörr G, Bura-Riviere A, Kamar N, Del Bello A. Improved fetal hemoglobin with mTOR inhibitor-based immunosuppression in a kidney transplant recipient with sickle cell disease. Am. J. Transplant. 2017;17:2212-2214.

41. Gladwin MT, Kato GJ, Weiner D et al. Nitric oxide for inhalation in the acute treatment of sickle cell pain crisis: a randomized controlled.

42. Gladwin MT, Shelhamer JH, Ognibene FP et al. Nitric oxide donor properties of hydroxyurea in patients with sickle cell disease. Br. J. Haematol. 2002;116(2):436-444.

43. Grace PM, Hutchinson MR, Maier SF, Watkins LR. Pathological pain and the neuroimmune interface. Nat. Rev. Immunol. 2014;14:217-231.

44. Gupta K, Harvima IT. Mast cell-neural interactions contribute to pain and itch. Immunol. Rev. 2018;282:168-187.

45. Gupta K, Jahagirdar O. Targeting pain at its source in sickle cell disease. Am. J. Physiol. Regul. Integr. Comp. Physiol. 2018;315(1):104-112.

46. Gupta K. Iatrogenic angiogenesis. In: Parat MO (ed.). Morphine and metastasis. Dordrecht, Netherlands: Springer; 2013. p. 63-78. doi: 10.1007/978-94-007-5678-6_5.

47. Gupta M, Msambichaka L, Ballas SK, Gupta K. Morphine for the treatment of pain in sickle cell disease. Sci. World J. 2015;2015:540154. doi: 10.1155/2015/540154.

48. Hawker GA, Mian S, Kendzerska T, French M. Measures of adult pain: Visual Analog Scale for Pain (VAS Pain), Numeric Rating Scale for Pain (NRS Pain), McGill Pain Questionnaire (MPQ), Short-form McGill Pain Questionnaire (SF-MPQ), Chronic Pain Grade Scale (CPGS), Short Form-36 Bodily Pain Scale (SF-36 BPS), and Measure of Intermittent and Constant Osteoarthritis Pain (ICOAP). Arthritis Care Res. (Hoboken). 2011;63(suppl. 11):240-252. PubMed: 22588748.

49. Hicks CL, Von Baeyer CL, Spafford PA, Van Korlaar I, Goodenough B. The Faces Pain Scale-Revised: toward a common metric in pediatric pain measurement. Pain. 2001;93(2):173-183.

50. Hillery CA, Kerstein PC, Vilceanu D, Barabas ME, Retherford D, Brandow AM, Wandersee NJ, Stucky CL. Transient receptor potential vanilloid 1 mediates pain in mice with severe sickle cell disease. Blood. 2011;118:3376-3383.

51. Ibrahim MM, Deng H, Zvonok A, Cockayne DA, Kwan J, Mata HP, Vanderah TW, Lai J, Porreca F, Makriyannis A, Malan Jr TP. Activation of CB2 cannabinoid receptors by AM1241 inhibits experimental neuropathic pain: pain inhibition by receptors not present in the CNS. Proc. Natl. Acad. Sci. USA. 2003;100:10529-10533.

52. Jacob E. The pain experience of patients with sickle cell anemia. Pain Manag. Nurs. 2001;2(3):74-83.

53. Keller SD, Yang M, Treadwell MJ, Werner EM, Hassell KL. Patient reports of health outcome for adults living with sickle cell disease: development and testing of the ASCQ-Me item banks. Health Qual. Life Outcomes. 2014;12:125. PubMed: 25146160.

54. Khaibullina A, Almeida LE, Wang L, Kamimura S, Wong EC, Nouraie M, Maric I, Albani S, Finkel J, Quezado ZM. Rapamycin increases fetal hemoglobin and ameliorates the nociception phenotype in sickle cell mice. Blood Cells Mol. Dis. 2015;55:363-372.

55. Krishnamurti L, Smith-Packard B, Gupta A, Campbell M, Gunawardena S, Saladino R. Impact of individualized pain plan on the emergency management of children with sickle cell disease. Pediatr. Blood Cancer. 2014;61(10):1747-1753.

56. Loureiro MM, Rozenfeld S. Epidemiology of sickle cell disease hospital admissions in Brazil. Rev. Saúde Pública [Internet]. 2005;39(6):943-9. Disponível em: http://www.ncbi.nlm.nih.gov/pubmed/16341405.

57. Lu K, Cheng MC, Ge X, Berger A, Xu D, Kato GJ, Minniti CP. A retrospective review of acupuncture use for the treatment of pain in sickle cell disease patients: descriptive analysis from a single institution. Clin. J. Pain. 2014;30:825-830.

58. Mallinson TE. A review of ketorolac as a prehospital analgesic. J. Paramed. Pract. 2017;9(12):522-526.

59. Mashon RS, Dash PM, Khalkho J, Dash L, Mohanty PK, Patel S, Mohanty RC, Das BS, Das UK, Das PK, Patel DK. Higher fetal hemoglobin concentration in patients with sickle cell disease in Eastern India reduces frequency of painful crisis. Eur. J. Haematol. 2009;83:383-384.

60. Mayer EA, Labus JS, Tillisch K, Cole SW, Baldi P. Towards a systems view of IBS. Nat. Rev. Gastroenterol. Hepatol. 2015;12:592-605.

61. McGann PT, Ware RE. Hydroxyurea for sickle cell anemia: what have we learned and what questions still remain? Curr. Opin. Hematol. 2011;18(3):158-165.

62. Melzack R. The McGill Pain Questionnaire: major properties and scoring methods. Pain. 1975;1(3):277-299. PubMed: 1235985.

63. Melzer-Lange MD, Walsh-Kelly CM, Lea G, Hillery CA, Scott JP. Patient-controlled analgesia for sickle cell pain crisis in a pediatric emergency department. Pediatr. Emerg. Care. 2004;20(1):2-4. PubMed: 14716157.

64. Merkel S, Voepel-Lewis T, Shayevitz JR, Malviya S. The FLACC: a behavioral scale for scoring postoperative pain in young children. Pediatr. Nursing. 1997;23(3):293-297.

65. Montecucco F, Lenglet S, Braunersreuther V, Burger F, Pelli G, Bertolotto M, Mach F, Steffens S. CB2 cannabinoid receptor activation is cardioprotective in a mouse model of ischemia/reperfusion. J. Mol. Cell. Cardiol. 2009;46:612-620.

66. Munro S, Thomas KL, Abu-Shaar M. Molecular characterization of a peripheral receptor for cannabinoids. Nature. 1993;365:61-65.

67. Murikinati S, Jüttler E, Keinert T, Ridder DA, Muhammad S, Waibler Z, Ledent C, Zimmer A, Kalinke U, Schwaninger M. Activation of cannabinoid 2 receptors protects against cerebral ischemia by inhibiting neutrophil recruitment. FASEB J. 2010;24:788-798.

68. Niscola P, Sorrentino F, Scaramucci L, De Fabritiis P, Cianciulli P. Pain syndromes in sickle cell disease: an update. Pain Med. 2009;10(3):470-80.

69. Niscola P, Sorrentino F, Scaramucci L, De Fabritiis P, Cianciulli P. Pain syndromes in sickle cell disease: an update. Pain Med. 2009;10(3):470-480.

70. Okomo U, Meremikwu MM. Fluid replacement therapy for acute episodes of pain in people with sickle cell disease. Cochrane Database Syst. Rev. 2012;6(6):CD005406.

71. Orhurhu MS, Chu R, Claus L, Roberts J, Salisu B, Urits I et al. Neuropathic pain and sickle cell disease: a review of pharmacologic management. Curr. Pain Headache Rep. 2020;24(9).

72. Osunkwo I, Tangpricha V, James-Herry A. Profound vitamin D deficiency in adolescents with sickle cell chronic pain. J. Investig. Med. 2010;58(2):482.

73. Pacher P, Haskó G. Endocannabinoids and cannabinoid receptors in ischaemia-reperfusion injury and preconditioning. Br. J. Pharmacol. 2008;153:252-262.

74. Panepinto JA, Torres S, Bendo CB et al. PedsQL sickle cell disease module: feasibility, reliability, and validity. Pediatr. Blood Cancer. 2013;60(8):1338-1344. PubMed: 23441057.

75. Pathan H, Williams J. Basic opioid pharmacology: an update. Br. J. Pain. 2012;6(1):11-16.

76. Payne R. Pain management in sickle cell anemia. Anesthesiol. Clin. North America. 1997;15(2):305-318.

77. Piel FB, Steinberg MH, Rees DC. Sickle cell disease. N. Engl. J. Med. 2017;376(16):1561-1573.

78. Portenoy RK. Treatment of cancer pain. Lancet. 2011;377(9784): 2236-2247.

79. Powell C, Kolamunnage-Dona R, Lowe J et al. Magnesium sulphate in acute severe asthma in children (MAGNETIC): a randomised, placebo-controlled trial. Lancet Respir. Med. 2013;1(4): 301-308.

80. Pujol LA, Monti DA. Managing cancer pain with nonpharmacologic and complementary therapies. J. Am. Osteopath. Assoc. 2007;107(12 suppl. 7):15-21.

81. Qari MH, Aljaouni SK, Alardawi MS et al. Reduction of painful vaso-occlusive crisis of sickle cell anaemia by tinzaparin in a double-blind randomized trial. Thromb. Haemost. 2007;98(2):392-396.

82. Quinlan J, Carter K. Acute pain management in patients with persistent pain. Curr. Opin. Support Palliat. Care. 2012;6(2):188-193.

83. Rajesh M, Pan H, Mukhopadhyay P, Bátkai S, Osei-Hyiaman D, Haskó G, Liaudet L, Gao B, Pacher P. Cannabinoid-2 receptor agonist HU-308 protects against hepatic ischemia/reperfusion injury by attenuating oxidative stress, inflammatory response, and apoptosis. J. Leukoc. Biol. 2007;82:1382-1389.

84. Rees DC, Williams TN, Gladwin MT. Sickle-cell disease. Lancet. 2010;376:2018-2031.

85. Richard RE. The management of sickle cell pain. Curr. Pain Headache Rep. 2009;13(4):295-297.

86. Saleh AW, Hillen HF, Duits AJ. Levels of endothelial, neutrophil and platelet-specific factors in sickle cell anemia patients during hydroxy-urea therapy. Acta Haematol. 1999;102(1):31-37.

87. Santos J, Jones S, Wakefield D, Grady J, Andemariam B. Patient controlled analgesia for adults with sickle cell disease awaiting admission from the emergency department. Pain Res. Manag. 2016;2016:3218186.

88. Sawyer J. Sickle cell pain management meets technology: everybody wins. Acute Pain. 2005;7(1):1-3.

89. Saxton RA, Sabatini DM. mTOR signaling in growth, metabolism, and disease. Cell. 2017;168:960-976. Erratum in: Cell. 2017;169:361-371. doi: 10.1016/j.cell.2017.03.035.

90. Schiavenato M, Alvarez O. Pain assessment during a vaso-occlusive crisis in the pediatric and adolescent patient: rethinking practice. J. Pediatr. Oncol. Nurs. 2013;30(5):242-248.

91. Serjeant GR, Ceulaer CD, Lethbridge R, Morris J, Singhal A, Thomas PW. The painful crisis of homozygous sickle cell disease: clinical features. Br. J. Haematol. 1994;87(3):586-591.

92. Sharma D, Brandow AM. Neuropathic pain in individuals with sickle cell disease. Neurosci. Lett. [Internet]. 2020;714(Nov. 2018):134445. Disponível em: https://doi.org/10.1016/j.neulet.2019.134445.

93. Shord SS, Cavallari LH, Gao W et al. The pharmacokinetics of codeine and its metabolites in blacks with sickle cell disease. Eur. J. Clin. Pharmacol. 2009;65(7):651-658. PubMed: 19357842.

94. Small-Howard AL, Shimoda LM, Adra CN, Turner H. Anti-inflammatory potential of CB1-mediated cAMP elevation in mast cells. Biochem. J. 2005;388:465-473.

95. Smith WR, Ballas SK, McCarthy WF et al. The association between hydroxyurea treatment and pain intensity, analgesic use, and utilization in ambulatory sickle cell anemia patients. Pain Med. 2011;12(5):697-705.

96. Sparkenbaugh E, Pawlinski R. Interplay between coagulation and vascular inflammation in sickle cell disease. Br. J. Haematol. 2013;162(1):3-14.

97. Stallworth JR, Jerrell JM, Tripathi A. Cost-effectiveness of hydroxy-urea in reducing the frequency of pain episodes and hospitalization in pediatric sickle cell disease. Am. J. Hematol. 2010;85(10):795-797.

98. Tan G, Jensen MP, Thornby JI, Shanti BF. Validation of the brief pain inventory for chronic non malignant pain. J. Pain. 2004;5(2):133-137. PubMed: 15042521.

99. Tawfic QA, Faris AS, Kausalya R. The role of a low-dose ketamine-midazolam regimen in the management of severe painful crisis in patients with sickle cell disease. J. Pain Symptom Manage. 2014;47(2):334-340.

100. Telfer P, Criddle J, Sandell J, Davies F, Morrison I, Challands J. Intranasal diamorphine for acute sickle cell pain. Arch. Dis. Child. 2009;94(12):979-980.

101. Thakur AS, Littaru GP, Moesgaard S, Dan SC, Khan Y, Singh CM. Hematological parameters and RBC TBARS level of Q 10 supplemented tribal sickle cell patients: a hospital based study. Indian J. Clin. Biochem. 2013;28:185-188.

102. Thomas V. Cognitive behavioural therapy in pain management for sickle cell disease. Int. J. Palliat. Nurs. 2000;6(9):434-442.

103. Treede RD, Rief W, Barke A et al. A classification of chronic pain for ICD-11. Pain. 2015;156(6):1003-1007. PubMed: 25844555.

104. Upton RN, Semple TJ, Macintyre PE. Pharmacokinetic optimisation of opioid treatment in acute pain therapy. Clin. Pharmacokinet. 1997;33(3):225-244. PubMed: 9314613.

105. Uwaezuoke SN, Ayuk AC, Ndu IK, Eneh CI, Mbanefo NR, Ezenwosu OU. Vaso-occlusive crisis in sickle cell disease: current paradigm on pain management. J. Pain Res. 2018;11:3141-3150.

106. Valverde Y, Benson B, Gupta M, Gupta K. Spinal glial activation and oxidative stress are alleviated by treatment with curcumin or coenzyme Q in sickle mice. Haematologica. 2016;101:44-47.

107. Van Sickle MD, Duncan M, Kingsley PJ, Mouihate A, Urbani P, Mackie K, Stella N, Makriyannis A, Piomelli D, Davison JS, Marnett LJ, Di Marzo V, Pittman QJ, Patel KD, Sharkey KA. Identification and functional characterization of brainstem cannabinoid CB2 receptors. Science. 2005;310:329-332.

108. Vijenthira A, Stinson J, Friedman J et al. Benchmarking pain outcomes for children with sickle cell disease hospitalized in a tertiary referral pediatric hospital. Pain Res. Manag. 2012;17(4):291-296.

109. Vincent L, Vang D, Nguyen J, Gupta M, Luk K, Ericson ME, Simone DA, Gupta K. Mast cell activation contributes to sickle cell pathobiology and pain in mice. Blood. 2013;122:1853-1862.

110. Wang Y, Lei J, Gupta M, Peng F, Lam S, Jha R, Raduenz E, Beitz AJ, Gupta K. Electroacupuncture in conscious free-moving mice reduces pain by ameliorating peripheral and central nociceptive mechanisms. Sci. Rep. 2016;6:34493.

111. Wood KC, Granger DN. Sickle cell disease: role of reactive oxygen and nitrogen metabolites. Clin. Exp. Pharmacol. Physiol. 2007;34(9):926-932.

112. Woolf CJ, Salter MW. Neuronal plasticity: increasing the gain in pain. Science. 2000;288(5472):1765-1769. PubMed: 10846153.

113. World Health Organization. Cancer for pain relief with a guide to opioid availability. Geneva, Switzerland: World Health Organization; 1996.

114. Yaster M, Kost-Byerly S, Maxwell LG. The management of pain in sickle cell disease. Pediatr. Clin. North Am. 2000;47(3):699-710.

115. Yawn BP, John-Sowah J. Management of sickle cell disease: recommendations from the 2014 expert panel report. Am. Fam. Physician. 2015;92(12):1069-1076.

116. Zempsky WT, O'Hara EA, Santanelli JP et al. Development and validation of the Youth Acute Pain Functional Ability Questionnaire (YAPFAQ). J. Pain. 2014;15(12):1319-1327. PubMed: 25277425.

capítulo 114

Tratamento Intervencionista da Dor Neuropática em Pediatria

Ana Carolina Lopes Pinheiro | Danielle Mazetto Cadide

Introdução

No ano de 2020, um novo conceito de dor surgiu: "uma experiência sensitiva e emocional desagradável associada a uma lesão tecidual real ou potencial, ou descrita nos termos de tal lesão". Ao lermos essa definição atualizada da IASP (Associação Internacional para Estudo da Dor), ficam claras a subjetividade e a complexidade de definirmos qualquer queixa álgica. E aí se encontra o maior desafio no manejo da dor neuropática (DN) na população pediátrica: o seu próprio diagnóstico.

A infância, segundo o Estatuto da Criança e Adolescente (ECA) do Brasil, é o período de vida compreendido do nascimento aos 12 anos de vida incompletos, e a adolescência, a fase de amadurecimento que se estende até os 18 anos de idade. Percebe-se, assim, que temos uma variedade enorme de pacientes em questão, pois um bebê de 9 meses é bem diferente em variados aspectos de um jovem de 17 anos. Estamos diante de pacientes que não conseguirão verbalizar suas percepções e sensações para nós, ou de indivíduos que têm suas condições floridas pela intensidade do próprio período de mudanças em que se encontram. Lidaremos, em sua maioria, somente com o abstrato como a inquietude, o choro, os sinais clínicos, e com uma boa anamnese dirigida aos pais, que, verdadeiramente, não estão sentindo a dor que tratamos.

Somente na Idade Moderna a criança passou a ser vista como um ser social, com suas particularidades e necessidades próprias. Até então, era tratada sem distinção quanto aos adultos nos âmbitos social, familiar e médico. Inclusive hoje, muitos de nossos algoritmos e tratamentos são advindos de pesquisas em adultos, e não em crianças propriamente ditas. O que geralmente ocorre é, por associação, transpassarmos os conceitos de um grupo ao outro, o gera uma inadequada abordagem diagnóstica e terapêutica por vezes.

Aproximadamente 6% da população pediátrica apresenta dor crônica, e aqui levamos em consideração a dor que persiste por mais de 3 meses e, dentro desse grupo, não sabemos exatamente qual a prevalência de DN. Por meio de observação, podemos presumir que seja uma estatística inferior à dos adultos, mas não temos nenhuma literatura que nos confirme essa hipótese com exatidão.

Nas crianças e adolescentes as principais causas de dor neuropática são: traumas, síndrome dolorosa complexa regional (SDCR), doenças neurológicas ou metabólicas, cânceres e síndromes genéticas. Em sua maioria, o tratamento consiste em terapia medicamentosa associada às técnicas não farmacológicas como fisioterapia, terapia ocupacional, acupuntura e psicoterapia. Em geral, temos bons resultados, porém, em casos específicos, a resposta a essa proposta terapêutica não se mostra promissora e, subindo mais um degrau na escada analgésica da Organização Mundial da Saúde (OMS), lançamos mão de terapias intervencionistas associadas.

O maior receio aos procedimentos invasivos na população em questão se apoia no fato de esses indivíduos ainda estarem em desenvolvimento bioneuropsicossocial e, assim, torna-se indesejável eliminar permanentemente qualquer tipo de condução neurossensorial. Dessa forma, grande parte dos procedimentos de intervenção é, ao contrário dos adultos, de caráter temporário e não ablativo, permitindo-os saírem da crise álgica para realizarem um trabalho fisioterápico eficiente.

Com certeza existem diversas outras intervenções sendo estudadas e com aplicabilidade na dor pediátrica além das abordadas neste capítulo, porém vamos nos ater aqui aos procedimentos mais discutidos e voltados exclusivamente a dores crônicas de origem neuropática.

Assim, abordaremos os seguintes itens:

1. Neuromodulação elétrica.
2. Bloqueios simpáticos cervical/torácico e lombar.
3. Bloqueios de nervos periféricos.
4. Bloqueio peridural caudal.
5. Bloqueio simpático venoso.

Neuromodulação elétrica

Estimulação medular

O primeiro registro do uso de estímulos elétricos para controle da dor é de Scribonius Largus, médico da corte do imperador romano Cláudio, utilizando uma arraia elétrica diretamente em uma área dolorosa, por volta de 47 d.C. O campo elétrico produzido pelo peixe inibia os sinais de dor local.

Já o implante de um neuroestimulador medular (NEM) teve sua aplicabilidade clínica iniciada no final da década de 1960, após a "teoria do portão" ter sido proposta por Wall e Melzack em 1965. Atualmente, é estimado que mais de 30 mil NEM sejam implantados anualmente no mundo todo.

Apesar de bem estabelecido como forma terapêutica em adultos, na população pediátrica seu uso ainda se mostra bastante controverso na literatura em virtude do caráter invasivo e da normalmente boa resposta dos pacientes à associação de medicamentos e técnicas complementares. Sua indicação mais corriqueira é a falha de controle álgico com o tratamento convencional, sendo o último passo no transcorrer do tratamento de alguns casos específicos de dor neuropática em crianças e adolescentes.

Os quadros em que se encontram mais estudos a respeito da neuromodulação elétrica em crianças são os pacientes com SDCR, que, apesar de ter sua classificação como DN sempre questionada, apresenta uma prevalência relativamente alta principalmente entre os adolescentes (idade média de 13 anos).

O NEM é um dispositivo composto por:

- ▶ Um gerador implantável que fornecerá o potencial elétrico definido e que pode ter sua bateria recarregável ou não, a depender do fabricante.
- ▶ Eletrodos para implantação epidural do tipo espiral ou placa, ligados a cabos.
- ▶ Um módulo de controle externo para ajuste do estímulo que se deseja fornecer.

A localização exata do eletrodo dependerá da área corporal de dor que o paciente apresenta e sobre a qual se deseja atuar; o dispositivo pode ser implantado em qualquer altura medular, com duas técnicas de inserção possíveis: a transcutânea (eletrodos espirais); e a neurocirúrgica (eletrodos de placa). Antes da colocação do NEM definitivo, faz-se obrigatoriamente a implantação provisória de 2 a 3 semanas de um modelo experimental para se avaliarem a resposta e a tolerabilidade do paciente ao tratamento.

A complicação mais comum é a infecção de partes moles ao redor do gerador, devendo-se sempre fazer antibiótico profilático pré-inserção dos componentes do aparato.

Quadro 114.1 – Inserção do eletrodo para neuroestimulação medular.	
Localização da dor	**Localização do eletrodo**
Membros superiores	C2-T1
Parede torácica	C6-T2
Abdômen	T5-T7
Lombar	T7-T9
Membros inferiores	T9-T11
Pés	T11-L1

Fonte: Desenvolvido pela autoria do capítulo.

Inicialmente, o objetivo do NEM era substituir a sensação de dor por uma parestesia agradável ao paciente, gerada pelo campo elétrico na coluna dorsal da medula. Os dispositivos funcionavam, em sua maioria, em uma frequência de 30 a 100 Hz, jamais ultrapassando 300 Hz, que se acreditava ser a maior taxa de resposta neural fisiológica. Atualmente, os dispositivos mais modernos de neuroestimulação trabalham com altas frequências de 10 kHz ou em pulsos de 500 Hz, extinguindo ou diminuindo a sensação parestésica, um dos motivos de má adaptação dos pacientes ao método.

A fisiopatologia por trás da resposta ao NEM ainda não está totalmente elucidada, porém acredita-se que, por meio do seu posicionamento junto à coluna dorsal medular e do seu estímulo elétrico constante, conseguiríamos atuar de forma ortodrômica e antidrômica nesta área. Ao estimular a liberação de GABA e inibir a de glutamato, agir elevando a ação da acetilcolina e ativando as vias noradrenérgica e serotoninérgica descendentes do funículo dorsolateral (FDL), o eletrodo implantado forneceria um alívio à dor do paciente por semanas ou até meses.

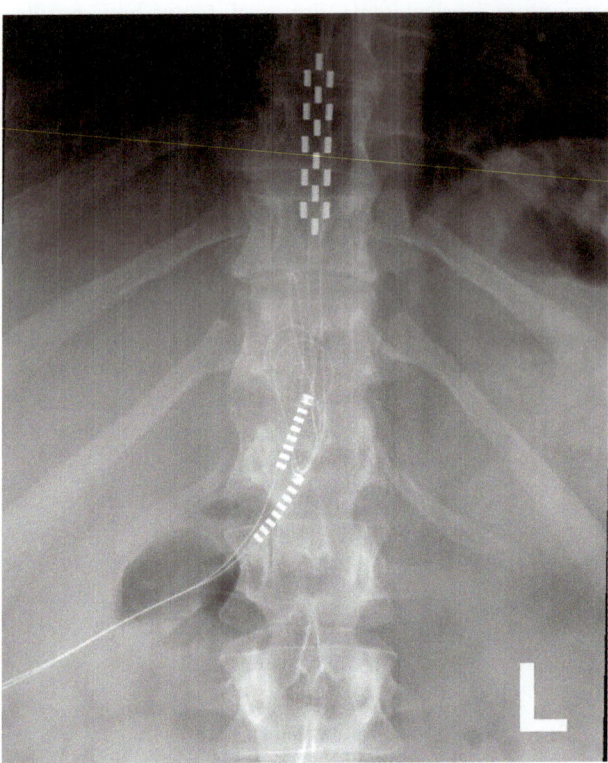

FIGURA 114.1 – Eletrodos em placa – Região torácica.
Fonte: Acervo da autoria do capítulo.

Bloqueios simpáticos cervical/torácico e lombar

Os bloqueios simpáticos são realizados predominantemente em quadros de SDCR do tipo I, em que sua evidência é mais bem estabelecida. Em menor proporção, também podemos realizar o bloqueio em casos de dor fantasma, quando outras opções não surtiram o resultado esperado e a dor se tornou incapacitante. O único objetivo dos bloqueios é retirar o componente autonômico das regiões afetadas e permitir que a criança ou adolescente possa realizar fisioterapia adequadamente para restaurar a funcionalidade do membro. O resultado do procedimento não interfere no diagnóstico em si de SDCR, pois, desde 1993, com a nova taxonomia da síndrome, sabemos que existem alguns casos simpateticamente sustentados e outros não. Lembrando que, em crianças, os bloqueios raramente são neurolíticos, seja químico, seja térmico, em razão do momento de desenvolvimento em que se encontram.

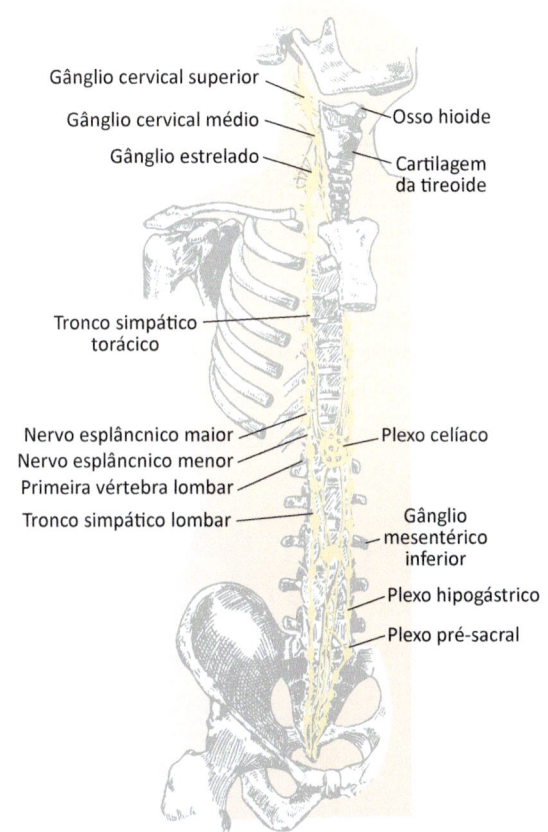

FIGURA 114.2 – Cadeia simpática cervicotoracolombar.
Fonte: Desenvolvida pela autoria do capítulo.

Bloqueio do gânglio estrelado

O gânglio estrelado é uma estrutura do sistema nervoso simpático (SNS) localizada geralmente na altura da 7ª vértebra cervical (C7), anterior ao seu processo transver-

so. Advindo da fusão do gânglio inferior cervical com o 1º gânglio torácico, é responsável pela inervação simpática dos membros superiores e, ao ser bloqueado com 3 a 5 mL de anestésico local, proporciona conforto e melhora visual e funcional da área acometida. Seu bloqueio atualmente deve ser feito guiado por fluoroscopia ou ultrassonografia, garantindo mais segurança ao procedimento.

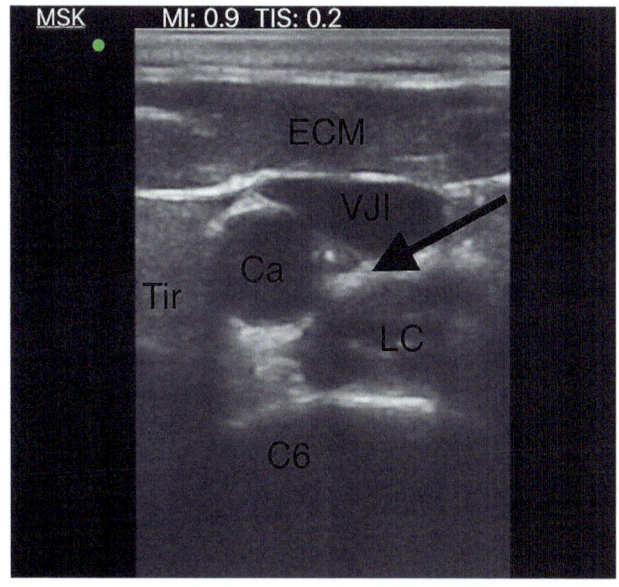

FIGURA 114.3 – Ultrassom do gânglio estrelado.
ECM: músculo esternocleidomastóideo; Ca: carótida; Tir: tireoide; VJI: veia jugular interna; C6: processo transverso C6; LC: músculo longo do colo.
Fonte: Acervo da autoria do capítulo.

As possíveis intercorrências são: síndrome de Horner; injeção intravenosa ou intra-arterial; disfagia por acometimento do nervo laríngeo superior; paralisia de corda vocal; pneumotórax e espalhamento do anestésico para a região epidural cervical.

Bloqueio simpático lombar

O gânglio simpático lombar é identificado anteromedialmente à borda lateral dos 2º e 3º corpos vertebrais lombar e é responsável pela inervação simpática dos membros inferiores, que são os mais acometidos (80% a 90%) em crianças e adolescentes com SDCR.

O bloqueio simpático-lombar com a colocação de cateter, para administração intermitente ou contínua de anestésico local, já se demonstrou mais eficaz do que as infiltrações isoladas repetidas, segundo alguns autores. O procedimento nesta população é realizado sob anestesia geral, em sua maioria, e a forma mais segura de performance é guiar por tomografia computadorizada (TC) ou fluoroscopia. Como curiosidade, revisões afirmam que, em quadros de SDCR, este é o procedimento que mais se repete no mesmo paciente, em razão ainda da crença de um componente simpático perpetuador da dor nesta síndrome.

Bloqueios de nervos periféricos

Apesar de muito utilizados para controle de dor aguda perioperatória, existem poucos trabalhos comprovando a eficácia dos bloqueios de nervos periféricos no tratamento de dores crônicas em crianças e adolescentes. Sua utilização geralmente é no tratamento de dor fantasma ou *entrapment*, mas existem diversas outras situações em que se pode lançar mão desta técnica para fornecer alívio da dor por horas ou até dias.

Bloqueio trigeminal

O nervo trigêmeo é o 5º (V) par de nervo craniano. É responsável pela inervação da face através de seus três ramos: nervo oftálmico (V1); maxilar (V2); e mandibular (V3). Apesar de sua característica mista (motor e sensitivo), a função sensitiva é predominante e está relacionada a uma dor facial de características lancinante, esporádica, em choque, que pode durar dias, semanas ou meses, com intervalos de meses a anos entre os episódios.

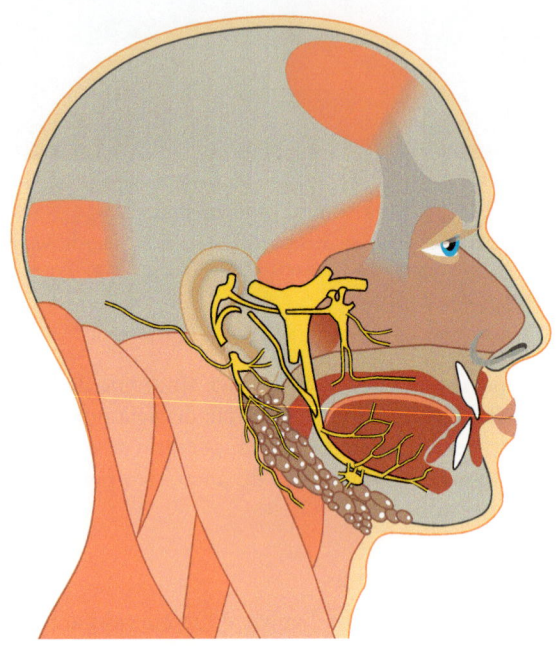

FIGURA 114.4 – Anatomia do nervo trigêmeo com seus 3 ramos.
Fonte: Desenvolvida pela autoria do capítulo.

Os casos de crianças com neuralgia do trigêmeo são considerados raros, mas, atualmente, diversos quadros de cefaleia crônica são definidos como "trigeminismo subdiagnosticados", já que respondem ao bloqueio diagnóstico. Como a dor neuropática trigeminal é de difícil caracterização neste grupo, o diagnóstico deve ser pensado sempre que encontramos uma cefaleia de difícil controle ao tratamento clínico habitual.

Os bloqueios diagnósticos do gânglio de Gasser (gânglio trigeminal) com anestésico local são importantes para,

além de definir a causa da cefaleia e a efetividade do procedimento definitivo, observar a tolerabilidade do paciente à parestesia que poderá permanecer na face. Em crianças e adolescentes, no que tange a uma abordagem mais permanente, temos na literatura mais casos descritos de bloqueio químico com glicerol, exatamente por gerar menos hipoestesia. A cirurgia descompressiva microvascular fica como última opção caso medicamentos e/ou técnicas menos invasivas não apresentem o efeito desejado.

Guiado por ultrassonografia ou fluoroscopia, o bloqueio tem como objetivo introduzir a agulha até o forame oval para injetar anestésico local, toxina botulínica ou glicerol o mais próximo possível do gânglio gasseriano. Também é possível bloquear somente seus ramos individualmente (V1, V2 ou V3), a depender da região afetada pela dor.

Bloqueio occipital maior

A cefaleia em geral tem sua prevalência em mais de 50% na população juvenil, sendo uma importante causa de absenteísmo escolar e queda na qualidade de vida desses jovens. Uma das patologias deflagradoras muito diagnosticadas é a neuralgia occipital, que pode ser confundida frequentemente com enxaqueca e que tem como fator desencadeante traumas, tensão muscular ou posicionamento vicioso cervical, tal qual o uso constante de aparelhos celular atualmente.

O nervo occipital maior é um ramo da raiz nervosa de C2, e sua irritação neural ou seu confinamento por estruturas adjacentes gera uma cefaleia na região cervical posterior com irradiação ascendente para o escalpe, normalmente unilateral, que pode ser percebida por vezes na fronte ou atrás dos olhos. De características neuropáticas como choque, formigamento ou queimação, a melhora clínica após este bloqueio é quase imediata e existem relatos de supres-

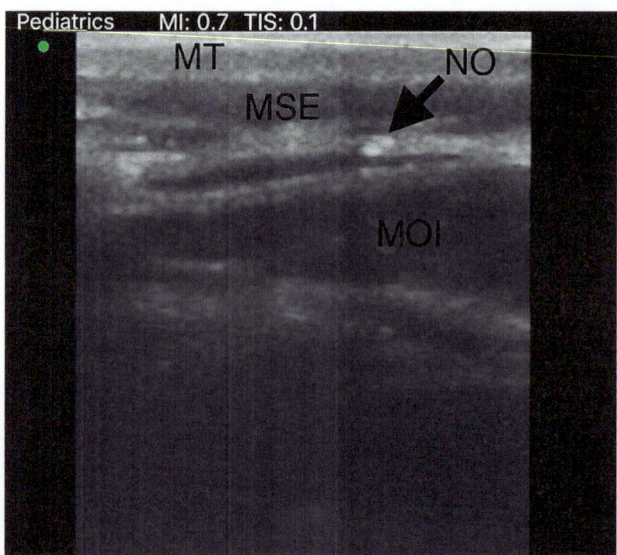

FIGURA 114.5 – Ultrassom do nervo occipital.

MT: músculo trapézio; MSE: músculo semiespinhal; MOI: músculo oblíquo inferior; NO: nervo occipital maior.
Fonte: Acervo da autoria do capítulo.

são da dor por até 16 semanas com uma única infiltração. Antes da realização do bloqueio, podemos muitas vezes palpar a região 2 cm lateralmente à proeminência occipital e sentir um edema que reproduz a dor à digitopressão.

O uso do ultrassom atualmente é o padrão-ouro na realização deste bloqueio, em que se utiliza o probe linear de 10 mHz em razão da superficialidade deste nervo. O paciente é colocado em posição prona ou sentado com o pescoço flexionado, e o objetivo é a visualização do nervo entre os músculos oblíquo inferior da cabeça e o semiespinhal, na altura de C2, próximo à saída do nervo. A combinação mais utilizada é de 2 a 5 mL de anestésico local com corticosteroide, devendo-se ter um bom acompanhamento em virtude de equimose ou alopecia pós-punção, que normalmente se resolvem com tratamento clínico.

Bloqueio ilioinguinal/ílio-hipogástrico

Segundo a Associação Brasileira de Cirurgia Pediátrica, 1 em cada 100 crianças apresentará hérnias inguinais com indicação de correção cirúrgica. Mesmo essa não sendo a única causa de neuralgia ilioinguinal, não é raro encontrarmos dor crônica por encarceramento pós-cirúrgico à medida que esses pacientes vão crescendo e o tecido fibrótico vai comprimindo os nervos adjacentes.

O nervo ilioinguinal é formado por fibras do ramo anterior das raízes de T12-L1 e está em proximidade ao nervo ílio-hipogástrico, que também advém do ramo anterior da raiz de L1. Pela localização anexa, em crianças, é possível em uma única punção se realizar o bloqueio de ambas as estruturas.

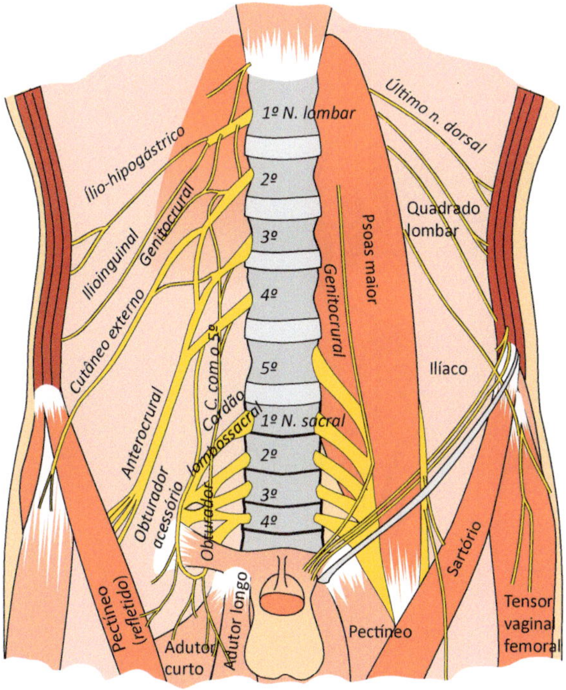

O quadro clínico normalmente é de dor na região inguinal ou do baixo ventre, em queimação, com parestesia e dormência, por vezes com irradiação para a região anterior da coxa, escroto ou grandes lábios, que melhora com a posição fetal e piora à extensão da coluna.

O bloqueio dos nervos ilioinguinal e ílio-hipogástrico tem sua racionalidade em duas frentes: a primeira seria a ação do próprio anestésico local que bloquearia a condução destes nervos, resultando na perda de sensibilidade do dermátomo; a segunda decorre da hidrodissecção nervosa que alivia a compressão e é a responsável pelo efeito de longo prazo do procedimento.

Com o uso da ultrassonografia, a taxa de sucesso deste bloqueio se tornou expressivamente maior em comparação à clássica técnica do "duplo-clique". Por ser um bloqueio de fáscia, deve-se utilizar um volume um pouco maior, de aproximadamente 5 a 10 mL de anestésico local, para adequado preenchimento do espaço fascial entre os músculos oblíquo interno e o transverso abdominal. O probe deve ser alocado a 2 cm da espinha ilíaca anterossuperior, em uma linha imaginária entre a crista ilíaca e a cicatriz umbilical.

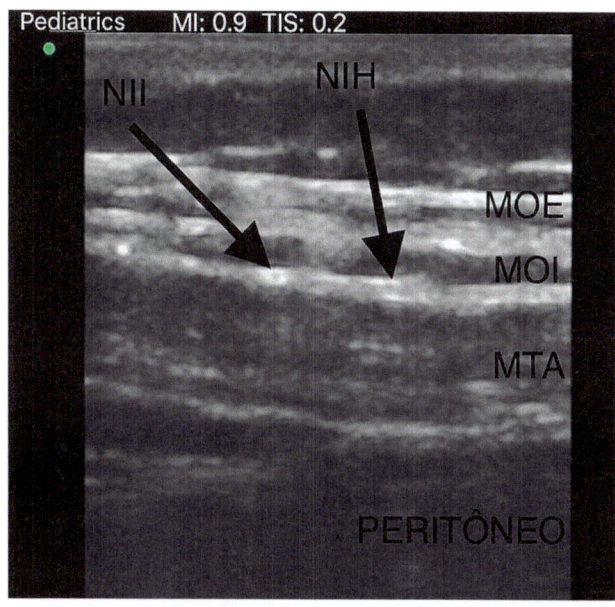

FIGURA 114.7 – Ultrassom do nervo ilioinguinal e ílio-hipogástrico.

NII: nervo ilioinguinal; NIH: nervo ílio-hipogástrico; MOE: músculo oblíquo externo; MOI: músculo oblíquo interno; MTA: músculo transverso abdominal.

Fonte: Acervo da autoria do capítulo.

Bloqueio cutâneo lateral da coxa

A meralgia parestésica ou síndrome de Bernhardt-Roth é a compressão do nervo cutâneo lateral da coxa/cutâneo femoral lateral contra o ligamento inguinal ou o seu *entrapment*. Sua primeira descrição data de 1878, feita pelo neuropatologista alemão Martin Bernhardt. De origem grega, as palavras *meros* e *algos* significam "coxa" e

FIGURA 114.6 – Anatomia da inervação lombar.

Fonte: Desenvolvida pela autoria do capítulo.

"dor", respectivamente, expressando o quadro clínico clássico de dor na região lateral da coxa. É uma mononeuropatia disestésica que, em crianças, ocorre após o reparo cirúrgico de hérnias inguinais ou pelo uso de roupas apertadas na região. Por ser um nervo exclusivamente sensitivo, não existem comprometimentos muscular ou ósseo nos quadros apresentados.

A função do bloqueio, com infiltração de anestésico local associado a corticosteroide, é liberar mecanicamente o nervo do aprisionamento, inibir a sua condução nervosa e diminuir edema perineural, gerando alívio da dor.

Atualmente o padrão-ouro é a realização do procedimento guiado por ultrassonografia, em que se consegue ver o nervo entre os músculos tensor da fáscia lata e sartório, colocando o probe de alta resolução abaixo da crista ilíaca anterossuperior. Para realização do bloqueio, a depender do tamanho do paciente, podemos usar de 2 a 5 mL (0,15 mL/kg a 0,2% e 0,25%) de solução, gerando a resolução definitiva do quadro ou seu alívio por meses. Associado a medicamentos orais como analgésicos e anticonvulsivantes, o manejo da meralgia parestésica é, normalmente, de fácil resolução.

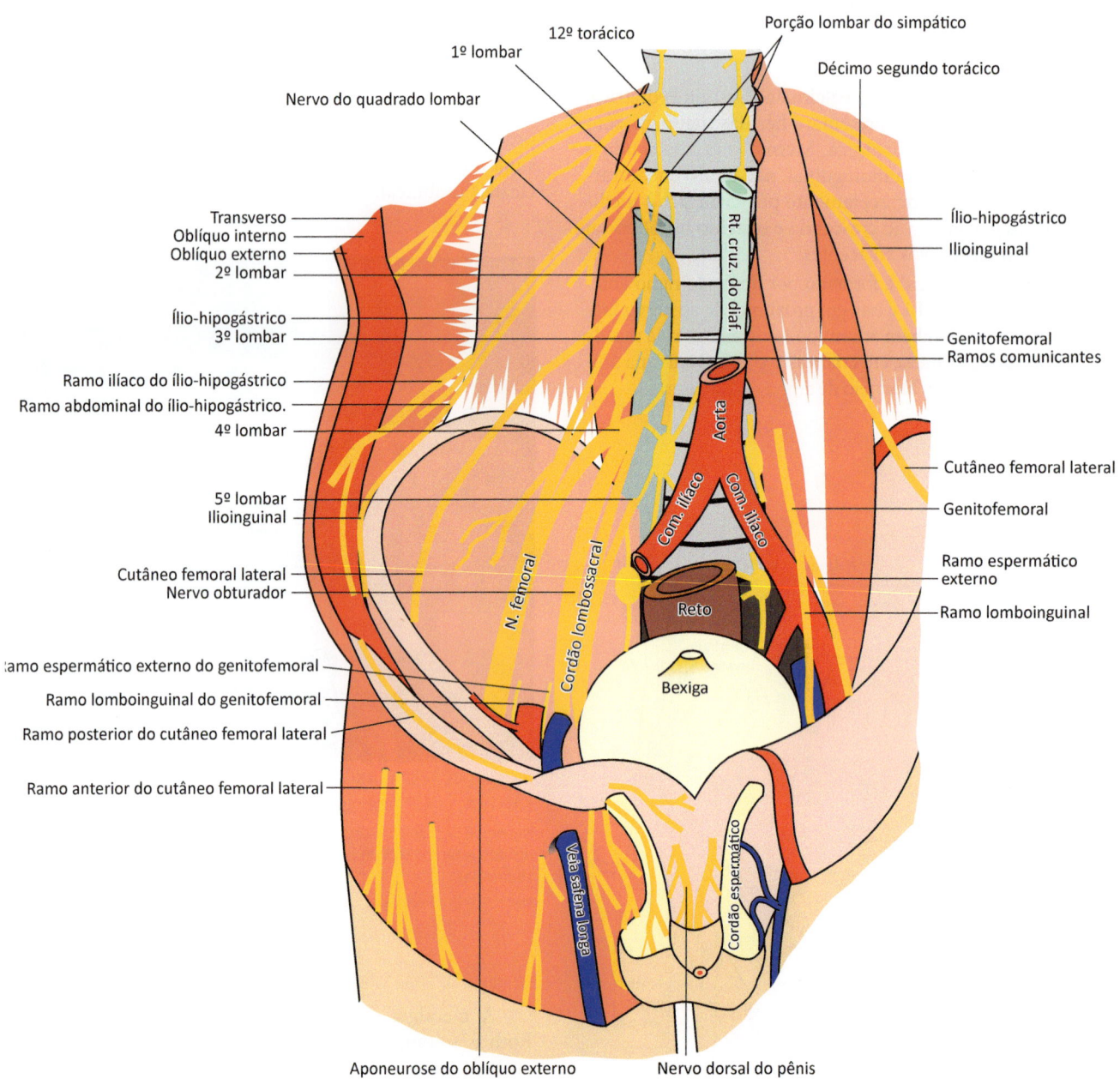

FIGURA 114.8 – Anatomia vasculonervosa da região lombar.

Fonte: Desenvolvida pela autoria do capítulo.

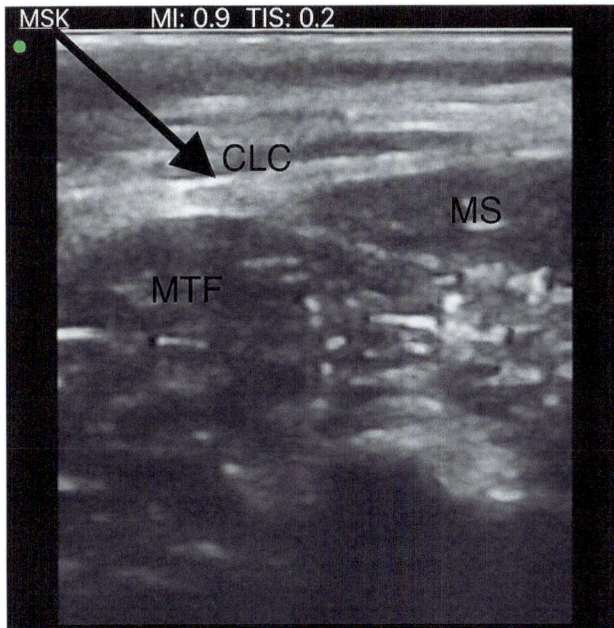

FIGURA 114.9 – Ultrassom do cutâneo lateral da coxa.

CLC: nervo cutâneo lateral da coxa; MS: músculo sartório; MTF: músculo tensor da fáscia lata.

Fonte: Acervo da autoria do capítulo.

Bloqueio peridural caudal

O uso do espaço peridural caudal para a administração de anestésicos e alívio de dores per-operatórias e ciatalgias data de 1901. Porém, sua aplicabilidade ficou quase restrita à população infanto-juvenil pela facilidade do hiato sacral em ser delimitado e acessado nestes pacientes. Com o auxílio da fluoroscopia e da ultrassonografia, atualmente o espaço peridural caudal se popularizou como forma de bloqueio em todas as faixas etárias para patologias da região lombossacral.

No contexto das DN, o bloqueio peridural caudal, em pediatria, é utilizado com nível de evidência satisfatório no tratamento das estenoses medulares, que podem ter origem congênita ou adquirida, como em escolioses ou acondroplasias.

Por ter predomínio de acometimento na região lombar, seu quadro clínico tipicamente é de dor, parestesia e/ou fraqueza nos membros inferiores, podendo ocorrer uni ou bilateralmente, com alívio ao se sentar e descansar, e piora com o caminhar ou ao ficar de pé por tempo prolongado. É uma patologia progressiva e tem como tríade terapêutica medicamentos, fisioterapia e corticosteroideterapia via peridural, evoluindo em poucos casos para laminectomia descompressiva.

O sacro é um grande osso de formato triangular formado pela fusão das cinco vértebras sacrais. Ele se articula superiormente com a 5ª vértebra lombar e inferiormente com o cóccix. Na sua parte inferior, após S3-S4, encontramos uma abertura em formato de V invertido, em virtude de separação das lâminas da 5ª vértebra com a linha mediana, denominada "hiato sacral", que é revestida por um ligamento denominado ligamento sacrococcígeo.

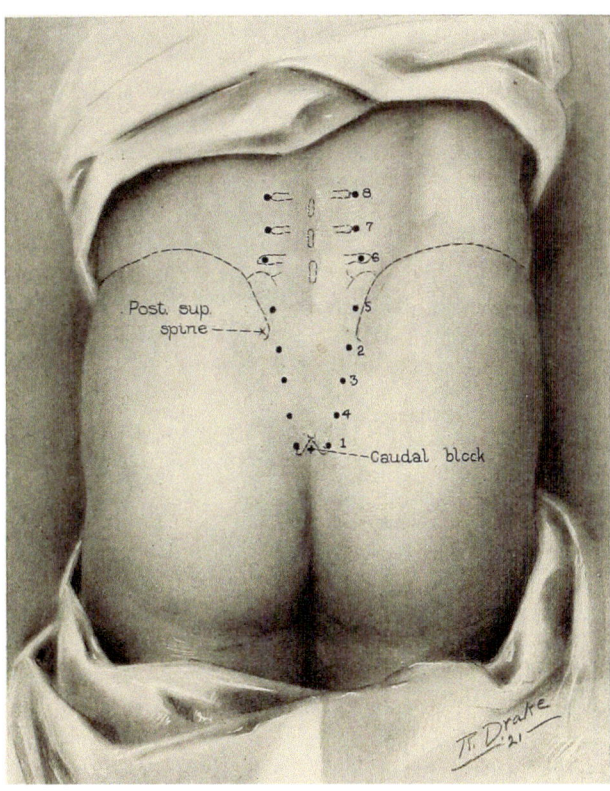

FIGURA 114.10 – Anatomia da região sacral.

Fonte: Acervo da autoria do capítulo.

O objetivo do bloqueio é alcançar o espaço peridural através do hiato sacral de forma cefálica guiado por imagem fluoroscópica ou ultrassonográfica, para administração de medicação anestésica e corticosteroide. Ocorre, assim, alívio da dor, diminuição do processo inflamatório, diminuição da sensibilização central, reativação neural e melhora do quadro por, no mínimo, 4 semanas.

Bloqueio simpático venoso

A lidocaína, um anestésico local tipo amida, inicialmente usada como droga antiarrítmica cardíaca, tem seu efeito primário como bloqueador de canais de sódio, inibindo a geração e a condução nervosa. Desde a década de 1950, o medicamento teve seu uso intravenoso difundido para casos de dores oncológicas e/ou pós-operatórias, e, na década de 1980, foi sugerida sua utilização para o alívio de dores neuropáticas. Nos dias atuais, já se infere o sucesso da terapia com lidocaína venosa a uma possível ação também de receptores NMDA (N-metil D-Aspartato) e atividade anti-inflamatória intrínseca, além dos canais de sódio.

Independentemente do mecanismo gerador da DN, ocorre uma proliferação e superativação de canais de sódio na periferia e no corno dorsal da medula, produzindo descargas persistentes não controladas. Isso acarreta uma hiperexcitabilidade central e uma sensibilização periférica. O objetivo do bloqueio venoso com lidocaína é inativar esses canais

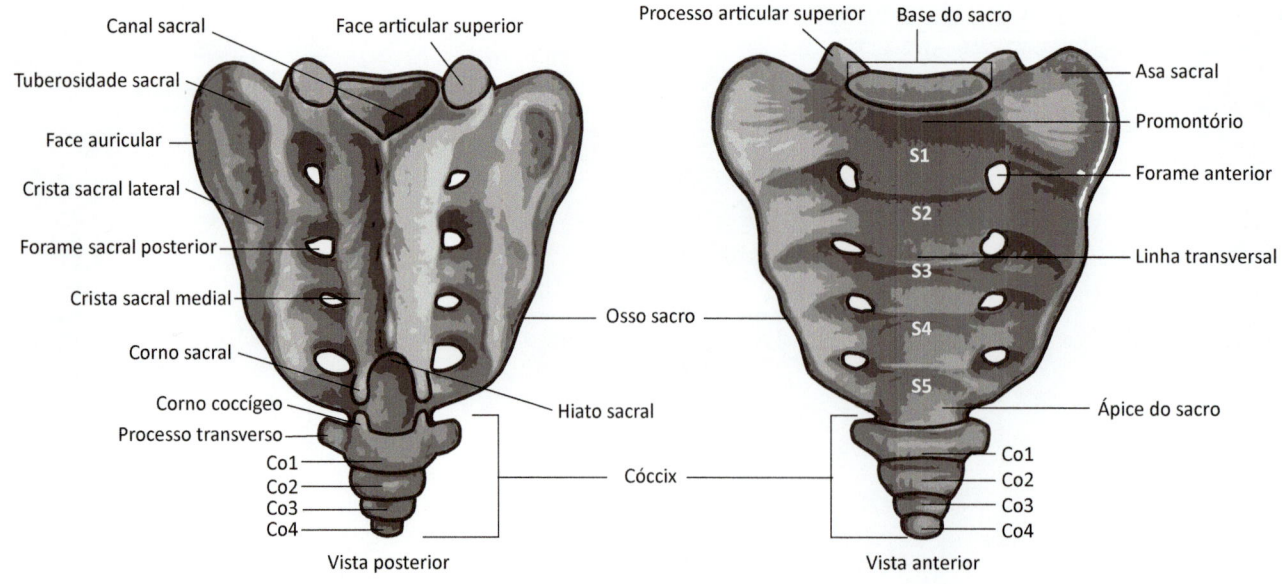

FIGURA 114.11 – Osso sacro.

Fonte: Desenvolvida pela autoria do capítulo.

de sódio com uma consequente atenuação na resposta frente a estímulos. Sua característica anti-inflamatória intrínseca também reduziria o nível de citocinas inflamatórias circulantes envolvidas na hiperalgesia secundária e na sensibilização central.

Apesar de muito estudado em adultos, o bloqueio simpático venoso, para o tratamento de dores neuropáticas crônicas, ainda não apresenta comprovações robustas em crianças e adolescentes. Na literatura atual, somente encontramos, basicamente, séries de casos, que variam suas técnicas como o tempo de administração (horas a dias), doses (1 a 9 mg/kg/h) e drogas associadas (clonidina, cetamina), o que inviabiliza o método como uma opção de forte evidência na maioria das situações. Não há, por enquanto, consenso de quando usar, em quais pacientes, a quantidade adequada e seu período de infusão, assim como não existem indícios de real benefício de longo prazo nesta população. Até o momento, apresenta-se como terapia promissora que necessita de estudos mais fortes e embasados para real aplicabilidade clínica cotidiana.

Por fim, importante salientar novamente que nenhuma das medidas intervencionistas deve ser conduta terapêutica isolada, mas parte de um tratamento multidisciplinar mais amplo. Outras terapias como radiofrequência, crioterapia, bloqueios transforaminais, entre outras, ainda estão sendo realizadas em crianças de forma muito inicial, com a dificuldade extra na obtenção de materiais específicos para esta população. Os resultados são promissores, com um grande número de pacientes evoluindo apresentando melhora em curto e médio prazo, o que gera menor uso de analgésicos, enseja o retorno a atividades esportivas e escolares, propicia a melhora no entrosamento familiar e favorece o progresso na qualidade de vida.

Referências bibliográficas

1. Alves DG, Fuzinatto FF, Consalter CSP, Rinaldi AE, Vilca MMR, Rinaldi LA. Meralgia parestésica por compressão de cinta modeladora. Rev. Bras. Cir. Plást. 2016;31(1):133-135.
2. Baek IC, Park K, Kim TL, O Jehoon, Yang HM, Kim SH. Comparing the injectate spread and nerve involvement between different injectate volumes for ultrasound-guided greater occipital nerve block at the C2 level: a cadaveric evaluation. Journal of Pain Research. 2018;11:2033-2038.
3. Bakr SM, Knight J, Johnson SK, Williams AE, Tolley JA, Raskin JS. Spinal cord stimulation improves functional outcomes in children with CRPS: case presentation and review of the literature. Pain Practice. 2020;20(6):647-55.
4. Byun S, Pather N. Pediatric regional anesthesia: a review of the relevance of surface anatomy and landmarks used for peripheral nerve blockades in infants and children. Clinical Anatomy. 2019;32(6):803-23.
5. Deer TR, Mekhail N, Provenzano D, Pope J, Krames E, Leong M et al. The Neuromodulation Appropriateness Consensus Committee: the appropriate use of neurostimulation of the spinal cord and peripheral nervous system for the treatment of chronic pain and ischemic disease. Neuromodulation. 2014;17:515-550.
6. Dubrovsky AS. Nerve blocks in pediatric and adolescent headache disorders. Current Pain Headache Report. 2017;21:50.
7. Kao SC, Lin CS. Caudal epidural block: an updated review of anatomy and techniques. BioMed. Research International. 2017; 2017:9217145.
8. Linderoth B, Meyerson BA. Spinal cord stimulation: exploration of the physiological basis of a widely used therapy. Anesthesiology. 2010;113:1265-7.
9. Maldonado C. Pain relief: from analgesics to alternative therapies. Uruguai: IntechOpen; 2017.
10. Manchikanti L, Kaye AD, Falco FJE, Hirsch JA. Essentials of interventional techniques in managing chronic pain. Switzerland: Springer International Publishing AG; 2018.
11. McGrath PJ, Stevens BJ, Walker SM, Zempsky WT. Oxford textbook of pediatric pain. United Kingdom: Oxford University Press; 2014.

12. Mooney JJ, Pagel PS, Kundu A. Safety, tolerability and short-term efficacy of intravenous lidocaine infusions for the treatment of chronic pain in adolescents and young adults: a preliminary report. Pain Medicine. 2014;15:820-825.

13. Pang D. Current experience of spinal neuromodulation in chronic pain: is there a role in children and young people? European Journal of Paediatric Neurology. 2016;1-2:1-11.

14. Salles LMF. Infância e adolescência na sociedade contemporânea: alguns apontamentos. Estudos de Psicologia. 2005;22(1):33-41.

15. Shah RD, Cappiello D, Suresh S. Interventional procedures for chronic pain in children and adolescents: a review of the current evidence. Pain Practice. 2016;16(3):359-69.

16. Vega E, Rivera G, Perez J, Ingelmo P. Interventional procedures in children and adolescents with chronic non-cancer pain as part of a multidisciplinary pain treatment program. Pediatric Anesthesia. 2018;1-8.

17. Walco GA, Dworkin RH, Krane EJ, Le Bel AA, Treede RD. Neuropathic pain in children: special considerations. Mayo Clin. Proc. 2010;85(suppl. 3):33-41.

18. Wilder RT. Management of pediatric patients with complex regional pain syndrome. Clinical Journal of Pain. 2006;22(5):443-8.

19. Zernikow B, Wager J, Brehmer H, Hirschfeld G, Maier C. Invasive treatments for complex regional pain syndrome in children and adolescents: a scoping review. Anesthesiology. 2015; 122(3):699-707.

20. Zhu B, Zhou X, Zhou Q, Wang H, Wang S, Luo K. Intra-venous lidocaine to relieve neuropathic pain: a systematic review and meta-analysis. Frontiers in Neurology. 2019;10:954.

capítulo 115

Síndrome Dolorosa Regional Complexa em Crianças

Mariana Mafra de Oliveira Junqueira

Introdução

Síndrome dolorosa regional complexa (SDRC) é uma condição crônica manifestada por dor intensa em um membro, com características neuropáticas. Geralmente associada a alterações sensoriais, motoras, tróficas, inflamatórias e autonômicas, que podem variar de acordo com o tempo de evolução do quadro. Dependendo de sua origem, podemos subdividir essa condição em: tipo I – em que não há evidência clara de lesão nervosa; e quando tal condição decorre diretamente da lesão do nervo, sendo classificada como SDRC tipo II.

Historicamente, entre as diversas nomenclaturas utilizadas para designar SDRC, distrofia simpaticorreflexa e causalgia foram as mais conhecidas, ainda sendo comumente citadas até hoje referindo-se respectivamente à SDRC tipos I e II.

A primeira citação de SDRC tipo I em crianças se deu em 1971 por Matles e, desde então, tem sido o subtipo mais comum descrito nesta população. Mesmo com o passar das décadas, ainda são escassos os estudos nesta população: encontrando-se diversos relatos e séries de casos, mas poucos ensaios controlados, randomizados e multicêntricos. Alguns autores citam a dificuldade em estudar este tema em virtude do limitado número de casos, além da relutância em se usarem placebos ou outro tipo de controle no cenário de dor crônica em um ambiente com população "vulnerável". Muitas crianças recebem o diagnóstico equivocado de outras condições até a definição de SDRC.

O estudo da síndrome dolorosa regional complexa em crianças pode abrir uma janela de conhecimento sobre a neuroplasticidade, a reorganização cortical e os mecanismos periféricos que poderiam explicar a doença em adultos, além de possibilitar entendimento genético da doença e os seus fatores de risco.

Pela complexidade do quadro e por seu amplo espectro de apresentação, diversas especialidades podem e devem estar envolvidas no curso de diagnóstico e tratamento da doença: Pediatria, Ortopedia, Reumatologia, Neurologia, Psiquiatria, Fisiatria, Clínica da Dor, Psicologia e Fisioterapia – todas contribuindo para a visão multidisciplinar que essa condição exige.

Epidemiologia

SDRC tipo I é o subtipo mais comum entre a população pediátrica, sendo o sexo feminino o mais prevalente, com média de idade de 12 anos ao diagnóstico.

Como já apontado anteriormente, existem diversos obstáculos no estudo sobre SDRC na população pediátrica, como a escassez de informações sobre SDRC tipo II nesta população. Além disso, a demora no diagnóstico também é vastamente denunciada na literatura, podendo o atraso entre início do quadro e confirmação diagnóstica atingir anos de duração.

As regiões mais acometidas são as extremidades inferiores, com predileção pelo tornozelo e pé – podendo chegar até próximo de 89% dos casos. As alterações distróficas e a incapacidade funcional em longo prazo são menos comuns do que na população adulta.

Fatores psicossociais e história patológica pregressa estão amplamente envolvidos como fatores de risco na apresentação dos casos. Entre estes, os mais citados são: atopias; distúrbios da fala; cefaleias; dores abdominais; insônia; conflitos familiares; questões escolares; história de abuso sexual; ou mesmo questões de orientação de gênero. Outrossim, traços de personalidade em comum também são encontrados nesta população: pacientes com altos níveis de rendimento escolar; crianças perfeccionistas e ansiosas.

Fisiopatologia/etiopatogenia

A fisiopatologia multifatorial da SDRC baseia-se em uma resposta inapropriada a um insulto tecidual. Os mecanismos reconhecidos até a presente data são: inflamação neurogênica com degeneração de fibras nervosas finas; alterações microcirculatórias e disfunção do sistema nervoso autônomo (SNA) (simpático) e sistema nervoso central (SNC). Esses mecanismos perpetuam e exacerbam uns aos outros, sendo cada um deles a causa ou a consequência da doença.

Trauma

Em muitos casos, a SDRC segue-se a um trauma pequeno, usualmente por entorse, torsão, deslocamento, ou mesmo uma lesão de tecido mole, como uma contusão ou hematoma. Ocasionalmente, não há lembrança de trauma. Em 5% a 14% dos casos, fraturas são os eventos precipitantes e, em 10% a 15%, procedimentos cirúrgicos.

Fatores psicológicos

O estresse emocional desempenha papel importante tanto no desenvolvimento como na perpetuação do quadro doloroso. Cruz et al. Encontraram, em um estudo observacional, que crianças com SDRC apresentam função cognitiva absolutamente normal. Porém, demonstram alto risco de somatização e descontrole emocional, principalmente distúrbios de ansiedade. Esses achados vão de encontro à publicação de Logan et al., que demonstraram que crianças com SDRC evoluem com maior incapacidade funcional e mais sintomas somáticos do que crianças com outras condições dolorosas.

Com relação à vida escolar, crianças com SDRC consideram a escola mais estressante do que a média, demonstrando usualmente problemas de aprendizado e, não raro, absenteísmo.

O acompanhamento doméstico das famílias de crianças diagnosticadas com SDRC levantou diversos fatores de estresse, como conflitos matrimoniais e abuso sexual. Por meio da observação dessas crianças, conclui-se que a SDRC é uma doença relacionada ao estresse, e esse fator não pode ser negligenciado no momento do tratamento.

Inflamação e anormalidades imunológicas

Em virtude das similaridades entre os sintomas clássicos de inflamação e da apresentação clínica da SDRC, pesquisadores formularam a hipótese de uma possível origem inflamatória da doença.

Qualquer dano tecidual mínimo é associado a um aumento local da concentração de citocinas e NGF (fator de crescimento neuronal), o que, por sua vez, estimula a liberação de neuropeptídios pró-inflamatórios, substância P e peptídeo relacionado ao gene da calcitonina (CGRP) pelos neurônios periféricos, induzindo a despolarização retrógrada de fibras de pequeno diâmetro (C e Aδ). Essa despolarização mantida é responsável pela sensibilização periférica, com vasodilatação e extravasamento de proteínas, que explicam os sintomas agudos (eritema, calor local, edema, alodínia e hiperalgesia). As concentrações plasmáticas de substância P e CGRP são elevadas em pacientes com SDRC-I. Fator de necrose tumoral α, interleucina-1 (IL-1) e IL-6 também são encontrados em altas taxas no plasma e em biópsias de pele destes pacientes, podendo também ser encontrados no líquido cefalorraquidiano (LCR). Entretanto, é importante mencionar que esses achados não são proporcionais à severidade das manifestações clínicas. Apesar de esse mecanismo ser bem compreendido e comprovado *in vivo*, crianças podem desenvolver SDRC-I sem lesão tecidual primordial.

Um estudo realizado nos Países Baixos com 52 pacientes adultos achou uma alta significativa com sorologia positiva para parvovírus B19, especialmente quando se tratava do SDRC de membros inferiores. No entanto, nenhuma associação foi feita com infecção prévia por parvovírus B19, ou outros microrganismos rastreados nesse estudo. Um estudo publicado na revista *Orthopedics* em 2014, com pacientes adultos, mostrou uma relação estatisticamente significativa entre história de alergias e hipersensibilidade na SDRC tipo I comparados com controles, em torno de 70% em pacientes comparado com 34% no grupo-controle. Não há informação sobre alergias ou hipersensibilidade e associação com síndrome dolorosa em crianças.

Genética

A literatura mostra a ocorrência de SDRC em uma mesma família, mas não há relação clara com genes específicos. Vários estudos sugerem a associação com alelos dos antígenos leucocitário humano (HLA) como HLA-B62, HLA-DQ8, HLA-DQ1, HLA-DR13, HLA-DR2.

Alterações da microcirculação

Na cascata de eventos responsáveis pelas fases subsequentes, as alterações metabólicas geradas pelo extravasamento capilar mantêm e exacerbam as manifestações clínicas da doença. Biópsias de pele de pacientes com SDRC-I identificaram lesões endoteliais compatíveis com lesões de isquemia-reperfusão. Encontra-se edema celular, com predomínio de células polimorfonucleares. A obstrução do lúmen vascular enseja a formação de *shunts* arteriovenosos que reduzem o fluxo sanguíneo e causam acidose metabólica. O estresse hipóxico resulta em produção de radicais livres de oxigênio, que exacerbam a inflamação e as lesões microvasculares. A isquemia tecidual envolve não apenas a pele e subcutâneo, mas também estruturas profundas (músculos, articulações e ossos). Evidências experimentais sugerem que a acidose e a produção de radicais livres estão associadas à sensibilização nociceptiva típica da SDRC, por meio de receptores de H$^+$ nas terminações aferentes e da liberação de neurotransmissores responsáveis pelas alterações capilares (CGRP e substância P).

Outra hipótese fisiopatológica recentemente sugerida é de um desbalanço na concentração local de fatores que controlam o fluxo sanguíneo, como endotelina-1 (ET-1), de ação vasoconstritora; e óxido nítrico (NO), de ação vasodilatadora. Ensaios clínicos mostram que os pacientes com SDRC apresentam alta concentração local de endotelina-1 e baixos níveis de NO. A redução de NO pode ser explicada por inibição por radicais livres. E o aumento dos níveis plasmáticos de ET-1 é resultado de um estímulo por citocinas pró-inflamatórias como TNF-α e IL-6, num ciclo contínuo de perpetuação.

Disfunção autonômica

O papel fundamental do sistema nervoso autônomo na patogênese da SDRC não foi confirmado até o momento. Por enquanto, estudos documentam alguma participação apenas nas primeiras fases da doença. Não há grande aumento na atividade do SNA; pelo contrário, nos estágios iniciais pode haver redução, contribuindo para a vasodilatação observada nesta fase. O estágio "frio" subsequente pode estar relacionado a um aumento da densidade e/ou sensibilidade dos receptores α-adrenérgicos da pele, o que ocorre apenas em casos subagudos ou crônicos. Mesmo sem uma hiperatividade simpática, o excesso de sensibilidade às catecolaminas circulantes, consequente da redução inicial da atividade simpática, pode prejudicar a microcirculação, contribuindo para a patogênese da hipóxia e das alterações isquêmicas típicas dos estágios avançados da doença.

Diagnóstico

O médico fisiologista francês Claude Bernard (1813-1878) foi um dos primeiros estudiosos a demonstrarem evidências de que a dor pode estar associada a desordens do SNA. Um de seus alunos, Mitchell (1829-1914), designou o termo "causalgia" para a dor de veteranos da Guerra Civil Americana (*kausos* – sensação de queimação; *algos* – dor). O termo "distrofia simpaticorreflexa" foi introduzido por Evans em 1946 e amplamente utilizado no século 20 até ser considerado inapropriado.

Após a Conferência Internacional de Orlando, em 1994, a IASP definiu os seguintes critérios para SDRC:

1. Presença de um evento nocivo inicial, ou de uma causa para imobilização.
2. Dor contínua, alodínia ou hiperalgesia, desproporcional ao evento inicial.
3. Evidência de edema, alterações de coloração da pele ou sudorese anormal na região de dor.
4. Diagnóstico excluído se existirem condições que justifiquem o grau de dor e disfunção.

Em 2004, na Conferência de Budapeste, o Comitê de Classificação de Dor Crônica da Associação Internacional para o Estudo da Dor (IASP) validou os Critérios de Budapeste, que são hoje usados para o diagnóstico de SDRC tipo I.

São requeridas ao menos três das quatro categorias de sintomas e ao menos um sinal de exame físico em ao menos duas de quatro categorias. Com essas regras, chega-se a 85% de sensibilidade e 69% de especificidade.

Critérios diagnósticos – SDRC tipo I, Budapeste 2004:

1. Dor contínua, desproporcional ao evento inicial.
2. Ao menos um sintoma em três das seguintes categorias:

a. **Sensorial:** história de hiperalgesia e/ou alodinia.
b. **Vasomotor:** história de assimetria de temperatura e/ou alteração de cor e/ou assimetria de cor.
c. **Sudomotor/edema:** história de edema e/ou alterações de sudorese e/ou assimetria de sudorese.
d. **Motor/trófico:** história de diminuição de amplitude de movimento e/ou disfunção motora (fraqueza, tremor, distonia), e/ou alterações tróficas (pelos, unhas, pele).

3. Durante a avaliação, ao menos um dos sinais em dois ou mais das seguintes categorias:

a. **Sensorial:** evidência de hiperalgesia (pontada de agulha) e/ou alodínia (toque leve e/ou pressão somática e/ou movimento articular).
b. **Vasomotor:** evidência de assimetria de temperatura e/ou alterações de cor e/ou assimetria.
c. **Sudomotor/edema:** evidência de edema e/ou alteração de sudorese e/ou assimetria de sudorese.
d. **Motor/trófico:** evidência de diminuição de amplitude de movimento e/ou disfunção motora (fraqueza, tremor, distonia) e/ou alterações tróficas (pelos, unhas, pele).

4. Não há outro diagnóstico que explique estes sinais e sintomas.

Padrões de SDRC – Três subtipos foram definidos:

▶ **SDRC – I:** previamente conhecida como distrofia simpaticorreflexa, usualmente se desenvolve após um evento preliminar, como trauma ou fratura, sem evidência de uma lesão nervosa significativa.

▶ **SDRC – II:** previamente conhecida como causalgia. Rara em crianças, é induzida por lesão parcial de um nervo, evidenciada clinicamente e/ou por eletroneuromiografia (ENMG).

▶ **SDRC-NOS** (*Not Otherwise Specified*)**:** não preenche todos os critérios, mas não é mais bem explicada por nenhuma outra condição clínica.

O diagnóstico de SDRC-I é clínico, com base na história e no exame físico, e definido pelos Critérios de Budapeste, que foram desenvolvidos para a população adulta. Em crianças, não é incomum que o diagnóstico definitivo ocorra após alguns meses do início da doença.

A anamnese deve incluir informações sobre a família da criança e sobre os ambientes social e acadêmico em que ela está inserida. Outras causas de dor crônica devem ser consideradas diagnóstico diferencial antes da definição de padrões de SDRC-I.

Quadro 115.1 – Diagnósticos diferenciais.	
Diagnóstico	**Características**
Fibromialgia	Dor musculoesquelética crônica difusa, com pontos gatilho previsíveis associados a insônia, fadiga e distúrbios do humor
Dor miofascial	Contratura muscular sustentada, formando pontos gatilho, que, quando estimulados, reproduzem a dor
Artrite	Inflamação – rubor, calor e dor contínua

(continua)

Quadro 115.1 – Diagnósticos diferenciais. (*Continuação*)	
Diagnóstico	**Características**
Espondiloartropatia	Dor lombar associada à artrite, com evidência de acometimento da articulação sacro-ilíaca ou coluna vertebral. Responde a anti-inflamatórios não esteroidais
Leucemia	Anorexia, letargia, febre, dor noturna, dor óssea. Hemograma alterado
Tumor espinhal	Progressão gradual da dor, exame neurológico alterado
Osteomielite crônica	Lesões visíveis na radiografia. Dor responde a anti-inflamatórios não esteroidais e corticosteroides
Deficiência de vitamina D	Dor em membros. Níveis de vitamina D baixos
Hipo/hipertireoidismo	Dor musculoesquelética difusa. Função tireoidiana alterada
Mononeuropatia periférica	Rara em crianças. Ocorre após trauma ou infecção. Dor neuropática limitada ao dermátomo inervado pelo nervo lesado
Hipermobilidade	Idade pré-escolar. Dor no fim do dia. Hipermobilidade no exame físico

Fonte: Desenvolvido pela autoria do capítulo.

Investigação

Até o momento, nenhum teste objetivo para confirmação ou monitoramento da doença é indicado. Porém, estudos de imagem e testes laboratoriais podem ser úteis para excluir outras hipóteses diagnósticas.

Testes laboratoriais básicos incluem hemograma completo, bioquímica, proteína C reativa (PCR), velocidade de hemossedimentação (VHS), creatinina fosfoquinase (CPK) e anticorpo antinuclear (ANA ou FAN). Geralmente, pacientes com SDRC apresentam valores laboratoriais normais.

Em crianças, os níveis sanguíneos e urinários de marcadores do *turn over* celular ósseo variam, geralmente com o desenvolvimento puberal e a taxa de crescimento. Estudos com crianças com SDRC-I mostram valores normais de marcadores de formação óssea (osteocalcina e fosfatase alcalina) e de reabsorção óssea (telopeptídeo C-terminal de colágeno tipo I, ácido-fosfatase 5b resistente a tartrato), provavelmente pela pequena extensão da região acometida.

Evidências radiográficas de desmineralização são frequentemente descritas, sobretudo se o quadro clínico se estender por longos períodos, ou se houver alto grau de incapacidade motora. Entretanto é importante lembrar que a perda óssea é comum em membros imobilizados após um trauma, podendo acometer todo o membro, do calcâneo ao quadril, normalmente reversível em até 6 meses.

A desmineralização óssea pode ser identificada por radiografia simples ou ressonância nuclear magnética (RNM). Cintigrafia óssea pode revelar reabsorção anormal, que usualmente aparece como pontos frios. Tomografia computadorizada (TC) e microTC medem quantitativamente parâmetros da morfologia óssea.

A absortometria de raio X de dupla energia (DEXA) mostra a variação de densidade mineral óssea nas regiões afetadas, porém oferece medidas bidimensionais apenas e falha em separar ossos trabecular e cortical.

A TC quantitativa periférica de alta resolução (HR-pQCT), por sua vez, promove mensuração separada de densidade óssea trabecular ou cortical, assim como medida de volume trabecular. Por muitos anos, a cintigrafia óssea foi utilizada para diagnóstico precoce de SDRC-I em crianças. A captação é reduzida na área afetada, gerando pontos frios.

Manifestações clínicas

Pacientes pediátricos com SDRC podem apresentar uma grande variedade de sinais e sintomas sensitivos e motores, associados a uma resposta alterada e a um baixo limiar de condução do sistema nervoso central (SNC), periférico e autonômico.

Deve-se suspeitar de SDRC em uma criança que apresente dor contínua com hipersensibilidade a estímulos dolorosos ou não, e recuse-se em mover um membro, em associação a edema de limites imprecisos e graus variáveis de palidez, hipertermia, hipotermia e/ou hiperestesia.

Bernstein et al. estudaram 23 crianças com SDRC, cujos sinais e sintomas mais comuns foram dor no membro afetado em 100% dos casos, alterações de sensibilidade em 91%, edema da extremidade em 82% e alterações de temperatura em 78%. Alterações tróficas não foram encontradas.

Amplificação da dor

Os pacientes, de forma geral, descrevem dor constante no membro afetado, mesmo em repouso. Se há recordação do evento precipitador, a dor geralmente é desproporcional ao trauma. A maioria dos pacientes tem queixa de alodínia (dor desencadeada por estímulos não dolorosos) ou hiperalgesia (dor intensa desencadeada por estímulo moderadamente doloroso). A descrição pode ser de queimação, facada ou choque. Os pacientes podem apresentar fraqueza e atrofia muscular, geralmente por desuso do membro. Nesses casos, convém estender a investigação com RNM, ENMG ou biópsia muscular.

Achados autonômicos

Possíveis sinais autonômicos incluem sudorese, edema, alterações de temperatura (geralmente o membro afetado é frio), hiper-hidrose, alterações de coloração, cianose, hipersensibilidade a extremos de temperatura, pele manchada e seca.

Alterações tróficas

Com o tempo de doença, alterações cutâneas tróficas podem ocorrer no membro afetado, como diminuição ou aumento no crescimento de pelos e unhas. Apresentação clínica não muito comum em crianças.

Distúrbios motores

Em crianças com SDRC são descritos distúrbios motores incomuns em adultos, como fraqueza, distonia, tremores, espasmos e fasciculações.

Fatores associados à gravidade

O atraso no diagnóstico e o manejo terapêutico inapropriado estão diretamente associados a um curso mais longo de doença, com grande possibilidade de recuperação incompleta e/ou sequelas. Outros fatores de mau prognóstico são negação pelos pais e história de eventos que afetam negativamente o humor da criança.

A severidade da SDRC-I se expressa pela taxa de recuperação de apenas 50% após 3 a 6 meses, com alguns casos podendo persistir por mais de 1 ano de doença. Sequelas que afetam a qualidade de vida são comuns e a chance de recorrência não é desprezível, o que torna o tratamento ainda mais desafiador.

Achados neurológicos

A SDRC-I é caracterizada por sensibilização central no corno dorsal da medula após uma lesão tecidual periférica, o que contribui para a alodínia e hiperalgesia, presentes em grande parte das síndromes de dor crônica. O córtex cerebral provavelmente desempenha um papel importante na fisiopatologia da SDRC. As alterações corticais na SDRC se assemelham à negligência unilateral induzida por acidentes vasculares cerebrais (AVC). Os pacientes sentem que o membro afetado não lhe pertence, não está em sua posição usual ou está maior que seu tamanho normal. Estudos de RNM funcional mostram alterações no mapa somatotópico do córtex contralateral ao membro afetado, como uma diminuição da representação do mesmo no homúnculo ao estímulo tátil. Além do córtex sensitivo, acredita-se que, em crianças, estejam afetadas também regiões motoras, centros processadores das emoções e vias de dor. Assim, pode-se afirmar que os cérebros de pacientes com SDRC respondem aos estímulos de forma deturpada.

Atualmente sugere-se que além do SNC, a SDRC também envolva fibras finas. Estudos preliminares demonstraram que as regiões dolorosas apresentam alodínia mecânica e hiperalgesia térmica ao teste quantitativo sensorial (QST), além de uma significativa redução da densidade axonal (observada mediante biopsias cutâneas).

Alterações ósseas

Até o momento, toda a pesquisa científica que envolve a fisiopatologia da SDRC se limita a estudar os tecidos superficiais do membro afetado. Não são facilmente encontrados estudos de qualidade sobre as alterações ósseas observadas nos pacientes com SDRC. Acredita-se que ocorra uma aceleração local na atividade de osteoclastos, gerando osteoporose e dor óssea. Assim, a inibição de osteoclastos pode explicar a redução dos sintomas da doença descrita com o uso de bifosfonatos como opção de tratamento. Além disso, os bifosfonatos têm papel reconhecidamente anti-inflamatório, o que também deve ser relevante considerando-se o protagonismo das citocinas inflamatórias na fisiopatologia da doença.

Associação com síndrome de taquicardia ortostática postural

Dor crônica, como cefaleia e dor abdominal recorrente, pode estar associada à síndrome de taquicardia ortostática postural em crianças e adolescentes. A associação com SDRC não é clara pela literatura até o presente momento. No entanto, é observado que crianças e adolescentes com SDRC podem apresentar mais sintomas autonômicos que pacientes da mesma faixa etária sem SDRC. Um estudo realizado por Berde et al. comparou pressão arterial, frequência cardíaca, variabilidade de ritmo cardíaco e barorreflexos em crianças e adolescentes com SDRC, síndrome de taquicardia ortostática postural e indivíduos da mesma idade como controle após *tilt test*. Os pacientes com SDRC reportaram sintomas autonômicos frequentes durante o estudo, mesmo com melhora da dor e da funcionalidade. Muitos apresentaram melhora dos sintomas autonômicos no intervalo de 6 meses. O *tilt test* mostrou diferenças quando comparado aos testes dos indivíduos usados como controle, mas os sintomas e as alterações hemodinâmicas foram leves quando comparadas aos pacientes com síndrome de taquicardia ortostática postural (POTS). A presença de quase síncope ou síncope foi incomum nos indivíduos com SDRC, mas a variabilidade do ritmo cardíaco foi significativamente maior que no grupo-controle. O estudo não conseguiu demonstrar clara falta de regulação do sistema autonômico e cardiovascular, mas há alta prevalência de sintomas autonômicos relatados pelos pacientes que precisam ser mais bem investigados.

Diferenças entre síndrome dolorosa regional complexa tipo 1 em crianças e adultos

A síndrome dolorosa difere em adultos e crianças, tanto em fisiopatogenia como no que diz respeito a fatores psicológicos associados, formas de manifestação e aspectos clínicos. Sendo assim, o tratamento não deve ser o mesmo, ele precisa ser direcionado para o público específico. Muitas vezes, o uso de tratamentos invasivos em crianças pode gerar mais ansiedade, desconforto e piorar o quadro, não contribuindo para melhora da dor. As crianças respondem de forma muito mais positiva ao tratamento com terapia cognitivo-comportamental e fisioterapia com melhor evolução do quadro do que os adultos. Os estudos randomizados em crianças são incomuns e mesmo os estudos de séries de casos são raros. Dois estudos foram publicados como série de casos, um estudo australiano com 20 casos e um estudo francês com 73 casos, e apresentaram resultados semelhantes.

Em crianças, a síndrome de dor regional complexa acontece em sua maioria no sexo feminino, em mais de 90% dos casos. Uma doença que afeta predominantemente adolescentes do sexo feminino, sendo o tornozelo a principal área acometida. A média de idade é em torno de 11 a 12 anos, sendo encontrada de 5 a 16 anos, apesar de ser rara antes de 5 anos, a autora já tratou uma criança de 3 anos que apresentava critérios para a síndrome.

Os fatores psicológicos sempre devem ser investigados, muitas vezes são crianças com alto desempenho escolar, ansiedade e história patológica de atopia. Em muitos casos do tipo 2, o trauma que foi o fator desencadeante é leve, causando dor desproporcional ao evento, sendo membros inferiores mais acometidos que membros superiores, em torno de 80% a 90% dos casos. O quadro clínico apresenta-se em sua maioria com membro frio, cianose e edema da extremidade dolorosa. A cintilografia óssea normalmente mostra baixa captação, o que difere dos adultos no quadro inicial da síndrome, em que o evento é predominante nos membros superiores e a cintilografia mostra aumento de captação na fase inicial da doença.

TABELA 115.1 – Diferença das características de SDRC em adultos e crianças.

Características	Adulto	Crianças
Idade	45	12
Sexo	Predominantemente masculino	Predominantemente feminino
Extremidade afetada	Membro superior	Membro inferior
Trauma	Leve a grave	Leve
Temperatura do membro	30% – Frio	70% – Frio
Edema	40%	75%
Prognóstico	Variável, incapacidade de longo prazo	Excelente recuperação na maioria dos casos
Risco de recidiva	10%	30%

Fonte: Desenvolvida pela autoria do capítulo.

Tratamento

A Organização Mundial de Saúde (OMS) lançou o *guideline* do tratamento de dor persistente em criança reconhecendo que a dor crônica nesta população é um problema de saúde pública em muitas áreas do mundo. O tratamento da SDRC em Pediatria tem como base um trabalho multidisciplinar precoce com o objetivo de evitar a progressão de sintomas. A recuperação completa do quadro pode não acontecer e o paciente poderá desenvolver uma condição crônica. O tratamento tem como base uma abordagem multidisciplinar não intervencionista, incluindo psicoterapia, fisioterapia, analgésicos e terapia ocupacional. A recorrência é alta e um significativo número de pacientes não atinge a resolução completa dos sintomas.

Os medicamentos mais utilizados são amitriptilina e gabapentina. No entanto, entendendo melhor os mecanismos da doença, como o papel das citocinas, neuropeptídios, e o papel da sensibilização central, pode-se considerar outros medicamentos no tratamento futuro da doença como imunomoduladores e antagonistas NMDA.

Fisioterapia e terapia ocupacional

A fisioterapia com reabilitação e a dessensibilização do membro são a base do tratamento em síndrome dolorosa tipo 1 e considerados tratamentos de 1ª linha. A fisioterapia adequada propicia melhora significativa, com taxa de sucesso em torno de 90%. A fisioterapia é um tratamento que apresenta alto nível de evidência em crianças e adolescentes, mas infelizmente nunca foi estudada de forma isolada dos outros tratamentos. O objetivo do tratamento com fisioterapia é restaurar a função normal do membro, aumentar o arco de movimento, aumentando progressivamente a carga e a força. Outra técnica empregada é a técnica em espelho, conhecida pelo seu emprego na síndrome de dor fantasma. O objetivo é corrigir as alterações somatotópicas corticais conhecidas na SDRC. Não é incomum o desenvolvimento de cinesiofobia e que o paciente não permita tocar no membro. Sendo assim, é importante estimular o paciente a recuperar a função normal do membro, deixar tocar, usar calçados, deambular, usar faixas para reduzir o edema.

Psicoterapia

Pela literatura recente, não parece existir maior associação entre ansiedade, depressão e traços obsessivo-compulsivos com a SDRC em crianças. Entretanto, a terapia cognitivo-comportamental (TCC) apresenta um papel essencial em melhor prognóstico da doença. A TCC é usada, com evidência em literatura, para outras condições associadas à dor crônica em crianças e adolescentes, como a dor abdominal recorrente, fibromialgia, cefaleias, com redução da intensidade de dor e melhora da funcionalidade.

Educação do paciente e da família

Educar o paciente e a família e traçar metas reais do tratamento propicia um entendimento mais amplo e cooperação maior durante o processo, podendo, inclusive, ser decisivo quanto ao diagnóstico. Deixar tocar ou mover um membro extremamente doloroso é de difícil entendimento para o paciente e para os pais ou cuidadores. Entender e cooperar com a fisioterapia, dessensibilização e uso do membro é fundamental para um melhor prognóstico.

Um livro americano em língua inglesa foi escrito por pacientes adolescentes para pacientes adolescentes, explicando a doença, em linguagem não médica, clara e concisa, para ajudar os adolescentes na tomada de decisão. Esse livro nasceu a partir de um *focus group* de adolescentes que apresentaram a doença; seu título é *Complex Regional Pain Syndrome Explained, by teenagers for teenagers*. Ele livro ajuda não apenas os pacientes, mas toda a família que se vê envolvida no processo da doença e sua história natural.

Terapia farmacológica

Uma grande variedade de drogas e de combinações terapêuticas tem sido empregada no tratamento da SDRC, desde medicamentos para dor nociceptiva até medicamentos para dor neuropática, entre eles anti-inflamatórios não hormonais (AINH), opioides, anticonvulsivantes, corticosteroides. O uso de corticosteroides é controverso, variando na literatura desde a recomendação de anti-inflamatórios esteroidais orais ou intramusculares até a falta de evidência para a recomendação.

Os antidepressivos tricíclicos são recomendados porque reduzem a intensidade de dor e os distúrbios do sono em 50% dos pacientes. Entretanto, o uso na população pediátrica ainda não encontra suporte na literatura; questionamentos como riscos de efeitos colaterais, falta de evidência e efeitos a longo prazo no desenvolvimento do SNC. Um estudo publicado em 2016 comparou gabapentina com amitriptilina na população pediátrica com SDRC. O estudo randomizado com 34 pacientes de 7 a 14 anos comparou a eficácia da gabapentina e da amitriptilina em reduzir a intensidade de dor nesta população de pacientes. Ambos os medicamentos foram utilizados por 6 semanas. Não foram encontradas diferenças tanto em eficácia como em segurança.

Tanto a gabapentina como a amitriptilina foram eficazes em redução de intensidade de dor e melhora do padrão de sono. A gabapentina, apesar de pouco suporte da literatura, é, sem dúvida, o adjuvante mais utilizado no tratamento de SDRC em crianças.

A cetamina como antagonista NMDA pode ter um papel no tratamento da dor refratária. A cetamina é usada como adjuvante em crianças com dor neuropática de difícil controle, pós-operatório, doença falciforme. O papel da cetamina em reduzir a sensibilização central e como adjuvante poupador de opioide, atuando na redução de hiperalgesia, resultou na recomendação para esse fármaco ser considerado uma opção no arsenal terapêutico para dor de difícil controle, principalmente em dor neuropática. No entanto, deve-se considerar a farmacocinética e a farmacodinâmica da droga com base na faixa etária, sendo necessárias doses maiores em pacientes mais jovens.

Um estudo publicado em 2017, na Cochrane, concluiu que não há evidências em indicar ou refutar o uso de antidepressivos em pacientes com dor não oncológica e em pacientes com dor crônica não oncológica; com a literatura disponível até o presente momento, não foi possível a realização de uma metanálise. Os especialistas que tratam dor nesta população apresentam certa preocupação com o uso de antidepressivos, seus efeitos colaterais e o risco de ideação e comportamento suicida em menores de 18 anos, com o uso de inibidores de recaptação de serotonina e as drogas *dual*, inibidores da receptação de serotonina e noradrenalina, como a duloxetina.

TABELA 115.2 – Medicamentos e doses utilizados em dor neuropática em crianças.

Classe	Medicamento	Mecanismo de ação	Dose	Efeitos colaterais	Informações adicionais
1ª linha					
Anticonvulsivante	Gabapentina	Subunidade α_2-δ voltagem-dependente	< 50 mg/kg: Dia 1: 3 a 5 mg/kg VO 1 vez ao dia Dia 2: 3 a 5 mg/kg VO 2 vezes ao dia Dia 3: 3 a 5 mg/kg VO 3 vezes ao dia Escalar lentamente, dose máxima 30 mg/kg ao dia 3 vezes ao dia > 50 mg/kg e adolescentes: Dia 1: 300 mg VO 1 vez ao dia Dia 2: 300 mg VO 2 vezes ao dia Dia 3: 300 mg VO 3 vezes ao dia Dose máxima: 3.600 mg/dia, não se observa benefício acima 2.400 mg	Sedação Tonturas	Ajuste de dose em insuficiência renal, acompanhar função hepática e renal
	Pregabalina	Subunidade α_2-δ voltagem-dependente	< 50 kg: 1 a 2 mg/kg/dia VO 2 vezes ao dia, titular lentamente, > 50 kg: 75 mg VO 2 vezes ao dia		
Antidepressivo tricíclico	Amitriptilina	Antidepressivo tricíclico	< 50 Kg: 0,1 mg/kg VO 1 vez ao dia, aumentar conforme o tolerado até 0,25 mg/kg, até a dose 0,5 mg/kg a 2 mg/kg > 50 kg: iniciar 10 mg, aumentar a cada 4 a 6 dias até a dose máxima de 75 mg	Sedação, xerostomia visão turva, retenção urinária, ganho de peso, taquicardia, constipação, prolongamento de QTc, hipotensão ortostática	
	Nortriptilina		Veja acima	Veja acima	
Tópico	Lidocaína 5% adesivo	Anestésico local	Aplicar o adesivo por 12 horas, retirar por 12 horas em regiões de pele intactas, em irritação e seca. Dose máxima de 3 adesivos ao mesmo tempo	Irritação da pele, alergias, prurido	

(continua)

TABELA 115.2 – Medicamentos e doses utilizados em dor neuropática em crianças. (*Continuação*)

Classe	Medicamento	Mecanismo de ação	Dose	Efeitos colaterais	Informações adicionais
2ª linha					
Antidepressivos – Dual	Duloxetina	Inibidor da captação de serotonina e noradrenalina	> 50 kg: iniciar com 30 mg e depois de uma semana aumentar para 60 mg	Xerostomia, sedação, tontura, redução de apetite, náusea, constipação	Relatos de ideação suicida em adolescentes
	Venlafaxina	Inibidor da captação de serotonina e noradrenalina	1 a 2 mg/kg por dia 2 ou 3 vezes ao dia, aumentando até o máximo de 225 mg por dia	Xerostomia, sedação, tontura, redução de apetite, náusea, constipação, prolongamento de QTc	
Tópico	Capsaicina		Administrado em forma de cremes, loções ou adesivos, 0,025 a 8%	Desconforto inicial – Queimação	
3ª linha					
Opioide	Tramadol	Fraco receptor mu Inibição de receptação de serotonina e noradrenalina	1 a 3 mg/kg a cada 6 horas, também disponível na forma de liberação lenta – Retard, para ser usado a cada 12 horas	Náusea, vômitos, prurido, alucinações, sedação e constipação	
	Morfina	Forte – agonista receptor mu, kappa, delta		Náusea, vômitos, prurido, alucinações, sedação e constipação, xerostomia, retenção urinária, depressão respiratória	Cuidado em pacientes com insuficiência hepática e renal, risco de dependência, adição, hiperalgesia, imunossupressão e disfunção hormonal

Fonte: Desenvolvida pela autoria do capítulo.

Tratamento farmacológico da dor neuropática em crianças

Os medicamentos usados para controle de dor neuropática em crianças são similares aos medicamentos usados em adulto, sendo, como anteriormente descrito, gabapentina e amitriptilina os medicamentos mais estudados. A literatura é mais voltada para dor oncológica neuropática e doença falciforme. No entanto, os fármacos utilizados e doses são muito semelhantes.

Tratamento intervencionista da dor

O tratamento intervencionista da dor é menos indicado para as crianças e adolescentes do que para adultos com SDRC. A ansiedade gerada pelo procedimento pode, inclusive, ser um fator de piora de sintomas. A reabilitação adequada das crianças e adolescentes com dor intratável permite melhora substancial do quadro de dor, melhora da qualidade de vida, melhora da funcionalidade. Após 3 semanas de reabilitação adequada, com programa de reabilitação interdisciplinar intensivo, é reportado retorno à escola. A reabilitação interdisciplinar consiste em terapia ocupacional, fisioterapia, terapia cognitivo-comportamental, educação familiar e do paciente.

A intervenção é indicada em casos refratários, em que a reabilitação e a terapia farmacológica não oferecem analgesia adequada e deve ser usada apenas como mais um pilar do tratamento.

Lopez-Rodriguez et al. publicaram uma série de casos avaliando o tratamento da dor da SDRC em crianças e adolescentes. Nesse estudo, 10 pacientes de 8 a 13 anos foram tratados de forma conservadora com terapêutica multidisciplinar, entretanto três desses pacientes foram refratários à terapia e, então, submetidos a implante de estimulador medular com sucesso no tratamento permitindo melhor reabilitação dos pacientes com a fisioterapia e reduzindo ou abolindo a necessidade do tratamento farmacológico. O adesivo de capsaícina foi uma opção terapêutica que ofereceu alívio aos pacientes, sendo empregado em nove dos dez pacientes. Houve redução da alodínia mecânica e da alodínia dinâmica em todos os pacientes que usaram o adesivo. Seis pacientes necessitaram de infusão neuroaxial de bupivacaína por 2 semanas, em três desses pacientes não houve recorrência dos sintomas após a retirada do cateter. Desses seis pacientes, três evoluíram para o estimulador medular, como citado anteriormente.

Bloqueio do gânglio estrelado

O gânglio estrelado está situado na face anterior do processo transverso de C7. Esse gânglio é responsável pela inervação simpática da cabeça, do pescoço e do membro superior. As fibras originam-se de T1/T2 e passam através do gânglio estrelado. No entanto, as fibras que se originam de T2, T3 ou T4, conhecidas como "nervos de Kuntz", que são ramos comunicantes ascendentes, podem entrar diretamente no 1° nervo intercostal ou na 1ª raiz torácica, fazendo um *by-pass* da cadeia simpática, o que pode gerar falha do bloqueio. Os sinais de que o bloqueio teve sucesso são: síndrome de Horner ipsilateral; congestão nasal; vasodilatação cutânea; e aumento da temperatura da pele no membro superior ipsilateral. Apesar de indicado para SDRC em membros superiores, raramente é indicado em crianças porque a indicação de procedimentos é comparativamente menor do que em adultos e porque a prevalência de SDRC em crianças é maior nos membros inferiores.

Bloqueio simpático lombar

Trata-se do bloqueio mais comumente executado para controle analgésico em pacientes pediátricos com SDRC tipo I, justamente pela maior prevalência de acometimento dos membros inferiores em crianças.

A cadeia simpática lombar é encontrada em posição anterolateral às vértebras lombares, desde L1 até L4. E o bloqueio dessa cadeia geralmente é executado ao nível de L2/L3, unilateral ou bilateralmente – em acordo com a sintomatologia apresentada. A técnica é semelhante à descrita em pacientes adultos, devendo sempre ser executada com auxílio de imagens.

Bloqueios regionais peridural ou perineural e analgesia regional contínua

Os bloqueios regionais podem ser usados em casos de dor refratária como mais um pilar do tratamento ou SDRC pós-trauma. Os bloqueios regionais e a infusão contínua de anestésicos em nervos periféricos podem ajudar na prevenção da doença pós-trauma e em casos de dor de difícil controle. As infusões peridurais ou perineurais podem facilitar a reabilitação dos pacientes pediátricos com a dor intensa da SDRC. Um estudo retrospectivo foi conduzido no Boston Children's Hospital, de 2003 a 2014, com 102 pacientes menores de 18 anos com SDRC. O uso da anestesia regional peridural ou perineural para reabilitação intra-hospitalar permitiu uma melhor funcionalidade, com uma melhora de 40% e uma redução de 56% da intensidade de dor, pela escala numérica, em um seguimento de 4 meses. A intensidade de dor maior que 3 durante a reabilitação com anestesia regional foi um fator de pior prognóstico.

Fatores associados com pior prognóstico

Os principais fatores associados a um pior prognóstico são o diagnóstico tardio e o manejo inicial inadequado. Pela própria história natural da doença, há maior risco de recuperação incompleta e de evolução com sequelas. Além disso, a negação pelos pais ou cuidadores é também um fator de risco para pior prognóstico. De forma geral, apenas 50% dos pacientes apresentam melhora em 3 a 6 meses do quadro. Alguns melhoram após 1 ano, mas o risco de recorrência é alto.

Referências bibliográficas

1. Abu-Arafeh H, Abu-Arafeh I. Complex regional pain syndrome in children: incidence and clinical characteristics. Arch. Dis. Child. 2016;101:719-723.
2. Agrawal SK, Rittey CD, Harrower NA, Goddard JM, Mordekar SR. Movement disorders associated with complex regional pain syndrome in children. Dev. Med. Child Neurol. 2009;51(7):557-562.
3. Alexander GM, Peterlin BL, Perreault MJ, Grothusen JR, Schwartzman RJ. Changes in plasma cytokines and their soluble receptors in complex regional pain syndrome. Journal of Pain. 2012;13(1):10-20.
4. Anghelescu DL, Tesney JM. Neuropathic pain in pediatric oncology: a clinical decision algorithm. Pediatric Drugs. 2019.
5. Bayle-Iniguez X, Audouin-Pajot C et al. Complex regional pain syndrome type I in children: clinical description and quality of life. Orthopaedics & Traumatology: Surgery & Research. 2015;101:745-748.
6. Bemstein BH, Singsen BH. Reflex neurovascular dystrophy in childhood. Journal of Pediatrics. 1978;93:211-215.
7. Birklein F, Schmelz M. Neuropeptides, neurogenic inflammation and Complex Regional Pain Syndrome (CRPS). Neuroscience Letters. 2008;437:199-202.
8. Borucki AN, Greco CD. An update on complex regional pain syndromes in children and adolescents. Current Opinion in Pediatrics. 2015;27(4):448-452.
9. Brown SC, Jhonston BC, Amaria K, Watkins J, Campbell F, Pehora C et al. A randomized controlled trial of amytriptiline versus gabapentin for complex regional pain syndrome type I and neuropathic pain in children. Scandinavian Journal of Pain. 2016;424.
10. Cooper TE, Heathcote LC, Clinch J, Gold JI, Howard R, Lord SM et al. Antidepressants for chronic non-cancer pain in children and adolescents (review). Cochrane Database of Systematic Reviews. 2017;8:1-48.
11. Cruz N, O'Reilly J, Slomine BS, Salorio CF. Emotional and neuropsychological profiles of children with complex regional pain syndrome type I in an inpatient rehabilitation setting. Clinical Journal of Pain. 2011;27(1):27-34.
12. Dadure et al. Continuous peripheral nerve blocks at home for treatment of recurrent complex regional pain syndrome I in children. Anesthesiology. 2005;102:387-391.
13. De Mos M et al. The incidence of complex regional pain syndrome: a population-based study. Pain. 2007;129:12-20.
14. Donado C, Lobo K, Velarde-Alvarez MF, Kim J, Kenney A, Logan D et al. Continuous regional anesthesia and inpatient rehabilitation for pediatric complex regional pain syndrome. Regional Anesthesia and Pain Medicine. 2017;42(4):527-534.
15. Goldscheineder KR. Complex regional pain syndrome in children: asking the right question. Pain Resarch and Management. 2012;17(6).
16. Harden RN, Bruehl S, Perez RS et al. Validation of proposed diagnostic criteria (the "Budapest Criteria") for complex regional pain syndrome. Pain. 2010;150:268-274.
17. Harden RN, Oaklander AL, Burton AW et al. Complex regional pain syndrome: practical diagnostic and treatment guidelines. 4th ed. Pain Medicine. 2013;14:180-229.
18. Landry BW, Fischer PR, Driscoll SW, Kock KM, Harbeck-Weber C, Mack KJ et al. Managing chronic pain in children and adolescents: a clinical review. Current Concepts in Physiatric Pain Management. 2015(suppl.):295-315.
19. Lascombes P, Mamie C. Complex regional pain syndrome type I in children: what is new? Orthopaedics & Traumatology: Surgery & Research. 2016;201(103):135-142.
20. Logan DE, Williams SE, Carullo VP, Claar RL, Bruehl S, Berde CB. Children and adolescents with complex regional pain syndrome: more psychologically distressed than other children in pain? Pain Research Management. 2013;18(2):87-93.
21. Low AK, Ward K et al. Pediatric complex regional pain syndrome. Journal of Pediatrics and Orthopedics. 2007;27(5):567-572.

22. Matles AI. Reflex sympathetic dystrophy in a child: a case report. Bull. Hosp. Joint Dis. 1971;32(2):193-197.

23. McGrath PJ, Stevens BJ, Walker SM, Zempsky WT. Oxford textbook of pediatric pain. 1st ed. New York, NY: Oxford University Press; 2014.

24. Pachowicz M, Nocun A et al. Complex regional pain syndrome type I with atypical scintigraphic pattern-diagnosis and evaluation of the entity with three phase bone scintigraphy: a case report. Nucl. Med. Rev. Cent. East Eur. 2014;17:115-119.

25. Pestieau SR, Finkel JC, Junqueira MM, Cheng Y, Lovejoy JF, Wang J et al. Pronloged perioperative infusion of low-dose ketamine does not alter opioid use after pediatric scoliosis surgery. Pediatric Anesthesia. 2014;24:582-590.

26. Rodriguez-Lopez MJ, Fernandez-Baena M, Barroso A, Yáñez-Santos A. Complex regional pain syndrome in children: a multidisciplinary approach and invasive techniques for the management of non responders. Pain Practice. 2015:1-9.

27. Sandroni P, Benrud-Larson LM, McClelland RL et al. Complex regional pain syndrome type I: incidence and prevalence in Olmsted County, a population-based study. Pain. 2003;103:199-207.

28. Sherry DD, Weisman R. Psychologic aspects of childhood reflex neurovascular dystrophy. Pediatrics. 1988;81(4):572-578.

29. Shim H, Rose J, Halle S, Shekane P. Complex regional pain syndrome: a narrative review for the practicing clinician. British Journal of Anaesthesia. 2019;123(2):424-433.

30. Shim H, Rose J, Halle S, Shekane P. Complex regional pain syndrome: a narrative review for the practicing clinician. British Journal of Anaesthesia. 2019;123(2):424-433.

31. Simm PJ et al. The successful use of pamidronate in an 11-year-old girl with complex regional pain syndrome: response to treatment demonstrated by serial peripheral quantitative computerised tomographic scans. Bone. 2010;46:885-888.

32. Stanton RP, Malcolm JR, Wesdock KA, Singsen BH. Reflex sympathetic dystrophy in children: an orthopedic perspective. Orthopedics. 1993;16(7):773-780.

33. Varenna M, Zucchi F. Algodystrophy: recent insight into the pathogenic framework. Clinical Case Mineral Bone Metabolism. 2015;12:27-30.

34. Weber M et al. Facilitated neurogenic inflammation in complex regional pain syndrome. Pain. 2001;91:251-257.

35. Weissmann R, Uziel Y. Pediatric complex regional pain syndrome: a review. Pediatric Rheumatology. 2016:14-29.

36. Wilder RT, Berde CB, Wolohan M, Vieyra MA, Masek BJ, Micheli LJ. Reflex sympathetic dystrophy in children: clinical characteristics and follow up of seventy patients. Journal of Bone and Joint Surgery Am. 1992;74(6):910-919.

37. Zernikow B, Wager J, Brehmer H. Invasive treatments for complex regional pain syndrome in children and adolescents: a scoping review. Anesthesiology. 2016;122:699-707.

capítulo 116

Dor Neuropática em Oncologia Pediátrica

Valesca Oliveira Paes Tanaka | Sandra Caires Serrano

Introdução

Muitas crianças com câncer sofrem por dor neuropática. No câncer infantil, assim como no câncer adulto, a dor é um sintoma frequente na fase de diagnóstico da doença e necessita de atenção e de medidas de controle durante todo o tratamento oncológico. A dor oncológica ainda é um fardo pesado para as crianças e suas famílias, embora seja de fácil reconhecimento e parte significativa dos casos seja controlada com medidas preventivas simples e assertivas. Assim como em adultos, a dor em crianças com câncer tem causa multifatorial. Na prática, situações desafiadoras envolvendo o controle da dor relacionada a metástases ósseas e aos efeitos adversos do tratamento quimio e radioterápico são desafios diários da equipe multiprofissional envolvida no cuidado destas crianças. Exemplos práticos são a dor neuropática induzida por quimioterapia ou procedimentos dolorosos necessários para o tratamento, como a passagem de acesso venoso central. A neuropatia periférica induzida por quimioterapia é efeito colateral de muitos medicamentos contra o câncer. A vincristina é um quimioterápico conhecido por causar neuropatia periférica dolorosa. Agentes quimioterápicos como vincristina, cisplatina e paclitaxel podem causar dor neuropática, a qual pode persistir por meses e até anos após a terapia.

A expressão variada de sintomas relacionados à dor neuropática em crianças torna este diagnóstico mais desafiador. A falta de escalas validadas para a dor neuropática em crianças e os desafios próprios relacionados ao desenvolvimento infantil e à capacidade de linguagem são desafios adicionais. A gabapentina e a pregabalina são medicações de 1ª escolha também na população infantil. Outros medicamentos importantes nesta população são antidepressivos tricíclicos, inibidores de captação de serotonina, anticonvulsivantes, clonidina e opioides.

A dor neuropática pediátrica é causada por distúrbios geralmente difíceis de tratar, e o cenário costuma ser desafiador quando se considera o uso de opioides neste contexto. Apesar do pequeno corpo de evidências, os opioides são frequentemente usados para a dor neuropática relacionada ao câncer pediátrico. Friedrichsdorf et al., em revisão retrospectiva, evidenciaram que o uso de metadona foi eficaz no tratamento de dor neuropática e dor nociceptiva em crianças maiores que 5 anos, em tratamento oncológico, com dor refratária a opioides. A escassez de estudos relacionados ao uso de opioides na dor neuropática em pediatria reflete a falta de informações de eficácia e de segurança em longo prazo.

Definição e avaliação de dor neuropática

O conceito atual de dor neuropática aceito pela IASP (Associação Internacional para o Estudo da Dor), em 2011, considera dor neuropática como "aquela decorrente de lesão ou doença que afeta diretamente o sistema somatossensitivo". Assim, foram substituídos os termos "disfunção" (considerado vago) por "doença" e "sistema nervoso" por "sistema somatossensitivo", para delimitar topograficamente a doença. Essa nova definição criou sistemas de diagnósticos com base na história clínica e na localização anatômica, associados a testes comprobatórios. Algumas condições como neuropatia pós-herpética, radiculopatias compressivas e outras neuropatias periféricas, por exemplo, encaixam-se bem nessa nova classificação; contudo, outros estados de dor como na neuralgia essencial do trigêmeo, fibromialgia ou síndrome da dor regional complexa (SDRC) tipo I ficaram excluídos com a nova definição. De forma geral, os especialistas concordam que este conceito atual de dor neuropática, embora ainda não ideal por excluir estados importantes de dor, trouxe ganhos para o melhor entendimento, mas não esgota o tema.

É sempre importante ressaltar que a dor neuropática é uma descrição clínica, e não um diagnóstico. A dor neuropática requer uma lesão demonstrada ou uma doença que satisfaça critérios de diagnóstico estabelecidos. O termo "lesão" costuma ser usado quando investigações diagnósticas (p. ex., imagem, neurofisiologia, biópsias, testes laboratoriais) revelam uma anormalidade ou evidência de trauma.

O termo "doença" costuma ser usado quando a causa básica da lesão é conhecida, por exemplo, derrame, vasculite, ou anormalidade genética. Já o termo "somatossensitivo" refere-se a informações sobre o corpo em si, incluindo órgãos viscerais, em vez de informações sobre o mundo externo, como visão, audição ou olfação. Cabe destacar que a presença de sinais ou sintomas (p. ex., a dor evocada pelo toque) por si só não justifica o termo "neuropático". Algumas entidades da doença, como a neuralgia trigeminal, são atualmente definidas por sua apresentação clínica e não por testes diagnósticos objetivos. Outros diagnósticos como a neuralgia pós-herpética têm como base normalmente a história. Assim, é comum, ao se investigar a dor neuropática, que o teste diagnóstico possa produzir dados inconclusivos ou inconsistentes. Nestes casos, o julgamento clínico é necessário para a tomada de decisão.

As dificuldades na avaliação de dor neuropática na criança podem incluir a capacidade de comunicação em relatar as características de dor neuropática pela idade e desenvolvimento da criança. Nenhuma escala para dor neuropática está disponível para uso em crianças abaixo de 5 anos. Embora a semiologia da dor neuropática na infância possa ser comparável à do adulto, sua etiologia muitas vezes é diferente, com o agravante de que as opções terapêuticas são mais limitadas inclusive pela falta de estudos envolvendo a população pediátrica. Outra dificuldade no diagnóstico da dor neuropática na população pediátrica é a falta de questionários de triagem e de instrumentos validados para esta população. Neste contexto, aconselha-se a utilização da Escala de Faces de Wong-Baker, válida para crianças a partir dos 3 anos de idade. A dor deve ser registrada como 5º sinal vital, sempre de forma sistemática, e a escolha da escala a ser utilizada depende da idade e da presença ou não de comprometimento cognitivo.

A dor neuropática pode ser considerada uma entidade clínica com um padrão comum de sinais e sintomas, quase sempre com manuseio semelhante, independentemente da causa subjacente. Na dor neuropática, identifica-se a coexistência de sintomas negativos, os quais refletem a perda de função do sistema somatossensorial, e de sintomas positivos, que indicam o ganho de função do sistema somatossensorial. Esses sintomas podem ser classificados como espontâneos, evocados (desencadeados pela estimulação mecânica, química ou térmica como a alodínia ou a hiperalgesia), e sintomas que são mais frequentemente espontâneos, mas que também podem ser evocados como ocorre nas parestesias e disestesias. Além desses sintomas, sinais motores como espasmos, distonia, fasciculações, fraqueza e atrofia muscular, e sinais disautonômicos como cianose, eritema, edema, aumento da sudorese e mau preenchimento capilar podem estar presentes na dor neuropática. Características típicas da dor neuropática incluem a dor paroxística ou espontânea. Os descritores frequentemente usados para caracterizar a dor neuropática incluem dormência, queimação, formigamento, picada, ardor, calor, compressão, aperto, dor lancinante, choque elétrico, descarga elétrica e sensação de frio doloroso.

Estimular a criação de escalas de avaliação de dor neuropática apropriadas à criança e estratégias de tratamento é uma prioridade. A dor em crianças com câncer pode ter diversas origens como o próprio tumor (p. ex., dor neuropática induzida por quimioterapia) ou procedimentos dolorosos pelos quais as crianças com câncer passam com frequência como as punções para os acessos venosos.

Considerações clínicas na criança

A escassez de pesquisas sobre dor neuropática em crianças deixa muitos questionamentos sem resposta. A avaliação da dor na criança é sempre desafiadora e, embora instrumentos para avaliação da dor neuropática em adultos possam ter alguma utilidade em pediatria, fatores como desenvolvimento e expressão da dor em crianças precisam ser considerados.

Em 2012, a Organização Mundial de Saúde (OMS) publicou uma diretriz para o controle da dor persistente em crianças, incluindo a supressão do 2º degrau da escada analgésica até então usada para a população infantil. Esta publicação, *WHO Guidelines on the pharmacological treatment of persisting pain in children with medical illnesses* – Diretrizes da OMS para o gerenciamento farmacológico da dor persistente em crianças com problemas médicos, considera "dor persistente" como aquela de longo prazo, e "problemas médicos" as situações específicas em que esteja ocorrendo alguma lesão tecidual e exista um papel claro para o tratamento farmacológico. Essa diretriz traz recomendações com base em evidências para o gerenciamento da dor na população de zero a 18 anos, incluindo o uso de analgésicos opioides, não opioides, e fármacos adjuvantes para o controle da dor. A escada de dois degraus dá preferência ao uso de menor dose de analgésico opioide forte em vez da utilização de opioide fraco como codeína e tramadol; é recomendado ainda o uso de paracetamol e do ibuprofeno como analgésicos simples para dor de intensidade leve.

Algumas condições neuropáticas são cada vez mais reconhecidas em crianças e adolescentes, incluindo SDRC (principalmente tipo 1), dor no membro fantasma, lesão medular, trauma e dor neuropática pós-operatória, neuropatias autoimunes e degenerativas (síndrome de Guillain-Barré, doença de Charcot-Marie-Tooth), câncer e seu tratamento. Algumas síndromes de dor neuropáticas raras são relativamente mais comuns na população pediátrica, incluindo neuropatias tóxicas e doenças metabólicas (chumbo, mercúrio, álcool, infecção), distúrbios neurodegenerativos hereditários (doença de Fabry), doenças mitocondriais e a eritromelalgia. Sem dúvida, a avaliação médica com história direcionada é fundamental no manejo da dor neuropática da criança. Considerar o histórico prévio como corticosteroideterapia, quimioterapia, radioterapia cirurgias, e experiências vivenciadas no trajeto da doença ajudam a direcionar um melhor plano terapêutico.

Dor do membro fantasma

O câncer é uma das principais causas de amputação de membro em pediatria, e a dor do membro fantasma é problema prevalente neste contexto. As crianças e adolescentes submetidos à amputação decorrente de tumores ósseos como o osteossarcoma podem desenvolver dor do membro fantasma, que pode persistir por meses ou anos após a amputação e causar sofrimento significativo. O fenômeno da sensação ou dor em um membro que não está mais presente no corpo (membro fantasma) foi descrito pela primeira vez há centenas de anos. Sensações de membro fantasma são definidas como sensações físicas não dolorosas, percebidas como originárias de uma parte do corpo ausente ou amputada, geralmente um dígito ou membro ausente (p. ex., braço, perna, dedo e dedo do pé). As sensações fantasmas nos membros são frequentemente percebidas como movimentos cinéticos, como o movimento dos dedos dos pés em um pé amputado. Já a dor do membro fantasma é a sensação de dor em uma parte do corpo ausente ou amputada. De fato, a dor do membro fantasma reduz a qualidade de vida e a funcionalidade e pode estar associada a sintomas de depressão, sendo necessários tratamentos direcionados. A amputação pode originar alterações sensitivas posteriormente relacionadas à sensação fantasma ou à dor no membro fantasma. Em pacientes oncológicos pediátricos, a administração de quimioterapia antes da amputação pode aumentar o risco de dor do membro fantasma. A cisplatina e a vincristina são agentes quimioterápicos usados no tratamento do osteossarcoma e bem conhecidos por causar neuropatia periférica. Um estudo interessante que avaliou 67 pacientes oncológicos pediátricos mostrou que 76% dos amputados que receberam quimioterapia antes da amputação desenvolveram dor no membro fantasma dentro de 72 horas. Outro estudo, conduzido por Wilkins et al., mostrou que sensações fantasmas não dolorosas afetam 50% a 100% das crianças submetidas à cirurgia de amputação e 7% a 20% das crianças com deficiência congênita do membro.

Pontos importantes

- ▶ Dor neuropática em crianças com câncer é comum, subestimada e subtratada.
- ▶ Dor neuropática relacionada ao câncer pediátrico no final da vida representa enorme desafio em função dos múltiplos fatores relacionados à complexidade da dor generalizada, podendo ser necessária terapia multimodal com opioide em alta dose para controle da dor e melhor qualidade de vida.
- ▶ Não há recomendações com base em evidências sobre dor neuropática em crianças com câncer.
- ▶ Os medicamentos de 1ª linha incluem opioides, amitriptilina e gabapentina.
- ▶ Metadona também é uma excelente opção para dor neuropática.
- ▶ Embora metadona e tramadol, ainda que teoricamente, possam trazer benefício por meio de sua ação complementar no controle da dor neuropática e nociceptiva, não há evidências que suportem que eles sejam mais efetivos que outros opioides como a morfina, o fentanil, a hidromorfona e oxicodona.

- ▶ Como a dor neuropática tende a melhorar com o tempo, pode ocorrer a redução gradual ou descontinuação da gabapentina e da metadona.
- ▶ Reabilitação e a prática de medicina integrativa devem fazer parte do tratamento.
- ▶ A rotação de opioide para metadona pode restabelecer a analgesia em crianças que desenvolveram tolerância à morfina.

Orientações práticas para o tratamento da dor neuropática na criança com câncer

- ▶ Utilizar um antidepressivo tricíclico como amitriptilina (ou gabapentinoide, caso prolongamento do intervalo QTc). Esses medicamentos podem levar dias para começar a fazer efeito, então considerar uso de cetamina em dose analgésica como uma "ponte" em casos graves.
- ▶ Associar um antidepressivo tricíclico em baixa dose e gabapentinoide.
- ▶ Considerar uso de um bloqueador de canal de receptor NMDA, como cetamina e/ou metadona, se ainda não tiver sido administrado.
- ▶ Considerar a associação de dose baixa de benzodiazepínico.
- ▶ Considerar procedimento intervencionista e encaminhamento a um especialista em dor pediátrica.
- ▶ A gabapentina é um anticonvulsivante usado na infância que também é usado como medicação de 1ª linha no tratamento da dor neuropática, embora não esteja recomendada para uso em crianças menores de 6 anos. A gabapentina apresenta excelente perfil de segurança e tolerância.
- ▶ A pregabalina é semelhante à gabapentina em termos de eficácia, mas apresenta um perfil farmacocinético mais favorável, sendo usada *off label* com bons resultados em crianças.
- ▶ A eficácia dos antidepressivos tricíclicos e gabapentinoides parecem iguais. Se um único adjuvante for ineficaz, é recomendada a combinação de um representante de cada grupo, com mecanismo de ação diferentes.

Terapia farmacológica

Opioides

Crianças em tratamento oncológico geralmente necessitam de uso de analgésico opioide para controle da dor. O mito de que a dor neuropática não é responsiva a analgésico opioide não deve ser perpetuado. Embora metadona e tramadol, ainda que teoricamente, possam trazer benefício por meio de sua ação complementar no controle da dor neuropática e nociceptiva, não há evidências que suportem que eles sejam mais efetivos que outros opioides como a morfina, o fentanil, a hidromorfona e oxicodona. Contudo, há um grupo de crianças com dor neuropática leve a moderada, no qual o uso de analgésico opioide pode não estar indicado. Nesses casos, a dor pode ser controlada com analgesia simples com base, por exemplo, em inibidor de COX-2 associada a um adjuvante como amitriptilina, gabapentina ou pregabalina.

Tramadol

O tramadol é um analgésico sintético de ação central, com um modo de ação incomum. Ele tem atividade opioide fraca nos receptores mu, delta e kappa, com preferência 20 vezes maior pelo receptor mu. Além disso, o tramadol tem atividade analgésica não opioide por meio da inibição da recaptação da noradrenalina e da serotonina, modulando as vias descendentes inibitórias monoaminérgicas. Presume-se que, em decorrência da sua ação central, haveria uma capacidade de melhor analgesia em dor neuropática. Em alguns pacientes pediátricos com dor neuropática intensa que não toleram opioide forte, o uso de tramadol associado a adjuvantes pode ser útil. Contudo, a dose de tramadol é limitada por efeitos colaterais, especialmente náuseas, vômitos e tonturas. Com relação a interações medicamentosas, destacam-se o risco de associação de tramadol com inibidores da monoaminooxidase (IMAO), ou com agentes moduladores da serotonina, pelo risco de crise serotoninérgica, além do risco de associação do tramadol com medicações que reduzem o limiar convulsivo. O tramadol pode induzir convulsões e aumentar o potencial de inibidores seletivos da recaptação de serotonina, antidepressivos tricíclicos, neurolépticos e outras medicações que reduzem o limiar para crises convulsivas. O uso terapêutico concomitante ao uso de mirtazapina pode causar toxicidade de serotonina. O uso prévio ou simultâneo de carbamazepina (indutor enzimático) pode reduzir o efeito analgésico e a duração do tramadol. A associação de tramadol com derivados cumarínicos (varfarina) deve ser monitorada em função de relatos sobre aumento no tempo de protrombina (INR) com risco de sangramento e equimoses em alguns pacientes. Em adultos, há um número limitado de estudos relacionados ao uso pré ou pós-operatório de ondansetrona, evidenciando necessidade de aumento de dose de tramadol em pacientes com dor pós-operatória. Apesar de seus efeitos favoráveis no controle da dor na infância, há necessidade de mais estudos clínicos que corroborem a eficácia e a segurança de tramadol na população infantil.

> A dose recomentada de tramadol é de 1 a 2 mg/kg a cada 4 a 6 horas, máximo de 8 mg/kg por dia (adulto 50 a 100 mg a cada 6 horas, máximo de 400 mg/dia).

Morfina

A morfina é um analgésico opioide muito utilizado e bem tolerado em crianças com câncer. No caso de efeitos colaterais limitantes de dose, a rotação de opioide para metadona, oxicodona ou fentanil pode melhorar a analgesia e diminuir os efeitos colaterais. A metadona pode ser um opioide útil no controle da dor neuropática, no entanto é uma medicação com características peculiares que exige extremo cuidado e experiência no manejo. Efeitos adversos comuns ao uso de opioides incluem náusea, vômitos, prurido e sonolên-

cia, aos quais é comum o desenvolvimento de certa tolerância. Contudo, a constipação intestinal é um efeito colateral importante para a qual jamais se desenvolve tolerância, sendo necessário manejo adequado por meio de orientações específicas e do uso de laxativos. O controle adequado dos efeitos adversos é fundamental para a adesão ao tratamento. A prescrição de opioides de ação prolongada e em horário fixo proporciona analgesia mais estável, maior adesão ao tratamento e menor risco de abuso. Em crianças, a dor neuropática muitas vezes pode ser controlada com analgésicos simples e adjuvantes, sem necessidade de associar analgésico opioide.

> Dose inicial em crianças é de 0,05 a 0,1 mg/kg por via intravenosa ou 0,15 a 0,3 mg/kg via oral a cada 4 horas.

Metadona

Em adultos, a metadona pode ser útil no controle da dor neuropática em função de suas características moleculares peculiares. A metadona é um analgésico opioide sintético forte, agonista dos receptores mu e delta, antagonista dos receptores NMDA e inibidor da receptação da serotonina e noradrenalina. A dor neuropática é desencadeada pela regulação e ativação de receptores N-metil-d-aspartato (NMDA). Os medicamentos que antagonizam este receptor são um potencial tratamento, e a literatura em adultos relata que a metadona, um opioide agonista e antagonista NMDA, pode ser eficaz no tratamento da dor neuropática crônica. A metadona pode ser atraente para controle de dor neuropática em crianças em função de sua alta biodisponibilidade oral, estimada em 80% a 90%. As principais reações adversas da metadona são semelhantes aos outros opioides, sendo náuseas, vômitos e sonolência sintomas iniciais antes de causar sedação e depressão respiratória. Segundo Bruera et al., o uso de dose menor que a dose inicial padrão de metadona (0,1 mg/kg/dose a cada 12 horas) pode ser benéfico no tratamento de dor neuropática refratária em crianças com câncer. Estudo retrospectivo de Anghelescu et al. descreveu uso de metadona em 41 pacientes pediátricos oncológicos (idade média 15,7 anos), na dor nociceptiva não responsiva a opioides (n = 17 [33%]), na dor neuropática (n = 20 [39,2%]), na facilitação de desmame de opioides (n = 11 [21,6%]) e na analgesia em final de vida (n = 3 [5,9%]). Nesse estudo, a dose inicial média de metadona foi 0,32 mg/kg/dia (variação de 0,06 a 3,8 mg/kg/dia), e a dose mais alta foi 9,4 mg/kg/dia. A via enteral foi preferida, e apenas três pacientes receberam metadona intravenosa. A eficácia analgésica foi alcançada em 52,9% e 40% dos pacientes com dor nociceptiva e dor neuropática, respectivamente. A sedação foi o efeito colateral mais comum, sem a ocorrência de depressão respiratória. A tolerância opioide justificou a necessidade de dose mais alta de metadona. Com relação a metadona, é importante considerar o risco de prolongamento do intervalo QT e arritmias em dose maior que 200 mg/dia.

> A evidência de recomendação para crianças é a dose entre 0,1 e 0,3 mg/kg via oral.

Oxicodona

A oxicodona é um derivado sintético da tebaína com perfil e potência semelhantes aos da morfina, com atividade nos receptores mu, delta e kappa. Seu metabolismo é hepático, e a excreção, renal, o que pode causar acúmulo do fármaco e seus metabólitos nos casos de insuficiência. Fora do Brasil, a oxicodona vem sendo usada em pacientes pediátricos há várias décadas e encontram-se disponíveis preparações de oxicodona para pacientes pediátricos com idade igual ou maior de 11 anos. Contudo, esta não é a realidade no Brasil, estando apenas disponível oxicodona de liberação controlada em comprimidos que não podem ser quebrados ou macerados. Esta dificuldade restringe em muito seu uso na população pediátrica brasileira. Em geral, as principais reações adversas e riscos da oxicodona são os mesmos inerentes à classe dos opioides.

Analgesia adjuvante

■ Antidepressivos tricíclicos

A amitriptilina e a nortriptilina são os fármacos mais utilizados deste grupo. Ambas bloqueiam a recaptação da serotonina e noradrenalina e a hiperalgesia induzida pelo agonista NMDA e bloqueiam os canais de sódio. A amitriptilina é um antidepressivo tricíclico e fármaco de 1ª linha no tratamento da dor neuropática na criança com idade igual ou superior a 6 anos; contudo, não está recomendada em crianças com idade inferior a 6 anos. A amitriptilina tem efeito sobre o sono, a ansiedade e a depressão, e sua ação analgésica resulta basicamente da inibição da recaptação da noradrenalina e da serotonina, mas outras propriedades farmacológicas podem contribuir para a analgesia como a redução da atividade simpática, o bloqueio dos canais de sódio, a atividade anticolinérgica e o antagonismo dos receptores NMDA. A amitriptilina é citada em algoritmos para dor neuropática em pediatria na dose de 0,35 a 0,4 mg/kg/dia. As recomendações de dose são as mesmas para amitriptilina e nortriptilina e geralmente são iniciadas na dose de 0,1 mg/kg/dose via oral na hora de dormir, com aumento gradual de dose caso necessário até 0,4 a 0,5 mg/kg/dose (máximo 20 a 25 mg uma vez à noite). A experiência clínica tem demonstrado que dose maior não parece resultar em aumento do efeito analgésico. É importante considerar que pode demorar de 1 a 2 semanas para titulação de dose analgésica eficaz e até 3 semanas para se determinar a efetividade da terapia analgésica. Contudo, o efeito sobre a indução do sono será iniciado muito antes. Recomenda-se eletrocardiograma de controle para verificar a possibilidade de prolongamento do QTc.

Os antidepressivos tricíclicos são a classe antidepressiva mais estudada e que demonstram eficácia no tratamento da dor neuropática. Entretanto, não há evidências de que os antidepressivos tricíclicos proporcionem melhor analgesia do que os gabapentinoides. Os antidepressivos tricíclicos são frequentemente a primeira medicação adjuvante associada. Os efeitos adversos mais comuns de todos os antidepressivos tricíclicos incluem arritmia, boca seca, constipação, retenção urinária, visão turva e sedação.

■ Inibidores da recaptação de serotonina e noradrenalina (IRSN)

Os IRSN ou antidepressivos duais, duloxetina e venlafaxina, em doses mais baixas, agem predominantemente como inibidores seletivos da recaptação da serotonina (ISRS) e, em doses mais altas, são capazes de inibir também a recaptação da noradrenalina. São fármacos de 1ª linha de tratamento da dor neuropática em adultos. Ambas, duloxetina e venlafaxina, demonstram alguma evidência de eficácia para o tratamento da dor neuropática em adultos, mas há poucas evidências para apoiar sua eficácia e segurança no tratamento da dor neuropática em pediatria.

■ Gabapentinoides

Os gabapentinoides, pregabalina e gabapentina, atuam como ligantes à subunidade alfa-2-delta dos canais de cálcio voltagem-dependentes pré-sinápticos. Esses fármacos regulam a entrada de cálcio no neurônio pré-sináptico, diminuindo a liberação de neurotransmissores excitatórios na fenda sináptica. Ambos são bem tolerados e apresentam poucas interações farmacológicas, pois não sofrem metabolização hepática e são excretados via renal, necessitando de ajuste de dose no caso de doença renal. Os gabapentinoides têm sido empregados com sucesso na dor neuropática relacionada a várias doenças, na profilaxia da dor crônica após eventos agudos e contribuem para a redução do consumo de analgesia opioide no intraoperatório. A pregabalina e a gabapentina são fármacos de 1ª linha da farmacoterapia da dor neuropática. A gabapentina é um anticonvulsivante usado na infância que também é usado como medicação de 1ª linha no tratamento da dor neuropática, embora não esteja recomendada para uso em crianças menores de 6 anos. A gabapentina apresenta um bom perfil de segurança e de tolerância. O esquema posológico começa em 10 mg/kg/dia e aumenta para 30 mg/kg/dia durante alguns dias a 1 semana. As doses mais altas descritas, em um relato de caso e estudo prospectivo de dor neuropática pós-cirúrgica, foram 45 e 43,8 mg/kg/dia, respectivamente. A literatura pediátrica sugere que a eficácia analgésica na dor neuropática é obtida com menor dose, já que a maioria dos relatos descreve uso de politerapia analgésica. Dois estudos fazem uma comparação entre os esquemas posológicos de gabapentina relatados em oncologia pediátrica. Um estudo retrospectivo sobre dor neuropática relacionada à vincristina durante o tratamento de leucemia linfoblástica aguda (LLA) e um estudo prospectivo pós-operatório, após cirurgia conservadora e amputação de membro, ocasionaram a observação de que a dor neuropática pós-operatória é tratada com esquemas posológicos mais altos do que a dor neuropática relacionada à quimioterapia. Enquanto a dose média de gabapentina utilizada para dor neuropática relacionada à vincristina foi de 18,1 ± desvio padrão (DP) 7,6 a 15,8 ± 8,3 mg/kg/dia em grupos de pacientes tratados para dor neuropática existente *versus* profilaticamente, os pacientes tratados acometidos por dor neuropática pós-operatória receberam gabapentina a partir de 20 mg/kg/dia, com dose escalonada até 43,8 mg/kg/dia. Para dor neuropática pós-operatória, 20 dos 37 pacientes receberam gabapentina iniciada antes da cirurgia e a maioria (65,4%) recebeu gabapentina como terapia única.

A pregabalina é aprovada para o tratamento de dor neuropática em adultos. Pode ser usada quando não há eficácia com a gabapentina ou intolerância pelos efeitos colaterais. A pregabalina é semelhante à gabapentina em termos de eficácia, mas apresenta um perfil farmacocinético mais favorável, sendo usada com bons resultados na infância e adolescência. A pregabalina é usada *off label* em crianças e adolescentes e a experiência sugere a dose inicial de 0,5 mg/kg/dose (máximo 50 mg/dose) titulada lentamente para até 1,5 mg/kg/dose (máximo de 75 mg/dose) a cada 12 horas. No caso de dor de leve intensidade, a titulação de dose pode demorar até 2 semanas para evitar efeitos colaterais. No caso de dor intensa, a titulação pode ser significativamente mais rápida (2 a 3 dias). Caso analgesia inadequada, a dose pode ser titulada em etapas de até 3 mg/kg/dose (máximo 150 mg/dose), depois até 4,5 mg/kg/dose (máximo de 225 mg/dose) e, finalmente, até 6 mg/kg/dose (máximo 300 mg/dose) a cada 12 horas. Os possíveis efeitos colaterais da pregabalina incluem visão turva, tontura e ganho de peso. Uma interessante metanálise não demonstrou evidência de superioridade de eficácia para gabapentina ou pregabalina, embora o menor custo possa favorecer a gabapentina. A conversão de gabapentina para pregabalina é de cerca de 6:1, o que significa 300 mg de gabapentina a cada 8 horas (900 mg/dia) é igual a pregabalina 75 mg a cada 12 horas (± 150 mg/dia). Para evitar dor ou convulsões, estas medicações devem ser retiradas durante um período de 1 a 2 semanas.

Outros

Outros fármacos como fenitoína, carbamazepina, valproato e clonazepam apresentam relatos de benefício no tratamento da dor neuropática em pediatria, mas sua utilização deve ser monitorada em função de potenciais efeitos secundários, em especial distúrbios metabólicos, hepatotoxicidade e supressão da medula óssea.

Cetamina

O uso de cetamina para dor neuropática em oncologia pediátrica tem sido relatado em contexto de fase final de vida, iniciando-se com doses baixas e aumento da dose conforme necessidade, em bólus ou como infusão. A literatura relata esquemas com dose inicial com 0,05 mg/kg e aumento gradual até dose máxima de 0,6 mg/kg/h. Na prática, a administração de cetamina é usada no caso de dor neuropática refratária às terapias-padrão, ou em função de efeitos colaterais intoleráveis. Nesses casos, a dose de infusão usada para controle de dor neuropática refratária é de 0,025 a 0,3 mg/kg/h, sendo necessário o monitoramento cardíaco contínuo.

Terapia não farmacológica

As intervenções não farmacológicas para controle de dor devem ser associadas ao tratamento medicamentoso da dor neuropática sempre que possível. O uso de terapia não farmacológica é indicado em qualquer contexto de dor crônica, além de circunstâncias relacionadas à dor neuropática com implicações na ansiedade, depressão e qualidade de vida. A terapia do espelho é muito utilizada na dor do membro fantasma pós-amputação. Ansiedade e insônia têm tendência a piorar e podem exigir associação de estratégias medicamentosas com medidas de suporte, reabilitação e práticas integrativas. As práticas integrativas de suporte e reabilitação podem incluir massoterapia, fisioterapia, reabilitação, hipnose, uso de aplicativos em *smartphones* e *tablets*, acupuntura, musicoterapia e aromaterapia.

Conclusão

Existe uma alta prevalência de dor neuropática em crianças com câncer, frequentemente subestimada e subtratada. O desenvolvimento de diretrizes de alta qualidade com base em evidências são prioridade, frente ao aumento das taxas de cura do câncer infantil. Embora existam poucos estudos nesta área, a dor oncológica neuropática em crianças pode ser gerenciada mediante avaliação global cuidadosa combinada com estratégias farmacológicas e não farmacológicas. As práticas integrativas, a reabilitação e o cuidado à saúde mental são essenciais ao cuidado global e não devem ser negligenciados. Diante desta grande complexidade, é provável que os melhores entendimento e gerenciamento da dor neuropática em oncologia pediátrica só ocorram de fato por meio de melhores abordagens sistemáticas e pesquisas nesta faixa etária.

Referências bibliográficas

1. Anghelescu DL, Faughnan LG, Jeha S, Relling MV, Hinds PS, Sandlund JT et al. Neuropathic pain during treatment for childhood acute lymphoblastic leukemia. Pediatr. Blood Cancer. 2011;57(7):1147-53. PubMed: 21319291.

2. Anghelescu DL, Steen BD, Wu H, Wu J, Daw NC, Rao BN et al. Prospective study of neuropathic pain after definitive surgery for extremity osteosarcoma in a pediatric population. Pediatr. Blood Cancer. 2017;64(3).

3. Anghelescu DL, Tesney JM. Neuropathic pain in pediatric oncology: a clinical decision algorithm. Paediatr. Drugs. 2019;21(2):59-70. doi: 10.1007/s40272-018-00324-4.

4. Finnerup NB, Sindrup SH, Jensen TS. The evidence for pharmacological treatment of neuropathic pain. Pain. 2010 Sep;150(3):573-581. doi: 10.1016/j.pain.2010.06.019.

5. Friedrichsdorf S, Postier A. Management of neuropathic pain in children with cancer. Current Opinion in Supportive and Palliative Care. 2013;7:131-8. doi: 10.1097/SPC.0b013e3283615ebe.

6. Haanpää M, Attal N, Bachonja N, Baron R, Bennett M, Bouhassira D et al. NeuPSIG guidelines on neurophatic pain assessment. Pain. 2011;152(1):14-27.

7. Hedén L, Pöder U, Essen L, Ljungman G. Parents' perceptions of their child's symptom burden during and after cancer treatment. J. Pain Symptom Manage. 2013;46(3):366-375.

8. Hennemann-Krause L, Sredni S. Farmacoterapia sistêmica da dor neuropática. Rev. Dor São Paulo. 2016;17(supl. 1):91-94. doi: 10.5935/1806-0013.20160057. Disponível em: http://www.scielo.br/scielo.php?script=sci_arttext&pid=S1806.

9. Hockenberry MJ, McCarthy K, Taylor O et al. J. Pediatr. Hematol. Oncol. 2011;33(2):119127.

10. Howard RF, Wiener S, Walker SM. Neuropathic pain in children. Arch.Dis.Child.2014;99(1):84-89.doi:10.1136/archdischild-2013-304208.

11. Howard RF, Wiener S, Walker SM. Neuropathic pain in children. Arch. Dis. Child. 2014;99(1):84-9.

12. Keskinbora K, Pekel AF, Aydinli I. The use of gabapentin in a 12-year-old boy with cancer pain. Acta Anaesthesiol. Scand. 2004; 48(5):663-4.

13. Kinnunen M, Piirainen P, Kokki H, Lammi P, Kokki M. Updated clinical pharmacokinetics and pharmacodynamics of oxycodone. Clin. Pharmacokinet. 2019;58(6):705-725. doi: 10.1007/s40262-018-00731-3.

14. Koyyalagunta D, Bruera E, Solanki DR et al. A systematic review of randomized trials on the effectiveness of opioids for cancer pain. Pain Physician. 2012 Jul;15(suppl. 3):es39-58.

15. Loeffen EAH, Kremer LCM, Wetering MD et al. Reducing pain in children with cancer: methodology for the development of a clinical practice guideline on behalf of the pain in children with cancer guideline development panel. Pediatr Blood Cancer. 2019;66:e27698. Disponível em: https://doi.org/10.1002/pbc.27698.

16. Madden K, Bruera E. Very-low-dose methadone to treat refractory neuropathic pain in children with cancer. J. Palliat. Med. 2017;20(11):1280-3. PubMed: 28609177.

17. Moore RA, Straube S, Wiffen PJ, Derry S, McQuay HJ. Pregabalin for acute and chronic pain in adults. Cochrane Database Syst. Rev. 2009 Jul 8;(3):CD007076. doi: 10.1002/14651858.CD007076.pub2.

18. Phantom limb pain in pediatric oncology. Front. Neurol. 2018 Apr 9. Disponível em: https://doi.org/10.3389/fneur.2018.00219.

19. Rajaa SN, Carrb DB, Cohenc M et al. The revised International Association for the Study of Pain definition of pain: concepts, challenges, and compromises. Pain. 2020;1-7. Disponível em: http://dx.doi.org/10.1097/j.pain.0000000000001939.

20. Serrano SC et al. Peculiaridades da dor neuropática na criança. Rev. Dor São Paulo. 2016;17(supl. 1):110-112. Disponível em: https://doi.org/10.5935/1806-0013.20160061.

21. Smith J, Thompson JM. Phantom limb pain and chemotherapy in pediatric amputees. Mayo Clin. Proc. 1995;70:357-64. doi: 10.1016/S0025-6196(11)63416-2.

22. Tenniglo LJA, Loeffen EAH, Kremer LCM et al. Patients' and parents' views regarding supportive care in childhood cancer. Support. Care Cancer. 2017;25(10):3151-3160.

23. Walco GA, Dworkin RH, Krane et al. Neuropathic pain in children: special considerations. Mayo Clinic Proceedings. 2010;85(suppl. 3):33-41. Disponível em: https://doi.org/10.4065/mcp.2009.0647.

24. Westhoff PG, Verdam MGE, Oort FJ et al. Course of quality of life after radiation therapy for painful bone metastasis: a detailed analysis from the Dutch Bone Metastasis Study. Int. J. Radiat. Oncol. 2016;95(5):13911398.

25. Wilkins KL, McGrath PJ, Finley GA, Katz J. Phantom limb sensations and phantom limb pain in children and adolescent amputees. Pain. 1998;78(1):7-12.

26. Windsor R, Tham S, Trevor A, Anderson A. The use of opioids for treatment of pediatric neuropathic pain: a literature review. The Clinical Journal of Pain. 2019;35:1. doi: 10.1097/AJP.0000000000000712.

27. Yaster M, Reid AL, Cohen MN, Monitto CL. Opioids in the management of acute pediatric pain: an update in a time of crisis. Clin. J. Pain. 2019;35(6):487-496. doi: 10.1097/AJP.0000000000000709.

Dor Neuropática Pós-Operatória

Ana Paula Santos

Introdução

Por muitos anos, a dor na criança foi pouco valorizada e a falta de conhecimento associada a muitos mitos relacionados ao tratamento certamente foi responsável por esta situação. Ainda hoje, infelizmente, a dor na criança é subtratada, talvez pela dificuldade frente às múltiplas fases de desenvolvimento físico e cognitivo, as quais tornam o diagnóstico um processo mais complexo.[1]

A dor neuropática pós-operatória não foge a esta situação: poucos estudos são voltados à faixa pediátrica e, por isso, muito pouco é sabido sobre a prevalência deste tipo de dor em crianças e em adolescentes.[2]

Embora necessitemos voltar ao estudo deste tipo de dor, é inegável sua existência, principalmente quando acompanhamos o pós-operatório de crianças submetidas a cirurgias ortopédicas, torácicas ou cirurgias que necessitem de grandes feridas cirúrgicas, nas quais a chance da cronicidade da dor é grande.[1]

Definição

Segundo a Associação Internacional para o Estudo da Dor (IASP), a dor neuropática é definida como aquela que ocorre como consequência direta de uma lesão ou de doenças que afetem o sistema somatossensorial. A dor neuropática pós-operatória trata-se de dor que persiste por período superior a 3 meses, após procedimento cirúrgico, relacionada a transecções, alongamentos, contusões ou inflamação de nervos periférico ou centrais.[3]

Por ser a principal causa de dor crônica pós-operatória, é muito comum que muitos estudos acabem tratando a dor neuropática pós-operatória como sinônimo, porém, por exemplo, quadros arrastados de dores miofasciais podem ser enquadrados no grupo das dores crônicas pós-operatórias.

Incidência

A dor neuropática persistente pós-operatória é mais comumente descrita na população adulta, sendo desconhecida sua real incidência na pediátrica.[1,2] Os poucos estudos que tratam do assunto com pertinência à a pediatria trazem uma taxa de 20% de incidência de dor persistente pós-operatória, em que se incluem, também, os casos de dor neuropática.[4]

No entanto, um estudo feito por Batoz et al. (2016) mostrou que 10,9% das crianças submetidas a procedimentos cirúrgicos apresentaram dor crônica pós-operatória e que, dentro deste grupo, 64% das queixas eram de dores de origem neuropática.[1]

Embora consigamos poucos dados relacionados à prevalência da neuropatia crônica pós-cirúrgica na faixa pediátrica, os poucos estudos deixam clara a importância de um olhar cuidadoso sobre o assunto.

Fatores de risco

Algumas situações parecem estar associadas com uma maior predisposição à evolução para a dor neuropática pós-operatória, tais como: quadros álgicos prévios; tendência à catastrofização tanto da criança como dos cuidadores; e alguns tipos de procedimentos cirúrgicos.[4]

Os procedimentos cirúrgicos envolvidos na gênese deste tipo de dor, na população pediátrica, são vários, sendo citados com maior frequência os ortopédicos, principalmente os relacionados às cirurgias de coluna como as correções de escolioses e amputações de membros, e as grandes cirurgias como as oncológicas. Alguns estudos trazem, também, menções às herniorrafias e às cirurgias torácicas.[3,4]

Para fatores relacionados ao gênero ou idade em relação às diferentes evoluções da dor neuropática persistente pós-operatória não foram encontrados resultados significativos.[3]

Diagnóstico

Realizar o diagnóstico da dor neuropática pós-operatória ainda é um grande desafio à pediatria, principalmente em crianças menores, nas quais a caracterização da dor, assim como o exame físico, fica bastante prejudicada. Nas crianças maiores e adolescentes, a extrapolação da avaliação feita na população adulta ainda é muito comum.[4]

No entanto, são de extrema importância diagnóstica: a coleta de uma anamnese completa, obtida junto aos cuidadores principais da criança, tentando pormenorizar sintomas que caracterizam a lesão neuropática, como a presença de choques, ardências; a evolução pré-operatória, questionando quadros dolorosos prévios e arrastados; e, por fim, o aparecimento da dor e sua evolução no período pós-operatório.[5]

Avaliar os fatores acompanhantes da dor que denotem perda de qualidade de vida, como dificuldades para se alimentar, para dormir ou para realizar atividades de vida diária, esta última principalmente em crianças maiores e adolescentes.[5,6]

Infelizmente, boa parte do diagnóstico ainda traz em si fatores provenientes dos exames realizados em adultos, principalmente os questionários voltados à avaliação da dor neuropática, como o DN4 (*Douleur Neuropathique en 4 Questions*).[5]

O exame físico, importante aliado no diagnóstico, com seus testes neurológicos também encontram barreiras na população pediátrica de menor idade. No entanto, apesar das dificuldades impostas pelas diversas faixas etárias em razão do desenvolvimento neuropsicomotor, o diagnóstico ainda é essencialmente clínico.

Exames de imagens, como tomografias e ressonâncias podem ser úteis. A eletroneuromiografia, ferramenta muito utilizada para o diagnóstico de lesões neurais, ainda é pouco utilizada na faixa pediátrica.[2]

Tratamento

Conhecer os fatores de risco é o primeiro passo para o sucesso do tratamento da dor neuropática pós-operatória, pois o planejamento do processo cirúrgico no qual podemos trabalhar não apenas os fatores emocionais de nossos pacientes e familiares, mas, também, trabalhar de forma preemptiva tratando quadros dolorosos arrastados, ou seja, tratando a dor que se instala, seja pela causa que for, antes do procedimento cirúrgico.[7]

A realização de um planejamento de anestesia adequado à necessidade de cada paciente, frente às cirurgias com maior potencial para a instalação de um quadro neuropático crônico, é fundamental, principalmente pela possibilidade da realização, com segurança, de bloqueios anestésicos guiados por ultrassom.[8]

Pensar na analgesia adequada ao porte cirúrgico, mantendo o bom controle álgico no pós-operatório imediato e tardio pode ser a chave para que o processo da cronificação não se instale.[8,9]

O tratamento multimodal, no qual incluímos não apenas os medicamentos para dor, mas também bloqueios analgésicos, acompanhamento psicológico, fisioterapia, terapia ocupacional é de grande importância não apenas para evitar que a dor neuropática pós-operatória se instale, mas, uma vez instalada, também como tratamento.[9]

Com relação às medicações, o uso de anticonvulsivantes como gabapentina e pregabalina, os quais poderão ser manipulados e ofertados segundo a idade e o peso dos pacientes, podem ser usados no pré-operatório, principalmente para crianças acima de 6 anos e adolescentes submetidos a cirurgias que sabidamente têm maiores chances de desenvolver a dor neuropática pós-operatória, como amputações. Lembramos que o uso da gabapentina já está bem pré-estabelecido em crianças, e a pregabalina tem sido muito utilizada, principalmente em adolescentes.[2,9]

Os antidepressivos, os agonistas α2-adrenergécos, os inibidores da COX, os opioides usados de forma associada e sinérgica são chaves para um adequado controle da dor no pós-operatório, ajudando a evitar a possível cronificação da mesma.[9]

Os inibidores da COX, temidos na faixa pediátrica, têm grande importância por sua ação anti-inflamatória, havendo hoje no mercado cada vez mais novas possibilidades de uso nas diversas faixas etárias.[9]

Além das medicações, os bloqueios analgésicos intraoperatórios têm cada vez mais um papel fundamental evitativo da cronificação da dor. A associação, quando possível, de cateteres para analgesia contínua é sempre importante.[9]

Técnicas não farmacológicas, como psicoterapia, fisioterapia, terapia ocupacional, terapias integrativas devem sempre acompanhar a criança com chances de desenvolver ou já ter desenvolvido a dor neuropática pós-operatória.[8,9]

Conclusão

Por se tratar de condição complexa e com potencial para piora da qualidade de vida de todas as faixas etárias, há a necessidade de um olhar mais cuidadoso sobre a possibilidade de cronificação da dor pós-operatória de origem neuropática.

Infelizmente poucos estudos são voltados, em pediatria, à dor neuropática pós-operatória e urge que nos voltemos a este tipo de dor de características tão complexas.

Referências bibliográficas

1. Batoz H, Semjen F, Bordes-Demolis M et al. Chronic postsurgical pain in children – Prevalence and risk factors: a prospective observational study. Br. J. Anaest. 2016;117(4):489-496.
2. Serrano SC, Barbosa SMM, Queiroz EJ et al. Peculiaridades da dor neuropática na criança. Rev. Dor. 2016;17(supl. 1):110-112.
3. Rabbitts JA, Fisher E, Rosenbloom BN, Palermo TM. Prevalence and predictors of chronic postsurgical pain in children: a systematic review and meta-analysis. J. Pain. 2017;18(6):605-614.
4. Kehlet H, Jensen TS, Woolf CJ. Persistent postsurgical pain: risk factors and prevention. Lancet. 2006;367:1618-1625.

5. Toste S, Palhau L, Amorim R. Dor neuropática em idade pediátrica. Ver. Soc. Portuguesa Med. Fis. Reabil. 2015;27(1):22-29.

6. Anghelesco DL, Steen BD, Wu H et al. Prospective study of neuropathic pain after definitive surgery for extremity osteosarcoma in a pediatric population. Pediatr. Blood Cancer. 2017;64(3). doi: 10.1002/pbc.26162.

7. Borsook D, Kussman BD, George E et al. Surgically-induced Neuropathic Pain (SNPP): understanding the perioperative process. Ann. Surg. 2013;257(3):403-412.

8. Walker SM. Neuropathic pain in children: steps towards improved recognition and management. EBioMedicine. 2020;62. Disponível em: https://www.ncbi.nlm.nih.gov/pmc/articles/PMC7704400/pdf/main.pdf.

9. Friedrichsdorf SJ, Goubert L. Pediatric treatment and prevention for hospitalized children. Pain Rep. 2019;5(1). Disponível em: https://www.ncbi.nlm.nih.gov/pmc/articles/PMC7004501/pdf/painreports-5-e804.pdf.

capítulo 118

Estimulação Craniana na Dor Neuropática em Pediatria

Danielle Mazetto Cadide | Ana Carolina Lopes Pinheiro | Gabriela Laureti

Introdução

A dor neuropática (DN) é definida como "dor causada por uma lesão ou doença do sistema nervoso somatossensorial" pela Associação Internacional para o Estudo da Dor (IASP).

A dor neuropática pode surgir de várias causas: acidente vascular cerebral (AVC); lesão medular; membro fantasma; infecção por herpes-zóster; radiculopatia; neuropatia diabética; e assim por diante. Os sintomas característicos incluem dor contínua espontânea, dor de tiro, alodínia e hiperalgesia com déficits sensoriais. É considerada uma entidade clínica distinta, apesar de uma grande variedade de causas, em razão de características clínicas comuns e mecanismos fisiopatológicos distintos, que incluem sensibilização periférica e central.

A dor neuropática é relativamente incomum em crianças. Embora algumas síndromes se assemelhem às encontradas em adultos, a incidência e o curso da condição podem variar substancialmente em crianças, dependendo do *status* do desenvolvimento e dos fatores contextuais.

Existem algumas síndromes de dor neuropática que são raras e relativamente únicas para a população pediátrica.

No entanto, algumas condições neuropáticas estão se tornando cada vez mais reconhecidas em crianças e adolescentes, incluindo síndromes dolorosas regionais complexas (CRPS) (principalmente tipo 1), dor nos membros fantasmas, lesão medular, trauma e dor neuropática no pós-operatório, neuropatias autoimunes e degenerativas (p. ex., síndrome de Guillain-Barré, doença de Charcot-Marie-Tooth) e os efeitos dos processos e tratamento das doenças do câncer. Finalmente, algumas síndromes neuropáticas raras da dor são relativamente únicas para a população pediátrica, incluindo neuropatias tóxicas e metabólicas (p. ex., chumbo, mercúrio, álcool, infecção), distúrbios neurodegenerativos hereditários (p. ex., doença de Fabry), distúrbios mitocondriais e eritromelalgia primária.

A estimulação magnética transcraniana repetitiva (EMTr) é um método de estimulação cerebral não invasiva, recentemente desenvolvido, para o tratamento de distúrbios psiquiátricos e neurológicos. Embora seu mecanismo exato de ação ainda não esteja claro, as evidências atuais apontam para seu papel em causar inibição e excitação, em longo prazo, de neurônios em certas áreas do cérebro. Estudos clínicos revelaram que a ETM oferece benefícios para dor crônica; entre estas dores, a dor neuropática.

A EMTr é um procedimento cada vez mais utilizado no tratamento de pacientes com dor neuropática central, resultando em um efeito analgésico sustentado no tratamento de dor crônica refratária.

Embora várias técnicas de neuroestimulação transcraniana tenham sido desenvolvidas, duas estão sendo investigadas mais ativamente: a estimulação magnética transcraniana (TMS); e a estimulação transcraniana por corrente direta (tDCS). Na TMS, correntes elétricas intracranianas são induzidas no córtex por um campo magnético extracraniano flutuante; enquanto na tDCS, correntes elétricas constantes são conduzidas ao cérebro por meio de eletrodos no couro cabeludo. Ambas as técnicas compartilham a capacidade de modular a excitabilidade cortical regional e são bem toleradas por crianças e adultos.

História da estimulação transmagnética craniana

Na década de 1980, o neurocientista Anthony Barker começou a experimentar os efeitos dos campos magnéticos na atividade cerebral e desenvolveu o primeiro dispositivo de TMS, uma ferramenta que fornece muitos dos benefícios da ECT com quase nenhum dos efeitos colaterais.

Naquele momento, Anthony Barker iniciou um programa de pesquisa na Universidade de Sheffield usando pulsos magnéticos *ultrabrief* para estimular o tecido nervoso. Em 1985, Barker et al. projetaram e construíram o primeiro dispositivo prático de estimulação eletromagnética para uso humano. A intenção inicial era estimular a medula espinhal, uma vez que esses pesquisadores estavam preocupados com os efeitos imprevisíveis do TMS na memória. No entanto, o TMS acabou sendo considerado adequado para explorar a função cortical e ganhou amplo uso para esse fim. Inicialmente indicado apenas para pesquisa e diagnóstico, em 1995, surgiram evidências clínicas para o uso da EMT no tratamento da depressão maior, Mark George, pesquisador visitante na Inglaterra, aplicou o TMS pela primeira vez no tratamento da depressão depois de se mudar para o National Institutes of Health (NIH).

Isso foi seguido por vários estudos preliminares e dois grandes, resultando, em 2008, na liberação da Food and Drug Administration (FDA) do primeiro dispositivo TMS para o tratamento da depressão maior. Um grande estudo subsequente com um dispositivo "deep TMS" levou à liberação deste em 2013.

Princípios da estimulação transmagnética craniana

Com base no princípio da indução eletromagnética, o TMS modula o ambiente elétrico do cérebro usando campos magnéticos, que passam pelo couro cabeludo e crânio sem impedimentos. Esses campos são produzidos pela passagem rápida de correntes elétricas alternadas através de uma bobina com um núcleo ferromagnético (isto é, um eletroímã no lugar de um ímã permanente). A intensidade do campo magnético produzida pelo TMS varia de 1,5 a 3 T e é comparável a um dispositivo de ressonância magnética (RM), exceto pelo fato de focar em uma área limitada do córtex usando um *design* de bobina circular (Figura 118.1), cônica ou do tipo capacete (p. ex., bobina H).

A TMS implica a colocação de uma bobina eletromagnética em contato com o crânio. Descargas de corrente de alta intensidade oriundas dos capacitores atravessam as espirais metálicas, produzindo um campo magnético variável com duração de 100 a 200 microssegundos.

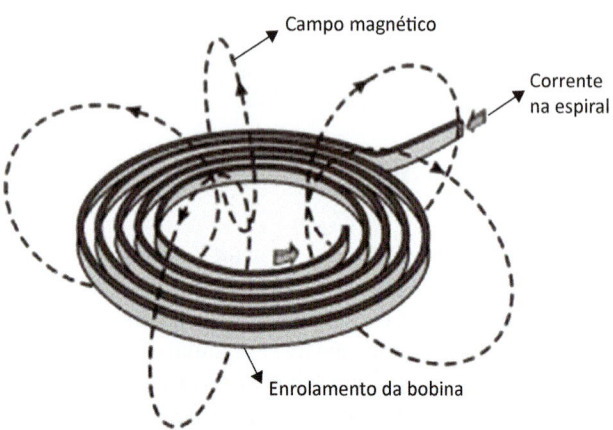

FIGURA 118.1 – Funcionamento de uma bobina.
Fonte: Adaptada de Liberalquino G. Inovabots.

O dispositivo da TMS pode ser administrado em pulsos únicos ou como uma breve série de pulsos, denominado "trem", para fins de pesquisa, diagnóstico e terapêutico.

Quando usado clinicamente, vários milhares de pulsos geralmente são aplicados por um período de minutos a horas, que é a EMTr, já mencionada. Esses pulsos podem ser emitidos de maneira rápida (ou seja, > 1 a 20 Hz) repetitiva, melhorando a atividade cortical; ou de forma lenta (ou seja, < 1 Hz) repetitiva, inibindo a atividade cortical.

O campo magnético gerado tipicamente é da ordem de 2 Tesla (40 mil vezes o campo magnético da Terra ou aproximadamente da mesma intensidade que o campo magnético estático utilizado na clínica para imagem por RM). A proximidade do cérebro com o campo magnético resulta em fluxo de corrente no tecido neural. O tamanho da corrente induzida no cérebro é aproximadamente 1/100.000 da corrente induzida. A energia usada pela TMS é por volta de um milhão de vezes menor que a usada para o estímulo provocado pela ECT.

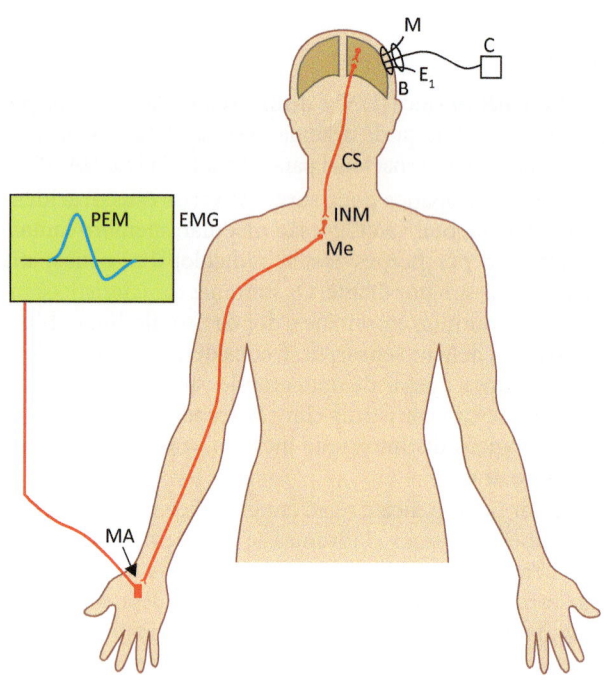

FIGURA 118.2 – Desenho esquemático do mecanismo de ação da estimulação magnética transcraniana (EMT).

C: capacitor; B: bobina; M: linhas do campo magnético; E_1: campo elétrico na bobina; E_2: campo elétrico no córtex; INC: interneurônio no córtex sensório motor; CSN: corpo celular de neurônio cujo axônio fará parte do trato corticoespinhal; CS: trato corticoespinhal; INM: interneurônio medular; Ma: motoneurônio alfamedular; MA: músculo-alvo; EMG: eletromiógrafo; PEM: potencial evocado motor registrado.
Fonte: Desenvolvida pela autoria do capítulo.

A via corticoespinal é o caminho neural que existe entre o córtex motor (área no cérebro com neurônios responsáveis pela motricidade e controle de contrações musculares) e os músculos, passando por áreas internas do cérebro, pela medula até o músculo. Cientistas mostraram que a partir da estimulação magnética por TMS no córtex motor, seria possível contrair músculos específicos (Figura 118.3).

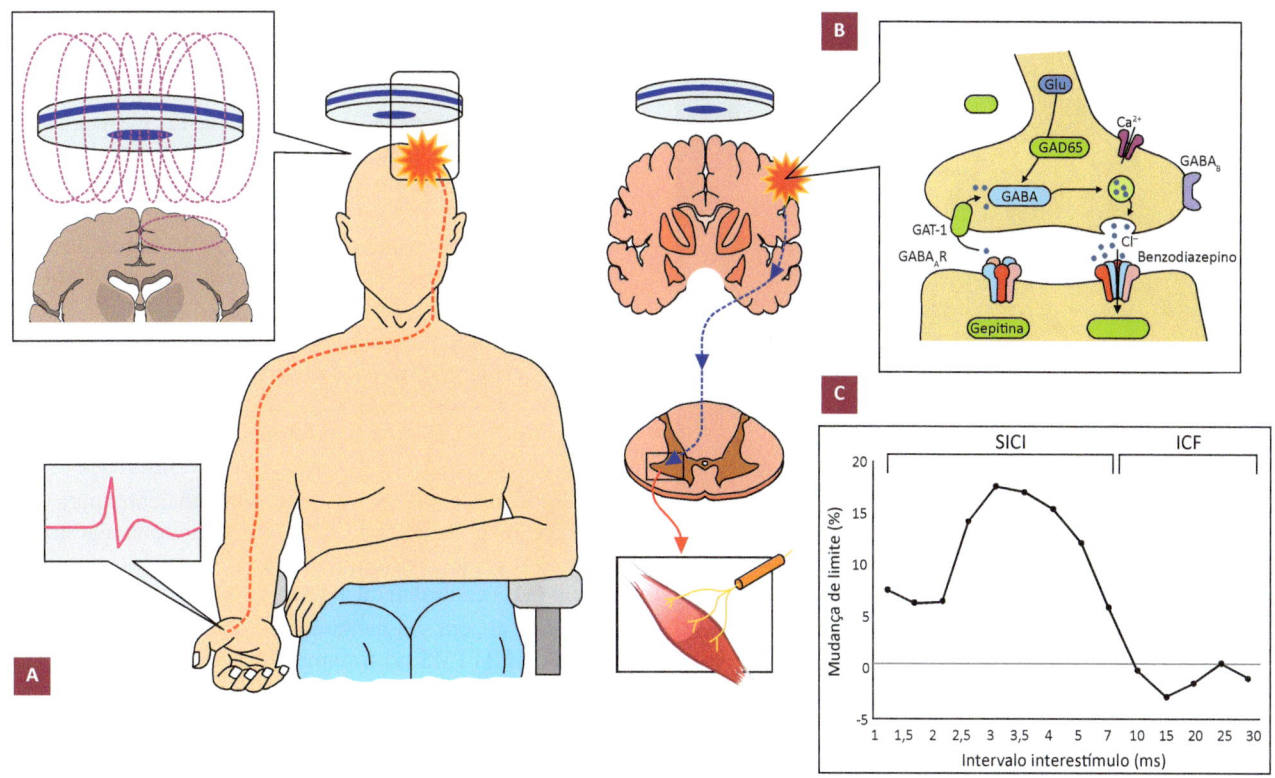

FIGURA 118.3 – Limiar de pulso pareado para rastreamento de estimulação magnética transcraniana (TMS).

Fonte: Adaptada de Huynh W, Dharmadasa T, Vucic S, Kiernan MC. Functional biomarkers for amyotrophic lateral sclerosis. Front. Neurol. 2019 Jan 4.

Avaliação da via corticoespinhal a partir da TMS. A bobina é posicionada sobre o córtex motor, ocasionando a despolarização e disparo neuronal. A partir do disparo das células do córtex motor, a despolarização perpassa pela via corticoespinhal (linha tracejada em vermelho) até a contração de músculos da mão, como ilustrado na imagem.

Dependendo da frequência de estimulação, intensidade e duração – denominados "parâmetros da TMS" –, os pulsos repetitivos da TMS (rTMS) podem bloquear/inibir transitoriamente a função ou região do córtex cerebral ou podem aumentar a excitabilidade de estruturas corticais atingidas. Por exemplo, rTMS rápida (frequência > 1 Hz) produz facilitação da excitabilidade cortical, enquanto a rTMS lenta (frequência £ 1 Hz) produz inibição da excitabilidade cortiça.

O efeito da estimulação com EMTr na superfície cortical depende da frequência dos pulsos de estimulação. Na frequência de fluxo (LF), ou seja, < 1 Hz, a EMTr é inibidora do córtex subjacente, enquanto a estimulação na IC, ou seja, > 5 Hz, é excitatória. Nos estudos de EMT, a excitabilidade cortiça (CSE) pode ser avaliada pelo cálculo do limiar motor em repouso (RMT) ou pelo cálculo do potencial evocado motor (MEP). RMT é a intensidade mínima de estimulação necessária para produzir uma resposta motora confiável (contração) em um músculo periférico.

A força do estímulo é, então, calculada com base na RMT e, normalmente, é 120% da RMT. No outro método para calcular cortical excitabilidade (CSE), o estímulo

de teste é ajustado para produzir respostas MEP de até 0,5 mV. O tamanho do MEP é a resposta média a uma série de pulsos aplicados com intensidade consistente do estimulador.

A TMS atua induzindo campos elétricos que causam o fluxo de correntes elétricas nas áreas corticais direcionadas.

Essas correntes interagem com a atividade elétrica do cérebro e podem despolarizar interneurônios corticais e/ou neurônios de projeção, dependendo das características da estimulação. A excitação induzida pode se espalhar por todo o sistema nervoso pelos mecanismos normais de propagação de sinais neuronais do cérebro. Dessa forma, a TMS também pode induzir alterações funcionais em áreas remotas à área cortical estimulada, incluindo regiões corticais funcionalmente conectadas (mesmo no hemisfério contralateral) e estruturas subcorticais. Entre as principais vantagens da EMT, estão a não invasão, a repetibilidade, a alta resolução espacial e temporal, a capacidade de modular e medir a excitabilidade e a plasticidade cortical e a eficácia terapêutica comprovada para o tratamento de diferentes distúrbios neurológicos e psiquiátricos.

O fenômeno da aplicação dessa estimulação em pulsos é conhecido como "estimulação EMF pulsada", que causa despolarização persistente. Sabe-se que essas estimulações pulsadas corrigem o funcionamento prejudicado das células e auxiliam na cicatrização. O EMT repetitivo trabalha com princípios semelhantes e, portanto, gera efeitos clínicos observáveis.

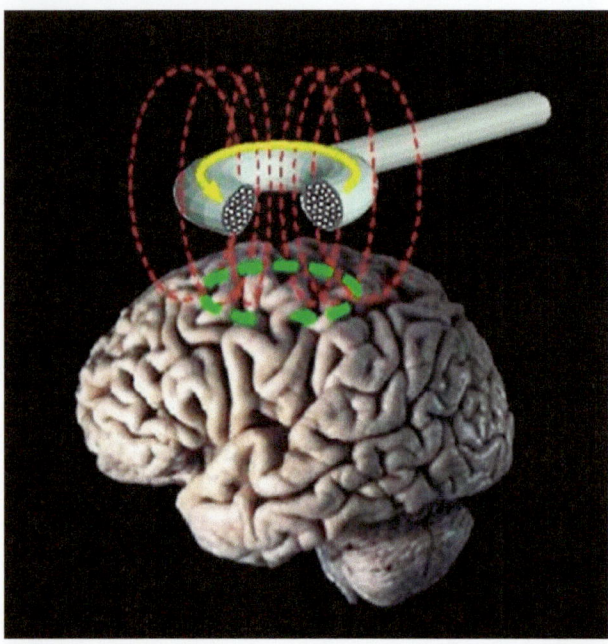

FIGURA 118.4 – Diagrama esquemático do funcionamento de uma estimulação magnética transcraniana.

Fonte: Acervo da autoria do capítulo.

Embora muitos dados e recomendações de melhores práticas para o uso de EMT em adultos estejam amplamente disponíveis, há uma escassez de dados semelhantes para a população pediátrica. No entanto, sua prática em crianças continua a crescer. Seu risco mínimo, excelente tolerabilidade e capacidade cada vez mais sofisticada de interrogar neurofisiologia e plasticidade a tornam uma tecnologia fácil para uso em pesquisas pediátricas, com futura extensão a ensaios terapêuticos.

tDCS

A tDCS também está sendo investigada como uma terapia plausível para uma série de distúrbios neuropsiquiátricos. No entanto, até o momento, a FDA não aprovou nenhum dispositivo para tDCS no cenário de nenhum distúrbio. O interesse na estimulação cerebral por corrente contínua (DC) diminuiu após um pico inicial subsequente a experiências no início dos anos 1960, que mostraram a modulação mediada por DC, dependente de polaridade, da atividade neuronal cortical em experimentos com animais, mas foi reavivada no início do século XXI, com uma expansão bastante rápida da tDCS em seres humanos. Agora, a pesquisa ativa da tDCS é impulsionada em parte por um perfil de segurança muito favorável dessa técnica pelo baixo custo de seus estimuladores e pelos efeitos reproduzíveis no córtex, onde a exposição (grosseira) à corrente catódica ocasiona supressão cortical e a exposição à corrente anodal resulta na ativação cortiça.

Várias revisões recentes e completas resumem as aplicações dessas técnicas (TMS e tDCS) nas síndromes da infância e do adolescente.

Estimulação craniana na dor crônica e na dor neuropática

O tratamento da DC por meio da EMTr é eficaz segundo vários estudos, principalmente no caso da dor neuropática. Nesse caso, a estimulação baseia-se no uso da EMTr em alta frequência ($\geq$ 5 Hz) sobre o córtex motor contralateral à dor, respeitando a somatotopia cortical. A eficácia do tratamento é significativa, ocorrendo efeito analgésico maior que 30% em 46% a 62% dos pacientes.

O uso da EMTr melhora a eficácia do tratamento médico convencional em pacientes com dor crônica. Esse tratamento não está associado a nenhum efeito adverso direto. No entanto, a duração e a frequência da terapia com EMTr são altamente variáveis e precisam de padronização.

Existe um conjunto de evidências suficientes para aceitar com nível A (eficácia definida) o efeito analgésico da EMTr rmMS de alta frequência (IC) do córtex motor primário (M1) contralateral à dor.

Jin et al., em sua metanálise, estudaram os parâmetros ideais de HFrTMS no tratamento da dor neuropática crônica. No entanto, esses parâmetros também tinham grande heterogeneidade (I2 = 81%) e, como resultado, os dados foram estratificados com base nas características do EMTr. Os autores descobriram que cinco sessões de HFrTMS proporcionaram alívio máximo da dor com duração de até 1 mês.

Em sua revisão Cochrane, várias técnicas de estimulação não invasiva usadas na dor crônica foram analisadas, os pesquisadores encontraram um efeito benéfico da estimulação de alta frequência em dose única do córtex motor na redução dos escores de dor.

No entanto, o mecanismo exato de ação da rTMS ainda é desconhecido. Em uma revisão recente, foram examinados criticamente os mecanismos potenciais que apoiam o valor da estimulação do córtex motor no tratamento de síndromes de dor crônica. As possibilidades incluem os controles relacionados à excitação de fibras horizontais, modulação de estruturas cerebrais mais profundas e remotas e a mediação de vários neurotransmissores implicados no caminho da dor.

A estimulação de campo magnético estático transcraniano (tSMS) oferece uma solução potencial. Em tSMS, um ímã forte é mantido sobre o crânio para gerar um campo magnético estático dentro de alvos corticais funcionais, como M1. A aplicação de curto prazo de 10 a 30 minutos em adultos pode diminuir a excitabilidade M1, conforme avaliado pela amplitude dos MEP gerados por TMS. Os resultados originais de tSMS foram replicados com apenas um estudo sem relatar nenhuma alteração fisiológica. Os efeitos de tSMS também foram descritos no cerebelo e no córtex parietal. Os efeitos da tSMS no cérebro em desenvolvimento ainda não foram estudados.

Estudos anteriores na área identificaram que o uso da polaridade sul ou norte não alterou o impacto medido na excitabilidade cortical, embora a maioria da literatura na área ainda indique o uso da polaridade sul por convenção. Ao contrário da polaridade, a força do ímã e a duração da aplicação são fatores significativos: ímãs mais fortes (p. ex.,

45 × 30 mm *versus* 30 × 15 mm em tamanho) e a aplicação por períodos de tempo mais longos (p. ex., 30 min *versus* 10 min) mostraram ter um maior efeito e mais duradouro na excitabilidade cortical.

Entre as várias teorias postuladas, sabe-se que os receptores de glutamato desempenham um papel significativo nas vias da dor, e a modulação desses receptores tem sido implicada no papel terapêutico de diferentes tipos de dor.

Em um estudo com ratos, a neuroplasticidade ocorre como um dos mecanismos de ação da EMTr. Os autores descobriram que, no córtex cerebelar dos ratos tratados com EMTr, a transcrição de mGluR1 diminuiu após uma única sessão de EMTr de alta frequência. A síntese de mGluR, PKC e GluR2 foi reduzida após rTMS, especialmente estimulação de alta frequência.

Um estudo observacional prospectivo de várias sessões de EMTr separadas por várias semanas relatou alívio cumulativo da dor em pacientes com DN central por mais de 1 ano. Acredita-se que esses efeitos duradouros e cumulativos resultem de alterações na excitabilidade cortical que foram relatados para refletir a potencialização de longo prazo de sinapses excitatórias e depressão de longo prazo da força sináptica inibidora em alguns estudos em animais. Um período mais longo de EMTr intercalado pode melhorar a eficácia.

De acordo com estudos anteriores, os resultados sugeriram que pacientes com EMTr de longo prazo poderiam se beneficiar de uma sessão semanal adicional. Uma administração de manutenção semanal ou mensal após a seleção do respondedor pode ser um protocolo promissor para o uso clínico de EMTr.

Já o tratamento da dor crônica não neuropática ainda é controverso, necessitando de mais estudos na área. Contudo, uma eficácia provável foi relatada no tratamento da fibromialgia, ainda que haja grande heterogeneidade nos resultados e parâmetros utilizados. Estudos demonstraram que a estimulação com HF-rTMS no córtex motor primário é eficaz no alívio da dor em pacientes com dor neuropática.

O mecanismo da estimulação elétrica (ST) não é claro, mas estudos sugeriram que o estímulo elétrico por eletrodos fornece informações "sem dor" aos receptores periféricos; as fibras C e fibras Aδ levam o estímulo ao sistema nervoso central (SNC), que o recebe e reduz os sintomas da dor. Durante a ST, os pacientes podem referir sensações sem dor na área da dor, como pressão e coceira. O procedimento para ST começa com uma identificação clara da área de dor. Depois disso, os eletrodos são conectados ao longo do dermátomo da área da dor, não nos locais da dor. Após cada tratamento, antes de iniciar o seguinte, é necessário avaliar novamente as áreas dolorosas: a área dolorida pode mudar e os eletrodos devem ser conectados de maneira diferente. Após a colocação dos eletrodos, estímulos elétricos são aplicados. A intensidade é aumentada gradualmente até o valor máximo tolerado pelo paciente. Esse estímulo não deve causar dor ou desconforto adicional. O alívio da dor deve ser mantido continuamente por vários dias ou vários meses após a conclusão do tratamento. O mecanismo significa que a remodelação ocorre nos sistemas nervosos periférico

e central ou nos canais de cálcio das sinapses, que se tornam o principal alvo para o tratamento da dor neuropática.

A segurança, a tolerabilidade e os efeitos comportamentais de tSMS não foram explorados em crianças. No entanto, um grande volume de evidências de segurança vem de décadas de uso de ressonância magnética, em que milhões de pacientes foram expostos a doses muito mais altas (1-8T) e durações (horas de exposição) de campos magnéticos estáticos (a áreas muito maiores de tecido) sem efeitos adversos significativos. Além disso, as diretrizes sobre segurança de exposição a campos magnéticos estáticos concluem que as evidências não indicam a presença de efeitos graves para a saúde, dada a exposição aguda a campos de até 8T.

Dada sua potencial facilidade de aplicação em crianças pequenas e efeitos terapeuticamente relevantes na excitabilidade M1.

Dependendo do protocolo, a EMTr pode alterar a excitabilidade cortical, provavelmente tanto pela modulação da atividade GABAérgica regional como pela indução de mudanças semelhantes à potenciação de longa duração (LTP) ou semelhantes à depressão de longa duração (LTD) na força sináptica excitatória. Em geral, a TMS repetitiva de alta frequência (HF-rTMS, 5 a 20 Hz) induz a facilitação cortical, enquanto a rTMS de baixa frequência (LF-rTMS, ≤ 1 Hz) reduz a excitabilidade cortical por mecanismos que são compreendidos apenas em parte, mas provavelmente refletem aqueles de mudanças dependentes do uso na força sináptica que seguem a estimulação cortical elétrica repetitiva.

Estimulação craniana em pediatria

Embora a segurança da neuroestimulação pediátrica esteja se tornando bem estabelecida, tanto a rTMS como a estimulação transcraniana por corrente contínua (tDCS) podem ter efeitos colaterais, potencialmente limitando as aplicações em crianças mais jovens.

Os efeitos de tSMS mais consistentes têm sido de natureza inibitória, muitas vezes demonstrando excitabilidade reduzida, como no córtex motor, onde as amplitudes de MEP evocadas por TMS são reduzidas. O mecanismo que subjaz à tSMS ainda não é conhecido, mas acredita-se que a tSMS possa atuar alterando indiretamente os canais iônicos nas membranas celulares. Surpreendentemente, tSMS contralateral em crianças não gerou resultados semelhantes.

Resultados promissores em transtornos neurológicos e psiquiátricos adultos suscitaram interesse em STM e tDCS em síndromes da infância e adolescência, e uma série de revisões completas recentes resumem as aplicações dessas técnicas em pacientes pediátricos.

No entanto, a maioria dos estudos clínicos de TMS e tDCS se concentra em populações adultas, e uma extensa pesquisa sobre a utilidade clínica de TMS e tDCS em pediatria permanece uma necessidade não atendida.

No desenvolvimento do trato corticoespinhal na primeira infância, por exemplo, a intensidade do estímulo necessária para gerar o MEP (limiar motor; TM) aumenta nos primeiros 90 dias após o nascimento, estabiliza até cerca de 12 meses de idade e, em seguida, diminui ao longo da infância e estabiliza entre 16 a 18 anos.

Como funciona

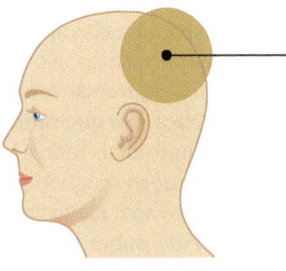

1 O médico **marca a região da cabeça** onde a bobina eletromagnética será colocada

2 O paciente fica acordado e **não precisa de anestesia**

O tratamento

Indicação
É testado para pacientes com dores crônicas, como fibromialgia e esclerose múltipla, que não respondem bem a medicamentos

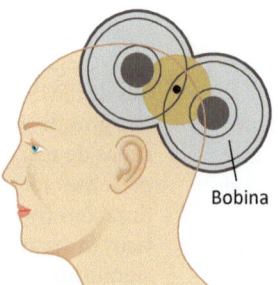

Bobina

3 A bobina **gera um campo magnético** localizado e profundo, que induz uma corrente elétrica e estimula o córtex cerebral

▶ O tratamento é **indolor** e dura **15 minutos**

Cuidados
É contraindicado para gestantes e pessoas com implantes metálicos no crânio, implantes cocleares para surdez e marca-passos

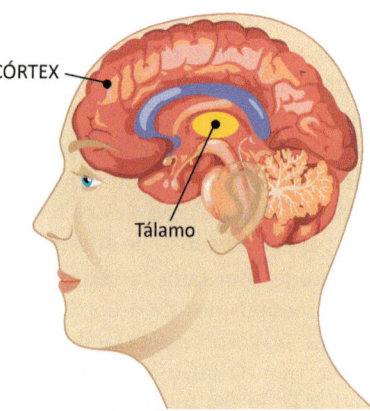

CÓRTEX

Tálamo

Resultado
▶ **São ativadas áreas do cérebro** ligadas à dor, como o tálamo. O tratamento induz **a produção de substâncias** com **efeito analgésico**

Ação
O efeito analgésico é maior dependendo do número de sessões consecutivas e aparece depois de cinco sessões, em média

FIGURA 118.5 – Realização do procedimento.

Fonte: Desenvolvida pela autoria do capítulo.

A maturação da lateralização do trato corticoespinhal foi amplamente estudada com o uso de spTMS. A estimulação frequentemente dispara MEs bilaterais em neonatos, com latência ipsilateral mais curta do que contralateral, implicando projeções ipsilaterais diretas. MEP ipsilaterais diminuem progressivamente em amplitude com a idade, com aumento da latência de MT e MEP em comparação com contralateral, indicando supressão progressiva ou perda de projeções corticoespinhais diretas não cruzadas. Em contraste, a latência contralateral diminui progressivamente durante a infância e o início da adolescência (isso pode ser detectado se o protocolo for ajustado para a altura).

Assim, os estudos de spTMS também fornecem informações sobre a reorganização neural após lesão cerebral unilateral e identificam padrões de recuperação distintos, dependendo da idade no momento da lesão. Os tratos ipsilateral e contralateral decorrentes do hemisfério não danificado persistem após o córtex motor unilateral ou lesão da substância branca no início do desenvolvimento, eventualmente contribuindo para a conectividade corticoespinhal bilateral no hemisfério contralesional. No entanto, esses cenários ocorrem principalmente com lesão perinatal. Em três pacientes mais velhos (> 2 anos) com hemiplegia adquirida causada por lesão após o segundo ano de vida, o spTMS aplicado a qualquer um dos hemisférios não conseguiu desencadear MEP no membro afetado, sugerindo ausência de quaisquer tratos motores saudáveis no hemisfério lesado e também ausência de preservação compensatória de conexões motoras ipsilaterais no hemisfério não danificado. SpTMS tem se mostrado promissora como ferramenta de

diagnóstico e prognóstico em adolescentes e adultos com esclerose múltipla.

Enquanto os efeitos fisiológicos de pulsos de TMS simples e pareados duram na escala de milissegundos, a TMS repetitiva (rTMS) modula a excitabilidade cortical na escala de minutos a horas e tem efeitos clínicos que podem durar semanas a meses. A magnitude e a direção da mudança na função cortical após a EMTr dependem do protocolo de estimulação e do número e frequência das sessões de EMTr. A rTMS, portanto, tem papéis potenciais tanto como uma intervenção terapêutica quanto como um auxiliar para medir a plasticidade cortical.

Um protocolo TMS relacionado, estimulação associada emparelhada (PAS), também foi usado para estudar a plasticidade sináptica e demonstrou ser seguro e reprodutível em indivíduos pediátricos. Na PAS, pares de estímulos são entregues ao nervo mediano ao mesmo tempo em que se aplicam simultaneamente TMS de pulso único repetido ao córtex motor primário, de modo que o sinal aferente do nervo mediano chegue ao córtex motor ao mesmo tempo em que o pulso TMS é aplicado. O protocolo produz uma facilitação na excitabilidade cortical em sujeitos neurotípicos por até 1 hora após a estimulação.

Em um ensaio preliminar investigando o uso de EMTr de baixa frequência (LF-EMTr) em hemiparesia crônica após AVC isquêmico pediátrico subcortical, 1 Hz EMTr a 100% do limiar motor em repouso (rMT) por 20 minutos sobre o córtex motor contralesional demonstrou ser seguro e bem tolerado em 10 crianças. O tratamento com LF-rTMS também resultou em melhorias na força de preensão em pacientes tratados, que persistiu 1 semana após a intervenção em alguns participantes.

Um ensaio clínico maior de 45 crianças com AVC perinatal mostrou que LF-rTMS (1 Hz, 90% rMT por 20 minutos) sobre a terapia de movimento induzida por restrição do córtex motor contralesional (CIMT) dobrou as chances de melhora motora clinicamente significativa nesta coorte. A avaliação motora funcional 6 meses após o tratamento indicou que os efeitos terapêuticos foram aditivos e maiores quando a LF-rTMS foi acoplada com CIMT.

Outro relatório recente sobre resultados neurocognitivos em adolescentes tratados com 30 sessões de DLPFC 10 Hz HF-rTMS aberto a 120% rMT encontrou uma diminuição significativa na gravidade da depressão e melhoria da memória e da memória verbal, e nenhuma alteração clinicamente significativa na função cognitiva foi relatada por pacientes. A rTMS para o DLPFC esquerdo em crianças (10 Hz, 120% rMT, 15 sessões) também demonstrou aumentar os níveis regionais de glutamato (Glu) em 11% da linha de base na MRS em 4 de 6 pacientes com depressão, correspondendo à melhora dos sintomas gravidade.

Vários estudos randomizados e controlados também relatam um efeito benéfico da ETCC em pacientes com paralisia cerebral. Sessões únicas ou múltiplas de 20 a 50 minutos de tDCS anódica de 0,2 a 1 mA sobre o córtex motor primário sobre o hemisfério mais afetado, seja em combinação com o treinamento padrão, seja como uma abordagem monoterapêutica, parecem provocar uma melhora na propriocepção, mobilidade, oscilação e equilíbrio corporal, distância e velocidade da marcha e espasticidade variando de semanas a meses.

A estimulação transcraniana não invasiva é uma área intensiva da ciência básica contínua e da pesquisa translacional em neurologia pediátrica que visa identificar novas opções terapêuticas para uma variedade de doenças neurológicas tratadas de forma subótima em crianças. Mais pesquisas são necessárias para investigar os efeitos das diferenças relacionadas à idade nos mecanismos neurológicos básicos sobre a segurança e eficácia da estimulação cerebral no cérebro pediátrico. No entanto, embora as características do cérebro da criança representem desafios para o projeto e execução de protocolos de estimulação transcraniana, a oportunidade única que essas modalidades oferecem para estudar e modular a neuropatologia e neuroplasticidade pediátrica é incomparável.

Estimulação craniana na dor neuropática pediátrica

Dor neuropática (DN), decorrente de lesão ou doença do sistema nervoso somatossensorial, não é bem documentada ou pesquisada em crianças. Neuropatia pediátrica (NP) é um diagnóstico clínico que pode ser difícil, especialmente em crianças menores. No entanto, é importante reconhecer a DN, pois os mecanismos da dor e, consequentemente, o manejo e o prognóstico diferem de outros tipos de dor de longa duração. NP é comum em clínicas de dor para adultos, mas muitos dos estados de doença subjacentes em que ocorre são raramente ou nunca encontrados na prática pediátrica. No entanto, a NP na infância foi relatada, mesmo em crianças muito jovens em certas situações clínicas. Suas causas incluem lesão traumática, síndrome dolorosa regional complexa tipo II, câncer e quimioterapia, infecção crônica, doença neurológica e metabólica e disfunção nervosa sensorial hereditária. O estudo clínico e laboratorial da lesão nervosa periférica traumática revelou importantes diferenças relacionadas à idade na apresentação clínica e no prognóstico. É claro que os mecanismos que operam durante o desenvolvimento podem modificar profundamente as consequências dos danos aos nervos e DN. Clinicamente, o diagnóstico, a avaliação e o tratamento da PN são baseados em métodos e evidências derivados de dados em adultos. As melhorias na compreensão e no manejo da DN provavelmente virão de melhorias adequadas ao desenvolvimento na clareza e consistência do diagnóstico e de abordagens sistemáticas e bem pesquisadas para o tratamento.

Estudos demonstraram que estimulação magnética de alta frequência do córtex motor dos membros inferiores pode reduzir efetivamente a dor causada por neuropatia crônica em diabéticos insulino-dependentes e não insulino-dependentes. Os pacientes que recebem este tratamento também podem se beneficiar das melhorias na condução nervosa. Investigações adicionais são necessárias para elucidar o benefício adicional potencial da administração de estimulação de frequência mais alta (p. ex., 20 Hz) para pacientes com neuropatias periféricas. Além disso, investigações adicionais também são necessárias para estabelecer se o aumento do número de pulsos ou sessões está associado a benefícios terapêuticos consequentes e para determinar definitivamente o valor terapêutico da EMTr para tratar neuropatias cronicamente dolorosas.

Referências bibliográficas

1. Abdelkader AA, El Gohary AM, Mourad HS et al. Repetitive TMS in treatment of resistant diabetic neuropathic pain. Egypt J. Neurol. Psychiatry Neurosurg. 2019;55:30. Disponível em: https://doi.org/10.1186/s41983-019-0075-x.

2. Barker AT, Jalinous R, Freeston IL. Non-invasive magnetic stimulation of human motor cortex. Lancet. 1985;1(8437):1106-1107.

3. Bikson M, Grossman P, Thomas C, Zannou AL, Jiang J, Adnan T et al. Safety of transcranial direct current stimulation: evidence based update – 2016. Brain Stimulat. 2016;9:641-661. doi: 10.1016/j.brs.2017.07.001.

4. Carr LJ, Harrison LM, Evans AL, Stephens JA. Patterns of central motor reorganization in hemiplegic cerebral palsy. Brain. 1993;116(Pt. 5):1223-47.

5. Chail A, Saini RK, Bhat PS, Srivastava K, Chauhan V. Transcranial magnetic stimulation: a review of its evolution and current applications. Ind. Psychiatry J. 2018;27(2):172-180. doi: 10.4103/ipj.ipj_88_18.

6. Goudra B, Shah D, Balu G et al. Repetitive transcranial magnetic stimulation in chronic pain: a meta-analysis. Anesth. Essays Res. 2017;11(3):751-757. doi: 10.4103/aer.AER_10_17.

7. Hameed MQ, Dhamne SC, Gersner R et al. Transcranial magnetic and direct current stimulation in children. Current Neurology and Neuroscience Reports. 2017 Feb;17(2):11. doi: 10.1007/s11910-017-0719-0.

8. Higgins J, Deeks J. Selecting studies and collecting data: Cochrane handbook for systematic reviews of interventions [Internet]. Ver. 510. The Cochrane Collaboration. 2011 [citado 14 fev. 2017]. Disponível em: http://handbook.cochrane.org.

9. Hollis A, Zewdie E, Nettel-Aguirre A et al. Transcranial static magnetic field stimulation of the motor cortex in children. Front. Neurosci. 2020;14:464. Publicado 19 mai. 2020. doi: 10.3389/fnins.2020.00464.

10. Horvath JC, Perez JM, Forrow L et al. Transcranial magnetic stimulation: a historical evaluation and future prognosis of therapeutically relevant ethical concerns. J. Med. Ethics. 2011;37:137-43.

11. Hosomi K, Sugiyama K, Nakamura Y et al. A randomized controlled trial of 5 daily sessions and continuous trial of 4 weekly sessions of repetitive transcranial magnetic stimulation for neuropathic pain. Pain. 2020;161(2):351-360. doi: 10.1097/j.pain.0000000000001712.

12. Huynh W, Dharmadasa T, Vucic S, Kiernan MC. Functional biomarkers for amyotrophic lateral sclerosis. Front. Neurol. 2019 Jan 4.

13. Janicak PG, Dokucu ME. Transcranial magnetic stimulation for the treatment of major depression. Neuropsychiatr. Dis. Treat. 2015;11:1549-1560. Publicado 26 jun. 2015. doi: 10.2147/NDT.S67477.

14. Jin Y, Xing G, Li G, Wang A, Feng S, Tang Q et al. High frequency repetitive transcranial magnetic stimulation therapy for chronic neuropathic pain: a meta-analysis. Pain Physician. 2015;18:e1029-46.

15. Kirimoto H, Asao A, Tamaki H, Onishi H. Non-invasive modulation of somatosensory evoked potentials by the application of static magnetic fields over the primary and supplementary motor cortices. Sci. Rep. 2016;6:34509. doi: 10.1038/srep34509.

16. Kolbinger HM, Höflich G, Hufnagel A et al. Transcranial Magnetic Stimulation (TMS) in the treatment of major depression: a pilot study. Hum. Psychopharmacol. Clin. Exp. 1995;10:305-10.

17. Lefaucheur JP, André-Obadia N, Antal A, Ayache SS, Baeken C, Benninger DH, Cantello RM, Cincotta M, Carvalho M, De Ridder D, Devanne H, Di Lazzaro V, Filipović SR, Hummel FC, Jääskeläinen SK, Kimiskidis VK, Koch G, Langguth B, Nyffeler T, Oliviero A, Padberg F, Poulet E, Rossi S, Rossini PM, Rothwell JC, Schönfeldt-Lecuona C, Siebner HR, Slotema CW, Stagg CJ, Valls-Sole J, Ziemann U, Paulus W, Garcia-Larrea L. Evidence-based guidelines on the therapeutic use of repetitive Transcranial Magnetic Stimulation (rTMS). Clin. Neurophysiol. 2014;125(11):2150-206.

18. Lefaucheur JP, André-Obadia N, Poulet E et al. French guidelines on the use of repetitive Transcranial Magnetic Stimulation (rEMT): safety and therapeutic indications. Neurophysiol. Clin. 2011;41(5-6):221-95.

19. Liberalquino G. Inovabots. Disponível em: https://inovabots.wordpress.com/tutoriais/motores/motores-de-passo.

20. Novey W. Are all rTMS machines equal? New research suggests there may be clinically significant differences. Ment. Illn. 2019;11(1):8125. Publicado 11 jun. 2019. doi: 10.4081/mi.2019.8125.

21. Oliviero A, Mordillo-Mateos L, Arias P, Panyavin I, Foffani G, Aguilar J. Transcranial static magnetic field stimulation of the human motor cortex. J. Physiol. 2011;589(Pt. 20):4949-4958. doi: 10.1113/jphysiol.2011.211953.

22. Park HS, Kim WJ, Kim HG, Yoo SH. Scrambler therapy for the treatment of neuropathic pain related to leukemia in a pediatric patient. Medicine. 2017 Nov;96(issue 45):e8629. doi: 10.1097/MD.0000000000008629.

23. US Food and Drug Administration Center for Devices and Radiological Health. Neurostar TMS therapy system. Silver Spring, MD: US Food and Drug Administration; 2008.

24. US Food and Drug Administration Center for Devices and Radiological Health. Brainsway deep TMS system. Silver Spring, MD: US Food and Drug Administration; 2013.

25. Walco GA, Dworkin RH, Krane EJ, Le Bel AA, Treede RD. Neuropathic pain in children: special considerations. Mayo Clin. Proc. 2010;85(suppl. 3):33-41. doi: 10.4065/mcp.2009.0647.

capítulo 119

Dor Neuropática em Pediatria –
um olhar sob a perspectiva de saúde mental

Livia Beraldo de Lima Basseres

Introdução

A dor interfere sobremaneira na qualidade de vida do indivíduo, assim como se constitui em um estressor importante no desenvolvimento da criança. A dor pode ser definida, segundo a International Association for the Study of Pain (IASP), como uma sensação ou experiência emocional desagradável, associada a um dano tecidual real ou potencial ou descrita em termos de tal dano.[1]

A doença ou condição médica crônica pode ser caracterizada por um problema de saúde com duração de 3 meses ou mais, que afeta as atividades normais de uma criança e requer frequentes internações hospitalares, cuidados de saúde em casa e/ou de cuidados médicos intensivos.[2]

Dor crônica na infância é uma realidade subestimada no Brasil. Nos Estados Unidos, apresenta taxa de prevalência média de 11% a 38%, com 3% a 5% das crianças com incapacidade significativa relacionada à dor, e custo anual estimado em 19.500 bilhões de dólares.[3]

No Brasil, segundo o Instituto Brasileiro de Geografia e Estatística (IBGE), na Pesquisa Nacional por Amostra em Domicílios (PNAD) realizada em 2008, 9,1% de crianças de 0 a 5 anos, 9,7% de 6 a 13 anos e 11% de adolescentes de 14 a 19 anos do total geral da população nessa faixa etária têm diagnóstico de doença crônica.[4]

É um fenômeno multidimensional que envolve aspectos físicos, sensoriais e emocionais, dentro do modelo biopsicossocial. A incapacidade para estabelecer uma causa subjacente não deve ser uma razão para concluir que a dor não é real. Fatores psicológicos, psicocomportamentais e psicossociais desempenham papel relevante na percepção da dor e suas reações interferindo na neuromodulação de estímulos aferentes centrais.[5]

Uma proporção significativa de crianças e adolescentes com dor crônica apresentam alto nível de medo relacionado à dor, medo este associado a alto nível de incapacidade, sintomas depressivos e comprometimento escolar.[3]

As principais causas de dor neuropática em crianças e adolescentes são a dor do membro fantasma, a síndrome de dor regional complexa, a dor pós-lesão medular, a dor pós-trauma, a dor neuropática pós-cirurgia, as neuropatias como a síndrome de Guillain-Barré, os efeitos do cancro e da sua terapêutica.

Na dor neuropática, a redução do medo está associada com melhora do funcionamento físico e psicológico, enquanto elevado nível de medo inicial relacionado à dor é um fator de risco para menor capacidade de resposta ao tratamento.[6] Respostas emocionais podem afetar a avaliação da dor em geral e é importante saber o que a criança ou o adolescente pensa de si e de sua dor.

Dor crônica e psicopatologia comórbidas têm sido explicadas pela presença de neurobiologia compartilhada e fatores cognitivo-afetivos e comportamentais de manutenção mútua que resultam no desenvolvimento e/ou manutenção de ambas as condições. Particularmente na população pediátrica com dor crônica, esses fatores estão inseridos no contexto mais amplo da relação pai-filho.

A presença de dor mal controlada na infância pode gerar problemas de dor persistentes e transtornos mentais na vida adulta.[7]

Pesquisa epidemiológica também sugere que jovens com dor crônica têm taxas mais altas de transtornos de ansiedade na idade adulta.[7] No entanto, ainda há pouca compreensão dos mecanismos associados a esses transtornos mentais comórbidos que podem impactar a resposta das crianças à dor e ao tratamento da dor.[8]

A coocorrência de dor crônica e condições de saúde mental (isto é, desordem de estresse pós-traumático (PTSD), ansiedade e distúrbios depressivos) é alta e tem sido explicada pela presença de neurobiologia partilhada (p. ex., os genes, as hormonas, as redes cerebrais) e fatores cognitivos de manutenção mútua (p. ex., vieses de atenção e memória) e comportamentais (p. ex., distúrbios do sono) que ensejam o desenvolvimento e/ou manutenção de ambas as condições.[6,9,10]

No entanto, as intervenções existentes geralmente falham em abordar de modo efetivo os transtornos de saúde mental comórbidos e os mecanismos subjacentes que mantêm essas condições.[11]

Ao examinar a saúde mental e dor crônica em jovens, é fundamental levar em conta o contexto relacional entre pais e filhos e o papel influente de fatores parentais. De fato, os pais de jovens com dor crônica relatam mais sintomas de ansiedade, depressão e somatização do que seus pais de filhos sem dor.[12] Além disso, a ansiedade materna e os transtornos depressivos foram associados a sintomas depressivos e somáticos em crianças com dor crônica,[13] além de alterações do ciclo sono-vigília, transtornos alimentares e pensamentos intrusivos.[14]

Os pais das crianças com problemas de saúde, de desenvolvimento e de comportamento, experimentam níveis mais elevados de estresse quando comparados com pais de crianças saudáveis e que não apresentam tais problemas.[15]

Além do impacto na família citado até o presente momento, a doença também interfere na vida da criança de maneira geral, prejudicando seu desenvolvimento, o processo de escolarização, as relações sociais com os pares e familiares e sua inserção social.[16] Para entender a dor na criança, é necessário também compreender o relacionamento da díade criança e seu familiar cuidador.[17]

A hospitalização pode ensejar o aparecimento de diversos problemas comportamentais nas crianças, a saber: (a) regressões de comportamento; (b) alterações negativas de humor e de comportamento social; (c) expressão de medos; (d) transtornos do sono; (e) transtornos alimentares; (f) agressividade.[18]

Os sintomas de estresse infantil, assim como no adulto, podem ser psicológicos, físicos ou ambos.[19] Os efeitos psicológicos incluem ansiedade, terror noturno, pesadelos, dificuldades interpessoais, introversão súbita, desânimo, insegurança, agressividade, choro excessivo, angústia, depressão, hipersensibilidade, birra e medo excessivo. As reações físicas, por sua vez, incluem dores abdominais, diarreia, tique nervoso, dor de cabeça, náusea, hiperatividade, enurese noturna, gagueira, tensão muscular, ranger dos dentes, dificuldades para respirar e distúrbios do apetite.[19]

De acordo com Motta e Enumo (2010),[20] as medidas de intervenção psicológica deveriam ser incluídas na assistência à criança hospitalizada, a fim de amenizar os riscos ao seu desenvolvimento global, permitindo com a criança e sua família mobilizem recursos adequados de enfrentamento e que contribuam com o tratamento médico.

Segundo o modelo sociocomunicativo da dor de Craig e Riddell (2003), é possível afirmar que a experiência e a expressão de dor na criança serão subsequentemente influenciadas pela habilidade do cuidador em detectar os sinais na criança e escolher um repertório de ação adequado. Assim, pais que têm uma baixa sensibilidade (tendência a minimizar o comportamento de dor da criança e que requerem uma expressão de dor muito intensa para se colocarem em ação) ou pais com uma sensibilidade inconsistente (em alguns momentos, necessitam de um comportamento intenso de dor; em outros, não requerem comportamentos muito intensos para ter uma ação), podem ser menos efetivos no manejo de dor na criança.[21] Todavia, se os pais constantemente adotarem uma postura assustada ao confortar

a criança ou exacerbarem os sinais de dor e de estresse na criança, podem confundi-la sobre seu verdadeiro estado de saúde e potencializar o estímulo de estresse ou perigo.

Sendo assim, uma abordagem que inclua os aspectos relacionados à saúde mental do paciente infantil com dor neuropática e sua família são fundamentais para uma boa resposta terapêutica, diminuição do desgaste relacionado a uma doença crônica e, assim, alcançar melhor desfecho clínico.

Referências bibliográficas

1. International Association for Study of Pain (IASP). Definition of pain, pain terminology, curriculum on pain for students in psychology. 2008. Disponível em: www.iasp-pain.org.
2. Mokkink LB, Van Der Lee JH, Grootenhuis MA, Offringa M, Heymans HSA. National Consensus in the Neatherlands: defining chronic diseases and health conditions in childhood (ages 0-18 years of age). Eur. J. Ped. 2008;167:1441-1447.
3. Simons LE. Fear of pain in children and adolescents with neuropathic pain and complex regional pain syndrome. Pain. 2016;157(suppl. 1):s90-7.
4. Instituto Brasileiro de Geografia e Estatística (IBGE). Pesquisa Nacional por Amostra de Domicílios – Um panorama da saúde no Brasil: acesso e utilização dos serviços, condições de saúde e fatores de risco e proteção à saúde, 2008. Rio de Janeiro: Fiocruz/MS/IBGE; 2010.
5. Linden DE. How psychotherapy changes the brain: the contribution of functional neuroimaging. Mol. Psychiatry. 2006;11(6):528-38.
6. Asmundson GJ, Coons MJ, Taylor S, Katz J. PTSD and the experience of pain: research and clinical implications of shared vulnerability and mutual maintenance models. Can. J. Psychiatry. 2002;47:930-937.
7. Shelby GD, Shirkey KC, Sherman AL, Beck JE, Haman K, Shears AR, Horst SN, Smith CA, Garber J, Walker LS. Functional abdominal pain in childhood and long-term vulnerability to anxiety disorders. Pediatrics. 2013;132:475-482.
8. Vinall J, Pavlova M, Asmundson GJ, Rasic N, Noel M. Mental health comorbidities in pediatric chronic pain: a narrative review of epidemiology, models, neurobiological mechanisms and treatment. Children (Basel, Switzerland). 2016;3(4):40.
9. Asmundson GJ, Katz J. Understanding the co-occurrence of anxiety disorders and chronic pain: state of the art. Depress. Anxiety. 2009;26:888-901.
10. Sharp TJ, Harvey AG. Chronic pain and post-traumatic stress disorder: mutual maintenance? Clin. Psychol. Rev. 2001;21:857-877.
11. Asmundson GJ. The emotional and physical pains of trauma: contemporary and innovative approaches for treating co-occurring PTSD and chronic pain. Depress. Anxiety. 2014;31:717-720.
12. Campo JV, Bridge J, Lucas A, Savorelli S, Walker L, Di Lorenzo C, Iyengar S, Brent DA. Physical and emotional health of mothers of youth with functional abdominal pain. Arch. Pediatr. Adolesc. Med. 2007;161:131-137.
13. Garber J, Zeman J, Walker LS. Recurrent abdominal pain in children: psychiatric diagnoses and parental psychopathology. J. Am. Acad. Child Adolesc. Psychiatry. 1990;29:648-656.
14. Quiles JMO, Carrillo FXM. Hospitalización infantil – Repercusiones psicológicas: teoria y práctica. Madrid: Biblioteca Nueva; 2000.
15. Belsky J. Social-contextual determinants of parenting. Encyclopedia on Early; 2005.
16. Crepaldi MA, Rabuske MM, Gabarra LM, Linhares MBM, Perosa GB. Modalidades de atuação do psicólogo em psicologia pediátrica: temas em Psicologia. São Paulo: Casa do Psicólogo; 2006.

17. Craig KD, Riddell RRP. Social influences, culture and ethnicity. In: Finley GA, McGrath PH (ed.). Pediatric pain: biological and social context. Seattle: IASP Press; 2003. p. 159-182.

18. Barros L. Psicologia pediátrica: perspectiva desenvolvimentista. Lisboa: Climepsi; 1999.

19. Lipp MEN, Romano ASF. O stress infantil. Estudos de Psicologia. 1987;4(2):42-54.

20. Motta AB, Enumo SRF. Intervenção psicológica lúdica para o enfrentamento da hospitalização em crianças com câncer. Psic. Teor. e Pesq. Brasília. 2010;26(3).

21. Riddell RRP, Chambers CT. Parenting and pain during infancy. In: Anand KJS, Stevens BJ, McGrath PJ (ed.). Pain research and clinical management series: pain neonates and infants. 3rd ed. Elsevier BV; 2007.

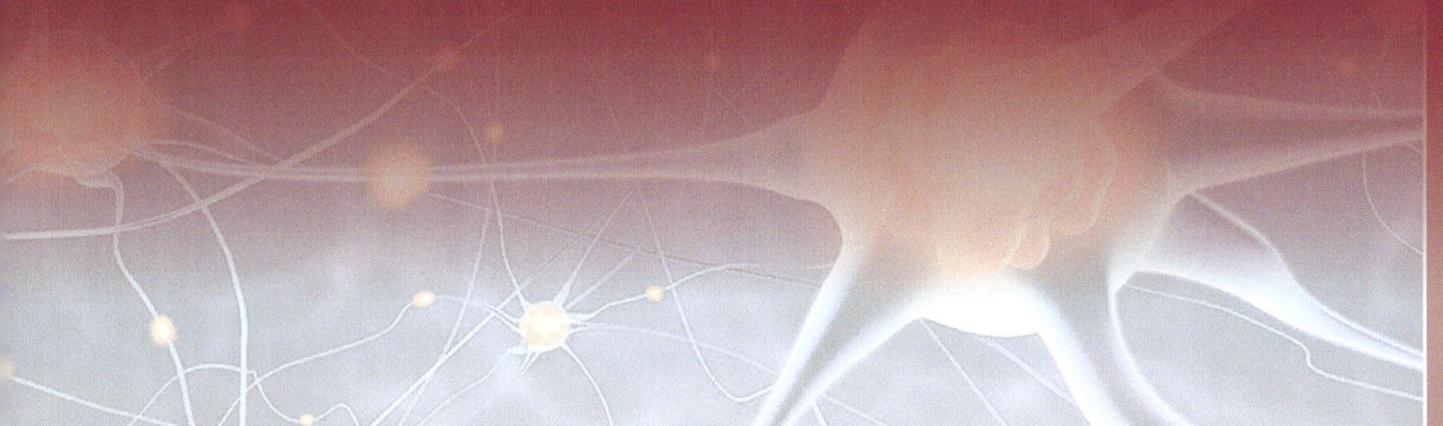

Medicina Regenerativa e Dor Neuropática

Avanços da Medicina Regenerativa na Dor Neuropática

Renato Luiz Bevilacqua de Castro | Lúcio Gusmão | Alessandro Queiroz de Mesquita

Introdução

As patologias musculoesqueléticas traumáticas, degenerativas e inflamatórias causam, como regra, lesão dos tecidos como sinóvias, ossos, cartilagens, músculos, tendões e nervos. O processo inflamatório inicial pode ser efetivo na resolução da cicatrização, porém é frequente a falha do processo fisiológico. O início da inflamação está associado a uma reação específica da microcirculação, permitindo o fluxo de proteínas plasmáticas, incluindo anticorpos, complemento e outros mediadores. Além disso, as citocinas atraem neutrófilos, monócitos e outras células imunológicas reguladoras para o local da lesão a fim de neutralizar o agente causador do dano ao tecido afetado. As células migratórias, com as células residentes no tecido e as células acessórias, direcionam os processos inflamatórios para a resolução da cicatrização. Na inflamação crônica patológica, os processos inflamatórios não são resolvidos e a inflamação ativa continua de maneira desregulada e pode resultar em dor neuropática caracterizada por sensibilidade aumentada a estímulos dolorosos (hiperalgesia), por percepção de estímulos inócuos como dolorosos (alodínia) e por dor espontânea.

A dor neuropática é gerada por hiperatividade dos neurônios nociceptivos que podem ser desencadeados por trauma ou inflamação, mas persiste muito tempo após a resolução da ferida inicial. A dor neuropática se desenvolve à medida que uma complexa cascata de eventos envolvendo muitos tipos diferentes de células, incluindo plaquetas, mastócitos, neutrófilos, macrófagos e linfócitos T, bem como células gliais do tipo imune, como micróglia e astrócitos. No entanto, a dor neuropática pode ser resolvida naturalmente como consequência da ação das mesmas células e fatores que iniciam a cascata de eventos que resultam na dor. Uma vez que a cascata de eventos causando dor neuropática é iniciada, a resolução requer essa cascata de eventos para concluir e até impedir a permanência da dor. Essas etapas são seguidas por ações das células recrutadas e fatores liberados que eliminam o tecido necrótico, induzem a remodelação tecidual, cicatrização das feridas e, finalmente, a regeneração e normalização da terminação nervosa e do axônio. Este último passo, com ou sem a reinervação, parece ser um dos eventos mais importantes, responsáveis pela eliminação da hiperexcitabilidade do neurônio nociceptivo e, assim, eliminando a dor neuropática. No entanto, se a cascata de cicatrização não é provocada, ou não é concluída com êxito, um processo inflamatório crônico se estabelece e a dor persiste com uma sinalização anormal e alterações na medula espinhal e cérebro, causando atividade neuronal alterada nos circuitos nervosos em áreas da medula espinhal e cérebro associados aos neurônios afetados e seus axônios. Portanto, restrições na regeneração da lesão do nervo periférico podem ensejar alterações em múltiplas regiões dispersas do cérebro e na medula espinhal, causando aumentos na excitabilidade do nervo danificado e não danificado, neuromas e alterações dos corpos celulares dos neurônios no gânglio da raiz dorsal (GRD). Logo, a dor neuropática pode persistir por muito tempo depois que todos os sinais da lesão original desapareceram. Dada nossa limitação no entendimento dos mecanismos subjacentes à dor e considerando que a dor neuropática é frequentemente refratária à farmacoterapia convencional, o tratamento da dor neuropática é difícil e a maioria dos pacientes obtém apenas alívio parcial da dor. Outra complicação é que muitos medicamentos usados para aliviar a dor causam problemas sistêmicos e efeitos colaterais, mesmo quando usados em doses efetivas, e sua influência dura apenas enquanto são administrados.

Nos últimos anos, houve um significativo aumento de estudos clínicos publicados sobre redução da dor, mas a maioria resultou em apenas uma melhora limitada no tratamento da dor neuropática e, portanto, uma grande proporção de pacientes que sofrem de dor neuropática continua a sentir uma insuficiente diminuição da dor. Atualmente novas drogas estão sendo desenvolvidas para a supressão da dor neuropática promovendo, em longo prazo, mudanças nos sistemas de transdução e supressão da dor, porém o tratamento do local gerador da dor, como injeções de produtos biológicos, parece ser essencial como estratégia clínica.

As plaquetas e as células-tronco são as células mais importantes para iniciar o processo de cicatrização para restaurar as condições fisiológicas e a função normal que está associada à eliminação de dor neuropática. Extensa literatura publicada demonstra que os fatores contidos e liberados pelas plaquetas e células-tronco promovem e orquestram os processos inflamatório e de cicatrização, além da supressão da dor.

O papel dos macrófagos, plaquetas, neutrófilos, células T e células da glia recrutadas para locais das feridas é induzir a inflamação, induzir os estágios da cicatrização e coordenar o processo associado à eliminação da neuropática.

Finalmente, a literatura atual afirma que a aplicação de produtos biológicos no local da lesão promove a cicatrização do tecido e elimina a dor neuropática. Esses produtos, além de ter a capacidade de analgesia, prometem ser tratamentos de vanguarda, pois podem regular o processo fisiológico de cicatrização e controle da dor.

Medicina regenerativa – Ortobiológicos

O avanço tecnológico trouxe um aumento da expectativa de vida e, com ele, as doenças crônico-degenerativas têm ocupado um espaço cada vez maior no dia a dia dos profissionais de saúde. Alguns estudos têm sugerido, inclusive, um aumento das artropatias degenerativas, independentemente da faixa etária. Os procedimentos definitivos para tratar uma articulação degenerada, com base na substituição por implantes metálicos ou plásticos (artroplastias e artrodeses), são associados a elevado custo e à alta taxa de complicações. Terapias que controlem, retardem ou até mesmo revertam o processo degenerativo, adiando, assim, os procedimentos cirúrgicos de maior porte, têm surgido como opção no arsenal médico. Isso tem sido possibilitado pelo avanço tecnológico, especialmente nas áreas de genética e biologia molecular. De acordo com o National Institutes of Health, agência do governo dos Estados Unidos responsável pela regulação da pesquisa biomédica e de saúde pública, a "Medicina Regenerativa é o processo de criar vida, tecidos funcionais para reparar ou substituir tecidos ou órgãos, e função perdida devido a idade, doença, dano ou doença congênita".

Os produtos denominados "ortobiológicos" têm demonstrado clinicamente seus efeitos protetores no processo degenerativo. Tratamentos ortobiológicos são definidos como terapias que aproveitam o potencial de reparo e regeneração presente nas células nativas do corpo, redirecionando seu uso para a cura acelerada em danos ou doenças ortopédicas degenerativas. O ácido hialurônico é considerado a 1ª geração dos ortobiológicos, sendo estudado desde a década de 1960. Os demais são: o plasma rico em plaquetas (PRP), o aspirado concentrado de medula óssea (BMAC, do inglês – *Bone Marrow Aspirate Concentrate*) e, mais recentemente, o aspirado de gordura, ou fração vascular estromal. Estudos têm demonstrado a segurança e a eficácia no controle da dor atribuída à osteoartrose (OA), lesão muscular, tendinopatia e para a melhora de resultados pós-operatórios. Além dessas técnicas descritas, dentro das técnicas regenerativas, temos o uso de células cultivadas para preencher defeitos articulares. A cultura pode ser realizada com células provenientes do próprio paciente ou de banco de células.

Ultrassonografia na medicina regenerativa

A orientação por imagem para realizar injeções e infiltrações articulares foi por muito tempo realizada por meio da tomografia computadorizada (TC) e da fluoroscopia. Porém, esses métodos mostram desvantagens importantes. Primeiro, a exposição tanto do paciente como do operador à radiação ionizante. Além disso, o uso de material de contraste iodado, que é necessário para confirmação da localização da droga intra-articular injetada, causa a diluição do fármaco alterando a concentração necessária para a ação terapêutica. Adicionalmente, orientação fluoroscópica não permite a visualização de estruturas não ósseas (nervos, tendões) e a posição da agulha (p. ex., região peritendão). Essa metodologia avalia adequadamente os componentes ósseos e não os tecidos moles, como a cápsula articular, vasos, nervos e tendões. Finalmente, os exames de fluoroscopia e TC envolvem custos relativamente altos. Vale a pena recordar a diretiva Euratom, segundo a qual as técnicas que não envolvem a radiação ionizante devem ser preferidas quando há igual eficácia. Por esse motivo, nos últimos anos, o progressivo avanço tecnológico da ultrassonografia (US) aumentou o potencial terapêutico. Injeções articulares, musculares ou peritendinosas e bloqueios anestésicos guiados por ultrassom têm sido utilizadas por vários segmentos médicos, com as suas indicações já bem sedimentadas na literatura. Na ortopedia, essa ferramenta terapêutica ainda é relativamente recente. As injeções por *landmarks* anatômicos ou às cegas, e com o uso de fluoroscopia, já são realizadas há muitas décadas, mas com taxas de inacurácia bastante elevadas em alguns segmentos. O joelho tem sido a articulação mais frequentemente tratada, tanto pela alta incidência de patologias como pela "facilidade" de acesso. Outras articulações também são tratadas com injeções articulares com frequência, mas as dificuldades técnicas sem o uso da US podem ser maiores e até oferecer alguns riscos aos pacientes como as lesões de partes moles, infecções e até gangrena. O emprego da técnica correta e com maior nível de tecnologia parece ser crucial para evitar essas complicações e melhorar os resultados. Além disso, articulações como o quadril, sacroilíaca, facetas articulares da coluna vertebral apresentam elevado índice de inacurácia para acessar o alvo desejado, chegando, em alguns casos, a mais de 40% de erro. Nas lesões tendinosas, as dificuldades são ainda maiores, pois a injeção intralesional diminui a resistência mecânica do tendão podendo ensejar complicações e até mesmo a ruptura total. As técnicas para injeções peritendinosas são muito específicas e dependem de treinamento adequado, pois a janela de *target* terapêutico é muitas vezes próxima de 1 mm. A necessidade da injeção peritendinosa é habitual porque a tendinopatia é uma fonte comum de dor e comprometimento funcional, representando 30% a 50% das lesões por uso excessivo relacionadas ao esporte e afetando muitos trabalhadores que realizam movimentos repetitivos. O uso da US para intervenções é diferente do uso no diagnóstico, existem dificuldades técnicas de acordo com cada região a ser tratada, necessitando de especialização específica para cada tipo de procedimento. A ultrassonografia tem sido utilizada frequentemente para guiar procedimentos nos melhores centros de excelência em Ortopedia, Reumatologia, Clínica de Dor e Medicina Regenerativa. Atualmente, a terapia com ortobiológicos (PRP, BMAC e VSF) tem se mostrado promissora como terapia eficaz para tendinopatia crônica, artrose e dor lombar, com estudos na literatura demonstrando bom nível de evidência (Tabela 120.1). Embora em alguns casos os exames de imagem não consigam demonstrar reparo das lesões, os pacientes demonstram visível melhora clínica e funcional. Lembramos que, independentemente do agente do tratamento na cavidade articular, tendões, meniscos e ligamentos, o uso da US se mostra essencial e diretamente relacionado ao sucesso da nova terapêutica. O desenvolvimento de habilidades na intervenção ortopédica ecoguiada deve ser um requisito básico na formação dos novos profissionais na prevenção de acidentes durante o procedimento, pois, a exemplo das injeções intratendíneas que podem causar roturas mecânicas, o aprendizado da técnica correta obedece a protocolos específicos. A prática da Medicina Regenerativa para o manejo da dor ortopédica pode ser considerada um campo em evolução e tem como base: a avaliação integral do paciente, e o efeito da terapia depende da capacidade de reação do indivíduo; e o uso de ortobiológicos por meio da realização de procedimentos intervencionistas, preferencialmente guiados por US. Concluindo, a Medicina Regenerativa é um método terapêutico muito abrangente e tem se mostrado seguro e eficaz, apresenta um grande potencial para diminuição de custos e principalmente complicações cirúrgicas, com alto nível de satisfação dos pacientes quanto à dor. Os Centros de Medicina Regenerativa já existem com sucesso nos grandes centros, como o renomado Mayo Clinic. Porém, os protocolos de segurança e eficácia devem ser rigidamente cumpridos e, por isso, é necessária a formatação de serviços por *experts* da área, e o conhecimento do uso da técnica de ultrassonografia intervencionista é essencial.

Prevalência

Segundo a IASP (International Association for the Study of Pain), a dor neuropática geralmente é crônica, ou seja, persiste continuamente ou se manifesta com episódios dolorosos recorrentes. A dor pode resultar de distúrbios etiologicamente diversos que afetam a periferia ou o sistema nervoso central (SNC). A causa pode ser uma doença metabólica, por exemplo, neuropatia diabética, uma doença neurodegenerativa, vascular ou condição autoimune, tumor, trauma, infecção, exposição a toxinas ou uma doença hereditária. A dor neuropática crônica é um importante fator de incapacidade no mundo. Sua prevalência varia entre 6,9% e 10% da população em geral.

No tratamento das doenças musculoesqueléticas, as doenças mais comuns como geradores de dor neuropáticas são a osteoartrose (OA), as compressões de raízes nervosas e nervos periféricos e as tendinopatias.

A osteoartrose é o distúrbio osteomuscular mais comum que se refere a um quadro clínico com síndrome de dor nas articulações acompanhada por vários graus de limitação funcional e redução qualidade de vida. OA afeta pelo menos 50% dos idosos, mas também ocorre em indivíduos mais jovens geralmente após lesão ou atividade física rigorosa, representando a principal causa de dor e deficiência em todo o mundo. O envelhecimento da população e a crescente prevalência de fatores predisponentes como obesidade nos países ocidentais e em desenvolvimento devem aumentar esses números nas próximas décadas, com consequências socioeconômicas adversas, particularmente no aumento do impacto econômico da OA nos sistemas nacionais de saúde.

TABELA 120.1 – Estudos clínicos com nível I de evidência nos tratamentos de tendinopatias e artrose.

Referência	Tipo de estudo e população	Comparação e número de indivíduos	Seguimento	Resultados
Johal et al.	Metanálise	PRP (n = 1.755) *versus* CTL (n = 1.980)	12 meses	PRP teve redução da dor
Mahalias et al.	Randomizado controlado, artrite trapeziometacarpal	P-PRP (n = 17) *versus* Corticosteroide (n = 16)	12 meses	Corticosteroides oferecem alívio de curto prazo dos sintomas, mas o PRP teve efeito de até 12 meses no tratamento da artrite sintomática
Duymus et al.	Randomizado controlado	PRP (n = 49) *versus* AH (n = 40) *versus* Ozônio (n = 39)	12 meses	Melhora na dor no grupo PRP
Cole et al.	Randomizado controlado	PRP (n = 49) *versus* Ácido hialurônico (n = 50)	12 meses	Melhora no WOMAC e nas propriedades anti-inflamatórias do PRP
Dai et al.	Metanálise OA joelho	PRP *versus* Salina, AH, Ozônio e Corticosteroide (n = 1.069)	12 meses	PRP é mais eficaz no alívio da dor e melhora da função
Pandey et al.	Randomizado controlado, artroscopia com completa retração	P-PRP (n = 52) *versus* Controle (n = 50)	24 meses	Grupo PRP teve melhora clínica e estrutural em grandes lesões do manguito e aumento na vascularização no local de reparo na fase inicial
Meheux et al.	Revisão sistemática OA joelho	PRP *versus* AH (n = 739)	12 meses	Melhora no WOMAC no grupo PRP
Smith et al.	Randomizado controlado	Salina (n = 15) *versus* PRP (n = 15)	12 meses	Melhora no WOMAC

Fonte: Desenvolvida pela autoria do capítulo.

A OA é um processo de reparo metabolicamente ativo que ocorre em todos os tecidos articulares e envolve perda de cartilagem e remodelação no osso subjacente. No caso da doença sintomática, o processo não pode compensar o tecido comprometido, resultando em degradação contínua da cartilagem, perda de componentes teciduais e alterações ósseas anormais. OA pode afetar todas as articulações, mas é mais frequente nas grandes articulações de sustentação do peso como quadril e joelho, e na coluna vertebral e nas mãos.

É a dor que faz os pacientes procurarem aconselhamento médico e geralmente associada com a diminuição da capacidade funcional. No entanto, as causas da dor na OA permanecem pouco compreendidas, como demonstrado pelo fracasso de várias abordagens de tratamento farmacêuticos, físicos e cirúrgicos para proporcionar alívio sintomático e melhor qualidade de vida para pacientes que sofrem dessa condição.

Essa necessidade clínica não atendida destaca a complexidade dos mecanismos de dor relacionados à OA, pois atualmente nenhuma medição objetiva, como radiografias, ultrassom ou ressonância magnética pode prever a presença de dor, mesmo mostrando a extensão do dano ósseo e da cartilagem, ou da intensidade da inflamação sinovial. Portanto, não surpreende que até 40% dos indivíduos com lesão radiográfica não apresentem dor e que pacientes com anormalidades não detectáveis radiograficamente na cartilagem podem exibir dor debilitante. Todavia, na OA das mãos, pacientes com alterações erosivas relatam níveis mais altos de desconforto e aumento do comprometimento funcional em comparação aos pacientes com doença não erosiva, sugerindo que os danos teciduais mais avançados contribuem para a gravidade dos sintomas.

A dor osteoartrítica é considerada há muito tempo dor nociceptiva causada pela sensibilização dos terminais nervosos periféricos envolvendo alterações nos nociceptores articulares, bem como ativação do processamento nociceptivo na medula espinhal, tronco cerebral e sistema talamo-cortical. Contudo, uma vez que a cartilagem é um tecido avascular e aneural, os mecanismos potenciais da dor são a inflamação das articulações, o dano ósseo e, mais importante, o aumento da percepção da dor. Vários estudos relataram limiares baixos para estímulos mecânicos e térmicos e dor referida em pacientes com OA sintomática, indicando um componente de dor não nociceptiva associado a vias de dor anormalmente excitáveis nos sistemas nervoso periférico (SNP) e central (SNC).

Apesar da grande variabilidade nas práticas de recrutamento e da heterogeneidade nos estudos das populações e diferentes medidas dos resultados da dor, numerosas publicações apoiam a noção de que os mecanismos neuropáticos da dor contribuem para a expansão da dor na OA.

A sinovite crônica está associada a alterações nas conexões centrais dos nervos sensoriais e alterações na síntese e à liberação de neurotransmissores e neuromoduladores. A magnitude da inflamação é relacionada às manifestações clínicas, pois a dor na OA varia nos casos de sinovite acompanhada de derrames recorrentes e edema da medula óssea. A estimulação dos neurônios sensoriais primários é ainda promovida por neovascularização e neoinervação da cartilagem articular mediada por hipóxia e produção de fatores de crescimento angiogênicos, e por células imunes e endoteliais ativadas no tecido sinovial. A formação desses vasos acompanhados por neoinervação são importantes vias fisiopatológicas que causam a dor articular profunda descrita por alguns pacientes com OA, mesmo quando a inflamação diminuiu.

Uma revisão recente refere que, na artrose do joelho e de quadril, a incidência de dor neuropática é de aproximadamente 23%, porém outros trabalhos isolados demonstram resultados de até 49%.

Em pacientes com dor crônica após cirurgia no joelho, o diagnóstico mais comum é de dor neuropática ou com sensibilização central, uma vez excluídas infecções, complicações mecânicas e síndrome complexa da dor regional tipo I. Como em todas as síndromes crônicas de dor, deve ser realizada uma investigação clínica completa, incluindo avaliações de fatores biológicos, psicológicos e sociais, pois muitos dos fatores que contribuem para a cronicidade estão associados à função prejudicada do sistema somatossensorial. Já nas artroplastias do joelho, o nível de satisfação com os resultados da cirurgia não é alto, com a insatisfação atingindo níveis superiores a 50%, os motivos para a insatisfação são por dor persistente, e acredita-se que, desse montante, uma parcela considerável apresenta dor neuropática.

A dor radicular lombar crônica é a síndrome de dor neuropática mais comum e afeta 20% a 35% de pacientes com dor lombar. Pessoas com dor lombar neuropática frequentemente experimentam níveis mais altos de dor, incapacidade, ansiedade, depressão e qualidade de vida reduzida em comparação à dor lombar nociceptiva. Além disso, a radiculopatia lombar é um típico exemplo de dor lombar neuropática e, quando tratada cirurgicamente, pode evoluir para uma síndrome de dor do tipo nociceptiva pós-cirúrgica ou (mais provável) dor por sensibilização central. Em casos específicos de insucesso do tratamento conservador, a cirurgia é um tratamento recomendado, com base em evidências científicas, pelo menos para a hérnia de disco lombar com radiculopatia. No entanto, uma parcela substancial (23% a 28%) dos pacientes desenvolve dor lombar crônica após o tratamento cirúrgico da radiculopatia lombar.

As tendinopatias também são uma fonte frequente de dor neuropática, porém a sua prevalência na população ainda é raramente estudada. Porém a regulação neuronal desempenha um papel vital na homeostase do tendão e na presença de dor neuropática em tendinopatias crônicas. A neovascularização e a neoinervação nas tendinopatias crônicas como causa de dor têm sido associadas a um quadro local de aumento de uma variedade de neurotransmissores, incluindo o glutamato, bem como um aumento da substância P nas fibras nervosas, embora o fenômeno ainda não tenha sido bem explicado.

Prevalência em compressão de nervos periféricos

As neuropatias compressivas são relativamente comuns e sua descrição já é bem estabelecida na medicina: Paget descreveu a compressão do nervo ulnar no cotovelo em

1864, Learmonth descreveu a síndrome do túnel do carpo em 1933, a síndrome do túnel do tarso foi descrita em 1962 e a compressão do nervo radial no cotovelo em 1972. Ainda nos dias de hoje, no entanto, essas condições ainda são frequentemente mal compreendidas e existem muitos outros aprisionamentos nervosos periféricos pouco reconhecidos ou mal reconhecidos com síndromes clínicas de dor. Tais condições podem ser difíceis de diagnosticar. O conhecimento das síndromes e reconhecimento dos padrões e sintomas ajudarão a fazer o diagnóstico correto.

Kopell e Thompson afirmaram que as compressões dos nervos periféricos ocorrem em locais anatômicos, onde os nervos mudam de direção para entrar em um túnel fibroso ou ósseo, ou onde passam por uma banda fibrosa ou muscular. Tal compressão ocorre porque é provável que haja irritação mecânica nesses locais. Traumatismos, cirurgias ou constrições, edema de extremidades, como visto perimenstrualmente, pode induzir ou perpetuar esses aprisionamentos, causando lesão direta ao nervo ou comprometendo seu fluxo sanguíneo.

O reconhecimento dessas condições ensejará um diagnóstico e tratamento mais rápidos, além de diminuir o uso inadequado de imagem cara (e, para essas condições, inútil) e cirurgias dolorosas. As compressões dos nervos periféricos podem causar uma variedade de condições dolorosas tão diversas quanto dor de cabeça, dor nas costas, "ciática", "endometriose" e dor no pé. Além disso, condições dolorosas como síndrome complexa de dor regional crônica (SCDR) ou neuralgia pós-herpética (PHN) podem ter um componente de aprisionamento do nervo, como o evento inicial (SCDR) ou como consequência da patologia (PHN). As neuropatias compressivas podem ocorrer em graus variados, ocasionando uma variedade de apresentações clínicas, e a dor neuropática somática originária desses nervos pode ter múltiplas etiologias. Bloqueios nervosos periféricos que proporcionam alívio completo, embora temporário, são a condição fundamental para estabelecer esse diagnóstico e, no sentido de aumentar a segurança e reprodutibilidade desses procedimentos, o uso do ultrassom é fundamental.

Upton e McComas observaram que 81/115 (70%) dos pacientes com síndrome do túnel do carpo ou cubital também tiveram evidência eletrofisiológica de lesão nervosa no pescoço. Tal fenômeno foi denominado "síndrome de *double crush*", em que a presença de uma lesão mais proximal torna o tronco do nervo distal mais vulnerável à compressão, com um grau de dor e disfunção maior do que o esperado quando da compressão isolada. A síndrome de *double crush* foi observada em vários locais tanto por meio da investigação por eletrodiagnóstico como experimentalmente.

Como o fluxo sanguíneo e os nutrientes para o nervo vêm de sua origem na coluna vertebral, nervos distais tendem a ter maior risco de lesão por compressão, em virtude de limitações de "disponibilidade de recursos". As lesões mais proximais, no entanto, precisam de maior tempo de recuperação em razão da maior distância de regeneração necessária. A recuperação espontânea das lesões neurais geralmente é incompleta e pode levar até 2 anos ou mais.

Ácido hialurônico

O líquido viscoso produzido nas articulações sinoviais e bainhas tendíneas, a partir da camada visceral da membrana sinovial, é definido como "líquido sinovial" (LS), que contém em sua composição lubricina, albumina, globulinas, eletrólitos e ácido hialurônico (AH). O AH tem sido considerado a molécula mais importante do LS, tanto na desaceleração da OA e proteção articular, como na analgesia, além de proteger a cartilagem contra os ataques de citocinas pró-inflamatórias e leucócitos. O AH é um polímero formado pelo ácido glucurônico e a N-acetilglicosamina, sendo que a característica viscosa do LS é atribuída ao AH. Esse glicosaminoglicano (GAG) pode associar-se a proteínas e formar uma verdadeira rede de agregados moleculares; a concentração de AH é reduzida no LS com o envelhecimento, em algumas condições patológicas como na OA, sinovites e tendinites. Em condições fisiológicas, o AH é encontrado na concentração de 3 mg/mL e peso molecular de aproximadamente 5 milhões de Daltons no LS. Na OA e sinovite, o peso molecular se reduz por intermédio da fragmentação causada pelo aumento da interleucina 1 (IL-1) e do fator de necrose tumoral alfa (TNF-α), e a concentração também é reduzida pela diminuição da produção. Em concentrações inferiores a 1 mg/mL de AH, os leucócitos, que já estão elevados no LS, atingem a potencialidade de ativação, migração e adesão semelhantes ao do sangue periférico, piorando a sinovite, a degradação da cartilagem, meniscos, sinóvia e tendões e, consequentemente, a piora na dor. Os efeitos do AH nos mediadores inflamatórios são bem conhecidos, em cultura de sinovócitos a adição de AH exógeno é capaz de diminuir a concentração de interleucinas, leucotrienos, TNF-α, prostaglandinas e principalmente inibir a cascata da ácido aracdônico. Em células inflamatórias hematopéticas presentes no LS inflamatório, o AH reduz a mobilidade linfocitária, inibindo a proliferação e a estimulação do linfócito, além de inibir a degranulação do neutrófilo e a fagocitose. A administração de AH exógeno estimula a formação de AH endógeno e, após 3 dias, o efeito protetor já pode ser notado, com diminuição da degradação da matriz extracelular da cartilagem e aumento da produção de proteoglicanos. O aumento da produção de AH endógeno é mediado pelo receptor CD 44. A ação antiálgica do AH é principalmente por meio da inibição da cascata do ácido aracdônico, como descrito por Tobetto et al.; porém, outros mecanismos são igualmente importantes, como a diminuição da sensibilidade dos canais de cálcio, diminuição da síntese de prostaglandina e bradicinina e, principalmente, mediante ação direta e indireta do AH nos efeitos da substância P. A dor articular da OA, que é comumente tratada com anti-inflamatórios, pode ter melhores resultados com a injeção de AH intra-articular, conforme demonstrou Altman em estudo clínico comparando com uso crônico de naproxeno. Adicionalmente, a orientação da American Academy of Orthopaedic Surgeons indica o AH na prevenção da OA pós-traumática do joelho, especialmente pós-lesão do ligamento cruzado anterior. Após procedimentos cirúrgicos por via artroscópica, o AH também é indicado tanto para a redução da dor pós-operatória como para a viscossuplementação e proteção condral, pois a lavagem da articulação retira a camada protetora de AH original. Além dos clássicos usos do AH na articulação do joelho, outras articulações também podem ser beneficiadas com o seu efeito analgésico, como o ombro e o tornozelo. Concluindo: o AH é a molécula-chave do LS na proteção da cartilagem e analgesia da articulação sinovial, sua aplicação intra-articular produzirá aumento dessa molécula endógena, além de analgesia e condroproteção nas articulações sinoviais mesmo no período pós-operatório, além de produzir efeitos nociceptivos opostos. Enquanto o AH de baixo peso molecular aumenta a sensibilidade à estimulação mecânica, o AH de alto peso molecular reduz a sensibilização, atenuando a hiperalgesia inflamatória e neuropática. Os efeitos pró-nociceptivo e antinociceptivo do AH são mediados pela ativação das vias de sinalização do CD44, o receptor cognato do AH, em nociceptores, contribuindo para a compreensão do papel da matriz extracelular na dor e o potencial terapêutico do AH no papel de aliviar a dor inflamatória e neuropática.

Plasma rico em plaquetas (PRP)

O relato de Ferrari, em 1987, sobre o uso de um gel feito à base de plaquetas como adjuvante em cirurgias cardíacas, deu início à utilização do PRP na medicina. Uma maior compreensão da função das plaquetas no processo cicatricial, por meio da liberação de dezenas de proteínas e fatores de crescimento, estimulou seu uso na ortopedia, e atualmente é o principal ortobiológico utilizado ao redor do mundo. A definição de PRP ou concentrado de plaquetas é "todo preparo com níveis suprafisiológicos de plaquetas". Embora alguns autores considerem que deva existir uma concentração mínima de duas a cinco vezes o basal, ainda não há padronização ou consenso sobre a concentração mínima e máxima para que haja o efeito regenerativo/reparador no tecido-alvo. As plaquetas se originam na medula óssea. São fragmentos celulares anucleados, derivados dos megacariócitos. Seu interior é repleto de fatores de crescimento (FC), citocinas e interleucinas, contidos principalmente nos α-grânulos: fator de crescimento derivado das plaquetas (PDGF), fator de crescimento transformador β (TGF-β1 e TGF-β2), fator de crescimento endotelial vascular (VEGF), fator de crescimento fibroblástico (bFGF), fator de crescimento epidérmico (EGF), fator de crescimento insulin-like (IGF-1, IGF-2 e IGF-3), fator de crescimento do hepatócito (HGF), entre outros. Estes fatores serão responsáveis pela angiogênese, cicatrização, inflamação, diferenciação celular, imunomodulação, síntese de proteínas da matriz extracelular, principalmente colágeno e proteoglicanos. A terapia com PRP é um procedimento simples: por meio da centrifugação, o sangue do paciente é separado em três fases: uma mais pesada, composta principalmente pelas hemácias; outra mais leve, o plasma; e, entre estass, a região onde se concentram as plaquetas e as células da série branca (buffy-coat). Altas concentrações de fatores de crescimento e citocinas com seus efeitos terapêuticos são obtidas com a liberação do conteúdo dos grânulos alfa, grânulos

densos e exossomos. Estudos proteômicos demonstram que as plaquetas contêm mais de 1.500 fatores bioativos, entre eles, hormônios peptídicos e quimiotáticos para macrófagos, neutrófilos, células-tronco e ainda várias centenas de outras proteínas, como fibrinogênio e fibrina. As plaquetas também armazenam proteínas com efeitos antibacterianos e fungicidas, que influenciam a inflamação, aumentando a síntese de IL e quimiocinas; além de os grânulos densos liberam ADP – difosfato de adenosídio, ATP –, trifosfato de adenosídio, íons de cálcio, histamina, serotonina e dopamina, que são ativos na homeostase dos tecidos. Para que ocorra a liberação desses fatores, a plaqueta deve sofrer o processo de ativação. A ativação plaquetária pode ocorrer mediante contato com moléculas de cálcio, trombina, ADP, colágeno ou magnésio. Uma vez ativada, a morfologia é alterada ocorrendo a liberação dos FC plaquetários e citocinas anti-inflamatórias, concentrando de três a cinco vezes em comparação à liberação fisiológica basal. O PRP é um potencial candidato para induzir a condrogênese e sustentar o fenótipo de condrócitos in vitro e in vivo. A liberação de TGF-β resulta do aumento da produção de matriz, proliferação celular, diferenciação osteocondrogênica. Ele é considerado um promotor do anabolismo de condrócitos in vitro, e injeções intra-articulares ajudam a aumentar a formação óssea in vivo. A expressão do gene do colágeno tipo I (col-I) é reduzida, que simultaneamente aumenta a expressão gênica do colágeno tipo II (col-II) e agrecano. O TGF-β contribui com o bFGF na indução da migração e suplementação de células do estroma da medula óssea (BMSC); estimula o homing celular, a proliferação e a diferenciação condrogênica. A liberação prolongada de TGF-β é necessária em todo o processo de proliferação e diferenciação da cartilagem. Portanto, os componentes do PRP são efetivos em mimetizar os processos naturais do ferimento dos tecidos moles, como um facilitador da formação de fibrocartilagem. Alguns FC liberados no PRP podem influenciar o fenótipo ou diferenciação dos condrócitos. O TGF-β é um preservador de condrócitos regulando inicialmente a sulfatação dos glicosaminoglicanos (GAG), e associado ao aumento da massa óssea. Em virtude da hipertrofia dos condrócitos articulares no processo de proliferação desencadeado pelo TGF-β1, os níveis de proteínas marcadoras de cartilagem agrecano e col-II desapareceram gradualmente. Estudos do uso do PRP in vivo relataram, por meio de análise histológica, um aumento significativo na qualidade do reparo da cartilagem. Alguns dos aspectos usados para definir a qualidade do reparo da cartilagem incluiu espessura condral, integração tecidual, morfologia celular e regularidade da superfície. Coletivamente, esses achados sugerem que o PRP tem algum benefício para o crescimento global e diferenciação de condrócitos. O PRP mostrou ter vários efeitos anti-inflamatórios, que podem resultar em melhora dos sintomas clínicos. Porém, poucos estudos de ciência básica analisaram especificamente o uso de PRP em um modelo de osteoartrose. Além de sua capacidade de aumentar a proliferação de condrócitos, o PRP tem demonstrado induzir a diferenciação condrogênica e o desenvolvimento da matriz. Alguns estudos demonstram que esse reparo mantém a característica fenotípica hialina e aumenta as propriedades mecânicas compressivas gerais do tecido, outros estudos descobriram que o PRP não induziu a formação de cartilagem hialina, mas ainda foi capaz de induzir uma resposta reparativa. Também se relata melhora da cicatrização tecidual, além da capacidade das micropartículas plaquetárias com propriedades imunomoduladoras e capazes de polarizar monócitos M1 em M2.

O PRP é eficaz no tratamento da dor neuropática induzida por queimadura e já é utilizado na prática clínica, e em ortopedia a quantidade e a qualidade dos estudos com PRP têm crescido a cada ano. De 2009 a 2019, foram publicados centenas de artigos; entre eles, ensaios clínicos de boa qualidade. Algumas revisões sistemáticas e metanálises já estão disponíveis e demonstram, com bom nível de evidência, a eficácia do PRP no controle de sintomas dos pacientes com artrose do joelho, tendinopatias e dor lombar. Revisão feita por Dragoo et al. comprova que há abundante evidência científica de alta qualidade para suportar o uso de injeção de PRP para epicondilite lateral e para a osteoartrite do joelho, e outras revisões colocam o PRP como tratamento de excelência em patologias que são potenciais geradoras de dor neuropática, como a lombalgia crônica.

Concluindo, o PRP por apresentar qualidades regenerativas, mas também anti-inflamatórias e antiálgicas, é um potente aliado no tratamento dor neuropática.

BMAC

A dor neuropática (DN) é uma doença altamente invalidante, resultante de uma lesão ou doença que afeta o sistema somatossensorial. Todos os tratamentos farmacológicos atualmente em uso proporcionam um alívio duradouro da dor apenas em uma porcentagem limitada de pacientes antes que a dor reapareça, fazendo da DN uma doença incurável. Portanto, novas abordagens são necessárias e a pesquisa está testando células-tronco.

A ideia original teve como base a capacidade das células-tronco de oferecer uma fonte celular totipotente para substituir células neurais lesionadas e de fornecer fatores tróficos ao local da lesão; logo, os pesquisadores concordaram que a capacidade das células-tronco na dor neuropática não dependia de seu efeito regenerativo, mas estava principalmente ligada a uma interação bidirecional entre as células-tronco e células residentes danificadas do microambiente.

A dor neuropática representa a mais grave forma de dor crônica, considerando sua capacidade de afetar as condições físicas e mentais do paciente. A natureza da dor neuropática é extremamente heterogênea e algumas categorias principais foram reconhecidas. Essas lesões podem ser focais ou multifocais, lesões do SNP, lesões doSNC, polineuropatias e distúrbios neuropáticos complexos. Independentemente da etiologia primária, a dor neuropática pode se apresentar como sensações espontâneas de dor como dor paroxística (dor de tiro) e dor superficial (sensação de queimação) ou como dor evocada: mecânica/térmica; alodínia (dor causada por estímulos mecânicos ou térmicos normalmente não dolorosos); hiperalgesia (aumento da sensibilidade, estímu-

lo normalmente doloroso); ou somação temporal (aumento da sensação de dor pela aplicação repetida do estímulo idêntico); entre outros. Recentemente, foi apontado que a patogênese e a manutenção da dor neuropática envolvem interações entre neurônios, células imunes inflamatórias, gliais e uma ampla cascata de citocinas pró e anti-inflamatórios. Um dos principais problemas relacionados à dor neuropática diz respeito à sua escassa resposta à terapia analgésica convencional. Drogas, representadas principalmente por antidepressivos tricíclicos, ligantes do canal de cálcio, e opioides, na verdade, não são totalmente eficazes e sua eficácia diminui ao longo do tempo com desenvolvimento de tolerância e outras complicações em uso em longo prazo. A primeira hipótese para o uso de outras terapias se basepi na capacidade de célula-tronco para oferecer uma fonte celular multipotente para substituir células neurais lesionadas ou perdidas e por fornecer fatores tróficos ao local da lesão; dessa maneira, as células-tronco podem representar não apenas um tratamento da dor, mas uma maneira de reparar o dano nervoso sistema na base do desenvolvimento da dor neuropática. Muitos trabalhos mostraram que a capacidade das células-tronco de diminuir a dor neuropática experimentalmente não era completamente dependente sobre seu efeito regenerativo, mas também de um efeito antinociceptivo da célula-tronco alcançado antes do aparecimento do efeito regenerativo. Hoje, existem três tipos principais de células-tronco usadas para dor neuropática: células-tronco neurais; células-tronco mesenquimais; e células mononucleares da medula óssea.

Considerando a natureza da lesão com o desenvolvimento que ocorre no SNP ou SNC, as células-tronco neurais (CTN) parecem ser o tipo mais apropriado de células para induzir um reparo fisiológico da lesão por sua capacidade de se diferenciar em neurônios, astrócitos e oligodendrócitos, embora tenha sido sugerido que também células-tronco mesenquimais, sob condições particulares, podem originar células da linhagem neural.

Em um trabalho, Franchi et al. Descreveram, pela primeira vez, o uso de células-tronco neurais murinas intravenosas para tratar dor neuropática que se desenvolveu como consequência de uma lesão do SNP, ou seja, lesão do nervo ciático crônico por constrição. Células isoladas da zona subventricular pela técnica da neurosfera foram tratadas para expressar o gene GFP, permitindo sua localização após transplante. Embora a eficiência do transplante seja baixa, foi capaz de iniciar uma cascata de eventos nos principais locais de transmissão da dor, o que contribuiu para a redução da dor.

Com relação aos seus efeitos no alívio da dor, com a utilização das CTN quando a patologia já estava estabelecida, induziu uma significativa redução na alodínia e na hiperalgesia já 3 dias após administração, demonstrando um efeito terapêutico que durou por pelo menos 28 dias. Esse tipo de tratamento induzindo alterações no perfil de citocinas no local da lesão, diminuindo significativamente a citocina pró-inflamatória interleucina-1, tanto RNAm e proteína, enquanto as células não foram capazes de normalizar os níveis da citocina anti-inflamatória IL-10. O efeito no alívio da dor também foi demonstrado pela redução da expressão de Fos na medula espinhal nas lâminas I-VI. Além disso, observamos um processo reparador e uma melhora da morfologia nervosa em virtude do tratamento com CTN, que estava presente mais tarde, quando a dor já estava controlada. Desde o efeito nos sintomas da dor que precederam o reparo do nervo e foram mantidos após desaparecimento celular do local da lesão, acreditamos que os efeitos regenerativos, comportamentais e imunológicos do SNC são amplamente modulados em razão de mudanças microambientais que eles podem induzir na lesão.

Células-tronco mesenquimais (MSC)

MSC são um subconjunto heterogêneo de células-tronco estromais que pode ser isolado de diferentes fontes: medula óssea; cordão umbilical (UC); placenta; tecido adiposo; polpa dentária; e até o fígado fetal e pulmões. Essas células expressam marcadores de superfície típicos como CD73, CD44, CD90 e CD105. Entre os MSC, os mais representativos são o aspirado de medula óssea (BMAC), derivado do tecido adiposo (ASC). A medula óssea consiste em um componente hematopoiético (parênquima) e em um componente vascular (estroma). O parênquima inclui células-tronco hematopoiéticas e células progenitoras hematopoiéticas, enquanto o estroma da medula óssea contém células progenitoras não hematopoiéticas multipotentes, células estromais da medula óssea conhecidas como células multipotentes capazes de se diferenciar sob condições experimentais específicas em vários tipos de células, por exemplos osteoblastos, condrócitos, adipócitos e miócitos.

BMAC é o termo usado para descrever as células-tronco mesenquimais ou MSC, que são células com a capacidade percebida de se proliferar e diferenciar-se em células que regeneram a funcionalidade do tecido. Estas são de origem perivascular e podem ser isoladas de qualquer tecido vascularizado. Descritas inicialmente como presentes na medula óssea, pelo Dr. Alexander Friedenstein, essas células regenerativas também agora demonstraram estar presentes no sangue periférico, no musculoesquelético e no tecido adiposo e nos elementos da medula obtidos pela aspiração da medula óssea. Além disso, os MSC secretam quimiocinas, citocinas, fatores de crescimento e moléculas anti-inflamatórias que promovem a recuperação do tecido lesionado.

O BMAC é um método com base na aspiração da medula óssea autóloga, seguida de centrifugação para concentrar as CTM, as células-tronco hematopoiéticas (HSC), fatores de crescimento, glóbulos brancos e plaquetas. A porcentagem de MSC no BMAC varia de 0,001% a 0,01% das células mononucleares após centrifugação. A crista ilíaca posterossuperior é mais comumente usada, pois demonstrou fornecer a maior concentração de CTM. O aspirado deve sofrer centrifugação em gradiente de densidade para isolar células progenitoras, pois elas representam uma pequena população de células medula óssea (0,001% a 0,01%). Foi demonstrado que o BMAC serve como fonte de fatores de crescimento como PDGF, TGF-B e BMP-2 que têm efeitos anabólicos e anti-inflamatórios. As plaquetas derivadas da medula óssea incluídas no BMAC diferem das do sangue periférico usado no PRP e demonstraram fornecer fatores de crescimento adicionais e potencialmente auxiliar na condrogênese.

O BMAC mostrou resultados muito promissores para lesões de cartilagem e ossos, porém mais estudos são necessários para entender melhor o efeito real do BMAC. O número de células progenitoras está correlacionado com resultados positivos; no entanto, obter um número alto de células depende de vários fatores, como a idade do paciente, o método usado para preparar o BMAC e a associação com um biomaterial.

Quando o PRP e o BMAC chegam à clínica, suas propriedades físicas devem ser levadas em consideração para garantir seu potencial terapêutico mantido. As células são sensíveis às propriedades físicas e químicas do ambiente local; portanto, as propriedades bioquímicas do transportador de biomaterial devem ser ajustadas para garantir que as forças mecânicas e potencial de sinalização dentro e fora do transportador de material estejam dentro de faixas sustentáveis pelo tecido local e pelo material terapêutico administrado. Se essas condições não forem atendidas, não somente os benefícios terapêuticos serão limitados em razão de limitações de difusividade bioquímica e morbidade celular entregue, mas também a lesão em si pode ser exacerbada em virtude de interações negativas entre o hospedeiro e o biomaterial. Biomateriais projetados para imitar vias de sinalização saudáveis locais e propriedades mecânicas nativas podem ser incorporados à arquitetura local de tecidos e minimizar o biomaterial do hospedeiro e evitando interações. Portanto, a aplicação de um biomaterial não é apenas a de um transportador terapêutico PRP e BMAC, mas também como um suporte regenerativo funcional para integração celular, proliferação e diferenciação que pode acelerar a cicatrização do tecido musculoesquelético em escala macro. Direções futuras devem abordar biomateriais que foram otimizados para imitar tecidos locais propriedades e procuram incorporar o PRP/BMAC nesse nível de projeto de engenharia para melhorar ainda mais efeitos de regeneração de tecidos.

Medula óssea MSC (BMSC)

Um dos primeiros grupos a avaliarem o efeito das células estromais da medula óssea de ratos em ratos experimentais-modelo de neuropatia periférica foi o grupo de Musolino. A injeção de células estromais da medula óssea de ratos foi capaz de prevenir a geração de alodínia mecânica e reduzir o número de respostas alodínicas a estímulos frios em ratos submetidos a uma constrição do nervo ciático.

Um dos possíveis mecanismos envolvidos nesse efeito foi a capacidade do BMSC de impedir parcialmente o dano induzido por lesão alterações na galanina, neuropeptídio Y e neuropeptídio Y, expressão do receptor em DRG. Os autores compararam os efeitos do MSC no alívio da dor e nas alterações bioquímicas de células mononucleares não aderentes da medula óssea (BNMC), mas estas últimas células-tronco eram, nesse caso, incapazes de reduzir dor.

As células da medula óssea de rato também foram usadas em outro tratamento neuropático da dor, não derivado de um tratamento direto de lesão nervosa, mas consequência da disfunção metabólica presente no diabetes, que é uma das principais causas de dor neuropática em humanos. Shibata et al. tentaram de fato melhorar a polineuropatia diabética induzida em ratos usando estreptozotocina (STZ). MSC (1 × 106) foram terapeuticamente injetados no músculo dos membros posteriores 8 semanas após indução do diabetes. Os autores descreveram um aumento no VEGF e expressão de RNAm de bFGF em ratos diabéticos injetados com MSC e VEGF e bFGF colocalizados em MSC no local transplantado, sugerindo, assim, que as CTM são responsáveis por fatores de crescimento de secreção no local injetado. MSC foram capazes de melhorar todas as alterações induzidas pelo diabetes, como hipoalgesia, atraso na velocidade de condução nervosa. Além disso, o transplante de CTM foi capaz de normalizar a morfometria do nervo sural, restaurando a região axonal circularidade, restaurando a região axonal, diminuída em ratos diabéticos. O mesmo efeito positivo sobre a melhoria da velocidade de condução nervosa também foi relatado por Kim e Jin, usando o mesmo modelo de neuropatia diabética em camundongos, injetando MSC murino no músculo do membro traseiro, percutaneamente ao longo do curso do nervo ciático, em quatro locais. A melhora na condução nervosa velocidade foi atribuída à capacidade de MSC de aumentar fatores tróficos específicos para populações neuronais na PNS como fator de crescimento nervoso (NGF) e neurotrofina-3 (NT3).

Conclusão

Os mecanismos da dor neuropática são imensamente complexos, envolvendo mudanças estruturais e funcionais por intermédio das vias nociceptivas, abrangendo todo o sistema nervoso desde o local da lesão do nervo periférico até o DRG, medula espinhal e cérebro. O sistema imunológico desempenha um papel importante na dor neuropática, com múltiplos relatórios sugerindo que a micróglia da medula espinhal, que é a principal célula imune do SNC responsável pela vigilância, suporte, proteção e restauração da integridade do tecido, interage extensivamente com os neurônios da medula espinhal e é crítica para o início e a cronicidade da hipersensibilidade associada à dor neuropática. Mais especificamente, um subtipo de receptor ionotrópico de ATP (purinérgico, P2X4, também conhecido como P2X4R) expresso em micróglia é pensado para desempenhar um papel especialmente importante na patogênese da hipersensibilidade à dor. Relatórios demonstraram que a estimulação da micróglia P2X4R se inicia por vias principais de sinalização da dor, resultando em mudanças fenotípicas das propriedades de resposta dos neurônios nociceptivos (transmissores da dor) na lâmina I. Portanto, intervenções visando micróglia espinhal e abortando alterações neurobiológicas locais induzidas por micróglia são a chave para terapias mais eficazes para neuropatia. A injeção de BMSC é uma abordagem segura e eficaz para o tratamento da dor neuropática após lesão nervosa e fornece analgesia transitória, porém significativa. Alguns trabalhos sugerem que esses efeitos provavelmente resultam da liberação de conteúdo celular solúvel e sua subsequente inibição da micróglia

P2X4R, e não da diferenciação do BMSC ou de modulações dependentes de contato dos neurônios DRG. Essas novas descobertas oferecem informações valiosas sobre o mecanismo da terapia BMSC no contexto da dor neuropática e abrem novos caminhos para investigação e otimização das formas já estudadas anteriormente.

Referências bibliográficas

1. Ackermann PW. Neuronal regulation of tendon homoeostasis. Int. J. Exp. Pathol. 2013;94(4):271-86. doi: 10.1111/iep.12028.
2. Aktas M, Buchheiser A, Houben A, Reimann V, Radke T, Jeltsch K et al. Good manufacturing practice-grade production of unrestricted somatic stem cell from fresh cord blood. Cytotherapy. 2010;12(3):338-48. doi: 10.3109/14653241003695034.
3. Alfredson H, Lorentzon R. Chronic tendon pain: no signs of chemical inflammation but high concentrations of the neurotransmitter glutamate. Implications for treatment? Curr. Drug Targets. 2002;3(1):43-54. doi: 10.2174/1389450023348028.
4. Alfredson H, Ohberg L, Forsgren S. Is vasculo-neural ingrowth the cause of pain in chronic Achilles tendinosis? An investigation using ultrasonography and colour Doppler, immunohistochemistry, and diagnostic injections. Knee Surg. Sports Traumatol. Arthrosc. 2003;11(5):334-8. doi: 10.1007/s00167-003-0391-6.
5. Altman RD, Moskowitz R. Intra-articular sodium hyaluronate (Hyalgan Study Group) in the treatment of patients with osteoarthritis of the knee: a randomized clinical trial. J. Rheumatol. 1998;25(11):2203-12. Erratum in: J. Rheumatol. 1999;26(5):1216.
6. Anitua E, Andia I, Ardanza B, Nurden P, Nurden AT. Autologous platelets as a source of proteins for healing and tissue regeneration. Thromb. Haemost. 2004;91(1):4-15. doi: 10.1160/TH03-07-0440.
7. Arendt-Nielsen L, Nie H, Laursen MB, Laursen BS, Madeleine P, Simonsen OH, Graven-Nielsen T. Sensitization in patients with painful knee osteoarthritis. Pain. 2010;149(3):573-81. doi: 10.1016/j.pain.2010.04.003.
8. Austin PJ, Moalem-Taylor G. The neuro-immune balance in neuropathic pain: involvement of inflammatory immune cells, immune-like glial cells and cytokines. J. Neuroimmunol. 2010,15;229(1-2):26-50. doi: 10.1016/j.jneuroim.2010.08.013.
9. Balazs EA, Watson D, Duff IF, Roseman S. Hyaluronic acid in synovial fluid – I: Molecular parameters of hyaluronic acid in normal and arthritis human fluids. Arthritis Rheum. 1967;10(4):357-76. doi: 10.1002/art.1780100407.
10. Baron R. Mechanisms of disease – Neuropathic pain: a clinical perspective. Nat. Clin. Pract. Neurol. 2006;2(2):95-106. doi: 10.1038/ncpneuro0113.
11. Beith ID, Kemp A, Kenyon J, Prout M, Chestnut TJ. Identifying neuropathic back and leg pain: a cross-sectional study. Pain. 2011;152(7):1511-6. doi: 10.1016/j.pain.2011.02.033.
12. Biber K, Tsuda M, Tozaki-Saitoh H, Tsukamoto K, Toyomitsu E, Masuda T et al. Neuronal CCL21 up-regulates microglia P2X4 expression and initiates neuropathic pain development. EMBO J. 2011 4;30(9):1864-73. doi: 10.1038/emboj.2011.89.
13. Boakye LA, Ross KA, Pinski JM, Smyth NA, Haleem AM, Hannon CP et al. Platelet-rich plasma increases transforming growth factor-beta1 expression at graft-host interface following autologous osteochondral transplantation in a rabbit model. World J. Orthop. 2015 Dec 18;6(11):961-9. doi: 10.5312/wjo.v6.i11.961.
14. Bonnet CS, Walsh DA. Osteoarthritis, angiogenesis and inflammation. Rheumatology (Oxford). 2005;44(1):7-16. doi: 10.1093/rheumatology/keh344.
15. Bora Jr FW, Osterman AL. Compression neuropathy. Clin. Orthop. Relat. Res. 1982;(163):20-32.
16. Bossio C, Mastrangelo R, Morini R, Tonna N, Coco S, Verderio C et al. A simple method to generate adipose stem cell-derived neurons for screening purposes. J. Mol. Neurosci. 2013;51(2):274-81. doi: 10.1007/s12031-013-9985-8.

17. Calvo M, Dawes JM, Bennett DL. The role of the immune system in the generation of neuropathic pain. Lancet Neurol. 2012;11(7):629-42. doi: 10.1016/S1474-4422(12)70134-5.

18. Campbell JN, Meyer RA. Mechanisms of neuropathic pain. Neuron. 2006;52(1):77-92. doi: 10.1016/j.neuron.2006.09.021.

19. Castro RLB, Antonio BP, Castro GC, Bassora FS. Treatment of residual pain after total knee arthroplasty. Biomed. J. Sci. & Tech. Res. 2019;22(3):16637-16644. doi: 10.26717/BJSTR.2019.22.003746.

20. Castro RLB, Leite JPB, Rabello BT, Bassora FS. Intra-articular administration in postoperative pain. Revista Dor. 2017;(18):182-190.

21. Castro RLB, Leite JPB, Rabello BT. Uso do ácido hialurônico para tratamento da osteoartrite do quadril: há evidências? São Paulo: Sociedade Brasileira para o Estudo da Dor; 2018 (Médica).

22. Castro RLB, Machado ES, Bassora FS. Medicina regenerativa em dor. In: Kobayashi R, Luzo MM, Cohen M (ed.). Tratado de dor musculoesquelética (SBOT). 1. ed. São Paulo: ALEF; 2019. p. 459-468.

23. Chen L, Dong SW, Liu JP, Tao X, Tang KL, Xu JZ. Synergy of tendon stem cells and platelet-rich plasma in tendon healing. J. Orthop. Res. 2012;30(6):991-7. doi: 10.1002/jor.22033.

24. Cheng J, Abdi S. Complications of joint, tendon, and muscle injections. Tech. Reg. Anesth. Pain Manag. 2007;11(3):141-147. doi: 10.1053/j.trap.2007.05.006.

25. Christensen K, Cox B, Anz A. Emerging orthobiologic techniques and the future. Clin. Sports Med. 2019;38(1):143-161. doi: 10.1016/j.csm.2018.08.007.

26. Coronel MF, Musolino PL, Brumovsky PR, Hökfelt T, Villar MJ. Bone marrow stromal cells attenuate injury-induced changes in galanin, NPY and NPY Y1-receptor expression after a sciatic nerve constriction. Neuropeptides. 2009;43(2):125-32. doi: 10.1016/j.npep.2008.12.003.

27. Creamer P. Osteoarthritis pain and its treatment. Curr. Opin. Rheumatol. 2000;12(5):450-5. doi: 10.1097/00002281-200009000-00019.

28. Daniels EW, Cole D, Jacobs B, Phillips SF. Existing evidence on ultrasound-guided injections in sports medicine. Orthop. J. Sports Med. 2018 22;6(2):2325967118756576. doi: 10.1177/2325967118756576.

29. Dellon AL, Mackinnon SE. Chronic nerve compression model for the double crush hypothesis. Ann. Plast. Surg. 1991;26(3):259-64. doi: 10.1097/00000637-199103000-00008.

30. Devor M. Sodium channels and mechanisms of neuropathic pain. J. Pain. 2006;7(1 suppl. 1):3-12. doi: 10.1016/j.jpain.2005.09.006.

31. Diegelmann RF, Evans MC. Wound healing: an overview of acute, fibrotic and delayed healing. Front. Biosci. 2004;9:283-9. doi: 10.2741/1184.

32. Dimitroulas T, Duarte RV, Behura A, Kitas GD, Raphael JH. Neuropathic pain in osteoarthritis: a review of pathophysiological mechanisms and implications for treatment. Semin. Arthritis Rheum. 2014;44(2):145-54. doi: 10.1016/j.semarthrit.2014.05.011.

33. Ferrari D, Binda E, De Filippis L, Vescovi AL. Isolation of neural stem cells from neural tissues using the neurosphere technique. Curr. Protoc. Stem. Cell. Biol. 2010(chapter 2):unit2D.6. doi: 10.1002/9780470151808.sc02d06s15.

34. Ferrari LF, Khomula EV, Araldi D, Levine JD. CD44 signaling mediates high molecular weight hyaluronan-induced antihyperalgesia. J. Neurosci. 2018;38(2):308-321. doi: 10.1523/JNEUROSCI.2695-17.2017.

35. Finnerup NB, Sindrup SH, Jensen TS. The evidence for pharmacological treatment of neuropathic pain. Pain. 2010;150(3):573-81. doi: 10.1016/j.pain.2010.06.019.

36. Fitzsimmons M, Carr E, Woodhouse L, Bostick GP. Development and persistence of suspected neuropathic pain after total knee arthroplasty in individuals with osteoarthritis. PMR. 2018;10(9):903-909. doi: 10.1016/j.pmrj.2018.01.010.

37. Franchi S, Valsecchi AE, Borsani E, Procacci P, Ferrari D, Zalfa C et al. Intravenous neural stem cells abolish nociceptive hypersensitivity and trigger nerve regeneration in experimental neuropathy. Pain. 2012;153(4):850-61. doi: 10.1016/j.pain.2012.01.008.

38. French HP, Smart KM, Doyle F. Prevalence of neuropathic pain in knee or hip osteoarthritis: a systematic review and meta-analysis. Seminars in Arthritis and Rheumatism. 2017;47(1):1-8. Disponível em: https://doi.org/10.1016/j.semarthrit.2017.02.008.

39. Freynhagen R, Baron R. The evaluation of neuropathic components in low back pain. Curr. Pain Headache Rep. 2009;13(3):185-90. doi: 10.1007/s11916-009-0032-y.

40. Gallo J, Raska M, Kriegova E, Goodman SB. Inflammation and its resolution and the musculoskeletal system. J. Orthop. Translat. 2017;10:52-67. doi: 10.1016/j.jot.2017.05.007.

41. Golovchinsky V. Double crush syndrome in lower extremities. Electromyogr. Clin. Neurophysiol. 1998;38(2):115-20.

42. Gong X, Sun Z, Cui D, Xu X, Zhu H, Wang L et al. Isolation and characterization of lung resident mesenchymal stem cells capable of differentiating into alveolar epithelial type II cells. Cell Biol. Int. 2014;38(4):405-11. doi: 10.1002/cbin.10240.

43. Gronthos S, Mankani M, Brahim J, Robey PG, Shi S. Postnatal human Dental Pulp Stem Cells (DPSCs) in vitro and in vivo. Proc. Natl. Acad. Sci. USA. 2000,5;97(25):13625-30. doi: 10.1073/pnas.240309797.

44. Havran WL, Jameson JM. Epidermal T cells and wound healing. J. Immunol. 2010,15;184(10):5423-8. doi: 10.4049/jimmunol.0902733.

45. Huang SH, Wu SH, Lee SS, Lin YN, Chai CY, Lai CS, Wang HD. Platelet-rich plasma injection in burn scar areas alleviates neuropathic scar pain. Int. J. Med. Sci. 2018;15(3):238-247. doi: 10.7150/ijms.22563.

46. Ishibe K, Tamatsu Y, Miura M, Shimada K. Morphological study of the vasa nervorum in the peripheral branch of human facial nerve. Okajimas Folia Anat. Jpn. 2011;88(3):111-9. doi: 10.2535/ofaj.88.111.

47. Issa SN, Sharma L. Epidemiology of osteoarthritis: an update. Curr. Rheumatol. Rep. 2006;8(1):7-15. doi: 10.1007/s11926-006-0019-1.

48. Iturriaga V, Bornhardt T, Manterola C, Brebi P. Effect of hyaluronic acid on the regulation of inflammatory mediators in osteoarthritis of the temporomandibular joint: a systematic review. Int. J. Oral Maxillofac. Surg. 2017;46(5):590-595. doi: 10.1016/j.ijom.2017.01.014.

49. Jones G. Sources of pain in osteoarthritis: implications for therapy. Int. J. Clin. Rheumatol. 2013;8(3):335-45. doi: 10.2217/ijr.13.19.

50. Keck C. The tarsal-tunnel syndrome. J. Bone Joint Surg. Am. 1962;44(A):180-2.

51. Kettenmann H, Hanisch UK, Noda M, Verkhratsky A. Physiology of microglia. Physiol. Rev. 2011;91(2):461-553. doi: 10.1152/physrev.00011.2010.

52. Kidd BL. Osteoarthritis and joint pain. Pain. 2006;123(1-2):6-9. doi: 10.1016/j.pain.2006.04.009.

53. Kim BJ, Jin HK, Bae JS. Bone marrow-derived mesenchymal stem cells improve the functioning of neurotrophic factors in a mouse model of diabetic neuropathy. Lab. Anim. Res. 2011;27(2):171-6. doi: 10.5625/lar.2011.27.2.171.

54. Kim DH, Kline DG. Management and results of peroneal nerve lesions. Neurosurgery. 1996;39(2):312-9 (discussion 319-20). doi: 10.1097/00006123-199608000-00014.

55. Kingham PJ, Kalbermatten DF, Mahay D, Armstrong SJ, Wiberg M, Terenghi G. Adipose-derived stem cells differentiate into a Schwann cell phenotype and promote neurite outgrowth in vitro. Exp. Neurol. 2007;207(2):267-74. doi: 10.1016/j.expneurol.2007.06.029.

56. Kline DG, Hudson AR. Nerve injuries: operative results for major nerve injuries, entrapments, and tumors. Philadelphia: W. B. Saunders; 1995.

57. Kögler G, Sensken S, Airey JA, Trapp T, Müschen M, Feldhahn N et al. A new human somatic stem cell from placental cord blood with intrinsic pluripotent differentiation potential. J. Exp. Med. 2004,19;200(2):123-35. doi: 10.1084/jem.20040440.

58. Kopell HP, Thompson WA. Peripheral entrapment neuropathies. Baltimore: Williams and Wilkins; 1976.

59. Kreiner DS, Hwang SW, Easa JE, Resnick DK, Baisden JL, Bess S et al; North American Spine Society. An evidence-based clinical guideline for the diagnosis and treatment of lumbar disc herniation with radiculopathy. Spine J. 2014;14(1):180-91. doi: 10.1016/j.spinee.2013.08.003.

60. Kuffler DP. Platelet-rich plasma and the elimination of neuropathic pain. Mol. Neurobiol. 2013;48(2):315-32. doi: 10.1007/s12035-013-8494-7.

61. Lam SJS. A tarsal-tunnel syndrome. Lancet. 1962;2:1354-5.

62. Le ADK, Enweze L, De Baun MR, Dragoo JL. Current clinical recommendations for use of platelet-rich plasma. Curr. Rev. Musculoskelet. Med. 2018;11(4):624-634. doi: 10.1007/s12178-018-9527-7.

63. Learmonth JR. The principle of decompression in the treatment of certain diseases of peripheral nerves. Surg. Clin. North Am. 1933;13:905-13.

64. Lee YC, Nassikas NJ, Clauw DJ. The role of the central nervous system in the generation and maintenance of chronic pain in rheumatoid arthritis, osteoarthritis and fibromyalgia. Arthritis Res. Ther. 2011;13(2):211. doi: 10.1186/ar3306.

65. Lohr C, Grosche A, Reichenbach A, Hirnet D. Purinergic neuron-glia interactions in sensory systems. Pflugers Arch. 2014;466(10):1859-72. doi: 10.1007/s00424-014-1510-6.

66. Lu T, Hu P, Su X, Li C, Ma Y, Guan W. Isolation and characterization of mesenchymal stem cells derived from fetal bovine liver. Cell Tissue Bank. 2014;15(3):439-50. doi: 10.1007/s10561-013-9410-0.

67. Macedo A, Santos GS, Ingraon ILG, Vieira IFV, Castro RB, Huber SC et al. Correlation between sex hormone deficiency and osteoarthritis. J. Bone Biol. Osteoporosis. 2018;4(1):82-88. doi: 10.18314/JBO.V4I1.1241.

68. Mack JA, Feldman RJ, Itano N, Kimata K, Lauer M, Hascall VC et al. Enhanced inflammation and accelerated wound closure following tetraphorbol ester application or full-thickness wounding in mice lacking hyaluronan synthases Has1 and Has3. J. Invest. Dermatol. 2012;132(1):198-207. doi: 10.1038/jid.2011.248.

69. Mackinnon SE. Double and multiple "crush" syndromes: double and multiple entrapment neuropathies. Hand Clin. 1992;8(2):369-90.

70. Mayo Foundation for Medical Education and Research (MFMER). Centers and programs center for regenerative medicine. 2011. Disponível em: https://www.mayo.edu/research/centers-programs/center-regenerative-medicine/about.

71. Meftah M, Ranawat AS, Ranawat CS. The natural history of anterior knee pain in 2 posterior-stabilized, modular total knee arthroplasty designs. J. Arthroplasty. 2011;26(8):1145-8. doi: 10.1016/j.arth.2010.12.013.

72. Milano G, Deriu L, Sanna PE, Masala G, Saccomanno MF, Postacchini R et al. The effect of autologous conditioned plasma on the treatment of focal chondral defects of the knee: an experimental study. Int. J. Immunopathol. Pharmacol. 2011;24(1 suppl. 2):117-24. doi: 10.1177/03946320110241S222.

73. Moalem G, Tracey DJ. Immune and inflammatory mechanisms in neuropathic pain. Brain Res. Rev. 2006;51(2):240-64. doi: 10.1016/j.brainresrev.2005.11.004.

74. Moghtaderi A, Izadi S. Double crush syndrome: an analysis of age, gender and body mass index. Clin. Neurol. Neurosurg. 2008;110(1):25-9. doi: 10.1016/j.clineuro.2007.08.013.

75. Moreland LW. Intra-articular hyaluronan (hyaluronic acid) and hylans for the treatment of osteoarthritis: mechanisms of action. Arthritis Res. Ther. 2003;5(2):54-67. doi: 10.1186/ar623.

76. Musolino PL, Coronel MF, Hökfelt T, Villar MJ. Bone marrow stromal cells induce changes in pain behavior after sciatic nerve constriction. Neurosci. Lett. 2007,11;418(1):97-101. doi: 10.1016/j.neulet.2007.03.001.

77. Narcisi R, Quarto R, Ulivi V, Muraglia A, Molfetta L, Giannoni P. TGF β-1 administration during ex vivo expansion of human articular chondrocytes in a serum-free medium redirects the cell phenotype toward hypertrophy. J. Cell. Physiol. 2012;227(9):3282-90. doi: 10.1002/jcp.24024.

78. National Institutes of Health (NIH). Fact sheet: regenerative medicine. 2020. Disponível em: https://www.nih.gov/about-nih/what-we-do/nih-turning-discovery-into-health/regenerative-medicine.

79. Nazarov I, Lee JW, Soupene E, Etemad S, Knapik D, Green W et al. Multipotent stromal stem cells from human placenta demonstrate high therapeutic potential. Stem Cells Transl. Med. 2012;1(5):359-72. doi: 10.5966/sctm.2011-0021.

80. Nho SJ, Kymes SM, Callaghan JJ, Felson DT. The burden of hip osteoarthritis in the United States: epidemiologic and economic considerations. J. Am. Acad. Orthop. Surg. 2013;21(suppl. 1):1-6. doi: 10.5435/JAAOS-21-07-S1.

81. Nijs J, Apeldoorn A, Hallegraeff H, Clark J, Smeets R, Malfliet A et al. Low back pain: guidelines for the clinical classification of predominant neuropathic, nociceptive, or central sensitization pain. Pain Physician. 2015;18(3):e333-46.

82. Osterman AL. The double crush syndrome. Orthop. Clin. North Am. 1988;19(1):147-55.

83. Oteo-Álvaro Á, Ruiz-Ibán MA, Miguens X, Stern A, Villoria J, Sánchez-Magro I. High prevalence of neuropathic pain features in patients with knee osteoarthritis: a cross-sectional study. Pain Pract. 2015;15(7):618-26. doi: 10.1111/papr.12220.

84. Paget J. Clinical lecture on some cases of local paralysis. Med. Times Gazette, London. 1864;1:331.

85. Phillips K, Clauw DJ. Central pain mechanisms in the rheumatic diseases: future directions. Arthritis Rheum. 2013;65(2):291-302. doi: 10.1002/art.37739.

86. Pittenger MF, Mackay AM, Beck SC, Jaiswal RK, Douglas R, Mosca JD et al. Multilineage potential of adult human mesenchymal stem cells. Science. 1999;284(5411):143-7. doi: 10.1126/science.284.5411.143.

87. Re'Em T, Kaminer-Israeli Y, Ruvinov E, Cohen S. Chondrogenesis of hMSC in affinity-bound TGF-beta scaffolds. Biomaterials. 2012;33(3):751-61. doi: 10.1016/j.biomaterials.2011.10.007.

88. Rice AS, Smith BH, Blyth FM. Pain and the global burden of disease. Pain. 2016;157(4):791-6. doi: 10.1097/j.pain.0000000000000454. PMID: 26670465.

89. Rodrigues SV, Acharya AB, Thakur SL. Platelet-rich plasma: a review. NY State Dent. J. 2012;78(1):26-30.

90. Roles NC, Maudsley RH. Radial tunnel syndrome. J. Bone Joint Surg. Am. 1972;4B:784-90.

91. Rozman P, Bolta Z. Use of platelet growth factors in treating wounds and soft-tissue injuries. Acta Dermatovenerol. Alp. Pannonica Adriat. 2007;16(4):156-65.

92. Sacerdote P, Franchi S, Moretti S, Castelli M, Procacci P, Magnaghi V et al. Cytokine modulation is necessary for efficacious treatment of experimental neuropathic pain. J. Neuroimmune Pharmacol. 2013;8(1):202-11. doi: 10.1007/s11481-012-9428-2.

93. Santiago-Figueroa JSI, Reyes O, Guzmán H, Hernández R, Kuffler DP. Reducing and eliminating human neuropathic pain following peripheral nerve trauma. J. Pain Manag. 2013.

94. Saucedo JM, Yaffe MA, Berschback JC, Hsu WK, Kalainov DM. Platelet-rich plasma. J. Hand Surg. Am. 2012;37(3):587-9 (quiz 590). doi: 10.1016/j.jhsa.2011.12.026.

95. Schaible HG. Mechanisms of chronic pain in osteoarthritis. Curr. Rheumatol. Rep. 2012;14(6):549-56. doi: 10.1007/s11926-012-0279-x.

96. Scholz J, Finnerup NB, Attal N, Aziz Q, Baron R, Bennett MI et al; Classification Committee of the Neuropathic Pain Special Interest Group (NeuPSIG). The IASP classification of chronic pain for ICD-11: chronic neuropathic pain. Pain. 2019;160(1):53-59. doi: 10.1097/j.pain.0000000000001365.

97. Scholz J, Woolf CJ. The neuropathic pain triad: neurons, immune cells and glia. Nat. Neurosci. 2007;10(11):1361-8. doi: 10.1038/nn1992.

98. Sharkey PF, Hozack WJ, Rothman RH, Shastri S, Jacoby SM. Insall award paper. Why are total knee arthroplasties failing today? Clin. Orthop. Relat. Res. 2002;(404):7-13. doi: 10.1097/00003086-200211000-00003.

99. Shibata T, Naruse K, Kamiya H, Kozakae M, Kondo M, Yasuda Y et al. Transplantation of bone marrow-derived mesenchymal stem cells improves diabetic polyneuropathy in rats. Diabetes. 2008 Nov;57(11):3099-107. doi: 10.2337/db08-0031.

100. Shigemura T, Ohtori S, Kishida S, Nakamura J, Takeshita M, Takazawa M et al. Neuropathic pain in patients with osteoarthritis of hip joint. European Orthopaedics and Traumatology. 2011;2:73-7. Disponível em: https://doi.org/10.1007/s12570-011-0070-x.

101. Shin H, Jo S, Mikos AG. Biomimetic materials for tissue engineering. Biomaterials. 2003;24(24):4353-64. doi: 10.1016/s0142-9612(03)00339-9.

102. Siniscalco D, Giordano C, Galderisi U, Luongo L, Alessio N, Di Bernardo G, De Novellis V, Rossi F, Maione S. Intra-brain microinjection of human mesenchymal stem cells decreases allodynia in neuropathic mice. Cell Mol. Life Sci. 2010;67(4):655-69. doi: 10.1007/s00018-009-0202-4.

103. Smart KM, Blake C, Staines A, Doody C. Self-reported pain severity, quality of life, disability, anxiety and depression in patients classified with "nociceptive", "peripheral neuropathic" and "central sensitisation" pain: the discriminant validity of mechanisms-based classifications of low back (± leg) pain. Man. Ther. 2012;17(2):119-25. doi: 10.1016/j.math.2011.10.002.

104. Sommer C, Kress M. Recent findings on how proinflammatory cytokines cause pain: peripheral mechanisms in inflammatory and neuropathic hyperalgesia. Neurosci. Lett. 2004,6;361(1-3):184-7. doi: 10.1016/j.neulet.2003.12.007.

105. Street J, Lenehan B, Flavin R, Beale E, Murray P. Do pain referral patterns determine patient outcome after total hip arthroplasty? Acta Orthop. Belg. 2005;71(5):540-7.

106. Sundman EA, Cole BJ, Karas V, Della Valle C, Tetreault MW, Mohammed HO, Fortier LA. The anti-inflammatory and matrix restorative mechanisms of platelet-rich plasma in osteoarthritis. Am. J. Sports Med. 2014;42(1):35-41. doi: 10.1177/0363546513507766.

107. Sung CS, Cherng CH, Wen ZH, Chang WK, Huang SY, Lin SL et al. Minocycline and fluorocitrate suppress spinal nociceptive signaling in intrathecal IL-1β-induced thermal hyperalgesic rats. Glia. 2012;60(12):2004-17. doi: 10.1002/glia.22415.

108. Teunen D. The European Directive on health protection of individuals against the dangers of ionising radiation in relation to medical exposures (97/43/EURATOM). J. Radiol. Prot. 1998;18(2):133-7. doi: 10.1088/0952-4746/18/2/009.

109. Tobetto K, Yasui T, Ando T, Hayaishi M, Motohashi N, Shinogi M, Mori I. Inhibitory effects of hyaluronan on [14C] arachidonic acid release from labeled human synovial fibroblasts. Jpn. J. Pharmacol. 1992;60(2):79-84. doi: 10.1254/jjp.60.79.

110. Tsuda M, Toyomitsu E, Komatsu T, Masuda T, Kunifusa E, Nasu-Tada K et al. Fibronectin/integrin system is involved in P2X(4) receptor upregulation in the spinal cord and neuropathic pain after nerve injury. Glia. 2008;56(5):579-85. doi: 10.1002/glia.20641.

111. Upton AR, McComas AJ. The double crush in nerve entrapment syndromes. Lancet. 1973;18;2(7825):359-62. doi: 10.1016/s0140-6736(73)93196-6.

112. Urch C. Normal pain transmission. Rev. Pain. 2007;1(1):2-6. doi: 10.1177/204946370700100102.

113. Van Hecke O, Austin SK, Khan RA, Smith BH, Torrance N. Neuropathic pain in the general population: a systematic review of epidemiological studies. Pain. 2014;155(4):654-62. doi: 10.1016/j.pain.2013.11.013.

114. Van Laar M, Pergolizzi Jr JV, Mellinghoff HU, Merchante IM, Nalamachu S, O'Brien J et al. Pain treatment in arthritis-related pain: beyond NSAIDs. Open Rheumatol. J. 2012;6:320-30. doi: 10.2174/1874312901206010320.

115. Vergne-Salle P. Management of neuropathic pain after knee surgery. Joint Bone Spine. 2016;83(6):657-663. doi: 10.1016/j.jbspin.2016.06.001.

116. Watters WC, McGirt MJ. An evidence-based review of the literature on the consequences of conservative versus aggressive discectomy for the treatment of primary disc herniation with radiculopathy. Spine J. 2009;9(3):240-57. doi: 10.1016/j.spinee.2008.08.005.

117. Webborn AD. Novel approaches to tendinopathy. Disabil. Rehabil. 2008;30(20-22):1572-7. doi: 10.1080/09638280701786377.

118. Wheeler PC. Neuropathic pain may be common in chronic lower limb tendinopathy: a prospective cohort study. Br. J. Pain. 2017;11(1):16-22. doi: 10.1177/2049463716680560.

119. Wilson JJ, Lee KS, Chamberlain C, De Wall R, Baer GS, Greatens M et al. Intratendinous injections of platelet-rich plasma: feasibility and effect on tendon morphology and mechanics. J. Exp. Orthop. 2015;2(1):5. doi: 10.1186/s40634-014-0018-5.

120. Wislet-Gendebien S, Wautier F, Leprince P, Rogister B. Astrocytic and neuronal fate of mesenchymal stem cells expressing nestin. Brain Res. Bull. 2005,15;68(1-2):95-102. doi: 10.1016/j.brainresbull.2005.08.016.

121. Wittoek R, Cruyssen BV, Verbruggen G. Predictors of functional impairment and pain in erosive osteoarthritis of the interphalangeal joints: comparison with controlled inflammatory arthritis. Arthritis Rheum. 2012;64(5):1430-6. doi: 10.1002/art.33502.

122. Xuan Z, Yu W, Dou Y, Wang T. Efficacy of platelet-rich plasma for low back pain: a systematic review and meta-analysis. J. Neurol. Surg. A Cent. Eur. Neurosurg. 2020;81(6):529-534. doi: 10.1055/s-0040-1709170.

123. Zhang J, Song L, Liu G, Zhang A, Dong H, Liu Z et al. Risk factors for and prevalence of knee osteoarthritis in the rural areas of Shanxi Province, North China: a COPCORD study. Rheumatol. Int. 2013;33(11):2783-8. doi: 10.1007/s00296-013-2809-x.

124. Zhang Y, Nevitt M, Niu J, Lewis C, Torner J, Guermazi A et al. Fluctuation of knee pain and changes in bone marrow lesions, effusions, and synovitis on magnetic resonance imaging. Arthritis Rheum. 2011;63(3):691-9. doi: 10.1002/art.30148.

125. Zieglgänsberger W, Berthele A, Tölle TR. Understanding neuropathic pain. CNS Spectr. 2005;10(4):298-308. doi: 10.1017/s1092852900022628.

126. Zuk PA, Zhu M, Ashjian P, De Ugarte DA, Huang JI, Mizuno H, Alfonso ZC, Fraser JK, Benhaim P, Hedrick MH. Human adipose tissue is a source of multipotent stem cells. Mol. Biol. Cell. 2002 Dec;13(12):4279-95. doi: 10.1091/mbc.e02-02-0105.

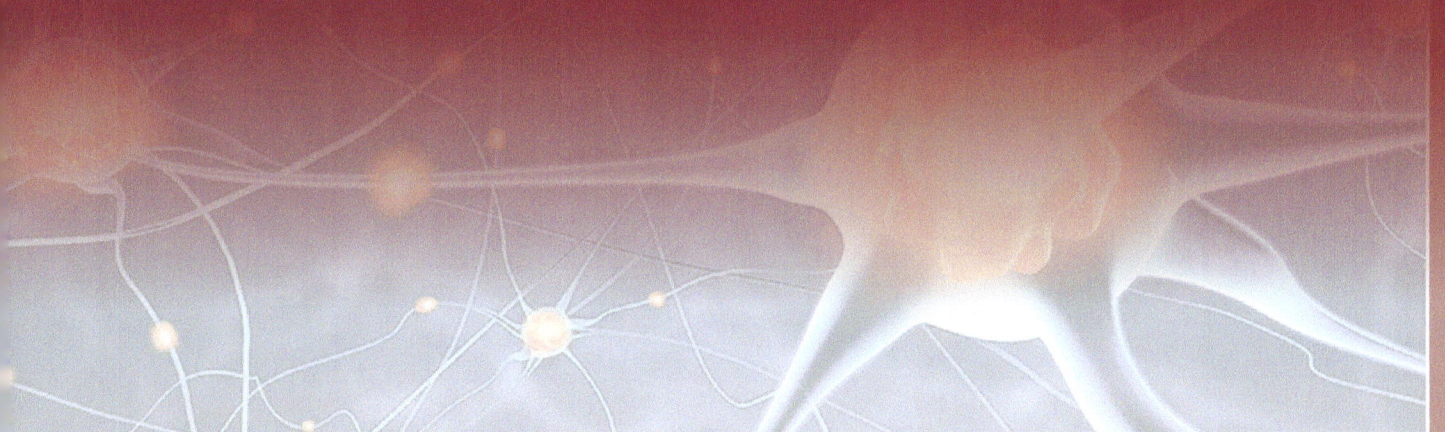

SEÇÃO 19

Educação e Dor Neuropática

capítulo 121

A Formação da Equipe de Saúde

Luci Mara França Correia | Rubens Correia Filho | Laís Kozminski Akcelrud Durão

Introdução

Apesar dos grandes avanços experimentados nas últimas décadas, o século XXI ainda é marcado pela escassez de conhecimento e excesso de crenças sobre a dor, gerando tratamentos inadequados, demora de diagnóstico e aumentando ainda mais o risco de a dor se tornar crônica.[1] Os currículos da graduação dos diferentes cursos da área da saúde, frequentemente, se concentram no conhecimento da dor como um indicador diagnóstico da doença, e não como uma entidade complexa multidimensional. Existe a necessidade urgente de ampliar esse conhecimento e isso somente pode ser alcançado por meio da educação em dor, tanto pelo profissional da saúde como pela população leiga.

No Brasil, as áreas da saúde com especialização em dor, segundo seus Conselhos Federais até a presente data, são a Odontologia e a Enfermagem. Na Medicina, essa temática é determinada segundo o Conselho como área de atuação, os demais Conselhos da área da saúde não reconhecem a dor como especialidade. Porém, na prática clínica todas as áreas da saúde são importantes para desenvolver um controle sobre a dor, em especial à dor crônica, portanto a inter-relação entre as diversas áreas se faz necessária.

A IASP (International Association for Study of Pain) desenvolveu, em 2017, o Currículo Interprofissional da Dor (IASP-IPC), que fornece uma base às diferentes profissões para aprender a falar a mesma língua sobre os principais mecanismos de dor, abordagens de avaliação, gerenciamento e preocupações clínicas comuns entre as diversas áreas da saúde.[2] Como várias disciplinas estão envolvidas no tratamento da dor, existe uma forte necessidade de se desenvolverem programas interdisciplinares de educação para abordar objetivos comuns.

Para a educação em dor acontecer é necessário ampliar o pensamento sobre a amplitude desse tema, suas vertentes, com sua característica multifatorial. O estudo da dor, principalmente da dor crônica, traz desafios tanto para o desenvolvimento de uma equipe profissional como para o paciente que também precisa ser envolvido nesta educação. Não se pode deixar de considerar que a dor é um mecanismo de defesa (o alerta) muito potente e que seu objetivo é manter a integridade do corpo. Esse mecanismo pode ser influenciado por fatores emocionais, cognitivos, comportamentais e ambientais e precisa ser avaliado de forma sistêmica e interativa. Independentemente de a dor ser aguda ou crônica, a interação desses fatores estará sempre presente e os profissionais das diversas áreas da saúde deveriam (ou precisam) saber lidar com todas essas características.[3]

O modelo biopsicossocial é bastante abrangente e teve início após o modelo biomédico, que gerenciou a saúde até 1977 quando o psiquiatra George L. Engel alertou sobre a relação dos diversos fatores que podem influenciar na doença de um paciente, incluindo as emoções e fatores culturais. No modelo biomédico, o pensamento cartesiano estava presente com rigorosa separação entre mente e corpo.[4] Ao se concentrar em partes cada vez menores do corpo, a medicina havia perdido de vista do paciente como ser humano complexo e sistêmico; porém, foi uma fase importante para o desenvolvimento das especialidades e aprofundamento do conhecimento nas áreas específicas. Nesse sentido, a interdisciplinaridade torna-se uma eficiente estratégia para confrontar o processo intenso de especialização na saúde, valorizando o aprofundamento vertical do saber de cada profissional, porém articulando as ações e os saberes de forma simultânea entre os diversos envolvidos no mesmo objetivo final, ou seja, sanar a dor do paciente.[5]

A base do modelo biopsicossocial está na educação em dor, tanto para os pacientes como para os profissionais, pois estes precisam compreender as diversas necessidades do paciente que os procura, aprender a identificar as percepções, pensamentos e crenças desse paciente a respeito da sua dor como também auxiliá-lo em suas mudanças de paradigma, necessidade de estimulá-lo a participar do processo. Quanto ao paciente, cabe entender a importância de sua participação, deixando de ser espectador e aceitando ser o protagonista do seu tratamento, aderindo ao tratamento e fazendo a sua parte para o melhor à sua saúde.

Na educação em dor, são abordados conceitos sobre a neurofisiologia por meio da utilização de metáforas, exemplos, imagens e outros recursos acessíveis ao paciente. Essa intervenção permite que o profissional da saúde desenvolva um processo de aprendizado, respeitando o contexto e a subjetividade do paciente e incentivando aspectos como autoconfiança, autoeficácia, aceitação, modificação de comportamentos dolorosos e prática de exercícios.[3]

Equipe interdisciplinar

Segundo Peduzzi (2016), a equipe interdisciplinar é formada pela interação e articulação entre os diversos saberes, com divisão de trabalho e ações de distintos profissionais, porém com boa comunicação entre os envolvidos no processo, todos focados em atingir um determinado objetivo;[6] neste caso, o diagnóstico, tratamento e acompanhamento dos pacientes que sofrem de dor neuropática.

As equipes interdisciplinares são um espaço dinâmico, composto por saberes, modos de atuação, discursos, necessidades e tipos de relações que, em contínuo movimento de afetação, integração e desintegração, constituiriam modos de ação pautados em determinada organização coletiva das relações e das práticas.[7] Assim, a construção de uma equipe interdisciplinar é um processo contínuo, cuja finalidade maior é criar oportunidade para que as pessoas troquem conhecimento entre si, potencializando a confiança e os resultados no tratamento da dor neuropática.

Os tratamentos da dor neuropática, como de qualquer dor crônica, têm no trabalho em equipe interdisciplinar sua pedra angular, que será tão sólida quanto forem confiáveis os laços entre os participantes de uma equipe de trabalho.

A equipe estará bem estruturada se:

a. Seus integrantes estiverem comprometidos com uma meta ou propósito comum.

b. Os papéis e responsabilidades estiverem claros e interdependentes.

c. Existir uma estrutura de comunicação que fomenta o compartilhamento de informações.

d. Houver senso de confiança mútua.

e. Houver sentido de compromisso uns com os outros.

f. Cada integrante da equipe se dispuser a assumir tarefas com objetivo de alcançar as metas comuns de desempenho.

É essencial no processo de formação a manutenção e gestão de uma equipe interdisciplinar, facilitar o compromisso desta com objetivos e metas comuns. Instituir a participação, normas e padrões de funcionamento, com definição clara de papéis, responsabilidades e interdependência de cada integrante da equipe, bem como, estruturar a comunicação de modo a fomentar o compartilhamento de informações, esclarecendo como se fará essa comunicação e quais os tipos de informação precisam ser compartilhados. Para o líder da equipe, é necessário o acompanhamento desta, fornecendo reconhecimento tempestivo e adequado, de modo a facilitar o comportamento cooperativo entre os integrantes, incentivando-os a questionar, avaliar e fornecer sugestões para processos, procedimentos e convivência da equipe. Avaliar, juntamente com o grupo, o resultado dos esforços conjuntos, a produtividade e os processos com foco no aprimoramento.[8]

Em uma equipe interdisciplinar, a comunicação é uma das mais importantes competências e é vital para o papel de qualquer um de seus membros, em especial para o profissional que está à frente da equipe. Saber quando e como compartilhar informações requer uma complexa compreensão de pessoas e situações. Comunicação é a troca de informações, fatos, ideias e significados. O processo comunicativo pode ser utilizado para informar, coordenar e estimular as pessoas. É uma atividade complexa, principalmente pela dificuldade de autoavaliação e compreensão de como se executa a comunicação, é muito difícil enxergar e reconhecer os pontos frágeis do próprio comportamento comunicativo. Apesar disso, a análise desse comportamento é crucial. No processo de comunicação, há um receio instalado, consciente ou não, de ser julgado pelo que se é ou pelo que se apresenta. Paralelamente, essa é uma atividade necessária e essencial em uma equipe interdisciplinar. Os membros da equipe precisam desenvolver-se como comunicadores eficazes. A competência de falar em público pode ser adquirida e desenvolvida por meio da absorção dos conhecimentos e treinamento das habilidades necessárias. Faz parte do trabalho dos membros de uma equipe interdisciplinar expressar suas ideias ou direcionamentos em público. É por isso que a comunicação, tanto interpessoal quanto pública, é vital para todos os papéis dentro da equipe.[9]

A competência comunicacional ineficiente acarreta problemas interpessoais. Primeiramente, as pessoas começam a experimentar conflitos, resistir às mudanças e evitar o contato com os outros; na sequência, a má comunicação costuma resultar em desânimo, pouco engajamento e baixa produtividade.[10] Aprender a se comunicar adequadamente é crucial para incrementar a eficiência de uma equipe interdisciplinar. Para tal comunicação, pode-se sugerir a busca pelo entendimento do fenômeno comunicacional, exercitando a capacidade de expressão interpessoal, mantendo-se aberto para escutar, de fato, os pensamentos e ideias dos seus interlocutores, desenvolvendo uma escuta qualificada e reflexiva para compreender o que está sendo dito, pensado e sentido.[9] Portanto, para gerir e organizar uma equipe, é indispensável uma boa comunicação, a fim de estabelecer metas, canalizar energias, identificar e solucionar problemas.

Outras áreas a serem observadas são as das emoções, necessidades e interesses. As pessoas reagem de diferentes formas a situações diversas e deve-se ter a capacidade de perceber e compreender tais reações. É importante entender, ao mesmo tempo, os traços comuns e divergentes e o impacto destes sobre os vários modos como as pessoas se relacionam.[11] Com conscientização, os membros da equipe poderão compreender as próprias emoções e reações, como também as emoções e reações das outras pessoas, podendo aumentar a eficácia, não somente do líder da equipe, bem como da equipe como um todo. Assim, aumentar a autoconsciência, desenvolver o autocontrole, manter-se aberto para ouvir informações acerca de si mesmo e das situações, praticar a empatia se fazem essenciais para qualquer profissional que pense em formar ou fazer parte de uma equipe interdisciplinar.[10]

Os membros de uma equipe interdisciplinar precisam cooperar e facilitar o desenvolvimento dos outros membros. Isso envolve criar um ambiente confortável em que projetos de desenvolvimento possam ser pensados e executados em conjunto. Para cooperar com este desenvolvimento, todos os integrantes da equipe devem:

a. Estabelecer um contrato claro e preciso entre todos os membros.

b. Acompanhar e reconhecer o desempenho dos integrantes da equipe.

c. Identificar lacunas de desenvolvimento pessoais e da equipe.

d. Propiciar oportunidades para suprir tais necessidades.

e. Buscar o aprimoramento mútuo de competências.

f. Orientar conscientemente uns aos outros.

g. Observar sem julgar.

h. Ouvir ativamente.

i. Dar e receber *feedbacks* frequentes e adequados.[12]

Há várias maneiras de se estabelecer um bom contrato e uma delas, que raramente é visitada pelos profissionais da saúde, está na teoria da análise transacional. Criada pelo médico psiquiatra e psicoterapeuta Erick Berne na década de 1950, tem como objetivo levar o indivíduo a atingir a autonomia de vida.[8] Dentro dos seus conceitos básicos, encontra-se o conceito de contrato, que estabelecerá um campo transacional adequado a todos os participantes do grupo, estabelecendo as transações interpessoais, limites individuais, permissões, proibições, momentos, possibilidades para cada membro e para o grupo, deixando bem claro, de preferência por escrito, a quem cabe o quê e em que momento.[13]

O contrato serve para que todos os integrantes da equipe, inclusive o paciente,[8] tenham acesso às mesmas informações e deve haver uma distância psicológica igual entre os membros.[14] Caso contrário, poderão ocorrer processos simbióticos, de jogos psicológicos ou de poder,[15] que são fenômenos frequentemente presentes nas dinâmicas de grupos.[8]

Nas equipes interdisciplinares, é muito comum ocorrerem atritos entre seus membros e serão tanto mais frequentes quanto menos forem observados os aspectos aqui citados. Os conflitos têm várias origens possíveis, podem ocorrer quando parece que as informações são contraditórias, quando um ou mais indivíduos com quem o membro da equipe interage, envia mensagens conflitantes acerca do que dele se espera. Os conflitos também podem acontecer quando a moral e os valores do indivíduo entram em choque com a missão/visão da equipe, suas políticas ou procedimentos. Os líderes/formadores por vezes enfrentam conflitos por não terem ainda desenvolvido habilidades para a liderança e por pensarem que devem agir como "patrões".[10]

Os atritos podem ter consequências positivas ou negativas, e qual consequência prevalecerá dependerá diretamente de como o líder e seus membros encaram e enfrentam tais consequências. Os conflitos são inevitáveis e necessários; conflitos de relacionamento tendem a produzir maus resultados, mas os conflitos de tarefa podem até ensejar inovações e decisões efetivas. Para encarar os atritos desse ponto de vista, é preciso buscar desafiar as próprias concepções e ideias, escolhendo o questionamento à aceitação incondicional.[10] Para tanto, conhecer o fenômeno, seus níveis, fontes e estágios, bem como estratégias para o manejo adequado de situações conflituosas é extremamente útil, fazendo uso das abordagens colaborativas na administração de conflitos e explorando-os de modo produtivo para possibilitar o aproveitamento da sua força positiva na tomada de decisão e na inovação.[16]

O líder ou formador de uma equipe interdisciplinar deve ser capaz de expor suas ideias e reações com agilidade e concisão. É importante sustentar suas afirmações e propostas de maneira sistemática e sucinta, estruturando sua linha de raciocínio e reagindo com rapidez aos argumentos alheios. A missão do líder/formador é tomar a melhor decisão com as informações disponíveis numa determinada circunstância. Quanto melhor defender suas convicções e fizer análise do julgamento dos outros, mais eficaz será como líder/formador da equipe.[17]

Para aumentar a probabilidade de êxito do formador de equipe, algumas características podem ser enumeradas:

a. Possuir pensamento crítico.

b. Descrever problemas ou situações de forma clara e específica.

c. Definir as prioridades ou pesos relativos às questões ou critérios.

d. Identificar as barreiras ao pensamento eficaz em si e na equipe.

e. Exercitar a construção e apresentação de argumentos consistentes e sucintos.

f. Imprimir velocidade e agilidade nas decisões bem como meticulosidade e acurácia.

g. Exercitar a análise dos pensamentos e comportamentos dos outros membros da equipe.

O líder/formador é figura central na implantação e gestão, auxiliando no compartilhamento máximo de informações e proporcionando a dose certa de orientação com foco no desenvolvimento das pessoas além de suas habilidades atuais.[18]

As equipes interdisciplinares são compostas de pessoas com variadas experiências. A multifuncionalidade eleva a capacidade produtiva por meio de fatores como motivação, rapidez, flexibilidade e absorção das mudanças, gerando maior comprometimento das pessoas quando interagem na equipe e apresentando maiores e melhores resultados.

O líder/formador, atendo-se às questões do fenômeno comunicacional, deve esclarecer os objetivos, as metas e a declaração da missão formal da equipe, traduzindo as metas coletivas em objetivos de curto prazo para acompanhamento. Também deve fornecer ao grupo informações relevantes e sempre atualizadas, esclarecer as expectativas dentro da equipe, estimulando os integrantes a deixar de lado sua identidade hierárquica.[12]

Por vezes, o líder/formador ou membro da equipe estará cercado de dados que, apesar de não lhe dizer o que ele precisa saber, exigem atenção constante. É necessário aprender a diferenciar e a levar em consideração as informações úteis ignorando o que for irrelevante, exigindo da equipe uma eficaz administração da sobrecarga de informações, desenvolvendo uma atenção mais focada e utilizar mensagens claras e sucintas em qualquer meio de comunicação.[9]

Projeção de equipe ideal

Ao se pensar em uma equipe ideal, é imprescindível que os membros tenham disposição para participar ativamente nas ações do grupo com foco principal no resultado para o paciente e não para benefício próprio. Se o líder/formador da equipe ou qualquer membro desempenhar ou tentar desempenhar um papel egocêntrico, orientado para si mesmo, este tende a ser prejudicial para o bom funcionamento do grupo, desviando a atenção das necessidades coletivas para as individuais, que não são relevantes para as tarefas ou processos em conjunto.[8] Quando algum membro da equipe ocupa essa posição e opõe-se às ideias e sugestões dos companheiros, motivado por segundas intenções, atrapalha a movimentação do grupo e/ou tenta dominá-lo, manipulando-o como um todo ou a integrantes específicos, interrompendo, assim, os demais. Também esse membro pode tentar chamar a atenção para si mesmo, gabando-se das próprias realizações, deixando transparecer em seus atos um sentimento de superioridade em relação aos colegas ou, ainda, isolando-se e mantendo distância dos demais.[15] Ou seja, estar disposto a trabalhar em equipe é comprometer-se com o objetivo do grupo e não com os objetivos individuais.

Com esses conceitos acordados entre os membros da equipe interdisciplinar, recomendam-se e tornam-se possíveis reuniões periódicas de trocas de experiências específicas de suas especialidades entre todos, possibilitando o compartilhamento de conhecimentos, trazendo informações relevantes para o desenvolvimento do trabalho. É de extrema importância a busca pelo desenvolvimento na sua área de atuação dentro dos conhecimentos científicos atuais, bem como se deve dar a importância devida ao seu autoconhecimento com a finalidade de desenvolver sua competência interpessoal para trabalhar com os outros membros. Lembrando sempre que a comunicação é a base para um relacionamento sadio entre os participantes da equipe.

Dentro do processo da formação da equipe ideal, deve-se dar atenção à participação ativa do paciente como membro da equipe, sua adesão, sua participação no processo, sua capacidade de relato do que está sentindo vivendo e pensando a respeito de sua dor neuropática com verdade e acurácia e, para que isso aconteça, o paciente deve ser educado. É importante lembrar que, dessa forma, o conceito do campo transacional se formará entre todos os membros, incluindo o paciente.

Na história do atendimento ao paciente com dor crônica, inicialmente ele era o objeto do trabalho. Após o conceito do modelo biopsicossocial e a apresentação do manejo da dor crônica por John Bonica, a multidisciplinaridade foi introduzida com vários profissionais envolvidos no gerenciamento da e atualmente o foco se dá nas equipes interdisciplinares em que o paciente participa ativamente.

No desenvolvimento e planejamento da equipe ideal, faz-se necessária a prática individual e coletiva dos seguintes itens:

- ▶ Engajamento e objetivo comum.
- ▶ Atualização científica individual.
- ▶ Autoconhecimento e comunicação eficaz.
- ▶ Reuniões para troca de saberes.
- ▶ Educação em dor (de todos os membros da equipe, incluindo o paciente).
- ▶ Manejo interdisciplinar da dor neuropática.

Conclusão

Com todos os conceitos em mente, cada profissional abordará o paciente e dará sua proposição diagnóstica e plano de tratamento. Conjuntamente, a equipe decidirá as etapas de um plano que seja exequível e de acordo com as necessidades e possibilidades de cada indivíduo para atingir o objetivo do controle da dor neuropática, sempre lembrando a necessidade de o paciente ser estimulado e orientado a fazer parte do processo com sua autorresponsabilidade, pois ele é partícipe da equipe. Na sequência, estabelecer um plano de acompanhamento sistemático para esse paciente.

Pela complexidade do tratamento da dor neuropática, é imprescindível que se dê atenção para a educação em dor com base no desenvolvimento dos profissionais da saúde, bem como dos leigos, assim a equipe interdisciplinar torna-se funcional, com disposição individual e coletiva produzindo os resultados esperados no atendimento de cada paciente de dor neuropática.

Referências bibliográficas

1. Sessle BJ. The pain crisis: what is it and what can be done. Pain Research and Treatment. 2012. Disponível em: https://doi.org/10.1155/2012/703947.
2. International Association for the Study of Pain. Interprofessional pain curriculum. Disponível em: http://www.iaspain.org/Content/NavigationMenu/GeneralResourceLinks/Curricula/default.htm.
3. O'Keeffe M et al. Patient-therapist interactions in musculoskeletal physiotherapy: a qualitative systematic review and meta-synthesis. Manual Therapy. 2016;25.
4. Barros JAC. Pensando o processo saúde-doença: a que responde o modelo biomédico? Saúde e Sociedade (São Paulo). 2002 Jan/Jul;11(1).
5. Pavoni DS, Medeiros CRG. Processos de trabalho na equipe estratégia de saúde da família. Revista Brasileira de Enfermagem. 2009;62(2).
6. Peduzzi M, Leonello VM, Ciampone MHT. Trabalho em equipe e prática colaborativa. In: Gerenciamento em enfermagem. 3. ed. Rio de Janeiro: Guanabara Koogan; 2016.
7. Miranda L, Campos OR. Análise das equipes de referência em saúde mental: uma perspectiva de gestão da clínica. Cadernos de Saúde Pública (Rio de Janeiro). 2010;26(6).
8. Berne E. The structure and dynamics of organizations and groups. Philadelphia, PA: J. B. Lippincott; 1963.

9. Berlo DK. O processo da comunicação: introdução à teoria e prática. 10. ed. São Paulo: Martins Fontes; 2003.

10. Erskine R, Moursund J. Integrative psychotherapy: the art and science of relationship. New York: Brooks/Cole; 2004.

11. Steiner C. Formação em educação emocional: a aplicação da análise transacional ao estudo das emoções. Tradução: Victor Mariotto. Revisão: Luiz Paiva Ferrari. Rebat; 2019.

12. English F. The three-cornered contract. Transactional Analysis Journal. 1975.

13. Almeida MIG, Ludgero E. Desvelando o olá! Mapeando o campo transacional do encontro. Revista Brasileira de Análise Transacional. Rebat; 2017.

14. Micholt N. Psychological distance and group interventions. Transactional Analysis Journal. 1992.

15. Berne E. Games people play: the basic hand book of transactional analysis. New York: Ballantine; 1964.

16. Steiner C. A posição de okeidade, liberdade, igualdade e a busca pela felicidade. Transactional Analysis Journal (TAJ). 2012;42(4). In: Revista Brasileira de Análise Transacional. Edição especial – Artigos Claude Steiner, Ano XXVIII. 2019.

17. Stewart I, Joines V. TA today: a new introduction to transactional analysis. 2nd ed. Melton Mowbray, UK: Lifespace; 2012.

18. Tudor K, Summers G. Co-creative transactional analysis. London: Karnac; 2014.

Intervenções Psicoeducativas ou Educativas no Tratamento de Pessoas com Dor –
um pilar do tratamento terapêutico

Jamir João Sardá Junior | Leonardo Ávila | Mariana Cozer Siviero

Introdução

Que a dor tem caráter multidimensional e requer uma abordagem multidisciplinar, é fato. Mas quais são as estratégias educativas ou psicoeducativas disponíveis para abordá-la considerando-se suas múltiplas dimensões? Há necessidade de novas estratégias de intervenção? O quanto este processo é centrado numa verdadeira relação entre o profissional de saúde e a pessoa que busca um tratamento? O presente capítulo pretende abordar alguns princípios e conceitos centrais referentes às intervenções educativas oferecidas ao usuário[1] e sua rede de apoio, valorizando-se as estratégias de educação disponíveis e a necessidade de construirmos novas estratégias.

Embora este capítulo seja direcionado ao tratamento da dor neuropática e esta apresente uma fisiopatologia diferenciada da dor que envolve mecanismos nociceptivos e nociplásticos específicos, do ponto de vista de intervenções não farmacológicas, parece não haver diferenças entre as opções de intervenções psicoeducativas para ambos os quadros, exceto para quadros de dor de natureza oncológica.

Dada a alta prevalência, importante morbidade das dores que envolvem mecanismos neuropáticos, contribuição desta para a redução da capacidade funcional, e considerando-se sua natureza multidimensional, um tratamento ideal da pessoa com dor deve ser abrangente, integrativo e interdisciplinar. As abordagens contemporâneas para o manejo da dor crônica de caráter interdisciplinar têm transcendido cada vez mais a abordagem reducionista e estritamente cirúrgica, física ou farmacológica do tratamento, com ampliação do foco de atenção nas dimensões cognitivas, motivacionais, afetivas e sociais da dor.

Somam-se aos programas interdisciplinares para o manejo da dor de orientação cognitivo comportamental, tradicionalmente realizados desde a década de 1990, e mais recentemente fundamentados pela terapia da aceitação e comprometimento, além da integração de conceitos da atenção plena (*mindfulness*), as novas tecnologias mediadas por recursos de informação e comunicação, todas com evidências de eficácia.[1-8]

Embora contando com um arsenal de intervenções psicoeducativas importantes, estamos vivenciando um cenário paradoxal: o surgimento de novos modelos e a ampliação da necessidade de oferta de intervenções educativas aos pacientes e familiares e a ainda reduzida oferta destas intervenções, especialmente quando consideramos a magnitude e a prevalência da dor crônica.

Mas vamos começar, então, por algumas definições de **educação**. O ato de educar consiste em um processo geralmente orientado por outrem, com o intuito de promover a aquisição de conhecimentos e aptidões. Para Freire (2007), a educação é o processo constante de criação do conhecimento e de busca da transformação-reinvenção da realidade pela ação-reflexão humana.[9] Na área da saúde, a discussão do conceito de educação permeia desde a instrução do paciente sobre o uso de medicações até a implementação de mudança de estilo de vida visando a promoção à saúde, a prevenção de doenças ou a evolução destas, bem como o tratamento, podendo com frequência incluir a presença de familiares. Fazendo uma releitura de Freire, poderíamos pensar a educação em saúde como um processo que visa promover a transformação – reinvenção do processo saúde-doença por intermédio da ação –, reflexão humana mediante aquisição de conhecimento de forma vivencial.

Esta compreensão da importância do processo educativo na saúde pode contemplar direções mais filosóficas e reflexivas, que implicam uma reflexão sobre a determinação social do processo saúde-doença, como serem mediadas por uma ótica mais positivista e pragmática entendendo-se

---

[1] Embora as palavras "paciente", "cliente", "usuário" e "pessoas com dor" tenham significados e conotações diferentes, optamos por adotar preferencialmente o uso dos termos "pessoa com dor" e "usuário" como uma forma de não preconizar o caráter passivo da relação profissional de saúde-usuário e tampouco da relação puramente de compra de um serviço. Mesmo quando o termo "paciente" é utilizado, gostaríamos de salientar a importância de estimular uma postura ativa do usuário.

o processo educativo como uma ferramenta utilizada com o intuito de melhorar a qualidade de vida do paciente por meio da sua participação em seu tratamento, podendo também envolver a participação dos familiares. Podemos refletir ainda sobre o papel da educação com um viés das neurociências e, mais especificamente, na área de dor, como uma ação visando modular o processamento central e periférico de estímulos nociceptivos.

A **psicoeducação** é uma intervenção que consiste no oferecimento de informações sistemáticas, estruturadas e didáticas sobre uma determinada condição clínica e seu tratamento, que também pode contemplar aspectos emocionais, comportamentais e cognitivos com o objetivo de instrumentalizar os pacientes, bem como seus familiares a enfrentar dificuldades, situações e questões práticas presentes diante de uma disfunção física ou mental.[10] Embora a psicoeducação não seja uma nova abordagem, tem ressurgido com bastante força no tratamento da dor, em especial a partir das contribuições de profissionais da fisioterapia e enfermagem, que frequentemente tiveram uma sólida formação em psicologia em geral após a graduação.[10-12]

Gostaríamos aqui de frisar dois aspectos. Primeiramente, é importante salientar que a psicoeducação é uma prática distinta da psicoterapia, que implica um processo que envolve um diagnóstico mais aprofundado e complexo da dinâmica do paciente e pressupõe uma formação aprofundada em uma abordagem psicológica. Em segundo lugar, optamos por usar o termo "psicoeducação" em vez de educação por entender os componentes afetivos, cognitivos e comportamentais como um elemento importante e diferenciador do processo de aprendizagem.

As intervenções psicoeducativas são amplamente utilizadas na abordagem cognitiva-comportamental, mas não são exclusivas desta abordagem. Os modelos psicoeducacionais envolvem diferentes teorias psicológicas e pedagógicas; além disso, utilizam conceitos de outras disciplinas como a filosofia, sociologia e linguística, entre outras, com intuito de ampliar o fornecimento de informações ao paciente para que este desenvolva um entendimento não fragmentado acerca de sua condição de saúde, visando motivar a participação em seu tratamento para uma melhora em sua condição de saúde.[9,10]

Com base em evidências que sugerem que a manutenção ou estabelecimento de um quadro de dor crônica envolve alterações na neuroplasticidade do sistema nervoso, de natureza disfuncional ou mal adaptativa, em contraste com as alterações neuroplásticas adaptativas envolvidas no processo de aprendizagem, é possível que, por meio da aprendizagem, reorganizar o sistema nervoso central de uma maneira que este possa interpretar e dar um sentido diferente e mais adaptativo a um estímulo nociceptivo, alterando, assim, o modo de pensar, sentir e comportar-se das pessoas vivendo com dor.[5,6,11,12]

Nesse sentido, oferecer uma abordagem meramente cirúrgica e/ou medicamentosa a pessoas com dor de natureza neuropática é abordar apenas parte do problema de forma reducionista e unidimensional. Claramente, esta população deveria apreender uma série de habilidades para neuromodular ou dar outro sentido à sua condição de saúde.[11,12] Considerando-se também a justificativa de iniciarmos uma intervenção a partir de tratamentos menos invasivos e de baixo custo antes de intervenções mais complexas, invasivas e de alto custo, faz todo o sentido inserir a educação como uma das intervenções primárias, dados seu baixo custo e efetividade. Todavia, os tratamentos mais rápidos e sem o envolvimento do usuário e da família lamentavelmente ainda estão na agenda do dia em primeira ordem.

Com o intuito de subsidiar a implementação de estratégias psicoeducativas no tratamento da pessoa com dor, a seguir serão apresentados alguns objetivos de uma intervenção educativa tradicional e de outras possibilidades de intervenção. Posteriormente, serão apresentadas algumas práticas que incluem a educação ou psicoeducação na prática da fisioterapia, psicologia e na medicina.

Primeiramente, para a pessoa com dor neuropática e seus familiares devem ser no mínimo assegurados a compreensão do diagnóstico, o seu prognóstico e o entendimento do regime de tratamento, seja ele farmacológico, seja ele não farmacológico. Uma abordagem um pouco mais ampla incluiria a discussão da mudança de comportamentos, cognições e sentimentos que estejam sustentando ou mantendo o quadro de dor; incluindo sono, aspectos nutricionais e atividade física.

Modalidade das abordagens

Em contraposição às abordagens unimodais da dor, centradas na etiologia da dor e na correção ou eliminação desses fatores, o tratamento da dor baseado numa abordagem multimodal, combina o uso de medicações, intervenções fisioterapêuticas, psicoterapia, entre outras possibilidades de intervenção profissional. A abordagem multimodal aborda de forma mais adequada e abrangente o manejo da dor nos níveis molecular, comportamental, cognitivo, afetivo e funcional. Existem diversas evidências demonstrando a eficácia de intervenções dessa natureza na restauração da capacidade funcional, melhora do humor, redução da dor, retorno ao trabalho, além disso, as abordagens multimodais também mostraram ser mais efetivas em termos de custo e apresentando resultados mais duradouros do que as abordagens unimodais.[3,4]

Antes de descrever alguns aspectos dessas intervenções, primeiramente é importante resgatar alguns conceitos centrais. Inicialmente, é adequado fazer uma distinção entre multidisciplinaridade, interdisciplinaridade e transdisciplinaridade.

Uma abordagem **multidisciplinar** é caracterizada, a princípio, pela compreensão de um fenômeno que apresenta múltiplas dimensões, ou ainda por uma questão-problema abordada por um grupo de profissionais, todavia não necessariamente de forma integrada. Já a **interdisciplinaridade** diz respeito à transferência de métodos de uma disciplina à outra. Ou, ainda, a integração de disciplinas, que pressupõe uma integração de profissionais na abordagem de uma situação. Uma abordagem **transdisciplinar** pressupõe a necessidade de apropriação do conhecimento de diferentes áreas para a compreensão e abordagem de um fenômeno.[13] Ou seja, numa prática transdisciplinar, o psicólogo ou outro profissional da saúde pode, por exemplo, se apropriar de conhecimentos sobre o sono ou nutrição, áreas de conhecimento oriundas a princípio da Medicina e da Nutrição, para abordar esses aspectos com o paciente, seja numa intervenção individual, seja em grupo, realizada por vários profissionais ou apenas por um único.

Posto isso, pode-se perceber que existem intervenções na área da dor, centradas principalmente numa abordagem multi ou interdisciplinar, sendo que ainda existem poucas abordagens da dor realizadas numa perspectiva transdisci-plinar. Todavia, independentemente de como o problema é abordado no tocante à sua multidimensionalidade, há de se convir que, no caso do tratamento da dor enquanto em serviços de alta complexidade, há com maior frequência a abordagem da dor de forma multi ou interdisciplinar; na maior parte dos serviços de saúde de baixa complexidade, a compreensão e a intervenção ainda têm como base um modelo fundamentado em pressupostos biologicistas e uni-modais. Essa mudança de paradigma é fundamental no tratamento da dor, uma vez que, quando este usuário é tratado mais precocemente, a remissão ou o controle dos sintomas é mais efetiva.

A seguir, apresentamos uma síntese de algumas estratégias ou metodologias passíveis de serem utilizadas no processo de educação.

Quadro 122.1 – Descrição das características de intervenções psicoeducativas.		
Tipos de intervenções	**Aspectos positivos**	**Aspectos negativos**
Interação verbal individualizada	• Interação pessoal • Paciente e condição específica • Capacidade de responder a perguntas do paciente	• Alto custo financeiro e em termos de mão de obra • Eficácia limitada para comunicação em massa • Gasto de tempo
Vídeo/DVD	• Baixo custo e fácil produção • Educação em massa • Mensagem padronizada	• Impessoal • Capacidade limitada de responder perguntas de pacientes • Incapacidade de modificações para circunstâncias específicas
Websites	• Mensagem padronizada • Capacidade de interatividade • Acessibilidade • Educação em massa • Acessibilidade • Interface com plataformas de aprendizado	• Impessoal • Custo para projetar e manter • Limitações de telessaúde com faturamento e licenciamento • Conteúdo nem sempre reflete as evidências mais recentes
Panfletos/brochuras	• Barato e fácil de produzir • Educação em massa • Mensagem padronizada	• Impessoal • Baixa conformidade • Monótono e desinteressante • Incapacidade de responder a perguntas específicas de pacientes de forma individualizada
Anúncios em TV	• Educação em massa • Recurso visual e auditivo • Capacidade de mudar o comportamento • Mensagem padronizada	• Alto custo • Em virtude de exposições curtas, são necessárias mensagens repetidas • Incapacidade de responder a perguntas específicas de pacientes de forma individualizada
E-mail	• Muito rápido • Atualizado tecnologicamente • Pessoal	• Pode ser demorado • Limitações tecnológicas do paciente • Questões de privacidade • Problemas de faturamento
Modelos conjuntos	• Visual • Realista • Acompanha educação verbal	• Pode induzir medo • Natureza biomédica • Foco indutor no medo e aspectos negativos, por exemplo, "discos salientes", cor vermelha indicando sangramento e inflamação etc.
Escola da coluna	• Treinamento padronizado • Conteúdo trabalhado de forma grupal	• Pode favorecer o desenvolvimento de crenças disfuncionais • Eficácia limitada • Conteúdo biomédico • Trabalho pouco individualizado

Fonte: Louw A et al. Pain neuroscience education. In: Louw A (ed.). A clinical guide. Minneapolis OPTP; 2018.

Diante das características de cada intervenção psicoeducativa, é sempre importante avaliar suas limitações ou vantagens considerando:

- ▶ O objetivo da intervenção.
- ▶ Conteúdo da intervenção.
- ▶ Duração e extensão da intervenção.
- ▶ Características da população.
- ▶ Necessidade de reestruturação da intervenção ao longo do processo.
- ▶ Recursos disponíveis.

O objetivo da intervenção e o conteúdo devem ser provavelmente os primeiros aspectos a serem pensados, sem esquecer as outras questões. Embora em muitas intervenções, parta-se do pressuposto que oferecer informação ao paciente ou à sua família é o objetivo, é importante salientar que o oferecimento de informação é o processo. A seguir, citamos alguns objetivos bastante comuns em intervenções educativas.

- ▶ Melhora da adesão a regime medicamentoso.
- ▶ Aumento da capacidade funcional.
- ▶ Mudança de crenças disfuncionais.
- ▶ Redução de sintomas de ansiedade e estresse.
- ▶ Mudança de hábitos nutricionais.
- ▶ Melhora da qualidade do sono.
- ▶ Estimular a prática de atividade física.
- ▶ Estimular a participação mais ativa do paciente e da família no tratamento.
- ▶ Melhora da comunicação interpessoal.

Estamos descrevendo algumas possibilidades de objetivos de intervenções educativas, sem a pretensão de esgotar o tema. Partindo desse pressuposto, é importante pensar o conteúdo utilizado para abordar e alcançar os objetivos propostos que devem estar extremamente vinculados às características da população a atingir. Por exemplo, recursos como as redes sociais podem não ser de fácil acesso a todas as populações. É necessário também considerar que, entre as possibilidades de utilização das redes sociais, determinadas redes são mais utilizadas por diferentes faixas etárias. Além disso, diferentes mídias sociais permitem o uso de diferentes recursos, como anexar vídeos, *posts* com fotos, oferecer conteúdos mais longos.

É importante também considerar o grau de escolaridade da população abordada para permitir que o material utilizado, na forma virtual ou impressa, possa ser compreendido e atingir sua máxima eficácia. A duração, periodicidade das intervenções e recursos financeiros e humanos necessários também devem estar alinhados. A disponibilidade do material oferecido em termos de oferta aos pacientes e familiares ou considerando-se a sistematização da intervenção também é um elemento importante de ser observado.

A avaliação dos efeitos da intervenção também merece atenção, tanto do ponto de vista clínico como da perspectiva de produção de conhecimento. Muitas vezes, fazemos excelentes intervenções sem nos atermos a esse aspecto. Outras vezes, não avaliamos de forma objetiva os resultados da intervenção e a reestruturação da intervenção é pouco calcada em dados. Aliar o processo de intervenção à pesquisa é a melhor prática clínica.

Com o intuito de oferecer mais elementos sobre intervenções psicoeducativas, a segunda parte deste capítulo apresentará alguns modelos de intervenção.

Práticas educativas na fisioterapia

A dor é um fenômeno complexo que não se restringe à dimensão sensório-discriminativa, apresentando também as dimensões afetivo-emocional e cognitivo-avaliativa.[14] Em outras palavras, a dor apresenta uma natureza multidimensional que não deve se limitar à intensidade da dor, mas abranger a percepção de sofrimento e de incapacidade, em que o agrupamento dessas variáveis consiste na severidade da dor.[15]

Dada sua multidimensionalidade, a dor na condição de uma experiência complexa pode ser modulada por fatores que transcendem a linearidade do raciocínio biomédico, no qual aspectos cognitivos, emocionais, comportamentais e sociais podem contribuir para a causa, manutenção e/ou exacerbação da severidade e curso temporal da dor.[15,16]

Nas últimas décadas, a hipótese patoanatômica ou cinesiopatológica, raciocínio derivado do modelo biomédico, que associa a dor ao estado dos tecidos tem sido falseada por meio de estudos que mostram uma fraca correlação entre dor e alterações estruturais em exames de imagem em diversas regiões, como ombro, coluna cervical e lombar, joelho e quadril e resultados preliminares em estudos com cirurgias placebo.[17-21] Consequentemente, nota-se que a dor não fornece uma medida precisa do estado dos tecidos. Conforme Melzack R., é a percepção implícita de ameaça do indivíduo que determina a experiência de dor, e não o estado do tecido onde dói.[22]

Dessa forma, acredita-se que indivíduos com dor crônica, independentemente do mecanismo neurofisiológico predominante subjacente à dor (neuropático, nociceptivo e nociplástico)[23] possam se beneficiar da educação com base na moderna neurociência da dor (PNE)[24] para o manejo mais adequado dessa condição. Em Fisioterapia, diante de algumas possibilidades[25-28] terapêuticas emergentes que transcendem o modelo patoanatômico ou cinesiopatológico para o manejo da dor, há a terapia cognitiva-funcional (TCF).[29] A TCF é uma abordagem biopsicossocial, proposta por fisioterapeutas alicerçada pela moderna neurociência da dor e por fundamentos da psicologia, consistindo em três domínios nomeados: 1) dar sentido à dor; 2) exposição com controle; e 3) mudanças de estilo de vida.

No presente tópico, enfatizamos o primeiro domínio desta abordagem, intitulado "dar sentido à dor". Neste primeiro domínio, o indivíduo é convidado a entender por que ele sente dor e por qual razão a dor persiste. Essa etapa compreende um processo reflexivo com base nos relatos, opiniões e experiências prévias de dor do indivíduo. Portanto, objetiva reconhecer e modificar crenças inadequadas referentes à dor, proporcionando uma nova compreensão acerca do processamento da dor segundo a moderna neurociência da dor. Esse processo reflexivo deve ser isento de julgamentos, críticas ou sugestões pelo fisioterapeuta, visto que múltiplos fatores contextuais, crenças inadequadas, emoções negativas e comportamentos mal adaptativos interagem formando um círculo vicioso que fomenta a dor e a incapacidade. Assim, esse círculo vicioso atua como um empecilho para alcançar os objetivos específicos dos indivíduos. Cabe salientar que todo o processo informativo considerado nessa etapa é discutido de forma colaborativa e reflexiva entre o indivíduo e o fisioterapeuta. Além disso, durante todo o processo são discutidos diferentes aspectos, como a presença da dor não ser um indicativo preciso da existência de lesão tecidual onde dói, o quão seguro e forte é o segmento que dói, além da verdadeira finalidade dos exames radiológicos.

Os indivíduos são solicitados a considerar o que pode ser feito para interromper o círculo vicioso de dor e incapacidade para atingir seus objetivos específicos. Por meio desse processo, são propostas estratégias motivacionais com ênfase na promoção do autogerenciamento, com base nas expectativas, buscando-se uma mudança comportamental direcionada aos seus objetivos específicos. Para tal fim e facilitar o processo de atendimento e aprendizado, como complemento são utilizados recursos como textos, livros eletrônicos e vídeos contendo histórias reais de indivíduos com dor e incapacidade.

Logo, o segundo domínio da TCF, nominado como "exposição com controle", é um processamento que se destina à mudança comportamental do indivíduo por meio de experiências propostas pelo fisioterapeuta segundo os objetivos específicos do indivíduo. Comumente, respostas neurofisiológicas como comportamentos simpáticos protetores no sistema de movimento que se manifestam durante tarefas funcionais específicas temidas, evitadas, dolorosas ou essas formas combinadas estão presentes, de forma involuntária ou voluntária, em indivíduos com dor.

A exposição com controle permite que os indivíduos retornem gradualmente às atividades funcionais específicas com menor dor e menor incapacidade. Esse estágio do processo é capaz de desconstruir crenças de medo e de evitação, ao mesmo tempo em que reforça que tarefas funcionais específicas podem ser enfrentadas com segurança quando executadas sem comportamentos de proteção.

Por último, o terceiro domínio da abordagem representa a mudança de estilo de vida, no qual se dedica a propor um programa de exercícios exclusivo com base na preferência, nos valores e nos objetivos pessoais do indivíduo, de fácil acesso, instigando mudanças comportamentais duradouras, além de encorajar estratégias de higiene do sono e metodologias para lidar com o estresse e ansiedade.

A TCF, primeiramente, foi proposta e investigada em populações com dor lombar crônica não específica (DLCNE). Nesse sentido, de acordo com um estudo clínico controlado e randomizado realizado por Fersum V., em indivíduos com DLCNE (dor crônica primária), a TCF foi significativamente mais eficaz do que o tratamento pautado nas hipóteses patoanatômica ou cinesiopatológica para o manejo da DLCNE. No entanto, nesse estudo, nenhuma análise de intenção de tratar foi realizada e mais de 25% dos indivíduos foram perdidos no *follow*-up.[30] Além do mais, outro estudo clínico controlado e randomizado investigando a eficácia da TCF na dor e incapacidade em indivíduos com DLCNE, realizado por O'Keefee, corrobora os achados do estudo anterior.[31] Todavia, da mesma forma o estudo indica falhas metodológicas.

À vista disso, atualmente há um corpo crescente de hipóteses sendo levantadas e investigadas acerca da eficácia da TCF, com estudos clínicos controlados e randomizados com alto rigor metodológico em andamento e em fase final, no manejo da DLCNE[32] e outras condições de dor crônica, como a síndrome da falha cirúrgica (FBSS).

Dessa forma, acredita-se haver a necessidade da transição entre abordagens na Fisioterapia, que, além de um tratamento isolado e específico de correções patoanatômicas ou cinesiopatológicas, raciocínio fortemente relacionado ao modelo biomédico, levem em consideração a natureza multidimensional da dor no tratamento da dor.

Isto posto, o fisioterapeuta que detém seu conhecimento em dor fundamentado pela moderna neurociência da dor encontra-se mais engajado com as evidências científicas contemporâneas no que se refere ao manejo clínico mais adequado desse fenômeno complexo e multidimensional, que é a experiência de dor. Consequentemente, indivíduos, seus familiares e sociedade podem obter uma conduta mais moderna e apropriada para o tratamento da dor.

Práticas psicoeducativas na psicologia

Visando ilustrar algumas possibilidades de práticas psicoeducativas, descreveremos neste tópico algumas possibilidades de intervenções.

Desde 2009, realizamos na Universidade do Vale do Itajaí um grupo psicoeducativo multidisciplinar para pessoas convivendo com dores crônicas. Esta intervenção consiste na realização de 10 sessões com duração de 1h30min oferecidas semestralmente a um grupo de no máximo 15 participantes. Nesses encontros coordenados por um supervisor do curso de psicologia e realizados por estagiários dos cursos de Psicologia e Nutrição, são abordados os seguintes aspectos: 1. modelo biopsicossocial de dor; 2. identificação de aspectos que podem contribuir para a dor; 3. ciclo de medo e de evitação do movimento; 4. repercussões da dor; 5. desenvolvimento de estratégias de enfrentamento; 6. gerenciamento de estresse, depressão e ansiedade; 7. qualidade do sono; 8. comunicação com familiares; e 9. relação entre alimentação e dor. Esses temas são abordados por intermédio dinâmicas de grupo e de técnicas de relaxamento também são utilizadas.

Os objetivos dessa intervenção são:

▶ Identificar e compreender aspectos que podem estar influenciando a dor do paciente.
▶ Desenvolver estratégias ativas de enfretamento para o alívio da dor do paciente.
▶ Redução da intensidade da dor, incapacidade física e limitações funcionais.
▶ Diminuição do estresse, ansiedade, depressão e sofrimento psíquico.
▶ Melhora do sono e da qualidade de vida.

Ao longo desses anos, temos observado, nos participantes que aderem ao grupo psicoeducativo, uma redução significativa da intensidade da dor, o desenvolvimento de estratégias de enfrentamento mais efetivas para lidar com a dor e suas repercussões, a redução da incapacidade física e sofrimento mental. Durante esse período, temos realizado pesquisas de *follow up* com os usuários que frequentaram o grupo e observamos que o(a)s usuário(a)s que referem manter a prática dos aspectos abordados têm mantido a redução da intensidade da dor e sua capacidade funcional. O processo psicoeducativo é fundamental para que o usuário dê sentido à sua dor, compreenda os aspectos que contribuem para ela e utilize estratégias de enfrentamento efetivas para o manejo dessas condições.

Outro trabalho similar a esse é o grupo para pessoas convivendo com a fibromialgia, também realizado pela mesma instituição e coordenado pelo curso de Fisioterapia. Nesse trabalho que conta também com a participação da Psicologia e Nutrição, os aspectos aqui descritos são também abordados, adicionado à prática de exercícios na piscina realizados duas vezes por semana.

O enfoque desse programa é na manutenção da capacidade funcional, gerenciamento de emoções e pensamentos disfuncionais e no estímulo de uma postura mais ativa do usuário, que inclui a mudança de aspectos nutricionais e prática de atividade física regular. Esse trabalho já é realizado na Univali há mais de 15 anos por meio de um programa de extensão universitária, sendo bastante reconhecido pela comunidade como uma ação efetiva no manejo da fibromialgia e de suas repercussões na vida da pessoa afetada por esta condição. As usuárias desse serviço podem participar do grupo por um período de um semestre.

Mais recentemente, em específico no segundo semestre de 2020, em função da epidemia da Covid-19, mediante a impossibilidade de oferecer esses serviços de forma presencial, optamos por produzir materiais psicoeducativos para esta população, postados nas redes sociais ou enviados pelo aplicativo *WhatsApp*. Foram elaboradas postagens com conteúdo referente à importância de se identificarem fatores que contribuem para a dor, manejo de pensamentos disfuncionais, desenvolvimento de metas e objetivos, bem como diversas técnicas de relaxamento. Esses materiais desenvolvidos pelas estagiárias são enviados semanalmente a(o)s usuária(o)s que já participaram do grupo visando motivá-la(o)s a realizarem, a retomarem ou a reforçarem o uso dessa técnica com o intuito de estimular as habilidades e as competências aprendidas anteriormente.

Essas três modalidades de intervenção psicoeducativa são apenas algumas possibilidades de intervenção diante de um universo bastante amplo. Diversos recursos psicoeducativos descritos no Quadro 122.1 podem ser associados a essas intervenções ampliando a gama de recursos existentes que devem considerar a demanda e as características da população atendida, os recursos disponíveis e a formação dos profissionais nesta área, bem como a disponibilidade de profissionais de diferentes áreas de atuação.

Embora esse aspecto não tenha sido descrito de forma enfática, as intervenções aqui descritas são muitas vezes estendidas aos familiares ou chegam ao familiar pelo usuário. Temos certeza de que uma participação maior do familiar agregaria bastante aos trabalhos grupais aqui descritos, à medida que a dor interfere na dinâmica familiar e que a mudança de comportamento dos familiares é com muita frequência necessária.

Outra modalidade de educação reside no uso de aplicativos ou *sites* que fornecem informações sobre dor (p. ex.: https://www.dorcronica.blog.br/educacao-em-dor/). *Sites* de qualidade e baseados em evidências podem contribuir para que as pessoas com dor compreendam o processo saúde-doença, desmistifiquem crenças disfuncionais e percebam a importância do gerenciamento de emoções e a necessidade da prática de atividade física, cuidados com a qualidade da alimentação e sono. Uma das limitações desses recursos educativos reside na má qualidade da informação de alguns *sites* e da necessidade de um grau de escolaridade ao menos mediano para compreender as informações disponibilizadas. É importante salientar que essas informações oferecidas pelos sites não substituem o acompanhamento profissional.

No tocante aos aplicativos que oferecem recursos para o manejo da dor e seus correlatos, embora alguns ofereçam recursos como o diário da dor e técnicas de relaxamento, que podem ser úteis, estes, em geral, abordam esta problemática de forma bastante simplista e raramente com base em evidências.

Práticas psicoeducativas ou educativas na clínica médica

A dor, considerada um sinal vital, transcende o caráter objetivo de alerta na inscrição do fenômeno doloroso.[33,34] Dado seu caráter multidimensional, o Método Clínico Centrado na Pessoa (MCCP) emerge como uma possibilidade de inserção da psicoeducação na prática da clínica médica.

Até a década de 1960, o conceito preponderante de dor era centrado na fisiopatologia da lesão tecidual, com pouca atenção aos aspectos cognitivos e afetivos da experiência dolorosa.[34] Ao longo dos anos, a ampliação do conceito de abordagem qualitativa da dor, considerando os aspectos físicos e emocionais, culminou no conceito de "dor total" e na distinção das características dos sintomas e da doença.[34,35] Características estas que devem ser compreendidas pelo paciente e exploradas por meio das estratégias para psicoeducação.

Aos moldes das demais patologias crônicas, a compreensão da dor com base nos modelos biomédicos se mostra insuficiente e limitada em termos de intervenções terapêuticas. Muito além de prescrições medicamentosas e procedimentos intervencionistas, a boa relação médico-paciente e a avaliação mediante integração mente-corpo constituem base fundamental para estabelecimento de um plano terapêutico viável e eficaz.[36-38] Nesse contexto, o modelo biopsicossocial pode ser citado como referencial teórico.[38]

O profissional, a despeito de todo o avanço da ciência médica, deve atentar-se à compreensão da totalidade da queixa dolorosa e considerar que o paciente busca auxílio profissional dado o impacto da dor em suas atividades diárias.[39,40] Independentemente da patologia de base, a presença da dor crônica tem impacto na saúde global do paciente, bem como acarreta prejuízos socioeconômicos, o que reforça a importância da qualidade da assistência multiprofissional prestada.[41,42] Destarte, há um processo de (re) valorização da educação em saúde, do nível informal ao formal, visando reconhecer o sofrimento inerente ao fenômeno doloroso e os diversos mediadores e sua influência no sucesso terapêutico.[43]

Parafraseando Hipócrates, "antes de curar alguém, pergunta-lhe se está disposto a desistir das coisas que o fizeram adoecer". Mas será possível abordar o processo de adoecimento diante da dor crônica? Como alternativa, o MCCP propõe uma abordagem biopsicossocial centrada no paciente. Em oposição ao modelo médico convencional, o MCCP explora amplamente os fatores que integram o cuidado à saúde e engloba preocupações e vivências relacionadas ao processo saúde-doença.[40-44]

O MCCP consiste em um modelo de prática que visa orientar a percepção de características específicas e direcionar as ações de cuidados de saúde com a integração da demanda profissional ao que é importante para o paciente. A necessidade de um novo conceito mobilizou pesquisadores e clínicos ao redor do mundo e, ao final da década de 1980, um grupo canadense sistematizou os preceitos da MCCP,[40] que reside em [...] um método clínico que, por meio de uma escuta atenta e qualificada, objetiva um entendimento integral da vivência individual daquele padecimento, a fim de construir conjuntamente um plano terapêutico, estimulando a autonomia da pessoa como protagonista em seu processo de saúde.[45]

Atualmente, apresenta quatro componentes interativos entre si, que permeiam o processo saúde-doença:[39,40]

1. Explorando a saúde, a doença e a experiência da doença.
2. Entendendo a pessoa como um todo.
3. Elaborando um plano conjunto de manejo dos problemas.
4. Intensificando a relação entre a pessoa e o médico.

O primeiro componente, "Explorando a Saúde, a Doença e a Experiências da Doença", visa a exploração do processo saúde-doença e percepção da pessoa a partir da anamnese, exame físico, exames complementares e impacto na funcionalidade do dia a dia. Para auxiliar no primeiro item, é proposto o acróstico **SIFE** (Sentimentos, Ideias, Funções e Expectativas):

- ▶ **S**entimentos em relação ao sofrimento/queixa (p. ex., "Como você se sente em relação a essa dor?").
- ▶ **I**deias sobre as causas da queixa (p. ex., "O que você acha que pode estar causando essa dor?").
- ▶ **F**unções na vida diária (p. ex., "Como essa queixa influencia nas suas atividades da vida diária, como dormir, trabalhar, passear?").
- ▶ **E**xpectativas sobre o manejo a ser oferecido (p. ex., "Como o sr. acha que posso ajudar?").

O segundo componente visa contextualizar o processo saúde-doença vivenciado pela pessoa, levando em consideração múltiplos aspectos como ciclo de vida, contexto próximo (família, trabalho e meio social) e distante (comunidade, cultura e ecossistema).[40-46]

Após a identificação, exploração e contextualização da queixa, integradas pelo primeiro e segundo componentes do método, o terceiro componente tem como objetivo a elaboração de um plano terapêutico conjunto. O paciente participa ativamente da construção do plano de cuidados, o que contribui para adesão ao tratamento e compõe o processo de "decisão compartilhada".[40-47]

O quarto e último componente dedica-se à ênfase do contato e relacionamento médico-paciente, no qual os sentimentos da relação e os processos de transferência e contratransferência devem ser salientados e manejados, conforme a necessidade, pois podem ser potencializados pelo próprio método.[40]

A divisão entre componentes é ilustrativa e visa a sistematização do processo que, na prática, ocorre de forma dinâmica e integrada considerando os fatores que guiam para o objetivo final: a elaboração do plano conjunto de manejo dos problemas. Vale ressaltar que a Medicina Baseada em Evidências (MBE) é tomada como parte integrante do MCCP e atua no embasamento da tomada de decisão clínica, somando as evidências às particularidades de cada paciente.[40-48]

Dados a sistemática e os componentes deste método, pode-se perceber a convergência às necessidades da avaliação e a abordagem do fenômeno doloroso. Ademais da prática médica, pode ser aplicado a todas as áreas da saúde, com impacto na satisfação do usuário e do profissional, resultando em maior adesão aos tratamentos propostos e utilização racional dos recursos disponíveis nos serviços.[40]

A educação em dor com base em Neurociência (PNE),[24] já citada na descrição das intervenções na Fisioterapia, igualmente deve ser contemplada no processo do MCCP, pois permite entender as crenças do paciente acerca do fenômeno doloroso. É comum identificar fatores relacionados com "catastrofização", ansiedade e cinesiofobia,[49] autoeficácia e aceitação mediando o processo saúde-doença.

Mais do que entender sobre a doença, o profissional de saúde deve ser um instrumento para transformar o entendimento sobre esta a partir dos conhecimentos sobre neurobiologia e neurofisiologia da dor. As informações devem promover conexão com as necessidades do paciente e ser transmitidas com linguagem acessível à compreensão do indivíduo, com uso de metáforas, se necssário.[12]

Cabe também a identificação dos diferentes estágios de motivação: pré-contemplativo; contemplativo; ação; e manutenção.[50] A identificação da fase motivacional permite a adequação da estratégia de intervenção para maior comprometimento do paciente com o plano terapêutico e, consequentemente, a obtenção de melhores resultados.[12-50]

Aprimorar a relação entre os profissionais da saúde com o paciente por meio da psicoeducação com base no MCCP e integrar a educação em dor com base em Neurociência parece apresentar impacto na abordagem do fenômeno doloroso e, principalmente, abrir portas para repensar e investigar novas estratégias.

Considerações finais

Ao compartilhar neste capítulo alguns conceitos sobre educação e psicoeducação em dor e descrever algumas possibilidades de intervenções com base nessas perspectivas, tínhamos como objetivo primário proporcionar elementos para as intervenções e poder contribuir para uma reflexão quanto à necessidade de ampliar ou rever a relação terapêutica entre o profissional de saúde e a pessoa que o procura para ser cuidado.

Esperamos que ao longo deste material, a distinção entre os conceitos de educação e psicoeducação tenham ficado mais compreensíveis. Embora esta discussão possa ser longa, gostaríamos de salientar quatro elementos que consideramos centrais: todo processo de aprendizagem pode ser mais efetivo quando inclui a participação ativa das partes envolvidas; a integração de elementos afetivos no processo de aprendizagem torna-o mais efetivo; a identificação da influência dos aspectos psicológicos e sociais no processo saúde-doença é condição *sine qua non* para intervenções mais efetivas; agregar elementos educativos no tratamento adiciona efetividade e estimula a autonomia da pessoa que vivencia a dor.

Desejamos que a partir deste material, o leitor se sinta estimulado a ampliar sua intervenção terapêutica a partir da inserção de elementos educativos, preconizar a relação interpessoal, o acesso e a compreensão da informação e a participação do paciente em sua rede de apoio.

A abordagem contemporânea da dor, com ênfase em aspectos educativos e psicoeducativos, permite uma ressignificação da condição existencial da pessoa que vive com dor e a integração de fatores biológicos, cognitivos, emocionais, comportamentais e sociais, dando mais sentido ao processo de adoecimento e cura.

Portanto, independentemente da área de atuação do profissional de saúde, abordar a dor requer conhecimento e disposição para mudanças de paradigmas ao cuidado.

Referências bibliográficas

1. Roditi D, Robinson ME. The role of psychological interventions in the management of patients with chronic pain. Psychology Research and Behavior Management. 2011;4:41-49.
2. Morley S, Williams A, Eccleston C. Examining the evidence about psychological treatments for chronic pain: time for a paradigm shift? Pain Topical Review. 2013;154:1929-1931.
3. Schatman ME. Interdisciplinary chronic pain management: international perspectives. Pain Clinical Updates. 2012;20(6).
4. Turk DC, Swanson K. Efficacy and cost-effectiveness treatment for chronic pain: an analysis and evidence-based synthesis. In: Schatman ME, Campbell A (ed.). Chronic pain management: guidelines for multidisciplinary program development. New York: Informa Healthcare; 2007. p. 15-38.
5. Louw A et al. Pain neuroscience education. In: Louw A (ed.). A clinical guide. Minneapolis OPTP; 2018.
6. Knoerl R, Smith EML, David B, Williams A, Holden JE, Krauss JC, La Vasseur B. Self-guided online cognitive behavioral strategies for chemotherapy-induced peripheral neuropathy: a multicenter, pilot, randomized, wait-list controlled. The Journal of Pain. 2018 Apr;19(issue 4):382-39. Disponível em: https://doi.org/10.1016/j.jpain.2017.11.009.
7. Rosser BA, Eccleston C. Smartphone applications for pain management. J. Telemed. Telecare. 2011;17:308-312.
8. Hughes LS, Clark J, Dale E, McMillan D. Acceptance and Commitment Therapy (ACT) for chronic pain. The Clinical Journal of Pain. 2017 Jun;33(6):552-68. Disponível em: https://doi.org/10.1097/AJP.0000000000000425.
9. Freire P. Pedagogia da autonomia: saberes necessários à prática educativa. 36. ed. São Paulo: Paz e Terra; 2007.
10. Lemes CB, Ondere Neto J. Aplicações da psicoeducação no contexto da saúde. Temas em Psicologia. 2017;25:17-28. Disponível em: https://doi.org/10.9788/TP2017.1-2.
11. Arnstein P. Chronic neuropathic pain: issues in patient education. Pain Management Nursing. 2004 Dec;5(4 suppl. 1):34-41.
12. Moseley GL, Butler DS. Fifteen years of explaining pain: the past, present, and future. J. Pain. 2015;16:807-813.
13. Litto FM; Núcleo de Pesquisa das Novas Tecnologias de Comunicação Aplicadas à Educação – A Escola do Futuro. Educação e transdisciplinaridade. São Paulo; 1999.
14. Melzack R, Casey KL. Sensory, motivational, and central control determinants of pain: a new conceptual model. In: The skin senses: proceedings of the First International Symposium on the Skin Senses; 1968. Disponível em: https://doi.org/10.1108/QMR-12-2012-0057.
15. Treede RD, Rief W, Barke A, Aziz Q, Bennett MI, Benoliel R, Cohen M, Evers S, Finnerup NB, First MB, Giamberardino MA, Kaasa S, Korwisi B, Kosek E, Lavand'Hommen P, Nicholas M, Perrot S, Scholz J, Schug S, Smith BH, Svensson P, Vlaeyen JWS, Wang SJ. Chronic pain as a symptom or a disease: the IASP classification of chronic pain for the International Classification of Diseases (ICD-11). Pain. 2019. Disponível em: https://doi.org/10.1097/j.pain.0000000000001384.
16. Raja SN, Carrb DB, Milton C, Finnerupd NB, Herta F, Stephen G, Keefeh FJ, Mogili JS, Matthias R, Slukak KA, Xue JS, Bonnie S, Sullivann MD, Tutelmano PR, Takahiro U, Kyle V. The revised International Association for the Study of Pain definition of pain: concepts, challenges, and compromises. Pain. 2020. Disponível em: http://dx.doi.org/10.1097/j.pain.0000000000001939.
17. Brinjikji W, Luetmer PH, Comstock B, Bresnahan BW, Chen LE, Deyo RA, Halabi S, Turner JA, Avins AL, James K, Wald JT, Kallmes DF, Jarvik JG. Systematic literature review of imaging features of spinal degeneration in asymptomatic populations. Am. J. Neuroradiol. 2015. Disponível em: https://doi.org/10.3174/ajnr.A4173.
18. Dunn WR, Kuhn JE, Sanders R, An Q, Baumgarten KM, Bishop JY, Brophy RH, Carey JL, Holloway GB, Jones GL, Ma CB, Marx RG, McCarty EC, Poddar SK, Smith MV, Spencer EE, Vidal AF, Wolf BR, Wright RW. Symptoms of pain do not correlate with rotator cuff tear severity a cross-sectional study of 393 patients with a symptomatic atraumatic full-thickness rotator cuff tear. J. Bone Jt. Surg. Am. 2014. Disponível em: https://doi.org/10.2106/JBJS.L.01304.
19. Nakashima H, Yukawa Y, Suda K, Yamagata M, Ueta T, Kato F. Abnormal findings on magnetic resonance images of the cervical spines in 1211 asymptomatic subjects. Spine (Phila Pa, 1976). 2015. Disponível em: https://doi.org/10.1097/BRS.0000000000000775.
20. Van Der Heijden RA, Oei EHG, Bron EE, Van Tiel J, Van Veldhoven PLJ, Klein S, Verhaar JAN, Krestin GP, Bierma-Zeinstra SMA, Van Middelkoop M. No difference on quantitative magnetic resonance imaging in patellofemoral cartilage composition between patients with patellofemoral pain and healthy controls. Am. J. Sports Med. 2015. Disponível em: https://doi.org/10.1177/0363546516632507.
21. Yamauchi R, Inoue R, Chiba D, Yamamoto Y, Harada Y, Takahashi I, Nakaji S, Ishibashi Y. Association of clinical and radiographic signs of femoroacetabular impingement in the general population. J. Orthop. Sci. 2017. Disponível em: https://doi.org/10.1016/j.jos.2016.09.014.

22. Melzack R. From the gate to the neuromatrix. Pain. 1999. Disponível em: https://doi.org/10.1016/S0304-3959(99)00145-1.

23. Bogduk N. IASP terminology. IASP Press; 2020.

24. Louw A, Puentedura Emilio L. Therapeutic neuroscience education: teaching patients about pain. Weekend Intensive Man. 2016.

25. Butler D, Harman K. Explain pain. Physiother. Canada. 2006. Disponível em: https://doi.org/10.2310/6640.2006.00036.

26. Goudman L, Huysmans E, Ickmans K, Nijs J, Moens M, Putman K, Buyl R, Louw A, Logghe T, Coppieters I. A modern pain neuroscience approach in patients undergoing surgery for lumbar radiculopathy: a clinical perspective. Phys. Ther. 2019. Disponível em: https://doi.org/10.1093/ptj/pzz053.

27. Moseley GL. Reconceptualising pain according to modern pain science. Phys. Ther. Rev. 2007. Disponível em: https://doi.org/10.1179/108331907X223010.

28. Nijs J, Clark J, Malfliet A, Ickmans K, Voogt L, Don S, Den Bandt H, Goubert D, Kregel J, Coppieters I, Dankaerts W. In the spine or in the brain? Recent advances in pain neuroscience applied in the intervention for low back pain. Clin. Exp. Rheumatol. 2017.

29. O'Sullivan PB, Caneiro JP, O'Keeffe M, Smith A, Dankaerts W, Fersum K, O'Sullivan K. Cognitive functional therapy: an integrated behavioral approach for the targeted management of disabling low back pain. Phys. Ther. 2018. Disponível em: https://doi.org/10.1093/ptj/pzy022.

30. Vibe Fersum K, O'Sullivan P, Skouen JS, Smith A, Kvale A. Efficacy of classification-based cognitive functional therapy in patients with non-specific chronic low back pain: a randomized controlled trial. Eur. J. Pain (United Kingdom). 2013. Disponível em: https://doi.org/10.1002/j.1532-2149.2012.00252.x.

31. O'Keeffe M, Purtill H, Kennedy N, O'Sullivan P, Dankaerts W, Tighe A, Allworthy L, Dolan L, Bargary N, O'Sullivan K. Individualised cognitive functional therapy compared with a combined exercise and pain education class for patients with non-specific chronic low back pain: study protocol for a multicentre randomised controlled trial. BMJ Open. 2015. Disponível em: https://doi.org/10.1136/bmjopen-2014-007156.

32. Belache FTC, Souza CP, Fernandez J, Castro J, Ferreira PS, Rosa ERS, Araújo NCG, Reis FJJ, Almeida RS, Nogueira LAC, Correia LCL, Meziat-Filho N. Trial protocol: cognitive functional therapy compared with combined manual therapy and motor control exercise for people with non-specific chronic low back pain: protocol for a randomised, controlled trial. J. Physiother. 2018. Disponível em: https://doi.org/10.1016/j.jphys.2018.02.018.

33. World Health Organization. Cancer pain relief: with a guide to opioid availability. 2nd ed. Geneva: WHO; 1996. p. 1-70.

34. Lima MAG, Trad L. Dor crônica: objeto insubordinado. Hist. Cienc. Saúde Manguinhos [Internet]. 2008 Mar;15(1):117-33. [Acesso em 10 nov. 2017]. Disponível em: http://www.scielo.br/scielo.php?script=sci_arttext&pid=S0104-59702008000100007&lng=en.

35. Pimenta CAM, Teixeira MJ. Questionário de dor McGill: proposta de adaptação para a língua portuguesa. Rev. Esc. Enferm. USP [Internet]. 1996 Dez;30(3):473-83. [Acesso em 10 nov. 2017]. Disponível em: http://www.scielo.br/scielo.php?script=sci_arttext&pid=S0080623419960003 00009&lng=en.

36. Oliveira CC. Para compreender o sofrimento humano. Rev. Bioét. Brasília.2016Ago;24(2):225-234.doi:10.1590/1983-80422016242122. [Acesso em 25 jul. 2020]. Disponível em: http://www.scielo.br/scielo.php?script=sci_arttext&pid=S1983-0422016000200225&lng=en&nrm=iso.

37. Marquez JO. A dor e os seus aspectos multidimensionais. Cienc. Cult. São Paulo. 2011 Abr;63(2):28-32. doi: 10.21800/S0009-67252011000200010. [Acesso em 25 jul. 2020]. Disponível em: http://cienciaecultura.bvs.br/scielo.php?script=sci_arttext&pid=S0009-67252011000200010&lng=en&nrm=iso.

38. Ballester D, Zuccolotto SMC, Gannam ASA, Escobar AMU. A inclusão da perspectiva do paciente na consulta médica: um desafio na formação do médico. Rev. Bras. Educ. Med. 2010;34(4):598-606.

39. Sparrenberger F, Souza RF, Gios TS, Porto TH. Aplicação do Método Clínico Centrado na Pessoa (MCCP) com dor crônica (Application of Patient-centered Clinical Method (PCCM) to a chronic pain patient). Arq. Catarin. Med. 2013 Jan-Mar;42(1):85-88.

40. McWhinney IR. A evolução do método clínico. In: Stewart M, Brown JB, Weston WW, McWhinney IR, McWilliam CL, Freeman TR (ed.). Medicina centrada na pessoa: transformando o método clínico. 3. ed. Porto Alegre: Artmed; 2017. p. 17-30.

41. Martinez JE, Macedo AC, Pinheiro D, Novato F, Jorge C, Teixeira D. Perfil clínico e demográfico dos pacientes com dor musculoesquelética crônica acompanhados nos três níveis de atendimento de saúde de Sorocaba. Acta Fisiatr. [Internet]. 2004 Ago;11(2):67-71. [Acesso em 10 nov. 2017]. Disponível em: http://www.revistas.usp.br/actafisiatrica/article/view/102479/100792.

42. Oliveira JT. Aspectos comportamentais das síndromes de dor crônica. Arq. Neuro-Psiquiatr. [Internet]. 2000 Jun;58(2A):360-5. [Acesso em 10 nov. 2017]. Disponível em: http://www.scielo.br/scielo.php?script=sci_arttext&pid=S0004-282X2000000200027&lng=en.

43. Oliveira CC. Para compreender o sofrimento humano. Rev. Bioét. Brasília.2016Aug;24(2):225-234.doi:10.1590/1983-80422016242122. [Acesso em 25 jul. 2020]. Disponível em: http://www.scielo.br/scielo.php?script=sci_arttext&pid=S1983-80422016000200225&lng=en&nrm=iso.

44. Levenstein JH, McCracken EC, McWhinney IR, Stewart MA, Brown JB. The patient-centred clinical method – I: A model for the doctor-patient interaction in family medicine. Fam. Pract. 1986;3(1):24-30. doi: 10.1093/fampra/3.1.24.

45. Ferreira DC, Souza ID, Assis CRS, Ribeiro MS. A experiência do adoecer: uma discussão sobre saúde, doença e valores. Rev. Bras. Educ. Med. 2014;38(2):283-8.

46. Kasuya RT, Sakai DH. Patient-centered medical education: has an educational paradigm finally found a name? Hawaii J. Med. Public Health. 2013;72(2):63-5.

47. Giguere AMC, Labrecque M, Haynes RB, Grad R, Pluye P, Légaré F et al. Evidence summaries (decision boxes) to prepare clinicians for shared decision-making with patients: a mixed methods implementation study. Implementation Science. 2014;9:144.

48. Nobre MRC, Bernardo WM, Jatene FB. A prática clínica baseada em evidências – Parte I: questões clínicas bem construídas. Rev. Assoc. Med. Bras. São Paulo. 2003;49(4):445-449. doi: 10.1590/S0104-42302003000400039. [Acesso em 26 jul. 2020]. Disponível em: http://www.scielo.br/scielo.php?script=sci_arttext&pid=S0104-42302003000400039&lng=en&nrm=iso.

49. Lima L, Reis F. O uso de uma tecnologia E-Pain para o manuseio da dor crônica: relato de caso. Br. JP. São Paulo. 2018 Jun;1(2):184-187. doi: 10.5935/2595-0118.20180036. [Acesso em 26 jul. 2020]. Disponível em: http://www.scielo.br/scielo.php?script=sci_arttext&pid=S2595-31922018000200184&lng=en&nrm=iso.

50. Kerns RD, Rosenberg R. Predicting responses to self-management treatments for chronic pain: application of the pain stages of change model. Pain. 2000;84(1):49-55. doi: 10.1016/s0304-3959(99)00184-0.

Índice Remissivo

Obs.: números em *itálico* indicam figuras; números em **negrito** indicam quadros e tabelas.

A

Ablação
    percutânea do nervo trigêmeo, 461
    por radiofrequência, 407
        do gânglio esfenopalatino, 435
Acatisia, 559
Achados degenerativos nos exames de imagem de pacientes assintomáticos conforme a idade, **350**
Acidente
    vascular cerebral, 252
        dor neuropática central após, 489
        espasticidade decorrente de, 493
    vascular encefálico, 921
Ácido
    hialurônico, 1089
    quinolínico, 238
ACNES (*anterior cutaneous nerve entrapment syndrome*), 271
    bloqueio do, imagem de ultrassom para, *289*
    infiltração do, posição do ultrassom para realização do, *288*
Acupuntura, 214, 338, 369, 474
    efeitos adversos, 621
    em dor neuropática, 619
Adulto, calendário vacinal do, *245-246*
Afecções dolorosas e não dolorosas, **754**
Aferentes nociceptivos periféricos, 96
Ageusia, 252
Agomelatina, 981
Agulha(s)
    em técnica infraneural, *684*
    inserida ao transdutor, *721*
    para o bloqueio da bainha do reto, alvo da, *751*
    posicionadas no primeiro terço inferior de L2, *775*
Agulhamento a seco, 360, *361*, 405
Alcaloides da vinca, 1018
Alfa-2-adrenérgicos
    moléculas de, *588*
    para dor neuropática, 587
Alodínia, 44, **44**, 113
    conceito, **4**

Alteração (ões)
    do exame de sensibilidade, terminologia das, **44**
    nos gânglios da raiz dorsal sensorial, 101
    somatossensitivas, **5**
Amiotrofia diabética, 219
Analgesia
    área de, *719*
    dolorosa, conceito, **4**
    espinhal contínua, 693
    multimodal para dor neuropática, maneiras de realizar, 535
Analgésico(s)
    local de ação de várias classes de, diagrama, *225*
    para uso em gestantes, classificação dos, **336**
    tópicos, 603
Anatomia
    craniofacial, *404*
    neuroaxial, *692*
Anemia falciforme, 596
    dor neuropática na, 1023
Anestesia dolorosa, 44, 453
Anestésicos locais, 593
    imagem ultrassonografia demonstrando local correto para administração do, 276
    para uso em gestantes, classificação, **337**
Anosmia, 252
Anticoagulação, 685
Anticonvulsivantes, 551
    dor neuropática e, 552
    informações sobre, **554**
    para uso em gestantes, classificação, **338**
    tipos, 551
Antidepressivo(s), 543
    informações sobre os, **543-544**
    para tratamento da dor neuropática, **472-473**
    para uso em gestantes, classificação, **338**
    tricíclico, estrutura do, *544*
Anti-inflamatórios não hormonais, classificação para uso em gestantes, **336**
Aromacologia, 642
Aromaterapia na dor neuropática, 642
Artrestesia, **44**

Artrose, estudos clínicos com nível I de evidência nos tratamentos de tratamento de, **1087**
Atrofia do corno dorsal da medula em paciente com neuralgia pós-herpética, *236*
Avaliação espiritual, **991**
Avulsão radicular, 319
Axoniotmese, 207
Axotomia, modelo de, 940

B

Baciloscopia, 505
Baclofeno, *359*
Bainha do reto, bloqueio da, 751
Balão insuflado em forma de pera na cavidade de Meckel, *462*
Banda de tensão no músculo trapézio, *357*
Bloqueadores de canais de
    cálcio, 552
    sódio, 551
Bloqueio(s)
    anestésico do gânglio esfenopalatino por via transnasal, posição final ideal para realização do, *435*
    axial cervical, 789
    axial lombossacral na dor neuropática, 815
    axial torácico, 799
    costoclavicular, 705
    da bainha do reto, 751
    da fáscia ilíaca, *718*
    da parede abdominal, imagem do ultrassom para, *747*
    da parede posterior, 738
    da região do joelho, 727
    da região do quadril, 717
    da região do tornozelo, 730, *731*
    de condução motor do nervo fibular, *56*
    de gânglio ímpar, 785
    de membros superiores, 697
    de nervos periféricos, 1042
    de parede torácica anterior e posterior, 733
    de plexo braquial, indicações e complicações, **699**
    do abdômem, 745
    do compartimento da fáscia ilíaca, *718*
    do gânglio

de Gasser, *159*

esfenopalatino, 434

esplâncnico, *159*

estrelado, *159*, **699,** 733, 1041

   abordagem anterior para, *756*

   abordagem em oblíquo para, *755*

   ao nível de C6, *758*

   guiado por fluoroscopia, *754*

   guiado por ultrassonografia, 756

   imagem ultrassonográfica, *698*

   ímpar,160, *169*

do grupo de nervos pericapsulares, *723*

do músculo psoas guiado por
   ultrassom, *720*

do nervo axilar, imagem
   uiltrassonográfica do, *705*

do nervo cutâneo lateral da coxa, *723*

do nervo fibular profundo, *731*

do nervo fibular superficial, 730, *731*

do nervo isquiático, 724, 726, *726, 727*

do nervo isquiático via lateral, 726, *726*

do nervo isquiático via posterior, 725, *725*

do nervo isquiático região poplítea, *728*

do nervo obturatório, *723*

do nervo occipital maior, escaneamento
   guiado por ultrassom para, *286*

do nervo pudendo, escaneamento
   guiado por ultrassom para, *288*

do nervo safeno, 727, *730*

   guiado por ultrassom, *728*

do nervo supraescapular

   imagem ultrassonográfica, *704*

   marcação dos pontos anatômicos
      para execução do, *704*

do nervo tibial, *663, 729, 730*

do plano do músculo eretor da espinha, 739

do plano do músculo transverso
   torácico, 738

do plano serrátil anterior, 734

do plexo celíaco, 159,769

do plexo hipogástrico, *160*

do plexo hipogástrico superior, 783

do plexo lombar, 717

do ramo medial e radiofrequência, 791

do simpático lombar, 773

dos músculos peitorais, 736

dos nervos íleo-hipogástrico e ileoinguinal
   guiado por ultrassom, *722*

dos nervos ilioinguinal e ílio-
   hipogástrico, 750

   posicionamento da agulha, *750*

dos nervos occipitais, 406

   anatomia para, *406*

em mebros inferiores, 713

espinhais torácicos, 802

guiado por ultrassom, *662*

infraclavicular do plexo braquial, 705

intercostal, 273

   dispersão do contraaste em um, *276*

interescalênico pela técnica de Borget, *702*

na região da parede abdominal
   transdutor para realização do, *748*

no plano do músculo eretor da espinha

   localização do probe para realização
      do, *740*

   sonoanatomia do, *740*

no plano serrátil superficial e profundo,
   localização do probe para ealização
   do, *735*

paravascular femoral, *717, 717*

paravertebral, 276

peridural, 671

   contraindicações, *679, 679*

   caudal, 1045

   caudal guiado por fluoroscopia

      incidência anteroposterior de, *681*

      visão lateral de, *680*

   contraindicações, *679, 679*

   interlaminar, incidência lateral, *682*

   transforaminal pela técnica
      subpedicular, ponto de
      entrada do, *683*

quadrado lombar, 748

retrolaminar, 741

seletivo de raiz, 789

seletivo dos ramos tibial e fibular
   comum, *729*

simpático lombar

   para dor abdominal, 778

simpático lombar, 1041

simpático torácico, 761,808

simpático venoso, 1045

subaracnóideo, 691

   em dose única, 693

      como causa de dor neuropática,
         complicações associadas ao, 695

   em dose única, 693

supraclavicular do plexo braquial, 701

tibial posterior, 731, *731*

transforaminal

T7-T8, T8-T9 e T9-T10 diretos, *805*

utilizando-se a técnica infraneural, *684*

BMAC, 1091

Bobina, funcionamento de uma, *1072*

Bombas e revisões de cateter, substituições
   de, 888

BPI (*Brief pain inventory pain interference
   scale*), 37, 530

Brief pain inventory pain interference scale
   (BPI), 37

Brotamento de canais iônicos, 222

Buprenorfina, 563

   apresentações de, **564**

Bupropiona, 546

C

C5, imagem de, *757*

C6, imagem de, *757*

C7, imagem de, *758*

Cadeia simpática

   cervicotoracolombar, *1041*

   lombar, 773-774, 777

Calendário vacinal

   do adulto 2020, *245-246*

   do idoso 2020, *243-244*

Canabidiol, 569

Canabinoides, 101

   eficácia analgésica de, 133

   farmacologia dos, 133

Canal (is)

   cubital, 660

   de Guyon, 660

   inguinal feminino distendido após
      injeção de anestesia local, *668*

   purinérgicos P2X4 e P2X7, atuação
      dos, *125*

   TRP (transiente receptor potencial), 128

Câncer, 647

   dor no, 596

Capsaícina, 604

Caquexia neuropática diabética, 220

Carbamazepina, 552

Carisoprodol, *358*

Casco

   de um cavalo com laminite crônica,
      membro torácico, *928*

   do membro posterior de um cavalo com
      laminite, *929*

   e membros torácicos de cavalo, *927*

   normal de um cavalo, *928*

Causalgia, conceito, **4**

Cavalo com laminite, postura, *928*

Cefaleia(s)

   atribuída à paralisia isquêmica de nervo
      motor ocular, 454

   autonômicas do trigêmeo, 429

   Classicação Internacional das, 398

   crônica, 597

   em salvas, 433

Célula

   da glia na dor neuropatica, contribuição
      das, 139

   OFF, 88

   on-off, 88

Células-tronco mesenquimais, 1092

Cervicalgia, 347

   bandeiras vermelhas, 349

   fatores de risco, 349

   história natural, 348

Cetamina, 579, 593

   dor neuropática e, 580

   dose no tratamento da dor neuropática, 583

   efeitos adversos, 584

   eficácia evidenciada, 585

   endovenosa, 582

   inalação de, 581

intranasal, 581
na fibrobromialgia, 584
na dor isquêmica e dor fantasma em membros, 584
na dor neuropática periférica, 583
na dor orofacial, 583
na neuralgia pós-herpética, 583
na síndrome de dor regional complexa, 584
oral, 581
Cicatrização de lesões, fases da, *609*
Ciclobenzaprina, *359*
Cinesioterapia, 213
Cirurgia de mama, indicações de analgesia, **183**
Cistite actínica, 176
Cisto hipoecoico, 666
Citalopram, 546
Citocina anti-inflamatórias, 101
Clonazepam, 553
Clonidina, 588
uso intratecal na dor neuropática, 589
CMT (doença Charcot-Marie-Tooth), 20
Cobreiro, 899
Codeína, 336
Coenzima Q10, 638
Colecistoquinina, 89
Coluna(s)
dorsais-lemnisco medial, *43*
dorsal, via pós-sináptica da, 86, *87*
lombar, 678
anatomia da, *692*
torácica, anatomia da, 799
vertebral, 671
anatomia da, *692*
curvaturas da, *672*
e seus segmentos, *672*
inervação da, *675*
ligamentos da, *676*
Compressão (ões)
de nervos da parede torácica e abdominal, 664
de nervos periféricos, 1088
nervosas em membros superiores, 658
percutânea do nervo trigêmeo por balão, 462
Confusão mental, 251
Constrição crônica nervosa, 940
Controle inibitório nociceptivo difuso, 143
Coqueluche, 399
Cordotomia, 317, 318
Corno dorsal da medula espinhal, 83, *84*
Córtex cerebral, 87
Costela
anatomia das, 272
cervical, tomografia computadorizada demonstrando presença de proeminente, *63*
Cotovelo, estudo de centimetragem no nervo ulnar no, *55*

Covid-19, dor neuropática após infecção pelo, 249
Coxa, ultrassom do cutâneo lateral da, 1045
Crânio de equino, 931, *931*
Criança
causas de lesão e disfunção na medula espinhal da, **1008**
com câncer, tratamento da dor neuropática em, 1061
dor neuropática na, causas, 998
estratégias para avaliação da dor na, 1000
medicamentos e doses utilizados em dor neuropática em, **1055-1056**
síndrome dolorosa regional complexa em, 1049
Criança e adolescentes, consequências da dor crônica em, **1004**
Crioneurólise, 407, 709
ciática, 941
Crioterapia, 277
Crise convulsiva, 253
Critério de Nantes, 330
Cuidado espiritual, aspectos do, 991, *991*
Cúrcuma, 637

D

DBS (estimulação cerebral profunda), 475
Deciência de vitaminas, 265
Déficit de sensibilidade de acordo com a topografia, características dos, **45**
Degeneração
axonial, 110
walleriana, 101
corte histológico de nervo normal à esquerda e após, *280*
Depressão, dor neuropática e, 945
Descargas mioquímicas, *52*
Desinibição neuronal, 112
Desregulação dos canais iônicos em circuitos sensório-espinhais na dor neuropática, *103*
Dexmedetomidina, 588
na dor neuropática, 590
Diabetes *mellitus*, neuropatia por, 217
Diazepam, *358*
Dipirona, 336
Disautonomias focais, estudo das, 505
Discinesia tardia, 559
Discoespondilite, 922
Disestesia, 44, **44**
conceito, **4**
oral, 445
Disfunção da cauda equina, 922
Dispositivos implantáveis, 191
Distância entre o gânglio simpático lombar e m. psoas, **774**
Distrofia simpática reflexa, 99
Distúrbio do sono
diagnóstico de, 976

em pacientes com dor neuropática, 975, 977
DN-4, 531
Doença(s)
cerebrovasculares, 494
Charcot-Marie-Tooth, 20
de Charcot-Marie-Tooth, classificação da, **21**
degenerativa do disco intervertebral, 921
multissistêmica causada por uma mutação de um único gene, 1023
Dor (es)
abdominal, bloqueio simpático lombar para, 778
alívio da, locais de ação de mediação para, *90*
após lesão aguda de um nervo periférico, tipos de, 148
área de gatilho e a região ao redor indica a localização da, *419*
axial
com componente neuropático, 347, 350
em coluna, 347
central
etiologias, **958**
modelos de, 941
pós-acidente vascular cerebral, **30**
substrato anatômico e fisiológico da, 490
ciática, 333
comparação da frequência dos descritores sensoriais entre, **29**
conceito, **4**
cranianas persistentes de origem neurogênica, 451
crônica
após cirurgia de mama, **179-180**
de etiologia desconhecida, *28*
neuropática, massagem e, 646
pós-operatória, fatores de risco de, *181*
da neuralgia vagal, 398
de amputação, 299
de cabeça, 251
suicidaas, 432
de mecanismo neuropático, sistema para classificação quanto à probabilidade da presença de, *42*
decorrente
da avulsão das raízes nervosas, 116, 307
da lesão das raízes nervosas, 115
de lesões encefálicas, 117
dentária fantasma, 453
dentoalveolar idiopática persistente, 411
educação em, 368
em coluna lombar, classificação temporal, 348
em dimídio direito após AVC em tálamo esquerdo, *958*
em queimação, 446

estudos genéticos em, 17
  em gêmeos, 18
  em modelos animais, 17
facial
  idiopática persistente, 425, **427**
  neuropática central, 455
locais de, *366*
lombar, 333
  neuropática, mecanismos
    fisiopatológicos propostos da, *348*
matriz da, 81
medular, 959
mielopática, 70, 116
muscular, 155
na gestante, tratamento farmacológico
  da, 336
na hanseníase, mecanismos da, 507
neuropática, 93, 348, 395, 397
  acupuntura em, 619
  aguda, 147
  alfa-2-adrenérgicos para, 587
  algoritmo de tratamento da, *548*
  anatomia da, 81
  antidepressivo mais eficaz na dor, 547
  antidepressivos para tratamento da,
    472-473
  após infecção pelo Covid-19, 249
  após lesão raquimedular, 483
  aromaterapia na, 642
  aspectos genéticos relacionados à, 17
  associada à lesão medular,
    localização topográfica
    neuroanatômica, *30*
  avaliação termográfica da, 67
  avanços da medicina regenerativa
    na, 1085
  bloqueio axial lombossacral na, 815
  bloqueios axiais para, 820
  características, *29*, 396
  células da glia na, 139
  central, 70, **376**, 595
    após acidente vascular cerebral, 489
    associada com esclerose múltipla, *471*
    mielopática, 492
    pós-Covid-19, 251
  como a nutrição interfere na, 635
  conceito, **4**
  contribuições encefálicas para a
    ocorrência da, 114
  critério diagnóstico para, **470**
  crônica, algoritmo do tratamento
    para, **521**
  de origem desconhecida, avaliação
    da, 72
  de origem tumoral, 153
  desenvolvimento da, *949*
  dexmedetomidina na, 590
  diagnóstico, 396
  papel da eletroneuromiografia no, 49

diretrizes para o tratamento, **536**
dose inicial e titulação dos principais
  medicamentos utilizados no
  tratamento da, **474**
e dores osteomusculares, interface
  da, 342
em animais de pequeno porte, 917
em cães e gatos, diagnóstico da, 917
em choques, 432
em equinos, 925
modelos experimentais de, **944**
em pediatria
  avaliação, 997
  causas, **998**
    estimulação craniana, 1071
    tratamento intervencionista, 1039
em pontadas, 432
em queimação, 432
epidemiologia da, 11, 347
equipe multiprofissional no
  tratamento da, papel da, 529
estimulação de nervos periféricos
  para tratamento da, 873
estratégias de enfretamento no
  paciente com, 983
estratégias terapêuticas mais comuns
  para tratamento da, *384*
estratificação da, 7
estudos genéticos em, 18
evidência de ecácia dos
  antidepressivos em, **546**
exames de imagem na, 61
farmacoterapia recomendada para, **520**
fatores de risco para o
  desenvolvimento de, 950
fisioterapia e reabilitação física no, 623
genes ssociados à, *18*
glossofaríngea, 410
história clínica do paciente com, 27
impacto na qualidade de vida das
  pessoas, 13
induzida pela quimioterapia, 195
induzida pela radioterapia, 195, 6
insturmentos de avaliação da, 971
lista de genes e sua provável
  influência na, **19**
localizada, 6
manejo terapêutico, 923
manifestações clínicas, *918*
mecanismos envolvidos na, *141*
medicamentos recomendados para
  tratamento de, **350**
medicamentos de primeira e segunda
  linhas para, **524**
medular, fisiopatologia da, 485
modelos animais de, 939
modelos experimentais de, **944**
na anemia falciforme, 1023

na esclerose múltipla, tratamento, 472
na gestação, 333
na hanseníase, 503, 507
níveis diagnósticos em, *918*
no idoso, especificidades do
  tratamento da, 375
no paciente com tumor de cabeça
  e pescoço, fluxograma das
  patologias relativas à, *196*
no paciente ortopédico, 341
no paciente portador de tumor de
  cabeça e pescoço, 193-203
nos pacientes oncológicos
  sobreviventes, 185-192
oncológica, tratamento, 157-158
palavras preditoras de, 27
papel dos canais iônicos na, 123
patogênese da, 7
periférica, 108, **376**, 596
  mecanismos subjacentes à, *104*
  pós-Covid-19, 249
pós-operatória, 293-296, 1067
pós-quimioterapia, 163-169
pós-radioterapia, 171-178
  em tumores cranianos de cabeça e
    pescoço, 173
prevalência nos mais variados países
  segundo alguns estudos, **12**
prevenção da, 949
principais questionários para
  screening, estudos com, **348**
princípios do tratamento, 519
psicologia para a, 630
questionários de avaliação da dor na
  abordagem do paciente com, 33
radiofrequência pulsada no
  tratamento da, 893
receptores envolvidos na
  fisiopatologia da, 127
relacionada à compressão radicular, 54
repercussões encefálicas para a
  ocorrência da, 114
reiki e, 648
sensibilização central e, 107
sensibilização periférica na, 93
sinais clínicos de suspeição para, 29
sintomas e sinais, 3
taxonomia, 3
  controversa da, 396
terapia farmacológica para, 254
termografia
  de pacientes com, *73*
  no auxílio diagnóstico e
    acompanhamento das, 67
toxina botulínica no tratamento da, 575
tratamento da, 509
tratamento intervencionista e
  seu nível de evidência para as
  diferentes, **537-538**

uso epidural da clonidina na, 589
uso intratecal da clonidina na, 589
uso propedêutico e terapêutico da ultrassonografia em, 657
uso tópico da clonidina no tratamento da, 589
versus glia, 137
no amputado, 115
no câncer, 596
no coto residual, 299
    tratamento, 317
no doente amputado, 297
no membro, 297, 307
no membro fantasma, 679
no ombro, 701
no órgão fantasma, 297, 307
nociceptiva, 348, 596
nociplástica, 94, 597
    conceito, **4**
padrões de, **5**
pélvica crônica, de origem neuropática, 327
por aumento de nocicepção, 394
por avulsão, 214
pós-amputação, localizaão topográficxa neuroanatômica, *30*
pós-operatória crônica, características comuns da, **180**
processamento primário da, 94
psicogênica, 630
qualidade da, 7
radicular, 896
    lombar, 678, *817*
referidas, padrão de, *611*
talâmica, 70
torácica anterior, *274*
torácica posterior, *274*
versus dor nociplástica, 6
vias anatômicas da, *81*
vias ascendentes da, 94
vias descendentes da, *89*
Dorsalgia, 347
Douleur neuropathique 4 questions (DN4), 35, 41, 295
DREZotomy, 212
DrogaS antipsicóticas, características das, **558**
Dry needling, 405
Duloxetina, 545
Dura-máter, 675

E

Edema em região da nuca por bursite nucal, *933*
Educação em dor, 368
Efeito(s)
de diferentes estímulos nas funções biológicas, descrição esquemática dos, *238*
wind-up, 678

Eferência vagal, 392
Eletroacupuntura, 620
Eletrodo(s)
ancoragem dos, *840*
em placa, *1040*
em placa, implante, *874*
no gânglio da raiz dorsal, *828*
para neuroestimulação medular, inserção do, **1040**
posicionados, *840*
Eletroestimulação do gânglio da raiz dorsal, 869
Eletrogenese, 109
Eletromiografia, 50
durante a contração voluntária padrões, *52*
Eletroneuromiografia
diagnóstico topográfico obtido com o auxílio complementar da, **49**
exemplos de informações obtidas com auxílio essencial da, **53**
informações obtidas a fim de auxiliar na definição das etiologias mais prováveis e patologias avaliadas concomitantes à hipótese inicial, **53-54**
informações obtidas que mudam a conduta final com base apenas na história clínica e achados do exame físico, **54-55**
informações obtdas em doeças que afetam estruturas nervosas do SNP, **53**
limitações, 56
papel no diagnóstico de dor neuropática, 49
Encefalite, 253
alérgica experimental, 470
Encefalomielite disseminada aguda, 253
Encefalopatia necrosante aguda, 253
Entrapment
neural, 281
syndrome neuropatias dolorosas associadas a, 279
Enxaqueca oftalmoplégica, 455
Epidural cervical, 795
Epiduroplastia, 792, *826*
materiais para realização de, *826*
torácica, 810, *812*
Equino(s)
dor neuropática em, 925
neuralgia do trigêmeo em, 931
Equipe
de saúde, formação da, 1099
interdisciplinar 1100
Escada analgésica da OMS, 199
Escala(s)
Comfort Behavior, 1000
de autoeficácia para dor crônica, 531

de avaliação da dor no paciente com dor neuropática, 33
de dor FLACC, **999**
de dor FLACCr, **999**
de faces, *999*
de gravidade dos sintomas, critérios de 2016 para diagnóstico da fibromialgia, *366*
de pensamentos catastrócos, 531
numérica e escala de descritores verbais, *34*
numérica, *999*
unidimensionais inespecícas, 33
visual analógica, *34*
Escitalopram, 546
Esclerodermia e síndrome de Raynaud, paciente com, antes e depois, *776*
Esclerose múltipla
dor na, 468, *469*
dor neuropática na, 467
manifestações clínicas da, **468**
sintomatologia dolorosa, 471
Escopia da peridural transforaminal, imagens, *823 824*
Escuta, níveis de profundidade da, *991*
Espaço
intercostal, 272
peridural, limites anatômicos, **677**
Espasticidade decorrente de acidente vascular cerebral, 493
Espiritualidade, dor neuropática e, 989
Estenose
de canal medular, *818*
do canal lombar, 678
Estimulação
cerebral
    não invasiva, 625
    profunda para dor, 847
craniana
    na dor neuropática em pediatria, 1071
    na dor neuropática pediátrica, *1077*
da medula espinhal no tratamento da dor neuropática, 851
de nervos periféricos para tratamento da dor neuropática, 873
do nervo occipital, 407
elétrica periférica, 627
elétrica transcutânea de nervo, 475
magnética transcraniana
    diagrama ado funcionamento de uma, *1074*
    limiar de pulso pareado para, *1073*
    mecanismo de ação, *1072*
magnética transcraniana, 475, 625
medular, 277
    eletrodo de, *284*
    espinhal, 475

transcraniana por corrente contínua, 475, 625

transmagnética craniana, 1071

Estímulo

na palma da mão, *51*

nociceptivo

conceito, **4**

recepção do, 95

nocivo(s)

capacidade do sistema somatossensorial de detectar, 93

conceito, **4**

Estimulação craniana

em pediatria, 1075

na dor crônica e na dor neuropática, 1074

Estomatodinia, 445

Estratégia de enfretamento no paciente com dor neuropática, 983

Estudo

de centimetragem no nervo ulnar no cotovelo, *55*

de condução nervosa, 50

de reatividade autonômica simpática cutânea mediada por fibras sudomotoras amielinizadas do tipo C, *58*

eletromiográfico com agulha concêntrica, *51*

genético em dor neuropática, 18

em humanos, critérios mínimos par inclusão em, **18**

Eszopiclona, 980

Exame de imagem na dor neuropática, 61

Exercício física, efeito agudo do, *625*

F

Família TRPV, *96*

Fármacos no sistema nervoso, implantes de sistemas de liberação de, 893

Farmacoterapia

aprovada para uso intratecal de acordo com as Diretrizes da PACC, **695**

baseada nos mecanismos de dor neuropática, evidências para uma, **228-229**

Fáscia, anatomia da, 733

Fascículo

do plexo braquial na axila, imagem transverda dos, 658

localização mais comum dos, *705*

Fator da tropomiosinaquinase B, 129

Favo de mel, aspecto, 62

Fenitoína, 553

Fenômeno

de alodinia, 30

doloroso, 33

noções de fisiologia do, 394

Fentanil, 564

Ferramenta(s)

de avaliação/triagem DN em adultos, **39**

de medida da repercussão da dor na vida diária, 37

multidimensionais, 34

Fibra C, 82

brotamento de, *31*

Fibrilação no repouso em um músculo desnervado, *52*

Fibromialgia, 363, 598

critérios de 2016 para diagnóstico da, *366, 367*

recomendações da EULAR para o manejo da, 368

tratamento adicional individualizado da, recomendado pela EULAR, *368*

Fibrose em gânglio da raiz dorsal, *236*

Fibrosite, 363

Fisioterapia, práticas educativas na, 1108

Flum terminale, 675

Fluoroquinolona, 262

Fluoxetina, 546

Fluvoxamina, 546

Forame

intervertebral, anatomia, *822*

oval

na incidência submentoniana, apontdor monstrando, *462*

visão fluoroscópica submentoniana evidenciando o, *461*

Fossa pterigoideopalatina, *435*

Fotobiomodulação, 645

Fractalquina, 129

Fratura do terço médio do úmero, 660

G

Gabapentina, 553

Galanina, 101

Gânglio(s)

bloqueio de, 159

da raiz dorsal

anatomia do, *819*

eletroestimulação do, 869

estrutura do, *235*

normal, *236*

procedimentos no, 861

sensorial, 101

torácico, radiofrequência pulsada, *807*

esfenopalatino

anatomia e funções do, 429

anatomia e relações do, *430*

neuralgia do, 429

estrelado

bloqueio, 753

relações anatômicas, *698*

ultrassom do, 1041

jugular, 392

Ganglionite da raiz dorsal, 157

Gastroparesia, 219

Genes associados à dor neuropática e seus mecanismos biológicos, *18*

Gestação

critérios da FDA para medicamentos ministrados na, **335**

critérios dos sistemas australiano e sueco para classificar fármacos para uso na, **335**

dor neuropática na, 333-338

fármacos na, classificação do risco dos, **334**

Gestante(s)

anestésicos locais para uso em, classificação, **337**

anticonvulsivantes para uso em, classificação, **338**

antidepressivos para uso em, classificação, **338**

anti-inflamatórios não hormonais para uso em, classificação, **336**

classificação de AINE para uso em, **336**

dor na, tratamento farmacológico da, 336

opioides para uso em, classificação, **337**

Glossodinia, 445

Glossopirose, 445

H

Hábito, avaliação de, *952*

Hackett, George, *611*

HADS (*Hospital Anxiety and Depression Scale*), 531

Hanseníase

correlação entre as classificações de Madri, de Ridley & Jopling e da OMS adotadas para, **504**

dor neuropática na, 503, 507

mecanismos da, 508

fatores de predisposição, 503

fisiopatologia, 503

recidiva da, 509

tratamento, 508

Hereditabilidade, 18

Herpes

genital, 334

oftálmico, 452

Herpes-zóster, 19, 334, 452

em dermátomos cervicais, *234*

patogênese do, *233*

Hiato sacral anterior ao ligamento sacrococcígeo, *681*

Hidrodissecção, 283, 709

Hidroneurólise, 283

Hiperalgesia, **44**, 113

conceito, **4**

Hiperatividade da via do poliol, 221

Hiperestesia, 44

conceito, **4**

Hiperpatia, **44**
    conceito, **4**
Hiperrradiação, 68
Hipoalgesia
    conceito, **4**
    mecânica, 507
Hipoestesia
    mecânica, 507
    térmica, 507
Hiporradiação, 68
    infravermelha, *71*
    por compressão de nervo mediano da
        mão direita, *73*
HIV, neuropatia dolorosa relacionada ao, 19

I

Idoso
    calendário vacinal do, *243-244*
    dor neuropática no, especificidades do
        tratamento da, 375
Inatividade física, 624
Índice
    baciloscópico, 505
    da reação em cadeia da polimerase, 505
    de dor generalizada, 365, *366*
Inervação
    da mama, *180*
    de perna, áreas de, *724*
    lombar, anatomia da, *1043*
    sensitiva do trigêmeo, *457*
Infecção (ões)
    ganglionar, *235*
    pelo vírus varicela-zóster
        modelo esquemático de fases da, *235*
    tecidual regulando a dor via
        mecanismos neuronais e não
        neuronais através de receptores
        toll-like, *238*
Inflamação
    neurogênica, 98, 611
    provoca dor por meio da liberação de
        mediadores inflamatórios, *100*
Inibidor seletivos
    da recaptação de serotonina e
        noradrenalina, **545**
    de recaptação de serotonina, 546
Injeção
    no ponto-gatilho, técnica, *360*
    peridural por via interlaminar, *681*
Injúria
    de nervo periférico, diagrama prático
        mostrando a classificação de, *56*
    tecidual regulando a dor via
        mecanismos neuronais e não
        neuronais através de receptores *toll-*
        like, *238*
Insônia, algoritmo para diagnóstico e
    tratamento da, *978*

Instrumentos de avaliação
    dor neruopática, 971
    da qualidade de vida, 972
Interação (ões)
    da periferia, síntese da, *134*
    entre partes distintas do nociceptor e
        diferentes tipos celulares, *237*
    neurônio-glia na medula espinhal e
        amplificação da dor, *237*
Interconexão entre os núcleos das raízes
    cervicais alta e o núcleo caudado do
    trigêmeo, *403*
Intervenção (ões)
    educativas no tratamento de pessoas
        com dor, 1105
    espirituais, 992
    psicoativas, descrição das características
        de, **1107**
    psicoeducativas no tratamento de
        pessoas com dor, 1105

L

Lactação, critérios da FDA para
    medicamentos ministrados na, **335**
Lâmina de Rexed, 96
Laminite(s), 925
    animal com, *929*
    postura de cavalo com, *928*
Lamotrigina, 553
Landmark, 406
LANSS (*Leeds Assessment of Neuropathic
    Symptoms and Signs Pain Scale*), 34, 531
Lesão (ões)
    ciática por fotossensibilização, *941*
    da zona de entrada das raízes dorsais, 907
    de corno posterior da medula espinhal, 907
    de nervo espinal, 69
    de nervo periférico
        classificação, *56*
        localizaão topográficxa
        neuroanatômica, *30*
    de nervo periférico, 68, 595
    medular
        algoritmo para avaliação e
        tratamento da, *1013*
        dor neuropática relacionada a, 1007
    nervosa sensitiva, avaliação da, *72*
    neurológicas, padrões das alterações
        da sensibilidade na face decorrentes
        de, *45*
    neuromuscular, 68
    no sistema nervoso, etiologia das, 328
    nodular, ultrassonografia
        demonstrando, *62*
    poupadora de nervo, *941*
    raquimedular, dor neuropática após, 483
    térmica da substância gelatinosa, *212*
    total de nervo ulnar, *73*

Lidocaína, 594
    indicações ao uso, **599**
Ligadura parcial do nervo
    ciático, 940
    espinhal, 940
Ligamento(s)
    amarelo, *674*
        no nível lombar, *676*
    longitudinais, *674*
    supraespinhal, *675*
Linha alba, imagem ultrassonográfica, *751*
Lombalgia, 347, 648
    bandeiras vermelhas, 349
    fatores de risco, 349
    história natural, 348

M

Magnésio, 637
Mão, anatomia da, 658
Marcos anatômicos, 693
Massagem, dor crônica neuropática e, 646
McGill Pain Questionnaire (MPQ), 35
Mecanismo(s)
    de sensibilização central, *31*
    imunes, 98
Medicações mais utilizadas no tratamento
    da neuralgia do trigêmeo, **460-461**
Medicamento(s)
    de primeira e segunda linhas para dor
        neuropática, **524**
    para neuralgia pós-herpética, primeira
        linha de, **240**
    recomendados para tratamento de dor
        neuropática, **350**
Medicina regenerativa, avanços na dor
    neruopática, 1085
Medula
    cinzenta periaquedutal, 88
    espinhal
        corno dorsal da, 83, *84*
        inervação da, *678*
    óssea, 1092
    rostroventromedial, 88
Membro
    Inferior,inervação dos, 713, *713*
    Superior, compressão nervosa em, 658
Meningite, 253
Meralgia parestésica, 334, 901
Metadona, 565
Metástase(s)
    em base de crânio, 154
    leptomeníngeas, 154
Método de Mantel-Haenszel, *548*
Microglia reativa, 134
Micromononeuropatia, *506*
Mielastenia, 363
Mindfulness, 369
Miorrelaxantes, 358

Mirtazapina, 547
Modelo(s)
    animais de dor neuropática, 933
    de axotomia, 940
    de dor central, 941
    de neuropatia induzida por drogas, 942
    experimentais de dor neuropática, **944**
Modulação
    canabinoide, 143
    dopaminérgica, 89
    noradrenérgica, 89, 142
    opioide endógena, 89, 141
    por aminoácidos inibidores, 89
    serotoninérgica, 89, 142
Molécula(s)
    algésicas, 99
    analgésicas, 101
    de alfa-2-adrenérgicos, *588*
Mononeuropatia
    craniana, 220
    periférica, 220
Mononeuropatia, 261, *506*
Morfina, 562
Mucosite oral, *174*
Músculo trapézio, banda de tensão no, *357*

N

Necessidades espirituais, *990*
Nervi nervorum, 98
    da dor aguda dos nervos, papel dos, 147
Nervo(s)
    acessório, 665
    axilar, 700
    ciático, ligadura parcial do, 940
    cutâneo abdominal anterior, anatomia
        do, *288*
    cutâneo anterior do abdome, 666
    cutâneo femoral lateral, anatomia, *661*
    cutâneo lateral da coxa com neroma, *662*
    do plexo lombosacro, 716f
    dos membros inferior, compressões
        de, *661*
    espinhal, ligadura de, 940
    genitofemoral, 666
        anatomia por ultrassonografia, *667*
    glossofaríngeo
        anatomia do, 409
        neuralgia do, 409
    ilioinguinal e íleo-hipogástrico
        ultrassom, *1043*
    ilioinguinal, 666
        anatomia por ultrassonografia, *667*
    inguinais anteriores, 328
    intercostal(is), 272
        dores neuropáticas com origem
            nos, 666
        para a caixa torácica, *273*
    intercostobraquial, 666

laríngeo superior, *423*
    relações anatômicas no triângulo
        cervical anterior dieito, *420*
mandibular, 458
maxilar, 457
mediano, *280*, 658, 700
    imagem do, *659*
musculocutâneo, 700
occipital
    maior, anatomia do, *286*
    ultrassom do, *1042*
oftálmico, 457
oriundos dos fascículos, composição, **209**
oriundos das raízes cervicais,
    composição dos, **208**
para o seio carótico, 409
periférico, 707, *715*
    colocação de eletrodo guiado por
        ultrassom, *284*
petroso supercial maior, 430
radial, 660, 700
    relação superficial com parafuso,
        imagem, *661*
sensoriais, tratamento de, 612
simpáticos pré-ganglionares, 69
supraescapular, 666
terminais, 700
    do plexo braquial, **209**
tibial, 662
    bloqueio do, *663*
timpânico, 409
trigêmo, anatomia do, 1042
uinar, *280*, 660, *660,700*
    ultrassonogrfia com Doppler
        demonstrnado espessamento
        difuso do, *62*
vago, 392
    morfologia do, 392
vidiano, 430
Neuralgia, 397
    conceito, **4**
    do gânglio esfenopalatino, 429
    do geniculado, 411
    do glorssofaríngeo, 154, 398, 409
    do intermédio
        critérios diagnósticos, **386**
        etiologias atribuídas à, *386*
    do laríngeo superior, tratamento, 400
    do nervo glossofaríngeo, comparação
        das características clínicas com a
        neuralgia do nervo intermédio, **388**
    do nervo intermédio, 385
    do nervo laríngeo superior, 419, **420**
        Classificação Internacional das
            Cefaleias, **420**
    do pudendo, 901
    do trigêmeo
        algoritmo para o diagnóstico da, *459*
        alterações compatíveis com, *460*

classificação e critérios diagnóticos
    da, **459**
desencadeadores mais frequentes nos
    pacientes com, **458**
distribuição do acometimento dos
    ramos trigeminais em pacientes
    com, *458*
em equinos, 931
localização topográfica
    neuroanatômica, *30*
medicações mais utilizadas no
    tratamento da, **460**
procedimentos minimamente
    invasivos e ou cirúrgicos, 461
do trigêmeo, 20, 576
essencial do vagoglossofaríngeo, 398
facial, 385
geniculada de Hunt, 385
genitofemoral, 330
glossofaríngea, 409
    e outras dores bucofaciais, diferenças
        e semelhanças entre, **411**
    principais fármacos, suas dosagens
        e efeitos adversos no emprego
        da, **413**
idiopática do glossofaríngeo, 410
ílio-hipogástrica, 330
ilioinguinal, 330
intercostal
intercostal, 271
    causas, **271**
    diagnósticos diferenciais, **273**
    esquema para tratamento da, *277*
    tratamento farmacológico da, **275**
occipital, 403
    critérios diagnósticos pela Sociedade
        Internacional de Cefaleias, **403**
pós-herpética, 19, 233, 576
    fármacos de primeira e segunda
        linhas de tratamento
        farmacológico para, **962**
    localização topográfica
        neuroanatômica, *30*
    primeira linha de medicamentos
        para, **240**
    proposta para reduzir o risco e a
        gravidade da, *239*
    terapias intervencionistas em, **241**
pudendo, 329
secundária do glossofaríngeo, 410
trigeminal, 74, 897
    dolorosa pós-traumática, 453
    pós-herpética, 452
vagal, 391, 398
    manifestações clínicas da, 399
    tratamento, 400
Neurastenia, 363
Neurite
    conceito, **4**
    fisiopatologia da, 505

inflamatória
    como causa de lesão ligamentar e tendinosa, 612
    do ciático, 941
    óptica dolorosa, 454
    retrobulbar, 454
    tratamento da, 509
Neuroestimulação
    do gânglio da raiz dorsal, *838*
    dos gânglio da raiz dorsal, 827
    medular
        formas de, 836
            ação central da, *837*
            tipos de ondas de, *836*
        na síndrome pós-laminectomia, 833
Neurografia associada à ressonância, *282*
Neuroinflamação, 103
Neurolépticos, 557
Neurólise, 776
    intratecal, 812
    química, 434
Neuroma
    de Joplin, 64
    de Morton, 64, 664, *664*
Neuromatriz, 310
Neuromodulação, 284, 475
Neurônio(s)
    em modelos animais, capacidade regenerativa de, 940
    nociceptivo
        conceito, **4**
        de primeira ordem, 96
Neuronopatia sensorial subaguda, 157
Neuropathic pain questionnaire (NPQ), 36
Neuropathic Pain Symptom Inventory (NPSI), 36
Neuropathic Pain Symptom Inventory, 531
Neuropatia(s), 894
    alcóolica, 257-259
    autonômica, 219
        paraneoplásica, 157
    axonal tóxica, redução de amplitudes motoras em, *51*
    com fraqueza distal progressiva, **1017**
    conceito, **4**
    craniofaciais atípicas, 383-463
    das fibras finas nas na hanseníase, 507
    de fibras finas simpáticas vasomotoras, *75*
    diabética(s), 19, 74, 218, 596, 819, 898, 922
        alterações na, *223*
        biópsia de nervo sural na, *221*
        fisiopatologia da, 220
        formas de apresentação, *219*
    do mediano, 289
    do nervo cutâneo anterior do abdômen, 287
    do nervo occipital maior, 285
    do nervo pudendo, 286

dolorosa(s)
    associadas a *entrapment syndrome*, 279
    relacionada ao HIV, 19
hansênica, 506
hereditárias sensitivas e autonômicas e sua relação genética, classificação, **22**
ilioinguinal, 901
induzida
    por doenças, 943, 1018
    por drogas, 942
na síndrome de Guillain-Barré, 479
    gravidade da dor em pacientes com, **480**
    localização da dor em pacientes com, **480**
occipital, 285
oftalmoplégica dolorosa recorrente, 455
periférica, 155, 261
    em adultos e crianças, compração das diferentes causas, *263*
    em doenças sistêmicas, 1017
    em pediatria, 1017
    induzida pela quimioterapia, 1018
    na hanseníase, distribuição anatômica dos principais tipos de, *506*
    subtipo de acordo com a distribuição, tipo de fibras envolvidas, **49**
por diabetes *mellitus*, 217
por *entrapment syndrome*, 285
por injúria de troncos nervosos, 175
pós-herpética, 595, 819, 899
pós-traumática, 576
sensorial autonômica, doenças que podem mimetizar a, 23
sensório-motora subaguda, 157
sintomáticas, 451
trigeminal dolorosa, 451
    atribuída ao herpes-zóster, 452
Neurophatic pain scale (NPS), 37, 531
Neuroplasticidade, 110
Neuropraxia, 207
Neurotmese, 56, 207
Neurotransmissores espinhais, *835*
Nevralgia, 397
NIBS (*no invasive brain stimulation*), 476
NNT (número necessário para tratar), 552
    com 95% de IC, *547*
Nocicepção, conceito, **4**
Nociceptina, 101
Nociceptor(es), 82, *82*
    calibre dos e velocidade de propagação do estímulo, *83*
    conceito, **4**
    plasticidade do, 97
    periféricos do TRPA, *96*
Nortriptilina, 544
NPQ (*Neuropathic pain questionnaire*), 36
NPS (*Neurophatic pain scale*), 37

NPSI (*Neuropathic Pain Symptom Inventory*), 36
Núcleo(s)
    paragiganto-*celularis lateralis*, 88
    serotoninérgicos *rafe magnus,* 88
Nutrição como interfere na dor neuropática, 635

O

Odontalgia típica, 453
Ombro
    anatomia da região posterior do, *704*
    doloroso do doente hemiplégico após AVC, 492
    dor no, 701
Oncogenes, 156
Oncologia pediátrica, dor neuropática em, 1059
Ondas positivas no repouso em um músculo desnervado, *52*
Opioide(s), 561
    doses de equivalência entre, **566**
    informações sobre os, **566**
    para uso em gestantes, classificação, 337
    rotação de, 566
Orfenadrina, *358*
Ortobiológicos, 1086
Osso sacro, *1046*
Otalgia secundária, 387
    causas, **388**
Oxcarbazepina, 552

P

Paciente(s)
    com dor neuropática
        prognóstico, 957
        síndrome dolorosa miofascial no, 355
    com lesão de plexo, reabilitação dos, 212
    oncológicos sobreviventes, dor neurópática nos, 185
    ortopédico, dor neuropática no, 341
    portador de tumor de cabeça e pescoço dor neuropática no, 193
    portadora de esclerodermia e síndrome de Raynaud, antes e depois, *776*
Pain Detect Questionaire (PDQ), 36, 531
Pain matrix, 81, 88
Pain quality assessment scale (PQAS), 37, 531
Parede
    abdominal, *747*
        anatomia da, 746
        anterior, 746
        inervação da, 665
    torácica
        anatomia da, 734
        anterolateral, bloqueio de, 734
Parestesia, 44, **44**
    conceito, **4**

Parkisonismo medicamentoso, 559
Paroxetina, 546
PDQ (*Pain detect questionaire*), 36
Pediatria
    avliação da dor neuropática em, 997
    dor crônica em, 1003
    dor neuropática em, 1079
    estimulação craniana em, 1075
    neuropatias periféricas em, 1017
Pentabloqueio, 730
Peridural
    caudal, 825, *825*
    cervical, 686
        guiado por scopia, *687*
    interlaminar T8-T9, *805, 824, 825*
    torácica, 688
    transforaminal, 682, 822
Plasma rico em plaquetaas, 1090
Plasticidade do nociceptor, 97
Plexo
    anatomia dos, 108
    braquial, 208, 697, *699*
        aspecto histórico e ultrassonográfico
            do, *701*
        composição do, *208*
        na região costoclavicular, *706*
    celíaco, bloqueio do, 159, 769
    lombar, 209
        composição do, 210
    nervos do,714
        composição dos, **209**
    lombossacro, 209, *210*
    sacral, 209, 715
        nervos oriundos do, composição
            dos, **209**
Plexopatia(s), 155
    braquial induzida por radioterapia, 175
    lombossacral induzida por
        radioterapia, 175
    pós-radiação ou recorrência tumoral
        diagnóstico diferencial, **176**
Polineuropatia(s), 261
    associada a drogas ambientais, **262**
    axonais agudas, 262
    axonais crônica, 262
    desmielinizantes, 263
    dolorosa, localização topográfica
        neuroanatômica, *30*
    etiologia da, avaliação da, *264*
    hereditárias, 263
    medicamentosa, 261
Polirradiculopatia(s), 219
    lombar, 219
    torácica, 220
Potencial de fasciculação, *52*
PQAS (*Pain Quality Assessment Scale*), 37
Práticas
    educativas
        na clínica médica, 110

na fisioterapia, 1108
na psicologia, 1109
integrativas e complementares em
    saúde, 641
Pregabalina, 553
Probe de crioneurólise moderna, *709*
Probióticos, 638
Programa de educação em dor, 214
Projeção talamocorticais, *87*
Proloterapia
    abragente, 611
    epidural, 612
    história da, 610
    neural, 612
        na dor miofascial, 614
        para síndromes neurológicas
            compressivas, 613
    objetivo da, 609
PROMIS pain interference, 38
Proteína do citoesqueleto, 111
Psicologia
    nas relações
        afetivo-emocional da dor
            neuropática, 631
        neuropsicológicas da dor
            neuropática, 631
    para a dor neuropática, 630
Punção
    no nível de C6 abaixo da fáscia do
        músculo longo do pescoço, *698*
    paramediana lombar, *839*
    peridural sacral guiada por
        ultrassonografia, *682*
    transforaminal do espaço peridural, 805

Q

QST (teste sensitivo quantitativo), 7
Qualidade de vida
    associada à dor neuropática, 969
    conceito, 969
    impacto da dor na, 969
    instrumentos de avaliação da, 972
Questionário(s)
    avaliativos usados para a dor
        neuropática, **198**
    de avaliação da dor
        importância na abordagem do
            paciente com dor neuropática, 33
    de Dor de McGill, 34
    PainDETECT (PDQ), 7
    para diagnóstico de dor
        neuropática(DN4), *295*
    para diagnóstico de dor neuropática, *41*

R

Raciocínio diagnóstico neurológico,
    sequência tradiconal do, *50*
Radiculopatia(s), 155
    dolorosa, localização topográfica
        neuroanatômica, *30*

lombar, causas, 816
Radiculoplexopatia lombossacral, 175
Radiocirurgia, 462
Radiofrequência, 276
    ablação por, 407
    agulhas e aparelho para realização de, *283*
    de gânglio da raiz dorsal, *827*
    do gânglio esfenoplatino
        guiada por fluoroscopia, *437*
        por fluoroscopia, *436*
    pulsada, 283, 407
        do gânglio da raiz dorsal, 806
        no tratamento da dor neuropática, 893
        parâmetros, *894*
Radiografia, 61
Raiz neural, origem das, *821*
Reação distônica aguda, 559
Realidade virtual, 476
Receptor(es)
    alfa-2-adrenérgicos, resposta que podem
        ser mediadas por, *587*
    canabinoide tipo 1, 133
    CCR2, 129
    CSF1R, 130
    CX3CR1, 129
    da tropomiosinaquinase B, 129
    de potencial transitório TRPV1, TRPA1
        e TRPM8, ação dos, *124*
    metabotrópico de adenosina A2A, 132
    neuroquinina-1, 132
    N-metil-D-aspartato, 131
    P2Y, 131
    P2Y12, 131
    P2Y6, 131
    purinérgicos, 130
    PX, 130
    vaniloide de potencial transitório 1, 128
Red flags, 272
Reeducação sensorial, 213
Reflexo
    H L-5, S-1 em membros inferiores,
        estudo do, *57*
    parassimpático, 431
Região
    do quadril, bloqueios da, 717
    inguino-perineal, inervação, *714*
    lombar
        anatomia neural proveniente da, *716*
        anatomia vasculonervosa da, *1044*
Reiki
    dor neuropática e, 648
    metodologia, 649
    prática do, 649
Reinervação muscular orientada, 318
Resposta analgésica à injeção peridural
    caudal de D5W, *613*
Ressecção do tronco caudal, 941
Ressonância magnética, 64

demonstrando lesão expansiva sólida na cauda equina, *65*

   do plexo braquial, *65*

Retite actínica, 176

Reumatismo, 363

Revestimento neural, 279

Rizotomia, 530

RsiNL trifurcado, *421*

   região cervical esquerda, *421*

   zona de penetração na membrana tíreo-hióidea, *422*

S

Sacro, *673*

   visão

      posterior do, *680*

      sagital do, *680*

SCS (estimulação medular espinhal), 475

Semiotécnica da avaliação da sensibilidade

   artrestésica, 43

   nociceptiva, 43

   palestésica, 43

Sensibilização

   central, 108, 470

   central espinhal, 128

   central supraespinhal, 132

   conceito, **4**

   medular segmental, *356*

   neuronial

      na medula espinal, 109

      periférica, 109

   periférica, *100*, 127

      mecanismos de, 97

Sertralina, 546

SF-36 (Questionário de Qualidade de Vida), 530

Simpático

   lombar, *829*

   torácico RF, *809*

Sinal

   de desnervação, 52

   de Lhermitte, 471

Síndrome(s)

   clássica, 155, *156*

   complexa de dor regional, 71, 513, 960

      critérios de Budapeste para, 514

      prevenção de, 514

      termografia de paciente com, *71*

   compressivas dos nervos periféricos, 64

   da ardência bucal, 445-449

   da boca ardente primária, 445

   da décima segunda costela, 272

   da dor pós-laminectomia, 679

   da dor regional complexa, 897

   da fossa craniana média, 154

   de amplificação dolorosa, 363

   de dor complexa regional, 597, 679

   de dor neuropática em pcientes oncológicos, 154

de dor orofacial regional complexa, 453

de dor pós-mastectomia, 179

   algoritmo intervencionista para tratamento de, *183*

   sintomas, propostas de tratamento de, **182**

de Eagle, 411

de Guillain-Barré, neuropatia na, 479

de Lhermitte, 172

de *Locked-in*, **759**

de Raeder, 455

de Tietze, 273

de Tolosa-Hunt, 454

de Wallenberg, 492

do nervo ulnar no túnel cubital, achados ENMG, **53**

do túnel do tarso, achados ENMG, **53**

do desladeiro torácico, 64, 73

do forame jugular, 154

do insucesso da cirurgia espinhal, 596

do túnel do carpo, *289*, 333, 658, 662, 901

   achados ENMG, **53**

dolorosa miofascial

   conceito de, 356

   no paciente com dor neuropática, 355

   tratamento medicamentoso da, 358

   tratamento não farmacológico, 360

dolorosas

   comuns, 30f,

   na hanseníase, 507

   neuropáticas, 19

HSK, 931

neurológicas paraneoplásicas, 155

nociplásticas, 507

ocular, 154

paraneoplásica

   critérios diagnósticos, *156*

   particularidades clínicas das, 157

   tratamento, 160

parasselar, 154

paratrigeminal oculosimpática, 455

pescoço-língua, 453

pós-laminectomia

   e dor neuropática, diferenças de temperatura entre as pernas de pacientes com, *75*

   neuroestimulação medular na, 833

Siringomielia, 921

Sistema

   Freddom 4, *879*

   GABA, 552

   nervoso periférico, *223*

   Stimrouter, *879*

Sonoanatomia

   do bloqueio no plano serrátil, *736*

   do plexo braquial, 700

Sopa inflamatória, 99

Sprouting, 222

Status epiléptico não convulsivo, 253

Straight leg raising test, 817

Sulco interescalênico, imagem de ultrassom, *702*

SUNA, 439

SUNCT, 439

   critérios de diagnóstico, **439**

Suprimento arterial, 821

Sweet epidural, 612

T

Tapentadol, 563

Taxonomia, 3

   da dor neuropática, 3

TDCS (Estimulação transcraniana por corrente contínua), 475

tDCS, 1074

Tecidos moles, 155

Técnica(s)

   às cegas, 680

   de bloqueio por ultrassom, 423

   de bloqueio subaracnóideo, 693

   de Dogliotti, 681

   de Labat, 725, *725*

   de Mansour, 725, *725*

   do bloqueio do nervo isquiático poplíteo, *729*

   do tridente para bloqueio do psoas, *721*

   do tridente, 721

   dos pontos de referência, 406

   eridural caudal, 680

   fluoroscópica, 680

   guiada por fluoroscopia, 682

   guiada por ultrassonografia, 681

   infraneural, 684

      ponto de enrtrada da, *684*

   infrapedicular, 683

   transdiscal, *784*

   transnasal do bloqueio do gânglio esfenopalatino, *435*

Tender points, 365

Tendinopatias, estudos clínicos com nível I de evidência nos tratamentos de tratamento de, *1087*

TENS (estimulação elétrica transcutânea), 213

   de nervo, 475

Teoria

   da matriz da dor, 395

   do portão, *835*

Terapia

   cognitivo-comportamental, 369

   da dor na laminite, 929

   de movimento induzido por restrição, 213

   do espelho, 626

      para MMII, *626*

   intratecal

      doses para, recomendações, **886**

      para dor, diretrizes, 885

modicadora da doença, 226
    ocupacional, 214
    psicológicas, 474
Termátomo, 69
Terminações nervosas epidérmicas, análise
    da densidade de, *236*
Terminologia das alterações do exame de
    sensibilidade, **44**
Termografia
    avaliação da dor neuropática por, 68
    cervical, *934*
    de paciente com síndrome complexa de
        dor regional, *71*
    no auxílio diagnóstico e
        acompanhamento das dores
        neuropáticas, 67
    plantar, *75*
Termograma
    anormal, 68
Termoterapia, 214
Teste(s)
    clínicos no paciente com dor
        neuropática, 41
    de limiar nociceptivo mecânico, 920
    de limiar nociceptivo térmico, 921
    de Mitsuda, 505
    de sensibilidade tátil, 920
    diagnóstico objetivo, 199
    sensitivo quantitativo, 5, 7
    sensoriais quantitativos, 446
Tique doloroso da corda do tímpano, 385
Tizanidina, *359*, 588
TMS (estimualação magnética
    transcraniana), 475
Toe walking, 20
Tomografia computadorizada, 63
Tomomielografia demonstrando
    anatomia da cauda equina, *64*
    presença de estenose parcial do canal
        vertebral em L4-L5, *64*
Tontura, 251
Topiramato, 553
Topoagnosia, **44**
Topografia da atividade ectópica nrevosa, *242*
Tosse comprida, 399
Toxina botulínica, 461
    no tratamento da dor neuropática, 575
    tipo A, 277, 405

Traçado de um estudo autonômico
    cardiovagal do intervalo RR, *58*
Tramadol, 561
Transtorno do sono
    classificação, 977
    de acordo a terceira edição da
        Classificação Internacional de
        Transtorno do Sono, **977**
Trato
    espinomesencefálico, 85, *86*
    espinorreticular, 85, *85*
    espinotalâmico, 84, *84*
Tratomia de Lissauer, 907
Trauma(s)
    no parto, 329
    raquimedular, 483
        classificação da dor no, **485**
        padrão da dor no, *484*
Trazodona, 547
Triângulo
    de segurança, *683*
    de Kambin, *823*
    seguro, *822, 823*
Trigêmeo
    inervação sensitiva do, *457*
    neuralgia do, 457
Trigeminal-mediated HSK, 931
Tronco simpático lombar, ilustração
    anatômica, *773*
Tubérculo, nível cervical e tamanho dos, *757*
Tumor
    de cabeça e pescoço, 193
    do nervo fibular superficial, *664*
Túnel
    do carpo
    anatomia do, *290*
    imagem de ultrassom do, *290*

U

Ultrassom para bloqueio PENG, *724*
Ultrassonografia
    aplicabilidade da, 658
    com Doppler demonstrando espessamento
        difuso do nervo ulnar, *62*
    com imagem transversa no tornozelo, *663*
    demonstrando lesão nodular, *62*
    em anestesia regional, vantagens
        potenciais do emprego da, **701**

equipamento de, 657
    imagem transvcerda dos fascículos do
        plexo braquial na axila, **658**
    na medicina regenerativa, 1086
    uso propedêutico e terapêutico em dores
        neuropáticas, 657
Unidade funcional de Junghans, *674*

V

Venlafaxina, 545
Vértebra(s)
    anatomia das, *673*
    cérvica, *673*
    lombar, *673*
    torácica, *673*
Via(s)
    anterolateral-lemnisco lateral, *43*
    ascendentes, 84
    cognitivoafetivas, 95
    da dor da periferia para o cérebro e do
        cérebro e sistema nervoso central
        para a periferia, *1025*
    descendentes da dor, 88, *89*
    dolorosa, interrupção das, *90*
    dorsal, via pós-sináptica da coluna
        dorsal, *87*
    metabólicas do triptofano, quinurenina
        e serotonina, representação
        esquemática, *239*
    pós-sináptica da coluna dorsal, 86
    trigeminotalâmica, 86, *87*
Vírus varicela-zóster, 233
Vísceras pélvicas, 327
Vitamninas, 635
Vortioxetina, 547
Vitamninas, 635
Vortioxetina, 547

W

Wind-up, 470

Z

Zaleplona, 980
Zolpidem, 980
Zona de entrada dorsal, 83
Zoplicona, 980
Zóster agudo com inflamação
    hemorrágica, *236*